Handbuch der Drogisten-Praxis

Ein Lehr- und Nachschlagebuch
für Drogisten, Farbwarenhändler usw.

Von

G. A. Buchheister

In neuer Bearbeitung
von

Georg Ottersbach
in Hamburg-Volksdorf

Erster Band

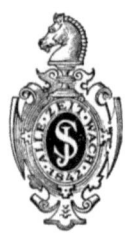

Springer-Verlag Berlin Heidelberg GmbH
1949

Handbuch der
Drogisten-Praxis

Ein Lehr- und Nachschlagebuch
für Drogisten, Farbwarenhändler usw.

Von

G. A. Buchheister

Sechzehnte, neubearbeitete und
vermehrte Auflage

von

Georg Ottersbach
in Hamburg-Volksdorf

Mit 595 Textabbildungen

Berichtigter Neudruck

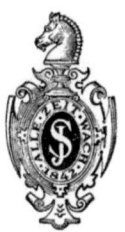

Springer-Verlag Berlin Heidelberg GmbH
1949

Alle Rechte, insbesondere das der Übersetzung
in fremde Sprachen, vorbehalten.

ISBN 978-3-642-49131-3   ISBN 978-3-642-86947-1 (eBook)
DOI 10.1007/978-3-642-86947-1
Softcover reprint of the hardcover 16th edition 1949

Die Nennung von Waren erfolgt in diesem Werk, wie in allen allgemeinen
Nachschlagewerken, ohne Erwähnung etwa bestehender Patente, Gebrauchsmuster oder Warenzeichen, begründet also nicht die Annahme, eine Ware
oder ein Warenname sei frei.

Vorwort zur sechzehnten Auflage.

Zu dieser Auflage des „Handbuches der Drogisten-Praxis von Buchheister-Ottersbach" ist das Werk von mir vollständig neu durchgearbeitet worden. Mancherlei, was im Laufe der Zeit als überflüssig zu gelten hat, ist gestrichen, dafür aber auf jedem Wissensgebiete alles Neue, was irgendwie von Wert ist, aufgenommen worden. Zwei Verzeichnisse sind neu eingefügt: Ein Verzeichnis der Drogen unter Zugrundelegung des Englerschen Systems nach der Verwandtschaft geordnet, sowie eine Aufstellung der Drogen nach den Verwendungsarten. Die bisher zusammengefaßte Abteilung Radices, die auch Rhizomata, Bulbi und Bulbotubera enthielt, bildet nunmehr gesonderte Abteilungen. So möge denn auch diese neue Auflage, getreu dem überlieferten Zwecke des Werkes, ihre Aufgabe erfüllen, ein treuer Berater zu sein und eine durchaus gründliche wissenschaftliche und praktische Ausbildung und Vertiefung zu bewirken

Hamburg-Volksdorf, im Dezember 1937
Haus Dryade a. Hoisberg.

Georg Ottersbach.

Inhaltsverzeichnis.

	Seite
Einleitung	1
Einrichtung des Geschäfts	3
Waagen, Gewichte und Wägen	7
Maße und Messen	12
Sonstige Geschäftsgeräte	15
Technische Arbeiten und Ausdrücke	22
Tropfenübersichtstafel	48
Abkürzungen	50

Erste Abteilung.

Abriß der allgemeinen Botanik 51

	Seite
Die äußere Gestalt der Pflanzen	51
Die Wurzel	52
Der Stamm	54
Das Blatt	58
Die Blüte	65
Die Frucht	72
Der Same	79
Haargebilde	81
Der innere Aufbau der Pflanzen	81
Zellgewebe	87
Das Fibrovasalsystem	89
Systematische Einteilung der Pflanzen	92
Englers System	95
Drogen und als solche angesehene Stoffe aus dem Pflanzenreich, unter Zugrundelegung des Englerschen Systems nach der Verwandtschaft geordnet	109
Drogen und als solche angesehene Stoffe aus dem Tierreich	122
Verwendungsarten der Drogen	123
Gruppe I. Drogen aus den Abteilungen der Pilze, Algen und Flechten	130
II. Radices. Wurzeln	139
III. Rhizomata. Wurzelstöcke	163
IV. Bulbi. Zwiebeln	179
V. Bulbotubera. Knollzwiebeln	181
VI. Stipites. Stengel	181
VII. Ligna. Hölzer	182
VIII. Cortices. Rinden	184
IX. Gemmae. Knospen	200
X. Folia. Blätter	201
XI. Herbae. Kräuter	227
XII. Flores. Blüten	252
XIII. Fructus. Früchte	274
XIV. Semina. Samen	303
XV. Sporen, Drüsen, Haare, Gallen	329
XVI. Gummi. Gummiarten	334

	Seite
XVII. Gummi-resinae. Gummiharze	338
XVIII. Kautschukkörper	344
XIX. Resinae. Harze	351
XX. Bálsamum. Balsam	373
XXI. Olea aethérea. Ätherische Öle	384
XXII. Flüssige und feste Fette	454
XXIII. Eingedickte Pflanzensäfte und Pflanzenauszüge	493
XXIV. Spongiae. Meerschwämme	503
XXV. Tiere, Tierteile und Tierausscheidungen	506

Zweite Abteilung.

Abriß der allgemeinen Chemie 519

Einleitung 519
Organische Chemie 541
  Verbindungen mit offener Kohlenstoffkette. Verbindungen der Fettreihe. Aliphatische Reihe 542
  Verbindungen mit ringförmig verbundenen Kohlenstoffatomen. Verbindungen mit geschlossener Kohlenstoffkette. Karbozyklische Verbindungen. Verbindungen der aromatischen Reihe 557
  Glykoside 563
  Alkaloide 564
  Eiweißstoffe 565
  Hormone 566
  Vitamine 567
  Fermente. Gärungserreger 568
  Chemische Kampfstoffe 570
Chemikalien anorganischen Ursprungs 571
  Sauerstoff 571
  Wasserstoff 574
  Verbindungen des Sauerstoffs mit Wasserstoff 576
  Mineralwässer 578
Gruppe der Halogene 584
  Chlor 584
  Verbindungen des Chlors mit Wasserstoff 586
  Sauerstoff und Sauerstoff-Wasserstoffverbindungen des Chlors 590
  Jod 591
  Wasserstoffverbindungen des Jods 594
  Sauerstoff- und Sauerstoff-Wasserstoffverbindungen des Jods 595
  Brom 595
  Wasserstoffverbindung des Broms 596
  Sauerstoff-Wasserstoffverbindungen des Broms 597
  Fluor 597
  Wasserstoffverbindung des Fluors 598
Gruppe des Schwefels 599
  Schwefel 599
  Verbindungen des Schwefels mit den Halogenen 606
  Verbindungen des Schwefels mit Sauerstoff und mit Sauerstoff und Wasserstoff 607
  Verbindung des Schwefels mit Wasserstoff 617
  Selen 619
  Tellur 619

Inhaltsverzeichnis.

	Seite
Gruppe des Stickstoffs	620
Stickstoff und seine Verbindungen	620
Phosphor	626
Verbindungen des Phosphors mit Wasserstoff	630
Verbindungen des Phosphors mit den Halogenen	631
Verbindungen des Phosphors mit Sauerstoff und Sauerstoff-Wasserstoff	631
Arsen	635
Verbindungen des Arsens mit Wasserstoff	635
Verbindungen des Arsens mit Sauerstoff und Sauerstoff-Wasserstoff	636
Antimon	639
Verbindungen des Antimons mit den Halogenen	641
Verbindungen des Antimons mit Schwefel	642
Wismut und seine Verbindungen	644
Vanadin	647
Tantal	647
Bor und seine Verbindungen	648
Gruppe des Kohlenstoffs und des Siliziums	650
Kohlenstoff	650
Silizium	656
Gruppe des Zinns	658
Zinn	658
Verbindungen des Zinns mit Sauerstoff und Sauerstoff und Wasserstoff	660
Verbindungen des Zinns mit den Halogenen	660
Verbindungen des Zinns mit Schwefel	661
Titan	662
Germanium	662
Zirkonium	662
Thorium	663
Metalle	663
Gruppe der Alkalimetalle	663
Kalium	664
Verbindungen des Kaliums mit Sauerstoff	665
Verbindungen des Kaliums mit Schwefel	667
Haloidsalze des Kaliums	669
Sauerstoffsalze des Kaliums	673
Rubidium	697
Zäsium	697
Natrium	698
Sauerstoffverbindungen des Natriums	698
Schwefelverbindungen des Natriums	700
Haloidsalze des Natriums	701
Sauerstoffsalze des Natriums	706
Lithium und seine Verbindungen	731
Ammoniumverbindungen	732
Haloidverbindungen des Ammoniums	736
Schwefelverbindungen des Ammoniums	739
Sauerstoffsalze des Ammoniums	740
Gruppe der Erdalkalimetalle	744
Kalzium	744
Verbindungen des Kalziums mit Sauerstoff	744

Inhaltsverzeichnis.

	Seite
Haloidverbindungen des Kalziums	746
Kohlenstoffverbindungen des Kalziums	748
Schwefelverbindungen des Kalziums	750
Sauerstoffsalze des Kalziums	750
Barium	759
Sauerstoffverbindungen des Bariums	759
Haloidverbindungen des Bariums	760
Sauerstoffsalze des Bariums	761
Strontium	763
Sauerstoffverbindungen des Strontiums	763
Haloidverbindungen des Strontiums	764
Sauerstoffsalze des Strontiums	765
Radium	766
Gruppe des Magnesiums	767
Beryllium	768
Magnesium	768
Sauerstoffverbindungen des Magnesiums	768
Haloidverbindungen des Magnesiums	770
Sauerstoffsalze des Magnesiums	771
Zink	775
Sauerstoffverbindungen des Zinks	777
Haloidverbindungen des Zinks	778
Sauerstoffsalze des Zinks	779
Kadmium und seine Verbindungen	782
Bleigruppe	783
Blei	783
Sauerstoffverbindungen des Bleies	784
Haloidverbindungen des Bleies	787
Sauerstoffsalze des Bleies	787
Thallium	790
Nickel- und Kobaltgruppe	790
Nickel und seine Verbindungen	790
Kobalt und seine Verbindungen	792
Gruppe des Eisens	793
Eisen	793
Sauerstoffverbindungen des Eisens	797
Verbindungen des Eisens mit Schwefel	798
Haloidverbindungen des Eisens	798
Sauerstoffsalze des Eisens	800
Mangan	805
Sauerstoffverbindungen des Mangans	806
Haloidverbindungen des Mangans	807
Sauerstoffsalze des Mangans	808
Chrom und seine Verbindungen	809
Molybdän und seine Verbindungen	810
Wolfram und seine Verbindungen	811
Uran und seine Verbindungen	812
Aluminium	813
Haloidverbindungen des Aluminiums	814
Sauerstoffverbindungen und Sauerstoffsalze des Aluminiums	815

	Seite
Gruppe der seltenen Erden	824
Erbium, Yttrium, Scandium, Lanthan, Neodym, Praseodym, Samarium, Terbium, Thulium	824
Zer und seine Verbindungen	824
Gruppe des Kupfers	825
Kupfer	825
Sauerstoffverbindungen des Kupfers	826
Haloidverbindungen des Kupfers	827
Sauerstoffsalze des Kupfers	828
Quecksilber	831
Verbindungen des Quecksilbers mit Sauerstoff	834
Haloidverbindungen des Quecksilbers	835
Schwefelverbindungen des Quecksilbers	839
Sauerstoffsalze des Quecksilbers	840
Amalgame	840
Silber	841
Haloidverbindungen des Silbers	842
Sauerstoffsalze des Silbers	843
Gold und seine Verbindungen	846
Gruppe des Platins	850
Platin und seine Verbindungen	850
Iridium	852
Osmium	852
Palladium	853
Rhodium	853
Ruthenium	853
Chemikalien organischen Ursprungs	853
Verbindungen der offenen Kohlenstoffkette oder der Fettreihe oder Aliphatischen Reihe	854
Abkömmlinge der Kohlenwasserstoffe	854
Alkohole	858
Äther	872
Merkaptane	874
Aldehyde	875
Ketone	878
Ein- und mehrbasische Säuren	878
Ester	891
Fette und deren Umsetzungsstoffe	895
Amine	905
Amidderivate der Kohlensäure	905
Kohlehydrate	906
Verbindungen mit geschlossener Kohlenstoffkette. Karbozyklische Verbindungen. Verbindungen der aromatischen Reihe	922
Erzeugnisse aus der Rektifikation des Erdöles oder des Rohpetroleums . . .	922
Empyreumatische Öle	931
Benzol	932
Phenolverbindungen	934
Benzoesäure und ihre Derivate	941
Naphthalin und seine Derivate	951
Anthrazenverbindungen	952
Terpene	953
Bitterstoffe	954
Organische Basen	954

	Seite
Alkaloide	956
Eiweißstoffe	963
Nicht organisierte Fermente	967
Verschiedenes	969
Phenol-, Kresol-, Teeröl-, Seifenlösungen	969

Dritte Abteilung.
Photographie 972

Die Herstellung des Negativs 973

  Aufnahme des Bildes 973

    Lichtempfindliche Platten 974
    Lichtfilter 976
    Filme 978
    Kassetten 978
    Dunkelkammer 979
    Die photographischen Apparate 982
    Sucher 983
    Das Objektiv 987
    Blenden 991
    Brennweite 992
    Tiefenschärfe 993
    Verschluß 993
    Stativ 994
    Belichtung 995

  Sichtbarmachen des Bildes 997

  Festhalten des Bildes. Fixieren 1000

    Auswässerung 1001
    Entfernung von Fehlern 1003

Die Herstellung des Positivs 1003

    Auskopierpapiere 1004
    Entwicklungspapiere 1006
    Vergrößerung 1007
    Pigmentverfahren oder Kohledruck 1009
    Gummidruck 1010
    Bromöldruck 1010
    Diapositive 1010
    Blaudruck 1011
    Farbenphotographie 1011

Vierte Abteilung.
Farben und Farbstoffe 1013

Farbwaren für die Färberei 1013

Farben für Malerei und Druckerei 1026

    Weiße Farben 1028
    Gelbe Farben 1036
    Rote und braune Farben 1040
    Blaue Farben 1046
    Violette Farben 1052
    Grüne Farben 1052
    Schwarze Farben 1056
    Farblacke und Resinatfarben 1058
    Bronzen 1061
    Zubereitung der Wasserfarben 1063
    Zubereitung der Ölfarben 1064

Inhaltsverzeichnis.

	Seite
Sikkative, Firnisse, Lacke	1068
Sikkative	1068
Firnisse	1071
Lacke	1074
Fette Lacke, Öllacke oder Lackfirnisse	1074
Mattlack	1078
Esterlack	1078
Zelluloselacke, Zaponlack, Cellonlack	1079
Terpentinöllacke	1080
Weingeist- oder Spirituslacke	1082
Politur	1085
Wässerige Schellack- und Harzlösungen	1085
Borst- und Haarpinsel	1085

Fünfte Abteilung.

Düngemittel 1087

Stickstoffhaltige Düngemittel	1090
Kalihaltige Düngemittel	1092
Phosphorsäurehaltige Düngemittel	1093
Pflanzenschädlinge	1094

Sechste Abteilung.

Geschäftliche Ausübung 1098

Allgemeine Geschäftsregeln für Lager und Verkauf	1098
Übersichtstafel über das Verhältnis frisch gesammelter Pflanzen und Pflanzenteile zu getrockneten	1103
Gifte und Gegengifte	1104
Die Herstellung von Zubereitungen für die Heilkunde und die Technik	1106
Gesetzkunde	1132
Verordnung betreffend den Verkehr mit Arzneimitteln vom 22. Oktober 1901 und ihre Nachträge.	1134
Verkehr mit starkwirkenden Arzneien in den Apotheken.	1149
Reichsgesetz über den Verkehr mit Betäubungsmitteln, Opiumgesetz vom 8. Januar 1934	1152
Polizeiverordnung über die Werbung auf dem Gebiete des Heilwesens	1153
Strafverfahren bei Übertretung der Arzneimittel-Verordnungen	1155
Gesetz zur Bekämpfung der Geschlechtskrankheiten vom 18. Februar 1927	1157
Aufbewahrung und Bezeichnung von Arzneimitteln	1158
Handel mit Giften	1160
Vorschriften über den Verkehr mit Giften	1160
Verordnung über die Schädlingsbekämpfung mit hochgiftigen Stoffen. Vom 29. Januar 1919	1168
Verordnung über die Schädlingsbekämpfung mit hochgiftigen Stoffen. (Arsenhaltige)	1168
Verordnung zur Ausführung der Verordnung über die Schädlingsbekämpfung mit hochgiftigen Stoffen. (Zyanwasserstoffhaltige)	1170
Verordnung über die Verwendung von Phosphorwasserstoff zur Schädlingsbekämpfung. Vom 6. April 1936	1170
Verordnung über Krankheitserreger. Vom 16. März 1936	1171
Polizeiverordnung über den Vertrieb von giftigen Pflanzenschutzmitteln	1176
Gesetz über den Verkehr mit Lebensmitteln und Bedarfsgegenständen (Lebensmittelgesetz). Vom 17. Januar 1936	1180

Gesetz betreffend die Verwendung gesundheitsschädlicher Farben bei der Herstellung von Nahrungsmitteln, Genußmitteln und Gebrauchsgegenständen. Vom 5. Juli 1887 ... 1183
Anordnung 12 der Überwachungsstelle für industrielle Fettversorgung und ihre praktische Auswirkungen ... 1184
Gesetz über den Verkehr mit blei- und zinkhaltigen Gegenständen ... 1184
Verordnung über den Verkauf von Petroleum und dessen Destillationserzeugnissen ... 1185
Verordnung über die äußere Kennzeichnung von Lebensmitteln. Vom 8. Mai 1935 ... 1185
Verordnung über Tafelwässer. Vom 12. November 1934. ... 1186
Süßstoffgesetz. Vom 14. Juli 1926 ... 1188
Verordnung über den Verkehr mit Süßstoff. Vom 4. August 1926 ... 1188
Gesetz über die Verwendung salpetrigsaurer Salze im Lebensmittelverkehr (Nitritgesetz). Vom 19. Juni 1934 ... 1189
Reichsgesetz betreffend den Verkehr mit Sprengstoffen ... 1190
Verkehr mit brennbaren Flüssigkeiten ... 1191
Polizeiverordnung über die Herstellung und das Abbrennen von Brandsätzen 1195
Über die Beförderung feuergefährlicher und ätzender Gegenstände ... 1195
Verordnung betreffend den Verkehr mit Essigsäure ... 1196*
Gesetz über den Verkehr mit Futtermitteln (Futtermittelgesetz). Vom 22. Dezember 1926 ... 1197
Vergälltes Salz ... 1198
Verordnung vom 1. August 1934 über Verbraucherkleinpackungen von Sämereien ... 1198
Weingesetz vom 7. Juli 1909 ... 1198
Branntweinsteuergesetz ... 1199
Verkehr mit vergälltem, denaturiertem Branntwein ... 1200
Reichsgesetzliches Verbot der Verwendung von Methylalkohol. Vom 14. Juni 1912 ... 1202
Verordnung zum Schutze der wildwachsenden Pflanzen und der nicht jagdbaren wildlebenden Tiere (Naturschutzverordnung) ... 1202
Verordnung über Wermutwein und Kräuterwein. Vom 20. März 1936 ... 1204
Das Umsatzsteuergesetz. Vom 26. Mai 1926 ... 1205
Gesetz gegen den unlauteren Wettbewerb. Vom 7. Juni 1909 ... 1207
Markenschutz ... 1209
Bestimmungen über die Anmeldung von Warenzeichen. Vom 1. Juli 1910 ... 1210
Maß- und Gewichtsgesetz. Vom 13. Dezember 1935 ... 1211
Ausführungsverordnung zum Maß- und Gewichtsgesetz ... 1213
Bekanntmachung des Reichskanzlers betreffend Einrichtung von Sitzgelegenheit für Angestellte in offenen Verkaufsstellen ... 1214
Gesetz zum Schutze des Genfer Neutralitätszeichens (Rotes Kreuz) ... 1214
Gesetz zum Schutze des Wappens der Schweizerischen Eidgenossenschaft. ... 1215

Handelswissenschaft ... 1216
Firma und Firmenregister ... 1216
Handelsgesellschaften ... 1218
Geschäftsangestellte ... 1219
Arbeitsbuch ... 1223
Versicherungen für Angestellte ... 1225
Arbeitsgerichte ... 1225
Buchführung ... 1226
Verjährungsfristen für Forderungen ... 1231
Briefwechsel ... 1232
Postversandbedingungen ... 1232
Bestellung und Empfang von Waren ... 1234

	Seite
Versand von Waren	1235
Zoll und Verzollung	1237
Zinsen und Zinsberechnung	1237
Berechnung des Einkaufswertes von Waren	1237
Geld- und Wechselverkehr	1238
Die Werbung	1243
Übersichtstafel von fremdsprachigen Handelsausdrücken	1244

Anhang.

Drogensammlung und Herbarium	1249
Warenprüfung bzw. Analyse und die dazu erforderlichen Chemikalien und chemischen Apparate	1251
Analytischer Gang der Warenprüfung	1253
Vorprüfung	1253
Lösen und Aufschließen	1257
Nachweis von Basen bzw. Kationen in Lösungen	1258
Trennung der Basen, der Kationen in den einzelnen Gruppen	1260
Prüfung auf Säuren bzw. Anionen	1264
Maßanalyse	1265
Auffindung der Säuren durch die Gruppenreagenzien	1270

Sachverzeichnis 1271

Einleitung.

Es kann hier kaum unsere Aufgabe sein, tiefgründige Untersuchungen darüber zu führen, woher die Bezeichnung Droge oder Drogist stammt. Wir wollen nur kurz auf die verschiedenen Erklärungen eingehen. Einerseits leitet man das Wort von trocken, plattdeutsch droeg, ab. Auch das englische drugs, Apothekerwaren, hat mit dem niedersächsischen droeg so viel Klangähnlichkeit, daß die Annahme nicht unberechtigt erscheint, beide Worte hätten denselben Stamm. Drogist würde also so viel bedeuten wie Händler mit getrockneten Waren. Für diese Annahme spricht z. B. auch der Umstand, daß noch heute in Österreich die Händler mit Arzneikräutern als Dürrkräutler bezeichnet werden.

Die Abstammung des Wortes Droge von trocken hat namentlich Herr Dr. H. Böttger in Berlin verfochten, und auch die lange gebräuchliche Schreibweise Drogue mit einem u dadurch zu erklären gesucht, daß das erste größere wissenschaftliche Werk über Drogenkunde von einem Franzosen geschrieben ist, der, um dem Worte seinen Klang zu lassen, ein u zwischen g und e einschieben mußte. Dieses französische Werk hat im Anfang des vorigen Jahrhunderts verschiedenen deutschen Büchern zur Grundlage gedient und so die französische Schreibweise in unsere Sprache eingeschmuggelt.

Herr Professor Husemann in Göttingen hat eine andere Ansicht vertreten, nämlich die, daß nicht Drogist, sondern Trochist zu schreiben sei. Er leitet das Wort von Trochiscus ab, und sucht dies aus pharmazeutischen Schriften des 15. und 16. Jahrhunderts zu beweisen. Schließlich hat man das Wort Droge auch auf das slawische dorog, kostbar, teuer, zurückgeführt, und so wären unter Drogen wertvolle, kostbare Waren zu verstehen. Auf Grund der Beschlüsse der Orthographischen Konferenz, die vom 17. bis zum 19. Juni 1901 in Berlin getagt hat, ist jetzt die Schreibweise Droge und Drogist die einzig richtige.

Die genaue Feststellung des Begriffes Drogenhandlung ist heute nicht so einfach, als es auf den ersten Blick scheinen möchte. Ursprünglich verstand man darunter nur Apothekerwarenhandlungen, wie auch die ersten Drogenhandlungen meist als Nebengeschäfte größerer Apotheken entstanden sind. Erst allmählich hat sich der Drogenhandel als selbständiges Gewerbe entwickelt. Anfangs waren auch diese selbständigen Geschäfte fast ausschließlich Großhandlungen, deren Aufgabe es war, die Apotheken mit den nötigen Rohdrogen und deren Zubereitungen zu versorgen. Bald aber wurden auch sie durch die Macht der Verhältnisse, namentlich durch die immer größeren Ansprüche der Industrie und der Gewerbe, gezwungen, an andere Verbraucher als die Apotheker abzugeben, und da die Gewerbe derartige Waren nicht immer in großen Mengen verwenden, entstanden neben den Drogengroßhandlungen auch Drogeneinzel- oder Drogenkleinhandlungen. Die Verhältnisse gestalteten sich hierbei immer unsicherer, namentlich in betreff des Handels mit Arzneiwaren, bis endlich die Kaiserliche Verordnung vom 4. Januar 1875, dem Drange der Zeit nachgebend, größere Freiheiten und eine festere Grundlage schuf. Auf dieser hat sich die Drogenhandlung, weil einem Bedürfnisse der Zeit entsprechend, mächtig entwickelt, eine Entwicklung, die durch die Verordnungen vom 27. Januar 1890 und vom 22. Oktober 1901 und die späteren Verordnungen weitere Fortschritte gemacht hat. Diese Verordnungen brachten dem Drogistenstand in bezug auf wichtige Gruppen von Heilmitteln erweiterte Freiheiten. Wir erinnern nur an die Freigabe sämtlicher Verbandstoffe, der medizinischen Seifen, Bäder usw. Besonders die Verordnung vom 22. Oktober 1901 bedeutete nach dieser Seite einen wichtigen Fortschritt; nicht etwa, weil sie eine größere Anzahl von Heilmitteln dem freien Verkehr übergab, sondern weil sie den Begriff Heilmittel näher bestimmte und die drei wichtigen Gruppen der kosmetischen, Desinfektions- und Hühneraugenmittel auch als Heilmittel dem freien Verkehr überließ.

Heute deckt sich der Begriff Drogenhandlung nur in sehr seltenen Fällen mit dem Begriff einer Apothekerwarenhandlung. Aus diesem ursprünglichen Stamme haben sich mit der Zeit eine Menge Nebenzweige entwickelt, die vielfach den Hauptstamm überwuchern. Ganz naturgemäß hat sich diese Umwandlung, den Bedürfnissen der Kundschaft folgend, vollzogen, und so finden sich heute neben dem Handel mit Apothekerwaren zahlreiche andere Zweige in den Drogengeschäften vertreten, und so ist die Fachdrogerie das Drogengeschäft der heutigen Zeit eines der mannigfaltigsten geworden und verlangt zu seiner Führung eine große Summe von Kenntnissen.

Neben einer gediegenen kaufmännischen und wissenschaftlichen Bildung sind vor allem drei Dinge, die gewissermaßen der leitende Grundsatz für die Führung eines Drogengeschäftes sein müssen: **Gewissenhaftigkeit, Vorsicht** und **Sauberkeit**. Sauber müssen die Gefäße. Waagen, Löffel. kurz der ganze Verkaufsraum sein! Aber nicht nur dieser, sondern auch die Vorratsräume müssen sauber gehalten werden, und mit einigem guten Willen und bei strenger Beaufsichtigung der Gefolgschaft ist diese Vorbedingung für eine gedeihliche Entwicklung des Geschäftes überall durchzuführen. Gewissenhaftigkeit soll den Drogisten noch mehr als jeden anderen Geschäftsmann bei seinem Tun leiten. Handelt es sich doch beim Verkauf von Apothekerwaren um das edelste Gut der Menschheit, die Gesundheit. Gerade bei Apothekerwaren muß der Drogist stets auf beste, tadelfreie Beschaffenheit halten; nur so allein wird er sich das dauernde Vertrauen der Käufer erwerben. Doch auch bei den anderen Waren soll er demselben Grundsatze folgen. Niemals darf bei ihm jenes häßliche Wort **billig aber schlecht** Anwendung finden. Der Kaufmann, dessen Grundsatz es ist, stets gute Waren zu führen. wird bald merken. wie auch der Käufer ein solches Streben anerkennt.

Vorsicht ist bei der vielfachen Gefährlichkeit der Stoffe, mit denen der Drogist handelt, ganz besonders geboten. Besser ist hier ein Zuviel als ein Zuwenig. Stets muß der Verkäufer eingedenk sein, daß er durch Vernachlässigung der Vorsicht Menschenleben gefährden und sich und andere in die traurigste Lage bringen kann. Nie dürfen starkwirkende Mittel oder giftige Stoffe ohne deutliche Aufschrift und ohne die Bezeichnung **Vorsicht!** bzw. **Gift!** abgegeben werden. Ebenso sollten alle äußerlichen Mittel mit einem deutlichen Hinweis auf ihre äußerliche Anwendung bezeichnet werden. Überhaupt sollte man, sofern es die Gesetze nicht schon fordern, alle als Heilmittel dienenden Waren mit gedruckten Bezeichnungen versehen. Besonders bei den Waren, die sich äußerlich oft wenig oder gar nicht voneinander unterscheiden. ist solches Verfahren doppelt geboten.

Sehr ratsam ist es, sich und seine Gefolgschaft daran zu gewöhnen, bei der Abgabe der Waren an den Käufer den Namen des Verlangten noch einmal deutlich zu wiederholen

Einrichtung des Geschäfts.

Eine schwierige, fast unlösbare Aufgabe würde es sein, bestimmte, stets zutreffende Regeln für die Einrichtung des Geschäfts zu geben. Größe, Art des Geschäfts und die zu Gebote stehenden Räumlichkeiten werden immer ausschlaggebend sein. Allgemeine Regeln und zweckdienliche, durch die Erfahrung bestätigte Winke sind das einzige, was sich hierbei bieten läßt.

Peinliche Sauberkeit und strengste Ordnung dürfen in keinem Geschäftsraume fehlen, und eine gewisse feine Aufmachung oder selbst Prunk ist angebracht.

Vor allem darf nicht versäumt werden, schon von außen her das Geschäft durch gut ausgestattete Schaufenster zu kennzeichnen. Ansprechend aufgebaute Schaufenster mit öfter wechselnder Besetzung und mit Bezeichnung der Preise für die einzelnen Waren locken manchen Käufer in das Geschäft.

Im Verkaufsraum ist der Holzeinrichtung und den Standgefäßen die größte Aufmerksamkeit zu widmen. Die Holzeinrichtung ist dauernd gut in Politur oder Farbe zu erhalten. Aus Zweckmäßigkeitsgründen sind ganz helle Farben zu vermeiden. Der Verkaufstisch, an dem der Käufer tritt, muß immer ganz besonders sauber sein. Sehr zweckmäßig ist es, unmittelbar auf dem Verkaufstische Schaukästen von Glas anzubringen, worin namentlich solche Waren ausgestellt werden, die der Kundschaft als Neuheiten vorgeführt oder von ihr seltener in einer Fachdrogerie gesucht werden. So muß auch als Hauptgrundsatz gelten, Waren, die sich nicht in Standgefäßen befinden, in Glasschränken aufzubewahren, damit sie dem Käufer sichtbar sind.

Für Kräuter, Wurzeln usw., überhaupt für alle trockenen Waren, die größeren Platz beanspruchen, sind die Schiebkasten gebräuchlich. Diese müssen gut schließen, in festen Holzwänden, in Füllungen laufen und bei all den Stoffen, welche Feuchtigkeit anziehend, hygroskopisch sind oder stark riechen, mit gut schließendem Blecheinsatz versehen sein. Oder man benutzt lose stehende Blechgefäße, da hierbei ein guter Verschluß viel leichter zu erreichen ist und so das Eindringen von Staub und Schmutz fast zur Unmöglichkeit wird. Für Kräuter und sonstige Drogen, welche selten vollständig trocken sind, empfiehlt es sich, den Deckel ganz fein durchlöchern zu lassen, damit die allmählich verdunstende Feuchtigkeit entweichen kann. Hierdurch wird das Dumpfigwerden der Ware verhindert.

Für trockene Stoffe, die in kleineren Mengen im Verkaufsraum gebraucht werden, benutzt man Glashafen oder Porzellanbüchsen. Hiervon wählt man am besten die mit überfallenden sog. Staubdeckeln, und für lichtempfindliche Stoffe solche aus braunem oder schwarzem Hyalithglas. Bei den Gefäßen für Flüssigkeiten sind gleichfalls Flaschen mit Staubstöpsel zu wählen. Bei fetten Ölen, Sirupen, überhaupt allen dickflüssigen Waren bewähren sich die Tropfensammler gut. Hat man sie nicht, tut man gut, den Ölflaschen Porzellan- oder Hartgummiuntersätze unterzustellen. Auch bei starken Säuren sollte man diese Vorsicht nicht unterlassen, um die Holzeinrichtung zu schützen und rein zu halten. Gleiche Aufmerksamkeit wie den Gefäßen muß der Bezeichnung, der Signierung zugewandt werden. Niemals dürfen Gefäße ohne Bezeichnung benutzt werden, und diese muß stets sauber und klar leserlich sein. Man wählt deshalb am besten kräftige lateinische Buchstaben. Für die Kasten empfehlen sich namentlich weiße Porzellan- oder mit weißem Schmelz versehene Eisenschilder (Emailleschilder). Es werden vielfach aber gedruckte oder durch Schablonen hergestellte Papierschilder angewandt. Um letztere herzustellen, ist der Signierapparat vom Pharmazeuten J. Pospišil aus Stefanau bei Olmütz, Österreich, sehr zu empfehlen. Da aber Papierschilder, wenn auch lackiert, gewöhnlich nicht lange sauber bleiben, schützt man sie vorteilhaft durch Glasplatten. Man verfährt hierbei folgendermaßen: Man läßt von einem Glaser aus nicht zu dickem Glas Platten schneiden, die der Größe und Form der Papierschilder möglichst genau entsprechen. Nun werden die Papierschilder auf der Schriftseite mit ganz hellem Gummischleim bestrichen und sehr sorgfältig auf die Glasplatte geklebt. Nach dem vollständigen Austrocknen wird die Rückseite des Schildes mit einer Klebeflüssigkeit bestrichen und an dem Kasten befestigt. Derartige Schilder sind unverwüstlich und stets mit Leichtigkeit rein zu halten. Auch Schilder aus Zellhorn, Zelluloid, sind in Gebrauch; auch sie sind als zweckmäßig zu erachten. Die Bezeichnung der Gefäße hat sich nach den gesetzlichen Bestimmungen zu richten.

Bei der Art der Bezeichnung der Glasgefäße pflegt der Kostenpunkt maßgebend zu sein. Eingebrannte Schrift ist und bleibt das Sauberste und Geschmackvollste. Für Säuren, fette und ätherische Öle, bei denen Papierschilder durchaus nicht sauber zu halten sind, sollte man stets eingebrannte Schrift wählen. Bei größeren Pulverhäfen kann man Papierschilder in der Weise anwenden, daß man sie statt auf die Außenseite der Gefäße auf die Innenseite klebt und sie nach dem Austrocknen mit Kollodium überzieht. Dabei muß man genau darauf achten, daß alle Luftblasen entfernt und die Ränder überall fest am Glas haften.

Zum Aufkleben der Schilder hat man sehr verschiedene Klebstoffe empfohlen. Ungemein fest haftet ein Leimkleister, den man in der Weise herstellt, daß man guten Tischlerleim durch Kochen in Essig auflöst und dann so viel Roggenmehl hinzufügt, daß ein nicht zu steifer Kleister entsteht. Auch eine Dextrinauflösung, der man durch Rühren einige Prozent dicken Terpentin und etwas Glyzerin zugesetzt hat, haftet auf Glas, Blech, überhaupt allen blanken Flächen ganz vorzüglich. Aber man hat darauf zu achten, daß die Klebflüssigkeiten nicht zu dick sind, da sie in diesem Falle nicht in das Papier eindringen und nach dem Trocknen eine harte, spröde Schicht bilden, die sehr leicht von glatten Flächen abspringt. Zum Lackieren der Schilder empfehlen sich vor allem bei farbigen Schildern Kopallack, bei weißen allerfeinster Dammarlack. Vor dem Lackieren überzieht man die Schilder mit dünnem Kollodium, um das Durchschlagen des Lackes zu verhüten. Bei gedruckten Schildern kann man statt des Kollodiums auch Gummischleim anwenden.

Schmutzig gewordene lackierte Schilder lassen sich durch Abreiben mit einer Mischung aus Leinöl, Spiritus und ein wenig Terpentinöl reinigen.

Die Aufstellung der Gifte und Arzneimittel hat immer den gesetzlichen Bestimmungen gemäß zu erfolgen. Auf eins ist stets zu achten, daß die Gefäße immer wieder der Reihenfolge nach hingestellt werden; das Gegenteil ist eine der übelsten Angewohnheiten, die schon oft zu Verwechslungen Anlaß gegeben hat.

Alle Standgefäße im Verkaufsraum dürfen nur vollständig klare Flüssigkeiten enthalten. Es macht einen häßlichen Eindruck, wenn Öle, Tinkturen und sonstige Flüssigkeiten trübe und flockig sind.

In den Geschäften, wo neben dem eigentlichen Drogenhandel auch ein solcher mit zubereiteten Ölfarben betrieben wird, trennt man diese Abteilung zweckmäßig ab. Man muß sich aber bei dem Handel mit zubereiteten Ölfarben stets vor Augen halten, daß die Zubereitung der Ölfarben im Grunde genommen nichts anderes ist als eine Zubereitung eines salbenartigen Körpers aus Fetten und einem festen Körper, so daß ein Grund zur geringeren Beachtung der Reinlichkeit keineswegs vorliegt. Zweckmäßig ist es, eigene Waagen, am besten einen eigenen Verkaufstisch für den Ölfarbenhandel zu haben.

Eine feststehende Regel muß es für den Verkäufer sein, alle gebrauchten Gegenstände, als Hornlöffel, Spatel. Waagen usw., sofort wieder zu reinigen. Für die giftigen Farben muß in jedem Gefäß ein besonderer Löffel vorhanden sein. Ebenso sind alle gebrauchten Gefäße sofort wieder an ihren Platz zu stellen. Leer gewordene Gefäße werden vorläufig an einen dazu bestimmten Platz des Geschäftsraumes zurückgestellt, um sie, sobald Zeit vorhanden, frisch zu füllen. Werden hierbei Waren defekt, d. h. sind nicht mehr genügend Vorräte der Waren vorhanden, so müssen die Waren in ein besonderes Buch, ein Defektbuch, eingetragen werden.

Das Auffüllen, das sog. Einfassen der Standgefäße soll möglichst nur bei Tageslicht vorgenommen werden, um das Betreten der Vorratsräume mit Licht tunlichst zu vermeiden, sofern nicht zweckentsprechende elektrische Beleuchtung vorhanden ist. Schließlich sei noch bemerkt, daß beim Abgeben von Flaschen usw. an den Käufer niemals beschmutzte Papiere zum Einwickeln benutzt werden dürfen. Man verwende nur sauberes Papier, womöglich mit aufgedrucktem Namen des Geschäftes, dem sehr vorteilhaft allerlei Empfehlungen von Waren beigedruckt werden können. Es ist dieses eine der billigsten und wirksamsten Arten der Geschäftsempfehlung. Jedoch darf diese Empfehlung bei Heilmitteln nicht über den wahren Wert des Heilmittels hinausgehen, da dies als prahlerische, marktschreierische Anpreisung strafbar wäre; überhaupt sind hierbei die darüber erlassenen gesetzlichen Bestimmungen zu beachten. Auch das Einwickeln selbst muß sorgfältig geschehen, der zu verpackende Gegenstand gerade auf das Papier gelegt werden, daß ein ansprechendes ordnungsmäßiges Paket erzielt wird. Soll das Paket verschnürt werden, so ist der Bindfaden so anzulegen, wie es die Abb. 1 zeigt. Versäumt man das Durchziehen des Bindfadens, so rutscht dieser leicht ab. Die Schlinge der Verschnürung oben muß schließlich festgezogen, mit dem Finger festgehalten und durch eine zweite Schlinge befestigt werden. Die darüberstehenden Bindfadenenden werden entweder abgeschnitten oder zu einer Schlinge vereinigt, wodurch man einen hölzernen Knebel zum Anfassen steckt.

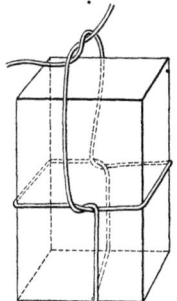

Abb. 1. Verschnürung eines Paketes.

Über die Einrichtung der Vorratsräume lassen sich noch weniger bestimmte Regeln aufstellen. Jedes Geschäft wird hierbei anders verfahren, je nach der Größe und den gegebenen Räumlichkeiten. Aber auch hier dürfen nicht fehlen: Reinlichkeit, Ordnung und eine deutliche Bezeichnung. Lose Papierbeutel und Säcke müssen möglichst vermieden werden. Da dies aber niemals ganz zu vermeiden ist, tut man gut, derartige Beutel in einem eigens dazu bestimmten Schrank unterzubringen. An die Tür desselben wird ein Bogen Papier geheftet, worauf die Namen der im Schranke liegenden Waren verzeichnet sind; in den eigentlichen Vorratskasten dagegen muß in einem solchen Fall eine kleine Bemerkung darüber gelegt werden. Auf diese Weise erreicht man mit Leichtigkeit, daß derartige überschüssige Vorräte nicht vergessen, sondern stets zuerst verbraucht werden. Gifte und Arzneimittel dagegen müssen stets in festen Umhüllungen den ·gesetzlichen Bestimmungen gemäß aufbewahrt werden. Für leichtere Waren, Kräuter, Wurzeln usw. eignen sich die festen Papierfässer mit gut schließendem Deckel vorzüglich als Vorratsgefäße.

Benutzt man die Versandfässer oder Kisten unmittelbar als Vorratsgefäße, muß man Anhängeschilder vorrätig halten. Auf dem Vorratsboden können diese aus mit Papier beklebter Pappe hergestellt sein. Im Keller pflegen derartige Schilder bald zu verderben; man wählt hierfür Zinkschilder. Man läßt vom Klempner aus Zinkblech, nicht Weißblech, Schilder von beliebiger Größe schneiden, ätzt auf diese die Schrift mit Ätztinte, entweder durch gewöhnliches Schreiben oder mittels Schablonen auf. Die Ätztinte wird hergestellt, indem man gleiche Teile Kupfervitriol, Kupfersulfat und Kaliumchlorat, mit Wasser und ein wenig Gummischleim zu einem feinen Brei anreibt, der, wenn mit der Feder geschrieben werden soll, mit der 15fachen Menge Wasser verdünnt wird. Die blaßgrüne Flüssigkeit erzeugt auf dem Zink eine tiefschwarze Ätzung. Nach dem Trocknen der Schrift spült man die Schilder mit Wasser ab und lackiert sie mit Dammarlack. Derartige fast unvergängliche Schilder eignen sich auch ganz vorzüglich für Säureballone usw., sofern nicht nach der Giftverordnung rote Schrift auf weißem Grund oder weiße Schrift auf schwarzem Grunde vorgeschrieben ist.

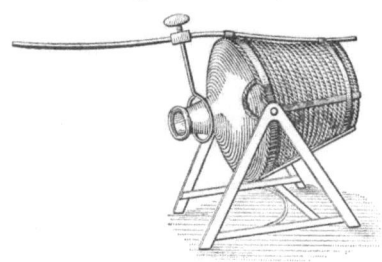

Abb. 2. Ballonkipper.

Zur Entleerung der Säureballone hat man zur Vermeidung der Gefahr beim Ausfüllen die verschiedenartigsten Heber hergestellt (siehe Abhandl. Heber). Doch leiden sie oft, da Metall nicht angewandt werden kann, an dem Übelstande der großen Zerbrechlichkeit, so daß sich die Ballonkipper, Eisengestelle, in die die Ballone hineingesetzt werden, immer noch gut bewähren (Abb. 2).

Zum Entleeren der Ölfässer wird vielfach die sog. Ölpumpe angewandt, diese hat aber zwei große Fehler. Einmal wird dadurch der abgelagerte Bodensatz aufgerührt, so daß das Öl nicht blank bleibt; anderseits ist ein Verschütten von Öl beim Herausnehmen der Pumpe aus dem Fasse kaum zu vermeiden. Gewöhnliche Hähne verstopfen sich aber, namentlich bei Leinöl und Firnis, ungemein leicht, sie haben auch meist eine zu kleine Ausflußöffnung. Ganz vorzüglich sind die aus Eisen hergestellten sog. Safthähne. Diese haben als Verschluß eine aufgeschliffene, mit Schrauben befestigte und mittels eines Griffes bewegliche Schließplatte. Man hat es durch ein geringeres oder stärkeres Öffnen ganz in der Gewalt, stark oder schwach ablaufen zu lassen, und da man durch ein geringes Anziehen der Schrauben die Schließplatte, wenn sie sich ein wenig gelockert hat, sofort wieder dichten kann, ist ein Verlust durch Abtropfen völlig ausgeschlossen. Für die Aufbewahrung der feuergefährlichen Stoffe, wie Äther, Benzin usw., sind überall durch die Behörden besondere Vorschriften erlassen, deren Befolgung unbedingt notwendig ist, auch um Streitigkeiten bei Brandschäden zu vermeiden. Doch noch über die Vorschriften hinaus sollte jeder Drogist gerade in dieser Beziehung zu seinem eigenen Besten die allergrößte Vorsicht walten lassen. Nicht immer ist man in der glücklichen Lage, einen feuersicheren Raum zu haben, so daß der gewöhnliche Keller benutzt werden muß. In diesem Falle beschränkt man die zu lagernden Vorräte aufs äußerste. Keinesfalls dürfen die behördlich erlaubten Mengen überschritten werden. Als geradezu sträflicher Leichtsinn, der sich bitter rächen kann, ist es zu betrachten, wenn statt der elektrischen oder Davyschen Lampe, nur Streichhölzer angezündet werden. Durch das Wegwerfen dieser ist schon manches Unglück entstanden. Auch ist der Gefolgschaft stets einzuprägen, daß etwa in Brand geratene Flüssigkeiten, wie Benzin, Äther, Terpentinöl usw., nicht durch Wasser zu löschen sind, sondern die Flamme durch nasse Säcke oder durch aufzuschüttenden Sand, Erde, Kreide oder ähnliche Stoffe erstickt werden muß. Bei der Feuergefährlichkeit des Geschäftsbetriebes ist die Anschaffung eines gut wirkenden Feuerlöschers sehr zu empfehlen. Es haben sich diese bei ausbrechendem Feuer schon vielfach bewährt.

Für größere Geschäfte ist die Anlegung eines Hauptverzeichnisses aller vorhandenen Waren fast unumgänglich notwendig, um neu eintretenden Angestellten das Auffinden der Vorräte zu erleichtern. Hierzu ist es erforderlich, alle Schränke in den verschiedenen Räumen mit Zahlen zu versehen, wenn man nicht vorzieht, den einzelnen Vorratsgefäßen selbst Zahlen zu geben. Jedoch muß bei einer Ware der Aufbewahrungsort in den verschiedenen Räumen des Geschäfts aufgeführt werden, z. B.:

Name	Raum	Schrank	Bemerkungen
Rad. Althaeae	Verkaufsraum	12	
,, ,,	Boden	5	
Alcohol. absol.	Verkaufsraum	2	Größerer Vorrat im
	Keller	10	feuersicheren Raum.

Als feststehende Regel für die Aufbewahrung gilt, daß alle Kräuter, Wurzeln, Samen usw. sowie die meisten Chemikalien in durchaus trockenen und luftigen Räumen untergebracht werden müssen. Namentlich für die Pflanzenteile (Vegetabilien) ist die Feuchtigkeit der allergrößte Feind. Man sorge dafür, daß sie am besten in nicht ganz luftdicht schließenden Kasten oder Fässer gepackt werden. Von den Chemikalien müssen nur diejenigen aus den trockenen Räumen verbannt werden, welche leicht verwittern, d. h. einen Teil ihres Kristallwassers verlieren, z. B. Soda, Glaubersalz, Borax. Sie können, wenn der Keller nicht zu feucht ist, in diesem aufbewahrt werden.

In den Keller gehören ferner die größeren Vorräte von ätherischen und fetten Ölen, Essenzen und Tinkturen. Zuckersäfte und leichtflüchtige Körper, wie Kampfer.

Weniger empfindlich sind die Erd- und Mineralfarben; doch auch von ihnen müssen die meisten wenigstens völlig trocken stehen.

Kann man die flüssigen Säuren, die in Ballonen in den Handel kommen, ferner Salmiakgeist, rohe Karbolsäure und ähnliche Stoffe, in einem luftigen Schauer, getrennt vom Wohnhaus, unterbringen, so ist dies wegen der nicht zu vermeidenden Ausdünstung beim Umfüllen sehr wünschenswert.

Waagen, Gewichte und Wägen.

Alle Körper ziehen sich untereinander an. Die Stärke der Anziehung, der Attraktion, ist proportional, d. h. steht im Verhältnis zu der Masse eines jeden Körpers. Da nun die Größe der Erde zu der Masse der einzelnen auf ihr befindlichen Körper unendlich bedeutender ist, so verschwindet für unsere Wahrnehmung die Anziehung der Körper auf die Erdkugel und wir beobachten nur die Anziehung, welche diese ausübt. Diese Anziehungskraft der Erdkugel, Schwerkraft genannt, wenn sie sich auf zur Erde gehörende Körper bezieht, dagegen Gravitation genannt, wenn sie auf andere Himmelskörper einwirkt, äußert sich durch das Bestreben eines jeden Körpers, auf die Erde zurückzufallen, sobald er von ihr getrennt, z. B. eine Kugel in die Luft geworfen wird. Befindet sich ein Körper nicht frei in der Luft, sondern z. B. an einem Faden, so kann er nicht auf die Erde zurückfallen, doch übt auch hier die Schwerkraft ihre Wirkung aus, der Faden wird in gerader, senkrechter, lotrechter Linie straff angezogen. Dieses Werkzeug, ein Faden mit einem daran befestigten Körper, heißt Lot und zeigt stets nach dem Erdmittelpunkte hin. Zieht man durch den an dem Faden befestigten Körper, den Fußpunkt des Lotes, eine zu dem Faden rechtwinklig stehende gerade Linie, so ist diese waagerecht, horizontal. Tritt dem Bestreben eines Körpers, auf die Erde zurückzufallen, ein Hindernis entgegen, so wird der Körper einen Druck auf dieses ausüben, der im Verhältnis zu seiner Masse steht. Die Größe des Druckes, den der Körper ausübt, nennt man das Gewicht, die Geräte, durch die eine solche Gewichtsbestimmung vorgenommen wird, heißen Waagen. Die Waagen sind nach dem Gesetz eines Hebels aufgebaut. Hierunter versteht man eine unbiegsame Stange, die an einem Punkte, dem Unterstützungspunkt, auch Drehpunkt oder Achse genannt, unterstützt bzw. drehbar ist. Durch den Unterstützungspunkt wird der Hebel in Hebelarme geteilt. An diesen wirken an gewissen Punkten, den Angriffspunkten, die Kräfte, die als Kraft und Last bezeichnet werden. Wirken Kraft und Last auf einer Seite des Unterstützungspunktes, heißt der Hebel einarmig, wenn auf verschiedenen Seiten, so daß der Unterstützungspunkt dazwischen liegt, zweiarmig. Sind bei einem zweiarmigen Hebel die Hebelarme gleich lang und gleich schwer, liegt der Unterstützungspunkt also in der Mitte, nennt man ihn gleicharmig-zweiarmig, im andern Fall ungleicharmig.

Ein gleicharmig-zweiarmiger Hebel befindet sich im Gleichgewicht, wenn Kraft und Last gleich sind. Ein ungleicharmiger dann, wenn sich Kraft und Last umgekehrt verhalten, wie die Längen der Hebelarme. Ist bei einem ungleicharmigen Hebel z. B. ein Hebelarm 1 cm, der andere 10 cm lang und wirkt auf den Angriffspunkt des 1 cm langen Hebelarms eine Last im Gewicht von 10 kg ein, so bedarf es, um den Hebel ins Gleichgewicht zu bringen, am Angriffspunkt des 10 cm langen Hebelarmes einer Kraft von nur 1 kg.

Um mit der Waage eine Gewichtsbestimmung in Zahlen ausdrücken zu können, hat man eine Gewichtseinheit festgesetzt. Die verschiedenen Tätigkeiten, die erforderlich sind, um festzustellen, wie viele Gewichtseinheiten nötig sind, um das Gleichgewicht einer Waage herzustellen, heißen Wägen, und die dabei gefundene Zahl von Gewichtseinheiten das absolute Gewicht des Körpers. Wägen heißt also: die Bestimmung des absoluten Gewichts eines Körpers mittels Waage und Gewicht. Legen wir auf die eine Waagschale einen beliebigen Körper und bedürfen, um das Gleichgewicht der Waage herzustellen, einer Beschwerung der zweiten Schale mit 55 g, so stellen diese das absolute Gewicht des Körpers dar. Der Körper wiegt, wie der gewöhnliche Ausdruck lautet, 55 g.

Der Aufbau der Waagen ist sehr verschieden; von der einfachen Balkenwaage bis zu den feinsten analytischen Waagen gibt es eine große Menge verschiedener Arten. Eines aber erfordern alle, eine genaue, vorsichtige Behandlung. Stets achte man darauf, daß sie der Größe entsprechend auch die kleinsten Gewichtsmengen genau angeben. Schon ein geringer Gewichtsunterschied beim Wägen ergibt im Lauf der Zeit eine große Summe. Zum Wägen ganz kleiner Mengen trockener Stoffe bedient man sich der Handwaagen mit hörnernen oder silbernen Schalen, die an feinen seidenen Schnüren am Waagebalken hängen. Man faßt die Waage mit Daumen und Zeigefinger der linken Hand und läßt die Zunge zwischen dem kleinen Finger und Ringfinger spielen (Abb. 3 u. 4). Für größere Gewichtsmengen eignen sich vor allem die Säulen- oder Tarierwaagen und die Tafelwaagen, die oberschaligen Waagen mit festliegenden, statt hängenden Schalen. Die letzteren, namentlich zum Wägen von größeren Flaschen und Gefäßen geeignet, sind sehr bequem in der Handhabung,

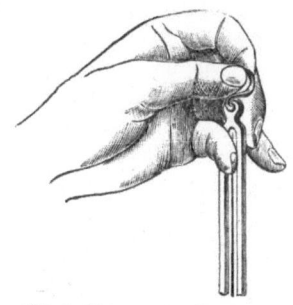

Abb. 3. Haltung der Hand beim Abwägen mittels einer Handwaage.

leiden aber bei der weit verwickelteren Zusammensetzung an dem Übelstande des schnelleren Ungenauwerdens. Man benutzt sie überhaupt am besten nur beim Wägen über 100 g. Weit dauerhafter und genauer sind die Säulenwaagen (Abb. 5). Hier schwebt der Waagebalken auf einem Dreiecke von härtestem Stahl, dem Zapfen, in einer Pfanne, und ebenso schweben auch die angehängten Schalen im Anhängungspunkt auf einem gleichen Dreieck. Bei den besseren Waagen dieser Art ist der am Waagebalken befestigte Zeiger nach unten gerichtet, und hinter ihm befindet sich eine vielfach halbkreisförmige Einteilung, eine Skala, die auch die allerkleinsten

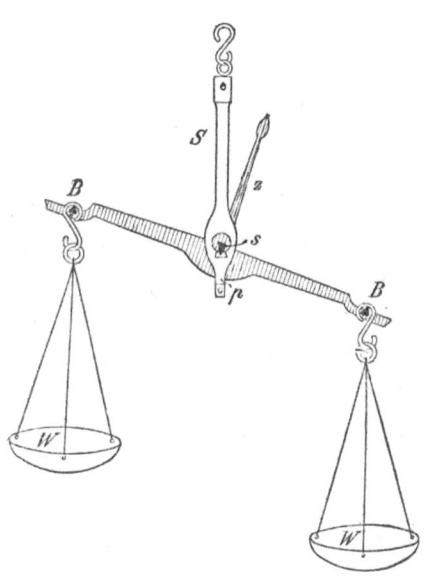

Abb. 4. Handwaage. *BB* Waagebalken, *z* Zunge *s* Schneide *p* Pfanne *WW* Schalen

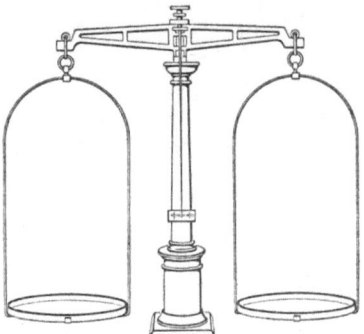

Abb. 5. Säulenwaage.

Schwankungen anzeigt. Der Hauptvorteil dieser Waagen liegt darin, daß man die Lager und Zapfen der Schwebepunkte mit Leichtigkeit reinigen kann. Die Säulen-, Balken- und Tafelwaagen bestehen in der Hauptsache aus dem Waagebalken, einem gleicharmigen Hebel, und den Bügeln mit den Schalen, kurzweg oft Schalen bezeichnet. Der Waagebalken ist bei ihnen gleicharmig, d. h. beide Enden sind vom Unterstützungspunkt, auf dem der Balken schwebt, dem Drehpunkte, gleich weit entfernt. Die Arme sind gleich schwer, so daß der Waagebalken in der Ruhe eine vollständig waagerechte Lage einnimmt. Um den Waagebalken möglichst geringes Gewicht zu geben, sind sie meist durchbrochen, denn je geringer das Gewicht des Waagebalkens desto größer ist die Empfindlichkeit der Waage. Die Schalen sind an beiden Enden des Balkens entweder, wie bei den Balken- und Säulenwaagen, hängend oder, wie bei den Tafelwaagen, aufrecht stehend befestigt. Säulenwaagen sind solche, bei denen der Waagebalken an einer feststehenden Säule befestigt ist. Für Gewichtsmengen über 10 Kilogramm kann man sich der Dezimalwaagen bedienen, doch erfordern auch diese eine große Aufmerksamkeit, (Abb. 6). Der Wägende hat sich jedesmal vor der Benutzung zu überzeugen, daß die Waage richtig arbeitet. Er erkennt dies daran, daß die beiden Zungen sich genau gegenüberstehen und bei dem kleinsten Drucke frei spielen. Namentlich pflegt besonders durch die Verdrehung der Ketten, in denen die Gewichtsschale hängt, leicht eine kleine Abweichung vom Gleichgewicht zu entstehen. Der Wägende hat zu bedenken, daß der Gewichtsunterschied sich hier verzehnfacht. Gleich den Dezimalwaagen hat man für ganz große Mengen auch Zentesimalwaagen

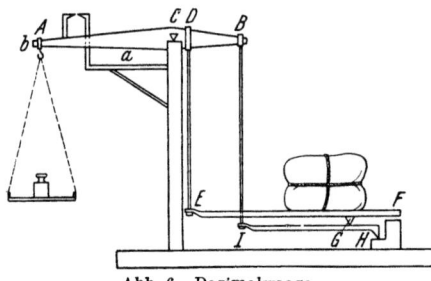

Abb. 6. Dezimalwaage

gebaut, bei denen durch eine weitere Verlegung des Schwerpunktes im Waagebalken das aufgelegte Gewicht verhundertfacht wird. Doch möchten Waagen dieser Art wohl selten in Drogengeschäften benutzt werden. Bei den Dezimal- und Zentesimalwaagen ist der Waagebalken nicht gleicharmig, sondern der Unterstützungspunkt ist hier so angebracht, daß der Arm, woran die Gewichtsschale befestigt wird, 10mal, bei den Zentesimalwaagen 100mal länger ist als der Arm, auf den der zu wägende Körper einen Druck ausübt. Auf diese Weise wird ermöglicht, daß wir nur des 10. bzw. 100. Teiles von Gewichtseinheiten zur Bestimmung des absoluten Gewichts des zu wägenden Körpers bedürfen. Schon von Archimedes zu Syrakus, 287—212 vor Christo, ist ermittelt worden, daß bei einem ungleicharmigen Hebel an dem kürzeren Arm eine größere Kraft wirken muß, um ihn ins Gleichgewicht zu bringen, als an dem längeren. Und zwar müssen sich die Kräfte umgekehrt verhalten wie die Längen der Hebelarme. Bei der Dezimalwaage, die auch Brückenwaage genannt wird, befindet sich der zu wägende Körper, die Last, auf der sog. Brücke EF. Diese wird von einer Eisenstange DE getragen und ruht im Punkte G auf einem einarmigen Hebel JH, der seinen Drehpunkt in H hat und ebenfalls durch eine Eisenstange JB gehalten wird. Der Waagebalken selbst, ein zweiarmiger, ungleicharmiger, in C unterstützter Hebel ist so hergestellt, daß $CD = \frac{1}{10} CA$ und $= \frac{1}{5} CB$ ist, CB ferner $= \frac{1}{2} CA$. und $HG = \frac{1}{5} HJ$. Die Last, also die zu wägende Ware, wirkt nun einerseits auf den Unterstützungspunkt E und somit auf D ein, anderseits auch auf den Unterstützungspunkt G, und zwar je nach der Liegestelle auf den einen Unterstützungspunkt mehr als auf den anderen. Hat die Ware z. B. ein Gewicht von 180 kg und liegt so auf der Brücke, daß 100 kg auf den Unterstützungspunkt E und somit auf D einwirken, 80 kg dagegen auf G, so wäre, um der Belastung in E von 100 kg das Gegengewicht zu halten, da $CD = \frac{1}{10} CA$ ist, erforderlich, ein Gewichtsstück von 10 kg auf die in A hängende Waageschale zu legen. Den Druck von 80 kg auf G würde dann ebenfalls $^1/_{10}$ des Gewichts = 8 kg zum Ausgleich bringen; denn da JH fünfmal so lang ist als GH, ist nur der fünfte Teil an Kraft, also nur 16 kg nötig, um den durch die Last auf J bzw. B ausgeübten Druck auszugleichen, da aber CA doppelt so lang ist als CB, bedarf es nur der Hälfte an Gewicht von 16 kg, also 8 kg, um die Waage ins Gleichgewicht zu bringen. So sind im ganzen nur 10 kg + 8 kg = 18 kg erforderlich, um auf der Dezimalwaage ein Gewicht einer Ware von 180 kg zu bestimmen.

Auf allen Waagen ist die größte zulässige Last, die Tragfähigkeit, auf dem Waagebalken nach Kilogramm oder Gramm bezeichnet angegeben. Man unterscheidet bei den Waagen Präzisionswaagen und Handelswaagen. Nach den Bestimmungen der Eichordnung werden an die Empfindlichkeit der Präzisionswaagen größere Anforderungen gestellt als an die der Handelswaagen.

Während die größeren Gewichte meistens aus Eisen angefertigt sind, pflegen die kleineren aus Messing und die allerkleinsten aus Platin oder Silberblech zu sein. Alle müssen stets sauber gehalten werden, doch ist bei denen von Messing das Putzen mit scharfen Stoffen zu vermeiden, da sonst leicht Gewichtsunterschiede entstehen. Abwaschen mit verdünnter Ammoniakflüssigkeit, Salmiakgeist und Nachreiben mit wollenem Tuche genügen. Die eisernen überzieht man, um das Rosten zu verhüten, dünn mit feinem schwarzen Lack.

Für das Deutsche Reich gilt das sog. metrische Gewichtssystem, bei dem die Zehnteilung, die Dezimalteilung, streng durchgeführt ist. Bei dieser Teilung ist die Einheit das Kilogramm. Das Kilogramm ist nach dem Gesetze die Masse des internationalen Kilogrammprototyps (Musterbild, Urbild). Als deutsches Urgewicht gilt laut Gesetz dasjenige mit dem Prototyp für das Kilogramm verglichene Gewichtsstück aus Platin-Iridium, welches durch die Internationale Generalkonferenz für Maß und Gewicht dem Deutschen Reich als nationales Prototyp überwiesen ist. Es wird von der Normal-Eichungskommission aufbewahrt.

Die Form der Gewichte ist für Gewichte von 1 Gramm bis 50 Kilogramm ein gerader Zylinder, bei Gewichten von 500, 50 und 5 Milligramm ein an einer Seite umgebogenes Sechseck, bei 200, 20 und 2 Milligramm ein Viereck, bei 100, 10 und 1 Milligramm ein Dreieck. Wie bei den Waagen unterscheidet man Präzisionsgewichte und Handelsgewichte.

Für die Teile des Kilogramms gelten folgende Bezeichnungen
Der tausendste Teil des Kilogramms heißt das Gramm.
Das Gramm = g ist gleich dem Gewicht eines Kubikzentimeters Wasser bei 4,1° C, bei welchem Grad Wasser die größte Dichtigkeit hat

$^1/_{10}$ (0,1) Gramm = 1 Dezigramm = dg.
$^1/_{100}$ (0,01) = 1 Zentigramm = cg.
$^1/_{1000}$ (0,001) = 1 Milligramm = mg.
$^1/_{1000000}$ (0,000001) = 1 Mikrogramm = γ.
(1 millionstel g)

Für die Vielfachen des Gramms und des Kilogramms gelten folgende Bezeichnungen

10 Gramm	= 1 Dekagramm	= Dg oder dag
100	= 1 Hektogramm	= hg.
1000	= 1 Kilogramm	= kg.
100 Kilogramm	= 1 Doppelzentner	= dz. auch Quintal genannt
1000 „	= 1 Tonne	= t.

In früherer Zeit gab es in Deutschland neben dem gewöhnlichen Gewicht noch ein eigenes Medizinalgewicht. Das medizinische Pfund zerfiel in 12 Unzen, die Unze in 8 Drachmen, die Drachme in 3 Skrupel und das Skrupel in 20 Gran, so daß die Unze gleich 480 Gran war. Für diese Gewichte hatte man folgende Zeichen:
Pfund = ℔, Unze = ℥, Drachme = ʒ, Skrupel = ℈, Gran = Gr.

Da man zuweilen noch nach alten Vorschriften mit Medizinalgewicht zu arbeiten hat, sei bemerkt, daß man bei der Umwandlung desselben in Grammgewicht die Unze = 30 g rechnet, obwohl es genau 31,25 g sein würden. Eine Drachme = 4 g. Das Skrupel = 1,25 g und das Gran = 0,06 g.

Auch das Lot kommt öfter in Betracht. Das alte Lot = 10 Quentchen zu 1,6 g, also 16 g, das Neulot = 10 g.

Außer Deutschland haben noch Belgien, Dänemark, Frankreich, Italien, Mexiko, Niederlande, Österreich, Portugal, Schweden, Spanien und die Türkei das metrische Gewichtssystem angenommen, während China, Großbritannien bzw. England, die Vereinigten Staaten von Nordamerika, Rußland und Norwegen besondere Gewichtseinteilung haben. Australien hat die großbritannische bzw. englische Gewichtseinteilung, und in Japan, Rußland und in den Vereinigten Staaten von Nordamerika ist hauptsächlich für den Außenhandel das metrische Gewichtssystem zugelassen. Vergleichsweise führen wir an, daß

1 ℔ Englisch   = 453,6 g
1 „ Amerikanisch = 453,6 „
1 „ Norwegisch = 498,4 „
1 „ Russisch   = 409,0 „ ist.

Zum Tarieren der Gefäße benutzt man zweckmäßig zur genauen Ausgleichung Bleischrot, oder noch besser die sog. Porzellanerbsen. Sie befinden sich in zwei kleinen hörnernen oder metallenen Bechern, den Tarierbechern, von denen man einen auf die Gewichtsschale stellt und nun durch langsames Zuschütten von Schrot oder Erbsen aus dem zweiten Becher das Gleichgewicht der beiden Schalen genau herstellt. Bei dieser Gelegenheit seien die drei technischen Bezeichnungen Brutto, Tara und Netto erklärt. Brutto bedeutet das Gesamtgewicht der Ware einschl. der Verpackung, Tara das Gewicht der Verpackung, gleichviel woraus diese besteht, Netto das Reingewicht der Ware.

Prüfung der Waagen auf Richtigkeit und Empfindlichkeit.

Auf Richtigkeit prüft man die Waage in der Weise, daß man einen beliebigen Körper genau wägt, d. h. den Waagebalken in vollständiges Gleichgewicht bringt. Nachdem dies geschehen, vertauscht man den gewogenen Körper und die Gewichte miteinander. Ist die Waage richtig, darf durch diese Veränderung das Gleichgewicht des Waagebalkens nicht gestört werden.

Auf Empfindlichkeit prüft man die Waage, indem man sie auf beiden Waagschalen bis zur äußerst zulässigen Grenze belastet, diese höchste Belastung ist auf dem Waagebalken angegeben. Wenn die Waage nun völlig im Gleichgewicht ist, stellt man fest, welches kleinste Gewicht imstande ist, einen deutlichen, bleibenden Ausschlag zu bewirken, und vergleicht dies mit der gesetzlich festgelegten Fehlergrenze.

Maße und Messen.

In gleicher Weise wie bei den Gewichten hat das Deutsche Reich auch bei den Hohlmaßen das metrische, von Frankreich eingeführte Maßsystem angenommen. Ein Hohlmaß dient dazu, einen Körper oder Raum zu messen.

der sich nach drei Richtungen hin ausdehnt, in die Höhe, Länge und Breite. Hier ist die Einheit das Liter, und gleich wie bei den Gewichten werden die Vervielfältigungen durch griechische, die Teilungen durch lateinische Zahlwörter ausgedrückt. Das Liter = 1 ist die Raumgröße, die ein Kilogramm reines Wasser bei seiner größten Dichte unter dem Druck einer Atmosphäre (s. Atmosphärendruck) einnimmt. auch Kubikdezimeter = cbdm oder dm^3 bezeichnet.

10	Liter	= 1 Dekaliter	= Dl oder dal
100	„	= 1 Hektoliter	= hl
1000	„	= 1 Kiloliter	= 1 Kubikmeter = kl, cbm oder m^3
$^1/_{10}$	„	= 1 Deziliter	= dl
$^1/_{100}$	„	= 1 Zentiliter	= cl
$^1/_{1000}$	„	= 1 Milliliter	= Kubikzentimeter = ml
$^1/_{1000000}$ (0,000001)	„	= 1 Mikroliter	= λ (1 Millionstel l).

Ein Kubikzentimeter destilliertes Wasser wiegt unter 45° geographischer Breite, in der Höhe des Meeresspiegels, im luftleeren Raum, bei 4,1° C genau 1 Gramm. Ein Liter bei gleicher Wärme und gleichen Bedingungen 1 Kilogramm.

Bei dem Verkaufe von Flüssigkeiten nach Hohlmaß hat man niemals zu vergessen, daß die Wärmeunterschiede hierbei eine große Rolle spielen. Hätte man z. B. ein Hektoliter Spiritus bei einer Wärme von + 18° C gekauft und würde es bei einer Wärme von + 6° C in kleineren Mengen verkaufen, so würde sich bei der bedeutenden Zusammenziehung, welche die Flüssigkeit durch die geringe Wärme erlitten hat, ein erheblicher Fehlbetrag ergeben. Es zeigt uns dies Beispiel, daß der Verkauf von Waren, welche einen irgendwie erheblichen Preis haben, niemals durch Messen, sondern stets nach Gewicht stattfinden sollte.

Alle die obengenannten Staaten, welche das metrische Gewichtssystem angenommen, haben auch das Liter angenommen; England und Nordamerika dagegen messen nach Gallonen zu 8 Pints. Die Gallone faßt abgerundet 3$^3/_4$ Liter, genau berechnet 3790 g Wasser; 1 Pint faßt 474 g.

Im Weinhandel benutzt man folgende Maße:

1 Stück	=	1200 l
1 Fuder	=	1000 l
1 Oxhoft	=	206 l
1 Ohm	=	150 l.

Von früher gebrauchten Hohlmaßen kommen noch mitunter folgende vor: 1 Anker = 34,35 l, 1 Scheffel = 55 l, 1 Kanne = 1 l, 1 Himpten = 31,15 l, 1 Metze = 5 l, 1 Ort = 0,25 l.

Man benutzt in Drogegeschäften Maßgefäße, auch wohl Mensuren genannt, aus Porzellan, Zinn und mit Schmelz überzogenem, emailliertem Blech, doch sind Porzellan- und mit Schmelz überzogene Blechmaße nicht eichungsfähig, dürfen daher beim Verkaufen nicht benutzt werden. Der § 9 des Maß- und Gewichtsgesetzes lautet: „Zum Messen und Wägen im öffentlichen Verkehr, sofern dadurch der Umfang von Leistungen bestimmt werden soll, dürfen nur geeichte Maße, Gewichte und Waagen angewendet und bereitgehalten werden. Zum öffentlichen Verkehr gehört der Handelsverkehr auch dann, wenn er nicht in offenen Verkaufsstellen stattfindet."

Der Eichpflicht unterliegen die Meßgeräte, wenn sie im öffentlichen Verkehr zur Bestimmung des Umfanges von Leistungen angewendet oder bereit gehalten werden:

1. Die zum Messen der Länge, der Fläche oder des Raumes dienenden Maße. Meßwerkzeuge und Meßmaschinen.
2. Die Gewichte und Waagen einschl. der Zählwaagen. Wäge- und Abfüllmaschinen.
3. Die Meßgeräte für wissenschaftliche und technische Untersuchungen, die der Gehaltsvermittlung dienen.

Die Eichung besteht in der vorschriftsmäßigen Prüfung und Stempelung der Meßgeräte durch die zuständige Behörde, sie ist entweder **Neueichung** oder **Nacheichung**. Die dem eichpflichtigen Verkehre dienenden Meßgeräte sind innerhalb bestimmter Fristen zur Nacheichung zu bringen. Die Fristen, innerhalb deren die Nacheichung vorzunehmen und zu wiederholen ist, betragen bei Längenmaßen, den Flüssigkeitsmaßen, den Meßwerkzeugen für Flüssigkeiten, den Hohlmaßen und Meßwerkzeugen für trockene Gegenstände, den Gewichten, den Waagen für eine größte zulässige Last bis ausschließlich 3000 kg zwei Jahre, den Waagen für 3000 kg und darüber, den festfundamentierten, d. h. fest eingelassenen Waagen, drei Jahre.

Es sind im ganzen nur wenig Flüssigkeiten, die nach Maß gehandelt werden, doch hat man hier und da angefangen, der Bequemlichkeit halber auch Leinöl, Terpentinöl usw. nach Maß zu verkaufen. Will man bei derartigen Stoffen das raschere Messen statt des Wägens benutzen, auch wenn man nach Gewicht verkauft, so kann man sich dazu leicht selbst Maßflaschen mit eingefeilten Teilstrichen herstellen, indem man mit möglichster Genauigkeit die gewünschten Mengen einwägt und danach die Teilstriche anbringt. Diese Art und Weise ist namentlich sehr bequem, wenn man Leinöl, Firnis und ähnliche Flüssigkeiten im Verkaufsraum in sog. Ständern mit Abflußhähnen versehen vorrätig hält.

Die Bezeichnung **metrisches Gewichts- und Maßsystem** kommt daher, daß man das Längenmaß **Meter** bzw. dessen Teilungen zur Festsetzung der Hohlmaße und der Gewichte benutzt hat. Das Meter stellt etwa den zehnmillionsten Teil des Erdquadranten, also der Verbindungslinie vom Pol zum Äquator, dar, bzw. den vierzigmillionsten Teil des Erdumfanges. Nach der Maß- und Gewichtsordnung ist es der Abstand zwischen den Endstrichen des internationalen Meterprototyps (unter Prototyp versteht man ein Vorbild) bei der Temperatur des schmelzenden Eises. Das Längenmaß dient dazu, die Ausdehnung eines Körpers nach einer Richtung zu bestimmen.

Die Einteilungen und Vervielfältigungen des Längenmaßes werden, wie bei Hohlmaß und Gewicht, durch lateinische und griechische Bezeichnungen ausgedrückt, indem Dezi, Zenti, Milli lateinischen, Deka, Hekto, Kilo, Myria, Mega aber griechischen Ursprungs sind:

1 Dezimeter	=	$1/10$ Meter	= dm
1 Zentimeter	=	$1/100$ „	= cm
1 Millimeter	=	$1/1000$ „	= mm
1 Dekameter	=	10 „	= Dm
1 Hektometer	=	100 „	= hm
1 Kilometer	=	1000 „	= km
1 Myriameter	=	10000 „	= myr
1 Megameter	=	1000000 „	= 10^6 m.

Für peinlich genaue Messungen, wie sie in der Mikroskopie und zur Feststellung der Wellenlängen der Lichtstrahlen nötig sind, benutzt man als Maß das

Mikromillimeter, auch Mikrometer oder Mikron = 0,001 mm = ein tausendstel Millimeter oder 1 millionstel Meter, und bezeichnet dieses mit einem μ. Ferner das Millimikron $\mu\mu$ = 0,000001 mm = 1 millionstel Millimeter oder 1 tausendstel Mikromillimeter.

Andere Längenmaße sind folgende:

1 Deutsche Meile = 7,5 km = 7500 m
1 englische „ = 1524 m
1 geographische „ = 7420,44 m
1 Seemeile oder Knoten = 1855,11 m = $^1/_4$ geograph. Meile
15 geographische Meilen = 1 Grad des Erdäquators.

Ferner von älteren Längenmaßen:

1 rheinischer Fuß = 0,314 m oder 12 Zoll
1 Rute = 3,765 m.

Die Einheit, um Flächen zu messen, d. h. einen Körper nach zwei Richtungen hin, nach Länge und Breite, zu bestimmen, die Flächeneinheit, ist das Quadratmeter, qm oder m².

1 Ar = 100 m² = a
1 Hektar = 100 Ar = 10 000 m² = 10^4 m² = 1 qhm = 1 ha
1 Quadratkilometer = 100 Hektar = 1 qkm oder 1 km²
1 preuß. Morgen = 2556 qm
1 Quadratrute = 14,2 qm

Sonstige Geschäftsgeräte.

Löffel braucht man eine große Anzahl, da man gut tut, möglichst in allen Kasten mit gepulverten Stoffen einen eigenen Löffe zu halten. Sie können, da sie immer für denselben Stoff benutzt werden, aus Holz oder Blech angefertigt sein, solche in Schaufelform mit kurzem Stiel sind besonders zweckmäßig. Für die feineren Sachen, im besonderen für den Verkaufstisch, benutzt man Löffel von geglättetem Horn oder Hartgummi. Niemals darf der Verkäufer versäumen, diese Löffel nach dem Gebrauche sofort zu reinigen; zu vermeiden ist dabei das Abwaschen in heißem Wasser, da sie hierdurch die Form verlieren.

Spatel nennt man aus Eisen gefertigte, an einem oder an beiden Enden spatenförmig verbreiterte Werkzeuge zum Herausnehmen von Fetten usw. Zum Rühren von Flüssigkeiten, Auflösen von Gummi oder Salzen in Wasser benutzt man am besten Spatel aus Porzellan oder fertigt sich selbst solche aus hartem Holz an (Abb. 7 u. 8).

Schalen. Zum kalten oder warmen Auflösen von Salzen usw. benutzt man am besten diejengen der Berliner Porzellanmanufaktur, welche ein Erhitzen über freiem Feuer vertragen und mit gut gearbeiteter Ausflußtülle versehen

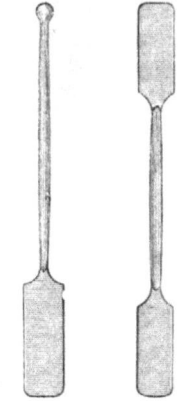

Abb. 7 u. 8. Spatel.

sind. Es sind aber auch gußeiserne, mit weißem Schmelz versehene Schalen im Handel, die sich für viele Zwecke ausgezeichnet bewähren. Auch die ungemein hart gebrannten Nassauer Tongeschirre, außen mit feinem braunen, innen mit reinweißem, sehr glattem Überzuge sind zu empfehlen, wo keine starke Hitze angewandt zu werden braucht. Zum Feststellen der halbkugeligen Schalen ohne Fuß benutzt man am besten **Strohkränze** oder **Ringe aus gepreßten Korkabfällen**.

Mörser und Geräte zum Pulvern und Mischen. Gebräuchlich sind kleine **Porzellanmörser** oder **Reibschalen** mit und ohne Ausguß zum Mischen kleiner Mengen Pulver oder zum Anreiben fester Körper mit Flüssigkeiten, **Messingmörser** zum Zerstoßen oder Zerquetschen und endlich große **eiserne Mörser** zum Pulvern größerer Mengen von Stoffen, die das Eisen nicht angreifen. Der eiserne Mörser muß innen stets blank und rostfrei erhalten werden.

Es werden heute nur wenige Drogengeschäfte das Pulvern und Zerkleinern der Rohdrogen selbst besorgen. Große Fabriken mit Dampfbetrieb liefern mittels höchst sinnreicher Maschinen das Pulver von einer Güte und Feinheit, wie sie der Drogist gar nicht herstellen kann. Trotzdem soll aber auf einen Stampfmörser hingewiesen werden, der sich infolge der Anwendung des Schwungrades als sehr zweckmäßig erweist, bei dem auch irgendein Verstäuben ausgeschlossen ist (Abb. 9). Fast das gleiche gilt von den zerschnittenen Kräutern und Wurzeln, die bei einem sehr kleinen Preisaufschlag ebenfalls von besonderen Geschäften schön zerschnitten in den Handel gebracht werden.

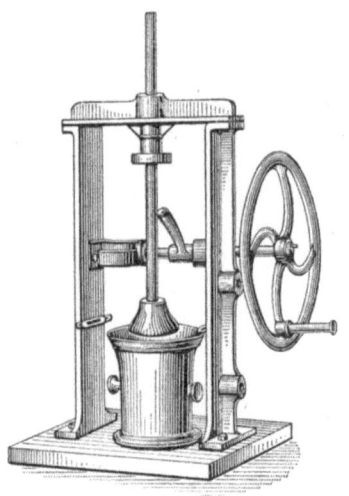

Abb. 9. Stampfmörser mit Schwungrad.

Doch kommen immerhin einzelne Waren vor, die nicht zerschnitten zu kaufen sind, und die deshalb, wenn nötig, selbst zerkleinert werden müssen. Hierzu benutzt man meistens **Schneideladen** nach Art der Häckselschneidemaschinen (Abb. 10) oder **Stampfmesser** verschiedener Formen, deren Stiel zuweilen mit Quecksilber ausgegossen wird, um die Wucht des Stoßes zu vermehren (Abb. 11). Um möglichst wenig Verlust zu haben, werden die Pflanzenteile etwa 10—12 Stunden vor dem Zerschneiden mit etwa 20 % Wasser angefeuchtet und nach dem Zerschneiden im Trockenschrank getrocknet. Bei Wurzeln kann der Wassergehalt erhöht werden, doch fügt man hier zweckmäßig das Wasser in verschiedenen Teilen zu.

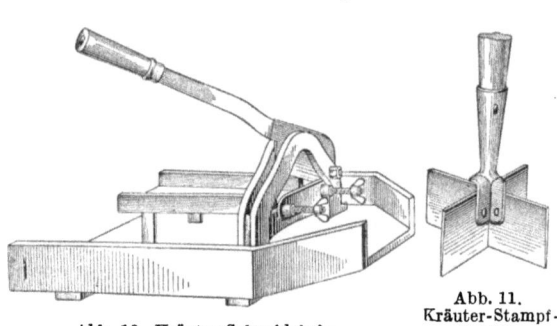

Abb. 10. Kräuter-Schneidelade.

Abb. 11. Kräuter-Stampfmesser.

Von den Pulvern sind es hauptsächlich die Gewürzpulver, die noch am häufigsten in den Drogengeschäften selbst hergestellt werden. Es hat dies auch seine Berechtigung wegen der vollständigen Bürgschaft, die der Drogist dann für die Reinheit der Ware hat. Man bedient sich zur Darstellung dieser Pulver selten des Mörsers, sondern fast immer der **Gewürzmühlen**. Diese sind meistens nach der Art der gewöhnlichen Kaffeemühlen gebaut, nur in vergrößertem

Sonstige Geschäftsgeräte.

Maßstabe, zuweilen auch mit sog. Vorbrecher zum Zerkleinern der größeren Stücke versehen. Jedoch müssen alle Rohdrogen, die gepulvert oder zerstoßen werden sollen, vorher gut ausgetrocknet werden. Eine sehr zweckmäßige Mühle wird von der Maschinenbauanstalt Aug. Zemsch Nachf. in Wiesbaden in den Handel gebracht (Abb. 12). Die Mühle hat starke Rippen zum Vorbrechen, die in eine ganz feine Zähnung auslaufen. Durch engeres oder weiteres Einstellen des Mahlwerkes kann man nach Belieben ein grobes bis ganz feines Pulver erzielen. Zum Trennen der gröberen von feineren Pulvern bedient man sich der Siebe, wo in einem Rahmen von Holz Gewebe aus losem Seidenstoff, Haartuch, Messing oder lackiertem Eisendraht in den verschiedensten Maschenweiten eingespannt sind. Unter diesem Rahmen wird der Siebboden, in dem ein Leder eingespannt ist, befestigt, und es werden so durch stoßweises Schütteln die feineren von den gröberen Teilen getrennt. Es sind auch mit Deckeln geschlossene Siebe von mit Schmelz versehenem Stahlblech im Handel, wo die Spannvorrichtung mit sechs verschieden weiten Siebeinlagen versehen werden kann. Auch mit einer drehbaren Bürstenvorrichtung ausgestattet. die das Pulver bequem durch das Sieb reibt (Abb. 13 und 14).

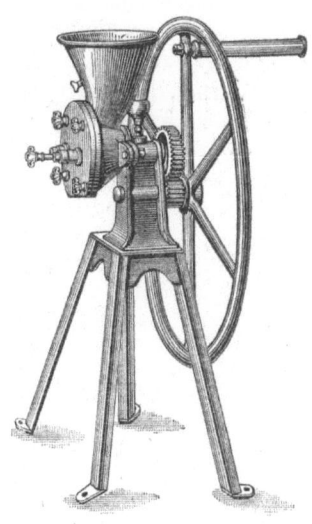

Abb. 12. Gewürzmühle

Das Deutsche Arzneibuch schreibt sechs verschiedene Maschenweiten vor: Für grob, mittelfein und fein zerschnittene Pflanzenteile Siebe mit 4, 3 und 2 mm Maschenweite und für grob, mittelfein und feingepulverte Pflanzenteile Siebweiten von 0,75. 0,3 und 0,15 mm.

Trichter. Diese sehr wichtigen Hilfsgeräte werden aus den allerverschiedensten Stoffen hergestellt, deren Verwendung sich nach der Art der Ware, mit der sie in Berührung kommen, richten muß. Wären die Glastrichter nicht von so überaus großer Zerbrechlichkeit, sollte man nur sie benutzen, da kein anderer Stoff so leicht rein zu halten und gleich unempfindlich gegen Säuren, Laugen usw. ist. Am nächsten stehen ihnen in dieser Beziehung die Trichter aus mit Schmelz versehenem Blech. doch sind sie gegen starke Säuren nicht ganz widerstandsfähig. Für Säuren benutzt man auch wohl Trichter aus Guttapercha.

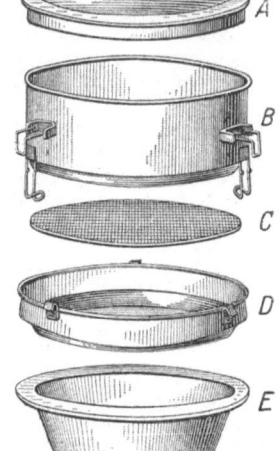

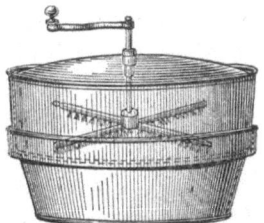

Abb. 13. Sieb mit drehbaren Bürsten.

Abb. 14. Sieb mit auswechselbare Siebböden.

Doch selbst Guttapercha wird nach verhältnismäßig kurzer Zeit, namentlich durch starke englische Schwefelsäure, mürbe und brüchig. Für rohe Säuren und Laugen können auch die ziemlich billigen Trichter aus hart gebranntem Ton verwendet werden. Für alle Flüssigkeiten, die keine scharfen Stoffe enthalten, kann man zum bloßen Durchgießen Trichter aus Weißblech oder Aluminium verwenden. Sobald sie aber, wie beim Filtrieren, längere Zeit mit den Stoffen in Berührung kommen, sollen nur Glastrichter angewandt werden.

Luftdruck und Barometer. Die Luft hat wie jeder andere Körper ein Gewicht, sie übt einen Druck auf ihre Unterlage aus. Um dies nachzuweisen, wird eine möglichst luftleer gemachte Flasche gewogen, darauf läßt man Luft einströmen und wägt von neuem; die Flasche hat jetzt ein größeres Gewicht. 1 Liter Luft wiegt etwa 1,3 g, da das spez. Gewicht 0,001293 beträgt. Die Luft drückt allseitig und mit gleicher Stärke, jedoch ist der Druck an der Meeresküste größer als auf einem hohen Berge, da dort die Luft dünner ist. Im Mittel, d. h. an der Meeresküste, ist der Luftdruck bei 0° gleich dem Gewicht einer Quecksilbersäule von 760 mm. Dies beweist man durch den Versuch des Torricelli, eines Schülers des Naturforschers Galilei. Man nimmt ein etwa 1 m langes, 1 qcm weites, oben geschlossenes Glasrohr, füllt es mit Quecksilber, schließt die Öffnung mit dem Finger und stellt die Röhre umgekehrt in ein Gefäß mit Quecksilber. Zieht man nun den Finger fort, so fließt ein Teil des Quecksilbers aus und die Quecksilbersäule fällt in dem Glasrohr, bis sie 760 mm über dem Quecksilberspiegel stehenbleibt. Der Raum in der Glasröhre über dem Quecksilber ist nun luftleer — Torricellische Leere oder Torricellisches Vakuum. Der von der Luft auf 1 qcm ausgeübte Druck beträgt etwa 1,033 kg; man bezeichnet dies als Atmosphärendruck. Dies Gewicht erhält man durch Vervielfältigung des spez. Gewichts des Quecksilbers 13,590 mit 76.

Um den Luftdruck zu messen, benutzt man das Barometer oder den Schweremesser. Man unterscheidet Quecksilberbarometer und Aneroidbarometer.

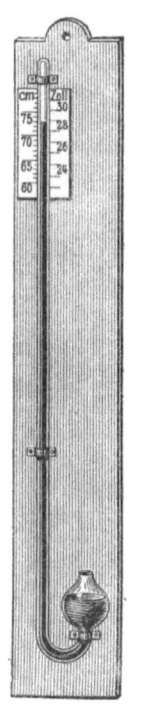

Abb. 15. Kugelbarometer.

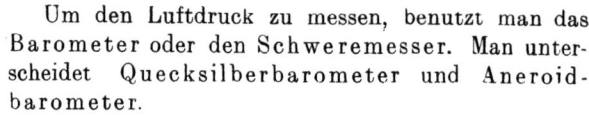

Abb. 16 Heberbarometer.

Von den Quecksilberbarometern sind hauptsächlich Kugelbarometer, Phiolenbarometer genannt, und Heberbarometer in Gebrauch. Das Kugelbarometer (Abb. 15) bildet eine etwa 80 cm lange, oben zugeschmolzene, unten U-förmig gebogene Glasröhre, die in eine offene, mit Quecksilber gefüllte Kugel ausläuft. Diese Röhre befindet sich auf einem Brette, das oben eine Gradeinteilung, eine Skala, trägt. Als Nullpunkt nimmt man den mittleren Stand des Quecksilberspiegels der Kugel an. Wird der Luftdruck stärker, d. h. je kälter die Luft wird und je weniger reich an Wasserdampf, so steigt das Quecksilber in der Glasröhre, im anderen Falle sinkt es.

Infolge der Ausdehnung des Quecksilbers der Kugel durch die Wärme ist aber der Nullpunkt Schwankungen unterworfen. Man benutzt deshalb für genauere Messungen vorwiegend das Heberbarometer (Abb. 16). Dies stellt ein U-förmiges, oben zugeschmolzenes, unten offenes, überall gleichweites Glasrohr dar, dessen längerer Schenkel 1 m lang ist. Bei Schwankungen des

Luftdruckes steigt das Quecksilber in dem einen Schenkel genau so viel, wie es in dem anderen fällt. Zum Ablesen des Quecksilberstandes wird entweder die Glasröhre durch eine Schraubvorrichtung auf den ein für allemal bestimmten Nullpunkt eingestellt, oder man zählt die Zahlen des Quecksilberstandes in beiden Schenkeln zusammen.

Aneroidbarometer enthalten kein Quecksilber. Der Hauptteil ist entweder eine kreisförmige, luftleere Messingröhre, nach dem Erfinder Bourdon — Bourdons Metallik genannt (Abb. 17) oder eine luftleere Metalldose, nach dem Erfinder Vidi — Vidis Holosterik, auch Dosenbarometer, genannt.

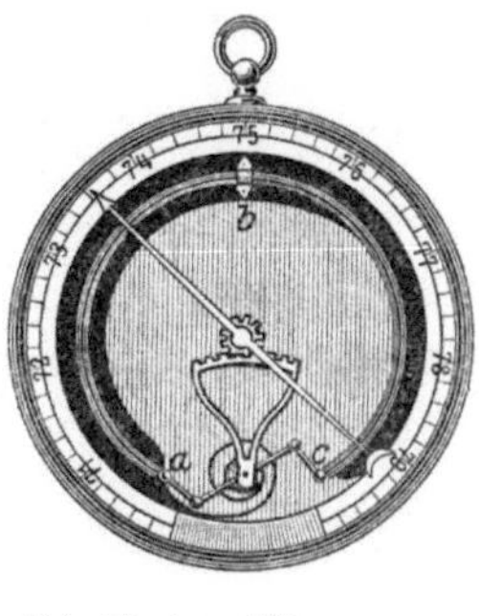

Nimmt der Luftdruck zu, so nähern sich die Enden der Metallröhre, bei Abnahme des Luftdruckes gehen sie auseinander. Diese Veränderungen werden mittels Hebel, Feder und Zahnrad auf einen Zeiger übertragen (Abb. 17).

Abb. 17. Aneroidbarometer Metallik.

Das Ablesen des Quecksilberstandes geschieht vielfach nach der Millibareinteilung; mbar, mille lat. = 1000, bar vom griech. barýs = schwer. hierbei bezeichnet man den Druck einer Atmosphäre. d. h. den Druck der Luft auf 1 qcm Grundfläche, mit 1000. Es liegen 1000 mbar bei ungefähr 750 mm der Quecksilbersäule.

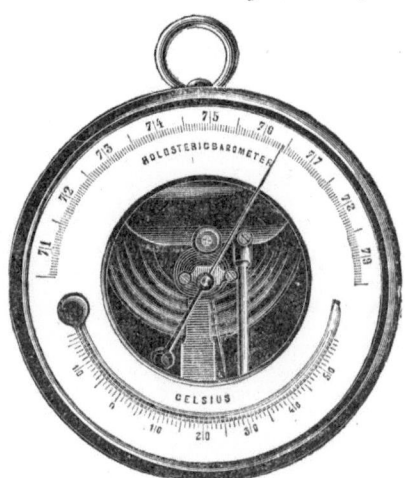

Beim Holosterik wird der sehr dünne, wellenförmige Metalldeckel der Dose durch den Luftdruck mehr oder weniger eingedrückt, geht aber bei schwächerem Druck infolge Anwendung einer starken Federkraft wieder in seine alte Lage zurück. Diese Bewegungen werden ebenfalls auf einen Zeiger übertragen (Abb. 18).

Heber. So zweckdienlich die sog. Ballonkipper sind, Eisengestelle, in die die Ballone hineingesetzt werden (siehe diese), so zeitigen sie auch verschiedene Übelstände. Einmal erfordern sie viel Platz, und dann muß man für jede der Säuren und Laugen einen besonderen Kipper haben, da das Ein- und Aussetzen

Abb. 18. Aneroidbarometer Holosterik

der Ballone mühsam und nicht ohne Gefahr ist, namentlich wenn die Umhüllung, wie dies oft vorkommt, zerfressen und mürbe ist. So greift man öfter zum Heber. Der Heber ist ein im spitzen Winkel gebogenes Rohr aus beliebigem Stoff (Glas, Metall, Kautschuk), dessen einer Schenkel länger ist als der andere. Wird das kürzere Rohr in eine Flüssigkeit getaucht und durch Ansaugen an dem längeren Schenkelrohr in diesem ein luftverdünnter Raum hergestellt, so steigt die Flüssigkeit infolge des Luftdrucks im kürzeren Rohr empor und füllt auch den längeren Schenkel an. Die Flüssigkeit läuft nun in ununterbrochenem Strahl ab, bis sie an beiden Schenkeln in gleicher Höhe steht oder der kürzere Schenkel nicht mehr in die Flüssigkeit eintaucht. So einfach nun die Handhabung bei Flüssigkeiten wie Wein und Wasser ist, so liegt die Sache ganz anders bei allen scharfen und ätzenden Flüssigkeiten, wo ein Ansaugen des Hebers mit dem Munde von vornherein ausgeschlossen ist. Für solche scharfen Flüssigkeiten hat man eine Menge verschiedener Heber gebaut, die meist sehr umständlich in der Verwendung sind; sehr zweckmäßig sind jedoch die Glasheber mit seitlich angesetztem Saugrohre. Nur muß man während des Ansaugens die Öffnung des langen Schenkels verschließen, um den Luftdruck abzuhalten, und das Ansaugen immerhin mit gewisser Vorsicht ausüben, um von der Flüssigkeit nichts in den Mund zu bekommen (Abb. 19).

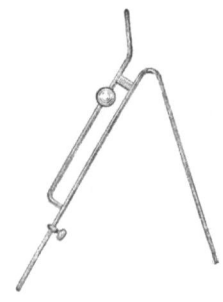

Abb. 19. Heber mit seitlich angesetztem Saugrohr.

Hat man leichte Flüssigkeiten, kann man sich auch dadurch helfen, daß man auf den Ballonhals einen doppelt durchbohrten Pfropfen, am besten Kautschukpfropfen, sog. Gummipfropfen, setzt. Durch die eine Öffnung wird ein gewöhnlicher Heber eingeführt, durch die andere ein kurzes, schwach gebogenes Rohr. Bläst man durch das kurze Rohr kräftig in den Ballon, so steigt die Flüssigkeit in dem Heber in die Höhe und fließt ruhig ab. Derartige Vorrichtungen versagen aber, sobald man es mit spezifisch schweren Flüssigkeiten zu tun hat, oder wenn der Ballon schon ziemlich geleert ist. Eine Abfüllvorrichtung, die diesen Übelstand nicht hat, zeigt die Abb. 20. Vermittels einer Luftpumpe, die einen starken Luftdruck erzeugt, wird die Flüssigkeit in das aus Glas oder Blei hergestellte Ausflußrohr getrieben.

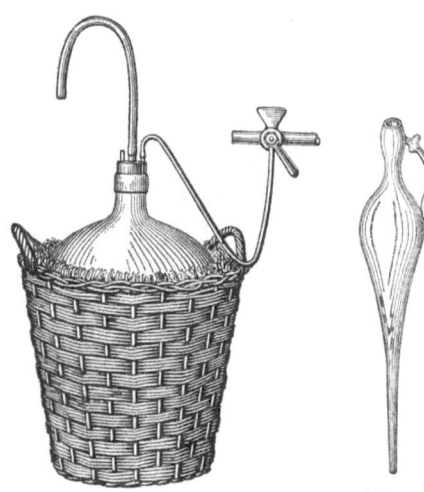

Abb. 20 Heber mit Luftpumpe.

Abb. 21. Stechheber.

Für manche Zwecke, z. B. um aus Ballonen oder Fässern Proben zu entnehmen, bedient man sich des Stechhebers, gewöhnlich einer nach oben zu ausgebauchten, unten engen Glasröhre. Man taucht die Röhre völlig in die Flüssigkeit ein, zieht durch Saugen die Flüssigkeit darin empor, bis der Stechheber vollständig gefüllt ist, und verschließt die obere Öffnung mit Daumen oder Zeigefinger. Nun kann man die Flüssigkeit herausheben, ohne daß sie ausfließt. Durch Loslassen des Fingers fließt sie in ein anderes Gefäß ab. Dies beruht darauf, daß durch Verschließen der Röhre der Luftdruck einseitig von unten wirkt und die Flüssigkeit in die Röhre hineindrängt, beim Öffnen jedoch der Luftdruck von oben gleich dem von unten ist, und die Flüssigkeit nun infolge der Schwere austritt (Abb. 21).

Lupe und Mikroskop. Zur Untersuchung der Waren auf Echtheit und Auffindung von Verfälschungen werden Lupe und Mikroskop für den Drogisten immer wichtiger.

Wie in der Abteilung Lichtbildnerei, Photographie, unter Linsen (siehe diese) erläutert ist, unterscheidet man konvexe oder Sammellinsen und konkave oder Zerstreuungslinsen; Sammellinsen, die durch die Linse hindurchgehende Lichtstrahlen brechen und in einem Punkte hinter der Linse, dem Brennpunkt oder Fokus vereinigen (s. Abb. Linsen); Zerstreuungslinsen, die durch sie hindurchgehende Lichtstrahlen so brechen, daß sie hinter der Linse auseinandergehen und die Verlängerung dieser Strahlen nach vorn sich vor der Linse in einem Punkte treffen, dem negativen Brennpunkt oder negativem Fokus (s. Abb. Linsen). Die Entfernung des Brennpunktes von dem Mittelpunkte der Linse heißt die Brennweite.

Betrachtet man durch eine Sammellinse einen Gegenstand, der in der Brennweite der Linse liegt, so wird das Bild des Gegenstandes zwei- bis dreimal vergrößert. Es erscheint weiter entfernt als der Gegenstand in Wirklichkeit liegt, aber beim Näherheranrücken dieses an die Sammellinse wird das Bild immer kleiner. Auf dieser Erscheinung der Sammellinse beruht die Lupe, eine Sammellinse in Horn-, Zellhorn- (Zelluloid-) oder Hartgummifassung.

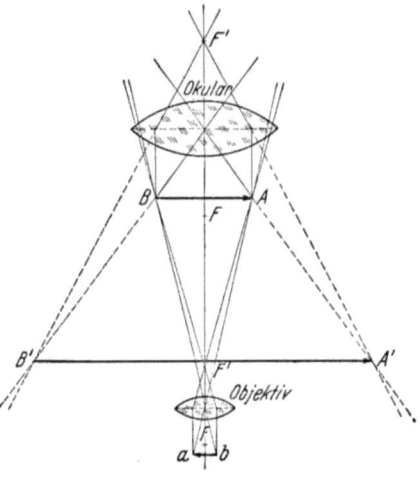

Abb. 22. Vergrößerung durch das Mikroskop.

Das Mikroskop ist eine Zusammensetzung von zwei Sammellinsen, und zwar bikonvexen, d. h. auf beiden Seiten gewölbten Linsen (s. Linsen). Diese Linsen sind durch ein innen geschwärztes Metallrohr — den Tubus — miteinander verbunden. Die obere, schwach gewölbte, für das Auge zum Betrachten des Gegenstandes bestimmte Linse heißt Okular oder Okularlinse. Die untere, stark gewölbte, die den Zweck hat, das Bild des zu vergrößernden Gegenstandes aufzunehmen, wird Objektiv oder Objektivlinse genannt. Bei besseren Mikroskopen ist an Stelle der einfachen Okularlinse noch eine dritte Sammellinse, die Kollektivlinse eingeschaltet, die die durch das Objektiv gebrochenen Strahlen stärker zusammenlaufen läßt, konvergenter macht, und so das Bild dem Okular näher bringt. Alle Linsen der Mikroskope sind achromatische Sammellinsen (s. diese). Das Objektiv wird nun so eingestellt, daß sich der zu vergrößernde Gegenstand etwas über den Brennpunkt hinaus befindet (a—b). Es entsteht dadurch ein vergrößertes, aber umgekehrtes Bild (B—A), das in die Brennweite des Okulars fällt, das nun als Lupe wirkt und das Bild wiederum zwischen Okular und Objektiv vergrößert (B'—A') (Abb. 22).

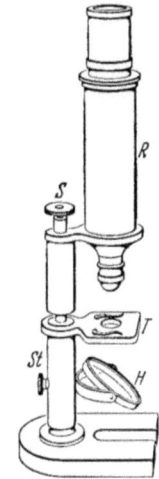

Abb. 23. Mikroskop.

Das Linsenrohr R ist in einem Stativ, auch Mikroskopsäule genannt, befestigt, es kann mittels der Schraube S eingestellt werden. Zur Aufnahme des zu vergrößernden Gegenstandes dient eine durchlöcherte Platte T — der Objekttisch, häufig mit Klemmen oder Klammern zum Festhalten des zu vergrößernden Gegenstandes versehen. Darunter befindet sich ein nach allen Seiten hin drehbarer Spiegel H, um die Lichtstrahlen des Tages- oder künstlichen Lichtes aufzufangen und durch die Öffnung des Objekttisches hindurch auf den Gegenstand zu werfen. Das Mikroskop ruht auf einem vielfach hufeisenförmigen Fuße. Mikroskope für mikroskopische Messungen sind mit einer **Mikrometerschraube** ausgestattet, durch deren Drehung der Objekttisch verschiebbar gemacht ist, im Okular ist dann ein Fadenkreuz angebracht. Zur Messung bringt man durch Drehung der Schraube zwei Seiten des Gegenstandes in Einklang mit den Faden des Fadenkreuzes und liest an der Schraube die Größe ab. Um einen Gegenstand zu vergrößern, wird er möglichst dünn auf eine kleine Glasplatte, den **Objektträger** oder das **Objektgläschen** gebracht, mit einem Tropfen Wasser befeuchtet und mit einer zweiten Glasplatte, dem **Deckglase**, bedeckt. Um den Gegenstand klarer zu bekommen, läßt man das Deckglas fort und bringt zwischen den Gegenstand und das Objektiv einen Tropfen Öl oder Wasser — **Immersion**. Man betrachtet den Gegenstand durch das Okular am besten, indem man beide Augen offenhält.

Das Mikroskop soll um das Jahr 1600 herum von dem holländischen Brillenmacher Zacharias Jansen erfunden sein (Abb. 23).

Technische Arbeiten und Ausdrücke.

Wenn auch der Drogist Kaufmann und nicht immer Hersteller der von ihm vertriebenen Waren ist, so gibt es doch eine ganze Reihe von Arbeiten, die in jeder Drogerie vorgenommen werden, und mit vielen anderen muß er, auch wenn er sie nicht selbst vornimmt, in den Grundzügen vertraut sein.

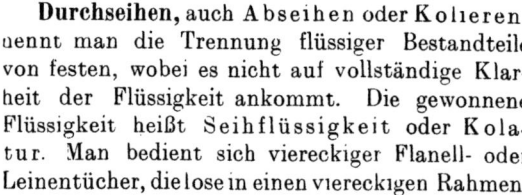

Abb. 24. Durchseihrahmen.

Durchseihen, auch **Abseihen** oder **Kolieren**, nennt man die Trennung flüssiger Bestandteile von festen, wobei es nicht auf vollständige Klarheit der Flüssigkeit ankommt. Die gewonnene Flüssigkeit heißt **Seihflüssigkeit** oder **Kolatur**. Man bedient sich viereckiger Flanell- oder Leinentücher, die lose in einen viereckigen Rahmen, **Seihrahmen**, **Durchseihrahmen** oder **Tenakel** genannt (Abb. 24), eingehängt werden. Um Verletzungen durch die an den Kreuzungsstellen der Hölzer des Seihrahmens hervortretenden Nägel zu vermeiden, schützt man

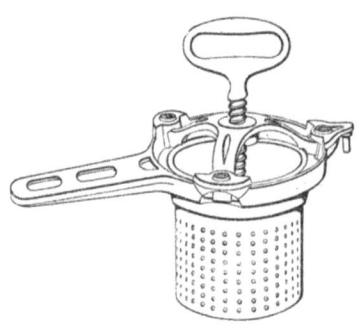

Abb. 25. Kolierpresse.

die Nagelspitzen beim Nichtgebrauch des Seihrahmens durch aufgesteckte Korke, die aber länger als die hervortretenden Nägel sein müssen. Auch gewöhne man sich daran, den Seihrahmen mit den Nagelspitzen nach unten auf einen Tisch zu legen und hänge ihn zur Aufbewahrung nicht hoch auf. Die **Seihtücher**, **Seihstoffe** oder **Koliertücher** muß man vorteilhaft vor dem Durchseihen mit einer entsprechenden Flüssigkeit, z. B. verdünntem Spiritus oder bei Sirupen mit weißem Sirup,

anfeuchten. Das zuerst Durchlaufende ist fast immer trübe und wird deshalb noch einmal zurückgegossen. Ist alles durchgelaufen, legt man das Seihtuch in zwei Hälften Rand auf Rand, wickelt das Seihtuch an den Rändern zusammen, faßt es mit den Händen an beiden Enden an und übt durch entgegengesetzte Drehung der Hände einen Druck aus. Ist ein stärkerer

Druck erforderlich, um alle Flüssigkeit aus festen Bestandteilen, wie Pflanzenteilen, herauszupressen, bedient man sich vorteilhaft der Kolierpresse, wie sie die Abb. 25 zeigt.

Filtrieren. Der Zweck des Filtrierens ist die vollständige Trennung der flüssigen Bestandteile einer Mischung von den darin enthaltenen festen Bestandteilen, so daß völlige Klarheit der Flüssigkeit erreicht wird; man bedient sich dazu bei kleineren Mengen des durchlässigen Papiers. Von diesem legt man ein kreisrundes Stück oder einen viereckigen Bogen, den man später beschneidet, in fächerartige Falten, und zwar derart, daß die Spitzen der Falten alle in einem Punkte zusammenlaufen. Der so zusammengelegte Bogen wird auseinandergenommen und in einen Trichter gelegt. Die Falten verhindern, daß sich das Papier dicht an die Wandungen des Trichters anlegt und so das Ablaufen der durchsickernden Flüssigkeit erschwert. Man benetzt bei wässerigen oder alkoholischen Flüssigkeiten zuerst die Filter mit ein wenig Wasser oder Weingeist, je nach der zu filtrierenden Flüssigkeit, und gießt dann diese in langsamem Strahl an der Wandung des Filters hinunter. Diese Vorsicht ist notwendig, um das Zerreißen der ohnehin zarten Spitze zu vermeiden. Zu beachten ist auch, daß das Filter nie über den Trichter hervorrage. Ist die durchgelaufene Flüssigkeit anfangs noch nicht klar, wird sie nochmals zurückgegossen. Gutes Filtrierpapier muß weiß, durchlässig und doch ziemlich zähe sein. Selbst bei einem gut bereiteten Filter legt sich ein großer Teil dicht an die Wandungen des Trichters an und verhindert dadurch ein rasches Filtrieren der Flüssigkeit. Um diesen Übelstand zu vermeiden, hat man Trichter aus Glas und Porzellan mit gerippten Wandungen angefertigt, oder man legt in die Glastrichter Einsätze aus feingelochtem Zink- oder Weißblech oder aus fein verzinntem Drahtgeflecht oder Aluminium. Diese Einsätze sind mit einer sehr

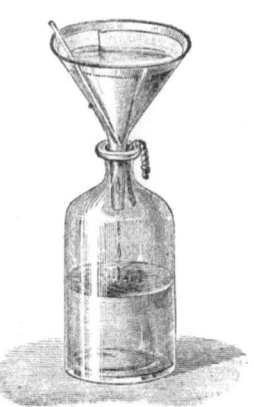

Abb. 26. Filtration mit eingehängtem Bindfaden und unter das Filter geschobenem Glasstabe

feinen Spitze und, um das zu dichte Anlegen an die Glaswand zu verhindern, außen mit drei oder vier angelöteten, senkrecht ablaufenden Drahtstreifen oder mit Ausbauchungen versehen. Für einen solchen Einsatz ist kein Faltenfilter nötig, sondern man legt das Papier einfach zusammen und erreicht doch, da jeder durchsickernde Tropfen sofort zwischen der Einlage und der Trichterwandung abläuft, ein ungemein schnelles Filtrieren; diese Einsätze dürfen aber nicht bei sauren oder alkalischen Flüssigkeiten benutzt werden. In diesen Fällen verwendet man Einsätze von Roßhaargeflecht, die man sich aus nicht mehr gebrauchsfähigen Roßhaarsiebböden herstellen kann. Setzt man den Trichter mit dem Filter unmittelbar auf eine Flasche, so darf dadurch der Luftaustritt aus der Flasche nicht verhindert werden. Man hängt entweder zwischen Trichterrohr und Flaschenhals einen Bindfaden oder schiebt unter das Filter einen Glasstab (Abb. 26).

Für schnelle Filtrationen, namentlich bei großen Mengen, bedient man sich mit Vorteil des Papierbreies. Man erhält ihn, indem man Filterpapier, und zwar Abfälle, zuerst in möglichst wenig Wasser einweicht, dann mit mehr Wasser übergießt und nun durch Schlagen oder Quirlen eine faserige Masse bereitet. Am besten ist es, wenn man sich aus verschiedenen Papiersorten feineren und gröberen Faserbrei herstellt. Soll nun mit solchem Faserbrei filtriert werden, wird der Trichterausfluß zuerst mit einem Pfropfen entfetteter Watte lose geschlossen; auf diesen Wattepfropfen bringt man zuerst den feinen Faserbrei, läßt durch langsames Abtropfen des Wassers eine einige Zentimeter hohe möglichst dichte Faserschicht, die man mittels des Fingers ein wenig festdrückt, entstehen und bringt auf diese so viel gröberen Faserbrei, daß auch hiervon eine gleich hohe Schicht sich bildet. Sobald auch diese dicht geworden ist, kann die Filtration beginnen. Um ein Aufspülen des Papierbreies beim Aufgießen zu vermeiden, bedeckt man den Brei mit einer mäßigen Schicht von nicht zu feinem Glaspulver oder von gewaschenem weißen Sand. Häufig ist eine Flüssigkeit klar, nur durch einige Flocken oder fremde Gegenstände verunreinigt; in diesem Falle kann man die Filtration ohne Papier vornehmen, indem man die Spitze des Trichters durch ein wenig entfettete Baumwolle (Verbandwatte) schließt. Die Flüssigkeit wird rasch und vollständig klar durchlaufen.

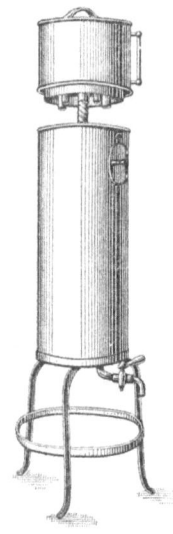

Abb. 27. Filtrierständer für größere Mengen von zähen Flüssigkeiten.

Bei Säuren, Laugen und ähnlichen Flüssigkeiten, die das Papier angreifen, benutzt man in gleicher Weise statt der Watte Pfropfen von ausgewaschenem Faserasbest oder von der sog. Schlacken- oder Glaswolle. Namentlich mit dieser, die eigens zu diesem Zwecke von Glasbläsern hergestellt wird, erreicht man vorzügliche Ergebnisse. Bei zähen Flüssigkeiten, namentlich zuckerhaltigen und sehr großen Mengen, bedient man sich häufig statt des Filtrierpapiers der Filterbeutel von Filz oder besonderer Filtriergeräte mit Filz- oder Zelluloseeinlagen. Bei dem Filtriergeräte Wigger der Maschinenbauanstalt Aug. Zemsch Nachf. in Wiesbaden (Abb. 27) ist oben ein Aufnahmebehälter für die zu filtrierende Flüssigkeit. In dessen Boden sind zahlreiche kurze Auslaufrohre, sog. Trompeten, angebracht, woran die Filterbeutel befestigt werden. Diese Filterbeutel, die je nach der zu filtrierenden Flüssigkeit noch mit Filz- oder Zelluloseeinlage versehen werden können, hängen in dem großen Zylinder, der unten einen Abflußhahn hat. Die Flüssigkeit wird auf den Aufnahmebehälter gegossen, durchsickert die Filterbeutel und läuft durch den Hahn klar ab.

Es gibt eine ganze Reihe von Flüssigkeiten, fetten Ölen usw., die ungemein langsam filtrieren. Bei diesen kann man die Arbeit beschleunigen, wenn man das Trichterrohr mittels eines Kautschukschlauches, sog. Gummischlauches, luftdicht mit einem 40—60 cm langen, in der Mitte schleifenförmig gebogenen Glasrohre verbindet. Hat sich die Schleife erst einmal gefüllt, wirkt sie als Saugheber, und die Filtration geht drei- bis viermal schneller vonstatten. Oder man filtriert unter erhöhtem Luftdruck. Man verschließt eine starkwandige Flasche luftdicht mit einem doppelt durchbohrten Kork. In die eine Öffnung wird der Trichter gesteckt, in die andere ein Glasrohr, das durch einen Kautschukschlauch (Gummischlauch) mit einer Wasserluftpumpe in Verbindung steht, und setzt diese in Tätigkeit. Die Wasserluftpumpe ist ein nicht zu enges, oben durch einen durchbohrten Verschluß geschlossenes Glasrohr, das seitlich rechtwinklig einen engeren Ansatz trägt, den man mit einer Wasserleitung in Verbindung bringt. Durch das Glasrohr führt bis fast an das untere Ende ein offenes, oben knieförmig gebogenes enges Glasrohr, das mit dem Schlauche des Filtrationsgefäßes in Verbindung gebracht wird. Sobald der Wasserhahn geöffnet wird und das Wasser in dünnem Strahle durch den Ansatz und darauf in das weite Rohr fließt, wo es sich verbreitert, reißt es Luft mit sich und dadurch zugleich auch aus dem engen Rohre heraus, so daß nunmehr dieses als Saugheber wirkt, in dem Gefäß ein luftverdünnter Raum geschaffen wird und der Druck von oben stärker wirken kann (Abb. 28). Doch hat man bei dieser Filtration nicht Faltenfilter, sondern nur glatte Filter zu verwenden und, um das Reißen des Filters zu vermeiden, einen **durchlöcherten Porzellankegel** in den Trichter zu legen. Steht eine Luftpumpe nicht zur Verfügung, kann man sich dadurch helfen, daß man die Luft durch das Glasrohr mit dem Mund aussaugt. Diese Art der Filtration ist aber nicht anzuwenden, sobald die Flüssigkeiten sehr viel feste pulverartige Stoffe wie Niederschläge enthalten. Durch den verstärkten Luftdruck werden nämlich die festen Körper in das Papier hineingepreßt, so die Poren geschlossen, und man erreicht gerade das Gegenteil, nämlich eine langsame Filtration. Hat man starkwandige Flaschen, die seitlich etwas über dem Boden eine Öffnung, einen Tubus, haben, so verschließt man die Einfüllöffnung luftdicht mit einem durchbohrten Kork, durch den man das Trichterrohr gesteckt hat; der Tubus selbst wird ebenfalls durch einen durchbohrten Kork verschlossen, durch den man ein Stück Glasrohr steckt, woran sich ein Stück Kautschukschlauch befindet. Man saugt durch den Kautschukschlauch die Luft möglichst aus der Flasche heraus und verschließt die Öffnung des Schlauches durch einen Quetschhahn (s. d.).

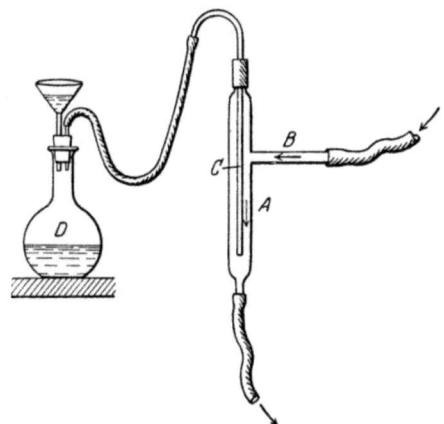

Abb. 28. Wasserluftpumpe.

Bei leichtflüchtigen Flüssigkeiten bedeckt man den Trichter mit einer Glasscheibe. Vielfach hat man Flüssigkeiten zu filtrieren, die bei gewöhnlichem Wärmegrade fest oder doch so zähe sind, daß sie nicht durch das Filter gehen. Hierfür hat man eigene Trichter, **Heißwassertrichter**. Es befindet sich in einem trichterförmigen Metallmantel, dessen Rand oben etwa 1 cm breit nach innen gebogen ist und dessen unterer Teil seitlich ein etwa 10 cm langes, etwa 3 cm weites geschlossenes Ansatzrohr trägt, ein Glastrichter. Dessen Trichterrohr ist durch einen durchbohrten Kautschukstopfen gesteckt, der die untere Öffnung des Metallmantels wasserdicht verschließt. In den durch den umgebogenen Rand zwischen Glastrichter und Metallmantel entstandenen Raum wird warmes Wasser gegossen, das auch den Ansatz füllt. Man stellt unter diesen Ansatz

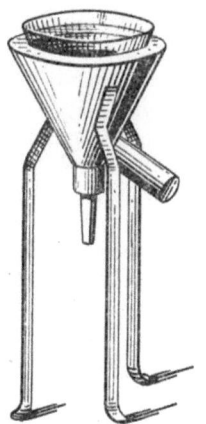

Abb. 29. Heißwassertrichter

eine Wärmequelle, Spiritusflamme oder Bunsenbrenner, wodurch das Wasser beständig heiß gehalten wird (Abb. 29). Auf diese Weise kann man z. B. Rizinusöl, feste Fette und ähnliche Stoffe filtrieren. Zuweilen hat man Flüssigkeiten zu filtrieren, deren vollständige Klärung selbst durch mehrmaliges Filtrieren nicht gelingt; es sind dies namentlich Lösungen von ätherischen Ölen in verdünntem Weingeist, ferner Pepsinwein u. a. m. Hier kommt man meistens zum Ziel, wenn man die Flüssigkeiten mit ein wenig reinem Bolus oder Talkumpulver oder mit weißer Kieselgur, sog. Infusorienerde oder Bergmehl durchschüttelt und dann erst filtriert. Jedoch ist erforderlich, die Pulver vor dem Zusammenschütteln mit den betreffenden Flüssigkeiten gut anzureiben. Die Wirkung dieser Stoffe ist rein physikalisch, indem sie die trübenden Bestandteile der Lösungen gleichsam auf sich niederschlagen und so festhalten. Derartige Mischungen werden häufig durch bloßes Absetzenlassen blank und klar.

In manchen Fällen ist auch eine sog. Ultrafiltration erforderlich, z. B. um Flüssigkeiten von kolloidalen Körpern (s. d.) oder sonst kleinen Teilchen, die in Schwebe gehalten werden, zu befreien. Man benutzt hierzu dünne Kollodiumhäute oder Goldschlägerhäute, muß aber unter Druck filtrieren; man saugt, wie oben beschrieben, die Luft aus der Filtrierflasche aus.

Dekantieren nennt man das Abgießen oder Abfließenlassen klarer Flüssigkeiten von einem festen Bodensatze. Zweckmäßig bedient man sich hierbei besonderer Gefäße aus Glas, Porzellan oder hartgebranntem Ton, sog. Dekantiertöpfe, die in verschiedener Höhe verschließbare Öffnungen haben, so daß man beliebige Mengen der Flüssigkeit abfließen lassen kann.

Schlämmen heißt die Trennung verschieden feiner Pulver durch Aufrühren in Wasser bzw. einer Flüssigkeit, worin der zu schlämmende Stoff nicht löslich ist. Es geschieht dies namentlich bei Farben, um sie von groben sandigen Beimengungen zu befreien. Die schwereren Körner setzen sich rasch zu Boden, während die leichteren länger im Wasser schwebend bleiben und sich mit diesem nach dem Aufrühren vom schwereren Bodensatze durch Abgießen oder Abfließen trennen lassen. Diese trübe Flüssigkeit überläßt man dann der Ruhe und entfernt nach dem Absetzen das Wasser wiederum durch Abgießen oder Abfließenlassen.

Niederschlagen, Fällen, Präzipitieren heißt durch chemische Agenzien, das sind chemisch wirksame Stoffe, oder durch Veränderung des Lösungsmittels feste Körper aus Lösungen ausscheiden. Der hierbei in feiner Verteilung niederfallende Körper heißt Präzipitat, z. B. Sulfur praecipitatum, Ferrum sulfuricum alcoholisatum. Die Erfahrung hat gelehrt, daß der Körper desto feinpulveriger ausfällt, je größer die Verdünnung war, worin er entstanden ist. Auch die Wärme ist von großem Einfluß auf die Feinheit des Körpers. Wendet man größere Wärme an, so sind die Niederschläge nicht so fein wie die kalter Fällung. Der Niederschlag wird durch Abgießen oder Filtration von der Flüssigkeit getrennt und so lange mit Wasser oder einer anderen Flüssigkeit gewaschen, bis er keine fremden Bestandteile mehr enthält. Dieser Vorgang heißt Auswaschen oder Aussüßen.

Kristallisieren. Wird aus einer Lösung durch allmähliches Verdunsten der Lösungsflüssigkeit oder durch Anwendung von Kälte der gelöste feste Körper langsam ausgeschieden, so setzt sich derselbe meistens in bestimmter Form an (Kristall). Zu beachten ist, daß die Gefäße beim Auskristallisieren nicht erschüttert werden, auch ist es zweckmäßig, Gefäße mit nicht gewölbtem Boden zu verwenden. Die von der Mutterlauge, der über den Kristallen zurückgebliebenen Flüssigkeit, durch Abziehen dieser befreiten Kristalle, läßt man auf einem Glastrichter abtropfen und trocknet sie auf Filtrierpapier. Es bilden sich aber auch Kristalle durch langsames Erkalten geschmolzener Massen oder, wie bei der Schneebildung, durch Erstarren flüssiger oder auch durch Erstarren gasförmiger Körper. Die Formen der Kristalle sind für jeden Körper feststehend und werden nach ihrer äußeren mathematischen Figur benannt. Diese sind sehr verschieden, doch lassen sich an den Kristallen drei bestimmte Richtungen, Höhen-, Längen- und Breitenachsen, feststellen, zu denen verschieden geformte Flächen, die Ebenen genannt werden, wie Dreiecke, Quadrate, Fünfecke, bestimmte Lagen haben. Je nach der Form der Flächen und der Lage teilt man die Kristalle in sechs Kristallsysteme ein: das reguläre, quadratische, rhombische (rhómbos, griech. = Kreisel), klinorhombische, rhomboidische und Hexagonalsystem und diese in 32 Gruppen. Man unterscheidet z. B. würfelförmige, oktaedrische, d. h. achtseitige, säulenförmige, rhombische oder rautenförmige, spießige, schuppenförmige usw. Kristalle. Kann ein Stoff in verschiedenen Kristallsystemen kristallisieren, heißt er **polymorph** oder **heteromorph** (polýs = viel, héteros = der andere), kommt er in zwei Formen vor, wie der Schwefel, heißt er **dimorph**, in drei Formen **trimorph**. Haben in der Zusammensetzung verschiedene aber ähnliche Körper dieselbe Kristallform, so sind sie **isomorph** (isos = gleich), z. B. Aluminiumoxyd Al_2O_3, Eisenoxyd Fe_2O_3 und Chromoxyd Cr_2O_3, oder Kalziumkarbonat $CaCO_3$ und Magnesiumkarbonat $MgCO_3$. Isomorphe Körper können zusammenkristallisiert werden, nichtisomorphe Körper dagegen nicht. Anderseits kann man nichtisomorphe Körper durch Umkristallisieren reinigen, während dies wiederum bei isomorphen Körpern nicht möglich ist. Wird die kristallisierende Flüssigkeit durch Rühren am ruhigen Bilden der Kristalle gehindert, nennt man das **gestörte Kristallisation**. Man gewinnt hierdurch ein sehr feines Kristallmehl, das vielfach das Pulvern überflüssig macht und oft den Vorteil hat, nicht zusammenzuballen.

Kristallwasser. Mit diesem Ausdruck bezeichnen wir das in Kristallen enthaltene, chemisch gebundene Wasser, wodurch die Kristallform, mitunter auch die Farbe der Kristalle entsteht, wie beim Kupfervitriol, Kupfersulfat, es läßt sich durch Wärme von den Kristallen trennen. Die Kristalle zerfallen hierbei. Manche geben ihr Kristallwasser schon an der Luft zum Teil oder ganz ab, sie **verwittern**.

Mutterlauge heißt der flüssige Rückstand, der nach dem Ausscheiden der Kristalle aus Salzlösungen zurückbleibt, und worin sich von dem auskristallisierten Stoffe noch so viel gelöst befindet, wie das Lösungsmittel davon zu lösen imstande ist.

Amorph, das griechische *a* vor einem Wort bedeutet eine Verneinung, heißt ein Körper, der, im Gegensatz zu den Kristallbildungen, ohne bestimmte Gestalt auftritt. Ein und derselbe Körper kann unter bestimmten Verhältnissen in Kristallform oder amorph auftreten oder aus dem amorphen Zustand in Kristallform übergehen. **Kristallisch** oder **kristallinisch** nennt man einen Stoff, der die Kristallform nur undeutlich zeigt, wo diese nur auf dem Bruche zu erkennen ist.

Sublimieren. Wird ein fester, aber flüchtiger, d. h. verdampfbarer Körper erhitzt, so geht er in Dampfform über, ohne vorher zu schmelzen. Wird dieser Vorgang in einem geschlossenen Raume vollzogen und werden die entstandenen Dämpfe abgekühlt, so verdichten sie sich wieder zu festen Körpern. Es entstehen dabei entweder Kristallformen, die um so größer sind, je langsamer die Abkühlung vor sich geht, z. B. Jod, oder es bilden sich kleine Kügelchen, z. B. Schwefel, oder aber es entstehen feste, kristallinische Krusten wie beim Salmiak, dem Ammoniumchlorid, oder beim Quecksilberchlorid.

Dieses Verfahren wird vorgenommen, entweder um beigemengte nichtflüchtige oder weniger flüchtige Verunreinigungen zu trennen, oder um aus festen Körpern einen einzelnen flüchtigen Bestandteil zu gewinnen, wie z. B. die Benzoesäure aus dem Benzoeharze. Der gewonnene Körper heißt das **Sublimat**.

Destillieren. Werden in gleicher Weise wie bei der Sublimation flüssige und zu gleicher Zeit flüchtige Körper erhitzt, so gehen sie gleichfalls in Dampfform über. Auch die Verflüchtigung fester Körper, wie Zink, Kalium, Natrium usw., die, bevor sie in Dampfform übergehen, zuerst flüssig und auch bei nicht zu großer Abkühlung als flüssige Körper aufgefangen werden, nennen wir Destillation. Geschieht dieser Vorgang in der Weise, daß die entstandenen Dämpfe abgeleitet und gleichzeitig abgekühlt werden, so gehen sie wieder in den tropfbar flüssigen Zustand über, sie werden verdichtet, kondensiert und können in dieser Form gesammelt werden. Das gewonnene Erzeugnis heißt Destillat, die Arbeit selbst Destillation, das dazu angewandte Gerät Destillierapparat (Abb. 30). Er besteht, ganz abgesehen von den verschiedensten Bauarten, für die Destillation in größerem Maßstabe aus vier Teilen, der Blase oder dem Destillierkessel, worin die Flüssigkeit erhitzt wird, dem Helm, durch den der dampfförmig gewordene Stoff hindurchgeht, der Kühlvorrichtung oder Kühlschlange und endlich der Vorlage, worin sich das Destillat ansammelt. Die Destillierblase ist durch den Helm geschlossen und besteht meist aus Kupfer oder Zinn, und zwar muß Kupfer gewählt werden, wenn über freiem Feuer destilliert werden soll. Für manche Zwecke verwendet man gläserne Geräte, Retorten, die man auch mit verschließbaren Öffnungen versieht, tubulierte Retorten (Abb. 31). Ist der Hals der Retorte zu dick, so steckt man einen Vorstoß darauf, und zwar unter Zuhilfenahme eines durchbohrten Korkes oder unmittelbar Glas auf Glas (Abb. 32 u. 33). Der Helm der Destillierblase mündet

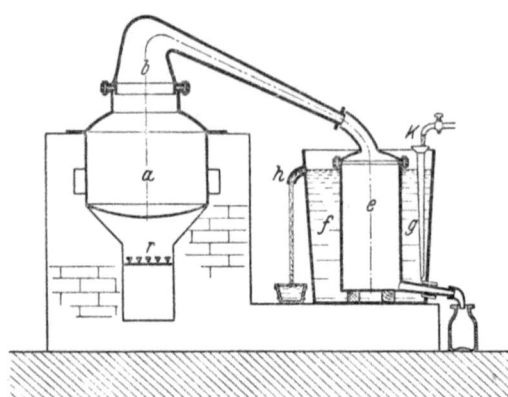

Abb. 30. Destillierapparat. *a* Destillierblase, *b* Helm, *e* Kühlvorrichtung, *n* Vorlage, *r* Rost, *f—g* Kühlwasser, *k* Einflußöffnung des Kühlwassers *h* Ausflußöffnung des Kühlwassers.

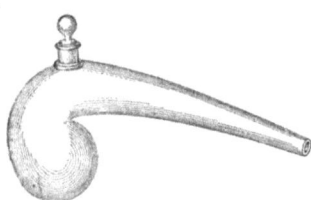

Abb. 31. Tubulierte Glasretorte.

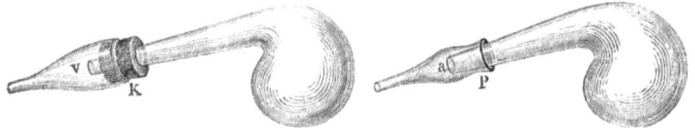

Abb. 32. Glasretorte durch einen Kork mit einem Vorstoße verbunden.

Abb. 33. Glasretorte unmittelbar mit einem Vorstoße verbunden.

in die Kühlschlange, und diese ist mit der Vorlage verbunden. Bei Verwendung von Glasretorten wird die Vorlage entweder unmittelbar mit der Retorte in Verbindung gebracht (Abb. 34), ein Verfahren, das nur möglich ist, wenn sich die Dämpfe wieder sehr leicht verdichten, oder die entweichenden Dämpfe werden durch den Liebigschen Kühler geleitet. Hier ist das mit der

Retorte R verbundene Glasrohr $a-b$ von einem zweiten weiteren Glasmantel $c-d$ umgeben, der beständig von kaltem Wasser durchflossen wird. Das kalte Wasser wird unten durch e eingelassen und fließt oben durch f wieder ab, so daß der Kühler beständig gefüllt ist. Bei a fließt die verdichtete Flüssigkeit in die Vorlage ab (Abb. 35).

Die Destillation kann vorgenommen werden entweder über freiem Feuer oder durch **Manteldampf**, indem überhitzte Dämpfe zwischen die doppelten Wandungen des Kessels geleitet werden, oder im **Wasserbad** — in diesem Falle wird der Dampfmantel durch siedendes Wasser ersetzt — oder endlich durch einen unmittelbar durchgeleiteten überhitzten Dampfstrom. In selteneren Fällen destilliert man auch im **Sandbad**, d. h. man senkt das Destilliergefäß in eine Schicht vorher vollständig ausgetrockneten, erhitzten Sandes ein.

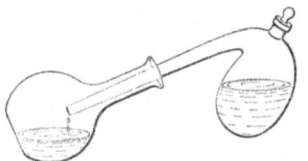

Abb. 34. Destillation ohne Kühlvorrichtung.

Die Destillation geschieht entweder zur Reinigung der flüchtigen Körper von nichtflüchtigen, z. B. beim Destillieren des Wassers, oder weniger flüchtigen, oder um flüchtige Stoffe aus anderen Körpern in einem flüchtigen Lösungsmittel zu lösen, ohne daß nichtflüchtige Bestandteile in die Lösung übergehen, z. B. über Kräuter destillierte Wässer oder Spirituosen, die sich von Tinkturen dadurch unterscheiden, daß diese neben den flüchtigen auch nichtflüchtige Bestandteile enthalten. In diesem Falle nennt man den Vorgang das **Abziehen**, abgezogener Geist. Endlich wird die Destillation trockener Körper mit Wasser zu dem Zweck ausgeführt, flüchtige Körper, die sich wenig oder gar nicht in Wasser lösen, weit unter ihrem Siedepunkt überzudestillieren, wie bei der Gewinnung von ätherischen Ölen. Die Destillation selbst muß zuerst langsam vor sich gehen, damit die Luft aus dem Destillierapparate verdrängt wird, ohne daß Stoffe des Destillates mitgerissen werden und so verlorengehen.

Sehr häufig ist das erste Destillationsergebnis noch nicht von der

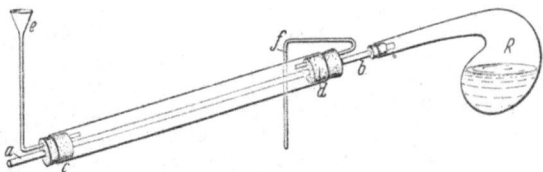

Abb. 35. Liebigscher Kühler.

gewünschten Reinheit oder Stärke; in diesem Falle wird es nochmals, vielfach unter Wasserzusatz, destilliert. Eine solche wiederholte Destillation heißt **Rektifikation**. Muß ein drittes Mal destilliert werden, so heißt der Vorgang **Bisrektifikation**, das gewonnene Erzeugnis selbst ein **Bisrektifikat**.

Sind in einer Flüssigkeit Körper von verschiedener Flüchtigkeit miteinander gemischt, so lassen sich diese mehr oder weniger voneinander trennen, indem man die Destillationsergebnisse, welche bei steigender verschiedener Wärme übergehen, gesondert auffängt, z. B. bei dem Reinigen, dem Raffinieren des Rohpetroleums. Hier werden nacheinander Petroleumäther, Benzin, Brennpetroleum, Schmier- oder Vulkanöl, Vaselin und endlich Paraffin gewonnen. Man nennt dies **unterbrochene** oder **fraktionierte Destillation**.

Erhitzt man organische, trockene Stoffe in einem geschlossenen Raume, so entstehen vielfach flüchtige und flüssige Umsetzungsstoffe, die sich, wie bei der gewöhnlichen Destillation, durch Abkühlen verdichten und sammeln lassen. Dies ist die **trockene Destillation**, die gewonnenen Stoffe heißen brenzlige oder empyreumatische Körper, sie wird z. B. angewandt bei der Gewinnung von Holzteer, Holzessig und Kreosot.

Ausziehen, Extrahieren, Extraktion. Das Ausziehen oder die Extraktion kann auf sehr verschiedene Weise und zu ganz verschiedenen Zwecken vorgenommen werden. Die häufigste Anwendung findet es zur Darstellung von Tinkturen und Essenzen. Bei den ersteren hat man sich, soweit sie für den Drogisten als Heilmittel in Betracht kommen, genau an die Vorschriften des Deutschen Arzneibuches zu halten. Hier werden die betreffenden Rohstoffe mittelfein zerschnitten oder grob gepulvert mit der bestimmten Menge der zum Ausziehen vorgeschriebenen Flüssigkeit in einer Glasflasche übergossen. Die Glasflasche wird darauf gut geschlossen und an einem vor unmittelbarem Sonnenlichte geschützten Orte bei ungefähr 15°—20° unter wiederholtem Umschütteln etwa 10 Tage lang beiseitegesetzt. Das Ausziehen bei gewöhnlichem Wärmegrade heißt Mazerieren, bei höherem (35°—40°) Digerieren. Nach der vorgeschriebenen Zeit wird die Flüssigkeit abgegossen, der Rückstand, wenn erforderlich, mittels einer einfachen Presse, der sog. Tinkturenpresse, s. Abb. 36, ausgepreßt und die gesamte Flüssigkeit filtriert, wobei eine Verdunstung von Flüssigkeit möglichst zu vermeiden ist. Bei der Darstellung von Essenzen zur Bereitung weingeistiger Getränke, ferner in allen Fällen, wo es darauf ankommt, die Rohstoffe möglichst erschöpfend auszuziehen, z. B. bei der Extraktbereitung, bedient man sich mit Vorteil eines sog. Deplazierungsgefäßes. Ein solches kann man sich in beliebiger Größe selbst herstellen, indem man z. B. in einem hölzernen Fasse, welches offen ist, drei Zahnleisten oder in verschiedenen Höhen Vorsprünge anbringt, so daß man einen nicht zu großlöchrigen Siebboden auflegen kann, und eben über dem Boden einen Hahn. Die auszuziehenden zerkleinerten Stoffe werden auf den Siebboden geschüttet, zunächst die Flüssigkeit in das Gefäß gefüllt, und nun hängt man das Sieb so weit in das Gefäß hinein, daß die Flüssigkeit über den Siebboden reicht. Das Faß wird darauf mit dem Deckel gut geschlossen und sich selbst überlassen.

Nach dem Gesetze der Schwere werden diejenigen Schichten der Flüssigkeit, welche durch Auflösung der löslichen Bestandteile schwerer geworden sind, sich zu Boden senken, während die leichteren Schichten, nach oben steigend, sich dort gleichfalls durch das Ausziehen des Rohstoffes verdichten und ebenfalls zu Boden sinken. Dieser Kreislauf wird sich so lange wiederholen, bis die ganze Flüssigkeit gleichmäßig gesättigt ist. Darauf wird sie abgezapft und, wenn nötig, noch ein oder mehrere Male durch neue Flüssigkeit ersetzt. Auf diese Weise lassen sich die Rohstoffe so vollständig erschöpfen, daß die Pressung überflüssig wird. In Fabriken, wo es oft darauf ankommt, große Mengen auszuziehen, bedient man sich vielfach der sog. Kolonnenapparate. Hier wird eine ganze Reihe von Extraktionsgefäßen staffelförmig in der Weise übereinander aufgestellt, daß der Abflußhahn des ersten Gefäßes das Zuflußrohr des zweiten bildet und so fort. Sind alle Gefäße mit Rohstoff gefüllt, so pumpt man in das oberste und erste Gefäß die Flüssigkeit ein und läßt sie, wenn das Gefäß gefüllt, langsam in das zweite ablaufen und so fort bis zum letzten. Wenn der Zufluß nach dem Abflusse geregelt wird, läßt sich der ganze Vorgang ohne Unterbrechung ausführen. Jedoch müssen die Gefäße, wenn die zum Ausziehen erforderliche Flüssigkeit flüchtig ist, gut geschlossen sein. Die Flüssigkeit wird im ersten Gefäß oberflächlich von den löslichen Bestandteilen auflösen und sich im zweiten, dritten, vierten usw. derartig verstärken, daß sie zuletzt in höchst gesättigtem Zustand abfließt. Ist das erste Gefäß erschöpft, wie eine abfließende Probe zeigt, wird es entweder mit frischem Rohstoffe gefüllt oder aus der

Reihe entfernt und der Zufluß unmittelbar in das zweite geleitet, bis auch dieses erschöpft ist usw.

Sollen die Auszüge zur Darstellung von Extrakten benutzt werden, so werden sie, wenn sie wässeriger Natur sind, in weiten, am besten porzellanenen, aber niemals kupfernen Kesseln durch Wasserdampf unter stetem Umrühren bis zur gewünschten Dicke eingedampft. Waren die Auszüge dagegen weingeistiger oder ätherischer Natur, so geschieht das Abdampfen im geschlossenen Destillierapparat, um die zum Ausziehen verwandte Flüssigkeit wiederzugewinnen. In den Fabriken, und auch das D.A.B. schreibt es vor, geschieht die Verdunstung, namentlich bei solchen Extrakten, welche keine hohe Wärme vertragen, im luftverdünnten Raum, im Vakuumapparat. Der Nutzen dieses beruht auf dem Erfahrungssatze, daß eine Flüssigkeit um so leichter siedet, je geringer der auf ihr lastende atmosphärische Druck ist. Während z. B. das Wasser auf der Höhe des Meeresspiegels bei 100° siedet, liegt der Siedepunkt auf dem Gipfel eines hohen Berges bedeutend niedriger, und zwar um so niedriger, je höher der Berg ist, weil hier die Höhe der Luftsäule und damit der Druck der Luft geringer ist. Um einen niedrigen Luftdruck zu erreichen, hat man nur nötig, die über der erwähnten Flüssigkeit stehende Luftschicht durch eine Luftpumpe möglichst zu entfernen; der so entstehende, annähernd luftleere Raum läßt die Flüssigkeit bei verhältnismäßig niederer Wärme sieden und ungemein rasch verdunsten. Die Bauart der Vakuumapparate ist sehr verschieden. Zuweilen wird die Luftverdünnung nicht durch Luftpumpe, sondern durch starke Abkühlung der in einen besonderen Dampfraum eintretenden Dämpfe bewirkt.

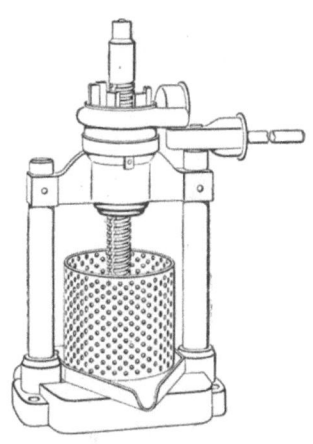

Abb. 36. Presse.

Durch die Abkühlung werden die Dämpfe sofort tropfbar flüssig, und es entsteht oberhalb der kochenden Flüssigkeit ein fast dampf- und luftfreier Raum.

Man unterscheidet bei den Extrakten, abgesehen von den S. 32 aufgeführten Fluidextrakten, drei verschiedene Arten der Festigkeit. Erstens dünnes Extrakt, Mellago, das hinsichtlich der Beschaffenheit frischem Honig gleicht, zweitens dickes Extrakt, Extractum spissum, das erkaltet, sich nicht ausgießen läßt, von zäher, halbfester Dicke ist, und drittens trockenes, Extractum siccum. Hier ist das Extrakt so weit eingedampft, daß es beim völligen Erkalten fest wird und sich zerreiben läßt. Diese trockenen Extrakte werden noch warm mit einem Spatel aus dem Abdampfgefäße herausgenommen, in dünne Streifen gezogen, zerrieben und über gebranntem Kalk getrocknet. Sie müssen gut vor Feuchtigkeit geschützt aufbewahrt werden. Ferner unterscheidet man je nach der Auszugsflüssigkeit wässerige, weingeistige oder ätherische Extrakte.

Die Pressen, die man vielfach als Nebengeräte bei der Arbeit des Ausziehens oder zum Auspressen von fetten Ölen, Fruchtsäften usw. benutzt, sind sehr verschiedener Art. Teils sind es Schalenpressen mit seitlichem Abfluß, bei welchen der auszupressende Gegenstand in ein starkes Preßtuch, am besten Segeltuch, auch Preßbeutel genannt, geschlagen in die meistens metallene Schale gelegt wird; auf den Preßbeutel kommt nun der sog. Preßblock, der genau in die Schale paßt und mittels einer Schraube niedergepreßt wird (Abb. 36).

Bei den Plattenpressen wird der Preßbeutel unmittelbar zwischen zwei senkrecht stehende und durch Schraubengewinde gegeneinander bewegliche Platten gehängt. Welche der beiden Bauarten die passendste ist, richtet sich nach der Art des Stoffes. Regel muß es bei allen Pressungen sein, daß die Schrauben anfangs nur sehr allmählich angezogen werden, und daß die auszupressenden Stoffe nicht zu fein sind, weil die Preßbeutel sonst platzen; erst gegen das Ende der Arbeit, wenn die Hauptmenge der Flüssigkeit entfernt ist, darf größere Kraft angewandt und die Presse in kürzeren Zwischenräumen angezogen werden. Die Vorsicht gilt vor allem bei saftreichen Stoffen, wie Früchten u. dgl. In großen Betrieben benutzt man hydraulische Pressen, die einen Druck von 200 Atmosphären ermöglichen, und die ein fortwährendes Arbeiten gestatten, indem die Behälter für die auszupressenden Stoffe leicht auswechselbar sind.

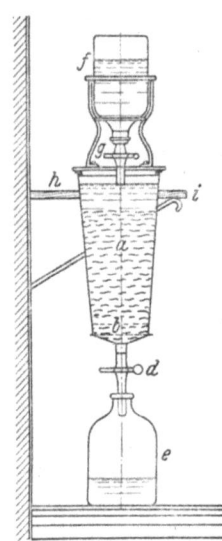

Abb. 37. Perkolator

Perkolieren. Ein besonderes Verfahren der Extraktion durch Deplazierung hat sich, von Amerika her, auch bei uns eingebürgert. Es dient zur Darstellung der sog. Fluidextrakte. Das dazu erforderliche Gerät heißt Perkolator, es besteht in der Hauptsache aus einem konischen Zylinder a, dessen dünnerer Teil nach unten gerichtet ist; er enthält in seiner Spitze eine Filtriervorrichtung b, einen zum Regeln des Abflusses dienenden Glashahn d und mündet in eine Vorlage. In den Zylinder drückt man die mit der Ausziehflüssigkeit durchtränkten gepulverten Pflanzenteile fest ein, überläßt sie einige Tage sich selbst und öffnet dann den Hahn; nun fließt die gesättigte Flüssigkeit tropfenweise ab. Aus einem über dem Zylinder befindlichen Gefäße f fließt durch einen Hahn g stets so viel Ausziehflüssigkeit nach, wie aus dem Hahne d ausgetreten ist. Auf diese Weise erzielt man eine vollständige Erschöpfung des auszuziehenden Stoffes (Abb. 37). Das D.A.B. gibt folgende Vorschrift für die Bereitung der Fluidextrakte: 100 Teile der nach Vorschrift gepulverten Pflanzenteile werden mit der vorgeschriebenen Menge des Lösungsmittels gleichmäßig durchfeuchtet und in einem gut verschlossenen Gefäße 12 Stunden lang stehengelassen. Das Gemisch wird durch ein Sieb von 2 mm Maschenweite geschlagen und darauf in den Perkolator, dessen untere Öffnung mit einem Mullbausch lose verschlossen wird, so fest eingedrückt, daß größere Lufträume sich nicht bilden können. Darüber wird eine Lage Filtrierpapier gedeckt und so viel des Lösungsmittels aufgegossen, daß der Auszug aus der unteren Öffnung des Perkolators abzutropfen beginnt, während die Pflanzenteile noch von dem Lösungsmittel bedeckt bleiben. Nunmehr wird die untere Öffnung geschlossen, der Perkolator zugedeckt und 48 Stunden lang bei Zimmertemperatur, 15° bis 20°, stehengelassen. Nach dieser Zeit läßt man unter Nachfüllen des Lösungsmittels den Auszug in eine enghalsige Flasche in der Weise abtropfen, daß bei Anwendung von

1 kg Droge und darunter				10 bis 15	Tropfen
2 „	„	„	„	20 „ 25	„
3 „	„	„	„	30 „ 35	„
10 „	„	„	„	40 „ 70	„

in der Minute abfließen.

Den zuerst erhaltenen, einer Menge von 85 Teilen der trockenen Pflanzenteile entsprechenden Auszug, den Vorlauf, stellt man beiseite und gießt in den Perkolator so lange von dem Lösungsmittel nach, bis die Pflanzenteile vollkommen ausgezogen sind. Diese weiteren Auszüge, die Nachläufe, werden mit dem letzten Auszuge beginnend bei möglichst niedriger Temperatur, am besten im luftverdünnten Raume, zu einem dünnen Extrakt eingedampft. Dieses wird mit dem Vorlaufe vermischt und der Mischung so viel des Lösungsmittels zugesetzt, daß 100 Teile Fluidextrakt erhalten werden. Nach 8 Tagen wird filtriert.

Mischung von Pulvern. So einfach diese Arbeit bei kleinen Mengen ist, so ist sie doch bei großen Mengen nicht immer leicht auszuführen, namentlich wenn die genaue Mischung von spezifisch leichten mit spezifisch schweren Pulvern ausgeführt werden soll. Bei kleinen Mengen bedient man sich der Reibschalen oder Pulvermörser und mischt durch Umrühren mittels Pistills oder Mörserkeule. Man wägt zuerst die erforderlichen kleinsten Mengen ab, verreibt diese, wenn nötig, für sich oder unter Hinzufügung einer kleinen Menge eines anderen Bestandteiles der Mischung, fügt die übrigen Stoffe allmählich hinzu und mischt so lange, bis das Pulver vollständig gleichmäßig ist. Während der Mischung hat man durch vorsichtig schleudernde Bewegung des Pistills und, wenn nötig, öfteres Abkratzen mit einem Kartenblatt oder einem Spatel das Pulver in die Mitte der Reibschale zu bringen. Oder man benutzt eine Pulvermischmaschine (Abb. 40); die zugleich als

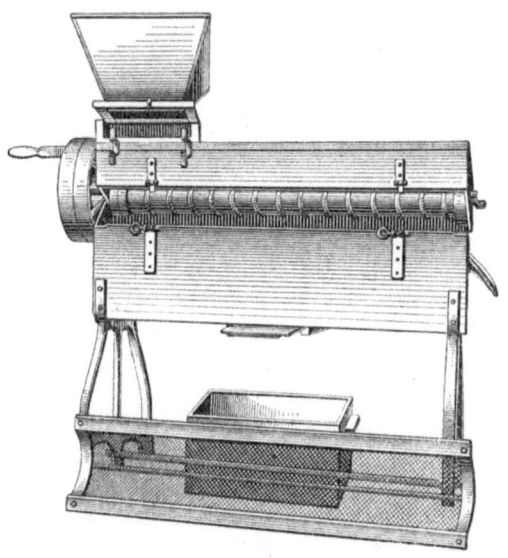

Abb. 38. Misch- und Siebmaschine.

Salbenreibmaschine dient. Sollen spezifisch schwere mit leichten Pulvern gemischt werden, so hat man allmählich das leichte Pulver dem schweren, nicht umgekehrt, zuzusetzen. Größere Mengen mischt man oberflächlich zusammen und reibt sie dann durch ein geeignetes Sieb. Bei großen Mengen würde das Verfahren zu zeitraubend sein. Man hat hierfür eigene Rührgeräte, Mischtrommeln mit Hand- oder Riemenbetrieb, hergestellt, deren Anschaffung für einen Drogisten sich dann lohnt, wenn er derartige Arbeiten oft auszuführen hat. Die Abb. 38 zeigt eine solche Misch- und Siebmaschine. Die innige Mischung wird durch eine sich drehende Bürstenwalze verrichtet, die etwaige Klumpen zu gleicher Zeit zerkleinert. Nach dem Mischen reibt die Maschine das Gemisch durch Siebeinsätze, die auswechselbar sind, um Pulver von verschiedener Feinheit zu erhalten. Kommen Mischungen von größeren Mengen nur seltener vor, kann man sich ein zweckmäßiges Mischgerät mit verhältnismäßig geringen Kosten selbst herstellen. Man läßt ein hinreichend großes Faß mit einem gutschließenden Deckel versehen, in den Mittelpunkt des Deckels und des Bodens Zapfen befestigen, mittels welcher das Faß auf zwei Böcken in waagerechter Lage ruht. Zum Einfüllen wird in den Dauben ein großes viereckiges Loch angebracht, das durch einen kegelförmig eingepaßten Deckel leicht schließbar ist. Durch diese Öffnung wird das Faß zu höchstens zwei Drittel mit den zu mischenden Pulvern gefüllt, eine nicht zu kleine Anzahl eiserner Kugeln hineingetan, die Öffnung geschlossen und das Faß durch einen an der Seite angebrachten Griff in langsam drehende Bewegung gebracht. Auf diese Weise kann man z. B. größere Mengen von trockenen Farben in verhältnismäßig kurzer Zeit auf das innigste vermengen.

Bereitung von Salben. Diese Arbeit kommt für den Drogisten durch die enggezogenen Grenzen über den Verkauf von Salben als Heilmittel weniger in Betracht. Da aber die Bereitung der meisten Haarsalben, Pomaden, genau der medizinischer Salben entspricht, so seien hier einige Anweisungen gegeben. Bei dem Schmelzen der verschiedenen Bestandteile müssen diejenigen, welche den höchsten Schmelzpunkt haben, zuerst verflüssigt werden, dann erst werden die leichter schmelzbaren Stoffe hinzugefügt. Angenommen, wir wollten eine Salbe aus Wachs, Talg und Schweinefett bereiten, so wird zuerst das Wachs vorsichtig geschmolzen, dann der Talg, zuletzt das Schmalz hinzugefügt und sofort vom Feuer entfernt, sobald alles geschmolzen ist. Man erreicht durch diese Vorsicht zweierlei, einmal wird vermieden, daß auch das Schmalz bis zum Schmelzpunkte des Wachses erhitzt wird, da man vermeiden muß, Fette wegen der dabei eintretenden Veränderungen, namentlich hinsichtlich ihres Geruches, weit über ihren Schmelzpunkt zu erhitzen; andernteils wird die Gesamtmasse, ihrer niedrigeren Wärme halber, viel weniger Zeit zum Erstarren bedürfen als im entgegengesetzten Falle. Man kann nun die geschmolzene Fettmasse, nachdem man sie durchgeseiht hat, beiseitesetzen, bis sie sich zu trüben beginnt, dann muß sie bis zum völligen Erkalten fortwährend mittels eines, am besten hölzernen Pistills gerührt, agitiert, werden. Sollen wässerige Flüssigkeiten hinzugefügt werden, so geschieht dies erst gegen das Ende der Arbeit, während des Erkaltens, und zwar unter beständigem Umrühren. Wasserlösliche Extrakte oder Salze sind vor der Mischung mit dem Salbenkörper mit wenig Wasser anzureiben oder darin zu lösen. Sollen Salben trockene Pulver enthalten, so werden diese zuerst mit ein wenig Öl bzw. der vorgeschriebenen Fettmasse ganz fein angerieben, dann erst wird der geschmolzene und durchgeseihte Salbenkörper allmählich zugesetzt. Große Mengen von Salben kann man vorteilhaft in Salbenmühlen herstellen, die nach Art der Farbmühlen als Mühlen mit Mahlstein, und zwar die Reibeteile aus Porzellan (Abb. 39), oder als Zweiwalzenmühlen im Handel sind. Oder man benutzt Salbenreibmaschinen, die zugleich als Pulvermischmaschinen dienen können. Durch Schwungrad und Übertragung bringt man das Pistill in Bewegung, zugleich auch einen Spatel, der die Salbe beständig in die Mitte streicht (Abb. 40).

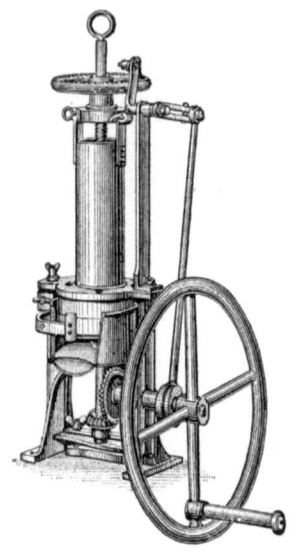

Abb. 39. Salbenmühle.

Um Salben in Tubenpackung zu bringen, bedarf man eines Tubenfüllapparates, wie ihn Abb. 41 zeigt. Ein Zylinder, mit Salbe gefüllt, trägt vorn ein Abfüllrohr, über das die Tube vollständig gestülpt wird. Ein Kolben im Innern des Zylinders, durch Zahnbetrieb in Bewegung gesetzt, drückt die Salbe langsam in das Füllrohr bzw. in die Tube hinein, die dadurch allmählich bis zu einer gewissen Marke von dem Füllrohr abgleitet und abgenommen wird. Solche Tubenfüllapparate sind entweder liegend oder stehend gebaut. In einem Tubenausquetscher (Abb. 42) wird darauf der untere Teil der Tube von der Salbe entleert und zusammengedrückt, um dann mit der Tubenzange, einer flachen, breiten Zange (Abb. 43) oder mit der Tubenschließmaschine mehrmals umgebogen zu werden.

Reinigung von Gefäßen. Eine häufig vorkommende, oft nicht ganz leichte Arbeit ist die Reinigung der verschiedenen Gefäße und Geräte. Hierbei kommt es immer darauf an, durch welche Stoffe diese beschmutzt sind. Alle fettigen Stoffe werden am besten durch Sägespäne aufgesogen. Will man Mörser, Reibschalen, Trichter, Farbmühlen usw. von anhängendem Fette befreien,

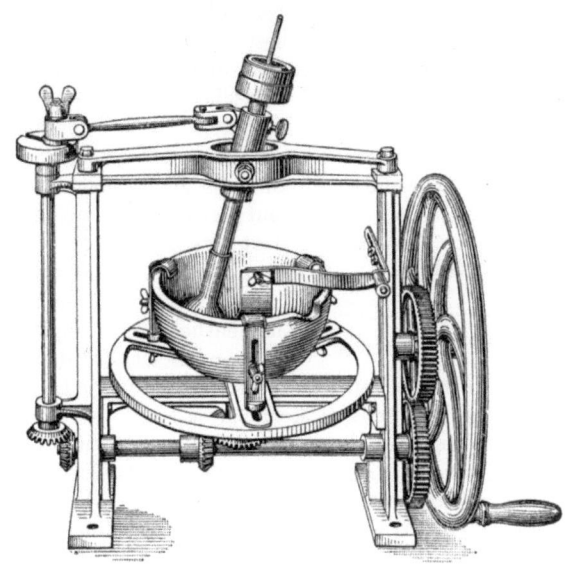

Abb. 40. Salbenreibmaschine mit Schwungrad.

reibt man sie mit trockenen Sägespänen und einem Lappen tüchtig ab und spült sie mit heißem Seifen- oder Sodawasser und schließlich mit reinem Wasser nach.

In zu reinigende Ölflaschen schüttet man eine Handvoll Sägespäne oder Abfälle von Filtrierpapier und etwas warmes Wasser, schwenkt tüch-

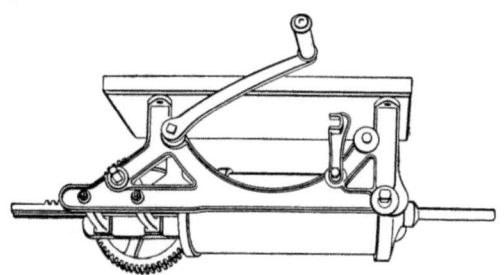
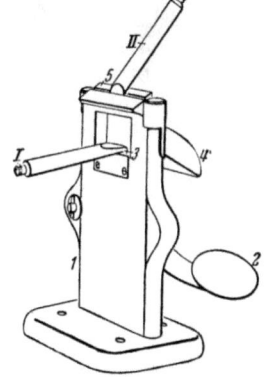

Abb. 41. Tubenfüllapparat.   Abb. 42. Tubenausquetscher.

tig um, gießt aus und spült mit warmem und schließlich mit kaltem Wasser nach. Die Sägespäne saugen hierbei alles Fett auf, und die Flaschen werden vollständig rein.

Kommt man auf diese Weise nicht zum Ziel, so löst man in dem warmen Wasser Natriumkarbonat, Soda, auf, um das Fett zu verseifen bzw. zu emulgieren.

Eingetrocknetes Leinöl, Firnis, Sikkativ, Lacke usw. lassen sich auf diese Weise nicht entfernen. Hier bleibt nichts übrig, als die Stoffe in Lauge weichen zu lassen, und zwar am besten in einer Auflösung von Ätznatron (Seifenstein, Natriumhydroxyd).

Zweckmäßig ist es, zurückgebrachte Ölflaschen nicht ohne weiteres beiseite zu setzen, sondern eine oberflächliche Reinigung sofort vorzunehmen. Für diesen Zweck eignet sich am besten Salmiakgeist, dem etwa 3% Ölsäure zugesetzt sind. Diese Flüssigkeit läßt man in der zurückgebrachten Ölflasche so lange, bis wieder eine andere Ölflasche gebracht wird, und gießt die gebrauchte Ammoniakflüssigkeit in diese hinein. Läßt allmählich die Verseifungskraft nach, fügt man wieder etwas Salmiakgeist hinzu.

Mit Sägespänen nimmt man auch verschüttetes Öl, Firnis usw. vom Fußboden oder den Tischen auf; jedoch ist wohl zu beachten, daß die mit Fett getränkten Sägespäne nicht wieder in den Behälter der Sägespäne zurückgeschüttet werden dürfen, da sich derartig getränkte Späne, namentlich wenn zugleich Sikkativ oder Terpentinöl vorhanden ist, bei der großen Oberfläche, die sie der Luft bieten, so stark oxydieren, daß die dadurch entstehende Wärme zuweilen bis zur Entzündung steigt.

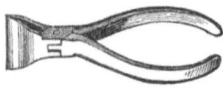

Abb. 43. Tubenzange.

Häufig sind Flaschen zu reinigen, worin sich am Boden und an den Wandungen feste Niederschläge angesetzt haben. Hier versucht man zuerst, ob sie mittels einiger Tropfen Salzsäure oder Salpetersäure sich entfernen lassen; ist dies nicht der Fall, so tut man etwas groben Sand, etwas Trinatriumphosphat und ein wenig Wasser hinein und schüttelt sehr kräftig um. Fast immer wird der Niederschlag dadurch entfernt werden.

Daß man bei der äußeren Reinigung der Gefäße, namentlich der Standgefäße, ebenfalls den Stoff, durch den sie beschmutzt sind, berücksichtigen muß, versteht sich von selbst. Harzige Stoffe entfernt man mit Terpentinöl oder starkem Sprit.

Mit **Schmelzpunkt** bezeichnet man den Wärmegrad, bei dem ein fester Körper in die flüssige Form übergeht.

Mit **Erstarrungspunkt** den Grad, bei dem der flüssige Körper in die feste Form übergeht.

Mit **Koch- oder Siedepunkt** den Wärmegrad, bei dem eine Flüssigkeit oder ein fester Körper, der durch Erhitzung in den flüssigen Dichtigkeitszustand, Aggregatzustand, übergeführt ist, sich von innen heraus unter Aufwallen, Kochen in Dampf verwandelt. Die meisten Flüssigkeiten, wenn sie überhaupt flüchtig sind, verdunsten schon bei weit niedrigeren Wärmegraden als ihrem Siedepunkte. Bei einer solchen allmählichen Verdunstung findet aber niemals eine Blasenbildung wie beim Kochen statt, sondern die Verdunstung tritt nur an der Oberfläche ein und es entwickelt sich hierbei Verdunstungskälte. Die Bestimmung des Schmelz-, Erstarrungs- und Siedepunktes ist vielfach für den Wert der Waren von großer Wichtigkeit, weil sie uns Aufschlüsse über die Reinheit der Waren gibt, da für jeden Körper diese drei Temperaturgrade genau feststehen. Der Wärmegrad eines schmelzenden oder siedenden Körpers bleibt trotz weiterer Zuführung von Wärme so lange derselbe, bis der Körper vollständig in den neuen Dichtigkeitszustand übergegangen ist. Es ist demnach Wärme nötig, um den Körper in den weniger dichten Zustand überzuführen. Diese Wärme kann durch das Thermometer nicht festgestellt werden, sie ist gebunden, latent. Man unterscheidet so die Schmelzungswärme und die

Verdampfungswärme. Die Schmelzungswärme, die erforderlich ist, um Eis zu verflüssigen, genügt, um eine gleiche Gewichtsmenge Wasser von 0° auf + 79,25° C zu bringen. Man drückt dies auch in Kalorien oder Wärmeeinheiten aus. Unter Wärmeeinheit oder Kalorie versteht man die Wärmemenge, welche erforderlich ist, um 1 kg Wasser um 1° in dem Wärmegrad zu erhöhen. Somit beträgt die Schmelzungswärme des Eises 79,25 Kalorien.

Geht anderseits ein Körper von einem weniger dichten in einen dichteren Zustand über, so wird Wärme frei.

Verdichtungstemperatur nennt man den Wärmegrad, bei dem ein dampfförmiger Körper zu einer Flüssigkeit wird.

Das Deutsche Arzneibuch sagt: Zur Bestimmung des Schmelzpunktes der Fette und fettähnlichen Stoffe wird das, wenn nötig, geschmolzene Fett in ein an beiden Seiten offenes, dünnwandiges Glasröhrchen von etwa 1 mm lichter Weite aufgesaugt, so daß die Fettschicht etwa 1 cm hoch steht. Das mit dem Fette beschickte Glasröhrchen wird, wenn das Fett geschmolzen war, mindesten 24 Stunden lang bei 10° liegengelassen, um das Fett völlig zum Erstarren zu bringen. Erst dann wird es an einem geeigneten Thermometer derart befestigt, daß das Fettsäulchen sich in gleicher Höhe mit dem Quecksilbergefäß des Thermometers befindet. Das Ganze wird in ein etwa 3 cm weites Probierrohr, in dem sich das zur Erwärmung dienende Wasser befindet, hineingebracht und das Ganze allmählich und unter häufigem Umrühren des Wassers erwärmt. Der Wärmegrad, bei dem das Fettsäulchen durchsichtig geworden und in die Höhe geschnellt ist, ist als der Schmelzpunkt anzusehen.

Zur Bestimmung des Erstarrungspunktes werden etwa 10 g des zu untersuchenden Stoffes in einem Probierrohr, in dem sich ein geeignetes Thermometer befindet, vorsichtig geschmolzen. Durch Eintauchen in Wasser, dessen Wärmegrad etwa 5° niedriger als der zu erwartende Erstarrungspunkt ist, wird die Schmelze auf etwa 2° unter dem Erstarrungspunkt abgekühlt und darauf durch Rühren mit dem Thermometer nötigenfalls durch Einimpfen eines kleinen Kristalls des zu untersuchenden Stoffes zum Erstarren gebracht. Die während des Erstarrens beobachtete höchste Temperatur ist als der Erstarrungspunkt anzusehen. Zur Bestimmung des Siedepunktes sind, soll durch die Be-

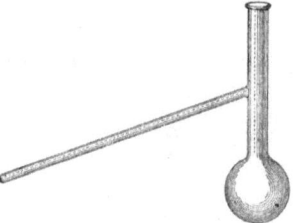

Abb. 44. Siedekolben.

stimmung der Reinheitsgrad festgestellt werden, wenigstens 50 ccm des Stoffes aus einem Siedekölbchen von 75—80 ccm Rauminhalt zu destillieren. Das Quecksilbergefäß des Thermometers muß sich 1 cm unterhalb des Abflußrohres befinden. In die Flüssigkeit ist zur Verhütung des Siedeverzuges vor dem Erhitzen ein kleines Stück eines Tonscherbens zu geben, das Erhitzen ist in einem Luftbade vorzunehmen. Oder man verwendet nach dem D.A.B. die eigens für diese Bestimmung vorgeschriebenen Siedegefäße. Fast die gesamte Flüssigkeit muß innerhalb der im Einzelfall aufgestellten Wärmegrenze überdestillieren: Vorlauf und Rückstand dürfen nur ganz gering sein (Abb. 44).

Wärme, Wärmemessung. Wärme kann man als eine Tätigkeit, eine Bewegung der kleinsten Teile eines Körpers auffassen, die gewisse Schwingungen ausführen. Sie wird erzeugt durch die Sonnenstrahlen, die Erde, die Elektrizität, durch chemische Vorgänge, durch Druck, Schlag oder Stoß. Sie verbreitet sich durch Leitung und durch Strahlung. Metalle werden leicht warm, geben die Wärme aber auch bald wieder ab, sie sind gute Wärmeleiter. Holz, Pelz.

Wolle, Stroh, Wasser nehmen dagegen Wärme langsam auf, behalten sie dafür aber länger, es sind **schlechte Wärmeleiter**. Durch Strahlung verbreitet sich die Wärme, wenn sie keine dazwischenliegenden Körper zur Leitung benutzt. Alle Wärmestrahlen pflanzen sich geradlinig, und nach allen Seiten fort. Nicht alle Körper, z. B. die Metalle lassen die Wärmestrahlen hindurch, sie heißen **adiatherman**, die für die Wärmestrahlen durchdringbaren, z. B. das Kochsalz **diatherman**, diá = durch, thérme = Wärme. Gleichwie die Lichtstrahlen werden auch die Wärmestrahlen gebrochen und zurückgeworfen, reflektiert. Kälte ist nur ein geringer Grad von Wärme. Zum Messen oder Bestimmen der Wärmegrade, d. h. des Wärmezustandes, fremdsprachig der Temperaturgrade, bedient man sich des **Wärmemessers**, des **Thermometers**, für gewöhnlich des Quecksilberthermometers, und zwar bei allen wissenschaftlichen Bestimmungen des hundertteiligen Thermometers, nach seinem Erfinder, dem Schweden Celsius, benannt. Ein Thermometer besteht aus einem engen, überall gleichweiten, oben zugeschmolzenen Glasrohre, das unten meist in eine Kugel oder einen Schneckengang endigt, worin sich Quecksilber oder gefärbter Weingeist befindet. Der Raum über dem Quecksilber ist luftleer und das Glasrohr in Grade, in eine **Skala** geteilt. Bei dem hundertteiligen ist der Nullpunkt der Gradeinteilung mit dem Erstarrungspunkte, dem **Eispunkte**, des Wassers übereinstimmend, identisch, während der Siedepunkt auf 100° festgesetzt ist. Der Zwischenraum dieser beiden Punkte, der **Fundamentalabstand**, ist in 100 gleiche Teile, Grade eingeteilt.

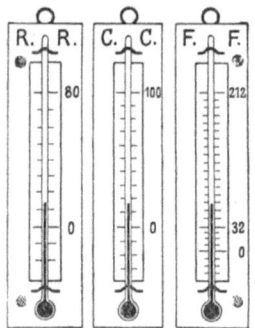

Abb. 45. Thermometer

In Deutschland ist im gewöhnlichen Leben mitunter noch das Thermometer nach dem Franzosen Réaumur im Gebrauch, bei dem ebenfalls der Siedepunkt und der Erstarrungspunkt des Wassers als Richtschnur angesehen werden, und wo Koch- oder Siedepunkt mit 80° bezeichnet wird. Hier ist der Zwischenraum nicht wie bei Celsius in 100, sondern in 80 gleiche Teile, Grade geteilt. Die Grade unter Null werden bei beiden mit minus (—), diejenigen über Null mit plus (+) bezeichnet (Abb. 45).

In England, den englischen Kolonien und Nordamerika bedient man sich des Fahrenheit-Thermometers, nach dem Deutschen Fahrenheit benannt, bei dem die Einteilung nach einem anderen Gesichtspunkt eingerichtet ist. F. nahm als Nullpunkt die damals beobachtete größte Kälte an, die er durch eine Mischung von Schnee und Salmiak, Ammoniumchlorid, erhielt, so daß bei ihm der Erstarrungspunkt des Wassers bei +32° liegt. Er teilte dann den Abstand zwischen dem Erstarrungs- und Siedepunkt des Wassers in 180 Grade, so daß 100° C oder 80° R gleich 212° F sind. Um diese drei verschiedenen Einteilungen miteinander zu vergleichen, braucht man nur im Gedächtnis zu behalten, daß 4° R gleich 5 ° C oder 9° + 32° = 41° F sind. Will man Grade von F, in Grade von R oder C umwandeln, so muß man zuvor 32° in Abzug bringen, ebenso viele aber zuzählen, will man Grade von R und C in Fahrenheit umwandeln. Zur Messung von Kältegraden unter $-39°$ C bedient man sich nicht der gewöhnlichen Quecksilberthermometer, da das Quecksilber bei $-39,4$ erstarrt, sondern der Weingeistthermometer. Ebenso kann man nicht Quecksilberthermometer verwenden, sobald es sich um Wärmegrade handelt, die sich einer Wärme von +360 nähern, da bei diesem Wärmegrade Quecksilber siedet. Für so hohe Wärmegrade bedient man sich des **Pyrometers**, einer Platinstange, nach deren Ausdehnung durch Hitze man die Wärmegrade bestimmt. Kommt es nicht auf genaue Messung an, so benutzt man zur Abschätzung die Farbe, welche das Eisen in der Glühhitze annimmt. Das Eisen zeigt bei 500° dunkle Rotglut, bei 700° helle Rotglut und bei 1000°—1600° Weißglut.

Bei den Fieberthermometern ist das Glasrohr an einer Stelle gebogen oder etwas verengt. Kühlt sich das Quecksilber nach der Messung wieder ab, so kann das über der Biegung befindliche Quecksilber nicht zurück. So ist man imstande, beliebig lange den Grad abzulesen, bis zu dem das Quecksilber gestiegen war. Erst durch öfteren kurzen Ruck geht die Quecksilbersäule zurück.

Einfluß der Wärme und des hellen Sonnenlichts auf die verschiedenen Waren. Die Wärme dehnt alle Körper aus und bringt leichtflüchtige Körper zum Verdunsten, daher müssen letztere stets an kühlem Ort aufbewahrt werden, und Gefäße, die aus kühleren in wärmere Räume gebracht werden, dürfen niemals ganz gefüllt sein.

Das helle Sonnenlicht wirkt zersetzend auf eine große Reihe von chemischen Verbindungen und sonstigen Stoffen, namentlich organischer Natur. Diese Waren müssen daher möglichst vor Licht geschützt aufbewahrt werden; wo dies nicht ganz durchführbar ist, wendet man Gefäße aus braunem, blauem, schwarzem oder durch Aufstreichen von Asphaltlack geschwärztem Glas an.

Im Anschluß an die Veränderungen, welche die Körper durch die Wärme erleiden, sei hier des Ausdrucks Aggregatzustand gedacht.

Der Aggregatzustand. der Dichtigkeitszustand eines Körpers, wird bestimmt durch die Größe des Widerstandes, den er dem Bestreben entgegensetzt, seine Form und seine räumliche Ausdehnung, sein Volumen, zu ändern. Man unterscheidet drei Dichtigkeitszustände.

Feste Körper sind solche, die eine selbständige Gestalt besitzen. Sie sind begrenzt hinsichtlich der Form und der räumlichen Ausdehnung. Bei ihnen überwiegt die Kohäsion, d. h. die Kraft, vermöge deren die Teilchen eines Körpers fest zusammenhaften. So setzen sie dem Bestreben, Form und räumliche Ausdehnung zu verändern, einen starken Widerstand entgegen. Sie bedürfen keiner Umhüllung. (Fester Dichtigkeits- oder Aggregatzustand.)

Flüssige Körper sind solche, die zwar die räumliche Ausdehnung, das Volumen, infolge der noch vorhandenen aber geringeren Kraft der Kohäsion beibehalten, ihre Form aber den sie umschließenden Körpern anpassen. In ihnen herrscht die Adhäsion vor, die Kraft, welche die Teilchen eines Körpers mit denen eines zweiten zusammenhaftet. (Flüssiger Dichtigkeits- oder Aggregatzustand.) Flüssige Körper können dünnflüssig, dick- oder zähflüssig, seimig und fadenziehend sein.

Gasförmige, luftförmige oder dampfförmige Körper sind solche, die infolge der überwiegenden Expansionskraft, Ausdehnungskraft, oder auch der infolge des fast vollständigen Mangels an Kohäsionskraft entstehenden Rückstöße der Moleküle, weder selbständige Gestalt noch gleichmäßiges Volumen besitzen. Sie sind vielmehr bestrebt, sich innerhalb des ihnen zur Verfügung stehenden Raumes nach Möglichkeit auszudehnen. Sie passen sich in Form und räumlicher Ausdehnung dem Raum an. (Gasförmiger Dichtigkeits- oder Aggregatzustand.)

Die Dichtigkeitszustände, Aggregatzustände werden verändert durch Wärme bzw. Kälte, Temperatur und durch Druck. Ein und derselbe Körper kann bei verschiedenen Wärmegraden fest, flüssig und gasförmig sein, z. B. das Wasser ist fest unter 0°, flüssig von 0—100°, luftförmig über 100°. Umgekehrt können die bei gewöhnlichem Wärmegrade gasförmigen Körper, z. B. Kohlensäure, durch

Druck und starke Abkühlung in den flüssigen und festen Dichtigkeitszustand übergeführt werden. Wir müssen annehmen, daß alle Gase durch genügenden, **kritischen**, Druck bzw. Abkühlung, **kritische Temperatur**, in flüssige oder feste Form übergeführt werden können, und der früher gebräuchliche Ausdruck **konstante Gase** für solche, die man damals nicht zu verflüssigen vermochte, ist hinfällig geworden. Ebenso müssen wir annehmen, daß sich alle festen Elemente bei genügender Erwärmung — **absoluter Siedetemperatur** — in Gasform überführen lassen.

Härte. Unter Härte eines Körpers versteht man den Widerstand, den er dem Einritzen in die Oberfläche entgegensetzt. Man hat eine **Härteskala** aufgestellt. 1. Talk. 2. Steinsalz, auch Gips. 3. Kalkspat. 4. Flußspat. 5. Apatit. 6. Feldspat. 7. Quarz. 8. Topas. 9. Korund. 10. Diamant. Die niedrigen Zahlen dieser Stufenleiter umfassen die **weichen** Körper. So ist Talk der weichste, der Diamant der härteste Körper. Wird ein Körper z. B. vom Apatit geritzt, jedoch nicht vom Flußspat, so hat er die Härte 4.

Absolutes und spezifisches Gewicht. Unter absolutem Gewicht verstehen wir das Eigengewicht eines Körpers ohne Rücksicht auf seine räumliche Ausdehnung. Im Gegensatz zum absoluten Gewicht eines Körpers bezeichnet

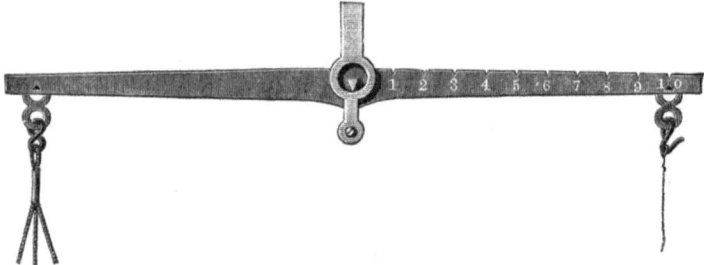

Abb. 46. Mohrsche Waage.

man bei festen und flüssigen Körpern die Verhältniszahl, welche angibt, wievielmal schwerer oder leichter eine bestimmte Raummenge eines Körpers ist als die gleiche Raummenge destillierten Wassers bei 15°, als spezifisches Gewicht oder **Dichte**. Angenommen, wir hätten ein Gefäß, in das genau 100 g destilliertes Wasser (bei 15° C) gehen, füllten es statt mit Wasser mit Quecksilber, so würden wir finden, daß von diesem 1350 g hineingehen. Das spez. Gewicht, die Dichte des Quecksilbers ist also = 13,500; mit Worten, es ist 13½ mal schwerer als Wasser, dessen spez. Gewicht wir mit 1,000 bezeichnen. Füllen wir dasselbe Gefäß mit Äther, so finden wir, daß nur 72,0 g hineingehen; der Äther ist also spezifisch leichter als Wasser, man bezeichnet deshalb, den Zahlen entsprechend, seine Dichte mit 0,720. Wir drücken die Dichte stets in drei Stellen nach dem Komma aus, da die Schwankung im Gewicht sich zuerst in der dritten Stelle zeigen wird.

Die Angaben der Dichte im D.A.B. beziehen sich jedoch nicht auf eine Temperatur von 15°, sondern legen als Temperatur der zu bestimmenden Flüssigkeit 20° und als Temperatur des Wassers 4° zugrunde. Das D.A.B. sagt über die Dichte im Sinn des D.A.B. folgendes: Die Dichte bedeutet das Verhältnis der einen gewissen Rauminhalt ausfüllenden Masse der Flüssigkeit bei 20° zu der Masse destilliertes Wasser, die bei 4° den gleichen Rauminhalt hat, also ein Dichteverhältnis, nämlich den Quotient der Dichte der Flüssigkeit bei 20° durch die Dichte des Wassers bei 4°. Die Dichtezahlen geben auch an, wieviel Gramm

1 ccm Flüssigkeit von 20° im luftleeren Raume wiegen würde. Der Berechnung ist die Formel zugrunde gelegt $d = \frac{m}{w} \cdot 0{,}99703 + 0{,}0012$, worin d die gesuchte Dichte, m das Gewicht der zu untersuchenden Flüssigkeit und w das Gewicht eines gleichen Rauminhalts Wasser bezeichnen, beide bei 20° und gewogen in der Luft.

Die Bestimmung der Dichte ist für den Drogisten von großer Wichtigkeit, weil dadurch vielfach die Reinheit oder Stärke einer Flüssigkeit bestimmt werden kann. Man bedient sich zur Bestimmung der Dichte verschiedener Art und Weisen und verschiedener Geräte. Am einfachsten geschieht die Feststellung mittels der Mohr-Westphalschen Waage, verfertigt vom Mechaniker Westphal in Celle. Diese beruht auf dem Grundsatze, daß ein in eine Flüssigkeit getauchter Körper scheinbar soviel von seinem Gewichte verliert, wie die verdrängte Flüssigkeit wiegt, und daß der Gewichtsverlust, den ein und derselbe Körper beim Einsenken in verschiedene Flüssigkeiten erleidet, dem spez. Gewicht dieser Flüsigkeiten entspricht (Abb. 46—48). Diese Erscheinung rührt von der Kraft her, die Auftrieb genannt wird. Wie eine Flüssigkeit einen Druck senkrecht nach unten ausübt — Bodendruck, so geschieht dies in demselben Maße senkrecht nach oben — Auftrieb, hierdurch entnimmt die Flüssigkeit dem in sie getauchten Körper einen Teil des Gewichts, um ihn zu tragen. Dieser Auftrieb oder scheinbare Gewichtsverlust, den der Körper erleidet, ist gleich dem Gewichte der gleichgroßen Raummenge der Flüssigkeit.

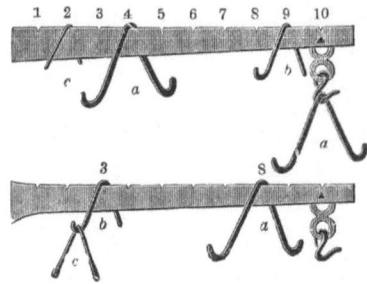

Abb. 47. Mohrsche Waage.
a spez. Gew. 1,492. b spez. Gew. 0,833.

Die sog. Mohrsche Waage hängt an einem Stativ, die eine Hälfte des Balkens ist von der Mitte des Drehpunkts bis zur Mitte des Aufhängepunkts genau in zehn gleiche Teile geteilt, die durch Feileinschnitte gekennzeichnet und mit fortlaufenden Zahlen versehen sind. Ein Glaskörper, zugleich ein kleines Thermometer, hängt an einem etwa 12 cm langen, feinen Platindrahte. Dazu ist eine Anzahl Laufgewichte aus Draht, sämtlich in einen spitzen Winkel oder U-förmig gebogen, gegeben, darunter zwei Stücke a, von denen jedes geradeso schwer ist wie das durch den Glaskörper verdrängte Wasser; ein zweites Stück b ist $^1/_{10}$ so schwer wie a, ein drittes c $^1/_{10}$ so schwer wie b. Beim Gebrauch wird der Glaskörper in das Häkchen des Teilschnittes 10 gehängt, die Waage durch ein für diesen Zweck bestimmtes Taragewichtsstück bzw. eine Waagschale in das Gleichgewicht gebracht und der Glaskörper in die gegebene Flüssigkeit eingesenkt. Die Waage kommt nun aus dem Gleichgewicht, man hängt von

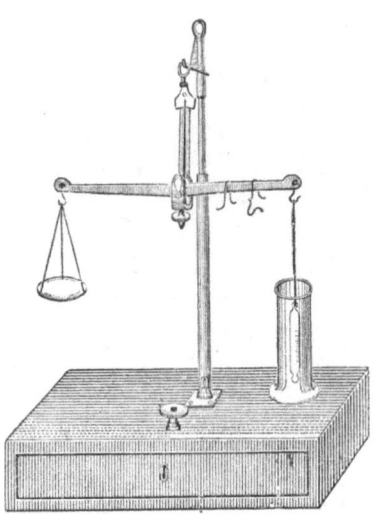

Abb. 48. Mohrsche Waage.

den winkelig oder U-förmig gebogenen Drähten, mit den größeren anfangend, in die Feileinschnitte, bis das Gleichgewicht wiederhergestellt ist. Wäre die Dichte einer Flüssigkeit gleich der des Wassers, so würde das Gleichgewicht durch Aufhängen des Drahtes a an den Haken, an dem der Glaskörper hängt, hergestellt sein. Wäre die Dichte der Flüssigkeit = 1,843, so würde der erste Draht a am Haken, der andere Draht a in dem Feileinschnitte 8, der Draht b in dem Feileinschnitte 4, der Draht c in dem Feileinschnitte 3 hängend das Gleichgewicht der Waage herstellen. Man liest also die Dichte nach der Reihenfolge der Schwere der Drähte von dem Waagebalken ab, indem der erste Draht am Haken 1,000, der andere Draht a die erste, der Draht b die zweite, der Draht c die dritte Dezimalstelle angibt.

Die Westphalsche Waage ist nach demselben Grundsatz aufgebaut, nur unterscheidet sie sich dadurch, daß sie keine Waagschale trägt, auch keine Zunge hat, sondern der linke Arm ist durch Verdickung schwerer gemacht, wodurch nach Anhängung des Senkkörpers das Gleichgewicht hergestellt ist. An Stelle der Zunge läuft der linke Waagebalken in eine Spitze aus, die gegen eine zweite Spitze spielt (Abb. 49).

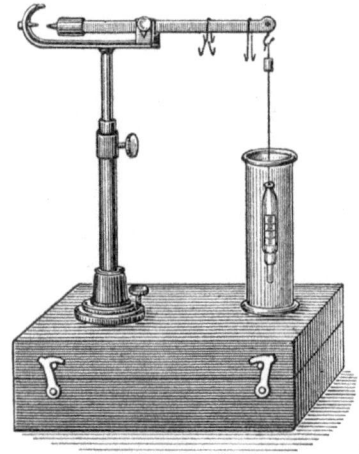

Abb. 49. Westphalsche Waage.

Ist man nicht im Besitz einer solchen Waage, tut man gut, sich eine Normalflasche oder Einheitsflasche von genau bestimmtem Inhalte, gewöhnlich 100 g, sog. Pyknometer (pyknos = dicht) wie solches aus jeder Handlung chemischer Gerätschaften zu beziehen ist, anzuschaffen. In diesem Falle bedarf es nur einer einzigen Wägung auf einer guten Waage. Angenommen, die Flasche würde mit Schwefelsäure gefüllt, und es zeigte sich, daß statt der 100 g Wasser 179 g Säure hineingehen, so wäre dies gleich einem spez. Gewichte von 1,790, und der Beweis würde damit geführt sein, daß die Säure betreffs ihrer Stärke nicht den Anforderungen entspricht, die an sie zu stellen sind.

Hat man auch eine solche Normalflasche nicht zur Verfügung, läßt sich jede beliebige Flasche mit gut eingeriebenem Stöpsel verwenden. In diesem Falle bedarf es zweier Wägungen und einer besonderen Berechnung. Zuerst füllt man die Flasche mit destilliertem Wasser gänzlich voll, verdrängt durch den eingesetzten Stöpsel den Überschuß, trocknet sie sorgfältig ab und wägt. Das Gewicht des Wassers beträgt z. B. nach Abzug der Tara 90 g; die Flasche wird nun entleert, die letzten Spuren des anhaftenden Wassers entfernt, am einfachsten durch Ausspülen mit der zu untersuchenden Flüssigkeit. Die Flasche wird mit letzterer, unter denselben Vorsichtsmaßregeln wie oben, gefüllt und gewogen. Das Gewicht dieser Flüssigkeit beträgt 120 g. Um aus diesen Zahlen das spez. Gewicht zu berechnen, teilt man das ermittelte Gewicht der zu bestimmenden Flüssigkeit durch das ermittelte Gewicht des Wassers, die Teilzahl ist das spez. Gewicht. Also 120 : 90 = 1,333.

Zur Bestimmung des spez. Gewichts bedient man sich auch vielfach der sog. Aräometer (araiós = zerbrechlich), Dichtigkeitsmesser, Senk- oder Spindelwaagen. Diese beruhen auf dem Grundsatze, daß ein gleich schwerer

Körper in Flüssigkeiten von verschiedener Dichte verschieden tief einsinkt, und zwar um so tiefer, je geringer das spez. Gewicht der Flüssigkeit ist, um so weniger, je höher das spez. Gewicht derselben ist. Man benutzt zu diesem Zwecke Glasröhren, die oben zugeschmolzen, unten, um die schwimmende Röhre stets in senkrechter Lage zu erhalten, mit einer mit Quecksilber oder mit Bleischrot gefüllten Kugel versehen sind. Oberhalb des Quecksilbers pflegt die Röhre ausgebaucht zu sein, um die Schwimmfähigkeit zu erhöhen, während in die verengerte Röhre, oberhalb der Ausbauchung, eine Einteilung, eine Skala, eingeschoben ist. Die Einteilung in Grade ist empirisch, d. h. erfahrungsgemäß bewerkstelligt, und man muß, um das spez.

Gewicht der Flüssigkeit zu erfahren, den Grad, bis zu dem die Senkwaage in die Flüssigkeit einsinkt, mit einer der Senkwaage beigegebenen Übersichtstafel, Tabelle, vergleichen. Die am meisten angewandte Senkwaage ist die von Baumé, und zwar eine für schwerere Flüssigkeiten als Wasser und eine zweite für leichtere. Der Nullpunkt der Senkwaage für schwerere Flüssigkeiten befindet sich oben und ist durch Einsenken der Senkwaage in Wasser bestimmt, ein zweiter Punkt durch Einsenken in eine Lösung von 15 Teilen Kochsalz in 85 Teilen Wasser. Den Abstand dieser beiden Punkte hat Baumé in 15 gleiche Teile geteilt, in Grade, und diese Gradeinteilung nach unten zu fortgeführt.

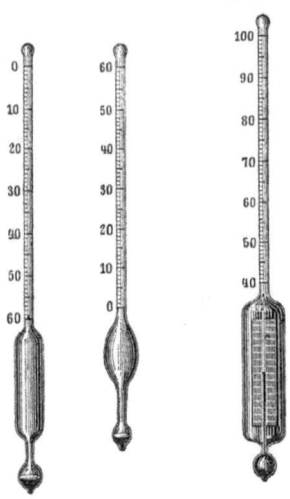

Abb. 50. Senkwaage. a für schwere, b für leichte Flüssigkeiten

Abb. 51. Alkoholometer mit Thermometer.

Bei der Senkwaage für leichtere Flüssigkeiten befindet sich der Nullpunkt unten. Er ist ermittelt durch Einsenken der Senkwaage in eine 10 prozentige Kochsalzlösung, ein zweiter Punkt durch Einsenken in Wasser. Dieser Raum ist in zehn gleiche Teile geteilt und diese Teilung nach oben zu weiter fortgeführt (Abb. 50).

Sind diese Senkwaagen für alle Flüssigkeiten anwendbar, so hat man auch solche für bestimmte Flüssigkeiten hergestellt z. B. für Spiritus Alkoholometer, für Milch Laktometer, für Zucker-Saccharometer usw. Hier beziehen sich die Einteilungen nicht auf das spez. Gewicht, sondern wie bei den Alkoholometern auf Gewichts- oder Volumprozent wasserfreien Alkohols, welche in 100 Teilen enthalten sind. Den Nullpunkt der Einteilung des Alkoholometers erhält man durch Einsenken der Senkwaage in reines Wasser, den Grad 100 durch Einsenken in absoluten Alkohol. Der Abstand wird in 100 gleiche Teile geteilt. Sinkt nun das Alkoholometer z. B. bis 90°, so zeigt dies an, daß der untersuchte Weingeist 90% absoluten Alkohol enthält (Abb. 51).

Wir fügen auf S. 45 zwei Übersichtstafeln an zur Vergleichung der Grade der Einteilungen von Baumé mit dem spez. Gewicht bei 15° C.

Kommt man in die Lage, Flüssigkeiten von höherem spez. Gewicht auf ein niedrigeres zu bringen, wie dies z. B. bei starken Säuren oder Laugen häufig vorkommt, so kann man die Menge der betreffenden Verdünnungsflüssigkeit genau berechnen. Wir wollen dies an einem Beispiele zeigen. Eine Lauge hat ein spez. Gewicht von 1,400. Die gewünschte Lauge soll aber ein spez. Gewicht von 1,250 haben. Die Verdünnungsflüssigkeit.

hier Wasser, wiegt 1,000. Wir suchen zuerst die Unterschiedszahlen der starken Lauge und des Wassers von der Zahl des gewünschten spez. Gewichts:

a) starke Lauge	b) Wasser	c) verdünnte Lauge
1,400	1,000	1,250
1,250	1,250	
Unterschied 150	Unterschied 250	

Jetzt dreht man die beiden Unterschiedszahlen um, nimmt 25 Raumteile von a, der starken Lauge, und 15 Raumteile von b, dem Wasser. Diese Mischung wird 40 Teile c geben, d. h. verdünnte Lauge von 1,250 spez. Gewicht. Will man die Probe hierauf machen, so vervielfältigt man das spez. Gewicht von a mit 25:

$$25 \times 1,400 = 35,000.$$

von b mit 15:

$$15 \times 1,000 = 15,000.$$

zählt die beiden Endergebnisse zusammen und teilt mit 40. Die Schlußsumme wird 1,250 sein. Die Art der Berechnung ist auch dieselbe, wenn das Gewicht der zu mischenden Flüssigkeiten unter 1,000 liegt.

Die angegebene Berechnungsart für die Mischung von Flüssigkeiten läßt sich nicht anwenden, sobald die betreffenden Flüssigkeiten beim Vermischen ihre Raumteile verändern. Es ist dies z. B. bei der Mischung von Spiritus und Wasser der Fall; hier hat man besondere Übersichtstafeln, welche die Mischungsverhältnisse angeben. (Siehe Abhandlung Spiritus.)

Zu beachten ist, daß Abweichungen von der sog. mittleren Temperatur 15° bzw. 20° entweder durch Abkühlung oder Erwärmung ausgeglichen werden, wenn anders nicht Abweichungsverzeichnisse des spez. Gewichts bei verschiedenen Wärmegraden vorliegen.

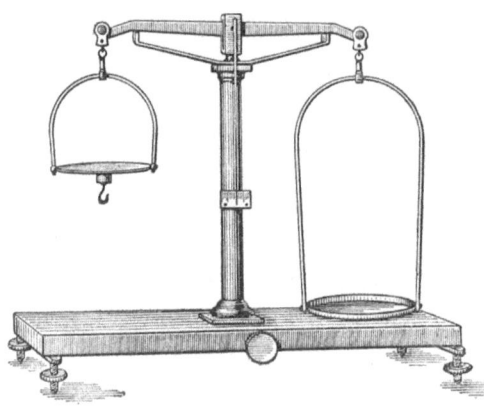

Abb. 52. Hydrostatische Waage

Bestimmung des spezifischen Gewichts oder der Dichte fester Körper. Hierzu benutzt man die hydrostatische Waage, eine Tarierwaage deren eine Schale verkürzt aufgehängt ist, so daß man ein Gefäß mit Wasser darunter stellen kann. Diese Schale trägt auf der Unterseite einen Haken zur Aufnahme des zu bestimmenden Körpers. Man stellt zuerst das absolute Gewicht des Körpers fest, wägt ihn darauf in Wasser und bestimmt nun den entstandenen Gewichtsverlust. Da dieser das Gewicht der verdrängten Wassermenge angibt, erhält man das spez. Gewicht des Körpers durch Teilung des absoluten Gewichts durch den Gewichtsverlust (Abb. 52).

Auflösen im engeren (physikalischen) Sinn. Auflösen heißt das Überführen eines Körpers mittels eines Lösungsmittels in die flüssige Form, ohne daß durch diese Lösung, von der Ionentheorie abgesehen, die chemische Zusammensetzung verändert wird. Aus einer Lösung läßt sich der gelöste Körper durch

A. Flüssigkeiten, die leichter sind als Wasser.

Baumé Grade	Spez. Gewicht	Baumé Grade	Spez. Gewicht	Baumé Grade	Spez. Gewicht	Baumé Grade	Spez. Gewicht	Baumé Grade	Spez. Gewicht	Baumé Grade	Spez. Gewicht
0	—	13	0.979	26	0.901	39	0.833	51	0.781		
1	—	14	0.973	27	0.895	40	0.829	52	0.776		
2	—	15	0.967	28	0.890	41	0.824	53	0.771		
3	—	16	0.960	29	0.884	42	0.819	54	0.769		
4	—	17	0.954	30	0.879	43	0.815	55	0.763		
5	—	18	0.948	31	0.873	44	0.810	56	0.759		
6	—	19	0.942	32	0.868	45	0.806	57	0.755		
7	—	20	0.935	33	0.863	46	0.801	58	0.751		
8	—	21	0.929	34	0.858	47	0.797	59	0.748		
9	—	22	0.924	35	0.853	48	0.792	60	0.744		
10	1.000	23	0.918	36	0.848	49	0.788	61	0.740		
11	0.993	24	0.912	37	0.843	50	0.784	62	0.736		
12	0.986	25	0.906	38	0.838						

B. Flüssigkeiten, die schwerer sind als Wasser.

Baumé Grade	Spez. Gewicht	Baumé Grade	Spez. Gewicht	Baumé Grade	Spez. Gewicht	Baumé Grade	Spez. Gewicht	Baumé Grade	Spez. Gewicht	Baumé Grade	Spez. Gewicht
0	1.000	15	1.113	30	1.256	45	1.442	59	1.671		
1	1.007	16	1.121	31	1.267	46	1.456	60	1.690		
2	1.014	17	1.130	32	1.278	47	1.470	61	1.709		
3	1.020	18	1.138	33	1.289	48	1.485	62	1.729		
4	1.028	19	1.147	34	1.300	49	1.500	63	1.750		
5	1.035	20	1.157	35	1.312	50	1.515	64	1.771		
6	1.042	21	1.166	36	1.324	51	1.531	65	1.793		
7	1.049	22	1.176	37	1.337	52	1.546	66	1.815		
8	1.057	23	1.185	38	1.349	53	1.562	67	1.839		
9	1.064	24	1.195	39	1.361	54	1.578	68	1.864		
10	1.073	25	1.205	40	1.375	55	1.596	69	1.885		
11	1.080	26	1.215	41	1.388	56	1.615	70	1.909		
12	1.088	27	1.225	42	1.401	57	1.634	71	1.935		
13	1.096	28	1.235	43	1.414	58	1.653	72	1.960		
14	1.104	29	1.245	44	1.428						

einfachen Vorgang in der ursprünglichen Zusammensetzung wiedergewinnen. Aus einer Auflösung von Kochsalz in Wasser können wir ersteres durch Abdampfen, aus einer Lösung von Kohlensäure in Wasser die Kohlensäure einfach durch Erwärmung wiedergewinnen.

Die Auflösung von festen Körpern wird in der Regel durch Wärme, durch Zerkleinern der Stoffe oder durch Einhängen derselben in die obere Schicht des Lösungsmittels, auch durch Umrühren oder leichtes Schütteln beschleunigt; die von gasförmigen Körpern durch Abkühlung und Druck.

Ein jeder Körper braucht zu seiner Auflösung eine für den jeweiligen

Wärmegrad festbestimmte Menge des Lösungsmittels; ist die Grenze erreicht, d. h. nimmt die Flüssigkeit nichts mehr von dem betreffenden Körper auf, so heißt die Lösung **gesättigt**. Von einigen Salzen, z. B. Glaubersalz, wird manchmal scheinbar über diese Grenze hinaus noch aufgelöst, man nennt solche Lösung **übersättigt**. Dies beruht jedoch vielfach darauf, daß diese Salze mit verschiedenem Kristallwassergehalt kristallisieren können und diese Salze dann auch verschiedene Löslichkeitsverhältnisse haben. Berührt man solche übersättigte Lösungen mit einem festen Gegenstande, so erstarren sie sofort kristallinisch oder scheiden wenigstens reichlich Kristalle ab.

Von der hier besprochenen **einfachen oder mechanischen Lösung** unterscheidet sich die sog. **chemische Lösung**, bei dieser tritt der zu lösende Körper mit dem Lösungsmittel zu einer neuen chemischen Verbindung zusammen; beide sind in der entstandenen Lösung nicht mehr in der ursprünglichen Form enthalten, lassen sich daher durch einfache Behandlung, wie Abdampfen usw., nicht mehr trennen. Lösen wir z. B. metallisches Eisen in verdünnter Schwefelsäure, so entsteht eine Auflösung von schwefelsaurem Eisen. von Eisenvitriol, aus der sich aber die ursprünglichen Stoffe, Eisen und Schwefelsäure, nicht mehr auf einfache Weise abscheiden lassen.

Der wesentliche Unterschied zwischen Lösung und Mischung flüssiger Körper besteht darin, daß bei der ersteren das Verhältnis zwischen dem Lösungsmittel und dem zu lösenden Körper ein feststehendes ist, d. h. daß es eine Grenze gibt, wo das Lösungsmittel nichts mehr von der zu lösenden Flüssigkeit aufnimmt. während bei einer Mischung diese Verhältnisse unbegrenzt sind. Hierdurch unterscheidet sich z. B. die Lösung eines ätherischen Öls in der dazu erforderlichen Menge Weingeist von der Mischung desselben ätherischen Öls mit einem fetten Öle. Die Menge des von dem Lösungsmittel bei dem betreffenden Wärmegrad aufgenommenen Stoffes bezeichnet man, auf 100 Teile des Lösungsmittels übertragen, als **Löslichkeitskoeffizient** des Stoffes.

Lösen z. B. 100 Teile Wasser von 15° C von Natriumkarbonat 63,20 Teile auf, so ist der Löslichkeitskoeffizient des Natriumkarbonats bei 15° C 63,20.

Absorption. Das Auflösen von gasförmigen Körpern in Flüssigkeiten wird mit Absorbieren, Aufsaugen, Aufnehmen bezeichnet. Auch bei der Absorption gibt es, wie bei der Lösung fester Körper, bestimmte Grenzen, über welche hinaus keine Auflösung erfolgt. Im allgemeinen werden Gase desto weniger aufgenommen, je höher der Wärmegrad ist, und um so mehr, je stärker der Druck ist. Auch hier können wir eine einfache Lösung von einer chemischen unterscheiden. Leiten wir Kohlendioxyd, gewöhnlich fälschlich Kohlensäure genannt, oder Chlorgas in Wasser, so entstehen einfache Lösungen der beiden Körper. Leiten wir dagegen Kohlendioxyd in eine wässerige Lösung von Kaliumhydroxyd, Kalilauge, so wird es ebenfalls aufgenommen, aber die Kohlensäure ist nicht in einfacher Lösung vorhanden, sondern sie hat sich mit dem Kaliumhydroxyd zu kohlensaurem Kalium chemisch verbunden. Auch das Aufgesaugtwerden von Gasen durch sehr durchlässige Körper wie Platinschwamm wird Absorption genannt. solche Aufsaugung ist stets mit Wärmeentwicklung verbunden.

Hygroskopisch. Verwittern. Als **hygroskopisch** (hygrós = feucht), Feuchtigkeit anziehend, bezeichnen wir solche Stoffe, die aus der Luft Feuchtigkeit, d. h. Wasser, aufsaugen und dadurch selbst feucht werden oder sogar zerfließen. Beispiele hierfür sind: Pottasche, Chlorkalzium u. a. m.

Verwitternde Salze sind solche, die schon bei gewöhnlichem Wärmegrad ihr Kristallwasser teilweise oder ganz verlieren; sie zerfallen dabei zuletzt zu

Pulver. Beispiele hierfür sind: Glaubersalz, Soda und Borax. Die Kenntnis dieser Eigenschaften bei den einzelnen Stoffen gibt uns wichtige Fingerzeige für die Aufbewahrung derselben. Feuchtigkeit anziehende Körper müssen in trockenen, nicht zu kühlen, verwitternde dagegen in kühlen, selbst etwas feuchten Räumen aufbewahrt werden.

Emulsion. Emulgieren (emulgo lat. ausschöpfen). Emulsion heißt die durch schleimige Mittel, wie arabisches Gummi, Traganth, Eigelb oder Eiweiß, sog. Emulgatoren, unter Verreibung, Schütteln oder Durcheinanderpeitschen bewirkte, äußerst feine Verteilung von Fetten in Wasser oder Wasser in Fetten, die bewirkt, daß die kleinsten Teile Fett bzw. Wasser in Schwebe gehalten werden. Emulgieren heißt die Vornahme einer solchen Mischung. Die Emulsion ist vielfach milchig trübe und scheidet das Fett nach längerer oder kürzerer Zeit wieder ab. Milch ist eine Emulsion, bei der das Butterfett durch Kasein mit wässeriger Flüssigkeit emulgiert ist. Die beiden Stoffe Fett und Wasser in der Emulsion werden als Phasen bezeichnet. Stets ist in einer Emulsion eine Phase, entweder das Fett oder das Wasser, ganz fein verteilt — dispergierte Phase. Die andere Phase aber, worin der Emulgator gelöst ist, nicht verteilt — geschlossene Phase. Ist das Fett im Wasser fein verteilt, wie in der fetten

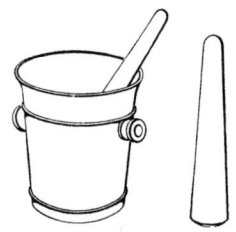

Abb. 53. Porzellanemulsionsmörser; Emulsionskeule aus Buchsbaumholz.

Milch, haben wir eine Öl-in-Wasser-Emulsion, andernfalls eine Wasser-in-Öl-Emulsion (Lanolin). Äußerlich angewandt, wird ein von der Haut überhaupt aufnehmbares Fett einer Wasser-in-Öl-Emulsion von der Haut auch tief aufgenommen, das Fett der Öl-in-Wasser-Emulsion aber nur ganz oberflächlich. Man erklärt das Emulgieren auch durch die Naturkraft, die Adhäsion genannt wird. Diese bewirkt, daß die kleinsten Teilchen zweier Körper, die sich berühren, aneinanderhaften. Zur Herstellung einer Emulsion benutzt man entweder hohe Porzellanmörser mit Holzkeule (Abb. 53) oder eine Emulsionsmaschine nach Art der Buttermaschinen (Abb. 54).

Besonders groß ist die Adhäsion zwischen festen und flüssigen Körpern. Hierauf beruht auch die Tatsache, daß manche Flüssigkeiten beim Ausgießen an der Wandung des Gefäßes herunterlaufen, die Flüssigkeit benetzt den festen Körper. Um dieses zu vermeiden, gießt man entweder die Flüssigkeit rasch, in scharfem Strahl und mit starker Winkelneigung aus, oder man benutzt einen Glasstab oder Spatel, den man an den Gefäßrand hält und läßt die Flüssigkeit daran herunterlaufen (Abb. 55). Bei nicht alkoholhaltigen

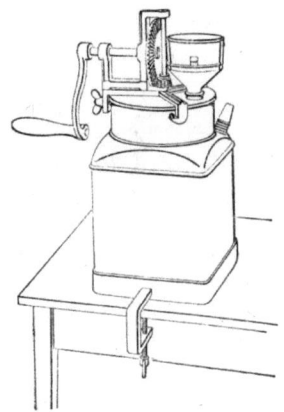

Abb. 54. Emulsionsmaschine.

und nicht warmen Flüssigkeiten kann man die Benetzung dadurch aufheben, daß man den Rand des Gefäßes mit etwas Talg einreibt.

Es findet aber auch Adhäsion zwischen Körpern aller Dichtigkeitszustände statt. Mischen sich zwei flüssige oder gasförmige Körper infolge der Adhäsion von selbst, so nennt man diesen Vorgang Diffusion.

Besonders stark wirkt die Adhäsion in Verbindung mit der Kohäsion (s. d.), wenn sich Flüssigkeiten in sehr engen Glasröhren, sog. Haarröhrchen oder Kapillarröhrchen befinden. Bei spezifisch leichteren Flüssigkeiten als Glas steigen diese im Gegensatz zum Gesetz der kommunizierenden Röhren (s. d.) in dem Kapillarröhrchen höher als die umgebende Flüssigkeit, spezifisch schwerere Flüssigkeiten dagegen nicht so hoch wie die umgebende Flüssigkeit. Diese Wirkung der Adhäsion nennt man **Kapillarität** oder **Haarröhrenanziehung** (Abb. 56 u. 57).

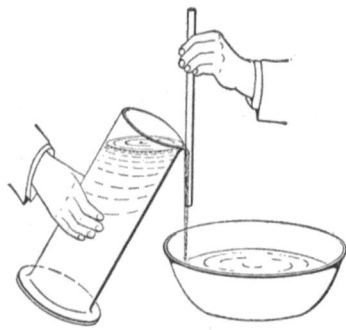

Abb. 55. Ausgießen von Flüssigkeiten.

Zentrifugieren, Schleudern (vom lateinischen centrum, Mittelpunkt, und fugere = fliehen) nennt man den Vorgang, wobei mittels ungemein rascher, kreisförmiger drehender Schleuderbewegung feste Körper aus flüssigen Mischungen oder leichtere Flüssigkeiten von schwereren getrennt werden. Durch die rasche Drehung steigen die leichteren Teile der Mischung auf die Oberfläche und werden durch angebrachte Abflußöffnungen abgeschleudert. Die Scheidung erfolgt um so leichter, je schneller die Drehung ist. Der Vorgang beruht auf der **Zentrifugalkraft** oder **Fliehkraft**, die die Körper von dem Mittelpunkte fortzieht.

Das Schleudern findet in der Technik immer mehr und mehr Aufnahme. z. B. bedient man sich seiner zum Abscheiden des Rahms von der Milch. Trennung feinkristallisierter Salze von anhängender Mutterlauge u. a. m.

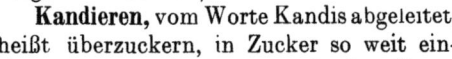
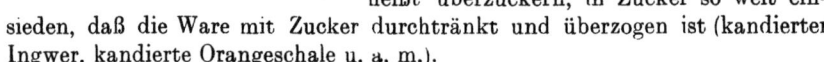

Abb. 56 u. 57. Haarröhrenanziehung.

Raffinieren. Hiermit bezeichnen wir die Reinigung eines Körpers (raffinierter Zucker, raffiniertes Rüböl u. a. m.).

Denaturieren oder **Vergällen** heißt eine Ware ihrer Natur berauben, im engeren Sinne zum Genuß untauglich machen (denaturierter, vergällter Spiritus, denaturiertes, vergälltes Kochsalz).

Kandieren, vom Worte Kandis abgeleitet, heißt überzuckern, in Zucker so weit einsieden, daß die Ware mit Zucker durchtränkt und überzogen ist (kandierter Ingwer, kandierte Orangeschale u. a. m.).

Elegieren (lat. éligo = auslesen) heißt, eine Ware durch Aussuchen von den Unreinigkeiten oder minderwertigen Stücken befreien (Gummi arabicum electum u. a. m.).

Homogen homogenés = gleichmäßig; eine Mischung ist völlig homogen, wenn in ihr die einzelnen Bestandteile gleichmäßig verteilt sind.

Tropfen-Übersichtstafel.

Bei ganz kleinen Mengen ist es oft bequemer, eine Flüssigkeit zu tropfen anstatt zu wägen, wenn auch niemals eine völlige Genauigkeit damit erzielt wird, da die Größe der Tropfen bei ein und derselben Flüssigkeit durch die Weite der Halsöffnung, aus welcher man tropft, beeinflußt wird. Es sollen daher nur folgende Anhaltspunkte aufgeführt werden:

Man rechnet auf 1 g

bei wässerigen Flüssigkeiten und solchen von ähnlichem spezifischen Gewicht . . . . 16 Tropfen

Tropfen-Übersichtstafel.

bei fetten und denjenigen ätherischen Ölen, welche ein hohes
  spez. Gewicht haben, wie Bittermandelöl und Nelkenöl . . . . . 20 Tropfen
„ den übrigen ätherischen Ölen, den weingeistigen Tinkturen
  und Essigäther . . . . 25 „
„ Alkohol und Benzin . . . . 30 „
„ rektifiziertem Äther . . . . 50 „
„ Schwefelsäure . . . . 10—12 „
„ Salpetersäure und Salzsäure . . . . 13 „

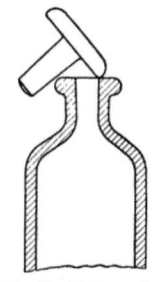

Abb. 58. Haltung des Stöpsels beim Tröpfeln.

Um zu tröpfeln, befeuchtet man den Stöpsel des Gefäßes durch leichtes Auf-den-Kopf-Wenden des Gefäßes und bestreicht mit dem angefeuchteten Stöpsel den Flaschenrand. Auch ist es zweckmäßig, beim Tröpfeln den Stöpsel mit der linken Hand an den Flaschenrand zu halten und die Tropfen auf den Stöpsel fallen zu lassen (Abb. 58).

Das Deutsche Arzneibuch schreibt einen Normal-Tropfenzähler vor, der 20 Tropfen destilliertes Wasser im Gewicht von 1 g bei einer Temperatur von 15° liefern soll.

Abkürzungen.

aa (ana) — eine gleiche Menge.
ad libit. (ad libitum) nach Gutdünken, nach Belieben
add. (adde) — man füge hinzu.
ad us. (ad usum) — zum Gebrauch.
Aq. oder aq. (Aqua) — Wasser.
Aq. bulliens — kochendes Wasser.
Aq. comm. (Aqua communis) — gewöhnliches Wasser.
Aq. ferv. (Aqua fervida) — heißes Wasser.
Aq. fluv. (Aqua fluviatilis) — Flußwasser.
Aq. font. (Aqua Fontis s. fontana) — Quellwasser
Aq. Pluvii (Aqua pluvialis — Regenwasser.
Ax. (Axungia — Fett.
B. A. (Balneum Arenae — Sandbad.
B. V. (Balneum Vaporis) — Dampfbad.
c. (cum) — mit.
c. Bract. (cum Bracteis) — mit Hochblättern.
c. Calic. (cum Calicibus) — mit Kelch.
c. Flor. (cum Floribus) — mit Blüten
Cc. (concisus) — zerschnitten.
ch. c. (Charta cerata) — Wachspapier.
Ct. oder ct. (contusus) — zerstoßen.
cist. (cista) — Schachtel.
cp. (compositus) — zusammengesetzt.
Col. (colatura) — das Durchgeseihte.
conct. (concentratus) — gesättigt.
coq. (coque, coquatur) — es werde gekocht.
d. ad. ch. (detur ad chartam) — in Papier zu geben
d. ad. sc. (detur ad scatulam) — in einer Schachtel zu geben.
d. ad. vitr. (detur ad vitrum) — in einem Glase zu geben.
d. in p. aeq. (divide in partes aequales) — teile es in gleiche Teile.

dil. (dilutus) — verdünnt.
filtr. (filtretur) — es werde filtriert.
Gtt. oder gtt. (guttae) — Tropfen.
in bac. (in Bacillis) — in Stäbchenform
in bacul. (in Baculis) — in Stangenform
i. cubul. (in Cubulis) — in Würfelform.
i. fasc. (in Fascibus) — in Bündeln, gebündelt.
i. fil. (in Filis) — in Faden.
i. glob. (in Globulis) — in Kügelchen.
i. gr. (in Granis) — in Körnern.
i. lacr. (in Lacrimis) — in Tränen.
i. lam. (in Lamellis) — in Blättchen.
l. a. (lege artis) — nach den Regeln der Kunst.
L. (Libra) — Pfund.
Liqu. (Liquor) — Flüssigkeit.
M. (misce) — mische.
Oll. (olla) — Töpfchen, Kruke.
P. (pars) — Teil.
p. c. (pondus civile) — bürgerliches Gewicht.
p. m. (pondus medicinale) — Medizinalgewicht (altes).
pct. (praecipitatus) — präzipitiert, gefällt
ppt. (praeparatus) — fein zubereitet.
pro inf. (pro Infantibus) — für Kinder
Pulv. (Pulvis) — Pulver.
q. l. (quantum libet) — beliebig.
q. s. (quantum satis) — soviel als nötig.
Rec. oder Rp. (Recipe) — nimm.
rect., rectf. (rectificatus) — rektifiziert.
rctfss. (rectificatissimus) — höchstrekti fiziert
s. Bract. (sine Bracteis) — ohne Hochblätter
s. Calic. (sine Calicibus) — ohne Kelch.
solv. (solve) — löse auf.
subt. (subtilis) — fein.
tct. (Tinctura) — Tinktur.
Ungt. (Unguentum) — Salbe.

Erste Abteilung.

Abriß der allgemeinen Botanik.

Unter Botanik (botánē = Gras) oder Pflanzenkunde oder Phytologie (phytón = Pflanze) versteht man die Wissenschaft, die uns mit dem Pflanzenreiche bekannt macht.

Die Pflanzen haben gleich wie die Tiere Leben, das auf eine bestimmte Zeitdauer beschränkt ist, sie nehmen Nahrung auf, wachsen, pflanzen sich fort und vergehen. Sie unterscheiden sich von den Tieren jedoch dadurch, daß sie sich nicht frei fortbewegen können, und daß sie kein Bewußtsein haben, wenigstens ist ein solches bisher nicht nachgewiesen. Indes sind sich die niedrigsten Tiere und die niedrigst entwickelten Pflanzen in ihrem Äußeren und den Eigenschaften so ähnlich, daß sich eine strenge Grenzscheidung zwischen Tier- und Pflanzenreich nicht aufrechthalten läßt.

Das Pflanzenreich kann von verschiedenen Gesichtspunkten aus betrachtet werden, und man teilt demgemäß die Pflanzenkunde ein:
  I. in die Lehre von der äußeren Gestalt der Pflanze, in die Morphologie (morphé = Gestalt).
 II. in die Lehre von dem inneren Aufbau der Pflanze, in die Anatomie (anátomos = nicht unteilbar),
III. in die Lehre von den Vorgängen in dem Leben der Pflanze, der Ernährung, dem Wachstum, der Fortpflanzung, in die Physiologie (phýsis = Naturkraft).
 IV. in eine übersichtliche Einteilung des ganzen Pflanzenreichs, in die Systematik (sýstema = Vereinigung, Gruppe).

Die Lehre von der äußeren Gestalt der Pflanze und die Lehre von den Vorgängen im pflanzlichen Leben greifen jedoch so ineinander über, daß sie hier nicht gesondert behandelt, sondern gemeinsam von Fall zu Fall besprochen werden sollen.

Die äußere Gestalt der Pflanzen.

Sie ist bedingt durch verschiedene Teile oder Werkzeuge, die Organe genannt werden. Diese bezwecken, die Pflanze durch Nahrungszufuhr am Leben zu erhalten, unbrauchbare Stoffe auszuscheiden und für die Vermehrung und Fortpflanzung zu sorgen, damit die Pflanze nicht ausstirbt. Um diese wichtigsten Vorgänge im pflanzlichen Leben, die Ernährung und die Fortpflanzung, verrichten zu können, hat selbst die am höchsten entwickelte Pflanze nur die Hauptteile:

Wurzel und Sproß. Der Sproß zeigt die Teile: Stamm, Blatt und Haargebilde, und auch Organe wie Blüte, Frucht und Samen können wir hierauf zurückführen.

Die Wurzel.

Unter Wurzel (Radix, Radices) haben wir nicht alle unterirdischen Pflanzenteile zu verstehen, sondern nur den Teil, der im Gegensatz zu dem nach aufwärts strebenden Stengel infolge der Schwerkraft und der Polarität, dem Oben und Unten der Pflanze, sowie des in der Pflanze vorhandenen

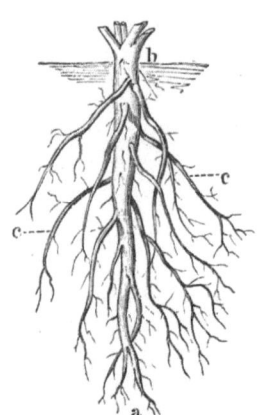
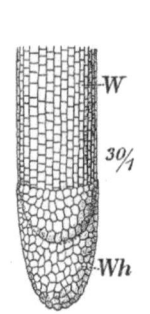
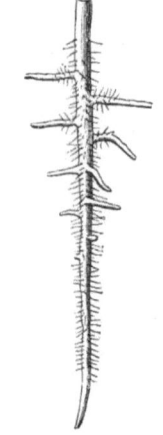

Abb. 59. a—b Hauptwurzel (a Spitze, b Basis), c) Seitenwurzeln.

Abb. 60. Ende einer Wurzel (W) mit Wurzelhaube (Wh). 30 fach vergrößert.

Abb. 61. Wurzel mit Seitenwurzeln und Wurzelhaaren.

Reizstoffes Auxin eine nach unten gehende, dem Erdmittelpunkte zustrebende, eine geotrope oder positiv geotrope (ge = Erde, trópos = Wendung) Richtung verfolgt, die Pflanze im Erdboden befestigt und ihr aus diesem Wasser und darin gelöste mineralische Stoffe als Nahrung zuführt. Um die Nahrungszufuhr recht ausgiebig zu gestalten und den Pflanzen erhöhten Halt zu geben,

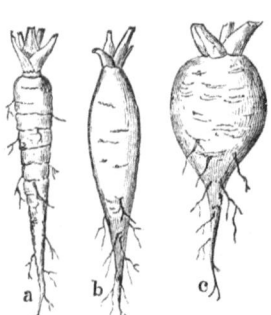
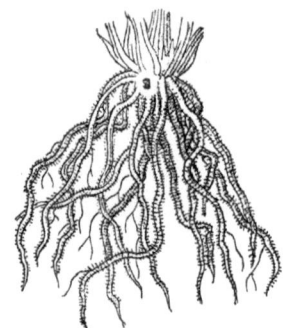
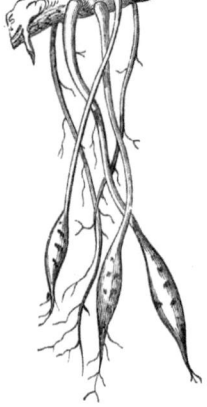

Abb. 62. a kegelförmige, b spindelförmige, c rübenförmige Wurzel.

Abb. 63. Büschel- oder Faserwurzel der sechszeiligen Gerste (Hordeum hexastichon).

Abb. 64. Ein Stück der Wurzel vom Knollenspier Spiraea filipendula.

verästelt sich die Wurzel, sie treibt Seitenwurzeln, die wiederum in feinere Verzweigungen ausgehen und mit zarten Organen, mit Wurzelhaaren besetzt sind (Abb. 59). Diese Seitenwurzeln entstehen stets endogen, d. h. im Innern, in der Mitte der Hauptwurzel, niemals exogen, aus den äußeren Gewebeschichten. An der Spitze trägt die Wurzel eine schützende Hülle, eine Wurzelhaube (Abb. 60), die auch das Auslaugen der Wurzel durch Wasser verhindert. Die

Wurzel hat keine Knospen und Blätter, enthält auch kein Blattgrün (Chlorophyll).

Man unterscheidet die Wurzeln in: echte 1. Hauptwurzeln, 2. Seitenwurzeln und 3. Nebenwurzeln, unechte Wurzeln. Adventivwurzeln.

1. Von einer Hauptwurzel sprechen wir, wenn das ursprüngliche Würzelchen des Keimlings, des Embryos, des Pflänzchens in kleinster Form, wie wir es beim Keimen des Samens haben, auswächst und die entstandene Wurzel während der ganzen Lebensdauer der Pflanze in Tätigkeit bleibt. Ist diese Wurzel stark entwickelt, wie bei den Eichen und den übrigen Waldbäumen, so heißt sie Pfahlwurzel (Abb. 61).

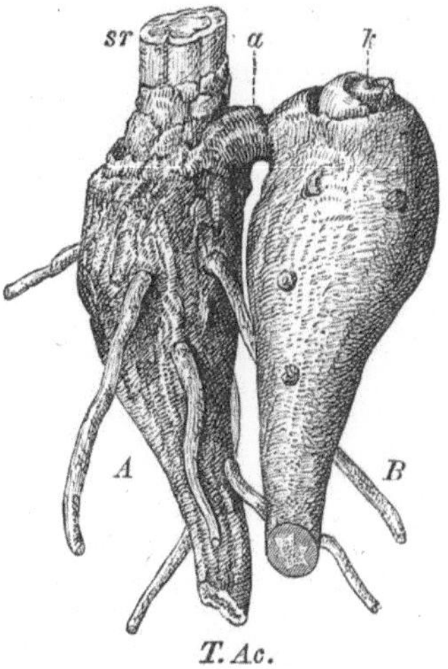

Bei manchen krautartigen Pflanzen, deren Kraut zum Herbst eingeht, deren Wurzel aber überwintert, schwellen die Pfahlwurzeln fleischig an, sie dienen dann als Nahrungsaufspeicherungsort für das Wachstum der Pflanzen im nächsten Jahre (Speicherwurzeln). Für den menschlichen Gebrauch sind derartige fleischig gewordene Wurzeln sehr wichtig wegen der bedeutenden Anhäufung von Stärkemehl und Zucker in ihrem Zellengewebe.

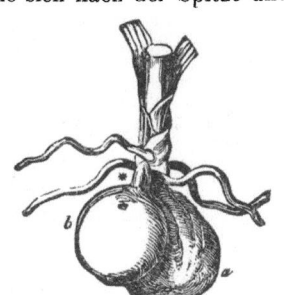

Abb. 65. Wurzelknollen von Aconitum napellus. *A* alte, *B* jüngere Wurzelknolle *k* Knospe, *a* Verbindung zwischen älterer und jüngerer Wurzelknolle, *st* Stengelrest.

Der Gestalt nach kann die Hauptwurzel verschieden sein, z. B.

walzenförmig, wenn sie überall ziemlich gleich dick ist,

kegelförmig, wenn sie sich von der Basis bis zur Spitze gleichmäßig verjüngt (Abb. 62 a),

spindelförmig, wenn sie sich nach der Spitze und der Basis zu gleichmäßig verjüngt (Abb. 62 b).

rübenförmig, wenn sie sich bei großer Dicke nach der Spitze zu plötzlich stark verjüngt (Abb. 62 c)

2. Seitenwurzeln Sie entspringen seitlich aus der Hauptwurzel und bezwecken, die Hauptwurzel in ihrer Tätigkeit zu unterstützen.

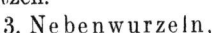
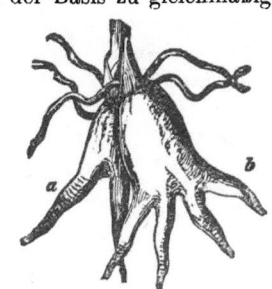

Abb. 66. Wurzelknollen von Orchis morio. *a* alte, *b* jüngere Wurzelknolle.

Abb. 67. Handförmige Wurzelknollen einer Orchisart. (Gymnadenia odoratissima) *a* vorjährige Wurzelknolle, *b* neujährige Wurzelknolle.

3. Nebenwurzeln, Adventivwurzeln, sind unechte Wurzeln. Vielfach verkümmert die Hauptwurzel, und es entstehen dann an ihrer Stelle Büschel von Nebenwurzeln, sog. Büschel- oder Faserwurzeln, wie bei den Gräsern (Abb. 63) oder sie entspringen aus Achsenteilen wie bei der Erdbeere, dem Efeu, dem Baldrian.

Die Form der Seiten- und Nebenwurzeln ist ebenfalls verschieden, teils fadenförmig, teils fleischig verdickt, wie die Wurzelknollen vom Knollenspier und dem Knabenkraut (Abb. 64—67).

Als besondere Wurzelarten sind zu nennen die **Luftwurzeln**, die **Kletter-** oder **Haftwurzeln** und die **Saugwurzeln**.

Luftwurzeln finden sich bei vielen tropischen Gewächsen, sie dienen besonders zur Aufnahme von Wasser aus der Luft.

Kletter- oder Haftwurzeln finden wir beim Efeu und der Vanille. Sie entspringen längs des Stammes in größeren Mengen und befestigen den Efeu an anderen Pflanzen, Bäumen oder an Mauern, Holzwänden usw. (Abb. 68 *A*).

Saugwurzeln sind die Wurzeln von Schmarotzerpflanzen. Sie senken sich in das Gewebe anderer Lebewesen ein und saugen aus diesen den für ihre Ernährung erforderlichen Saft (Abb. 68 *B* u. *C*).

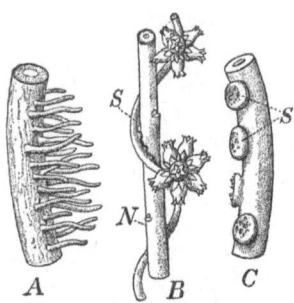

Abb. 68. Haftwurzeln *A*, *B* u. *C* Saugwurzeln, *S* Saugwurzeln, *SC* stark vergrößerte Saugwurzeln, *N* Stengel der Pflanze, worauf die Schmarotzerpflanze, die Kleeseide, lebt.

Die Ernährung der Pflanze durch die Wurzeln geschieht durch die **Wurzelhaare**, die wasserdurchlässig sind. Diese nehmen aus der Erde Wasser und zugleich die darin gelösten Stoffe, wie Kaliumnitrat, Magnesiumsulfat, Kalziumphosphat auf, und die Wurzel führt sie dem übrigen Pflanzenkörper zu. Größere Mengen von an sich in Wasser unlöslichen Stoffen werden dem Pflanzenkörper dadurch einverleibt, daß die in den Wurzelhaaren vorhandene saure Flüssigkeit die unlöslichen Stoffe in lösliche umwandelt und diese so in Wasser gelöst in die Wurzelhaare übergehen. Bei zu starker Abkühlung des Erdbodens tritt jedoch keine Nahrungsaufnahme durch die Wurzelhaare ein, und die Pflanze welkt. Manchen Waldbäumen, wie Kiefern und Buchen, fehlen die Wurzelhaare. Hier übernehmen dicke Geflechte von Pilzfäden, die sich eng an die Wurzelenden legen und sich weit in den Erdboden erstrecken, die Herbeischaffung von Wasser und den darin gelösten Nährstoffen.

Die niedrig entwickelten Pflanzen, die **Lagerpflanzen** oder **Thallophyten** und die **Bryophyten** (brýon = Moos) oder **Moospflanzen**, haben überhaupt keine Wurzeln. Es übernehmen hier Zellfäden die Arbeit der Wurzeln, diese Zellfäden heißen **Rhizoiden**.

Der Stamm.

Während der Teil, der beim Keimen des Keimlings sich nach unten entwickelt, Wurzel genannt wird, heißt der entgegengesetzte, nach oben strebende, heliotrop oder negativ geotrop gerichtete (hélios = Sonne) Teil **Stengel** oder **Stamm**, kurzweg **Achsenorgan** oder **Achse**. Er bezweckt, der Pflanze Wasser und Nährstoffe zuzuleiten und sie mit genügend Licht und Luft zusammenzubringen.

Dieses Achsenorgan trägt von Strecke zu Strecke **Knoten**, an denen seitlich Blätter — **Tragblätter** — entspringen, die stets eine andere Form haben als das sie erzeugende Organ, und die dem Zwecke dienen, der Pflanze aus der Luft gasförmige Nahrungsstoffe, besonders Kohlensäure bzw. Kohlenstoffdioxyd zuzuführen. Stamm und Blätter gehören zusammen, sie bilden den **Sproß**. Solcher Sproß entsteht bei der Bildung eines neuen Pflänzchens zuerst; er ist die Grundlage eines Pflanzenkörpers. Der jüngste Teil eines Sprosses, wo Stamm und Blätter ihre endgültige Form und Größe noch nicht erhalten haben, heißt **Knospe**. Je nach dem Standpunkte der Knospen unterscheiden wir 1. **Axillarknospen** (axilla = Achselhöhle), aus den Blattwinkeln entspringend; 2. Terminal- oder Endknospen, an den Spitzen der Zweige oder des Stammes entspringend; 3. Adventivknospen, an beliebigen Stellen des Stammes oder der Zweige entspringend. Die Knospe fällt nicht wie die Blätter im Herbst ab, sondern ist bleibend. Aus ihr entwickelt sich im Frühjahr ein neuer Trieb, der blätter- oder blütentragend ist (Abb. 69 u. 70).

Der zwischen zwei Blättern liegende Stengelteil wird Stengelglied oder Internodium = Zwischenraum genannt, die Anheftungsstelle der Blätter Insertion. Diese stellt nach dem Abfallen der Blätter die Blattnarbe dar. Um die Nahrungsaufnahme möglichst reichlich zu gestalten, entsendet das Achsenorgan, die Hauptachse, seitlich aus den von den Blättern und der Hauptachse gebildeten Winkeln Nebenachsen, die Äste, und diese wiederum seitlich die Zweige. Seltener kommt die Hauptachse nicht voll zur Entwicklung, sie verkümmert, die Stengelglieder sind äußerst klein, kaum wahrnehmbar, dann ist der Stengel verkürzt, und die Blätter bilden eine Blattrosette, wie beim Wegetritt.

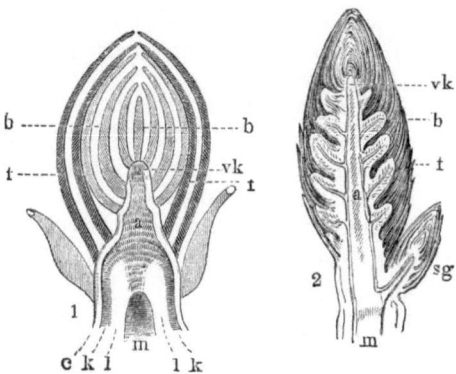

Abb. 69. 1. Längsdurchschnitt einer Knospe (schematische Form). *l* Holz, *k* Kambium *c* Rinde. *b*, *t*, *ck* und *m* siehe 69, 2.
2. Längsdurchschnitt einer männlichen Blütenknospe der Kiefer. *a* Knospenachse, *ck* Vegetationskegel, *b* vorgebildete Blätter einer Knospe, *t* Knospendecken (tegmenta), *sg* sekundäre oder Nebenknospe *m* Mark.

Je nach seiner Lebensdauer teilen wir den Stamm ein in:
A. Stengel oder Krautstengel.
B. Holzstamm.

A. Der Stengel oder Krautstengel hat gewöhnlich nur eine einjährige Lebensdauer, er stirbt im Herbst, nachdem die Pflanze geblüht und Frucht getragen hat, ab. Er ist meist saftig und von geringer Festigkeit.

Den Stengel der Grasgewächse, wo die Stengelglieder sehr groß sind, nennen wir einen Halm.

B. Erstreckt sich die Lebensdauer des Stengels auf mehrere oder viele Jahre, so heißt er Holzstamm, kurzweg Stamm. Er ist innen holzig und meist sehr verzweigt, wie bei den Waldbäumen. Seltener ist er unverästelt, einfach, wie bei den Palmen,

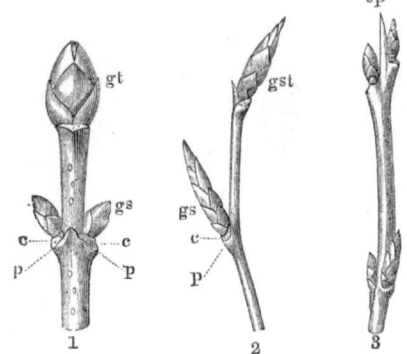

Abb. 70. 1. Zweigspitze des Bergahorns (Acer pseudoplatanus). 2. Eine solche der Buche (Fagus silvatica). *gt* Terminalknospe, *gst* gemma subterminalis, *gs* Axillarknospe, *c* Blattnarbe, *p* Blattkissen. 3. Zweigspitze von Rhamnus cathartica in einem Dorn *sp* endigend.

er heißt dann Schaft. Tritt die Verzweigung erst in einer gewissen Höhe ein, nennen wir die Pflanze einen Baum, dagegen einen Strauch, wenn sie sich sofort über dem Boden verzweigt.

Zwischen Krautgewächs und Holzgewächs stehen die Halbsträucher, z. B. Heidelbeere und Quendel. Hier verholzt der untere Teil des Stengels, er ist ausdauernd, während der obere krautartige alle Jahre abstirbt.

Mitunter verdicken sich die unteren Teile der Hauptachse wie beim Kohlrabi.

Stengel und Stamm können verschiedene Richtungen einnehmen, ihre Art der Verzweigung ist mannigfaltig, ebenso auch die Form ihrer Querschnitte.

I. Der Richtung nach können Stengel und Stamm sein:
   a) **aufrecht**, wenn sie kerzengerade in die Höhe gehen,
   b) **aufsteigend**, wenn sie erst am Boden hinkriechen und sich dann nach oben richten,
   c) **windend**, wenn sie sich an festen Stützen schraubenförmig emporwinden, wie der Stengel der Bohne und des Hopfens.

II. Besondere Formen der Verästelung sind:
   a) **sparrig**, wenn die Äste, wie bei der Eiche, starr auseinanderweichen,
   b) **gedrungen**, wenn sie dicht zusammengedrängt stehen.

III. Der Querschnitt kann sein:
   a) **rund**,
   b) **drei- oder vierkantig**,
   c) **gerieft**, dann zeigt die Außenseite weniger tiefgehende Längsstriche.
   d) **gefurcht**, dann sind die Längsstriche tiefer.

Mitunter erleiden die Achsenorgane bedeutende Veränderungen, und so entstehen

1. Dornen.
2. Stammranken.
3. Ausläufer,
4. unterirdische Achsenorgane.

1. Verkümmern die Verzweigungen und verwandeln sich in spitze harte Körper, die dazu dienen, die Pflanzen vor den Angriffen von Weidetieren und anderen Pflanzenfressern zu schützen, so entstehen die **Dornen**. Sie dürfen aber nicht verwechselt werden mit den dem gleichen Zwecke dienenden **Stacheln**, die keine Stengelgebilde sind, sondern Gebilde der äußeren Hautschicht, und die sich leicht abziehen lassen.

2. Oft wird die Verzweigung fadenförmig, sie bildet dann die **Stammranke**, die sich in schraubenförmigen Windungen um fremde Körper herumwindet, um die Pflanze aufrechtzuhalten oder sie emporzuziehen und ihr so mehr Luftzutritt zu verschaffen. Ähnliche Organe sind die Blattranken bei der Erbse und Wicke, wo die Blattstiele zu einer Blattranke umgebildet sind (siehe Abb. 85).

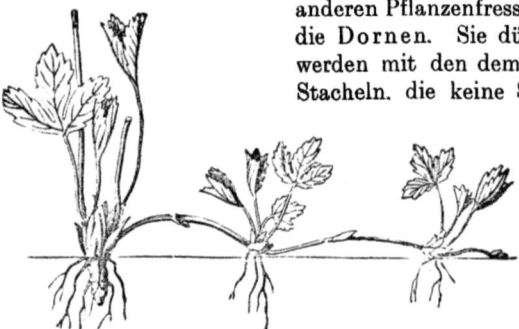

Abb. 71. Ausläufer der Erdbeere (Fragaria vesca).

3. Sind die Verzweigungen dünn und kriechen entweder dicht über der Erde oder unter der Erde hin, nennen wir sie **Ausläufer**. Die über der Erde hinkriechenden Ausläufer schlagen an den Berührungsstellen der Erde Wurzeln, und es entstehen neue Pflanzen, die sich nach einiger Zeit von der Mutterpflanze loslösen. Sie tragen so zur **Vermehrung der Pflanze** bei (Abb. 71).

4. Verschiedene unterirdische Achsenorgane wurden früher fälschlich zu den Wurzeln gezählt. Der Sprachgebrauch tut dies mitunter heute noch, da sie

sich von den oberirdischen Achsenorganen sehr unterscheiden und wurzelähnliche Gebilde darstellen. Es sind dies

a) Wurzelstöcke.

b) Knollen.

c) Zwiebeln.

d) Zwiebelknollen.

Alle diese Organe speichern Nahrungsstoffe in sich auf, die die Pflanze später verbraucht. Sie unterscheiden sich von den Wurzeln dadurch, daß sie Blätter, wenn auch nur sog. Nieder- oder Schuppenblätter, und Knospen tragen, während ihnen die Wurzelhaube fehlt.

a) **Wurzelstöcke** (Rhizóma, Rhizómata) nennen wir unterirdische Teile des Stengels. Sie sind mehrjährig, wachsen meist waagerecht im Boden fort, seltener senkrecht, in welchem Falle sie äußerst langsam wachsen und meist dick-rübenförmig sind, besitzen niemals wirkliche Laubblätter, sondern nur Schuppenblätter, und hängen in ihrem

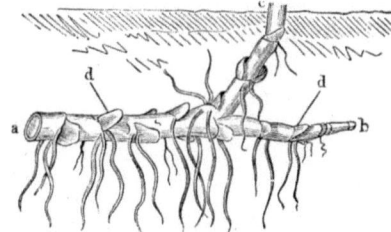

Abb. 72. Wurzelstock des Gottesgnadenkraut (Gratiola officinalis), *a b* Wurzelstock, *b* Terminalknospe, *c* der aus der Erde hervorbrechende Stamm, *d* Niederblatt.

Beginne fast immer mit einer Hauptwurzel zusammen. Gewöhnlich stirbt diese später ab, und der Wurzelstock ist dann durch Nebenwurzeln im Erdboden befestigt. Er trägt an seiner Spitze eine Knospe, die sich nach oben zu neuem Stengel entfaltet, wächst über diesen hinaus im Erdboden weiter, treibt wiederum eine Knospe und daraus einen Stengel, und nun stirbt das hintere Ende des Wurzelstockes fast in demselben Maß ab, wie es sich vorn weiter entwickelt. So wandert die Pflanze langsam vorwärts und gelangt in Boden, dem sie die Nahrungsstoffe noch nicht entzogen hat.

Die Schuppenblätter verschwinden gewöhnlich und hinterlassen nur Wülste und Ringe, an denen sich die Nebenwurzeln entwickeln (Abb. 72 und 73).

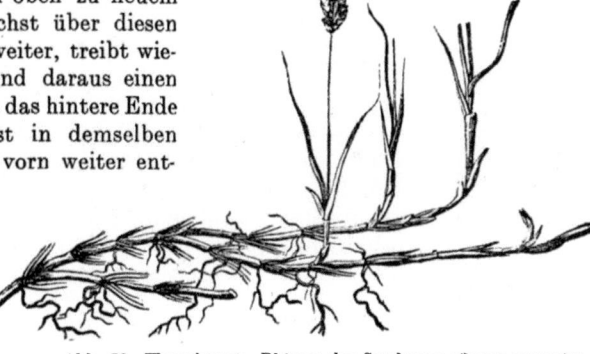

Abb. 73. Wurzelstock. Rhizom der Sandsegge (Carex arenaria).

b) **Knollen** (Tuber, Tubera) sind einjährige unterirdische, verdickte Stengelgebilde. **Stengelknollen**, die eine oder mehrere Knospen oder **Augen** tragen. Sie sind, wie die Kartoffel, aus unterirdischen Ausläufern und deren Verzweigungen durch Verdickung entstanden und sorgen für die Vermehrung der Pflanzen. Diese sterben im

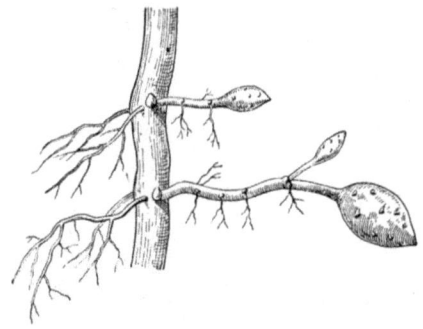

Abb. 74. Knollen der Kartoffelpflanze Solanum tuberosum).

Herbst ab, und aus den Knollen entwickeln sich im nächsten Frühjahr, je nach der Anzahl der vorhandenen Knospen, eine oder mehrere neue Pflanzen, denen die Knolle als Nahrung dient und die wieder neue Knollen treiben (Abb. 74).

c) **Die Zwiebel** (Bulbus, Bulbi) ist ein einjähriges unterirdisches Stengelorgan, und zwar eine unterirdische fleischige Knospe. Sie besteht aus dem teller- oder scheibenförmig verkürzten Achsenorgan, dem sog. Zwiebelboden oder Zwiebelkuchen, an dessen Unterseite sich Nebenwurzeln befinden, da

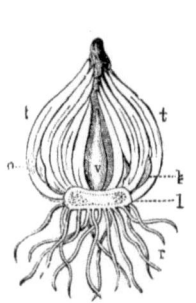
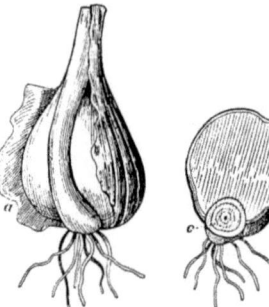
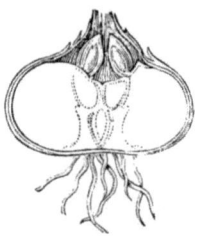

Abb. 75. Längsschnitt einer schaligen Zwiebel (Zwiebelboden, v Terminalknospe, b Brutzwiebeln, t Häute, r Nebenwurzeln.

Abb. 76. Knollzwiebeln von Colchicum autumnale. a zum Teil von der braunen Haut befreit, b Querdurchschnitt. c die zur neuen Knollzwiebel anwachsende Achse.

Abb. 77. Knollzwiebel des Safrans (Crocus sativus) im Höhendurchschnitt, über dem Zwiebelboden die Brutzwiebeln.

sich die Zwiebel im Gegensatz zur oberirdischen Knospe selbst ernähren muß. Auf der Oberseite sind dichtgedrängt fleischig gewordene Schuppenblätter, die sog. Zwiebelschalen, angeordnet, worin Nahrungsstoffe aufgespeichert sind, und deren äußere trocken und häutig geworden sind, um die Zwiebeln vor dem Anfressen durch Insektenlarven und andere Bodentiere zu schützen. Zwischen den Schuppenblättern wachsen kleine neue Knospen heran, die **Brutzwiebeln**, die zu selbständigen Zwiebeln werden und so für die ältere Zwiebel, die allmählich eintrocknet, Ersatz schaffen (Abb. 75).

d) **Knollzwiebel** (Bulbotuber, Bulbotubera) ist eine Zwiebel mit fleischig verdicktem Zwiebelboden, der nur mit einer oder wenigen Häuten umhüllt ist (Abb. 76 u. 77).

Das Blatt.

Wir haben verschiedene Arten der Blätter zu unterscheiden:

A. **Keimblätter**, auch **Samenblätter, Samenlappen, Kotyledonen** genannt.

B. **Niederblätter** oder **Schuppenblätter**.

C. **Laubblätter** oder kurzweg **Blätter** genannt.

D. **Hochblätter** oder **Brakteen**.

E. **Blütenblätter**.

A. **Keimblätter** (Cotyledo, Cotyledones) sind die ersten beim Keimen eines Pflänzchens erscheinenden Blätter. Sie sind schon im Samen vorhanden, bleich und infolge der Aufspeicherung von Nahrungsstoff für das heranwachsende Pflänzchen häufig fleischig. Bei den nacktsamigen Pflanzen, den Nadelhölzern, wo die Samenanlagen frei auf dem Fruchtblatt und nicht in einem geschlossenen Gehäuse liegen und so mit dem Licht in Berührung kommen, enthalten die Keimblätter bereits Chlorophyll, sind also nicht bleich. Sie treten bei den Samen entweder einzeln auf, wie bei den Einkeimblättern oder Monokotyledoneen, oder zu zweien, bei den Dikotyledoneen (Abb. 143, 144), oder gar zu mehreren in Form eines Quirles, wie bei manchen Nadelhölzern, den Koniferen, den Polykotyledoneen.

B. Niederblätter oder Schuppen (Squama, Squamae) sind meist bleich oder bräunlich und nicht grün gefärbt. Von einfachem Bau, weisen sie nicht, wie die Laubblätter, hervortretende Nerven oder Rippen auf und kommen sowohl unterirdisch, z. B. bei den Wurzelstöcken, als auch oberirdisch, z. B. bei den Knospen, vor. Sie sitzen breit am Stengel, dienen entweder als Schutzdecke gegen die Witterung, wie bei den Knospen, oder als Schutz gegen Insektenfraß, wie bei den Zwiebeln, oder auch als Aufspeicherungsort für Nahrungsstoffe.

C. Laubblätter (Folium, Folia) sind die eigentlichen, schlechtweg Blätter genannten Blattorgane. Sie stellen die oberirdischen, meist flach ausgebreiteten und größtenteils durch Chlorophyll grün gefärbten Ernährungsorgane der Pflanzen dar, durch die sie vermittels feiner Öffnungen gasförmige Nahrung aus der Luft, besonders Kohlenstoffdioxyd, aufnehmen. Dem Kohlendioxyd entziehen sie bei Gegenwart von Sonnenlicht den Kohlenstoff, den sie, gleich wie einen Teil des Sauerstoffs, zum Aufbau der Organe verwenden, während sie den überflüssigen Sauerstoff wieder abscheiden. Auf dieser Eigentümlichkeit beruht die große Wichtigkeit der Pflanzenwelt im Haushalte der Natur. Die Pflanzen verbrauchen die von den Tieren ausgeatmete Kohlensäure und führen dafür diesen neue Mengen von Sauerstoff zu. Ohne diese Wechselwirkung würde die Luft nach und nach derart mit Kohlensäure bereichert werden, daß dadurch das Leben der Tierwelt zur Unmöglichkeit würde. Diese Verarbeitung der Kohlensäure, die Assimilation des Kohlenstoffs, ist mit einer beständigen Verdunstung von Wasser verbunden, die desto mehr stattfindet, je größer die Wärme, je trockener die Luft ist. Der entstehende Wasserverlust wird jedoch ständig ersetzt, indem die Wurzel fort und fort Feuchtigkeit und darin gelöste Nährstoffe aufnimmt und diese durch die Achse bis in die Blätter geleitet werden.

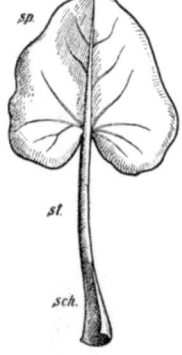

Abb. 78. Laubblatt (Folium). *sp* Blattfläche, *st* Blattstiel, *sch* Blattscheide.

Wird also durch die Blätter eine große Menge Sauerstoff der Luft zugeführt, so wird anderseits aber von allen Teilen der Pflanze und zu jeder Zeit aus der Luft auch Sauerstoff aufgenommen und Kohlendioxyd ausgeatmet. Diese Atmung der Pflanze, ohne die ein Leben der Pflanze nicht möglich ist, findet beständig, jedoch in bedeutend geringerem Maße statt als die Verarbeitung der Kohlensäure durch die Blätter.

Sind an der Pflanze die Blätter in größerer Anzahl vorhanden, so sind sie nur klein, wenn aber in geringerer Menge, so nimmt die Größe entsprechend zu. Meistens sind sie flach ausgebreitet, da sie auf viel Licht und Luft angewiesen sind, manchmal jedoch, wie bei den Nadelhölzern, prismatisch, kantförmig, oder wie bei den Zwiebeln zylindrisch, walzenförmig.

Das Blatt scheidet sich meist in drei Teile (Abb. 78):
1. Die Blattscheide oder Vagina.
2. Den Blattstiel oder Petiolus.
3. Die Blattfläche oder Lamina.

Es sind aber nicht immer alle drei Teile vorhanden. Häufig fehlt die Blattscheide oder auch der Blattstiel.

1. Die Blattscheide hat oft die Form einer Tute einer Ochrea (lat. ócrea = Beinschiene) (Abb. 79), wie bei den Knöterichgewächsen, oder sie macht sich bemerkbar durch bleiche, braune oder grüne kleine Auszweigungen, Nebenblätter, wie bei der Rose (Abb. 80), die manchmal abfallen, sobald sich die Blätter voll entwickelt haben.

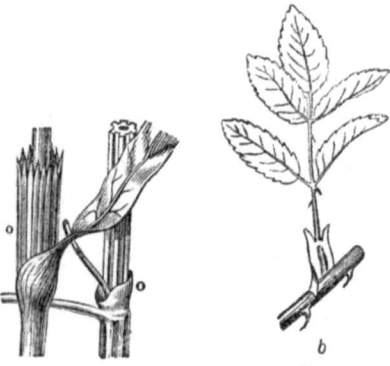

Abb. 79. Tute oder Ochrea.

Abb. 80. Rosenblatt mit Nebenblatt.

2. Der Blattstiel kann rund, kantig oder zweischneidig sein. Er hat meist eine rinnenförmige Vertiefung zum Ablaufen des Regens. Mitunter ist er geflügelt (Abb. s. Fol. Aurantii), oder er ist einer Blattfläche ähnlich verbreitert (Abb. 81). Fehlt er überhaupt, heißt das Blatt sitzend (Abb. 82).

3. Die Blattfläche teilt sich in zwei Seiten, eine Ober- oder Rückenseite und eine Unter- oder Bauchseite. Sie hat einen Blattgrund, diesem entgegengesetzt die Blattspitze und ferner einen Blattrand. Sie wird von Blattnerven oder Blattrippen durchzogen, die an der Unterseite deutlich hervortreten. Bei sitzenden Blättern laufen die Nerven unter sich parallel, bei gestielten entsendet ein Hauptnerv unter verschiedenen Winkeln Äste.

Die Blätter weisen eine äußerst große Verschiedenheit in der Gestalt auf. Um diese kennenzulernen, müssen sie von vielerlei Gesichtspunkten betrachtet werden, und zwar:

I. Die Blattform.
II. Die Konsistenz. Beschaffenheit.
III. Die Anheftung, die Insertion.
IV. Die Stellung des Blattes.

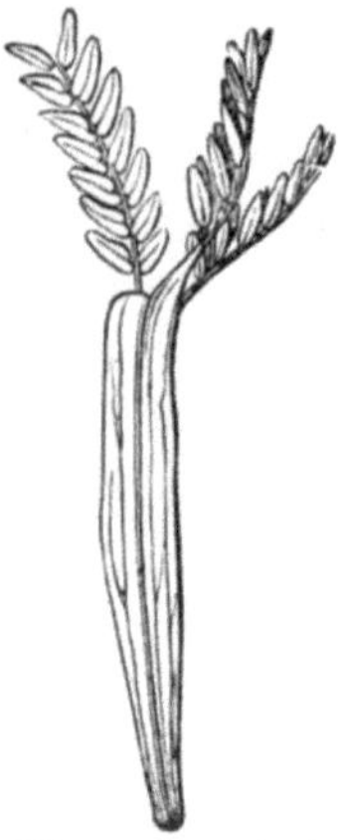

I. Die Blattform zeigt viele Mannigfaltigkeiten.

Sie äußert diese Verschiedenheiten:

1. in der Blatteilung,
2. beim Umfange,
3. beim Blattgrunde,
4. an der Blattspitze.
5. am Rande.

Abb. 81. Blattfläche ähnlich verbreiterter Blattstiel.

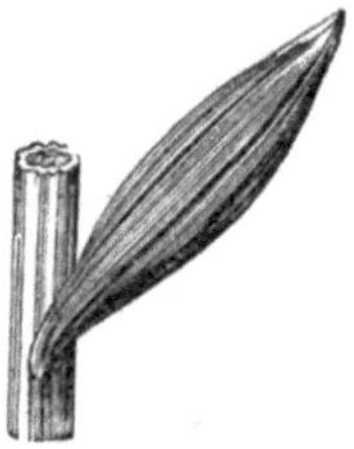

Abb. 82. Sitzendes Blatt.

6. in der Nervatur oder Berippung.

I 1. Hinsichtlich der Blatteilung ist das Blatt entweder einfach oder zusammengesetzt.

Einfach nennen wir es, wenn die Blattfläche ein zusammenhängendes Ganzes darstellt (Abb. 78).

Zusammengesetzt, wenn die Blattfläche aus völlig getrennten Teilblättchen besteht, deren Blattstielchen einer gemeinsamen Blattspindel entspringen. Der Zweck solcher Teilung ist, die Blätter vor dem Zerreißen durch Wind und Regen zu bewahren, anderseits aber auch, um an tiefer stehende Blätter Licht und Luft gelangen zu lassen (Abb. 83—89).

Das einfache Blatt kann folgende Formen zeigen, es ist:
a) **ungeteilt**, es hat keine tiefer gehenden Einschnitte.
b) **lappig** oder **gelappt**, es sind Einschnitte vorhanden, sie gehen aber nicht bis zur Mitte der Blattfläche.
c) **spaltig** oder **gespalten**, die Einschnitte reichen bis zur Mitte.
d) **teilig** oder **geteilt**, die Einschnitte gehen noch tiefer nach unten.

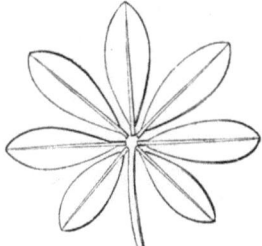

Abb. 83. Handförmiges Blatt.

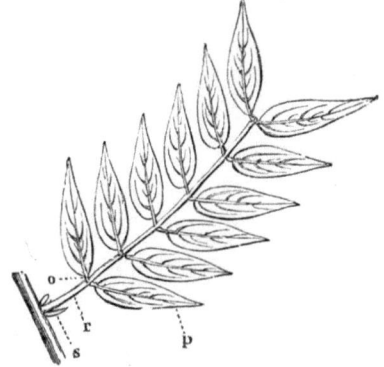

Abb. 84. Einfach und paarig gefiedertes sechspaariges Blatt (Sennesblätter) von Cassia angustifolia. *p* Fiederblättchen, *r* Blattspindel, *s* Nebenblättchen

Das zusammengesetzte Blatt kann sein:
a) **handförmig** oder **drei-, fünf- und siebenzählig**, es entspringen einem Punkte 3, 5 oder 7 Teilblättchen, die strahlenförmig auseinandergehen (Abb. 83).
b) **gefiedert** oder **fiederförmig**, die einzelnen Blättchen, die **Fiederblättchen**, stehen an den Seiten der Blattspindel. Trägt die Spitze

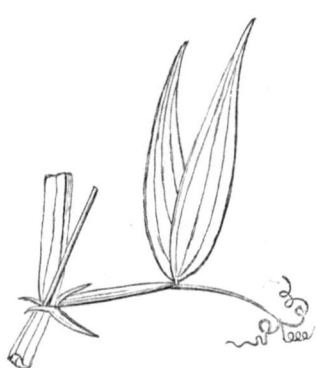

Abb. 85. Unpaarig gefiedertes Blatt von Lathyrus silvestris, Endfieder zu einer Ranke umgewandelt, metamorphosiert

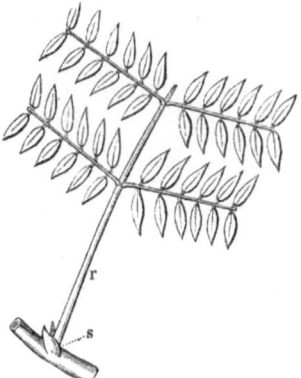

Abb. 86. Doppelt gefiedertes Blatt.

der Blattspindel ein Blatt, heißt das gefiederte Blatt **unpaarig gefiedert**, im andern Falle **paarig gefiedert** (Abb. 84—85 bzw. 87). Überragt das Blättchen an der Spitze die übrigen an Größe, nennen wir es **leierförmig gefiedert**. Sind die Fiederblätter abwechselnd größer oder kleiner, wie bei der Kartoffelpflanze, haben wir ein **unterbrochen gefiedertes Blatt**. Teilen sich die einzelnen Fiederblättchen nochmals fiederförmig, so heißt das Blatt **doppelt gefiedert**

(Abb. 86 u. 87), bei weiterer Fiederteilung **dreifach gefiedert** bzw. **vierfach gefiedert** (Abb. 88 u. 89).

12. Der Umfang weist hauptsächlich folgende Formen auf (Abb. 90 u. 91):
a) **kreisrund**,

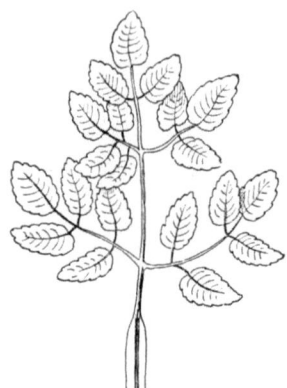 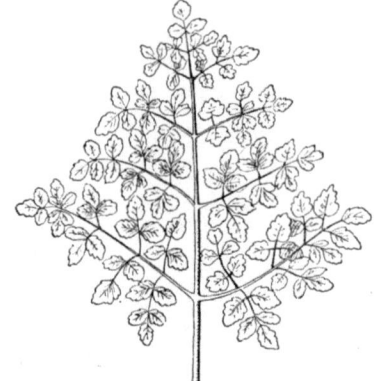

Abb. 87. Unpaarig doppelt gefiedertes Blatt.   Abb. 88. Unpaarig dreifach gefiedertes Blatt.

b) **oval**, das Blatt ist einhalbmal länger als breit.
c) **eiförmig**, das ovale Blatt ist am Grund breiter,
d) **verkehrt eiförmig**, das ovale Blatt ist an der Spitze breiter,
e) **lanzettlich**, das Blatt ist vier- bis fünfmal länger als breit.

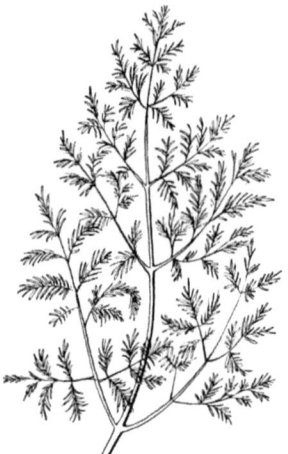

f) **lineal**, es ist lang und schmal,
g) **spatelförmig**, bei breiter Spitze wird das Blatt plötzlich nach dem Grunde zu schmal.
h) **keilförmig**.

3. Der Blattgrund kann sein:
a) **abgerundet** (Abb. 90, 4),
b) **herzförmig**, wenn er herzförmig ausgebuchtet ist,
c) **nierenförmig**, wenn die Ausbuchtung tief eingeschnitten ist und die Lappen des Grundes abgerundet sind.
d) **pfeilförmig**, wenn die Lappen des Grundes spitz nach hinten zu gerichtet sind (Abb. 91, 15),
e) **ungleichhälftig**, wenn die eine Seite des Blattes mehr ausgebildet ist als die andere, wie es häufig geschieht, um ein anderes Blatt nicht zu bedecken und so das Licht abzuschneiden.

Abb. 89. Unpaarig vierfach gefiedertes Blatt.

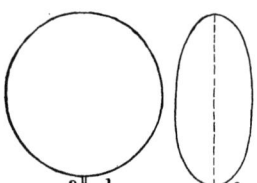 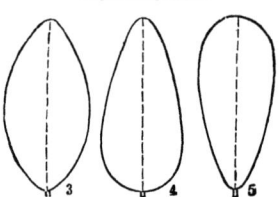 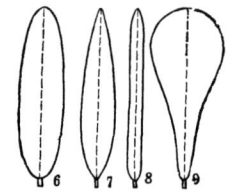

Abb 90 a. 1. Kreisrundes 2. eliptisches Blatt.   Abb. 90 b. 3. ovales, 4. eiförmiges 5. verkehrt eiförmiges Blatt.   Abb. 90 c. 6. längliches, 7. lanzettliches, 8. lineales 9. spatelförmiges Blatt.

I 4. Die Blattspitze kann sein:
   a) **abgerundet** (Abb. 90, 5),
   b) **spitz**, wenn die Seitenränder allmählich spitz zulaufen (Abb. 90, 7),
   c) **zugespitzt**, wenn die Spitze scharf abgesetzt ist,
   d) **ausgerandet**, wenn die Spitze etwas ausgebuchtet ist,
   e) **verkehrt herzförmig**, wenn die Ausbuchtung größer ist.
   f) **stachelspitzig**. wenn das Blatt ein Stachelspitzchen an der an und für sich stumpfen Spitze trägt.

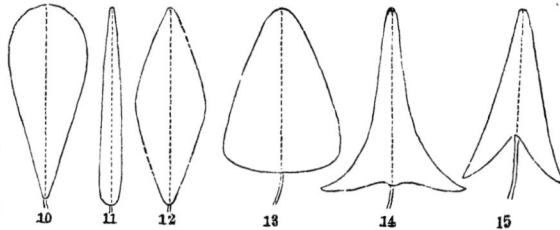

Abb. 91. 10. keilförmiges, 11. pfriemenförmiges, 12. rautenförmiges, 13. deltaförmiges, dem griechischen Delta Δ ähnlich, 14. spießförmiges. 15. pfeilförmiges Blatt.

I 5. Der Blattrand kann sein (Abb. 92):
   a) **ganzrandig**, ohne jeden Einschnitt,
   b) **gesägt**, fein, grob oder doppelt, die spitzen Vorsprünge. die Zähne sind nach vorwärts, der Blattspitze zu, gerichtet,
   c) **gezähnt**, und zwar fein, grob und doppelt, das Blatt ist mit geradeausgehenden spitzen Vorsprüngen versehen,
   d) **gekerbt**, das Blatt hat stumpfe, bogige Vorsprünge,
   e) **buchtig** oder **gebuchtet**, es zeigt abgerundete, nach innen gehende Einschnitte.
   f) **ausgeschweift**, das Blatt zeigt ganz schwach bogige Vorsprünge.

I 6. Die Verästelung der Nervatur oder Berippung kann sein:
   a) **handnervig**, am Grund des Blattes treten zugleich 3, 5 oder 7 Hauptnerven in die Blattfläche ein,
   b) **fußnervig**, nach rechts und links geht vom Grund aus je ein Hauptnerv ab, wovon sich nach der Spitze zu Seitennerven abzweigen,
   c) **fiedernervig**, es durchzieht ein Hauptnerv die Mitte des Blattes und entsendet nach den Seiten Nebennerven,
   d) **parallelnervig**, wenn mehrere gleichkräftige Nerven sich vom Grund zur Spitze hinziehen.

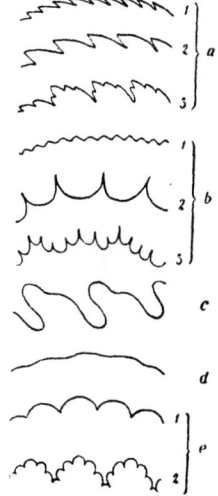

Abb. 92. *a* gesägt: 1. fein 2. grob, 3. doppelt, *b* gezähnt: 1. fein, 2. grob, 3. doppelt, *c* gebuchtet, *d* ausgeschweift, *e* gekerbt: 1. grob, 2. doppelt.

II. Auch die Konsistenz des Blattes zeigt Unterschiede, sie ist:
   a) **krautig**, wenn die Blätter nur eine einjährige Lebensdauer haben und zum Herbst absterben,
   b) **lederartig**, wenn sie den Winter überdauern, mit Entfaltung der neuen Blätter im nächsten Frühjahr abfallen, oder wenn sie mehrere Jahre ausdauern, wie die Nadeln mancher Nadelhölzer, die bis zu 12 Jahre alt werden,
   c) **dickfleischig-saftig**, wie die Blätter der Aloearten.
   d) manche Blätter **verholzen**, sie werden zu **Blattdornen**.

III. In bezug auf die Anheftung, die Insertion, ergeben sich die Formen:
1. **Das Blatt ist gestielt.** Der Blattstiel sitzt gewöhnlich in der Mitte des Blattgrundes; seltener in der Mitte der Blattfläche, in diesem Falle heißt das Blatt **schildförmig**.
2. **Das Blatt ist nicht gestielt**, es ist **sitzend**, die Blattfläche befindet sich unmittelbar am Stengel (Abb. 82). Es heißt:

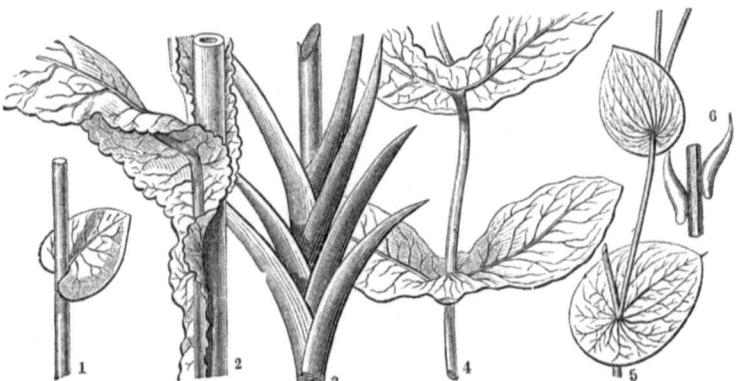

Abb. 93. 1. stengelumfassendes, 2. herablaufendes, 3. schwertförmiges Blatt, 4. zusammengewachsene Blätter. 5. durchwachsenes. 6. ringsum gelöstes Blatt.

a) **stengelumfassend**, wenn der Blattgrund mehr oder weniger um den Stengel herumgreift, ohne jedoch zusammenzuwachsen (Abb. 93, 1).
b) **durchwachsen**, wenn der Blattgrund um den Stengel herumgreift und zusammenwächst. Ein durchwachsenes Blatt darf nicht mit **zusammengewachsenen Blättern** verwechselt werden, wo zwei auf gleicher Höhe stehende Blätter mit dem Blattgrunde zusammengewachsen sind (Abb. 93, 5 u. 4).

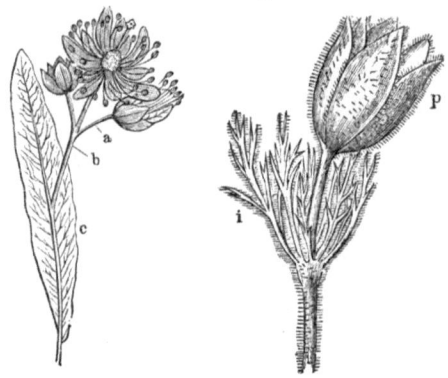

Abb. 94. Blütenstand der Linde. c Hochblatt. b gemeinschaftlicher Blütenstiel, a Blütenstielchen.

Abb. 95. Außenhülle (i) von Anemone pulsatilla. p Blüte.

c) **herablaufend**, wenn sich der Blattgrund mehr oder weniger am Stengel herabzieht (Abb. 93, 2).

IV. Die Stellung des Blattes ist:
a) **gegenständig**, wenn zwei Blätter in gleicher Höhe einander gegenüberstehen (Abb. 84), häufig führt diese Anordnung der Blätter zu einer **gekreuzten Blattstellung**, indem die folgenden Blätter die vorhergehenden rechtwinklig schneiden, also kreuzen,
b) **quirlständig oder wirtelförmig**, wenn 3, 4 oder mehr Blätter in gleicher Höhe um den Stengel herum entspringen,
c) **büschelig**, wenn 2, 3 oder mehr Blätter aus einem Punkte kommen, wie die Nadeln der Lärche,
d) **wechselständig**, wenn die Blätter in ungleicher Höhe entspringen,

aber alle durch eine gezogene schraubenförmige Linie getroffen werden
können,

e) zerstreut, wenn sie scheinbar ohne besondere Anordnung um den
Stengel herum angeheftet sind. In Wirklichkeit wiederholt sich innerhalb eines gewissen Raumes
dieselbe Anordnung, so daß
eine Unregelmäßigkeit nicht
vorhanden ist,

f) dachziegelig, wenn die
Blätter wie die Ziegel eines
Daches übereinanderfassen.

D. Hochblätter, Brakteen
(Bractea, Bracteae, dünnes Blättchen) gehören dem blütentragenden
Teile des Stengels an. Sie sind gewöhnlich kleiner als die Laubblätter
und weichen auch in der Farbe
häufig von diesen ab. Ihr Zweck
ist, der Blüte Schutz zu verleihen,
die Insekten zur Übertragung des
Blütenstaubes anzulocken, indem
sie ihnen als Stützpunkt dienen,
oder sie bilden für die reife Frucht
mit den Samen ein Flugmittel, um
die Früchte langsam zu Boden zu
geleiten und hierbei die Samen recht
weit auseinander zu verstreuen
(Abb. 94). Die Hochblätter treten
entweder einzeln oder zu mehreren
auf. Häufig sind sie zu einer Blütenhülle, einer sog. Außenhülle
(Abb. 95), zusammengewachsen, oder
sie bilden eine Blütenscheide
(Abb. 96). Auch die Spreublätter
der Kompositenblüten sind Hochblätter (Abb. 100).

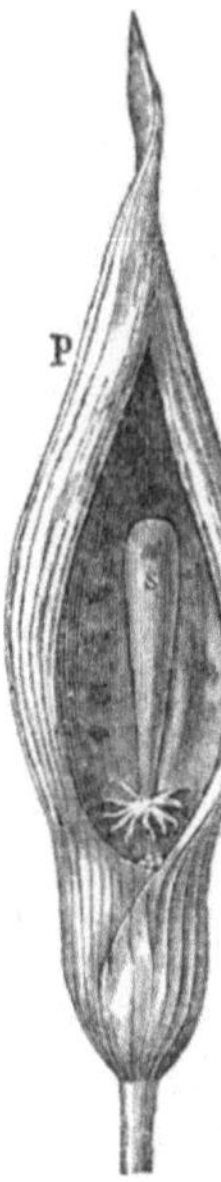

E. Blütenblätter. Es sind
Blätter, die zwecks Fortpflanzung
der Pflanze eine Veränderung, eine

Abb. 96. Blüten-
scheide (p) von
Arum macula-
tum. s Blüten-
kolben.

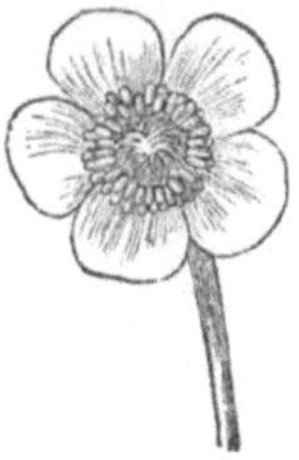

Abb. 97. Blüte von
Ranunculus acer.

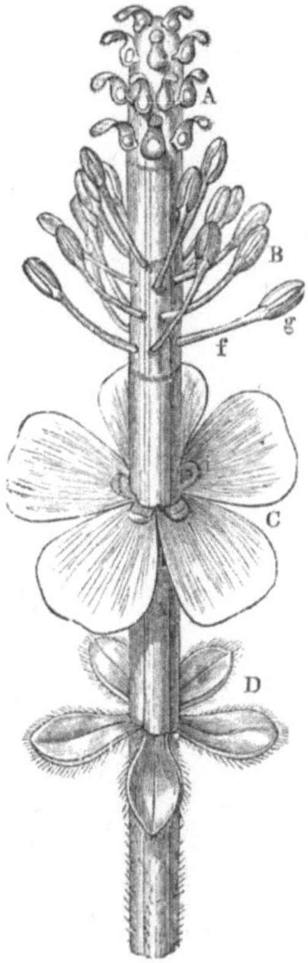

Abb. 98. Darstellung einer
Ranunkelblüte mit gedachter
Verlängerung der Blütenachse.
A Fruchtblätter, B Staub-
blätter, C Blumenblätter,
D Kelchblätter, f Staubfaden,
g Staubbeutel, i Honigbehälter
an den Blumenblättern.

Umgestaltung, eine Metamorphose erfahren haben, an denen aber die einzelnen Teile des Blattes noch mehr oder weniger erkennbar sind, und die in
ihrer Gesamtheit die Blüte darstellen.

Die Blüte.

Die Blüte ist ein aus umgestalteten, metamorphosierten Blättern zusammengesetztes Organ, das die Bestimmung hat, Samen zu bilden, durch die die
Fortpflanzung der Art geschieht (Abb. 97). Die Blüte befindet sich am Ende
einer Achse, die verkürzt ist und Blütenachse oder Blütenboden genannt wird. Auf diesem Blütenboden stehen die umgestalteten Blätter dichtgedrängt in Kreisen oder seltener in schraubenförmigen Windungen. Die

am vollkommensten ausgebildete Blüte ist aus folgenden Blattgebilden zusammengesetzt:
1. den Kelchblättern,
2. den Blumenblättern,
3. den Staubblättern, die vielfach in zwei Kreisen angeordnet stehen,
4. den Fruchtblättern (Abb. 98).

Immer aber ist die Anordnung, daß zu äußerst die Kelchblätter, dann die Blumenblätter, darauf die Staubblätter und ganz im Innern die Fruchtblätter stehen. Solche Stellung heißt unterweibig, da alle Blütenteile unterhalb der Fruchtblätter, der weiblichen Fortpflanzungsorgane angeordnet sind, indem diese sich in der Mitte des nach außen gewölbten Blütenbodens, also an der höchsten Stelle, befinden (Abb. 99a). Häufig aber ist der Blütenboden zu einem ringförmigen, trichterartigen Wall ausgewachsen, die Fruchtblätter stehen infolgedessen an der tiefsten Stelle. Man nennt solche Anordnung umweibig (Abb. 99b), wenn die Fruchtblätter frei sind, oberweibig aber, wenn sie die Höhlung ganz ausfüllen, mit dem Wall verwachsen sind (Abb. 99c).

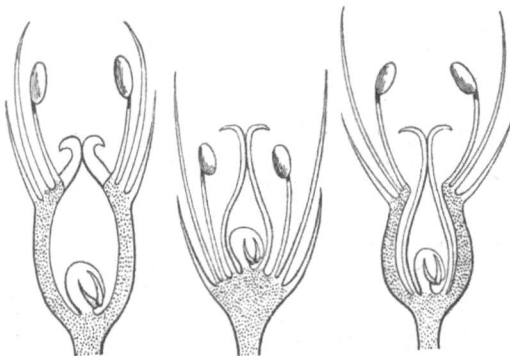

Abb. 99 a. Unterweibige Stellung. Abb. 99 b. Umweibige Stellung.
Abb. 99 c. Oberweibige Stellung.

Außer den vier genannten Teilen kommen häufig in der Blüte noch Honigbehälter, Nektarien, vor, die einen süßen Saft ausscheiden, der von den Insekten aufgesucht wird, ein Vorgang, der für die Fortpflanzung von oft großer Wichtigkeit ist. Diese Honigbehälter sind nicht als besondere Teile der Blüte anzusehen, sondern sie entwickeln sich an den Blattgebilden der Blüte, an den Staubblättern, den Fruchtblättern oder an dem Blütenboden als Auswüchse; so ist z. B. auch der Sporn am Blumenblatt des Veilchens ein Honigbehälter.

Anderseits sind nicht immer alle vier Teile in einer Blüte vorhanden, es können einzelne oder mehrere dieser fehlen. Kelchblätter und Blumenblätter, die gemeinsam mit Blumenhülle oder Perianth (peri = um, ánthos = Blüte) bezeichnet werden, beteiligen sich nicht unmittelbar, sondern nur mittelbar an der Fortpflanzung, sie schützen die übrigen Teile und begünstigen manchmal die Fortpflanzung dadurch, daß sie den Insekten als Stützpunkt dienen. Fehlen diese beiden Kreise, so ist die Blüte nackt, achlamydeisch, ohne Oberkleid (chlamýs = Oberkleid). Häufig trägt die Blüte anstatt der beiden Kreise nur einen Kreis. Solche Blütenhülle heißt Perigon (gónos = Sprößling). Ein Perigon hat größtenteils die Beschaffenheit der Blumenblätter, es ist blumenkronenartig, wie bei den Lilien.

Am wichtigsten sind die eigentlichen Fortpflanzungsorgane, die Staubblätter oder die männlichen Geschlechtsorgane und die Fruchtblätter oder die weiblichen Geschlechtsorgane. Sind beide Geschlechtsorgane in einer Blüte vertreten, heißt sie Zwitterblüte oder monoklin, einbettig (kline = Bett); sind aber nur weibliche oder nur männliche vorhanden, eingeschlechtig oder diklinisch, zweibettig. Hat die Blüte nur Staubblätter, ist sie männlich, dagegen weiblich, wenn sie nur Fruchtblätter trägt.

Sind männliche und weibliche Blüten auf ein und derselben Pflanze vertreten, nennt man die Pflanze einhäusig, monözisch (oíkos = Haus), dagegen zweihäusig, diözisch, wenn die eine Pflanze nur männliche Blüten trägt, eine zweite, vielleicht in größerer Entfernung wachsende, nur weibliche. Mitunter entwickelt eine Blüte sowohl Zwitterblüten als auch eingeschlechtige (Abb. 100) oder gar geschlechtslose oder unfruchtbare, wo männliche und weibliche Fortpflanzungsorgane fehlen, man nennt sie vielgeschlechtig, polygam (poly = viel, gámos = Ehe).

1. Die Kelchblätter, Sepala, kurzweg Kelch (Calix, Calices) genannt, sind gewöhnlich ungestielt, derb, klein und von grüner Farbe, mitunter aber auch bunt gefärbt, blumenblattartig, korollinisch (Abb.101),

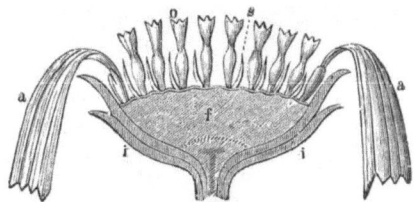

Abb. 100. Durchschnitt des Blütenstandes einer Komposite. *f* gemeinschaftlicher Blütenboden, *i* Hüllkelch, *s* Spreublätter, *a* diklinische Rand- oder Strahlblüten. *b* zwitterige Scheibenblüten.

oder, wie bei den Korbblütlern, haarförmig borstig, um der reifen Frucht als Flugmittel zu dienen. Der haarförmig-borstige Kelch heißt auch Pappus (Abb. 102).

Entweder besteht der Kelch aus nicht unter sich verwachsenen Kelchblättern, er ist frei, nicht verwachsen, mehrblättrig, oder diese sind zu einer Röhre zusammengewachsen, die oben in den Saum, d. h. in so viele Zipfel gespalten ist, wie ursprünglich Kelchblätter da waren. Sind die Zipfel des Saumes gleich groß, heißt der Kelch regelmäßig, dagegen unregelmäßig, wenn sie ungleich groß sind.

2. Die Blumenblätter (Petala = Blätter), kurzweg Blumenkrone (Corolla, Corollae = Kränzchen) genannt, liegen zunächst den Kelchblättern, sind von zarter Beschaffenheit, entweder weiß oder verschieden gefärbt. Die Verschiedenfarbigkeit entsteht durch sauerstoffhaltige Verbindungen, die Anthozyane (ánthos = Blüte, kýanos = blau) genannt werden.

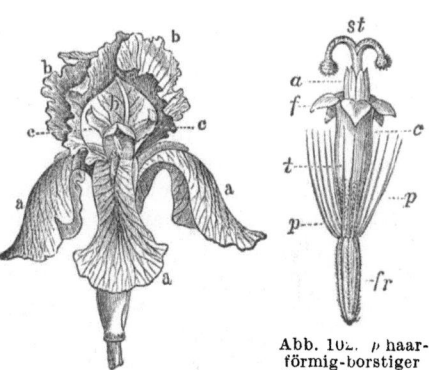

Abb. 101. *a* buntgefärbte, blumenblattartige Kelchblätter von Iris pallida, *b* Blumenblätter, *c* Narben.

Abb. 102. *p* haarförmig-borstiger Kelch einer Kompositenblüte, *fr* Fruchtknoten, *p* Pappus, *c* verwachsene Blumenkrone, *a* Staubbeutel, *st* Stempel.

Alle die verschiedenen Blumenblätterfarben führt man auf drei Grundstoffe zurück: a) das Pelargonidin, b) das Zyanidin, c) das Delphinidin. Diese Stoffe sind an die verschiedensten Körper, z. B. Zuckerarten, gebunden. Pelargonidin gibt gelbe, Zyanidin rote, das Delphinidin blaue bis violette Farbe. Jedoch verändern sich die Farben, je nachdem der Zellinhalt neutral, alkalisch oder sauer ist, so kann die durch Zyanidin entstandene rote Farbe durch Zusatz von Alkalien in blau übergeführt werden. Gleich den Kelchblättern sind sie entweder nicht verwachsen, oder sie sind unter sich verwachsen. Im ersten Falle gliedern sie sich häufig deutlich in den Blattstiel und die Blattspreite, indem sich der untere Teil plötzlich verschmälert, er heißt Nagel, der breitere Teil Platte (Abb. 103). Mitunter ist noch ein kleines Gebilde, die Ligula, vorhanden

(Abb. 103 c). Im übrigen können die Blumenblätter alle Formen haben, die wir bei den Laubblättern unterschieden haben.

Bei Verwachsung der Blumenblätter ist die Blumenkrone entweder regelmäßig nach allen Richtungen hin gleichmäßig ausgebildet, oder sie ist unregelmäßig.

Die regelmäßige Blumenkrone kann sein: röhrig, glockig (Abb. 104), trichterförmig (Abb. 105), tellerförmig.

Die unregelmäßige: zweilippig, wenn einer Oberlippe eine Unterlippe gegenübersteht (Abb. 106),

maskiert, wenn bei einer zweilippigen Blumenkrone die entstandene Öffnung, der Rachen, geschlossen ist (Abb. 107),

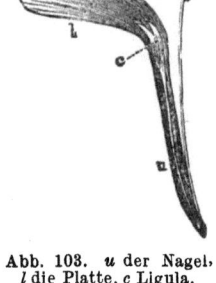

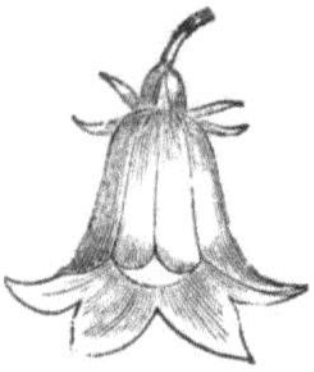

Abb. 103. *u* der Nagel, *l* die Platte, *c* Ligula.

Abb. 104. Glockige Blumenkrone der Glockenblume.

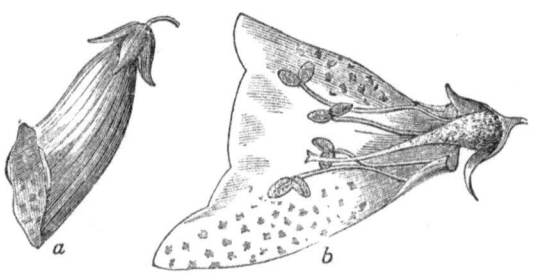

Abb. 105. *a* Trichterförmige Blumenkrone von Digitalis purpurea: *a* von außen gesehen, *b* der Länge nach aufgeschnitten.

schmetterlingsförmig, wenn die Blumenkrone aus fünf Blumenblättern besteht, einem oberen, der Fahne, zwei seitlichen, den Flügeln, und zwei unteren, die zu einem Schiffchen, Kiel oder Kahn verbunden sind (Abb. 108).

Mitunter bildet sich an der Blumenkrone durch Auswüchse an den Blumenblättern eine Nebenkrone, wie bei den Narzissen, die dazu dient, Schädigungen durch starken Regen abzuschwächen.

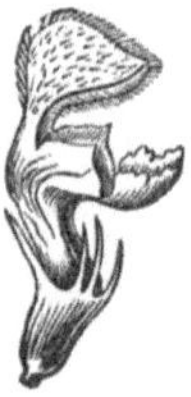

3. Die Staubblätter, Staubgefäße (Stamen, Stamina = Faden) stellen die männlichen Fortpflanzungsorgane dar. Sie bestehen aus einem stielartigen Träger, dem Staubfaden oder Filament, der dem Blattstiel entspricht, und einem verbreiterten Teile, dem Staubbeutel oder der Anthere (antherós = blumig), beim

Abb. 106. Blüte von Lamium album.

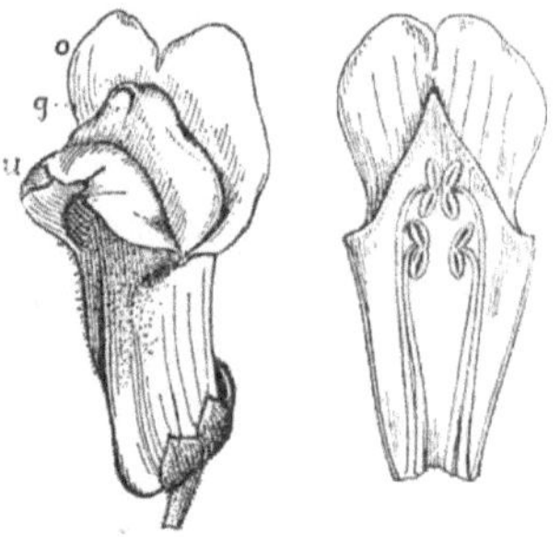

Abb. 107. Maskierte Blüte.

Laubblatte die Blattfläche. Der Staubbeutel, der wesentlichste Teil, setzt sich aus zwei Hälften zusammen, den Staubbeutelfächern oder Thecae (thēkē = Kasten, Lade), worin die Pollensäcke, für gewöhnlich je zwei, mit dem befruchtenden Blütenstaube, dem Pollen (Staub, Mehl), eingebettet liegen. Die Hälften der Anthere werden durch ein Mittelband, Konnektiv (lat. conecto = verbinden, verknüpfen), den obersten Teil des Staubfadens, miteinander verbunden (Abb. 109). Sie springen auf, und der Pollen wird verstäubt. Der Pollen, meist mikroskopisch kleine Körner von ganz verschiedenen Formen, kugelig, sechs- und achtflächig, walzen- und stäbchenförmig, ellipsenartig, birgt in doppelter Umhäutung den **Befruchtungsstoff**. Die innere Haut ragt häufig warzenartig aus der äußeren hervor (Abb. 110). Pollenkörner, die vorwiegend von den Insekten verbreitet werden, sind vielfach

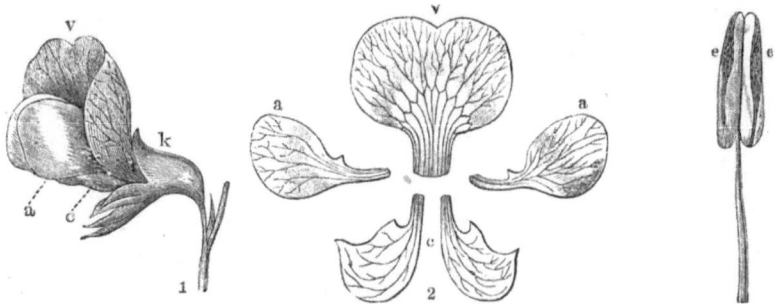

Abb. 108. 1. Schmetterlingsblüte. *v* Fahne, *a* Flügel. *c* Schiffchen. *k* Kelch. 2. Die einzelnen Blumenblätter.
Abb. 109. Staubblatt. *e* Staubbeutel.

größer, klebrig oder stachelig, die aber meist durch den Wind fortgeführt werden kleiner, trocken und nicht rauh.

Die Staubblätter sind entweder nicht untereinander verwachsen, frei, oder sie sind verwachsen, und zwar können die Staubfäden zu einer einzigen Röhre

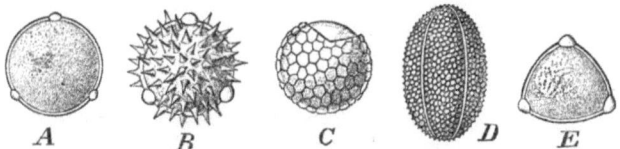

Abb. 110. Verschiedene Formen des Pollens (vergr.). *A* von Aloe, *B* Arnica, *C* Iris, *D* Acanthus, *E* Atropa belladonna.

(Abb. 111) oder zu zwei und mehr Bündeln sich zusammenschließen, dann bleiben die Staubbeutel gewöhnlich frei, anderseits können aber auch die Staubbeutel verwachsen, und die Staubfäden bleiben frei. In selteneren Fällen verwachsen die Staubfäden teilweise mit den Blumenblättern wie beim Maiglöckchen (Abb. 112). Die gesamten Staubblätter einer Blüte stellen das **Androeleum** (anér = Mann, oíkos = Wohnung) dar.

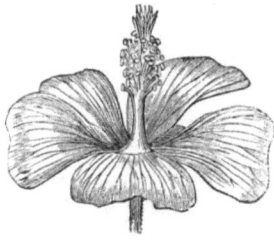
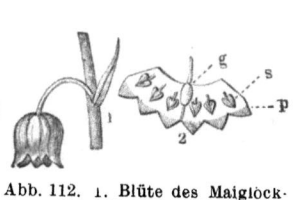
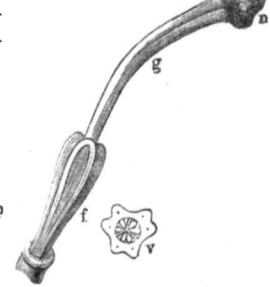

Abb. 111. Staubfäden der Malve zu einer Röhre verwachsen.
Abb. 112. 1. Blüte des Maiglöckchens. Convallaria majalis. 2. Dieselbe aufgeschnitten und ausgebreitet. *p* Perigon, Staubblätter *g* Griffel mit Narbe.
Abb. 113. Fruchtblatt von Lilium martagon. *f* Fruchtknoten, *g* Griffel, *n* Narbe, *v* Querdurchschnitt.

4. Die **Fruchtblätter**, auch **Karpellblätter**, **Karpiden** (karpós = Frucht) **Stempel, Pistill** genannt, stellen das weibliche Fortpflanzungsorgan, das **Gynaeceum** (gyné = Weib) dar. Sie wachsen mit den Rändern zu einem

Gehäuse zusammen, zu einem **Fruchtknoten**. Die Verwachsungsstelle heißt **Bauchnaht**, die Mittelrippe des Blattes **Rückennaht**. In dem Gehäuse befinden sich die **Samenanlagen** oder **Samenknospen** durch einen **Samenstrang** an einer **Samenleiste**, der **Plazenta**, lat. placenta = Kuchen, einer Verdickung der Fruchtknotenwand, oder einer inneren Scheidewand befestigt. Durch Auswachsen der Spitze des Fruchtblattes bildet sich der **Griffel**, der die **Narbe**

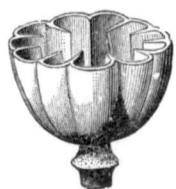
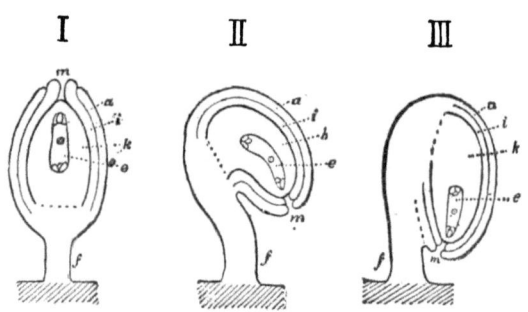

Abb. 114. Mehrfächeriger Fruchtknoten.

Abb. 115. Verschiedene Lage der Samenknospe. I. gerade, II. gekrümmte. III. umgewendete. *a* äußere *i* innere Hülle. *m* Keimmund. *e* Embryosack. *k* Kerngewebe.

trägt. So besteht ein Fruchtblatt also aus dem Fruchtknoten, dem Griffel und der Narbe (Abb. 113). In einer Blüte kann entweder nur ein Fruchtblatt vorhanden sein oder deren mehrere, die entweder alle zu einem oder zu so viel Fruchtknoten verwachsen, wie Fruchtblätter da sind.

a) Der **Fruchtknoten** (Ovarium, Ovaria, lat. ovum = Ei) ist hohl. Er ist entweder **einfächerig** oder dadurch, daß die Ränder der verschiedenen Fruchtblätter nach innen wachsen, durch Zwischenwände getrennt, **mehrfächerig** (Abb. 114). Die **Samenknospen** können zu vielen vorhanden sein oder nur einzeln. Sie bestehen aus zwei **Hüllen**, die nicht ganz geschlossen sind, sondern einen **Keimmund**, die **Mikropyle** (mikrós = klein, pýle = das Tor), offenlassen, um die Befruchtung zu ermöglichen, und einem **Kerngewebe**, **Endosperm** (spérma = Samen), worin sich der **Embryosack**, bryó = sprossen, treiben), mit dem **Pflanzenei** befindet. Je nach der Lage des Keimmundes nennt man die Samenknospe **gerade, umgewendet** oder **gekrümmt** (Abb. 115).

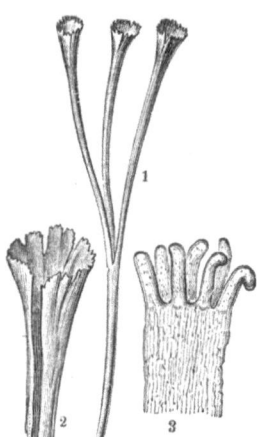

Abb. 116. Narbe von Crocus sativus (Safran). 1. Narbe, 1½mal vergr. 2. Narbe, 4fach vergr. 3. Ein Stück des Narbenrandes mit Erhabenheiten besetzt, 120fach vergrößert.

b) Der **Griffel** (Stylus, Styli) bildet die Fortsetzung der Fruchtknotenhöhlung. Er ist entweder hohl oder mit einem lockeren Gewebe gefüllt, das bei der Befruchtung sehr leicht durchbrochen werden kann. Häufig langgestreckt, fehlt er mitunter oder macht sich wie beim Mohn nur durch eine Einschnürung erkennbar. Die Narbe heißt dann **sitzend** (Abb. 130).

c) Die **Narbe** (Stigma, Stigmata) nennt man das oberste Ende des Fruchtblattes. Sie ist mit sehr vielen feinen Erhabenheiten und Haaren besetzt und sondert eine klebrige Flüssigkeit ab, um den Blütenstaub festzuhalten und das Auswachsen der Pollenschläuche zu veranlassen. Ihre Form weist viele

Die äußere Gestalt der Pflanzen. 71

Verschiedenheiten auf, z. B. ist sie **rund, scheibenförmig, pinselförmig, röhrenförmig, sogar blumenblattartig** (Abb. 116).
Die Blüte kann **sitzend** sein oder **gestielt**. Man nennt sie **gipfelständig, terminalis,** wenn sie sich am Ende des Pflanzenstengels oder eines Zweiges befindet, dagegen **winkelständig,** wenn sie aus dem Winkel kommt, den das Blatt mit dem Stengel bildet.

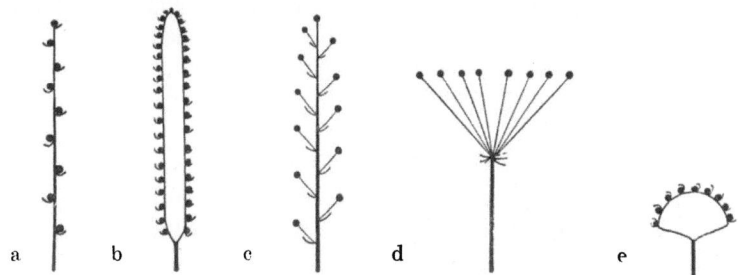

Abb. 117. Formen der Blütenstände. *a* Ähre, *b* Kolben, *c* Traube, *d* Köpfchen, *e* Dolde.

Entweder tritt sie **einzeln** auf oder zu mehreren, zu einem **Blütenstande vereinigt.** Diese Blütenstände weisen mannigfache Formen auf, die in zwei Abteilungen getrennt werden können:

I. **Traubige Blütenstände:**
Die Hauptachse trägt meist keine Endblüte, wächst deshalb unbegrenzt fort und erzeugt seitliche Nebenachsen.

II. **Trugdoldige Blütenstände:**
Die Hauptachse trägt eine Endblüte. Unter der Endblüte zweigen sich ein

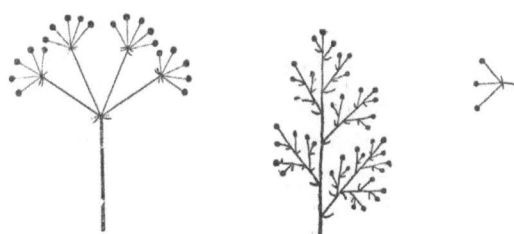

Abb. 118. Zusammengesetzte Tolde.   Abb. 119. Rispe.   Abb. 120. Zweigliedrige Trugdolde.

oder mehrere Seitensprossen ab, die gleichfalls mit einer Endblüte abschließen.

I. Die traubigen Blütenstände teilen wir wieder ein in:
 1. **einfache,** wo die Seitenachse, ohne sich zu verzweigen, sofort eine Blüte trägt (Abb. 117),
 2. **zusammengesetzte,** wo die Seitenachsen sich nochmals verzweigen und erst dann eine Blüte treiben (Abb. 118).

I. 1. Einfach traubige Blütenstände sind: a) die **Ähre,** b) der **Kolben,** c) die **Traube.** Bei ihnen ist die Hauptachse, die **Spindel,** verlängert.
 a) Bei der Ähre sitzen ungestielte Blüten an einer dünnen Spindel (Spica).
 b) Ein Kolben ist eine Ähre mit verdickter Spindel (Spadix).
 c) Bei einer Traube ist die Spindel dünn, die Blüten sind gestielt (Racemus).

Einfach traubige Blütenstände mit verkürzter Spindel sind:
a) das Köpfchen.
b) die Dolde.

a) Beim Köpfchen (Capitulum) sitzen auf verkürzter, kugliger, scheibenförmiger oder napfförmiger Spindel nichtgestielte Blüten dicht beieinander. Mitunter wird das ganze Köpfchen von einem Hüllkelch aus Hochblättern umgeben, daß der Blütenstand wie eine einzige Blüte aussieht, z. B. bei der Kamille.

b) Bei der Dolde (Umbella) entspringt an der verkürzten Spindel, die gewöhnlich keine Endblüte trägt, eine Anzahl langgestielter Blüten.

I. 2. Zusammengesetzte traubige Blütenstände sind:

a) die zusammengesetzte Dolde,
b) die zusammengesetzte Ähre.

Die zusammengesetzte Dolde entsteht dadurch, daß sich die Zweige der Dolde nochmals doldig abzweigen (Abb. 118). Diese Art der Dolde kommt häufiger vor als die einfache Dolde. Es ist die Form der Doldenpflanzen, der Umbelliferen.

Bildet die einfache Ähre in Verzweigungen nochmals Ähren, ergibt dies eine zusammengesetzte Ähre. Eine zusammengesetzte Traube wird oft als Rispe bezeichnet (Abb. 119).

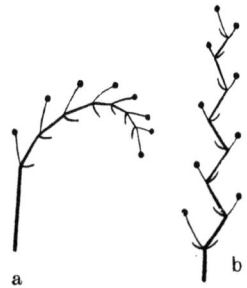

Abb. 121.
a Schraubel, b Wickel.

II. Die trugdoldigen Blütenstände unterscheiden wir in:
1. solche ohne Scheinachse: a) die Trugdolde, b) das Dichasium.
2. solche mit Scheinachse: a) Schraubel, b) Wickel.

II. 1. a) Von einer mehrgliedrigen Trugdolde sprechen wir, wenn unterhalb der Endblüte der Hauptachse drei oder mehr unter sich gleiche Nebenachsen entstehen. Dieser Blütenstand ist von der echten zusammengesetzten Dolde dadurch zu unterscheiden, daß bei der echten Dolde die randständigen Blüten schon verblüht sind, wenn die inneren erst aufblühen, während es bei der Trugdolde gerade umgekehrt ist.

II. 1. b) Entspringen unterhalb der Endblüte zwei gleichkräftige Seitenachsen auf gleicher Höhe, nennen wir den Blütenstand ein Dichasium oder zweigliedrige Trugdolde (Abb. 120).

II. 2. Bei trugdoldigen Blütenständen mit Scheinachsen entsteht stets nur eine Seitenachse. Geschieht dies immer auf derselben Seite, heißt der Blütenstand Schraubel, wenn aber abwechselnd auf der entgegengesetzten Seite, nennt man ihn Wickel (Abb. 121).

Die Frucht.

Zwischen Blüte und Frucht liegt der Vorgang der Befruchtung des weiblichen Fortpflanzungsorgans, da erst hierdurch die Fortpflanzung möglich wird. Die Befruchtung geschieht dadurch, daß der Pollen auf die Narbe gelangt. Bei vielen Zwitterblüten fällt der Pollen auf die Narbe derselben Blüte, bei andern aber tritt Fremdbestäubung ein, d. h. der Pollen der Blüte wird durch den Wind, das Wasser, Insekten oder durch gewisse Vögel auf die Narbe einer anderen Blüte übertragen. Fremdbestäubung ist in vielen Fällen unbedingt erforderlich, da der Pollen derselben Blüte hier nicht befruchtend wirkt. In andern Fällen wieder wirkt sie kräftiger als die Bestäubung durch den Pollen derselben Blüte. In solchen Blüten sind Einrichtungen geschaffen, um Selbstbestäubung zu verhindern, sie aber noch zu ermöglichen, wenn Fremdbestäubung ausbleibt. Auch die Trennung der eingeschlechtigen, der einhäusigen und zweihäusigen bezweckt Fremdbestäubung herbeizuführen.

Um Insekten zur Übertragung des Pollens anzulocken, dienen die Farbe der Blumenblätter, der Geruch und der Honig. Auch die Lage des Honigs ist von besonderem Werte für die Befruchtung, ebenso der Bau der Blüten, der es mitunter nur bestimmten Insektengattungen gestattet, den Honig herauszuholen, z.B. den Schmetterlingen mit den langen Rüsseln. Wie die Übertragung des

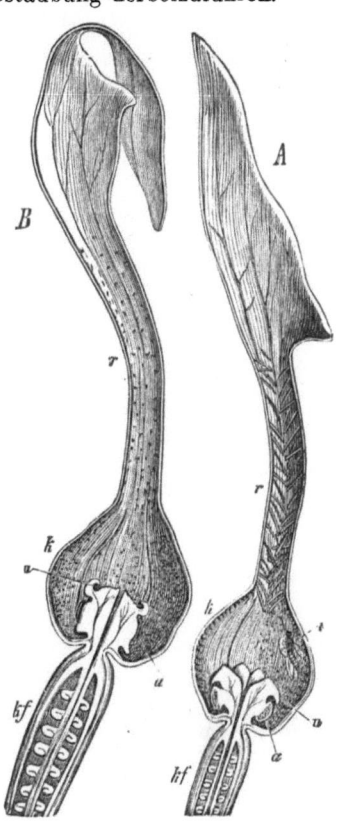

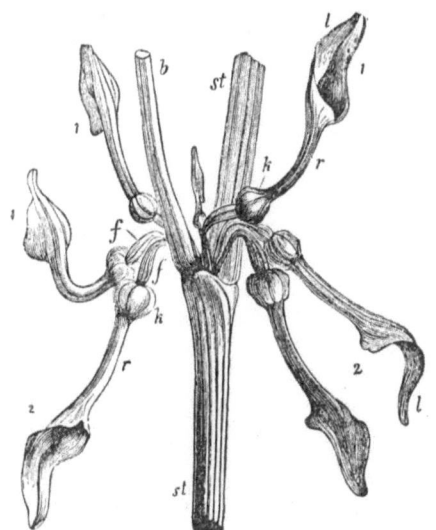

Abb. 122. Aristolochia clematitis. *s* Stengel, *b* Blattstiel. 1. achselständige aufrechte unbefruchtete Blüte. 2. achselständige befruchtete gesenkte Blüte. *k* Erweiterung der Perigonröhre. *f* Fruchtknoten.

Abb. 123. Aristolochia clematitis. Osterluzeiblüte. *A* vor der Bestäubung. *B* nach der Bestäubung (nach Sachs), vergrößert. *n* Narbe. *a* Staubbeutel

Pollens durch Insekten stattfinden kann, soll am Osterluzei (Aristolochia clematitis) erkannt werden. Bei der Osterluzeiblüte ist die Narbe früher reif als der Pollen. Die Insekten kriechen durch die Röhre des Perigons, die mit abwärts gerichteten Haaren bekleidet ist, ungehindert ein, streifen den mitgebrachten Pollen auf die Narbe ab, können aber nicht wieder hinaus, da die abwärts geneigten Haare den Austritt verwehren und sich nicht, wie beim Einkriechen, zur Seite drängen lassen. Die Narbe klappt infolge der Befruchtung nach oben, um nicht neuen Pollen aufzunehmen, und der Staubbeutel ist jetzt befähigt, den Pollen zu entleeren. Das gefangene Tier sucht überall den Ausgang, kriecht auch nach unten und wird mit dem Pollen bestäubt. Jetzt schrumpfen die Haare zusammen, das Insekt kriecht mit Pollen beladen heraus, um in einer andern Osterluzeiblüte denselben Vorgang durchzumachen. Damit die befruchtete Blüte nicht nochmals von einem Insekt aufgesucht werden kann, senkt sich die bis dahin aufrecht stehende Blüte und schließt sich durch einen Teil des Perigons (Abb. 122 u. 123). Die Befruchtung selbst geht nun folgendermaßen vor sich (Abb. 124). Der Pollen gelangt auf die Narbe, erzeugt hier einen Pollenschlauch, der durch den Griffel hindurch in die Fruchtknotenhöhle und weiter durch den Keimmund bis zum Embryosack wächst. In ihm befindet sich das eigentliche Ei, das befruchtet wird und den Embryo, das neue Pflänzchen bildet. Außerdem entsteht aus dem Kerngewebe, das außer dem Embryosacke die Samenknospe anfüllt, Nährstoff, der dem Embryo beim Keimen zur Nahrung dient. So erleidet die ganze Samenanlage eine Umwandlung, sie wird zum Samen. Aber auch der übrige Teil des weiblichen Fortpflanzungsorgans erfährt eine Veränderung, ja sogar mitunter auch andere Teile der Blüte; es bildet sich die Frucht. Mit Frucht bezeichnen wir demnach die infolge der Befruchtung während der Samenreife umgebildeten Fruchtblätter mit den reifen Samen. Die Früchte sind von den Samen äußerlich auch dadurch zu unterscheiden, daß sich an den Früchten noch Reste von Griffel und Narbe erkennen lassen, sehr deutlich z. B. bei den Früchten der Doldengewächse. Haben sich bei der Fruchtbildung noch andere Teile als die Fruchtblätter. z. B. der Blütenboden, beteiligt, ergibt dies eine **Scheinfrucht**, auch **Halbfrucht** genannt.

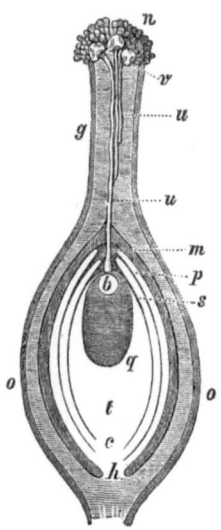

Abb. 124. Schematische Figur, die Befruchtung zeigend. *n* Narbe, *v* Pollenkörner, *u* Pollenschläuche von welchen einer bereits durch das Keimloch (*m*) eingedrungen ist und sich an den Keimsack (*q*) angelegt hat. In diesem ist ein Keimbläschen (*b*) schon zu einem Embryokügelchen umgebildet, *p* äußere, *s* innere Hülle, *t* Nährgewebe, *c* innerer, *h* äußerer Nabel.

Bei der Entstehung der Frucht wird die Wand des Fruchtknotens zur **Fruchtschale** (Perikarp), bei der sich gewöhnlich drei Schichten unterscheiden lassen, die äußere (**Exokarp**), eine mittlere (**Mesokarp**) und eine innere (**Endokarp**). Die Veränderungen, die die Fruchtknotenwand bei der Fruchtbildung erleidet, führen zu mannigfachen Formen, die sich in zwei große Gruppen teilen lassen, in:

I. **trockene Früchte**, bei denen die Fruchtschale holzig oder lederartig geworden ist;
II. **saftige Früchte**, wo die Fruchtwand saftig bleibt oder gar fleischig geworden ist.

I. Bei den trockenen Früchten springt bei der Reife die Fruchtschale entweder nicht auf, sie umhüllt den einzelnen Samen schützend bis zur Keimung, wir haben dann **Schließfrüchte**, oder die Fruchtwand springt auf und entläßt die gewöhnlich in größerer Anzahl vorhandenen Samen; wir nennen solche Früchte **Springfrüchte**.

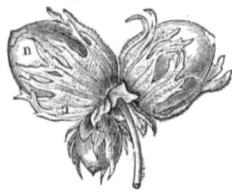

Abb. 125. Frucht vom Haselstrauch (Corylus avellana) korys = Halm.

A. Die trockenen Schließfrüchte müssen wir in solche unterscheiden, die überhaupt nur einen Samen enthalten, wie die **Nuß**, die **Achäne** (a-chaíno = ich klaffe, öffne nicht) und die **Karyopse** (káryon = Nuß, ópsis = Aussehen) und in solche, wo die Frucht bei zwei Samen der Länge oder der Quere nach in zwei einsamige **Teil-** oder **Spaltfrüchtchen**, **Merikarpien** (méros = Teil, karpós = Frucht) zerfällt.

a) Bei einer **Nuß** ist die Fruchtschale hart, holzig und dick, wie bei der Haselnuß (Abb. 125).

Die äußere Gestalt der Pflanzen. 75

b) Bei der **Achäne** ist die Fruchtschale lederartig zähe und dünn. Der Same liegt dicht an der Fruchtschale, wie bei den Korbblütlern.
c) Die **Karyopse** ist von gleicher Beschaffenheit wie die Achäne, nur ist hier die Fruchtschale häutig, wie bei den Getreidearten.
d) **Spaltfrüchte** sind die Früchte der Doldengewächse, wie Anis, Fenchel und Kümmel (Abb. 126). Sie sind aus zwei Fruchtblättern entstanden, und da sie in zwei Teile zerfallen, werden sie auch als **Doppelachäne** bezeichnet.

B. **Trockene Springfrüchte** springen der Länge oder der Quere nach auf,

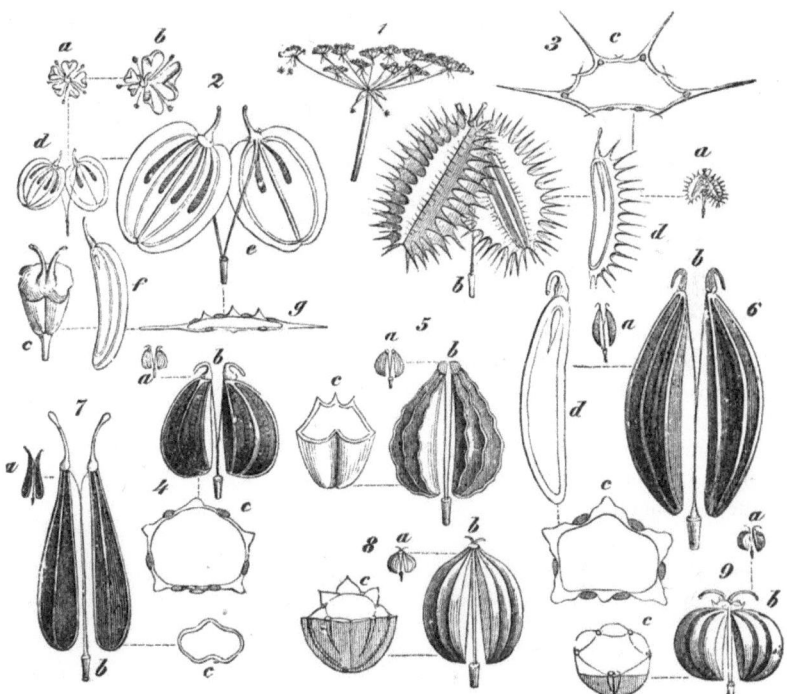

Abb. 126. Spaltfrüchte der Doldengewächse. 1. Zusammengesetzte Dolde mit einer Hülle (*) und mit Hüllchen (**) an dem Döldchen, 2. Heracleum sphondylium (Bärenklau), 3. Daucus carota (Mohrrübe), 4. Petroselinum sativum (Petersilie), 5. Conium maculatum (gefleckter Schierling), 6. Carum carvi (Kümmel), 7. Chaerophyllum temulum (betäubender Kälberkropf), 8. Aethusa cynapium (Hundspetersilie), 9. Cicuta virosa (Wasserschierling).

mitunter auch in kleinen Öffnungen, in Poren. Es kommen hauptsächlich vor:
a) Balgfrucht c) Schote,
b) Hülse, d) Kapsel.

a) Die **Balgfrucht** (Folliculus = Ledersack) wird von nur einem Fruchtblatte gebildet, ist einfächerig und springt an der Bauchseite auf, wie die Einzelfrucht des Sternanises (Abb. 133).
b) Die **Hülse** (Legumen), ebenfalls einfächerig, auch aus nur einem Fruchtblatt entstanden, springt an der Bauch- und Rückennaht auf, wie die Frucht der Erbse oder der Bohne (Abb. 127).
c) Die **Schote** (Siliqua), aus zwei Fruchtblättern hervorgegangen, ist zweifächerig, springt von unten auf, indem eine Scheidewand, die die

76 Abriß der allgemeinen Botanik.

beiden Fächer trennt, stehen bleibt, wie bei der Frucht des Rapses (Abb. 128). Ist die Schote nicht doppelt so lang wie breit, so heißt sie Schötchen (Silicula), z. B. beim Hirtentäschel (Abb. 129).

d) Die Kapsel, aus mehreren Fruchtblättern entstanden, ist je nach der

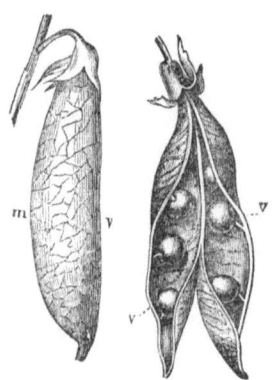
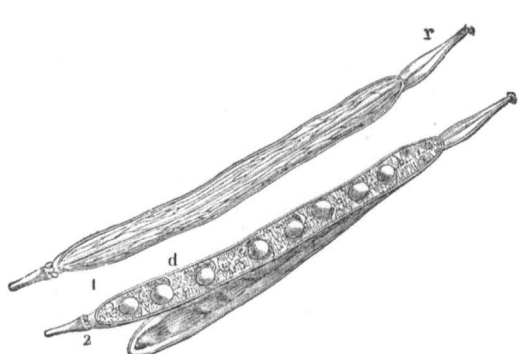

Abb. 127. Hülsenfrucht (Legumen) von Pisum sativum (Erbse).

Abb. 128. Schote. Dieselbe aufgesprungen und eine Klappe davon entfernt, um die Scheidewand und die daran sitzenden Samen zu zeigen.

Verwachsung dieser einfächerig oder mehrfächerig. Sie springt durch Längsrisse oder durch Querrisse auf, mitunter, wie bei der Mohnkapsel, in Poren, indem sich aus der Fruchtschale kleine Stückchen loslösen (Abb. 130). Bei der Büchsenfrucht, auch Deckelkapsel genannt, springt der obere Teil der Kapsel gleichsam als Deckel ab (Abb. 131).

II. Die saftigen Früchte können ebenfalls in 1. Schließ- und 2. in Springfrüchte eingeteilt werden.

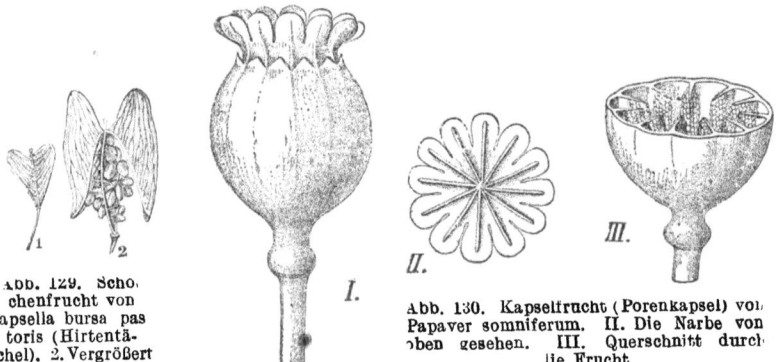

Abb. 129. Schötchenfrucht von Capsella bursa pastoris (Hirtentäschel). 2. Vergrößert und aufgesprungen.

Abb. 130. Kapselfrucht (Porenkapsel) von Papaver somniferum. II. Die Narbe von oben gesehen. III. Querschnitt durch die Frucht.

Schließfrüchte sind a) die Steinfrucht, b) die Beere.
1. a) Bei der Steinfrucht (Drupa, von drépo = pflücken) ist die äußere Schicht der Fruchtschale hautartig, die mittlere fleischigsaftig, während die innere infolge Verholzung einen harten Steinkern bildet, der den Samen bis zur Keimung einschließt (Pflaume, Kirsche).

b) Bei der Beere (Bacca) ist die äußere Schicht der Fruchtschale häutig, wie bei der Stachelbeere, oder derb, wie beim Kürbis (Kürbisfrucht), die übrige Schicht jedoch fleischigsaftig. In dem Fleische liegen die Samen eingebettet.

Die äußere Gestalt der Pflanzen. 77

2. Bei den saftigen Springfrüchten ist die Fruchtschale größtenteils nicht so saftig wie bei den Schließfrüchten. Bei der Reife trocknet die Fruchtschale ein und springt auf. Eine besondere Form ist die Walnußfrucht, wo die Fruchtschale aus einer aufspringenden und einer holzigen, nicht aufspringenden Schicht besteht.

Wurden alle diese Fruchtformen immer nur aus einer einzelnen Frucht gebildet, so gibt es anderseits auch Früchte, Sammelfrüchte, die dadurch entstanden sind, daß in einer Blüte mehrere Fruchtblätter vorhanden waren,

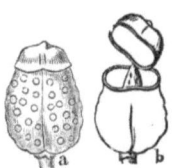
Abb. 131. Büchsenfrucht.

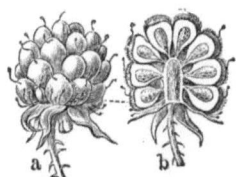
Abb. 132. Sammelfrüchte. a Himbeere. b Himbeere im Längsschnitt.

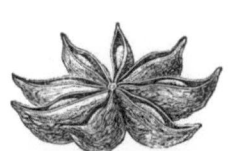
Abb. 133. Sammelfrucht von Illicium verum (Sternanis). Die einzelnen Früchtchen: Balgfrüchte.

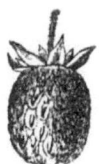
Abb. 134. Erdbeere.

die nicht zu einem gemeinsamen Fruchtknoten verwachsen sind, sondern wo jedes Fruchtblatt für sich einen Fruchtknoten darstellt, der infolge der Befruchtung zur Frucht geworden ist, wie die Sternanisfrucht oder die Himbeere und Brombeere, wo die einzelnen Fruchtknoten fleischig geworden sind (Abb. 132 u. 133).

Außer den bisher besprochenen echten Früchten kommen noch unechte Früchte, Scheinfrüchte, Halbfrüchte vor, dadurch hervorgegangen, daß noch andere Teile der Blüte als die Fruchtblätter zur Bildung beigetragen

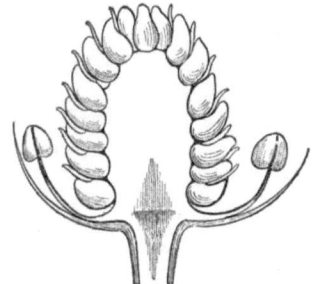
Abb. 135. Blüte von Fragaria vesca (Erdbeerblüte) längsdurchschnitten.

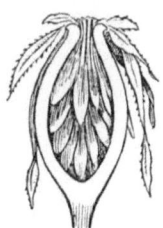
Abb. 136. Scheinfrucht von Rosa canina (Hagebutte) im Längsschnitt.

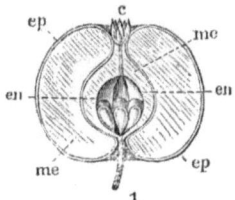
Abb. 137. Scheinfrucht des Apfelbaumes (Pirus malus). Längsschnitt. c Reste des Kelches, en, me, en Schichten der Fruchtwand.

haben. Solche Scheinfrüchte entstehen aus einer einzelnen Blüte wie die Erdbeere, die Hagebutte und die Apfelfrucht, aber auch die aus einem Blütenstande wie die Feige, die Maulbeere und die Ananasfrucht hervorgegangenen Fruchtstände werden öfter als Scheinfrüchte bezeichnet, indem der Teil, auf dem die Einzelfrüchte sitzen, fleischig geworden ist.

Bei der Erdbeere ist der kegelartige Blütenboden fleischig geworden und trägt auf seiner Oberfläche die Nüßchenfrüchte (Abb. 134 u. 135).

Bei der Hagebutte, der Frucht der Rose, ist der trichterförmige Blütenboden fleischig geworden und birgt die Nüßchenfrüchte in sich (Abb. 136).

Bei der Apfelfrucht, wozu auch Birne und Quitte zu rechnen sind, ist nur das innere Gehäuse aus dem Fruchtblatte gebildet, während sich das äußere

Fleisch durch fleischige Verdickung des trichterförmigen Blütenbodens entwickelt hat (Abb. 137).

Bei der Feige hat sich die krugförmige Blütenspindel des weiblichen Blütenstandes fleischig verdickt und umschließt bei der Fruchtreife die Nüßchenfrüchte des Fruchtstandes (Abb. 138).

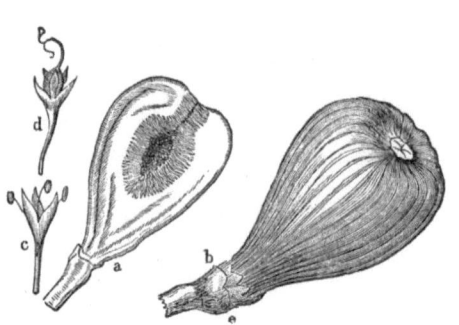
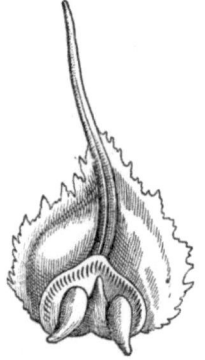

Abb. 138. Fruchtstand des Feigenbaums (Ficus carica). *a* Längsschnitt, die darin sitzenden Blüten zeigend, *b* die Scheinfrucht. *c* männliche Blüten, *d* weibliche Blüten.

Abb. 139. Nicht zu einem Fruchtknoten verwachsenes Fruchtblatt.

Bei der Maulbeere sind die Perigone der weiblichen Blüte zusammengewachsen und fleischig geworden.

Die Ananasfrucht ist ein fleischiger Fruchtstand, der an der Verlängerung der Achse eine Blattkrone trägt.

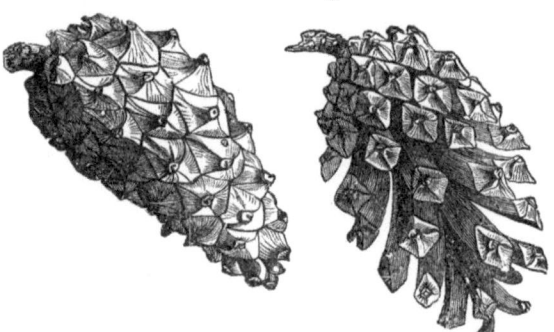
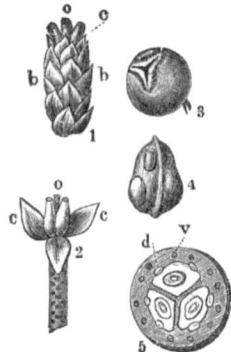

Abb. 140. Fruchtzapfen der Kiefer (Strobuli Pini silvestris), *a* Fast zur Reife gelangt, mit geschlossenen Schuppen, *b* völlig reif, die Schuppen aufspringend und die Samen ausstreuend.

Abb. 141. Juniperus communis. Wacholder. 1. Weibliche Blüte. 2. Dieselbe von den schuppenförmigen Hochblättern (b) befreit, mit ausgebreiteten Fruchtblättern (c). o die drei Eichen. 3. Zapfenbeere. 4. Ein mit Öldrüsen besetzter Same. 5. Querdurchschnitt der Zapfenbeere. An der Spitze der reifen Frucht (3) sind die Spitzen der verwachsenen Fruchtblätter noch erkennbar.

Hieran anschließend sollen die Früchte der Nadelhölzer, wie der Tanne und Fichte, der Koniferen, betrachtet werden.

Die Nadelhölzer gehören zu einer Pflanzengruppe, die die Bezeichnung nacktsamig führt, weil sich die Fruchtblätter nicht zu einem Fruchtknoten schließen und so die Samenanlagen frei auf dem nicht verwachsenen Fruchtblatte liegen, so daß der Pollen ohne weiteres zu den Samenanlagen gelangen kann (Abb. 139). Die Blüten sind gewöhnlich eingeschlechtig einhäusig. Die weiblichen Blüten sind wie ein Zapfen gebaut, d. h. die Achse ist verlängert und trägt in schraubenförmig gewundener Anordnung die vielfach fleischigen Fruchtblätter. Das Fruchtblatt besteht häufig aus zwei hintereinander stehenden, fast bis zum Grund getrennten Teilen, dem äußeren, der Deckschuppe, und dem inneren, der Fruchtschuppe, die meistens zwei freiliegende Samenknospen trägt. Zur Zeit der Blüte spreizen sich die Fruchtschuppen von der Achse weit ab, um den Pollen leicht aufnehmen zu können, verkleben sich aber nach der Befruchtung zum Schutze für die Reifezeit der Samenknospen mit Harz, ohne indes einen geschlossenen Fruchtknoten zu bilden. Bei der Reife verholzen sie. Der Fruchtstand heißt Zapfen. Die Samen liegen am Grunde der Fruchtblätter (Abbildung 140).

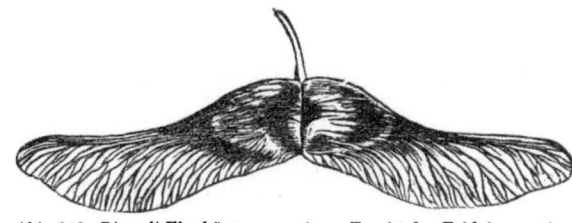

Abb. 142. Die mit Flughäuten versehene Frucht des Feldahorns (Acer campestris).

Beim Wacholder stehen die Fruchtblätter, die keine Deckschuppen haben, in Quirlen zu je drei. Sie verwachsen, werden fleischig, und es entsteht ein Beerenzapfen oder eine Zapfenbeere (Abb. 141).

Alle diese verschiedenartigen Formen bezwecken einerseits den reifen Samen möglichst zu schützen, anderseits ihm eine recht große Verbreitung zu geben, damit eine ausreichende Fortpflanzung zustande kommt. Besonders die einsamigen Früchte bedürfen des Schutzes. Deshalb springen sie nicht auf, sind Schließfrüchte, und die schützende Hülle wird erst beim Keimen durchbrochen. Oder die Früchte sind mit einer glatten oder harten Schicht umgeben, manche bitter und ungenießbar, daß sie von Tieren nicht verzehrt werden können. Damit die Verbreitung durch den Wind ausgiebig geschehen kann, tragen manche, wie beim Ahorn Flughäute (Abb. 142) oder sind mit einem Hochblatte verbunden, wie bei der Linde, oder sie sind mit Haaren bedeckt, daß sie sich an Tiere anklammern können und auf diese Weise fortgeführt werden.

Der Same.

In der reifen Frucht befindet sich der reife Same, der hervorgegangen ist aus der befruchteten Samenknospe. Er besteht aus der Samenschale und dem Samenkern.

Die Samenschale, Testa, ist entstanden aus den beiden Hüllen, den Integumenten der Samenknospe (Abb. 124), und so zeigt sie häufig zwei Schichten, wovon die äußere als Schutzhülle meistens hart oder lederartig ist. Mitunter ist sie aber auch von einer Schleimschicht umgeben wie beim Leinsamen, um sich mit dem Boden besser vereinigen und so das Keimen des Samens begünstigen zu können. Manchmal bildet sich nach der Befruchtung noch eine weitere Samenhülle, ein Samenmantel, der Arillus, wie bei der Muskatnuß (siehe diese). Meist ist die Samenschale nicht behaart, sie kann aber auch behaart sein wie bei den Baumwollsamen.

Die Stelle, wo sich der Same von dem Knospenträger loslöst, heißt der Nabel.

Der Samenkern besteht entweder aus dem Embryo, dem Keimling, allein oder enthält noch ein Nährgewebe, das, wenn es sich außerhalb des Embryosackes gebildet hat, als Perisperm, wenn innerhalb des Embryosackes, als Endosperm bezeichnet wird. Der Keimling, ein Pflänzchen kleinster Form, hervorgegangen aus der befruchteten Eizelle, hat ein Würzelchen, das beim Keimen zur Hauptwurzel auswächst, ein Knöspchen, das zum Stengel wird, und das Keimblatt, Cotyledo, das entweder einzeln auftritt, Monokotyledoneen, oder zu zweien gegenständig angeordnet, Dikotyledoneen (Abb. 143), oder auch in Wirtel, in Quirle gestellt zu mehreren, vielsamenlappig, Polykotyledoneen, wie bei manchen Nadelhölzern.

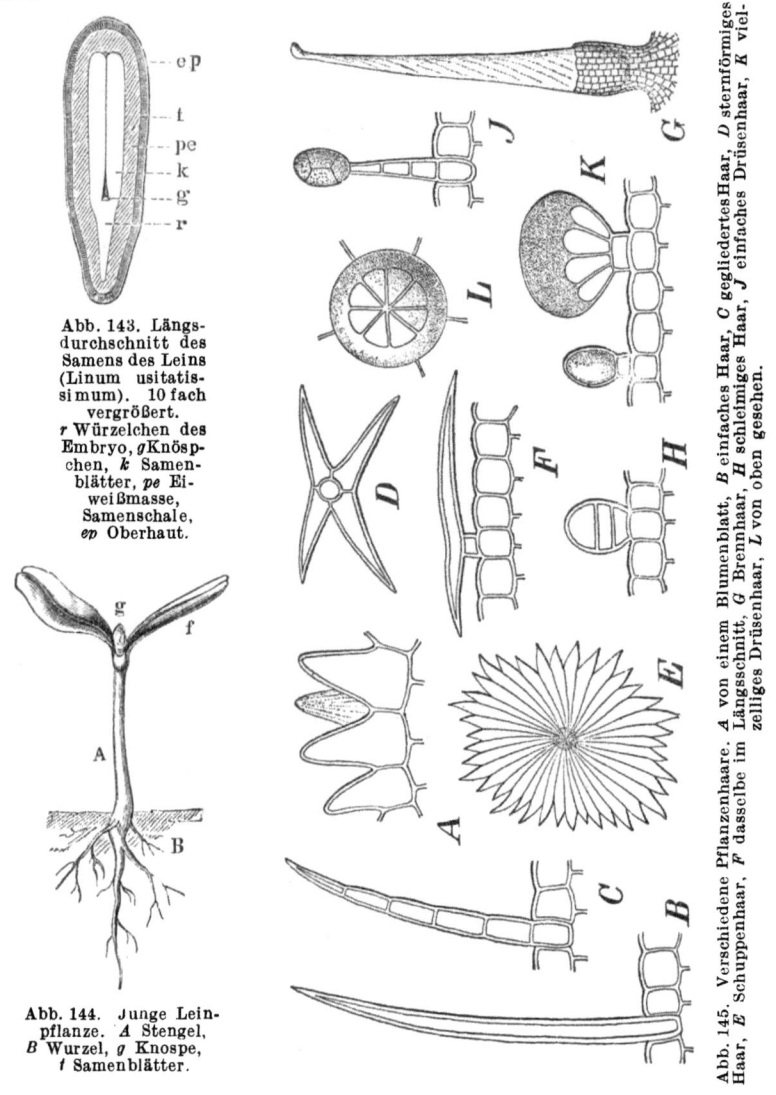

Abb. 143. Längsdurchschnitt des Samens des Leins (Linum usitatissimum). 10 fach vergrößert. r Würzelchen des Embryo, g Knöspchen, k Samenblätter, pe Eiweißmasse, Samenschale, ep Oberhaut.

Abb. 144. Junge Leinpflanze. A Stengel, B Wurzel, g Knospe, f Samenblätter.

Abb. 145. Verschiedene Pflanzenhaare. A von einem Blumenblatt, B einfaches Haar, C gegliedertes Haar, D sternförmiges Haar, E Schuppenhaar, F dasselbe im Längsschnitt, G Brennhaar, H schleimiges Haar, J einfaches Drüsenhaar, K vielzelliges Drüsenhaar, L von oben gesehen.

Enthält der Samenkern außer dem Embryo noch Eiweißmasse, die aus dem Nährgewebe der Samenknospe gebildet ist, treten die Keimblätter gewöhnlich beim Keimen als erste Blätter über die Erde. Im andern Falle hat das Pflänzchen den Nährstoff in sich aufgesogen, die Samenblätter sind infolgedessen stark entwickelt und bleiben unter der Erde. Das Pflänzchen zieht aus ihnen die Nahrung, bis das Würzelchen so herangewachsen ist, daß es die Ernährung übernehmen kann (Abb. 144).

Haargebilde.

Haare oder Trichome (tríchoma = Behaarung) finden sich an den Wurzeln, an den Achsen und den Blättern. Sie gehen aus der obersten Hautschicht hervor und haben den Zweck, aus der Luft Feuchtigkeit aufzunehmen oder, wie die Wurzelhaare, Nahrung aus der Erde herbeizuschaffen. Infolge eines darin enthaltenen Giftstoffes, z. B. in den Brennhaaren der Brennessel, dienen sie auch der Pflanze als Schutzmittel.

Die Form der Haare ist sehr verschieden, einfach oder verzweigt, seidig, wollig, kopfig, sternförmig, schuppenförmig (Abb. 145). Auch die Stacheln sind Haargebilde. Ebenso die drüsigen Anhängsel der Blätter vom Sonnentau (Drosera rotundifolia), einer fleischfressenden Pflanze, die Insekten vermittels dieser Haargebilde festhält und ihnen die Eiweißmasse aussaugt (Abb. 323).

Bei niederentwickelten Pflanzen, die keine Wurzeln haben, vertreten die Haare häufig die Stelle dieser.

Der innere Aufbau der Pflanzen.

Betrachten wir einen dünnen Querschnitt eines Pflanzenteils durch das Mikroskop (mikrós = klein, scopéo betrachte, prüfe) so bemerken wir, daß er aus vielen kleinen kammerartigen Gebilden zusammengesetzt ist, die Zellen genannt werden. Die Pflanzen bestehen entweder aus einer einzigen solchen Zelle oder aus zahlreichen, oft vielen Tausenden davon. Häufig sind die Zellen von so winziger Kleinheit, daß sie selbst mit dem stärksten Mikroskop kaum gesehen werden können, mitunter aber erreichen sie eine Größe von mehreren bis 20 cm. oder sie bilden gar ganze Pflanzen, wie bei gewissen Pilzen und Wasserpflanzen.

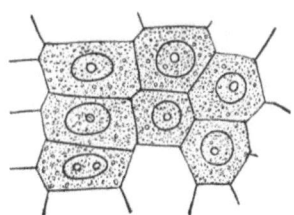
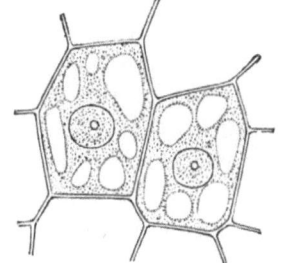

Abb. 146. Wachstum der Zelle, jüngerer Zustand.

Abb. 147. Das Wachstum der Zelle ist weiter fortgeschritten.

Bei einer Zelle unterscheidet man:

1. Die Zellwand, auch Zellhaut oder Membran genannt,

2. den Zellinhalt, das Protoplasma (protos = erste, plásma = Gebilde), eine schleimige, zähe, wasserreiche Masse mit dem Zellkern.

3. den Zellsaft.

Im jüngsten Zustand, im Primordialzustand, in dem manche Zellen eine Zeitlang bleiben, um wichtige Vorgänge, z. B. die Vermehrung zu vollbringen, lassen sich diese drei Teile nicht deutlich wahrnehmen. Es ist die Zelle dann nur ein Klümpchen eiweißartiger Masse, Protoplasma, aus dem heraus sich erst die Membran entwickelt. Nach Entstehung der Membran ist die Zelle ein kleines, mit Protoplasma gefülltes Bläschen. Allmählich sondern sich Vakuolen, Hohlräume mit einer wässerigen Flüssigkeit, dem Zellsaft, ab, die zugleich mit dem Wachsen der Zelle größer werden und das Plasma an die Zellwand herandrängen, so daß sich der Zellkern, eine festere Masse des Protoplasmas, die für sich mit einer Membran, der Kernmembran, umgeben und so von dem übrigen Plasma abgegrenzt ist, gleichsam aufgehängt in der Mitte befindet. Schließlich fließen die Vakuolen zusammen, und das Plasma lagert wie ein Schlauch an der Zellwand (Abb. 146—148). Hiermit ist der eigentliche Zustand der Zelle erreicht. Sie bleibt, solange sie Protoplasma enthält, lebendig, nimmt Nahrung auf und bildet neue Zellen. Manchmal gehen in den Zellen noch weitergehende Veränderungen vor, das Plasma und der Zellsaft schwinden, und es bleibt ein mehr oder weniger hohler Raum, das Lumen (= Fenster, Licht) zurück, worin sich Luft oder wässerige Flüssigkeit befindet. Solche Zellen sind nicht mehr lebendig, sie geben der Pflanze aber Halt und nehmen gewisse Ausscheidungen in sich auf.

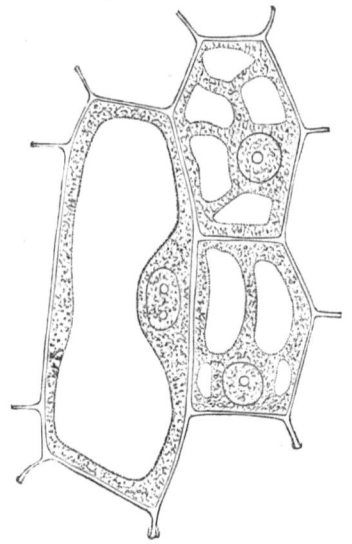

Abb. 148. Das Protoplasma lagert an der Zellwand.

Manche niedere Pflanzen bestehen nur aus membranlosen Zellen und können so alle Gestalten annehmen. Die Grundformen der mit einer Membran umgebenen Zellen aber sind kugelig oder schlauchförmig. Je nach der Ernährung und dem Zwecke, dem sie dienen sollen, kann sich die Form ändern, läßt sich jedoch meistens auf die beiden Grundformen zurückführen.

1. Die Zellwand bildet sich aus dem Protoplasma heraus und besteht aus Zellulose, einer Verbindung von Kohlenstoff, Wasserstoff und Sauerstoff ($C_6H_{10}O_5$), die durch Jod und Schwefelsäure blau gefärbt wird, in konzentrierter Schwefelsäure sich löst und in starker Kalilauge aufquillt. Häufig sind ihr noch Pektinstoffe eingelagert, stickstofffreie noch nicht völlig erforschte Körper, die als Halbzellulose, als Zellenleim aufzufassen sind, und den Zweck haben, den Vereinigungen von Zellen Halt zu geben, die aber allmählich abgebaut werden, oder auch Kieselsäure, wie beim Schachtelhalm, auch kohlensaures und oxalsaures Kalzium. Die Zellwand ist häutig, pergamentartig, sie kann Flüssigkeiten und Gase durch sich hindurchtreten lassen, so daß zwischen den einzelnen Zellen ein beständiger Austausch von Nahrungs- und Ausscheidungsstoffen, ein Stoffwechsel, stattfindet. Die Zellwand wächst durch Intussuszeption (intus = innen, suscipio = aufnehmen), d. h. es lagern sich aus dem Protoplasma gebildet, kleine Teilchen zwischen die schon vorhandenen kleinsten Teilchen, die durch den Druck der Flüssigkeit des Zellsaftes ausgedehnt werden. Dieses Flächenwachstum ist indes nicht überall gleichmäßig, und so werden durch dieses ungleiche Wachstum die verschiedenen Formen der Zellen mitverursacht. Allmählich verdickt sich auch die Membran, sie zeigt ein Dickenwachstum, indem vom Protoplasma neue Schichten an die ursprüngliche Zellwand gelagert werden. Bei freiliegenden Zellen ist dieses

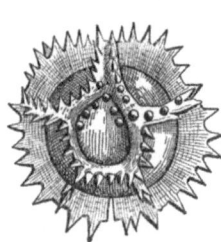

Abb. 149. Dickenwachstum einer freiliegenden Zelle.

Dickenwachstum an Warzen oder Stacheln zu erkennen (Abb. 149). Bei nicht freiliegenden, mit andern verbundenen aber zeigt es sich in verschiedenen Unebenheiten auf der Innenseite der Membran. Gleichwie das Flächenwachstum tritt auch das Dickenwachstum ungleichmäßig auf, und so entstehen innen ringförmige, schraubenartig gewundene oder netzartige Gebilde (Abb. 150). Manchmal sind nur kleine Stellen im Wachstum zurückgeblieben, man nennt sie Tüpfel, diese ergeben bei weiterem Dickenwachstum ganze Gänge, Tüpfelkanäle.

Die Zellwand kann auch durch Ablagerung von Suberin, einem fettartigen Stoffe, verkorken oder durch Lignin verholzen oder verschleimen. Verkorkt sie, so wird sie für Wasser und Gase schwer durchdringbar. Beim Verholzen ist sie wenig dehnbar, aber für Wasser leicht durchdringbar. Beim Verschleimen ist sie, wenn trocken, hart oder hornig, in Wasser aber quillt sie gallertartig auf.

2. Das Protoplasma besteht in der Hauptsache aus Eiweißstoffen und Wasser, dem Zytoplasma (kýtos = Haut). dieses ist in beständiger Bewegung begriffen. In dem Zustande der Zelle, wo der Zellkern aufgehängt ist, findet eine unaufhörliche Strömung des Zytoplasmas, die Plasmaströmung, von dem Zellkern zur Membran und zurück statt; wir nennen diese Strömung Zirkulation. Sind die Vakuolen aber schon zusammengeflossen, so bewegt sich die Zytoplasmamasse in umlaufendem Gange längs der Membran, in Rotation. Kleine Teilchen des Plasmas drehen sich beständig um sich selbst und reißen so die ganze Masse mit sich.

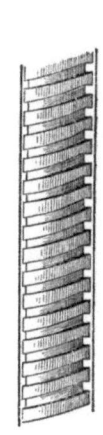

Abb. 150. Schraubenartig gewundene Verdickungen der Innenseite der Membran.

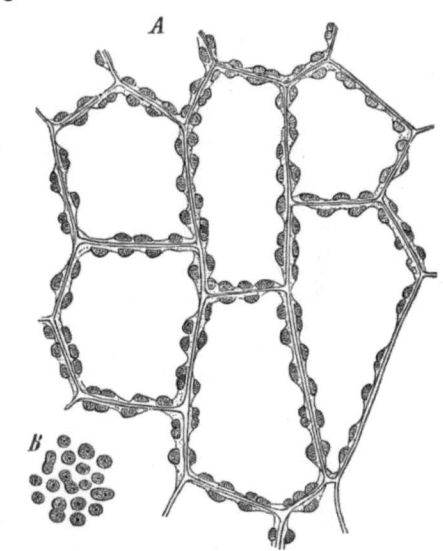

Abb. 151. *A* An der Membran abgelagerte Chlorophyllkörner. *B* Chlorophyllkörner einzeln. einige davon teilen sich.

Im Protoplasma ist ein Zellkern, Nucleus, wahrzunehmen, eine dichtere Masse des Plasmas, die von einer Plasmamembran, auch Kernmembran genannt. umgeben wird. In diesem Zellkern ist eine Reihe Fäden zu einem Kerngerüst, einem Fadengewirr, vereinigt. Außerdem sind noch ein oder mehrere Kernkörperchen, Nucleoli, vorhanden. In jeder Zelle findet sich meist nur ein Zellkern. Dieser kann sich in zwei Teile trennen, die nach entgegengesetzten Seiten auseinanderweichen. Dazwischen entsteht eine neue Membran, und die ursprüngliche Zelle. die Mutterzelle. ist in zwei Tochterzellen geteilt.

Außer dem Zellkern sind in dem Protoplasma noch kleine Körper enthalten, Chromatophoren (chrōma = Farbe, phérō = tragen), die Farbstoff in sich bergen. Man nennt sie Chloroplasten (chlorós = grünlich, gelblich), Leukoplasten (leukós = weiß) und Chromoplasten. Die Chloroplasten oder

Chlorophyllkörner sind im jungen Zustand und im Dunkeln farblos und werden dann wohl auch als Leukoplasten bezeichnet. Erst durch das Sonnenlicht entwickelt sich ein grüner Farbstoff, der indes kein einheitlicher Farbstoff, sondern aus Grün, dem eigentlichen Chlorophyll, Gelb, dem Xanthophyll, und ein wenig Orangerot, dem Karotin zusammengesetzt ist. Diese Chlorophyllkörper sind im Protoplasma besonders viel der Blätter, nahe der Membran abgelagert (Abb. 151) und besorgen bei Gegenwart von Magnesium, Licht und Wärme die Assimilation des Kohlenstoffs. Sie scheinen hierbei als Katalysator zu wirken, die Kraft des Sonnenlichtes zu binden, zersetzen die aufgenommene Kohlensäure, das Kohlendioxyd, in Kohlenstoff und Sauerstoff und führen den Kohlenstoff unter Zutritt von Wasser in Kohlenhydrate, wahrscheinlich zuerst in das einfachste Kohlenhydrat CH_2O Formaldehyd über:

$$CO_2 \; + \; H_2O \; = \; CH_2O \; + \; 2\,O$$
Kohlendioxyd + Wasser = Formaldehyd + Sauerstoff.

Durch Zusammentreten von 6 Molekülen Formaldehyd unter Austritt von Wasser bildet sich dann Stärke, die sich zwischen den Chlorophyllkörnern abscheidet:
$$6\,CH_2O \; = \; C_6H_{10}O_5 \; + \; H_2O$$
Formaldehyd = Stärke + Wasser.

Die Stärke wird zuerst in ein gelöstes Kohlenhydrat, in Glukose, umgesetzt, entweder gleich verbraucht oder in einen Nahrungsaufspeicherungsort, in die Wurzelstöcke oder in die Knollen geschafft. Hier wird sie wieder unlöslich und

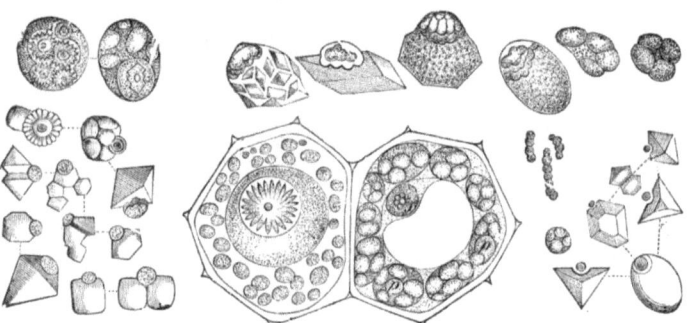

Abb. 152. Aleuronkörner verschiedener Formen. Zwei Zellen mit Aleuronkörnern
Alles sehr vergrößert.

scheidet sich in konzentrischer oder exzentrischer Schichtung von verschiedenen Formen als Reservestärke ab, um später durch Diastase, ein Ferment, einen Gärungserreger wieder löslich gemacht und verbraucht zu werden.

Im Herbst stellen die Chlorophyllkörner die Tätigkeit ein, sie verschwinden, und an ihrer Stelle sind gelbe oder rote Körperchen.

Leukoplasten sind Körper, denen vorwiegend die Aufgabe zufällt, die in Lösung gebrachte und in die Wurzelstöcke oder Knollen beförderte Stärke wieder in unlösliche Stärke, in Reservestärke, umzuwandeln. In den Chromoplasten ist der Farbstoff nicht grün, sondern gelb und orangerot. Aus ihnen entstehen unter Mitwirkung anderer Stoffe, vor allem des Farbstoffs Anthozyan, die bunten Blumenblätter.

In dem Plasma sind außerdem noch Eiweißkörper, sog. Protein- oder Aleuronkörper (aleuron = Mehl) enthalten, die im Zellsaft gelöst waren und ausgeschieden wurden, und zwar entweder amorph oder in Kristallform, als Kristalloide (Abb. 152). Häufig auch findet sich in kleinen Tröpfchen fettes oder ätherisches Öl vor, auch viele Kristalle von oxalsaurem Kalk.

3. Der Zellsaft sammelt sich aus dem Protoplasma in Vakuolen an, die zusammenfließen und so inmitten der Zellen eine wässerige Flüssigkeit darstellen, worin alle Nährstoffe der Pflanzen enthalten, aber auch die nicht mehr brauchbaren Stoffe abgeschieden sind. In ihm findet sich eine Reihe freier oder an Basen, an Kalk, Alkalien und Alkaloide gebundener Säuren vor, es sind dies hauptsächlich Apfelsäure, Baldriansäure, Bernsteinsäure, Buttersäure, Essigsäure, Oxalsäure, Weinsäure und Zitronensäure.

Auch Zucker, Gerbstoff, Farbstoffe, ein stärkeähnlicher Körper Inulin und Asparagin (Amibernsteinsäureaminsäure) sind in größerer Menge vorhanden. Von Salzen ist besonders der oxalsaure Kalk in dem Zellsaft ausgeschieden, und zwar als

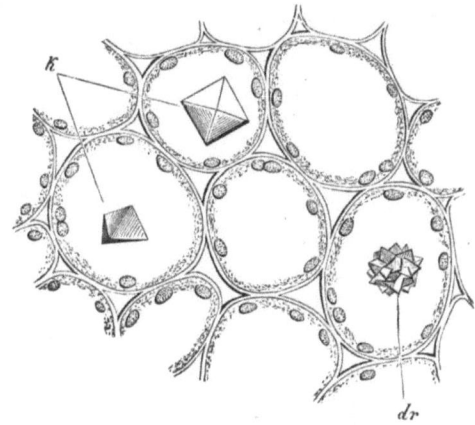

Abb. 153. In den Zellen abgelagerter oxalsaurer Kalk. *k* Einzelkristall, *dr* Kristalldrusen.

Einzelkristalle von oktaedrischer Form, in nadelförmigen Bündeln, Raphiden (raphis = Nadel) genannt, in Kristalldrusen oder als feine Körnchen, als Kristallsand (Abb. 153).

Wir haben gesehen, daß sich aus einer Zelle, der Mutterzelle, durch Teilung des Zellkerns zwei Zellen, Tochterzellen, bilden können. Solche Vermehrung der Zellen nennen wir Entstehung der Zellen durch Zellteilung oder Zellfächerung (Abb. 154). Dieser Vorgang ist häufig sehr verwickelt. Will sich ein Zellkern teilen, so nimmt er zuerst an Größe zu, die kleinen Kernkörperchen, die Nucleoli, sowie die Kernmembran lösen sich auf, und das Fadengewirr, das Kerngerüst wird deutlich sichtbar. Dieses Kerngerüst wird zu einem Kernfaden, der sich in eine bei jeder Pflanze ganz bestimmte Anzahl von Kernsegmenten (lat. segmentum = Abschnitt) teilt, die sich in der Mitte der Zelle, der Zellplatte, be-

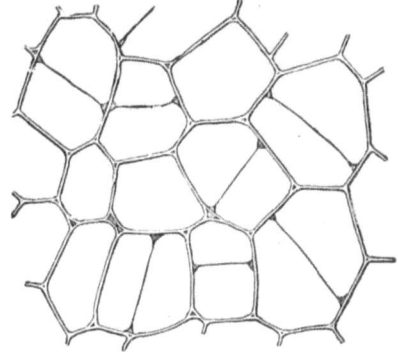

Abb. 154. Zellvermehrung durch Zellteilung.

finden. Diese einzelnen Kernsegmente teilen sich nun wiederum in je zwei Längsteile, die durch die Kernspindel, gewisse Zytoplasmafäden, nach entgegengesetzter Seite der Zelle geleitet werden. Die so zu zwei völlig getrennten Teilen gewordenen Kernsegmente werden je zu einem Kernfaden, es bildet sich eine neue Zellkernmembran, neue Zellkernkörperchen, und so ist ein neuer Zellkern entstanden. Inzwischen hat sich in der Mitte der Zelle aus der Kernspindel heraus eine Teilungsmembran gebildet, und die Kernspindel ist allmählich geschwunden (Abb. 155).

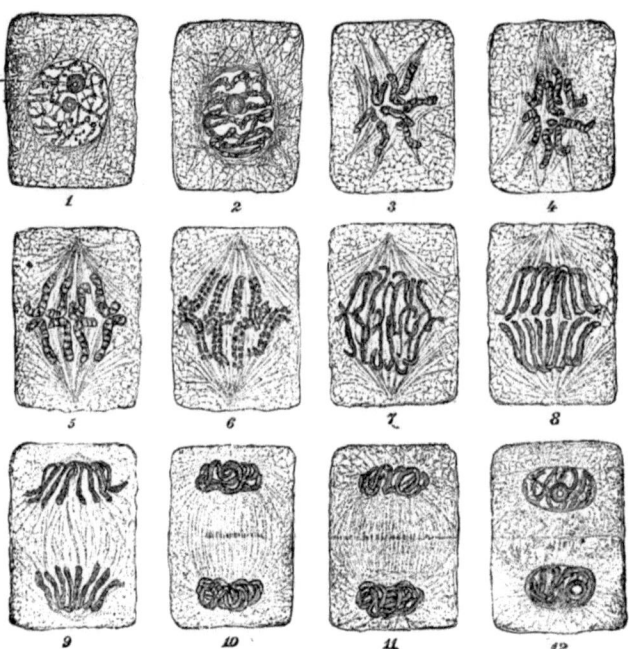

Abb. 155. Zellteilung. *1—12* die einzelnen Entwicklungsstufen.

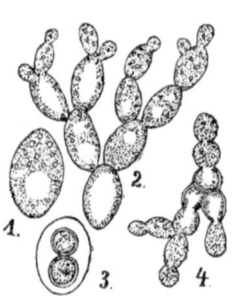

Abb. 156. Zellvermehrung durch Sprossung. *1* einzelne Zelle, *2* durch Sprossung entstanden, *3* zwei Sporen enthaltend, *4* keimende Sporen.

Eine Zellteilung kann auch so zuwege kommen, daß die Mutterzelle eine Ausstülpung treibt, die sich durch Verengern der Verbindungsstelle schließlich von der Mutterzelle loslöst und eine neue Zelle darstellt. Solche Zellbildung heißt **Abschnürung** oder **Sprossung** (Abb. 156).

Eine andere Art der Entstehung von Zellen nennt man **freie Zellbildung**. Hier teilt sich der Zellkern wiederholt in zwei Teile, so daß bis zu acht Zell-

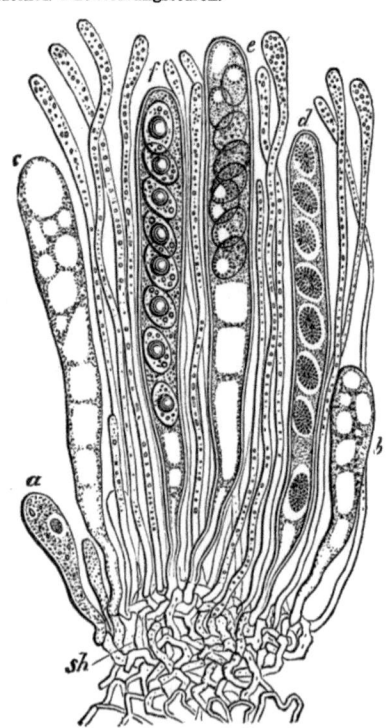

Abb. 157. Freie Zellbildung. *a—f* die einzelnen Entwicklungsstufen.

kerne in der Mutterzelle vorhanden sind, die sich mit Zytoplasma der Mutterzelle und mit einer Membran umgeben. Das Plasma der Mutterzelle wird jedoch nicht vollständig verbraucht, es verdickt sich, wird gallertähnlich, und die entstandenen neuen Zellen liegen in der Mutterzelle. Diese Zellbildung findet sich bei manchen Pilzen, es entstehen Sporen, die die Fortpflanzung übernehmen und zu diesem Zweck aus der Mutterzelle durch das verbliebene Plasma herausgeschleudert werden (Abb. 157).

Eine Neubildung einer Zelle, wenn auch keine Zellvermehrung, tritt ferner ein durch die Zellverschmelzung. Hierbei geht der Inhalt der einen Zelle vollständig in die andere über. Es entsteht eine neue Zelle mit den Eigenschaften beider, z. B. bei der Befruchtung (Abb. 172).

Zellgewebe.

Eine Vereinigung von zusammenhängenden Zellen, die annähernd übereinstimmend gebaut sind und gleichen Zwecken dienen, nennen wir ein Gewebe.

Solche Gewebe können sich nach verschiedenen Flächen des Raumes hin erstrecken, je nachdem die einzelnen Zellen aneinandergelagert sind. Wir sprechen von:

1. einer Zellreihe, wenn die Zellen nur mit je einer Endfläche aneinanderkommen, gleichsam einen Faden bilden,

2. einer Zellfläche, wenn die Zellen nach zwei Richtungen des Raumes aneinanderstoßen,

3. einem Zellkörper, wenn die Zellen, ähnlich einer Honigwabe, neben-, über- und untereinander angeordnet sind.

Treten Zellen zu einem Gewebe zusammen, so bleibt die gemeinsame Wand entweder dünn, oder sie verdickt sich zu denselben Formen, wie sie die Zellwand annimmt. Sie kann aber auch nach und nach vollständig aufgelöst werden, wodurch Gefäße entstehen. Dies sind lange Röhren oder Kanäle, die aus Zellreihen hervorgegangen sind, deren Zellzwischenwände aufgelöst wurden, und die kein lebendiges Plasma mehr führen. Es können Gewebe also aus lebendigen protoplasmahaltigen Zellen und plasmafreien Zellen bestehen. Auch die Form der Zellen in den Geweben kann verschieden sein, je nachdem die Nahrungszufuhr einseitig oder allseitig geschah. Bei einseitiger Ernährung entstehen langgestreckte, zylindrische, prosenchymatische Zellen (prós = hinzu, enchéo = eindringen, énchyma = das Eingedrungene), bei allseitiger dagegen zwölfflächige parenchymatische Zellen (pará = neben, längs), die nicht viel länger als breit sind. Schließlich ist auch der Zweck, dem die einzelnen Gewebe dienen sollen, verschieden. Ist das eine für den Aufbau, so ist das andere für die Ernährung oder für den Schutz der Pflanze bestimmt. Alle diese Gesichtspunkte führen zu einer Einteilung der Gewebe in Gewebesysteme, in:

1. das Bildungsgewebesystem oder Meristem (merízo = teilen).

2. das Hautgewebesystem,

3. das Strangsystem, Fibrovasalsystem (lat. fibra = Faser, vas = Gefäß) oder Leitsystem.

1. In dem Pflänzchen kleinster Form, im Embryo, ist eine Verbindung gleichartiger Zellen, das Urgewebe, Urmeristem, vorhanden, das sich während des Wachsens des Pflänzchens bald in andere Gewebe umbildet. Nur in den Vegetationspunkten (lat. végetus = lebhaft, munter), den äußersten Spitzen der Stengel, der Wurzeln und ihrer Verzweigungen findet es sich noch unverändert vor und ist infolge großen Plasmareichtums beständig in Teilung

begriffen, so das Wachstum, den Aufbau bewirkend. Aus diesem Bildungs- oder Teilungsgewebe entsteht einerseits neues Teilungsgewebe, anderseits aber Dauergewebe, Zellen, die nicht mehr imstande sind, sich zu teilen, die ihre endgültige Form erhalten haben und oft auch nicht mehr plasmahaltig sind.

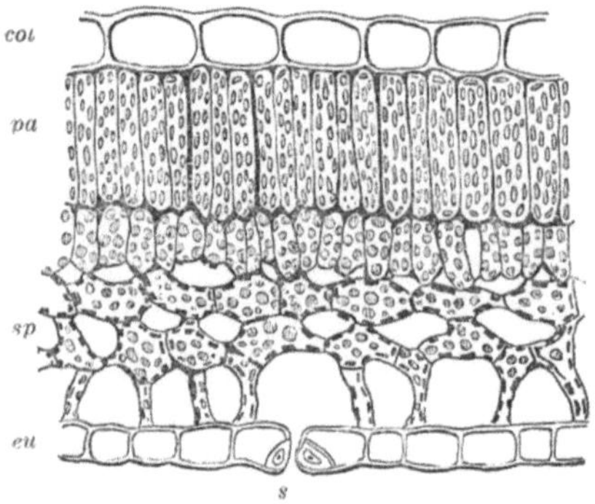

2. Das Hautgewebesystem, die Oberhaut oder Epidermis (epí = auf, dérma = Haut) soll die Pflanze gegen schädliche äußere Einflüsse schützen und sie vor zu starker Verdunstung, vor dem Austrocknen, bewahren. Die Oberhaut besteht gewöhnlich aus einer einzigen Zellschicht, deren äußere Zellwand stark verdickt und mit einer korkähnlichen Schicht, der Cuticula (cutis = Haut), bedeckt ist, Haargebilde trägt und häufig Wachsteilchen eingelagert hat, um das Wasser abzuhalten. Oft ist sie auch von innen herausdurch eingebettete hornige oder stark quellbare Zellschichten verstärkt. Bei allen an der Luft wachsenden Pflanzenteilen, besonders bei den Blättern, ist die Oberhaut durch Spaltöffnungen unterbrochen, wodurch die Verbindung mit der äußeren Luft hergestellt wird, also Luft aufgenommen werden und Verdunstung eintreten kann. Jede Spaltöffnung wird durch zwei Epidermiszellen, die Schließzellen, gebildet, die meist eine halbmondartige Form haben und so die Spaltöffnungen ergeben, die zu einer Atemhöhle führen, einem größeren Interzellularraume (lat. inter = zwischen) zwischen Oberhaut und dem inneren Gewebe. Von solchen Spaltöffnungen kommen bei den Blättern auf 1 qmm 100 bis zu 700 (Abb. 158). Die Interzellularräume oder Luftlücken bilden sich zwischen Zellen saftiger Gewebe dadurch, daß sich die gemeinsame Wand benachbarter Zellen teilweise spaltet. Diese Luftlücken erreichen oft eine ansehnliche Größe und dienen dazu, an alle Teile der Pflanze Luft gelangen zu lassen.

Abb. 158. Ein Teilstückchen des Querschnittes durch ein Blatt. *s* Spaltöffnung, *sp* schwammartiges Parenchymgewebe, *pa* sehr viel Chlorophyllkörner enthaltende sog. Palisadenzellen, *col* obere Epidermis, *eu* untere Epidermis.

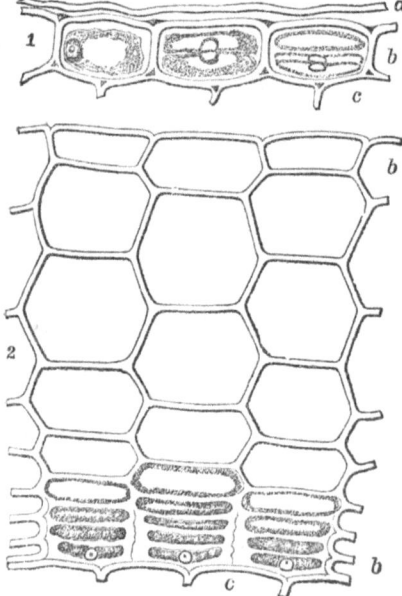

Abb. 159. *1.* Oberhaut aus einer Zellreihe gebildet, im Begriff, die Verdickung abzuwerfen. *2.* Korkgewebe.

Bei Pflanzen, die ein längeres Leben haben und in die Dicke wachsen, genügt die einfache Oberhaut nicht; hier entsteht ein neues Hautgewebe, der Kork. Dies sind vielreihige tafelförmige Zellen, deren Membrane Wasser und Zellsaft so gut wie nicht durchdringen lassen (Abb. 159). Solche Korkschicht wiederholt sich nach einiger Zeit im Innern des Gewebes. Infolgedessen wird den äußeren

Schichten alle Nahrungszufuhr abgeschnitten, sie sterben ab und bilden die Borke, die sich ablösen läßt.

Das Fibrovasalsystem.

Die Verrichtungen dieser Gewebeformen sind, der Pflanze innere Festigkeit zu geben, daß sie z. B. dem Winde Widerstand leisten kann, aber sie bezwecken auch, Wasser und die in Lösung gehaltenen Nährstoffe in alle Teile der Pflanze zu leiten. So besteht dieses System aus Leitbündeln, Gefäßbündeln oder Fibrovasalsträngen, die den ganzen Pflanzenkörper höher entwickelter Pflanzen durchziehen. In den Blättern bilden sie die Blattnerven. Sie sind in dem übrigen Gewebe teils zerstreut angeordnet, teils kreisförmig. Im letzteren Falle werden die von dem Gefäßbündelkreis umschlossenen Teile Mark genannt, die außerhalb des Ringes gelegenen Rinde.

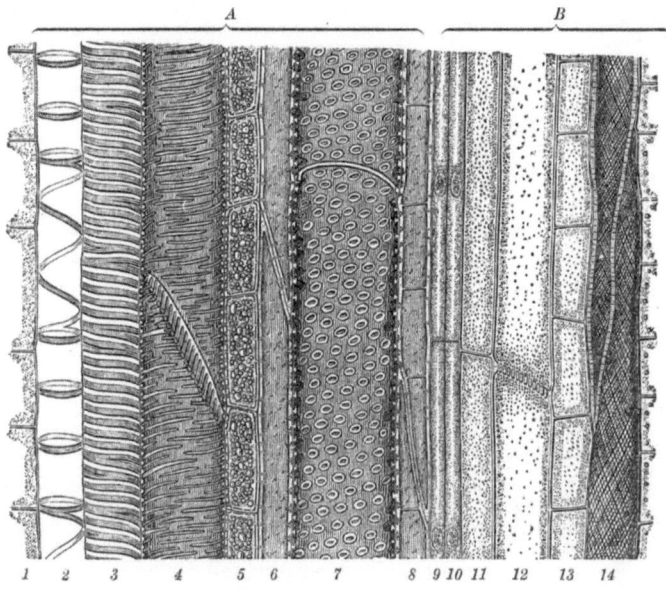

Abb. 160. Längsschnitt durch ein Gefäßbündel (schematisch). *1* Markzellen, *2* Gefäß mit ringförmigem Dickenwachstum, *3* Spiralgefäß, *4* Gefäß mit netzartigen Verdickungen, *5* Holzparenchym, *6* Bastfasern des Holzes, Libriform, *7* Gefäß mit Tüpfeln, *8* Holzparenchym, *9* Kambiumzellen, *10* Geleitzellen, *11* Siebröhren, *12* Siebparenchymzellen, *13* Bastzellen, *14* Rindenparenchym.

Rinde und Mark stehen untereinander durch Gewebeteile, die mit Markstrahlen bezeichnet werden, in Verbindung. Gewöhnlich sind die Gefäßbündel verholzt, fester als das übrige Gewebe. Bei krautartigen Stengelteilen und Blättern kann man sie leicht aus dem Grundgewebe entfernen. Oft aber kommen sie in großen Mengen vor und bilden dann das Holz der Bäume.

Ein jedes Gefäßbündel besteht aus zwei Teilen: A einem Holzkörper, auch Xylem (xýlon = Holz) genannt, und B einem Bastkörper oder Siebteil, auch Phloem (phloiós = Bast) genannt (Abb. 160).

Der Holzkörper ist der feste aber starre, brüchige Teil des Gefäßbündels. Die Zellwände sind mehr oder weniger verholzt, enthalten nur Luft und dienen dazu, Wasser in alle Organe der Pflanze zu leiten.

Im Bastkörper sind die Zellwände weniger verholzt, biegsam, die Zellen enthalten noch Zellsaft. Sie haben die Bestimmung, die in den Blättern erzeugte Stärke und Eiweißstoffe an die Verbrauchsstellen oder Aufspeicherungsorte zu befördern.

Holzkörper und Bastkörper können untereinander verschieden angeordnet sein:

a) kollateral (lat. col und con = mit, látus = Seite), dann liegt der Holzkörper dem Inneren des Stengels zu, der Bastkörper dem äußeren Umfange, der sog. Peripherie,

b) konzentrisch, dann wird der Holzkörper ringförmig vom Bastkörper umfaßt. Seltener ist dieses Verhältnis gerade umgekehrt, z. B. bei Rhizoma Iridis,

c) radial, dann liegen Holzkörper und Bastkörper nebeneinander, wie bei den Wurzeln.

A. Der Holzkörper ist aus verschiedenen Gewebeformen zusammengesetzt. Es sind dies:

1. echte Gefäße oder Tracheen (tráchea = Röhre). Hohle Kanäle, die dadurch entstanden sind, daß sich die Querwände übereinanderliegender Zellen entweder vollständig oder mehr oder weniger aufgelöst haben. Die Wandungen sind verholzt und zeigen alle Verdickungen, die eine Zellwand haben kann. Die Gefäße sind mit Luft und Wasser gefüllt und protoplasmaleer.

2. Tracheiden. Tote, langgestreckte, an beiden Enden zugespitzte Zellen, deren Zellwände die Verdickungen der Tracheen aufweisen.

3. Holzfasern, Libriform (lat. liber = Bast, forma = Gestalt) oder Sklerenchymfasern genannt. Protoplasmaleere, längere Gebilde als die Tracheiden mit stark verdickten Wandungen. Diesen zuzurechnen sind die Steinzellen oder Skleriden (sclerós = hart), die das Eindringen von Fremdkörpern in den Pflanzenkörper verhindern sollen.

4. Holzparenchym. Parenchymatische, lebende Zellen mit dünnen verholzten Wänden.

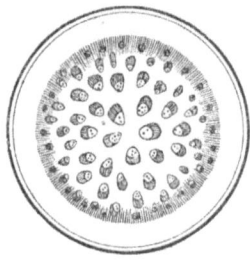

Abb. 161. Zerstreut liegende geschlossene Gefäßbündel.

B. Der Bastkörper, Siebteil oder Phloem, zeigt folgende Formen:

1. Siebröhren. Sie bestehen aus Zellreihen, die protoplasmahaltig sind, deren Querwände nicht verschwinden, sondern Siebplatten bilden, indem sie teilweise verdicken, die nicht verdickten Stellen aber siebartig durchlöchert werden. Durch diese Siebplatten wandern die Kohlenstoff- und Stickstoffverbindungen an die Verbrauchsorte oder an die Ablagerungsstätten zu Wurzelstöcken, Wurzeln und Knollen.

2. Bastfasern. Sie sind den Holzfasern so gut wie gleich.

3. Phloemparenchym. Nicht verholzte parenchymatische protoplasmaführende Zellen. Hierzu gehören auch viel Protoplasma enthaltende, aber mehr langgestreckte Zellen, die Kambiformzellen oder Geleitzellen genannt werden.

Die Fibrovasalstränge sind entweder geschlossen, wie bei den Monokotyledoneen, d. h. die sämtlichen Gefäßbündel, die in dem parenchymatischen Gewebe verstreut liegen (Abb. 161), sind in Dauergewebe umgewandelt, sie sind nicht mehr teilungsfähig, oder sie sind offen, wie bei den Dikotyledoneen, dann bleibt eine Gewebeschicht zwischen Holz und Bastkörper protoplasmahaltig, teilungsfähig. Diese Schicht heißt Kambium (katá = während, biós = Leben) (Abb. 160, 9). Im Kambium kreisen vor allem die Säfte der Pflanze, und von ihm aus werden nach innen neue Holzschichten, nach außen neue

Der innere Aufbau der Pflanzen. 91

Bastschichten gebildet, so daß ein Dickenwachstum eintritt, wie es bei den Dikotyledoneen der Fall ist, wo die Gefäßbündel in einem Kreis angeordnet sind. Bei solchem Dickenwachstume wächst zuerst seitlich eine Kambiumschicht in das verbindende Mark hinein, die Kambiumschicht schließt sich zu einem Ring, dem Kambiumring (Abb. 162), und dieser treibt neue, sekundäre

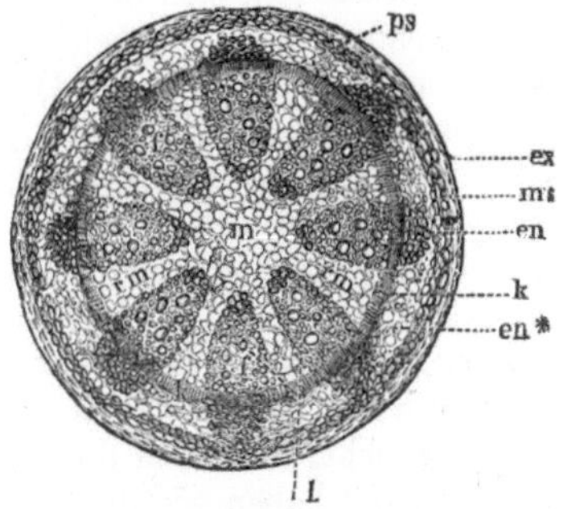

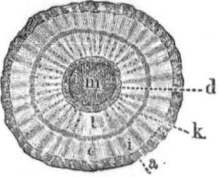

Abb. 162. Schematische Figur eines einjährigen Dikotyledoneengewächses. *m* Mark, *rm* Markstrahlen, *l* Gefäßbündel, kreisförmig angeordnet, *k* Kambiumring. *ex, en, ms* Rindenschichten

Abb. 163. Querdurchschnitt durch einen zweijährigen Bittersüßstengel (schematisch). *m* Mark, *l* Holz, *k* Kambiumring, *d* Markscheide, *c, a* Rindenschichten

Holzschicht und neue, sekundäre Bastschicht. Dauert der dikotyledonische Stamm aus, erstreckt sich sein Leben über Jahre hinaus, so entstehen Jahresringe (Abb. 163—165), die deutlich voneinander unterschieden werden können. Und zwar weil das Frühlingsholz durch reichliche Nahrungszufuhr größere Zellen und Gefäße aufweist als das Sommerholz, wo die Zellen platter und mehr verdickt sind. Im Winter ruht die Holzbildung, und so ist die nächste Frühjahrsschicht von der vorjährigen Sommerschicht genau auseinanderzuhalten. Das ältere Holz, das mit

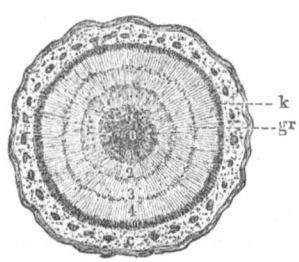

Abb. 164. Querdurchschnitt eines vierjährigen Astes eines Nadelholzes. 0 Mark, 1, 2, 3, 4 Jahresringe, gr Jahresgrenze zwischen dem 3. u. 4. Jahresringe k Kambium *r* Rinde

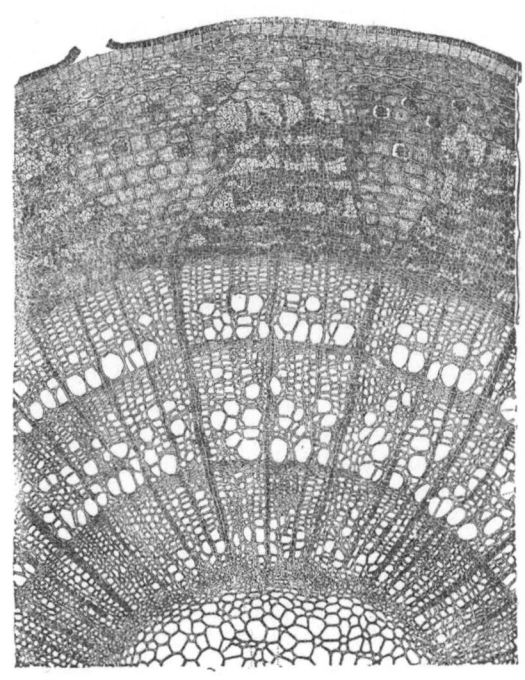

Abb. 165. Ein Teil eines Querschnittes eines dreijährigen Lindenstammes

der Zeit aus dem Säfteumlauf so gut wie ausscheidet, ist dunkler und heißt Kernholz, während die jüngere Holzschicht, die zunächst dem Kambium liegt, Splint genannt wird.

Die Pflanzen scheiden manche Stoffe, die mehr oder weniger nicht mehr verarbeitet werden sollen, in Sekretionsbehältern als Sekrete (lat. secerno = absondern) aus. Solche Sekretbehälter können schizolysigen (schizo = spalten, teilen, lýo = auflösen) entstehen. Eine Zelle teilt sich in vier oder sechs Zellen, sog. Epithelzellen (epitléo = vollende), diese weichen in der Mitte auseinander, so daß ein leerer Raum hervortritt, der sich erweitert. Darauf lösen sich die Epithelzellen mitsamt dem Inhalte zu einem Sekret auf.

Von diesen Sekretbehältern unterscheiden sich die Sekretzellen oder Schläuche, runde oder schlauchartige, einzeln oder in Gruppen vorkommende Zellen, worin ätherische Öle, Harz, Balsam, Gerbstoff, Schleim und Kristalle abgelagert sind.

Auch die Milchsaftröhren sind Sekretorgane. Sie führen in gegliederten und ungegliederten Röhren einen Milchsaft, der beim Verletzen der Pflanze ausfließt und sie mit einem schützenden Verbande versieht. Während die gegliederten Milchsaftröhren auf dieselbe Weise sich gebildet haben wie die Gefäße, sind die ungegliederten Milchsaftröhren schon im Keimling in der Anlage vorhanden. Sie wachsen zwischen den Zellen mit diesen fort, verästeln sich stark, enthalten in den jüngeren Teilen noch Protoplasma mit vielen Zellkernen, dagegen sondern die älteren Teile den Milchsaft ab.

Außer diesen Gebilden durchlaufen den Holzkörper Strahlen, Markstrahlen, auch Spiegelfasern genannt. Sie werden vom Kambiumring nach beiden Seiten hin erzeugt und erstrecken sich von der Holzschicht bis zur Bastschicht. Sie sind primär, wenn ihr Wachstum sofort bei Beginn des Dickenwachstums erfolgte, sekundär, wenn es erst später eintrat.

Systematische Einteilung der Pflanzen.

Die Zahl der Pflanzen ist ungemein groß. Der schwedische Botaniker Karl von Linné (1707—1778) kannte schon 10 000 verschiedene Arten, heute ist diese Zahl auf über 300 000 angeschwollen. So versuchte man bereits im 16. Jahrhundert die Pflanzen einzuteilen, sie in ein System einzureihen, aber erst Linné gelang es im Jahr 1735 ein System aufzustellen, das zu großer Bedeutung kam und über ein Jahrhundert allein seine Geltung ausübte. Dieses Linnésche System wird Geschlechts- oder Sexualsystem oder künstliches System genannt, weil Linné die Beschaffenheit der Staubblätter, der Staubgefäße und der Fruchtblätter, der Stempel, seiner Einteilung zugrunde legte, die immer künstlich sein mußte, da nur ganz bestimmte Organe und nicht die Gesamtheit der Eigenschaften in Betracht gezogen wurden.

Linné teilte die Pflanzen in 24 Klassen.

Die Klassen 1—23 umfassen Pflanzen, wo Staubgefäße und Stempel deutlich sichtbar sind (Phanerogamen) (phanerós = sichtbar, gaméo = heiraten),

die Klasse 24 dagegen solche Pflanzen, wo Staubgefäße und Stempel nicht erkennbar sind (Kryptogamen) (kryptós = verborgen, trügerisch).

A. Die Phanerogamen (1—23) teilte er wieder ein in:
Klasse 1—20 Pflanzen mit Zwitterblüten,
Klasse 21—23 Pflanzen mit eingeschlechtigen Blüten.

Die Klassen 1—13 bestimmen sich nach der Anzahl der Staubgefäße, 14 und 15 nach deren Größe, 16—18 nach der Verwachsung der Staubfäden untereinander. Bei der 19. Klasse sind die Staubbeutel verwachsen, bei der 20. die Staubfäden mit dem Griffel. In der 21. Klasse sind die einhäusigen, die Monoecia untergebracht, in der 22. die zweihäusigen, die Dioecia, und die 23. Klasse setzt sich aus den vielehigen zusammen, den Polygamia, wo Zwitterblüten und diklinische vorkommen. Die verschiedenen Klassen bestehen wieder aus Ordnungen. Und zwar legte Linné den Ordnungen hauptsächlich die Beschaffenheit der weiblichen Geschlechtsorgane und der Fruchtbildung zugrunde. So ist bei den ersten 13 Klassen für die Ordnungen die Anzahl der Fruchtknoten und bei Vorhandensein von nur einem Fruchtknoten die Anzahl der Griffel, und wenn diese fehlen, die Anzahl der sitzenden Narben bestimmend. Bei der 14. und 15. die Gestalt der Frucht. Für die Ordnungen der 16. bis 23. Klasse ist mit Ausnahme der 19. Klasse wieder die Anzahl der Staubblätter ausschlaggebend, während sie bei der 19. Klasse hauptsächlich aus der Verteilung der Zwitter- und der eingeschlechtigen Blüten und der Umhüllung abgeleitet werden. Die 24. Klasse besteht aus den Unterabteilungen: Farngewächse, Moose, Flechten, Algen und Pilze.

Weiter werden dann die Pflanzen in Gattungen eingeteilt und diese in Arten. Solche Pflanzen, die in den Blüten und dem Fruchtbau im allgemeinen übereinstimmen, ergeben die Gattungen. Sind auch Wurzel, Stamm und Blätter ziemlich übereinstimmend und werden durch die Samen gleichgestaltete Pflanzen erzeugt, so bilden sie Arten. Zeigen sich bei den Arten wieder kleine Abweichungen, z. B. Verschiedenheit in der Behaarung, in der Blattform, führt dies zu einer Abart.

So gab Linné jeder Pflanze einen Namen aus zwei Wörtern bestehend — binäre Nomenklatur (lat. nomen = Namen, claro = erkläre) —, einem Hauptwort und einem Beiwort. Das Hauptwort bezeichnet die Gattung, das Beiwort die Art. Bei dem Linnéschen System, wo in der Hauptsache nur von einem Organ ausgegangen wird, werden häufig Pflanzen auseinandergerissen, die eigentlich nach der Gesamtheit ihrer Eigenschaften zusammengehören. Diesem Übelstande suchen die natürlichen Systeme abzuhelfen, indem hier die Pflanzen nach der Gesamtheit der Ähnlichkeit, nach ihrer natürlichen Zusammengehörigkeit, nach ihrer Verwandtschaft geordnet sind. Während das Linnésche System das Bestimmen unbekannter Pflanzen, d. h. das Unterordnen in eine Gruppe erleichtert, bieten erst die natürlichen Systeme einen Einblick in den ganzen Zusammenhang und den Entwicklungsgang der Pflanzenwelt.

Natürliche Systeme haben unter anderen aufgestellt:
Jussieu, de Candolle, Endlicher, Brongniart, Braun, Eichler und Engler.
Der Franzose Antoine Laurent de Jussieu (1748—1836) teilte das ganze Pflanzenreich in drei große Gruppen (1789):

A. Akotyledonen, Pflanzen ohne Samenlappen.
B. Monokotyledonen, Pflanzen mit einem Samenlappen.
C. Dikotyledonen, Pflanzen mit zwei Samenlappen.

Der Schweizer Auguste Pyramus de Candolle (1778—1841) ging von dem anatomischen Bau der Pflanzen aus und stellte (1813) zwei Hauptgruppen auf:

A. Zellpflanzen, Cellulares, Pflanzen, deren Zellgewebe keine Gefäßbündel hat (Kryptogamen).
B. Gefäßpflanzen, Vasculares, Pflanzen mit Gefäßbündeln (Phanerogamen).

Die Gefäßpflanzen teilte er in:
1. Innenwüchsige,
2. Außenwüchsige.

Der Wiener Stephan Endlicher setzte (1836) zwei Gruppen fest:
A. Thallophyten, Lagerpflanzen, die sich nicht in Achsenorgane, in Stengel und Wurzeln gliedern und keine Blätter haben.

B. **Kormophyten. Achsenpflanzen,** die deutlich Wurzel, Stengel und Blätter tragen.

Die Achsenpflanzen unterschied er in:
1. Endsprosser,
2. Umsprosser,
3. Endumsprosser.

Adolphe Brongniart behielt (1843) die Haupteinteilung in Kryptogamen. Pflanzen ohne Blüten, und Phanerogamen, Pflanzen mit Blüten bei, er teilte die Phanerogamen auch in Monokotyledonen und Dikotyledonen, wies aber bei den Dikotyledonen besonders auf die Nacktsamigen, die Gymnosporae, hin, bei denen die Samenanlagen offen, nicht in einem geschlossenen Fruchtknoten liegen, im Gegensatz zu den Bedecktsamigen, den Angiospermae, wo sie sich in einem geschlossenen Fruchtknoten befinden. Alexander Braun (1864) teilte die Pflanzen ein in: Bryophyten oder Keimpflanzen, in Kormophyten oder Stockpflanzen und Anthophyten oder Blütenpflanzen, die er in Nacktsamige und Bedecktsamige unterschied.

Eichler (1883) behielt die Einteilung in Kryptogamen und Phanerogamen bei. Er teilte die Kryptogamen in Thallophyten mit den Unterklassen: Algen, Pilze und Flechten, in Bryophyten mit den Gruppen Lebermoose und Moose und in Pteridophyten mit den Klassen Schachtelhalmgewächse, Bärlappgewächse und Farne. Die Phanerogamen unterschied er in zwei Abteilungen, in Nacktsamige und Bedecktsamige und diese letzteren in Monokotyleen und Dikotyleen.

Engler durchbrach im Jahre 1886 die althergebrachte Unterscheidung in Kryptogamen und Phanerogamen insoweit, als er die ganze Pflanzenwelt in 13 verschiedene Abteilungen ordnete, wovon die ersten 12 Abteilungen die früheren Kryptogamen, die 13. die Phanerogamen umfassen. Die Abteilungen teilte er in Unterabteilungen, diese in Klassen, wo erforderlich in Unterklassen, diese in Reihengruppen bzw. in Reihen. Die Reihen, wenn nötig, in Unterreihen und weiter in Familien, Gattungen, Arten und Abarten. Die 13 Abteilungen lauten:

1. Abteilung: Schizophyta, Spaltpflanzen. 1. Klasse: Schizomycetes, Spaltpilze oder Bakterien. 2. Klasse: Schizophyceae, Spaltalgen.

2. Abteilung: Phytosarcodina, Myxothallophyta, Myxomycetes, Schleimpilze, Pilztiere.

3. Abteilung: Flagellatae, geißeltragende pilz- oder algenähnliche Körper.

4. Abteilung: Dinoflagellatae, geißeltragende algenähnliche Pflanzen. Hochseepflanzen, die am Meeresleuchten beteiligt sind.

5. Abteilung: Bacillariophyta, Kieselalgen, Diatomeen.

6. Abteilung: Conjugatae, Zygophyceae chlorophyllgrüne Algen ohne Kieselsäure. Fortpflanzung durch Zellverschmelzung.

7. Abteilung: Chlorophyceae, chlorophyllgrüne Algen, ungeschlechtliche und geschlechtliche Vermehrung.

8. Abteilung: Charophyta, chlorophyllgrüne Armleuchteralgen.

9. Abteilung: Phaeophyceae, Braunalgen.

10. Abteilung: Rhodophyceae, Rotalgen, Rottange.

11. Abteilung: Eumycetes, Fungi, echte Pilze. Nebenklasse Lichenes Flechten.

12. Abteilung: Embryophyta asiphonogama (Archegoniatae) mit den Unterabteilungen Moospflanzen oder Bryophyta und den Farnpflanzen oder Pteridophyta, wozu die Schachtelhalme, die Equisetales und die Bärlappgewächse die Lycopodiales gehören.

13. Abteilung: Embryophyta siphonogama, Samenpflanzen, mit den Unterabteilungen: Gymnospermae mit 7 Klassen und Angiospermae mit den 2 Klassen Monokotyledoneen und Dikotyledoneen. Die Monokotyledoneen umfassen 11 Reihen mit Unterreihen und Familien, die Dikotyledoneen zwei Unterklassen Archichlamydeae und Metachlamydeae oder Sympetalae, von denen die Archichlamydeae 30 Reihen mit Unterreihen und Familien, die Metachlamydeae 11 Reihen mit Unterreihen und Familien umfassen.

Englers System
nach Syllabus der Pflanzenfamilien.

1. Abteilung: Schizophyta, Spaltpflanzen.
1. Klasse: Schizomycetes (mýkēs = Pilz), Spaltpilze oder Bakterien. 1. Reihe: Eubacteria, Zellen ohne Schwefel und Bakteriopurpurin. 2. Reihe: Thiobacteria, Zellen mit Schwefeleinschlüssen, farblos oder durch Bakteriopurpurin rot oder violett. 2. Klasse: Schizophyceae, Spaltalgen.

Spaltpilze oder Bakterien sind einzellige Lebewesen von kugliger (Mikrokokken), stäbchenförmiger (Bakterien), gerader (Bazillen) oder gewundener Gestalt (Spirillen, lat. spira = Windung). Sie sind entweder farblos oder gefärbt, enthalten jedoch kein Chlorophyll, sind von winziger Größe, gehen mitunter von einer Form in die andere über und vermehren sich unter geeigneten Verhältnissen sehr rasch durch Teilung oder Sporenbildung. Manche von ihnen bilden Gärungserreger, Fermente, sind auch sehr wichtig für die Verdauung und ferner auch in den Pflanzen für die Überführung der Reservestärke in lösliche Stärke. Die meisten von ihnen sind Fäulnisbewohner. Saprophyten (saprós = faul), die organische Stoffe in anorganische zurückbilden, wobei häufig eine Gärung entsteht oder sich Farbstoffe bilden. Andere sind Schmarotzer, Parasiten,

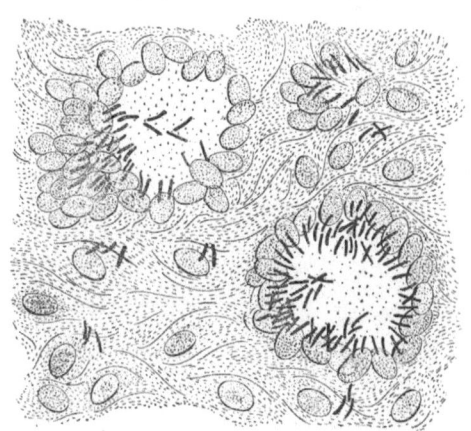

Abb. 166. Tuberkelbazillen der Lunge. 1000 mal vergrößert und durch Methylenblau gefärbt, so daß die Bazillen dunkle Striche bilden.

sie befallen Lebewesen. Diese Schmarotzer sind in vielen Fällen auch für die Landwirtschaft von großem Nutzen. z. B. die nitrifizierenden Spaltpilze. Sie nehmen den Stickstoff aus der Luft auf, und so wird er in Pflanzen, auf denen die Spaltpilze schmarotzen, übergeführt. Anderseits sind sie gefährliche Erreger ansteckender Krankheiten bei Menschen und Tieren, wie der Cholera, Tuberkulose, Diphtheritis. So ist die Feststellung des Vorhandenseins von Spaltpilzen äußerst wichtig. Zu diesem Zwecke bringt man etwas von dem erkrankten Körperteil oder von den Abgängen mit Nährgelatine zusammen, einer Mischung von Gelatine oder Agar-Agar, Fleischpepton und verschiedenen Salzen. Die Gelatine wird geschmolzen, darauf auf eine keimfrei gemachte Platte gegossen, wo man sie erstarren läßt. Die jetzt zerstreuten verschiedenartigsten Spaltpilze vermehren sich rasch zu Kolonien.

Von solcher Kolonie wird eine winzige Menge bestimmter Spaltpilze in neuen Nährstoff übertragen, eine Reinkultur gezüchtet.

Aus dem Vorhandensein bestimmter Spaltpilze schließt man dann auf ganz bestimmte Krankheiten (Abb. 166).

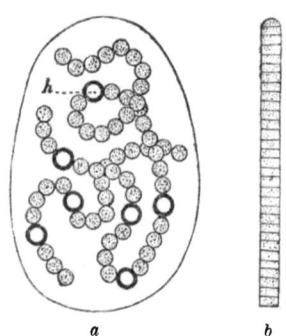

Abb. 167. *a* Eine Spaltalgen-Kolonie (Nostoc-Kolonie) mit Gallertmasse. *b* Stück einer fadenartigen Spaltalge aus der Gattung Oscillatoria. *h* sog. Grenzzellen oder Heterozysten, größere Zellen, die nicht teilbar sind.

Die Spaltalgen sind einzellig oder fadenförmig, oft zu Perlenschnüren vereinigt und mit einer Gallertmasse umgeben. Sie enthalten einen blaugrünen, roten oder violetten Farbstoff, leben in süßem Wasser oder auf feuchtem Boden und vermehren sich durch Zellteilung (Abb. 167).

II. Abteilung. Phytosarcodina, Myxothallophyta, Myxomycetes, Schleimpilze, Pilztiere.

1. Klasse: Acrasiales. 2. Klasse: Plasmodiophorales. 3. Klasse: Myxogasteres.

Die Schleimpilze zeigen von allen übrigen Pflanzengruppen so beträchtliche Abweichungen, daß sie manchmal zu den Tieren gerechnet werden. Es sind membranlose chlorophyllfreie Protoplasmamassen, die sich auf ihrem Untergrunde, z. B. Erde oder Lohe, fortbewegen. Allmählich umgeben sie sich mit einer Hülle, vermehren sich ungeschlechtlich, vegetativ, bilden mit einer Membran umgebene Sporen, die sich in einem Fadengeflecht, einem

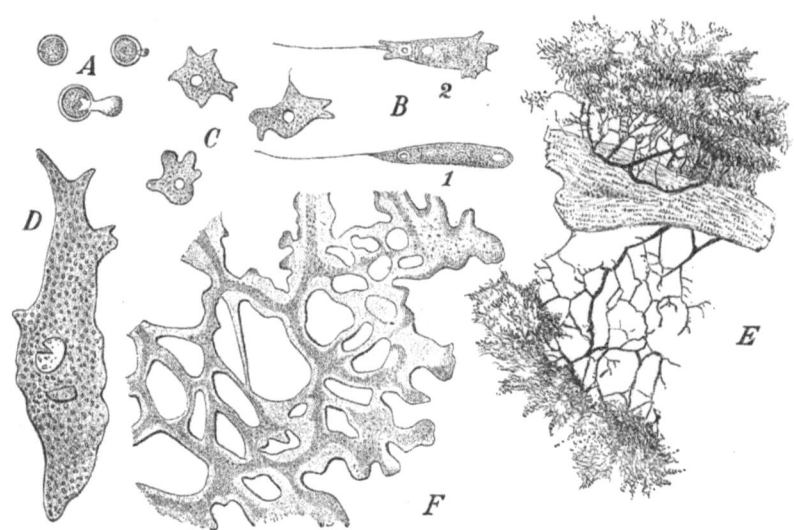

Abb. 168. *A* Sporen und Keimung eines Schleimpilzes, *C* Protoplasmamassen (Amöben) der Lohblüte (Fuligo spetica), *B* nächste Entwicklungsstufe (Schwärmzeit), *D* kleines Plasmodium der Lohblüte. *E* u. *F* Plasmodien von Didymiumarten

Kapillitium, befinden. Beim Keimen kriechen aus den Sporen wieder kleine Protoplasmaklümpchen, die sich beim Zusammentreffen zu größeren Protoplasmamassen, zu Plasmodien, vereinigen (Abb. 168—169).

III. Abteilung. Flagellatae. Geißeltragende, pilz- oder algenähnliche Körper.

Systematische Einteilung der Pflanzen. 97

IV. Abteilung. Dinoflagellatae. Geißeltragende algenähnliche Körper.

Mikroskopisch kleine einzellige Lebewesen, die mit einer Quer- und Längsfurche umgeben und mit Bewegungsorganen, Geißeln, versehen sind. Sie ent-

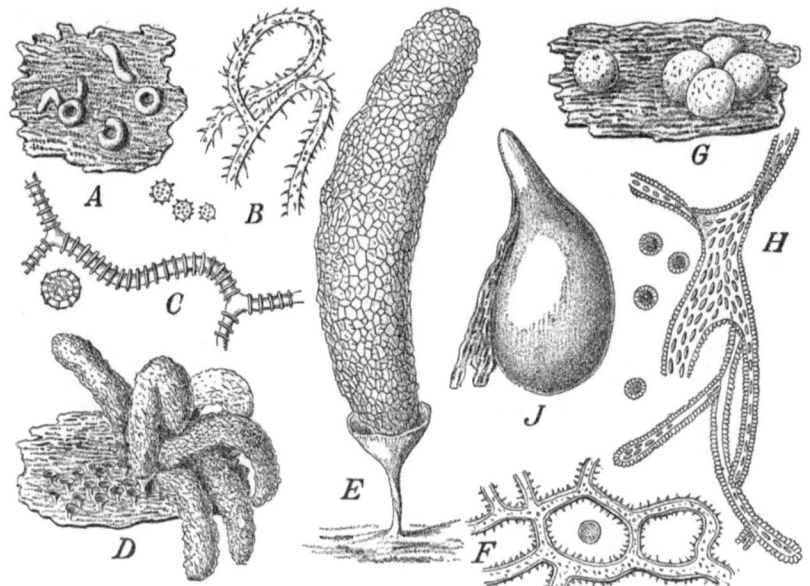

Abb. 169. Fruchtbildungen (Fadengeflecht, Kapillitium) verschiedener Schleimpilze, worin sich die Sporen (C, F, H) befinden.

halten Chlorophyll, assimilieren demnach Kohlenstoff und pflanzen sich durch Zweiteilung fort. Sie befinden sich vorwiegend im Plankton, d. h. der Pflanzenwelt des Meeres, verursachen auch mit das Leuchten des Meeres (Abb. 170).

V. Abteilung. Bacillariophyta. Kieselalgen.

Diatomeen. Es sind mikroskopisch kleine Zellen, in deren Membran Kieselsäure eingelagert ist. Jede Zelle besteht aus zwei Teilen, die wie Hälften einer Schachtel ineinandergreifen (Abb. 171). Sie enthalten Chlorophyll, das aber infolge eines andern Farbstoffs, des Diatomins, gelb bis gelbbraun aussieht, und kommen entweder einzeln oder zu Fäden vereinigt im süßen Wasser und im Meerwasser vor. Sie teilen sich fort und fort in zwei Teile. Haben sie

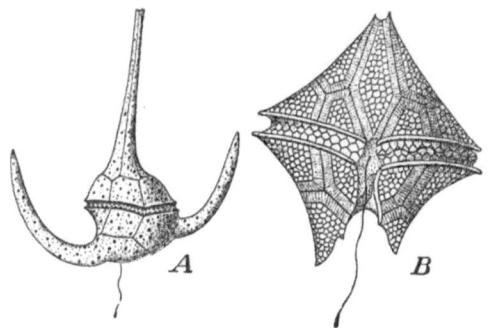

Abb. 170. Plankton-Lebewesen. A Ceratium tripos. B Peridinium divergens. Stark vergrößert (nach Schütt).

eine gewisse geringste Kleinheit erreicht, vergrößern sie sich wieder, indem Protoplasma austritt und wächst, oder aber es treten die Protoplasmakörper zweier Zellen zusammen und bilden eine gemeinsame Zelle. Man unterscheidet Grunddiatomeen, in seichteren Gewässern, und Planktondiatomeen, in tieferen Gewässern. Sie kommen nur in einer Tiefe vor, bis zu welcher das

Licht hinstrahlen kann, da sie als chlorophyllhaltig auf Licht angewiesen sind. Sterben sie ab. bleibt die Kieselsäure zurück.

VI. Abteilung. Conjugatae. Zygophyceae. Chlorophyllgrüne Algen; Fortpflanzung durch Kopulation.

Jochalgen. Sie leben entweder einzeln oder in Fäden, enthalten Chlorophyll in bandförmiger oder sternchenartiger Anordnung, aber keine Kieselsäure. Zwei Zellen vereinigen sich durch Zellverschmelzung zu einer Jochspore oder Zygospore, aus der nach einiger Zeit eine neue Pflanze wächst (Abb. 172).

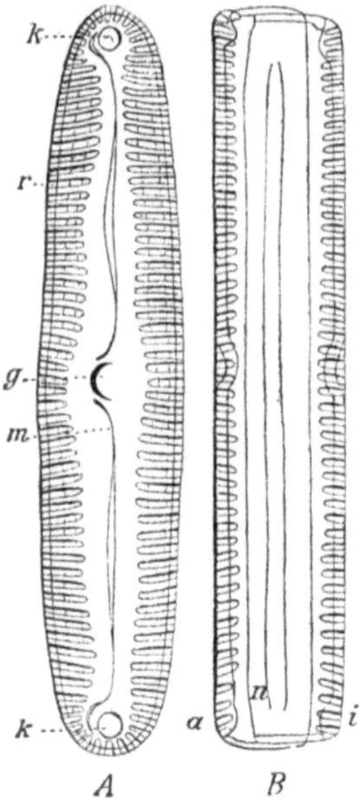

VII. Abteilung. Chlorophyceae. 4. Klasse: Siphonales. Chlorophyllgrüne Algen. Fortpflanzung durch schwärmende Gameten oder durch Spermatozoiden und Oosphären

Chlorophyllhaltige Algen. die einzellig oder fadenförmig auftreten oder Zellfläche und Zellkörper bilden können. Sie vermehren sich einerseits durch ungeschlechtliche Vermehrung. Es treten Schwärmer als membranlose Protoplasmamasse aus den Zellen heraus, bewegen sich vermittels Geißeln, Fäden. auf dem Wasser fort, umgeben sich mit einer Membran und treten dann in die Zweiteilung ein. Anderseits tritt eine geschlechtliche Vermehrung ein durch Verschmelzung der Protoplasmamasse zweier gleichartiger Zellen, zweier Gameten. die zu einer Gamospore werden. Oder auch durch Verschmelzung zweier ungleichartiger Gameten. von denen die kleinere die männliche. die größere die weibliche darstellt. Bei höher entwickelten Grünalgen werden in besonderen Zellen, Antheridien genannt. leichtbewegliche, mit Fäden. Zilien. versehene Spermatozoiden gebildet und wiederum in andern Zellen, in den Oogonien, die Oosphären oder Eizellen. Die Spermatozoiden dringen in die Oosphäre ein. befruchten sie. und es bildet sich eine Eispore. eine Oospore.

Abb. 171. Eine Diatomee.
A Schalen- oder Deckelansicht.
B Gürtelband- oder Seitenansicht.
a Die äußere Schale, i die innere Schale. (800fach vergrößert.)

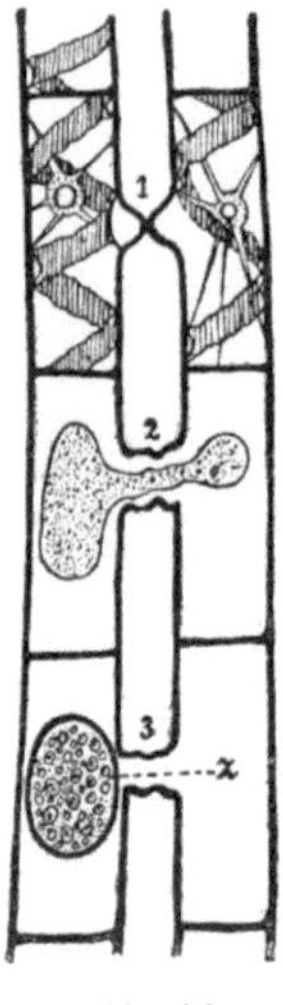

Abb. 172. Zellverschmelzung zwischen dem Inhalte zweier Zellen einer Jochalge.
1, 2 u. 3 zeigen die einzelnen Entwicklungsabschnitte.
3. Zygospore

VIII. Abteilung. Charophyta. Armleuchtergewächse. Chlorophyllgrüne Algen von eigenartigem, hochentwickeltem Bau. Fortpflanzung durch Spermatozoiden und Oosphären.

Armleuchtergewächse sind chlorophyllhaltige. quirlig verzweigte Zellfäden mit Antheridien und Oogonien. Aus kürzeren Zellen, den Knotenzellen, gehen haarartige Zellen ab, die sich gleichsam als Rinde um längere, bis zu 20 cm lange Zellen, Internodien genannt, herumlegen. Die Oogonien sind mit Schutzhüllen umgeben. Diese fallen zur Reifezeit ab. und die Spermatozoiden dringen zu den Oosphären (Abb. 173).

Systematische Einteilung der Pflanzen. 99

IX. Abteilung. Phaeophyceae, Braunalgen. 4. Reihe: Laminariales. 6. Reihe: Fucales. Fortpflanzung durch schwärmende Gameten oder durch Spermatozoiden und Oosphären, Eizellen.

Hochentwickelte, infolge eines braunen Farbstoffes, des Phykophäins, braune oder braungrüne Algen, die sich wie Grünalgen fortpflanzen. Sie zeigen aber teilweise schon wurzel-, stengel- und blattähnliche Teile und haben durch Luft ausgefüllte Erweiterungen — Schwimmblasen, um die Pflanze aufrechtzuhalten. Die Antheridien und Oogonien kommen entweder auf einem Konzeptakulum an der Thallusspitze vereinigt vor, oder sie sind auf verschiedenen getrennt.

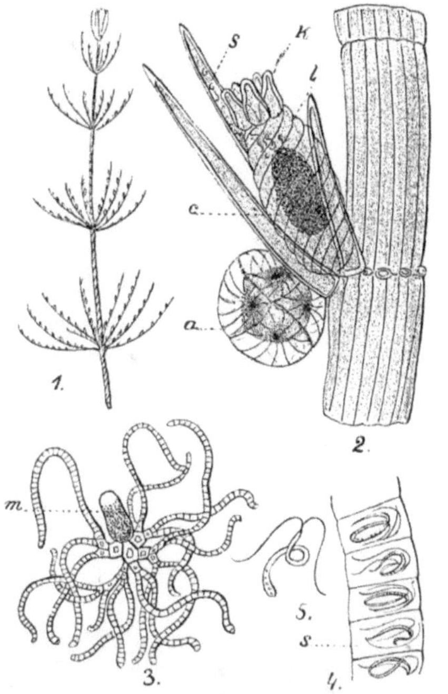

X. Abteilung. Rhodophyceae, rosenrote bis violette Algen. Rotalgen. Rottange. 2. Klasse: Florideae. 1. Reihe: Nemalionales. 3. Reihe: Gigartinales. 4. Reihe: Rhodymeniales. Fortpflanzung durch unbewegliche Spermatien und Eizelle.

Meeresalgen, die neben dem Chlorophyll einen roten Farbstoff, das Phykoerythrin, enthalten, das durch das Licht leicht zerstört wird, in Seewasser unlöslich, aber in Süßwasser löslich ist. Die Antheridien erzeugen kuglige, nackte, unbewegliche Zellen, Spermatien. Diese werden durch das Wasser an die weiblichen Zellen, die Karpogonien, herangetrieben, befruchten sie, und es entstehen Fruchthaufen, Karposporen. Die Karpogonien sind unten ausgebuchtete Zellen, die in einen fadenförmigen Teil auslaufen (Abb. 174).

XI. Abteilung. Eumycetes. Echte Pilze. 2. Klasse: Ascomycetes. 1. Reihe: Euascales. 3. Klasse:

Abb. 173. Armleuchteralge (Chara fragilis). 1. Stück eines Zweiges mit Antheridien und Oogonien. 2. Die Geschlechtsorgane vergrößert. a Antheridium mit den Spermatozoiden. c Oogonium mit der Oosphäre oder Eizelle. k Krönchen, das bei der Reife des Oogoniums abfällt, so daß die Spermatozoiden in das Oogonium eindringen können. 3. Manubrium mit Zellfäden, worin sich die Spermatozoiden befinden. Es sind im Innern der Antheridien acht solcher Manubrien vorhanden. 4. Ein Stück der Zellfäden stark vergrößert. 5. Ein Spermatozoid sehr stark vergrößert.

Protomycetes. 4. Klasse: Basidiomycetes. 1. Unterklasse: Hemibasidii. 1. Reihe: Ustilaginales. 2. Reihe: Uredinales. 2. Unterklasse: Eubasidii. 1. Reihe: Protobasidiomycetes. 2. Reihe: Autobasidiomycetes. Anhang zu Klasse 2 und 3: Fungi imperfecti. Nebenklasse zu Klasse 2 und 3: Lichenes. 1. Unterklasse: Ascolichenes. 1. Reihe: Pyrenocarpeae. 2. Reihe: Gymnocarpeae. 2. Unterklasse: Basidiolichenes. Chlorophyllose Saprophyten und Parasiten.

Die Pilze enthalten kein Chlorophyll, sind also Schmarotzer. Der Thallus besteht aus vielzelligen Fäden, den Hyphen, Myzelsträngen, dem Myzelium, das sich auf den Lebewesen einnistet und die Nährstoffe herausholt. Entweder haben sie algenähnliche Form oder es entwickelt sich aus dem Myzelium eine festere Masse, der Fruchtkörper, der scheibenförmig oder rund-

7*

lich sein kann und in Sporenbehältern, in Sporangien, die Sporen, Konidien, trägt. Die Sporen entstehen entweder durch abgeschnürte Zellen oder durch freie Zellbildung in Schläuchen in Asci im Innern der Fruchtkörper oder durch Abschnüren von den Endteilen eigentümlich geformter Hyphen (Basidien) (Abb. 175).

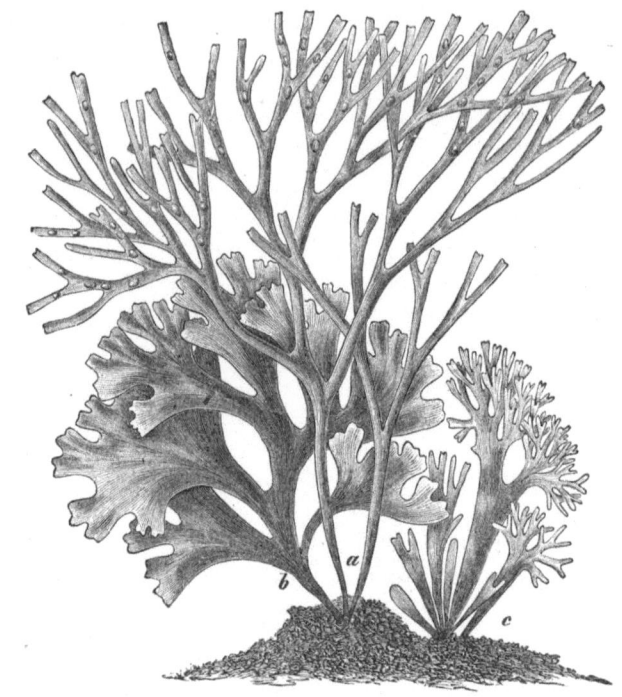

Abb. 174. Chondrus crispus.

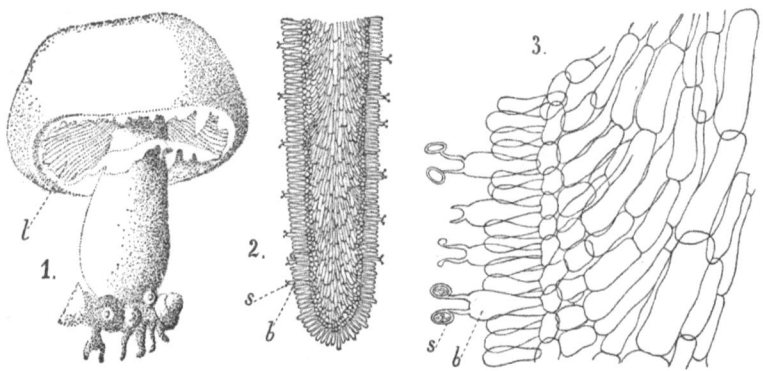

Abb. 175. Der Champignon (Agaricus campestris). 1. Der Fruchtkörper. Unten Teile des Myzeliums. 2. Teil einer Hyphe. Lamelle mit Basidien (b). woran sich Sporen (s) befinden

Flechten. Sie sind eine Lebensgemeinschaft, eine Symbiose von Algen und Pilzen, entstanden dadurch, daß Algen mit Pilzfäden zusammengekommen sind. Entweder sind nur wenig Pilze vorhanden, **homöomere**

(hómoios = gleich, méris = Teil, Gattung), Flechten, oder die Pilze haben die Überhand, heteromere Flechten (heteroíos = anders). Flechten vermehren sich dadurch, daß kleine Algenstückchen, die sich abgelöst haben und mit Hyphen umgeben sind, durch den Wind überallhin getragen werden. Sie gedeihen auch dort, wo nichts anderes wächst, indem der Pilz für Wasseraufnahme, die Alge für Assimilation des Kohlenstoffs sorgt und ermöglichen es durch Humusbildung allmählich anderen Pflanzen sich anzusiedeln. Man teilt die Flechten ein in: Fadenflechten, Strauchflechten, Laubflechten, Krustenflechten, Gallertflechten und Steinflechten.

XII. Abteilung. Embryophyta asiphonogama. Archegoniatae: I. Unterabteilung: Bryophyta (Muscineae) Moospflanzen. 1. Klasse: Hepaticae, Lebermoose. 2. Klasse: Musci, Laubmoose. 1. Unterklasse: Sphagnales, Torfmoose. II. Unterabteilung: Pteridophyta, Farnpflanzen. 1. Klasse: Filicales. 3. Reihe: Filicales leptosporangiatae. 2. Klasse: Articulatae. 4. Unterklasse: Equisetales. 1. Reihe: Euequisetales. 3. Klasse: Lycopodiales. 1. Reihe: Lycopodiales eligulatae. 2. Reihe: Lycopodiales ligulatae. 5. Klasse: Isoetales. Embryopflanzen mit Befruchtung durch schwärmende Gameten.

Moospflanzen, Bryophyta (brýon = Moos), gliedern sich meistens in Stamm und Blätter. Sie haben Generationswechsel, d. h. das eine Pflanzengeschlecht entwickelt Geschlechtsorgane, das aus diesen entstandene zweite Pflanzengeschlecht aber Sporen.

Aus einer Spore keimt ein algenähnlicher Vorkeim, ein Protonema (néma = Faden, Garn). Aus diesem Vorkeime sproßt durch seitliche Abzweigung die Moospflanze, die meist in Stengel und Blätter gegliedert ist, aber weder echte Wurzel noch Gefäßbündel trägt. Sie bringt männliche Antheridien mit Spermatozoiden und weibliche Archegonien (arché = Anfang, goné = Nachkommenschaft) hervor. Diese Archegonien sind unten ausgebaucht, laufen in einen langen Hals aus und bergen in der Ausbauchung die Eizelle. Nach der Befruchtung dieser bildet sich das zweite Pflanzengeschlecht, eine nicht in Stengel und Blätter gegliederte Mooskapsel, die mit dem ersten Geschlecht in Zusammenhang bleibt

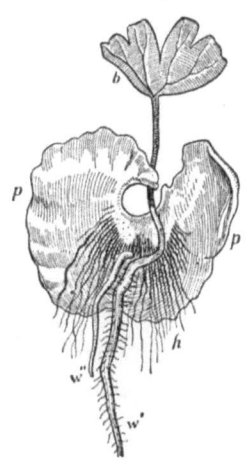

Abb. 176. Farnpflanze aus dem befruchteten Ei des Prothalliums entstanden. w' Hauptwurzel, w'' Nebenwurzel, p Prothallium b Blatt.

und ungeschlechtlich, vegetativ Sporen entwickelt. Die Wand des Archegoniums nimmt an diesem Vorgang teil, wächst entweder zu einer Mütze aus, die von der Mooskapsel gehoben wird, oder zu einer Haube, Calyptra, die durchbrochen wird, so daß die Sporen zerstreut werden können. Man teilt die Moose ein in Lebermoose, die vielfach noch einen Thallus haben, in Laubmoose ohne echte Wurzeln, an deren Stelle Rhizoiden stehen, und in Torfmoose, die am meisten zur Torfbildung beitragen.

Farnpflanzen, Pteridophyta, auch als Gefäßkryptogamen bezeichnet.

Bei Farnpflanzen findet ebenfalls ein Generationswechsel statt, jedoch in umgekehrter Reihenfolge wie bei den Moosen. Aus der Spore geht ein Vorkeim, ein Prothallium (thallós = Sprößling) hervor, ein winziges, grünalgenartiges Lebewesen, das Geschlechtsorgane erzeugt und nach der Befruchtung eingeht. Aus dem befruchteten Ei wächst eine den Phanerogamen ähnliche, in Stamm und Blätter gegliederte Pflanze, die echte Wurzeln hat und geschlossene Gefäßbündel aufweist (Abb. 176). Sie entwickelt die Sporen in Sporangien auf der Unterseite der Blätter, und zwar in Häufchen, sog. **Fruchthaufen, Sori,** die mit einer Haut, einem Schleier, umgeben sind (Abb. 177). Manche Farnpflanzen erzeugen verschieden große Sporen, kleinere männliche, **Mikrosporen,** die nur männliche Prothallien ergeben, und größere, weibliche, **Makrosporen,** die zu weiblichen Prothallien führen. Die sporentragenden Blätter sind häufig von anderer Gestalt als die Laubblätter. Die Sporangien zeigen eine Zellwandverdickung, einen Ring, der die Sporenbehälter aufreißt.

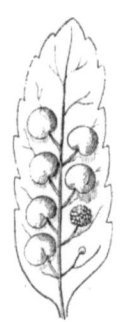

Abb. 177. Unterseite des Blattes (Wedels) einer Farnpflanze mit Fruchthaufen (sori)

Zu den Pteridophyta gehören auch die Schachtelhalmgewächse, Equisetales und Bärlappgewächse, Lycopodiales.

Schachtelhalme haben einen langen Stamm mit quirlig stehenden kleinen Blättern, die am Grunde zu einer Scheide zusammengewachsen sind. Unter diesen Scheiden entspringen quirlig die Äste. Die Sporangien (angeion = Gefäß) tragenden Blätter stehen an der Spitze des Stengels zu einer Ähre vereinigt. Die Blätter dieser sind schildförmig und tragen an der Unterseite die Sporangien. Die Zellwände der Oberhaut der Schachtelhalme enthalten viel Kieselsäure abgelagert (Abb. 178).

Bärlappgewächse. Pflanzen mit langen Stengelteilen, die mit kleinen,

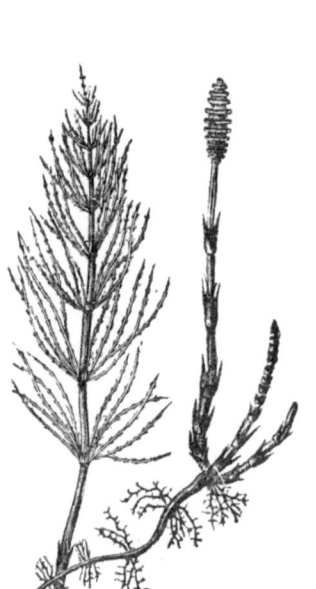

Abb. 178. Ackerschachtelhalm (Equisetum arvense). Rechts ein Sporangien tragender Stengel

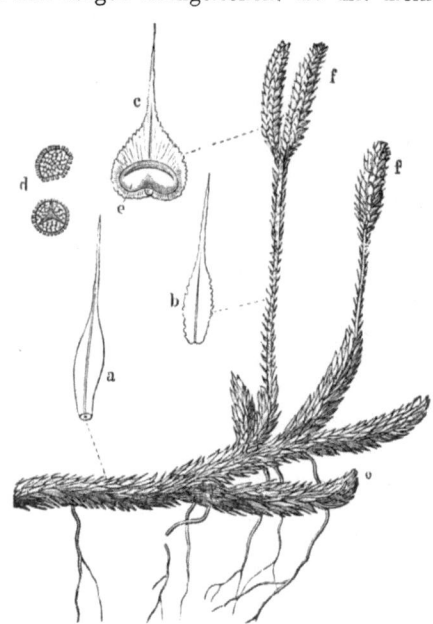

Abb. 179. Lycopodium clavatum. Ein Stück des Stengels mit Fruchtähren, *a* Stengel, *b* Fruchtstengelblatt (beide vergrößert). *c* Deckblatt aus der Fruchtähre mit Sporangium, *d* Sporen

meistens wechselständig angeordneten Blättern zahlreich besetzt sind. Die Sporangien befinden sich auf der Oberseite der fruchttragenden Blätter und sind oft zu einer Ähre vereinigt (Abb. 179).

XIII. Abteilung. **Embryophyta siphonogama** (siphōn = Schlauch, gaméo = heiraten). **Samenpflanzen. Spermatophyten. Embryopflanzen mit Pollenbefruchtung** (Phanerogamen).

I. Unterabteilung: **Gymnospermae**, gymnós = nackt, **Nacktsamige**.

5. Klasse: Coniferae Fam. Taxaceae und Pinaceae.

1. **Nacktsamige**. Die befruchtete Eizelle bringt eine in Stamm und Blätter gegliederte Pflanze mit echten Wurzeln und Gefäßbündeln hervor. Diese erzeugt Sporen. Die männlichen Sporen entwickeln sich jedoch nicht zu einem getrennt lebenden Prothallium, sondern der in der Entwicklung zurückbleibende Vorkeim dient nur zur Befruchtung der Eizelle. Diese bildet schon vor der Befruchtung einen Vorkeim, **Endosperm**, und der infolge der Befruchtung auf ein und derselben Pflanze entstandene Keimling, **Embryo**, trennt sich erst mit dem Samen von dieser. Die Samenanlagen befinden sich frei am Grund eines nicht geschlossenen Fruchtblattes.

II. Unterabteilung: **Angiospermae** (angeion = Gefäß). **Bedecktsamige**.

2. **Bedecktsamige**. Bei diesen entstehen keine Prothallien. Die Samenanlagen liegen in einem geschlossenen Fruchtblatt, einem Fruchtknoten.

1. Klasse: **Monocotyledoneae**. **Einkeimblättrige**.

Die Einkeimblättrigen werden unterschieden in:

1. Reihe: **Pandanales**, Schraubenbaumartige.
2. Reihe: **Helobiae**, Sumpfbewohnende. 1. Unterreihe: Potamogetonineae. Familien: Potamogetonaceae, Laichkräutergewächse. Najadaceae. Aponogetonaceae Scheuchzeriaceae. 2. Unterreihe: Alismatineae. Familie: Alismataceae, Froschlöffelgewächse.

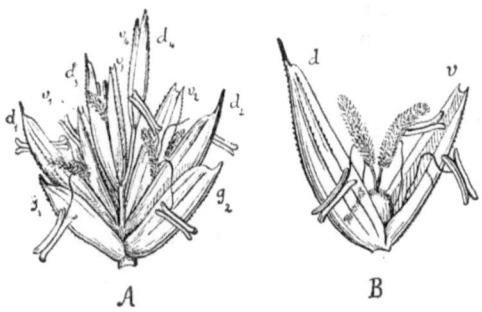

Abb. 180. *A* Weizenähre, *B* Einzelblüte, *g*, u. *a.* Hüllspelzen. *d* Deckspelze *v* Vorspelze.

3. Unterreihe: Butomineae. Familien: Butomaceae. Hydrocharitaceae, Froschbißgewächse.

3. Reihe: **Triuridales**. Familie: Triuridaceae.

4. Reihe: **Glumiflorae**, Spelzenblütige. Familien: Gramineae, Grasgewächse. Cyperaceae. Riedgrasgewächse. Die Grasgewächse haben meist einen hohlen, durch Knoten unterbrochenen, an diesen Stellen innen ausgefüllten Stengel mit langen Stengelgliedern, einen Halm. An den Knoten bilden sich Blattscheiden, die sich zum nächstgelegenen höheren Knoten hinaufziehen und in lange, schmale Blattflächen auslaufen. Dort, wo die Blattscheide in die Blattfläche übergeht, befindet sich ein kleines Häutchen, die **Ligula**. Den Blüten, die in Blütenständen, Ähren oder Rispen stehen, fehlen Kelch- und Blumenblätter. Die Blütenstände sind von häutigen, häufig mit einer Granne versehenen Hüllblättern, den **Hüllspelzen** umgeben. Die Einzelblüten tragen ebenfalls zwei Spelzen, die **Deckspelze** und **Vorspelze**. In der Blüte sind gewöhnlich drei Staubblätter mit dünnen Staubfäden und ein Fruchtblatt mit zwei federartigen Narben. Die Frucht ist eine Karyopse, der darin befindliche Samen ist mit der Fruchtschale verwachsen. Hierher gehören: Hirse, Mais, Reis, Zuckerrohr, Gerste, Hafer, Quecke, Roggen und Weizen. (Abb. 180.)

5. Reihe: **Principes**, Palmen. Familie: Palmae. Palmengewächse.

6. Reihe: **Synanthae**. Familie: Cyclanthaceae.
7. Reihe: **Spathiflorae**, Scheidenblütler. Familien: Araceae, Aronstabgewächse. Lemnaceae, Wasserlinsengewächse.
8. Reihe: **Farinosae**, Mehlsamige. 1. Unterreihe: Flagellariineae. Familie: Flagellariaceae. 2. Unterreihe: Enantioblastae. Familien: Restionaceae. Centrolepidaceae. Mayacaceae. Xyridaceae. Eriocaulaceae. 3. Unterreihe: Bromeliineae. Familien: Thurniaceae. Rapateaceae. Bromeliaceae, Ananasgewächse. 4. Unterreihe: Commelinineae. Familie: Commelinaceae. 5. Unterreihe: Pontederiineae. Familien: Pontederiaceae. Cyanastraceae. 6. Unterreihe: Philydrineae. Familie: Philydraceae.
9. Reihe: **Liliiflorae**, Lilienblütige. 1. Unterreihe: Juncineae. Familie: Juncaceae, Binsengewächse. 2. Unterreihe: Liliineae. Familien: Stemonaceae. Liliaceae, Liliengewächse. Haemodoraceae. Amaryllidaceae, Amaryllisgewächse. Velloziaceae. Taccaceae. Dioscoreaceae, Yamsgewächse. 3. Unterreihe: Iridineae. Familie: Iridaceae, Schwertliliengewächse.
10. Reihe: **Scitamineae**, Gewürzlilien. Familien: Musaceae, Bananengewächse. Zingiberaceae, Ingwergewächse. Cannaceae, Kannagewächse. Marantaceae, Marantagewächse.
11. Reihe: **Microspermae**, Kleinsamige. 1. Unterreihe: Burmanniineae. Familie: Burmanniaceae. 2. Unterreihe: Gynandrae. Familie: Orchidaceae, Orchisgewächse.

2. Klasse: **Dicotyledoneae**. Zweikeimblättrige. 1. Unterklasse: Archichlamydeae (arché = Anfang, chlamýs = Oberkleid), mit Blütenumhüllung auf niederer Stufe (Choripetalae und Apetalae), entweder achlamideisch, d. h. überhaupt ohne Blütenhülle, nackt oder haplochlamideisch, d. h. mit einfacher, hochblattähnlicher, brakteoider Blütenhülle, oder diplochlamideisch, d. h. mit doppelter Blütenhülle, mit zwei Kreisen von Blumenblättern oder choripetal, d. h. die Blumenblätter sind einzeln getrennt. 2. Unterklasse: Metachlamydeae oder Sympetalae mit Blütenumhüllung auf vorgeschrittener Stufe. Die Blütenhülle besteht aus zwei Kreisen, bei der inneren Blütenhülle sind die Blätter zusammengewachsen, die Blütenhülle ist verwachsenblättrig.

Die Zweikeimblättrigen mit Blütenumhüllung auf niederer Stufe, die Archichlamydeae zerfallen in:

1. Reihe: **Verticillatae**. Familie: Casuarinaceae.
2. Reihe: **Piperales**, Pfefferartige. Familien: Saururaceae. Piperaceae, Pfeffergewächse. Chloranthaceae.
3. Reihe: **Salicales**, Weidenartige. Familie: Salicaceae, Weidengewächse.
4. Reihe: **Garryales**. Familie: Garryaceae.
5. Reihe: **Myricales**. Familie: Myricaceae.
6. Reihe: **Balanopsidales**. Familie: Balanopsidaceae.
7. Reihe: **Leitneriales**. Familie: Leitneriaceae.
8. Reihe: **Juglandales**, Walnußartige. Familie: Juglandaceae, Nußbaumgewächse.
9. Reihe: **Batidales**. Familie: Batidaceae.
10. Reihe: **Julianiales**. Familie: Julianiaceae.
11. Reihe: **Fagales**, Buchenartige. Familien: Betulaceae, Birkengewächse. Fagaceae, Buchengewächse.
12. Reihe: **Urticales**, Nesselartige. Familien: Ulmaceae, Ulmengewächse. Moraceae, Maulbeergewächse. Urticaceae, Nesselgewächse.
13. Reihe: **Proteales**. Familie: Proteaceae.

14. Reihe: Santalales. Santelbaumartige. 1. Unterreihe: Santalineae. Familien. Myzodendraceae. Santalaceae. Santelholzgewächse. Opiliaceae. Grubbiaceae. Olacaceae. Octoknemataceae. 2. Unterreihe: Loranthineae. Familie: Loranthaceae. Mistelgewächse. 3. Unterreihe: Balanophorineae. Familie: Balanophoraceae.

15. Reihe: Aristolochiales, Osterluzeiartige. Familien: Aristolochiaceae, Osterluzeigewächse. Rafflesiaceae. Hydnoraceae.

16. Reihe: Polygonales, Knöterichartige. Familie: Polygonaceae, Knöterichgewächse.

17. Reihe: Centrospermae, Gekrümmtsamige. 1. Unterreihe: Chenopodiineae. Familien: Chenopodiaceae. Gänsefußgewächse. Amarantaceae. 2. Unterreihe: Phytolaccineae. Familie: Nyctaginaceae. Cynocrambaceae. Phytolaccaceae. Aizoaceae. 3. Unterreihe: Portulacineae. Familien: Portulacaceae. Basellaceae. 4. Unterreihe: Caryophillineae. Familie: Caryophyllaceae, Nelkengewächse.

18. Reihe: Ranales, Hahnenfußartige. 1. Unterreihe: Nymphaeineae. Familien: Nymphaeaceae. Seerosengewächse, Ceratophyllaceae. 2. Unterreihe: Trochodendrineae. Familien: Trochodendraceae. Ceridiphyllaceae. 3. Unterreihe: Ranunculineae. Familien: Ranunculaceae, Hahnenfußgewächse. Lardizabalaceae. Berberidaceae, Berberitzengewächse. Menispermaceae, Mondsamengewächse. 4. Unterreihe: Magnoliineae. Familien: Magnoliaceae, Magnoliengewächse. Himantandraceae. Calycanthaceae. Lactoridaceae. Anonaceae, Gewürzapfelgewächse. Eupomatiaceae. Myristicaceae, Muskatnußgewächse. Gomartogaceae. Monimiaceae. Lauraceae, Lorbeergewächse. Hernandiaceae.

19. Reihe: Rhoeadales. Mohnartige. 1. Unterreihe: Rhoeadineae. Familie: Papaveraceae. Mohngewächse. 2. Unterreihe: Capparidineae. Familie: Capparidaceae, Kapperngewächse. Cruciferae (lat. crux = Kreuz), Kreuzblütlergewächse. Es sind stets krautartige Pflanzen, deren Blüten seitlich angeordnet, in Trauben stehen. Die Blüten zeigen vier in zwei Kreisen befindliche Kelchblätter und vier in einem Kreise kreuzartig stehende Blumenblätter. Von den sechs Staubblättern sind die äußeren beiden kurz, die inneren, zu je zwei angeordneten, lang. Die Frucht, aus zwei Fruchtblättern gebildet, ist eine Schote oder ein Schötchen, an deren Randleisten die Samen sitzen. Zu dieser Familie gehören z. B. die Kohlarten, der Raps, Rübsen, der schwarze, Sarepta- und weiße Senf, Hirtentäschel, Löffelkraut, Rettich und Färberwaid. Tovariaceae. 3. Unterreihe. Resedineae. Familie: Resedaceae, Resedagewächse. 4. Unterreihe: Moringineae. Familie: Moringaceae. 5. Unterreihe: Bretschneiderineae. Familie: Bretschneideraceae.

20. Reihe: Sarraceniales, Insektenfangende Gewächse. Familien: Sarraceniaceae, Schlauchblattgewächse. Nepenthaceae, Kannenträger. Droseraceae, Sonnentaugewächse.

21. Reihe: Rosales, Rosenähnliche. 1. Unterreihe. Podostemoneae. Familien: Podostemonaceae. Hydrostachyaceae. 2. Unterreihe: Saxifragineae. Familien: Crassulaceae. Cephalotaceae. Saxifragaceae. Steinbrechgewächse. Pittosporaceae. Byblidaceae. Brunelliaceae. Cunoniaceae. Myrothamnaceae. Bruniaceae. Hamamelidaceae. Roridulaceae. Eucommiaceae. 3. Unterreihe: Rosineae. Familien: Platanaceae, Crossosomataceae. Rosaceae, Rosengewächse. Connaraceae. Leguminosae, Hülsenfrüchtler. Fruchtknoten aus einem Fruchtblatte gebildet. Die Frucht eine Hülse. Die Samen enthalten kein Nährgewebe, da dieses in den Samenblättern, den Kotyledonen aufgespeichert ist. Die Hülsenfrüchte werden in die Unterfamilien eingeteilt·

1. Mimosoideae. Hierzu gehören die Akaziaarten, welche Gummiarabikum liefern, ferner die Katechu-Akazie und die Mimosenart, das Kräutchen „Rührmichnichtan", das bei der geringsten Berührung die paarig gefiederten Blättchen zusammenklappt.

2. Caesalpinioideae. Meist Bäume mit gefiederten Blättern wie Fernambukholz, Sappanrotholz-, Blauholz-, Tamarinden-, Johannisbrot-, Mannabrot-Kopaivabalsambaum und die Kassiaarten, Halbsträucher mit paarig gefiederten Blättern, welche die Sennesblätter liefern.

3. Papilionatae, Schmetterlingsblütler (lat. papilio = Schmetterling). Bei den Schmetterlingsblütlern sind fünf freie Blumenblätter vorhanden: das oberste, bedeutend größer als die andern, die Fahne, zwei seitliche, die Flügel und zwei untere, die sich zu dem Kiel, dem Schiffchen oder Kahn zusammenneigen. Die Staubfäden der zehn Staubgefäße sind entweder alle zu einem Bündel verwachsen, oder nur neun, so daß ein Staubgefäß frei ist. Die Blüten stehen achselständig, meist in Trauben. Die Hülsenfrucht enthält mehrere Samen. Die Blätter sind gefiedert. Hierher gehören Bohne, Erbse, Linse, Wicke, Süßholz, Hauhechel, Honigklee, Bockshornklee, Erdnuß, Tonkabohnen, Traganth, Perubalsam, Drachenblut, Ginster und Indigo.

22. Reihe: Pandales. Familie: Pandaceae.

23. Reihe: Geraniales, Storchschnabelartige. 1. Unterreihe: Geraniineae. Familien: Geraniaceae, Storchschnabelgewächse. Oxalidaceae, Sauerkleegewächse. Tropaeolaceae. Linaceae, Leingewächse. Humiriaceae. Erythroxylaceae, Kokagewächse. Zygophyllaceae, Jochblättrige Gewächse. Cneoraceae. Rutaceae, Rautengewächse. Simarubaceae, Bitterholzgewächse. Burseraceae, Balsambaumgewächse. Meliaceae. 2. Unterreihe: Malpighiineae. Familien: Malpighiaceae. Trigoniaceae. Vochysiaceae. 3. Unterreihe: Polygalineae. Familien: Tremandraceae. Polygalaceae, Kreuzblumengewächse. 4. Unterreihe: Dichapetalineae. Familie: Dichapetalaceae. 5. Unterreihe: Tricoccae. Familie: Euphorbiaceae, Wolfsmilchgewächse. 6. Unterreihe: Callitrichineae. Familie: Callitrichaceae.

24. Reihe: Sapindales, Seifenbaumartige. 1. Unterreihe: Buxineae. Familie: Buxaceae. 2. Unterreihe: Empetrineae. Familie: Empetraceae. 3. Unterreihe: Coriariineae. Familie: Coriaceae. 4. Unterreihe: Limnanthineae. Familie: Limnanthaceae. 5. Unterreihe: Anacardiineae. Familie: Anacardiaceae, Sumachgewächse. 6. Unterreihe: Celastrineae. Familien: Cyrillaceae. Pentaphylacaceae. Corynocarpaceae. Aquifoliaceae, Stechpalmengewächse. Celastraceae. Hippocrateaceae. Salvadoraceae. Stackhousiaceae. Staphyleaceae. 7. Unterreihe: Icacinineae. Familie: Icacinaceae. 8. Unterreihe: Sapindineae. Familien: Aceraceae, Ahorngewächse. Hippocastanaceae. Sapindaceae, Seifenbaumgewächse. 9. Unterreihe: Sabiineae. Familie: Sabiaceae. 10. Unterreihe: Melianthineae. Familie: Melianthaceae. 11. Unterreihe: Didiereineae. Familie: Didiereaceae. 12. Unterreihe: Balsaminineae. Familie: Balsaminaceae.

25. Reihe: Rhamnales, Faulbaumartige. Familien: Rhamnaceae, Kreuzdorngewächse. Vitaceae, Weinrebengewächse.

26. Reihe: Malvales, Malvenähnliche. 1. Unterreihe: Elaeocarpineae. Familie: Elaeocarpaceae. 2. Unterreihe: Chlaenineae. Familie: Chlaenaceae. 3. Unterreihe: Malvineae. Familien: Gonystilaceae. Tiliaceae, Lindengewächse. Malvaceae, Malvengewächse. Bombacaceae. Sterculiaceae, Kakaobaumgewächse. 4. Unterreihe: Scytopetalineae. Familie: Scytopetalaceae.

27. Reihe: Parietales, Wandsamige Gewächse. 1. Unterreihe: Theineae. Familien: Dilleniaceae. Actinidiaceae. Eucryphiaceae. Medusagynaceae.

Ochnaceae. Caryocaraceae. Marcgraviaceae. Quiinaceae. Theaceae, Teegewächse. Strasburgeriaceae. Guttiferae, Guttigewächse. Dipterocarpaceae, Flügelfruchtgewächse. 2. Unterreihe: Tamaricineae. Familien: Elatinaceae. Frankeniaceae. Tamaricaceae. 3. Unterreihe: Cistineae. Familien: Cistaceae, Zistusgewächse. Bixaceae. 4. Unterreihe: Cochlospermineae. Familie: Cochlospermaceae. 5. Unterreihe: Lacistemineae. Familie: Lacistemaceae. 6. Unterreihe: Flacourtiineae. Familien: Canellaceae. (Winteranaceae.) Violaceae, Veilchengewächse. Elacourtiaceae. Stachyuraceae. Turneraceae. Malesherbiaceae. Passifloraceae, Passionsblumengewächse. Achariaceae. 7. Unterreihe: Papayineae. Familie: Caricaceae, Melonenbaumgewächse. 8. Unterreihe: Loasineae. Familie: Loasaceae. 9. Unterreihe: Datiscineae. Familie: Datiscaceae. 10. Unterreihe: Begoniineae. Familie: Begoniaceae. 11. Unterreihe: Ancistrocladiineae. Familie: Ancistrocladaceae.

28. Reihe: Opuntiales. Kaktusartige. Familie: Cactaceae. Kaktusgewächse.

29. Reihe: Myrtiflorae, Myrtenblütige. 1. Unterreihe: Thymelaeineae. Familien: Geissolomataceae. Penaeaceae. Oliniaceae. Thymelaeaceae, Seidelbastgewächse. Eleaeagnaceae. 2. Unterreihe: Myrtineae. Familien: Lythraceae. Heteropyxidaceae. Sonneratiaceae. Crypterioniaceae. Punicaceae, Granatbaumgewächse. Lecythidaceae. Rhizophoraceae. Nyssaceae. Alangiaceae. Combretaceae. Myrtaceae, Myrtengewächse. Melastomataceae. Hydrocaryaceae. Oenotheraceae. Weidenröschengewächse. Halorrhagaceae. 3. Unterreihe: Hippuridineae. Familie: Hippuridaceae. 4. Unterreihe: Cynomoriineae. Familie: Cynomoriaceae.

30. Reihe: Umbelliflorae, Doldenblütige. Familien: Araliaceae, Efeugewächse. Cornaceae. Umbelliferae, doldentragende Gewächse. Der Blütenstand ist meist eine zusammengesetzte Dolde, vielfach mit Hochblättern umkränzt, die eine Hülle bzw. bei den oberen Verzweigungen ein Hüllchen bilden. Die fünf Kelchblätter sind nur klein, ebenfalls die fünf Blumenblätter. Neben fünf Staubblättern sind zwei Fruchtblätter vorhanden, die eine Doppelachäne bilden und bei der Reife in zwei Teilfrüchte mit meist je fünf Längsrippen zerfallen. In den dadurch entstandenen vier Tälchen befinden sich die Behälter des ätherischen Öles, die Ölstriemen. Jede Teilfrucht enthält nur einen Samen, der mit der Fruchtschale verwachsen ist. Die Blätter sind meist mehrfach fiederig zerschlitzt oder gefiedert und öfter mit einer tutenartigen Blattscheide versehen. Es gehören hierzu z. B. Kümmel, Fenchel, Anis, Engelwurz, Pimpinelle, Liebstöckel, Petersilie, Stinkasant, Schierling, Koriander.

Die Zweikeimblättrigen mit Blütenumhüllung auf vorgeschrittener Stufe. Die Metachlamydeae oder Sympetalae zerfallen in:

1. Reihe: Diapensiales. Familie: Diapenseaceae.

2. Reihe: Ericales, Heidenartige. 1. Unterreihe: Ericineae. Familien: Clethraceae. Pirolaceae. Ericaceae. Heidekrautgewächse. 2. Unterreihe: Epacridineae. Familie: Epacridaceae.

3. Reihe: Primulales, Primelartige. Familien: Theophrastaceae. Myrsinaceae. Primulaceae, Schlüsselblumengewächse.

4. Reihe: Plumbaginales. Familie: Plumbaginaceae.

5. Reihe: Ebenales, Ebenholzartige. 1. Unterreihe: Sapotineae. Familien: Sapotaceae, Guttapercha liefernde Gewächse. Hoplestigmataceae. 2. Unterreihe: Diospyrineae. Familien: Ebenaceae, Ebenholzgewächse. Diclidantheraceae. Symplocaceae. Styraceae. Lissocarpaceae.

6. Reihe: Contortae, Gedrehtblütige. 1. Unterreihe: Oleineae. Fami-

lien: Oleaceae. Ölbaumgewächse. 2. Unterreihe: Gentianineae. Familie: Desfontaineaceae. Loganiaceae, Strychnosgewächse. Gentianaceae, Enziangewächse. Apocynaceae. Hundstodgewächse. Asclepiadaceae. Seidenpflanzengewächse.

7. Reihe: Tubiflorae, Röhrenblütige. 1. Unterreihe: Convolvulineae. Familien: Convolvulaceae. Windengewächse. Polemoniaceae. Fouquieraceae. 2. Unterreihe: Lennoieae. Familie: Lennoaceae. 3. Unterreihe: Borraginineae. Familie: Hydrophyllaceae. Borraginaceae. Boretschgewächse (auch Asperifoliaceae genannt). 4. Unterreihe: Verbenineae. Familien: Verbenaceae, Eisenkrautgewächse. Labiatae, Lippenblütlergewächse. Die achselständige, in Scheinquirlen stehende Blüte ist meist zweilippig aus fünf verwachsenen Blumenblättern bestehend. Zwei davon bilden die öfter helmartige Oberlippe, die übrigen drei die Unterlippe. Der aus fünf verwachsenen Kelchblättern gebildete Kelch scheidet sich ebenfalls in drei obere und zwei untere Zipfel. Entweder es sind zwei längere und zwei kürzere Staubblätter oder seltener überhaupt nur zwei wenig entwickelte Staubblätter vorhanden. Die Frucht ist aus zwei Fruchtblättern entstanden und zerfällt in vier Teilfrüchte. Die Blätter sind kreuzweise gegenständig an den vierkantigen Stengeln angeordnet. Hierher gehören z. B. Pfefferminze, Krauseminze, Thymian, Quendel, Salbei, Lavendel, Rosmarin, Melisse, Taubnessel, Gundermann, Andorn. 5. Unterreihe: Solanineae. Familien: Solanaceae, Nachtschattengewächse. Scrophulariaceae, Rachenblütlergewächse (auch Personatae, Maskenblütler genannt). Bignoniaceae. Pedaliaceae. Martyniaceae. Orobanchaceae. Gesneriaceae. Columelliaceae. Lentibulariaceae. Globulariaceae. 6. Unterreihe: Acanthineae. Familie: Acanthaceae. 7. Unterreihe: Myoporineae. Familie: Myoporaceae. 8. Unterreihe: Phrymineae. Familie: Phrymaceae.

8. Reihe: Plantaginales. Wegebreitartige. Familie: Plantaginaceae. Wegebreitgewächse.

9. Reihe: Rubiales, Krappblütige. Familien: Rubiaceae, Krappgewächse. Caprifoliaceae, Geißblattgewächse. Adoxaceae. Valerianaceae. Baldriangewächse. Dipsacaceae, Kardengewächse.

10. Reihe: Cucurbitales. Kürbisartige. Familie: Cucurbitaceae. Kürbisgewächse.

11. Reihe: Campanulatae, Glockenblumenartige. Familien: Campanulaceae, Glockenblumengewächse. Goodeniaceae. Brunoniaceae. Stylidiaceae. Calyceraceae. Compositae, Korbblütlergewächse. Die Blüten stehen in einem Blütenstand, einem Köpfchen, das mit vielen in Kreisen stehenden Hüllblättchen körbchenartig umgeben ist. Di Einzelblüten sind meist mit kleinen Spreublättchen versehen. Der Kelch, vor der Befruchtung wenig entwickelt, wächst dann meist zu einer borstigen Haarkrone, dem Pappus aus. Die Blüten des Blütenstandes sind meist ungleich, die inneren heißen Scheibenblüten, die äußeren Strahlen-, Rand- oder Zungenblüten. Sie sind entweder Zwitterblüten, diklinisch oder geschlechtslos.

Nach dem Äußeren der Einzelblüten teilt man die Korbblütler in zwei Gruppen, in

A. Röhrenblütler, Tubuliflorae; hier sind die Scheibenblüten röhrenförmig und zeigen fünf Blumenblattzipfel. Die Strahlenblüten dagegen zungenförmig, die fünf Blumenblätter sin zu einem langen Gebilde, einer Lippe, zusammengewachsen.

B. Zungenblütler, Liguliflorae; hier haben fast sämtliche Blüten das Aussehen der Strahlenblüten.

Bei den fünf Staubblättern sind die Staubbeutel röhrig verwachsen, die Staubfäden dagegen nicht. Die Frucht, aus zwei Fruchtblättern entstanden, enthält einen Samen und ist eine Achäne, die häufig einen Pappus trägt. Hierher gehören z. B. Alant, Arnika, Huflattich, gemeine und römische Kamille, Klette, Kornblume, Pyrethrumarten (Insektenpulverblüten), Rainfarn, Sonnenblume, Wermut, Löwenzahn, Zichorie.

A. Drogen und als solche angesehene Stoffe aus dem Pflanzenreich.

Unter Zugrundelegung des Englerschen Systems nach der Verwandtschaft geordnet.

Abteilung Phaeophyceae:
Reihe Laminariales.
Familie Laminariaceae.
Laminaria. Stipites Laminariae 130
Reihe Fucales.
Familie Fucaceae.
Fucus vesiculosus 131

Abteilung Rhodophyceae:
Reihe Nemalionales.
Familie Gelidiaceae.
Agar-Agar. Fucus amylaceus 131
Reihe Gigartinales.
Familie Gigartinaceae.
Carrageen 133
Reihe Rhodymeniales.
Familie Sphaerococcaceae.
Agar-Agar. Fucus amylaceus 131

Abteilung Eumycetes (Fungi, echte Pilze):
Klasse Ascomycetes.
Reihe Euascales.
Familie Elaphomycetaceae.
Fungus cervinus. Boletus cervinus 134
Familie Hypocreaceae.
Secale cornutum 134
Familie Saccharomycetaceae.
Faex medicinalis 135
Kefir 136
Klasse Basidiomycetes.
Reihe Protobasidiomycetes.
Familie Auriculariaceae.
Fungus Sambuci. Auriculae Judae 136
Reihe Autobasidiomycetes.
Familie Polyporaceae.
Fungus Chirurgorum 136
Fungus Laricis. Agaricus albus 137

Drogen und als solche angesehene Stoffe aus dem Pflanzenreich.

Nebenklasse Lichenes. (Flechten. Flechtenpilze.)
Unterklasse Ascolichenes.
    Familie Roccellaceae.
      Orseille 1024
      Lacca musica 1023
    Familie Stictaceae.
      Lichen pulmonarius 137
    Familie Lecanoraceae.
      Orseille 1024
      Lacca musica 1023
    Familie Parmeliaceae.
      Lichen islandicus 138

Abteilung Embryophyta asiphonogama.
Unterabteilung Bryophyta.
  Klasse Musci — Laubmoose.
    Familie Sphagnaceae.
      Torf 101, 650

Unterabteilung Pteridophyta (Farnpflanzen).
  Klasse Filicales.
    Reihe Filicales leptosporangatae.
      Familie Cyatheaceae.
        Paleae haemostaticae. Penghawar Djambi. Pennavar Djambi 332
      Familie Polypodiaceae.
        Rhizoma Filicis 167
        Rhizoma Pannae 172
        Herba Scolopendrii 248
        Herba Capillorum Veneris. Folia Adianti 232
        Rhizoma Polypodii 173
  Klasse Articulatae.
    Unterklasse Equisetales.
      Reihe Euequisetales.
        Familie Equisetaceae.
          Herba Equiseti majoris 237
          Herba Equiseti minoris 237
  Klasse Lycopodiales.
    Reihe Lycopodiales eligulatae.
      Familie Lycopodiaceae.
        Lycopodium 239

Abteilung Embryophyta siphonogama — Samenpflanzen.
Unterabteilung Gymnospermae. Nacktsamige.
  Klasse Coniferae.
    Familie Pinaceae.
      Resina Copal Manila 356
      Resina Copal Kauri 358
      Turiones Pini. Gemmae Pini 200
      Balsamum canadense 374
      Terebinthina laricina. Terebinthina canadensis 383
      Resina Pini. Resina alba 368
      Pix burgundica 368
      Colophonium 369
      Oleum templinum 447

Drogen und als solche angesehene Stoffe aus dem Pflanzenreich.   111

    Oleum Pumilionis 447
    Succinum. Resina Succini 370
    Resina Sandaraca 369
    Turiones Tujae. Herba Tujae 249
    Ol. Cupressi 419
    Fructus Juniperi 291
    Oleum Juniperi empyreumaticum 373
    Pix Juniperi 373
    Summitates-Herba Sabinae 247
    Ol. Cedri 411

Unterabteilung Angiospermae — Bedecktsamige.
1. Klasse Monocotyledoneae.
Reihe Glumiflorae.
  Familie Gramineae.
    Semen-Fructus Maidis 316
    Oleum Maidis 317
    Oleum Andropogonis citrati 402
    Oleum Citronellae. Ol. Melissae indicum 417
    Radix Vetiverae. Rad. Ivaranchusae 163
    Oleum Palmaerosae 422
    Oleum Geranii ostindicum 422
    Saccharum officinarum — Rohrzucker 910
    Semen (Fructus) Oryzae 320
    Amylum Oryzae 919
    Fructus canarienses 278
    Rhizoma Graminis. Stolones Graminis 169
    Amylum Tritici 918
    Farina Hordei 1117
    Extractum Malti 493
  Familie Cyperaceae.
    Unterfamilie Cariocoideae.
    Rhizoma Caricis 166

Reihe Principes.
  Familie Palmae.
    Sago 920
    Cera Carnauba 483
    Cera-Palm 484
    Resina-Sanguis Draconis-ostindisch 360
    Semen-Nuces Arecae 305
    Catechu-Areca 305, 495
    Oleum Palmae 489
    Oleum Cocois 487

Reihe Spathiflorae.
  Familie Araceae.
    Rhizoma Calami 165
    Rhizoma — Tubera Ari 163

Reihe Liliiflorae.
  Familie Liliaceae.
    Unterfamilie Melanthioideae.
    Semen Sabadillae 324
    Rhizoma Veratri albi 169
    Semen Colchici 311
    Unterfamilie Asphodeloideae.
    Aloe 496
    Resina Acaroidis flava 352
    Resina Acaroidis rubra 352
    Unterfamilie Allioideae.
    Bulbus Allii sativi 179
    Bulbus Victorialis longi 180

Unterfamilie Lilioideae.
   Bulbus Scillae oder Squillae 180
Unterfamilie Dracaenoideae.
   Resina-Sanguis Draconis canariensis 360
Unterfamilie Asparagoideae.
   Flores Convallariae 264
Unterfamilie Smilacoideae.
   Rhizoma Chinae 166
   Radix Sarsaparillae 158
Familie Iridaceae.
   Crocus. Crocus orientalis. Stigmata Croci 252
   Rhizoma Iridis 171
   Bulbus Victorialis rotundi 180

Reihe Scitamineae.
  Familie Zingiberaceae.
   Rhizoma Curcumae 166
   Amylum Curcumae 918
   Rhizoma Zedoariae 178
   Rhizoma Galangae 169
   Rhizoma Zingiberis 178
   Semen-Grana Paradisi 322
   Fructus Cardamomi 280
  Familie Marantaceae.
   Amylum Marantae westindisch 917

Reihe Microspermae.
  Familie Orchidaceae.
   Tubera Salep 157
   Fructus Vanillae 300

2. Klasse Dicotyledoneae.

1. Unterklasse Archichlamydeae.

Reihe Piperales.
  Familie Piperaceae.
   Folia-Herba Matico 209
   Fructus Cubebae. Cubebae 288
   Radix Kava-Kava 151
   Fructus Piperis longi. Piper longum 296
   Fructus Piperis nigri. Piper nigrum 295
   Fructus Piperis albi. Piper album 295

Reihe Salicales.
  Familie Salicaceae.
   Gemmae Populi 200
   Cortex Salicis 197

Reihe Myricales.
  Familie Myricaceae.
   Cera Myricae 484

Reihe Juglandales.
  Familie Juglandaceae.
   Cortex Juglandis Fructuum. Cort. Nucum Juglandis 194
   Folia Juglandis 209

Reihe Fagales.
  Familie Betulaceae.
   Folia Betulae 203
   Pix betulina. Oleum Rusci. Ol. Betulae empyreumaticum . . . 373
  Familie Fagaceae.
   Cortex Quercus 195
   Cotyledones-Glandes-Semen Quercus 323
   Glandes Quercus tostae praeparatae 324

Drogen und als solche angesehene Stoffe aus dem Pflanzenreich. 113

 Cortex Quercitron 1025
 Cortex Suberis. Suber. Lignum suberinum 198
 Gallae halepenses 332
 Gallae Valonen 333
 Gallae Knoppern 333

Reihe Urticales.
 Familie Ulmaceae.
  Cortex Ulmi interior 200
 Familie Moraceae.
  Kautschuk 344
  Resina Laccae — Schellack 362
  Caricae. Fructus Caricae 282
  Flores-Strobili Lupuli 265
  Lupulin 266, 331
  Herba Cannabis indicae 230
  Fructus Cannabis 279
 Familie Urticaceae.
  Herba Urticae 250
  Semen Urticae 251
  Kautschuk 344

Reihe Santalales.
 Familie Santalaceae.
  Lignum Santali album 1026
  Ol. Ligni Santali 439
 Familie Loranthaceae.
  Stipites Visci 181
  Kautschuk 344

Reihe Aristolochiales.
 Familie Aristolochiaceae.
  Rhizoma Asari 57
  Radix Serpentariae. R. Colubrinae 145
  Tubera Aristolochiae longae 164
  Tubera Aristolochiae rotundae 164

Reihe Polygonales.
 Familie Polygonaceae.
  Rhizoma Rhei 173
  Rhizoma Rhei rhapontici 157
  Rhizoma Bistortae 165
  Herba Polygoni avicularis 246
  Kino westindisch 496

Reihe Centrospermae.
 Familie Chenopodiaceae.
  Saccharum. Rübenzucker 910
  Herba Chenopodii ambrosioidis, H. Botryos mexicanae . . . 230
  Oleum Chenopodii anthelmintici 412
 Familie Caryophyllaceae.
  Herba Herniariae 239
  Radix Saponariae alba 158
  Radix Saponariae rubra 158

Reihe Ranales.
 Familie Ranunculaceae
  Rhizoma Hydrastis canadensis 170
  Radix Paeoniae 154
  Flores Paeoniae 267
  Semen Paeoniae 321
  Rhizoma Hellebori nigri 170
  Semen Nigellae 320
  Semen Staphisagriae 326
  Radix-Tubera Aconiti 139

Herba Pulsatillae 247
Herba Hepaticae 207
Herba Adonidis 228
Familie Berberidaceae.
  Rhizoma Podophylli 173
Familie Menispermaceae.
  Radix Pareirae bravae 154
  Fructus Cocculi 287
  Radix Colombo. R. Calumbo 144
Familie Magnoliaceae.
  Ol. Champacae 412
  Fructus Anisi stellati 276
  Fructus Shikim 276
Familie Anonaceae.
  Oleum Canangae 449
  Oleum Unonae. Ol. Anonae 449
Familie Myristicaceae.
  Semen Myristicae. Nuces moschatae 317
  Arillus Macidis. Macis 318
  Oleum Nucistae. Ol. Myristicae. Ol. Nucis moschatae . . 320, 489
  Oleum Bicuhiba 489
  Oleum Virola 489
  Oleum Otoba 489
Familie Monimiaceae.
  Unterfamilie Monimioideae.
    Folia Boldo 203
Familie Lauraceae.
  Cortex Cinnamomi ceylanici 187
  Cortex Cinnamomi chinensis. C. Cassiae Cinnamomi 188
  Flores Cassiae. Clavelli Cinnamomi 260
  Camphora 451
  Cortex Caryophyllati. C. Cassiae caryophyllatae 186
  Cortex Coto 192
  Lignum — Radix Sassafras 160
  Folia Lauri 210
  Fructus Lauri 292
  Oleum Lauri expressum-pingue 488
  Oleum Lauri aethereum 426
  Oleum Linaloes 428

Reihe Rhoeadales.

Familie Papaveraceae.
  Herba Chelidonii majoris 234
  Flores Rhoeados 269
  Fructus Papaveris maturi et immaturi 293
  Semen Papaveris 321
  Oleum Papaveris 473
  Opium. Laudanum. Meconium 500
  Herba Fumariae 237
Familie Cruciferae.
  Herba Cochleariae 234
  Indigo. Waid 1019
  Semen Erucae. S. Sinapis albae 313
  Semen Sinapis nigrae 324
  Semen Rapae 473
  Oleum Rapae 473
  Herba Bursae pastoris 230
Familie Resedaceae.
  Oleum Resedae 434
Familie Moringineae.
  Oleum Moringae Nucum 470

Reihe Sarraceniales.

Familie Droseraceae.
  Herba Droserae. H. Rorellae. H. Roris Solis 236

Reihe Rosales.
Familie Saxitragaceae.
Folia Ribium 216
Familie Hamamelidaceae.
Balsamum Styracis. Styrax liquidus 381
Folia Hamamelidis 207
Familie Rosaceae.
Unterfamilie Spirioideae.
Cortex Quillaiae 196
Unterfamilie Pomoideae.
Semen Cydoniae 290
Fructus Sorbi 298
Unterfamilie Rosoideae.
Folia Rubi Idaei 216
Succus Rubi Idaei 1111
Folia Fragariae 207
Folia Rubi fruticosi 216
Rhizoma Tormentillae 177
Radix Caryophyllatae 144
Folia Agrimoniae 229
Flores Koso. Fl. Brayerae 257
Radix Pimpinellae 155
Flores Rosae 270
Ol. Rosae 435
Fructus Cynosbati. Semen Cynosbati 289
Unterfamilie Prunoideae.
Stipites-Pedunculi Cerasorum 182
Flores Acaciae. Flores Pruni spinosi 255
Amygdalae dulces et amarae 303
Oleum Amygdalarum dulce-pingue-expressum 460
Oleum Amygdalarum amararum aethereum 400
Oleum Seminum seu Nucum persicarum. Oleum Persicarum 460
Succus Cerasorum 1111
Gummi Cerasorum 336
Familie der Leguminosen.
Unterfamilie Mimosoideae.
Gummi africanum. G. Mimosae. G. Acaciae 334
Gummi arabicum 334
Gummi Senegal 336
Catechu Pegu u. Bengal 494
Bablah 334
Unterfamilie Caesalpinioideae.
Balsamum Copaivae 374
Resina Copal Ostafrika, Madagaskar 356
Resina Copal american. 358
Fructus Tamarindi. Pulpa Tamarindi 299
Resina Anime. Anime 353
Folia Sennae 218
Folliculi Sennae. Fructus Sennae 297
Fructus Cassiae fistulae 284
Fructus Ceratoniae. Siliqua dulcis 285
Radix Ratanhiae peruvianae 156
Lignum Fernambuci 1017
Algarobilla 333
Dividivi, Libidivi 333
Lignum campechianum 1016
Balsamum Hardwickiae 377
Unterfamilie Papilionatae
Balsamum tolutanum 380
Balsamum peruvianum 377
Herba Genistae 238
Flores Genistae. Fl. Spartii scoparii 271

Drogen und als solche angesehene Stoffe aus dem Pflanzenreich.

    Semen Foenigraeci 314
    Herba Meliloti. H. Loti odorati 243
    Flores Trifolii albi 273
    Indigo 1019
    Traganth 337
    Radix Liquiritiae. R. Glycyrrhizae 152
    Succus Liquiritiae 498
    Oleum Arachidis 462
    Lignum santalinum rubrum 1026
    Kino ostind. malabaricum 496
    Chrysarobin 952
    Radix Derridis 145
    Semen Tonco 328
    Semen Jequirity 315
    Semen Dolichos Soja 313
    Oleum Soja 477
    Kino Bengal 496
    Fructus Stizolobii. Siliquae hirsutae. Stizolobium . . 299
    Semen Physostigmatis. Semen-Fabae Calabaricae . . 322
    Legumina-Siliqua-Fructus Phaseoli sine Seminibus . . 294
    Semen-Fructus Phaseoli. Fabae albae 322

Reihe Geraniales.
  Familie Geraniaceae.
    Oleum Geranii rosei 421
  Familie Linaceae.
    Semen Lini 315
    Oleum Lini 468
    Placenta Lini 315
  Familie Erythroxylaceae.
    Folia Coca 204
  Familie Zygophyllaceae.
    Lignum Guajaci. L. sanctum. L. gallicum. L. benedictum . . 182
    Resina Guajaci 361
  Familie Rutaceae.
    Folia u. Herba Rutae hortensis 217
    Radix Dictamni 146
    Folia Bucco. Fol. Barosmae 203
    Folia Jaborandi 208
    Cortex Augosturae 184
  Unterfamilie Aurantioideae.
    Cortex Citri. Pericarpium Citri 192
    Fructus Citri 286
    Oleum Citri 414
    Confectio Citri 192
    Cortex Aurantii Fructus. Pericarpium Aurantii 185
    Oleum Aurantii Corticis 405
    Folia Aurantii 201
    Flores Aurantii 257
    Oleum Aurantii Florum 405
    Fructus Aurantii immaturi 278
    Oleum Aurantii dulcis. Oleum portugallicum 405
    Oleum Bergamottae 407
  Familie Simarubaceae.
    Lignum Quassiae surinamense 183
    Cortex Simarubae 198
    Lignum Quassiae jamaicense 183
    Oleum Dika 487
  Familie Burseraceae.
    Olibanum. Thus 343
    Oleum Linaloes 428
    Elemi verdadeiro 360
    Myrrha 342

Drogen und als solche angesehene Stoffe aus dem Pflanzenreich. 117

    Oleum Opopanax 432
    Elemi Manilla od. ostindisch 361
    Resina Tacamahaka americ. 361
    Familie Polygalaceae.
        Radix Senegae 160
        Herba Polygalae amarae 246
    Familie Euphorbiaceae.
        Myrobalani. Emblicae 334
        Cortex Cascarillae. Cortex Eluteriae 186
        Semen Tiglii Crotonis. Grana Tiglii 312
        Oleum Crotonis 463
        Resina Laccae. Schellack 362
        Oleum Ligni sinensis. Ol. Tung 376
        Kamala 331
        Semen Ricini. Semen Cataputiae majoris 474
        Oleum Ricini. Ol. Palmae Christi. Ol. Castoris 474
        Kautschuk 344
        Amylum Cassave. Tapioka 918
        Sebum sinense. Sebum Stillingiae. S. vegetabile 492
        Euphorbium 340
        Cera Candelilla 483

Reihe Sapindales.
    Familie Buxaceae.
        Folia Buxi sempervirentis 226
    Familie Coriariaceae.
        Folia Coriariae myrtifoliae 242
    Familie Anacardiaceae.
        Fructus Anacardii occidentales 275
        Semen-Nuclei Pistaciae 323
        Mastix-Resina Mastiche 367
        Herba Rhois cotini — Schmack-Sumach 1026
        Gallae sinenses 333
        Lacca japonica. Japanlack 377
        Cera japonica 485
        Cortex Quebracho 195
        Fructus Anacardii orientalis 275
        Folia Toxicodendri. F. Rhois toxicodendri 224
    Familie Aquifoliaceae.
        Folia Ilicis aquifolii 209
        Folia Ilicis paraguayensis. Fol. Mate 209
        Folia Mate-Congonha 209
    Familie Sapindaceae.
        Semen Guarana. Pasta Guarana 314
        Resina Laccae. Schellack 362

Reihe Rhamnales.
    Familie Rhamnaceae.
        Fructus Jujubae 291
        Fructus Rhamni catharticae. Fr. Spinae cervinae 297
        Cortex Frangulae 193
        Cortex Rhamni Purshianae. C. Cascarae sagradae 197
        Fructus Rhamni tinctoriae Gelbbeeren 1018
        Succus viridis. Saftgrün 297
    Familie Vitaceae.
        Fructus Vitis viniferae. Passulae majores et minores 303
        Oleum Vini. Oleum Vitis viniferae 450

Reihe Malvales.
    Familie Tiliaceae.
        Flores Tiliae 272
        Jutefaser 279
    Familie Malvaceae.
        Flores Malvae arboreae 266

Radix Althaeae. Rad. Hibisci 140
Folia Althaeae. Fol. Hibisci 201
Flores Malvae 266
Folia Malvae 266
Semen Abelmoschi 303
Oleum Abelmoschi 398
Gossypium. Verbandwatte 1114
Semen Gossypii 463
Oleum Gossypii 463
Placenta Gossypii 463
Stearinum vegetabile 464
Familie Sterculiaceae
  Semen Cacao. Fabae Cacao 305
  Oleum Cacao. Butyrum Cacao 486
  Gummi Tragacantha 337
  Cotyledones Colae. Semen Colae. Nuces Colae. 310

Reihe Parietales.
Familie Theaceae.
  Folia Theae. 221
Familie Guttiferae.
  Herba Hyperici 239
  Resina Tacamahaka Bourbon 361
  Gummi resina Guttae 341
Familie Dipterocarpaceae.
  Camphora Borneo 450
  Balsamum gurjunicum 375
  Sebum malabaricum 492
  Resina Dammarae 359
Familie Cistaceae.
  Resina Ladanum 367
Familie Bixaceae.
  Orleana. Anatto Orlean 1023
Familie Canellaceae.
  Cortex Canellae albae. C. Winteranus spurius. Cortex dulcis . . 185
Familie Violaceae
  Herba Violae tricoloris 251
  Flores Violae odoratae 274
Familie Caricaceae.
  Papain 968

Reihe Opuntiales.
Familie Cactaceae.
  Coccionella 507
  Carminum 1021

Reihe Myrtiflorae.
Familie Thymelaeaceae.
  Cortex Mezerei 195
Familie Lythraceae.
  Folia Henna 207
Familie Punicaceae.
  Cortex Granati Fructuum 193
  Cortex Granati Radicum 194
Familie Rhizophoraceae.
  Cortex Rhizophorae. Manglerinde 333
Familie Combretaceae.
  Myrobalani 334
Familie Myrtaceae.
  Fructus Pimentae 274
  Flores Caryophylli. Caryophylli aromatici 258
  Fructus Caryophylli. Anthophylli 260

Drogen und als solche angesehene Stoffe aus dem Pflanzenreich.   119

    Stipites Caryophylli 260
    Oleum Cajeputi 408
    Folia Eucalypti 205
    Oleum Eucalypti 419
    Kino australe. Botanybay 496

Reihe Umbelliflorae.
  Familie Araliaceae.
    Radix Ginseng 149
  Familie Umbelliferae.
    Radix Sumbuli 161
    Folia Saniculae 218
    Fructus Coriandri 288
    Herba Conii. Herba Cicutae 235
    Fructus Cumini 289
    Oleum Apii graveolentis Foliorum 404
    Radix Petroselini. R. Apii hortensis 154
    Fructus Petroselini 294
    Fructus Carvi 283
    Fructus Anisi vulgaris 277
    Radix Pimpinellae 155
    Fructus Foeniculi 290
    Fructus Anethi 276
    Fructus Phellandrii 294
    Radix Meu. R. Mei. R. Foeniculi ursini 153
    Radix Levistici. R. Ligustici. R. Laserpitii 151
    Radix Angelicae 141
    Asa foetida. Gummi resina Asa foetida 339
    Galbanum. Gummi resina Galbanum 341
    Ammoniacum. Gummi resina Ammoniacum 338
    Rhizoma Imperatoriae. Rhizoma Ostruthii 171

Unterklasse Metachlamydeae. Sympetalae.
  Reihe Ericales.
    Familie Ericaceae.
    Unterfamilie Rhododendroideae
      Herba Ledi palustris 241
    Unterfamilie Arbutoideae.
      Oleum Gaultheriae 421
      Folia Uvae Ursi 225
    Unterfamilie Vaccinioideae.
      Fructus Myrtillorum. Baccae Myrtillorum 293
      Folia Vitis Idaeae 226
  Reihe Primulales.
    Familie Primulaceae.
      Radix Primulae 267
      Flores Primulae 267
  Reihe Ebenales.
    Familie Sapotaceae.
      Guttapercha. Gutta Tuban 349
      Butyrum Bassiae. Bassia-Illipefett 492
      Butyrum She. Sheabutter. Galambutter. Bambukbutter . . . 492
      Balata 350
    Familie Styracaceae.
      Resina Benzoes. Benzoe. Asa dulcis 354
  Reihe Contortae.
    Familie Oleaceae.
      Cera sinensis 483
      Manna 871
      Oleum Olivarum 470
    Unterfamilie Jasminoideae.
      Oleum Jasmini 424

Familie Loganiaceae.
　Radix Gelsemii 147
　Semen St. Ignatii. Fabae Ignatii 328
　Semen Strychni. Nuces vomicae 327
Familie Gentianaceae.
　Herba Centaurii minoris 234
　Radix Gentianae 147
　Folia Trifolii fibrini. F. Menyanthis trifoliatae . 224
Familie Apocynaceae.
　Kautschuk 344
　Cortex Quebracho blanco 195
　Semen Strophanti 326
Familie Asclepiadaceae.
　Scammoninm de Montpellier. 344
　Radix Asclepiadis. R. Vincetoxi. R. Hirundinariae. 142
　Cortex Condurango 192

Reihe Tubuliflorae.
　Familie Convolvulaceae.
　　Scammonium. Gummi resina Scammonium 343
　　Oleum Rhodii Ligni 434
　　Tubera Jalapae 149
　　Resina Jalapae 362
　Familie Borraginaceae.
　　Herba Cynoglossi 236
　　Radix Symphyti. R. Consolidae 145
　　Herba Borraginis 230
　　Herba Pulmonariae 246
　　Radix Alcannae 139
　Familie Verbenaceae.
　　Herba Verbenae 251
　Familie Labiatae.
　　Herba Mari veri 242
　　Herba Scordii 248
　　Folia Rosmarini 217
　　Oleum Rosmarini 438
　　Flores Lavandulae 265
　　Oleum Lavandulae 426
　　Oleum Spicae 427
　　Herba Marrubii albi 242
　　Herba Hederae terrestris 239
　　Flores Lamii albi 265
　　Herba Galeopsidis 238
　　Herba Ballotae. Herba Marrubii nigri 229
　　Folia Salviae 217
　　Folia Melissae 212
　　Herba Saturejae 248
　　Herba Hyssopi 240
　　Herba Origani vulgaris 244
　　Herba Origani cretici 244
　　Herba Majoranae 242
　　Herba Thymi 249
　　Herba Serpylli 248
　　Folia Menthae piperitae 212
　　Oleum Menthae piperitae 430
　　Folia (Herba) Menthae crispae 212
　　Herba Pulegii. Herba Menthae pulegii 244
　　Herba Patschouli. H. Pogostemonis 245
　　Herba Ocimi basilici. H. Basilici citrati . . . 229
　Familie Solanaceae.
　　Radix Belladonnae 143
　　Folia Belladonnae 202
　　Folia Hyoscyami 208

Drogen und als solche angesehene Stoffe aus dem Pflanzenreich. 121

 Semen Hyoscyami 315
 Baccae Alkekengi 274
 Fructus Capsici annui. Piper hispanicum 279
 Fructus Capsici minoris. Piper Cayennense 280
 Amylum Solani tuberosi 919
 Stipites Dulcamarae 181
 Folia Stramonii 220
 Hyoscyamin 315, 208
 Semen Stramonii 326
 Folia Nicotianae. 215
 Familie Scrophulariaceae.
  Flores Verbasci. Candelae Regis. 273
  Herba Linariae 241
  Herba Gratiolae 238
  Herba Veronicae 251
  Folia Digitalis. 204
 Familie Pedaliaceae
  Oleum Sesami. 476

Reihe Plantaginales.
 Familie Plantaginaceae.
  Herba Plantaginis 244
  Semen Psyllii. S. Pulicariae 323

Reihe Rubiales.
 Cortex Chinae 189
 Cortex Yohimbe. C. Yohimbehe 200
 Terra Catechu japonica. Katechu-Gambir 494
 Fructus Gardeniae floridae sinenses. Gelbschoten, chinesische 1019
 Semen Coffeae 308
 Radix Ipecacuanhae 150
 Herba Asperulae. H. Matrisilvae 242
 Radix Rubiae Tinctorum. Krapp 1022
 Familie Caprifoliaceae.
  Flores Sambuci 270
  Fructus Sambuci 297
 Familie Valerianaceae.
  Radix Valerianae 162
 Familie Dipsacaceae.
  Radix Morsus Diaboli. R. Succisae. 153

Reihe Cucurbitales.
 Familie Cucurbitaceae.
  Luffa 506
  Radix Bryoniae 143
  Fructus Colocynthidis. Poma Colocynthidis 287
  Semen Cucurbitae 312

Reihe Campanulatae.
 Familie Campanulaceae.
  Herba Lobeliae 241
 Familie Compositae.
  A. Tubuliflorae
   Herba Virgaureae 252
   Flores Stoechados citrini. Fl. Helichrysi aurei. Fl. Tineariae. 271
   Flores Gnaphalii 264
   Radix Helenii. R. Enulae 146
   Semen-Fructus Helianthi 315
   Herba Spilanthis oleraceae 249
   Flores Chamomillae Romanae 261
   Radix Pyrethri 155
   Herba Millefolii 214
   Flores Millefolii 214

Herba Ivae moschatae 240
Flores Chamomillae vulgaris. 226
Flores Pyrethri. Fl. Chrysanthemi. Pulvis contra Insecta . . 267
Flores Tanaceti 271
Herba Tanaceti 271
Oleum Dracunculi. Oleum Artemisiae Dracunculi 419
Flores Cinae. 263
Herba Absinthii 227
Herba Absinthii alpini. Herba Genipi albi 228
Herba Artemisiae. 229
Herba Artemisiae ponticae-maritimae. 228
Herba Artemisiae vallesiacae. Herba Genipi nigri. 228
Radix Artemisiae. 142
Herba Abrotani 227
Folia Farfarae 206
Rhizoma Arnicae. 256
Flores Arnicae. 256
Flores Calendulae 258
Herba Grindeliae. 238
Radix Carlinae. Radix Cardopatiae 233
Radix Bardanae. R. Lappae majoris. R. Arctii 142
Herba Cardui benedicti. 233
Fructus Silybi mariani. Fr. Cardui Mariae. Semen Cardui
  Mariae 298
Flores Cyani. 264
Flores Carthami 254, 1025
  B. Liguliflorae.
Radix Cichorii. R. solstitialis 144
Radix Taraxaci 161
Herba Lactucae virosae. 240
Lactucarium 240

Drogen und als solche angesehene Stoffe aus dem Tierreich.

(Alphabetisch.)

Adeps Lanae.
Adeps suillus, Axungia Porci.
Ambra grisea.
Blatta orientalis.
Cantharides.
Castoreum.
Cera flava et alba.
Cetaceum. Sperma Ceti.
Coccionella.
Colla Piscium. Ichtyocolla.
Conchae praeparatae.
Cornu Cervi raspatum vel tornatum
Cornu Cervi ustum
Degras.
Fel Tauri inspissatum.
Fischguano.
Formicae.
Helices et Limaces.
Hirudines

Hyraceum capense.
Lapides-Oculi Cancrorum.
Medulla bovina. M. Ossium
Meloes majales.
Moschus.
Oleum Jecoris Aselli.
Oleum Ovorum.
Oleum Pedum Tauri.
Oleum Piscium. Ol. Ceti.
Ossa Sepiae.
Ova Formicarum.
Sebum taurinum.
Sebum ovile. S. ovillum.
Sebum Piscium. S. Wal.
Spongia.
Stincus marinus.
Trutt.
Umbilici.
Zibethum.

Verwendungsarten der Drogen.

1. Für Heilzwecke.

Abführmittel, Laxantia.

*Fungus Laricis, Fucus amylaceus (Agar-Agar), Radix Cichorii. R. Taraxaci, Rhizoma Podophylli, *Rh. Rhei, Cortex Frangulae, C. Rhamni Purshianae, Folia Sennae. Herba Chelidonii majoris, Flores Acaciae, F. Cyani, F. Sambuci, F. Spartii scoparii (Flor. Genistae), Fructus Cassiae fistulae, F. Rhamni catharticae. F. Sambuci, F. Sennae. Pulpa Tamarindorum. Resina Guajaci, Oleum Olivarum. O. Ricini. Aloe

Gegen Aderverkalkung.

Bulbus Allii sativi. Herba Droserae rotundifoliae. Stipites Visci.

Asthmamittel.

Herba Grindeliae. Semen Stizolobii. Oleum Capeputi. O. Eucalypti.

Badekräuter und -zusätze.

Rhizoma Calami, Cortex Quercus, C. Salicis. Turiones Pini, Folia Malvae, F. Menthae piperitae, F. Rosmarini, Herba Abrotani, H. Majoranae, H. Origani vulgaris, H. Serpylli, H. Thymi, Flores Caryophylli, F. Graminis, F. Lavandulae, F. Strobuli Lupuli. *Fructus Cubebae, F. Foeniculi, Semen Cydoniae, S. Sinapis nigrae, Extractum Pini silvestris. Oleum Pini silvestris. O. Rosmarini, O. Serpylli, O. Thymi.

Mittel gegen Erkrankung der Blase und Harnwege.

Radix Kava-Kava, Folia Boldo, F. Matico, F. Uvae Ursi, Herba Virgaureae, Flores Stoechados citrini, F. Tiliae. Fructus Cannabis. F. Phaseoli, Semen Amygdali, S. Lini, S. Psyllii, Lycopodium, Glandulae Lupuli, Myrrha. Balsamum Copaivae. B. gurjunicum. B. peruvianum. Oleum Copaivae.

Blähungtreibende Mittel. Carminativa.

Fructus Anethi, F. Anisi vulgaris. F. Carvi, F. Coriandri. Oleum Anisi. O. Carvi. O. Foeniculi

Blutreinigungsmittel, auch gegen Drüsenerkrankung.

Faex medicinalis. Fucus vesiculosus, Radix Bardanae, R. Ononidis, *R. Sarsaparillae. R. Sassafras. Rhizoma Chinae, Rh. Graminis, Tubera Ari, T. Aristolochiae, Lignum Guajaci, Turiones Pini, Folia Fragariae. F. Juglandis. Herba Fumariae, H. Violae tricoloris. Flores Acaciae, F. Tiliae. Semen Erucae. Oleum Jecoris Aselli.

Blutstillende Mittel, Haemostyptica.

Radix Caryophyllatae, R. Ratanhiae, Rhizoma Bistortae, *Rh. Hydrastis, Cortex Cassiae, C. Cinnamomi ceylanici, Herba Bursae Pastoris, Flores Lamii albi, Fructus Silybi mariani. Äußerlich: Fungus Chirurgorum. Herba Equiseti majoris. Folia Matico

Einreibungen.

Oleum Cajeputi, O. Calami, O. Junipari Ligni, O. Lavandulae Spicae. O. Melissae, O. Rosmarini O. Terebinthinae, O. Pumilionis.

Mittel gegen Fallsucht, Epilepsie.

Radix Artemisiae, R. Bryoniae. R. Colubrinae. R. Paeonae Herba Artemisiae. Flores Paeoniae.

Fiebermittel. Antipyretica.

Radix Meu, R. Pareirae bravae, *Cortex Chinae, Folia Eucalypti, F. Trifolii fibrini. Herba Cardui benedicti, H. Hederae terrestris.

Mittel gegen Erkrankungen der Galle und Leber.

Radix Pareirae bravae, R. Taraxaci, Rhizoma Curcumae, Folia Boldo, F. Hepaticae, Herba Absinthii, H. Agrimoniae, H. Cardui benedicti, H. Droserae rotundifoliae, H. Marrubii albi, H. Verbenae. Fructus Silyb mariani. Oleum Geranii.

Mittel gegen Gicht und Rheumatismus, Antirheumatica.

Radix Bryoniae, R. Iveranchusae, Rhizoma Caricis, Rh. Chinae Cortex Salicis, Turiones Pini. Folia Betulae, F. Vitis Idaeae, Herba Cochleariae, H. Genistae, Flores Acaciae, F. Primulae, F. Trifolii albi Fructus Alkekengi, F. Cannabis, F. Citri, F. Phaseoli. Oleum Cajeputi, O. Geranii.

Mittel gegen Hämorrhoiden.

Herba Scordii, H. Urticae, Semen Stizolobii.

Äußerlich: Gemmae Populi, *Folia Hamamelidis, F. Farfarae, Herba Virgaureae, H. Saturejae.

Harntreibende Mittel. Diuretica.

Bulbus Allii sativi, Radix Bryoniae, R. Carlinae, R. Dictamni, R. Levistici R. Ononidis, R. Pareirae bravae, R. Petroselini, R. Polypodii, Rhizoma Caricis Stipites Cerasorum, Folia Betulae, F. Bucco, F. Saniculae, Herba Ballotae lanatae, H. Droserae rotundifoliae, H. Equiseti minoris, H. Genistae, H. Herniariae, Flores Genistae, F. Lavandulae, F. Sambuci, F. Stoechados citrini, Fructus Alkekengi, F. Capsici annui, F. Juniperi, F. Petroselini, F. Phaseoli F. Rhamni catharticae, Resina Guajaci, Terebinthinae. Oleum Juniperi Fructuum, O. Macidis, O. Terebinthinae.

Mittel gegen Halsleiden.

Radix Pimpinellae, R. Polypodii, Rhizoma Tormentillae. Folia Salviae. Fructus Citri, Gummiresina Ammoniacum, Myrrha, Oleum Eucalypti, O. Pini pumilionis, O. templinum.

Mittel gegen Hauterkrankungen.

*Stipites Dulcamarae, Folia Betulae, Herba Violae tricoloris, Flores Genistae. Fructus Citri. Äußerlich anzuwenden: Semen Amygdali, Pix liquida, Balsamum gurjunicum, B. Styracis. Oleum Geranii, O. Terebinthinae, O. Jecoris Aselli, O. Lauri expressum.

Mittel gegen Keuchhusten.

Cortex Salicis. Herba Droserae rotundifoliae, H. Ledi palustris, H. Thymi, Flores Violarum, Semen Psyllii, Coccionellae. Äußerlich: Oleum Cupressi, O. Eucalypti.

Krampfstillende Mittel, Anticonvulsiva.

Radix Paeoniae, R. Valerianae, Herba Chelidonii majoris, H. Droserae rotundifoliae, Flores Chamomillae. F. Violarum, Semen Abelmoschi. Asa foetida. Oleum animale aethereum. O. Cajeputi. O. Succini, O. Valerianae, Camphora, *Castoreum.

Magenmittel. Stomachica.

Lichen islandicus, Radix Angelicae, *R. Colombo, R. Gentianae, R. Meu, R. Pimpinellae, Rhizoma Calami, Rh. Galangae, Rh. Zedoariae, Rh. Zingiberis, Tubera Ari. Lignum Quassiae, Cortex Aurantii Fructus, C. Cascarillae. *C. Condurango, Folia Boldo, F. Melissae, F. Menthae crispae, F. Menthae piperitae, F. Millefolii, F. Trifolii fibrini, Herba Abrotani, H. Absinthii, H. Basilici, H. Cardui benedicti, H. Centaurii minoris, H. Hyssopi, H. Marrubii albi, H. Menthae pulegii, H. Polygalae amarae, H. Verbenae, Flores Caryophylli, Fructus Aurantii immaturi, F. Carvi, F. Coriandri, Semen Erucae, Oleum Calami, O. Carvi. O. Menthae piperitae.

Mittel zur Förderung der Milchabsonderung, Galactica.

Fructus Anethi, F. Cumini, F. Foeniculi.

Mittel zur Einschränkung der Milchabsonderung, Antigalactica.

Oleum Cannabis expressum.

Nervenmittel, Nervina.

Radix Colubrinae, R. Dictamni, R. Sumbuli, R. Valerianae, *Cortex Chinae, Folia Aurantii, F. Betulae, F. Millefolii, F. Theae, Herba Botryos mexicanae. Flores Acaciae, Folia Ilicis paraguayensis, F. Primulae, Semen Coffeae, S. Colae. S. Myristicae. Oleum animale aethereum. O. Cumini. Camphora. Moschus.

Mittel gegen Erkrankung der Nieren.

Herba Plantaginis. H. Verbenae, Flores Tiliae, Fructus Cydoniae, F. Cynosbati. Semen Lini.

Nieß- und Schnupfpulver. Zusätze.

Radix Pyrethri, Rhizoma Asari, Cortex Cascarillae. Herba Majoranae. H. Meliloti, Flores Stoechados citrini. *Fructus Cubebae. Semen Tonco.

Schleimlösende, Husten und Brustleiden lindernde Mittel. Expectorantia.

Lichen islandicus, L. pulmonarius. Carageen, Radix Althaeae. R. Consolidae. R. Enulae R. Liquiritiae, *R. Senegae, Rhizoma Graminis, Rh. Iridis, Tubera Ari, Cortex Quillaiae, Folia Althaeae, F. Eucalypti, F. Farfarae, F. Malvae, F. Millefolii, F. Rubi Idaei, F. Salviae, F. Saniculae, Herba Agrimoniae. H. Botryos mexicanae, H. Capillorum Veneris, H. Droserae rotundifoliae, H. Equiseti minoris, H. Galeopsidis, H. Hederae terrestris, H. Hyssopi, H. Marrubii albi, H. Plantaginis, H. Polygalae amarae, H. Polygoni avicularis, H. Pulmonariae, H. Scolopendrii, Flores Arnicae, F. Gnaphalii, F. Malvae arboreae, F. Malvae silvestris, F. Primulae. F. Rhoeados, F. Trifolii albi, F. Verbasci, Fructus Anisi stellati, F. Anisi vulgaris, F. Foeniculi, F. Jujubae, F. Phellandri, Semen Lini, Galbanum, Gummi-resina Ammoniacum, Myrrha, Balsamum peruvianum.

B. tolutanum, Cetaceum, Succus Liquiritiae inspissatus et in Bacillis. Oleum Anisi. O. Foeniculi, O. Jecoris Aselli.

Schlafmittel, Hypnotica.
Folia Aurantii. F. Boldo, Flores-Strobili Lupuli, Glandulae Lupuli.

Schweißtreibende Mittel, Hydrotica.
Bulbus Allii sativi, Radix Bardanae, R. Colubrinae, R. Kava-Kava. R. Lignum Sassafras, R. Iveranchusae, Rhizoma Caricis, Folia Boldo, F. Melissae, F. Ribium F. Rutae (Vorsicht!), Flores Chamomillae, F. Lamii albi, F. Sambuci. F Tiliae. Fructus Sambuci.

Mittel gegen Schwerhörigkeit.
Radix Cichorii. Herba Agrimoniae. H. Borraginis.

Mittel gegen Skorbut. Scharbock.
Herba Cochleariae. H. Spilanthis oleraceae.

Stopfende Mittel. Obstipantia.
Bulbus Allii sativi, Radix Caryophyllatae, *R. Colombo, R. Consolidae. R. Morsus Diaboli, R. Ratanhiae, Rhizoma Tormentillae, Tubera Salep, Stipites Cerasorum, Cortex Coto, C. Granati Fructuum, C. Quercus, C. Simarubae, C. Ulmi interior, Fructus Myrtillorum. Semen Psyllii, S. Quercus tostae praeparatae. Gummi arabicum.

Mittel zur Bereitung von Umschlägen.
Fungus Sambuci, Carrageen, Tubera Ari, Cortex Ulmi interior, Folia Althaeae. F. Juglandis, F. Malvae, F. Menthae piperitae, F. Saniculae, Herba Meliloti, H. Plantaginis. Crocus, Flores Chamomillae, F. Graminis, F. Lavandulae, F. Malvae silvestris, F. Sambuci, F. Trifolii albi, Fructus Caricae, Semen Foeni Graeci, S. Lini. Placenta-S. Lini, S. Phaseoli. S. Psyllii, Gummiresina Ammoniacum.

Wundheilmittel.
Radix Consolidae, R. Morsus Diaboli. Herba Hyperici, Flores Arnicae, Lycopodium. Myrrha. Mastix. Balsamum peruvianum, Oleum Lini. O. Jecoris Aselli. Aloe.

Wurmwidrige Mittel, Anthelminthica.
Lichen islandicus, Bulbus Allii sativi (innerl. u. als Einlauf), Radix Morsus Diaboli, R. Valerianae, *Rhizoma Filicis, Rh. Pannae, Tubera Ari, Lignum Quassiae (innerlich und als Einlauf) Cortex Frangulae. *C. Granati Radicum, Herba Abrotani, H. Absinthii. H. Botryos mexicanae. Fol. Rutae (Vorsicht), Flores Cinae, *F. Koso. F. Tanaceti, Fructus Stizolobii, Semen Arecae, S. Cucurbitae. *Kamala. Asa foetida (innerl. u. als Einlauf). Resina Elemi, Oleum animale aetherum, O. Eucalypti. *Fel Tauri inspissatum.

Zahnschmerzmittel.
Radix Pyrethri, Rhizoma Galangae, Herba Spilanthis oleraceae, Oleum Cajeputi, O. Caryophyllorum, O. Chamomillae. O. Cinnamomi Cassiae. O. Origani. O. Succini.

Mittel gegen Zuckerkrankheit, Diabetes.

Radix Taraxaci, Folia Myrtilli. Fructus Myrtilli, Semen Dolichos Soja. S. Lini.

Gerbstoffdrogen.

Radix Ratanhiae, Rhizoma Bistortae. Rh. Tormentillae, Cortex Granati Fructuum. C. Juglandis Fructuum, C. Quebracho, C. Quercus, C. Ulmi interior. Semen Arecae, Gallae halepenses, Gallae chinenses, Knoppern, Valonen, Algarobilla, Dividivi. Bablah. Myrobalanen. Catechu. Oleum Jecoris. Ol. Piscium. Ol. Ricini.

Schleimdrogen.

Lichen islandicus, Agar-Agar (Fucus amylaceus). Carrageen, Radix Althaeae, Tubera Salep, Semen Psyllii, Semen Lini. Gummi arabicum. Gi. Tragacantha.

II. Für kosmetische Zwecke.
Haarpflegemittel.

Radix Bardanae, *Cortex Chinae, Gemmae Populi, Folia Henna, *† F. Jaborandi, F. Salviae, Herba Urticae. Flores Arnicae, F. Chamomillae romanae, Fructus Anacardii. F. Capsici annui. Semen Cydoniae. S. Psyllii. Gummi Tragacantha, Balsamum peruvianum, *Oleum Chamomillae aetherum, O. Juniperi Fructuum. O. Pimentae acris. O. Rutae. *O. Sinapis aetherum.

Hautpflegemittel.

Flores Arnicae. Semen Amygdali. S. Cydoniae. S. Phaseoli. S. Psyllii. Myrrha, Benzoe.

Mund- und Zahnpflegemittel.

Radix Ratanhiae. Rhizoma Tormentillae, Rhizoma Zingiberis, Lignum Guajaci, Cortex Canellae albae, C. Cinnamomi, C. Cassiae, *C. Chinae, C. Salicis. Folia Eucalypti, Herba Cochleariae, H. Spilanthis oleraceae, Flores Caryophylli, Fructus Anisi vulgaris, Myrrha, Oleum Cajeputi, O. Caryophyllorum, O. Gaultheriae, O. Menthae piperitae. O. Salviae. Catechu. Kino.

III. Für technische Zwecke.
Gewürzdrogen.

Rhizoma Curcumae, Rh. Galangae, Rh. Zingiberis, Cortex Cassiae. Cortex Cinnamomi ceylanici, Folia Lauri, F. Salviae. Herba Abrotani,H.Artemisiae, H. Basilici, H. Borraginis. H. Hyssopi, H. Mari veri, H. Majoranae, H. Meliloti. H. Origani cretici, H. Satureiae, H. Thymi, Crocus, Flores Caryophylli, F. Cassiae, Fructus Amomi (Pimentae). Fr. Anacardii (Mandelersatz). Fr. Anethi, Fr. Anisi stellati. Fr. Anisi vulgaris. Fr. Capsici annui, Fr. Capsici minoris (Piper Cayennense), Fr. Cardamomi, Fr. Carvi. Fr. Citri. Fr. Coriandri, *Fr. Cubebae, Fr. Cumini. Fr. Foeniculi. Fr. Phellandri, Fr. Piperis (Piper nigrum et album). Fr. Sambuci, Fr. Vanillae, Fr. Vitis viniferae, Macis (Arillus Macidis), Semen Amygdali, S. Erucae, S. Foeni-Graeci, S. Myristicae. S. Nigellae. S. Paradisi. S. Pistaciae. S. Sinapis nigrae. Asa foetida.

Ätherische Öle.

Oleum Amygdalarum amararum sine Acido hydrocyanico, O. Anethi, O. Anisi tellati, O. Anis. vulgaris, O. Apii graveolentis Foliorum, O. Aurantii Florum,

O. Cardamomi, O. Cassiae, O. Cinnamomi, O. Citri, O. Coriandri, O. Dracunculi, O. Macidis, O. Menthae crispae. O. Origani cretici, O. Petroselini Foliorum, O. Rosae, O. Rutae.

Zur Branntwein- und Likörbereitung.

*Fungus Laricis, Radix Angelicae, R. Artemisiae, R. Asclepiadis, R. Bryoniae, R. Carlinae, R. Caryophyllatae, R. Colombo, R. Colubrinae, R. Dictamni, R. Enulae, R. Gentianae, R. Levistici, R. Liquiritiae, R. Meu, R. Morsus Diaboli, R. Pareirae bravae, R. Sumbuli, R. Taraxaci, R. Valerianae, R. Vetiverae, Rhizoma Arnicae, Rh. Asari, Rh. Calami, Rh. Chinae, Rh. Galangae. Rh. Imperatoriae, Rh. Iridis, Rh. Polypodii, *Rh. Rhei, Rh. Tormentillae, Rh. Zedoariae, Rh. Zingiberis, Tubera Ari, Bulbus Victorialis, Lignum Sassafras. Cortex Angosturae, C. Aurantii Fructus, C. Canellae albae, C. Caryophyllati, C. Cascarillae, C. Cinnamomi ceylanici, C. Cassiae cinnamomi, *C. Chinae. C. Citri Fructus, C. Condurango, C. Coto, C. Rhamni Purshianae, C. Simarubae. Gemmae Populi, Folia Aurantii, F. Betulae, F. Bucco, F. Lauri, F. Matico, F. Melissae, F. Menthae piperitae, F. Millefolii, F. Rosmarini, Fol. Rutae. F. Salviae, F. Sennae, F. Trifolii fibrini, F. Uvae Ursi, Herba Abrotani, H. Absinthii, H. Agrimoniae, H. Artemisiae, H. Ballotae lanatae, H. Basilici, H. Borraginis, H. Botryos mexicanae, H. Capillorum Veneris, H. Cardui benedicti, H. Centaurii minoris, H. Fumariae, H. Hederae terrestris, H. Herniariae. H. Hyperici, H. Ivae moschatae, H. Marrubii albi, H. Matrisilvae, H. Majoranae, H. Meliloti, H. Origani vulgaris, H. Plantaginis, H. Polygalae amarae, H. Saturejae, H. Scordii, H. Serpylli, H. Spilanthis oleraceae, H. Thymi, H. Verbenae, H. Veronicae, Flores Aurantii. F. Cassiae, F. Lavandulae, F. Strobili Lupuli, F. Sambuci, F. Trifolii albi, F. Violarum. Fructus Amomi, F. Anethi, F. Anisi stellati, F. Anisi vulgaris. Anthophylli, F. Aurantii immaturi. F. Cardamomi, F. Carvi, F. Ceratoniae, F. Coriandri, *F. Cubebae, F. Cumini, F. Cynosbati, F. Juniperi, F. Lauri, F. Petroselini, F. Rhamni catharticae. F. Sambuci, F. Sennae, F. Silybi mariani, F. Sorbi, F. Vanillae. Pulpa Tamarindorum, Semen Abelmoschi, S. Colae, S. Myristicae, S. Nigellae. S. Oryzae. S. Paradisi, S. Tonco, Glandulae Lupuli. Resina Mastiche, Aloe. Oleum Absinthii, O. Amygdalarum amararum aethereum, O. Foeniculi. O. Angelicae. O. Anisi stellati, O. Aurantii amari, O. Aurantii dulcis, O. Aurantii Florum. O. Calami. O. Cardamomi, O. Carvi, O. Caryophyllorum, *O. Chamomillae aethereum, O. Cassiae, O. Citri, O. Citronellae. O. Coriandri. O. Cubebarum, O. Cumini. O. Juniperi Fructuum, O. Ivae, O. Lauri aethereum, O. Lavandulae, O. Macidis. O. Majoranae, O. Menthae crispae, O. Menthae piperitae, O. Nucis moschatae. O. Pimentae, O. Rosae, O. Salviae. O. Vini, O. Zingiberis.

Zur Bereitung von Bohnermassen und Schuhglanz.

Cera, Cera sinensis, C. Candelilla, C. Carnauba, C. japonica, Kunstwachse, Montanwachs, Schellackwachs, Oleum Pini sibiricum.

Familientee, Deutscher Tee.

Folia Fragariae, F. Maté, F. Menthae piperitae, ·F. Rubi fruticosi, F. Rubi idaei, F. Theae. Herba Asperulae, H. Verbenae. Semina Cynosbati.

Zur Gewinnung von Gespinstfasern.

Cannabis sativa, Gossypium herbaceum, Herba Urticae, Linum usitassimum.

Für kaffeeähnliche Getränke.

Fructus Caricae, Fr. Ceratoniae, Fr. Sorbi, Semen Dolichos Soja, S. Quercus tostae.

Für Kitte und Klebstoffe.

Gummi arabicum, G. Tragacantha, Gi-resina Ammoniacum, Galbanum, Resina Mastiche, R. Pini, Balsamum canadense, Terebinthinae, Guttapercha, Colla Piscium, Lacca in Tabulis.

Zur Lackbereitung.

Asphaltum, Balsamum Copaivae, B. gurjunicum, B. Hardwickiae, Botanybayharz, Camphora, Nuttharz, Oleum Copaivae, O. Lavandulae, O. Ligni sinensis, O. Terebinthinae, Pix Lithanthracis, Resina Acaroides, Benzoe, R. Copal, R. Dammarae, R. Draconis, R. Elemi, R. Guajaci, R. Laccae, R. Mastiche, R. Pini, R. Sandaraca, R. Succini, Terebinthinae. Kunstharze: Albertol, Alkydharze, Beckacit, Chlorkautschuk, Formolite, Kumaronharz, Pollopas.

Räuchermittel.

Cortex Cascarillae, Folia Rosmarini, Flores Calendulae, F. Cyani, F. Paeoniae, F. Rosarum pallidarum, Fructus Juniperi, Fr. Lauri, Myrrha, Olibanum, Resina Anime, Benzoe, R. Ladanum, R. Sandaraca, R. Succini, R. Tacamahaca, Balsamum tolutanum, B. Styracis.

Zur Rauch- und Kautabak-Bereitung.

Cortex Cascarillae, Herba Meliloti, H. Matrisilvae, Folia Nicotianae, Flores Primulae, F. Strobili Lupuli, Fructus Cassiae fistulae, Fr. Ceratoniae, *Fr. Cubebae, Fr. Tamarindi, Semen Tonco.

Als Schlichte für Gewebe.

Semen, Cydoniae, S. Foeni Graeci, Gummi arabicum, Gi. Tragacantha, Resina Elemi.

Zur Seifenbereitung.

Adeps suillus, Oleum Arachidis, O. Cannabis, O. Cocos, O. Gossypii, O. Jeoris Aselli, O. Palmae, O. Piscium, O. Lini, O. Olivarum, O. Papaveris, O. Ricini, O. Sesami, O. Soja, Pix liquida, Resina Pini, Oleum Andropogonis, O. Calami, O. Canangae, O. Carvi, O. Citronellae, O. Eucalypti, O. Gaultheriae, O. Majoranae, O. Pimentae, O. Pini silvestris, O. Rhodii Ligni, O. Rosmarini, O. Thymi.

Speiseöle.

Oleum Arachidis, O. Gossypii, O. Lini, O. Olivarum, O. Papaveris, O. Rapae crudum, O. Sesami.

Zur Bereitung von Ungeziefermitteln.

Radix Angelicae, R. Derridis, R. Sassafras, Rhizoma Calami, Bulbus Scillae, Stipites Visci, Lignum Quassiae, Folia Juglandis, F. Nicotianae, Herba Botryos mexicanae, H. Cynoglossi, H. Ledi palustris, H. Mari veri, H. Pogostemonis, Flores Lavandulae, F. Pyrethri, F. Stoechados citrini, †Fructus Cocculi, †F. Colocynthidis, Fr. Lauri, Fr. Petroselini, Piper longum, †Semen Sabadillae, †S. Staphisagriae, Asa foetida, Balsamum peruvianum, Bals. Styracis, Oleum Foeniculi, O. animale foetidum, O. Anisi, O. Bergamottae, O. Eucalypti, O. Petroselini Foliorum, O. Rhodii Ligni, O. Sassafras, Camphora, Aloe.

Zur Bereitung von Viehfreßmitteln.

Radix Angelicae, R. Carlinae, R. Gentianae, R. Meu, Rhizoma Asari, Rh. Imperatoriae, Herba Absinthii, Fructus Juniperi, Fr. Lauri, Fr. Phellandri, Semen Foeni Graeci, S. Lini.

Vogelfutter.

Fructus canarienses, Fr. Cannabis, Fr. Sorbi, Semen Cucurbitae, S. Helianthi, S. Maidis, S. Papaveris, S. Rapae.

Waschmittel.

Radix Saponariae, Cortex Quillaiae, Fel Tauri inspissatum.

Zur Bereitung von Wohlgerüchen.

Rhizoma Iridis, Herba Pogostemonis, Flores Violarum, Fructus Vanillae, Semen Abelmoschi, S. Tonca, Benzoe, Resina Ladanum, Balsamum peruvianum, B. tolutanum, B. Styracis, Oleum Abelmoschi, O. Amygdalarum amararum sine Acido hydrocyanico, O. Andropogonis, O. Angelicae, O. Aurantii amari, O. Aurantii dulcis, O. Neroli, O. Bergamottae, O. Caryophyllorum, O. Cedri, O. Champacae, O. Cassiae, O. Citri, O. Citronellae, O. Cupressi, O. Gaultheriae, O. Geranii, O. Jasmini, O. Iridis, O. Lavandulae, O. Linaloes, O. Macidis, O. Melissae, O. Opopanax, O. Patchouli, O. Pumilionis, O. Pini silvestris, O. Resedae, O. Rhodii Ligni, O. Rosae, O. Rosmarini, O. Santali, O. Serpylli, O. templinum, O. Thymi, O. Unonae, O. Vetiverae, Ambra grisea, *Castoreum, Moschus, Zibethum.

Farbstoffdrogen.

Radix Alcannae, Rhizoma Curcumae, *Rh. Rhei, Crocus, Flores Malvae arboreae, F. Rhoeados, Ceratonia siliqua, Succus Sambuci, *Kamala, Resina Draconis, Lac dye, Coccionellae, †Gutti, Lignum campechianum, L. citrinum, L. Fernambuci, L. santalinum, Flores Carthami, Carminum (Karmin), Lacca Musci, Orleana, Radix Rubiae Tinctorum, Gelbbeeren, Gelbschoten, Indigo, Orseille, Querzitronrinde, Sumach.

Gruppe I.

Drogen aus den Abteilungen der Pilze, Algen und Flechten.

Diejenigen Stoffe, welche zu den unmittelbaren **Giften** gehören, sind durch ein vorgesetztes Kreuz [†] und die Stoffe, die im Verzeichnis B der Arzneimittel-Verordnung aufgeführt sind, deren Verkauf gewissen Beschränkungen unterliegt, durch zwei Sternchen [**] gekennzeichnet. Dem Handelsverkehr und dem Deutschen Arzneibuche folgend, sind bei den lateinischen Bezeichnungen Hauptwörter groß, Eigenschaftswörter, auch Herkunftsbezeichnungen klein geschrieben.

**Laminária. Stípites Laminariae. Riementang. Laminaire. Sea-tangle.

Laminária Cloustóni. Phaeophyceae. Braunalgen.
Nördlicher Atlantischer Ozean. Nord- und Ostseeküsten.

Die unter diesem Namen in den Handel kommende Droge besteht aus dem getrockneten mittleren Teile des Strunkes obiger Alge. Die Stücke sind bis zu

1 m lang, etwa 6—12 cm dick, hohl oder voll. Wird von den Ärzten zur Erweiterung von Wundkanälen benutzt, weil sie in der Feuchtigkeit bis zu ihrem fünffachen Umfang aufquillt. Zu diesem Zwecke schneidet man aus der dunkelbraunen, starkgefurchten Droge glatte Stifte von verschiedener Stärke. Auch werden Sonden und Bougies von verschiedener Stärke daraus geschnitzt.

Bestandteile. Neben Schleim, Algin genannt, der sechswertige Alkohol Mannit und ein Disaccharid Laminariose. Mannit scheidet sich oft als weißer Überzug auf der Oberfläche aus. Der Schleim wird als gutes Bindemittel bei der Herstellung von Pastillen verwendet.

Fucus vesiculosus.
Blasentang. Höckertang. Chêne-marin. Bladder-kelp

Phaeophyceae. Braunalgen

Küsten des Nordatlantischen Ozeans, der nordischen Meere der Nord- und Ostsee und der japanischen Gewässer.

Der bis zu 1 m lange, oft in ungeheuren Massen vorkommende Thallus. An dem linealen Lappen finden sich an der Mittelrippe paarweise Luftblasen, die als Schwimmblasen dienen und so den am Meeresboden festgewachsenen Thallus in die Höhe treiben (Abb. 181). Fast lederartig, dunkelbraun bis schwärzlich. Geschmack fade. Geruch eigentümlich, etwas dumpfig.

Bestandteile. Jod- und Bromverbindungen. Schleim und ein Zucker, Fukose genannt.

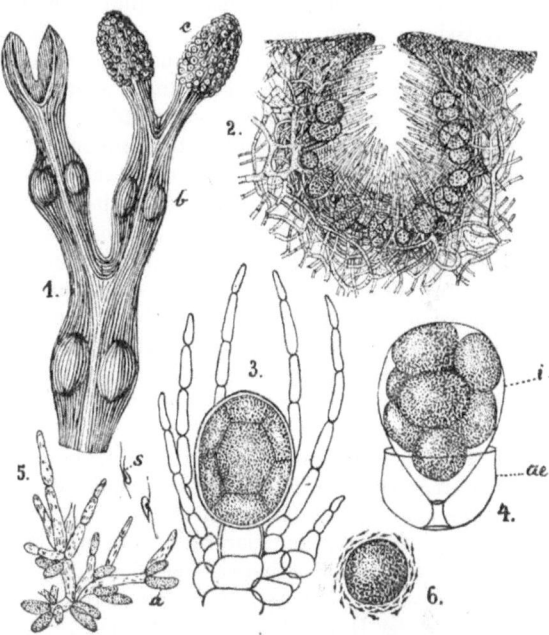

Abb. 181. Fucus vesiculosus. 1. Ein Stück des Thallus. *b* Schwimmblasen. *c* Behälter für die Befruchtungswerkzeuge. 2. Konzeptakulum an der Spitze des Thallus. 3. Oogonium 4. Oogonium, das die Eizellen, die Oosphären, entsendet. 5. Verzweigtes Haar, an dem die Antheridien (*a*) sitzen *s* mit Zilien versehene Spermatozoiden. 6. Von Spermatozoiden umgebene Eizelle.

Anwendung. Als Entfettungsmittel, ferner besonders verkohlt als Aethiops vegetabilis gegen Drüsenkrankheiten und als Blutreinigungsmittel. In der Technik als Ersatzmittel für Stärke zur Herstellung von Pflanzenleim.

Infolge des Jodgehaltes stellt man durch Veraschen Kelp und Varec daraus her.

Agar-Agar. Fucus amyláceus. Ceylonmoos. Jaffnamoos.

Rhodophyceae. Rotalgen.

Diese im Indischen Ozean vielfach vorkommende Alge kommt nur selten im rohen, getrockneten Zustande zu uns; sie ist dann dem Karagheen ziemlich ähnlich, liefert uns aber, wie eine ganze Anzahl anderer in Ostindien heimischen Algen, das Agar-Agar des Handels, womit malaiisch die Alge bezeichnet wird. Man stellt es her, indem man die Alge mit Wasser auskocht, die entstandene Gallerte auf Platten der Kälte aussetzt, dann in Fäden zerschneidet und trocknet. Die Stengelchen des A.-A. sind 20—50 cm lang, sehr locker und leicht, im Äußeren der Seele des Gänsekiels ähnlich, werden meist in viereckigen Bündeln in den Handel gebracht. Eine andere Sorte dieser Droge bildet weißliche, 3—4 cm breite, viereckige Stangen und kommt gewöhnlich in Kistchen zu 100 Stangen in den Handel. Die Hauptmenge Agar-Agar des Handels kommt aber heute aus Japan (japanische Hausenblase, Isingglass, Tjen-Tjan, Agger-Agger, japanische Gelatine, vegetabilischer Fischleim, und zwar aus den Südprovinzen der Hauptinsel, wo die Fabriken im Gebirge aufgebaut sind, um die Witterungsverhältnisse ausnutzen zu können. Hier werden die Algen, hauptsächlich Gelidium Amansii, Gelidium corneum und andere Gelidiumarten, deren man sechs zählt, die im Heimatlande die Namen Izu, Naubu Misaki, Onikusa, Egokusa und Hirakusa führen, in den Monaten Mai bis August eingesammelt, gewöhnlich aber erst in den Monaten September-Oktober und Januar-Februar verarbeitet. Man trocknet sie zunächst auf Bambusmatten am Meeresstrande bei Sonnenlicht, wodurch sie zugleich heller werden. Darauf reinigt man sie von den anhaftenden Muscheln und Sand und bleicht sie während einiger Tage unter öfterem Begießen mit Wasser an der Sonne. Dann werden sie in den Fabriken nach dem Trocknen zerstoßen und auf Bambusmatten so lange nachgetrocknet, bis sie durch die Einwirkung von Sonne, Frost und Tau weiß geworden sind. Zur Verarbeitung werden die Algen 14 Stunden mit Wasser, häufig unter Zusatz von etwas Schwefelsäure gekocht, und der erhaltene Schleim wird darauf zuerst durch ein Gewebe, dann durch einen Holzkasten, dessen Boden ein Bambussieb bildet, gepreßt. Jetzt kommt die Masse in flache Pfannen. Die Nachtkälte bewirkt, daß die Gallerte nach etwa einem Tage fest wird. Nun schneidet man etwa 8 cm breite und 35 cm lange Streifen, preßt diese durch einen Kasten mit einem Drahtsieb und erhält so feine lange Streifen. Diese trocknet man zwei bis drei Wochen tagsüber an der Sonne aus. Nachts läßt man sie gefrieren und begießt sie um Mitternacht mit Wasser. Je kälter und klarer die Witterung ist, desto besser wird die Ware. In Japan werden jährlich etwa 1000 t erzeugt. Die größte Menge von A.-A. wird in asiatischen Ländern als Nahrungsmittel verbraucht. Von Europa ist Deutschland der Hauptabnehmer. Das D.D.A. VI läßt Faden- und Stangen-Agar-Agar zu.

Bestandteile. Schleim, Gelose genannt, der durch Kochen mit verdünnter Schwefelsäure in eine Zuckerlösung, in Galaktose, übergeht, außerdem Spuren von Kaliumsalzen und Schwefel, der als Schwefelsäureester vorhanden ist.

Anwendung. Als reizlinderndes Mittel bei Brust- und Lungenleiden, als Abführmittel, da A.-A. dem Darminhalte die erforderliche Weichheit verleiht. Zur Herstellung von Hautsalben. Anstatt der Gelatine bei feinen Speisen, als Glanzmittel für Seide und ähnliche Stoffe, als Bindemittel in der Papierbereitung, in der Zuckerwaren- und Schokoladenherstellung, zur Bereitung von Fruchtgallerten und Marmeladen. In der Bakteriologie zur Bereitung der Nährgelatine. Ferner zur Herstellung von dauernden Stempelkissen.

Prüfung. 1. Agar-Agar in Pulverform prüft man auf Verfälschung mit Stärke oder Traganth und Gummiarabikum. Stärke und Traganth weist man in der wäßrigen Lösung 1 + 199 durch Jodwasser nach, es tritt Blaufärbung ein.

2. Um Gummiarabikum nachzuweisen, schüttelt man 1 g Agar-Agar mit 100 ccm Wasser und fügt einige Tropfen möglichst frisch bereiteter Guajaktinktur hinzu; es tritt Blaufärbung ein, wenn Gummiarabikum untergemischt war

Carrageen, auch Lichen irlándicus. Karagheen.
Karagaheen. Irländisches Moos. Perlmoos. Felsenmoos. Knorpeltang. Mousse d'Irlande. Mousse perlée. Pearls-moss.
Chondrus crispus. Gigartina mamillosa. Rhodophyceae. Rotalgen

Die Droge ist eine getrocknete Meeresalge. Sie wächst fast an sämtlichen Küsten des Nordatlantischen Ozeans, auf felsigem Boden, hauptsächlich aber an den nordwestlichen Küsten Irlands, von wo die weitaus größte Menge über Liverpool in den Handel gebracht wird, und zwar in festgepreßten Ballen von etwa 200—300 kg. Auch Nordfrankreich liefert Karagheen, das meist über Havre in _-Ballen von 50—100 kg in den Handel kommt, aber vielfach noch bis zu 20% Feuchtigkeit enthält. Ferner kommt Karagheen von der Ostküste Nordamerikas besonders aus dem Staate Massachusetts. Die etwa handgroßen Algen werden von der See ans Land gespült, dann gesammelt und zeigen im frischen Zustande schwärzlich violette bis grünrote Farbe. Der Farbstoff, das Phykoerythrin (phýkos = Tang, Schminke; erythrós = rot), ist in Seewasser unlöslich, wird aber durch kaltes Süßwasser gelöst und durch das Sonnenlicht zerstört. So wäscht man die frischen, gallertartigen Algen mit Süßwasser und bleicht sie an der Sonne.

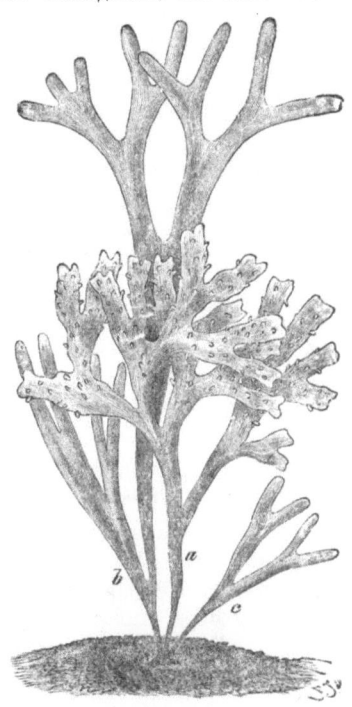

Abb. 182. Gigartina mamillosa *a, b, c* in verschiedenen Entwicklungsabschnitten.

Das Karagheen bildet bandförmige, gelbliche, mehrfach verästelte und an den Spitzen häufig fein gefaserte, blattartige Gebilde von etwa 15 cm Länge, hornartig und durchscheinend, von schwachem, fadem Geruch und gleichem Geschmack (Abb. 174 u. 182). In kaltem Wasser quillt das Karagheen zu seiner natürlichen Form wieder auf, in kochendem löst es sich fast gänzlich zu einem Schleime, der beim Erkalten, selbst bei der 20- bis 30fachen Menge Wasser, noch gallertartig fest und durch Jod nicht gebläut wird, da im Karagheen kein Stärkemehl vorhanden ist. Beim Verbrennen sollen höchstens 16% Rückstand bleiben. Im rohen, nicht ausgesuchten Zustand ist es häufig verunreinigt mit Steinen, Muscheln und beigemengtem Tang. Es wird daher in den Drogenhandlungen ausgesucht und nach der Farbe in den Handel gebracht. Die hellblonden, fein ausgesuchten Sorten werden am meisten geschätzt. Die rohe — naturelle — Ware ist, abgesehen von der amerikanischen Droge, die davon frei ist, stets vermengt mit dunkleren, mehr bräunlichen Algen von gleicher Form und denselben Eigenschaften. Dies ist der Thallus von Gigartina mamillosa. Sehr oft ist die Droge fast ganz mit kleinen Blattkorallen umgeben, inkrustiert. Eine solche Ware ist zu verwerfen. Im Handel kommen zuweilen besonders von Frankreich sehr helle, fast weiße Sorten vor, die ihre weiße Farbe einer künstlichen Bleichung mit schwefliger Säure verdanken. Diese Sorten bräunen sich oft sehr stark, wenn sie zum Zerschneiden scharf ausgetrocknet werden, indem die schweflige Säure an der Luft zu Schwefelsäure oxydiert und diese die Bräunung bewirkt. Erscheint die Ware verdächtig, so prüft man sie auf freie Schwefelsäure.

1. Karagheen mit 5 Teilen Wasser übergossen, ¼ Stunde beiseite gestellt, darf blaues Lackmuspapier nicht röten. 2. Oder man übergießt 5 g der Droge in einer Kochflasche von etwa 150 g Inhalt mit 30 g Wasser, läßt einige Zeit bei Zimmerwärme stehen, quellt im Wasserbade bei mäßiger Wärme auf, fügt 5 g Phosphorsäure hinzu und verschließt die Kochflasche lose mit einem Kork, an dessen Unterseite man einen Papierstreifen befestigt hat, der mit Kaliumjodatstärkepapier (nicht Jodkalium) getränkt und dessen unteres Ende angefeuchtet ist, darauf wird unter öfterem Umschütteln eine ¼ Stunde lang weiter erwärmt. In dieser Zeit darf weder eine vorübergehende noch dauernde Blaufärbung des Papiers eintreten.

Bestandteile. Etwa 80% Pflanzenschleim, ferner Chloride, reichlich Sulfate, geringere Mengen von Brom- und Jodverbindungen, der Farbstoff Phykoerythrin und etwas Arsen.

Anwendung. In der Heilkunde die besseren Sorten in Milch gekocht als schleimiges, einhüllendes Mittel gegen Reizung der Brustwerkzeuge, bei Blasen- und Nierenkrankheiten und Durchfällen. In der Technik als bindendes Mittel für Wasserfarben, als Schlichte für Gewebe, hier und da auch zum Klären von Bier und anderen Flüssigkeiten. Als Zusatz zu Salben für die Hautpflege, als Bindemittel bei Emulsionen, als Salbengrundlage an Stelle von Fett, mit Karagheenschleim durchtränkte Watte an Stelle des Leinsamenumschlages und als Ersatz des Glyzerins bei der Bereitung von Zahnpasten.

Fúngus cervínus. Bolétus cervínus. Hirschbrunst. Hirschtrüffel.
Scléroderme cervin. Bolet cervin. Hart's-truffle.

Der etwa walnußgroße unterirdische Fruchtkörper des Pilzes, Elaphomýces granulátus, Abteilung der Eumycétes, Klasse Ascomycétes, der Schlauchpilze, Familie der Elaphomycetáceae, der besonders unter Fichten und Kiefern Europas wächst. Außen warzig, hart, braun, mit einer umbrafarbenen Sporenmasse gefüllt. Von bitterem Geschmack.

Anwendung. Als Brunstmittel bei Tieren. In Gaben bis zu 50 g. Auch als haarwuchsförderndes Mittel.

**† Secále cornútum. Mutterkorn. Kriebelkorn. Ergot de seigle. Seigle ergoté.
Ergot of Rye. Black grain of corn.

Ist das Dauerlager, Dauermyzelium oder Sklerotium des Pilzes, Cláviceps purpúrea, Abteilung Eumycétes der Klasse Ascomycetes, Familie der Hypocreáceae, wie es in der Roggenblüte entsteht. Zur Zeit der Blüte des Getreides entsendet der Pilz seine Sporen. Sie befallen den Fruchtknoten der Roggenblüte, zerstören ihn und entwickeln an seiner Stelle das Lager des Pilzes, das den Winter überdauert, so zu einem Dauerlager wird und im nächsten Frühjahre wieder auskeimt und neue Sporen bildet. Mutterkorn soll kurz vor der vollständigen Reife des Roggens gesammelt werden. Es bildet an beiden Enden verjüngte, gerade oder etwas gekrümmte, körnerartige Gebilde, 1—4 cm lang, etwa 2,5—5 mm dick, außen blauschwarz bis schwärzlichviolett, stumpf dreikantig, meist mit einem matten Reife bedeckt, innen weißlich oder rötlich, zuweilen mehr violett, mit Längsfurche versehen und oft bis in das innere Gewebe aufgerissen. Geruch schwach, gepulvert eigentümlich dumpfig, mit Kalilauge einen ekelhaften Geruch, ähnlich der Heringslake, entwickelnd (Erkennung des Mutterkorns im Mehl). Übergießt man Mutterkorn mit heißem Wasser, so tritt ein eigentümlicher Geruch auf, wie der des frischen Brotes, der aber nicht ammoniakalisch oder ranzig sein darf. Geschmack fade. Muß nach dem Einsammeln bei gelinder Wärme gut über Kalk getrocknet, dann sofort in Flaschen oder gutschließende Blechgefäße gefüllt, aufbewahrt werden, und zwar nicht länger als ein Jahr. Schlecht getrocknete Ware ist dem Milbenfraße stark ausgesetzt.

Die größten Mengen des Mutterkorns werden in Spanien, Portugal, Ungarn, Polen, Südrußland und Galizien eingesammelt.

Bestandteile. Die wirksamen Bestandteile des Mutterkorns verengern die Blutgefäße, fördern die Wehen und stillen Blutungen. Hauptsächlich ist es das Ergotamin. Daneben wirkt die Sphazelinsäure. Sie ist stark giftig und ruft den Mutterkornbrand, die Kriebelkrankheit, hervor, die bis zum Abfaulen der Glieder führen kann. Fettes Öl bis zu fast 40%. Phosphorsaure Salze. Im allgemeinen ist die Erforschung der Bestandteile des Mutterkorns noch nicht abgeschlossen, es werden eine ganze Reihe anderer Bestandteile des Mutterkorns genannt, die von anderen Forschern bestritten werden.

Anwendung. Nur in der Heilkunde, zur Förderung der Wehen und bei Blasenschwäche.

Mutterkorn in größeren Mengen genossen, erzeugt schwere Vergiftungserscheinungen.

Faex medicinalis. Medizinische Hefe. Entbitterte Hefe. Untergärige Bierhefe.
Saccharomyces cerevisiae. Abteilung der Eumycetes, Klasse der Ascomycetes Familie: *Saccharomycetáceae.*

Man schöpft die in den Gärbottichen der Bierbrauereien am Boden abgesetzte, also untergärige Bierhefe heraus, wäscht sie mit Wasser, siebt sie darauf sehr gründlich, um die durch das Bierbrauen hineingekommenen Hopfenteile möglichst zu entfernen, entbittert sie durch einprozentige Natriumkarbonatlösung, wäscht wiederum mit Wasser aus, preßt die Flüssigkeit ab und fügt auf 100 Teile Hefe 10 Teile Rohrzucker hinzu. Die durch den Zuckerzusatz flüssig gewordene Hefe trocknet man bei 40° aus, wobei der Zucker zu Alkohol und Kohlendioxyd reduziert wird, und zermahlt die lockere Masse zu einem mittelfeinen Pulver.

Die Hefe stellt ein hellbraunes, eigentümlich, aber nicht widerlich riechendes und eigenartig, jedoch nicht faulig schmeckendes Pulver dar, das angefeuchtet blaues Lackmuspapier rötet. Unter dem Mikroskop zeigt sie rundliche oder eiförmige Zellen.

Bestandteile: Enzyme, vor allem Trauben-, Malz- und Rohrzucker spaltende Zymase, Amylase, Lipase und Chymase. Ferner Vitamin B und kleinere Mengen Vitamin A und C, Hormone, viel Eiweiß, Eisen und Phosphor in organischer Bindung, Kohlehydrate, vor allem Glykogen und Glyzeride der Palmitin-, Öl-, Arachin- und Linolensäure.

Anwendung. Gegen Furunkulose. Als Nährmittel, Ersatz für Fleischextrakt. In den Apotheken zur Herstellung mancher Pillen, wofür jedoch durch stundenlange Erhitzung auf 100° die Zymase abgetötet werden muß.

Prüfung. Auf Gärfähigkeit, indem man 0,2 g Hefe in einer sterilisierten Lösung von 1 g Honig bzw. Traubenzucker unter Zusatz von Natriumkarbonatlösung in 19 ccm Wasser bei etwas erhöhter Temperatur (25°—30°) einen vollen Tag über stehen läßt.

Kefir. Kefirkörner. Kefirferment. Grains de kéfir.

Kefir ist ein Ferment aus besonderen Hefezellen, Saccharomyces kefir, und verschiedenen Bazillusarten, Bacterium Acidi lactici und Bacillus caucasicus bestehend. Es ruft innerhalb 1—3 Tagen eine eigentümliche Gärung der Milch hervor, in der sich Alkohol, Kohlensäure und Milchsäure entwickeln und das ausgefällte Kasein in feiner Verteilung gehalten, ein anderer Teil des Kaseins in lösliche Albumosen bzw. Peptone übergeführt wird. Derartige Kefirmilch, auch Milchwein genannt, stellt eine stark schäumende, rahmartige Flüssigkeit dar. In Rußland benutzt man zur Herstellung des Getränkes Stutenmilch, bei uns abgekochte Kuhmilch. Die Kefirkörner sind gelbliche Klümpchen, die in Milch eingeweicht stark aufquellen und dann weiße blumenkohlartige Gebilde darstellen. Man kann sie öfters gebrauchen, wieder trocknen, und sie behalten an zwei Jahre ihre Wirksamkeit. Kefirmilch wird als Kräftigungsmittel angewandt, auch wird ihr mitunter Eisen oder Pepsin zugesetzt. Genaue Vorschrift zur Bereitung des Kefirgetränkes s. Band II. Vorschriftenbuch.

Fúngus Sambúci. Aurículae Judae. Holunderschwamm. Judasohr Oreille de Judas.

Exidia auricula Judae. Abteilung der Eumycetes, Klasse Basidiomycetes, Familie der Auriculariaceae.
Europa.

Ein auf alten Holunderstämmen wachsender ohrmuschelförmiger Pilz, und zwar der Fruchtkörper, oberseits schwärzlich, unten grau, filzig. Getrocknet hornartig, weicht aber in Wasser gallertartig auf.

Bestandteile. Fett, Bassorin und Mykose, eine Zuckerart.

Anwendung. In der Volksheilkunde, aufgeweicht zum Auflegen auf die Augen.

Fúngus Chirurgórum. Wundschwamm.
Bolétus igniárius. Feuerschwamm. Zunder. Agaric de chêne. Agaric des chirurgiens. Surgeons agaric.

Fomes fomentarius. Polyporus fomentarius. Abteilung der Eumycetes, Klasse der Basidienpilze. Familie: *Polyporáceae.* Löcherschwämme.
Europa. Thüringen, Siebenbürgen, Karpathen, Schweden.

Auf Bäumen, namentlich auf Eichen, Buchen und Birken wachsend. Ein strunkloser, seitlich befestigter Löcherpilz, dessen Fruchtkörper eine dicke Rindenschicht trägt. Der Fruchtkörper wird im August und September gesammelt (Abb. 183). Die untere, die Röhrenschicht, ist nicht zu verwerten, sie ist zu hart. Die mittlere, weiche Schicht des Fruchtkörpers jedoch, welche nur aus braunen Zellfäden, Hyphen oder Myzelsträngen besteht, wird herausgeschnitten, in Wasser eingeweicht und mit Hölzern so lange geklopft, bis das weiche Hyphengewebe eine Platte weichen Leders darstellt. Zur Verwendung als Feuerschwamm wird er mit Salpeter getränkt. Muß zu Wundzwecken aber salpeterfrei sein. Wundschwamm, die hellste, weichste Ware, muß das Doppelte seines Gewichtes Wasser rasch aufsaugen. Preßt man das Wasser wieder ab und verdampft es, so soll es keinen erheblichen Rückstand, zumal nicht Salpeter, hinterlassen. Wundschwamm angebrannt, brennt schlecht und entwickelt viel Rauch.

Wundschwamm dient zum Stillen des Blutes.

Unter der Bezeichnung Ulmer Feuerschwamm ist eine Ware im Handel, die mit Schießpulver zubereitet ist.

Drogen aus den Abteilungen der Pilze. Algen und Flechten.

**Fúngus Láricis. Bolétus Láricis. Agáricus álbus.
Lärchenschwamm. Purgierschwamm.
Agaric blanc. Agaric purgatif. Larch agaric. Female agaric.

Der von der Rinde und der Röhrenschicht befreite Fruchtkörper des Pilzes Polyporus officinalis, aus der Familie der Polyporáceae, Löcherschwämme, aus dem südlichen Europa, früher namentlich aber aus Rußland, Sibirien, der als Schmarotzerpilz an der Lärchentanne, Larix decidua und L. sibirica wächst und oft ein Gewicht bis über 6 kg erreicht. Kegel- oder polsterförmig, oben gewölbt, gelblich oder schmutzigweiß. Unterseite löcherig, innen weiß, mehlig. Geruch dumpfig; Geschmack anfangs süßlich, dann stark bitter. Der beste Lärchenschwamm kam früher über Archangel in den Handel, heute kommt er aus den südlichen Ländern über Marseille, er muß weiß, leicht und möglichst frei von holzigen Teilen sein. Lärchenschwamm läßt sich schwer pulvern, außerdem reizt das Pulver die Schleimhäute. Für manche Verwendungszwecke

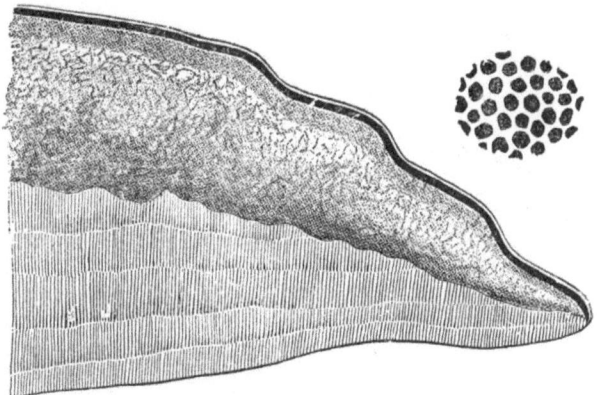

Abb. 183. Teil vom Fruchtkörper des Fomes tomentarius. Rechts oben der Querschnitt eines Stückchens der Unterfläche des Fruchtkörpers.

kann man sich das Pulvern erleichtern, wenn man den Lärchenschwamm grob zerkleinert, mit Schleim von arabischem Gummi durchtränkt und dann trocknet.

Bestandteile. Scharf abführende, purgierende Harze etwa 50—80%. Agarizin, eine Harzsäure 14—16%, die giftig wirkt.

Anwendung. Selten in der Heilkunde als starkwirkendes, drastisches Abführmittel, mitunter gegen die Nachtschweiße Schwindsüchtiger, häufiger als die Eßlust anregender Zusatz zu bitteren Magenschnäpsen. Darf aber zu Magenschnäpsen, seiner starken Wirkung wegen, nur in sehr kleinen Mengen angewandt werden.

Lichen pulmonárius. Herba Pulmonáriae arbóreae.
Lungenmoos. Lungenflechte. Lichen pulmonaire. Sticte pulmonaire. Lungwort.

Lobaria pulmonaria. Sticta pulmonácea. Ascolíchenes. (Vereinigung von Schlauchpilz und Alge.) Familie: *Stictaceae.*

Eine an Eichen und Buchen Europas wachsende Flechte. Getrocknet lederartig, breitlappig, oben hellbraun, glänzend, unten filzig, rostfarben. Geruch schwach. Geschmack schleimig, bitter.

Bestandteile. Stiktinsäure, der Zetrarsäure ähnlich. Schleim.

Anwendung. Gegen Leiden der Brust.

Lichen islándicus. Isländisches Moos. Isländische Flechte. Kramperltee. Tartschenflechte. Lichen d'Islande. Mousse d'Islande. Iceland-moss.

Cetrária islándica. Ascolichenes. (Vereinigung von Schlauchpilz und Alge.) Familie: *Parmeliaceae*. Nördliches Europa. Gebirge Mitteleuropas. Nordamerika.

Eine dort auf trockenem Boden, in Gebirgswäldern und Heideflächen der Gebirge in großen Massen vorkommende Flechte. Namentlich Harz, Riesengebirge, Thüringen, Finnland und Tirol liefern große Mengen, die in gepreßten Ballen von etwa 100—150 kg in den Handel gebracht werden. Ferner wird es in der Schweiz, in Spanien, Norwegen und Schweden eingesammelt. Die Flechte besteht aus lederartigen, oben grünlichbraunen oder braunen, meist verästelten, blattartigen, krausen oder rinnenförmig gebogenen Lappen, am Rand gefranst, am Grund, oft rötlich gefleckt. Unterseite grau oder hellbräunlich, mit weißen Flecken versehen. Im trockenen Zustande höchstens 0,5 mm dick. Fast geruchlos, von fadem, später stark bitterem Geschmack. Letzterer läßt sich ziemlich entfernen, wenn man beim Aufkochen, nach dem ersten Aufwallen, das Wasser abgießt und durch frisches ersetzt, oder durch kaltes Ausziehen mit pottaschehaltigem Wasser und darauf folgendes gründliches Auswaschen mit Wasser. (Lichen islandicus ab Amaritie liberatus.) Gibt durch anhaltendes Kochen mit Wasser eine steife Gallerte (Abb. 184).

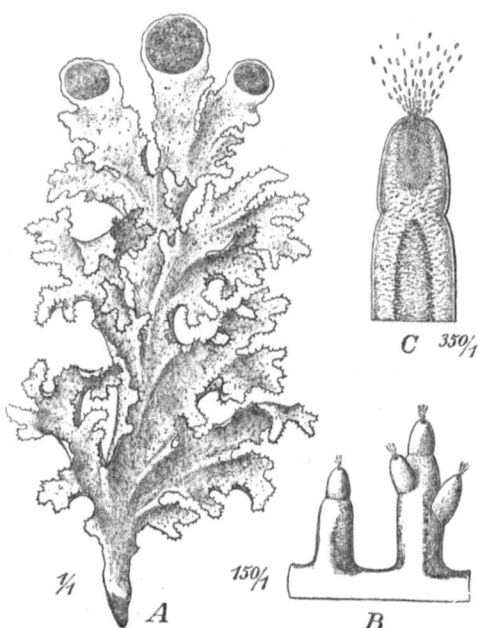

Abb. 184. Lichen islandicus. *A* Pflanze mit 3 Fruchtkörpern. *B* Ein Stück vom Rand eines Lappens mit den Fransen, den Spermagonien. *C* Ein Spermagonium im Längsschnitt, das Spermatien ausstößt.

Bestandteile. Lichenin, auch Moosstärke genannt, etwa 40—70%, ferner Flechten- oder Licheninstärke Isolichenin, die Ursachen, weshalb die Abkochung gallertartig wird, in siedendem Wasser löslich, werden durch Weingeist aus der Lösung ausgefällt, ferner Zetrarin oder Zetrarsäure (Flechtenbitter) 2%, diese bedingt den stark bitteren Geschmack. Außerdem zwei Enzyme Lichenase und Emulsin.

Anwendung. Als Gallertabkochung gegen Brustleiden. Ein Eßlöffel voll auf zwei Tassen Tee; nicht entbittert gegen Magenleiden, Durchfall und Wurmkrankheiten. In manchen Gegenden als Nahrungsmittel. Die Gallerte dient auch als Zusatz zu Schokoladen und ferner als Salbengrundlage an Stelle des Fettes.

Die hierher gehörenden Lackmus- und Orseilleflechten siehe unter Farbwaren.

Gruppe II.
Radices. Wurzeln.

†** **Rádix oder Túbera Aconíti.** Internat. Bezeichn. **Aconiti tuber.**
Eisenhutknollen. Akonitknollen.
Racine d'aconit. Aconite root.

Aconitum napellus Ranunculáceae. Hahnenfußgewächse.
Gebirge Mittel- und Südeuropas und Nordasiens. Meist aus den Schweizer Alpen

Die zu Ende der Blütezeit gesammelten neujährigen Wurzelknollen, sog. Tochterknollen, wildwachsender Pflanzen, rübenförmig, 4—8 cm lang, 2—4 cm dick, prall oder längsrunzelig, außen schwärzlich, innen weißgrau. dicht und mehlig, ältere Knollen. die weniger wirksam sind. innen mehr graubraun und hornartig. Die Knollen haben ein Gewicht von ungefähr 6 g. Hierauf ist zu achten, da die Akonitknollen häufig mit den Knollen von Aconitum ferox aus dem Himalajagebirge verfälscht werden. Diese Knollen sind schwerer. Die neujährigen Akonitknollen zeigen sternförmiges Kambium, ältere. vorjährige tragen Reste des oberirdischen Stengels. junge Knollen Knospen. Der Geschmack ist stark würgend.

Bestandteile. Neben Stärkemehl (bis zu 25%) etwa 1% Alkaloide. namentlich Akonitin und Napellin (stark giftig!).

Anwendung. In der Heilkunde als Betäubungsmittel, Narkotikum, gegen Gicht und Rheumatismus, als harn- und schweißtreibendes Mittel und zur Darstellung des Akonitins (Abb. 65).

Rádix Alcánnae. Rádix Anchúsae tinctóriae. Alkannawurzel. Färberochsenzungenwurzel. Schminkwurzel. Mahagoniwurzel. Racine d'orcanette.
Racine de buglosse. Alkanna root. Dyer's alkanna.

Alcánna oder *Anchúsa tinctória. Borragináceae.* Boretschgewächse.
Kleinasien. Südeuropa. Im südlichen und mittleren Ungarn angebaut.

Walzenförmige, mehrköpfige Wurzelstöcke und Wurzeln mit braunroter, leicht abblätternder Rinde. den Speichel rot färbend. Das Wurzelholz zäh, weißlich. Da der Farbstoff nur in der Rinde enthalten, sind zu sehr abgeblätterte Wurzeln zu verwerfen. Verfälschungen mit anderen aufgefärbten Wurzeln erkennt man daran, daß das Holz dann auch gefärbt ist.

Bestandteile. 5—6% Alkannin, roter, harzartiger, amorpher Farbstoff, in Wasser unlöslich, Weingeist, Äther, ätherische und fette Öle tiefdunkelrot färbend. Wird durch Ammoniak und Ätzalkalien blau. Soll aus zwei roten Farbstoffen bestehen: der Anchusasäure, die durch Alkalien grün, und der Alkannasäure, die durch Alkalien indigoblau gefärbt wird.

Anwendung. Zum Färben von Ölen und Tinkturen. Zur Herstellung des Alkannins und des Alkannapapiers, das als Reagenzpapier verwendet wird, gleich dem Lackmuspapier. Um Leder zu färben, und zu Holzbeizen, auch in der Mikroskopie.

Alkannin. Der harzartige Farbstoff wird durch Ausziehen der Wurzel mit Petroleumäther, Abdestillieren dieses und Eindampfen entweder zur Extraktoder Pulverform dargestellt. Man bedient sich desselben weit vorteilhafter als der Wurzel zum Färben von Ölen, Hautsalben und Pomaden.

1 Teil färbt 1000—2000 Teile Fett schön rot. Sehr vorteilhaft ist es, zum Färben eine starke Lösung des Alkannins in Olivenöl vorrätig zu halten.

Radix Altháeae. Rad. Hibísci. Altheewurzel. Eibischwurzel. Racine de guimauve. Racine d'althée. Marshmallow root.

Althǽa officinalis. Malváceae. Malvengewächse.
Küsten des Mittelmeeres. In Deutschland angebaut.

Der deutsche Name für diese Droge, Eibischwurzel, stammt von der früher gebräuchlichen Bezeichnung Rad. Hibisci. Die bei uns im Handel vorkommende Droge wird ausschließlich von der angebauten rosa blühenden Pflanze gewonnen, ein Anbau, der namentlich in Franken bei Nürnberg, Schweinfurt und in Belgien, auch in Frankreich, Ungarn und Rußland im großen auf humushaltigem und lehmigem Sandboden, der nicht zu trocken sein darf, betrieben wird. Man schneidet im Herbst die Wurzelschößlinge ab, schlägt sie den Winter über in Sand ein und pflanzt sie im Frühjahr in Reihen in einem Abstand von 70 zu 40 cm aus. Die Gewinnung in Franken wird auf jährlich 2—300 000 kg geschätzt. Die Wurzeln werden im Spätherbst bei trockenem Wetter von zweijährigen Pflanzen gegraben. Zur Benutzung kommen vor allem die etwa fingerdicken, in frischem Zustande fleischigen Nebenwurzeln, die geschält und bei mäßiger Wärme rasch ausgetrocknet werden. Sie bilden nun gelblichweiße, bis 30 cm lange, bis 2 cm dicke, außen wenig fasrige, meist längsfurchige, bräunliche Narben tragende, biegsame, innen dichte, weißmehlige Stücke von der Stärke eines Federkiels. Auf dem Querschnitt ist deutlich das hellbraune Kambium sichtbar, das das weißliche Holz von der dünnen, ebenfalls weißlichen Rinde trennt. Die Gefäße sind strahlenförmig vom Mittelpunkt aus angeordnet. Geruch schwach und fade; Geschmack süßlich-schleimig. Meist kommen die Wurzeln in glatten, im Geviert zerschnittenen Stücken in den Handel. Man erreicht das schöne Aussehen dadurch, daß die Wurzel im frischen Zustande zerschnitten und dann erst getrocknet wird, da die getrocknete Wurzel beim Zerschneiden faserige, unscheinbare Ware liefert. Man hat darauf zu achten, daß die Wurzel bis auf das hellbräunliche Kambium weiß, nicht holzig und gut ausgetrocknet ist. Feuchte Ware schimmelt ungemein leicht und nimmt dann einen muffigen Geruch und Geschmack an. Da die Wurzel etwas Feuchtigkeit anzieht, hygroskopisch ist, bewahrt man sie am besten in Blechdosen auf. Grau und unscheinbar gewordene Ware soll vielfach mit Kalkmilch oder Stärke aufgefrischt werden. Vollständig trockene Ware wird im Handel als haltbar, exporttrocken bezeichnet, merkantiltrockene enthält noch bis 25% Feuchtigkeit.

Nach dem Normblatt des Fachnormenausschusses für Landwirtschaft muß die getrocknete beste Ware gut entwickelte, ziemlich gerade, nur einjährige Wurzeln darstellen, frei von Rinde und anderen korkigen oder holzigen Bestandteilen, muß weiß bis leicht gelblichweiß, von dem ihr eigenen Geruch, nicht dumpfig, beim Zerbrechen von kurzem, körnigem Bruch sein, leichte Staubentwicklung aufweisen, beim Kauen deutlich Schleimentwicklung zeigen und frei sein von ausländischen Eibischwurzeln.

Prüfung. 1. Eine gekalkte Ware gibt den Kalk an salzsäurehaltiges oder essigsäurehaltiges Wasser ab. Er läßt sich in diesem nach dem Sättigen mit Ammoniak leicht durch Oxalsäure nachweisen.

2. Altheewurzel soll, mit 10 Teilen kaltem Wasser übergossen, einen schwach gelblichen, schleimigen Auszug geben, der weder säuerlich noch ammoniakalisch ist.

Der Rückstand nach dem Verbrennen darf höchstens 7% betragen.

Bestandteile. Stärkemehl etwa 35%, in kaltem Wasser löslicher Schleim 35% etwa 2% Asparagin, 1,7% fettes Öl und 10,2% Rohrzucker

Anwendung. Als schleimiges, hustenlinderndes Mittel ist die Wurzel ein Hauptbestandteil des Brusttees und ähnlicher Mischungen. Einige Prozent Altheewurzelpulver dem Gips zugesetzt, lassen diesen nicht so schnell erhärten und machen ihn härter und zäher.

Altheewurzel kommt in 50—100 kg-Säcken in den Handel.

Radix Angélicae. Angelikawurzel. Engelwurzel. Dreieinigkeitswurzel. Racine d'angélique. Angelica root.
Archangélica officinalis. Umbelliferae. Doldentragende Gewächse.
Nordeuropa. Sibirien. Auch angebaut.

Die Droge stammt jetzt fast immer von der angebauten mannshoch werdenden Pflanze ab; die Wurzeln dieser sind kräftiger und besser. Der Anbau geschieht hauptsächlich in der Provinz Sachsen (Cölleda), im Erzgebirge (Bockau), in Thüringen (Jena-Löbnitz), bei Schweinfurt und im Riesengebirge. Beim Anbau ist besonders darauf zu achten, daß der Samen, das Saatgut keimfähig ist und dies durch Versuche festzustellen. So unterscheidet man im Handel eine sächsische, eine Thüringer und fränkische Ware. Die Pflanze ist zweijährig und soll nur die zweijährige Wurzel, die im September und Oktober eingesammelt wird, verwendet werden. Die Wurzel wird in fließendem Wasser gewaschen, einige Wochen entweder im Freien oder in warmen Räumen und dann in einem Trockenofen bei künstlicher Wärme ausgetrocknet. Sie besteht aus einem bis 5 cm dicken, walzenförmigen feingeringelten Wurzelstocke, der Blattreste trägt, meist der Länge nach durchgeschnitten ist, abgestutzt und mit zahlreichen, etwa 30 cm langen Nebenwurzeln besetzt; diese sind häufig, besonders bei der Ware aus dem Erzgebirge, zu einem Zopfe geflochten (Abb. 185), längsfurchig, querhöckrig, glattbrechend und lassen sich glatt zerschneiden. Der Wurzelstock wie die Nebenwurzeln sind außen braungrau bis rötlich, innen ziemlich schwammig, mehr gelblich. Auf dem Querschnitte bemerkt man in der Rinde zahlreiche

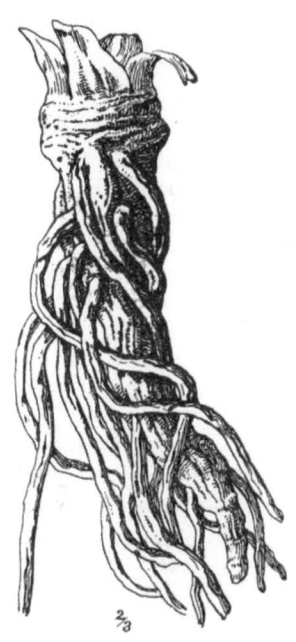

Abb. 185. Rad. Angelicae. Wurzelstock und Hauptwurzel mit Nebenwurzeln.

Sekretbehälter, die sehr groß sind und rötlichen Inhalt haben. Der Kern ist strahlenförmig vom Mittelpunkte nach dem Umfange zu radial gestreift. Das Kambium deutlich sichtbar. Geruch kräftig, angenehm würzig; Geschmack süßlich, dann scharf und bitter. Die Wurzel ist leicht dem Insektenfraß ausgesetzt, muß deshalb in gutschließenden Blechgefäßen aufbewahrt werden.

Der Rückstand nach dem Verbrennen darf höchstens 14% betragen.

Bestandteile. Ätherisches Öl 1%, Gerbsäure, Harz 6%, Stärke, Angelikasäure und Baldriansäure.

Anwendung. Als magenstärkendes Mittel. Zu Viehfreßpulvern. Gleichwie Baldrian. Zu Bädern 150,0. Zur Bereitung von Spiritus Angelicae compositus. Häufig bei der Herstellung von Likören. Wesentlicher Bestandteil von Chartreuse. Als Vertilgungsmittel von Ungeziefer wie Feuerkäfern. Die Blätter der Pflanze sind ein Bestandteil des Schneeberger Schnupftabaks.

Verwechslungen. Wurzeln von Angelica silvestris, bedeutend kleiner, mehr grau, fast ohne Balsamgänge und von widerlichem Geruch; auch mit Rad. Levistici, diese sind heller. Alle Verwechslungen sind schon dadurch erkennbar, daß die Sekretbehälter nicht so groß sind.

Rádix Artemísiae. Beifußwurzel. Stabwurz. Racine d'armoise. Mugwort-root.
Artemísia vulgáris. Compósitae. Korbblütlergewächse.
Untergruppe *Tubuliflórae.* Röhrenblütler
Europa.

Dünne, außen hellbraune, innen weiße Wurzeln, hin und her gebogen und mitunter noch mit dem Wurzelstock in Verbindung. Der Querschnitt weist in der Rinde große, braunrote Balsamgänge auf. Geschmack scharf.

Sollen im Frühjahr und Herbst gesammelt, schnell getrocknet und in Blechgefäßen aufbewahrt werden. Muß alljährlich erneuert werden.

Bestandteile. Ätherisches Öl. Harz
Anwendung. Gegen Fallsucht. In der Branntweinbereitung.

Rádix Asclepíadis oder Vincetóxici oder Hirundináriae.
Schwalbenwurzel. Hundstod. Souche d'asclépiade. Swallow-wort.
Asclépias vincetóxicum. Asclepiadáceae. Seidenpflanzengewächse.
Europa, an sandigen Plätzen.

Wurzelstock hin und her gezogen, rötlichgelb, 3—6 cm lang, oberhalb mit Stengelresten, unten mit 8—10 cm langen, glatten, bräunlichen Wurzeln besetzt. Geruch schwach, Geschmack bitter, scharf.

Bestandteile. Asklepiadin, brechenerregend, ein Glykosid Vinzetoxin.
Anwendung. Hier und da von Landleuten als Viehheilmittel in Gaben von ungefähr 10 g. Ferner in der Branntweinbereitung.

Rádix Bárdanae oder R. Lappae majóris oder R. Arctii.
Klettenwurzel. Kliebenwurzel. Racine de bardane. Burdock root.
Arctium lappa. Láppa officinális. L. minor. L. tomentósa. Compósitae. Korbblütler
Untergruppe *Tubuliflórae.* Röhrenblütler.
Deutschland überall häufig.

Pfahlwurzel, spindelförmig, selten ästig, 25—30 cm lang, 1—2 cm dick, runzlig, graubraun, innen bräunlich mit weißfilzigen Höhlungen, oft mit weißlichem Stengelreste. Holz strahlig, Mark weiß. Größere Wurzeln kommen meist gespalten in den Handel. Geruch frisch kräftig, später schwach. Geschmack schleimig. Im Herbst des ersten oder im Frühjahr des zweiten Jahres zu sammeln (Abb. 186).

Bestandteile. Inulin etwa 40%. Gerbstoff. Spuren von Zucker und ätherischem Öl. Schleim.

Anwendung. Innerlich als Zusatz zu blutreinigenden, schweißtreibenden Tees, äußerlich als haarwuchsförderndes Mittel.

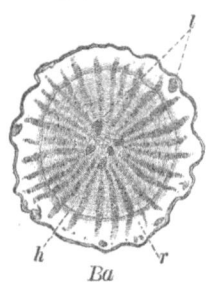

Abb. 186. Radix Bardanae. 2fach vergrößerter Querschnitt. *r* Rinde, *h* Holz Höhlungen.

Die Wurzel ist sehr dem Schimmel und dem Wurmfraß ausgesetzt, muß daher gut getrocknet, in Blechgefäßen aufbewahrt werden.

Prüfung. Es sollen Verwechslungen mit der giftigen Belladonnawurzel vorkommen, die man aber infolge ihres Gehaltes an Kalziumoxalat erkennen kann, oder man legt sie in eine Jodjodkaliumlösung, es tritt infolge des großen Inulin-Stärkegehaltes eine Schwarzfärbung ein.

**† Rádix Belladónnae.

Tollkirschenwurzel. Belladonnawurzel. Racine de belladone. Belladonna root.

Atropa (unabwendbar) *belladonna*. Solanáceae. Nachtschattengewächse.
Laubwälder Mittel- und Südeuropas

Pfahlwurzel, bis zu 5 cm dick, außen bräunlich, innen schmutzigweiß, beim Zerbrechen, infolge eines großen Stärkegehaltes, stäubend. Die Wurzel kommt meist gespalten in den Handel, die einzelnen Stücke erscheinen rückwärts gekrümmt. Geschmack süßlich, später kratzend. Die Wurzel ist sehr giftig und wird im Hochsommer während der Zeit des Blühens und der Fruchtreife von mehrjährigen Pflanzen gesammelt (Abb. 187).

Verwechslungen kommen vor mit den Wurzeln von Phytolacca abyssinica. Bei diesen ist das Kalziumoxalat nicht in Sandform, sondern in Kristallen vorhanden.

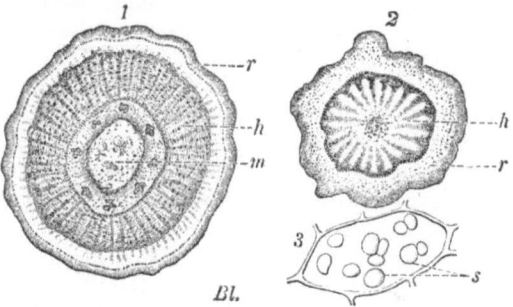

Abb. 187. Radix Belladonnae. 1. Querschnitt der Hauptwurzel. *r* Rinde, *h* Holz, *m* Mark. 2. Querschnitt der Nebenwurzel. 3. Zelle mit Stärkemehl. 200 fache Vergrößerung.

Bestandteile. Atropin 0,3—0,5%, Hyoszyamin. Stärkemehl und Kalziumoxalat in Sandform.

Anwendung. Hauptsächlich zur Darstellung des Atropins.

Rádix Bryoniae oder Vitis álbae.

Zaunrübenwurzel. Gichtwurzel. Teufelsrübe. Racine de bryone blanche. Bryony root.

Bryonia alba mit schwarzen, *Bryonia dioica* mit roten Früchten. Cucurbitáceae
Kürbisgewächse.
Deutschland, überall an Hecken und Zäunen klimmend

Große, rübenförmige Wurzel, stets in Scheiben zerschnitten, weißgelb, mit zahlreichen Ringwülsten und durch Markstrahlen gestreift. Geschmack ekelhaft bitter. Geruch bei der frischen Wurzel eigentümlich, getrocknet schwach. Wirkt giftig, sehr stark abführend, purgierend (Abb. 197).

Bestandteile. Viel Stärke, Bryonin, Bryonidin.

Anwendung. Als harntreibendes Mittel bei Wassersucht, Gicht, Fallsucht, Erkältungen. In der Likör- und Branntweinbereitung.

Rádix Carlínae oder Cardopátiae. Eberwurz. Roßwurz. Attigwurzel.

Attichwurzel. Racine de carline acaule. Carline thistle root.

Carlina acaulis (*a* = nicht, *kaulos* = Stengel). Compósitae.
Korbblütlergewächse
Untergruppe *Tubuliflorae*. Röhrenblütler
Deutschland. Schweiz

Pfahlwurzel, fast immer einfach, oben mit Blattschopf, bis 15 cm lang, 2—3 cm dick, schmutziggrau, tiefgerunzelt, innen gelbbraun, harzartig spröde, nicht holzig. Geruch würzig. Geschmack süßlich, dann scharf. Die Wurzel ist im Herbst zu sammeln (Abb. 188).

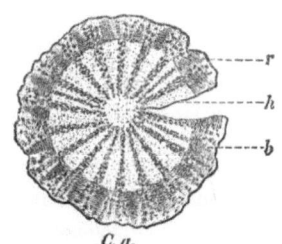

Abb. 188. Rad. Carlinae. 2fach vergrößerter Querschnitt. *b* Rinde, *h* Holz, *r* Kork.

Bestandteile. Inulin, braunes ätherisches Öl, Harz.

Anwendung. Als harntreibendes Volksarzneimittel und zu Viehpulvern. In der Likör- und Branntweinbereitung.

Prüfung. Verwechslungen mit der Wurzel von Carlina vulgaris erkennt man an der holzigen Beschaffenheit. Geruchlos.

Rádix Caryophyllátae. Nelkenwurzel. Nardenwurzel. Weinwurzel. Racine de benoîte. Bennet.
Géum urbánum. Rosáceae. Rosengewächse.
Deutschland, überall häufig.

Wurzelstock mit Wurzeln, bedeckt mit schwarzbraunen Schuppen. Höckerig und hart. Nebenwurzeln hellbraun. Geruch im frischen Zustande schwach nelkenartig, indem sich das ätherische Öl erst durch Einwirkung eines Fermentes auf ein Glykosid bildet; Geschmack bitter, später zusammenziehend.

Bestandteile. Nach Nelken riechendes ätherisches Öl, ein Glykosid, Ferment, Gerbsäure, Harz.

Anwendung. Äußerlich als blutstillendes und wundheilendes Mittel; gegen Durchfall und Nachtschweiß. In der Branntweinbereitung.

Rádix Cichórii. Rádix solstitiális. Zichorienwurzel. Wegwartwurzel. Racine de chicorée. Chicory root. Succory root.
Cichórium íntybus. Compósitae. Korbblütlergewächse.
Untergruppe *Liguliflórae.* Zungenblütler.
Europa. In Mitteldeutschland vielfach angebaut.

Angebaut in der Gegend von Magdeburg, Braunschweig, Hannover, am Rhein, in Schlesien, in Baden und Württemberg. Graubraune, zylindrische, wenig verästelte, innen gelbliche Wurzel, auf dem Querschnitt feinstrahlig gestreift. Die wertvollere wildwachsende Wurzel wird bis zu 30 cm, die geringwertigere angebaute über 60 cm lang. Fast ohne Geruch. Geschmack etwas streng (Abb. 189).

Bestandteile. Inulin, jedoch keine eigentliche Stärke. Zucker.

Verwendung. Als Abführmittel und gegen Schwerhörigkeit. Vor allem als Kaffee-Ersatz. Hierfür wird die Wurzel zerschnitten, etwas eingefettet, unter Zusatz einer geringen Menge Zucker in Blechtrommeln geröstet und sofort gemahlen. Das Pulver wird darauf verpackt und einige Wochen in Kellern feuchter Luft ausgesetzt, wodurch es eine dunkle Farbe annimmt und dann eine bröcklige Masse darstellt.

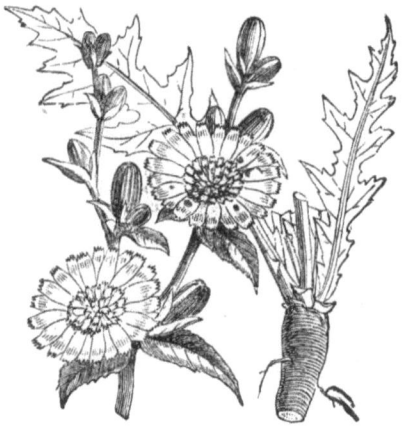

Abb. 189. Cichorium intybus.

**Rádix Colómbo oder Colúmbo.
Kolombowurzel. Kalumbawurzel. Ruhrwurzel. Racine de Colombo. Calumba root.
Jatrorrhíza palmáta. Menispermáceae. Mondsamengewächse.
Ostküste Afrikas, auf Madagaskar und in Ostindien angebaut.

Die fleischigen, in frischem Zustande zu Querscheiben zerschnittenen Wurzeln eines Rankengewächses. Die Scheiben sind 3—8 cm breit, 5—20 mm dick;

rundlich oder oval, unregelmäßig verbogen, in der Mitte eingesunken, leicht. Außen runzlig, graubraun, auf der Schnittfläche grünlichgelb. Geschmack sehr bitter. Geruch schwach (Abb. 190).

Bestandteile. Stärkemehl, drei Alkaloide Palmatin, Jatrorrhizin und Kolumbamin, ferner die Bitterstoffe Chasmanthin und Kolombin, ein kristallinischer, scharfwirkender Bitterstoff, Kalziumoxalat. Durch 70prozentige Schwefelsäure färbt sich Kolombowurzel teilweise grün.

Anwendung. In der Heilkunde gegen Durchfall, Ruhr, als die Verdauung anregendes Mittel. In der Likör- und Branntweinbereitung.

Prüfung. Die Verfälschung mit der amerikanischen oder falschen Kolombowurzel, der Wurzel der Gentianazee Frasera carolinensis, gibt mit Jodwasser keine Blaufärbung.

Der Rückstand nach dem Verbrennen darf höchstens 9% betragen.

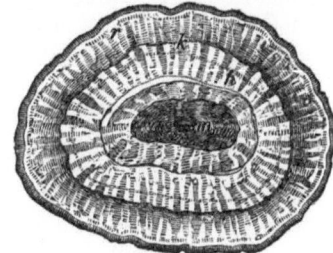

Abb. 190. Rad. Colombo. *r* Rinde *k* Kambium. *h* Holz.

Rádix Colubrínae oder Serpentáriae.

Schlangenwurz. Virginische Hohlwurzel. Souche de serpentaire. Virginia-snakeroot.

Aristolóchia serpentária. Aristolochiáceae. Osterluzeigewächse
Nordamerika.

Waagerechter Wurzelstock, etwa 2—3 cm lang, einige Millimeter dick. Auf der Oberseite mit Stengelresten, auf der Unterseite dicht mit fadenförmigen, blaßbraunen Wurzeln besetzt. Geruch baldrianähnlich. Geschmack gewürzhaft, kampferartig.

Bestandteile. Ätherisches Öl etwa ½%, Harz.

Anwendung. Innerlich als Aufguß oder Pulver gegen Nervenkrankheit, Hysterie, Fallsucht, als schweißtreibendes Mittel, in Amerika auch gegen Biß von Schlangen. In der Likör- und Branntweinbereitung.

Rádix Consólidae oder Sýmphyti.

Schwarzwurzel. Beinwurzel. Beinwellwurzel. Wallwurzel. Racine de consoude. Comfrey root.

Symphytum officinále. Borragináceae. Boretschgewächse.
Deutschland, an Gräben und auf feuchten Wiesen.

Hauptwurzel vielfach mehrköpfig, 20—30 cm lang, oben etwa 2 cm dick; kommt meist gespalten in den Handel. Außen schwarzbraun, auf dem Bruche hornartig, gelblich. Geruch schwach; Geschmack schleimig, süßlich. Die Wurzel löst sich beim Kochen zu fast ¾ Teilen auf.

Bestandteile. Schleim, Zucker, Asparagin. Gerbstoff.

Anwendung. Als schleimiges, hustenlinderndes Mittel. Ferner gegen Durchfall. In der Volksheilkunde wird sie als Pulver mit Honig eingenommen und wird auch äußerlich zum Heilen von Wunden angewendet.

Rádix Dérridis. Derriswurzel. Tubawurzel.

Derris elliptica, weiße Tuba. *Derris malaccensis*, rote Tuba.
Niederländisch Indien. Halbinsel Malakka, Philippinen, Ceylon, Indo-China. Britisch Indien
wildwachsend. Borneo, Sumatra angebaut.

Die Derrispflanze ist eine Liane, eine Kletterpflanze, bis 15 m hoch und 20 cm dick. Sie wächst sowohl in der Tiefebene, als auch in einer Höhe bis zu

1500 m in Wäldern, Büschen und an Flußufern. Das Gewicht der getrockneten Wurzel beträgt 45% der frischen. Außen von brauner Farbe, längs gefurcht, innen heller, angefeuchtet zeigen sich nach einiger Zeit weiße Kristalle, wirkt hautreizend. Ursprünglich in den Heimatländern als Fisch- und Pfeilgift, dient sie heute in immer mehr zunehmendem Maße als insektentötendes Mittel.

Bestandteile. Weißes kristallinisches giftiges Rotenon bis zu 6%, vor allem im Holzkörper vorkommend, löslich in Äther, Benzol, Chloroform, Azeton, fetten Ölen, schwerlöslich in Alkohol, nicht löslich in Wasser, bei feuchter Witterung leicht zersetzlich. Außerdem ebenfalls insektentötende harzartige Stoffe und Deguelin.

In der D. malaccensis ist der Gesamtgehalt an insektentötendem Stoff bedeutend größer, der Rotenongehalt aber kleiner.

Verwendung. Entweder in Pulverform oder als Extrakt, das durch Wasserzusatz in eine Emulsion übergeführt wird, gegen Pflanzenschädlinge, Blattläuse, Raupen und zur Dasselbekämpfung. Auch gegen Räudemilben bei Tieren. Beim Einkauf des Extraktes muß für bestimmten Derrisextrakt- und Rotenongehalt Bürgschaft verlangt werden, da dieser sehr wechselt.

Rádix Dictamni.
Diptamwurzel. Spechtwurzel. Aschwurzel. Racine de dictame. Dittany root.
Díctamnus albus. Rutáceae. Rautengewächse.
Bergwälder Deutschlands und besonders Frankreichs.

Nebenwurzeln, stielrund, glatt, weiß. Rinde weiß, mehlig, schwammig. Holzkern weiß, fest. Geruch gewürzhaft; Geschmack schleimig, bitter.

Bestandteile. Ätherisches Öl, Harz, Bitterstoff.

Verwendung in der Volksheilkunde als harntreibendes Mittel und gegen Nervenkrankheit, Hysterie. In der Likör- und Branntweinbereitung.

Rádix Énulae oder Helénii oder Inulae.
Alantwurzel. Helenenwurzel. Glockenwurzel. Racine d'aunée. Inule root.
Inula helenium. Compósitae. Korbblütlergewächse. Untergruppe *Tubuliflorae.* Röhrenblütler.
Mitteleuropa, an feuchten Stellen. Ungarn. Auch angebaut, z. B. in Cölleda.

Haupt- und Nebenwurzeln, seltener in Quer-, meist in Längsschnitten. Die ganze Wurzel, die im Frühjahr oder Herbst von der zwei- bis dreijährigen angebauten Pflanze gesammelt wird, ist bis zu 15 cm lang, 3—4 cm dick, stark verästelt, graubraun, innen graugelblich, hornartig; nicht holzig, in nicht ganz trockenem Zustande zähe und biegsam. Auf dem Querschnitt zeigen sich zahlreiche große Ölbehälter. Geruch und Geschmack gewürzhaft (Abb. 191). Kommt hauptsächlich aus Ungarn, ist allerdings nicht so wertvoll wie die Ware aus Thüringen.

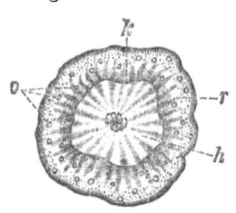

Abb. 191. Rad. Helenii. Querschnitt. *r* Rinde, *h* Holz, *k* Kambium, *o* Ölbehälter.

Bestandteile. Inulin 30—45%, bis 2% ätherisches Alantöl, Helenin oder Alantkampfer, Alantolsäure. Letztere sind in den Ölbehältern in kleinen Kristallen enthalten. In der Rinde der Wurzel befindet sich ein schwarzer, stickstofffreier, der Kohle ähnlicher Körper, Phytomelan genannt, der zur Erkennung der Alantwurzel dienen kann.

Anwendung. Gegen Husten und Lungenkrankheiten. In der Likörbereitung zu bitteren Schnäpsen, ferner als Witterung für Bienen.

Das Helenin oder der Alantkampfer, auch Isoalantolakton genannt, wird isoliert und als kräftiges, fäulniswidriges Mittel empfohlen. Es soll die Schwindsuchtsbazillen, Tuberkelbazillen noch in großer Verdünnung töten und wird daher gegen Lungenschwindsucht, ferner gegen Keuchhusten und Sumpffieber, Malaria empfohlen. Helenin ist vollkommen geruchlos und bildet farblose Kristallnadeln.

**†Rádix Gelsémii. Gelsemiumwurzel. Gelbe Jasminwurzel. Rhizome et racine de gelsémium. Gelsemium root.

Gelsémium sempervirens. Loganiáceae. Strychnosgewächse.
Nordamerika.

Die unterirdischen Teile, der Wurzelstock mit den Wurzeln und Ausläufern obigen Kletterstrauches. Rund, bis 28 mm dick, mattbraun, mitunter bläulich. Die Wurzeln gelblichbraun, bis 8 mm dick, längsrunzelig.

Bestandteile. Gelsemin, Gelseminin, Gelsemiumsäure und Kalziumoxalat.

Anwendung. Gegen Nervenschmerzen und Keuchhusten. Jedoch mit großer Vorsicht, da leicht Vergiftungserscheinungen eintreten können.

Ein Gift der Abt. 2 des Verzeichnisses der Gifte.

Radíx Gentiánae (rúbra). Enzianwurzel. Bittere Fieberwurzel.
Racine de gentiane. Gentian root.

Gentiána lútea. G. purpúrea. G. pannónica. G. punctáta. Gentianáceae. Enziangewächse
Alpen und Gebirge Südeuropas. In Deutschland Schwarzwald und Schwäbische Alb. Tirol.
Auch von Spanien und den Balkanländern.

Es sind die vor allem von G. lutea gewonnenen Wurzelstöcke und Wurzeln von 20—60 cm Länge, die aber auch 1 m erreichen können, und 2—4 cm Dicke, kommen häufig der Länge nach gespalten in den Handel. Außen gelbbraun, am oberen Ende, dem Wurzelstocke, wulstig geringelt, die Wurzel mit Längsfurchen. Das Deutsche Arzneibuch verlangt eine innen gelbliche bis hellbraune Wurzel, die durch schnelles Trocknen erhalten wird. Die Wurzel ist fleischig, nicht holzig, gut getrocknet spröde, aber, weil Feuchtigkeit anziehend, hygroskopisch, bald wieder zäh werdend. Der Querschnitt zeigt in der Nähe des Kambiums Strahlen. Die Einsammlung soll im Frühjahr geschehen. In den Alpen Tirols geschieht dies durch die Wurzengraber, auch Enzianklauber genannt, die sich oft in gefährliche Abgründe hinabseilen, um möglichst große Wurzeln einzusammeln. Geruch der Wurzel süßlich, nicht angenehm; Geschmack anfänglich stark bitter (Abb. 192—194).

Von Spanien kommt Enzianwurzel in Jutesäcken von 45—50 kg Gewicht.

Bestandteile. Ein gelber Farbstoff Gentianin, auch Gentianasäure genannt; ein kristallisierbarer Bitterstoff, das Gentiopikrin; in der frischen Wurzel Zucker, Gentianose genannt, die jedoch infolge der Gärung und durch das Trocknen Zersetzung erleidet; fettes Öl, Kalziumoxalat.

Anwendung. Als magenstärkendes Mittel, in der Tierheilkunde und zur Likörbereitung. Die Enziantinktur bereitet man zweckmäßig durch Ausziehen mit heißem Weingeist, wodurch ein Ferment unwirksam gemacht wird, das bei Anwendung von kaltem Weingeist den Gehalt an wirksamem Gentiopikrin beeinträchtigt.

Der in den Alpen in großen Mengen hergestellte Enzianschnaps, der Enzaler, ist kein Auszug der Wurzeln, sondern man kocht die meist frischen Wurzeln aus, läßt die zuckerhaltige Flüssigkeit vergären und destilliert ab.

Die unter dem Namen Rad. Gentianae alba oder Rad. Cervariae alba gebräuchlichen Wurzeln stammen von einer Umbellifere. dem Laser-

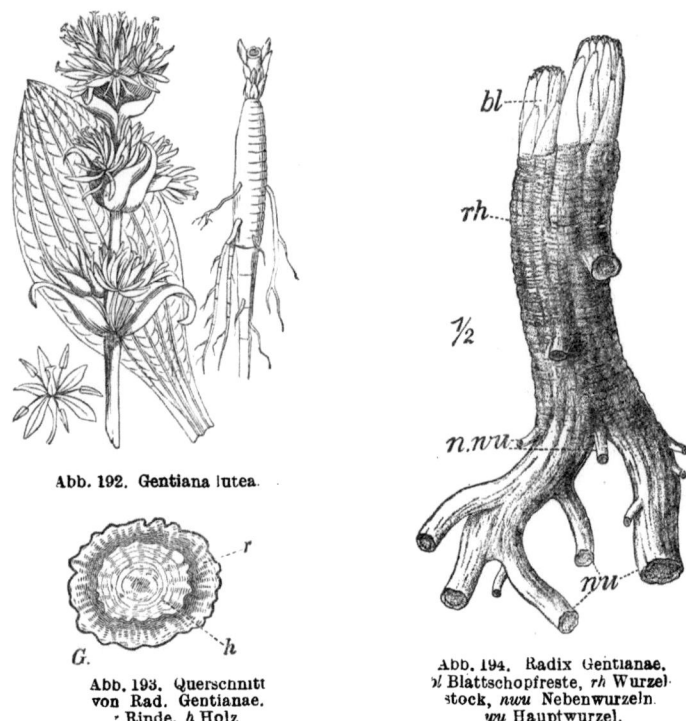

Abb. 192. Gentiana lutea.

Abb. 193. Querschnitt von Rad. Gentianae. r Rinde. h Holz

Abb. 194. Radix Gentianae. bl Blattschopfreste, rh Wurzelstock, nwu Nebenwurzeln. wu Hauptwurzel.

kraut, Laserpitium latifolium. Sie werden in der Likör- und Branntweinbereitung verwendet.

Prüfung. Enzianwurzel wird verfälscht mit dem Wurzelstocke von Ru-

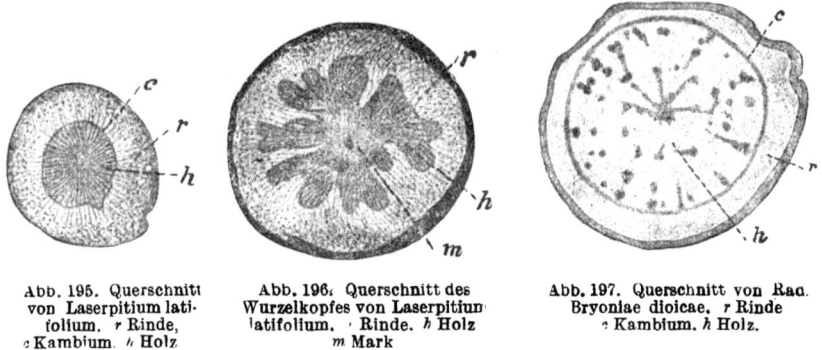

Abb. 195. Querschnitt von Laserpitium latifolium. r Rinde, c Kambium. h Holz

Abb. 196. Querschnitt des Wurzelkopfes von Laserpitium latifolium. r Rinde. h Holz m Mark

Abb. 197. Querschnitt von Rad. Bryoniae dioicae. r Rinde c Kambium. h Holz.

mex alpinus; der Querschnitt, mit Kalilauge befeuchtet, färbt sich sofort rot. Verfälschungen mit Bryoniawurzeln und den Wurzeln vom Laserkraut sind am Querschnitt zu erkennen (Abb. 195—197).

Der Rückstand nach dem Verbrennen darf höchstens 5% betragen.

Rádix Ginseng americána. Ginsengwurzel. Racine de ginseng. Ginseng root.

Panax quinquefólium. Araliáceae. Efeugewächse.
Nordamerika, namentlich Ohio und Virginien.

Meist spindelförmig, 3—5 cm lang, bis zu 1 cm dick; einfach oder nach unten in zwei Äste auslaufend. Außen bräunlich, innen gelblichweiß. Geschmack anfangs bitter, dann süßlich, dem des Süßholzes ähnlich.
Anwendung. Zu Geheimmitteln.
Bestandteil. Panaquilon, ein wenig erforschter Bitterstoff.

In China, Korea und der Mandschurei wird eine andere Ginsengwurzel, Shen-Schen, in Korea Ssami, auf deutsch Wurzelmännchen genannt, von Panax ginseng abstammend, von wildwachsenden und angebauten Pflanzen gewonnen. Sie enthält einen schwach betäubenden und erregenden Bestandteil, das Panazen und Saponin. Da aber diese Droge, die dort als Allheilmittel und als die Geschlechtsteile anregendes Mittel, Aphrodisiacum, in großen Mengen gebraucht wird, den Bedarf nicht deckt und sehr teuer ist, wird die amerikanische Ginsengwurzel in großen Mengen in China eingeführt.

***†** Túbera Jalápae, auch Rádix Jalapae. Jalapenwurzel. Racine de jalap. Jalap.

Exogonium purga. Convolvuláceae. Windengewächse.
Mexiko. Abhänge der Anden, auch angebaut in Jamaika. Südamerika. Indien. Ceylon.

Die knollenförmigen Verdickungen der Nebenwurzeln kommen, nach Entfernung der Wurzelabzweigungen und der Wurzelspitze, bis faustgroß, entweder ganz oder vierfach gespalten, meist aber birnenförmig, eiförmig, länglich, und

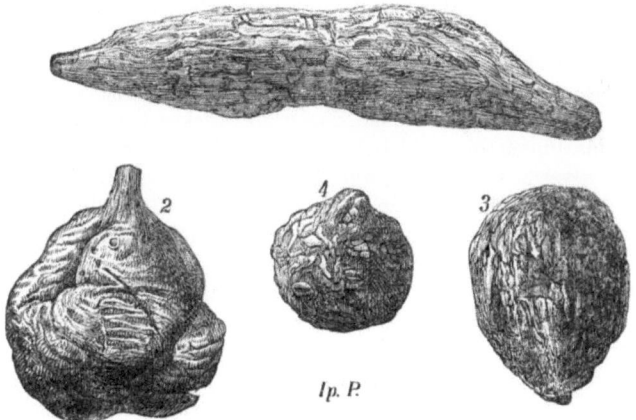

Abb. 198. Tubera Jalapae verschiedener Formen.

zwar hühnereigroß, in den Handel. Die Knollen werden hauptsächlich im Mai, aber auch während des ganzen Jahres gesammelt und in Netzen über freiem Feuer oder in heißer Asche getrocknet. Die Oberfläche erscheint dicht- und feingerunzelt, die Furchen oft infolge des Trocknens bei größerer Hitze von ausgetretenem Harze gefüllt, dunkelbraun, innen dicht, graubräunlich, hart, in der Mitte heller als am Rande; wenn das Stärkemehl der Droge nicht verquollen ist, jedoch matt und weißlich. Auf dem Querschnitte bemerkt man wellige dunkle Linien, die Harzbehälter. Je weniger hiervon vorhanden sind, desto schlechter ist die Sorte. Geruch eigentümlich widerlich; Geschmack gleichfalls. fade, dann bitter, kratzend (Abb. 198).

Der Rückstand nach dem Verbrennen darf höchstens 6,5% betragen.

Bestandteile. Konvolvulin und Jalapin in dem sehr scharf abführenden, drastisch purgierenden Harz (8—22%) enthalten. Das Deutsche Arzneibuch verlangt mindestens 10% Harz. Stärkemehl.

Anwendung. Als sehr scharf wirkendes Abführmittel in Pulverform (höchstens 2 g) und als Tinktur, ferner zur Bereitung des Jalapenharzes.

Die Droge kommt viel über Verakruz, wonach die besseren Sorten genannt werden, in den Handel, und zwar in Ballen von 50 kg. Die mittleren, festen und schweren Stücke sind die besten.

Rad. Jalapae orizabensis oder **laevis**, auch Stipites Jalapae, von Ipomoea orizabensis sind zu verwerfen. Sie sind walzenförmig, sehr verschieden groß, außen grau und sehr runzlig, innen gelblich, sehr faserig, ohne Ringe. Das Harz dieser Droge ist gänzlich in Äther unlöslich, das der echten Droge zu 5—8%.

****† Rádix Ipecacuánhae.**
Brechwurzel. Racine d'ipécacuanha. Ipecacuanha root.
Uragóga ipecacuánha. Rubiáceae. Krappgewächse.

Brasilien, Kolumbien, Ekuador, Ostindien.

Die Droge wird einerseits aus der Provinz Matto grosso über Rio de Janeiro nach London ausgeführt, verpackt in Aroben von etwa 15 kg. Die von wildwachsenden Pflanzen gewonnene Droge wird als **Matto grosso**, die von angebauten als **Minas** bezeichnet. Es sind die verdickten Nebenwurzeln eines kleinen Halbstrauches, 5—20 cm lang, bis 5 mm dick, von grauer oder brauner Farbe. Die Wurzeln sind durch wulstige Einschnürungen und Erhabenheiten höckrig und geringelt, daher die Bezeichnung Rad. Ipecacuanhae annulata (lat. anulus = Ring). Die Rinde ist innen weißgelblich, hornartig, sich von dem dünnen weißlichen Holzkörper leicht loslösend, vielfach etwa dreimal so stark als dieser. Der Holzkörper ist hart, der Rindenkörper leicht zu pulvern. Im Handel werden die bräunlichen Sorten mit dicker Rinde vorgezogen. Fast geruchlos, das Pulver die Schleimhäute gefährlich reizend, daher größte Vorsicht beim Pulvern. Geschmack widerlich bitter. Die glatten, Mark enthaltenden Wurzelstöcke dürfen in der Ware nicht vorhanden sein.

Der Rückstand nach dem Verbrennen darf höchstens 5% betragen.

Außer der Rioware ist die gleichwertige, **Karthagena** oder **Savanilla Ipecacuanha** aus Kolumbien, von Cephaelis acuminata stammend, in großen Mengen im Handel. Sie ist dicker und größer, die Wülste treten nicht so weit hervor und sind mehr voneinander entfernt. Die Stärkekörner sind größer als die der Rioware, wo die größten Einzelkörner einen Durchmesser von 0,012 mm nicht überschreiten, während er bei der Karthagenaware 0,022 mm erreicht (Abb. 199).

Auch von Ostindien kommen unter der Bezeichnung **East Indian** oder **ostindische Johore** beträchtliche Mengen in den Handel, die schon die Ausfuhrzahlen der brasilianischen Herkunft erreicht haben.

Bestandteile. Die Alkaloide Emetin, brechenerregend, 1—2%, Zephalein und Psychotrin, ferner ein Glykosid Ipekakuanhasäure, sowie Saponin. Die Rinde ist der wertvolle Teil der Droge.

Anwendung. In der Heilkunde als brechenerregendes, in kleinen Mengen auch als schleimlösendes Mittel. Ferner gegen Ruhr, Dysenterie. Für diesen

Zweck kommt eine von den Alkaloiden befreite Wurzel in den Handel. **Radix Ipecacuanhae deemetinisata** oder **sine Emetino**.

Verfälschungen sind bei dem eigentümlichen Bau der Wurzeln nicht leicht möglich, doch kommen ähnliche, von verwandten Rubiazeen stammende Ipekakuanhawurzeln in den Handel, die wohl auch Emetin enthalten, aber in viel geringeren Mengen und daher nicht verwendet werden dürfen Hierher gehören:

Rad. Ipecacuanhae striata, dicker grauschwarz, in kurzen Abständen bis auf das Holz eingeschnürt und längsstreifig gefurcht. Das Holz ist graubraun, löcherig, kaum bitter.

Rad. Ipecac. alb. oder **lignosa.** weißlich, keine Einschnürungen, mit Längsfurchen, Holz stärker als die Rinde, großlöcherig; Geschmack schwach, nicht bitter.

Rad. Ipecac. farinosa, ästig hin und her gebogen, nur stellenweise leicht eingeschnürt, Rinde mehlig, bräunlich. Geschmack scharf, nicht bitter.

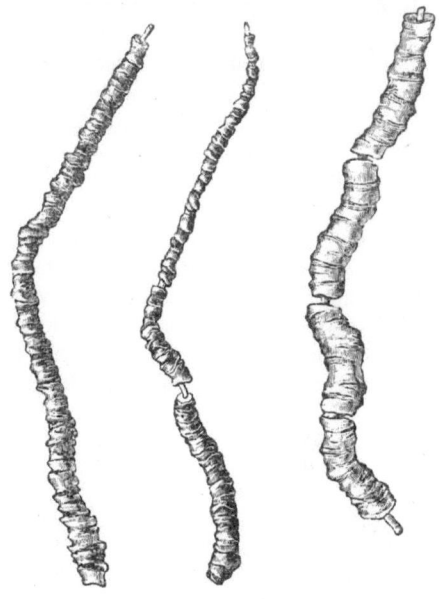

Abb. 199. *a* und *b* Rio-Ipecacuanha. *c* Karthagena-Ipecacuanha.

Rádix Kava-Kava. Kawa-Kawa-Wurzel.
Racine de Kawa-Kawa. Kava.

Piper methysticum. Piperáceae. Pfeffergewächse.
Südseeinseln. Von Neuguinea bis zu den Sandwichinseln. Wild und angebaut.

Etwa bis 3 cm dicke, 12—15 cm lange Wurzeln. Graubraun, innen gelblich bis grünlich, Bruch faserig, stäubend infolge von Stärkemehl. Auf dem Querschnitte strahlig, die Rinde schmal. Die dünneren Wurzeln heller. Betupft man das Pulver mit Schwefelsäure, so tritt Rotfärbung ein. Geruch würzig; Geschmack scharf brennend.
Bestandteile. Harz, der wirksame Bestandteil. Ferner Methystizin, Yangonin. Stärke und einige noch nicht erforschte Glykoside.
Anwendung. Als schweißtreibendes Mittel und gegen Erkrankung der Harnwerkzeuge.

Rádix Levístici oder Ligústici oder Laserpítii.
Liebstöckelwurzel. Racine de livéche. Lovage root.

Levísticum officinale. Ligústicum levísticum. Umbelliferae. Doldentragende Gewächse.
Südeuropa. Deutschland, vor allem in Thüringen angebaut.

Ausdauernde Hauptwurzel, mit einem kurzen Wurzelstocke verbunden, häufig noch Blattbasen tragend, nach unten verästelt, die stärkeren gespalten. 30—40 cm lang, 3—5 cm dick, tief längsrunzlig, rötlichgelb bis graubraun, schwammig, zähe. Auf dem Querschnitt zeigt sich die Rinde weißlich, der Holzkörper gelb, mit rotgelben Balsamgängen von 0,04—0,16 mm Weite. Wird hauptsächlich in der Provinz Sachsen angebaut, die Droge im Herbst meist von zwei- bis vierjährigen Pflanzen gesammelt und auf Bindfaden gezogen, getrocknet. Sie ist dem Wurmfraße stark ausgesetzt. Geruch stark würzig. Geschmack ebenfalls, vorher süßlich (Abb. 200).

Der Rückstand nach dem Verbrennen darf höchstens 8,5% betragen.
Bestandteile. Ätherisches Öl, Harz, Zucker. Angelikasäure.
Anwendung. Innerlich in der Volksheilkunde als harntreibendes Mittel, als Zusatz zu bitteren Schnäpsen.

Rádix Liquirítiae oder Glycyrrhízae. Süßholz. Süßholzwurzel.
Racine de réglisse. Liquorice root.

Glycyrrhiza glabra. Gl. glandulifera. Gl. typica. Leguminosae. Hülsenfrüchtler. Unterfamilie *Papilionátae.* Schmetterlingsblütlergewächse.
Gl. typica in Südeuropa, in Deutschland angebaut. Die beiden andern in Asien Südrußland (Kaukasus. Ural). Nordafrika.

Süßholz war bereits den alten Ägyptern, Indern und Griechen vor dem christlichen Zeitalter bekannt. Man unterscheidet im Handel zwei Hauptsorten; spanisches oder deutsches Süßholz, von Gl. typica. und russisches von glabra und glandulifera. Gering ist griechische Ware.

Alle mit Ausnahme der aus Syrien in den Handel kommenden Süßholzwurzeln stammen von angebauten Pflanzen. Der Anbau geschieht in Süditalien, Frankreich, Spanien, Mähren, in Deutschland in der Gegend von Bamberg, Nürnberg und Schweinfurt, die des russischen Süßholzes am Kaukasus, den Inseln der Wolgamündung. Auch in Sibirien, Turkestan und der Mongolei. Alle Handelssorten werden, mit Ausnahme des russischen Süßholzes, unter dem Sammelnamen **spanisches Süßholz** zusammengefaßt, doch kommt von dem spanischen Süßholz für den deutschen

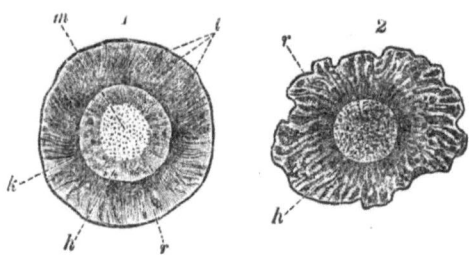

Abb. 200. Rad. Levistici. 1. Querdurchschnitt der frischen Wurzel, natürl. Größe. 2. Querdurchschnitt einer getrockneten Wurzel (vergrößert). *m* Mark, *k* Kambium. *r* Rinde. Lücken im Parenchym. *h* Holz.

Handel nur die süddeutsche Ware und die aus Spanien selbst in Betracht, da Italien und Frankreich gleich wie Mähren ihre Ernte fast ganz zu Lakritzen verarbeiten. In Mähren geschieht der Anbau in der Gegend von Auspitz. Im April oder im Herbst werden etwa 30 cm lange, mit Knospen versehene Stücke 30 cm tief waagerecht oder etwas aufrecht in den Boden gelegt. Es entwickeln sich neue Pflanzen, und nach vier Jahren wird im September mit der Ernte begonnen. Man erntet bis zum März aber nur so viel, daß die Pflanze noch weiter wachsen und eine zweite Ernte nach vier Jahren vorgenommen werden kann. Die dickeren, schöneren Wurzeln liefern die **gelbgeschnittene Ware**, die dünneren die minderwertige **schwarzgeschnittene**. Die spanische Ware wird im November bis Januar geerntet, getrocknet und kommt meist im Mai über Sevilla und Alikante, z. T. auch über Marseille in Ballen von 35—40 kg in den Handel. Die beste spanische Sorte stammt aus Tortosa in Katalonien. Sie besteht aus Stücken von 60—90 cm Länge, kommt aber auch in Bündeln zu etwa 20 cm Länge in den Handel, etwa fingerdick, außen graubraun mit starken Längsrunzeln, innen goldgelb, dicht, faserig. Die in Deutschland gebaute Ware wird in länglichrunde Kränze geflochten; sie ist meist dünner und von hellerem Gelb. Für die gepulverte und zerschnittene Süßholzwurzel wird sie gewöhnlich geschält und in frischem Zustande zerschnitten, hierdurch wird ein glatterer Schnitt ermöglicht. Die spanische Süßholzwurzel besteht hauptsächlich nur aus den Ausläufern. Sie sind dünn und mit deutlichen Augen versehen. Die russische Süßholzwurzel, die für gehaltreicher als die spanische erachtet wird, kommt über Petersburg, Moskau und Nishnij Nowgorod in mit Lindenbastmatten verpackten Ballen von 80 bis 100 kg in den Handel. Sie besteht aus den Wurzeln und wenig Ausläufern, ist meist geschält, ziemlich lang, bis 4 cm dick. das Holz locker, grob, strahlig, zerklüttet, leicht spaltbar, gelb, aber blasser als die spanische Wurzel. Während letztere schwerer ist als Wasser, daher in diesem sofort untersinkt, ist die russische Wurzel leichter, weil lockerer, und schwimmt obenauf. Geruch beider schwach; Geschmack süß.

Große Mengen Süßholzwurzeln werden auch in der Türkei, in Kleinasien. Mesopotamien, im Kaukasus und Transkaukasus gewonnen, die hauptsächlich nach Amerika gehen; jedoch kommt gute Ware aus Kleinasien auch nach Deutschland. In Syrien wachsen die Pflanzen wild auf feuchtem Boden. Das Graben der Wurzeln geschieht im Oktober. Die Wurzeln werden zu großen Haufen aufgeschichtet und bleiben so den Winter und den folgenden Sommer liegen. In dieser Zeit muß sorgfältig darauf geachtet werden, daß die Wurzeln nicht stockig werden. Die Hauptsammelplätze von Kleinasien sind Aleppo und Antiochia. Von hier kommen sie nach dem Hafenplatz Alexandrette, werden zu Ballen gepreßt und mit eisernen Bändern umschnürt. Über Smyrna gehen kleine Mengen in den europäischen Handel über. Die kaukasischen Wurzeln werden über Batum verschifft.

Bestandteile. Glyzyrrhizin, auch Süßholzzucker genannt, chemisch Glyzyrrhizinsäure an Kalzium und Kalium gebunden. 6—25%. Harz etwa 2%. Asparagin 1.25%, Stärke

Das Glyzyrrhizin des Handels ist jedoch glyzyrrhizinsaures Ammonium, hergestellt aus dem Süßholzsafte durch Ausfällen mit Schwefelsäure und Überführen in die Ammoniumverbindung.

Anwendung. Als hustenlinderndes, schleimlösendes Mittel, Zusatz zum Brusttee usw. Zur Bereitung des Lakritzensafts. In der Likör- und Branntweinherstellung. Als Zusatz zu Beizen für Kautabak.

Das Deutsche Arzneibuch verlangt geschälte Wurzeln und Ausläufer von Glycyrrhiza glabra, also die russische Ware.

Süßholzpulver wird durch 80prozentige Schwefelsäure orangegelb gefärbt. Der Rückstand nach dem Verbrennen darf höchstens 6.5% betragen.

Radix Meu oder Mei oder Foeniculi ursini.
Bärenwurzel. Bärenfenchelwurzel. Mutterwurz. Bärendill. Racine de meum
Meum athamanticum. Umbelliferae. Doldentragende Gewächse.
Gebirge Mittel- und Südeuropas.

Hauptwurzel, Länge 10—20 cm, Dicke 0,5—1,5 cm. Die Wurzel ist oben geringelt, unten längsrunzlig. Farbe außen dunkelbraun, innen blaßgelb. Geschmack süßlich, hinterher bitter-gewürzhaft, infolge Gehalts an ätherischem Öl. Geruch an Liebstöckel erinnernd.

Anwendung. Als magenstärkendes Mittel, gegen Fieber, zu Viehpulver und in der Likörbereitung.

Aufbewahrung. Am besten in Blechdosen aufzubewahren.

Radix Morsus Diáboli oder Succisae. Teufelsabbißwurzel.
Racine de mors du diable. Devil's-bit root.
Scabiosa succisa. Succisa pratensis. Kardengewächse.
Deutschland überall häufig.

Wurzelstock 3—5 cm lang, etwa 1 cm dick, dunkelbraun, hart, dicht, mit dünnen Nebenwurzeln bedeckt.

Bestandteile. Gerbstoff und bitterer Extraktivstoff.
Anwendung. In der Volksheilkunde, hauptsächlich gegen Durchfall, Würmer und äußerlich zum Heilen von Wunden. In der Likörbereitung.

Rádix Onónidis. Hauhechelwurzel. Drietkrautwurzel.
Weiberkriegwurzel. Racine de bugrane. Pettywhine root.

Onónis spinósa. Leguminósae. Hülsenfrüchtler. Unterfamilie *Papilionátae.*
Schmetterlingsblütlergewächse.
Deutschland, dürre Felder und Heiden, besonders häufig in Süddeutschland.

Die bis zu 40 cm lange, wenig verzweigte Wurzel ist fingerdick, gedreht und verbogen, meist der Länge nach gespalten, zäh, faserig, außen mit schwarzer Borke versehen, innen weißlich-gelblich, löcherig. Holzkörper meist einseitig entwickelt, mit breiten weißen Markstrahlen. Rinde höchstens 1 mm dick, fest anhaftend. Betupft man das Holz mit Ammoniakflüssigkeit, wird es gelb. Am oberen Ende kurze, mehrköpfige Stücke des Wurzelstocks. Der Geschmack kratzend, etwas herbe und süßlich, der Geruch schwach und erinnert an Süßholz (Abb. 201). Im Herbst zu sammeln.

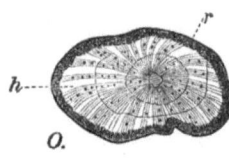

Abb. 201. Querschnitt von Ononis spinosa (2jährige Wurzel). *r* Rinde, *h* Holz.

Bestandteile. Ononin, Harz, Stärke, ein dem Saponin ähnlicher Körper, Pseudoononin genannt, und Ononid, dem Glyzyrrhizin ähnlich, Kalziumoxalat und das Phytosterin Onocerin.

Anwendung. Als harntreibendes und blutreinigendes Mittel.

Federkieldicke, runde Stücke, die von dem Stengel herrühren, dürfen in der Droge nicht vorhanden sein. Als Verfälschung dient vielfach Luzernewurzel, es ist deshalb der Querschnitt vor allem genau zu beachten.

Der Rückstand nach dem Verbrennen darf höchstens 7% betragen.

Radix Paeoniae. Pfingstrosenwurzel. Gichtrosenwurzel. Racine de pivoine.

Paeonia officinális. P. peregrína. Ranunculáceae. Hahnenfußgewächse.
Südeuropa, bei uns in Gärten angebaut.

Knollig verdickte Nebenwurzel, aus der holzigen Hauptwurzel entspringend. Kommt meist geschält in den Handel. Die Stücke 5—8 cm lang, etwa 1 cm dick graurötlich oder graugelblich, innen mehr weißlich, mehlig. Geschmack schleimig, bitter.
Bestandteile: Ätherisches Öl, Stärke.
Anwendung: Gegen Krämpfe und Fallsucht.

Rádix Pareírae bravae. Grießwurzeln.
Racine de pareire.

Chondodéndron tomentósum. Menispermáceae. Mondsamengewächse.
Westindien, Mexiko, Brasilien, Peru.

2—8 cm dicke Bruchstücke, walzenförmig, runzlig, rissig, Rinde dunkelbraun, innen gelblichbraun. Geruchlos, Geschmack süßlich-bitter.
Bestandteile. Ein bitteres Alkaloid Pelosin, Buxin, Bebeerin, Harz.
Anwendung. Als harntreibendes Mittel, bei Gelbsucht und als Mittel gegen Fieber. In der Likör- und Branntweinbereitung.

Rádix Petroselíni oder Apii horténsis. Petersilienwurzel.
Racine de persil. Parsley root.

Petroselínum satívum. Umbellíferae. Doldentragende Gewächse.
Südeuropa, bei uns angebaut.

Die von angebauten Pflanzen im Frühjahr gegrabene Wurzel ist rübenförmig, kommt gespalten in bis 25 cm langen und bis 30 mm dicken Stücken

in den Handel. Außen gelblich, mit Quer- und Längsrunzeln, innen gelblich, schwammig. Geruch schwach nach Petersilie. Geschmack süßlich, schleimig.
Bestandteile. Spuren von ätherischem Öl, ein Glykosid Apiin.
Anwendung. Als harntreibendes Mittel bei Wassersucht.

Rádix Pimpinéllae. Pimpinellwurzel. Bibernelle. Bockspetersilienwurzel. Steinpeterleinwurzel. Racine de boucage, saxifrage. Racine de persil-de-bouc. Pimpernell root.

Pimpinella saxifraga. P. magna. Umbelliterae. Doldentragende Gewächse.
Überall in Deutschland.

Die in eine Hauptwurzel übergehenden verzweigten Wurzelstöcke, die im Frühjahr und Herbst von wildwachsenden Pflanzen gewonnen werden. Der gelblichgraue, feingeringelte, grobwarzige Wurzelstock trägt häufig Reste des hohlen Stengels (Abb. 202). Die Wurzel meist einfach, 10—20 cm lang, etwa fingerdick, spitz zulaufend, gerunzelt, mit rundlichen Höckern. Hellgraugelb bis bräunlich, innen gelblich, schwammig. Auf dem Querschnitt ist die Rinde weißlich, mit braungelben Balsamgängen versehen und ebenso breit wie der Holzkörper. Der Holzkörper erscheint unter der Lupe fein strahlenförmig. Geruch und Geschmack gewürzhaft, dabei scharf und brennend (Abb. 203).

Bestandteile. Ätherisches Öl, Pimpinellin. Pimpinella-Saponin.

Anwendung. Gegen Heiserkeit, als magenstärkender Zusatz zu Likören, zu Mundwässern und Zahnpasten.

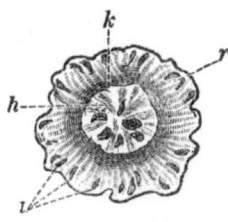
Abb. 203. Querschnitt von Rad. Pimpinellae.
r Rinde, *k* Kambium *h* Holz, *l* Lücken.

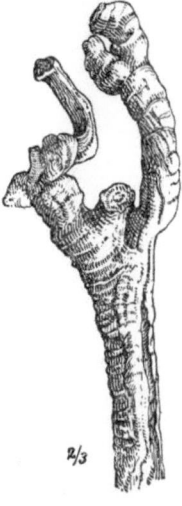
Abb. 202. Radix Pimpinellae.

Prüfung. Pastinakwurzeln von Pastinaca sativa und die Wurzeln von Peucedanum oreoselinum, die sich mitunter zwischen der Droge finden, erkennt man daran, daß sie nicht würzig sind.

Der Rückstand nach dem Verbrennen darf höchstens 6,5% betragen.

Rádix Pyréthri. Bertramwurzel. Zahnwurzel. Racine de pyrèthre. Pyrethrum root.

Anacyclus officinárum. A. pyréthrum. Compositae. Korbblütlergewächse.
Untergruppe *Tubuliflorae.* Röhrenblütler.
Erstere Böhmen, in Deutschland angebaut. Letztere Küsten des Mittelmeeres.

Man unterscheidet im Handel zwei Sorten der Bertramwurzel, deutsche und italienische oder römische, erstere von A. officinarum, letztere von A. pyrethrum.

Deutsche Bertramwurzel. Hauptwurzel durch Blattreste geschopft, 15—20 cm lang, oben federkieldick, unten fadenförmig. Außen graubraun, gerunzelt, Rinde dick, harzglänzend, einen Kreis von Ölbehältern enthaltend. Holzkörper braun, marklos. In der Gegend von Magdeburg angebaut (Abb. 204—205).

Italienische oder **römische Bertramwurzel.** Walzenförmig, stark gerunzelt, borstiggeschopft, mehr als doppelt so stark als die vorigen. Außen graubraun, innen hart, mit strahligem, gelbem Holzkörper (Abb. 206).

Beide geruchlos, brennendscharf, speichelziehend.

Bestandteile. Scharfes Weichharz, auch Pyrethrin genannt, besonders in der äußeren Rinde; ätherisches Öl, Inulin.

Anwendung. Gekaut und als Tinktur gegen Zahnschmerzen. Zu Zahn- und Mundwässern. Zusatz zu Niespulver.
Beim Pulvern muß größte Vorsicht angewandt werden; schon ganz geringe Mengen wirken schädlich.

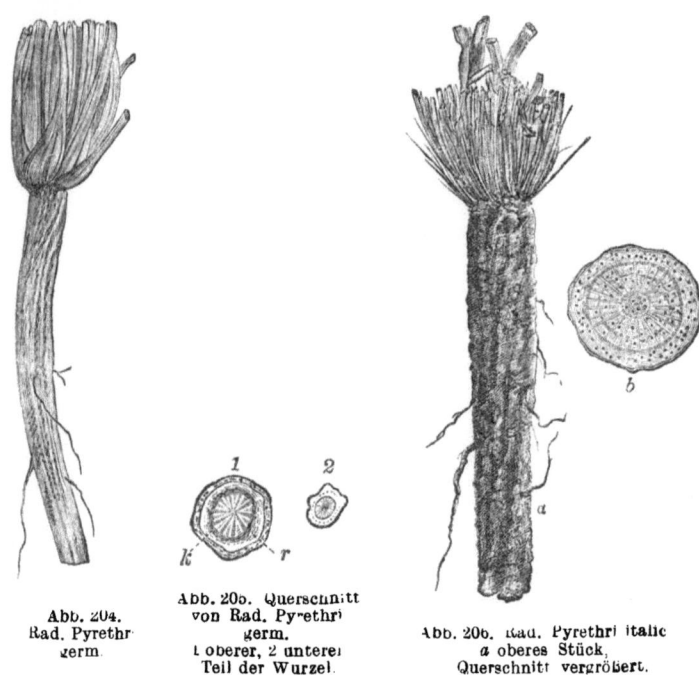

Abb. 204. Rad. Pyrethr germ.

Abb. 20b. Querschnitt von Rad. Pyrethri germ. 1 oberer, 2 unterer Teil der Wurzel.

Abb. 20b. Rad. Pyrethri italic a oberes Stück, Querschnitt vergrößert.

Rádix Ratánhiae oder Ratánhiae peruviánae.
Ratanhiawurzel. Racine de ratanhia. Rhatany root.

Kraméria triándra. Leguminósae. Hülsenfrüchtler. Unterfamilie *Caesalpinioideae*
Peru und Bolivien.

Strauchartige Pflanze, auf den Abhängen der Kordilleren wachsend. Kommt meist über Kallao in den Handel, in Seronen von 90—100 kg. Sie besteht aus großen, runden, bis 3 cm dicken, nach unten verästelten, starren Wurzelstücken, oft noch mit starken Stammenden versehen, mit rissiger, dunkelbraunroter, faseriger Rinde, die auf Papier einen braunen Strich gibt und sich leicht loslösen läßt. Das Holz ist braunrot bis gelblich, ohne sichtbare Jahresringe, die Rinde 1 mm dick. Diese stark zusammenziehend, adstringierend, das Holz geschmacklos.

Der Rückstand nach dem Verbrennen darf höchstens 5% betragen.

Der weingeistige Auszug der Ratanhiawurzel (1 + 10) soll nach dem Versetzen mit überschüssiger, weingeistiger Bleiazetatlösung einen roten Niederschlag liefern, und die von diesem abfiltrierte Flüssigkeit soll deutlich rot gefärbt sein.

Granada oder **Savanilla Ratanhia** von Krameria ixina. Bei ihr ist das Holz nur dreimal so stark als die Rinde. 15—20 cm lange Wurzeläste von hell schokoladenbrauner Farbe. Rinde tief eingerissen.

Brasilian. Ratanhia ist mehr dunkelbraun, innen lebhaft braunrot, Rinde faserig, Holz sehr löcherig.

Texas- oder Mexikanische Ratanhia von Krameria secundiflora. Mexiko, Texas, Nordamerika. 2—3 cm dicke Wurzeln, schwarzbraun, uneben, runzlig. Auf dem Querschnitte rötlich, marmorähnlich. Rinde starker als das sehr dünne, helle Holz. Das im Handel vorkommende Extr. Ratanhiae american. stammt wohl ausschließlich von dieser Wurzel.

Bestandteile. Ratanhiagerbsäure in der Rinde 40%, in der ganzen Droge nur 8%. Eisenoxydsalze dunkelgrün färbend. Ratanhiarot (Phlobaphen) aus der Gerbsäure entstehend

Anwendung. Als zusammenziehendes Mittel, Adstringens, bei Durchfällen, Blutungen. Zu Zahntinkturen. In der Gerberei.

Rádix Rhéi rhapontici. Rhapontikwurzel. Pferderhabarber.
Racine de rhapontic. Rhapontic root.

Rheum rhaponticum. Polygonáceae. Knöterichgewächse.
Sibirien. Ungarn. England. Frankreich. Deutschland und an anderen Orten angebaut.

Stücke oft 15—20 cm lang, meist fingerförmig oder platt, 2—3 cm dick. Rinde, fast weiß oder blaßgelblich, später mehr braunrot; auf dem Bruche mattgelblich, strahlig. Geruch schwach. Geschmack wenig bitter, zusammenziehend: mehr schleimig, wenig knirschend.

Bestandteile. Ähnlich wie bei dem echten Rhabarber, nur geringer.

Anwendung. In der Heilkunde veraltet, obsolet, noch als Tierheilmittel gebräuchlich. Zum Färben von Vorhängen und Spitzen. In der Likör- und Branntweinbereitung.

Rád. Rúbiae tinct (siehe Farbwaren).

Túbera Sálep. Radix Salep. Salep. Knabenwurzeln.
Tubercules d'orchis bouffon.

Orchis máscula. O. morio. O. militaris. Platanthera bifolia und andere Arten.
Orchidáceae. Orchisgewächse
Deutschland und Orient. Kleinasien.

Von den eben genannten Arten stammt der sog. deutsche Salep ab, der in der Rhön, im Spessart, Taunus und Odenwald gesammelt wird (Abb. 207). Die kuglig oder birnenförmig verdickten Wurzelknollen werden im Juli und August während oder sofort nach der Blütezeit gegraben, die absterbende vorjährige Knolle, die sog. Mutterknolle, die die blühende Pflanze trägt, wird entfernt, ebenso bei den handförmigen die Spitzen, dann werden die übrigbleibenden prallen, sog. Tochterknollen ge waschen, in kochendem Wasser einige Minuten abgebrüht, abgerieben, auf Fäden gezogen und rasch bei 60° —70° getrocknet. Die Mutterknolle treibt an dem Scheitel in der Achsel eines Niederblattes eine seitliche Knospe. Die Wurzel dieser Knospe wächst im Frühjahr aus und verdickt sich zur Tochter knolle. Salepknollen bilden kleine, haselnuß-, selten bis walnußgroße Stücke, außen rauh, gelblichweiß oder graubräunlich. Bruch gleichmäßig, ohne Gefüge, hornartig, sehr hart und schwer zu stoßen. An der Spitze sind z. T. noch die vertrockneten

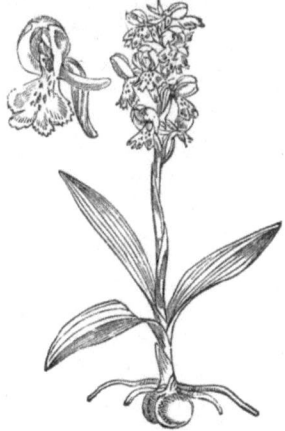

Abb. 207. Orchis mascula

Endknöspchen zu sehen. Geruch schwach, angefeuchtet eigentümlich; Geschmack schleimig, fade, schwach salzig (Abb. 66 u. 67). Die handförmig oder fingerförmig geteilten Knollen stammen von Orchis latifolia und O. maculata. Sie werden vom D.A.B. nicht zugelassen und nur in der Technik verwendet.

Der **orientalische, Levantiner oder persische Salep**, über Smyrna in den Handel kommend, stammt von anderen Orchidazeen, namentlich Orchis saccifera, O. laxiflora, O. longicruris, und bildet die Hauptmenge der Handelsware. Die Stücke sind z. T. größer, mehr bräunlich, so daß das Pulver dunkler als das des deutschen Saleps erscheint.

Saleppulver gibt beim Kochen mit 50 Teilen Wasser einen nach dem Erkalten ziemlich steifen, fade schmeckenden Schleim, der sich mit Jodlösung blau färbt. Beim Verbrennen dürfen nur 3% Rückstand bleiben.

Bestandteile. Schleim 40—50%, Stärkemehl 15—30%, Zucker, Protein.

Anwendung. Als Salepschleim 1 : 100, bei Durchfall der Kinder, auch als ernährendes Mittel. Zum Steifen feinerer Gewebe.

Um Salepschleim herzustellen, übergießt man nach D.A.B. in einer trockenen Flasche 1 Teil Saleppulver mit 1 Teil Weingeist, schüttelt kräftig um, fügt 10 Teile kochendes Wasser hinzu, schüttelt kräftig und fügt 88 Teile kochendes Wasser hinzu. Darauf schüttelt man die Flüssigkeit in kurzen Zwischenräumen bis zum Erkalten.

Rádix Saponáriae rúbra. Seifenwurzel. Waschwurzel. Racine de saponaire. Soap wort.

Saponária officinális. Caryophylláceae. Nelkengewächse.
Mitteleuropa, angebaut in Thüringen und anderen Landteilen.

Die meist einjährige Hauptwurzel ist mehr oder weniger verzweigt, walzenförmig, 20—30 cm lang, bis federkieldick, Rinde rotbraun, feinlängsrunzlig, Holz dicht, gelblich. Geruchlos; Geschmack süßlich, schleimig, hinterher bitter, kratzend. Ist im Frühjahr und Herbst zu sammeln. Der wässerige Auszug schäumt beim Rühren stark. Der Querschnitt wird durch Jodlösung gelbbraun gefärbt.

Bestandteile. 4—5% Saponin, amorph, geruchlos, süß, hinterher bitter, kratzend, in Wasser und Weingeist löslich, Fette und Harze gleich der Seife lösend, daher die Anwendung der Wurzel zum Waschen von Wolle und farbigen Stoffen und zur Herstellung von Haarwässern.

Minderwertiger sind die

Rádix Saponariae levantica oder **aegyptica** von Gypsophila struthium, einer Karyophyllazee Südeuropas und Nordafrikas. Kommt über Triest in den Handel. Wurzeln 30—40 cm lang, 4—5 cm dick, graugelb bis bräunlich, längsrunzlig, meist gedreht, querrissig. Auf dem Bruche gelblich, strahlig.

Bestandteile. Struthiin, levantisches Sapotoxin genannt, wohl mit Saponin chemisch übereinstimmend (17—20%).

Radix Saponariae hungarica. Die ziemlich wertlosen, über Pest in den Handel gebrachten, ungarischen Seifenwurzeln kommen meist in fingerdicken, weißlichen Scheiben in den Handel; sehr leicht und zerklüftet.

**Rádix Sarsaparíllae. Sarsaparillwurzel. Stechwindenwurzel. Racine de salsepareille. Sarsae radix.

Smilax utilis officinális bzw. *S. saluberrima Gilg. S. médica. S. papyrácea* u. a. *Liliáceae.*
Liliengewächse.
Süd- und Mittelamerika.

Es ist nicht immer bekannt, von welchen der verschiedenen Smilaxarten die betreffende Handelsware stammt. Sie unterscheiden sich im Äußern durch die

Farbe, in der Form aber nur, indem manche durch größeren Stärkemehlgehalt bedingt, mehr rund, andere, bei denen das Stärkemehl infolge der Behandlung, durch Räuchern größtenteils in Dextrin verwandelt ist, mehr schrumpflig, längsfurchig, strohartig erscheinen. Für den Handel gibt die Art der Verdackung bezeichnende Unterscheidungen ab. Auch anatomisch, d. h. durch mikroskopische Untersuchungen des Querschnitts, lassen sich die einzelnen Sorten gut unterscheiden.

Die vom D.A.B. vorgeschriebene Sorte ist die sog.

Honduras-S., welche an der östlichen Küste Zentralamerikas in Honduras, Guatemala und Nikaragua von wildwachsenden Pflanzen gesammelt wird und von Guatemala über Belize in Britisch-Honduras in den Handel kommt. Ihr mikroskopisches Merkmal ist: Zellen der Kernscheide im Geviert, nach allen Seiten gleichmäßig verdickt. Man unterscheidet zwei Sorten nach der Art der Verpackung, entweder sind die Wurzelstöcke mit den Stengelresten dabei, dann ist die Ware so in Ballen vereinigt, daß die Wurzelstöcke in der Mitte liegen, während die Nebenwurzeln rechts und links bogenförmig eingeschlagen sind, oder die Wurzelstöcke sind, wie bei den besseren Sorten, entfernt, die Wurzeln zu armdicken Bündeln, sog. Puppen, gelegt, oben und unten eingeschlagen und der ganzen Länge nach dicht mit einer gleichen Wurzel umwickelt. Die Länge und Dicke der Bündel sind sehr verschieden.

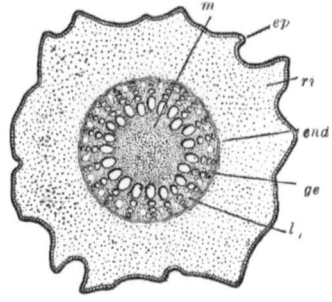

Abb. 208. Querschnitt der Honduras-Sarsaparille. 10fach vergrößert. *m* Mark, *ep* Oberhaut. *ri* Rinde, *end* Endodermis, *ge* Gefäße, *le* Phloem (Leptom).

Farbe der Wurzel graubräunlich bis rötlichgelb, etwa federkieldick, fast stielrund, nicht strohig; mit nur flachen Längsfurchen versehen; Rindenmasse mehlig, weißgrau, zuweilen rötlich; Mark reinweiß, mehlig, ziemlich groß und scharf vom Holzteil abgegrenzt. Abstammung von Smilax utilis bzw. saluberrima. Geschmack etwas kratzend (Abb. 208). Jodlösung färbt das Mark und die Rinde blauschwarz, das übrige gelbbräunlich.

Der Rückstand nach dem Verbrennen darf höchstens 8% betragen. Das D.A.B. schreibt nur die von den Wurzelstöcken befreiten Wurzeln vor.

Verakruz-, Lima- oder **Tampiko-S.**, von Smilax medica abstammend, wird in großen, 75—150 kg schweren, mit Jutelappen umgebenen, mit Stricken oder Eisenbändern verschnürten Ballen über Verakruz ausgeführt. Die Wurzeln sind gegen die Wurzelstöcke hin aufgeschlagen. Farbe infolge anhängender Lehmerde heller oder dunkler rehbraun.

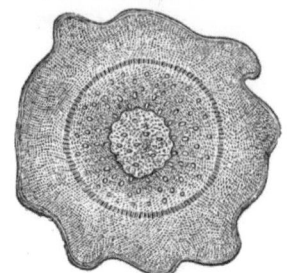

Abb. 209. Querschnitt der Verakruz-Sarsaparille.

Rinde tief-längsfurchig, hornartig, der Holzring sehr breit, Mark schmal. Geringwertigste Sorte (Abb. 209).

Bestandteile. Zwei Saponine, ferner Smilazin, Parillin und Sarsasaponin; von diesen gilt das letzte als das giftigste, es wirkt brechenerregend und stark abführend. Stärkemehl in den nicht geräucherten Sorten, ferner scharfes, bitteres Harz, flüchtiges Öl, Kalziumoxalat.

Anwendung. Vielfach in der Heilkunde als blutreinigendes und schweißtreibendes Mittel gegen syphilitische und Drüsenkrankheiten.

Rádix oder Lignum Sássafras. Sassafrasholz. Fenchelholz.
Racine ou écorce de sassafras. Sassafras root.
Sássafras officinále. Lauráceae. Lorbeergewächse.
Nordamerika.

Verschieden große, oft sehr dicke, weiche, ästige Stücke des Wurzelholzes, stellenweise noch mit der korkigen Rinde bedeckt, dann außen graugrün bis rotbraun. Das Holz ist blaß- bis dunkelrötlich braun, leicht spaltbar, nicht sehr schwer, mit sichtbaren Jahresringen und strahlig. Die Markstrahlen sind ein bis vier Zellen breit. Geruch gewürzhaft, fenchelartig. Geschmack gleichfalls, etwas süßlich.

Die Wurzeln werden im Herbst in den Staaten Pennsylvania, New Jersey und Nordkarolina gegraben und über Baltimore verschifft (Abb. 210).

Bestandteile. Ätherisches Öl, schwerer als Wasser, $2^1/_2\%$, enthaltend 80% Safrol, das Stearopten des Öles, ferner Pinen, Phellandren, Laurineenkampfer.

Anwendung. Als blutreinigendes, schweißtreibendes Mittel. In der Likör und Branntweinbereitung. Als Mottenmittel.

Unter der Bezeichnung Cortex Sassafras ist die Rinde der Wurzel im Handel. Meist leichte, graue, flache, höckerige Stücke, auf dem Querschnitte rotbraun. Geschmack und Geruch fenchelartig.

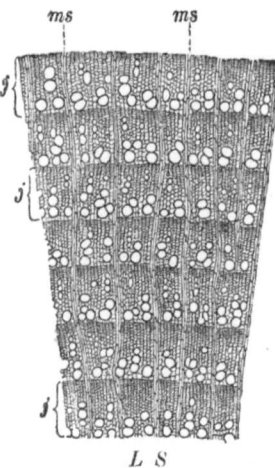

Abb. 210. Teil eines Querschnittes von Lignum Sassafras. (20 fach vergrößert.) *j* Jahresringe *ms* Markstrahlen.

** Rádix Sénegae oder Polýgalae virginiánae. Senegawurzel.
Klapperschlangenwurzel. Racine de polygala de Virginie. Senega root.
Polýgala sénega. Polygaláceae. Kreuzblumengewächse.
Nordamerika.

Die Droge wird aus dem kurzen, knorrigen Wurzelstocke mit der Hauptwurzel gebildet und im Herbst von wildwachsenden Pflanzen gesammelt, besonders in Dakota, Nebraska und Iowa. Der Wurzelstock trägt zahlreiche Narben oberirdischer Stengelreste; Stengelreste selbst dürfen sich nicht in der Droge befinden. Die Hauptwurzel ist gelblich, 10—20 cm lang, selten über 8 mm dick, wenig verästelt, faserig, gedreht, auf der Innenseite mit vorspringender, kielartiger Kante, nach außen höckerig, wulstig. Schält man die Rinde von der eingeweichten Droge ab, so zeigen sich am Holz Abflachungen und Spalten. Geruch süß; Geschmack widerlich, kratzend. Rührt man die wäßrige Abkochung kräftig, so schäumt sie stark. Der Rückstand nach dem Verbrennen darf höchstens 5% betragen. Man unterscheidet im Handel westliche und südliche Radix Senegae. Die erste Sorte ist stärker, mit

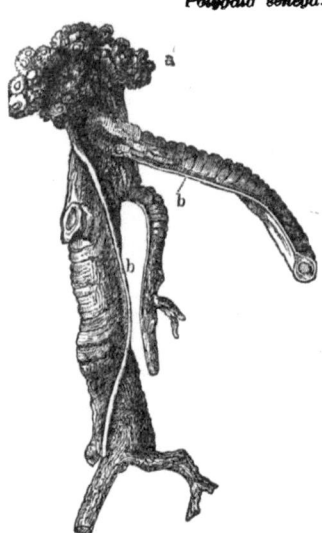

Abb. 211. Radix Senegae. *a* Wurzelkopf, *b* kielartige Kante.

weniger Wülsten und Fasern versehen, die letztere ist kleiner, zarter und mit vielen Fasern besetzt. Gilt als beste Sorte. Jedoch kommt Senega auch aus den nördlichen Staaten, z. B. Minnesota (Abb. 211). Etwa darunter gemischte größere weiße Senegawurzeln aus Minnesota und Wiskonsin oder Ginsengwurzeln sind an der Farbe und dem Äußeren zu erkennen.

Bestandteile. Saponin, etwa 30% Methylvalerianat, fettes Öl, Polygalasaure, der Quillajasäure chemisch gleich, Harz.

Anwendung. In der Heilkunde, meist in Abkochung, als schleimlösendes Mittel. Wird zu Abkochung nicht grobes Pulver, sondern zerschnittene Ware verwendet. ist es zweckmäßig, eine geringe Menge, etwa $1/_2\%$ Natriumbikarbonat hinzuzufügen, um den Saponingehalt zu erschöpfen.

Rádix Sumbuli. Sumbul- oder Moschuswurzel.
Eryngium sumbul. Umbelliferae. Doldentragende Gewächse.
Zentralasien

Die Ware kommt über Rußland oder Bombay in den Handel. Sie bildet Abschnitte einer rübenförmigen, ungemein leichten und löcherigen gelblichen oder bräunlichen Wurzel, die dem Wurmfraße stark ausgesetzt ist. Geruch kräftig, moschusartig. Geschmack gewürzhaft, bitter.

Bestandteile. Ätherisches Öl, flüchtige Sumbulsäure und Harz.

Anwendung. Galt eine Zeitlang als nervenerregendes Mittel, gegen Cholera. Meist aber nur zur Bereitung von Blumendüften, hier und da in der Likörherstellung.

Rádix Taráxaci. Löwenzahnwurzel. Butterblumenwurzel. Wegelattichwurzel. Kettenblumenwurzel. Pfaffenröhrchenwurzel. Dent-de-lion. Pisse au lit champagne. Dandelion.
Taraxacum officinale oder *Leontodon Taraxacum* Compositae. Korbblütlergewächse.
Untergruppe *Liguliflorae.* Zungenblütler
Europa. überall gemein.

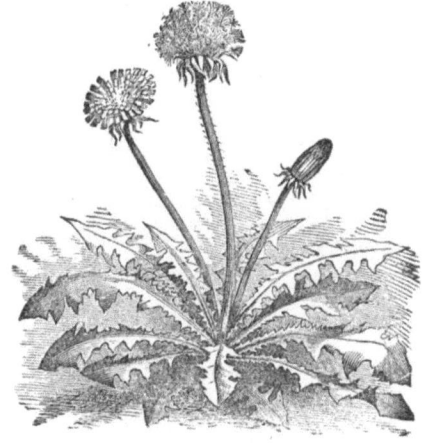

Abb. 212. Taraxacum officinale.

Die Wurzel ist meist mit kurzem Wurzelkopf versehen, spindelförmig, längsrunzlig, außen graubraun bis schwärzlich. Auf dem Querschnitte holzig, lebhaft gelb, mit dunkleren Ringen, Geschmack bitter, salzig. Legt man die Wurzel in Wasser, so wird die Rinde bedeutend breiter als das Holz.

Der Milchsaft verliert sich im Herbst und macht einem großen Zuckergehalte Platz, daher im Frühjahr zu sammeln.

Bestandteile. Inulin, ein Bitterstoff Taraxazin, viele Salze, Zucker.

Anwendung. Als die Eßlust anregendes, abführendes Mittel, besonders gegen Leberkrankheiten und Zuckerharnruhr. In der Likör- und Branntweinbereitung. Unter Radix Taraxaci cum Herba versteht man die Wurzel mit dem Kraut, und zwar die im Frühjahr vor der Blütezeit gesammelte, mit Blütenknospen versehene, getrocknete Pflanze (Abb. 212). Geröstet dient die Wurzel als Kaffee-Ersatz.

Rádix Valeriánae. Baldrianwurzel. Katzenwurzel.
Racine de valériane. Valerian root.

Valeriána officinális. Valerianáceae. Baldriangewächse.
Mitteleuropa, vielfach angebaut. Thüringen. Harz. Franken und Belgien.

Knolliger Wurzelstock, kurz, aufrecht, bis 5 cm lang und 2—3 cm dick, nur undeutlich mit Ringen versehen, meist in zwei Hälften zerschnitten, Nebenwurzelstöcke kleiner, vollständig mit Nebenwurzeln besetzt, die 2—3 mm dick und stielrund sind, heller bis dunkelbraun. Von den Wurzelstöcken gehen Ausläufer aus, wodurch sich die Pflanze stark vermehrt (Abb. 213). Die entstandenen Nebenwurzelstöcke, die ebenfalls Ausläufer treiben, sind kleiner. Vorzuziehen sind die von trockenen Standorten gewonnenen Wurzeln. Bei diesen sind die Nebenwurzeln dünner, aber voll, nicht runzlig. Im Herbst zu sammeln und beim Trocknen strengstens vor Katzen zu wahren. Man wäscht

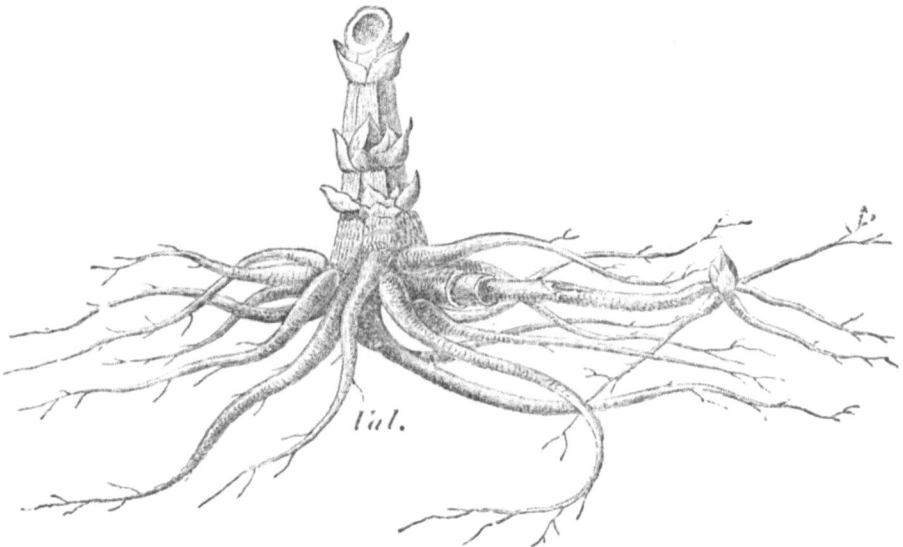

Abb. 213 Baldrianwurzelstock n frischem Zustande mit Nebenwurzeln und Ausläufer

die Wurzeln, trocknet sie auf Wiesen oder auf Fäden gezogen an den Häusern vor, kämmt mit eisernen Kämmen die feineren Wurzelverzweigungen ab und trocknet sie dann auf Böden vollständig aus. In Franken, wo man, gleichwie in Japan, Valeriana angustifolia anbaut, und so eine an Geruch und Geschmack von den übrigen deutschen Waren verschiedene Ware erzielt, in Japan Kesso oder Kanokoro bezeichnet, hat man die Darrtrocknung eingeführt, wobei eine zu große Wärme unbedingt zu vermeiden ist, da sonst die flüchtigen Bestandteile verlorengehen. Fränkischer Baldrian riecht so meist nach Rauch und ist weiter durch helle Steinchen zu erkennen, die sich dazwischen befinden. Der Geruch der vom D.A.B. vorgeschriebenen Baldrianwurzel, der sich erst beim Trocknen entwickelt, ist gewürzhaft. Geschmack süßlich, zugleich bitterlich, kampferartig, gewürzhaft (Abb. 213 u. 214).

Die angebaute, meist aus wildwachsenden Pflanzen bei Cölleda gezogene Thüringer Ware, Rad. Valerianae thuringica, erscheint im allgemeinen größer und kräftiger, ist aber bei weitem nicht so geschätzt wie die kleinere in der Gegend von Aschersleben, besonders bei dem Dorfe Pausfelde angebaute

Harzer Radix Valerianae montana hercynica. Als beste Ware gilt die wildwachsende Harzer, die aber nur in kleinen Mengen im Handel ist. In Thüringen werden von einem preußischen Morgen (2556 qm) Ackerland bis zu 900 kg trockene Wurzelstöcke geerntet. Im Harz erntet man jährlich durchschnittlich 50 000 kg.

Eine minderwertige Ware ist die aus Frankreich und Belgien stammende Rad. Valerianae citrina, doch ist die belgische viel im Handel. Man erkennt sie leicht daran, daß sie einen feinen Lehmstaub absetzt. Die russische Wurzel soll der deutschen gleichwertig sein.

Japanischer Baldrian, der sehr reich an ätherischem Öl ist und deshalb viel zur Gewinnung des ätherischen Öles dient, darf als Heilmittel nicht verwendet werden. Er ist dunkler von Farbe, von kampferartigem Geruch, enthält kein Bornylformiat, und der Wurzelstock ist sehr reichlich mit Nebenwurzeln besetzt, die auf dem Bruch oft bläulich sind.

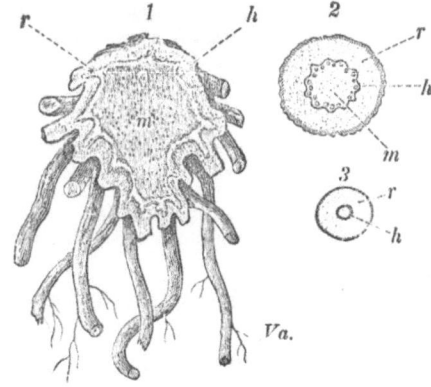

Abb. 214. Rad. Valerianae. 1. Längsschnitt durch den Wurzelstock. 2. Querschnitt eines Ausläufers (3 fach vergrößert). 3. Querschnitt einer Wurzel. *r* Rinde, *h* Holz, *m* Mark.

Bestandteile. Ätherisches Öl, in diesem Links-Borneol, auch Borneolester der Baldriansäure, Ameisensäure und Essigsäure.

Anwendung. Als krampfstillendes, nervenstärkendes, wurmtreibendes Mittel. In der Branntweinbereitung.

Rádix Vetivérae oder Ivaranchúsae. Vetiverwurzel. Cuscus. Mottenwurzel.
Racine de vétiver. Racine de chiendent des Indes.

Andrópogon muricátus. Gramineae. Grasgewächse.
Ostindien, auch angebaut. Afrika.

Wurzelstock kurz, bräunlich, geringelt, mit dünnen, 15—30 cm langen, längsrunzligen Wurzeln. Geruch würzig, namentlich beim Anfeuchten hervortretend; Geschmack gewürzhaft-bitter.

Bestandteile. Ätherisches Öl 0,4—0,8%, dem Irisöl im Geruch ähnlich, Geraniol, Zitronellol und Ester der Baldriansäure.

Anwendung. Als schweißtreibendes Mittel, gegen Lähmungen und Rheumatismus. Als Mottenmittel. Zu Blumendüften. In der Likörbereitung. Das ätherische Vetiveröl, Oleum Vetiverae, ist gelblich, dickflüssig und dient bei der Herstellung von Blumendüften als geruchverstärkender Zusatz.

Gruppe III.
Rhizomata. Wurzelstöcke.

Rhizóma Ari. Túbera Ari. Aronwurzel. Zehrwurz. Magenwurz.
Deutscher Ingwer. Zahnwurz. Racine d'arum. Arum root.

Arum maculátum. Aráceae. Aronstabgewächse.
Süd- und Mitteleuropa in feuchten Wäldern.

Die fast veraltete, obsolete Droge kommt geschält in kleinen, 1—2 cm dicken Knollen, die auf Bindfaden gereiht sind, oder in Scheiben zerschnitten, in den Handel; grauweiß, geruchlos, mehlig. Im frischen Zustand ist der Wurzelsaft scharf, haut-

reizend und giftig. Getrocknet von fadem, schleimigem Geschmack. Enthält etwa 70% Stärke.
Anwendung. Hier und da in der Volksheilkunde gegen Brust- und Magenleiden. Ferner gegen Würmer und äußerlich gegen Geschwüre. In der Likör- und Branntweinbereitung. Zur Herstellung von Stärkekleister.

Rhizóma-Rádix-Túbera Aristolóchiae longae.
Lange Osterluzeiwurzel. Lange Hohlwurzel. Gebärmutterwurzel. Racine d'aristoloche clématite. Birth-wort.

Aristolochia longa, abgeleitet vom Griechischen *aristos*, der beste und *loketa* Geburtsreinigung
Aristolochiaceae. Osterluzeigewächse.
Südeuropa. Griechischer Archipel. Arabien. Deutschland

Der knollige Wurzelstock ist außen bräunlich, innen gelblich, mehlig, von anfangs süßlichem, hinterher scharfem und bitterem Geschmacke. Geruch fehlt. Dicke 2—4 cm. Länge 10—20 cm.
Bestandteile. Ätherisches Öl.
Anwendung. Als blutreinigendes Mittel.

Rhizóma Rádix-Túbera Aristolóchiae rotundae.
Runde Hohlwurzel. Aristoloche siphon

Aristolochia rotunda. *Aristolochiaceae*. Osterluzeigewächse.
Südeuropa

Der knollige Wurzelstock ist 4—7 cm dick, bräunlich, innen gelblich, von bitterem, scharfem Geschmack.
Anwendung. Wie bei der vorhergehenden.

Rhizóma Arnicae, fälschlich Rádix Arnicae.
Arnika- oder Wohlverleihwurzel. Stichwurz. Fallkrautwurz. Racine d'arnica. Arnique. Arnica root

Arnica montana. *Compositae*. Korbblütlergewächse.
Untergruppe *Tubuliflorae*. Röhrenblütler
Mitteleuropa.

Die Droge besteht aus einem fast spindelförmigen Wurzelstocke, mit an der Unterseite angehefteten, etwa 8 cm langen, fadenförmigen Nebenwurzeln. Wurzelstock braun, innen weißlich, fest. Ist im Frühjahr oder Herbst zu sammeln. Abb. 215)

Bestandteile. Ätherisches Öl, Gerbsäure. Wenig Arnizin, ein schartschmeckender Stoff.
Anwendung. Ähnlich der Arnikablüten zu Tinkturen oder als Pulver für sich. Ferner in der Likör- und Branntweinbereitung.

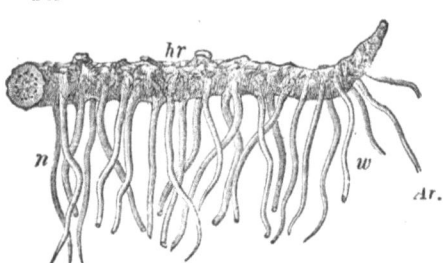

Abb. 215. Rhiz. Arnicae. *n* Wurzelstock. *n* und *w* Nebenwurzeln.

Rhizóma Asári, fälschlich Rádix Asari.
Hasewurz. Hasenöhrlein. Racine de cabaret. Haselwort-root.

Asarum europaeum. *Aristolochiaceae*. Osterluzeigewächse.
In den Wäldern Europas und Sibiriens.

Der Wurzelstock ist fast vierkantig, etwa 2 mm dick, gablig verästelt, außen graubraun, innen bräunlicher Holzkörper mit weißem, mehligem Marke. Geschmack bitter, pfefferartig, kampferartig, Speichelfluß erregend. Geruch kampferartig. Das Pulver niesenerregend. Soll im Frühjahr oder August eingesammelt werden.
Bestandteile. Etwas ätherisches, dickliches, braunes, giftiges, scharf kampfer- und pfefferartig schmeckendes Öl und ein nicht giftiges kristallinisches Asaron. Gerbstoff.

Die Pflanze trägt gewöhnlich zwei nierenförmige Blätter und eine braunrote Blüte
Anwendung. Der Aufguß wirkt brechenerregend, dient ferner als Zusatz zu
einigen Niespulvern und in kleinen Mengen zu Species hierae picrae, zu
heiligem Bitter. In ganz kleinen Mengen als Zusatz zu Schweinefreßpulver.

Rhizóma-Radix Bistórtae. Natterwurz. Krebswurz. Wiesenknöterich.
Natterknöterich. Drachenwurz. Blutkraut. Rhizome de bistorte.
Adder's-wort.

Polygonum bistorta. Polygonaceae. Knöterichgewächse.
Europa, auf Bergwiesen.

Gewundener, fingerdicker, geringelter Wurzelstock mit vielen Nebenwurzeln.
Außen braun, innen rot. Geschmack zusammenziehend.
Bestandteile. Gerbstoff, Stärkemehl.
Anwendung. Als Volksmittel bei Blutungen. In der Gerberei.

Rhizóma Cálami.
Rhizóma Acori.

Kalmus. Racine d'acore.
Acorus root. Sweet-calamus.

Acorus cálamus
Araceae. Aronstabgewächse.

Überall in Deutschland und in Sümpfen
und Gräben, wo sie aber niemals
Früchte zur Reife bringt. Wird viel
von Rußland eingeführt. Ursprünglich
in Asien, in Indien heimisch.

Im Herbst zu sammeln, am
besten von Pflanzen, die nicht
fortwährend in Wasser stehen.
Der Wurzelstock ist, wenn ungeschält, gegliedert, etwas plattgedrückt, außen grünlich oder
rötlich, nach dem Trocknen
braun, mit vertieften Narben
von Nebenwurzeln versehen,
reichlich mit Blattnarben besetzt, bis zu 20 cm lang. Querschnitt durchaus markig, weiß,
an der Luft rötlich werdend.
Kleine, dunkle Gefäßbündel bilden um den Kern einen losen
Ring. Die Handelsware ist meist
geschält und oft gespalten, von
möglichst weißer Farbe mit

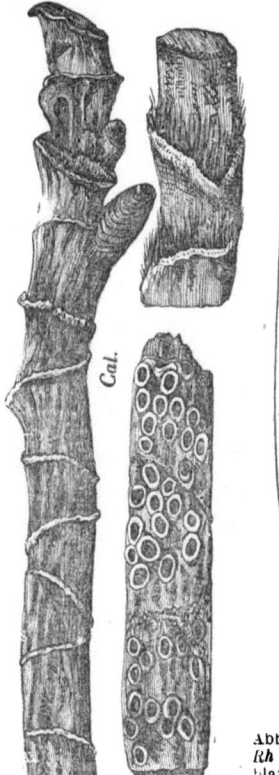

Abb. 216. Rhiz. Calami.

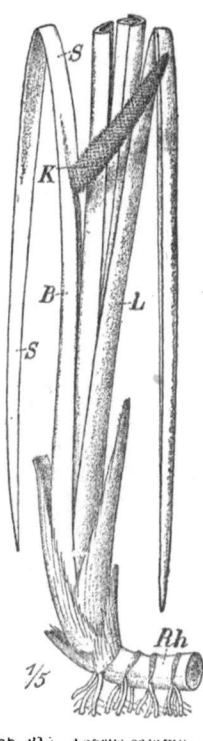

Abb. 217. Acorus calamus.
Rh Wurzelstock, *L* Laubblatt, *B* Blütenstiel, *K* Blütenstand (Kolben), *S* Hochblatt.

schwach rötlichem Scheine. Der Geruch ist kräftig, angenehm gewürzhaft;
Geschmack feurig, zugleich bitter. Das D. A. B. verlangt Kalmus geschält und
läßt nur für Bäder ungeschälten Kalmus zu (Abb. 216 u. 217).

Bestandteile. Ätherisches Öl, das D. A. B. schreibt mindestens 2,5% vor,
Asaron, ein bitter schmeckendes Glykosid Akorin, Cholin.

Anwendung. Äußerlich im Ausguß oder als Tinktur zu kräftigenden Bädern; innerlich als magenstärkendes Mittel, auch in Zucker eingekocht als
kandierter Kalmus, Confectio Calami, ferner zur Likörbereitung. Zum

Vertreiben von Ameisen. Flöhen und Läusen. Als Zusatz zu Mundwässern und Zahnpulvern.
Der Rückstand nach dem Verbrennen darf nur 6% betragen.

Rhizóma Cáricis. Sandseggenwurzel. Sandriedgraswurzel.
Deutsche Sarsaparillwurzel. Rote Queckenwurzel. Racine de laiche des sables.
Chiendentrouge. Sedge-root.

(Früher Rad. Sarsaparillae germ. genannt.)
Cárex arenária. Cyperáceae. Riedgrasgewächse.
Norddeutschland. Die Dünen der Nord- und Ostseeküste. Nordamerika.

Die kriechenden, oft meterlangen Wurzelstöcke, 1—3 mm dick, verästelt, gegliedert, graubraun, an den mit Wurzelfasern besetzten Knoten mit langen, zerschlitzten Scheiden versehen. Die äußere Rinde haftet nur locker an. In der Rinde erkennt man auf dem Querschnitte mittels der Lupe große viereckige Lücken. Fast geruchlos. Geschmack süßlich, mehlig, hinterher kratzend (Abb. 73).
Bestandteile. Schleim, Harz, Stärkemehl, Spuren von ätherischem Öl.
Anwendung. Als blutreinigendes, harn- und schweißtreibendes Mittel. ähnlich der Sarsaparillwurzel. Bei Gicht und Rheumatismus.

Rhizóma Chínae (nodósae).
Chinawurzel. Pockenwurzel. Souche de Squine. China root.

Smilax hina. Liliáceae. Liliengewächse.
Südasien. China. Kochinchina.

Die knolligen Seitensprossen des Wurzelstocks, meist geschält und von den Wurzeln befreit. In Gestalt von dichten, länglich-runden und schweren Knollen, bis zu 200 g Gewicht. Außen graubräunlich bis rotbräunlich, schwach runzlig, innen weißrötlich. Geruchlos, Geschmack süßlich, bitter, nachher kratzend. Sie kommen über Kanton in den Handel (Abb. 218).
Bestandteile. Gerbsäure. Stärkemehl. Zucker.
Anwendung. Ähnlich der Sarsaparille als Blutreinigungsmittel, auch gegen Gicht. In der Branntweinbereitung.
Prüfung. Die amerikanische Chinawurzel von Smilax pseudochina ist weit leichter, blasser, schwammig und ohne jede Wirkung.

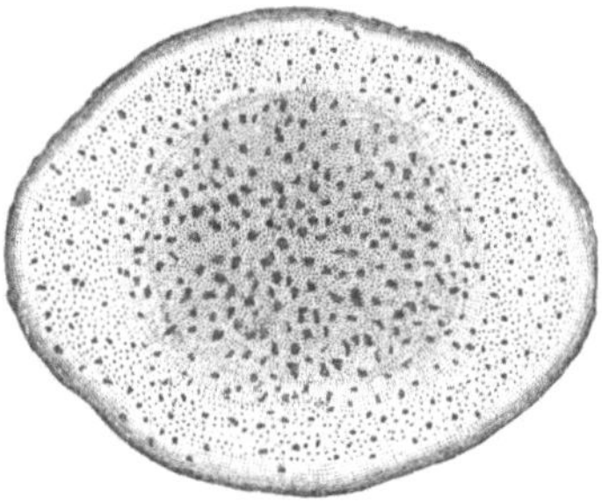

Abb. 218. Rhiz. Chinae. Querschnitt

Rhizóma Cúrcumae.
Kúrkuma- oder Gelbwurzel. Racine de curcuma. Turmeric root. Curcuma root.

Cúrcuma longa. Zingiberáceae. Ingwergewächse.
Ostindien. China. Japan. Réunion. Afrika. Westindien angebaut.

Man unterscheidet im Handel runde und lange K. Rhizoma Curcumae rotundum, kurzweg Curcum rotunda bezeichnet und Rhizoma Curcumae longum, Curcuma longa. Die ersteren, etwa walnußgroß, sind die eigentlichen Wurzelstöcke, die letzteren, etwa fingerlang und -dick, die Seitentriebe des Wurzelstocks. Größere Wurzelstöcke zuweilen in zwei oder gar in vier Teile geteilt. Beide Arten finden sich gewöhnlich gemengt, werden aber später vielfach gesondert gehandelt. Außen graugelb, innen goldgelb bis rotgelb, dicht, mit fast wachsglänzendem Bruche. Verdorbene Ware erscheint auf dem Bruche fast schwarz. Der Wurzelstock wird, um das Auswachsen zu verhüten, vor dem Trocknen mit kochendem Wasser abgebrüht. Geruch gewürzhaft; Geschmack ebenfalls, etwas scharf. Nach dem Pulvern erscheint der Wurzelstock goldgelb bis safrangelb. Kurkuma färbt beim Kauen den Speichel dunkelgelb (Abb. 219)

Kurkuma kommt in Ballen, zuweilen auch in Binsenkörben in den Handel, und zwar über England, Holland, Hamburg und Bremen.

Die geschätzteste ist die chinesische, außen gelb, innen orangegelb, ähnlich dem Gummigutt, gepulvert feuriggelb. Weniger geschätzt sind Bengal, Madras und Java außen mehr grau als gelb, innen weniger schön von Farbe als die chinesische. Große afrikanische Kurkuma in handförmigen Knollen kommt nur selten in den Handel: sie stammt von einem Kannagewächs, Canna speciosa, soll aber sonst gleichwertig sein.

Bestandteile. Kurkumin, ein harzartiger Farbstoff, in Wasser unlöslich, löslich in Weingeist, ätherischen und fetten Ölen. Ätherisches Öl, in diesem ein Sesquiterpen Kurkumen $C_{15}H_{24}$, dem man die Wirkung auf die Leber zuschreibt, Stärkemehl, Harz.

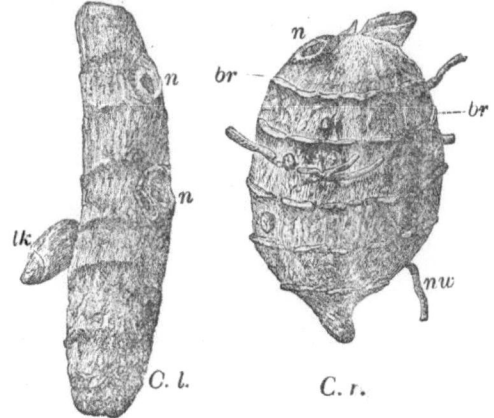

Abb. 219. *C. l.* Curcuma longa. *C. r.* Curcuma rotunda. *k* Seitentrieb, *br* Blattreste, *n* Narben der abgeschnittenen oder abgebrochenen Seitentriebe, *nw* Nebenwurzeln.

Anwendung. Gegen Gelbsucht. Hier und da zum Färben von Salben, Fetten, Käse, Backwaren und Likören. Mit K. gefärbtes Fließpapier, Kurkumapapier, wird durch Alkalien braunrot, durch Borsäure beim Trocknen rotbraun. Nach dem Trocknen mit Salmiakgeist behandelt, wird es grünschwarz. Ferner zu dem indischen Gewürzpulver Currypowder und in der Branntweinbereitung.

** Rhizóma Fílicis. Farnwurzel. Wurmfarnwurzel. Johanniswurzel. Teufelsklaue. Racine de fougère mâle. Male Fern.

Dryopteris filix mas. Embryophyta asiphonogama. Unterabteilung *Pteridophyta.* Klasse *Filicales* Farnpflanzen. Familie *Polypodiáceae.*

In Laubwäldern Europas häufig. Auf der ganzen nördlichen Erdhälfte erscheinend.

Wurzelstock waagerecht wachsend, bis zu 30 cm lang, 1—2 cm dick, ringsum dachziegelförmig mit bis zu 3 cm langen abgestorbenen Wedelresten bedeckt. Außen dunkelbraun, innen grasgrün; auf dem Querschnitte sind 8 bis 12 größere, ringförmig angeordnete braune Gefäßbündel sichtbar, die von zahlreichen kleineren, zerstreut liegenden Gefäßbündeln umgeben sind (Abb. 220). Auf dem ebenfalls grünen Querschnitte der Wedelbasen zeigen sich 5—9 Gefäßbündel, die hufeisenförmig oder halbkreisartig angeordnet sind (Abb. 221). Der Wurzelstock soll jedes Jahr im Herbst frisch gesammelt, von den Wurzeln befreit und bei gelinder Wärme getrocknet werden, um die grüne Farbe der inneren Teile zu erhalten. Die Droge kommt in zwei Formen in den Handel, entweder ungeschält oder, wenn auch selten, von der braunen Rindenschicht befreit als Rhizoma Filicis mundatum. In diesem Zustande bildet sie kleine, außen bräunliche, innen grüne Stückchen, die gut getrocknet in festgeschlossenen Gläsern aufbewahrt werden müssen. Das D.A.B. schreibt Farnwurzel ungeschält vor, doch von Wurzeln befreit. Farnwurzel muß über gebranntem Kalk in kleinen Gläsern an dunklem Ort aufbewahrt werden. Geruch schwach: Geschmack anfangs süß, dann bitter und herb.

Der Rückstand nach dem Verbrennen darf nur 4% betragen.

Bestandteile. Fettes, anfangs grünes, später braunes Öl 6%, Spuren von ätherischem Öl, Gerbsäure, bräunliches, saures Filmaron (Aspidinolfilizin), Flavaspidsäure, Filixsäure, Filixrot, das sich aus der Gerbsäure durch Oxydation bildet und die spätere braune Farbe des Wurzelstocks bedingt.

Anwendung. Als Mittel gegen Eingeweidewürmer, namentlich den Bandwurm. An und für sich vorzüglich gegen den Bandwurm wirksam, lähmen diese Stoffe leicht die Nerven bzw. Muskeln, und so kann der Tod herbeigeführt werden, auch Erblindungen sind beobachtet worden. Als Abführmittel soll Rizinusöl vermieden werden, da dieses die schädliche Nebenwirkung begünstigt. Infolge der Gefährlichkeit ist es vollauf berechtigt, daß diese Droge außerhalb der Apotheken überhaupt nicht und in den Apotheken nur auf ärztliche Anweisung abgegeben werden darf.

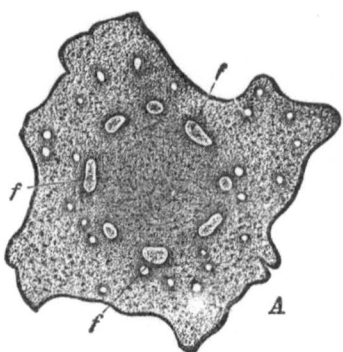
Abb. 220. Rhiz. Filicis. Querschnitt
f Gefäßbündel

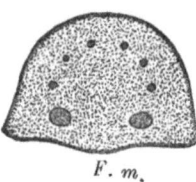
Abb. 221. Querschnitt einer Wedelbase in 2fache Vergrößerung.

Verwechslungen mit den Wurzelstöcken anderer Filixarten sind leicht zu erkennen, wenn man die markige Beschaffenheit und die zimtbraunen Spreuschuppen, welche die Oberfläche bedecken, sowie vor allem den Querschnitt beachtet.

Rhizóma Galángae (minóris). Galgantwurzel.
Racine de galanga. Galanga de la Chine. Galanga root.

Alpinia officinárum (Genitiv Pluralis von *officina*. Offizin-Apotheke). *Zingiberáceae*. Ingwergewächse.

Heimisch auf der Insel Hainan. Angebaut an der Küste Chinas, der Halbinsel Leitschou und in Siam.

Diese Droge kommt hauptsächlich über Hoichow, Pakhoi-Schanghai und Singapore in den europäischen Handel, und zwar in Ballen von etwa 50 kg. Man baut die Pflanzen auf hügeligem Boden an und erntet den verzweigten Wurzelstock nach 5—10 Jahren, reinigt ihn, schneidet ihn in Stücke und trocknet ihn an der Luft. Die Droge bildet etwa fingerdicke, etwa fingerlange, meist gekrümmte, einmal verästelte Stücke, außen von rotbrauner Farbe, mit ringförmigen Wulsten und meist noch Reste der oberirdischen Stengel und der Wurzeln tragend. Auf dem Querschnitt ist die Farbe heller, zimtfarben, mit zwei durch eine dunkle Kreislinie getrennten Schichten, einer äußeren, der mit Leitbündeln durchzogenen Rinde und einer inneren, wo die Leitbündel dicht gedrängt stehen. Auf dem Bruch erscheint sie dicht, etwas faserig, holzig. Der Geruch ist angenehm würzig, der Geschmack gleichfalls, doch brennendscharf (Abb. 222 u. 223).

Bestandteile. Mindestens 0,5% ätherisches Öl, scharfes Weichharz, Galangol genannt, Kämpherid, Galangin, Alpinin.

Rhizomata. Wurzelstöcke.

Anwendung. Gegen Zahnschmerz. Als magenstärkendes Mittel. Zusatz zu Magenschnäpsen. Als brunstförderndes Mittel bei dem Rindvieh.

Prüfung. Die Droge soll nicht zu hell, nicht hohl und möglichst schwer sein. Die zuweilen von dem ostindischen Archipel kommenden Rhizom. Galangae majoris von Alpinia galanga sind größer, innen mehlig, schmutzigweiß. Sie weisen braune, runde Narben von den Stengeln herrührend auf.

Der Rückstand nach dem Verbrennen darf nur 6% betragen.

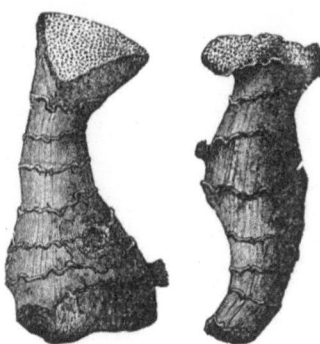

Abb. 222. Rhiz. Galangae.

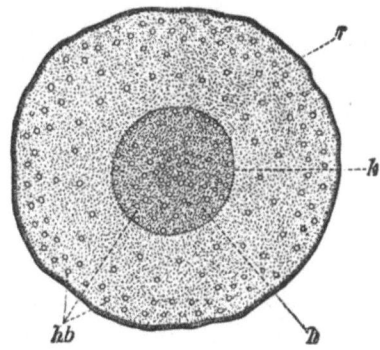

Abb. 223. Querschnitt von Rhiz. Galangae. r Rinde. k Kernscheide. h Holz. hb Leitbündel

Rhizóma oder Stolónes Gráminis.
Queckenwurzel. Graswurzel. Racine de chiendent. Quitch root.

Triticum oder *Agropyrum repens* Gramineae Grasgewächse.
Europa.

Diese Pflanze ist ein sehr lästiges Unkraut unserer Felder. Die Droge besteht aus meterlangen, strohhalmdicken, innen hohlen Wurzelstöcken, die im Frühjahr gegraben werden. Sie sind gelbglänzend, zäh, biegsam, knotig gegliedert, nur an den Knoten mit Fadenwurzeln und häutigen Scheiden besetzt. Geruch schwach, süßlich; Geschmack gleichfalls süß und schleimig (Abb. 224).

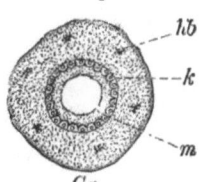

Abb. 224. Rhiz. Graminis. Querschnitt in 3facher Vergrößerung. hb Gefäßbündel, k Endodermis, m Mark.

Bestandteile. Mannit, ein sechswertiger Alkohol $C_6H_8(OH)_6$, Schleim, Tritizin.

Anwendung. Als blutreinigendes und schleimlösendes Mittel.

Verwechslungen sollen vorkommen mit den Wurzeln von Lolium perenne und Triticum caninum; doch treten bei diesen die Wurzelfasern auch zwischen den Knoten hervor.

****† Rhizóma Hellébori albi** oder **Verátri albi.**
Weiße Nieswurz. Germerwurz. Krätzwurz. Hellébore blanc. White hellebore root.

Verátrum album. Liliáceae. Liliengewächse.
Gebirge Mittel- und Südeuropas. Asien

Wurzelstock 2,5 cm dick, 3—8 cm lang, umgekehrt-kegelförmig, ringsherum durch die entfernten Wurzeln weißnarbig, dunkelbraun, oben durch Blattreste geschopft, innen marmorähnlich weißlich mit dunklen Gefäßbündeln, hart, geruchlos, das Pulver die Schleimhäute reizend. Das D.A.B. verlangt den Wurzelstock mit den gelblichen oder hellgelblichbraunen Wurzeln, die eine Dicke von ungefähr 3 mm haben sollen. Beim Befeuchten mit Schwefelsäure wird die Schnittfläche des Wurzelstocks orangegelb, darauf ziegelrot. Die Wurzelstöcke sollen im Herbst von wild wachsenden Pflanzen gesammelt werden. Beim

170   Rhizomata. Wurzelstöcke.

Pulvern sind die Augen, Mund und die Nase durch vorgebundene Flortücher zu schützen. Geschmack scharf, bitter, anhaltendes Kratzen erregend (Abb. 225 und 226).

Die Bezeichnung Rhizoma Hellebori albi stammt daher, weil die Pflanze fälschlich Helleborus albus genannt wurde. Die Gattung Helleborus gehört aber zu den Ranunculáceae, Hahnenfußgewächsen.

Bestandteile. Protoveratridin, ein sehr giftiges Alkaloid, Jervin, Rubijervin, Pseudojervin. Veratrin ist nicht vorhanden.

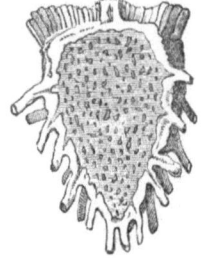

Abb. 225. Längsdurchschnitt von Rhiz. Veratri albi.

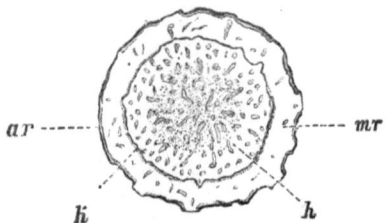

Abb. 226. Querschnitt von Rhiz. Veratri albi. *ar* Außenrinde, *mr* Mittelrinde, *k* Kernscheide, *h* Holz.

Anwendung. Innerlich selten, höchstens in Gaben von 2 g als Brechmittel für Schweine. Als Zusatz zu Niespulvern und Krätzesalben Bei Pulvermischungen ist die Mischung mit Weingeist zu besprengen.

Der Rückstand nach dem Verbrennen darf höchstens 12% betragen.

Der von Nordamerika eingeführte Wurzelstock von Veratrum viride ist von gleichem Bau und gleichen Bestandteilen, wenn auch diese in geringerer Menge vorhanden sind.

Frisch ruft Nieswurz auf der Haut Blasen hervor.

† Rhizóma Hellébori nigri.

Schwarze Nieswurz. Christwurz. Melampuswurz. Hellébore noir Christmas root

Helléborus niger. Ranunculáceae. Hahnenfußgewächse
Gebirge Mitteleuropas und Südeuropas

Der Wurzelstock mit den anhängenden Wurzeln 5—10 cm lang, bis zu 10 mm dick, verästelt, braunschwarz, innen weiß. Geschmack bitterlich, scharf, geruchlos.

Bestandteile. Helleborein, giftig, zum Niesen reizend und Helleborin, und zwar dies besonders in alten Wurzelstöcken.

Anwendung. Früher zuweilen innerlich gegen Wassersucht und äußerlich gegen Hautausschläge. Zusatz zu Niespulvern.

An Stelle der Rhiz. Hellebori nigri sind jetzt meistens Rhizóma Hellébori viridis von Helléborus viridis gebräuchlich. Diese sind im Äußeren den vorigen gleich, sollen jedoch bedeutend stärker wirken und sind daran zu erkennen, daß sie mit den Grundblättern eingesammelt werden. Die Droge ist im Mai und Juni einzusammeln.

** Rhizóma Hydrástis.

Hydrastisrhizom. Hydrastiswurzel. Kanadische Gelbwurz. Racine d'hydrastis. Yellow root.

Hydrastis canadensis. Ranunculáceae. Hahnenfußgewächse.
Nordamerika. Außer in Amerika auch in Süddeutschland angebaut.

Der Wurzelstock obiger Pflanze, die in den Wäldern von Indiana, Kentucky, Ohio und Virginia heimisch ist, ist ringsum mit 4—5 cm langen, 1 mm dicken

Wurzeln besetzt, bis 5 cm lang, 5—8 mm dick, hin und her gebogen, wenig verzweigt, sehr hart. Bruch glatt und hornartig. Farbe dunkelbraungrau, auf dem Bruche grünlichgelb. Geruch schwach. Geschmack bitter.

Bestandteile. Gelbes Berberin und farbloses Hydrastin.

Anwendung. Als blutstillendes Mittel bei Krankheiten des Darmes und der Gebärmutter, des Uterus. **Größere Mengen können giftig wirken.**

Nachweis. Zieht man 1 Teil Hydrastiswurzelstock mit 100 Teilen Wasser aus, nimmt von diesem Auszuge 2 ccm, fügt 1 ccm Schwefelsäure hinzu und darauf tropfenweise Chlorwasser, so entsteht eine dunkelrote Schicht infolge des Vorhandenseins von Berberin.

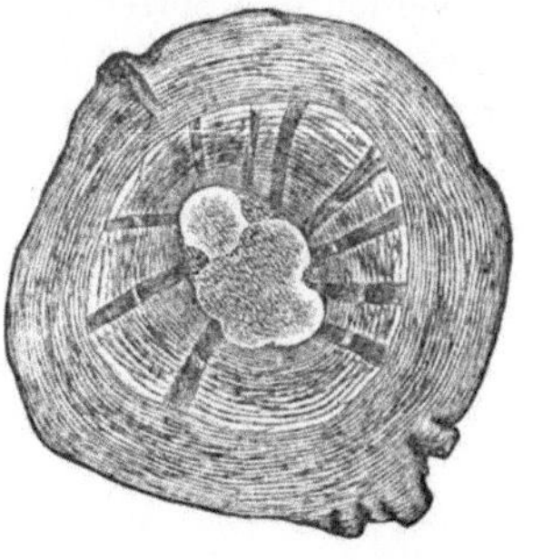

Legt man einen dünnen Querschnitt des Wurzelstocks in einen Tropfen Salzsäure, so entstehen in dem Gewebe sofort sehr zahlreiche gelbe nadelförmige Kristalle, die mit dem Mikroskop leicht zu erkennen sind (Abb. 227).

Der Rückstand nach dem Verbrennen darf nur 6% betragen.

Abb. 227. Querschnitt von Rhizoma Hydrastis.

Rhizóma Imperatóriae oder Ostrúthii.
Meisterwurzel. Kaiserwurzel. Racine d'imperatoire. Masterwort root.

Imperatória ostrúthium. Umbelliferae. Doldentragende Gewächse.

Gebirge Mittel- und Süddeutschlands und der Schweiz.

Haupt- und Nebenwurzelstöcke mit ringförmigen Blattansätzen, gegliedert, dunkelgrau, innen blaßgelb. 12—15 cm lang, 2—3 cm dick. Geruch und Geschmack gewürzhaft, beißend-scharf.

Bestandteile. Ätherisches Öl. Bitterstoff Ostin, Imperatorin und Ostruthin.

Anwendung. Als Volksheilmittel, als Zusatz zu Viehpulvern und Schnäpsen.

Aufbewahrung. Die Droge ist dem Wurmfraße sehr ausgesetzt, muß daher in Blechkasten aufbewahrt werden.

Rhizóma Íridis oder Íreos. Irisrhizom. Veilchenwurzel. Violenwurzel. Racine d'iris. Iris de Florence. Iris root. Orris root.

Iris germánica. I. pállida. I. florentina. Irídaceae. Schwertlilengewächse.
Nordafrika, Südeuropa, wild und angebaut, besonders bei Florenz und Verona, neuerdings Brasilien.

Der Name der Droge ist bedingt durch den starken, veilchenartigen Geruch, den die getrockneten Wurzelstöcke haben, in frischem Zustande fehlt derselbe gänzlich. Waagerechter Wurzelstock, 5—12 cm lang, etwa daumendick, plattgedrückt, meist gekrümmt, zuweilen verästelt, knollig gegliedert, jedes Glied nimmt nach vorn an Dicke zu, oben eben, unten narbig durch die abgeschnittenen Wurzelreste. Schwer, fest, weißlich bis gelblich; auf dem Bruche körnigmehlig. Die Einerntung der Wurzelstöcke beginnt in der zweiten Hälfte des Monats Juni. Es werden nur so viel mehrjährige Pflanzen herausgehackt, wie am nächsten Tage verarbeitet werden können. Man löst unter einem Schutzdache, daß Sonne und Wind die Irispflanze nicht zum Welken bringen, die Wurzelstöcke sehr vorsichtig ab, daß noch reichlich Wurzelfasern an der Pflanze bleiben und diese wieder in den Boden gepflanzt werden und weiter wachsen kann (Abb. 228). Von den geernteten Wurzelstöcken werden die Nebenwurzeln abgeschnitten, darauf werden sie in fließendes Wasser gelegt, geschält und mindestens acht Tage vor Regen geschützt an der Sonne getrocknet. Meistens werden sie schon vor Sonnenaufgang ausgebreitet, da der Morgentau bleichende Wirkung ausübt. Bei künstlicher Wärme getrocknete Veilchenwurzel ist nicht so schön weiß. Die besonders großen, glatten Stücke werden durch Schneiden und Feilen in glatte Stäbchenform gebracht und kommen als Rhiz. Iridis pro Infantibus in den Handel. Ferner dreht man erbsengroße Kügelchen aus der Wurzel, zum Einlegen in sog. Fontanellen, dies sind künstlich gemachte eiternde Wunden. Der Geruch ist stark veilchenartig, Geschmack bitter, etwa scharf, schleimig. Am meisten geschätzt sind die Florentiner Wurzelstöcke, sie werden in 4 Sorten gehandelt: ausgesuchte (picked), nur die allerbesten Stücke; gute Sorten (good sorts), hier sind schlechte Stücke herausgelesen; Sorten (sorts) Durchschnittsware und gewöhnliche (common or ordinary) geringwertige Ware. Die Veroneser und Istrianer, die länger und dünner sind. gelten als minderwertig und werden gewöhnlich auf Veilchenwurzelpulver verarbeitet. Die Droge kommt hauptsächlich über Verona, Triest und Livorno über Hamburg in den Handel, es werden durchschnittlich im Jahr etwa 690 t von Italien ausgeführt. Es kommen auch aus Kamerun, sog. afrikanische Veilchenwurzeln in den Handel. Diese, wahrscheinlich von wildwachsenden Pflanzen abstammend, sind weit kleiner als die italienischen, mehr grau und von schwächerem Geruch. Sie können bei billigen Preisen höchstens bei der Herstellung von Blumendüften Verwendung finden. Einen gleichen Wert haben die Veilchenwurzeln von Mogador.

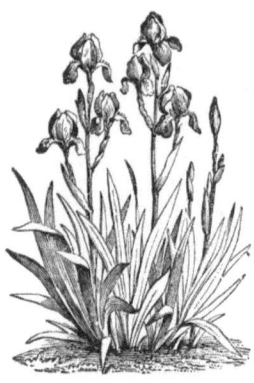

Abb. 228. Iris germanica

Bestandteile. Ätherisches Öl in sehr geringer Menge (0,1—0,2%), in diesem Iron, ein veilchenartig riechendes Keton, $C_{13}H_{20}O$ oder $C_{11}H_{17} \cdot CO \cdot CH_3$ das erst beim Trocknen des Wurzelstockes entsteht. ferner ein geruchloses Glykosid Iridin. Schleim, Stärkemehl und scharfes, bitteres, braunes Harz.

Anwendung. Innerlich als Zusatz zum Brusttee, ferner zum Wohlriechendmachen von Zahnpulvern, Räucherpulvern, Riechkissen und in großen Mengen zur Herstellung von Blumendüften; werden doch allein in Grasse in Frankreich jährlich 300 000 kg verarbeitet, die zum größten Teil aus Florenz bezogen werden. Auch in der Likör- und Branntweinbereitung.

Prüfung. Um der Droge ein schön weißes Aussehen zu geben, wird sie mitunter mit Kalk oder Zinkweiß eingerieben.

1. Legt man sie in mit Salzsäure angesäuertes Wasser, so wird sich bei Vorhandensein von kohlensaurem Kalk Kohlensäure entwickeln.

2. Versetzt man den erhaltenen Auszug mit Ammoniak im Überschuß und fügt Schwefelwasserstoff oder Natriumsulfidlösung hinzu, so zeigt ein weißer Niederschlag Zinkweiß an.

Verwechslungen. Als solche werden angegeben die Wurzelstöcke von Iris pseudacorus, der Sumpfschwertlilie. Jedoch sind diese innen rötlich.

Veilchenwurzelpulver prüft man mit Vanillin-Salzsäure, es darf keine Rotfärbung eintreten.

Der Rückstand nach dem Verbrennen darf höchstens 5% betragen.

Rhizóma Pánnae. Pannawurzel. Inkomankomo. Racine de panna.

Aspidium athamanticum. Pteridophyta. Klasse *Filicales.* Farnpflanzen. Familie der Polypodiaceae. Südafrika. Kapland.

Mit Blattbasen und Spreublättchen bedeckter, rotbrauner Wurzelstock. 8—15 cm lang, 2—5 cm dick. Innen rotbraun. Geschmack herb. Geruch schwach.

Rhizomata. Wurzelstöcke.

Bestandteile. Fettes Öl, Gerbstoff, Harz und Pannol, auch Pannasäure genannt. Außerdem zwei sehr scharf wirkende Stoffe Flavopannin und Albopannin.
Anwendung. Als Mittel gegen den Bandwurm.

Rhizóma Podophýlli. Fußblattwurzel. Podophyllumrhizom. Racine de podophylle Podophyllum root.

Podophýllum peltátum. Berberidáceae. Berberitzengewächse.
Nordamerika.

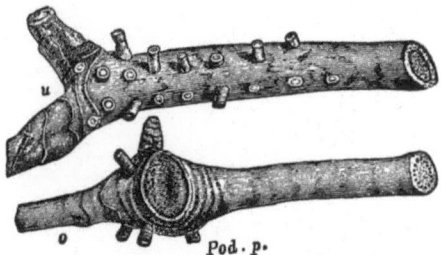

Abb. 229. Rhizoma Podophylli. *u* Unterseite mit Nebenwurzelresten, *o* Oberseite

Wurzelstock etwa 10 cm lang, 4—6 mm dick, hin und her gebogen, unten mit dünnen Wurzeln oder Wurzelresten bedeckt. Rotbraun, innen weißlich, hart, mehlig oder hornartig. Geruchlos; Geschmack süßlich, hinterher stark bitter (Abb. 229).
Bestandteile. Gerbsäure, Podophyllin, Podophyllotoxin, Pikropodophyllin, Podophylloquerzetin.
Anwendung. Als sehr stark wirkendes Abführmittel. Auch das daraus hergestellte Podophyllin wird vielfach für sich angewandt.

Rhizóma Polypódii. Engelsüßwurzel. Kropfwurzel. Korallenwurzel. Rhizome de polypode.

Polypódium vulgáre. Unterabteilung *Pteridophyta.* Farnpflanzen.
Klasse *Filicales.* Familie *Polypodiáceae.*
Europa. Deutschland.

Wurzelstock von Blattansätzen und Wurzelresten betreit, 5—10 cm lang, federkieldick, etwas flach, durch die Wedelnarben gezähnt erscheinend, unten durch die Wurzelreste genarbt. Zimtbraun, innen gelbbraun, wachsglänzend. Geschmack süßlich, hinterher bitter, kratzend (Abb. 230).

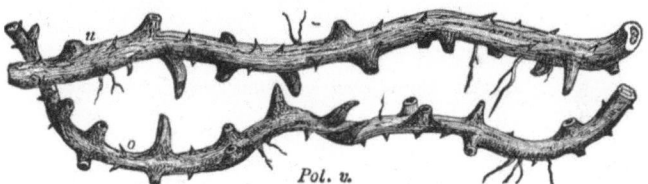

Abb. 230. Rhizoma Polypodii. *o* Oberseite, *u* Unterseite

Bestandteile. Fettes Öl, Gerbstoff, Mannit und ein dem Glyzyrrhizin ähnlicher Stoff.
Anwendung. In der Volksheilkunde, gegen Halsleiden und als harntreibendes Mittel. In der Likör- und Branntweinbereitung.

** Rhizóma Rhéi. Radix Rhei. Rhabarber. Rhabarberwurzel. Racine de rhubarbe. Rhubarb root.

Für in Deutschland angebauten Rhabarber auch **Radix Rhei**.
Rheum palmátum. Polygonáceae. Knöterichgewächse.
Asien (Bucharei, Tatarei, China).

Die Rhabarberpflanze war schon lange vor unserer Zeitrechnung den Griechen bekannt. Sie hieß griechisch Rha und wurde, da sie vom Schwarzen Meer, vom Pontus Euxinus, von den Barbaren herkam, die Griechen nannten nichtgriechische Völker Barbaren, Rha ponticum bzw. **Rha barbarorum** bezeichnet. So bildete sich der Name Rhabarber.

174 Rhizomata. Wurzelstöcke.

Welche der verschiedenen krautartigen Rheumarten hauptsächlich zur Gewinnung des echten Rhabarbers dienen, ist auch heute noch nicht genau festgestellt. Das D.A.B. hat obige Stammpflanze vorgeschrieben (Abb. 231). Man weiß, daß der Wurzelstock von 6—8jährigen Pflanzen vor der Blütezeit, die vom Juni bis August dauert, gesammelt wird, und zwar sowohl von wilden

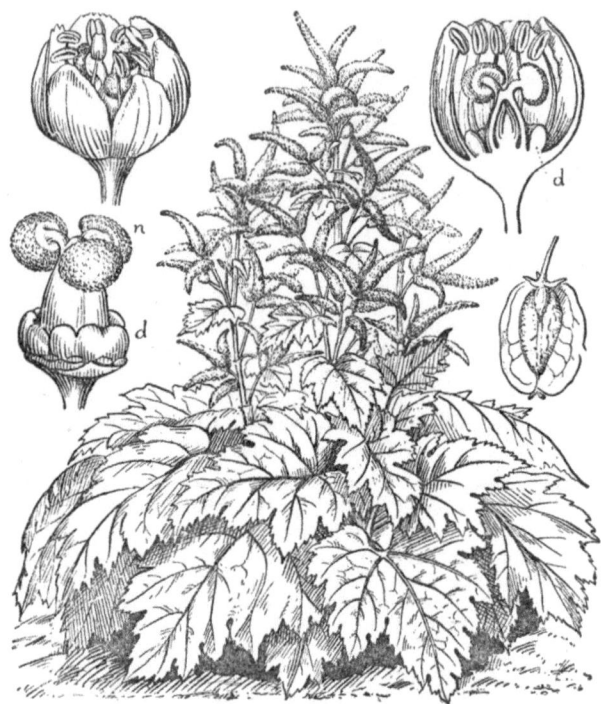

Abb. 231. Rheum palmatum. *d* Honigwulst. *n* Fruchtblatt.

als von angebauten. Das D.A.B. läßt indessen auch die Wurzeln zu, aus Rücksicht auf den in Deutschland durchgeführten Anbau. Die wildwachsenden Pflanzen sollen besseren Rhabarber liefern. Die tatarischen Provinzen Chinas liefern weitaus die größte Menge, doch auch die Bucharei und einige Teile Ostindiens bringen diese Droge hervor. Der knollenförmige Wurzelstock, von sehr verschiedener Größe, kommt stets mehr oder weniger geschält, mundiert, von den Nebenwurzeln befreit in den Handel. Der Wurzelstock wird nach dem Einsammeln in frischem Zustand oberflächlich geschält, in Stücke zerschnitten und dann meist auf Stricke gezogen, in der Sonne oder bei künstlicher Wärme getrocknet. In manchen Gegenden über Feuer von Kamelmist. Nach dem Trocknen wird er nochmals geschält. Je nach der Schälung unterscheidet man $1/1$, $3/4$, $1/2$, $1/4$ mundierten Rhabarber, jedoch geschieht diese Schälung, Mundierung, z. T.

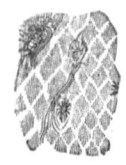

Abb. 232. Teil der äußeren Fläche von Rhiz. Rhei, die rhombischen Maschen zeigend

erst in Europa, beim Sondern der rohen, naturellen Ware. Das D.A.B. schreibt bis in die Nähe des Kambiums oder noch darüber hinaus geschälten, also $3/4$ mundierten Rhabarber vor. Die Gestalt und Größe der einzelnen Stücke sind verschieden, kegelförmig, walzenförmig, plankonvex, d. h. auf der einen Seite flach, auf der anderen abgerundet, und je nach dem Grade des Schälens mehr oder weniger eckig. Die besseren Sorten durch Bestäuben mit R.-Pulver außen lebhaft gelb. Beschaffenheit fest, markig, nicht holzig oder faserig. Reibt man die Außenseiten ab, so zeigt sich auf der Oberfläche ein ziemlich regelmäßiges, weißes Gewebe rhombischer Maschen, aus Gefäßbündeln gebildet, in welchem gelbrote Strichelchen, die Markstrahlen, sichtbar sind (Abb. 232 u. 233). Auf dem Bruch ist die Grundmasse weißlich, gelb oder rot marmorähnlich, mit maserartigen, strahlenförmigen dunkleren Teilen, entstehend durch die inneren Anlage der Nebenwurzeln (Abb. 233 u. 234). Bei den nicht ganz geschälten Stücken erkennt man deutlich die weißliche Rinde mit gelbroten Strahlen durch einen dunkleren Ring vom Holzkörper getrennt. Geruch und Geschmack gewürzhaft, bitter. Der echte R.

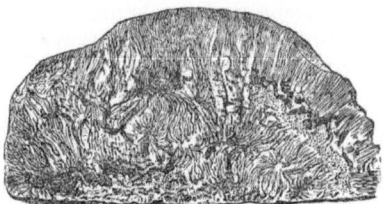

Abb. 233. Querschnitt von Rhiz. Rhei.

knirscht beim Kauen zwischen den Zähnen, hervorgerufen durch eingelagerte Kristalle von oxalsaurem Kalk, die den europäischen Sorten fehlen; färbt den Speichel gelb.

Der chinesische Rhabarber kommt über Schanghai oder auch Kanton und Tientsin in mit Blech ausgeschlagenen Kisten von etwa 60–65 kg in den Handel. Er findet sich in dem Gebiete von der Provinz Schansi (Schensi) an in den Gebirgen bis Osttibet hinein zwischen den Flüssen Hwangho und dem südlicher fließenden Jangtsekiang. Vor allem um den See Kukunor herum in einer Höhe von über 3000 m und südlich in den Bergen der Provinz Szetschwan. Hier ist der Haupthandelsplatz Tschunking, von wo er auf dem Jangtsekiang nach Schanghai verschifft wird. Die Stücke sind sehr verschiedenartig geformt: Die flachen Stücke sind ohne Bohrloch, die kegelförmigen zeigen stets nur eins, dem oft noch Strickreste anhaften, bei den ganz geschälten wird das Loch durch Weiterbohren gereinigt. Auf dem

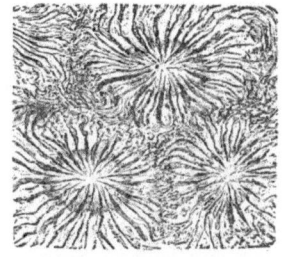

Abb. 234. Teil des Querschnitts in 5facher Vergrößerung.

Bruch ist der chinesische Rhabarber grobkörnig, die weiße Grundmasse überwiegend, das Pulver hochgelb. Je nach der Art des Trocknens unterscheidet man an der Sonne oder im Ofen getrockneten Rhabarber. Zu der ersten Handelsware gehört Schensirhabarber. Im Ofen getrocknet sind Kanton-, Schanghairhabarber und Common round.

1. **Schensirhabarber**, vorzugsweise in flachen, volleren Stücken, von sehr verschiedener Schälung, zeigt auf der Bruchfläche, selbst bei leichteren, löcherigen Stücken, einen körnigen, fast bröckelnden Bau von scharf gekennzeichnetem, marmorähnlichem Aussehen und lebhaft roter Färbung der nach der Außenfläche hin regelmäßiger geordnet erscheinenden Strahlenkreise; Geruch eigenartig mild, ohne widerlich zu sein; Geschmack beim Kauen gewürzhaft, bitter, mit stark hervortretendem Knirschen zwischen den Zähnen.

2. **Kantonrhabarber** in runder und flachrundlicher Form von fast ganzer Schälung, erscheint von zähem, faserigem, mehr schwammigem Bau mit verschwommenem marmorähnlichem Aussehen, ohne ausgeprägtere Strahlenkreise, schwächerem Hervortreten der weißen Grundmasse, mit blaßrötlicher

Färbung der Markstrahlen. Geschmack beim Kauen kaum bitter, er zeigt ein weniger bemerkbares Knirschen. Geruch brenzlig-räucherig.

3. **Schanghairhabarber**, zumeist ausgeprägt flache Stücke von durchweg guter Schälung. Geruch brenzlig-räucherig. Geschmack bitter. Zwischen den Zähnen knirschend. Die naturell runde Schanghaiware ist im Werte geringer.

Diese Bezeichnungen: Schensi-, Kanton- und Schanghairhabarber sind nicht Ursprungsbezeichnungen, sondern nur Wertbezeichnungen. So wird Schensirhabarber als beste Sorte angesehen, stammt aber keineswegs aus der Provinz Schensi.

Common round sind nicht gut geschälte. $^1/_2$ mundierte Stücke mit stark rauchigem Geschmack.

Auch Japan baut Rhabarber an. Diese Droge bildet walzenförmige, schmutzigbraune Stücke, die ziemlich holzig sind.

In Deutschland, und zwar vor allem bei Rosenheim in Oberbayern werden größere Mengen Rhabarber durch Anbau gewonnen. Die Rhabarberpflanzen wurden aus von China eingeführten Samen von Rheum palmatum, die Schensirhabarber liefern, gezogen, und so wurde allmählich ein sehr wirksamer Rhabarber, der auch das weiße Maschennetz zeigt und der vom D.A.B. zugelassen ist, gezogen. Der Rhabarber wird in Deutschland von etwa 3 Jahre alten Pflanzen von August bis Oktober geerntet, durch Abschütteln von anhaftender Erde befreit und möglichst bei Sonnenschein 6—8 Tage im Freien liegen gelassen, oder er muß bei künstlicher Wärme getrocknet werden. Nun schält man, zerkleinert, durchbohrt die Stücke und hängt sie auf Schnüren auf. Die großen Wurzelstöcke werden in Stücke von 10—12 cm Länge zerschnitten, an beiden Enden etwas kegelartig zugestutzt und so in **Fäustelform** in den Handel gebracht. Die Nebenwurzeln stellen die **Finger** dar. So kann der deutsche Rhabarber auch als Radix Rhei bezeichnet werden.

Auch in anderen Ländern Europas baut man Rhabarber an, dieser erweist sich aber als bedeutend schwächer in der Wirkung. Namentlich England, Frankreich, Mähren bringen derartigen R. hervor. Er ist äußerlich sehr sauber behandelt, jedoch sind die Stücke viel kleiner, gewöhnlich kegelförmig, leichter und von hellerer Farbe. Außenfläche ohne das weiße Netz; auf dem Bruche deutlich **strahlig**, nur selten gemasert, mit dunklem, sehr sichtbarem Ringe zwischen Rinde und Holz. Dieser Ware sind oft die Wurzeln mit untergemischt. Das Pulver erscheint weit heller als das echte. Die Bestandteile mit dem asiatischen R. übereinstimmend, nur ist der Stärkemehlgehalt größer, und Oxalsäure fehlt.

Bestandteile sind infolge zahlloser Untersuchungen eine lange Reihe festgestellt. Man schreibt die abführende Wirkung den Anthrachinonabkömmlingen zu, und zwar der Chrysophansäure, Dioxymethylanthrachinon, die bis zu 5% in den Zellen der roten Markstrahlen vorkommt. Sie ist geruch- und geschmacklos. Ferner dem Emodin, Trioxymethylanthrachinon und dem Rhein, Tetraoxymethylanthrachinon. Außerdem finden sich vor das orangefarbene Chrysophan, Rheumgerbsäuren, Oxalsäure, an Kalk gebunden, Oxydasen und das den kennzeichnenden Geruch des chinesischen Rhabarbers hervorrufende Rheosmin.

Anwendung. Der R. gilt als eines der besten magenstärkenden Mittel. In kleinen Gaben wirkt er wohl infolge des Gerbsäuregehalts stopfend, in größeren aber abführend. Technisch zum Gelbfärben, z. B. von Spitzen und Vorhängen. Ferner ist er ein Bestandteil vieler Magenbitter.

Prüfung. 1. Ein guter Rhabarber soll nicht zu leicht sein, eine reine Bruchfläche haben, überwiegend rot, ohne Hohlräume und schwarze Stellen sein, ferner kräftig von Geruch, fest, aber dem Fingernagel nachgebend.
Der Rückstand nach dem Verbrennen darf höchstens 28% betragen.
2. Rhabarberpulver wird auch mit Kurkumapulver verfälscht. Man prüft darauf, indem man etwas des Pulvers mit einem Gemisch aus Chloroform und Äther zu einem Brei anrührt, diesen auf ein Stück Filtrierpapier einreibt, die Flüssigkeit verdunsten läßt, das Pulver entfernt und den entstandenen gelblichen Fleck mit gesättigter heißer Borsäurelösung befeuchtet. War Kurkuma zugegen, so wird der Fleck orangerot und durch Benetzen mit Ammoniakflüssigkeit schwarzblau.
3. Ein guter Rhabarber soll 35% Extraktgehalt haben. Man prüft darauf wie folgt: 5 g Rhabarberpulver werden mit 50 ccm eines Gemisches von Weingeist und Wasser zu gleichen Teilen unter öfterem Umschütteln 24 Stunden beiseite gestellt. Man filtriert dann 20 ccm ab und dampft bei 105° ein, bis das Gewicht des Rückstandes unverändert bleibt. Es müssen 0,7 g übrigbleiben.
4. Um die Anthrachinonabkömmlinge nachzuweisen, kocht man 1 cg Rhabarber mit 10 ccm einprozentiger Kalilauge, filtriert, fügt bis zur schwachen Übersättigung Salzsäure hinzu und schüttelt sogleich mit 10 ccm Äther aus. Der Äther wird gelb gefärbt. Fügt man nun unter Schütteln 5 ccm Ammoniakflüssigkeit hinzu, so färbt das Emodin die Ammoniakflüssigkeit kirschrot, während der Äther durch Chrysophansäuregehalt gelb bleibt.

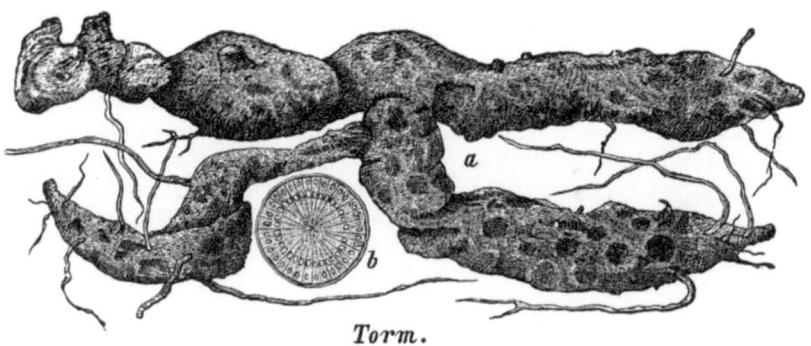

Abb. 235. Rhiz. Tormentillae (a). b Querschnitt.

Rhizóma Tormentíllae. Heideckerwurzel.
Tormentill- oder Blutruhrwurzel. Souche de tormentille. Tormentil root.

Potentilla silvestris. Rosáceae. Rosengewächse.
Unterfamilie *Rosoideae.*
Deutschland. auf Waldwiesen.

Wurzelstock höckerig, schwer und hart, fingerdick, 4—10 cm lang, mit zahlreichen vertieften Wurzelnarben, verästelt. Außen dunkelgraubraun bis **rotbraun**, innen gelbbraun, allmählich rotbraun werdend. Geruchlos, von **stark würzigem und zusammenziehendem Geschmack** (Abb. 235).

Man sammelt den Wurzelstock im Frühjahr ein, entfernt die dünnen Nebenwurzeln und trocknet sie.

Bestandteile. Gerbsäure 15—30%, Tormentillrot, Harz, Stärkemehl, Ellagsäure, Chinovasäure.

Anwendung. In vielen Gegenden ein beliebtes Mittel gegen Durchfall und Ruhr. Als Gurgelmittel gegen Halskrankheiten. Zusatz zu Zahntinkturen. In der Likör- und Branntweinbereitung.

Der Rückstand nach dem Verbrennen darf höchstens 6% betragen.

Rhizóma Zedoáriae. Zitwerwurzel. Racine de zédoaire. Zedoary root.

Cúrcuma zedoária. Zingiberáceae. Ingwergewächse.
Ostindien, angebaut bei Bombay und auf Ceylon.

Knollige Wurzelstöcke in Längsviertel oder Querschnitte von 2,5—4 cm Breite, bis 10 mm Dicke geteilt. Graubraun, mit zahlreichen Wurzelnarben, innen heller, von ebenem, mattem Bruch. Die Rinde ist etwa 2—5 mm dick. Geruch besonders beim Pulvern hervortretend, angenehm würzig, etwas kampferartig, Geschmack bitter, gewürzhaft, kampferartig. Müssen von Bohrlöchern der Insekten frei sein.

Bestandteile. Ätherisches Öl, Zineol, scharfes Weichharz, Stärke.

Anwendung. Als magenstärkendes Mittel und zu Likören.

Prüfung. Nuces vomicae, Strychnossamen, kennzeichnen sich durch ihr Äußeres. Die knolligen, gelbgefärbten, der Länge nach gespaltenen Wurzelstöcke des Zingiber cassumunar sind bedeutend größer.

Der Rückstand nach dem Verbrennen darf höchstens 7% betragen.

Rhizóma Zingíberis. Ingwer. Ingwerwurzel. Racine de gingembre. Ginger.

Zingiber officinale. Zingiberáceae. Ingwergewächse.
Heimisch in Ostindien; angebaut aber auch in China, Kochinchina, Westindien, Brasilien, Westafrika, Japan, Kamerun.

Die Ware wird nur von angebauten Pflanzen gewonnen, besteht aus dem Wurzelstocke nebst dessen Seitenästen. Sehr verschieden von Größe, plattrundlich, bis zu 10 cm Länge, vielfach doppelt verästelt (Abb. 236). Die äußere Bedeckung, der Kork, ist entweder abgeschabt, geschälter, weißer Ingwer, oder unversehrt, dann schmutzig-graubraun bis schwärzlich, natureller Ingwer, schwarzer oder bedeckter Ingwer. In Bengalen und Westafrika baut man den Ingwer auf Feldern an wie bei uns die Kartoffel und trocknet ihn an der Sonne. Zum Anbau werden die Wurzelstöcke kurz vor der Aussaat in Stücke von 3—5 cm zerschnitten, jedes Stück muß jedoch mindestens ein Auge haben.

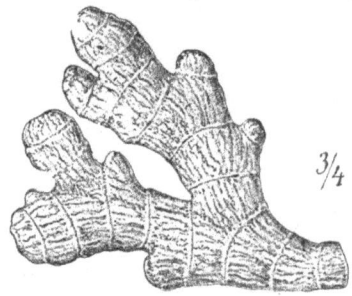

Abb. 236. Rhizoma Zingiberis.

Die Ernte wird im Dezember und Januar vorgenommen. Innen ist Ingwer mehr oder weniger faserig, mehlig, weißgelblich oder, wie bei dem Bengal- oder Barbadosingwer, mehr hornartig, bleigrau bis schwärzlich. Die Ursache hiervon ist, daß bei dieser Ware die Wurzelstöcke vor dem Trocknen in kochendem Wasser abgebrüht werden, wodurch das Stärkemehl zum Teil in Dextrin übergeführt wird (Abb. 237).

Bricht man Ingwer durch, so ragen an der körnigen Bruchfläche Fasern heraus, es sind dies die Leitbündel.

Bestandteile. Ätherisches Öl, den würzigen Geruch, Gingerol, den scharfen würzigen Geschmack bedingend, Stärke, Weichharz.

Anwendung. Als magenstärkendes Mittel, zu Mundwässern, als Kaumittel, in der Likörbereitung und als Speisegewürz.

Der Rückstand nach dem Verbrennen darf höchstens 7% betragen.

Ingwerpulver färbt sich, mit Schwefelsäure befeuchtet, rotbraun.

Handelssorten: **Jamaika-** oder **westindischer I.**, Äste in einer Ebene sitzend, geschält, gelblich bis gelblichgrau, innen sehr mehlig, auf der Bruchfläche treten die Leitbündel als kurze Fasern hervor, kommt mitunter gleich dem geschälten, stets gekalkten **Kochinchina,** der aber auch ungeschält im Handel ist, durch Kalkmilch oder Chlorkalklösung „gebleicht" in den Handel.

Vom D.A.B. wird der geschälte Jamaika- oder westindische Ingwer vorgeschrieben.

Bengal-I., graubraun oder schmutziggrau, stark gerunzelt, innen teils hornartig, teils mehlig, nur auf den Seiten oberflächlich geschält, und zwar, um das Trocknen der Ware zu erleichtern. Kommt sehr wenig in den Handel.

Afrikanischer I., von Sierra Leone, kleine, rundliche Stücke, zuweilen mit langen Ästen, ebenfalls nur oberflächlich geschält. Schmeckt äußerst scharf.

Barbados-I., sehr groß, ungeschält, graubraun, innen dunkel, hornartig.

Chinesischer I., großstückig, ungeschält, runzlig, dicht, hart, auf dem Bruche bleigrau glänzend.

Japanischer I., ungeschält, kleinstückig, aber größer als Bengal, stark gekalkt.

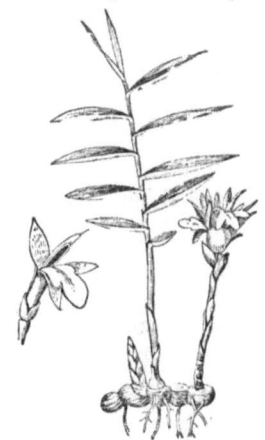

Abb. 237. Zingiber officinale, Ingwerpflanze. Links eine Einzelblüte.

In China werden die frischen Wurzelstöcke in Seewasser aufgeweicht, darauf mit Zucker gekocht oder mehrmals mit kochender Zuckerlösung übergossen und dann als eingemachter Ingwer, Conditum Zingiberis, Confectio Zingiberis, in eigentümlichen, runden, irdenen Töpfen oder in Fässern in den Handel gebracht. Von England aus kommt Confectio Zingiberis in trockenem Zustand in Blechdosen, im übrigen in Kisten in den Handel.

Gruppe IV.
Bulbi. Zwiebeln.

Búlbus Állii satívi. Knoblauchzwiebel. Knoblauch. Tête d'ail. Garlic root.

Allium sativum. Liliáceae. Liliengewächse. Südeuropa. Deutschland und Holland angebaut.

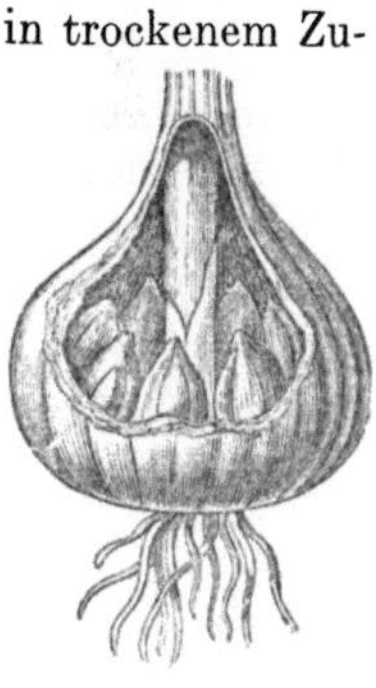

Die Zwiebeln sind etwa walnußgroß und bestehen unter einer häutigen Decke aus einer größeren Anzahl von Brutzwiebeln, Knoblauchzehen. Der Geruch ist scharf, an Zwiebel und Asa foetida erinnernd (Abb. 238).

Bestandteile. Ätherisches schwefelhaltiges Öl, etwa ½%, das als Hauptbestandteil Allylpropyldisulfid enthält und stark hautreizend wirkt.

Abb. 238. Zwiebel von Allium sativum, etwas verkleinert, zum Teil vom Tegment befreit, um die in einen Kreis gestellten Brutzwiebeln zu zeigen.

Anwendung. In der Volksheilkunde als schweißtreibendes Mittel, als Mittel gegen Durchfall, ferner mit Milch oder Wasser abgekocht, in Form von Einläufen (Klistieren) als Wurmmittel, der ausgepreßte Saft gegen Aderverkalkung und deren Folgen wie Schwindelanfälle, Ohrensausen, Beklemmungen, äußerlich gegen Warzen. Außerdem als Küchengewürz. Der eingedickte Saft auch als Klebstoff.

Größere Mengen von Knoblauch wirken schädlich, können sogar Vergiftungserscheinungen hervorrufen. Da die Droge stets frisch verlangt wird, muß sie im Keller in feuchtem Sand aufbewahrt werden.

**† Bulbus Scillae oder Squillae. Meerzwiebel.
Bulbe de scille. Bulbe d'oignon marin. Squill.
Urginea maritima, früher *Scilla maritima*. *Liliáceae*. Liliengewächse.
Küsten des Mittelmeeres.

Die frischen Zwiebeln sind 10—30 cm lang, 10—15 cm dick, birnenförmig, bis zu 2½ kg schwer, außen von trockenen, braunroten Häuten umgeben, nach innen fleischig wie die Speisezwiebel, jedoch nicht von so scharfem Geruch. In den Handel kommt sie in frischem Zustand oder zerschnitten, getrocknet, in gelblichweißen, hornartig durchscheinenden Stücken, ziemlich geruchlos, von scharfem, widerlich bitterem Geschmack. Man unterscheidet von der frischen Zwiebel im Handel die rötliche Sorte aus Kalabrien, Sizilien, Südfrankreich und Nordafrika und die weiße aus Griechenland, Zypern, Kleinasien, Malta, Spanien und Portugal. Die getrocknete Zwiebel, die nach dem D.A.B. von der weißen Spielart gewonnen werden soll, zieht sehr leicht Feuchtigkeit an und soll dadurch unwirksam werden; sie muß daher, stark über gebranntem Kalk ausgetrocknet, in gut schließenden Gefäßen aufbewahrt werden (Abb. 239).

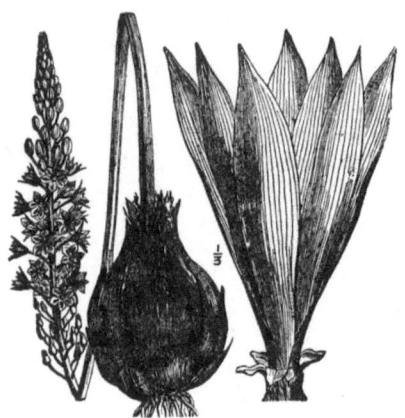

Abb. 239. Urginea (Scilla) maritima.

Bestandteile. Senfölähnlich riechendes, beim Trocknen der Wurzel verschwindendes, ätherisches Öl, glykosidische Bitterstoffe, Szillitoxin und Szillipikrin, ferner Szillain und Sinistrin, ein dextrinähnlicher Körper.

Anwendung. Die getrocknete Zwiebel als Brechmittel bei Kindern als Oxymel Scillae, ferner als harntreibendes Mittel bei Wassersucht und Herzleiden. Wirkt sehr stark, in größeren Gaben giftig.

Die frische Zwiebel, aber nur diese, gilt als ein ausgezeichnetes Gift für Ratten und Mäuse, z. B. in Form von Szillitinlatwerge. Frische Zwiebeln halten sich in feuchtem Sand eine Zeitlang. Die bei uns in Töpfen angebaute Meerzwiebel ist eine andere Art, Ornithogalum caudatum und gänzlich wirkungslos. Die frische Zwiebel ist, abgesehen vom Giftgesetz, dem freien Verkehr überlassen. Sie wirkt hautreizend, weshalb bei der Bereitung von Rattengift gewisse Vorsicht angebracht ist; man tut gut, sich die Hände mit etwas fettem Öl einzureiben oder Lederhandschuhe anzuziehen.

Búlbus Victoriális longi. Allermannsharnisch. Er und Sie. Wilder Alraun.
Allium victoriális. *Liliáceae*. Liliengewächse. Alpen. Gebirge Deutschlands. Asien. Nordamerika.

Fast walzenförmige, bis zu 10 cm lange, 2—3 cm dicke Zwiebel, mit netzartiger Hülle. Geruch und Geschmack scharf.

Anwendung. Zu abergläubischen Zwecken. Zu Likören.

Búlbus Victoriális rotúndi. Runder Allermannsharnisch. Er und Sie.
Glaïeul commun.
Gladiolus communis. Gl. palústris. Iridáceae. Schwertlilliengewächse. Südeuropa.
Zwiebel zusammengedrückt-birnenförmig. Innen weißmehlig, von graubraunen, netzartigen, trockenen Häuten eingeschlossen.
Anwendung wie bei der vorigen.

Gruppe V.
Bulbotubera. Knollzwiebeln.

† Bulbus Cólchici.
Herbstzeitlosenknolle. Zeitlosenknolle. Bulbe de colchique. Colchicum root. Meadow-saffron root.
Cólchicum autumnále. Liliáceae. Liliengewächse.
Deutschland, auf feuchten Wiesen.

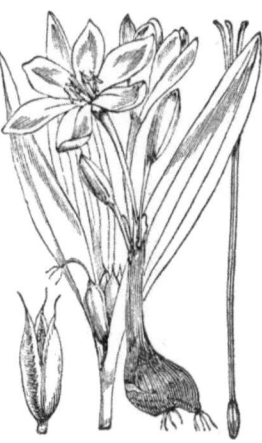

Abb. 240. Colchicum autumnale.

Ende des Sommers zu sammeln. Im Handel meist in Querscheiben zerschnitten. Die frische Knollzwiebel ist etwa walnußgroß, ähnlich einer Tulpenzwiebel; auf der einen Seite flach, mit einer Längsfurche versehen. Getrocknet geruchlos. Geschmack fade, hinterher scharf und kratzend Außen braunschwarz, innen weißlich (Abb. 240)
Bestandteile. Kolchizin. Stärkemehl. Sehr giftig!
Anwendung. In der Heilkunde, wie Sem Colchici.
Ein Gift der Abt. 2 des Verzeichnisses der Gifte.

Gruppe VI.
Stípites. Stengel.

** Stípites Dulcamárae.
Bittersüßstengel. Tiges de douce-amère. Bittersweet-stalks.
Solánum dulcamára. Solanáceae. Nachtschattengewächse. Deutschland.

Es sind die im Frühjahr oder Spätherbst gesammelten mehrjährigen Triebe obigen Halbstrauches, der namentlich an Flußufern wächst. Grünlichgelb, längsrunzlig, federkieldick, rund oder kantig, mit zerstreuten Blatt- oder Zweignarben. Hier und da mit glänzender Oberhaut bedeckt, sonst matt. Geschmack bitter, hinterher süßlich. Geruch frisch betäubend, narkotisch, getrocknet geruchlos.
Bestandteile. Ein Bitterstoff Dulkamarin, und das giftige Solanin.
Anwendung. Gegen Hautkrankheiten und Gliederreißen. In größeren Mengen eingenommen, treten Vergiftungserscheinungen auf.

Stípites Visci. Mistel. Tiges de gui.
Viscum album. Loranthaceae. Mistelgewächse.
Schmarotzergewächs auf Bäumen. Europa.

Die weiße Mistel ist ein immergrüner Strauch mit fleischigen Blättern, der auf Apfel, Birne, Linde, Pappel, aber auch auf Nadelhölzern, wie Fichte und Kiefer, schmarotzt, obwohl er reichlich Chlorophyll enthält. Die Pflanze senkt ihr wurzelartiges Saugwerkzeug zwischen Rinde und Holz der Bäume ein und saugt so die Nahrung heraus. Die einjährigen Zweige werden im Dezember und Januar gesammelt. Sie sind gabelig geteilt, federkieldick, gelbgrün. Die Früchte sind drei- bis viersamige, klebrige Beeren. Die Samen werden durch die Misteldrossel Turdus viscivorus, der die Beeren zur Nahrung dienen, weiterverbreitet. Der Mistelstrauch diente früher als Mittel gegen Zauberei, zumal wenn er auf Eichen wuchs, was selten vorkommt, und wird heute noch in England anstatt des Weihnachtsbaumes (Mistel-toe) zur Weihnachtsfeier verwendet. Alle Teile, besonders aber die Rinde und die weißen Beeren, sind mit einem zähen, kautschukähnlichen Stoffe durchsetzt, dem **Viszin**, das zur Herstellung eines vorzüglichen **Fliegenleims**, **Vogelleims** verwendet wird und auch von Japan in den Handel kommt (s. auch Folia Ilicis paraguayensis). Man gewinnt diese zähe, klebrige Masse durch Ausziehen der abgeschabten Rinde mit Wasser und Auspressen. Zur Herstellung des Fliegenleims vermengt man die gelblichgrüne bis olivgrüne Masse mit Harz und Öl. Als Bestandteil ist **Velledol** festgestellt worden. Es findet die Droge und der frische Saft auch als Heilmittel Verwendung gegen Störungen des Monatsflusses, der Menstruation, und bei Aderverkalkung. Den frischen Saft, den **Mistelsaft** gewinnt man durch Auspressen der zerquetschten Blätter und Früchte; mitunter werden auch die Stengelteile hinzugefügt.

Stipites rect. Pedúnculi Cerasorum.
Saure Kirschstiele. Queues de cerise. Cherry-stalks.
Prunus cerasus. Rosáceae. Rosengewächse.
Unterfamilie *Prunoideae.* Angebaut.

Die Bezeichnung Stipites ist falsch, da die Ware keine Stengel sind. Es sind die getrockneten Fruchtstiele der sauren Kirsche, die etwas gerbstoffhaltig sind.

Anwendung. Hier und da in der Volksheilkunde gegen Durchfall und als harntreibendes Mittel. Ferner in der Küche als Zusatz beim Einlegen von Früchten.

Gruppe VII.
Ligna. Hölzer.
Lignum Guajáci oder L. sanctum. L. gállicum. L. benedictum.
Guajakholz. Franzosenholz. Pockholz. Bois de gayac.
Guaiacum-wood.
Guajácum officinále. G. sanctum. Zygophylláceae. Jochblättrige Gewächse. Westindien. Venezuela, Kolumbien.

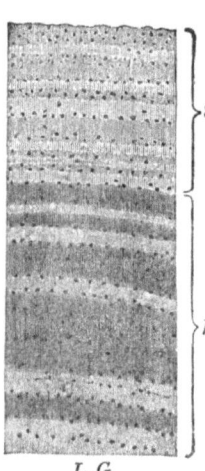

Abb. 241. Teil des Querschnittes von Lignum Guajaci. *s* Splint, *k* Kernholz (4fach vergr.).

Das Holz kommt in großen Blöcken oder 1 m langen, bis 30 cm dicken Stammenden in den Handel, die noch mit der etwa fingerdicken, scharf begrenzten, hellgelben Splintschicht bedeckt sind. Für medizinische Zwecke wird nach dem D.A.B. das Kernholz mit dem Splint verwendet. Das Holz von G. officinale liefern St. Domingo, Venezuela und Kolumbien, dagegen die Bahamainseln das von G. sanctum. Haupteinfuhrplätze sind Hamburg, London und Le Havre. Das Kernholz ist braungrün, infolge großen Harzreichtums sehr dicht und schwer, spez. Gew. 1,300, sinkt daher in Wasser unter und ist schwer spaltbar, weil die Gefäßbündel unter sich verschlungen sind. Auf dem Querschnitte zeigen sich infolge unregelmäßiger Ablagerung des Harzes konzentrische hellere oder dunklere Streifen. Außerdem infolge der Gefäße deutliche Punkte. Das Splintholz ist bedeutend schmäler und geruch- und geschmacklos. Das Kernholz von Geruch schwach, beim Reiben und Erwärmen angenehm benzoeartig, Geschmack scharf, kratzend (Abb. 241).

Bestandteile. Harz 22%. Guajaköl und Guajakgelb. Im Splint Guajaksaponin.

Anwendung. In der Heilkunde als blutreinigendes Mittel, äußerlich zu Zahntinkturen. In der Technik, zur Darstellung von Kegelkugeln, Lagern von Maschinenwellen und Werkzeugstielen. Die hierbei abfallenden Späne werden zerschnitten und geraspelt und zu Heilmitteln verwendet. Ferner in der Branntweinbereitung.

Verwechslungen sind nicht möglich, sobald man das Holz im ganzen vor sich hat. Das geraspelte soll dagegen zuweilen mit Buchsbaumspänen vermischt werden.

Prüfung. 1. Kocht man Guajakholz mit Wasser, so trübt sich die Abkochung und gibt beim Rühren kräftige Schaumbildung.

2. Schüttelt man 10 ccm Weingeist mit 0,5 g Guajakholz einige Sekunden, filtriert und fügt dem Filtrat einen Tropfen verdünnte Eisenchloridlösung (1+9) hinzu, so zeigt sich eine vorübergehende tiefblaue Färbung.

Lignum Quássiae súrinamense.
Quassienholz. Fliegenholz. Bitterholz. Bois de quassia. Quassia-wood.
Quássia amára. Simarubáceae. Simarubengewächse.
Westindien, Brasilien.

Das Surinam-Quassienholz kommt über Holländisch-Guyana in den Handel in Form finger- bis höchstens armdicker Stamm- oder Astenden, etwa 1 m lang, meist noch mit der weißlichgrauen, zerreiblichen, leicht entfernbaren Rinde stellenweise bedeckt. Auf dem Querschnitte weißlich oder hellgelblich, dicht, kaum löcherig, häufig mit blauschwärzlichen Flecken, durch Pilzfäden bedingt, versehen. Geruchlos, Geschmack rein bitter.

Bestandteile. Quassiin, ein Bitterstoff, kristallinisch, Kieselsäure, in der Rinde Kalziumoxalat-Drüsen, im Holz keine Kristalle, kein Gerbstoff, daher wird die wässerige Lösung durch Eisenoxydsalze nicht verändert.

Anwendung gleich der von Lignum Quassiae jamaicense.

Lignum Quássiae jamaicénse. Bitterholz. Fliegenholz. Bitter-wood.
Picrásma excélsa. Simarubáceae. Simarubengewächse.
Westindien, Jamaika.

Kommt in Scheiten von 1½—2 m Länge, bis 40 cm Dicke in den Handel. Häufig bedeckt von der fest aufsitzenden grauschwarzen bis 1 cm dicken Rinde, die auf der Innenfläche blauschwarze Flecken zeigt. Holz sehr leicht, weißgelb, locker, geruchlos; Geschmack rein bitter.

Holz und Rinde lassen häufig Einzelkristalle von Kalziumoxalat erkennen. Es liefert für den Handel die Hauptmengen des Quassienholzes.

Bestandteile. Bitterstoffe, die Pikrasmine genannt werden, keine Kieselsäure und kein Gerbstoff. Mitunter werden die Quassienholz-Handelssorten verfälscht mit dem Holze von Rhus Metopium, das gerbstoffhaltig ist, daher gibt die Abkochung mit Eisenoxydsalzen einen schwarzblauen Niederschlag.

Anwendung. Innerlich als magenstärkendes Mittel, im Aufguß als Einlauf, Klistier, gegen Würmer und zu Waschungen gegen Ungeziefer, hauptsächlich als Fliegengift, so auch bei der Bereitung des arsenhaltigen Fliegenpapiers. Zur Darstellung der Bitterbecher und Bitterkugeln, die an Wasser leicht den Bitterstoff abgeben.

Das D.A.B. läßt sowohl das Surinam- als auch das Jamaikaquassienholz zu. Man prüft beide Arten Quassienholz auf Verfälschung mit anderen Hölzern dadurch, daß man 0,5 g Quassienholz mit 5 ccm Weingeist einige Minuten im Sieden erhält, filtriert man dann und fügt dem Filtrat ein Gemisch von 2 Tropfen Phloroglnzinlösung und 4 ccm Salzsäure zu, so wird die Flüssigkeit zunächst rotviolett und allmählich rosarot.

Gruppe VIII.
Cortices. Rinden.

Unter Rinde versteht man, wie wir in der Einleitung gesehen haben, den äußeren durch den Splint vom eigentlichen Kernholz getrennten Teil des Stammes bzw. der Äste und der Wurzeln. Sie besteht gemeinhin aus drei Schichten, der äußeren Rindenschicht, vielfach aus abgestorbenen Zellen bestehend (Kork und Borke), der mittleren und der inneren oder Bastschicht. Bei den gebräuchlichen Rinden sind nicht immer alle drei Schichten vorhanden, vielfach ist die obere entfernt; einzelne, wie Cort. Ulmi interior, bestehen nur aus der inneren Bastschicht. Die Rinden einzelner Früchte, welche auch unter dem Namen Cortex aufgeführt werden, sind richtiger mit Schale Pericarpium zu bezeichnen.

Córtex Angostúrae.
Angosturarinde. Écorce d'angusture vraie. Angostura bark.

Galipea officinalis. Rutáceae. Rautengewächse.
Kolumbien, an den Ufern des Orinoko. Venezuela.

Rindenstücke, die von den Zweigen, seltener von jüngeren Stämmen gewonnen werden, flach oder rinnenförmig, bis zu 15 cm lang, bis zu 5 cm breit, 1—3 mm dick, an beiden Seiten verjüngt, d. h. dünner als in der Mitte, außen graugelb, Innenfläche hell-zimtfarbig, nie schwärzlich; glatt, hart und spröde.

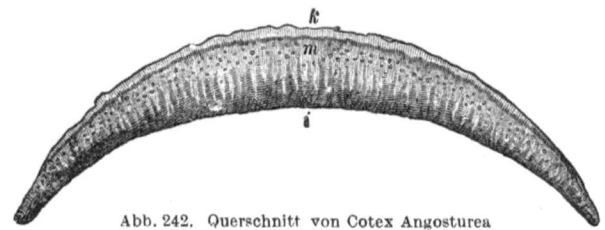

Abb. 242. Querschnitt von Cotex Angosturea

Bruch eben. Die äußere Korkschicht läßt sich leicht mit den Fingernägeln entfernen. Geruch schwach würzig; Geschmack gleichfalls und stark bitter (Abb. 242).

Bestandteile. $1^1/_2\%$ ätherisches Öl, das Galipol, ein Alkohol, der den Geruch und Geschmack bedingt. Die Alkaloide: Kusparin, Kusparidin, Kusparein. Galipin, Galipidin, ferner etwas Chinolin und ein Bitterstoff Angosturin

Anwendung. Gegen Fieber. Zur Bereitung des Angosturabittern.

Cortex Angosturae spurius. Falsche Angosturarinde, Angusture fausse, stammt von einer ostindischen Strychnosart und ist infolge ihres Bruzingehalts giftig. Selten rinnenförmig, außen aschgrau mit gelblichen Korkwarzen. Innenfläche grau bis schwärzlich. Mit Salpetersäure befeuchtet, wird der frische Bruch dunkelrot (Reaktion auf Bruzin). Geruch fehlt; Geschmack nicht gewürzhaft, rein bitter.

Bestandteile. Ein dem Strychnin ähnliches Alkaloid, Bruzin.

Córtex Auràntii Frúctus. Pomeranzenschale.
Écorce d'orange amère. Bitter orange peel.
Citrus auràntium amára. Rutáceae. Rautengewächse.
Mittelmeergebiet. Orient. Südeuropa angebaut.

Getrocknete Fruchtschale der reifen, bitteren Pomeranze (Abb. 243), meist in Längsvierteln von der reifen Frucht abgezogen, seltener z. B. die französische Ware in bandförmigen Streifen, dunkelrot oder grünlichbraun, runzlig, sehr grubig, mit starker weißgelblicher Markschicht. Diese Markschicht muß für den Gebrauch als Heilmittel entfernt werden. Zu diesem Zwecke werden die Schalen eine Viertelstunde in kaltem Wasser eingeweicht, darauf das Wasser abgegossen und die Schalen in einem bedeckten Gefäß an kühlem Orte 24 Stunden beiseitegestellt. Dann wird das weiche Mark mittels eines dünnen Messers ausgeschnitten. Die so gereinigte Ware heißt **Pericarpium Aurantii. Flavedo Corticis Aurantii** oder **Cortex Aurantii Fructus sine Parenchymate** oder **Cortex Aurantii Fructus expulpatus.** Sie zeigt deutlich große Ölbehälter und darf nach dem Verbrennen nur einen Rückstand von höchstens 6 % hinterlassen.

Geruch kräftig, würzig; Geschmack bitter.

Bestandteile. 1—2% ätherisches Öl, Bitterstoff Aurantioamarin, Aurantioamarinsäure, im schwammigen Mark ein Glykosid Hesperidin.

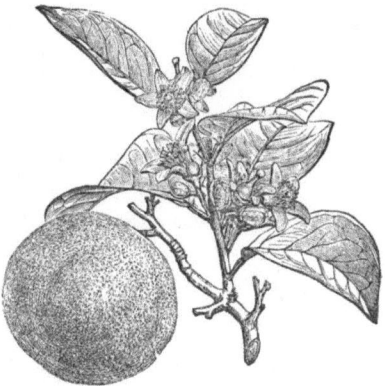
Abb. 243. Citrus aurantium amara.

Die größten Mengen von Pomeranzenschale kommen von Malaga. Nur diese Ware ist vom D.A.B. zugelassen. Neben dieser **Malagaschale** ist die **Curaçaoschale** im Handel, die von einer westindischen Spielart der Pomeranze abstammt; meist kleiner, dick, mattgrün, von kräftigem Geruch. Sie wird in großen Mengen eingeführt. Doch kommen unter dieser Bezeichnung auch Schalen einer spanischen Spielart und Schalen von unreifen Früchten in den Handel. Um Pomeranzenschale zu pulvern, trocknet man sie über gebranntem Kalk. Das Pulver sieht gelblichgrau aus und färbt sich mit Kalilauge gelb.

Anwendung. Als magenstärkendes Mittel. In der Likörbereitung.

Albedo Aurantii Fructus, die herausgeschnittene Markschicht, kann für Riechkissenmischungen mit verarbeitet werden.

Prüfung. Etwa beigemengte Apfelsinenschalen, abstammend von Citrus aurantium dulcis, sind heller, mehr gelbrot, nicht so grubig, dünner und schwächer von Geruch und Geschmack. Erwärmt man dünne Querscheiben der Apfelsinenschale mit Kaliumchromatlösung, so verändern sie ihre Farbe nicht, Pomeranzenschalen dagegen werden gebräunt.

Confectio Aurantiorum. Conditum Aurantii, Orangeade, überzukkerte Orangenschale, wird durch Einkochen der reifen Fruchtschalen einer anderen Art von Citrus, nämlich von Citrus spatafora, mit Zucker gewonnen.

Córtex Canéllae albae. Costus dulcis. Cortex Winteránus spúrius.
Weißer Kaneel. Weißer Zimt. Écorce de cannelle blanche. Cassia white.
Canélla alba. Winterana canélla. Canelláceae. Antillen.

Die Rinde des strauchartigen Gewächses ist rinnenförmig oder röhrig, gelblichweiß, hart, Bruch körnig. Innenfläche weißgrau. Geruch schwach zimtartig; Geschmack gleichfalls, bitter und scharf.

Bestandteile. Ätherisches Öl, Mannit und ein Bitterstoff.

Anwendung. In der Volksheilkunde, zur Likör- und Branntweinbereitung und zur Herstellung von Mundwässern.

Die Rinde kommt über Holland und England in den Handel, und zwar in mit Bast umhüllten Bündeln von 50—60 kg.

Córtex Caryophylláti oder Cássiae caryophyllátae. Nelkenkassia.
Écorce de cannelle giroflée.
Dicypélium caryophyllátum. Lauráceae. Lorbeergewächse.
Brasilien.

Die Rinde kommt in 50—60 cm langen Röhren, aus 6—8 übereinandergelegten Stücken bestehend, in den Handel. Die Röhren sind 2—4 cm, die einzelnen Rinden etwa kartenblattdick, schmutzig-graubraun, innen dunkler. Geruch nelkenartig; Geschmack feurig, mehr zimtartig.

Bestandteile. Ätherisches Öl, Harz, Gerbstoff.

Dient zur Verfälschung des Nelkenpulvers. Die Rinde wird in Bündeln von etwa 12½ kg in Packtuch verpackt, 6—8 solcher Bündel sind dann wieder zu einem Ballen verbunden, der mit grobem Zeug umgeben ist.

Anwendung. In der Likör- und Branntweinbereitung.

Córtex Cascaríllae oder Elutériae. Kaskarillrinde. Ruhrrinde.
Écorce de cascarille. Écorce de chacrille. Sweet wood bark.
Croton elutéria. Euphorbiáceae. Wolfsmilchgewächse.
Westindien. Südamerika.

Die Rinde der Zweige des auf den westindischen Inseln Andros, Eleuthera und Long wachsenden Strauches, fast immer gerollt, meist kurze, rinnen- oder

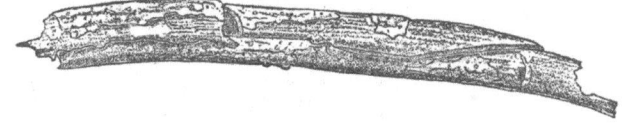

Abb. 244. Cortex Cascaríllae. Natürliche Größe.

röhrenförmige Stücke, bis 10 cm lang, 0,5—2 mm dick und einem Durchmesser von kaum 1 cm (Abb. 244). Außen weißgrau, mit feinen Längs- und Querrissen. Innenfläche rauh, dunkelbraun, Bruch hornartig, eben, ölglänzend. Geruch würzig, moschusartig, besonders beim Erwärmen; Geschmack scharf, bitter. Die Rinde kommt hauptsächlich über Nassau auf der Bahamainsel New Providence in den Handel. Sie soll frei von Teilen des Holzes sein (Abb. 245).

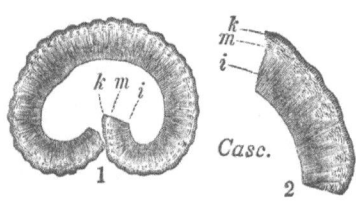

Abb. 245. Cortex Cascarillae. 1. 4fach vergrößerter Querschnitt. 2. Teil des Querschnittes (8fach vergrößert). k Kork, m Mittelrinde, i Innenrinde.

Bestandteile. Ätherisches Öl, kristallinischer Bitterstoff Kaskarillin, Gallussäure, Harz.

Anwendung. Innerlich als magenstärkendes Mittel, in Gaben von 0,5 bis 1,0 g mehrmals täglich, größere Mengen wirken schädlich; ferner zu Räucherpulvern, Schnupfpulvern, Tabakbrühen und in der Likörbereitung.

Prüfung. Verwechslungen mit anderen Rinden werden an dem der echten Kaskarillrinde fehlenden Geruche nach Kampfer bzw. Anis erkannt.

Córtex Cássiae váriae. Zimt. Kaneel.

Unter dem Namen Zimt oder Kaneel kommen eine ganze Reihe Gewürzrinden in den Handel, die von sehr verschiedenen Bäumen aus der Familie der

Laurazeen abstammen. Ihre Heimat ist Vorderindien, China und Kochinchina. Doch hat sich der Anbau über den ganzen indischen Archipel sowie nach Westindien und Brasilien verbreitet.

Córtex Cinnamomi ceylánici. Ceylonzimt. Kaneel.
Cannelle de Ceylan. Ceylon cinnamom.
Cinnamomum ceylanicum. Lauráceae. Lorbeergewächse.

Diese geschätzteste Sorte wird vor allem auf der Insel Ceylon, in der Gegend von Kolombo und Negombo, auch Nigamuwa genannt, in Pflanzungen, Zimtgärten, gewonnen, und zwar nur von ein- bis zweijährigen Schößlingen. Die Anpflanzung geschieht in Abständen von 2—3 m. Die immergrünen Pflanzen werden als Sträucher gezogen, die eine Höhe von etwa 2 m erreichen sollen. Das Einsammeln geschieht im Mai bis Juni und im November bis Dezember. Die Einsammler überzeugen sich durch einen kurzen Schnitt, ob die Rindenschicht dick genug ist und ob sie das richtige Alter hat, sie darf nicht grün sein. Die etwa fingerdicken Zweige werden nun vermittels eines runden, 10 cm langen und 5 cm breiten Messers am Boden abgeschnitten und haben nach Entfernung der Spitze eine Länge von etwa 1—1,5 m. Darauf werden die Zweige in einem Arbeitsschuppen mit einem runden Holze gerieben, um die Rinde leichter loslösen zu können, zwei Längsschnitte auf gegenüberliegenden Seiten gemacht und die Rinde wird abgezogen. Jetzt wird die Rinde glatt gemacht, d. h. durch Abschaben mit einem sichelförmigen Messer sorgfältig von der äußeren Bedeckung, Kork und Mittelschicht, befreit. Die Arbeiter, meist Frauen und Kinder, halten die Rinde mit der großen Zehe des rechten Fußes auf einem an der Wand schrägstehenden Holze fest und können so das Messer in beide Hände nehmen. Nun werden die einzelnen Rindenstücke, die eine Länge bis zu 20 cm haben, je nachdem die Knoten der Zweige mehr oder weniger auseinanderliegen, zu 90 cm langen Röhren verarbeitet. Die Rindenstücke werden mit einer Schere auf beiden Seiten glatt geschnitten, einige Zentimeter tief ineinandergesteckt, und zwar so viele, bis die Röhre etwas über 90 cm lang ist. Kürzere Stücke schiebt man dann vollständig in die Röhre hinein, um ihr mehr Festigkeit zu geben, und schneidet darauf die Röhren an einem Maßstabe gleich lang. Schließlich werden die Röhren auf Schnüren, die unter dem Dache des Schuppens in einer Entfernung von 20 cm voneinander aufgespannt sind, getrocknet. Hierdurch rollen sie sich fester zusammen, nehmen die braune Lehmfarbe an und werden darauf in nicht unmittelbarem Sonnenlicht ausgetrocknet. Der Dicke der Röhren nach gesondert, verpackt man die aufgerollten, bis zu 90 cm langen Röhren in Bündel, in Fardehlen von etwa 45 kg Gewicht und versendet sie in Holzkisten bis zu einem Gewichte von 100 kg. Diese Fardehlen werden nach der Dicke der Stangen in Ekelle Nr. 00000, die dünnsten und so wertvollsten und weiter in Ekelle 0000, Nr. I, II, III und IV, die dicksten Stangen, bezeichnet. Die bei dieser Gewinnungsart durch Glattschneiden der einzelnen Stücke und durch das Schneiden der Röhren auf gleiche Länge erhaltenen abgeschabten Abfallstücke und die zu kleinen Rindenstücke bilden nach dem Trocknen den Zimtbruch, Small Cinnamom oder broken Cinnamom, der zu Pulver gemahlen wird oder zur Herstellung des ätherischen Zimtöls dient. Dieser Zimtbruch darf aber nicht mit den von der Rinde abgeschabten Teilen verwechselt werden, die als Chips oder Shavings in den Handel übergeführt werden und zur Herstellung von ätherischem Öl dienen. Sie kommen in Ballen von 40—50 kg in den Handel.

Ceylonzimt ist von blasser Lehmfarbe und außen fein-weißlich-längsgestreift. Die Röhren bestehen immer aus mehreren Schichten. Die Stärke der einzelnen

Schicht, des Bastes, soll die Dicke eines Kartenblattes nicht übersteigen. Geruch kräftig, Geschmack feurig-gewürzhaft, süßlich brennend, nicht schleimig und herb. Der sog. Javazimt ist dem ceylonischen im Äußeren sehr ähnlich, nur ist er meist etwas dunkler und weniger kräftig von Geschmack, daher geringer an Wert. Seine Abstammung ist die gleiche. Die Güte des Zimts ergibt sich hauptsächlich aus dem Geruch und Geschmack, wobei sich die dünnsten Rinden stets als die feinsten erweisen.

Bestandteile. Ätherisches Öl $1^{1}/_{2}\%$, das chemisch vom Kassiaöl nicht zu unterscheiden ist; Zucker, Harz.

Der Rückstand nach der Verbrennung darf höchstens 5% betragen. Der Höchstgehalt an Sand 2%. Bei Zimtbruch höchstens 7% Verbrennungsrückstand und 5,5% Sand.

Das alkoholische Extrakt muß mindestens 18% betragen.

Pulver von echtem Zimt mit Branntwein übergossen gibt einen gleichmäßigen Brei, der bei längerem Stehen nicht zäh und gallertartig wird, wie dies bei Kassiazimt der Fall ist.

Cortex Cassiae cinnamomi. Cortex Cinnamomi chinensis.
Zimtkassia. Chinesischer Zimt. Cannelle de Chine. Cassia cinnamom.
Cinnamomum cássia. Lauráceae, Lorbeergewächse.
China, Kochinchina, Ostindien Südamerika angebaut.

Die vom Kork und einem Teile der Mittelrinde durch Abschaben mehr oder weniger befreite Rinde stärkerer, älterer Zweige der 7—8jährigen Bäume. Die Gewinnung geschieht von März bis Mai wie beim echten Zimt, jedoch wird auf das Abschaben weniger Sorgfalt verwendet. Die Röhren sind einfach, verschieden lang, bis zu 60 cm, bis fingerdick, die Dicke der Rinde selbst 1—3 mm, außen matt, hellbraun, dunkler als Ceylonzimt, stellenweise noch mit grauem Korke bedeckt. Bruch nicht faserig, sondern derb körnig. Geruch angenehm zimtartig, Geschmack weniger fein, herb und schleimig.

Bestandteile. Dieselben wie im Ceylonzimt, nur mehr Gummi.

Die Ware kommt hauptsächlich aus den chinesischen Provinzen Kwansi und Kwantung nach Kanton und Pakhoi und dann über London und Hamburg in den deutschen Handel, und zwar in mit Rohrmatten bedeckten sog. Gontjes, deren jede eine Anzahl von $^{1}/_{2}$ kg schweren, mit Bast verschnürten Bündeln enthält, oder auch in Kisten.

Unter dem Namen **Cassia vera** kommen im Handel dicke, kleine Rindenbruchstücke, Fragmente, vor, die von den stärkeren Zweigen des Zimtbaumes in China und Japan gesammelt werden. Außen meist von graubrauner, korkartiger Borke bedeckt. Geruch und Geschmack gut, letzterer jedoch stark schleimig. Meist zu Pulver verwendet, ebenso wie die

Cassia lignea, der Malabarzimt, angeblich von einer Abart des echten Cinnamomum ceylanicum stammend. Teils als etwa fingerdicke, einfache Röhren, von einem graubräunlichen, fein gerunzelten Kork umgeben. Innen und auf dem Bruche dunkelbraun bis nelkenbraun. Teils als Cassia tigablas oder Cassia lignea selected vollständig abgeschabt, außen gelbrötlich, feingerunzelt. Geruch und Geschmack schwächer zimtartig, stark schleimig. Diese Sorte kommt jedoch auch in sehr schlechter Beschaffenheit in den Handel, meist mit der Borke und von dumpfigem Geruche. Noch geringer ist die als Cassiabruch kurant bezeichnete Ware.

Der Malabarzimt kommt in mit Bastgeflecht überzogenen Kisten von 30 kg Gewicht, in Bündeln zu $^{1}/_{2}$ kg in den Handel.

Cortices. Rinden. 189

Der Verbrauch Deutschlands an Zimt wird auf 6000—7000 dz geschätzt. Nur ein verschwindend kleiner Teil davon wird zu Heilmitteln verbraucht, alles andere als Gewürz zu den verschiedenartigsten Zwecken.

** Córtex Chinae. Cortex Cinchonae. Chinarinde. Fieberrinde. Écorce de quina ou de quinquina. Cinchona bark.

Cinchona succirubra. C. calisaya. C. micrántha. C. purpúrea. C. lanceoláta. C. officinális. C. Ledgeriana und verschiedene andere Zinchonaarten.
Rubiáceae. Krappgewächse. Unterfamilie *Cinchonoideae.*
Südamerika; angebaut in Ostindien. Ceylon. Java. Algier, Westindien. deutsch-afrikanischen Kolonien. in Kamerun und Usambara.

Die Bezeichnung Cinchona wird von der an Fieber erkrankten und durch die Rinde geretteten Gräfin von Chinchon, der Gattin des Vizekönigs von Peru abgeleitet. Der Name der Chinarinde stammt von dem indianischen Worte Quina. Rinde. ab. Ihre heilsame Wirkung war den Indianern schon vor Ankunft der Europäer bekannt, sie nannten die Rinde deshalb Quina Quina, d. h. etwa „Rinde aller Rinden". Daher stammen noch die heutigen französischen und englischen Bezeichnungen Quinquina.

Das D.A.B. schreibt die ostindische Chinarinde von Cinchona succirubra vor. Von der ungeheuren Menge der Chinarinde möchte heute kaum 1% in die Drogenhandlungen und von dort in die Apotheken gelangen, die übrigen 99% werden als sog. **Fabrikrinden** unmittelbar an die Fabriken verkauft. Bei diesen richten sich Wert und Preis allein nach dem vorher festgestellten Gehalt an Chinin. Die sog. **Drogistenrinden**, seltener Apothekerrinden genannt, die guten, möglichst wenig zerbrochenen Rindenstücke, werden durch Auslesen aus der ursprünglichen Ware hergestellt.

Die Heimat der Zinchonaarten, großer, stattlicher, immergrüner Bäume, ist ein scharf begrenzter Teil des südlichen Amerikas. Das Gebiet ihrer Verbreitung erstreckt sich vom 10° nördlicher bis 20° südlicher Breite. Es umfaßt einen Teil der Staaten Kolumbia, Venezuela, Ekuador, Peru und Bolivia. Die Bäume kommen niemals in geschlossenen Wäldern vor, sondern finden sich stets vereinzelt in den dichten Urwäldern der Kordilleren in einer Höhe von 800—3400 m über dem Meere. Ihre Einsammlung ist daher mit großen Schwierigkeiten verbunden; sie geschah durch Eingeborene. sog. Kaskarilleros, vom spanischen Cascara, die Rinde, abgeleitet, Rindensammler, welche die Bäume fällten, die Rinde abschälten und die Packen auf dem Rücken nach den Hafenplätzen des oberen Amazonenstromes mit seinen riesigen Nebenflüssen brachten.

Bei diesem **Raubsystem** der Gewinnung der Rinde und bei dem immer steigenden Verbrauche lag die Befürchtung nahe, daß die Waldungen Südamerikas in einer nicht zu fernen Zeit nicht mehr dem Verbrauche genügen würden. Infolgedessen legte die holländische Regierung vor Jahrzehnten auf Java Pflanzungen an und erzielte mit der Cinchona succirubra und Kreuzungen ausgezeichnete Erfolge. Während die beste amerikanische Calisaya höchstens 2—3% Chinin enthielt, hat man auf Java durch zweckmäßigen Anbau und durch verschiedene Kunstgriffe, z. B. Umwickeln der Stämme mit Moos, Rinden erzeugt, die 5—6 und mehr Prozent, ja sogar bis 11% Chinin enthielten. Den Holländern folgten die Engländer; es wurden Pflanzungen auf dem Festland Ostindiens, am Abhang des Himalaja, in den blauen Bergen, in den Neilgherries und auf Ceylon angelegt. Auch im Vaterlande der Zinchonen, namentlich in Kolumbien, hat man Pflanzungen angelegt, deren Ergebnisse ebenfalls sehr günstig sind. Die Ausfuhr Ceylons ist, teils weil die Pflanzungen eingeschränkt sind, um den sich besser bezahlt machenden Tee anzubauen, andernteils weil an Ort und Stelle die Rinden selbst verarbeitet werden, zurückgegangen. Die Ausfuhr Javas dagegen ist immer größer geworden. Außerdem ist der Chiningehalt dieser Rinden im Durchschnitt von früher 3% auf 6—6,38% gestiegen. Außer der riesenhaften Rindenausfuhr werden von der dortigen Chininfabrik zu Bandong noch große Mengen reines Chinin verkauft.

Die großen Ernten der Regierungspflanzungen in Ostindien werden zum großen Teil für den dortigen Bedarf in Anspruch genommen. Auf Java gewinnt man die Chinarinde hauptsächlich nach dem Coppicing-Verfahren. Man fällt die Bäume, wenn sie ein Alter von etwa acht Jahren erreicht haben, schält die Rinde ab und läßt aus dem Stumpfe Schößlinge sprießen, die man nach etwa sechs Jahren zur Rindengewinnung verwendet. Oder man pflanzt die Bäume sehr dicht und lichtet nach einigen Jahren, so daß in der Pflanzung immer weniger Bäume stehen. Nach etwa 25 Jahren, wo sich schließlich auf einem Hektar noch bis zu 2500 Bäume befinden, werden sämtliche Bäume gefällt. Um wertvolleren, etwa 50 cm langen Rindenstücken die gewünschte röhrenartige Form zu geben, trocknet man sie kurze Zeit und bindet sie um Bambusstäbe.

Man unterscheidet bei den verschiedenen Chinasorten **bedeckte** und **unbedeckte Rinden**. Erstere, meistens **Ast-** oder **Zweigrinden**, bestehen aus der vollen Rinde, mit mittlerer und äußerer Rindenschicht, letztere, von diesen beiden befreit, nur aus der Bastschicht; da diese aber der eigentliche Sitz der Alkaloide ist, sind unbedeckte Rinden, **Stammrinden**, weit wertvoller.

Die Form der Rinden ist entweder röhrenförmig (Zweigrinden), rinnenförmig (Astrinden) oder mehr oder weniger flache Stücke, aus den Stammrinden bestehend.

Die Haupteinfuhrplätze für Chinarinde sind Amsterdam, wo die Chinarinde an den Versteigerungstagen, die für das ganze Jahr schon im voraus bestimmt werden, verkauft wird; London für amerikanische und Ceylonrinden, Amsterdam für Javarinden, Le Havre und Hamburg, letzteres fast ausschließlich für amerikanische Rinden, namentlich Porto Cabello und Marakaibo.

Die amerikanischen Rinden, die teils in Kisten, teils in mit Ochsenhäuten umnähten Ballen, Seronen, von etwa 60 kg Gewicht in den Handel kommen, teilt man der Farbe ihrer Innenfläche nach in 1. gelbe, 2. braune oder graue, 3. rote Rinden. Die gelben stammen fast sämtlich aus dem südlichen Teile des Rindengebietes, die braunen aus dem mittleren und die roten aus dem nördlichen Teile.

Gelbe Rinden. Cortex Chinae flavus. Die wertvollsten von allen, Königsrinden genannt, kommen meist in Gestalt von flachen Platten oder rinnenförmigen, seltener gerollten Stücken vor. Zimtgelb, gelbrötlich, allmählich dunkler werdend, Bruch kurz, splittrig, faserig. Die mehr rinnenförmigen Stücke sind oft mit einem weißlichen Korke bedeckt, die flachen nicht, dagegen zeigen diese häufig muldenförmige Vertiefungen, vom Abwerfen der Borke herrührend. Geschmack rein bitter, wenig zusammenziehend, adstringierend. Hauptsächlich Chinin und Zinchonin enthaltend.

Die wichtigsten von ihnen sind

Cortex Chinae calisaya oder regius von Cinchona calisaya, Peru und Bolivien. Über Arika und Kobija, in Seronen von etwa 65 kg oder in Kisten von 75 kg in den Handel kommend. Verschieden große, ziemlich schwere Platten, nur stellenweise Borke, dagegen fast immer muldenförmige Vertiefungen zeigend. Innenfläche durch wellenförmigen Verlauf der Fasern gekennzeichnet.

Cortex Chinae Cartagena oder **flavus durus.** Gewöhnlich rinnenförmig, bis zu 30 cm lang, 4—5 cm breit. außen ockergelb, teilweise mit weißlichem. leicht ablöslichem Korke bedeckt. Bruch langfaserig. Innenfläche gelb bis bräunlich, mit gerade verlaufenden Fasern.

Cortex Chinae Maracaibo. Groß. flach, selten rinnenförmig, außen mit schwammigem, grubigem. braunem Korke bedeckt; innen grobfaserig, rauh, braungelb; mehr Chinidin als Chinin enthaltend.

Braune Rinden. Cortex Chinae fuscus. Sie stammen nur von Zweigen und Ästen. Gerollte oder geschlossene, außen von einem grauen oder weißlichen Korke bedeckte Röhren. Innen nelkenbraun. Geschmack mehr zusammenziehend, weil sie neben weniger Alkaloiden, und zwar vorwiegend Zinchonin viel Chinagerbsäure enthalten. Die wichtigste dieser Rinden ist:

Cortex Chinae Loxa. Röhren eingerollt. $1^{1}/_{2}$—$2^{1}/_{2}$ cm dick. Außen dunkelgrau mit schwarzen und weißlichen Flecken, oft mit Flechtenbüscheln versehen. Innen dunkel, zimtbraun. Querrisse mit wenig gewulsteten Rändern. Querbruch bei dünnen Rinden eben, bei stärkeren innen faserig.

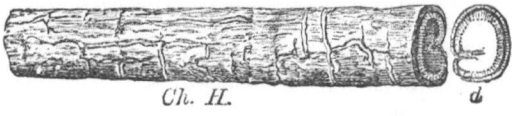

Abb. 246. Cortex Chinae succiruber. *q* Querschnitt

Hierher gehören ferner noch: **Cort. Chinae regius convolutus; Cort. Chinae Huanuco** und **Cort. Chinae Guajaquil.**

Rote Rinden. Cortex Chinae ruber. Hierher gehört die **Cort. Chinae peruvianus** in oft sehr derben Stammrindenstücken, auch **Cort. Chinae ruber durus** genannt.

Ostindische Rinden. Diese vom D.A.B. allein aufgeführten Rinden (Abb. 246) stammen alle von Cinchona succirubra. Das D.A.B. gibt folgende Erkennungsmerkmale: 2—5 mm dicke Röhren oder Halbröhren, im Durchmesser von 1—4 cm, die von der getrockneten Stamm- und Zweigrinde angebauter Pflanzen von Cinchona succirubra herrühren.

Chinarinde bricht mürbe und faserig; ihre Querschnittfläche ist braunrot. Die graubräunliche Außenseite zeigt grobe Längsrunzeln und feinere Querrisse. Innenfläche braunrot, faserig. Pulver rötlichbraun oder rotbraun. Geschmack stark bitter und zusammenziehend. Geruch schwach. In einer Glasröhre erhitzt, liefern sie einen schön karminroten Teer. Das Deutsche Arzneibuch verlangt einen Alkaloidgehalt von der Zusammensetzung Chinin und Zinchonin von mindestens 6,5% und gibt hierfür eine bestimmte Prüfungsart an. Der Rückstand nach dem Verbrennen darf höchstens 5% betragen.

Bestandteile der sämtlichen Chinarinden. Chinin (bis 8%), Zinchonin, Chinidin, Zinchonidin, Chinagerbsäure, Chinovagerbsäure, Chinarot, aus der Chinagerbsäure entstehend und Chinasäure meist an Kalk gebunden. Zur Erleichterung des Handels wird den Sendungen angebauter Rinden eine beglaubigte Analyse beigegeben und der Wert der Rinden nach Unit berechnet, worunter man die Preiseinheit für je 1% Chininsulfat in 500 g trockener Rinde versteht.

Anwendung. Vor allem zur Darstellung der Chinaalkaloide, dann als Abkochung, die heiß durchgeseiht und stets gut umgeschüttelt werden muß, im Extrakt, Tinktur, Pulver, als stärkendes, nervenkräftigendes Mittel bei Schwächen der verschiedensten Körperteile. Als Fiebermittel wird seltener die Rinde selbst, sondern mehr das Chinin angewandt. Ferner zu Mitteln für die Haar- und Mundpflege, wie Haarwässern, Haarölen, Zahntinkturen, Zahnpulvern und zu Magenbittern.

Córtex Citri. Cortex Citri Fructus. Zitronenschale.
Écorce de citron ou imon. Lemon-peel.
Citrus médica. Citrus limonum Risso. Rutáceae. Rautengewächse.
Südtirol, Italien, Spanien, Kalifornien, Brasilien angebaut.

Meist in schraubenförmig geschälten Stücken in den Handel kommende Fruchtschalen der ausgewachsenen, jedoch nicht völlig reifen frischen Früchte. Die Bänder sind etwa 2 cm breit, außen grubig, bräunlichgelb, lederartig oder brüchig, auf der Innenseite weißlich, schwammig. Zitronenschale hat den bezeichnenden Geruch nach Zitronenöl und schmeckt würzig, schwach bitter.

Das D.A.B. schreibt unter der Bezeichnung Pericarpium Citri, gleich wie bei der Pomeranzenschale, die von der Markschicht befreite Zitronenschale vor.

Von Sizilien werden die Fruchtschalen auch mit Salzwasser frisch erhalten, verschickt und dann auf Marmeladen verarbeitet.

Bestandteile. Ätherisches Öl, ein Glykosid Hesperidin.
Anwendung. In der Likörbereitung.

Confectio Citri. Sukkade, Zitronat. Stammt von einer sehr dickschaligen und bedeutend größeren Spielart der Zitrone, Citrus medica cedra, die in der Gegend um Genua angebaut wird, und wird durch Einkochen der frischen, ausgewässerten Schale mit Zucker erhalten. Die Früchte kommen in ganzen Früchten oder in zwei Hälften zerschnitten, in Salzwasser weich gekocht, in große Fässer verpackt von Genua über Hamburg in den Handel.

** Córtex Condurángo. Kondurangorinde.
Écorce de Condurango. Condurango bark.
Marsdénia cundurango.
Asclepiadáceae. Seidenpflanzengewächse.
Ekuador Peru.

Rinde röhren- oder rinnenförmig, 5—10 cm lang, 2—5 mm dick, häufig gebogen. Außenfläche bei jungen Rinden mit glänzend grauer Korkhaut, bei älteren mit rissiger, rötlichbrauner, weißer Korkschicht bedeckt. Innenfläche hellgrau, derb, längsstreifig. Der Querbruch körnig, bei jüngeren Rinden langfaserig. Erhitzt man den kaltbereiteten, klaren wässerigen Auszug (1 + 4), wird er stark trübe, beim Erkalten jedoch wieder klar, da das Kondurangin in kaltem Wasser löslich ist, in heißem sich ausscheidet. Daher darf eine Abkochung erst nach dem völligen Erkalten durchgegossen werden.

Unter der Bezeichnung Mataperro versteht man eine gute Ware, die den Anforderungen des D.A.B. entspricht. Zuweilen vermischt mit ganzen, holzigen Stengeln. Geschmack bitter, schwach kratzend. Geruch pfefferartig.

Kondurangorinde kommt in Ballen von 50—60 kg in den Handel.
Bestandteile. Zwei Glykoside. Alpha-Kondurangin und Beta-Kondurangin: Bitterstoff und Gerbsäure.
Anwendung. Wird als Mittel gegen Magenkrebs angepriesen, soll sich hiergegen aber nicht bewährt haben. Mit Wein ausgezogen ein beliebtes, die Verdauung anregendes Mittel. In der Likör- und Branntweinbereitung.

Córtex Coto. Kotorinde. Écorce de coto. Coto bark.
Nectandra Coto. Lauráceae. Lorbeergewächse.
Bolivien und Venezuela.

Rinde meist halbflach, selten rinnenförmig, bis 22 cm lang, bis 7 cm breit, schwer, hart, von mattrotbrauner zimtartiger Farbe. Innen braun, grob gestreift. Geschmack scharf, Geruch wenig würzig.

Bestandteile. Kotoin, ein Alkaloid, und ätherisches Öl. Gerbstoff.
Anwendung. Gegen Darmerkrankungen. Ruft aber leicht Erbrechen hervor. In der Likör- und Branntweinbereitung.

Eine unechte Kotorinde wird als Para-Kotorinde bezeichnet, nach dem griechischen para = neben. Sie ist größer, stark gewölbt oder gar röhrig. Geschmack kaum scharf.

Cortices. Rinden. 193

Vermischt man von dem weingeistigen Auszuge 1 + 9) 5 ccm mit 25 ccm Weingeist und fügt 1 Tropfen Eisenchloridlösung hinzu, so färbt sich bei echter Kotorinde die Flüssigkeit dunkelolivgrün. bei Para-Koto jedoch dunkelviolett.

Córtex Frángulae. Faulbaumrinde. Pulverholzrinde.
Écorce de bourdaine ou d'aune-noir. Black older-bark.
Rhamnus frangula. Rhamnáceae. Kreuzdorngewächse.
Europa. Mittelasien. Nordafrika.

Die an der Sonne getrocknete, bis 1,2 mm dicke und 30 cm lange Rinde der oberirdischen Achsen in gänzlich eingerollten, federkiel- bis fingerdicken Röhren. Am wirksamsten ist die im April bis Juni eingesammelte Rinde. Außen mattgraubraun oder schiefergrau, nach Abschaben der äußersten Korkschicht rot, mit zahlreichen weißen quergestreckten Korkwarzen, Lentizellen besetzt. Innen gelb- bis braunrot. Färbt beim Kauen den Speichel stark gelbbraun und schmeckt schleimig. unangenehm bitter-süßlich (Abb.247). Die Rinde darf erst im zweiten Jahr angewandt werden. da sie infolge eines Fermentes frisch brechenerregend wirkt. Die frische Rinde ist innen mehr gelb als bräunlich. Sie wird als

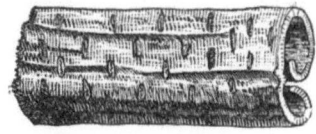

Abb. 247. Cortex Frangulae

Nebenerzeugnis von dem in Europa wild wachsenden Strauche, der eine Höhe bis 6 m erreicht, gewonnen, indem das Holz verkohlt zu Schießpulver, Schwarzpulver verarbeitet wird. Rußland und Polen liefern die Hauptmenge.

Bestandteile. Die abführende Wirkung wird durch verschiedene Oxymethylanthrachinone bedingt, durch die Frangulasäure. die Chrysophansäure und das Glukofrangulin. dem man die Hauptwirkung zuschreibt.

Anwendung. Ähnlich wie Rhabarber als Abführmittel, Laxans. Ferner auch als gutes Mittel gegen Würmer.

Nachweis. Legt man die Rinde in Kalkwasser oder betupft sie mit Ammoniakflüssigkeit. so wird die Innenseite rot, legt man sie in Kalilauge, dagegen braunviolett. Der gelbrötliche oder bräunliche wässerige Aufguß wird durch wenig Eisenchloridlösung tiefbraun

Prüfung. Eine Verfälschung mit Erlenrinde (Alnus glutinosa) erkennt man an den senkrechtgestreckten Lentizellen und ferner beim Betrachten des Quer-

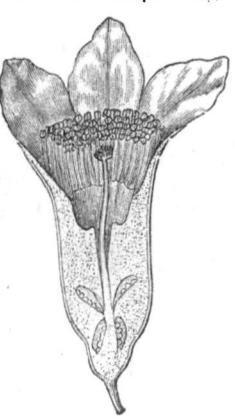

Abb. 248. Flores Granati. Längsschnitt.

schnittes durch das Vorhandensein von weißgelblichen Körnern in der rotbraunen Rindenschicht.

Der Rückstand nach dem Verbrennen darf höchstens 10 % betragen.

Córtex Granáti Frúctuum. Granatschale. Ecorce de granade.
Pomegranate-peel.
Punica granatum. Punicáceae. Granatbaumgewächse.
Südeuropa. Nordafrika. Ostindien.

Die Fruchtschalen der apfelgroßen beerenartigen Scheinfrüchte des Granatbaumes. der der granatroten Blüten wegen auch bei uns als Ziergewächs angepflanzt wird. Sie sind in verschieden großen Stücken im Handel, oft mit dem Kelche gekrönt. Hart. brüchig. außen gelbrot bis braun. feinwarzig, innen gelblich. Geruchlos, Geschmack herb.

194 Cortices. Rinden.

Bestandteile. Gerbsäure 25%, Gummi 30—34%..
Anwendung. Gegen Durchfall. Ferner zum Gerben feiner Leder.
Auch die Blüten des Granatbaumes, Flores Granati, enthalten neben rotem Farbstoff Gerbstoff und werden infolgedessen ebenfalls gegen Durchfall, auch gegen Weißfluß angewendet (Abb. 248 u. 249).

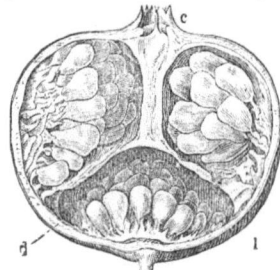
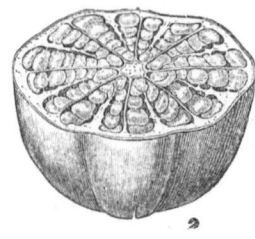

Abb. 249. Frucht von Punica granatum.

** Córtex Granáti Radícum. Granatwurzelrinde.
Écorce de racines de grenadier.

Die Wurzelrinde desselben Baumes, der die Granatschalen liefert, mit Zweig- und Stammrinden untermischt, soll hauptsächlich von Bäumen gesammelt werden, die sich nicht mehr zum Obstbau eignen. Kommt aus Südfrankreich und Algier. Röhrenförmige oder flache, verschieden große, 1—3 mm dicke Stücke, häufig rückwärts gebogen, außen graugelb, feinrunzlig oder rissig, innen gelblich, auf dem Querschnitte gelb und glatt. Beim Kauen den Speichel gelb färbend; Geruch schwach, Geschmack herb, wenig bitter. Alte Ware soll schwächer wirken, weshalb darauf zu achten ist, daß der Speichel immer lebhaft gelb gefärbt wird, was bei alten Rinden nicht der Fall ist.

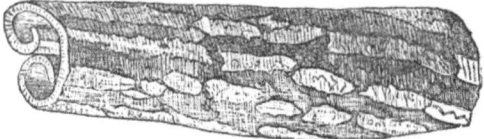

Abb. 250. Cortex Granati Radicum in natürlicher Größe.

Nachweis. Zieht man 1 Teil zerkleinerte Granatrinde eine Stunde mit 100 Teilen schwach angesäuertem Wasser aus, so erhält man einen gelben Auszug, der durch geringen Zusatz von Eisenchloridlösung schwarzblau, mit der fünffachen Menge Kalkwasser dagegen gelbrot wird, sich trübt, orangerote Flocken abscheidet und dann farblos wird (Abb. 250).

Bestandteile. Gallusgerbsäure etwa 25%. Flüssiges, scharf schmeckendes Alkaloid Pelletierin, auf dem die Wirkung beruht.
Anwendung. In Abkochungen als Bandwurmmittel. 4—15 g mehrere Male täglich. Doch stellen sich häufig dabei Vergiftungserscheinungen ein.

Córtex Juglándis Frúctuum. Córtex Núcum Juglándis.
Walnußschale. Brou de noix. Walnut bark.
Júglans regia. Juglandáceae. Walnußbaumgewächse.
Asien, bei uns angebaut.

Das getrocknete äußere, fleischige Fruchtgehäuse der steinfruchtartigen Springfrucht, schwarzbraun, eingeschrumpft, fast geruchlos, von sehr herbem Geschmack (Abb. 269).

Bestandteile. Gerbsäure, auch Nuzitannin genannt. Hydrojuglon, Trioxynaphthalin. Spuren von Zitronen- und Apfelsäure. In der reifen Schale ist kein Gerbstoff vorhanden.

Anwendung. Zur Bereitung von Holzbeizen, Nußbaumbeizen und frisch zu Haarfärbemitteln. Die durch frische Schalen an den Händen erzeugten Flecke entfernt man durch Eisenchloridlösung und nachheriges Nachwaschen mit Oxalsäurelösung.

Eine Auskochung der frischen Schalen mit Wasser dient auch dazu, die Haut als sonnenverbrannt erscheinen zu lassen.

Aus dem Samen der reifen Früchte gewinnt man das fette **Walnußöl**, **Oleum Nucum Juglandis, Oleum Fructuum Juglandis**. Nach Entfernung der äußeren Fruchtschale trocknet man die Nüsse auf Hürden aus Holzlatten etwa sechs Wochen aus, entkernt sie, trocknet die Samen in Säcken nochmals an der Luft vorsichtig nach und preßt das Öl kalt aus. Die Preßkuchen dienen als Viehfutter. Zur Klärung des Öles fügt man ihm eine kleine Menge Kochsalz hinzu. Das Nußöl ist ein hellgelbes Öl, in manchen Gegenden Deutschlands als Speiseöl beliebt, doch wird es verhältnismäßig leicht ranzig. In der Heilkunde wird es zum Heilen kleiner Wunden, auch wunder Brustwarzen verwendet. Technisch mitunter in der Malerei.

** **Córtex Mezeréi. Seidelbastrinde. Kellerhalsrinde.**
Écorce de daphné mézéréon. Écorce de bois gentil. Mezereon bark.
Daphne mezéreum. Thymelaeáceae. Seidelbastgewächse.
Deutschland.

Kommt meist zu Knäueln gewickelt in den Handel. Es ist die zu Beginn des Frühjahrs eingesammelte Rinde eines in Gebirgswäldern heimischen Strauches, der rote hyazinthenartig riechende Blüten trägt, die sich vor den Blättern entwickeln. Bandartige, zähe, fußlange, bis zu 3 cm breite, etwa kartenblattdicke Streifen. Außenrinde hellbräunlich, mit roten Punkten versehen, infolge Vorhandenseins einer auf ihr lebenden Flechte Microthelia analeptoides. Innenbast weißgelblich, atlasglänzend, sehr zäh und faserig. Mittelschicht grün. Geruchlos, Geschmack anhaltend scharf. Rinden, bei welchen die Mittelschicht nicht mehr grün ist, sind zu verwerfen. Die Rinde läßt sich nicht brechen.

Bestandteile. Scharfes, blasenziehendes Harz, in Äther leicht lösliche Mezerinsäure, ferner Daphnin, ein kristallinischer, bitterer Stoff.

Anwendung. Höchst selten innerlich, wirkt innerlich sehr scharf, öfters als äußerliches Reizmittel, als Zusatz zu Salben.

Córtex Quebrácho blanco. Quebrachorinde.
Écorce de Quebracho. Quebracho bark.
Aspidospérma quebracho blanco. Apocynáceae. Hundstodgewächse.
Argentinien. Brasilien.

Unter dem Namen Quebracho blanco kommt die Rinde obigen Baumes, der gelbe Blüten und stachelspitzige Blätter trägt, in den Handel. Die Rinde bildet schwere, flache oder rinnenförmige Stücke mit dicker, braungelblicher Borke. Sie selbst und ein aus ihr dargestelltes Alkaloid, Aspidospermin, werden bei Asthma, Herzleiden und in der Likörbereitung angewendet.

Quebrachoholz stammt von dem Sumachgewächse Schinops s Lorentzii, einer Anakardiazee in Argentinien und Paraguay und wird als ein stark gerbsäurehaltiger Ersatz der Eichenlohe vielfach in der Gerberei verwendet, weniger für sich allein, als in Mischung mit Lohe. Es kommt in weniger dicken oder dicken Stämmen in den Handel. Ist dunkelrot bis rotbraun, hart, leicht spaltbar. Auch stellt man aus dem Holze für die Gerberei ein Extrakt her, das bis zu 90% Gerbstoff enthält. Das Leder soll mit diesem Zusatze weit schneller lohgar werden als mit reiner Lohe (**Schnellgerberei**). Wird auch zu Eisenbahnschwellen verarbeitet.

Córtex Quércus. Eichenrinde. Écorce de chêne. Oak bark.
Quércus róbur. Qu. sessiliflóra. Fagáceae. Buchengewächse.
Europa.

Die im Frühjahr zu sammelnde Spiegel- oder Glanzrinde jüngerer Stämme und Zweige unserer Eichen, die in sog. Eichenschälwaldungen, wo die Eichen in dünnen Bäumchen oder mehr strauchartig gehalten werden, angepflanzt werden. Eichenrinde kommt vom Schwarzwald, Odenwald, Taunus und Sauerland. Außen graubraun bis silbergrau, mit weißlichen Flecken, 1—2 mm dick, innen braunrot, grobfaserig, sehr zäh. Geruch nach dem Anfeuchten loheartig. Geschmack bitter, herb, zusammenziehend.

Der Rückstand nach dem Verbrennen darf höchstens 8% betragen.

Nachweis. Der wässerige Auszug der Eichenrinde ist bräunlich und gibt schon mit ganz schwacher Eisenchloridlösung (1 + 99) einen schwarzblauen Niederschlag.

Bestandteile. Gerbsäure bis 15%. Ein fünfwertiges Phenol Querzit. Gallussäure. Harz. Eichenrot.

Anwendung. Innerlich als zusammenziehendes Mittel, Adstringens, äußerlich als Abkochung zu Bädern und Einspritzungen. Auf ein Bad rechnet man 500 g. Technisch zum Gerben. Man stellt zu diesem Zweck aus der zerkleinerten Rinde durch Ausziehen mit Wasser, Filtrieren, Entfärben mittels etwas Blutalbumin und Eindampfen ein Extrakt her.

Córtex Quilláiae.
Quillajarinde. Panamarinde. Seifenrinde. Panamaholz. Waschholz.
Écorce de Panama ou de quillaja. Quillaja bark. Soap bark.
Quillája saponaria. Unterfamilie *Spiraeoideae*. *Rosáceae*. Rosengewächse.
Chile. Peru. Bolivien.

Die Quillajarinde, die von obengenannter, immergrüner baumartiger Rosazee abstammt, bildet eine wichtige Handelsware, die in ganzen Schiffsladungen in Europa von Chile und Peru eingeführt wird. Besteht meist nur aus der Bastschicht, da die mittleren Rinden- und oberen Korkschichten entfernt sind, das D.A.B. verlangt die von der braunen Borke befreite Stammrinde. Sie bildet flache oder nur wenig gebogene Stücke von verschiedener Länge, etwa 10 mm Dicke und bis zu 100 mm Breite, von schmutzigweißgelber Farbe, auf der Oberfläche hier und da Spuren der äußeren Rindenschichten zeigend, von sehr grobfaserigem Gefüge. Oberfläche

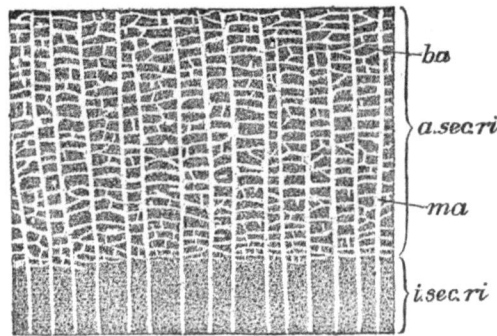

Abb. 251. Cortex Quillaiae. *i. sec. ri* innere sekundäre Rinde. *ma* Markstrahlen, *a. sec. ri* äußere sekundäre Rinde *ba* Bastfaserbündel.

rauh, Innenfläche glatt und etwas heller. Auf dem Bruche sind mittels der Lupe zahlreiche glitzernde Kristalle erkennbar, die aus oxalsaurem Kalk bestehen. Weicht man die Rinde in Wasser auf, so erscheint der Querschnitt ziemlich regelmäßig gefeldert (Abb. 251). Die Rinde ist geruchlos, doch reizt der Staub infolge des Saponingehaltes die Schleimhäute in heftiger Weise und ruft Niesen und Husten hervor. Geschmack zuerst fade, hinterher scharf und kratzend.

Der Rückstand nach dem Verbrennen darf höchstens 18% betragen.

Bestandteile. Saponin, auch Quillajin genannt, bis zu 10%, in reinem Zustand ungiftig; zwei giftige Stoffe, Quillajasäure und Sapotoxin; Kalziumoxalat. Der wässerige Auszug schäumt wie Seifenwasser.

Anwendung. Innerlich im wässerigen Aufguß als schleimlösendes Mittel statt der Senegawurzel In der Wäscherei, namentlich bei wollenen und farbigen Stoffen, da sie die Farben gar nicht angreift, um so mehr als 1 kg als gleichwirkend mit 3 kg Schmierseife ist; zum Entfetten von Wolle; im weingeistigen Auszuge zu Kopfwaschwässern; als schaumerzeugender Zusatz bei schäumenden Getränken; als Fleckmittel und überhaupt zum Reinigen von empfindlichen Stoffen, so auch von Ölgemälden. Auch zur Verfälschung von Insektenpulver.

Haupteinfuhrplatz Hamburg. Die Droge kam früher über Panama in den Handel, daher die Bezeichnung Panamarinde.

Es ist eine Verfälschung mit wertlosen Holzstückchen, mit Furnierholz, festgestellt worden. Nach Podinus erkennt man die Verfälschung sehr einfach durch Hineinlegen der Droge in Wasser. Quillajarinde sinkt unter und wird gelblich, die Verfälschung bleibt schwimmend.

Córtex Rhámni Purshiánae seu Cáscarae sagrádae.
Amerikanische Faulbaumrinde. Écorce de rhamnus purshiana. Sacred bark.

Rhamnus Purshiána. Rhamnáceae. Kreuzdorngewächse.
Nordamerika. Rocky Mountains

Stamm- und Zweigrinde, rinnen- oder röhrenförmig, außen grau oder graubraun, vielfach mit Flechten besetzt, innen gelbbraun bis schwarzbraun, fein längsstreifig, 2—5 mm dick, im Bruch kurzfaserig. Geschmack bitter, schwach schleimig. Geruch schwach, an Lohe erinnernd. Befeuchtet man den Querschnitt der Rinde mit Kalkwasser, so färbt er sich stark rot. Die Rinde wird im April bis Juni eingeerntet. Man macht lange Einschnitte in einer Entfernung von etwa 10 cm in die Stämme, löst die Rinde los und fällt dann die Bäume, um die Zweige ebenso zu schälen. Darauf trocknet man die Streifen, indem man sie, die Innenseite der Sonne abgewandt, auf Drähte hängt. Dieser Raubbau ist deshalb in Gebrauch, weil die Bäume keine neue Rinde ansetzen. Um den bitteren Geschmack zu entfernen, mischt man 100 Teile gepulverte Rinde mit 5 Teilen Magnesiumoxyd und 200 Teilen Wasser, läßt 12—24 Stunden stehen, trocknet im Wasserbad aus und reibt durch ein Sieb. Cortex Cascarae sagradae examaratus.

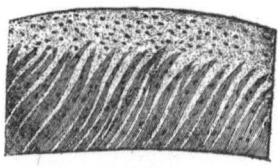

Smrb.
Abb. 252. Cortex Simarubae. Querschnitt in 5 facher Vergrößerung.
(Text siehe Seite 198.)

Bestandteile. Emodin (Trioxymethylanthrachinon), Chrysophansäure.

Anwendung. Als abführendes Mittel gleich Cortex Frangulae, jedoch nicht so wirksam wie diese. Vielfach in Form von Sagradawein, hergestellt aus entbitterter Rinde mit süßem Wein. In der Likör- und Branntweinbereitung. Muß vor der Verwendung ein Jahr gelagert haben.

Córtex Sálicis. Weidenrinde. Écorce de saule blanc. Willow bark.

Salix alba. S. fragilis. S. pentándra. Salicáceae. Weidengewächse
Europa.

Die Rinde jüngerer, zweijähriger Zweige; bandartige Streifen, zäh, biegsam, außen glatt, glänzend, grünlichgrau, mit zerstreuten Korkwarzen, innen glatt, gelblich bis hell-zimtbraun, Geruch schwach würzig. Geschmack herb, bitter. Im Frühjahr zu sammeln und rasch zu trocknen.

Bestandteile. Salizin, das man in Salizylsäure überführen kann, und Gerbsäure, 13%.

Anwendung. Gegen Keuchhusten und Gelenkrheumatismus. Äußerlich zu Mund- und Gurgelwässern. Zu Bädern.

Córtex Simarúbae. Ruhrrinde.
Écorce de simaruba. Bois blanc des Antilles. Simaruba bark.

Simarúba amára. S. officinális. Simarubáceae. Simarubengewächse.
Guyana. Jamaika. Westindien.

Ist die getrocknete Rinde der Wurzeln, verschieden groß, flach oder rinnenförmig, etwa 8 mm dick. Außen bräunlich, innen dunkler, faserig, leicht, von bitterem Geschmack (Abb. 252 siehe Seite 197).

Bestandteile sind etwa die des Quassiaholzes. Verwendung gegen Durchfall und in der Branntweinbereitung.

Córtex Súberis. Súber. Lignum suberínum.
Kork. Korkholz. Pantoffelholz. Écorce de chêne-liège. Cork bark.

Quércus súber. Quercus occidentális. Fagáceae. Buchengewächse.
Westliches Mittelmeergebiet. Portugal. Spanien. Frankreich. Nordafrika angebaut.

Unter Korkholz versteht man das Korkgewebe, die äußeren Teile der Rinde obiger Eichbäume. Die Korkeiche bildet schon in den ersten 15 Jahren eine dicke Korkschicht, **männlichen Kork**, der aber sehr rissig und so für die Flaschenkorke nicht zu verwenden ist. Man schält diese Korkschicht ab, und die sich bildende neue Schicht, der **weibliche Kork**, hat nach etwa 10—15 Jahren die erforderliche Dicke erlangt und liefert brauchbare Flaschenkorke. Um die Korkschicht abzulösen, macht man rings um den Stamm kreisförmige Einschnitte, die man durch Längsschnitte verbindet, und lockert die Schicht durch Klopfen. Darauf löst man die Rinde mittels eines gekrümmten Messers, das an den Enden je eine Handhabe hat, ab, oder man läßt sie so lange am Stamme, bis sich neue Schicht gebildet hat, und kann sie dann leicht mit der Hand abziehen. Nach etwa 10—15 Jahren, in Katalonien nach 10 Jahren, kann von neuem die Korkschicht gewonnen werden, und so fährt man fort, bis der Baum ein Alter von etwa 100—150 Jahren erreicht hat und erhält bei jedesmaligem Schälen eine immer bessere Ware. Die abgeschälten Platten werden zu Haufen geschichtet, mit Steinen beschwert, getrocknet und durch Schaben mit Messern von den äußeren unreinen Schichten befreit. Darauf behandelt man sie eine Zeitlang mit siedendem Wasser und preßt sie flach. Oder man weicht sie in Wasser ein, trocknet sie an der Luft und zieht die Platten, wenn sie ziemlich trocken, durch Feuer, füllt größere Löcher mit durch Ruß gefärbte Erde aus, preßt sie zusammen und trocknet sie vollständig aus. Sie sehen dann äußerlich geschwärzt, innen bräunlich aus. Der Zweck der Behandlungsarten ist, die Löcher zu schließen, den Kork weich zu machen und Wurmfraß abzuhalten. Korkholz kommt in Platten bis zu 15 cm Dicke in den Handel. Es ist federnd, spezifisch leicht, etwa 0,250, und undurchdringbar für Flüssigkeiten und Gase. Läßt man Kork aber länger als zwei Tage in Wasser, besonders Seewasser, so dringt Wasser in die Gänge des Korkes ein, er wird schwerer. Die Halogene, Mineralsäuren, Laugen und Salmiakgeist, zum Teil ätherische Öle greifen Kork an. Er ist ein sehr schlechter Wärmeleiter und imstande, den Schall zu dämpfen. Der Wert richtet sich nach der hellen Farbe, der Leichtigkeit und dem Zellenbau. Die beste Ware kommt von Katalonien und Andalusien in Spanien. Sie ist außen dunkel — **schwarzer Kork** —, auf der Innenschnittfläche aber gelblich bis hellrötlich. Der französische Kork außen weiß — **weißer Kork** — aber innen mehr bräunlich und so weniger geschätzt.

Um dem Kork (lat. Suber, Suberes) eine bessere rötliche Farbe zu geben, wird er häufig in Koschenille- oder Terrfarbstofflösung gewaschen. Das Reinigen der Korke geschieht mittels Waschmaschinen, wo der Kork durch Bürsten unter

Zufließen von lauwarmem Wasser bearbeitet wird. Darauf kommt der Kork auf ein Sieb zum Ablaufen des Wassers und wird schließlich durch Walzen unter Zufluß von kaltem Wasser ausgepreßt. Oder man reinigt in sich drehenden Trommeln mit feinem Bimssteinpulver oder bleicht mit Chlor. Ist der Kork infolge der Stahlmesser beim Schneiden bläulich geworden, wird er meist in eine ganz schwache, höchstens einprozentige Oxalsäurelösung gelegt. Für viele Zwecke wird der Kork, um Schimmelbildung zu vermeiden, mit Paraffin oder einer Kaseinlösung und Formaldehyd durchtränkt.

Korkholz wird vor allem zur Herstellung der Korkstopfen verwendet. Ferner zu Schwimmgürteln, Korkjacken, Rettungsbooten, Schwimmern für Fischernetze und Ankerbojen, Korksohlen, Unterlagen für Ambosse, zum Schalldämpfen in Fernsprechzellen, zum Umkleiden der Ölbehälter in Luftschiffen gegen Einfrieren auch zum Auslegen der Munitionskammern auf Kriegsschiffen gegen Sprenggefahr. Die Abfälle dienen zur Bereitung von Linoleum und Kamptulikon und schwarzer Farbe. Außerdem ist Korkholz beliebt zur Schaufensterverzierung und für Vorwürfe von Gebäuden. Auch stellt man ein Korktuch her als wasserdichtes Gewebe, indem man Kork völlig entharzt, so daß er äußerst weich und biegsam wird, in ganz dünne Schichten von $^1/_{10}$ mm Dicke schneidet und diese auf das Gewebe aufpreßt, z. B. auf Wolle oder Seide. Ferner verarbeitet man Kork auf Zigarettenpapier für Mundstücke und Besuchskarten. Korkpulver, das vor allem in Palamos, Barcelona und San Felin de Guiseols bereitet wird, verwendet man in Almeria zum Verpacken von Weintrauben. Die hauptsächlichsten Gegenden für die Herstellung von Korkstopfen sind Thüringen, Hessen, Baden, Bremen, Oldenburg, Spanien, Frankreich und England; und zwar werden die Korke entweder mit der Hand mittels scharfer Messer geschnitten oder mit Maschinen, die in einer Stunde über 2000 Korken schneiden, wozu man bei Handarbeit zwei Tage gebraucht. Bei Verarbeitung mit der Hand schneidet man mit langen, scharfen Messern zunächst die Platten in Würfel und diese wieder in die gewünschte Form. Beim Schneiden mit Maschinen arbeiten sich schnelldrehende Messer, unter denen die Platte weiter gezogen wird. In Spanien werden jährlich etwa 46000000 kg Korkholz gewonnen.

Es werden auch gebrauchte Korke auf neu verarbeitet in den Handel gebracht, indem die Bohrlöcher mit Korkmehl verstopft werden. Derartige Erzeugnisse dürfen nicht als Verschlüsse von Gefäßen benutzt werden, die Nahrungs- und Genußmittel enthalten. Will man gebrauchte Korke reinigen, so erwärmt man sie längere Zeit unter häufigem Umrühren in einer mit etwas Salzsäure angesäuerten Lösung von Kaliumpermanganat auf etwa 60°, wobei aber nur wenig Chlor sich entwickeln darf. Nach gründlichem Abwaschen legt man sie in eine angesäuerte Lösung von Natriumsulfit, erwärmt etwas und wäscht gründlich aus.

Bei der Verwendung der Korke erhöht man die Elastizität entweder durch Drücken mit der Korkzange, oder man legt sie kurze Zeit in nicht zu heißes Wasser. Bleiben sie zu lange in dem Wasser, so quellen sie ungleichmäßig auf, und es lösen sich im Innern des Korkes Teile von Korkmehl und Wurmmehl und verunreinigen später den Inhalt der Flasche.

Korke müssen an vollständig trocknem Ort aufbewahrt werden, sonst nehmen sie leicht einen unangenehmen Geruch an.

Als Ersatz für Korkstopfen werden fabrikmäßig Stopfen aus weichen Hölzern wie Pappelholz angefertigt, die, um Elastizität zu erhalten, bis nicht ganz zum unteren Ende des Stopfens Fräsungen erhalten.

Córtex Ulmi intérior. Ulmenbast. Rüsterrinde.
Écorce d'orme. Slippery elm-bast.
Ulmus campéstris. U. effúsa. Ulmáceae. Ulmengewächse.
Europa.

Wird von jüngeren Ästen im Frühling gesammelt und durch Abschaben von den äußeren Rindenschichten befreit. Bandförmige, auf beiden Seiten braunrötliche Streifen. Geruchlos; Geschmack herb, bitter, schleimig.

Bestandteile. Gerbsäure (etwa 3%). Schleim.

Anwendung. Äußerlich in Pulverform als erweichendes, innerlich zusammenziehendes Mittel. In der Gerberei.

Córtex Yohimbéhé. C. Yohimbé. Yohimbeherinde. Yohimberinde.
Écorce de yohimbéhé.
Pausinystalia yohimbe. Rubiáceae. Krappgewächse.
Kamerun.

Rinde eines großen Waldbaumes, der in der Heimat Yumbehoa genannt wird. 60—75 cm lange, flache oder eingerollte, bis 10 mm dicke Stücke, außen grau bis braun, mit Längsfurchen und Querrissen. Innen rotbraun. Bruch faserig. Geschmack bitter. Geruchlos. Die Rinde mit verdünnter Natronlauge geschüttelt, färbt diese sofort rot.

Bestandteile. Yohimbin. ein äußerst stark wirkender Stoff. Yohimbenin und Farbstoff.

Anwendung. Als die Geschlechtsteile anregendes Mittel.

Gruppe IX.
Gemmae. Knospen.
Unentwickelte Blatt- oder Triebknospen.

Gémmae Pópuli. Pappelknospen. Bourgeons de peuplier. Poplar buds.
Pópulus nigra. P. balsámea. Salicáceae. Weidengewächse.
Deutschland angebaut.

Die unentwickelten, außen klebrigen Laubknospen der verschiedenen Pappelarten werden im März oder April gesammelt und getrocknet. Spitz, kegelförmig, bis zu 2 cm lang, etwa 5 mm dick, mit harzreichen, braunen, dachziegelartig angeordneten Schuppenblättern. Geruch angenehm balsamisch.

Bestandteile. Ätherisches Öl. Gerbstoff, Salizin. ein gelber Farbstoff Chrysin oder Chrysinsäure genannt. Scharfes Harz.

Anwendung. Zur Bereitung der Pappelsalbe. Hierzu am besten frisch verwandt. Sie ist wirksam gegen Hämorrhoiden, gegen Brandwunden, auch bei Verätzungen durch Radiumbestrahlung, und dient als haarwuchsförderndes Mittel. Die Knospen in der Likör- und Branntweinbereitung.

Gémmae oder Turiónes Pini. Kiefersprossen.
Fichtensprossen. Bourgeons de pin. Sprouts of pine.
Pinus silvéstris. Coniterae. Familie *Pinaceae.* Gruppe *Cupresseae.*
Nadelhö zer. Europa.

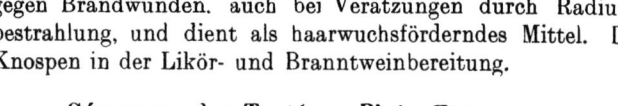

Abb. 253. Turiones Pini. *b* Knöspchen mit zwe Nadeln.

Die getrockneten, im Frühjahr gesammelten Zweigknospen der Kiefer. Zylindrisch, 2—3 cm lang, mit bräunlichen Schuppen bedeckt. Geruch stark balsamisch, Geschmack gleichfalls und bitter (Abb. 253).

Bestandteile. Harz, ätherisches Öl, Bitterstoff.

Anwendung. Äußerlich gegen Gicht. Innerlich als Blutreinigungsmittel. Zur Bereitung des Fichtennadelextraktes.

Folia. Blätter.

Gruppe X.

Folia. Blätter.

Fólia Althaeae. Folia Hibísci.
Eibischblätter. Altheeblätter. Feuilles de guimauve. Marsh-mallow-leaves.

Althaea officinalis. Malvaceae. Malvengewächse.
Deutschland. Franken (Nürnberg. Schweinfurt, Bamberg) angebaut. Ungarn.

Werden kurz vor dem Blühen gesammelt. Die Spreite bis 10 cm lang, bei jüngeren Laubblättern rundlich-elliptisch, fast eiförmig, bei älteren undeutlich drei- bis fünflappig. Der Rand grobgekerbt oder gesägt. Graufilzig, auf beiden Seiten dicht Büschelhaare tragend. Gestielt, doch ist der Blattstiel meist nur halb so lang wie die Spreite Geschmack schleimig. Geruchlos (Abb. 254 u. 255).

Bestandteile. Schleim. Kalziumoxalat.

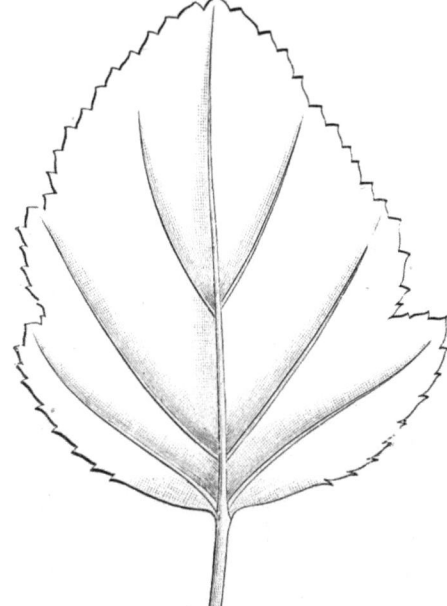
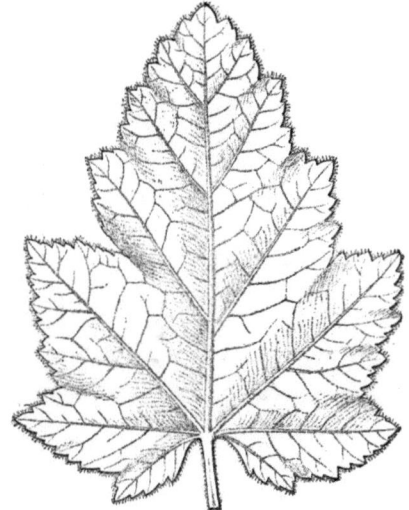

Abb. 254. Folium Althaeae. Jüngeres Blatt.   Abb. 255. Folium Althaeae. Älteres Blatt.

Anwendung. Als hustenlinderndes Mittel. Äußerlich als erweichendes Mittel. Bestandteil der Species emollientes.

Der Rückstand nach dem Verbrennen darf höchstens 16% betragen. Pilzbildungen dürfen auf den Eibischblättern nicht vorhanden sein.

Auch die Blüten der Pflanze sind als Eibischblüten, Flores Althaeae, im Handel und werden infolge des Schleimgehaltes als Mittel gegen Husten angewendet.

Fólia Auránii. Pomeranzenblätter. Feuilles d'oranger.

Citrus auránium amára. Rutáceae. Rautengewächse   Unterfamilie *Aurantioideae*
Südeuropa angebaut.

Die gelbgrünen, lederartigen Blätter der bitteren Pomeranze; bis 10 cm lang, 3—4 cm breit, stumpfzugespitzt, drüsig, mit Punkten versehen; ganzrandig, an der

202 Folia. Blätter.

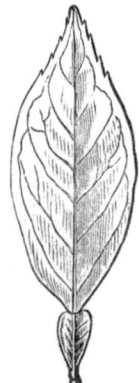

Spitze gesägt, Blattstiel gegliedert, beiderseits mit einem keilförmigen Flügel. Geruch schwach würzig, Geschmack ebenfalls, dabei bitter, herb (Abb. 256).

Bestandteile. Ätherisches Öl, Gerbstoff, Bitterstoff.

Anwendung. Als nervenstärkendes Mittel im Aufguß. Als Schlafmittel. Zur Herstellung des Petit-grain-Öles. In der Likör- und Branntweinbereitung.

***† Fólia Belladónnae.

Tollkirschenblätter. Belladonnablätter. Feuilles de belladone ou de morelle furieuse. Belladona Leaves.

Átropa belladónna. Solanáceae. Nachtschattengewächse
Deutschland in Bergwäldern.

Abb. 256.
Folium Aurantii.

Die Blätter sind beim Beginn der Blütezeit im Juni und Juli von wildwachsenden und angebauten Pflanzen, die glockenförmige, am Grunde weißgelbe, nach oben zu braunviolette, hängende Blüten tragen, zu sammeln und rasch an dunkelm Orte zu trocknen. Sie sind oval, ganzrandig, zugespitzt, oberseits bräunlichgrün, unterseits graugrün, höchstens 20 cm lang, bis 10 cm breit, fiedernervig, die jüngeren weichhaarig, die älteren nur an den Nerven und am Blattstiele behaart; bezeichnend für die Blätter ist, daß sie besonders auf der Unterseite fast stets kleine runde, weiße Punkte

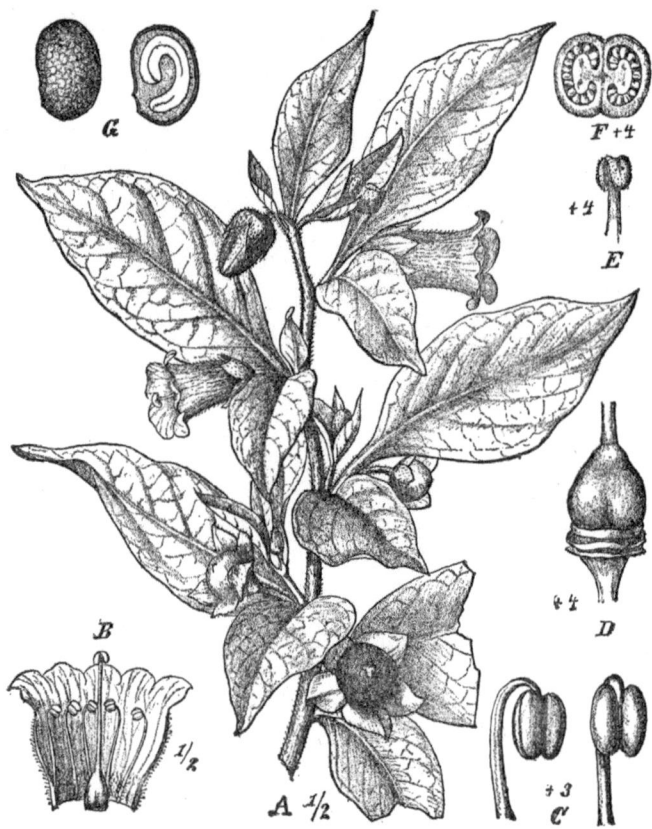

Abb. 257. Atropa belladonna. *A* Zweig mit Blüten und Früchten, *B* aufgeschnittene und ausgebreitete Blüte, *C* Staubblätter, *D* Fruchtknoten, *E* Narbe des Fruchtblattes, *F* Querschnitt des Fruchtknotens, *G* Samen, auch im Längsschnitt.

Folia. Blätter.

zeigen, herrührend von Oxalaten. Geruch schwach betäubend. Geschmack scharf, bitter (sehr giftig!) (Abb. 257 u. 258).

Bestandteile. Zwei giftige Alkaloide. Hyoszyamin, mindestens 0,3%, und Atropin, ferner Asparagin.

Der Rückstand nach dem Verbrennen darf höchstens 15% betragen.

Anwendung. Hauptsächlich zur Herstellung des Atropins und Extr. Belladonnae. In der inneren Heilkunde als betäubendes, narkotisches Mittel bei Hals-, Nervenleiden, Keuchhusten. Äußerlich zu schmerzstillenden Umschlägen. Zusatz zu Asthmazigaretten.

Der Name Belladonna bedeutet „schöne Frau" und rührt daher, weil die äußerst giftigen, glänzendschwarzen Früchte, Teufelsbeeren oder Wutbeeren genannt, zu einem äußerlich anzuwendenden Schönheitswasser verwendet wurden.

Fólia Bétulae. Birkenblätter. Feuilles de bouleau.
Birch leaves.

Betula verrucosa. B. pubescens. Betuláceae. Birkengewächse. Mitteleuropa. Asien.

In den Monaten Mai und Anfang Juni, vor vollständiger Entwicklung gesammelte und im Dunkeln ausgetrocknete Laubblätter. Gestielt, graugrün, Rand doppeltgesägt. Geruch kaum vorhanden. Geschmack fade.

Bestandteile. Betuloretinsäure, Gerbstoff. Saponinartiger Stoff.

Anwendung. Als harntreibendes Mittel. Bei Wassersucht. Gegen Hautausschläge, Gicht und Nierensteine. Muß mindestens sechs Monate lang getrunken werden. In der Branntweinbereitung.

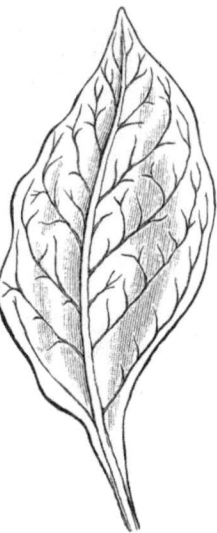

Abb. 258.
Folium Belladonnae.

Fólia Boldo. Boldoblätter. Feuilles de boldo.

Peumus boldus. Boldoa fragrans. Monimiáceae.
Chile angebaut.

Dicke, leicht zerbrechliche, lederartige, kurzgestielte Blätter bis 8 cm lang, eiförmig, am Rande, der ganzrandig ist, umgebogen, mit Büschelhaaren besetzt. Geruch kräftig, würzig. Geschmack kampferartig.

Bestandteile. Ätherisches Öl, ein Alkaloid Boldin, ein glykosidischer Körper Boldogluzin, Gerbstoff und ätherisches Öl.

Anwendung. Gegen Erkrankung der Harnwege, gegen Gallensteine und Leberkrankheiten, als schweißtreibendes, magenstärkendes Mittel. Gegen Schlaflosigkeit. Zur Herstellung von Tannenduft.

** Fólia Búcco oder Barósmae.
Bukkoblätter. Buchublätter. Feuilles de buchu.
Buchu leaves.

Barósma betulinum (Mountain buchu).
B. serratifólium (Kloof buchu). B. crenulátum.
Empleúrum ensátum. Rutáceae. Rautengewächse.
Kap der Guten Hoffnung.

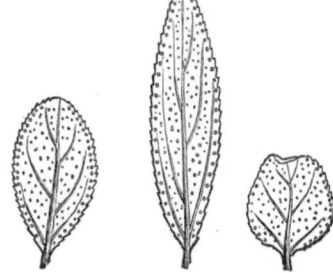

Abb. 259. Folium Bucco. *a* B. crenata.
b B. crenulata, *c* B. betulina.

Die Barosmaarten wachsen in großen Mengen wild und werden deshalb nur sehr wenig aus Samen gezogen. Blätter eiförmig oder länglich-eiförmig, gesägt, gekerbt oder gezähnt, mit Punkten versehen, gelbgrün, lederartig, 1—2 cm lang, etwa 1 cm breit. Geruch schwach kampferartig, Geschmack ähnlich, schwach bitter (Abb. 259).

204 Folia. Blätter.

Karvo-Buchoblätter, von Diosma succulentum abstammend, sind ganzrandig
ien übrigen in der Wirkung gleichwertig.
Bestandteile. Ätherisches Öl in sehr geringer Menge. Ein Glykosid Diosmın,
Salizylsäure, Gummi.
Anwendung. Als harntreibendes Mittel. In der Branntweinbereitung.

** Fólia Cóca. Kokablätter. Feuilles de coca. Coca leaves.

Erythroxylon coca. Auf Java *E. novogranatense*. *Erythroxyláceae*. Kokagewächse.
Bolivien. Peru. Chile. Brasilien. Ceylon. Java. Australien, wild und angebaut.

Die Kokablätter werden von dem Kokastrauch häufig drei- bis viermal im Jahr
geerntet und in der Heimat als nervenanregendes Mittel teils im Aufguß genossen,
teils für sich oder mit Asche vermengt gekaut (Abb. 260). Sie befähigen zu großen
Anstrengungen und beseitigen das Gefühl des Hungers; jedoch scheinen sie diese Wirkung nur im frischen Zustande zu haben. Anhaltender und übermäßiger Genuß wirkt ebenso erschlaffend wie Opium, Alkohol und andere derartige Berauschungsmittel. Die Blätter sind länglich-eiförmig oder verkehrt-eiförmig, an der Spitze schwach ausgerandet, zuweilen auch zugespitzt, 4—8 cm lang, 2—4 cm breit, ganzrandig, kahl; oben dunkelgrün; zart geadert, auf der Unterseite mit bogenförmigen Seitennerven, was zugleich ein Kennzeichen ist. Die Ware, wie sie zu uns kommt, ist meist mit sehr vielen zerbrochenen Blättern, oft auch mit Stielresten vermengt, geruchlos und fast ohne Geschmack. Größere Kokaanpflanzungen, Cokales, sind besonders in der Provinz La Paz in Bolivien. Die Bolivia-Kokablätter werden sehr geschätzt, sie enthalten etwa 0,75% Alkaloide, kommen jedoch nur in geringen Mengen nach Deutschland. Die Peru-Kokablätter mit etwa 0,43—0,66% Alkaloidgehalt werden nach den beiden Städten Kuzko und Trujillo bezeichnet.

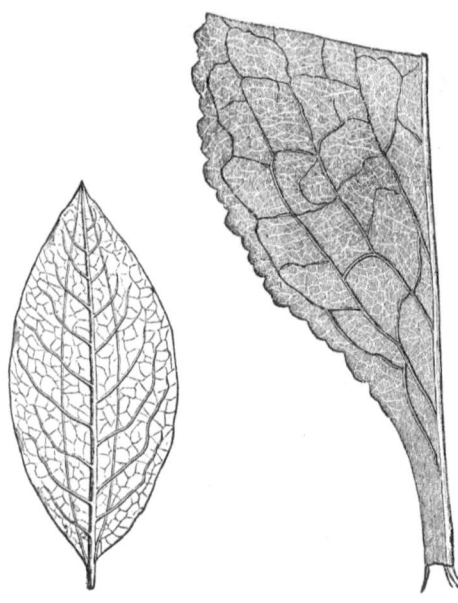

Abb. 260. Folium Coca, von unten gesehen.

Abb. 261. Folium Digitalis. Ein Stück der Blattfläche von unten gesehen.

Kokablätter müssen in gut schließenden Gefäßen aufbewahrt werden, da sie leicht
dumpfig werden. Bräunlich gewordene Blätter sind wirkungslos.
Bestandteile. Kokain bis zu ¼%, Truxillin, Cinnamylkokain, in der Javasorte
Tropakokain, ferner im frischen Zustand ein dickflüssiges Alkaloid Hygrin; Spuren
ätherischen Öles und Kokagerbsäure.
Anwendung. Zur Darstellung der Alkaloide.

**† Fólia Digitális. Fingerhutblätter.
Feuilles de digitale. Digitalis leaves.

Digitális purpúrea. *Scrophulariáceae*, auch *Personátae* oder Maskenblütler genannt.
Rachenblütlergewächse.
Gebirge Mitteleuropas. Erzgebirge. Harz, Thüringen. Schwarzwald, Vogesen.

Blätter länglich-eiförmig, zugespitzt, bis zu 30 cm lang, 5—10 cm breit, runzlig,
Rand ungleich gekerbt, oben dunkelgrün, unten heller und stärker, weichfilzig, mit
stark hervortretendem, zierlichem Adernetz. In diesem Adernetze sieht man bei durchscheinendem Lichte ein sonst nicht bemerkbares feineres Adernetz. Entweder sitzend oder mit einem kurzen, dreikantigen, geflügelten Blattstiele versehen. Geruch schwach betäubend, narkotisch, Geschmack ekelhaft bitter. Sehr giftig! (Abb. 261.) Die

Blätter werden von der wildwachsenden oder angebauten zweijährigen Pflanze, und zwar im August und September gesammelt. Die angebauten unterscheiden sich von den wilden durch bedeutendere Größe und schwächere Behaarung. Für die Wirksamkeit der Blätter ist es erforderlich, die Blätter bei trockenem Wetter einzusammeln, sofort gut auszutrocknen und nach der Vorschrift des D.A.B. grob zu pulvern und auf einen Wassergehalt von höchstens 3% zu bringen. Beim Einsammeln schützt man die Hände durch Handschuhe. Der Wert der Blätter ist auch abhängig von der Witterung; durch Sonne werden die Blätter reicher an wirksamen Bestandteilen, durch viel Regen werden sie weniger wirksam. Die Aufbewahrung hat an vollständig trockenem Orte zu geschehen.

Der Rückstand nach dem Verbrennen darf höchstens 13%, der Verlust beim Trocknen bei 100° C höchstens 3% betragen.

Das Deutsche Arzneibuch schreibt vor, daß die grobgepulverten Fingerhutblätter den amtlich vorgeschriebenen, pharmakologisch ermittelten Wirkungswert aufweisen. Sie müssen in braunen, fast ganz gefüllten und gut verschlossenen Flaschen von über 2 g bis höchstens 100 g Inhalt in den Handel gebracht werden, die nach jedesmaligem Gebrauche durch Paraffin wieder zu verschließen sind. Oder in zugeschmolzenen braunen Ampullen mit flachem Boden von 2 g Inhalt. Der Rest angebrochener Ampullen darf nicht weiter verwendet werden. Die Gefäße müssen eine Aufschrift tragen, die außer der Inhaltsangabe Angaben über die Herstellungsstätte, die Kontrollnummer und die Jahreszahl der Prüfung enthält. Die Flaschen müssen staatlich plombiert, die Ampullen staatlich gestempelt sein. Plombe oder Stempel müssen das Zeichen der amtlichen Prüfungsstelle zeigen. Außerdem muß die Droge vor Licht geschützt werden.

Bestandteile. Giftige Glykoside Digitalin, Digitoxin und Digitophyllin. Auf dem Digitoxin beruht die Hauptwirkung.

Anwendung. Sehr häufig innerlich als Heilmittel, namentlich gegen Herzleiden. Größere Gaben oder zu lange fortgesetzter Gebrauch wirken giftig.

Nachweis. Tröpfelt man dem Auszuge von einem Teil Fingerhutblättern und 10 Teilen siedendem Wasser nach dem Erkalten Gerbsäurelösung zu, so entsteht ein reichlicher Niederschlag, der von überschüssiger Gerbsäurelösung nur schwer wieder gelöst wird.

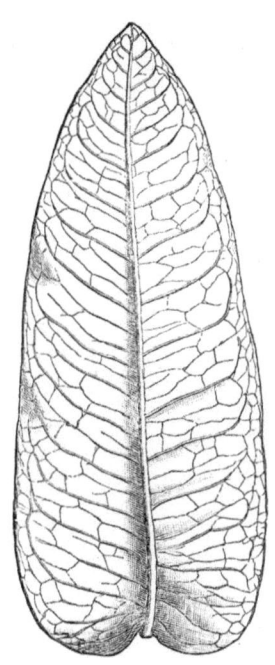

Abb. 262. Fol. Eucalypti. Blatt von einem jüngeren Baume.

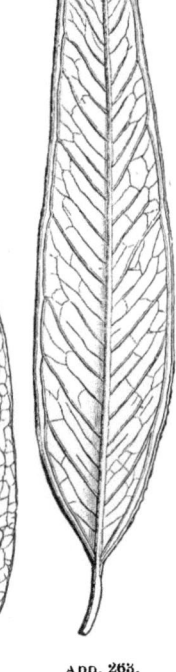

Abb. 263. Fol. Eucalypti. Blatt von einem älteren Baume.

Fólia Eucalýpti. Eukalyptusblätter. Fieberbaumblätter. Feuilles d'eucalyptus. Eucalyptus-leaves.

Eucalýptus globulus und andere Eukalyptusarten, man zählt deren über hundert. Myrtáceae. Myrtengewächse

Blätter bis über 20 cm lang, graugrün, oft mit braunen Punkten durchsetzt, lederartig, von älteren Bäumen sichelförmig gebogen, Blattstiel gedreht. Der ganzrandige Rand ist etwas verdickt, in einiger Entfernung davon zeigen sich deutlich hervortretende Randnerven. Blätter von jungen Bäumen ungestielt, eiförmig, der Grund herzförmig. Geruch würzig, Geschmack gleichfalls, etwas bitter (Abb. 262 u. 263).

Die Eukalyptusarten wachsen sehr schnell und werden deshalb in den Fiebergegenden zu Waldungen angepflanzt, um die Gegenden zu entwässern und anderen Anpflanzungen als Schutz zu dienen.

Außerdem kommt die braune Rinde, Cortex Eucalypti, Malettorinde, als Ersatz von Quebracho in den Handel. Sie enthält bis zu 40% Gerbstoff.

Bestandteile. Ätherisches Öl (siehe dieses). Gerbstoff, Bitterstoff.

Anwendung. Hauptsächlich zur Gewinnung des ätherischen Öles. Zu Mund- und Gurgelwässern. Geraucht oder als Abkochung gegen Asthma. Gegen Zuckerkrankheit. Auch gegen Fieber und Lungenkrankheit. Ferner zur Herstellung eines Extraktes, das als Kesselsteinmittel Verwendung findet.

Fólia Fárfarae. Huflattichblätter. Brustlattichblätter. Ackerlattichblätter. Feuilles de tussilage ou de pas d'âne. Coltsfoot leaves.

Tussilago farfara. Compositae. Korbblütlergewächse. Untergruppe *Tubuliflorae.* Röhrenblütler. Europa überall gemein. Über die ganze nördliche Erdhälfte verbreitet, wächst besonders an Flußufern auf Lehmboden

Die im Juni und Juli, am besten von Pflanzen, die an sonnigen Standorten wachsen, gesammelten Blätter, langgestielt, die Spreite 8—15 cm lang, rundlichherzförmig, eckig ausgebuchtet, in den Buchten gezähnt. Oben dunkelgrün, unten dicht weißfilzig. Geruch und Geschmack schwach, schleimig. Die Blattstiele der an sonnigen Orten ge-

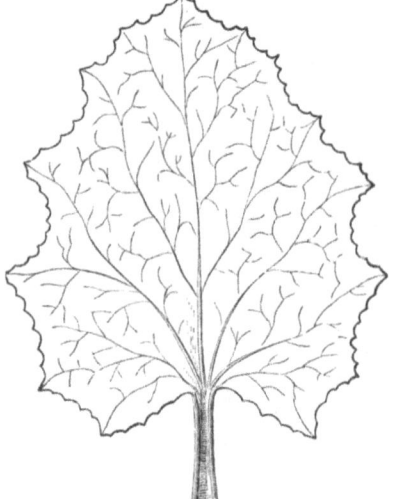
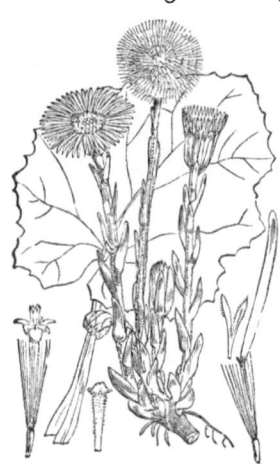

Abb. 264. Fol. Farfarae   Abb. 265. Tussilago farfara

wachsenen Blätter sind etwa 12,4 cm lang, die der im Schatten gewachsenen etwa 22,8 cm (Abb. 264 u. 265).

Bestandteile. Schleim, Gallussäure, Spuren von glykosidischem Bitterstoff und ätherischem Öl, ferner viele Salze.

Anwendung. Als schleimlösendes Mittel. Auch als Kraftfutter für Tiere.

Verwechslung namentlich mit den Blättern von Tussilago petasites: Blätter fast dreimal so groß, wenig filzig, schwächer ausgebuchtet. Außerdem ist die Nervatur der Oberseite nicht so kräftig entwickelt.

Auch die gelben Huflattichblüten, Flores Farfarae, finden sich im Handel. Sie erscheinen vor den Blättern im zeitigen Frühjahr und werden gleich wie die Blätter angewendet.

Fólia Fragáriae. Erdbeerblätter. Waldbeerblätter.
Feuilles de fraisier commun. Strawberry-leaves.
Fragária vesca. Rosáceae. Rosengewächse. Unterfamilie *Rosoideae.*
Europa. In Wäldern. Asien.

Blätter dreizählig, sitzend, das mittlere mitunter gestielt, Rand gesägt, weichbehaart.

Bestandteile. Gerbstoff.

Anwendung. Als Blutreinigungsmittel. Vor allem als Genußmittel, Ersatzmittel für chinesischen Tee. Als Genußmittel dürfen nur junge, zarte Blätter verwendet werden, die am besten im Mai und Juni bei trockener Witterung eingesammelt sind.

** Fólia Hamamélidis. Hamamelisblätter.
Hamamélis virginiána. Hamamelidáceae.
Nordamerika.

Blätter eiförmig bis verkehrt-eiförmig, kurzgestielt, schwach herzförmig oder abgerundet. Rand grobgekerbt. Geruchlos; von zusammenziehendem, etwas bitterlichem Geschmack. Junge Blätter auf der Unterseite dicht behaart.

Bestandteile. Gerbstoff.

Anwendung. Gegen Hämorrhoiden.

Fólia Henna. Hennah. Henna. Feuilles de henné. Henna-leaves.
Lawsónia alba. Lawsonia inérmis. Lythráceae.
Orient. Mittelmeergebiet.

Es kommen die gepulverten Blätter in den Handel, die im Orient dazu dienen, Fingernägel und Fingerspitzen orangerot zu färben. Alle Haare, selbst dunkle, werden ebenfalls rot gefärbt. Mit Indigoblätterpulver, im Orient Reng genannt, zusammen dienen sie zum Schwarzfärben der Haare. Diese werden dadurch zuerst grünschwarz, dann dunkelblauschwarz (s. II. T. Vorschriftenbuch). Außer zu diesen Zwecken werden sie auch ab und zu in der Färberei gebraucht. Um durch Hennah hervorgerufene Flecke zu entfernen, dient Betupfen mit Bleichflüssigkeit (Liq. Natrii hypochlorosi). Man spült mit Wasser nach, entfernt noch etwa vorhandenen Chlorgehalt durch eine Lösung von Natriumthiosulfat und wäscht wiederum mit Wasser.

Fólia Hepáticae.
Leberkraut. Feuilles d'hépathique. Herbe de la Trinité.
Hepática trilóba. Ranunculáceae. Hahnenfußgewächse.
Europa. Laubholzwälder.

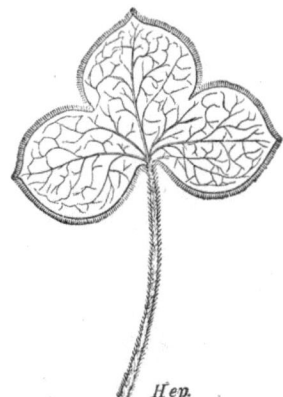

Blätter langgestielt, fast lederartig, dreilappig, die einzelnen Lappen eirund, ganzrandig; oben schwach glänzend, bräunlich; unten seidenhaarig. Geruchlos; Geschmack schwach, herb und zusammenziehend (Abb. 266). Meist wird das ganze blühende Kraut als Herba Hepaticae nobilis gehandelt.

Bestandteile. Gerbstoff.

Anwendung. Als Volksheilmittel gegen Leberleiden.

Abb. 266. Folium Hepaticae.

****† Fólia Hyoscýami.** Bilsenkrautblätter. Totenblumenkraut.
Feuilles de jusquiame noire. Henbane-leaves.

Hyoscyamus niger. Solanáceae. Nachtschattengewächse.
Europa, Asien, in Thüringen, Bayern und Belgien angebaut.

Sollen während der Blütezeit im Juli und August gesammelt werden. Die grundständigen Blätter bis 30 cm lang, bis 10 cm breit, gestielt, der Blattstiel bis 5 cm lang; Spreite länglich-eiförmig, buchtig-gezähnt. Die Stengelblätter sind kleiner, sitzend und haben 1—4 breite, zugespitzte Zähne, frisch klebrig, filzig. Alle Blätter sind beiderseitig reichlich behaart. Blüten schmutzig-gelb, im Schlunde schwarzviolett. Frucht eine Deckelkapsel. Geruch frisch widerlich, betäubend, getrocknet weit schwächer. Geschmack bitter, scharf (sehr giftig!). Beim Einsammeln schützt man die Hände durch Handschuhe. (Abb. 267).

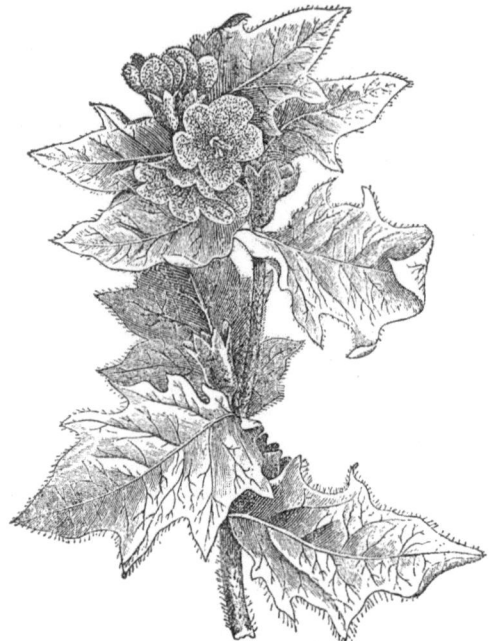

Der Rückstand nach dem Verbrennen darf höchstens 30% betragen. Als beste Ware gilt die in Deutschland angebaute.

Bestandteile. Ein giftiges Alkaloid Hyoszyamin (mindestens 0,07%), gleich dem Atropin die Pupille erweiternd, viele Salze (Kaliumnitrat, Kalziumoxalat). Gummi, Hyoszin.

Anwendung. Innerlich als beruhigendes Mittel in sehr kleinen Gaben, namentlich als Extrakt, auch äußerlich als Oleum Hyoscyami coctum, durch Kochen von frischem Kraut mit Öl bereitet.

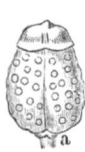 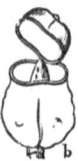

Abb. 267. Fol. Hyoscyami. *a* und *b* Deckenkapsel

****† Fólia Jaborándi. Fólia Pilocárpi.**
Jaborandiblätter. Pernambuko-Jaborandiblätter.
Feuilles de jaborandi. Jaborandi-leaves.

Pilocárpus jaborándi und andere Pilokarpusarten. *Rutáceae.* Rautengewächse
Nordbrasilien und Paraguay.

Hauptsächlich fünf verschiedene Pilokarpusarten: P. jaborándi, P. microphyllus, P. spicatus, P. pennatifolius und P. trachylophus. Unter der Bezeichnung Ceara-Ware kommen die Fiederblätter des unpaarig gefiederten Laubblattes von P. microphyllus in den Handel. Die Blätter sind 7—15 cm lang, 4—5 cm breit, mit kurzen Stielchen, nur das Endblättchen trägt einen 2—3 cm langen Stiel: länglicheirund oder schmal lanzettlich, meist an der Spitze ausgerandet, ganzrandig, an der Basis ungleich; gegen das Licht gehalten zeigen sich eine Menge unregelmäßig stehender Ölbehälter; mehr oder weniger behaart, oben braungrün, Unterseite heller. Geruch würzig, Geschmack brennend, den Speichelfluß ungemein fördernd. Reibt man die Blätter zwischen den Fingern, so erinnert der Geruch deutlich an die getrockneten Pomeranzenschalen (Abb. 268).

Bestandteile. Ätherisches Öl, die Alkaloide Pilokarpin und Jaborin.

Anwendung. Am besten kalt ausgezogen als ungemein stark schweißtreibendes Mittel, vor allem dienen sie zur Darstellung des Pilokarpins. Auch in der Haarpflege zu Haarwässern. Das Pilokarpin verengert die Pupille des Auges.

Folia. Blätter.

Fólia Ílicis aquifólii. Stechpalmen-, Stecheichen- oder Hülsenblätter.
Feuilles de houx commun. Holly-leaves.

Ilex aquifólium. Aquifoliáceae. Stechpalmengewächse. Mitteleuropa.

Blätter lederartig, glänzend, dunkelgrün, gezähnt, mit Stachelspitzen, 4—5 cm lang, 2—3 cm breit, länglich-oval. Geruchlos, von bitterem Geschmack.
Bestandteile. Kristallinischer Bitterstoff, Ilizin genannt, Gerbstoff und Farbstoff.
Anwendung. Hier und da in der Volksheilkunde.

Fólia Ílicis paraguayénsis. Fólia maté. Paraguaytee. Maté. Jesuitertee.
Feuilles de maté. Thé du Paraguay. Brazil-tea-leaves. Maté-leaves.

Ilex paraguayénsis. I. amára und andere *Ilexarten. Aquifoliáceae.* Stechpalmengewächse Paraguay, Südbrasilien.

In seiner Heimat dient der Paraguaytee, dort Maté genannt, als tägliches Genußmittel, gleich dem chinesischen Tee. Die Blätter werden in ausgehöhlten Kürbissen mit siedendem Wasser übergossen und der Maté mit einer Röhre, die in ein doppelseitiges Sieb endet, aufgeschlürft. Er wirkt nicht so aufregend wie chinesischer Tee, der Aufguß ist von angenehmem Geruch und Geschmack. Bei uns hat er sich gleichfalls als Genußmittel eingebürgert. Er stellt, wie er zu uns kommt, ein gelblichgrünes, grobes Pulver mit reichlich Stengelresten vermischt dar, eingestampft in Ballen von 100 kg, die in Tierhäute genäht sind. Diese Sorte heißt Tercio (dritte), während die beiden ersten Sorten lederartige Blätter, oft mit Stengelresten vermischt, darstellen. Die Ware wird bereitet, indem die Blätter der jungen Zweige der obengenannten Stechpalme entweder an der Sonne oder auf Hürden über Feuer gedörrt und dann zerstampft werden. Die über Rauchfeuer getrocknete Ware riecht und schmeckt oft rauchig.

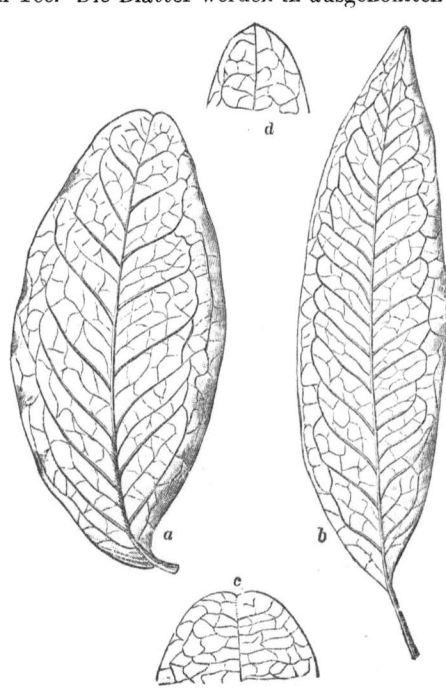

Abb. 268. Folia Jaborandi. Verschiedene Formen.

Maté Congonha aus Südbrasilien stammt von einer Icacinazee Villaresia congonha und ist seltener im Handel.

Bestandteile. Das Alkaloid Koffein etwa $1/2\%$, Gerbsäure, Spuren von ätherischem Öl und Vanillin.

Aus Japan kommt ein aus Ilexarten bereiteter kautschukartiger Körper unter der Bezeichnung japanischer Vogelleim in den Handel, der als Hauptbestandteil Viszin enthält (s. auch Stipites Visci).

Fólia Juglándis. Walnußblätter.
Feuilles de noyer commun. Wallnut-tree-leaves.

Júglans régia. Juglandáceae. Nußbaumgewächse. Asien, Europa angebaut.

Die Fiederblättchen des unpaarig gefiederten Laubblattes (Abb. 269), länglich, eiförmig zugespitzt, ganzrandig, kahl; bis 15 cm lang, bis zu 7 cm breit.

210　Folia. Blätter.

Von dem Mittelnerv gehen meist 12 starke Seitennerven ab, die durch rechtwinklig auf diesen stehende, fast geradlinige schwächere Seitennerven verbunden sind. Sie sollen im Juni, bevor sie gänzlich ausgewachsen, eingesammelt werden und nach dem Trocknen, am besten bei künstlicher Wärme, schön grün sein. Unvorsichtig getrocknete Blättchen werden braun und sind unwirksam. Geruch angenehm, würzig, Geschmack herb, bitter.

Der Rückstand nach dem Verbrennen darf nur 10% betragen.

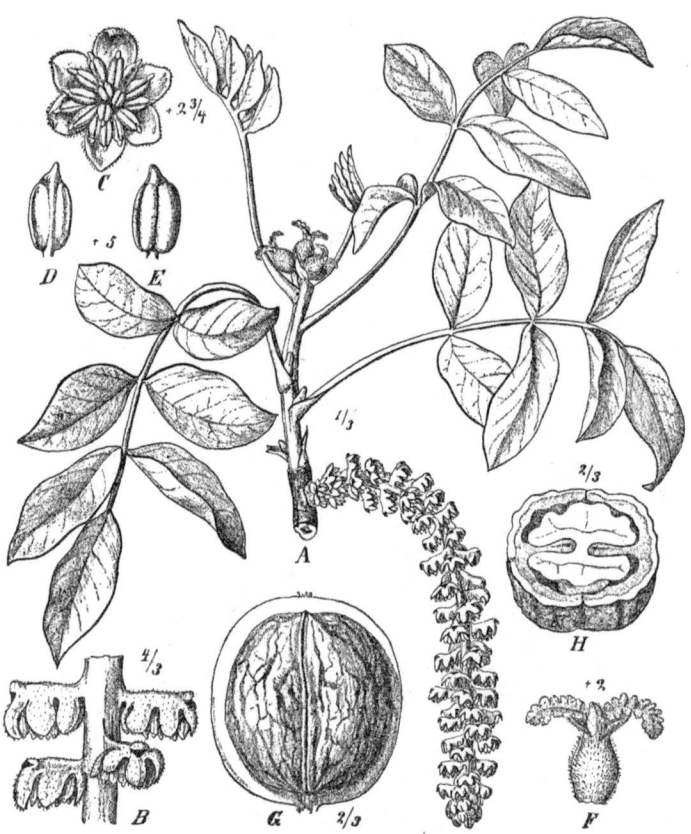

Abb. 269. Juglans regia. *A* Zweig mit männlichen und weiblichen Blüten, *B* Stück des männlichen Kätzchen-Blütenstandes, *C* männliche Einzelblüte von oben gesehen, *D* Staubblatt von hinten, *E* Staubblatt von vorn gesehen, *F* weibliche Blüte, *G* Frucht, der ein Teil der weichen Fruchtschale entfernt ist. *H* Querschnitt der Frucht mit Samen.

Bestandteile. Nuzitannin, Juglon (Oxynaphthochinon), eine alkoholähnliche Verbindung Inosit, Spuren von ätherischem Öl, Kalziumoxalat.

Anwendung. Als blutreinigendes Mittel. Zu Umschlägen bei geröteten Augen. In der Branntweinbereitung. Gegen Ungeziefer bei Tieren.

Fólia Laúri. Lorbeerblätter. Feuilles de laurier. Laurel leaves. Bay-leaves.

Laurus nóbilis. Lauráceae. Lorbeergewächse.
Orient. Südeuropa angebaut und verwildert.

Blätter lederartig, 10—12 cm lang, 4—5 cm breit, ganzrandig, gelbgrün. Geruch würzig, Geschmack ebenfalls und bitter.

Man achte auf möglichst dunkle Farbe und kräftigen Geruch.
Bestandteile. Ätherisches Öl, Bitterstoff.
Anwendung. Als Küchengewürz. In der Branntweinbereitung.

Fólia Malvae. Malvenblätter. Käsepappelkraut. Pappelkraut. Pappelblätter. Roßpappelblätter. Feuilles de mauve. Mallow-leaves.

Málva silvestris. M. neglécta. Malvaceae. Malvengewächse.
Ganz Europa. Deutschland wildwachsend. hauptsächlich Belgien und Ungarn.

Während der Blütezeit im Juli bis September von wildwachsenden Pflanzen zu sammeln. Blätter langgestielt, rundlich, fünf- bis siebenlappig, am Grund flach-herzförmig oder tief eingeschnitten oder nierenförmig. Schwach behaart. 7—11 cm lang, bis zu 15 cm breit. Der Blattrand ungleichmäßig kerbig, sägezähnig. Geruchlos. Geschmack fade, schleimig (Abb. 270).

Der Rückstand nach dem Verbrennen darf höchstens 17% betragen.

Die Blätter dürfen keine Pilzbildung aufweisen.

Bestandteile. Schleim.

Anwendung. Äußerlich zu erweichenden Umschlägen und Bädern

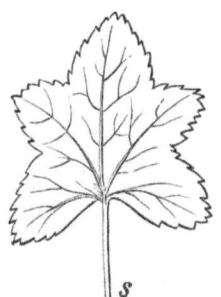
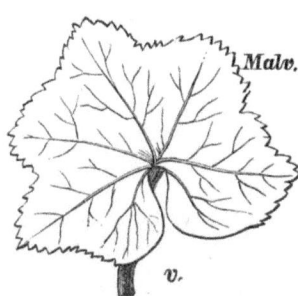

Abb. 270. Folia Malvae. *s* M. silvestris, *v* M. neglecta

Fólia oder Herba Mático. Matikoblätter. Feuilles de matico. Matico-leaves.

Piper angustifolium und andere Piperazeen. *Piperaceae*
Pfeffergewächse. Zentral- und Südamerika

Die Droge kommt in festgepreßten Ballen hauptsächlich aus Peru in den Handel. Sie besteht aus Blättern, Stengeln und Blütenstandbruchstücken, und zwar nicht von nur einer Piperazee, sondern meist gemischt aus acht verschiedenen Piperazeen, P. cámphoríferum, P. lineatum, P. angustifolium, P. acutifolium, P. Mandoni, P. mollicomum, P. asperifolium und einer unbekannten Piperazee. Blätter eirund, zuweilen zugespitzt, kurz- oder langgestielt, am Grund mitunter herzförmig, netzförmig geädert, stark gerippt, auf der Unterseite graufilzig, Mittelrippe stark hervortretend. Geruch würzig. Geschmack bitterlich, pfefferartig (Abb. 271).

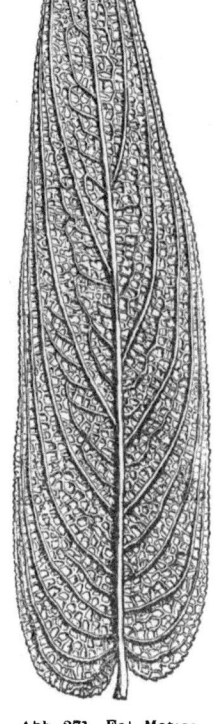

Abb. 271. Fol. Matico.

Bestandteile. Ätherisches Öl, Matiko-Bitterstoff, Matizin, Gerbsäure.

Anwendung. Als blutstillendes Mittel (durch Aufstreuen des Pulvers); das Destillat als Einspritzung gegen Harnröhrenerkrankung. In der Branntweinbereitung.

Fólia Melíssae. Melissenblätter. Melissenkraut.
Feuilles de mélisse ou de citronnelle. Balm-gentle-leaves. Melissa leaves.

Melissa officinalis. Labiátae. Lippenblütlergewächse (*melissa* = Biene).
Nordafrika. Südeuropa. In Deutschland angebaut (Quedlinburg. Erfurt. Jena. Cölleda).

Sollen von angebauten Pflanzen gesammelt werden. Blätter rundlich-eiförmig, am Grund herzförmig, unterseits fast kahl, nur an den Nerven schwach behaart, langgestielt, Spreite 3—5 cm lang, bis 3 cm breit, stumpf-gesägt, auf der Unterseite glänzende Drüsenschuppen. Geruch angenehm zitronenartig; Geschmack gleichfalls, etwas bitter.

Die in Deutschland angebaute gilt als beste Ware, während die aus Ungarn, Belgien, Italien und Frankreich kommende geringwertiger ist.

Bestandteile. Ätherisches Öl, Gerbstoff, Harz.

Anwendung. Hauptsächlich in der Volksheilkunde als magenstärkendes, schweißtreibendes Mittel. Ferner zur Herstellung des Karmelitergeistes. In der Likör- und Branntweinbereitung.

Prüfung. Verwechslung mit den Blättern von M. hirsuta erkennt man an der starken Behaarung, außerdem sind sie bedeutend größer. Die Blätter von Nepeta cataria sind auf beiden Seiten weich behaart.

Fólia Menthae crispae. Hérba Menthae crispae. Krauseminze.
Menthe crépue. Menthe frisée. Herbe de menthe frisée. Curledmint.

Verschiedene durch Anbau erzielte Abarten von *Mentha aquática. M. viridis. M. arvensis* und vor allem von *M. silvéstris. Labiátae.* Lippenblütlergewächse.

Blätter eiförmig, öfter am Grunde herzförmig, rundlich, gegenständig, kurzgestielt oder fast sitzend, beiderseits schwach behaart, mit spitzen, gebogenen Zähnen, stark kraus. Seitennerven verlaufen bogenförmig. Geruch würzig; Geschmack gleichfalls, beim Kauen etwas brennend, aber nicht wie bei der Pfefferminze hinterher kühlend.

Bestandteile. Ätherisches Öl 1—2%, wenig Gerbstoff.

Anwendung. Als magenstärkendes Mittel, ähnlich der Pfefferminze. Das mit dem Kraute destillierte Wasser (Aqua Menthae crispae) wird vielfach beim Plätten schwarzer Stoffe verwendet, da man ihm die Eigenschaft zuschreibt, die schwarze Farbe zu erhöhen, doch fügt man für diesen Zweck dem Krauseminzewasser vorteilhaft etwas Traganthpulver hinzu. In der Likör- und Branntweinbereitung.

Fólia Menthae pipéritae. Hérba Menthae pipéritae. Pfefferminze.
Menthe poivrée. Herbe de menthe poivrée. Peppermint.

Mentha pipérita. Labiátae. Lippenblütlergewächse.
Durch Kreuzungen von *Mentha viridis* und *Mentha aquatica*.
Mentha viridis wiederum eine Kreuzung von *M. silvstris* und *M. rotundifolia*.
Angebaut in Europa. England. Deutschland. Südfrankreich. Ungarn. Belgien. Italien, ferner in Nordamerika, Korea und Japan.

Die Ware kommt sowohl als Herb. Menth. pip., aus den Zweigen mit den Blättern bestehend, sowie als Fol. Menth. in den Handel. Das Deutsche Arzneibuch schreibt diese letzteren vor. Die beste Ware soll kurz vor der Blütezeit gesammelt werden, jedoch nimmt man in den Pflanzungen mehrere Ernten im Jahre vor. Man schneidet die Pflanzen bis auf 5 cm lange Stoppeln ab.

Blätter gestielt, Blattstiel bis 1 cm lang, Spreite 3—7 cm lang, eilanzettlich, ungleich scharf gesägt, an dem abgerundeten Grunde ganzrandig; nur auf der

Unterseite der Nerven schwach behaart, sonst kahl; mit Drüsenschuppen besetzt; die Seitennerven längs des ganzen Mittelnervs fiederartig abgehend. Geruch und Geschmack kräftig-würzig, etwas bitterlich, hinterher kühlend (Abb. 272).

Der Rückstand nach dem Verbrennen darf höchstens 12% betragen. Die vom D.A.B. vorgeschriebene Ware darf keine Stengelteile enthalten.

Bestandteile. Äther. Öl 0,7—2%, etwas Gerbstoff. Menthol, das der Träger des Geruchs und des kühlenden Geschmacks ist und sich nur in den Drüsenschuppen der Mentha aquatica findet.

Anwendung. Innerlich als kräftiges magenstärkendes Mittel, bei Leibschmerzen usw. 1 Eßlöffel auf 1 Tasse; äußerlich als Zusatz zu Umschlägen und Bädern. In großen Mengen zur Herstellung des ätherischen Öles. In der Likör- und Branntweinbereitung.

Verwechslungen mit Mentha silvestris und M. viridis; bei beiden sind die Blätter sitzend.

Die Pfefferminze wird im großen in England in Mitcham, in Nordamerika in den Vereinigten Staaten, in Deutschland namentlich in Thüringen (Cölleda), Erfurt, Jena, Harz (Ballenstedt, Gernrode, Quedlinburg) und der Rheinpfalz angebaut. Die Pflanzungen werden öfter durch einen Rostpilz, Puccinia Menthae, der auch wildwachsende Mentha-arten befällt, geschädigt, mitunter sogar völlig zerstört. Die Stengel wie die Blätter werden stark verkrümmt und aufgeblasen und bedecken sich mit gelben und schwärzlichen Flecken. Bemerkt man im

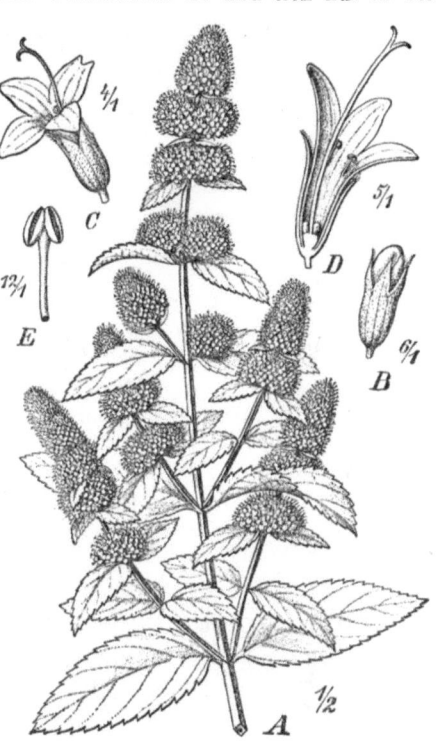

Abb. 272. Mentha piperita. *A* Blühende Spitze der Pflanze, *B* Knospe, *C* Blüte, *D* Längsschnitt der Blüte, *E* Staubblatt.

Frühjahr solche Verkrümmungen, so müssen die Pflanzen ausgegraben und verbrannt werden. Auch Bespritzung mit 2prozentiger Kupfersulfatlösung hat sich bewährt. Nach den Bestimmungen des Fachnormenausschusses für Landwirtschaft des Reichsnährstandes soll Pfefferminze auf tiefgründigem, humosem Mineralboden oder entwässertem Moorboden ohne Baumbestand angebaut werden, daß volle Besonnung eintreten kann. Leicht austrocknende und schwere kalte Lehm- und Tonböden, auch solche, die leicht verschlammen, sind zum Anbau unbrauchbar. Die Anlage darf nicht länger als 3 Jahre auf demselben Felde bleiben, da sonst die Pflanze geringwertiger wird. Die Düngung hat reichlich mit gutem Kompost oder verrottetem Stalldung zu geschehen, Jauche und Abortdünger dürfen nicht verwendet werden. Bei Düngung mit Kunstdünger darf nur Volldünger, also Stickstoff, Phosphor und kalihaltiger Dünger untergearbeitet werden. Im Herbst werden die Pflanzungen mit Stalldung abgedeckt, der im Frühjahr wieder sorgfältig entfernt werden muß. Der Boden muß gut gelockert und sorgfältig gejätet werden. Der Schnitt selbst ist auf luftigen, schattigen Dachböden zu trocknen.

Die beste Ware wird als Handelsklasse G 1 bezeichnet. Sie muß „praktisch" frei von Stengelteilen, vergilbten, mißfarbenen, abgestorbenen Blättern, von erdigen und steinigen Teilen sein, aus gut entwickelten gesunden Blättern, den Triebspitzen mit höchstens 3 Blattpaaren bestehen, frei von Rost sein, die einheimische Minze von hell- bis blaßgrüner Farbe, die Mitschammınze leicht dunkelgrün mit violettem Anflug, von reinem Pfefferminzgeruch und nicht übertrocknet.

Fólia Millefólii (Herba Millefolii). Schafgarbenblätter. Röhlstee. Feuilles de millefeuille. Milfoil. Yarrow.

Achillea millefolium. Compósitae. Korbblütlergewächse. Untergruppe *Tubuliflorae*. Röhrenblütler. Europa.

Stengelblätter sind sitzend, die untersten gestielt, fein, 2—3fach fiederschnittig, graugrün, die Zipfel mit Stachelspitzen versehen, behaart; Geruch, namentlich frisch, angenehm würzig; Geschmack bitter (Abb. 273).

Bestandteile. Blaues ätherisches Öl, ein Bitterstoff Achillein. Gerbstoff, nicht giftige Akonitsäure.

Anwendung. Als Volksheilmittel gegen Schwindsucht, Lungenleiden, bei Beschwerden des Monatsflusses, bei Nieren- und Magenkrankheiten. In der Likör- und Branntweinbereitung.

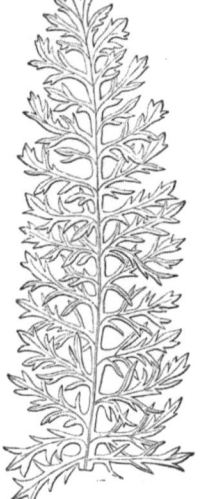
Abb. 273. Folia Millefolii

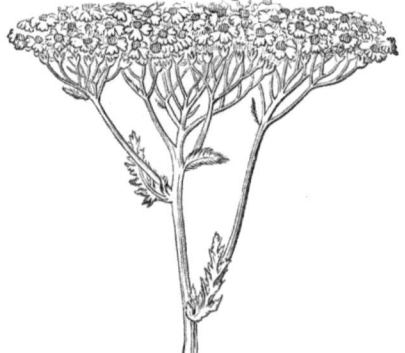
Abb. 274. Flores Millefolii

In gleicher Weise wie die Blätter werden auch die Blüten als Flores Millefolii benutzt. Die kleinen weißen Blüten sind zu einer Trugdolde angeordnet (Abb. 274). Geruch würzig. Geschmack gleichfalls und bitter. Unter Herba Millefolii sind die blütentragenden Stengel mit den Blättern zu verstehen.

Bestandteile. Wie bei den Blättern, nur eine größere Menge des dunkelblauen ätherischen Öles.

Blätter sowohl wie die Blüten werden vom Juni an eingesammelt.

Fólia Myrtílli. Heidelbeerblätter. Blaubeerblätter. Bickbeerenblätter. Gandelbeerblätter. Feuilles de myrtille. Bilberry-leaves.

Vaccinium myrtillus. Ericáceae. Heidekrautgewächse. Unterfamilie *Vaccinioideae* Mitteleuropa. In deutschen Wäldern.

Blätter gestielt, eirund, hellgrün, fiedernervig, Rand gesägt. Geruchlos und von etwas zusammenziehendem Geschmack (Abb. 275).

Bestandteile. Arbutin, Gerbstoff.

Anwendung. Gegen Zuckerkrankheit. Bei längerem Gebrauche färbt sich der Urin grün infolge Entstehung von Hydrochinon aus dem Arbutin.

Fólia Nicotiánae. Tabakblätter. Feuilles de tabac. Tobacco-leaves

Nicotiána tabacum. Solanaceae. Nachtschattengewächse.
Virginien, angebaut auch in Deutschland u. a. Ländern. Zuerst von den Spaniern im Jahre 1492 von Kuba nach Europa eingeführt.

Von so großer Wichtigkeit der Tabak für die allgemeine Volkswirtschaft auch ist, von ebenso geringer Bedeutung ist er für den medizinischen Gebrauch.

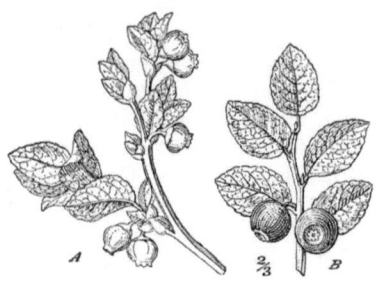

Abb. 275. Vaccinium myrtillus.
A Zweig mit Blüten. *B* Zweig mit Früchten.

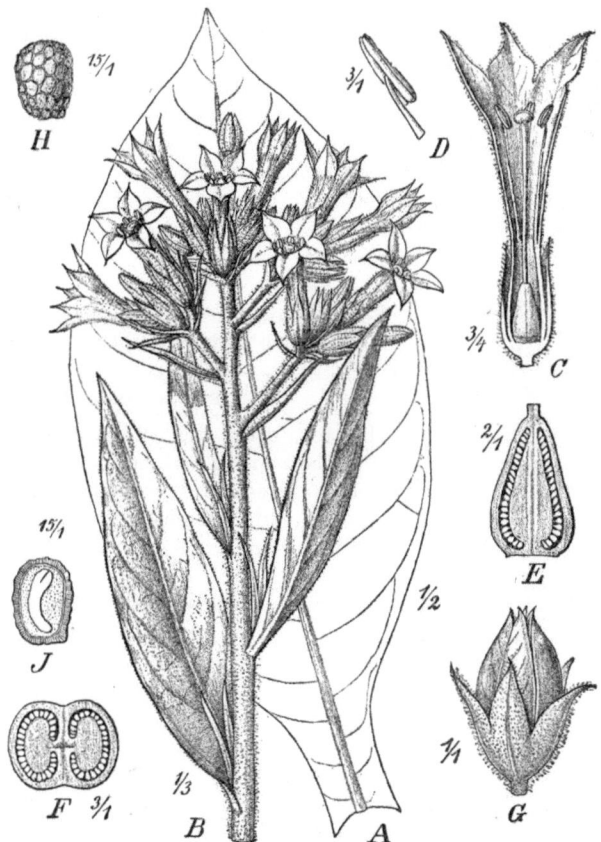

Abb. 276. Nicotiana tabacum. *A* Blatt, *B* Blütenzweig, *C* Längsschnitt der Blüte, *D* Staubblatt, *E* Längsschnitt des Fruchtknotens, *F* Querschnitt des Fruchtknotens, *G* Frucht, *H* Samen, *J* Längsschnitt des Samens.

Hierzu dürfen nur die einfach getrockneten Blätter der Tabakpflanze benutzt werden, nicht die zu Rauchtabak bzw. Kautabak zubereiteten. Diese sind für

Kautabak infolge von sog. Beizen, für Rauchtabak durch eine Art von Gärung und Auslaugen mit einprozentiger Kaliumkarbonatlösung in ihrer Zusammensetzung verändert. Durch die Gärung, Fermentation, erreicht man die Umsetzung der Eiweißstoffe, fügt mitunter auch, um ein gleichmäßiges Brennen zu erzielen, vor der Gärung den getrockneten Blättern Ammoniumchlorid hinzu. Für Heilzwecke werden hauptsächlich die Blätter aus der Pfalz verwendet. Sie werden auf Bindfaden gezogen und getrocknet. Die Blätter sind bis zu 60 cm lang, bis zu 15 cm breit, länglich-eirund, lanzettlich, ganzrandig, mit starken Rippen. Sandblätter heißen die großen grundständigen Blätter. Geruch betäubend, narkotisch, Geschmack scharf, ekelhaft bitter (Abb. 276).

In Jamaika soll dem Tabak der berauschende Saft der Ganja, der indischen Hanfpflanze untergemischt werden, der Tobsuchtsanfälle hervorruft.

Bestandteile. Sehr giftiges, flüchtiges und flüssiges, an verschiedene Säuren wie Essigsäure, Apfelsäure, Zitronensäure, Kampfersäure gebundenes Alkaloid Nikotin $C_{10}H_{14}N_2$, und das noch giftiger wirkende Alkaloid Nikotein. Im Tabakrauch sind nachgewiesen: Nikotin, Zyanwasserstoffsäure, Essigsäure, Kohlendioxyd, Ammoniak, Pyridin, Kohlenoxyd und Schwefelwasserstoff.

Anwendung. Selten noch innerlich, im Aufguß als krampfstillendes Mittel. Vor allem zur Vertilgung von Ungeziefer, wie Motten, Wanzen, Blutläusen und Läusen bei Haustieren. Das Nikotin selbst wird viel als Nikotinseife zur Schafwäsche und gegen Schafräude sowie als Mittel gegen Pflanzenschädlinge verwendet.

Fólia Ribium. Fólia Ribium nigrorum.
Johannisbeerblätter. Feuilles de cassis.

Ríbes nigrum. Saxifragáceae. Steinbrechgewächse.
Europa. Asien.

Blätter drei- bis fünflappig, gestielt, am Grund herzförmig, Rand grobgezähnt, wenig behaart. Unterseite mit gelben Punkten besetzt. Geruch und Geschmack wanzenartig.

Anwendung. Als schweißtreibendes Mittel.

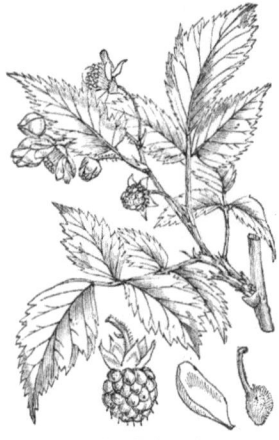

Abb. 277. Ribus idaeus.

Fólia Rubi fruticósi. Brombeerblätter. Feuilles des ronce.

Rúbus fruticósus. Rosáceae. Rosengewächse. Unterfamilie *Rosoideae.*
Deutschland in Hecken und Gebüschen, auch angebaut.

Blätter eiförmig, drei- bis fünfzählig, fiedernervig, teils sitzend, teils kurz gestielt, das obere Blatt meist langgestielt, beiderseits grün, weich behaart. An der Unterseite auf den Nerven mit Stacheln versehen. Rand fein gesägt.

Bestandteile. Etwas Gerbstoff.

Anwendung. Als Ersatz für chinesischen Tee. Zweckmäßig unterwirft man die Blätter einer schwachen Gärung.

Fólia Rubi Idaei. Himbeerblätter. Feuilles de framboisier.

Rúbus idáeus. Rosáceae. Rosengewächse. Unterfamilie *Rosoideae*
Deutschland in Wäldern, auch angebaut.

Blätter unpaarig gefiedert. Oberseite grün und kahl, Unterseite weißfilzig behaart. Am Grund ungleichhälftig. Rand grobgesägt (Abb. 277).

Bestandteile. Etwas Gerbstoff.
Anwendung. Gegen Husten. Als Ersatz für chinesischen **Tee.**

Fólia Rorismaríni oder Anthos. Rosmarinblätter.
Feuilles de romarin. Rosemary-leaves.
Rosmarinus officinális. Labiátae. Lippenblütlergewächse.
Mittelmeerländer. bei uns in Gärten angebaut.
Die Blätter der wildwachsenden Pflanze sind wirksamer.

Blätter ungestielt, linienförmig, 1—$3^1/_2$ cm lang, etwa 6 mm breit, lederartig, oben dunkelgrün, glänzend und gewölbt, unten weißfilzig. Rand stark zurückgebogen, Geruch und Geschmack gewürzhaft.

Bestandteile. Ätherisches Öl, Harz, Gerbsäure.

Anwendung. In der Volksheilkunde zur Förderung des Monatsflusses. Äußerlich zu Bädern und Kräuterkissen. In der Branntweinbereitung und zur Herstellung von Räuchermischungen.

Fólia Rutae. Hérba Rutae. H. R. horténsis. Gartenraute. Weinraute.
Rue. Rue des jardins. Herbe de rue. Rue Leaves.
Rúta gravéolens. Rutáceae. Rautengewächse.
Südeuropa, bei uns angebant.

Blätter mattgrün, mehrfach gefiedert, Endblättchen spatel- oder verkehrt eiförmig, Blüten gelb. Geruch, frisch zerrieben fast betäubend, wanzenartig; getrocknet weit schwächer; Geschmack bitter, beißend-scharf. Die Droge soll vor dem Aufblühen gesammelt werden. Der Saft der frischen Pflanze bringt durch seine Berührung bei vielen Leuten heftige Hautentzündung hervor.

Bestandteile. Ätherisches Öl, darin Methylnonylketon und Methylheptylketon, ferner ein Glykosid Rutin.

Anwendung. Äußerlich zu Mund- und Gurgelwässern (5,0:150,0), innerlich als schweißtreibendes Mittel, 1 g auf 1 Tasse heißes Wasser, doch mit Vorsicht, da größere Gaben giftig wirken und bei Schwangeren Fehlgeburt herbeiführen. Auch als Mittel gegen Würmer. In kleinen Mengen in der Branntweinbereitung.

Fólia Salviae. Salbeiblätter. Feuilles de sauge. Sage-leaves.
Sálvia officinális. Labiátae. Lippenblütlergewächse.
Südeuropa, bei uns in Gärten angebaut.

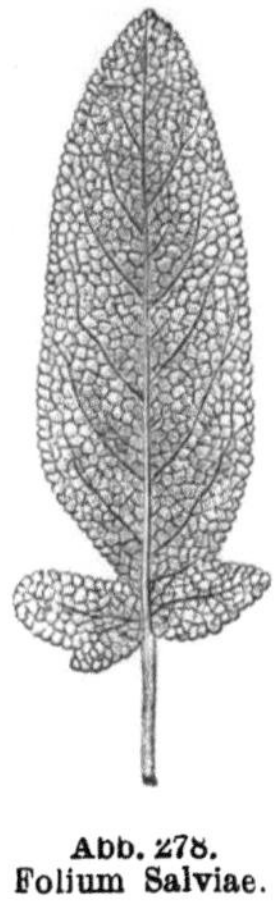

Blätter länglich, 2—8 cm lang, 1—4 cm breit, meist eiförmig, am Grunde mitunter geöhrt, runzlig, auf der Ober- und Unterseite dünnfilzig, graugrün, Rand feingekerbt, mit feinem, hervortretendem Adernetze, zwischen dem Adernetze nach oben gewölbt. Geruch würzig, Geschmack gleichfalls, bitterlich, dabei kühlend und zusammenziehend (Abb. 278). Werden meist in Dalmatien, auf den Inseln des Adriatischen Meeres und Italien von wildwachsenden, in Thüringen von angebauten Pflanzen gesammelt. Der beste Salbei kommt von der Insel Veglia. Er wird von Mai bis September, vor der Blütezeit eingesammelt, vor Sonne geschützt getrocknet und in Ballen von 100—300 kg mit eisernen Bändern umbunden, über Triest in den Handel gebracht. Die Blüten der Pflanze sind bläulichviolett.

Abb. 278.
Folium Salviae.

Der Rückstand nach dem Verbrennen darf höchstens 8% betragen.

Prüfung. Mitunter sind Blätter von Salvia pratensis darunter gemischt, man erkennt dies daran, daß diese am Grund herzförmig sind.

Bestandteile. Ätherisches Öl, Gerbsäure.

Anwendung. Innerlich im Aufguß bei Schwindsucht gegen die Nachtschweiße, bei zu reichlichem Monatsfluß, gegen Husten und Heiserkeit. 1 Teelöffel voll auf 1 Tasse heißes Wasser. Äußerlich zum Gurgeln, Mundspülen und zu Waschungen. Bei Anschwellung des Zahnfleisches. Zum Räuchern gegen Asthma. In der Küche als Gewürz. In der Likör- und Branntweinbereitung. In den Mittelmeerländern auch als Haarfärbemittel.

Fólia Sanículae. Sanickelblätter. Saunickel. Saunickelblätter.
Feuilles de sanicle. Sanicle-leaves.

Sanicula europaea. *Umbelliferae.* Doldentragende Gewächse.

Europa.

Blätter meist grundständig, langgestielt, graugrün, tief hand- oder nierenförmig. 5 cm lang, 8 cm breit. Geruchlos; Geschmack bitter, etwas salzig und herb.

Bestandteile. Gerbsäure, scharfes Harz.

Anwendung. Gegen Erkrankung der Luftwege, als harntreibendes Mittel. Äußerlich bei Quetschungen und Geschwüren.

Fólia Sénnae. Sennesblätter. Feuilles de séné. Senna-leaves.

Cassia angustifólia. C. acutifólia. Leguminosae. Hülsenfrüchtler, Unterfamilie *Caesalpinioideae.*

Nordafrika. Indien, an verschiedenen Orten angebaut.

Das D.A.B. gibt Cassia angustifolia und C. acutifolia als Stammpflanzen an, doch werden von anderen Pharmakognosten eine ganze Reihe von Cassiaarten aufgeführt, welche uns Sennesblätter liefern sollen. Hierher gehören C. lenitiva, C. obovata und C. lanceolata. Zum Teil sind dies nur Synonyma für die oben angeführten Arten, doch ist bei der großen Verschiedenheit in der Form der Blätter anzunehmen, daß diese auch von verschiedenen Arten abstammen. Im Handel werden zahlreiche Sorten aufgeführt, als indische oder Tinnevelly-Senna, ägyptische oder Alexandriner S., syrische oder Aleppo S., Tripolitaner S., italienische und endlich amerikanische S.

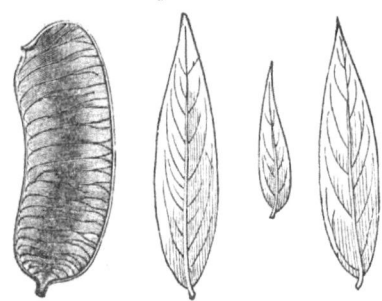

Abb. 279. Blätter und Frucht (links) von Cassia angustifolia.

Für uns kommen hiervon nur zwei Sorten in Betracht, die indische und die ägyptische. Die Sennesblätter sind die Fiederblätter der paarig gefiederten Laubblätter.

1. **Indische oder Tinnevelly-S.**, auch Bombay- oder Madras-Senna genannt, stammt von C. angustifolia, einem strauchartigen Bäumchen, das in Indien wild wächst, aber auch in großen Pflanzungen, namentlich in der Gegend von Kalkutta, angebaut wird. Die Blätter sind schlank-lanzettförmig, 2,5 bis 5 cm lang, 1—2 cm breit, am Grund ungleichhälftig, kurzgestielt, am oberen Rande zugespitzt, mit kurzen Stachelspitzen versehen, kräftig dunkelgrün, schwach behaart, wenig zerbrochen und frei von Stengeln und Früchten. Geschmack etwas schleimiger als der der Alexandriner. Diese Ware wird im Juni bis Dezember geerntet und kommt über den Hafenplatz Tutikorin und von dort über England in den Handel (Abb. 279). Die ersten Lieferungen der neuen Ernte fallen gewöhnlich am schönsten aus.

2. **Ägyptische oder Alexandriner S.**, früher auch Tribut-S. genannt, weil sie von den Arabern als Abgabe, als Tribut an die Regierung geliefert wurde,

die allein damit den Handel trieb. Die verschiedenen Cassiaarten, welche diese Sorten liefern, wachsen namentlich in der Provinz Dongola (Oberägypten). Dort werden sie von den Arabern im März, ferner im August bis September gesammelt und an die Händler verkauft, die sie nach Kairo und Alexandrien, auch nach Massauah und Suakin senden. Hier werden sie umgepackt und in Ballen nach Europa versandt.

Die rohe, die naturelle Ware ist oft ungemein unrein, neben vielfach zerbrochenen Blättern finden sich Stengelreste, Fruchthülsen und oft in großer Menge die sog. Arghelblätter. Von diesen Unreinigkeiten, die oft 50% betragen,

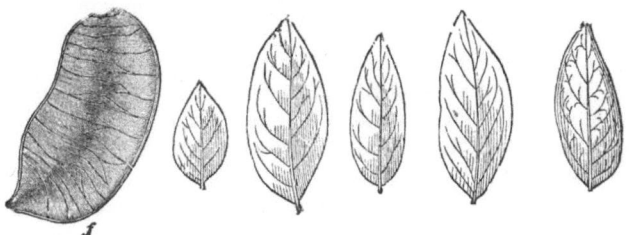

Abb. 280. Frucht (f) und Blätter von Cassia acutifolia.

wird die Ware erst in Europa durch Absieben und Verlesen gereinigt. Die zerbrochenen Blätter werden dann nochmals durch Sieben vom Staub befreit und als Fol. Sennae parva in den Handel gebracht. Doch kommen auch sehr sorgfältig behandelte reine Blätter in den Handel.

Die Blätter sind blaßgrün, 2—3 cm lang, bis zu $1^1/_2$ cm breit, etwas lederartig, länglich, lanzettförmig, in der Mitte am breitesten, unten ungleich geteilt oder verkehrt-keilförmig, dann oben am breitesten, stachelspitzig, zart behaart. Die Arghelblätter von Cynanchum Arghel, einer Asklepiadazee, fühlen sich rauher an, sind dick, lederartig, runzlig, kurz und steif behaart, länglich-lanzettförmig, gelblich, am Grunde gleich (Abb. 280—281).

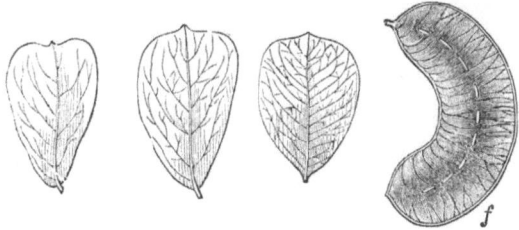

Abb. 281. Blätter und Frucht (f) von Cassia obovata.

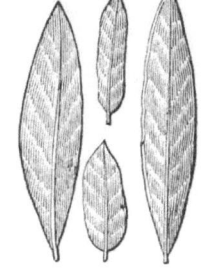

Abb. 282. Arghelblätter

Geruch der Sennesblätter ist süßlich, unangenehm. Geschmack schleimig, unangenehm bitter.

Der Rückstand nach dem Verbrennen darf höchstens 12% betragen.

Beim Ankauf ist darauf zu achten, daß die Blätter möglichst frisch, grün sind, da verlegene Ware schwächer wirken soll.

Bestandteile. Oxymethylanthrachinone wie Chrysophansäure und Emodin, Sennapikrin, Kathartomannit, Apfelsäure und Weinsäure. Außerdem noch harzige Bestandteile, die sich in kochendem Wasser und Alkohol leicht lösen, aber Leibschneiden hervorrufen; man entfernt dieses Harz durch Ausziehen mit

Sprit und erhält so die **Folia Sennae Spiritu extracta**, **Folia Sennae sine Resina**, **Folia Sennae deresinata** oder vermeidet beim Ausziehen alles unmittelbare Kochen.

Anwendung. Die Senna ist sowohl in der ärztlichen Berufstätigkeit wie in der Volksheilkunde eines der beliebtesten Abführmittel, teils für sich, teils als Zusatz zu einer großen Zahl von Heilmitteln. Ferner in der Branntweinbereitung.

Es ist auch als **Palthé-Sennesblätter** eine Ware in den Handel gebracht worden, der die abführende Wirkung, das Emodin, fehlt, sie soll im Gegenteil fast stopfen. Der Name Palthé ist eine Verstümmelung von Palt-Senna bzw. Senna del appalto, d. h. Pacht-Senna, womit die alexandrinischen Sennesblätter bezeichnet wurden, indem im Anfang des 19. Jahrhunderts die ägyptische Regierung den Handel mit Sennesblättern im Sudan zu einem Alleinrecht gemacht und verpachtet hatte. Die als Palthé-Sennesblätter in den Handel gebrachte Sorte stimmt jedoch mit der echten alexandrinischen nicht überein. Sie stammt von Cassia holosericea bzw. Cassia auriculata und ist in Abessinien, Arabien und dem nordwestlichen Indien heimisch. Die Blätter haben etwa die Größe der Alexandriner, sind aber an beiden Seiten abgerundet, am oberen Ende stachelspitzig, am Rande stark verdickt und dicht mit schief abstehenden längeren Haaren besetzt.

Prüfung. Um die Palthé-Sennesblätter nachzuweisen, prüft man nach Joot Vámoscy mit konzentrierter Schwefelsäure; Palthé-Sennesblätter mit Schwefelsäure betupft, färben sich sehr bald karminrot, echte Sennesblätter höchstens gelblichbraun, eine Prüfung, die vom D.A.B. übernommen worden ist.

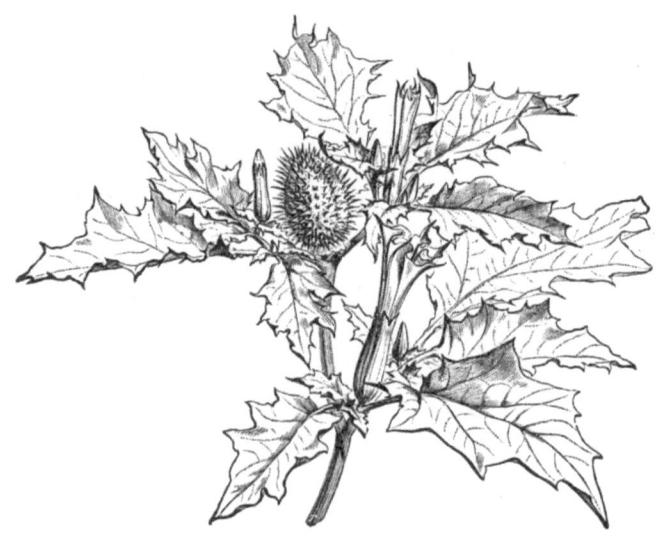

Abb. 283. Datura stramonium.

**† Fólia Stramónii. Stechapfelblätter.
Feuilles de stramoine ou de pomme épineuse. Stramony-leaves.
Datúra stramonium. Solanáceae. Nachtschattengewächse.
Asien, bei uns überall verwildert und angebaut.

Der Name Stechapfel kommt daher, weil die als Unkraut wachsende, trichterförmig weißblühende, einjährige Pflanze weichstachlige Kapselfrüchte trägt (Abb. 283).

Blätter zugespitzt-lanzettlich bis eiförmig, ungleich buchtig-gezähnt, bis zu 20 cm lang, bis zu 15 cm breit, langgestielt, am Grund meist keilförmig oder herzförmig, oben dunkler, unten heller; fast kahl, der walzige Blattstiel auf der Oberfläche von einer engen Furche durchzogen. Geruch schwach betäubend, Geschmack ekelhaft bitter und salzig.

Die Blätter sollen zur Blütezeit, im Juni bis September, gesammelt werden.

Die in Deutschland angebaute Ware ist schön groß, blättrig und gilt als beste, die ungarische als geringwertiger. Der Rückstand nach dem Verbrennen darf höchstens 20% betragen.

Prüfung. Etwa beigemischte Blätter von Solanum nigrum erkennt man daran, daß diese ganzrandig oder stumpf-gezähnt sind.

Bestandteile. Hyoszyamin, ein sehr giftiges Alkaloid, dem Atropin auch in seiner Wirkung ähnlich. Reichlich salpetersaure Erd- und Alkalisalze.

Anwendung. Als Räucherungsmittel gegen asthmatische Leiden (Asthmakräuter). Stramoniumzigarren bzw. -zigaretten, die ebenfalls zu diesem Zweck angewendet werden, bestehen aus einem Gemische von Tabak- und Stramoniumblättern.

Fólia Théae.
Chinesischer Tee. Feuilles de thé. Tea.
Théa sinensis. Théa chinensis und andere Arten.
Theáceae. Teegewächse.
China. Japan, angebaut in anderen Landteilen Asiens und in Amerika.

Der Anbau des Teestrauches und die Benutzung seiner Blätter als Genußmittel ist in China, der eigentlichen Heimat, uralt. Von dort hat sich der Anbau zuerst nach Japan und zu Anfang des vorigen Jahrhunderts nach Ostindien, Java, Sumatra, Ceylon, Brasilien und zuletzt nach Kalifornien verpflanzt. Der Genuß des Tees hat sich allmählich, wenn auch in sehr verschiedenem Maßstab, über alle Länder der Erde verbreitet. Der Weltverbrauch an Tee beträgt rund 350 Millionen kg.

Die Teepflanze ist ein immergrüner Strauch, mit dunkelgrünen, jung weißfilzigen, lanzettlichen oder mehr eiförmigen Blättern; er trägt weiße oder rosenrote Blüten und mehrfächerige Kapselfrüchte mit großen braunen Samen, wird bis 10 m hoch, jedoch in der Pflanzung stets weit niedriger gehalten, höchstens bis zu 3 m. Der Anbau geht in China bis zu 40° n. Br., jedoch liegt das Hauptgebiet zwischen 25° und 31° n. Br. Man benutzt für den Anbau Berg- und Hügelländereien mit leichtem aber fruchtbarem Boden und baut entweder in dichten Pflanzungen oder in Reihen an, gleich unseren Weinbergen. Zur An-

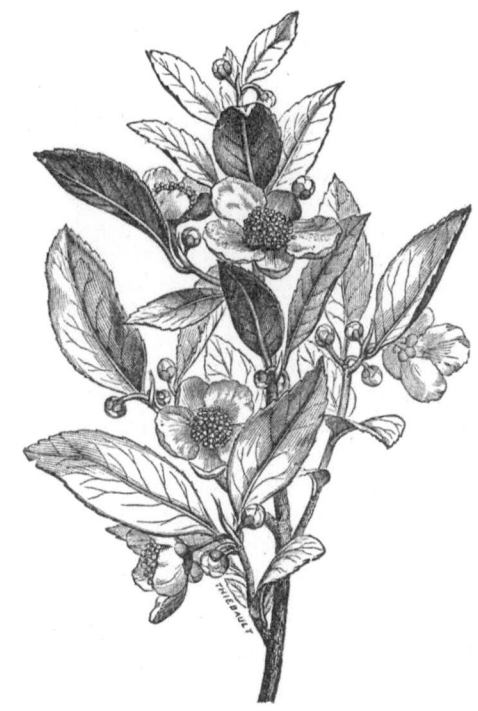

Abb. 284. Thea chinensis.

pflanzung werden aus Samen gezogene Setzlinge benutzt: haben diese eine Größe von 25—30 cm erreicht, werden sie in einer Entfernung von $1^1/_3$ m verpflanzt und später auf etwa 60 cm gestutzt. Der Boden zwischen den Sträuchern wird stets gut gelockert, vom Unkraut gereinigt und mäßig gedüngt. Im dritten Jahre werden alle Triebe entfernt, um ein vollständig neues Ausschlagen zu veranlassen. Jetzt beginnt die eigentliche Ernte, und zwar in den wärmeren Gegenden im Februar und März und währt bis in den Mai hinein. Die ersten, noch weißfilzigen Blätter werden halbentwickelt für sich gesammelt und als sog. Blütentee besonders hoch geschätzt. Für die besseren Sorten sollen nur die an der Spitze befindlichen Blattknospen und die nächsten sechs Blätter gesammelt werden. Die Blattknospe und die beiden ersten Blätter bilden den Pekko, die nächsten den Souchong, die übrigen den Kongo. Man nimmt gewöhnlich drei, auch vier bis fünf Haupternten vor. Indischer und Javatee werden nur zweimal im Jahr geerntet. Auf Ceylon erntet man ununterbrochen. Die ersten Ernten sind die wertvollsten (Abb. 284). Es haben sich bei dem großartigen Anbau des Teestrauches verschiedene Abarten herausgebildet, z. B. Th. viridis, mit großen, breitlanzettlichen Blättern, Th. bohea, mit kurzen, verkehrt-eiförmigen, Th. stricta, mit schmalen, Th. assamica, mit breiten, seidenartig glänzenden Blättern. Diese Abarten sind natürlich von Einfluß auf die Güte der Ware, doch scheinen Boden- und Wärmeverhältnisse und die Art der Behandlung von weit größerer Einwirkung zu sein. Durch diese letztere werden vor allem die beiden großen Gruppen des Tees: grüner und schwarzer, bedingt. Der grüne Tee kommt hauptsächlich aus den Provinzen Kianguan, Kiangsi und Chekang, der schwarze aus Fokien und Kanton. Der Hauptausfuhrplatz ist Kanton. Die Gesamtausfuhr Chinas nach Europa wird auf rund 125000000 kg geschätzt. Von der japanischen Ernte geht der größte Teil nach Amerika, doch auch Deutschland und Holland beziehen von dort. Java führt viel nach Holland aus, Ostindien dagegen nach England. Der ostindische, namentlich der Assamtee, ist sehr kräftig, so daß er für den europäischen Geschmack mit leichteren chinesischen Sorten gemischt werden muß. Überhaupt soll in der richtigen Mischung der einzelnen Sorten untereinander, zur Herstellung bestimmter Geschmacksrichtungen, ein wichtiger Kunstgriff der chinesischen Händler liegen. Überdies kommt hinzu, daß in Europa für den Verbrauch immer mehr die chinesischen Teesorten mit Ceylon-, indischen und Javatees gemischt werden, da diese Sorten einen größeren Thein- und Tanningehalt haben als die chinesischen.

Bis zur Herstellung einer marktfähigen Ware muß der Tee eine ganze Reihe der verschiedensten Bearbeitungsweisen durchmachen, je nachdem man schwarzen oder grünen Tee haben will. Die Bereitung des letzteren ist die einfachste. Die lederigen Blätter werden bei einer Wärme von 40° zum Welken gebracht, darauf auf kupfernen Platten oder in eisernen Kesseln, nachdem man sie zuvor, wenn nötig, befeuchtet, bei gelindem Feuer gedämpft. Hierbei krümmen sich die Blätter zusammen und rollen sich zum Teil auf; man unterstützt diesen Vorgang durch fortwährendes Rühren mit Stäben sowie durch Reiben und Kneten zwischen den Händen. Diese Arbeit wird ein- bis zweimal unterbrochen, man läßt den Tee abdunsten und erwärmt ihn von neuem, bis er vollständig trocken ist. So zubereitet heißt er grüner Tee; er zeigt eine grüne Farbe, ist kräftig, aber von etwas herbem Geschmack.

Soll schwarzer Tee bereitet werden, so verlaufen die Arbeiten in ähnlicher Weise, nur mit dem Unterschiede, daß man ihn zwischen den einzelnen Röstungen einer gewissen Gärung unterwirft, indem man ihn noch warm auf Zement-

oder Holzböden zu Haufen schichtet und sich selbst überläßt. Hierbei erhitzt er sich, darf jedoch eine Wärme von 40° nicht übersteigen und wird deshalb öfter mit nassen Tüchern überdeckt. Die Arbeiter beobachten die Erhitzung sehr genau und unterbrechen sie zur bestimmten Zeit, wenn die Blätter eine kupferrote Farbe angenommen haben, um den Tee dann abermals in die Röstpfanne zu bringen. Zuletzt wird er bis zur völligen Austrocknung geröstet und durch fortwährendes Kneten in die beliebte Form gebracht, dann durch Sichten und Sieben von Schmutz und Staub befreit und, je nach dem Geschmack des Verbrauchers, mit wohlriechenden Blüten, wie Orangen oder Jasmin, versetzt. In größeren Betrieben benutzt man für die Trocknung schwarzen Tees eigens dafür gebaute Röstöfen mit Rührvorrichtung und Luftzuführung. Man bläst heiße Luft, die auf etwa 100° erhitzt ist, hinein. Die marktfähige Ware wird gesondert und verpackt, und zwar meist in mit Papier beklebte Kisten, die mit chinesischen Schriftzeichen versehen sind. Innen werden die Kisten mit Bleiblättern, Bleifolie, ausgelegt.

Es würde zu weit führen, alle die zahllosen Handelssorten hier zu besprechen, um so mehr, als eine wirklich kennzeichnende Beschreibung unmöglich sein dürfte; wir begnügen uns, nur die wichtigsten Sorten zu nennen.

Von den grünen sind dies hauptsächlich Haysantee, zu diesem gehören noch Junghaysan, ferner Imperial- oder Kaisertee, Gunpowder und Tonkay. Von den schwarzen Sorten, die in Deutschland meist gebräuchlich sind, nennen wir Pekko, die feinste Sorte mit vielen weißen Spitzchen, auch Pekkoblütentee genannt, Souchong und Kongo. Die abgesiebten Bruchstücke der Blätter kommen als Grustee in den Handel. Die letzten Abfälle wurden früher mit Blut zusammengeknetet, in Ziegel geformt und getrocknet. Dieser sog. Ziegeltee, Würfeltee oder Backsteintee ging sämtlich nach Mittelasien, wo er mit Milch und Talg genossen wurde. Auch als Scheidemünze wurde er dort benutzt. Heute haben sich die Verhältnisse insofern geändert, als der Ziegeltee eine bedeutende Handelsware geworden ist, indem sich der Tee, zusammengepreßt, leicht verschicken und auf Reisen mitnehmen läßt. Die Herstellung des Ziegeltees geschieht nach Angabe des Apothekers Göhring in Hankau hauptsächlich in Hankau in großen neuzeitlich eingerichteten Fabriken. Es wird sowohl grüner als auch schwarzer Tee verarbeitet. Der schwarze Tee wird zerkleinert, in bestimmte Mengen abgewogen und auf Sackleinwand gelegt, die sich auf einem Roste befindet, durch den von unten Wasserdampf streicht. Das Sackleinen wird über dem Tee zusammengefaltet und eine weidengeflochtene Haube darübergestülpt. Nach kurzer Zeit kommt der gedämpfte Tee in einem Metallformblock unter die hydraulische Presse, deren Dutzende zu gleicher Zeit arbeiten. Die Blöcke werden dann drei Stunden beiseitegestellt, dann der Ziegeltee herausgenommen und drei Wochen lang auf Trockenböden ausgetrocknet. Diese Ziegel sind 24 cm lang, 18,3 cm breit und 1,9 cm dick. Der grüne Tee wird zu dickeren Ziegeln verarbeitet, indem die Teeblätter nicht zerkleinert werden. Der grüne Ziegeltee wird hauptsächlich in das Innere Asiens an die Steppenvölker versandt.

Der Haupteinfuhrplatz für Deutschland ist Hamburg. Rußland führte früher über Kiachta und Nishnij Nowgorod, quer durch Zentralasien, bedeutende Mengen sehr feinen Tees ein, welcher als Karawanentee hochgeschätzt war.

Da der Tee durch lange Seefahrt etwas an Güte verlieren soll, benutzte man von jeher die schnellsten Schiffe dazu, früher eigens dazu gebaute Klipper, heute fast ausschließlich Dampfschiffe, und zwar, um den Weg zu kürzen, die Fahrt durch den Suezkanal.

Bestandteile. Thein bis zu 3%, ein Alkaloid, dem Koffein gleich; ätherisches Öl, Methylsalizylat, Protein und bis zu 3% Gerbsäure.

Anwendung. Der Tee dient vor allem als Genußmittel, er wirkt belebend, die Gehirn- und Nerventätigkeit anregend, mild erwärmend. Im Übermaß genommen wirkt er erschlaffend, namentlich störend auf die Magennerven. Ebenso ist ein zu langes Ziehen zu vermeiden, da er dann noch aufregender als sonst wirkt. Die richtigste Bereitung des Tees möchte wohl die russische sein, bei der die Blätter mit wenig siedendem Wasser gebrüht, dann der so entstandene Auszug erst im Trinkgefäß mit der nötigen Menge siedenden Wassers verdünnt wird.

Aufbewahrung. Tee ist ungemein empfindlich gegen äußere Einflüsse; er ist vor Licht, namentlich aber vor Feuchtigkeit, durch die er sehr leicht muffig wird, zu schützen; auch fremde Gerüche zieht er sehr leicht an, ist deshalb für den Einzelverkauf in Blechgefäßen oder wenigstens in mit Zinnblättern ausgelegten, gut schließenden Kisten aufzubewahren. Auch soll man ihn nicht mit stark riechenden Gegenständen in ein und demselben Schrank aufbewahren.

Verfälschungen. Der Tee, und zwar hauptsächlich der grüne, soll sowohl in China als auch namentlich in England und Rußland vielfach mit anderen Blättern vermengt werden. Es sollen hierzu die Blätter von Weidenarten, von Epilobium roseum, Cerasus Mahaleb, Prunus spinosa, verwandt werden. Durch Aufweichen in Wasser und Ausbreiten der Blätter auf weißem Papier erkennt man diese Zumengungen infolge ihrer von den Teeblättern abweichenden Form.

Schlimmer als diese Verfälschungen ist das in China und auch, wie man sagt, in England in großem Maßstabe betriebene Verfahren, gebrauchte Teeblätter wieder frisch zu bearbeiten. Hier können nur Geruch und Geschmack Anhaltspunkte geben.

Grüne Tees sollen auch vielfach aufgefärbt werden, indem man ihnen grüne Farbenmischungen oder Kurkumapulver und Indigo beimengt. Schütteln mit kaltem Wasser und Absetzenlassen der Flüssigkeit geben hier Auskunft.

Unter Tee-Ersatz versteht man Mischungen der Blätter von in Deutschland wachsenden Pflanzen wie Brombeer-, Himbeer-, Pfefferminz-, Bärentraubenblätter und anderen. Solche Mischungen dürfen nicht als **Teemischung** bezeichnet werden, es muß in der Bezeichnung deutlich hervortreten, daß es sich um Tee-Ersatz handelt, auch die Benennung **schwarz** darf nicht dabei verwendet werden.

****† Fólia Tóxicodéndri oder F. Rhóis tóxicodéndri.**
Giftsumachblätter.
Feuilles de sumac vénéneux. Poison-ivy-leaves.

Rhus toxicodéndron. Anacardiáceae. Nordamerika. Japan.

Die Giftsumachblätter sind sehr giftig, besonders im frischen Zustande, wo sie selbst beim Pflücken Entzündungen der Haut hervorrufen. Der eigentliche giftige Stoff ist im Milchsaft der Blätter die sog. Toxikodendronsäure, ferner ist Kardol darin enthalten. Die Blätter sind dreizählig, gestielt, eiförmig, meist unbehaart. Der Rand ausgeschweift oder schwach gekerbt.

Anwendung. Innerlich als nervenkräftigendes Mittel. Äußerlich gegen Hautkrankheiten.

Fólia Trifólii fibrini oder Menyánthis trifoliátae.
Bitterklee. Fieberklee. Dreiblatt. Wasserklee. Biberklee. Zottenblumenblätter.
Feuilles de ményanthe ou de trèfle d'eau. Buckbean. Water-trefoil.

Menyánthes trifoliáta. Gentianáceae. Enziangewächse.
Nord- und Mitteleuropa, auf Sumpfwiesen.

Die Blätter sind während der Blütezeit im Mai und Juni zu sammeln, später sterben sie ab. Die weißen Blütentrauben befinden sich an einem blattlosen

Schafte. Der Blattstiel ist drehrund, mit weiten Luftlücken durchsetzt, bis 10cm lang und 5 mm dick. Die Blätter sind dreizählig, die Fiederblättchen eirund bis lanzettlich oder elliptisch, 3—10 cm lang, 2—5 cm breit, sitzend, kahl, in den Buchten mit einem Zähnchen versehen, lebhaft grün. Geruch schwach, Geschmack stark bitter (Abb. 285).

Bestandteile. Ein glykosidischer Bitterstoff Menyanthin, der sich mit Säuren in Zucker und ätherisches Öl spaltet.

Anwendung. Im Aufguß und Extrakt als magenstärkendes Mittel. Als Mittel gegen Wechselfieber. Als Zusatz zu Magenschnäpsen und, wie man sagt, auch in der Brauerei.

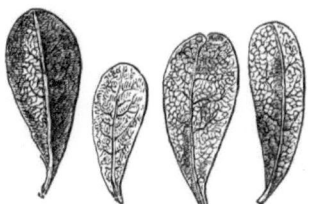

Abb. 286. Fol. Uvae Ursi.

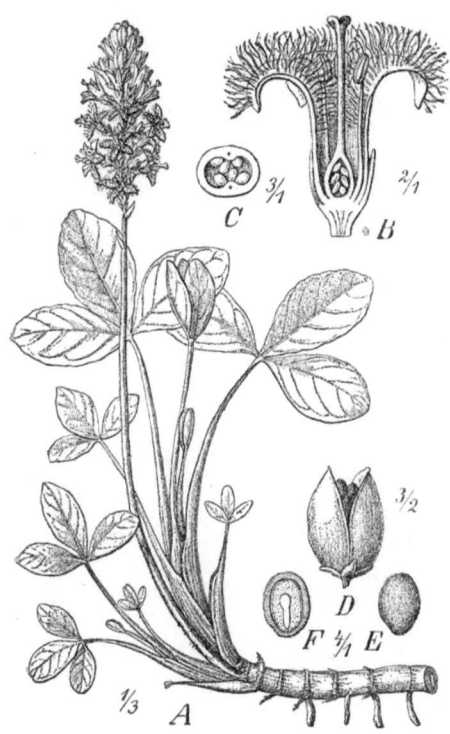

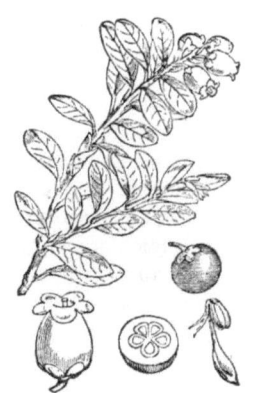

Abb. 285. Menyanthes trifoliata. *A* Blühend, *B* Längsschnitt der Blüte, *C* Querschnitt des Fruchtknotens, *D* Kapselfrucht mit Samen, *E* Samen, *F* Längsschnitt des Samens.

Abb. 287. Arctostaphylos uva ursi. Links unten eine Blüte (vergrößert); rechts ein Staubblatt mit kennzeichnenden Hörnern.

Fólia Uvae Ursi.
Bärentraubenblätter. Mehlbeerenblätter. Moosbeerenblätter. Feuilles de busserole. Bearberry-leaves.

Arctostáphylos uva ursi. Ericáceae. Heidekrautgewächse.
Unterfamilie *Arbutoideae.*
Alpen. Norddeutschland, Asien, Amerika.

Die Blätter sind immergrün, lederartig und brüchig, 1,2—2,5 cm lang, 0,5—1,2 cm breit, kurzstielig, der Stiel 3—5 mm lang, spatelförmig bis verkehrt eirund, auf beiden Flächen netzaderig, glänzend, auf der Oberseite kahl, dunkelgrün, später bräunlich werdend, ganzrandig. Blattspitze abgerundet oder in ein kurzes, zurückgebogenes Spitzchen auslaufend. Geruchlos; Geschmack herb, bitterlich, zusammenziehend, schließlichs etwa süßlich. Die Blätter sind im Mai bis Juni zu sammeln (Abb. 286 u. 287). Man streift sie mit der Hand ab und trocknet sie an der Luft oder bei künstlicher Wärme. Die Bärentraube findet sich auf moorigem aber auch auf sandigem Boden, in Heiden und in Gebirgen, in Deutschland in den bayrischen Alpen, im südlichen Schwarzwald, in Westpreußen und in der Lüneburger Heide. Die krugförmigen, weißen, rotgeränderten, mit fünf Zipfeln versehenen Blüten sind gipfelständig. Die beerenartige Steinfrucht ist purpurrot.

Sie werden viel aus der Schweiz, Bayern und Österreich, auch Spanien in den Handel gebracht. Die spanischen sind gewöhnlich größer als die übrigen und mehr mattgrün.

Im Handel bezeichnet man die beste Ware als grüne handgelesene Blätter, geringere als naturell gesiebte. Sie wird in Säcken von 40—50 kg gehandelt.

Der Rückstand nach dem Verbrennen darf höchstens 4% betragen.

Bestandteile. Ein bitteres, kristallinisches Glykosid Arbutin, Methylarbutin, Gerbsäure in großen Mengen (34%). Urson. Erikolin. Gallussäure. Wenig freies Hydrochinon, dessen Menge im Juli und August größer ist.

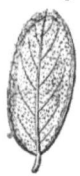
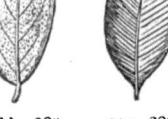

Abb. 288. Preiselbeerblatt.
Abb. 289 Buchsbaumblatt.

Anwendung. Namentlich gegen Blasenleiden und Leiden der Harnwege. 1 Eßlöffel voll auf 2 Tassen. Das D.A.B. läßt Abkochungen aus grobem Pulver herstellen. In der Branntweinbereitung.

Verwechslungen und Prüfung. Blätter der Preiselbeere von Vaccinium vitis idaea, am Rand eingerollt und besonders bei größeren Blättern schwach grobgekerbt, unterseits stark mit Punkten versehen, nicht so kräftig netzaderig (Abb. 288). Blätter der Heidelbeere nicht lederartig, eirund, nicht netzaderig, Rand kleingesägt, Unterseite mit rostfarbenen Punkten. Buchsbaumblätter von Buxus sempervirens, eiförmig zugespitzt, an der Spitze ausgerandet, nicht netzaderig (Abb. 289).

Gepulverte Bärentraubenblätter prüft man auf Verwechslungen durch verdünnte Eisenchloridlösung (1 + 9). Nach einer halben Stunde müssen sämtliche Teilchen blau gefärbt sein.

Nachweis. Kocht man 1 g der zerschnittenen Bärentraubenblätter mit 50 ccm Wasser zwei Minuten aus und fügt dem Filtrat ein Körnchen Ferrosulfat hinzu, so wird die Flüssigkeit sofort violett gefärbt, und es entsteht bald ein violetter Niederschlag.

Das Arbutin wird für sich dargestellt. Es kristallisiert in langen, seidenglänzenden Nadeln. Geruchlos, löslich in 8 Teilen kaltem und 1 Teil siedendem Wasser, ferner in 16 Teilen Weingeist, ist dagegen unlöslich in Äther.

Beim Gebrauc von Fol. Uvae Ursi oder Arbutin färbt sich der Urin oft grünlich, was auf Entstehung von Hydrochinon aus dem Arbutin zurückzuführen ist. Man kann das Hydrochinon durch Äther aus dem Urin ausziehen.

Fólia Vitis Idaeae. Preiselbeerblätter. Kronsbeerenblätter.
Feuilles d'airelle ponctuée. Cowberry-leaves.

Vaccinium vitis idaea. Ericaceae. Heidekrautgewächse.
Unterfamilie *Vaccinioideae.*
Auf der nördlichen Erdhälfte überall in Laub- und Nadelwäldern.

Blätter lederartig, verkehrt-eiförmig oder elliptisch, am Rand eingerollt, besonders bei größeren Blättern schwach grobgekerbt, unterseits stark mit Punkten versehen, an der Spitze öfter ausgerandet (Abb. 288).

Geschmack zusammenziehend.

Sollen im Herbst eingesammelt und bei gewöhnlicher Wärme ausgetrocknet werden, da Erhitzung die Bestandteile verändert.

Bestandteile. Gerbsäure, Hydrochinon, Arbutin.

Anwendung. Gegen Gliederreißen und Gicht, aber nur in geringen Mengen, da sonst infolge des Hydrochinons unerwünschte Nebenerscheinungen auftreten.

Gruppe XI.
Herbae. Kräuter.

Die in dieser Gruppe aufgeführten Drogen sind Stengelteile mit den daranhängenden Blättern und meist auch Blüten.

Hérba Abrŏtani. Eberraute. Herbe d'aurone mâle. Southern wood.
Artemisia abrotanum. Compósitae. Korbblütlergewächse.
Untergruppe *Tubuliflórae.* Röhrenblütler.
Südliches Europa, bei uns angebaut.

Die blühenden Zweige der Eberraute. Blätter doppelt fiederschnittig, die Einschnitte fadenförmig, Blütenköpfchen gestielt, einzeln in den Blattwinkeln, graugrün. Geruch würzig; Geschmack gleichfalls, bitter.

Bestandteile. Ätherisches Öl, Bitterstoff und Abrotanin.

Anwendung. Als wurmtreibendes und magenstärkendes Mittel. Ferner zu Bädern und als Gewürz. In der Branntweinbereitung.

Hérba Absinthii. Wermut Alsei.
Herbe d'absinthe. Herbe aux vers. Herbe sainte. Wormwood.
Artemisia absinthium. Compósitae.
Untergruppe *Tubuliflórae.* Röhrenblütle..
Europa, Nordasien.

Das Kraut ist im Hochsommer im Juli und August während der Blütezeit zu sammeln und wenigstens von den ganz groben Stengeln zu befreien. Vorzuziehen ist das wildwachsende Kraut von trockenen Plätzen. Indes läßt das D.A.B. auch die Blätter und blühenden Zweigspitzen angebauter Pflanzen zu. Der Anbau geschieht in Deutschland in der Provinz Sachsen, z. B. auch in Miltitz in den Ölpflanzengärten der Firma Schimmel & Co., bei Quedlinburg am Harz und um Cölleda. Ferner kommt für den deutschen Handel die Ware aus Ungarn und der Tschechoslowakei in Betracht. In Amerika wird der Anbau hauptsächlich in Wiskonsin betrieben, in Sauk County. Der Wermut wird zwischen Deckfrucht gesät, zwischen Hafer und Gerste, und erst im zweiten Jahre geerntet, wenn er in voller Blüte steht. Zu dieser Zeit enthält er am meisten ätherisches Öl. Man erntet nun so lange, bis der Ölgehalt zu gering wird; dann verbessert man den Boden durch Anbau von Mais, um im nächsten Jahre wiederum Wermut zwischen Gerste und Hafer zu säen.

Die grundständigen, bodenständigen Blätter sind langgestielt, dreifach fiederteilig, die Endzipfel spitz. Die Stengelblätter kürzer gestielt, doppelt oder nur einfach fiederteilig. Die in der Nähe der Blüten stehenden Blätter sitzend und nur einfach fiederteilig. Blättchen je nach dem Boden sehr verschieden breit, beiderseits, gleich wie die Stengelteile, mit silbergrauen Seidenhaaren besetzt, besonders bei wildwachsenden Pflanzen. Die Blütenköpfchen kugelig, 3 mm dick, nur aus Röhrenblüten bestehend. Geruch kräftig-gewürzhaft, Geschmack stark bitter (Abb. 290).

Der Rückstand nach dem Verbrennen darf höchstens 1% betragen.

Bestandteile. Bis 2% grünblaues ätherisches Öl, ein Bitterstoff Absinthiin, Gerbstoff, Apfelsäure und Bernsteinsäure.

Anwendung. Als kräftiges, magenstärkendes Mittel. Bei Leber- und

228 Herbae. Kräuter.

Gallenblasenerkrankung. Bei Wurmleiden. Als Zusatz zur Bereitung bitterer Magenschnäpse und als Zusatz zu Viehfreßpulver. Lange fortgesetzter Gebrauch von Wermut wirkt schädlich.

In Südeuropa und England wird meistenteils **Artemisia pontica, römischer Wermut, pontischer Wermut**, auch in Thüringen und Sachsen vorkommend, und **Artemisia maritima**, an Meeresküsten wachsend. dafür verwendet; beide sind weniger bitter, aber von angenehmerer Würze und dienen zur Herstellung des Wermutweines.

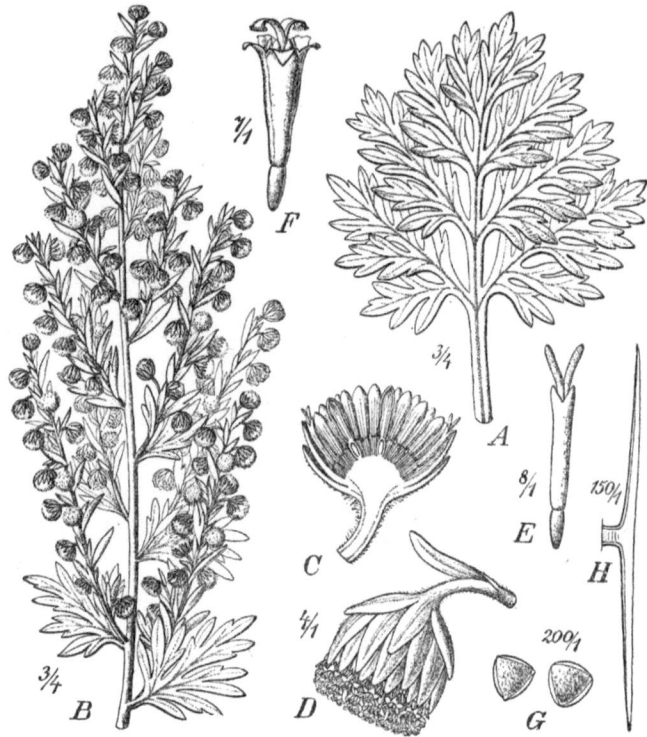

Abb. 290. Artemisia absinthium. *A* Grundständiges Fiederblatt, *B* Zweig mit Blüten, *C* Längsschnitt eines Blütenköpfchens, *D* Blütenköpfchen, aufgeblüht, *E* weibliche Randblüte, *F* Scheibenblüte (Zwitterblüte), *G* Pollenkörner, *H* Haar des Blütenstandes in T-Form.

Zur Herstellung von **Absinthbranntwein, Schweizer Absinth** dient in Gebirgsgegenden das Kraut von Artemisia glacialis oder A. spicata, das unter der Bezeichnung **weißer Genip, Herba Absinthii alpini** oder **Herba Genipi albi** im Handel ist. **Schwarzer Genip** stammt von Artemisia vallesiaca. In manchen Alpengegenden, wie im Ober-Engadin, versteht man jedoch unter Genip das Ivakraut von Achillea moschata (s. d.).

****† Hérba Adónidis.**
Adoniskraut. Adonisröschenkraut. Frühlingsadoniskraut.
Adonide. Bel-argus. Pheasant's-eye.

Adónis vernális. Ranunculáceae. Hahnenfußgewächse.
Mittelmeerländer. Deutschland. Ungarn.

Das Kraut soll während der Blütezeit gesammelt werden und kommt mit den großen, gelben Blüten, meist gebündelt, in **Fascibus**, in den Handel. Die Blätter drei- bis mehrfach fiederschnittig, mit ganzrandigen Zipfeln. Geschmack scharf, bitter.

Herbae. Kräuter. 229

Bestandteile. Ein giftiges Glykosid Adonidin.
Anwendung. An Stelle der Fol. Digitalis gegen Wassersucht und Herzkrankheit.

Hérba Agrimóniae.
Odermennig. Ackermennig.
Herbe d'Aigremoine. Aigremoine. Agrimony.

Agrimónia eupatória. Rosáceae. Rosengewächse. Unterfamilie *Rosoideae.*
Europa häufig. Deutschland.

Das blühende Kraut ist im Juli und August zu sammeln und von den großen Stengeln zu befreien. Die Blätter sind unterbrochen gefiedert. Gelblich-filzig. Zerrieben zeigen sie schwach würzigen Geruch; Geschmack schwach, bitter, herb. Blüten gelb (Abb. 291).
Anwendung. Bei Lungen- und Leberleiden. Ferner bei Schwerhörigkeit. In der Branntweinbereitung.

Hérba Artemísiae. Beifußkraut. Gänsekraut.
Armoise. Herbe d'armoise. Mugwort.

Artemisia vulgaris. Compósitae. Korbblütergewächse.
Untergruppe *Tubulitlórae.* Röhrenblütler. Europa

Soll kurz vor dem Entfalten der Blüten gesammelt werden und besteht aus den Stengelspitzen, den eiförmigen rotbraunen Blütenköpfchen und den Blättern. Kraut dem Wermut ähnlich. aber nicht so weiß behaart, die Oberseite ganz kahl und dunkelgrün. Die unteren Blätter sind doppelt fiederteilig, die oberen einfach, die Zipfel spitzschmal-lanzettlich, etwas breitblättriger als beim Wermut. Geruch angenehm würzig, Geschmack gleichfalls, nicht bitter.

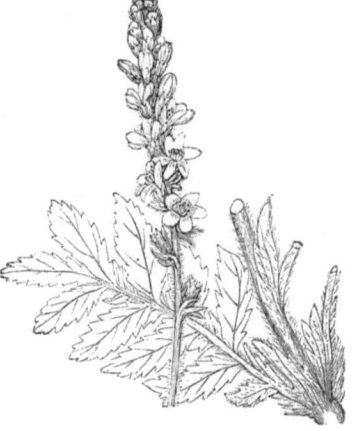

Abb. 291. Agrimonia eupatoria.

Bestandteile. Ätherisches Öl und Gerbstoff.
Anwendung. Gegen Fallsucht. In vielen Gegenden als Küchengewürz. namentlich zum Gänsebraten. In der Likör- und Branntweinbereitung.

Hérba Ballótae lanátae oder Marrúbii nigri.
Wolfstrapp. Schwarzer Andorn. Marrube noir. Ballote noir. Balota.

Leonúrus lanátus. Ballóta nigra. Labiátae. Lippenblütlergewächse.
Sibirien, Europa, Nordafrika.

Die angebauten Pflanzen dürfen nicht angewendet werden. Soll während der Blütezeit gesammelt werden. Stengel viereckig, wollig, mit gleichfalls weißwolligen Blättern und gelben Blüten. Blätter handförmig geteilt. Abschnitte dreispaltig. Geruch nicht angenehm; Geschmack bitter, herb.
Bestandteile. Bitteres, harzartiges Ballotin, Gerbstoff.
Anwendung. Gegen Wassersucht. In der Branntweinbereitung.

Hérba Basílici. Herba Ócimi citráti. Basilikumkraut.
Herbe de basilic. Herbe royale. Basil.

Ócimum basilicum. Labiátae. Lippenblütlergewächse.
Ostasien, bei uns angebaut.

Während der Blütezeit von angebauten Pflanzen zu sammeln. Stengel ästig, vierkantig, weißhaarig, 30—50 cm hoch, Blätter länglich-eiförmig, 4—5 cm lang, schwach gesägt; Geruch würzig; Geschmack gleichfalls, kühlend.

Bestandteile. Ätherisches Öl.
Anwendung. Frisch getrocknet als Speisegewürz. Selten als magenstärkendes Mittel. In der Likör- und Branntweinbereitung.

Hérba Borráginis. Boretsch. Gurkenkraut. Bourrache. Borage.
Borrágo officinális. Borraginaceae. Boretschgewächse.
Orient, bei uns wild und angebaut.

Während der Blütezeit mit den blauen Blüten zu sammeln. Blätter bis zu 12 cm lang, zugespitzt-eiförmig, in den Stengel verlaufend, rauhhaarig, fast ganzrandig. Geruch der frischen Blätter würzig, der trocknen sehr schwach; Geschmack gleichfalls.
Anwendung. Gegen Schwerhörigkeit. Öfter in der Küche. In der Branntweinbereitung.

Hérba Bótryos mexicánae oder H. Chenopódii ambrosióidis.
Mexikanisches Traubenkraut. Jesuiter-Tee. Thé du Mexique.
Chenopódium ambrosióides. Chenopodiaceae. Gänsefußgewächse.
Mexiko, Süddeutschland und an der Nordseeküste verwildert.

Soll während der Blütezeit gesammelt werden. Gelbgrün, Stengel gefurcht, Blätter länglich-lanzettlich, oben glatt, unten drüsig behaart, gezähnt. Blüten in Knäueln; Blütenschwänze beblättert. Geruch würzig; Geschmack gleichfalls und kampferartig.
Bestandteile. Grünes Harz, ätherisches Öl, viele Salze.
Anwendung. Gegen Leiden der Atmungswerkzeuge und Zungenlähmung, auch gegen Nervenleiden und besonders als Wurmmittel. Hierfür wird jetzt meist das ätherische Öl angewendet. In der Likör- und Branntweinbereitung. Als Mottenmittel.

Hérba Búrsae Pastóris. Hirtentäschchen. Täschelkraut.
Herbe de panetière. Capselle bourse à pasteur. Shepherd's purse.
Capsélla búrsa pastóris. Cruciferae. Kreuzblütlergewächse.
Überall häufig.

Das Kraut soll während der Blütezeit gesammelt werden.
Stengel bis zu 30 cm hoch; Blätter gefiedert, die unteren in einer flachen Rosette. Die Blüten weiß, klein, in Trauben. Schötchen verkehrt-herzförmig, fast dreieckig. Geschmack zusammenziehend, scharf.
Bestandteile. Glykosidische Säure, die Bursasäure. Außerdem viele Kaliumsalze. Die blutstillenden Bestandteile sind noch nicht sicher festgestellt.
Anwendung. Im Aufguß gegen Blutungen der Nase, der Gebärmutter, als Ersatz für Mutterkorn, bei zu reichlichem Monatsfluß. Der weingeistige Auszug äußerlich gegen sog. Überbein. Die Wirkung der Droge soll erhöht werden, wenn sie etwas feucht aufbewahrt wird, so daß sie eine geringe Gärung erfährt.
Die Verwendung der Droge ist uralt. Sie wird bereits von dem im 1. Jahrhundert n. Chr. berühmten griechischen Arzt Dioskorides in seinem Werke „De materia medica" erwähnt.

**† Hérba Cánnabis indicae. Indisches Hanfkraut.
Herbe de chanvre indien. Indian hemp.
Cánnabis sativa. Moráceae. Maulbeergewächse.
Indien, Afrika, bei uns angebaut.

Der bei uns angebaute Hanf wird außer zur Extraktbereitung auf Hanffaser verarbeitet. Der Hanf, dessen Ausdünstung schon betäubend wirkt, ist zweihäusig, und nur die weiblichen Pflanzen, die sog. Hanfhennen, liefern im Gegensatz zu der männlichen Pflanze, dem Hanfhahn, die gebräuchliche Droge.

sie besteht aus den oberen blühenden Zweigen, die in Bündeln zusammengepreßt und infolge des sich an den Blütenrispen ausscheidenden Harzes zusammengeklebt sind (Abb. 292). Man unterscheidet im Handel von der indischen Handelsware zwei Sorten, on denen die beste, Gunja genannt, seltener zu uns gelangt. Sie wird über Kalkutta ausgeführt und soll nur von Pflanzen gesammelt werden, die auf Anhöhen wachsen. Es sind bis zu 1 kg schwere, 60—80 cm lange Bündel. Schmutzigbraun, Geruch stark betäubend; Geschmack bitter. Infolge des starken Harzgehalts zu festen Schwänzen zusammengeklebt.

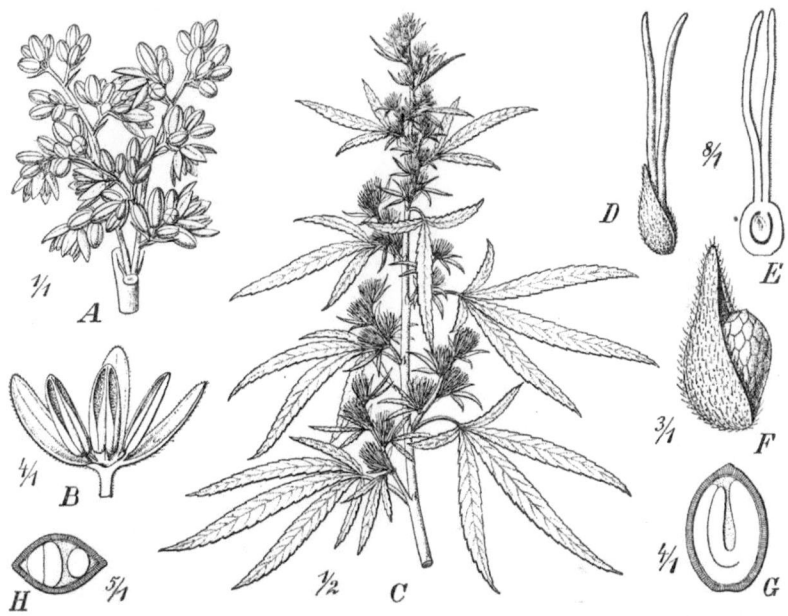

Abb. 292. Cannabis sativa. *A* Blütenstand der männlichen Pflanze *B* männliche Blüte, *C* blühende weibliche Pflanze, *D* weibliche Blüte, *E* Längsschnitt durch die weibliche Blüte, *F* Frucht. *G* Längsschnitt der Frucht. *H* Querschnitt der Frucht.

Die geringere Sorte, Bang oder Guaza genannt, soll von Pflanzen aus der Ebene abstammen. Blütenäste, ohne die Stengel, weniger durch Harz verklebt, mehr locker und viele Früchte enthaltend. Die beigemengten Blätter sind bräunlichgrün. Geruch und Geschmack schwächer.

Es wird auch in Deutschland bei Happingen in Oberbayern und von der Firma Caesar & Loretz in Halle Hanf mit einem Extraktgehalt bis 14% angepflanzt, der aus echt indischem Samen gezogen ist. Die Pflanze ist stark verästelt, die Stengelteile sind tiefdunkel. Dieser Hanf ist in seinen Bestandteilen, im Gegensatz zu dem sonst in Deutschland angebauten, dem indischen Hanf völlig gleichwertig.

Bestandteile. Ätherisches Öl in geringer Menge, ein harzartiger Körper, Kannabin, ferner ein farbloses Öl, Kannabinol oder auch Kannabinįdol genannt, dem wahrscheinlich allein die betäubende Wirkung zukommt.

Anwendung meist als Tinktur oder weingeistiges Extrakt, als belebendes oder betäubendes Mittel, ähnlich dem Opium, namentlich in Fällen, wo dieses nicht vertragen wird. Das Extrakt ist häufig ein Bestandteil von Hühneraugenmitteln. Bei den Orientalen spielt der Hanf eine große Rolle als Berauschungsmittel; sie genießen ihn entweder als Haschisch, eine Art Marmelade, oder in

Form des reinen abgekratzten Harzes, Churrus genannt. In letzterer Form wird er teils gekaut, teils geraucht. In größerem Maße genossen, ruft er die Folgen aller Betäubungsmittel hervor, gänzliche Erschlaffung der Nerven und zuletzt Wahnsinn. Aus dem indischen Hanf hat man ein **Cannabinum tannicum und ein Cannabinum purum in den Handel gebracht. Beide sind sehr stark wirkende Stoffe, die gegen Schlaflosigkeit angewendet werden und, stellen ein gelbes bis graues amorphes Pulver dar. Das Cannabinum purum ist geschmacklos, Cannabinum tannicum stark zusammenziehend schmeckend. **Cannabinon ist ein dem Cannabinum tannicum sehr ähnlicher Stoff.

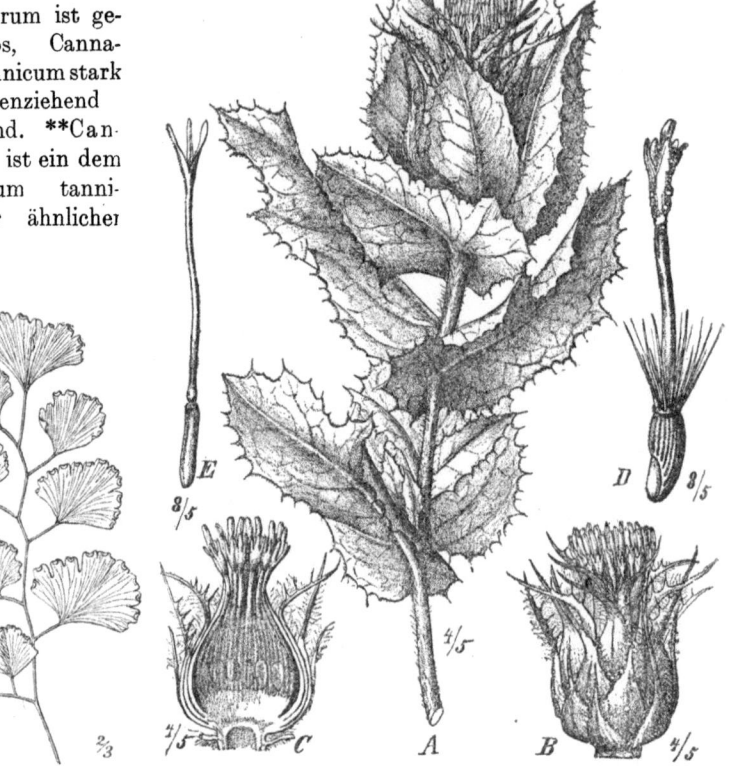

Abb. 293. Adiantum capillus veneris. Stück eines Wedels.

Abb. 294. Cnicus benedictus. *A* Zweig mit Blüten, *B* Blütenköpfchen, *C* Blütenköpfchen im Längsschnitt, *D* Scheibenblüte (Zwitterblüte). *E* Randblüte (geschlechtslos). (Text siehe Seite 233.)

Hérba Capillórum Véneris. Folia Adiánti. Venushaar. Frauenhaar.
Herbe de capillaire de Montpellier. Cheveux de Vénus. Maiden-hair. Venus's-hair.

Adiántum capíllus véneris. Unterabteilung *Pteridophyta.* Klasse Farnpflanzen. Familie Polypodiáceae.

Südeuropa.

Die glänzend-schwarzen Wedelstiele des genannten Farnkrauts tragen zarte, federschnittige, grüne, **kurzgstielte Blätter** (Abb. 293). Geruch beim Zerreiben oder Übergießen mit heißem Wasser schwach würzig; Geschmack etwas bitter und herb.

Bestandteile. Gerbstoff und Bitterstoff.

Anwendung. Früher als Zusatz zu Brusttee, in Frankreich noch heute zur Darstellung des Sirop de capillaire, eines beliebten Volksmittels gegen Husten. In der Likör- und Branntweinbereitung.

Hérba Cárdui benedícti. Kardobenediktenkraut. Bitterdistel. Herbe de chardon bénit. Chardon bénit. Blessed-thistle. Holy-thistle.

Cnicus benedictus. Compositae. Korbblütlergewächse. Untergruppe *Tubuliflórae.* Röhrenblütler. Mittelmeergebiet, bei uns in der Provinz Sachsen angebaut.

Es sollen im Juli und August die Blätter und die blühenden Zweigspitzen gesammelt werden. Die grundständigen Blätter, 5—30 cm lang, lineal oder länglich-lanzettlich, haben einen dreikantigen, geflügelten Blattstiel, buchtig, stachlig-gezähnt, auf beiden Seiten mit weißen klebrigen Haaren besetzt. Die

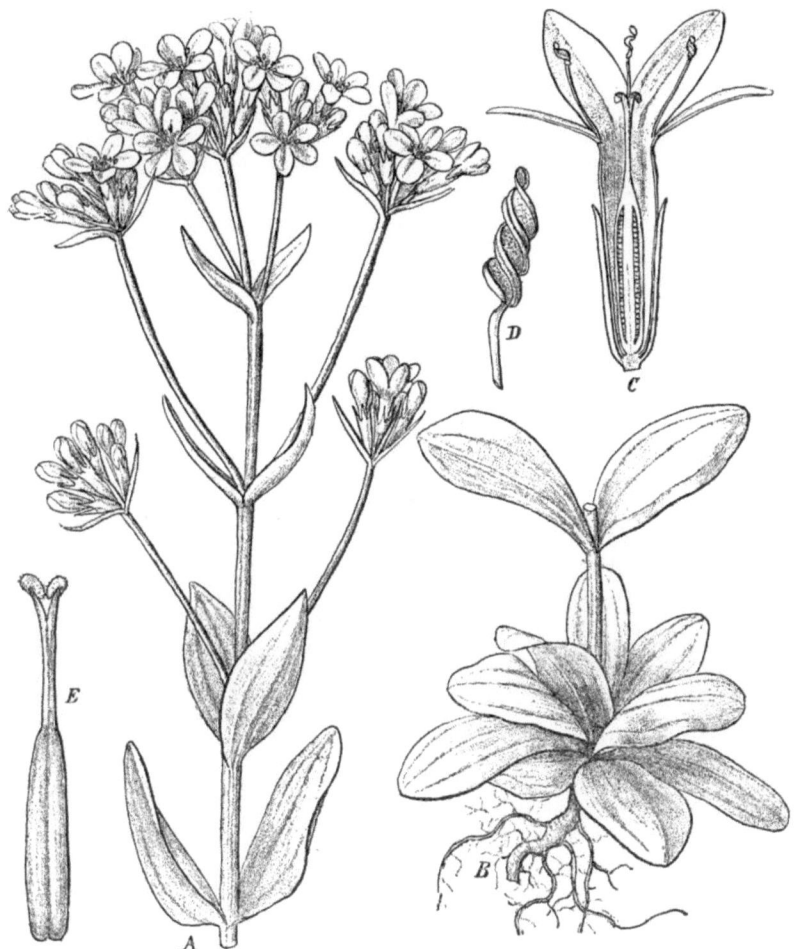

Abb. 295. Erythraea centaurium. *A* Oberer Teil mit Blüten, *B* unterer Teil, *C* Längsschnitt einer Blüte, *D* Staubblatt mit gedrehtem Staubbeutel, *E* Fruchtblatt. (Text siehe Seite 234.)

oberen Stengelblätter nehmen nach oben an Größe ab, sind sitzend, buchtig, stachelspitzig, gezähnt. Die Hochblätter sind länger als die Blüten. Die gelben Blütenköpfchen sind 3 cm lang, von einem stachligen Hüllkelch umgeben, die inneren Blättchen des Hüllkelches laufen in einen gefiederten Stachel aus. Geruch schwach, unangenehm; Geschmack stark bitter (Abb. 294 siehe Seite 232).

Bestandteile. Kristallinischer Bitterstoff Knizin, Harz und sehr viele Salze, ätherisches Öl.

Anwendung. Gegen Wechselfieber, Magen- und Leberleiden, vielfach als Zusatz zu bitteren Schnäpsen. Große Gaben verursachen Erbrechen. Der Rückstand nach dem Verbrennen darf höchstens 20% betragen.

Hérba Centaúrii minóris. Tausendgüldenkraut. Christikreuztee.
Herbe de centaurée. Herbe à mille florins. Common centaury.

Erythraea centaurium. erythrós = rot, lat. *aurum* = Gold. *Gentianáceae.* Enziangewächse.
Deutschland, auf der ganzen nördlichen Erdhälfte. Nordafrika.

Soll zur Blütezeit im Juli bis September gesammelt werden und besteht aus den oberirdischen Teilen der einjährigen Pflanze.

Stengel 30—40 cm hoch, kantig, bis 2 mm dick, kahl, nur oben verästelt. Die am Grund rosettenartig, am Stengel kreuzweise gegenständig angeordneten Blätter, kahl, ganzrandig, sitzend, länglich oder schmalverkehrt-eiförmig; Blüten in einer Trugdolde, endständig, mit nach dem Ausstäuben gedrehten Staubbeuteln, klein, trichterförmig, rosenrot. Geruchlos; Geschmack sehr bitter (Abb. 295 siehe Seite 233). Die Droge wird viel aus Ungarn und Marokko eingeführt.

Der Rückstand nach dem Verbrennen darf höchstens 8% betragen.

Bestandteile. Ein Bitterstoff Erytaurin, Harz, ferner das kristallinische Erythrozentaurin. In den Blättern außerdem Kalziumoxalat.

Anwendung. Als magenstärkendes Mittel. In der Likör- und Branntweinbereitung.

Verwechslung. Vielfach mit Erythraea pulchella, weit kleiner, von der Wurzel an verästelt, trägt keine Blattrosette. Soll übrigens die gleichen Bestandteile enthalten.

Hérba Chelidónii majóris. Schöllkraut.
Herbe de Chélidoine. Chélidoine. Herbe à l'hirondelle. Common celandine.

Chelidónium majus. Papaveráceae. Mohngewächse.
Deutschland überall gemein.

Das Kraut wird hauptsächlich in frischem Zustande verwandt, und kurz vor der Blüte, Ende April, Anfang Mai, mit dem Rhizom und den federkieldicken Wurzeln eingesammelt. Die grundständigen Blätter sind langgestielt, die oberen fast sitzend. Das Kraut enthält dann 25% eines gelben Milchsaftes, der scharf und giftig wirkt. Geruch unangenehm. Geschmack brennend. Man bereitet aus dem frischen Kraut eine Tinktur und ein Extrakt.

Bestandteile. Ein giftig wirkendes Alkaloid Chelerythrin, ein nicht giftiges Chelidonin, und ein giftig wirkendes Harz.

Anwendung. Als abführendes, harntreibendes Mittel; gegen Magenkrampf.

Hérba Cochleáriae. Löffelkraut. Skorbutkraut. Scharbockkraut.
Herbe aux cuillers. Cochléaria. Herbe du scorbut. Scurvy-grass.

Cochleária officinális. Crucíferae. Kreuzblütlergewächse.
Am Meeresstrand, an den Küsten der Nord- und Ostsee, Grönlands, an Salinen (Soden, Aachen) und angebaut.

Soll während der Blütezeit im Mai und Juni gesammelt werden und besteht aus den oberirdischen Teilen des weißblühenden Löffelkrautes.

Die grundständigen Blätter langgestielt, kreisförmig, am Grund etwas herzförmig, 2—3 cm breit, etwas gebuchtet; Stengelblätter sitzend, mit herz- oder pfeilförmigem Grunde, schärfer gezähnt. Die weißen Blüten bilden eine Traube. Die Schötchen haben einen 1—2 cm langen Fruchtstiel, sind 0,5 cm lang und lassen deutlich den Griffel erkennen. Geruch des frischen zerriebenen Krautes scharf und stechend; Geschmack kresseartig, bitter und salzig (Abb. 296).

Bestandteile. Ein dem myronsauren Kalium ähnliches Glykosid, das sich bei Gegenwart des Fermentes Myrosin unter Bildung von schwefelhaltigem, dem Senföl ähnlichem, ätherischem Öle, dem Butylsenföl spaltet, dem Ester der Isothyozyansäure und des sekundären Butylalkohols. Im trocknen Löffelkraute fehlt wirksames Myrosin. Setzt man jedoch den myrosinhaltigen weißen Senf zu, so bildet sich aus dem trocknen Kraut ebenfalls ätherisches Öl (vgl. schwarzen und weißen Senf).

Anwendung. Frisch genossen als Gemüse oder Salat oder in Form des ausgepreßten Saftes ein ausgezeichnetes Mittel gegen den Scharbock, Skorbut und Gicht. Aus dem trockenen Kraute wird unter Zusatz von gepulvertem weißem Senf Löffelkrautspiritus dargestellt. Aus dem trockenen Kraute werden auf diese Weise 0,25% ätherisches Öl gewonnen. Der Löffelkrautspiritus wird als Mund- und Gurgelwasser und als Zusatz zu Zahntinkturen angewendet.

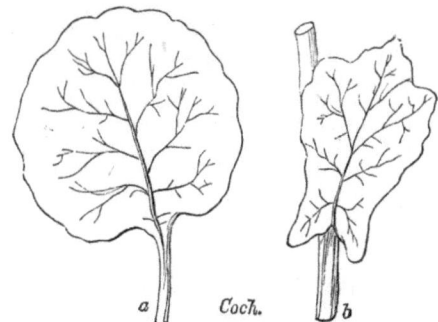

Abb. 296. Herba Cochleriae. a Grundständiges Blatt. b Stengelblatt.

† Hérba Cónii. fälschlich **H. Cicútae. Schierlingskraut. Mäuseschierling. Dollkraut.
Herbe de grande ciguë. Ciguë officinale. Conium Leaves. Hemlock.
Cónium maculátum. Umbelliferae. Doldentragende Gewächse.
Europa. Deutschland. Asien.

Soll von der zweijährigen Pflanze zur Blütezeit im Juli und August mit den blühenden Stengelspitzen gesammelt werden.

Die ganze Pflanze ist unbehaart, kahl, glatt; der Stengel rund, gerillt, hohl, bläulichgrün und namentlich in seinen unteren Teilen meist braunrot gefleckt; Blätter breit-eiförmig, bis 40 cm lang, dreifach gefiedert, der gemeinsame Blattstiel hohl, die Fiederblättchen tief fiederspaltig sägezähnig oberseitig dunkelgrün, auf der Unterseite

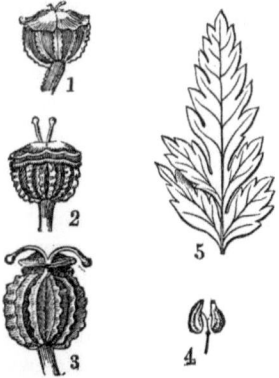

Abb. 297. Conium maculatum. 1 Fruchtblatt aus der Knospe, 4fache Vergr. 2 Aus der Blüte. 3 Nach der Befruchtung (3—4fache Vergr.). 4 Frucht mit getrockneten Teilfrüchtchen, nat. Gr. 5 Eine Fieder des Blattes.

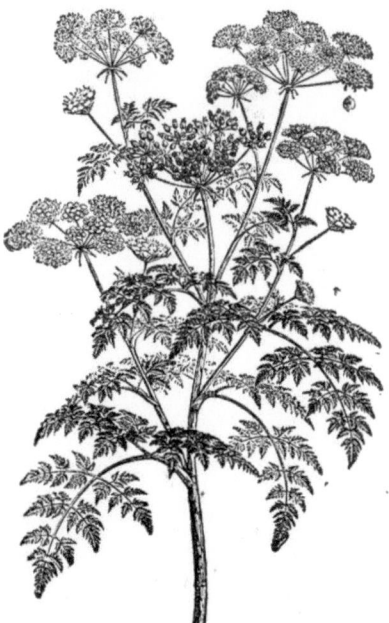

Abb. 298. Conium maculatum, blühend.

heller, oval, Endblättchen eine weiße Stachelspitze tragend. Die Blätter werden nach der Spitze des Stengels zu kleiner und weniger gefiedert. Die Früchte tragen wellig gekerbte Längsrippen. Das getrocknete Kraut ist mattgrün oder gelbgrün. Geruch widerlich, betäubend, an Mäuseharn erinnernd, namentlich beim Zerreiben mit Kalkwasser, oder wenn man es mit dünner Kalilauge befeuchtet. Geschmack ekelhaft. salzig-bitter, hinterher scharf. Sehr giftig (Abb. 297 u. 298).

Bestandteile. Ein giftiges flüchtiges Alkaloid Koniin, Konhydrin, gleichfalls giftig.

Anwendung. Meistens als Extrakt innerlich als Heilmittel. Gegen Keuchhusten und Asthma. Äußerlich als schmerzlinderndes, erweichendes Mittel.

Verwechslungen. Das Kraut wird beim Einsammeln vielfach mit ähnlichen Umbelliferen verwechselt, namentlich mit Antriscus und Chaerophyllumarten, auch mit Aethusa cynapium u. a. m. Doch sind diese Verwechslungen leicht zu erkennen, wenn man daran festhält, daß die ganze Pflanze kahl ist, die Blätter Stachelspitzen tragen und der eigentümliche Geruch vorherrschend ist.

Hérba Cynoglóssi. Hundszungenkraut.
Herbe de cygnoglosse. Langue de chien. Dog's-tongue. Hounds-tongue.
Cynoglóssum officinále. Borragináceae. Boretschgewächse.
In Deutschland gemein.

Stengel rauhaarig, bis zu 60 cm hoch, verzweigt; Wurzelblätter gestielt, elliptisch; Stengelblätter sitzend, stielumfassend; Blüte in Knäueln, rötlich; Geruch eigentümlich.

Bestandteile. Ein Alkaloid Zynoglossin.

Anwendung. Wird mitunter als Mittel gegen Mäuse angewendet.

Hérba Dróserae rotundifóliae. Hérba Roréllae. Hérba Roris Solis.
Sonnentau. Drosère. Herbe aux goutteux. Sundew.
Drósera rotundifólia. Droseráceae. Sonnentaugewächse.
Deutschland in Sumpfmooren.

In Deutschland kommen drei insektenfressende Droseraarten vor, außer D. rotundifolia noch D. intermedia und D. longifolia. Kleine Pflanzen mit langgestielten Blättern in Form einer Rosette, aus der sich eine 15 cm lange Blütenspindel erhebt mit kleinen weißen Blüten, die sich nur zur Mittagszeit öffnen. Die Blätter sind mit roten Drüsenhaaren versehen, die an der Spitze in eine Verdickung auslaufen und einen klebrigen klaren Saft absondern, der in der Sonne funkelt, woher der Name Sonnentau stammt. Sie rufen in frischem Zustand auf der Haut und Schleimhäuten Entzündungen hervor. Seit 1779 ist es bekannt, daß die Pflanze vermittels dieser Haare Insekten fängt. Die Haare biegen sich, sobald ein Insekt an dem Haare klebt, nach unten, umschließen das Insekt, umgeben es mit der klebrigen Flüssigkeit, verflüssigen durch ein in dem Safte vorhandenes Ferment und eine Säure die löslichen Teile und nehmen sie in den Pflanzenkörper auf. Darauf öffnen sie sich wieder, und man sieht nur Reste, wie Flügel und Beine. Die Pflanzen sind auf solche Nahrungsaufnahme angewiesen, weil die Wurzeln nicht genügend ausgebildet sind. Sie entziehen

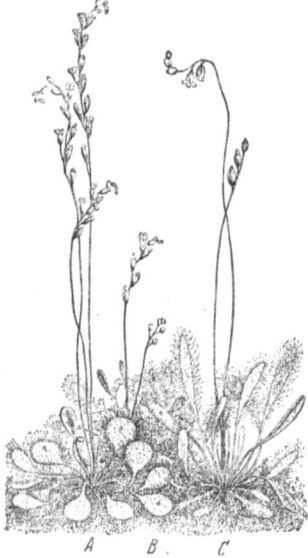

Abb. 299. Droseraarten in Blüte (nach Drude). *A* Drosera rotundifolia, *B* Drosera intermedia, *C* Drosera longifolia.

so den Insekten neben Stickstoff große Mengen Phosphor und Kalium, deren sie benötigen (Abb. 299).

Bestandteile. Dem Pepsin ähnliches eiweißlösendes Ferment. Oxynaphthochinon. Gerbsäure, Apfelsäure, Zitronensäure.

Anwendung. Als harntreibendes Mittel gegen Wassersucht. Gegen Keuchhusten, Schwindsucht, Krämpfe und Leberleiden. Mit Kieselsäure zusammen gegen Aderverkalkung. Der Saft der frischen Blätter gegen Warzen und Hühneraugen.

Hérba Equiséti majóris und minoris. Schachtelhalm. Zinnkraut.
Prêle élevée. Queue de cheval. Shave-grass.

Equisétum hiemále. Equisétum arvénse. Pteridophýta. Farnpflanzen.
Familie *Equisetáceae.* Schachtelhalmgewächse.
Europa.

E. hiemale, Winterschachtelhalm, Polierheu liefert Herb. E. majoris. Stengel 50—90 cm lang, einfach, mit Rillen versehen, graugrün, an den Knoten mit schwarz geränderten und gezähnten Scheiden, rauh durch an der Oberfläche sehr reichlich ausgeschiedene Kieselsäurekristalle. Enthält außerdem bis zu 5% Saponin, Equisetonin genannt. Findet Anwendung zum Glätten, zum Schachteln des Holzes. Als harntreibendes Mittel ist es nicht besonders geeignet, da leicht Blutharnen eintritt; dagegen wirkt die Abkochung äußerlich als blutstillendes Mittel.

E. arvense, Ackerschachtelhalm, Zinnkraut, Scheuerkraut, Kannenkraut, Katzenwedel, Duwock liefert Herb. E. minoris. Es ist ein lästiges Ackerunkraut, das durch Entwässerung des Bodens oder durch Besprengen mit Kochsalz- oder Chlorkalziumlösung entfernt werden kann und das gewöhnlich nach Beendigung der Kartoffelernte eingesammelt wird. Es enthält weniger Kieselsäure abgelagert und wird als harntreibendes Mittel verwendet. Auch wird es, besonders wenn von sehr sandigem Boden eingesammelt und so reich an Kieselsäure, gegen Lungentuberkulose empfohlen, indem die Kieselsäure Bindegewebswucherungen verursacht und so die Zerstörung des Gewebes aufhält. Außerdem zum Scheuern von Zinngeschirr (Abb. 178). Einzusammeln sind die im Mai und Juni aus dem Wurzelstocke hervortretenden unfruchtbaren Triebe. 30—90 cm hoch, am Grund etwa 5 mm dick, rund, innen hohl. In Abständen stehen Scheiden, die 12—18 dunkle, dreieckige Spitzen mit weißem Rande tragen. Von den Scheiden gehen quirlständige, vierkantige, unverzweigte Zweige ab.

Die bei Verwendung von Schachtelhalmen, und zwar besonders bei Equisetum palustre und Equisetum silvaticum sich mitunter zeigenden Vergiftungserscheinungen sollen von einem giftigen Pilze herrühren.

Hérba Fumáriae. Erdrauch.
Grindkraut. Herbe de fumeterre. Fumeterre. Hollow root. Fumitory.

Fumária officinális. Papaveraceae. Unterfamilie *Fumarioideae.* Erdrauchgewächse.
Deutschland.

Soll zur Blütezeit mit den Blüten gesammelt werden. Stengel liegend, hohlkantig; Blätter glatt, graugrün bis bläulichgrün, mehrfach fiederspaltig mit spatelförmigen Lappen; die graugrünen Blüten bilden Trauben; geruchlos; Geschmack bitter, etwas salzig.

Bestandteile. Ein bitteres Alkaloid Protopin, Fumarsäure und viele Salze.

Anwendung. Gegen Drüsenerkrankung, Skrofulose bei Kindern und als Blutreinigungsmittel. In der Branntweinbereitung.

Hérba Galeópsidis.
Liebersche Kräuter. Blankenheimer Tee. Hohlzahnkraut.
Filasse bâtarde. Chanvre bâtard. Thé de Blankenheim.
Galeópsis ládanum, *G. ochroleúca*. *Labiátae*. Lippenblütlergewächse.
Süddeutschland, die Eifel, Mitteleuropa.

Das Kraut ist während der Blütezeit zu sammeln. Stengel vierkantig, behaart, an den Verästelungen nicht verdickt, was als Unterscheidung von Galeopsis tetrahit und versicolor gilt; Blätter gestielt, länglich, lanzettlich, weichhaarig, von der Mitte an grobgesägt; Blüten gelb, mit gelbem Fleck auf der Unterlippe; Geruch und Geschmack schwach, bitterlich-fade (Abb. 300).

Bestandteile. Harz, Kieselsäure und Bitterstoff.

Anwendung. Gegen Husten und Lungenkrankheiten.

Hérba Genístae.
Brahmtee Ginster. Fäberginster. Gilbkraut.
Genêt des teinturiers. Herbe à jaunir.
Greenbroom.
Genísta tinctória. *Leguminósae*. Hülsenfrüchtler. Unterfamilie *Papilionátae*. Schmetterlingsblütlergewächse.

Deutschland, am Waldesrand und in lichten Waldungen.

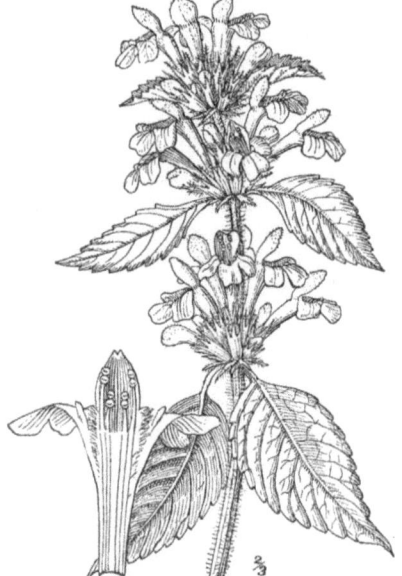

Abb. 300. Galeopsis ochroleuca.
Links Längsschnitt einer Blüte (vergrößert).

Soll zur Blütezeit gesammelt werden. Stengel gestreift; Blätter zerstreut, lanzettlich, sitzend, ganzrandig; Blüten gelb; geruchlos; Geschmack schleimig, etwas kratzend.

Bestandteile. Gelber Farbstoff, ätherisches Öl, Gerbstoff.

Anwendung. Als harntreibendes Mittel gegen Wassersucht und gegen Gliederreißen. Technisch zum Färben.

† Hérba Gratíolae. Gottesgnadenkraut. Erdgalle. Wilder Aurin.
Herbe à pauvre homme. Gratiole. Grâce de Dieu. Hedge-hyssop.
Gratíola officinális. *Scrophulariáceae*. Rachenblütlergewächse
Mittel- und Südeuropa auf Sumpfwiesen.

Während der Blütezeit zu sammeln; Stengel unten rund, oben deutlich vierkantig; Blätter sitzend, lanzettlich, 3—5nervig, kahl, in der Mitte und an der Spitze etwas gesägt, unterseits mit Punkten versehen; Blüten hellgelb bis rötlich, langgestielt, winkelständig, geruchlos; Geschmack unangenehm bitter.

Bestandteile. Zwei bitterschmeckende Glykoside Gratiolin und Gratiosolin, fettes Öl, Gerbstoff, Gratiolinsäure und Gratiolon.

Anwendung. In ganz geringen Mengen als Abführmittel, wirkt sehr scharf. Auch gegen Gicht. Ist giftig.

Hérba Grindéliae. Grindelienkraut.
Grindelia robústa. *Grindelia squarrósa*. *Compósitae*. Korbblütlergewächse. Untergruppe *Tubuliflórae*. Röhrenblütler.
Nordamerika.

Soll zur Blütezeit gesammelt werden. Stengel rund, längsgestreift, verästelt. Blätter gegenständig, etwas stengelumfassend, länglich bis breit, herzförmig, mit Punkten versehen. Blüten gelb. Blütenkorb infolge Harzausscheidung

Herbae. Kräuter. 239

klebrig. Strahlenblüten zungenförmig, Scheibenblüten röhrenförmig, glockig.
Geruch kräftig; Geschmack bitterlich. Kommt gebündelt in den Handel.
Bestandteile. Ätherisches Öl, Harz, Gerbstoff und Bitterstoff.
Anwendung. Gegen Asthma.

Hérba Héderae terréstris. Gundermann. Gundelrebe. Hudetee.
Herbe de lierre terrestre. Lierre terrestre. Herbe de Saint-Jean. Gorund-ivy. Cat's-foot.

Glechóma hederácea. Labiátae. Lippenblütlergewächse.

Europa.

Soll zur Blütezeit gesammelt werden. Stengel kriechend, vierkantig; Blätter gegenständig, langgestielt, nierenförmig bis herzförmig, gekerbt, etwas behaart; Blüten blau, in den Blattwinkeln stehend; Geruch schwach; Geschmack bitterlich (Abb. 301).

Bestandteile. Ein dunkelgrünes ätherisches Öl, Gerbstoff, Zucker.

Anwendung. Als Hustenmittel, gegen Fieber. In der Likör- und Branntweinbereitung.

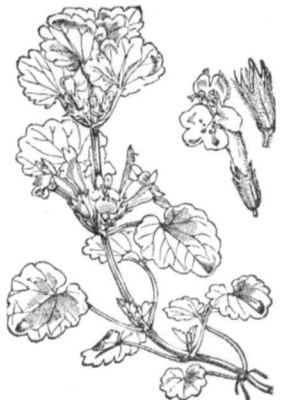

Abb. 301. Herba Hederae terrestris.

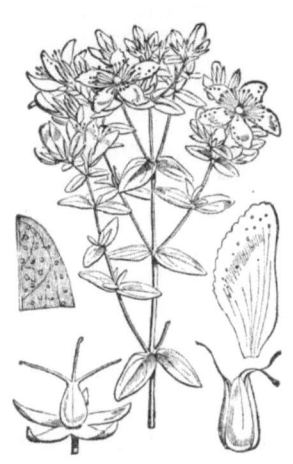

Abb. 302. Herba Hyperici. Links oben ein Teil des Blattes mit Punkten. Die übrigen Teile Blütenteile.

Hérba Herniáriae. Bruchkraut. Harnkraut.
Herniaire. Herniole. Rupture-wort.

Herniária glábra. H. *hirsúta.* Caryophylláceae. Nelkengewächse. Unterfamilie *Alsinoideae*

Deutschland.

Das während der Blütezeit mit der Wurzel gesammelte Kraut. Wurzel mehrköpfig. Stengel flach. Blätter eiförmig, ganzrandig, sitzend, unten gegenständig nach oben zu wechselständig. Blüten klein, grüngelb, in Knäueln. Geschmack zusammenziehend; Geruch süßlich, kumarinartig.

Bestandteile. Herniarin (0,2%), ein neutrales und ein saures Saponin, Gerbstoff, ätherisches Öl und das Alkaloid Paronychin.

Anwendung. Als Volksheilmittel, wassertreibend. In der Branntweinbereitung.

Hérba Hypérici. Johanniskraut. Hartheu. Hexenkraut.
Herbe de millepertuis. Millepertuis. Chassediable. John's-wort. Hardhay.

Hypéricum perforátum. Guttíferae. Guttigewächse.

Deutschland.

Der obere Teil der blühenden Pflanze; Stengel zwei- bis undeutlich vierkantig, etwas abgerundet, kahl; Blätter gegenständig, oval, sitzend, ganzrandig, durchsichtig, mit Punkten versehen. Blüten gelb. Geruch schwach; Geschmack bitter, zusammenziehend (Abb. 302).

Bestandteile. Ein harzartiger roter Farbstoff, Hyperizin oder Hyperikumrot genannt, ätherisches Öl, gelber Farbstoff und Gerbstoff.

Anwendung. Zum Heilen von Wunden. In der Likör- und Branntweinbereitung.

Hérba Hýssopi. Isop. Ysop. Herbe d'hysope. Hysope. Hyssop.

Hyssopus officindlis. Labiátae. Lippenblütlergewächse.

Südeuropa, auf felsigen Plätzen, auf alten Burgen, bei uns angebaut.

Das blühende Kraut meist von angebauten Pflanzen. Blätter sitzend, gegenständig, ganzrandig, linienlanzettförmig, mit Punkten versehen, am Rand zurückgerollt. Blüten blau. Geruch würzig, kampferartig; Geschmack gleichfalls, etwas bitter.

Bestandteile. Ätherisches Öl; Spuren von Gerbsäure.

Anwendung. Als Volksheilmittel, gegen Brustleiden und Erkrankungen des Magens. Als Küchengewürz. In der Branntweinbereitung.

Hérba Ivae moschátae. Ivakraut. Moschusschafgarbe. Ive musquée.

Achilléa moschdta. Compósitae. Korbblütlergewächse.

Untergruppe *Tubuliflórae.* Röhrenblütler.

Schweiz.

Das unter diesem Namen in den Handel kommende Kraut soll auch von einigen anderen Achilleaarten entnommen werden und hat so Ähnlichkeit mit der Schafgarbe. Das Kraut hat infolge des Gehaltes an ätherischem Öl einen angenehm lieblichen, etwas moschusartigen Geruch und gewürzhaften, bitteren, lange anhaltenden Geschmack.

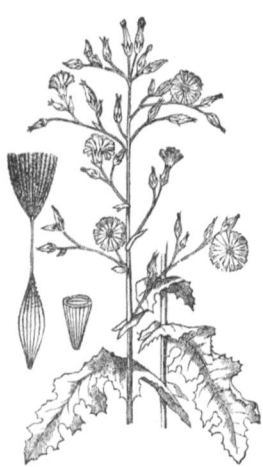

Abb. 303. Lactuca virosa.

Anwendung. Dient, ebenso wie das daraus bereitete Oleum Ivae moschatae, zur Darstellung des Ivalikörs.

Im Oberengadin bezeichnet man Ivakraut auch als Genip, worunter man sonst aber verschiedene Artemisiaarten versteht (vgl. Herba Absinthii).

****† Hérba Lactúcae virósae. Giftlattich.

Herbe de laitue vireuse. Laitue vireuse. Lettuceherb. Strong-scented lettuce.

Lactúca virósa. Compositae. Korbblütlergewächse. Untergruppe *Liguliflórae.* Zungenblütler.

Mittel- und Südeuropa. Deutschland.

Gesammelt wird das blühende Kraut kurz vor dem Aufbrechen der Blüten der wildwachsenden zweijährigen Pflanze. Stengel etwa 1 m hoch; Blätter sitzend, bläulich, stengelumfassend; Mittelrippe unterseits mit steifen Borsten. Oberblätter ganz, Unterblätter gebuchtet. Blüten gelb. Frisch von unangenehmem, betäubendem Geruch; Geschmack bitter, scharf (Abb. 303).

Bestandteile. Enthält frisch einen weißen Milchsaft, der zur Darstellung des Lactucarium dient. Es ist dies der an der Luft eingetrocknete Milchsaft; bräunlich, mit wachsglänzendem Bruch; in verschiedenartigen Stücken und von betäubendem, narkotischem Geruch, enthält neben etwa 50% wachsähnlichen Stoffen einen kristallisierbaren Bitterstoff Laktuzin.

Anwendung findet das Kraut zur Darstellung des Extractum Lactucae virosae, das als beruhigendes, als Schlafmittel angewandt wird.

Herbae. Kräuter.   241

Hérba Ledi palústris. Herba Rosmarini silvestris.
Porsch. Porst. Flohkraut.
Lède des marais. Rosmarin sauvage. Marsh-rosemary. Wild-rosemary.

Lédum palústre. Ericáceae. Heidekrautgewächse. Unterfamilie *Rhododendroideae*.
Deutschland, auf sumpfigen Wiesen und Torfmooren.

Die getrockneten Zweigspitzen des blühenden Halbstrauches. Blätter linienlanzettförmig, fast sitzend, lederartig, oben dunkelgrün, glänzend, Ränder zurückgebogen, unten rostbraun, filzig, 1—3 cm lang, einige Millimeter breit. Blüten weiß, doldig. Geruch betäubend; Geschmack gewürzhaft, bitter.

Bestandteile. Rötliches ätherisches Öl, Gerbsäure, auch Leditannin genannt. Giftig wirkender Ledumkampfer.

Anwendung. Hauptsächlich als Mittel gegen Ungeziefer, gegen Motten, wurde auch gegen Keuchhusten empfohlen.

Hérba Lináriae. Leinkraut. Taggenkraut. Gelbes Löwenmaul. Frauenflachs.
Herbe de linaire. Linaire. Lin bâtard. Wild-flax. Toad-flax.

Linária vulgáris. Scrophularidceae. Rachenblütlergewächse.
Deutschland.

Das blühende Kraut; die gelben, am Schlund orangefarbenen, geschlossenen, gespornten Blüten in dichter Traube sitzend; Blätter sitzend, fadenförmig, sehr zerstreut, graugrün, dreinervig.

Bestandteile. Linarin, Linarakrin und Phytosterin.

Anwendung. Dient entweder frisch oder getrocknet zur Darstellung von Unguentum Linariae: sonst veraltet.

**† Hérba Lobéliae. Lobelienkraut.
Lobélie enflée. Herbe de lobélie enflée. Indian tobacco. Lobelia.

Lobélia inflata. Campanuláceae. Glockenblumengewächse. Unterfamilie *Lobelioideae*.
Virginien. Kanada.

Das blühende Kraut mit Früchten. Gegen Ende der Blütezeit zu sammeln. Stengel 30—60 cm, kantig, verästelt rauhhaarig, oben kahl, violett gefärbt. Blätter unten gestielt, oben sitzend, länglich-eiförmig, wechselständig, auf beiden Seiten zugespitzt, ungleich kerbig-gesägt, bis zu 7 cm lang, vielfach zerbrochen; Blüten traubig, blaßblau oder weiß. Geruchlos; Geschmack scharf, an Tabak erinnernd.

Früchte von dem fünfteiligen Kelche gekrönte, zweifächerige Kapsel, zehnrippig, die braunen Samen netzgrubig und 0,5—0,7 mm lang. Die Droge kommt meist in Backsteinform gepreßt in den Handel (Abb. 304).

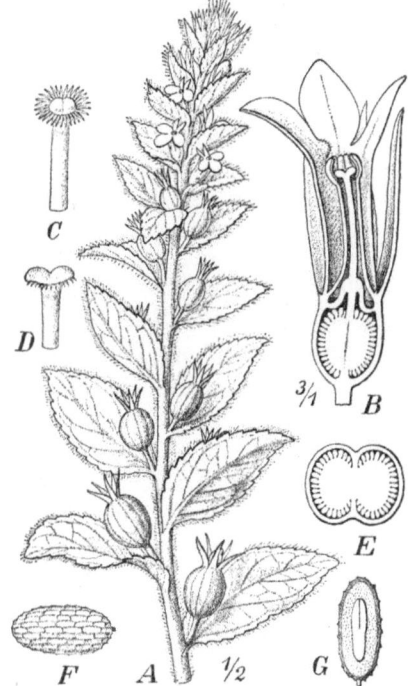

Abb. 304. Lobelia inflata.

Der Rückstand nach dem Verbrennen darf höchstens 12% betragen.

Bestandteile. Ein gelbliches, honigartiges, dem Nikotin ähnliches, aber weit weniger giftiges Alkaloid Lobelin.

Anwendung. Als Tinktur bei asthmatischen Leiden; zu Asthmazigarren.

Hérba Majoránae. Majoran oder Meiran.
Marjolaine. Herbe de marjolaine. Marjoram.

Origanum majorána. Labiátae. Lippenblütlergewächse.
Afrikanische Küste des Mittelmeeres. Griechenland. Ungarn. Frankreich. Orient. Bei uns besonders in Thüringen angebaut.

Die oberen Teile des blühenden Krauts. Die Stengel vierkantig, verästelt, flaumhaarig; Blätter gegenständig, bis zu 4 cm lang, verkehrt-eiförmig oder elliptisch, ganzrandig, graugrün, weißfilzig. Die kleinen weißen Blüten fast kugelige, filzige Ährchen bildend, zu drei bis fünf am Ende der Zweige sitzend, mit rundlichen Deckblättern. Das Kraut kommt meist gebündelt (in Fascibus) oder abgerebelt (in Foliis) in den Handel, und zwar entweder aus Deutschland selbst oder aus Frankreich oder Ungarn. Geruch würzig; Geschmack gleichfalls und bitterlich.

Majoran wird bei uns im Freien und in Treibhäusern angebaut (Wintermeiran).

Bestandteile. Ätherisches Öl, Gerbstoff.

Anwendung. Medizinisch zur Darstellung von Unguentum Majoranae, als Zusatz zu Niespulvern, zu Bädern und als Gurgelwasser. Ferner als Speisegewürz und in der Branntweinbereitung.

Gerebelter Majoran darf als Genußmittel nach dem Verbrennen einen Rückstand von höchstens 12% haben. Der Sandgehalt darf nicht höher als 2,5% sein. Bei zerschnittenem Majoran sind die Grenzzahlen 16% und 3%. In trocknen Jahren ist jedoch, bedingt durch die Behaarung des Majorans, der Sandgehalt gewöhnlich höher.

Majoran ist häufig mit den Blättern des Gerbersumachs Coriaria myrtifolia aus der Provence verfälscht worden. Da diese Blätter ein Gift, Koriariin, enthalten, muß die Handelsware genau geprüft werden. Auch Eibischblätter finden sich oft im Majoran, man erkennt sie sehr leicht an der weißfilzigen Behaarung. Ferner auch Quendel, den man an den am Blattrand befindlichen kurzen zahnförmigen Haaren erkennt.

Hérba Mari veri. Katzenkraut. Katzengamander. Amberkraut.
Marum. Herbe aux chats. Herbe de petit-chêne. Cat-thyme.

Teúcrium marum. Labiátae. Lippenblütlergewächse.
Mittelmeergebiet. Südeuropa, bei uns angebaut.

Die oberen Spitzen der fast strauchartigen Pflanze; Blätter klein, länglicheiförmig, oben behaart, unten weißgrau-filzig; Geruch, namentlich beim Zerreiben, scharf würzig; Geschmack brennend, gewürzhaft.

Bestandteile. Ätherisches Öl.

Anwendung. Als Schnupfmittel gegen Stockschnupfen, als Witterung für Marder und Füchse. Es ist auch ein Bestandteil der Gewürzkräuter für eingelegte kleine Fische, die sog. Anchovis.

Hérba Marrúbii albi. Weißer Andorn.
Marrube blanc. Herbe de marrube blanc. Hoarhound.

Marrúbium vulgáre. Labiátae. Lippenblütlergewächse.
Deutschland, vor allem in Buchenwäldern.

Die oberen Stengel mit den Blüten; Stengel röhrig-vierkantig und wie die Blätter weißfilzig; Blätter in den Blattstiel verschmälert, gegenständig, eiförmig, ungleich kerbiggezähnt, runzlig. Blüten weiß. Geruchlos; Geschmack bitter, scharf und etwas salzig.

Bestandteile. Ein Bitterstoff Marrubiin. Viele Salze. Schleim. Spuren von ätherischem Öl. Gerbstoff.

Anwendung. Als Volksheilmittel. Gegen Husten, Lungenleiden, Magen- und Leberleiden. Ferner in der Likör- und Branntweinbereitung.

Hérba Matrisílvae oder Aspérulae odorátae.
Waldmeister. Sternleberkraut.
Aspérule. Reine des bois. Herbe d'aspérule. Wood ruff.
Asperula odoráta. Rubiáceae. Krappgewächse.
Deutschland.

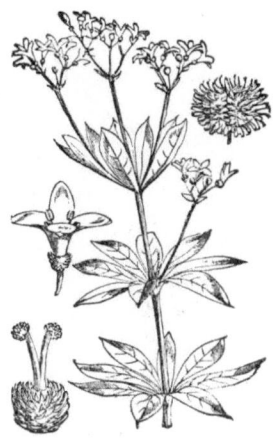

Abb. 305. Asperula odorata

Soll kurz vor dem Aufblühen gesammelt werden und wird fast immer frisch zur Bereitung von Waldmeisteressenz verwandt. Stengel vierkantig; Blätter zu 6—8 quirlständig. Blüten weiß, in Trugdolden an der Spitze des Stengels. Geruch sehr würzig, namentlich nach dem Welkwerden; Geschmack bitter (Abb. 305).

Bestandteile. Kumarin (s. d.).

Anwendung. Als Volksheilmittel gegen Unterleibsleiden. In der Likör- und Branntweinbereitung. In Mischung mit anderen Kräutern als Ersatzmittel für chinesischen Tee. Ferner als Zusatz zu Rauchtabak.

Hérba Melilóti oder Lóti odoráti. Steinklee. Melilotenkraut. Honigklee.
Mélilot. Herbe de mélilot. Trèfle des mouches. Melilot.
Melilótus officinális. Melilotus altissimus. Leguminosae. Hülsenfrüchtler.
Unterfamilie *Papilionátae.* Schmetterlingsblütlergewächse.
Europa. Deutschland am Ufer von Gewässern, auf feuchten Wiesen.
Thüringen und Bayern angebaut. Asien.

Die Blätter und blühenden Zweige des gelben, über 1 m hoch werdenden Steinklees, im Juli und August zu sammeln. Blätter gefiedert, dreizählig, das Endblättchen länger gestielt und größer. Die Blättchen lanzettlich, der Rand spitzgezähnt; Blüten reingelb, bis auf den am Ende des Stengels stehenden Blütenstand in achselständigen Trauben stehend. Die Hülsenfrüchte enthalten 1—2 Samen; Geruch honig- und tonkabohnenartig, trocken stärker; Geschmack schleimig, bitterlich (Abb. 306 siehe Seite 244).

Bestandteile. Ätherisches Öl, Melilotsäure. Kumarin. Melilotol. Harz, Gerbstoff und viele Salze.

Anwendung. Zusatz zu erweichenden Kräutern. Als Gewürzzusatz, zu Tabakbeizen, zu Kau- Zigaretten- und Schnupftakak; in der Schweiz wird der blaue Steinklee, Melilotus coeruleus, in großen Mengen bei der Bereitung von Kräuter- oder grünem Käse benutzt. Außerdem in der Likör- und Branntweinherstellung.

Verwechslung und Prüfung. Etwa beigemengte andere Melilotusarten sind daran zu erkennen, daß diesen der tonkabohnenartige Geruch fehlt. Die Blüten von Melilotus albus sind weiß. Der weißblühende Steinklee soll sich jedoch vorteilhaft zur Gewinnung von Gespinstfasern anbauen lassen.

244 Herbae. Kräuter.

Hérba Menthae pulégii oder Hérba Pulégi. Polei.
Pouliot. Menthe pouliot. Pennyroyol.
Mentha pulégium. *Labiátae.* Lippenblütlergewächse.
Süddeutschland angebaut.

Blätter rundlich, stumpfgesägt, etwa 1 cm lang, drüsig behaart. Geruch würzig; Geschmack gleichfalls, bitter, scharf.
Bestandteile. Ätherisches Öl.
Anwendung. Als magenstärkendes Mittel. Als Speisegewürz.

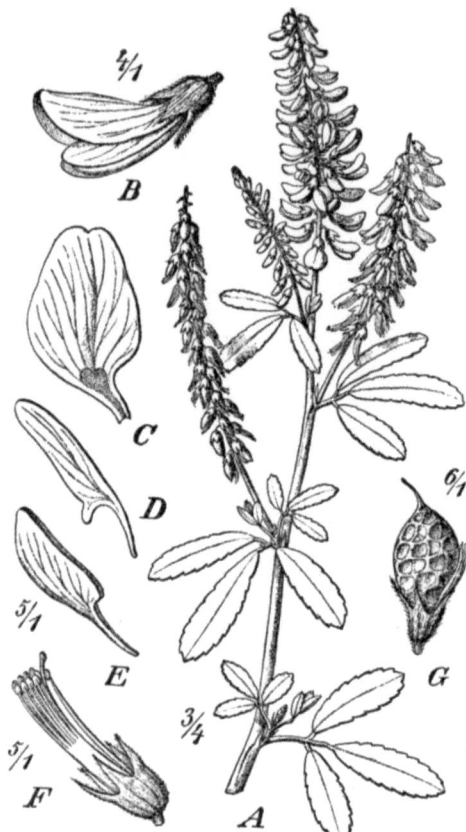

Hérba Orígani crétici.
Spanischer Hopfen.
Origan de Crète. Spanish marjoram.
Origanum smyrnáicum. O. hirtum.
Labiátae. Lippenblütlergewächse.
Länder des Mittelmeers, namentlich Griechenland.

Die Ware kommt über Triest und Venedig in den Handel und besteht hauptsächlich aus den kleinen, gelblichgrünen Blütenährchen der Pflanze, die von kleinen dachziegelförmigen Hochblättern umgeben sind. Geruch würzig; Geschmack gleichfalls, dabei scharf.
Bestandteile. Ätherisches Öl.
Anwendung. Als Speisegewürz, Hauptbestandteil der Anchoviskräuter zum Einlegen von kleinen Fischen.

Hérba Orígani vulgaris.
Brauner Dost.
Origan vulgaire. Herbe d'origan vulgaire. Common marjoran.
Origanum vulgáre. *Labiátae.* Lippenblütlergewächse.
Deutschland.

Abb. 306. Melilotus officinalis. *A* Zweig mit Blüten, *B* Blüte (4fach vergrößert), *C, D, E* Fahne, Flügel und Schiffchen der Blüte (5fach vergrößert), *F* Kelch mit Staubblättern und Fruchtblatt (5fach vergrößert). *G* Frucht (6fach vergrößert). (Text siehe Seite 243.)

Der rötliche Stengel mit den Blättern und Blütenährchen; rötliche Ährchen mit braunvioletten Hochblättern; Blätter eiförmig, gegenständig, gestielt, ganzrandig oder gezähnt; Geruch angenehm; Geschmack bitter, herb.
Bestandteile. Ätherisches Öl, Gerbsäure.
Anwendung. Zu Kräuterbädern. In der Branntweinbereitung.

Hérbá Plantáginis. Wegerich. Spitzwegerich. Wegetritt.
Plantain. Herbe de plantain. Way-bread. Rib-grass.
Plantágo major. Pl. média. Pl. lanceoláta. Plantagináceae. Wegebreitgewächse.
Europa, überall gemein.

Die Blätter dieser Pflanzen werden, da ihre Bestandteile etwa die gleichen sind, beliebig verwendet; sie sind durch die Spitzwegerichkaramellen wieder in Erinnerung gekommen, während sie lange Zeit als Heilmittel gänzlich vergessen waren.

Herbae. Kräuter. 245

Bestandteile. Gerbsäure, geringe Mengen Bitterstoff und Schleim.
Anwendung. Medizinisch gegen Husten, gegen Verdauungsbeschwerden, gegen Nierensteine, auch gegen Fieber. Äußerlich gegen Geschwüre und Bienenstiche. In der Branntweinbereitung.

Hérba Pogostemónis oder Pátchouly. Patschulikraut.
Pogostémon patchouli. Patchauli.
Pogóstemon pátchouly. Labiátae. Lippenblütlergewächse.
Ostindien. Südchina.

Dieses in seiner Heimat und auch bei uns zur Darstellung des Patschuliöls verwandte Kraut wird auf den Straits Settlements, in der Provinz Wellesley und in Niederländisch-Indien, auf Java, Madura, Sumatra und Celebes angebaut und kommt von Singapore und Penang aus in den Handel. Auch die in Niederländisch-Indien gewonnene Ware wird in Ballen von 40 engl. Pfund über Penang versendet, und zwar meist nach New York und Marseille. Zum Anbau werden Stecklinge, die man von jungen Zweigen der Pflanze abgeschnitten hat, in die Erde gepflanzt, öfter begossen und vor Sonne geschützt. Nach etwa vier Wochen, wenn sie genügend Wurzeln haben, werden sie in einer Entfernung von

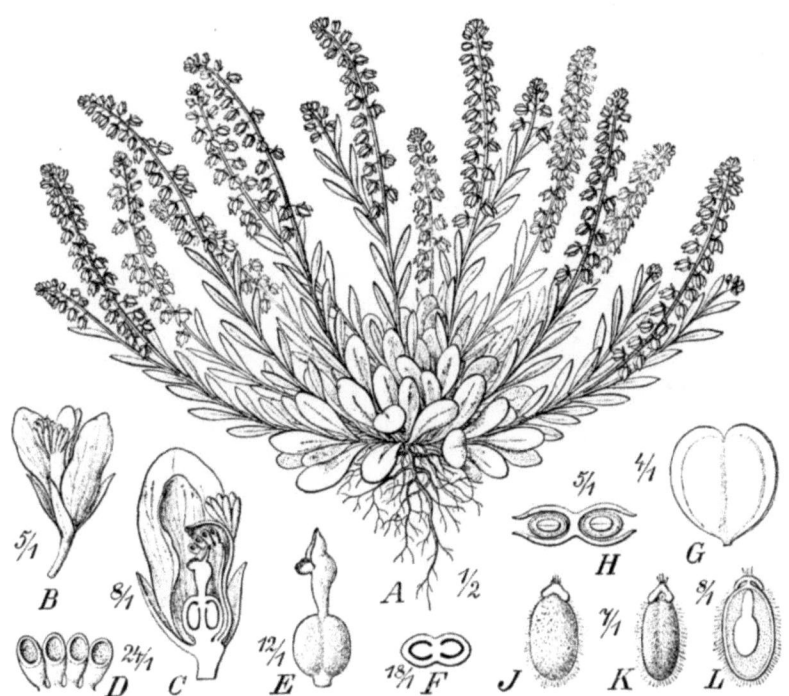

Abb. 307. Polygala amara. *A* Blühende Pflanze, *B* Blüte, *C* Längsschnitt der Blüte, *D* Staubbeutel von innen, *E* Fruchtblatt, *F* Querschnitt des Fruchtknotens, *G* Frucht, *H* Querschnitt der Frucht. *J* Samen, von der Seite gesehen, *K* Samen, von vorn gesehen, *L* Längsschnitt des Samens. (Text siehe Seite 246.)

dreiviertel Meter verpflanzt. Nach sechs Monaten beginnt man mit der Ernte und erntet zweimal im Jahr. Öfter wird sie auch an Waldstellen, wo Stämme eben abgeschlagen sind, angepflanzt, sie wächst zwischen den Stämmen, die sie beschatten, dann rasch. Die Blätter werden meist mit Stengelteilen im Schatten getrocknet. Etwa viereinhalb Teile frisches Kraut geben ein Teil getrocknete

Ware, die dann in Blätter und Abfälle geschieden wird. Blätter dunkelgraugrün, lang gestielt, eiförmig, weich behaart. Geruch stark, außerordentlich lange andauernd; Geschmack würzig, bitter und scharf.

Bestandteile. Ätherisches Öl, Patschulikampfer und Kadinen.

Anwendung. Bei der Bereitung von Blumenduft und als Mottenvertilgungsmittel.

Patschulikraut ist häufig verfälscht mit den Rukublättern von Ocimum basilicum.

Hérba Polýgalae amárae.
Kreuzblumenkraut.
Polygala amer. Herbe au laitier. Cross-flower.
Milkwort.
Polygala amára. Polygaláceae. Kreuzblumengewächse.
Einheimisch.

Das ganze Kraut mit der Wurzel ist während der Blütezeit von bergigen, sonnigen Standplätzen zu sammeln, da das an feuchten Stellen wachsende den bitteren Geschmack ganz verliert; Wurzel fadenförmig, aus dieser bis zu 10 cm lange Stengelchen hervortretend; Wurzelblätter spatelförmig oder verkehrt eiförmig, gestielt, eine Rosette bildend; Stengelblätter lanzettlich, kleiner; Blüten blau oder rötlich; geruchlos; Geschmack stark, anhaltend bitter (Abb. 307 siehe Seite 245).

Bestandteile. Kristallinischer Bitterstoff, Polygamarin, Spuren von ätherischem Öl, Polygalasäure, Saponin.

Anwendung. Als Magenmittel und gegen Lungenleiden. Als schleimlösendes Mittel. Zur Herstellung von Branntwein.

Hérba Polýgoni aviculáris.
Vogelknöterich. Knöterich. Langue de passereau. Renouée des oiseaux. Polygony.
Polygonum aviculáre. Polygonáceae. Knöterichgewächse
Europa.

Wächst überall an Wegen und auf Äckern und blüht vom Juli bis August. Stengel ästig, liegend, gerillt, bis zur Spitze mit Blättern versehen. Die Blätter wechselständig angeordnet, mit rötlichen Nebenblattute versehen, elliptisch oder mehr lanzettlich, Rand undeutlich gezähnt. Blüten unscheinbar. Geschmack zusammenziehend.

Bestandteile. Gerbstoff.

Anwendung. Gegen Husten und Lungenkrankheiten.

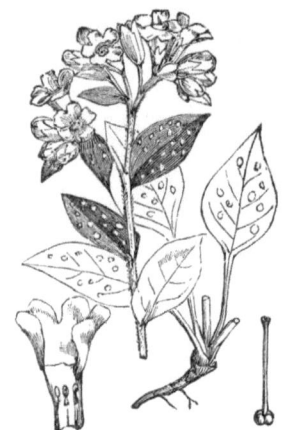

Abb. 308. Pulmonaria officinalis

Hérba Pulmonáriae. Lungenkraut.
Pulmonaire officinale ou commune. Herbe de pulmonaire. Lungwort. Pulmonary.
Pulmondria officinális. Borragináceae. Boretschgewächse.
In feuchten Wäldern.

Das Kraut soll nach dem Blühen eingesammelt werden. Die Blüten sind anfänglich rot, werden dann aber blauviolett. Die grundständigen Blätter langgestielt, Stengelblätter sitzend, ganzrandig, eiförmig oder herzförmig, durch steife Borstenhaare rauh; mitunter weißlich gefleckt; geruchlos; Geschmack herb, schleimig (Abb. 308).

Anwendung. Als Volksheilmittel gegen Husten.

Hérba Pulsatíllae. Küchenschelle. Windblume.
Coquerelle. Herbe de coquelourde. Wind-flower. Pasque-flower.

Pulsatílla vulgáris. *Ranunculáceae*. Hahnenfußgewächse.
Süddeutschland. (In Norddeutschland meist durch Pulsatilla praténsis ersetzt.)

Bei der ersten Art steht die Blüte aufrecht; Stengel einblütig; Blüte violett, seidenartig behaart. Zipfel der Blütenblätter nicht umgeschlagen; Blätter grundständig 2—3 mal fiederspaltig. Pulsatilla pratensis hat hängende Blüten mit zurückgeschlagenem Zipfel. Geruch des nur frisch angewandten Krauts beim Zerreiben scharf reizend; ruft auf der Haut Entzündung hervor; Geschmack gleichfalls. Trockenes Kraut fast geschmacklos (Abb. 309 u. 310).

Soll während der Zeit des Verblühens, im April und Mai, gesammelt werden.

Bestandteile. Ein scharfer flüchtiger Stoff Anemonin, ferner Anemonkampfer. Beim Trocknen verliert die Küchenschelle die Schärfe.

Anwendung. Dient frisch zur Darstellung des Extractum und der Tinctura Pulsatillae. In ganz kleinen Gaben bei Augenkrankheiten, bei Star.

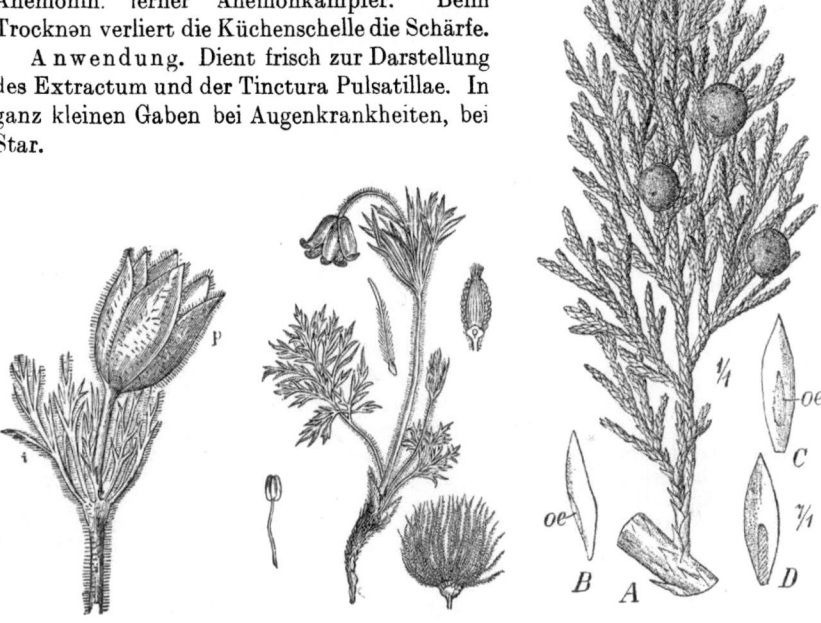

Abb. 309. Pulsatilla vulgaris. Abb. 310. Pulsatilla pratensis. Abb. 311. Zweig von Sabina officinalis.

***† Hérba oder Summitátes Sabínae.
Sadebaumkraut. Sevenbaum.
Sabine. Herbe de sabine. Savine.

Iuníperus sabína. *Sabína officinális*. *Coníferae*. Nadelhölzer. Unterfamilie *Cupréssaae*.
Südeuropa, Kaukasus, bei uns angebaut.

Die im Frühjahr zu sammelnden Zweigspitzen. Die kleinen bis 5 mm langen Blättchen sind im jungen Zustand angedrückt, schuppenartig, vierzeilig, später abstehend, und tragen auf dem Rücken eine kleine vertiefte Öldrüse, worin sich stark giftiges ätherisches Öl befindet. Geruch balsamisch, stark und unangenehm; Geschmack bitter, zusammenziehend (Abb. 311).

Bestandteile. Ätherisches Öl, Sabinol, Harz, Gerbsäure.

Anwendung. Das Sadebaumkraut ist eins der bekanntesten und kräftigsten Abtreibungsmittel, Abortivmittel, sowohl bei Tieren als auch Menschen; äußerlich wird es im Aufguß und als Salbe gegen allerlei Übel angewendet, auch in der Haarpflege als Zusatz zu Haarwässern; es darf aber, weil vielfach zu obengenannten verbrecherischen Zwecken benutzt, niemals im Einzelverkauf abgegeben werden, selbst nicht für den Gebrauch bei Tieren oder als Haarpflegemittel, um so weniger, als seine Einwirkung auf den Körper ungemein scharf ist.

Verwechslung. Am häufigsten mit Juniperus virginiana, in Nordamerika heimisch und dort überhaupt dafür angewandt. Bei ihm stehen die Blätter dreizeilig, die Öldrüse liegt in einer Längsfurche. Der Wuchs ist mehr baumartig, während J. sabina mehr strauchartig ist.

Hérba Saturéjae. Bohnenkraut. Pfefferkraut.
Sarriette. Herbe de sarriette. Savory. Beau-tressel.
Saturėja horténsis. Labiátae. Lippenblütlergewächse.
Südeuropa, bei uns angebaut.

Das getrocknete blühende Kraut. Stengel aufrecht, 20—30 cm hoch, wenig verästelt; Blätter sitzend, linienförmig, kurz behaart, etwa 2 cm lang. Blüten winkelständig, kurzgestielt, weiß. Geruch angenehm würzig; Geschmack gleichfalls, etwas scharf. Wird entweder gebündelt, in Fascibus, oder es kommen nur die abgestreiften Blätter in den Handel, in Foliis.

Bestandteile. Ätherisches Öl, scharfes Harz.
Anwendung. Als Speisegewürz und in der Branntweinbereitung.

Hérba Scolopéndrii. Hirschzunge.
Scolopendre. Langue de cerf. Hart's-tongue.
Scolopéndrium officinárum. Pteridophyta. Farnpflanzen. Familie *Polypodiáceae*.
Mitteleuropa, auf felsigem Boden.

Die getrockneten Wedel, einfach lanzettlich, am Grund herzförmig, 20—30 cm lang. Geruchlos; Geschmack schwach, zusammenziehend.

Anwendung. Als Volksheilmittel hier und da gegen Brustleiden.

Hérba Scórdii. Wasserknoblauch.
Herbe du germandrée d'eau. Germandrée d'au. Scordia.
Teúcrium scordium. Labiátae. Lippenblütlergewächse.
Europa.

Das blühende Kraut mit hellpurpurnen Blüten. Die Blätter lanzettlich, sitzend. Riecht frisch nach Knoblauch.

Bestandteil. Gerbstoff.
Anwendung. Gegen Hämorrhoiden. In der Branntweinbereitung.

Hérba Serpýlli. Quendel. Feldkümmel. Feldthymian.
Thym sauvage. Herbe de thym sauvage. Mother of thyme.
Thymus serpyllum. Labiátae. Lippenblütlergewächse.
Europa. Deutschland.

Es sollen die beblätterten Zweige während der Blütezeit im Juni und Juli von dem wildwachsenden Halbstrauche gesammelt werden (Abb. 312 siehe Seite 249). Findet sich in Deutschland vorwiegend auf Hügeln und trocknen Waldlichtungen. Stengel liegend, holzig; Blütenzweige aufsteigend, rötlich, 1 mm dick; Blätter klein, kreuzgegenständig, eirund bis schmallanzettlich, ganzrandig, kurzgestielt, etwa 1 cm lang und bis 7 mm breit. Die Behaarung ist verschieden, mitunter kahl oder wenig bis stark behaart, häufig nur am Grund bewimpert; Kelch zweilippig; Blüten weißlich oder purpurn, in Köpfen, die zu Scheinquirlen geordnet sind. Geruch angenehm würzig; Geschmack bitter.

Die Droge ist ein Gemenge von Thymus serpyllum und Thymus chamaedrys, die beide an denselben Stellen wachsen, sehr schwer voneinander zu unterscheiden und als gleichwertig anzusehen sind.

Bestandteile. Ätherisches Öl, etwas Thymol, Karvakrol.

Herbae. Kräuter. 249

Anwendung. Äußerlich zu Bädern und würzigen Kräuterkissen: ein Bestandteil der Species aromaticae, zur Herstellung des Quendelgeistes. In der Likör- und Branntweinbereitung.

Herba Spilanthis oleraceae. Parakresse.
Spilanthe potager. Herbe de spilanthe.

Spilanthes oleracea. Compositae. Korbblütlergewächse. Untergruppe *Tubuliflorae*
Röhrenblütler.
Südamerika. Westindien. In Deutschland in Gärten angebaut.

Soll zur Blütezeit gesammelt werden. Blätter herzförmig, gegenständig, gezähnt. Blüten in Köpfchen, vor dem Aufblühen braun, dann gelb, langgestielt.

Bestandteile. Das von Südamerika eingeführte Kraut enthält ein scharfes Weichharz, scharfes ätherisches Öl, Gerbstoff und nadelförmiges Spilanthin.

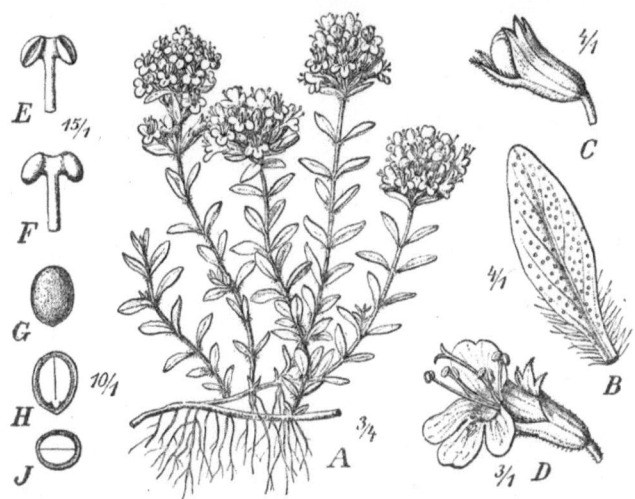

Abb. 312. Thymus serpyllum. A mit Blüten, B Blatt mit drüsigen Punkten.
C Blütenknospe, D Blüte. E Staubblatt von vorn, F Staubblatt von hinten.
G Samen. H Längsschnitt des Samens, J Querschnitt des Samens.
Text siehe Seite 248.

Anwendung. Im weingeistigen Auszug als Mundwasser und zahnschmerzlinderndes Mittel, auch gegen Scharbock, Skorbut. Ferner in der Branntweinbereitung.

Herba Thujae. Lebensbaum. Thuya d'Occident ou du Canada.

Thuja occidentalis. Coniferae. Nadelhölzer. Unterfamilie *Cupresseae.*
Nordamerika. Sibirien, bei uns angebaut.

Die Ästchen sind flach, zweikantig, mit dachziegelförmig angedrückten Blättern. Geruch, namentlich zerrieben, stark balsamisch; Geschmack ähnlich, bitter und kampferartig.

Bestandteile. Ätherisches Öl, zitronengelbes Thujin und Thujigenin. Gerbsäure.

Anwendung. Hier und da als harn- und schweißtreibendes, wurmwidriges Mittel.

Herba Thymi. Thymian. Gartenthymian. Römischer Quendel.
Thym commun. Herbe de thym. Thyme.

Thymus vulgaris. Labiatae. Lippenblütlergewächse.
Südeuropa, in Deutschland, besonders in Thüringen, Bayern und Provinz Sachsen angebaut.

Die getrockneten blühenden Zweige wildwachsender und angebauter Pflanzen, die im Mai und Juni gesammelt werden (Abb. 313 siehe Seite 250). Blätter gegenständig, kurzgestielt oder sitzend, schmallanzettlich, elliptisch oder eiförmig, bis zu 9 mm lang, bis 3 mm breit, behaart, Rand zurückgebogen. Blüten rötlich. gestielt. Kelch borstig behaart. Stengelteile vierkantig. Geruch angenehm gewürzhaft: Geschmack gleichfalls.

Der Rückstand nach dem Verbrennen darf höchstens 12% betragen.

Die Ware kommt teils in Bündeln, in Fascibus, teils abgerebelt, in Foliis in den Handel, besonders schön aus Deutschland selbst, geringwertige aus Frankreich.

Bestandteile. Atherisches Öl. Thymol. Karvakrol.

Anwendung. Gegen Keuchhusten, zu Kräuterkissen und Bädern; als Speisegewürz und in der Branntweinbereitung.

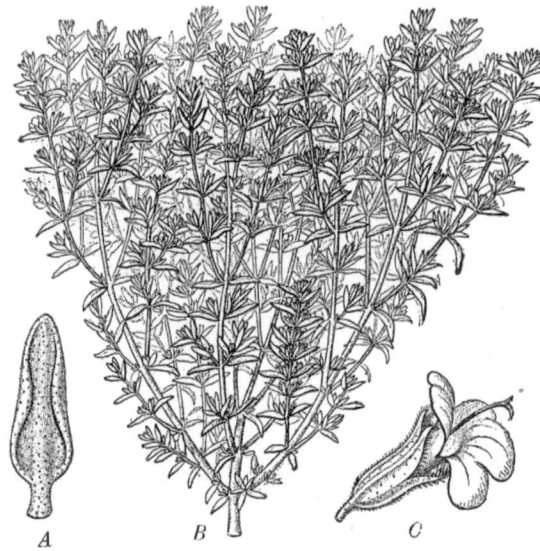

Abb. 313. Thymus vulgaris. *A* Blatt von unten (4 fach vergrößert) *B* blühend. *C* Blüte (5 fach vergrößert).

Hérba Urticae. Brennesselkraut.
Ortie brûlante. Herbe d'ortie. Stinging nettle.
Úrtica úrens. U. dioica. Urticáceae. Nesselgewächse.
Europa, überall gemein.

Die Blätter sind eiförmig bis elliptisch, Rand tief gesägt. Das getrocknete Kraut der großen und kleinen Brennessel wird noch hier und da als Volksmittel gegen Hämorrhoiden gebraucht. Wirksame Bestandteile wenig bekannt. Die Brennhaare des frischen Krauts enthalten Ameisensäure, diese ist die Ursache des Brennens. Aus dem frischen Kraute bereitet man ein Haarwasser und Haaröl. Auch wird es auf Gespinstfasern, sog. Nesselgewebe, verarbeitet. Frisches Kraut wird ferner abgekocht als Gemüse genossen. Es enthält Eiweiß und Fett, so eignet es sich auch gut als Kraftfutter für Tiere und kommt für diesen Zweck zerkleinert als Brennesselhäcksel in den Handel. Man übergießt Brennesselhäcksel mit kochendem Wasser und läßt dann einige Stunden an einem warmen Ort, etwa einer warmen Herdplatte, stehen.

Um Brennesselkraut zur Gewinnung der Gespinstfasern an Stelle der Baumwolle zu sammeln, muß es während der Blütezeit, von Mitte Juni an, geerntet werden. Man schneidet die Stengel unmittelbar am Boden vorsichtig ab, daß sie nicht zerbrochen werden und trocknet sie, vor Regen und Tau geschützt und, ohne daß sie irgendwie schimmlig werden, aus. Nach etwa 8 Tagen streift man die Blätter von unten nach oben ab, bindet die Stengel an der Spitze lose zu Bündeln zusammen und trocknet sie etwa vier Wochen auf luftigen Trockenböden vollständig aus.

In Ostasien, und zwar besonders in China und Niederländisch-Indien wird zur Gewinnung der Faser viel die weiße Nessel oder Ramie, das Chinagras, Boehmeria nivea, angebaut. Diese Abart der Brennessel trägt keine Brennhaare. Die Blätter sind aber auf der Unterseite stark weißfilzig behaart. Aus der Faser der weißen Nessel werden auch die Gasglühlichtstrümpfe hergestellt.

Die Samen der Brennessel, Semina Urticae, werden gegen Ruhr und gegen Würmer angewendet. Auch mischt man sie unter das Futter für Hühner, um reichlicheres Eierlegen zu erzielen. Sowohl die Samen als auch das Kraut werden ferner in der Branntweinbereitung verwendet.

Hérba Verbénae. Eisenkraut.
Verveine. Herbe sacrée. Herbe de verveine. Vervain.
Verbena officinalis. Verbenaceae. Eisenkrautgewächse
Europa. Nordafrika. Asien.

Das getrocknete, blühende Kraut. Stengel vierkantig, kahl oder mit wenigen Borsten, oberhalb gegenständig verästelt; Blätter gegenständig, sitzend, lanzettlich, kurzgezähnt, unterseits feindrüsig; Blüten bläulich, klein. Geruchlos; Geschmack etwas bitter, herb.

Bestandteile. Bitterstoff und Gerbstoff.
Anwendung. Als magenstärkendes Mittel. Bei Nierenleiden und Gelbsucht. In der Branntweinbereitung. Als Genußmittel für chinesischen Tee.

Hérba Verónicae. Ehrenpreis. Männertreue. Steh auf und geh weg.
Véronique. Speedwell.
Verónica officinális. Scrophulariaceae. Rachenblütlergewächse
Europa

Das getrocknete, blühende Kraut. Stengel liegend, am oberen Ende aufsteigend, behaart; Blätter gegenständig, kurz gestielt, oval, gesägt, unten in den Blattstiel verschmälert; Blüten beim Trocknen abfallend, im frischen Zustande hellblau bis lila, getrocknet fast weiß, kurzgestielt, geruchlos; Geschmack bitter, etwas zusammenziehend. Als Volksheilmittel früher sehr beliebt gegen viele Leiden; daher der Name Heil allen Schaden.

Bestandteile. Gerbstoff, ätherisches Öl.
Anwendung. In der Branntweinbereitung.

Hérba Víolae tricolóris. H. Jacéae.
Stiefmütterchen. Freisamkraut. Ackerstiefmütterchen. Dreifaltigkeitskraut.
Pensée sauvage. Violette tricolore. Herbe de pensée sauvage. Heart's-ease.
Viola tricolor. Violaceae. Veilchengewächse
Überall gemein.

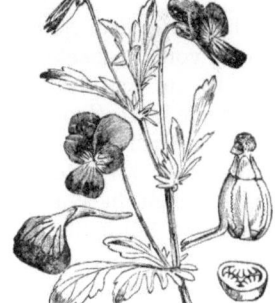

Abb. 314. Viola tricolor

Soll nur von der gelblich oder hellviolett blühenden Abart und von wildwachsenden Pflanzen während der Blütezeit im Mai bis September gesammelt werden, und zwar sämtliche oberirdischen Teile. Stengel kantig, hohl; Blätter langgestielt, mit fiederteiligen Nebenblättern, die unteren herzförmig bis eiförmig, die oberen lanzettlich, am Rand gekerbt, Blüten einzeln, achselständig, langgestielt, Stiel bis 10 cm lang, gelblich bis hellviolett, das untere der fünf Blumenblätter trägt einen Sporn (Abb. 314). Geruch schwach; Geschmack süßlich, schleimig, etwas scharf.

Bestandteile. Ein Glykosid Violaquerzitrin, ein brechenerregendes Alkaloid Violin, Gerbstoff und Salizylsäureverbindungen.

Anwendung. Gilt als ein vorzügliches blutreinigendes Mittel. besonders für kleine Kinder bei Hautausschlägen. 1 Teelöffel voll auf 1 Tasse.

Die Blüten Flores Violae tricoloris kommen auch für sich als Stiefmütterchenblüten in den Handel, und zwar besonders die violetten Blüten. Bestandteile und Anwendung die gleichen wie bei Herba. Das D.A.B. schreibt jedoch das blühende Kraut vor.

Herba Virgaureae oder Solidaginis. Goldrute. Wundkraut.
Verge d'or. Herbe dorée. Goldenrod.

Solidago virgaurea. Compositae. Korbblütlergewächse.
Untergruppe *Tubuliflorae.* Röhrenblütler.
Europa.

Der obere Teil der blühenden Zweige und goldgelben Blüten. Stengel rund, gestreift, die unteren Blätter langgestielt, die oberen ganz kurzgestielt. Geruchlos; Geschmack herb, bitter, beißend-scharf. Gegen Blasen- und Nierenleiden.

Gruppe XII.

In dieser Gruppe sind nicht nur die vollständigen Blüten aufgezählt, wie z. B. Flor. Sambuci, sondern auch die Blumenblätter Flor. Rhoeados, Flor. Rosarum, ferner die unentwickelten Blüten, wie Flor. Cinae, Flor. Caryophylli, endlich auch einzelne Blütenteile wie Crocus. Bei einer Anzahl davon fällt bei der Handelsbezeichnung der Zusatz Flores ganz fort: wir erinnern hier an Caryophylli.

Crocus. Crocus orientalis. Stigmata Croci.
Safran. Franz. Safran, engl. Saffron.

Crocus sativus. Iridaceae. Schwertliliengewächse.
Orient, angebaut in den meisten südeuropäischen Ländern, besonders in Spanien und Frankreich, in geringem Maß auch in Österreich, Deutschland und England. Nordafrika. Marokko. Tunis.

Die unter dem Namen Safran in den Handel kommende Droge wird durchgängig von angebauten Pflanzen gewonnen, die beste Ware, Crocus electus, besteht nur aus den getrockneten Narben, den Narbenschenkeln der Blüte. Geringere Ware, Crocus naturalis, enthält noch bis 30% die hellgelben, fadenförmigen-Griffel, an denen die roten Narben sitzen. Die Narben sind in Wasser aufgeweicht 30—35 mm lang, getrocknet 20 mm lang, rot, gegen die Basis zu heller, haben die Form einer seitlich aufgeschlitzten, sich nach unten zu verengernden Röhre, deren oberer Rand gekerbt-gezähnt ist und Wärzchen, Papillen trägt (Abb. 315 u. 316). Der Safran erscheint nach dem Trocknen fadenförmig, von schön dunkelorangeroter bis braunroter Farbe, von kräftigem, etwas betäubendem Geruch und bitterem, gewürzhaftem Geschmack. Er fühlt sich, wenn er rein ist, fettig an, zieht ziemlich stark Feuchtigkeit an und färbt den Speichel beim Kauen gelb.

Der Anbau des Safrans ist sehr mühsam, Safran gedeiht am besten in einem milden Weinklima, auf gutem, mergelhaltigem Tonboden und in geschützter sonniger Lage. Die Vermehrung der Pflanzen geschieht, da der Safran keinen Samen bildet, durch Brutzwiebeln oder Zwiebeltriebe, die sich um die alte Zwiebelknolle ansetzen. Sie werden im Juni oder Juli in das gut beackerte Feld gepflanzt, und ein solcher Acker bleibt drei Jahre in Benutzung, um dann

Flores. Blüten.

im vierten neu bepflanzt zu werden. Manche Pflanzungen bleiben auch fünf bis sechs Jahre in Benutzung, weil die Krokusarten vom dritten bis sechsten Jahr an besonders reichlich zu blühen pflegen. Die Blüte beginnt etwa um die Mitte des Septembers und dauert bis Ende Oktober. Die Ernte wird häufig durch mancherlei Umstände geschmälert, indem das Wild, Feldmäuse, Insekten und ein Pilz, der sog. Safrantod, Rhizoctonia Crocorum, vielfach arge Verwüstungen anrichten. Zur Vernichtung des Pilzes wendet man Schwefelkohlenstoff an. Das Einsammeln erfolgt sofort nach Beginn der Blüte. Die angenehm veilchenartig riechenden Blüten werden frühmorgens geschnitten, vorläufig auf Haufen geworfen, und dann werden später, jedoch noch am gleichen Tage, die Narben bzw. die Griffel mit den Narben herausgekniffen. Diese werden nun locker ausgebreitet und an der Sonne oder durch künstliche Wärme getrocknet, indem man sie in Sieben über Feuer schüttelt. Da man berechnet hat, daß zu 1 kg Safran 60000 bis 80000 Blüten erforderlich sind, läßt sich leicht ermessen, wie mühsam das Geschäft des Einsammelns ist.

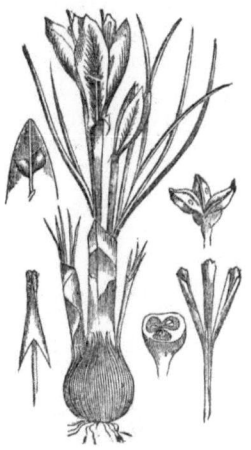

ADD. 315. Crocus sativus. Links unten eines der pfeilförmigen Staubblätter; rechts unten die drei Narbenschenkel.

Man unterscheidet eine ganze Reihe von Handelssorten, von denen die wichtigsten der französische und spanische Safran sind. Ferner sind zu nennen der italienische sowie der türkische, griechische, nordafrikanische und persische, auch wohl Levantiner genannte Safran. Der sehr schöne österreichische und der englische Safran kommen für die Ausfuhr nicht in Betracht, da sie gänzlich in der Heimat verbraucht werden. Beim persischen sind die Narbenschenkel lang, die Griffelteile fast weiß, der Geruch ist aber sehr kräftig.

Trotz des mühsamen Einsammelns kommen jährlich 200000—300000 kg in den Handel, und die bedeutendste Ziffer fällt von dieser Menge auf die spanischen Erzeugnisse. Die französische Ernte ist weniger groß, trotzdem die Ausfuhr Frankreichs größer ist als die Spaniens. Es wird nämlich sehr viel spanischer Safran über Frankreich und durch französische Häuser als französischer Safran in den Handel gebracht. Diese Sorte ist ihrer schönen Farbe halber und wegen besonderer sorgsamer Behandlung, die geschätzteste; doch sollen ihr die besseren spanischen Sorten an Güte völlig gleichstehen. Frankreich baut den Safran namentlich im Departement Loire an, und hier liefert wieder das Arrondissement Pithiviers-en-Gâtinais die besten Sorten. Man unterscheidet vom Safran du Gâtinais wiederum zwei Sorten, den Safran d'orange, der, durch künstliche Wärme getrocknet, von besonders schöner Farbe ist, und den Safran du comtat, der, an der Sonne getrocknet, ein weniger gutes Aussehen hat.

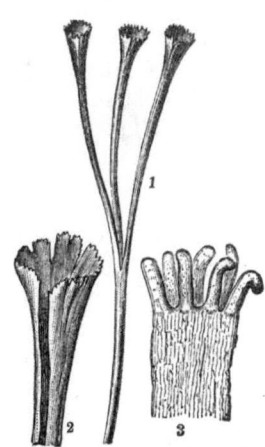

ADD. 316. Crocus sativus. 1 Narbe 1½ mal vergr. 2 Narbe 4fach vergr. 3 Ein Stück des Narbenrandes mit Papillen besetzt. 120fach vergr.

Der italienische Safran, meist sehr hell von Farbe, soll nicht von Crocus sativus, sondern von Crocus odorus stammen.

Der Versand des spanischen Safrans geschieht entweder in Säcken von Packeinen oder Schafleder zu 20—40 kg oder in mit Blech ausgelegten Holzkisten von sehr verschiedenem Inhalt. — Gâtinais kommt in Säcken von 12,5 kg Inhalt in den Handel und persischer, früher in Lederbeuteln, von etwa gleichem Gewichte.

Guter Safran muß von lebhafter, feuriger Farbe, kräftigem Geruch und gewürzigbitterem Geschmacke sein und darf beim völligen Austrocknen nicht mehr als 10—12% an Gewicht verlieren. Getrockneter Safran soll beim Verbrennen nicht mehr als 6,5% Asche hinterlassen. Er muß ferner möglichst frei sein von den Griffeln und den gelben vielfach beigemengten Staubblättern der Blüte. Ist er hiervon durch Auslesen befreit, heißt er elegiert. 100000 Teile Wasser müssen beim Schütteln mit 1 Teil Safran rein und deutlich gelb gefärbt werden.

Bestandteile. Gelber, in Wasser und Weingeist löslicher Farbstoff, Krozin, auch Polychroit genannt, 40—60%; ein glykosidischer Bitterstoff Pikrokrozin, außerdem ätherisches Öl, Traubenzucker und wachsartiges Fett.

Prüfung. Bei dem hohen Preise des Safrans ist dieser zahllosen Verfälschungen unterworfen. Sie bestehen zunächst in der Beimischung von Safran, dem der Farbstoff schon teilweise entzogen ist, auch ähnlich gefärbter Blumenblätter, wie Flor. Carthami, Saflorblüten, Flor. Calendulae, Ringelblumen, Blüten von Punica granatum, Granatblüten, ferner in der Beimischung der getrockneten, oft künstlich aufgefärbten Griffel des Crocus, die unter dem Namen Feminell als besondere Ware in den Handel kommen, oder der Staubblätter, oder des zerschnittenen und aufgefärbten Perigons, auch in der Beimengung von eigens zu diesem Zwecke gefärbten Fleischfasern; sodann durch Fetten des Safrans. Drittens durch Tränken mit Glyzerin, Honig oder Sirup und endlich durch die sog. Beschwerung.

Diese letzte Verfälschung geschieht in der Weise, daß der Safran mit irgendeiner klebrigen Flüssigkeit getränkt, hierauf mit Schwerspat, Gips oder kohlensaurem Kalk durchgearbeitet und dann getrocknet wird.

1. Beschwerter Safran läßt sich übrigens schon äußerlich leicht erkennen; er erscheint rauh, nicht fettglänzend und fällt sofort durch sein hohes spezifisches Gewicht auf. Es ist auch eine Beschwerung des Safrans beobachtet worden, die nicht auf die gebräuchliche Weise ausgeführt, sondern durch Tränken des Safrans mit verschiedenen Salzen bewerkstelligt war. Der Safran war von gutem Aussehen, fühlte sich dagegen nicht fettig an, klebte beim Drücken zusammen und zeigte ein hohes spezifisches Gewicht. Bei der Veraschung fand man einen Zusatz von etwa 40% Salzen, bestehend aus schwefelsaurem Natrium, Borax, Salpeter und Chlorammon. Bei dem Übergießen mit Schwefelsäure, der einfachsten Prüfung, ob Safran unverfälscht ist, zeigte sich nicht die für reinen Safran bezeichnende Blaufärbung der Säure, sondern ein schmutziges Gelbrot. Diese Prüfung nimmt man am besten unter einem Mikroskop vor.

2. Die Ölung des Safrans oder die Fettung läßt sich leicht erkennen, wenn man ihn zwischen weißem Papier preßt, es zeigen sich dann deutlich Fettflecke, oder man zieht den Safran mit Petroleumäther aus und läßt einige Tropfen des Auszuges auf Papier verdunsten. Es wird bei einer Verfälschung deutlich ein Fettfleck zurückbleiben. Wählt man zum Ausziehen des Safrans mit Petroleumäther eine bestimmte Menge, so darf Safran nur 5% an Gewicht verlieren, sonst ist er gefettet.

3. Mit Honig, Glyzerin oder Sirup behandelter Safran hat einen süßen Geschmack und klebt beim Pressen zwischen den Fingern zusammen, namentlich wenn man ihn in gepreßtem Zustande trocknet.

4. Auf Ammonsalze prüft man, indem man Safran erwärmt und einen

mit Salzsäure angefeuchteten Glasstab in die Nähe bringt, es werden bei Vorhandensein von Ammonsalzen weiße Nebel auftreten. Oder man erwärmt etwas Safran mit Kalilauge; es darf sich kein Ammoniakgas entwickeln.

5. Im weiteren Verlaufe der Prüfung tut man etwa $1/2$ g Safran in ein Fläschchen, übergießt ihn reichlich mit Wasser und läßt ihn nach öfterem Umschütteln 5 Minuten ruhig stehen. War der Safran beschwert, so haben sich die mineralischen Beimischungen am Boden der Flasche abgesetzt und können weiter untersucht werden. Der obenauf schwimmende Safran wird auf weißes Papier ausgebreitet und nun genau auf seine Form hin untersucht. Hierbei lassen sich, da alles seine natürliche Form angenommen hat, etwa untergemischte Blumenblätter usw. leicht erkennen. Erscheint der Safran hierbei verdächtig, so erneuert man das Einweichen mit einer neuen Probe, und zwar in Salpetersäure, die mit gleichem Raumteile Wasser verdünnt ist. Reiner Safran bleibt nach Verlauf von 5 Minuten fast ganz unverändert in Farbe und Aussehen, während fast alle Beimengungen blaß und durchsichtig werden.

6. Weit schwieriger läßt sich gepulverter Safran untersuchen; etwaige Verfälschungen mit Fernambuk- oder Rotholz zeigen sich nach dem Übergießen mit Salmiakgeist. Bei reinem Safran ist die Färbung der Flüssigkeit gelb, im andern Falle weinrot.

7. Zumischung oder Färbung durch Kurkuma erkennt man durch Übergießen mit Petroleumäther, der den Farbstoff der Kurkuma löst, den des Safrans jedoch nicht.

Anwendung. Der Safran findet als Heilmittel innerlich und äußerlich Verwendung. Innerlich als Reizmittel, Stimulans, oder zur Förderung des Monatsflusses, äußerlich als Zusatz zu Augenwässern, Umschlägen, oder Pflastern. — Technisch zum Färben von Back- und Zuckerwaren, Butter, Käse und der verschiedensten andern Dinge. Vielfach auch, namentlich im Süden, als Speisegewürz.

Unter dem Namen Safranin kommt ein Farbstoff in den Handel, der nicht aus Safran, sondern aus Toluol bereitet wird.

Safransurrogat ist ein künstlicher Farbstoff, der vielfach als Ersatz des Safrans dient. Er bestand ursprünglich aus Kaliumpikrat und ähnlichen sog. Nitroverbindungen. Diese sind leicht explosiv und müssen daher mit Vorsicht behandelt werden, doch wird der Name Safransurrogat jetzt fast nur für das Dinitrokresol-Kalium benutzt, das durch Zumischen von 40% Salmiak nicht leicht explodierbar gemacht ist

Flóres Acáciae richtiger Fl. Pruni spinósae.
Schlehenblüten. Schlehdornblüten. Schwarzdornblüten. Deutsche Akazienblüten. Fleurs de prunier épineux. Fleurs de prunelle. Blackthorn flowers. Sloe-flowers.

Prunus spinosa. Rosaceae. Rosengewächse. Unterfamilie Prunoideae. Deutschland, überall gemein.

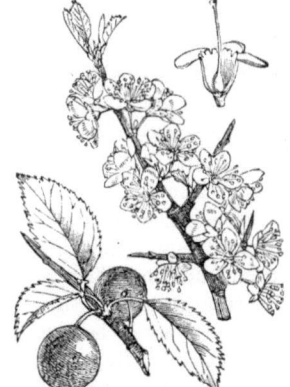

Abb. 317. Prunus spinosa

Frisch riechen die Blüten bittermandelartig und geben mit Wasser destilliert ein blausäurehaltiges Destillat. Getrocknet fast geruchlos. Müssen bei trockenem Wetter eingesammelt werden, da sie sonst dunkel werden. Eine Verfälschung mit den Blüten der falschen Akazie, Robinia pseudoacacia, die zu den Schmetterlingsblütlern gehört, ist leicht an der Größe und dem anderen Bau der Blüten zu erkennen. Die weißgelblichen Blüten mit 5 ganzrandigen Kelchblättern und 5—4 mm langen Blumenblättern dürfen nicht mißfarben sein (Abb. 317).

Bestandteile. Amygdalin. Spuren von Gerbsäure.
Anwendung. Als Volksmittel, als gelindes Abführ- und Blutreinigungsmittel.
1 Eßlöffel voll auf 1 Tasse. Zur Herstellung von Branntweinen und Likören.
Aufbewahrung. In gutschließenden Gefäßen, da die Blüten leicht dem Wurmfraß ausgesetzt sind.

Flóres Arnicae.
Arnika- oder Wohlverleihblüten. Fallkrautblumen. Johannisblumen. Bluttriebblüten. Stichkrautblume. St. Luziansblüten. Fleurs d'arnica. Arnica flowers.

Arnica montana. Compósitae. Korbblütlergewächse
Untergruppe *Tubuliflórae.* Röhrenblütler
Mitteleuropa.

Die getrockneten Blüten mit Kelch, cum Calycibus oder ohne Kelch, sine Calycibus, rotgoldgelb, von angenehmem, würzigem Geruch; der Staub zum Niesen reizend; Geschmack scharf kratzend und scharf bitter. Das D.A.B.

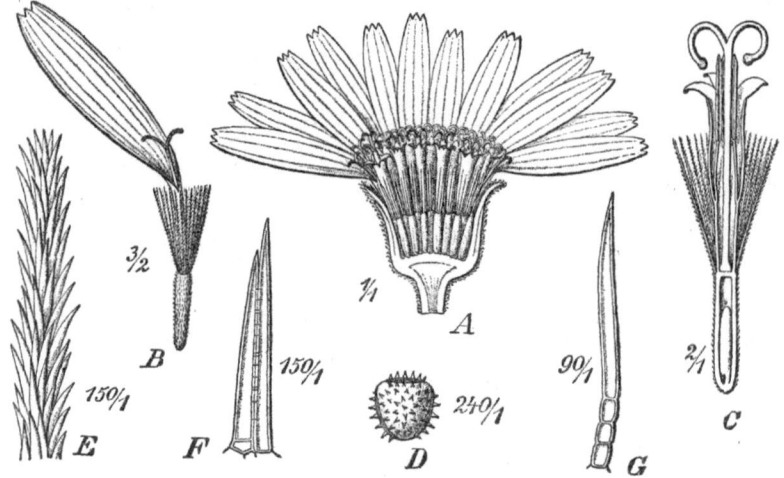

Abb. 318. Flores Arnicae. *A* Längsschnitt einer Blüte. *B* Rand- oder Zungenblüte, *C* Scheibenblüte. *D* Pollen. *E* Spitze eines Pappushaares, *F* Doppelhaar der Fruchtknotenwand. *G* ein Haar der Blumenkrone.

läßt nur die getrockneten Zungen- und Röhrenblüten zu, verlangt also, daß der Hüllkelch und der Blütenboden entfernt sind, und zwar weil sich in diesen häufig die Larven der Bohrfliege Trypeta arnicivora vorfinden. Die Blüten sind von wildwachsenden, besonders auf Gebirgswiesen vorkommenden Pflanzen im Juni und Juli zu sammeln und scharf auszutrocknen, am besten bei künstlicher Wärme. Finden sich aber auch in Torfgegenden Norddeutschlands, in großen Mengen in der Lüneburger Heide. Die weiblichen Randblüten sind zungenförmig, dreizähnig, haben 8—12 Nerven. Die zwitterigen Scheibenblüten sind röhrenförmig. Der Fruchtknoten trägt einen hellgelblichen Pappus, eine Haarkrone borstiger Haare, die Fruchtknotenwand ist mit aufwärts gerichteten Haaren besetzt (Abb. 318).

Bestandteile. Ätherisches olivbraunes, butterartiges Öl; ein Bitterstoff Arnizin; gelber Farbstoff, Harz, Tannin.

Anwendung. Innerlich als anregendes Mittel bei Lähmungen, gegen Husten; äußerlich bei frischen Schnittwunden, Quetschungen, als Zusatz zu Haar- und Hautpflegemitteln, wie Hautsalben, Haarölen und Haarwässern. Arnika, in

Flores. Blüten.

größeren Mengen innerlich genommen, wirkt giftig, wahrscheinlich durch das darin enthaltene Arnizin.

Prüfung. Verwechslungen kommen vor mit anderen gelbblühenden Korbblütlergewächsen, wie den Strahlenblüten von Calendula officinalis oder Anthemis tinctoria oder Inula britannica, die daran zu erkennen sind, daß der Fruchtknoten keine Haarkrone trägt und daß sie durch die Zahl der Zähne der Strahlenblüten verschieden sind.

Flóres Auránti̇i oder Fl. Naphae. Orangenblüten. Pomeranzenblüten.
Fleurs d'oranger. Orange flowers.

Citrus auràntium amara. Rutaceae. Rautengewächse
Südeuropa angebaut.

Die noch geschlossenen Blüten. Etwa 12 mm lang, Blumenkrone aus fünf Blumenblättern bestehend, weiß, mit drüsigen Punkten versehen. Kelch klein, fünfblätterig.

Kommen teils getrocknet, teils gesalzen, namentlich aus dem südlichen Frankreich, in den Handel. Dienen in frischem als auch gesalzenem Zustande zur Darstellung von Aqua Fl. Naphae und Oleum Neroli. Ferner in der Likörbereitung. Außerdem als Volksheilmittel bei Frauenkrankheiten.

Bestandteile. Ätherisches Öl. Spuren von freier Essigsäure. Gummi.

** Flóres Brayérae oder Flóres Koso.
Koso. Kosoblüten. Kosso.
Kussoblüten. Cousso.
Fleurs de brayère ou de cousso.
Brayera.

Hayenia abyssinica (frühei *Brayera anthelminthica*). *Rosaceae.* Rosengewächse.
Unterfamilie *Rosoideae.*

In Abessinien und den Gebirgen des tropischen Ostafrikas heimisch

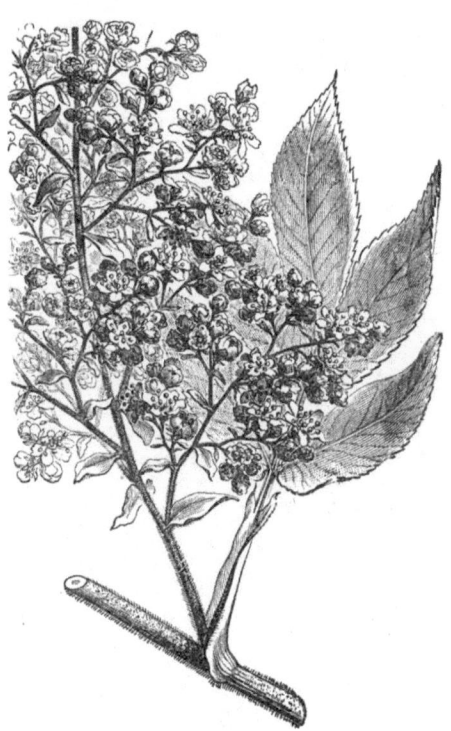

Abb. 319. Hagenia abyssinica

Die nach dem Verblühen getrockneten weiblichen Blüten des bis zu 20 m hohen zweihäusigen Baumes, teils als ganze Blütenstände mit der Spindel als roter Koso, teils die von den Blütenständen abgelösten Blüten für sich als brauner Koso. Der Blütenstand selbst besteht aus etwa fußlangen, stark verästelten, lockeren Trugrispen, von denen eine Anzahl zu etwa 120 g schweren, 50—60 cm langen Bündeln vereinigt wird. Diese werden mittels gespaltener Rohrstreifen des Zypergrases, Cyperus articulatus, zusammengeschnürt. Untersucht man die einzelnen Blüten genauer, so findet man, daß der Kelch aus zwei Blätterkreisen besteht, von denen der erste größer als der innere und violettrötlich erscheint. Dieser Kranz roter Kelchblätter gilt als Kennzeichen für die weiblichen Blüten, im Gegensatz zu den weniger wirksamen männlichen, die grünlich sind. Koso, dem die roten Kelchblätter fehlen oder der sehr verblaßt oder braun geworden, ist zu verwerfen. — Geruch eigentümlich; Geschmack anfangs schwach, allmählich scharf kratzend und unangenehm (Abb. 319—321).

Die abessinische Ware kommt über Aden in den Handel.

Bestandteile. Kosin in Form von schwefelgelben Kristallen, Protokosin, Spuren ätherischen Öles. Gerbstoff. Kosotoxin, das als besonders wirksamer Bestandteil angesehen wird.

Anwendung. Koso gilt als eines der besten Mittel gegen Band- und andere Eingeweidewürmer; auch gegen den Drehwurm der Schafe. Man gibt es bei Er-

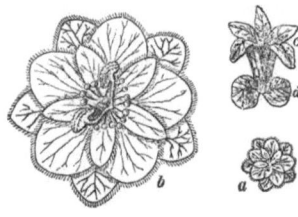

Abb. 320. Blüte der Hagenia abyssinica. Weibliche Blüte von oben gesehen in natürlicher Größe. *b* Dieselbe in 3—4 facher Lin.-Vergr. *c* Dem Verblühen sich nähernde Blüte mit den Hochblättern (*d*).

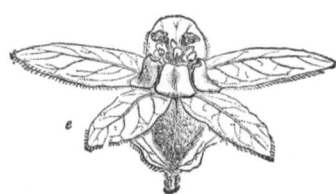

Abb. 321. Weibliche Blüte von Hagenia abyssinica in der Entwicklung.

wachsenen in Gaben von 15—20 g als grobes Pulver in Zuckerwasser angerührt. Die Abkochung ist weniger wirksam. Eine Stunde später 1—3 Eßlöffel Rizinusöl.

Prüfung. Verfälschung der gepulverten Droge mit männlichen Blüten läßt sich durch die dann reichlich vorhandenen Pollenkörner nachweisen.

K. darf nach dem Verbrennen höchstens 14% Asche hinterlassen.

Flóres Caléndulae. Ringelblumen.
Fleurs de Calendule. Fleurs de tous les mois. Souci des jardins. Marigold.

Caléndula officinális. Compósitae. Korbblütlergewächse
Untergruppe *Tubuliflórae.* Röhrenblütler.
Südeuropa, bei uns als Zierpflanze.

Die getrockneten, goldgelben, zungenförmigen Strahlenblüten, von nicht gerade angenehmem Geruche, dienen als Volksheilmittel und zur Darstellung von Räucherpulvern.

Flóres Caryophýlli. Caryophýlli aromátici.
Gewürznelken. Gewürznägelein. Clous de girofle. Cloves.

Jambósa caryophýllus. Myrtáceae. Myrtengewächse.
Molukken, jetzt angebaut auf Sansibar, Pemba, Bourbon, den deutsch-afrikanischen Kolonien. Westindien. Südamerika.

Es sind die noch geschlossenen unentwickelten Blüten, die Blütenknospen obigen Baumes. Der schwach vierkantige, fast walzenförmige Fruchtknoten ist $1^{1}/_{2}$—2 cm lang, stielartig, nach oben zu verdickt, mit vier dicken, dreieckigen Kelchblättern gekrönt und zwischen diesen mit der halbkugelig geschlossenen Blütenknospe versehen, die vier fast kreisrunde, sich dachziegelartig deckende Blumenblätter, den schlanken Griffel und zahlreiche Staubblätter hat. Die Farbe schwankt zwischen hell- und dunkelnelkenbraun (Abb. 322).

Die Nelken wurden lange vor Entdeckung des Seeweges nach Ostindien durch die Araber nach Europa gebracht. Später lernte man in den Molukken oder Gewürzinseln die Heimat des Baumes kennen. Die Portugiesen und ihre späteren Besitznachfolger, die Holländer, machten den Nelkenhandel zum Alleinhandel der Regierung. Später verpflanzten die Franzosen den Baum nach Bourbon und Mauritius, wie auch nach Kayenne in Südamerika. Im Jahre 1830 begann der Anbau auf Sansibar und Pemba, deren riesige Ernten heute den Weltmarkt beherrschen. Man schätzt die Zahl der Nelkenbäume auf Sansibar auf 2 000 000, auf Pemba auf 3 000 000. Auf Madagaskar finden sich 400 000 Bäume. Die Besitzer der Nelkenbaumpflanzungen sind meist Araber. Hamburg ist der Haupteinfuhrplatz Deutschlands für Nelken. Andere Märkte sind London, Rotterdam und Marseille. Der Anbau geschieht in Pflanzungen, sog. Parks, und zwar am besten auf rotem oder braunem Lehmboden. Die Beete sind überdacht, um die Pflänzchen vor der Sonne zu schützen. Haben die Pflänzchen eine Höhe von etwa 15 cm erreicht, was gewöhnlich nach etwa einem Jahre der Fall ist, werden sie vorsichtig durch allmähliges Entfernen der Bedachung an die Sonnenwärme gewöhnt, um dann nach etwa zwei Monaten verpflanzt zu werden. Die Entfernung der einzelnen Pflanzen beträgt dann etwa 5—7 m. Sie werden fleißig begossen und nicht mehr vor den Sonnenstrahlen geschützt. Der Baum wird im 6.—10. Jahre tragfähig, liefert dann einen jährlichen Ertrag von 2—3, selbst bis zu 1 kg, und zwar alle 3—5 Jahre eine besonders reiche Ernte und dies 60—80 Jahre hindurch. Man erntet zweimal im Jahre, Ende Juli bis September und im Dezember und Januar. Öfters wird die Ernte dadurch beeinträchtigt, daß die Bäume von Raupen völlig kahl gefressen werden, und so die Blätter während der Regenzeit erst wieder nachwachsen müssen. Die Fruchtknoten der Knospen sind anfangs gelb, werden später rot, dann mit den ganzen Blütenständen abgepflückt und auf Bastmatten im Schatten während 4—15 Tagen getrocknet. Die für die Ausfuhr bestimmten Nelken werden einem schwachen Rauchfeuer ausgesetzt, bis sie gebräunt sind, und dann von den Stielen befreit.

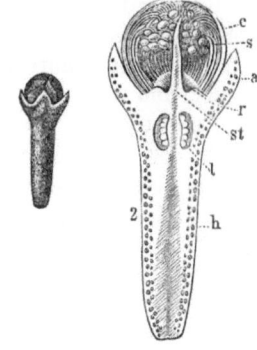

Abb. 322. Links Blüte von Jambosa caryophyllus. Natürliche Größe. 2. Längsdurchschnitt der Blüte, vergrößert. a Kelchblätter. c Blumenkrone. s Staubblätter. st Griffel. r Fruchtknoten

Als Handelssorten unterscheidet man hauptsächlich:

Ostindische, Molukken- oder englische Kompanienelken, gewöhnlich nach der Hauptinsel der Molukkengruppe Amboina benannt. Sie sind hellbraun, voll, sehr reich an ätherischem Öl, sind die größte und am meisten geschätzte Ware und kommen in Ballen von Packtuch oder in Fässern von 50 bis 75 kg in den Handel. Geringer sind die holländischen Kompanienelken, vielfach mit Stielen vermischt und ohne Köpfchen.

Afrikanische, Sansibarnelken, sind etwas dunkler von Farbe, mit hellen, gelblichen Köpfchen, den ostindischen fast gleichwertig, sie kommen in doppelten Mattensäcken, in Gonjes von etwa 75 kg in den Handel.

Antillen- oder amerikanische Nelken kommen fast nur in den französischen Handel. Sie sind die schlechteste Sorte, klein, schwärzlich, schrumpflich und von geringem Ölgehalt.

Prüfung. 1. Gute Nelken müssen voll, nicht verschrumpft und ziemlich schwer sein.

2. Drückt man den Fruchtknoten mit den Fingernägeln, so muß reichlich Öl austreten.

3. Durchschneidet man die Nelke und drückt die Schnittfläche auf ein

Stück Fließpapier, so muß ein Ölfleck entstehen, der allmählich verschwindet. Bleibt der Ölfleck, so waren die Nelken mit fettem Öl eingerieben.

4. Nelken, welche ein verschrumpftes Aussehen haben oder feucht sind, und denen vielfach die Blütenköpfchen fehlen, sind zu verwerfen, da sie, wahrscheinlich durch Destillation, schon ihres Öles beraubt sind.

5. Schüttet man Nelken in ein Gefäß mit Wasser, so müssen sie entweder ganz untersinken oder wenigstens so weit, daß nur die Köpfchen die Oberfläche berühren, während der Fruchtknoten senkrecht nach unten hängt. Ihres Öles beraubte Nelken tun dies nicht.

6. Beim Verbrennen dürfen höchstens 8% Rückstand bleiben. Geruch und Geschmack sind kräftig gewürzhaft, letzterer brennend und scharf.

Eine genaue Prüfung der Nelken ist unbedingt erforderlich, da schon entölte Nelken eine Handelsware sind.

Bestandteile. Ätherisches Öl bis zu 28%, das D.A.B. schreibt einen Gehalt von mindestens 16% vor; zwei kampferartige Körper Eugenol, ein Phenol und so als schwache Säure auftretend, daher auch Nelkensäure oder Eugensäure genannt, und Karyophyllen. Ferner Gerbsäure.

Anwendung. In der Heilkunde als anregendes und magenstärkendes Mittel. Zu gewürzhaften Kräutern, zu Mundwässern. Vor allem als Gewürz.

Die Nelkenstiele. Stipites Caryophyllorum, Festúcae Caryophyllorum, Griffes de girofle, kommen teils beigemengt, teils für sich in Binsenmatten von 25—30 kg in großen Mengen in den Handel. Sie bilden dünne, bräunliche, gablig geteilte Stengelchen von nelkenartigem, aber weit weniger feinem und angenehmem Geruch und Geschmack. Sie dienen zur Darstellung des Nelkenstielöls, das in großen Mengen zur Darstellung des Vanillins verwendet wird, ferner als Pulver zur Verfälschung des echten Nelkenpulvers. Diese Verfälschung läßt sich an der etwas helleren Farbe und dem schwächeren Geruch und Geschmack des Pulvers erkennen, aber nur durch mikroskopische Untersuchung bestimmt nachweisen, indem Nelken nur Spiralgefäße aufweisen. Nelkenstiele dagegen Netzgefäße.

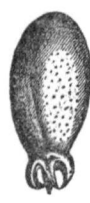

Abb. 323.
Mutternelke

Anthophylli oder Mutternelken, Meres de girofle, sind die nicht völlig reifen Früchte des Nelkenbaumes; sie sind etwa 2,5 cm lang, 7,5 mm dick und enthalten in dem bauchigen Fruchtknoten einen dunkelbraunen Samen. An der Spitze zeigt sich eine Krönung, herrührend von den vier Kelchblättern. Geruch und Geschmack schwach nelkenartig.

Sie werden zu abergläubischen, sympathetischen Mitteln benutzt (Abb. 323). Man unterscheidet, je nach der Größe und Schlankheit, männliche und weibliche Mutternelken. Außerdem zur Likör- und Branntweinbereitung.

Flores Cássiae oder Clavelli Cinnamomi. Zimtblüten. Zimtnägelchen.
Fleurs de laurier-casse. Clous de cinnamome. Cinnamom-flowers. Cassia-buds.
Cinnamomum Loureirii. Lauráceae. Lorbeergewächse.
Südchina. Kochinchina angebaut.

Die nach dem Verblühen gesammelten Blüten obiger und anderer wilden Zinnamomumarten. Sie sind in der Form den Gewürznelken ähnlich, jedoch höchstens halb so groß, braunschwärzlich, von angenehmem, süßem, zimtartigem Geruch und Geschmack. Sie kommen in Kisten von etwa 30 kg hauptsächlich über Hamburg in den Handel. Flores Cassiae mit zu sehr entwickelten, hervorragenden Früchten sind zu verwerfen.

Bestandteile. Ätherisches Öl, in diesem Zimtaldehyd.

Anwendung. Als Speisegewürz, ferner in der Likör- und Branntweinbereitung.

Unter der Bezeichnung Kassiablütenöl ist nicht das ätherische Öl der Flores Cassiae zu verstehen, sondern das ätherische Öl verschiedener Akazienarten, das in der Hauptsache Salizylsäuremethylester, Benzaldehyd, Anisaldehyd, Eugenol und ein dem Iron ähnliches Veilchenketon enthält und zur Bereitung von Blumendüften dient.

Flóres Chamomíllae románae. Römische Kamillen. Doppelkamillen.
Fleurs de camomille romaine. Chamomile-flowers.

Anthemis nobilis. Compositae. Korbblütlergewächse.
Untergruppe *Tubuliflórae.* Röhrenblütler.
Südeuropa. Deutschland. England. Belgien angebaut.

Es sind die getrockneten Blütenköpfchen der gefüllten Abart der hauptsächlich in den Mittelmeerländern wildwachsenden Anthemis nobilis (Abb. 324), bei der die Randblüten die Scheibenblüten fast verdrängt haben. Sie werden namentlich in Sachsen zwischen Altenburg und Leipzig, in Thüringen, in Franken sowie in Belgien im großen auf freiem Feld angebaut. Die deutschen Blüten sind gehaltreicher als die äußerlich schöneren, weißeren und größeren und deshalb sehr beliebten belgischen. Weißgelblich fast ganz aus zungenförmigen Strahlenblüten bestehend. Der Blütenboden ist kugelförmig, nicht hohl, mit am

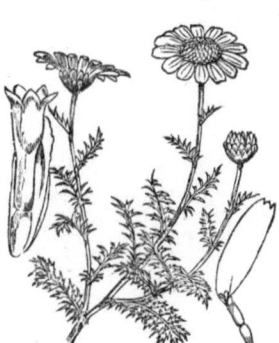

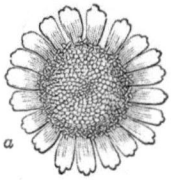
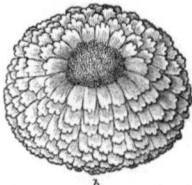
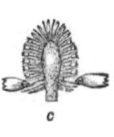

Abb. 324. Anthemis nobilis.   Abb. 325. Anthemis nobilis. *a* einfache wilde, *b* gefüllte Blüte Längsdurchschnitt des Blütenbodens.

Rand gezähnten Spreublättchen besetzt. Der Hüllkelch dachziegelförmig. Geruch stark gewürzhaft; Geschmack bitter (Abb. 325).

Bestandteile. Hellblaues bis blaugrünes ätherisches Öl, das zu Haarwassern und Haarölen verwendet und hauptsächlich von England in den Handel gebracht wird, ferner eine kampferartig riechende Flüssigkeit Anthemol. Paraffin, freie Säuren.

Anwendung. Ähnlich der gewöhnlichen Kamille, jedoch auch als Förderungsmittel des Monatsflusses. Ferner als Haarwaschmittel.

Verwechslungen oder Verfälschungen kommen mit gefüllten Pyrethrumarten oder Matricaria parthenoides vor, die allerdings sehr ähnlich sind, aber einen nackten Blütenboden haben.

Auch eine Abart Anthemis floscula (Anthemis aurea) ist angebaut worden, die an dem vollständigen Fehlen der Randblüten zu erkennen ist.

Flóres Chamomíllae vulgáris. Kamillenblüten. Feldkamillen.
Mägdeblumen. Romei. Fleurs de camomille commune ou d'Allemagne. German chamomile.

Matricaria chamomilla. Compósitae. Korbblütlergewächse.
Untergruppe *Tubuliflórae.* Röhrenblütler.
Europa, überall gemein.

Die getrockneten Blüten der einjährigen gemeinen Feldkamille, die monate-ang Blüten trägt (Abb. 326 u. 327). Sie werden im Juni bis August vor allem in Sachsen, Bayern, Ungarn und Böhmen gesammelt. Sie müssen möglichst weiß und frei von Stengeln sein; man pflückt sie mit der Hand oder streift sie mit einem sog. Beerenkamm ab; alte Ware wird immer dunkler, ebenso wird das Aussehen schlecht, wenn die Blüten bei nassem Wetter gesammelt, oder wenn sie zum Trocknen nicht dünn ausgestreut sind. Namentlich ist auch darauf zu achten, daß sie nach dem Pflücken nicht zu lange aufeinandergeschichtet liegen bleiben, da sie sich sonst stark erhitzen und später mißfarbig werden. Geruch kräftig; Geschmack bitterlich. Die Blütenköpfchen der Kamille haben zahlreiche gelbe, zwitterige, röhrenartige Scheibenblüten und 12—18 weibliche zungenförmige, weiße Strahlen- oder Randblüten mit drei Zähnen. Der Hüllkelch besteht aus etwa in drei Reihen angeordneten 20—30 grünen Hochblättchen, die am Rand weiß und trockenhäutig sind.

Bestandteile. Frisch ein blaues, bald aber dunkelbraun werdendes ätherisches Öl (s. d.),

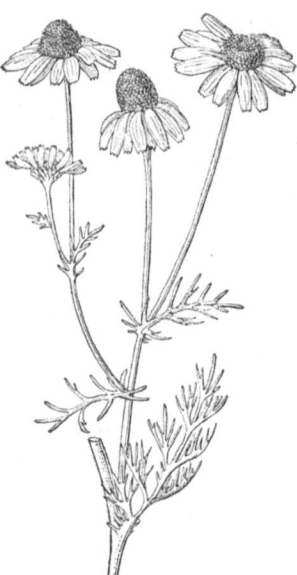

Abb. 326. Matricaria chamomilla

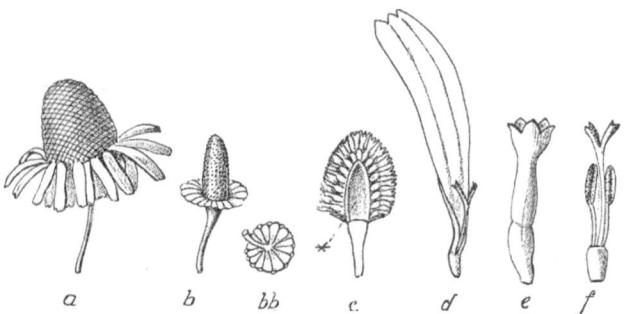

Abb. 327. Matricaria chamomilla. *a* Kamillenblume (Blütenkörbchen); *b* Blütenboden mit Hüllkelch; *bb* Hüllkelch von der Basis betrachtet; *c* Blütenboden mit Scheibenblüten im Längsdurchschnitt, innen hohl; *d* Strahlenblütchen mit Fruchtknoten; *e* Scheibenblütchen mit Fruchtknoten; *f* Fruchtblatt und Staubblätter eines Scheibenblütchens. *d, e, f* 3—4 mal vergrößert.

worin ein blauer Kohlenwasserstoff Azulen, dem man die entzündungswidrige Wirkung zuschreibt; Bitterstoff, Harz, Gummi, Gerbstoff, saponinartige Stoffe, apfelsaure Salze und Phytosterin.

Anwendung. Als schweißtreibendes oder krampfstillendes, beruhigendes Mittel, im Aufguß oder als Einlauf, als Klistier. Äußerlich zu erweichenden

Umschlägen und als fäulniswidriges, antiseptisches Mittel. Innerlich 1 Teelöffel voll auf 1 Tasse Wasser. Ferner zu Haarwässern.

Prüfung. Verwechslung mit der übrigens weit größeren Hundskamille ist leicht zu vermeiden, da der Blütenboden der echten Kamille jüngerer Blütenköpfchen halbkuglig, älterer kegelförmig, hohl, auf der Oberfläche grubig und kahl ist, während er bei der Hundskamille Anthemis arvensis und der Stinkkamille Anthemis cotula nicht hohl und mit Spreublättern besetzt ist (Abb. 328). Die Blütenköpfchen von Chrysanthemum inodorum sind vollständig geruchlos.

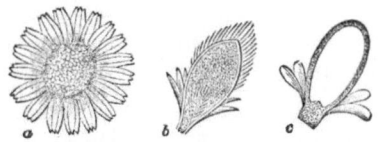

Abb. 328. Blütenkörbchen von Anthemis cotula. *a* von oben gesehen, *b* Längsschnitt durch den Blütenboden, *c* Längsschnittfläche des Blütenbodens von Matricaria chamomilla.

größer und flach, der Blütenboden ist ebenfalls nicht hohl.

Die Blüten von Matricaria discoidea (Chrysanthemum suaveolens), deren Wirkung übrigens der echten Kamille gleich sein soll, haben grünlichgelbe Blütenköpfe, die weißen Strahlen- oder Randblüten fehlen vollständig.

** Flóres (fälschlich Semen) Cinae. Zitwerblüten.
Fälschlich Wurmsamen, Zitwersamen, Sebersaat, Barbotine. Semence sainte. Levant wormseed.

Artemisia cina. Compósitae. Korbblütlergewächse.
Untergruppe *Tubuliflórae.* Röhrenblütler.
Mittelasien.

Diese Droge besteht aus den noch geschlossenen Blütenköpfchen eines in den Steppen Mittelasiens, namentlich Turkestans, heimischen, jetzt auch angebauten Korbblütlergewächses, von einigen Artemisia cina, von anderen Artemisia maritima turcestanica genannt, die im Juli und August vor allem in der Nähe der russischen Städte Tschimkent und Taschkent von den Kirgisen gesammelt werden. Das Kraut der Pflanze wird von den Steppenbewohnern als Brennstoff zum Heizen gesammelt, da Bäume in den Steppen nicht vorhanden sind; auch von den weidenden Schafherden werden viele Pflanzen vernichtet. Nur dadurch, daß die Pflanze sich immer wieder selbst aussät, finden sich noch große Bestände. Das Einsammeln wird von der Regierung verpachtet. Die Pflanze ist mehrjährig, in allen ihren Teilen graugelb, fast kahl von Blättern, der untere Teil des Stengels liegend, und aus diesem treiben eine Menge aufrechtstehende, 30—50 cm hohe, besenförmige starre Blütenzweige, die an ihrem oberen Ende rispenförmig, d. h. in der Form einer zusammengesetzten Traube, die zahllosen Blütenknöspchen tragen. Die Blütenköpfchen sind kaum 2—4 mm lang, etwa 1 bis höchstens 1 mm dick, an beiden Enden zugespitzt, von einem dachziegelförmigen Hüllkelch umgeben. Dieser besteht aus 12—20 Hochblättchen von breit elliptischer bis lineal länglicher Form, mit gelblichen Öldrüsen besetzt und ist schwach behaart. Er umschließt 3—5 Knöspchen der zwitterigen Röhrenblüten und ist oben dicht geschlossen. Grünlichgelb, glänzend, im Alter mehr braun werdend. Geruch unangenehm; Geschmack gleichfalls, bitter und kühlend (Abb. 329).

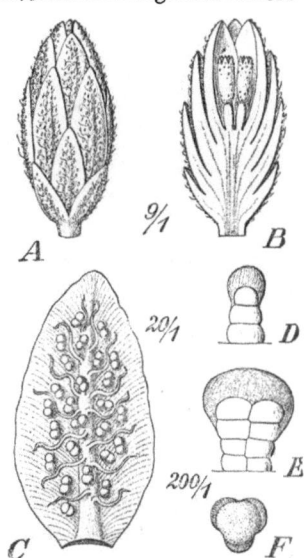

Abb. 329. *A* Blütenköpfchen von Artemisia cina, vergrößert, *B* im Längsschnitt, *C* Hochblatt von außen. *D* u. *E* Drüsenhaare, *F* Pollen.

Die Ware, die häufig noch nach ihren früheren Handelswegen persischer oder Levantiner Wurmsamen genannt wird, kommt fast ausschließlich über Orenburg, Nishnij Nowgorod in den europäischen Handel, in den deutschen hauptsächlich über

Hamburg, und zwar in Filzsäcken von 150 oder in Ballen von 40—80 kg. Sie bedarf nur einer geringeren Reinigung durch Absieben.

Bestandteile. Santonin oder Santoninsäureanhydrid (s. d.), etwa $2^1/_2\%$; ein Bitterstoff Artemisin, auch Oxysantonin genannt; ätherisches Öl. den Geruch der Blüte bedingend, $1^1/_2\%$ Harz.

Anwendung. Als Mittel gegen die Eingeweidewürmer, namentlich Askariden. Da Zitwerblüte in größeren Gaben nicht ganz unschädlich ist, sondern Übelkeit, Leibschmerzen, Blutandrang zum Kopfe, Gelbsehen hervorruft, sind nur geringe Mengen einzunehmen. Man rechnet für Kinder von 2—3 Jahren höchstens $1^1/_2$ g, etwa $^1/_2$ Teelöffel voll, für größere entsprechend mehr: bis 6—7 g für Kinder von 12—14 Jahren. Als Abführmittel benutzt man Rizinusöl.

Prüfung. Man achte darauf, daß nicht Blätter, Stiele und Stengel und filzige, behaarte Blütenknospen von anderen Artemisiaarten beigemengt sind, z. B. der sog. russische Wurmsamen von Artemisia Lercheana und A. pauciflora aus dem Kaukasus.

Häufig ist die Untermischung von völlig santoninfreien Zitwerblüten festgestellt worden, die sich von den echten im Aufbau nicht unterscheiden. Man weist sie durch das Mikroskop nach. Echte Ware zeigt viele, die santoninfreie dagegen nur vereinzelt Kristalle. Oder auch durch eine einfache Kauprobe; echte Ware hat einen kühlenden Geschmack, unechte nicht. Auch fühlt sich unechte Ware weicher an als die echte.

Nach dem Verbrennen darf der Rückstand höchstens 10% betragen.

Unter der Bezeichnung Wurmsamenöl ist das amerikanische Wurmsamenöl. Ol. Chenopodii anthelminthici. zu verstehen (s. d.).

Flores Convallariae. Maiblumen. Zauken.

Fleurs de muguet. Muguet de bois. Lily of the valley-flowers.

Convallaria maialis. Liliaceae. Liliengewächse. Untertamilie *Asparagoideae*
Deutschland. in Wäldern

Die getrockneten Blüten der bekannten Maiblumen, mit weißem Perigon und sechs an den Grund des Perigons angewachsenen Staubblättern, von schwachem Geruch und scharfem, bitterem Geschmack.

Bestandteile. Das saponinartige Konvallarin und das giftige Glykosid Konvallamarin.

Anwendung. Zu Niespulvern. Als Heilmittel an Stelle von Folia Digitalis: als harntreibendes Mittel.

Flores Cyani. Kornblumen.

Fleurs de bluet. Corn flowers. Blue-bottle.

Centaurea cyanus. Compositae. Korbblütlergewächse.
Untergruppe *Tubuliflorae.* Röhrenblütler
Europa.

Die getrockneten Strahlenblüten der Kornblume. Sie müssen rasch, womöglich durch künstliche Wärme getrocknet und später vor Licht geschützt werden (Abb. 330).

Dienen fast nur als Zusatz zu Räucherpulvern, hier und da als Volksheilmittel. z. B. gegen Weißfluß und als Abführmittel.

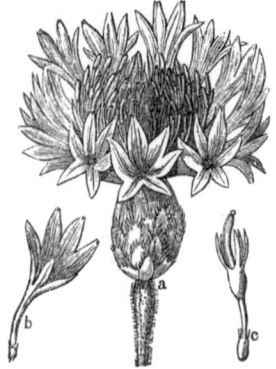

Abb. 330. Flores Cyani. *b* Strahlen- oder Randblüte. *c* Scheibenblüte.

Flores Gnaphálii. Weiße oder rote Katzenpfötchen. Himmelfahrtsblümchen.

Fleurs de gnaphale dioïque. Pied de chat. Cat's-foot.

Gnaphalium dioicum oder *Antennaria dioica. Compositae.* Korbblütlergewächse
Untergruppe *Tubuliflorae.* Röhrenblütler
Europa.

Blütenköpfchen gedrängt, rötlich. Stengel weißwollig. Hüllblätter trocken, häutig, oft länger als die Blüte.

Bestandteile. Spuren von ätherischem Öl. Bitterstoff
Anwendung. Gegen Husten.

Flores Gráminis. Heublumen. Fleurs de graminées.

Unter obigen Bezeichnungen ist ein Gemisch verschiedener Grasarten zu verstehen. Meistens sind es die Blütenteile verschiedener Gräser, die aus dem Heu abgesiebt werden. Sie riechen würzig, infolge Kumaringehaltes, und finden Anwendung zu erweichenden Bädern.

Flores Lámii albi. Weiße Nessel oder Taubnessel.
Fleurs de lamier blanc. Ortie blanche. Dead-nettle-flowers.
Lamium album. Labiatae. Lippenblütlergewächse
Europa, überall gemein.

Die getrockneten, vom Kelch befreiten zweilippigen Blüten der weißen Taubnessel: Geruch schwach, süßlich, honigartig; Geschmack süßlich, schleimig (Abb. 331).
Die Einsammlung geschieht Ende April bis Juni.
Bestandteile. Gerbstoff und Schleim.
Anwendung. Als blutstillendes Mittel gleich Mutterkorn, im Aufguß getrunken oder als Spülung. Überhaupt als Volksheilmittel der Frauen bei Störungen des Monatsflusses und bei Weißfluß. Als schweißtreibendes Mittel.
Die Blüten müssen scharf ausgetrocknet, in gut schließenden Gefäßen aufbewahrt werden, um sie gut in Farbe zu erhalten.
Prüfung. Als Verfälschung werden Loniceablüten beigemischt, die an der etwas rötlichen Farbe zu erkennen sind.

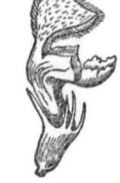
Abb. 331. Blüte von Laminum album.

Flores Lavándulae. Lavendelblüten.
Fleurs de lavande. Lavender-flowers. Spik-lavender-flowers.
Lavandula spica seu vera. Labiatae. Lippenblütlergewächse
Mittelmeergebiet.
Südeuropa, vorzugsweise in England und Frankreich, auch in Deutschland und der Türkei angebaut.

Blaßblaue, kleine, filzige Blütchen, mit stahlblaugrauem Kelche. Die Blüten kurzgestielt, die Oberlippe zweilappig, die Unterlippe dreilappig. In der Blumenkronenröhre zwei längere und zwei kürzere Staubblätter. Der Kelch etwa 5 m lang, etwas röhrenförmig, am Rand mit 5 Zähnen versehen, von denen vier kurz, der fünfte fast 1 mm lang. Geruch angenehm, würzig; Geschmack bitter (Abb. 332).
Die Droge muß vor der völligen Entfaltung gesammelt werden und frei von Stengelteilen und Blättern sein. Die Ware ist je nach ihrer Abstammung von sehr verschiedener Güte; am höchsten geschätzt werden die Blüten von Südfrankreich (Grasse und Montpellier) und aus den Savoyischen Alpen.

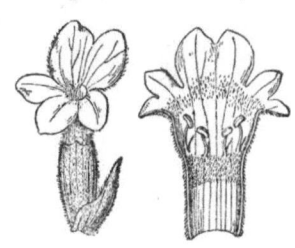
Abb. 332. Blüte von Lavandula spica.

Bestandteile. Ätherisches Öl, etwa 3%.
Anwendung. Innerlich als harntreibendes Mittel. Äußerlich zu Kräuterkissen, gewürzhaften Bädern, zwischen die Wäsche gelegt als Schutzmittel gegen die Motten und in der Likörbereitung.
Prüfung. Etwa beigemengte Blüten von Lavandula latifolia erkennt man daran, daß bei diesen die Blumenkronen heller und kleiner sind.

Flores oder Stróbili Lúpuli.
Hopfen. Cônes de houblon. Hops.
Humulus lupulus. Moraceae. Maulbeergewächse.
Deutschland, Böhmen, England, Belgien, Rußland, Frankreich, Australien, Amerika angebaut.

Die getrockneten, zapfenförmigen, weiblichen Blütenstände der bis zu 12 m lang werdenden, rankenden Hopfenpflanze. Gelblichgrün; Spindel und Deckblättchen mit goldgelben, später mehr bräunlichen Drüsen, dem Lupulin (s. d.) besetzt. Geruch kräftig, würzig, in größeren Mengen betäubend; Geschmack gewürzhaft bitter (Abb. 333).

Bestandteile. Lupulin, ätherisches Öl, Bitterstoff.

Anwendung. Außer in Brauereien und in der Branntweinbereitung in der Heilkunde zu Bädern und gegen Schlaflosigkeit, auch Verdauungsstörungen. Als Ersatz der Tabakblätter zum Rauchen.

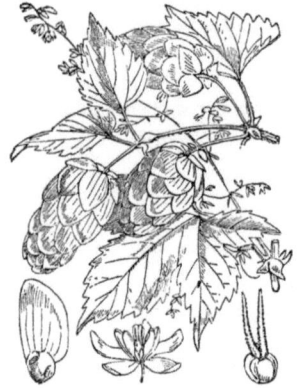

Aufbewahrung. Hopfen muß gut getrocknet aufbewahrt und darf nicht alt werden.

Der Weltbedarf an Hopfen wird auf 85 000 000 kg geschätzt. In Deutschland beträgt die Anbaufläche etwa 30 000 ha, von wo durchschnittlich etwa 20 000 000 kg in den Handel kommen. Die Hauptmenge hiervon liefert Bayern, und zwar über die Hälfte der ganzen deutschen Ernte.

Flores Malvae arbóreae. Stockrosen.
Fleurs de passe-rose. Rose-mallow. Hollyhock.

Althaea rósea. Abart *atropurpúrea. Malvaceae.* Malvengewächse.

Südeuropa, bei uns in Thüringen und Franken angebaut.

Abb. 333. Humulus lupulus. Zweigstücke von männlichen und weiblichen Pflanzen. Unten eine Zapfenschuppe, eine männliche und eine weibliche Blüte.

Die Blüten werden mit Kelch, cum Calycibus, oder ohne Kelch, sine Calycibus, kurz vor dem Aufblühen gesammelt und getrocknet. Blütenblätter nach dem Trocknen schwarzpurpurn; Kelch graufilzig. Geruch eigentümlich; Geschmack schleimigherb.

Bestandteile. Schleim, Gerbstoff und Farbstoff.

Anwendung. Im Aufguß gegen Husten und zum Gurgeln, und zwar mit den Kelchen; zum Färben von Essig und anderen Genußmitteln ohne Kelch.

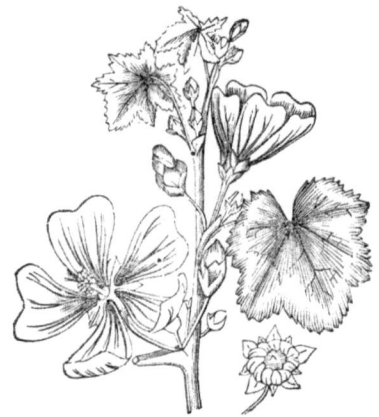

Flóres Malvae (vulgáris seu silvestris).
Malvenblüten. Käsepappelblüten. Fleurs de mauve. Mallow-flowers.

Malva silvestris. Malvaceae. Malvengewächse.

Europa, überall gemein.

Die Blüten sind im Juli und August, kurz vor ihrer völligen Entwicklung, zu sammeln. Frisch sind sie zart rötlichblau, nach dem Trocknen mehr bläulich, mit Säuren betupft rot, mit Ammoniakflüssigkeit dagegen grün. Der innere fünfteilige Kelch ist mit drei äußeren Hochblättern verwachsen; die fünf Blumenblätter sind über 2 cm lang, verkehrt eiförmig, an der Spitze ausgerandet, am Grunde mit der Staubblattröhre, die aus 45 Staubblättern gebildet ist,

Abb. 334. Flores Malvae.

verwachsen, der Griffel teilt sich in zehn violette Narbenschenkel; geruchlos; Geschmack schleimig.

Bestandteile. Viel Schleim.

Anwendung. Im Aufguß als lösendes Mittel und zu Gurgelwasser, außerdem äußerlich zu erweichenden Umschlägen (Abb. 334).

Prüfung. Die Blumenblätter etwa beigemengter Blüten von Malva rotundifolia und Malva neglecta sind kleiner, höchstens doppelt so groß als die Kelchblätter.

Flores Paeóniae. Päonienblätter. Pfingstrosenblätter. Bauernrosenblätter.
Fleurs de pivoine. Fleurs de millefeuille. Milfoil or yarrow-flower. Peony-flower.
Paeónia peregrina. Ranunculáceae. Hahnenfußgewächse.
Angebaut.

Die Blütenblätter der dunkelroten gefüllten Abarten werden gleich nach dem Aufblühen gesammelt und in künstlicher Wärme rasch getrocknet. Mißfarbig gewordene Blüten lassen sich durch Befeuchten mit ganz verdünnter Schwefelsäure und nachheriges Trocknen wieder auffrischen.

Bestandteile. Gerbsäure neben Farbstoff.

Anwendung. Zur Bereitung von Räucherpulver, mitunter auch, gleichwie die Päonienwurzel Rad. Paeoniae, als Mittel gegen Fallsucht, Epilepsie.

Aufbewahrung. In gut schließenden Gefäßen vor Licht geschützt.

Flores Prímulae.
Schlüsselblumen. Himmelsschlüsselblumen. Fleurs de primevère. Cowslip.
Prímula officinális. Primuláceae. Schlüsselblumengewächse.
Deutschland, in Wäldern.

Die bei trockenem Wetter gesammelten und im Schatten getrockneten Blüten der echten Primel, vom Kelch befreit, sine Calycibus. Sie sind frisch goldgelb, im Schlund mit fünf tief safranfarbigen Flecken und von kräftigem, angenehmem Geruche. Getrocknet werden sie grünlich und fast geruchlos; Geschmack süßlich, angenehm.

Die mit den Kelchen, cum Calycibus, in den Handel kommende Ware ist geringwertiger.

Bestandteile. Ein Glykosid Zyklamin, Primulakampfer.

Anwendung. Gegen Gicht, Gliederreißen, Nervenleiden und Brustleiden. Zu Tabakbeizen.

Prüfung. Die Blüten der viel häufigeren Primula elatior sind größer, schwefelgelb, ohne safrangelben Schlund und fast geruchlos.

Auch die Radix Primulae, Primulawurzel, Schlüsselblumenwurzel, Primelwurzel wird verwendet, und zwar der Wurzelstock mit vielen Nebenwurzeln. Der Wurzelstock ist einige Zentimeter lang, etwa $1/2$ cm dick, von bräunlicher Farbe, hin und her gebogen mit vielen Blattresten und reichlich mit bis 15 cm langen Nebenwurzeln besetzt. Der Bruch ist glatt. Da die Droge größere Mengen Saponin enthält, eignet sie sich als schleimlösendes Mittel. Beim Auskochen setzt man dem Wasser zweckmäßig eine ganz geringe Menge Borax hinzu, um das Saponin besser herauszuholen. Der heiß bereitete weingeistige Auszug dient als Zusatz für schäumende Haarwasser.

Flores Pyréthri oder Chrysánthemi. Insektenpulverblüten.
Fleurs de pyrèthre. Poudre persane. Insect-powder.
Pyrethrum cinerariifólium. P. cárneum. P. Willemóti. P. róseum. Compósitae.
Korbblütlergewächse. Untergruppe *Tubuliflórae.* Röhrenblütler.
Herzegowina, Dalmatien, Montenegro, Kaukasus, Persien, Japan, auch bei uns angebaut.

Die Blüten der obengenannten Pyrethrumarten liefern uns die verschiedenen Sorten des Insektenpulvers (Abb. 335). Früher kam dieses fast immer fertig in den deutschen Handel, ein Umstand, der die Prüfung der Ware sehr erschwerte. Heute haben sich die Verhältnisse insofern geändert, als man im deutschen Großhandel die ganzen Blüten bezieht und diese selbst pulvern läßt;

dadurch ist man beim Bezug der Ware aus angesehenen Handlungen betreffs der Güte einigermaßen gesichert. Man tut aber immerhin gut, durch eigenen Versuch die Wirksamkeit zu prüfen. Zu diesem Zwecke schüttet man ein wenig Pulver auf einen Teller und stülpt ein umgekehrtes Trinkglas darüber. Bringt man nun einige lebende Fliegen oder sonstige Insekten unter das Glas, so werden diese, wenn das Pulver gut ist, alsbald betäubt zu Boden fallen. In früheren Jahren waren das kaukasische und persische Insektenpulver die geschätztesten. Heute ist allgemein das Dalmatiner bzw. das von Istrien, aus Montenegro und der Herzegowina an ihre Stelle getreten und erweist sich auch als weit kräftiger, wohl hauptsächlich aus dem Grunde, weil das Einsammeln und Trocknen dort sorgfältiger geschieht und weil der ungleich kürzere Beförderungsweg die Ware nicht durch äußere Einflüsse verschlechtert. Die Dalmatiner Ware kommt fast sämtlich über Triest. Die hauptsächlichsten Gewinnungsorte sind Spalato und die benachbarten Inseln, vor allem Curzola. Die Pflanze ist ausdauernd, wächst wild zwischen Gestein und liefert viele Jahre eine größere Ausbeute.

Die Ernte beginnt im Juli und dauert bis in den Herbst. Große Mengen

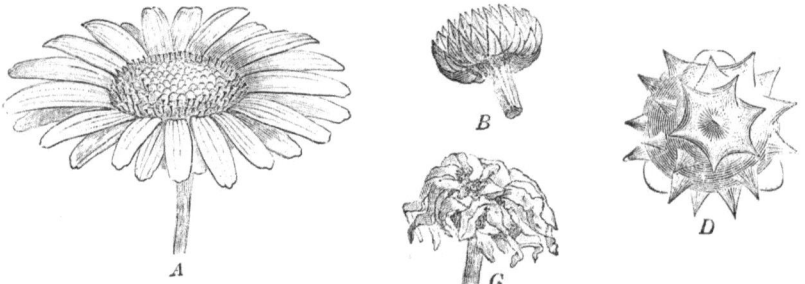

Abb. 385. Flores Pyrethri. A Blütenkopf, B Hüllkelch, C Blütenkopf getrocknet D Pollen (stark vergrößert).

Pyrethrumpflanzen werden auch in Japan, in den Bezirken Okayama und Wakayama angebaut. Das japanische Insektenpulver wird meist über Kobe nach Amerika ausgeführt. Es enthält die doppelte Menge Pyretherine als die Dalmatiner Blüten. Man hat auch in Deutschland größere Anbauversuche vorgenommen, jedoch ohne besonderen Erfolg. Die Erfahrung hat gelehrt, daß die noch fast geschlossenen Blüten oft kräftiger sind als die ganz aufgeblühten. Geschlossene wilde Blüten werden daher 30—40% höher bezahlt als halbgeschlossene, offene und angebaute.

Der Anbau geschieht gewöhnlich so, daß der Boden 20—30 cm tief aufgelockert wird und nach dem ersten Septemberregen die zerriebenen Blüten aufgestreut und etwa 5 cm tief untergearbeitet werden. Im nächsten Frühjahr sprießen die Pflanzen hervor, man überläßt sie aber sich selbst, säubert höchstens den Boden von Unkraut. Im zweiten und dritten Jahre erhält man dann die meisten Blüten.

Der Geruch des Insektenpulvers ist kräftig, verliert sich aber beim längeren Lagern immer mehr.

Als wirksame Stoffe sind zwei sirupdicke flüssige Ester Pyrethrin I und II festgestellt, die sich leicht in Äthylenchlorid, Gasolin, Petroleum, Petroläther, Fetten oder ähnlichen Stoffen, aber nicht in Wasser, lösen, gegen Licht, hohe Temperaturen und lange Lagerung sehr empfindlich sind und durch alkalische

Flüssigkeiten, Seifenlösungen unwirksam werden. Außerdem sind ätherisches Öl, Harz, Fett und Wachs enthalten. Auszüge von Blüten, die mit etwas Seife wasserlöslich gemacht sind, sind nur gegen Pflanzenschädlinge wirksam.

Dalmatiner bzw. **Montenegriner** Insektenpulver stammt von Pyrethrum cinerariifolium. Köpfchen klein, Strahlenblüten **weißgelblich**. Scheibenblüten gelb. Ist von allen Insektenpulvern das gelbste, doch kommt auch Pulver vor, das mit Kurkuma gefärbt ist.

Persisches I. von Pyrethrum carneum. Strahlenblüten blaßrötlich; Scheibenblüten gelblich; Schuppen des Kelchs dunkel gerändert.

Kaukasisches I. von Pyrethrum Willemoti, vielfach angebaut, Strahlenblüten gelb; Scheibenblüten weiß; Hüllkelch bräunlich, weißwollig behaart.

Armenisches I. von Pyrethrum roseum. Strahlenblüten rosenrot, getrocknet violett; Scheibenblüten gelb.

Prüfung. 1. Auf Kurkuma. Das Pulver, mit Speichel angerieben, gibt eine gelbe Färbung auf der Haut.

2. Auch Verfälschung mit Chromgelb, Bleichromat, ist festgestellt worden. Man erkennt dies schon an dem schweren spezifischen Gewicht oder durch das Mikroskop, ferner durch den chemischen Nachweis des Bleis.

Die Zumischung des Chromgelbs geschieht, um eine vielfach vorkommende Fälschung mit **Stielpulver** zu verdecken, da durch den Zusatz der gepulverten Stiele die Farbe verändert wird.

3. Mitunter ist Insektenpulver durch Beimengung von gepulverter Quillajarinde verfälscht. Man erkennt dies bei Betrachtung mit der Lupe an dem Vorhandensein von **nadelförmigen, prismatischen Kristallen** von Kalziumoxalat.

4. Nach Caesar und Loretz bestimmt man den Wert des Insektenpulvers folgendermaßen: 7 g des Pulvers zieht man zwei Stunden lang unter öfterem Umschütteln mit 70 g Äther aus. Von dem Auszuge werden rasch 50,5 g (= 5 g Pulver) abfiltriert und in einer vorher gewogenen Glasschale vorsichtig, da feuergefährlich, abgedampft. Der Rückstand wird darauf im Exsikkator bis zum bleibenden Gewicht ausgetrocknet. Das zurückbleibende Gewicht, mit 20 malgenommen, ergibt den Prozentgehalt. Geschlossene Blüten sollen mindestens 7—9,5% Extrakt geben, geöffnete 6—7%. Das Extrakt soll goldgelbe Farbe zeigen, nicht grünliche, die von wertlosem Stengelpulver herrührt. Der Geruch muß kräftig, wachsartig und nicht den Kamillen ähnlich sein.

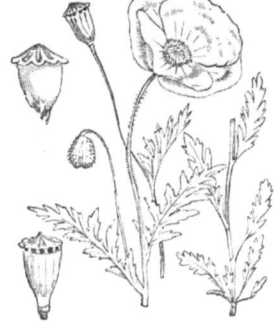

Abb. 336. Papaver rhoeas.

Flores Rhoeados. Klatschrosenblüten.
**Feuermohnblüten. Feuerblüten. Fleurs de coquelicot.
Red-poppy-flowers. Corn-poppy-flowers.**

Papaver rhoeas (rhoia = Granatfrucht). Papaveraceae. Mohngewächse.
Überall gemein auf Getreidefeldern usw.

Blütenblätter frisch scharlachrot, am Grund mit einem dunkelvioletten Fleck; getrocknet **violett**. Die Blätter der beiden ebenso häufigen Mohnarten Papaver dubium und P. argemone gelten als Verwechslung, sind aber in getrocknetem Zustande nicht zu unterscheiden, sollen auch gleichwirkend sein. Geruch schwach, süßlich; Geschmack schleimig, wenig bitter (Abb. 336).

Beim Trocknen sind die Klatschrosenblätter sehr dünn auszustreuen und häufig zu wenden. Nachdem sie lufttrocken geworden sind, werden sie am besten im Trockenofen vollständig ausgetrocknet und weil sie sehr leicht Feuchtigkeit anziehen, sofort in gut schließende Blechgefäße gefüllt.

Die schönste elekte Ware liefert Deutschland, außerdem wird die Droge von Ungarn und Spanien eingeführt.

Bestandteile. Spuren eines, auch im Opium gefundenen, nicht giftigen Alkaloids Rhoeadin; zwei rote Säuren, Rhoeadinsäure und Klatschrosensäure, ferner Gummi und Schleim.

Anwendung. Als schleimiges, hustenlinderndes Mittel, namentlich bei Kindern. Auch zum Färben von Likören.

Flores Rosárum pallidárum et rubrarum. Rosenblätter.
Zentifolienblätter. Fleurs de rose. Rose-flowers.
Rosa centifólia. R. gállica. Rosáceae. Rosengewächse. Unterfamilie *Rosoídeae.*
Mitteleuropa, Orient, bei uns angebaut.

Flores R. pallidarum, die rosafarbenen Blumenblätter, stammen von Rosa centifolia. Die Blumenkronenblätter sind im Juni vor dem völligen Aufblühen zu sammeln, querelliptisch oder umgekehrt herzförmig.

Anwendung. Teils frisch, teils getrocknet, teils gesalzen, zur Destillation von Aqua Rosarum, zu Mel rosatum.

Flores R. rubrarum, die roten Blumenblätter, stammen von der sog. Essig-, Vierländer- oder Damaszenerrose, Rosa gallica.

Anwendung. Zur Bereitung der Räucherpulver.

Bestandteile. Ätherisches, Öl, Gerbsäure, Zucker.

Häufig sind Insektenlarven zwischen den Blumenblättern, man tut deshalb gut, die Blumenblätter einige Zeit Äther- oder besser Chloroformdampf auszusetzen, da bei Anwendung von Äther die Feuersgefahr bzw. die Explosionsgefahr zu beachten ist.

Flores Sambúci. Holunder-, Flieder-, Keilkenblumen. Holderblüten.
Holunderstockblüten. Fleurs de sureau. Elder-flowers.
Sambúcus nigra. Caprifoliáceae. Geißblattgewächse.
Überall gemein. Kommen außer von Deutschland aus Ungarn und Rußland.

Die Blumenkrone gelblichweiß, radförmig, fünflappig, mit fünf Staubgefäßen. Der Griffel kurz und dick mit drei Narben. Die fünf dreieckigen, kleinen Kelchblätter stehen zwischen den Blumenkronenlappen. Die Blüten müssen im Mai bis Juli, bei durchaus trockenem Wetter gesammelt werden und dürfen nicht zu lange aufeinander geschichtet bleiben, weil sie sich sonst erhitzen, sondern müssen möglichst bald recht dünn und nicht in der Sonne ausgestreut und häufig gewendet werden, oder man trocknet sie bei künstlicher Wärme, die aber 35° C nicht übersteigen darf; im andern Falle werden die Blüten dunkel und unansehnlich. Geruch stark an Schweiß erinnernd; Geschmack schleimig, ziemlich unangenehm.

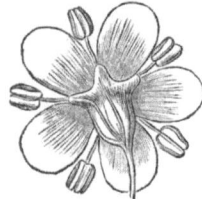

Abb. 337. Sambucus nigra. Blüte von unten gesehen. Vergrößert.

Sind in Trauben oder gerebelt im Handel. Die gerebelte, stielfreie Ware erhält man dadurch, daß man sie nach dem Trocknen durch ein gröberes Sieb reibt (Abb. 337).

Bestandteile. Ätherisches Öl von Butterbeschaffenheit, Saponine, Harz, Schleim, etwas Gerbstoff, Baldriansäure, Apfel- und Weinsäure.

In den Blättern von Sambucus nigra ist Zyanwasserstoffsäure nachgewiesen worden, herrührend von einem dem Amygdalin ähnlichen Glykosid Sambunigrin.

Anwendung. Innerlich als schweißtreibendes, harntreibendes und abführendes Mittel, 1—2 Teelöffel voll auf 1 Tasse heißes Wasser, größere Mengen wirken brechenerregend, äußerlich als erweichendes, schmerzlinderndes Mittel. Zur Herstellung von Branntwein und Likören.

Verwechslung mit Sambucus ebulus und S. racemosus kann kaum vorkommen, da die Blüten und Blütenstände ganz verschieden sind.

Flores Spártii scopárii oder Flores Genístae. Flores Genistae scopariae.
Ginster-, Besenkrautblumen. Fleurs de genêt à balais. Common broom.

Cytisus scopárius. Sarothamnus scoparius. Spartium scopárium. Leguminosae. Hülsenfrüchtler.
Unterfamilie *Papilionátae.* Schmetterlingsblütlergewächse.
Europa.

Die getrockneten Blumen mit den Kelchen. Werden im Mai und Juni eingesammelt, schnell und sorgfältig ausgetrocknet und in gut schließenden Blechgefäßen aufbewahrt. Goldgelb, bis zu 2,5 cm lang; geruchlos; Geschmack bitter.

Bestandteile. Gelber Farbstoff; Spartein, ein Alkaloid von betäubender Wirkung, das namentlich als schwefelsaures Salz in der Heilkunde Verwendung findet: Skoparin, stark harntreibend.

Anwendung. Als stark abführendes und harntreibendes Mittel bei Wassersucht, Hautausschlägen und Herzleiden.

Aus den Zweigen der strauchartigen Pflanze fertigt man in manchen Gegenden Besen.

Das reine Spartein ist ein flüchtiges Alkaloid und stellt eine farblose, ölige Flüssigkeit dar von schwachem Geruch und stark bitterem Geschmack. Es verändert sich an der Luft sehr rasch. Sparteinum sulfuricum bildet farblose, kleine, in Wasser leicht lösliche Kristallnadeln. Beide sind sehr giftig.

Flores Stoechados citríni. Flores Helichrýsi aurei. Flores Tineáriae.
Gelbe Katzenpfötchen. Immortellen. Mottenkrautblumen. Sandruhrblumen. Steinblumen. Ruhrkrautblumen.
Capitule de pied-de-chat. Fleurs de gnaphale des sables. Cudweed-flowers.

Gnaphálium oder *Helichrysum arenarium. Compositae.* Korbblütlergewächse.
Untergruppe *Tubulíflorae.* Röhrenblütler.
Europa, auch angebaut.

Blüten gelb, kugelig; Hüllkelch trocken, häutig, gelb bis orangerot; Geruch schwach gewürzhaft; Geschmack gleichfalls, bitter. Sie werden vor dem völligen Aufblühen gesammelt.

Bestandteile. Ätherisches Öl, Bitterstoff, gelbes Helichrysin.

Anwendung. Gegen Blasenleiden und Wassersucht. Als Mottenmittel und Zusatz zu Schnupftabak.

Flores Tanacéti. Rainfarnblüten. Wurmkrautblüten.
Fleurs de tanaisie. Tansy-flowers.

Tanacetum vulgáre. Compositae. Korbblütlergewächse.
Untergruppe *Tubulíflorae.* Röhrenblütler.
Europa. Asien. Deutschland überall am Rand von Äckern und Wiesen, auf Hügeln und an Flußufern.

Gelbe, halbkugelige Blütenköpfe, zu einer Trugdolde vereinigt, ohne hervorragende Randblüten. Geruch gewürzhaft, kampferartig; Geschmack gleichfalls und bitter. Im Juli bis Oktober einzusammeln (Abb. 338 siehe Seite 272).

Bestandteile. Ein dem Santonin ähnlich wirkender Bitterstoff Tanazetin, Tanazetgerbsäure, ätherisches Öl 0,3—0,4 %.

Anwendung. Als Mittel gegen Eingeweidewürmer in Mengen von 1—3 g. Größere Mengen Rainfarn können giftig wirken.

Als Herba Tanaceti sind die oberen gestreiften Stengelteile mit den ansitzenden Blättern und den Blüten im Handel. Stengel fast kahl, unverzweigt. Blätter wechselständig, die unteren gestielt, die oberen sitzend, unpaarig, fiederspaltig.

Flores Tíliae. Lindenblüten. Fleurs de tilleul. Linden-flowers.

Tilia cordata (parvifolia). Winterlinde, Steinlinde. *Tilia platyphyllos (grandifolia)*. Sommerlinde. *Tiliáceae*. Lindengewächse
Europa. Rußland. Ungarn.

Die ganzen Blütenstände mit dem anhängenden zungenförmigen, gelblichgrünen, netzadrigen Hochblatte. Sie sind im Juni und Juli zu sammeln und sofort und vorsichtig auszutrocknen. Die Sommerlinde blüht durchschnittlich 14 Tage früher als die Winterlinde. Frisch sehr angenehm riechend, trocken bedeutend schwächer; Geschmack schleimig. Die Blütenstände in Form von Trugdolden, bestehend aus 3 (Sommerlinde 3—7) bis 15 (Winterlinde 5—15) gelblichen bis gelblichbräunlichen Blüten. Die Kelchblätter, fünf an der Zahl, leicht abfallend. Die Blumenkronenblätter, ebenfalls fünf an der Zahl, spatelförmig, kahl und mit Honigdrüsen ausgestattet. Das Fruchtblatt mit langem Griffel und fünflappiger Narbe versehen (Abbildung 339).

Bestandteile. Ätherisches Öl, Schleim, Gerbstoff, Kalziumoxalat.

Anwendung. Im Aufguß als schweißtreibendes, blutreinigendes Mittel, namentlich bei Kindern, ferner bei Nierenkrankheiten. Auch zu Bädern. In Mischung mit anderen Pflanzenteilen als Ersatzmittel des chinesischen Tees.

Prüfung. Verwechslung mit den Blütenständen von Tilia tomentósa, der Silberlinde, erkennt man an der abweichen-

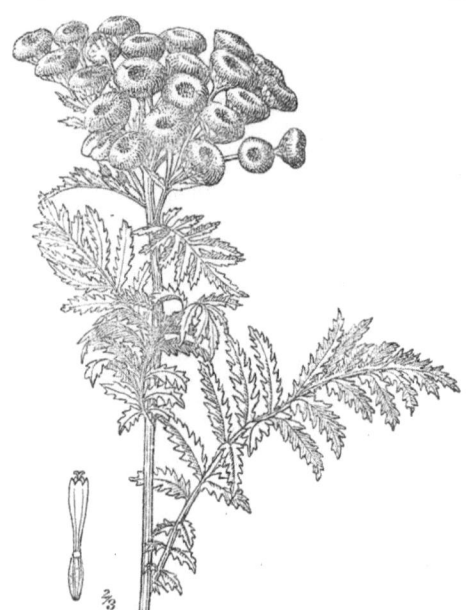

Abb. 338. Tanacetum vulgare. (Text siehe Seite 271.)

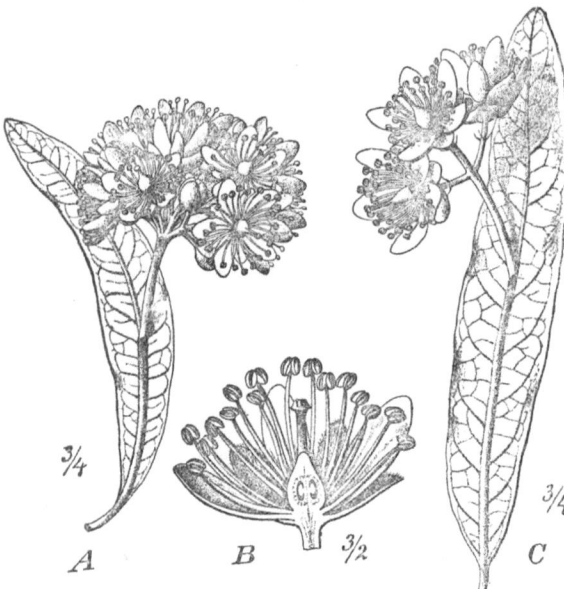

Abb. 339. Flores Tiliae. *A* Blütenstand der Winterlinde, *B* Einzelblüte im Längsschnitt, *C* Blütenstand der Sommerlinde

Flores. Blüten.

den Form des Hochblattes. Dieses ist nicht zungenförmig, sondern vorn am breitesten.

Die Früchte der Linde enthalten bis zu 58% grünlichgelbes fettes Öl, das Lindenöl, das ein sehr gutes Speiseöl ist.

Flores Trifólii albi. Weiße Kleeblüten. Weißer Kleber. Fleurs de trèfle blanc. White trefoil.

Trifólium album. T. repens. Leguminósae. Hülsenfrüchtler. Unterfamilie *Papiliondtae.*
Schmetterlingsblütlergewächse.
Europa.

Die getrockneten Blütenköpfchen des weißen Klees. Frisch weißgelblich, später braun werdend. Geruch angenehm süß, honigartig; Geschmack schleimig.

Bestandteile. Gerbstoff.

Anwendung. Als Volksmittel im Aufguß gegen Husten, gegen Weißfluß und gegen Gicht. Äußerlich zu Umschlägen, um Geschwüre zu erweichen. Ferner zur Bereitung von Branntweinen.

Flores Verbásci oder Candélae Regis. Wollblumen. Königskerzenblumen. Fleurs de molène. Fleurs de grand chandelier. Mullein flowers. High-taper-flowers.

Verbáscum thapsiforme. V. phlomóides. Scrophulariáceae. Rachenblütlergewächse.
Deutschland, Ungarn, Rußland, Böhmen, auch angebaut.

Die Blüten ohne den Blütenstiel und den Kelch; goldgelb mit fünf gelben Staubblättern. Krone fünflappig, außen behaart, innen kahl 1,5—2 cm breit. Geruch angenehm, süßlich-kräftig; Geschmack gleichfalls, schleimig. Von den Staubblättern sind zwei kahl oder fast kahl, nach unten gebogen, die übrigen

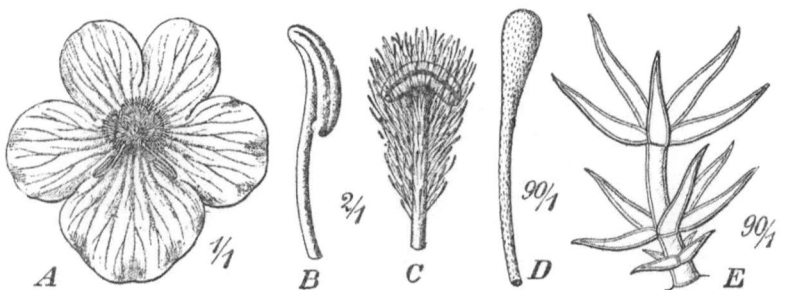

Abb. 340. Flores Verbasci. Vergrößert. *A* Blumenkrone von unten, *B* unteres kahles Staubblatt, *C* oberes behaartes Staubblatt. *D* keulenförmiges Haar des Staubblattes. *E* äußeres Haar der Blumenkrone.

drei mit keulenförmigen Haaren besetzt, etwas kürzer und mit quer aufgesetztem Staubbeutel (Abb. 340).

Um die gelbe Farbe der Blüten zu erhalten, muß beim Trocknen sehr vorsichtig verfahren werden. Die Blüten der zweijährigen Pflanze werden im Juli und August nur bei trockenem Wetter, am besten frühmorgens bei Sonnenaufgang gesammelt. Darauf breitet man sie auf Draht- oder Bindfadenhürden locker aus und hängt diese luftig auf. Sobald die Blumen einigermaßen abgetrocknet sind, werden sie in einem Drahtsieb im Trockenofen oder an einem anderen warmen Orte so weit ausgetrocknet, bis sie brüchig werden. Darauf bringt man sie noch warm in gut schließende Blechgefäße, die man bei größeren Vorräten mit einem Papierstreifen oder Leukoplast verklebt. Es empfiehlt sich auch frisch erhaltene Ware nachzutrocknen. Die Blüten ziehen sehr leicht Feuchtigkeit an und werden dann bald schwarz, sind daher vor Luft und auch vor Licht zu schützen.

Bestandteile. Spuren von ätherischem Öl, Saponin, Zucker, Gummi, Farbstoff, apfelsaure und phosphorsaure Salze.

Anwendung. Als schleimlösendes Mittel, 1 Eßlöffel voll auf 1 Tasse. Zusatz zum Brusttee.

Flores Violárum (odoratárum). Veilchenblüten.
Fleurs de violette odorante. Sweet violet.

Viola odoráta. Violáceae. Veilchengewächse.
Europa. überall häufig.

Die frischen und vorsichtig getrockneten Blüten des wohlriechenden, blau blühenden Veilchens, vom Kelch befreit. Sie enthalten neben einem blauen Farbstoffe, dem Anthozyan, Spuren von ätherischem Öl und einem brechenerregenden Stoffe Violin und dienen zur Darstellung von Sirupus Violarum. Dieser wird als Volksheilmittel gegen Keuchhusten und Krämpfe der Kinder verwendet. Außerdem finden die Blüten in der Likörbereitung Anwendung. In Südfrankreich wird das Veilchen im großen angebaut, vor allem bei Hyères und bei Vence im Arrondissement Grasse, wo etwa 200 ha mit Veilchen bepflanzt sind. Es werden hier vor allem die Princesse de Galles und das Viktoriaveilchen angebaut und im Winter täglich über 1500 kg versandt. Sie werden hauptsächlich auf Veilchenduft verarbeitet.

Gruppe XIII.
Fructus. Früchte.

Fructus oder Baccae Alkekéngi.
Judenkirschen. Fruits d'alkékenge. Coquerets. Cerises de Juif. Winter-cherry. Alkekengi.

Physalis (Blase) *alkekengi. Solanáceae.* Nachtschattengewächse.
Süd- und Mitteleuropa. Palästina. Nordamerika.

Scharlachrote Beeren von der Größe einer Kirsche mit zahlreichen kleinen, gelblichen flachen Samen. Im frischen Zustand ist die Frucht von einem hellroten, aufgeblasenen Kelch umgeben. Getrocknet faltig verschrumpft. Geruchlos; Geschmack säuerlich-süßlich, etwas bitter (Abbildung 341).

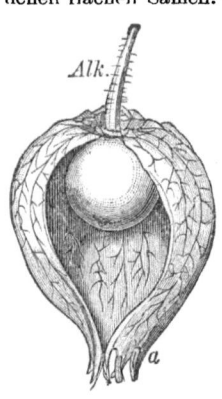

Bestandteile. Zucker, Pektin, Zitronensäure, fettes Öl, Vitamin C, ein wachsartiger, roter Farbstoff Physalien ($C_{72}H_{116}O_4$) und ein Bitterstoff Physalin.

Anwendung. Als harntreibendes Mittel, bei Gicht. Auch die frische von dem bitter schmeckenden Kelche befreite Frucht wird angewendet.

Fructus Amomi oder Piméntae.
Piment. Jamaikapfeffer. Nelkenpfeffer.
Englisches Gewürz. Neugewürz. Modegewürz. Piment des Anglais. Piment de la Jamaïque. Jamaicapepper. Clovepepper.

Piménta officinális (*Eugenia. Myrtus pimenta*). *Myrtáceae.*
Myrtengewächse.
Westindien. Südamerika. Ostindien angebaut.

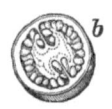

Abb. 341. Fructus Alkekengi. *a* Frucht von dem aufgeblasenen Kelch umgeben *b* Querschnitt der Frucht

Die unreifen, getrockneten Beerenfrüchte obigen Baumes, von dem ein älterer Baum bis zu 50 kg trockene Früchte liefern soll. Die Früchte sind frisch grün, nehmen aber beim Trocknen eine braunrote Farbe an; kuglig bis erbsengroß, an der Spitze meist von dem kleinen vierteiligen Kelche gekrönt. Die Früchte sind zweifächerig und meist zweisamig. Die Samen sind von Geruch und Geschmack schwächer als die Fruchtschale (Abb. 342).

Der echte Jamaikapiment kommt in Säcken von 60—70 kg Gewicht naturell, gesiebt Großkorn, gesiebt Mittelkorn, in den Handel, namentlich über London, Amsterdam und Hamburg. Die jährliche Ernte auf Jamaika beträgt 2,5—3,5 Millionen kg Piment. Geruch und Geschmack des Piments sind gewürzhaft nelkenartig. Der große mexikanische Piment, Piment d'Espagnes, kommt in Bastballen von ähnlichem Gewicht in den Handel. Er stammt von Myrtus tabasco, ist viel größer, dickschaliger, graugrün und weniger gewürzhaft. Der kleine mexikanische P., Piment couronnée, stammt von Pimenta acris, hat eine große fünfteilige Kelchkrönung, ist ebenfalls weniger gewürzhaft.

Bestandteile. Bis 4% und mehr, dem Nelkenöle chemisch gleiches ätherisches Öl, Gerbstoff, Harz.

Anwendung. In der Heilkunde so gut wie nicht, nur als Speisegewürz und in der Likör- und Branntweinbereitung.

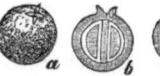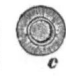

Abb. 342. Fructus Pimentae. *a* ganze Frucht in natürlicher Größe, *b* Längsschnitt der zweisamigen Frucht, *c* Querschnitt einer einsamigen Frucht.

Prüfung. Häufig wird zu reif geernteter dunkler Piment durch eisenoxydhaltigen gebrannten Ocker aufgefärbt, um ihm die braunrote Farbe zu geben. Man weist diese Verfälschung nach, indem man einige Gramm mit etwas Salzsäure wenige Minuten im Probierglas kocht, die Lösung abfiltiert und mit einigen Tropfen einer Lösung von gelbem Blutlaugensalz vermischt, es entsteht ein Niederschlag von Berliner Blau. Unverfälschte Ware gibt nur eine hellblau-grüne Lösung.

Fructus Anacárdii occidentáles. Westindische Elefantenläuse.
Akajounüsse. Fruits d'anacardier. Noix d'Acajou. Cashew-nut. Acajou-nut.

Anacárdium occidentále. Akajoubaum. Nierenbaum. *Anacardiáceae.* Sumachgewächse.
Westindien, Südamerika, Ostindien. Afrika.

Nußartige, nierenförmige, von den Fruchtstielen befreite Steinfrucht, 2½ cm lang, etwa 1½ cm breit, graubräunlich mit öligem Samen. Schale lederartig, hart, mit blasenförmigen Räumen, die frisch einen fast farblosen, später dunklen, teerartigen Saft enthalten (Abb. 343). Dieser wurde früher durch Ausziehen mit Ätherweingeist und Verdunsten dieses für sich gewonnen und als Cardoleum vesicans angewandt. Da aber die dadurch hervorgerufenen Hautreizungen vielfach sehr gefährlich wurden, ist man von dieser Anwendung abgekommen (siehe auch die folgende Abhandlung).

Die fleischig gewordenen gelbroten, birnenförmigen Fruchtstiele werden als Obst gegessen.

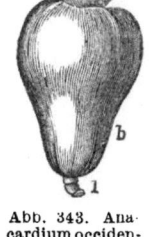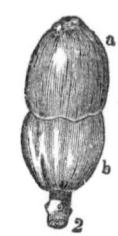

Fructus Anacárdii orientáles.
Orientalische Elefantenläuse. Ostindische Elefantenläuse. Malakkanüsse. Fèves de Malac ou Malacca. Noix des Marais. Malacca-bean.

Semecárpus anacárdium. Tintenbaum. *Anacardiáceae.* Sumachgewächse. Ostindien.

Abb. 343. Anacardium occidentale. Frucht *a* mit fleischig gewordenem, gelbrötlich gefärbtem, birnenförmigem, eßbarem Stiel(*b*).

Abb. 344. Frucht von Semecarpus anacardium. *a* Frucht, verdickter Fruchtstiel.

Diese Art der Elefantenläuse ist weit häufiger im Handel als die vorige. Sie ist etwas kleiner, herzförmig, glatt, braunschwarz, glänzend. Bestandteile die gleichen wie der Akajounüsse, nämlich Kardol, Anakardiasäure, Gerbstoff, fettes Öl und Harz, nur ist das daraus hergestellte Kardol schärfer (Abb. 344). Es war früher unter dem Namen Cardoleum pruriens gebräuchlich. Ein weingeistiger Auszug der Früchte wurde vielfach als waschechte Zeichentinte empfohlen. Die dadurch entstehende Färbung auf der Zeugfaser ist tiefbraun oder, wenn darauf mit Kalkwasser bestrichen, schwarz, es sollen jedoch selbst hierdurch Entzündungen der Haut vorgekommen sein, und die Tinte ist deshalb in manchen Orten polizeilich verboten. Die Elefantenläuse werden von den Landleuten zu abergläubischen Zwecken, als Schutzmittel, Zaubermittel, Amulett oder gegen Zahnschmerz auf der Haut getragen. Es werden auch die Elefantenläuse in größeren Mengen in Deutschland als Ersatz für Mandeln und Haselnußkerne für die Fein- und Zuckerbäckerei unter der Bezeichnung Kernels oder indische Mandeln eingeführt. Gut geschält ist der Geschmack milde, nußartig; unvorsichtig behandelte Ware ist kardolhaltig und so gesundheitsschädigend. Das aus den Elefantenläusen gewonnene fette Öl wird in Brasilien als Speiseöl verwendet, auch soll es haarwuchsfördernd wirken.

Fructus Anéthi. Dillfrüchte, fälschlich Dillsamen.
Graines d'aneth. Fenouil bâtard.
Anéthum graveolens. Umbelliferae. Doldentragende Gewächse.
Orient. Südeuropa, bei uns angebaut.

Die getrockneten, meist in die Teilfrüchtchen zerfallenen Früchte des Dillkrauts, bräunlich, oval, flach und von dem kräftigen Geruche des Krauts.

Bestandteile. Ätherisches Öl.

Anwendung. Als blähungtreibendes, auch die Milchabsonderung förderndes Mittel. In der Branntweinbereitung und zum Einlegen von Früchten, wie Gurken.

Fructus Anísi stelláti. Sternanis. Badian.
Graines d'anis étoilé. Badiane. Anis étoilé. Star-anise-fruit.
Illicium verum Hooker. Magnoliáceae. Magnoliengewächse.
China, Kochinchina, besonders in der Provinz Kwangtsi, in Japan, in Tonkin angebaut.

Die Frucht ist eine Sammelfrucht und besteht aus 5—8 sternartig um eine Mittelsäule befestigten, kahnförmigen Balgfrüchten mit je einem glänzendbraunen Samen. Die Früchtchen sind außen graubraun, runzlig, meist an der oberen Naht geöffnet, innen glänzend, braun. Der Schnabel der kahnartigen Fächer ist mäßig gekrümmt. Geruch und Geschmack anisartig, aber feiner, süß und zugleich brennend (Abb. 345).

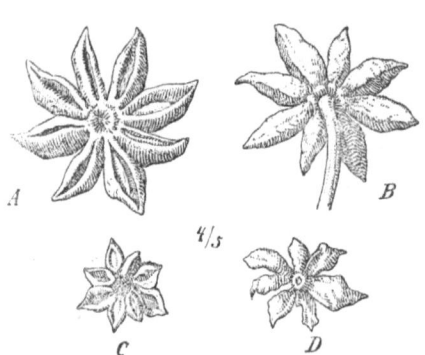

Abb. 345. *A* Fructus Anisi stellati von vorn, *B* von hinten. *C* Japanische Shikimfrucht von vorn *D* von hinten.

Bestandteile. Ätherisches Öl, worin Anethol etwa 4—5% in den Schalen, 2% in den Samen; fettes Öl, in ersteren grün, in letzteren farblos. Gerbstoff. Harz.

Anwendung. Früher ein beliebtes hustenstillendes Mittel, als Zusatz zum Brusttee. Als Volksmittel noch immer beliebt. Zur Likörbereitung.

Prüfung. Die durch Shikimingehalt giftigen japanischen Shikimfrüchte, auch Shikimmifrüchte oder Skimmi genannt, von Illicium religiósum, Synonyma: Illicium japánicum, Illicium anisátum abstammend, werden mitunter mit echtem Sternanis vermischt in den Handel gebracht. Man entdeckte diese Verfälschung erst, nachdem Vergiftungsfälle damit vorgekommen waren. Die Shikimfrucht ist meist etwas kleiner und leichter als der echte Sternanis, sonst aber im Äußeren diesem sehr ähnlich, so daß das Heraussuchen aus einer gemengten Ware sehr schwierig ist. Als äußeres Unterscheidungsmerkmal wird gewöhnlich ein weit längerer und mehr gekrümmter Schnabel angegeben, doch trifft dies Merkmal durchaus nicht immer zu. Dagegen ist der Geruch fast verschwindend, da den Shikimfrüchten das Anethol fehlt, der Geschmack nicht süß, sondern bitter und scharf, die Balgfrüchtchen klaffen mehr auseinander, und die Samen sind mehr rundlich.

Kocht man Sternanis mit verdünnter Kalilauge, so färbt sich die Flüssigkeit blutrot, bei Vorhandensein von Shikimfrüchten dagegen orangebräunlich.

Die Ausfuhr von echtem Sternanis geschieht fast ausschließlich über Kanton und Honkong. Hauptmarktplatz ist Hamburg. Sternanis kommt meist in Kisten von etwa 60 kg in den Handel.

Fructus Anisi vulgaris. Anis.
Graines d'anis vert. Anis vert. Anise-fruit.

Pimpinella anisum. Umbelliferae. Doldentragende Gewächse.
Asien. Orient. bei uns angebaut.

Reife Spaltfrüchte, meist die beiden Teile zusammenhängend, breit-eiförmig oder umgekehrt-birnenförmig, etwa hirsekorngroß, bis 5 mm. etwa 3 mm breit, der Griffelrest deutlich erkennbar, kurz behaart, grau bis bräunlichgrün, mit kurzen angedrückten Haaren; die Berührungsflächen der Teilfrüchtchen zwei breite dunkle Ölstriemen aufweisend, glatt, auf dem Rücken gewölbt, mit je fünf helleren geraden oder nur schwach welligen Rippen (Abb. 346).

Geruch und Geschmack süßlich, kräftig gewürzhaft.

Anis wird in verschiedenen Gegenden angebaut; in Deutschland z. B. in Franken, Thüringen, Provinz Sachsen, ferner in Spanien, auf Malta, Frankreich, Griechenland, Türkei, Algier, Ostindien, Bulgarien und in Südrußland, namentlich in der Gegend von Charkow.

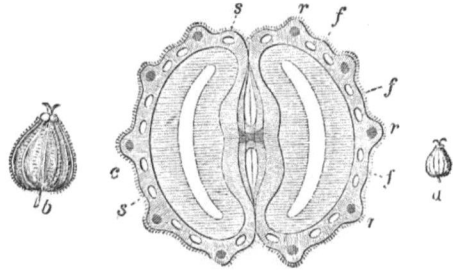

Abb. 346. Frucht von Pimpinella anisum. a 2fache lin. Vergrößerung. b 3—4fache lin. Vergr. Querdurchschnitt der beiden zusammenhängenden Teilfrüchte. stark vergrößert. Rippen Furchen Ölstriemen.

In Rußland baut man Anis auf Feldern an, die Roggen getragen haben, da diese freier von Unkraut sind. Der Boden wird im Frühherbst umgepflügt, nach etwa zwei Monaten geeggt und im Frühjahr die Aussaat entweder als Handaussaat oder besser als Reihenaussaat vorgenommen. Die Saat geht erst nach etwa drei Wochen auf und erreicht eine Höhe von etwa 30 cm. Die Blütezeit tritt nach zwei Monaten, Anfang Juli, ein. Etwa einen Monat nach der Blüte beginnt die Ernte. Die Pflanzen werden meist mit der Wurzel herausgerissen, um nicht so viel Unkraut mitzubekommen, seltener gemäht. Dann werden sie zu Haufen von etwa 2 m Höhe geschichtet, nach einigen Tagen in Bündel von etwa 30 cm Umfang gebunden und wiederum zu länglichen, etwa 2 m hohen Haufen aufgeschichtet, doch so, daß die Früchte sich innen befinden, um sie vor Regen und zu starkem Austrocknen zu schützen. Nach etwa acht Tagen sind sie ausgereift und werden gedroschen. Der russische, der kleinste, kommt, gleichwie der bulgarische, zu billigem Preis in den Handel, der aber durch den großen Gehalt an Sand, Steinen und anderen Verunreinigungen verteuert wird, so daß für Deutschland der spanische die Haupthandelssorte darstellt. Der in Deutschland angebaute Anis liefert für den Handel nur geringe Mengen. Die Haupthandelsplätze sind Alexejewska und Krasnoje. Der größte Anis ist der von Malta. Anis kommt in Säcken von 50—60 kg in den Handel. Der spanische in Jutesäcken von 70—80 kg.

Bestandteile. Ätherisches Öl 1,5—3%, worin der Hauptbestandteil Anethol (s. d.), Zucker.

Anwendung. In der Heilkunde gegen Hustenreiz, Blähungen; zur Herstellung von Mundwässern, als Speisegewürz und in der Likörbereitung.

Prüfung. 1. Guter Anis muß schwer, voll, nicht zu dunkel und von kräftigem Geruch und Geschmack sein. Auch darf er nicht mit Steinen und kleinen Erdklümpchen oder Tonkügelchen verunreinigt sein. Man prüft darauf, indem man etwas Anis in Chloroform einträgt.

2. Oder durch Veraschung: Anis darf beim Verbrennen höchstens 10% Rückstand hinterlassen.

3. Etwa darunter gemischte Früchte von Conium maculatum sind mehr rund und kahl, mit Kalilauge befeuchtet und schwach erwärmt entwickeln sie einen mäuseharnähnlichen Geruch.

4. Bilsenkrautsamen sind grau- bis gelbbräunlich 1—2 mm groß und abgeplattet.

Fructus Auràntii immatùri. Unreife Pomeranzen.
Petit grain. Orange-pease.

Citrus auràntium amara. Rutáceae. Rautengewächse. Südeuropa angebaut.

Die unreifen, von selbst abgefallenen, getrockneten, kugeligen Früchtchen der bitteren Pomeranze. Erbsen- bis haselnußgroß, im Durchmesser 5—15 mm, grünlichschwarz bis bräunlich, grubig, innen gelblich, sehr hart; durchschneidet man die Frucht, so erkennt man dicht unter der Oberfläche zahlreiche Ölbehälter; namentlich zerstoßen von sehr angenehmem Geruche; Geschmack kräftig, bitter. Kommen meist aus Südfrankreich und Süditalien (Abb. 347).

Bestandteile. Ätherisches Öl (Essence de petit grain s. d.). Hesperidin. Bitterstoff Aurantioamarin, ferner Gerbsäure, Apfelsäure und Zitronensäure.

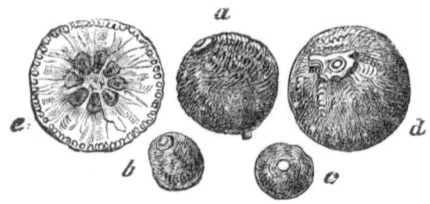

Abb 347. Fructus Aurantii immaturi. *a* und *b* von der Seite gesehen, *c* und *d* von unten, *e* Querschnitt.

Anwendung. Als magenstärkendes Mittel in der Likörbereitung. Früher auch als Fontanellkugeln zum Einlegen in die Fontanellen, worunter man durch künstliche Ätzung hervorgebrachte Hautverbrennungen und Geschwüre versteht, deren Heilung man durch Hineinlegen von Fontanellkugeln verhinderte. Man glaubte so langwierige Krankheiten in die Verwundungen ableiten und heilen zu können.

Prüfung. Etwa beigemengte unreife Zitronen sind mehr länglich und haben oben eine kleine Spitze. Das hellbraune Pulver unreifer Pomeranzen wird durch Kalilauge stark gelb gefärbt.

Fructus canariénses, meist fälschlich Semina canariensia.
Kanariensamen. Graines de phalaris. Escayole. Millet long.

Phálaris canariénsis. Gramineae. Grasgewächse.

Kanarische Inseln. Südeuropa, Belgien, Holland und Thüringen, in der Gegend um Erfurt angebaut.

Kleine, glänzende, strohgelbe, längliche, beiderseits zugespitzte Früchte, die als Heilmittel so gut wie gar nicht, hauptsächlich nur als Vogelfutter verwendet werden.

Fructus Cánnabis. Hanffrüchte. Hanfsamen.
Graines de chanvre. Hemp-seed.

Cánnabis sativa. Moráceae. Maulbeergewächse.
Orient, bei uns angebaut.

Ovale, nüßchenartige Schließfrucht, am Rande gekielt, Fruchthülle lederartig, graugrünlich, glänzend, einsamig; Samenfleisch weiß. Geruchlos; Geschmack milde (Abb. 292).

Bestandteile. Fettes Öl bis 58%, Harz, Zucker, Eiweiß.

Anwendung. In Form von Emulsionen als linderndes Mittel bei Entzündung der Harnwege; als Vogelfutter und zur Ölgewinnung. Nach Entziehung des Öles auch als Kindernährmittel.

Der Hanf wird der Hanffaser wegen hauptsächlich in Rußland, auch Italien, angebaut. In Deutschland in Baden und den preußischen Provinzen Brandenburg und Pommern.

Das **Hanföl, Oleum Cannabis**, wird vorwiegend aus nicht völlig reifem Hanf durch Pressung gewonnen, und zwar vor allem in den Ostseegebieten Rußlands. Die Ernte muß der Hanffasergewinnung wegen vor der Reife geschehen. Das Öl ist je nach dem Alter bräunlich bis grünlich und hat gute Trockenkraft.

Anwendung. Eine Zeitlang viel zu grüner Schmierseife; heute färbt man diese künstlich auf. Das Hanföl ist sehr wirksam gegen Läuse. Auch äußerlich gegen allzu reichliche Absonderung von Milch bei Frauen.

Fructus Cápsici ánnui oder Piper hispánicum.
Spanischer Pfeffer. Paprika. Ungarischer Pfeffer. Türkischer Pfeffer.
Poivre d'Espagne. Piment des jardins.
Spanish-pepper.

Cápsicum annuum. Solanaceae. Nachtschattengewächse.
Südamerika. Europa. in Ungarn, Italien, Frankreich. Spanien, ferner Türkei, Nordafrika und Ostindien angebaut.

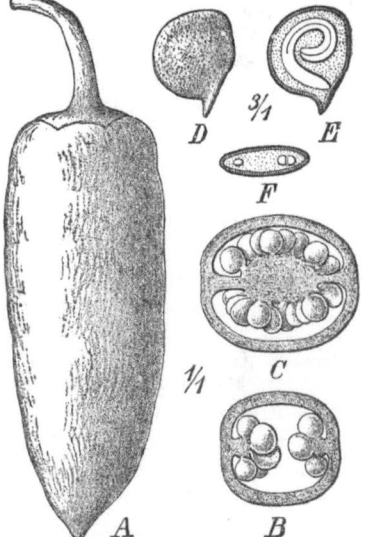

Abb. 348. Frucht von Capsicum annuum. *B* und *C* Querschnitt, *D* Samen, *E* Längsschnitt des Samens, *F* Querschnitt des Samens.

Beerenfrüchte 5—12 cm lang, kegelförmig, unten 2—4 cm breit, plattgedrückt. trocken, dünnwandig, lederartig, glänzend, gelbrot bis braunrot, meist noch mit kurzem Stiel und angetrocknetem Kelche. Der obere Teil hohl, in dem unteren sitzen an den zwei bis drei Scheidewänden zahlreiche flache, scheibenförmige Samen, ungefähr 5 mm im Durchmesser (Abb. 348). Fast geruchlos, das Pulver die Schleimhäute scharf reizend, daher große Vorsicht nötig; Geschmack brennendscharf.

In Ungarn baut man eine etwas kleinere, mehr gelbrote Abart an, **Paprika** genannt, welche ein besonders schönes, hochrotes Pulver liefert. **Edelsüßer Paprika** aus besten Früchte, gemahlen, die vom Stengel, Kelch, Strunk und Scheidewänden befreit sind, ist von heller oder dunklerer Farbe, sehr schwach scharf, vor allem süß und würzig.

Halbsüßer Paprika schwach scharf, würzig, etwas süßlich.

Rosenpaprika, gute mild schmeckende Ware. Merkantil-Schoten. etwas geringer, in Ballen von 50 kg.

Süßer Paprika ist eine gepulverte durch Ausziehen mit Weingeist von dem scharfen Kapsaizin befreite Ware.

Bestandteile. Kapsaizin, das sich in den Scheidewänden, nicht in den Samen befindet, Kapsakutin, Kapsikol, ein scharfes Harz Kapsizin. Spuren von ätherischem Öl, Farbstoff.

Anwendung. Innerlich in kleinen Gaben als Reizmittel, indem es stark auf die Harnabsonderung wirkt, äußerlich als Verschärfungsmittel für Senfteig und im weingeistigen Auszug als Einreibung gegen Frostbeulen, Gliederreißen (Spiritus russicus, Pain Expeller), Zusatz zu Restitutionsfluid, ferner zu Haarwässern und als Speisegewürz (Curry powder, Mixed pickles). Da größere Gaben von spanischem Pfeffer gefährliche Magenentzündungen hervorrufen können, ist eine gewisse Vorsicht bei der Anwendung geboten.

Will man spanischen Pfeffer zerschneiden, so besprengt man ihn mit etwas Weingeist. Beim Pulvern schützt man das Gesicht durch Vorbinden eines angefeuchteten Schleiers.

Verfälschung. Gepulverter Paprika wird vielfach mit Schwerspat, Eisenoxyd, Ocker, Weizenmehl, Maisgrieß, Sand und Teerfarbstoffen verfälscht. Man streut von dem Pulver etwas auf Schwefelsäure, es muß sogleich bläulichgrün, darauf braungrün gefärbt werden. Eine auch nur vorübergehende rote oder violette Färbung darf sich nicht zeigen.

Beim Verbrennen dürfen höchstens 8% Asche zurückbleiben.

Die Aufbewahrung des gepulverten spanischen Pfeffers geschieht zweckmäßig nicht in festgeschlossenen Glasgefäßen mit Glasstöpseln sondern in Gefäßen aus Hartpappe.

Fructus Cápsici minóris oder Piper Cayennénse.
Kayennepfeffer. Chillies. Piment de Cayenne. Piment de Guinée. Cayenne-pepper.

Capsicum minimum. C. fastigiátum. C. frutéscens. Solanáceae. Nachtschattengewächse.
Südamerika, Ost- und Westindien, Afrika und Japan angebaut.

Die Früchte sind dem spanischen Pfeffer (s. d.) ähnlich, jedoch weit kleiner und mehr orangerot. Geschmack und Bestandteile etwa die gleichen wie die des spanischen Pfeffers.

Anwendung. Nur als Speisegewürz.

Das im Handel vorkommende Kayennepfefferpulver ist meistens mehlhaltig, weil die Früchte, des besseren Pulverns halber, mit Mehl verbacken werden, auch ist gewöhnlich Kochsalz zugesetzt.

Fructus Cardamómi. Kardamomen.
Cardamome du Malabar. Cardamom-seeds.

Elettária- und Amómumarten. Zingiberáceae. Ingwergewächse.
Ostindien. China. Madagaskar. Westindien.

Es sind die getrockneten Fruchtkapseln verschiedener Pflanzen aus der Reihe der Scitamineae, der Gewürzlilien, welche uns in der Familie der Ingwergewächse auch eine ganze Anzahl anderer gewürzhafter Stoffe liefern wie Ingwer, Galgant und Kurkuma.

Die Fruchtkapseln haben derbe, zähe Häute, sind meist dreieckig oder rundlich und enthalten in ihren Fächern meist 15—18 eckige Samen, die eigentlichen Träger des Geruchs und Geschmacks. Diese sind außen graubraun, innen weiß.

mehlig; Geruch angenehm würzig, etwas kampferartig, namentlich bei den geringeren Sorten (Abb. 349).

Bestandteile. Ätherisches Öl 4%, fettes Öl 10%, Stärke.

Anwendung. Als Zusatz zu würzigen Tinkturen, Likören und vor allem als Speisegewürz.

Die Pflanze wächst in den oben angeführten Gegenden, besonders der vorderindischen Malabarküste, wild, und man benutzt zur Anlage der Pflanzungen vielfach jene wildwachsenden Pflanzen. Man sucht in den Wäldern Vorderindiens in einer Höhe von 800—1500 m Plätze auf, wo die Pflanze wächst. Hier werden im Februar oder März die Bäume gefällt und der Boden gereinigt. Da Ebenholz- und Muskatnußbäume, auch Pfefferpflanzen auf das Wachstum der Kardamomenpflanzen günstig einwirken sollen, läßt man diese stehen. Nach der Regenzeit sprossen die Pflanzen auf, der Boden wird nochmals gereinigt und nun sich selbst überlassen. Nachdem im zweiten Jahre die dritte Reinigung vollzogen, beginnt im folgenden, nach anderen erst im vierten oder fünften Jahre die Ernte, und zwar sammelt man die Früchte von Oktober bis Dezember kurz vor völliger Reife, reift sie nach und trocknet sie. Auf jede Pflanze rechnet man 200—400 g Kardamomen, und sie bleibt vier bis sechs Jahre ertragfähig. Nun werden einige der stehengelassenen Bäume gefällt, beim Umfallen viel Kardamomenstengel mitgerissen, so daß aus den Wurzelstöcken neue Sprosse wachsen, und so bleibt die Anpflanzung noch etwa acht Jahre ertragfähig.

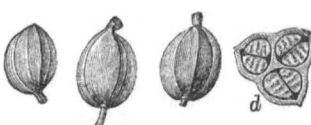

Abb. 349. Fructus Cardamom malabarici d Durchschnitt.

Von den verschiedenen Handelssorten kommt für uns hauptsächlich die Malabarsorte in Betracht; doch kommt die kleine Malabarsorte ebenfalls von Ceylon in den Handel, und zwar hauptsächlich eine Abart der Malabarkardamome, die Mysorekardamome, die feineren Geruch und Geschmack hat, man hat in den Pflanzungen die ursprüngliche Ceylonsorte durch die von Malabar bzw. Mysore ersetzt, so daß die ursprüngliche, lange Ceylonsorte immer seltener wird. Überdies schränkt Ceylon den Anbau der Kardamomen immer mehr ein, um Platz für die Tee- und Kautschukpflanzungen zu gewinnen. Um Kardamomengärten anzulegen, entfernt man auf Ceylon, und zwar hauptsächlich in den Gebirgen bei Kandy in einer Höhe von 3000—4000 Fuß, zuerst das Unterholz, gräbt in Reihen, die etwa 2 m voneinander entfernt sind, ebenfalls in einer Entfernung von 2 m etwa 35 cm tiefe, 0,5 m lange Löcher und legt hier Wurzelstöcke hinein. Oder man zieht die Kardamomenpflanzen durch Samen. Die Pflanzen blühen das ganze Jahr, und man erntet von August bis in den April. Für die Gewinnung einer guten Ernte muß die Witterung aber oft feucht und neblig sein. Die Früchte werden an der Sonne oder durch künstliche Wärme getrocknet, dann gereinigt und Schwefeldämpfen ausgesetzt. Im Handel unterscheidet man eine grün-trockne, green dried, d. h. an der Sonne getrocknete und eine ganz getrocknete, fully cured, durch künstliche Wärme getrocknete Ware.

Cardamomi minores oder **malabarici** von Elettaria cardamomum. Auf Malabar heimisch und angebaut. Kapseln 1—2 cm lang, reichlich $^1/_2$—1 cm breit, eiförmig, dreiseitig, längsgerieft, dreiklappig und dreifächerig, außen graugelblich bis blaßgelb, mitunter mit einem kleinen Spitzchen versehen. Die ganz hellen Sorten sollen durch Einlegen in Kalkwasser gebleicht sein. Samen eckig, feinrunzlig, graubraun, innen weißlich, von einem zarten Häutchen, dem

Samenmantel, Arillus, umgeben, der sich nach dem Einweichen entfernen läßt, auf dem Querschnitte nierenförmig. Die Samen sitzen in jedem Fach in zwei unregelmäßigen Reihen. Geruch sehr fein und kräftig. Kommen über Bombay nach London und Hamburg. Geringere Ware, die meist zu Pulver gemahlen wird, geht über Aleppi (Aleppi-Kardamomen), Madras und Mangalore.

Der Rückstand nach dem Verbrennen darf höchstens 10% betragen. Zur Herstellung von Pulver dürfen nach dem D.A.B. nur die Samen verwendet werden.

Werden für Genuß- und Nahrungsmittel als Kardamomenpulver die gepulverten Früchte abgegeben, so muß deutlich kenntlich gemacht werden, daß die Fruchtschalen mitgemahlen worden sind.

Cardamomi longi oder **ceylanici** von Elettaria major. In Deutschland kaum noch im Handel. Kapseln 2—4 cm lang, 5—8 mm breit, meist etwas gebogen, dreiseitig, längsfurchig; außen graubräunlich, mit zahlreichen, in jedem Fache zweiteilig liegenden, bräunlichen Samen. Geruch und Geschmack schwächer.

Die übrigen Sorten sind minderwertig und finden fast nur zur Darstellung billiger Pulver Verwendung. Wir nennen hier noch:

Runde, Java- oder **Sumatra-Kardamomen** von Amomum cardamomum. Kapseln nicht sehr groß, kuglig, dreiteilig, nicht gefurcht, gelbbräunlich; Samen netzgrubig, dunkelbraun; Geschmack gewürzhaft, mehr kampferartig.

Chinesische Kardamomen von Amomum globósum. Kapseln kugelförmig, kaum dreiseitig, gefurcht, braun.

Madagaskar-Kardamomen von Amomum angustifólium. Kapseln sehr groß, bis zu 5 cm lang, unten bis 2,5 cm breit, eiförmig, rundlich, oben verschmälert. Samen groß, braun.

Siam-Kardamomen von Cardamomum rotúndum. Kapseln reichlich 1 cm lang, ebenso breit, wenig dreiseitig, nicht gefurcht.

Fructus Cáricae. Feigen. Figues. Figs.

Ficus cárica. Moráceae. Maulbeergewächse.
Orient. Nordafrika. Südeuropa. Mittelmeerländer.

Die Feigen sind keine echten, sondern Scheinfrüchte, in Wirklichkeit ist das, was hier Frucht genannt wird, nur der zu einem fleischigen Fruchtboden gewordene gemeinsame Blütenboden, die krugförmige Blütenspindel des weiblichen Blütenstandes. Auf diesem sitzen im Anfang die verschwindend kleinen Blütchen, allmählich wird er immer fleischiger, und durch die Überwucherung der Ränder schließt er sich zuletzt fast vollständig, so daß die kleinen Nüßchenfrüchte eingeschlossen werden und im Innern der Scheinfrucht ausreifen. Die Feigen sind frisch von der Form und auch von der Größe einer gewöhnlichen Birne, wenn reif, von braungrüner oder braunvioletter Färbung (Abb. 350).

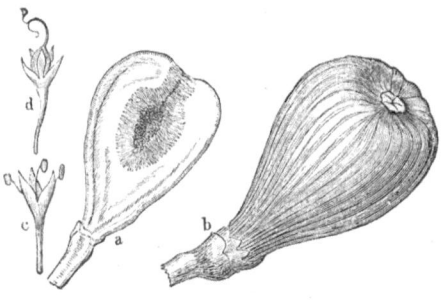

Abb. 350. Scheinfrucht von Ficus carica. *a* Langsdurchschnitt der unreifen Scheinfrucht. Er zeigt die Höhlung und den engen, nach außen mündenden Kanal, überall mit Blüten besetzt. *b* die gereifte Scheinfrucht, in fast natürlicher Größe. *c* männliche, *d* weibliche Blüte, beide stark vergrößert.

Die unreifen, grünen Feigen enthalten gleich den Blättern und Zweigen des Baumes einen weißen, scharfen Milchsaft. Dieser verschwindet während der Reife und macht einem großen Zuckergehalte Platz. Man erntet zweimal im Jahr, die im Juni reif werdenden Sommerfeigen, die aber meist nicht verschickt werden, und die im Herbst reifenden Feigen. Die reifen Feigen werden so ausgebreitet, daß sie sich nicht berühren, und entweder an der Luft oder durch künstliche Wärme so weit getrocknet, als dies bei einem so zuckerreichen Fleische möglich ist. Sie erscheinen nun graugelb, meist von einer weißlichen, krümligen Masse, aus Traubenzucker bestehend, bedeckt. Bei älteren Feigen wird dieser Überzug der Sitz von zahllosen kleinen Milben, die sich von ihm nähren. Geruch süß; Geschmack sehr süß.

Die Früchte des wilden Feigenbaums sind ungenießbar; nur die des angebauten, von welchem es zahllose Spielarten gibt, können benutzt werden.

Von den verschiedenen Handelssorten kommen für Deutschland hauptsächlich folgende in Betracht:

Smyrna- oder **Tafelfeigen,** groß, saftig und süß; die besten, vielfach gepreßt, in Schachteln (Trommeln), kleine Bastkörbchen, Gelatine, Zellophan oder Kistchen, ungepreßt in Säcke verpackt, sind aber infolge des großen Zuckergehaltes nur beschränkte Zeit haltbar.

Kranzfeigen, Kalamata, meist von Griechenland (Morea) stammend, sind kleiner, scheibenförmig zusammengedrückt, fester und haltbarer, bis zu 100 auf einen gedrehten Bastfaden gezogen und zu einem Kranze vereinigt.

Dalmatiner und **Istrianer Feigen** sind die kleinsten, sehr süß, aber nicht haltbar. Sie kommen in Kisten oder Körbe verpackt in den Handel.

Spanische Feigen, ebenfalls nicht sehr haltbar, gehen meist nach England.

Bestandteile. 60—70% Frucht- oder Traubenzucker.

Anwendung. Als gelindes Abführmittel; äußerlich als erweichendes Mittel bei Zahngeschwüren. Ihre Hauptverwendung finden sie bei uns als Leckerei und zur Herstellung des Feigenweins und des Feigenkaffees.

Feigenkaffee wird durch Darren und nachheriges Rösten und Mahlen meist schlechter Feigensorten bereitet. Ist ein beliebter Kaffeezusatz.

Fructus Carvi. Kümmel. Karbe.
Semences de carvi. Cumin des prés. Caraway-fruit.

Carum carvi. Umbelliferae. Doldentragende Gewächse.

Europa, wild und angebaut. Ferner im Kaukasus, in Persien, Tibet und Sibirien.

Die getrockneten, gewöhnlich in die Teilfrüchte auseinander gefallenen reifen Spaltfrüchte des angebauten zweijährigen Kümmelkrautes. Die Teilfrüchte sind etwa 5 mm lang, 1 mm dick, sichelförmig gebogen, an beiden Enden spitz zulaufend, graubraun, kahl, mit fünf schmalen, scharf hervortretenden, hellen Rippen; in den dadurch entstandenen Vertiefungen zeigen sich breite Ölstriemen (Abb. 351). Der Kümmel wird im großen auf Feldern gebaut, in Deutschland namentlich in der Gegend von Halle, in Thüringen, Ostpreußen, Schleswig-Holstein und in größerem Maßstab in Holland. Hier sind es vor allem die Bezirke Groningen, Noord Holland, Zeeland, Noord Brabant und Zuid Holland, wo durchschnittlich 8000 ha mit Kümmel bebaut werden, die einen Ernteertrag von über 200000 Ballen zu 50 kg bringen. In Holland wird der Anbau schon seit Ende des 18. Jahrhunderts betrieben. Bekannt war die Pflanze bereits im Altertum, wo sie von Dioskorides nach dem Lande Karien in Kleinasien Karos genannt wurde. Zur Zeit Karls des Großen wurde Kümmel angebaut. Die Kümmelpflanze muß in gutem, tief umgearbeitetem Lehmboden gezogen werden. Die Aussaat des Kümmels geschieht im März oder April. Die Ernte kann aber erst Ende Juni bis Anfang Juli des nächsten Jahres vorgenommen werden, sobald an den Pflanzen, die zuerst geblüht haben, die Früchte braun werden. So baut man inzwischen Deckfrüchte, wie Spinat, Erbsen, Bohnen und Klee an. Das Aussäen geschieht in Reihen, die etwa 40 cm voneinander entfernt sind. Die Ernte wird vorgenommen wie bei uns die Kornernte. Auch in Rußland, Polen, Norwegen, Österreich und Tunis wird Kümmel angebaut. Die sehr geschätzte Hallesche Ware wird fast ganz von den großen Leipziger Ölfabriken verbraucht. Ausschlaggebend für den Preis sind holländische Anbauten, die eine sehr volle, schöne Ware liefern.

Die nordischen Erzeugnisse sind klein und unscheinbar und kommen für den deutschen Handel nur in Betracht, wenn die bessere holländische und deutsche Ware fehlen. Geruch und Geschmack kräftig gewürzhaft, erst bei den trockenen Früchten hervortretend.

Bei der Reinigung der Kümmelfrüchte entfernt man durch Absieben die Fruchtstiele, die man unter der Bezeichnung **Kümmelspreu** in den Handel bringt und auf Kümmelspreuöl verarbeitet.

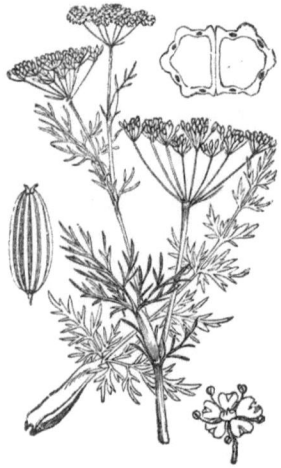

Abb. 351. Carum carvi.

Bestandteile. Mindestens 4% ätherisches Öl, worin Karvon in der äußeren Hülle enthalten, das beim Lagern des Kümmels an Menge bedeutend zunimmt, im Samen fettes Öl.

Anwendung. Als magenstärkendes, Blähung treibendes Mittel, vor allem als Speisegewürz und in der Branntweinbereitung.

Beim Verbrennen dürfen höchstens 8% Asche zurückbleiben.

Fructus Cássiae fistulae oder Cássia fistula.

Röhrenkassie. Röhrenzimt. Mitunter fälschlich **Manna** oder **Mannabrot. Fruits de casse fistuleuse. Casse officinale.**

Cassia (Bactyrilobium) fistula. Leguminósae. Hülsenfrüchtler.
Unterfamilie Caesalpinioideae.
Mexiko, West- und Ostindien, Ägypten angebaut.

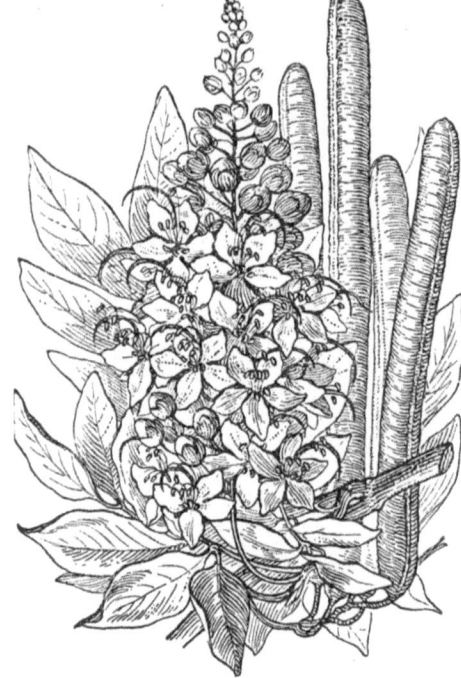

Abb. 352. Cassia fistula. ¹/₄ nat. Größe.

Holzige nicht aufspringende Gliederhülse, stielrund, walzenförmig, bis zu 70 cm lang, 2—4 cm dick; außen schwarzbraun, glatt, innen mit zahlreichen Querscheidewänden, zwischen denen je ein hellbrauner glänzender Samen in dunklem, süßsäuerlichem Fruchtmark, Pulpa Cassiae, liegt (Abb. 352).

Im Handel unterscheidet man gereinigte $^1/_1$ ausgesuchte Ware, $^3/_4$ ausgesuchte Ware in $^1/_2$ und $^1/_1$ Röhren und feine Naturware. Sie werden in Körben von 40—50 kg gehandelt.

Auch das Fruchtmark kommt für sich in Kisten von 40—45 kg in den Handel.

Bestandteile. Neben 50—60% Zucker Spuren von Gerbstoff und Farbstoff, außerdem ein dunkles, ätherisches Öl, das bei gewöhnlicher Wärme fest ist.

Anwendung. Als Abführmittel und zu Beizen für Kautabake.

Prüfung. Gute Röhrenkassie muß reichlich nicht eingetrocknetes Fruchtmark enthalten und darf nicht Bohrlöcher von der Made Trachylepédia fructi-cassiélla, einer indischen Schmetterlingsart, aufweisen. Die Samen dürfen in den Früchten nicht klappern; das Fruchtmark ist von etwas zusammenziehendem Geschmack.

Fructus Ceratóniae oder Síliqua dulcis. Johannisbrot. Karoben.
Pain de Saint-Jean. Caroube. John's-bread. Carob-bean.
Ceratonia siliqua. *Leguminosae.* Hülsenfrüchtler. Unterfamilie *Caesalpinioideae.*
Länder des Mittelmeers.

Die nicht aufgesprungene Hülse obengenannten dichtbelaubten Baumes mit immergrünen, lederartigen Blättern (Abb. 353). 10—30 cm lang, 3—4 cm breit, etwa $^1/_2$ cm dick, flach, glänzendbraun, mit markartigem Fruchtfleisch, eingeteilt in 5—12 Fächer mit je einem glänzendbraunen Samen. Geruch eigentümlich; Geschmack schleimig, süß. Die Früchte reifen im Juli und August, werden aber vor der Reife gepflückt und an trocknen Plätzen durch gelinde Gärung nachgereift. Die besten Sorten, die Levantiner, kommen aus Kleinasien und Zypern. Von der italienischen Ware gilt als beste die Puglieser Honig-Karobe, die über Triest in Ballen oder Fässern in den Handel gebracht wird. Ebenfalls kommt von der Insel Kreta oder Kandia die gute Kandia-Honig-Karobe.

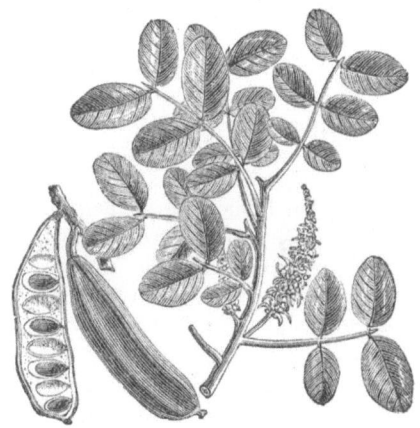

Abb. 353. Ceratonia siliqua.

Bestandteile. 40—50% Zucker, Karubinose genannt, ein Kohlehydrat Karubin, Gerb- und Buttersäure.

Anwendung. Als Zusatz zu Brusttee; zur Bereitung von Tabakbeizen, Kaffee-Ersatz, in der Branntweinbereitung und als Leckerei für Kinder. In der Heimat des Baumes dient die Frucht als Nahrungsmittel für Menschen und Tiere, ferner zur Darstellung eines Sirups, wie auch zur Spritbereitung. Der Samen diente in alten Zeiten als Gewicht, und von seiner griechischen Bezeichnung Keration stammt der Name unseres früheren Goldgewichts Karat; er kommt, zu Pulver gemahlen, unter verschiedenen Namen, wie Caroube als Ersatz für Traganth in den Handel, kann aber bei alkalihaltigen Flüssigkeiten nicht verwendet werden.

Aufbewahrung. In gut schließenden Gefäßen, da die Droge leicht dem Wurmfraß ausgesetzt ist.

In der Stadt Santa Fé in Argentinien bereitet man aus dem Holze des Johannisbrotbaumes einen Farbstoff **Algarrobin**. Dieser Farbstoff dient in Frankreich und Italien zum Färben von Khakistoffen, und um Baumwolle, Wolle und Seide hellbraun zu färben.

Fructus Citri. Zitronen. Limonen. Limon ou Citron. Lemon.

Citrus medica. Citrus limónum. Rutáceae. Rautengewächse.
Südeuropa, in allen wärmeren Ländern, wie Italien, Spanien, Portugal. Frankreich angebaut. Ebenfalls in Südkalifornien.

Der Zitronenbaum wurde von den Arabern in den Jahren 827 und 1020 aus Südindien nach Südeuropa eingeführt. Der eigentliche größere Anbau begann auf Sizilien jedoch erst am Ende des 18. Jahrhunderts und verbreitete sich von hier aus über Kalabrien, Kampanien, Apulien und über ganz Italien.

Die Frucht bildet im frischen Zustand einen bedeutenden Handelsgegenstand. Der deutsche Bedarf wird fast ganz durch italienische Ernten gedeckt, entweder aus Norditalien über Triest, oder aus Süditalien, namentlich Sizilien, Kalabrien und die Halbinsel Sorrent, mittels Schiff über Hamburg oder auf dem Landweg über die Alpen. In Italien sind etwa 8 Millionen Zitronenbäume angepflanzt, wovon auf Sizilien 6 Millionen, Kalabrien 1 Million, die Halbinsel Sorrent eine halbe Million und die übrigen auf das sonstige Italien kommen. Ein kräftiger Zitronenbaum trägt etwa 1000 Früchte. Die Hauptblütezeit ist in den Monaten April und Mai. Sie liefert die Winterzitronen, die von November bis April geerntet und hauptsächlich versendet werden. Man kann aber in Italien das ganze Jahr hindurch Zitronenbäume blühen sehen, die dann die Sommerzitronen liefern, von April bis September geerntet werden, und zur Herstellung des ätherischen Öles und des Kalziumzitrats dienen. Im April und Mai geernetete Zitronen heißen **Bianchetti**, die im Juni und Juli gereiften **Verdelli** und die im August und September eingesammelten **Bastardoni**. In Palermo werden während des ganzen Jahres Früchte geerntet. Die besten Früchte werden von Bäumen gewonnen, die in kräftigem Boden an den Abhängen von Hügeln stehen. Die Zitronenbäume sind vielfachen Schädigungen durch Pilze ausgesetzt, so daß oft alle jungen Früchte abfallen oder, wie es in Kalifornien häufig geschieht, Blätter und junge Zweige völlig absterben. Auch kommt es vor, daß manche Früchte nach dem Abpflücken durch kleine Wunden noch von dem Pilze befallen werden und sich die Krankheit dann während des Versands entwickelt, wodurch die Früchte unbrauchbar werden. Man behandelt sie deshalb öfter mit Schwefelleber. Der Hauptversandort ist Palermo. Die Frucht wird zum Versand im halbreifen Zustand abgenommen, einzeln in Papier gewickelt und in Kisten von etwa 400 Stück verpackt. Die feinschaligen Sorten werden am meisten geschätzt.

Der Anbau in Kalifornien erstreckt sich über sehr große Flächen, so daß jährlich 12500 Waggons Früchte geerntet werden.

Bestandteile. In den Schalen ätherisches Öl (s. d.), im Safte Zitronensäure (s. d.).

Aufbewahrung. An einem kühlen Ort, am besten in trockenem Sand in einem trockenen Keller; sie sind häufig nachzusehen und etwa angegangene Früchte zu entfernen.

Den Zitronensaft, **Succus Citri**, gewinnt man durch Auspressen der geschälten und entkernten Früchte. Eine gelbliche Flüssigkeit, die man durch Aufkochen und Absetzenlassen klärt, von stark saurem Geschmack und zitronenartigem Geruch. Der Saft ist nicht lange haltbar, weshalb ihm häufig Erhaltungsmittel, Konservierungsmittel, wie Ameisensäure, zugesetzt werden. Derartige Zusätze müssen gekennzeichnet, deklariert, werden, gleichwie ein Zusatz von Zitronensäure, da sonst eine Lebensmittelfälschung vorliegt.

Anwendung. Gegen Gliederreißen, Gicht und Halskrankheiten, äußerlich gegen Sommersprossen, vor allem in der Limonadenbereitung und in der Küche. Der aus den Früchten frisch ausgepreßte Saft bewährt sich auch gegen wundgelaufene Füße. Oder man legt dünne Zitronenscheiben auf die wunden Stellen.

Künstlicher Zitronensaft, Succus Citri artificialis, ist eine Auflösung von Zitronensäure in einem Gemische von Weingeist und Wasser, dem meist Zitronenöl oder ein Auszug von Zitronenschale zugesetzt wird. Dieser Zitronensaft muß deutlich als Kunsterzeugnis bezeichnet und darf nicht als Heilmittel abgegeben werden.

† Fructus Cócculi.
**Kokkelskörner. Fischkörner. Kuckuckskörner. Läusekörner.
Coques du Levant. Fruits d'anamirte. Cockles. Indian berries.**

Anamirta cocculus. Menispermaceae. Mondsamengewächse.
Ostindischer Archipel. Vorder- und Hinterindien.

Die getrocknete Frucht obengenannter Schlingpflanze; frisch scharlachrot, in großen Trauben stehend, getrocknet graubraun, kuglig, etwa von der Größe der Lorbeeren. Unter der zerbrechlichen Fruchtschale liegt eine dünne, helle Steinschale, welche einen halbmondförmigen, bräunlichen, ölreichen Samen einschließt. Geruchlos; Geschmack der Samen anhaltend bitter. Sehr giftig! (Abb. 354.)

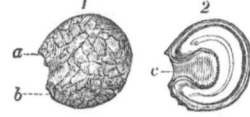

Abb. 354. Fructus Cocculi. 1. eine größere Frucht, *a* Spitze, *b* Anheftungspunkt. 2. Längsdurchschnitt. — Samenträger.

Bestandteile. Im Samen ein giftiges, betäubendes Alkaloid Pikrotoxin; in den Schalen nichtgiftiges Menispermin, Fett etwa 50%, Stärke.

Anwendung. Als Zusatz zu Läusepulver, doch mit Vorsicht, da, in Wunden gebracht, leicht Vergiftungserscheinungen eintreten können. Ferner als Rattengift. Wegen ihrer ungemein betäubenden Wirkung auf Fische werden sie vielfach für den Fischfang gefordert, dürfen aber, da ein solches Verfahren strafbar ist, für diesen Zweck nicht abgegeben werden.

† Fructus Colocýnthidis. Poma Colocýnthidis. Koloquinthen.
Coloquinte. Colocynth. Bitter-apple.

Citrullus colocynthis. Cucurbitáceae. Kürbisgewächse.
Nordafrika, Ägypten, Arabien, auf Zypern, Türkei, Griechenland, in Spanien, Indien und auf Ceylon angebaut.

Die etwa apfelgroß Kürbisfrucht obigen Rankengewächses ist frisch mit einer harten, lederartigen, gelbbraunen Schale bedeckt, kommt aber meist geschält in den Handel; in diesem Zustande gelblichweiß, schwammig, sehr leicht, sechsfächerig, mit zahlreichen verkehrt-eiförmigen, flachen, blaßbläulichen Samen versehen (Abb. 355). Geruch sehr schwach; Geschmack sehr bitter. Von den Handelssorten sind die besten die ägyptischen, blaßgelblich, mit wenig Samen. Die türkischen oder levantinischen sind mattweiß, zäh, sehr samenreich, durch die Verpackung meist sehr zusammengedrückt. Auch Spanien und Marokko liefern einen großen Teil der Handelsware. Die ostindischen sind bei uns sehr selten; außen braun.

Im Handel unterscheidet man ganz ausgesuchte Früchte ohne lose Kerne (Samen) und naturelle Früchte mit Bruch und nicht mehr als 25% losen Samen. Sie kommen in Kisten von 80—100 kg in den Handel.

288　Fructus. Früchte.

Bestandteile. 0,6% stark abführendes Alkaloid Kolozynthin, Kolozynthidin, Harz, in den Samen fettes Öl. Der wirksame Bestandteil, das Kolozynthin, befindet sich nur in dem Fruchtfleische. Deshalb schreibt das D.A.B. vor, die Samen vor der Verwendung zu entfernen.

Anwendung. In der Heilkunde in Pulver- oder Extraktform in sehr kleinen Gaben als äußerst stark wirkendes Abführmittel. Ferner als Abkochung zum Waschen gegen allerlei Ungeziefer, namentlich aber gegen Wanzen. Hierzu wird die Abkochung zwischen den Tapetenkleister oder zwischen die Anstrichkalkfarbe gemischt; auch als Zusatz zum Buchbinderkleister, um Papierwürmer fernzuhalten.

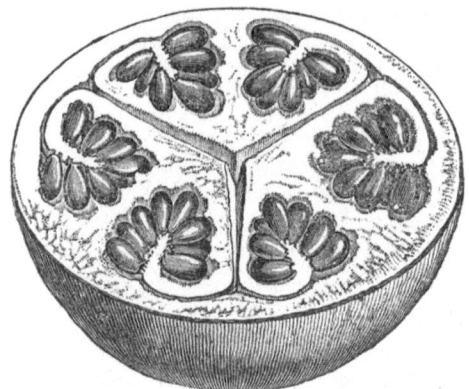
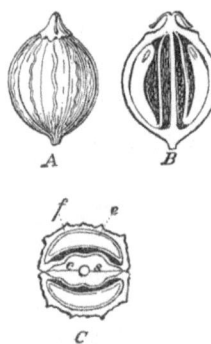

Abb. 355. Querschnitt der Frucht von Citrullus colocynthis.

Abb. 356. Frucht von Coriandrum sativum. *A* von außen, *B* im Längsschnitt *C* im Querschnitt.

Fructus Coriándri. Koriander. Schwindelkörner.
Graines de coriandre. Fruits de coriandre. Coriander seeds.

Coriandrum sativum. *Umbelliferae.* Doldentragende Gewächse.

Mittelmeerländer, Marokko. Orient. Südeuropa, Deutschland, Thüringen, Ungarn, Rußland angebaut.

Spaltfrüchte, beide Hälften zusammenhängend, kahl, kuglig, die Reste des Griffels deutlich tragend, 2—3 mm breit, gelblichbraun, mit 10 welligen, helleren, stärkeren und mit ebensoviel schwächeren Rippen, hohl, leicht. Die Samen halbmondförmig. Geruch, zerrieben, sehr angenehm, kräftig gewürzhaft; Geschmack gleichfalls, etwas süßlich und zugleich brennend (Abb. 356).

Bestandteile. Ätherisches Öl $1/2$%, aus Koriandrol und Pinen bestehend, ferner fettes Öl.

Anwendung. In der Heilkunde als magenstärkendes, Blähung treibendes Mittel; als Speisegewürz und in der Likörbereitung. Frisch riecht die Frucht wanzenartig und betäubend, daher der Name Schwindelkörner.

** Fructus Cubébae. Cubébae. Piper caudátum.
Kubeben. Stielpfeffer. Schwanzpfeffer. Cubèbe. Poivre à queue. Cubebs.

Piper cubéba. *Piperáceae.* Pfeffergewächse.

Ostindien, Java, Sumatra, Malabar, Sierra Leone, in Westindien angebaut.

Die getrockneten meist noch nicht völlig reifen Steinfrüchte des genannten Kletterstrauches. Erbsengroß, graubraun, graubläulich oder schwärzlich, netzartig-runzlig, an der Spitze mit 3—5 Resten der Narbenlappen versehen, an der Basis in eine stielartige Verlängerung auslaufend, die länger als die Frucht selbst ist, daher auch

Schwanzpfeffer genannt. Die Früchte sind anfangs sitzend, wachsen aber vor der Reife an der Basis in die stielartige Verlängerung aus, die 5—10 mm lang und kaum 1 mm dick ist. Unter der eingetrockneten Fleischhülle befindet sich eine dünne Steinschale, in dieser ein einzelner, brauner, öliger Samen. Geruch würzig; Geschmack gleichfalls, dabei scharf und bitter. Kommen meist von Sumatra und Java über Singapore in den Handel (Abb. 357).

Nachweis. Fügt man einem Stückchen des Samens etwas einer Mischung von 4 Teilen Schwefelsäure und 1 Teil Wasser zu, so färbt sich die Säure stark rot, indem sich Kubebin in der Säure auflöst (Kubebinreaktion).

Bestandteile. Ätherisches Öl 10—18%; Kubebensäure 1,7%; Kubebin, ein harzartiger Stoff. Dem Kubebin wird vielfach die eigentliche Wirkung der Kubeben zugeschrieben.

Anwendung. Als harntreibendes Mittel gegen Erkrankung der Harnwege, als Zusatz zu gewürzhaften Badekräutern. Sind ein Bestandteil des Ulmer Pfefferkuchengewürzes; ferner mancher Tabakbeizen und Schnupfpulver.

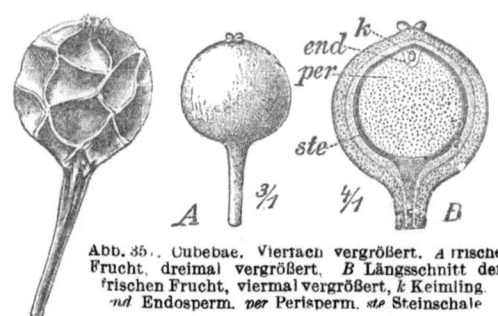

Abb. 35?. Cubebae. Vierfach vergrößert. A frische Frucht, dreimal vergrößert, B Längsschnitt der frischen Frucht, viermal vergrößert, k Keimling. nd Endosperm. per Perisperm. ste Steinschale

z. B. des Schneeberger Schnupftabaks. Ferner in der Branntweinbereitung.

Prüfung. Die sog. falschen Kubeben sollen die vollständig reifen Früchte sein, nach andern aber von Piper anisatum abstammen. Sie sind bedeutend größer und von schwächerem, mehr terpentinartigem Geruch und Geschmack. Als Verwechslungen werden ferner angegeben Piper nigrum, Fructus Amomi, sind beide ungeschwänzt und zeigen nicht die Kubebinreaktion; andere Pfefferarten wie Piper ribesioides und die giftigen Früchte von Rinoe badack von Java, die mazisähnlichen Geruch, aber nicht die Kubebinreaktion zeigen; Fructus Spinae cervinae, mit leicht ablösbarem Stiel, Schwefelsäure wird gelb gefärbt.

Beim Verbrennen dürfen höchstens 8% Asche zurückbleiben.

Fructus Cúmini. Mutterkümmel. Polnischer Hafer. Haferkümmel. Römischer Kümmel. Fruits de cumin. Cumin seeds.

Cúminum cyminum. Umbelliferae. Doldentragende Gewächse. Mittelmeergebiet. Orient. Südeuropa angebaut

Spaltfrüchte, meist ungeteilt, 4—5 cm lang, gelbgrün, auf dem Rücken mit zehn helleren Rippen und mit feinen, zarten Borsten besetzt. Geruch und Geschmack gewürzhaft (Abb. 358).

Kommt in Säcken von 60—90 kg in den Handel.

Bestandteile. Ätherisches Öl etwa ½%; in diesem Kuminaldehyd und Zymol; fettes Öl; Harz.

Anwendung. Als Volksheilmittel zur Förderung der Milchabsonderung und gegen Leiden des Unterleibs. In Holland als Käsegewürz, in der Likörbereitung zum Kuminlikör.

Prüfung. Etwa darunter gemischte Früchte von Conium maculatum sind mehr rund und kahl, mit Kalilauge befeuchtet und schwach erwärmt, entwickeln sie einen mäuseharnähnlichen Geruch.

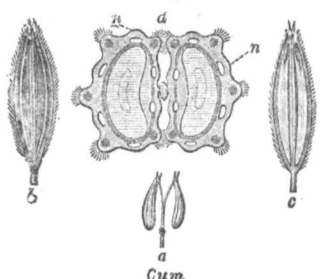

Abb. 358 Cuminum cyminum

Fructus Cynósbati. Cynosbata. Hagebutten. Cynorrhodon. Hips.

Rosa canina. Rosáceae. Rosengewächse. Unterfamilie *Rosoideae.*
Überall häufig

Die getrockneten, meist in zwei Hälften geteilten, fleischig gewordenen Fruchthüllen, botanisch Scheinfrüchte, der Heckenrose; rot bis braunrot, lederartig zäh, weißlich behaart. Geruch schwach; Geschmack sauer (Abb. 136).

Bestandteile. Zitronensäure. Zucker. Pektin. Gerbstoff

Anwendung. Bei Nierenleiden und zu Suppen. In der Branntweinbereitung.

Die in den Hagebutten enthaltenen harten Nüßchenfrüchte, die Hagebuttenkerne oder Hiefen, die eigentlichen, die echten Früchte, fälschlich Semina Cynosbati bezeichnet, finden ebenfalls Verwendung gegen Blasen-, Nierenleiden und bei Wassersucht. Ferner ebenfalls in der Branntweinbereitung. Außerdem in Abkochung als Ersatz für chinesischen Tee und gebrannt als Ersatz für Kaffee.

Fructus Foeniculi. Fenchel. Fruits de fenouil. Fenouil. Fennel-fruits.

Foeniculum vulgáre. Umbelliferae. Doldentragende Gewächse.
Südeuropa. Frankreich. Ungarn, Galizien, Mähren. Böhmen, Apulien. Italien. Balkanstaaten. Levante. Deutschland. Südasien. Indien, angebaut.

Reife Spaltfrüchte der zweijährigen Pflanze, die entweder in die Teilfrüchte zerfallen sind oder deren Hälften noch zusammenhängen.

Der Fenchel wird in Deutschland, in Sachsen, Thüringen, Württemberg und Bayern im großen gebaut. Das hauptsächlichste Anbaugebiet ist die Gegend um Weißenfels, Hohenmölsen, Lützen und Markranstädt. Hier beginnt der Fenchel Mitte bis Ende September zu reifen. Die besten, zuerst reifenden, schön grünen Dolden, die durch Abschneiden und durch sog. Traumeln, durch Abkämmen von den Fruchtstielen mit kammartigem Gerät gewonnen werden, kommen als Kammfenchel in den Handel. Die übrigen als Strohfenchel. Der etwa 12 mm große römische oder kretische. Florentiner Fenchel stammt von Foeniculum dulce. Er ist feiner und kräftiger als der gewöhnliche Fenchel.

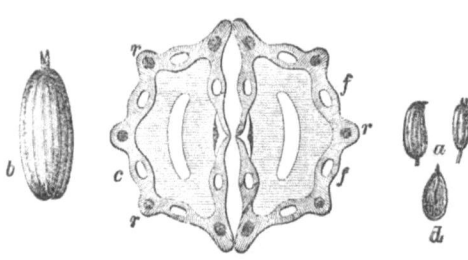

Abb. 359. Früchte von Foeniculum vulgare. *a* in natürlicher Größe, *b* vergrößert. *d* Teilfrucht, *c* Querdurchschnitt. *r* Rippen, *f* Furchen.

In Frankreich wird Fenchel hauptsächlich in Südfrankreich, im Rhonetal, im Departement Gard angebaut. Die Hauptmärkte sind Nîmes, Pont-Saint-Esprit und Orange. Die Pflanzen werden teils aus Samen, teils durch seitliche Schößlinge gezogen. Die Ernte beginnt im August. Der Fruchtstand reift von der Mitte aus. Nach dem Trocknen werden die Früchte durch Walzen von den Fruchtstielen abgesondert und die Fruchtstiele durch Gebläse entfernt.

Das D.A.B. verlangt den Fenchel 6—10 mm lang und bis 4 mm dick, eine Forderung, die meist nur gute deutsche und teilweise französische Ware erfüllen. Die übrigen Sorten, wie galizischer, rumänischer, ungarischer, indischer Fenchel, sind nur 4—8 mm lang und 2—3 mm dick. Graugrün, fast stielrund, oben und unten etwas zugespitzt, die Teilfrüchtchen mit fünf Rippchen, zwischen diesen dunklere Ölstriemen. Oben an der Spitze die zwei Griffelreste tragend. Geruch und Geschmack süß, gewürzhaft (Abb. 359).

Der Levantiner Fenchel ist häufig von einem Schädling, der dunklen Erdwespenart Systole albipensis, befallen, die die Eier mittels des Legestachels gewöhnlich nur in die eine Teilfrucht hineinlegt.

Bestandteile. Ätherisches Öl 3—6% (das D.A.B. verlangt mindestens 4,5%), das beim Lagern des Fenchels an Menge bedeutend zunimmt, in diesem Anethol und ein kampferartig riechender Stoff Fenchon; fettes Öl 10%.

Anwendung. Vielfach gebraucht als lösendes und beruhigendes Mittel, namentlich bei Kindern, sowohl im Aufguß als auch im wässerigen Destillat. Als Mittel zur Förderung der Milchabsonderung, gegen Husten und als Augenwasser, 1 Teelöffel voll auf 1 Tasse. Ferner als Gewürz.

Prüfung. Mitunter ist der Fenchel des ätherischen Öles z. T. beraubt und dann mit grünen Farbstoffen aufgefärbt. Man weist dies nach durch Einlegen des Fenchels in Wasser, wodurch sich der Farbstoff ablöst.

Der Rückstand nach dem Verbrennen darf nur 1% betragen.

Fructus (Baccae) Jujúbae. Brustbeeren. Jujube. Jujubes. Gingeoles.

Zizyphus vulgáris. Rhamnáceae. Kreuzdorngewächse.
Küsten des Mittelmeers, auch angebaut.

Man unterscheidet im Handel die große spanische und die kleine italienische Sorte. Erstere ist 2—3 cm lang, etwa 2 cm dick, letztere kaum halb so groß. Frisch scharlachrot, getrocknet braunrot, verschrumpft, äußere Haut dünn, lederartig. Fleisch markig. Geschmack süß, schleimig.

Bestandteile. Zucker, Schleim.

Anwendung. Als Hustenmittel.

Fructus Juníperi. Wacholderbeeren. Kranewittbeeren. Krammetstrauchbeeren. Kaddigbeeren. Kaddik. Machandelbeeren. Knirkbeeren. Knickbeeren. Baies de genièvre. Juniper-berries.

Juníperus commúnis. Coníferae. Nadelhölzer. Familie *Pináceae.* Unterfamilie *Cuprésseae.*
Europa.

Die mitunter gebräuchliche Bezeichnung Baccae Juniperi ist falsch; die Frucht ist keine Beere, sondern die fleischig gewordene Zapfenfrucht. Beerenzapfen des zweihäusigen Wacholderstrauches. Die drei ursprünglich vorhandenen, quirlförmig angeordneten Zapfenblätter verwachsen allmählich zu einer völlig geschlossenen, kugligen Scheinfrucht von Erbsengröße; oben noch gekrönt mit den Andeutungen der drei Zapfenblätter, die einen kleinen dreistrahligen Spalt begrenzen. Sie reifen erst im zweiten Jahr, im ersten bleiben sie hart und grün, im zweiten werden sie fleischig, dunkelbraunrot, violett- bis schwarzbraun, meist durch eine dünne Wachsschicht blau bereift und werden im Herbst reif von den weiblichen Sträuchern gesammelt. Fleisch bräunlich, markig; 1—3 eiförmige, dreikantige Samen. Geruch kräftig würzig; Geschmack ebenfalls. süß (Abb. 360 u. 361).

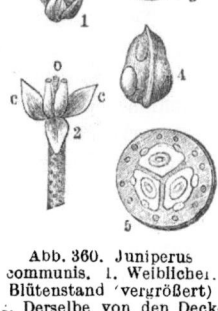

Abb. 360. Juníperus commúnis. 1. Weiblicher Blütenstand (vergrößert). 2. Derselbe von den Deckblättern befreit mit den ausgebreiteten Fruchtblättern. 3. Zapfenbeere oder Beerenzapfen. 4. Ein mit Öldrüsen besetzter Same (vergrößert). 5. Querdurchschnitt der Zapfenbeere (vergrößert). *o* Eichen, *c* Fruchtblätter *b* Brakteen. An der Spitze der reifen Frucht (3) sind die Spitzen der verwachsenen Fruchtblätter noch zu erkennen.

Als beste und größte Sorte gelten die italienischen Wacholderbeeren, doch liefern die Karpathen, Ungarn und Polen auch große Mengen für den deutschen Handel. Italien führt jährlich etwa 1—1,5 Millionen Kilogramm aus, die hauptsächlich n den Apenninen eingesammelt sind. In Deutschland werden sie in der Lüneburger Heide, auch in Ostpreußen und in der Eifel gesammelt. Gute Wacholderbeeren müssen voll, rund und nicht verschrumpft sein. Über Hamburg kommen mitunter indische Wacholderbeeren in den Handel. Ihr Aussehen ist bedeutend heller, mehr gelbbräunlich. Der blaue Reif fehlt entweder ganz oder ist nur sehr wenig vorhanden. Geruch und Geschmack sind aber kräftig.

Die Wacholderfrüchte kommen in Ballen in den Handel. Die beste Ware bezeichnet man als **handgelesenen, großen Wacholder**, zweite Ware als **scharfgesiebte, von Grus und kleinen Beeren freie.**

Bestandteile. Ätherisches Öl $^1/_2$—1.2% (s. d.): Harz 6—8%; bis etwa 40% Traubenzucker: Wachs.

Anwendung. Innerlich als harntreibendes Mittel, 1 Teelöffel voll auf 1 Tasse, ferner sehr viel in der Tierheilkunde; auch zu Räucherungen zur Luftverbesserung in Zimmern und bei ansteckenden Krankheiten, indem beim Verbrennen des Zuckers eine gasförmige Verbindung von Ameisensäure, Azetylen und Wasserstoff entsteht, die sehr stark keimtötend wirkt und Typhus-, Cholera-, Pocken- und andere Bazillen sehr bald abtötet. In großen Massen in der Branntweinbereitung, in Holland zum Genever, in England zum Gin. Der echte Genever wird nicht durch Destillation der Früchte mit Branntwein gewonnen, sondern durch Gärenlassen der Früchte selbst, die infolge ihres starken Zuckergehalts eine ziemlich bedeutende Ausbeute an Alkohol geben.

Prüfung. Eine Verwechslung mit den Früchten des giftigen Sadebaums, die den Wacholderfrüchten ähnlich sehen, ist an dem nicht würzigen Geruch und Geschmack zu erkennen.

Der Rückstand nach dem Verbrennen darf nur 5% betragen.

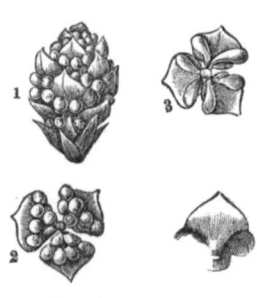

Abb. 361. Juniperus communis. 1. Männlicher Blütenstand (Kätzchen). 2. Staubblätter von unten. 3. Staubblätter von oben. 4. Einzelnes Blatt von der Seite.

Das **Wacholdermus, Wacholdersalse, Succus Juniperi inspissatus,** oder **Roob Juniperi,** ist ein durch Auskochen der Früchte erhaltenes Extrakt, das meist als Nebenerzeugnis bei der Destillation des ätherischen Öls gewonnen wird, oder man zerquetscht frische Wacholderfrüchte, übergießt sie mit 4 Teilen siedendem Wasser, läßt 12 Stunden unter öfterem Umrühren stehen, preßt ab, seiht durch und dampft zu einem dünnen Extrakt ein. Es ist dann ein braunes, trübes Mus, von süßlich gewürzhaftem, nicht brenzlichem Geschmack. Das Eindampfen darf nicht in einem kupfernen Gefäß erfolgen.

Dies Wacholdermus löst sich in 1 Teil Wasser nicht klar auf, indem geringe Mengen ätherischen Öles vorhanden sind. Man gibt es teelöffelweise 3 mal täglich als harntreibendes, blutreinigendes Mittel. Mitunter ist ein Wacholdermus im Handel, dem Zucker, wohl auch Stärkezucker zugesetzt sind; ein solcher Zusatz muß gekennzeichnet werden, da sonst eine Verfälschung vorliegt.

Prüfung. Man prüft auf Kupfer, indem man 2 g Wacholdermus einäschert und die Asche mit 5 ccm verdünnter Salzsäure erwärmt. Die darauf abfiltrierte Flüssigkeit darf auf Zusatz von Schwefelwasserstoff nicht verändert werden.

Anstatt der Früchte werden mitunter auch die **Wacholderspitzen** oder **Wacholdernadeln, Summitates Juniperi** verwendet. Es sind die jungen Zweigspitzen bzw. die abgestreiften Blätter. Die Bestandteile sind dieselben wie die der Früchte.

Fructus (fälschlich Baccae) Lauri. Lorbeeren.
Baies de laurier. Laurel-berries.

Laurus nóbilis   Lauráceae. Lorbeergewächse.
Mittelmeerländer angebaut.

Kirschgroße, 10—16 mm große, länglichrunde, reife Steinfrüchte, 8—14 mm dick; schwärzlich oder dunkelbraun, glänzend, oben als Spitze den Rest des Griffels tragend.

Fruchtschale ungefähr 0,5 mm dick, zerbrechlich, runzlig; sie zerfällt in eine äußere, frisch fleischige Schicht und eine innere harte, steinige Schicht, die den bräunlichen, harten Keimling mit zwei dicken Samenlappen umschließt. Die Samenschale ist mit der inneren Schicht der Fruchtwand verwachsen. Die Steinschale dünn. Die Samenlappen sind bräunlich und ölig. Geruch stark, nicht angenehm; Geschmack ähnlich, bitter und fett (Abb. 362).

Der Rückstand nach dem Verbrennen darf höchstens 3% betragen.

Bestandteile. Ätherisches Öl etwa 1%; fettes, grünes Öl 30% und wachsartiges Laurostearin, Trilaurin genannt, ferner Laurinsäure.

Anwendung. Vielfach in der Tierheilkunde, äußerlich auch als Zusatz zu Krätzsalben. Ferner zur Gewinnung des ätherischen und fetten Öles, zu Räucherungen und in der Branntweinbereitung.

Aufbewahrung. In gut schließenden Gefäßen. Da Lorbeeren gern von Insekten angefressen werden.

Fructus oder Baccae Myrtillorum. Bickbeeren. Heidelbeeren. Besinge. Blaubeeren. Schwarzbeeren. Maurets. Baies de myrtille. Blue-berries.

Vaccinium myrtillus. Ericaceae. Heidekrautgewächse.
Untertamilie *Vaccinioideae*. Mitteleuropa. Südeuropa

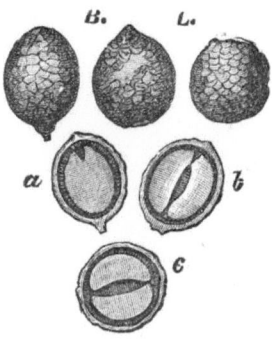

Abb. 362. Fructus Lauri. *a* und *b* Längsschnitte. *c* Querschnitt.

Die getrockneten, blauschwarzen, gerunzelten vielsamigen Beeren des Heidelbeerstrauchs, der ein Halbstrauch und viel in den deutschen Wäldern heimisch ist. Der Geschmack ist süßsäuerlich, etwas herbe und zusammenziehend.

Außer der deutschen kommt auch französische und polnische Ware in den Handel.

Bestandteile. Neben Zucker Erikolin, Weinsaure, Apfelsäure, Gerbstoff und ein roter Farbstoff, das Myrtillin.

Anwendung. Als Volksheilmittel gegen Durchfall und auch gegen die Zuckerkrankheit. Der Saft der frischen Heidelbeeren zum Färben von Likören, Essig usw. Werden Fruchtsirupe, wie Himbeersirup, Johannisbeersirup mit Heidelbeersaft aufgefärbt, so muß dies kenntlich gemacht werden. Durch Gärung der Beeren bereitet man einen Heidelbeerwein. Vinum Myrtilli (s. Drogisten-Praxis II, Vorschriftenbuch), dem seines großen Gerbsäuregehalts halber in vielen Fällen günstige Heilwirkungen zugeschrieben werden.

Aufbewahrung. Gut getrocknet und an trocknen Orten, da sie sonst leicht verderben.

** Fructus Papáveris immatúri et matúri. Cápita Papáveris.
Mohnköpfe.
Têtes de pavot. Capitules de pavot. Poppy-heads. Garden-poppy-heads.

Papaver somniferum. Papaveraceae. Mohngewächse
Orient, bei uns angebaut.

Als unreife Mohnköpfe kommen die getrockneten, halbreifen, der Länge nach in zwei Teile gespaltenen Fruchtkapseln des Schlafmohns in den Handel, sowohl von der weiß- wie blausamigen Abart, ohne die zahlreichen Samen, die sich an den 7—15 Scheidewänden befinden. Sie sind bald nach dem Verblühen zu sammeln und zeigen auf der Schnittfläche den eingetrockneten Milchsaft in Form einer bräunlichen, glänzenden Schicht. Graugrünlich, annähernd kuglig. Geruchlos, von bitterlichem, widrigem Geschmack (Abb. 130).

Bestandteile. Etwa die des Opiums, jedoch in weit schwächerem Maßstabe.

Anwendung. Nur höchst selten noch in der Heilkunde; äußerlich als Zusatz zu schmerzlindernden Breiumschlägen. Die Abgabe im Einzelverkauf ist, wegen der großen Gefährlichkeit als Schlafmittel für Kinder, mit Recht verboten. Vollständig reife Kapseln sollen jedoch nicht giftig wirken, obwohl auch in ihnen ganz geringe

Mengen von Alkaloiden nachgewiesen sind. Man erkennt sie daran, daß auf der Schnittfläche die glänzende Schicht des eingetrockneten Milchsaftes fehlt. Aber auch die reifen Mohnkapseln dürfen als Stoff des Verzeichnisses B der Arzneimittelverordnung im Einzelverkauf nicht abgegeben werden, da nicht die Gewißheit vorhanden ist, daß die Ware nur aus völlig reifen Kapseln besteht.

Frúctus Petroselíni. Petersilienfrüchte.
Fruits de persil. Parsley-seeds.

Petroselinum sativum. Umbelliferae. Doldentragende Gewächse.
Südeuropa, vielfach angebaut.

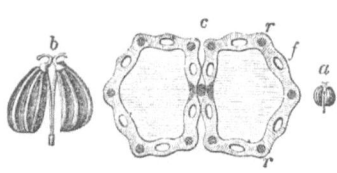

Abb. 363. Fructus Petroselini. *a* in natürlicher Größe, *b* in vierfacher Vergrößerung, *c* vergrößerter Querschnitt. *f* Ölstriemen. *r* Rippen.

Spaltfrüchte, meist in die Teilfrüchtchen zerfallen, etwa stecknadelkopfgroß, eiförmig, graugrün. Jedes Teilfrüchtchen zeigt 5 Rippen, dazwischen liegt je eine Ölstrieme. Geruch beim Zerreiben stark gewürzhaft; Geschmack gleichfalls und bitter (Abb. 363).

Bestandteile. Ätherisches Öl; Apiol (Petersilienkampfer), ein Glykosid Apiin, fettes Öl.

Anwendung. Hier und da in der Volksheilkunde als harntreibendes Mittel gegen Wassersucht. Ein halber Teelöffel voll auf eine Tasse Wasser. Auch als Mittel gegen Kopfläuse in Pulverform oder die Abkochung als Kopfwaschwasser. Ferner in der Likör- und Branntweinbereitung.

Frúctus Phaséoli. Frúctus Phaséoli sine Seminibus.
Córtex Frúctus Phaséoli sine Seminibus. Legúmina Phaséoli.
Bohnenschalentee. Bohnentee. Robes de haricot. Haricot's-peel.

Phaseolus vulgaris. Phaseolus vulgaris nanus. Leguminosae. Hülsenfrüchtler.
Unterfamilie *Papilionatae.* Schmetterlingsblütler
Deutschland.

Unter diesen Bezeichnungen kommen die von den Samen befreiten Hülsen der Stangen- oder Laufbohne oder der Zwerg- oder Buschbohne in den Handel. Geruch eigentümlich; Geschmack fade.

Anwendung. Gegen Gicht, Gliederreißen, Blasen-, Nieren- und Herzleiden, wirken etwas harntreibend. Um eine gute Wirkung zu erzielen, ist es erforderlich, die Hülsen längere Zeit in kaltem Wasser einzuweichen und dann in gut bedecktem Gefäße mehrere Stunden zu kochen. Wird in offenem Gefäße gekocht, so verflüchtigen sich wirksame Bestandteile. Technisch zum Reinigen von Bronzegegenständen.

Frúctus Phellándrii oder Foenículi aquátici. Wasserfenchel. Roßfenchel.
Graines de phellandre. Fenouil aquatique. Ciguë aquatique.

Oenánthe phellándrium. Umbelliferae. Doldentragende Gewächse.
Mitteleuropa an Sümpfen.

Spaltfrüchte, zusammenhängend, mitunter in die Teilfrüchtchen zerfallen, länglich, fast stielrund, nach oben sich verschmälernd, 4—5 mm lang, rötlich-

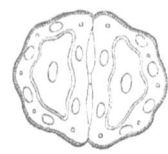

Abb. 364. Querschnitt der Frucht von Oenanthe phellandrium.

braun und vom fünfzähnigen Kelche gekrönt. Jedes der beiden Teilfrüchtchen hat fünf breite Rippen. Geruch stark, unangenehm; Geschmack gleichfalls, bitter, brennend (Abb. 364 u. 365 siehe Seite 295).

Bestandteile. Ätherisches und fettes Öl, Harz.

Anwendung. Als Volksheilmittel gegen Brustleiden und Schwindsucht; in der Tierheilkunde zu Kropfpulvern. In der Käsebereitung.

Fructus Piperis (Piper album, P. nigrum). Pfeffer.
Poivre noir et blanc. Black and white pepper.

Piper nigrum. Piperáceae. Pfeffergewächse.
Malabarküste. Ost- und Westindien. Niederländisch-Indien, vor allem Sumatra und Java, Afrika angebaut.

Der schwarze Pfeffer ist die halbreife, frisch grüne, ungeschälte und rasch an der Sonne oder am Feuer getrocknete; der weiße Pfeffer die reife, frisch gelbrote, geschälte Beerenfrucht des an langen Stangen hoch rankenden Pfefferstrauchs. Die Früchte stehen in lockeren, 5—8 cm langen Trauben (Abb. 366). Der schwarze Pfeffer bildet in getrocknetem Zustande bis erbsengroße, kuglige, schrumpflige Beeren von grau- oder braunschwärzlicher Farbe, die unter einer dünnen, bräunlichen Schale einen weißlichen, teils hornartigen, teils mehligen Samen einschließen. Man unterscheidet bei dieser Sorte harten oder Schrotpfeffer, halbweichen und weichen Pfeffer. Der weiche Pfeffer ist sehr leicht zerreiblich.

Der weiße Pfeffer wird durch Einweichen der gesammelten reifen Beeren in Wasser, bei der Penangsorte in Kalkwasser, Trocknen an der Sonne und Abreiben der äußeren Fruchtschale bis auf die Schicht, in der die Gefäßbündel liegen, gewonnen. Er bildet nun kugelrunde, gelblich bis grauweiße Körner mit glatter Oberfläche.

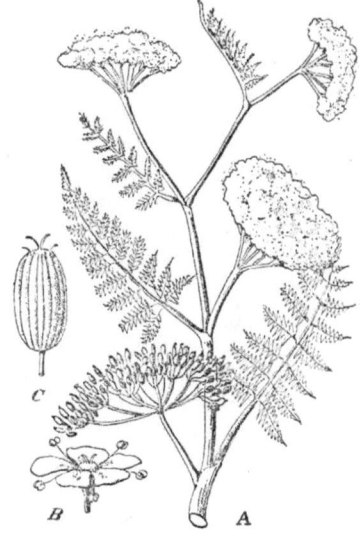

Abb. 365. Oenanthe phellandrium. (Text siehe Seite 294.)

Im Innern ist er dem schwarzen Pfeffer gleich, jedoch schwächer von Geruch und Geschmack. Beide Sorten haben einen kräftigen gewürzhaften Geruch und einen gleichen, dabei brennendscharfen Geschmack.

Der Pfeffer bedarf zu seinem Anbau einen feuchten, fetten Boden. Man pflanzt zuvor rasch wachsende Pflanzen, namentlich Areka- und Erythrinaarten, die den Pfefferranken als Stützpunkt dienen. Die Zwitterblüten des Ähren bildenden Fruchtstandes sind nackt, haben aber ein Hochblatt (Abb. 367).

Im 3. Jahre werden die Pfefferpflanzen ertragfähig und bleiben es dann 15 bis 16 Jahre lang. Der Ertrag der einzelnen Pflanze wird für das Jahr auf 1—5 kg, je nach Alter und Boden angegeben.

Die zahlreichen Handelssorten werden nach ihren Ursprungsländern oder nach den Ausfuhrhäfen benannt. Der größte Handelsplatz für Pfeffer des ostindischen Archipels ist Singapore. Über Batavia auf Java kommt der schwarze Lampong-Pfeffer von Sumatra, so daß auch Batavia ein bedeutender Markt-

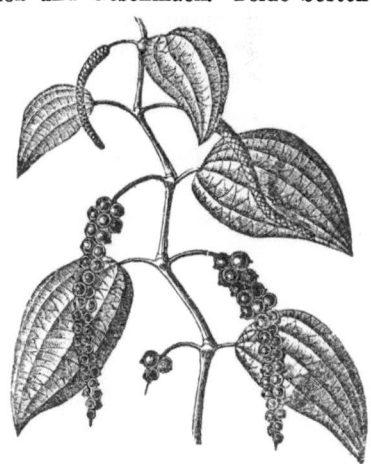

Abb. 366. Zweig von Piper nigrum

platz ist. Vom schwarzen Pfeffer, meist in Ballen von 50—65 kg, sind anzuführen 1. Singapore, früher die beste Sorte, läßt sie an Güte zu wünschen übrig. 2. Malabar, und zwar Aleppi und Tellichery. Der letztere wird vielfach dem Singapore vorgezogen. 3. Lampong von der Südspitze Sumatras. 4. Sumatra von der Westküste. Vom weißen Pfeffer in Ballen von 60—70 kg, 1. Singapore. 2. Tellichery. 3. Muntok und 4. Penang. Der weiße Penangpfeffer kommt größtenteils gekalkt in den Handel, man muß beim Verkauf solchen Pfeffer als gekalkt kennzeichnen, da das Kalken als Lebensmittelverfälschung erachtet wird. Auch für weißen Pfeffer galt bisher der Singapore als der beste, es wird aber, da die Güte nachläßt, der Tellichery vorgezogen. Der Haupteinfuhrhafen für Deutschland ist Hamburg.

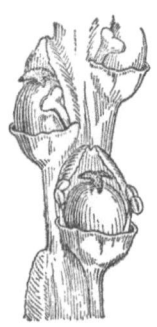

Abb. 367.
Piper nigrum
Blütenstand

Der Hauptstapelplatz für Pfeffer überhaupt ist London.

Bestandteile. Ätherisches Öl, den Geruch des Pfeffers bedingend, ein kristallinisches Alkaloid Piperin, 5—8%. Chavizin und Weichharz z. T. die Schärfe des Pfeffers bedingend. Stärkemehl.

Unter dem Namen Pfefferstaub kommen die Abfälle aus zerbrochenen Schalen oder Fegsel bestehend, in den Handel, meist zur Verfälschung des Pfefferpulvers dienend. Es werden überhaupt alle möglichen Stoffe wie gemahlene Nußschalen oder Mandelschalen, Gips usw. daruntergemischt, und da die genaue Untersuchung des Pfeffers auf chemischem und mikroskopischem Wege nicht so einfach ist, tut jeder Drogist gut, das Pulver selbst herzustellen, eine Arbeit, die mittels der Gewürzmühle leicht und rasch zu vollziehen ist. Beim Einkauf im großen kaufe man nur unter Bürgschaft der Reinheit.

Auch ganzer Pfeffer, der unansehnlich ist, wird durch „Schönen" verfälscht. Man bringt ihn in eine Gummiarabikumlösung, vermischt ihn mit Beschwerungsmitteln wie Schwerspat und Gips und färbt ihn mit Teerfarbstoffen auf. Um darauf zu prüfen, legt man ihn in absoluten Alkohol, die Teerfarbstoffe zu lösen, und darauf in etwas erwärmtes Wasser; das Gummi löst sich und die Beschwerungsmittel setzen sich ab.

Der Rückstand nach dem Verbrennen darf höchstens 5% betragen.

Fructus Piperis longi. Piper longum. Langer Pfeffer.
Poivre long. Chavique. Long pepper.
Chavica officinarum. (Piper officinarum.) Piperaceae. Pfeffergewächse
Molukken

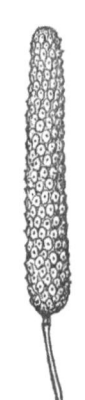

Abb. 368.
Fruchtstand von
Piper officinarum
(langer Pfeffer).

Es sind die vor der Reife gesammelten Fruchtstände obiger Schlingpflanze. Sie sind walzenförmig etwa 4 cm lang, 5—8 mm dick, graubraun bis rotbraun, meist weißlich oder hellgrau bestäubt, von schwachem Geruch und scharfem, pfefferartigem Geschmack.

Die Fruchtstände bestehen aus einer Spindel, um welche die kleinen beerenförmigen Früchtchen wechselständig dicht aneinander gedrängt befestigt sind (Abb. 368).

Bestandteile. Dieselben wie bei dem schwarzen Pfeffer.

Anwendung. Früher als Speisegewürz; jetzt nur noch als Fliegengift. Zu diesem Zwecke wird der lange Pfeffer mit Milch ausgekocht und die Flüssigkeit in flachen Gefäßen hingesetzt. Die Fliegen werden nur betäubt, müssen daher getötet werden.

Fructus Rhámni cathárticae oder Fructus Spinae cervínae.
**Kreuzdorn- oder Kreuzbeeren. Baies de nerprun. Nerprun purgatif.
Buckthorn-berries. Purging-buckthorn-berries.**
Rhamnus cathartica. Rhamnaceae. Kreuzdorngewächse. Europa, in Wäldern.

Die reifen, im September und Oktober gesammelten, getrockneten Steinfrüchte obigen Strauches, schwärzlich, mit vier an der Spitze sich kreuzenden Furchen versehen, 0,5—0,8 cm dick, meist gestielt, der Stiel trägt eine flache, runde Kelchscheibe von etwa 2,5 mm Durchmesser, innen gelbbraun, mit vier Samen, die mit pergamentartigen, harten Schichten umgeben sind. Frisch kugelförmig, dunkelviolett, fast 1 cm dick und enthalten in der Fleischschicht einen grünlichen Saft, der sich durch Alkalien gelblichgrün, durch Säuren rot färbt. Geruchlos. Geschmack anfangs süßlich, darauf widerlich bitter. Die unreif eingesammelte Droge ist runzlig. Die Droge kommt aus Ungarn über Pest in den Handel.

Bestandteile. Rhamnoemodin abführend wirkend, Zucker, gelber Farbstoff, Rhamnin genannt.

Anwendung. Als harntreibendes, gelind abführendes Mittel. In der Branntweinbereitung. Größere Mengen rufen Erbrechen hervor.

Die frischen reifen Beeren dienen zur Darstellung des **Sirupus Rhamni catharticae** oder Sir. domesticus, Kreuzdornbeerensirups, der als Abführmittel dient und besonders in der Provinz Sachsen, auch in der Rheinprovinz hergestellt wird. Die nicht ganz reifen zur Herstellung des Saft- oder Blasengrüns, eines unschädlichen Farbstoffs, der auch zum Färben von Genußmitteln verwendet wird.

Prüfung. Eine Beimischung der Früchte von Rhamnus frangula erkennt man daran, daß diese nur 2—3 Steinkerne haben.

Fructus Sambúci. Holunderbeeren. Fliederbeeren. Hütschein.
Fruits de sureau. Elder-fruits.
Sambucus nigra. Caprifoliaceae. Geißblattgewächse. Überall gemein.

Violettschwarze, rundliche Steinbeeren, oben mit den Kelchresten gekrönt, mit meist drei harten Samen. Geschmack süßsäuerlich, etwas scharf.

Bestandteile. Weinsäure, Apfelsäure, Gerbstoff, Bitterstoff und Farbstoff.

Anwendung. Als schweißtreibendes, gelinde abführendes Mittel. In der Branntweinbereitung. Große Mengen wirken brechenerregend.

Die frischen Früchte dienen zur Herstellung von Succus Sambuci inspissatus, Roob Sambuci, Holundermus, Fliedermus, Fliederkreide, Fliedersalse. Frische, recht reife Früchte werden mit etwa der Hälfte ihres Gewichtes Wasser in einem kupfernen Kessel so lange gekocht, bis alle Früchte geplatzt sind. Dann wird der Saft ausgepreßt und bei mäßigem Feuer unter stetem Umrühren so weit eingedampft, bis eine erkaltete Probe Musdicke zeigt. Zur Erhöhung des Wohlgeschmacks fügt man $^1/_{10}$ des Gewichts der frischen Früchte Zucker hinzu.

Anwendung. Gleich der Früchte. Außerdem in der Küche. Als Zusatz zu Pflaumenmus. Zum Färben von Leder.

Die ebenfalls dunklen aber eigentümlich riechenden Früchte des Sambucus ebulus, des Zwergholunders, Attichs, Ackerholunders oder Erdhollers sollen giftig sein. So werden meist für Attichbeeren die Früchte von Sambucus nigra abgegeben. Anderseits sollen die Früchte des Zwergholunders aber wirksam sein bei Nierenkrankheiten und der Zuckerruhr.

Die mehr roten Früchte von Sambucus racemosus, Bergholunder, Traubenholunder werden gleich den echten Holunderbeeren zu Mus eingekocht, nur ist der Geschmack anders. Sie enthalten ein nichttrocknendes, rotgelbes, fettes Öl, das als Volksheilmittel Verwendung findet, in größeren Mengen innerlich aber schädlich wirkt.

Fructus Sénnae. Folliculi Sénnae.
**Sennesfrüchte. Sennesbälglein. Sennesschoten. Muttersennesblätter.
Fruits de séné d'Alexandrie. Fruits de séné de l'Inde. Follicules de séné.**
Cassia angustifolia. C. acutifolia. C. obovata. Leguminosae. Hülsenfrüchtler
Unterfamilie *Caesalpinioideae.* Indien. Nordafrika.

Flachgedrückte, an den Samen etwas erhöhte Früchte, gekrümmt und den Griffelrest durch eine Schnäbelung deutlich zeigend. Sie werden zugleich mit den Blättern (s. Folia Sennae) eingesammelt und aus diesen ausgelesen

Die Früchte von C. acutifolia vom Nilgebiet sind schön grün und breiter als die braundunklen Früchte von C. angustifolia aus Indien. Bei den Früchten von C. obovata zeigt sich dort, wo die Samen liegen, eine starke Erhöhung (Abb. 369). Sie sind geringwertig und dürfen nicht verwendet werden.

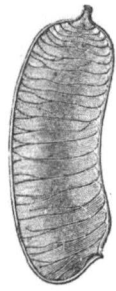
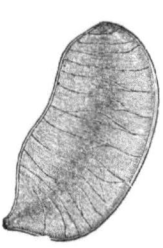
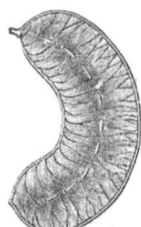

Abb. 369. Fructus Sennae. 1. Frucht von Cassia angustifolia. 2. Frucht von C. acutifolia. 3. Frucht von C. obovata.

Bestandteile. Dieselben wie bei Folia Sennae, nur wirken sie milder.
Anwendung. Wie Folia Sennae, jedoch zieht man sie nur mit kaltem Wasser aus.

Fructus Sílybi mariáni. Fructus Cárdui Maríae oder Semen Cárdui Maríae.

**Stichkörner. Mariendistelsamen. Milchdistelsamen.
Graine de Chardon-Marie. Chardon Notre-Dame. Lady's-thistle seed.**

Silybum mariánum. Compósitae. Korbblütlergewächse.
Untergruppe *Tubuliflorae.* Röhrenblütler.
Südeuropa. In Deutschland angebaut.

Früchtchen 4—7 mm lang, länglich, plattgedrückt, mit bräunlichglänzender, lederartiger Haut und weißem, öligem Samen. Geruchlos; Geschmack schwach bitter.
Bestandteile. Es ist das auch im Mutterkorn enthaltene Para-Oxyphenyläthylamin festgestellt worden.
Anwendung. Als blutstillendes Mittel. Gegen Seitenstechen, Gallenleiden und Gelbsucht. In der Branntweinbereitung.

Fructus Sorbi. Vogelbeeren. Ebereschenbeeren. Quitschen.
Fruits du sorbier des oiseleurs. Sorbier des oiseaux.

Sorbus aucuparia. Rosáceae. Rosengewächse. Unterfamilie *Pomoideae.*
Asien, Europa, bis hoch im Norden auch angebaut.

Die Bezeichnung Eberesche bedeutet soviel wie Aberesche oder unechte Esche, gleichwie Aberglaube unechter Glaube ist. Die echte Esche gehört zu den Ölbaumgewächsen.

Die erbsengroßen, scharlachroten, getrockneten Scheinfrüchte des Vogelbeerbaumes, der in Deutschland in Gärten und auf Landstraßen angepflanzt wird (Abb. 370).
Bestandteile. Roter Farbstoff, viel Apfelsäure; Sorbit und ein nicht gärungsfähiger, zuckerartiger Stoff Sorbose, auch Sorbin oder Sorbinose genannt.
Anwendung. Sie dienen im frischen Zustande zur Bereitung des Succus Sorborum inspissatus oder Roob Sorborum und zuweilen zur Darstellung der Apfelsäure. Außerdem zur Herstellung von Branntwein und Essig. Getrocknet als Zusatz zu Hühnerfutter und gebrannt als Kaffee-Ersatz.

Abb. 370.
a Scheinfrucht von Sorbus aucuparia, b Längsschnitt der Scheinfrucht.

Fructus Stizolóbii. Stizolóbium. Síliquae hirsútae.
Juckpulver. Juckbohne.

Mucúna prúriens. Mucúna úrens. Leguminósae. Hülsenfrüchtler.
Unterfamilie *Papilionátae.* Schmetterlingsblütler.
Amerika. Ostindien.

Unter der Bezeichnung Juckpulver kommen die Brennhaare der Früchte in den Handel. Die Hülsenfrüchte sind bis 10 cm lang, etwa 1,5 cm breit, enthalten bis zu sechs Samen und sind dicht mit Brennhaaren besetzt. Die Brennhaare auf die Haut gebracht, rufen ein heftiges Jucken hervor.

Anwendung. Als hautreizendes Mittel. Mit Honig innerlich gegen Würmer.

Auch die Samen dieser krautartigen, rot oder gelbgrünlich blühenden Pflanzen werden mitunter als Mittel gegen Asthma und Hämorrhoiden verwendet.

Fructus Tamaríndi. Tamaríndi. Pulpa Tamarindórum cruda.
Tamarinden. Rohes Tamarindenmus.
Tamarins. Pulpe du tamarinier de l'Inde. Tamarind.

Tamaríndus indica. Leguminosae. Hülsenfrüchtler. Unterfamilie *Caesalpinioideae.*
Afrika. Ost- und Westindien. Arabien usw. angebaut

Die ganzen Früchte des immergrünen Tamarindenbaumes, mit großen roten und gelben Blüten und paarig gefiederten Blättern, sind nicht aufspringende, glatte bis etwa 20 cm lange Hülsen in der Art von Siliqua dulcis (Abb. 371). Sie kommen aber nie in ganzer Form in den Handel, sondern nur das innere Fruchtmark mit den darin eingeschlossenen rotbraunen, glänzenden Samen, den in geringer Menge vorhandenen Bruchstücken der Hülsen, den pergamentartigen Samenfächern und den Gefäßbündeln der Früchte. Das Fruchtmark ist schwarzbraun, zäh, nicht schmierig, sonst mit Wasser vermengt. Geruch schwach; Geschmack angenehm, aber sehr sauer. Zu uns kommen meist die ostindischen Tamarinden, in Fässer verpackt, aus Bombay, Kalkutta, Madras, während die mehr braunen westindischen in Frankreich und England verbraucht werden. Die sehr unreine Levantiner Sorte kommt über Livorno und Marseille in den Handel. Zuweilen kommen auch Tamarinden von süßlichem Geschmack in den Handel, die aber weniger geschätzt sind. Die rohen Tamarinden dürfen nicht zu sehr verunreinigt sein.

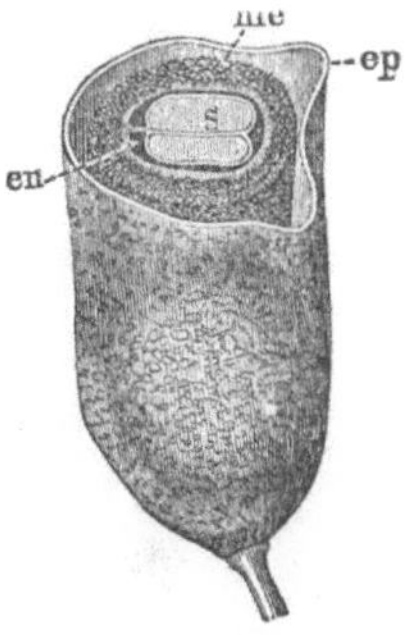

Prüfung. Man prüft auf Verunreinigungen, indem man 40 g der Tamarinden mit 380 g Wasser übergießt, kräftig schüttelt, bis die Tamarinden völlig ausgezogen sind, und filtriert. 100 g des Filtrats sollen nun nach dem Abdampfen 5 g trockenes Extrakt zurücklassen.

Abb. 371. Unterer Teil der Frucht von Tamarindus indica. *ep* Fruchtschale. *me* Fruchtmus. Samen.

Bestandteile. Zucker, Weinsäure, Zitronensäure, Apfelsäure, Essigsäure, sämtlich zum Teil an Kalium gebunden.

Anwendung. Die rohen Tamarinden sind vielfach ein Zusatz zu Tabakbeizen; in den Heimatländern werden sie als Erfrischungsmittel, als Obst benutzt, in der Heilkunde finden sie als Pulpa Tamarindorum depurata, gereinigtes Tamarindenmus, Verwendung, und zwar als gelindes Abführmittel, z. B. Bestandteil der Latwerge oder in Form von sog. Konserven oder als Tamarindenlikör. Die Pulpa dep. wird hergestellt, indem die Tamarinden mit heißem Wasser gleichmäßig erweicht werden, die Masse durch ein Haarsieb gerührt und bis zur Musdicke in einem Porzellangefäß eingedickt wird. Darauf wird dem noch warmen Mus $1/5$ des Gewichts Zucker untergemischt.

Prüfung. 1. Auf Kupfer, indem man eine blanke Messerklinge einige Minuten damit in Berührung läßt. Kupfer schlägt sich auf der Klinge nieder. Oder man prüft auf Kupfer, daß man 2 g des gereinigten Muses einäschert, die entstandene Asche mit 5 ccm verdünnter Salzsäure erwärmt und darauf filtriert. Das Filtrat darf nun auf Zusatz von Natriumsulfidlösung nicht verändert werden.

2. Häufig enthält das gereinigte Tamarindenmus zu viel Wasser. Man stellt dies fest, indem man 100 g des Muses bei 100° trocknet. Es darf hierbei nicht mehr als 40 g an Gewicht verlieren.

Fructus Vanillae. Vanille. Gousses de vanille. Fruits de vanille. Vanilla.

Vanilla planifolia u. a. Arten. Orchidaceae. Orchisgewächse.
Zentralamerika, angebaut Komoren, Madagaskar, Kamerun, Deutsch-Ostafrika, Tahiti, auf Bourbon, Mauritius, Seychellen, Java, Ceylon Togo und Samoa

Das spanische vaynilla heißt Schötchen.

Die Vanillepflanze ist ein klimmender Strauch mit Luftwurzeln, der in den Blattwinkeln große, mit zahlreichen gelbgrünen Blüten besetzte Blütenstände trägt.

Der Anbau der Vanille geschieht in der Weise, daß abgeschnittene Ranken am Fuße passender Bäume eingesenkt werden. Man bindet die Ranken einige Fuß über dem vorher von Unkraut gereinigten Boden fest und überläßt sie nun sich selbst. Die Pflanze fängt erst im dritten Jahr an zu tragen, gibt dann aber 30—40 Jahre lang jährlich etwa 50 Früchte.

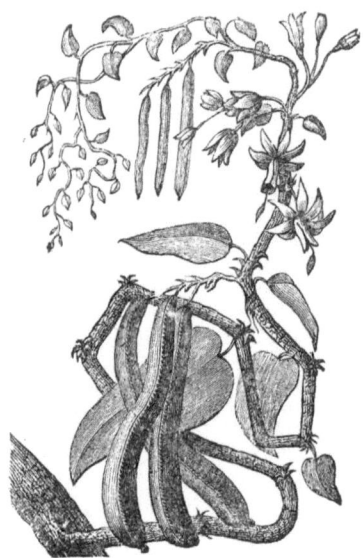

Abb. 372. Zweig von Vanilla planifolia mit Blüten und Früchten.

Auf Bourbon und anderen Pflanzungen bewerkstelligt man die Befruchtung der Blüten künstlich, indem man den Pollen durch Menschenhand auf die Narben überträgt. Durch diese sehr mühsame Arbeit ermöglicht man zugleich, daß fast alle Blüten Früchte ansetzen. Man ist hierzu gezwungen, da sonst nur, wie es in Mexiko der Fall ist, eine Insektenart die Betruchtung hervorruft, diese aber auf Bourbon und anderen Pflanzungen nicht vorkommt, und der Bau der Blüten die natürliche Befruchtung fast zur Unmöglichkeit macht, überdies die Blüten nur etwa einen halben Tag lang geöffnet bleiben.

Nach dem Verblühen entwickeln sich von etwa 14 bis zu 30 cm lange, 1 cm dicke, einfächerige, schotenartige Kapseln, die erst im zweiten Jahre reifen, jedoch vor der völligen Reife im April bis Juni gesammelt und dann nach künstlicher Nachreife getrocknet, die Vanille des Handels geben

(Abb. 372). Die halbreifen Früchte enthalten einen scharfen, wahrscheinlich giftigen Milchsaft. Dieser verwandelt sich beim völligen Reifen in eine schwarzbraune, balsamartige Masse, die in der Hauptsache die Würze der Vanille bedingt. Da die Früchte bei der Reife aber sofort aufspringen und sich entleeren, ist man gezwungen, sie vorher abzuschneiden und künstlich nachreifen zu lassen. Zu diesem Zwecke werden die abgeschnittenen, zu dieser Zeit gelben Früchte oberflächlich an der Luft getrocknet, daß sie welk werden, dann dicht und fest in wollene Tücher geschlagen und der Sonnenwärme oder der Wärme eines gelinden Kohlenfeuers, über dem sie hin und her geschaukelt werden, ausgesetzt. Hierbei fangen sie an zu schwitzen, bräunen sich, und der gelbe Milchsaft verwandelt sich in den würzigen Balsam. Die Arbeiter, die die Vorgänge genau beobachten, unterbrechen diese künstliche Nachreife zu gegebener Zeit. Man nennt dieses Verfahren das **mexikanische** oder **trockene**. An anderen Orten taucht man die Vanille nach dem **Heißwasserverfahren** ganz kurze Zeit in siedendes Wasser, schichtet sie darauf zu Haufen und läßt sie so sich erhitzen. Dieser Vorgang wird sofort unterbrochen, sobald die Früchte eine bestimmte Farbe angenommen haben. Die Vanille wird nun auf Tafeln ausgebreitet, an der Luft nachgetrocknet, dann der Länge nach ausgesucht, je 50—60 gleichlange Früchte mittels Baststreifen in Bündel gebunden und in Blechkisten, die mit Zinnfolie oder mit Wachspapier ausgelegt sind, verpackt.

Gute Vanille muß braun bis schwarzbraun, dünnschalig, fettig anzufühlen, sehr biegsam und am Stielende gebogen sein. Die Früchte sind plattgedrückt, etwas längsfurchig, 14—30 cm lang, 6—10 mm breit und müssen reichlich mit Balsam und Fruchtmus, in dem die zahlreichen schwarzen, glänzenden, 0,25 mm dicken, kleinen Samen eingebettet sind, angefüllt sein. Man hat darauf zu achten, daß die Früchte unverletzt und nicht des Fruchtmuses beraubt sind. Öfter zeigen sie eine Narbe, die von einem kleinen Stempel herrührt, womit die Früchte an der Pflanze gekennzeichnet werden, um sie bei Diebstahl daran zu erkennen.

Weicht man die Vanille in verdünnter Kalilauge auf, so kann man an der Spitze deutlich zwei Linien erkennen, obwohl die Frucht aus drei Fruchtblättern entstanden ist, an denen das Aufspringen der Frucht vor sich gegangen wäre (Abb. 373).

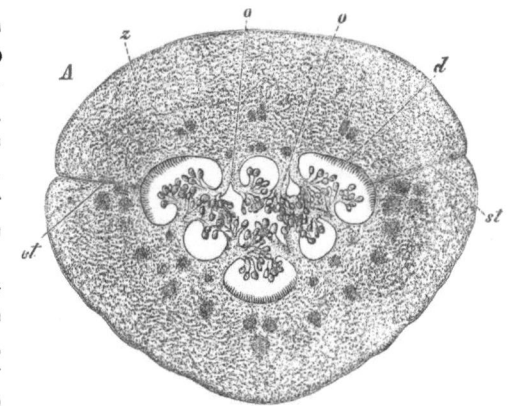

Abb. 373. Fructus Vanillae. Vergrößerter Querschnitt. Aufspringstellen. z Fruchtfleisch, o Samenträger.

Gute Vanille, die in gut geschlossenen Gefäßen an mäßig warmen Orten lagert, bedeckt sich oft gänzlich mit kleinen feinen Kristallnadeln von Vanillin. Es ist dies jedoch nicht immer ein Zeichen von Güte, da es auch wenig würzige Sorten gibt, die dennoch stark kristallisieren, anderseits auch sehr gute Sorten öfter nicht kristallisieren. Das Vanillin, ein kampferähnlicher Körper (s. d.), ist nicht der alleinige Träger des Geruchs und Geschmacks, sondern es müssen in dem Fruchtmuse neben dem Vanillin noch andere, wahrscheinlich balsam- und harzartige Stoffe und in diesen Benzoesäureester den angenehmen Geruch und Geschmack der Vanille bedingen, denn ganz reines Vanillin schmeckt und riecht verhältnismäßig nur ziemlich schwach vanilleartig. Der Riechstoff läßt sich durch fette und ätherische Öle sowie durch Spiritus ausziehen.

Bestandteile. Vanillin 0,75—2,0%, entstehend aus dem Glykosid Gluko-vanillin, Harz, fettes Öl, Zucker, ätherisches Öl.

Anwendung. Hier und da in der Heilkunde als erregendes Mittel, sonst als Gewürz, in der Schokoladen-, Blumenduft- und Likörbereitung.

Prüfung. Es kommen im Handel nicht selten schon ausgezogene Vanille-früchte vor, denen man durch Einreiben mit Perubalsam und Bestäuben mit Benzoesäure, Zuckerkristallen oder künstlich hergestelltem Vanillin oder kurzes Hineinlegen in eine weingeistige Lösung des künstlich hergestellten Vanillins äußerlich wieder ein gutes Aussehen gegeben hat. Derartige Früchte, auf weißes Papier gedrückt, geben einen deutlichen Fettfleck. Es sollen jedoch auch in Mexiko von den einsammelnden Indianern oft magere Früchte durch Bestreichen mit Akajouöl äußerlich aufgebessert werden.

Aufbewahrung. In gut schließenden Blechgefäßen, am besten nochmals in Stanniol gewickelt. Sie ist vor zu großer Wärme, aber auch vor Feuchtigkeit zu schützen, da sie sonst leicht schimmelt.

Früher kam sämtliche Vanille aus Mexiko; doch hat man auf Bourbon und Mauritius, auf Ceylon und Java, den deutsch-afrikanischen Besitzungen und anderen Orten gut gedeihende Pflanzungen angelegt, so daß hierdurch und durch die Herstellung des Vanillins auf chemischem Wege der Preis der Vanille zurückgegangen ist. Alle bessere Vanille stammt von angebauten Pflanzen.

Im Handel unterscheidet man vor allem Bourbon-, mexikanische und Tahiti-Vanille. Für Deutschland ist die Bourbon maßgebend, während die mexikanische mehr nach Nordamerika und England geht. Die Ernte der Bourbon-Inselgruppe, worunter man Bourbon, Mauritius, die Seychellen, Komoren und Madagaskar versteht, beträgt im Jahr durchschnittlich 500 000 kg. Größere Mengen Vanille kommen auch von Tahiti, beläuft sich die Ernte der Tahiti-Vanille doch jährlich auf 80 000 kg. Die Vanillegewinnung der ganzen Welt beträgt ungefähr 900 000 kg. Die Tahiti-Sorte ist minderwertiger und zeigt einen ausgeprägten Heliotropgeruch, herrührend von dem darin befindlichen Piperonal. Die französische Regierung hat durch Gesetz Pflücken, Bearbeiten und Handeln von Tahiti-Vanille auf Tahiti von einem Befähigungsnachweis abhängig gemacht, der nur gegen eine Gebühr erteilt wird. Hierdurch ist die Beschaffenheit der Tahiti-Vanille verbessert worden. Spalt-Vanille sind überreife, aufgesprungene Früchte von gutem Duft, aber sie enthalten nur noch wenig Fruchtmark. Die Früchte von Tahiti-Vanille springen nicht auf; so bleiben sie an der Pflanze, bis sie sich schwärzen. Nach der Ernte schichtet man sie etwa 3 Wochen zu Haufen auf und trocknet sie dann an der Sonne.

Je nach der Länge der Kapseln ist der Preis der einzelnen Handelssorten verschieden. Eine geringe Sorte, die sehr lang, aber dünn und feucht ist und leicht schimmelt, kommt von Mexiko unter dem Namen el Zacata in Bündeln von je 100 in den Handel und dient mit der el Rezacata, dem Abfall, vielfach zum Ausfüllen der Kisten.

Ceylon- und Java-Vanille lassen hinsichtlich der Güte sehr zu wünschen, sie werden gewöhnlich nur zur Verarbeitung im großen gekauft. Java-Vanille kommt in Bündeln, die oben, in der Mitte und unten mit Raphiaband umschnürt sind, in Blechkasten von 10—12 kg Gewicht in den Handel. Solcher Blechkasten sind drei in eine Holzkiste verpackt.

Die Bourbon-Vanille ist etwas breiter als die Mexikaner und bei geringen Sorten an den Enden stark ausgetrocknet. Die früher vielfach in den Handel kommenden wilden Sorten, brasilianische, Pompona-, Guyana-Vanille sind sehr trocken, kurz und dick, aber mit wenig Fruchtmus. Sie sollen auch von anderen Vanillearten von V. angustifolia und V. pompona abstammen.

Unter dem Namen Vanillon kommt von Guadeloupe eine Vanilleart in den Handel, deren Stammpflanze noch unbekannt ist. Von einigen Forschern wird Vanilla pompona als Stammpflanze angegeben. Die Früchte sind kurz, 12—14 cm lang, 2—3mal dicker als die gewöhnliche Vanille und meist, um das Aufspringen der Früchte zu vermeiden, mit einem schwarzen Faden in schraubenförmigen Windungen umwickelt, oder man sieht mindestens noch die starken Eindrücke des Fadens. Der Geruch schwankt zwischen Vanille, Kumarin und Heliotrop. Die Ware dient zur Herstellung von Blumendüften.

Die Haupthandelsplätze für Vanille sind: Paris, Hamburg, Bordeaux, London, Marseille, le Havre und Nantes.

Es sind infolge des Genusses von Vanillespeisen Erkrankungsfälle vorgekommen, ohne daß man die Ursache entdeckt hätte. Möglichenfalls sind derartige Erscheinungen dadurch hervorgeruten, daß völlig unreife Früchte vorhanden waren, die noch von dem schädlichen Milchsaft enthielten, oder was wahrscheinlicher ist, die Zutaten zu den Vanillespeisen, besonders die Milch oder das Mehl, waren verdorben, und durch Einwirkung der Zersetzungsstoffe auf die Bestandteile der Vanille haben sich giftige Verbindungen gebildet. Man will diese Vergiftungserscheinungen auch als Paratyphus erkannt haben. Jedenfalls haben diese Vergiftungsfälle noch keine Erklärung gefunden.

Fructus Vitis viniferae oder Pássulae majores et minores.
Rosinen. Zibeben. Korinthen.
Raisins. Raisins de Corinthe. Raisin. Currands.
Vitis vinifera. Vitaceae. Weinrebengewächse.

Sie sind entweder am Stamm oder künstlich getrocknete Beeren sehr zuckerreicher Weinsorten. Die Haupterzeugungsländer sind für Korinthen Griechenland, wo sie im Peloponnes von einer sehr klein- und fast schwarzbeerigen kernlosen Abart des Weinstocks, Vitis corinthiaca, gewonnen werden, für Rosinen vor allem Kleinasien, Spanien, Südfrankreich und Kalifornien. Besonders gute griechische Ware ist die Patras-, Golf- und Vostizza-Gartenfrucht. Auch Ungarn und Tirol liefern allerdings kleine, aber sehr wohlschmeckende Beeren.

Die feinsten Sorten kommen als Trauben-, Tafelrosinen mit den Stielen in den Handel. Sultana- oder Sultaninrosinen oder Damaszener Rosinen sind kleiner, kernlos, stielfrei, von sehr feinem Geschmack. Elemé (Auslese) ist beste Ware, verpackt in Schachteln von 12—15 kg, die gewöhnlichen Rosinen in Fässern von 100—150 kg. Für Deutschland kommen namentlich die kleinen Smyrnarosinen und die spanischen von Malaga und Alikante in Betracht. Rosinen sollen trocken, durchscheinend, fleischig, süß, nicht modrig oder mehlig, auch nicht von säuerlichem Geruche sein.

Aufbewahrung. An einem kühlen, trockenen Orte.

Gruppe XIV.
Semina. Samen.

Sémen Abelmóschi. Bisamkörner. Moschuskörner.
Graine d'ambrette. Graine d'abelmosch. Musk-seed. Abelmosk-seed.
Hibiscus abelmoschus. Malvaceae. Malvengewächse.
Ägypten, Ost- und Westindien.

Samen nierenförmig, plattgedrückt, 2—4 mm lang, etwa 2 mm breit, wellig, grauschwarz, gefurcht. Geruch stark moschusartig. Früher als krampfstillendes Mittel, jetzt vielfach bei der Herstellung von Blumendüften und Likören gebraucht. Die westindischen Samen sind den ostindischen, hauptsächlich von Java kommenden, vorzuziehen.

Sémen Amygdali. Amygdalae. Amygdalae amárae. Bittere Mandeln.
Amýgdalae dulces. Süße Mandeln.
Amandes douces et amères. Sweet and bitter almonds.
Prunus amygdalus. Amygdalus communis. Rosaceae. Rosengewächse.
Unterfamilie *Prunoideae.*
Orient. Mittelmeergebiet. Südeuropa. Nordafrika. auch Süddeutschland **angebaut**.

Die süße Mandel ist wahrscheinlich eine Abart der bitteren, und **nicht** umgekehrt. Die zahlreichen Abarten des Baumes geben z. T. sehr verschieden aussehende Samen. Die Frucht, eine Art Steinfrucht, besteht aus einem fleischigen, später lederartigen, mit feinem grauen Filz bekleideten und bei der Reife aufspringenden Fruchtfleische, das eine entweder sehr harte, glänzende, oder matte, leicht zerbrechliche Steinschale umschließt (Krachmandeln). In dieser Steinschale befinden sich ein, seltener zwei Samen, die eigentlichen Mandeln. Sie sind länglicheiförmig, zusammengedrückt, an einem Ende zugespitzt, am entgegengesetzten abgerundet, die bitteren etwa 2 cm lang, bis 1,2 cm breit, die süßen etwa 2,3 cm lang, bis 1,4 cm breit, mit zimtbrauner, bestäubter, häutiger Samenschale und einem weißen, öligen, zweilappigen Samenkern. Weicht man die Samen eine Zeitlang in heißem Wasser ein, so läßt sich die Samenschale mit dem dünnen Nährgewebe leicht abziehen. Geruchlos; Geschmack, namentlich ohne die viel Gerbsäure enthaltende Samenschale, süß und milde, ölig (Abb. 374).

Die Gegenden, die für Mandeln hauptsächlich in Betracht kommen, sind in Italien Apulien bzw. Puglien und Sizilien; in Spanien das Festland selbst sowie die Balearenninseln (Mallorka); in Frankreich die Provence, in Nordafrika Marokko, dann Portugal und die Levante.

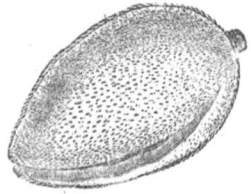

Abb. 374. Aufspringende Frucht von Amygdalus communis

Die hauptsächlichsten Handelssorten sind die Malaga-, Jordan- oder Krachmandeln, fast immer mit der Steinschale in den Handel kommend; Samen groß und schlank. Valencia-M., Alikante, Girgenti (Sizilien) und Palma groß und voll; Provence-M. kleiner, dünner, länglich, mitteldick; Bari-M. von Sizilien bzw. Apulien (Puglien), oft ziemlich klein, meist bitter; und endlich die geringste Sorte, die Berber-M. aus Nordafrika, klein, viele zerbrochene und viele bittere M. enthaltend, auch durch zahlreiche Bruchstücke der Steinschale verunreinigt.

Die bitteren Mandeln, die größtenteils aus Sizilien, der Berberei, auch aus Südfrankreich kommen, sind äußerlich von den süßen nicht zu unterscheiden.

Malaga-, Valencia- und Oporto-M. werden in Körben oder Fässern versandt, die übrigen gewöhnlich in Ballen von 100 kg. Haupthandelsplatz für Deutschland ist Hamburg.

Auf Sizilien in der Gegend um Girgenti pflanzt man mehrere zu verschiedenen Zeiten blühende Arten an, um Zerstörungen der Blüten durch Frost möglichst einzuschränken.

Gute M. müssen voll, glatt, nicht runzlig, innen reinweiß und von mildem, nicht ranzigem Geschmacke sein. Angefressene und zerbrochene Stücke sind durch Auslesen zu entfernen. Da die M., namentlich die bitteren, dem Wurmfraße stark unterworfen sind, muß man sie öfter sieben und verlesen.

Bestandteile. Fettes Öl etwa 50% (s. d.), ein eiweißartiges Ferment Emulsin 20—25%; Zucker und Gummi. Die bitteren Mandeln enthalten außerdem noch das kristallinische bittere Amygdalin ($C_{20}H_{27}NO_{11}$). Dies spaltet sich, bei Gegenwart von Emulsin und Wasser, in Blausäure, Bittermandelöl (Benzaldehyd) und Glykose, Zucker (siehe Bittermandelöl):

$$C_{20}H_{27}NO_{11} + 2 H_2O = C_6H_5COH + HCN + 2 C_6H_{12}O_6$$
Amygdalin + Wasser = Bittermandelöl + Blausäure + Zucker.

Diese Spaltung vollzieht sich wahrscheinlich in zwei Vorgängen:

$$C_{20}H_{27}NO_{11} + H_2O = C_{14}H_{17}NO_6 + C_6H_{12}O_6$$
Amygdalin + Wasser = Mandelnitrilglykosid + Zucker.

II. $C_{14}H_{17}NO_6$ + H_2O = C_6H_5COH + HCN + $C_6H_{12}O_6$
Mandelnitrilglykosid + Wasser = Benzaldehyd + Blausäure + Zucker.

Anwendung. Medizinisch in Form von Emulsion gegen Blasen- und Nierenleiden. In der Küche. Zu Mandelmilch und Mandelsirup. Zur Herstellung des fetten Mandelöles, die bitteren zur Herstellung des ätherischen bitteren Mandelöles und des blausäurehaltigen Bittermandelwassers.

Prüfung. Verfälschungen kommen vor mit zerkleinerten Haselnüssen, Erdnüssen, auch den Samenkernen von Anacardium occidentale. Diese enthalten Stärkemehl und lassen sich so durch die Blaufärbung mit Jodwasser erkennen. Auch Aprikosenkerne und die Samen der blauen Pflaume, unter der Bezeichnung Pfirsichkerne, kommen als Verfälschungsmittel der bitteren Mandeln in Betracht. Man erkennt sie am Geschmack. Bittere Mandeln schmecken von Anfang an bitter, die Verfälschungen zuerst süßlich.

Sémen Arécae. Arekasamen. Arekanuß. Betelnuß.
Noix d'arec. Noisette d'Inde. Poivre de bétel. Areca-nut. Indian-nut. Betel-nut.

Aréca catechu. Palmae. Palmengewächse
Ostindien

Die kugligen oder kegelförmig-gewölbten, bis 3 cm hohen Samen mit kreisförmigem, ziemlich glattem, eine Höhlung tragendem Grunde, von 15—25 mm Durchmesser, Gewicht 3—8 g. Äußerlich braun, hier und da mit gelber Gewebeschicht bedeckt. Innen weißlichbraun geadert durch Einstülpungen und Falten der braunen Samenschale. Geruchlos und von schwach zusammenziehendem Geschmack (Abb. 375).

Der Rückstand nach dem Verbrennen darf höchstens 2.5% betragen.

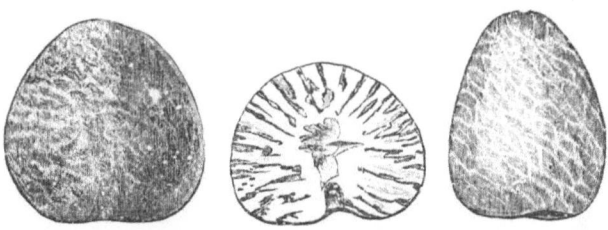

Abb. 375. Samen von Areca catechu.

Bestandteile. Gerbstoff, Fett, ein dem Pelletierin ähnliches Alkaloid Arekolin, das der Methylester des Arekaidins ist; zwei säureartige Stoffe, Guvazin und Arekaidin.

Anwendung. Als Bandwurmmittel, 4—6 g in Milch, darauf Rizinusöl. Vor allem zum Gerben feiner Leder.

Nachweis. Schüttelt man gepulverte Arekasamen mit Wasser und fügt etwas Eisenchloridlösung hinzu so verändert sich die Flüssigkeit nicht, sie wird aber grünlichbraun, sobald man Weingeist hinzusetzt.

Sémen Cacáo. Kakaobohne. Cacao.
Fève de cacao. Cacao-bean.

Theobróma cacáo (auch Th. bicolor. Th. glaucum. Th. angustifólium).
Sterculiáceae. Kakaobaumgewächse.
Zentral- und Südamerika. In den Tropen vielfach angebaut.

Der Kakaobaum, von Linné als Theobroma, d. h. Götterspeise benannt, ein immergrüner, bis 12 m hoher Baum mit großen lanzettlichen Blättern und roten, unmittelbar aus der Rinde hervortretenden Blüten, ist heimisch zwischen dem 5. Grad südlicher und 15. Grad nördlicher Breite, etwa von Bahia bis Mexiko. Er wächst dort in den dichten, feuchten Urwäldern wild, wird aber zur Gewinnung des Kakaos in Pflanzungen angebaut und hier auf 3 bis höchstens 8 m Höhe gehalten. Der Anbau hat sich vom Festland auch über die westindischen Inseln verbreitet, doch liefern diese vielfach geringere Sorten, die meist über St. Thomé nach Lissabon versandt werden. Ebenso hat man auf Java, Ceylon, in Kamerun, Togo, Neu-Guinea, Samoa, Bismarck-Archipel und Bourbon Pflanzungen angelegt. Die meisten Mengen liefern vor allem die Goldküste, Brasilien, Nigeria und Ekuador. Der Baum wird im fünften oder sechsten Jahre tragfähig und bleibt dann etwa 30 Jahre nutzbar, in der Mitte dieser Zeit die besten Ernten liefernd. Er blüht und trägt das ganze Jahr hindurch Früchte, die etwa 5—6 Monate zu ihrer Reife bedürfen. Die Früchte werden alle Tage abgelesen, doch werden gewöhnlich nur zwei Haupternten vorgenommen und nur zweimal im Jahr die Ernte an die Märkte gebracht.

Die Frucht ist eckig, gurkenartig, fleischig, bis zu 20 cm lang, 6—10 cm dick; die 20—40 Samen sind in dem wohlschmeckenden, rötlichen Fruchtfleische fünfreihig eingebettet (Abb. 376). Der Ertrag eines Baumes an Bohnen wird auf 1—2 kg für das Jahr angegeben. Man rechnet erst auf 3000 Blüten eine

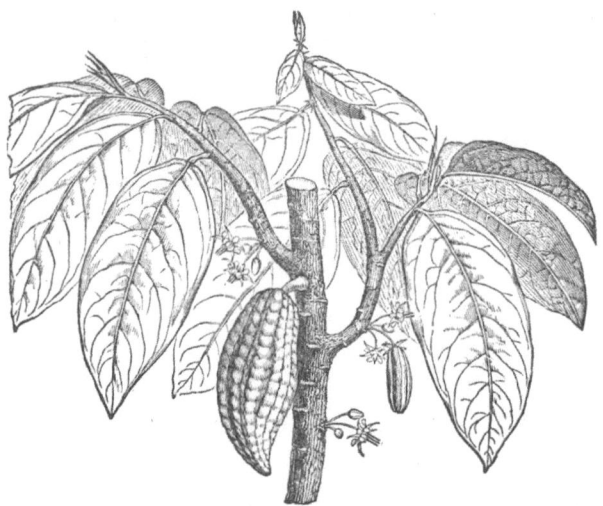

Abb. 376. Zweig von Theobroma cacao, etwa ¹/₂ natürl. Größe.

Frucht. Die Samen sind anfangs farblos, nehmen erst am Licht und an der Luft eine braune Farbe an. Sie werden, nachdem sie vom Fruchtfleische möglichst gereinigt sind, entweder, wie die gewöhnlichen Sorten, unmittelbar an der Sonne getrocknet, oder man unterwirft sie, um ihnen eine gewisse Herbigkeit und die Keimfähigkeit zu nehmen, einer Art Gärung, indem man sie entweder in Kästen oder zu Haufen aufschichtet und mit Erde und Laub bedeckt, oder sie in Gruben schüttet und ebenfalls leicht mit Erde bedeckt, oder sie in Fässer verpackt in die Erde eingräbt. Die Bohnen erhitzen sich dabei, fangen an zu schwitzen, und während sie eine dunkle Färbung annehmen, verflüssigt sich das etwa noch anhängende Fruchtfleisch vollständig. Nach einigen Tagen werden sie dann ausgebreitet und an der Sonne getrocknet. Dieser Vorgang heißt Terrage und derartig behandelte Bohnen gerottet. Sie haben infolge dieser Behandlung ein erdiges, schmutziges Aussehen. Die Kakaobohnen sind eiförmig, plattgedrückt, $1^{1}/_{2}$—$2^{1}/_{2}$ cm lang, 10—12 mm breit, mit grauer, gelblicher oder bräunlicher Schale und braunem Kern. Die Schale ist leicht zerbrechlich, bei den meisten leicht ablösbar. Der zweilappige Samenkern ist ölig, von einer zarten Samenhautschicht eingeschlossen, die vielfach in die Samenlappen eindringt, so daß diese leicht in kleine dreieckige Stücke zerfallen. Die rohen Bohnen sind fast geruchlos, von nußartigem, etwas bitterlichem Geschmack.

Gerottete Sorten. Hiervon kommen die feinsten, Guatemala, Sokonukzo, Esmeralda, sowie Marakaibo-K. wenig in Betracht, weil sie meist in ihrer Heimat verbraucht werden.

Karakas-K., aus Karakas, Provinz Kumana in Venezuela, große, zimtbraune, erdig-bestäubte, sehr fette Bohnen, mit leicht ablöslicher Schale von feinem, würzigem, wenig bitterem Geschmack. Sie gehen hauptsächlich nach den südlichen Ländern Europas.

Guayaquil-K. (Quito), braunrot, plattelförmig, mit fest anhaftender Schale. Bilden die Hauptsorte des deutschen Handels (Arriba).

Surinam K., schmutziggrau, innen rotbraun.

Ferner Portokabello, benannt nach dem Ausfuhrhafen Venezuelas.

Ungerottete Sorten. Bahia-K. außen gelbrot, von weniger würzigem Geruch und herbem Geschmack.

Ferner Trinidad-K. Para. St. Domingo. Kamerun. Samoa, St. Thomé.

Von der englischen Goldküste kommen größere Mengen eines geringwertigeren Kakaos unter der Bezeichnung Akrakakao nach Deutschland in den Handel und werden hier auf billige Schokoladen verarbeitet.

Die geringwertigeren brasilianischen Sorten stammen vielfach von wilden Bäumen und werden in den Urwäldern von Indianern gesammelt und an die Holländer verkauft. Die feineren Sorten kommen in Säcke, während die geringeren oft unmittelbar in den Schiffsraum geschüttet nach Europa versandt werden.

Bestandteile. Theobromin (Dimethylxanthin) $1-1^1/_2\%$; festes fettes Öl (s. d.) 40—55%; Stärke 10—18%; Zucker; Eiweiß bis zu 15%. Kakaorot; etwas Koffein und Gerbstoff.

Zur weiteren Verarbeitung werden die Kakaobohnen, meist verschiedene Sorten untereinandergemischt, gleich dem Kaffee in offenen Kesseln oder eisernen Trommeln geröstet, und zwar so weit, daß die äußere Schale brüchig und leicht ablösbar wird. Durch das Rösten entwickeln sich erst vollständig Geruch und Geschmack, und zu gleicher Zeit entstehen Spuren von brenzligem Öl, das, gleich dem Theobromin, anregend wirkt. Nun werden sie durch einen kalten Luftstrom abgekühlt und kommen hierauf in eine Brechmühle, die sie grob zerbricht; die leichtere Schale wird dann vom Kern durch Gebläsevorrichtungen, ähnlich den Kornreinigungsmaschinen, getrennt und, nachdem sie grob zerkleinert, als Kakaoschale, Cortex Cacao. Testa Cacao in den Handel gebracht. Diese dient im Aufguß als Ersatz für Kaffee und Tee.

Die Kerne werden, nachdem die Keime möglichst (bis auf 0,2% Keime, Samenschale und Samenhäutchen) abgesiebt sind, diese sollen nachteilig auf den Geschmack des Kakaos wirken, mittels erwärmter Walzen sehr fein gemahlen; hierbei schmilzt das in ihnen enthaltene Kakaoöl, und die ganze Masse verwandelt sich in einen halbflüssigen, braunen Brei, dem man der leichteren Verarbeitung halber vielfach eine geringe Menge Lezithin hinzufügt und den man in 8—15 cm hohe große Metallformen bringt, so erhält man nach dem Erkalten die Kakaomasse. Massa Cacao in großen Tafeln. Aus dieser Masse bereitet man die verschiedenen Schokoladensorten durch Schmelzen bei mäßiger Wärme, inniges Mengen mit Zuckerpulver im Verhältnis von 1 T. Kakaomasse zu 1—2 T. Zucker. Eine derartige Mischung ohne Gewürz heißt Gesundheitsschokolade. Werden Gewürze, z. B. Vanille zugefügt, so trägt sie den Namen

Gewürz- oder Vanilleschokolade. Vielfach setzt man der Schokoladenmasse medizinische Stoffe zu, um das Einnehmen dieser Heilmittel angenehmer zu machen, oder auch Stoffe, welche die Wirkung der Schokolade als Nährmittel erhöhen sollen, z. B. Isländischmoos-Schokolade.

Um den zu großen Fettgehalt zu beseitigen, wird vielfach die Hauptmenge des Öls durch warmes Pressen entfernt, der gewonnene Preßkuchen fein gepulvert und dann als entölter Kakao in den Handel gebracht. Dieser entölte Kakao ist aber in Wasser nur teilweise löslich, er enthält noch mindestens 20% und darüber Fett und außerdem Stärkemehl. Stark entölter Kakao muß nach der Kakaoverordnung vom 15. Juli 1935 mindestens 10%, aber weniger als 20% Fett enthalten, er muß deutlich als fettarm gekennzeichnet sein. Löslicher Kakao, der auch nicht völlig, doch zum größten Teil in Wasser löslich ist, wird aus entöltem Kakao entweder durch Erhitzen mit Dampf unter Druck, wodurch das Stärkemehl in Dextrin übergeführt und das Fett in seine Bestandteile zerlegt wird, oder durch Behandeln mit schwachen Alkalien erhalten, oder man vereinigt beides, indem man Ammoniumsalze hinzusetzt und erhitzt. Die Ammoniumsalze werden durch die Erhitzung wieder verflüchtigt.

Haupthandelsplatz für Deutschland ist Hamburg.

Sémen Coffeae. Kaffee. Kaffeebohne.
Café. Fève de café. Coffee-bean.

Coffea arabica. Coffea liberica. **Rubiáceae.** Krappgewächse.

Abessinien. Ost- und Westindien. Südamerika. Afrika, in allen Tropengegenden angebaut.

Als die ursprüngliche Heimat des immergrünen Kaffeestrauchs wird das Hochland Abessinien angegeben, von dessen Bezeichnung „Kafa" auch der Name stammen soll. Von hier aus hat er sich durch Anbau über die ganze tropische Welt verbreitet, und viele Spielarten sind dadurch entstanden. Der Kaffeestrauch verlangt eine mittlere Jahreswärme von 25°—28° C. Die Pflanzungen werden durch aus Samen gezogene Pflänzlinge besetzt, und man läßt den Strauch, der wild eine Höhe von etwa 6 m erreicht, nicht höher als etwa 2 m werden. Er ist vom 3. bis zum 29. Jahr ertragfähig. Die Frucht ist länglich-oval, wenn reif, gelbrot bis bläulichschwarz. Unter dem widerlich süßen Fruchtfleische liegen zwei gelbe Samengehäuse sog. Pergamenthüllen mit je einem Samen, der eigentlichen Kaffeebohne. Seltener findet sich in der Frucht nur ein Samengehäuse. Das Fruchtfleisch entfernt man entweder dadurch, daß man es so lange trocknet, bis es sich mit der Steinschale abstoßen läßt, oder nach dem nassen oder westindischen Verfahren schält man es mit Maschinen bis auf die Steinschale ab, unterwirft den Kaffee einer Gärung und kann nun auch die Steinschale abstoßen. Das die Samen einschließende Samenhäutchen fehlt vielfach bei den einzelnen Handelssorten, vielfach wird es auch erst in den Kaffeelagern Europas durch besondere Behandlung mittels der Poliermaschine entfernt. Die Größe, Form und Farbe der einzelnen Kaffeesorten sind sehr verschieden (Abb. 377).

Im allgemeinen ist die Kaffeebohne auf einer Seite eben, plan, trägt hier eine Längsfurche, während die andere Seite gewölbt, konvex ist. Bei einsamigen Früchten, die den Perlkaffee liefern, sind die Samen mehr rundlich

Die Färbung der einzelnen Sorten, die zwischen gelb, graugrün und graublau schwankt, wird vielfach künstlich gegeben, um dem Vorurteile des Verbrauchers Rechnung zu tragen. Überhaupt unterliegt der Kaffee, bevor er in den Einzelhandel gelangt, mancherlei Bearbeitungen wie: verlesen, in verschiedene

Sorten sondern, wenn nötig auffärben, ihm Glanz geben, ein Vorgang, der in eigenen Öfen vorgenommen wird, um die Bohnen zugleich zu vergrößern. Auch das Perlen mancher Sorten, z. B. beim Java-Kaffee, wo die Perlform ganz besonders geschätzt wird. Die perlförmigen Bohnen finden sich gemengt mit Bohnen gewöhnlicher Form unter dem Java-Kaffee. Um das zeitraubende Auslesen zu vermeiden, hat man besondere Maschinen gebaut, die mittels schräg stehender, in schüttelnder Bewegung gehaltener Rahmen in kurzer Zeit große Mengen der perlförmigen Bohnen von der gewöhnlichen Form trennen. Ferner gehört hierzu das beim Brennen des Kaffees angewandte Glasieren, wo nach dem sog. Bonner Verfahren ein Zusatz von Zucker gemacht wird, der aber nicht

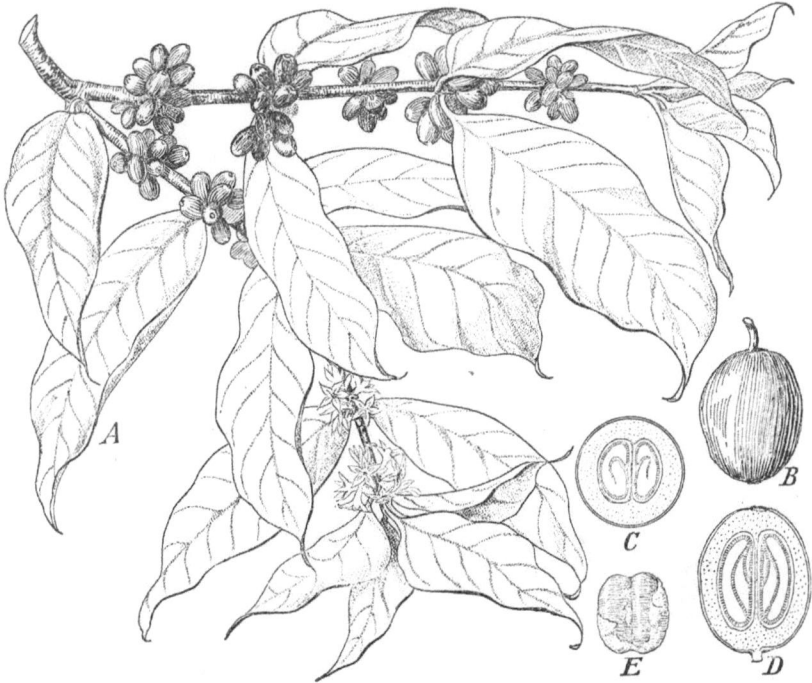

Abb. 377. *A* Zweig von Coffea arabica mit Blüten und Früchten, *B* Frucht, *C* Querschnitt durch die Frucht, *D* Längsschnitt durch die Frucht, *E* Samen mit einem Teile des Samengehäuses.

mehr als 5% betragen darf, oder auch Paraffin, Butter, Öl, Dextrin, Gelatine, Eiweiß, fein gemahlener Schellack oder eine Schellack-Kolophoniumlösung zugesetzt wird. Dies Umhüllen der Kaffeebohne mit einer möglichst nicht durchlässigen Schicht geschieht, um das Entweichen der Duftstoffe des Kaffees zu verhindern. Aus demselben Grunde muß nach dem Brennen des Kaffees dieser rasch abgekühlt werden.

Bestandteile. Die Anwendung des Kaffees in gebranntem Zustand als Genußmittel beruht vor allem auf seinem Gehalt an Koffein, einem nervenerregenden Alkaloid (Trimethylxanthin), das darin bis zu 2% enthalten ist; neben ihm Kaffeegerbsäure, (Chlorogensäure) $C_{21}H_{28}O_{14}$; Eiweiß in hornartigem Zustande; wachsartiges Fett 10%, Zucker. Beim gebrannten Kaffee, wenn er stark gebrannt wird, ist der Koffeingehalt ein wenig verringert, jedoch tritt dafür ein brenzliges Öl, Koffeol genannt, hinzu, das ebenfalls nervenerregend wirkt.

Der Gewichtsverlust des Kaffees beim Brennen beträgt 15—20%, während der Rauminhalt sich erhöht.

Die Handelssorten lassen sich in drei größere Gruppen bringen:
1. **Levantiner oder Afrikanische, auch Arabische Sorten** genannt; hierher gehören Mokka und Saki. Teuer und weniger im europäischen Handel. Nach Deutschland kamen auch von den ostafrikanischen deutschen Besitzungen, wenn auch geringere Mengen Kaffee, Usambarakaffee.
2. **Ostindische Sorten.** Hierher gehören Java, Ceylon und Manila.
3. **Amerikanische Sorten.** Diese liefern für den deutschen Handel weitaus die größte Menge, und vor allem beherrscht Brasilien mit seiner sehr großen Ausfuhr den Markt vollständig. Hierher gehören Rio, Santos, Kampinas, Bahia, Venezuela, Kostarika, Laguayra, Domingo, Guatemala und viele andere.

Sakkakaffee. Unter diesem Namen kommt das getrocknete Fruchtfleisch der Kaffeefrüchte in den Handel; es dient geröstet und gemahlen als Kaffee-Ersatz.

Zerbrochene und ebenfalls schwarze Bohnen werden als **Triagebohnen** bezeichnet und öfter zur Verfälschung benutzt.

Da Kaffee infolge des Koffeingehaltes nicht immer vertragen wird, befindet sich mehr oder weniger vom Koffein befreiter Kaffee im Handel.

Sémen Colae. Cotyledones Colae. Nuces Colae.
Kolasamen. Kolanüsse. Negerkaffee. Gurunüsse. Bissynüsse.
Semence de cola. Noix du Soudan. Cola-seed.

Cóla vera. Cóla acuminata. Sterculiáceae. Kakaobaumgewächse.
Westküste Afrikas. Togo und Kamerun, angebaut auch in Westindien. Südamerika.

Die Droge besteht niemals aus den ganzen Samen, sondern nur aus den von den Samenhüllen befreiten getrockneten Samenlappen. Die Samen

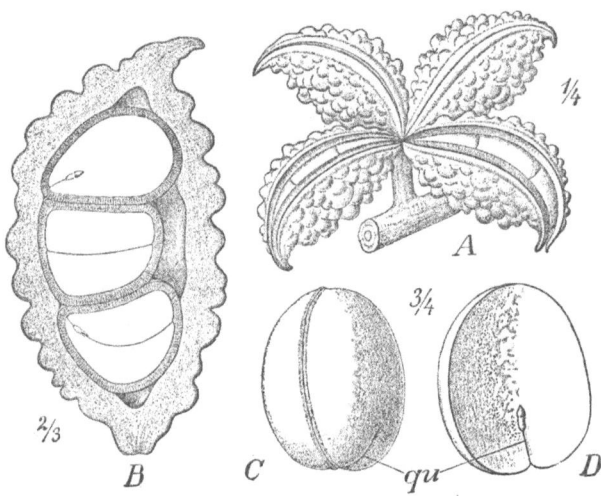

Abb. 378. *A* Frucht von Cola vera, *B* Längsschnitt durch eine Teilfrucht in ⅔ der natürlichen Größe. *C* Keimling ohne die Samenschale. *D* ein Keimblatt mit Knöspchen und Würzelchen, *qu* Querrißlinie der Keimblätter.

befinden sich zu je 3—5 in saftigem Fruchtfleisch, das mit einer dunkelrotbraunen, runzeligen Fruchtschale umgeben ist (Abb. 378). Die Kolabäume tragen vom sechsten Jahr an etwa 50 Früchte, die im Schatten etwas getrocknet werden, damit sich die Fruchtschale leicht entfernen läßt. Dann werden die Samen über Feuer oder in Trockenräumen getrocknet. Jedoch werden auch über Hamburg frische weiße Kolanüsse in Säcken, die mit einer 10 cm dicken Schicht frischer Blätter ausgelegt sind, in den Handel gebracht. Es werden zwei Sorten unterschieden, die größere Kolanuß mit zwei Samenlappen und die kleinere mit vier, manchmal sechs Samenlappen. Die Samen sind 2,5—5 cm lang, etwa 3 cm breit, etwa 8 g schwer, unregelmäßig verbogen und abgeflacht, von graubrauner Farbe, ohne wesentlichen Geruch und von herbem, bitterlich-würzigem Geschmack (Abb. 379 und 380).

Bestandteile. Die Kolanüsse enthalten größere Mengen Koffein ($2-3^3/_4\%$) als die besten Kaffee-

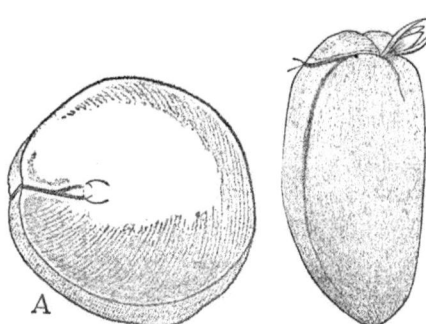
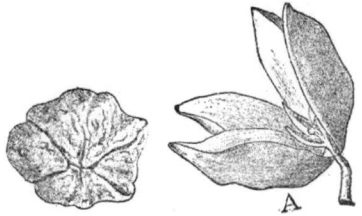

Abb. 379. Cola vera, die größere Kolanuß. A ein frisches Keimblatt.

Abb. 380. Cola acuminata, die kleine Kolanuß in trockenem Zustande.

sorten, daneben auch noch geringere Mengen von Theobromin 0,02%, eine Oxydase, Koloxydase genannt, Kolakatechin und einen Gerbstoff Kolarot ($C_{14}H_{18}O_5$); Kolanüsse sind in frischem Zustande wirksamer als im getrockneten, weil in ihnen der Gehalt an Kolakatechin viel größer ist.

Anwendung. In den Ursprungsländern an Stelle des Kaffees, bei uns gegen Nervenleiden, zu Kolalikör und Kolapastillen, auch Kolakaffee, der ziemlich koffeinfrei gemacht ist.

****† Sémen Cólchici. Zeitlosensamen. Herbstzeitlosensamen.
Semence de colchique. Colchicum-seed.

Cólchicum autumnále Liliáceae. Liliengewächse. Unterfamilie *Melanthioídeae*.
Deutschland.

Die auf feuchten Wiesen häufig vorkommende Pflanze mit rötlichen trichterförmigen Blüten blüht von August bis Oktober. Die Frucht, eine anfänglich grüne, bei der Reife braune Kapsel, ist etwa 3—3,5 cm lang, sie springt von der Spitze aus in drei Fächern auf. Der Samen reift jedoch erst im Juni und Juli des folgenden Jahres; in dieser Zeit er zu sammeln. Er ist von der Größe eines Hirsekorns, etwa 3 mm groß, kuglig, dunkelbraun, matt, unter der Lupe betrachtet feingrubig, mit Punkten versehen, anfangs von ausgeschiedenem Zucker klebrig und trägt an einer Seite einen weichen Wulst. Innen weißlichgrau. Geruchlos; Geschmack bitter, ekelhaft kratzend. Sehr giftig! (Abb. 381.)

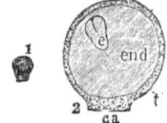

Abb. 381. 1. Semen Colchici. 2. Längsschnitt des sechsfach vergrößerten Samens, Keimling, *end* Endosperm, *ca* Nabelstrang, *t* Samenschale.

Bestandteile. Ein giftiges Alkaloid Kolchizin, mindestens 0,4—0,6%; fettes Öl; Eiweiß, Zucker.

Anwendung. Nur in der inneren Heilkunde, bei Gicht. Gliederreißen und Wassersucht.

Nachweis. Kocht man 20 Samen mit Wasser ab, dampft das Filtrat bis zur Trockene ein, löst den Rückstand in fünf Tropfen Schwefelsäure und fügt ein Körnchen Kaliumnitrat hinzu, so treten beim Umrühren blauviolette, rasch verblassende Streifen auf.

**† Sémen Crotónis. Sémen Tíglii. Grana Tíglii.
**Krotonsamen. Purgierkörner. Semence de croton.
Graine des Moluques ou de Tilly, ou tigly. Tilly-seed. Croton-seed.**

Cróton tíglium. Euphorbiáceae. Wolfsmilchgewächse
Ostindien, Ceylon, Molukken angebaut.

Die Samen des bis zu 6 m hoch werdenden Strauches oder Baumes sind von der Größe einer kleinen Bohne, oval, auf zwei Seiten mit kantig hervortretenden Rändern und einer leicht zu entfernenden Oberhaut von graubrauner Farbe. Geruchlos; Geschmack ölig, anfangs milde, hinterher scharfbrennend (Abb. 427).

Der Rückstand nach dem Verbrennen darf höchstens 4,5% betragen.

Bestandteile. Fettes Öl (s. d.); Krotonsäure: Spuren von ätherischem Öl: scharfes, sehr stark abführendes Harz.

Anwendung. Zur Darstellung des Ol. Crotonis, das durch Pressen oder Ausziehen mittels Äther gewonnen wird. Beim Pressen der Samen ist große Vorsicht nötig, da sie beim Erwärmen einen scharfen Dunst ausstoßen, der Entzündungen der Schleimhäute und des Gesichts hervorruft.

Sémen Cucúrbitae.
**Kürbiskerne. Semence de potiron ou de Gourde ou Cougourde. Gourd seed.
Common pumpkin-seed. Pumpion seed.**

Cucúrbita pepo. Cucurbitáceae. Kürbisgewächse.
Bei uns angebaut.

Die getrockneten, verkehrteiförmigen, bis etwa 2 cm langen, etwa 1—1½ cm breiten Samen des Speisekürbis mit grünem Samenkerne. Sie werden von der Samenschale befreit und zerhackt als Bandwurmmittel gebraucht: 100—200 Stück für einen Erwachsenen, für Kinder die Hälfte.

Bestandteile. Fettes Öl, Leuzin und Tyrosin, Zersetzungsstoffe von Eiweiß.
Anwendung. Gegen Eingeweidewürmer. Als Vogelfutter.

Sémen Cydóniae. Quittenkerne. Quittensamen.
Pépins ou semences du coing. Quince kernels.

Cydónia vulgáris. Rosáceae. Rosengewächse. Unterfamilie *Pomoídeae.*
Angebaut.

Die Samen sind den Birnen- und Apfelkernen ähnlich, verkehrt-eiförmig oder keilförmig, jedoch durch Zusammendrücken dreikantig, was bei Birnen- und Apfelkernen niemals zutrifft; braun, nicht glänzend, von einer weißen angetrockneten Schleimschicht umgeben, dadurch meist zu 4—5 zusammengeklebt. Geruchlos; Geschmack fade, schleimig, beim Durchbeißen bitter (Abb. 382).

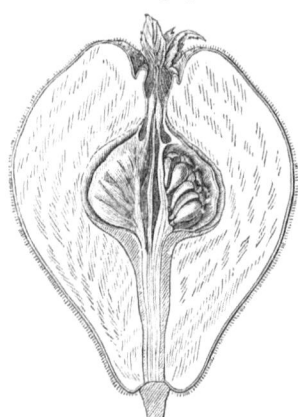

Abb. 382. Scheinfrucht von Cydonia vulgaris mit den Samen.

Bestandteile. Schleim. Dieser wird in wässeriger Lösung durch Alkohol nur getrübt, nicht gefällt. 15% fettes Öl. Phosphorsäure. Emulsin und Amygdalin.

Anwendung. Quittenschleim als Zusatz zu Augenwässern; hauptsächlich zu Zubereitungen für die Haar- und Hautpflege und als Schlichte für feine Gewebe.

Rußland und die Türkei liefern die größten Mengen. Außerdem Franken und Württemberg.

Aufbewahrung. Der Samen ist dem Wurmfraße sehr ausgesetzt, muß also in gut geschlossenen Gefäßen aufbewahrt werden.

Auch die in Scheiben zerschnittenen und getrockneten Scheinfrüchte, **Fructus Cydoniae** sind im Handel. Geruch kräftig-würzig; Geschmack säuerlich-zusammenziehend. Werden gegen Nierenleiden und Weißfluß angewendet.

Sémen Dólichos Sója. Sojabohne. Graine de soya. Soy-bean.
Soja hispida. Dólichos soja.
Phaseolus hispidus. Leguminosae. Hülsenfrüchtler. Unterfamilie *Papilionatae.*
Schmetterlingsblütlergewächse.

China heimisch. Angebaut in Ostasien, Mandschurei, Südchina, Nordamerika, Westafrika, in den Deutschen Kolon.en, auch in Deutschland selbst, in Weihenstephan.

Die Sojabohnenpflanzen wachsen entweder aufrecht oder liegend. Blätter eiförmig lanzettlich, mitunter kreisrund, von blaßgrüner oder dunkelgrüner Farbe. Die weißen oder roten Blüten stehen zu 8—16, seltener 35 in einem Blütenstande. Die Hülsenfrüchte sind etwa 5 cm lang, platt oder aufgeblasen. Eine Pflanze trägt bis zu 500 Früchte. Die Samen wechseln in der Form und Farbe.

Bestandteile. 37% Eiweißstoffe, 20% fettes Öl, Lezithin, unverseifbares Phytosterin.

Verwendung. Zur Gewinnung des fetten Öles (s. d.) und auch der Eiweißstoffe. Als Nährmittel bei Zuckerkrankheit, bei Diabetes. Geröstet zum Verfälschen von Kaffee. In den Heimatländern werden die Sojabohnen, um sie als Nahrungsmittel zu verwenden, meist mit Kochsalz gemischt, einer Gärung unterworfen. Unter der Bezeichnung Agumamehl kommt ein aufgeschlossenes, d. h. vom Öle befreites Sojabohnenmehl in den Handel. Es wird wie Kartoffelstärke zur Herstellung von Suppen, zum Binden von Gemüsen und zur Bereitung von Süßspeisen verwendet. Um Sojamilch zu bereiten, werden die Bohnen einige Stunden mit Wasser geweicht und zermahlen. Die Masse rührt man darauf mit Wasser an und seiht durch. Die Milch enthält Kasein, Fett, verschiedene Salze und Zucker. Aus der Sojamilch stellt man den Sojakäse her, der als Nahrungsmittel dient. Außerdem verarbeitet man das Kasein auf Elfenbeinersatz und auf Isolatoren. Schließlich wird die Sojabohne viel zur Herstellung der sog. Pflanzenfleischextrakte verwendet. Die Samen werden gepulvert und, um die Eiweißstoffe aufzuschließen, mit einem Gemische von Salzsäure und Wasser behandelt. Darauf neutralisiert man die Säure und dampft den erhaltenen Auszug im Vakuum ein.

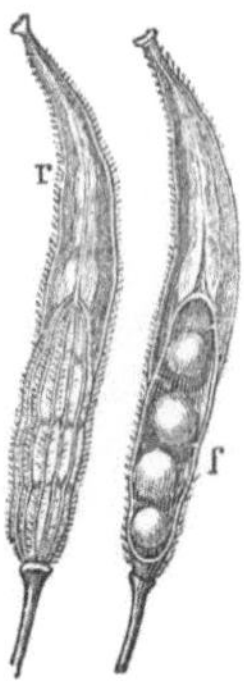

Abb. 383. Frucht von Sinapis alba, *f* die geöffnete Frucht (etwas vergrößert).

Sémen Erúcae oder Sémen Sínapis albae.
Weißer Senf. Semence de moutarde blanche. Sénevé des champs.
White mustard-seed.
Sinapis alba. Cruciferae. Kreuzblütlergewächse
Mittel- und Südeuropa, bei uns angebaut

Die Schotenfrucht der einjährigen Pflanze ist langgeschnäbelt, steif behaart, 2—4 samig, an den Samen angeschwollen. Der Samen ist fast kuglig, 2 mm dick, hellrötlich-gelb, matt, feingrubig, mit Punkten versehen, mitunter weißschülterig, innen heller. Geruchlos; Geschmack ölig, hinterher scharf und beißend (Abb. 383).

Bestandteile. Fettes Öl etwa 30%; ein eiweißartiges Ferment Myrosin und ein schwefelhaltiges Glykosid, Sinalbin genannt, das bei Gegenwart von Wasser und Myrosin in Sinalbinsenföl, Glykose und saures schwefelsaures Sinapin, Sinapinbisulfat, zerfällt; außerdem das Alkaloid Sinapin.

Anwendung. Im ganzen Zustande verschluckt als magenstärkendes, blutreinigendes Mittel (Didiers Gesundheitssenfkörner). Zum Einmachen von Gurken und anderen Früchten und als Zusatz zur Speisesenfbereitung.

Das Sinalbinsenföl ist ein gelbes, scharf schmeckendes geruchloses Öl, das mit Wasserdämpfen nicht flüchtig ist und dem Wasser nicht Geruch verleiht. Man bereitet deshalb seltener aus weißen Senfsamen allein Speisesenf, da ihm der scharfe Geruch fehlt, er auch nicht so scharf ist wie der schwarze Senf, setzt ihn aber bei der Speisesenfbereitung dem schwarzen Senf zu, um durch seinen starken Myrosingehalt die Bildung des Senföls aus der Myronsäure des schwarzen Senfs zu erhöhen.

Sémen Foeni Graeci.
Bockshornsamen. Feine Margareth. Griechischer Heusamen.
Graine ou semence de fenugrec. Trigonelle. Fenugreek-seed.

Trigonella foenum graecum. *Leguminosae.* Hülsenfrüchtler Unterfamilie *Papilionatae.*
Schmetterlingsblütler.
Südeuropa. Ägypten. Kleinasien. auch angebaut.

Die Pflanze wird in Deutschland, in Thüringen und im sächsischen Vogtland, ferner im Elsaß, teils als Viehfutter, teils zur Gewinnung der Samen auf Feldern angebaut. Die Frucht ist eine sichelförmig gekrümmte, 10—12 cm lange Hülsenfrucht mit zahlreichen Samen. Die Samen gewinnt man durch Ausdreschen. Sie sind gelbbräunlich, sehr hart, rauh, fast viereckig, etwas rautenförmig oder unregelmäßig-rundlich: 3—5 mm lang, 2—3 mm breit,

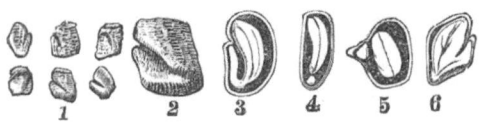

Abb. 384. Semina Foeni Graeci. 2 dreifach vergrößert 3—6 vergrößerte Längs- und Querschnitte

mit einer Furche versehen, die die Lage des Würzelchens des Keimlings bezeichnet, während sich in dem größeren Teile des Samens die Samenlappen befinden. Der Geruch ist nach dem Pulvern eigenartig süßlich, an Meliloten erinnernd; Geschmack schleimig-bitter (Abb. 384).

Der Rückstand nach dem Verbrennen darf höchstens 5% betragen.

Bestandteile. Ätherisches und fettes Öl. Schleim, Trigonellin. Cholin, gelber Farbstoff, Phosphate, Lezithin und Nukleoalbumin.

Anwendung. An Stelle des Lebertrans; äußerlich zu erweichenden Umschlägen; innerlich als Tierheilmittel; als Käsegewürz; das Destillat des Samens auch als Zusatz zu Weinbrandverschnittessenzen. Ferner infolge des Schleimgehaltes bei der Herstellung von Tuch.

Prüfung. Die häufige Verfälschung mit Getreide- oder Hülsenfruchtmehl läßt sich durch Jodwasser erkennen; da der Samen keine Stärke enthält, zeigt eintretende Bläuung eine Verfälschung mit Mehl an.

Sémen Guaràna. Pasta Guaràna. Guarana.
Semence de guarana. Guarana-seed.

Paullinia sorbilis. Sapindaceae. Seifenbaumgewächse.
Brasilien, am Ufer des Amazonenstroms.

Die glänzendbraunen Samen dieses Schlinggewächses kommen nicht in den Handel, sondern sie werden, nachdem sie getrocknet, schwach geröstet, grob gepulvert, mit Wasser zu einem Teige vermengt und dieser in Stengel- oder Kuchenform gebracht; er kommt abermals an der Sonne getrocknet als Guarana in den Handel. Diese bildet braunschwarze, matte Massen, auf der Bruchfläche zuweilen weißgesprenkelt, sonst rotbraun. Geruch eigentümlich; Geschmack kakaoähnlich, zusammenziehendbitter.

Bestandteile. Koffein, auch Guaranin genannt, 3—5%; Gerbsäure und fettes Öl.

Anwendung. Innerlich in Pulverform bei Nervenschmerzen und Kopfweh. Im Heimatland als Genußmittel.

Sémen (richtiger Fructus) Heliánthi.
Sonnenblumensamen. Sonnenblumenfrüchte. Graine d'hélianthe annuel. Grand soleil. Couronne du soleil. Sunflower-seed.
Heliánthus ánnuus. *Compósitae.* Korbblütlergewächse.
Untergruppe *Tubuliflórae.* Röhrenblütler.
Amerika. Europa. Bei uns in Gärten angebaut. Vor allem in Rußland im Dongebiet.

Früchtchen fast vierkantig, mit grannenförmigen Schüppchen versehen, bis 16 mm lang, grau bis grauschwarz, mitunter gestreift. Geschmack ölig.
Bestandteile. Fettes Öl, etwa 40%.
Anwendung. Zur Gewinnung des fetten Öles, Oleum Helianthi. Als Vogelfutter. Das Sonnenblumenöl, hauptsächlich in Rußland, Ungarn, Indien und China durch Pressung gewonnen, wird in größeren Mengen auch in Deutschland hergestellt. Es ist ein hellgelbes, kalt gepreßt angenehm schmeckendes und milde riechendes Öl, das bei —16° C erstarrt. Spez. Gewicht 0,924—0,926. Die Trockenkraft des Öles ist gering. Jodzahl 122,5—133,3. Verseifungszahl 193—194.
Anwendung. Kalt gepreßt als Speiseöl. Heiß gepreßt zur Firnisbereitung. Wenig zur Bereitung von Seife, da es sich schwer verseift.

† Sémen Hyoscýami. Bilsenkrautsamen. Dolldill.
Semence de jusquiame noire. Fève de cochon. Henbane-seed.
Hyoscýamus niger. Solanáceae. Nachtschattengewächse. Mitteleuropa.

Samen etwa stecknadelkopfgroß, nierenförmig, zusammengedrückt, graubraun. Geruchlos; Geschmack widerlich, scharf und ölig. Sehr giftig!
Bestandteile. Giftiges Alkaloid Hyoszyamin, an Äpfelsäure gebunden; fettes Öl 25%.
Anwendung. Innerlich in Form von Tinktur, Extrakt oder Emulsion als beruhigendes Mittel. Als Volksheilmittel hier und da als Räucherung gegen Zahnschmerz.

Sémen Jequiríty. Paternosterkörner. Kranzerbsen.
Petits pois Notre Père. Graine d'Amérique. Red bean.
Abrus precatórius. Leguminósae. Hülsenfrüchtler.
Unterfamilie *Papilionatae.* Schmetterlingsblütler.
Ostindien, im Küstengebiet der Tropen viel angebaut.

Die erbsengroßen, etwa 5 mm dicken, scharlachroten, mit an der Mykropyle großem, schwarzem Fleck versehenen Samen werden vielfach zum Ausschmücken von Schmuckkästchen oder zu Rosenkränzen verwendet. Sie fanden eine Zeitlang in der Augenheilkunde Anwendung, indem mit dem wässerigen kalten Aufguß eine Art von eitriger Entzündung hervorgerufen wurde. Diese soll von Bakterien herrühren, die sich im Aufguß bilden. Von anderer Seite wurde aber bald vor dieser sehr gefährlichen Anwendung gewarnt.

Indes ist es gelungen, einen basischen Stoff aus dem Samen herzustellen. Es ist dies das Abrin, $C_{12}H_{14}O_2N_2$, ein Abkömmling des Tryptophans, einer Aminosäure, die bei der Eiweißbildung beteiligt ist, ein bräunlichgelbes, in Wasser lösliches Pulver. Es ist ein ungemein giftiger eiweißartiger Körper, der in die Klasse der sog. ungeformten Fermente gehört. Nach Mitteilungen von Prof. Kobert, Rostock, ist die tödliche Menge für das Kilogramm Körpergewicht bei unmittelbarer Einführung in die Blutbahn 0,00001 g. Die außerordentliche Giftigkeit dieses Körpers bedingt die größte Vorsicht, sowohl bei der Aufbewahrung als auch bei der Anwendung des Abrins. In der Augenheilkunde verwendet man jetzt Abrinpräparate, die unter der Bezeichnung Jequiritol in verschiedener Stärke im Handel sind. Weiter sind in den Samen enthalten ein gelbes Glykosid Abralin, $C_{13}H_{14}O_7$, und ein roter Farbstoff des Abranin. In den Blättern und den Wurzeln befindet sich Glyzyrrhizin. Die Wurzel findet an Stelle von Süßholz Verwendung.

Sémen Lini. Leinsamen. Flachssamen. Semence de lin. Lin-seed.
Linum usitatissimum. Lináceae. Leingewächse. Mittelasien, jetzt überall angebaut.

Die einjährige, bis etwa 1 m hohe Lein- oder Flachspflanze (Abb. 385), die als Schließlein (Linum usitatissimum vulgare) mit bei der Reife nicht aufspringenden Früchten und als Springlein oder Klanglein (Linum usitatissimum humile) mit aufspringenden Früchten vorkommt, wird zur Gewinnung der Samen und der Bastfasern des Stengels angebaut, und zwar meist der Schließlein, das Ergebnis uralten Anbaues indogermanischer Stämme, während der Springlein ursprünglich die wildwachsende Pflanze war. Die Leinpflanze gedeiht am besten auf jungfräulichem Boden, wo Wald stand. Die Bastfasern oder Flachstasern werden auf Leinengewebe verarbeitet. Die Samen sind plattgedrückt, länglicheiförmig, 4—6 mm lang, 2—3 mm breit, glänzend, gelblich bis rotbraun. Die Oberhaut enthält eine farblose Schleimschicht, die sich beim Einweichen in Wasser löst. Geruch schwach; Geschmack mild, schleimig. Die größten Mengen Leinsamen kommen von Indien, Südamerika (La Plata), Marokko und Rußland. Die besten Sorten von Deutschland und Holland. In Deutschland wird zur Zeit eine Kreuzungsart von mittlerer Höhe angebaut, Kreuzungsflachs, der sowohl gute Faser- als Samenernte sichert. Außerdem liefern Leinsamen in größeren Mengen Nordafrika (Ägypten), Nordamerika und Australien (Abb. 143). Die besseren ausgereiften und frischen Samen werden im Handel als Leinsaat bezeichnet. Die meist nicht völlig ausgereiften und nicht für Saatzwecke brauchbaren als Schlagsaat. Bei Einerntung der Schlagsaat sind die Flachsfasern noch nicht verholzt und demgemäß wertvoller. Das D.A.B. schreibt ausgereiften Leinsamen vor. Aus Schlagsaat wird das fette Öl gewonnen.

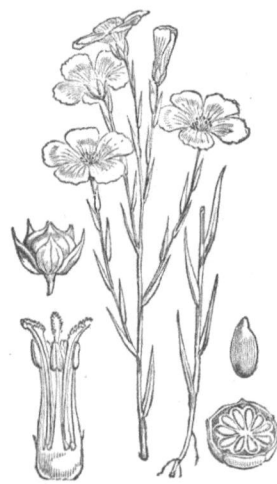

Abb. 385. Linum usitatissimum

Bestandteile. Fettes Öl (s. d.) 25—33%; Schleim 6%; Linamarin, ein kristallisierbarer Körper, dem Amygdalin verwandt und bei Spaltung Zyanwasserstoff entwickelnd. Ferner 25% Proteinstoffe. Die nach Gewinnung des fetten Öles zurückbleibenden Preßkuchen, Placenta Lini, liefern gepulvert die Farina Lini.

Prüfung. Etwaige Verfälschungen des gepulverten Leinsamens mit Mehlabfällen oder Kleie erkennt man durch Jodwasser. Bläuung läßt Mehlzusatz erkennen. Besser jedoch durch das Mikroskop, da in unreifen Leinsamen Stärke enthalten ist.

Der Rückstand nach dem Verbrennen darf höchstens 5% betragen.

Anwendung. Innerlich im Aufguß als schleimiges, reizlinderndes Mittel, bei Husten, Erkrankung der Harnwege, Gonorrhöe, auch Zuckerkrankheit. Zur Gewinnung des Leinöls.

Placenta Lini als Viehfutter.

Farina Lini äußerlich zu erweichenden Breiumschlägen.

Der Rückstand von Placenta und Farina Lini nach dem Verbrennen darf höchstens 6% betragen und ihr Auszug mit kochendem Wasser nicht ranzigen Geschmack zeigen.

Flachswachs, das für Schuhglanz verwendet wird, gewinnt man aus dem Staub des Flachses bei der Vorbereitung zum Spinnen. Es wird durch hydraulische Pressen ausgepreßt und durch Lösungsmittel gereinigt.

Sémen (Fructus) Maidis.
Mais. Türkischer Weizen. Welschkorn. Spanisches Korn. Kukuruz.
Zéa mays. Gramineae. Grasgewächse.
Amerika, Südafrika, Jugoslawien, Rumänien, Deutschland angebaut.

Mais muß schon seit langen Zeiten in Amerika angebaut worden sein. Er wurde in Mexiko zu Zwecken der Religion benutzt, auch hat man Mais in Gräbern von Inkas, die vom Jahre 1000 bis zur Unterjochung durch die Spanier Peru beherrschten, gefunden. Er wurde im 16. Jahrhundert nach Europa gebracht. Mais wird in vielen Abarten angebaut. In Deutschland werden heute über 100 000 Morgen mit Mais bebaut. Er blüht einhäusig. Der weibliche Blütenstand bildet einen blattwinkelständigen Kolben, aus dem die Griffel mit den Narben wie ein Fädengehänge heraushängen. Diese Griffel mit den Narben kommen getrocknet als **Maisgriffel, Stigmata Maidis**, in den Handel. Sie bilden hellgelbe bis bräunliche lockere Fäden, enthalten fettes Öl, Harz und eine Säure und werden gegen Blasen- und Nierenleiden, auch äußerlich als blutstillendes Mittel angewandt (Abb. 386).

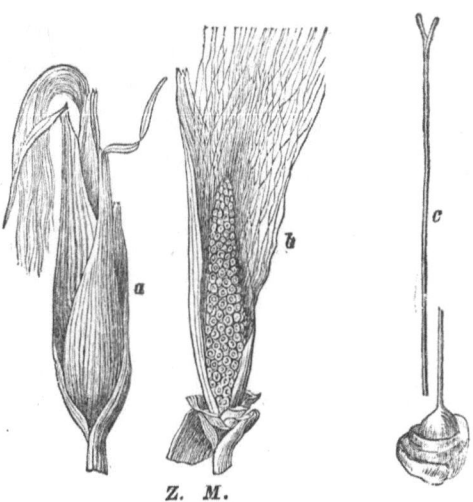

Abb. 386. Zea mays. *a* Blütenstand mit den heraushängenden Griffeln, *b* nach Entfernung eines Teiles der Deckblätter, *c* Griffel mit Narbe.

Die Samen sind je nach der Abart weißlich, gelb, rotbraun und violett, durchscheinend, rund oder länglich. Der größte platte Mais führt infolge eines durch den Keimling hervorgerufenen Eindrucks die Bezeichnung **Pferdezahnmais**, der etwas kleinere, runde **Perlmais**. Kleinerer länglicher Mais wird **Cinquantinomais**, der kleinste **Popkorn** genannt.

Bestandteile. Fettes Öl 6—9%, Stärkemehl.

Anwendung. Außer als Nährmittel für Mensch und Tier zur Gewinnung der Maisstärke, von Alkohol und des Maisöls.

Das Maisöl, **Oleum Maidis**, wird in Amerika durch Pressung aus den Keimen gewonnen, die bei der Herstellung von Alkohol aus Mais als Nebenerzeugnis abfallen und bis zu 50% Öl enthalten. Es ist ein goldgelbes, dickflüssiges Öl, das bei —10° bis —15° fest wird. Geruch und Geschmack sind angenehm. Es dient an Stelle des Leinöls zur Bereitung von Schmierseife.

Sémen Myrísticae oder Nuces moschátae. Muskatnüsse. Mazisnüsse. Noix de muscadier. Nutmeg.

Myristica fragrans. *M. moschata*. *Myristicaceae*. Muskatnußgewächse. Molukken, angebaut in Ost- und Westindien, Brasilien und einigen afrikanischen Inseln.

Obengenannte 10—15 m hohe Bäume liefern uns neben einigen anderen, minder wichtigen, teils baum-, teils strauchartigen Myristikazeen die Nuces moschatae und die sog. Muskat- oder Mazisblüte. Die Bäume tragen vom 9. bis zum 80. Jahre Früchte, die zweimal im Jahr, im April bis Juni und im November und Dezember mit hölzernen Gabeln gepflückt werden.

Die Myristikafrucht ist eine **aufspringende** Beerenfrucht, kuglig-eiförmig, einsamig, mit seitlicher Naht versehen, gelblichrot und mit Seidenhaaren bedeckt. Das derbe Fruchtfleisch wird später trocken und öffnet sich bei der Reife mit 2—4 Klappen. Unter diesen liegt der frisch rote, später orangefarbige, lederartige Samenmantel, Arillus, der in verschiedene Lappen geschlitzt ist und als Mazis oder Mazisblüte in den Handel kommt. In dem Arillus liegt die Muskatnuß, der Samenkern, umgeben von einer glänzenden, braunen, steinharten Samenschale (Abb. 387 u. 388). Die Samenkerne werden nach vorsichtigem Abstreifen des Arillus und Zerklopfen der harten Samenschale über

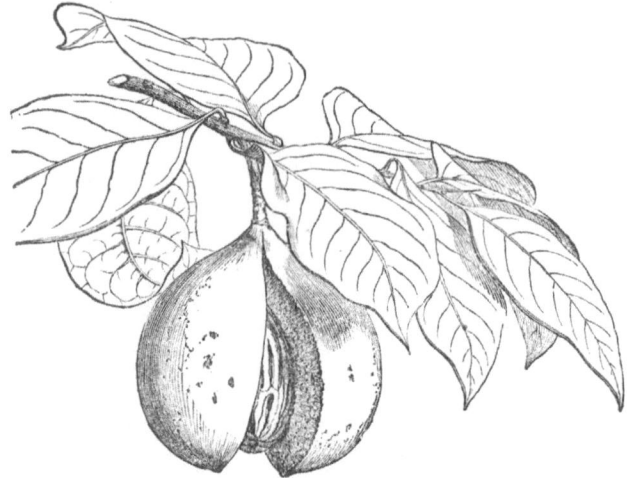

Abb. 387. Zweig von Myristica fragrans.

schwachem Rauchfeuer getrocknet und entweder, wie die englischen, so in den Handel gebracht, oder, wie die holländischen, als Schutz gegen Wurmfraß in Kalkmilch gelegt und dann getrocknet. Diese Sorten haben einen weißen, abreibbaren Überzug.

Die Muskatnüsse, die von der Samenschale befreiten Samen, also die Samenkerne, sind stumpfeirund, $2^1/_2$—$3^1/_2$ cm lang, etwas weniger als 2 cm breit, unregelmäßig-netzartig gerunzelt, mit schwacher Seitennaht, gelbbraun, oder wie die holländischen weißbestäubt, innen gelblichweiß und braunem Marmor ähnlich, herrührend davon, daß die dünne innere Schicht der Samenschale in den Samenkern hineingewachsen ist (Abb. 389). Auf 1 kg kommen von der feinsten, der größten Bandasorte 110 bis 120 Stück, von guter Ware etwa 150—200 Muskatnüsse, von geringerer bis zu 380. Nach der Anzahl der Nüsse, die auf 1 kg gehen, richtet sich auch der Preis. Gute Muskatnüsse müssen schwer, voll und nicht wurmstichig sein. Vielfach findet man wurmstichige Muskatnüsse, bei denen die Wurmlöcher zugekittet sind, solche Nüsse erscheinen äußerlich unversehrt, sind aber weit leichter und kommen gekalkt in den Handel.

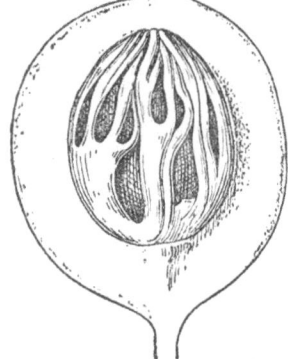

Abb. 388. Frucht von Myristica fragrans. Die vordere Hälfte des Fruchtfleisches ist entfernt und dadurch der Samenmantel (Mazis) freigelegt; darunter liegt die harte Steinschale (Samenschale), welche den Samenkern, fälschlich Muskatnuß genannt, einschließt.

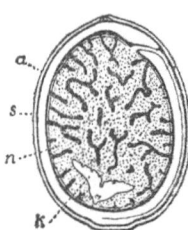

Abb. 389. Längsschnitt des Samens des Muskatbaumes, von der Fruchtschale befreit. a Arillus, s die harte Samenschale, n das Nährgewebe mit dem Keimling k. Nur der mit n bezeichnete Körper bildet die Muskatnuß des Handels.

Geruch der Muskatnüsse kräftig-würzig; Geschmack ebenfalls und dabei teurig.

Die Hauptgewinnungsstätten sind die Molukken und unter diesen hauptsächlich die Banda-Inseln, die auch die besten Nüsse liefern. Jedoch stehen die Penang- und Singaporenüsse in starkem Wettbewerb mit den Bandanüssen. Sonst wird die Ware im ganzen indischen Archipel, in Ost- und Westindien, Südamerika, auf den Inseln Mauritius, Réunion gezogen, wenngleich von sehr verschiedenem Werte. Namentlich sind die südamerikanischen Sorten hell, blaß und von schwachem Geruch; die westindischen sind rotbraun, mehr länglich und kantig, von sehr mäßigem Geruch. Häufig kommen auch die schlechten, angefressenen und zerbrochenen Nüsse als Rompnüsse in den Handel. Die sog. wilden oder Papua-Muskatnüsse, früher männliche genannt, sind in Neu-Guinea heimisch und sollen von Myristica argentea stammen. Sie sind größer, länglich, spitz zulaufend, und von geringerem Geruch. Bombaynüsse stammen von Myristica malabarica, sind ebenfalls bedeutend größer und länger, oft mehr kugelförmig und völlig geringwertig (Abb. 390).

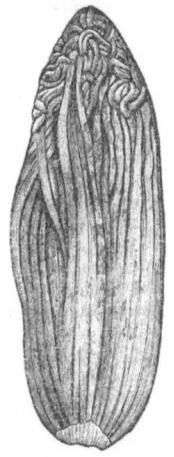

Abb. 390.
Same von Myristica malabarica, vom Arillus umgeben.

Bestandteile. Ätherisches Öl 5—6%, darin Myristizin, ein giftiger Stoff, der be 150° überdestilliert; flüssiges fettes Öl 6% und festes Fett etwa 25%, außerdem Stärke und Gummi.

Die Mazis, Macis wird nach vorsichtigem Ablösen von der Frucht in schwacher Salzlösung gewaschen, einzeln zusammengedrückt und nach dem Trocknen in Kisten von 40 kg verpackt. Die guten Sorten Bandamazis sind dunkelorangegelb, sehr blasse und dunkelbraune sind zu verwerfen, leicht zerbrechlich, leder- bis hornartig, fettig anzufühlen und von kräftigem, den Muskatnüssen sehr ähnlichem Geruch und Geschmack, nur ist letzterer etwas bitterlich. Die Bestandteile sind ziemlich dieselben wie bei den Nüssen.

Außer der kräftig würzigen Bandamazis finden sich noch die Papuamazis, die Javamazis und die Siauwmazis im Handel. Papuamazis, an Wert geringer, ist bedeutend länger als Bandamazis, mehr rotgelb, die einzelnen Lappen sind breiter.

Javamazis ähnelt im Aussehen der Bandamazis, ist aber an Farbe heller und von weniger würzigem, von der Bandamazis abweichendem Geruch, was sich besonders beim Reiben zwischen den Fingern zeigt.

Siauwmazis ist der Bandamazis im Aussehen ebenfalls ähnlich, ist im Geruch weniger würzig, jedoch wird der Geruch beim Reiben zwischen den Fingern bedeutend stärker.

Muskatnüsse und Mazis kommen vor allem über London, dann auch über Hamburg in den Handel.

Prüfung. 1. Bandamazis wird häufig mit der völlig wertlosen, nicht würzigen Bombaymazis verfälscht. Bombaymazis ist bedeutend länger, schmäler und rotbraun.

2. Um die Verfälschung im Pulver nachzuweisen, übergießt man 3 g Mazispulver mit absolutem Alkohol, schüttelt öfter um und läßt 24 Stunden stehen. Filtriert ab, verdünnt 1 ccm des Filtrats mit 3 ccm Wasser und fügt einige Tropfen Salmiakgeist hinzu. Bandamazis ergibt jetzt eine rosenrote, Bombaymazis dagegen eine orange bis gelbrote Flüssigkeit.

3. Etwa untergemischte gepulverte Kurkuma, Zwiebackpulver und ähn-

liches erkennt man durch das Mikroskop, Kurkuma auch durch die Borsäurereaktion. (S. Rhiz. Curcumae.)

Anwendung finden beide Drogen hauptsächlich als Speisegewürz und bei der Herstellung von Branntweinen und Likören, seltener in der Heilkunde als erregendes Mittel. Größere Mengen rufen Kopfweh, Schwindel, Vergiftungserscheinungen hervor; es ist nach dem Genusse von zwei Muskatnüssen der Tod eingetreten.

Unter dem Namen Muskatbutter, Oleum Nucistae, kommt das durch Pressen gewonnene Fett der Nüsse, das auch den größten Teil des ätherischen Öls mit enthält, in den Handel. Es dient in der Heilkunde zur Darstellung des Balsamum Nucistae.

Sémen Nigéllae.
Schwarzkümmel. Kreuzkümmel. Nonnennägelein. Gretschen im Busch. Semence ou graine de nigelle. Graine noir. Graine de nigelle de Damas. Nigella-seed.

Nigella sativa. N. damascena. Ranunculaceae. Hahnenfußgewächse
Mittelmeergebiet. Orient, Südeuropa angebaut.

Die Samen sind 2—3 mm lang, fast dreikantig, eiförmig, netzadrig, schwarz, nicht glänzend, innen weißlich. Geruch, wenn zerrieben, würzig, kampferartig; Geschmack gleichfalls (Abb. 391). Die Samen der Gartenzierpflanze Nigella damascena sind kleiner, der Geruch beim Zerreiben erdbeerartig. Sie sollen für Zwecke der Heilkunde nicht verwendet werden.

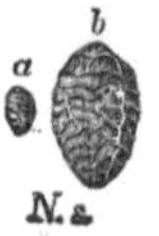

Abb. 391
Sem.
Nigellae.
a in nat.
Größe, b in
5facher
Vergrößerung

Bestandteile. Fettes Öl 30—35%; ätherisches Öl; ein Bitterstoff Nigellin; Harz; ein giftiges Alkaloid Melanthin. In den Samen von Nigella damascena außerdem Damaszenin.

Anwendung. In der Volksheilkunde. Als Gewürz und in der Likör- und Branntweinbereitung.

Negersaat oder Negerkorn, das als Vogelfutter dient, ist der Samen einer in wärmeren Ländern, besonders in Afrika in großen Mengen angebauten Grasart, der Mohrenhirse, auch Sorgho oder Durrha bezeichnet, Sorghum vulgare. Die Samen sind für die Bevölkerung Afrikas und Arabiens als Brot und andere Speisen ein tägliches Nahrungsmittel.

Sémen (Fructus) Orýzae. Reis. Semence de riz. Rice.
Oryza vulgaris (sativa). Gramineae. Grasgewächse.
Ostindien. von dort über die ganze gemäßigte und heiße Zone der Welt verbreitet

Der Anbau des Reises geschieht auf Feldern, die bei Anbau von Sumpfreis durch künstliche Vorrichtungen zeitweise ganz unter Wasser gesetzt werden können. Das Unterwassersetzen der Felder geschieht während der Zeit des Wachstums mehrere Male. der sog. Bergreis oder Trockenreis, Oryza montana, aber verträgt trockenen Boden. Man baut in den verschiedenen Gegenden zahlreiche Spielarten an, die auch äußerlich eine verschiedene Ware liefern. Der meiste Reis kommt in rohem Zustande mit den Spelzen als Paddy nach Europa. Die Früchte werden erst hier in eigenen Reismühlen, durch Stampf- und Walzwerke geschält und geschliffen, d. h. von der Fruchthülle und der Samenschale befreit und dadurch erst zur marktfähigen Ware gemacht. Häufig wird der Reis mit Talkum geglättet, poliert und auch etwas mit Ultramarin oder Indigo gebläut. Die gewonnenen Abfälle sind als Reiskleie und als

Reisschrot sehr gesuchte Futtermittel. In ihnen ist außer Vitamin der größte Teil der stickstoffhaltigen Bestandteile des Reises enthalten.

Guter Reis muß möglichst ganzkörnig, Ganzreis, gleich groß, trocken, weiß und halb durchsichtig, frei von Staub sein, beim Kochen stark aufquellen und ohne säuerlichen Geschmack sein. Graue Ware ist stets geringwertig, meist durch Seewasser beschädigt, havariert. Zerbrochene Ware kommt als Bruchreis in den Handel.

Von den Handelssorten sind die wichtigsten: Carolinreis aus Nordamerika, langeckig, mattweiß, durchscheinend, sehr geschätzt. Javareis, die beste Sorte Tafelreis, kleiner als der vorige. Pattnareis aus Indien, klein, langgestreckt, weiß. Bengalreis, groß, grob, etwas rötlich. Rangoonreis aus Birma, eine mittlere Sorte; italienischer Reis, derb, rund, weiß. Ferner Siam Spezial, Siam Garden und Choice blue Rose.

Bestandteile. Stärkemehl bis zu 85%; eiweißhaltige Bestandteile 1—2%; Spuren von Fett.

Anwendung. Der Reis, obgleich allein kein besonders gutes Nahrungsmittel, weil ihm die Stickstoffbestandteile fehlen, ist dennoch eins der wichtigsten Nahrungsmittel der Welt. Er vertritt in den tropischen Ländern die dort nicht gedeihende Kartoffel, z. T. auch unser Brotkorn. Außer zur Nahrung dient er in seiner Heimat zur Herstellung des Reisbranntweins, des sog. Arrak. In Italien gewinnt man aus Bruchreis und Reisabfällen Glyzerin, die Ausbeute beträgt 30% des Reisgewichtes.

Sémen Paeóniae. Pfingstrosensamen. Gichtrosensamen.
Päonienkörner. Zahnperlen. Semence de pivoine.

Paeonia officinalis. Ranunculaceae. Hahnenfußgewächse
Angebaut.

Die getrockneten reifen Samen der Pfingstrose, erbsengroß, eirund, blauschwarz oder mehr dunkelbraun, glänzend, mit hellem Nabelfleck. Samenschale spröde. Innen weißgelblich. Dienen in Rotwein aufgeweicht, auf Fäden gezogen zu Zahnhalsbändern, denen man günstige Einwirkung auf das Zahnen der Kinder zuschreibt. Enthalten außer fettem Öl wahrscheinlich ein Alkaloid.

Sémen Papáveris. Mohnsamen.
Graine ou semence de pavot. Poppy-seed.

Papaver somniferum. Papaveraceae. Mohngewächse.
Orient. Indien, bei uns angebaut in Thüringen, Schlesien Württemberg ferner Rußland, Böhmen, Mähren, Galizien.

Die Samen sind sehr klein, 1—1,5 mm lang, fast nierenförmig, weiß oder graubläulich; Samenschale netzartig mit sechseckigen Maschen gerippt; fast geruchlos; innen weißgrau; von mildem, fettigem Geschmack (Abb. 392).

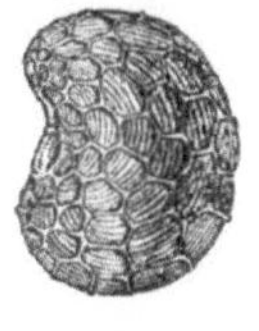

Man unterscheidet weißen und blauen Mohnsamen. Zu Zwecken der Heilkunde darf nur der weiße verwendet werden, weil hier eine Beimengung von Bilsenkrautsamen nicht möglich ist, während der blaue mehr zu Speisen, Backwerk und als Vogelfutter benutzt wird. Zur Ölgewinnung wird außerdem noch grauer Mohn angebaut. Die Aussaat des Mohns geschieht von Mitte März bis Mitte April entweder als Breitsaat oder in Reihen. Die Ernte währt von Mitte August bis in den September hinein. Je nachdem Schließmohn, bei dem sich die Kapsel nicht öffnet, oder Schüttmohn, deren Kapseln sich in Poren, in Augen bei der Reife öffnen, geerntet wird, richtet sich die Zeit. Schüttmohn muß sofort beim Öffnen der Augen ausgerissen oder abgemäht werden, weil

Abb. 392. Sem. Papaveris, in 12facher Vergrößerung.

sonst die Samen herausfallen, er ist ertragreicher. Bei Schließmohn zeigt sich die Reife, sobald die Samen in den Kapseln klappern. Diese Früchte werden zur Gewinnung der Samen mit Maschinen oder Messern aufgeschnitten und ausgedroschen.

Bestandteile. Fettes, trocknendes Öl (s. d.) bis zu 50%; Emulsin; keine giftigen Opiumalkaloide.

Anwendung. In der Heilkunde in Form von Emulsionen als beruhigendes Mittel, sonst zu Speisezwecken, als Vogelfutter und zur Bereitung des Mohnöls.

Prüfung. Der russische Mohnsamen ist vielfach mit dem giftigen Bilsenkrautsamen verunreinigt. Als äußerste Grenze der Verunreinigung werden 0,05% zugelassen, ein Gehalt darüber hinaus gilt als gesundheitsschädlich. Man stellt dies durch Zählen der Bilsenkrautsamen fest, es dürfen sich in 50,0 Mohnsamen höchstens 20 Bilsenkrautsamen befinden, andernfalls muß der Mohnsamen durch Sieben gereinigt werden. Die Bilsenkrautsamen, die größer sind, bleiben auf dem Siebe zurück. Nach der Reinigung ist eine zweite Prüfung erforderlich.

Aufbewahrung. In gut geschlossenen Gefäßen, da Mohnsamen dem Insektenfraße leicht ausgesetzt ist. Auch darf er nicht zu alt werden, da er dann ranzig schmeckt.

Sémen oder Grana Paradisi. Paradieskörner. Malaguetta-Pfeffer.
Guineapfeffer. Graines de paradis. Maniguette. Grains of paradise.
Amomum granum paradisi. Zingiberaceae. Ingwergewächse.
Westküste Afrikas.

Samen 2—3 mm groß, kantigeckig, mit fester, feinwarziger Samenschale, hart, glänzendbraun, innen weiß, mehlig. Geruch, wenn zerrieben, würzig; Geschmack gleichfalls, brennend-scharf, pfefferartig.

Bestandteile. Ätherisches Öl ½%; geruchloses, brennend-scharfes Harz 3%, beide in der Samenschale.

Anwendung. Als Ersatz für Kardamomen, hauptsächlich zum Verschärfen von Essig oder Speiseessenz, in der Branntweinbereitung. Als Bienenwitterung.

Sémen Phaséoli. Fabae albae. Weiße Bohnen. Haricot. Fèves. Beans.
Phaseolus vulgaris. Ph. nanus. Leguminosae. Hülsenfrüchtler.
Unterfamilie *Papilionatae.* Schmetterlingsblütler.
Angebaut.

Zur Bereitung des Bohnenmehls, Farina Fabarum, das zu trockenen Umschlägen gegen Rose, außerdem aber zu Mitteln für die Hautpflege Verwendung findet. Bohnenmehl ist gelblich, hat einen strengen Geruch und öligen Geschmack. Die Bohnen enthalten neben 25% Stärkemehl, Zucker und Gummi, in sehr großer Menge einen eiweißartigen Körper, Legumin.

† Sémen Physostigmatis. Fabae Calabáricae.
Kalabarbohnen. Gottesurteilbohnen. Eseresamen.
Fèves de Calabar. Fèves d'épreuve. Calabar-beans. Ordeal-beans.
Physostigma venenosum. Leguminosae. Hülsenfrüchtler.
Unterfamilie *Papilionatae.* Schmetterlingsblütler.
Westafrika. Kamerun. Kalabarküste.

Die Samen der bohnenähnlichen Schlingpflanze mit rotpurpurnen Blüten sind nierenförmig. 2—3½ cm lang, 1½—2 cm breit, Schale glänzend, rotbraun bis braunschwarz, der Nabel läuft an der Innenseite in Form einer breiten Furche hin; bei frischen Bohnen sind die scharf hervortretenden Ränder dieser Furche rot. Unter der harten Schale liegt ein weißer, zweilappiger Samenkern. Geruchlos; Geschmack sehr schwach (Abb. 393).

Bestandteile. In den Samenlappen giftiges Physostigmin, auch Eserin genannt; giftiges Eseridin und Kalabarin; die Schalen sind wirkungslos.

Semina. Samen.

Anwendung. Zur Herstellung des Pysostigmins, Eserins. Dieses findet in der Augenheilkunde vielfach Anwendung, da es die Pupillen erweiternde Wirkung des Atropins und des Hyoszyamins aufhebt. Auch in der Tierheilkunde. Es ist ferner ein Gegengift gegen das Strychnin und dessen Starrkrampf hervorrufende Wirkung.

Der von den Engländern gegebene Name Ordealbean, Gottesurteilbohne, hat darin seine Begründung, daß bei den Negerstämmen der Kalabarküste zur Feststellung der Schuld das Essen einer solchen Bohne in zweifelhaften Fällen bei dem betreffenden Verbrecher als Gottesurteil angewendet wird. Bleibt der Angeklagte nach dem Genuß einer Bohne eben, so gilt er als unschuldig.

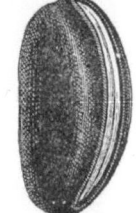
Abb. 393.
Kalabarbohne in natürl. Größe.

Prüfung. 1. Wilde Kalabarbohnen oder auch Kalinüsse aus Afrika sind allerdings den Kalabarbohnen ähnlich, aber bei genauer Form des Nabels, der für die echten Kalabarbohnen ungemein bezeichnend ist, leicht von diesen zu unterscheiden.

2. Auch die Samen von Pentaclethra macrophylla aus Afrika dienen zur Verfälschung. Sie sind nicht nierenförmig und dunkelrotbraun. Enthalten viel fettes Öl und werden zur Gewinnung dieses Öles, das mit Owalaöl bezeichnet wird, in Europa eingeführt.

Dagegen sind die als lange Kalabarbohnen aus Angola kommenden Samen von Physostigma cylindrosperma den echten gleichwertig. Oberfläche dunkelbraun, feingerunzelt, etwa 4 cm lang, mehr walzenförmig, nicht nierenförmig wie die echten Kalabarbohnen. Die Narbe verläuft über die Hälfte der kurzen Seite und endet mit einem kleinen Höcker.

Sémen (Núclei) Pistáciae. Pistaz.en. Grüne Mandeln.
Pistache. Noix de pistache. Pistachio-nut.
Pistacia vera. Anacardiaceae. Sumachgewächse.
Mittelmeerländer wildwachsend und angebaut.

Die Frucht ist eine Steinfrucht, doch kommt fast immer nur der Samen in den Handel. Dieser ist etwas dreikantig, meist von der Größe einer länglichen Haselnuß. Außen rötlich bis violett, innen grün oder gelb. Geruchlos; Geschmack süß, mandelartig.

Die Haupthandelssorte ist die sizilianische, außen violett, innen grün. Ferner Tunis P. klein, außen rot, innen lebhaft grün. Aleppo P. sehr groß, innen gelb.

Pistazien werden des starken Ölgehalts halber rasch ranzig.

Bestandteile. Etwa dieselben wie die der Mandeln.

Anwendung. In der Fein- und Zuckerbäckerei, zu Magenmorsellen.

Sémen Psyllii oder Pulicariae. Flohsamen.
Graine de psyllion. Semence aux puces.
Plantago arenaria. Pl. psyllium. Plantaginaceae. Wegebreitgewächse.
Mittelmeerländer Südeuropa und Mitteleuropa wild und angebaut.

Die Samen der einjährigen, 15—30 cm hohen Wegebreitarten mit sitzenden, schmalen Blättern sind 2—3 mm lang, 1—1,5 mm breit, glänzend, schwarzbraun, schildförmig, oben gewölbt, unten platt, mit einer Längsfurche, in der Oberhaut Schleim. Geruchlos; Geschmack schleimig.

Bestandteile. In Alkohol unlöslicher Schleim 15%, Gummi, ein Glykosid Aukubin, Aleuron, sowie die Fermente Emulsin und Invertin.

Anwendung. Bei Durchfall um die Peristaltik zu erhöhen, Harnröhrenentzündung, krankhaften Schleimabsonderungen, Keuchhusten, äußerlich bei Augenkrankheiten, zum Erweichen von Geschwülsten, technisch um Seide und feinem Leder Glanz zu geben, zum Steifen von Hüten und Wäsche, bei der Herstellung von Buntpapier, in der Zeugdruckerei und gleich dem Quittenschleime zu Mitteln für die Haar- und Hautpflege.

Semen Quercus. Glandes Quercus. Cotyledónes Quercus. Eicheln.
Gland de chêne. Acorns.
Quercus pedunculata. Qu. sessiliflora. Fagdceae. Buchengewächse. Europa.

Die Eicheln, die Nußfrüchte der Eichbäume, sitzen in einer becherförmigen, kahlen Achsenwucherung, dem Fruchtbecher, so daß die ganze Frucht eine

Art Steinfrucht darstellt. Es kommen jedoch nur die von den Schalen befreiten Samenlappen der Eicheln in den Handel. Sie sind bräunlichgrau; geruchlos; Geschmack herb, bitter. Die Eicheln werden gewaschen, bei künstlicher Wärme scharf getrocknet und die dünnen, spröden Fruchtschalen entfernt (Abb. 394).

Bestandteile. Stärke 30—35%; ein fünfwertiger Naphthenalkohol $C_6H_7(OH)_5$ Querzit; fettes Öl; Gerbsäure. Die Eicheln

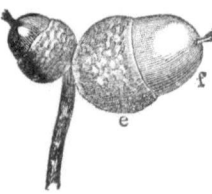

Abb. 394. Früchte von Quercus pedunculata. Fruchtbecher Eiche.

finden im gerösteten Zustand, als Glandes Quercus tostae praeparatae, Eichelkaffee, Café de glands, Roasted-acorn-seeds, Verwendung. Das Rösten geschieht in eisernen Trommeln unter beständigem Umrühren, beim Rösten geht der größte Teil der Stärke in Dextrin über, zugleich entstehen brenzlige Stoffe, die den Eicheln einen dem Kaffee ähnlichen Geruch verleihen.

Anwendung. Als Ersatz des Kaffees, namentlich bei schwächlichen und drüsenkranken, skrofulösen Kindern, ferner gegen Durchfall. Häufig mit Kakao zusammengemischt als Eichelkakao.

Aufbewahrung. Eichelkaffee muß trocken, in gut schließenden Blech- oder Glasgefäßen aufbewahrt werden, da er sonst leicht dem Insektenfraß ausgesetzt ist, indem er an feuchten Orten von dem sog. Silberfischchen oder Zuckergast, Lepisma saccharina, einem bis 1 cm langen flügellosen Urinsekt, Apterygoten, das zwei lange dünne Fühler und drei fast gleichlange Schwanzfäden trägt, heimgesucht wird. Die ganz weißen jungen Tiere unterscheiden sich als Urinsekten in der Form von den ausgewachsenen nicht, machen also keine Metamorphose durch.

† Sémen Sabadíllae. Sabadillsamen. Läusekörner. Graines de cévadille.

Schoenocaulon officinale. Sabadilla officinalis. Liliaceae. Liliengewächse.
Unterfamilie *Melanthioideae.*
Mittelamerika, Mexiko, Venezuela; auch angebaut.

Früher kam meist die vollständige, dreifächerige Kapsel mit dem Samen in den Handel, obgleich nur die reifen Samen in der Heilkunde verwendet werden. Jetzt kommen die Samen allein in den Handel. Die Samen, von denen 2—5

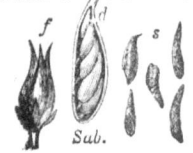

Abb. 395. Fructus und Semen Sabadillae. *Frucht, f* ein Fruchtfach, *s* Samen

in jedem der drei Fächer sich befinden, sind 5—9 mm lang, etwa 2 mm dick, länglich, an einem Ende abgerundet, am andern scharf zugespitzt, außen runzlig, braunschwarz, innen heller. Geruchlos; Geschmack bitter, scharf. Sehr giftig! Der Staub des Pulvers erregt Niesen (Abb. 395). Der Rückstand nach dem Verbrennen darf höchstens 8% betragen.

Bestandteile. Giftige Alkaloide Veratrin, Zevadin, Zevadillin und Sabadin; Veratrumsäure; Fett.

Anwendung. In der Tierheilkunde. Als Zusatz zu Lausepulver und Lauseessig. In chemischen Fabriken zur Darstellung des Veratrins.

Die Samen kommen in Säcken von etwa 60 kg in den Handel.

Sémen Sinapis (nigrae). Schwarzer Senf.
Graine ou semence de moutarde noire. Sénevé noir. Black mustard-seed.

Brassica nigra. Br. juncea. Cruciferae. Kreuzblütlergewächse
Vorderasien, jetzt vielfach angebaut.

Der schwarze Senf ist eine gelbblühende Pflanze, die auf Feldern angebaut wird. Die Früchte sind Schotenfrüchte. Die reifen Samen kugelig, kleiner als

Semina. Samen.

der gelbe Senf, etwa 1—1,5 mm dick. Samenhülle rotbraun, matt, netzgrubig, mit Punkten versehen, mitunter weißschülferig, innen gelb; trocken geruchlos; das Pulver mit Wasser angerührt, nach kurzer Zeit einen scharfen, die Augen zu Tränen reizenden Geruch entwickelnd; Geschmack anfangs ölig und schwach säuerlich, hinterher brennend und scharf (Abb. 396).

Bestandteile. Fettes Öl 18—30%. Ein Alkaloid Sinapin an Schwefelsäure gebunden, Schleim, ein Enzym Myrosin und ein glykosidischer Körper, der die Eigenschaft einer Säure hat, die Myronsäure, die an Kalium gebunden ist und Sinigrin genannt wird. Diese Stoffe Myrosin und Sinigrin liefern bei Gegenwart von Wasser das ätherische Senföl, das Allylsenföl neben Zucker und Kaliumbisulfat (s. Oleum Sinapis). Senfsamen enthält keine Stärke, darf also mit Jodwasser keine Blaufärbung zeigen.

Die beliebteste Handelsware ist die holländische; Körner sehr klein, dunkel, aber kräftig. Weniger geschätzt sind die thüringischen und russischen Sorten. Letztere, die in Südrußland in der Gegend von Sarepta in großen Massen gebaut wird, stammt von Sinapis juncea, mit hellbraunen etwas größeren Samen.

Das Sarepta-Senfmehl, wie es als solches in den Handel kommt, wird von enthülsten und entölten Senfsamen bereitet. In Rußland wird das fette Senföl Oleum Sinapis expressum oder pingue, das auch unter der Bezeichnung Sinapol in

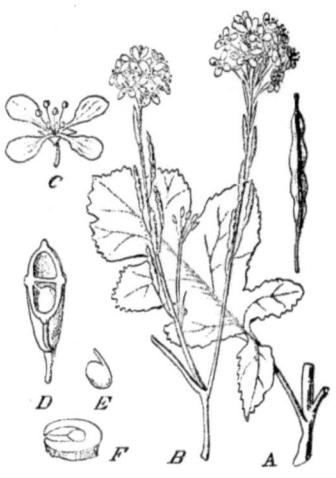

Abb. 396. Brassica nigra

den Handel kommt, vielfach als Speiseöl, auch als Schmieröl für feinere Maschinen und als Grundlage für Mittel zur Haarpflege, wie Haaröl und Haarsalben, Pomaden, benutzt und deshalb abgepreßt. Es ist ein hellgelbes bis dunkleres Öl von mildem, angenehmem Geruch und Geschmack.

Auch Italien (Apulien, Sizilien), Syrien, ferner in großen Mengen Ostindien und auch Südamerika (Chile) liefern Senfsamen.

Dem Senfmehle des Handels ist zum Teil das fette Öl durch Abpressen entzogen, Semen Sinapis pulveratum semiexoleatum.

Der Rückstand nach dem Verbrennen darf höchstens 5% betragen.

Eine Verfälschung des Pulvers mit Kurkuma wird durch Rotfärbung beim Hinzufügen von etwas Schwefelsäure, der man ein Drittel Weingeist zugefügt hat, erkannt.

Anwendung. Innerlich bei Vergiftungsfällen als Brechmittel. Man gibt 5—10 g mit reichlich Wasser angerührt. Äußerlich in Form von Senfteig oder Senfpapier als hautreizendes Mittel. Ferner zu Fußbädern. Außerdem um dumpfigen oder strengen Geruch, z. B. Moschus, aus Gefäßen und von Händen zu entfernen. Seine Hauptverwendung findet der Senf zur Bereitung des Speisesenfs, des Mostrichs.

Senfpapier, als Ersatz des Senfteigs wird dadurch bereitet, daß man weiches, aber zähes Papier auf der einen Seite mit Kautschuklösung bestreicht, dann reichlich mit grobem Senfmehl bestreut und durch Walzen laufen läßt.

326 Semina. Samen.

† Sémen Staphisagriae. Stephanskörner. Läusekörner.
Semence de staphisaigre. Semence de dauphinelle staphisaigre. Stavesacre.

Delphinium staphysagria. Ranunculaceae. Hahnenfußgewächse.
Mittelmeergebiet. Südeuropa. Kleinasien.

Samen plattgedrückt, dreieckig, 6 mm lang und breit, 4 mm dick; Rückseite gewölbt, rauh, grubig, graubraun bis schwärzlich, innen gelblich. Geruchlos. Geschmack ekelhaft bitter, hinterher brennend-scharf (Abb. 397).

Bestandteile. Fettes Öl 15%; giftige Alkaloide Delphinin, Delphinoidin, Delphisin und Staphisagrin.

Anwendung. Als Zusatz zum Lausepulver, zur Darstellung des Delphinins.

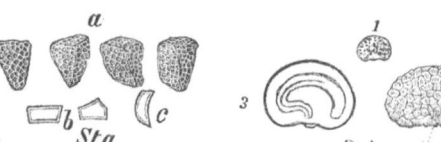

ABB. 397.
a Sem. Staphisagriae. *b* Umrisse des Querschnittes. Umrisse des Längsschnittes.

ABB. 398. Semen Stramonii.
1 natürliche Größe, 2 und 3 vierfach vergrößert, 3 Längsdurchschnitt.

**† Sémen Stramonii. Stechapfelsamen. Stechapfelkörner.
Semence de stramoine. Semence de pomme-epineuse. Stramonium-seed.

Datura stramonium. Solanaceae. Nachtschattengewächse
Deutschland

Samen klein, schwach, nierenförmig, braunschwarz, glanzlos, etwa 2—4 mm lang und breit; mit feinen Punkten versehen, innen weiß; geruchlos; Geschmack bitter, scharf (Abb. 398).

Bestandteile. Fettes Öl; giftiges Alkaloid Hyoszyamin. Spuren von Atropin und Hyoszin.

Anwendung. Gegen Asthma.

**† Sémen Strophanthi.
Strophanthussamen.
Semence de strophantus. Strophantus-seed.

Strophanthus gratus. Strophanthus kombe
Strophanthus hispidus. Apocynaceae.
Hundstodgewächse.
Südafrika.

Die Samen verschiedener Strophanthusarten. Das D.A.B. läßt nur die von der Granne befreiten, reifen Samen von Strophanthus gratus zu. Es beschreibt sie als spindelförmig, an der Basis mehr oder weniger abgerundet, manchmal fast scharf abgeschnitten, zusammengedrückt, nach oben zu scharfkantig, zuweilen fast geflügelt, zuweilen auch abgerundet, oben zugespitzt und oft mit dem Reste des grannenartigen Fortsatzes gekrönt, 11—19 mm, meist aber 12 bis 15 mm lang, 3—5 mm breit und bis 1,3 mm dick, kahl, gelb bis gelbbraun. Fast geruchlos; Geschmack sehr bitter. Die vom D.A.B. nicht zugelassenen von St. kombe und St. hispidus abstammenden 9—15 mm, seltener 22 mm langen, 3—5 mm breiten und 2 bis 3 mm dicken Samen sind mit einem großen Federschopf gekrönt, der bei der Handelsware meist entfernt ist; sind flach-lanzettlich, zugespitzt und an der einen, etwas gewölbten Fläche stumpfgekielt. Samenschale derb, mit graugrünen oder gelblichen, dicht anliegenden glänzenden Haaren bedeckt. Samenkern gelblich (Abb. 399).

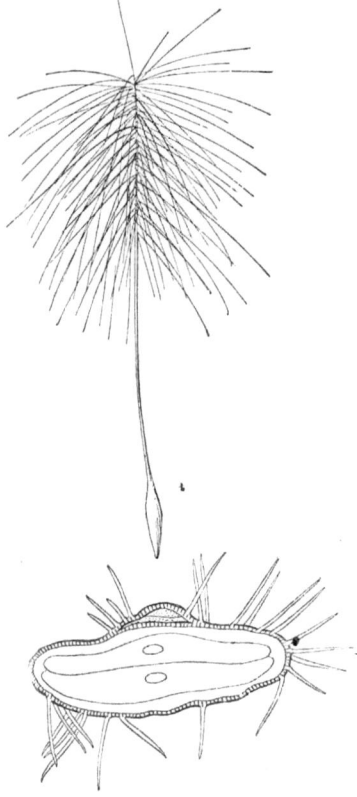

Abb. 399. Strophanthussamen. *a* Mit Federschopf. *b* Längsschnitt des vergrößerten Samens.

Bestandteile. Ein stickstoffreies Glykosid, bei St. gratus g-Strophanthin, bei St. kombe k-Strophanthin genannt, mindestens 4% und fettes übelriechendes Öl. Außerdem ein saponinartiger Körper, die Strophanthinsäure, die bei hydrolytischer Spaltung in Glukose und Strophanthigenin zerfällt. Die Wirkung dieser Säure soll harntreibend sein.

Anwendung. Namentlich in Form einer Tinktur gleich Digitalis gegen Herzkrankheiten und Asthma.

Nachweis. Befeuchtet man einen Querschnitt des Samens von St. gratus mit 80 prozentiger Schwefelsäure, so färbt er sich bald rötlich, darauf rot bis rotviolett. Befeuchtet man dagegen einen Querschnitt des Samens von St. kombe mit einem Tropfen Schwefelsäure, die mit dem vierten Teil ihres Gewichtes Wasser verdünnt ist, so nimmt besonders das Nährgewebe, meist auch der Keimling eine kräftige grüne Farbe an (Strophanthinreaktion).

Prüfung. Mitunter findet man Samen von St. kombe im Handel, die schon mit Weingeist ausgezogen sind. Man erkennt dies daran, daß die Haare nicht glänzend, sondern verklebt sind.

Gepulverte Samen von St. gratus dürfen keine Haare oder Kalziumoxalatkristalle enthalten.

Der Rückstand nach dem Verbrennen darf höchstens 7% betragen.

**† Sémen Strychni. Nuces vomicae. Strychnossamen. Brechnüsse. Krähenaugen. Noix vomique. Vomic-nut.

Strychnos nux vomica. Loganiaceae. Strychnosgewächse.
Ostindien. Koromandelküste.

Die Beerenfrucht des immergrünen Brechnußbaumes ist einer Orange ähnlich. Unter der gelben, harten Schale liegt ein saftreiches, säuerliches, nicht giftiges Fleisch, worin die Samen eingebettet sind. Diese, die sog. Krähenaugen, sind kreisrund, scheibenförmig, mit wulstigem Rand, 2—2,5 cm im Durchmesser, 2—3 mm dick, gelbgrau, mit dichten, von der Mitte nach dem Rande zu anliegenden glänzenden Haaren; die Samenschale dünn, das Nährgewebe hornartig, weißgrau, der Keimling etwa 7 mm lang, mit herzförmigen Samenlappen, das Würzelchen dem Rande des Samens zuwendend, so daß dadurch eine Erhöhung am Rand entsteht. Von dem in der Mitte befindlichen, etwas hervortretenden Nabel zieht sich bis zum Rand eine Leiste. In Wasser eingeweicht, läßt sich der Same in zwei scheibenartige Hälften trennen. Geruchlos; Geschmack (Vorsicht) sehr bitter. Das Nährgewebe enthält keine Stärke. Legt man einen Schnitt davon in einen Tropfen rauchende Salpetersäure, so färbt er sich orangegelb.

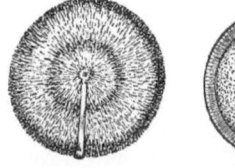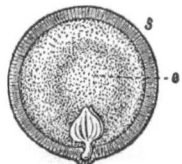

Abb. 400. 1 Strychnossamen in naturl. Größe. 2 Längsdurchschnitt. s Samenschale.

Strychnossamen kommen meist über Bombay, Madras und Kochin in den Handel (Abb. 400).

Bestandteile. Zwei sehr giftige Alkaloide, Strychnin 0,9—1,9% (s. d.) und Bruzin, gebunden an Igasursäure. Außerdem ein Glykosid Loganin. Ferner Zucker und ein fettes Öl.

Das D.A.B. schreibt einen Gehalt von mindestens 2,5% Alkaloide vor, berechnet auf Strychnin und Bruzin.

Anwendung. Innerlich in sehr kleinen Gaben als Pulver, Tinktur oder Extrakt gegen Nervenleiden, Magenerkrankung, auch bei Ruhr und Durchfall. Außerdem zur Darstellung der Alkaloide.

Beim Raspeln und Pulvern ist große Vorsicht anzuwenden. Schon kleinere Mengen des Pulvers bewirken starkes Erbrechen, dann Lähmungserscheinungen.

Starrkrampf; 3 g sollen den Tod eines erwachsenen Menschen herbeiführen
Bei etwaigen Vergiftungsfällen ist sofort ein Arzt hinzuzuziehen; vorher sind
die bei den Giften und Gegengiften angegebenen Mittel, vor allem starker
Kaffee und etwas Gerbsäure, anzuwenden.

Nachweis. Brechnußpulver weist man wie folgt nach:
1 Teil Pulver wird mit 10 Teilen verdünntem Weingeist 1 Minute lang in
schwachem Sieden erhalten. Von dem stark bitter schmeckenden Filtrat verdampft man 5 Tropfen, gemischt mit 10 Tropfen Schwefelsäure auf dem Wasserbad, es entsteht eine violette Färbung, die auf Zusatz einiger Tropfen Wasser verschwindet, aber bei erneutem Verdampfen wieder auftritt. Beim Verbrennen darf Brechnuß nur 3% Rückstand geben.

****† Sémen St. Ignátii. Fabae Ignatii. Ignatiusbohnen.**
Fèves de Saint-Ignace. Fruits du vomiquier ignatier. St. Ignatius-beans.

Strychnos Ignatii. Loganiaceae. Strychnosgewächse.
Philippinen.

Die Frucht des kletternden Strauchs ist kürbisartig; unter der harten Schale liegt ein bitteres Fruchtfleisch, in dem die zahlreichen Samen dicht aneinander eingebettet sind. Sie sind meist dreieckig, 2—2½ cm lang, bis zu 2 cm breit, sehr verschieden gestaltet. Außen grau bis braun, feingerunzelt; innen hornartig, graugrünlich Geruchlos; Geschmack sehr bitter.

Bestandteile. Diese sind wie bei Nuces vomicae, nur mehr Strychnin als Bruzin.

Anwendung. Zur Darstellung des Strychnins. Da sie noch giftiger als die Strychnossamen sind, ist die größte Vorsicht bei ihrer Verarbeitung geboten.

Sémen (Fabae) Tonco. Tonkabohnen. Fèves de Tonka. Tonka-beans

Dipterix oder *Coumarouna odorata. L. oppositifolia. Leguminosae.* Hülsenfrüchtler
Unterfamilie *Papilionatae.* Schmetterlingsblütlergewächse
Venezuela (Angostura). Guayana

Die Bohnen der Angostura und der sog. holländischen Sorte von Dipterix odorata sind 3—4 cm lang, bis zu 1 cm breit, etwa 8—10 mm dick, meist etwas gekrümmt, an beiden Enden stumpf; mit dünner, zerbrechlicher, leicht ablösbarer, schwarzer, fettglänzender, runzeliger Samenschale. Samenlappen gelbbräunlich, meist durch einen mit Kumarinkristallen bedeckten Spalt getrennt (Abb. 401). Angostura ist der alte Name der heute Ciudad Bolivar (Ciudad = Stadt) genannten Hauptstadt Venezuelas am Orinoko. Die sog. englischen Tonkabohnen, auch Para-Tonkabohnen genannt, von Dipterix oppositifolia aus Englisch-Guyana, sind bedeutend kleiner, außen mehr braun als schwarz, innen ebenfalls heller, mehr weiß, selten kristallisiert. Die Frucht des eine Höhe von 20 m erreichenden, nur vereinzelt vorkommenden Baumes ist eine Art Steinfrucht, und es liegt in der hülsenartigen harten Steinschicht ein Same. Ein ausgewachsener Baum, in Venezuela Sarrapia genannt, liefert bis zu 50 kg Samen, die von den Sarrapieros eingesammelt werden. Nach voller Ernte trägt der Baum aber die nächsten zwei Jahre keine Früchte. Die harte Steinschale wird zerklopft und der Same herausgenommen.

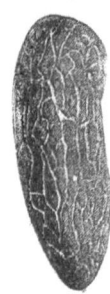

Abb. 401.
Tonkabohne.
natürliche
Größe

Um das Kristallisieren der Bohnen zu verstärken, soll man sie nicht gänzlich reif in Fässer packen und schwitzen lassen, danach mit Rum übergießen, diesen aber bald wieder abfließen lassen.

Geruch vanille- und melilotenartig; Geschmack bitter, gewürzhaft und ölig.

Bestandteile. Kumarin (s. d.). und zwar holländische Tonkabohnen 1—1,5%. Fett, Stärke.

Anwendung. Bei der Bereitung von Blumendüften; zwischen Rauch-, Schnupf- und Kautabak und als Ersatz des Waldmeisters bei der Maiweinessenz.

Als Ersatz der zeitweilig sehr teuren Tonkabohnen wird eine Droge unter dem Namen Vanilla-Root in den Handel gebracht. Es sind die Stengel und Blätter von Liatris odoratissima. Die Ware riecht ungemein stark nach Kumarin und ist namentlich zur Verarbeitung des Tabaks sehr gesucht.

Gruppe XV.
Sporen, Drüsen. Haare, Gallen.
Lycopódium. Sporae Lycopódii. Bärlappsporen.
Bärlappsamen. Hexenmehl. Streupulver. Blitzpulver. Wurmmehl. Schlangenmoossamen. Gürtelkrautsamen. Wolfsrankensamen. Poudre de lycopode. Soufre végétal. Lycopodium-powder. Witch-meal. Earthmoss-seeds.

Lycopodium clavatum und andere Lycopodiumarten. Pteridophyta. Farnpflanzen. Familie *Lycopodiaceae*. Bärlappgewächse.
Nördliches Europa.

Die Pflanze ist krautartig, kriechend, mit ährchenartigen, aufrechtstehenden Sporenträgern. Diese werden im Juli bis September, kurz bevor sie reif sind und zu stäuben beginnen, eingesammelt, in Gefäßen an der Sonne getrocknet und ausgeklopft. Das so gewonnene Pulver ist das Lykopodium (Abb. 402).

Es sind die Sporen der Pflanze, die sich in eigenen nierenförmigen Sporenbehältern, in Sporangien befinden, die an der Innenseite, an der Basis der sporentragenden Blätter stehen.

Lykopodium ist ein leichtes, blaßgelbes, sehr bewegliches, gewissermaßen fließendes Pulver, was zugleich ein Zeichen der Güte und Reinheit ist. In die Lichtflamme geblasen, blitzartig verbrennend, auf Wasser schwimmend, da es lufthaltig ist, obgleich spezifisch schwerer als das Wasser. Nur nachdem es im Mörser unter starkem Drucke zerrieben, läßt es sich mit Wasser mengen; mit Wasser gekocht sinkt es unter. Es ist geruch- und geschmacklos.

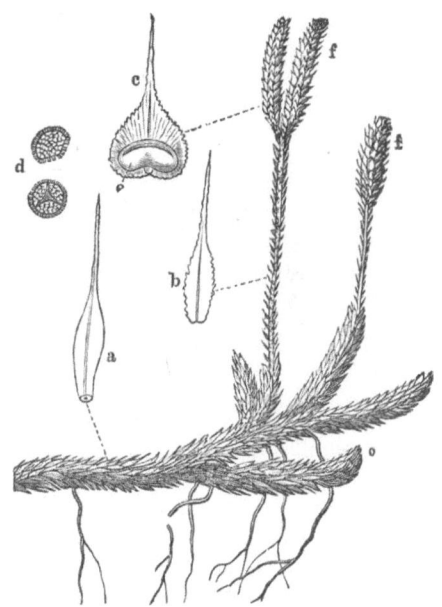

Abb. 402. Lycopodium clavatum. Ein Stück des Stengels mit Fruchtähren (*f*), halbe Größe , Stengel-, *b* Fruchtstengelblatt (beide vergrößert Deckblatt aus der Fruchtähre mit Sporangium *d* Sporen.

Unter dem Mikroskop zeigt es eine sehr kennzeichnende Form; vierseitig mit einer gebogenen Fläche, während die übrigen drei gerade sind, netzadrig und mit drei an der Spitze zusammenfließenden Leisten besetzt, dadurch von allen anderen Beimengungen zu unterscheiden.

Die bei weitem größte Menge der Handelsware stammt aus Rußland, doch liefern auch Harz, Rhön, Spessart und die Schweiz ziemlich bedeutende Mengen. Die beste Ware wird als dreifach gesiebte Naturware bezeichnet. Sie kommt in 50-kg-Säcken oder 10-kg-Papierbeuteln in den Handel.

Bestandteile. Fettes Öl bis 50 %, bestehend aus Glyzeriden der Stearin-, Palmitin-, Öl- und Arachinsäure 44 %, ferner Polinin, Lykopodiumsäure; Schleim und Zucker.

Anwendung. Innerlich, mit Wasser zu einer Art Emulsion verrieben, gegen Blasenleiden. Meist aber als Streupulver gegen das Wundsein der Kinder. Als Zusatz zu Pudern. In der Feuerwerkerei, der Pyrotechnik, und zum Einstreuen

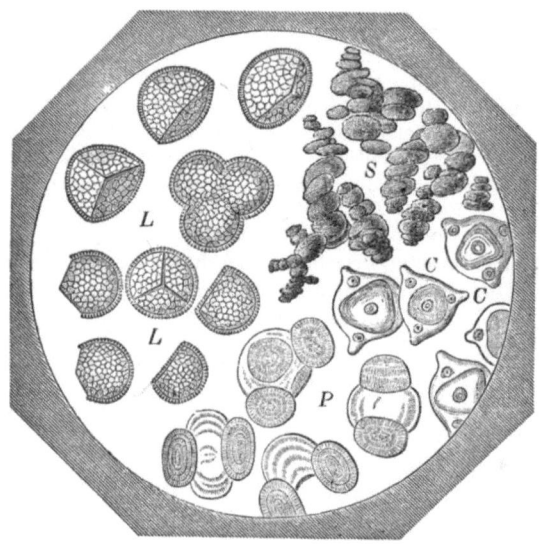

Abb. 403. Lykopodium und seine Verfälschungen. *L* Lycopodium. *P* Pollenkörner von Pinus silvestris. *C* Pollenkörner von Corylus avellana. *S* Sulfur sublimatum. (Alles 200 mal vergrößert.)

in Maschinengußformen, daß der Guß nicht anhaftet. Außerdem mit Karmin gemischt zur deutlichen Sichtbarmachung von Fingerabdrücken an Türen, Fenstern usw., um sie photographieren zu können.

Prüfung. Als Verfälschungen kommen vor: Blütenstaub der Kiefer und des Haselnußstrauchs, Corylus avellana, von der italienischen Stadt Avella abgeleitet, wo nach Plinius viele Hasel wuchsen. Schwefel. Stärkemehl mit Methylorange aufgefärbt, Kreide, Gips, Schwerspat, Sand. Blütenstaub und Schwefel sind durch das Mikroskop zu erkennen; die übrigen fallen beim Schütteln mit Chloroform zu Boden, während das reine Lykopodium oben schwimmt. Schwefel zeigt sich auch beim Verbrennen durch den Geruch nach Schwefeldioxyd. Geringe Mengen von Blütenstaub der Nadelhölzer können meist nicht als Verfälschung angesehen werden, da sie von in der Nähe wachsenden Bäumen auf die Lykopodiumpflanze gefallen sind. Jedoch werden in Österreich die Pollen geradezu eingesammelt und zum Verkauf gebracht, österreichisches Lykopodium, die dann zweifellos als Verfälschungsmittel dienen (Abb. 403). Oder man weist die mineralischen Beimischungen durch Bestimmung des Aschengehalts nach. Unverfälschtes Lykopodium darf nach dem Verbrennen nur 3% Asche hinterlassen. Eine Auffärbung mit gelbem Teertarbstoff erkennt man beim Kochen mit Wasser oder durch Ausziehen mit Weingeist.

Gutes Lykopodium muß hell von Farbe, frei von Blättern und Stengelchen und leichtfließend sein.

Es darf niemals bei offenem Licht umgefüllt werden, da es infolge der Feinheit sehr leicht Feuer fangen kann.

Unter Lykopodiumersatz, zum Einstreuen in Maschinengußformen, versteht man gepulverten Bernstein oder ein Gemisch von Talk und Ruß.

Lupulín. Glándulae Lúpuli. Lupulin. Hopfendrüsen. Lupuline. Lupulin.

Húmulus lúpulus. Moráceae. Maulbeergewächse. Wild und angebaut.

Das Lupulin besteht aus den Öldrüsen der Hopfenkätzchen (s. Flor. Lupuli) und wird durch Reiben und Absieben von diesen getrennt. Mehlartig fein, frisch gelbgrün. Geruch und Geschmack kräftig-gewürzhaft. Mit der Zeit wird es braun, nimmt käseartigen Geruch an und ist unwirksam. Guter Hopfen gibt etwa 10% Öldrüsen. Unter dem Mikroskop hat Lupulin eine gedrungene, pilzförmige Gestalt (Abb. 404).

Der Rückstand nach dem Verbrennen ist meist sehr hoch, zwischen 16 und 20%.

Bestandteile. Bitteres, goldgelbes Harz etwa 50%; ätherisches Öl 1—3%; etwas Gerbsäure und 10% Bitterstoff.

Anwendung. In kleinen Gaben gegen verschiedene Leiden der Harnwege in Mengen von 0,5—1 g mehrmals täglich, sowie gegen Schlaflosigkeit. Ferner in der Likör- und Branntweinbereitung, zu Wermutwein.

Aufbewahrung. Vor Licht geschützt und muß alljährlich erneuert werden.

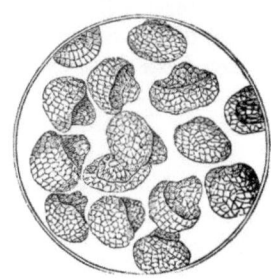

Abb. 404. Glandulae Lupuli 50 ma vergrößert.

** Kamala. Glándulae Rottlerae. Kamala.

Mallótus philippinénsis. (Rottlera tinctória.) Euphorbiáceae. Wolfsmilchgewächse Vorderindien. Philippinen. Australien.

Die im März geernteten Früchte des strauchartigen Baumes sind dreifächerige Kapselfrüchte; dicht mit kleinen rotbraunen Drüsen und Büschelhaaren bedeckt. Diese werden zur Zeit der Reife abgebürstet oder durch Schütteln in Sieben oder Körben und Reiben der Früchte vielfach unter Zusatz von Sand oder Ton, gesammelt und bilden die Kamala des Handels; ein feines, braunrotes Pulver, das für den Gebrauch in der Heilkunde durch vorsichtiges Absieber möglichst von etwa beigemengtem Sand befreit werden muß. Eine gute Ware für die Zwecke der Heilkunde darf beim Veraschen höchstens 6% Rückstand hinterlassen (Abb. 405). Das Pulver ist sehr leicht, verbrennt in die Flamme geblasen, mischt sich

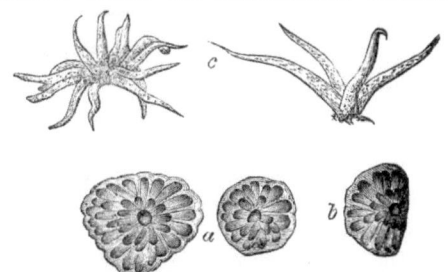

Abb. 405. *a* Kamaladrüsen, *b* von der Seite gesehen *c* Büschelhärchen.

nicht mit Wasser und gibt auch an dieses nichts ab: siedendes Wasser wird schwach hellgelblich, dagegen wird alkalisches Wasser rotgelb bis tiefrot gefärbt. Ebenso werden Weingeist, Äther und Chloroform gefärbt. Zieht man Kamala mit Schwefelkohlenstoff aus, so erhält man beim Verdunsten gelbe Kristalle, das Rottlerin, das mit Alkali eine tiefrote Farbe gibt. Geruch und Geschmack fehlen.

Bestandteile. Rottlerin; gelbroter Farbstoff: Spuren von ätherischem Öl; verschiedene Harze etwa 80%.

Anwendung. Als ausgezeichnetes Bandwurmmittel, 6—12 g, am besten in mehrere Gaben geteilt. In Indien, England und auch bei uns benutzt man die Kamala zum Färben von Geweben. Kamala für Färberei enthält mitunter bis zu 60% fremde Bestandteile.

Unter Wurrus oder Warrus sind ähnliche Drüsen der Hülsenfrüchte von Crotalária erythrocárpa Arabiens und Nordafrikas zu verstehen. Sie sind durch das Vorhandensein von einfachen Haaren zu erkennen. Haben so ziemlich dieselben Bestandteile wie Kamala und ersetzen diese häufig beim Färben.

Pénghawar Djambi. Pénnawar Djambi. Pulu Paku Kidang. Páleae haemostáticae.

Cibotium Baromez. Pteridophyta. Farnpflanzen. Klasse *Filicales.* Reihe *Filicale leptosporangiatae.* Familie *Cyatheaceae.*

Unter diesen Namen kommen die Spreuhaare der Wedelbesen verschiedener ostindischer Baumfarne, namentlich Cibótium Baromez, von Java und Sumatra aus, in den Handel. Sie bilden eine weiche, krause, goldgelbe bis braune Wolle, deren einzelne Härchen mehrere Zentimeter lang sind und die als blutstillendes Mittel dient. Sie saugen das Blutwasser, das Serum des Blutes auf und verdicken dieses dadurch. In großen Massen werden sie als Polsterstoff verarbeitet.

Gallae. Galläpfel. Gallen. Galles ou cécidies. Galls.

Unter Galläpfeln verstehen wir krankhafte Auswüchse, dadurch hervorgerufen, daß verschiedene Insekten ihre Eier mittels Legestachels in Blattknospen, Blätter oder Früchte legen. Durch den Stich und die weitere Entwicklung der Eier entsteht an der betreffenden Stelle ein verstärkter Säftezufluß. Es bildet sich um das Ei und später um die Larve eine starke Zellenwucherung, und allmählich entsteht der Auswuchs, den wir Galle nennen.

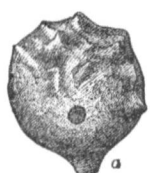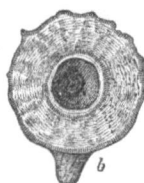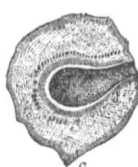

Abb. 406. Türkische Galläpfel. *a* ein ganzer G. mit Flugloch *b* und *c* derselbe im Durchschnitt: *b* ohne, *c* mit Flugloch.

Wir können zwei Hauptgruppen unterscheiden. Eichengallen, Galles de chêne, Oak-apples, Gallnuts, die eigentlichen Galläpfel, hervorgerufen durch den Stich der Eichengallwespe. Cynips tinctória, auf verschiedenen Eichenarten, besonders Quercus infectoria, und die chinesischen und japanischen Gallen, entstanden durch den Stich der chinesischen Blattlaus, Aphis chinensis oder Schlechtendalia chinensis, auf den Blättern und Zweigen einer Sumachart. Rhus semialáta.

Von den Eichengallen unterscheidet man im Handel asiatische, meist auf Quercus infectória, und europäische auf Quercus cerris und sessiliflóra gewachsen.

Die asiatischen sind voll, schwer, 1,5—2,5 cm im Durchmesser, rundlich oder birnenförmig, stachlig-warzig, sehr hart, beim Zerschlagen innen strahlig oder körnig und einen deutlich begrenzten, stärkehaltigen Kern mit einer etwa 5—7 mm großen Höhlung zeigend, worin sich bei Gallen ohne Flugloch noch das Tier befindet. Die beste Ware kommt unter dem Namen Aleppo oder türkische G., Gallae halepénses nach Alexandrette oder Trapezunt und von hier über Triest, Genua, Marseille und Liverpool in den Handel. Unausgesucht ist diese Ware gemengt aus kleineren, fast schwärzlichen, sehr höckerigen und größeren, grünlichen, weniger stachligen, leichteren Gallen. Letztere sind minderwertig, vielfach schon mit einem Bohrloche versehen, aus dem das Insekt ausgeschlüpft ist. Diese unausgesuchte Ware wird vom D.A.B. vorgeschrieben. Die Aleppo-G. gehen öfter nach Abuschir am Persischen Meerbusen und kommen dann über Bombay als indische Gallen in den Handel. Die Smyrna-, Tripolitaner und syrischen Gallen sind blaß, glänzend, nicht so voll und leichter als die vorige Sorte.

Gute Galläpfel müssen möglichst frei von angebohrten sein, weil bei diesen der Gerbstoffgehalt geringer ist als bei den nicht völlig entwickelten.

Galläpfelpulver wird durch verdünnte Eisenchloridlösung (1 + 9) schwarzblau.

Die europäischen Galläpfel sind außen glatt, höchstens runzlig, leicht, ohne Stärkegehalt, aber so geringwertig, daß sie für den Drogenhandel nicht in Betracht kommen.

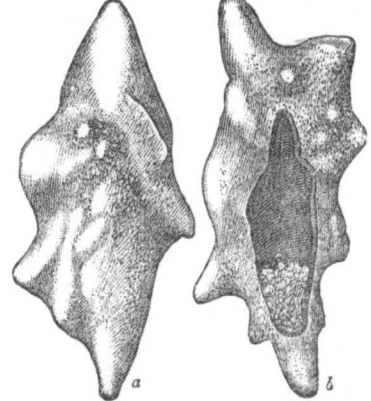

Abb. 407. Chinesische Galläpfel, b geöffnet, um den Inhalt zu zeigen.

Chinesische oder japanische Gallen, Gallae sinenses, Galles de Chine ou du Japon, sind äußerlich von den Eichengallen sehr verschieden. Es sind blasenförmige Auswüchse, 3—8 cm lang, 2—4 cm breit, meist nach beiden Enden verjüngt, dünnwandig, und da sie vor dem Trocknen in heißes Wasser gelegt werden, hornartig, mit zackigen Auswüchsen oder unverzweigt, dann pflaumen- oder birnenförmig, leicht zerbrechlich; außen graugelb mit feinen Haaren bedeckt (Abb. 407).

Bestandteile. Gerbsäure 50—70%, sog. Gallusgerbsäure, und zwar die chinesischen mehr als die Eichengallen, bis zu 77% (s. Acidum tannicum); Gallussäure 2%; Ellagsäure, aus der Gerb- und Gallussäure durch Einwirkung von Luft entstanden $C_{14}H_6O_8 + 2H_2O$, Stärke (chinesische nicht).

Anwendung. Gegen Zahnschmerz und Frostleiden in Form eines weingeistigen Auszuges; zu Kopfwässern, auch zu Holzbeizen. Vor allem zur Darstellung des Tannins; in der Färberei und zur Tintenbereitung (s. d.).

Bei den oft hohen Preisen der Galläpfel hat man zahlreiche andere Stoffe, welche ebenfalls eisenbläuenden Gerbstoff enthalten, als Ersatzmittel in den Handel gebracht. Hierher gehören:

Knoppern, Gallons du Piémont ou de Hongrie, entstehen, durch den Stich von Cynips Quercus calicis in den jungen Fruchtbecher von Quercus pedunculata und sessiliflora. Sie sind etwa 2—3 cm groß gelbbraun, kantig, stachelig und umschließen oft noch die verkrüppelten Samen. Sie werden im Herbst gesammelt. Hauptbezugsländer sind Ungarn, Kroatien und Dalmatien.

Valonen oder orientalische Knoppern, auch Ackerdoppen genannt, Gallons du Levant, sind die Fruchtbecher von Quercus aegilops, Quercus valonia und kommen von den Ionischen Inseln, der Krim.

Ferner gehören hierher Algarobilla, die Früchte eines chilenischen Schmetterlingsblütlergewächses, Caesalpinia melanocarpa; Manglerinde von Afrika, dicke, rotbraune Rindenstücke, und vor allem:

Dividivi oder Libidivi, die Früchte von Caesalpinia coriária, aus Westindien und Südamerika. Sie sind 3—5 cm lang, etwa 2 cm breit, gekrümmt, sichel- oder s-förmig, 3—9 fächerig, nicht aufspringend, braun, glänzend. Enthalten 30—50% Ellagengerbsäure ($C_{14}H_{10}O_{10}$).

Bablah, die Früchte von Acacia bambola und einigen anderen Mimosenarten Ostindiens. Glatt, dreigliedrig, eingeschnürt, fein und kurz, graubehaart; die Samen schwarzbraun, mit gelbem Rand.

Myrobalanen, Galles de Mirobalan, Noix de Bengale, die Früchte verschiedener Terminaliaarten, Familie der Combretaceae, Indiens. Dattel- oder birnenförmig, etwa 5 cm lang, 2,5 cm dick, mit Längsrunzeln versehen, gelb bis dunkelbraun. Enthalten bis 45% Gerbsäure von der Zusammensetzung der Ellagengerbsäure.

Alle diese verschiedenen Ersatzstoffe, zu denen noch das Quebrachoholz kommt, sind meist bedeutend gerbstoffärmer als die türkischen und chinesischen Gallen, können auch zur Darstellung des Tannins nicht benutzt werden, dienen nur zu Färberei- und Gerbereizwecken und zur Tintenbereitung.

Gruppe XVI.
Gummi. Gummiarten.

Unter Gummi im Sinn der Warenkunde verstehen wir an der Luft eingetrocknete Pflanzensäfte, welche in Wasser entweder löslich sind oder nur stark aufquellen und in dieser wässerigen Lösung eine klebrige Beschaffenheit zeigen. In Weingeist sind sie unlöslich, werden sogar durch ihn aus ihrer wässerigen Lösung ausgefällt. Das Pflanzengummi entsteht, wie man annimmt, aus einer Umsetzung der Zellulose durch ein Ferment und möglichenfalls durch Hinzutritt von Sauerstoff und unter Mitwirkung von Bakterien. Das Gummi findet sich in fast allen Pflanzensäften, jedoch sind es nur die Familien der Mimosoideae, Holzgewächse mit paarig gefiederten Blättern, und der Papilionatae, der Schmetterlingsblütlergewächse, die beide Unterfamilien der Leguminosae, der Hülsenfrüchtler bilden, ferner die Familie der Prunoideae, eine Unterfamilie der Rosaceae, der Rosengewächse, z. B. Prunus domestica, Zwetsche oder Pflaume und Prunus cerasus, die Sauerkirsche, die uns Drogen dieser Gruppe liefern.

Gummi africánum oder **Gummi Mimósae** oder **Gummi Acaciae.**
Gomme arabique (vraie ou de Sénégal). Gum arabic.
Acácia-Arten. Leguminósae. Hülsenfrüchtler. Unterfamilie *Mimosoideae.*
Nordost- und Nordwestafrika.

Hierher gehören die beiden Hauptgruppen dieser Gummiart, das arabische und das Senegalgummi.

Gummiarabikum, arabisches Gummi. Der Name ist insofern falsch, als es nicht aus Arabien kommt, sondern nur in früheren Zeiten ausschließlich über Arabien ausgeführt wurde. Es stammt aus Oberägypten, Nubien, Kordofan, aus der Gegend des Weißen Nils, wird deshalb auch Sudangummi genannt und kommt über Omdurman, Suakin, Massauah am Roten Meer und Gedda (Dschidda) in Arabien nach Kairo, und von dort über Triest in den Handel. Kleinere Mengen gehen auch noch heute über Ostindien in den europäischen Handel über. Als Stammpflanzen werden namentlich Acacia sénegal, auch A. verek genannt, A. arábica, A. tórtilis, A. Ehrenbergiána angegeben, stachelige Bäume und Sträucher, die in den steppenartigen Wüsten jener Gegenden wachsen und eine Höhe bis zu 6 m erreichen (Abb. 408). Während des trockenen Jahreszeit, im Januar bis April, zur Blütezeit, reißt die Rinde der Bäume vielfach ein oder wird künstlich eingeritzt; aus den Rissen tritt das anfangs flüssige, bald aber erhärtende Gummi aus und wird von dem Winde herabgeworfen und gesammelt. Es sollen bei der Entstehung des Gummi gewisse Bakterien mitwirken, doch ist der eigentliche Vorgang noch nicht aufgeklärt. Die Ernte ist mehr oder weniger groß, je nachdem die heißen Winde häufiger oder weniger häufig auftreten. Die ersten Zufuhren werden von den europäischen Abnehmern nicht so geschätzt, da sie infolge der schnelleren Beförderung auf der Eisenbahn noch nicht genügend ausgetrocknet sind. Es sind für Gummiarabikum das Lagern in den heißen Gegenden der Ursprungsländer und die frühere Beförderung mittels der Kamele nur von Vorteil. Gummiarabikum bildet runde Stücke; diese zerbröckeln jedoch beim völligen Austrocknen in kleinere, eckige Bruchstücke von sehr verschiedener Größe und weißer bis brauner Farbe. Außen matt und rissig, Bruch feinmuschlig, glasglänzend, durchsichtig. Geruchlos. Das echte arabische Gummi zieht keine Feuchtigkeit an, ist leicht zu pulvern und löst sich in dem doppelten Gewichte kalten Wassers vollständig auf. Der entstandene Gummischleim zeigt faden Geschmack und schwach saure Reaktion. Ist mit Bleiazetatlösung ohne Trübung mischbar, wird jedoch durch Bleiessig ausgefällt, selbst wenn in 50000 Teilen der Gummilösung nur ein Teil Gummi vorhanden ist. Durch Weingeist, Eisenchloridlösung und Borax wird Gummilösung zu einer steifen Gallerte verdickt. Handelssorten sind: Kordotan, Gezireh, Suakin, Gedda, wovon Kordofan die beste Ware ist.

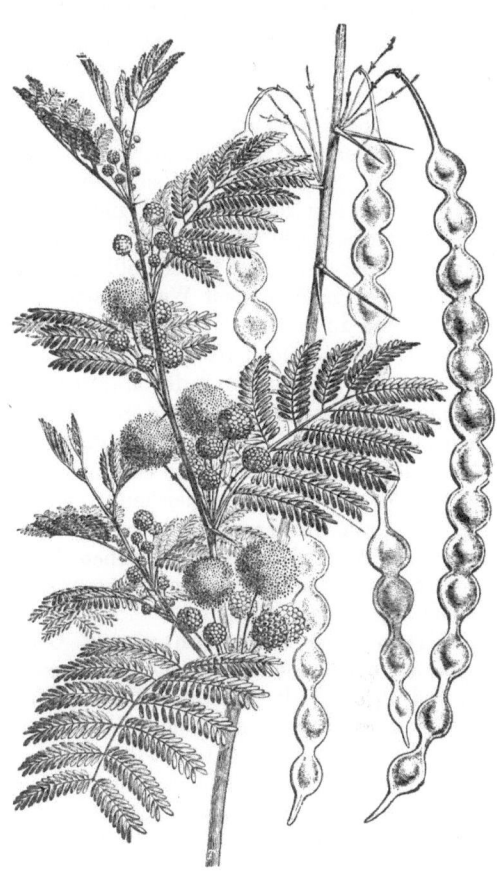

Abb. 408. Acacia arabica.

Alles Kordofangummi bzw. Sudangummi kommt in rohem Zustande, naturell, in den europäischen Handel und wird hier erst nach Größe und Farbe gesondert, während Senegalgummi häufig schon in den Ausfuhrhäfen gesondert wird. Man unterscheidet electum oder albissimum, die hellsten, fast farblosen Stücke; dann hellblond, blond und naturell; endlich die abgesiebten, ganz kleinen Bruchstücke, vielfach untermischt mit Sand und sonstigen Unreinigkeiten, als Gummi arabicum in Granis.

Das D.A.B. schreibt arabisches Gummi vor und läßt auf Verfälschung mit Stärke und Dextrin wie folgt prüfen: Wird 1 g arabisches Gummi mit 10 ccm Wasser angerieben, mit Salzsäure schwach angesäuert und 1 Tropfen Jodlösung versetzt, so darf weder eine blaue noch weinrote Färbung entstehen, auch dann nicht, wenn man das Gemisch aufkocht und nach dem Erkalten mit einem zweiten Tropfen Jodlösung versetzt.

Der Rückstand nach dem Verbrennen darf höchstens 4% betragen.

Gummi-Senegal, Senegalgummi, ebenfalls von Acacia senegal, wie Kordofangummi abstammend, ferner von Acacia vera, A. Adansonii, kommt aus Senegambien, den französischen Besitzungen am Senegal, über St. Louis und Gorée und von dort über Bordeaux und Marseille in den Handel. Es bildet runde Stücke mit weniger stark gerissener, mehr zusammengeflossener Oberfläche, zuweilen auch mehr längliche oder wurmförmige Stücke mit großmuscheligem Bruch. Es unterscheidet sich von der vorigen Sorte schon dadurch, daß es nicht freiwillig zerbröckelt; es zieht im Gegenteil Feuchtigkeit an, eignet sich deshalb schlecht zum Pulvern. Der Geschmack ist etwas säuerlich; in kaltem Wasser löst es sich selten vollkommen, sondern quillt mehr oder weniger auf. Hierher gehören dem Werte nach Senegal vom unteren Flußlauf (Sénégal bas du fleuve), Galam-, Salabreda-, Bonda Gummi.

Außer diesen beiden Hauptsorten kommen namentlich seit der zeitweiligen sehr großen Preissteigerung des arabischen Gummis verschiedene andere Mimosengummis von Mogador, vom Kap der guten Hoffnung, aus Kamerun, aus Deutsch-Südwestafrika, über Angra Pequena, Australien, Ostindien und Amerika in den Handel. Sie sind in einzelnen Sorten, wie die Angra Pequenasorte, recht schön von Aussehen, gleichen in Art und Form dem arabischen G., sind aber meist sehr geringwertig, da sie sich nur zum Teil lösen. Sie sind nur für einzelne technische Zwecke, bei denen es sich nicht um eine völlige Lösung handelt, brauchbar. Einige von ihnen quellen in kaltem Wasser nur zu einer gallertartigen Masse auf.

Kirsch- oder Pflaumengummi, Gummi Cerasorum, Gomme du pays, aus der Rinde der Kirsch-, Pflaumen- und Aprikosenbäume ausgeflossenes und an der Luft erhärtetes Gummi, mit denen die geringwertigen Sorten häufig vermengt sind, ist weicher, mehr braun oder bernsteingelb und löst sich in Wasser nur zum Teil auf.

Bestandteile. Arabin- oder Gummisäure etwa 80%; Kalk und Magnesia 3%; Wasser 17%; Spuren von Zucker. Das Gummi besteht so in der Hauptsache aus saurem arabinsaurem Kalk; ferner arabinsaurer Magnesia. Außerdem sind Enzyme, sog. Oxydasen vorhanden, die auf viele andere Körper oxydierend einwirken und dadurch auch Verfärbungen hervorrufen, durch Erhitzen des Gummis oder seiner Lösung bzw. des Schleimes aber unwirksam gemacht werden. So dürfen nach dem Schweizer Arzneibuch 5 ccm erhitzter sterilisierter Gummischleim mit 5 ccm Wasser vermischt, auf Zusatz von 5 Tropfen Benzidin und drei Tropfen Wasserstoffsuperoxyd nach 10 Minuten weder eine blaugraue noch blauschwarze Farbe annehmen. Die Enzyme müssen demnach durch die Sterilisierung unwirksam gemacht sein. Die Bestandteile sind auch bei den nicht völlig löslichen Sorten dieselben. Man nimmt an, daß hier nur eine andere Art, eine Modifikation, der Arabinsäure vorhanden ist, die man mit Metaarabin bezeichnet hat.

Anwendung in der Heilkunde als reizlinderndes Mittel bei krankhaften Schleimabsonderungen auch Durchfall, auch als Pasta gummosa, Pasta Althaeae. Ferner als Bindemittel für Öl und Wasser, für Emulsionen; als Bindemittel für

Pillen. In der Technik ist seine Anwendung sehr mannigfaltig z. B. als Klebstoff, als Schlichte und zum Verdicken der Druckfarben.

Gummi Tragacántha. Traganth. Gomme adragante. Tragacanth.
Astrágalus verus. A. créticus. A. gúmmifer. Leguminósae. Hülsenfrüchtler.
Unterfamilie *Papilionátae.* Schmetterlingsblütlergewächse.
Kleinasien. Griechenland. Syrien. Persien. Südamerika.

Die genannten strauchartigen, dornigen Astragalusarten werden nirgends angebaut; die Ware wird nur von wildwachsenden Pflanzen gewonnen. In der Türkei sind die Hauptgewinnungsbezirke Kaisarieh, Ewerek und Nigde. Die hier geerntete Ware wird über Konstantinopel verschickt. Der Traganth ist ein aus schleimigen Zellmembranen des Markes und der Markstrahlen entstandener und durch chemische Umsetzung verhärteter Pflanzenschleim, der teils freiwillig, teils durch künstliche Einschnitte und Stiche ausläuft; namentlich aus dem unteren Teile des Baumes. Man entblößt zu diesem Zwecke den unteren Teil des Stammes und den oberen Teil der Wurzel von der Erde und macht hier die Einschnitte oder Stiche. Der austretende Saft erhärtet bei günstigem, trockenem Wetter innerhalb drei Tagen. Die Ernte findet im Juni statt. Die Stücke sind je nach der Form des Einschnittes blätterartig, bandförmig oder wurmförmig, vielfach gewunden und gedreht, mit dachziegelförmig übereinanderliegenden Schichten. Milchweiß bis gelblich, matt und durchscheinend, die geringwertigen Sorten bräunlich. Die ersten Einschnitte liefern die beste, sehr weiße Ware, die darauf folgenden die geringwertigere gelbe. Geruchlos und von fadem, schleimigem Geschmack. Man unterscheidet im Handel 1. **Smyrna- oder Blättertraganth** hauptsächlich von Astragalus verus, Kleinasien; besteht aus großen, flachen, meist sichelförmig gebogenen und bandförmigen, hornartigen Stücken. Es ist die beste und teuerste Sorte. Man teilt sie wieder ein in **Ia Ia weiße Blätter, Ia weiße Blätter, weiße Blätter, weißblonde Blätter, blonde, gelbe und rötliche Blätter** und schließlich die **Ausschußsorten.** Das D.A.B. verlangt die Smyrnaware, weiße oder gelblichweiße, durchscheinende, nur etwa 1—3 mm dicke, mindestens 0,5 cm breite, oft gestreifte Stücke. 2. **Morea- oder Vermicelltraganth** von Astragalus creticus, Griechenland und Kreta, meist über Triest in den Handel kommend, wurmförmig. 3. **Syrischer und Persischer, Traganthon** genannt, von Astragalus gummifer ist freiwillig ausgeflossen, bildet bedeutend größere, mehr klumpige Stücke von gelber bis brauner Farbe und bitterem Geschmack. Aus Südamerika kommt über Hamburg ein brauchbarer Traganth in den Handel. **Elk-Traganth,** der in Mesopotamien gewonnen wird, ist kein echter Traganth, er stammt von einer andern Pflanze ab, kommt über Aleppo in den Handel und dient zur Herstellung von Kaugummi; technisch auch zum Schlichten von Stoffen.

Haupthandelsplatz für Deutschland ist Hamburg, im übrigen London.

Bestandteile. Bassorin etwa 60%; in Wasser nur aufquellend; Invertzucker.

Anwendung als Schlichtemittel; als Bindemittel für Zuckerwaren, Pastillen, Räucherkerzen, Tuschfarben, zu Mitteln für die Schönheits- und Hautpflege. In Form von Traganthschleim als Salbengrundlage an Stelle von Fett.

Zur leichten Darstellung eines Traganthschleims bedient man sich folgender Bereitungsweise. Man schüttet das Traganthpulver in eine Flasche, durchfeuchtet es mit Weingeist, gibt rasch die ganze, 50—100fache Menge Wasser hinzu und schüttelt kräftig durch. Innerhalb weniger Minuten hat man einen vollständig gleichmäßigen Schleim von etwas milchiger Farbe (Bandoline). Durch Kochen kommt der Traganth allerdings mehr in Lösung, der Schleim wird aber dünnflüssiger. Überhaupt darf Traganth nicht über 50° erhitzt werden, da sonst der daraus bereitete Schleim an Zähflüssigkeit verliert. Auch darf Traganth, besonders in gepulverter Form, nicht zu alt werden, da dadurch ebenfalls die Zähflüssigkeit des Schleimes geringer wird. Die Lagerung muß durchaus trocken sein.

Traganthschleim wird beim Erwärmen mit Natronlauge gelb gefärbt.

Der Rückstand nach dem Verbrennen darf höchstens 3,5% enthalten.

Prüfung. Traganthpulver wird häufig mit Stärke und Gummiarabikum verfälscht.

1. Auf Stärke prüft man folgendermaßen. Man bereitet aus 1 Teil Traganth und 50 Teilen Wasser einen trüben Schleim, der nicht kleben darf. Verdünnt man den Schleim mit Wasser, filtriert die Flüssigkeit ab, so wird der Rückstand durch Jodwasser schwarzblau, die abfiltrierte Flüssigkeit darf aber durch Jodwasser nicht verändert werden.

2. Gummiarabikum weist man nach, indem man 1 g Traganth mit 50 g Wasser und 2 g Guajaktinktur mischt. Nach 3 Stunden darf die Flüssigkeit nicht blau geworden sein, sonst ist das Traganthpulver mit Gummiarabikum verfälscht. Die Prüfung versagt aber, wenn das Gummiarabikum vor dem Zumischen stark erhitzt war, wodurch die Oxydasen unwirksam geworden sind.

3. Auch das gepulverte sog. indische Gummi von Sterculia urens, das von Bombay nach London verschifft wird und einen Geruch nach Essigsäure, öfter auch nach Trimethylamin, nach Heringslake zeigt, dient zur Verfälschung des Traganthpulvers. Um es nachzuweisen, kocht man 1 Teil Traganth mit 20 Teilen Wasser zu einem Schleime, fügt 5 Teile Salzsäure hinzu und kocht noch einige Minuten. Ist indisches Gummi zugegen, so tritt anfänglich eine Rosafärbung, später eine Rotfärbung ein.

Gruppe XVII.

Gummi-resinae. Gummiharze.

Die in diese Gruppe gehörenden Drogen werden in den Preislisten vielfach als „Gummi" aufgeführt, wie überhaupt der Name Gummi für eine ganze Reihe anderer Stoffe gebraucht wird, die mit dem eigentlichen Gummi nichts gemein haben.

Sehr viele Pflanzen, namentlich aus der Familie der Umbelliferae, der doldentragenden Gewächse, der Euphorbiaceae, der Wolfsmilchgewächse und der Burseraceae, der Balsambaumgewächse, enthalten Milchsaft, der als eine Art von Harzemulsion, als innige Mischung von Harz, Gummi und Wasser anzusehen ist. Tritt dieser aus, so erhärtet er sehr rasch, zum Teil so rasch, daß man die Tropfen als sog. Tränen erkennen kann. Der so erhärtete Milchsaft ist das Gummiharz; es ist teils in Wasser, teils in Weingeist löslich, und liefert mit Wasser innig verrieben eine rahmartige Flüssigkeit, eine Emulsion. Die Gummiharze sind das Bindeglied zwischen dem Gummi und den Harzen. Sie enthalten gewöhnlich geringe Mengen von ätherischem Öl und fermentartigen Körpern.

Ammoníacum. Gummi-resína Ammoníacum. Ammoniák-Gummiharz. Gomme ammoniaque. Gomme-résine ammoniaque. Ammoniac. Gum ammoniac.
Doréma ammoniacum. D. aúreum. Umbellíferae. Doldentragende Gewächse
Persien, Ural, kaspisches Gebiet.

Kommt von Ispahan und Buschehr über Bombay und England in den Handel, und zwar, wie die meisten Gummiharze, in zwei Formen, als A. in Granis oder Lacrimis und als A. in Massis. Ersteres besteht aus den einzelnen oder zu mehreren zusammenhängenden Tränen, außen gelbbräunlich, auf dem Bruche bläulichweiß. Bei der zweiten Sorte sind die Körner vollständig zusammengeflossen, vielfach vermengt mit Sand und sonstigen Unreinigkeiten, gelbbräunlich. Der Milchsaft tritt infolge von Insektenstichen aus den Stengelteilen der Pflanze aus und erhärtet dann an der Luft. Das D.A.B. schreibt A. in Granis bzw. in Lacrimis vor und nennt es Ammoniakgummi.

In der Hand erweicht das Ammoniakgummiharz und läßt sich im Winter, über gebranntem Kalk getrocknet, bei sehr starker Kälte pulvern. Geruch eigentümlich; Geschmack bitter, kratzend.

Bestandteile. Harz 60—70%, worin Ammoresinotannol; Gummi etwa 20%; ätherisches Öl 1—3%; veresterte Salizylsäure.

Anwendung. In Form von Emulsion gegen Lungen- und Halsleiden; größere Mengen wirken abführend. Allzu große Gaben sind zu vermeiden, da Sehstörungen eintreten können; äußerlich als erweichendes Mittel, Zusatz zu verschiedenen Pflastern, zu Hufkitt. Als Zusatz zum sog. englischen Porzellankitt.

Prüfung. 1. Man unterscheidet Ammoniacum von anderen Gummiharzen durch folgende Proben.

Kocht man 1 Teil mit 10 Teilen Wasser, so entsteht eine trübe Flüssigkeit, die durch Eisenchloridlösung schmutzig-rotviolett gefärbt wird. Zerreibt man 1 Teil mit 3 Teilen Wasser, so entsteht eine weiße Emulsion, die durch Natronlauge zuerst gelb, dann braun gefärbt wird.

2. Auf Zumischung von Galbanum und Gummiharzen von Ferulaarten aus Marokko prüft man:

Man kocht 0,5 g zerriebenes Ammoniakgummiharz mit 5 ccm Salzsäure 2—3 Minuten lang. Der nicht gelöste Teil darf sich nicht blau färben. Filtriert durch ein angefeuchtetes Filter und übersättigt mit Ammoniakflüssigkeit, so darf sich im auffallenden Lichte kein blaues Schillern zeigen, das besonders gut beim Verdünnen mit 100 ccm Wasser erkannt wird.

3. Beim Verbrennen von A. dürfen sich nur 7,5% Rückstand ergeben.

4. Werden 3 g Ammoniakgummiharz mit siedendem Weingeist völlig ausgezogen, so darf der bei 100° getrocknete Rückstand nur 1,2 g betragen.

Asa foetida. Gummi-resina Asa foetida. Stinkasant. Teufelsdreck.
Ase fétide. Stinking assa. Devils-dung.

Ferula narthex. Ferula assa foetida. Ferula foetida Synonyma: Peucedanum scorodosma.
P. narthex. Scorodosma foetidum. Narthex asa foetida. Umbelliferae. Doldentragende Gewächse. Persien. Steppen zwischen dem Aralsee und Persischen Meerbusen. Auch Ostindien.

Von den obengenannten Steppenpflanzen wird der Stinkasant in der Weise gewonnen, daß man im April oder Mai die ohnehin etwas aus der Erde tretenden Wurzeln noch mehr von der Erde entblößt, den Stengel kurz über der Erde abschneidet, die Wurzel dann einritzt oder anschneidet und den austretenden Milchsaft sammelt, entweder indem man ihn in Tränen von der Wurzel selbst abnimmt, oder die an die Erde geflossenen Massen für sich oder mit den Tränen zusammenknetet. Asa foetida kommt nur selten in Lacrimis, fast immer in Massis, und zwar meist aus den Häfen des Persischen Golfes und von Bombay, wohin es durch Karawanen befördert wird, über London und Hamburg in den Handel, und wird um so mehr geschätzt, je mehr Tränen darin sind. Der Handel bezeichnet A. f. in Massis als Blockware; mit Mandeln, mit Tränen durchsetzt als mandolierte Blockware. Der Farbe nach ist die rötliche, harte Blockware geschätzter als die braune, gebrochene. Bildet bräunliche, frisch etwas weiche Massen mit eingesprengten, mandelförmigen Tränen. Diese sind auf dem frischen Bruche milchweiß; doch geht die Farbe bald in pfirsichrot, dann in violett, schließlich in braun über. Die Blockware ist frisch milchweiß, wird dann pfirsichrot und schließlich braun. Geruch äußerst streng, knoblauchartig; Geschmack bitter, widerlich.

Man pulvert Stinkasant, indem man ihn über Kalk trocknet und ihn dann bei möglichst geringer Wärme zerreibt. Ein feines Pulver kann man überhaupt nur in einem kalten Winter herstellen.

Bestandteile. Harz, worin Ferulasäureester des Asaresinotannols, eines einwertigen Harzalkohols $C_{24}H_{33}N_4 \cdot OH$, der mit Gerbsäure eine Reaktion gibt, enthalten ist, 60%; Gummi 25%; Salze, namentlich apfelsaurer Kalk 10—12%; gelbliches ätherisches Öl, das schwefelhaltig, dem Knoblauchöl ähnlich, löslich in etwa 4 Raumteilen Weingeist ist und den Geruch von Asa foetida bedingt, etwa 6—8,5%; Spuren von Vanillin. Häufig infolge der Einsammlungsart durch Sand und andere Stoffe verunreinigt.

Anwendung. Innerlich als krampfstillendes Mittel; äußerlich als erweichender Zusatz zu Pflastern, in Form von Klistieren als Mittel gegen Eingeweidewürmer, als Viehwaschmittel gegen Ungeziefer und ferner zu abergläubischen Zwecken. Als Viehwaschmittel darf das Tier niemals auf einmal vollständig damit eingerieben werden. Bei den alten Römern war und bei den Orientalen ist noch heute der Stinkasant ein beliebtes Speisegewürz.

Gerätschaften, die durch Asa foetida verunreinigt sind, reinigt man mit Sodalösung.

Prüfung. Das D.A.B., das neben Asa foetida in Lacrimis auch in Massis zuläßt und Stinkasant kurzweg als Asant bezeichnet, verlangt bei der Prüfung, daß beim Verbrennen von Stinkasant der Aschengehalt 15% nicht übersteige. Diese Prüfung ist unbedingt erforderlich, da neben den beim Einsammeln entstandenen Verunreinigungen häufig größere Mengen von Gips, Granit und Kalkspat zugesetzt sind. Zerreibt man 1 Teil Stinkasant mit 3 Teilen Wasser, so erhält man eine weiße Emulsion, die auf Zusatz von etwas Ammoniakflüssigkeit gelb wird. Ist Galbanum untergemischt, so wird die Emulsion bläulich.

Wird 1 g Stinkasant mit siedendem Weingeist völlig ausgezogen, so darf der bei 100° getrocknete Rückstand nur 0.5 g betragen.

***† Euphórbium. Euphorbium. Gomme-résine d'euphorbe.

Euphórbia resinifera. Euphorbidceae. Wolfsmilchgewächse.
Nordwestafrika. Marokko.

Kaktusähnliche, strauchartige Pflanze mit vierkantigen, fleischigen, sparrig verästelten Zweigen; sie ist an den scharfen Kanten dieser in kurzen Zwischenräumen

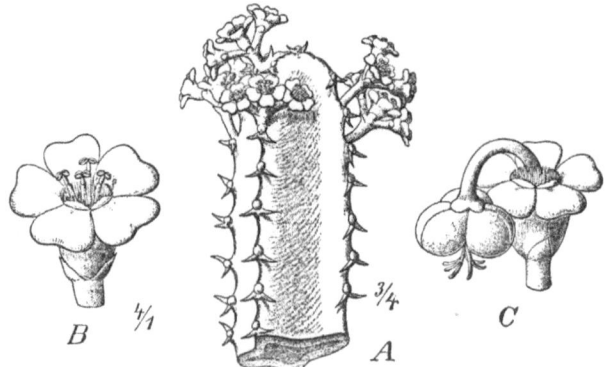

Abb. 409. Euphorbia resinifera. *A* Blühende Zweigspitze. *B* Junger männlicher becherartiger Blütenstand (Cyathium). *C* Älteres Cyathium mit einer schon in Fruchtbildung begriffenen weiblichen Blüte.

mit zwei nebeneinanderstehenden Stacheln besetzt. Um diese pflegt sich der nach künstlich gemachten Einschnitten ausfließende Milchsaft anzusetzen, so daß die erhärteten rundlichen, erbsen- bis bohnengroßen Stücke, von gelber bis bräunlicher

Farbe, meist noch Löcher, von den Stacheln herrührend, zeigen. Häufig schließen die Massen auch die Stacheln und die Früchtchen ein. Das E. ist auf der Oberfläche matt, häufig schmutzig-bestäubt, auf dem Bruche wachsglänzend, wenig durchscheinend, leicht zerreiblich. Gibt mit Wasser keine Emulsion. Geruchlos oder von sehr schwachem Geruch; Geschmack anfangs schwach. hinterher brennend-scharf. **Sehr giftig!** (Abb. 409.)

Der Staub des E. reizt die Schleimhäute der Nase, Augen usw. auf das allergefährlichste; beim Zerstoßen ist daher große Vorsicht geboten. Der Arbeiter darf nur mit vor das Gesicht gebundenem, feuchtem Flortuch arbeiten. Selbst beim Abwägen des Pulvers ist Vorsicht nötig.

E. kommt in Seronen oder in Bastkörben über Mogador in den Handel.

Bestandteile. Harz; 40% Euphorbon, ein in Wasser unlöslicher, in Weingeist oder Äther löslicher, kristallisierbarer, chemisch nicht wirksamer, indifferenter, aber die giftige Wirkung des Euphorbiums bedingender Körper; etwa 25% äpfelsaure Salze; Spuren von wachs- und kautschukähnlichen Körpern.

Anwendung. Innerlich jetzt sehr selten; äußerlich als hautreizender Zusatz zu Blasenpflastern.

Prüfung. Bringt man eine Lösung von E. in Petroleumäther auf etwas Schwefelsäure, so zeigt sich eine braunrote Zone. E. darf beim Verbrennen höchstens 10% Rückstand hinterlassen. An siedendem Weingeist darf nach Forderung des D.A.B. Euphorbium höchstens 50% abgeben.

** Gálbanum. Gummi-resína Gálbanum. Mutterharz.
Gomme-résine de galbanum. Galbanum.

Férula galbaniflua (F. erubéscens). Ferula Schair und andere Arten.
Umbelliferae. Doldentragende Gewächse.
Persien.

Kommt selten in bräunlichgelben, etwas grünlichen Tränen, häufiger in gelbgrünlichen, formlosen, leicht erweichenden Massen, mit einzelnen, eingesprengten, helleren Tränen in den Handel. Selbst auf frischer Bruchfläche ist Galbanum niemals weiß. Geruch würzig; Geschmack bitter. Es fließt entweder freiwillig aus, oder man schneidet den Stengel über der Wurzel ab, der Milchsaft tritt aus und trocknet an der Luft ein. Es kommt meist über Bombay und London in den Handel.

Man pulvert Galbanum, indem man es über gebranntem Kalk trocknet und bei möglichst niedriger Wärme zerreibt.

Der Rückstand nach dem Verbrennen darf höchstens 10% betragen.

Der beim vollständigen Ausziehen von Galbanum mit siedendem Weingeist bleibende Rückstand darf nach dem Trocknen bei 100° höchstens 50% betragen.

Bestandteile. Ätherisches Öl 8 und mehr Prozent; Harz etwa 60%; Gummi etwa 27%; Umbelliferon (Umbellsäureanhydrid); ein einwertiger Harzalkohol Galbaresinotannol $C_{18}H_{29}O_2 \cdot OH$, der mit Gerbsäure eine Reaktion gibt.

Anwendung. Innerlich gegen Husten. Als Zusatz zu hautreizenden Pflastern (Empl. Galbani crocatum). Technisch zur Herstellung von Kitten.

Nachweis. Kocht man zerriebenes Galbanum einige Minuten lang mit Salzsäure, so wird der ungelöste Rückstand blauviolett. Filtriert man dann durch ein zuvor angefeuchtetes Filter und übersättigt das zuweilen rotgefärbte, klare Filtrat vorsichtig mit Ammoniakflüssigkeit, so zeigt die Mischung zumal beim Verdünnen mit reichlich Wasser im auffallenden Licht ein blaues Schillern, blaue Fluoreszenz.

† Gutti oder Gummi-resína Guttae. Gummigutt.
Gomme-gutte. Gamboge. Gambog-gum.

Garcinia Hanburyi und andere Arten. *Guttiferae.* Guttigewächse.
Siam. Hinterindien, Anam. Ceylon und Borneo.

Man gewinnt Gutti dadurch, daß man um den halben Baum schraubenförmig gewundene Einschnitte in die Rinde macht, Bambusröhren in die Einschnitte einschiebt und den ausfließenden Saft in den Bambusröhren freiwillig eintrocknen läßt oder durch vorsichtiges Erwärmen über Feuer eintrocknet, oder daß man Rindenstücke abtrennt, den austretenden Saft nach dem oberflächlichen Erhärten abnimmt und zu Klumpen formt. Eine schlechte Sorte erhält man durch Auskochen der Blätter und Fruchtschalen. In den Handel kommt das G. von Siam über Bangkok und Singapore und von Kambodja über

Saigon in Niederländisch Kochinchina und Singapore, und zwar in zwei Sorten.
1. Die beste Sorte in Röhren von 3—7 cm Durchmesser, außen gerieft durch die Eindrücke des Bambusrohrs, gelblichgrün bestäubt, Bruch großmuschlig, wachsglänzend, orangegelb; mit 2 Teilen Wasser angerieben, eine reingelbe Emulsion gebend, die sich auf Zusatz von 1 Teil Ammoniakflüssigkeit klärt und feurigrot, später braun wird. 2. Schollen- oder Kuchengummigutt, halbkuglige oder formlose Klumpen bis zu 1 kg Gewicht, gewöhnlich in Kürbisschalen ausgegossen, von mehr bräunlichem, rauhem, nicht glänzendem Bruche, meist löcherig, eine dunklere, nicht reingelbe Emulsion liefernd.

Geruch fehlt, doch reizt das Pulver zum Niesen Geschmack süßlich, hinterher etwas scharf.

Das D.A.B. läßt auch die besten Sorten des Schollengummigutts zu.

Bestandteile. 60—80% saures Harz, Alpha-Guttisäure $C_{29}H_{34}O_6$ enthaltend; Gummi 15—25%.

Anwendung. In sehr kleinen Gaben als äußerst scharfes Abführmittel, namentlich bei Wassersucht; sonst als Malerfarbe, in der Photographie und in der Lackbereitung. Vorsicht ist geboten, es darf nie zum Färben von Nahrungs- und Genußmitteln benutzt werden und darf im Einzelverkehr nur gegen Giftschein ausgeliefert werden.

Giftig! Für Kinder gilt 1 g, für Erwachsene 4—5 g als tödliche Menge.

Nachweis. Mit Alkalien gibt G. eine blutrote bis rotbraune Lösung.

Prüfung. 1. Häufig ist G. mit Reismehl verfälscht. Man erkennt dies schon äußerlich an der schmutziggelben Farbe und dem nicht glatten Bruch, oder man löst 1 g Gutti in 5 ccm Kalilauge, fügt 45 ccm destilliertes Wasser und darauf Salzsäure im Überschuß hinzu. Der durch Watte gegossenen klaren Flüssigkeit werden 1—2 Tropfen Jodlösung hinzugefügt. Ist Stärke vorhanden, so zeigt sich dunkelblaue Färbung oder ebensolcher Niederschlag.

2. Mit Weingeist gibt gutes G. eine fast klare Lösung von so starker Färbekraft, daß es in einer 10000 fachen Verdünnung noch erkennbar ist.

Der Rückstand nach dem Verbrennen darf höchstens 1% betragen.

Myrrha. Gummi-resina Myrrha. Myrrhen. Myrrhe. Myrrh.

Commiphora molmol. C. abyssinica. C. Schimperi. Burseraceae. Balsambaumgewächse
Arabien. Somaliküste. Abessinien.

Der freiwillig oder infolge von Einschnitten in die Rinde ausgeflossene Milchsaft obiger Sträucher oder kleiner Bäumchen. Anfangs ölig und weißlich, dann butterartig, zuletzt gelb bis braunrot erstarrend. Die Stücke sind unregelmäßig, zuweilen kuglig, sehr verschieden groß, mit rauher, unebener, löcheriger, meist bestäubter Oberfläche, leicht zerbrechlich und mit wachsglänzendem, körnigem Bruch, innen oft stellenweise weißlich, in kleinen Stückchen durchscheinend. Ziemlich leicht zerreiblich; mit Wasser verrieben eine weißgelbe Emulsion gebend. Geruch balsamisch; Geschmack kratzend und bitter. M. haftet beim Kauen zwischen den Zähnen. Erhitzt bläht M. sich auf, ohne zu schmelzen, und verbrennt schließlich mit leuchtender Flamme. Wasser löst $66^2/_3\%$ (Gummi), siedender Weingeist 30%.

Man unterscheidet im Handel Myrrha electa und M. in Sortis oder M. vulgaris. Unter M. electa versteht man die helleren Stücke, die leicht zerbrechlich sein und in eine Flamme gehalten, schnell verbrennen müssen.

Bestandteile. Ätherisches Öl 7—8%; Harz 20—30%; Gummi 40—67%; Bitterstoff und Enzyme.

Anwendung. Innerlich gegen Leiden der Brust, des Halses und der Harnwege; äußerlich gegen Krankheiten des Zahnfleisches, in der Tierheilkunde bei eiternden Wunden; zu Räucherpulvern und zur Mund- und Hautpflege. Nachweis. Die weingeistige Lösung, mit Salpetersäure versetzt und gelinde erwärmt, färbt sich rot bis violett. Schüttelt man 1 g gepulverte Myrrhe mit 3 ccm Äther, filtriert die gelbe Flüssigkeit ab und läßt zu dem Verdunstungsrückstande Dämpfe von rauchender Salpetersäure treten, so färbt er sich rotviolett. Zieht man 100 Teile Myrrhen mit siedendem Weingeist aus, so darf der Rückstand nicht mehr als $66^2/_3$ Teile betragen. Bei Verbrennung von 100 Teilen dürfen nur 7 Teile Asche zurückbleiben.

Um Myrrhen zu pulvern, müssen sie bei geringer Wärme vorsichtig ausgetrocknet werden, um die Verflüchtigung des ätherischen Öles zu vermeiden. Besser ist das Austrocknen über gebranntem Kalk.

Die rohe Ware, die über Aden oder Bombay in den Handel kommt, ist sehr viel vermischt und verfälscht mit dunkelbraunen erdigen Stücken; mit fast schwarzgrünen Stücken von Bdellium, endlich auch mit braunen Stücken von arabischem oder Kirschgummi.

Prüfung. Alle Beimengungen lassen sich mit einiger Aufmerksamkeit leicht erkennen; in zweifelhaften Fällen geben die oben angeführten Löslichkeitsverhältnisse, die sonstigen Eigenschaften, das Verhalten zu Salpetersäure und die Weingeist- bzw. Verbrennungsprüfung sichern Aufschluß. Vom Bdellium löst Wasser nur 10%, Weingeist etwa 60% und Salpetersäure gibt damit keine Reaktion

Olíbanum. Thus. Gummi-resina Thus. Weihrauch.
Encens. True Francincense.
Boswellia serrata. B. Carter. *Burseraceae.* Balsambaumgewächse.
Abessinien. Somaliküste am Roten Meer. Arabien.

Weihrauch tritt entweder freiwillig aus, oder man macht in die Rinde der Stämme Einschnitte und sammelt nach dem Erhärten ein. Der Weihrauch kommt über Suez, zum größten Teil aber von Aden über Ostindien, Bombay in den Handel, wird daher vielfach ostindischer genannt. Es soll auch dort Weihrauch gewonnen und zu Tempelräucherungen benutzt werden, der einen, von dem bei uns im Handel befindlichen verschiedenen, mehr zitronenartigen Geruch hat. W. bildet etwa erbsengroße, rundliche oder tränenförmige, weißbestäubte Körner von gelblicher bis bräunlicher Farbe und wachsglänzendem Bruche; leicht zerreiblich, beim Kauen sich in eine rahmartige Flüssigkeit auflösend, in Weingeist nicht völlig löslich. Erhitzt bläht er sich auf, schmilzt dann und verbrennt zuletzt mit heller, rußender Flamme. Geruch, namentlich erwärmt, angenehm balsamisch; Geschmack ähnlich.

Kommt in Kisten von 120—125 kg in den Handel.

Bestandteile. Ätherisches Öl 4—7%; Harz 50—60%; Gummi 30—40%. Boswellinsäure, Olibanoresen, Bassorin, etwas Bitterstoff.

Anwendung. Zu Räucherpulvern und Räucherkerzen; auch als Zusatz zu einigen Pflastern

**† Scammónium. Gummi-resína Scammonium. Skammonium
Scammonée d'Alep ou de Smyrne. Scammony.
Convólvulus scammonia. Convolvulaceae. Windengewächse.
Kleinasien. Griechenland.

Der eingetrocknete, nach Verwundung der Wurzel ausfließende Milchsaft; vielfach verunreinigt durch erdige und andere Stoffe. Als beste Sorte gilt das über Aleppo kommende Scammonium halepénse; unregelmäßige, rauhe, matte Stücke von graugrünlicher Farbe, meist ein wenig löcherig, mit Wasser zu einer weißgrünlichen Milch zerreibbar. Scammon. smyrnáicum ist weit dunkler, braunschwarz, bildet runde Kuchen, schwerer als die vorige Sorte, mit Wasser keine weißgrüne Milch gebend. Soll vielfach mit den eingedickten Abkochungen der Wurzel verfälscht sein. Resína Scammonii oder Patent Skammonium, in England sehr gebräuchlich, ist das aus Skammonium dargestellte Harz. Im Aussehen und in der Wirkung etwa dem Jalapenharze gleich. In Frankreich hat man ein Scammonium de Montpellier, Scammonée de Montpellier, Fausse scammonée, es ist dies der eingetrocknete Saft von einer Asklepiadazee Cynánchum monspelíacum, weit schwächer von Wirkung als das echte. Geruchlos, von unangenehmem, kratzendem Geschmack.

Bestandteile. Ein glykosidisches Harz Skammonin. in guten Sorten bis 80%; Gummi.

Anwendung. In kleinen Gaben als äußerst stark wirkendes Abführmittel.

Gruppe XVIII.

Kautschukkörper.

Während die in der vorigen Gruppe genannten Pflanzenfamilien Milchsäfte enthalten, die beim Eintrocknen Gummiharze liefern, gibt es wieder andere Familien, deren oft sehr reichlicher Milchsaft nicht wie bei jenen zu Gummiharzen eintrocknet, sondern sich beim Stehen oder Erwärmen in eine zähe, gummiartige Masse trennt. Letztere ist den Harzen in mancher Beziehung ähnlich, unterscheidet sich aber doch in physikalischer und chemischer Beziehung von ihnen. Diese Stoffe sind mit dem Gesamtnamen Kautschukkörper bezeichnet; sie gehören ihrer chemischen Zusammensetzung nach zu den Kohlenwasserstoffen, physikalisch unterscheiden sie sich von diesen schon dadurch, daß sie sich nicht unzersetzt verflüchtigen lassen. Sie liefern bei der Destillation allerdings auch Kohlenwasserstoffe, aber von ganz anderer Zusammensetzung. Neben den Kohlenwasserstoffen enthalten sie Eiweiß und geringe oder größere Mengen Harz. Die Kautschukkörper sind in Wasser, Weingeist und Fetten unlöslich, sie lösen sich nur allmählich in Schwefelkohlenstoff, Chloroform und einigen Kohlenwasserstoffen. Sie zeichnen sich durch eine ungemein große Widerstandsfähigkeit gegen chemische Einwirkungen aus, und hierin, sowie in ihrer Elastizität ist ihre große Wichtigkeit für die Technik begründet.

Kautschuk findet sich in geringen Mengen in sehr vielen Pflanzensäften, aber nur wenige Familien enthalten ihn in so großen Mengen, daß sich die Gewinnung daraus lohnt. Es sind vor allem die Familien der Euphorbiazéen, Wolfsmilchgewächse, der Morazéen, Maulbeergewächse, der Apozynazéen, Hundstodgewächse und baumartige Urtikazéen, Nesselgewächse, die uns in ihren tropischen Mitgliedern den Stoff liefern. Bis jetzt hat man in der gemäßigten Zone trotz vieler Versuche noch keine Pflanze gefunden. aus der sich Kautschuk in nennenswerter Menge herstellen ließe.

Kautschuk. Gummi elásticum. Resina elástica. Federharz.
Gomme elastique ou caoutchouc. India rubber.

Die Schreibweise von Kautschuk, welches Wort indianischen Ursprungs ist, ist sehr verschieden. Auch das Geschlecht wird verschieden gebraucht, so daß man der und das Kautschuk sagen kann. Kautschuk wurde bereits seit den ältesten Zeiten von den Eingeborenen Amerikas, Afrikas und Asiens verwendet. Schon Christoph Kolumbus berichtet dieses von seiner Amerikareise im Jahr 1493. In Europa begann die Verarbeitung des Kautschuks im achtzehnten Jahrhundert und gewann an Wichtigkeit, als im Jahr 1823 Charles Macintosh die Löslichkeit des Kautschuks in Lösungsmitteln erkannte und so

Gewebe damit getränkt werden konnten. Früher war nur der brasilianische K. bekannt, heute kommt K. auch von anderen Teilen Südamerikas, aus Peru, Bolivien, Kolumbien, Venezuela, aus Zentralamerika, von Afrika und in großen Mengen von Ostindien in den Handel. Wurde früher Kautschuk nur von wildwachsenden Pflanzen gewonnen, so sind heute auf Ceylon, in den deutsch-afrikanischen Kolonien und in den malaiischen Staaten große Pflanzungen entstanden, die sehr beträchtliche Mengen Kautschuk liefern, so daß der Handel Wildkautschuk und Plantagenkautschuk unterscheidet, und die Ausfuhr des letzteren die des Wildkautschuks überragt, zumal in den Urwäldern häufig Raubbau getrieben wird

Zur Gewinnung des Wildkautschuks werden die Bäume Ende Juli von den Kautschuksammlern, den Seringueiros, jeden zweiten Tag mit einer scharfen Axt, der Machadinho, angehauen, der austretende Milchsaft, der Latex, wird aufgefangen und zum Gerinnen, zum Koagulieren gebracht. Hierbei werden sehr verschiedene Verarbeitungsweisen angewendet. Entweder wird der Milchsaft über Feuer erwärmt, smoked sheet, oder man setzt ihm Pflanzensäuren wie Essigsäure und Zitronensäure, auch Kohlensäure zu, oder man verdünnt den Milchsaft mit Wasser und erwärmt oder verdünnt ihn mit $^1/_{10}$ prozentiger Kochsalzlösung.

In den Plantagen gewinnt man den Kautschuksaft meist mittels des sog. Grätenschnittes. Man haut die Rinde in langer Linie von oben nach unten an, macht seitlich eine Anzahl unter sich in spitzem Winkel parallel stehende Einschnitte, die in den senkrechten Einschnitt einmünden und hängt an jede Einmündungsstelle ein kleines Blechgefäß an, indem man es mit seinem scharfen Rand in den Baum eintreibt. Hier geschieht das Koagulieren meist durch Essigsäure oder durch ein Gemisch von Essigsäure und Zitronensäure. Die durch das Koagulieren erhaltenen Kautschukkuchen werden vielfach durch Walzen zu dünneren Platten geformt, zu Fullen, durch Wasser von Verunreinigungen und Harz befreit, sie heißen dann Crepe. Öfter wird der Kautschuk dann nachträglich geräuchert und als Sheet bezeichnet. Oder der Latex kommt nur eingedickt als Revertex oder in erhitzte Räume gespritzt als Sprühkautschuk in Form einer schneeigen Masse in den Handel. Auch wird der Latex selbst gleich vulkanisiert oder man gewinnt aus dem Latex den Kautschuk durch Elektrolyse.

Die Verarbeitungsweise ist neben der Abstammung, den Boden- und den klimatischen Verhältnissen für die Güte des Kautschuks sehr wichtig.

Brasilianischer K., auch Paragummi genannt, stammt von riesigen Bäumen aus der Familie der Euphorbiazeen, wie Siphónia elástica. S. brasiliénsis bzw. Hevéa brasiliénsis und anderen Arten der Gattung Hevea die in den Urwäldern des Amazonenstromgebiets in großen Mengen wachsen. Man haut die Bäume während der Fruchtreife durch schief nach oben laufende Einschnitte an, biegt die Rinde um und fängt den ausfließenden Saft in darunter angebrachten Gefäßen auf. Sobald sich der K. ausgeschieden, streicht man ihn vielfach auf Tonkugeln, die, an einen Stock gesteckt, über dem Feuer rasch gedreht werden, bis die Masse ausgetrocknet etwa 1—2 cm dick ist. Dann werden neue Schichten aufgetragen, bis der K. die gewünschte Dicke hat, und zuletzt wird der Tonkern durch Aufweichen entfernt. Der auf diese Weise gewonnene K. heißt Flaschenkautschuk und ist durch Rauch vollständig geschwärzt. An Stelle des Stockes werden vielfach breite, große Holzspatel verwendet, die mit einem Tonkern versehen in den Milchsaft getaucht werden oder auf die der Milchsaft gestrichen wird, und mit denen man dann genau so verfährt wie beim Flaschenkautschuk. Man erhält so **Spatelkautschuk**. Zur Feuerung benutzt man die Schalen der Paranüsse und anderer Nußarten, die Essigsäure und Kreosot entwickeln. Oder man verdünnt den Saft mit der vierfachen Menge Wasser und erwärmt ihn. Hierdurch scheidet sich der im Milchsaft enthaltene K. sofort ab; er wird abgehoben und durch Pressen und Trocknen über Rauchfeuer in Platten- und Kuchenform gebracht. Die so gewonnene Ware heißt **Speckgummi**, ist äußerlich vom Rauch geschwärzt, innen aber noch von der weißgelblichen Farbe des frischen K. Oder man gießt den Kautschuksaft auf dicke Tonplatten, die die wässerige Flüssigkeit aufsaugen. Der am Oberlaufe des Amazonenstroms gewonnene Kautschuk kommt als **fine Para-hard-cure** nach Manaos, der vom Unterlauf als **fine Para-soft-cure** nach Para. Geringere Sorten werden als **Scrappy Manaos-Negroheads** bezeichnet.

Kartagena-K., auch **Ule-** oder **Kastilloa-K.** genannt, aus Zentral- und dem nördlichen Südamerika, aus Kartagena in Kolumbia, Venezuela, Guatemala, kommt in kleineren Kuchen oder in großen Blöcken bis zu 50 kg Gewicht in den Handel und erscheint auf dem Querschnitte sehr dunkel gefärbt. Soll von Castilloa elastica aus der Familie der Morazeen, der Maulbeergewächse, gewonnen und der Milchsaft durch Zusatz eines anderen Pflanzensaftes (Ule) abgeschieden werden. Diese Sorte gilt für geringer, als die am meisten geschätzte Parasorte oder brasilianischer Kautschuk.

Afrikanischer K., von Madagaskar, Kamerun, Deutsch- und Portugiesisch-Ostafrika oder Kongostaat, und zwar überall im Gebiet von etwa 15° nördlicher bis 15° südlicher Breite, stammt von Vahéa gummifera, Kickxia elastica, Mascarenhásia elastica und anderen und kommt in kleinen **Bällen, die mit Kautschukfäden umsponnen sind**, von Kamerun aus auch in **Wurstform** in großen Mengen in den Handel.

Ostindischer K. stammt ursprünglich nur von Ficus elastica, der sog. Gummifeige, Ureola elastica, einer schlingenden Apozynazee, und Urostigma, einer baumartigen Urtikazee. Doch werden bei dem sehr großen Bedarf an K. immer neue Baumarten aufgesucht, welche diesen Stoff liefern und selbst von andern Ländern eingeführt und angebaut. Der ostindische K. ist meist sehr unrein und, weil an der Sonne getrocknet, von hellerer Farbe; teils in losen Brocken, teils in dicken Klumpen und Platten. Er soll eine schwächere Elastizität und Härte besitzen als Parakautschuk und steht daher niedriger im Wert; er kommt wenig in den deutschen Handel, sondern geht fast ausschließlich nach England und Amerika. Die Hauptmasse des ostindischen Kautschuks kommt von Java; andere Sorten sind Pulo, Penang, Singapore.

Kautschuk liefernde Pflanzen werden in großer Menge, z. B. auf Ceylon angebaut, wohin im Jahre 1876 durch den Engländer H. A. Wickham eine sehr große Anzahl Samen der Euphorbiazee Hevea brasiliensis aus Brasilien gebracht wurden. Ferner auf der malaiischen Halbinsel, von den Holländern auf Java und Sumatra.

Der Weltverbrauch an Kautschuk wird auf 560000 Tonnen geschätzt.

Der Kautschuk ist, wie schon oben bemerkt, in Wasser, Weingeist und Säuren nicht löslich; auch in seinen Lösungsmitteln, wie Benzol, Chloroform, Terpentinöl, Schwefelkohlenstoff verhältnismäßig schwer, am leichtesten in dem sog. **Kautschuköl**, entstanden durch die trockene Destillation des Kautschuks. Je besser die Beschaffenheit des Kautschuks ist, d. h. je weniger er Harz enthält, desto schwerer löst er sich auf. Bei mittlerer Wärme ist er ungemein elastisch, verliert aber diese Elastizität unter 0°. Auf 120° bis 180° erhitzt, schmilzt er, wird zu einer zähen, klebrigen Masse, die auch beim Erkalten nicht wieder elastisch wird; bei höherer Wärme entzündet er sich und brennt mit leuchtender Flamme unter Entwicklung eines unangenehmen Geruches. In heißem Wasser erweicht Kautschuk nicht, wird auch nicht knetbar. In Retorten erhitzt liefert er 80% seines Gewichts an Kautschuköl, dies ist ein neuer Kohlenwasserstoff von anderer Zusammensetzung als der K.; durch anhaltendes Pressen bei mäßiger Wärme erweicht er zu einer Masse, die sich leicht in Formen pressen läßt und diese Form auch nach dem Erhärten beibehält. Dies war die frühere Art, Gegenstände aus K. herzustellen; sie wird auch noch heute für manche Zwecke angewandt. Die so dargestellten Gegenstände hatten den Fehler, daß sie in der Kälte spröde, bei einigermaßen größerer Wärme, schon bei 50° C, etwas klebrig wurden. Erst als der Amerikaner Godyear durch das Vulkanisieren, einer Einverleibung von Schwefel in die Kautschukmasse, eine Verarbeitungsweise erfand, die alle diese Übelstände beseitigte, erhielt der K. die Wichtigkeit, die er heute für die Technik hat; namentlich als man die Eigentümlichkeit entdeckte, daß bei einer Einverleibung von etwa der Hälfte des Gewichts an Schwefel die Masse, nachdem sie längere Zeit, etwa bis zu vier Stunden, auf etwa 150° erhitzt oder mit erhitzter Luft behandelt, vollkommen erhärtet, eine hornartige Beschaffenheit annimmt und sich gleich dem Horn verarbeiten läßt (Hartgummi).

Der beim Verarbeiten auf der Drehbank und in Hartgummi-Kammfabriken zurückbleibende Hartgummistaub wird als Füllmittel bei Kautschukmischungen für Vollkautschukreifen, Wringwalzen und ähnliches, auch für hitzebeständige Kitte verwendet.

Durch das Vulkanisieren geht die Löslichkeit des K.s in seinen Lösungsmitteln verloren. Das Vulkanisieren geschieht gewöhnlich durch Kneten des erweichten K.s mit pulverförmigem Schwefel oder man taucht den K. in geschmolzenen Schwefel ein. In beiden Fällen wird dann auf 150° C kurze Zeit erhitzt. Bei einzelnen Gegenständen geschieht die Schweflung in der Weise, daß man die vorher gepreßten Stücke in eine Lösung von Chlorschwefel in Schwefelkohlenstoff eintaucht. Beim Vulkanisieren treten 2% des Schwefels in eine chemische Verbindung mit dem K., sind daher von ihm nicht wieder zu trennen, während bis zu 15% Schwefel mechanisch beigemengt sind. Zu beachten ist, daß sich beim Altern des vulkanisierten Kautschuks, d. h. dem Verlieren der Elastizität, geringe Mengen von Schwefelsäure bilden, die wohl mit zum Brüchigwerden der Kautschukwaren beitragen. Dem Kautschuk werden außer Schwefel noch andere Stoffe zugesetzt, teils zur Färbung, teils zur Beschwerung, z. B. fünffach Schwefelantimon, Kienruß, Bleiglätte, Bleiweiß, Schwerspat und Kreide; mineralisierter Kautschuk.

Außer Rohkautschuk befindet sich im Handel der von Verunreinigungen wie Sand, Erde, Holzteilen befreite: der gereinigte Kautschuk, auch Blätterkautschuk genannt. Der Rohkautschuk wird mit Wasser gekocht, durch sich drehende runde Messer zerkleinert und mittels Walzen, die durch Wasser beständig gekühlt werden, zu dünnen löcherigen Platten, sog. Fullen verarbeitet, die dann bei gelinder Wärme ausgetrocknet werden. Darauf preßt man sie vielfach noch zwischen erwärmten Walzen.

Kautschuk ist in der Hauptsache ein Kohlenwasserstoff, dem man den Namen Kautschukgutta gegeben hat, es ist ein Polymerisationsprodukt des Kohlenwasserstoffs Isopren, von der Formel C_5H_8, einem Gliede der Azetylenreihe, das sich auch bei der trockenen Destillation des Kautschuks bildet. Der synthetische Kautschuk wurde dargestellt durch Erhitzen von Isopren mit konzentrierter Essigsäure, Eisessig, im geschlossenen Rohr auf eine Wärme von etwas über 100°. Unter dem Namen Buna wird heute in Deutschland synthetischer Kautschuk in je nach der Verwendungsart verschiedenen Abarten, die durch Buchstaben oder Zahlen bezeichnet sind und verschiedene Eigenschaften aufweisen, aus Kalziumkarbid hergestellt. Dieses wird durch Wasser in Kalziumoxydhydrat und Azetylen übergeführt. Daraus das gasförmige, leicht zu einer Flüssigkeit zu verdichtende Butadien erhalten, das dann zu Kautschuk polymerisiert, d. h. zusammengelagert wird. Dieser deutsche synthetische Kautschuk hat in seinen Abarten den Vorteil, die Mängel des Naturkautschuks wie geringe Quellfähigkeit, frühzeitiges Altern, nur mäßige Wärmebeständigkeit, starke Abreibbarkeit nicht in dem Maße zu besitzen und so haltbarer zu sein. Dieser synthetische Kautschuk darf nicht mit Kunstkautschuk oder Kautschukersatz verwechselt werden. Dies sind hauptsächlich geschwefelte, vulkanisierte, fette Öle, sog. Faktise. Das Wort ist abgeleitet von dem französischen gomme factice = künstliches Gummi. Man unterscheidet weißen und braunen Faktis. Weißer Faktis wird meist aus Rüböl, auch wohl Baumwollsamen-, Rizinus- oder Leinöl, schwarzer Faktis aus Erdnuß- oder Sojabohnenöl bereitet. Das Vulkanisieren geschieht, um weißen Faktis zu erhalten, wie beim Kautschuk durch Schwefelchlorür auf kaltem Wege, da sich bei der Einwirkung von Schwefelchlorür auf das Öl von selbst starke Wärme entwickelt. Zu der Darstellung des schwarzen Faktis erhitzt man das Öl mit Schwefel. Schwimmenden Faktis erhält man, indem man die Öle vor dem Vulkanisieren durch Einblasen von Luft bei größerer Wärme mit Sauerstoff sättigt und Mineralöle und Zeresin hinzufügt. Weißen Faktis kann man mit öllöslichen Farben beliebig auffärben. Er wird für nahtlose Waren, die durch Tauchen hergestellt werden, verwendet, ferner auch zum Füllen von Radreifen. Der braune Faktis überall da, wo es nicht auf die helle Farbe ankommt.

Schaumkautschuk ist ein Gemenge von Kautschuk und Stickstoff, erhalten durch Einpressen von Stickstoff in noch nicht vulkanisierten Kautschuk bei einem Drucke von 4000 Atmosphären und darauffolgendes Vulkanisieren. Spezifisch leicht, wird er zu Rettungsgürteln und ähnlichem verwendet, auch zur Ausfüllung des Hohlraumes von Radreifen.

Regenerierten Kautschuk, Regenerat, gewinnt man aus alten Kautschukwaren, denen man den Schwefel entzieht entweder z. B. durch Kochen mit Toluol oder Behandeln mit Laugen. Ein Regenerat, das nach besonderem Verfahren hergestellt wird, und große Anforderung an Haltbarkeit aushalten soll, ist Agatit.

Aus allem diesem sieht man, daß Kautschukwaren von sehr verschiedenem Werte sein können. Die Haltbarkeit hängt vor allem von der Güte der Ware ab.

Prüfung. 1. Ein Teil Kautschuk, mit 6 Teilen Petroleumbenzin übergossen, muß sich in wenigen Stunden zu einer dicken Flüssigkeit auflösen.

2. Trägt man 0,2 g zerschnittenen Kautschuk allmählich in eine Schmelze von 1 g entwässertem Natriumkarbonat und 2 g Natriumnitrat ein und laugt nach dem Erkalten mit Wasser aus, so darf kein Rückstand bleiben. Ein Rückstand würde aus Schwerspat, Bleiweiß oder Goldschwefel bestehen, oder, war der Kautschuk vulkanisiert, aus schwefelsaurem Salz, das, in Wasser gelöst, nach Ansäuern mit Salpetersäure durch Bariumnitratlösung nachgewiesen wird.

Um Kautschukschwämme herzustellen, wird entweder einem Gemische von Kautschuk, Faktis und Goldschwefel ein Triebmittel, z. B. Hirschhornsalz, zugefügt und die Vulkanisation durch geeignetes Erwärmen bewirkt. Oder man bringt Kautschuk in einem flüssigen Kohlenwasserstoff in Lösung, arbeitet

Goldschwefel und ein Triebmittel darunter, so daß ein Brei entsteht, der in Plattenformen von verschiedener Dicke durch Verdunsten des Lösungsmittels zu einem festeren Kuchen wird, den man dann durch Wärme vulkanisiert, wobei sich die Schwammbildung ergibt. Oder man fügt dem Kautschuk-, Faktis- und Goldschwefelgemisch eine Verteilung irgendeines Füllmittels, z. B. Mehl, in einem Gemische von starkem Spiritus und Chloroform zu und arbeitet weiter wie bei dem vorherigen Verfahren.

Kautschukwaren müssen, auch wenn sie aus bestem Kautschuk hergestellt sind, bei möglichst gleichmäßiger Wärme vor Feuchtigkeit und vor allen Dingen vor Licht und Luft geschützt aufbewahrt werden; man wird für die Vorräte demnach am zweckmäßigsten dichte Holzkasten oder Schränke mit Holztüren wählen.

Um Kautschukwaren wieder aufzufrischen, legt man sie nach Sauer 5 Minuten in eine 70° heiße Mischung von 10 Teilen Glyzerin und 250 Teilen Wasser und trocknet sie dann liegend auf Fließpapier. Um Kautschukgegenstände, die die Farbe verloren haben, wieder verkäuflich zu machen, reibt man sie unter Anwendung der nötigen Vorsicht mit Schwefelkohlenstoff ab, spült mit kaltem Wasser gut nach und trocknet gut ab. Schließlich reibt man mit einem weichen wollenen Lappen mit etwas sehr feinem Wiener Kalk so lange, bis der Glanz wieder da ist.

Wird in eine Lösung von Kautschuk in Tetrachlorkohlenstoff Chlorgas eingeleitet, entweicht Chlorwasserstoffgas und der Kautschuk wird chloriert — **Chlorkautschuk.** Er stellt ein weißes körniges Pulver dar, das in Benzol, Tetrachlorkohlenstoff oder Trichloräthylen löslich ist. Er wird zur Herstellung von Lacken, denen aber Erweichungsmittel, wie Trikresylphosphat oder Adipinsäureester zugesetzt werden müssen, verwendet.

Guttapércha oder Gútta Túban. Guttapercha. Gutta-percha.

Palaquium-Arten. vor allem P. oblongifolium. P. gutta. (Isonándra und Dicopsis-Arten. Isonandar gutta.) Sapotdceae. Guttapercha liefernde Gewächse.
Ostindien, Borneo, Java, Sumatra, Amboina, auch angebaut.

Außer dem obigen P. oblongifol., von den Indern **Tuban** genannten Baume liefern noch eine große Reihe ähnlicher Bäume Guttapercha. Ihre Gewinnung ist die wie beim Kautschuk, dem sie chemisch sehr ähnlich ist, während sie sich in physikalischer Beziehung von ihm unterscheidet. Der durch Anhauen der Rinde austretende, frisch der Kuhmilch ähnliche Milchsaft erstarrt sehr bald zu Guttapercha, die man unter Wasser zusammenknetet und trocknet. Auch gewinnt man G. viel durch Ausziehen der Blätter und Zweige. In Kamerun und auf Java sind Anpflanzungen gemacht. Rohe G. kommt in gepreßten, innen löcherigen, schwer zu teilenden Blöcken von 10—20 kg Gewicht in den Handel, die man, um sie zu teilen, zersägt oder zerreißt. Sie ist rötlichbraun oder mehr grau, häufig innen marmorähnlich, faserig; sehr verunreinigt durch Rinde, Holzsplitter und Sand. Hiervon wird sie z. T. schon in den Gewinnungsländern durch Kneten und Waschen gereinigt; eine so behandelte Ware kommt von Singapore als **gereinigte G.** in den Handel, die aber immer noch viel Beimengungen enthält. In Europa wird die G. noch weiter gereinigt, indem man sie mit Maschinen in Späne zerteilt, zuerst mit kaltem, dann mit warmem Wasser knetet und walzt und schließlich zu Platten oder Blättern preßt. Sie ist dann eine gleichmäßig gelbbraune bis dunkelbraune, dichte Masse. G. ist bei gewöhnlicher Wärme ziemlich hart, lederartig und nicht elastisch, hierdurch unterscheidet sie sich von Kautschuk; bei 50° wird sie weich, bei 60° bis 65° etwas, bei 80° vollkommen knetbar und läßt sich dann in jede beliebige

Form pressen, die sie nach dem Erkalten beibehält, wie Trichter, Maße; bei 150° schmilzt sie zu einer dünnen Flüssigkeit; bei größerer Hitze zersetzt sie sich, liefert Benzol und ähnliche Destillationserzeugnisse; an der Luft verbrennt sie mit rußender, leuchtender Flamme. Gegen chemisch wirksame Stoffe, chemische Agenzien, ist die völlig reine G. fast noch weniger empfindlich als Kautschuk, nur starke Schwefelsäure und Salpetersäure greifen sie an. Sie ist völlig undurchdringlich für Wasser und kein Leiter der Elektrizität, daher bestes Mittel zum Überziehen unterirdischer Kabel; durch Reibung wird sie elektrisch, daher die Anwendung als Elektrophor, und zwar stark negativ; gegen Lösungsmittel verhält sie sich dem Kautschuk gleich. in warmem Chloroform, Schwefelkohlenstoff, Terpentinöl, und dem eigenen Destillationserzeugnisse löst sie sich, nur löst absoluter Alkohol etwa 15% auf, läßt sich auch gleich Kautschuk vulkanisieren und wird entweder für sich allein oder mit Kautschuk vermengt zu gleichen Zwecken verwendet. G. wird vielfach, in ganz feine Blätter gewalzt, zu Guttaperchapapier, Percha lamellata, als Deckmittel bei feuchten Umschlägen, zum Verbinden von Gefäßen benutzt. Diese feinen Blätter, anfangs weich und geschmeidig, werden nach einiger Zeit, zuweilen schon nach Wochen, hart und brüchig, zerfallen zuletzt vollständig und lösen sich nun in Weingeist auf. Es beruht dies auf einem Oxydationsvorgange, wobei die G. in ein saures Harz umgewandelt wird. Schon die rohe G. enthält von diesem Harze, das in der Hauptsache aus Estern der Phytosterine, Bestandteile der Pflanzenfette, cholesterinartige Körper von der Formel $C_{26}H_{44}O + H_2O$, mit Zimtsäure und Essigsäure besteht, 10—15%. Man tut daher gut, das Guttaperchapapier, wenn möglich, in Blechgefäßen, dagegen G. in kleinen Stücken unter Wasser aufzubewahren.

Will man die G. ganz rein herstellen, Guttapercha depurata alba, so löst man sie zuvor in 20 Teilen bestem Benzol, schüttelt mit $^1/_{10}$ Teil Gips durch und stellt die Lösung an mäßig warmem Orte beiseite, bis sie sich völlig geklärt hat. Die abgegossene klare Flüssigkeit wird unter kräftigem Umrühren mit dem doppelten Raumteile 90 prozentigem Weingeist gemischt. Hierbei scheidet sich die G. blendendweiß ab, wird dann von der Flüssigkeit getrennt, tüchtig geknetet, um die letzten Spuren von Feuchtigkeit zu entfernen, und dann in Stengelchen geformt. Diese, als Zahnkitt Anwendung findend, müssen immer unter Wasser, dem 10% Glyzerin oder Weingeist zugesetzt sind, und vor Licht geschützt aufbewahrt werden. Soll die gereinigte Guttapercha die Farbe des Zahnfleisches haben, so knetet man auf 100 Teile $^1/_{10}$ Teil Karmin unter.

Eine Lösung der G. in Chloroform gilt als Ersatz für Kollodium. Sie führt den Namen Traumatizin, sie liefert weit biegsamere Überzüge als das Kollodium.

Die Einfuhr von Guttapercha begann erst mit dem Jahr 1844, wo die ersten Zentner von Singapore nach London kamen. Die Einfuhr stieg von da ab mit großer Geschwindigkeit und hat allmählich eine riesige Höhe erreicht, die beständig noch im Wachsen begriffen ist.

Bestandteile. G. ist in der Hauptsache ein Kohlenwasserstoff, Gutta genannt. Weiter finden sich an Bestandteilen Alban, Alban, Fluavil, Albaresinol und Fluavilresinol.

Bálata. Gomme-résine de balata.

Mimusops balata. *M. globosa.* Sapotáceae. Guttapercha liefernde Gewächse.
Westindien, Venezuela, Guyana, Brasilien, Afrika, Madagaskar, Australien.

Der eingetrocknete Milchsaft obigen Baumes. Er wird hauptsächlich dadurch gewonnen, daß die Bäume verschiedentlich eingeschnitten werden und der an den Bäumen von Einschnitt zu Einschnitt herablaufende Milchsaft in einer Kürbisflasche, einer Kalebasse gesammelt, der Gärung ausgesetzt und über Feuer oder an der Sonne eingedickt wird.

Balata ist der Guttapercha ähnlich, auch in ihren Eigenschaften, nur wird sie durch Luft und Licht nicht so leicht brüchig wie diese. Sie bildet lederartige, bräunliche Massen, die sich in Chloroform, heißem Petroleumäther und Benzinoform auflösen.

Bestandteile. Ein Kohlenwasserstoff Balagutta und Harz.

Anwendung. Als Ersatz für Guttapercha, hauptsächlich zur Herstellung von Treibriemen und Schuhsohlen.

Gruppe XIX.
Resinae. Harze.

Harze sind natürliche Ausscheidungen verschiedener Pflanzenfamilien, namentlich der Nadelhölzer, der Koniferen. Wir können sie betrachten als Umsetzungsstoffe der ätherischen Öle, die durch Oxydation entstanden sind, obwohl es bisher noch nicht gelungen ist, eines der natürlich vorkommenden Harze durch Oxydation der ätherischen Öle zu erhalten oder, umgekehrt, ein Harz durch Reduktion wieder in ein ätherisches Öl zurückzuführen. Sie finden sich in den Pflanzen in eigenen Gefäßen, meist unter der Rinde in den sog. Balsamgängen, und treten freiwillig oder aus künstlichen Öffnungen in Form von zähem Balsam (s. folgende Gruppe) aus; an der Luft erhärtet dieser durch Verdunstung des ätherischen Öls und durch weitere Oxydation vollständig. Manche Harze sind jedoch nicht Ausscheidungen des regelrechten Stoffwechsels, sondern krankhafte Umsetzungserzeugnisse, die z. B. durch Verletzungen der Rinde oder des Stammes entstanden sind. Alle Harze sind sauerstoffhaltig, meist Gemenge von verschiedenen Säuren, verbinden sich daher mit Alkalien zu eigenen Verbindungen, den Harzseifen oder Resinaten. In der Wärme schmelzen sie und verbrennen zuletzt mit stark rußender Flamme. Sie lassen sich nicht unzersetzt verflüchtigen, sondern liefern bei der Destillation Umsetzungsstoffe, namentlich Kohlenwasserstoffe. Durch Reibung werden sie negativ elektrisch, und zwar um so mehr, je mehr Sauerstoff sie enthalten. In Wasser sind sie vollständig unlöslich, mehr oder weniger löslich in Äther, Weingeist, Chloroform, fetten und ätherischen Ölen. Diese Löslichkeitsverhältnisse verändern sich aber durch sehr langes Lagern unter Wasser oder unter der Erde. Derartig veränderte Harze nennen wir fossile; hierher gehören Bernstein und die echten Kopale. Sie sind in den gewöhnlichen Lösungsmitteln der Harze erst löslich, wenn man sie bei einer Hitze von $300°-350°$ C schmilzt oder auch teilweise, wenn man sie gepulvert längere Zeit an der Luft liegen läßt.

An die eigentlichen Harze schließen sich einige Erzeugnisse der trockenen Destillation unmittelbar an, wie Pech.

Die Harze finden nicht nur in der Heilkunde, sondern vor allem in der Technik ungemein große Anwendung zur Darstellung von Lacken und Harzseifen.

Auch das Kunstharz ist besonders für die Bereitung von Lacken zu allergrößter Bedeutung gelangt. Man gewinnt es durch Einwirkung unter Druck und Hitze von Formaldehyd oder Hexamethylentetramin auf Phenole, Kresole oder Naphthole bei Gegenwart eines Kontaktstoffes wie Alkalien, Säuren oder eines gerbstoffhaltigen Auszuges oder von Phthalsäure auf Glyzerin unter Mitwirkung von Fettsäuren. So unterscheidet man die Formolite, die Alkydkunstharze, kurzweg **Alkydharze** genannt, und außerdem den **Chlorkautschuk**.

Durch Kondensation von Formaldehyd und Phenolen erhält man die **Bakelite**, genannt nach ihrem Erfinder Bakeland, die je nach ihrer Herstellung in verschiedenen Lösungsmitteln löslich sind. Werden Bakelite weiter erhitzt, so ergeben sie einen Stoff, der sich in beliebige Form pressen und als Ersatz für Bernstein, Elfenbein, Horn oder ähnliche Stoffe verwenden läßt, zumal man ihn drehen und feilen kann. Bakelit ist hellgelb bis schwarz, nicht feuergefährlich, von Wasser, verdünnten Säuren und Alkalien nicht angreifbar und wird daher auf alle möglichen Gegenstände, wie Zigarrenspitzen und Knöpfe, verarbeitet. Da es kein Leiter der Elektrizität und Wärme, dient es auch zur Herstellung von Isoliergegenständen. Um ein in Spiritus und auch in Leinöl bzw. Terpentinöl lösliches Kunstharz zu erhalten, verarbeitet man das Phenolerzeugnis mit echtem Harz, Harzsäure oder Harzsäureestern. So kommen unter der Bezeichnung **Albertol** bzw. **Beckacit** Kunstharze in den Handel, die ein Gemisch eines Phenolharzes, also eines Formolites, mit Naturharz, ein **Kombinationsharz** darstellen. Man unterscheidet hierbei spritlösliche, öllösliche und benzollösliche. Die öllöslichen lösen sich in Leinöl bei etwa 300°. Sie haben gelbe bis bräunliche Farbe. Verwendet man bei Herstellung des Kombinationsharzes statt Phenol Bernsteinsäure, erhält man ein Kunstharz, das sich gut für weiße Emaillelacke eignet. Werden Formaldehyd und Harnstoff kondensiert, erhält man ein Kunstharz **Pollopas**, das in löslicher Form ebenfalls zur Lackbereitung dient.

Alkydharze werden aus Phthalsäureanhydrid, Glyzerin und Fettsäure hergestellt, in ihnen ist das fette Öl ebenfalls chemisch gebunden. In Terpentinöl, Benzol und Schwerbenzin ohne weiteres löslich. Sie werden meist mit Formoliten zusammen auf Lacke verarbeitet und bieten den Vorteil, daß die Lacke auf dem Untergrund, auch Metallen, äußerst fest haften und selbst beim Biegen nicht abspringen.

Chlorkautschuk entsteht durch Einwirkung von Chlorgas auf Kautschuk. Seine Auflösung in den verschiedensten Lösungsmitteln eignet sich vor allem als Lackanstrich für Leimuntergrund.

Unter **Kumaronharz** versteht man Polymerisationserzeugnisse von Kumaron, Inden, deren Homologen und ähnlichen Steinkohlenteerbestandteilen, die harzartige Beschaffenheit haben. Sie sind von festem, springhartem, hartem, mittelhartem, weichem, zähflüssigem bis flüssigem Zustand und von verschiedener Farbe von hell, hellbraun, braun, dunkel bis schwarz im Handel. Löslich sind sie in Benzol, Toluol, Xylol, Tetrachlorkohlenstoff, Chloroform, auch Azeton. So gut wie unlöslich in Petroleumbenzin und Spiritus, wohl aber löslich, wenn man diese beiden Stoffe miteinander mischt.

Resina Acaróidis. Grasbaumharz. Akaroidharz. Xanthorrhoeaharz.
Acaroïde. Résine de xanthorée.

Xanthorrhoea hastilis und *australis Liliáceae.* Liliengewächse. Unterfamilie *Asphodeloideae.*
Australien

Man unterscheidet zwei Sorten: rotes oder **Nuttharz** und gelbes **Botanybayharz**. Das Nuttharz bildet dunkelrotbraune, bestäubte, in Splittern durchsichtige, glänzende Stücke; in Weingeist fast ganz löslich, schmilzt nicht, sondern bläht sich auf, verbrennt zuletzt mit stark rußender Flamme. **Botanybayharz** ist eine gelbe, bestäubte Masse von würzig balsamischem Geruch. Ist in Weingeist und Äther löslich.

Mit Salpetersäure behandelt, liefert es in ziemlicher Menge die sog. Pikrinsäure, das Trinitrophenol.
Bestandteile. Spuren von ätherischem Öl; Zimt- und Benzoesäure. Parakumarsäure. Styrazin.
Anwendung. In der Spirituslackbereitung.

Resína Anime oder Anime. Anime.
Courbarine. Résine animé occidentale. Anime-resin.
Hymenaea Courbaril. Leguminosae. Hülsenfrüchtler. Unterfamilie *Caesalpinioideae.*
Westindien, Südamerika.

Wird durch Einschnitte in den Stamm gewonnen. Wurde früher vielfach zur Lackbereitung anstatt des Kopals benutzt, und so auch als südamerikanischer, brasilianischer oder westindischer Kopal bezeichnet, da es aber weiche Lacküberzüge bildet, wird es seltener hierzu angewendet; als Heilmittel zuweilen zu Räucherungen, auch zu Räucherkerzen und bei der Bereitung von Siegellacken. Es bildet gelblichweiße, leicht zerreibliche, weißbestäubte Stücke von schwachem Harzglanze, beim Kauen erweichend; löst sich in kochendem Weingeist gänzlich auf, ebenso in Terpentinöl. Enthält etwa 2,5% ätherisches Öl.

Asphaltum. Asphalt. Judenpech. Erdharz.
Asphalte. Bitume de Judée. Baume de momie. Poix juive. Bitumen.

Ein bituminöses Harz, entstanden aus dem Petroleum, indem dieses längere Zeit mit Oberflächenwasser, das stark sauerstoffhaltige Salze wie Sulfate und Karbonate enthielt, in Berührung gekommen ist. Unter dem Asphalt befinden sich vielfach weichere Schichten des sog. Erdteers und unter diesem Petroleum. Asphalt tritt mit heißen Quellen oder Wasserdämpten zutage, wie auf Trinidad und am Toten Meer, oder man gewinnt ihn, indem man mit Bergteer getränkte, löcherige Gesteine, Asphaltsteine, mit Wasser auskocht. Diese Art der Gewinnung geschieht auch in einigen Gegenden des Elsaß (Val travers, Seyssel, Lobsann, Weißenburg) und in Braunschweig. Der hier gewonnene A. ist aber nur zu Bauzwecken, Asphaltstraßenpflaster, Dachpappe usw. verwendbar. Große Lager Steinasphalt sind in Nordamerika, in dem Staate Oklahoma gefunden worden; hier wird das Asphaltgestein, das aus Kalkspat, Sandstein oder Schiefer besteht, bergmännisch abgebaut, entweder in Asphaltmühlen gemahlen und als Stampfasphalt oder Asphaltmehl zu Straßenbelag verarbeitet, oder der Asphalt wird aus dem Gesteine destilliert. Asphaltmehl muß für Straßenbau 8—13% chloroformlösliches Bitumen enthalten, darf durch Sonnenbestrahlung nicht erweichen, unter 30° nicht zu schmelzen beginnen und nicht mehr als 7% Ton und Sand enthalten. Ein besserer Asphalt findet sich in Oklahoma als sog. Grahamit, Gilsonit. Dieser dient zur Lackbereitung. Man unterscheidet im Handel amerikanischen A. von der Insel Trinidad, Kuba, Habana und Nordamerika. Der aus dem Pechsee, einem an Fläche etwa ein halbes Quadratkilometer großen See auf Trinidad im Tagebau gewonnene bessere Asphalt heißt Seeasphalt, der geringere auf dem Lande von Pechfelsen gewonnene Landasphalt. Aus dem See gewinnt man jährlich 200 000 Tonnen Asphalt. Schwarz, spröde, von muscheligem Bruche, fettglänzend, bei einem Schlage mit dem Hammer zersplitternd; erwärmt von teerartigem Geruch. Syrischer A., im Toten Meer gesammelt, früher die geschätzteste Sorte zur Lackbereitung, zäher, bräunlich bestäubt. Fällt jetzt meist heller und weicher als der amerikanische A. aus und ist daher nicht so gesucht. Europäischer A. von obengenannten Orten, eignet sich nicht zur Lackbereitung. A. ist in Wasser vollständig unlöslich, nur z. T. löslich in Weingeist und Äther, in ätherischen Ölen und Benzin vollständig bis auf die beigemengten Unreinigkeiten (s. Abhandlung Lacke). Durch Äther gewinnt man aus A. einen lichtempfindlichen Bestandteil, der in der Photographie und zu Kupferlichtdrucken, zu Heliogravüren, verwendet wird. Bei 100° C schmilzt der A. und liefert mit Wasser destilliert ein flüchtiges Öl, Petrolen genannt. Ol. Asphalti aethereum.

Anwendung. Zu Räucherungen bei Lungenschwindsucht. Bei der Bereitung von Pappenpapier, wo die äußeren Lagen besser sind als die inneren. Ferner zur Herstellung des Anhydatleders.

Beim Anhydatgerbverfahren wird im Gegensatz zur Lohgerberei die Tierhaut nicht feucht, sondern trocken verarbeitet. Sie wird mit Alkohol vorbereitet, behält dadurch beim Trocknen ein lockeres Gefüge und wird darauf mit Asphalt oder Kunstasphalt durchtränkt.

Unter der Bezeichnung Goudron versteht man ein Gemisch von Trinidadasphalt mit gewöhnlich 15% Paraffinöl, das man etwa 8 Stunden auf 160° erhitzt hat (Trinidadgoudron). Oder ein Destillationserzeugnis des Braunkohlenteers bzw. des Schieferteers (Deutscher Goudron). Goudron findet in der Dachpappenbereitung und auch zu Straßenpflaster Verwendung. Er darf Pech, Braunkohlenteer und ähnliches nicht enthalten. Muß zwischen den Fingern sich zu Fäden ziehen lassen und bei geringer Wärme spröde sein. Asphaltmastix, oft kurzweg Mastix genannt, ist ein durch Zusammenschmelzen erhaltenes Gemenge von Asphaltmehl mit Trinidadgoudron. Gußasphalt ist ein Gemisch von Goudron, Asphaltmastix und Kies.

Außer Naturasphalt befinden sich im Handel eine große Anzahl dem Asphalt ähnlicher, schwarzer, pechartiger Stoffe, die man als Kunstasphalte bezeichnet. Vor allem Petrolasphalt, die Rückstände bei der fraktionierten Destillation des venezolanischen Rohpetroleums und der Verarbeitung mit schwefliger Säure. Diese schwarzen, auch Säureharze oder Säureasphalte bezeichneten Massen enthalten etwa 50 und mehr Prozent dicke ölige Stoffe. Dem Petrolasphalt ähnlich sind die Braunkohlenteerpeche, die Rückstände bei der Gewinnung und Reinigung der Paraffine und Paraffinöle mittels Schwefelsäure. Als Säureharze bzw. Säureasphalte werden sie ebenfalls als Asphaltersatz verarbeitet. Unter den Bezeichnungen Stearinpech oder Kerzenteer und Wollfettpech sind die schwarzen Massen zu verstehen, die bei der Destillation der Fettsäuren verbleiben. Schließlich dienen auch die bei der fraktionierten Destillation des Steinkohlenteers verbleibenden rotbraunen, dunkelbraunen und braunschwarzen Massen, die Steinkohlenteerpeche, als Kunstasphalte, obwohl sie dem Naturasphalt sehr wenig ähnlich sind.

Alle diese Natur- Säure- und Kunstasphalte oder Stearin- und Wollfettpeche werden viel auf Dachlacke und bituminöse Firnisse verarbeitet. Dachlacke sind Lösungen der bituminösen Stoffe und Kolophonium in Schwerbenzin und Solventnaphta, denen man weiße, gelbe, rote oder grüne Farben, auch der Abkühlung halber Aluminiumpulver untergearbeitet hat.

Bituminöse Firnisse stellt man aus den bitumenhaltigen Stoffen durch Auflösen in Benzin oder Benzol und Vermischen mit Leinöl und Sikkativ her. Man verwendet sie mit Farben vermischt als Anstrichfarbe für Eisen, Holz, auch mit Aluminiumpulver für Pappdächer.

Bénzoë oder Ása dúlcis. Benzoe. Gum Benjamin. Gum Benzoin.

Styrax tonkinensis. Styrax benzoides. Styrax benzoin und andere Styraxarten. *Styracaceae.*
Hinterindien, Annam, Tonkin, Molukken, Siam, Java, Sumatra, Borneo.

Benzoe ist in den Pflanzen nicht als regelrechte Ausscheidung vorhanden, sondern entsteht erst als krankhafte Tätigkeit durch äußere Eingriffe, wie Einschnitte in die Rinde, die man während der heißen Jahreszeit in Form eines V macht, oder durch Klopfen der Rinde von fünf bis sieben Jahre alten Bäumen oder durch Einimpfen gewisser Pilze. Bei Gewinnung der Sumatra B. werden auch Einschnitte in freiliegende Wurzeln gemacht. Minderwertige Benzoesorten gewinnt man dadurch, daß man alte Bäume umhaut, zerkleinert und mit Wasser auskocht. Benzoe kommt seltener als Benzoe in Lacrimis, in Tränen, gewöhnlich als Benzoe in Massis, in Blöcken, Blockbenzoe, in Kisten verpackt in den Handel. Von der Blockbenzoe wird die stark mit weißen Tränen versetzte Sorte als B. amygdaloides, Mandelbenzoe, am teuersten verkauft, obgleich sich herausgestellt hat, daß die braunen Massen mit wenig Mandeln oft mehr Benzoesäure enthalten und an Wert der Benzoe in Lacrimis gleichkommen. Für die Zwecke der Heilkunde ist nach dem D.A.B. nur Siambenzoe, und zwar in Tränenform verwendbar. Sie stammt von Styrax tonkinensis und Styrax benzoides und wird im Laosgebiet von Luangprapang bis nach Tonkin, und zwar in einer Höhe von 1200—1500 m gewonnen; kommt über Bangkok oder Saigon nach Singapore oder kommt durch Tonkin nach Haiphong und von dort nach Europa. Die Gewinnung der Siambenzoe beginnt in den Monaten Juni und Juli, indem man in die Bäume in einer Entfernung von je 15 cm Einschnitte macht und über dem Einschnitte die Rinde etwas abschält. Um auch an höhere Teile des Stammes und an die Hauptäste zu gelangen, werden dicke Stäbe quer an den Stamm gebunden und so eine Leiter hergestellt. Die milchige Masse fließt über die Rinde, erhärtet allmählich, wird im Dezember mit Bambusstäben abgenommen und später von Verunreinigungen, wie Rinde und Holzsplittern, befreit. Ein Baum liefert 3 Jahre lang Benzoe, indem jedes Jahr die Einschnitte an verschiedenen Seiten gemacht werden. Die Bezeichnung Siambenzoe ist heute insofern unrichtig, als Laos nicht mehr zu Siam gehört. Siambenzoe besteht aus weißen, später durch Oxydation bräunlich bis braunrot werdenden, innen weißlichen Mandeln. Eine andere Siambenzoe bildet eine braune, harzglänzende Masse mit eingesprengten Mandeln. Kalkuttabenzoe kommt in großen, löcherigen, rotbraunen, harzglänzenden Massen, die nur kleinere Tränen enthalten, in den Handel.

Geringwertig sind Palembangbenzoe und Padangbenzoe, meist dunklere Massen mit wenig Mandeln durchsetzt, die sehr viel Verunreinigungen enthalten.

Benzoe ist in Chloroform sehr wenig, in Äther fast und in siedendem Weingeist vollständig löslich bis auf eine geringe Menge Verunreinigungen, die nicht mehr als 2% betragen sollen. Die weingeistige Lösung in Wasser gegossen, gibt eine milchige Mischung, die sog. Jungfernmilch, die blaues Lackmuspapier rötet.

Bestandteile. Benzoesäure bis zu 24%, Koniferylbenzoat in kristallisierter und amorpher Form, Spuren von ätherischem Öl; verschiedene Harze, etwas Vanillin. Außerdem ist als Bestandteil ein kristallisierender Stoff, Lubanolbenzoat, festgestellt worden. Das Wort Lubanol ist abgeleitet von der ursprünglichen Bezeichnung für Benzoe Luban djawi.

Nachweis. In konzentrierter Schwefelsäure löst sich Benzoe karminrot, dann mit Wasser vermischt, färbt sich die Flüssigkeit dunkelviolett.

Außer den obengenannten Sorten kommen noch zwei andere in den Handel, die, während die ersteren einen vanilleartigen Geruch haben, mehr an Styrax erinnern, und die außer der Benzoesäure noch Zimtsäure enthalten; sie dürfen für die Zwecke der Heilkunde nicht verwendet werden, eignen sich aber vorzüglich als Zusatz bei der Bereitung von Blumendüften, da ihr Geruch ganz besonders fein ist. Es sind dies Sumatrabenzoe in großen viereckigen Blöcken, außen Eindrücke von Matten zeigend; von matter, graurötlicher Grundmasse, die beste Sorte mit zahlreichen weißgelblichen Mandeln; und Penangbenzoe, braune Massen ohne Mandeln, meistens löcherig, mit vielen Unreinigkeiten. Sumatrabenzoe und Penangbenzoe enthalten neben wenig Benzoesäure 10 bis 12% Zimtsäure. Als Stammpflanzen für Sumatrabenzoe sind Styrax benzoin und Styrax sumatranus erkannt worden. Sie werden auf Westsumatra sehr viel angebaut. Die Gewinnung des Harzes von einem Baume währt 3 Monate. Zunächst, etwa nach 8 Tagen, erhält man ein untaugliches Benzoevorharz, das nicht in den Handel kommen soll, darauf ein weißes, dann ein dunkleres und schließlich ein ganz dunkles Harz. Aus diesen Harzmassen werden drei Handelssorten hergestellt, indem die Harzmassen zerstückelt, in verschiedenen Mengen gemischt und in Kisten zusammengestampft werden. Die beste Ware enthält sehr viel weiße Stücke, Mandeln, und sehr wenig dunkle Masse, eine zweite, mehr dunkle Masse und wenig weiße Stücke und die geringste besteht in der Hauptsache nur aus der dunklen Harzmasse.

Prüfung. Genau unterscheiden lassen sich die beiden Benzoegruppen auf chemischem Wege. Man kocht B. mit Wasser aus, dampft die Lösung ziemlich ein und gibt der warmen Flüssigkeit ein wenig Kaliumpermanganat zu. Oder man erwärmt eine kleine Menge Benzoe eine Zeitlang mit Kaliumpermanganatlösung und stellt längere Zeit beiseite. Zimtsäure wird dabei in Bittermandelöl, Benzaldehyd

$$C_9H_8O_2 \;+\; 4\,O \;=\; C_6H_5COH \;+\; 2\,CO_2 \;+\; H_2O$$
Zimtsäure + Sauerstoff = Benzaldehyd + Kohlendioxyd + Wasser

übergeführt und zeigt sofort dessen Geruch, Benzoesäure nicht.

Anwendung. Als Heilmittel in Form von Tinktur; äußerlich bei Keuchhusten zum Einblasen in die Nase; ferner zur Darstellung von Blumendüften, von Mitteln zur Hautpflege, zu Räucherzwecken, zu wohlriechenden Ofenlacken und zu Schokoladenlacken.

Copál oder Resína Copál. Kopal. Copale. Copal-gum.

Unter dieser Gesamtbezeichnung kommen eine ganze Reihe verschiedener Harze in den Handel, die zum Teil den Namen Kopal mit Unrecht führen. Alle wirklich echten Kopale sind fossiler Natur, d. h. sie werden nicht von lebenden Bäumen gesammelt, sondern werden gegraben, oder aus dem Sande der Flüsse angeschwemmt. Über ihre Stammpflanzen läßt sich daher selten Bestimmtes angeben, doch werden Bäume aus der Familie der Leguminosen, Unterfamilie der Zaesalpinioideen, namentlich Hymenaéa verrucósa, Trachylóbium Petersiánum, dafür gehalten. Das Vaterland der echten Kopale ist Afrika, und zwar die Ost- und Westküste, doch ist dabei zu bemerken, daß die ostafrikanischen Sorten, namentlich Sansibar, früher häufig über Ostindien in den Handel kamen, daher fälschlich als ostindische oder Bombaykopale bezeichnet wurden. Außer Afrika liefern Ostindien, Australien und Südamerika Kopalsorten, die auch wohl falsche Kopale genannt werden, jedoch kommen von Japan und Manila auch echt fossile Kopale. In der Lackbereitung unterscheidet man harte und weiche Kopale. Erstere, die eigentlich echten, fossilen Kopale, haben durch längere Lagerung in der Erde ihre Harznatur insofern verändert, als sie weder in Spiritus noch in Terpentinöl unmittelbar löslich sind. Sie schmelzen erst bei einer Hitze von 300°—350°; liefern daher nächst dem Bernstein sehr harte Lacke. Die weichen Kopale, hierher gehören hauptsächlich ost-

und westindische Sorten, lösen sich dagegen in heißem Spiritus und Terpentinöl unmittelbar, erweichen und schmelzen bei weit niedrigerer Wärme. Sie haben nicht so lange Zeit in der Erde gelagert, wie die echten Kopale, oder sind **Baumkopale, rezente Kopale**, d. h. sie werden von lebenden Bäumen gesammelt.

Afrikanische Kopale. Diese sämtlich gegrabenen oder aus dem Flußsande gewonnenen Sorten sind im frischen Zustande meist von einer erdigen, halb verwitterten Kruste bedeckt, von der sie, bevor sie in den Handel kommen, gewöhnlich durch Behandlung mit verdünnter Kalilauge befreit werden. Nach dieser Behandlung zeigen sie auf der Oberfläche häufig ein feinwarziges Aussehen, die sog. Gänsehaut, und diese gilt als ein besonderes Zeichen der Güte und Härte. Diese Warzen sollen davon herrühren, daß der anfangs weiche Kopal sich beim Erhärten zusammengezogen hat. Man unterscheidet von den afrikanischen Sorten ostafrikanische und westafrikanische. Zu den ersteren, die besonders hoch geschätzt werden, gehören namentlich folgende:

Sansibar-Kopal. Diese beste Sorte wird nicht auf Sansibar selbst, sondern an der gegenüberliegenden Küste Ostafrikas in einer Breite von 8 Meilen landeinwärts gegraben, kommt über Daressalam. Größere oder kleinere, meist glatte Stücke mit Gänsehaut; Farbe hellgelb bis rotbraun; Bruch flachmuschelig, glasglänzend oder matt.

Mozambique-Kopal von der Mozambiqueküste; flache Platten und Körner; weingelb bis rötlich, außen rotgefärbt, mit Blasen und Sprüngen; Bruch flach, glasglänzend; weniger warzig als der Sansibar-Kopal.

Madagaskar-Kopal soll von Trachylobiumarten abstammen, bildet bald platte, bald längliche, dann meist rundliche oder ovale Stücke von hellgelber Farbe mit weißer Verwitterungskruste, nach Entfernung dieser ohne Gänsehaut. Das Harz selbst ist vielfach mit Pflanzenresten durchsetzt.

Von den westafrikanischen Kopalen sind die wichtigsten:

Sierra-Leone-Kopal. Die geringwertigste Sorte; teils sehr unreine, teils reinere, hellgelbe, außen oft schwärzlich aussehende Stücke, meist bis zur Größe einer Nuß, aber auch in größeren Stücken vorkommend. Das Pulver haftet beim Kauen schwach an den Zähnen. Nicht völlig unlöslich in 95 prozentigem Spiritus. Das nach dem Ausziehen verbleibende Harz löst sich in kaltem Terpentinöl.

Kiesel-Kopal im Flußsand des Cap Verde; runde, kieselartig abgeschliffene Stücke bis zur Größe eines Fünfmarkstückes; hellgelb, sehr hart.

Kugel-Kopal dem vorigen ähnlich, abgeschliffen, sehr rein.

Benin-Kopal in unregelmäßigen Stücken; meist knollig, seltener in Platten mit dünner, oft roter Kruste, vielfach mit Unreinigkeiten durchzogen.

Kongo-Kopal. Stücke unregelmäßig, sehr klein, aber auch bis kindskopfgroß; hart.

Angola-Kopal nebst dem Kiesel-Kopal die geschätzteste westafrikanische Sorte. Stücke unregelmäßig, flach oder rund, mit undurchsichtiger, roter Kruste. Innen glashell bis gelb, sehr rein.

Benguela-Kopal. Knollige, faust- bis kopfgroße Stücke von unebener Oberfläche mit tiefen Einschnitten; Verwitterungskruste weißlich, innen hell und durchsichtig, öfter aber durch Wassergehalt trübe.

Alle afrikanischen Kopale sind vollständig geruch- und geschmacklos.

Asiatische Kopale. Hierher gehören vor allem der Manila-, fälschlich auch westindischer Kopal genannt, von Agathis dammara, Vatéria indica.

zu den Koniferen, Familie der Pinaceae gehörend, auch Singapore und Borneo. Große, unregelmäßige Massen, hellgelb bis bräunlich, vielfach in demselben Stücke verschiedene Farben zeigend. Sehr verunreinigt durch Holzstücke und sonstige Beimengungen. Bruch großmuschlig, glasglänzend, seltener matt. Pulver beim **Kauen schwach anhaftend.** Geruch und Geschmack balsamisch, etwas dillartig: löst sich in heißem 95 prozentigen Spiritus.

Formosa- oder chinesischer Kopal ähnelt mehr dem Anime.

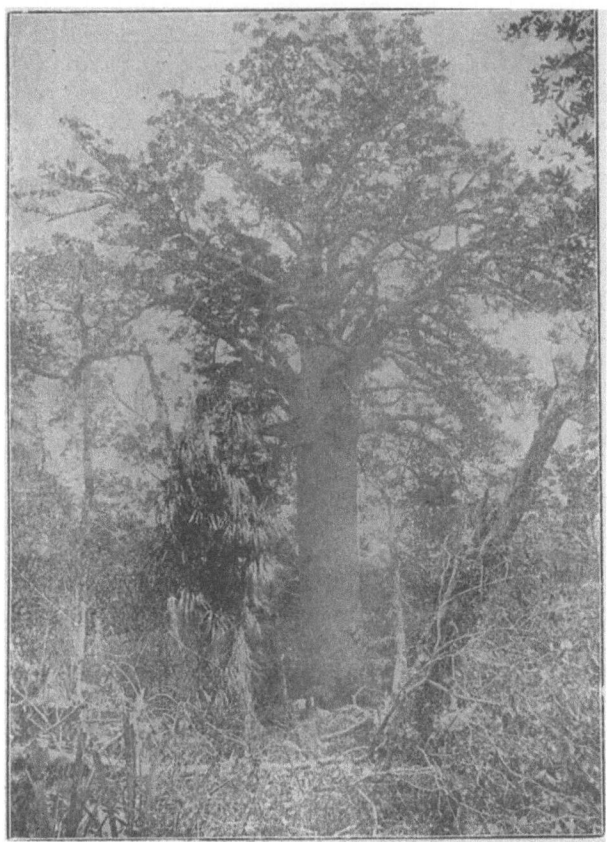

Abb. 410. Kaurifichte

Südamerikanische Kopale. Unter dieser Bezeichnung kommen zum Teil Animeharze, zum Teil andere, dem Kopale mehr ähnliche, häufig grüne, glasglänzende Stücke von angenehmem Geruch in den Handel. Diese, gewöhnlich **brasilianische Kopale** genannt, sollen von Hymenaea Courbaril abstammen; ziemlich weich.

Australischer Kopal, auch **Cowri-** oder **Kauri-Kopal**, an den Fundplätzen **Kauri-gum** genannt, ist, genau genommen, ein Dammarharz, stammt von der Kaurifichte, Agathis australis, zu den Koniferen, Familie der Pinaceae gehörend, einem in früheren Zeiten, namentlich auf Neuseeland und den Steward- und Aucklandinseln in mächtig großen Waldungen vorhanden gewesenen Nadelholz. Etwa 30 km von Auckland auf Neuseeland ist ein ganzer fossiler Wald der Kaurifichte in einem früheren Moore gefunden worden. Die Stämme haben eine Länge bis 40 m und einen Umfang von 13 m. Der Kaurikopal dieses Waldes liegt im Torf in fünf Schichten abgelagert. Auch jetzt sind noch lebende Wälder der Kaurifichte vorhanden, die rezentes Harz liefern. Der Baum erreicht eine Höhe bis über 50 m, er ist so harzreich, daß Stamm und Äste, sowie Wurzeln von Harz förmlich starren, und der Boden, auf dem sie gewachsen, meist ganz davon durchtränkt ist. Das Harz wird in sehr verschieden großen, bis 50 kg schweren Klumpen von hellweingelber bis brauner Farbe gegraben. Die Kopalgräber spüren mit langen dünnen Stahlspeeren, die sie in die Erde stoßen, die Plätze auf, wo Kaurikopal lagert, oder es werden größere Strecken umgegraben. Das Graben sowohl als auch der Ankauf ist an eine behördliche Erlaubnis der neuseeländischen Regierung gebunden. Der Bruch des Harzes ist muschlig, glänzend. Geruch angenehm balsamisch. Kauri-Kopal ist zum Teil in 95 prozentigem Spiritus löslich, liefert geschmolzen sehr gute Lacke, er ist **halbfossil**, daher in seiner ursprünglichen Natur schon verändert. Er ist für die Lackbereitung ein begehrter Stoff (Abb. 410). Außerdem wird er in der Linoleumbereitung verwendet, auch um Seide zu beschweren.

Dammára oder Resína Dammárae. Dammar- oder Katzenaugenharz.
Dammar tendre. Dammar-resin. Damar-gum.
Bäume aus der Familie der *Dipterocarpáceae*. Zweiflügelfruchtgewächse.
Ostindien

Der Name Dammar bedeutet in der malaiischen Sprache „Licht" und ist dem Harze seiner stark lichtbrechenden Eigenschaft wegen gegeben. Aus demselben Grunde wird es auch Katzenaugenharz genannt.

Dammar tritt in großen Mengen freiwillig aus den Stämmen aus und bildet unregelmäßige, zuweilen tränenförmige, birnen- oder keulenförmige, weißbestäubte Stücke, ist spröde, erweicht bei 75°, wird bei 100° dickflüssig und bei 150° klar und dünnflüssig. Auf dem Bruch erscheint es glasklar, milchigtrübe Stücke sind für die Lackbereitung zu verwerfen, in 95 prozentigem Spiritus und in Äther löst es sich nur zum Teil, in Chloroform, Schwefelkohlenstoff, fetten und ätherischen Ölen gänzlich, in Chloralhydratlösung quillt es auf, ohne sich zu lösen. Die Farbe schwankt zwischen wasserhell bis rötlichbräunlich. Die geschätzteste Handelssorte ist die von Singapore, härter und schwerer zu pulvern als alle übrigen. Ziemlich gleich im Wert ist die Ia Batavia-Handelssorte von Java. Weniger gut ist die sonstige Java-Ware, sie wird in Kisten von 75 kg Inhalt eingeführt. Auch Sumatra liefert größere, viel gekaufte Mengen, die über Padang in den Handel kommen. Das von Borneo kommende Daging oder Rose Dammar ist geringwertig, weil weicher und ins Grünliche fallend.

Verwendung. Als Zusatz zu Heftpflaster, zu Perückenwachs, vor allem in der Lackbereitung.

Prüfung. Die vielfach vorkommende Verfälschung des Dammarharzes mit Kolophonium wird auf folgende Weise erkannt: 2 g des gepulverten Harzes werden mit 20 ccm Ammoniakflüssigkeit von 0,960 spezifischem Gewicht übergossen, gut durchgeschüttelt; nach einem viertel- bis halbstündigen Stehen filtriert man die ammoniakalische Lösung durch ein doppeltes Filter und übersättigt das klare oder nur schwach milchige Trübung, Opaleszenz, zeigende Filtrat mit Essigsäure. Ein 5% Kolophonium enthaltendes Dammarharz scheidet hierbei einige Flocken aus; bei 10% gibt es starke Abscheidung; bei 20% läßt es sich nicht mehr filtrieren, sondern erstarrt zu einer Gallerte. Reines Dammarharz zeigt gar keine oder nur ganz geringe Trübung, aber keine Flockenbildung.

Unter der Bezeichnung weißes Dammar kommt das Harz von Dammara orientalis, einem Nadelholz, in den Handel; es ist ein nicht fossiler Kopal.

Schwarzes Dammarharz hat eine blaue Farbe und soll von einem Laubbaume Südindiens abstammen.

Resína oder Sánguis Dracónis. Drachenblut.
Sang-dragon. Dragon's-blood.
Cálamus dráco. (Daemónorops dráco.) Palmae. Palmengewächse.
Ostindien.

Das von diesem Baume stammende Harz ist das eigentliche echte, das ostindische Drachenblut. Es wird vor allem auf Sumatra, Borneo und dem Malaiischen Archipel gewonnen und kommt über Singapore und Batavia in den Handel. Es tritt entweder freiwillig aus den Früchten aus, oder die Früchte werden angeritzt und in Bastkörben durch Wasserdämpfe erhitzt, um das Harz reichlicher fließen zu machen. Es wird nun mit Messern abgeschabt und gewöhnlich in Stengel von 1—3 cm Dicke und bis zu 40 cm Länge geformt. Die Stengel werden in Palmblätter gewickelt, an den Enden zugebunden und eine Anzahl davon mit Bast zusammengebunden. Zuweilen kommt auch, namentlich schlechtes, durch Auskochen gewonnenes, sehr unreines Harz in Kuchen vor, die ebenfalls in Palmblätter eingeschlagen sind. Drachenblut erscheint außen braunschwarz, gibt auf Papier einen roten Strich und ein gleiches Pulver. Es ist in Weingeist, Äther und Ölen völlig löslich, mehr oder weniger auch in Alkalien, in Wasser nicht. Die weingeistige Lösung wird durch Salmiakgeist ausgefällt, bei dem amerikanischen nicht. Erhitzt schmilzt es, riecht storaxartig, verbrennt zuletzt mit rußender Flamme. Drachenblut ist geruch- und geschmacklos und färbt den Speichel beim Kauen rot.

Kanarisches Drachenblut von Dracaena draco, dem Drachenbaum, einem riesenhaften Liliengewächs, auf den Kanarischen Inseln (Teneriffa). Es soll freiwillig ausfließen, ist dunkelrot, von harzigem Geruch und kommt in verschieden geformten Stangen in den Handel.

Amerikanisches, westindisches oder Kartagena-Drachenblut von Pterocárpus draco, aus der Familie der Leguminósae, Unterfamilie Schmetterlingsblütlergewächse, heimisch in Westindien, fließt durch in die Rinde gemachte Einschnitte aus, schließt sich mehr dem Kino an.

Bestandteile. Saures rotes Harz etwa 56%; ein weißes und ein gelbes Harz, Benzoesäure 2—3%.

Anwendung. Zu Pflastern; zum Färben von Polituren und Spiritusiacken.

Das rote Harz, das Drakorubinharz, wird für sich dargestellt und vollständig gereinigt, es ist dann in kaltem Petroleumbenzin so gut wie unlöslich, dagegen löst es sich in Steinkohlenbenzin und Weingeist mit blutroter Farbe. Von Helfenberg A.-G. wird ein Drakorubinreagenzpapier in den Handel gebracht, das zur Unterscheidung von Petroleumbenzin und Steinkohlenbenzin (Benzol) dient. Auch kann man damit das Vorhandensein von Benzol in Petroleumbenzin nachweisen (Drakorubinprobe auf Benzol). Reines Petroleumbenzin bleibt farblos oder wird höchstens ganz schwach rosa. Je mehr Benzol es enthält, desto dunkler färbt es sich.

Élemí oder Resína Élemi. Elemiharz.
Élémi oriental ou de l'Inde. Élémi du Brésil. Élémi bâtard ou d'Amérique.

Unter dem Namen Elemi kommen verschiedene, unter sich ähnliche Harze aus Brasilien, Kamerun, Ost- und Westindien in den Handel, die auch von sehr verschiedenen Bäumen abstammen. Zur Gewinnung werden die Bäume gewöhnlich zweimal im Jahr angerissen. Brasilianisches Elemi von Icica icicariba ist anfangs salbenartig-weich, dem Gallipot ähnlich, blaßgelb, allmählich stark gelb und hart werdend. Unter der Bezeichnung echtes Elemiharz, Elemi verdadeiro, kommt aus Brasilien ein weich bleibendes, gelbes, fenchelartig riechendes, bitterkratzend schmeckendes Elemiharz in den Handel, das von der Burserazee Bursera leptophloes abstammt. Es löst sich teilweise in absolutem Alkohol, vollständig in Äther, Benzol und Chloroform und soll ein vorzüglich wirkendes Mittel gegen Madenwürmer darstellen. Man gibt Kindern bis zu 6 Jahren 0,02, älteren Personen 0,05 zwei- bis dreimal täglich. Verakruz- oder Yukatan-Elemi von Amyris Plumieri, aus der Familie der Rutaceae, fest, wachsglänzend, zitronengelb bis grünlich. Oberfläche bestäubt, nur wenig mit Rindenstücken verunreinigt.

Der Geruch des westindischen Elemi ist angenehm-balsamisch, an Fenchel und Dill erinnernd. Geschmack balsamisch bitter. Es löst sich in kochendem, zum Teil in kaltem Weingeist (Gallipot in kaltem gänzlich). Schmilzt unter 100° und ist in fetten und ätherischen Ölen löslich.

Ostindisches oder Manila-Elemi soll von Canárium lucónicum bzw. commune, aus der Familie der Burseraceae, von der Insel Luzon stammen; weißlich oder schwach gelb, stark mit Rindenstücken verunreinigt, anfangs weich, später erhärtend und dunkler werdend. So kommt es in zwei Handelssorten vor, als weißlichgrüne salbenartige Masse oder als durchscheinende gelbe, zwischen den Fingern erweichende Stücke, die auch etwas erhärtet von den Rändern der Verwundungsstellen eingesammelt werden. Geruch schwach elemiartig.

Vom Kamerun-Elemi ist ein weiches und ein hartes Harz im Handel. Weiches Elemi sind dunkle, terpentinartige, ziemlich verunreinigte Massen, die keinen angenehmen Geruch haben. Hartes Kamerun-Elemi stellt harte, graugelbliche Stücke dar, Geruch an Fenchel erinnernd.

Als weiches Kamerun-Elemi kommen auch außen schwarze, innen weiche, helle Massen in den Handel, die als unechtes Elemi bezeichnet werden müssen, da sie kein Amyrin enthalten.

Bestandteile. Ätherisches Öl etwa 30%; in kaltem Weingeist lösliches Harz etwa 60%; kristallinisches, nur in kochendem Weingeist lösliches Amyrin, Triterpenalkohol, etwas Elemisäure und ein kristallinischer Körper Bryoidin.

Anwendung. Als Zusatz zu Pflastern und Salben; ferner als erweichender Zusatz zu Lacken und zum Steifmachen von Hüten.

Prüfung. 1. Schmilzt man Elemi im Wasserbade zu einer klaren Flüssigkeit und fügt einige Tropfen verdünnte Schwefelsäure (1 + 4) hinzu, so muß es sich eosinrot färben.

2. Die Lösung von 1 Teil Elemi in 10 Teilen absolutem Alkohol muß neutral reagieren; ist Terpentin zugegen, wird blaues Lackmuspapier gerötet. Mischt man der alkoholischen Lösung etwas Wasser zu, so entsteht bei einem Elemi eine weiße, milchige Trübung; ist Terpentin beigemischt, scheiden sich bräunliche Flocken aus.

Resína Guájaci. Guajakharz. Résine de gayac. Guaiacum-resin.

Guajacum officinále. Zygophylláceae. Jochblättrige Gewächse.

Westindien, Nordamerika, Kolumbia, Venezuela.

Dieses Harz kommt in zwei Formen in den Handel; entweder, jedoch ziemlich selten, als Res. Guajaci in Lacrimis; unregelmäßige, rundliche, sehr verschieden große Stücke; braungrün, in den Vertiefungen grünlich bestäubt, in Splittern durchscheinend. Diese Sorte entsteht durch freiwilliges Ausfließen. Oder als Res. Guajaci n Massis; blaugrüne oder rotbraune, grünlich bestäubte, unregelmäßige Stücke von unebenem Bruche, dadurch gewonnen, daß man entweder das geraspelte Holz mit Seewasser auskocht und das sich ausscheidende Harz sammelt, oder daß man meterlange Stamm- oder Aststücke mit einem Bohrloche versieht und das eine Ende ins Feuer legt, das hierbei schmelzende Harz fließt aus dem Bohrloch in untergesetzte Gefäße. Erhitzt, Geruch angenehm vanille- oder benzoeartig; Geschmack kratzend. Es kommt vor allem von Gonaives auf Haiti in den Handel.

Das Guajakharz hat die Eigenschaft, durch Licht oder oxydierende Stoffe Farbenänderungen in Grün oder Blau zu erleiden. Braunes Harz wird durch Licht grün. das anfangs graue Pulver ebenfalls. Die braune, weingeistige Lösung geht durch oxydierende Mittel vielfach in tiefes Blau über.

Bestandteile. Drei verschiedene Harze etwa 80%, Guajakharzsäure, Guajaksäure, Guajakonsäure. Guajakgelb. Guajaksaponin. Vanillin.

Anwendung. Als harntreibendes, abführendes Mittel. Ferner als Zusatz zu Möbelpolitur und als Reagens.

Prüfung. Eine Verfälschung mit Kolophonium wird erkannt, indem man fein zerriebenes Guajakharz mit der fünffachen Menge Petroläther auszieht. Das Filtrat wird mit einer wässerigen Kupferazetatlösung (1:1000) geschüttelt; hierbei darf keine Trübung entstehen.

**† Resína Jalápae. Jalapenharz. Résine jalap. Jalap-gum.

Exogónium purga. Convolvuldceae. Windengewächse.

Das Jalapenharz wird aus der Jalapenwurzel gewonnen. Diese wird unter wiederholtem Umschütteln 24 Stunden lang bei 35°—40° mit 4 Teilen 90prozentigem Weingeist ausgezogen und die Flüssigkeit abgepreßt. Den Rückstand zieht man in gleicher Weise mit 2 Teilen Weingeist aus. Die Auszüge werden gemischt und der Weingeist wird durch Eindampfen im Wasserbad entfernt. Das zurückgebliebene Harz wird darauf so lange mit Wasser von mindestens 80° gründlich gewaschen, bis sich das Wasser nicht mehr färbt. Das Harz wird dann im Wasserbad unter Umrühren ausgetrocknet. bis es sich nach dem Erkalten zerreiben läßt. Es bildet braune, an den glänzenden Bruchrändern durchscheinende, leicht zerreibliche Massen. In Weingeist löslich, dagegen in Schwefelkohlenstoff unlöslich. Geruch schwach jalapenartig; Geschmack ekelhaft, kratzend.

Bestandteile. Verschiedene Harze; als wirksamer Bestandteil gilt ein in Weingeist lösliches, in Äther unlösliches Glykosid, das Konvolvulin.

Anwendung. Innerlich in sehr kleinen Gaben als sehr stark wirkendes Abführmittel.

Prüfung auf etwaige Beimengungen von Fichten-, Guajakharz, dem Harze der Jalapenstengel, Orizabaharz, Kolophonium und anderen Harzen geschieht durch Ausziehen mit Äther. 1 g gepulvertes Jalapenharz wird mit 10 g Äther in einer geschlossenen Flasche 6 Stunden lang häufig geschüttelt, die Mischung filtriert und der Rückstand sowie Filter mit 5 ccm Äther nachgewaschen. Beim Verdampfen und Trocknen der gemischten Filtrate darf höchstens 0,1 g Rückstand bleiben; Chloroform darf nur 10% lösen, während die genannten Harze völlig darin löslich sind. Auf wasserlösliche Extraktivstoffe prüft man durch Anreiben mit 10 Teilen Wasser von 80° und Abfiltrieren. Das Filtrat muß fast farblos sein. Der Rückstand nach dem Verbrennen darf höchstens 1% betragen (Abb. 198).

Resína Láccae. Gummilack. Stocklack. Röhrenlack. Körnerlack. Gomme laque. Laque en bâtons. Laque en grains. Gum-lac. Stick-lac. Seed-lac.

Die unter diesem Namen in den Handel kommenden Harze sind das Erzeugnis einer Schildlaus, Lakshadia lacca, früher Coccus lacca genannt, und ihrer Abarten. Diese in ganz Ostindien, Siam und Anam heimischen Insekten setzen sich auf die jungen saftreichen Triebe zahlreicher, ganz verschiedener Pflanzen, namentlich Croton lacciferus aus der Familie der Euphorbiazeen. Ficus religiosa, Ficus indica aus der Familie der Morazeen, Aleurites laccifer aus der Familie der Euphorbiazeen, Butea frondosa aus der Familie der Leguminosen Unterfamilie Papilonatae, Schleichera trijuga aus der Familie der Sapindaceae u. a. m. Die weiblichen und männlichen Insekten sondern monatelang eine dickflüssige harzartige Masse ab, die allmählich zu Krusten erhärtet. Sobald das aus dem Ei geschlüpfte Insekt sich völlig entwickelt hat, beginnt es zu wandern, setzt sich auf frische Zweige, sticht hinein und saugt zur Nahrung Pflanzensaft heraus. Dieser Pflanzensaft wird in dem Körper des Tieres zu einer harzigen Masse umgewandelt und beständig ausgeschwitzt. Die Harzschicht umhüllt das Tier bald vollständig, aber es entwickelt sich darunter weiter und die weibliche Schildlaus wird durch die Harzschicht hindurch von dem männlichen Tiere befruchtet. Die männlichen Schildläuse sterben nach dem Befruchtungsvorgang ab. Die weiblichen festsitzenden Läuse legen einige hundert bis tausend Eier, schwellen blasenförmig auf, sondern noch wochenlang Harz ab, scheiden eine tiefrote, die Blasenräume füllende Flüssigkeit ab und sterben. Diese Flüssigkeit dient dem aus dem Ei schlüpfenden Insekt als erste Nahrung. Nach völliger Entwicklung durchbohren die jungen dunkelroten Schildläuse die Harzkrusten und wandern in großen Zügen auf frische Zweige. Solche Wanderungen treten im Jahr zweimal, auch dreimal auf. Bei diesem Suchen nach neuen Nahrungsplätzen gehen infolge vieler tierischer Feinde große Mengen der Schildläuse zugrunde. Um sie zu erhalten, und dadurch reichlicher zu verbreiten, bindet man bis etwa 30 cm lange, mit frischen Harzkrusten bedeckte Zweige zu etwa 4 cm dicken Bündeln, umwickelt sie mit Reisstroh und hängt sie an noch nicht befallene frische Zweige des Baumes. Hierdurch erreicht man, daß die Tiere die noch saftigen Zweige leicht finden, ohne daß große Mengen von ihren Feinden vernichtet werden. Große Teile Indiens hat man nach diesem Verfahren mit der Lackschildlaus bevölkern können. In diesen Verhältnissen liegt es begründet, daß der Stocklack, je nach der Zeit des Einsammelns, mehr oder weniger roten Farbstoff enthält, da dieser nach dem Auswandern des Insekts gänzlich verzehrt ist. Die Harzabsonderung legt sich, da die Schildläuse die Zweige dicht bedecken, um diese in einer ¹—1 cm dicken Kruste an und bringt die damit bedeckten Zweige zum Absterben. Von dem zahlreichen Auftreten der Schildläuse ist auch der Name „Lack" abzuleiten, indem in der Hindusprache Lakh Hunderttausend bedeutet. Man nahm früher an, daß das Harz lediglich ein Pflanzenerzeugnis sei, doch erscheint dies um so unwahrscheinlicher, als die Stocklack liefernden Pflanzen ganz verschiedenen Familien angehören. Es ist daher gewiß, daß vor allem das Tier zur Harzbildung beiträgt. Die Krusten sind außen rauh, matt, innen wachsglänzend, von strahligem Gefüge und gelber bis rotbrauner Färbung. Sie kommen mit den Zweigen, an denen sie festsitzen, als Stocklack, stick-lac, Lacca in Baculis oder in Ramulis oder in groben Stücken abgebrochen als Röhrenlack in den Handel. Gänzlich von den Zweigen losgelöst, in kleine Stücke zerklopft, gewöhnlich noch durch Einweichen und öfteres Waschen mit Wasser, oft auch unter Zusatz verdünnter Alkalien, vom Farbstoff befreit, heißt das Harz Körner- oder Samenlack, Grainlack, Seedlac, Lacca in Granis. Von Stocklack liefern große Mengen Siam und Indochina, die von Kalkutta oder von Bombay aus über England, und zwar London, und über Hamburg in den Handel kommen. Die geschätzteste Sorte ist die sehr dunkle von Siam; die geringste die von Bengalen. Der Stock- oder Körnerlack ist bei gewöhnlicher Wärme geruchlos, entwickelt aber beim Erhitzen einen angenehmen Geruch.

Bestandteile. Harz, worin Aleuritinsäure verestert ist, 70—80%; Kokkusrot, Lakkainsäure 6—10%; bis 6% Wachs.

Anwendung. Der Stock- oder Körnerlack findet in der Heilkunde nur noch hier und da Verwendung als Zusatz zu einigen Zahntinkturen; auch technisch wird er nur noch selten zur Bereitung einzelner Lacke verwandt. Desto wichtiger ist er als Rohstoff für die Herstellung des Schellacks. Auch stellt man aus ihm den Lacdye her, einen Farbstoff, der allerdings durch die Teerfarben immer mehr verdrängt worden ist. Die Verarbeitung uf Schellack geschieht zum größten Teil in Ostindien selbst, jedoch auch in Europa. Das Verfahren hierbei ist folgendes: Der Stocklack wird zuerst entweder mehr oder weniger zerklopft oder zu Pulver vermahlen, in ausgemauerten großen Becken mit Wasser übergossen und einen Tag hindurch unter öfterem Umrühren, um den Farbstoff, die Lakkainsäure, zu binden, mit schwacher Sodalösung ausgelaugt; dann wird die Mischung mehrere Stunden fortwährend von Arbeitern mit Füßen getreten. Hierauf überläßt man die Masse der Ruhe, zapft die darüberstehende dunkelrote Flüssigkeit in eigene Behälter ab und schlägt den darin enthaltenen Farbstoff mittels Alaunlösung nieder. Den schön violetten Niederschlag sammelt man auf Tüchern, läßt abtropfen und schneidet die halbtrockene Masse in kleine viereckige Tafeln, die man nach dem völligen Austrocknen als Lacdye oder Lac Lac in den Handel bringt. Die Täfelchen sind außen braunbis blauschwarz, zerrieben violettrot. Sie enthalten etwa 5% reines Kokkusrot, Lakkainsäure, einen dem Karmin ähnlichen Farbstoff, der mit Alkalien schön rote, mit Zinnchlorid eine lebhaft scharlachrote Farbe gibt. Er dient in Indien und England zum Färben des scharlachroten Militärtuches. Will man den Farbstoff nicht gewinnen, was heute fast immer zutrifft, so entfernt man ihn durch Auswaschen oder Kochen des Stocklackes bzw. Körnerlackes mit Wasser oder schwacher Sodalösung und Treten mit Füßen. Der hierbei sich absetzende Schlamm wird an der Sonne zu weichen Kuchen getrocknet, die in Indien als Viehfutter oder als Düngemittel dienen

Die nach dem Auslaugen des Farbstoffes zurückbleibende Harzmasse, die entweder hellgelb, dunkelgelb, braun, dunkelbraun oder sehr dunkel ist, wird nun weiter auf Schellack verarbeitet. Zu diesem Zwecke wird sie entweder an der Sonne oder durch heißen Luftstrom getrocknet, öfter, um sie aufzuhellen, mit 2—3% Auripigment oder einem Harz, Rosin genannt, gemischt, auch gewöhnlich, um den Schmelzpunkt zu erniedrigen, mit Kolophonium versetzt und in lange schlauchartige Säcke gefüllt, die unter fortwährendem Drehen an einem Holzkohlenfeuer erhitzt werden. Das schmelzende Harz dringt durch das Gewebe, wird mittels steifer Palmenblätter abgenommen und auf glattgebrannte, mit warmem Wasser gefüllte Tonröhren oder glatte Zinkröhren gestrichen. Oder die Harzmasse wird in Säcken geschmolzen und ausgewunden, das austretende Harz wird darauf mit Löffeln oder Spateln abgenommen, in heißes Wasser geworfen und auf Pisangblätter oder auf Platten ganz dünn aufgestrichen oder sehr geschickt ausgezogen. Nach dem Erkalten blättert man die Harzschichten, die dabei in Bruchstücke zerfallen, ab und packt sie in Versandkisten. Aus den in den Säcken verbleibenden Rückständen wird dann die geringere dunklere T.-N.-Ware, die „truly native", die „wirklich natürliche" Ware bzw. der Granat- oder Rubinlack hergestellt.

Die so hergestellte Ware ist der eigentliche Schollenlack oder Schellack, Blattlack, Lacca in Tabulis (Laque plate, Laque en écailles, Shellac), der Schellack lemon oder orange des Handels. Er wird gewöhnlich nach seiner Farbe gesondert; die helleren Sorten sind am höchsten geschätzt. Im Großhandel hat man die Wertunterschiede lemon feinst, die beste Ware, lemon Ralli Ultra, orange superfine, orange pure, und die billigste Ware T.-N.-Sekunda-orange. Außerdem unterscheidet man hellblond, hell, mittel- und dunkelorange, lederfarben, goldorange, auch Bronzeschellack genannt usw., und auch für diese einzelnen Sorten werden gewöhnlich noch verschiedene Unterabteilungen aufgestellt. Infolge des Versandes während der heißen Jahreszeit fließt der Schellack in den Versandkisten häufig zu einem harten Block zusammen. Blockschellack, und ist dann geringwertiger. Die geringen Sorten, Granatlack, Garnetlac, auch Rubinlack genannt, sind, wie oben gesagt, entweder aus den Rückständen gewonnen oder sollen insofern anders hergestellt werden, als man die farbstoffreichen Harzmassen des Körnerlackes durch Kochen mit Wasser zum Schmelzen bringt und die weiche Masse in dicken Lagen auf Platten erkalten läßt. Eine sehr beliebte Handelsmarke hiervon wird mit A. C. Granat oder A. C. Rubin bezeichnet, die auch vom Wachs befreit in den Handel kommt. Über die Darstellungsweise des sehr geschätzten Blut- oder Knopflacks, der ebenfalls in dicken, aber sehr glänzenden, dunklen, zuweilen blutfarbenen, runden, knopfähnlichen Stücken in den Handel kommt, ist nichts Genaues bekannt, häufig wird er aus farbstoffarmem Körnerlack durch Kochen mit Wasser hergestellt, und die Masse mit Löffeln oder Spateln in kleinen Mengen auf erwärmte Tonröhren, auf Pisangblätter oder Metallplatten geworfen, öfter wird der noch warmen Masse die Fabrikmarke aufgeprägt. Er wird aber vielfach mit Kolophonium verfälscht. Es ist anzunehmen, daß die eben beschriebenen, in Ostindien gebräuchlichen Darstellungsweisen in den europäischen Fabriken mannigfach abgeändert werden. Die Gewinnung der verschiedenen Schellacksorten geschieht heute nicht mehr lediglich durch Handbetrieb, sondern auch durch Maschinen. Auch ein Verfahren, bei dem man das Harz in Methylalkohol löst, soll in Gebrauch sein. Aus dem Rewastaat kommen unter der Bezeichnung Kereelack oder Kireelac die nach der Gewinnung des Schellacks bleibenden Rückstände in Platten gepreßt nach Europa. Diese Platten sind stark durchsetzt mit Holzteilchen und Verfälschungen wie gepulverten Samenschalen und vor allem Kolophonium.

Bestandteile. Harz etwa 90%; Spuren von Farbstoff; wachsähnliches Fett, genannt Schellackwachs 5%.

Anwendung. Zur Lackbereitung, auch zu Spritzlacken, und zwar hierfür vorwiegend in Butylalkohol gelöst; zu Polituren; zu bengalischen Flammen; zum Steifen der Hüte; in den Schuhfabriken; für Tuschen; zur Siegellackbereitung; zu Porzellan- und Steinkitten, als Isoliermittel, zu Schallplatten usw.

Prüfung. Reiner Schellack löst sich in kochendem Weingeist klar auf, scheidet aber beim Erkalten die wachsartigen Bestandteile wieder ab, so daß die Lösung trübe und, wenn konzentriert, selbst gallertartig wird. Äther und Petroleumbenzin lösen aus gepulvertem Schellack etwa 5%, Chloroform 10%. Eine größere Löslichkeit deutet auf Verfälschung mit anderen Harzen hin, namentlich mit Kolophonium, die nicht selten vorkommt. Da fast jeder Schellack einen Zusatz von Kolophonium erhalten hat, wird ein geringer Prozentsatz, etwa 2%, bei T.-N. orange bis 10%, nicht als Verfälschung betrachtet. Reiner Schellack schmilzt ferner bei etwa 100° und entwickelt dabei einen angenehmen Geruch, während mit Harz versetzter Schellack Terpentingeruch zeigt. Kocht man 10 Teile Schellack, 5 Teile Borax mit 200 Teilen Wasser, so entsteht, wenn der Schellack rein, eine fast klare, kaum weißlich schillernde Lösung; bei Harzzusatz ist sie dagegen milchigtrübe. Die Rheinische Schellackbleiche Ernst Kalkhoff A.-G. empfiehlt folgende Prüfung auf Kolophonium. Man löst 2 Teile Schellack in 3 Teilen Spiritus, füllt von der Lösung 3 ccm in ein Probierrohr, fügt die gleiche Menge reines Benzin hinzu und schüttelt 5 Sekunden. Hierauf füllt man das Probierrohr mit Wasser auf, schließt die Öffnung und kehrt das Probierrohr, ohne zu schütteln, fünfmal um. Der Schellack fällt aus und das etwa Harz enthaltende Benzin scheidet sich beim

Stehen nach einigen Minuten oben klar ab. Das Benzin saugt man nun z. B. mit einem Augentropfglas in ein anderes Probierrohr, setzt 10 Tropfen 1 prozentige, vollständig chemisch reine Kupferazetatlösung hinzu und schüttelt 15 Sekunden kräftig. War der Schellack frei von Kolophonium, so ist die Benzinlösung fast farblos oder nur bläulich. Bei Harzgehalt ist die Benzinlösung smaragdgrün. Je nach der Tiefe der Grünfärbung läßt sich auf einen geringeren oder größeren Kolophoniumgehalt schließen. Es will für den Drogisten zweckmäßig erscheinen, Vergleichsflüssigkeiten zu machen, indem man reinem Schellack Kolophonium in verschiedenen Mengen zusetzt und die gefärbten Harz-Benzinlösungen mit 10 Tropfen einer 1 prozentigen Kupferazetatlösung grün färbt.

Mit gelbem Schwefelarsen, Auripigment As_2S_3 aufgefärbter Schellack erscheint, gegen das Licht gehalten, trübe, nicht wie der reine Schellack durchsichtig-klar, und entwickelt beim Verbrennen einen knoblauchartigen Geruch.

Raffinierter Schellack, Lacca raffinata. Um das so sehr lästige, ziemlich schwierige Filtrieren der Schellacklösungen zu vermeiden, raffiniert man ihn, d. h. man befreit ihn von seinen wachsartigen Fettbestandteilen. Es geschieht dies in der Weise, daß man den Schellack durch Kochen mit Natriumkarbonat und Wasser in Lösung bringt. Auf der erkalteten Flüssigkeit setzt sich das wachsartige Fett ab; nach Entfernung dieses wird die Lösung mittels Durchseihens geklärt und nun mit verdünnter Schwefelsäure zersetzt. Der Schellack scheidet sich aus, wird mit kaltem Wasser so lange gewaschen, bis keine Spur von Säure mehr zu erkennen ist, dann mit kochendem Wasser geschmolzen, geknetet und gewöhnlich in Zöpfe geformt. So behandelter Schellack ist in Weingeist klar löslich. Nach anderer Bereitungsweise wird der Schellack eine Zeitlang mit Benzin behandelt, das das wachsartige Fett auflöst. Das so gewonnene Schellackwachs findet bei der Herstellung von Schuhglanz Verwendung; es gibt dem in Blechdosen ausgegossenen Schuhglanz auf der Oberfläche einen hohen Glanz, den Spiegel.

Gebleichter Schellack. Lacca alba. Da selbst die hellblonden Sorten immer noch ziemlich starkgefärbte Lösungen geben, so bleicht man den Schellack für ganz helle Lacke, wie Landkarten- oder Schilderlack, auf chemischem Wege, indem man die wässerige, mittels Soda bewirkte Lösung mit Bleichflüssigkeit, Eau de Javelle, einer Lösung von unterchlorigsaurem Natrium. Natriumhypochlorit, das man jetzt meist statt des unterchlorigsauren Kaliums nimmt, einige Tage behandelt, dann den Schellack mit Salz- oder Essigsäure abscheidet, stark auswäscht und wie bei dem raffinierten Schellack weiter behandelt. Die Stangen, die stets noch wasserhaltig sind, erscheinen nach dem Trocknen außen reinweiß, seidenglänzend, innen gelblich und geben eine blaßgelbe weingeistige Lösung. Die Behandlung mit Chlor wirkt übrigens immerhin etwas nachteilig auf die Haltbarkeit der Lacküberzüge ein; sie verlieren an Biegsamkeit, so daß man durch erweichende Zusätze zum Lack diesem Übelstand abhelfen muß. Bei langer Aufbewahrung verliert der gebleichte Schellack fast gänzlich seine Löslichkeit in Spiritus. Man ist dann gezwungen, den Schellack gepulvert einige Zeit mit Spiritus quellen zu lassen und dann vorsichtig zu erwärmen. Oder man läßt ihn in Äther oder Azeton quellen und löst ihn dann in Spiritus auf. Oder, was am zweckmäßigsten ist, man verseift ihn von neuem und fällt ihn wieder mit verdünnter Schwefelsäure aus.

Aufbewahrung. Man bewahrt den gebleichten Schellack am besten unter Wasser auf. Wenn das Unlöslichwerden dadurch auch nicht ganz verhindert werden kann, so wird es doch meist bedeutend verlangsamt.

Schellackersatz, der sich im Handel befindet, ist meist ein Gemisch von Schellack mit anderen Harzen, wie unechten, in Spiritus löslichen Kopalen oder Kolophonium oder es sind Kunstharze.

Resína Ládanum. Ladanum. Labdanum.
Cistus adiniferus. Cistáceae. Zistusgewächse.
Kreta, Zypern und Naxos

Tritt freiwillig, hauptsächlich in den Monaten Juni und August in kleinen gelblichen Tropfen aus den Zweigen und Blättern des Zistusstrauches. Kommt in bräunlich-dunklen Massen, die auf dem Bruche glänzend sind, in den Handel, die beste Ware von Zypern; Geruch ambraartig. In Wasser unlöslich, in Weingeist bis auf die Verunreinigungen löslich. Zwischen den Fingern geknetet, erweicht es. Kommt als Ladanum e Barba und als gereinigte Ware in den Handel. Das Ladanum e Barba gewinnt man durch Auskämmen aus dem Barte der Ziegen, an dem es sich beim Weiden festgesetzt hat. Diese Ware ist sehr unrein, wird aber durch Behandeln mit heißem Wasser von den Verunreinigungen befreit, die zum Teil auch in betrügerischer Absicht zugesetzt sind.

Bestandteil. Geringe Menge ätherischen Öles, etwa 0,9—2%.

Verwendung. Innerlich gegen krankhafte Schleimabsonderungen. Zu Pflastern und Räucherpulvern. Bei der Herstellung von Blumendüften.

Resína Mástiche. Mastix. Mastix. Mastic.
Abart von Pistácia lentíscus. Anacardiáceae. Sumachgewächse.
Griechischer Archipel, namentlich Chios.

Dies kleine, immergrüne Bäumchen wächst außer auf den griechischen Inseln an der Nordküste Afrikas. Die ganze Handelsware wird bis auf einen kleinen Bruchteil, der von der Insel Kandia kommt, von der Insel Chios oder Skio geliefert. Hier baut man eine etwas breitblätterige Art der Pistacia lentiscus an. Der Mastix befindet sich in eigenen Balsamgängen in der Rinde des Stammes und der Äste und tritt entweder freiwillig oder durch künstliche Verwundungen aus. Im April und Mai werden die Bäume angeritzt, der Balsam tritt dann in klarem, zähflüssigem Zustand aus und erhärtet sehr langsam an der Luft. Im August beginnt das Einsammeln.

Der Mastix bildet kleine, erbsengroße, in den guten Sorten immer runde, selten birnförmige Tränen von blaßgelblicher Farbe, außen weiß bestäubt, auf dem Bruche glasglänzend; durchsichtig, hart, spröde, leicht zerreiblich, beim Kauen alsbald zu einer weichen, wachsartigen Masse zusammenklebend. Geruch schwach, beim Erwärmen kräftig würzig, schmilzt bei etwa 100° C. Geschmack ebenfalls gewürzhaft, dabei etwas bitter. Mastix löst sich in Äther, ätherischen Ölen und kochendem Weingeist gänzlich, in kaltem Weingeist ungefähr zu $9/_{10}$ auf. Mastix von eben beschriebener Beschaffenheit kommt als Mastix electa in den Handel; die geringeren Sorten, die namentlich die von der Erde aufgesammelten Tränen enthalten, sind häufig stark durch Sand verunreinigt und heißen Mastix in Sortis. Haupthandelsplätze sind London und Hamburg.

Unter dem Namen ostindischer Mastix kommt über Bombay und England ein Harz in den Handel, das meist größere, mehr oder weniger dunkle Massen bildet, in denen nur vereinzelte helle Tränen eingeschlossen sind. Es soll von Pistacia cabúlica, in Afghanistan und Beludschistan heimisch, abstammen, kann aber in keiner Weise, selbst bei billigen Lacken, den echten Mastix ersetzen.

Bestandteile. In kaltem Weingeist unlösliches Harz Beta-Mastikoresen etwa 20%, in kaltem Weingeist lösliches Harz, aus Mastizinsäure, Mastikolsäure und Mastikonsäure bestehend, etwa 80%; Spuren von ätherischem Öl; Bitterstoff. Das Mastikoresen wird durch Schmelzen oder durch längeres Liegen an der Luft ebenfalls in kaltem Weingeist löslich.

Anwendung. Der Mastix dient im Orient zum Kauen, um das Zahnfleisch zu stärken und den Atem zu erfrischen, namentlich bei den Frauen. Die allerfeinsten Sorten gehen unter dem Namen Haremmastix nach Konstantinopel. Ferner dient er zur Herstellung von Zuckerwaren, vor allem als Zusatz zur Bereitung eines Racki, eines Getreidebranntweins, der, mit Wasser verdünnt, den Muselmännern vielfach den verbotenen Wein ersetzt. Bei uns ist seine Anwendung vor allem technisch, dann aber auch in der Heilkunde zur Herstellung des Mastisols, das in der Wundbehandlung zur Herstellung von Keimfreiheit, Asepsis, und zur Befestigung bei Verbänden, zum Bestreichen der Wundumgebung viel gebraucht wird. Die Wunde selbst darf mit Mastix nicht bestrichen werden. Ferner in starker weingeistiger Lösung als Zahnkitt, mit Hausenblase und Ammoniakgummiharz zusammen zur Herstellung eines sehr dauerhaften Porzellankitts, dann entweder allein, oder mit anderen Harzen gemengt, zur Bereitung feiner Lacke und Lackfirnisse wie Bilderlack, Negativlack. Mastix gibt einen sehr blanken, nicht rissig werdenden Überzug.

Prüfung. Mastix kann seines Aussehens halber hauptsächlich nur mit Sandarak verfälscht werden; Sandarak kommt fast niemals in runden Tränen, sondern in länglichen Stengeln vor; beim Kauen zwischen den Zähnen erweicht er nicht, sondern bleibt pulvrig. Sandarak löst sich ferner in ätherischen Ölen nur zum Teil auf. Mastix dagegen gänzlich

Resína Píni. Fichtenharz. Poix de Bourgogne. Burgundy pitch.

Entsteht durch das Eintrocknen des Terpentins (s. d.) von verschiedenen Nadelhölzern (Koniferen), teils Pinus- (Kiefer und Fichte), teils Abiesarten (Tanne) Frankreichs, Nordamerikas, Deutschlands, Spaniens, Österreichs und Rußlands. Das so gewonnene rohe Harz kommt aus Frankreich unter dem Namen Gallipot in den Handel. Diese Sorte stammt hauptsächlich von Pinus pináster; bildet bröckelige, gelblichweiße bis goldgelbe, innen meist noch weiche Klumpen von angenehm balsamischem Geruch und gleichem, bitterm Geschmack; sie enthält bis 10% Terpentinöl und viele Unreinigkeiten. Das in Deutschland gewonnene Harz führt den Namen Scharrharz, wenn es durch Abscharren des Harzes erhalten wird, das aus den durch Rotwild entstandenen Schälwunden geflossen und erhärtet ist. Oder es werden die Bäume angehauen, man nennt dies anlachten, und man erhält so einen hellen, guten Terpentin, der bei der Destillation mit Wasserdampf über 25% Terpentinöl gibt, und als Rückstand ein helles Kolophonium liefert, das als Balsamharz oder Lachtenharz bezeichnet wird (s. unter Terpentin S. 382). Wird Gallipot mit Wasser geschmolzen und durchgeseiht, so entsteht Resina alba oder Pix alba, weißes Harz, weißes Pech, Poix blanche, White pitch. Es ist infolge eines geringen Wassergehaltes und der, wasserhaltig, kristallinisch ausgeschiedenen Abietinsäure trübe, sonst spröde, von muschligem Bruch und sehr schwachem Geruch. Schmilzt man Gallipot etwas längere Zeit, so wird es etwas durchscheinend, man bezeichnet es dann mit Resina burgundica, Burgunderpech. Erhitzt man dies, bis die letzten Wasserteile entfernt sind, so gewinnt man das

Kolophonium oder Geigenharz. Colophane. Colophony. Gelbe bis braune Stücke, durchsichtig, von flachmuschligem, glasglänzendem Bruche, leicht zerreiblich, geschmacklos und von schwachem Geruch, schmilzt ohne Knistern bei 55°—65°. Wird Kolophonium stark erhitzt, so stößt es schwere weiße, würzige Dämpfe aus. In Weingeist, Äther, Schwefelkohlenstoff, Benzol, Essigsäure und Ölen klar löslich, während Resina alba eine trübe Lösung gibt. Kolophonium wird in großen Massen in Amerika in den Staaten Alabama, Karolina, Florida, Georgia und Virginia als Nebenerzeugnis bei der Terpentinölbereitung aus den Terpentinen von Pinus taeda und Pinus australis gewonnen, wenn man nach Abdestillieren des Terpentinöls die zurückbleibende Harzmasse so lange erhitzt, bis alles Wasser entfernt ist. Je nach dem Grade der Erhitzung, der angewendet wurde, ist das Kolophonium hellgelb bis braun. Den Farbton bezeichnet man im Handel mit einem Buchstaben, und zwar B, D, E, F, G, H, I, K, M, N, WG und WW. Während B die geringste, ist WW die beste Ware. Das nordamerikanische Kolophonium kommt meist über die Hafenplätze Savannah, Mobile und Wilmington in den Handel. Geringere Mengen von Kolophonium werden aus Frankreich über Bordeaux versandt. In Deutschland gewinnt man heute wieder große Mengen Kolophonium aus den eigenen Wäldern (s. unter Terpentin S. 382).

Das früher unter dem Namen Terebinthina cocta in den Handel gebrachte Harz war nichts weiter als der bei der Terpentinöldestillation verbleibende, noch wasserhaltige Rückstand, zuweilen in Zöpfe oder sonstige Formen gedreht; kommt jetzt als Resina alba in den Handel.

Bestandteile. Wechselnde Mengen von Terpentinöl bis zu 10%; Feuchtigkeit (außer beim Kolophonium) 2—10%; verschiedene Harzsäuren wie Pinin-, Abietinsäure 80—90%.

Anwendung. Als Zusatz zu Pflastern und Zeraten; technisch zu Lacken, Harzseifen, Siegellacken, Fliegenleim, Kitten, zum Auspichen von Fässern, beim Löten usw.

Prüfung. Kolophonium muß sich, wenn auch langsam, in 1 Teil Weingeist, ferner in 1 Teil Essigsäure, auch in Natronlauge klar auflösen.

Resína Sandaráca oder Sandaráca. Sandarak. Sandaraque. Sandarach.

Callitris quadrivalvis. C. articuláta. Coniferae. Nadelhölzer. Familie *Pinaceae*, Kieferngewächse. Unterfamilie *Cupresseae*. Nordwestafrika. Atlasgebirge.

Tritt entweder freiwillig oder aus künstlich gemachten Einschnitten aus der Rinde aus. Bildet stenglige Tränen von hellgelblicher Farbe, außen weißbestäubt, mit glasglänzendem Bruche, sehr spröde, leicht zerreiblich. Beim Kauen zerfällt es in feines Pulver, ballt nicht zusammen. Geruch harzig, terpentinartig. Geschmack bitterlich. In Weingeist völlig, in ätherischen Ölen nicht vollständig löslich. Öfter ist arabisches Gummi beigemengt.

Kommt meist über Mogador in den Handel. Australischer oder Tasmanischer Sandarak stammt von anderen Callitrisarten und bildet bedeutend größere Stücke.

Bestandteile. Verschiedene Harzsäuren, Sandarakopimarsäure, Spuren von ätherischem Öl, etwas Bitterstoff.

Anwendung. Zu Heftpflastermischungen; das Pulver dient zum Glätten von Papierstellen, von denen man durch Abkratzen Schriftzüge entfernt hat, um darauf wieder schreiben zu können; in der Lackbereitung. Zu Räucherungen, da es beim Verbrennen auf Kohlen würzigen Geruch abgibt.

Resína Súccini oder **Súccinum.** Bernstein. Agtstein. Gelbe Ambra.
Succin ou ambre jaune. Amber.

Der Bernstein ist das fossile Harz längst untergegangener Nadelhölzer, Koniferen. Nach den Forschungen von Professor Göppert ist es namentlich Pinites succinifer, zu der Familie Pinaceae, zu der Gruppe Abieteae gehörend, der der Bernstein entstammt. Er muß jedoch im völlig weichen Zustand ausgetreten sein, da sich Insekten und Pflanzen in ihm eingeschlossen vorfinden. Durch die viele jahrtausendlange Einwirkung von Wasser, Druck und Wärme hat er dann die feste, harte Beschaffenheit bekommen. Der griechische Name war Elektron und hiervon stammt der Ausdruck Elektrizität, da am Bernstein zuerst von Thales von Milet im 6. Jahrhundert v. Chr. die Reibungselektrizität erkannt wurde.

Bernstein findet sich in Torf- und Bernsteinlagern des ganzen nördlichen Deutschlands, hauptsächlich angeschwemmt an einzelnen Küstenstellen der Ostsee, namentlich in Ostpreußen, Samland, an der pommerschen Küste, Holstein, Dänemark und Livland. Er wird im Schwemmland gegraben, teils durch Baggerung gewonnen, teils wird er durch heftige Stürme ans Land gespült, vor allem aber rein bergmännisch im Tagebau gewonnen, und zwar in den preußischen Bernsteinwerken, in Palmnicken, wo man die bernsteinhaltige **blaue Erde**, die etwa 40 m tief im Küstenland, etwa 15 m unter dem Meeresspiegel liegt, fördert. Man trägt durch riesengroße Bagger die über der blauen Erde 40 m hoch liegende Erdschicht ab und sondert in dabei befindlichen Wäschereien durch Sieb- und Spritzvorrichtungen den Bernstein von der Erde und Steinen, die mit dem Waschwasser wieder in das Meer geleitet werden. So werden innerhalb 24 Stunden über 1000 kg, zur Zeit jährlich etwa 500 000 kg Bernstein gewonnen. Die Gewinnung des Bernsteins ist Alleinrecht der Preußischen Regierung, die sie durch Konzession der Preußischen Bergwerks- und Hütten A.-G.-Zweigniederlassung Bernsteinwerke Königsberg abgetreten hat. Seltener findet sich Bernstein auch an anderen Küsten vor, so in Jütland, Grönland, Sizilien, Spanien und China; ferner auch in Schlesien. Er bildet abgeplattete, vielfach kieselartig abgeschliffene, verschieden große Stücke in den Farbtönen zwischen weißgelb und rotbraun, entweder durchsichtig oder trübe und nur durchscheinend. Er ist sehr hart, spröde, geruch- und geschmacklos, erweicht bei 215°, schmilzt bei 290° unter Ausstoßung saurer Dämpfe, der **Bernsteinsäure.** Das zurückbleibende braune Harz, **Bernsteinkolophonium**, dient sehr viel zur Lackbereitung; es ist in Leinöl und Terpentinöl löslich. Zuletzt verbrennt Bernstein mit leuchtender, bläulicher Flamme. In Weingeist, Terpentinöl, Chloroform und Äther nur spurenweise, in der Wärme etwa ein Fünftel, in Wasser gar nicht löslich. Infolge eines geringen Gehaltes an Schwefel entwickelt Bernstein bei der trockenen Destillation neben Bernsteinsäure und Bernsteinöl etwas Schwefelwasserstoff. Hierdurch kann man **Bernstein von Kopal unterscheiden.** Man erhitzt etwas Bernstein in einem Reagenzglas und führt in den entstehenden Dampf ein Stückchen Bleipapier ein. Bei Vorhandensein von Bernstein wird es geschwärzt.

Bestandteile. Spuren von ätherischem Öl; mehrere Harze; Bernsteinsäure; Schwefel.

Anwendung. Die größeren Stücke zu Schmuckgegenständen; die abfallenden Späne als **Succinum raspatum** zu Räucherungen, ferner zur Darstellung von Bernsteinsäure, Bernsteinöl und Lacken. Auch stellt man aus den Abfällen und kleinen Bernsteinstücken ebenfalls Schmuckgegenstände her, indem man sie in heißem Schwefelkohlenstoff löst und durch Pressen in formbare

Massen verwandelt. Diesen mischt man dann uch Insekten unter. Diesen künstlich hergestellten Bernstein, den Preßbernstein, Ambroid, erkennt man unter dem Mikroskop daran. daß ihm die Luftblasen fehlen. Nach einem den staatlichen Bernsteinwerken in Königsberg erteilten Patente reinigt man kleine Stücke und macht sie zugleich zum Pressen bereit, indem man sie in Salzlösungen von bestimmtem spezifischen Gewichte schlämmt und darauf in klarem Wasser wäscht. Darauf trocknet man sie, zermahlt sie und behandelt sie von neuem mit Salzlösung und darauf klarem Wasser. Getrocknet werden sie durch Pressen zu größeren Stücken vereinigt. Oder man pulvert die Abfälle, erwärmt und schmilzt unter hohem Druck bei 400° zusammen. Kunstbernstein erhält man durch Zusammenschmelzen von 33 Teilen gepulverten Bernsteinabfällen, 88 Teilen gepulvertem Kopal und 12 Teilen gepulvertem Mastix. Oder es ist ein Kunstharz, ein Kondensationserzeugnis von Phenol oder Kresol mit Formaldehyd.

Resína Tacamaháca. Takamahak. Hack und Mack.
Résine tacamaque. Baum vert de Madagascar.

Amerikanischer oder westindischer Takamahak von Eláphrium tomentósum, Burseráceae, Balsambaumgewächse abstammend, bildet unregelmäßige graubraune Stücke von flachem, glänzendem Bruche; Geruch balsamisch, harzig, beim Erwärmen lavendelartig; brennt mit Hinterlassung einer löcherigen Kohle; in Weingeist völlig löslich.

Bourbon-Takamahak von Calophýllum tacamaháca, Guttiferae, Guttigewächse, kommt von Madagaskar und den Maskarenen-Inseln. Anfangs weich, später erhärtend, klebrig, weißlich bis grün, von würzigem Geruch. In Weingeist nur zum Teil löslich.

Anwendung. Zu Pflastern und Räucherungen.

Resínae empyreumáticae. Empyreumatische Harze.

Bei der trockenen Destillation organischer Stoffe gehen neben wässerigen, meist sauren Erzeugnissen dunkle, dickflüssige, in Wasser unlösliche Stoffe über, Teere genannt. Sie haben in chemischer Beziehung eine gewisse Verwandtschaft mit den natürlichen Balsamen; auch sie sind Gemenge von harzartigen Körpern und Kohlenwasserstoffen, die mit den ätherischen Ölen verwandt sind. Werden sie für sich destilliert, gehen die leichtflüssigen Kohlenwasserstoffe zuerst über, und die harzartigen Bestandteile bleiben als Pech zurück. Zu der Gruppe dieser Körper gehört Pix nigra oder navalis, schwarzes oder Schiffspech. Poix noire. Poix navale. Common black pitch. Es ist dies der Rückstand, der bei der fraktionierten Destillation des Holzteers bleibt, kommt in Fässer gegossen in den Handel und bildet braunschwarze bis schwarze, glänzende, in der Kälte spröd Massen, die mit scharfkantigem Bruche splittern und selbst in der Kälte wieder zusammenfließen. Es erweicht schon durch die Wärme der Hand und wird bei 80°—90° dünnflüssig. Geruch brenzlig.

Anwendung. Zuweilen innerlich in Pillenform; äußerich als Zusatz zu Pflastern und Salben; technisch zum Dichten, zum Kalfatern von Fässern und Schiffen, zu Pechfackeln, sowie zur Bereitung des Schuhmacherpechs, das aus Holzteer, Pech, Wachs und Terpentin besteht.

Einen ganz ähnlichen Rückstand wie das Schiffspech liefert der Steinkohlenteer bei seiner fraktionierten Destillation. Das hierbei verbleibende Steinkohlenpech, Pix Lithanthracis, auch Steinkohlenasphalt, Poix de houille genannt, dient als Ersatz des Asphalts bei Bereitung von Dachpappe, des Asphaltpapiers, zur Herstellung von Preßkohlen, Briketts, und zur Darstellung eines ganz billigen Eisenlackes. Dieser hat eine mehr braune als schwarze Farbe und trocknet nur schwer und unvollständig.

An die empyreumatischen Harze anschließend besprechen wir hier auch:

Pix líquida, Holzteer, Schiffsteer, Poix liquide, Goudron végétal, Goudron de bois wird durch Schwelen verschiedener Holzarten wie Fichten oder Buchen meist als Nebenerzeugnis bei der Holzkohlenbereitung in den Meilern, oder bei der Herstellung des Holzessigs gewonnen. Er ist eine Auflösung von Holzpech in Kohlenwasserstoffen neben anderen Bestandteilen und bildet eine tiefschwarze, in dünnen Schichten klarbraune, sirupdicke, etwas körnige Flüssigkeit von stark brenzligem, durchdringendem Geruch und gleichem, bitterem Geschmack. In Weingeist völlig löslich, in Terpentinöl nur zum Teil und mit braungelber Farbe. An Wasser, in dem er untersinkt, gibt er nur einige seiner Bestandteile ab. Schüttelt man 1 Teil Holzteer mit 10 Teilen Wasser, so erhält man das gelbliche, nach Teer riechende und schmeckende **Teerwasser, Aqua Picis**.

Bestandteile. Kreosot um so mehr, wenn der Teer aus Buchenholz, überhaupt aus Laubhölzern bereitet ist; Phenol; Essigsäure; eine ganze Reihe von Kohlenwasserstoffen; Harze und verschiedene Brenzstoffe, die die dunkle Farbe bedingen.

Anwendung. Selten innerlich in kleinen Gaben gegen krankhafte Schleimabsonderungen, öfter zu Einatmungen, zu Inhalationen gegen Lungenleiden; äußerlich in Salben und Seifen gegen Hautausschlag, zur Bereitung des Teerwassers, und endlich technisch zum Teeren von Holz. Hierbei wirken Kreosot und Phenol fäulniswidrig.

Nachweis. Verdünnt man von diesem Teerwasser 10 ccm mit 200 ccm Wasser und fügt 2 Tropfen Eisenchloridlösung hinzu, so färbt sich die Flüssigkeit infolge des Vorhandenseins von Phenol grünbraun. Mischt man gleiche Teile Teerwasser und Kalkwasser, so färbt sich die Flüssigkeit dunkelbraun.

Unter der Bezeichnung **Pittylen** ist ein Verdichtungserzeugnis des Holzteers mit Formaldehyd im Handel, ein gelblichbraunes Pulver von teerartigem Geruch. Löslich in Weingeist, Äther, Laugen und schwachen Seifenlösungen. Wird gegen Hautkrankheiten und ferner zur Hautpflege angewendet.

Pix liquida Lithanthrácis, Steinkohlenteer, Goudron de houille, wird in großen Mengen als Nebenerzeugnis bei der Leuchtgasbereitung aus Steinkohlen gewonnen. Er dient zur Darstellung der Karbolsäure, des Phenols, und der verschiedenen basischen Körper wie Anilin und Toluol, die die Grundlage der Teerfarbenbereitung bilden; ferner zur Bereitung des Steinkohlenbenzins, Benzols, des Naphthalins und endlich des Steinkohlenpechs. Eine schwarze, dicke, klebrige Flüssigkeit von durchdringendem Geruch, schwerer als Wasser und mit diesem nicht mischbar. Steinkohlenteer ist chemisch von dem Holzteer sehr verschieden, indem ihm das Kreosot fast fehlt, während neben den verschiedenen Säuren eine ganze Reihe basischer Körper in ihm enthalten sind. Die hauptsächlichsten sind Benzol, Toluol, Xylol, Phenol, Kresol, Naphthalin und Anthrazen. Er darf daher in der Heilkunde nicht an Stelle des Holzteers angewendet werden. Bei der Verkokung der Steinkohlen bzw. der Destillation des Steinkohlenteers gewinnt man auch **Teerfettöl**, das z. B. zur Bereitung von Schuhglanz und als Schmierölersatz bei kaltlaufenden Maschinenteilen, z. B. den Achsen der Wagen benutzt wird. Zur Innenschmierung von Maschinenteilen, wie Zylindern eignet es sich nicht. Um es mit Mineralölen zu mischen, erwärmt man auf etwa 75° und rührt kräftig zusammen. Teerfettöl ist eine eigentümlich riechende, dunkle, schwere Flüssigkeit, die bei mittlerer Wärme (15° C) aufbewahrt werden muß, da sich sonst ein kristallinischer Schlamm abscheidet. Um diesen Schlamm wieder zu lösen, erwärmt man auf etwa 75° und rührt stark um. Dieses Teerfettöl kann man nach G. Schultz dadurch bleichen, daß man in einem säurefesten Steingutgefäß 100 Teile Teerfettö, mit 2 Teilen konzentrierter Schwefelsäure, ½ Teil Kaliumdichromat und ¼ Teil Braunstein 1 Stunde lang verrührt. Dieses wiederholt man, hebert das oben schwimmende Teerfettöl ab und wäscht mit der Hälfte des Gemisches warmem Wasser nochmals, läßt einige Stunden absetzen, wäscht darauf mit dünner Natronlauge und schließlich wieder mit Wasser aus.

Pix betulína, Oleum Rusci, Oleum betulinum, Birkenteer, Litauer Balsam. Huile de bouleau. Wird in Rußland und Polen durch Schwelung der Zweige und Rinde der Birkenarten Betula verrucosa und B. pubescens gewonnen. Dickflüssig, rötlichbraun bis schwarzbraun, in dünner Schicht durchsichtig, von brenzligem Geruch; in Wasser kaum, in absolutem Alkohol völlig, in Äther, Weingeist und fetten Ölen zum großen Teil löslich. Birkenteer muß nach dem D.A.B. folgende Bedingungen erfüllen: Schüttelt man 2 g mit 25 ccm Wasser 5 Minuten lang durch, so muß das farblose bis gelbliche Filtrat blaues Lackmuspapier röten und in der Kälte ammoniakalische Silbernitratlösung sofort reduzieren. 10 ccm des Filtrates werden durch 3 Tropfen verdünnte Eisenchloridlösung (1 + 9) rötlichbraun, durch 10 Tropfen Kaliumdichromatlösung (1 + 19) braungefärbt und dann bald undurchsichtig getrübt.

Anwendung. Als Volksheilmittel gegen alle nur erdenklichen Krankheiten; gegen Hautkrankheiten und als Wundheilmittel bei Tieren; als Zusatz zur Rumessenz; als insektenwidriges Mittel, und um Juchtenleder den eigentümlichen Geruch zu verleihen.

Pix Juníperi, Oleum Juníperi empyreumáticum, Oleum cadinum, Oleum Cadi, Oleum Juníperi nigrum. Wacholderteer, Kaddigöl, Kadinöl. Huile de cade. Wird besonders in Ungarn und Südfrankreich durch trockene Destillation des Holzes und der Zweige von Juníperus oxycédrus gewonnen. Eine teerartige, rotbraune bis dunkelbraune Flüssigkeit von würzigbrennendem Geschmack und etwas an Wacholder erinnerndem Geruch. In Äther und Chloroform löslich, zum Teil löslich in Weingeist. Die Lösung in Äther setzt meist bald flockige Ausscheidungen ab. Der Teer ist meist leichter als Wasser. Das durch Schütteln von 1 Teil Teer und 10 Teilen Wasser erhaltene Teerwasser wird auf Zusatz von Eisenchloridlösung (1:100) rotbraun.

Anwendung. Zu Salben gegen Hautausschläge. Zu medizinischen Teerseifen. Zu Haarsalbe und ferner bei der Bereitung des Juchtenleders.

Anthrasol ist ein Gemisch von gereinigtem, entfärbtem Steinkohlenteer und Wacholderteer unter Zusatz von etwas Pfefferminzöl. Es stellt eine farblose bis etwas gelbliche, in Weingeist und fetten Ölen lösliche Flüssigkeit dar. Die Anwendung ist gleich der der übrigen Teere.

Siderosthen ist eine Auflösung von Steinkohlenteer in leichten Teerölen.

Gruppe XX.

Bálsamum. Balsam.

Die echten Balsame sind Gemenge von ätherischen Ölen und Harzen und kommen meist aus Ländern der warmen Zone. Sie finden sich in den Pflanzen in eigenen Zellen, den sog. Balsamgängen, die auf dem Querschnitte vielfach schon mit bloßem Auge erkennbar sind. Sie fließen freiwillig oder infolge künstlich gemachter Einschnitte aus, sind anfangs dünnflüssig, werden aber an der Luft allmählich zäher, in dünneren Schichten fest, teils durch Verdunsten der ätherischen Öle, teils durch Oxydation dieser zu Harzen. Ihrer chemischen Zusammensetzung entsprechend vereinigen sie die Eigenschaften der Harze und ätherischen Öle in sich, enthalten demgemäß häufig Säuren, Aldehyde und Ester. Sie sind in Wasser fast unlöslich, löslich dagegen zum Teil in Weingeist, Äther, ätherischen und fetten Ölen. Der Geruch wird bedingt durch das in ihnen enthaltene ätherische Öl. Der Geschmack ist meist kratzend, streng. Wird ihnen durch Destillation mit Wasser das ätherische Öl entzogen, so bleiben die Harze als spröde Massen zurück.

In der Heilkunde werden häufig mit dem Ausdrucke Balsam Mischungen bezeichnet, die sich im Sinne der Warenkunde mit dem Begriffe Balsam nicht decken. Es sind gewöhnlich weingeistige Lösungen von ätherischen Ölen und anderen wohlriechenden Stoffen, die mit diesem Ausdrucke bezeichnet werden.

Bálsamum canadénse. Terebínthina canadensis.
Kanadabalsam. Kanadischer Terpentin.
Baume du Canada. Canada turpentine. Balsam of fir.

Abies balsámea. Coníferae. Nadelhölzer. Familie *Pinaceae* Kieferngewächse. Unterfamilie *Abieteae.* Kanada.

Ein sehr klarer Terpentin, gewonnen durch Anreißen der Balsambeulen der Balsamfichte. Frisch sirupartig, später dicker werdend, glasklar bis blaßgelb. Geruch balsamisch; Geschmack bitter und scharf. An der Luft erstarrt er allmählich zu einer klaren, festen Harzmasse. In Weingeist fast völlig löslich. Löslich in Chloroform, Äther und Xylol.

Bestandteile. Bis zu 24% ätherisches Öl, Kanadinsäure, Kanadino'säure, Bitterstoff und etwas Bernsteinsäure.

Anwendung. Zum Einlegen mikroskopischer Präparate, zu welchem Zweck er in Chloroform oder Xylol gelöst wird. Zum Zusammenkitten von Glaslinsen bei optischen Werkzeugen, wie photographischen Objektiven. In der Porzellanmalerei. In seiner Heimat auch als Heilmittel.

Bálsamum Copáivae. Kopaivabalsam.
Baume de copahu. Balsam of copaiba.

Copaífera Jacquinii. C. Langsdorfii. C. coriácea. C. officinális. C. guyanénsis. Leguminósae. Hülsenfrüchtler. Unterfamilie *Caesalpinioideae.* Südamerika. Westindien. In neuester Zeit auch Afrika.

Wird von obengenannten und, wie man annimmt, von mehreren anderen Kopaiveraarten durch Anhauen mit der Axt oder Anbohren der Stämme bis zum Kernholze gewonnen. Diese Einsammlung beginnt sofort nach der Regenzeit, es soll ein großer Baum in wenigen Stunden 4—6 kg, im ganzen bis ungefähr 50 kg liefern. Nach Beendigung der Balsamgewinnung werden die Verletzungsstellen mit Zapfen und Mörtel gedichtet, um so den Baum vor Schädigung zu bewahren. Der Balsam wird in Kanistern oder Fässern von 60 kg Inhalt ausgeführt. Je nach der Sorte ist er blaßgelb bis bräunlich und mehr oder weniger dicklich. Geruch balsamisch; Geschmack unangenehm, etwas bitter und scharf; löslich in jedem Verhältnis in absolutem Alkohol, Äther, fetten und ätherischen Ölen, manche Sorten vom Parabalsam sind jedoch in Alkohol so gut wie unlöslich. Kopaivabalsam gibt mit gleichen Teilen Benzin eine klare, höchstens etwas weißlich schillernde Lösung, die auf weiteren Zusatz von Benzin flockig trübe wird, mit Alkalien wird er verseift. Das spez. Gewicht schwankt bedeutend, je nach seinem Gehalt an ätherischem

Öl. Das D.A.B. schreibt eine Dichte 0,920—0,995 vor, läßt also auch die dünnflüssigen brasilianischen Balsame zu. Man unterscheidet im Handel hauptsächlich die Sorten:

Para- oder Maranhaobalsam. Klar, hell, dünnflüssig, frisch dünner als Olivenöl, auch nach längerem Stehen klar bleibend und keinen Bodensatz bildend. Geruch sehr kräftig. Aus Brasilien kommt ferner der Bahiabalsam mit ähnlichen Eigenschaften.

Marakaibo- oder Venezuelabalsam. Dicker, dunkler von Farbe, klar, nach längerem Stehen ein braune, harzige Masse absetzend. Löst sich in Chloroform, Amylalkohol und absolutem Alkohol klar, höchstens leicht weißlich schillernd, ebenfalls in gleichen Teilen Benzin, auf weiteren Zusatz von Benzin wird die Lösung flockigtrübe. Kommt meist in Kanistern zu 18 kg, je zwei in eine Kiste verpackt aus Marakaibo in Venezuela oder Karthagena in Kolumbien, als Karthagenabalsam, ferner aus Surinam und Demerara in Guyana, als Surinambalsam in den Handel. Wird für technische Zwecke dem dünnen Parabalsam vorgezogen und auch für die Verwendung als Heilmittel vom D.A.B. zugelassen. Man unterscheidet im Handel: Besonders feinen D.A.B.-Balsam, Maracaibo medicinale D.A.B., Marakaibo geklärt und schließlich den Balsam für technische Zwecke.

Westindischer oder Kayennebalsam. Nur für technische Zwecke verwendbar. Dick, trübe, terpentinartig riechend.

Bestandteile. Ätherisches Öl 40—80%; eine Harzsäure, Kopaivasäure, 20—60%. Diese wird auch für sich dargestellt und als Acidum copaivicum, eine weiße, schneeige Masse, für die Zwecke der Heilkunde in den Handel gebracht. Bitterstoff.

Anwendung. Innerlich als harnabsonderndes Mittel bei Erkrankung der Harnwege, bei Gonorrhöe; technisch als Zusatz zu Lacken, zur Erzielung eines biegsamen Lacküberzuges; um von Gemälden alten Firnis zu entfernen und in der Porzellanmalerei.

Prüfung. Kopaivabalsam unterliegt vielen Verfälschungen, namentlich mit fetten Ölen, Harzen und Terpentin.

1. Auf Terpentin. Auf 105° erwärmt, darf er nicht terpentinartig riechen.
2. Auf fettes Öl, vor allem Rizinusöl. Auf Glas gestrichen und vorsichtig erwärmt, muß er eine klare, zerreibliche Harzschicht hinterlassen. Zäher, klebriger Rückstand deutet auf Zusatz von fettem Öl.
3. Fichtenharz und Kolophonium lassen sich durch das Verhalten des Balsams und des Harzrückstandes zu Salmiakgeist erkennen. Mischt man 1 Teil Balsam mit 10 Teilen Salmiakgeist, so entsteht bei reinem Balsam eine mehr oder minder trübe bis milchige, schäumende Flüssigkeit, die auch nach 24 Stunden nicht gallertartig wird oder gallertartige Brocken absondert, eine Erscheinung, die bei einem Gehalte von 15—20% Fichtenharz eintritt.
4. Als allgemeine Prüfung auf Verfälschungen ist folgende maßgebend: Kopaivabalsam 4 Stunden auf 105° erwärmt, soll weder Terpentin-, noch Kolophonium-, noch Fettgeruch aufweisen und ein durchsichtiges, in Petroleumäther und absolutem Alkohol klar lösliches, leicht zerreibliches Harz hinterlassen.

Bálsamum gurjúnicum. Gurjunbalsam. Gardschanbalsam.
Baume de gurjun ou de gurgu ou de gurgum. Wood-oil.
Dipterocárpus turbinátus. D. aldtus. D. angustifólius u. a. Dipterocarpáceae.
Flügelfruchtgewächse. Ostindien.

Wird sowohl auf dem ostindischen Festland, als auch auf den Inseln durch Anbohren oder Anhauen der obengenannten riesenhaften Bäume gewonnen.

Sie finden sich in Bengalen, Burma und auf den Andaman-Inseln. Der Balsam fließt 6 Monate lang, und ein einziger Baum soll bis zu 200 kg liefern. Der Balsam ist dünnflüssig, dünner als Olivenöl, in durchfallendem Lichte gelb bis gelbbraun, in auffallendem Lichte trübe, mehr graugrün erscheinend; filtrierter Balsam zeigt diese Färbung etwas geringer. Löslich in Chloroform und Schwefelkohlenstoff, dagegen in absolutem Alkohol, Äther und Azeton nur teilweise löslich. Mischt man Gurjunbalsam mit 5 Teilen Wasser und schüttelt kräftig um, so erhält man eine steife Emulsion. Geruch schwach an Kopaivabalsam erinnernd; Geschmack gewürzhaft, nicht sehr kratzend.

Bestandteile. Ätherisches Öl bis über 80%; Harz; Gurjunsäure, die zum Teil ungelöst in mikroskopisch kleinen Kristallen, die sich nach langem Stehen als weißes kristallinisches Pulver absetzen, im Balsam schwimmt.

Anwendung. Innerlich zu gleichen Zwecken wie der Kopaivabalsam; äußerlich gegen Hautausschlag, namentlich Flechten, in Form eines Kalkliniments, in den Heimatländern als Allheilmittel innerlich und äußerlich; technisch zur Lackbereitung, zu Firnissen und Fußbodenölen, in der Heimat technisch zum Anstrich von Schiffen, Häusern und Bambusgegenständen. Der Balsam trocknet allerdings sehr langsam aus, gibt aber dann einen sehr festen, glänzenden Überzug.

Prüfung. Um Gurjunbalsam von Kopaivabalsam zu unterscheiden, mischt man 1 Tropfen Balsam mit 19 Tropfen Schwefelkohlenstoff und fügt 1 Tropfen einer Mischung gleicher Teile Schwefelsäure und Salpetersäure hinzu. Kopaivabalsam scheidet einen rotbraunen, kristallinischen Niederschlag aus, Gurjunbalsam dagegen einen purpurvioletten. Hardwickiabalsam, der in Vorderindien durch Anbohren von Hardwickia pinnata, einem den Kopaivaarten ähnlichen Baume gewonnen wird, bleibt unverändert. Der im Heimatland als Gurjan oil bezeichnete und hauptsächlich von D. turbinatus abstammende Gurjunbalsam darf nicht mit dem in oil verwechselt werden, einem Balsam, der von Dipterocarpus tuberculatus gewonnen wird, dem Terpentin ähnlich ist und selbst im Heimatland keine große Bedeutung hat.

Mit Gurjunbalsam, der auch unter der Bezeichnung Wood-oil im Handel ist, darf auch nicht das chinesische Holzöl, Oleum Ligni sinensis, das eigentliche Wood-oil verwechselt werden.

Dieses Öl ist ein fettes, wenn erhitzt, äußerst leichttrocknendes, eigentümlich riechendes Öl, das aus ungesättigten Säuren der Holzölsäure und Ölsäure besteht, größere Trockenkraft besitzt als das Leinöl und widerstandsfähiger gegen äußere Witterungseinflüsse ist als dieses. Es wird aus dem nußartigen Samen der apfelgroßen Früchte des Wood-oil-Baumes, auch Tungbaum genannt, Aleurites cordáta, einer Euphorbiazee, einem Wolfsmilchgewächse, durch Pressung gewonnen. Dieser Baum ist besonders in der Provinz Szechuen in China auf gebirgigem Boden heimisch, aber auch die Provinzen Kweitschau, Hunan und Hupeh erzeugen größere Mengen Holzöl und wird auch in Kalifornien und Australien angebaut. Die harten Samenschalen werden zerklopft, die Samenkerne entweder mehrere Wochen getrocknet oder in Pfannen geröstet, darauf zwischen Steinen zermahlen und in einfachen Holzpressen der Pressung unterworfen. Bei kalter Pressung erhält man ein hellgelbes Öl, heiß gepreßt ist es dunkelgelb. Das schwarze, dickflüssige Wood-oil, wie es die Chinesen verwenden, das tung-yu, wird durch starkes Erwärmen des heiß gepreßten Öles gewonnen. Das Holzöl trocknet bei feuchter Witterung schneller als bei trockener. Unter dem Einflusse von Licht wird es bei Luftabschluß allmählich fest, schmilzt aber bei 32° wieder, stark erhitzt, über 250°, wird es gallertartig. Um Holzöl am

Gerinnen zu hindern, fügt man etwas Naphthensäure hinzu. Werden 100 Teile Holzöl mit 8 Teilen borsaurem Manganoxydul auf 270° erhitzt und nach dem Abkühlen mit 700 Teilen Benzin gemischt, so entsteht eine wasserhelle Flüssigkeit, die allmählich in eine weiße durchscheinende Masse übergeht.

Anwendung. Im Heimatland zum Holzanstrich, z. B. zum Ölen der Barken und Boote, ferner zum Wasserdichtmachen von Geweben. Die Preßkuchen zur Bereitung von Tusche und als Düngemittel. In Europa ist es ein gesuchter Stoff für die Lackbereitung und wird hier in großen Mengen auf Harzlacke und schnelltrocknende Fußbodenöle, ferner auf Bindemittel für Wasserfarben, auf Emulsionen verarbeitet.

Der Haupthandelsplatz für Holzöl ist Hankow, auch Kanton. Die beste Sorte ist Hankow-Holzöl, eine geringere Hongkong. Das Öl wird aber auch vielfach mit Sesam-, Erdnuß- und Rüböl verfälscht. Holzöl darf nicht verwechselt werden mit dem Japanlack, dem Kiurushi, einem Balsam, der von Rhus vernicifera, einem Sumachgewächs aus Japan, stammt, durch Einschnitte in die Rinde gewonnen, ebenfalls in der Lackbereitung verwendet, aber häufig durch Holzölmischungen ersetzt wird.

Bálsamum Hardwickiae. Hardwickiabalsam. Baume de hardwickie.

Hardwickia pinnata. Leguminosae. Hülsenfrüchtler. Unterfamilie *Caesalpinioideae.*
Vorderindien.

Wird durch Anbohren größerer Bäume gewonnen. Das Anbohren geschieht etwa 1 m über dem Boden bis tief in das Kernholz hinein. Der Baum, in Indien Yeune oder Colavu genannt, liefert innerhalb 4 Tagen bis zu 50 kg Balsam, ist dann aber erschöpft. Der Balsam bildet eine braunrote, in dünnen Schichten mehr grünliche, dünnere oder dickere Flüssigkeit. Löslich in Weingeist, Äther, Chloroform und Petroleumbenzin; unlöslich in Methylalkohol. Geruch eigentümlich; Geschmack gewürzhaft.

Bestandteile. Ätherisches Öl, Harze, Hardwickiasäure.

Anwendung. In der Heimat zum Anstrich von Holz. Bei uns in der Lackbereitung und Porzellanmalerei.

Nachweis. Löst man 1 Tropfen in 19 Tropfen Schwefelkohlenstoff, so zeigt sich auf Zusatz von je 1 Tropfen Schwefelsäure und Salpetersäure beim Schütteln keine Farbenveränderung.

álsamum peruviánum. B. índicum oder B. nigrum. Perubalsam. Indischer Balsam. Wundbalsam. Baume du Pérou. Balsam of Peru.

Myróxylon bálsamum, var. (Abart) *Pereirae. Leguminósae.* Hülsenfrüchtler.
Unterfamilie *Papiliondtae.* Schmetterlingsblütlergewächse.
San Salvador. Zentralamerika.

Die Bezeichnung peruvianisch stammt daher, daß der Balsam früher über den peruvianischen Hafenplatz Callao in den Handel gebracht wurde. Die Heimat des obengenannten Baumes ist der Norden Südamerikas bis Mexiko. Gewonnen wird der Balsam in San Salvador, an der sog. Balsamküste von wildwachsenden Bäumen, hier soll es kaum ein Dutzend Indianerdörfer sein, in denen die Gewinnung des Balsams betrieben wird. Jedoch sind in Surinam Anpflanzungen gemacht und die Versuche, aus diesen Bäumen Balsam zu gewinnen, sind günstig ausgefallen.

Die Gewinnung ist eigenartig. Die immergrünen Bäume sollen eigentlich erst vom 25. Jahre an benutzt werden, was heute meist aber nicht innegehalten wird, sie können mehrere 100 Jahre alt werden und ungefähr 30 Jahre Balsam liefern. Sie liefern das ganze Jahr hindurch Balsam, doch wird der Balsam besonders im November und Dezember gewonnen. Man lockert zuerst durch beständiges Klopfen einen Teil der Stammrinde und löst durch Einschnitte an allen vier Seiten des Baumes Rindenstreifen, ohne sie vollständig zu entfernen; auch läßt man immer zwischen den einzelnen Einschnitten Rindenstreifen unverletzt, damit die Bäume nicht etwa absterben. Unter die gelockerten Rindenstreifen schiebt man Zeuglappen, damit diese den ausfließenden Balsam aufsaugen. Nach etwa acht Tagen werden die Lappen fortgenommen, die angeschnittenen Rindenstellen mittels kleiner Harzfackeln angezündet, nach wenigen Minuten jedoch wieder ausgelöscht. Der Austritt des Balsams erfolgt nun weit reichlicher; es werden neue Lappen untergeschoben, und so oft sie sich vollgesogen, entfernt; die Rinde fällt gewöhnlich bald ab und man legt auf die Wundfläche immer von neuem Lappen, solange noch Balsam austritt. Während in den ersten acht Tagen der Balsam hell und trübe erscheint, fließt er nach dem Ankohlen klar und braun. Die von den Rinden entblößten Baumstellen werden darauf mit Lehm bestrichen, daß die Rinde darunter wieder wachsen kann und der Baum nicht geschädigt wird. Die gesammelten Lappen werden gewöhnlich mit der abgefallenen Rinde zusammen mit Wasser ausgekocht, wobei der Balsam, der spezifisch schwerer ist als Wasser, zu Boden sinkt. Werden die Lappen für sich ausgekocht, so erhält man den **Balsamo de trapo**, der gewöhnlich mit dem Balsam der ausgekochten Rinden, dem **Balsamo de cascara** gemischt wird. Der Balsam wird von den Indianern nach dem Erkalten in sog. **Kalebassen**, in Kürbisflaschen gefüllt und so an die Zwischenhändler abgeliefert. Dieser rohe Perubalsam ist gewöhnlich stark verunreinigt. Man läßt ihn einige Wochen in eisernen Gefäßen, die etwa 10 cm über dem Boden einen Hahn haben, absetzen, die schwereren Verunreinigungen scheiden sich unterhalb des Hahnes ab, die leichteren treten mit dem Wasser an die Oberfläche. Der Balsam wird dann abgelassen und in verzinnten eisernen Gefäßen bei gelindem Feuer unter häufigem Abschäumen so lange erhitzt, bis sich kein Schaum mehr zeigt. Verschickt wird er in Kisten zu 2 Kanistern von je 12 kg Inhalt oder meist in Kanistern von 25 kg.

Der Balsam ist in der Pflanze nicht fertig gebildet vorhanden, sondern entsteht erst als krankhafte Ausscheidung infolge des Klopfens und des Anschwelens; er bildet eine fast sirupdicke, braunrote bis dunkelbraune Flüssigkeit, die nur in dünnen Schichten durchscheinend klar ist. Geruch angenehm vanille- und benzoeartig; Geschmack ähnlich, anfangs milde, darauf stark kratzend. Der Balsam muß sich, zwischen den Fingern gerieben, fettig anfühlen, darf aber nicht kleben und Faden ziehen; zwei mit Perubalsam bestrichene aufeinandergelegte Korkscheiben kleben nicht zusammen; er trocknet beim Erwärmen nicht aus. Hierdurch unterscheidet er sich von den übrigen Balsamen. Seine Reaktion ist ziemlich stark sauer. In absolutem Alkohol ist er in jedem Verhältnisse löslich; mit gleichen Teilen Weingeist mischt er sich klar. In Äther ist er nicht vollständig löslich; mit fetten Ölen gibt er trübe Mischungen, geringe Mengen nimmt er klar auf; nur vom Rizinusöl löst er 15% klar auf.

Bestandteile. Zimtsäure 5—6%; ölartiges Zinnamein, 56—70%, bestehend aus Benzoesäure-Benzyläther und Zimtsäure-Benzyläther; Harz 20 bis 30%. Vanillin.

Anwendung. Innerlich als die Harnwege reizendes Mittel und gegen Lungenschwindsucht; zu große Gaben verursachen Nierenentzündung; äußerlich als vortreffliches Mittel gegen die Krätze, 10,0 auf den Körper zu verreiben; ferner zur Heilung kleiner Wunden, namentlich entzündeter Brustwarzen, zur Verhinderung der Keime auch bei größeren Wunden und gegen Frostbeulen. Als Zusatz zu Haarwässern und Haarsalben, Pomaden. Bei Anfertigung von Haarsalben, die vaselinehaltig sind, ist es zweckmäßig, um Ausscheidung zu vermeiden, den Perubalsam mit etwas Rizinusöl anzureiben. In weit größeren Mengen bei der Herstellung von Blumendüften; endlich in der Schokoladenbereitung als Ersatz der Vanille bei billigen Sorten. Auch gegen Läuse soll sich der Balsam bewährt haben.

Prüfung. Die hauptsächlichsten Verfälschungen sind fette Öle, namentlich Rizinusöl, Kopaivabalsam und Kunstbalsame, starke alkoholische oder esterhaltige Lösungen von Benzoe, Styrax, Kanadabalsam und ähnlichen Stoffen.

1. Will man sich überzeugen, ob der Balsam überhaupt mit derartigen Stoffen verfälscht ist, so genügt eine einfache Prüfung, die darauf beruht, daß reiner Perubalsam in Benzin fast unlöslich ist. Man schüttelt in einem dünnen, in Grade eingeteiltem Glase gleiche Raumteile Balsam und Benzin kräftig durch und überläßt die Mischung, gut verkorkt, mehrere Stunden der Ruhe. War der Balsam rein, so erscheint das oben stehende Benzin fast farblos und zeigt annähernd dieselben Teilstriche wie vorher; waren fettes Öl, Kopaivabalsam oder Terpentin zugegen, so sind diese im Benzin gelöst, die Farbe ist meist verändert, die Raumteile des Benzins vergrößert, und beim vorsichtigen Abdampfen der klar abgegossenen Lösungen bleiben die Beimischungen im Schälchen zurück und können weiter untersucht werden.

2. Auf fettes Öl. 10 Tropfen Perubalsam mit 20 Tropfen Schwefelsäure vermischt, sollen eine zähe Mischung geben, die, nach einigen Minuten mit kaltem Wasser übergossen, auf der Oberfläche violett erscheint und nach dem Auswaschen mit kaltem Wasser einen brüchigen Harzrückstand hinterläßt; war Öl zugegen, erscheint der Rückstand zäh und schmierig. Oder man prüft nach dem D.A.B. durch Chloralhydratlösung. 1 g Perubalsam muß sich in einer Lösung von 3 g Chloralhydrat in 2 g Wasser klar lösen. Hierbei ist jedoch zu beachten, daß das zu lösende Chloralhydrat vollständig trocken, über Kalk aufbewahrt ist, da sonst auch bei reinem Balsam die Forderung des D.A.B. nicht erfüllt wird.

3. Auf Kunstbalsame. Werden 5 Tropfen Perubalsam mit 6 ccm Petroleumäther kräftig geschüttelt, so muß sich der ungelöste Teil als klebrige Masse an der Wandung des Probierrohres festsetzen, darf aber nicht als Pulver zu Boden fallen.

4. Auf Kolophonium. Werden 2 g Perubalsam mit 10 ccm Petroleumäther kräftig geschüttelt und 4 ccm des filtrierten Petroleumätherauszuges mit 10 ccm einer Kupferazetatlösung (1 + 999) geschüttelt, so darf der Petroleumäther nicht grün gefärbt werden.

Um sich von der Reinheit des Balsams zu überzeugen, ist es erforderlich, mehrere Prüfungen vorzunehmen. Für zuverlässiger als diese qualitativen Prüfungen werden die quantitativen Bestimmungen des Harzgehaltes und des Zinnameingehaltes erachtet.

5. Den Harzgehalt bestimmt man, indem man 1 g Perubalsam mit Äther auszieht und unter Nachwaschen filtriert. Das Filtrat schüttelt man zweimal mit je 20 ccm 2prozentiger Natronlauge und darauf zweimal mit destilliertem Wasser; die Flüssigkeiten werden darauf vereinigt und der Äther im Wasserbade verjagt. Nach dem Erkalten der Flüssigkeit vermischt man diese mit Salzsäure im Überschuß. Das Harz fällt aus, wird auf einem gewogenen Filter ausgewaschen und bei 80° getrocknet. Es darf nun nicht mehr als 0,28 g betragen.

6. Den Gehalt an Zinnamein bestimmt man wie folgt. Man schüttelt eine Mischung aus 2,5 g Perubalsam, 5 g Wasser und 5 g Natronlauge mit 30 g Äther kräftig 10 Minuten lang. Darauf fügt man 3 g Traganthpulver hinzu und schüttelt nochmals kräftig. Darauf werden 24 g der filtrierten, klaren ätheri-

schen Lösung in einem gewogenen Kolben verdunstet, der Rückstand wird eine halbe Stunde lang bei 100° getrocknet und nach dem Erkalten gewogen. Er muß mindestens 1,07 g betragen. Diese Prüfung nach dem D.A.B. wird nach Stöcker besser so vorgenommen, daß man den Balsam zuerst einige Zeit für sich mit dem Äther schüttelt und darauf die Lauge zusetzt.

Im Handel finden sich Ersatzmittel für Perubalsam unter den Bezeichnungen Peruscabin, Peruol und Perugen.

Peruscabin ist Benzoesäurebenzylester. Peruol eine Mischung dieses Esters mit Rizinusöl oder mit Vaselinöl. Perugen, auch als synthetischer Perubalsam bezeichnet, ist eine Mischung verschiedener balsamischer Stoffe wie Styrax, Tolubalsam und Benzoe mit dem Benzoesäurebenzylester und ähnlichen Estern. Perugen hat einen vom echten abweichenden Geruch und ist etwas körnig.

Weißer Perubalsam. Bálsamum peruviánum album kommt ebenfalls von der Balsamküste. Die Abstammung ist nicht sicher bekannt; man nimmt an, daß er von einer Styraxart, einem Liquidambarbaum entstamme. Es ist eine gelbliche, meist etwas dickliche Flüssigkeit von styraxähnlichem Geruch. In Alkohol nicht vollständig löslich. Geschmack kratzend. Er enthält freie Zimtsäure, Zimtsäureester, aber kein Zinnamein. Wird bei der Herstellung von Blumenduft verwendet.

Bálsamum tolutánum. Tolubalsam. Baume de Tolu. Balsam of Tolu

Myróxylon bálsamum. var. (Abart) *genúinum. Leguminosae.* Hülsenfrüchtler.
Unterfamilie *Papiliondtae.* Schmetterlingsblütlergewächse.
Südamerika, besonders Kolumbien. Unteres Stromgebiet des Amazonen- und Magdalenenstroms. Auch Ostindien. Java.

Fließt gleich dem Terpentin infolge äußerer Eingriffe, wie spitzwinkliges Anhauen, als krankhafte Ausscheidung aus den Stämmen obengenannten Baumes und wird in Fruchtschalen oder Kürbisflaschen, Kalebassen, oder auch auf Blättern aufgefangen. Die Gewinnung geschieht hauptsächlich bei Turbako, Merzedes und Plato. Frisch zähflüssig, klebrig, gelb- bis rotbraun, später zu einer bräunlichen Harzmasse erhärtend, die sich zu einem gelblichen Pulver zerreiben läßt. Geruch angenehm, dem Perubalsam ähnlich, jedoch feiner; Geschmack ebenfalls, etwas säuerlich, weniger kratzend als beim Perubalsam. Leicht in siedendem Weingeist, Chloroform und Kalilauge, z. T. in Äther und in Schwefelkohlenstoff löslich. Die weingeistige Lösung rötet blaues Lackmuspapier, Eisenchloridlösung färbt sie grün. Wird 1 g Tolubalsam mit 5 g Wasser zum Sieden erhitzt und fügt man der noch warmen abfiltrierten Flüssigkeit 0,03 g Kaliumpermanganat hinzu, so tritt infolge des Zimtsäuregehaltes ein Geruch nach ätherischem Bittermandelöl, nach Benzaldehyd, auf. Der erstarrte Balsam wird bei 30° wieder weich, bei 60° schmilzt er. Verschickt wird er gewöhnlich in Blechdosen von 2—3 kg. oder er kommt, wie der Karthagenabalsam, fest in den Handel.

Bestandteile. Ein wohlriechender Kohlenwasserstoff Tolen, beim Destillieren mit Wasser übergehend, 20—30%; Zimtsäure, Benzoesäure; Harze, etwas Vanillin. Zimtsäure-Benzyläther, Benzoesäure-Benzyläther.

Anwendung. Innerlich gegen Lungenschwindsucht, hauptsächlich aber bei der Herstellung von Blumendüften, um zarte Gerüche zu verstärken, und zu Räucheressenzen. Ferner in der Mikroskopie.

Prüfung. Beimischung fremder Harze, wie Kolophonium, läßt sich durch Ausziehen mit Schwefelkohlenstoff nachweisen.

Schwefelkohlenstoff löse von 100 Teilen Balsam nicht mehr als 20 Teile, wenn er bei 30°—35° ½ Stunde lang vorsichtig mit dem Balsam erwärmt wird. Der nach dem Verdunsten des Schwefelkohlenstoffs verbleibende Rückstand muß beim Übergießen mit Schwefelsäure eine reinblutrote Färbung annehmen.

Bálsamum Styrácis. Styrax. Styrax crudus. Styrax líquidus.
Storax oder Styrax. Baume liquidambar. Baume d'ambre. Styrax liquide.
Liquidambar orientális. Hamamelidáceae.
Kleinasien, Ceylon, Syrien, Honduras.

Wird aus der inneren zerkleinerten Rinde und dem Splinte des bis 10 m hohen, platanenähnlichen Baumes mit handförmigen Blättern und kleinen Blüten durch Auskochen mit Wasser und Auspressen gewonnen. Die unversehrte Rinde enthält keinen Storax, er entsteht erst nach Verletzung der Rinde durch Anschneiden. Er bildet eine dicke, zähe, schmierige Masse, durch eingemengtes Wasser trübe, frisch von graugrüner Farbe, allmählich, namentlich an der Oberfläche mehr braun werdend. In Wasser sinkt Storax unter, und es zeigen sich vereinzelt auf dem Wasser farblose Tröpfchen.

Kocht man Storax mit wenig Wasser und filtriert das Wasser heiß ab, so scheiden sich nach dem Erkalten Kristalle aus. Erhitzt man darauf die heiße Lösung mit Kaliumpermanganatlösung und verdünnter Schwefelsäure, so tritt ein Geruch nach Bittermandelöl auf. Geruch angenehm, vanilleartig; Geschmack bitter, scharf. In Terpentinöl und Benzin ungefähr zu 60% löslich, in Weingeist löst er sich zu einer trüben, nach dem Filtrieren klaren Flüssigkeit, die sauer reagiert; hart wird er nur in sehr dünnen Schichten. Der Balsam kommt in Fässern hauptsächlich von der Insel Rhodos über Konstantinopel, Smyrna und Triest in den Handel. Auch in Amerika, in Honduras hat man die Gewinnung des Storax aufgenommen. Hier werden in den hoch oben in den Bergen liegenden Urwäldern von Indianern die am unteren Teile des Stammes des amerikanischen Storaxbaumes Liquidambar styracifluum befindlichen Balsambeulen, sog. Taschen angeschnitten; der Balsam fließt dann langsam über in die Taschen gelegte Rinnen in die Auffanggefäße. Der gesammelte Balsam wird schließlich in Gefäße von 50 engl. Pfund Inhalt gefüllt. Befinden sich die Taschen an dem oberen Teile des Stammes, so wird dieser gefällt. Doch zeigt dieser Balsam von dem echten abweichende Eigenschaften, er ist mehr von der Dicke des Rizinusöles.

Die nach dem Pressen verbleibenden Rückstände kamen früher als **Storax calamítus** in den Handel; heute wird diese Ware, meist durch Mischen von Styrax mit Sägespänen hergestellt. Sie wird zu Räucherzwecken verwendet. Die Rinde des Styraxbaumes war früher als **Cortex Thymiátis** vom D.A.B. vorgeschrieben.

Bestandteile. Ein Kohlenwasserstoff Styrol C_8H_8, freie Zimtsäure, ferner Styrazin, ein Zimtsäure-Zimtäther; Harze, Spuren von Vanillin.

Anwendung. Äußerlich gegen Hautkrankheiten, ferner bei Krätze; in starker Verdünnung bei Bereitung von Blumendüften, um zarte Gerüche zu verstärken; zu Räuchermitteln. In der Mikroskopie.

Prüfung. 1. Auf Verfälschung mit fettem Öl, hauptsächlich Oliven- und Rizinusöl prüft man, indem man 1 g Storax mit 3 g Schwefelsäure verreibt und mit kaltem Wasser auswäscht, es muß eine bröcklige Masse entstehen, die nicht schmierig ist.

2. Auf Zumischung von Terpentin prüft man, indem man einen Tropfen

Storax auf eine weiße Porzellanplatte streicht und einen Tropfen rohe Salpetersäure darauf bringt, es muß eine dunkelgrüne Färbung entstehen; ist Terpentin zugegen, ist die Färbung an der Berührungsfläche blau.

3. Auf Kolophonium: 10 g werden in 10 g Weingeist gelöst. Von der filtrierten Lösung wird der Weingeist verdampft und der Rückstand bei 100° ausgetrocknet. Er muß mindestens 6,5 g betragen, halbflüssig sein und in Benzol fast vollständig, in Petroleumbenzin aber nur teilweise löslich sein.

Storax wird sehr viel verfälscht und so ist eine sorgfältige Prüfung sehr nötig.

Für den Gebrauch als Heilmittel wird der Storax zuerst von dem größten Teile des Wassers durch Erwärmen im Wasserbade befreit, dann in gleichen Teilen Weingeist gelöst, filtriert und wiederum eingedickt, bis der Weingeist verflüchtigt ist.

Dieser gereinigte Storax, Styrax liquidus depuratus, stellt eine kräftig braune, in dünner Schicht durchsichtige, dicke Masse dar von an Benzoe erinnerndem Geruch. Er ist in gleichen Teilen Weingeist löslich, bei weiterem Zusatz von Weingeist trübt sich die Lösung. In Äther, Benzol, Schwefelkohlenstoff löst er sich unter Flockenabscheidung. Wird er bei 100° getrocknet, so darf er höchstens 10% verlieren.

Öfter befindet sich ein Kunsterzeugnis im Handel, das mit Zimtöl vermischt ist, man erkennt es meist schon am Geruch, sonst durch etwas verdünnte Schwefelsäure und Kaliumpermanganatlösung.

Terebínthinae. Terpentine. Térébinthine.

a) Terebinthina communis, gemeiner Terpentin. Wird durch Anhauen, Anreißen oder Anbohren verschiedener Nadelhölzer, Koniferen, vor allem Europas und Nordamerikas, gewonnen und in untergestellten Gefäßen gesammelt. Man verfährt in Amerika so, daß man eine Fläche von der Rinde entblößt und eine im rechten Winkel gebogene Blechröhre in den Stamm einsetzt. An die Spitze der Röhre hängt man ein Gefäß, in das der Balsam fließt. Oder man treibt in die von der Rinde entblößte Fläche eine Blechtafel, an die ein Kasten gehängt wird und macht über der Tafel Einschnitte. Die Kasten sind mit Deckeln versehen, daß der Terpentin nicht verunreinigt werden kann. Im zweiten Jahre bringt man die Tafel etwas höher an, um im dritten Jahre sie noch höher einzutreiben (Abb. 411). Dann überläßt man die Bäume einige Jahre der Ruhezeit. Von beigemengten Unreinigkeiten befreit man den Terpentin durch Umschmelzen und Durchseihen, oder indem man ihn, wie in Frankreich und Nordamerika, in durchlöcherte Fässer oder Kisten füllt und diese der Sonnenwärme aussetzt. Er bildet eine trübe, weißgelbliche, honigartige, körnige Masse, die sich bei längerem Stehen in zwei Schichten teilt, eine obere klare, bräunliche, zähflüssige und eine untere festere, weißkörnige. Geruch stark balsamisch; Geschmack bitter, scharf. In Weingeist, Äther und Ölen leicht löslich; schmilzt, seines starken Wassergehaltes wegen, mit Prasseln. Im Handel unterscheidet man folgende Sorten:

1. Deutschen Terpentin, Térébenthine allemande, von Pinus silvestris, Pinus laricio, Abies excelsa. In Deutschland ist die Balsamgewinnung und damit die Harz- und Terpentinölgewinnung aus den eigenen Kiefernwaldungen mit großem Erfolg wieder aufgenommen worden, so daß bei einem Waldbestand von 150 000 Morgen allmählich der Bedarf Deutschlands wird selbst gedeckt werden können. Es wurden aus 2000 Morgen Nutzungsfläche 132 700 kg Balsam bzw. Rohharz, wie es bezeichnet wird, gewonnen, die über 70% bestes Kolophonium und 25,5% Terpentinöl mit einem Pinengehalt von

82% lieferten, das demgemäß dem amerikanischen und französischen Terpentinöl gleichwertig ist. Man reißt in die Rinde des Baumes einen spitzen Winkel, an dessen Scheitelpunkt eine senkrechte Kerbe eingeritzt wird, an deren Ende ein mit einem Deckel versehenes Auffangegefäß aufgehängt wird, so daß der Terpentin nicht verunreinigt wird. Jede Woche wird 25 Wochen lang ein neuer unter dem ursprünglichen Winkel angebracht und so acht Jahre hintereinander verfahren. Der österreichische Terpentin, Terebinthina austriaca ähnelt in manchen besseren Sorten dem Lärchenterpentin. Er kommt aus Niederösterreich in kleinen ovalen Fässern in den Handel.

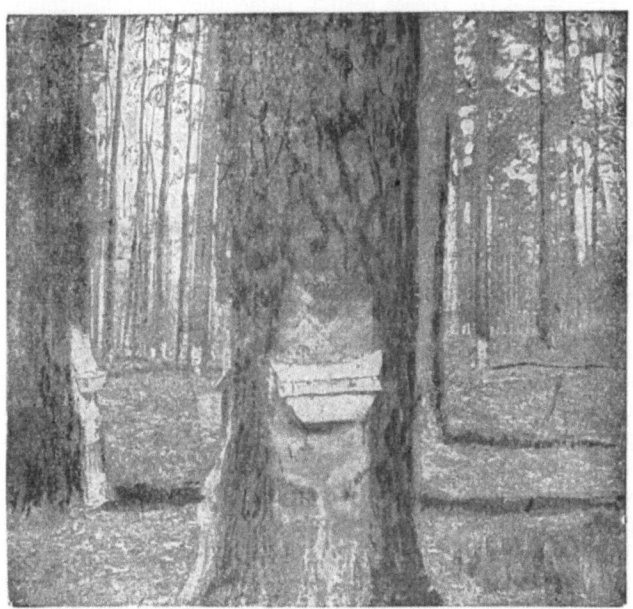

Abb. 411. Terpentinwald Amerikas während der Terpentingewinnung.

2. Französischen oder Bordeaux-Terpentin, Terebinthina gallica, Térébenthine de Bordeaux, von Pinus pinaster, Pinus maritima. Wird namentlich in den Vogesen und in den Landes zwischen Bordeaux und Bayonne gewonnen; man haut den Baum an und läßt den Terpentin in einen unter der Verwundungsstelle stehenden Steintopf fließen, der Terpentin enthält nur 25% ätherisches Öl.

3. Amerikanischen Terpentin, Terebinthina americana von Pinus palustris, Pinus australis und Pinus taeda, hauptsächlich im Süden der Vereinigten Staaten in Texas, Louisiana, Florida und Georgia, aber auch in Mexiko gewonnen. Weißlich, dick, zähe; Geruch kräftig, würzig; Geschmack scharf, bitter; liefert nur 16—20% ätherisches Öl.

b) Terebinthina veneta oder T. laricina. Venezianer Terpentin. Lärchen-Terpentin. Gloriaharz. Térébinthine de Vénise ou du Mélize. In Tirol, Südfrankreich und der Schweiz durch Anbohren der Stämme der Lärchentanne, Larix decidua gewonnen. Die Lärchentanne wirft im Gegensatz zu den übrigen Nadelhölzern im Herbst die Nadeln ab. Sie wird bis zu 50 m hoch und kann ein Alter bis zu 600 Jahren erreichen. Der Terpentin ist völlig klar, in dünnen Schichten fast farblos, in größeren Massen gelblich, dickflüssig, stark Faden ziehend. Geruch feiner als der des gewöhnlichen Terpentins, etwas zitronenartig; Geschmack brennendscharf. Gibt mit Weingeist und Benzin eine völlig klare Lösung. Beim Schmelzen prasselt er nicht, weil wasserfrei; liefert 20—30% ätherisches Öl.

Straßburger Terpentin, Terebinthina argentoratensis oder T. alsatica, Weißtannenterpentin von den Franzosen Térébinthine au citron, Térébinthine des Vosges, genannt. Dieser sehr feine Terpentin, der im Elsaß und den Vogesen von Abies pectinata gewonnen wird, kommt nur wenig in den deutschen Handel. Er ist frisch trübe, wird aber bald klar und durchsichtig. Geruch angenehm zitronenartig; Geschmack sehr bitter; liefert etwa 35% ätherisches Öl. Dieses besitzt, namentlich nach mehrmaliger Rektifikation, einen angenehmen, feinen Geruch und soll hauptsächlich zur Verfälschung teurer ätherischer Öle dienen.

Der italienische Lärchenterpentin, Terebinthina italica, ist dunkler als der echte, zeigt sonst dieselben Eigenschaften, hat auch dieselbe Abstammung.

Bestandteile der Terpentine. Ätherisches Öl in wechselnden Mengen von 15—35%; verschiedene Harzsäuren, wie Pimarinsäure, Pimarsäure und Pimarolsäure, Bitterstoff und etwas Bernsteinsäure.

Anwendung. innerlich als harntreibendes Mittel, äußerlich zu Pflastern und Salben. Technisch zur Darstellung des Oleum Terebinthinae, des Colophonium und Resina Pini (s. d.); ferner als erweichender Zusatz zu Siegellack, Flaschenlack und zu Spirituslacken (s. d.).

Künstlicher Terpentin, Terebinthina artificialis unterscheidet sich von dem echten durch sein Verhalten zu 80 prozentigem Weingeist. 1 Teil Kunstterpentin mit 3 Teilen Weingeist gemischt, gibt unter Ausscheidung eine trübe Lösung, im Wasserbade tritt eine Veränderung nicht ein. Gemeiner Terpentin scheidet große Mengen ab, im Wasserbade wird aber die Mischung klar. Venezianer Terpentin löst sich fast klar auf.

Gruppe XXI.

Olea cethèrea. Ätherische Öle.

Zu dieser für den Drogenhandel so überaus wichtigen Gruppe gehören eine zahlreiche Menge von Körpern, die sich häufig nur in ihren physikalischen Eigenschaften gleichen, während sie ihrer chemischen Natur nach höchst verschieden sind. Wir verstehen dem Sprachgebrauche nach unter ätherischen Ölen diejenigen flüchtigen Körper, welche den Pflanzen oder den Pflanzenteilen den Geruch und teilweise auch den Geschmack verleihen. Diese Stoffe lassen sich gemeiniglich durch Destillation mit Wasser oder Wasserdämpfen aus den betreffenden Pflanzenteilen darstellen und von dem Wasser trennen. Sie zeigen dann den bezeichnenden Geruch der Pflanzen in verstärktem Maße. Nur bei einzelnen Blüten von besonders feinem Geruche, wie Veilchen, Lindenblüte oder Jasmin, deren Duft auch auf einem Gehalt an ätherischem Öle beruht, zeitigt die Destillation keinen Erfolg. Hier müssen andere Wege eingeschlagen werden.

Die ätherischen Öle finden sich bald in der ganzen Pflanze verteilt, bald nur in einzelnen Teilen, wie Blüten, Wurzeln, Fruchtschalen usw.; häufig sind sogar in den verschiedenen Teilen der Pflanzen ganz verschiedene Öle enthalten, die in der Zusammensetzung und im Geruch gänzlich voneinander abweichen. Bodenbeschaffenheit und die Witterung sind ebenfalls von großem Einfluß auf die Güte des Öls.

Die ätherischen Öle sind als Ausscheidungsstoffe zu betrachten, die mit der Ernährung der Pflanze und dem Wachstume nichts mehr zu tun haben. Im Gegenteil wirken sie in Lösungen den Pflanzen zugeführt, selbst denen, welchen sie entstammen, schädlich. Der Zweck der ätherischen Öle für die Pflanzen ist die Anlockung oder Abschreckung der Insekten. Ihren äußeren Eigenschaften nach lassen sie sich folgendermaßen beschreiben. Sie stellen bei mittlerer Wärme meistens Flüssigkeiten dar, die vielfach stark lichtbrechend und im reinen Zustande nur schwach gefärbt erscheinen. Hiervon gibt es nur wenige Ausnahmen, wie das tiefblaue bzw. braune Kamillenöl, das blaugrüne Wermutöl, das braune Kalmusöl und einige andere.

Einige, wie das Veilchenwurzelöl, das Arnikablütenöl sind noch bei einer höheren Wärme als 15° salbenförmig, und einige andere Stoffe, die ihrer chemischen Natur nach ebenfalls zu den ätherischen Ölen zu rechnen sind, die sog. Kampferarten, bleiben sogar bei noch größerer Wärme fest. Bei geringer Wärme scheiden sich zahlreiche ätherische Öle in zwei Teile, einen festen, das sog. Stearoptén (Kampferarten: Camphora, Menthol und Thymol), und einen flüssigen, das Elaeoptén, das selbst bei großen Kältegraden nicht erstarrt. Der Grad der Wärme, bei dem diese Scheidung erfolgt, ist bei den verschiedenen Ölen sehr ungleich; auch bringen hier Alter des Öles, Gewinnungsweise bei ein und demselben Öle kleine Unterschiede hervor. Die Ursache dieser Scheidung liegt darin, daß die ätherischen Öle, wie wir bei der Betrachtung ihrer chemischen Zusammensetzung sehen werden, Gemenge ganz verschiedener Stoffe sind.

Der Siedepunkt der ätherischen Öle liegt meistens weit über 100°, trotzdem verflüchtigen sie sich aber bei jedem Grad und werden namentlich mit den Dämpfen des kochendes Wassers am leichtesten verflüchtigt; hierauf beruht auch ihre Darstellung. Alle haben eine große Affinität zum Sauerstoff der Luft, sie nehmen ihn mit Begierde auf und werden dadurch dunkler von Farbe und dicker; sie verharzen, wie der technische Ausdruck lautet.

Das spezifische Gewicht ist sehr verschieden; es liegt zwischen 0,750—1,100. Doch treten auch hierin bei den einzelnen Ölen durch Alter usw. bedeutende Schwankungen ein, so daß das spezifische Gewicht selten einen genauen Anhaltspunkt für die Reinheit des Öles abgibt. In Wasser sind sie größtenteils nur spurenweise löslich, jedoch verleihen schon diese geringen Spuren dem Wasser ihren Geruch und Geschmack. Leicht löslich sind sie meist in Äther, Chloroform, Schwefelkohlenstoff und absolutem Alkohol. Von 90 prozentigem Weingeist bedarf jedes ätherische Öl eine ganz bestimmte Menge zur Lösung, die bei den e nzelnen Ölen verschieden ist; mit Fetten und fetten Ölen mischen sie sich in jedem Verhältnisse.

Echte ätherische Öle kennen wir bisher nur aus dem Pflanzenreiche. Die Riechstoffe der Tiere, wir erinnern an Moschus, Zibet, sind keine echten ätherischen Öle; sie sind z. T. wahrscheinlich ammoniakalischer Natur, z. T. aber beruhen sie auf der Gegenwart freier Fettsäuren, andererseits enthalten sie aber als Träger des Geruches chemische Verbindungen, vor allem Ketone, die auch manchen Pflanzenteilen den bezeichnenden Geruch geben. Nicht alle ätherischen Öle finden sich in den betreffenden Pflanzen fertiggebildet vor, sondern einzelne entstehen erst durch die Einwirkung gewisser Stoffe derselben, wie fermentartiger und glykosidischer Körper, aufeinander bei Gegenwart von Wasser und Luft, z. B. Bittermandelöl und Senföl. Angezündet verbrennen die ätherischen Öle mit lebhafter, stark rußender Flamme; auf ein Stück weißes Papier getropft.

zeigt sich anfangs ein durchsichtiger Fleck, den Fettflecken gleich, der aber allmählich, namentlich beim vorsichtigen Erwärmen, verschwindet.

Wenn wir in dem Vorhergehenden die physikalischen Eigenschaften betrachtet haben, die allen Gliedern der Gruppe gemein sind, so wird die Kennzeichnung schwieriger, sobald wir auf die chemische Zusammensetzung und die Konstitution der ätherischen Öle eingehen. Freilich ist uns die chemische Konstitution nicht bei allen genau bekannt; aber die wir kennen, zeigen uns, in wie viele verschiedene Gruppen sie eingereiht werden müßten, wollten wir sie vom rein chemischen Standpunkt aus betrachten. Denn, während einige Kohlenwasserstoffe sind, gehören andere zu den Aldehyden, andere zu den zusammengesetzten Äthern, den Estern. Eine weitere Schwierigkeit der chemischen Kennzeichnung liegt darin, daß die meisten der ätherischen Öle keine einfachen Körper, sondern Mischungen verschiedener Körper sind, die wir durch Kälte, fraktionierte Destillation und ähnliche Vorgänge voneinander trennen können.

Ihrer Zusammensetzung nach bestehen sie alle aus nur wenigen Elementen, sehr viele nur aus Kohlenstoff und Wasserstoff, und zwar von der Formel $C_{10}H_{16}$ oder $(C_{10}H_{16})_n$; bei anderen tritt der Sauerstoff noch hinzu, und nur eine sehr kleine Zahl enthält außer diesen drei Elementen noch Schwefel; noch seltener tritt zu diesen der Stickstoff.

Früher teilte man die Öle vielfach ein in reine Kohlenwasserstoffe oder sauerstofffreie Öle, auch Terpene genannt, und sauerstoffhaltige Öle. Es hat diese Einteilung jedoch nichts für sich, da die sauerstoffhaltigen häufig wiederum nur Auflösungen sauerstoffhaltiger Öle in Terpenen sind. Und gerade in der Trennung dieser Stoffe hat man große Fortschritte gemacht. Man stellt eine ganze Reihe davon für sich dar.

Je weiter wir in der Erkenntnis der chemischen Konstitution der Öle vordringen, um so mehr lernen wir diese künstlich darstellen.

Fast immer zeigt es sich bei der genauen Untersuchung der ätherischen Öle, daß einer der in ihnen enthaltenen Stoffe der Hauptträger ihres Geruches ist. Vielfach sind beigemengte Kohlenwasserstoffe, die sog. Terpene die Ursache, daß der Geruch des natürlichen Öles weniger fein erscheint, als dies nach der Entfernung der Terpene der Fall ist. Es kommen in den ätherischen Ölen an Terpenen hauptsächlich vor:

a) Die eigentlichen Terpene von der Formel $C_{10}H_{16}$. Ihr Siedepunkt schwankt zwischen 160°—190°. Man unterscheidet hiervon Pinen, Kamphen, Terpinolen, Sylvestren, Terpinen, Phellandren, Limonen, Dipenten und Fenchen.

b) Die Sesquiterpene $C_{15}H_{24}$. Sie finden sich in den zwischen 250° und 280° übergehenden Teilen der ätherischen Öle. Man unterscheidet das Kadinen, Karyophyllen und Humulen.

c) Die Diterpene $C_{20}H_{32}$. Ihr Siedepunkt liegt über 300°. Sie finden sich nur in einigen ätherischen Ölen.

Diese Erkenntnis der Beeinträchtigung des Geruches durch die Terpene hat zu der Darstellung der terpenfreien bzw. sesquiterpenfreien Öle geführt, die nebenbei noch den Vorteil leichterer Löslichkeit in verdünntem Weingeist zeigen. Bei anderen Ölen wiederum wird der Geruch durch die Gesamtheit der Bestandteile bedingt; es zeigen die einzelnen Bestandteile dann niemals den vollen Duft des natürlichen Öles. In den letzten Jahrzehnten sind die ätherischen Öle zahlreichen Untersuchungen unterworfen worden, und man kennt heute eine ganze Reihe von Stoffen, die in den verschiedenen Ölen vorkommen, sie gehören, gruppenweise eingeteilt, zu den Kohlenwasserstoffen, den

Alkoholen, den Aldehyden, den Ketonen, den Säuren und deren Verbindungen mit Alkoholradikalen, den Estern und endlich den Phenolen und Phenoläthern, und in wenigen Fällen noch den Zyan- und den Schwefelzyanverbindungen.

Von Kohlenwasserstoffen kommen eine große Reihe vor; von den hochsiedenden Paraffinen an bis zu dem leichtflüchtigen Pinen. Kamphen, Limonen u. a. m.

Von Alkoholen finden sich Methyl- und Äthylalkohol teils frei, teils in Verbindung mit Säuren, ferner Linalool, Geraniol, Zitronellol, Terpineol u. a. m.

Von Aldehyden nennen wir: Azetaldehyd, Valeraldehyd, Benzaldehyd, Zitral, Zimtaldehyd u. a. m. Von Ketonen sind die wichtigsten Karvon, Fenchon, Menthon u. a. m. Von Säuren, meistenteils gebunden in Estern, kommen namentlich die Säuren der Fettsäurereihe vor: Ameisensäure, Essigsäure, Valeriansäure, Buttersäure, Kapron- und Kaprinsäure, Myristizinsäure, ferner Benzoesäure, Zimtsäure und vor allem die Salizylsäure, die in einer Menge von Ölen als Salizylsäure-Methyläther vorkommt.

Von den Phenolen und Phenoläthern sind namentlich Thymol, Anethol, Eugenol und Safrol zu nennen.

Die Darstellung der ätherischen Öle geschieht, abgesehen von den Riechstoffen, welche sich nicht durch Destillation gewinnen lassen, und deren Bereitung wir am Schluß besprechen werden, auf zwei Wegen, durch Pressung oder Destillation. Mehr oder weniger ist die Gewinnung an die Gegenden gebunden, wo die betreffenden Pflanzen wachsen oder sich mit Vorteil anbauen lassen. Bei den meisten der ätherischen Öle muß die Darstellung aus den frischen Rohstoffen vorgenommen werden, nur ein kleinerer Teil verträgt das Trocknen und allmähliche Verarbeitung des Rohstoffes. Hierher gehören die sog. Samenöle, vielfach aus Früchten hergestellt, wie Kümmel-, Anis, Fenchelöl, oder die Wurzelöle, wie Kalmusöl und die Gewürzöle. Bei diesen ist die Gewinnung nicht an den Ort gebunden und gerade dieses Zweiges hat sich Deutschland, an der Spitze Leipzig mit seinen großartigen Fabriken, bemächtigt. Überhaupt haben sich für die Herstellung gewisse Hauptgegenden herausgebildet, z. B. Sizilien für die Schalenöle, wie Zitronen-, Bergamottöl; Südfrankreich für die feinen Blumenöle und Extraits, deren Gewinnung in der Gegend von Nizza und Grasse betrieben wird. England ist hervorragend in Pfefferminz- und Lavendelöl; Bulgarien und die Türkei stellen am Abhange des Balkangebirges und in Kleinasien weitaus den größten Teil alles Rosenöls her.

1. Pressung. Diese Art der Gewinnung ist nur möglich bei Rohstoffen die das Öl in großen Mengen enthalten; es sind dies allein die Fruchtschalen der verschiedenen Zitrusarten wie Zitronen, Apfelsinen, Pomeranzen, Bergamotten, der Agrumenfrüchte. Diese Öle werden im Handel auch als Messinaer oder Kalabreser Essenzen bezeichnet. Die Schalen werden von der Frucht getrennt, die Ölbehälter durch Vorrichtungen, wie Reibtrommeln, zerrissen und der entstandene Brei durch Hand-, Dampf- oder hydraulische Pressen ausgepreßt. Das Öl fließt, gemengt mit schleimigem Saft, in untergesetzte Gefäße und wird nun rasch in große, geschlossene, kühl zu stellende Behälter gebracht, worin es sich allmählich durch Absetzen klärt. Oder die Ölbehälter der Fruchtschalen werden durch sich drehende Stachelräder angeritzt und die Schalen gegen einen Schwamm gepreßt, der das Öl aufnimmt und der von Zeit zu Zeit in Gefäße ausgedrückt wird. Häufig werden die noch ölhaltigen Fruchtschalen dann der Destillation mit Wasserdampf unterworfen und dieses minderwertigere Öl mit dem Preßöle gemischt. Ein Preßöl enthält neben dem

ätherischen Öl immer noch andere darin aufgelöste Stoffe. z. B. den Farbstoff der Schalen.

2. **Destillation.** Dieser Weg der Gewinnung wird bei der größten Anzahl der ätherischen Öle in Anwendung gebracht, obgleich es nicht zu leugnen ist, daß die Güte der Öle vielfach durch die Destillation beeinträchtigt wird. Es zeigt sich, selbst bei kräftigen Ölen, eine Veränderung; denn ein destilliertes Zitronenöl ist an Feinheit des Geruches nicht mit einem gepreßten Öle zu vergleichen, und ein destilliertes Rosenöl, so schön auch sein Geruch sein mag, ist doch nur ein schwacher Abglanz des Duftes der frischen Rose. Man verläßt deshalb für die feineren Öle den Weg der Destillation immer mehr, um zu dem der Extraktion, den wir später kennenlernen werden, überzugehen. Frankreich hat in dieser Beziehung mit der Bereitung von Rosenduft durch Extraktion den Anfang gemacht. Die auf diese Weise gewonnenen Extraits sind gar nicht zu vergleichen mit alkoholischen Lösungen von destilliertem Rosenöl.

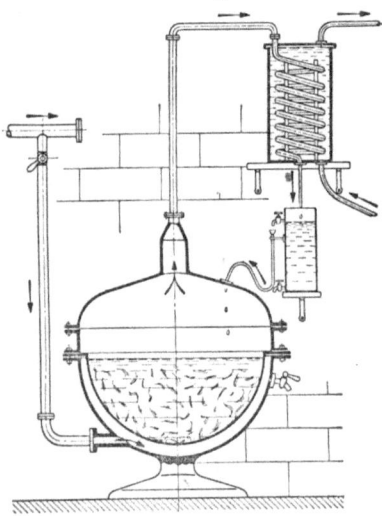

Abb. 412. Destillationsapparat mit Manteldampf. Außerdem mit Rückflußvorrichtung für das Kondensationswasser versehen.

Die Destillation selbst geschieht auf verschiedene Weisen, teilweise unmittelbar über freiem Feuer in einfachen Destillierblasen mit Kühlvorrichtung; es ist dies die älteste, einfachste, aber auch schlechteste Art, nach der aber immer noch in nicht sehr weit vorgeschrittenen Ländern gearbeitet wird. Noch heute z. B. werden große Mengen Rosenöl auf diese Weise gewonnen. In einzelnen Fällen, bei schwerflüchtigen Ölen, setzt man dem Wasser, mit dem der Rohstoff in der Destillierblase gemischt wird, Kochsalz hinzu, um den Siedepunkt zu erhöhen.

In größeren Fabriken hat man die Destillation über freiem Feuer fast ganz aufgegeben und arbeitet entweder mit unmittelbarem Dampfstrom oder mit Manteldampf. Diese beiden Arten werden namentlich für die Stoffe angewendet, die ihr Öl leicht abgeben; nur bei sehr hartem, festem Rohstoffe wie Rinden, harten Wurzeln und einigen Samen oder Früchten, zieht der Hersteller die Destillation über freiem Feuer vor.

Dieser am nächsten steht das Arbeiten mit Manteldampf; der überhitzte Dampf vertritt einfach die Stelle des Feuers. Man benutzt hierzu Destillierblasen, die mit einem doppelten Boden versehen sind. Die Blase wird ganz auf gewöhnliche Weise mit Wasser und dem Rohstoffe beschickt und dann in den Hohlraum, der den Kessel in seiner unteren Hälfte umgibt, Dampf von etwa 3 Atmosphären Spannung eingelassen. Dieser Dampf, der einen bedeutend höheren Hitzegrad hat als siedendes Wasser, bringt den Inhalt der Blase zum Kochen, ohne daß hierbei, wie es beim Destillieren über freiem Feuer häufig vorkommt, ein Anbrennen des Stoffes stattfinden kann (Abb. 412). Noch häufiger aber geschieht die Destillation durch einen unmittelbaren Dampfstrom; diese Bereitungsweise wird namentlich in sehr großen Betrieben ausgeführt, wo man dann mittels eines einzigen Dampfkessels eine ganze Reihe verschiedener Destillationen ausführen kann. Das Verfahren hierbei ist sehr einfach:

die Rohstoffe werden, mit etwas Wasser angefeuchtet, in metalle Gefäße gebracht, die unterhalb eines Siebbodens einen Hahn zum Einströmen des Dampfes haben, während der obere Teil helmartig mit einer Kühlvorrichtung verbunden ist. Sobald der Kessel beschickt ist, wird der Dampf eingelassen, und dieser reißt dann alles flüchtige Öl mit sich. Diese Gewinnungsweise hat den Vorzug, daß sie neben dem ätherischen Öle nicht so viel **Kondensationswasser** gibt als die anderen Weisen; der Verlust an Öl ist hier also geringer, da doch immer etwas im Wasser aufgelöst wird (Abb. 413).

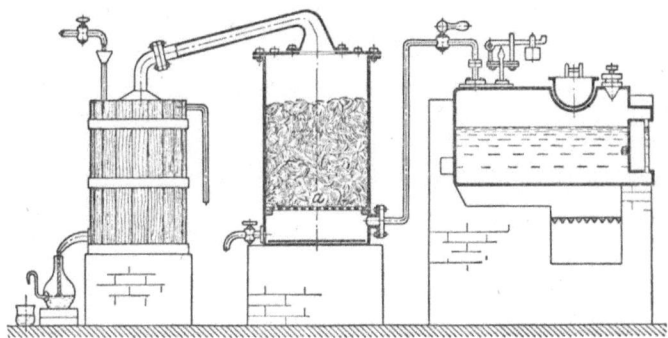

Abb. 413. Destillierapparat mit unmittelbarem Wasserdampf.

Namentlich bei Ölen, die in großen Mengen hergestellt werden, wendet man sog. **kontinuierliche Apparate** an. Hier ist das Gefäß, in das die Rohstoffe eingeführt werden, zwischen dem Destillierkessel und dem Kühlrohr eingeschoben. Das Kondensationswasser fließt, sobald es sich vom Öle geschieden hat, durch eine sinnreiche Vorrichtung wieder in den Kessel zurück (**Kohobation**). Ist der Inhalt des Gefäßes erschöpft, wird die Verbindung zwischen Kessel und Gefäß geschlossen, letzteres mit neuen Pflanzenteilen gefüllt, und die Destillation nimmt sofort mit demselben Wasser ihren Fortgang. Auf diese Weise ist es möglich, fast ohne Verlust an ätherischem Öle zu arbeiten. Alle Massenöle, wie Kümmelöl, Anisöl, werden auf diese Weise dargestellt.

Um dem Übelstande entgegenzuarbeiten, daß die Feinheit des Geruches der ätherischen Öle bei den hohen Wärmegraden der gewöhnlichen Destillation leidet, nimmt man die Destillation in luftverdünntem Raume vor.

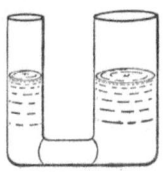

Abb. 414. Kommunizierende Röhren.

Bei allen Destillationen, sie mögen nach irgendeiner beliebigen Art ausgeführt werden, ist das Haupterfordernis eine möglichst starke Kühlung der entweichenden Dämpfe, damit diese gänzlich in den tropfbar flüssigen Zustand übergeführt werden.

Die Kondensationserzeugnisse treten am Abflußrohr der Kühlschlange als milchig-trübe Flüssigkeit hervor, die in ein untergesetztes Gefäß von eigentümlicher Form, die sog. **Florentiner Flasche**, fließt. Diese ist nach dem Grundsatze der **kommunizierenden Röhren** aufgebaut (Abb. 414). Füllt man in ein U-förmig gebogenes Glasrohr eine Flüssigkeit, so steht diese in beiden Schenkeln des Rohres gleich hoch. Der auf der Flüssigkeit ruhende Druck ist in beiden Schenkeln gleich groß, und da eine Flüssigkeit infolge der geringen Kohäsion der einzelnen Teile das Bestreben hat, waagerecht zu sein, wird sie sich in beiden Schenkeln in gleicher Höhe befinden. Die Florentiner Flasche ist nun so hergestellt, daß über ihrem Boden ein S-förmig gebogenes Rohr eingefügt ist, das etwa zu Dreiviertel die Höhe der Flasche erreicht. Der Vorgang ist folgender: In der Flasche scheiden sich Öl und Wasser alsbald in zwei Teile, das fast immer leichtere Öl schwimmt obenauf, das schwerere Wasser sinkt zu Boden und tritt, sobald die Flüssigkeit den höchsten Punkt des S-förmigen Rohres erreicht hat, aus diesem aus, während das Öl, sobald sich die Flasche völlig füllt, durch eine Tülle oder ein Glasrohr, das sich in einem durchbohrten Kork oben in einem Tubus befindet, in ein zweites Gefäß abfließt oder abgegossen wird. Bei Ölen, die schwerer sind als Wasser, ist die Scheidung umgekehrt (Abb. 415—417). Die gesammelten Öle werden durch Abgießen möglichst vom Wasser getrennt und dann in geschlossenen Gefäßen der Ruhe überlassen; hierbei scheidet sich noch immer etwas Wasser aus. Diese letzten Spuren werden schließlich im Scheidetrichter, einem Trichter, dessen Abflußrohr durch einen Hahn geschlossen werden kann, von dem ätherischen Öl entfernt. Bei allen diesen Arbeiten ist die Luft möglichst fernzuhalten, darum sind die Scheidetrichter stets mit festschließenden Deckeln oder Stöpseln versehen.

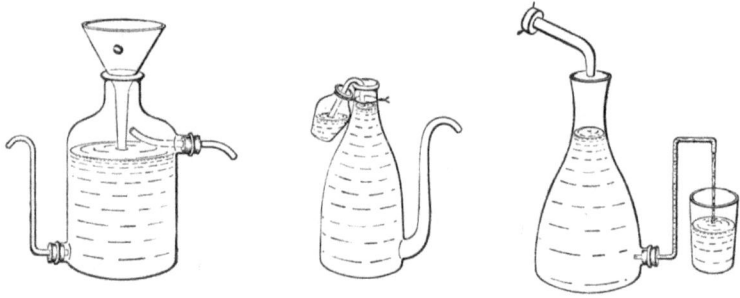

Abb. 415—417. Florentiner Flaschen

Die bei der ersten Destillation gewonnenen ätherischen Öle haben selten den Grad von Feinheit und Reinheit, den man von ihnen verlangt; sie enthalten fast immer andere, bei der Destillation aus den Pflanzenteilen mitgerissene Stoffe und sind auch mehr oder weniger gefärbt. Um sie ganz zu reinigen, unterwirft man sie einer zweiten Destillation mit Wasser, der Rektifikation. Dies geschieht entweder mit unmittelbarem Dampf oder, indem man das Öl, mit der 5—6fachen Menge Wasser gemischt, in eine Destillierblase bringt. Bei einzelnen Ölen, wie Pfefferminz- und Anisöl, die besonders reich an Verunreinigungen harziger Natur zu sein pflegen, wird sogar vielfach eine zweite Rektifikation, eine Bisrektifikation, vorgenommen. Ein solches Öl wird in den Preislisten mit bisrectificatum bezeichnet. Bei feinen Blütenölen vermeidet man die Rektifikation gänzlich, weil deren Geruch immer etwas darunter leidet.

Alte harzig gewordene Öle werden durch eine Rektifikation verbessert.

Die bei der Destillation zurückbleibenden Kondensationswässer kommen z. T. für sich in den Handel, z. B. Orangenblütenwasser und Rosenwasser.

Aufbewahrung. Alle ätherischen Öle sollen möglichst vor Luft und Licht geschützt werden; die Vorräte bewahrt man daher im dunklen Keller auf, in ganz gefüllten und fest geschlossenen Flaschen, zweckmäßig unter Zusatz von etwas wasserfreiem Natriumsulfat; im Verkaufsraume vermeide man zu große Flaschen. Ein geringer Zusatz von Alkohol vermindert die Verharzung der Öle.

Kleinere Mengen harzig gewordenen Öles lassen sich nach Hager dadurch wieder verbessern, daß man sie mit dem fünften Teil ihres Raumteiles eines Gemisches aus gleichen Teilen Borax, Tierkohle und Wasser während einer halben Stunde unter öfterem Umschütteln mengt. Darauf läßt man sie an einem kühlen Ort absetzen und trennt sie durch Filtration.

Prüfung. Bei den oft sehr hohen Preisen der ätherischen Öle sind diese zahllosen Verfälschungen ausgesetzt. Alle die gröberen Beimengungen, wie Alkohol, Chloroform und fette Öle lassen sich verhältnismäßig leicht nachweisen. Ganz anders liegt die Sache, sobald die Verfälschung mit anderen, billigeren ätherischen Ölen stattgefunden hat; hier ist eine sichere Erkennung bei der Verschmitztheit, mit der diese Verfälschungen vorgenommen werden, oft unmöglich. Hier müssen Nase und Zunge die besten Prüfsteine abgeben, und es läßt sich mit einiger Übung auch viel damit erreichen. Fälschungen mit Phthalsäureestern, vor allem mit Phthalsäuredimethylester, die vielfach vorkommen, zeigen sich häufig schon durch ein sehr hohes spezifisches Gewicht an.

1. Auf den Geruch prüft man in folgender Weise: Zuerst riecht man in das Gefäß selbst; dann aber, wenn man hierbei nichts Bedenkliches gefunden hat, tupft man mit dem Stöpsel ein Tröpfchen des fraglichen Öles auf die obere Handfläche und verreibt es dort gänzlich. Hierdurch treten fremde Gerüche, namentlich wenn sie, wie dies bei den billigeren Ölen meist der Fall ist, strenger sind, weit deutlicher und klarer hervor. Oder man taucht einen Streifen Fließpapier in das fragliche Öl und erwärmt ihn, indem man damit rasch über einer Lichtflamme hin und herfährt; hierbei treten harzige Gerüche zuletzt besonders scharf hervor. Selbst ganz reine, unverfälschte Öle sind nach Alter und Darstellungsweise, so wesentlich im Geruche verschieden, daß auch hier die Nase den Ausschlag geben muß.

2. Den Geschmack prüft man in der Weise, daß man ein Tröpfchen des Öles mit einem Stück Zucker innig verreibt und in einem großen Glase Wasser löst. In dieser Verdünnung tritt der Geschmack am deutlichsten hervor.

3. Das spezifische Gewicht gibt nur bei frischen Ölen einen wirklichen Anhaltspunkt; bei älteren Ölen, selbst wenn sie unverfälscht sind, treten oft sehr bedeutende Abweichungen ein. Ganz dasselbe gilt vom Siedepunkte, der bis zu 20° schwankt. Bei einzelnen Ölen, namentlich dem Rosenöle, kann dagegen der Erstarrungspunkt, d. h. der Grad, bei dem das Öl anfängt, sich zu trüben und durch Ausscheiden von Stearopten dick zu werden, einen Anhalt für Reinheit oder Verfälschung geben, doch lassen sich auch hierdurch nur gröbere Verfälschungen erkennen.

4. Die auch vorkommende, aber nur bei dickem Öle mögliche Verfälschung mit fettem Öl ist leicht zu erkennen, wenn man ein Tröpfchen Öl auf weißes Papier bringt und leicht erwärmt. Bei reinem Öle verschwindet der Fleck, ist fettes Öl zugegen, bleibt er. Alte verharzte ätherische Öle geben einen ähnlichen Fleck, doch läßt sich dieser mit Weingeist wegwischen. Erscheint das Öl nach der Papierprobe verdächtig, so gibt man etwa 10 Tropfen in ein Uhrglas und läßt diese verdunsten; fettes Öl bleibt als ein schmieriger Rückstand zurück.

5. Die häufigste aller vorkommenden Verfälschungen ist die mit Alkohol. Ihre Erkennung ist in vielen Fällen leicht durch das Verhalten der ätherischen Öle zu Fuchsin. Alle ätherischen Öle, mit Ausnahme derjenigen, welche Säuren oder den Säuren ähnliche Stoffe enthalten, wie Nelkenöl, Kassiaöl, altes oder nicht von der Blausäure befreites Bittermandelöl, wirken auf Fuchsin nicht lösend, während der geringste Zusatz von Alkohol sofort eine Lösung bewirkt. Man prüft folgendermaßen: Man bringt einen Tropfen des zu untersuchenden Öles auf eine weiße Porzellanplatte und legt mittels einer Messerspitze ein ganz

kleines Körnchen Fuchsin hinein. Ist das Öl rein, schwimmt das Fuchsin unverändert darin umher; ist Alkohol zugegen, färbt sich der Tropfen sofort rot. Diese Probe ist so scharf, daß noch 1% Alkohol angezeigt wird; selbst bei dunkelgefärbten Ölen, wie Kalmus-, Absinthöl, läßt sich in der dünnen Schicht auf dem weißen Untergrunde die Färbung beobachten. Oder man bringt 5 ccm des zu untersuchenden Öles in ein Reagenzglas, das man mit einem Wattepfropfen, an dessen Unterseite ein Körnchen Fuchsin eingebettet ist, verschließt und erwärmt einige Zeit vorsichtig auf 90°. Ist Alkohol zugegen, werden die entweichenden Dämpfe Fuchsin lösen und die Watte rot färben.

Bei säurehaltigen Ölen muß die Probe von Hager mit Tannin in Anwendung kommen; sie beruht darauf, daß Tannin in reinem Öle völlig ungelöst bleibt, in mit Alkohol verschnittenem dagegen zu einer zähen Masse zusammenklebt. In ein kleines Glasröhrchen werden 10—20 Tropfen Öl gebracht und ein paar Körnchen nicht pulverförmiges Tannin hinzugefügt. Nach dem Durchschütteln wird das Röhrchen verkorkt beiseitegestellt, und nach einigen Stunden schüttelt man von neuem auf; war das Öl rein, schwimmt das Tannin unverändert darin umher, im entgegengesetzten Falle hat es den Alkohol angezogen und bildet damit eine klebrige, mehr oder weniger schmierige Masse, die meist dem Boden des Röhrchens anhaftet.

Diese Proben, die zuletzt aufgeführte hat für alle Öle Gültigkeit, bewähren sich vortrefflich. Eine andere ist die Platinmohrprobe. Hier gibt man in ein Uhrschälchen ein wenig des zu untersuchenden Öles, in ein zweites etwas Platinmohr und daneben ein Stückchen angefeuchtetes blaues Lackmuspapier. Das Ganze bedeckt man mit einer Glasglocke oder einem Trinkglase, um es von der Luft abzuschließen. War das Öl alkoholhaltig, so wird sich das blaue Lackmuspapier nach einiger Zeit röten, dadurch verursacht, daß Platinmohr infolge des auf sich verdichteten Sauerstoffes die Eigenschaft hat, Alkoholdämpfe zuerst in Aldehyd und dann in Essigsäure überzuführen. Eine sehr einfache Prüfung auf Alkohol ist: In Wasser fallende Tropfen eines mit Alkohol verschnittenen Öles bleiben nicht klar, wie dies bei reinem Öle der Fall ist, sondern geben eine milchige Trübung. Zusatz von Alkohol verringert übrigens stets das spezifische Gewicht der ätherischen Öle.

Hat man nach irgendeiner dieser Prüfungsarten Alkohol gefunden, so läßt sich auch die Menge desselben annähernd bestimmen, indem man in ein mit Teilstrichen versehenes dünnes Glasrohr gleiche Raumteile ätherisches Öl und Wasser, oder noch besser Glyzerin füllt; nachdem man das Glasrohr verkorkt hat, schüttelt man kräftig durch und stellt es beiseite; haben sich Öl und Glyzerin vollständig geschieden, so beobachtet man die Teilstriche. War das Öl rein, werden die Raumteile unverändert oder doch nur ganz schwach abweichend erscheinen; war Alkohol zugegen, so ist dieser vom Wasser oder Glyzerin aufgenommen und deren Raumteil hat sich infolgedessen vergrößert, der des Öles dagegen verringert. Angenommen, wir hätten 10 Teilstriche Öl und ebensoviel Wasser genommen, es zeigten sich aber später 11 Teilstriche Wasser und 9 Teilstriche Öl, so würde dieses einen Zusatz von 10% Alkohol anzeigen.

6. Auch eine Verfälschung mit Chloroform kommt vor; es kann dies aber wegen des hohen spezifischen Gewichtes des Chloroforms (1,478) nur in geringem Maße geschehen und obendrein nur bei Ölen, die selbst sehr schwer sind. Das Verfahren zur Erkennung dieser Verfälschung ist folgendes:

Man bringt in ein Reagenzglas, das mit einem durchbohrten Korke geschlossen ist, und durch dessen Bohrung ein rechtwinklig gebogenes dünnes Glasrohr geht, ein wenig des zu untersuchenden Öles und erwärmt das Reagenzglas gelinde. Das Glasrohr wird in der Mitte des freien Schenkels durch eine untergesetzte Lampe zum Glühen erhitzt. Hierdurch wird bewirkt, daß die aus dem Reagenzglase sich entwickelnden Dämpfe zersetzt werden und, falls Chloroform beigemischt war, in Kohlenstoff, Salzsäure, Chlor usw. zerfallen. Hat man nun in das Ende des Glasrohres, wo die zersetzten Dämpfe entweichen, ein Stückchen Papier, das mit Jodkaliumstärkekleister getränkt ist, hineingeschoben, so findet in dem Falle, daß Chloroform zugegen war, sofort eine Bläuung statt, da das Jod des Jodkaliums durch das Chlor ausgeschieden wird und die vorhandene Stärke sofort blau färbt.

7. Auf Verfälschung mit Phthalsäureester prüft man nach dem D.A.B. wie folgt: Erhitzt man in einem Probierrohr 1 ccm ätherisches Öl mit 3 ccm einer mit absolutem Alkohol frisch hergestellten und filtrierten Lösung von Kaliumhydroxyd (1 + 9) 2 Minuten lang im siedenden Wasserbade, so darf nach dem Abkühlen innerhalb einer halben Stunde nur bei Nelkenöl (Eugenolkalium) und Rosenöl eine kristallinische Ausscheidung erfolgen. Die bei diesen beiden Ölen entstehenden Niederschläge müssen sich wieder klar lösen, wenn man das Gemisch zum Sieden erhitzt.

8. Auf organische Halogenverbindungen bzw. organische synthetische Riechstoffe, die meist nicht völlig halogen'rei sind, prüft man nach dem D.A.B. Man verbrennt in einer Porzellanschale ein etwa 2 qcm großes Stück Filtrierpapier, das man mit 2 Tropfen des ätherischen Öles getränkt hat, und fängt die rußenden Dämpfe in einem mehrmals mit destilliertem Wasser ausgespülten Gefäße von etwa 1 l Inhalt auf. Spült man nun das Gefäß mit 10 ccm destilliertem Wasser aus, filtriert, fügt einige Tropfen Salpetersäure und Silbernitratlösung (1 + 19) hinzu, so darf sich nach 5 Minuten keine Opaleszenz zeigen.

9. Weit schwieriger wird die Aufgabe der Prüfung, wenn es sich um die Verfälschung mit billigeren ätherischen Ölen handelt. Man tut gut, sich erst klarzumachen, welche Öle in einem gegebenen Fall etwa als Verfälschungsmittel in Frage kommen können. Es sind dies im großen und ganzen nicht viele; abgesehen von der Verfälschung des Rosenöls mit Rosengeraniumöl handelt es sich häufig um feine Terpentinöle, hier spielt vor allen Dingen das aus dem Elsässer Terpentin gewonnene ätherische Terpentinöl, Essence de térébinthine au citron, eine Hauptrolle, ferner um Sassafrasöl, Kopaivaöl und Eukalyptusöl. Alle bisher hierfür angegebenen Prüfungsarten sind in ihrer Allgemeinheit fast niemals genügend. Sie reichen nur für einzelne Fälle aus, da sie gewöhnlich in den Mischungen die für reine Öle angegebenen Reaktionen nicht mehr zeigen, und gerade am allerschwierigsten ist die Erkennung der Verfälschung eines sauerstoffreien Öles mit irgendeinem Terpentinöl, z. B. bei Zitronenöl.

Als Prüfungsmittel auf billigere ätherische Öle gilt das Verhalten der ätherischen Öle zu Jod. Es zeigt sich nämlich, daß das Jod von den sauerstoffreien Ölen, den reinen Kohlenwasserstoffen, mit Begierde aufgenommen wird, und zwar ist bei einzelnen die Reaktion so stark, daß eine Verpuffung eintritt. Die sauerstoffhaltigen Öle dagegen zeigen keine merkliche Reaktion. Wir sind also hierdurch imstande, grobe Verfälschungen sauerstoffhaltiger Öle mit sauerstoffreien zu entdecken. Die Probe wird ausgeführt, in dem man in ein Uhrgläschen 6—8 Tropfen, keinesfalls mehr, des zu untersuchenden Öles gibt und dann ein kleines Körnchen Jod hineinfallen läßt.

Starke Erhitzungen bzw. Verpuffungen zeigen folgende Öle:

Ol. Aurant. Cort., Ol. Bergamottae, Ol. Citri, Ol. Lavandulae, Ol. Pini, Ol. Spicae, Ol. Terebinthinae. weshalb bei der Prüfung Vorsicht nötig ist, die Augen zu schützen sind.

Keine Reaktion zeigen:

Ol. Amygdal. amar.	Ol. Calami	Ol. Menth. pip.	Ol. Tanaceti
„ Balsami Copaiv.	„ Caryophyllor.	„ Rosae	„ Valerianae
„ Cajeputi	„ Cinnamomi	„ Sinapis	

Eine dritte Gruppe zeigt schwache Erwärmung und geringe Dämpfe. Hierher gehören:

Ol. Anisi vulg.	Ol. Cubebar.	Ol. Rosmarini	
„ „ stell.	„ Foeniculi	„ Salviae	Ol. Thymi.
„ Cardamomi	„ Menth. crisp.	„ Sassafras	

Man ersieht aus diesen Zusammenstellungen, daß eigentlich klar erkennbar nur Verfälschungen von Ölen aus der zweiten Gruppe sind mit denen aus der ersten und umgekehrt, allenfalls auch z. B. die bei amerikanischem Pfefferminzöl häufig vorkommenden Verfälschungen mit Sassafrasöl.

Von in einigen Fällen größerem Wert ist die Hagersche Schwefelsäure-Weingeistprobe. Sie wird in folgender Weise ausgeführt:

In einem kleinen Reagenzglase werden 5—6 Tropfen Öl mit 25—30 Tropfen reiner konzentrierter Schwefelsäure durch Schütteln gemischt; es tritt hierbei eine verschieden starke Erwärmung ein, die sich in einzelnen Fällen bis zur Dampfentwicklung steigert. Nach dem völligen Erkalten gibt man 8—10 ccm Weingeist hinzu und schüttelt stark durch. Die Mischung zeigt nun nach dem Absetzen eine verschiedene Farbe und Klarheit.

Erkennbar sind durch diese Probe namentlich Sassafrasöl, Eukalyptusöl und Kopaivabalsamöl. Ersteres zeigt in der weingeistigen Mischung eine dunkel-kirschrote Färbung. Das Pfefferminzöl und Krauseminzöl, die häufig mit Sassafrasöl vermischt werden, verhalten sich ganz anders. Kopaivaöl zeigt in der Weingeistmischung eine himbeerrote. Eukalyptusöl eine pfirsichblütenrote Färbung.

Nach dem Vorhergesagten muß der erfahrene Fachmann immer wieder auf die Prüfung durch Geruch und Geschmack zurückgreifen. Das beste Schutzmittel gegen Betrug ist der Bezug aus einem angesehenen Hause.

Anwendung. In den verschiedenen Zweigen der Industrie, zu Likören und Blumendüften.

Auch in der Heilkunde dienen sie innerlich, in der Verreibung mit Zucker als sog. Ölzucker, Elaeosaccharum, vielfach entweder als Geschmackverbesserungsmittel oder als ein die Magennerven reizendes Mittel. Äußerlich werden namentlich die billigeren, wie Terpentin-, Rosmarin-, Thymian-, oder Lavendelöl als erwärmende und belebende Einreibungen gebraucht.

Wie wir in der Einleitung der Abhandlung über die ätherischen Öle bemerkt haben, gibt es eine Reihe fein duftender Blüten, deren ätherische Öle sich nicht auf dem gewöhnlichen Wege der Destillation herstellen lassen, weil sie zu empfindlich sind, um eine Erwärmung auf 100° C zu vertragen. Hier müssen andere Wege angewandt werden; es sind dies die Mazeration oder Infusion, die Enfleurage, die Absorption und endlich die Extraktion.

Wir wollen in dem Folgenden ein kurzes Bild dieser verschiedenen Gewinnungsarten geben. Es ist dies ein Industriezweig, in dem große Summen umgesetzt werden, der sich aber, begünstigt durch die Witterungsverhältnisse, hauptsächlich an den Mittelmeerküsten Südfrankreichs, in der Gegend von Nizza und Grasse, niedergelassen hat.

Die älteste Art ist die Mazeration. Sie beruht darauf, daß Öle oder feste Fette den Blüten ihren Duft entziehen und in sich festhalten. Es können hierzu jedoch nur die feinsten und geruchlosen Öle und Fette verwendet werden. Von Ölen verwendet man Mandel- oder Pfirsichkernöl, Behenöl oder die feinsten Sorten des Olivenöls; von festen Fetten Schweineschmalz und Talg. Beide müssen bei sehr gelindem Feuer ausgelassen und dann noch einer besonderen Reinigung durch Kochen mit etwas Alaun, Kochsalz und ein wenig schwacher Lauge unterworfen werden.

Ob die sog. Mazeration, d. h. ein Ausziehen bei 15°—20° oder die Infusion, wobei die Wärme bis zu 65° gesteigert wird, angewendet werden kann, richtet sich nach der Natur der auszuziehenden Blüten. Die Infusion wird vorgezogen, weil sie zu einem rascheren Ergebnisse führt.

Man zieht die Blüten in dem gelinde erwärmten Öl oder eben geschmolzenem Fett aus, bis sie geruchlos geworden sind; dann werden sie abgepreßt, neue Blüten in das Fett gebracht und damit so lange fortgefahren, bis es den gewünschten kräftigen Geruch angenommen hat. Die Zeit, welche die Blüten zu ihrer Erschöpfung brauchen, ist sehr verschieden, doch ist es gut, sie nicht gar zu sehr auszudehnen, weil das Fett sonst leicht einen krautartigen Geruch annimmt. Vielfach benutzt man hierzu den Pieverschen Apparat, der ein sehr rasches Arbeiten ermöglicht (Abb. 418).

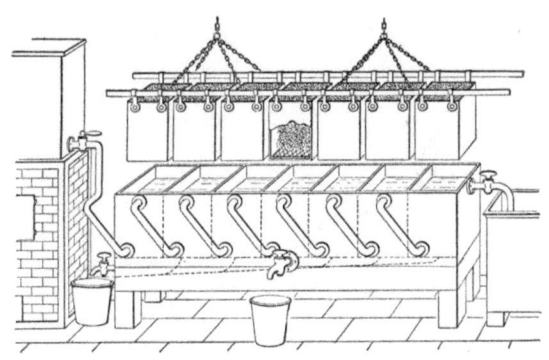

Abb. 418. Infusionsapparat nach Piever.

In einem Wasserbade, das durch eingeleitete Dämpfe stets auf der gewünschten Wärme erhalten wird, befindet sich ein Kasten, meist mit Zinkblech ausgeschlagen, mit einem luftdichten Deckel versehen, der innen durch Scheidewände in mehrere gleiche Abschnitte geteilt ist. In jede dieser Abteilungen paßt ein Drahtkorb, in den die betreffenden Blüten gefüllt werden. Ist die Füllung der Drahtkörbe besorgt, werden diese in die Abteilungen eingehängt und der Deckel geschlossen. Durch einen seitlichen Hahn tritt nun das gelinde erwärmte Fett unten in die erste Abteilung, ist sie gefüllt, fließt das Fett durch eine obere Öffnung wiederum von unten in Abteilung 2, von dieser in Abteilung 3, dann in Abteilung 4 und so fort, bis es schließlich nach Öffnung eines Hahnes aus der letzten Abteilung abfließt. Sind die Blüten in der ersten Abteilung erschöpft, die dazu erforderliche Zeit kennt der Arbeiter aus Erfahrung, wird der Zufluß des Öles gehemmt, der Drahtkorb mit den Blüten herausgehoben und die übrigen Körbe je um eine Abteilung zurückgehängt, so daß der letzte Korb in die vorletzte Abteilung zu hängen kommt. In die letzte Abteilung wird ein Korb mit frischen Blüten eingehängt. Nun beginnt das Einströmen des Fettes von neuem, und diese Arbeit wird fortgesetzt, bis alle vorhandenen Blüten erschöpft sind. Das einmal durchgeflossene Öl kann von neuem wieder durchgeleitet und so ein Fett von beliebiger Stärke erreicht werden.

Viele Blüten vertragen aber noch nicht einmal diese geringe Erwärmung; für diese wenden die Franzosen das Enfleurage-Verfahren an. Auf Glastafeln, die in viereckige Rahmen einpassen, wird das betreffende Fett dünn aufgestrichen und auf dieses die Blüten, mit dem Kelche nach oben gelegt.

Die Rahmen sind oben mit Löchern und unten mit Zapfen versehen, so daß sie sich mit Leichtigkeit fest aufeinanderschichten lassen. Gewöhnlich werden 30—40 zu einer Art von Säule aufeinandergeschichtet. Nach 24 Stunden wird die Säule auseinandergenommen, die Blüten werden entfernt und durch frische ersetzt. In dieser Weise wird fortgefahren, bis das Fett die gewünschte Stärke des Geruches angenommen hat, wozu oft eine Zeit von 30—40 Tagen erforderlich ist (Abb. 419). Mitunter werden auch beide Seiten der Glastafel mit Fett bestrichen und wechselweise mit frischen Blüten beschickt.

Das auf diese Weise gewonnene Fett besitzt zwar einen sehr feinen Geruch, trägt aber, wegen seiner langen Berührung mit der Luft, den Keim des Verderbens in sich. Es nimmt bald einen etwas ranzigen Geruch an.

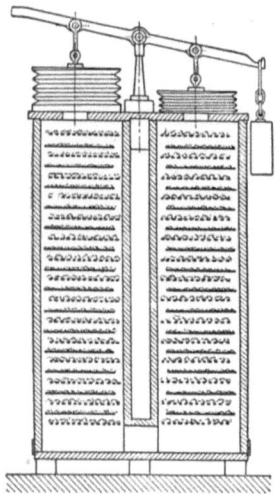

Abb. 419. Enfleurage-Apparat

Um diesen Übelstand zu vermeiden, bringt man ein sehr sinnreiches Verfahren in Anwendung, das ermöglicht, innerhalb eines Tages dasselbe Ergebnis zu erzielen, das bei der Enfleurage die Arbeit von über einem Monat erfordert.

Es ist dies die Absorption. Sie beruht darauf, daß ein Strom von feuchtwarmer Luft oder besser feuchter Kohlensäure den Duft der Blumen mit sich reißt und ihn wiederum mit Leichtigkeit an Fett abgibt. Man benutzt gleiche Rahmen wie bei der Enfleurage, jedoch werden hier nicht Glasplatten eingelegt, sondern es wird feine Gaze eingespannt. Auf diese werden entweder mit Öl getränkte Tücher gelegt oder aber Fett, das durch Pressen durch ein Sieb in Nudelform gebracht ist. Die Rahmen werden aufeinandergeschichtet und fest aufeinandergepreßt. Jetzt füllt man große eiserne Trommeln mit Blüten, verschließt sie luftdicht und treibt durch einen unteren Hahn einen Strom gewaschener, feuchter Kohlensäure oder feuchter, warmer Luft hindurch, der, nachdem er die Blüten durchströmt hat, aus einem oberen Hahn, vermittels einer Röhrenleitung, in die aufeinandergeschraubten Rahmen eintritt. An dem unteren Ende der Säule wird die Luft bzw. die Kohlensäure mittels einer Saug- und Druckpumpe ausgesogen und wiederum von neuem durch die Blüten gepreßt. Sind die Blüten erschöpft, wird eine neue Blütentrommel eingeschoben. Das auf den Rahmen befindliche Fett sättigt sich in kurzer Zeit völlig mit dem Dufte der Blüten, ohne daß es, namentlich wenn Kohlensäure benutzt worden ist, den Keim des Ranzigwerdens in sich trüge.

Die nach irgendeiner dieser Arten gewonnenen, mit dem betreffenden Blumendufte getränkten Öle nennt der Franzose Huile antique, die festen Fette dagegen Pommades. Dieser Bezeichnung wird dann noch der Blütenname beigefügt. Soll der Duft auf Alkohol übertragen werden, so schüttelt man starken Weingeist während mehrerer Tage oftmals mit dem auszuziehenden Fette durch. Die Pommades werden zu diesem Zweck in Nudelform gebracht. Oder man bringt die Fette in großen kupfernen, mit Rührwerk versehenen Trommeln mit dem Weingeist zusammen. Der Weingeist entzieht dem Fette den größten Teil seines Duftes löst aber auch Spuren des Fettes auf. Um diese Spuren zu entfernen, wird der Weingeist stark abgekühlt; hierdurch scheidet sich das gelöste Fett kristallinisch ab und wird durch Abgießen von dem Weingeiste getrennt. Die Fette haben aber noch immer einen Teil des Duftes zurückbehalten und werden als Pomadenkörper verbraucht.

Die gewonnenen weingeistigen Auszüge heißen Extraits, und zwar E. simple, double, triple, je nachdem sie mit der ein-, zwei- oder dreifachen Menge Fett behandelt sind. Sie haben einen ungleich feineren Geruch als einfache weingeistige Lösungen von ätherischen Ölen. Eine weingeistige Lösung von Oleum Neroli ist gar nicht zu vergleichen mit dem Extrait des fleurs d'Orange.

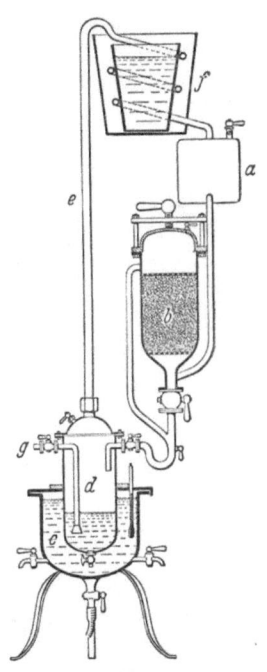

Die neueste Art der Gewinnung von Blumendüften ist die Extraktion. Der Name sagt schon, worin ihr Wesen besteht; es ist ein Auflösen, Extrahieren des in den Blüten enthaltenen Öles mittels sehr leicht flüchtiger Körper. Verwendbar hierzu sind Schwefelkohlenstoff, Chlorkohlenstoff und Petroleumäther. Äther, der schon bei 35° siedet, würde aus diesem Grund am passendsten sein; jedoch ist sein Preis zu hoch und obendrein verändert er sich bei solcher Verarbeitung etwas, bildet Spuren von Essigsäure und wirkt dadurch schädlich auf die Feinheit der Gerüche ein. Chloroform verbietet sich aus gleichen Gründen; dagegen erzielt man mit Schwefelkohlenstoff, auch mit Chlorkohlenstoff und besonders mit Petroleumäther vorzügliche Erfolge. Namentlich der letztere wird allgemein angewendet; er wird in sehr großen Massen und zu sehr billigen Preisen gewonnen und stellt, wenn völlig gereinigt, eine angenehm riechende, bei 50° siedende Flüssigkeit dar.

Seiner großen Brennbarkeit wegen ist bei der ganzen Arbeit besondere Vorsicht nötig. Alle Gefäße müssen vollständig dicht schließen und die Feuerräume zur Erzeugung der nötigen Dämpfe gänzlich getrennt von den eigentlichen Arbeitsräumen sein.

Die Vorrichtung, die man zur Extraktion gebaut hat, ist ziemlich einfach, aber sehr sinnreich, sie ermöglicht, dieselbe Menge Extraktionsflüssigkeit immer wieder von neuem zum Ausziehen zu benutzen, ohne daß wesentliche Verluste dabei eintreten können (Abb. 420).

Abb. 420. Extraktionsapparat. *a* Vorratsgefäß für die Extraktionsflüssigkeit. *b* Extraktionsgefäß. *c* Dampfmantel. *d* Destillationsgefäß. *e* Dampfrohr für die verflüchtigte Extraktionsflüssigkeit. *f* Kühlschlange. *g* Rohr mit Brause zum Einlassen der Kohlensäure.

In einem geschlossenen Behälter befindet sich der Petroleumäther; unterhalb des Behälters wird ein eisernes hohles Gefäß eingeschaltet, das kurz über dem Boden einen zweiten, einen Siebboden, hat. Dieses Gefäß wird mit den frischen Blüten gefüllt, der Deckel aufgeschraubt und durch ein Leitungsrohr mit dem Petroleumätherbehälter verbunden. Der Boden des die Blüten enthaltenden Gefäßes steht wiederum durch eine Rohrleitung mit einer Destillierblase in Verbindung, die mit einem Wasserbad umgeben ist. Sind die Blüten eingefüllt, wird der Abflußhahn des Behälters für den Petroleumäther geöffnet, und der Petroleumäther fließt über die Blüten. Nachdem er die nötige Zeit eingewirkt hat, läßt man ihn langsam durch den unteren Abflußhahn in die Destillierbase, deren Wassermantel durch eintretende Dämpfe auf etwa 60° erhitzt ist, einfließen. Hier verflüchtigt er sich sofort wieder; der Dampf wird durch eine starke Kühlvorrichtung verdichtet und fließt in das Anfangsgefäß zurück und von da wieder in den Blütenbehälter usw., bis die Blüten erschöpft sind; dann werden frische Blüten eingefüllt und so fortgefahren, bis alle zu Gebote stehenden Blüten verarbeitet sind. Jetzt wird der in der Destillierblase befindliche Rückstand so lange vorsichtig erwärmt, als noch Petroleumätherdämpfe entweichen. Um die letzten Spuren des Petroleumäthers aus dem Rückstande zu entfernen, treibt man mittels einer siebartigen Öffnung Kohlensäure hindurch, die die letzten Spuren mit sich reißt. Auf dem Boden der Destillierblase befindet sich nun ein verhältnismäßig sehr kleiner Rückstand, der, erkaltet, eine salbenartige, etwas gefärbte Masse darstellt, die den Duft der angewandten Blüten in der größten Reinheit und Feinheit zeigt.

Dieser Rückstand enthält neben dem ätherischen Öle die wachsartigen Stoffe, die fast in keiner Blüte fehlen, ferner Spuren von Farbstoffen und Extraktivstoffen, er wird als konkretes ätherisches Öl bezeichnet.

Zur Bereitung des Extrait wird der Rückstand in der erforderlichen Menge reinstem Alkohol aufgelöst.

Die in Amerika üblichen Flavouring extraits sind alkoholfreie Emulsionen ätherischer Öle mit Pflanzenschleim unter Zusatz von Glyzerin.

Näheres über die sog. Extraits und die Bereitung der Blumendüfte im allgemeinen siehe Buchheister-Ottersbach, Drogisten-Praxis, 2. Teil „Vorschriftenbuch".

Óleum Abelmóschi. Moschuskörneröl.
Essence d'abelmosch. Essence de graine d'ambrette. Oil of ambrette.

Gewonnen durch Destillation aus den Samen von Hibiscus abelmóschus, Familie der Malvazeen, Ostindien.

Die Destillation liefert eine Ausbeute von 0,2% eines, bei gewöhnlichem Wärmegrad, infolge großen Gehaltes an Palmitinsäure festen Öles. Es erstarrt schon bei + 30° bis 35°. Geruch angenehm, moschusartig. Dichte 0,900.

Anwendung. Bei der Bereitung von Blumenduft.

Óleum Abiétis. Ól. Pini silvéstris. Ól. Pini Foliórum. Ól. Lanae Pini.
Kiefernadelöl. Fichtennadelöl. Waldwollöl. Edeltannenöl. Edeltannennadelöl.
Essence d'aiguilles de pins. Essence de laine de forêt. Oil of pine needles.

Wird aus den frischen Fichtennadeln oder den jungen Zweigen von Pinus ábies, Pinus silvéstris, Pinus alba, Abies pectináta und anderen Pinus- und Abiesarten meist als Nebenerzeugnis bei der Bereitung der Waldwolle, die zu Matratzen benutzt wird, und des Fichtennadelextraktes oder Waldwollextraktes gewonnen. Die jungen Sprossen oder Nadeln übergießt man mit 5 Teilen siedendem Wasser, läßt eine Nacht hindurch stehen und destilliert das ätherische Öl ab. Will man das Extrakt bereiten, verfährt man zuerst genau so, dampft aber dann die abgepreßte Flüssigkeit bei mäßiger Erhitzung bis zu einem dünnen Extrakt ein. Dem erkalteten Extrakt setzt man dann unter Umrühren etwas Fichtennadelöl zu, Extractum Pini silvestris. Fichtennadelextrakt. Zu beachten ist, daß Fichtennadelextrakt vielfach durch gereinigte Sulfitlauge gestreckt wird und als „Fichtennadelextrakt Handelsware" in den Handel kommt. Oder es sind überhaupt nur Kunsterzeugnisse. Solche sog. Extrakte enthalten vielfach freie schweflige Säure oder Sulfite.

Das Öl ist dünnflüssig, meist schwach grünlich gefärbt; von angenehmem, balsamischem Geruch. Dichte 0,905—0,925. Es löst sich in starkem Weingeist und Äther vollständig. Von 90 prozentigem Weingeist braucht es zur Lösung 0,5—1 Raumteil.

Große Mengen eines billigeren Fichtennadelöls kommen aus Sibirien, wo die Destillation im April und Mai vorgenommen wird. Dieses Öl findet große Verwendung für technische Zubereitungen, wie Schuhglanz, Lacke, künstliche Terpentinöle und zur Herstellung des synthetischen Kampfers.

Die feinsten Öle, Edeltannenöl oder Edeltannennadelöl, kommen aus dem Schwarzwald und Niederösterreich.

Auch in Amerika werden sehr große Mengen von Fichtennadelöl hergestellt, aber meist in Amerika für Schuhglanz und Wagenschmiere selbst verbraucht. Man unterscheidet hier vor allem das Hemlock- oder Spruce-Tannennadelöl, von dem jährlich etwa 50 000 Pfund, und das Zedernblätteröl, wovon jährlich etwa 20 000 Pfund hergestellt werden.

Bestandteile des Öls: 5% Bornylazetat, Pinen und Limonen.

Anwendung. Zu Einreibungen; zur Darstellung der Fichtennadelseife; gleichwie das Fichtennadelextrakt als Zusatz zu Bädern; zu Einatmungen und zur Darstellung des Tannenduftes

Das Bornylazetat, auch Borneolazetat, der Essigsäurebornylester $C_{10}H_{17}OC_2H_3O$, der wichtigste Bestandteil der Fichtennadelöle, wird künstlich hergestellt durch Destillation von Borneol, dem Hauptbestandteile des Kampfers, mit wasserfreier Essigsäure und Schwefelsäure. Es sind farblose Kristalle, löslich in Weingeist und Äther, die den Geruch nach Tannennadeln zeigen. Verwendung zur Bereitung von Tannenduft.

Oleum Absýnthii. Wermutöl. Essence d'absinthe. Oil of wormwood.

Wird aus dem frischen, seltener aus dem getrockneten blühenden Kraute gewonnen. Frisch ist es dunkelgrün bis blaugrün, später braun und wird immer dickflüssiger. Durch Rektifikation über Kalk läßt es sich farblos darstellen. Geruch und Geschmack sind kräftig, stark, dem Kraute ähnlich. Dichte 0,900—0,955. Siedepunkt bei 180°—205° C. In 2—4 Teilen 80 prozentigem Weingeist klar löslich; bei Zusatz von Wasser scheidet es sich zum Teil milchig ab.

Wermutöl wird in Nordamerika hergestellt. Auch Schimmel & Co., Leipzig, haben die Destillation aus Wermut eigenen Anbaues aufgenommen, deutsches Wermutöl, und liefern für den Handel auch ein terpenfreies Öl.

Bestandteile. Thujon und Thujylalkohol.

Anwendung. Fast nur zur Likörbereitung. Vor allem früher in der Schweiz und Frankreich zur Bereitung des Absinths. Jetzt in beiden Ländern für diesen Zweck verboten. Auch die Verwendung des Öls für Rezepturzwecke ist unter Aufsicht gestellt. Auch in Deutschland ist der Handel mit Wermutöl unter gewisse Vorschriften gestellt.

Das Öl soll bei anhaltendem Genuß ungemein schädigend auf die Gehirnnerven wirken, es soll zum Wahnsinn führen.

Prüfung auf etwaigen Zusatz von Terpentinöl durch die Löslichkeitsprobe in 80 prozentigem Weingeist

Oleum Amýgdalárum amarárum. Bittermandelöl.
Essence d'amandes amères. Oil of bitter almonds.

Es ist in den bitteren Mandeln nicht fertig gebildet, sondern entsteht erst allmählich durch die Einwirkung des Emulsins auf das Amygdalin bei Gegenwart von Wasser. Das Emulsin ist ein Gemenge verschiedener Enzyme, denen man die Bezeichnungen Amygdalase, Prunase, Oxynitrilase und Oxynitrilese gegeben hat, und die sämtlich zur Überführung des Amygdalins in die Endergebnisse beitragen. Das Amygdalin zerfällt hierbei schließlich in Bittermandelöl, Blausäure und Zucker.

$$C_{20}H_{27}NO_{11} + 2H_2O = C_6H_5COH + HCN + 2C_6H_{12}O_6$$
Amygdalin + Wasser = Bittermandelöl + Blausäure + Zucker.

Die Spaltung des Amygdalins vollzieht sich wahrscheinlich in zwei Vorgängen:

$$C_{20}H_{27}NO_{11} + H_2O = C_{14}H_{17}NO_6 + C_6H_{12}O_6$$
Amygdalin + Wasser = Mandelnitrilglykosid + Zucker.
$$C_{14}H_{17}NO_6 + H_2O = C_6H_5COH + HCN + C_6H_{12}O_6$$
Mandelnitrilglykosid + Wasser = Benzaldehyd + Blausäure + Zucker.

Die Darstellungsweise ist folgende: Bittere Mandeln oder vielfach Aprikosen- und Pfirsichkerne, die aus Kleinasien, Damaskus, Kalifornien, China und Japan in den Handel kommen, werden durch Walzen zerkleinert und durch Pressen vom fetten Öle befreit. Hierbei ist größere Wärme zu vermeiden, da das Emulsin bei 80° sein Wirksamkeit verliert. Die Preßkuchen werden gepulvert, mit einer nicht zu großen Menge Wasser angerührt und der dünne Brei wird in der geschlossenen Destillierblase einige Stunden sich selbst überlassen. Die Destillation erfolgt dann mit Manteldampf.

Das Bittermandelöl befindet sich, da es spezifisch schwerer als Wasser ist, am Boden der Vorlage. Das darüberstehende Wasser wird bei größerem Betrieb immer wieder zur Destillation neuer Mengen benutzt; bei der letzten Destillation wird durch Auflösen von Glaubersalz das darin gelöste Öl abgeschieden. Zum Teil wird aber auch das Destillationswasser selbst in den Handel gebracht: es ist das Aqua Amygdalarum amararum. Dies enthält außer gelöstem Bittermandelöl, das sich in Wasser verhältnismäßig stark löst, den größten Teil der aus dem Amygdalin entstandenen Blausäure. Der letzte Teil der Blausäure ist in dem ätherischen Öle gelöst, und mit ihm chemisch verbunden zu Benzaldehydcyanwasserstoff $C_6H_5COH \cdot HCN$, bzw. Benzaldehydcyanhydrin, Mandelsäurenitril $C_6H_5CH(OH)CN$, so daß die Säure durch Rektifikation nicht davon getrennt werden kann. Ol. Amygdalarum amararum cum Acido hydrocyanico. Soll das Bittermandelöl davon befreit werden, so geschieht dies durch Schütteln mit Kalkmilch und Eisenvitriol und nachherige Rektifikation.

Auch bei der Destillation der Kirschlorbeerblätter wird neben dem Aqua Laurocerasi eine kleine Menge ätherisches Öl gewonnen, das im Geruch ein klein wenig abweicht, sonst aber dem Bittermandelöle gleichwertig ist.

Für die Zwecke der Likörbereitung und Bäckerei, die ja hauptsächlich für den Drogisten in Betracht kommen, muß das Öl von der Blausäure befreit sein, da es im anderen Falle stark giftig wirkt. Oleum Amygdalarum amararum sine Acido hydrocyanico. Auch das D.A.B. verlangt unter der Bezeichnung Benzaldehyd ein blausäurefreies Öl.

Das Bittermandelöl stellt eine schwach gelblich gefärbte, stark lichtbrechende Flüssigkeit dar, von 1,046—1,050 Dichte und starkem Bittermandelgeruche. Das spezifische Gewicht wird um so höher, je mehr Blausäure das Öl enthält. Der Siedepunkt schwankt zwischen 178°—182°.

Seiner chemischen Zusammensetzung nach stellt es sich dar als Benzaldehyd; seine Formel ist C_6H_5COH. Es nimmt begierig Sauerstoff aus der Luft auf und wird dadurch zu Benzoesäure C_6H_5COOH; Licht und Feuchtigkeit fördern diesen Vorgang. In altem Öle zeigen sich daher häufig ausgeschiedene Kristalle von Benzoesäure; ebenso bilden sich am Stöpsel durch hängengebliebene Tröpfchen deutliche Kristallkrusten.

Das Öl wird vielfach auch künstlich hergestellt, entweder nach dem Kolbeschen Verfahren durch Einwirkung von Natriumamalgam auf Benzoesäure oder aus dem Toluol $C_6H_5CH_3$. Man führt das Toluol zuerst in Benzylchlorid über, in $C_6H_5CH_2Cl$, indem man Toluol zum Sieden bringt und mit Chlor behandelt, oder indem man im Sonnenlicht Chlor in Toluol leitet. Die entstehende farblose Flüssigkeit vermischt man mit 10 Teilen Wasser und 1,4 Teilen Bleinitrat, kocht 3—4 Stunden und leitet während des Kochens langsam einen Strom Kohlendioxyd hindurch. Darauf destilliert man die Flüssigkeit ab.

Oder man führt das Toluol in Benzalchlorid über, in $C_6H_5CHCl_2$, indem man siedendes Toluol lange Zeit mit Chlor behandelt, und erhitzt das Benzalchlorid mit Natronlauge unter Anwendung von Druck

$$C_6H_5CHCl_2 + 2\,NaOH = C_6H_5CHO + 2\,NaCl + H_2O$$
Benzal- + Natrium- = Benz- + Natrium- + Wasser.
chlorid hydroxyd aldehyd chlorid

Die so hergestellten Öle sind blausäurefrei. Die vielfach **künstliches Bittermandelöl** genannte Flüssigkeit, die als **Mirbanöl, Essence de Mirbane**, in den Handel kommt, ist in Wirklichkeit **Nitrobenzol** $C_6H_5NO_2$ und wird durch die Einwirkung rauchender Salpetersäure auf Benzol hergestellt. Der Geruch ist dem des Bittermandelöles ähnlich, jedoch darf Nitrobenzol nicht für kosmetische Mittel oder zu Kopfläusemitteln, Schuhputzmitteln und Putzwässern verwendet werden, da dadurch leicht Vergiftungserscheinungen eintreten. Für Genußzwecke ist es ebenfalls strengstens zu vermeiden, da es **stark giftig wirkt**. Es stellt eine gelbliche bis gelbbräunliche Flüssigkeit dar, ohne das starke Lichtbrechungsvermögen des Bittermandelöles. Seine Dichte ist 1,160—1,200; es ist in Wasser fast gar nicht und nur wenig in Weingeist löslich.

Prüfung des Bittermandelöls.

1. Auf etwaigen Blausäuregehalt untersucht man in folgender Weise: 0,2 g Öl werden in einem Probierröhrchen mit 10 g Wasser und einigen Tropfen Natronlauge geschüttelt und mit ein wenig Ferrosulfat und einem Tropfen Eisenchloridlösung schwach erwärmt, darauf mit Salzsäure angesäuert. Es darf sich nach einigen Stunden weder ein blauer Niederschlag von Berlinerblau noch eine grünblaue Färbung bemerkbar machen.

2. Auf Chlorgehalt, der sich bei künstlich hergestelltem Bittermandelöl vorfindet, prüft man wie auf S. 393 organische Halogenverbindungen angegeben.

3. Bittermandelöl soll mit Chloroform verfälscht vorkommen. Prüfung hierauf siehe Einleitung.

4. Mirbanöl, Nitrobenzol erkennt man leicht durch Lösung des fraglichen Öles in Wasser; 2 Tropfen geben mit 60—300 Tropfen Wasser eine klare Lösung. Bleibt etwas ungelöst, so erscheint das Öl verdächtig und man verfährt zur sicheren Erkennung eines Zusatzes von Mirbanöl folgendermaßen: Man löst 1 g Bittermandelöl in 8 g Weingeist auf, fügt 1 g Ätzkali hinzu, erhitzt das Ganze so lange, bis zwei Drittel des Weingeistes verflüchtigt sind, und stellt dann beiseite. War das Bittermandelöl rein, so hat man nur eine klare, braune Flüssigkeit, die ohne alle kristallinischen Ausscheidungen in jedem Verhältnisse mit Wasser mischbar ist. Enthielt es aber Nitrobenzol, so findet man je nach dem Grade der Verfälschung eine größere oder kleinere Menge einer harten,

braunen, kristallinischen Masse ausgeschieden; die dazwischenliegende alkalische Flüssigkeit ist ungefärbt. Diese Probe läßt noch 4% Nitrobenzol erkennen.

5. Alkohol zeigt sich schon durch die geringere Dichte gekennzeichnet.

** Das Bittermandelwasser, Aqua Amygdalarum amararum cum Acido hydrocyanico, wird in der Heilkunde als Hustenmittel und schmerzlinderndes Mittel gewöhnlich mit Morphium zusammen angewendet. Das D.A.B. läßt es durch Auflösen von 11 Teilen Mandelsäurenitril, das eine gelbe nach Bittermandelöl riechende Flüssigkeit darstellt, in 500 Teilen Weingeist und Hinzufügen von 1489 Teilen Wasser herstellen. Es enthält 0,1% Zyanwasserstoff. Den Gehalt an Zyanwasserstoff bestimmt man durch Titration mit Zehntel-Normal-Silbernitratlösung. Man verdünnt 25 g Bittermandelwasser mit 100 ccm destilliertem Wasser, setzt 2 ccm Kaliumjodidlösung (1+9) und 1 ccm Ammoniakflüssigkeit hinzu und unter fortwährendem Umrühren so lange Zehntel-Normal-Silbernitratlösung, bis eine gelbliche Trübung eingetreten ist. Es sollen hierzu 4,58—4,95 ccm Zehntel-Normal-Silbernitratlösung erforderlich sein.

Olum Andropogónis citráti.
Lemongrasöl. Indisches Verbenaöl. Zitronengrasöl.
Essence de lemongrass ou de verveine des Indes. Oil of lemongrass.

Unter diesem Namen kommt von Ostindien, und zwar von der Malabarküste über Kochin, von Réunion, in kleinen Mengen auch von Ceylon und Java, das Öl des in ganz Indien heimischen Zitronengrases, Andropogon citratus, Cymbopogon flexuosus Stapf. Dieses Gras soll ein Mittel zur Bekämpfung der Schlafkrankheit sein, indem die Tsetsefliege, die als Überträgerin der Krankheit angesehen wird, Widerwillen gegen diese Grasart hat. Die Destillation beginnt im Juli, nach dem Einsetzen der Regenzeit, und währt bis in den Januar hinein. Das sog. westindische Öl, abstammend von Cymbopogon citratus, kommt von Barbados, Jamaika, auch von Mexiko und Brasilien; diese Öle sind meist sehr schlecht löslich. Das Lemongrasöl ist gelbrötlich bis bräunlich, leicht beweglich und von angenehmem, zitronenartigem Geruch und Geschmack. Dichte 0,899—0,903. Schon in 2—3 Teilen 70 prozentigem Weingeist klar löslich. Auch von Formosa kommt Lemongrasöl in den Handel, das den westindischen Ölen ähnlich ist.

Bestandteile. Zitral 70—85%. Geraniol.

Anwendung. Zur Herstellung von Blumendüften, künstlicher Veilchenriechstoffe, in der Seifenbereitung und zur Darstellung des Zitrals.

Prüfung. Es wird oft mit Rizinusöl und Terpentinöl verfälscht. Außer durch die Löslichkeitsprobe stellt man die Verfälschung durch die Fettfleck- und die Geruchprobe fest. Dies ist auch nötig, weil sich im Handel Öle aus Ostindien befinden, die schwer löslich sind. Man destilliert in Ostindien auch ein weißstengliges und ein rotstengliges Gras, deren Stammpflanzen noch nicht feststehen, das weißstenglige soll von Cymbopogon albescens abstammen. Das Öl aus weißstengligem Grase gibt mit 70 prozentigem Weingeist keine klare Lösung, der Geruch ist auch mehr dem Zitronellöl ähnlich.

Olum Anéthi. Dillöl. Essence d'aneth. Oil of dill.

Wird aus den Früchten von Anéthum gravéolens gewonnen; es ist blaßgelblich; der Geruch ist dem der Früchte gleich, der Geschmack süßlich-brennend. Dichte 0,895—0,915. Leicht löslich in starkem Weingeist und Äther; ferner löslich in 5—8 Teilen 80 prozentigem Weingeist. Auf die Löslichkeit in 80 prozentigem Weingeist ist be-

sonders zu achten, da Dillöl aus Galizien mit Fenchelöl verfälscht in den Handel kommt. Dieses verfälschte Öl zeigt auch ein höheres spezifisches Gewicht 0,942.
Bestandteile. Limonen, Karvon und Paraffin.
Anwendung. Als Küchengewürz.

Óleum Angélicae. Engelsüß- oder Angelikaöl.
Essence d'angélique. Oil of angelica.

Soll nur aus der Wurzel von Archangelica officinalis bereitet werden. Das vielfach im Handel vorkommende, aus den Früchten gewonnene und so fälschlich als Ol. Angelicae e Seminibus, Angelikasamenöl, bezeichnete Öl ist weniger fein von Geruch. Das Öl ist fast farblos, von kräftigem Geruch und gewürzhaftem, brennendem Geschmack; es löst sich in 6 Teilen 90 prozentigem Weingeist klar auf, verharzt sehr leicht, wird dann braun und nimmt einen sehr unangenehmen Geruch an. Dichte nach D.A.B. 0,848—0,913.

Bestandteile Phellandren. Methyläthylessigsäure und Oxypentadezylsäure.

Anwendung. Zur Likörbereitung und Herstellung von Blumendüften.

Óleum animále foetidum seu crudum. Tieröl. Franzosenöl.
Hirschhornöl. Bremsenöl. Animalischer Teer. Knochenteer.
Essence de corne de cerf.

Das unter diesen Namen vorkommende Öl gehört, streng genommen, nicht hierher. Es ist ein sog. Brenzöl, gewonnen bei der trockenen Destillation tierischer Stoffe, wie Knochen, Leder, Wolle, Leim, neben Ammoniak und Ammoniumkarbonat; meistens als Nebenerzeugnis bei der Darstellung von Knochenkohle und Blutlaugensalz aus der Knorpel-, Leim- und Fettmasse der Knochen. Es ist eine schwarze, teerartige Flüssigkeit von stinkendem, widerlichem Geruch und ziemlich stark alkalischer Reaktion. Bei längerem Stehen scheidet sich oft eine wässerige Flüssigkeit ab. Das Öl enthält neben zahlreichen Brenzstoffen, Pyrrol, Ammoniakverbindungen und Pyridinbasen, 30% flüchtiges Öl, das den pflanzlichen ätherischen Ölen ähnlich ist. Das Tieröl dient in der Tierheilkunde als äußerliches Heilmittel, ferner als Wanzenvertreibungsmittel, als Schutzmittel gegen Fliegen, zum Fernhalten von Kaninchen von jungen Baumanpflanzungen, indem man damit getränkte Lappen an den Stämmen anbringt oder die Stämme ein wenig damit bestreicht. Ebenfalls als Mäuse- und Rattenvertreibungsmittel, indem man es in die Gänge eingießt, und ferner zur Herstellung von Vergällungsmitteln für Spiritus.

Óleum animále aethéreum oder Dippélii. Atherisches Tieröl. Dippelöl.
Huile animale de Dippel.

Es wird durch Destillation und nachfolgende Rektifikationen aus dem rohen Tieröle gewonnen.

Frisch farblos, später gelb werdend, sehr dünnflüssig. Dichte 0,760—0,840. Es reagiert alkalisch und teilt diese Reaktion dem damit geschüttelten Wasser mit. Der Geruch ist nicht so unangenehm wie der des rohen Öles.

Anwendung. Innerlich gegen Erkrankung der Nerven, gegen Krämpfe und als wurmwidriges Mittel.

Óleum Anísi stelláti. Óleum Badíani. Sternanisöl. Badianöl.
Essence de badiane. Oil of star anise.

Wird aus den Früchten von Illicium verum Hooker (s. Fructus Anısı stellati) dargestellt. Es ist farblos, höchstens schwach gelb und von starkem Anisgeruch; der Geschmack ist süß, hinterher brennend, Dichte nach D.A.B. 0,979 bis 0,989. Es gleicht in seinem Äußeren fast gänzlich dem Anisöle, soll nach Schimmel & Co. zwischen +14° und +18° erstarren; älteres Öl tut dies selten. Um den Erstarrungspunkt festzustellen, muß das Öl auf +10° abgekühlt sein.

Wenn nötig, fügt man etwas festes Anisöl hinzu, um das Öl überhaupt zum Erstarren zu bringen. Löslich in 3 Teilen 90 prozentigem Weingeist. Diese Lösung muß Lackmuspapier gegenüber unwirksam sein. Stark lichtbrechend. Schwerlösliche Öle sind meist verfälscht, z. B. mit fettem Öl oder Mineralöl.

Es kommt in großen Mengen aus China, und zwar aus den südwestlichen chinesischen Provinzen Kwang-Si und Kwang-Tung über Kanton in ganzen und halben Kisten mit je zwei oder vier Blechkanistern. Das so eingeführte Öl wird meist nochmals mit Wasser rektifiziert. Eine besonders geschätzte Sorte ist das sog. **Tongking-Sternanisöl** aus Französisch-Tongking in Hinterindien und hiervon wieder die Handelssorte **Rote Schiffsmarke**. Auch in Deutschland wird aus den trockenen Früchten das Öl destilliert.

Von dem Ol. Anisi vulgaris unterscheidet es sich hauptsächlich durch den Geschmack infolge des Gehalts an Safrol. Es darf aber nach dem D.A.B. anstatt des gewöhnlichen Anisöls abgegeben werden.

Bestandteile. Pinen, Phellandren, Anethol 80—89%, Safrol, Terpineol, Zineol, Hydrochinonäthyläther, Methylchavikol und Anisaldehyd.

Anwendung. Hauptsächlich in der Likörbereitung.

Unter der Bezeichnung **Blumenöl** kommt ein Sternanisöl in den Handel, das nicht aus den Blüten des Sternanises gewonnen wird, sondern aus den unreifen Früchten. Der Erstarrungspunkt dieses Öles liegt zwischen +9° bis +13°.

Óleum Anísi vulgáris. Anisöl. Essence d'anis. Oil of anise.

Es wird aus den Früchten von Pimpinella anisum, in Deutschland, und zwar hauptsächlich aus russischem Anis, vielfach jedoch aus den Abfällen und der Spreu gewonnen und gleicht in seinem äußeren Verhalten ziemlich genau dem Sternanisöle (s. d.); der Erstarrungspunkt liegt bei +15° bis 19°, jedoch um so höher, je mehr Spreu zu seiner Darstellung verwandt ist. Außerdem büßt Anisöl durch langes Lagern an Kristallisationsvermögen ein und erstarrt schließlich überhaupt nicht mehr. Löslich in 3 Teilen 90 prozentigem Weingeist. Dichte nach D.A.B 0,979—0,989. Es besteht aus Anethol und etwa 12% eines nicht sehr angenehm riechenden Kohlenwasserstoffes. Das Anethol, $C_{10}H_{12}O$, der sauerstoffhaltige Bestandteil des Öles, wird rein in den Handel gebracht und verdient in der Likörbereitung seines feineren Geschmackes halber die größte Bedeutung. Es bildet eine weiße, kristallinische Masse von würzigem Geruch und süßem Geschmack. Sein Schmelzpunkt liegt gewöhnlich bei 21° bis 22°, darf nicht unter 15° zurückgehen, die Dichte beträgt bei +25° 0.985. Anethol löst sich in 2 Teilen 90 prozentigem Weingeist klar auf.

Bestandteile. Anethol Anisketon.

Anwendung. Innerlich als schleimlösendes oder die Blähungen beförderndes Mittel, äußerlich in 30—40 prozentiger alkoholischer Lösung gegen Ungeziefer; ferner in bedeutenden Mengen zur Likörbereitung und Bäckerei.

Prüfung auf Phenole. Der Lösung des Anisöles in 3 Teilen 90 prozentigem Weingeist fügt man 7 Teile Wasser und einige Tropfen verdünnte Eisenchloridlösung (1 +9) hinzu. Das Gemisch darf nun nicht violett gefärbt werden.

Óleum Apii graveoléntis Foliórum. Sellerieblätteröl.
Essence de feuilles de célerie. Oil of celery leaves.

Gewonnen durch Dampfdestillation aus den frischen Blättern des Selleriekrautes. Ausbeute 0,1%. Das Öl ist dünnflüssig, grüngelblich, von kräftigem Selleriegeruch

und -geschmack. Dichte 0,848—0,850. Klar löslich in 10 Teilen 90 prozentigem Weingeist.
Bestandteile. Zwei Kohlenwasserstoffe. Limonen, etwa 60% und Selinen, 10%; ferner Sedanolid und Sedanonsäureanhydrid.
Anwendung Als vorzüglicher Zusatz für Suppenwürzen.
Das aus dem Selleriesamen gewonnene Öl. Ausbeute 2,5—3%, ist weniger fein von Geruch als das aus Blättern.

Oleum Auràntii amàri. Óleum Córticis Auràntii.
Bitteres Pomeranzenöl. Essence d'écorces d'oranges amères.
Essence d'orange bigarade. Oil of bitter orange.

Aus der Fruchtschale von Citrus aurantium amara und Citrus bigaradia, der in den Mittelmeerländern heimischen bitteren Pomeranze, teils durch Auspressen, teils durch Destillation gewonnen. Das Preßöl ist bedeutend feiner von Geruch. Es ist gelbgrünlich, dünnflüssig und von bitter-gewürzhaftem Geschmack Dichte 0,852—0,857, Siedepunkt 290° Das destillierte Öl ist frisch fast farblos, wird aber bald dunkler und dickflüssiger. Pomeranzenöl löst sich erst in 10—15 Teilen 90prozentigem Weingeist. Mit Jod verpufft es. (Vorsicht!)
Bestandteile. Limonen, Zitral.
Anwendung. In der Likör- Limonaden- und Blumenduftbereitung.
Seit dem Erdbeben in Messina im Jahre 1908 preßt man auch in Westindien, hauptsächlich in Jamaika, Pomeranzenöl; man stellt sowohl bitteres wie süßes Pomeranzenöl her. Diese Öle kommen in kupfernen Gefäßen über London in den Handel.

Óleum Auràntii dulcis. Oleum portugállicum.
Apfelsinenöl. Süßes Pomeranzenöl. Süßes Orangenöl. Süßes Orangenschalenöl. Portugalöl. Essence d'écorces d'oranges douces. Essence de néroli portugal. Oil o neroli portugal.

Wird aus der Schale von Citrus aurantium sinensis, der Apfelsine, und zwar in gleicher Weise wie das bittere Pomeranzenöl (s. d.), namentlich in Süditalien, Kalabrien und Sizilien, ferner auch in Amerika gewonnen. Je reifer die Früchte sind, desto größer ist auch der Gehalt an ätherischem Öle. Kommt wie das bittere in kupfernen Gefäßen. Estagnons, in den Handel Es ist gelb von Farbe. von süßlichem Apfelsinengeruch und -geschmack Dichte 0,850 In 5 bis 8 Teilen 90prozentigem Weingeist ist es löslich. Die Kalabreser Öle sind häufig dunkler und minderwertiger Als bestes gilt die Messinaware.
Das echte Portugalöl oder Neroliportugalöl soll aus den Blüten der süßen Orange hergestellt werden. Nach Schimmel & Co. ist ein solches Öl aber überhaupt nicht im Handel.
Bestandteile. Limonen, Zitral.
Anwendung. In der Likör-, Limonaden- und Blumenduftbereitung.
Dient mitunter zur Verfälschung von Zitronen-, Bergamott- und bitterem Pomeranzenöl

Óleum Auràntii Florum oder Öl. Néroli oder Öl. Naphae.
Orangenblütenöl. Nerolöl. Essence de néroli Oil of neroli.

Wird in Südfrankreich, um Nizza und Grasse aus den Blüten der bitteren Pomeranze und auch der Apfelsine dargestellt Die Blüten werden Anfang Mai gepflückt, und zwar beträgt die Ernte in Frankreich durchschnittlich 3 Millionen kg. Auch in Spanien Süditalien und Algier, in der Gegend von Blida destilliert man das Öl. In Tunesien, in der Gegend von Nabeul, werden jährlich etwa 200000 engl. Pfund Orangenblüten verarbeitet, die etwa 200 Pfund ätherisches Öl liefern. Orangenblütenöl ist frisch schwach gelblich, wird aber bald dunkel, mehr rot und dann dickflüssiger. Der Geruch ist fein, bei alten Ölen streng, sogar widerlich. Dichte 0,870—0,881. Die Reaktion ist neutral. Löslich in 1—2 Teilen 80prozentigem Weingeist. Die Lösung schillert violettblau. Weiter verdünnt schillert die Lösung weißlich und scheidet bei längerem Stehen Stearopten, Nerolikampfer aus. Mit Jod verpufft es. (Vorsicht!) Schüttelt man Neroliöl mit konzentrierter Natriumbisulfitlösung, zeigt es eine Rotfärbung. Im Handel unterscheidet man

1. **Oleum Néroli petále**, soll aus den von den Kelchen befreiten Blüten dargestellt werden.

2. **Oleum Néroli bigaráde**, wird aus den Blüten der Bigaradeapfelsine denen vielfach noch Blätter und Fruchtschalen beigemengt sind, hergestellt.

3. **Oleum Néroli petit grain, Essence de petit grain**, enthält nur wenig Blütenöl; wird fast ausschließlich aus den Blättern und den unreifen kleinen Früchten wildwachsender Orangenbäume hergestellt. Dieses Öl kommt in großen Mengen aus Paraguay. Das Öl kommt in Blechbüchsen von 2—3 kg in den Handel. Es liefern erst 300 kg Blätter 1 kg Öl.

Vielfach werden auch die Blüten mit einem Zusatze von Oleum Bergamotae destilliert.

Bestandteile des Orangenblütenöles: Limonen, Linalool, Linalylazetat, Geraniol, Anthranilsäuremethylester.

Prüfung. Bei dem hohen Werte des Neroliöls ist es zahllosen Verfälschungen ausgesetzt, entweder mit billigeren Sorten oder mit Schalenölen.

Geruch und Geschmack müssen auch hier den besten Maßstab abgeben. Den Geschmack prüft man, indem man einen Tropfen Öl mit etwas Zucker innig verreibt und in Wasser löst. War das Öl rein, so ist der Geschmack gewürzhaft, kaum bitterlich; bitter dagegen, wenn es mit Bergamott- und ähnlichen Ölen versetzt war. Von Wert ist ferner die Löslichkeitsprobe in Weingeist.

Als Nebenerzeugnis bei der Destillation des Neroliöles wird das **Aqua Florum Aurantii, Aqua Naphae**, das **Orangenblütenwasser** des Handels gewonnen. Es kommt in großen kupfernen Gefäßen, Estagnons, als duplex, triplex oder quadruplex, zweifach, dreifach oder vierfach in den Handel; es besitzt einen vom Ol. Neroli verschiedenen Geruch. Die Ursache liegt darin, daß in der Orangenblüte zwei Riechstoffe vorhanden sind, ein in Wasser unlöslicher und ein darin löslicher. Letzterer erteilt dem Aqua Aurantii Florum seinen Geruch und ist im Geruch bedeutend feiner als das eigentliche ätherische Öl des Handels.

Stellt man Orangenblütenwasser, wie das häufig geschieht, durch Schütteln mit Oleum Neroli dar, so hat ein solches Wasser nicht nur einen anderen Geruch als das echte, sondern es läßt sich auch chemisch von diesem unterscheiden. Versetzt man nämlich Orangenblütenwasser mit Salpetersäure, so färbt sich das echte rosenrot, das künstliche nicht; ein Beweis, daß die beiden Öle voneinander verschieden sein müssen.

Anwendung. Öl und Wasser vor allem zur Bereitung von Blumendüften, zu Likören, in der Fein- und Zuckerbäckerei.

Schimmel & Co. bringen ein **synthetisches Neroliöl** von ausgezeichneter Beschaffenheit in den Handel. Der Duft dieses Präparates ist fast noch feiner als der des echten, weil die in dem echten enthaltenen Kohlenwasserstoffe fortgelassen sind. Unter der Bezeichnung Nerolin bringen Schimmel & Co. weiße, schuppige Kristalle in den Handel. Beta-Naphtholäthyläther, von dem Geruche der Orangenblüten.

Oleum Bálsami Copáivae. Kopaivaöl.
Essence de baume de copahu. Oil of copaiba.

Ist ein Bestandteil des Kopaivabalsams (s. d.), aus dem es durch Destillieren mit Wasser gewonnen wird. Farblos oder blaßgelblich, dünnflüssig, von würzigem Geruch und gleichem, brennendem Geschmack. Dichte 0,889—0,910. In etwa 50 Teilen Weingeist ist es löslich und in jedem Verhältnisse mischbar mit Äther, Chloroform und Schwefelkohlenstoff. Mit konzentrierter Salpetersäure verpufft es schon in der Kälte; mit Schwefelsäure erhitzt es sich stark.

Anwendung. In der Heilkunde in gleicher Weise wie Balsamum Copaivae. Soll auch vielfach zur Verfälschung teurer Öle dienen. In großen Mengen in der Malerei.

Prüfung. Verfälschung mit Gurjunbalsamöl stellt man fest, indem man einen Tropfen des Öles in 3 ccm Eisessig löst, der Lösung zwei Tropfen einer frisch bereiteten 1prozentigen Natriumnitritlösung hinzufügt und das Ganze über konzentrierte Schwefelsäure schichtet. Die Eisessiglösung darf sich innerhalb 5 Minuten nicht dunkelviolett färben.

Oleum Bergamóttae. Bergamottöl.
Essence de bergamotte. Oil of bergamot.

Aus den frischen Fruchtschalen von Citrus bergamia, der Bergamottpomeranze, aus der Familie der Rutazeen, durch Auspressen, selten durch Destillation gewonnen. Die Pressung geschieht entweder mit der Hand oder mit eigens dazu hergestellten Vorrichtungen, wo die Früchte gegen einen Schwamm gepreßt werden, der das Öl aufnimmt. Das Destillat der Preßrückstände wird in der Heimat zum Verschneiden des gepreßten Öles benutzt.

Der Baum wird in Süditalien und Westindien angebaut, vor allem wird das Öl von Kalabrien (Reggio) geschätzt. In Kalabrien wird das Öl durchweg in kleineren Betrieben durch Bauern gewonnen, die über die vielen Dörfer und kleineren Städte verteilt sind.

Die Ausfuhr des Öles geschieht über Messina, Katania und Palermo. Auch auf der Insel Ischia wird Bergamottöl hergestellt.

Die dunkelgoldgelben Fruchtschalen liefern beim Pressen ein grüngelbes bis bräunliches Öl. Nach Schimmel & Co. ist frisch gepreßtes Bergamottöl stets bräunlich, nur wenn halbreife Früchte verwandt worden sind, erscheint es grünbraun. Die reingrüne Färbung der meisten Bergamottöle hat darin ihre Ursache, daß sich durch längeres Stehen in schlechtverzinnten Estagnons Spuren von Kupfer lösen. Es ist anfangs fast immer trübe, klärt sich aber allmählich unter Abscheidung eines gelben Bodensatzes, der Bergapten genannt wird und geruchlos ist. Das Öl besitzt einen sehr kräftigen, würzigen Geruch, bitteren Geschmack, ist dünnflüssig und hat eine Dichte von 0,883—0,886; Siedepunkt 180°—190° C.

Es ist in $^1/_4$—$^1/_2$ Teil 90prozentigem oder 82,5prozentigem Weingeist löslich und dem Verharzen stark ausgesetzt; mit Jod erhitzt es sich unter Ausstoßung violetter Dämpfe. (Vorsicht!) Seine Reaktion ist meist sauer.

Bergamottöl kommt in kupfernen Ramieren (Estagnons) von 50 kg Inhalt in den Handel.

Bestandteile. Limonen, Dipenten, Linalool, Linalylazetat; das Linalylazetat ist der für en Wert des Öles maßgebende Teil und soll ein gutes Öl 34—40% davon enthalten.

Anwendung. Zur Herstellung von Blumenduft. Außerdem in 15prozentiger weingeistiger Lösung, auch mit Kalmustinktur zusammen, als Vorbeugungsmittel gegen Läuse.

Prüfung. 1. Das Bergamottöl. kommt sehr viel verfälscht in den Handel, namentlich mit Apfelsinenschalen- und Pomeranzenöl. 10 Tropfen Bergamottöl müssen mit 5 Tropfen Weingeist eine klare Mischung geben (siehe oben). Mit Kalilauge geschüttelt, löst sich Bergamottöl vollständig auf, die anderen Fruchtschalenöle nicht.

Auch die Geruchprobe zeigt die Verfälschung gut an, namentlich wenn man in einem Schälchen etwa 10 Tropfen gelinde erwärmt. Das Bergamottöl verdunstet zuerst, zuletzt tritt aber deutlich der Geruch fremder Öle hervor.

2. Bei der Prüfung auf Alkohol darf die Fuchsinprobe nicht angewandt werden; das Fuchsin wird von dem Öle gelöst, sobald es längere Zeit aufbewahrt wird und freie Essigsäure enthält. Man wendet die Hagersche Tanninprobe an oder prüft mit rotem Sandel. Reines Öl löst den Farbstoff des Sandels nicht, dagegen tritt Lösung ein, sobald nur der geringste Zusatz von Alkohol vorhanden ist.

Auch ein künstliches Bergamottöl befindet sich im Handel, das in der Hauptsache aus Linalylazetat besteht.

Óleum Cajepúti. Kajeputöl. Essence de cajeput. Oil of cajeput.

Durch Destillation der frischen Blätter und Zweige von Melaleuca cajeputi oder minor und Melaleuca leucadéndron, aus der Familie der Myrtazeen, gewonnen. Beides sind strauchartige wildwachsende Bäume und namentlich auf den Molukken, besonders den Inseln Buru und Serang heimisch. Auf Java und Madura werden die Kajoepoetih-Bäume angepflanzt. Man unterscheidet rotholzige (merah) und weißholzige (poetih) Bäume. Dort wo der Kajeputbaum wächst, gehen fast alle andern Pflanzen bis auf eine bis 2 m hohe Grasart, das Alang-Alanggras ein. Auf Buru sind rund 500 Destillationsanlagen, Ketels genannt, in Betrieb. In kleinen Holzschuppen befindet sich als Destillierblase ein unten offenes Faß, das zur Aufnahme der zu destillierenden Blätter dient und in einer runden gußeisernen Schale, Kwah genannt, steht. Die Dauben des Fasses werden durch Ringe aus den Fasern der Rotangpalme zusammengehalten und durch die Rinde des Kajeputbaumes gedichtet. Das Faß trägt einen Holzring mit einem Blechaufsatze, der in den Kupferhelm mit einem kupfernen Rohr mündet, durch das die Dämpfe in das Kühlfaß treten. Als Vorlage benutzt man eine Flasche, in die unmittelbar über dem Boden ein kleines, etwa ein halbes Zentimeter weites Loch hineingeschliffen ist, und die in einem fast gleich hohen Gefäße steht, worin sich bis etwas über dem Loche Wasser befindet. Das Faß wird fest voll Blätter gepackt, mit Wasser gefüllt und das Ganze auf einem feuerfesten Herde erhitzt. In der Vorlage steht nun das Kondensationswasser nach dem Gesetze der kommunizierenden Röhren genau so hoch wie in dem umgebenden Gefäß, allmählich fließt es in dem Gefäß über, und es wird so lange destilliert, bis die Vorlage mit ätherischem Öle gefüllt ist. Das gewonnene Öl wird an die Aufkäufer abgeliefert, die es in große Steingutgefäße — Tempajans — füllen und die grünliche Farbe durch Hineinlegen von Kupfermünzen verstärken, öfter auch das Öl mit Petroleum verfälschen. Schließlich wird es in Flaschen abgefüllt. Hauptverschiffungsort ist Makassar.

Das Öl kommt in Porter- und Weinflaschen, auch in kupfernen Ramieren, die in Rohrkörbe, aus den Blattstielen der Sagopalme durch Zusammennageln hergestellt, verpackt sind, in den Handel. In jedem Rohrkorbe befinden sich

12 oder 25 Flaschen mit je 540 g Inhalt, die in Abfälle von Kajeputblätter verpackt sind. Das Öl ist dünnflüssig, von kampferartigem Geruch und von hellblaugrüner Farbe. Lange Zeit dem Lichte ausgesetzt wird es dunkelblaugrün. Die Dichte ist bei 15° 0,919; sein Siedepunkt beginnt bei 169° und steigt bis 275°, da das Kajeputöl ein Gemenge verschiedener flüchtiger Öle ist. Das Öl ist, abgesehen von dem Hineinlegen von Kupfermünzen, auch infolge der Versendung in kupfernen Ramieren oft kupferhaltig.

Für den inneren Gebrauch wird ein kupferfreies rektifiziertes Öl verlangt. Da aber bei der Rektifikation mit Wasser das Kupfer z. T. mit übergeht, muß es vorher entfernt werden. Man erreicht dies durch Behandeln mit einer Lösung von Kaliumferrozyanid, und zwar genügt 1 Teil Salz auf 50 Teile Öl. Etwaiges Kupfer fällt als brauner Niederschlag aus und kann durch Filtration entfernt werden.

Rektifiziertes Öl ist farblos, höchstens schwach gelblich. Dichte bei 15° 0,900—0,915.

Bestandteile. Zineol, Terpineol, Terpenylazetat.

Anwendung. Innerlich als krampfstillendes Mittel und gegen Asthma; äußerlich gegen Gliederreißen, Zahnweh, als Zusatz zu Gehöröl, Mund- und Zahnwässern.

Prüfung. 1. Kajeputöl soll mitunter mit Terpentinöl und Rosmarinöl verfälscht werden, doch kann man diese beiden an ihrem Verhalten zu Jod erkennen (Vorsicht!), da reines Kajeputöl sich mit Jod nicht erhitzt. Auch die Löslichkeitsprobe gibt einen Anhaltspunkt. Es muß sich in jedem Raumteile 90 prozentigem Weingeist lösen.

2. Zugesetzter Kampfer, eine Verfälschung, die ebenfalls vorkommt, wird erkannt, wenn man einige Tropfen Öl in Wasser fallen läßt und gelinde umrührt. Ist Kampfer zugegen, so scheidet er sich in weißlichen Flocken ab.

3. Petroleum weist man dadurch nach, daß man eine bis zur Hälfte mit Kajeputöl gefüllte Flasche kräftig schüttelt. Ist das ätherische Öl rein, so verschwinden die entstandenen Luftblasen sofort.

Oleum Cálami. Kalmusöl.
Essence d'acorus calamus. Oil of calamus.

Aus den Wurzelstöcken von Acorus calamus (s. d.) gewonnen; dicklich, gelblich bis bräunlich, zuweilen, wenn es aus der abgeschälten Oberhaut destilliert ist, grünlich. Von kräftigem Kalmusgeruch und bitterem, scharf brennendem Geschmack. Verharzt sehr leicht, wird dann immer dunkler und fast zäh. Dichte nach D.A.B. 0,954—0,965. Eine Mischung aus 1 g Kalmusöl und 1 g Weingeist wird durch 1 Tropfen Eisenchloridlösung dunkelbraunrötlich. 10 Tropfen müssen in 5 Tropfen 90 prozentigem Weingeist klar löslich sein.

Mit Jod erhitzt es sich nur schwach unter Ausstoßung grauweißer Dämpfe.

Außer dem in Deutschland destillierten ist auch ein japanisches Kalmusöl im Handel, das sich vom deutschen kaum unterscheidet.

Bestandteile. Zum kleineren Teil aus einem sauerstoffhaltigen Kampfer, der bei 170° siedet, zum größeren Teil aber aus einem bei 260° siedenden Kohlenwasserstoffe, ferner aus Eugenol und Asaron, einem Phenoläther und teilweise veresterter Essigsäure.

Anwendung. In der Heilkunde als magenstärkendes Mittel, äußerlich zu Einreibungen, in der Likörbereitung, und um Seifen Wohlgeruch zu verleihen.

Prüfung. Als Verfälschung des Öles dient Terpineol, das bei der fraktionierten Destillation am Geruch erkannt wird.

Óleum Cardamomi. Kardamomöl.
Essence de cardamome. Oil of cardamom.

Wird gewonnen aus den Samen der verschiedenen Kardamomarten, und zwar meist von angebauten Pflanzen, vor allem Elettária cardamómum White et Matton. Blaßgelb, von kräftig würzigem Geruche, der jedoch, wenn geringe Sorten angewandt sind, stark kampferartig erscheint; Geschmack feurig, gewürzhaft. Dichte 0.895—0,910.

Bestandteile des Malabar-Kardamomenöles. Zineol, Terpineolazetat; des Ceylon-Kardamomenöles: Terpinen, Dipenten und ein mit Terpineol übereinstimmender Körper; des Siam-Kardamomenöles Borneol und Laurineenkampfer.

Anwendung. In der Likörbereitung und zu Backwerk

Óleum Cárvi. Kümmelöl. Essence de carvi. Oil of caraway.

Fälschlich auch Kümmelsamenöl genannt, wird aus den zerkleinerten Früchten von Carum carvi durch Destillation mit Wasserdampf gewonnen. Das beste Öl liefert der holländische Kümmel.

Dünnflüssig, farblos bis schwach gelblich, später dunkler werdend, dann von saurer Reaktion. Dichte nach D.A.B. 0.903—0.915. Siedepunkt 175° bis 230° C.

Bestandteile. Besteht aus einem leichter siedenden Kohlenwasserstoffe, dem Karven und einem schwerer siedenden, sauerstoffhaltigen Teil, einem Keton dem Karvon, von dem es mindestens 50% enthalten muß.

Anwendung. In der Heilkunde als blähungswidriges, magenstärkendes Mittel, auch gegen Zahnschmerz, in der Seifenbereitung und vor allem in der Likörbereitung. In größeren Gaben wirkt es schädlich.

Prüfung. 1. Das Kümmelöl ist in gleichem Raumteile Weingeist von 90% löslich; war es mit Terpentinöl verfälscht, so wird die Mischung trübe. In diesem Falle macht man die Jodprobe; Kümmelöl verpufft nicht mit Jod, wohl aber, wenn es mit Terpentinöl verfälscht ist. (Vorsicht!)

2. Häufiger noch kommt eine Verfälschung mit Kümmelspreuöl vor, ein solches Öl riecht weniger fein, hat sogar einen ranzigen Geruch.

Das Kümmelspreuöl, Oleum Carvi e Paleis, wird in großen Massen aus der abgesiebten Spreu gewonnen, dient aber gewöhnlich nur dazu, um geringwertige Seifen wohlriechend zu machen.

Das reine Karvon hat eine Dichte von 0,963—0,966 und siedet bei 229° C. 2 ccm Weingeist und 1 ccm Wasser müssen 20 Tropfen Karvon lösen. Es eignet sich wegen seines feineren Geschmacks und der leichteren Löslichkeit weit besser zur Likörbereitung als das gewöhnliche Kümmelöl.

Óleum Caryophyllorum. Gewürznelkenöl. Nelkenöl.
Essence de girofles. Oil of cloves.

Wird in Europa, in Deutschland, namentlich in Hamburg und in Miltitz bei Leipzig durch Destillation gewonnen.

Das erste Destillationserzeugnis ist ziemlich bräunlich und dickflüssig; rektifiziertes Öl dagegen frisch fast wasserhell, bald aber wieder dunkler werdend; doch auch dieses ist dickflüssig und stets von schwach saurer Reaktion, daher die Fuchsinprobe auf Alkohol nicht zulässig.

Dichte nach D.A.B. 1,039—1,065. Siedepunkt 250°—260° C.

In Weingeist von 90% sehr leicht löslich, von 70 prozentigem Weingeist bedarf das Öl 2 Teile zur Lösung, löslich in Äther und in 2—3 Raumteilen konzentrierter Essigsäure. Mit gleichen Teilen Kalilauge geschüttelt, erstarrt es zu einer kristallinischen Masse von Eugenolkalium; hierbei schwindet der Geruch fast vollständig.

Auf Sansibar und Pemba wird Nelkenöl auch aus den Wurzeln durch Destillation hergestellt, es gleicht dem Öl aus Blütenknospen im Geruch und Geschmack, hat aber einen höheren Eugenolgehalt. Der Ölgehalt der Wurzeln beträgt jedoch nur etwa 5%.

Bestandteile. 80—96 Volumprozent Eugenol, ein phenolartiger Körper, der als schwache Säure auftritt, ein Sesquiterpen Karyophyllen. Ferner Methylalkohol, Furfurol und Methylsalizylat.

Anwendung. Zur Bereitung von Blumendüften, Kölnisch-Wasser, zu Zahnwässern, Zahnpulvern und als zahnschmerzlinderndes Mittel. Ferner in der Porzellanmalerei und bei der Herstellung von Likören.

Prüfung. Mit wenig konzentrierter Schwefelsäure gemengt, gibt es eine blaue Färbung, mit mehr Säure eine tiefrote.

1 g Nelkenöl mit 20 ccm heißem Wasser geschüttelt darf blaues Lackpapier nicht röten, es muß abgekühlt ein Filtrat liefern, das auf Zusatz von Eisenchloridlösung keine Blaufärbung zeigt.

Der Geruch des Nelkenöls ist, wenn dieses rein, kräftig gewürzhaft und sehr fein; bei der Destillation werden aber große Massen von Nelkenstielen, die mit zu diesem Zweck eingeführt werden, mitverarbeitet. Hierdurch leidet die Feinheit des Geruches sehr. Auch Sassafrasöl, Kassiaöl, Zedernholzöl und Kopaivabalsamöl sollen vielfach zur Verfälschung des Nelkenöls benutzt werden; hierüber gibt die Lösung in Essigsäure Aufschluß.

Nelkenstiele werden nach Hamburg verschickt und auf Nelkenstielöl, Oleum Caryophyllorum e Stipitibus, verarbeitet, um daraus Eugenol, den Ausgangsstoff zur Bereitung des Vanillins, herzustellen.

Das Eugenol, Eugenolum, ist eine farblose bis gelbliche, an der Luft sich bräunende Flüssigkeit. Dichte 1,071—1,074. Siedepunkt 251°—253°. Löslich in 2 Teilen verdünntem Weingeist. Mischt man 1 g Eugenol mit 26 ccm Wasser und 4 ccm Natronlauge, so entsteht eine klare, sich an der Luft leicht trübende Flüssigkeit. Schüttelt man 5 Tropfen Eugenol kräftig mit 10 ccm Kalkwasser, so entsteht eine flockige, zum Teil an den Wänden des Gefäßes haftende Abscheidung.

Oleum Cedri. Zedernholzöl.

Wird aus dem zerkleinerten Holze der virginischen Zeder, Juniperus virginiana, zur Familie der Pinazeen, Gattung Cupresseen gehörend, durch Destillation mit Dampf gewonnen. Es dienen hierzu hauptsächlich die Abfälle bei der Herstellung der Holzfassungen für Bleistifte.

Farblos bis gelblich, von nicht unangenehmem Geruche. Dichte 0,945—0,960. Schwer löslich in Weingeist. Von 90 prozentigem Weingeist bedarf es bis zu 20 Teilen zur Lösung.

Anwendung. Bei der Herstellung von Blumendüften, aber nur in sehr kleinen Mengen. Vielfach zum Verfälschen anderer ätherischer Öle.

Auch aus den Blättern der virginischen Zeder stellt man ein Öl durch Destillation her, das als virginisches Zedernöl oder Zedernblätteröl in den Handel kommt. Es hat einen nicht gerade angenehmen Geruch.

** Oleum Chamomillae aethereum. Kamillenöl.
Essence de camomille. Oil of german chamomile.

Aus den Blüten von Matricaria chamomilla (s. Flores Chamomillae) durch Destillation mit Wasserdampf bereitet. Am vorteilhaftesten sind frische Blüten zu verwenden, da durch das Trocknen die Ausbeute leidet, die überhaupt nur etwa 0,3%

beträgt. In den Blütenköpfchen finden sich zwei verschiedene ätherische Öle, und zwar das eine in dem hohlen Blütenboden von schwach grünlicher, bald gelb werdender Farbe, das andere in den Haaren des Fruchtknotens und der Blütenröhren von tiefblauer Farbe. Diese beiden Öle werden aber für gewöhnlich nicht getrennt destilliert.

Das Öl ist tief dunkelblau, dickflüssig, in der Kälte von salbenartiger Beschaffenheit und von kräftigem Kamillengeruch.

Die Farbe verändert sich mit der Zeit in grün, zuletzt in braun, wird aber durch Rektifikation wiederhergestellt. Das Blau rührt von einem Farbstoffe her, dem **Azulen**, und ist so kräftig, daß selbst verdünnte Lösungen noch blau erscheinen. Dichte 0,925—0,940, beginnt bei 150° zu sieden.

Als zitronenölhaltiges **Kamillenöl**, Oleum Chamomillae citratum ist ein Gemisch von Kamillenöl und Zitronenöl im Handel, das früher durch Destillation von Zitronenöl über Kamillen gewonnen wurde.

Anwendung. Gegen Zahnschmerz und in der Likörbereitung. Vor allem in der Haarpflege zu Haarwässern und Haarölen

Oleum Champácae. Champakablütenöl. Essence de champac.

Wird aus den Blüten des Champakabaumes, der in Indien heimisch ist und das ganze Jahr hindurch Blüten trägt, auf Java und den Philippinen durch Destillation, Mazeration oder Extraktion gewonnen. Der Champakabaum findet sich in zwei Arten, Michélia longifólia mit weißen Blüten und Michelia champaca mit gelben Blüten, die beide zur Gewinnung des Öles verwendet werden. Die gelben Blüten liefern das echte, die weißen das unechte Öl. Der Baum blüht schon nach 3 Jahren. Die Blüten müssen sofort nach dem Pflücken auf Öl verarbeitet werden, sonst werden sie infolge eines in ihnen vorhandenen Fermentes, einer Oxydase, braun und verlieren den Geruch. Es ist ein etwas blau schillerndes, dünnflüssiges, gelbliches Öl von dem Geruche des Ylang-Ylangöles, aber feiner. Siedepunkt 68°—70°.

Bestandteile. Linalool, Geraniol, Methyläthylessigsäure, Zineol, Benzaldehyd und ein noch nicht näher erkanntes Keton.

Anwendung. Zur Darstellung von Blumendüften.

** Oleum Chenopodii anthelminthici. Wurmsamenöl.

Wird aus den Samen von Chenopodium ambrosioides var. anthelminthicum von der in Nordamerika, hauptsächlich in Süd-Dakota in großen Mengen angebauten Pflanze durch Destillation gewonnen.

Es ist ein farbloses oder gelbliches, eigentümlich riechendes und bitter, brennend schmeckendes ätherisches Öl, das als wirksamen Bestandteil **Askaridol** enthält und gegen Wurmleiden mit großem Erfolg angewendet wird. Dichte n. D.A.B. 0,958—0,985. Es ist jedoch nur tropfenweise mit sehr großer Vorsicht zu gebrauchen, da durch Einnehmen von 30 Tropfen innerhalb 5 Tagen bei einem Knaben der Tod eingetreten ist, auch außer diesem Unglücksfalle sich eine größere Zahl Todesfälle nach Einnehmen von Wurmsamenöl ereigneten. Auch soll vor und zwei Stunden nach dem Einnehmen ein gut wirkendes Abführmittel gegeben und das Wurmsamenöl nicht vor 6 Wochen wieder angewendet werden.

Der Nachweis des Öles geschieht nach D.A.B. wie folgt: Erhitzt man in einem Probierrohr 1 ccm Wurmsamenöl (keine größere Menge verwenden!) über freier Flamme etwa 1 Minute lang zum Sieden, so färbt sich bei einem Askaridolgehalte des Öles von annähernd 60% die Flüssigkeit unter stürmischem Aufsieden tiefdunkelgelb.

Zu diesem Nachweis ist jedoch zu bemerken, daß die Farbenveränderung, die auf einer Zersetzung des Askaridols beruht, häufig unter Flammenerscheinung und **explosionsartig** eintritt. So muß man das Probierrohr unbedingt von dem Körper abgewendet halten.

1 ccm Wurmsamenöl muß sich in 1 ccm einer Mischung von 4 ccm absolutem Alkohol und 1 ccm Wasser klar lösen.

Das Öl wird vielfach mit Eukalyptol, Rosmarinöl, auch Anethol verfälscht.

Oleum Cinnamómi Cássiae oder Ol. Cassiae. Zimtkassiaöl. Kaneelöl.
Essence de cannelle de Chine. Oil of cassia.

Ist das Öl der Zimtkassia (s. d.) und wird in der Heimat des Baumes, hauptsächlich in den Provinzen Kwangsi und Kwangtung aus den Abfällen der Rinde den Blättern und Knospen gewonnen. Es kommt meist über Hongkong in Kanistern zu $7^1/_2$ kg netto, überklebt mit Papier, das mit chinesischen Schriftzügen versehen ist, je vier in eine Kiste verpackt, in den Handel; ist gelb bis gelbbraun, etwas dickflüssig, von 1,055—1,070 Dichte, kräftigem Kassiageruch und süßem, hinterher etwas scharfem Geschmack. Es siedet bei 225°. Durch die Rektifikation wird es heller, fast farblos, aber nicht feiner von Geruch. Es ist seiner chemischen Zusammensetzung nach der Aldehyd der Zimtsäure, von dem es 74—90% enthält. Dieser verwandelt sich durch Aufnahme von Sauerstoff in Zimtsäure, daher ist alles Öl des Handels zimtsäurehaltig, alte Öle enthalten oft 30—40% davon. Der durchschnittliche Gehalt an Aldehyd beträgt 80—85%, und es wird das Öl nach diesem Aldehydgehalte gehandelt.

Reines Kassiaöl ist in Wasser fast gar nicht löslich, aber in 3 Teilen verdünntem Weingeist. Mit 90 prozentigem Weingeist in jedem Verhältnisse mischbar.

Auf den Aldehydgehalt prüft man indem man 5 ccm Zimtöl und 45 ccm Natriumbisulfitlösung unter häufigem Umschütteln 2 Stunden lang im Wasserbad erwärmt, es dürfen nicht mehr als 1,5 ccm Zimtöl ungelöst bleiben. Man nimmt diese Prüfung zweckmäßig in den käuflichen, in Grade eingeteilten Aldehydschüttelrohren vor. Die erforderliche Natriumbisulfitlösung besteht aus 30 Teilen Salz und 70 Teilen destilliertem Wasser.

Bei Abkühlung unter 0° erstarrt das Kassiaöl zu einer festen Masse.

Anwendung. Gegen Zahnschmerz. Zur Herstellung von Blumenduft, Likören und in der Bäckerei. Ferner als Mittel gegen Warzen, indem man täglich einen Tropfen auf die Warze bringt.

Prüfung. 1. Seine häufigste Verfälschung soll die mit Nelkenöl, richtiger wohl mit Nelkenstielöl sein. Reines Kassiaöl entwickelt beim Verdampfen süße Dämpfe, ist aber Nelkenöl zugegen, so sind diese scharf und stechend (Ulex). Oder man versetzt das Öl mit rauchender Salpetersäure. Reines Kassiaöl schäumt nicht, erstarrt aber; Nelkenöl schäumt und wird rotbraun.

Löst man einige Tropfen des Öles in Weingeist und setzt einen Tropfen Eisenchloridlösung hinzu, so erscheint die Farbe braun, wenn das Öl rein, grünbraun dagegen, wenn es mit Nelkenöl versetzt war.

2. Beimengungen anderer Öle lassen sich durch sein Verhalten gegen Petroläther erkennen. Reines Kassiaöl wird von diesem so gut wie gar nicht gelöst, wohl aber andere Öle.

3. Auf Alkohol prüft man mittels der Tanninprobe.

4. Um Kolophonium nachzuweisen, vermischt man eine Lösung von 1 Teil Öl in 3 Teilen 70 prozentigem Weingeist mit einer gesättigten Lösung von Bleiazetat in 70 prozentigem Weingeist; Kolophonium zeigt einen Niederschlag.

Die Prüfung der Löslichkeit des Öles in verdünntem Weingeist hat für den Nachweis von Harz keinen Wert, wie sich bei Untersuchung von Ölen, welche absichtlich damit versetzt waren, ergab.

Die Anforderungen, welche wir an ein gutes Kassiaöl zu stellen haben, sind folgende:

1. Das Kassiaöl soll bei 15° C eine Dichte von 1,055—1,070 haben.

2. Bei der Destillation müssen etwa 90% reines Kassiaöl übergehen. Der Rückstand darf nach dem Erkalten nicht zu einem spröden Harze werden, sondern muß mindestens dickflüssig bleiben. Er soll 6—7%, keineswegs aber mehr als 10% betragen.

Die jährliche Gewinnung von Kassiaöl wird auf 4000—6000 Kisten zu 30 kg angegeben.

Oleum Cinnamómi ceylánici oder Cinnamómi acúti. Echtes Zimtöl.
Essence de cannelle de Ceylon. Oil of cinnamon.

Kommt aus Ceylon, wird aber aus den Abfällen bei der Bereitung des Zimts, den Chips, in großen Mengen auch in Deutschland bereitet. Ferner auch auf den Seychellen. Die Herstellung soll nur aus den Abfällen der Stamm- und Zweigrinden geschehen, wird aber in den Heimatländern vielfach unter Zusatz von Blättern vorgenommen, das Öl ist dann stark eugenolhaltig. Es gleicht dem Kassiaöl im Äußeren und in seinen Eigenschaften, nur ist sein Geruch feiner und der Geschmack feuriger; die Dichte nach D.A.B. ist 1,018—1,035. Es ist auch chemisch von dem Kassiaöle nicht zu unterscheiden, enthält jedoch nur 66—76% Zimtaldehyd. Ist der Aldehydgehalt höher, so ist auf eine Verfälschung mit Kassiaöl zu schließen.

Bestandteile. Phellandren, Zimtaldehyd, Eugenol.

Prüfung. 1. Echtes Zimtöl soll folgende Eigenschaften zeigen: In kaltes Wasser getropft, muß es untersinken; mit der Zunge in Berührung gebracht, muß es sofort die Empfindung hochgradiger Süßigkeit, die diejenige des Zuckers weit übertrifft, hervorrufen, und dieser rein süße Zimtgeschmack muß bis zuletzt anhalten. Geringwertige Sorten, wie solche vielfach von Ceylon kommen, zeigen anfangs einen mehr nelkenartigen Geschmack und auch später nicht die Süße der echten Sorten. Sie sollen dadurch gewonnen werden, daß man die holzigen Stücke und Zimtblätter mit zur Destillation verwendet.

2. Zimtblätteröl weist man wie folgt nach: Eine Lösung von 1 Tropfen Öl in 5 Tropfen 90 prozentigem Weingeist gibt mit etwas Eisenchloridlösung vermischt eine tiefblaue, reines Öl dagegen eine hellgrüne Färbung.

3. Ein Teil Zimtöl muß sich in 3 Teilen 70 prozentigem Weingeist lösen.

4. Blei oder Kupfer weist man dadurch nach, daß man einem kräftig geschüttelten Gemische von gleichen Teilen Zimtöl und Wasser einige Tropfen Natriumsulfidlösung zusetzt. Die Flüssigkeit wird dunkel gefärbt.

Oleum Citri. Zitronenöl. Limonenöl. Essence de citron. Oil of lemon.

Durch Auspressen der frischen Fruchtschalen von Citrus medica, der Zitrone, gewonnen, namentlich in Italien und Südfrankreich. In Italien teilt man die Gewinnungsgegenden in Bezirke ein und unterscheidet

1. den Etna-Bezirk, von Katania bis Giardini,
2. den Messina-Bezirk, von Giardini bis Messina,
3. den Palermo-Bezirk, von Fikarizzi bis Partiniko mit Palermo als Mittelpunkt,
4. den Sirakusa-Bezirk, von Avola bis Augusta,
5. den Barcellona-Bezirk, die Gegend zwischen Messina und Palermo mit Barcellona als Mittelpunkt
6. Kalabrien.

Man verarbeitet alle Zitronen, die nicht versandfähig sind, auf Öl. Im Bezirke Sirakusa beginnt die Verarbeitung am 15. Oktober und man preßt bis in den April hinein. In den übrigen Bezirken gewöhnlich im Dezember bis März, seltener Mai und Juni. In Italien wird die Fruchtschale, die man an in Drehung befindlichen, mit Stacheln versehenen Rädern angeritzt hat, um die Ölzellen zu öffnen, mit der Hand gegen einen Schwamm gepreßt und aus diesem das Öl wieder durch Druck entfernt oder man verwendet zur Gewinnung eigens für diesen Zweck gebaute Maschinen. Bei der Handpressung unterscheidet man die Halbierung, wie sie im Etna-, Messina-, Sirakusa- und teilweise Barcellona-Bezirk in Anwendung ist, und die Drittelung, nach der im Palermo- und Barcellona-Bezirk gearbeitet wird. Bei der Halbierung schneidet man die Früchte in zwei Hälften, entfernt das Fruchtfleisch mit einem Löffel, feuchtet die Fruchtschalen mit Wasser an, läßt sie so über Nacht stehen und ritzt sie dann an dem Stachelrad an. Zur Pressung benutzt man einen irdenen Topf mit einem Ausguß. Unter dem Ausguß befindet sich eine Vertiefung, wo beim Ausgießen die Rückstände zurückgehalten werden. Über der Mitte des Topfes liegt ein Stück Holz und auf diesem drei Schwämme, ein flacher, ein dicker und darauf ein becherförmiger. Der Arbeiter preßt mit der rechten Hand die Fruchtschale in den becherförmigen Schwamm, mit der linken drückt er die Schwämme zusammen, dreht die Fruchtschale ein wenig, drückt sie wiederum in den Schwamm und verfährt so mehrere Male. Bei der Drittelung schneidet man die Fruchtschale in drei Längsstreifen von der Frucht, verfährt dann genau so wie bei der Halbierung, nur daß man an Stelle des becherförmigen Schwammes einen großen runden Schwamm benutzt. Aus den bei beiden Verfahren entstehenden Rückständen wird das noch vorhandene Öl durch Handpressen oder, wie in Palermo oder Barcellona, durch Destillation gewonnen und dem ersten Preßerzeugnis untergemischt.

Mit Maschinen gewinnt man Öl in Kalabrien. In der Maschine befinden sich zwei Scheiben, wovon die obere drehbar ist. Zwischen die Scheiben werden etwa 8 Zitronen gelegt, die obere Scheibe in drehende Bewegung gesetzt, die Zitronen kommen dadurch selbst in Drehung, die Fruchtschale wird durch eine Vorrichtung angeritzt und das Öl fließt durch den Druck der oberen Scheibe ab. Bei Verwendung einer anderen Maschine wird die Zitronenschale mittels eines Hebels gegen einen auf einer Metallscheibe befestigten Schwamm gepreßt, so daß das Öl in eine verzinnte Kupferschale fließt.

Oder man nimmt, wie es heute in Italien viel geschieht, eine bronzene Scheibe von 1 m Durchmesser, die mit vielen dicken Erhöhungen versehen ist, darüber befindet sich in bestimmter Entfernung eine zweite Scheibe, die ebensolche Verdickungen aber auf der Unterseite trägt. Zwischen die Scheiben kommen etwa 250 Zitronen. Durch Drehung der oberen Scheibe drehen sich die Zitronen einmal um die Scheibe, andererseits um sich selbst und so wird auch durch die Reibung an den auf den Platten vorhandenen Erhöhungen das Öl aus den Fruchtschalen gepreßt. In Nizza benutzt man zur Gewinnung des Zitronenöles Messinggefäße, die einen durchlöcherten mit vielen Nadeln versehenen Einsatz haben. Die Früchte werden unter Drehen gegen die Nadeln gedrückt, wodurch die Ölzellen geritzt werden und das ätherische Öl ausfließt. Diese so erhaltenen Öle sind aber dunkler und werden meist nur zum Auffärben heller Öle benutzt. Seltener wird es destilliert, doch kommt ein solches Öl über Zitronenschalen destilliert unter dem Namen Zitronenschalenöl, Oleum Cortiscis Citri, in den Handel; es ist weniger fein von Geruch. Das gepreßte Öl it gelb bis blaßgrünlich, frisch stets trübe. Man kann es sofort klären durch Schütteln mit ein wenig gebrannter Magnesia, doch wird es auch von selbst nach längerem Stehen unter Abscheidung eines weißen Bodensatzes klar. Es ist in absolutem Alkohol, Äther, Chloroform, Benzol und Amylalkohol in jedem Verhältnisse löslich. Es ist von kräftigem Zitronengeruch und ebensolchem, aber nicht scharfem Geschmack. Dichte nach D.A.B. 0,852—0,856. Sein Siedepunkt liegt bei 160°—175°. Es ist dünnflüssig, selbst wenn es etwas verharzt ist.

Es oxydiert namentlich unter dem Einflusse des Lichtes ungemein leicht und nimmt dann, auch wenn es rein war, einen strengen, terpentinartgen Geruch an. Es muß deshalb besonders vorsichtig vor Licht und Luft geschützt aufbewahrt werden. Ein verharztes Öl hat einen sehr unangenehmen Geschmack und ist besonders für Genußzwecke völlig unbrauchbar, da die geringste Menge davon dem Backwerk oder Likören einen widerlichen Geschmack verleiht; es läßt sich wieder einigermaßen auf die Hagersche Art: Schütteln mit Borax, Tierkohle und Wasser (s. Einleitung) verbessern. Gerade das Zitronenöl ist zahllosen Verfälschungen ausgesetzt: es ist deshalb die größte Vorsicht beim Einkauf geboten.

Es kommt in kupfernen Ramieren von 20—40 kg Inhalt oder in verzinnten Blechgefäßen in den Handel und gehört zu den sog. Messinaer und Kalabreser Essenzen.

Bestandteile. 90% Kohlenwasserstoff Limonen; 7—10% Zitral, der wichtigste Bestandteil des Zitronenöles, geringe Mengen Zitronellal. Ferner Spuren von Pinen, Kamphen und Linalyl- sowie Geranylazetat.

Anwendung. In großen Massen zur Bereitung von Blumendüften und Kölnisch-Wasser, ferner zu Likören und sonstigen Genußmitteln.

Prüfung. 1. Seine Hauptverfälschungen sind feines Terpentinöl, Apfelsinen- und Pomeranzenöl. Alle drei sind höchst schwierig mit völliger Gewißheit festzustellen, sie verraten sich fast einzig und allein durch die Geruchprobe.

2. Auf Alkohol s. Allgemeines.

3. Auf Paraffin und zugleich fettes Öl prüft man durch die Löslichkeit in 90 prozentigem Weingeist. Es muß sich in 12 Teilen klar oder bis auf wenige Schleimflocken lösen.

4. Blei oder Kupfer weist man dadurch nach, daß man einem kräftig geschüttelten Gemische von gleichen Teilen Zitronenöl und Wasser einige Tropfen Natriumsulfidlösung zufügt. Die Flüssigkeit wird dunkel gefärbt.

Zitral ist ein Aldehyd, $C_{10}H_{16}O$, gewonnen durch vorsichtige Oxydation des einwertigen Alkohols Geraniol mit Kaliumdichromat und Schwefelsäure. Außer im Zitronenöl findet sich das Zitral bis zu 80% im Lemongrasöl, auch im Pomeranzenöl, Mandarinenöl, Melissenöl und Limettöl. Es ist eine farblose, stark nach Zitronenöl riechende und schmeckende Flüssigkeit, leicht löslich in Weingeist. Es findet namentlich zur Darstellung von Zitronenessenzen für die Limonadensirupbereitung Verwendung. Muß aber stets, um ihm den frischen Geschmack der Zitronen zu geben, mit Zitronenöl gemischt werden. Schimmel & Co. sagen darüber folgendes:

Zu diesem Behuf ist es mindestens mit der zehnfachen Menge besten Zitronenöles zu vermischen. Bei der Berechnung der Ausgiebigkeit ist streng zu berücksichtigen, daß 75 g Zitral an Ausgiebigkeit 1 kg Zitronenöl gleich sind. Folgende Mischung:

75 g Zitral
1000 g Zitronenöl
925 g 95 prozentiger Weingeist
---
zusammen 2000 g

würde an Stärke und Ausgiebigkeit 2 kg Zitronenöl gleichkommen, die Mischung hat überdies den Vorzug, daß sie hinsichtlich der Löslichkeit gar keine Schwierigkeiten bietet, also sofort klare Sirupe liefert und außerdem sich wesentlich besser und länger frisch hält als Zitronenöl.

Zitral muß vor Licht und Luft geschützt aufbewahrt werden, da es sonst Sauerstoff aufnimmt und der Aldehyd in Geraniumsäure übergeht.

Unter der Bezeichnung westindisches Limettöl, Oil of Limette, kommt von Montserrat, Jamaika und Trinidad das goldgelbe, aus den Fruchtschalen von Citrus medica acida durch Pressung gewonnene ätherische Öl in den Handel, das dem Zitronenöle sehr ähnlich ist. Wird nicht Pressung, sondern Destillation angewandt, so erhält man das Oil of limes, ein terpentinölartig riechendes Öl. Das aus der südeuropäischen Limette, Citrus limetta, hergestellte bräunliche Öl, das italienische Limettöl, ähnelt im Geruch dem Bergamottöl.

Zedratöl oder Zedroöl ist eine Mischung von Zitronenöl und anderen ätherischen Ölen.

Oleum Citronéllae. Oleum Melissae indicum.
Ostindisches Melissenöl. Zitronellöl. Bartgrasöl.
Essence de citronnelle. Oil of citronella.

Das Öl wird in Indien, namentlich auf Ceylon und den Straits Settlements durch Destillation einer Grasart, Cymbópogon nardus, auf Java aus Cymbopogon Winterianus, dem Zitronellgras, Kamelheu, das wild wächst und auch angebaut wird, gewonnen. Auf Ceylon wird das Gras dreimal im Jahr, in den Monaten Juni bis Juli, September bis Oktober und Januar bis Februar mit Sicheln geschnitten, zwei Tage an der Sonne getrocknet und in einfach eingerichteten Anlagen durch Dampf destilliert. Abdestilliertes Gras dient zur Feuerung. Das Öl kommt über Galle und Matara in den Handel. Auf Java verarbeitet man frisches Gras, oder man trocknet es 2—3 Tage in dünner Schicht im Schatten, um jede Gärung zu vermeiden, und destilliert in ganz neuzeitlich eingerichteten Destillationsanlagen durch eingeleiteten Dampf. Die Destillierblasen werden sogar durch Eimer, die durch Maschinen in Bewegung gesetzt werden, mit dem klein zerschnittenen Grase beschickt. Auf diese Weise können sehr große Mengen Öl hergestellt werden, doch gibt es auf Java auch viele Kleinbetriebe, die ein sehr gutes Öl liefern sollen. Die Grasrückstände bei der Destillation werden auf Java zu Papier verarbeitet. 1000 kg Gras geben eine Ausbeute von 7 kg ätherischem Öl. Man unterscheidet ein Ceylon- und ein Java-Öl. Das Ceylon-Öl wird von dem Java-Öl übertroffen. Das Java-Öl wird nach dem Gehalt an Geraniol in zwei Sorten gehandelt, einem mindestens 85 prozentigen und einem mindestens 80 prozentigen. Von Formosa gelangt Zitronellöl in den Handel, das einem besseren Java-Öl ähnlich ist.

Das Zitronellöl ist gelblich bis bräunlich, von starkem, lange anhaltendem, kräftigem, an Zitronen- und Melissenöl erinnerndem Geruch. Mitunter ist es von der Gewinnung her durch Kupfer grünlich gefärbt.

Dichte. D.A.B. für Java-Öl 0,880—0,896. Die beste Ware, das sog. Singapore-Öl, bei $d\frac{15°}{15°}$ 0,886—0,900. Die Hauptmenge des Öles, das sog. Lana Batu, bei $d\frac{15°}{15°}$ 0,900—0,920.

Gutes Öl soll mit 1—2 Teilen 80 prozentigem Weingeist eine klare Lösung geben.

Bestandteile. Zitronellal 10—20%. Geraniol. in der Ceylon-Sorte 50 bis 70%, etwas Linalool.

Anwendung. In der Likörbereitung, zur Herstellung von Wohlgerüchen, namentlich für Seifen. Als Vergällungsmittel für fette Öle. Für Vergällungszwecke muß es folgende Bedingungen erfüllen:

1. Farbe und Geruch. Ceylon-Zitronellöl soll eine gelbliche, ölige Flüssigkeit darstellen und einen scharfen Geruch zeigen.

2. Dichte. Die Dichte soll bei 15° zwischen 0,900 und 0,920 liegen.

3. **Löslichkeit in Branntwein.** 10 ccm Zitronellöl sollen bei 20° mit 10 ccm Branntwein von 73,5 Gewichtsprozent eine klare Lösung geben. Auch bei weiterem Zusatze des Lösungsmittels bis zu 100 ccm soll die Mischung klar bleiben oder höchstens weißlich schillern, auch nach sechsstündigem Stehen dürfen sich keine Öltröpfchen abscheiden.

Prüfung. Zitronellöl wird vielfach mit fetten Ölen oder mit Petroleum oder Kerosen vermischt in den Handel gebracht. Diese Beimengungen zeigen sich entweder durch eine zu geringe Dichte oder durch die Lösung in Weingeist. Bei Zusatz von fettem Öle tritt selbst bei der Mischung mit 10 Teilen 80prozentigem Weingeist keine klare Lösung ein, beim Stehenlassen setzen sich die Tröpfchen des fetten Öles ab; ein mit Petroleum versetztes Öl löst sich in 2 Teilen 80prozentigem Weingeist meist klar auf; bei Zusatz von größeren Mengen Weingeist dagegen tritt eine Trübung ein und nach längerer Zeit scheiden sich ungelöste Tropfen ab.

Prüfung auf Kupfer. Man versetzt ein Gemisch von Zitronellöl mit der durch etwas Salzsäure angesäuerten gleichen Menge Wasser mit einigen Tropfen Natriumsulfidlösung, die wäßrige Flüssigkeit darf nicht dunkel gefärbt werden.

Das Zitronellgras und somit auch das Zitronellöl sollen gleich dem Lemongras ein Mittel zur Bekämpfung der gefürchteten Schlafkrankheit sein, indem die Tsetsefliege, Glossina palpalis, die als Überträgerin der Krankheit angesehen wird, Widerwillen gegen diese Grasart hat.

Das **Zitronellal** oder der **Zitronellaldehyd**, $C_{10}H_{18}O$, wird für sich durch vorsichtige Oxydation des im Rosenöl reichlich vorhandenen Zitronellols dargestellt. Es ist eine angenehm riechende Flüssigkeit, die bedeutend ausgiebiger ist als das Zitronellöl.

Oleum Coriandri. Korianderöl. Essence de coriandre. Oil of coriander.

Aus den Früchten von Coriandrum sativum (s. d.) durch Destillation mit Wasserdampf bereitet.

Farblos bis blaßgelb, von angenehmem Koriandergeschmack und Geruch. Dichte 0,870—0,880. Siedepunkt bei etwa 150°.

Mit Jod verpufft es (Vorsicht!) und ist leichtlöslich in 3 Teilen 70prozentigem Weingeist und Eisessigsäure.

Bestandteile. Pinen, Linalool, Zymol, Dipenten, Terpinen, Geraniol, Borneol.

Anwendung. In der Likörbereitung und Zuckerbäckerei.

Oleum Cubebarum. Kubebenöl. Essence de cubèbe. Oil of cubebs.

Aus den Kubebenfrüchten (s. d.) durch Destillation mit Wasserdampf gewonnen.

Farblos, bald gelbgrün bis blaugrün werdend, dickflüssig, von kräftig gewürzhaftem Geruch und Geschmack.

Dichte 0,915—0,930. Konzentrierte Schwefelsäure färbt es braunrot, mit Jod verpufft es nicht.

Bestandteile. Dipenten, Kadinen, Kubebenkampfer.

Anwendung. In der Heilkunde und in der Likörbereitung.

Oleum Cúmini. Kumin- oder Römisch Kümmelöl.
Essence de cumin. Oil of cumin.

Aus den Früchten von Cuminum cýminum (s. d.) durch Destillation mit Wasserdampf gewonnen.

Es ist goldgelb, dünnflüssig, jedoch bald durch Oxydation dick werdend, von kräftigem Geruch und brennendem Geschmack; Dichte 0,890—0,930.

Löslich in 3 Teilen Weingeist. Mit Jod verpufft es nicht, erwärmt sich jedoch unter Ausstoßung schwacher Dämpfe.

Mit Schwefelsäure gibt es eine dunkelrote Färbung.

Bestandteile. Es besteht aus dem sauerstoffreien Zymen, auch Zymol genannt.

geringen Mengen Pinen, Phellandren, Dipenten und dem sauerstoffhaltigen Aldehyd Kuminol, dem Hauptbestandteile des Öles.

Ein aus persischen Kuminfrüchten, wahrscheinlich von Carum grácile abstammend, hergestelltes Öl hat angenehmeren Geruch.

Anwendung. Gegen Nervenerkrankung; in der Likörbereitung.

Oleum Cupréssi sempervréntis. Zypressenöl. Essence de cyprès.

Wird durch Destillation der frischen Blätter und jungen Zweige der Zypresse, Cupressus sempervírens, eines im Orient heimischen und zu den Coniferae, Nadelhölzern, Familie Pináceae, Unterfamilie Cupresseae, gehörenden Baumes gewonnen. Dieser Baum wird in den Mittelmeergegenden Kleinasiens sowie in Südeuropa, Griechenland, aber auch in Chile angepflanzt. Eine andere Zypressenart, Cupressus lusitánica, die etwas mehr Öl liefern soll, wird in Frankreich, Spanien, Portugal und Italien in Gärten angepflanzt.

Ein gelbliches, nicht unangenehm nach Zypressen riechendes Öl, das beim Verdunsten ambraartigen Geruch entwickelt. Dichte 0,868—0,900

Bestandteile. Pinen, Sylvestren und verschiedene Ester.

Anwendung. Gegen Keuchhusten, und zwar tröpfelt man einige Tropfen auf die Kleider und Betten, oder läßt etwas Öl auf heißem Wasser verdunsten. Ferner zur Bereitung von Zimmerduft

Oleum Dracúnculi. Oleum Artemísiae Dracunculi.
Dragon- oder Estragonöl. Essence d'estragon. Oil of estragon.

Durch Destillation des frischen Krautes von Artemisia dracunculus, das in Deutschland viel angebaut wird.

Gelblich, von starkem Geruch und gewürzhaftem, etwas kühlendem Geschmack.

Es hat eine Dichte von 0,936, erstarrt bei $+2°$ und besteht zum Teil aus Methylchavikol, auch Estragol, $C_{10}H_{12}O$, bezeichnet, und Kohlenwasserstoffen.

Anwendung. Zur Bereitung des Estragonessigs. 5 g Estragonöl genügen, um 1 hl Essig kräftigen Dragongeschmack zu geben.

Oleum Eucalýpti. Eukalyptusöl. Essence d'eucalyptus. Oil of eucalyptus.

Durch Destillation der frischen Blätter von Eucalyptus glóbulus und anderen Eukalyptusarten, wie Eucalyptus polybractea, E. dives und E. australiana, odoráta, rostrata, resinifera, aus der Familie der Myrtazeen. Das D.A.B. schreibt nur E. globulus vor. Die Bäume sind ursprünglich in Australien heimisch, werden aber, da man ihnen eine luftreinigende, fieberwidrige Wirkung zuschreibt, in vielen warmen Ländern, z. B. in Britisch-Indien, den malaiischen Schutzstaaten, in Neusüdwales, Algier, Kalifornien angebaut. Gutes Öl ist farblos oder gelblich, dünnflüssig; von starkem, würzigem, an Kampfer und Lavendel erinnerndem Geruch und gewürzhaft-feurigem, etwas kühlendem Geschmack. Siedepunkt 170°—190°. Dichte nach D.A.B. 0,905—0,925. Löslich in 2 Raumteilen 90 prozentigem und 3 Raumteilen 70 prozentigem Weingeist. Mit dem gleichen Teile Phosphorsäure kräftig geschüttelt, wird die Mischung nach einer halben Stunde halbfest oder fest.

Bestandteile. Ein sauerstoffhaltiger Teil Eukalyptol oder Zineol genannt (50—80%), und ein sauerstofffreier, Eukalypten.

Anwendung. Innerlich gegen Erkrankungen des Halses, Asthma, Keuchhusten, auch zu Einatmungen bei Halsleiden, ferner gegen Würmer; innerlich sollte aber wegen der üblen Nebenwirkungen der anderen Bestandteile nur das reine Eukalyptol angewendet werden; äußerlich zu Einreibungen, ferner gegen Mücken und Fliegen, in der Seifenbereitung bei der Herstellung billiger Haushaltseifen und vielfach zum Verschneiden teurer ätherischer Öle. In Australien als sog. Flotationsöl bei der Erzverarbeitung, um Zink- und Bleisulfid zu gewinnen; es hat hier den Zweck, die Sulfidteilchen zu umhüllen, sie darin schwimmen zu lassen (Ölschwimmverfahren), so soll die Ausbeute dadurch bis zu 20% mehr betragen. Jedoch tritt mit dem Eukalyptusöl für diese Verwendungsart ein amerikanisches Fichtenöl (pine oil) in Wettbewerb. das aus der Hartfichte im Süden der Vereinigten Staaten, bzw. aus den Stubben der kanadischen Rotfichte, gewonnen wird; auch ein Ersatzmittel dieser Fichtenöle, ein Kreosotöl, wird in Kanada in großen Mengen als Nebenerzeugnis bei der Destillation des Holzes erhalten.

Nach einer Verordnung des Staates Neusüdwales müssen Flaschen mit Eukalyptusöl für innerlichen Gebrauch die Bezeichnung for human consumption tragen. Das Öl selbst muß farblos oder schwach gelbgefärbt und in 3 Teilen 70 prozentigem Weingeist löslich sein, Dichte 0,910—0,930. Mit $^1/_3$ seines Raumteiles Phosphorsäure gemischt, muß es zu einer halbfesten Masse erstarren.

Prüfung. Mit Jod verpufft es nicht, deshalb ist ein etwaiger Zusatz von Terpentinöl durch die kräftige Reaktion leicht erkennbar. (Vorsicht!)

Das Eukalyptol, Eucalyptolum, Zineol, Eukalyptuskampfer, $C_{10}H_{18}O$. wird durch fraktionierte Destillation des Eukalyptusöles oder der ätherischen Öle verschiedener Melaleucaarten für sich dargestellt und ist in reinem Zustand eine farblose, kampferartig riechende Flüssigkeit mit einer Dichte von 0.923 bis 0,926, welche bei 175°—177° siedet, fast unlöslich in Wasser ist, dagegen in jedem Verhältnisse mischbar mit Weingeist und fetten Ölen. In einer Kältemischung von Eis und Kochsalz erstarrt es vollständig zu langen Kristallnadeln. deren Schmelzpunkt bei —1° liegt. Eine Mischung von gleichen Raumteilen Eukalyptol und flüssigem Paraffin soll vollständig klar sein. Schüttelt man Eukalyptol mit der doppelten Raummenge einer Resorzinlösung (1+1). so wird das Gemisch innerhalb 5 Minuten zu einer festen Kristallmasse.

Das Eukalyptol wird äußerlich gegen rheumatische Leiden, oder um eiternde Wunden keimfrei zu machen, innerlich in kleinen Gaben gegen Lungen- und Halsleiden gebraucht. Ferner an Stelle des Phenols, um Katgut keimfrei zu machen. Katgut muß zu diesem Zwecke tagelang in Eukalyptol liegen.

Prüfung auf Terpentinöl nach D.A.B. Wird eine Lösung von 1 ccm Eukalyptol in 5 ccm Weingeist unter Umschütteln mit Bromwasser vermischt, so dürfen höchstens 10 Tropfen erforderlich sein, um eine etwa eine halbe Stunde lang bleibende Gelbfärbung zu erhalten.

Oleum Foeniculi. Fenchelöl. Essence de fenouil. Oil of fennel.

Gewonnen durch Destillation aus den Früchten von Foeniculum vulgare. Farblos bis blaßgelb. Dichte nach D.A.B. 0,960—0,970; alte Öle erreichen sogar das spezifische Gewicht des Wassers. Infolge eines sehr verschiedenen Gehalts an Stearopten erstarrt es bei verschiedenen Wärmegraden, gewöhnlich bei +5°; es kommen jedoch Öle vor, die schon bei +10°, und wiederum andere, die erst einige Grade unter Null erstarren; Geschmack und Geruch sind angenehm süßlich. Seine Löslichkeit ist verschieden, je nach dem Gehalt an Stearopten, sie schwankt zwischen 1—2 Raumteilen 90 prozentigem Weingeist. Mit Jod verpufft es nicht. Das D.A.B. schreibt ein Öl vor, das nicht unter +5° erstarren soll und sich in der Hälfte seines Raumteiles 90 prozentigem Weingeist klar lösen soll. Anderes soll sich in gleichem Raumteile Weingeist lösen.

Das Elaeopten des Öles ist leichter in Wasser löslich als das Stearopten. daher enthält das destillierte Fenchelwasser fast nur ersteres aufgelöst.

Bei der Destillation darf wegen der leichten Erstarrbarkeit des Öles nicht stark gekühlt werden.

Bestandteile. Pinen, Anethol bis zu 60%, ferner ein Keton Fenchon.
Anwendung. In der Heilkunde als blähungtreibendes Mittel, zur Herstellung von Fenchelhonig; ferner in der Likörbereitung und in etwa 30 prozentiger weingeistiger Lösung als Mittel gegen Läuse.

Óleum Gaulthérjae. Wintergrünöl. Wintergreenöl.
Essence de Winter-green. Essence de betula. Oil of sweet birch. Wintergreen-oil.

Gewonnen durch Destillation der Blätter und wohl auch der Früchte von Gaulthéria procúmbens, dem sog. Bergtee, einer strauchartigen Pflanze aus der Familie der Erikazeen; in Nordamerika, namentlich in Kanada heimisch.

Frisch ist es farblos bis blaßgrünlich, wird aber bald rötlich bis rot.

Dichte 1,180—1,193. Siedepunkt 218°—221°. Löslich in 5—8 Raumteilen verdünntem Weingeist. Der Geruch ist meistens angenehm; doch kommen auch häufig Öle von strengem, unangenehmem Geruch in den Handel.

1 ccm Öl mit 10 ccm 5 prozentiger Kalilauge stark geschüttelt, gibt eine klare, farblose bis etwa gelbliche Lösung.

Bestandteile. Es besteht zu 99% aus Methylsalizylat.

Meist aber wird das in Nordamerika aus der Rinde von der Bétula lenta dargestellte Öl von ganz gleichen Eigenschaften als **amerikanisches Wintergrünöl** in den Handel gebracht, während in Amerika selbst das Öl von G. procumbens beliebt ist.

Schüttelt man Wasser mit etwas Öl von Betula lenta und fügt Eisenchloridlösung zu, so färbt sich die Mischung dunkelviolett.

Prüfung. Die häufigste Verfälschung ist die mit Sassafrasöl. Man mischt 5 Tropfen Öl mit 10 Tropfen konzentrierter Salpetersäure. Ist Sassafrasöl zugegen, so färbt sich die Flüssigkeit in einer Minute tief blutrot und scheidet danach ein braunes Harz ab; Gaultheriaöl zeigt diese Färbung nicht (Hager).

Der **salizylsaure Methyläther**, Salizylsäuremethylester, Methylsalizylat, Methylum salicylicum, Oleum Gaultheriae artificiále, $C_6H_4OHCOOCH_3$, läßt sich künstlich darstellen durch Destillation eines Gemenges von 2 Teilen Methylalkohol, 2 Teilen Salizylsäure und 1 Teil Schwefelsäure und bildet eine eigentümlich riechende Flüssigkeit von 0,180 bis 0,185 Dichte und 221°—224° Siedepunkt. Anfangs farblos, allmählich gelblich werdend. Löslich in 6—8 Raumteilen 70 prozentigem Weingeist, mischbar mit fetten und ätherischen Ölen.

Anwendung. Zur Herstellung von Blumendüften, zu Mundwässern, zu Seifen; als Zusatz zu Fruchtäthern. Eine Menge von 20—30 g auf einmal genommen soll tödlich wirken.

Das künstlich hergestellte Wintergrünöl dient als Vergällungsmittel, Denaturierungsmittel für fette Öle, und zwar 200 g auf 170 kg Öl.

Oleum Geránii rósei. Geraniumöl.
Essence de géranium. Oil of rose geranium.

Unter dieser Bezeichnung kommen sehr verschiedenwertige Öle in den Handel, die durch Destillation von Geraniumarten aus der Familie der Geraniazeen, und zwar durch Destillation der Blätter gewonnen werden.

Man unterscheidet im Handel 1. französisches, es wird in Südfrankreich aus den Blättern von Geranium odoratíssimum oder Pelargonium odoratum, nach anderen von Pelargonium rádula gewonnen und gleich dem algerischen über Marseille in den Handel gebracht.

2. **Afrikanisches**, von Pelargonium róseum.
3. **Spanisches**.
4. **Réunion**.
Der Weltverbrauch wird auf 30000 kg im Jahre geschätzt. Am wertvollsten sind die besten spanischen Sorten.

5. **Türkisches Geraniumöl, Idrisöl, Palmarosaöl, Rusaöl, Roshaöl, Nimaröl oder Motiaöl, Oleum Palmaerosae, Essence degéranium des Indes, Oil of palmarosa** ist überhaupt kein echtes Geraniumöl, sondern ein Destillat eines in Indien angebauten Grases Andropogon Schoenánthus (Cymbópogon Martini Stapf), das viel zur Verfälschung des Rosenöles verwendet wird. Es kommt in kupfernen Ramieren in den Handel und ist infolge eines Kupfergehaltes häufig grün gefärbt.

Die Destillation geschieht in Vorderindien in der Nähe von Ellichpur im Bezirk Amraoti, Provinz Berar, im Oktober, und zwar in bauchigrunden kupfernen oder in hohen eisernen Destillierblasen. Am Ufer von Bächen errichtet man steinerne Öfen, in die man die Blasen, meist drei bis vier nebeneinander, einsetzt. Durch den Deckel der Blase wird ein im Winkel zusammengesetztes, mit einer Schnur umwickeltes Bambusrohr geführt, das in eine kupferne Vorlage mündet. Die Vorlage steht in einem hölzernen Rahmen bis zum Hals in dem fließenden Wasser des Baches und wird durch Pflöcke festgehalten. Das Wasser des Baches wird gewöhnlich etwas unter der Destillieranlage gestaut, um den Wasserstand zu erhöhen, und um die Vorlagen häuft man Steine, damit die Vorlagen von dem Wasser gründlich umspült werden.

Soll nun destilliert werden, füllen die Arbeiter in die Blasen bis zu einer gewissen Höhe Wasser und pressen durch Festtreten so viel Palmarosagras, Motia genannt, d. h. kostbar wie eine Perle, hinein, wie nur möglich. Darauf wird der Deckel aufgesetzt, das Bambusrohr in die Öffnung gefügt und alles mit einem Kleister aus Bohnenmehl, Udidmehl genannt, Lehm und Wasser verschmiert. Nun wird das Feuer angezündet, der Inhalt der Blase zum Kochen gebracht und 2—3 Stunden im Kochen erhalten. Die Destillation ist beendigt, wenn die Arbeiter ein tiefklingendes Geräusch vernehmen, dadurch hervorgerufen, daß der Dampf die mit Kondensationswasser angefüllte Vorlage durchstreicht. Jetzt wird die Blase durch Begießen mit kaltem Wasser abgekühlt, Deckel und Bambusrohr werden entfernt, die Vorlage aus dem Wasser genommen und das Öl abgeschöpft. Eine Blase ergibt etwa 0,3 l Öl. So werden im Laufe des Tages 5—6 Destillationen vorgenommen und die erhaltenen Erzeugnisse miteinander gemischt. Beim Absetzenlassen scheidet das Öl gewöhnlich Kupfersalze aus (Abb. 421). In dem westlich von Amraoti gelegenen Bezirke Kandesch ist die Bereitungsweise des Öles dieselbe, nur baut man die Destillationsblasen nicht in steinerne Öfen ein, sondern bringt über der Blase ein Dach an. Als Verschluß der Blase bedient man sich hier eines großen Stückes Holz. Das Öl kommt im Oktober zum Versand, und zwar von Kandesch aus in Ledersäcken, Pakkals genannt, nach Bombay oder Surat. Durchschnittlich werden im Jahr etwa 150000 engl. Pfund zu 453,6 g erzeugt.

Man hat auch begonnen, das Öl durch Destillation mittels Dampf zu gewinnen, wodurch die Ausbeute erhöht wird.

6. **Das Gingergrasöl, Sofiaöl, ostindisches Geraniumöl**, hat nur eine sehr entfernte Ähnlichkeit mit Ol. Geranii rosei, stammt ebenfalls nicht von Geraniumarten, sondern auch von Andropogonarten ab, ist aber bedeutend minderwertiger als Palmarosaöl. Es wird auf dieselbe Weise hergestellt wie das Palmarosaöl, und zwar meistens, nachdem das Palmarosaöl gewonnen ist, aus

einer Grasart, dem Gingergras, die in dem Heimatlande bezeichnenderweise Sofia, d. h. gering, minderwertig, genannt wird. Diese Grasart unterscheidet sich botanisch von dem Palmarosagras. Die botanischen Unterschiede sind jedoch bisher noch nicht so festgestellt, daß man die beiden Arten im getrockneten Zustand auseinanderhalten kann. Dagegen soll es leicht sein, sie an ihren Stand-

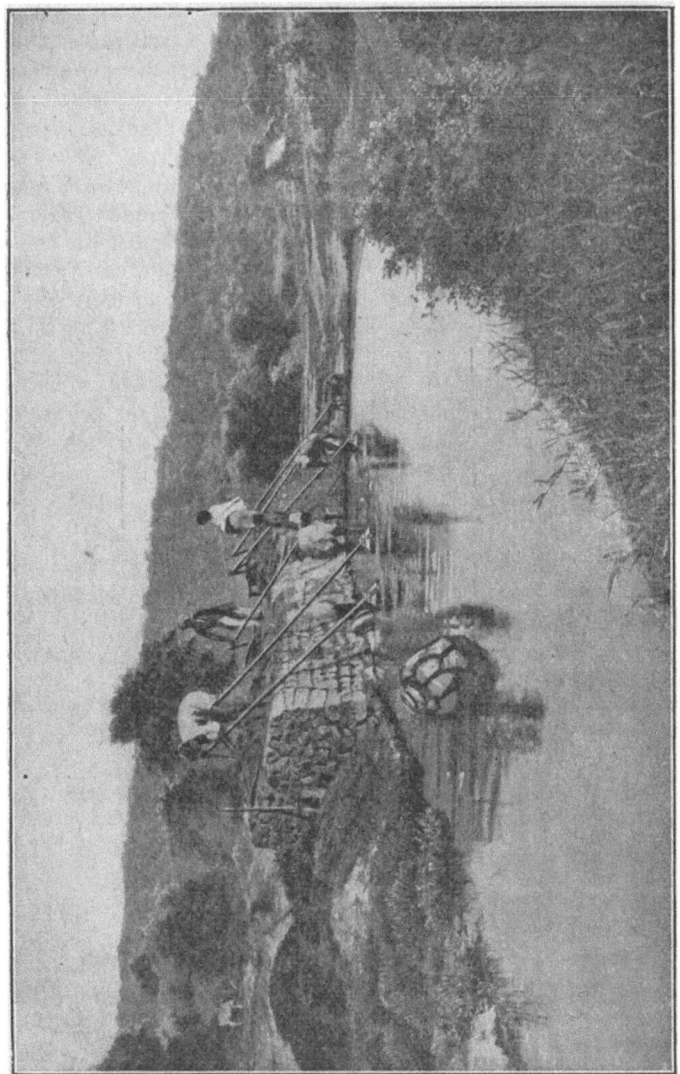

Abb. 421. Destillation von Palmarosaöl in der Nähe von Ellichpur, Bezirk Amraoti, Provinz Berar in Vorderindien

orten zu unterscheiden, indem sie sich auf gleichem Boden, also unter denselben Wachstumsbedingungen ganz verschieden entwickeln, da sie in den Anforderungen an Boden und Witterung voneinander abweichen.

Es kann nur als Wohlgeruch für Seifen benutzt werden.

Die echten Rosengeraniumöle sind gelb bis bräunlich, zuweilen auch grünlich, die feinsten Sorten meist bräunlich, zuweilen dickflüssig; von rosenähnlichem, in den feinsten Sorten oft dem Rosenöle fast gleichem Geruche.

Der Siedepunkt liegt zwischen 216° und 220°. Dichte 0,890—0,905. Es scheidet, unähnlich dem Rosenöl, erst bei —16° ein wenig Stearopten ab; gute Öle müssen sich in 3 Teilen 70prozentigem Weingeist lösen.

Bestandteile. Geraniol, Zitronellol und Ester dieser. Außerdem Phenyläthylalkohol, ein wesentlicher Bestandteil des Rosenöls.

Anwendung vielfach als Ersatz, aber auch zur Verfälschung des teuren Rosenöls (s. d.). In der Heimat des Öles äußerlich gegen Gliederreißen, Kopfschmerzen, Hautkrankheiten und gegen Kahlköpfigkeit, innerlich tropfenweise auch gegen Gallenleiden. Ferner stellt man daraus die Attars her, alkoholfreie Blumendüfte, deren Grundstoff das Sandelholzöl ist.

Zur Verfälschung des Rosenöls wird das Öl mit Gummiarabikumschleim geschüttelt und dem Sonnenlicht ausgesetzt, es wird dadurch heller.

Prüfung. Das sog. türkische Geraniumöl aus Ostindien kommt bis zu 20% mit Kokosöl verfälscht in den Handel. Man erkennt diese Verfälschung, indem man ein Probierröhrchen mit dem fraglichen Öle mehrere Stunden in eine Eis- oder Kältemischung stellt: hierbei scheidet sich das Kokosöl als eine weiße, feste Masse ab.

Der wichtigste Bestandteil des Geraniumöles und des Palmarosaöles, das Geraniol, $C_{10}H_{17}OH$, ein einwertiger Alkohol, wird auch für sich dargestellt. Schimmel & Co. gewinnen es aus dem Zitronellöl. Nach anderem Verfahren wird das Öl mit dem gleichen Gewichte feingepulvertem, frisch geschmolzenem Kalziumchlorid verrieben, wobei eine Erwärmung auf etwa 40° eintritt.

Oleum Jasmini. Jasminöl. Essence de jasmin.

Dieses Öl ist nicht durch Destillation der Jasminblüten, Jasmin. odoratissimum oder grandiflorum mit Wasserdampf zu erhalten, läßt sich aber durch besondere Behandlung der durch Absorption gewonnenen Jasminpomade aus dieser absondern.

Bestandteile. Jasmon, Benzylazetat, Linalool, Linaloolazetat, Geraniol, Anthranilsäuremethylester u. a. m.

Es wird auch synthetisch dargestellt und dieses eignet sich vorzüglich zur Darstellung des Extrait de Jasmin (10:1000). Ein so dargestelltes Extrait ist sehr fein von Geruch und sehr haltbar, weil es frei ist von allen Fettbestandteilen, die in dem gewöhnlichen Extrait nie fehlen. Man erhält ein künstliches Jasminöl auch durch Auflösen von 5 g Anthranilsäuremethylester in einer Mischung von 65 g Benzylalkohol, 20 g Essigsäurebenzylester und 10 g Linalool. Auch das Benzylazetat, ein Hauptbestandteil des Jasminöles, wird künstlich hergestellt. Es ist eine farblose Flüssigkeit von angenehmem Geruch.

Oleum Iridis. Irisöl. Veilchenwurzelöl.
Essence d'iris concrète. Beurre de viol. Oil of orris.

Wird gewonnen durch Destillation der gut ausgetrockneten Florentiner Veilchenwurzeln, der Iriswurzelstöcke, in denen es nur in sehr geringer Menge (0,1%) enthalten ist, oder wohl auch durch Extraktion. In den Fabriken in Grasse werden jährlich etwa 300000 kg Iriswurzelstöcke auf Irisöl verarbeitet. Es ist für gewöhnlich butterartig fest, von gelber Farbe und feinem, sehr starkem Veilchengeruch. Erst bei etwa 40° wird es flüssig, erstarrt aber schon bei 28°. In Weingeist ist es leicht löslich, scheidet jedoch in konzentrierter Lösung nach einiger Zeit Stearopten, Myristinsäure, aus. Trennt man diese Ausscheidung durch Filtration von der Lösung, so ist der Geruch weit feiner. Das Irisöl ist lange haltbar, doch tut man gut, es in Weingeist gelöst aufzubewahren.

Bestandteile. Iron, Myristinsäure, verschiedene Ester.

Anwendung. Nur zur Herstellung von Blumenduft, da wegen seiner sehr großen Ausgiebigkeit der hohe Preis nicht in Betracht kommt. **Man hüte sich bei seiner Verwendung vor dem Zuviel.** Von der Firma Schimmel & Co. wird ein auch in der Kälte flüssig bleibendes Irisöl, welches die 10 fache Stärke des gewöhnlichen butterartigen Öles besitzt, in den Handel gebracht. Es ist von weit feinerem Geruch und für die Darstellung hochfeiner Blumendüfte sehr zu empfehlen.

Als der hauptsächlichste Bestandteil des Veilchenwurzelöles wurde das Iron, ein Keton, erkannt, das etwa zu 12% darin enthalten ist. Als man die chemische Verwandtschaft des Irons mit dem Zitral nachwies, versuchten Prof. Tiemann und Dr. Krüger das Iron aus dem Zitral künstlich herzustellen. Sie erhielten bei ihren Versuchen allerdings nicht das Iron, sondern einen isomeren Körper, den sie wegen seines wunderbaren Veilchengeruches Jonon nannten, indem Veilchen auf griechisch ion heißt.

Das Jonon. $C_{13}H_{20}O$, siedet bei 12 mm Druck zwischen 126° und 128°, hat ein spezifisches Gewicht von 0,9351 bei 20°, und löst sich leicht in Weingeist, Äther, Benzol und Chloroform.

Wegen der so sehr großen Ausgiebigkeit wird das Präparat von der Firma Haarmann & Reimer, welche die Darstellung zuerst übernommen hat, in 20 prozentiger weingeistiger Lösung in den Handel gebracht. Es zeigt einige besondere Eigentümlichkeiten. Öffnet man ein längere Zeit luftdicht verschlossen gewesenes Gefäß mit Jonon, so zeigt sich anfangs keine Spur von Veilchengeruch, auch damit hergestellte Verdünnungen zeigen kaum Veilchengeruch; läßt man aber die Mischung längere Zeit stehen und namentlich etwas Luft hinzutreten, so entwickelt sich der Duft der frischen blühenden Veilchen auf das wunderbarste. Ein einziger Tropfen 20 prozentiger Jononlösung auf ein Stückchen Fließpapier geträufelt, erfüllt ein Zimmer mit kräftigem Veilchengeruch. Über die Anwendung des Jonons sei noch bemerkt, daß man auf 1 kg herzustellendes Extrait 5—10 g Jonon rechnet. Man tut gut, daneben ein wenig Irisöl und Veilchenwurzelessenz und etwas Jasminextrait zu verwenden; auch ganz geringe Mengen von Moschus sind zu empfehlen. Ausgezeichnet ist das Jonon ferner zur Auffrischung und Verstärkung von echtem, aber schwachem Extrait de Violette. Nach Erlöschen des Patentrechtes werden verschiedene dem Jonon gleichwertige Stoffe in den Handel gebracht wie 20 prozentige Neoviolonlösung „Schimmel & Co." und **Violarin**, die billiger sind.

Oleum Juníperi Fructuum. Auch Oleum Juniperi Baccarum.
Wacholderöl. Wacholderbeeröl.
Essence de baies de genièvre. Oil of juniper.

Wird bereitet aus den reifen, zerquetschten Früchten, den Zapfenbeeren des Wacholders, entweder durch Destillation mit salzhaltigem Wasser oder durch hindurchgeleiteten Wasserdampf. Erstere Art liefert ein gelbliches, letztere ein wasserhelles Öl. Es ist mäßig dünnflüssig, von kräftigem Wacholdergeruch und brennendem Geschmack.

Dichte nach D.A.B. 0,856—0,876. Siedepunkt von 155°—280°.

Mit $^1/_2$ Raumteil absolutem Alkohol gibt es eine klare Mischung, die sich auf Zusatz von mehr Alkohol trübt. Mit 10 Teilen Weingeist von 90% erhält man eine trübe Lösung. Das Öl wird durch Lagern immer schwerer löslich.

Mit Jod verpufft es (**Vorsicht!**), doch sollen ganz farblose Öle dies zuweilen nicht tun.

Aus Ungarn kommt ein geringwertiges Öl in den Handel, dessen Dichte meist geringer ist. Es ist ein Nebenerzeugnis bei der Herstellung des Wacholderschnapses.

Bestandteile. Pinen, Wacholderbeerkampfer, Kadinen und Terpineol.

Anwendung. Als harntreibendes Mittel, in der Likörbereitung und zu Haarwässern.

Aufbewahrung. Wacholderbeeröl verharzt leicht, muß deshalb sorgfältig vor Licht und Luft geschützt aufbewahrt werden.

Oleum Juníperi Ligni. Wacholderholzöl. Krummholzöl. Kranewittöl.
Essence de bois de genièvre.

Soll bereitet werden durch Destillation der Zweige und Blätter des Wacholders; in Wirklichkeit aber meist nur, indem man Terpentinöl mit diesen zusammen destilliert.

Kommt aus Ungarn zu uns; es steht im Geruch zwischen Terpentinöl und Wacholderbeeröl, gleicht auch in seinem sonstigen Verhalten dem Terpentinöle.

Anwendung. Als Volksheilmittel zu Einreibungen.

Oleum Ivae. Ivaöl. Essence d'ive.

Gewonnen durch Destillation des frischen, blühenden Krautes von Achilléa moschata. Das Öl besitzt eine grünblaue bis dunkelblaue Farbe und einen kräftigen, würzigen, fast betäubenden Geruch und pfefferminzähnlichen Geschmack.

Dichte 0,932—0,934.

Bestandteile. Lineol und Ivaol, zwei sauerstoffhaltige Körper. Ferner ein noch nicht näher erforschter Aldehyd.

Anwendung. In der Likörbereitung, Ivalikör.

Oleum Laûri aethéreum. Oleum Baccárum Laûri aethéreum.
Oleum Laûri aethereum e Foliis. Ätherisches Lorbeeröl.
Essence de baies de laurier. Essence de feuilles de laurier.

Wird bereitet durch Destillation aus den zerkleinerten Lorbeerfrüchten, worin es zu etwa 1% vorhanden ist bzw. aus den Blättern (e Foliis), worin es bis zu 2,5% vorkommt. Dichte 0,924—0,925.

Bestandteile. Pinen, Eugenol.

Anwendung. In der Likörbereitung.

Oleum Lavándulae. Lavendelöl. Essence de lavande. Oil of lavender.

Wird aus den frischen Lavendelblüten gewonnen, und zwar entweder durch Destillation über freiem Feuer oder besser durch schnelle Destillation mit Wasserdampf (s. d.), namentlich in Südfrankreich und in England. Zu beachten ist, daß die Lavendelblüten bei der Destillation nicht in dem kochenden Wasser liegen, auch nicht den Boden und die Wandungen der Destillierblase berühren dürfen. Aus diesem Grunde verwendet man durchlöcherte metallene Einsätze, oder bringt über dem Wasser in der Destillierblase einen Siebboden an, worauf die Blüten gelegt werden. Es kommt in sehr verschiedenwertigen Sorten in den Handel, hervorgerufen durch Behandlung, Bodenbeschaffenheit und die Beschaffenheit des Wassers, das zur Destillation verwendet wurde, indem dieses nur ganz geringen Salzgehalt aufweisen darf.

Von den englischen sind die feinsten Sorten die von Mitcham, Hitchin, Dorset und Canterbury. Hier wird der Lavendel im großen angebaut und nur die abgestreifte Blüte zur Destillation verwendet.

In Südfrankreich, vor allem in den Departements Basses-Alpes, Hautes-Alpes, Alpes maritimes, Vaucluse und Drôme dient hauptsächlich der wildwachsende Lavendel zur Herstellung, doch sind auch hier, derzeitig angeregt durch die Firma Schimmel & Co., mehr und mehr große Flächen mit Lavendel angebaut worden. Aus diesem angebauten Lavendel erzielt man ein besseres

Öl als aus dem wildwachsenden. Die beste Sorte, welche ebenfalls nur aus abgestreiften Blüten hergestellt wird, führt den Namen Mont Blanc.

Erfahrungsgemäß sind diejenigen Öle die feinsten, welche in der größten Höhe, bis zu 1500 m, destilliert wurden, da Lavendel in niedriger Höhenlagen verkümmert. Man beurteilt den Wert des Öles nach seinem Gehalt an Linalylazetat, der bei Durchschnittsölen mindestens 30% betragen muß. Das D.A.B. verlangt ein Öl von mindestens 33,4% Linalylazetat. Es sind auch Öle im Handel, die einen Estergehalt von 50% erreichen. Die Destillation wird meist gleich an Ort und Stelle durch fahrbare Destillationsgefäße vorgenommen. Das französische Öl kommt über die Marktplätze Barrême, Orpierre, Laragne. Digne, Apt. Luc-en-Diois. Séderon und Sault in den Handel.

Bei den gewöhnlicheren Ölen werden die Stengel mitdestilliert. Auch eine Bastardpflanze, eine Kreuzung von Lavendel und Spik, **Lavandin** genannt, wird in großen Mengen mitverarbeitet, wodurch der Wert des Lavendelöles bedeutend verringert wird.

Durchschnittlich werden jährlich 100000 kg Lavendelöl hergestellt. Auch in Südaustralien, in Viktoria, in der Nähe von Melbourne wird Lavendelöl destilliert. In Frankreich stellt man nach dem unter Olea aetherea angegebenen Extraktionsverfahren statt des Lavendelöles auch ein **Lavande concrète** her.

Gutes Lavendelöl ist blaßgelb, zuweilen etwas grüngelblich; von angenehmem, feinem Lavendelgeruch und gewürzhaftem, brennendem Geschmack. Dichte nach D.A.B. 0,877—0,890. Siedepunkt 200°

Das anfangs dünnflüssige Öl verharzt sehr rasch, wird dick und bekommt einen unangenehmen Geruch. Es muß sehr sorgfältig vor Licht und Luft geschützt aufbewahrt werden.

Bei Lavendelöl, das zur Herstellung von Blumenduft und Kölnisch-Wasser gebraucht wird, muß vor allem der Geruch über seine Güte entscheiden.

Bestandteile. Linalylazetat, $CH_3COOC_{10}H_{17}$, der wertvollste Bestandteil, ferner andere Ester des Linalools und Geraniols, Kumarin und Zineol, dieses letzte namentlich in den englischen Ölen, und Karyophyllen.

Anwendung. Zur Herstellung von Blumenduft. In der Likörherstellung. Geringere Sorten in der Lackbereitung und Porzellanmalerei.

Prüfung. 1. Eine Verfälschung mit **Terpentinöl** läßt sich durch die Löslichkeit in Weingeist nachweisen.

Reines Lavendelöl gibt bei 20° mit 3 Teilen 70prozentigem Weingeist eine völlig klare Lösung, mit Terpentinöl versetztes nicht.

2. Die Prüfung auf **Alkoholzusatz** geschieht am besten mittels der Tanninprobe, da altes Lavendelöl eine saure Reaktion zeigt und Fuchsin löst; frisches tut dies nicht.

3. Lavendelöl darf mit Wasser angefeuchtetes blaues Lackmuspapier nicht rot färben.

Óleum Lavándulae Spicae oder Oleum Spicae. Spieköl.
Essence d'aspic. Oil of spike.

Es kommt das in Südfrankreich, in den Departements Basses Alpes, Bouches du Rhone, Drôme, Gard, Hérault, Var und Vaucluse und in Spanien gewonnene ätherische Öl von Lavandula latifolia in den Handel. Es ist gelblichgrün, von terpentinartigem, nur schwach an Lavendel erinnerndem Geruch. Dichte 0,905—0,918. Ein gutes Öl muß sich bei 20° in 15—20 Teilen 60prozentigem Weingeist klar lösen. Geringwertige Öle lösen sich in 1½—3 Raumteilen 70prozentigem Weingeist.

Anwendung. Zu Einreibungen. In der Porzellanmalerei und überall da. wo es sich um ein geringwertigeres Lavendelöl handelt.
Spanien stellt jährlich etwa 8000 kg her. Frankreich etwa 25000 kg.

Óleum Lináloes. Linaloeöl. Linaloeholzöl. Azeliaöl.
Essence de linaloé ou de licari. Oil of linaloe.

Dieses zur Herstellung von Blumendüften, namentlich zur Bereitung des Maiglöckchenduftes unentbehrlich gewordene Öl kommt von Mexiko und Französisch-Guyana, Kayenne, in den Handel, und zwar die größte Menge von Mexiko, wo es besonders am Flußlaufe des Rio Balsa, auch Rio Mescala genannt, gewonnen wird. Diese Sorte wird aus dem in Scheiben zerschnittenen Holze von zwei verschiedenen aber sehr ähnlichen Burserazeen, Búrsera delpechiána und B. aloéxylon, bereitet. Die erstere, die spanisch benannte Linaloe, soll fast ausgerottet sein, und so wird die mexikanische Sorte vor allem von B. aloexylon, dem „Copal limon" gewonnen. Mitunter werden auch die fleischigen, grünlichen bis rötlichen Beerenfrüchte zur Destillation mitverwendet. 40—60 Jahre alte Bäume sollen das beste Öl liefern. Jüngere Bäume werden mit der Axt verletzt, wodurch sich reichlich ätherisches Öl als krankhafte Ausscheidung bildet. Das von Kayenne kommende, auch Azeliaöl genannt, stammt nach Moeller von Ocotea caudata, oder von Licaria guianensis, Familie der Laurazeen, ab. Nach Holmes soll die Stammpflanze Protium altissimum sein. Trotz der verschiedenen Abstammung gleichen beide Öle sich fast, nur ist der Geruch des Kayenneöles noch feiner. Das Kayenneöl wird in den Wäldern aus dem in Späne zerschnittenen Holz über freiem Feuer oder mit Wasserdampf destilliert und von den Eingeborenen auf kleinen Booten auf den Flüssen nach Kayenne gebracht, wo es gereinigt wird. Das Öl ist fast wasserhell, dünnflüssig, in 2—3 Teilen 70 prozentigem Weingeist löslich; von starkem, erst in großer Verdünnung angenehmem Geruch und angenehm gewürzhaftem Geschmack. Es kommt auch ein Linaloeöl aus Samen bereitet auf den Markt. Dieses ist bedeutend minderwertiger und ist schon an dem Geruche zu erkennen.

Bestandteile. Linalool. Linalooloxyd, Geraniol, Terpineol.

Anwendung findet es nur zur Herstellung von Blumenduft.

Das Öl gewinnt durch längere Lagerung. Es wird in Kanistern von 16—17 kg Inhalt verpackt, von denen je zwei in eine Kiste gestellt werden.

Óleum Mácidis. Óleum Myrísticae aethereum.
Muskatblütenöl. Ätherisches Muskatöl. Mazisöl.
Essence de macis. Oil of mace.

Das ätherische Öl der Mazis, teils in seiner Heimat aus frischer Mazis bereitet, teils auch bei uns aus getrockneter Ware. Letzteres ist aber weniger fein von Geruch. Es ist goldgelb, später rötlich, von kräftigem Mazisgeruch und anfangs mildem, hinterher brennendem Geschmack.

Dichte nach D.A.B. 0,860—0,925. Siedepunkt bei 160°—200°. Löslich in 3 Teilen 90 prozentigem Weingeist.

Das D.A.B. läßt jedoch unter der Bezeichnung Oleum Myristicae aethereum auch das aus den Samen gewonnene Öl Ol. Nucis moschatae aetherum zu.

Bestandteile. Ein leichter Kohlenwasserstoff Mazen. Pinen. Dipenten, sauerstoffhaltiges Myristizin und Myristikol, Myristinsäure.

Anwendung. Als Heilmittel gegen Gallensteine und als harntreibendes Mittel; in der Likörbereitung, in der Fein- und Zuckerbäckerei und zur Herstellung von Blumenduft.

Óleum Majoránae. Majoranöl.
Essence de marjolaine. Oil of sweet marjoram.

Entweder aus dem frischen oder dem getrockneten Majorankraute durch Destillation mit Wasserdampf bereitet. Aus frischem Kraut ist es grünlich, aus getrocknetem gelblich. Wird meist in Spanien destilliert.
Anfangs dünnflüssig, bald dunkler, dicker, zuletzt fast zähe werdend.
Geruch etwas kampferartig; Geschmack gewürzhaft, kühlend.
Mit 2 Teilen 90prozentigem Weingeist gibt es eine klare Mischung.
Dichte 0,890—0,910. Siedepunkt 163°.
Es setzt bei längerer Aufbewahrung in der Kälte zuweilen harte, dem Thymol ähnliche Kristalle ab, die als Majorankampfer bezeichnet werden.
Mit Jod tritt nur schwache Reaktion ein.
Anwendung. Fast nur in der Likör- und Seifenbereitung.

Óleum Melíssae. Melissenö.. Essence de mélisse. Oil of balm.

Durch Destillation des frischen Melissenkrautes (s. d.) gewonnen. Das Öl besitzt einen angenehmen, etwas zitronenartigen Geruch, ist gelblich, schwach sauer, weshalb die Fuchsinprobe nicht anwendbar ist. von 0.890—0,925 Dichte, in 2—3 Teilen Weingeist von 90% löslich.

Nach Schimmel & Co. ist das im Handel befindliche Ol. Melissae niemals reines Melissenöl, sondern entweder ein durch fraktionierte Destillation aus dem Zitronellöl gewonnenes Erzeugnis oder ein über Melissenkraut destilliertes Zitronenöl.

Bestandteile. Zitral, Zitronellaldehyd.
Anwendung. Zur Herstellung von Karmelitergeist und Blumenduft.

Óleum Ménthae críspae. Krauseminzöl.
Essence de menthe crépue. Oil of spearmint.

Durch Destillation mit Wasserdampf aus dem frischen oder getrockneten Krauseminzkraute gewonnen. Eine bessere Ausbeute wird aus frischem, blühendem Kraut erzielt. Noch größer ist die Ausbeute, wenn nur die Blätter oder gar nur die Stengelspitzen während der Blütezeit destilliert werden. Farblos oder gelblich bis grünlich, rasch dick und dunkler werdend. von kräftigem Geruch und starkem, bitterem, brennendem Geschmack.

Dichte 0,920—0,940. Mit 90prozentigem Weingeist ist es in gleichen Teilen mischbar; in 1—1,5 Teilen eines Gemisches gleicher Raumteile von 90prozentigem Weingeist und verdünntem Weingeist ist es löslich, bei weiterer Verdünnung wird die Lösung weißlich bis trübe. Mit Jod verpufft es nicht.

Man unterscheidet im Handel deutsches, englisches, amerikanisches, russisches und auch ungarisches Krauseminzöl. Das englische und amerikanische Öl werden größtenteils nicht aus der Krauseminze, sondern aus der Mentha viridis destilliert, Spearmintöl. Große Anpflanzungen hiervon sind in Michigan und Indiana.

Bestandteile. Karvon, Limonen, Phellandren und Pinen.
Anwendung. In der Heilkunde und in der Likörbereitung. In Amerika als Zusatz zu Zuckerwaren und Kaugummi.

Prüfung. Das amerikanische ist häufig schlecht von Geruch und vielfach mit Terpentinöl oder Sassafrasöl verfälscht; die Beimengungen sind durch das Löslichkeitsverhältnis in Weingeist erkennbar. Auch das russische ist häufig verfälscht.

Óleum Menthae piperítae. Pfefferminzöl.
Essence de menthe poivrée. Oil of peppermint.

Durch Destillation des Pfefferminzkrautes (s. d.) gewonnen, und zwar die feinsten Sorten nur aus den abgestreiften frischen Blättern.

Das Kraut soll während der Blütezeit gesammelt werden und wird am besten im frischen Zustande destilliert, da das getrocknete Kraut ein geringeres Öl liefert und die Ausbeute viel kleiner ist. Allerdings ist das aus getrocknetem Kraute hergestellte Öl haltbarer, da beim Trocknen leicht verharzende flüchtige Teile durch den Luftsauerstoff in nichtflüchtige Harze übergeführt und so nicht mitdestilliert werden.

Das erste Destillat ist, wenn aus frischem grünlich, wenn aus trockenem Kraute bräunlich, doch kommt es meist in rektifiziertem Zustande, häufig sogar als bisrectificatum, doppelt rektifiziert, in den Handel.

Rektifiziertes Öl ist farblos, höchstens schwach gelblich oder grünlich, mäßig dünnflüssig, von kräftigem, angenehmem Pfefferminzgeruch und gleichem, anfangs feurigem, darauf stark kühlendem Geschmack.

Dichte nach D.A.B. 0,895—0,915. Siedepunkt 190°—200°.

Mit gleichen Teilen Weingeist von 90% gibt es eine klare Mischung, die sich auf Zusatz von mehr Weingeist meistens etwas trübt. In 5 Teilen verdünntem Weingeist soll es klar löslich sein. Auf weiteren Zusatz soll höchstens schwache Opaleszenz eintreten.

Jod reagiert nicht darauf.

Das Öl besitzt eine saure Reaktion; bei der Prüfung auf Alkohol muß die Tanninprobe angewandt werden.

Die Hauptsorten sind englisches, deutsches, amerikanisches, französisches, japanisches oder chinesisches und auch russisches Pfefferminzöl.

Von diesen waren die englischen Öle am höchsten geschätzt; es machen ihnen jedoch die guten deutschen Öle den Rang streitig, so daß einzelne Fabriken und Geschäftshäuser, z. B. die in Gnadenfrei und Schimmel & Co., für ihre beste Ware höhere Preise erzielen, als selbst die besten englischen Marken.

England baut die Pfefferminze in einer etwas anderen Spielart als Deutschland an, namentlich in der Grafschaft Surrey (Mitcham und Hitchin), wo Öl von meist sehr guter Beschaffenheit gewonnen wird. Die Pflanzen werden aus Wurzeln gezogen und im Mai eingesetzt. Man erntet im September, wenn sich auf den Blättern ein roter Rost zeigt. Die Pflanzung kann 4—5 Jahre benutzt werden, liefert jedoch im zweiten Jahre die beste Ernte. Bei der Destillation soll man dort sehr vorsichtig verfahren, indem man die letzten Destillationsübergänge von den ersten, die einen feineren Geruch besitzen, trennt. Die besten englischen Marken sind Mitcham, Lincolnshire und Cambridge, jedoch werden auch geringere Sorten von England aus in den Handel gebracht. In England werden jährlich etwa 5000 kg Pfefferminzöl hergestellt.

Meist fallen die amerikanischen Sorten gegen die besten deutschen und englischen ab. Dort werden in den Staaten Michigan, Neuyork und Indiana sehr große, in Wayne County Oregon, Washington geringere Mengen gewonnen. Dieses Öl hat vielfach, selbst wenn es nicht verfälscht ist, einen unangenehmen Geruch. Die Ursache soll in einem übelriechenden Unkraut, Echterites praealta, liegen, das zwischen der Minze wächst und beim Abschneiden und Einsammeln des Krautes nicht davon getrennt wird. Es wird jedoch auch von einigen Fabriken größere Sorgfalt beim Einsammeln verwendet; so kommen auch von dort gute, sogar vorzügliche Öle in den Handel. Beliebt sind namentlich die Marken Fritzsche Brothers, Parchale und Hotchkiss. Leider ist ein großer Teil des amerikanischen Öles außerdem verfälscht, und zwar mit Terpentinöl, Sassafras- oder Kopaivabalsamöl. Man zieht in Amerika die Pflanzen ebenfalls aus Wurzeln und beginnt mit der Ernte im August, die bis Mitte September dauert. Meist bleibt die Pfefferminze auf dem Acker bis zu 7 Jahren stehen, jedoch wird das Land nach jeder Ernte aufgepflügt, und es bilden dann die Ausläufer im folgenden Jahre neue Pflanzen. Schimmel & Co. bringen durch Rektifikationen und besondere Verfahren aus gutem amerikanischen Pfefferminzöl ein Pfefferminzöl in den Handel, das den besten englischen Ölen vollständig gleichwertig ist.

Das französische Pfefferminzöl kommt für Deutschland kaum in Betracht. Es wird in Grasse und im Tal des Var gewonnen und in Frankreich meistens selbst verbraucht. In Frankreich wird eine Abart der Mentha piperita die Mentha piperita var. rubescens angebaut. Die Gewinnung von Pfefferminzöl beträgt in Frankreich jährlich etwa 30000 kg.

Das japanische oder chinesische Pfefferminzöl spielt wegen seines bedeutenden Mentholgehalts eine große Rolle. Es soll von einer anderen Menthaart, der Mentha javanica, nach anderen Mentha piperáscens oder arvénsis, **Black mint** genannt, abstammen und kommt von der nördlich liegenden Insel Hokkaido oder Jesso und der Hauptinsel Hondo über Yokohama und Kobe in den Handel. Die Pflanze wird an den Abhängen von Hügeln angebaut, und zwar hauptsächlich in den Bezirken von Okayama, Hiroshima, Yamagata und vor allem auf Hokkaido, wo 90% der ganzen Anpflanzungen sind. Auch auf Formosa hat man Pfefferminze angebaut und Öl daraus hergestellt.

Das japanische Pfefferminzöl wird aus getrocknetem Kraute hergestellt und ist so stark stearoptenhaltig, daß es entweder schon bei gewöhnlicher Wärme starr ist, oder doch schon bei $+12°$ bis $15°$ C lange, spießige Kristalle seines Stearoptens Menthol absetzt. Es kommt vielfach in kleinen Fläschchen unter dem Namen Pohoöl in den Handel. Meist aber ist dieses Pohoöl flüssig und besteht dann aus dem bei der Bereitung des Menthols abgeschiedenen flüssigen Teile des Öles. Der größte Teil des Öles wird in Japan gleich auf Menthol verarbeitet, so daß meist mentholfreies Öl unter der Bezeichnung Oil in den Handel kommt, und zwar in Kisten von 12 Büchsen, jede zu 5 Pfund.

Das russische Pfefferminzöl wird im Kaukasusgebiet meist in einer Höhe von 500 m gewonnen. Es löst sich in verdünntem Weingeist schlecht auf.

Bestandteile. Das Pfefferminzöl besteht neben einem flüssige Kohlenwasserstoffe enthaltenden Teile vor allem aus einem sauerstoffhaltigen, dem sog. Pfefferminzkampfer oder Menthol (mindestens 50,2%); daneben enthält es ein Keton Menthon, Valeraldehyd, Isovaleriansäure, Hexylenalkohol ($C_6H_{11}OH$), Phellandren, Zineol und verschiedene Ester des Menthols.

Bei der **Prüfung** des Pfefferminzöles auf seine Güte müssen 1. Geruch und Geschmack das Hauptmerkmal bilden. Bei den deutschen und englischen Sorten handelt es sich überhaupt nur um mehr oder weniger feinen Geruch, seltener um eigentliche Verfälschungen. Anders liegt die Sache bei dem amerikanischen; hier ist eine strenge Prüfung durchaus am Platze.

2. Zuerst gibt die Löslichkeitsprobe in Weingeist (1+1) einen Anhalt. Terpentinöl, Eukalyptusöl verringern die Löslichkeit bedeutend. Terpentinöl verrät sich schon bei genauer Geruchsprüfung, besser aber noch durch sein Verhalten gegen Jod. (Vorsicht!)

3. Kopaivabalsam wird erkannt, indem man ein wenig Öl mit starker Salpetersäure erhitzt; reines Öl bräunt sich allerdings, bleibt aber nach dem Erkalten dünnflüssig. Bei Gegenwart von Kopaivaöl wird es infolge Verharzung desselben dickflüssig.

4. Auf **Sassafrasöl** prüft man mittels der Hagerschen Schwefelsäure-Weingeistprobe (s. Einleitung). Selbst bei wenigen Prozent ist die Farbe des Weingeistes, namentlich nach dem Kochen, dunkelrot..

Das **Menthol** scheidet man aus dem japanischen Öl, **Torioroschi** genannt, vermittels starker Kälte, die man durch Mischung von zerstoßenem Eis und Kochsalz erzeugt, ab. Es kommt in der Verpackung in den Handel wie das japanische Pfefferminzöl. Es bildet weiße Kristalle, die durch vorsichtiges Schmelzen und Ausgießen in Metallformen die Form der Mentholstifte erhalten.

Reines **Menthol** hat einen dem Pfefferminzöl ähnlichen Geruch und brennenden, später kühlenden Geschmack. Es bildet farblose Kristallnadeln oder Säulen, schmilzt bei 42°—44° C und siedet ohne Zersetzung bei 212°. In Wasser ist es nahezu unlöslich, erteilt ihm aber seinen Geruch und Geschmack, sehr leicht löslich ist es in Weingeist, Äther, Schwefelkohlenstoff, Chloroform, Eisessig und konzentrierter Salzsäure. Es ist chemisch ein sekundärer Alkohol, ein Hexahydrothymol von der Formel $C_{10}H_{20}O$ und verbindet sich mit Sauerstoffsäuren zu Estern. Um **Menthol vom Pfefferminzöl** in weingeistiger Lösung zu unterscheiden, fügt man langsam einige Tropfen verdünnte Jodtinktur hinzu. Schüttelt man um, so wird sich nach wenigen Augenblicken bei Vorhandensein von Pfefferminzöl die Flüssigkeit entfärben, was bei Menthol nicht geschieht.

Menthol wird auch synthetisch hergestellt z. B. aus Thymol, Piperiton, Metakresol und Azeton oder aus einem Gemisch von Neomenthol, Isomenthol und Neoisomenthol durch Erhitzen mit Alkalimetallen oder Leichtmetallen wie Magnesium.

Das **Menthol** wird gegen Kopfschmerz, Ischias und andere derartige Leiden angewendet und wird in ziemlich bedeutenden Mengen zur Bereitung von Mentholstiften gebraucht. Ferner zu Eiskopfwässern, zu Mundwässern und Mundwasserpastillen, mit Lanolin zusammen gegen Frostbeulen, als Zusatz zu Schnupfpulvern und auch gegen Läuse. Auch als fäulnishemmendes Mittel, als Antiseptikum, ist es empfohlen worden.

Auf **Verfälschung mit Paraffin**, die vor allem in den Mentholstiften vorkommt, prüft man durch Aufstreichen auf weißes, glattes Papier, es darf kein Fettfleck zurückbleiben.

Coryphinum, Coryphin ist Äthylglykolsäurementholester, eine farblose, fast geruchlose Flüssigkeit, die in Wasser unlöslich, jedoch löslich in Weingeist ist. Sie findet Verwendung gegen Schnupfen.

Óleum Nucis moschátae aethéreum. Ätherisches Muskatnußöl.
Essence de muscade. Oil of nutmeg.

Durch Destillation der Muskatnüsse gewonnen. Farblos bis schwach gelblich, von 0,890—0,930 Dichte und einem Siedepunkte von 135°.

Der Geruch ist dem der Muskatnüsse gleich; der Geschmack feurig-gewürzhaft. Mit Jod verpufft es (**Vorsicht!**) und ist in Schwefelsäure mit dunkelroter Farbe löslich.

Bestandteile. Pinen, Kamphen, Dipenten, Zymol, Terpineol und Myristizin, ein giftiger Körper, der bei 150° überdestilliert.

Anwendung. In der Likörbereitung.

Óleum Opopanax. Opopanaxöl. Essence d'opopanax.

Das Opopanaxöl wird nicht aus dem echten Opopanax-Gummiharz aus Persien und Südeuropa, als dessen Stammpflanze man die Umbellifere Opopanax chironium annimmt, gewonnen, sondern aus einem Burserazeen-Gummiharze, dem Burserazeen-Opopanax, abstammend von Commiphoraarten, besonders Commiphora erythraea. Dieses Burserazeen-Opopanax ist der Bisabol-Myrrhe identisch, die von der Somaliküste, in Häuten verpackt, in den Handel kommt. Es bildet braune oder rötlichgelbe Massen mit kräftigem Geruche, die sich in Weingeist nur zum Teil lösen. Ausbeute 6—10% eines grüngelben Öles, von angenehmem, balsamischem Geruche. Dichte 0,870—0,905. Siedepunkt, unter Zersetzung, 200°—300°. In gleichen Teilen 90 prozentigem Weingeist klar löslich.

Anwendung. Zur Herstellung von Blumendüften.

Die Bezeichnung Opoponax ist falsch, da das Wort von dem griechischen panax = Heilmittel für alles und opós = Saft gebildet ist.

Oleum Origani crétici. Spanisch-Hopfenöl. Kretisch Dostenöl.
Essence d'origan de Crète. Oil of cretian.

Durch Destillation des Herba Origani cretici mit Wasserdampf hauptsächlich auf Cypern gewonnen. Kommt meist über Triest und Smyrna in den Handel. Das Öl ist etwas dickflüssig, gelblich bis rotbräunlich, von würzigem Geruch und brennendem Geschmack. Löslich in 3 Raumteilen verdünntem Weingeist. Der Geruch des Smyrna-Öles ist milder, herrührend von einem Gehalt an Linalool.

Dichte 0,920—0,980. Löst Jod ohne Verpuffung.

Bestandteile. Zymol, Karvakrol. Das Triester Öl ist bedeutend reicher an Karvakrol, es enthält davon bis zu 85%.

Anwendung. Als zahnschmerzlinderndes Mittel. Ferner als Gewürz.

Oleum Pátchouli. Patschuliöl. Essence de patchouli. Oil of patchouly.

Gewonnen durch Destillation der Blätter und jungen Zweige von Pogostemon patchouli, einer in Ostindien, in den Straits Settlements, auf Penang und der Provinz Wellesley angebauten Labiate, die auf den Philippinen heimisch ist und hier Cablan genannt wird.

Man unterscheidet im Handel Penangöl und französisches Patschuliöl. Jedoch werden auch in Deutschland große Mengen Patschuliöl destilliert. Zuweilen kommt ein kristallinisches Öl, das besonders reich an dem im Öl enthaltenen Patschulikampfer ist, in den Handel. Diese Sorte soll einen besonders kräftigen Geruch haben. In Indien ist die Destillation des Öles sehr eingeschränkt, da sie nicht lohnend genug ist.

Das Öl ist gelb oder grünlich, später braun werdend, ziemlich dickflüssig und von außergewöhnlich starkem, für sehr viele Menschen fast unerträglichem Geruche. Dichte 0,975—0,995.

Bestandteile. Kadinen, Patschulialkohol, Patschulen.

Anwendung. Bei der Herstellung von Blumenduft, doch darf es hier nur in sehr starken Verdünnungen angewendet werden. Die indischen Destillate sind für feinere Blumendüfte untauglich.

Es teilt mit dem Moschus die Eigentümlichkeit, daß es, in ganz unendlich kleinen Mengen anderen Riechstoffen zugesetzt, den Geruch dieser kräftigt und gewissermaßen mehr hervorhebt.

Prüfung. 1. Es muß in gleichem Teil 90 prozentigem Weingeist klar löslich sein, sonst kann man auf Verfälschung mit Zedernholzöl schließen.

2. Auch Verfälschung mit Phthalsäureester ist beobachtet worden, man erkennt sie an der Dichte, die über 1,000 liegt.

Oleum Petroselíni Foliórum. Petersilienblätteröl.
Essence de persil. Oil of parsley.

Die frischen Petersilienblätter liefern bei der Destillation mit Wasserdampf 0,06—0,08% dünnflüssiges, gelbgrünes Öl, von kräftigem Petersiliengeruch. Dichte 1,043—1,101.

Bestandteile. Apiol, Pinen.
Anwendung. Zur Bereitung von Suppenwürzen. Gegen Kopfläuse. Das aus den Petersilienwurzeln destillierte ätherische Öl besitzt einen weit weniger ausgeprägten Petersiliengeruch als das der Blätter.

Óleum Piméntae. Piment- oder Nelkenpfefferöl.
Essence de piment. Oil of pimenta.

Durch Destillation der Pimentfrüchte gewonnen. Es ist gelblich, später braun werdend und von kräftigem, angenehmem, dem Gewürznelkenöle sehr ähnlichem Geruche. Diesem ist es auch chemisch und physikalisch fast gleich. Es enthält hauptsächlich Eugenol, daher ist die Fuchsinprobe nicht anwendbar. Dichte 1.024—1.055.
Bestandteile. Eugenol.
Anwendung. In der Likörbereitung, und um Seifen Wohlgeruch zu verleihen.

Oleum Piméntae acris. Oleum Myrciae. Bayöl.
Essence de bay. Oil of bay.

Wird gewonnen durch Destillation der Blätter, der beerenartigen Früchte und der jungen Zweigspitzen von Pimenta acris, einem Baum aus der Familie der Myrtazeen, der in Westindien heimisch ist und dort meist strauchartig angebaut wird. Man läßt die Sträucher gewöhnlich nur 2 m hoch werden. Die Einsammlung wird im Juni und Juli vorgenommen, da zu dieser Zeit der Gehalt an ätherischem Öl am größten ist. Es sollen auch die Blätter anderer verwandter, lorbeerartiger Bäume, wie Myrcia coriácea und Myrcia imbrayána, dazu benutzt werden. Jedoch dürfen nicht die nach Zitronen riechenden Blätter der sog. lemoncilla oder false Bay darunter sein, da das Öl sonst nicht zu gebrauchen ist. Die Bäume wachsen hauptsächlich auf der Insel Dominika, die als eigentliche Heimat anzusehen ist, ferner auf Portoriko und St. John, auch auf Montserrat, Antigua, St. Lucia, Jamaika und Barbuda. Auf St. Thomas wächst die Baypflanze nicht. St. Thomas bezieht die Blätter und jungen Zweigspitzen von der benachbarten Insel St. John. Das Öl ist dünnflüssig, gelb bis gelbbräunlich, von würzigem, an Nelken und Lorbeeren erinnernden Geruch und brennendscharfem, gewürzhaftem, etwas bitterem Geschmack. Dichte 0,965—0,985. In Weingeist ist es nicht völlig klar löslich.

Bestandteile. Eugenol. Methyleugenol. Myrzen. Zitral. Phellandren. Chavikol.

Anwendung. Zur Bereitung des künstlichen Bayrums, eines beliebten Kopfwaschmittels. Man kann diesen selbst darstellen, wenn man 1 Teil Bayöl oder mehr und 4—5 Teile Rumessenz mit 1000 Teilen feinstem 60 prozentigen Weingeist mischt und nach einigen Tagen filtriert. Es empfiehlt sich, terpenfreies Öl zu verwenden.

Oleum Resédae. Resedablütenöl. Essence de reseda.

Wird durch Dampfdestillation der frischen Resedablüten, R. odorata, gewonnen, in einer Ausbeute von 0,002%. Bei gewöhnlicher Wärme ist es butterartig fest, von ungemein strengem, erst in sehr großer Verdünnung angenehmem Geruch und dunkler Färbung. Schimmel & Co. stellen ein Reseda-Geraniol her, indem sie mit 500 kg Resedablüten 1 kg Geraniol destillieren.
Anwendung. Zur Herstellung von Blumendüften.

Óleum Rhódii Ligni. Rosenholzöl.
Essence de bois de rose. Oil of rhodium.

Es wird gewonnen durch Destillation des Wurzelholzes zweier auf den Kanarischen Inseln wachsenden Winden, Convolvulazeen von Convólvulus scopárius und floridus, Retamon oder Lena Noel genannt. mit Wasser. Die Rückstände werden zur Herstellung der Rosenholzperlen verarbeitet. Das Öl ist gelblich, später bräunlich, dickflüssig; der Geschmack gewürzhaft, nicht milde wie Rosenöl. Es kommt vielfach ein Gemisch von Rosenöl mit Zedernholzöl oder Sandelholzöl als Rosenholzöl in den Handel.

Anwendung. Ersatz für Rosenöl bei der Bereitung von Blumenduft, und um Seifen Wohlgeruch zu geben. Als Mäusevertilgungsmittel.

Óleum Rósae oder Rosárum. Rosenöl.
Essence de roses. Oil of roses.

Durch Destillation frischer Rosenblütenblätter, entweder wie in Bulgarien vielfach über freiem Feuer, oder wie in Frankreich und Deutschland mit Wasserdampf gewonnen. Es werden verschiedene Arten der Rosen verwandt, vor allem die Zentifolie, Rosa damascéna und Rosa alba, hier und da auch Rosa moschata; in Frankreich die Provencerose, Rosa provincialis. In Bulgarien mischte man vielfach die weißen Rosen, gül genannt, mit den roten Rosen, tscherwen gül von Rosa damascena, verwendet nunmehr aber gewöhnlich nur die roten, weil die weiße Rose mehr Wachsteile und schwächeren Geruch hat.

Das Haupterzeugungsland des in den Handel kommenden Rosenöls ist Bulgarien, und zwar sind es die Täler am südlichen Abhange des Balkans, die Gegenden von Karlowa, Kasanlyk, Eski Sagra, Brezowo und Philippopel. wo der Anbau der Rosen und die Herstellung des Rosenöls in großartigem Maßstabe betrieben wird.

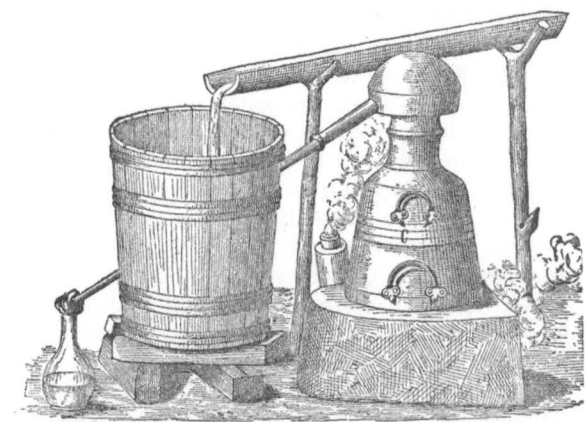

Abb. 422. Destillierapparat für Rosenöl in Bulgarien.

Vor allem ist es der Ort Rahmanları, der zur Zeit der Blüte wie in einem Rosengarten liegt, und wo alljährlich etwa 700 000 kg Blüten verarbeitet werden. Der Versand geschieht in flachrunden Flaschen aus verzinntem Kupfer von $1/2$—3 kg Inhalt, seltener in kleinen viereckigen, außen mit Gold verzierten Kristallfläschchen, die nur wenige Gramm enthalten.

Die Darstellung geschieht in folgender Weise. Man sammelt frühmorgens die eben aufgebrochenen Blüten, die man unmittelbar unter dem Kelch abbricht, bringt sie in Körben oder Holzküpen sofort nach den Destillierstellen, um Gärung der Blätter zu vermeiden, und destilliert sie in Mengen von 20 bis 25 kg mit Wasser aus kupfernen Blasen. Solcher Destillierblasen sind in Bulgarien über 7000 in Gebrauch, die 6 000 000 kg Blüten verarbeiten (Abb. 422). Etwa 3200 kg Blüten liefern 1 kg Rosenöl. Außer diesen meist sehr einfachen Betrieben, ein kleiner Schuppen stellt den ganzen Herstellungsraum dar, sind auch einige dreißig neuzeitlich eingerichtete Fabriken in Betrieb.

Die geringe Menge des auf der Oberfläche des Destillationswassers schwimmenden Öles wird gesammelt und das Wasser dann beiseitegesetzt. Während der kälteren Nachtstunden scheiden sich aus dem Wasser noch kleine Mengen

Öl ab, die dann ebenfalls gesammelt werden. Die Ausbeute wird sehr verschieden angegeben, mag auch durch Bodenbeschaffenheit usw. stark beeinflußt werden, immer aber ist sie nur sehr klein. Großen Einfluß auf die Ernte hat die Witterung. Bei kühlem Wetter und bedecktem Himmel ist der Ertrag größer, da die heiße Sonne das Öl in den Zellen leichter verdunstet. Das zurückbleibende Kondensationswasser wird zu Mitteln für die Hautpflege und für die Likörbereitung verkauft. Die in den verschiedenen Bezirken Bulgariens gewonnenen Öle weichen in ihrer Zusammensetzung voneinander ab, so in dem Stearoptengehalt und dem Geruche. Die Handelshäuser aber, die die Öle aufkaufen, mischen sie, so daß eine gleichmäßige Beschaffenheit erreicht wird.

Auch in Persien wird ein, selbst bei höherer Wärme noch salbenartiges, aber ungemein feines Rosenöl hergestellt, doch kommt diese Sorte nicht in den europäischen Handel. Ebenfalls kommen für den Handel nicht die in Ägypten gewonnenen Mengen in Betracht. Dagegen nimmt die Gewinnung und Ausfuhr des Rosenöles in Kleinasien, Anatolien, immer zu, es werden diese Öle auch, da sie gewöhnlich nicht so verfälscht sind, höher bezahlt. In der Türkei werden jährlich etwa 1000 kg Rosenöl hergestellt. Vor allem geschieht die Gewinnung in der Gegend von Burdur und Isparta. Hier werden vorwiegend rosafarbige Blüten angebaut, da der Wert der dunkelroten Hafisrose, deren Anbau in den meisten Bezirken von seiten der Regierung verboten ist, nur gering ist. Die Herstellung geschieht von den anatolischen Bauern in Einzelbetrieben, die den bulgarischen ähnliche Destillationsanlagen verwenden. In dem größten Betriebe in Isparta sind 12 solcher Destillierapparate aufgestellt. Man destilliert von Mitte Mai bis Mitte Juni und erzielt aus 10 kg Rosen 1 Miskal (4,811 g) Rosenöl, bei trockener Witterung dagegen sind für 1 Miskal Öl etwa 20 kg Rosen erforderlich. Das Öl wird von dem Rosenwasser mit dünnen Glasröhren vorsichtig abgezogen oder mit kleinen Löffeln abgeschöpft. Das Rosenwasser findet im Lande selbst für religiöse Zwecke Verwendung, ferner in der Schönheitspflege, zu Genußmitteln und Näschereien.

Das in Frankreich, wo immer mehr die Mairose angebaut wird, gewonnene Rosenöl, das von ganz besonderer Feinheit des Duftes ist, kommt für uns nicht in Betracht, da es gänzlich in den dortigen großen Fabriken für Blumendüfte verbraucht wird. In Deutschland hat die Firma Schimmel & Co. in Miltitz-Leipzig zwischen Leipzig und Dürrenberg große Rosenpflanzungen anlegen lassen, und inmitten dieser eine eigene Destillation errichtet. Das auf diese Weise gewonnene Öl ist von unübertroffener Feinheit des Geruches und von weit größerer Ausgiebigkeit als das bulgarische Rosenöl. Neben der Gewinnung des Öles wird in der Fabrik ein sehr konzentriertes und völlig haltbares Rosenwasser bereitet; auch die Herstellung von Rosenpomade wird betrieben. Hier geben 5000—6000 kg Rosenblätter 1 kg Rosenöl.

Auch in Griechisch-Mazedonien betreibt man den Anbau der Rosen.

Rosenöl ist gelblich bis gelb, zuweilen etwas grünlich, infolge eines kleinen Kupfergehaltes aus den Destillations- und Aufbewahrungsgefäßen; dickflüssig, bei einer Wärme von 20° von der Dicke des Olivenöls. Bei etwa +16°, bei manchen Ölen bei 18° bzw. 24° fängt es an, Stearopten auszuscheiden, das infolge seines leichten spezifischen Gewichtes in dünnen, stark lichtbrechenden Kristallen auf der Oberfläche schwimmt, bei 12,5° muß es reichlich Abscheidung von Stearoptenkristallen aufweisen, bei etwa +5° erstarrt es zu einer salbenartigen, durchscheinenden Masse, die schon durch die Wärme der Hand wieder zum Schmelzen gebracht werden kann. Siedepunkt 230°. Das D.A.B. verlangt bei 30° eine Dichte von 0,848—0,863. Rosenöl bedarf zu seiner völligen Lösung in 90 prozentigem Weingeist 90—100 Teile.

Der Geruch ist sehr stark, in reinem Zustande fast betäubend, und tritt erst bei großer Verdünnung in seiner ganzen Lieblichkeit hervor.

Bestandteile. In seinem flüssigen Teil Geraniol, Zitronellol und geringe Mengen Ester dieser beiden Alkohole. Ferner Phenyläthylalkohol, $C_6H_5C_2H_4OH$. Das feste Stearopten, wovon 12—33% im Öl enthalten sind, ist ein geruchloser, zu den Paraffinen gehörender Kohlenwasserstoff. Schimmel & Co. bringen ein stearoptenfreies, bei 0° noch flüssiges Rosenöl in den Handel: es gibt klarbleibende weingeistige Lösungen.

Anwendung. Zur Herstellung von Blumendüften, zu Likören und anderen Genußzwecken.

Das Rosenöl unterliegt zahllosen Verfälschungen. Bei den Eigenschaften des Rosenöles können nur sehr wenige andere ätherische Öle zu seiner Verfälschung benutzt werden. Es sind dies vor allem die Geranium- und Pelargoniumöle (s. d.), hier und da auch das Rosenholzöl. Ferner sollen auch das Guajakholzöl von Bulnésia Sarmiénti, das einen teerosenartigen Geruch hat, und künstliche Ester zur Verfälschung genommen werden.

Die Prüfung geschieht in folgender Weise:

1. Zuerst auf Alkohol mittels der Tanninprobe, da Fuchsin auch von reinem Öle gelöst wird, oder dadurch, daß man das Öl mit Wasser ausschüttelt. War Alkohol zugesetzt, so wird das spezifische Gewicht des Öles nach dem Ausschütteln eine Zunahme aufweisen.

2. Auf Beimengung von fettem Öle.

3. Auf Walrat. Dieser Zusatz geschieht häufig, um den durch die Beimengung anderer Öle verminderten Erstarrungspunkt wieder auf den richtigen Grad zu bringen. Walrat bleibt beim Verdunsten von einigen Tropfen Öl in einem Uhrgläschen zurück. Auch läßt sich bei der Erstarrung ein solcher Zusatz erkennen, indem die Walratkristalle sich nicht nur an der Oberfläche bilden, sondern durch die ganze Masse anschießen. Erwärmt man ein solches Öl nach seinem völligen Erstarren vorsichtig in einem Gefäß mit Wasser von 20°—25°, so bleiben die Walratkristalle ungelöst.

4. Fremde Öle weist man nach, indem man in ein Uhrgläschen einige Tropfen des zu untersuchenden Öles bringt, daneben ein zweites Uhrglas mit einigen Jodkristallen stellt und nun beide mit einer Glasglocke bedeckt. Nach einigen Stunden beobachtet man auf einer weißen Unterlage die Farbe des Öles; sie zeigt sich unverändert, wenn das Öl rein, dagegen gebräunt, wenn andere Öle zugesetzt waren.

Oder nach Hager werden 5 Tropfen Öl in einem kleinen Zylinder mit 28 Tropfen Schwefelsäure gemengt, nach dem Erkalten mit 10—12 ccm Weingeist versetzt und bis zum Kochen erwärmt. Reines Rosenöl gibt eine klare, braune Lösung; bei einem Zusatz von anderen Ölen erscheint sie trübe und setzt beim Erkalten braune Harzteile ab. Eine weitere Probe ist: Man verdünnt 1 Teil Rosenöl mit 5 Teilen Chloroform und 20 Teilen Alkohol und läßt eine Stunde stehen. Nach dem Filtrieren darf mit Wasser angefeuchtetes Lackmuspapier nicht gerötet werden. Guajakholzöl weist man auch durch das Mikroskop nach. Beim Abkühlen des Öles zeigt Guajakholzöl längere Nadeln, die durch eine Mittellinie geteilt sind. Aus allem ersieht man, daß es nicht genügt, nur eine Probe auf Reinheit vorzunehmen, sondern man ist gezwungen, stets ganz ausführlich zu prüfen.

Von Schimmel & Co. werden verschiedene Rosenölersatzmittel in den Handel gebracht, die für die Herstellung von Blumendüften und als Wohlgerüche für Seifen von großer Bedeutung sind. Ein mit Geraniol destilliertes Rosenöl (500 kg Rosen, 1 kg Geraniol), ferner ein **synthetisch zusammengesetztes Rosenöl** von vorzüglicher Beschaffenheit in bezug auf Geruch und Ausgiebigkeit und außerdem **Rote Rose**, die als Grundstoff ein aus den Miltitzer Rosen gewonnenes Extrakt enthält.

Auch das Zitronellol, $C_{10}H_{19}OH$, der wichtige Bestandteil des Rosenöles, kommt für sich dargestellt in den Handel. Es ist eine farblose, angenehm rosenartig riechende Flüssigkeit. die ebenfalls als Ersatz für Rosenöl Verwendung findet.

Reuniol, Roseol und **Rhodinol** sind Gemische von Zitronellol und Geraniol, die meist aus Geraniumölen gewonnen werden.

Rosenwachs gewinnt man bei der Herstellung von konkretem Rosenöl nach dem Extraktionsverfahren mit Petroleumäther. Es ist eine harte, olivgrüne Masse, die in Petroleumäther, Benzin, Chloroform und Schwefelkohlenstoff völlig löslich ist, aber nur zum Teil löslich in Weingeist und Äther. Schmelzpunkt 55°—58°

Óleum Rosmaríni oder Óleum Anthos. Rosmarinöl.
Essence de romarin. Oil of rosemary.

Wird durch Destillation des frischen, blühenden, wildwachsenden, aber auch angebauten Rosmarinkrautes gewonnen; namentlich liefern Spanien und hier die Provinzen Murcia und Malaga, die Türkei, Dalmatien und Frankreich, und zwar dieses die geschätzteste Sorte. bedeutende Mengen. In Frankreich destilliert man in gebirgigen Gegenden auch in fahrbaren Destillierblasen, die in der Nähe von Gewässern aufgestellt werden; als Heizstoff verwendet man den abdestillierten Rosmarin. Das Öl ist farblos bis gelblich, dünnflüssig, von starkem kampferartigem Geruch und gewürzhaftem, bitterem, zugleich kühlendem Geschmack. Dichte nach D.A.B. 0,895—0,915. Siedepunkt 166°

Mit Jod erwärmt es sich nur schwach ohne Verpuffung.

In ¼ Teil 90 prozentigem Weingeist muß es sich klar lösen. Geringwertiges italienisches Öl löst sich erst in etwa 3 Teilen.

Bestandteile. Pinen, Zineol, Kampfer, Borneol, Kamphen.

Anwendung. In der Heilkunde, namentlich äußerlich zu Einreibungen und zu Bädern, seltener innerlich in ganz kleinen Mengen als anregendes Mittel; in großen Gaben kann es gefährlich, selbst tödlich wirken.

Da man dem Öle vielfach Fehlgeburt, Abortus. fördernde Wirkung zuschreibt. so ist bei seiner Abgabe. auch wegen seiner schädlichen Einwirkung auf den Körper, größte Vorsicht geboten.

Weiter wird es verwendet bei der Herstellung von Kölnisch-Wasser und Blumenduft, um Seifen wohlriechend zu machen und als Vergällungsmittel für fette Öle.

Prüfung. Das Rosmarinöl ist häufig mit Terpentinöl verfälscht; diese Beimengung erkennt man an seinem Verhalten zu Jod (Vorsicht!) und durch die Löslichkeitsprobe.

Oleum Rutae. Rautenöl. Essence de rue. Oil of rue.

Dargestellt aus dem frischen, blühenden Kraute der Gartenraute, Ruta graveolens, durch Destillation mit Wasserdampf. Wird hauptsächlich in Algier und Spanien destilliert. Frisch farblos bis gelblich, meist schillernd, von kräftigem, würzigem

Geruch und etwas bitterem Geschmack. Es löst sich in 2—4 Teilen Weingeist von 70%. Dichte 0,833—0,847. Siedepunkt 218°—240°. Bei +8° soll es völlig erstarren.
Bestandteile. Methylnonylketon und Methylheptylketon.
Anwendung. Zu Kräuteressig und Haarwässern.

****† Óleum Sabínae.** Sadebaum- oder Sevenbaumöl.
Essence de sabine. Oil of savin.

Durch Destillation der Blätter und jungen Zweige von Juniperus sabina mit Wasserdampf gewonnen.

Frisch farblos bis gelblich, dünnflüssig, aber rasch dick und braun werdend, von starkem, fast ekelhaftem Geruch und bitterem, scharfem Geschmack.

Dichte 0,907—0,930. Es verpufft mit Jod (Vorsicht!), in 0,5 Teilen Weingeist von 90% ist es löslich.

Bestandteile. Kadinen und als wertvollster das Sabinol.

Anwendung. In der Heilkunde, und zwar wegen seiner Giftigkeit nur in sehr kleinen Gaben. Es darf im Einzelverkauf unter keiner Bedingung abgegeben werden.

Prüfung. Von dem häufig zugesetzten Terpentinöl unterscheidet es sich durch seine Löslichkeit in Weingeist.

Óleum Salviae. Salbeiöl. Essence de sauge. Oil of sage.

Durch Destillation des frischen Salbeikrautes (s. d.) mit Wasserdampf gewonnen. Große Mengen liefert Spanien und hier besonders die Provinzen Murcia und Malaga. Die Ausbeute beträgt 1,3—2,5%. Frisch ist es farblos bis gelblich oder grünlich, dünnflüssig, später dick werdend. Geruch stark würzig; Geschmack gleichfalls.

Dichte 0,915—0,930. Siedepunkt bei 130°—160°.

Mit Weingeist ist es in jedem Verhältnisse mischbar. Mit Jod erwärmt es sich nur mäßig unter Ausstoßung gelber Dämpfe.

Bestandteile. Pinen, Zineol, Thujon, Borneol. Der Träger des Geruches ist das Thujon.

Anwendung. Hier und da in der Heilkunde, innerlich in kleinen Gaben; zu Acetum aromaticum, zu Mundwässern und in der Branntweinbereitung.

** Óleum Sántali. Óleum Ligni Santali. Sandelholzöl.
Essence de santal. Oil of sandal-wood.

Man unterscheidet ostindisches und westindisches Sandelholzöl. Das ostindische wird durch Destillation des gelben Sandelholzes mit Wasserdampf gewonnen. Und zwar in Deutschland von Schimmel & Co., die ein Öl von 94% Santalol $C_{15}H_{23}OH$ liefern, im übrigen aber nur in Ostindien (Mysore). Das D.A.B. verlangt mindestens 90,3%.

Das Holz stammt von Santalum album, einem Baum aus der Familie der Santalazeen, auf den Sundainseln und in Ostindien heimisch.

Das Öl ist gelblich, dicklich, schwerer als Wasser; von durchdringendem, etwas an Ambra erinnerndem Geruch; in der Kälte erstarrt es. Dichte nach D.A.B. 0,968 bis 0,980; löslich bei 20° in 5—7 Teilen 70prozentigem Weingeist. Auch bei weiterer Verdünnung mit verdünntem Weingeist soll die Lösung klar bleiben. Siedepunkt nicht unter 275°. Geschmack wenig bitterlich, scharf. Es wird vielfach mit Zedernholzöl verfälscht.

Bestandteile. Santalol bis 94%, Santen, ein Kohlenwasserstoff, Santalsäure, ein Aldehyd Santalol.

Anwendung. Bei der Herstellung von Blumenduft, ist aber nur in sehr kleinen Mengen anzuwenden, ferner als Grundstoff für alkoholfreie Blumendüfte, die Attars; innerlich als Mittel gegen Erkrankung der Harnwege (Gonorrhoe) und bei krankhaften Schleimabsonderungen.

Das westindische stammt von einer Burserazee Ámyris balsamifera, besonders in Venezuela heimisch. Dichte 0,963—0,967. Es ist minderwertig, löst sich nicht in 70prozentigem Weingeist und enthält Amyrol und Kadinen.

Westaustralisches Sandelholzöl, abstammend von Fusanus spicatus, ist mitunter anstatt des ostindischen im Handel, darf aber für medizinische Zwecke nicht verwendet werden.

Oleum Sássafras. Sassafrasöl. Essence de sassafras. Oil of sassafras.

Es wird durch Destillation der Wurzeln mit der Rinde von Sassafras officinale bereitet. In Nordamerika wird es in großen Mengen dargestellt.

Frisch ist es gelblich, bald dunkler, mehr rötlich werdend, von starkem, an Fenchel erinnernden Geruch und Geschmack. Mit Jod verpufft es nicht, sondern löst sich unter Entwicklung schwacher Dämpfe.

In der Schwefelsäure-Weingeist-Probe erhitzt es sich stark und gibt darauf, mit Alkohol gekocht, eine tief kirschrote Lösung. Dichte 1,070—1,080. Löslich in ein bis zwei Raumteilen 90prozentigem Weingeist.

Bestandteile. Pinen, Safrol, Kampfer, Eugenol.

Anwendung. Als Mittel gegen Insektenstiche, und um die Eier von Läusen zu vernichten. In Amerika in großen Mengen zur Fälschung anderer Öle.

Unter der Bezeichnung künstliches Sassafrasöl, artificiale Sassafras oil, ist ein Erzeugnis der fraktionierten Destillation des Kampferöls im Handel.

Safrol. Der im Sassafrasöl enthaltene sauerstoffhaltige Sassafraskampfer, Safrol genannt, $C_{10}H_{10}O_2$, wurde im leichten Kampferöl aufgefunden und wird daraus dargestellt. Safrol ist farblos, dünnflüssig von 1,105—1,107 Dichte, feiner von Geruch als Sassafrasöl und eignet sich vorzüglich Seifen wohlriechend zu machen. Ferner dient es als Vergällungsmittel für fette Öle, und zwar 200 g auf 100 kg Öl.

Oleum Serpýlli. Quendelöl. Essence de serpolet. Oil of wild thyme.

Durch Destillation des frischen Krautes von Thymus serpyllum (siehe Herba Serpylli) gewonnen. Frisch ist es farblos bis gelblich, dünnflüssig, später braun und dick werdend; altes Öl ist zu verwerfen, da es von schlechtem Geruch ist. Dichte 0,890 bis 0,920. Mit Jod verpufft es nicht und ist in 90prozentigem Weingeist in jedem Verhältnisse löslich.

Bestandteile. Zymol, Thymol, Karvakrol.

Anwendung. Zur Herstellung von Blumenduft. Als Zusatz zu würzigen Bädern. Nach Schimmel & Co. kommen aus Frankreich häufig als Quendelöle nur Gemische von Thymianöl, Spanischhopfenöl und Poleyöl.

**† Oleum Sínapis. Senföl.
Essence de moutarde ou Isosulfocyanate d'allyle. Oil of mustard.

Das Senföl gehört zu den ätherischen Ölen, die in den Stoffen, woraus sie bereitet werden, nicht fertig gebildet sind. Es entsteht durch eine Art Gärung bei Gegenwart von Wasser durch die Einwirkung des Myrosins, einer Art von Kasein, auf die Myronsäure, zwei Stoffe, die im schwarzen Senfsamen enthalten sind, und zwar die Myronsäure gebunden an Kalium als myronsaures Kalium, auch Sinigrin genannt.

$$C_{10}H_{16}KNS_2O_9 \;+\; H_2O \;=\; C_6H_{12}O_6 \;+\; C_3H_5CNS \;+\; KHSO_4$$
Myronsaures Kalium + Wasser = Glykose + Senföl + Kaliumbisulfat.

Der weiße Senf enthält keine Myronsäure und gibt daher nicht ein Senföl, wie der schwarze Senf, sondern nur infolge des Sinalbingehaltes ein Sinalbinsenföl (C_7H_7OCNS).

Die Bereitung geschieht in folgender Weise: Der Senfsamen wird gepulvert und zuerst das fette Öl durch Pressen aus ihm entfernt. Die Pressung muß kalt oder doch wenigstens bei geringer Wärme geschehen, da das Myrosin schon bei etwa 70° gerinnt und dadurch unwirksam wird.

Der Preßrückstand wird ebenfalls gepulvert und mit kaltem Wasser zu einem dünnen Brei angerührt. Diesen Brei läßt man etwa 5 Stunden, am besten in hölzernen Bottichen, stehen, damit die Bildung des Senföles aus der Myronsäure erst vollständig beendet ist, bevor die Destillation beginnt.

Viele Hersteller setzen der Masse gepulverten weißen Senf zu, weil dadurch die Ausbeute aus dem schwarzen Senf größer wird.

Die Destillation geschieht am besten mit unmittelbar hindurchgeleitetem

Wasserdampf, und zwar in gut verzinnten oder am besten eisernen, mit Schmelz überzogenen Destillierblasen, da Kupfer das Senföl zersetzt; man braucht dabei die Vorsicht, daß die Vorlagen, worin das Kondensationswasser und das ätherische Öl sich sammeln, luftdicht mit dem Kühler verbunden sind, und nur ein kleines Luftrohr von der Vorlage unmittelbar ins Freie führt. Es geschieht dies zum Schutze der Arbeiter, um sie möglichst vor den ungemein beißenden Dämpfen zu schützen.

Da das Senföl schwerer ist als Wasser, sammelt es sich am Boden der Vorlage; das überstehende Wasser, das eine ziemliche Menge Öl gelöst enthält, wird immer wieder zu neuen Destillationen benutzt (Kohobation). Aus dem schließlich erhaltenen Kondensationswasser wird das gelöste Öl durch Auflösen von Natriumsulfat ziemlich rein ausgeschieden. Es ist nämlich ein Erfahrungssatz, daß Salzlösungen, je stärker sie sind, um so weniger andere Stoffe, z. B. ätherisches Öl, in Lösung halten.

Das Senföl stellt eine wasserklare, höchstens gelbliche, stark lichtbrechende Flüssigkeit dar, von 1,022—1,025 Dichte und einem Siedepunkt 148°—152°.

Sein Geruch ist der bekannte Senfgeruch, doch ist dieser so außerordentlich scharf, daß er die Augen schon in ziemlicher Entfernung zu Tränen reizt; es ist daher große Vorsicht zu beobachten, und zwar um so mehr, da auch die Haut so stark dadurch gereizt wird, daß große Blasen bei der Berührung mit reinem Senföl entstehen.

Das Senföl besteht fast ganz aus Allylsenföl oder Isothiozyanallyl.

Isothiozyansäureallylester (C_3H_5CNS). $C\underset{N\cdot C_3H_5}{\overset{S}{\lessgtr}}$ daneben aus wechselnden Mengen von Zyanallyl und Schwefelkohlenstoff. Es werden auch große Mengen Senföl auf künstlichem Wege gewonnen. Das D.A.B. schreibt gerade dieses synthetische Allylsenföl vor.

Man stellt zuerst aus dem Glyzerin durch Behandlung mit Oxalsäure den Allylalkohol her, C_3H_5OH, worin 2 Kohlenstoffatome durch 2 Valenzen miteinander verbunden sind, so daß der Alkohol nur einwertig ist.

$$\begin{array}{l}C=H_2\\ \|\\ C-H\\ |\\ C\underset{OH}{\overset{H_2}{\lessgtr}}\end{array}$$

verwandelt diesen in Jod- oder Bromallyl. Allyljodid C_3H_5J bzw. Allylbromid C_3H_5Br und setzt diese unter Erhitzen durch Kaliumthiozyanat in weingeistiger Lösung in Isothiozyanallyl, Isothiozyansäureallylester, in Senföl und in Kaliumjodid bzw. -bromid um.

C_3H_5J + $CNSK$ = C_3H_5CNS + KJ
Allyljodid + Kaliumthiozyanat = Allylsenföl + Kaliumjodid.

Das auf diese Weise erhaltene Präparat weicht weder in physikalischer noch in chemischer Beziehung von dem echten Senföl ab.

Das Senföl ist in der Hälfte seines Raumteils 90 prozentigem Weingeist klar löslich. Es ist von völlig neutraler Reaktion, daher ist die Fuchsinprobe auf Alkoholverfälschung zulässig. Mit Jod verpufft es nicht.

Anwendung. In der Heilkunde vielfach als äußeres Reizungsmittel der Haut, jedoch fast immer nur in starker Verdünnung, namentlich als Senfspiritus, 1 Teil Senföl, 49 Teile Weingeist. Dieser Senfspiritus ist beständig in Umsetzung begriffen, muß deshalb möglichst frisch bereitet und vor Licht geschützt aufbewahrt werden. Ferner als Zusatz zu Bädern und Haarwässern.

Unverdünnt wird es höchstens bei Wiederbelebungsversuchen Scheintoter angewandt. Innerlich genommen, können schon verhältnismäßig kleine Gaben tödlich wirken. Natürliches oder synthetisches Senföl darf auch bei Kenntlichmachung Speisesenf nicht zugesetzt werden.

Prüfung. 1. Um die Beimischung fremder Öle zu erkennen, soll man unter guter Abkühlung nach und nach 3 Teile Senföl mit 6 Teilen Schwefelsäure mischen; war das Öl rein, so zeigt sich die Mischung nach 12 Stunden zähflüssig bis kristallinisch und nur gelb, keinesfalls dunkel gefärbt.

2. Auf Thiozyanverbindungen prüft man, indem man 1 Teil Senföl mit 5 Raumteilen 90prozentigem Weingeist verdünnt und Eisenchloridlösung zutröpfelt; es darf keine Veränderung eintreten.

Aufbewahrung. Senföl muß vor Licht geschützt werden.

Oleum Súccini. Bernsteinöl.
Essence de succin ou d'ambre jaune. Amber-oil.

Bei der trockenen Destillation des Bernsteins gewinnt man neben der Bernsteinsäure eine braune, ungemein stinkende Flüssigkeit, die neben brenzligen Stoffen Kohlenwasserstoffe und Bernsteinsäure in sehr verschiedenem Verhältnis enthält. Dies ist das Oleum Succini crudum, das in Deutschland in Schlesien als Flotationsöl bei der Erzverarbeitung verwendet wird. Wird das rohe Öl mit Teilen Wasser gemischt, einer Rektifikation unterworfen, so gewinnt man das Oleum Succini rectificatum. Es ist eigentlich kein ätherisches Öl, enthält höhere Fettsäuren und stellt ein dünnflüssiges, farbloses, bald dunkler bräunlichgelb oder olivfarben werdendes Öl dar, von starkem, unangenehmem Geruch und brennendem Geschmack. Dichte 0,920—0,949. Es besitzt eine neutrale Reaktion und bedarf zu seiner völligen Lösung etwa 15 Teile Weingeist von 90% bzw. 4—7 Raumteile Weingeist von 95%.

Anwendung. Innerlich in kleinen Gaben als krampfstillendes Mittel, äußerlich gegen Zahnschmerz. Um das Anlaufen der Schaufenster zu verhindern.

Oleum Tanacéti. Rainfarnöl. Essence de tanaisie. Oil of tansy.

Durch Destillation des frischen, blühenden Krautes von Tanacetum vulgare gewonnen.

Es ist gelblich oder grünlich, durch Luft und Licht bräunt es sich, dünnflüssig, von kräftigem, etwas kampferartigem Geruch des Krautes und von scharfem, bitterem Geschmack. Dichte 0,923—0,955. Mit Jod verpufft es nicht und ist in gleichen Teilen Weingeist von 90% löslich.

Bestandteile. Thujon, Kampfer, Borneol.

Anwendung. Als wurmtreibendes Mittel. Schon geringe Mengen wirken infolge des Gehaltes an Thujon giftig. So ist es nur tropfenweise und mit größter Vorsicht anzuwenden.

Oleum Terebínthinae. Terpentinöl.
Essence de térébenthine. Oil of turpentine.

Wird durch Destillation der verschiedenen Terpentine (s. d.) mit Wasser gewonnen (Balsamterpentinöl).

Das erste Erzeugniss der Destillation ist vielfach noch gefärbt und von saurer Reaktion, wird daher durch nochmalige Rektifikation, unter Zusatz von etwas Kalk, gereinigt. Die saure Reaktion ist durch Spuren von Ameisensäure bedingt, die sich auch in altem, lange gelagertem Terpentinöl findet.

Große Mengen Terpentinöl stellt man auch her durch Destillation von Abfallholz wie Kiefern- und Fichtenstümpfen, und besonders an der Westküste der Vereinigten Staaten durch Destillation des Holzes von Pinus resinósa und Pseudotsúga taxifólia, zweier Nadelhölzer, die beim Anzapfen nicht genügend

Terpentin liefern (wood turpentine). Die Stümpfe stammen meist von Pinus palústris der long leaf pine, so daß ein solches Öl häufig mit Long leaf Pine Oil bezeichnet wird. Zur Gewinnung dieser Holzterpentinöle bedient man sich auch der elektrischen Öfen. Oder man benutzt Kessel mit doppelten Wandungen. In dem Zwischenraume befindet sich ein schwer zersetzbarer Petroleumrückstand, der auf die hohe Wärme von etwa 350° erhitzt werden kann. Hierdurch erreicht man eine gleichmäßige Erhitzung des zu verarbeitenden Stoffes. die 230° nicht überschreiten darf.

Diese Holzterpentinöle sind den Balsamterpentinölen (gum turpentine) für manche technische Zwecke gleichwertig, dürfen aber nicht als echtes Terpentinöl bezeichnet werden. Meistens werden diese Holzterpentinöle nach der Gewinnung durch darauffolgende Destillation mit Dampf gereinigt. Als Nebenerzeugnisse erhält man geringwertigere Öle. Kienöle, die auf Terpentinöl-Ersatzmittel verarbeitet werden.

Holzterpentinöl, Sulfitterpentinöl genannt, gewinnt man auch als Nebenerzeugnis bei der Bereitung des Zellstoffes für die Papierherstellung nach dem sog. Natronverfahren. Es bleibt ein terpentinölähnliches Erzeugnis zurück, das mit den Dämpfen des Wassers übergeht und verdichtet wird. Es wird in Amerika in großen Mengen bei der Papierbereitung aus dem Holze der Sprucetanne und der Hemlocktanne als Spruceterpentinöl gewonnen, besteht in der Hauptsache aus Para-Zymol und enthält kein Pinen.' Roh ist es hellrot, rektifiziert und durch Natronlauge gereinigt, wasserhell. Man benutzt es neben technischer Verwendung zur Herstellung des Karvakrols und Toluols. Auch in Schweden werden große Mengen Sulfitterpentinöl gewonnen.

Terpentinöl ist wegen seiner Billigkeit das wichtigste ätherische Öl und bildet eine ganz bedeutende Handelsware.

Man unterscheidet im Handel französisches und amerikanisches, ferner deutsches, österreichisches oder Wiener-Neustädter, spanisches, portugiesisches, griechisches, indisches und mexikanisches Terpentinöl.

Das französische Terpentinöl gilt als das beste, es wird vor allem in den Dünengegenden der Departements de la Gironde und des Landes aus dem Terpentin von Pinus pináster in Vakuumdestillationsapparaten hergestellt. Es kommt meist über Bordeaux und Bayonne in den Handel.

Amerika beherrscht jedoch den Markt. Wir erhalten das amerikanische Öl teils unmittelbar, teils über England. Die Hauptmarktplätze in Amerika sind Savannah, Jacksonville, Pensakola und Brunswick. Im Staate Florida ist gesetzlich bestimmt, daß Terpentinöl nur in deutlich bezeichneten Gefäßen gehandelt werden darf. Nur die echten, unvermischten, aus Balsam oder Harz destillierten Öle dürfen als spirits of turpentine bezeichnet werden, alle übrigen sind woods spirits of turpentine. Vermischte oder gefälschte Terpentinöle müssen als adulterated gekennzeichnet sein.

Um Holzterpentinöl von Balsamterpentinöl zu unterscheiden, mischt man 4 ccm Kaliumferrizyanidlösung (1:500) mit 4 ccm Ferrichloridlösung (1:2500), fügt einige Tropfen Terpentinöl hinzu und schüttelt mehrere Male kräftig um. Bei Gegenwart von Holzterpentinöl tritt Blaufärbung ein.

Die Gesamtgewinnung Nordamerikas wird jährlich auf etwa 475 000 Barrels angegeben.

Deutschland, das heute die Terpentingewinnung in großem Maßstabe wieder aufgenommen hat, stellt auch wieder große Mengen Balsamterpentinöl her, so daß in Zukunft der hauptsächlichste Bedarf in Deutschland selbst erzeugt werden kann (s. S. 382 Terpentine). Anderseits sind unter der Bezeichnung „Terpentinöl deutsch" österreichische Terpentinöle im Handel, oder es sind nur gereinigte Kienöle, schwedische, finnische und polnische oder russische Öle, und zwar sind die letztgenannten hauptsächlich aus den Gebieten um Brest-Litowsk, Luck und Kowel, nur Holzterpentinöle. Die geringeren Sorten dieser Art sind sogar meist nur Kienöle. Sie werden als Nebenerzeugnis bei der Holzteerbereitung gewonnen, wo sie auf dem Teerwasser schwimmen oder bei der trockenen Destillation von Holz mit Wasserdämpfen übergehen und gewöhnlich unter Kalkzusatz nochmals destilliert werden. Diese Kienöle sind von unangenehmem Geruche, gelblich, noch wasserhaltig und geben deshalb mit Alkohol, anderen ätherischen und fetten Ölen keine klaren Lösungen. Sie setzen meist stark ab, können für Lacke, da sie nur wenig Pinen, den Kohlenwasserstoff, der durch die Oxydation der Luft zu einer Haut erhärtet, enthalten, nicht verwendet werden, sondern dienen als Zusatz zu Ölfarben für Außenanstriche, zum Verdünnen von Teer und in geringeren Mengen als Mottenmittel.

Auch Mexiko, Japanisch-Sachalin und Algier haben sich in großem Maßstabe der Terpentinölgewinnung zugewandt. Auf Japanisch-Sachalin sind Urwälder von sehr großer Ausdehnung, worin die Todokieter Abies sachalinénsis, die Yezokiefer Picea ajanénsis und die Lärche in großen Mengen vorkommen. In Indien werden aus der Pinus longifolia, wovon sich große Wälder im Himalaya auf den Siwalikhügeln von Bhutan bis nach Afghanistan finden, bereits größere Mengen Terpentinöl hergestellt, die aber noch nicht in erheblichem Maß auf den europäischen Markt gebracht wurden. Dieses Öl siedet erst bei höherer Wärme, verdampft langsamer und hinterläßt größere Harzmengen als das amerikanische Terpentinöl. Von Sumatra kommen jährlich etwa 36 000 kg über Amsterdam in den Handel. Spanien gewann jährlich etwa 6 000 000 kg, von denen es etwa 4 000 000 kg ausführte. Auch aus Griechenland kommen geringere Mengen in den Handel.

Die Haupteinfuhrplätze für Europa sind: London, Hamburg und Antwerpen.

Um eine gewisse Sicherheit im Handel mit Terpentinöl zu schaffen, hat der Deutsche Schutzverein der Lack- und Farbenindustrie bestimmte Erläuterungen für den Begriff Terpentinöl gegeben. „Terpentinöl ist danach reines ätherisches Öl aus der Destillation des harzigen Ausflusses (Balsams) lebender Nadelhölzer, dem nicht nachträglich Bestandteile entzogen sind; entkampfertes Terpentinöl ist nicht mehr Terpentinöl. Wenn ein aus den Stämmen, Ästen oder Wurzeln der Bäume oder bei der Zellulosefabrikation erzeugtes Öl (Kienöl, Holzterpentinöl, Zelluloseöl) Terpentinöl genannt wird, muß durch eine besondere Bezeichnung (Ursprungsangabe, Phantasienamen, Nummer, ‚laut Muster' od. dgl.) erkennbar gemacht werden, daß dieses kein Balsamöl ist. Mischungen von Terpentinöl mit anderen Stoffen dürfen nicht Terpentinöl genannt werden, auch nicht Terpentinöl mit einer Nebenbezeichnung. Die Bezeichnung Terpentinöl amerikanisch, französisch, griechisch, mexikanisch, portugiesisch, spanisch, Wiener-Neustädter, darf nur für Balsamöl angewendet werden. Unter Terpentinöl finnisch, polnisch, russisch, schwedisch wird Kienöl oder Holzterpentinöl verstanden; jedoch kann finnisches oder schwedisches Öl auch raffiniertes Zelluloseöl sein."

Terpentinöl ist dünnflüssig, muß völlig klar, farblos oder ganz schwach gelblich gefärbt sein, besitzt einen starken, je nach seinem Ursprung etwas verschiedenen Terpentingeruch und einen brennenden, bitterlichen Geschmack.

Nach dem D.A.B ($d = \frac{15}{15}$) beträgt die Dichte von reinem Terpentinöl 0.855 bis 0,872.

Das spezifische Gewicht ($d = \frac{15}{15}$) von reinem Terpentinöl ist 0,860—0,877, von Long leaf Pine Oil, also Holzterpentinöl jedoch 0,941—0,954. Sein Siedepunkt liegt bei 155°—165° C, der Flammpunkt zwischen 34° und 35°. Von 90 prozentigem Weingeist bedarf es 12 Teile zu seiner Lösung; mit Jod verpufft es heftig (Vorsicht!), mit einem Gemische von rauchender Salpetersäure und Schwefelsäure entzündet es sich. (Vorsicht!) Es nimmt, häufig unter Trübung, aus der Luft große Mengen von Sauerstoff auf und verwandelt diesen nach früherer Anschauung in Ozon, nach Engler und Weißberg indes bildet sich durch Sauerstoffaufnahme ein leicht zersetzliches Terpensuperoxyd; daher seine Anwendung als Bleichmittel für manche Stoffe, z. B. Elfenbein. Diese bleichende Wirkung kann man häufig beobachten, wenn Terpentinöl in halbgefüllten Flaschen, mit Korkstopfen verschlossen, am Licht steht; die Korke erscheinen bald in ihrem unteren Teile gebleicht. Ebenso nimmt Terpentinöl eine große Menge Chlorwasserstoff auf und bildet damit eine feste, kristallinische, kampferartige Verbindung, Terpentinkampfer oder künstlichen Kampfer, Terpentinölmonochlorhydrat oder Pinenhydrochlorid ($C_{10}H_{17}Cl$). Der Gehalt an Pinen beträgt bei Terpentinöl bis zu 85%, bei Holzterpentinöl ist er geringer. Kienöl enthält nur wenig, Sulfitterpentinöl überhaupt kein Pinen.

Gutes Terpentinöl muß wasserfrei, klar sein und darf, zwischen den Fingern gerieben, nicht klebrig erscheinen; es muß, in einem Schälchen erwärmt, fast ohne jeden Rückstand (höchstens 3%) verdunsten und von völlig neutraler Reaktion sein.

Anwendung. Innerlich in kleinen Gaben als harntreibendes Mittel, Diureticum, äußerlich allein und mit verschiedenen anderen Stoffen zusammen zu Einreibungen; es dient als Hautreizungsmittel. Mit Paraffinöl oder fettem Öle vermischt in Form von Einspritzungen in die Gesäßgegend gegen Bartflechte. Furunkulose und andere Hautkrankheiten.

Vor allem aber findet das Terpentinöl eine sehr große Verwendung in verschiedenen Zweigen der Technik. Es ist ein vorzügliches Lösungsmittel für Harze, Schwefel, auch Kautschuk, Phosphor usw., daher seine Verwendung in der Lackbereitung und der Kautschukverarbeitung.

Endlich dient es als Zusatz zu Anstrichfarben, es bewirkt ein rasches Trocknen der Ölfarben, vermindert den oft nicht gewünschten Glanz und macht zugleich den Anstrich hart.

Prüfung. 1. Von Verfälschungen mit anderen ätherischen Ölen kann bei ihm des Preises wegen keine Rede sein. Es soll das Terpentinöl dagegen mit Petroleumbenzin verfälscht in den Handel kommen; hier gibt die Dichte einen Anhalt. Sie sinkt bei 5% Zusatz auf 0,861, bei 10% auf 0,855 und bei 15% auf 0,847.

2. Auch Beimischungen von gewöhnlichem Petroleum, von Kienöl, leichtem Kampferöl und von Harzölen sind beobachtet worden. Auf Petroleum prüft man, indem man in zwei Uhrschälchen zwei gleichgroße Proben, die eine von anerkannt guter Beschaffenheit, die andere von dem zu untersuchenden Terpentinöl im Wasserbad erwärmt. Bei reinem Terpentinöl ist die Probe nach 5—7 Minuten bis auf einen ganz geringen Harzrückstand verdunstet; war das Öl dagegen mit Petroleum versetzt, so wird dieses nach der angegebenen Zeit im Schälchen zurückgeblieben sein, und läßt sich dann mittels einer feinen Waage der etwaige Zusatz ziemlich genau feststellen. Auch das Lösungsverhältnis in Weingeist läßt Petroleumzusatz erkennen.

3. Harzölzusatz verrät sich in gleicher Weise, und es hinterläßt ein mit diesem versetztes Terpentinöl, auf Seidenpapier gegossen, bei lang-

samem Verdunsten einen dauernden Fettfleck. Außerdem liegt der Siedepunkt unter 150°.

4. **Kienöl** erkennt man daran, daß ein Stückchen Kaliumhydroxyd, mit dem Öle zusammengebracht, sich sehr schnell mit einer gelbbraunen Schicht überzieht, was bei reinem Öl länger als 4 Stunden erfordert, oder man mischt 5 ccm wasserfreie Essigsäure mit gleichem Raumteile des zu untersuchenden Öles und fügt unter Schütteln und Abkühlung 10 Tropfen Salzsäure hinzu. Nach Abkühlen der durch den chemischen Vorgang heiß gewordenen Flüssigkeit gibt man wiederum 5 Tropfen Salzsäure zu und schüttelt. Die jetzt klare Flüssigkeit muß hell sein, Kienöl wird dunkel bis schwarz. Alle Terpentinöle destilliert man vor der Prüfung. Oder man fügt nach H. Wolff einem Gemische

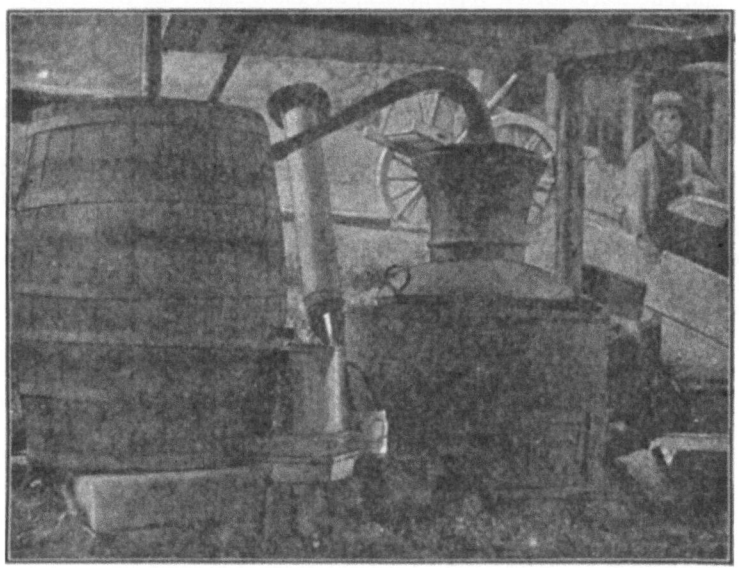

Abb. 423. Destillierapparat zur Gewinnung des Edeltannenzapfenöles in der Schweiz.

von 4 ccm wäßriger Kaliumferrizyanidlösung (0,5 + 250,0) und 4 ccm wäßriger Eisenchloridlösung (0,1 + 250,0) 3—5 Tropfen Terpentinöl hinzu und schüttelt kräftig um. Bei Vorhandensein von Kienöl zeigt sich Blaufärbung bzw. ein blauer Niederschlag, bei reinem Terpentinöl eine grüne Färbung.

5. Auf **Tetrachlorkohlenstoff**, der zugesetzt wird, um infolge des höheren spezifischen Gewichtes Verfälschung mit Benzin zu verdecken, prüft man durch Kochen mit alkoholischer Kalilauge, es scheidet sich Kaliumchlorid ab.

Auf **Wasser**: 1 Raumteil Terpentinöl muß, mit 3 Raumteilen Benzin vermischt, klar bleiben.

Das D.A.B. verlangt für innerliche Zwecke unter der Bezeichnung **Oleum Terebinthinae rectificatum**, gereinigtes Terpentinöl, ein mit Kalkwasser behandeltes, nicht verharztes Öl von eigenartigem Geruch und scharfem, kratzendem Geschmack. Dichte 0,855—0,865, dessen weingeistige Lösung blaues Lackmuspapier nicht röten darf.

Beim zweistündigen Erhitzen des Öles in einer flachen Porzellanschale auf dem Wasserbade darf der Rückstand höchstens 0,25% betragen.

Läßt man Terpentinöl in offenen Schalen an der Luft stehen, so verdunstet es nur zum Teil, während der Rest Sauerstoff aufnimmt und dadurch verharzt. In diesem Zustande heißt es **Dicköl** oder **Zachöl** und dient vielfach in der Glas- und Porzellanmalerei. In dünnen Schichten trocknet es allmählich zu einem glänzenden Lacküberzug ein.

Von anderen Terpentinölen sind noch zu nennen das **Edeltannenzapfenöl**, in der Schweiz, im Schwarzwald und in Thüringen aus den Zapfen von Pinus picea und Abies alba destilliert; es ist das eigentliche **Templinöl, Oleum templinum**. Die Zapfen werden von den sog. **Brechern**, die in die höchsten Wipfel der Weißtanne steigen, abgebrochen, heruntergeworfen und von den **Lesern**, meist Knaben, aufgesammelt. Sie werden darauf in den Brenn-

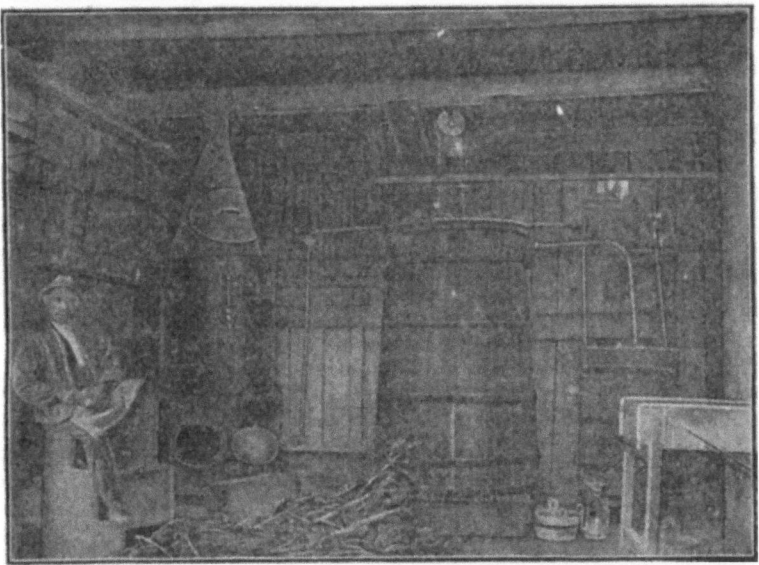

Abb. 424. Inneres der Hütte zur Latschenkieferölgewinnung in Tirol.

hütten, wo die Destillation vorgenommen wird, mit einem Hammer zerkleinert und kommen dann in die Destillierkessel (Abb. 423). Ferner das **Latschen-, Latschenkiefer-** oder **Krummholzöl, Ol. Pumilionis**, fälschlich auch Templinöl genannt, das durch Destillation der jungen Zweige von Pinus pumilio in Niederösterreich, Tirol, Galizien und Siebenbürgen gewonnen wird (Abb. 424). Es hat viel Ähnlichkeit mit dem schon früher erwähnten Fichtennadelöl. Ist klar, farblos, von würzig terpentinölartigem Geruch und Geschmack, löslich in 5—8 Raumteilen Weingeist. Dichte 0,858—0,875.

Das Latschenkieferöl wird gleich dem Edeltannenzapfenöl und Fichtennadelöl in der Heilkunde zum Einatmen und Einreiben und ferner zur Herstellung des Tannenduftes verwendet.

Terpentinölersatz ist meist Schwerbenzin, das oft aromatische Kohlenwasserstoffe enthält, oder eine Mischung von solchem mit Kienöl, Solventnaphtha und Petroleum, denen man etwas sibirisches Fichtennadelöl zugesetzt hat, um ihnen einen dem Terpentinöl ähnlichen Geruch zu geben.

Entkampfertes Terpentinöl sind die Rückstände bei der Herstellung des künstlichen Kampfers aus Terpentinöl, dem das Pinen entzogen ist. Es wird in der Technik zum Auflösen und Reinigen gebraucht.

Hydroterpin $C_{10}H_{18}$ wird durch Hydrierung von Terpentinöl, auch Naphthalin im Antoklaven bei Anwendung von Nickeloxyd als Katalysator gewonnen. Es bildet eine wasserhelle Flüssigkeit, deren Dämpfe mit Luft gemischt explosiv sind, Flammpunkt 53°—57°, löst Fette und Harze. Dient als Ersatz für Terpentinöl als Zusatz zu Ölfarben.

Oleum Thymi. Thymianöl. Essence de thym. Oil of thyme.

Wird dargestellt aus dem frischen, blühenden Thymiankraute durch Destillation mit Wasserdampf. Frisch ist es gelblich bis grünlich, wird bald rötlich bis rotbraun, durch Rektifikation wieder farblos.

Das meiste Öl kommt aus Spanien, Italien und Südfrankreich, wo das Kraut viel wild wächst, wird aber vielfach, namentlich in den Leipziger Fabriken rektifiziert. Es ist dünnflüssig, von etwas kampferartigem, aber angenehmem Thymiangeruch und kräftig gewürzhaftem Geschmack.

Dichte nach D.A.B. mindestens 0,895. Siedepunkt 150°—160° C. Mit Jod verpufft es nicht, sondern löst Jod unter schwacher Erwärmung. Es bedarf von 90 prozentigem Weingeist $^1/_2$ Teil, von 80 prozentigem 3 Teile und von 70 prozentigem 10—30 Teile zur klaren Lösung. In 3 Teilen einer Mischung aus 100 Raumteilen 90 prozentigem Weingeist und 14 Raumteilen Wasser soll es sich klar lösen.

Bestandteile. Zwei verschiedene Phenole, Thymol und Karvakrol und ferner Zymol, Thymen, Linalool und Borneol.

Anwendung. Als Zusatz zu würzigen Bädern. Zur Bereitung von Kölnisch-Wasser, und um Seifen Wohlgeruch zu geben.

Prüfung. Nach dem D.A.B. soll das Öl mindestens 20 Volumprozent Thymol und Karvakrol enthalten. Man stellt dies wie folgt fest: 5 ccm Thymianöl werden im Kassiakölbchen (einem Kölbchen von 100 ccm Inhalt mit langem Halse von 0,8 cm innerer Weite und 16 cm Länge, der in $^1/_{10}$ ccm eingeteilt ist) mit 50 ccm einer Mischung von 35 ccm Natronlauge und 70 ccm Wasser kräftig geschüttelt. Bringt man das nicht gebundene Öl durch Nachfüllen mit der gleichen Mischung in den Hals des Kölbchens und läßt es so lange stehen, bis sich das Öl von der wäßrigen Flüssigkeit vollkommen getrennt hat, so darf die Ölschicht höchstens 4 ccm betragen, was einem Mindestgehalte von 20 Volumprozent Thymol und Karvakrol entspricht.

Sehr billiges, als weißes Thymianöl in den Handel kommendes Öl ist meist nichts anderes als Terpentinöl mit einem kleinen Zusatze von Thymianöl.

Thymol, Methylpropylphenol $C_6H_3CH_3C_3H_7OH$ oder $C_{10}H_{14}O$, wird für sich, isoliert, dargestellt, indem man das Thymianöl mit starker erwärmter Natronlauge schüttelt, die entstandene kristallinische Verbindung von Thymolnatrium von dem flüssigen Thymen abpreßt und durch überschüssige Säure zersetzt. Durch Umkristallisieren aus Äther erhält man Thymol, auch Thymiankampfer, Thymiansäure oder Zymophenol genannt, in festen weißlichen Kristallen; von schwach thymianartigem Geruch und pfefferartig scharfem Geschmack. In Wasser ist es in etwa 1100 Teilen, in Weingeist, Äther, Chloroform in 1 Teil, in Natronlauge in 2 Teilen löslich, geschmolzen schwimmt es auf Wasser. In Spanien verwendet man ein sehr phenolreiches Öl, das aus Corydothymus capitatus gewonnen ist. Auch wird das Thymol viel aus dem ätherischen Öl der Ajowanfrüchte, dem Ajowanöl dargestellt. Diese vielfach **Thymolsamen** genannt, stammen von einer Umbellifere, Ptychótis ajówan, die in Ostindien und der Levante angebaut wird. Die Herstellung ist dieselbe wie aus dem Thymianöl. Auch synthetisch wird es gewonnen.

Anwendung. Als fäulniswidriges Mittel, Antiseptikum, in den Fällen, wo das Phenol zu stark wirkt. Ist ein beliebter Zusatz zu Zahn- und Mundwässern. Auch innerlich in Gaben von 0,25—0,5 g gegen Würmer.

Prüfung. 1. In 4 Teilen Schwefelsäure löst sich Thymol bei gewöhnlicher Wärme mit gelber, etwas künstlich erwärmt mit rosenroter Farbe. Gießt man die Lösung in 10 Raumteile Wasser und läßt die Mischung bei 35°—40° mit einer überschüssigen Menge Bleiweiß unter wiederholtem Umschütteln stehen, um die überschüssige Schwefelsäure zu binden, muß sich das Filtrat infolge der entstandenen Thymolsulfosäure auf Zusatz einer geringen Menge Eisenchloridlösung violett färben.

2. Löst man einen kleinen Kristall in 1 ccm Essigsäure, fügt 6 Tropfen Schwefelsäure und 1 Tropfen Salpetersäure hinzu, so muß die Lösung blaugrün werden.

3. Auf **Phenol** prüft man, indem man 0,5 g Thymol mit 10 ccm Wasser kocht, abkühlen läßt und filtriert; das Filtrat darf durch 1 Tropfen verdünnte Eisenchloridflüssigkeit (1 + 1) keine violette Farbe annehmen.

Óleum Unónae oder Anónae odoratíssimae.
Ylang-Ylangöl oder Orchideenöl.
Essence d'ylang-ylang. Oil of ylang-ylang.

Gewonnen durch Destillation mit Wasser aus den frischen, gelben Blüten der Unóna oder Anóna odoratíssima, auch Canánga odoráta genannt, eines Baumes aus der Familie der Anonazeen, der im ostindischen Archipel, auf Java, vor allem aber Manila heimisch ist und in Bantam auf Java angebaut wird; von dort kommt das sehr teure Öl in den Handel. Kleinere Mengen werden auf Madagaskar, der hierzu gehörigen Insel Nossi Bé, auf Mayotto und Komoren und in Kochinchina destilliert. 350—400 kg Blüten geben 1 kg feinstes Öl neben $^3/_4$ kg Öl von geringerem Wert. Auf Réunion, von wo ebenfalls große Mengen in den Handel kommen, gewinnt man aus 200 kg Blüten 2 kg Öl erster Sorte und 4 kg Öl von geringerem Werte, das Kanangaöl, die Beschaffenheit dieses Öles ist demgemäß nicht so fein. Der Baum beginnt mit der Blüte im Alter von fünf Jahren, blüht jährlich zweimal und trägt bis zu 60 kg Blüten. Um möglichst viel Blüten zu erzielen, schneidet man ihn auf 5 m zurück.

Es ist farblos bis schwach gelblich, ziemlich dickflüssig; von in der Verdünnung äußerst lieblichem Geruche. Dichte 0,935—0,950. In Alkohol löst es sich nur schwierig und etwas trübe; die Lösung klärt sich erst allmählich unter Absetzung weißer Flocken. Mit Jod erhitzt es sich unter Ausstoßung von Joddämpfen. (Vorsicht!) Als beste Marke gilt Sartorius von Manila.

Bestandteile. Linalool, Geraniol, Essig- und Benzoesäureester, Pinen.

Anwendung. Zur Herstellung von Blumenduft, es ist aber hier nur in sehr starker Verdünnung anzuwenden.

Kanangaöl, Oleum Canángae odorátae. Bei der Destillation der Blüten von Anóna odoratissima geht anfangs ein weit feiner riechendes Öl über. Dieses wird getrennt aufgefangen und ist das eigentliche Ylang-Ylangöl. Die späteren Destillationserzeugnisse, die die Hauptmengen der Terpene und nur wenig der wohlriechenden Ester enthalten, kommen als Kanangaöl in den Handel. Es ist weniger fein von Geruch, löst sich in Alkohol selten klar auf und wird vor allem verwandt, um Seifen wohlriechend zu machen.

Prüfung. Ylang-Ylangöle werden häufig mit Kokosfett und anderen fetten Ölen verfälscht. Ein Tropfen. auf Papier gebracht. darf keinen Fettfleck hinterlassen.

Es ist auch ein synthetisch hergestelltes Ylang-Ylangöl im Handel. das dem natürlichen Ylang-Ylangöl als gleichwertig erachtet wird.

** Oleum Valeriánae. Baldrianöl. Essence de valériane. Oil of valerian.

Wird durch Destillation der Baldrianwurzel mit Wasser oder Wasserdampf gewonnen. Je nachdem man frisch getrocknete oder alte Wurzeln verwendet, erhält man Öle von verschiedenen äußeren Eigenschaften; aus frischen Wurzeln ein gelbliches oder grünliches, dünnflüssiges, das erst mit der Zeit dick und braun wird, aus alten dagegen ein von vornherein braunes, dickflüssiges Öl. Das Baldrianöl des Handels stammt aber aus Japan, da die japanische Wurzel von Valeriana angustifolia bedeutend mehr, und zwar bis zu 7% ätherisches Öl enthält. Es besitzt in hohem Grade den durchdringenden Geruch der Baldrianwurzel und einen gleichen, etwas kampferartigen Geschmack. Dichte nach D.A.B. 0,955—0,999. Sein Siedepunkt beginnt bei 200°C, und steigt bis fast 400°C. Es zeigt infolge eines starken Gehaltes an freier Valeriansäure eine saure Reaktion. Mit Jod gibt es keine Reaktion. Nach dem D.A.B. muß sich 1 ccm Baldrianöl in 2,5 ccm einer Mischung von 4 ccm absolutem Alkohol und 1 ccm Wasser klar lösen oder darf nur Opaleszenz zeigen.

Bestandteile. Freie Valeriansäure, Borneokampfer und dessen Ester mit Ameisensäure, Essigsäure und Valeriansäure und einige Terpene.

Anwendung. Nur in kleinen Gaben innerlich gegen krampfartige Zufälle.

Oleum Vetivérae. Oleum Ivaranchúsae.
Oleum Andropogónis muricáti. Vetiveröl. Iwaranchusaöl. Iwarankusaöl.
Essence de vétiver. Oil of vetiver.

Wird dargestellt durch Destillation mit Wasserdampf aus den frischen Wurzeln, den sog. Cus-Cus von Andropogon muricatus oder A. squarrósus. einer Grasart Indiens, die auch auf Réunion angebaut wird. Das Öl kommt vor allem von Réunion. ferner in größeren Mengen von Java, wird aber auch in Deutschland, in vorzüglicher Beschaffenheit aus eingeführten Wurzeln. ferner in England dargestellt. Das Öl ist gelbbräunlich; von starkem. etwas an Iris erinnerndem Geruch; löslich in $1^1/_2$—2 Teilen 80 prozentigem Weingeist.

Bestandteile. Vetivenol und Vetivensäure.

Anwendung. Bei der Bereitung von Blumenduft. und zwar als Verstärkungsmittel anderer Gerüche; es macht diese kräftiger und dauernder.

Oleum Vini. Oleum Vitis viniferae.
Weinbeeröl. Drusenöl. Onanthäther.
Essence de cognac. Oil of cognac.

Dieses Öl, das in ungemein kleinen Mengen im Wein vorhanden ist, gibt diesem einen Teil seiner Blume und verleiht dem echten Weinsprit seinen Geruch. Es ist ein Gärungserzeugnis der Weinbeeren und lagert sich beim Gären des Mostes in der sich abscheidenden Weinhefe, Drusen oder Geläge genannt, ab. Aus dieser wird es durch Destillation mit Wasserdampf gewonnen, nachdem die Drusen zuerst abgepreßt, dann mit Wasser angerührt und mit etwas Schwefelsäure angesäuert wurden. 2500 kg Drusen sollen 1 kg Weinbeeröl liefern: auch soll die Güte des Weines, aus dem die Drusen gewonnen sind, von Einfluß auf die Güte des Öles sein.

Es ist gelblich bis grünlich, rektifiziert farblos: von fast betäubendem Geruch und brennendem, ziemlich unangenehmem Geschmack.

Wenn man es in ganz geringen Mengen dem Weingeist zusetzt, verleiht es ihm den angenehmen Geruch des echten Weindestillats, des Weinbrands.

Seiner chemischen Natur. nach ist das Weinbeeröl ein zusammengesetzter Äther, der sog. Önanthäther, ätherartige Verbindungen der Kaprinsäure und der Kaprylsäure. Seitdem man seine Natur erkannt hat, wird es auf künstlichem Wege hergestellt: ein solches Öl ist weit billiger, besitzt aber nicht die feine Blume des echten Weinbeeröles. obwohl es schon sehr verbessert worden ist.

Óleum Zingíberis. Ingweröl. Essence de gingembre. Oil of ginger.

Wird durch Destillation des trockenen Ingwers (s. d.) gewonnen.
Es ist farblos bis gelblich, dünnflüssig; von kräftigem Ingwergeruch und angenehm gewürzhaftem, aber nicht scharfem Geschmack. Dichte 0,875—0,885. Sein Siedepunkt liegt bei 246° C.
Bestandteile. Kamphen, Phellandren und ein Sesquiterpen.
Anwendung. In der Likörbereitung.

Cámphora. Kampfer. $C_{10}H_{16}O$. Camphre du Japon.

Der vom D.A.B. vorgeschriebene Kampfer, der Laurazeenkampfer oder Laurineenkampfer, ist das Stearopten des Kampferöles, ein Keton. Es wird in rohem Zustand in sehr ursprünglicher Weise im Vaterlande des Kampferbaumes Cinnamómum camphora, Familie der Laurazeen, gewonnen. Der Baum wächst in China, Japan, Kochinchina und verschiedenen Teilen Ostindiens, wird 50 m hoch, wird in Amerika und Afrika, auch in Rußland am Schwarzen Meer angebaut; doch sind es namentlich Japan und die japanische Insel Formosa, die die weitaus größten Mengen liefern. Hier gehen allerdings die alten Kampferbäume allmählich auf die Neige, doch wird beständig aufgeforstet. Auch in dem japanischen Idzugebiet und auf den Bonininseln, auf Oshima und Hachijo sind größere Anpflanzungen gemacht. Die Ausfuhr von Kampferpflanzen und -samen ist in Japan streng untersagt. Auch aus China und Amerika kommen größere Mengen Kampfer. In Amerika wird der Kampferbaum vor allem in Florida und Texas angebaut. In Indien sind Pflanzungen in Burma, Ceylon und den Malaiischen Schutzstaaten. Ferner auf den Philippinen und in Algier. Aus Deutsch-Ostafrika gelangten Ende Januar 1912 fünf Kisten Rohkampfer nach Hamburg.

Die Gewinnung des Kampfers bzw. des Kampferöles, die Raubbau darstellt, geschieht hauptsächlich in folgender Weise: Über einer sehr einfach eingerichteten Feuerstelle, meist einem Backsteinofen, wird ein Kessel mit Wasser angebracht. In den oberen Rand des Kessels wird ein kegelförmiger hölzerner Bottich, der außen mit Lehm und Zement beschlagen und unten mit einem Siebboden versehen ist, eingepaßt. Dieser Bottich wird durch eine an der Spitze befindliche Öffnung mit zu Spänen zerkleinertem Kampferholz von Stämmen, Ästen und Zweigen, auch Blätter werden verarbeitet, gefüllt und darauf luftdicht mit Lehm und Zement geschlossen und durch eine gleiche Schicht mit dem Kessel verbunden. Aus dem oberen Teile des Bottichs geht ein Bambusrohr in einen flachen Kasten, der unten einige Zentimeter hoch mit Wasser gefüllt ist. Der Kasten ist durch Wände, die nur mit kleinen Öffnungen versehen sind, in verschiedene Abteilungen geteilt und nach oben durch einen in das Wasser eingetauchten umgekehrten Bretterkasten geschlossen und wird beständig von Wasser umspült. Der Vorgang ist folgender: Sobald das Wasser im Kessel siedet, streicht der Dampf durch die Kampferholzspäne, reißt hier das Kampferöl mit sich, und seine Dämpfe werden durch das Bambusrohr in die Kühlvorrichtung geleitet und auf dem Wasser und an den Wandungen verdichtet. Alle 24 Stunden wird der Bottich durch eine seitlich befindliche Öffnung entleert, von neuem mit Kampferholzspänen gefüllt und alle acht Tage der Kühlkasten geöffnet und das angesammelte Verdichtungsergebnis herausgenommen. Es bildet eine schmierige, krümlige Masse, aus der man die flüssigen Teile des Kampferöles durch Abtropfen und Pressen sondert und den festen, krümligen Teil als Rohkampfer versendet (Abb. 425).

Der japanische Rohkampfer kam früher meist über Holland in aus

Bast und Stroh geflochtenen, sog. Tobben im Gewicht von 50 kg in den europäischen Handel, jetzt dagegen in mit Blei ausgelegten Kisten von 50—75 kg Inhalt, und zwar gewöhnlich über England, wird jetzt aber viel in Japan selbst gereinigt, raffiniert und zu diesem Zweck an das Monopolamt nach Taihoku gesandt, indem der Kampferhandel Alleinrecht der Regierung ist und aller hergestellter Kampfer von ihr aufgekauft wird. Die Regierung läßt den Rohkampfer in einer staatlichen Fabrik in Taikolen reinigen. Es wird hier ein sehr reiner Kampfer erzielt. Er kommt in Tafeln in den Handel. Die Tafeln erhält man durch Umkristallisation, Schleudern und Zusammenpressen.

Der nach Europa gesandte Rohkampfer wird durch Sublimation raffiniert. Dies geschieht unter Hinzufügung kleiner Mengen Ätzkalk im Sandbad, entweder in gläsernen Kolben oder halbkugligen gläsernen oder eisernen Gefäßen, die mit einem abnehmbaren, gleichfalls halbkugligen und oben mit einer Öffnung versehenen Deckel geschlossen sind. Diese Sublimierdeckel werden durch einen Luftstrom gekühlt und an ihnen setzt sich der vorher dampfförmig gewordene Kampfer in Krusten ab, die nach dem Herausnehmen die bekannten Brote bilden.

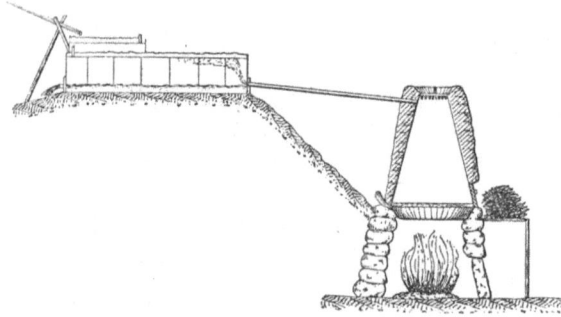

Abb. 425. Japanischer Destillierapparat für Kampfer.

Der raffinierte Kampfer bildet weiße, fast durchsichtige, etwas zähe Massen, die sich leicht in kristallinisch kleine Stücke zerbröckeln lassen; er besitzt einen durchdringenden Geruch und einen gleichen, dabei etwas bitteren und brennenden, hinterher kühlenden Geschmack. Die Dichte beträgt 0,990—0,995. Er schmilzt bei 175°—179° und siedet bei 204° unter Bildung dichter, weißer Dämpfe, verflüchtigt sich aber schon bei gewöhnlicher Wärme ziemlich stark. In Wasser von mittlerer Wärme ist der Kampfer wenig löslich (1:598), in heißem Wasser noch weniger, leicht dagegen in Weingeist, Äther, Chloroform, fetten und ätherischen Ölen, sowie in Essigsäure und Mineralsäuren; angezündet, brennt er mit leuchtender, stark rußender Flamme. Kleine Stückchen Kampfer, auf Wasser geworfen, geraten in kreisende Bewegung, die aber nicht eintritt, sobald das Wasser oder der Kampfer Spuren von Fett enthält. Mit Salpetersäure erhitzt, wird Kampfer zu farblosen Blättchen, zu **Kampfersäure**, die bei Kehlkopf- und Nasenleiden Verwendung findet.

Auch **synthetisch hergestellter Kampfer, Camphora synthetica**, ist in großen Mengen im Handel, gewonnen aus dem Pinen durch Überführen mit Chlorwasserstoff in Pinenhydrochlorid, darauf in Isoborneol und Oxydation dieses mit Kaliumpermanganat. Er ist dem Naturkampfer gleichwertig und läßt sich nach Baselli wie folgt feststellen: Man löst 5,0 Kampfer in 50,0 Weingeist von 90% auf oder man verwendet 50 g Spiritus camphoratus, fügt eine wässerige Lösung von 5,0 salzsaurem Hydroxylamin und 8,0 Ätznatron und so viel Weingeist zu, daß die Flüssigkeit klar bleibt. Nach anderthalbstündigem Erhitzen auf dem Wasserbade darf die Lösung durch Zugabe von Wasser nicht getrübt werden (Kamphen oder Isoborneol); der beim Neutralisieren der Lösung mit Salzsäure entstandene Niederschlag muß in einem Überschusse des Fällungsmittels und in Ätznatron löslich sein. Der Schmelzpunkt darf nicht unter 170° liegen.

In Deutschland werden von den Fabriken Chemische Fabrik vorm. Schering und Badische Anilin- und Sodafabrik täglich etwa 20 Tonnen hergestellt. Aber auch in Amerika, England, Spanien, Frankreich und Italien stellt man kleinere oder größere Mengen her.

Das Auftreten des Pinenhydrochlorids ($C_{10}H_{17}Cl$) als Handelsware unter der Bezeichnung künstlicher Kampfer, Camphora artificialis, sein dem Kampfer ähnliches Aussehen und der verhältnismäßig nur wenig abweichende Geruch machen eine Prüfung des Kampfers nötig, da eine Verfälschung mit diesem Kunsterzeugnis oder eine Unterschiebung nicht ausgeschlossen erscheint. Zur Erkennung des Camph. artific. für sich und in Mischungen mit Kampfer kann der Schmelzpunkt, der bei 115° liegt, herangezogen werden. Zusätze von 10% zum Kampfer erniedrigen dessen Schmelzpunkt auf 170°–171°. Oder besser, man entzündet 1 g Kampfer in einer Porzellanschale, fängt die sich entwickelnden Dämpfe in einem darüber gestülpten angefeuchteten Becherglas auf, spült den Inhalt des Glases und der Schale mit 10 g destilliertem Wasser auf ein Filter, so darf das Filtrat auf Zusatz von Silbernitratlösung nicht weißlich schillern oder Trübung zeigen.

Anwendung. Der Kampfer wird innerlich in Gaben bis zu ¼ g als erregendes Mittel bei Verfall der Kräfte, in Gaben von $^1/_2$—1 g als krampflinderndes und die Nerventätigkeit, namentlich die der Geschlechtswerkzeuge, beruhigendes Mittel angewendet; Gaben von 3—4 g sollen Vergiftungserscheinungen, selbst den Tod hervorrufen können. Ferner in Öl gelöst, auch in gesättigter wässeriger Lösung als Kampferwasser zu Einspritzungen unter die Haut. Äußerlich gilt er als ein vorzüglich verteilendes und schmerzlinderndes Mittel bei Verrenkungen, rheumatischen Leiden usw. Technisch findet der Kampfer als mottenwidriges Mittel, auch als erweichender Zusatz bei Spirituslacken ausgedehnte Verwendung, ferner bei der Bereitung des Zelluloids, des rauchlosen Schießpulvers und von Lederersatzstoffen. Für alle äußerlichen Heil- sowie für die technischen Zwecke hat sich der synthetisch hergestellte Kampfer dem Naturerzeugnisse durchaus gleichwertig erwiesen. Nur muß der synthetische Kampfer chlorfrei sein.

Camphora trita, zerriebener Kampfer, Kampferpulver; stellt man her, indem man die Kampferstücke in einem Mörser mit ein wenig Weingeist oder Äther befeuchtet und nach einigen Minuten zu feinem Pulver zerreibt, das sich aber im Vorratsgefäße bald wieder zusammenballt. Dies geschieht nicht, wenn man das Pulver mit einigen Tropfen fettem Öle verreibt.

Um eine haltbare Kampferemulsion herzustellen, verfährt man nach einem Patent der Saccharin-Fabrik A-G. vorm. Fahlberg, List & Co., Magdeburg-Südost, so, daß man 10 g Kampfer in 20 g Äther unter Zusatz von 20 g Lezithin löst und der Lösung unter kräftigem Schütteln 150 g Wasser hinzufügt. Unter Umständen schleudert man die erhaltene Emulsion einige Stunden in der Zentrifuge und emulgiert die entstandene gallertartige Masse aufs neue mit Wasser. Die Emulsion wird darauf durch Filtrierpapier filtriert.

Der sog. Borneo-Kampfer, $C_{10}H_{18}O$, Borneol, Sumatrakampfer, Baroskampfer, Kamphol, der in ganz Ostindien als Heilmittel und zu Zwecken der Religion sehr hoch geschätzt wird, stammt von einem anderen riesigen Baum, Dryobálanops aromatica, Familie der Dipterokarpazeen. Er findet sich zwischen Rinde und Holz der Bäume sowie in Spalten des Holzes abgelagert, kommt aber nicht in den europäischen Handel.

Wie man aus den oben angeführten chemischen Formeln beider Kampfersorten ersieht, unterscheiden sich diese nur durch ein + von H_2. Borneokampfer ist ein Alkohol, Bornyloxydhydrat. Der Laurazeenkampfer kann durch reduzierende Behandlung in Borneol oder Borneokampfer umgewandelt und das Borneol durch Oxydation in gewöhnlichen Kampfer, in Laurazeenkampfer übergeführt werden.

Kampferöl, Oleum Camphorae, d. h. die flüssigen Anteile, die bei der Kampfergewinnung abfallen, und etwa dreimal soviel wie Kampfer betragen, enthalten noch bis zur Hälfte Stearopten, Kampfer, in Lösung, der zuerst daraus gewonnen wird. Das zurückbleibende Kampferöl wird in Europa eingeführt und verarbeitet.

Dieses rohe Kampferöl ist verschieden, meist grünlich gefärbt, von sehr durchdringendem Geruch und ein ungemein gemischter Körper. Man hat in ihm neben etwas festem Kampfer, der noch darin aufgelöst ist, Eukalyptol, Safrol, Eugenol und verschiedene Kohlenwasserstoffe aufgefunden. Bei der Verarbeitung wird daraus vor allem der Kampfer, dann durch fraktionierte Destillation Safrol (s. d.) und endlich das sog. **leichte Kampferöl** hergestellt. Letzteres ist farblos, von starkem, aber nicht unangenehmem Geruch, besitzt eine Dichte von 0,895—0,900 und einen Siedepunkt von 175° C. Seine Hauptbestandteile sind Pinen, Kamphen, Phellandren und Dipenten.

Es hat in hohem Grade die Fähigkeit, Fette, Harze und Kautschuk zu lösen; besitzt ferner vor dem Terpentinöl den großen Vorzug der geringeren Feuergefährlichkeit, denn während der Flammpunkt desselben bei 34°, liegt der des Kampferöls erst bei 45° C. Es findet aus diesen Gründen in der Lackbereitung, ferner als Reinigungsmittel für Druckplatten und Typen große Verwendung. Man benutzt es auch in der Seifenbereitung, um stinkenden Fetten den üblen Geruch zu nehmen. Das nach der Gewinnung des leichten Kampferöles bei 240°—300° übergehende Erzeugnis ist das **schwere Kampferöl**. Es wird ebenfalls in der Seifenbereitung benutzt und enthält in der Hauptsache Safrol, Eugenol und Terpineol.

Der Rückstand heißt **blaues Kampferöl** und wird auf Desinfektionsmittel verarbeitet oder als Lösungsmittel für Kautschuk benutzt.

Der Weltbedarf an Kampfer soll 8—9 000 000 kg betragen.

Terpacid ist ein flüssiges Ersatzmittel für Kampfer. Es wird aus dem Terpentinöl durch Einwirkung von Essigsäure gewonnen.

Gruppe XXII.

Flüssige und feste Fette.

In dieser Gruppe werden auch die tierischen Fette behandelt werden, da sie sowohl ihrer chemischen Zusammensetzung nach, als auch in ihren physikalischen Eigenschaften den pflanzlichen Fetten ganz ähnlich sind. Aus Zweckmäßigkeitsgründen ist die Einreihung der Fette bei den Rohdrogen beibehalten, schon darum, weil diese, ähnlich den ätherischen Ölen, keine einfachen chemischen Verbindungen, sondern fast immer Gemische verschiedener Körper, in nicht immer gleichbleibenden Mischungsverhältnissen sind; ihre Einreihung in die chemische Abteilung empfiehlt sich daher nicht.

Fette sind, chemisch betrachtet, ihrer Hauptmasse nach Salze, d. h. Verbindungen von Säuren mit basischen Körpern; sie sind Fettsäureester, d. h. Verbindungen der verschiedenen in den Fetten enthaltenen Fettsäuren mit den Oxydhydraten von Alkoholradikalen, meist des Glyzeryl- oder Lipyloxydhydrats oder Glyzerins ($C_3H_5(OH)_3$). Man nennt sie deshalb **Glyzeride**. Sie sind dadurch entstanden, daß sich das Glyzeryl mit einem Fettsäureradikal verbunden hat. Bei Wachs und Walrat treten jedoch andere Alkohole, Melissyloxydhydrat oder Myrizyloxydhydrat ($C_{30}H_{61}OH$), Zeryl- und Zetyloxydhydrat ($C_{16}H_{33}OH$), bei Wollfett Cholesterin, ein Alkohol von der Formel $C_{27}H_{45}OH$ an Stelle des Glyzerins. Sehr verschieden dagegen sind die Säuren, die in den Fetten vorhanden sind, und zwar sind es in den einzelnen Fetten wiederum eine ganze Reihe Säuren, die deren Eigentümlichkeit bedingen. Die Fettsäuren gehören teils einer sog. homologen Reihe, der Fettsäurereihe, an, d. h. sie sind alle nach ein und demselben Vorbilde zusammengesetzt und unterscheiden sich untereinander nur durch ein + oder − von CH_2; ihre Fette sind Fettsäureglyzeride, z. B.

| Propionsäure | $C_3H_6O_2$ | Valeriansäure | $C_5H_{10}O_2$ |
| Buttersäure. | $C_4H_8O_2$ | Kapronsäure | $C_6H_{12}O_2$ usw. |

Mit der wachsenden Menge der Kohlenstoffatome nimmt die Flüchtigkeit der Fettsäuren ab, so daß Säuren, die über 12 Atome Kohlenstoff enthalten, nicht mehr unzersetzt verflüchtigt werden können. Ebenso steigt mit der Menge des Kohlenstoffes der Schmelzpunkt der Fettsäuren. Teils aber sind die Fette Ölsäureglyzeride. Dann leiten sich die Säuren von einer ungesättigten Reihe, wo Kohlenstoffatome mit zwei Valenzen untereinander verbunden sind, der Ölsäurereihe ab. So genannt, weil in der Reihe die Ölsäure $C_{18}H_{34}O_2$ vorkommt. Oder aber es sind wie im Leinöl die ungesättigte Linolsäure ($C_{18}H_{32}O_2$) und Linolensäure ($C_{18}H_{30}O_2$), wie im Fischtran die Clupanodonsäure ($C_{18}H_{28}O_2$), im Rizinusöl die Rizinusölsäure vorwiegend.

Neben den gebundenen Fettsäuren enthalten alle Fette auch ganz kleine Mengen freier Säure, die wahrscheinlich sogar für die Verdaulichkeit und den Geschmack der Fette maßgebend sind.

Die Fette sind Abscheidungen des tierischen und pflanzlichen Lebens; sie bilden sich höchstwahrscheinlich durch Umsetzung des Stärkemehls und der ihm verwandten Stoffe und dienen dazu Wärme aufzuspeichern und abzugeben und so die Körperwärme zu regeln. Die Fette sind bei den Tieren entweder unter der Oberhaut abgelagert, Speck, oder sie hüllen die Unterleibswerkzeuge ein als Flomen, oder sie sind zwischen die Muskelmasse eingeschichtet, oder werden aus der Leber gewonnen, Lebertran, oder sie sind in der Milch der Säugetiere emulsionsartig vorhanden; ferner bilden sie den Hauptbestandteil des Hirns und der Knochenhöhlen, das Mark. Bei den Pflanzen finden sich Spuren von Fett fast in allen Teilen; in größeren Mengen sind sie aber nur im Samen, in den Keimen der Getreidearten, wie Roggen, Weizen, Mais und Hafer, zuweilen auch im Fruchtfleisch enthalten. Gewonnen werden sie entweder, wie dies besonders bei den tierischen Fetten der Fall ist, durch Ausschmelzen unter schwacher Erwärmung, oder, wie bei den pflanzlichen Fetten, durch Pressen, Auskochen mit Wasser oder Extraktion. Die Pressung geschieht kalt oder bei mäßiger Erwärmung; letztere Art liefert zwar eine größere Ausbeute als die kalte Pressung, dafür aber weniger feines Fett. Bei jeder Pressung, ob kalt oder warm, kommen wässerige und schleimige, eiweißartige Bestandteile in das Fett, von denen es erst allmählich durch längeres Lagern und Absetzenlassen befreit werden kann. Diese Beimengungen sind ein Hauptgrund des raschen Verderbens und machen die Fette oder Öle für manche Zwecke fast unbrauchbar. Bei den gröberen Ölen entfernt man sie dadurch, daß man die Öle mit einigen Prozent englischer Schwefelsäure schüttelt und dann absetzen läßt; die schleimigen Bestandteile werden verkohlt und sinken schneller zu Boden (Raffinieren des Rüböls). Diese Übelstände werden vermieden, wenn man das Fett mittels geeigneter Lösungsmittel auszieht, hierzu wählt man z. B. Schwefelkohlenstoff, Petroleumäther, Chlorkohlenstoff und Trichloräthylen, kurzweg Tri genannt. Die zerkleinerten Stoffe werden in geschlossenen Räumen ausgezogen und die leichtflüchtigen Lösungsmittel im Wasserbad abdestilliert; auf diese Weise erhält man Fette, die von vornherein frei sind von schleimigen und wässerigen Beimengungen. Jedoch ist dieses Verfahren immerhin umständlich und auch zu kostspielig, um überall angewandt werden zu können. Auch die Gewinnung der sog. Abfallfette ist sehr wichtig. Als solches kommt vor allem das Fett der gefallenen Tiere in Betracht. Die Tierteile werden in geschlossenen Gefäßen unter Druck mit gespannten Dämpfen ausgekocht, das Fett wird abgelassen und durch mehrmaliges Umschmelzen und Auswaschen gereinigt. Schließlich werden die im Kessel zurückbleibenden Teile mit Extraktionsmitteln ausgezogen. Es ist ein schmalz- oder talgartiges Fett von gelber bis bräunlicher Farbe und eigenartigem Geruche. Ferner gewinnt man bei der Leimbereitung als Nebenerzeugnis das Leimfett, das je nach der Art der Leimgutverarbeitung auf der Leimlösung schwimmt und abgeschöpft wird — Abschöpffett — oder an Kalk gebunden als Kalkseife, nach Ablassen der Leimlösung zurückbleibt, mit Schwefelsäure zersetzt wird und nach Trennung vom Gips durch Zentrifugieren das Aufschließfett darstellt. Es sind gelbliche Fette.

Die Fette werden nach ihrem Dichtigkeitszustande in drei Gruppen geteilt: 1. Flüssige Fette oder fette Öle, wozu die meisten Pflanzenfette gehören; 2. halbweiche oder butterartige Fette, wie Butter, Schmalz usw.; 3. feste Fette, wie Talg, Wachs und Spermazet.

Alle Fette sind leichter als Wasser, jedoch schwankt ihr spezifisches Gewicht je nach Alter und Gewinnungsweise. Sie sind völlig unlöslich in Wasser, wenig löslich in kaltem, Rizinusöl ausgenommen, etwas mehr in kochendem Alkohol, in jedem Verhältnis mischbar mit Äther, Chloroform, Schwefelkohlenstoff und ätherischen Ölen. Ranzig gewordene Fette sind auch in kaltem Alkohol mehr oder weniger löslich. Alle Fette sind nicht flüchtig, d. h. sie lassen sich nicht ohne Zersetzung destillieren; bei höheren Wärmegraden stoßen die meisten von ihnen scharfe, die Augen stark zu Tränen reizende Dämpfe aus, herrührend von einer wasserhellen Flüssigkeit, dem Aldehyd des Allylalkohols, dem Akrylaldehyd oder Akrolein (C_3H_4O), einem Zersetzungsstoffe des Glyzerins, dem zwei Moleküle Wasser entzogen sind

$$C_3H_5(OH)_3 - 2\,H_2O = C_3H_4O$$
$$\text{Glyzerin} - \text{Wasser} = \text{Akrolein}$$

und noch später entwickeln sie leichtentzündliche, mit rußender Flamme brennende Gase, worauf die Anwendung der Fette zu Leuchtzwecken beruht. An und für sich brennen sie schwer, am Docht aber leicht, und zwar mit leuchtender Flamme. Mit erhitzten Wasserdämpfen unter höherem Druck zusammengebracht, zersetzen sie sich in ihre Bestandteile (Darstellung von Stearinsäure und Glyzerin); mit Ätzalkalien in wässeriger Lösung erwärmt, bilden sie mit diesen in Wasser und Weingeist lösliche Verbindungen, die Seifen. Diese sind als Salze der Alkalien mit den in den Fetten enthaltenen Säuren aufzufassen. Scheidet man die entstandenen Seifen durch Kochsalz aus ihren Lösungen aus, so findet sich in der wässerigen Flüssigkeit, neben überschüssigen Salzen, ein Körper, den man früher Ölsüß, jetzt Glyzerin, Glyzeryloxydhydrat oder Lipyloxydhydrat nennt. Erhitzt man Metalloxyde, namentlich Bleioxyd unter Zusatz von Wasser mit Fetten, so entstehen sog. Pflaster, d. h. ölsaure Metalloxydverbindungen; wäscht man diese mit Wasser aus, so findet sich auch hierin das Glyzerin. Aus diesen Verhältnissen geht hervor, daß die Fette Verbindungen von verschiedenen Fettsäuren mit einer gemeinsamen Base sind, und zwar, mit Ausnahme von Walrat, Wachs und Wollfett, ist es immer dieselbe Base, das eben genannte Glyzerin oder Lipyloxydhydrat. Die hauptsächlichsten in den Fetten vorkommenden Säuren sind die Olein- oder Elainsäure und die Palmitin- und Stearinsäure. Die letzten zwei herrschen in den festen, die erste in den flüssigen Fetten vor. Da nun in den dreiwertigen Alkohol Glyzerin $C_3H_5(OH)_3$ drei Moleküle des Fettsäureradikals eingetreten sind, bezeichnet man die Bestandteile der Fette auch z. B. als Tristearin $C_3H_5(OC_{18}H_{35}O)_3$, Tripalmitin $C_3H_5(OC_{16}H_{31}O)_3$, Triolein $C_3H_5(OC_{18}H_{33}O)_3$. Außerdem befinden sich in den Fetten unverseifbare Bestandteile, bei Pflanzenfetten Phytosterine, bei Tierfetten Zoosterine genannt. Ferner Vitamine, Geruch- und Geschmackstoffe und Phospatide. Auch die festen Fette werden bei höheren Wärmegraden flüssig, der Wärmegrad, bei dem dies eintritt, heißt Schmelzpunkt. Die Bestimmung des Schmelzpunktes siehe S. 37. Umgekehrt scheiden die flüssigen Fette bei niedrigeren als den mittleren Wärmegraden feste Fette ab und werden dadurch mehr oder weniger starr; nur einige, z. B. das Leinöl, vertragen Kältegrade bis zu —15° C, ohne zu erstarren. Der Erstarrungspunkt der einzelnen Öle schwankt nach ihrem Alter und Bereitungsweise sehr bedeutend. Geruch und Geschmack sind bei frischen Fetten fast immer schwach und milde; angefeuchtetes Lackmuspapier zeigt bei ihnen keine saure Reaktion. Kommen Fette mit Luft, Licht und Feuchtigkeit, namentlich bei Gegenwart von Sonnenlicht in Berührung, so werden sie, infolge Hydrolyse, einer teilweisen Spaltung, hervorgerufen durch vorhandene Schleimteilchen und Eiweißstoffe, teilweise in Glyzerin und freie Fettsäuren zerlegt, die beide zu unangenehm riechenden und sauer reagierenden Stoffen oxydiert werden. Da diese Stoffe z. T. flüchtig sind, verleihen sie dem Fett ihren eigentümlichen Geruch und Geschmack; es wird ranzig. Derartig ranzig gewordene Fette lassen sich durch Auswaschen mit einer ganz dünnen Natriumbikarbonatlösung bedeutend aufbessern.

Alle fetten Öle werden durch Einwirkung der Luft, durch Oxydation und Polymerisation, allmählich etwas dickflüssiger; einzelne von ihnen erhärten in dünnen Schichten zu einer durchsichtigen, festen Masse, andere bleiben selbst in den dünnsten Lagen schmierig. Nach diesen Eigenschaften teilt man sie in trocknende, wie Leinöl und Mohnöl und nichttrocknende Öle, wie Mandelöl und Olivenöl. Die trocknenden Öle enthalten eine besondere Ölsäure, die sog. Linolsäure. Einzelne, z. B. das Sesamöl, stehen zwischen diesen beiden Gruppen, sie heißen unbestimmte Öle.

Man kann auch fette Öle und halbweiche Fette, und zwar besonders an Triolein reiche Fette, härten, d. h. ihnen eine festere, schmalz- oder talgartige Beschaffenheit geben, oder sogar Rizinusöl zu einem klingend harten Körper umwandeln. Es geschieht dies unter Zuhilfenahme von verteiltem Metall, z. B. Nickel, Platin, Palladium und Kupfer, wodurch man unter geeigneten Umständen den Ölen Wasserstoff anlagert und so die Ölsäurefette in Stearinsäurefette überführt (hydrogenisierte Fette). Man benutzt meist Autoklaven, mischt die Öle in diesen mit den Katalysatoren Platin usw., die man auf Kieselgur, Ton und ähnliche Stoffe niedergeschlagen hat, erhitzt mit Dampf und läßt unter Umrühren Wasserstoff einströmen. Viel verarbeitet man Trane und bringt sie gehärtet unter den Bezeichnungen Talgol, Candelite, Krutolin, Brebesol, Talgit und Tallogen in den Handel. Gehärtetes Leinöl führt die Namen Linit, Linsogen, Linolith; gehärtetes Rizinusöl Coryphol, gehärtetes Kokosöl Durutol. Man verwendet die gehärteten Öle bei der Bereitung von Seifen, stellt aber auch Speisefette her. Die gehärteten Öle enthalten meist mehr als 5%, öfter bis 40% Isoölsäure, während ungehärtete Fette gewöhnlich nicht mehr als 2% Isoölsäure enthalten. So erkennt man die gehärteten Fette an dem großen Isoölsäuregehalt.

Aus all dem Vorhergesagten geht hervor, daß wir die sämtlichen Fette möglichst vor Luft und Licht geschützt, an kühlem Ort aufzubewahren haben. Ferner, daß Fette, die für Heilmittel-, kosmetische und Speisezwecke dienen, niemals zu alt sein dürfen.

Bei der großen äußerlichen Ähnlichkeit der einzelnen Fette untereinander und bei dem Mangel an wirklich scharfen, einfacheren und doch bezeichnenden Reaktionen gehört die Prüfung auf ihre Reinheit, bzw. Verfälschung zu den schwierigsten Aufgaben. Der erfahrene Drogist wird vor allem durch Geschmack und Geruch prüfen. Eine schlechte Beschaffenheit der Fette ist hierdurch leicht zu erkennen, weit schwieriger aber die Vermischung mit anderen billigeren Fetten; denn es möchte selbst dem erfahrensten Kenner schwer werden, durch Geruch und Geschmack völlig reines und frisches Sesam- und Erdnußöl im Olivenöl zu erkennen. Hier muß die chemische Untersuchung zu Hilfe kommen, und es gelingt auch, durch sie die hauptsächlichsten Verfälschungen zu erkennen. Man hat für die Prüfung der Fette eine ganze Reihe verschiedener Verfahren vorgeschlagen, doch führen sie häufig, wie schon oben gesagt, nicht zu einem scharfen, sicheren Ergebnisse. Die erste Frage bei einer Untersuchung muß daher immer sein, welche Fette können im gegebenen Fall überhaupt zur Verfälschung benutzt sein? Preis und äußere Beschaffenheit ziehen hierbei schon ziemlich enge Grenzen. Die verschiedenen Verfahren, welche sich ohne große Schwierigkeiten von jedermann zur Prüfung benutzen lassen, sind folgende:

1. Die Elaidinprobe. Sie beruht darauf, daß, wenn man gleiche Raumteile Öl und mäßig starke Salpetersäure zusammenmischt, dann ein Stückchen Kupferblech oder -draht hinzufügt und die Mischung der Ruhe überläßt, die nichttrocknenden Öle innerhalb 2—24 Stunden sich in eine feste, verschiedenartig gefärbte Masse verwandeln. Die unbestimmten Öle werden hierbei nur z. T. fest, die trocknenden dagegen bleiben gänzlich flüssig. Durch die Zeit des Erstarrens, die bei den einzelnen Ölen sehr verschieden ist, und durch die Färbung lassen sich häufig schon Beimengungen erkennen, ebenso die Verfälschung trocknender Öle mit nichttrocknenden. An Stelle der mäßig starken Salpetersäure und des Kupferdrahtes kann auch gleich rauchende Salpetersäure verwendet werden, die man mit gleichem Raumteile Wasser verdünnt. Oder man nimmt Salpetersäure und etwa den zehnten Teil Natriumnitrit. Die bei der Elaidinprobe auftretende salpetrige Säure hat die Eigenschaft, das in den nichttrocknenden Ölen vorhandene flüssige Triolein in das isomere feste Elaidin überzuführen.

2. Die Prüfung mit konzentrierter Schwefelsäure von 1,800 spezifischem Gewicht. Man verfährt folgendermaßen. In ein Porzellanschälchen, sehr gut sind hierzu die Farbennäpfchen aus dem Tuschkasten zu benutzen, gibt man 10—15 Tropfen des zu untersuchenden Öles, läßt dann vorsichtig 1 Tropfen Schwefelsäure in die Mitte fallen und beobachtet nun die Farbenveränderungen, die um den Schwefelsäuretropfen stattfinden. Einige Öle zeigen hierbei kennzeichnende Färbungen, z. B. wird Hanföl grasgrün, Sesamöl gelbgrün, Baumwollsamenöl gelb bis bräunlich, Lebertran kirschrot, nach dem Umrühren violett, gewöhnlicher Tran blutrot, nach dem Umrühren dunkelrot.

3. Zu etwa 5 g Öl bringt man 8—10 Tropfen einer erkalteten Mischung aus

1 Teil Schwefelsäure und 2 Teilen Salpetersäure und schüttelt damit stark durch. Man beobachtet die eintretenden Farbenveränderungen, die auch hier kennzeichnend sind; z. B. läßt sich im Olivenöl die Gegenwart von Sesam- oder Baumwollsamenöl feststellen. Beide zeigen, während die Mischung bei reinem Olivenöl eine weißgrünliche Färbung annimmt, eine rötliche bzw. bräunliche Färbung. Das Sesamöl ist vom Baumwollsamenöl durch die später anzuführende Salzsäureprobe zu unterscheiden.

4. Außer den hier angeführten einfachen Prüfungsverfahren sind eine ganze Anzahl verschiedener Prüfungsarten durchgearbeitet worden, die aber nur bei beständiger Übung in maßanalytischen Arbeiten zu brauchbaren Unterscheidungen führen. Hierher gehört namentlich das sog. Hübelsche Jodadditionsverfahren, das darauf beruht, daß die ungesättigten Säuren in den Fetten mit Jod gesättigte Verbindungen eingehen (Jodzahl).

5. Bei Ermittelung des Säuregrades stellt man fest, wieviel Kubikzentimeter Normalkalilauge nötig sind, um die in 100 g Fett vorhandene freie Säure zu neutralisieren.

6. Bei Ermittelung der Säurezahl stellt man fest, wieviel Milligramm KOH, Kaliumhydroxyd, erforderlich sind, um die freien Fettsäuren, die in 1 g wasserfreiem Fette vorhanden sind, zu neutralisieren. Man bedient sich hierbei des Titrierverfahrens mit $^1/_{10}$-Normalkalilauge. Zu diesem Zwecke werden 5—10 g Fett in 30—40 ccm einer säurefreien Mischung gleicher Raumteile von absolutem Alkohol und Äther gelöst und mit $^1/_{10}$-Normalalkalilauge unter Hinzufügung von 1 ccm Phenolphthaleinlösung (1 + 99 verdünntem Weingeist) als Indikator titriert. Scheidet sich ein Teil des Fettes aus, so muß man von der Alkoholäthermischung etwas hinzufügen.

7. Bei Ermittelung der Verseifungszahl werden die in 1 g Fett überhaupt enthaltenen Fettsäuren mit KOH gesättigt. Also sowohl die freien als auch die in den Estern vorhandenen Fettsäuren. Man wägt 1—2 g des zu prüfenden Stoffes in einem Kolben aus Jenaer Glas von 150 ccm Inhalt ab, fügt 25 ccm weingeistige $^1/_2$-Normalkalilauge hinzu und schließt die Kochflasche mit einem durchbohrten Korken, durch dessen Öffnung ein 75 cm langes Kühlrohr aus Kaliglas geführt wird. Man erhitzt nun im Wasserbad unter öfterem Umschwenken und hält etwa eine halbe Stunde lang im schwachen Sieden, bis die Flüssigkeit klar geworden ist. Um die Verseifung zu vervollständigen, schwenkt man vorsichtig um, ohne an den Kork und das Kühlrohr zu spritzen. Darauf wird die noch heiße Seifenlösung mit 1 ccm Phenolphthaleinlösung (1 + 99 verdünntem Weingeist) vermischt und sofort mit $^1/_2$-Normalsalzsäure titriert.

8. Eine andere Art beruht auf einer Erhitzung der Fette mit alkoholischer Silbernitratlösung (s. Abhandlung Schmalz). Die einzelnen Fette verhalten sich hierbei verschieden reduzierend auf die Silberlösung, so daß bei einigen kennzeichnende Färbungen eintreten.

9. Weiter hat man gefunden, daß verdünntes Phenol (9 Teile kristallisiertes Phenol, 1 Teil Wasser) von verschiedenen Ölen ungleiche Mengen löst, während eine solche Phenolmischung Mineralöle gar nicht löst. Diese Prüfungsart eignet sich daher vor allem zur Erkennung von Mineralölen in fetten Ölen. 10 Raumteile Phenolmischung vermögen z. B. 10 Raumteile Olivenöl klar zu lösen, sind ihm aber nur einige Prozent Mineralöl zugefügt, so wird die Mischung trübe.

Von großem Wert für die Beurteilung der fetten Öle auf Gebrauchsfähigkeit für bestimmte Zwecke, wie als Heilmittel, kosmetisches Mittel, Speiseöl oder für technische Zwecke ist ferner die Messung der Zähflüssigkeit, der Viskosität, die mit den verschiedensten Viskosimetern vorgenommen werden kann, wobei man vom Rizinusöl als Einheitsöl ausgeht.

Unter der Bezeichnung Kunstfette finden sich Pflanzenfette, z. B. Kokosöl (s. d.), im Handel. Meist Fette, die leicht ranzig werden, wurden sie früher nur zu technischen Zwecken, wie zur Seifenbereitung, verwandt. Heute dagegen finden sie in gereinigtem Zustande, meist unter Zusatz von Magermilch, eine große Verwendung als Speisefett bzw. Butterersatz und kommen unter allen möglichen Namen in den Handel, wie Palmin, Kunerol, Vegetalin usw.

Ein anderer Butterersatz ist die Margarine, die Kunstbutter. Erfinder dieses Erzeugnisses ist der Franzose Mège Mouriès, der im Auftrage Napoleons III. die Margarine schuf. Als Rohstoff hierfür dient der Rindertalg frisch geschlachteter Rinder. Der Talg wird durch Waschen in Wasser von 17° von Blut befreit, mit Maschinen zerkleinert, geschmolzen und nun wieder langsam abgekühlt. Bei einer Wärme von 25°—30° preßt man die leichter schmelzbaren Bestandteile, das Oleomargarin (Triolein mit etwas Tripalmitin und Tristearin) ab, während der sog. Preßtalg oder Primapreßtalg, bestehend aus Tristearin und Tripalmitin, zurückbleibt und zur Stearinsäurebereitung dient. Die abgepreßten etwa 60% Oleomargarin vermischt man mit Sesamöl, wovon laut Margarinegesetz vom 15. Juli 1897 in 100 Teilen Kunstbutter mindestens 10 Teile vorhanden sein müssen, schmilzt das Gemisch, färbt es und verarbeitet es in der sog. Kirnmaschine durch Rührvorrichtungen mit Milch und Wasser zu einer gleichmäßigen, homogenen Emulsion. Um ein Schäumen und Bräunen bei der Verwendung zum Braten zu erreichen, fügt man auch etwas frisches Eigelb oder Lezithin hinzu. Die Emulsion läßt man dann durch einen Hahn abfließen und zerteilt sie durch eiskaltes Wasser in kleine, frischer Butter ähnliche Klümpchen, die mit Maschinen geknetet, gesalzen und in Formen gebracht werden. An Stelle des Oleomargarins aus Talg gewonnen, verarbeitet man auch viel Kokosfett und Mischungen dieses mit Erdnußöl, Pflanzenmargarine. Der Zusatz von Sesamöl ist reichsgesetzlich vorgeschrieben, um Kunstbutter von Naturbutter unterscheiden zu können. Nachweis von Kunstbutter. Man weist Kunstbutter nach amtlicher Vorschrift vom 1. April 1898 folgendermaßen nach: Ist die Margarine frei von Dimethylamidoazobenzol und anderen Farbstoffen, die sich mit Salzsäure rot färben, so schüttelt man 5 ccm des geschmolzenen Fettes mit 0,1 ccm alkoholischer Furfurollösung (1 Raumteil farbloses Furfurol, 100 Raumteile absoluter Alkohol) und 10 ccm Salzsäure (spezifisches Gewicht 1,19) mindestens eine halbe Stunde lang kräftig durch. Infolge des Vorhandenseins von Sesamöl muß die Salzsäure deutlich rot gefärbt werden, und darf die Rotfärbung nicht alsbald wieder verschwinden. Enthält das Fett jedoch Farbstoffe, die Salzsäure rot färben, so müssen diese zuvor entfernt werden, indem man 10 ccm geschmolzenes Fett mit 10 ccm Salzsäure von 25% wiederholt je eine halbe Minute lang schüttelt.

Flüssige Fette.

Óleum Amygdalárum dulce seu expréssum. Mandelöl.
Huile d'amandes douces. Oil of almonds.

Wird durch kalte Pressung der süßen oder bitteren Mandeln gewonnen, wobei man die vorher herausgesuchten Bruchstücke an den Bruchstellen, die größtenteils ranzig sind, beschneiden muß; Ausbeute 40—50%; klar, blaßgelb, ziemlich dünnflüssig, vollkommen geruchlos; Geschmack milde, süß. Dichte

0,915—0,920. Ist ein nichttrocknendes Öl, das vor allem Ölsäure und Linolsäure enthält. Jodzahl 95—100. Verseifungszahl 190—195.

Erstarrt erst bei —20°, scheidet bei —10° noch keine festen Bestandteile aus; in 60 Teilen kaltem und 20 Teilen kochendem Weingeist löslich. Es besteht in der Hauptsache aus Glyzeriden der Ölsäure und der Linolsäure. Das Öl der süßen und bitteren Mandeln unterscheidet sich in keiner Weise.

Anwendung. Innerlich als reizlinderndes Mittel, meist in Form von Emulsionen, äußerlich zu Salben und Einreibungen. Zu kosmetischen Mitteln.

Prüfung. 1. Von China, und zwar hauptsächlich über Tientsin, werden sehr große Mengen Aprikosenkerne, auch Pfirsichkerne, abstammend von Prunus persica, Pfirsich u. P. armeniaca, Aprikose, nach Europa verschickt. So wird in Frankreich sehr viel Aprikosenkernöl bzw. Pfirsichkernöl, Oleum Amygdalarum gallicum, richtiger Ol. Seminum seu Nucum persicarum, Oleum Persicarum für das Mandelöl gegeben. Dieses Aprikosenkernöl bzw. Pfirsichkernöl wird auch in Deutschland ebenfalls aus chinesischen Kernen gepreßt, Ol. A. germanicum. Es ist in seinem Äußeren dem Mandelöle gleich und scheidet ebenfalls bei —10° noch keine festen Bestandteile aus. Es besteht aus Glyzeriden der Ölsäure, Stearinsäure und Palmitinsäure. Dichte nach dem D.A.B. 0,911—0,916, Jodzahl 95—100. Als nichttrocknendes Öl erstarrt es bei der Elaidinprobe gleich dem Mandelöle, läßt sich aber erkennen, wenn man das Öl mit der Schwefelsäure- und Salpetersäuremischung schüttelt; reines Mandelöl wird weiß, Aprikosenkernöl bzw. Pfirsichkernöl rosenrot. Wird die Mischung dunkelrot, so läßt dies auf Zusatz von Sesamöl schließen; Sesamöl erkennt man durch folgende Probe:

2. Auf Sesamöl. Man schüttelt 1 Raumteil Öl mit 1 Raumteil roher Salzsäure, in der ein wenig Zucker aufgelöst ist. Nach $^1/_2$ stündigem Stehen erscheint die untere Salzsäureschicht bei Gegenwart von Sesamöl schön rot gefärbt. Diese Probe zeigt noch 10% Zumischung an.

3. Oder man prüft auf Aprikosenkernöl bzw. Pfirsichkernöl, zugleich auch auf Erdnuß-, Sesam-, Mohn- und Baumwollsamenöl, indem man 1 ccm rauchende Salpetersäure mit 1 ccm Wasser und 2 ccm Mandelöl bei 10° kräftig schüttelt, es muß die Mischung weiß, aber nicht rot oder braun werden und sich nach 2—6 Stunden in eine weiße feste Masse und eine kaum gefärbte Flüssigkeit scheiden. Olivenöl verrät sich durch den Geruch, dunklere Farbe und größere Dicke. Bei der Elaidinprobe scheidet sich also bei reinem Mandelöle die Masse weiß aus, während bei Verfälschungen die Masse gelb, rot oder braun gefärbt ist.

4. Um eine Verfälschung mit Paraffinöl, das unverseifbar ist, festzustellen, läßt man 10 ccm Mandelöl mit 15 ccm Natronlauge und 10 ccm 90 prozentigem Weingeist bei 35°—40° so lange stehen, bis die Mischung sich geklärt hat; fügt man nun 100 ccm Wasser hinzu, so soll eine klare Lösung entstehen.

5. Erdnußöl verrät sich auch durch eine Abkühlung auf —8° bis —10°. Mandelöl bleibt klar, vermischte Öle trüben sich (vgl. auch Ol. Arachidis).

6. Auch das fette Pflaumenöl, Oleum Prunorum, kommt in Betracht. Durch kalte Pressung der Samen gewonnen, hat es goldgelbe Farbe, ist geruchlos und von mildem Geschmack. Dichte 0,917—0,918. Erstarrungspunkt etwa —17°. Ferner das Haselnußkernöl, Oleum Coryli. Wird durch kalte Pressung der Haselnüsse gewonnen und ist in seinen Eigenschaften dem fetten Mandelöl ähnlich. Es besteht in der Hauptsache aus Glyzeriden der Ölsäure (bis zu 85%). Man verwendet es zu Speisezwecken und kosmetischen Mitteln.

Óleum Aráchidis. Erdnußöl. Erdmandelöl. Arachisöl. Arachideöl. Erdpistazienöl. Huile d'arachide ou de pistache de terre. Oil of arachis

Aráchis hypogaea. Leguminósae. Hülsenfrüchtler. Unterfamilie *Papilionátae* Schmetterlingsblütlergewächse.
Südamerika, in Südfrankreich, Spanien, Ostindien usw. angebaut.

Das kaltgepreßte Öl ist in seinem Äußeren dem Mandelöle sehr ähnlich, es unterscheidet sich durch langsameres Erstarren bei der Elaidinprobe, heißgepreßtes ist weit dunkler und hat einen an Bohnen erinnernden Geruch und Geschmack. Es wird aus den geschälten Samen, die unter der Erde reifen und etwa 50% Fett enthalten, gewonnen. Die Blüten senken sich nach der Befruchtung in die Erde. Die Früchte sind etwa bis 3 cm lang und enthalten

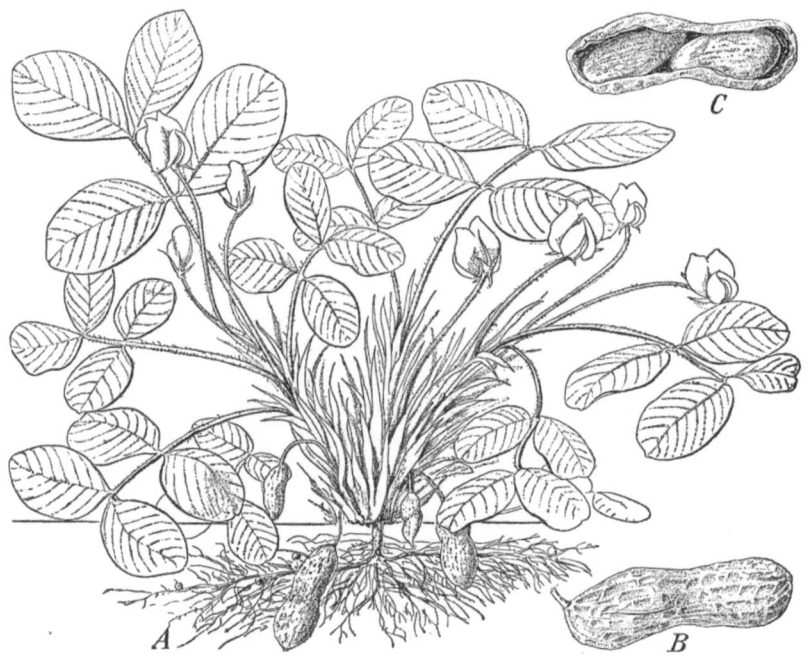

Abb. 426. *A* Arachis hypoaea, *B* und *C* Fruchte.

1—3 rote bis braunviolette Samen. Die Erdnüsse werden von Argentinien, den Vereinigten Staaten von Nordamerika, Spanien, Ägypten, China, Japan und den deutsch-afrikanischen Kolonien in Deutschland eingeführt und kommen entweder ungeschält oder geschält in den Handel. Für Deutsch-Ostafrika ist die Erdnuß ein sehr wichtiger Stoff. Sie wird von den Eingeborenen als Nahrungsmittel und wurde auch als Steuerzahlungsmittel benutzt (Abb. 426).

Das meiste Öl wird in Marseille und Bordeaux gewonnen, aber auch große Mengen in Deutschland und in Spanien. Die Rückstände der Pressung, die Erdnußkuchen, bilden eine bedeutende Handelsware als Futtermittel und werden nach dem Ursprungslande bezeichnet. Es ist ein nichttrocknendes Öl. Dichte nach D.A.B. 0,912—0,917. Jodzahl 83—100. Verseitungszahl 188—197. Kaltgepreßtes Arachisöl ist eines der besten Speiseöle, das auch viel auf Kunstbutter verarbeitet wird. Gewöhnlich werden zwei kalte Pressungen vorgenommen. Warmgepreßtes sog. Nachschlagöl oder durch Extraktion gewonnenes Öl wird in der Seifenbereitung, auch als Brennöl verwendet.

Bestandteile. In der Hauptsache 79,0% Ölsäure, 7,4% Linolsäure, 23% Arachinsäure, ferner Palmitinsäure, Stearinsäure und Linozerinsäure.

Prüfung. 1. Man weist Erdnußöl wie folgt nach: Etwas Öl wird etwa $^3/_4$ Stunden im Wasserbade mit alkoholischer Kalilauge (20 KOH + 50 Weingeist von 90%) erwärmt. Darauf setzt man es einer Kälte von $-6°$ aus. Es wird sich kristallinisches. arachinsaures Kalium abscheiden, das in Alkohol schwer löslich ist.

2. Auf Vermischung mit Sesamöl prüft man durch die Zuckersalzsäureprobe (s. Ol. Sesami), oder man prüft gleich mit Furfurol. Man schüttelt 5 ccm Erdnußöl kräftig mit 0,1 ccm weingeistiger Furfurollösung (2 + 98) und 10 ccm rauchender Salzsäure mindestens eine halbe Minute lang; es darf die wässerige Schicht nach der Trennung keine rote Farbe zeigen. Diese Prüfung ist so empfindlich, daß sogar sehr geringe Mengen, die unabsichtlich bei der Herstellung mit hineingekommen sind, dadurch nachgewiesen werden. Um eine Verfälschung nachzuweisen, eignet sich die Soltsiensche Zinnchlorürlösung (s. d.); diese färbt sich erst rot, wenn 2% Sesamöl zugegen sind.

****† Oleum Crotónis. Oleum Tíglii. Krotonöl.**
Huile de croton. Croton oil.

Cróton tiglium. Euphorbidceae. Wolfsmilchgewächse.
Ostindien. China. Südasien.

Das Öl wird durch Auspressen der geschälten gepulverten Samen gewonnen.

Es stellt ein gelbliches bis bräunliches Öl von der Dichte des Olivenöles dar. Das schwächere, gelbliche stammt von Ostindien, das bräunliche, stärker wirkende ist das englische. Geruch schwach, etwas unangenehm-ranzig. Auf den Geschmack ist es schlecht zu prüfen, weil es, mit der Haut in Berührung gebracht, gefährliche Entzündungen hervorruft. Aus diesem Grunde muß auch bei der Pressung größte Vorsicht beobachtet werden, namentlich ist jede Erwärmung zu vermeiden, da hierbei Dämpfe entstehen, die gefährliche Entzündungen der Schleimhäute hervorrufen. Ausbeute 20—30%. Das Öl ist in zwei Raumteilen absolutem Alkohol beim Erwärmen löslich. Dichte nach D.A.B. 0,936—0,956. Angefeuchtetes blaues Lackmuspapier wird gerötet (Abb. 427).

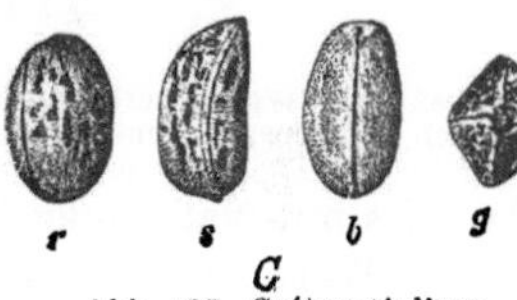

Bestandteile. Neben den gewöhnlichen Bestandteilen der fetten Öle giftig wirkendes Krotonharz, ferner Tiglinsäure oder Methylkrotonsäure und Krotonolsäure. Letzterer wird die hautreizende und stark abführende Wirkung des Öles zugeschrieben.

Abb. 427. Cróton tiglium

Anwendung. In sehr kleinen Gaben innerlich als äußerst stark wirkendes Abführmittel, 15 Tropfen gelten schon als tödliche Gabe. Äußerlich, mit anderen Fetten vermischt, als Hautreizungsmittel; in solcher Mischung auf den Unterleib gerieben, wird es leicht von der Haut aufgenommen und ruft starken Durchfall hervor.

Prüfung nach D.A.B. Bringt man in ein Probierrohr 10 ccm Salpetersäure und 2 g Krotonöl, gibt in kleinen Anteilen 1 g Natriumnitrit hinzu und läßt an einem kühlen Orte stehen, so darf das Öl innerhalb 2 Tagen weder ganz noch teilweise erstarren.

Oleum Gossýpii. Baumwollsamenöl. Kottonöl. Huile de coton. Cotton-oil.

Gossýpium herbáceum. G. arbóreum u. a. m. *Malvaceae.* Malvengewächse.
Asien, Afrika, vor allem in Ägypten, und Amerika angebaut.

Die verschiedenen Gossypiumarten sind entweder krautartig, staudenartig oder strauchartig, oder sie bilden Bäume, die eine Höhe bis zu 6 m erreichen. Manche blühen schon im ersten, andere wieder im zweiten bzw. dritten Jahre. Die Frucht ist eine mehrfächerige Kapsel, die bis zu acht Samen einschließt (Abb. 428). Die Samen sind braun, fast 10 mm lang und mit bis zu 5 cm langen, weißen Samenhaaren dicht bedeckt. Die ägyptischen **schwarzen** Samen tragen jedoch nur an der Spitze Samenhaare. Bei der Reife springen die Kapseln auf und die Samenhaare treten heraus. Die Haare bilden die Baumwolle, sie werden von den Samen entfernt und in Pressen zu Ballen von Rohbaumwolle gepreßt. Die Samen reinigt man in Sieb-, Schüttel- und in Linterwerken von Stengelteilen, Fruchtkapseln und noch anhaftenden Samenhaaren, schält sie in Schälmaschinen, entfernt die Schalen und mahlt die Samenkerne in Walzengängen fein. Das Pulver wird darauf in Wärmevorrichtungen erwärmt, durch eine Maschine in Kuchenform gebracht, und nun wird das Öl durch hydraulische Pressen gewonnen. Die bräunliche Farbe, die es nach dem Pressen zeigt, wird ihm durch Digestion mit Natriumbikarbonatlösung und Aluminiumoxyd oder durch etwa 10% Natriumhydroxyd entzogen. Der bei der Reinigung zurückbleibende ziemlich dunkle Bodensatz, das sog. Seifenlager (soapstock), dient zur Bereitung von Seife oder man gewinnt daraus durch Behandeln mit Schwefelsäure und darauffolgende Destillation Olein und Kottonstearin.

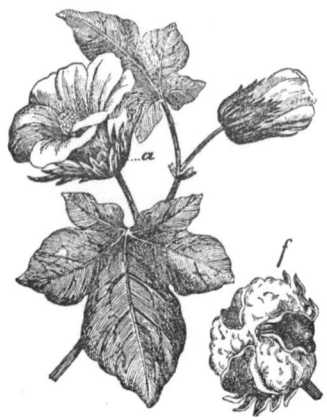

Abb. 423. Gossypium herbaceum. *a* Außenkelch, *f* aufgesprungene Kapselfrucht.

Raffiniertes Öl ist von der Farbe und der Dicke des Olivenöles, frisch von mildem Geruch und Geschmack und kommt unter der Bezeichnung Floridaöl in den Handel; es wird aber sehr leicht ranzig und dann strengriechend. Es erstarrt bei $-2°$. Dichte 0,923 bis 0,928. Jodzahl 100,9—116,9. Verseifungszahl 191—196,5. Bei der Schwefelsäureprobe zeigt es braunrote Färbung, ebenso mit der Mischung aus Schwefelsäure und Salpetersäure. Bei der Silbernitratprobe bräunt es sich ebenfalls.

Anwendung. Außer zur Verfälschung von anderen Ölen und Schweineschmalz dient es namentlich zur Seifenbereitung. Die mit Baumwollsamenöl hergestellten Seifen haben aber den Übelstand, daß sie mit der Zeit einen häßlichen Geruch annehmen. Durch Kochen des Öles mit Natriumkarbonatlösung soll sich dieser Nachteil etwas vermindern lassen. Weiße, mit Baumwollsamenöl bereitete Seifen werden leicht gelbfleckig. Baumwollsamenöl wird durch wässerige Natronlauge nicht vollständig verseift. Durch Ausziehen der zerkleinerten, getrockneten Seife mit Chloroform erhält man eine fettige Masse.

Nachweis. Um Baumwollsamenöl nachzuweisen, mischt man 5 ccm Öl in einem trockenen Reagenzglase mit 5 ccm Amylalkohol und 5 ccm einer Lösung von Schwefel in Schwefelkohlenstoff $(1+99)$, schließt das Reagenzglas mit einem durchbohrten Stopfen, in den man ein 60—80 cm langes Glasrohr, ein Steigrohr, einfügt, und erhitzt die Mischung eine Viertelstunde lang im siedenden Wasserbad. Es tritt eine orangerote Färbung ein (Halphensche Reaktion).

Setzt man das Öl einer Wärme von etwas über 0^c aus, so scheidet es viel feste Bestandteile, vor allem Palmitin, aus, die unter der Bezeichnung vegetabilisches Stearin, Baumwollstearin oder Kottonstearin in den Handel kommen und auf Seife verarbeitet werden.

Die Preßrückstände, die Baumwollsaatkuchen, werden gemahlen und stellen ein gelbes Pulver, das Baumwollsaatmehl, dar, ein beliebtes Viehfutter. Hieraus wird ein trockenes Extrakt, ein weißgelbliches, in Wasser unlösliches Pulver hergestellt und unter der Bezeichnung Laktagol in den Handel gebracht. Es dient zur Vermehrung der Milchabsonderung bei Frauen und Kühen.

Óleum Jécoris Asélli. Lebertran. Huile de foie de morue. Cod-liver-oil.

Der Lebertran ist ein flüssiges Fett, das aus den Lebern verschiedener Fische der Gattung Gadus gewonnen wird. Es sind dies namentlich Gadus morrhua, der Kabeljau, Gadus callarias, der Dorsch, und Gadus aeglefinus, der Schellfisch.

Die Heimat dieser Fische ist der Nordatlantische Ozean, aus dem sie zu gewissen Zeiten in oft ungeheuren Zügen aufsteigen, um in den seichteren Ufergewässern ihren Laich abzusetzen, vor allem an den Küsten Norwegens, Schottlands, Neufundlands in Nordamerika und Labradors. Diese Gegenden liefern den gesamten Lebertran des Handels, doch kommt für den deutschen Bedarf außer dem durch die deutsche Hochseefischerei gewonnenen Lebertran fast ausschließlich Norwegen in Betracht; hier ist es besonders die alte, von der Hansa gegründete Stadt Bergen, die den ganzen Handel mit Lebertran vermittelt. Die eigentliche Gewinnung findet aber nicht hier, sondern ein ganzes Stück nördlicher, auf der Lofoteninselgruppe, statt. Diese Inseln liegen zwischen 68°—70° nördlicher Breite, und auf diesen größtenteils unbewohnten Inseln vollzieht sich in den Monaten Januar bis April, auch Mai fast der ganze Fischfang, da der Zug der Fische seit Jahrhunderten hierher gerichtet ist. Die Fische werden gewöhnlich von den Fangbooten aus mit Schnüren, woran sich ein Köder befindet, gefangen; der Fang mit Netzen soll sich nicht so bewähren. Die Gewinnung des Lebertrans geschah früher auf sehr ursprüngliche Weise, so daß die damals erhaltenen Sorten nur wenig den heutigen Anforderungen an einen guten Lebertran entsprachen. Man betrieb die Gewinnung nur nebenher bei der Bereitung des Stockfisches, der den ausgeweideten und getrockneten Rumpf darstellt; und da diese alle Hände in Anspruch nahm, wurden die Lebern in große Fässer, die seitlich in verschiedener Höhe drei Abflußhähne hatten, gefüllt und darin der Sonnenwärme bis nach Beendigung der eigentlichen Stockfischbereitungszeit überlassen. Dann ließ man das freiwillig aus den Lebern ausgetretene Fett als besten, als sog. hellen blanken Lebertran aus dem oberen Hahn ab, das später aus dem mittleren Hahn abgelassene Fett stellte den gelben blanken Tran; das wiederum erst nach einiger Zeit aus dem unteren Hahn erhaltene Fett den braunblanken Tran dar, und schließlich wurden die Lebern mit Wasser ausgekocht und das Fett als brauner Tran abgefüllt. Diese Sorte war nach dem Klären dunkel, ziemlich dickflüssig und von widerlichstem Geschmack und Geruch, da die Lebern durch das lange Stehen in der Sonne in eine gewisse Gärung übergegangen waren. Heute wird die Gewinnung von besonderen Gesellschaften betrieben. Man vermeidet für die guten Sorten vor allem das lange Liegen der Lebern und sucht sie im Gegenteil möglichst frisch zu verarbeiten. Man unterhält Dampfer, die die Lebern von den Fischerbooten während der Fahrt abholen und tagtäglich ans Land bringen oder gleich auf den Schiffen selbst auf Dampftran verarbeiten. Die frischen Lebern werden zuerst ausgesucht; für die beste Lebertransorte, den Dampftran, werden nur die besten Lebern verwendet, die weniger guten Lebern aber für geringwertigere Sorten beiseitegelegt. Die frischen Lebern werden gereinigt und in einer Zahl von 2000—3000 Stück sofort in Kesseln mittels Dampf auf etwa 50° erwärmt. Der so erhaltene Dampftran wird einer Kälte bis auf —10° ausgesetzt, dadurch von den leicht erstarrenden Bestandteilen getrennt und stellt dann den Dampftran des Handels dar, Oleum

Jecoris album Vapore paratum. Dieser Tran ist in den besten Sorten nur blaßstrohgelb von Farbe und von mildem, nur schwach fischartigem Geruch und Geschmack. Die Rückstände bei der Dampflebertrangewinnung werden dann durch allmähliches stärkeres Erwärmen, Auskochen und Auspressen auf dunkler gefärbte Lebertrane, auf blanken gelbbraunen oder braunblanken und braunen Lebertran verarbeitet. Die geringeren Lebern werden auf Rohmedizinaltran oder gelben Lebertran verarbeitet, der aber nicht den Anforderungen entspricht, die an einen Lebertran für die Zwecke der Heilkunde gestellt werden müssen, und den das D.A.B. auch nicht zuläßt. Ein solcher Tran ist in seinen Bestandteilen verändert und enthält schädlich wirkende Stoffe, die sog. Ptomaine, wahrscheinlich durch Zersetzung von Eiweißstoffen entstanden. Die Lebern werden in Fässer gepackt, worin sie so lange bleiben, bis sie in Fäulnis übergegangen sind. Die oberen Schichten des aus den Lebern geflossenen Fettes werden abgeschöpft, geklärt und bilden den gelben, gelbblanken oder Rohmedizinaltran. Die unteren Schichten sind dunkler gefärbt, die unterste, dunkelste bildet den Gerbertran. Sämtliche Handelssorten werden schließlich geklärt. Oleum Jecoris flavum bzw. fuscum.

Guter Dampflebertran muß völlig blank, von stroh- bis goldgelber Farbe sein, sowie von mildem Geschmack und Geruch und von nur schwach saurer Reaktion. Dichte nach D.A.B. 0,920—0,928. Jodzahl 150—175. Verseifungszahl 184—197. Mit Alkohol befeuchtetes blaues Lackmuspapier in den Tran getaucht, darf sich nur schwach röten. Den Lebertrangeruch durch Einwirkung von Chlorwasser zu entfernen, ist dann nicht angebracht, wenn Wirkung der Vitamine erzielt werden soll, da Chlorwasser zweifellos die Vitamine umsetzt. Für technische Zwecke wie Linoleum, Kunstleder geschieht die Chlorierung unter Anwendung von Wärme und Druck.

Bestandteile. Der Lebertran enthält, neben den gewöhnlichen Bestandteilen der Fette, Glyzerinester der Jekorin- und Asellinsäure, der Klupanodonsäure, ferner Spuren von Chlor, Jod, Brom, größere Mengen ungesättigter Fettsäuren und unverseifbares Squalen, einen Kohlenwasserstoff und Cholesterin. Außerdem Farbstoffe, Lipochrome, die sich mit Schwefelsäure blau färben, und reichlich die unverseiflichen Vitamine A ($C_{20}H_{30}O$) und D ($C_{28}H_{44}O$). Außerdem kleinere Mengen von Eisen, Mangan, Natrium, Kalzium und Magnesium.

Anwendung. Die besseren Sorten des Lebertranes dienen in der Heilkunde zum innerlichen und äußerlichen Gebrauch. Innerlich namentlich gegen alle Krankheiten der Drüsen, bei Tuberkulose, dann auch zur allgemeinen Kräftigung schwächlicher Kinder und älterer Leute, und zwar gelten als wirksame Bestandteile neben den Vitaminen die freien Fettsäuren, auch emulgiert sich der Lebertran leichter als andere Fette. Bei Herstellung von Lebertranemulsionen muß Oxydasen enthaltendes Gummiarabikum unbedingt vermieden werden, da dadurch, zumal bei Gegenwart von Wasser, das Vitamin A beeinträchtigt wird. Äußerlich wird er in der Wundbehandlung, bei Knochenverletzungen und Hautkrankheiten angewandt. Die geringeren Sorten werden in der Gerberei, der Seifenbereitung und zum Fetten von Lederzeug in großer Menge gebraucht. Auch, um Insekten, wie Mücken, von Tieren fernzuhalten.

Aufbewahrung. Da das Vitamin A durch Luft bei Gegenwart von auch ganz geringen Mengen Feuchtigkeit sehr leicht oxydiert und so unwirksam wird, muß Lebertran in vollgefüllten, luftdicht geschlossenen braunen Flaschen vor Licht geschützt aufbewahrt werden und auch in braunen Flaschen abgegeben werden. Niemals füge man frischem Lebertran älteren hinzu.

Die Prüfung des Lebertranes daraufhin, ob wirklich reiner Lebertran vorliegt, ist sehr schwierig.

1. Das D.A.B. läßt 1 Tropfen in 20 Tropfen Chloroform lösen und dann mit 1 Tropfen Schwefelsäure durchschütteln; hierbei tritt eine violettrote, später braun werdende Färbung ein, wenn das zu untersuchende Öl Lebertran ist oder enthält.

2. Ein Gemisch von 15 Tropfen Lebertran mit 3 Tropfen rauchender Salpetersäure färbt sich beim Schütteln feurigrosa, später zitronengelb.

3. Eine andere Probe ist die, daß man 1 Raumteil des fraglichen Tranes mit 2 Raumteilen Schwefelsäure durchschüttelt und dann gegen ein brennendes Licht hält, die Mischung muß hierbei klar und dunkelweinrot erscheinen, erst allmählich bräunt sie sich. Waren fremde Öle zugegen, so ist die Mischung trübe und mißfarbig.

4. Da der Lebertran zu den trocknenden Fetten gehört, so zeigt die Elaidinprobe mit Kupfer und schwacher Salpetersäure oder mit Natriumnitrit etwaige Beimengungen nichttrocknender Öle an. Oder man schüttelt kräftig 1 ccm rauchende Salpetersäure, 1 ccm Wasser und 2 ccm Lebertran miteinander und stellt 1—2 Tage beiseite. Die Mischung darf nicht ganz oder teilweise erstarren, sondern nur dicklich werden.

5. Guter Lebertran darf erst bei mehrstündigem Stehenlassen bei 0° ganz geringe Mengen festes Fett abscheiden, während andere Trane dies schon bei $+5°$ tun; im übrigen geben auch hier Geruch und Geschmack den besten Maßstab ab.

Unter dem Namen Eisenlebertran kommen verschiedene eisenhaltige Mischungen in den Handel, die aber fast alle nicht haltbar sind, sondern in kurzer Zeit, selbst bei ganz vorsichtiger Aufbewahrung, ranzig werden.

Lebertran in Pulverform ist eine Verreibung von Lebertran mit Kieselsäurepräparaten wie Silika-Gel oder Mischungen von Magnesiumoxyd mit Stärkemehlen.

Gewöhnlicher Tran, auch Fischtran, Oleum Piscium, Oleum Ceti, wird durch Ausschmelzen des Speckes aller möglichen Seetiere gewonnen, wie Seehunde, Walrosse, Walfische, Haifische, Delphine, Pottfische und anderer. Die Wal- und Pottfische werden von den Walfischfängern, die auf eigens zu diesem Zwecke gebauten und eingerichteten Schiffen ausfahren, gejagt, die Walrosse und Robben aber meist einfach mit Keulen erschlagen. Das Ausschmelzen geschieht entweder am Land in der Nähe der Fangorte, oder der Speck wird zerschnitten, in Fässer gepackt und nach dem Ausfuhrhafen gebracht. In den Transiedereien werden die nunmehr in Fäulnis übergegangenen Fettmassen in Fässer mit Siebboden gelegt, wo ein Teil des Tranes von selbst ausfließt. Der zurückbleibende Speck wird ausgekocht, das dabei erhaltene flüssige Fett durch Absetzen geklärt und schließlich auf 100° erhitzt, um die durch die Fäulnis entstandenen flüchtigen, unangenehm riechenden Stoffe möglichst zu entfernen. Dann läßt man auf Zusatz von etwas Wasser nochmals absetzen und füllt den Tran in Fässer von über 200 l Inhalt, um ihn ausfrieren zu machen und die festen Bestandteile zu entfernen. Im Winter geschieht dies durch Lagern im Freien — Wintertran —, im Sommer lagert man die Fässer in Gruben und bringt zwischen die Fässer eine Kältemischung aus Kochsalz und Eis — Sommertran. Der Sommertran scheidet leichter feste Bestandteile aus als der Wintertran. Ist der Tran zu dunkel, so bleicht man ihn durch Ton oder Fullererde. Die aus Fischen, wie Heringsarten, Menhaden, Sprotten und Sardellen hergestellten Trane werden durch Auskochen der zerkleinerten Fische, oder wie in Deutschland, durch Ausziehen mittels Benzin oder ähnlicher Stoffe gewonnen. Im Handel unterscheidet man Robbentran und Waltran, ferner Dorsch- und Heringstran, Jodzahl beim Waltran 121,3—127,7, beim Robbentran 127—141. Der Rückstand beim Klären kommt als Trutt in den Handel. Alle sonstigen Abfälle, wie die Köpfe, Knochen und Eingeweide, werden entfettet, getrocknet und gepulvert und kommen als Fischguano in den Handel. Südseetran, ein Waltran, der viel Stearinsäure enthält, wird in der kälteren Jahreszeit leicht fest. Tran bildet eine braune, unangenehm riechende Flüssigkeit, zeigt stark saure Reaktion und scheidet bei etwas unter 0° sehr große Mengen festes Fett ab. Verwendung gleich den schlechten Sorten des Lebertranes.

Prüfung. Fischtran wird mitunter mit Harzöl oder Paraffinöl verfälscht; man prüft hierauf wie folgt:

5 g Tran werden mit alkoholischer Kalilauge verseift, der Alkohol verdunstet und der Rückstand in heißem Wasser gelöst. Es muß sich eine klare Seifenlösung ergeben.

Oxydierten Tran, wie er zur Bereitung von Degras verwendet wird, gewinnt man durch Erhitzen von Tran auf 150° und Einblasen von Luft. Oder man fügt 0,5% Manganoborat hinzu, erhitzt in einem Autoklaven auf 90° und treibt unter Druck Luft hindurch. Oder man erhält ihn als Nebenerzeugnis durch Abpressen oder Behandeln mit Kaliumkarbonatlösung bei der Sämischledergerberei, wo Tran auf die Fellhaut gebracht und die der Luft ausgesetzt wird.

Setzt man die Trane, wie oben gesagt, einer Kälte bis zu —10° aus, so scheidet sich ein festes Fett ab, der Fischtalg oder Waltalg, auch Walfett genannt. Es sind dies teils halbfeste, teils talgartige, helle oder dunkle Fettmassen, die häufig einen unangenehmen Geruch haben. Die besseren Sorten werden meist als Fischtalg, die schlechteren als Waltalg bezeichnet. Diese Talge werden zur Herstellung von Harzseifen verwendet.

Oleum Líni. Leinöl. Huile de lin. Linseed-oil.

Es ist das durch kalte oder warme Pressung oder durch Extraktion gewonnene Öl des Leinsamens. Kalte Pressung liefert ein weit helleres, goldgelbes, milderes Öl, Kaltvorschlagöl, doch nur eine Ausbeute von 20—22%, während warme Pressung 25—27% eines dunkleren, strenger riechenden Öles gibt. Das D.A.B. schreibt kalt gepreßtes Öl vor. Das Extraktionsverfahren, das gerade beim Leinöl sehr angezeigt ist, da es ein schleimfreies Öl liefert, soll 30 bis 33% ergeben. Die besseren Sorten Öl werden aus Leinsaat, die geringeren aus Schlagsaat hergestellt. Die gepulverten Preßkuchen, Placenta Lini, finden größtenteils als Viehfutter, in geringerem Maß auch in der Heilkunde als Farina Lini zu erweichenden Umschlägen Verwendung. Frisches Leinöl ist sehr stark schleimhaltig, und da dies seine Verwendung zur Malerei beeinträchtigt, läßt man es in ausgemauerten Behältern, in Zisternen, durch Absetzen klären. Vielfach erhitzt man es aber auf 250° oder vermischt es mit Kalziumoxydhydrat. Oder man klärt es durch Behandeln mit Bleicherde, wodurch es zugleich an Farbe heller wird und filtriert es durch Filterpressen. Gutes Leinöl soll 1 bis 2 Jahre gelagert haben; es ist goldgelb bis bräunlich, je nach seiner Bereitungsweise; es muß vollständig blank sein und einen milden, nicht zu strengen Geruch zeigen. Seine Dichte schwankt zwischen 0,926—0,936 (D.A.B.). Jodzahl 168—190. Verseifungszahl 187—195. Bei —16° ist es noch flüssig, bei —27°

fest. Flammpunkt 270°. Es gehört zu den trocknenden Ölen, erstarrt also bei der Elaidinprobe auch nach 24 Stunden nicht. Setzt man es in dünner Schicht der Luft aus, so trocknet es unter Vermehrung des Gewichts zu einer durchsichtigen, harzartigen biegsamen Haut ein, die sich nicht mehr in Petroleumäther löst, Oxylinolein, Linoxyn. Es beruht dies neben Polymerisation vor allem darauf, daß die ungesättigten Fettsäuren Sauerstoff aufnehmen.

Die Hauptgewinnungsländer für Leinöl sind Holland, Deutschland, England und Rußland. England verarbeitet meist ausländischen Leinsamen, namentlich ostindischen, ägyptischen und auch russischen. Das englische und russische Öl stehen dem holländischen im Wert nach, ebenso auch mitunter das deutsche. Vom russischen Öl unterscheidet man das baltische von guter Trockenkraft und das sehr geringwertige südrussische oder asowsche. In Deutschland werden große Mengen La-Plata-Samen oft auch nach dem Extraktionsverfahren auf Öl verarbeitet, die eine gute Ware liefern.

Bestandteile. Das Leinöl besteht zu reichlich 80% aus dem Glyzeride der ungesättigten Leinöl- oder Linol-, der Linolen- und Isolinolensäure, das übrige aus Glyzeriden der Stearin-, Palmitin-, der ungesättigten Ölsäure und Myristizinsäure.

Anwendung. Als Heilmittel innerlich nur selten, meist äußerlich als Kalkliniment gegen Brandwunden, 1 Teil Öl, 1 Teil Kalkwasser; häufiger in der Tierheilkunde. In manchen Gegenden als Speiseöl. Hierzu kann nur kaltgepreßtes angewandt werden. In großen Massen in der Technik zur Bereitung der Buchdruckerschwärze, von Linoleum, von Schmierseifen, vor allem in der Malerei, teils für sich allein, teils zur Darstellung von Firnissen und Lacken.

Prüfung. Das Leinöl ist bei höheren Preisen zahlreichen Verfälschungen ausgesetzt; wenn sein Preis aber niedriger ist als der aller anderen Öle, kommen fremde Beimengungen seltener vor.

1. Durch die Elaidinprobe, die eine Verfälschung anzeigt, sobald ein nichttrocknendes Öl zugesetzt ist. Auch halbtrocknende Öle wie Maisöl und Sojabohnenöl erkennt man hierdurch.

2. Auf Kreuzblütlergewächse, Kruziferen, die sämtlich Schwefel enthalten. Man erhitzt in einem Reagenzglase etwas Leinöl fast bis zum Sieden und setzt nun ein wenig Bleiglätte zu; sind Rüböl, Rapsöl, Senföl und ähnliche Öle vorhanden, so zeigt sich ein schwarzer Niederschlag durch Entstehung von Bleisulfid, reines Leinöl bräunt sich nur etwas; oder indem man 20 ccm des Öles in 5 ccm Äther löst und 5—10 Tropfen einer alkoholischen Lösung von Silbernitrat (1 + 49) zufügt. Eine nach mehrstündigem Stehen an einem dunklen Ort entstehende Braunfärbung oder ein dunkler Niederschlag von Silbersulfid zeigt die Anwesenheit eines Kreuzblütleröles an. Oder man verrührt in einem Schälchen 20 Tropfen des zu untersuchenden Leinöles mit fünf Tropfen Schwefelsäure; ist das Öl rein, so entsteht bald eine feste braune Harzmasse, war es dagegen vermischt, so wird nur ein Teil fest, während das beigemengte Öl flüssig bleibt. Grüne Färbung des flüssig bleibenden Teiles zeigt Hanföl an.

3. Um auf Mineralöle und Harzöle zu prüfen, verseift man 10 g Öl durch Erwärmen mit 15 g Kalilauge und 3 g Weingeist. Die Seife muß sich in Wasser und Weingeist klar lösen. Weitere Prüfung des Leinöles auf Mineral- und Harzöle siehe Abhandlung Leinölfirnis.

5. Fischöl erkennt man am Geruch, außerdem zeigt das Öl eine dunklere Farbe.

Als Ersatz des Leinöles wird das Öl der in Kamerun wachsenden Liane

Plukenétia conophora empfohlen. Es soll dem Leinöle sehr ähneln und gut trocknen.

Auch das Gummibaumsamenöl, das sich in den Samen bis fast zu 50% findet, soll dem Leinöle gleichen.

Unter Linoxyn ist ein durch längeres Zusammenschmelzen von Öl und Harz erhaltenes Erzeugnis zu verstehen, wo die Fettsäuren in Oxyfettsäuren übergeführt sind. Es dient zur Bereitung des Linoleums.

Oleum Moríngae Núcum. Behenöl. Beenöl. Huile de ben.

Dieses sehr feine Öl kommt nur sehr selten in den deutschen Handel; es wird größtenteils in Frankreich zur Darstellung der Blumenöle benutzt. Man gewinnt es durch Pressen der Behennüsse von Moringia nux behen. Es ist blaßgelb, geruchlos, von feinem Geschmack und bei +15° dickflüssig. Seine Dichte ist 0.910—0,912. Es wird sehr schwer ranzig.

Oleum Olivárum. Oliven- oder Baumöl.
Huile d'olive. Huile de Provence. Olive-oil.

Olea europaea. Oleáceae. Ölbaumgewächse.
Mittelmeerländer.

Der ursprünglich in Asien heimische Ölbaum mit immergrünen, lederartigen, den Blättern der Weide ähnlichen Blättern wird jetzt in zahlreichen Abarten in sämtlichen Küstenländern Südeuropas und Nordafrikas angebaut, vor allem in Südfrankreich, Italien, Spanien, auch Portugal, Dalmatien, Griechenland und Palästina, ferner in Mexiko, Peru, Chile, Kalifornien, Südaustralien und in Tiflis bei Batum. Das Öl wird durch Pressung des Fruchtfleisches bzw. der ganzen Frucht oder durch Extraktion dargestellt. Die in den Monaten November bis Januar reifende Frucht hat die Form und etwa die Größe unserer Pflaumen und ist von grünvioletter oder blauvioletter Farbe. Nicht nur das Fruchtfleisch, sondern auch der Samen enthält Öl, das aber, weil streng von Geschmack, nicht zu Speiseöl benutzt werden darf. Man unterscheidet m Handel hauptsächlich drei Sorten Olivenöl.

1. Oleum Olivarum provinciale. Unter der Bezeichnung Provenceröl wurden früher alle mit größerer Sorgfalt bereiteten Olivenöle, die zu Speisezwecken dienen sollen, verstanden, während die Bezeichnung Provenceröl heute mehr und mehr Gattungsname für gute Speiseöle geworden ist, wie sie in der Provence gehandelt werden. Es hat dies seine Berechtigung insofern, als schon die aus Italien stammenden Olivenöle, sogar die geringeren Bariöle, als Provenceröl gelten und auch von Spanien Öle in großen Mengen nach Frankreich und Italien ausgeführt werden. Der Name Provenceröl stammt daher, daß aus der Provence, namentlich aus der Gegend von Aix, die feinsten Sorten Olivenöl in den Handel kommen. Nächst diesem sind die Öle von Nizza, Lucca in Toskana und Genua sehr geschätzt. Spanische Öle schmecken gewöhnlich etwas säuerlich. Zur Darstellung werden die Früchte eben vor ihrer völligen Reife gepflückt, entsteint, zerquetscht und nun in die Pressen gebracht. Das zuerst ohne Anwendung von Druck ausfließende Öl ist sehr hell, von vornherein klar und die teuerste Sorte, die unter dem Namen Jungfernöl, Huile vierge, Oleum Olivarum provinciale vierge in den Handel kommt. Das durch Anziehen der Pressen gewonnene Öl ist etwas dunkler, anfangs trübe und klärt sich erst durch längeres Lagern, meist in gemauerten Behältern, in Zisternen. Gutes Provenceröl ist blaßgelb bis gelb, von mildem, süßem Geschmack und schwachem, angenehmem Geruch. Es ist ziemlich dickflüssig, beginnt bei +10° sich zu trüben, setzt bei +6° grobkörnige oder schuppige, weißliche Massen ab und erstarrt bei 0° zu einer salbenartigen Masse; die minder feinen Sorten des Öles erstarren schon bei höheren Wärmegraden. Dichte nach D.A.B. 0,911—0,914. Bei geringeren, heiß gepreßten Ölen bis 0,921. Jodzahl 80—88.

2. **Oleum Olivarum commúne** oder **citrínum** oder **víride, Baumöl**. Die bei der ersten Pressung gewonnenen Preßkuchen werden mit Wasser gekocht und dann heiß gepreßt. Ebenso werden hierbei die angegangenen und überreifen Früchte sowie die zerquetschten Samen mit verwendet. Dieses Öl ist sehr trübe, dunkelgelb bis bräunlich oder grünlich gefärbt und von unangenehmem, strengem Geruch. Auch die hierbei gewonnenen Preßkuchen werden noch weiter auf Öl verarbeitet, indem man sie zwischen Mühlsteinen unter Benetzen mit heißem Wasser zerkleinert, mit kaltem Wasser anmengt und das sich an der Oberfläche absondernde Öl, das Nachmühlenöl, zur Klärung durch verschiedene Becken laufen läßt und abschöpft. Die Rückstände, die jetzt verbleiben, und die ölhaltigen Waschwässer kommen in ein großes Sammelbecken, wo sie monatelang bleiben und eine Art von Gärung durchmachen. Das sich jetzt noch ausscheidende Öl nennen die Franzosen wegen seines widerlichen Geruchs Gorgon oder Huile d'enfer, Höllenöl, auch Klärgrubenöl. Oder die Rückstände werden getrocknet, mit Schwefelkohlenstoff ausgezogen und dieser wieder abdestilliert. Dieses Öl heißt Sulfuröl. Auf Sulfuröl werden aber auch vielfach die abgefallenen und auch die beim Lagern in Gärung übergegangenen Früchte verarbeitet. Höllenöl und die geringen Sulfuröle finden als Maschinenschmiere oder Brennöl Verwendung, die besseren Sulfuröle auch zur Bereitung von Seifen. Die geschilderte Gewinnung dieser verschiedenen Olivenöle erfährt wohl in den einzelnen Gegenden gewisse Abänderungen, im großen und ganzen ist sie jedoch die gleiche. Häufig werden die Oliven in Quetschmaschinen zerquetscht, deren Druck man so regeln kann, daß entweder nur das Fruchtfleisch zerquetscht wird oder auch die in dem Fruchtfleische sich befindenden, oft reichlich vorkommenden kleinen Körnchen. Den Brei vermengt man, um ihn etwas trockener zu machen, mit Stroh. Die Pressen sind vielfach so gebaut, daß die Preßkuchen nach der kalten Pressung in der Presse erwärmt werden können. So gewinnt man mit ein und derselben Presse die verschiedenen Sorten des Olivenöles. In manchen, besonders den nördlicheren Gegenden werden die Samen gesondert durch Extraktionsmittel ausgezogen, man erhält so das Olivenkernöl. Es ist meist dicklich und grün.

3. **Oleum Olivarum album, weißes Baumöl.** Setzt man geringeres Speiseolivenöl oder Baumöl in offenen Zinkkästen oder auch in hellen Glasflaschen monatelang dem Licht aus, so wird es farblos, zugleich aber auch ranzig. Die Bleichung kann auch auf chemischem Wege durch Schütteln mit einer Lösung von übermangansaurem Kalium unter späterem Zusatz von etwas verdünnter Schwefelsäure geschehen. Das durch Absetzen von der wässerigen Lösung getrennte Öl wird schließlich durch Schütteln mit Natriumbikarbonat von der anhängenden Säure befreit. Das Ol. olivar. alb. war früher vom Arzneibuche vorgeschrieben, diente auch vielfach zum Einölen von Gewehrteilen usw., eine Anwendung, zu der es seiner ranzigen Beschaffenheit wegen sehr wenig geeignet ist. Heute ist es veraltet, dient nur noch hier und da als Volksheilmittel.

Das sog. **Uhrmacheröl** wird hergestellt, indem man vom erstarrten Olivenöl die flüssig gebliebenen Teile abpreßt und filtriert.

Bestandteile. Ungefähr 70% Glyzeride der Ölsäure, 25% Glyzeride der Palmitin-, Stearin-, Linol- und Arachinsäure, freie Ölsäure und Cholesterin.

Anwendung der Olivenöle. Die feineren Sorten dienen zu Speisezwecken. In der Heilkunde gegen Gallensteine, Unterleibskrankheiten und als gelindes Abführmittel. Das gewöhnliche Baumöl zur Bereitung des Bleipflasters, sonst technisch. In den südlichen Ländern als Brennöl, hauptsächlich aber zur Bereitung der unter den Namen Venezianer-, Marseille- oder spanische bekannten Ölseifen. Bessere Sorten zur Bereitung feiner Seifen.

Prüfung. Gerade die feineren Sorten des Olivenöles unterliegen zahlreichen Verfälschungen, eine genauere Prüfung ist daher anzuempfehlen.

1. Die Öle, um die es sich handeln kann, sind vor allem Sesam-, Erdnuß- und Baumwollsamenöl, hier und da vielleicht auch Mohnöl; letztere Beimengung ist durch die Elaidinprobe (s. Einleitung) zu erkennen. Olivenöl als nichttrocknendes Öl erstarrt nach 4—10 Stunden vollständig zu einer festen, weißen krümligen Masse; ist Mohnöl zugegen, so bleibt dieses als trocknendes Öl selbst nach längerer Zeit flüssig.

2. Arachisöl weist man auf die bei Oleum Arachidis angegebene Art durch Ausscheidung von arachinsaurem Kalium nach.

3. Für Sesam- und Baumwollsamenöl genügt die Probe mit der Schwefelsäure- und Salpetersäuremischung, die noch 10% Beimengung anzeigt. Man schüttelt in einem Gläschen etwa 10 g des Öles mit 1—2 g der Säuremischung kräftig durch. Reines Olivenöl erscheint weißgrünlich, bei Verfälschung mit Sesamöl und Baumwollsamenöl dagegen bräunlich. Zur Unterscheidung dieser beiden benutzt man dann die kennzeichnende Reaktion des Sesamöles mit Salzsäure und Zucker, wie sie beim Mandelöl angegeben ist. Oder man schüttelt in einem Reagenzglase kräftig 5 ccm Olivenöl mit 10 ccm Petroleumäther und 2,5 ccm Zinnchlorürlösung (s. Zinnchlorür), bis ein gleichmäßiges Gemisch entstanden ist, läßt das Reagenzglas in Wasser von 40° stehen, bis sich die Zinnchlorürlösung abgeschieden hat, und taucht es in Wasser von 80°, so darf sich innerhalb 3 Minuten keine deutliche Rotfärbung zeigen.

4. Baumwollsamenöl weist man auch mit der Halphenschen Reaktion nach, wie sie unter Oleum Gossypii angegeben ist.

5. Das gemeine Baumöl soll vielfach mit Rüböl oder anderen Kreuzblütlerölen, Kruziferenölen, vermengt werden; diese zeigen bei der Schwefelsäureprobe gewöhnlich eine starke Bräunung und lassen sich dann durch Erhitzen mit Bleioxyd (s. Abhandlung Leinöl) bestimmter erkennen.

6. Etwaige Beimengungen von Paraffinöl erkennt man nach der in der Einleitung angegebenen Prüfung durch flüssiges Phenol. Oder man schüttelt das Öl mit gleichem Raumteile konzentrierter Schwefelsäure und läßt 24 Stunden stehen. Etwaiges Mineralöl hat sich oben abgeschieden.

7. Auch eine Verfälschung mit dem fetten Öle der Samen des Teestrauches, dem Teeöl oder Teesamenöl, kommt vor. Schwefelsaure (Dichte 1,400), mit Salpetersäuredämpfen gesättigt, wird durch Teesamenöl rosa gefärbt, Olivenöl verändert die Säure nicht.

Um den auf Olivenöl liegenden Eingangszoll zu sparen, wird das Öl für manche gewerbliche Zwecke vergällt, denaturiert: es wird ihm Nelkenöl, Rosmarinöl, Wintergrünöl, Safrol oder Terpentinöl zugesetzt.

Unter der Bezeichnung Java Oliven oder Koloempangbohnen kommen von Java die Samen einer Sterkuliazee, eines Kakaobaumgewächses, in den Handel. Sie sind außen hellbraun, innen dunkelbraun, etwa 2,5 g schwer, von angenehmem, marzipanähnlichem Geschmack und enthalten ein hellgelbes fettes Öl.

Oleum Ovorum. Eieröl. Huile d'œufs. Oil of eggs.

Durch warmes Pressen des zu einer bröckligen Masse oder bis zur Salbendicke hartgekochten Eigelbes erhalten. Es ist bei mittleren Wärmegraden dickflüssig, erstarrt schon bei +5° bis 10° vollständig zu einer butterartigen Masse und wird erst bei +25°

dünnflüssig und klar. Die Farbe ist goldgelb bis bräunlich; Geruch frisch milde und eierartig, Geschmack gleichfalls. Das Öl wird ungemein rasch ranzig und nimmt dann einen unangenehmen, strengen Geruch an. Man tut daher gut, das Eieröl in kleinen, vollständig gefüllten und sehr sorgfältig geschlossenen Gefäßen aufzubewahren. Ein Eigelb liefert etwa 2 g Öl.

Anwendung. Gegen wunde Brustwarzen. Für Haut- und Haarsalben.

Óleum Papáveris. Mohnöl. Huile de pavot. Poppy-oil.

Das aus den Mohnsamen durch kalte oder warme Pressung gewonnene Öl. Kalte Pressung liefert etwa 40%, warme etwa 50%. Kalt gepreßtes Öl ist kaum gefärbt, dünnflüssig, von schwachem Geruch und mildem, süßem Geschmack, wird sehr leicht ranzig und dann strengschmeckend. Dichte 0,920—0,937. Jodzahl 122,5—133,3. Verseifungszahl 193—194. Heiß gepreßtes Öl ist dunkler, weit strenger von Geschmack.

Mohnöl gehört zu den trocknenden Ölen, doch ist seine Trockenkraft etwas geringer als die des Leinöles. Es erstarrt erst bei —18° und besteht in der Hauptsache aus Glyzeriden der Linolsäure und Ölsäure. Die Preßkuchen, Mohnkuchen, Placenta Seminis Papaveris, dienen gemahlen als Viehfutter.

Anwendung. Zu Ölemulsionen gegen Gallensteine; technisch kalt gepreßt und frisch als Speiseöl; in der Kunstmalerei, namentlich bei hellen Farben. Die Satzöle zur Herstellung von Schmierseifen.

Prüfung. Der Zusatz nichttrocknender Öle läßt sich durch die Elaidinprobe leicht erkennen; das Mohnöl bleibt dabei dünnflüssig, setzt höchstens einige kleine Körnchen ab. Sesamöl weist man durch die Zucker-Salzsäure-Probe nach. Mohnöl mit dem gleichen Raumteil eines Gemisches von Salpetersäure und Schwefelsäure (1 + 1) gemengt, wird ziegelrot.

Óleum Rapae. Óleum Napi. Rüböl. Rapsöl.
Huile de navette. Rape-seed-oil.

Brássica rápa. Rübsen. *Brássica nápus.* Raps. *Crucíferae.* Kreuzblütlergewächse. Angebaut.

Das Öl der Samen des Winter- und Sommerrapses bzw. Rübsens, die von Argentinien, Indien und Rußland eingeführt, aber auch in Deutschland in großen Mengen angebaut werden. Früher als Brennstoff ungemein wichtig; heute, abgesehen von dem Verbrauch in katholischen Kirchen, für diesen Zweck fast verdrängt. Je nach der Art der Pressung gelb bis bräunlich; von schwachem Geruch und mildem Geschmack. Es ist ziemlich dickflüssig und schleimhaltig und hat nach D.A.B. eine Dichte von 0,906—0,913. Jodzahl 94—106. Verseifungszahl 168—179. Es erstarrt bei —6° bis —8°. Um die Schleimteile zu entfernen, läßt man auf das rohe Öl etwa 1% konzentrierte Schwefelsäure, die mit gleichem Raumteile Wasser verdünnt wurde, einwirken. Es entsteht eine dicke, braunschwarze Masse, die mit Wasserdampf behandelt und mit schwacher Sodalösung geschüttelt wird. Dies durch Schwefelsäure gereinigte, raffinierte Öl ist blaßgelb, weit dünnflüssiger, aber von unangenehmem Geruch und Geschmack.

Bestandteile. Das Rüböl besteht in der Hauptsache aus dem Glyzeride der Erukasäure, $C_{22}H_{42}O_2$, dem Glyzeride der Linol-, Linolen-, Myristin-, Stearin-, Rapin- und Ölsäure, etwas Schwefel.

Anwendung. Das gereinigte, raffinierte Öl dient nur zu Brennzwecken; das rohe, außer zu Speisezwecken, dort, wo es auf ein billiges, nichttrocknendes Öl ankommt, z. B. als Schmiermittel. Ferner zum Einfetten von Wolle und Leder. Für die Seifenbereitung ist es nicht recht geeignet, da es sich schwer

474   Flüssige und feste Fette.

verseift und die Seifen nicht haltbar sind. Die Natronseife wird krümelig, und die Schmierseife zersetzt sich schon bei geringer Kälte.

Prüfung des raffinierten Rüböls auf rohes. Ein Gemisch von 20 Tropfen Rüböl, 5 ccm Schwefelkohlenstoff und 1 Tropfen Schwefelsäure darf nach D.A.B. weder blau noch violett gefärbt werden, sondern muß zunächst blaßgrünlich, darauf bräunlich werden.

Als mineralisches Rapsöl ist ein Petroleumdestillat im Handel, dessen Flammpunkt bei 148° liegt.

Óleum Ricini. Ól. Palmae Christi. Ól. Castóris. Rizinusöl. Kastoröl. Huile de ricin. Huile de castor. Castor-oil. Oil of ricinus.

Ricinus communis. Euphorbiáceae. Wolfsmilchgewächse.
Technische Rizinusöle auch von anderen Arten, wie R. sanguineus, viridis, ruber.
Ostindien, jetzt in den meisten warmen Ländern, in Italien, Frankreich, Spanien, Ägypten, Algier, England, Ungarn, Amerika und neuerdings Rußland angebaut.

Der Rizinussamen, früher als Semen Cataputiae majoris vom D.A.B. vorgeschrieben, hat eine gedrungene Bohnengestalt, eine glänzende, graue, braunschwarz gesprenkelte Samenhülle und einen weißen, öligen Kern (Abb. 429

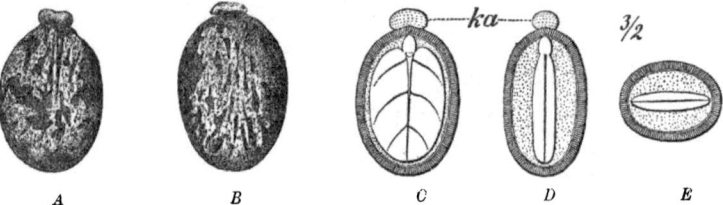

Abb. 429. Sem. Ricini. *A* Vorderansicht *B* von hinten. *C* u. *D* Längsschnitte *ka* Caruncula *E* Querschnitt.

und 430), der bis zu 60% Öl enthält. Er zeigt eine starke Wucherung (Caruncula) des Keimmundes, der Mikropyle. Von den hauptsächlichsten Handelssorten, der italienischen, amerikanischen und indischen, der Bombaysaat, ist die indische die geringste, sie enthält häufig nur 30—40% Öl, diese Samen sind klein und hell gesprenkelt. Große Mengen Rizinussamen werden in Brasilien gewonnen. Das Öl wird entweder durch kalte oder durch warme Pressung der enthülsten Samen oder durch Auskochen der zerquetschten Samen gewonnen. Diese letztere Bereitungsweise ist namentlich in Ost- und Westindien gebräuchlich, während Italien und Südfrankreich, die die besten Sorten liefern, allgemein das Auspressen der enthülsten Samen vorziehen. Schließlich gewinnt man geringwertige Sorten auch durch Ausziehen der Samen bzw. der Preßrückstände bei der Gewinnung des Öles für Heilzwecke. Für

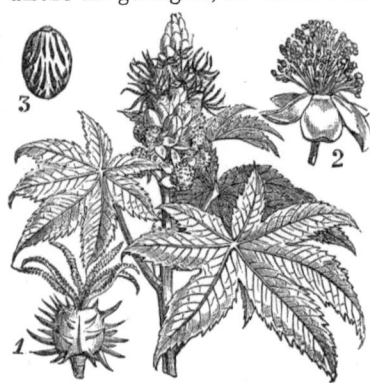

Abb. 430. Ricinus communis.

die Zwecke der Heilkunde darf nur Öl aus enthülsten Samen gepreßt verwendet werden, das darauf mit Wasser ausgekocht ist, um das vorhandene Ferment unschädlich zu machen. Die kalte Pressung liefert nur eine schwache Ausbeute, aber ein fast farbloses, blankes und sehr mildes Öl. Nach der kalten Pressung wird eine zweite, warme vorgenommen, die eine weit größere Ausbeute, aber ein dunkler gefärbtes Öl liefert. Um dieses möglichst zu entfärben und von dem ihm anhaftenden scharfen Geschmacke zu befreien, wird es längere Zeit mit der gleichen Menge Wasser gekocht. Man läßt es nun absetzen und filtriert; hierdurch wird es heller und milder von Geschmack. Rizinusöl bildet gleichsam das Zwischenglied zwischen den trocknenden und den nichttrocknenden Ölen. In ganz dünnen Schichten erhärtet es fast vollständig. Es ist farblos, höchstens gelblich, zähflüssig, dicker als irgendein anderes Öl, fast geruchlos, von anfangs mildem, hinterher etwas kratzendem Geschmack, der bei dem italienischen Rizinusöl äußerst gering ist. Altes, ranzig gewordenes Öl ist strengschmeckend und darf innerlich nicht angewandt werden, da es brechenerregend wirkt. Man kann ein solches Öl durch Schütteln mit heißem Wasser und Magnesiumkarbonat und nachheriges Filtrieren wieder einigermaßen brauchbar machen. Bei 0° wird Rizinusöl trübe, einige Grade darunter scheidet es ein stearinartiges Fett ab und erstarrt bei —18° gänzlich. In absolutem Alkohol und Essigsäure ist es in jedem Verhältnisse löslich, in 90 prozentigem Weingeist löst es sich in 3—4 Teilen klar, in Petroläther und Benzin kaum löslich, in Paraffinölen unlöslich. Die Dichte schwankt nach D.A.B. zwischen 0,946—0,966. Mit Natronlauge läßt es sich wie das Kokosöl schon durch Zusammenrühren verseifen. Jodzahl für gute Öle 82 bis 85. Verseifungszahl 176—181.

Für Deutschland kommen für den Gebrauch als Heilmittel fast nur noch Italien und Südfrankreich in Betracht. Nordamerika, das große Mengen herstellt, verbraucht diese meist für den eigenen Bedarf; das ostindische Öl wird durch die schöne italienische Ware vollständig verdrängt. Das italienische Öl kommt in Blechkanistern von etwa 20 kg Inhalt, je vier Kanister in einer Kiste, in den Handel; das geringwertige gelbe Öl in Fässern von etwa 150 kg.

Bestandteile. Drei Oxyfettsäuren: Rizinolsäure, Rizinisolsäure und Rizinstearinsäure genannt. Außerdem Spuren des Rizins, eines giftigen fermentartigen Eiweißstoffes, der beim Pressen der Samen aber in der Hauptsache in den Preßkuchen zurückbleibt, ferner ein Ferment Lipase, das die Eigenschaft hat, Fette in Glyzerin und Säuren zu spalten.

Anwendung. In der Heilkunde als mildes, leichtverträgliches Abführmittel; technisch zu Lederschmieren, besonders für Flugzeugmotore, zur Seifenbereitung und nach der Behandlung mit Schwefelsäure als Rizinusölsulfosäure, als Tournantöl in der Türkischrotfärberei, als Maschinenschmiere und Waschmitteln.

Die Preßkuchen können infolge des Rizingehaltes nicht als Viehfutter verwendet werden, man verarbeitet sie zu Düngemitteln.

Prüfung. 1. Man benutzt hierzu die Unlöslichkeit des Rizinusöles in Vaselinöl, das alle übrigen Öle klar löst. Man vermischt das Rizinusöl mit dem dreifachen Raumteile Vaselinöl und läßt bei 10°—15° stehen, es scheidet sich dann das Rizinusöl am Boden ab. Dieses Verfahren läßt sich auch umgekehrt verwenden, um in einem Öle Rizinusöl nachzuweisen. Wird diese Prüfung in einem in Grade eingeteilten Glasrohre vorgenommen, so läßt sich dadurch auch die Menge fremder Öle bestimmen.

2. Auf heiße Pressung, Harzgehalt und fremde Öle prüft man: Man schüttelt 3 ccm Rizinusöl mit 3 ccm Schwefelkohlenstoff und 1 ccm reiner konzentrierter Schwefelsäure einige Minuten lang. Es darf keine schwarzbraune Färbung eintreten.

3. Ferner prüft man auf die Löslichkeit in 90 prozentigem Weingeist.

Unter der Bezeichnung Florizin kommt ein aus Rizinusöl hergestellter

Salbenkörper in den Handel, der als Grundlage für Mittel für die Haut- und Haarpflege, auch als Schmiermittel Verwendung findet. Er kann mit Vaselin, Mineralöl, auch Paraffin gemischt werden und nimmt auch Wasser auf.

Óleum Sésami. Sesamöl. Flachsdotteröl.
Huile de sésame. Oil of sesamum. Sesame-oil.
Sésamum indicum. Pedaliaceae.
Ostindien, China, Nordamerika, Westindien, Brasilien, Westküste Afrikas: in fast allen subtropischen Ländern angebaut.

Die kleinen eiförmigen, plattgedrückten Samen von verschiedener Farbe enthalten 50—70% Öl. Dieses ist in den feinen Sorten dem Olivenöle gleichwertig. Der einzige Vorzug, den das Olivenöl hat, ist der, daß es langsamer ranzig wird. Sesamöl wird vor allem in Frankreich, England, Deutschland und Österreich gepreßt. Man nimmt gewöhnlich drei Pressungen vor, zwei kalte und eine warme. Auch die Preßkuchen werden mit Schwefelkohlenstoff ausgezogen. Dieses geringwertige Öl wird als Sesamsulfuröl bezeichnet.

Das kalt gepreßte Öl ist blaßgelb, etwa von der Farbe des Mandelöles, ziemlich dünnflüssig, völlig geruchlos und von süßem, mildem Geschmack; warm gepreßtes ist dunkler und wird hauptsächlich zu technischen Zwecken verwendet. Es verdickt sich einige Grad über Null zu einer weißlichen Masse, und einige Grad unter Null wird es vollständig fest. Dichte nach D.A.B. 0,917—0,920. Jodzahl 103—112. Verseifungszahl 188—193.

Hinsichtlich seiner Trockenfähigkeit wird es zu den unbestimmten, den halbtrocknenden Ölen gerechnet, doch ist diese ungemein gering. Geringwertiges Öl, wie es zur Bereitung von Seife verwendet wird, das gewöhnlich aus verschimmelten Samen hergestellt ist, verbessert man durch Erhitzen auf Kochsalzlösung mit Dampf und längerem Ablagern. Sesamöl läßt sich leicht verseifen.

Es kommt in Fässern von 150 kg Inhalt oder in Blechflaschen in den Handel.

Bestandteile. Glyzeride der Öl-, Linol-, Palmitin-, Arachin- und Stearinsäure. Ferner unverseifbar Sesamol, Sesamin und Phytostearin.

Anwendung. In der Heilkunde wenig, es kann beim Pflasterkochen das Olivenöl nicht ersetzen. Dagegen eignet es sich sehr gut als Ersatz desselben bei Salben und ähnlichen Mischungen. Seine Hauptverwendung findet es als Speiseöl, bei der Margarinebereitung und zur Herstellung von Feinseifen. In Frankreich benutzt man es zur Darstellung von Blumenölen, im Orient auch zu Brennzwecken. Auch chinesische Tusche wird aus seinem Ruße dargestellt. Seine Verwendung zur Darstellung von Haarölen ist, wegen seiner Eigenschaft als unbestimmtes Öl, nicht zu empfehlen. Die Preßkuchen dienen als Viehfutter.

Nachweis und Prüfung. Bei der Elaidinprobe zeigt es eine dunkelrote Färbung, mit Schwefelsäure bräunt es sich, mit zuckerhaltiger Salzsäure geschüttelt, wobei sich Furfurol bildet, färbt es diese nach einiger Zeit schön himbeerrot (Baudouinsche Farbenreaktion). Oder man schüttelt 3 Tropfen Sesamöl mit 1 Tropfen weingeistiger Furfurollösung (1 + 49) und 3 ccm rauchender Salzsäure mindestens eine halbe Minute, die Säureflüssigkeit zeigt dann eine stark rote Färbung. Arachisöl weist man durch die Ausscheidung von arachinsaurem Kalium nach (s. Abhandlung Ol. Arachidis).

Unter deutschem Sesamöl, Leindotteröl, Dotteröl versteht man das goldgelbe, fast geruchlose Öl, das aus den kleinen gelben Samen eines Kreuzblütlergewächses Camelina sativa, Leindotterpflanze, gepreßt wird. Dieses Öl erstarrt erst bei —18°. Bei der Elaidinprobe zeigt sich auch die rote Färbung. Es findet Verwendung als Ersatz des Leinöles, doch ist die Trokkenkraft sehr gering. Weiche Seifen können im Sommer nicht daraus bereitet werden, da sie zerfließen; im Winter dagegen haben sie den Vorteil, daß sie auch bei größerer Kälte nicht erfrieren.

Oleum Soja. Sojaöl. Sojabohnenöl. Huile de soya.
Soja hispida. Dolichos soja. Phaseolus hispidus. Leguminosae. Hülsenfrüchtler
Unterfamilie *Papilionátae.* Schmetterlingsblütlergewächse.
Heimisch in China. Angebaut in Ostasien, Mandschurei. Südchina, Nordamerika. Westafrika, in den deutschen Kolonien, auch in Deutschland selbst.

Das Öl wird durch Pressung oder Extraktion der Sojabohnen gewonnen. Es ist ein halbtrocknendes Öl, hellgelb bis gelbbräunlich, von nicht unangenehmem Geruch und mildem Geschmack und besteht in der Hauptsache aus Glyzeriden der Ölsäure und der Linolsäure. Dichte 0,925. Jodzahl 122,2—124. Verseifungszahl 190,6—192,9. Die Sojasamen enthalten über 20% Öl. Es wird jetzt in ungeheuren Mengen auch in Deutschland, einerseits des Öles wegen, anderseits der Preßkuchen, der Sojabohnenkuchen wegen, die sich infolge leichter Verdaulichkeit als Viehfutter eignen und der Kuhmilch einen höheren Butterfettgehalt geben, hergestellt.

Anwendung. Als Speiseöl und in der Seifenbereitung. In der Malerei kann es als Ersatz des Leinöles allein nicht verwendet werden, obwohl es in dünnen Schichten allmählich eintrocknet, aber hierzu zu lange Zeit gebraucht. Überdies wird es schon durch die Handwärme wieder klebrig, ein Fehler, der sich allerdings durch sehr sorgfältige Raffinierung des Öles verhindern läßt. Der Zusatz von Sojaöl zum Leinölfirnis sollte nicht zu hoch sein.

Oleum Tauri Pedum. Klauenfett. Klauenöl.
Huile de pied de bœuf. Neats-foot-oil.

Soll aus dem Marke der Klauen der Rinder, auch der Hammel, durch Auskochen mit Wasser oder Ausschmelzen bei gelinder Wärme gewonnen werden; es ist bei gewöhnlicher Wärme weißlich, dickflüssig, frisch von mildem, öligem Geschmack, hält sich sehr lange ohne ranzig zu werden, und wird daher häufig zur Bereitung von feinen Haarsalben, von Pomaden benutzt. Hierfür wird es durch Zusatz von Paraffin härter gemacht. Ferner zum Schmieren von Uhren und besseren Maschinen.

Knochenöl oder Knochenfett wird entweder aus frischen Knochen durch Auskochen mit Wasser oder als Nebenerzeugnis bei der Bereitung von Leim bzw. von Knochenmehl und Knochenkohle durch Behandeln der Knochen mit Dampf während mehrerer Stunden in geschlossenen eisernen Zylindern, sog. Dämpfern (Naturknochenfett) oder durch Extraktion mit Schwefelkohlenstoff, Benzin oder Trichloräthylen, kurzweg Tri genannt, gewonnen. Um es vollständig von den Extraktionsmitteln zu befreien, schmilzt man es auf Salzwasser um und läßt dann längere Zeit Dampf einströmen.

Knochenfett aus frischen Knochen ist gelblich und dient zum Maschinenschmieren. Die Knochenfette des Handels, die als Nebenerzeugnis gewonnen werden, sind häufig sehr dunkel und übelriechend. Das Bleichen stößt aber auf große Schwierigkeiten. Jodzahl 48—55,8. Verseifungszahl 190,9—195.

Anwendung. Die mit Wasserdampf gewonnenen Knochenfette werden viel auf Harzkernseife verarbeitet. Jedoch müssen die Fette, wenn sie viel Kalk enthalten, vorher mit verdünnter Schwefelsäure behandelt werden. Durch Ausziehen gewonnenes Knochenfett wird meist auf Stearinsäure verarbeitet.

Rindermark, Ochsenmark, Medulla bovina, Medulla Ossium

Bovis stellt man her durch Ausschmelzen des frischen Markes der größeren Röhrenknochen des Rindes. Es ist ein weißgelbes, starres Fett, das sehr schwer ranzig wird und sich vorzüglich für Haarsalben, Pomaden eignet. Man ersetzt es auch durch eine Mischung von 2 Teilen Kakaobutter mit 1—2 Teilen Olivenöl oder Arachisöl.

Auch das Roßmark wird öfter zu Haarsalben, Pomaden verarbeitet. Es wird aus den Röhrenknochen des Pferdes ausgeschmolzen. Das Pferd liefert außerdem das Kammfett, und zwar aus den Fettmassen am Hals. Es ist ein gelbes, weiches Fett und dient als Schmiermittel. Ferner als Zusatz bei der Bereitung von Seifen. ruft hier einen angenehmen Geruch hervor.

Feste und halbweiche Fette.
Adeps Lanae anhýdricus. Wollfett. Suint de laine. Wool-fat.

Das reine wasserfreie Wollfett wird aus dem rohen Wollfette der Schafe dargestellt und bildet eine weißgelbliche, zähe, fast geruchlose, salbenartige Masse, die völlig neutral ist. Unlöslich in Wasser, vermag es mehr als das doppelte Gewicht Wasser aufzunehmen, ohne die salbenartige Beschaffenheit zu verlieren. Schwerlöslich in Weingeist, leichtlöslich in Benzin, Äther, Azeton und Chloroform. Besteht aus Cholesterinestern und Isocholesterinestern und muß völlig frei von ungebundenen Fettsäuren sein. Schmilzt bei etwa 40°. Wird von wässeriger Kalilauge so gut wie nicht verseift, erst durch längeres Kochen in alkoholischer Kalilauge unter Druck oder durch eine Verbindung von metallischem Natrium und absolutem Alkohol. Nach Windaus geht das Cholesterin durch ultraviolettes Licht in eine isomere Verbindung über, die dem antirachitischen Vitamin gleich ist.

Es wird von der Haut, den Haaren, sowie allen anderen Hornstoffen des Körpers auf das leichteste aufgesogen und wird äußerst schwer ranzig. Hierauf beruht seine vorzügliche Verwendbarkeit als Grundlage für Salben und Haarsalben, Pomaden. Für Salben setzt man ihm, um die Zähigkeit zu verringern, 10—20% Mandelöl oder reines Olivenöl zu. Um es wohlriechend zu machen, eignen sich am besten die süßen Gerüche, wie Vanille und Rosenöl.

Darstellung. Die rohe Schafwolle ist durch etwa 30% Wollfett, bis etwa 40% vom Schweiße herrührende Fettsäuren, durch Kaliumverbindungen und Schmutzbestandteile verunreinigt. Um aus ihr das Wollfett zu gewinnen, entfernt man zunächst durch Auslaugen mit kaltem Wasser die Kaliumverbindungen, die meist auf Kaliumkarbonat verarbeitet werden. Darauf wäscht man die Wolle in Waschmaschinen mit Soda, Seife oder Walkerde und läßt die Waschwässer in großen Behältern sich klären. Nach dem Klären kommen die Waschwässer in andere große Behälter, in die zugleich mit dem Waschwasser konzentrierte Schwefelsäure eintritt, wodurch sich an der Oberfläche schwimmend das unreine Wollfett und die durch die Schwefelsäure frei gewordenen Fettsäuren abscheiden. Diese werden abgenommen und in Benzin gelöst. Das Benzin wird dann abdestilliert, wobei das rohe Wollfett zurückbleibt. Um dieses zu reinigen, in Neutralwollfett überzuführen, löst man das rohe Wollfett in Benzin, verseift die verunreinigenden freien Fettsäuren durch Erwärmen mit wäßriger Kaliumkarbonatlösung und Kalilauge, entfernt die Seife durch Auswaschen mit sehr starkem Spiritus, und destilliert das Benzin ab, es bleibt das hellgelbe Neutralfett zurück. Um dieses noch weiter zu reinigen, in völlig reines Wollfett, Adeps Lanae, überzuführen, wird das Neutralwollfett in Benzin gelöst, die Lösung wiederum mit sehr starkem Spiritus behandelt, darauf in hohen Gefäßen zum vollständigen Klären gebracht und durch Bleicherde filtriert. Schließlich destilliert man das Benzin ab.

Oder man gewinnt das Wollfett durch Ausziehen der Wolle mit Trichloräthylen in luftdicht geschlossenen, mit Isoliermasse umgebenen großen Kesseln unter Erwärmung und Einleiten von Luft, um das Trichloräthylen in Bewegung zu halten und so mit allen Teilen der Wolle beständig in Berührung zu bringen. Das Trichloräthylen wird darauf bei 80° abdestilliert und kann so von neuem verwendet werden.

Die Norddeutsche Wollkämmerei in Delmenhorst benennt das von ihr hergestellte Wollfett Enwekain.

Adeps Lanae cum Aqua — wasserhaltiges Wollfett, Lanolin, erhält man durch vorsichtiges Erwärmen des wasserfreien Wollfettes und Untermischen von $1/_3$ des Gewichts Wasser. Es ist eine gelblichweiße, fast geruchlose, salbenartige Masse, die sich beim Erwärmen im Wasserbad in eine wässerige und eine auf dieser schwimmende ölige Schicht trennt.

Aufbewahrung. Das Lanolin muß in gutgeschlossenen Gefäßen und kühl aufbewahrt werden, andernfalls dunstet immer mehr Wasser ab, und die Oberfläche wird dadurch dunkler gefärbt und etwas durchscheinend.

Nachweis. Wollfett wird auf folgende Weise erkannt: Eine Lösung des Wollfettes 1+40 in Chloroform wird über Schwefelsäure geschichtet. An der Berührungsstelle der beiden Flüssigkeiten entsteht ein Gürtel von feurigbraunroter Farbe, der etwa nach 24 Stunden die höchste Stärke erreicht. Es beruht dies auf dem Vorhandensein von Cholesterin.

Prüfung. 1. Um Wollfett auf freie Säure zu prüfen, erwärmt man 2 g Wollfett mit 5 ccm Weingeist bis zum Schmelzen des Wollfettes, fügt 10 ccm Äther hinzu und darauf 2 Tropfen Phenolphthaleinlösung, die Wollfettlösung muß farblos bleiben, sonst ist Alkali zugegen, dagegen sich rot färben, wenn sie mit 0,1 ccm Zehntelnormalkalilauge vermischt wird.

2. Auf Alkalien, Glyzerin, Ammoniumverbindungen. Schmilzt man 10 g Wollfett unter beständigem Umrühren mit 50 g Wasser im Wasserbade, so soll sich nach dem Erkalten eine wasserfreie, hellgelbe Schicht über einer klaren Flüssigkeit abscheiden, die neutral, aber nicht alkalisch reagieren soll und beim Abdampfen kein Glyzerin hinterlassen darf, das süß schmecken würde. Erhitzt man diese Flüssigkeit mit Natronlauge, so dürfen sich nicht Dämpfe entwickeln, die rotes Lackmuspapier bläuen, sonst sind Ammoniumverbindungen vorhanden.

3. Auf oxydierbare organische Stoffe. 10 ccm der filtrierten wässerigen Flüssigkeit müssen auf Zusatz von zwei Tropfen Kaliumpermanganatlösung (1 + 999) 15 Minuten lang rotgefärbt bleiben.

Unter der Bezeichnung Eucerinum anhydricum ist eine Mischung von 5% der aus dem Wollfette gewonnenen Oxycholesterinkörper mit 95% Paraffinsalbe im Handel. Wird dieses Eucerinum anhydricum mit gleichen Teilen Wasser gemischt, so erhält man das Eucerin, eine gute Grundlage für Salben für die Hautpflege.

Lovan ist ein Wollfetterzeugnis, das die Eigenschaft hat, das Dreifache an lauwarmem Wasser aufzunehmen. Es ist eine bräunlichgelbe, etwas nach Wollfett riechende salbenartige Masse, die durch Wasserzusatz hellgelb wird. Bei Anwesenheit von Stoffen, wie Schwefel oder Zinkoxyd, ist die Wasseraufnahme geringer. Bei etwaiger Ausscheidung erhält man durch Zusatz von Vaselin wieder eine gleichmäßige Salbe.

Adeps suíllus. Axúngia Porci. Schweinefett. Schmalz.
Graisse de pore. Axonge. Lard.

Stammt von Sus scropha, dem Hausschwein, Familie der Dickhäuter, und zwar soll für Heilmittel und für die Hautpflege nur das um die inneren Teile gelagerte Fett, die sog. Flomen, das Lendenfett, benutzt werden. Dieses allein besitzt die nötige Festigkeit; daher ist das amerikanische Schmalz, das vom ganzen Schweine gewonnen wird, für diese Zwecke nicht brauchbar. Auch das Futter der Tiere übt großen Einfluß auf die Beschaffenheit aus; so ergibt z. B. die in Ungarn gebräuchliche Eichelmast ein sehr weiches Schmalz. Im allgemeinen versteht man unter Schweineschmalz das aus den fettreichen Teilen geschlachteter Schweine ausgeschmolzene Fett. Es darf nicht mehr als 0,3% Wassergehalt haben. Deutsches Schweineschmalz ist das in Deutschland aus den Fettgeweben, wie Liesen, Flomen, Lünte, Schmer, Wammenfett, Rückenspeck, Gekrösefett, Netzfett gewonnene Schmalz. Schmelzpunkt nach D.A.B. $36°$—$42°$. Jodzahl 46—66. Verseifungszahl 195,2—196,6. Wenn nicht unbedingt gutes Schmalz käuflich ist, so ist es immer ratsam, es selbst bei sehr gelindem Feuer oder im Wasserbad auszulassen. Jedes starke Erhitzen ist zu vermeiden, da das Fett sonst einen Bratengeruch annimmt. Im großen wird das Schmalz über gelindem freien Feuer oder mit gespannten Dämpfen von $110°$ ausgeschmolzen.

In Amerika gewinnt man beim Auslassen des Schweinefettes das Lardoil und das Solarstearin. Das beim Erstarren abgepreßte flüssige Fett bildet das Lardoil, das zurückbleibende feste Fett das Solarstearin, das zur Stearinsäuregewinnung dient.

Bestandteile. In der Hauptsache Glyzeride der Öl-, Palmitin-, Stearin-, Laurin-, Myristin- und Linolsäure.

Anwendung. Für die Bereitung der besseren Haarsalben, der Pomaden kann man sich ein gut haltbares Fett herstellen, wenn man auf 1 kg Schmalz 20 g gepulverte Benzoe. einige Gramm Alaun und einige Gramm Kochsalz mit etwa 50 g Wasser anmengt, alles zusammenschmilzt und unter stetem Rühren bis zum Aufkochen erhitzt. Der entstandene Schaum wird abgenommen und die Masse an einem mäßig warmen Orte durch Absetzenlassen geklärt. Ein so behandeltes Fett hat einen feinen Geruch; man spart daher an Wohlgerüchen. Oder man stellt sich ein Benzoeschmalz, Adeps benzoatus, nach dem D.A.B. wie folgt her: Man erwärmt 50 Teile Schweineschmalz mit einem gut verriebenen Gemische von 1 Teil Benzoe und 3 Teilen getrocknetem Natriumsulfat unter häufigem Umrühren 2 Stunden lang auf etwa $60°$ und filtriert. Schweinefett findet in der Seifenbereitung vielfach Verwendung zur Herstellung von Feinseifen, vor allem der kaltgerührten Kokosseifen. Je ranziger das Fett ist, desto besser läßt es sich verseifen.

Prüfung. 1. Man füllt ein Glasröhrchen etwa zur Hälfte mit Schmalz an und läßt dieses eine Zeitlang in heißem Wasser stehen. War das Schmalz rein, so bildet es eine völlig klare, ölartige Flüssigkeit, die in einer Schicht von etwa 1 ccm Dicke farblos sein muß; war Wasser mit Hilfe von Borax oder Lauge zugemengt, so ist die Flüssigkeit trübe, und bei längerem Stehen in der Wärme sondern sich die Beimengungen am Boden des Glases ab.

2. Sehr einfach erkennt man den Wassergehalt, indem man ein kleines Stückchen Schmalz auf glühende Kohlen wirft, es verbrennt unter Prasseln.

3. Auf Baumwollsamenöl. Man prüft nach Ritsert auf folgende Weise: Mit dem gleichen Raumteil einer 2 prozentigen alkoholischen Silbernitratlösung 5—8 Minuten gekocht, muß es klar und farblos bleiben. Ist Baumwollsamenöl

vorhanden, färbt es sich je nach der Menge gelb, graugrün oder braun; sind schleimige Stoffe beigemengt, wird die Silberlösung ebenfalls reduziert, und ist Kochsalz zugemischt, entsteht der käsige Niederschlag von Chlorsilber. Die zu verwendende Silberlösung muß mit 0,5% Acid. nitricum angesäuert sein.

Cera flava et alba. Gelbes und weißes Wachs.
Cire jaune et blanche. Yellow and white wax.

Das Wachs ist eine Abscheidung der Honigbiene, Apis mellifica, deren Rassen und Arten, und zwar nur der geschlechtslosen Arbeitsbienen. Es ist durch den Verdauungsvorgang aus dem gesammelten Nektar entstanden. Die Bienen sondern es auf den Ringen der Unterseite des Hinterleibes ab und bauen daraus die Honigwaben auf. Nach dem Abfließen bzw. Abpressen des Honigs bleibt es zurück, wird dann durch Umschmelzen mit Wasser und Durchseihen gereinigt und in Schüsseln ausgegossen, wodurch die sog. Brote entstehen. Je nach der Nahrung ist das Wachs heller oder dunkler gelb; einige afrikanische und amerikanische Sorten sind fast braun. Der Geruch des gelben Wachses ist angenehm honigartig. In der Kälte ist es spröde und nimmt dann einen Kreidestrich an, was bei Talgzusatz aber nicht der Fall ist, auf dem Bruch ist es körnig. Durch die Wärme der Hand erweicht es und wird knetbar, darf sich aber nicht schlüpfrig anfühlen, wie es bei Zusatz von Zeresin der Fall ist; beim Kauen darf es den Zähnen nicht anhaften, harzhaltiges und talghaltiges Wachs tut dies. Der Schmelzpunkt liegt zwischen 62°—66,5°. In Wasser und kaltem Weingeist ist es unlöslich, von kaltem Äther und kochendem Weingeist wird es zum Teil gelöst; es ist ferner löslich in heißen fetten und ätherischen Ölen, in erwärmtem Benzin, Chloroform, Schwefelkohlenstoff und Terpentinöl. Seine Dichte ist nach dem D.A.B. 0,948—0,958. Tropische Wachse sind schwerer, stark mit Talg versetzte leichter. Es ist nur teilweise verseifbar, 55% sind unverseifbar. Diese Teile werden beim Verseifen des Wachses emulgiert.

Zum Bleichen des Wachses wird es geschmolzen und in dünnem Strahl in kaltes Wasser oder auf Walzen, die sich in dem Wasser drehen, gegossen. Die hierdurch entstehenden Wachsbänder werden auf Tücher ausgebreitet, wo man sie unter öfterem Begießen und Umwenden durch das Sonnenlicht bleichen läßt (Rasenbleiche). Häufig bringt man das Wachs durch Ausstäuben in Wasser in möglichst feine Verteilung, bleicht eine Zeitlang, schmilzt um, bringt dann in Bandform und bleicht weiter. Da diese Arbeit eine lange Zeit in Anspruch nimmt, bleicht man vielfach auf chemischem Wege, durch Kochen in schwefelsäurehaltigem Wasser, dem so lange Chlorkalklösung zugesetzt wird, bis das Wachs entfärbt ist. Da das gebleichte Wachs sehr spröde ist, setzt man ihm vor dem Bleichen oft 3—5% Talg zu, das Wachs wird dadurch zugleich weißer; größere Mengen sind als Verfälschungen zu betrachten. Säurezahl 16,8—22,1. Weißes Wachs ist, wenn etwas ranzig, von strengem Geruch und bringt auch andere Fette, mit denen es zusammengeschmolzen wird, leicht zum Ranzigwerden; daher ist sein Zusatz zu Haarsalben, zu Pomaden, zu vermeiden.

In fast allen europäischen Ländern werden bedeutende Mengen von Wachs gewonnen, doch wird auch von anderen Erdteilen Wachs in Deutschland eingeführt. Von deutschem Wachs ist das hannoversche Heidewachs eine sehr geschätzte und teuer bezahlte Sorte. Von europäischen Ländern versenden nach Deutschland hauptsächlich Spanien, Portugal, Italien, Holland, die Levante und Skandinavien. Von anderen Erdteilen liefern Nordamerika, Westindien (Kubawachs), Mexiko, Brasilien, Argentinien, Chile mehr oder minder gute Sorten.

Auch Afrika und Ostindien liefern nach Deutschland, doch nicht immer in schöner Ware; namentlich das ostindische Wachs ist graubraun und schwer zu bleichen. Aus Afrika kommt Wachs hauptsächlich von Nordafrika, Portugiesisch-Westafrika, Britisch-, Deutsch- und Portugiesisch-Ostafrika und Madagaskar.

Bestandteile. Das Wachs besteht aus etwa 20% freier, in heißem Alkohol löslicher Zerotinsäure, sog. Zerin und an Melissyloxydhydrat und etwas Zeryloxydhydrat gebundener Palmitinsäure, sog. Myrizin, ferner Zerolein, Melissinsäure und Farbstoff. Wachs enthält kein Glyzerin, entwickelt daher beim Erhitzen nicht den scharfen Geruch nach Akrolein.

Anwendung. Als Zusatz zu Salben, Zeraten und Pflastern; technisch zur Bereitung des Bohnerwachses und Schuhglanzes, zu Kerzen, als Formstoff, zur Bereitung von Flaschen- und Siegellack, Linoleum, zu Mattlacken, Wachsbeizen, Wachsemulsionen usw.

Prüfung. Wachs wird viel verfälscht, namentlich durch Zusätze von japanischem Wachs, Erdwachs, Harze, Stearin, Talg und mineralische Körper.

1. Auf Mineralkörper, auch Erbsenmehl prüft man, indem man das Wachs in 10 Teilen heißem Terpentinöl löst und die Lösung absetzen läßt. Reines Wachs gibt eine fast klare Lösung, während Ocker, Erbsenmehl oder Schwerspat zu Boden sinken.

2. Harzzusatz erkennt man beim Kauen durch Ankleben an den Zähnen, dann auch, indem man Wachs mit der fünfzehnfachen Menge Weingeist von etwa 80% kocht, die Lösung, wenn völlig erkaltet, filtriert und dann mit der gleichen Menge Wasser mischt. Ist Harz zugegen, so wird die Mischung milchig.

3. Japanisches Wachs verrät sich bei irgend größerem Zusatze durch das spezifische Gewicht. Eine solche Mischung sinkt in einem Gemenge von 2 Teilen Wasser und 1 Teil Spiritus von 95% unter, während reines Wachs schwimmt. Zur genaueren Prüfung kocht man 1 Teil Wachs mit 3 Teilen Natriumkarbonat und 10 Teilen Wasser eine Zeitlang. Nach dem Erkalten schwimmt das reine Wachs über der klaren, höchstens etwas milchig weißlich schillernden Flüssigkeit, bei Gegenwart von Japanwachs, auch Talg, Stearinsäure und Harzen ist die Flüssigkeit milchig, bei größerem Zusatze gallertartig. Oder man schmilzt Wachs in Salpetersäure, die Masse muß schmutzigweiß werden; bei Gegenwart von Japanwachs wird sie bräunlich.

4. Stearin erkennt man auch beim Lösen von 4 Teilen Wachs in 100 Teilen Chloroform und Schütteln dieser Lösung mit 200 Teilen Kalkwasser. Stearin gibt einen körnigen Niederschlag von unlöslicher Kalkseife.

5. Zur Erkennung von Zeresin (Ozokerit) und Paraffin erhitzt man 1 Teil Wachs vorsichtig mit 8 Teilen rauchender Schwefelsäure. Die braune Flüssigkeit mischt sich bei reinem Wachs mit Wasser klar; Zeresin und Paraffin scheiden sich in Tröpfchen ab.

6. Geschabtes Wachs, mit starkem Salmiakgeist geschüttelt, gibt eine milchige Flüssigkeit, wenn Talg zugegen ist; auch zeigt ein mit solchem Wachs getränkter Papierstreifen nach dem Anzünden und Ausblasen den unangenehmen Talggeruch.

7. Bringt man kleine Wachskugeln in ein Gemisch von 2 Teilen 90prozentigem Weingeist und 7 Teilen Wasser, aus dem alle Luftblasen entwichen sind, so müssen sie in der Flüssigkeit schweben oder doch zum Schweben kommen, wenn das Gemisch auf eine Dichte von 0,956—0,961 gebracht wird. Die Wachskugeln stellt man sich her, indem man bei möglichst niederem Wärmegrade geschmolzenes Wachs tropfenweise in ein Becherglas mit 90pro-

zentigem Weingeist fallen läßt. Bevor man die Dichte des Wachses bestimmt, läßt man die Kugeln 24 Stunden an der Luft liegen.

8. Eine allgemeine, aber gute Prüfung ist folgende: Man löst Wachs in heißem Weingeist, läßt mehrere Stunden bei 15° C stehen und filtriert. Die jetzt fast farblose Flüssigkeit darf auf Zusatz von Wasser nur ganz schwach getrübt werden und darf blaues Lackmuspapier entweder gar nicht oder nur ganz schwach röten.

Mit Propolis, Bienenvorwachs oder Stopfwachs, auch Bienenharz bezeichnet man eine Wachsart, die die Bienen benutzen, um die Wachswaben zu befestigen. Sie sammeln es aus harzhaltigen Knospen, z. B. der Pappeln und Birken. Es ist dunkelgelb bis bräunlich und hat würzigen Geruch. Es wird als Volksmittel bei Gicht und Rheumatismus verwendet.

Backwachs, das zum Ausstreichen von Formen und Pfannen verwendet wird, ist meist eine Mischung von Bienenwachs und Zeresin.

Cera sinensis. Chinesisches Wachs oder Pe-la. Cire de Pe-la.

Wird von einer Schildlaus, Coccus ceriferus oder C. pe-la, auf den Zweigen der chinesischen Esche Fráxinus chinensis abgelagert. Man gewinnt es durch Auskochen der Zweige mit Wasser. Es kommt in kleinen Broten hauptsächlich über Schanghai in den Handel, die auf dem Bruche reinweiß, kristallinisch, ähnlich dem Walrat, erscheinen. Es enthält an Zerylalkohol gebundene Zerotinsäure, ist aber dem Bienenwachs wenig ähnlich. Schwer verseifbar. Geruch- und geschmacklos. Schmelzpunkt 82°. Wird im Heimatland, in China und Japan zur Herstellung von Kerzen verwendet, bei uns, um feinerem Leder Glanz zu geben.

Cera Candelílla. Kandelilla- oder Kanutilla-Wachs. Cire de pédilanthe.

Ein harziges Pflanzenfett, wird von einer kaktusartigen, stachelfreien Euphorbiazee, dem Wolfsmilchgewächse Pedilánthus pavónis, in Mexiko gewonnen. Die fleischigen Blätter werden in Säcken oder Sieben mit Wasser ausgekocht, und das oben schwimmende Wachs wird nach dem Erkalten abgenommen. Es stellt hellere gelbe oder braune Stücke dar, von großer Härte, dem Karnaubawachs ähnlich, nur weicher als dieses, außen meist dunkel. Nur wenig verseifbar, da es 90% unverseifbare Teile enthält. Beim Erwärmen riecht es benzoeartig bis schweißähnlich. Schmelzpunkt 68°—70°. Erstarrungspunkt 64°. In Stücke zerschlagen auf dem Bruche matt, mit einem Messer zerschnitten, nimmt es hohen Glanz an. Löslich in ätherischen Ölen und Benzin.

Anwendung. Als Ersatz des Karnaubawachses bzw. des Schellackwachses in der Schuhglanz- ferner in der Kerzenbereitung und zu Bohnerwachs.

Cera Carnaúba. Ceara-, Karnaúbawachs. Cire de Carnauba.

Es stammt von einer südamerikanischen Palmenart, Copernícia oder Corýpha cerifera, die in Brasilien heimisch ist, auch angebaut wird, und auf deren Blättern und Früchten es sich ablagert; gewonnen wird das Wachs entweder durch Abschaben von den einige Tage an der Sonne getrockneten Blättern und nachheriges Zusammenschmelzen in heißem Wasser oder durch Auskochen der jungen Triebe und Blätter mit Wasser; hierbei sammelt sich das Wachs auf der Oberfläche des Wassers an. Man unterscheidet dem Werte nach drei Sorten, gelb oder mittelgelb, fettgrau und kurantgrau, die mit A, B und C bezeichnet werden. Das Karnaubawachs bildet graugelbliche bis grünliche, ziemlich spröde, mehr harzartige Massen von schwachem, milchigem, meerschaumähnlichem Wachsglanze. sein Schmelzpunkt liegt bei 83°—90°; es schmilzt dann, unter Entwicklung eines eigentümlichen Geruches, zu einer fast wasserklaren, dünnen Flüssigkeit. Das Schmelzen soll nicht über freiem Feuer geschehen, K. brennt leicht an. Es ist löslich in Äther, heißem Weingeist und Terpentinöl. Es ist schwer verseifbar, und zwar nur 45% und wird überall dort verwendet, wo es sich darum handelt, eine schwerer schmelzbare Wachsmischung herzustellen, z. B. auch in der Kerzenbereitung. Ein Zusatz von 10% zur Wachsmischung gibt eine bedeutende Erhöhung des Schmelzpunktes. Es eignet sich gut für Bohnerwachs, nur ist dabei zu berücksichtigen, daß man weit mehr Terpentinöl bedarf, um eine geschmeidige Bohnermasse herzustellen, und daß es eine häufig nicht gewünschte große Glätte hervorruft. 1 Teil Karnaubawachs und etwa 6 Teile Terpentinöl geben das richtige Verhältnis ab, jedoch tut man gut, dem Karnaubawachs 10—20% Paraffin zuzusetzen, um seine allzu große Sprödigkeit abzumildern. Derartiges Bohnerwachs eignet sich für Fußböden, Linoleumteppiche, sowie zum Wachsen von Hausgeräten oder Lederrücken an Büchern und zur Herstellung von Schuhglanz. Der Glanz ist vorzüglich, sehr dauerhaft und zeigt von vornherein niemals eine Klebrigkeit.

Bestandteile. Zerotin-Melissyläther, freie Zerotinsäure, freie Melissinsäure und Melissylalkohol.

Palmwachs, Cire de palmier, das dem Karnaubawachs sehr ähnlich ist, stammt von einer auf den Kordilleren vorkommenden Palmart Ceróxylon andícola und wird durch Abschaben und Auskochen der Rinde gewonnen.

Myrtenwachs, Lorbeerwachs, grünes Wachs, Cire de myrica, wird durch Auskochen der Beeren verschiedener Myrikaarten, Myrica cerifera, M. cordifolia, Nordamerikas und Afrikas gewonnen. Es ist eine blaßgrüne, spröde, kräftig riechende Masse.

Kunstwachse, synthetische Wachse, sind im allgemeinen gleich wie Naturwachse Verbindungen hochmolekularer Alkohole mit hochmolekularen Säuren. Zeresine und Paraffine werden durch Oxydation in Alkohole und durch weitere Oxydation in Säuren übergeführt. Kunstwachs, wie es z. B. unter der Bezeichnung Lanettewachs in den Handel kommt, ist entweder Zetylalkohol oder ein Gemisch von Palmitin- ($C_{16}H_{33}OH$) und Stearinalkohol ($C_{18}H_{33}OH$) oder Gemische dieser mit Fettsäuren, daß sie sich leicht mit Alkalien oder Alkalikarbonaten emulgieren lassen, oder es sind Palmitinsäureester obiger Alkohole. Oder Ester der bei der Montanwachsgewinnung durch Säuren herbeigeführten Reinigung zurückbleibenden sauren Erzeugnisse mit Alkoholen. Kunstwachse lassen sich gut zu kosmetischen Mitteln verwenden.

Auch aus Naphthalin werden durch Einwirkung von Chlorgas Erzeugnisse hergestellt, die dem Wachs ähnliche Eigenschaften zeigen.

Montanwachs findet sich in der Braunkohle Mitteldeutschlands, und zwar zu etwa 7 bis über 30%. Es wird durch Extraktion mit Benzol oder Benzin gewonnen. Bei Anwendung von Benzin ist das Montanwachs heller, bei Benzol jedoch die Ausbeute größer. Die feucht aus der Grube kommende Braunkohle wird zu kleinen Stücken zerquetscht, getrocknet und mit Benzol ausgezogen. Da hierdurch nur etwa die Hälfte des Gehaltes an Montanwachs erhalten wird, schwelt man die zurückgebliebene Kohle und gewinnt das übrige Montanwachs in Form eines Teeres.

Das rohe Montanwachs bildet braune, harte, leicht verseifbare Massen, deren Schmelzpunkt bei 80°—87°, deren Flammpunkt bei etwa 300° liegt. Die Dichte ist ungefähr der des Wassers gleich. In der Wärme löslich in Benzol, Toluol und Chlorkohlenstoff, scheidet sich beim Abkühlen wieder ein Teil ab. Um das rohe Montanwachs zu reinigen, wird es z. B. mit Wasserdampf im Vakuum destilliert und schließlich durch Entfärbungspulver als weiße bis gelbe, hellem Zeresin ähnliche Masse, erhalten. Der Rückstand bildet das **Montanpech.**

Bestandteile. Es besteht in der Hauptsache aus einem Montansäureverbindungen enthaltenden Wachs, Harz und Schwefelverbindungen.

Anwendung. Für sich. mit Paraffin oder mit Karnaubawachs gemischt. Carnaubin, für Bohnermassen, für Schuhglanz und Phonographenplatten. Ferner zur Herstellung von konsistenten Maschinenfetten und an Stelle des Kolophoniums zum Leimen des Papieres. Das Montanpech dient ferner, in Benzin oder Benzol gelöst, als Dichtungsmittel, zum Abdichten von Mauern gegen Regen, zum Isolieren von Kabeln.

Cera japónica. Japanisches Wachs. Japantalg. Vegetabilisches Wachs.
Cire du Japon. Japan wax.

Rhús succedánea. Rh. vernicifera. Anacardiáceae. Sumachgewächse
Japan, Kalifornien.

Es ist ein reines Pflanzenfett, gewonnen durch Auskochen der zerquetschten Früchte obigen Baumes, hauptsächlich in Osaka und Kobe. Die Früchte enthalten etwa 25% Fett, und da ein Baum bis zu 30 kg liefern soll, ist die Ausbeute recht beträchtlich. Das Japanwachs kommt entweder in kleinen, gewölbten Kuchen oder in viereckigen Blöcken in den Handel. Es ist weiß bis gelblich, doch ist diese helle Farbe erst durch Bleichung an der Sonne hergestellt. frisch ist die Masse bläulichgrün, man bleicht im Sommer 3—5, im Winter 7—8 Wochen; es ist von der Festigkeit des Bienenwachses, jedoch bei $+10°$ noch spröde, erweicht aber durch Kneten in den Händen und klebt beim Kauen nicht an den Zähnen. Geruch schwach-ranzig, bewirkt auch, mit anderen Fetten zusammengeschmolzen, das Ranzigwerden dieser und ist daher nicht zu Haarsalben, zu Pomaden zu verwenden. Der Schmelzpunkt liegt zwischen $45°—50°$ Die Dichte zwischen 0,990—1,010. Kocht man Japanwachs mit gesättigten Borax- oder Sodalösungen, so erhält man gallertartige oder emulsionsähnliche Flüssigkeiten. Mit Ätzalkalien leicht verseifbar. Die Stücke sind äußerlich meist mit einem zarten Reif weiß beschlagen, der aus mikroskopisch kleinen Kristallen besteht. Gegen Lösungsmittel verhält es sich ähnlich dem Bienenwachs, es ist in 6—8 Teilen heißem Weingeist von 90% und in 3 Teilen heißem absoluten Alkohol löslich.

In Japan werden jährlich durchschnittlich 2400000 kg hergestellt, die zu 90% über Kobe in den Handel kommen.

Bestandteile. Glyzeryloxydhydrat, gebunden an Palmitinsäure.

Anwendung. Als Ersatz des Bienenwachses.

Cetáceum oder Sperma Ceti. Walrat (Wallrat).
Blanc de cachalot ou de baleine ou Spermaceti. Spermaceti.

Physéter macrocephalus. Walfischartige Säugetiere
Polarmeer. Südsee

Das Fett findet sich in besonderen Höhlen des Schädels unter einer Speckschicht und in einem schlauchartigen Gefäße, das unter der Haut der obengenannten riesigen Walfischart, Pottwal, Kachelot oder Spermwal genannt, vom Kopf bis zum Schwanze sich verjüngend, liegt. Ein einziger Wal soll in diesem Gefäße bis zu 200 dz Fett enthalten; dies besteht aus Walrat, gelöst in einem flüssigen Öl. An der Luft, also bei Abkühlung von der Blutwärme auf die gewöhnliche Luftwärme, scheidet sich der Walrat aus dem flüssigen Fett aus. Er wird nach dem Auskristallisieren durch Abseihen und Abpressen vom flüssigen Fette. dem sog. Spermöl, getrennt, durch mehrfaches Waschen mit Pottaschelösung von etwa noch anhaftendem Öle gereinigt. dann umgeschmolzen und in Kastenformen ausgegossen. Er stellt nun eine völlig weiße, auf dem Bruche perlmutterartig glänzende Masse von blättrig kristallinischem Gefüge dar. Geruch schwach; Geschmack milde, fettig. Schmelzpunkt 45°—54°. Walrat gibt auf Papier keinen Fettfleck, er schmilzt aber zu einer farblosen Flüssigkeit, die auf Papier einen Fettfleck hervorruft; ist löslich in siedendem und 50 Teilen kaltem Weingeist, leicht löslich in Äther und Chloroform, wenig in kaltem Benzin und Petroläther.

Bei längerem Aufbewahren wird der Walrat gelb und etwas ranzig, läßt sich aber durch Kochen mit Pottaschelösung wieder auffrischen.

Um Walrat zu pulvern, besprengt man ihn mit Weingeist.

Bestandteile. Zetin, Palmitinsäure, gebunden an Zetylalkohol.

Anwendung. Zuweilen innerlich gegen Hustenreiz, auch gegen Abmagerung bei Kindern, sonst zu Pflastern, Salben und Haarsalben, Pomaden. Ferner als Bestandteil vieler Stärkeglanzsorten und zur Herstellung von Walratkerzen. nach denen die Leuchtkraft des Gases bestimmt wird.

Prüfung. 1. Aus der heißen Auflösung in absolutem Alkohol kristallisiert Walrat bei gewöhnlichem Wärmegrade wieder aus. Die von den Kristallen nach einigen Stunden abgegossene Flüssigkeit darf Lackmuspapier nicht verändern, auch nicht auf Zusatz einer gleichen Menge Wasser einen flockigen Niederschlag geben, sonst ist der Walrat mit Stearinsäure verfälscht.

2. Zusatz von Stearin läßt sich weiter schon durch das festere und kleinere kristallinische Gefüge erkennen; beim Kochen mit Pottasche braust er dann auf, während reiner Walrat nicht angegriffen wird.

3. Zusatz von Talg erkennt man am bleibenden Fettfleck auf Papier und durch den Geruch beim Erhitzen.

4. Zusatz von Paraffin erkennt man durch Kochen von Walrat mit weingeistiger Kalilauge und Verdünnen mit Wasser von gewöhnlicher Temperatur; es tritt sofort eine Trübung ein.

Das als Nebenerzeugnis gewonnene Spermöl kommt nur wenig in den deutschen Handel; es wird in Nordamerika, das neben Schottland den Pottwalfang betreibt, zur Seifenbereitung und im gereinigten Zustand als Schmieröl benutzt.

Óleum oder Butýrum Cacáo. Kakaoöl oder Kakaobutter. Beurre de cacao. Butter of cacao.

Wird durch heißes Pressen der gerösteten und enthülsten Kakaobohnen gewonnen. Filtriert ist es gelblichweiß, allmählich weiß werdend, talgartig fest; Geruch und Geschmack milde, kakaoartig. Schmilzt nach dem D.A.B. bei 32°—35°, eine wirklich gute Handelsware schmilzt aber erst bei 34° und erstarrt bei +15°. Zur Bestimmung des Schmelzpunktes muß Kakaoöl verwendet werden, das sich bereits längere Zeit im festen Zustande befindet. und das Kakaoöl muß in festem Zustand in das Schmelzpunkt-Bestimmungsröhrchen gebracht werden. Jodzahl 34—38. Verseifungszahl 192—200. Klar löslich in Chloroform, Äther, Terpentinöl und siedendem Alkohol, leicht verseifbar. Verreibt man Kakaoöl in einem Porzellanmörser bei mittlerer Temperatur. so bröckelt sie, wird aber nicht salbenartig. Es wird nicht leicht ranzig und eignet sich daher besonders gut zu feinen Haarsalben. Pomaden. Im Handel befindet sich auch ein Kakaoöl, das durch Extraktion von Keimlingen und Schalen der Kakaobohnen gewonnen ist. es hat einen nicht angenehmen Geruch und Geschmack.

Bestandteile. Kakaoöl besteht in der Hauptsache aus den Glyzeriden der Palmitin-, Stearin- und Ölsäure, ferner aus kleinen Mengen der Arachin- und Laurin- und sehr geringen Mengen der Ameisensäure, die die große Haltbarkeit des Fettes bedingen. Von unverseifbaren Bestandteilen ist neben Phytosterin ein ungesättigter Kohlenwasserstoff Amyrilen ($C_{30}H_{48}$) vorhanden.

Feste und halbweiche Fette.

Anwendung. In der Heilkunde zu Stuhlzäpfchen; als Zusatz zu Mitteln für die Haut- und Haarpflege, in der Schokoladenherstellung und als Speisefett.

Prüfung. Durch Geruch, Geschmack, Schmelzpunkt und klare Löslichkeit in 2 Teilen kaltem Äther. Die Lösung darf sich nach dem D.A.B. beim Stehenlassen bei 0° erst nach 10 Minuten trüben und die Trübung muß sich bei Zimmertemperatur wieder verlieren, sonst liegt Verfälschung vor mit Wachs, Karnaubawachs, Talg, Paraffin, Kokosfett oder Palmkernöl. Außerdem auf Sesamöl durch die Zucker-Salzsäureprobe oder die Furfurolprobe. Es soll auch eine Verfälschung mit Dikafett vorkommen, deren Nachweis schwierig ist.

Dikafett wird aus den Samen eines in Westafrika heimischen Baumes. Mangifera gabonensis gewonnen. Es ist anfänglich weiß, wird aber allmählich gelb, hat kakaobutterähnlichen Geschmack. wird aber viel leichter ranzig als Kakaoöl. Jodzah 30,9—31,3. Verseifungszahl 244,5.

Oleum Cocos oder Ol. Cocóis.
Kokosöl. Kokosbutter.
Huile de cocos. Beurre de cocos. Coconut-oil.

Cócos nucifera. Palmae. Palmgewächse.
Ostindien Vorder- und Hinterindien, Ceylon. Südseeinseln Samoa, Afrika usw

Die Kokospalme, ein bis 30 m hoher Baum, blüht vom 8. bis zum 100. Jahre und trägt fast das ganze Jahr hindurch Früchte. Die Früchte brauchen ein Jahr zur Reife. Während der besten Tragfähigkeit, etwa mit 25 Jahren, bringt der Baum jährlich etwa 200—300 kopfgroße, mit einer Faserschicht umgebene Steinfrüchte zur Reife (Abb. 431). Die rötlichbraunen, stark verholzten Fasern kommen als Kokos oder Koir für Besen und grobe Gewebe in den Handel.

Die in der unreifen Frucht vorhandene wasserhelle, süß schmeckende Flüssigkeit, die Kokosmilch, geht bei der Reife in den Samenkern über, der weich ist, später aber sehr hart wird. Die Kokosmilch längere Zeit genossen.

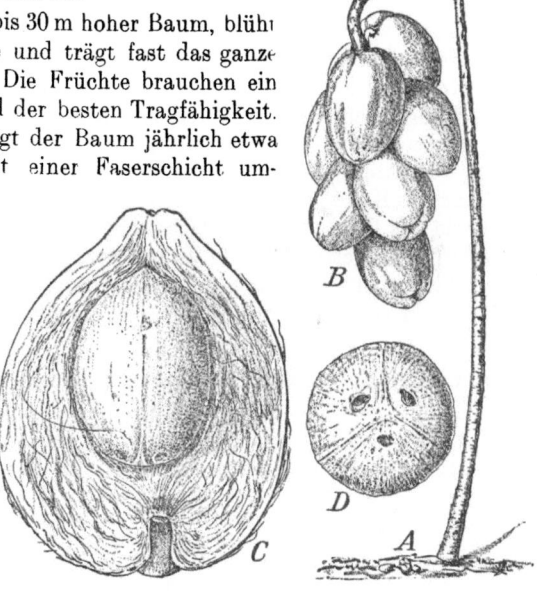

Abb. 431. *A* Cocos nucifera, *B* Früchte, *C* Längsschnitt einer Frucht. *D* Kokosnuß ohne äußere Schicht von unten gesehen mit den drei Keimlingen.

soll zu Gehirnerkrankungen führen. Zur Gewinnung des Kokosöles werden die Kokosnüsse von der Faserschicht befreit und eine Zeitlang in Wasser gekocht. Darauf wird die steinige Samenschale durch Zerklopfen von dem Kerne getrennt und dieser auf Fett verarbeitet.

Das Fett wird durch Auskochen oder Auspressen der frischen Kokosnußkerne meist an Ort und Stelle oder in Europa aus sog. Kopra, auch Kopperah, d. h. dem getrockneten Kerne der Kokosnuß, gewonnen. Die Kopra, die 60 bis 70% Fett enthält, wird entweder an der Sonne oder auf Darren getrocknet. Das Kokosöl ist weiß bis schwach gelblich, von der Beschaffenheit eines weichen Schmalzes und frisch von angenehmem, kennzeichnendem, bald aber von strengem Geruch. Es löst sich bei 60° in 2 Teilen Weingeist von 90%, schmilzt bei etwa +20° bis 28° und wird rasch ranzig. Jodzahl 8—9,5. Verseifungszahl 246—260.

Bestandteile. Es besteht hauptsächlich aus den Estern der Palmitinsäure und der Myristizinsäure mit Glyzerylalkohol, ferner den Glyzeriden der Laurinsäure, der Kaprin- und Kapronsäure.

Anwendung. Als Ersatz des Schmalzes in Mischungen für die Haut- und Haarpflege; ferner zur Darstellung des sog. Kokoin- oder Kozinäthers, eines Bestandteils vieler Weinbrandverschnittessenzen, vor allem in großen Mengen zur Seifenherstellung. Hier ist es als billiges weißes Fett ganz besonders deshalb beliebt, weil es sich mit starken Laugen schon durch einfaches Rühren bei 40° verseifen läßt. Die hierbei entstehende Seife läßt sich nur sehr schwer aussalzen, weil sie entgegen anderen Fettseifen auch in starkem Salzwasser löslich ist; sie bindet im Gegenteil die ganze Lauge und gibt, selbst bei großen Wassermengen, feste, harte und starkschäumende Seifen. Sie behält diese Eigenschaft des Wasserbindens auch in der Mischung mit anderen Fetten. Derartige Seifen heißen gefüllte, auch gerührte, im Gegensatz zu ausgesalzenen oder Kernseifen. Daß letztere, weil laugenfrei und von weit geringerem Wassergehalte, wertvoller sind als Kokosseifen, versteht sich von selbst. Seifen lediglich aus Kokosfett hergestellt, reizen überdies auch ohne freies Alkali die Haut stark und verursachen lästiges Brennen. Kokosöl findet ferner große Verwendung zur Herstellung von Speisefett, Ersatzmitteln für Butter, wie Palmin, Nukolin, Vegetaline. Von den verschiedenen Handelssorten wird für die Seifenherstellung das Kochinkokosöl bevorzugt, da es nicht so ranzig in den Handel kommt wie das Ceylonöl. Vielfach werden auch die Rückstände bei der Bereitung auf Speisefette auf Seife verarbeitet. Für die Speisefette dient hauptsächlich das Kopraöl. Die festen Bestandteile des Kokosöles Kokossstearin und Stearolaurin sind unter der Bezeichnung Nucoafett im Handel.

Óleum Lauri expréssum. Ól. Lauri pingue. Ól. laurínum. Lorbeeröl.
Huile de laurier. Laurel-oil.

Wird durch kaltes und warmes Auspressen oder Auskochen der gepulverten frischen Lorbeeren (s. d.) in Südeuropa, namentlich an den Ufern des Gardasees und in Griechenland, gewonnen und kommt meist über Triest und Venedig in den Handel. Gelbgrün, körnig, etwa von der Beschaffenheit des Gänseschmalzes, von strengem, würzigem, lorbeerartigem Geruch und bitter-gewürzhaftem Geschmack. Es schmilzt bei etwa 36° und ist vollständig löslich in Äther, Benzol und 8 Teilen siedendem Weingeist, während kalter Weingeist nur den grünen Farbstoff und das neben dem fetten Öle darin enthaltene ätherische Öl auflöst.

Bestandteile. Enthält ein festes kristallinisches Fett, das Laurostearin, auch Laurin genannt, das das Glyzerid der Laurinsäure ist, ferner das Glyzerid der Ölsäure, das sich zuweilen als dunkelgrünes Öl von dem festen Fette sondert, Kaprylsäure, 2—3,5% ätherisches Lorbeeröl, Chlorophyll, Zineol und Pinen. Das ätherische Öl kommt für sich als Ol. laurinum aethereum in den Handel.

Anwendung. Zu Salben und Einreibungen bei Gliederreißen, Hautkrankheiten, bei der Herstellung von Hüten zur Fettung des Seidenfilzes, auch als Mittel gegen Insekten, besonders Fliegen.

Prüfung. 1. Durch die klare Lösung in Äther. 2. Man erwärmt 1 Teil Lorbeeröl mit

2 Teilen 90prozentigem Weingeist, gießt nach dem Erkalten die Auflösung ab und tügt Ammoniakflüssigkeit zu. Es darf keine Braunfärbung eintreten, sonst ist das Lorbeeröl durch Fette verfälscht, die mit Indigo und Kurkuma gefärbt waren. 3. Werden gleiche Teile Lorbeeröl und Salzsäure bis zum Sieden erhitzt, und filtriert man nach dem Erkalten durch ein mit Wasser angefeuchtetes Filter, so darf das auf dem Filter zurückbleibende Lorbeeröl nicht entfärbt sein, sonst war es durch künstliche Farbstoffe aufgefärbt. Das Filtrat selbst darf auf Zusatz von reichlich Ammoniakflüssigkeit nicht blau werden, da sonst Kupferverbindungen vorhanden sind.

Oleum Nucistae. Ol. Myristicae. Ol. Nucis moschátae.
Muskatnußöl. Muskatbutter.
Beurre de muscade. Butter of nutmeg.

Wird gewonnen entweder in den Heimatländern oder in Europa durch heißes Auspressen, Auskochen oder durch Extraktion der gepulverten Muskatnüsse. Hierin kommt es in einer Menge bis zu 30% vor. Das Fett ist von Talgbeschaffenheit, aber körniger und mürber; gelbrötlich marmorähnlich, fettig anzufühlen. Geruch kräftigwürzig, Geschmack gleichfalls, entsprechend dem der Muskatnuß. Heißer Äther löst es vollkommen klar auf, kalter Weingeist dagegen nur den Farbstoff, das ätherische Öl und das darin enthaltene flüssige Öl (etwa 50%); kochender Weingeist löst es ebenfalls klar auf. Dichte 0,995. Jodzahl 40,1—52,0. Verseifungszahl 172,2—178,6. Schmelzpunkt zwischen 45° und 51°. Schüttelt man Muskatnußöl mit Schwefelsäure, so wird diese rot gefärbt.

Die Ware kommt namentlich von Java und Penang, und zwar meist in etwa armdicken, viereckigen, in Bananenblätter oder Bast gewickelten Blöcken, seltener in tafelförmigen Stücken in den Handel, wird aber auch in Europa hergestellt.

Bestandteile. Festes, krümliges Fett, sog. Myristizin, 40—50%; flüssiges oder butterartiges Fett 40%, Glyzeride der Myristin-, Öl- und Palmitinsäure: ätherisches Muskatöl 6—8%; rotbrauner Farbstoff.

Anwendung. Zur Darstellung des Ceratum Nucistae. Zu Einreibungen des Unterleibs. Zur Herstellung von haarwuchsfördernden Salben.

Prüfung. Ein mit dem Fette getränktes Papier darf, angezündet und ausgeblasen, nicht nach Talg riechen. Mit der vierfachen Menge Weingeist gekocht, muß es eine klare Lösung geben. Das geschmolzene Fett stellt eine nicht völlig klare Flüssigkeit dar, die keine festen Körper, wie Stärke oder Mineralstoffe, absetzen darf.

Außer diesem echten Muskatnußöl sind noch Fette von anderen Myristikaarten im Handel. Das Bikuhibafett von Myristica officinalis herkommend, ist an seinem scharfen, säuerlichen Geschmacke zu erkennen. Das Otobafett von Myristica otoba ist hell und weicher. Das Virolafett oder der Virolatalg von Myristica sebifera ist gelb. Diese Fette werden teilweise bei der Herstellung von Kerzen und Seifen verwendet.

Oleum Palmae. Palmöl. Palmbutter. Huile de palme. Palm-oil.

Elais guineensis. Palmae. Palmengewächse.
Westküste Afrikas. Togo. Kamerun. Nordamerika. Kanarische Inseln. Brasilien angebaut.

Das Palmöl ist für die Seifenherstellung ein sehr wichtiger Stoff geworden; es ist auch sehr wichtig für die Herstellung der Kunstbutter, da ein Verfahren ausgearbeitet ist, die schwer verdaulichen Fettsäuren und die Enzyme zu entfernen. Sein Hauptausfuhrplatz ist Lagos. Die etwa pflaumengroßen, fast braunen bis violettschwarzen Früchte des bis zu 20 m hohen einhäusigen Baumes, der Ölpalme, haben 7 Monate zur Reife nötig und wachsen in großen traubenartigen Fruchtständen, die aus bis zu 2000 zwischen dornigen Deckblättern sitzenden Einzelfrüchten bestehen und ein Gewicht von 10 bis zu 60 kg erreichen. Die Ölpalme liefert im vierten bis fünften Jahre die ersten Früchte, und zwar 10—15 Fruchtstände im Gewicht von 1—3 kg. Später nimmt die Zahl der Fruchtstände ab, das Gewicht aber zu, so daß ein ausgewachsener Baum 2—6 Fruchtstände im Gewicht von 10—60 kg hervorbringt und bis zum 50. Jahre ertragfähig bleibt. Die Arbeiter erklimmen zur Reifezeit den Stamm und schlagen die Fruchtstände mit schweren Messern ab. Die Früchte liefern zwei verschiedene Fettsorten; aus dem Fleische der Früchte, das auch den Eingeborenen zur Nahrung dient, wird an Ort und Stelle durch Auskochen und Auspressen das eigentliche rote Palmöl gewonnen, während die Kerne, die in einer harten Steinschale liegen, als solche meist nach Europa versandt und hier durch Auspressen oder Ausziehen mit Benzin, Schwefelkohlenstoff und anderen ähnlichen Stoffen auf das Palmkernöl, kurzweg Kernöl genannt, Oleum Nucum Palmae, verarbeitet werden.

Nach einem besonderen Verfahren gewinnt man das Palmöl als Speisefett. Man entfernt aus frisch geernteten Früchten die Kerne, läßt im Vakuumapparat Weingeist auf das Fruchtfleisch einwirken, destilliert den Weingeist ab und leitet das Öl in einen vor Licht und Luft geschützten Behälter.

Das Palmöl ist goldgelb, etwa von Butterbeschaffenheit, schmilzt, je nach dem Grade des Ranzigseins, bei 27°—37°. Jodzahl 51,5. Verseifungszahl 196 bis 202. Frisch hat es einen angenehmen, veilchenartigen Geruch; wird aber bald ranzig und strengriechend. Seine gelbe Farbe läßt sich durch die Einwirkung gespannter Dämpfe von 160°, ferner durch schnelles Erhitzen bis auf 240° oder durch Einwirkung von erwärmter Luft zerstören; es wird hierdurch nach dem Absetzenlassen schmutzigweiß. Auch das Bleichen durch Kaliumdichromat, Salzsäure und etwas Schwefelsäure wird öfter angewendet. Das Palmöl wird auf Wasser geschmolzen, dann auf 50° abgekühlt. Darauf fügt man auf 100 kg Öl etwa 1 kg Kaliumdichromat in kochendem Wasser gelöst, etwa 5 kg Salzsäure und 50 g Schwefelsäure hinzu, rührt so lange um, bis das Öl bläulich erscheint, wäscht dann mit reichlich heißem Wasser nach und stellt gut zugedeckt beiseite. Gute Palmöle wie das Lagosöl oder Old Calabar erfordern weniger Kaliumdichromat. Geringere Öle wie Liberia, die Kongoöle und die sog. Kameruns haben auch den Übelstand, daß sie bei warmer Witterung viel Leckverlust haben, sie „tranen".

Das Palmkernöl ist weiß bis gelblich, während es früher, infolge von Röstung der Kerne, schokoladenbraun in den Handel kam. Es hat einen angenehmen Geruch und Geschmack und schmilzt bei etwa 25°—28°. Jodzahl 13—14. Verseifungszahl 242—250.

Palmöle lassen sich sehr leicht verseifen. Bei der Herstellung von Seife ist aber zu beachten, daß sich Palmkernölseife schwer aussalzen läßt.

Bestandteile. Beide Öle bestehen in der Hauptsache aus Tripalmitin, ferner Triolein, freier Palmitinsäure, Ölsäure, Glyzeriden der Laurin-, Kaprin- und Myristinsäure und geringen Mengen Stearin.

Anwendung. Nur selten gegen Frostbeulen und spröde Haut; technisch in großen Mengen zur Herstellung von Seifen, von Stearin- und Oleinsäure, zur Pflanzenfettmargarine und als Schmiermittel für Eisenbahnachsen. Die Preßrückstände bei der Gewinnung der Palmöle, die Ölkuchen und Ölkuchenmehle stellen als Kraftfutter ein wichtiges Tierfutter dar

Sebum oder Sevum. Talg. Suif. Suet.

Unter diesem Namen versteht man die bei gewöhnlichem Wärmegrade festen Fette namentlich der Bauchhöhle, der Nieren, des Netzes und der größeren Muskeln der Tiere, und zwar hauptsächlich der Wiederkäuer. In der Heilkunde und Kosmetik werden namentlich der Rindertalg oder Ochsentalg von Ochsen, Kühen und Kälbern, Sebum bovinum oder S. taurinum, und der Hammeltalg von Hammeln, Schafen und Ziegen gewonnen, S. ovillum oder S. ovile verwendet. Der viel geforderte Hirschtalg, S. cervinum, wird wohl stets durch eine der beiden Sorten ersetzt. Man tut gut, den Talg bei gelindem Feuer selbst auszuschmelzen, da der käufliche häufig von strengem Geruch ist. Rindertalg ist mehr oder weniger gelb, von mildem Geruch und Geschmack, hält sich, gut aufbewahrt, auch ziemlich lange und schmilzt bei 42°—48°. Jodzahl 38,3°—45,2. Verseifungszahl 193,2—198. Hammeltalg, Schöpsentalg, Unschlitt, Inselt (Nierentalg) ist reinweiß und härter, wird sehr schnell ranzig und strenggriechend, sein Schmelzpunkt liegt etwas höher, bei 45°—50°. Jodzahl 33—42. Säuregrad nicht über 5. Verseifungszahl 193,2 bis 198. Verwendung findet der Talg als Zusatz zu Pflastern und Salben. Als Hirschtalg wird er in Tafel- und Stangenform gebracht. Letztere läßt sich herstellen, wenn man den geschmolzenen Talg in vorher in Wasser getauchte und unten mit einem etwas vorstehenden Kork geschlossene Glasröhren von entsprechender Weite ausgießt. Nachdem man diese 24 Stunden an einem möglichst kalten Orte beiseite gestellt hat, kann man die Talgstangen nach Abschneiden des überstehenden Korkstückes durch leichten Druck aus den seitlich gelagerten Glasröhren schieben, oder man gießt ihn in käufliche Blechformen aus. Talg darf nicht ranzig sein, er darf mit Weingeist befeuchtetes blaues Lackmuspapier nicht röten. Die Härte des Talges ist verschieden, sie hängt von dem Futter, dem Alter des Fettes, auch von der Rasse des Tieres ab. Auch die verschiedenen Teile des Tieres geben einen härteren oder weicheren Talg; so ist das weichste, das oleinhaltigste Fett das aus den Taschen gewonnene, das härteste das von den Eingeweiden.

Im großen wird der Talg entweder durch die Trockenschmelze über freiem Feuer oder besser durch Dampf ausgelassen oder er wird mit verdünnter Schwefelsäure, die nasse Schmelze, ausgekocht, indem man in ein Gemisch von 100 Teilen Rohtalg, 20 Teilen Wasser und 1 Teil Schwefelsäure überhitzten Dampf einströmen läßt, oder man übergießt den Rohtalg in hölzernen, mit Blei ausgeschlagenen Gefäßen mit Schwefelsäure von etwa 5° B und beschwert ihn so, daß der Talg sich stets unter der Säure befindet. Nach etwa vier Tagen läßt man die Säure durch eine am Boden des Gefäßes befindliche Öffnung ab und schmilzt den Talg durch einströmenden Dampf. Um Talg zu bleichen, vermischt man ihn mit Natronlauge und läßt dann absetzen.

Bestandteile. Talg besteht aus wechselnden Mengen von Glyzeriden der Stearin-, Palmitin- und Ölsäure.

Anwendung. Talg findet große Verwendung zur Herstellung von Margarine und von Seifen. Zur Herstellung von Margarine trennt man den Talg, wie er von den Schlachtern in den Handel kommt, in Rohkern und Rohausschnitt. Unter Rohkern versteht man die noch mit den Häuten umgebenen größeren Fettmassen der Eingeweide, vom Herz, den Lungen, dem Netz und den Taschen; unter Rohausschnitt dagegen die kleineren mit Blut vermengten Fettstücke von den Beinen und die Abfälle.

Der Rohkern wird gereinigt, zerkleinert und bei etwa 60°—65° ausgelassen. So hat man den premier jus des Handels. Nach Abkühlung auf etwa 25°—30° kristallisiert das Fett. Man preßt nun ab. Das abgepreßte Fett, das Oleomargarin oder Primamargarin, dient zur Bereitung von Margarine, der Rückstand, der Prima-Preßtalg, zur Herstellung von Kerzen. Wird der Rohausschnitt ausgelassen, erhält man den secunda jus des Handels. Aus diesem durch Abkühlen auf etwa 30° und Abpressen Sekundamargarin und Sekundapreßtalg. Preßt man bei niedrigem Wärmegrad ab, so gewinnt man das Talgöl, das bei 15° flüssig ist.

Talg wird auch aus Amerika und Australien eingeführt, doch ist diese Ware häufig stark ranzig.

Unter der Bezeichnung chinesischer Talg, vegetabilischer Talg oder Stillingiafett kommt aus China ein Pflanzenfett, das aus den Samen des chinesischen Talgbaumes Stillingia sebifera gewonnen wird. Es ist ein talgartiges, meist rötlichbestäubtes, geruchloses, innen weißes Fett von der Beschaffenheit des Talges. Man gewinnt es dadurch, daß man zuerst aus den ganzen Samen den Talg durch Wasserdampf ausschmilzt, darauf die Samen zerkleinert und mit Wasser auskocht. Werden die Samen gleich zerkleinert ausgekocht, so ist das Fett mehr gelbbraun, zeigt schwachen Geruch und ist bedeutend weicher. Das Fett besteht hauptsächlich aus Tripalmitin.

Auch der Malabartalg, Pineytalg, der Pflanzentalg oder das Vateriafett ist ein aus den Samen von Vateria indica, den Butterbohnen gepreßtes, talgartiges, weißliches Pflanzenfett von balsamischem Geruch. Die Samen werden infolge der Sumpfgegend, wo der sehr große Baum wächst, nur alle drei Jahre gesammelt; die Früchte bleiben daher nach dem Abfallen liegen und erleiden eine Gärung, die Samen werden so gerottet. Das Fett verseift sich gut. Unter der Bezeichnung Pflanzentalg kommt auch von Borneo ein hartes Fett in Stangenform in den Handel, das aus den Samen von Hopéaarten gewonnen wird. Das Fett wird in Bambusrohre gegossen und erhält so die Form.

Von etwas weicherer, mehr butterartiger Beschaffenheit ist die Galambutter, Karitébutter oder Sheabutter, auch Bambukbutter, gewonnen in Indien und an der Westküste Afrikas aus den Samen von Bassia Parkii. Weißgrau und klebrig. Von würzigem Geruch und lange Zeit haltbar. Mowrahbutter oder Bassiaöl ist ein hellgelbliches, eigentümlich riechendes Fett, das in Indien aus den Samen von Bassia longifolia ausgekocht wird. Die Samen von Bassia latifolia, in Indien und auf den Malaiischen Inseln wachsend, liefern die Mawahbutter oder das Illipeöl, das rötlichgelb aussieht, bitter schmeckt und einen kakaobohnenähnlichen Geruch aufweist.

Alle diese Pflanzentalge finden in der Seifen- und Kerzenbereitung Verwendung. Für sich allein werden sie zur Seifenbereitung gewöhnlich nicht verwendet, sondern mit Palmöl zusammen.

Ambra grísea. Ambra ambrosíaca. Grauer Amber. Ambra.
Ambre gris. Amber gris.

Ein fett- oder wachsartiger Stoff, der sich als Abscheidung in den Eingeweiden des Pottwals, Physeter macrocephalus, bildet. Man findet Ambra entweder auf dem Meere schwimmend, oder an den Küsten angeschwemmt, vor allem bei Sligo, Mago, Kerry und der Insel Arrau, ferner bei Sumatra, den Molukken, Madagaskar, bei China, Japan, und zwar in verschieden großen, graubraunen, innen weißlich marmorähnlichen Stücken von angenehmem, an Benzoe erinnerndem Geruch. Meistens schließen die Stücke die Hornkiefer von Sepiaarten, sog. Tintenfischen, ein. Man nimmt an, daß es nicht vollständig verdaute Überreste der Nahrung des Pottwals sind. Doch ist auch behauptet worden, daß Ambra von den männlichen Tieren an bestimmten Plätzen ausgeschieden würde, um die weiblichen Tiere an diese Plätze zu locken. Bruchfläche matt, bröcklig, schwer zerreiblich. Lange Zeit in der warmen Hand gehalten, wird Ambra biegsam, bei etwa 100° schmilzt sie und verflüchtigt sich bei höheren Wärmegraden fast ohne Rückstand. In heißem Weingeist, Äther und Ölen ist sie leicht löslich. Die Bestandteile sind noch nicht genau erkannt; neben Fett wohl etwas flüchtiges Öl und Benzoesäure, das darin enthaltene Fett, das Ambrafett, ist nicht verseifbar. Die Natur des Riechstoffes ist nicht bekannt. Der Geruch der Ambra wird wahrscheinlich durch die nicht verdauten Überreste von Sepia moschata bedingt.

Aufbewahrung. In gut geschlossenen Glas- oder Blechgefäßen. Der Geruch der weingeistigen Lösung verstärkt sich bedeutend, wenn man eine Spur Kaliumkarbonat zusetzt; auch wird der Geruch der Tinktur durch längeres Aufbewahren immer feiner.

Anwendung bei der Herstellung von Blumendüften.

Prüfung. Verfälscht wird Ambra mit Benzoe, Wachs, auch Mehl. Man erkennt dies durch die Löslichkeit. Oder man erweicht die Ambra durch Kneten in der Hand und durchsticht die erweichte Masse mit einer Nadel. Beim Herausziehen darf bei unverfälschter Ambra an der Nadel nichts hängen bleiben.

Gruppe XXIII.
Eingedickte Pflanzensäfte und Planzenauszüge.

Soweit sie fabrikmäßig hergestellt werden, allgemein wichtige Handelswaren bilden, teils für technische, teils für die Zwecke der Heilkunde verwendet werden.

Extractum Malti. Extractum Malti siccum. Malzextrakt.
Extrait de malt. Extract of malt.

Bringt man Getreide, durchgängig wird Gerste, mitunter auch Hafer verwendet, durch feuchte Wärme zum Keimen, so geht durch das darin enthaltene Ferment Diastase oder Amylase sein Stärkemehlgehalt in lösliches Dextrin und Malzzucker, Maltose, über. Wird dieser Vorgang hier unterbrochen und werden die Getreidekörner durch Darren getrocknet, so heißt das erhaltene Erzeugnis Malz; ein solches Malz dient in der Hauptsache zur Bierbereitung, im weiteren aber auch zur Darstellung des Malzextrakts. Malz wird grob geschroten, mit Wasser ausgekocht und der erhaltene Auszug sehr vorsichtig, zuletzt im Vakuumapparat, zur Extraktdicke oder zur Pulverform eingedampft (Abb. 432). Es bildet ein zähfließendes, in Wasser fast vollständig lösliches Extrakt bzw. ein hellgelbes, lockeres, leichtlösliches Pulver von süßlichem Geruch und gleichem, etwas fadem Geschmack. Es enthält neben 12—15% Dextrin und 55% Maltose 3—6% lösliches Protein und die Phosphate des Getreides.

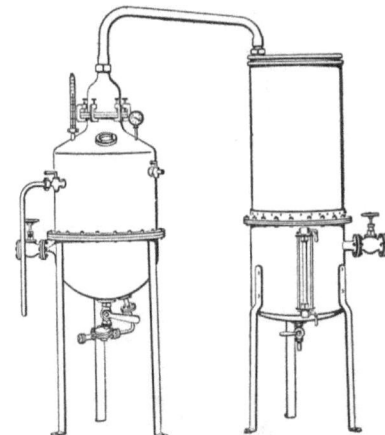

Abb. 432. Vakuumapparat zur Bereitung von Malzextrakt u. a. m.

Anwendung findet das Malzextrakt teils als diätetisches Mittel, teils als Heilmittel bei Husten und Halsleiden.

Vielfach werden dem Malzextrakt andere als Heilmittel wirkende Stoffe zugesetzt, wie Eisen, Kalk, Lebertran u. a. m., um seine Wirksamkeit für besondere Zwecke zu verstärken.

Die mit Malzextrakt gefüllten Flaschen müssen liegend und am kühlen Ort aufbewahrt werden.

Malzextraktbonbons müssen einen Mindestgehalt von 5% Malzextrakt oder 4% Malzextraktpulver enthalten, sonst dürfen sie nicht als solche bezeichnet werden.

Extractum Carnis. Fleischextrakt. Extrait de bœuf. Extract of meat.

Dieses Extrakt besteht, mit Ausnahme eines kleinen Zusatzes Kochsalz, nur aus den löslichen Bestandteilen des völlig fettfreien, mageren Fleisches, und zwar betragen in den guten Sorten die organischen Bestandteile, die Extraktivstoffe etwa 70%. Außerdem sind phosphorsaure, salzsaure und schwefelsaure Verbindungen des Kaliums, Natriums, Magnesiums und Kalziums, Fleischbasen, wie Kreatinin, Sarkin und Kreatin, etwa 4—5% Eiweißstoffe, sog. Albumosen, und etwas Pepton vorhanden. Seine Herstellung, die zuerst durch Justus

v. Liebig angeregt und ausgearbeitet wurde, geschieht heute an zahlreichen Orten, wo großer Viehbestand und billige Preise des Fleisches eine derartige Herstellung ermöglichen. Vollständig mageres und sehnenfreies Fleisch wird mit kaltem Wasser ausgezogen, der Auszug auf 75°—80° erwärmt, die sich ausscheidenden Eiweißstoffe und etwa anhaftenden Spuren von Fett werden entfernt und die so geklärte Fleischbrühe sehr vorsichtig, zuletzt im Vakuum, bis zur steifen Extraktdicke eingedampft. Es stellt nun eine feste, zähe Masse von angenehmem Geruch und kräftigem, etwas salzigem Geschmack dar. Gutes Fleischextrakt ist, auch angebrochen, völlig haltbar und muß vollkommen frei von brenzligem Geruch und Geschmack sein.

Neben der ältesten, durch J. v. Liebig begründeten Fabrik in Fray-Bentos, Uruguay, sind namentlich in den grasreichen Ländern Südamerikas, Uruguay, La Plata, Südbrasilien, sowie in Nordamerika und Australien, wo neben Rindfleisch auch Hammelfleisch verarbeitet wird, zahlreiche andere Fleischextraktfabriken entstanden, die fast alle nach dem Verfahren von J. v. Liebig arbeiten und fast durchgängig gute Extrakte liefern. Auch aus Fischen, Krabben und Miesmuscheln wird Fleischextrakt in großen Mengen hergestellt. Als **Ersatz für Fleischextrakt kommen die Pflanzenfleischextrakte, vegetabilischen Fleischextrakte**, in Betracht. Sie werden aus dem Eiweißgehalte der Hülsenfrüchtler, wie Sojabohnen, Erbsen, Bohnen und ferner der **entbitterten Bierhefe** gewonnen. Die durch Waschen mit einprozentiger Ammoniumkarbonatlösung entbitterte Bierhefe wird trocken gepreßt und mit bis zu 10% Kochsalz gemischt. Hierdurch verflüssigt sich die Hefe, indem das Kochsalz das Eiweiß aus den Zellen verdrängt und seinen Platz einnimmt. Man setzt einige Zeit kühl beiseite, erwärmt dann etwa 3 Stunden auf 40° und schließlich bis zum Sieden. Nachdem die entstandene Flüssigkeit von dem ungelösten Rückstand und abgeschiedenem Eiweiß abgegossen ist, preßt man den Rückstand aus, wäscht ihn gründlich aus und vereinigt die Waschwässer mit der Flüssigkeit. Nun dampft man im Wasserbade bis zur Bildung einer Salzhaut ein, läßt die Flüssigkeit in hohen Gefäßen absetzen und dampft weiter bis zur Extraktdicke ein.

Fleischbrühewürfel (Bouillonwürfel) enthalten neben Fleischextrakt größere Mengen Kochsalz, etwas Fett und als Würzstoffe Auszüge aus Suppenkräutern, wie Petersilie, Porree, Zwiebeln, Sellerie mit etwas Pfeffer und Muskatnuß vermischt. Die Bestandteile werden am besten in einer Mischmaschine zusammengearbeitet, in dünner Schicht bei einer Wärme von etwa 70° ausgetrocknet, fein gemahlen und in einer Presse zu Würfeln gepreßt. Fleischbrühwürfel müssen aus Fleischextrakt oder eingedickter Fleischbrühe und aus Kochsalz mit Zusätzen von Fett oder Würzen oder aus Gemüseauszügen oder Gewürzen bestehen. Der Gehalt an Gesamtkreatinin muß mindestens 0,45%, an Stickstoff mindestens 3% betragen. Der Kochsalzgehalt darf 65% nicht übersteigen. Zucker und Sirup jeder Art dürfen nicht verwendet werden. Andernfalls dürfen die Würfel nur als **Ersatz — Fleischbrüheersatzwürfel —** bezeichnet sein. Diese müssen 4 g wiegen, einen Stickstoffgehalt von 2% haben, dürfen höchstens 70% Kochsalz und keinen Zucker oder Sirup jeder Art enthalten.

Cátechu. Terra Catechu. Terra japónica. Katechu.
Cachou Pégu. Terre du Japon. Black catechu.

Unter der gemeinsamen Bezeichnung Katechu kommt die eingedickte Abkochung verschiedener gerbstoffhaltiger Pflanzen in den Handel. Man unterscheidet drei Hauptsorten.

Eingedickte Pflanzensäfte und Pflanzenauszüge. 495

1. Mimosenkatechu. Akazienkatechu.

Acácia cátechu (*Mimósa cátechu.*) *Acácia súma. Leguminósae.* Hülsenfrüchtler.
Unterfamilie *Mimosoideae*.
Ostindien, Siam, Pegu, Ceylon.

Dies ist die wichtigste Handelsware; sie wird als braunes Katechu, als Cutch bezeichnet und durch Eindicken der Abkochung des zerkleinerten dunkelroten Kernholzes gewonnen. Die Abkochung wird meist zuerst über freiem Feuer eingedickt, darauf auf Matten oder in Körbe ausgegossen und an der Sonne weiter eingetrocknet. Bildet große, außen braune, innen mehr schwarze Kuchen, die in Blätter eingeschlagen und nach innen vielfach mit diesen durchsetzt sind. Auf dem Bruche sind sie muschelig, schwach glänzend, meist etwas erdig und blasig. Geruch sehr schwach; Geschmack bitterlich, stark zusammenziehend, schließlich süßlich. In heißem Wasser und Weingeist fast ganz löslich. Hierher gehören Bengal- und Pegukatechu. Kommt meist über Rangoon in den Handel.

Der Rückstand nach dem Verbrennen darf höchstens 6% betragen.

2. Gambirkatechu. Terra japonica.

Ouroupária gámbir oder *Uncária gambir. Rubiáceae.* Krappgewächse.
Malaiische Inseln, Java, Sumatra, Penang.

Wird im Handel als gelbes Katechu bezeichnet und durch Auskochen der jungen Zweige und Blätter obigen kletternden Strauches gewonnen. Die Einsammlung und das Auskochen geschehen gewöhnlich drei- bis viermal im Jahre. Die eingedickte Abkochung wird in flache Holzkästen gegossen, meist in Würfel zerschnitten und im Schatten getrocknet, Würfelgambir. Bildet kleine, sehr leichte, würfelförmige Stücke oder größere Blöcke, Blockgambir, von lehmgelber bis bräunlicher Farbe; auf dem Bruch erdig und sehr löcherig; auf dem Wasser schwimmend, während Mimosenkatechu untersinkt. Geruchlos; Geschmack der ersten Sorte gleich, jedoch bitterer. In kaltem Wasser nur zum Teil, in heißem Wasser und Weingeist dagegen ziemlich vollständig löslich. In seinem Vaterlande werden große Massen des Würfelgambirs als Zusatz bei dem Betelkauen verbraucht, nach Europa kommt meist Blockgambir. Ist nicht so beliebt wie Mimosenkatechu, da in diesem infolge stärkerer Erhitzung mehr Katechugerbsäure vorhanden ist, entstanden aus dem Katechin.

3. Palmkatechu (Cassu).

Aréca catechu. Palmae. Palmengewächse.
Ostindien.

Wird gewonnen durch Auskochen der Samen (Abb. 375). Bildet schwärzliche, nicht löcherige, mit Reisspelzen bedeckte und durchsetzte Kuchen. Kommt wenig in den europäischen Handel, da es in seiner Heimat, gleich dem Gambirkatechu, als Zusatz bei dem Betelkauen gebraucht wird.

Bestandteile. Katechugerbsäure 30—70%, sie färbt Eisenoxyd grasgrün; ferner Katechin (Katechusäure); Extraktivstoffe 20—30%; Gummi 5—6%; Katechurot, Querzetin.

Anwendung des Katechus. Nur selten innerlich als zusammenziehendes Mittel, öfter dagegen als Zusatz zu Mundwassern, Zahntropfen, Haarwässern; technisch in der Färberei, namentlich mit Chrom- oder Kupferbeizen zur Darstellung schön brauner Farben und von sog. Echtschwarz und verschiedenen Mischfarben, ferner in der Gerberei. Das D.A.B. läßt nur Pegukatechu zu.

Prüfung. 1. Mimosenkatechu muß sich in heißem Wasser fast gänzlich lösen.

2. Die stark verdünnte weingeistige Lösung wird auf Zusatz von Eisenchloridlösung grünschwarz. Etwa beigemengtes **Stärkemehl**, womit namentlich Gambirkatechu häufig verfälscht wird, läßt sich in dem ausgewaschenen Rückstande durch die Jodprobe leicht erkennen.

3. Auf übergroßen Zusatz von erdigen Bestandteilen prüft man durch gründliches Ausziehen mit siedendem Weingeist, es dürfen nur 30% zurückbleiben.

Cachou oder Cachou aromatique. Dieses bekannte Gegenmittel gegen übelriechenden Atem verdankt seinen Namen ebenfalls dem Katechu (französisch Cachou), das ein Grundbestandteil des Cachou sein soll. In Wirklichkeit besteht es jedoch meist nur aus Lakritzen und ein wenig Katechu, wohlriechend gemacht mit Spuren von Moschus und ätherischem Öl; auch der sog. Anislakritzen in dünnen Stengelchen geht unter dem Namen Cachou.

Kino. Kino de l'Inde ou Kino vrai. Gomme kino. Kinó-gum.

Pterocarpus marsupium. Leguminosae. Hülsenfrüchtler.
Papilionatae. Schmetterlingsblütlergewächse.
Malabar. Abhänge des Himalaya.

Diese Sorte des Kino kommt über Bombay und Tellicherry in den Handel; sie ist die in der Heilkunde allein gebräuchliche und wird auch vielfach Amboina-, Malabar oder indisches Kino genannt. Sie soll der freiwillig ausfließende oder durch Einschnitte in die Rinde erhaltene eingetrocknete Saft des Baumes sein. Kino bildet kleine, schwarze, glänzende, splittrige Bruchstücke, die bei durchfallendem Licht an den dünnen Rändern rubinrot erscheinen. Geruch schwach; Geschmack anfangs süßlich, darauf zusammenziehend. In kaltem Wasser etwa zur Hälfte, in heißem Wasser fast ganz, ebenso in Weingeist, und zwar mit dunkelroter Farbe löslich.

Bestandteile. Kinogerbsäure, färbt Eisenoxydsalze dunkelgrün; roter Farbstoff; Pektin, Enzym, Brenzkatechin. Der Gehalt an Enzym ist die Ursache, daß die Tinctura Kino leicht gallertartig wird, man vermeidet dies dadurch, daß man Kino längere Zeit mit Wasser kocht.

Anwendung. Als zusammenziehender Zusatz zu Zahnpulvern und Zahntinkturen; technisch findet es keine umfangreiche Verwendung, da die Kinogerbsäure nicht zur Gerberei verwendbar ist.

Außer diesem echten Kino kommen noch andere Sorten in den Handel, ohne irgend größere Bedeutung zu haben. Wir nennen hier afrikanisches Kino, stammt von Mimosenarten; Bengal- oder Butea-Kino, von Butea frondosa; ferner australisches oder Botany-Bay-Kino, von Eukalyptusarten und schließlich das westindische Kino, von Coccoloba uvifera, Familie der Polygonazeen.

Aloe. Aloès.

Aloe ferox. A. socotrina. A. africana u. a. m. Liliaceae. Liliengewächse.
Unterfamilie *Asphodeloideae.*
Afrika, Ostindien, Westindien, auch angebaut.

Die Aloe ist der an der Sonne oder durch Feuer eingedickte Saft der fleischigen Blätter zahlreicher Aloearten, von denen die oben angeführten die wichtigsten sind (Abb. 433). Der Saft wird meist durch Auspressen, seltener durch Auskochen gewonnen oder, wie im Kapland, auch dadurch, daß man die abgeschnittenen Blätter mit der Schnittfläche nach unten aufstellt, indem man eine flache Grube gräbt, diese mit Ziegen- oder Pferdefellen auslegt und nun die abgeschnittenen Aloeblätter etwa 1 m hoch zu einem Haufen aufschichtet, so daß der Saft freiwillig ausfließt. Man unterscheidet zwei Gruppen: die **klare, schwarze oder glänzende, Aloe lúcida**, welche die bei uns in Deutschland gebräuchlichsten Sorten in sich schließt, und die **undurchsichtige braune Aloe**, wegen ihrer Farbe **Leberaloe, Aloe hepática** genannt, die namentlich in England gebräuchlich ist. Geschieht die Eindickung des Saftes rasch, d. h.

wird der Saft stark erhitzt, erhält man die glänzende Aloe, bei langsamem Eindicken, bei mäßiger Hitze oder an der Sonne die matte undurchsichtige. Die Leberaloesorten enthalten den Hauptbestandteil, das Aloin, kristallinisch, während es in den glänzenden amorph auftritt, weil es infolge der angewandten großen Hitze geschmolzen ist. Zu letzteren gehören die Aloe socotrina, Aloès socotrin, so genannt nach der Insel Sokotra im Golf von Aden. In Wirklichkeit liefert diese Insel jetzt so gut wie gar keine Aloe mehr, sondern fast alle Ware, die unter diesem Namen noch in den Handel kommt, stammt von den sansibarischen Küsten und Madagaskar. Sie ist außen braunschwarz, mattbräunlich bestäubt, der Bruch muschlig, stark glänzend, in dünnen Schichten rötlich durchscheinend. Sie kommt weit seltener in den deutschen Handel, als die Aloe capensis, Aloès du Cap, die vom Kap der Guten Hoffnung, der Tafel- und Algoa-Bay über Kapstadt zu uns kommt. Die Stammpflanzen dieser Sorte sind Aloe ferox und A. africana. Sie ist außen grünlichbraun bestäubt, ebenfalls von glänzendem, muschligem Bruch und an den Kanten hellbraun, grünlichbraun durchscheinend.

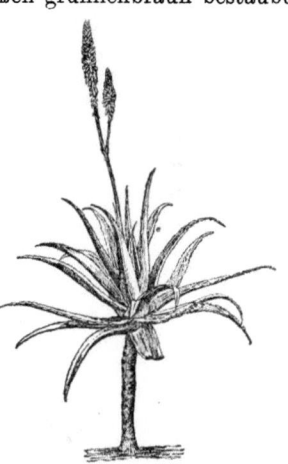

Abb. 433. Aloe ferox

Neben der Kapaloe sind auch westindische, sog. Curaçaosorten, die der Kapaloe vollständig gleichwertig, ja noch extraktreicher sind, im Handel. Diese Sorte wird nur zum kleinsten Teil auf Curacao gewonnen, sondern kommt in der Hauptmenge von den Inseln Aruba und Bonaire, die mit Curaçao zusammen eine Inselgruppe an der Nordküste von Südamerika bilden. Sie stellt meist eingekochte, also glänzende Aloe dar, jedoch kommen auch kleinere Mengen als Leberaloe in den Handel.

Von den Leberaloesorten ist die wichtigste die Bárbados-Aloe, Aloès des Barbades. Sie ist die eigentliche Aloe hepatica des Handels und stammt von Aloe vera, die in Westindien angebaut wird. Sie kommt, meist in Kürbisschalen, seltener in Kisten eingegossen, von Barbados und Jamaika in den Handel. Sie ist mehr oder weniger leberbraun, der Bruch nicht muschlig, matt, höchstens wachsglänzend, auch in dünnen Splittern undurchsichtig, zuweilen jedoch sind die Splitter an den Rändern schwach durchsichtig. Geruch kräftig, etwas verschieden von dem der A. lucida, beim Anhauchen entfernt safranartig. Legt man kleine Splitterchen angefeuchtet unter ein kräftiges Mikroskop, so kann man die goldgelben Aloinkristalle deutlich erkennen.

Aloe caballina, Pferdealoe, ist eine ganz geringwertige Sorte, gewonnen durch Auskochen der schon ausgepreßten Blätter. Schwarz, nicht glänzend, oft durch große Mengen Sand und andere Stoffe verunreinigt.

Aus Ostindien kommt Aloe unter der Bezeichnung Jafarabad Aloe in den Handel.

Alle Aloesorten haben einen starken, ziemlich widerlichen Geruch und einen anhaltend bitteren Geschmack. Gute Aloe muß sich bis auf etwas Trübung völlig in der zwölffachen Menge kochenden Wassers lösen, beim Erkalten scheidet sich aber über die Hälfte wieder aus. Die Ausscheidung besteht hauptsächlich aus Harz.

Das D.A.B. läßt nur die glänzende Aloe afrikanischen Ursprungs, besonders

Kapaloe zu, indem der Aloingehalt der Kapaloe nicht so schädlich auf die Nieren einwirkt.

Um Aloe leicht pulvern zu können, muß sie vorher über gebranntem Kalk ausgetrocknet werden.

Bestandteile. Extraktivstoffe und Aloin (Aloebitter) 50—60%; Aloeharz 30—40%; Spuren von Eiweiß und Wasser bis zu 15%; Emodin. Sorten mit einem höheren Gehalt als 10% Wasser sind in der Wärme weich und fließen zusammen.

Anwendung. Die Aloe gehört zu den starkwirkenden Abführmitteln, welche nur mit Vorsicht angewendet werden dürfen; daher ist ihre Verwendung zu bitteren Schnäpsen möglichst zu vermeiden, bzw. es dürfen nur geringe Mengen zugesetzt werden. In der Tierheilkunde dient sie, außer zum inneren Gebrauche, vielfach in Form von Tinktur als äußeres Heilmittel für eiternde Wunden, ferner als Viehwaschmittel gegen Ungeziefer; hierbei ist zu beachten, daß nicht zu große Flächen des Tierkörpers auf einmal mit Aloe behandelt werden; technisch in der Zeugfärberei und zur Darstellung verschiedener Holzbeizen, namentlich der Mahagonibeize, und zwar durch Kochen mit Salpetersäure, wobei Pikrinsäure, Trinitrophenol, entsteht. Als stärkste Gabe für Menschen gilt 1 g zur Zeit, für Pferde oder Rinder 15—30 g.

Prüfung. 1. Nachweis von Kapaloe. Wird ein kleiner Splitter der Aloe mit Salpetersäure übergossen, so bildet sich um ihn innerhalb 3 Minuten eine schwach grünliche Zone. Bei den übrigen Aloearten ist diese rot bis rotbraun.

2. Auf Harz oder Pech. a) Übergießt man 5 Teile Aloe mit 60 Teilen siedendem Wasser, so muß eine klare Lösung entstehen, aus der beim Erkalten sich ungefähr 3 Teile wieder abscheiden, sonst liegt eine Verfälschung mit Harz oder Pech vor. b) Erhitzt man 0,5 Aloe mit 10 ccm Chloroform unter Umschütteln zum Sieden, so darf sich das Chloroform nur schwach gelblich färben.

3. Auf Dextrin und mineralische Beimengungen prüft man dadurch, daß man 1 Teil Aloe in 5 Teilen siedendem Weingeist auflöst. Nach dem Abkühlen muß die Lösung bis auf eine geringe Ausflockung klar sein.

4. Beim Verbrennen darf Aloe höchstens 1,5% Rückstand hinterlassen. Die Fasern der Aloeblätter, und zwar Bastfasern und Gefäßbündel kommen als Aloehanf für Gewebe in den Handel.

Succus Liquirítiae. Lakritzen. Süßholzsaft. Bärenzucker. Bärendreck.
Suc de réglise. Jus de réglise. Extract or juice of liquorice.

Lakritzen ist die eingedampfte Abkochung der Süßholzwurzel (s. d.), und zwar schreibt das D.A.B. Glycyrrhiza glabra vor. Die Darstellung geschieht in Fabriken, auch Siedereien genannt, und es sind namentlich Kalabrien, Süditalien, Südfrankreich, Spanien und Kleinasien, die uns weitaus die größten Mengen liefern. Süddeutschland erzeugt nur wenig und meist zugleich geringere Ware; die gute südrussische gelangt seltener in den deutschen Handel. Das Verfahren ist meistens ziemlich ursprünglich; die Wurzel wird grob zerschnitten, mittels Walzen zerquetscht oder zerstampft und über freiem Feuer in großen Kesseln ausgekocht. Die Abkochung wird abgepreßt, durchgeseiht und über freiem Feuer eingedampft, zuletzt unter beständigem Rühren, bis die Masse eine solche Dicke erreicht hat, daß sie nach dem Erkalten hart wird. Dann wird das Feuer entfernt und die halberkaltete Masse in mehr oder weniger dicke Stangen gepreßt und bei guten Sorten an einem Ende die Fabrikmarke, meist der Name des Besitzers. aufgedrückt. Die Stangen sind sehr verschieden dick und lang; von Fingerlänge bis zu 15 cm und $^1/_2$—2 cm Dicke. Succus Liquiritiae in Bacillis. Die italienischen, kalabrischen Sorten, die am höchsten geschätzt werden, sind die größten, von diesen sind namentlich die Marken Barracco, Cassani, Martucci, Duca di Atri beliebt. Spanien liefert eine etwas kleinere Form und die von dorther stammenden Sorten sind, mangelhafter Behandlung wegen, von brenzligem Geschmack. Spanischer Succus kommt jedoch auch in großen Broten als Blockware bis zu 100 kg schwer in den Handel (S. in Massa). Die französischen Fabriken liefern meistens kleine, dünne Stengelchen, von denen 100 auf 1 kg gehen, und verpacken sie kiloweise in Pappkasten; während die Italiener und Spanier ihre Ware, zwischen Lorbeerblätter verpackt, in Kisten von 75—100 kg versenden. Der russische Lakritzen ist ebenfalls in Kisten, jedoch in Eichenblätter verpackt. Aus Bayonne in Frankreich kommt vielfach nachgemachter Barracco in den Handel; jedoch sind die Stangen kleiner und mehr plattgedrückt als der echte. Kleinasiatischer und levantinischer S., die infolge des großen Glyzyrrhizingehaltes sehr wertvoll sind, kommen als Blockware, in Broten von etwa 5 kg in den Handel, die sich gut zur Verarbeitung eignen. Guter Lakritzen muß von ausgeprägt süßem, reinem, hinterher ein wenig kratzendem, jedoch nicht brenzligem Geschmack sein und bei raschem Biegen der Stange mit glatten, scharfen Rändern brechen; der Bruch ist tiefschwarz und blank. In Wasser löst er sich, selbst wenn er ganz unverfälscht ist, nur zu etwa 80% auf. Der Rückstand, der aus Wurzelfasern, Stärkemehl, Kalk-, Magnesia- und Tonerdesalzen besteht, steigt bei schlechten Sorten oft bis zu 50%. Die klare Lösung besteht aus Extraktivstoffen, Glyzyrrhizin und 10—15% Traubenzucker.

Anwendung. Zu Heilzwecken als treffliches, Hustenreiz linderndes Mittel und zur Herstellung des gereinigten Lakritzensaftes.

Prüfung. Geruch, Geschmack, Farbe und Bruch geben meist die besten Merkmale. Endlich noch die Bestimmung der unlöslichen Bestandteile. Hierfür gilt als Regel, daß ein guter Lakritzen nicht über 25% und wiederum nicht unter 15% enthalten darf. Ist das letztere der Fall, so kann man bestimmt annehmen, daß der Lakritzen mit Dextrin, Stärkezucker und ähnlichen Stoffen verfälscht ist. Die Bestimmung der unlöslichen Bestandteile läßt sich mit ziemlicher Genauigkeit, wie vergleichende Versuche gezeigt haben, ohne Filtrieren, Trocknen und Wägen des Rückstandes nach folgendem Verfahren ausführen. Man löst 8 g Lakritzen in 30—40 g destilliertem Wasser, gibt die Lösung in einen in Grade geteilten Zylinder, verdünnt bis zu 50 ccm und läßt 12 Stunden absetzen. Jedes Zentimeter trüber Flüssigkeit zeigt 1% Unlösliches an. Oder man trocknet Lakritzen bei 100° vollständig aus, er darf hierbei nur 17% verlieren. Der Rückstand nach dem Verbrennen darf nicht weniger als 5% und nicht mehr als 11% betragen. Um eine Verfälschung mit Mastikogna, dem wäßrigen Auszuge der Wurzel und Ausläufer der im Mittelmeergebiete wildwachsenden Mastixdistel, Atractylis gummifera, die in Sizilien vorgenommen wird nachzuweisen, ist zu beachten, daß sich im Mastikogna kompaßnadelartige Kristalle von Kalziumoxalat vorfinden. Nach Bertola wird Mastikogna wie folgt nachgewiesen: man zieht den bei 100° getrockneten Succus mit absolutem Alkohol aus, dampft den filtrierten Auszug zur Trockne ein, schmilzt mit Natriumkarbonat und Kaliumnitrat, löst die weißgeglühte Schmelze in Wasser und vermischt mit Salpetersäure und Bariumchloridlösung. Es entsteht, da Mastikogna Schwefel enthält, ein Niederschlag von Bariumsulfat.

Die eben besprochene Handelsware ist Succus Liquiritiae crudus.

Wird dieser von den unlöslichen Bestandteilen befreit, heißt er **Succus Liquiritiae depuratus** oder **inspissatus**, **gereinigter Süßholzsaft** oder **gereinigter Lakritzensaft**. Diese Ware kommt entweder in Extraktdicke oder in Pulverform in den Handel.

Um das lästige Filtrieren bei der Reinigung zu vermeiden, wendet man ein sehr zweckmäßiges Verfahren an. In ein oben offenes, unten mit einem Hahne versehenes Faß schichtet man auf dem Boden eine Lage glattes, reines Stroh oder Holzwolle, auf diese werden die Lakritzenstangen nebeneinandergelegt, darauf die zweite Schicht Stroh oder Holzwolle, wiederum Lakritzen usw. Nun wird so viel kaltes Wasser aufgegossen, daß alles bedeckt ist, und das Faß der Ruhe überlassen. Nach 24 Stunden zapft man die Lösung, die klar ist, ab und wiederholt das Ausziehen mit Wasser, wenn nötig, auch noch zum drittenmal. Hierbei ist zu beachten, daß man das Wasser beim Nachgießen vorsichtig am Rande des Fasses hinablaufen läßt, damit der unlösliche Schlamm nicht aufgerührt wird. Die vereinigten Lösungen werden nun vorsichtig unter stetem Rühren bis zur gewünschten Dicke bzw. bis zur Trockne eingedampft.

Prüfung. 1. Um **Kupfer** festzustellen, herrührend vom Eindampfen in kupfernen Gefäßen, äschert man 2 g gereinigten Süßholzsaft ein, erwärmt die Asche mit 5 ccm verdünnter Salzsäure, filtriert und fügt dem Filtrat Natriumsulfidlösung zu. Es darf keine Veränderung eintreten.

2. Um zu großen **Wassergehalt** zu bestimmen, dampft man eine gewogene Menge bei 100° bis zur Trockne ein, der Verlust darf nur 30% betragen.

3. Der **Rückstand** nach dem Verbrennen darf höchstens 11% betragen.

Der gereinigte Lakritzen wird vielfach unter Zusatz von Zucker und Süßholzpulver in dünne Stengelchen geformt, **Succus Liquiritiae depuratus in Bacillis**, indem man die noch warme, teigförmige Masse durch Büchsen mit durchlöchertem Boden preßt. Auf diese Weise erhält man zu gleicher Zeit eine ganze Anzahl gleichmäßig dicker Stengelchen. Um ihnen größeren Glanz zu geben, werden sie nach dem Erkalten mit Weingeist bestrichen und dann getrocknet. Zuweilen setzt man dem Lakritzen noch weitere Arzneistoffe, wie Anisöl oder Chlorammonium zu. Letztere Art wird unter dem Namen **Succus Liquiritiae cum Ammonio chlorato**, durch Auswalzen in dünne Platten und nachheriges Zerschneiden in Pastillenform gebracht. Die Mischung mit Anisöl wird gewöhnlich **Cachou pectorale** genannt.

Unter **Extractum Liquiritiae, Extractum Liquiritiae Radicis, Süßholzextrakt**, versteht man einen Süßholzsaft, den man durch Ausziehen der zerkleinerten Süßholzwurzel mit kaltem oder hinterher heißem Wasser und Eindampfen bis zur Extraktdicke erhalten hat.

**† Opium. Laúdanum. Mecónium. Opium.

Papáver somníferum. Papaveráceae. Mohngewächse
Orient, auch angebaut.

Opium ist der nach der Verwundung unreifer Mohnköpfe ausfließende und an der Luft eingetrocknete Milchsaft. Zur Gewinnung des Opiums wird die Mohnpflanze in der Türkei, Bulgarien, Jugoslawien, Persien, Ägypten, Ostindien und China in sehr großen Massen angebaut, bei uns zur Zeit nur zur Gewinnung des Mohnsamens bzw. zur Ölbereitung; doch hat man in Schlesien aus Mohnpflanzen Opium mit sehr hohem Morphingehalt erhalten und ist bestrebt, den Anbau für Opiumgewinnung im großen zu gestalten und das Verfahren durch Abänderung zu verbilligen. Hier und da hat man auch sonst in Europa Versuche mit der Opiumgewinnung angestellt, namentlich in Südfrankreich und England. Das erhaltene Opium ist sehr gut ausgefallen; doch sind

Eingedickte Pflanzensäfte und Pflanzenauszüge. 501

in Europa die Arbeitslöhne zu hoch, als daß die Gewinnung nach dem jetzt üblichen Verfahren lohnend werden könnte. In der Tschechoslowakei hat man begonnen Opium aus dem Mohnstroh zu gewinnen. Von der Gesamtgewinnung des Opiums gelangt nur ein kleiner Prozentsatz in den europäischen Handel; der bei weitem größte Teil wird in China und anderen Ländern als Berauschungsmittel verbraucht. Die Bereitung des Opiums geschieht in der Weise, daß die Mohnköpfe wenige Tage nach dem Abfallen der Blumenblätter, wenn ihre anfänglich graugrüne Farbe in eine mehr gelbliche übergeht, mit kleinen mehrklingigen Messern entweder senkrecht oder besser waagerecht geritzt werden. Es geschieht dies meist abends, nur in Gegenden, wo viel Tau fällt, am Morgen. Der anfangs weiße Milchsaft tritt in kleinen Tröpfchen aus den feinen Einschnitten hervor, verdickt sich während der Nacht oder im Laufe des Tages und wird dann mit Messern vorsichtig abgeschabt und auf Blätter gestrichen. Das so gesammelte Opium wird mit den Händen zusammengeknetet und durch Bearbeiten mit Holzkeulen in runde, mehr oder weniger flache Kuchen geformt. Diese werden, um das Zusammenkleben zu vermeiden, in Mohnblätter gewickelt, mit Sauerampferfrüchten bestreut und endlich im Schatten getrocknet (Abb. 434).

Diese Art der Bereitung und der Behandlung gilt namentlich für das türkische Opium, die Sorte, die neben dem persischen fast ausschließlich für den europäischen und namentlich für den deutschen Handel in Betracht kommt.

Das türkische Opium, auch Smyrnaer, Levantiner, kleinasiatisches und Konstantinopeler Opium genannt, wird hauptsächlich in der asiatischen Türkei, in den höher gelegenen Gegenden Kleinasiens, gewonnen. Das kleinasiatische Opium kommt in sehr verschieden großen, 300—1000 g schweren Kuchen über Smyrna und Ismid nach Konstantinopel und von hier aus in Kisten von 68—75 kg in den Handel. Die Außenschichten der Kuchen oder Brote sind ziemlich hart, das Innere ist oft noch weich, die Bruchfläche körnig. Die Farbe ist braun, nach innen etwas blasser. Beim völligen Austrocknen, die Wärme darf hierbei 60° nicht übersteigen, verliert es 15—25% Feuchtigkeit.

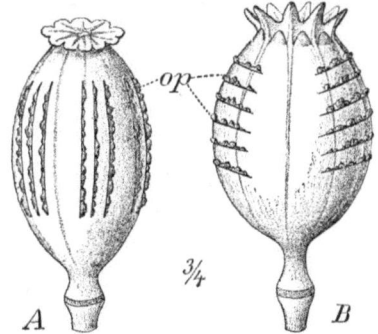

Es ist nun hart, zerspringt durch einen Schlag mit dem Hammer in Stücke mit wachsglänzendem Bruch und läßt sich pulvern. Das Pulver ist hellbraun. Man unterscheidet vom türkischen Opium ein Druggist-Opium (Guévé-Opium), ein Soft-Opium mit bis 14% Morphingehalt und ein Soft-Shipping-Opium, das besonders

Abb. 434. Mohnköpfe zur Gewinnung von Opium eingeritzt. A unzweckmäßige senkrechte Einritzungen, B zweckmäßigere waagerechte Einritzungen, op die ausgetretenen Milchsafttropfen.

zum Rauchen dient. Das D.A.B. schreibt das kleinasiatische, das Guévé-Opium vor, das von Guévé und Narhilan über Konstantinopel in den Handel kommt, läßt das mazedonische aber wohl zu. Es verlangt von bei 60° getrocknetem Opium einen Mindestgehalt von 12% Morphin. Außer diesem Opium führt es ein Opium concentratum auf, das es durch Hinzufügen von Morphinhydrochlorid auf einen Gehalt von 48—50% bringen läßt. Und ferner ein Opium pulveratum, Opiumpulver, das infolge von Zumischen eines Gemenges von 6 Teilen Milchzucker und 4 Teilen Reisstärke nur einen Gehalt von etwa 10% Morphin hat. Das mazedonische Opium wird in Südslawien, in Bulgarien und in Griechenland in der Ebene des Wardar gewonnen und kommt über Saloniki in den Handel (Saloniki-Opium). Es enthält bis 15% Morphin.

Das früher geschätzte ägyptische Opium, das Opium thebaicum, woher der alte Name Tinctura thebaica für Tinctura Opii kam, ist nur selten im Handel und von geringem Wert. Es sind kleine Kuchen, in Platanenblätter eingehüllt, von dunkellederbrauner Farbe.

Das persische Opium kommt meist in dicke, lange Stangen geformt und mit Papier umwickelt in den Handel. Die Gewinnung ist dieselbe wie beim kleinasiatischen, nur wird der halbflüssige ausgetretene Opiumsaft in kupfernen Pfannen eingedickt. Es wird durch Karawanen von Ispahan nach Bushire am Persischen Golf gebracht und kommt von hier aus in den Handel. Es dient meist zur Herstellung des Morphins, von dem es bis zu 15% enthält.

Das ostindische Opium, ziemlich verschieden an Wert, kommt nur selten in den europäischen Handel, da es entweder im Lande verbraucht wird oder nach China geht. Es wird unter Aufsicht der englischen Regierung in den Präsidentschaften Benhar und Benares gewonnen. Das indische Opium bildet zum Teil 2 kg schwere Kugeln, außen mit einer Decke zusammengeklebter Blumenblätter; die sog. Patnasorte dagegen 1 kg schwere, viereckige, mit Papier umwickelte Kuchen oder Ziegel.

Die Gewinnung des Opiums in China selbst wird nach und nach immer mehr abnehmen, da laut Edikt vom 20. September 1906 am 20. September 1916 aller Anbau eingehen sollte, und Opium von diesem Tage an nicht mehr eingeführt werden durfte.

Nicht nur in China sucht man den Opiumgenuß bzw. das Opiumrauchen zu unterdrücken, sondern eine große Anzahl Staaten, darunter Deutschland, sind zuerst im Jahre 1909 in Schanghai, dann im Jahre 1912 im Haag und auch nach dem Kriege zu Internationalen Opiumkonferenzen zusammengetreten, um über Regelung der Gewinnung und der Einfuhr von Opium, seiner Alkaloide und Zubereitungen unter Einbeziehung des Kokains Abmachungen zu treffen. Es wurde beschlossen, die Ausfuhr aller dieser Stoffe nach jenen Ländern, wo die Einfuhr nicht gestattet ist, zu verbieten und die Verwendung nur auf den Gebrauch als Heilmittel zu beschränken. Eine völlige Einigung ist jedoch noch nicht erzielt.

Das in China und Indien gerauchte Opium, das Rauchopium, ist ein eingedickter wässeriger Auszug des aus weißem Mohn gewonnenen Opiums, es ist bedeutend schwächer als das türkische Opium. Die Unsitte des Opiumrauchens hat sich auch auf Europa übertragen, vor allem Südfrankreich, doch auch Deutschland ist nicht davon verschont geblieben.

Gutes Opium ist frisch innen weich, knetbar, rembraun, bei längerem Aufbewahren wird es dunkler, zwischen den Fingern geknetet, erweicht es auch jetzt noch. Gekaut färbt es den Speichel gelb, nicht braun; an einer Flamme entzündet es sich und brennt mit heller Flamme. Geruch widerlich, stark betäubend; Geschmack ekelhaft, bitter hinterher beißend-scharf. Wasser löst von ihm bis zu 75%, mit Hinterlassung einer krümligen Masse zu einer braunen Flüssigkeit auf, Weingeist bis zu 80%. In der verdünnten Lösung gibt Eisenchlorid eine blutrote Färbung; Galläpfeltinktur, kohlensaure Alkalien bringen weiße umfangreiche Niederschläge hervor.

Bestandteile. Man kennt etwa zwanzig verschiedene Bestandteile. Teils sind es Pflanzenbasen, teils indifferente Körper, teils Säuren. Von wichtigeren Basen sind zu nennen: Morphin oder Morphium 1—17%, Narkotin 5—6%, Kodein 0,75%, Thebain, Papaverin und Narzein. Gebunden sind diese an Mekonsäure und Opiummilchsäure. Ferner Mekonin, Harz, Fett, Kautschuk, Salze.

Es beträgt der Morphingehalt bei dem Smyrna-Opium 10—14%, bei dem persischen 15%, bei dem ägyptischen 5—6%, bei dem ostindischen 3—10%. In europäischen Sorten, namentlich in deutschen und französischen, hat man wohl wegen sorgfältiger Behandlung bis zu 18% gefunden.

Anwendung. In der Heilkunde findet das Opium sowohl innerlich, als auch äußerlich eine ausgedehnte Anwendung, wenn es auch vielfach durch die aus ihm dargestellten, genauer wirkenden Alkaloide, namentlich das Morphin, verdrängt wird. Es ist das beliebteste Betäubungsmittel, Narkotikum, der Ärzte und bei krampfartigen Zufällen, sowie bei Durchfällen ein geradezu unersetzliches Heilmittel. Die aus und mit ihm bereiteten Mischungen, Tinkturen, Extrakte sind sehr zahlreich, haben aber nur rein pharmazeutischen Wert. Die Völker des Orients benutzen das Opium als Berauschungsmittel, indem sie es in besonderen Opiumpfeifen rauchen.

Prüfung. 1. Zuerst sind Beschaffenheit, Farbe und Geruch maßgebend. Beim Austrocknen darf es nicht mehr als 8% verlieren, die Aschenrückstände sollen 6% nicht übersteigen.

2. Der maßgebende Bestandteil ist nach dem D.A.B. das Morphin, von dem es einen Gehalt von mindestens 12% verlangt. Die genaue quantitative Prüfung erfordert ziemlich umständliche, chemische Vorgänge, zu welchen das D.A.B. eine Anleitung gibt.

Unter der Bezeichnung Pantopon findet sich ein Opiumpräparat im Handel, das sämtliche wirksamen Bestandteile des Opiums in leichtlöslicher Form enthält. Diesem ähnlich das Laudanon, eine Vereinigung des Morphins mit den sonstigen wichtigen Alkaloiden, Narkotin, Papaverin, Kodein, Thebain und Narzein.

Narkophin ist eine Vereinigung des Morphins mit Narkotin, dem neben Morphin hauptsächlichsten Alkaloid des Opiums.

Gruppe XXIV

Spóngiae. Spongiae marinae Meerschwämme.
Eponges. Sponges.

Die Meer- oder Badeschwämme gehören zur Gruppe der sog. Pflanzentiere, einer sehr niederen Tiergruppe, wozu auch Seetiere wie Seelilien, Quallen und Polypen gezählt werden, und zwar zu den Hohltieren oder Zölenteraten und hier zu der Untergruppe Hornschwämme oder Zeraospongien.

Der für uns in Betracht kommende Meer- oder Badeschwamm ist, wie er in den Handel kommt, nur das hauptsächlich aus Spongin bestehende Skelett eines solchen Pflanzentieres, und zwar von Euspóngia officinalis bzw. Hippospongia equina. Im frischen Zustand ist das ganze Skelett nicht nur in seinen Löchern mit einer gallertartigen, gelblichbraunen tierischen Masse, der Sarkode, angefüllt, sondern auch mit dieser gänzlich überzogen. Die Sarkode zeigt beim Berühren eine schwach zitternde Bewegung als Zeichen des tierischen Lebens. Im einfachsten Zustand ist der Schwamm ein kleines, sackartiges, am Boden festgewachsenes Bläschen, das mit kleinen Öffnungen durchsetzt ist und einen Mund hat. Im Innern ist dieses Bläschen mit Flimmerzellen ausgekleidet. Unter Flimmerzellen versteht man Zellen, die mit Fäden besetzt sind, die sich beständig in Schwingungen befinden. Durch die Öffnungen der bräunlichen bis schwärzlichen Außenhaut, die mit Flimmerhaaren bedeckt ist, wodurch eine Wasserströmung verursacht wird, tritt Wasser und zugleich damit Nahrungsstoff ein. Das Wasser wird durch die Bewegung der Flimmerfäden im Innern zur Strömung gebracht und tritt unter Zurücklassung des Nahrungsstoffes zum Munde wieder aus. Im Innern dieser einfachen Körper, dieser Einzelpersonen, bilden sich Eier und Samenzellen, die im eigenen oder getrennten Körper entstehen können. Die Samenzellen gelangen durch die Wasserströmung zu den Eizellen, befruchten diese und aus den befruchteten Eizellen werden Flimmerlarven ausgestoßen, unreife Tiere, die sich in der Gestalt von den geschlechtsreifen unterscheiden. Sie schwimmen etwa 8 Tage auf dem Wasser umher, setzen sich dann fest und entwickeln sich zu geschlechtsreifen Tieren. Nur wenig Schwämme bleiben aber als Einzelperson bestehen. Gewöhnlich werden sie durch Sprossung oder Teilung zu ganzen Kolonien, zu Kormen. Durch Umwandlung eiweißhaltigen Protoplasmas bildet sich ein hornartiges, nebenbei auch jodhaltiges Faserskelett, das diesen Kolonien die verschiedenartige Form und Stütze gibt. Solche Kolonien sind die Badeschwämme. Sie bestehen also aus einer großen Menge von Einzeltieren.

Man findet die Meerschwämme in zahlreichen Arten fast in allen wärmeren Meeren. Die Hauptfundplätze sind die Küsten des Mittelmeers zwischen den Inseln des griechischen Archipels und an der syrischen und Dalmatiner Küste bis hinauf nach Triest; ferner im Roten Meer, an der marokkanischen Küste und im Bahama-Meer. Die Gewinnung geschieht mit Ausnahme der Bahamaschwämme vorwiegend durch griechische Schwammfischer, an der syrischen Küste vor allem durch die Bewohner der Sporaden-Inseln Symi, auch Sümbegi genannt und Kalymnos, und zwar in den meisten Fällen durch Taucher. Entweder ist der Taucher mit einem Taucheranzug und Aerophor ausgerüstet, wodurch ihm von oben Luft zugeführt wird, dann kann er lange Zeit, bis zu einer Stunde, unter Wasser bleiben, oder aber er nimmt einen mit einer Leine versehenen Stein in beide Hände, hält ihn über den Kopf, springt ins Wasser, nimmt den Stein unter den Arm, kann so aber nur etwa drei Minuten unter Wasser bleiben und wird an der Leine herausgezogen. Als Verständigungsmittel dient ein kräftiges Ziehen an der Leine. Nur dort, wo die Schwämme in seichterem Wasser wachsen, geschieht die Gewinnung durch Losreißen mittels eines rechenartigen Werkzeuges, das, an einem Tau befestigt, über den Meeresboden hingeschleift wird, die Schwämme fallen hierbei in ein mit dem Rechen verbundenes Netz. Oder man reißt sie mittels langer vierzinkiger Harpunen los. Im Mittelmeer darf, um die Larven zu schonen, die Schwammfischerei nur vom April bis Oktober geschehen. Die Schwämme, die eine tiefdunkle Farbe zeigen, werden zunächst, und zwar sogleich, um ein Fauligwerden zu verhindern, von der Außenhaut befreit, dann durch Klopfen, Kneten und wiederholtes Waschen von der Sarkode gereinigt, an Schnüren getrocknet, im Sonnenlichte gebleicht, damit sie hell werden, und öfter hinterher durch Sand beschwert, ein Verfahren, das beim Einkauf sehr zur Vorsicht mahnt. Je nach ihrem Wert unterscheidet man eine ganze Reihe verschiedener Sorten, von denen die geschätztesten, besonders feinlöcherigen von der syrischen Küste, aber auch von Ägypten stammen. Ihnen am nächsten stehen die griechischen, dann folgen die Istrianer Schwämme, denen die aus dem Roten Meer und Dalmatiner ungefähr gleichwertig sind. Geringer und vielfach hart sind die Marokkaner, ebenfalls die meist großlöcherigen Bahamaschwämme, die noch öfter den Fehler haben, daß sie am Boden, d. h. an der Stelle, wo sie am Felsen festsaßen, dunkelbraun gefärbt sind. Doch kommen auch von amerikanischen Schwämmen, hauptsächlich von Kuba, bessere, feinlöcherige und weichere Sorten in den Handel, z. B. die Hardheadschwämme von den Bahamainseln, die Schafwoll-, Velvets-, Reef-, Cayos finos- und die Grasschwämme von Kuba. Die Bahamaschwämme werden mitunter feucht zusammengepreßt und dann getrocknet. Dieses Verfahren hat den Vorteil, daß die Schwämme beim Versand wenig Platz einnehmen, dafür aber den Nachteil, daß man ihren Wert nicht früher beurteilen kann, als bis sie aufgeweicht sind. Sie sind häufig kugelig zugeschnitten. Die dunkelbraune Färbung der Bodenfläche kann man dadurch ziemlich beseitigen, daß man sie längere Zeit in eine Oxalsäurelösung von 2% legt und dann auswäscht. Die Mittelmeerschwämme kommen teils lose, in Kisten oder Ballen verpackt, teils nach Venezianer Art aufgereiht oder nach Triester Art aufgeschnürt in den Handel. Die feinsten becherförmigen, trichterartigen Schwämme heißen gewöhnlich Champignons, sie sind sehr feinlöcherig, weich, von schöner Form und heller Farbe. Dann folgen die Damenschwämme (Levantiner oder Dalmatiner) und die schon groblöcherigen Zimokka- oder Zemokkaschwämme, die meist dunkler und härter sind, und schließlich die großlöcherigen Pferdeschwämme. Eine besondere Art ist der Elefantenohrschwamm. Ein grauer, der Form nach dem Elefantenohr ähnlicher, flacher, weicher, äußerst haltbarer Schwamm, der nur spärlich in den Mittelmeergebieten vorkommt und für Industriezwecke, z. B. der Porzellanherstellung verwendet wird. Sämtliche Sorten werden dann nach Größe und Form geschieden, zuweilen auch gebleicht und gereinigt in den Handel gebracht.

Die Hauptplätze für den Schwammhandel sind Smyrna, Triest, Venedig, Genua, Livorno und Marseille, und zwar sind es meistens griechische Handelshäuser, die das Schwammgeschäft betreiben.

Für den eigenen Einzelhandel tut man gut, die besseren Sorten der Schwämme selbst zu reinigen und zu bleichen; sie gewinnen dadurch so sehr an Aussehen, daß sich die verhältnismäßig geringe Mühe durch bessere Preise reichlich lohnt. Selbst die guten Sorten sind ungereinigt mit einem feinen kalkigen Überzuge versehen, der sie hart macht. Auch sind vielfach im Innern größere kalkige Gebilde und Korallenstückchen eingebettet, die sich selbst durch anhaltendes Klopfen nicht entfernen lassen. Um sie von diesen Kalkteilen zu befreien, legt man die Schwämme 24 Stunden in mit etwa 2% Salzsäure versetztes Wasser; dann werden sie so lange ausgewaschen, bis weder durch Geruch noch durch Lackmuspapier die geringste Spur von Säure nachweisbar ist. Die Schwämme erscheinen jetzt bedeutend weicher. Zum Bleichen benutzt man sehr verschiedene Verfahren, das beste ist, daß man die Schwämme in etwas angesäuertes Wasserstoffsuperoxyd legt. Doch ist dieses Verfahren, das die Schwämme nicht im geringsten angreift, ziemlich teuer, so daß man es nur bei den feineren Sorten anwendet. Wenig empfehlenswert ist das Bleichen mit Chlor oder schwefliger Säure; selbst bei der größten Vorsicht werden die Schwämme hierdurch nach einiger Zeit mürbe und brüchig. Gute Erfolge dagegen erzielt man durch Kaliumpermanganat. Man verfährt hierbei folgendermaßen: Die entkalkten Schwämme werden zuerst in eine Lösung von Kalium hypermanganicum (2—3 + 1000) gelegt; sie werden hierin dunkelbraun, und zwar infolge der Abscheidung von Mangansuperoxydhydrat, $MnO(OH)_2$. Nach einigen Stunden bringt man sie in ein Gemisch von 1—2 Teilen Salzsäure und 100 Teilen Wasser, dem man öfter auch Natriumthiosulfat zufügt, und läßt sie hierin eine Nacht hindurch liegen. Jetzt erscheinen sie blaßgelb, oft fast weiß infolge der Entstehung von Manganchlorür bzw. Manganosulfat; nun drückt man sie zuerst gut aus, am besten und bequemsten, indem man sie durch eine Wringmaschine gehen läßt, spült, drückt wieder aus und wiederholt diesen Vorgang, bis alle Säure entfernt ist. Man versuche nicht etwa die letzten Spuren der Säure durch ein verdünntes Alkali zu entfernen; die Schwämme werden dadurch sofort wieder dunkler gefärbt.

Spongia cerata, Wachsschwamm, Eponge à la cire. Feinlöcherige, gereinigte Schwämme werden in geschmolzenes Wachs getaucht und dessen Überschuß durch Pressen zwischen erwärmten Platten entfernt. Nach dem Erkalten nimmt man die Stücke heraus und befreit sie von noch anhaftendem Wachs. Sie werden in Wunden zu deren Erweiterung gelegt.

Spongia compressa, Preßschwamm, Eponge à la ficelle. Man formt angefeuchtete, fingerlange und etwa 3 cm breite Stücke gereinigter Schwämme mittels kräftiger Umschnürung mit Bindfaden in Stengel von der Dicke einer Bleifeder. In dieser Umhüllung werden sie aufbewahrt. Sie dienen nach Entfernung der Schnur zur Erweiterung von Wundkanälen.

Spongia fluviatilis, Spongia lacustris, Flußschwamm, Badiaga von Ephydatia fluviatilis bzw. Spongilla lacustris abstammend, wird aus Süßwasser gewonnen. Es sind löcherige zu der Familie der Spongilliden gehörende Gebilde von grüner oder gelblicher Farbe und verschiedener Form, kuglig oder verzweigt oder eine formlose Masse bildend. Geruch fischig. Getrocknet sind sie den Badeschwämmen ähnlich. Das Skelett besteht aus Kieselsäure.

Bestandteile. Bis zu 60% Kieselsäure.

Anwendung. Abgesehen von der homöopathischen Verwendung, als Volksheilmittel innerlich und äußerlich gegen alle möglichen Krankheiten.

Spóngia tosta oder Sp. usta oder Carbo Spóngiae. Schwammkohle.
Eponge brûlée.

Der Schwamm besteht in seiner ganzen Masse aus einem eiweißähnlichen, jodhaltigen Stoff, der außer den Kalksalzen auch alle übrigen im Meerwasser vorkommenden Chlor- und Bromverbindungen des Natriums und Magnesiums enthält. Alle diese Verbindungen bleiben in der Kohle zurück, die neben 30—40% reiner Kohle etwa

2% Natriumjodid, etwa 32% Kalziumkarbonat enthält. Man bereitet sie durch schwaches Rösten der gereinigten Schwammabfälle, am besten in einer Kaffeetrommel, bis sie sich leicht zu einem braunschwarzen Pulver zerreiben lassen. Die Kohle kommt als **Kropfschwamm** in den Handel und gilt als Heilmittel gegen Kropf und andere Drüsenerkrankungen.

Luffaschwämme. Eponge végétale ou Torchon végétal.

Die unter diesem Namen in den Handel kommende Ware hat mit den wirklichen Schwämmen nichts gemein. Man verwendet sie wegen ihrer größeren Härte zum Hautreiben, um reichlich Blut in die Haut zu bringen. Sie besteht aus dem Fasergewebe der gurkenartigen, 15—60 cm langen Früchte verschiedener Luffa- oder Momórdica-Arten, namentlich von Luffa aegyptíaca, nach anderen Momórdica luffa, aus Ägypten und Luffa pétola von China, Japan und Kochinchina. Die Früchte werden einige Wochen an einen warmen Ort gelegt, bis sie faulen, dann wird die Oberhaut abgezogen, das Fruchtfleisch durch Klopfen und Auswaschen in fließenden Gewässern von dem Fasergewebe entfernt, und dieses bildet dann nach dem Trocknen ein dichtes, gelbgraues Gewebe von der ursprünglichen Form der Früchte.

Gruppe XXV.
Tiere, Tierteile und Tierausscheidungen.

Die Gruppe dieser Drogen wird immer kleiner, während früher eine ganze Reihe verschiedener Stoffe, oft der ekelhaftesten Art, aus dem Tierreiche benutzt wurden. Wir erinnern nur an den kalkigen **Hundekot**, der als **Graecum album** Verwendung fand, ferner an Fuchslungen, Wolfslungen, Kellerasseln, Kröten, Vipern, Skorpionen u. dgl. m. Sie alle bildeten sehr geschätzte Volksheilmittel, die in früheren Jahrhunderten auch von Ärzten nicht verschmäht wurden. Noch heute spielen sie z. T. im Arzneischatze der Landleute eine Rolle, selten aber mögen sie noch in Drogenhandlungen zu finden sein.

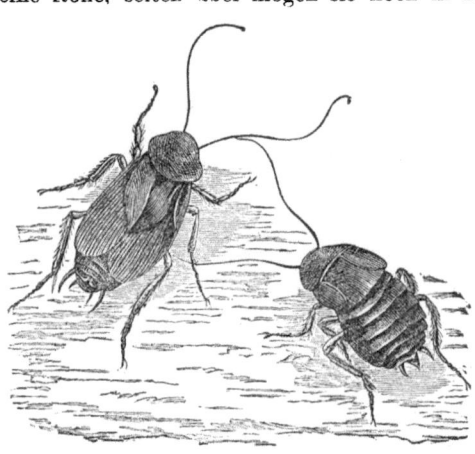

Abb. 435. Blatta orientalis. Links das Männchen rechts das Weibchen.

** **Blatta orientális.**

Schwaben. Russen. Kakerlaken. Schwarze Tarakanen. Küchenschaben. Blatte. Cancrelat. Cockroach. Black beetle.

Dieses zur Familie der Geradflügler gehörige Insekt, als eine der lästigsten Hausplagen bekannt, wird mitunter als Mittel gegen die Wassersucht angewendet. Und zwar wird hierzu die große schwarzbraune Art verwendet (Abb. 435). Die Tiere werden getrocknet und in gut geschlossenen Glasflaschen aufbewahrt. Sie enthalten einen kristallinischen Stoff, den man Antihydropin genannt hat. Man verwendet sie teils als Pulver, teils als Tinktur.

**† Canthárides. Spanische Fliegen. Blasenkäfer. Pflasterkäfer. Mouches d'Espagne. Blisting flies. Spanish flies.

Lytta vesicatória. Südeuropa.

Der genannte Käfer aus der Familie der Meloideae ist im südlichen Europa, namentlich in Südrußland, Ungarn, Spanien und Italien heimisch; kommt jedoch oft in Schwärmen auch nach Süd-, seltener nach Norddeutschland. In den Handel kommt er vor allem aus Rußland und Ungarn.

Er wird von Mai bis Juni gleich nach Sonnenaufgang, weil er durch die Nachtkälte leicht erstarrt, durch Schütteln von den Bäumen, und zwar hauptsächlich Eschen, Holunder, Geißblatt, Rainweiden, die er oft dicht bedeckt, gesammelt. Die halberstarrten Käfer werden in weithalsige Flaschen getan, mittels einer kleinen Menge Äther oder Schwefelkohlenstoff getötet, dann durch Sonnenwärme oder durch eine 40° C nicht übersteigende künstliche Wärme getrocknet, bis sie sich zwischen den Fingern leicht zerreiben lassen, und dann sofort in festschließende Glas- oder Blechgefäße verpackt.

Der Käfer ist fast zylindrisch, 1,5—3 cm lang und 5—8 mm breit, grüngoldigglänzend, mit schwarzen Fühlfäden und von unangenehmem, etwas betäubendem Geruch. Der Geschmack ist anfangs etwas fettig, später brennend (Abb. 436).

Die Spanischen Fliegen werden am meisten in den mittleren und größeren Sorten geschätzt. In nicht gut schließenden Gefäßen ziehen sie leicht Feuchtigkeit aus der Luft an und sind dann dem Wurmfraße ganz besonders ausgesetzt: vollkommen trocken und in gut schließenden Flaschen halten sie sich lange Zeit. Verwechslungen nicht gut möglich.

Bestandteile. Kantharidin, auch Kantharidinsäure genannt, da es sich mit Basen verbindet. Das Kantharidin, wovon mindestens 0,7% vorhanden sein sollen. ist in ätherischen und fetten Ölen löslich; sehr schwer löslich in Weingeist und Äther; es bildet kleine, weiche, weiße Kristallschuppen, die bei höheren Wärmegraden schmelzen und dann unverändert sublimieren. Es besitzt einen ungemein brennenden Geschmack und eine sehr stark reizende Wirkung auf die Haut und die Nieren. Auf die Haut gebracht, zieht es Blasen, die mit einer blutwässerigen, serösen, leicht in Eiterung übergehenden Flüssigkeit gefüllt sind. Wegen dieser Wirkung, die namentlich bei den Schleimhäuten der Nase und der Augen von schlimmen Folgen sein kann, ist beim Pulvern der Spanischen Fliegen, sowie beim Abwiegen von Kantharidin die größte Vorsicht anzuwenden.

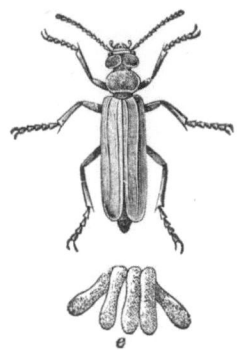

Abb. 436. Lytta vesicatoria. Eier, natürliche Größe.

Anwendung. Äußerlich als Zusatz teils in Pulverform, teils in ätherischem oder Ölauszug, zu Pflastern und Salben; ferner wegen ihrer anregenden Wirkung auf die Kopfhaut, als Zusatz zu Haarsalben, Pomaden und Haarwässern. Innerlich in sehr kleinen Gaben als harntreibendes, diuretisches Mittel. Das kantharidinsaure Kalium im besonderen gegen Gicht und Gliederreißen.

Seine Wirkung auf die Geschlechtswerkzeuge ist nur eingebildet, die eintretenden Erscheinungen sind nur ein Beweis schwerer Erkrankung der Harnwege infolge der Anwendung des Kantharidenpräparates, die zu den allerschlimmsten Folgen führen kann. So ist vor den im Handel mitunter vorkommenden sog. Liebesperlen dringend zu warnen; sie enthalten entweder gepulverte spanische Fliegen oder Kantharidin. von dem schon wenige Milligramm tödlich wirken können.

Es kommen über England und Hamburg vielfach größere Mengen der chinesischen Kantharriden in den Handel; ihr wissenschaftlicher Name ist Mylabris Cichorei. Sie sind etwa von gleicher Größe wie die gewöhnlichen, dunkelgelb, mit schwarzen, bandartigen Zeichnungen, und werden, da sie größere Mengen davon enthalten als die vom D.A.B. vorgeschriebenen Kantharriden, von den chemischen Fabriken zur Darstellung des Kantharidins gern gekauft. Die Hauptmärkte dieser Ware sind Sizilien, Ungarn und vor allem die Messen von Poltawa und Nishny Nowgorod. Sie kommen in Holzfässern von verschiedenem Gewicht in den Handel.

Coccionélla. Koschenille. Cochenilles. Cochineal.

Cóccus cácti. Schildläuse.
Mexiko. Ost- und Westindien, Kanarische Inseln.

Die Koschenille des Handels besteh aus den getrockneten Weibchen der sog. Nopalschildlaus, und zwar nur von gezüchteten Tieren. Wilde, sog. Feld- oder Waldkoschenille, Cochenille sauvage ou silvestre, ist sehr klein und arm an Farbstoff. Die Schildlaus, ursprünglich nur in Mexiko heimisch, ist nach den verschiedensten

Gegenden verpflanzt und lebt, ähnlich unseren Blattläusen, auf Kaktusarten, namentlich auf Opúntia coccionellífera und O. tuna. Diese werden in Gärten, sog. Nopalerien angepflanzt und nach einigen Jahren mit trächtigen Weibchen der Nopalschildlaus besetzt. Alsbald bedecken sich die Pflanzen mit den anfangs sehr kleinen, ungeflügelten Weibchen, die Männchen sind weit kleiner als die Weibchen und geflügelt; auf 2000 bis 3000 Weibchen soll erst ein Männchen kommen. Die jungen Tierchen kriechen auf den Pflanzen lebhaft umher, setzen sich aber nach etwa vier Wochen mittels des Saugrüssels auf der Pflanze fest und schwellen, nachdem sie befruchtet, immer mehr an (Abb. 437 u. 438). Nach etwa sechs Wochen, kurz vor der vollen Entwicklung, werden die Tierchen mit Pinseln vorsichtig abgebürstet und getötet. Es geschieht dies entweder durch heiße Wasserdämpfe, oder durch Eintauchen der in Körben befindlichen Insekten in kochendes Wasser, oder nur durch trockene Wärme. Nach dem vollständigen Trocknen erscheint die Koschenille entweder schwärzlich, wenn sie durch Wasser, oder silbergrau, wenn sie durch trockene Wärme getötet ist. Es finden jährlich zwei bis fünf Ernten statt; man läßt beim jedesmaligen Absammeln zum Zwecke der Fortpflanzung einen kleinen Teil der trächtigen Weibchen auf den Pflanzen sitzen. Die erste Ernte liefert die geschätzteste Sorte, Sacatilla oder Zacatilla genannt.

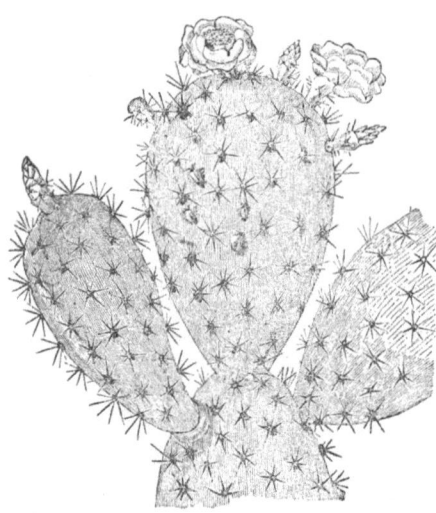

Abb. 437. Koschenille-Feigen-Kaktus mit darauf sitzenden Nopalschildläusen.

Von den verschiedenen Sorten sind zu nennen: Honduras- oder Guatemala-Koschenille in den drei Sorten Zacatilla, Jaspeada und Renegrida. Von Verakruz-(Mexiko-)Koschenille gibt es ebenfalls drei Sorten. Diese drei Arten kommen in Ballen von 80—100 kg in den Handel und haben eine dreifache Verpackung: zuerst ein graues Gewebe, dann Tierhäute und schließlich Matten. Teneriffa-Koschenille ist schwärzlich oder silbergrau und ist in Säcken von 20—30 kg verpackt. Die wenig geschätzte Java-Koschenille ist klein und schwärzlich und kommt über Holland in blechernen Kisten von 40—60 kg in den Handel.

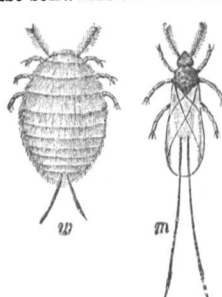

Die Koschenille ist fast eiförmig, unterseits flach oder ein wenig ausgehöhlt, oben gewölbt, quer gerieft, grau bis schwärzlich, in den Furchen weißbestäubt. Zerrieben gibt sie ein rotbraunes Pulver. Geruch und Geschmack wenig hervortretend.

Bestandteile. 40—50% roter Farbstoff, Karmin. Dieser ist eine schwache Säure, die sich mit Alkalien zu schön gefärbten roten bis violetten Lösungen verbindet; mit Tonerde und Metallsalzen gibt sie unlösliche Verbindungen, Lacke, wie Florentiner Lacke. Die weiße Bestäubung besteht aus einem wachsartigen Körper, dem Kokkozerin.

Abb. 438. Koschenille-Laus. *w* weibliche, *m* männliche. 3fach vergrößert.

Anwendung. Innerlich mit Kaliumkarbonat gegen Keuchhusten; zum Färben von Zahnpulver und Zahntinkturen. Technisch in der Färberei.

Prüfung. 1. Koschenille wird durch kleine Steinchen, Bleischrot und Tonkügelchen verfälscht. Derartige Verunreinigungen sinken in Chloroform zu Boden, während Koschenille obenauf schwimmt. Auch durch Schlämmen mit Wasser lassen sie sich ziemlich leicht trennen; hierbei läßt sich auch eine künstliche weiße Bestäubung durch Talk, Bleiweiß oder ähnliche Stoffe erkennen.

2. Der Aschengehalt einer guten Ware soll nicht mehr als 6% betragen.

Mitunter wird auch die Kermesschildlaus, als Kermes oder Alkermes, benutzt. Sie stammt von Coccus ilicis, die in Griechenland und Kleinasien auf der Kermeseiche lebt. Der Farbstoffgehalt ist nur gering.

Tiere, Tierteile und Tierausscheidungen.

Formícae. Ameisen. Fourmis. Ants.
Formica rúja. Hautflügler.
Wälder der gemäßigten Zone.

Es sind die ungeflügelten, geschlechtslosen Arbeitsameisen, die Drohnen der braunen Waldameise, die namentlich in Nadelholzwäldern einen oft 1 m hohen Bau errichten. Man fängt sie, und zwar hauptsächlich in Finnland und Rußland, indem man neben dem Bau Flaschen eingräbt, in deren Halsöffnung man ein wenig Honig oder Sirup eingestrichen hat. Die Ameisen fallen hinein, und man tötet sie durch etwas Äther. Sie kommen hauptsächlich von Finnland in Säcken von 20—25 kg in den Handel. Als beste Ware wird besonders feingesiebte, handgelesene, stielfreie gehandelt. Sie enthalten neben Ameisensäure Spuren von ätherischem Öl und dienten früher zur Bereitung der Tinctura bzw. des Spiritus Formicarum. Nach dem D.A.B. wird dieser durch eine Lösung von Ameisensäure in Weingeist und Wasser ersetzt. Die weit größeren weiblichen Ameisen legen bis zu 7000 Eier in der Größe des weißen Senfs. Aus diesen schlüpfen nach einigen Tagen kleine Maden, fußlose Larven, die sich später in zylindrisch-eiförmige ruhende Puppen verwandeln; aus ihnen schlüpft das vollständig entwickelte Insekt aus, das mit aus dem Nährstoffe, den die fressende Larve angesammelt hat, entstanden ist. Diese Puppen werden im Handel fälschlich als Ameiseneier, Ova Formicarum, bezeichnet, richtiger Personae Formicarum, und dienen zum Füttern der Stubenvögel und Goldfische. Sie werden wie folgt gesammelt: Man gräbt während der Monate Mai bis August in der Nähe von Ameisenhaufen an einer sonnigen Stelle eine kleine Vertiefung, die man durch Reisig beschattet, sticht mit einem Spaten tief in den Ameisenhaufen hinein und wirft den Inhalt des Baues daneben in die Sonne. Die Ameisen haben das Bestreben, die Puppen zu retten, und tragen sie in die Vertiefung.

Hélices et Límaces. Schnecken. Escargots. Limaçons. Snails.

Früher wurden sowohl die Weinbergschnecke, Helix pomática, als auch die schwarze und graue Wegschnecke, Aríon empiricórum, zur Bereitung des Schneckensafts, Sirupus Limacum, benutzt. Man ließ zu diesem Zwecke die Schnecken mit Zuckerpulver in einem Durchschlage sich totlaufen. Die abfließende schleimige Flüssigkeit wurde unter weiterem Zusatze von Zucker zu Sirup gekocht. Heute wird wohl der Schneckensaft durch Altheesirup oder weißen Sirup ersetzt.

Hirúdines. Blutegel. Sangsues médicinales ou officinales. Leeches.

Sanguisúga medicinális. S. officinális. Nacktwürmer. Erstere in Deutschland, letztere in Ungarn.

Die beiden oben genannten Sorten, der deutsche und der ungarische Blutegel, finden sich in stehenden Gewässern oder im Moorgrund vom Mai bis Oktober (Abb. 439). Während der kälteren Monate ziehen sie sich tiefer in den Erdboden zurück. Vielfach werden sie auch künstlich in eigenen Blutegelteichen gezogen und hier zweimal im Jahre mit frischem Blut gefüttert, das man in Blasen in das Wasser hängt. Der deutsche Blutegel trägt auf dem Rücken auf meist graugrünem oder olivgrünem Grunde sechs rostrote, schwarz gefleckte Längsbinden. Die gelbgrüne, hellere Bauchfläche ist schwarz gefleckt. Der unga-

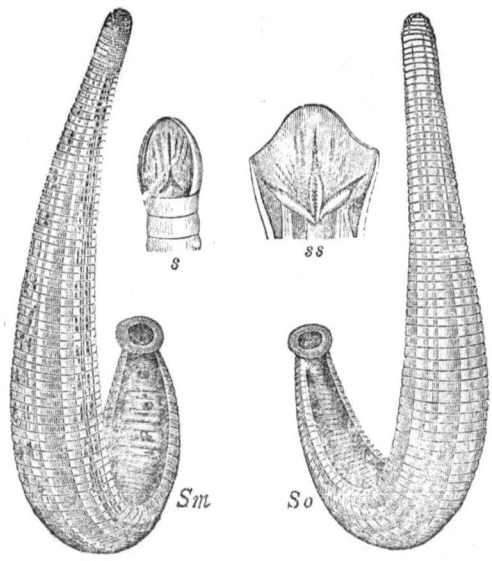

Abb. 439. *Sm* Sanguisuga medicinalis. *So* Sanguisuga officinalis. *s* Mundsaugnapf. *ss* Derselbe aufgeschlitzt und ausgebreitet.

rische Blutegel trägt auf dem Rücken sechs breitere, gelbe, durch schwarze Punkte oder oft größere schwarze Stellen unterbrochene Längsbinden. Die hellgrüne, schwarz eingefaßte Bauchfläche ist nicht gefleckt.

Versandt werden sie in feuchter Moorerde oder in nassen Leinwandsäckchen; doch ist hierbei eine Kälte unter $-8°$ und eine Wärme über $+20°$ zu vermeiden.

Man bewahrt sie am besten in gläsernen oder irdenen Gefäßen auf, die zu einem Drittel mit Wasser gefüllt sind; in diese legt man Torfstücke in der Weise, daß sie aus dem Wasser hervorragen, so daß die Egel beliebig im Wasser oder außerhalb desselben sein können. Das Gefäß wird dann mit Leinwand überbunden und an einem kühlen Ort aufbewahrt. Das Wasser ist, sobald es trübe wird, durch frisches von gleicher Wärme zu ersetzen. Ebenso sind kranke oder tote Blutegel sofort zu entfernen. Auch das Hineinlegen von mit grünen Algen bewachsenen Steinen bewährt sich, nur muß dann das Gefäß an helles Tageslicht gestellt werden. Um sich zu überzeugen, daß der Egel noch nicht gesogen hat, bringt man ganz wenig Essig an den Mund, der Egel darf jetzt kein Blut abgeben. Will man einen Blutegel am Saugen hindern, so muß man etwas Salz auf ihn streuen. Zum Stillen der Blutung nach dem Saugen verwendet man kaltes Wasser oder Eis. Bei Anwendung von warmem Wasser tritt Nachblutung ein.

Der Roßegel ist auf dem Rücken nicht gestreift, sondern unregelmäßig mit Punkten versehen.

Méloes majáles. Maiwürmer. Méloés.
Méloe majális. M. proscarabáeus. Coleópterae (Meloideae).

Die Maiwürmer sind Käfer mit sehr kurzen Flügeldecken, unter denen der eiförmige, dicke Hinterleib weit hervorragt. Die Flügeldecken sind schwarzblau oder blaugrün, der Hinterleib bei der letzten Art veilchenblau mit gelb gesprenkelten Ringen. M. majalis ist kleiner, mit roten Rückeneinschnitten 0,5—1,0 cm dick, 2,0—3,5 cm lang. Beim Berühren geben sie einen scharfen, gelben Saft von sich. Sie werden in Honig aufbewahrt und galten eine Zeitlang als Mittel gegen die Hundswut. Sie enthalten einen scharfen, dem Kantharidin ähnlichen Stoff, dürfen daher nur in kleinen Mengen gegeben werden.

Stíncus marínus. Meerstinz. Stenzmarin.
Stíncus officinális. Amphíbiae.
Ägypten.

Das eidechsenartige Tier lebt in den Wüsten Ägyptens und Arabiens, wird 10 bis 20 cm lang, ist bräunlichgelb, mit weißlichen und braunen Flecken gezeichnet. Der kurze, kegelförmige Kopf ist mit Schildern, der Leib mit Schuppen bedeckt; die vier Füße sind fünfzehig. Das Tier wird ausgenommen, dann getrocknet und in Lavendelblüten aufbewahrt. In vielen Gegenden als den Geschlechtstrieb reizendes Mittel, als Aphrodisiacum bei Tieren gebräuchlich, obgleich man keine Bestandteile kennt, die irgendwie in dieser Beziehung wirken könnten.

Tierteile.

Colla Píscium oder Ichthyocólla. Hausenblase.
Colle de poisson. Ichthyocolle. Isinglass.

Die Ware stammt durchaus nicht, wie der Name sagt, nur von Hausen, sondern von einer ganzen Reihe von Fischen aus der Gattung Acipénser. Die hauptsächlichsten sind Acipénser stúrio, der Stör; A. huso, der Hausen; A. Güldenstaédtii, der Osseter; A. ruthénus, der Sterlett; doch kommen bei den geringen Sorten auch die Blasen von Silúrus, Welsarten, zur Verwendung. Die Hausenblase ist die gereinigte und getrocknete Schwimmblase obengenannter Fische, und es ist vor allem Rußland, das die Hauptmenge und die besten Sorten davon liefert. Die Fische steigen zur Laichzeit in den großen Strömen des Schwarzen und des Kaspischen Meeres, namentlich im Don, Dniepr und in der Wolga auf und werden dann im Innern Rußlands gefangen; auch einige südsibirische Ströme liefern bedeutende Mengen. Die Schwimmblasen werden aufgeschnitten, gereinigt, mittels Nägel auf Bretter ausgespannt, von der äußeren silberglänzenden Schicht befreit und dann zwischen Leinwand gelegt, an der Sonne getrocknet. Dieses Verfahren liefert die Hausenblase in Blättern; die früher beliebte Lyraform wurde durch Zusammenrollen der halbtrockenen Blasen hergestellt; durch Übereinanderlegen und Walzen erhielt man die sog. Buchform. Hausenblase kommt auch vielfach durch Maschinen in feine Fäden zerschnitten in den Handel, Colla Piscium in Filis. Die Blasen der im Winter gefangenen Fische sollen in Schnee vergraben und erst nach dem Auftauen im Frühjahr verarbeitet werden; die Ware wird dadurch weißer und besser von Aussehen. Vielfach wird die Hausenblase durch schweflige Säure gebleicht, wodurch sie an Klebkraft verliert. Die Lösung einer so gebleichten Hausenblase zeigt mit Chlorbarium eine deutliche Schwefelsäurereaktion. Die russische Hausenblase kommt über Nishnij Nowgorod und St. Petersburg in den Handel. Die gangbarsten Sorten sind Saliansky, Beluga, Samovy oder Samowa, Assetrowa Die Verarbeitung, das sog. Braken, geschieht vielfach in St. Petersburg, wohin die Ware im rohen Zustande gebracht wird.

Auch von Nordamerika (Hudson) kommt Hausenblase, aber von geringerem Wert in den Handel; sie soll fast nur vom Stör gewonnen werden. Auch Brasilien, China, Japan und Ostindien liefern einiges, aber von mangelhafter Beschaffenheit. Die Fischblasen sollen nur wertvoll sein, solange der Fisch in fließendem Wasser sich aufhält. Die Blasen der Störe usw., welche in Salz- oder brakigem Wasser gefangen werden, sind dünn und wertlos. So sind z. B. die Blasen der Elbstöre kaum zu verwerten.

Gute Hausenblase muß fast weiß, nur wenig gelblich sein, in kaltem Wasser quillt sie nur auf, in heißem dagegen muß sie sich mit Hinterlassung von höchstens 3% weißer Fäden vollständig auflösen; ebenso verhält sie sich gegen warmen, verdünnten Weingeist. Die wässerige Lösung muß geschmacklos und fast ohne Geruch sein, vor allem darf sie nicht, wie die amerikanische Hausenblase, fischig riechen.

Bestandteile. Etwa 70% tierischer Leim und 4—5% Mineralbestandteile.

Anwendung. Zur Darstellung des Hautpflasters, des englischen Pflasters, des Glas- und Porzellankitts, ferner von Gallerten, indem 1:50 noch eine gute Gallerte gibt, endlich als Klärmittel für Bier und Wein.

Der unter dem Namen Fischleim in den Handel kommende, dickflüssige Klebstoff wird, namentlich in Norwegen, durch Auskochen von allerlei Fischteilen, Eingeweiden, Schwimmblasen usw. bereitet. Das Syndetikon ist nach Angabe des Herstellers „ein nach bestimmtem Geheimverfahren hergestellter flüssiger Universalleim".

Cornu Cervi raspátum oder tornátum. Geraspeltes Hirschhorn.
Râpure de corne de cerf. Corne de cerf râpée. Hart'shorn.

Die bei der Verarbeitung der Geweihe des männlichen Hirsches, Cervus élaphus, der zur Brunstzeit sein Geweih abwirft, abfallenden Drehspäne wurden früher als schleimgebender Zusatz zu Brusttee und in der Küche zur Bereitung von Gallerten benutzt. Zu letzterem Zwecke sind sie weit besser durch Gelatine oder Hausenblase zu ersetzen. Sie enthalten neben phosphorsaurem Kalk etwa 25% leimgebende Masse, die sich durch anhaltendes Kochen löst. Geraspeltes Hirschhorn wird als Düngemittel für Zimmerpflanzen verwendet.

Cornu Cervi ustum. Gebranntes Hirschhorn. Corne de cerf calcinée.

Heute wird dies wohl niemals durch Brennen von Hirschhorn, sondern aus beliebigen Knochen dargestellt. Die Knochen werden bis zur Zerstörung aller organischen Bestandteile weißgebrannt, dann gemahlen, geschlämmt und noch breiartig in Hütchenform gebracht. Das Präparat besteht fast nur aus Trikalziumphosphat und Spuren von Kalziumkarbonat. Verwendung als Volksheilmittel.

Conchae praeparátae. Präparierte Austernschalen.
Ecailles d'huître. Oyster-shell.

Die gewaschenen, von Schmutz gereinigten und von den äußeren Schichten befreiten Schalen der Auster, Ostréa édulis, werden gemahlen, geschlämmt und dann in Hütchenform gebracht. Sie bestehen neben wenigen Prozent Trikalziumphosphat und etwa bis zu 2% tierischem Stoffe, hauptsächlich aus Kalziumkarbonat, können daher bei ihrer Verwendung zu Zahnpulvern ohne Bedenken durch Calcium carbonicum praecipitatum ersetzt werden, zumal sie aus scharfkantigen Stückchen bestehen und aus diesem Grunde für ein Zahnpulver sowieso nicht geeignet sind. Innerlich finden sie als knochenbildendes Mittel Anwendung. Ferner technisch als Putzmittel für feinere Metallwaren.

Lápides oder Óculi Cancrórum. Krebssteine oder Krebsaugen.
Yeux d'écrevisse. Crab's eyes.

Auf der einen Seite flache, auf der anderen Seite gewölbte, im Innern konzentrisch geschichtete, kalkige Gebilde, die sich alljährlich neben dem Magen des Flußkrebses,

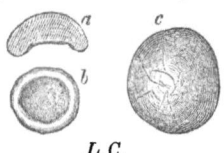

L. C.
Abb. 440.
Lapides Cancrorum.
a Längsschnitt, b kleiner Krebsstein, von unten, c großer, von oben gesehen.

Ástacus fluviátilis, ablagern und beim Abwerfen der Schale im Juni bis August ebenfalls abfallen. Sie kommen hauptsächlich aus Astrachan in Rußland. Sie sind kreisförmig, 2—10 mm breit, halb so dick und bestehen fast nur aus Kalziumkarbonat neben Trikalziumphosphat und Magnesiumphosphat (Abb. 440). Sie werden unter die Lider der Augen geschoben, um diese stark zum Tränen zu bringen und dadurch kleine, hineingeflogene Fremdkörperchen gleichsam wegzuschwemmen. Sie wirken lediglich durch den infolge ihrer rauhen Oberfläche ausgeübten Reiz. In kochendem Wasser werden sie infolge eines geringen Gehaltes an Alizarin rosenrot.

Ossa Sépiae. Sepiaschalen. Sepia. Weißes Fischbein.
Os de seiche. White whale-bone. Cuttlebon.

Es ist dies die Rückenschale des sog. Tintenfisches, Sepia officinalis, einer Molluske, eines Weichtieres, das sich namentlich im Mittelländischen und Adriatischen Meere findet. Sie ist länglich eiförmig, 10—30 cm lang, 6—10 cm breit, beiderseits flachgewölbt; Rückenfläche ist hart, rauh, hornartig, ringsum über den unteren, schwammigen, leicht zerreiblichen Teil hervorragend. Dieser besteht fast nur aus kristallinischem Kalziumkarbonat und etwas Natriumchlorid.

Die Ossa Sepiae finden sich, weil sehr leicht, teils auf dem Meere schwimmend und an den Küsten angespült als Überbleibsel verstorbener Tiere, teils werden diese zur Gewinnung des Farbstoffs Sepia (s. d.) gefangen und hierbei die Ossa Sepiae gewonnen.

Anwendung. Gepulvert als Zusatz zu Zahnpulvern, innerlich als knochenbildendes Mittel, ganz als Schleifmittel für Holz und zur Anfertigung von Gießformen für Gold, ferner zum Wetzen der Schnäbel für Stubenvögel.

Unter der Bezeichnung Meernabel, Umbilici, sind die spiralförmigen Deckel von Kreiselschnecken zu verstehen. Sie bestehen in der Hauptsache aus Kalziumkarbonat und werden benutzt, um Magensäure abzustumpfen. Die Kreiselschnecken gehören zu den schildkiemigen Mollusken, den Schildkiemern, die in allen Meeren zu finden sind.

Tierausscheidungen.

** Castóreum. Bibergeil. Castoréum.

Es bildet häutige, von einer eigentümlichen Masse gefüllte Beutel, die zu zweien unter der Haut zu beiden Seiten der Geschlechtsteile beider Geschlechter des Bibers, Castor fiber, liegen und mit den Geschlechtsteilen in Verbindung stehen. Der Biber lebt in der gemäßigten Zone von Nordamerika, Asien und Europa; in Deutschland findet er sich nur noch in den Elbniederungen bei Barby und Aken. Der amerikanische Biber wird für eine besondere Art gehalten und Castor americánus genannt, eine Annahme, die durch die große Verschiedenheit des amerikanischen Castoreum von dem europäischen oder asiatischen bestätigt wird. Die frisch dem Tier entnommenen Beutel sind weich, etwas flachgedrückt und enthalten das Castoreum als eine gelbliche, halbflüssige Masse von durchdringendem Geruche, die nach dem Trocknen im Rauche dunker und fest wird. Man unterscheidet im Handel und in der Heilkunde zwei Sorten, das amerikanische als Castoreum canadense oder anglicum und das sibirische, gewöhnlich C. moscoviticum oder sibiricum genannt. Letzteres kommt von den Flüssen Lena und Jenissei, ist unverhältnismäßig teuer; die Beutel dieser Sorte sind meist einzeln, rundlich oder oval, nicht runzlig und eingeschrumpft. Die Haut läßt sich leicht in vier einzelne Blätter teilen und ist außen braun bis schwärzlich. Die Masse ist heller bis dunkler braun, nie harzglänzend, sondern mehr erdig und von starkem Geruch; Geschmack scharf, im Schlunde kratzend. Länge der Beutel 7—12 cm, Breite 3—6 cm, Dicke 2—4 cm, Gewicht 60—150 g.

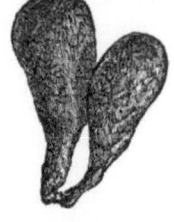

Abb. 441. Castoreum canadense. Ein Bibergeilbeutelpaar. Etwa ¼ natürl. Größe.

Castóreum canadénse zeigt bedeutend kleinere, mehr keulenförmige Beutel, gewöhnlich zu zwei zusammenhängend, flachgedrückt, runzlig, schwarzgrau. Die Haut ist schwer ablösbar und nicht in Schichten teilbar. Der Inhalt rotbraun, auf dem Bruche harzglänzend. Geruch schwächer; Geschmack weniger scharf (Abb. 441).

Bestandteile. Ätherisches Öl; Harz; ein nicht verseifbares Fett, Kastorin genannt; geringe Mengen kohlensaures Ammonium; Spuren von Salizin, aus der Weidenrindennahrung herrührend. und wechselnde Mengen mineralischer Bestandteile.

Anwendung. Innerlich früher als eins der geschätztesten krampfstillenden Mittel jetzt immer seltener angewandt. Bei der Herstellung von Blumendüften. Ferner als Witterung für Raubtiere, wie Füchse, Iltis, Marder, ebenso auch für Bienen.

Die Tinkturen sind dadurch verschieden, daß die milchige Trübung derselben in Wasser bei dem moskovitischen Bibergeil durch Salmiakgeist gelöst wird, bei dem kanadischen dagegen nicht.

Moschus. Bisam. Muse. Musk.

Der Moschus findet sich in einer Drüse beim männlichen Moschustier, und zwar unter der Bauchhaut zwischen Nabel und Rutenspitze. Die Moschustiere gehören zur Gattung der Hirsche, sie haben keine Geweihe, sind sehr klein und zierlich und bewohnen die Hochgebirge des östlichen Zentralasiens, Hima-

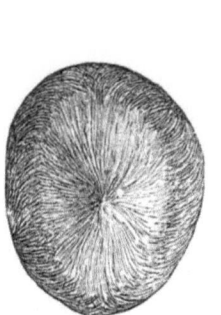 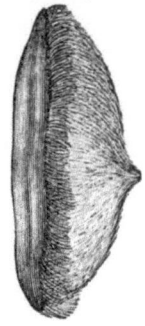 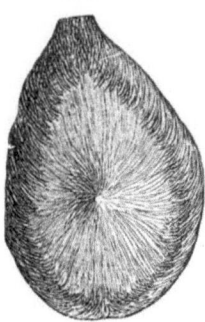

Abb. 442. *1* Nichtgeschorener Tonkin-Moschusbeutel von mittlerer Größe, von der gewölbten oder behaarten Seite. *2* Seitenansicht. *3* Kabardinischer Moschusbeutel.

laja, Altai und die südsibirischen Gebirge, unmittelbar unter der Schneegrenze. Man unterscheidet zoologisch eine ganze Reihe, doch scheinen es nur zwei oder drei zu sein, die den Moschus liefern. Es sind dies Moschus moschíferus, M. altáicus und M. sibíricus. Die Tiere werden teils geschossen, teils in Schlingen gefangen, und der Beutel wird sofort nach der Tötung des Tieres mit einem Stück Bauchhaut herausgenommen und getrocknet. Im frischen Zustand ist der Inhalt des Beutels weich, fast salbenartig und nimmt erst durch das Trocknen die krümlige Beschaffenheit an. Frisch riecht Moschus fast nur nach Ammoniak.

Im Handel wird unterschieden:

Moschus chinensis oder tonquinensis, chinesischer, orientalischer, tibetanischer Moschus (Abb. 442). Dies ist die beste und wichtigste Sorte, deren Preis drei- bis fünfmal so hoch ist als der der übrigen. Die Beutel sind fast kreisrund, 2—4,5 cm im Durchmesser, 1,5—2 cm dick. Auf der, nach der Muskelschicht gerichteten Seite sind sie kahl und flach, nach außen hin dagegen gewölbt, mit starken, borstenartigen Haaren besetzt, die strahlenförmig nach den etwa in der Mitte befindlichen zwei kleinen Öffnungen gerichtet sind; am Rande sind die Haare weißlichgrau und abgeschoren, nach den Öffnungen zu feiner und mehr rehbraun. Die Muskelhaut ist hell- bis dunkelbraun und leicht von der Bauchhaut zu trennen; unter ihr liegt der eigentliche Moschus. Will man einen Moschusbeutel öffnen, schneidet man die Muskelhaut mit einem scharfen Messer rundum von der behaarten Bauchhaut ab und kratzt den Moschus heraus. Moschus ist von äußerst feinen Häutchen durchzogen und bildet eine braune fettglänzende, leicht zerreibliche, krümlige Masse, die oft hirsekorn- bis erbsengroße Klümpchen zeigt, die sich ebenfalls leicht zerdrücken lassen. Auch kleine Härchen finden sich darin. Der Geruch ist durchdringend und von langer Dauer; nur in ganz kleinen Mengen erscheint er angenehm; der Geschmack ist bitter und scharf. Das Gewicht der chinesischen Moschusbeutel schwankt zwischen 15—45 g; der Inhalt an Moschus soll 50—60% betragen.

Der chinesische Moschus stammt von Moschus moschiferus, und zwar aus Tonkin, Tibet und China; er kommt stets über China in den europäischen Handel. Die Ausfuhrplätze sind Kanton und Schanghai. Von hier aus wird er nach Hamburg, England und Holland versandt. Die Beutel werden zu je 25, jeder einzelne in weißes Seidenpapier mit chinesischen Zeichen gewickelt, in längliche viereckige Pappkästchen verpackt. Diese sind von etwa 20 cm Länge, 9—11 cm Breite und fast gleicher Höhe, innen mit dünnen Bleiblättern gefüttert, außen mit starkem Seidenstoff überzogen, sog. Catties oder Kättis, und werden in mit Zink ausgeschlagenen Holzkisten versandt. Die Zahl der jährlich getöteten Moschustiere muß sehr groß sein, da aus China jährlich etwa 1400 Catties ausgeführt werden. Die beste Ware wird als pile I blueskinned bezeichnet.

Eine besondere Sorte des chinesischen Moschus wird unter dem Namen Yunan-Moschus oder Yönnan-Moschus, nach der Provinz Yunan benannt, in den Handel gebracht. Die Beutel dieser Art sind fast kuglig, glatt, nur wenig behaart und dickhäutig; der Inhalt ist mehr gelblichbraun und von sehr feinem Geruch. Unter dem Namen Tampi kommt eine andere Yunansorte nach Schanghai, die aus sehr dünnen Beuteln, ganz ohne Bauchhaut besteht; sie gilt als gefälscht.

Moschus cabardinus oder sibiricus, kabardiner oder russischer Moschus, ist von weit geringerem Werte; wird in Südsibirien und in der Mongolei im Altaigebirge gesammelt und von dort nach der Messe in Irbit gebracht; von hier aus kommt die Ware größtenteils über Rußland, seltener über China und England in den europäischen Handel. Die Beutel sind größer, mehr länglichoval, die häutige Unterseite schmutziggelbbraun, eingeschrumpft; die Oberseite grau, mit weißen Spitzen, meist kurz geschnitten. Die Öffnungen des Beutels liegen mehr dem Rande zu, nicht wie bei dem chinesischen in der Mitte. Der Moschus selbst ist heller, frisch ziemlich weich, später feinkörnig, pulverig, das Gewicht der Beutel beträgt 15—30 g; der Geruch ist weit schwächer, dem Bibergeil ähnlich. Die wasserige Lösung gibt mit Quecksilberchlorid eine starke Fällung. Verpackt werden die Beutel in Blechkisten von 2—6 kg Inhalt, die wiederum in Holzkisten eingesetzt sind.

Bengal- oder Assam-Moschus ist in seiner äußeren Form dem chinesischen ziemlich ähnlich; die Beutel sind meist größer, oft mit anhängenden Stücken der Bauchhaut; die Behaarung mehr rotbraun; Geruch schwächer, mehr dem sibirischen ähnlich. Die Beutel werden meist zu 200 in Säcke verpackt, die in Holz- oder Blechkisten eingeschlossen sind.

Bucharischer oder bockharischer Moschus ist sehr selten. Die Beutel sind sehr klein, fast rund, taubeneigroß, die Unterhaut grauschwarz, die Behaarung schwach und rötlich; der Geruch sehr schwach.

Wasser löst 50—75% von reinem Moschus; die Lösung reagiert schwach sauer; absoluter Alkohol etwa 12%, verdünnter weit mehr. Äther und Chloroform sehr wenig.

Von Nordamerika hat man die Drüsen der Moschusratte in den Handel gebracht. Auch von Südamerika werden ähnliche Ausscheidungen versandt.

Bestandteile. Der Moschus ist, selbst wenn er rein ist, je nach Alter und Nahrung der Tiere sehr verschieden in seiner Zusammensetzung. Er enthält neben verschiedenen Salzen Gallenbestandteile, Fett, wahrscheinlich Cholesterin, und Spuren von Ammoniumkarbonat; Rump will bis zu 8% hiervon gefunden haben, doch erklären andere Forscher einen solchen Gehalt als betrügerischen Zusatz. Die eigentliche Natur des Riechstoffes ist noch nicht sicher festgestellt, man glaubt, daß der Riechstoff durch ammoniakalische Umsetzungsstoffe entstehe. Hierfür spricht, daß völlig trockener Moschus, in fest geschlossenen Flaschen längere Zeit aufbewahrt, seinen Geruch fast gänzlich verliert; er tritt aber sofort wieder hervor, wenn man dem Moschus eine Spur von Alkali zusetzt oder ihn an feuchter Luft liegen läßt. Größere Mengen Alkali sind zu vermeiden, sie zerstören den Moschusgeruch. Der alleinige Träger des Moschusgeruches ist ein Keton Muskon von der Formel $C_{16}H_{30}O$. Es ist dies eine farblose, dicke Flüssigkeit von kräftigem, reinem Moschusgeruche, der besonders bei starker Verdünnung hervortritt. Die Riechnerven werden leicht durch Muskon abgestumpft, so daß man nach kurzer Zeit den Geruch nicht mehr wahrnimmt.

Anwendung. In der Heilkunde immer seltener, als Erregungsmittel der Lebenstätigkeit, namentlich als letzter Versuch bei Schwerkranken. Fast unentbehrlich ist er bei der Herstellung von Blumendüften; da schon ein winzig kleiner Zusatz andere Gerüche verstärkt und dauerhafter macht. Wird zuviel zugesetzt, übertäubt er alle anderen Gerüche und wirkt unangenehm. Man verwendet den Moschus für diese Zwecke stets in weingeistigem Auszug, 80 prozentigem Sprit, dem man vorteilhaft einige Tropfen Salmiakgeist hinzufügt, als Infusion. Es empfiehlt sich, diesen Auszug sofort aus frischem Moschus zu bereiten, da er um so schöner wird, je länger er lagert.

Prüfung. Moschus unterliegt vielen Verfälschungen. Die Chinesen führen die Betrügereien schon in frischem Zustande der Beutel aus. Teils entnimmt man diesen einen Teil ihres Inhalts, teils werden durch die Öffnungen des Beutels fremde Stoffe wie Bleistückchen, erdige Beimischungen, kleine Steinchen, Katechu, Benzoe, Asphalt oder getrocknetes Tierblut eingeschoben.

1. Beim Einkauf der Beutel hat man zuerst auf die äußere Beschaffenheit zu achten; sie muß wie oben angegeben sein; jede Verletzung oder eine Naht in der Haut macht den Beutel verdächtig, doch werden manchmal von den Händlern die Beutel mit einem besonderen Werkzeug durchstochen, um sie auf Verfälschungen zu prüfen. Öfter sind Nähte mit Haaren verklebt, um sie unsichtbar zu machen; man prüft hierauf durch Einlegen des Beutels in Wasser,

der Klebstoff löst sich auf, die Haare fallen ab, und man kann die Naht erkennen.

2. Nach dem Aufschneiden des Beutels ist die Masse selbst zu prüfen; hierbei finden sich bei genauer Untersuchung etwaige Beimengungen von **Steinen, Blei** usw. leicht heraus.

3. Ebenso muß die krümlige Beschaffenheit geprüft werden. Eine Spur auf dem Platinblech erhitzt, darf nicht nach verbranntem Horn riechen, sonst ist **Blut** oder ähnliches zugemischt.

4. Eine wässerige Lösung (1:200) darf durch Quecksilberchlorid höchstens schwach getrübt, **nicht gefällt** werden; eine Fällung deutet auf einen Zusatz von **Ammoniumkarbonat** oder von kabardiner Moschus.

Die dem Beutel entnommene Moschusmasse, die als **Moschus ex Vesicis** in den Handel kommt, sollte nur von anerkannt guten und vertrauenswürdigen Handelshäusern entnommen werden.

Die Moschusbeutel, **Vesica Moschi**, können zur Herstellung von Tinkturen für die Blumenduftbereitung sehr gut verwendet werden.

Bei dem ungemein starken Anhaften des Moschusgeruches ist bei der Benutzung von Löffeln, Waagen usw. die allergrößte Vorsicht nötig. Wenn nicht eigene Löffel dafür vorhanden sind, so benutze man lieber ein Stückchen Kartenblatt zum Herausnehmen. Der Moschusgeruch wird ziemlich aufgehoben durch Kampfer, Senföl, Goldschwefel oder bittere Mandeln. Man kann also, wenn man mit Moschus gearbeitet hat, die Hände durch anhaltendes Waschen mit Kampferspiritus oder mit Senfmehl und Wasser vom Geruch befreien.

Für die Zwecke des Einzelverkaufes, wenn der Moschus zwischen Zeug gelegt oder am Körper getragen werden soll, vermischt man ihn mit einem nicht sauren Schnupftabak, dem man noch eine Spur von Ammoniumkarbonat zusetzt, oder mit 19 Teilen Sanguis Hirci, getrocknetem Bocksblut. Eine solche Mischung ist noch von außerordentlich starkem Geruch.

Von Dr. Bauer in Gispersleben ist künstlicher Moschus hergestellt worden. Es ist Trinitro-Butyltoluol, ein Benzolderivat, das man erhält, wenn man Toluol mit Butylchloridbromid oder -jodid und Aluminiumchlorid erhitzt, das Reaktionsergebnis mit Wasser versetzt und mit Dampf destilliert, die bei 170°—200° siedende Fraktion mit rauchender Salpeter- und Schwefelsäure behandelt und den durch Umkristallisieren aus Alkohol erhaltenen Stoff mit etwas Ammoniak oder Ammoniumkarbonat versetzt.

Unter der Bezeichnung **Tonquinol** kommt ein künstlicher Moschus in den Handel, der eine ähnliche Verbindung ist wie der Moschus Bauer, nur an Stelle des Toluols Xylol enthält. Ein anderer künstlicher Moschus ist der **Ketonmoschus, Dinitroazetobutyltoluol** oder **Dinitroazetobutylxylol**, der ebenfalls aus Toluol bzw. Xylol hergestellt wird.

Oder der **Aldehydmoschus** aus Dimethylbutylbenzaldehyd durch Nitrierung gewonnen. Oder **Ambramoschus, Ambrettol, Dinitrobutylmethylkresol**, durch Nitrierung des Butylmetakresolmethyläthers erhalten, kleine gelbliche Kristallblättchen.

Künstlicher Moschus stellt weiße bis gelbliche Kristallnadeln oder -blättchen dar, von starkem Moschusgeruch. Er ist in Weingeist nicht leicht löslich, wohl aber in Benzoesäurebenzylester, Benzylbenzoat und ätherischen Ölen. Auch der künstliche Moschus kommt verfälscht, und zwar mit Azetanilid in den Handel, er ist dann in Weingeist leichter löslich. Der Geruch tritt in der Lösung noch stärker hervor, wenn man ihr etwas Ammoniakflüssigkeit oder etwas Ammoniumkarbonat zusetzt.

Zibéthum. Zibet. Civette. Civet.

Zibet ist eine anfangs dickflüssige, später salbenartige Ausscheidung, die sich in einer eigenen Drüse, dicht unterhalb des Afters, bei beiden Geschlechtern der Zibetkatze findet. Man kennt von letzterer zwei Arten: die asiatische, Vivérra zibétha, in ganz Ostindien, vor allem auf den Philippinen und den Molukken heimisch, und die afrikanische, Viverra civétta, in Ägypten, Nubien, Kordofan und vor allem in Abessinien; hier und da werden beide Arten in Südeuropa als Haustiere gehalten. Der Zibet wird der Drüse wöchentlich ein- bis zweimal mittels eines kleinen Hornlöffelchens entnommen, dann entweder in kleine Zinnbüchsen oder, wie der afrikanische, in Büffelhörner gefüllt und so über Harrar nach Kairo und Marseille versandt. Für Deutschland kommt die afrikanische Ware in Betracht. Die Masse ist salbenartig, anfangs weißgelblich, später mehr bräunlich, verbrennt mit leuchtender Flamme und ist in Wasser unlöslich, in kaltem Weingeist schwer und wenig in heißem Weingeist löslich: der Geruch ist streng, etwas moschusartig; Geschmack scharf und bitterlich

Bestandteile. Neben einem moschusartig riechenden Keton, Zibeton, ist als Träger des Geruchs Skatol festgestellt worden das bis zu 0,1% im Zibet vorkommt. Skatol wird synthetisch hergestellt.

Anwendung. Hauptsächlich bei der Bereitung von Blumendüften zur Verstärkung und ferner als Witterung zum Bestreichen des Köders beim Fischfang. Hierbei ist zu beachten, daß Zibet nur in winzigen Mengen angewendet und niemals mit den Händen berührt werden darf. Zibeton wird aus dem Zibet für sich hergestellt und an Stelle des Moschus bei der Herstellung feiner Blumendüfte verwendet.

Prüfung. Zibet ist häufig mit Fetten, Vaselin, auch Bananenfrüchten verfälscht. Man prüft auf den Geruch. Vaselin weist man durch Ausziehen mit Petroleumäther nach, nachdem man vorher Zibet mit Azeton behandelt hatte. Der Petroleumäther wird bei Anwesenheit von Vaselin schillern. Bananenfrucht wird durch das Mikroskop ermittelt.

Hyráceum capénse.

Die unter diesem Namen in den Handel kommende Droge besteht aus den eingetrockneten Abgängen und dem Harne des Klippdachses oder Klippschliefers, Hyrax capénsis, wie sie sich in den Felsspalten des Tafelberges am Kap der Guten Hoffnung neben den Lagerplätzen des Tieres finden. Der Klippdachs ist ein dem Murmeltier ähnliches Nagetier, das in Herden auf den Felsen des Tafelberges lebt. Hyraceum bildet eine braune bis braunschwarze, knetbare Masse, vielfach mit Haaren und Pflanzenresten durchsetzt. Geruch unangenehm, an Castoreum erinnernd; Geschmack ekelhaft bitter. In Wasser fast ganz, in Weingeist und Äther nur zum Teil löslich.

Bestandteile. Ein saures Harz, Fett, Gallen- und Mineralstoffe.

Die Ware kommt in Blechdosen von 0,5 kg Gewicht in den Handel. wurde als Ersatz des Castoreum empfohlen, hat sich aber wenig eingebürgert.

Fel Tauri inspissátum. Eingedickte Ochsengalle. Fiel de bœuf. Ox-gall.

Besteht aus dem bis zur Extraktdicke eingedampften Inhalt der Gallenblase des Rindviehs und bildet ein grünbraunes, zähes Extrakt von anfangs süßem, hinterher stark bitterem Geschmack und unangenehmem Geruch.

Um Ochsengalle lange Zeit haltbar zu machen, vermischt man sie mit 2 Teilen Aluminiumsilikat und zieht zum Gebrauch die Ochsengalle mit Wasser aus.

Bestandteile. Taurocholsaures und gallensaures Natrium. Lezithin. Cholesterin. Gallenfarbstoff und verschiedene Salze.

Anwendung. Gegen Verdauungsstörungen. Äußerlich aufgelegt als Mittel gegen Spulwürmer. Ferner gegen Frostleiden. Die Galle hat im tierischen Körper die Aufgabe, den Magensaft bzw. den Speisebrei, wenn er in die Dünndärme tritt, abzustumpfen und die darin enthaltenen Fettstoffe zu lösen. Auf dieser fettlösenden Eigenschaft beruht auch die technische Verwendung der Galle zum Waschen wollener und farbiger Gewebe. Die hierfür hergestellte Gallseife darf nur mit völlig neutraler, laugenfreier Kernseife bereitet sein, da sie sonst dem Zwecke, die Farbe der Gewebe unversehrt zu lassen, nicht entspricht. In der Elfenbeinmalerei.

Zweite Abteilung.

Abriß der allgemeinen Chemie.

Einleitung.

Durch unsere Sinneswerkzeuge erhalten wir Nachricht von dem Vorhandensein der Gegenstände in der Außenwelt, wir nehmen deren Eigenschaften und Veränderungen wahr. Was wir wahrnehmen und mit den Dingen vor sich gehen sehen, nennen wir Erscheinungen; diese können zweierlei Art sein, physikalische oder chemische.

Das Wort Physik ist vom Griechischen physis = die Natur, die äußere Beschaffenheit abgeleitet und bedeutet so viel wie Naturlehre oder Lehre von der äußeren Beschaffenheit. Das Wort Chemie, öfter als Stoffkunde übersetzt, stammt ebenfalls aus dem Griechischen, von dem Worte cheo = ich gieße, gieße aus, mache flüssig. Man nahm in früheren Zeiten an, daß sich chemische Vorgänge nur zwischen flüssigen Stoffen abspielen könnten.

Das Fallen eines Steines, das Tönen einer Glocke, das Anziehen eines Magnets oder einer geriebenen Siegellackstange, die durch ein Brillenglas bewirkte Vergrößerung sind Erscheinungen, bei denen die verwendeten Gegenstände keine Veränderung erleiden. Wenn Schwefel in einem Probierglase vorsichtig erwärmt wird, so schmilzt er zu einer dunkelgelben Flüssigkeit, die nach dem Erkalten und Erstarren sich als unveränderter Schwefel mit allen früheren Eigenschaften erweist. Und dieser Versuch kann mit ganz gleichem Erfolge beliebig oft wiederholt werden, ohne daß man neue Mengen Schwefel verwenden müßte. Gleiches ergibt sich beim Schmelzen und Erstarrenlassen von Zinn, Blei, Eisen usw. Alle diese Erscheinungen, wobei nur vorübergehend der Zustand der Körper, aber nicht der Stoff selbst, verändert wird, sind physikalische.

Mischt man Schwefelblumen und Eisenpulver innig untereinander, so erhält man eine graugrüne Masse, die ganz gleichmäßig aussieht und etwas Neues zu sein scheint; betrachtet man sie aber mit dem Vergrößerungsglase, so erkennt man leicht, wie gelbe Schwefelteilchen und graue Eisenteilchen unverändert nebeneinander liegen. Auch kann dem Gemenge mit einem Magnet alles Eisen, oder durch Behandeln mit Schwefelkohlenstoff, worin Schwefel löslich ist, aller Schwefel leicht und unverändert entzogen werden. Das Mischen hat also keine wesentliche Veränderung dieser Stoffe bewirkt; eine solche tritt aber ein, wenn etwas von dem Gemenge in einem Probierglas erwärmt wird. Unter heftigem Glühen vereinigen sich die beiden Stoffe zu Schwefeleisen, einem neuen Körper mit neuen Eigenschaften. Diesem neuen Körper kann das Eisen nicht durch den Magnet und der Schwefel nicht durch Schwefelkohlenstoff entzogen werden, und unter dem Vergrößerungsglas erscheinen alle

Stäubchen desselben einander vollkommen gleich. Schwefel und Eisen haben hierbei **chemisch aufeinander eingewirkt, reagiert**, wie man sagt; es hat sich ein **chemischer Vorgang, chemischer Prozeß, eine chemische Einwirkung, eine chemische Reaktion** abgespielt. Will man diesen Versuch wiederholen, muß man neue Mengen Schwefel und Eisen verwenden. Ähnlich ist es, wenn Eisen in feuchter Luft zu rotbraunem Rost, brennendes Magnesium zu weißem Pulver, Holz zu Kohle, Wein zu Essig wird. **Alle solche Erscheinungen, wobei durch stoffliche Veränderung infolge von Zersetzung, Umsetzung oder Vereinigung neue Körper mit neuen Eigenschaften entstehen, sind chemische. Chemie ist daher die Wissenschaft von der stofflichen Veränderung und der stofflichen Verschiedenheit der Körper**

Wenn rotes Quecksilberoxyd, das eine Vereinigung von Quecksilber mit Sauerstoff darstellt, stark erhitzt wird, erhält man blankes metallisches Quecksilber und ein Gas, nämlich Sauerstoff; es hat hierbei eine **chemische Zerlegung oder Zersetzung** stattgefunden. Durch Vereinigung von Quecksilber und Sauerstoff kann aber auch wieder Quecksilberoxyd hergestellt werden. Ebenso kann man, wenn auch auf Umwegen aus Schwefeleisen wieder Schwefel und Eisen erhalten.

Die Darstellung chemischer Verbindungen aus einfachen Stoffen, z. B. des Schwefeleisens aus Schwefel und Eisen, heißt **Synthese**. Dagegen die Ermittlung der Bestandteile eines Körpers, z. B. die Ermittlung, daß rotes Quecksilberoxyd aus Quecksilber und Sauerstoff besteht, nennt man **Analyse**.

Eine Untersuchung, die bezweckt, nur festzustellen, aus welchen Stoffen ein Körper besteht, also daß das Quecksilberoxyd aus Quecksilber und Sauerstoff besteht, heißt **qualitative Analyse**, aber eine solche, bei der die Menge der Bestandteile ermittelt wird, also die Mengen des Quecksilbers und des Sauerstoffs im Quecksilberoxyd, **quantitative Analyse**.

Solche Stoffe, wie Quecksilber, Schwefel und Sauerstoff in verschiedene Bestandteile zu zerlegen, ist bis jetzt nicht gelungen; man nennt sie **Elemente**, **Grund- oder Urstoffe**, im Gegensatz zu den in verschiedene Bestandteile zerlegbaren oder zusammengesetzten Körpern, den **chemischen Verbindungen**. Ein Element kann als Bestandteil zusammengesetzter Körper auftreten und daraus abgeschieden werden, ist aber selbst einer Zerlegung in Bestandteile von verschiedener Beschaffenheit nicht mehr fähig. Jedoch nimmt man an, daß die verschiedenen Elemente durch Umwandlung eines einzigen Stoffes, den man nicht kennt, entstanden sind. Wodurch diese Umwandlung hervorgebracht sein kann, ist ebenfalls nicht sicher bekannt. Möglichenfalls ist der Grund der Umwandlung eine verschiedenartige Anlagerung der kleinsten Teilchen der Elemente unter verschiedenartigen Bedingungen. Die Zahl der bisher angenommenen Elemente beträgt 92 (s. die Übersichtstafel S. 521).

Nach der Häufigkeit und Menge ihres Vorkommens in der festen Erdrinde ergibt sich die Reihenfolge: O, Si, Al, Fe, Ca, Mg, Na, K, H, Ti, C, Cl, Br, P, Mn, S, Ba, N, Cr usw. (s. die Bedeutung der einzelnen Zeichen auf untenstehender Übersichtstafel).

Als **chemisches Zeichen**, als **Symbol** für die Elemente benutzt man den ersten, oder, wo es nötig ist, um Verwechslungen zu vermeiden, noch einen zweiten Buchstaben des lateinischen bzw. unter Zuhilfenahme der griechischen Sprache gebildeten Namens eines Elements, z. B. Fe für Eisen, Mn für Mangan, Mg für Magnesium. Chemische Verbindungen, also zusammengesetzte Körper, werden durch eine **Formel** bezeichnet, indem die Zeichen ihrer Elemente nebeneinandergesetzt werden, z. B. FeS (Schwefeleisen). KJ (Jodkalium), NaCl (Chlornatrium). AgBr (Bromsilber)

Übersichtstafel der wichtigsten Elemente und ihrer Atomgewichte. nach der Deutschen Atomgewichts-Kommission bezogen auf O = 16.

Elemente	Zeichen	Atomgewichte	Elemente	Zeichen	Atomgewichte
Aluminium	Al	26,97	Neon	Ne	20,20
Antimon	Sb	121,8	Nickel	Ni	58,68
Argon	A	39,88	Niobium	Nb	93,50
Arsen	As	74,96	Osmium	Os	190,90
Barium	Ba	137,40	Palladium	Pd	106,70
Beryllium	Be	9,02	Phosphor	P	31,04
Blei (Plumbum)	Pb	207,20	Platin	Pt	195,20
Bor	B	10,82	Praeseodym	Pr	140,90
Brom	Br	79,92	Quecksilber (Hydrargyrum)	Hg	200,60
Chlor	Cl	35,46	Radium	Ra	226,00
Chrom	Cr	52,01	Rhodium	Rh	102,90
Didym	Di	144,00	Rubidium	Rb	85,50
Dysprosium	Dy	162,50	Ruthenium	Ru	101,70
Eisen (Ferrum)	Fe	55,84	Samarium	Sm	150,40
Emanation	Em	222,0	Sauerstoff (Oxygenium)	O	16,00
Erbium	Er	167,70	Schwefel (Sulfur)	S	32,07
Europium	Eu	152,0	Selen	Se	79,20
Fluor	F	19,00	Silber (Argentum)	Ag	107,88
Gadolinium	Gd	157,3	Silizium	Si	28,06
Gallium	Ga	69,72	Skandium	Sc	45,10
Germanium	Ge	72,60	Stickstoff (Nitrogenium)	N	14,008
Gold (Aurum)	Au	197,20	Strontium	Sr	87,60
Hafnium	Hf	178,6	Tantal	Ta	181,50
Helium	He	4,00	Tellur	Te	127,50
Holmium	Ho	163,5	Terbium	Tb	159,20
Indium	In	114,80	Thallium	Tl	204,00
Iridium	Ir	193,10	Thorium	Th	232,10
Jod	J	126,92	Thulium	Tu	169,40
Kadmium (Cadmium)	Cd	112,40	Titan	Ti	48,10
Kalium	K	39,10	Uran	U	238,20
Kalzium (Calcium)	Ca	40,07	Vanadin	V	51,00
Kassiopeium	Cp	175,0	Wasserstoff (Hydrogenium)	H	1,008
Kobalt (Cobaltum)	Co	58,97	Wismut (Bismutum)	Bi	209,00
Kohlenstoff (Carboneum)	C	12,00	Wolfram	W	184,00
Krypton	Kr	82,90	Xenon	X	130,20
Kupfer (Cuprum)	Cu	63,57	Ytterbium	Yb	173,50
Lanthan	La	138,90	Yttrium	Y	89,00
Lithium	Li	6,94	Zaesium	Cs	132,80
Magnesium	Mg	24,32	Zerium	Ce	140,20
Mangan	Mn	54,93	Zink	Zn	65,37
Molybdän	Mo	96,00	Zinn (Stannum)	Sn	118,70
Natrium	Na	23,00	Zirkonium	Zr	90,20
Neodym	Nd	144,30			

Sind mehrere kleinste Teilchen, Atome, ein und desselben Elements in der Verbindung vorhanden, so schreibt man sie meist nicht einzeln (HHO), sondern setzt ihre Anzahl hinter das Atomzeichen; z. B. H_2O, (NHHH) NH_3, SO_2, P_2O_5, $CHCl_3$. Steht dagegen eine Zahl vor einer Formel, so bezieht sie sich auf sämtliche Elemente derselben. z. B. $2 CO_2$ heißt $CO_2 + CO_2$, $3 H_2O$ heißt $H_2O + H_2O + H_2O$.

Jedes Element denkt man sich zusammengesetzt aus gleichartigen kleinsten, weder chemisch noch physikalisch weiter zerlegbaren Teilchen, welche man **Atome** (átomos = unteilbar) nennt. So hat man die Größe eines Wasserstoffatoms auf den zehnmillionsten Teil eines Millimeters berechnet. Nach physikalischen Anschauungen besteht aber ein solches Atom aus **Uratomen** oder **Elektronen** oder **Elektrizitätsatomen**, negativ elektrisch geladenen Masseteilchen, die nur etwa den eintausendneunhundertsten Teil von der Masse eines Wasserstoffatoms ausmachen und sich bei jedem Element in einer ganz bestimmten Anordnung um einen sehr kleinen positiv elektrisch geladenen Kern in Drehung befinden, so daß das Atom elektrisch neutral ist. Die unmittelbar um die positiv geladene Kernmasse sich drehenden Elektronen heißen **Kernelektronen**, die äußeren **Ringelektronen**. Diese Ringelektronen rufen die chemischen Vorgänge hervor. Werden von einem elektrisch neutralen Atom andere Elektronen aufgenommen, so wird es negativ elektrisch, gibt es Elektronen ab, wird es positiv elektrisch geladen. Stets aber ist die Zahl der negativen Elektronen im neutralen Atom der positiven Elektrizität der Atomkerne gleich. Die Atome können im allgemeinen nicht einzeln bestehen. Sie treten zusammen zu **Atomgruppen**, zu **Molekülen** oder **Molekeln** oder **Masseteilchen**, den kleinsten Teilchen eines Körpers, die man auf dem Wege physikalischer Teilung erhält. Vereinigen sich nur gleichartige Atome zu solchen Atomgruppen, so entstehen **Moleküle** oder **Molekeln der Elemente** (z. B. SS, OO, FeFe); treten dagegen ungleichartige Atome zusammen, so bilden sie **Moleküle der chemischen Verbindungen** (z. B. FeS, NaCl, HOH). Ein Molekül ist im allgemeinen die kleinste Menge eines Stoffes, die im freien Zustande bestehen kann, und wird gebildet durch eine Gruppe von zwei oder mehr Atomen eines und desselben oder verschiedener Elemente. Ausnahmen hiervon bilden die Elemente Kadmium, Quecksilber und Zink, deren Moleküle aus je nur einem Atom bestehen, während anderseits die Moleküle der Elemente Phosphor und Arsen aus je vier Atomen gebildet werden.

Die Anziehungskraft zwischen den Atomen, durch welche die chemische Vereinigung derselben zu Atomgruppen oder Molekülen herbeigeführt wird, nennt man **chemische Verwandtschaft** oder **Affinität**. In der Regel zeigen diejenigen Stoffe, welche nach ihren chemischen Eigenschaften unter sich die geringste Ähnlichkeit haben, das größte Vereinigungsbestreben, z. B. $P + O$, $Cl + Sb$. Wegen ihrer großen Affinität kommen nicht in freiem Zustand in der Natur vor: Cl, Br, J, F, P, Si, K, Na, Ca, Ba, Sr, Al, Mg.

Die Affinität äußert ihre Wirkung nur in kleinster Entfernung und bei unmittelbarer Berührung, weshalb der Eintritt eines chemischen Vorgangs dadurch begünstigt wird, daß die aufeinander einwirkenden Stoffe flüssig oder gasförmig und deshalb beweglicher sind wie es durch Auflösen, Schmelzen oder Verdampfen erreicht wird. Auch wird die Affinität fast stets noch durch die Mitwirkung anderer Kräfte beeinflußt. Wie jede chemische Vereinigung mit einer Wärmeentwicklung, einem **exothermischen Vorgang**, verknüpft ist, benutzt man vielfach die **Wärmezufuhr**, um chemische Zersetzungen, Umsetzungen und Vereinigungen zu veranlassen (**endothermischer Vorgang**). Ebenso können durch **Einwirkung des Lichts** sowohl chemische Vereinigungen, z. B. von Chlor und Wasserstoff, als auch chemische Zersetzungen, z. B. von Chlorsilber, hervorgerufen werden, und auch die **Elektrizität** bewirkt teils chemische Vereinigung, z. B. von Wasserstoff und Sauerstoff, teils chemische Zersetzung, z. B. Fällen der Metalle aus ihren Salzlösungen.

55,84 Gewichtsteile Eisen und 32,07 Gewichtsteile Schwefel geben genau

87,91 Gewichtsteile Schwefeleisen, und aus 200,6 Teilen Quecksilber und 32,07 Teilen Schwefel erhält man genau 232,67 Teile Schwefelquecksilber oder Zinnober. Es läßt sich also mittels der Waage nachweisen, daß die Menge eines Elements, das in die verschiedensten Verbindungen aufgenommen und aus ihnen wieder abgeschieden wird, dabei weder vermehrt noch vermindert wird, sondern völlig unverändert bleibt. Zuweilen scheint es, als ob bei chemischen Vorgängen ein Stoff vertilgt würde So bleibt beim Verbrennen von Holz und Kohle nur eine ganz geringe Menge Asche zurück und der Hauptteil des Stoffes scheint vernichtet zu sein; werden aber die unsichtbaren gasförmigen Verbrennungsergebnisse gesammelt und gewogen, so läßt sich beweisen, daß auch bei Erscheinungen dieser Art keine Vernichtung des Stoffes stattfindet. Diese ganz allgemein beobachtete Gesetzmäßigkeit bildet eine der Hauptgrundlagen der Chemie und wird als Grundsatz von der Erhaltung des Stoffes bezeichnet. Überträgt man dieses Gesetz auf die Masse des Weltalls, so sagt es, daß die **Masse unveränderlich ist, nur in ihrer Form verändert wird**. Ist nun in jeder Masse eine gewisse Kraft, Fähigkeit Arbeit zu leisten oder Energie, die mechanisch, thermisch, elektrisch bzw. magnetisch, strahlend und chemisch sein kann, so muß die **Kraft- oder Energiemenge ebenfalls unveränderlich sein**, sie wechselt ebenfalls nur ihre **Form** und äußert sich als **Wärme, Licht, Elektrizität oder chemische Energie**. Bestimmte Mengen der einen Form entsprechen bestimmten Mengen der andern Form. Die Energie kann aktuell, kinetisch, d. h. lebendige Kraft bewegter Massen sein oder potentiell, d. h. Arbeitskraft ruhender Massen. In den Elementen befindet sich potentielle chemische Energie oder chemische Spannkraft, die in den chemischen Vorgängen infolge der Affinität zu kinetischer Energie wird. Die Maßeinheit für Energie ist das **Meterkilogramm** (= kgm), d. h. die Arbeitsleistung, die 1 kg 1 m hochhebt. Für thermische Energie Kalorie (s. d.) sind 426 kgm erforderlich, so ist die Zahl 426 das mechanische Äquivalent der Wärme oder $^{1}/_{426}$ kalorisches Äquivalent die Wärme, die durch 1 Arbeitseinheit erzeugt wird.

Während man Schwefel und Eisen in jedem beliebigen Verhältnisse mischen kann, treten diese beiden Elemente zu einer **chemischen Verbindung** nur so zusammen, daß auf je 55,84 Teile Eisen immer genau je 32,07 Teile Schwefel kommen. Jeder Überschuß des einen oder des anderen der beiden Stoffe bleibt unverbunden und behält seine früheren Eigenschaften. Man hat nun ermittelt, **daß überhaupt alle Elemente sich untereinander nach gewissen, ein für allemal feststehenden Gewichtsverhältnissen verbinden**. Zwar vereinigt sich nicht selten ein Element auch mit verschiedenen Mengen eines anderen, aber diese verschiedenen Mengen stehen untereinander in ganz einfachen Verhältnissen; die größeren Mengen sind **Mehrfache, Multipla, der kleinsten Menge**. z. B. 28,16 Teile Stickstoff verbinden sich mit 16, oder mit 32, oder mit 48, oder mit 80 Teilen Sauerstoff, aber nicht mit einer anderen beliebigen Menge Sauerstoff. Man bemerkt leicht, daß die Zahlen 32, 48, 80 ganze Vielfache von 16 sind. Oder um unser Beispiel Schwefel und Eisen heranzuziehen, außer der Verbindung des Eisens mit Schwefel in dem Verhältnis 55,84 Teile Eisen und 32,07 Teile Schwefel, dem Einfach-Schwefeleisen von der Formel FeS, gibt es noch Verbindungen, die als Anderthalbfach-Schwefeleisen und als Zweifach-Schwefeleisen bezeichnet werden. Im Anderthalbfach-Schwefeleisen, im Fe_2S_3 haben sich 111,68 Teile bzw. 55,84 Teile Eisen mit 96,21 bzw. 48,105 Teilen Schwefel, also dem Anderthalbfachen des Schwefels, und im Zweifach-Schwefeleisen FeS_2 55,84 Teile Eisen mit 64,14 Teilen Schwefel, also dem Doppelten von 32,07 verbunden. Das Gesetz der multiplen Proportionen lautet demnach (nach Dalton): Die Elemente verbinden sich untereinander nach bestimmten feststehenden Gewichtsverhältnissen, nach ihren Atomgewichten oder nach den Mehrfachen, den Multiplen derselben.

Für jedes einzelne Element hat man ein bestimmtes Verbindungsgewicht ermittelt und dies in Vergleich gestellt zu dem Verbindungsgewichte des Wasserstoffes, als desjenigen Elements, bei welchem dasselbe am kleinsten ist. Setzt man das Verbindungsgewicht des Wasserstoffes = 1,008, so ist das des Sauerstoffes = 16, das des Stickstoffes = 14,008 (s. die Übersichtstafel S. 521). Die Berechnung dieser Verbindungsgewichte geschieht meist aus den Sauerstoffverbindungen, den man als = 16 annimmt. Setzt man Wasserstoff = 1 an, wie es früher meist geschah, so wäre das Verbindungsgewicht des Sauerstoffes genau 15,88. denn Sauerstoff ist 15,88 mal schwerer als Wasserstoff. Eine solche Zahl nennt man Atomgewicht, d. h. die kleinste relative, verhältnismäßige Gewichtsmenge, mit welcher sich ein Element an der Bildung chemischer Verbindungen beteiligt bzw. die Zahl, welche angibt, um wievielmal ein Atom eines Elements schwerer ist als ein Atom Wasserstoff

Da diese Atomgewichte für jedes einzelne Element unveränderlich sind, hat man dem Zeichen des Elementes zugleich die Bedeutung seines Atomgewichtes beigelegt, so daß also die Symbole nicht bloß qualitative, sondern auch quantitative Bedeutung haben; z. B. die Formel HgO gibt an, daß in abgerundet 216 g Quecksilberoxyd 16 g Sauerstoff, folglich in 75 g Quecksilberoxyd 5,55 g Sauerstoff enthalten sind. Oder nach der Formel $AgNO_3$ (Höllenstein, salpetersaures Silber) läßt sich leicht berechnen. daß sich in 100 g Höllenstein 63,499 g, abgerundet 63,5 g Silber finden.

Wie wir schon wissen, entstehen durch Vereinigung von Atomen Moleküle. Das Gewicht eines solchen Moleküls, das Molekulargewicht, muß demnach gleich der Summe der Atomgewichte derjenigen Atome sein, die sich bei der Bildung des Moleküls beteiligt haben. Verbinden sich z. B. zwei Atome Wasserstoff mit einem Atom Sauerstoff zu einem Molekül Wasser. so ist das Molekulargewicht des Wassers 18,016

$$(H + H + O = 1{,}008 + 1{,}008 + 16).$$

Das in Gramm genannte Molekulargewicht bezeichnet man als Mol.

Außerdem gewinnen die chemischen Formeln noch dadurch an Wichtigkeit, daß man mit ihrer Hilfe die Vorgänge bei der Einwirkung verschiedener Körper aufeinander mit großer Einfachheit und Schärfe in Gleichungen darstellen kann, z. B. der Vorgang der Auflösung von Zink in Schwefelsäure, wobei schwefelsaures Zink und Wasserstoff entstehen, läßt sich durch folgende Gleichung veranschaulichen

$$H_2SO_4 + Zn = ZnSO_4 + H_2.$$

Schwefelsäure + Zink = schwefelsaures Zink + Wasserstoff.

Man ersieht daraus nicht nur, welche Elemente aufeinander einwirken, und welche Verbindungen zerlegt bzw. neu gebildet werden, sondern kann auch den ganzen Vorgang genau quantitativ verfolgen. Und dies ist von großer Bedeutung, wenn man sich bei chemischen Arbeiten Gewißheit verschaffen will nicht nur über die Menge des zu verarbeitenden Stoffes, sondern auch über die zu erwartende Ausbeute. Diese Berechnungen nennt man Stöchiometrie.

Das Wort ist abgeleitet von dem griechischen stoicheion = Element, Grundstoff und metrein = messen.

Die Fähigkeit eines Atoms, mit Atomen eines anderen Elements zu einer Verbindung zusammenzutreten, ist in bezug auf die Zahl der zu bindenden Atome verschieden. So gibt es z. B. Elemente, von denen 1 Atom genügt, um mit 1 Atom eines anderen eine chemische Verbindung zu bilden, bei anderen beansprucht 1 Atom zu gleichem Zwecke 2, 3 oder 4 Atome eines anderen Elements. Diese Eigenschaft der Elemente, von den Atomen anderer Elemente eine bestimmte Anzahl zu binden oder zu vertreten, nennt man **Wertigkeit** oder **Valenz** oder **Sättigungsvermögen**.

Einwertig sind: H, Cl, Br, J, F, Na, K, Li, Ag.
Zweiwertig sind: O, S, Se, Te, Ba, Sr, Ca, Mg, Hg, Cu, Pb, Cd, Zn.
Dreiwertig sind: Fe, Mn, Ni, Co, Al, Cr, Bi, Bo, Au.
Vierwertig sind: C, Si, Sn, Pt.
Fünf- (oder drei-) wertig sind: N, P, As, Sb.

Will man die Wertigkeit oder die **Verwandtschaftseinheiten**, die **Affinitäten** eines Elements bezeichnen, so setzt man über oder neben sein Symbol Striche oder römische Zahlen, z. B.

$\overset{II}{Cl}, \overset{III}{O}, \overset{IV}{N}, C$ oder $Cl-, O=, N\equiv$ oder in Formeln, $Ag-Cl, H_2=O, K-O-H, C\equiv H_4, C\equiv O_2, Cl-N\equiv H_4, H-C\equiv Cl_3$. Sind alle Affinitäten der Elemente einer Verbindung befriedigt, so heißt sie eine gesättigte; es gibt aber auch sog. **ungesättigte Verbindungen** (z. B. $CO, FeCl_2, Hg_2Cl_2$), welche noch freie Affinitäten besitzen und sich deshalb noch mit anderen Atomen verbinden können, z. B. $CO + O = CO_2$ oder $CO + 2 Cl + COCl_2$, ungesättigt ist die Verbindung CO, weil C für gewöhnlich vierwertig, Sauerstoff dagegen zweiwertig ist. Dieses verschiedene Verhalten einzelner Elemente erklärt man auch geradezu durch die Annahme, daß ihre Atome in verschiedenen Verbindungen mit **verschiedener Wertigkeit**, mit **Vielwertigkeit** oder **Polyvalenz** auftreten können. So ist z. B. Stickstoff im Ammoniak NH_3 dreiwertig, dagegen in der Salpetersäure HNO_3 fünfwertig. Diese Formel denkt man sich so entstanden, daß vom fünfwertigen Stickstoff vier Valenzen durch 2 Atome des zweiwertigen Sauerstoffes, die fünfte dagegen nur durch **eine** Valenz eines dritten Sauerstoffatoms gesättigt sind. Die zweite Valenz des dritten zweiwertigen Sauerstoffatoms ist dann an 1 Atom des einwertigen Wasserstoffes gebunden. Man erhält so folgendes Bild:

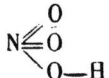

derartig zergliederte Formeln nennt man **Strukturformeln** oder **Konstitutionsformeln**, im Gegensatz zu den zusammengezogenen Formeln, den **empirischen Formeln** oder **Summenformeln** (HNO_3).

Die Wertigkeit der Elemente macht sich noch ganz besonders bemerkbar bei der **Substitution**, d. h. bei solchen chemischen Umsetzungen, bei denen ein Stoff in einem anderen einen Bestandteil verdrängt und an dessen Stelle tritt. So tritt z. B. bei der Einwirkung von Natrium auf Wasser Na an die Stelle von H, und es entsteht Natriumhydroxyd (NaHO)

$Na + H_2O = NaHO + H$
Natrium + Wasser = Natriumhydroxyd + Wasserstoff.

Oder: Durch Einwirkung von Natrium auf verdünnte Schwefelsäure entstehen schwefelsaures Natrium (Na_2SO_4) und Wasserstoff

$$Na_2 + H_2SO_4 = Na_2SO_4 + H_2$$
Natrium + Schwefelsäure = schwefelsaures Natrium + Wasserstoff.

Oder: Durch Einwirkung von Zink auf verdünnte Schwefelsäure schwefelsaures Zink und Wasserstoff

$$Zn + H_2SO_4 = ZnSO_4 + H_2$$
Zink + Schwefelsäure = schwefelsaures Zink + Wasserstoff.

Während 2 Atome Na nötig sind, um 2 Atome H zu vertreten, vermag 1 Atom Zn 2 Atome H zu ersetzen. Also erscheint Na einwertig, Zn dagegen zweiwertig. Man sagt daher: 1 Atom Zn ist 2 Atomen H **gleichwertig oder äquivalent**, und da das Atomgewicht des zweiwertigen Zn = 65,37, ist das Äquivalentgewicht desselben 65,37 : 2 = 32,685, abgerundet = 32,7. Oder das Atomgewicht des C ist = 12, und da C vierwertig ist, sein Äquivalentgewicht = 3. **Nur äquivalente Mengen der Elemente können sich vertreten.** Man achte darauf, die Bezeichnungen Atomgewicht und Äquivalentgewicht nicht zu verwechseln.

Auch gewisse Gruppen von Elementen können sich in dieser Beziehung genau wie Elemente verhalten und als Gruppen ein- oder austreten; man nennt sie **Radikale oder Atomgruppen oder Reste von chemischen Verbindungen**. Ein solches Radikal ist z. B. die OH-Gruppe, Hydroxylgruppe genannt, ein Wasserrest. Oder die CH_3-Gruppe, Methyl genannt, ein Rest des CH_4, der Verbindung des Kohlenstoffs mit Wasserstoff. Beide Radikale treten einwertig auf, da sie noch je eine ungesättigte Valenz haben, indem in der OH-Gruppe der Sauerstoff zweiwertig, der Wasserstoff aber einwertig ist; in der CH_3-Gruppe der Kohlenstoff vierwertig, aber nur mit 3 einwertigen Wasserstoffatomen verbunden ist. Im Ammoniak NH_3 kann z. B. Wasserstoff durch das einwertige Radikal Methyl (CH_3) ersetzt werden:

$$CH_3J + N\underset{H}{\overset{H}{-}}H = JH + N\underset{CH_3}{\overset{H}{-}}H$$

Jodmethyl + Ammoniak = Jodwasserstoff + Methylamin,

oder aus Jodmethyl und Ammoniak entstehen Jodwasserstoff und Methylamin. Dieses Methylamin ist also aufzufassen als Ammoniak, wo ein Wasserstoffatom durch das einwertige Radikal Methyl CH_3 ersetzt worden ist. Solche Substitutionen durch Atomgruppen spielen vor allem in der organischen Chemie eine ganz außerordentlich wichtige Rolle.

Von den Verbindungen unterscheidet man gewöhnlich zwei Hauptabteilungen: **anorganische und organische**. Früher nannte man solche Verbindungen, die aus dem Mineralreiche stammen oder den mineralischen Verbindungen ähnlich sind, anorganische, und solche, die nach ihrem Ursprunge dem Tier- oder Pflanzenreich angehören, oder in ihren Eigenschaften mit solchen Verbindungen übereinstimmen, organische. Gegenwärtig wird in der sog. **anorganischen Chemie** die Chemie sämtlicher einfachen Stoffe und ihrer Verbindungen betrachtet; der Kohlenstoff wird jedoch nur insoweit mit einbegriffen, als dieser selbst in Betracht kommt, und von seinen Verbindungen werden nur die wenigen Sauerstoff- und Schwefelverbindungen in der anorganischen Chemie behandelt. Den Inhalt der **organischen Chemie** aber bilden die übrigen

Verbindungen des Kohlenstoffes, weshalb auch die organische Chemie öfter als **Chemie der Kohlenstoffverbindungen** bezeichnet wird.

Die Elemente werden hergebrachterweise auch heute noch öfter nach ihren allgemeinen Eigenschaften in zwei Gruppen geteilt: in **Metalle und in Nichtmetalle oder Metalloide**. Anderseits teilt man sie nach dem von Lothar Meyer und D. Mendelejeff in den Jahren 1871 und 1872 aufgestellten sog. **periodischen System** ein. Dieses beruht darauf, daß die chemischen und physikalischen Eigenschaften der Elemente von der Größe der Atomgewichte abhängen. Ordnet man die Elemente der Größe der Atomgewichte nach in eine fortlaufende Reihe, so kehren nach gewissen Zwischenräumen, nach **Perioden**, einander ähnliche Elemente wieder. Lithium Atomgewicht 6,94, Natrium 23,00, Kalium 39,10, Rubidium 85,50, Zäsium 132,80. Man sieht hieraus, daß diese Elemente, die ähnliche Eigenschaften zeigen, sich durch die Zahl etwa 16 oder das Vielfache von 16 unterscheiden. So hat man die Elemente zu Perioden eingeteilt. Nach Rutherford sind die Elemente des periodischen Systems mit fortlaufenden Zahlen versehen worden, und so hat jedes Element eine **Ordnungszahl** bekommen. Diese Ordnungszahlen geben die positiven Kernladungen des Atoms an, die etwa der Hälfte des Atomgewichtes entsprechen.

Bevor wir die Metalloide und Metalle und ihre Verbindungen näher betrachten, ist es zweckmäßig, einige Gruppen chemischer Verbindungen vom allgemeinen Gesichtspunkt aus zu besprechen, nämlich die **Oxyde, Säuren, Basen und die Salze**.

Unter einem **Oxyd** versteht man die chemische Verbindung des Sauerstoffes mit einem anderen Element, und der Vorgang, bei dem sich der Sauerstoff mit einem anderen Element vereinigt, heißt **Oxydation**. Die Vereinigung des Sauerstoffs mit anderen Stoffen geschieht vielfach, wie bei der gewöhnlichen Verbrennung, unter Feuererscheinung und Entwicklung von Licht und Wärme. Die meisten Körper oxydieren unter Feuererscheinung aber erst bei gewisser Erwärmung — der **Entzündungstemperatur** —, die für die einzelnen Körper verschieden ist. Manche Stoffe jedoch, z. B. fein verteiltes Blei, durch Wasserstoff aus Eisenoxyd gewonnenes Eisen, mit Öl durchtränkte Wolle, nehmen den Sauerstoff so begierig aus der Luft auf, daß sie sich stark erhitzen und entzünden, sie werden **Pyrophore** genannt. Je nach dem Sauerstoffgehalt unterscheidet man verschiedene **Oxydationsstufen**: Suboxyde, Oxydule, Oxyde, Sesquioxyde, Oxyduloxyde und Super-, auch Per- oder Hyperoxyde genannt. So haben wir z. B. vom Blei folgende Oxydationsstufen: Pb_2O = Bleisuboxyd, auch Bleioxydul genannt, eine Verbindung, die nur sehr wenig Sauerstoff enthält, indem den vier Valenzen des Pb_2 nur zwei Valenzen des O gegenüberstehen; PbO = Bleioxyd, eine gesättigte Verbindung des Bleies mit Sauerstoff; Pb_2O_3 = Bleisesquioxyd, bei **Sesquioxyden** treten zu 2 Atomen des Elements 3 Atome Sauerstoff. Das Bleisesquioxyd ist also eine sauerstoffreiche Verbindung, indem den vier Valenzen des Bleies sechs Valenzen, also das Anderthalbfache, des Sauerstoffes gegenübersteht, PbO_2 = Bleisuperoxyd, eine sehr sauerstoffreiche Verbindung des Bleies, da nur zwei Valenzen des Pb, dagegen vier Valenzen, also das Doppelte, des Sauerstoffes vorhanden sind. Vom Eisen kommen folgende Sauerstoffverbindungen in Betracht, FeO = Eisenoxydul, Fe_2O_3 = Eisenoxyd, auch Eisensesquioxyd genannt und Fe_3O_4 = Eisenoxyduloxyd. FeO ist eine sauerstoffärmere Verbindung als Fe_2O_3, in FeO tritt das Eisen zweiwertig, in Fe_2O_3 dagegen dreiwertig auf; bei **Oxyduloxyden** treten zu 3 Atomen des Elements 4 Atome des Sauerstoffes. Vom Mangan: MnO

= Manganoxydul, Mn_2O_3 = Manganoxyd. Mn_3O_4 = Manganoxyduloxyd und MnO_2 = Mangansuperoxyd.

Zuweilen werden diese Oxydationsstufen auch so bezeichnet, daß man in ihrem Namen die Zahl der in der Verbindung vorhandenen Sauerstoffatome angibt, also Monoxyde, Dioxyde, Trioxyde, Tetroxyde, Pentoxyde usw., z. B. N_2O = Stickstoffmonoxyd, SO_2 = Schwefeldioxyd, SO_3 = Schwefeltrioxyd.

Als Oxydationsmittel dienen außer dem freien Sauerstoff der Luft solche Verbindungen, die bei ihrer Zersetzung leicht Sauerstoff abgeben, z. B. Salpetersäure, Chlorsäure, Chromsäure, Kaliumpermanganat.

Entstehen durch die Oxydation der Elemente chemische Verbindungen, so kann man andererseits aus den Verbindungen die Elemente gewinnen. Diesen Vorgang der Herstellung der Elemente aus ihren Verbindungen mit anderen Stoffen, insbesondere aus ihren Sauerstoffverbindungen, nennt man Reduktion bzw. Desoxydation. Die wichtigsten Reduktionsmittel, die hierzu verwendet werden, sind Kohlenstoff. Wasserstoff und Aldehyde (s. d.), z. B.

$$CuO + H_2 = H_2O + Cu$$
Kupferoxyd + Wasserstoff = Wasser + Kupfer,
$$Fe_2O_3 + C_3 = 3\,CO + Fe_2$$
Eisenoxyd + Kohle = Kohlenmonoxyd + Eisen.

Die Reduktion tritt dadurch ein, daß Wasserstoff und Sauerstoff große Affinität zueinander haben, sie suchen sich zu Wasser, zu Wasserstoffoxyd zu verbinden.

Die Verbindungen des Sauerstoffes mit den anderen Elementen sind auch deshalb von großer Wichtigkeit, weil durch Hinzutreten von Wasser Körper entstehen, die sich in zwei scharf unterschiedene Gruppen ordnen lassen, nämlich in Säuren und Basen. Die Sauerstoffverbindungen der Metalloide, der Nichtmetalle, die säurebildenden Oxyde oder auch Säureanhydride genannt, bilden durch Hinzutreten von Wasser Säuren, auch Säurehydrate genannt. Die Sauerstoffverbindungen der Metalle, die basenbildenden Oxyde dagegen Basen. Z. B.

Von der Verbindung des Metalloids Schwefel mit Sauerstoff von SO_2, Schwefeldioxyd, auch Schwefligsäureanhydrid genannt, leitet sich ab SO_3H_2 schweflige Säure ($SO_2 + H_2O$); von SO_3 Schwefeltrioxyd oder Schwefelsäureanhydrid leitet sich ab SO_4H_2 Schwefelsäure ($SO_3 + H_2O$). Dagegen leitet sich von Metallen und Sauerstoff

von Na_2O Natriumoxyd ab NaOH Natriumhydroxyd ($Na_2O + H_2O$) = $Na_2O_2H_2$ oder 2 NaOH),

K_2O Kaliumoxyd leitet sich ab KOH Kaliumhydroxyd ($K_2O + H_2O$ = $K_2O_2H_2$ = 2 KOH),

CaO Kalziumoxyd leitet sich ab $Ca(OH)_2$ Kalziumhydroxyd (CaO + H_2O = $Ca(OH)_2$),

PbO Bleioxyd leitet sich ab $Pb(OH)_2$ Bleihydroxyd (PbO + H_2O = $Pb(OH)_2$),

Fe_2O_3 Eisenoxyd leitet sich ab $Fe_2(OH)_6$ Eisenhydroxyd ($Fe_2O_3 + 3\,H_2O$ = $Fe_2(OH)_6$).

} Basen.

Eine Säure ist also eine wasserstoffhaltige Verbindung, es kann deren Wasserstoff leicht durch ein Metall oder eine metallähnliche Gruppe von Elementen ersetzt werden, wobei ein Salz entsteht. Man kann auch sagen: Eine Säure ist eine wasserstoffhaltige Verbindung, die durch Hinzutreten eines Metalles oder eines Metalloxydes

Einleitung.

oder eines Metallhydroxydes, der Verbindung des Metalles mit Sauerstoff und Wasserstoff, ein Salz gibt (s. auch S. 531):

H_2SO_4 + Zn = $ZnSO_4$ + H_2
Schwefelsäure + Zink = schwefelsaures Zink + Wasserstoff,

H_2SO_4 + CuO = $CuSO_4$ + H_2O
Schwefelsäure + Kupferoxyd = schwefelsaures Kupfer + Wasser,

HNO_3 + NaOH = $NaNO_3$ + H_2O.
Salpetersäure + Natriumhydroxyd = salpetersaures Natrium + Wasser.

Man teilt die Säuren ein in **Haloidsäuren**, in **Oxysäuren** und **Sulfosäuren**. Solche Säuren, welche durch Vereinigung eines Halogens (Cl, Br, J, F) mit Wasserstoff entstanden sind, werden als **Haloidsäuren** oder **Wasserstoffsäuren** (HCl) bezeichnet und so den sauerstoffhaltigen Säuren, den **Oxysäuren** (H_2SO_4) gegenübergestellt. Bei der Entstehung der Haloidsäuren ist also nicht vorher eine Oxydation vor sich gegangen, sondern es ist lediglich der Wasserstoff an das Metalloid herangetreten. Die Oxysäuren haben neben dem Element oder dem sauerstoffhaltigen Atomkomplex, dem sog. Säureradikal, z. B. NO_2 = Nitroxyl, von dem sie sich ableiten, stets noch Wasserstoff und Sauerstoff. Der Wasserstoff ist durch seine Affinität an den Sauerstoff gebunden, so daß in jeder Oxysäure OH-Gruppen, Wasserreste oder **Hydroxyle**, vorhanden sind, z. B. NO_2OH = Salpetersäure (HNO_3), oder $\begin{matrix} O \\ O \end{matrix} S \begin{matrix} OH \\ OH \end{matrix}$ = Schwefelsäure (H_2SO_4). **Sulfosäuren** sind Sauerstoffsäuren, in denen Sauerstoff durch Schwefel ersetzt ist, z. B. ist H_2CS_3 Sulfokarbonsäure abgeleitet von H_2CO_3, der Kohlensäure.

Diese anorganischen Säuren nennt man auch im Gegensatz zu den später zu besprechenden organischen Säuren **Mineralsäuren**.

Säureanhydride sind Sauerstoffverbindungen, und zwar **säurebildende Oxyde**. Sie enthalten keinen Wasserstoff und zeigen an und für sich keine Säureeigenschaften, sie nehmen erst durch Vereinigung mit Wasser die Eigenschaften einer Säure, eines Säurehydrats an. Z. B. $SO_3 + H_2O = H_2SO_4$, Schwefeltrioxyd oder Schwefelsäureanhydrid + Wasser = Schwefelsäure. Umgekehrt können Säurehydrate durch Entziehung von Wasser in Säureanhydride verwandelt werden. — Säureanhydride greifen in trockenem Zustande die Metalle nicht an.

Die Säuren sind, wenn löslich, mehr oder weniger ätzend, schmecken sauer und röten Lackmus (Borsäure nur schwach).

Wie die Oxyde, erhalten auch die Säuren nach der Höhe ihres Sauerstoffgehaltes verschiedene Namen. Man unterscheidet z. B.:

$H_2S_2O_3$	Thioschwefelsäure, auch fälschlich unterschweflige Säure, fälschl.	Acidum	thiosulfuricum, auch hyposulfurosum,
H_2SO_3	schweflige	,,	Acidum sulfurosum,
H_2SO_4	Schwefel-	,,	,, sulfuricum,
$H_2S_2O_8$	Überschwefel-	,,	,, persulfuricum,
HClO	unterchlorige	,,	,, hypochlorosum,
$HClO_2$	chlorige	,,	,, chlorosum,
$HClO_3$	Chlor-	,,	,, chloricum,
$HClO_4$	Überchlor-	,,	,, perchloricum,
$H_2N_2O_2$	untersalpetrige	,,	,, hyponitrosum,
HNO_2	salpetrige	,,	,, nitrosum,
HNO_3	Salpeter-	,,	,, nitricum.

Die Zahl der in den Säuren enthaltenen **vertretbaren H-Atome** kann verschieden sein. Die Säuren mit 1 vertretbarem H-Atom heißen **einbasische** (HCl, HNO_3, $HClO_3$), die mit 2 solchen **zweibasische** (H_2SO_4, die hypothetische, d. h. im freien Zustand als vorhanden angenommene, aber für sich noch nicht dargestellte Kohlensäure (H_2CO_3), die mit 3 solchen **dreibasische**, z. B. die Phosphorsäure (H_3PO_4), die mit 4 solchen **vierbasische**, z. B. die Pyrophosphorsäure ($H_4P_2O_7$).

Da in den Oxysäuren das Wasserstoffatom an Sauerstoff gebunden als Hydroxyl vorkommt, so richtet sich auch die **Basizität** der Oxysäure nach dem Vorhandensein von Hydroxylgruppen.

Bei der Ersetzung der H-Atome kommt wieder die Wertigkeit der Elemente zur Geltung, d. h. ein einwertiges Metallatom kann nur 1 H-Atom, ein zweiwertiges 2 H-Atome ersetzen usw. Um z. B. in einer dreibasischen Säure den Wasserstoff zu ersetzen, sind nötig 3 Atome eines einwertigen oder 1 Atom eines dreiwertigen, oder endlich 1 Atom eines zweiwertigen und 1 Atom eines einwertigen Metalles. Z. B

$$HNO_3 + Ag = AgNO_3 + H.$$
$$H_2SO_4 + \overset{II}{Zn} = ZnSO_4 + H_2.$$
$$3\,HNO_3 + \overset{III}{Bi} = Bi(NO_3)_3 + 3\,H.$$
$$\left\{\begin{matrix}H_2SO_4\\H_2SO_4\\H_2SO_4\end{matrix}\right. + \begin{matrix}\overset{III}{Bi}\\III\\Bi\end{matrix} = Bi_2(SO_4)_3 + 6\,H.$$

Basen, d. h. Grundlagen von Salzen, sind Verbindungen von Metallen mit Sauerstoff oder von Sauerstoff und Wasserstoff, demnach **Metalloxyde** oder **Metallhydroxyde**, welche mit Säuren Salze bilden

$$Na_2O + H_2SO_4 = Na_2SO_4 + H_2O$$
Natriumoxyd + Schwefelsäure = schwefelsaures Natrium + Wasser.

Sie sind, wenn löslich, mehr oder weniger ätzend, schmecken laugenhaft, bläuen durch Säure gerötetes Lackmuspapier, bräunen Kurkumafarbstoff und röten Phenolphthalein (s. auch S. 537). Sie stehen demnach in unmittelbarem Gegensatz zu den Säuren. Man kann annehmen, daß die Hydroxyde entstanden sind, indem im Wasser, HOH, ein Atom H durch ein Atom Metall ersetzt worden ist. Z. B.

$$HOH + Na = NaOH + H$$
Wasser + Natrium = Natriumhydroxyd + Wasserstoff.

Oder nimmt man ein zweiwertiges Metall, z. B. Ca

$$2\,HOH + Ca = Ca(OH)_2 + H_2$$
Wasser + Kalzium = Kalziumhydroxyd + Wasserstoff.

Der Wasserrest OH, die Hydroxylgruppe, die in dem Kalziumhydroxyd mit dem Metalle verbunden bleibt, wird auch noch in vielen anderen Verbindungen angenommen, z. B. wie wir schon bei den Oxysäuren gesehen haben, in der Schwefelsäure $O_2S{\,}^{OH}_{OH}$, Salpetersäure NO_2OH usw. Das Hydroxyl — OH besitzt noch eine freie Affinität und tritt in Verbindungen ein oder aus wie ein einwertiges Element. Je nachdem in den Basen ein, zwei oder mehr Hydroxylgruppen vorhanden sind, nennt man sie ein-, zwei- oder mehrsäurig.

Einleitung.

Zur Bezeichnung der Basen sind noch mitunter die alten Namen gebräuchlich, z. B.

Kali	für	Kaliumoxyd K_2O,
Natron	„	Natriumoxyd Na_2O,
Lithion	„	Lithiumoxyd Li_2O,
Kalk	„	Kalziumoxyd CaO,
Baryt	„	Bariumoxyd BaO,
Strontian	„	Strontiumoxyd SrO,
Magnesia	„	Magnesiumoxyd MgO,
Tonerde	„	Aluminiumoxyd Al_2O_3.

Es darf also z. B. **Kalium nicht mit Kali verwechselt werden, Kalium ist das Element, Kali dagegen die Verbindung mit Sauerstoff. So darf die Bezeichnung Kali nur gewählt werden, wenn in der Verbindung Sauerstoff vorhanden ist.**

Die Hydroxyde von Kalium, Natrium, Lithium, Rubidium und Zäsium nennt man auch feste oder fixe **Alkalien** und das Hydroxyd von **Ammoniak** flüchtiges **Alkali**. Ihre Lösungen heißen **Laugen**. **Alkalische Erden** sind die Oxyde von Ca, Ba, Sr. Sie sind nur wenig in Wasser löslich. Die Hydroxyde dieser heißen **kaustische alkalische Erden**. Die Hydroxyde von schweren Metallen lösen sich gar nicht in Wasser, zum Teil, wie die von Cr, Zn, Pb, in Alkalien, alle in Salpetersäure und Schwefelsäure.

Außer den Säuren und Basen sind als dritte Gruppe besonders die **Salze** hervorzuheben.

Ein Salz ist ein Körper, der durch Verbindung einer Säure mit einer Base oder durch Ersetzen des Wasserstoffes einer Säure durch Metall oder eine metallähnliche Gruppe entstanden ist (s. auch S. 537). Die Verfahren zur Darstellung von Salzen können verschieden sein.

a) Setzt man zu einer Auflösung von Kaliumhydroxyd, von Ätzkali, vorsichtig Salpetersäure, so kann man es dahin bringen, daß die Flüssigkeit weder das rote Lackmuspapier blau, noch das blaue rot färbt. Eine solche Flüssigkeit wird als **neutral** bezeichnet. In ihr machen sich weder die Eigenschaften der Säure noch die der Base bemerklich. Säure und Base haben sich gegenseitig **abgestumpft oder neutralisiert**. Daß hierbei ein chemischer Vorgang stattfindet, macht sich nicht bloß dadurch bemerklich, daß eine beträchtliche Wärmeerhöhung stattfindet, sondern vor allem auch dadurch, daß ein neuer Körper mit neuen Eigenschaften entstanden ist. Läßt man nämlich die Flüssigkeit erkalten, so scheiden sich aus ihr lange säulenförmige Kristalle aus, die als Salz, und zwar als salpetersaures Kalium (Salpeter) bezeichnet werden. Diese Salzbildung läßt sich durch folgende Gleichung veranschaulichen:

$$HNO_3 + KHO = KNO_3 + H_2O$$
Salpetersäure + Kaliumhydroxyd = salpetersaures Kalium + Wasser.

Der Wasserstoff der Säure ist durch das Metall der Base ersetzt worden und nebenbei hat sich aus den Resten Wasser gebildet. Ähnliche Vorgänge sind folgende:

$$HCl + NaOH = NaCl + H_2O$$
Chlorwasserstoffsäure + Natriumhydroxyd = Chlornatrium + Wasser
(auch Salzsäure genannt).

$$H_2SO_4 + Ca(OH)_2 = CaSO_4 + 2 H_2O$$
Schwefelsäure + Kalziumhydroxyd = schwefelsaures Kalzium + Wasser

$$H_2SO_4 + CuO = CuSO_4 + H_2O$$
Schwefelsäure + Kupferoxyd = schwefelsaures Kupfer + Wasser.

b) Anstatt des Metalloxyds kann in vielen Fällen auch das **Metall als solches** unmittelbar auf die Säure einwirken und durch Ersetzen von Wasserstoff die Bildung eines Salzes veranlassen. Hierher gehören die Vorgänge, die man als **Auflösung der Metalle in Säuren** bezeichnet, z. B.

$$H_2SO_4 + Fe = FeSO_4 + H_2$$
Schwefelsäure + Eisen = schwefelsaures Eisenoxydul + Wasserstoff.

$$2\,HCl + Zn = ZnCl_2 + H_2$$
Chlorwasserstoffsäure + Zink = Chlorzink + Wasserstoff.

Der verdrängte Wasserstoff entweicht dabei in Gasbläschen.

Scheinbare Ausnahmen von dieser Wasserstoffersetzung zeigen sich z. B. bei der Einwirkung von Cu oder Ag auf heiße konzentrierte Schwefelsäure oder auf Salpetersäure, wobei sich SO_2, Schwefeldioxyd bzw. NO, Stickstoffoxyd, entwickelt, während bei Anwendung von kalter verdünnter Schwefelsäure Wasserstoff frei wird. Dies erklärt sich daraus, daß der freiwerdende Wasserstoff sofort einen zweiten Vorgang, nämlich die Reduktion von weiter vorhandener Säure veranlaßt, wie sich aus folgenden Gleichungen ergibt:

I. $$Cu + 2\,HNO_3 = Cu(NO_3)_2 + 2\,H$$
Kupfer + Salpetersäure = salpetersaures Kupfer + Wasserstoff.

II. $$3\,H + HNO_3 = 2\,H_2O + NO$$
Wasserstoff + Salpetersäure = Wasser + Stickstoffoxyd.

Oder:

I. $$Cu + H_2SO_4 = CuSO_4 + 2\,H$$
Kupfer + Schwefelsäure = schwefelsaures Kupfer + Wasserstoff.

II $$2\,H + H_2SO_4 = 2\,H_2O + SO_2$$
Wasserstoff + Schwefelsäure = Wasser + Schwefeldioxyd.

Oder zusammengefaßt:

$$Cu + 2\,H_2SO_4 = CuSO_4 + SO_2 + 2\,H_2O$$
Kupfer + Schwefelsäure = schwefelsaures Kupfer + Schwefeldioxyd + Wasser.

c) Wenn die Säure eines vorhandenen Salzes **durch eine stärkere Säure verdrängt** wird, entsteht auch ein neues Salz. Als Nebenerzeugnis kann die vertriebene Säure gewonnen werden. Die Schwefelsäure besitzt die Fähigkeit, fast alle anderen Säuren aus ihren Salzen auszutreiben, z. B. die Kohlensäure, Salzsäure, Salpetersäure, Phosphorsäure, Essigsäure und Weinsäure, z. B.

$$2\,NaCl + H_2SO_4 = Na_2SO_4 + 2\,HCl$$
Chlornatrium + Schwefelsäure = schwefelsaures Natrium + Chlorwasserstoffsäure.

Als schwächste Säure erweist sich die Kohlensäure. Wird sie infolge Verdrängung durch eine stärkere Säure frei, so zerfällt sie sogleich in Wasser und Kohlendioxyd. Ihre Salze sind geeignet, Salze anderer Säuren darzustellen, indem man mit einem kohlensauren Salze jene anderen Säuren neutralisiert oder abstumpft, z. B.

$$K_2CO_3 + H_2SO_4 = K_2SO_4 + H_2O + CO_2$$
Kohlensaures Kalium + Schwefelsäure = schwefelsaures Kalium + Wasser + Kohlendioxyd.

Oder:

$$CaCO_3 + 2\,HNO_3 = Ca(NO_3)_2 + H_2O + CO_2$$
Kohlensaures + Salpetersäure = salpetersaures + Wasser + Kohlendioxyd.
Kalzium Kalzium

Oder:

$$Na_2CO_3 + 2\,HCl = 2\,NaCl + H_2O + CO_2$$
Kohlensaures + Chlorwasserstoffsäure = Chlornatrium + Wasser + Kohlen-
Natrium dioxyd.

d) Auch beim Verdrängen einer schwächeren Base durch eine stärkere entsteht ein neues Salz. Als stärkste Basen erweisen sich dabei die Alkalien, Kaliumhydroxyd und Natriumhydroxyd, z. B.

$$CuSO_4 + 2\,KOH = K_2SO_4 + Cu(OH)_2$$
Schwefelsaures + Kaliumhydroxyd = schwefelsaures + Kupferoxydhydrat.
Kupfer Kalium

Oder:

$$ZnCl_2 + 2\,NaOH = 2\,NaCl + Zn(OH)_2$$
Chlorzink + Natriumhydroxyd = Chlornatrium + Zinkoxydhydrat.

Die bei diesen Vorgängen verdrängten schwächeren Basen scheiden sich als in Wasser unlöslich aus, und dieses Ausscheiden nennt man Fällen, auch Niederschlagen oder Präzipitieren. Zu beachten ist, daß manche Metalloxydhydrate in einem Überschusse der Alkalien löslich sind. Sie bilden dabei salzartige Verbindungen, in denen das gefällte Metalloxyd die Rolle der Säure spielt. So entsteht z. B. Zinkoxydkali K_2ZnO_2, ferner Tonerdekali, Chromoxydkali, Bleioxydkali. Man nennt solche Verbindungen amphótere, abgeleitet vom griechischen amphóteros = beide. und die entsprechenden Metallhydroxyde amphótere Elektrolyte.

e) Viele Metalle lassen sich leicht aus ihren Salzlösungen durch Einlegen eines anderen Metalles in die Lösung ausfällen oder reduzieren, z. B. Silber durch Zink, Kupfer durch Eisen. Bei dieser Reduktion tritt das eingelegte Metall in Lösung, indem es mit der vorhandenen Säure ein Salz bildet. Auf diese Weise entsteht z. B. aus schwefelsaurem Kupfer schwefelsaures Eisen:

$$CuSO_4 + Fe = FeSO_4 + Cu$$
Schwefelsaures Kupfer + Eisen = schwefelsaures Eisenoxydul + Kupfer

Oder:

$$2\,AgNO_3 + Zn = Zn(NO_3)_2 + Ag_2$$
Salpetersaures Silber + Zink = salpetersaures Zink + Silber.

f) Endlich benutzt man häufig die wechselseitige Umsetzung zweier löslicher Salze zur Bildung von neuen Salzen und wählt dieses Verfahren, wenn dabei ein lösliches und ein unlösliches oder schwerlösliches entstehen. Z. B.

$$BaCl_2 + Na_2SO_4 = 2\,NaCl + BaSO_4$$
Lösliches + lösliches schwefel- = lösliches + unlösliches schwefel-
Chlorbarium saures Natrium Chlornatrium saures Barium.

Oder:

$$K_2CO_3 + CaCl_2 = 2\,KCl + CaCO_3$$
Lösliches kohlen- + lösliches = lösliches + unlösliches kohlensaures Kalium Chlorkalzium Chlorkalium saures Kalzium.

Oder

$AgNO_3$ + $NaCl$ = $NaNO_3$ + $AgCl$
Lösliches salpeter- + lösliches = lösliches salpeter- + unlösliches
saures Silber   Chlornatrium   saures Natrium   Chlorsilber.

Als Bezeichnung der Salze sind gewöhnlich drei verschiedene Namen gebräuchlich: ein deutscher, ein wissenschaftlicher, wenn man so sagen will der chemische, und drittens ein lateinischer. Die deutsche Bezeichnung entsteht so, daß die im Salze vorhandene Säure mit dem Metall oder Metalloxyd in Verbindung gebracht wird, z. B. kohlensaures Natrium, schwefelsaures Eisenoxydul, schwefelsaures Eisenoxyd. Besser sind die wissenschaftlichen, die chemischen Bezeichnungen, durch die angedeutet wird, daß das Salz durch Ersatz des Säurewasserstoffes durch Metall entstanden ist, also: Natriumkarbonat, hier ist der Wasserstoff der Kohlensäure durch Natrium ersetzt worden, im Kaliumnitrat der Wasserstoff der Salpetersäure durch Kalium usw. Die Endung at drückt zu gleicher Zeit aus, daß das Salz aus einer sauerstoffreichen Säure, z. B. der Schwefelsäure, der Überschwefelsäure, der Salpetersäure, der Chlorsäure entstanden ist. Ist dagegen das Metall mit einer sauerstoffärmeren Säure verbunden, z. B. der schwefligen, der salpetrigen, der chlorigen Säure, wird dies durch die Endung it erkennbar gemacht. Die schwefelsauren Salze heißen demnach Sulfate, die kohlensauren Karbonate, die salpetersauren Nitrate, die kieselsauren Silikate, die oxalsauren Oxalate, die chlorsauren Chlorate, die übermangansauren Permanganate usw., dagegen die schwefligsauren Sulfite, die chlorigsauren Chlorite, die salpetrigsauren Nitrite, die unterphosphorigsauren Hypo- oder Subphosphite, die unterchlorigsauren Hypo- oder Subchlorite usw. Es wird also bei den zuletzt genannten Salzen der sehr sauerstoffarmen Säuren ein Hypo oder Sub vorgesetzt.

Den Unterschied der Verbindung einer Säure mit einem Metalloxydul und einem Metalloxyd bezeichnet man durch die Buchstaben o bzw. i. So ist Ferrosulfat schwefelsaures Eisenoxydul, $FeSO_4$, Ferrisulfat dagegen schwefelsaures Eisenoxyd, $Fe_2(SO_4)_3$. So werden auch Mangano- und Manganisulfat auseinandergehalten.

Von den Verbindungen der Halogene mit Metallen, den Halogeniden, müssen halogenärmere, solche, die nur wenig Halogen enthalten, unterschieden werden von halogenreicheren, die mehr Halogen in der Verbindung haben.

Die halogenärmeren Verbindungen mit Cl, Br, J und F heißen Chlorüre, Bromüre, Jodüre, Fluorüre, z. B. Cu_2Cl_2, Hg_2J_2, während die halogenreicheren Chloride, Jodide, Bromide, Fluoride, z. B. $CuCl_2$, HgJ_2, genannt werden. Oder man bezeichnet alle Halogenverbindungen als Chloride, Jodide, Bromide, Fluoride und drückt dann die halogenärmere Verbindung durch den Buchstaben o, die halogenreichere Verbindung durch den Buchstaben i aus, z. B. Quecksilberchlorür Hydrargyrochlorid, Quecksilberchlorid = Hydrargyrichlorid. Oder man bezeichnet die Halogenverbindungen nach der Anzahl der in der Verbindung vorhandenen Halogenatome, z. B. Cu_2Cl_2 = Kupfermonochlorid, HgJ_2 = Quecksilberdijodid. Man verwechsle nicht Chlorit, das chlorigsaure Salz, mit Chlorid, der einfachen Verbindung des Chlors mit einem Metall. Ersteres enthält Sauerstoff, letzteres nicht.

Wie bei den Halogenen, so hat man auch von dem Element Schwefel schwefelarme und schwefelreiche Verbindungen.

Schwefelarme Verbindungen nennt man Sulfüre, z. B. in Verbindung mit mehrwertigen Elementen Cu_2S, Kupfersulfür, schwefelreiche Verbindungen

Einleitung.

Sulfide, z. B. CuS, Kupfersulfid. Oder die Schwefelverbindungen werden wie die Halogene nur als Sulfide bezeichnet und man drückt die schwefelärmere Verbindung durch den Buchstaben o, die schwefelreichere Verbindung durch den Buchstaben i aus. So ist Cu_2S Kuprosulfid, CuS Kuprisulfid. Die sehr schwefelreichen Verbindungen, z. B. der Erdmetalle und Alkalimetalle, bezeichnet man als Polysulfide, z. B. CaS_5, Fünffach-Schwefelkalzium oder Kalziumpentasulfid; so drückt man also die Anzahl der in der Verbindung vorhandenen Schwefelatome in der Bezeichnung aus, also disulfid, trisulfid, tetrasulfid, pentasulfid, zweifach-, dreifach-, vierfach-, fünffach-Schwefelverbindung.

Die lateinische Bezeichnung erhält man durch Hinzufügen eines Eigenschaftswortes zu dem Metall. Als Eigenschaftswort wird die lateinische Bezeichnung der betreffenden Säure gewählt. Heißt Schwefelsäure Acidum sulfuricum, so ist der lateinische Name für schwefelsaures Natrium, für Natriumsulfat, Natrium sulfuricum. Für schwefligsaures Natrium, Natriumsulfit abgeleitet von Acidum sulfurosum, schweflige Säure. Natrium sulfurosum; für chlorsaures Kalium oder Kaliumchlorat, abgeleitet von Acidum chloricum. Chlorsäure. Kalium chloricum. Soll jedoch ein Salz bezeichnet werden, das nicht aus einer Sauerstoffsäure entstanden ist, wie z. B. die Salze der Haloidsäuren oder die Salze des Schwefels, ohne daß Sauerstoff hinzugetreten ist, so fügt man zum Hauptwort die Endung atum, also heißt es von Sulfur abgeleitet sulfuratum, von Chlor chloratum, von Jod jodatum. Schwefelnatrium heißt demnach auf lateinisch Natrium sulfuratum, Chlorkalium Kalium chloratum, Jodsilber Argentum jodatum. Kommen von einer Halogenverbindung sowohl die halogenärmere als auch die halogenreichere vor, z. B. Quecksilberchlorür oder Hydrargyrochlorid und Quecksilberchlorid oder Hydrargyrichlorid, so bezeichnet man die Chlorürverbindung, die Hydrargyroverbindung, als Hydrargyrum chloratum, die Chloridverbindung, die Hydrargyriverbindung, als Hydrargyrum bichloratum. Man verwechsle also nicht chloratum, die lateinische Bezeichnung einer einfachen Chlorverbindung mit Chlorat worunter ein chlorsaures Salz verstanden wird.

Forme	Deutsche Bezeichnung	Wissenschaftl. Bezeichnung	Lateinische Bezeichnung
NaCl	Chlornatrium	Natriumchlorid	Natrium chloratum
NaClO	Unterchlorigsaures Natrium	Natriumhypo(sub)chlorit	Natrium hypo(sub)chlorosum
$NaClO_2$	Chlorigsaures Natrium	Natriumchlorit	Natrium chlorosum
$NaClO_3$	Chlorsaures Natrium	Natriumchlorat	Natrium chloricum
$NaClO_4$	Überchlorsaures Natrium	Natriumperchlorat	Natrium perchloricum
Na_2S	Schwefelnatrium	Natriumsulfid	Natrium sulfuratum
$Na_2S_2O_3$	Thioschwefelsaures Natrium	Natriumthiosulfat	Natrium thiosulfuricum
Na_2SO_3	Schwefligsaures Natrium	Natriumsulfit	Natrium sulfurosum
Na_2SO_4	Schwefelsaures Natrium	Natriumsulfat	Natrium sulfuricum
$Na_2S_2O_8$	Über(per)schwefelsaures Natrium	Natriumpersulfat	Natrium persulfuricum

Außer den einfachen Salzen, wie wir sie kennengelernt haben, kommen auch Doppelsalze vor. Dies sind Verbindungen, die durch Zusammenkristallisieren von zwei einfachen Salzen entstanden sind. z. B. $2 KJ + HgJ_2$, K_2SO_4

$+ Al_2(SO_4)_3 + 24\ H_2O =$ Alaun, $2\ KCl + MgCl_2 + 6\ H_2O =$ Karnallit. Man nennt solche Verbindungen **Molekularverbindungen** und erklärt sich ihre Entstehung dadurch, daß die zu Molekülen vereinigten Atome noch eine weitere Anziehungskraft haben. Oder auch dadurch, daß in Säuren mit mehreren Hydroxylgruppen die einzelnen vertretbaren Wasserstoffatome durch verschiedene Metalle ersetzt worden sind, z. B. in der Schwefelsäure H_2SO_4, die beiden H-Atome durch je 1 Atom K und Na. $KNaSO_4 =$ Kalium-Natriumsulfat oder auch der Kaliumalaun $Al_2K_2(SO_4)_4$, der aus 4 Molekülen Schwefelsäure $4\ H_2SO_4$ durch Ersetzen der Wasserstoffatome durch Al und K gebildet ist.

Sind in einer Säure sämtliche vertretbare H-Atome durch Metall ersetzt, so ist das gebildete Salz ein **neutrales** oder **normales**. Z. B.: KCl, $ZnSO_4$, Na_2CO_3, K_3PO_4, $Ag_4P_2O_7$. Sie werden auch dann als neutral bezeichnet, wenn sie ausnahmsweise Lackmusfarbe nicht unverändert lassen. **Sauer reagieren** z. B. die normalen Salze: Alaun, die Sulfate von Eisen, Zink und Kupfer, Quecksilberchlorid u. a., hier steht einer starken Säure eine schwache Base gegenüber; **alkalisch reagieren** die normalen Karbonate von Kalium und Natrium, hier steht die schwache Kohlensäure den stärksten Basen gegenüber.

Ist eine Säure mehrbasisch, enthält sie also mehrere vertretbare H-Atome bzw. OH-Gruppen, so können entweder sämtliche H-Atome durch Metall ersetzt werden, und es entsteht ein normales Salz, oder sie werden nur teilweise ersetzt, man erhält dann ein **saures Salz**. Z. B.

Na_2SO_4, neutrales Natriumsulfat. $NaHSO_4$ saures Natriumsulfat, auch Natriumbisulfat genannt,

K_2CO_3 „ Kaliumkarbonat. $KHCO_3$ saures Kaliumkarbonat, auch Kaliumbikarbonat genannt.

Das Natriumbisulfat und Kaliumbikarbonat heißen lateinisch Natrium bisulfuricum oder Natrium sulfuricum acidulum und Kalium bicarbonicum oder Kalium carbonicum acidulum.

In beiden sauren Salzen ist nur je 1 Wasserstoffatom durch Metall ersetzt.

Das saure Salz einer zweibasischen Säure kann dargestellt werden, indem man von der Säure zwei gleiche Teile abmißt, hierauf den einen Teil neutralisiert und dann den anderen Teil der Säure hinzufügt.

Enthält dagegen das Salz mehr Basis im Verhältnis zur Säure als das normale, so heißt es **basisch**, z. B.

$MgCO_3 \cdot Mg(OH)_2$ $\quad\quad$ $ZnCO_3 \cdot ZnO$
basisches Magnesiumkarbonat, basisches Zinkkarbonat

$Bi(NO_3)_3 \cdot Bi(OH)_3$
basisches Wismutnitrat.

Oder man sagt auch dafür Magnesiumsubkarbonat, Zinksubkarbonat, Wismutsubnitrat und lateinisch Magnesium subcarbonicum oder Magnesium carbonicum basicum, Zincum subcarbonicum oder Zincum carbonicum basicum und Bismutum subnitricum oder Bismutum nitricum basicum.

Viele Salze kristallisieren wasserhaltig, sie enthalten **Kristallwasser**, manche schmelzen beim Erhitzen in diesem Kristallwasser; alle verlieren es bei stärkerem Erhitzen. Eine große Zahl dieser wasserhaltigen Salze ist mehr oder weniger luftbeständig ($MgSO_4 + 7\ H_2O =$ Magnesiumsulfat, Bittersalz); andere geben das Kristallwasser an der Luft leicht ab, sie **verwittern** ($Na_2CO_3 + 10\ H_2O$ = Natriumkarbonat, Soda); noch andere aber ziehen an der Luft Wasser an und sind **zerfließlich** oder **hygroskopisch** ($CaCl_2 =$ Chlorkalzium, Kalziumchlorid).

Einleitung.

Eine Reihe Stoffe, Säuren, Basen und Salze sind in geschmolzenem Zustand und in wässeriger Lösung imstande, den elektrischen Strom zu leiten; sie werden als **Elektrolyte, als Leiter zweiter Klasse** bezeichnet. Im Gegensatz zu den **Leitern erster Klasse**, den Metallen, der Kohle und den Superoxyden, werden sie aber durch den elektrischen Strom zersetzt. Als **Nichtelektrolyte** gelten vor allem Lösungen in Benzol, Äther, Chloroform und Schwefelkohlenstoff.

Nach der Lehre des schwedischen Chemikers Arrhenius haben die Elektrolyte in wässeriger Lösung eine teilweise Spaltung in ihre **Komponenten**, eine **elektrolytische Dissoziation** erlitten, sie haben sich in Teilchen gespalten, die einerseits mit positiver, anderseits mit negativer Elektrizität geladen sind. Diese Teilchen der Komponenten eines Elektrolyts wurden von dem Physiker Faraday **Ionen** oder **Wanderer** genannt. So ist eine Natriumchloridlösung mehr oder weniger in Natriumionen und Chlorionen gespalten. Man hat sie als Ionen bezeichnet, weil diese Teilchen bei der Einwirkung des elektrischen Stromes auf die Lösung den **Elektroden** zuwandern, d. h. den Stellen, wo die metallische Stromleitung durch die Flüssigkeit unterbrochen ist. An diesen Elektroden scheiden sich die Elemente ab, und zwar als nicht mehr elektrisch geladen. Trockener Chlorwasserstoff leitet den elektrischen Strom nicht, ebenso nicht reines Wasser. Fügt man jedoch dem Wasser Chlorwasserstoff zu, so ist diese Flüssigkeit sofort ein Elektrolyt, es hat sich der Chlorwasserstoff teilweise in die Ionen Chlor und Wasserstoff gespalten, die Flüssigkeit ist **ionisiert** und nicht mehr eine einfache physikalische Lösung. Die Chlorionen sind negativ elektrisch geworden, die Wasserstoffionen positiv elektrisch. Leitet man durch die Chlorwasserstofflösung den elektrischen Strom, so streben die negativen Chlorionen, die **Anionen**, zur positiven Elektrode hin, zur **Anode**; die positiven Wasserstoffionen aber, die **Kationen**, zur negativen Elektrode, zur **Kathode**, und werden zu elektrisch neutralen Stoffen, unelektrisch, indem sich positiv und negativ ausgleichen. **Positiv** elektrisch ist die Elektrode, an welcher der von der elektrischen Quelle ausgehende Strom in die Flüssigkeit tritt, **negativ** die Elektrode, an welcher der elektrische Strom aus der Flüssigkeit austritt, um zu der elektrischen Quelle wieder zurückzukehren, da der Stromkreis geschlossen sein muß.

Aus diesem Wandern der Ionen schließt man, daß sie selbst die Träger der Elektrizität sind. Die Lösung eines Elektrolytes besteht so, da je nach der Stärke der Lösung, nur teilweise Spaltung eintritt, einerseits aus Molekülen, die nicht in elektrisch geladene Atome gespalten sind, und anderseits aus entweder negativ oder positiv elektrisch geladenen, ionisierten Teilchen.

Je schwächer eine Lösung ist, desto stärker macht sich die Ionisierung geltend.

Um die positive oder negative Ionisierung zu kennzeichnen, wendet man für das Kation, die positive Ionisierung, einen Punkt an, also H·, für die negative, das Anion, einen Strich, also Cl′.

Diese **Ionentheorie** wird auch zur Erklärung der Säuren, Basen und Salze herangezogen.

Eine **Säure** ist ein Stoff, der in wässeriger Lösung Wasserstoffionen, Kationen, enthält.

Eine **Base** ist ein Stoff, dessen Lösung Hydroxylionen, Anionen, enthält. Das Metall ist hier das Kation.

Ein **Salz** ist ein elektrisch neutraler Stoff. Bei der Vereinigung einer Säure und einer Base tritt das Wasserstoffion der Säure (H·) zu dem Hydroxylion (OH′) der Base die entgegengesetzten Elektrizitäten neutralisieren sich, und es entsteht Wasser. Anderseits tritt das Metallion, das die gleiche Elektrizität hat wie das Wasserstoffion, an dessen Stelle, und es entsteht ein Salz. Neutralisieren wir z. B. Chlorwasserstoffsäure mit Natriumhydroxyd, so erhalten wir Natriumchlorid und Wasser:

$$H \cdot Cl' + Na \cdot OH' = NaCl + H_2O.$$

So beruht also die Einwirkung von Säuren auf Basen und umgekehrt **auf der Einwirkung ihrer Ionen aufeinander.**

Je größer bei gleicher Verdünnung die Ionisierung einer Säure, Base oder eines Salzes ist, desto stärker ist auch die Säure, Base oder das Salz. So sind die Chlorwasserstoffsäure, Schwefelsäure, Salpetersäure starke Säuren, sie dissoziieren stark, die Phosphorsäure, schweflige Säure schwächere, die Borsäure und Kohlensäure schwache Säuren. Starke Basen sind Kaliumhydroxyd und Natriumhydroxyd.

Auch die saure Reaktion der neutralen Salze von starken Säuren mit schwächeren Basen und entgegengesetzt die alkalische Reaktion von Salzen starker Basen mit schwachen Säuren wird durch die Ionentheorie erklärt. Diese Salze werden durch das Wasser **hydrolytisch zersetzt**, in Säure und Base gespalten. Die schwächere Base bzw. Säure wird nun nicht dissoziiert, während die stärkere Base bzw. Säure dissoziiert wird und so die Hydroxylgruppe alkalisch, das Wasserstoffion sauer reagiert.

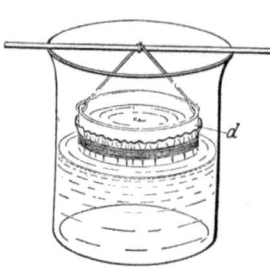

Abb. 443. Dialysator (*d*), in Wasser eingetaucht.

Den Körpern, die imstande sind, Kristalle zu bilden, den **Kristalloiden**, stehen solche Körper gegenüber, die dieses Vermögen nicht haben — die **Kolloide**. Kristalloide gehen in Lösung leicht durch tierische Membran oder Pergament hindurch, sie **diffundieren**, Kolloide tun dies entweder gar nicht oder nur sehr schwer. Diese verschiedene Eigenschaft benutzt man, um Stoffe voneinander zu trennen; den Vorgang nennt man **Dialyse**. Man benutzt dazu einen Glaszylinder, der oben und unten offen ist, überbindet die eine Öffnung fest mit Schweinsblase oder Pergamentpapier, bringt in den Zylinder die zu dialysierende Flüssigkeit hinein und taucht den Zylinder in ein Gefäß mit Wasser. Die Kristalloide werden nun in das Wasser durch die Schweinsblase diffundieren, während die Kolloide in dem Zylinder zurückbleiben.

Diese Dialyse durch Schweinsblase oder Pergamentpapier beruht auf der **Osmose**, auch **Diosmose** genannt, einem Zusammenwirken der Diffusion und Kapillarität (s. d.). Bei der Dialyse der Kristalloide, wo diese in das Wasser eindringen, spricht man von **Exosmose**, im anderen Falle, wo das Wasser in den Glaszylinder tritt, von **Endosmose** (Abb. 443).

Ein Kolloid, das in Wasser unlöslich ist, wird als **Gel** (vom lateinischen gelú = Erstarrung) bezeichnet, ein in Wasser lösliches als **Hydrosol**. Ist das in Wasser unlösliche Kolloid jedoch in Alkohol, Äther oder einem anderen organischen Lösungsmittel löslich, so heißt es **Organosol**. Lösungen von Kolloiden wie Gummi und Leim sind tatsächlich keine vollständigen Lösungen, sie sind **Pseudolösungen**, denn mittels geeigneter Mittel kann nachgewiesen werden, daß allerkleinste Teilchen in dem Lösungsmittel nur in der Schwebe gehalten werden. Man teilt die Kolloide ferner ein in **anorganische und organische oder Kolloide der Kohlenstoffverbindungen**. Die anorganischen Kolloide finden sich in der Natur seltener, aber man stellt durch geeignete Verfahren auch Metalle und Metallsalzlösungen als Kolloide her. Nach Bredig benutzt man die betreffenden Metalle, die man als Kolloide erhalten will, in Drahtform als Elektroden, die man in gekühltes Wasser stellt. Läßt man jetzt zwischen den Elektroden einen Lichtbogen entstehen, so geht von der Kathode das Metall in ganz fein verteilter Form aus (Elektroosmose) und gibt mit dem Wasser eine kolloidale Lösung. Um jedoch die kolloidale Haltbarkeit solcher Lösungen zu erhöhen, werden nach Paal gewisse Spaltungserzeugnisse des Eiweißes — Protalbinsäure und Lysalbinsäure genannt — zugesetzt und so auch feste kolloidale Metalle erzielt, die sich dann in Wasser lösen. Nach Ambergers patentiertem Verfahren erhält man durch Wollfett kolloidale Metalle, die in organischen Lösungsmitteln wie Äther, fetten Ölen oder flüssigem Paraffin löslich sind. Die technische Anwendung der kolloidalen Metalle beruht auf ihrer Wirkung als Katalysator. Unter einem Katalysator oder einer Kontaktsubstanz versteht man gewisse feste Stoffe wie Platin, Uran, Nickel, Osmium, die in sehr feiner Verteilung die Eigenschaft haben, chemische Verbindungen gasförmiger Körper herbeizuführen, ohne daß sie selbst scheinbar eine Veränderung erfahren. Wahrscheinlich ist, daß sich hierbei Zwischenverbindungen der Katalysatoren bilden, die dann die Verbindung der Gase bewirken. Man nennt diese Erscheinung katalytische oder Kontaktwirkung.

Über die Elemente selbst sei im allgemeinen noch folgendes hervorgehoben:

Die Metalloide oder Nichtmetalle besitzen meist keinen Metallglanz und sind schlechte Leiter der Wärme und Elektrizität. Werden Metalloide mit Metallen verbunden und durch den elektrischen Strom zerlegt, so scheidet sich das Metalloid als elektronegatives Element an der Anode, dem positiven Pole, dagegen das Metall als elektropositives Element an der Kathode, dem negativen Pol aus. Metalloide verbinden sich mit Wasserstoff zu flüchtigen Verbindungen. Mit Sauerstoff geben sie vorwiegend säurebildende Oxyde oder Säureanhydride und können nach ihrer Wertigkeit in Gruppen gebracht werden. Sie zeigen aber auch noch in anderer Richtung deutlich verwandtschaftliche Beziehungen. Z. B. die Halogene (Cl, Br, J, F) kommen alle in der Natur nicht in freiem Zustande vor, sie haben eine kennzeichnende Farbe und eigenartigen Geruch. Ihre Affinität zu Wasserstoff und zu den Metallen ist sehr groß. Sie heißen Halogene, Salzerzeuger, weil sie durch unmittelbare Verbindung mit den Metallen Salze bilden. Na + Cl = NaCl. Ihre chemischen Verbindungen, besonders die Wasserstoffsäuren und deren Salze, haben unter sich große Ähnlichkeit, so daß sie äußerlich meist schwer zu unterscheiden sind. Hinsichtlich der Stärke der Affinität zu Wasserstoff und den Metallen ergibt sich die Reihenfolge F, Cl, Br, J, so daß J durch die übrigen Halogene aus seinen Verbindungen abgeschieden wird. Anders ist es bei den Sauerstoffverbindungen. Hier zeigt J die stärkste Affinität, F die schwächste.

Ferner können folgende Gruppen unterschieden werden: Die Gruppe des Schwefels, worunter die Elemente Schwefel, Selen und Tellur zu rechnen sind, die sich chemisch ähnlich verhalten und zwei-, vier- und sechswertig auftreten; die Stickstoffgruppe und die Gruppe des Kohlenstoffes und des Siliziums.

Die Elemente der Stickstoffgruppe (N, P, As, Sb) bilden einen Übergang von den Metalloiden zu den Metallen. Stickstoff und Phosphor haben noch durchaus metalloide Eigenschaften, geben säurebildende Oxyde; die Oxyde des Arsens besitzen nur schwach saure Eigenschaften, und das Antimon zeigt schon deutlich Eigentümlichkeiten der Metalle wie das Aussehen und die Bildung basenähnlicher Oxyde. Alle Elemente dieser Gruppe treten in ihren Verbindungen drei- und fünfwertig auf. Zu dieser Gruppe werden auch die Elemente Wismut und Bor gezählt. Wismut zeigt im wesentlichen metallische Eigenschaften. Bor tritt nur als dreiwertiges Element auf.

Die Gruppe des Kohlenstoffes und Siliziums umfaßt die Elemente Kohlenstoff, Silizium, Zinn, Thorium, Zirkonium, Titan und Germanium. Sie treten vierwertig, das Zinn auch zweiwertig auf.

Die Metalle besitzen einen eigentümlichen Glanz, Metallglanz, sind gute Leiter der Elektrizität und der Wärme, lassen sich in jedem Verhältnisse zu Legierungen zusammenschmelzen, und ihre Sauerstoffverbindungen zeigen vorwiegend basische Eigenschaften. Diejenigen Metalle, deren spezifisches Gewicht weniger als 5 beträgt, werden leichte genannt, Leichtmetalle. Beträgt es mehr als 5, nennt man sie schwere Metalle oder Erzmetalle. Edle Metalle sind solche, die weder beim Liegen an der Luft, noch beim Erhitzen unmittelbar oxydiert werden, also blank bleiben. Es sind dies Gold, Silber und Platin. Quecksilber bezeichnet man als halbedles Metall. Es verbindet sich schwer mit Sauerstoff und die Sauerstoffverbindung läßt sich durch einfaches Erwärmen zerlegen. Gruppenweise zeigen die Metalle folgende Ähnlichkeiten:

1. Alkalimetalle. Sie besitzen eine sehr große Verwandtschaft zum Sauerstoff, zersetzen das Wasser bei gewöhnlichem Wärmegrad, ihre Hydroxyde, die ätzenden oder kaustischen Alkalien, sind die stärksten Basen und in Wasser sehr leicht löslich, desgleichen ihre kohlensauren Salze; nur Lithiumkarbonat ist in Wasser sehr schwer löslich. Hierher gehören Kalium, Rubidium, Zäsium. Natrium und Lithium. Ferner rechnet man hierunter auch die Ammoniumverbindungen.

2. Metalle der alkalischen Erden oder Erdalkalimetalle. Ihre Verwandtschaft zum Sauerstoff ist geringer, sie zersetzen Wasser aber ebenfalls, ihre Hydroxyde sind auch starke Basen, in Wasser schwer löslich oder unlöslich, ziehen an der Luft Kohlensäureanhydrid an; ihre Karbonate sind unlöslich und zersetzen sich beim Erhitzen in Kohlendioxyd und Metalloxyd. Schwefelwasserstoff bzw. Natriumsulfid fällt aus den Salzlösungen der alkalischen Erden die Metalle nicht aus. Es sind Kalzium, Barium, Strontium und Radium.

3. Gruppe des Magnesiums, worunter die Elemente Beryllium, Magnesium, Zink und Kadmium gezählt werden. Sie zeigen in den Eigenschaften ihrer Verbindungen Ähnlichkeit mit den Metallen der alkalischen Erden. Die Oxyde und Hydroxyde sind in Wasser sehr wenig oder so gut wie gar nicht löslich; ebenfalls sind die Karbonate unlöslich. Beryllium und Magnesium haben ein leichtes spezifisches Gewicht. Zink und Kadmium neigen mehr den Schwermetallen zu

4. Gruppe des Bleies mit den Elementen Blei und Thallium. Manche der Verbindungen des Bleies schließen sich in ihren Eigenschaften den Verbindungen der Metalle der alkalischen Erden an, andere wieder weichen von ihnen ab; so reagiert das Oxyd nur schwach alkalisch, die Halogenverbindungen sind im Gegensatz zu denen der alkalischen Erdmetalle schwer löslich. Thallium schließt sich den Bleiverbindungen in den Eigenschaften seiner Verbindungen an.

5. Gruppe des Nickels und des Kobalts. Diese beiden Elemente ähneln einerseits in ihren Eigenschaften denen der Elemente der Magnesiumgruppe, anderseits jedoch auch in manchen Beziehungen der Eisengruppe; so treten sie z. B. wie die Elemente der Eisengruppe zwei- bzw. dreiwertig auf.

6. Gruppe des Eisens. Die Elemente Eisen, Mangan, Chrom, Molybdän, Wolfram. Uran, auch Aluminium umfassend.

7. **Gruppe der Elemente Gallium und Indium**, in ihren Eigenschaften sich dem Aluminium anschließend.

8. **Gruppe der seltenen Erden**: Erbium, Lanthan, Neodym, Präseodym, Samarium, Skandium, Terbium, Thulium, Yttrium und Zer.

9. **Gruppe des Kupfers** mit den Elementen Kupfer, Quecksilber, Silber und Gold, von denen die beiden letzten auch Edelmetalle genannt werden. Während Quecksilber und Kupfer gewisse Ähnlichkeiten zeigen, haben anderseits die Elemente Kupfer, Silber und Gold wieder Übereinstimmung, indem sie die besten Leiter für Elektrizität sind und die größte Dehnbarkeit besitzen.

10. **Gruppe des Platins**. Die Elemente Platin, Iridium, Osmium, Palladium, Rhodium und Ruthenium umfassend. Sie sind sehr widerstandsfähig gegen Säuren und Hitze, weichen aber in manchen anderen Eigenschaften voneinander ab.

Die bei den zu besprechenden Elementen angegebenen Reaktionen, die **Identitätsreaktionen, Identitätsnachweise**, kurz **Nachweise**, sind solche Erscheinungen, die bei der Einwirkung eines gewissen bekannten Körpers, eines **Reagenzes**, auf einen unbekannten auf das Vorhandensein eines ganz bestimmten Stoffes schließen lassen. Man nennt dieses Nachweise auch **Ionenreaktionen**, da die Einwirkung von Ion auf Ion eintritt. Ein Reagens muß **kennzeichnend (charakteristisch) und empfindlich** sein, d. h. es muß mit ihm die kleinste Menge eines Stoffes mit Sicherheit nachgewiesen werden können. Selbstverständlich müssen die Reagenzien unbedingt chemisch rein sein.

Organische Chemie.

Zu den organischen Verbindungen rechnete man früher nur solche, die durch den Lebensvorgang im tierischen und pflanzlichen Körper gebildet werden, z. B. Stärke, Fette und Öle, Eiweißstoffe, Pflanzensäuren, wie Weinsäure, Zitronensäure, Essigsäure, Benzoesäure, ferner Harnstoff und Pflanzengifte. Man glaubte, es sei nicht möglich, derartige Stoffe aus den Elementen oder aus anorganischen Stoffen künstlich herzustellen. Diese Meinung mußte aufgegeben werden, als im Jahre 1828 **Wöhler** die Darstellung, die Synthese des Harnstoffes aus elementaren Bestandteilen gelang und seitdem eine ganze Reihe anderer Stoffe des Tier- und Pflanzenreiches künstlich bereitet wurden. Obschon nun damit die Grenze zwischen anorganischen Verbindungen verwischt wurde, hat man trotzdem die alte Einteilung beibehalten, weil die organischen Verbindungen insofern tatsächlich eine geschlossene Körpergruppe bilden, als sie sämtlich **Verbindungen des Kohlenstoffes** sind, und weil ihre Zahl ungemein groß ist, so daß die gesonderte Abhandlung zweckmäßig erscheint. Auch ist die Zusammensetzung sehr vieler organischer Verbindungen eine verwickeltere als die der anorganischen, so daß es dem Lernenden eine Erleichterung gewährt, wenn er erst dann in das Studium der Kohlenstoffverbindungen eingeführt wird, nachdem die Verbindungen der übrigen Elemente besprochen worden sind.

Die organischen Verbindungen enthalten außer Kohlenstoff als dem wesentlichen Bestandteile meist noch Wasserstoff, Sauerstoff, Stickstoff, Schwefel, Phosphor, ja es kann schließlich noch jedes andere Element in Kohlenstoffverbindungen vorkommen oder in diese eingefügt werden.

Das Vorhandensein des Kohlenstoffes wird daran erkannt, daß der zu untersuchende Körper bei seiner Verbrennung Kohlensäure bzw. Kohlensäureanhydrid liefert; in gleicher Weise wird aus dem Auftreten von Wasser bei der Verbrennung auf das Vorhandensein von Wasserstoff geschlossen. Der Stickstoff wird in Ammoniak übergeführt oder als Element frei gemacht usw. Werden diese Stoffe mit Hilfe geeigneter Geräte gesammelt, so kann zugleich die prozentische Zusammensetzung, aber noch nicht die Formel der Körper ermittelt werden. Es gibt nämlich viele Verbindungen, welche die ganz gleiche prozentische Zusammensetzung haben und doch sonst ganz verschiedene Eigenschaften zeigen, z. B. Milchsäure $C_3H_6O_3$ und Traubenzucker $C_6H_{12}O_6$, oder Azetylen C_2H_2 und Benzol C_6H_6. Wie es trotzdem möglich gewesen ist, solche Verbindungen in Formeln auszudrücken, soll hier nicht weiter erörtert werden.

Die organischen Verbindungen werden vor allem eingeteilt in zwei große Klassen: In die **Kohlenstoffverbindungen mit offener Kette** oder **azyklische Verbindungen**, von früher her Verbindungen der **Fettreihe** oder **aliphatische Reihe** genannt, wo die Kohlenstoffatome nicht zu einem Ringe vereinigt sind, und in die **Verbindungen mit geschlossener Kette, zyklische Verbindungen**, d. h. in Verbindungen, deren Kohlenstoffatome ringförmig untereinander verbunden sind. Zu den Verbindungen mit offener Kohlenstoffkette rechnet man diejenigen, welche sich in einfacher Weise von dem Kohlenwasserstoffe Methan CH_4 ableiten lassen; man bezeichnet sie darum auch als **Derivate, Ableitungsstoffe** oder **Abkömmlinge des Methans.** Die alte Bezeichnung Fettreihe oder aliphatische Reihe rührt daher, daß die Fette und Öle die am längsten bekannten Glieder dieser Reihe sind und Fett oder Öl auf griechisch áleiphar heißt. Unter den Verbindungen mit geschlossener Kette haben die eine große Bedeutung, welche sich von dem Kohlenwasserstoffe Benzol C_6H_6 ableiten lassen. Man nennt sie **Derivate des Benzols** oder **karbozyklische Verbindungen**, da nur Kohlenstoffatome die Ringbildung herbeiführen, auch **hexakarbozyklische Verbindungen**, weil 6 Kohlenstoffatome vorhanden sind, auch **aromatische Verbindungen**, weil zu ihnen viele starkriechende gehören, z. B. Bittermandelöl, Phenol, Vanillin. Außer diesen Benzolderivaten kommen auch Verbindungen mit geschlossener Kette vor, wo nur drei, vier oder fünf, oder mehr als sechs Kohlenstoffatome die Ringbildung hervorgerufen haben. Ferner sind auch Verbindungen vorhanden, wo neben den Kohlenstoffatomen auch andere Elemente im Ringe sich vorfinden; diese Verbindungen heißen **heterozyklische**.

Die Reihen zerfallen dann wieder in einzelne Gruppen, von denen hier nur solche erwähnt werden sollen, in denen sich Körper finden, die für den Drogisten gewisse Wichtigkeit haben.

1. Verbindungen mit offener Kohlenstoffkette.
Verbindungen der Fettreihe. Aliphatische Reihe.

Daß die Kohlenstoffverbindungen so außerordentlich mannigfaltig sind, ist hauptsächlich darauf zurückzuführen, daß die Atome des Kohlenstoffes viel mehr als andere Elementaratome die Fähigkeit besitzen, sich miteinander zu verbinden. Sie können sich in beliebiger Anzahl zu **Kohlenstoffkomplexen** oder **Kohlenstoffkernen** vereinigen, und wenn dabei ihre Verbindungseinheiten nur teilweise gegenseitig gefesselt werden, bleiben die übrigen Verbindungseinheiten oder Valenzen zur Bindung anderer Elementaratome zur Verfügung, wie sich aus folgenden Beispielen ergibt:

$$\equiv C-C\equiv \quad \equiv C-C-C\equiv \quad \equiv C-C-C-C\equiv \quad \text{usw.}$$

Wenn nun in diesen Kohlenstoffkernen die durch Striche angedeuteten freien Valenzen z. B. durch Wasserstoff gesättigt werden, ergeben sich folgende Kohlenwasserstoffe:

$$\underset{C_2H_6}{\overset{H}{\underset{H}{H}}\!\!>\!\!C\!-\!C\!<\!\overset{H}{\underset{H}{H}}} , \qquad \underset{C_3H_8}{\overset{H}{\underset{H}{H}}\!\!>\!\!C\!-\!\overset{H}{\underset{H}{C}}\!-\!C\!<\!\overset{H}{\underset{H}{H}}} , \qquad \underset{C_4H_{10}}{\overset{H}{\underset{H}{H}}\!\!>\!\!C\!-\!\overset{H}{\underset{H}{C}}\!-\!\overset{H}{\underset{H}{C}}\!-\!C\!<\!\overset{H}{\underset{H}{H}}} \quad \text{usw.}$$

Verbindungen wie diese Kohlenwasserstoffe heißen gesättigte, weil die vorhandenen Kohlenstoffatome gegenseitig mit nur je einer Valenz verknüpft sind, sich nur in einfacher Bindung befinden und im übrigen die höchste überhaupt mögliche Anzahl anderer Atome, hier Wasserstoffatome, gebunden halten. Vereinigen sich aber Kohlenstoffatome mit mehr als einer Valenz, nämlich mit zwei oder drei, so daß sich einzelne der Kohlenstoffatome in zweifacher oder dreifacher Bindung befinden, so entstehen sog. ungesättigte Verbindungen, z. B.

$$\begin{matrix} C=H_2 \\ \| \\ C=H_2 \end{matrix} \qquad \begin{matrix} C-H \\ \||| \\ C-H. \end{matrix}$$

Man nennt sie ungesättigt, weil sie sich mit Wasserstoff zu gesättigten Verbindungen vereinigen.

$$C_2H_4 + 2\,H = C_2H_6$$
Äthylen + Wasserstoff = Äthan.

Gesättigte Kohlenwasserstoffe sind:

		Radikal:	
Methan	CH_4	Methyl —	CH_3
Äthan	C_2H_6	Äthyl —	C_2H_5
Propan	C_3H_8	Propyl —	C_3H_7
Butan	C_4H_{10}	Butyl —	C_4H_9
Pentan	C_5H_{12}	Pentyl —	C_5H_{11}
Hexan	C_6H_{14}	Hexyl —	C_6H_{13}
Heptan	C_7H_{16}	Heptyl —	C_7H_{15}
Oktan	C_8H_{18}	Oktyl —	C_8H_{17}
Nonan	C_9H_{20}	Nonyl —	C_9H_{19}
Dekan	$C_{10}H_{22}$ usw.	Dekyl —	$C_{10}H_{21}$ usw.

Man kann sich die Entstehung dieser Reihe, die man auch die Reihe des Methans, die Sumpfgasreihe, Alkane, Ethane, Grenzkohlenwasserstoffe oder Paraffine nennt, so vorstellen, daß man annimmt, in dem einfachsten Kohlenwasserstoff CH_4 sei ein Wasserstoffatom durch den einwertigen Rest, das Radikal —CH_3 eines zweiten Moleküls CH_4 ersetzt worden, also aus CH_4 ist geworden $C\!\begin{cases}CH_3\\H_3\end{cases}$ gleich C_2H_6, aus C_2H_6 wird auf dieselbe Weise $C_2\!\begin{cases}CH_3\\H_5\end{cases}$ gleich C_3H_8 usw.

Vergleicht man die untereinander stehenden Formeln obiger Reihe der gesättigten Kohlenwasserstoffe, so bemerkt man leicht, daß sie sich untereinander unterscheiden durch mehr bzw. weniger von CH_2. Eine solche Zusammenstellung chemisch nahe verwandter Körper, die sich voneinander durch ein regelmäßig, auf- oder absteigend, wiederkehrenden Mehr- oder Mindergehalt von

CH_2 unterscheiden, nennt man eine homologe oder isologe Reihe. Man kann diese Reihe durch die Formel $C_nH_{2n}+2$ festlegen.

Die Glieder dieser Reihe sind bei gewöhnlichem Wärmegrade bis zu einem Gehalte von vier Kohlenstoffatomen (CH_4 bis C_4H_{10}) gasförmig. Von C_5H_{12} bis $C_{16}H_{34}$ stellen sie Flüssigkeiten dar. Enthalten sie noch mehr Kohlenstoff, so sind sie feste kristallinische Massen. Alle diese Körper werden auch Paraffine genannt, weil sie bei gewöhnlichem Wärmegrade gegen Schwefelsäure und Salpetersäure parum affinis, d. h. unempfindlich sind, sie werden nicht von ihnen angegriffen.

Grenzkohlenwasserstoffe bezeichnet man sie, weil die Kohlenstoffatome untereinander nur durch je eine Valenz gebunden sind, die übrigen aber sämtlich durch Wasserstoffatome gesättigt sind, so daß die höchste Anzahl der möglichen Wasserstoffatome erreicht ist.

Auch von den ungesättigten Kohlenwasserstoffen lassen sich homologe Reihen ableiten.

Eine homologe Reihe ungesättigter Kohlenwasserstoffe, wo sich zwei Kohlenstoffatome mit je zwei Valenzen, die übrigen aber mit je einer Valenz vereinigen, die Reihe der Olefine oder Alkylene, die Aethylenreihe, ist folgende:

$$\begin{array}{ll} \text{Äthylen} & C_2H_4 \\ \text{Propylen} & C_3H_6 \\ \text{Butylen} & C_4H_8 \\ \text{Amylen} & C_5H_{10}, \\ \text{Hexylen} & C_6H_{12} \\ \text{Heptylen} & C_7H_{14} \quad \text{usw.} \end{array}$$

$$C_2H_4 = \begin{matrix} C=H_2 \\ \| \\ C=H_2 \end{matrix} \qquad C_3H_6 = \begin{matrix} CH_3 \\ | \\ CH \\ \| \\ CH_2 \end{matrix}$$

Äthylen Propylen.

Man nennt sie Olefine, Ölbildner, weil sie mit Halogenen ölartige Verbindungen liefern. Diese Reihe entspricht der Formel C_nH_{2n}.

Ebenfalls kann eine homologe Reihe ungesättigter Kohlenwasserstoffe entstehen von den Verbindungen, wo sich zwei der Kohlenstoffatome mit je drei Valenzen, die übrigen aber mit je einer Valenz verbinden, es ist dies die Reihe der Azetylene:

$$\begin{array}{ll} \text{Azetylen} & C_2H_2, \\ \text{Allylen} & C_3H_4, \\ \text{Crotonylen} & C_4H_6 \end{array}$$

$$\begin{matrix} C-H \\ \equiv \\ C-H \end{matrix} \qquad \begin{matrix} C\equiv H_3 \\ | \\ C \\ \equiv \\ C-H \end{matrix} \qquad \begin{matrix} C\equiv H_3 \\ | \\ C=H_2 \\ | \\ C \\ \equiv \\ C-H. \end{matrix}$$

Sie entspricht der Formel $C_nH_{2n}-2$.

Von diesen **Kohlenwasserstoffen** haben für unsere Zwecke folgende Bedeutung:

Methan CH_4 bildet sich bei der Verwesung vieler organischer Stoffe, z. B. in Sümpfen als Sumpfgas, dann in Kohlenbergwerken als Grubengas, feuriger Schwaden, schlagende Wetter, ferner bei der trockenen Destillation vieler organischer Körper, wie Holz oder Steinkohlen, und ist deshalb ein Hauptbestandteil des Leuchtgases. Es ist ein farb- und geruchloses Gas, brennbar, mit Luft gemengt leicht explodierend wie Knallgas.

Propan C_3H_8 ein Gas, das als Nebenerzeugnis der Stein- oder Braunkohle- oder Teerhydrierung bei der Verflüssigung der Kohle, der Herstellung des synthetischen Benzins in den Leunawerken gewonnen wird, kommt unter Druck verflüssigt in Stahlflaschen in den Handel und dient zu Beleuchtungs- und Heizzwecken.

Butan C_4H_{10} ein Gas, das verflüssigt gleichwie Propan zu Beleuchtungs- und Heizzwecken dient.

Petroleum, ein Gemisch kohlenstoffreicherer Kohlenwasserstoffe (s. *Oleum Petrae*).

Äthylen C_2H_4 entsteht bei der trockenen Destillation vieler organischer Stoffe, z. B. der Steinkohlen, des Holzes und der Fette und ist ein Bestandteil des Leuchtgases. Ist farblos, unangenehm süßlich riechend. Verbrennt mit leuchtender Flamme. Ein Gemisch von 1 Raumteil Äthylen und 3 Raumteilen Sauerstoff ist explosiv.

Leuchtgas ist in der Hauptsache ein Gasgemisch von den mit helleuchtender Flamme brennenden schweren Kohlenwasserstoffen Äthylen, Propylen, Butylen, Azetylen, Benzol, Naphthalin und den mit nur geringer Flamme brennenden Stoffen Wasserstoff, Methan und Kohlenmonoxyd. Es wirkt eingeatmet giftig und bildet mit Luft gemischt das gefährliche leicht explosive Knallgas. Es wird durch trockene Destillation der Steinkohlen in eisernen oder aus feuerfestem Ton hergestellten Retorten gewonnen. Die einzelnen Retorten sind mit aufsteigenden Röhren verbunden, durch die das Rohleuchtgas durch ein Sammelrohr hindurch in eine Kühlvorrichtung tritt, einen großen eisernen Behälter, der mit senkrechten Röhren versehen ist, durch die beständig kaltes Wasser läuft. Das Rohleuchtgas ist sehr verunreinigt mit Ammoniak, Schwefelwasserstoff, Schwefelkohlenstoff, Schwefelammonium, Kohlensäure und Teer. Der Teer wird bereits in der Kühlvorrichtung verdichtet. Um aber die übrigen Verunreinigungen zu entfernen, leitet man das Rohleuchtgas zunächst in einen großen Waschturm, der mit Koks gefüllt ist, über die beständig von oben aus einer Brausevorrichtung Wasser rieselt. Hier wird vor allem das Ammoniakgas aufgenommen. Darauf gelangt das Leuchtgas in einen eisernen Reinigungskasten, worin sich ein Gemisch aus Ätzkalk, Eisenvitriol oder Eisenoxyd und Sägespänen befindet, wodurch die Schwefelverbindungen und die Kohlensäure gebunden werden. Von hier aus wird das Leuchtgas in einem Gasometer aufgefangen, einem großen glockenartigen Behälter, der in Wasser steht und so durch das Wasser abgeschlossen wird. Durch den Eintritt des Gases wird das Wasser je nach der Menge des Gases mehr oder weniger verdrängt, die Gasometerglocke hebt sich und so sammelt sich das Leuchtgas in dem Gasometer an.

In den Retorten bleibt als Rückstand eine schwammige Kohle, der Kok. Leuchtgas muß vor allem frei von dem giftigen Schwefelwasserstoffe sein. Man prüft darauf mittels Bleiazetatpapier; es darf keine Dunkelfärbung eintreten.

In den Kohlenwasserstoffen kann nun der Wasserstoff in verschiedenster Weise durch andere Elemente und Elementgruppen ersetzt werden, besonders durch die Halogene. So entstehen z. B. folgende Derivate:

Dichlormethan CH_2Cl_2 (s. *Methylenchlorid*).
Trichlormethan $CHCl_3$ (s. *Chloroform*).
Tetrachlormethan CCl_4 (s. *Tetrachlorkohlenstoff* oder *Benzinoform*).

Monochloräthan C_2H_5Cl, Äthylchlorid (s. *Aether chloratus*).
Monobromäthan C_2H_5Br, Äthylbromid (s. *Aether bromatus*).
Tribrommethan $CHBr_3$ (s. *Bromoform*).
Trijodmethan CHJ_3 (s. *Jodoform*).
Di-äthyl-sulfon-dimethyl-methan $\begin{matrix}CH_3\\CH_3\end{matrix}{>}C{<}\begin{matrix}SO_2C_2H_5\\SO_2C_2H_5\end{matrix}$ (s. *Sulfonal*)
Dichloräthylen $C_2H_2Cl_2$.
Trichloräthylen C_2HCl_3. Kurzweg als Tri bezeichnet. Farblose, leicht bewegliche Flüssigkeit. Spez. Gewicht 1,465. Siedepunkt 88°, dient in der Technik als Extraktionsmittel an Stelle von Petroleumäther, Benzin, Chloroform und ähnlichem. Ferner als vorzügliches Fleckentfernungsmittel. Muß vor Licht geschützt aufbewahrt werden, da es sich sonst bald zersetzt und Chlorwasserstoff abspaltet. Man bewahrt es zweckmäßig über etwas feuchtem Kaliumkarbonat auf. Man gewinnt es aus Hexachloraethan C_2Cl_6 durch Einwirkung von Zink und verdünnter Schwefelsäure.

Werden in den Kohlenwasserstoffen ein oder mehrere Wasserstoffatome durch die Hydroxylgruppe (—OH) ersetzt, so ergeben sich die **Alkohole**. Sind sie von gesättigten Kohlenwasserstoffen, von Grenzkohlenwasserstoffen abgeleitet, heißen sie Grenzalkohole, im anderen Fall ungesättigte Alkohole. Sie entsprechen den Hydroxyden der anorganischen Chemie. Nach der Zahl der vorhandenen Hydroxylgruppen gibt es einwertige oder mehrwertige Alkohole, und zwar ein- bis sechswertige. Für uns haben hauptsächlich die einwertigen Wichtigkeit, zu denen der gewöhnliche Alkohol, der Äthylalkohol, gehört, von den zweiwertigen, die die Bezeichnung Glykole führen, der Glykolalkohol oder Aethandiol $C_2H_4(OH)_2$, ein Äthan C_2H_6, wo zwei Wasserstoffatome durch zwei Hydroxylgruppen ersetzt sind (s. unter Tego-Glykol), von den dreiwertigen das Glyzerin $C_3H_5(OH)_3$. Ein sechswertiger Alkohol ist Mannit $C_6H_8(OH)_6$. Vom Methan CH_4 leitet sich ab CH_3OH. Der Rest von Methan wird Methyl genannt, und der Körper CH_3OH erhält den Namen Methyloxydhydrat oder Methylalkohol oder Karbinol, oder nach seiner Darstellung Holzgeist. Dem Äthan C_2H_6 entspricht Äthyloxydhydrat oder Äthylalkohol C_2H_5OH (Spiritus) usw. Die einwertigen Alkohole sind entweder primär, sekundär oder tertiär.

Primär heißen die Alkohole, wenn die Hydroxylgruppe an ein endständiges Kohlenstoffatom getreten ist, z. B. im Äthylalkohol $= CH_3$
$\qquad\qquad\qquad\qquad\qquad\qquad\qquad\qquad\qquad\quad |$
$\qquad\qquad\qquad\qquad\qquad\qquad\qquad\qquad\quad CH_2 \cdot OH$

oder im Propylalkohol $= CH_3$
$\qquad\qquad\qquad\qquad\qquad\quad |$
$\qquad\qquad\qquad\qquad\qquad\; CH_2$
$\qquad\qquad\qquad\qquad\qquad\quad |$
$\qquad\qquad\qquad\qquad\qquad\; CH_2 \cdot OH.$

Im primären Alkohol ist die Gruppe $- C{\underset{\diagdown OH}{\diagup H_2}}$ vorhanden.

Unter einem sekundären Alkohol versteht man einen Alkohol, bei dem die Hydroxylgruppe an ein Kohlenstoffatom gebunden ist, das noch mit zwei anderen Kohlenstoffatomen in Verbindung steht, z. B.

$\qquad CH_3$
$\qquad |$
$\qquad CH \cdot OH =$ sekundärer Propylalkohol.
$\qquad |$
$\qquad CH_3$

Der sekundäre Alkohol weist die Gruppe $=\mathrm{C}\!\!\begin{array}{c}\diagup\mathrm{H}\\\diagdown\mathrm{OH}\end{array}$ auf.

Unter tertiären Alkoholen solche Verbindungen, bei denen das mit der Hydroxylgruppe in Verbindung stehende Kohlenstoffatom noch mit drei anderen Kohlenstoffatomen in Verbindung steht:

$$\mathrm{C}\!\!\begin{array}{l}\diagup\mathrm{CH_2\cdot CH_3}\\-\mathrm{CH_3}\\-\mathrm{CH_3}\\\diagdown\mathrm{OH}\end{array} = \text{tertiärer Amylalkohol oder Amylenhydrat.}$$

Im tertiären Alkohol findet sich die Gruppe $\equiv \mathrm{C-OH}$.

Man betrachtet die Alkohole auch als Abkömmlinge des Methylalkohols des Karbinols $\mathrm{CH_3OH}$. Die primären Alkohole entstehen dann durch Ersetzung eines Wasserstoffatoms durch einwertige Reste von Kohlenwasserstoffen, sog. Alkyle, z. B.

$$\mathrm{C}\!\!\begin{array}{l}\diagup\mathrm{H}\\-\mathrm{H}\\-\mathrm{H}\\\diagdown\mathrm{OH}\end{array} = \mathrm{CH_3OH}\ \text{Methylalkohol,}$$

$$\mathrm{C}\!\!\begin{array}{l}\diagup\mathrm{CH_3}\\-\mathrm{H}\\-\mathrm{H}\\\diagdown\mathrm{OH}\end{array} = \mathrm{C_2H_5OH}\ \text{Äthylalkohol,}$$

oder $\mathrm{C}\!\!\begin{array}{l}\diagup\mathrm{C_2H_5}\\-\mathrm{H}\\-\mathrm{H}\\\diagdown\mathrm{OH}\end{array} = \mathrm{C_3H_7OH}\ \text{Propylalkohol.}$

Die sekundären durch Ersetzung zweier und die tertiären durch Ersetzung dreier Wasserstoffatome.

Vielfach bezeichnet man die Alkohole auch nach den Kohlenwasserstoffverbindungen, aus denen man sie entstanden denkt, indem man diese mit der Silbe *ol* verbindet. z. B. Methanol für Methylalkohol. Aethanol für Aethylalkohol usw.

Die wichtigsten Alkohole aus der homologen Reihe des gewöhnlichen Alkohols sind

Methylalkohol	$\mathrm{CH_3}$	$\cdot\mathrm{OH}$	Hexylalkohol	$\mathrm{C_6H_{13}}\cdot\mathrm{OH}$
Äthylalkohol	$\mathrm{C_2H_5}$	$\cdot\mathrm{OH}$	Heptylalkohol	$\mathrm{C_7H_{15}}\cdot\mathrm{OH}$
Propylalkohol	$\mathrm{C_3H_7}$	$\cdot\mathrm{OH}$	Zetylalkohol	$\mathrm{C_{16}H_{33}}\cdot\mathrm{OH}$
Butylalkohol	$\mathrm{C_4H_9}$	$\cdot\mathrm{OH}$	Zerylalkohol	$\mathrm{C_{27}H_{55}}\cdot\mathrm{OH}$
Amylalkohol	$\mathrm{C_5H_{11}}$	$\cdot\mathrm{OH}$	Melissylalkohol	$\mathrm{C_{30}H_{61}}\cdot\mathrm{OH}$

Von diesen sind besonders anzuführen:

Methylalkohol (s. *Holzgeist*).

Äthylalkohol (s. *Äthylalkohol, Alcohol absolutus. Spiritus. Spiritus Vini gallici, Spiritus Sacchari, Spiritus Oryzae*).

Propylalkohol, $\mathrm{C_3H_7OH}$, findet sich als Bestandteil des rohen Äthylalkohols bei der Reinigung des Äthylalkohols in dem zurückbleibenden Roh-Amylalkohol, Roh-Fuselöl, und wird aus diesem durch Rektifikation gewonnen, indem er als Vorlauf gesondert aufgefangen wird. Um ihn zu reinigen, schüttelt man ihn mit Kaliumkarbonatlösung und unterwirft ihn der Rektifikation. Es ist eine farblose, in ihren Eigenschaften dem Äthylalkohol ähnliche Flüssigkeit, die bei 97,41° siedet, nur wirkt sie doppelt so giftig als dieser. Gegen die Verwendung des Propylalkohols zur Herstellung von Riechmitteln sind bisher kaum Bedenken erhoben worden. Auch eignet er sich gut als Hautdesinfektionsmittel (35—50 prozentig). Zur Herstellung von Haut-, Haar- und Mundpflegemitteln sollte er aber nicht dienen, da der Beweis vollständiger Unschädlichkeit in Deutschland noch nicht gebracht ist.

Der ebenfalls bei der Reinigung des Rohspiritus im Fuselöl vorkommende Isopropylalkohol, eine isomere Verbindung des Propylalkohols, wirkt bedeutend giftiger als der Propylalkohol.

Man unterscheidet den Propylalkohol vom Äthylalkohol durch sein Verhalten zu Kalziumchlorid, Propylalkohol ist in einer gesättigten Kalziumchloridlösung unlöslich, während sich Äthylalkohol darin löst.

Amylalkohol (s. *Amylalkohol*). Vom Amylalkohol von der Formel $C_5H_{11}OH$, auch Pentylalkohol genannt, sind 8 Alkohole bekannt: 4 primäre. 3 sekundäre und 1 tertiärer. Von diesen haben aber nur Bedeutung der im Handel gebräuchliche Amylalkohol, der ein primärer Alkohol ist und als Gärungsamylalkohol bezeichnet wird. und der tertiäre Amylalkohol oder das Amylenhydrat.

Amylenhydrat (s. *Amylenum hydratum*). Es ist ein tertiärer Alkohol: tertiärer Amylalkohol.

Der Zetylalkohol $C_{16}H_{33}OH$ kommt als Palmitinsäure-Zetyläther im Walrat vor; der Zerylalkohol oder Zerotin $C_{26}H_{53}OH$ ist als Zerotinsäure-Zeryläther im chinesischen Wachs und der Melissylalkohol als Palmitin-Melissyläther im Bienenwachs enthalten.

Von den ungesättigten Alkoholen, von den Olefinen oder Alkylenen abgeleitet, hat für uns nur der Allylalkohol, auch Propenol oder Akrylalkohol genannt, C_3H_5OH insofern Bedeutung, als er zur Herstellung des künstlichen Senföls dient. Er ist vom Propylen C_3H_6 abgeleitet.

Aus den Alkoholen können durch Zersetzung, Substitution, Oxydation usw. unzählige andere Stoffe dargestellt werden, so z. B. von den oben erwähnten Kohlenwasserstoffen und deren Derivaten: Äthylen. Methylchlorid, Äthylchlorid, Äthylbromid, Chloroform, Bromoform, Jodoform. Wird in einem Alkohol das Wasserstoffatom der Hydroxylgruppe durch Kalium oder Natrium ersetzt, so entsteht ein Metallalkoholat. z. B. C_2H_5OK Kaliumaethylat. Besonders kennzeichnend für die primären Alkohole ist, daß sie bei ihrer Oxydation Aldehyde und Säuren bilden, ferner durch Verlust von Wasser in Äther übergehen und mit Säuren zusammengesetzte Äther, Ester, geben.

Sekundäre Alkohole bilden bei der Oxydation zunächst Ketone, die die CO-Gruppe enthalten, bei weiterer Oxydation zwei Karbonsäuren mit geringerem Kohlenstoffgehalt. Tertiäre Alkohole zerfallen durch Oxydation gleich in Karbonsäuren mit geringerem Kohlenstoffgehalt.

Einen **Äther** kann man sich entstanden denken durch Vereinigung von 2 Molekülen eines Alkohols unter Austritt eines Moleküls Wasser:

$$\begin{matrix} CH_3O|H| \\ CH_3|OH \end{matrix} = \begin{matrix} CH_3 \\ CH_3 \end{matrix}\!\!>\!\!O + H_2O.$$

Methyläther.

Er erscheint sonach als das Oxyd zweier Alkoholradikale, z. B. Dimethyloxyd, oder als Wasser, in dem beide Wasserstoffatome durch Alkoholradikale ersetzt sind. Sind in den Äthern die beiden Alkoholradikale gleich, z. B. im Methyläther, so nennt man den Äther einen **einfachen Äther**, sind die Alkoholradikale jedoch verschieden, so heißt der Äther ein **gemischter Äther**, z. B. Methyl-Äthyläther:

$$\begin{matrix}CH_3\\C_2H_5\end{matrix}\!\!>\!\!O.$$

Die Zahl solcher Äther ist groß; von Wichtigkeit ist besonders der gewöhnliche

Äthyläther (s. *Aether*). Die Darstellung geschieht auf einem Umwege. Die Schwefelsäure, die bei seiner Darstellung mit Äthylalkohol gemischt wird, wirkt nicht unmittelbar wasserentziehend, sondern es entsteht zunächst Äthylschwefelsäure:

$$O_2S\!\!<\!\!\begin{matrix}OH\\OH\end{matrix} + HOC_2H_5 = H_2O + O_2S\!\!<\!\!\begin{matrix}OC_2H_5\\OH\end{matrix}$$

Schwefelsäure + Äthylalkohol = Wasser + Äthylschwefelsäure.

Wird diese Äthylschwefelsäure auf 140° erhitzt unter Zufluß von Äthylalkohol, so zersetzt sie sich wieder, und nun erst entsteht unter Rückbildung von Schwefelsäurehydrat der Äther:

$$O_2S\!\!<\!\!\begin{matrix}OC_2H_5\\OH\end{matrix} + HO\cdot C_2H_5 = O_2S\!\!<\!\!\begin{matrix}OH\\OH\end{matrix} + \begin{matrix}C_2H_5\\C_2H_5\end{matrix}\!\!>\!\!O$$

Äthylschwefelsäure + Äthylalkohol = Schwefelsäure + Äthyläther.

Wird in Alkoholen der Sauerstoff der Hydroxylgruppe durch Schwefel S ersetzt, so entstehen **Thioalkohole** oder **Merkaptane**, z. B.

$$C_2H_5OH - C_2H_5SH$$

Äthylalkohol — Äthylmerkaptan.

Man faßt sie auch auf als Kohlenwasserstoffe, wo Wasserstoffatome durch die SH-Gruppe ersetzt worden sind. Je nach der Anzahl der vorhandenen SH-Gruppen unterscheidet man sie in ein- und mehrwertige Merkaptane. Sie haben alle einen durchdringenden Geruch. Die Thioalkohole verbinden sich sehr leicht mit Quecksilberverbindungen, so hat man ihnen den Namen Merkaptane gegeben, abgeleitet von Mercurium captans = Quecksilber leicht aufnehmend.

Sind zwei Alkoholradikale durch die Atomgruppe CO, die **Karbonylgruppe**, verbunden, so heißt der Körper ein **Keton**, z. B.

$$\begin{matrix}C_2H_5\\C_2H_5\end{matrix}\!\!>\!\!C=O \text{ Diäthylketon.} \quad \begin{matrix}C_2H_5\\CH_3\end{matrix}\!\!>\!\!C=O \text{ Methyläthylketon.}$$

Die Karbonylgruppe ist als zweiwertig aufzufassen, indem der Kohlenstoff in der ungesättigten CO-Gruppe noch zwei Affinitäten frei hat.

Sind die beiden Alkoholradikale gleich, so sprechen wir von einem **einfachen Keton**, z. B. Diäthylketon. Sind sie verschieden, wie im Methyläthylketon, so heißt das Keton ein **gemischtes Keton**.

Andererseits sind die Ketone aufzufassen als Oxydationsergebnisse von sekundären Alkoholen.

$$\begin{matrix}CH_3\\|\\CH\cdot OH\\|\\CH_3\end{matrix} + O = \begin{matrix}CH_3\\|\\CO\\|\\CH_3\end{matrix} + H_2O$$

Sekundärer Propylalkohol + Sauerstoff = Dimethylketon + Wasser.

Auch die Ketone gehen bei starker Oxydation in Säuren, und zwar in mindestens zwei verschiedene Säuren über. Ketone finden sich häufig als Bestandteile ätherischer Öle, z. B. Methylnonylketon $CH_3COC_9H_{19}$ und Methylheptylketon $CH_3COC_7H_{15}$ im Rautenöl. Die Bezeichnungen heptyl und nonyl zeigen die Anzahl der Kohlenstoffatome an, abgeleitet vom griechischen hepta = 7 bzw. lateinischen novem = 9.

Von Wichtigkeit ist

Dimethylketon $(CH_3)_2CO$ (s. *Azeton*).

Durch Oxydation gehen, wie wir gesehen haben, die gewöhnlichen primären Alkohole in **Aldehyde** über. Sie verlieren dabei 2 Atome Wasserstoff, z. B. aus Äthylalkohol $CH_3 \cdot CH_2 \cdot OH$ wird $CH_3 \cdot COH$ Azetaldehyd.

$$(CH_3 \cdot CH_2) \cdot OH + O = CH_3COH + H_2O$$
Äthylalkohol + Sauerstoff = Azetaldehyd + Wasser.

Von diesem Vorgange haben die Aldehyde den Namen, der aus Alcohol dehydrogenatus gebildet ist. Die wichtigste Eigenschaft der Aldehyde ist, daß sie große Neigung haben, Sauerstoff aufzunehmen und sich so in Säuren zu verwandeln. Sie bilden das Mittelglied zwischen Alkohol und Säure. So benennt man sie gewöhnlich nach der aus ihnen entstehenden Säure, z. B. Azetaldehyd nach der Essigsäure, *Acid. aceticum*, Formaldehyd nach der Ameisensäure, *Acid. formicicum*. Diese Oxydation kann sich anderen Stoffen gegenüber als Reduktion bemerklich machen. So wird z. B. aus Silbersalzen durch Aldehyde blankes metallisches Silber reduziert, wovon man bei der Versilberung von Glas Gebrauch macht. Ein wichtiger Aldehyd ist der

Formaldehyd (s. *diesen*), ferner

Azetaldehyd (s. *diesen*).

Wirken Spuren von Salz- oder Schwefelsäure auf Azetaldehyd ein, so verdreifacht er sein Molekül, er polymerisiert sich und geht über in

Paraldehyd $(C_2H_4O)_3$, eine eigentümlich würzig riechende Flüssigkeit, die bei $+ 10°$ erstarrt, wie der gewöhnliche Aldehyd leicht oxydiert und sauer wird und durch Destillation über etwas Schwefelsäure wieder in gewöhnlichen Aldehyd zurückverwandelt werden kann. Paraldehyd wird als Schlafmittel verwendet.

Wird Wasserstoff des Aldehyds $CH_3 \cdot COH$ teilweise durch Chlor ersetzt, so entstehen Derivate, von denen das wichtigste ist:

Trichloraldehyd oder Chloral $CCl_3 \cdot COH$ (s. *Chloralum hydratum crystallisatum*). Dieser gibt mit Formamid Chloralformamid (s. *Chloralum formamidatum*).

Wird der Äthylalkohol fortgesetzt oxydiert, so entsteht schließlich eine **Säure**, die Essigsäure:

$$(CH_3 \cdot CH_2)OH + 2O = CH_3COOH + H_2O$$
Äthylalkohol + Sauerstoff = Essigsäure.

Jedem der oben angeführten primären Alkohole entspricht so eine organische Säure, in der sich stets die einwertig aufzufassende Gruppe —COOH, die Karboxylgruppe findet. In der organischen Chemie werden nur diejenigen Verbindungen als Säuren angesehen, welche die Karboxylgruppe enthalten. Das Wasserstoffatom dieser Gruppe verhält sich ganz wie die Wasserstoffatome in den anorganischen Säurehydraten, es kann ebenso leicht durch Metallatome ersetzt werden, so daß ein Salz entsteht. Z. B.:

$$CH_3 \cdot COOH + NaOH = CH_3 \cdot COONa + H_2O.$$
Essigsäure + Natriumhydroxyd = essigsaures Natrium.

Das Wasserstoffatom dieser Karboxylgruppe verhält sich also anders als die übrigen Wasserstoffatome der Säure, die nicht so leicht beweglich und ersetzbar sind. — Auch die organischen Säuren können ein- oder mehrbasisch sein, es richtet sich dies nach der Anzahl der vorhandenen Karboxylgruppen. Die Essigsäure ist einbasisch, während z. B. die Bernsteinsäure (Äthylenbernsteinsäure)

$$C_2H_4 \cdot \begin{cases} COOH \\ COOH \end{cases} \text{zweibasisch, die Zitronensäure } C_3H_4OH \begin{cases} COOH \\ COOH \\ COOH \end{cases}$$

dreibasisch ist (abgeleitet vom Propan C_3H_8). Diese letzteren Säuren können demnach auch wie mehrbasische Mineralsäuren ebensowohl neutrale oder normale als saure Salze geben. Von der homologen Alkoholreihe, zu der der gewöhnliche Alkohol, der Äthylalkohol gehört, leitet sich eine homologe Reihe von einbasischen Säuren, von Karbonsäuren ab, die man die **Reihe der Fettsäuren** nennt, weil ihre wichtigsten Glieder seit langer Zeit in den natürlich vorkommenden Fetten und Ölen aufgefunden worden und ihre höheren Glieder den Fetten äußerlich ähnlich sind. Die wichtigsten Fettsäuren sind:

Ameisensäure	$H \cdot COOH$	Myristinsäure	$C_{13}H_{27} \cdot COOH$
Essigsäure	$CH_3 \cdot COOH$	Palmitinsäure	$C_{15}H_{31} \cdot COOH$
Propionsäure	$C_2H_5 \cdot COOH$	Margarinsäure	$C_{16}H_{33} \cdot COOH$
Buttersäure	$C_3H_7 \cdot COOH$	Stearinsäure	$C_{17}H_{35} \cdot COOH$
Valeriansäure	$C_4H_9 \cdot COOH$	Arachinsäure	$C_{19}H_{39} \cdot COOH$
Kapronsäure	$C_5H_{11} \cdot COOH$	Behensäure	$C_{21}H_{43} \cdot COOH$
Kaprylsäure	$C_7H_{15} \cdot COOH$	Zerotinsäure	$C_{26}H_{53} \cdot COOH$
Laurinsäure	$C_{11}H_{23} \cdot COOH$	Melissinsäure	$C_{29}H_{59} \cdot COOH$

Wie bei der Alkoholreihe unterscheidet sich auch bei der Fettsäurereihe jedes Glied dieser von dem vorhergehenden bzw. dem folgenden durch ein Mehr oder Weniger von CH_2. Ist das Radikal CH_3 an ein Endkohlenstoffatom getreten, spricht man von einer **normalen Säure**, im andern Falle von einer **isomeren oder Isosäure**.

Die Ameisensäure ist auch als Wasserstoffverbindung der Karboxylgruppe anzusehen und die übrigen Glieder der Reihe als Kohlenwasserstoffe der Methanreihe, als Ethane, in denen ein Wasserstoffatom durch die Karboxylgruppe ersetzt ist.

Ameisensäure CH_2O_2 oder $HCOOH$ (s. *Acid. formicicum*). Nachweis: Erhitzt man Ameisensäure mit salpetersaurem Silber zum Kochen, so wird unter Kohlensäureentwicklung metallisches Silber ausgeschieden.

Essigsäure $C_2H_4O_2$ oder CH_3COOH (s. *Acetum, Acetum pyrolignosum, Acidum aceticum glaciale* sowie die Salze: *Kalium aceticum, Natrium aceticum, Aluminium aceticum, Barium aceticum, Cuprum aceticum, Ferrum aceticum, Plumbum aceticum*). Nachweis: Erwärmt man ein trockenes essigsaures Salz mit etwas konzentrierter Schwefelsäure, so tritt der kennzeichnende Geruch der Essigsäure auf; setzt man noch etwas Alkohol hinzu, so erhält man den angenehmen Geruch des Essigäthers.

Trichloressigsäure $CCl_3 \cdot COOH$ (s. *Acidum trichloraceticum*).

Buttersäure, normale, $C_4H_8O_2$ oder C_3H_7COOH, Acidum butyricum, findet sich als Buttersäure-Glyzerinäther im Butterfett, wird dargestellt durch Gärenlassen einer, um den Rohrzucker in Invertzucker überzuführen, mit etwas Weinsäure versetzten Zuckerlösung mit saurer Milch, faulem Käse und Kreidepulver. Sie ist eine ölige, ranzig riechende Flüssigkeit und wird aus ihrer Lösung in Wasser durch Salze abgeschieden, ausgesalzen. Das **Kalziumbutyrat** ist in kaltem Wasser leichter löslich als in heißem. Buttersäure findet Verwendung zur Darstellung von Fruchtäthern.

Valeriansäure $C_5H_{10}O_2$, gewöhnliche oder normale (s. *Acid. valerianicum, Zincum valerianicum*).

Stearinsäure $C_{18}H_{36}O_2$ oder $C_{17}H_{35}COOH$ (s. *Acid. stearinicum*).

Diesen Säuren schließt sich an:

Ölsäure $C_{18}H_{34}O_2$ (s. *Acid. oleinicum*).

Die Ölsäure ist eine ungesättigte Monokarbonsäure, die auch als Olefinmonokarbonsäuren bezeichnet werden. Man leitet diese Säuren, die gleichwie die gesättigten eine homologe Reihe bilden, von dem ungesättigten Kohlenwasserstoff Äthylen C_2H_4 ab. Die erste Säure der Reihe entsteht dadurch, daß ein Wasserstoff des Äthylens durch die Karboxylgruppe ersetzt ist.

C_2H_3COOH — Akrylsäure.
C_3H_5COOH — Krotonsäure.
C_4H_7COOH — Angelikasäure.
$C_{17}H_{33}COOH$ — Ölsäure.

Diese Säuren unterscheiden sich von denjenigen der Fettsäurereihe durch einen Mindergehalt von zwei Wasserstoffatomen. Man nennt diese Reihe entweder nach dem ersten Gliede die Akrylsäurereihe oder nach dem Vorkommen der Ölsäure die Ölsäurereihe. Sie bilden sich nach der Formel $C_nH_{2n-2}O_2$.

Gleichwie von einwertigen Alkoholen sich Säuren ableiten, geschieht dies auch von den zweiwertigen, den Glykolen, so entsteht aus dem Glykolalkohol durch Oxydation die **Glykolsäure** oder **Oxyessigsäure**.

$C_2H_4(OH)_2 \; + \; 2\,O \; = \; CH_2OHCOOH \; + \; H_2O$
Glykolalkohol + Sauerstoff = Glykolsäure + Wasser.

Diese Säuren werden **organische Oxysäuren**, **Oxyfettsäuren** genannt, und weil in ihnen neben der COOH-Gruppe auch die OH-Gruppe vorhanden ist, auch **Alkoholsäuren**. Auch diese Säuren bilden eine homologe Reihe, die Glykolsäure- oder Milchsäurereihe, weil das zweite Glied dieser Reihe die wichtige Milchsäure darstellt.

Die **Glykolsäure** oder **Oxyessigsäure** findet sich in den unreifen Weintrauben. Man stellt sie z. B. her aus dem Glykolalkohol durch Oxydation mittels Luft unter Verwendung von Platinschwamm als Kontaktmasse. Sie kommt entweder als sirupdicke Flüssigkeit oder über Schwefelsäure ausgetrocknet als Kristalle im Handel vor und ist dann leicht in Wasser, Weingeist und Äther löslich. Sie wird angewendet als Ersatzmittel für Weinsäure und Zitronensäure. z. B. auch in der Photographie, aber nicht beim Eisenlichtpauseverfahren.

Milchsäure $C_2H_4(OH) \cdot COOH$, Oxypropionsäure (s. *Acid. lacticum, Ferrum lacticum*), ist eine organische Oxysäure. In dieser Säure befindet sich außer der Karboxylgruppe auch die Hydroxylgruppe, so bezeichnet man sie auch als Alkoholsäure.

Von **zweibasischen, gesättigten, organischen Säuren**, die alle feste kristallisierbare Verbindungen sind, und die sich nach der Formel $C_nH_{2n-2}O_4$ bilden, sind wichtig:

Oxalsäure, Aethandisäure $\begin{array}{l}COOH\\COOH\end{array}$ (s. *Acid. oxalicum, Kalium oxalicum* und *Kalium bioxalicum*).

Nachweis. In ammoniakalischen, neutralen oder mit Essigsäure angesäuerten Lösungen von Oxalsäure entsteht mit Kalziumchlorid ein weißer Niederschlag, der in Essig- und Oxalsäure unlöslich, in Salz- und Salpetersäure aber leicht löslich ist.

Bernsteinsäure $C_2H_4 \genfrac{}{}{0pt}{}{COOH}{COOH}$ (s. *Acid. succinicum*).

Äpfelsäure, Monooxybernsteinsäure, Acidum malicum $C_2H_3(OH) \genfrac{}{}{0pt}{}{COOH}{COOH}$ (s. *Ferrum malicum*).

Weinsäure, Dioxybernsteinsäure $C_2H_2(OH)(OH) \genfrac{}{}{0pt}{}{COOH}{COOH}$ (s. *Acid. tartaricum, Tartarus depuratus, Tartarus natronatus, Tartarus stibiatus*).

Von der Weinsäure kennt man vier verschiedene Arten, die aber dieselbe Formel haben, sich jedoch durch ihr Verhalten im Polarisationsapparat unterscheiden. Man bezeichnet sie, je nachdem sie den Lichtstrahl nach rechts oder links ableiten, als Rechtsweinsäure, Linksweinsäure, inaktive Weinsäure oder Mesoweinsäure und Traubensäure oder Paraweinsäure oder razemische Weinsäure. Die Handelsware ist Rechtsweinsäure. Die Salze der Traubensäure werden Razemate genannt. Unter razemischer Weinsäure versteht man ein zu gleichen Teilen vorhandenes Gemisch von rechts- (Dextro-) und linksdrehender (Laevo-) Weinsäure, so daß dadurch eine optisch inaktive Wirkung entsteht.

Nachweis. Weinsäure erzeugt in konzentrierten Lösungen von Kaliumsalzen sofort oder doch beim Schütteln einen weißen kristallinischen Niederschlag. Auch entsteht beim trockenen Erhitzen der Weinsäure und ihrer Salze unter Verkohlung der Geruch nach verbranntem Zucker.

Äpfelsäure und Weinsäure werden als Oxy- oder Hydroxysäuren bezeichnet. Sie können aufgefaßt werden als Bernsteinsäure, wo ein bzw. zwei Wasserstoffatome durch die Hydroxylgruppe ersetzt sind.

Eine dreibasische Oxysäure ist die

Zitronensäure $C_3H_4OH \begin{cases} COOH \\ COOH \\ COOH \end{cases}$ (s. *Acid. citricum*).

Die Zitronensäure wird auch als Oxytrikarballylsäure bezeichnet. Sie ist aufzufassen als Propan (C_3H_8), wo 3 Wasserstoffatome durch die Karboxylgruppe ($C_3H_5(COOH)_3$) Trikarballylsäure) und 1 Wasserstoffatom durch die Hydroxylgruppe ersetzt worden sind.

Werden in den organischen Säuren, den Karbonsäuren, Wasserstoffatome in dem Kohlenwasserstoffrest, dem Alkyle durch den Ammoniakrest, die Amingruppe, Amidogruppe NH_2 ersetzt, so entstehen **Aminosäuren, Amidosäuren.** Je nach der Anzahl der vorhandenen Aminogruppen bezeichnet man sie als Monamino-, Diaminosäuren usw. Man kann diese Säuren auch auffassen als Oxysäuren, wo die Hydroxylgruppe (OH) durch die Amingruppe NH_2) ersetzt ist, z. B.

$$C_2H_3OH \genfrac{}{}{0pt}{}{COOH}{COOH} - C_2H_3NH_2 \genfrac{}{}{0pt}{}{COOH}{COOH}$$

Äpfelsäure — Asparaginsäure.

Diese Aminosäuren werden aus Eiweißstoffen durch Abbau, Aufspaltung dieser durch Enzyme, Säuren oder Alkalien erhalten.

Eine wichtige Aminosäure ist die Aminoessigsäure, Amidoessigsäure CH_2NH_2COOH, auch Leimsüß, Leimzucker, Glykokoll genannt, weil sie zuerst durch Zersetzung des Knochenleims gewonnen wurde. Sie findet sich auch in dem Muskelfleisch eßbarer Muscheln, die vielfach auf Fleischextrakt verarbeitet werden. Es sind durch Verbindungen von Aminosäuren den Albumosen und Peptonen, also Eiweißstoffen ähnliche Erzeugnisse hergestellt worden.

Wird wie bei der Salzbildung der Hydroxylwasserstoff einer Säure durch ein Alkoholradikal ersetzt, so entsteht ein sog. **zusammengesetzter Äther** oder ein **Ester**. Man vergleiche:

$$NO_2OH \;+\; KOH \;=\; NO_2OK \;+\; H_2O$$
Salpetersäure + Kaliumhydroxyd = Kaliumnitrat + Wasser

$$NO_2OH \;+\; C_2H_5OH \;=\; NO_2OC_2H_5 \;+\; H_2O$$
Salpetersäure + Äthylalkohol = Salpetersäure-Äthyläther + Wasser.

Durch Kochen mit Alkalien werden diese Ester zersetzt, **verseift**, und es ergibt sich wieder Alkohol nebst einem Metallsalz, z. B.

$$NO_2OC_2H_5 \;+\; KOK \;=\; NO_2OK$$
Salpetersäure-Äthyläther + Kaliumhydroxyd = Kaliumnitrat
$$+\; C_2H_5OH$$
+ Äthylalkohol.

Diese Ester sind meist durch einen angenehmen Geruch ausgezeichnet.

Werden in einer Säure nicht alle Wasserstoffatome durch Alkoholradikale ersetzt, so entstehen **saure Ester**, auch **Estersäuren** genannt, z. B. $(C_2H_5)HSO_4$ oder $O_2S\genfrac{}{}{0pt}{}{OC_2H_5}{OH}$ Äthylschwefelsäure (s. *Äthyläther* S. 872).

Zu erwähnen sind unter anderen:

Salpetersäureäthyläther $NO_3 \cdot C_2H_5$.
Salpetrigsäureäthyläther $NO_2 \cdot C_2H_5$ (s. *Aether nitrosus*).
Salpetrigsäureamyläther $NO_2 \cdot C_5H_{11}$ (*Amylium nitrosum*).
Essigsäureäthyläther $CH_3 \cdot COO (C_2H_5)$ (s. *Aether aceticus*).
Oenanthäther (s. *Oleum Vini*).

Die Ester der Fettsäuren, namentlich die Amylester der Essig-, Butter- und Valeriansäure, besitzen einen Geruch, der lebhaft an denjenigen reifer Früchte erinnert, und dienen, passend gemischt, unter Zusatz gewisser anderer Stoffe, zur Herstellung sog. Fruchtessenzen, wie Äpfel-, Birnen-, Aprikosen-, Ananas-, Erdbeeräther.

Diesen Estern sind ihrer chemischen Zusammensetzung nach ganz ähnlich die **Fette** und **fetten Öle** (s. *flüssige* und *feste Fette*). Sie sind, von wenigen Ausnahmen abgesehen (s. *Fette* und *fette Öle*), anzusehen als Ester der organischen Säuren mit dem Glyzerin, einem dreiwertigen Alkohol $C_3H_5\begin{Bmatrix}OH\\OH\\OH\end{Bmatrix}$ (s. *Glycerinum*), und zwar meist als Gemenge von Estern verschiedener Säuren, als neutrale Fettsäure- und Ölsäureglyzeride. Am häufigsten treten auf die Glyzerinäther der Palmitinsäure, der Stearinsäure und Ölsäure, seltener die der Myristinsäure, Laurinsäure, Kaprinsäure, Buttersäure, Erukasäure, Tiglinsäure, Leinölsäure und Rizinsäure. Herrschen die Glyzerinäther der Palmitin- und Stearinsäure vor, so sind die Verbindungen fest, während die Ölsäureglyzerinäther mehr flüssig sind.

Alle diese Glyzerinäther werden geradeso wie die obenerwähnten zusammengesetzten Äther durch starke Basen in den Alkohol, das Glyzerin und Salze der betreffenden Säuren gespalten. Diese fettsauren Salze heißen **Seifen** (s. *Sapo*) oder, wenn Bleioxyd zur Verseifung verwendet wurde, **Pflaster** (s. *Emplastra*). Durch starke Mineralsäuren können aus den Seifen die Fettsäuren abgeschieden werden.

Werden im Ammoniak NH_3 Wasserstoffatome durch Alkoholradikale ersetzt, so entstehen **Amine, Aminbasen, Amidbasen, Alkylamine.** Werden Amine von einem Ammoniakmolekül abgeleitet, so heißen sie Monamine, wenn von 2 Molekülen Ammoniak Diamine, von 3 Triamine, z. B.

$$N{\overset{CH_3}{\underset{H}{\leftarrow H}}} \qquad N_2{\overset{C_2H_4}{\underset{H_2}{\leftarrow H_2}}}$$

Methyl-Monamin   Äthylen-Diamin.

Je nach der Anzahl der vertretenen Wasserstoffatome nennt man die Monamine dann primär, sekundär und tertiär

$$N{\overset{CH_3}{\underset{H}{\leftarrow H}}} \qquad N{\overset{CH_3}{\underset{H}{\leftarrow CH_3}}} \qquad N{\overset{CH_3}{\underset{CH_3}{\leftarrow CH_3}}}$$

primäres Methylamin   sekundäres Methylamin   tertiäres Methylamin

oder Monomethylamin, Dimethylamin und Trimethylamin. Man verwechsle also nicht das Dimethylamin mit einem Diamin. Die sekundären Monaminbasen heißen auch Iminbasen, sie enthalten im Gegensatz zur NH_2-Gruppe der primären Monamine, die NH-Gruppe. Die tertiären Monamine heißen Nitrilbasen.

Von diesen Verbindungen sind wichtig:

Das flüssige Monoaethanolamin $N{\overset{H}{\underset{CH_2 \cdot CH_2OH}{\leftarrow H}}}$,

das ebenfalls flüssige Diaethanolamin $N{\overset{H}{\underset{CH_2 \cdot CH_2OH}{\leftarrow CH_2 \cdot CH_2OH}}}$,

und das feste Triaethanolamin $N{\overset{CH_2CH_2OH}{\underset{CH_2CH_2OH}{\leftarrow CH_2CH_2OH}}}$.

die gewöhnlich untereinander gemischt, als stark hygroskopische, süßliche, honigartige Flüssigkeit im Handel sind und mit Fettsäuren verestert als Emulgens verwendet werden.

Mit dem Namen **Kohlehydrate** bezeichnet man eine Anzahl von Verbindungen, die neben Kohlenstoff Wasserstoff und Sauerstoff in demselben Verhältnisse wie im Wasser, also doppelt so viel Wasserstoff als Sauerstoff enthalten.

Verdünnte Schwefelsäure führt die Kohlehydrate bei längerem Erhitzen in Traubenzucker oder ähnliche Zuckerarten über, hierbei entsteht Furfurol, ein Aldehyd C_4H_3OCOH oder $C_5H_4O_2$. Diese Bildung dient zur Erkennung von Kohlehydraten. Furfurol weist man nach, indem man ein Stückchen Papier mit einer mit Alkohol versetzten Lösung von Xylidin, Amidoxylol $C_6H_3(CH_3)_2NH_2$ in Eisessig (1+1) tränkt und es in das erhitzte bzw. verkohlte Kohlehydrat hält — es wird rot.

Man kann sie in vier Hauptgruppen einteilen:

1. **Monosaccharide** oder **Monosen** genannt. Sie lassen sich nicht spalten, ohne daß die Natur der Zuckerart aufgehoben wird. Hiervon sind wichtig die

Pentosen $C_5H_{10}O_5$ und hiervon der Holzzucker, gewonnen durch Kochen von Holz oder Stroh mit verdünnten Säuren und die Hexosen $C_6H_{12}O_6$. die Gruppe des Traubenzuckers.

Dextrose oder Glukose (s. *Stärkezucker*), eine Aldohexose.

Lävulose oder Fruchtzucker oder Fruktose, eine Ketose, bildet den flüssigen Anteil des Honigs. Der durch Kochen von Rohrzuckerlösung mit verdünnter Säure entstehende Invertzucker ist ein Gemenge von Dextrose und Lävulose.

Laktose, Galaktose, eine Aldose, entsteht durch Kochen von Milchzucker mit verdünnter Schwefelsäure oder durch Einwirkung von Fermenten auf Milchzucker.

2. Disaccharide, Diosen, Oligosaccharide, Oligosen genannt. Gruppe des Rohrzuckers $C_{12}H_{22}O_{11}$.

Rohrzucker (s. *Saccharum*).
Milchzucker (s. *Saccharum Lactis*).
Maltose, im Malzextrakt enthalten.

3. Trisaccharide $C_{18}H_{32}O_{16}$.

Raffinose in der Runkelrübe.
Gentianose in der Rad. Gentianae.

4. Polysaccharide, Poliosen. Gruppe des Zellstoffes $(C_6H_{10}O_5)_n$, Zellulose genannt.

Zellulose bildet den Hauptbestandteil aller pflanzlichen Zellhäute, ist also Hauptbestandteil des Holzes, des Papiers, der Baumwolle (s. *Verbandstoffe*) usw., ist in Wasser, Spiritus, Laugen und Säuren nicht löslich, wird aber durch chemische Stoffe so verändert, daß sie in gewissen Lösungsmitteln löslich wird, geht durch Behandlung mit Schwefelsäure in Amyloid über (s. *Charta pergamena*), gibt mit Salpetersäure einen Ester, die Schießbaumwolle (s. *Nitrozellulose, Kollodium*), mit Essigsäure die Azetylzellulose, Cellon, mit Alkalien die Alkali-Zellulose, die in Zelluloseäther übergeführt werden kann.

Stärke (s. *Amylum*).
Dextrin (s. *Dextrinum*).
Inulin, Alantstärke.
Arabin (s. *Gummi arabicum*).
Bassorin (s. *Gummi tragacantha*).
Pektinstoffe.

Wird die in Wasser unlösliche Zellulose mit Chlormethylgas behandelt, so geht sie in wasserlösliche Methylzellulose über. Sie kommt zu grauweißen Würfeln gepreßt oder in gallertartiger Pastenform in den Handel, ist in trockener Form brennbar und wird als Bindemittel für Leimfarben verwendet.

Die verschiedenen Zuckerarten werden als aldehyd- bzw. ketonähnliche Verbindungen angesehen, entstanden durch Oxydation mehrwertiger Alkohole. So teilt man sie in Aldehydzucker oder Aldosen und Ketonzucker oder Ketosen ein. Um bei diesen Bezeichnungen die Anzahl der vorhandenen Kohlenstoffatome auszudrücken, benutzt man die griechischen Zahlwörter, z. B. Traubenzucker $C_6H_{12}O_6$ = Aldohexose, Fruchtzucker = Ketohexose (hexa = 6).

Von diesen Kohlehydraten sind unmittelbar gärungsfähig: Dextrose, Lävulose und Laktose. Die Haupterzeugnisse der sog. alkoholischen Gärung sind Alkohol und Kohlendioxyd. Bedingungen zum Eintritt der Gärung sind: Vorhandensein eines gärungsfähigen Stoffes, eines Fermentes, z. B. Hefe, und einer hinreichenden Menge Wasser, mittlerer Wärmegrad, und Abwesenheit von gärunghemmenden Stoffen. z. B. schwefliger Säure. Salizylsäure. Phenol, Quecksilberchlorid.

11. Verbindungen mit ringförmig verbundenen Kohlenstoffatomen. Verbindungen mit geschlossener Kohlenstoffkette. Karbozyklische Verbindungen. Verbindungen der aromatischen Reihe.

Wie die Körper der Fettreihe sich alle vom Methan ableiten lassen, so können die karbozyklischen Verbindungen als Derivate oder Ableitungsstoffe des Benzols C_6H_6 angesehen werden. Einzelne finden sich fertig gebildet in der Natur, wie Benzoesäure, Gerbsäure, Vanillin, aber in sehr großer Zahl sind sie künstlich dargestellt worden, namentlich aus den Erzeugnissen der trockenen Destillation von Steinkohlen. Diese Destillation liefert als Nebenerzeugnis den Teer, und dieser bildet den Ausgangsstoff zur Herstellung unzähliger neuer, höchst wertvoller Stoffe. Durch fraktionierte Destillation, d. h. durch stufenweise Erhöhung der Wärmegrade und gesondertes Auffangen der nach und nach auftretenden Destillate erhält man aus dem Steinkohlenteer zunächst drei Hauptfraktionen: bis 160° **Leichtöl** oder **leichtes Steinkohlenteeröl** (Benzol, Toluol, Xylol), hierauf von 160°—300° **Schweröl oder schweres Steinkohlenteeröl** (Phenol, Kresol, Anilin, Toluidin, Naphthalin) und endlich von 300°—400° **Grünöl** (Anthrazen, Phenanthren, Pyren, Chrysen). Jede dieser drei Fraktionen wird nun wiederholt für sich fraktioniert, um schließlich die einzelnen der genannten Stoffe auszuscheiden. Das Schweröl wird häufig noch in zwei Hauptfraktionen unterschieden, das bei 160°—200° übergehende **Mittelöl** und das von 200°—300° übergehende eigentliche Schweröl.

Auch von den karbozyklischen Verbindungen kann man Gruppen bilden, und zwar viele, die denen der Fettreihe ähnlich sind, z. B. Kohlenwasserstoffe, Alkohole, Aldehyde, Säuren, Ester und Ketone. Wie gesagt, lassen sich die karbozyklischen Verbindungen als Ableitungsstoffe des einfachen Kohlenwasserstoffes Benzol C_6H_6 ansehen. Die Ableitungs- und Verwandtschaftsverhältnisse dieser Körper sind z. T. sehr verwickelter Natur, aber das Verständnis wird ungemein erleichtert durch eine von **Kekulé** aufgestellte Formel des Benzols, die als **Benzolring** bezeichnet wird. Während man die Derivate des Methans, wie wir gesehen haben, als **Kohlenstoffverbindungen mit offener Kette** bezeichnet, indem in den Kohlenstoffkernen die einzelnen Kohlenstoffatome so vereinigt sind, daß jedes nur mit einem oder zwei in Verbindung ist, die Endkohlenstoffatome aber nicht, z. B. $C_3H_8 = CH_3$. bezeichnet

$$\begin{array}{c} | \\ CH_2 \\ | \\ CH_3 \end{array}$$

man das Benzol und seine Derivate als **Kohlenstoffverbindungen mit geschlossener Kette**, als **Kohlenstoffringe**, wo die Endkohlenstoffatome sich auch vereinigen. Man nimmt an, daß im Benzol die 6 vierwertigen Kohlenstoffatome sich abwechselnd mit je einer und je zwei Verbindungseinheiten aneinander lagern und zunächst eine Art Gerippe bilden:

$$\begin{array}{c} \;\;|\;\;\;\;| \\ C=C \\ / \;\;\;\;\;\; \backslash \\ -C \;\;\;\;\;\; C- \\ \backslash \;\;\;\;\;\; / \\ C-C \\ \;\;|\;\;\;\;| \end{array}$$

Wie man sieht, bleibt dabei an jedem Kohlenstoffatom noch eine Affinität frei, und werden zunächst diese 6 Affinitäten alle durch Wasserstoffatome gesättigt, so ergibt sich das Benzol:

$$\begin{array}{c} H \quad H \\ | \quad | \\ C = C \\ \diagup \quad \diagdown \\ H-C \qquad C-H \\ \diagdown \quad \diagup \\ C-C \\ | \quad | \\ H \quad H \end{array}$$

Die Verbindungen, in denen, wie im Benzol, 6 Kohlenstoffatome vorhanden sind, werden auch als **hexakarbozyklische** Verbindungen bezeichnet, im Gegensatz zu den **trikarbozyklischen** mit 3, **tetrakarbozyklischen** mit 4, **pentakarbozyklischen** mit 5, **heptakarbozyklischen** mit 7 und **oktokarbozyklischen** mit 8 Kohlenstoffatomen im Ringe. Diese Verbindungen haben jedoch für den Drogisten keine besondere Wichtigkeit. Die Wasserstoffatome des Benzols können nun in außerordentlich mannigfaltiger Weise durch andere Atome und Atomgruppen ersetzt werden, z. B. durch Halogenatome Cl, Br, J, durch Hydroxylgruppen —OH, durch Nitrogruppen —NO$_2$, Amidogruppen —NH$_2$, Schwefelsäurereste SO$_3$H, Alkoholradikale usw. Durch Ersetzung zweier H-Atome des Benzols durch Cl entsteht das **Dichlorbenzol** (s. d.). Ist schon die Reihe der entstehenden Derivate sehr lang, wenn nur ein H-Atom ersetzt wird, so wird die Menge der Derivate geradezu unübersehbar, wenn mehrere H-Atome und noch dazu durch verschiedenartige Atome oder Atomgruppen vertreten wurden. Ja, die Zahl der Ableitungsstoffe wird auch noch dadurch gesteigert, daß diese bei sonst gleicher Zusammensetzung verschiedene Eigenschaften zeigen, je nachdem die Ersetzung im Benzolring an benachbarten oder weiter voneinander entfernt liegenden Stellen erfolgt ist; es entstehen dann Verbindungen, die man als **isomere** bezeichnet. Versieht man die 6 Kohlenstoffatome mit fortlaufenden Zahlen und sind z. B. 2 H-Atome des Benzols durch Hydroxylgruppen ersetzt, so ergeben sich folgende drei Möglichkeiten:

Orthoverbindung.   Metaverbindung.   Paraverbindung.

Es sind dies die Formeln für die drei isomeren **Dioxybenzole** C$_6$H$_4$(OH)$_2$, nämlich: **Ortho-, Meta- und Paradioxybenzol**.

Gleichwie bei Methan sich durch Ersetzung des Wasserstoffatoms durch das Radikal CH$_3$ homologe Reihen ergeben, ist dies auch bei dem Benzol der Fall:

C$_6$H$_5$CH$_3$ Methylbenzol oder Toluol.   C$_6$H$_4$(CH$_3$)$_2$ Dimethylbenzol oder Xylol.

$C_6H_3(CH_3)_3$ Trimethylbenzol, $\qquad\qquad C_6H_2(CH_3)_4$ Tetramethylbenzol,
$\qquad\qquad C_6H(CH_3)_5$ Pentamethylbenzol.

Man nennt die Verbindungen dieser Reihe, wo sich das nachtolgende Glied vom vorhergehenden durch ein Mehr von CH_2 unterscheidet, **aliphatische Homologe im Gegensatz zu den aromatischen Homologen**, deren Unterschied C_4H_2 beträgt:

Benzol C_6H_6, $\qquad$ Naphthalin $C_{10}H_8$. $\qquad$ Anthrazen $C_{14}H_{10}$.
Chrysen $C_{18}H_{12}$. $\qquad$ Pizen $\quad C_{22}H_{14}$.

Die erste Gruppe der karbozyklischen, der aromatischen Verbindungen bilden die **Kohlenwasserstoffe**. Von diesen sind am wichtigsten:

Benzol C_6H_6 (s. *dieses*).

Toluol $C_6H_5CH_3$, Methylbenzol, eine dem Benzol sehr ähnliche, farblose, leichtbewegliche Flüssigkeit. Siedet bei 110°, erstarrt bei —88°. Durch Oxydation des Toluols entsteht Benzoesäure.

Der Name Toluol leitet sich davon ab, daß Toluol entsteht, wenn Tolubalsam der trockenen Destillation unterworfen wird. Die Verwendung des Toluols ist ähnlich der des Benzols (s. d.).

Xylole $C_6H_4(CH_3)_2$, Dimethylbenzol. Drei isomere, auch dem Benzol ähnliche Flüssigkeiten. Orthoxylol erstarrt bei —28°, Metaxylol bei —54° und Paraxylol bei +13°. Das technische Xylol, ein Gemisch von 75 bis 85% Metaxylol, das übrige ist Ortho- und Paraxylol, erstarrt aber merkwürdigerweise erst bei —115°.

Xylol findet Verwendung ähnlich dem Benzol (s. d.).

Zymol $C_6H_4 \begin{cases} CH_3 \\ C_3H_7 \end{cases}$, Paramethylpropylbenzol oder Propyltoluol im römischen Kamillenöl enthalten.

Dichlorbenzol $C_6H_4Cl_2$. Drei isomere Verbindungen Ortho-, Meta- und Paradichlorbenzol, von denen sich vor allem Paradichlorbenzol, dann auch die Orthoverbindung im Handel befinden. Paradichlorbenzol ist ein farbloser, kristallinischer, schuppenartiger Stoff, der leicht verdunstet, bei 53°—56° schmilzt, bei 172°—173° siedet, meist aber durch Orthodichlorbenzol verunreinigt ist. Findet Verwendung als Mittel gegen Motten und Kleiderläuse, in geringem Maß, in Benzol gelöst, als Ersatzmittel für Terpentinöl in der Lackbereitung. Orthodichlorbenzol ist eine wasserhelle, leicht bewegliche, nach Benzol riechende Flüssigkeit, von bei 20° 1,320 spez. Gewicht. Dient in der Lackbereitung als Terpentinölersatz, bzw. um Terpentinöl zu strecken.

Die Wasserstoffatome des Benzols sowie die noch übriggebliebenen Benzolwasserstoffatome seiner Derivate lassen sich bei Einwirkung von Salpetersäure, besonders von rauchender Salpetersäure oder einem Gemische von Salpetersäure und Schwefelsäure, der sog. **Nitriersäure**, leicht gegen die Nitrogruppe austauschen, wodurch sog. **Nitrokörper** entstehen. Je nach der Stärke der Nitriersäure und der Dauer der Einwirkung treten eine, zwei oder drei Nitrogruppen ein

$$C_6H_6 + HNO_3 = C_6H_5NO_2 + H_2O$$
Benzol + Salpetersäure = Nitrobenzol + Wasser.

Alle Nitrokörper haben die Neigung, durch Druck, Schlag oder Erhitzen leicht zu explodieren, sind also mit Vorsicht zu behandeln. Sie sind entweder flüssig oder fest, meist etwas gelb und in Wasser unlöslich oder schwer löslich.

Nitrobenzol $C_6H_5 \cdot NO_2$ (s. *dieses*).

Nitrotoluol $C_6H_4 \begin{cases} CH_3 \\ NO_2 \end{cases}$.

Bringt man Nitrokörper in ein Gemisch von Eisen und Essigsäure, in dem sich also Wasserstoff entwickelt, so werden sie reduziert, d. h. der Sauerstoff der Nitrogruppe wird durch Wasserstoff ersetzt. Der auf diese Weise entstandene Körper ist ein **Amidokörper, Aminokörper;** denn die Gruppe NO_2 hat sich in NH_2, einen Ammoniakrest, verwandelt. So entsteht z. B. aus Nitrobenzol das **Amidobenzol, Aminobenzol** $C_6H_5 \cdot NH_2$, **Anilin** genannt.

$$C_6H_5 \cdot NO_2 + 6H = 2H_2O + C_6H_5 \cdot NH_2$$
Nitrobenzol + Wasserstoff = Wasser + Amidobenzol.

Denkt man sich das Amidobenzol entstanden durch Ersetzung von Wasserstoff im Ammoniak durch C_6H_5, so bekommt dies den Namen **Phenylamin:**

$$N \begin{cases} H \\ H \\ C_6H_5 \end{cases}$$, indem man den Benzolrest C_6H_5 als **Phenyl** bezeichnet. In der Gruppe

der karbozyklischen Verbindungen werden solche Reste **Aryle** genannt. Solche **Amidoverbindungen** oder **Amine** haben basische Eigenschaft und geben wie das Ammoniak mit Säuren Salze, z. B.

$$C_6H_5NH_2 + HCl = C_6H_5 \cdot NH_2HCl$$
Anilin + Chlorwasserstoffsäure = salzsaures Anilin,

das in der Technik **Anilinsalz** genannt wird. Sie finden vielfach Verwendung als Ausgangsstoff zur Herstellung von Farben.

Wird z. B. Anilin mit salzsaurem Anilin erhitzt, so entsteht der Farbstoff **Diphenylamin**, der als sehr empfindliches Reagens auf Salpetersäure benutzt wird. Die Lösung des Diphenylamins in Schwefelsäure wird durch Salpetersäure zu einer dunkelblauen Flüssigkeit oxydiert.

$$C_6H_5NH_2 + C_6H_5NH_2 \cdot HCl = NH(C_6H_5)_2 + NH_4Cl$$
Anilin + salzsaures Anilin = Diphenylamin + Ammoniumchlorid.

Das Anilin in Verbindung mit Schwefelsäure, das **Anilinsulfat**, wird vielfach gebraucht, um im Papier Holz nachzuweisen. Papier, mit der Lösung des Salzes zusammengebracht, wird gelb gefärbt.

Erhitzt man Anilin mit Säuren der Fettsäurereihe, so entstehen unter Wasserbildung **Anilide:**

$$C_6H_5NH_2 + HCOOH = C_6H_5NHCOH + H_2O$$
Anilin + Ameisensäure = Formanilid + Wasser.

Wird ein Wasserstoffatom der Amidogruppe im Anilin durch den Essigsäurerest $CH_3 \cdot CO$ ersetzt, so entsteht:
Azetanilid $C_6H_5 \cdot NH(CH_3 \cdot CO)$ (s. *Antifebrin*).

$$C_6H_5NH_2 + CH_3COOH = C_6H_5NH(CH_3CO) + H_2O$$
Anilin + Essigsäure = Azetanilid + Wasser.

Ähnliche Zusammensetzung hat das
Azetparaphenetidin $C_6H_4(OC_2H_5) \cdot NH(CH_3 \cdot CO)$ (s. *Phenazetin*).
Amidotoluole $C_6H_4 \cdot CH_3 \cdot NH_2$. **Toluidine.** Drei isomere Verbindungen. Werden aus dem Nitrotoluol gewonnen wie Amidobenzol aus dem Nitrobenzol.

Durch Einwirkung der Arsensäure bei etwa 100° auf Anilin bildet sich die **Arsanilsäure** $C_6H_4NH_2AsO_3H_2$, deren wichtigstes Salz, das **Natrium arsanilicum** $C_6H_4NH_2AsO_3HNa$ unter der Bezeichnung **Atoxyl** ein Mittel gegen die Schlafkrankheit ist.

Organische Chemie.

Eine Verbindung des Para-Dioxy-meta-Diamidoarsenobenzols mit Salzsäure ist das **Salvarsan**, das Mittel gegen Syphilis, das in Verbindung mit Natrium, Schwefel und Formaldehyd das **Neosalvarsan** gibt.

Bei der Ersetzung von einem oder mehreren Benzolwasserstoffatomen durch Hydroxyl entstehen aus den aromatischen Kohlenwasserstoffen die ein- oder mehrwertigen **Phenole**, z. B. $C_6H_5 \cdot OH$ oder $C_6H_4(OH)_2$. Sie verhalten sich wie schwache Säuren und lösen sich leicht in wässerigen Alkalien unter Bildung von Phenolsalzen, z. B.

$$C_6H_5 \cdot OH \; + \; NaOH \; = \; C_6H_5 \cdot ONa \; + \; H_2O$$
Benzophenol + Natriumoxydhydrat = Phenolnatrium + Wasser.

Daher stammen die alten Namen Karbolsäure für Phenol, Pyrogallussäure für Pyrogallol usw. Diese Verbindungen können aber nicht als echte organische Säuren angesehen werden, weil ihnen die bezeichnende Gruppe —COOH fehlt. Anderseits zeigen die Phenole auch Eigenschaften von Alkoholen, indem sie die Ersetzung des Hydroxylwasserstoffes durch Säureradikale zur Bildung von Estern, oder durch Alkoholradikale zur Bildung von Äthern, sog. **Phenoläthern**, z. B. Eugenol, gestatten. Aber sie können nicht als wahre Alkohole gelten, da sie bei der Oxydation keine Aldehyde und keine Säuren geben.

Phenol C_6H_5OH (s. *Phenolum* bzw. *Acid. carbolicum*).

Phenolschwefelsäure $C_6H_5O \cdot SO_3H$ (s. *Acid. sulfocarbolicum crudum*).

Dijodparaphenolsulfonsäure $C_6H_2J_2(OH) \cdot SO_3H$ (s. *Sozojodolum*).

Trinitrophenol $C_6H_2(NO_2)_3 \cdot OH$ (s. *Acid. picrinicum*).

Methylphenol $C_6H_4 \cdot CH_3 \cdot OH$, Kresol, auch Oxytoluol bezeichnet (s. *Cresolum crudum*), ist neben Guajakol $C_6H_4(OCH_3)OH$ (s. *dieses*) enthalten im sog. Buchenholzteer-Kreosot (s. *Kreosot*). Es kommt in den drei Isomeren vor als Ortho-, Meta- und Parakresol.

Methylpropylphenol $C_6H_3 \begin{cases} OH \\ CH_3 \\ C_3H_7 \end{cases}$ (s. *Thymol*).

Karvakrol, eine dem Thymol isomere Verbindung.

Brenzkatechin $C_6H_4 \begin{smallmatrix} OH \\ OH \end{smallmatrix}$ (s. *Brenzkatechin*) Orthodioxybenzol, also ein zweiwertiges Phenol.

Resorzin $C_6H_4 \begin{smallmatrix} OH \\ OH \end{smallmatrix}$ (s. *Resorcinum*) Metadioxybenzol.

Hydrochinon $C_6H_4 \begin{smallmatrix} OH \\ OH \end{smallmatrix}$ (s. *Hydrochinonum*) Paradioxybenzol.

Pyrogallol $C_6H_3 \begin{cases} OH \\ OH \\ OH \end{cases}$, entsteht aus der Gallussäure $C_6H_2(OH)_3CO_2H$ durch Abspaltung von Kohlendioxyd (s. *Pyrogallolum*). Es ist ein dreiwertiges Phenol.

Ein aromatischer **Aldehyd** ist der

Benzaldehyd C_6H_5COH (s. *Oleum Amygdalarum amararum*). Es ist in den aromatischen Aldehyden ebenfalls die einwertige Aldehydgruppe COH oder $-C\!\!\begin{smallmatrix}\diagup O \\ \diagdown H\end{smallmatrix}$ der Fettreihe vorhanden. Durch Oxydation geht Benzaldehyd über in die **aromatische Säure,** in

Benzoesäure $C_6H_5 \cdot COOH$ (s. *Acid. benzoicum* und *Natrium benzoicum*). Gleichwie in den Verbindungen der Fettreihe, muß in den aromatischen

Säuren die Karboxylgruppe —COOH zugegen sein. Je nach der Anzahl der vorhandenen Karboxylgruppen unterscheidet man ebenfalls ein- und mehrbasische aromatische Säuren. So ist die Benzoesäure eine einbasische, dagegen die **Phthalsäure** $C_6H_4(COOH)_2$, ein weißes Pulver, das durch Oxydation des Naphthalins hergestellt wird, eine zweibasische aromatische Säure.

Benzanilid $C_6H_5 \cdot CO \cdot N \begin{cases} H \\ C_6H_5 \end{cases}$ (s. *dieses*)

Benzoesäuresulfinid $C_6H_4 \begin{cases} CO \\ SO_2 \end{cases} NH$ (s. *Saccharinum*).

Tritt in die Verbindung außerdem die Hydroxylgruppe ein, so sprechen wir von **Oxysäuren**.

Orthooxybenzoesäure $C_6H_4(OH)COOH$ (s. *Acid. salicylicum*).
Salizylsäurephenylester $C_6H_4(OH)CO_2C_6H_5$ (s. *Salolum*).
Trioxybenzoesäure $C_6H_2(OH)_3COOH$ (s. *Acid. gallicum*).

Treten zwei Benzolkerne so zusammen, wie es folgende Formel veranschaulicht:

$$\begin{array}{c}
H \quad H \\
| \quad | \\
C \quad C \\
\diagup_8 \diagdown \diagup_1 \diagdown \\
H-C_7 \quad C \quad C-H \\
\| \quad _2 \quad \| \\
H-C_6 \quad C \quad _3C-H \\
\diagdown_5 \diagup \diagdown_4 \diagup \\
C \quad C \\
| \quad | \\
H \quad H
\end{array}$$

so entsteht **Naphthalin** $C_{10}H_8$ (s. *dieses*), ein Kohlenwasserstoff, an dem sich ganz dieselben Ersetzungen vornehmen lassen wie bei Benzol, es gibt z. B. Nitronaphthalin $C_{10}H_7(NO_2)$, Amidonaphthalin $C_{10}H_7(NH_2)$, die phenolartigen Naphthole $C_{10}H_7 \cdot OH$ usw. Bezeichnet man die Wasserstoffatome des Naphthalins der Reihe nach mit 1—8, so nehmen je 4, nämlich 1, 4, 5, 8 und 2, 3, 6, 7 zu den gemeinsamen Kohlenstoffatomen dieselbe Stellung ein. Durch Ersetzung müssen deshalb immer zwei verschiedene Verbindungen entstehen, die man durch die griechischen Buchstaben α (a Alpha) und β (b Beta) unterscheidet, z. B. α-Naphthol, alpha-Naphthol und β-Naphthol, beta-Naphthol $C_{10}H_7OH$ (s. *Naphtholum*), indem hier ein Wasserstoffatom durch die Hydroxylgruppe ersetzt worden ist.

Wird Naphthalin unter Anwendung von reduziertem Nickel als Kontaktstoff mit Wasserstoff behandelt, teilweise **hydriert**, so entsteht das **Tetralin**, Tetrahydronaphthalin $C_{10}H_{12}$, wenn vollständig hydriert, das **Dekalin**, Dekahydronaphthalin $C_{10}H_{18}$.

Auch drei Benzolkerne können zusammentreten:

$$\begin{array}{c}
H \quad H \quad H \\
| \quad | \quad | \\
C \quad C \quad C \\
\diagup \diagdown \diagup \diagdown \diagup \diagdown \\
H-C \quad C \quad | \quad C \quad C-H \\
\| \quad \| \quad | \quad | \quad \| \\
H-C \quad C \quad | \quad C \quad C-H \\
\diagdown \diagup \diagdown \diagup \diagdown \diagup \\
C \quad C \quad C \\
| \quad | \quad | \\
H \quad H \quad H
\end{array}$$

dann ergibt dies Anthrazen $C_{14}H_{10}$, einen sehr wertvollen Stoff zur Herstellung von Farben. Es sind farblose, blauschillernde Kristalle, die in Wasser unlöslich sind, aber leicht löslich in heißem Benzol. Durch Oxydation mittels Salpetersäure oder Chromsäure kann es verwandelt werden in Anthrachinon $C_{14}H_8O_2$ und stellt dann gelbe, glänzende Nadeln dar. Dieses wird durch Behandeln mit Schwefelsäure und Neutralisieren mit Natronlauge in anthrachinonsulfosaures Natrium übergeführt, das durch Erhitzen mit Ätznatron Dioxyanthrachinon $C_{14}H_6(OH_2)O_2$ ergibt, das ist Alizarin, der Farbstoff der Krappwurzel. Methylalizarin $C_{14}H_5(CH_3)(OH)_2O_2$ ist als Chrysophansäure im Rhabarber und in den Sennesblättern enthalten.

Die ätherischen Öle und Harze enthalten fast alle flüssige Kohlenwasserstoffe, deren chemische Zusammensetzung der Formel $C_{10}H_{16}$ oder $(C_5H_8)_n$ entspricht (s. Abhandlung Ätherische Öle). Diese verhalten sich chemisch außerordentlich ähnlich, weisen aber kennzeichnende physikalische Unterschiede auf, namentlich in ihrem Verhalten gegen das polarisierte, d. h. durch Brechung bzw. Reflexion erhaltene Licht, indem sie teils inaktiv sind, teils den Strahl nach links oder rechts ablenken, sind auch sehr verschieden im Geruch und Geschmack. Mit alkoholischer Kalilauge erwärmt und geschüttelt leuchten sie. Sie werden als **Terpene** bezeichnet. Alle lassen sich durch wiederholte Destillation mit konzentrierter Schwefelsäure in das optisch unwirksame Tereben (s. *Terebenum*) überführen. Haben sie die Formel C_5H_8, so heißen sie Hemiterpene, wenn $C_{15}H_{24}$ Sesquiterpene. Die auf diese Terpene zurückzuführenden Alkohole und Ketone werden Kampfer genannt.

Beim Stehen von Terpentinöl mit Wasser bildet sich Terpinhydrat $C_{10}H_{16} + 3\,H_2O$ (s. *dieses*). Durch Destillation von Terpinhydrat mit verdünnter Schwefelsäure bildet sich ein Gemisch von Terpentinöl $C_{10}H_{18}O$ und Terpinen $C_{10}H_{16}$.

Eine Anzahl natürlich vorkommender Pflanzenstoffe zerfällt beim Erhitzen mit verdünnten Alkalien oder Säuren oder durch Fermente, oder auch schon beim Erhitzen mit Wasser, z. B. das Amygdalin, durch Hydrolyse, d. h. Aufnahme der Elemente des Wassers in Glykosen, meist Traubenzucker, und gewisse andere Stoffe; man nennt sie **Glykoside** oder **Glukoside.** Sie bestehen meistens aus Kohlenstoff, Wasserstoff und Sauerstoff, seltener treten Stickstoff und Schwefel hinzu. Die wichtigsten sind:

Amygdalin $C_{20}H_{27}NO_{11}$, enthalten in den Samen des Steinobstes, besonders der bitteren Mandeln und den Blättern des Kirschlorbeers. Man gewinnt es durch Ausziehen der entölten bitteren Mandeln mit Alkohol und Fällen des Extraktes durch Äther als ein weißes Kristallpulver, das durch Säuren, Alkalien und Fermente gespalten wird in Traubenzucker, Benzaldehyd (s. *Oleum Amygdalarum amararum*) und Blausäure:

$$C_{20}H_{27}NO_{11} + 2\,H_2O = 2\,C_6H_{12}O_6 + (C_6H_5COH + HCN)$$
Amygdalin + Wasser = Traubenzucker + (Benzaldehyd-Blausäure)

Apiolum, Petersilienkampfer $C_{12}H_{14}O_4$ (s. *dieses*).

Arbutin $C_{12}H_{16}O_7$ findet sich in den Blättern der Bärentraube und kann in Zucker und Hydrochinon gespalten werden.

$$C_{12}H_{16}O_7 + H_2O = C_6H_{12}O_6 + C_6H_4(OH)_2$$
Arbutin + Wasser = Zucker + Hydrochinon.

Frangulin, $C_{21}H_{20}O_9$, in der Frangularinde enthalten.
Glyzyrrhizin, in der Süßholzwurzel enthalten. $C_{44}H_{63}NO_{18}$.
Salizin, $C_{13}H_{18}O_7$, findet sich in der Rinde von Weiden und Pappelarten.

Es spaltet sich durch ein Ferment in Saligenin und Glykose. Durch Oxydation des Saligenins entsteht Salizylaldehyd bzw. daraus Salizylsäure.

Saponine z. B. in der Quillajarinde, der Seifenwurzel, dem Splinte des Guajakholzes und der Senegawurzel. Sie wirken vielfach giftig, indem sie die roten Blutkörperchen zerstören.

Diesen Pflanzenstoffen schließen sich eine Reihe von Körpern an, namentlich Bitterstoffen, deren chemische Zusammensetzung zum Teil noch wenig bekannt ist. Zu diesen Stoffen gehören:

Aloin, aus den Aloearten zu gewinnen.
Gentiopikrin, $C_{20}H_{30}O_{12}$, im Enzian.
Pikrotoxin, $C_{30}H_{34}O_{13}$, in den Kokkelskörnern enthalten.
Kantharidin, $C_{10}H_{12}O_4$ (s. *Cantharides*).

Alkaloide.

Wie schon erwähnt, gibt es eine Anzahl Verbindungen, die sich von Ammoniak NH_3 dadurch ableiten, daß Wasserstoffatome durch organische Reste ersetzt sind, z. B. Anilin $NH_2C_6H_5$, Toluidin $NH_2C_6H_4CH_3$. Sie werden als **organische Basen** bezeichnet und liefern wie das Ammoniak mit Säuren Salze.

Alkaloide nennt man nun diejenigen organischen Basen, die in verschiedenen Pflanzen fertiggebildet vorkommen. Sie enthalten neben Stickstoff noch Kohlenstoff, Wasserstoff und meistens auch Sauerstoff. Sie bilden im allgemeinen die wirksamen Bestandteile derjenigen Pflanzen, aus denen sie gewonnen werden, und zeichnen sich durch sehr starke, teils heilkräftige, teils giftige Wirkungen auf den Körper aus. Im freien Zustande sind die Alkaloide mit wenigen Ausnahmen in Wasser schwer löslich, in Alkohol und Chloroform aber leicht löslich. Äther löst verschiedene Alkaloide, z. B. Morphin, überhaupt nicht, andere sehr schwer. Die Salze der Alkaloide sind meist in Wasser leichter löslich, dagegen in Chloroform, Äther, Benzol unlöslich. Schwefelsäure für sich oder mit etwas Salpetersäure vermischt, ruft bei verschiedenen Alkaloiden bestimmte Färbungen hervor, z. B. Erdmanns Alkaloidreagens, das eine Mischung ist aus 10 Tropfen verdünnter Salpetersäure (12 Tropfen 25 prozentiger Salpetersäure auf 100 ccm Wasser) und 20 g reiner Schwefelsäure. Ihr Geschmack ist meist stark bitter, und rotes Lackmuspapier wird von ihnen gebläut. Tannin, Phosphormolybdänsäure oder Kaliumquecksilberjodid sog. allgemeine Alkaloidreagenzien geben mit ihnen die Alkaloide erkennbar machende Niederschläge, aus denen durch Alkalien die Basen wieder in Freiheit gesetzt werden. — Man teilt die Alkaloide ein in **sauerstofffreie**, mit Wasserdampf flüchtige, flüssige, wie Koniin und Nikotin, und **sauerstoffhaltige**, nichtflüchtige, meist feste, kristallisierbare, wie Morphin, Apomorphin, Kodein, Chinin, Chinoidin, Strychnin, Kurin, Tubokurarin (Pfeilgift der Indianer Südamerikas), Bruzin, Veratrin, Atropin, Ergotinin, Kokain, Eserin, Eseridin, Pilokarpin, Strophanthin.

Die Verfahren zur Darstellung der Alkaloide sind ziemlich verschieden, eine allgemeinere Herstellungsart ist folgende: Man zieht die betreffenden Pflanzenteile mit verdünnter Salz- oder Schwefelsäure aus, übersättigt die Lösung, die die salz- oder schwefelsauren Salze der Alkaloide enthält, mit Alkalien und kann nun die mit Wasserdämpfen flüchtigen Alkaloide durch Destillation abscheiden. Zur Gewinnung der nichtflüchtigen fällt man zunächst die begleitenden Pflanzenstoffe, wie Gerbstoffe, Glykoside, Farbstofe, mit basischem Bleiazetat aus, befreit das Filtrat durch Schwefelwasserstoff vom überschüssigen Blei, fällt die organische Base mit Alkalien aus und sammelt sie entweder durch

Filtrieren oder durch Ausschütteln mit geeigneten Lösungsmitteln, z. B. Äther, Chloroform oder Amylalkohol. Die so erhaltenen Basen müssen dann weiter gereinigt werden, dies gelingt bei manchen z. B. durch Überführen in kristallisierbare Salze.

Bezüglich ihrer chemischen Konstitution ist bei nicht allzu vielen Alkaloiden Genaueres bekannt, es sind von ihnen Koniin, Kokain, Piperin, Atropin, aus dem Methylvanillin das Opiumalkaloid Laudanosin, künstlich, synthetisch dargestellt worden, aber mit ziemlicher Sicherheit kann man erwarten, daß diesen sich andere anschließen werden. Es sind bereits Verbindungen hergestellt worden, die gewissen Alkaloiden, z. B. dem Chinin, ungemein nahestehen und wie diese außerordentlich wertvolle Eigenschaften besitzen. Als Heilmittel wichtige Basen dieser Art sind Antipyrin (s. *dieses*) und Thallin (s. *dieses*). — Man nimmt an, daß zwei Körper von bekannter Zusammensetzung, das Pyridin C_5H_5N (s. *Pyridinum*) und Chinolin C_9H_7N, die Mutterstoffe sehr vieler, vielleicht der meisten Alkaloide sind.

Eiweißstoffe.

Mit dem Namen Protein- oder Eiweißstoffe bezeichnet man eine Anzahl stickstoffhaltiger und meist auch schwefelhaltiger Körper, die in allen Teilen der tierischen und pflanzlichen Lebewesen vorkommen. Erzeugt werden sie ausschließlich in den Pflanzen, und im tierischen Körper vollziehen sich dann an ihnen nach der Aufnahme als Nahrungsmittel gewisse Umwandlungen. Sie bestehen aus Kohlenstoff, Wasserstoff, Stickstoff, Sauerstoff und Schwefel. Nach Lieberkühn hat der Eiweißstoff Albumin die Formel $C_{72}H_{112}N_8SO_{22}$. Bei dem Abbau der Eiweißstoffe entstehen die Aminosäuren (s. d.). Die meisten Eiweißstoffe kommen in einem in Wasser kolloidal löslichen Zustande, z. B. in den Pflanzensäften, den Eiern und im Blut und in einem unlöslichen, z. B. im Muskelfibrin, vor. Sie finden sich stets in mehreren Arten vereinigt vor. Die löslichen Arten gehen von selbst oder durch Erhitzen, durch Einwirken von Säuren oder Fermenten in den unlöslichen Zustand über, sie gerinnen oder koagulieren. Durch Gerbsäure, Metaphosphorsäure, Phenol, Kreosot und die meisten Metallsalze werden ihre Lösungen gefällt, mit Alkalien geben sie Albuminate, weshalb Eiweiß bei vielen Metallvergiftungen als Gegenmittel gebraucht wird. Durch Pepsin, Pankreatin, Papain und ähnliche Fermente werden Eiweißstoffe bei Gegenwart von etwas Salzsäure zunächst in Albumosen, dann in lösliche Peptone umgewandelt. Werden sie in feuchtem Zustande der Luft ausgesetzt, so faulen sie sehr leicht und entwickeln Schwefelwasserstoff, Ammoniak und andere, höchst übelriechende Gase. Man teilt sie ein in:

1. Proteine oder einfache Eiweißstoffe und diese in Albumine, Globuline und Kleber. Die Albumine gerinnen beim Erhitzen auf 60°—70° und sind in Wasser und verdünnten Säuren löslich. a) Eieralbumin, Albumen Ovi siccatum, wird durch Eintrocknen des Eiweißes vom Vogelei, Hühnereiweiß, unter 50° als gelbliche, haltbare Masse erhalten. Es findet als Nahrungsmittel Verwendung und technisch in der Druckerei, sowie als Kleb- und Klärmittel. Kommt in Kisten von 50 kg in den Handel. b) Blutwasseralbumin, Serumalbumin wird wie das vorige verwendet. Man stellt es aus dem Blutserum her, das sich mit der Zeit aus dem Blut als schwachgelbliche Flüssigkeit abscheidet, wenn man es ruhig stehen läßt. Man verdünnt dieses mit 20 Teilen Wasser, fällt die in Wasser unlöslichen Eiweißstoffe, die Globuline, durch Kohlensäure aus, filtriert und läßt das Filtrat unter 50° verdunsten. c) Milcheiweiß, Lactalbumin, Molkeneiweiß, Zieger wird aus

der entrahmten Milch gewonnen und als Nährmittel angewendet. d) **Pflanzenalbumin**, in fast allen Pflanzensäften aber nur in sehr geringer Menge, enthalten.

Die **Globuline** sind in Wasser und verdünnten Säuren unlöslich, jedoch löslich in verdünnten Alkalien und starken Säuren. Globuline sind a) **Blutfibrin**, es bewirkt, daß beim Austritt des Blutes aus dem Körper Blutkuchen entsteht, es ist im Plasma des Blutes als **Fibrinogen** enthalten und wird durch das **Fibrinferment** in **Fibrin** übergeführt. b) **Muskelfibrin** oder **Myosin** ist im Muskelplasma enthalten, und zwar im ruhenden Muskel flüssig, bei jeder Zusammenziehung des Muskels gerinnt es vorübergehend, nach dem Tode gerinnt es dauernd und ruft die Totenstarre hervor. c) **Pflanzenglobulin**, wie das in den Hülsenfrüchten reichlich enthaltene **Legumin** und das **Phaseolin**.

Kleber oder **Pflanzenfibrin** ist in den Getreidearten enthalten.

2. **Proteide** oder **zusammengesetzte Eiweißstoffe**, phosphorhaltig. a) **Käsestoff, Kasein** der Milch. In Wasser unlöslich, hat die Eigenschaft einer Säure. Man gewinnt das Kasein aus der Milch entweder durch Lab oder durch Sauerwerden der Milch oder durch Zusatz von Salzsäure. Man verwendet das durch Säuerung erhaltene Kasein technisch in frischem Zustande oder wäscht es mit Wasser aus, trocknet es und bringt es in Pulverform. Das Pulver mischt man entweder mit 20% Ätzkalk oder mit 15% Borax oder mit Ätzalkalien wie Kalium- und Natriumhydroxyd oder deren Karbonaten, rührt mit Wasser an und hat so den **Kaseinkaltleim**, dem man gewöhnlich ein Konservierungsmittel, meist Parachlormetakresol oder Thymol, Phenol hinzufügt. Dieser wird als **Holzkaltleim**, zu Glas- und Porzellankitten und viel in der Wassermalerei als Bindemittel, zumal hier zu Emulsionen, verarbeitet. Kasein mit Natriumwolframat erwärmt gibt einen Klebstoff zur Papierbereitung, der unter der Bezeichnung **Glutin** im Handel ist. Siehe auch **Kaseinfarben**. b) **Vitellin** im Eigelb des Hühnereies. c) **Lecithalbumine** in den Nerven. d) **Phosphorhaltige Eiweißstoffe** im Protoplasma.

3. **Albuminoide** oder **Proteinoide** oder **Gerüsteiweiße**. a) **Kollagene** oder **Leimmasse, Keratin** oder **Hornstoff** in den Haaren, der Oberhaut, den Nägeln, im Horn. b) **Spongin** im Badeschwamm. c) **Elastin** im Bindegewebe, den Sehnen des tierischen Körpers

Hormone.

Hormon, abgeleitet von dem griechischen Worte hormán = anregen, Bote sein, bedeutet Anregungsstoff, Erregungsstoff, Reizstoff für die Tätigkeit der inneren Organe des lebendigen Körpers. Hormone entstehen in inneren Drüsen des Körpers, sie treten in das Blut und die Lymphe ein, wirken hier als Reizstoffe und rufen schon in ganz geringen Mengen ganz bestimmte Einflüsse auf die Vorgänge im Aufbau des Körpers hervor, indem sie diese Vorgänge veranlassen, verstärken oder verringern. Ihre Wirkung ist ähnlich der der Fermente, jedoch mit dem Unterschiede, daß Hormone in das Blut eintreten, was bei Fermenten nicht zutrifft. Mit der Ernährung als solche haben die Hormone nichts zu tun. Sie halten neben dem Nervensystem das allgemeine Zusammenwirken aller Organe des Körpers in Ordnung und wirken auch selbst aufeinander ein. Die hauptsächlichsten hormonbildenden Drüsen sind die Hirnanhangdrüse oder Hypophyse, die Schilddrüse, Nebenschilddrüse, Pankreas oder Bauchspeicheldrüse, Nebenniere und die Keimdrüsen. Auch Thymus und Zirbel werden mehr oder weniger dazu gerechnet. Im Kopf befinden sich Zirbel und Hirnanhangdrüse, im Hals Nebenschilddrüse, auch Epithelkörperchen genannt, Schilddrüse und Thymus; unterhalb des Magens Pankreas oder Bauch speicheldrüse, die Nebenniere, aus Nebennierenrinde und Nebennierenmark bestehend, sowie die Keimdrüsen.

Die Schilddrüse enthält als wirksamen Stoff das Thyroxin $C_{15}H_{11}O_4NJ_4$, es ist jodhaltig, führt den Traubenzucker aus der Leber in das Blut, regelt so die Oxydation im Körper und bewirkt die Kräftigung des Körpers. Ist zu wenig Schilddrüsenhormon im Körper, wird er geschwächt, das Wachstum verhindert, Kropfbildung entsteht, ja Geisteskrankheit; bei zu großem Gehalt führt dies zur Basedow-Krankheit, der sog. Glotzaugenkrankheit, zu Abmagerung und Herzschädigung. So dürfen Schilddrüsenpräparate zur Abmagerung nur unter Aufsicht des Arztes angewendet werden.

Aus der Nebenschilddrüse, die aus vier sehr kleinen Epithelkörperchen besteht, und den Kalkgehalt im Körper in dem richtigen Verhältnis hält, ist als wirksamer Stoff das Parathormon gewonnen, das Kalkmangel ausgleicht.

In der Bauchspeicheldrüse Pankreas befinden sich nach Langerhans inselartig eingelagerte runde Zellhäufchen, die den Zuckergehalt im Blute regeln, bei Mangel an Pankreashormon entsteht die Zuckerkrankheit. Dies führte zur Darstellung des Insulins $C_{45}H_{69}O_{14}N_{11}S$, des Hormons der Bauchspeicheldrüse.

In der Nebenniere befindet sich, wenn auch nur in ganz geringer Menge das Adrenalin, Dihydrooxyphenylhydrooxyaethylmethylamin $C_9H_{13}NO_3$. Es wird synthetisch hergestellt und unter dem Namen Suprarenin in den Handel gebracht. Es wirkt auf Herz und Blut ein, erhöht die Körperkraft, beeinflußt die Verdauung und verengert die Gefäße. Aus der Nebennierenrinde gewinnt man das Präparat Cortins und andere, die auf den Fettstoffwechsel und die Keimdrüsen einwirken.

Die Hirnanhangdrüse beeinflußt die Keimdrüsen und die übrigen Drüsen stark. Thymus, der sich mit zunehmendem Alter in der Größe verringert, scheint mit Entstehung der Keimdrüsen und dem Wachstum in Verbindung zu stehen, ebenso Zirbel. Die Hormone sind den Vitaminen in ihrer Wirkungsart sehr ähnlich

Vitamine.

Unter Vitaminen versteht man Stoffe, die an und für sich und auch in ihrer Wirkung bis in das Letzte hinein noch nicht genügend erforscht sind. Sie finden sich in den Nahrungsmitteln und ermöglichen, wenn auch nur in kleinsten Mengen dem Körper zugeführt, dem jungen Körper ein gesundes Wachstum aller Organe. Dem ausgewachsenen Körper verleihen sie Widerstandskraft und bewahren ihn vor Stoffwechselkrankheiten.

Man teilt die Vitamine in verschiedene Gruppen ein.

Vitamin A ist fettlöslich, wichtig für das Wachstum und die Widerstandskraft gegen Krankheiten. Fehlt dieses Vitamin in der Nahrung, so entsteht Augenkrankheit, sogar Erblindung, und der Körper wird auch sonst leicht von Krankheit befallen. Man hat vom Vitamin A, Vorstufen, Provitamine festgestellt, und zwar drei Karotine, Alpha-, Beta- und Gamma-Karotin sowie das Oxybeta-Karotin, das Kryptoxanthin $C_{40}H_{56}O$, das man aus gelbem Mais gewinnt. Aus einem Molekül Beta-Karotin bilden sich zwei Moleküle Vitamin A, aus den übrigen Karotinen nur ein Molekül.

Vitamin B ist wasserlöslich und findet sich reichlich in frischen Gemüsen und Tomaten, im ungeschälten Reis und der Hefe. Ist dieses Vitamin in der Nahrung nicht oder zu wenig vorhanden, tritt eine Schädigung der inneren Organe und der Nerven ein. Man nimmt sechs verschiedene Vitamine B an, die man mit B_1—B_6 bezeichnet. Das schwefelhaltige Vitamin B_1 hat nach Windaus die Formel $C_{12}H_{18}ON_4SCl_2$, es ist unter dem Namen Neurin im Handel. B_2 des Lumiflavin stellt einen gelben, grün fluoreszierenden Farbstoff dar, $C_{17}H_{20}N_4O_6$. B_3—B_5 sind noch kaum erforscht. B_6 hat man als **Antipellagrafaktor** bezeichnet.

Vitamin C, hauptsächlich ein Bestandteil des Obstes, von Salat und anderen frischen grünen Pflanzen, verhindert den Skorbut oder Scharbock und wird bei Zahnkrankheiten, Katarrhen der Luftwege, Darmerkrankungen, Lungenschwindsucht und auch bei Knochenbrüchen angewandt. Es ist als l-Askorbinsäure erkannt $C_6H_8O_6$. wird synthetisch hergestellt und unter verschiedenen Namen wie Cebion, Cantan, Fructamin in den Handel gebracht.

Vitamin D, ein leicht zersetzbarer Stoff, der in der Milch, der Butter, dem Lebertran, dem Eigelb, in frischen Gemüsen und allen grünen Pflanzen vorkommt, läßt die Erweichung der Knochen, die Rachitis oder englische Krankheit nicht aufkommen.

Dieses Vitamin D kräftigt den ganzen Körper. Durch Windaus in Göttingen wurde bewiesen, daß in den Nahrungsmitteln eine Vorstufe des Vitamins D, ein sog. Provitamin vorhanden ist, und zwar das Ergosterin, das, wenn auch in sehr kleinen Mengen, einen Bestandteil des in jeder Zelle vorkommenden Cholesterins und des in jeder Pflanzenzelle sich findenden Phytosterins darstellt. Dieses Ergosterin geht durch das Sonnenlicht oder ultraviolettes Licht in das Vitamin D über. So bringen die Firmen E. Merck in Darmstadt und I. G. Farbenindustrie A.-G. unter dem Namen Vigantol bestrahltes Ergosterin in den Handel.

Vitamin P als Permeabilitätsvitamin, als Zitrin bezeichnet, ist im Zitronensaft nachgewiesen. Es ist ein schwachgelbes Glykosid, das die Verbindung von Peroxydasen mit der Askorbinsäure, dem Vitmain C bewirkt.

Kosmetisch werden die Vitamine in Form von cholesterinhaltigen Fetten und wässerigen Auszügen von frischen grünen Pflanzen in der Haar- und Hautpflege verwendet.

Fermente, auch Enzyme genannt.

Es sind, obwohl bisher als Eiweißstoffe durch Reaktionen nicht nachgewiesen, höher molekulare kolloide eiweißähnliche Stoffe, die auch in kleinen Mengen, ohne selbst zersetzt zu werden, andere chemische Verbindungen in einfachere oder einfache Stoffe abbauen oder deren Abbau wesentlich beschleunigen. Sie wirken gleich den anorganischen als organische, biologische, Bio-Katalysatoren.

Man teilt sie in zwei große Gruppen ein, in **Hydrolasen** oder **hydrolytische Fermente** und in **Desmolasen** oder **desmolytische Fermente**, Oxydationsfermente, Oxydoreduktasen. Die Hydrolasen, die bei der Zerlegung chemischer Verbindungen Wasser in sich aufnehmen, unterscheidet man, da jedem Ferment eine ganz bestimmte zersetzende Tätigkeit zugeteilt ist, in

Proteasen oder **protelytische Fermente** wie Pepsin, Lab oder Chymase, Trypsin, die Eiweiß abbauen, und zwar führt das Pepsin bei Gegenwart von Salzsäure die Eiweißstoffe zunächst in Albumosen über, die dann durch das Trypsin, das tryptische Ferment weiter in Aminosäuren zerlegt werden;

in **Esterasen**, Fermente, die Ester in Alkohol und Säure spalten, von denen die wichtigsten die Lipasen sind, sie zersetzen die Fette in Glyzerin und Fettsäuren, und hiervon wiederum die Lipase des Rizinussamens, die fabrikmäßig zur Zerlegung der Fette im großen verwendet wird; ferner

in Glykosidasen. wie Emulsin, das das Glykosid Amygdalin der Mandeln zersetzt, ferner

in Karbohydrasen, in kohlenhydratspaltende Fermente. Je nachdem sie hochmolekulare Kohlehydrate, sog. Polysaccharide, Poliosen, z. B. Zellulose oder niedermolekulare Disaccharide, Diosen, die Oligosaccharide, Oligosen zerlegen, unterscheidet man sie in Polyasen und Oligasen. Eine Polyase ist das Zellulose spaltende Ferment Zellulase oder Zytase, auch die Stärke spaltende Amylase oder Diastase. Von den Oligasen ist das Disaccharid in zwei Moleküle Monosaccharid zerlegende Ferment Maltase, ferner im Milchzucker die Laktase wichtig.

Die Desmolasen oder Oxydationsfermente wirken im allgemeinen kräftiger als die Hydrolasen, sie führen als Gärungsfermente oder Zymasen, z. B. in Form von Hefe, im ganzen oder zerquetschten Zustande, Zuckermonosaccharid in Alkohol und Kohlendioxyd über, oder bauen als Oxydationsfermente, als Oxydoreduktasen Zucker durch öftere Wasserstoffentziehung schließlich zu Wasser und Kohlendioxyd ab.

Kefir. Kefirkörner. Kefirferment. Grains de kéfir.

Kefir ist ein Ferment, aus besonderen Hefezellen, Saccharomyces kefir, und verschiedenen Bazillusarten, Bacterium Acidi lactici und Bacillus caucasicus, bestehend. Es ruft innerhalb 1—3 Tagen eine eigentümliche Gärung der Milch hervor, in der sich Alkohol, Kohlensäure und Milchsäure entwickeln und das ausgefällte Kasein in feiner Verteilung gehalten, ein anderer Teil des Kaseins in lösliche Albumosen bzw. Peptone übergeführt wird. Derartige Kefirmilch, auch Milchwein genannt, stellt eine stark schäumende, rahmartige Flüssigkeit dar. In Rußland benutzt man zur Herstellung des Getränkes Stutenmilch, bei uns abgekochte Kuhmilch. Die Kefirkörner sind gelbliche Klümpchen, die in Milch eingeweicht stark aufquellen und dann weiße blumenkohlartige Gebilde darstellen. Man kann sie öfters gebrauchen, wieder trocknen, und sie behalten an zwei Jahre ihre Wirksamkeit. Kefirmilch wird als Kräftigungsmittel angewendet, auch wird ihr mitunter Eisen oder Pepsin zugesetzt. Genaue Vorschrift zur Bereitung des Kefirgetränkes s. Buchheister-Ottersbach II, Vorschriftenbuch.

Yoghurt. Joghurt. Yaourt.

Joghurt, eine Art saurer Dickmilch, eine sauer schmeckende Milchspeise, wird im Orient, in den Balkanländern, in großen Mengen als Nahrungsmittel verbraucht und findet auch in Deutschland immer mehr Verwendung. Joghurt wird aus einem Ferment Maya oder Maia bereitet. Dieses Ferment ist ein Zusammenleben, eine Symbiose des Mayabazillus und des orientalischen Milchsäurebazillus, beide von winziger Kleinheit. Der Mayabazillus hat eine Länge von etwa 5—20 Tausendstel Millimeter und eine Breite von etwa 1 Tausendstel Millimeter. Man bereitet Joghurt, indem man Milch entweder bis zum Kochen erhitzt oder besser bis auf ein Drittel oder die Hälfte eindampft, dann in einem Porzellangefäße bis auf 50° C abkühlt und das Mayaferment zufügt. Darauf umwickelt man das Gefäß mit Tüchern, läßt 7 Stunden stehen, sorgt aber dafür, daß die Wärme möglichst 50° beibehält und läßt mehrere Stunden abkühlen. Die Milch ist dann zu einer dicklichen Masse geworden, die mit Zucker und geriebenem Brot überstreut oder mit Fruchtsirup genossen wird. Joghurt enthält in einem Liter nur 2 g Milchsäure, im Gegensatz zur Dickmilch, die etwa 6 g enthält. Bei der Bereitung ist zu beachten, daß das Mayaferment bei einer Erwärmung auf etwa 53° unwirksam wird. Es sind auch Joghurtpastillen zur Bereitung im Handel, doch empfiehlt sich die Verwendung des frischen Mayaferments.

Joghurt verhindert regelwidrige Darmfäulnis und wird so empfohlen bei Magen- und Darmstörungen.

Eine ähnliche Milchspeise ist Taette. Hier läßt man eine finnische Reinkultur auf Vollmilch einwirken. Es entwickeln sich wie beim Kefir Alkohol, Kohlensäure und Milchsäure, im Gegensatz zum Joghurt, der durch eine Milchsäuregärung entsteht.

Chemische Kampfstoffe.

Sie werden zweckmäßig nach ihrer Wirkung in folgende Gruppen eingeteilt: Augenreizstoffe, Lungengifte, Nasen- und Rachenreizstoffe, Haut- und Lungengifte, sowie Nerven- und Blutgifte.

1. **Augenreizstoffe, Tränengas**, werden nach der äußeren Kennzeichnung „Weißkreuzkampfstoffe" genannt. Es sind hauptsächlich:

Bromazeton, $CH_2BrCOCH_3$, eine bei 136,5° siedende Flüssigkeit,

Brommethylaethylketon, $CH_2BrCOC_2H_5$, eine bei 145° siedende Flüssigkeit,

Brombenzylzyanid, $C_6H_5CHBrCN$, eine dunkelbraune Flüssigkeit mit Siedepunkt bei 232°,

Chlorazetophenon, $C_6H_5COCH_2Cl$, farblose Kristalle von stechendem Geruch, Schmelzpunkt 58°—59°.

Die Stoffe sind meist in Wasser unlöslich, dagegen in Alkohol und Äther löslich. Das beste Gegenmittel ist frische Luft.

2. **Lungengifte, Grünkreuzkampfstoffe**. Neben Chlorgas vor allem Phosgen, Kohlenoxychlorid, $COCl_2$, farblose Flüssigkeit, über 8° gasförmig, Geruch an faule Äpfel erinnernd. Zerfällt unter Wasseraufnahme in Kohlendioxyd und Salzsäure.

$$COCl_2 + H_2O = CO_2 + 2 HCl$$
Kohlenoxychlorid + Wasser = Kohlendioxyd + Salzsäure.

Diphosgen, Perstoff, Perchlorameisensäuremethylester, $Cl \cdot COO \cdot CCl_3$. Farblose, bei 128° siedende, nach verbranntem Kautschuk riechende Flüssigkeit.

Chlorpikrin, Clop, $CCl_3 \cdot NO_2$, farblose, stechend riechende, bei 113° siedende Flüssigkeit, die durch Natriumsulfitlösung leicht zerstört wird. Ruft auch auf die Hornhaut der Augen und auf den Magen starke Reizung hervor.

3. **Nasen- und Rachengifte, Blaukreuz. Maskenbrecher**, sind Arsenverbindungen, Schwebestoffe.

Diphenylarsinchlorid, Clark I $(C_6H_5)_2AsCl$.

Diphenylarsinzyanid, Clark II $(C_6H_5)_2AsCN$.

Beide sind weiße Kristalle von Brandgeruch. Das Chlorid schmilzt bei 45°, das Cyanid bei 31,5°, entwickelt Knoblauchgeruch.

Diphenylaminarsinchlorid, Adamsit, $HN(C_6H_4)_2AsCl$, sind kanariengelbe, in organischen Lösungsmitteln nur schlecht lösliche Kristalle, die bei 195° schmelzen, zeigen Knoblauchgeruch.

Aethylarsindichlorid, Dick, $C_2H_5AsCl_2$, etwas ölige, nach Zwiebeln riechende Flüssigkeit, kein Schwebestoff, Siedepunkt bei 145°—150°.

Unter Arsinen versteht man Arsenverbindungen, bei denen Arsen als Base auftritt.

4. **Haut- und Lungengifte. Gelbkreuz, seßhafter Kampfstoff.**
Dichlordiaethylsulfid, Lost, Yperit, Senfgas, $(C_2H_4Cl)_2S$. Ölige, an Senf oder Meerrettich erinnernde Flüssigkeit, bei —13° in Wasser unlösliche, durch Hitze sich in Salzsäure und Thiodiglykol zersetzende Kristalle. Die Flüssigkeit verdunstet sehr langsam, ist sehr ätzend, bildet auf der Haut brandartige Blasen und reizt die Augenschleimhäute stark. Durch oxydierende Stoffe wie Chlorkalk, Kaliumpermanganat und Wasserstoffsuperoxyd wird sie zu Sulfoxyden und Sulfonen oxydiert.

Chlorvinylarsindichlorid, $CHCl \cdot CHAsCl_2$, eine Geraniumgeruch zeigende, zähe, bei 190° siedende, die Schleimhäute reizende Flüssigkeit.

Lewisit besteht aus Monochlorvinylarsindichlorid, Dichlordivinylarsinchlorid und anderen Chlorverbindungen. Eine farblose, stark nach Geranium riechende ölige Flüssigkeit.

5. **Nerven- und Blutgifte.**
Nervengifte, Zyanwasserstoffsäure.
Blutgift. Kohlenmonoxyd.

Chemikalien anorganischen Ursprungs.

Sauerstoff. Oxygénium. Oxygène. Oxygen.

$O = 16$. Molekulargewicht $O_2 = 32$. Zweiwertig.

Oxygenium = Säureerzeuger, weil die durch Verbrennung in Sauerstoff entstandenen Erzeugnisse meist sauer sind. Das verbreitetste und in den größten Mengen, etwa $1/2$ vom Gewichte der Erde, vorhandene Element. Frei in der Luft (21% dem Raumteile nach), gebunden im Wasser (89%) und außerdem fast in allen Mineralien und in allen Tier- und Pflanzenkörpern. Luft ist ein Gemenge von 77,42 Raumteilen Stickstoff, 20,77 Raumteilen Sauerstoff, 0,84 Raumteilen Wasserdampf, 0,03 Raumteilen Kohlensäureanhydrid und 0,94 Raumteilen Edelgase, wie Argon, Helium, Neon, dessen Leitfähigkeit für Elektrizität 80mal größer ist als die der Luft und das deshalb zum Füllen von Vakuumröhren für elektrische Beleuchtung (Neonlicht) dient, Krypton, Xenon, ferner Ammoniakverbindungen, wie Ammoniumnitrit, Ammoniumnitrat, Ammoniumkarbonat und Natriumchlorid.

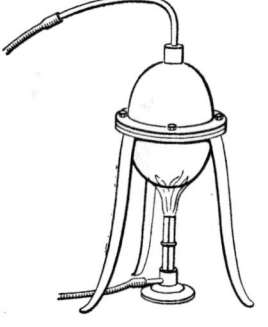

Abb. 444. Kupferretorte zu Sauerstoffgewinnung.

Darstellung. 1. Durch Erhitzen von Quecksilberoxyd ($HgO = Hg + O$). 2. Durch Erhitzen von Kaliumchlorat

I. $\quad 2\,KClO_3 \quad = \quad KClO_4 \quad + \quad KCl \quad + \quad 2\,O$
Kaliumchlorat = Kaliumperchlorat + Kaliumchlorid + Sauerstoff

II. $\qquad KClO_4 \quad = \quad KCl \quad + \quad 4\,O$
Kaliumperchlorat = Kaliumchlorid + Sauerstoff.

Zweckmäßig ist das Kaliumchlorat unter Anwendung eines Kartenblattes oder eines Holzlöffels mit dem gleichen Teile grob gepulvertem Braunstein, der frei von Kohlenstaub sein muß, und deshalb vorher geglüht wird, vorsichtig auf einem Blatt Papier ohne jede Reibung zu mischen. Die Entwicklung des O geht dadurch gleichmäßiger vonstatten. Man darf aber nicht zu stark erhitzen, zumal nicht im Anfang, da das Gemisch mit Braunstein den Sauerstoff schon bei einem Wärmegrade von 200° abgibt. Man verwendet am besten Kupferretorten (Abb. 444) und leitet das Gas, nachdem die Luft aus der Retorte und dem Verbindungsrohr ausgetrieben ist, in einen Gasometer (Abb. 445). Dieser wird durch den Trichter mit Wasser gefüllt, wobei der Hahn b mit zu öffnen ist, darauf schließt man a und b, öffnet c und läßt den Sauerstoff durch den Tubus c eintreten. Soviel Raumteile Sauerstoff eintreten, fließen Wasserteile aus dem Tubus ab. Schließt man den Tubus, öffnet die Hähne a und b und füllt durch den Trichter Wasser in den Gasometer, so tritt der Sauerstoff durch den Hahn b aus. Es dürfen jedoch stets nur sehr kleine Mengen $KClO_3$ zersetzt werden, indem 100 g $KClO_3$ etwa 27 l Sauerstoff freigeben. An Stelle der Glasgasometer treten auch vorteilhaft solche aus Blech (Abb. 446). Steht kein Gasomter zur Verfügung, so fängt man den Sauerstoff in einem mit Wasser gefüllten zylindrischen Gefäß auf, das man mit der Öffnung nach unten in eine Wanne mit Wasser, eine pneumatische Wanne, gestellt hat. Benutzt man als Entwicklungsgefäß eine Kochflasche oder ein Reagenzglas, so muß, will man die Entwicklung unterbrechen, das Gasableitungsrohr erst

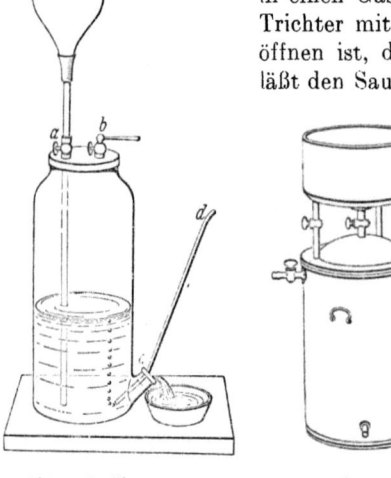

Abb. 445. Glasgasometer.   Abb. 446. Gasometer aus Metall.

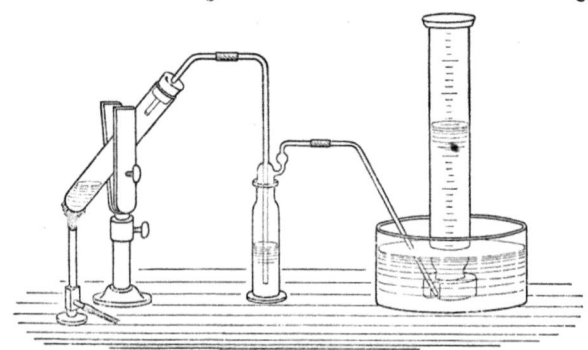

Abb. 447. Vorrichtung zur Gewinnung von Sauerstoff.

aus dem Wasser genommen werden, da sonst das Gas in das Entwicklungsgefäß zurücktritt und dieses zertrümmert (Abb. 447).

3. Dadurch, daß man Bariumsuperoxyd in einem luftverdünnten Raume schwach glüht. Das entstandene Bariumoxyd wird durch Erhitzen im Luftstrome bis auf 700° wieder in Bariumsuperoxyd übergeführt.

I. BaO_2 = BaO + O
         Bariumsuperoxyd = Bariumoxyd + Sauerstoff.

II. BaO + O = BaO_2
         Bariumoxyd + Sauerstoff = Bariumsuperoxyd.

4. Dadurch, daß man durch Wasser, das mit Schwefelsäure angesäuert ist, den elektrischen Strom leitet. Es scheidet sich der Sauerstoff am positiven Pol, der Anode, der Wasserstoff am negativen Pol, der Kathode, ab (Abb. 448).

Der Sauerstoff wird in Gasometern aufgefangen und durch hohen Druck zusammengepreßt.

Eigenschaften. Ein farb-, geruch- und geschmackloses Gas. Spez. Gewicht 1,1045. Nicht brennbar, aber brennbare Körper verbrennen in ihm unter Bildung von Oxyden mit lebhaftem Glanz und viel größerer Wärmeentwicklung als in der Luft. Durch Einblasen von Luft wird die Verbrennung gesteigert (Gebläse, Lötrohr). Bei sehr starker Kälte (—119°) und sehr hohem Druck (51 Atmosphären), der kritischen Temperatur und dem kritischen Druck verwandelt sich Sauerstoff in eine hellblaue Flüssigkeit. Der in Stahlflaschen in den Handel kommende Sauerstoff ist aber nicht flüssiger, sondern von 1000 l auf 20 l verdichteter Sauerstoff. Von dem Physiker James Dewar ist Sauerstoff auch in fester Form hergestellt worden. Dewar leitete flüssigen Sauerstoff in ein durch flüssige Luft abgekühltes Vakuumgefäß, das mit einem zweiten Vakuumgefäß, worin sich geglühte Kokosnußschale befand und das durch flüssige Luft gekühlt wurde, in Verbindung stand. Der Sauerstoffdampf wurde so rasch auf der Kohle verdichtet, daß er erstarrte.

Anwendung. Sauerstoff ist für organische Wesen unentbehrlich. Bei der Atmung wird durch Aufnahme von O das Hämoglobin im Blut in Oxyhämoglobin übergeführt, das den Sauerstoff wieder abgibt. So wird Sauerstoff bei Lungenleiden, Asthma, zur Wiederbelebung Erstickter und in der Luftschiffahrt angewendet. Ferner zur Herstellung der Knallgasgebläse und zum Zerschneiden und auch zum Zusammenschweißen von Stahl und Eisen.

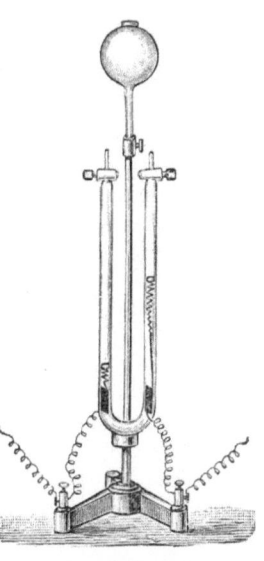

Abb. 448. Sauerstoffgewinnung durch Elektrolyse.

Eine besondere Art, eine Modifikation des Sauerstoffes ist das Ozon oder der aktive Sauerstoff. Molekulargewicht $O_3 = 48$. Bildet sich bei elektrischen Entladungen, beim Liegen feuchten Phosphors an der Luft, bei der Oxydation von Terpenen, z. B. in Nadelwäldern, beim Verdunsten von Salzlösungen, z. B. an der Meeresküste und in Gradierwerken, bei der Rasenbleiche von Wäsche. Riecht eigentümlich (Phosphorgeruch) und hat deshalb den Namen Ozon bekommen, abgeleitet von dem griechischen Wort ozo = ich rieche. Es ist ein bläuliches Gas, das aber auch als bläuliche Flüssigkeit erhalten werden kann, wenn man ozonhaltigen Sauerstoff in ein U-förmig gebogenes Glasrohr leitet, das auf —184° abgekühlt wird. Wird Ozon in verflüssigten Wasserstoff eingetaucht, so wird es zu einer festen schwarzen, violettglänzenden Masse. Ist ein sehr kräftiges Oxydationsmittel und führt alle Stoffe in die höchsten Oxydationsstufen über. Silber wird durch Ozon zu braunschwarzem Silbersuperoxyd oxydiert. Konzentriertes Ozon wirkt eingeatmet stark reizend, für kleinere Tiere sogar tödlich. Ozon entsteht durch Verdichtung der Sauerstoffmoleküle, aus 3 O_2- werden 2 O_3-Moleküle. Doch verwandelt sich das gasförmige Ozon wieder zurück in gewöhnlichen Sauerstoff. Verbindungen des Ozons mit ungesättigten Kohlenwasserstoffen, die Ozonide sind explosiv.

Nachweis. Für Sauerstoff: ein glimmender Holzspan, in Sauerstoff gehalten, entflammt. Eine Uhrfeder verbrennt in Sauerstoff unter Funkensprühen. Für Ozon: blankes Silber wird geschwärzt.

Verwendung. Als Bleichmittel für technische fette Öle. Zur Bereitung von Firnis

Wasserstoff. Hydrogénium. Hydrogène. Hydrogen.

$H = 1{,}008$. Molekulargewicht $H_2 = 2{,}016$. Einwertig.

Hydrogenium = Wassererzeuger, weil beim Verbrennen von Wasserstoff Wasser entsteht. Findet sich frei in großer Menge auf der Sonne und anderen Fixsternen, ferner in vulkanischen Gasen, im Karnallit der Staßfurter Kalisalzlager, im Steinsalz von Wieliczka, sowie in Zersetzungsstoffen organischer Körper. Gebunden besonders in Verbindung mit Sauerstoff als Wasser (11% H) und als ein wesentlicher Bestandteil aller Tier- und Pflanzenstoffe.

Darstellung. 1. Durch Übergießen von Zink oder Eisen mit verdünnter Schwefel- oder Salzsäure: $Zn + H_2SO_4 = ZnSO_4 + H_2$. Bei der Gewinnung tut man gut, einige Tropfen einer 5 prozentigen Platinchloridlösung zuzusetzen, dadurch wird die Gasentbindung des Wasserstoffes beschleunigt. Das Platinchlorid selbst wird nicht zersetzt, es wirkt als Katalysator.

Man nimmt die Darstellung in Gasentwicklungsflaschen vor, in die man die zerkleinerten Metalle bringt. Die Flasche ist mit einem doppelt durchlochten Pfropfen versehen. Durch die eine Öffnung führt man ein Trichterrohr, durch die andere ein Gasabzugsrohr, das in eine Gaswaschflasche führt. Von hier aus wird das Gas aufgefangen. Sobald die verdünnte Säure durch das Trichterrohr auf das Zink fließt, beginnt die Gasentwicklung. Man verwendet aber nur arsenfreies Metall und arsenfreie Säure, da sich sonst der sehr giftige Arsenwasserstoff bildet und dieser erst durch Hindurchleiten durch eine Kaliumpermanganatlösung (1 + 99) entfernt werden müßte. Auch darf das Gas erst aufgefangen werden, wenn die Luft aus der Entwicklungs- und Waschflasche vollständig verdrängt ist. Sehr zweckmäßig zur Herstellung des Wasserstoffes aus Metall und verdünnter Säure ist der Kippsche Gasentwicklungsapparat. Er besteht aus zwei auf einem Fuße ruhenden zusammenhängenden Glaskugeln, deren obere einen Tubus hat. Auf diese ist eine dritte Kugel mit einem langen Ansatzrohre luftdicht aufgepaßt. Diese dritte Kugel ist durch ein Sicherheitsrohr geschlossen. Der Tubus der mittleren Kugel ist mit einem durchbohrten Stopfen versehen, durch den ein durch einen Glashahn abzuschließendes Gasabzugsrohr geht. Durch den Tubus füllt man in die mittlere Kugel das kleingekörnte Metall und durch die obere Kugel bzw. das Ansatzrohr die Säure. Diese fließt in die unterste Kugel, steigt von hier in das Metall, und die Entwicklung geht vor sich. Wünscht man diese abzubrechen, wird der Gashahn geschlossen. Der in dem mittleren Gefäße dadurch entstehende Gasdruck drängt die Säure zunächst in das untere und von hier aus in das Ansatzrohr und in die obere Kugel zurück. Durch das auf dieser befindliche Sicherheitsrohr wird verhindert, daß die Säure infolge des Druckes herausgetrieben wird. Öffnet man den Hahn wieder, so beginnt die Entwicklung von Wasserstoffgas von neuem. So kann man beliebige Mengen Gas entwickeln. Meist enthält das Gas etwas Wasser beigemischt, und man läßt es deshalb durch eine mit konzentrierter Schwefelsäure gefüllte Gaswaschflasche oder durch ein mit wasserfreiem Kalziumchlorid gefülltes Rohr streichen (Abb. 449 u. 450).

2. Durch elektrolytische Zersetzung des mit Schwefelsäure angesäuerten

Wassers. Die zwei Raumteile Wasserstoff scheiden sich am negativen Pol. der eine Raumteil Sauerstoff am positiven Pol ab·

$$H_2O = H_2 + O$$

3. Durch Erhitzen von Kalilauge, Kaliumhydroxyd. mit Zinkstaub, d. h. ganz fein verteiltem Zink oder Aluminiumstaub:

$$2\,KOH + Zn = (KO)_2Zn + 2\,H$$
Kaliumhydroxyd + Zink = Zinkoxyd-Kalium + Wasserstoff.

Ferner wird H gewonnen durch Elektrolyse von Natrium- bzw. Kaliumchloridlauge, bei der Herstellung von Natriumoxydhydrat und Kaliumoxydhydrat. Oder durch Einwirken von Silizium auf heiße Natronlauge. In großen Mengen durch Einwirkung von Wasserdampf auf glühendes Eisen Auch aus einem Gemische von 4 Raumteilen Azetylengas und 1 Raumteil Luft durch Elektrolyse bei 8 Atmosphären Druck. Zu gleicher Zeit wird als Nebenerzeugnis der Kohlenstoff als sehr feiner Ruß gewonnen.

Oder man leitet Wassergas, ein Gemisch, das je zur Hälfte aus Wasserstoffgas und Kohlenoxydgas und einigen Prozent Kohlendioxyd besteht, über bis auf fast 1000° erhitztes Kalziumkarbid und erhält so reinen Wasserstoff. Und zwar besonders dann, wenn man nach dem Verfahren von Frank vor dem Überleiten das Wassergas durch Kalziumhydroxyd von dem Kohlendioxyd und durch Kupferchlorür von den Hauptmengen des Kohlenoxydgases befreit hat.

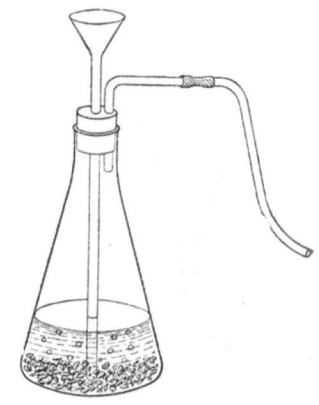

Abb. 449. Einfache Vorrichtung zu Entwicklung von Wasserstoff.

Das Wassergas entsteht durch Einwirken von Wasserdampf auf glühende Kohlen.

Wasserstoff hat im Augenblick des Entstehens. in statu nascendi, große Affinität zum Sauerstoff, sucht Wasser zu bilden und wirkt so als Reduktionsmittel. Ist farbgeschmack- und geruchlos, unter allen Gasen das leichteste, 14 mal leichter als Luft, 1 l Wasserstoff wiegt bei 0° und 760 mm Druck 0,09 g spez. Gewicht 0,06951, das man = 1 annimmt. um die spez. Gewichte anderer Gase zu berechnen. Verbrennt mit bläulicher Flamme und gibt beim Verbrennen Wasser: $H_2 + O = H_2O$ Gemischt mit Luft oder Sauerstoff bildet er das höchst gefährliche, leicht explosive Knallgas. Man hat deshalb beim Anzünden von Wasserstoffgas mit großer Vorsicht zu verfahren und darauf zu achten, daß aus Gasentwicklungsflaschen auch alle Luft verdrängt ist. Bläst man in die Wasserstoffflamme Luft oder Sauerstoff, so steigern sich die Wärmegrade bis auf 2000° (Knallgasgebläse).

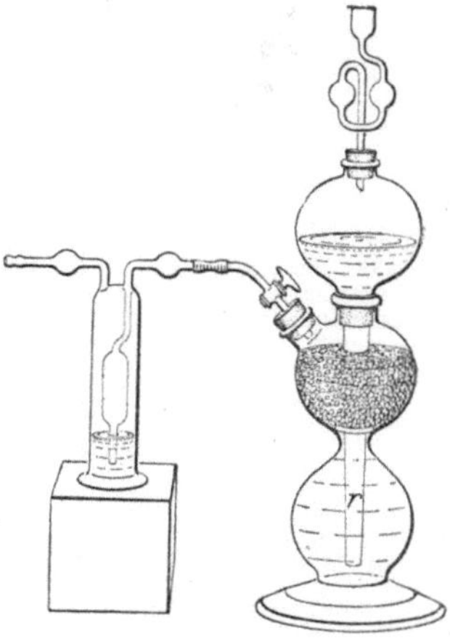

Abb. 450. Kippscher Gasentwicklungsapparat

Hält man über eine Wasserstoffflamme ein Glasrohr so, daß sich die Flamme im Glasrohr befindet und bewegt das Glasrohr bald nach unten, bald nach oben, macht sich ein Ton bemerkbar, der bei Anwendung verschieden weiter und langer

Glasrohre auch verschieden ist (chemische Harmonika). Kommt stark zusammengepreßt, komprimiert, jedoch nicht flüssig, in Stahlbomben von 36 l in den Handel, kann aber auch, wenn auch schwer, verflüssigt, sogar in den festen kristallinischen Zustand gebracht werden.

Anwendung. Als Reduktionsmittel. Zur Herstellung von Ammoniakgas. Zum Härten von Fetten. Zur Füllung von Luftschiffen und Ballonen. Als Heiz- und Leuchtgas, und zwar hierzu mit leichtflüchtigen Kohlenwasserstoffen vermischt.

Nachweis. Die leichte Brennbarkeit und das als Verbrennungsergebnis entstehende Wasser sowie das leichte spezifische Gewicht.

Die zwei bekannten Verbindungen des Sauerstoffes mit dem Wasserstoff: Wasser und Wasserstoffsuperoxyd kommen als Handelswaren in Betracht.

Aqua. Wasser. H_2O. Eau. Water.

Wasser weist eine Ausnahme auf von dem Gesetze, daß die Körper durch Wärme ausgedehnt werden. Es hat bei 4° seine größte Dichtigkeit und dehnt sich bis zur Erhitzung auf 100° gleichmäßig aus. Kühlt man aber Wasser unter 4° ab, so vermindert sich seine räumliche Ausdehnung nicht, sondern nimmt bis zu 0°, bis zum Erstarren des Wassers zu, so daß 100 Raumteile Wasser etwa 109 Raumteile Eis liefern, das infolgedessen ein geringeres spezifisches Gewicht hat als Wasser. Aus diesem Grunde dürfen Flaschen mit Wasser niemals ganz gefüllt werden, da bei einer Abkühlung auf 0° die Gefäße mit großer Gewalt zersprengt werden. Bei 2500° zerfällt Wasser in seine Bestandteile, in Wasserstoff und Sauerstoff, es dissoziiert.

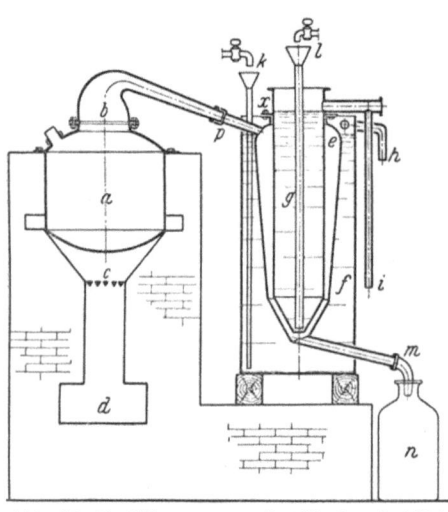

Abb. 451. Destillierapparat. *a* Destillierkessel. *b* Helm. *f* Kühlwasser im äußeren Kühlgefäß. *g* Kühlwasser im inneren Kühlgefäß. *e* Raum für den zu verdichtenden Wasserdampf. *k* Einflußrohr für das Kühlwasser des äußeren Kühlraumes. *l* Einflußrohr für das Kühlwasser des inneren Kühlraumes. *h* Abfluß des Kühlwassers des äußeren Kühlraumes. *i* Abfluß des Kühlwassers des inneren Kühlraumes. *n* Vorlage.

Alles in der Natur vorkommende Wasser enthält Beimischungen der verschiedensten Art, teils gelöste Mineralstoffe, teils gasförmige Körper, teils Verbindungen organischen Ursprungs. Von diesen Verunreinigungen muß es für verschiedene Zwecke befreit werden, was man mittels der Destillation erreicht.

Einen sehr zweckmäßigen Destillierapparat zeigt die Abb. 451. Der Wasserdampf gelangt in ein Kühlgefäß, das einerseits von kaltem Wasser umgeben ist, worin sich aber auch ein zweites Kühlgefäß befindet, in das ebenfalls beständig kaltes Wasser einfließt und wieder abfließt. Ein solches mehr oder minder chemisch reines Wasser heißt Aqua destillata. Dient das gewöhnliche Wasser zum Füllen von Dampfkesseln, so setzen sich bei der Verdampfung die im Wasser gelösten Salze als sog. Kesselstein fest. Es handelt sich im Wasser, womit man den Dampfkessel speist, meist um Kalziumbikarbonat bzw. Magnesiumbikarbonat und bei sehr gipsreichem Wasser um Kalziumsulfat, die sämtlich im Wasser gelöst sind und sich beim Erhitzen des Wassers als Monakarbonate bzw. Kalziumsulfat an den Wandungen festsetzen. Führt man dem Kesselspeisewasser jedoch Kalkmilch und Natriumkarbonat zu, so führt man sie in leicht entfernbare Verbindungen über.

$$CaH_2(CO_3)_2 \quad + \quad Ca(OH)_2 \quad = \quad 2\,CaCO_3 \quad + 2\ H_2O$$
Kalziumbikarbonat + Kalziumhydroxyd = Kalziumkarbonat + Wasser.

$$CaSO_4 \quad + \quad Na_2CO_3 \quad = \quad Na_2SO_4 \quad + \quad CaCO_3$$
Kalziumsulfat + Natriumkarbonat = Natriumsulfat + Kalziumkarbonat.

Oder man verwendet hierfür die in der Natur vorkommenden Zeolithe, die Natrium-Aluminiumsilikate oder die den Zeolithen nachgebildeten Permutite, die man durch Zusammenschmelzen von Natriumkarbonat und Aluminiumsilikat erhält. Es sind körnige, in Wasser unlösliche Stücke, die sich mit dem im Wasser vorhandenen Kalzium- bzw. Magnesiumbikarbonat umsetzen, indem das Kalzium bzw. Magnesium an Stelle des Natriums tritt. Das so in die Kalzium- bzw. Magnesiumverbindung übergeführte Permutit kann dann durch Behandeln mit Natriumchlorid wieder brauchbar gemacht werden, indem sich die in Wasser löslichen Kalzium- und Magnesiumchloride bilden und das Natrium wieder in das Permutit eintritt. Auch das Natriummetaphosphat. $NaPO_3$, ist zur Bindung der Kalzium- und Magnesiumverbindungen sehr geeignet; es bildet mit diesen lösliche Komplexsalze.

Aqua destillata. Destilliertes Wasser. Eau distillée. Destilled water.
Molekulargewicht 18,016.

Es ist für viele Zwecke, namentlich bei chemischen Vorgängen, notwendig derartig gereinigtes Wasser zu verwenden, da die gewöhnlichen Bestandteile des Quellwassers vielfach zersetzend oder sonst störend wirken. Es muß übrigens bemerkt werden, daß die auf gewöhnliche Weise bei der Destillation verdichteten Wasserdämpfe fast niemals völlig chemisch rein sind. Sie enthalten meist Spuren von Ammoniak, Kohlensäure, hier und da auch Chlorwasserstoffsäure, jedoch gewöhnlich in so geringer Menge, daß sie für die meisten Anwendungen unschädlich sind. Die gänzliche Beseitigung dieser Stoffe ist nur durch besondere Vorsichtsmaßregeln und chemische Zusätze zu dem zu destillierenden Wasser zu ermöglichen. Weit unangenehmer als diese kleinen Verunreinigungen ist, namentlich für die Mineralwasserbereitung, der sog. Blasengeruch, von dem es nur schwer zu befreien ist; mittels Filtration durch Kohle läßt sich dies noch am besten erreichen.

Der Geschmack ist stets fade, selbst wenn es frei von jedem Blasengeruch ist, weil ihm die Kohlensäure fehlt, die dem Brunnen- und Quellwasser den erfrischenden Geschmack verleiht.

Soll das destillierte Wasser zur Herstellung von Infusionen dienen, die in den Körper eingespritzt werden, z. B. zu physiologischen Kochsalzlösungen, so soll es frisch destilliert bzw. redestilliert sein, und zwar am besten aus Hartglas- oder Bergkristallapparaten, da es oft für den Körper bei Einspritzungen schädliche, sogar giftige kolloidale Stoffe enthält, die durch Erhitzen und gewöhnliches Filtrieren nicht entfernt werden. Mindestens ist eine Filtration über Gelatinefilter erforderlich.

Prüfung. 1. Reines destilliertes Wasser soll farb- und geruchlos sein, muß ohne jeden Rückstand verdunsten und darf weder durch Quecksilberchlorid, noch durch Silbernitrat, noch durch Bariumnitratlösung, noch durch Ammoniumoxalatlösung verändert werden.

2. Mischt man es mit dem doppelten Raumteile Kalkwasser und stellt es in einem gut geschlossenen Gefäße beiseite, so darf innerhalb einer Stunde ebenfalls keine Trübung eintreten.

Durch Quecksilberchlorid weist man Ammoniak nach:

$HgCl_2$ + 2 NH_3 = NH_4Cl + NH_2HgCl
Quecksilberchlorid + Ammoniak = Ammoniumchlorid + Merkuriammoniumchlorid.

Trübung durch Silbernitrat beweist Vorhandensein von Chlor, durch Bariumnitratlösung Schwefelsäure, durch Ammoniumoxalatlösung Kalziumverbindungen; Trübung durch Kalkwasser Kohlensäure.

3. Auf organische Stoffe prüft man, indem man 100 ccm destilliertes Wasser mit 1 ccm verdünnter Schwefelsäure mischt und bis zum Sieden erhitzt. Fügt man 0,3 ccm Kaliumpermanganatlösung (1 + 1000) hinzu und erhält drei Minuten lang im Sieden, so darf die Flüssigkeit nicht entfärbt werden. Durch organische Stoffe würde das Kaliumpermanganat reduziert werden.

4. 10 ccm destilliertes Wasser dürfen durch 3 Tropfen Natriumsulfidlösung, auch nicht nach Zusatz von Ammoniakflüssigkeit (Schwermetalle) verändert werden.

Aquae destillatae im weiteren Sinne sind alle die zahlreichen meist pharmazeutischen Zubereitungen, die durch Destillation von Pflanzenteilen, die flüchtige Stoffe enthalten, mit Wasser hergestellt werden. Sie sollen den kennzeichnenden Geruch und Geschmack der flüchtigen Stoffe der Körper haben, aus denen sie bereitet sind.

Für die Drogisten haben diese weniger Wichtigkeit, da sie nur in seltenen Fällen, wie Aqua Rosarum, Aqua Flor. Aurant., Aq. Menth. crisp. wirkliche Handelsware bilden.

Aquae minerales. Mineralwässer. Eaux minérales. Mineral waters.

Unter diesem Sammelnamen werden alle die Quellwässer verstanden, die vermöge der in ihnen enthaltenen mineralischen Bestandteile, sowie vielfach auch durch die in ihnen aufgelösten Gase eine heilkräftige Wirkung auf krankhafte Erscheinungen des menschlichen Körpers ausüben können. Die Art ihrer Bestandteile und deren Menge sind sehr verschieden; je nach der Natur der wichtigsten in ihnen enthaltenen Bestandteile werden sie in besondere Gruppen eingeteilt. Man unterscheidet Säuerlinge, d. h. Quellen, bei denen das Wasser durch reichlich in ihm aufgelöste Kohlensäure einen besonders erfrischenden, prickelnden, etwas säuerlichen Geschmack besitzt. Hierher gehören vor allem die verschiedenen als Tafelgetränke benutzten Quellen, wie Selters, Gerolsteiner, Harzer Sauerbrunnen u. a. m. Eisensäuerlinge sind solche, in denen durch reichliche Kohlensäure Eisenkarbonate als Eisenbikarbonate in Lösung gehalten werden. Hierher gehören z. B. Pyrmonter, Driburger, Rippoldsauer und Marienbader. Alkalische Säuerlinge sind solche, die neben der Kohlensäure mehr oder minder große Mengen von Alkali- oder Erdalkalikarbonaten enthalten. Salinische oder Solquellen heißen die, bei denen das Kochsalz, das Natriumchlorid, einen wesentlichen Bestandteil ausmacht, z. B. Wiesbadener und Kissinger. Die eigentlichen Solquellen, d. h. Quellen mit sehr hohem Kochsalzgehalte, werden weniger zum innerlichen Gebrauch als zu Badezwecken benutzt. Vielfach werden sie durch Eindampfen oder auch durch teilweises Ausscheiden des Kochsalzes gesättigt und als sog. Mutterlaugen in den Handel gebracht, z. B. Kreuznacher,

Unnaer. und Homburger. Die salinischen Mineralquellen enthalten oft neben den Chloriden auch Jod- und Bromverbindungen, sie werden dann mit **Jod-** oder **Bromquellen** bezeichnet. **Schwefelquellen** sind solche, die freien Schwefelwasserstoff, zuweilen auch Schwefelalkalien enthalten; hierher gehören Nauheimer, Aachener, Tölz-Krankenheiler und Wiesseer. **Bitterwässer** heißen die Quellen, bei denen Sulfate von Natrium und Magnesium sowie die Chloride des letzteren einen Hauptbestandteil bilden, z. B. Püllnaer, Saidschützer, Friedrichshaller und Ofener.

Einzelne Quellen, denen trotzdem eine große Heilwirkung nicht abgesprochen werden kann, enthalten so geringe Mengen mineralischer Bestandteile, daß ihre Wirkung fast rätselhaft erscheint; hierher gehören Pfäffers und Gastein. Vielleicht ist ihre Wirksamkeit gerade durch ihre fast vollständige Reinheit des Wassers von mineralischen Beimengungen bedingt oder auf Radiumbestrahlung zurückzuführen; derartige Quellen heißen **indifferente**. Nach Feststellung der Tatsache, daß gewisse durch Radium bestrahlte Wässer einen günstigen Einfluß auf verschiedene Krankheiten ausüben, werden solche Radiumquellwässer in den Handel gebracht, z. B. Brambacher Wettinquelle. Jedoch müssen diese Wässer stets frisch getrunken werden, da sie sonst nach einigen Tagen unwirksam sind, und so können sie nur sehr beschränkte Zeit auf Lager gehalten werden.

Früher wurde die Füllung der natürlichen Mineralwässer in die Versandgefäße, Krüge oder Flaschen, auf die allereinfachste Art bewerkstelligt, indem man die Gefäße im Quellbecken untertauchte, vollaufen ließ und dann mit der Hand verkorkte. Hierbei ging eine große Menge Kohlendioxyd verloren, und die Haltbarkeit des Wassers verringerte sich, indem nur durch die freie Kohlensäure die Löslichkeit der Karbonate der Erdalkalien und des Eisens bedingt wird. Seitdem man diese Verhältnisse erkannt hat, werden vielfach auch die natürlichen Mineralquellen mit künstlich zugeführter Kohlensäure gesättigt und dann unter Verschluß, wie bei den künstlichen Mineralwässern, auf Flaschen gefüllt. Man erreicht hierdurch dreierlei. Erstens wird das Wasser haltbarer, zweitens wohlschmeckender und drittens heilsamer, da die freie Kohlensäure anregend auf die Tätigkeit des Magens wirkt.

Seit den zwanziger Jahren des vorigen Jahrhunderts, als die quantitative Analyse immer größere Fortschritte machte, so daß man die Bestandteile der Mineralquellen genau feststellen konnte, hat man die Nachbildung der Mineralquellen auf künstlichem Wege begonnen. Diese Herstellung hat sich allmählich zu einem großartigen Gewerbe entwickelt. Man hat sich außerdem nicht damit begnügt, natürlich vorkommende Mineralquellen nachzubilden, sondern hat, außer zahlreichen Tafelwässern, für besondere Heilzwecke eigene Zusammensetzungen gemacht. Wir erinnern an pyrophosphorsaures Eisenwasser, Dr. Ewichs Hämorrhoidalwasser, Dr. Erlenmeiers Bromwasser. Es liegt nicht im Rahmen unseres Werkes, eine genaue Beschreibung der Mineralwasserbereitung zu liefern, wir wollen diese nur in kurzen Umrissen zeichnen. Sie zerfällt in drei verschiedene Vorgänge: Erstens die Entwicklung der Kohlensäure, zweitens die Durchtränkung, die Imprägnierung des Wassers mit Kohlendioxyd und drittens das Abfüllen auf Flaschen oder Siphons.

1. **Entwicklung der Kohlensäure.** Diese geschieht durch Zersetzung kohlensaurer Mineralien mittels Schwefel- oder Salzsäure. Man verwendet hierzu das natürlich vorkommende kohlensaure Magnesium, sog. **Magnesit**, der namentlich in Schlesien, in der Gegend von Frankenstein, gebrochen und von dort in gemahlenem Zustand in den Handel gebracht wird, und zersetzt ihn

durch englische Schwefelsäure; hierbei erhält man als Nebenerzeugnis Magnesiumsulfat.

Die Geräte, die man zur Entwicklung der Kohlensäure benutzt, sind sehr verschiedener Natur, alle jedoch bestehen aus drei Teilen: Erstens dem Schwefelsäuregefäß, zweitens dem mit Rührvorrichtung versehenen Entwickler, in dem durch den allmählichen Zufluß von Schwefelsäure das mit heißem Wasser angerührte Magnesitmehl zersetzt wird, und drittens den Waschflaschen, gewöhnlich drei oder vier an der Zahl, in denen unter Zusatz geeigneter Chemikalien die Kohlensäure vollständig gereinigt wird.

In der ersten Waschflasche fügt man dem Wasser etwas Natriumkarbonat zu, um etwa übergerissene Spuren von Schwefelsäure zu neutralisieren; in die zweite Waschflasche kommt eine dünne Lösung von Ferrosulfat zur Entfernung von Luft; in die dritte eine Lösung von Kaliumpermanganat zur Entfernung etwa vorhandenen Geruches, und in die vierte reines Wasser. Aus der letzten Flasche gelangt die Kohlensäure mittels Rohrleitung entweder unmittelbar in das Mischgefäß, oder unter eine schwimmende Gasometerglocke, von wo sie mittels besonderen Pumpwerkes in das Mischgefäß gepreßt wird. Seitdem aber die Darstellung der flüssigen Kohlensäure im großen gelungen ist, hat der Hersteller von Mineralwässern meist nicht mehr nötig, sich die Kohlensäure selbst zu bereiten, sondern er kann hierzu die zu sehr mäßigen Preisen in den Handel kommende flüssige, d. h. komprimierte Kohlensäure benutzen. Hierdurch vereinfacht sich die Herstellung ganz bedeutend, indem die teuren und der Abnutzung am meisten unterworfenen Entwickler, sowie die großen Gasometerglocken und das Pumpwerk gänzlich fortfallen. Man hat nur nötig, die stählernen Zylinder, welche die flüssige Kohlensäure enthalten, mit dem Mischgefäß in Verbindung zu setzen; höchst sinnreich gebaute Hähne ermöglichen es dann, das Wasser unter jedem beliebigen Drucke mit Kohlensäure zu sättigen. Die Abb. 452 eines von Aug. Zemsch Nachf. in Wiesbaden für solchen Zweck hergestellten Mineralwasserapparates zeigt, wie einfach die Herstellung von Mineralwässern bei Verwendung von flüssiger Kohlensäure ist.

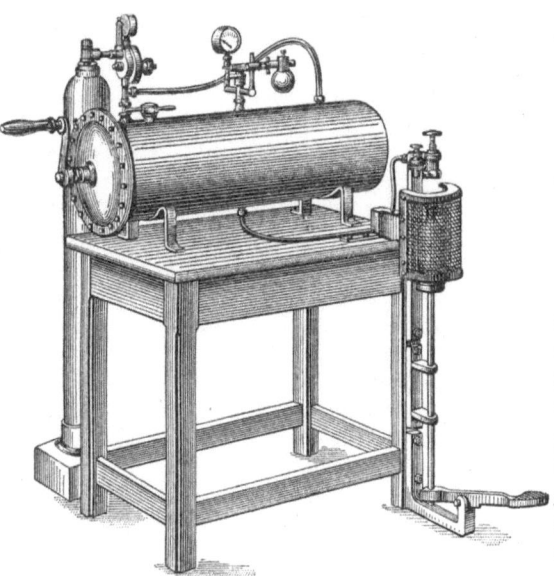

Abb. 452. Mineralwasserbereitung unter Verwendung von flüssiger Kohlensäure.

Die Gewinnung der Kohlensäure im großen geschieht aus den Verbrennungsgasen des Koks, der zur Heizung benutzt wird, um die Kompressionspumpen zur Verdichtung des Gases in Tätigkeit zu setzen. Man leitet die Gase durch Kammern, um die Aschenteile zu entfernen und darauf durch große, runde Türme, worin sich Koks befinden, über die eine Lösung von Kaliumkarbonat fließt. Die Kohlensäure der Verbrennungsgase verbindet sich mit dem Kaliumkarbonat zu Kaliumbikarbonat, dem bei großer Hitze wieder Kohlensäure entzogen wird. Das Gas wird im Gasometer aufgefangen, durch Kompressionspumpen bei 31° verflüssigt und in Stahlflaschen, die 8 kg aufnehmen können und auf 150 Atmosphären geprüft sind, gefüllt. Die zurückgebliebene Lösung des Kaliumkarbonats wird dann von neuem in den Absorptionsstürmen verwendet.

2. **Durchtränkung oder Imprägnierung des Wassers mit Kohlensäure.** Hierzu benutzt man kupferne, oft aus zwei Hälften bestehende und mittels Flanschen zusammengeschrobene Hohlgefäße, entweder von Kugelform oder länglichoval. Diese Gefäße, die vorher auf einen Druck von mindestens 15 Atm. geprüft sein müssen, sind mit einer Rührwelle mit durchlöcherten Rührschaufeln versehen. In diesen Mischzylinder, der innen stark verzinnt ist, wird das reine Wasser mit den zur Zusammensetzung des Mineralwassers nötigen Salzlösungen eingefüllt, dann die Luft bei geöffnetem Hahn durch zuströmende Kohlensäure verdrängt. Jetzt wird die Einfüllöffnung geschlossen und etwa $1/5$ des Wassers durch den unteren Hahn abgelassen, dann dieser ebenfalls geschlossen und nun das Wasser durch fortwährendes, stoßweises Drehen der Rührwelle mit Kohlensäure bis zu dem gewünschten Drucke (2—10 Atm.) gesättigt. Für Mineralwässer rechnet man gewöhnlich 2—3, für Tafelwässer 3—5, und zum Abfüllen der Siphons bedarf man eines höheren Druckes von 8—10 Atm. Jetzt ist das Wasser zum Abziehen auf Flaschen fertig. Eine Hauptbedingung für die Darstellung haltbarer Mineralwässer ist die gänzliche Entfernung aller Luft aus dem Apparat und dem angewandten Wasser. Dies lernt der Arbeiter nur durch Erfahrung. Für alle medizinischen Wässer ist stets reines destilliertes Wasser zu verwenden; für Tafelwässer dagegen steht der Benutzung von völlig klarem, gutem Quell- oder Brunnenwasser meist nichts entgegen, wenn nicht durch Polizeiverordnung destilliertes Wasser auch hier vorgeschrieben ist.

3. **Das Abfüllen auf Flaschen oder Siphons.** Diese Arbeit ist nicht so ganz einfach, wie es auf den ersten Blick scheinen möchte, doch hat die Technik eine ganze Reihe z. T. höchst sinnreicher Vorrichtungen erfunden, die das Abfüllen unter Druck und ohne Verlust von Kohlendioxyd und Wasser ermöglichen. Auch hier ist wieder die Aufgabe, aus den Gefäßen die Luft nach Möglichkeit zu entfernen; es geschieht dies durch abwechselndes Einströmenlassen des mit Kohlensäure übersättigten Wassers und Abblasenlassen der Luft aus den Gefäßen; dies wird abwechselnd fortgesetzt, bis das Füllen der Gefäße in gewünschter Weise erfolgt ist. Der Arbeiter drückt die Flasche mittels Tritthebels gegen den Gummiring des Abflußhahns, der nach oben durch die Korkvorrichtung geschlossen ist; sobald die Flasche in der oben angegebenen Weise genügend gefüllt ist, wird der Kork durch den Druck auf den Hebel an der Korkmaschine in den Flaschenhals hineingezwängt, die Flasche wird nun durch Lüften des Tritthebels entfernt, dann verdrahtet, mit der Bezeichnung versehen und ist zum Verkauf fertig.

Sollen statt des Korkes andere Verschlußarten, wie Kugel- oder Patentverschluß angewendet werden, so muß die Füllvorrichtung eine andere Einrichtung erhalten. Jedoch ist der Korkverschluß, besten Kork vorausgesetzt, der am meisten zu empfehlende und zweckmäßigste.

Bevor man anfing, die Tafelwässer auf ganz kleine, nur ein Glas enthaltende Flaschen zu füllen, trat vielfach der Übelstand hervor, daß der letzte Rest der angebrochenen Flasche schalschmeckend wurde. Um dies zu vermeiden, erfand man die bekannten, höchst sinnreichen Siphons, bei denen das Wasser bis zuletzt unter starkem Kohlensäuredruck bleibt, und vermöge dieses Druckes beim Öffnen des Ventils aus dem Hahne des Siphons abfließt. Doch auch die Siphons leiden unter mancherlei Übelständen, und das Füllen der Siphons ist immerhin umständlich. Sowohl beim Füllen der Siphons als auch der Flaschen kommt namentlich bei neuen Gefäßen häufig ein Zerspringen vor; es ist deshalb nötig, daß der Arbeiter durch besondere Schutzvorrichtungen vor den umhergeschleuderten Glassplittern geschützt wird. Gewöhnlich benutzt man dazu drehbare Körbe aus starkem Eisendraht, welche beim Füllen die Flaschen oder Siphons umschließen.

Mit der Bereitung von Mineralwässern ist immer auch die anderer Tafelgetränke, namentlich der sog. Brauselimonaden verbunden. Hierbei wird zuerst im Mischgefäß reines Wasser mit Kohlensäure gemischt und mit diesem dann die Flaschen, in welche vorher eine bestimmte Menge Limonadensaft eingemessen ist, vollgefüllt. Über die Bereitung der Limonadensäfte siehe Buchheister-Ottersbach, Drogisten-Praxi II, Vorschriftenbuch. Auch bei Bereitung von Brauselimonaden ist, wenn man eine tadelfreie Ware erzielen will, die peinlichste Sorgfalt auf die Entfernung der Luft zu verwenden.

Hydrogénium hyperoxydátum. Wasserstoffsuperoxyd. Wasserstoffperoxyd.
Eau oxygenée. Peroxyde d'hydrogène. Hydrogen peroxyde.

H_2O_2 oder H—O—O—H Molekulargewicht 34,016.

Es findet sich in geringer Menge in der Luft, im Regen und Schnee, vor allem nach Gewittern. Das Wasserstoffsuperoxyd des Handels ist eine mehr oder minder starke Lösung in Wasser, und zwar gewöhnlich mit einem Gehalt von 3 Gew.-% = 10 Vol.-% H_2O_2. Es stellt eine farb- und geruchlose Flüssigkeit von herbem, etwas bitterlichem Geschmack dar. Blaues Lackmuspapier wird von ihr schwach gerötet. Bringt man feste Körper hinein, so entwickeln sich Bläschen von freiem Sauerstoff; dasselbe Gas entweicht, wenn man eine Lösung von Kaliumpermanganat hinzufügt. Das H_2O_2 wirkt hier als starkes Reduktionsmittel und wird selbst dabei zu Wasser. Man faßt Wasserstoffsuperoxyd chemisch auch als Säure auf, indem es aus den Alkali- und Erdalkalisulfiden die Schwefelwasserstoffsäure verdrängt.

Wasserstoffsuperoxyd wird bereitet, indem man in verdünnte, stark abgekühlte Schwefelsäure oder Phosphorsäure so lange Bariumhyperoxyd einträgt, bis alle Schwefelsäure bzw. Phosphorsäure ausgefällt ist. Das Bariumsuperoxyd wird gewöhnlich durch Behandeln mit Barytwasser in Bariumsuperoxydhydrat übergeführt und feucht verwendet. Das entstandene Bariumsulfat läßt man absetzen und säuert die Flüssigkeit der besseren Haltbarkeit wegen entweder mit etwas Phosphorsäure oder Schwefelsäure schwach an.

$$BaO_2 + H_2SO_4 = BaSO_4 + H_2O_2$$
Bariumsuperoxyd + Schwefelsäure = Bariumsulfat + Wasserstoffsuperoxyd.

Anstatt des Bariumsuperoxyds verwendet man auch Natriumsuperoxyd, man erhält dann stärkere Lösungen. Das entstehende Natriumsulfat wird durch Filtration entfernt und die Flüssigkeit destilliert. Man gewinnt auch sehr starke Lösungen des Wasserstoffsuperoxyds durch Destillation chemisch reiner Persulfate im Vakuum mit Schwefelsäure.

Unter der Bezeichnung **Perhydrol** ist eine 30 Gew.-% = 100 Vol.-% H_2O_2 enthaltende chemisch reine Wasserstoffsuperoxydlösung im Handel. Hydrogenium peroxydatum selutum concentratum, die für gewöhnlich in

Glasflaschen in den Handel kommt, die auf der Innenseite eine Paraffinschicht tragen und mit einem Paraffinstopfen gedichtet sind.

Mit der Bezeichnung 10 bzw. 100 Vol.-% drückt man aus, daß aus diesen Wasserstoffsuperoxydlösungen das 10fache bzw. das 100fache an Raumteilen Sauerstoff in Freiheit gesetzt werden kann. Es bezieht sich diese Bezeichnung also nicht auf den Vol.-%-Gehalt an H_2O_2.

Anwendung. Als Bleichmittel für Schwämme, Haare und Elfenbein; in der Heilkunde zum Spülen des Mundes, ferner bei Diphtherie, auch als blutstillendes und zugleich keimtötendes, antiseptisches Mittel und zu Mitteln für die Hautpflege, um Sommersprossen und Leberflecke zu entfernen. Weiter um Wasser keimfrei zu machen.

Aufbewahrung. An kühlem, dunklem Ort, in nicht zu großen Flaschen. Dem Licht ausgesetzt, zerfällt das Wasserstoffsuperoxyd in Wasser und Sauerstoff, ein Umstand, der beim Aufbewahren wohl zu berücksichtigen ist, da andernfalls die Flaschen leicht zersprengt werden. Man tut gut, nicht zu große Flaschen anzuwenden, sie nicht zu fest zu schließen und die Versandgefäße höchstens $^4/_5$ zu füllen. Die Aufbewahrungsflaschen sollen zweckmäßig aus dunklem Glas und durch einen mit Paraffin getränktem durchlöcherten Kork geschlossen sein, durch dessen Bohrung ein U-förmig oder rechtwinklig gebogenes Glasrohr geführt ist. Man verhindert die Zersetzung des Wasserstoffsuperoxydes durch Zusatz von einer kleinen Menge Phenazetin oder auch Harnstoff oder etwas Schwefelsäure.

Besonders vorsichtig sind starkprozentige Lösungen von H_2O_2 zu behandeln. Schon durch Hineinfallen von Staub oder durch Fallenlassen können heftige Explosionen eintreten. Auch darf beim Bleichen bezw. Blondfärben der Haare nicht früher eine Kopfbedeckung aufgesetzt werden, bevor nicht die Sauerstoffabgabe völlig beendet ist, da sonst Selbstentzündung eintreten kann.

Nachweis. 1. Man fügt zu der Lösung etwas Schwefelsäure, etwas Äther und einige Tropfen einer sehr verdünnten Kaliumchromatlösung und schüttelt kräftig durch. Die Flüssigkeit wird blau gefärbt werden. Läßt man sie einige Zeit beiseitestehen, so scheidet sich an der Oberfläche die tiefblaue Lösung von Überchromsäureanhydrid in Äther aus.

2. Fügt man Wasserstoffsuperoxydlösung einige Tropfen Schwefelsäure und eine Kleinigkeit einer Kaliumpermanganatlösung (1 + 999) hinzu, so entfärbt sich die Kaliumpermanganatlösung unter Aufbrausen infolge Reduktion des Kaliumpermanganats und des Wasserstoffsuperoxyds zu Wasser und dadurch bedingtem Freiwerden von Sauerstoff.

$$2\,KMnO_4 + 3\,H_2SO_4 + 5\,H_2O_2 = K_2SO_4 + 2\,MnSO_4 + 8\,H_2O + 10\,O.$$

Prüfung. 1. Auf Bariumsalze. Wasserstoffsuperoxydlösung mit etwas verdünnter Schwefelsäure vermischt, darf sich innerhalb 10 Min. nicht trüben.

2. Auf Oxalsäure. Fügt man H_2O_2-Lösung einige Tropfen Natriumazetatlösung (1 + 4) und etwas Kalziumchloridlösung (1 + 9) hinzu, darf sich keine Trübung, herrührend von Kalziumoxalat, zeigen.

3. Auf zu großen Säuregehalt. Man vermischt 50 ccm H_2O_2-Lösung mit Phenolphtaleinlösung (1 + 99 verdünnter Weingeist) als Indikator und setzt tropfenweise $^1/_{10}$-Normal-Kalilauge hinzu. Zur Rotfärbung der Flüssigkeit dürfen höchstens 3 ccm $^1/_{10}$-Normal-Kalilauge verbraucht werden.

Perhydrit ist ein haltbares Wasserstoffsuperoxydpräparat von der Formel $CO(NH_2)_2H_2O_2$. Es wird von E. Merck, Darmstadt, hergestellt aus Perhydrol und Karbamid. Es ist ein weißes, kristallinisches, nicht explosives Pulver, das sich in 2,5 Teilen Wasser löst. Durch Alkohol und Äther wird Perhydrit zersetzt in Wasserstoffsuperoxyd und Karbamid. Es enthält 34—35% Wasserstoffsuperoxyd und dient zur schnellen Bereitung von Wasserstoffsuperoxydlösungen, besonders überall da, wo das Mitnehmen von Wasserstoffsuperoxydlösungen nicht möglich ist. Ähnliche Präparate sind Hyperol und Ortizon.

Gruppe der Halogene.

Zu der Gruppe der Halogene gehören die vier Elemente Chlor, Brom, Jod und Fluor. Sie heißen Halogene, Salzbildner, vom griechischen Wort hals = Salz und gennao = ich erzeuge abgeleitet, weil sie sich mit Metallen unmittelbar zu Salzen, zu Haloidsalzen, zu Halogeniden verbinden. Sie sind in ihren Eigenschaften ähnlich, sind gewöhnlich einwertig und bilden mit Wasserstoff unmittelbar Säuren, Haloidsäuren. In der Natur kommen sie nicht in freiem Zustande vor.

Chlorum. Chlor. Chlore. Chlorine.
Cl 35,46. Molekulargewicht $Cl_2 = 70,92$.
Einwertig, auch drei-, vier-, fünf- und siebenwertig.

Das Chlor kommt in der Natur nicht frei vor, sondern an Metalle gebunden besonders im Kochsalz, Natriumchlorid NaCl, im Kaliumchlorid, im Sylvin KCl und im Karnallit ($KCl + MgCl_2 + 6 H_2O$) der Staßfurter Salzlager, an Kalzium gebunden im Meerwasser und in Quellwässern. Es ist bei gewöhnlichem Wärmegrad ein gasförmiges Element von grünlichgelber Farbe, daher der Name, der von dem griechischen Wort chlorós = grünlichgelb, abgeleitet ist, $2^1/_2$ mal schwerer als die Luft und von erstickendem Geruch. Durch Druck oder Kälte läßt es sich zu einer dunkelgelben Flüssigkeit verdichten, die in Stahlflaschen in den Handel kommt. Wasser nimmt bei +10° 2,585 Raumteile auf. Mit Erhöhung der Wärmegrade des Wassers ist die Aufnahme, die Absorption geringer. Es tritt mit allen Elementen in Verbindung, mit manchen wie Antimon, Zinn und Phosphor sogar unter Feuererscheinung. Die Chlorverbindungen werden je nach der Menge des vorhandenen Chlors als Chlorüre, chlorarme, und Chloride, chlorreiche, bzw. o-Chloride und i-Chloride bezeichnet, bzw. nach dem Vorhandensein von Chloratomen als Mono-, Di-, Tri-, Tetrachloride. Besonders groß ist die Affinität des Chlors zu Wasserstoff, mit dem es sich bei gewöhnlichem Tageslicht allmählich, bei Sonnenlicht sofort unter Explosion zu Chlorwasserstoff vereinigt. Das Chlorgas ist eingeatmet ein sehr gefährliches Gift; man schützt sich am besten durch ein vorgebundenes, mit Alkohol getränktes Tuch; auch einige Tropfen Spiritus aethereus eingenommen, bewähren sich gut. Es sind derartige Vorsichtsmaßregeln unbedingt zu beachten, da durch unvorsichtiges Einatmen, auch schon sehr kleiner Mengen, schwere Lungenerkrankungen eintreten können.

Das Chlor kann auf sehr verschiedene Weise hergestellt werden; die gewöhnlichste Art ist die, daß man grob gekörnten Braunstein, Mangansuperoxyd, mit Salzsäure übergießt und erhitzt; die Enderzeugnisse der Umsetzung sind hierbei Manganochlorid (Manganchlorür, Mangandichlorid), Wasser und Chlorgas, indem das entstandene Manganichlorid (Mangantetrachlorid) in der Wärme sofort in Manganochlorid und freies Chlor zerfällt.

I. $\quad MnO_2 \quad + \quad 4\,HCl \quad = \quad MnCl_4 \quad + \; 2\,H_2O$
   Mangansuperoxyd + Chlorwasserstoff = Manganichlorid + Wasser.
II. $\quad MnCl_4 \quad = \quad MnCl_2 \quad + \quad 2\,Cl$
   Manganichlorid = Manganochlorid + Chlor.

Oder man stellt Chlor, wie es im großen vielfach geschieht, durch Elektrolyse einer Natrium- bzw. Kaliumchloridlösung oder von Chlorwasserstoffsäure in wässeriger Lösung her, oder dadurch, daß man Braunstein (Mangansuperoxyd) und Natriumchlorid mit Schwefelsäure erwärmt:

$$MnO_2 \quad + \quad 2\,NaCl \quad + \quad 3\,H_2SO_4 \quad = \quad MnSO_4$$
Mangansuperoxyd + Natriumchlorid + Schwefelsäure = Manganosulfat
$$+ \; 2\,NaHSO_4 \quad + \; 2\,H_2O \; + \; 2\,Cl$$
+ Natriumbisulfat + Wasser + Chlor.

Oder nach dem Verfahren des Engländers Deacon: Man zerlegt die Chlorwasserstoffsäure dadurch in ihre beiden Bestandteile, daß man sie völlig trocken, bei einer Hitze von etwa 400° durch Tonröhren leitet, die mit Kupfersulfat getränkt sind. Hierbei tritt, wenn die richtige Regelung der Gasdurchströmung stattfindet, eine vollständige Zersetzung ein.

Das Chlor für sich ist nicht als Heilmittel gebräuchlich, sondern wird zur Entfernung von Ansteckungsstoffen, zur Desinfizierung ex tempore, d. h. zu der Zeit, wann es gebraucht wird, bereitet, wohl aber seine Lösung in Wasser als:

Aqua Chlori. Aqua chlorata. Liquor Chlori.
Chlorwasser. Eau chlorée. Chlorine water.

Klare, schwachgelblichgrüne Flüssigkeit von unangenehmem, zusammenziehendem Geschmack und stechendem Geruch. Gehalt 0,4—0,5% wirksames Chlor. Neben dem Chlor sind im Chlorwasser außer Wasser die unterchlorige Säure (HClO) und die Chlorwasserstoffsäure enthalten:

$$2\,Cl \quad + \quad H_2O \quad = \quad HClO \quad + \quad HCl$$
Chlor + Wasser = unterchlorige Säure + Chlorwasserstoff.

Chlorwasser bleicht Lackmuspapier und alle Pflanzenfarben. An der Luft zersetz es sich unter dem Einfluß des Lichtes schließlich in Salzsäure und freien Sauerstoff, indem die unterchlorige Säure in Chlorwasserstoff und Sauerstoff zerfällt.

$$HClO \quad = \quad HCl \quad + \quad O$$
Unterchlorige Säure = Chlorwasserstoff + Sauerstoff.

Nur wenig ist es ein Gegenstand des Handels, sondern wird meist in Laboratorien mit guten Gasabzügen oder am besten im Freien durch Sättigung von kaltem Wasser mit Chlorgas selbst hergestellt (Abb. 453).

Aufbewahrung. An dunklen, kühlen Orten, in gut geschlossenen, kleinen, möglichst gefüllten Flaschen.

Anwendung. Innerlich bei fieberhaften Krankheiten, auch bei Cholera; bei Vergiftungen mit Käse- und Wurstgift, und zwar etwa 2 g mit 30 g Wasser verdünnt; äußerlich zu Waschungen beim Biß giftiger Insekten und anderer Tiere; technisch als Desinfektionsmittel und als Bleichmittel. Die Wirkung als Bleichmittel wird hauptsächlich durch die im Chlorwasser entstandene unterchlorige Säure hervorgerufen. Ferner auch zur Herstellung von Eau de Javelle von Bleichflüssigkeit im großen, indem man Chlorgas in Natronlauge leitet.

$$2\,NaOH \quad + \; 2\,Cl \quad = \quad NaClO$$
Natriumhydroxyd + Chlor = Natriumhypochlorid
$$+ \quad NaCl \quad + \quad H_2O$$
+ Natriumchlorid + Wasser.

Auch bereitet man Eau de Javelle im großen durch Elektrolyse einer abgekühlten 10 prozentigen Natriumchloridlösung. Es scheiden sich zunächst an der Anode das Chlor, an der Kathode das Natrium ab. Durch Hinzutreten von Wasser zu dem Natrium entsteht Natriumhydroxyd, das nach obiger Gleichung sich mit dem Chlor zu Natriumhypochlorit, Natriumchlorid und Wasser umsetzt.

Nachweis. Freies Chlor läßt sich leicht durch seinen Geruch erkennen, sowie dadurch, daß es organische Farbstoffe bleicht. Die Verbindungen des Chlors mit Metallen, die in wässeriger Lösung elektrolytisch dissoziiert werden in Chlorionen Cl′, erkennt man durch Zusatz von Silbernitrat; man erhält einen weißen, käsigen Niederschlag, der nicht in Salpetersäure, wohl aber leicht in Ammoniakflüssigkeit löslich ist. Um aus Verbindungen freies Chlor zu erhalten,

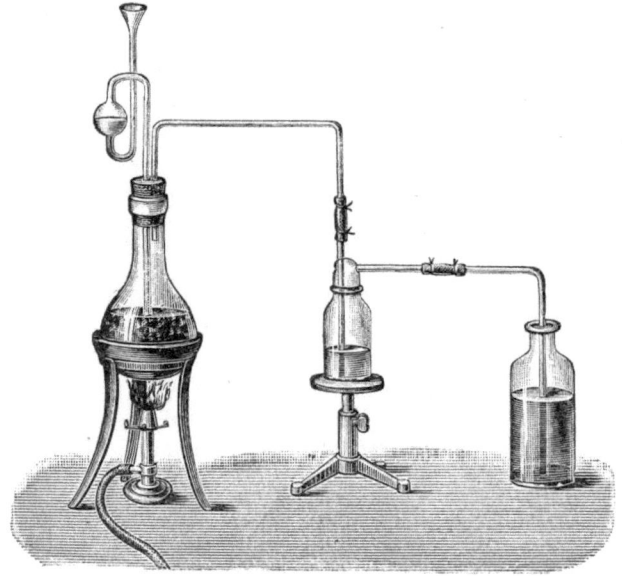

Abb. 453. Vorrichtung zur Darstellung von Chlorwasser.

verwendet man Chloramin (Paratoluolsulfonchloramidnatrium; man säuert mit etwas Salzsäure an und fügt einige Tropfen wässerige Chloraminlösung (1 + 19) hinzu.

Von den Verbindungen des Chlors mit Wasserstoff ist nur die Chlorwasserstoffsäure oder Salzsäure zu nennen.

† **Acidum hydrochlorátum** oder **hydrochlóricum** oder **chlorhydricum** oder **muriáticum.** Salzsäure. Chlorwasserstoffsäure. Acide chlorhydrique ou muriatique. Hydrochloric acid.

HCl. Molekulargewicht 36,47.

Chlorwasserstoff findet sich im Magensaft, in einigen Flüssen, die in vulkanischen Gegenden entspringen, und in vulkanischen Gasen. Es ist ein farbloses, stechendes, nicht brennbares Gas, das durch Druck und Kälte zu einer Flüssigkeit wird. Es entsteht durch Vereinigung von Chlor und Wasserstoff bei zerstreutem Licht allmählich, bei Sonnenlicht oder Magnesiumlicht oder beim Durchschlagen eines elektrischen Funkens schnell und unter Explosion.

Die Salzsäure ist eine Auflösung von Chlorwasserstoffgas in Wasser; letzteres nimmt mit großer Begierde Chlorwasserstoffgas auf und vermag bei mittlerem Wärmegrad ungefähr 475 Raumteile zu lösen. Eine solche Lösung hat ein spez. Gewicht von 1,160 und enthält rund 32% Chlorwasserstoff. Die Stärke der Salzsäure wird demnach einerseits nach dem spezifischen Gewicht, anderseits nach dem Prozentgehalt an HCl bestimmt. Die Salzsäure ist eine einbasische Säure. Leitet man den elektrischen Strom hindurch, so scheidet sich das Chlor am positiven, der Wasserstoff am negativen Pol ab. Man unterscheidet im Handel rohe und chemisch reine Säure.

Acidum hydrochloricum crudum, Spiritus Salis, rohe Salzsäure. Esprit de sel. Klare, gelbliche, bis dunkel- oder grünlichgelbe Flüssigkeit von stechendem Geruch und saurem Geschmack. Sie stößt an der Luft weiße Dämpfe aus; ihr spez. Gewicht ist 1,150—1,160 = 20° bis 22° Bé. Die gelbe Färbung rührt von einem ziemlich starken Gehalt an Eisen her, es wird die gelbe Färbung auch durch das Hineinfallen von Strohhalmen hervorgerufen; außerdem ist sie gewöhnlich durch Tonerde, Natriumchlorid, Schwefelsäure, schweflige Säure, Chlor, häufig auch durch arsenige Säure verunreinigt; arsenige Säure rührt aus der Schwefelsäure her. Die rohe Salzsäure wird als Nebenerzeugnis bei der Sodabereitung nach dem Leblancschen Verfahren (s. d.) gewonnen. Sie entsteht aus der Zersetzung von Natriumchlorid, von Kochsalz oder Steinsalz, mittels Schwefelsäure oder durch schweflige Säure und gleichzeitige Zuführung von Luft und Feuchtigkeit. Die Umsetzung geschieht entweder in großen gußeisernen, in Rotglut gehaltenen Retorten; denn, wenn auch die Schwefelsäure, wie auch die Salzsäure das Eisen bei gewöhnlichem Wärmegrade stark angreifen, so ist dies doch wenig der Fall in der Rotglühhitze, oder man nimmt die Umsetzung in Sulfatöfen, in Flammenöfen vor. Die entweichenden Chlorwasserstoffgase werden nun durch eine lange Reihe von Röhren mit abwechselnd dazwischen geschobenen, zur Hälfte mit Wasser gefüllten Kammern, sog. Rezipienten, geleitet, und zwar so, daß die verbindenden Röhren nicht in das Wasser eintauchen dürfen; das Gas streicht nur über das Wasser hin und wird von diesem begierig aufgenommen. Oder man leitet die Gase gleich in ziemlich hohe und weite Türme, die unten mit einem Sandsteinroste versehen sind. Diese Türme, Kondensatoren, wohl auch Glovertürme genannt, sind mit Koksstückchen angefüllt, oben durch einen zweiten Sandsteinrost bedeckt, gewöhnlich auch in der Mitte durch eine senkrechte Scheidewand in zwei Hälften geteilt, so daß die Gase an der einen Seite hinauf- und an der anderen hinabsteigen müssen. Die Gase treten durch den unteren Rost in den Kondensator ein, während ihnen durch den oberen Rost kaltes Wasser entgegenfließt; dieses verteilt sich über die Koksstücke und sättigt sich beim Herabfließen gänzlich mit Chlorwasserstoffgas, so daß unten eine konzentrierte Salzsäure abfließt. Bei gut geregelter Zuleitung werden die Gase im aufsteigenden Teil des Kondensators fast völlig aufgenommen, so daß aus dem absteigenden Teil nur eine verhältnismäßig schwache Säure abfließt. Die nicht vom Wasser aufgenommenen Chlorwasserstoffdämpfe werden durch ein seitlich angebrachtes Rohr in ein Sammelbecken geleitet (Abb. 454). Durch diese namentlich in England gebräuchliche Bereitungsweise wird es den Sodafabriken möglich, ohne Belästigung der Umgebung zu arbeiten, weil alles Chlorwasserstoffgas aufgenommen wird. Für manche Zwecke der technischen Verwendung ist es notwendig, eine Salzsäure herzustellen, die frei von Arsen, von Eisen und von jedem Chlorgehalt ist. Den Arsengehalt entfernt man durch Einleiten von Schwefelwasserstoffgas oder durch Einstellen von Kupferblech; Arsen schlägt sich hierauf nieder, zugleich wird das mit den Salzsäuredämpfen übergehende Eisenchlorid in nicht mit übergehendes Eisenchlorür übergeführt. Nun wird destilliert, und man sondert die zuerst und die zuletzt übergehende Säure ab; die mittleren Anteile sind fast rein und fast farblos. Außerdem gewinnt man Salzsäure bei der elektrolytischen Zersetzung einer Natriumchloridlösung, um Natriumkarbonat herzustellen. Das freiwerdende Chlorgas leitet man mit Wasserdampf über glühende Kohlen, wobei Chlorwasserstoffsäure und Kohlendioxyd entstehen.

$$4\,Cl + 2\,H_2O + C = 4\,HCl + CO_2$$
Chlor + Wasser + Kohlenstoff = Chlorwasserstoff + Kohlendioxyd.

Acidum hydrochloricum purum, reine Salzsäure. Acide chlorhydrique pur. Klare, farblose, vollständig flüchtige Flüssigkeit von stark saurem Geschmack. welche nicht in reiner, wohl aber in ammoniakhaltiger

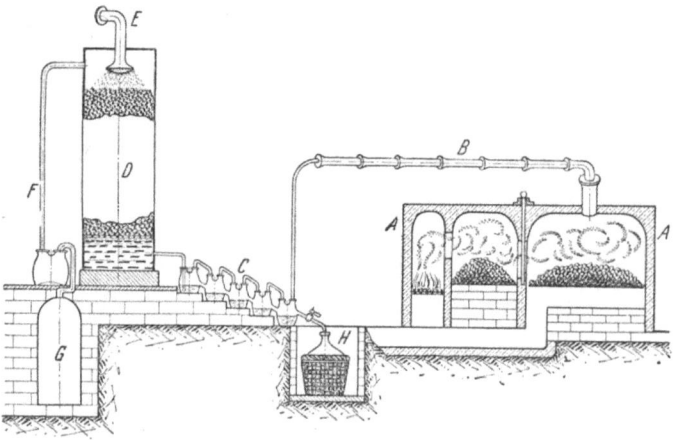

Abb. 454. Herstellung der rohen Salzsäure. A Sulfat-Flammenofen. B Ableitungsrohr für die Salzsäuredämpfe. C Rezipienten (Teil einer längeren Kolonne). D Kondensator. E Wasserzufluß für den Kondensator. F Abzugsrohr der letzten Salzsäuredämpfe. G Sammelbecken für die durch F abgeleitete Salzsäure. H Ballon.

Luft raucht. Salzsäure stößt bei gewöhnlichem Wärmegrad und in reiner Luft erst weiße Dämpfe aus, wenn sie über 28% Chlorwasserstoff enthält. Die Dichte nach dem D.A.B. ist 1,122—1,123, einem Gehalte von 24,8—25,2% HCl entsprechend. Sie wird durch Zersetzung von reinem Natriumchlorid mit reiner, namentlich arsenfreier Schwefelsäure in gläsernen Retorten unter Vorlage von destilliertem Wasser hergestellt, und zwar verwendet man 1 Mol. Kochsalz und 1 Mol. etwas verdünnte Schwefelsäure, um nicht zu starke Erhitzung nötig zu haben:

$$NaCl + H_2SO_4 = NaHSO_4 + HCl$$
Natriumchlorid + Schwefelsäure = saures Natriumsulfat + Chlorwasserstoff.

Acidum hydrochloricum dilutum des D.A.B., **Acide chlorhydrique diluée**, ist ein Gemenge von gleichen Teilen destilliertem Wasser und reiner Salzsäure. Dichte 1,059—1,061 entsprechend einem Gehalte von 12,4—12,6% Chlorwasserstoff.

Rauchende Salzsäure, Acidum hydrochloricum fumans, Acide chlorhydrique fumant, ist eine Salzsäure von 1,190 spezifischen Gewicht, entsprechend einem Gehalte von etwa 38%.

Trockenen Chlorwasserstoff erhält man wie folgt: Man läßt auf rauchende Salzsäure, die sich in einem Glaskolben oder einer Gasentwicklungsflasche befindet, aus einem Scheidetrichter tropfenweise konzentrierte Schwefelsäure einwirken. Das freiwerdende Chlorwasserstoffgas leitet man durch konzentrierte Schwefelsäure, die sich in einem Sicherheitsgefäße befindet, und fängt es auf (Abb. 455).

Nachweis der Salzsäure. 1. Der stechende Geruch; 2. bringt man in die Nähe von Salzsäure einen mit Ammoniakflüssigkeit benetzten Glasstab oder Stöpsel, so entstehen dichte, weiße Nebel; 3. fügt man zu einer salzsäurehaltigen Flüssigkeit Silbernitratlösung, so entsteht ein weißer, käsiger Niederschlag, der in überschüssigem Ammoniak löslich ist; 4. erwärmt man Salzsäure mit Mangansuperoxyd, tritt Chlorgeruch auf.

Prüfung. Reine Salzsäure muß völlig frei von allen Beimengungen sein,

1. Mit 5 Teilen Wasser verdünnte Säure darf auf Zusatz von Kaliumferrozyanidlösung nicht sofort gebläut werden, da sonst Eisenchlorid zugegen ist. Die Bläuung wäre Berlinerblau.

2. Auf freies Chlor prüft man dadurch, daß man Salzsäure mit 5 Raumteilen Wasser verdünnt und etwas Jodzinkstärkelösung hinzufügt. Es darf nicht sofort eine Blaufärbung, herrührend von entstandener Jodstärke, eintreten. Fügt man nun Jodlösung hinzu bis zur gelblichen Färbung, so darf durch Bariumnitratlösung innerhalb 5 Minuten keine Veränderung eintreten, sonst ist schweflige Säure zugegen.

3. Eine Mischung aus 1 ccm Salzsäure mit 3 ccm Zinnchlorürlösung darf im Lauf einer Stunde, oder wenn statt der Zinnchlorürlösung 3 ccm Natriumhypophosphitlösung

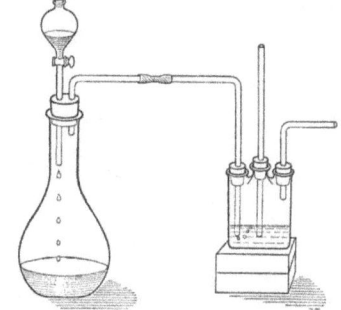

Abb. 455. Gewinnung von trocknem Chlorwasserstoff.

(s. d.) verwendet werden, beim Erhitzen im siedenden Wasserbade während einer Viertelstunde keine dunklere Färbung annehmen, sonst ist Arsen zugegen.

4. Die im Verhältnis 1 + 5 verdünnte Säure darf nach Neutralisation mit Ammoniakflüssigkeit durch Bariumnitratlösung innerhalb 5 Minuten weder eine Fällung noch Trübung zeigen (Schwefelsäure), auch nicht durch Jodlösung verändert werden (schweflige Säure).

5. Auf Schwermetalle. Wird 1 Teil Salzsäure mit 5 Teilen Wasser vermischt und durch Ammoniakflüssigkeit neutralisiert, so darf sich auf Zusatz von Natriumsulfidlösung kein Niederschlag bilden.

6. Gehaltsbestimmung der chemisch reinen Salzsäure (24,8—25,2% Chlorwasserstoff). Man mischt 5 ccm Salzsäure mit 25 ccm Wasser, fügt als Indikator Dimethylaminoazobenzollösung (1 + 199 Weingeist) hinzu und darauf Normalkalilauge, bis die Rosafärbung dauernd verschwunden ist. Es müssen 34,0—34,5 ccm dazu nötig sein (1 ccm Normalkalilauge entspricht 0,03647 HCl).

Anwendung. Die reine Salzsäure findet außer ihrer großen chemischen Verwendung in der Heilkunde sowohl innerlich als auch äußerlich Anwendung; innerlich in kleinen Gaben von 0,25—0,50 g als die Verdauung förderndes, zugleich die übergroße Magensäurebildung verhinderndes Mittel; äußerlich zu Pinselungen bei Krupp und Mundfäule. Rohe Salzsäure findet in der Technik in ungeheuren Massen Verwendung: zur Chlorkalkbereitung, zum Auffrischen gebrauchter Knochenkohle in den Zuckerfabriken, eine einzige Zuckerfabrik mittlerer Größe verbraucht jährlich 4—500 Ballone Säure, zum Ausziehen der Knochen bei der Leimbereitung, zur Darstellung des Chlorzinks und zahlloser anderer Chloride, auch zum Ausziehen armer Kupfererze.

Versandt wird die Säure bei uns in Glasballonen, während man in England zuweilen hölzerne Fässer verwendet, die innen mit einem Guttaperchaüberzuge gedichtet sind.

Übersichtstafel über den Prozentgehalt
der wässerigen Salzsäure an wasserfreier Chlorwasserstoffsäure
nach Lunge und Marchlewski.

Spez. Gewicht	Salzsäure- gehalt	Spez. Gewicht	Salzsäure- gehalt	Spez. Gewicht	Salzsäure- gehalt	Spez. Gewicht	Salzsäure- gehalt
1,200	39,11	1,155	30,55	1,110	21,92	1,055	11,18
1,195	38,16	1,152	29,95	1,105	20,97	1,050	10,17
1,190	37,23	1,150	29,57	1,100	20,01	1,045	9,16
1,185	36,31	1,145	28,61	1,095	19,06	1,040	8,16
1,180	35,30	1,1425	28,14	1,090	18,11	1,035	7,15
1,175	34,42	1,140	27,66	1,085	17,13	1,030	6,15
1,171	33,65	1,135	26,70	1,080	16,15	1,025	5,15
1,170	33,46	1,130	25,75	1,075	15,16	1,020	4,13
1,165	32,49	1,125	24,78	1,070	14,17	1,015	3,12
1,163	32,10	1,120	23,82	1,065	13,19	1,010	2,14
1,160	31,52	1,115	22,86	1,060	12,19	1,005	1,15

Sauerstoff- und Sauerstoffwasserstoffverbindungen des Chlors.

Unterchlorigsäureanhydrit oder Chlormonoxyd.

Cl_2O ist ein rotgelbes, leicht explodierbares Gas, das zu einer dunkelgelben Flüssigkeit verdichtet werden kann und sich in Wasser zu unterchloriger Säure, Acidum hypochlorosum, Acide hypochloreux, zu HClO löst. Diese erhält man durch Schütteln von Chlorwasser mit gelbem Quecksilberoxyd und Destillation der entstandenen verdünnten Säure.

$$2 HgO + 4 Cl + H_2O = Hg_2OCl_2 + 2 HClO$$
Quecksilberoxyd + Chlor + Wasser = Quecksilber- + unterchlorige Säure.
oxydchlorid

HClO ist eine stark oxydierende einbasische Säure, die leicht in Chlor, Chlorsäure, Wasser und Sauerstoff zerfällt und so bleichend wirkt, und zwar besonders in Form ihrer Salze der Hypochlorite, die schon durch Kohlensäure zersetzt werden, z. B. Chlorkalk, Kalziumhypochlorit. Man stellt die Hypochlorite her durch Einleiten von Chlorgas in die Hydroxyde von Alkalimetallen und Alkalierdmetallen bei Anwendung von Kälte.

Nachweis. Salzsäure entwickelt ohne Anwendung von Wärme Chlorgas.

Unterchlorsäureanhydrid oder **Chlordioxyd**, Anhydride hypochlorique, ClO_2, ist ein gelbes, leicht explodierbares Gas, das bei Anwendung von Kälte zu einer roten Flüssigkeit verdichtet wird.

Die **chlorige Säure**, $HClO_2$, **Acidum chlorosum**, Acide chloreux, Chlorous acid, ist nur in den Salzen, den Chloriten bekannt. Es ist eine einbasische Säure.

Chlorsäure, $HClO_3$, **Acidum chloricum**, Acide chlorique, Chloric acid, ist nur in wässeriger Lösung und in den Salzen, den Chloraten bekannt.

Man gewinnt die wässerige Lösung durch Zersetzen des Bariumchlorats mit verdünnter Schwefelsäure.

$$Ba(ClO_3)_2 \;+\; H_2SO_4 \;=\; BaSO_4 \;+\; 2\,HClO_3$$
Bariumchlorat + Schwefelsäure = Bariumsulfat + Chlorsäure.

Durch Konzentration der Lösung im luftleeren Raum erhält man eine 40 prozentige Lösung, die beim weiteren Erhitzen in Chlor, Sauerstoff und Überchlorsäure zerfällt. Es ist eine sirupdicke, farblose Flüssigkeit von saurem Geschmack, die gleich wie ihre Salze stark oxydierend wirkt. Die Salze sind in Wasser löslich. Sie werden in Lösung ionisiert in Metallkationen und das Anion, $ClO_3{'}$, und infolgedessen durch Silbernitrat nicht ausgefällt. Brennbare oder leicht oxydierbare Stoffe entzünden sie explosionsartig schon beim Reiben oder Stoßen. **Es dürfen derartige Stoffe niemals mit Chloraten zusammengerieben werden** (Kaliumchlorat + Schwefel). Konzentrierte Schwefelsäure zersetzt die Chlorate unter Bildung des leicht explosiven Unterchlorsäureanhydrids (ClO_2).

Nachweis. Mit Salzsäure erwärmt entwickeln die Chlorsäure und die Chlorate Chlor.

Überchlorsäure oder **Perchlorsäure,** Acidum perchloricum, Acide perchlorique, Perchloric acid, $HClO_4$, wird gewonnen durch Destillation des Kaliumperchlorats mit konzentrierter Schwefelsäure von etwa 95%. In Wasser gelöst, ist sie sehr beständig, in wasserfreiem Zustand eine an der Luft rauchende Flüssigkeit und schon beim einfachen Aufbewahren stark explosiv. Sie wirkt nicht bleichend. Ihre Salze, die **Perchlorate**, werden von Salzsäure und schwefliger Säure nicht zersetzt, wirken also nicht bleichend. Mit Schwefelsäure explodieren sie nicht.

† **Jodum. Jodina.** Jod. Iode.
$J = 126{,}92$. Molekulargewicht $J_2 = 253{,}84$.
Einwertig. Auch drei-, fünf- und siebenwertig.

Jod findet sich in der Natur in sehr kleinen Mengen im Meerwasser, in etwas größeren in den Meerpflanzen, namentlich in den Algen, auch in den Meerschwämmen; ferner in vielen Steinsalzlagern, einzelnen Mineralquellen, z. B. Aachen, Krankenheil-Tölz, Wiessee, als jodsaures Natrium, Natriumjodat im rohen Chilesalpeter und in einzelnen Phosphoriten, niemals im freien Zustande, sondern immer an Alkalien gebunden. Es bildet grauschwarze, metallisch glänzende. trockene, tafel- oder blättchenförmige Kristalle von an Chlor erinnerndem Geruch und herbem, scharfem Geschmack. Löslich in etwa 4000 Teilen Wasser von 15°, in 9 Teilen Weingeist, in 200 Teilen Glyzerin, auch in Äther und fetten Ölen mit brauner, jedoch in Schwefelkohlenstoff, Petroleumäther und Chloroform mit violetter Farbe; sehr leicht ist es auch in Jodkaliumlösung löslich. **Es darf niemals in Terpentinöl gelöst werden**, da die Lösung explodiert. Die Haut wird durch Jod braun gefärbt, was durch Salmiakgeist leicht zu entfernen ist. Es verdampft bei gewöhnlichem Wärmegrade, bei 114° schmilzt, bei etwa 200° siedet es und verwandelt sich in einen schweren, tief veilchenblauen Dampf, der zu dem Namen Jod geführt hat, abgeleitet von dem griechischen Wort ioeidés = veilchenblau. Die Dämpfe wirken ätzend und giftig auf den tierischen Körper. Stärkekleister wird durch Jod, das auch nur eine Spur Jodwasserstoff enthält, wie es gewöhnlich der Fall ist, blau gefärbt. Jod hat in den Wasserstoffverbindungen eine schwächere Affinität als Chlor und Brom und wird von diesen aus seinen Wasserstoff-

und Metallverbindungen verdrängt. Dagegen vertreibt Jod aus Sauerstoffverbindungen Chlor und Brom. Dargestellt wird es mit geringen Ausnahmen nur aus den Meerpflanzen und dem Chilesalpeter. Die Hauptgewinnungsländer sind Schottland, Irland, Frankreich (Departement Finisterre) und Südamerika. Hier sind es vor allem Chile und Peru, die in ihren großen Salpeterlagern bedeutende Mengen von Jodverbindungen aufgespeichert haben. Eine dort entstandene Konvention unter den Jodfabriken regelt die dortige Herstellung und schreibt für den Weltmarkt die Preise vor. Sitz der Konvention ist Iquique mit Agenturen in Glasgow, Neuyork und Hamburg. Auch Japan stellt bedeutende Mengen Jod aus der Asche von Strandpflanzen her. Norwegen hat die Bereitung eingeschränkt. Die Herstellung aus den Algen und Tangen geschieht größtenteils in der Weise, daß man diese in tiefen Gruben verbrennt; die hierbei gewonnene, fest zusammengeschmolzene Asche, bei den Spaniern Barilla, bei den Franzosen Varec, in Schottland Kelp genannt. wird mit Wasser

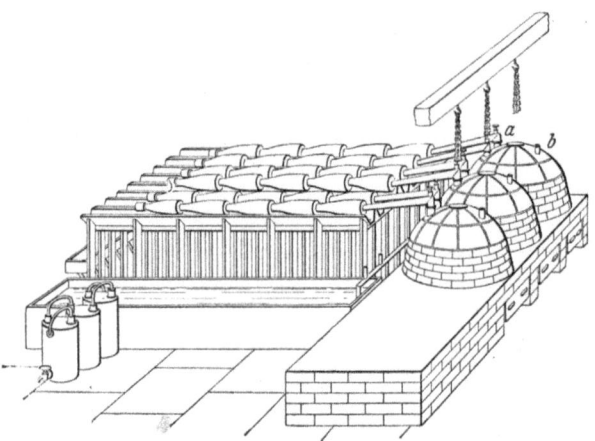

Abb. 456. Jodgewinnung.

ausgelaugt und das darin enthaltene Natriumkarbonat, Natriumsulfat und Natriumchlorid zuerst durch Kristallisation entfernt. In der Mutterlauge befinden sich die Jod- und Bromsalze (Natriumjodid), und aus diesen wird das Jod nach verschiedenen Verfahren ausgeschieden; entweder durch Destillation mit Schwefelsäure und Braunstein, wobei sich saures Natriumsulfat, Mangansulfat und Wasser bilden und sich das Jod in rohem, namentlich sehr wasserhaltigem Zustand in den vorgelegten birnenförmigen Tonballonen ansammelt, oder es wird durch eingeleitetes Chlor ausgetrieben, wobei es sich fast pulverförmig abscheidet. Die Destillation mit Schwefelsäure und Braunstein geschieht in gußeisernen Kesseln, die mit Bleihelmen versehen sind. In den Helmen befinden sich zwei Bleirohre, die in zwei Reihen tönerner oder gläserner birnenförmiger Vorlagen münden, die nicht gekühlt werden. Die Öffnung b im Helm dient dazu, um neue Mengen Jodlauge nachzufüllen. Das Jod verdichtet sich in den Vorlagen in blättrigen Kristallen (Abb. 456).

a) $\quad 2\,NaJ \quad + \quad MnO_2 \quad + \quad 3\,H_2SO_4 \quad = \quad MnSO_4$
  Natriumjodid + Mangansuperoxyd + Schwefelsäure = Manganosulfat

$\quad\quad + \quad 2\,NaHSO_4 \quad + \quad 2\,H_2O \quad + \quad 2\,J$
$\quad\quad +$ Natriumbisulfat $\;+\;$ Wasser $\;+\;$ Jod.

b) $\quad$ NaJ $\quad + \quad$ Cl $\quad = \quad$ NaCl $\quad + \quad$ J
Natriumjodid + Chlor = Natriumchlorid + Jod.

Namentlich in Schottland verbrennt man die Algen nicht mehr, sondern verkohlt sie in geschlossenen Räumen durch überhitzte Dämpfe. Die Kohle wird dann ausgelaugt und weiter auf Jod behandelt. Man erreicht hierbei eine größere Ausbeute, weil bei der Verbrennung immer ein Teil der Jodalkalien verflüchtigt wird, und hat noch den Vorteil, daß man Leuchtgas und andere Stoffe der trockenen Destillation als Nebenerzeugnisse gewinnt.

In der Mutterlauge des Chilesalpeters befindet sich das Jod als Natriumjodat $NaJO_3$. Die Bereitung daraus geschieht entweder in der Weise, daß man das Jod durch schweflige Säure, welche Jod leicht abscheidet, ausfällt

$$2 NaJO_3 \quad + \quad 5 H_2SO_3 \quad = \quad 3 H_2SO_4 \quad + \quad 2 NaHSO_4$$
Natriumjodat + schweflige Säure = Schwefelsäure + Natriumbisulfat
$$+ \quad H_2O \quad + \quad 2 J$$
$$+ \quad \text{Wasser} \quad + \quad \text{Jod}.$$

jeder aber dadurch, daß man es an Kupfer bindet, indem man es durch eine mit schwefliger Säure versetzte Kupfersulfatlösung als Kupferjodür. Kuprojodid. Cu_2J_2. ausfällt, das erhaltene unlösliche Jodkupfer trocknet und als solches in den Handel bringt, oder durch Erhitzen mit Braunstein und Schwefelsäure (s. oben) weiter zerlegt. Das Rohjod wird durch Sublimation von den Verunreinigungen Chlorjod, und wenn aus Pflanzenasche gewonnen auch vom Zyanjod im Sandbade gereinigt (Jodum purum oder resublimatum) (Abb. 457).

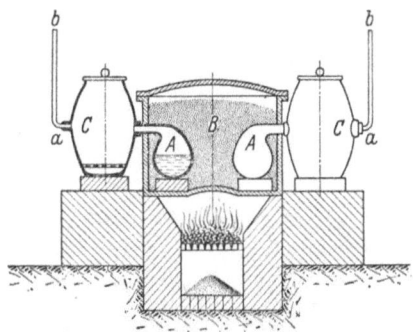

Abb. 457. Jodsublimation. *AA* Tönerne Retorten. *B* Sandbad. *C* Vorlage zum Verdichten des Jods *ιb* Ableitungsrohr für die Wasserdämpfe

Anwendung. In der Heilkunde in ganz kleinen Gaben innerlich gegen allerlei Krankheiten der Drüsen, gegen Kropfbildung, indem die Schilddrüse jodhaltig ist, Gegengift bei Vergiftungen mit Jod ist Stärkekleister; äußerlich in Form von Tinctura Jodi zum Pinseln von Frostbeulen, als Desinfektionsmittel und zum Einpinseln der Umgebung von Wunden, um diese keimfrei, aseptisch, zu machen. Vielfach wird, um Wunden keimfrei zu machen, Jodbenzin angewendet, eine Auflösung 1+1000 von Jod am besten in Petroläther, da sich der Jodgehalt in Handelsbenzin bald verringert. Jodbenzin ist stets in braunen Flaschen aufzubewahren. Technisch findet Jod sehr bedeutende Anwendung in der Photographie und zur Darstellung der vielen Jodsalze, die in der Heilkunde und Photographie Verwendung finden. Auch in der Teerfarbenbereitung wird es zur Darstellung des Jodgrüns benutzt.

Beim Wägen und Arbeiten damit sind alle metallenen Gerätschaften zu vermeiden, da sie ebenfalls vom Jod angegriffen werden.

Aufbewahrung. Das Jod muß an einem kühlen Ort in sehr gut schließenden Glasgefäßen aufbewahrt werden. Korkstopfen sind zu vermeiden, weil sie von Jod angegriffen werden. Am besten wird das Gefäß noch in ein zweites Gefäß eingestellt.

Nachweis für Jod. 1. Der Geruch; 2. die Bildung von blauen Dämpten beim Erhitzen von freiem Jod; 3. die violette Färbung des Chloroforms durch Jod; 4. die Blaufärbung von Stärkekleister durch die kleinsten Spuren von freiem Jod. Beim Erhitzen verschwindet die Blaufärbung und zeigt sich beim Erkalten wieder. 5. In Jodverbindungen weist man Jod nach, indem man der Lösung etwas Chlorwasser oder einige Tropfen Salzsäure und Chloraminlösung, aber nicht im Überschuß, da sich sonst farbloses Chlorjod bildet, und Chloroform zusetzt und schüttelt. Das Chloroform wird violett gefärbt.

Prüfung. 1. Reines Jod muß sich erwärmt ohne jeden Rückstand verflüchtigen lassen, sonst ist es durch mineralische Beimengungen verunreinigt.

2. Zyanjod (JCN) weist man nach: Man schüttelt 0,5 g zerriebenes Jod mit 20 ccm Wasser, fügt zum Filtrat bis zur Entfärbung schweflige Säure zu, darauf ein Körnchen Ferrosulfat, einen Tropfen Eisenchloridlösung und etwas Natronlauge. Erwärmt man nun schwach und fügt Salzsäure zu, so darf sich die Flüssigkeit nicht blau färben. Färbt sie sich infolge Entstehung von Berlinerblau, von Eisenzyanürzyanid, so ist Zyan zugegen.

I. $JCN + 2 H_2O + SO_2 = HCN + H_2SO_4$
Zyanjod + Wasser + Schwefeldioxyd = Zyanwasserstoff + Schwefelsäure
$+ HJ$
+ Jodwasserstoff.

II. $HCN + NaOH = NaCN + H_2O$
Zyanwasserstoff + Natriumhydroxyd = Zyannatrium + Wasser

III. $6 NaCN + FeSO_4 = Na_4Fe(CN)_6 + Na_2SO_4$
Zyannatrium + Ferrosulfat = Ferrozyannatrium + Natriumsulfat.

IV. $3 Na_4Fe(CN)_6 + 2 Fe_2Cl_6 = Fe_4[Fe(CN)_6]_3 + 12 NaCl$
Ferrozyannatrium + Eisenchlorid = Berlinerblau + Natriumchlorid

3. Um auf Chlorjod zu prüfen, schüttelt man 0,5 g zerriebenes Jod mit 20 ccm Wasser, versetzt 10 ccm des Filtrates mit 1 ccm Salmiakgeist und 5 Tropfen Silbernitratlösung, filtriert und übersättigt mit 2 ccm Salpetersäure. Die Flüssigkeit darf durch Chlorsilbergehalt höchstens etwas milchig schillern, aber keinen Niederschlag geben.

4. Gehaltsbestimmung. Das D.A.B. verlangt einen Gehalt von 99%. Eine Lösung von 0,2 g Jod und 0,5 g Kaliumjodid in 1 ccm Wasser wird auf 20 ccm Wasser aufgefüllt. Diese Lösung muß zur Bindung des gelösten Jods mindestens 15,6 ccm $^1/_{10}$-Normal-Natriumthiosulfatlösung verbrauchen. Als Indikator benutzt man Stärkelösung. 1 ccm $^1/_{10}$-Normal-Natriumthiosulfatlösung entspricht 0,012692 g Jod.

Wasserstoffverbindungen des Jods.

Jod liefert gleichwie Chlor mit Wasserstoff nur die eine Verbindung Jodwasserstoff

† Jodwasserstoff. Acidum hydrojodicum. Acide .odhydrique. Hydrogen iodic.

HJ = Molekulargewicht 127,93

Ein farbloses, an der Luft rauchendes Gas, das sich durch Druck oder Kälte in eine Flüssigkeit überführen läßt und meist in wässeriger Lösung hergestellt wird.

Man leitet Schwefelwasserstoff in Wasser, worin Jod fein verrieben ist

$H_2S + 2J = 2HJ +$
Schwefelwasserstoff + Jod = Jodwasserstoff + Schwefel.

Die wässerige Lösung wird an der Luft und bei Licht rasch braun, indem Wasser entsteht, Jod frei gemacht wird, dieses aber in der noch vorhandenen Jodwasserstoffsäure in Lösung bleibt.

$2HJ + O = J + H_2O$
Jodwasserstoff + Sauerstoff = Jod + Wasser.

Anwendung. Als starkes Reduktionsmittel.

Die Salze der Jodwasserstoffsäure heißen Jodide oder i-Jodide bzw. Jodüre oder o-Jodide oder sie werden nach der Anzahl der vorhandenen Jodatome als Monojodide, Dijodide bezeichnet. Sie dissoziieren elektrolytisch in Metallkationen und J'-Anionen

Sauerstoff und Sauerstoff-Wasserstoffverbindungen des Jods.

Zu nennen sind Joddioxyd JO_2, ein gelbes, in Wasser unlösliches Pulver, ferner J_2O_5 Jodpentoxyd oder Jodsäureanhydrid, ein weißes Pulver, das beim Erhitzen auf 300° in Jod und Sauerstoff zerfällt und die unterjodige Säure HJO Acidum hypojodosum, die schwach bleichende Wirkung hat. Ihre Salze heißen Hypojodite.

Jodsäure, Acidum jodicum, Acide iodique, Iodic acid, HJO_3 bildet farblose, in Wasser lösliche Kristalle. Ihre Salze heißen Jodate.

Nachweis. Man weist die Jodsäure in ihren Verbindungen nach durch Vermischen der mit Salzsäure angesäuerten Lösung mit einigen Tropfen schwefliger Säure, es wird Jod ausgeschieden.

Überjodsäure. Acidum perjodicum. Acide periodique, Periodic acid, HJO_4 kommt nur als Hydrat vor, als $HJO_4 + 2H_2O$. Bildet farblose Kristalle. Man bezeichnet sie auch als Orthoüberjodsäure, die in ihren Verbindungen fünfbasisch ist, $JO(OH)_5$, im Gegensatz zur Metaüberjodsäure, die einbasisch, aber nur in ihrer Silberverbindung $AgJO_4$, Silberperjodat, bekannt ist.

† Bromum. Brom. Brome. Bromine.

Br. 79,92. Molekulargewicht $Br_2 = 159,84$. Einwertig, auch fünfwertig.

Es gehört zur Gruppe der Halogene, gleich dem Chlor, Jod und Fluor, wird durch Chlor aus seiner Wasserstoff- und den Metallverbindungen ausgetrieben und findet sich in der Natur nicht frei, sondern stets gebunden in kleinen Mengen als Natriumbromid und Magnesiumbromid als ein fast ständiger Begleiter des Natriumchlorids im Meerwasser, woraus in Nord-Carolina in Amerika seit einigen Jahren sehr große Mengen gewonnen werden, ferner in Solquellen, Salzlagern und Salzpflanzen. In besonders großen Mengen findet es sich außer in einigen nordamerikanischen Salzlagern, als Magnesiumbromid bei Staßfurt und Leopoldshall im sog. Abraumsalz; dort wird es in großen Mengen gewonnen, entweder indem man es durch freies Chlor aus seinen Verbindungen abscheidet:

$MgBr_2 + 2Cl = MgCl_2 + 2Br$
Magnesiumbromid + Chlor = Magnesiumchlorid + Brom.

oder indem man durch die Salzlösungen den elektrischen Strom leitet. In Chile und Peru aus den Mutterlaugen des Chilesalpeters, in dem es sich neben Jodverbindungen in bedeutenden Mengen vorfindet.

Dunkelrotbraune, in dünnen Schichten hyazinthrote Flüssigkeit von durchdringendem, die Atmungswerkzeuge stark angreifendem Geruch. Daher der Name, der von dem griechischen Wort brōmos = Gestank abgeleitet ist.

Bei gewöhnlichem Wärmegrade stößt die Flüssigkeit braune, erstickende Dämpfe aus; bei —24° erstarrt reines, bei —7,5° wasserhaltiges Brom zu dunkeln, metallisch glänzenden, jodähnlichen Kristallschuppen, bei 63° siedet es. Dichte nach D.A.B. 3,100. Es löst sich in etwa 30 Teilen Wasser von 15°, leicht in Weingeist, Äther, Schwefelkohlenstoff und Chloroform mit tiefrotgelber Farbe. Mit Wasserstoff vereinigt es sich nicht schon durch das Licht wie Chlor, sondern es ist hierzu eine größere Hitze erforderlich.

Brom wirkt ungemein ätzend und zerstörend auf alle organischen Stoffe ein. Mit Metallen verbindet sich Brom zu **Bromüren** oder **o-Bromiden** und **Bromiden** oder **i-Bromiden**. Die auch nach der Anzahl der vorhandenen Bromatome als **Monobromide**, **Dibromide** usw. bezeichnet werden. Diese dissoziieren in Lösung in Metallkationen und Br'-Anionen.

Anwendung. In der Heilkunde ziemlich selten in wässeriger Lösung als **Aqua Bromi** in ähnlicher Weise wie das Chlorwasser. Wegen seiner stark keimwidrigen Wirkung ist es namentlich zur Zerstörung der Keimpilze in der Luft der Krankenzimmer empfohlen worden. Ferner zur Darstellung verschiedener Bromverbindungen für die Heilkunde und zu photographischen Zwecken und endlich in bedeutenden Mengen bei der Teerfarbenherstellung, wo es vielfach das teuere Jod ersetzt.

Für Desinfektionszwecke kommt Brom mit Kieselgur verarbeitet in Würfeln oder Stäbchen als **Bromum solidificatum** in den Handel.

Aufbewahrung. Es muß stets in starken Glasflaschen mit gut schließenden Glasstöpseln, gedichtet mit geschmolzenem Wachs oder Schellack, an kühlem Ort aufbewahrt werden. Beim Versand müssen die Flaschen zwischen Sägespänen in starke Kisten verpackt sein. Dampfschiffe nehmen das Brom meist nicht flüssig, sondern nur von Kieselgur aufgesogen zur Verfrachtung an.

Nachweis. Wird aus gelösten Brommetallen das Brom durch wenig Chlorwasser oder etwas Salzsäure und wenige Tropfen Chloraminlösung frei gemacht und die nun gelb gefärbte Flüssigkeit mit etwas Schwefelkohlenstoff oder Chloroform geschüttelt, so färben sich diese gelb bis rot.

Prüfung. 1. Auf Jod. Gesättigte wässerige Bromlösung wird mit reichlich Eisenpulver geschüttelt. Fügt man darauf dem Filtrat Eisenchloridlösung und Stärkelösung zu, so darf keine Bläuung eintreten.

2. Auf organische Bromverbindungen. 20 Tropfen Brom mit 10 ccm Natronlauge vermischt, müssen klar bleiben.

Wasserstoffverbindung des Broms.

Brom gibt gleich wie Chlor und Jod nur eine Wasserstoffverbindung, den Bromwasserstoff oder die Bromwasserstoffsäure.

** Bromwasserstoff. Acidum hydrobromicum.
Acide hydrobromique. Hydrobromic acid.
HBr. Molekulargewicht 80,93.

Die Bromwasserstoffsäure HBr kann man aus gepulvertem Kaliumbromid herstellen, indem man es in einer tubulierten Retorte, die mit einer Vorlage versehen ist, mit verdünnter Schwefelsäure im Sandbad erwärmt und so lange destilliert, bis der Rückstand fest wird. Darauf wird rektifiziert. Konzentrierte Schwefelsäure darf nicht angewendet werden, da diese bei größerer Hitze Bromwasserstoff zersetzt in Brom unter Entstehung von Wasser und Schwefeldioxyd.

I. $\quad$ KBr $\quad + \quad$ H$_2$SO$_4$ $\quad = \quad$ HBr $\quad + \quad$ KHSO$_4$
Kaliumbromid + Schwefelsäure = Bromwasserstoff + Kaliumbisulfat.

II. $\quad$ 2 HBr $\quad + \quad$ H$_2$SO$_4$ $\quad = $ 2 Br $+ \quad$ SO$_2$ $\quad + $ 2 H$_2$O
Bromwasserstoff + Schwefelsäure = Brom + Schwefeldioxyd + Wasser.

Gewöhnlich stellt man sie aus Phosphortribromid und Wasser her

$\quad$ PBr$_3$ $\quad + $ 3 H$_2$O $= \quad$ 3 HBr $\quad + \quad$ H$_3$PO$_3$
Phosphortribromid + Wasser = Bromwasserstoff + phosphorige Säure.

Oder indem man Schwefelwasserstoff in gesättigtes Bromwasser einleitet.

$\quad$ H$_2$S $\quad + $ 2 Br $= \quad$ 2 HBr $\quad + \quad$ S
Schwefelwasserstoff + Brom = Bromwasserstoff + Schwefel.

Mit Luft zusammengebracht, bräunt sich die Säure unter Abscheidung von Brom.

$\quad$ 2 HBr $\quad + \quad$ O $\quad = \quad$ H$_2$O $+ $ 2 Br
Bromwasserstoff + Sauerstoff = Wasser + Brom.

Es ist ein farbloses Gas, dem Chlorwasserstoff ähnlich, kommt aber gewöhnlich in wässeriger Lösung mit einem Gehalte von 25% HBr in den Handel. Die Salze heißen **Bromüre** und **Bromide** oder **o-Bromide** und **i-Bromide** oder werden nach der Anzahl der Bromatome als **Monobromide**, **Dibromide** usw. bezeichnet.

Anwendung. Gegen Fallsucht und bei Keuchhusten. Außerdem in der Analyse.

Sauerstoff-Wasserstoffverbindungen des Broms.

Unterbromige Säure, Acidum hypobromosum, HBrO. Nur in Lösung als gelbe wässerige Flüssigkeit, die bleichend wirkt. Die Salze heißen Hypobromite. Sie werden wie die Hypochlorite hergestellt, gleichen ihnen auch in ihren Eigenschaften.

Bromsäure, Acidum bromicum, HBrO$_3$. Acide bromique. Bromic acid. Eigenschaften und Darstellung gleichwie bei Chlorsäure. Die Salze heißen Bromate.

Fluorum. Fluor. Fluorine.

F 19. Molekulargewicht F$_2$ = 38.

Fluor ist ein gelbgrün gefärbtes Gas von unangenehmem Geruch. Alkohol, Äther, Benzol, Terpentinöl, auch ein Stück Kork mit Fluor zusammengebracht, entzünden sich sofort, erwärmtes Eisen verbrennt unter Funkensprühen. Es kommt vor allem in der Natur mit Kalzium als Fluorkalzium, Kalziumfluorid, Flußspat, CaF$_2$, vor, in dieser Verbindung auch in dem Schmelze der Zähne, in den Knochen und in der Milch. Ferner als Kryolith, Natrium-Aluminiumfluorid, 6 NaF + Al$_2$F$_6$. Bei —187° verflüssigt sich Fluor zu einer hellgelben Flüssigkeit. Diese greift Glas nicht mehr an. Mit Wasserstoff verbindet es sich schon im Dunkeln unter Explosion zu

Fluorwasserstoff. Aus Brom-, Jod- und geschmolzenem Chlorkalium werden durch Fluor Brom, Jod und Chlor frei gemacht. Wasser wird durch Fluor schon bei gewöhnlichem Wärmegrad in Fluorwasserstoff und ozonisierten Sauerstoff übergeführt. Es ist durch Elektrolyse von wasserfreier fluornatriumhaltiger Fluorwasserstoffsäure hergestellt worden.

Wasserstoffverbindung des Fluors.
† Acidum hydrofluóricum. Fluorwasserstoffsäure. Flußsäure.
Acide hydrofluorique ou fluorhydrique. Hydrofluoric acid. Fluorhydric acid.
HF. Molekulargewicht 20,008.

Farblose, ätzende Flüssigkeit von scharfem, stechendem Geruche; sie stößt an der Luft weiße Dämpfe aus; Glas greift sie derartig an, daß sie nicht in gläsernen Gefäßen, sondern in Flaschen aus Guttapercha oder Blei aufbewahrt werden muß. Sie besteht aus einer verschieden starken, meist 30 bis 40 prozentigen Lösung des farblosen Fluorwasserstoffgases in Wasser und wird bereitet, indem man ein Gemenge von gepulvertem Flußspat mit stärkster Schwefelsäure in Platin- oder Bleigefäßen erhitzt und den entstehenden Fluorwasserstoff in eine U-förmige, z. T. mit Wasser gefüllte und stark gekühlte Vorlage aus Blei oder Guttapercha leitet (Abb. 458).

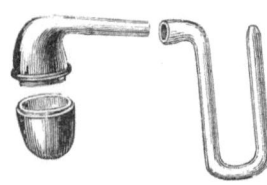

ABD. 458. Herstellung von Fluorwasserstoffsäure.

$$CaF_2 + H_2SO_4 = CaSO_4 + 2\,HF$$
Kalziumfluorid + Schwefelsäure = Kalziumsulfat + Fluorwasserstoff.

Die Flußsäure dient in der Technik zum Ätzen des Glases, da sie diesem einen Teil seiner Kieselsäure entzieht und gasförmiges Siliziumfluorid, Fluorsilizium SiF_4 bildet.

$$SiO_2 + 4\,HF = SiF_4 + 2\,H_2O$$
Kieselsäureanhydrid + Fluorwasserstoff = Siliziumfluorid + Wasser.

Anwendung ist bei der Ätzung des Glases genau dieselbe wie beim Kupferstiche; die betreffenden Glasgegenstände werden mit einem Lacküberzuge versehen, in diesen wird die Zeichnung eingeritzt und die freigelegten Glasstellen werden darauf mit der Säure abgeätzt. Dieses Verfahren ätzt blank. Es kann ein Ätzen auch durch dampfförmigen Fluorwasserstoff geschehen, indem man in einem bleiernen Gefäße Flußspatpulver mit konzentrierter Schwefelsäure zu einem Brei anrührt und im Sandbad ein wenig erwärmt. Die zu ätzende Glasplatte wird als Deckel über das Bleigefäß gelegt und einige Stunden den Dämpfen ausgesetzt, sie wird dadurch matt geätzt. Die Flußsäure wirkt keimtötend, wird deshalb bei der Spiritusbereitung und anderen Gärungsverfahren in kleinen Mengen zugesetzt, um gewisse Bakterien abzutöten, z. B. die Milchsäurebakterien. Auch zur Erhaltung anatomischer Präparate.

Bei dem Arbeiten mit Flußsäure ist größte Vorsicht anzuwenden, weil nicht nur die wässerige Lösung, sondern auch besonders die Dämpfe äußerst ätzend auf die Haut und Atmungswerkzeuge wirken.

Nachweis. 1. Man erwärmt den zu untersuchenden Körper in einem Platintiegel mit starker Schwefelsäure. Auf den Tiegel legt man eine mit Wachs überzogene Glasplatte, in die man Schriftzeichen eingezeichnet hat. Nach einiger Zeit der Erwärmung entfernt man die Wachsschicht, die Schriftzeichen werden auf der Glasplatte eingeätzt sein.

2. Oder man erwärmt mit Schwefelsäure und bringt in das entweichende Gas einen Glasstab mit einem daranhängenden Wassertropfen. Ist Fluor zugegen, so scheidet sich Kieselsäure aus, die das Wasser trübt. Es beruht dies darauf, daß das aus dem Glas entstandene Siliziumfluorid durch Wasser in **Kieselfluorwasserstoffsäure** und **weiße Kieselsäure**, sog. **Metakieselsäure** zersetzt wird

$$3\ SiF_4 + 3\ H_2O = 2\ H_2SiF_6 + H_2SiO_3$$

Siliziumfluorid + Wasser = Kieselfluorwasserstoffsäure + Metakieselsäure.

† Die **Kieselfluorwasserstoffsäure**, **Acidum hydrosiliciofluoricum**, H_2SiF_6, kommt in starker, etwa 30 prozentiger Lösung als Montanin in den Handel. Sie wird hergestellt durch Glühen in Schachtöfen von Sand (Kieselsäure), Ton, Flußspat und Kohle. Hierbei entweicht das gasförmige Siliziumfluorid. Es wird in Wasser geleitet und bildet so die Kieselfluorwasserstoffsäure. Man benutzt die Kieselfluorwasserstoffsäure zur Verhinderung der Bildung von Schimmelpilzen in Brauereien, zum Vernichten von Ungeziefer, auch zum Härten von Gipsgegenständen. Die Verbindungen der Kieselfluorwasserstoffsäure

mit † **Zink**, das **Zinkfluorsilikat**, **Zinksilikofluorid**, $ZnSiF_6$, mit † **Blei**, **Bleifluorsilikat**, **Bleisilikofluorid**, $PbSiF_6$. mit † **Magnesium**, **Magnesiumfluorsilikat**, **Magnesiumsilikofluorid**, $MgSiF_6$, mit † **Aluminium**, **Aluminiumfluorsilikat**, **Aluminiumsilikofluorid**, $Al_2(SiF_6)_3$.

werden in Lösungen als **Fluate**, gegen Mauersalpeter und Schwamm und zum Durchtränken von Holz gegen Schwamm, auch gegen das Abstäuben von Zementfußböden, die Natriumverbindung der Kieselfluorwasserstoffsäure, das † **Kieselfluornatrium** oder **Natriumfluorsilikat** zur Vernichtung von Feuerkäfern und Schwaben verwendet. Infolge der Schädlichkeit auch für Menschen unterliegen die Kieselfluorwasserstoffsäure und ihre Verbindungen gleichwie die Fluorwasserstoffsäure und ihre sauren, sowie löslichen neutralen Verbindungen der Giftverordnung.

Gruppe des Schwefels.

Hierzu gehören die Elemente Schwefel S, Selen Se und Tellur Te. Sie verhalten sich in ihren chemischen Eigenschaften sehr ähnlich und treten zwei-, vier- und sechswertig auf

Sulfur. Schwefel. Soufre. Sulphur.

S 32,06. Molekulargewicht $S_2 = 64{,}12$.

Zwei-, vier- und sechswertig.

Der Schwefel besitzt in seinem gewöhnlichen Zustand eine blaßgelbe Farbe, die bei —50° fast verschwindet. Er ist hart, leicht zu pulvern, in reinem Zustande geruch- und geschmacklos; unlöslich in Wasser, wenig löslich in absolutem Alkohol und Äther, Benzol, Steinkohlenteeröl, konzentrierter Essigsäure, löslich in ätherischen und fetten Ölen, leicht löslich in Schwefelkohlenstoff. Er wird beim Reiben negativ elektrisch, schmilzt bei 111°—115° zu einer dünnen, hellgelben Flüssigkeit, bei 160° wird er dickflüssiger und dunkelgelb, bei 240° bis 260° sehr zäh und rotbraun. Wird er in diesem Zustande durch Eintauchen in Wasser rasch abgekühlt, bleibt er mehrere Tage weich, **plastischer Schwe-**

fel, und läßt sich, da er später wieder hart und kristallinisch wird, zur Herstellung scharfer Abdrücke benutzen. Über 360° wird er wieder dünnflüssig und verwandelt sich bei 450°, nach anderen bei 420° in dunkelrotbraune Dämpfe, die sich, rasch abgekühlt, zu feinem Schwefelpulver verdichten, zu Sulfur sublimatum. An der Luft verbrennt er mit blauer Flamme zu Schwefeldioxyd.

Der Schwefel ist **polymorph**, d. h. er kann in verschiedenen Formen auftreten. Wird er in amorphem Zustande langsam abgekühlt, so kristallisiert er in braungelben, schiefen rhombischen Säulen, aus seinen Lösungen dagegen in blaßgelben, oktaedrischen Kristallen. Auch der natürlich vorkommende kristallisierte Schwefel und der sublimierte sind oktaedrisch. Die verschiedenen Formen des Schwefels bedingen auch eine verschiedene Löslichkeit besonders in Schwefelkohlenstoff.

Die Verbindungen des Schwefels werden je nach der vorhandenen Menge als **Sulfüre, o-Sulfide** oder **schwefelarme**, ferner als **Sulfide, i-Sulfide** oder **schwefelreiche** und bei sehr viel Schwefelgehalt als **Polysulfide** bezeichnet, diese wieder als Einfach-, Zweifach- usw. Schwefelverbindungen oder als Mono-, Di-, Tri-, Tetra-, Pentasulfide, z. B. FeS = Einfachschwefeleisen, Eisenmonosulfid, FeS_2 Eisendisulfid, CaS_5 Kalziumpentasulfid.

Er kommt in den Handel als Sulfur griseum, S. totum, S. sublimatum, S. lotum und S. praecipitatum. In der Natur findet er sich in großen Massen, teils gediegen in mehr oder weniger reinem Zustande, mit Erde gemischt, teils verbunden mit Metallen als sog. Kiese, Glanze oder Blenden, Eisenkies, Kupferkies, Bleiglanz, Schwefelblende, teils verbunden mit Sauerstoff, in Form schwefelsaurer Salze in zahllosen Mineralien, z. B. im Gips und Schwerspat. Ferner in Verbindung mit Wasserstoff als Schwefelwasserstoff in den vulkanischen Gasen. Seine Gewinnung ist sehr verschieden, je nach den Stoffen, die dazu verwendet werden. Während früher nur der natürlich vorkommende Schwefel und die Schwefelkiese verarbeitet wurden, benutzt man jetzt den in Deutschland in großen Mengen vorkommenden wasserfreien Gips, den Anhydrit und eine große Menge schwefelhaltiger Abfallstoffe, wie sie sich bei den verschiedensten chemischen Vorgängen bilden, zur Wiedergewinnung des Schwefels.

1. **Gewinnung aus natürlich vorkommendem Schwefel.** Gediegener Schwefel findet sich als vulkanisches Sublimat, teils an den Kratern verschiedener Vulkane, teils in Gängen und Spalten des vulkanischen Gesteins, namentlich in Italien in der Romagna und auf Sizilien, ferner in Amerika, auf Island, Spanien, Griechenland; endlich in dünneren Schichten eingesprengt in Gips, Tonmergel, auf Stein- und Braunkohlenflözen, seltener im Schiefer. Während früher Italien fast ganz Europa mit Schwefel versorgte, hat die Gewinnung in Italien nachgelassen, dafür gewinnt der amerikanische Schwefel, der **Louisianaschwefel**, immer mehr an Bedeutung.

Die Gewinnung des Schwefels ist sehr einfach, wenn es sich um mehr oder weniger reines Naturerzeugnis handelt, wie solches in der Romagna oder auf Sizilien in Gesteinsgängen gebrochen wird. In der Romagna schmilzt man den Schwefel in eisernen Kesseln, schöpft das mitgebrachte Gestein aus und läßt den geschmolzenen Schwefel in steinerne Gefäße ablaufen. Auf Sizilien macht man große Vertiefungen, die einen Durchmesser von 10 m haben und 2,5 m Tiefe, sog. Calcaroni. Diese Gruben kleidet man mit Gipsmauern aus und gibt dem Boden eine starke Schrägung nach einer Seite bis zur Gipswand, die man hier durchbohrt. Nun werden die Calcaroni mit dem schwefelhaltigen Gestein gefüllt und die so gebildeten Haufen mit ausgebranntem Gestein bedeckt. Die Haufen werden von unten angezündet und der geschmolzene Schwefel fließt an der tiefsten Stelle durch die Öffnung der Gipsmauer ab und wird dann in Formen gegossen. Nach dem Erkalten wird er in Stücke zerschlagen und als Rohschwefel an die Raffinerien gesandt. Oder man benutzt zum Ausschmelzen Ringöfen oder Zellenöfen, eine Verbindung von mehreren Öfen, wo die heißen Gase des ersten Ofens durch die übrigen hindurchstreichen. Handelt es sich um schwefelärmere Gesteine, so wird er aus diesen entweder durch Destillation oder durch Ausseigern gewonnen. Das letztere geschieht aus tönernen, schräg nach unten gerichteten Röhren, die an ihrer oberen Öffnung mittels einer Steinplatte geschlossen, an ihrer unteren mit einer siebartig durchlöcherten Tonplatte versehen sind; durch diese läuft der geschmolzene Schwefel in untergestellte Gefäße ab. Ganz arme Gesteine werden zuweilen, wie es z. B. in einem schwefelhaltigen Mergellager bei Krakau geschieht, mit Schwefelkohlenstoff ausgezogen. Der Verlust an diesem soll dabei nur $1/4$—$1/2\%$ betragen, und der gewonnene Schwefel ist von vornherein völlig rein.

Der gewonnene Rohschwefel wird nun durch Destillation gereinigt und entweder auf geschmolzenen bzw. Stangenschwefel, Sulfur citrinum, Sulfur citrinum in Bacillis, Soufre en canon, Sticks of sulphur oder auf Schwefelblumen, sublimierten Schwefel, Sulfur sublimatum, Flores Sulfuris, Fleur de soufre, Soufre sublimé, Flowers of sulphur, Sublimated sulphur

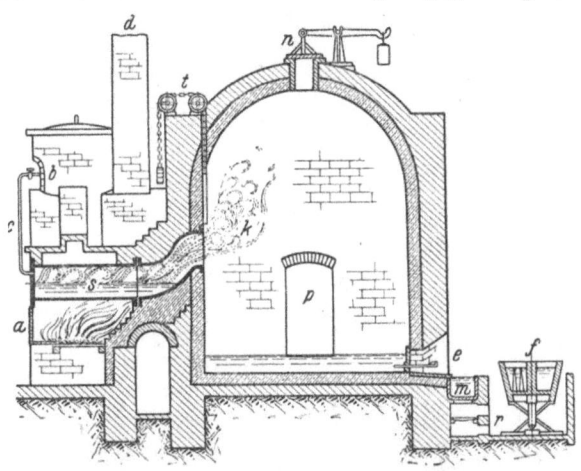

Abb. 459. *a* Flammenfeuer. *b* Gußeiserner Zylinder für den zu verarbeitenden Rohschwefel. *c* Röhrenleitung für den geschmolzenen Schwefel. *d* Schornstein. *s* Geschmolzener Schwefel. *k* Kanal, der die Schwefeldämpfe in die gemauerte Kammer leitet. *p* Tür zum Herausnehmen der Schwefelblüten. *e* Abflußöffnung für geschmolzenen Schwefel. *m* Schwefelaufnahmebehälter. *f* Form für Stangenschwefel

verarbeitet. Im ersteren Falle wird die Kammer, in welche die Schwefeldämpfe eingeleitet werden, nicht gekühlt, sondern auf einer Wärme von über 115° erhalten. Der Schwefel verdichtet sich hierbei in flüssiger Form und sammelt sich am Boden der Kammer an, von wo er von Zeit zu Zeit durch eine Öffnung abgelassen und in Stangen geformt wird. Fein gemahlen wird dieser Schwefel, der frei ist von Schwefeldioxyd, als Sulfur citrinum pulveratum zu Feuerwerkskörpern verwendet. Taucht man Papier- oder Leinenstreifen oder Bindfaden in geschmolzenen Stangenschwefel, so erhält man nach dem Erkalten die Schwefelbänder bzw. Schwefelfaden, Sulfur in Foliis, bzw. Sulfur in Filis. Sollen Schwefelblumen hergestellt werden, so wird die Verdichtungskammer kühl gehalten. Der Schwefel fällt nun in ungemein kleinen Teilchen pulverförmig nieder und wird von Zeit zu Zeit durch eine zu diesem Zweck angebrachte Tür (*p*) ausgeschaufelt. Der Retortenrückstand, der 10—20% des angewandten Rohschwefels beträgt und immer noch viel Schwefel enthält, wurde früher als **Sulfur griseum, grauer Schwefel**, oder als **Sulfur caballinum, Roßschwefel**, in gepulvertem Zustand in den Handel gebracht (Abb. 459).

In Louisiana gewinnt man den Schwefel dadurch, daß man ein oben 30 cm, unten 20 cm weites Rohr bis zum Grunde der Schwefelschicht, die gewöhnlich in Gipsgestein gebettet liegt, eintreibt. In dieses Rohr wird ein zweites und wiederum in dieses ein drittes Rohr geschoben. Nun läßt man in den Zwischenraum, der vom ersten zum zweiten Rohr gebildet wird, sehr stark, und zwar bis auf 170° erhitztes Wasser fließen; das Wasser tritt durch eine seitliche Öffnung aus und bringt den Schwefel zum Schmelzen. In das innen befindliche Rohr bringt man unter starkem Druck heiße Luft, diese treibt den geschmolzenen Schwefel durch eine unten befindliche Öffnung in den Zwischenraum, der von dem zweiten und dritten Rohr gebildet wird, und so in die Höhe. Man fängt ihn in Holzkästen auf und läßt ihn erkalten. Man erhält sogleich einen sehr reinen Schwefel (Abb. 460).

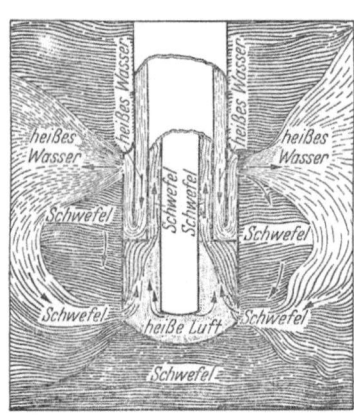

Abb. 460.
Schwefelgewinnung in Louisiana.

2. **Gewinnung des Schwefels aus seinen Metallverbindungen.** Hierzu dient vor allem der **Schwefelkies**, FeS_2. Aus ihm läßt sich durch Erhitzen im geschlossenen Raum ein Teil Schwefel abtreiben, so daß eine schwefelärmere Verbindung zurückbleibt, die zur Eisenvitriolbereitung weiterverwendet wird.

$$3\,FeS_2 = Fe_3S_4 + 2\,S.$$

Die Gewinnung geschieht aus oben beschriebenen schräg liegenden Tonröhren. Der aus den Kiesen gewonnene Schwefel ist stets arsenhaltig, und zwar oft sehr bedeutend; man hat z. B. im spanischen Schwefel bis zu 0,9% gefunden.

Aus dem in Deutschland sich in großen Mengen vorfindenden Anhydrit, wasserfreiem Gips, gewinnt man den Schwefel wie folgt: Der Anhydrit wird zerkleinert, mit Steinkohle gemischt und in Drehöfen auf 1100° erhitzt. Hierdurch wird der Gips, das Kalziumsulfat zu Kalziumsulfid reduziert.

$$CaSO_4 + 4\,C = CaS + 4\,CO$$
Kalziumsulfat + Kohle = Kalziumsulfid + Kohlenmonoxyd

Das Kalziumsulfid wird nun durch überhitzten Wasserdampf in Kalziumhydroxyd und Schwefelwasserstoffgas übergeführt.

$$CaS + 2\,H_2O = Ca(OH)_2 + H_2S$$
Kalziumsulfid + Wasser = Kalziumhydroxyd + Schwefelwasserstoff.

Ein Teil des entstandenen Schwefelwasserstoffgases wird zu Schwefeldioxyd oxydiert, und durch Zusammentreten des Schwefeldioxyds und des übriggebliebenen Schwefelwasserstoffgases scheidet sich der Schwefel ab.

$$2\,H_2S + SO_2 = 3\,S + 2\,H_2O$$
Schwefelwasserstoff + Schwefeldioxyd = Schwefel + Wasser.

Oder man gewinnt den Schwefel aus dem Kalziumsulfat, dem Gips, nach einem älteren Verfahren. Der Gips wird ebenfalls durch Kohle reduziert. Das entstehende Kalziumsulfid, Schwefelkalzium, wird dann auf verschiedene Art zersetzt, z. B. durch schweflige Säure oder feuchte Kohlensäure, wobei sich Schwefelwasserstoff bildet, der durch Schwefeldioxyd zu Schwefel reduziert wird.

I. $\mathrm{CaS} + \mathrm{CO_2} + \mathrm{H_2O} = \mathrm{CaCO_3}$
Kalziumsulfid + Kohlendioxyd + Wasser = Kalziumkarbonat.
$+ \mathrm{H_2S}$
+ Schwefelwasserstoff.

II. $2\,\mathrm{H_2S} + \mathrm{SO_2} = 3\,\mathrm{S} + 2\,\mathrm{H_2O}$
Schwefelwasserstoff + Schwefeldioxyd = Schwefel + Wasser.

3. **Gewinnung des Schwefels aus den Sodarückständen.** Aus den Sodarückständen, wo die Soda noch nach dem Le Blancschen Verfahren hergestellt wird, sucht man den Schwefel wiederzugewinnen, zu regenerieren, wie der technische Ausdruck lautet. Die Sodarückstände bestehen hauptsächlich aus dem in Wasser völlig unlöslichen Kalziumoxysulfid, einer Verbindung von Kalziumoxyd mit Kalziumsulfid. Die verschiedenen Verfahren zielen nun sämtlich zuvörderst darauf hin, die unlöslichen Schwefelverbindungen in lösliche umzuwandeln. Dies geschieht, indem man die noch feuchten und wieder angefeuchteten Rückstände längere Zeit der Einwirkung des Sauerstoffes der Luft aussetzt, indem man sie entweder in lockere Haufen schichtet, anfeuchtet und einige Wochen sich selbst überläßt, oder indem man sie in hohe Bottiche, und zwar auf in diesen befindliche Siebböden bringt und von unten heiße, feuchte Luft durchstreichen läßt. Hierdurch erreicht man die Oxydation, zu der man sonst Wochen braucht, in 8—10 Stunden, und hat noch den Vorteil, daß man die Masse in denselben Bottichen auslaugen kann. Das Endergebnis der Oxydation sind Kalziumpolysulfide, meist Vier- oder Fünffachschwefelkalzium, Kalziumtetra- oder Kalziumpentasulfid, $\mathrm{CaS_4}$ oder $\mathrm{CaS_5}$, neben Kalziumthiosulfat. Beide sind in Wasser löslich und werden ausgelaugt; der gewonnenen Lösung wird dann eine durch Erfahrung feststehende Menge Salzsäure zugefügt. Hierdurch tritt eine doppelte Umsetzung ein. Zuerst wird das Fünffachschwefelkalzium in der Weise zersetzt, daß sich Kalziumchlorid bildet, 4 Atome Schwefel ausgefällt werden und 1 Atom sich mit dem Wasserstoff der Salzsäure zu Schwefelwasserstoff, $\mathrm{H_2S}$, verbindet. Dann bildet sich aus dem Kalziumthiosulfat und der Salzsäure ebenfalls Kalziumchlorid, und die Thioschwefelsäure wird frei. Diese zerfällt aber sofort in freien Schwefel und Schwefeldioxyd, $\mathrm{SO_2}$, und letzteres setzt sich dann mit dem vorher entstandenen Schwefelwasserstoff um in freien Schwefel und Wasser.

I. $2\,\mathrm{CaS_5} + 4\,\mathrm{HCl} = 2\,\mathrm{H_2S} + 8\,\mathrm{S} + 2\,\mathrm{CaCl_2}$
Kalziumpentasulfid + Salzsäure = Schwefelwasser- + Schwefel + Kalziumchlorid
stoff

II. $\mathrm{CaS_2O_3} + 2\,\mathrm{HCl} = \mathrm{SO_2} + \mathrm{S} + \mathrm{H_2O} + \mathrm{CaCl_2}$
Kalziumthio- + Salz- = Schwefel- + Schwefel + Wasser + Kalziumsulfat säure dioxyd chlorid.

III. $2\,\mathrm{H_2S} + \mathrm{SO_2} = 3\,\mathrm{S} + 2\,\mathrm{H_2O}$
Schwefelwasserstoff + Schwefeldioxyd = Schwefel + Wasser.

Bei richtig geleiteter Arbeit wird also der ganze Schwefel ausgefällt ohne daß die lästigen Gase von Schwefelwasserstoff und Schwefeldioxyd auftreten.

Ein anderes Verfahren, das in England viel angewendet wird, ist das nach Claus-Chance. Hierbei läßt man auf die in Wasser fein verteilten Sodarückstände Kohlendioxyd einwirken. Neben dem ausgeschiedenen Kalziumkarbonat wird Schwefelwasserstoffgas frei, das man unter mäßigem Luftzutritt verbrennt und den entstehenden Schwefeldampf verdichtet.

$$H_2S \quad + \quad O \quad = \quad H_2O \quad + \quad S$$
Schwefelwasserstoff + Sauerstoff = Wasser + Schwefel.

4. **Gewinnung des Schwefels aus den Gaswässern.** Bei der Bereitung von Leuchtgas aus Steinkohlen bildet sich als höchst lästiges Nebenerzeugnis eine große Menge von Schwefelwasserstoff. Er wird dadurch aus dem Gas entfernt, daß man es durch feuchtes Eisenoxydhydrat streichen läßt. Dieses bindet allen Schwefel des Schwefelwasserstoffes; aus dem entstandenen Schwefeleisen wird, namentlich in England, der Schwefel durch Röstung wiedergewonnen, meist allerdings in Form von Schwefeldioxyd, das auf Schwefelsäure weiterverarbeitet wird.

5. **Gewinnung des Schwefels durch Zusammenbringen von schwefliger Säure und Schwefelwasserstoff.** Wie wir schon bei Nr. 3 gesehen haben, setzen sich diese beiden um in freien Schwefel und Wasser. Schwefelwasserstoff tritt aber in sehr großen Mengen bei chemischen Vorgängen auf, z. B. bei der Sodabereitung nach dem Weldonschen Verfahren, wo man Schwefelnatrium durch Kohlensäure bei Gegenwart von Wasser zersetzt. Der hierbei entweichende Schwefelwasserstoff wird in verdünnte schweflige Säure geleitet: aller Schwefel wird aus beiden Verbindungen niedergeschlagen.

$$2 H_2S \quad + \quad H_2SO_3 \quad = 3 H_2O \quad + \quad 3 S$$
Schwefelwasserstoff + schweflige Säure = Wasser + Schwefel.

Dieses Verfahren benutzt man z. B. auch in den schottischen Jodfabriken wo Jod aus Kelp gewonnen wird. Hierin finden sich große Mengen von Schwefelverbindungen, die man auf diese Weise verwertet. So soll eine einzige schottische Jodfabrik jährlich 1000 dz Schwefel auf diese Weise als Nebenerzeugnis gewinnen.

Der nach den Verfahren 1 und 2 gewonnene Schwefel ist selbst nach der Destillation oder Sublimation niemals völlig rein, namentlich nicht frei von Spuren von Arsen, während der nach 3 aus den Sodarückständen durch Fällung gewonnene Schwefel sich auf einfache Weise sehr leicht völlig rein herstellen läßt. Man bringt den ausgefällten Schwefel breiförmig unter Zusatz von ein wenig Kalkmilch in einen Kessel und leitet auf 115°—120° überhitzte Dämpfe ein. Der Schwefel schmilzt, alles anhängende Kalziumchlorid wird im Wasser gelöst, Spuren von schwefliger Säure durch den Kalk gebunden und etwa vorhandenes Schwefelarsen durch die Kalkmilch ebenfalls in Lösung gebracht. Der gewonnene Schwefel ist also chemisch rein.

Sulfur lotum oder depuratum. Gewaschener Schwefel.
Soufre sublimé lavé.

Aller sublimierter Schwefel, die sog. Schwefelblumen, Flores Sulturis oder Sulfur sublimatum, enthalten anhängende schweflige Säure, die sich mit der Zeit in Schwefelsäure verwandelt, und meist auch Spuren von Schwefelarsen, Arsentrisulfid, As_2S_3. Aus diesem Grund ist der Schwefel etwas feucht und klümperig. Um den Schwefel von diesen Verunreinigungen zu befreien, wird er auf je 100 Teile mit 70 Teilen Wasser und 10 Teilen Ammoniakflüssigkeit gemischt, nach 24stündigem Stehen auf einen Spitzbeutel gebracht, völlig ausgewaschen und bei einer 30° nicht übersteigenden Wärme getrocknet. Die Schwefelsäure wird als lösliches Ammoniumsulfat $(NH_4)_2SO_4$ gebunden und das Schwefelarsen in lösliches Ammoniumarsenit $(NH_4)_3AsO_3$ und Ammoniumsulfarsenit $(NH_4)_3AsS_3$ übergeführt.

$$H_2SO_4 \;+\; 2\,NH_4OH \;=\; (NH_4)_2SO_4 \;+\; 2\,H_2O$$
Schwefelsäure + Ammoniumoxydhydrat = Ammoniumsulfat + Wasser

$$As_2S_3 \;+\; 6\,NH_4OH \;=\; (NH_4)_3AsO_3 \;+\; (NH_4)_3AsS_3$$
Schwefelarsen + Ammoniumoxyd- = Ammoniumarsenit + Ammoniumsulfhydrat arsenit
$$+\;3\,H_2O$$
+ Wasser.

Er stellt in diesem Zustand ein völlig geruch- und geschmackloses, blaßgelbes Pulver dar, das angefeuchtetes blaues Lackmuspapier nicht röten darf.

Anwendung. Der gereinigte Schwefel muß stets genommen werden, einmal, wenn es sich um den inneren Gebrauch für Menschen handelt, ferner auch zur Herstellung von Feuerwerkskörpern, die Salpeter oder Kaliumchlorat enthalten; denn die Schwefelsäure, die in ungewaschenen Schwefelblumen stets vorhanden ist, wirkt zersetzend auf das Kaliumchlorat, so daß eine Selbstentzündung der Mischung eintritt.

Prüfung. 1. Auf Arsen. Ein Teil Sulfur lotum mit 20 Teilen Salmiakgeist, der auf 30°—40° angewärmt ist, angemengt und einige Stunden unter öfterem Umschütteln beiseite gestellt, muß ein Filtrat liefern, das nach dem Ansäuern mit Salzsäure, auch nach Zusatz von reichlich Salzsäure und Schwefelwasserstoffwasser, nicht gelb gefärbt wird. Oder nach D.A.B. Wird 1 g gereinigter Schwefel in einer Porzellanschale mit 10 ccm roher Salpetersäure auf dem Wasserbad eingedampft und der Rückstand mit 5 ccm Salzsäure ausgezogen, so darf eine Mischung von 2 ccm des Filtrats und 3 ccm Natriumhypophosphitlösung nach viertelstündigem Erhitzen im siedenden Wasserbade weder eine rote (Selen) noch eine braune Färbung (Arsen) annehmen.

2. Auf freie Schwefelsäure. Schwefel darf angefeuchtetes blaues Lackmuspapier nicht röten

Sulfur praecipitatum. Lac Sulfuris. Gefällter Schwefel. Schwefelmilch.
Soufre précipité. Lait de soufre. Precipitaded sulphur. Milk of sulphur.

Gefällter Schwefel stellt ein sehr feines, weißgelbliches bis höchstens gelblichweißes Pulver dar, zuweilen mit einem Stich ins Graue; er ist geruch- und geschmacklos; nur feuchte Schwefelmilch riecht nach längerem Aufbewahren nach Schwefelwasserstoff. Da er vollkommen amorph ist, so knirscht er nicht, wenn man ihn zwischen den Fingern drückt, wie dies der sublimierte Schwefel tut.

Darstellung. Zuerst bereitet man, wenn nicht andere Schwefelverbindungen als Abfallstoffe zu Gebote stehen, das Fünffachschwefelkalzium, das Kalziumpentasulfid, CaS_5, durch längeres Kochen von Kalkmilch mit Schwefelblumen und zersetzt dieses, nachdem die Lösung völlig geklärt ist, mittels Salzsäure, indem man diese in sehr dünnem Strahl unter fortwährendem Umrühren langsam zusetzt und mit dem Zumischen nur so lange fortfährt, bis die braungelbe Farbe der Flüssigkeit ganz verschwunden ist. Jetzt ist nur noch Einfachschwefelkalzium, CaS, bzw. Schwefelkalziumhydrat, $Ca(SH)_2$, in Lösung, und dieses würde sich durch weiteren Zusatz von Salzsäure in Kalziumchlorid und Schwefelwasserstoff zersetzen. Es wird jedoch die jetzt Einfachschwefelkalzium, CaS, bzw. Schwefelkalziumhydrat, $Ca(SH)_2$, enthaltende Lauge nicht weiter durch Salzsäure zersetzt, sondern zur Bereitung neuer Mengen von Fünffachschwefelkalzium benutzt. Es geschieht dies durch erneutes Kochen mit Schwefel. Beim Ausfällen beobachtet man die Eigentümlichkeit, daß der zuerst gefällte Schwefel fast so gelb ist wie der gewöhnliche, und erst die späteren Mengen immer weißer ausfallen.

$$2\ CaS_5 \quad + \quad 2\ HCl \quad = \quad CaCl_2 \quad + \quad 8\ S \quad\quad Ca(SH)_2$$
Kalziumpentasulfid + Salzsäure = Kalzium- + Schwefel + Schwefelkalzium-
                                                      chlorid   hydrat.

Aufbewahrung. Gut getrocknet in fest schließenden Gefäßen.

Anwendung. Innerlich als gelinde abführendes Mittel, namentlich bei Hämorrhoidalleiden; für diese Zwecke verwendet man nur Sulfur lotum. Äußerlich in Salbenform gegen Krätze und Hautausschläge. Überhaupt gegen tierische und pflanzliche Schmarotzer; so zum Bestäuben der Rosen und Weinstöcke gegen die Schimmelpilze, auch gegen die Reblaus und gegen Kleiderläuse. Technisch zur Bereitung von Schießpulver (Schwarzpulver) und anderen Zündstoffen; ferner zu Feuerwerkskörpern, zum Bleichen, Ausschwefeln, und um durch das beim Brennen entstehende Schwefeldioxyd Ansteckungsstoffe unschädlich zu machen, zur Bereitung von Schwefelsäure, zum Vulkanisieren des Kautschuks. Der gefällte Schwefel, um glänzende Uniformteile matt zu machen.

Prüfung. Erhitzt muß er mit Hinterlassung eines sehr geringen Rückstandes unter Entwicklung von stechenden Dämpfen von Schwefeldioxyd verbrennen. Die englische Schwefelmilch hinterläßt sehr große Mengen Kalziumsulfat, weil die Zersetzung des Kalziumsulfids nicht mit Salzsäure, sondern mit Schwefelsäure geschieht. Die sonstige Prüfung s. unter Sulfur depuratum.

Verbindungen des Schwefels mit den Halogenen.

Von den Verbindungen des Schwefels mit den Halogenen kommt hauptsächlich das Schwefelmonochlorid in Betracht, während Schwefeldichlorid, Zweifachchlorschwefel, SCl_2, und Schwefeltetrachlorid, Vierfachchlorschwefel, SCl_4, rote bzw. gelbbraune Flüssigkeiten, zum Teil wenig beständig und kaum im Handel sind.

Sulfur chloratum. Schwefelmonochlorid. Schwefelchlorür.
Einfachchlorschwefel. Protochlorure de soufre.

$$S_2Cl_2.$$

Eine gelbe, unangenehm riechende Flüssigkeit, die an der Luft raucht. Spez. Gewicht 1,680. Vermag etwa 65% Schwefel zu lösen. Löslich in Schwefelkohlenstoff. Zersetzt sich mit Wasser in Schwefeldioxyd, Chlorwasserstoffsäure und Schwefel.

$$2\ S_2Cl_2 \quad + \quad 2\ H_2O \quad = \quad SO_2 \quad + \quad 4\ HCl \quad + \quad 3\ S$$
Schwefel- + Wasser = Schwefeldioxyd + Chlorwasserstoff + Schwefel.
monochlorid

Man gewinnt sie, indem man trockenes Chlorgas in geschmolzenen Schwefel leitet, der sich in einer mit Vorlage versehenen Retorte befindet, und darauf das Destillat rektifiziert.

Anwendung. Zum Vulkanisieren von Kautschuk.

Verbindungen des Schwefels mit Sauerstoff und mit Sauerstoff und Wasserstoff.

Der Schwefel bildet mit Sauerstoff folgende Anhydride und Hydrate:

SO_2 Schwefeldioxyd liefert mit Wasser H_2SO_3 schweflige Säure,
2 SO_2 Schwefeldioxyd „ „ „ $H_2S_2O_5$ dischweflige Säure.
SO_3 Schwefeltrioxyd „ „ „ H_2SO_4 Schwefelsäure,
2 SO_3 Schwefeltrioxyd „ „ „ $H_2S_2O_7$ Dischwefelsäure oder Pyroschwefelsäure,
S_2O_7 Schwefelheptoxyd„ „ „ $H_2S_2O_8$ Überschwefelsäure.
S_2O_3 Schwefelsesquioxyd.

Außer diesen Verbindungen noch eine Anzahl Säurehydrate, deren Anhydride bisher nicht dargestellt sind:

$H_2S_2O_3$ Thioschwefelsäure,
$H_2S_2O_4$ monothionige Säure, oder hydromonothionige Säure oder **hydroschweflige Säure**, oder **unterschweflige Säure**,
$H_2S_2O_6$ Dithionsäure oder Unterschwefelsäure,
$H_2S_3O_6$ Trithionsäure,
$H_2S_4O_6$ Tetrathionsäure.
$H_2S_5O_6$ Pentathionsäure.

Die Bezeichnungen **Thionsäuren** sind von dem griechischen Wort theion (thion) = Schwefel abgeleitet. In diesen Säuren ist die Sulfonsäuregruppe SO_3H vorhanden, und zwar in der Dithionsäure zweimal, in der Trithionsäure außerdem mit S, in der Tetrathionsäure mit S_2, in der Pentathionsäure mit S_3 verbunden, weshalb diese Säuren auch als **Polythionsäuren** bezeichnet werden.

Die **monothionige Säure** oder **hydroschweflige Säure**, Acidum hydrosulfurosum, $H_2S_2O_4$, wird als **unterschweflige Säure** aufgefaßt, als Hydrat des Schwefelsesquioxyds S_2O_3. Die **hydroschweflige Säure** ist eine gelbe, sich leicht zersetzende Flüssigkeit, die reduzierend und so auch bleichend wirkt. Beständiger ist das Natriumsalz, das **Natriumhydrosulfit**, $Na_2S_2O_4$, dem entsprechend die Bezeichnung **Natriumhyposulfit, unterschwefligsaures Natrium** beigelegt wird. Das Salz ist leicht zersetzbar und zersetzt sich besonders beim Erwärmen mit Wasser in Natriumbisulfit und Natriumthiosulfat. Man benutzt es als Reduktionsmittel für Metallsalze.

Acidum sulfurósum. Schweflige Säure.
Acide sulfureux liquide. Sulphurous acid.
H_2SO_3.

Schweflige Säure ist im freien Zustande nicht bekannt, sondern nur gelöst in Wasser oder in Salzverbindungen, in **Sulfiten**. Dagegen tritt das Anhydrid der Säure, das **Schwefligsäureanhydrid** oder **Schwefeldioxyd**, SO_2, Acidum sulfurosum anhydricum, Anhydride sulfureux im freien Zustand auf. Man erhält das Schwefeldioxyd durch Verbrennen des Schwefels oder Rösten von Schwefelmetallen, z. B. Schwefelkies an der Luft, oder durch Erhitzen von Schwefelsäure mit Holzkohle, oder durch Erhitzen von Kupfer mit konzentrierter Schwefelsäure.

$$Cu + 2\,H_2SO_4 = CuSO_4 + SO_2 + 2\,H_2O$$
Kupfer + Schwefelsäure = Kupfersulfat + Schwefeldioxyd + Wasser.

Es ist ein farbloses, stechend riechendes Gas, das sich durch starke Kälte oder durch hohen Druck zu einer wasserhellen Flüssigkeit verdichten läßt, die in Stahlflaschen in den Handel kommt. Die Verdichtung bewirkt man, indem man das Gas in ein U-förmig gebogenes, mit Glashähnen versehenes Glasrohr leitet, das in einer Kältemischung aus Eis und Kochsalz steht. Verdunstet das flüssige SO_2, so entnimmt es der umgebenden Luft viel Wärme und erzeugt so künstliche Kälte. Wird deshalb als Kühlmittel für Kältemaschinen benutzt. Wasser verschluckt bei 15° 43,5 Raumteile Schwefeldioxyd, und es entsteht das Hydrat, die wasserhaltige schweflige Säure H_2SO_3. Diese Flüssigkeit schmeckt und reagiert stark sauer und hat einen stechenden Geruch. Sie wird dargestellt, indem man Schwefeldioxyd bereitet durch Verbrennen von Schwefel oder durch Erhitzen von Schwefelsäure mit Holzkohle.

$$2\,H_2SO_4 \;+\; C \;=\; CO_2 \;+\; 2\,SO_2 \;+\; 2\,H_2O$$
Schwefelsäure + Kohlenstoff = Kohlendioxyd + Schwefeldioxyd + Wasser,

in Wasser leitet, bis dieses damit gesättigt ist. Sie ist eine schwache zweibasische Säure, bildet also neutrale und saure Salze, Sulfite und Bisulfite oder saure Sulfite. Sulfite reagieren meist neutral, Bisulfite röten blaues Lackmuspapier. Treten 2 Moleküle Schwefeldioxyd mit 1 Molekül Wasser zusammen, entsteht die dischweflige Säure $H_2S_2O_5$.

Anwendung. Als eines der kräftigsten Bleichmittel für Gewebe, Schwämme, Zellstoff usw. Es beruht dies zum Teil darauf, daß das Schwefeldioxyd aus dem Wasser Sauerstoff aufnimmt, zu Schwefelsäure oxydiert und der frei werdende Wasserstoff mit den Farbstoffen farblose Verbindungen bildet, $SO_2 + 2\,H_2O = H_2SO_4 + 2\,H$. Diese farblosen Verbindungen müssen aber sehr bald durch Auswaschen entfernt werden, da sie sonst durch den Sauerstoff aus der Luft wieder oxydiert werden und so die Farbe von neuem erscheint. Das Bleichen mit schwefliger Säure hat nur den Übelstand, daß die dabei entstehende Schwefelsäure sehr schwer aus den damit behandelten Körpern zu entfernen ist. Außer zum Bleichen findet die schweflige Säure noch Verwendung als Fäulniskeime zerstörendes Mittel, so auch als Erhaltungsmittel, Konservierungsmittel für Früchte.

Aufbewahrung. Die wässerige schweflige Säure läßt ihr gelöstes Gas bei etwas höheren Wärmegraden sehr leicht entweichen, nimmt aber anderseits aus der Luft allmählich Sauerstoff auf und wird dadurch zu Schwefelsäure. Aus diesen Gründen müssen die Aufbewahrungsgefäße stets möglichst gefüllt und gut geschlossen gehalten werden. Ein geringer Zusatz von Glyzerin oder Weingeist macht sie haltbarer. Man hüte sich vor dem Einatmen des Gases, da es die Atmungswerkzeuge sehr stark angreift.

Nachweis. 1. Man erkennt die schweflige Säure schon an dem stechenden Geruche des Schwefeldioxyds, das man aus den Salzen erst durch Übergießen mit verdünnter Salzsäure frei machen muß.

2. Das entweichende Gas läßt man dann auf Filtrierpapier einwirken, das mit Stärkekleister und jodsaurem Kalium (Kaliumjodat KJO_3) getränkt ist. Das Papier wird infolge des Freiwerdens von Jod gebläut, allmählich aber verschwindet die Blaufärbung wieder infolge weiterer Einwirkung von SO_2.

I. $2\,KJO_3 \;+\; 5\,SO_2 \;+\; 4\,H_2O \;=\; 2\,KHSO_4 + 3\,H_2SO_4 \;+\; 2\,J$
Kaliumjodat + Schwefeldioxyd + Wasser = Kalium- +Schwefel- + Jod.
                                                        bisulfat   säure

II. $2\,J \;+\; SO_2 \;+\; 2\,H_2O \;=\; H_2SO_4 \;+\; 2\,HJ$
Jod + Schwefeldioxyd + Wasser = Schwefelsäure + Jodwasserstoff.

Unter der Bezeichnung Pictet-Flüssigkeit oder Piktol ist ein Gemisch

Gruppe des Schwefels. 609

von durch Druck verflüssigtem Schwefeldioxyd und Kohlenstoffdioxyd zu verstehen. Dieses Gemisch erzeugt durch Verdunstung und darauffolgende Wiederverdichtung im Vakuum eine Kälte von $-80°$.

† Acidum sulfúricum. Schwefelsäure.
Acide sulfurique. Acide vitriolique. Vitriolic acid. Sulphuric acid.

Im Handel sind eine ganze Reihe verschiedener Schwefelsäuren gebräuchlich, deren Gehalt an Anhydrid bzw. Hydrat ebenso wie ihre Reinheit sehr verschieden ist. Die Verbindungen der Metalloxyde mit der Schwefelsäure geben in der Glühhitze, unter Zurücklassung von Metalloxyd, die Schwefelsäure frei, und auf dieser Erkenntnis beruht die älteste Art der Darstellung der sog. Nordhäuser oder rauchenden Schwefelsäure, die z. T. noch heute in Böhmen ausgeübt wird. Zu den Handelssorten der rauchenden, der englischen und der chemisch reinen Schwefelsäure ist auch das Anhydrid getreten, das zu verschiedenen chemischen Darstellungsweisen benutzt wird.

(†) Acidum sulfúricum anhýdricum.
Wasserfreie Schwefelsäure. Schwefelsäureanhydrid. Schwefeltrioxyd.
Acide sulphurique anhydre. Anhydride sulfurique. Sulphur trioxyde.
$$SO_3.$$

Kommt als festes, fast reines Anhydrid, nur 1—2% Wasser enthaltend, in langen, durchsichtigen Nadeln in den Handel. Stößt an der Luft weiße Dämpfe aus. Zieht sehr leicht Feuchtigkeit an und wird dadurch zu Schwefelsäure. Schwefelsäureanhydrid kann bereitet werden entweder durch Glühen von vollständig entwässertem Ferrisulfat, oder durch Erhitzen eines Gemisches von Magnesiumsulfat und Natriumpyrosulfat. Diese Mischung gibt schon in der Rotglühhitze das Schwefelsäureanhydrid ab. Ferner durch Glühen eines Gemenges von Borsäure mit vollständig entwässertem Natriumsulfat.

Es wird aber technisch durch das sog. Kontaktverfahren gewonnen. Durch Rösten von FeS_2, Zweifachschwefeleisen, Eisendisulfid in niedrigen Schachtöfen, die drehbare Roste haben, und in die von unten Luft eingeleitet wird, erhält man Schwefeldioxyd, das mit Luft gemengt über platinierte Tonkugeln oder über platinierten Asbest oder über glühendes Eisenoxyd oder Manganoxyd als Kontaktmasse geleitet wird. Durch die drehbaren Roste erreicht man ein beständiges Arbeiten, indem die ausgeglühten Erze, das Eisenoxyd, durch die Drehung entfernt werden können.

Ein der Badischen Anilin- und Sodafabrik patentiertes Verfahren zur Gewinnung von Schwefelsäureanhydrid beruht auf der Vereinigung und Verdichtung von Schwefeldioxyd SO_2 und Sauerstoff durch Vermittlung von fein verteiltem Platin, platiniertem Asbest als Kontaktstoff in der Wärme. Es besteht darin, daß man in Vorrichtungen, die eine genaue Regelung der Wärmegrade ermöglichen, sorgfältig gereinigte Röstgase im Gemisch mit Luft über die Kontaktmasse führt. Die gute Reinigung der Gase ist notwendig, um die Kontaktmasse nicht unwirksam werden zu lassen und die genaue Regelung der Wärmegrade, etwa $430°$, weil bei zu niedrigen Wärmegraden die gewollte Umsetzung überhaupt nicht vor sich geht, während bei zu großer Wärme das entstandene Schwefelsäureanhydrid wieder zersetzt wird. An der Nichtbeachtung dieses Umstandes waren die früheren Verfahren gescheitert; denn die beiden Grenzen der Wärmegrade sind nicht sehr weit voneinander entfernt, und allein schon die bei der Vereinigung von Schwefeldioxyd mit Sauerstoff entstehende Reaktionswärme genügt, um eine Überschreitung der oberen Grenze hervorzurufen, wenn man nicht für eine entsprechende Kühlung sorgt. Aus dem Anhydrid wird durch einfaches Eintragen in Wasser auch die gewöhnliche Schwefelsäure hergestellt. Die Vereinigung mit Wasser geschieht unter großer Wärmeentwicklung und mit Zischen.

Anwendung. Namentlich bei der Herstellung des künstlichen Alizarins. Es wird in eisernen Trommeln versendet.

† Acidum sulfúricum fumans oder Nordhusiénse. Oleum Vitrioli.
Rauchende oder Nordhäuser Schwefelsäure. Vitriolöl.
Acide sulfurique fumant. Acide disulfurique. Acide de Nordhausen. Acide pyrosulfurique. Fuming sulfuric acid.

Sie ist eine Auflösung von etwa 12—16% Schwefelsäureanhydrid in Schwefelsäurehydrat, die sich zum größten Teil zu Pyroschwefelsäure, zu Dischwefelsäure verbunden haben.

$$H_2SO_4 + SO_3 = H_2S_2O_7 \text{ oder } O\!\!<\!\!{SO_2OH \atop SO_2OH}$$

Schwefelsäure + Schwefelsäureanhydrid = Pyroschwefelsäure,

und stellt eine klare, öldicke, meist bräunlich gefärbte Flüssigkeit dar, die schon bei gewöhnlichem Wärmegrade weiße Nebel ausstößt. Spez. Gewicht 1,860—1,890. In der Kälte scheidet sich eine kristallinische Masse aus, die sich oft in dicken Krusten am Boden des Gefäßes absetzt. Es ist dies die erst bei 35° wieder schmelzende Pyroschwefelsäure.

Die rauchende Schwefelsäure ist die stärkste aller flüssigen Schwefelsäuren, wirkt ungemein ätzend und unter Abscheidung von Kohlenstoff zerstörend auf alle organischen Körper ein. Ihre Behandlung muß daher außerordentlich vorsichtig sein; beim Umfüllen oder

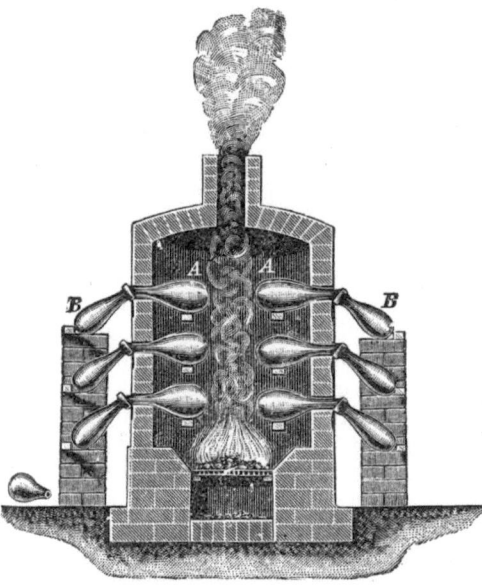

Abb. 461. Darstellung der rauchenden Schwefelsäure. *A* Tönerne Retorten. *B* Tönerne Vorlagen.

Abwägen muß man sich sorgsam vor jeglichem Umherspritzen hüten. Die Gefäße, die aus kalten in wärmere Räume kommen, dürfen niemals ganz gefüllt sein, weil sie sonst infolge der starken Ausdehnung ihres Inhaltes zertrümmert werden. Außerdem bringt die Ausscheidung der Pyrosäure am Boden der Gefäße leicht die Unannehmlichkeit hervor, daß die feste Masse beim Neigen der Flasche nach vorn schießt und so ein starkes Spritzen verursacht. Man bewahrt deshalb die rauchende Schwefelsäure in mäßig warmen Räumen auf, damit sie nicht zum Kristallisieren kommt. Die Säure wird nicht mehr, wie man aus ihrem Namen schließen sollte, in Nordhausen, sondern in einigen böhmischen Fabriken dargestellt, und zwar aus den Mutterlaugen des Ferrosulfats, des Eisenvitriols, daher der Name Vitriolöl. Diese Mutterlaugen werden eingedampft, zur Tockene gebracht und fortgesetzt geröstet;

sie bestehen nun aus basisch Ferrisulfat, basisch schwefelsaurem Eisenoxyd, aus dem die Schwefelsäure durch Glühen in tönernen Retorten abgetrieben wird (Abb. 461), während in die ebenfalls tönernen Vorlagen ein wenig englische Schwefelsäure gebracht wird. Der Retortenrückstand, aus mehr oder weniger unreinem Eisenoxyd bestehend, kommt unter dem Namen Colcothar Vitrioli oder Caput Mortuum in den Handel.

I. $\quad 2\,FeSO_4 \quad + \quad O \quad = \quad Fe_2S_2O_9$
Ferrosulfat + Sauerstoff = basisch Ferrisulfat.

II $\quad Fe_2S_2O_9 \quad = \quad Fe_2O_3 \quad + \quad 2\,SO_3$
Basisch Ferrisulfat = Eisenoxyd + Schwefelsäureanhydrid.

Große Mengen Säure werden aber durch das Kontaktverfahren hergestellt. Röstgase von Kiesen, die SO_2 enthalten, werden mit Sauerstoff über mit Platin überzogene Tonkugeln oder mit Platin überzogenen Asbest oder über glühendes Eisenoxyd oder Manganoxyd geleitet, das in einer eisernen Röhre auf etwa 430° gehalten wird, und so zu SO_3 verbunden. Das gewonnene SO_3 leitet man nach Abkühlung in Schwefelsäure von 98%.

Anwendung. Überall da, wo es entweder auf eine sehr starke Säure ankommt, oder darauf, daß diese gänzlich frei von Nitroverbindungen ist. Man benutzt sie ferner zum Verstärken der englischen Schwefelsäure, indem sich die Pyroschwefelsäure mit Wasser unter starker Wärmeentwicklung in Schwefelsäure umsetzt:

$$H_2S_2O_7 \quad + \quad H_2O \quad = \quad 2\,H_2SO_4$$
Pyroschwefelsäure + Wasser = Schwefelsäure.

Früher namentlich zur Auflösung des Indigos, 1 Teil Indigo, 4 Teile Säure, heute in großen Mengen zur Reinigung des Ozokerits und in der Teerfarbenbereitung zur Herstellung des Eosins.

† Acidum sulfúricum crudum oder ánglicum.
Rohe oder englische Schwefelsäure, Schwefelsäurehydrat.
Acide sulfurique du commerce. Acide vitriolique. Sulphuric acid. Vitriolic acid.

H_2SO_4. Molekulargewicht 98,09.

Diese wichtigste aller Schwefelsäuren kommt in sehr verschiedenen Stärkegraden in den Handel, doch bestehen selbst die stärksten Sorten nicht aus reinem Säurehydrat, sondern enthalten immer noch 2—6% Wasser, bei schwächeren bis zu 40%. Die gewöhnliche Stärke der käuflichen Säure beträgt 60°—66° Bé, wobei jedoch zu bemerken ist, daß die Baumé-Gradeinteilung der Schwefelsäurefabriken nicht immer genau mit den entsprechenden spezifischen Gewichten stimmt. Es hat dies darin seinen Grund, weil in den Fabriken die Gradeinteilungen häufig selbst hergestellt werden.

Diese Säure stellt eine farblose, ölige Flüssigkeit von 1,830—1,836 spez. Gewicht dar, entsprechend einem Gehalte von etwa 92—94% Schwefelsäurehydrat. Das D.A.B. verlangt einen Mindestgehalt von 94%. Die Schwefelsäure färbt sich sofort gelblich oder bräunlich, wenn nur die geringsten Spuren organischer Stoffe hineingelangen. Sie stößt an der Luft keine weißen Dämpfe aus und gleicht in ihren sonstigen Eigenschaften der Nordhäuser Säure, nur daß die ätzende Wirkung schwächer ist. Gleich dieser zieht sie mit Begierde Feuchtigkeit aus der Luft an, muß daher stets in gut geschlossenen Gefäßen aufbewahrt werden. Sie ist chemisch eine sehr starke Säure, da sie sehr stark dissoziiert in positive Wasserstoffkationen und in negative Säureanionen

$$H_2SO_4 = H^{\cdot}H^{\cdot} + SO_4''.$$

Die Säure des Handels ist niemals völlig frei von Verunreinigungen; die hauptsächlichsten sind Bleisulfat und verschiedene Nitroverbindungen, von der Darstellung herrührend; ferner schweflige Säure, arsenige Säure, Chlor, Selen, Tonerde und Eisen. Von der arsenigen Säure, der schlimmsten der Verunreinigungen, muß die Schwefelsäure für viele Zwecke befreit werden; es geschieht dies in den Fabriken auf später anzugebende Weise. Bringt man kalte, verdünnte Schwefelsäure mit Metallen zusammen, so werden die meisten Metalle zu Sulfaten gelöst, und es entwickelt sich Wasserstoff. Verwendet man jedoch heiße konzentrierte Säure, so entwickelt sich Schwefeldioxyd. Von den Sulfaten, den schwefelsauren Salzen, sind die des Kalziums und des Silbers in Wasser schwer löslich; so gut wie unlöslich die Sulfate von Barium, Strontium und Blei, die übrigen sind in Wasser löslich. Die Säure ist zweibasisch; so bildet sie außer den neutralen auch saure schwefelsaure Salze, die Bisulfate.

Werden Lösungen der Sulfate der Elektrolyse unterworfen, so entstehen Persulfate, überschwefelsaure Salze.

Die Herstellung der englischen Schwefelsäure, deren Name daher rührt, weil ihre Herstellung zuerst in England betrieben wurde, ist ziemlich verwickelt. Sie beruht auf der Überführung des Schwefligsäureanhydrids, SO_2, mittels Salpetersäure. Luft und Wasserdampf in Schwefelsäure. Der ganze Vorgang zerfällt gewissermaßen in drei Abschnitte: 1. Bildung des Schwefligsäureanhydrids, 2. Überführung dieses in Schwefelsäure, 3. Darstellung der starken aus der gewonnenen schwachen Säure.

1. **Bildung des Schwefligsäureanhydrids.** Sie geschieht durch Verbrennung von Schwefel unter reichlicher Zuführung von Luft. Man benutzt hierzu auch in großer Menge den aus Rückständen wiedergewonnenen, den regenerierten Schwefel. Ferner wird das Schwefligsäureanhydrid als Nebenerzeugnis bei Hüttenprozessen, beim Rösten von Schwefelkiesen, FeS_2, erhalten. Dieses Verfahren ist in gewisser Weise das billigste, bringt aber den Übelstand mit sich, daß das dadurch gewonnene Schwefligsäureanhydrid sehr unrein ist und namentlich viel Arsenigsäureanhydrid enthält. Die Rückstände hierbei, die Kiesabbrände, die außer Eisen viele Metalle enthalten, selbst Edelmetalle, werden auf diese verarbeitet.

2. **Überführung des Schwefligsäureanhydrids in Schwefelsäure.** Man läßt in die sog. Bleikammern, und zwar sind gewöhnlich drei vorhanden, die betreffenden Gase, nämlich Schwefligsäureanhydrid, Salpetersäure- oder Stickstoffdioxyddampf, Luft und Wasserdämpfe in den durch die Erfahrung geregelten Verhältnissen einströmen und hält dabei die Wärme auf etwa 40°. Die Bleikammern sind große, viele Kubikmeter haltende Hohlräume. Sie bestehen aus Bleiplatten, die durch Bretter und Balkenlagen unterstützt sind. Die sich fortwährend bildende Säure fließt durch eine seitliche Öffnung ab. Der Vorgang hierbei ist etwa folgender: Die Oxydation des Schwefligsäureanhydrids erfolgt in der Bleikammer unter Einfluß des Wasserdampfes, hauptsächlich durch den Sauerstoff der salpetrigen Säure, die sich im Anfang aus der Wechselwirkung des Schwefligsäureanhydrids und der Salpetersäuredämpfe gebildet hat. Die salpetrige Säure gibt ein weiteres Atom Sauerstoff ab und wird zu Stickstoffoxyd. Durch die anwesende Luft wird das Stickstoffoxyd wiederum zu Stickstoffdioxyd bzw. salpetriger Säure oxydiert; in dieser Weise erfolgt der Kreislauf immer von neuem. Die Zersetzung der Salpetersäure

erfolgt namentlich unter Beihilfe der schon gebildeten Schwefelsäure. Das Wasser disponiert hier zu Schwefelsäurebildung in derselben Weise, wie bei anderen durch das Schwefligsäureanhydrid bewirkten Reduktionsprozessen. Durch die Wechselwirkung des Stickstoffdioxyds und des Schwefeldioxyds unter Einfluß des Wasserdampfes bildet sich eine Verbindung von Schwefelsäure und salpetriger Säure, wahrscheinlich die Nitrosulfonsäure, die sich in der Kammer in Form weißer Nebel zu Boden senkt, hier mit schon fertiger dünner, warmer Schwefelsäure, sog. Kammersäure in Berührung kommt und sich darin auflöst; hierbei wird die salpetrige Säure in Gasform frei. Aus ihr entsteht wieder Stickstoffdioxyd, so daß bei gut geregelter Zuströmung des Schwefligsäureanhydrids der Kreislauf ein ununterbrochener ist. Vor der ersten Kammer und hinter der dritten befinden sich je ein 15 m hoher Turm aus Bleiplatten und mit feuerfesten Backsteinen ausgekleidet. Der Turm hinter der dritten Kammer, der Gay-Lussacsche Turm, ist mit Koksstücken gefüllt, über die von oben langsam konzentrierte Schwefelsäure rieselt. In diesen Turm treten aus der dritten Kammer die nicht verbrauchten Sauerstoffverbindungen des Stickstoffes ein, die nitrosen Gase, sie mischen sich mit der nach unten rieselnden Schwefelsäure und werden in den vor der ersten Kammer befindlichen Turm, den Gloverturm, gepumpt. Dieser Gloverturm ist mit feuerfesten Stoffen gefüllt, auf die von oben eine dünne Schwefelsäure rieselt. Diese mischt sich mit der Säure aus dem Gay-Lussacschen Turm. Von unten tritt in den Turm das durch Rösten erhaltene heiße Schwefligsäureanhydrid, wodurch die Schwefelsäure von den Nitroverbindungen befreit wird. Das Schwefligsäureanhydrid wird darauf in die erste Bleikammer geleitet und auf Schwefelsäure verarbeitet. Die mitunter sich bildenden sog. Bleikammerkristalle bestehen aus Nitrosulfonsäure, $HNSO_5$, und zerfallen in Wasser zu Schwefelsäure und Salpetrigsäureanhydrid:

$$2 HNSO_5 + H_2O = 2 H_2SO_4 + N_2O_3$$

Nitrosulfonsäure + Wasser = Schwefelsäure + Salpetrigsäureanhydrid. (Abb. 462).

Die in den Bleikammern gewonnene sog. Kammersäure hat durchschnittlich eine Stärke von 50° Bé = 1,530 spezifischem Gewicht. Sie ist für viele Anwendungen vollständig stark und rein genug und wird dann ohne weiteres verwendet. Bevor man sie andernfalls weiter konzentriert, wird die Befreiung von ihren schlimmsten Verunreinigungen, der arsenigen Säure und den Nitroverbindungen, vorgenommen. Etwa vorhandene salpetrige Säure wird durch Zusatz von etwas Oxalsäure entfernt, indem diese bei der Zersetzung Kohlendioxyd und Kohlenoxyd abgibt und die salpetrige Säure unter Bildung von Kohlensäure und Stickstoff reduziert.

Die arsenige Säure entfernt man auf verschiedene Weisen, gewöhnlich durch Einleiten von Schwefelwasserstoffgas in die mäßig erwärmte Kammersäure, die man in turmartigen Räumen aus engen Öffnungen herabfließen läßt; hierbei entsteht gelbes Schwefelarsen, Arsentrisulfid, das durch Absetzenlassen und Filtration durch Asbest von der Säure getrennt wird. Auch setzt man der Säure kleine Mengen von Bariumsulfid zu; es entsteht neben Schwefelwasserstoff, der das Arsen ausfällt, Bariumsulfat, das sich ebenfalls ausscheidet.

3. Konzentration der Kammersäure. Diese geschieht in zwei Arbeiten. Einmal durch einfaches Abdampfen in offenen, sehr flachen Bleipfannen über freiem Feuer. Hierbei kann jedoch nur eine Konzentration von 60° Bé = 1,711 spez. Gewicht, die Pfannensäure, erreicht werden, da eine noch stärkere Säure das Blei angreift. Soll die Säure weiter konzentriert werden, so ge-

schieht dies durch Abdestillieren des überschüssigen Wassers, bzw. der verdünnten Schwefelsäure aus Platin- oder Glasgefäßen. Jedoch hat die Benutzung von Glas zu diesem Zweck immer mehr zugenommen, da trotz der ungemein hohen Kosten für Platindestilliergefäße diese dennoch mit der Zeit angegriffen werden. Der Verlust, der durch öfteres Springen der Glasgefäße hervorgerufen wird, kommt gar nicht in Betracht gegen die laufenden Zinsen infolge Anschaffung von Platingefäßen. Man verwendet dazu zylindrische Ballone von etwa 80 l Inhalt, mit halbkugligem Boden; diese stehen in einem Sandbade, während die Seiten durch einen gußeisernen Mantel, die obere Wölbung durch einen tönernen Deckel geschützt werden; die obere Öffnung ist durch ein Blei-

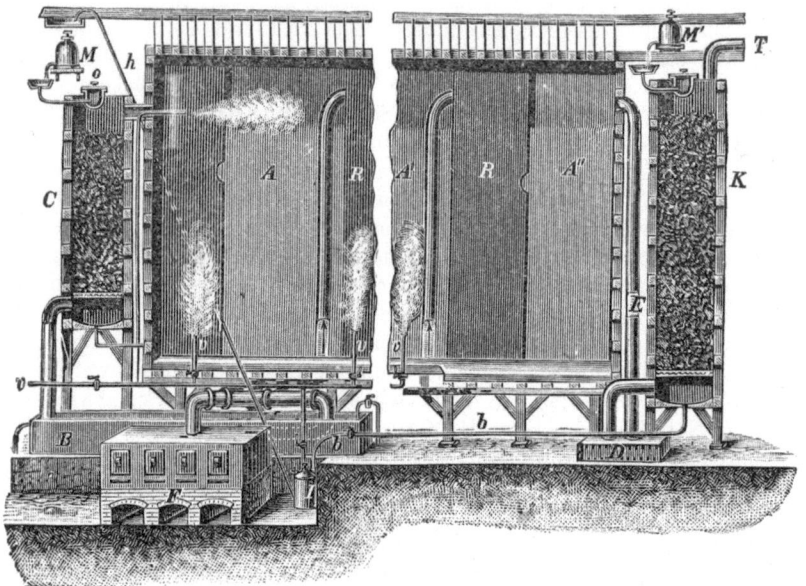

Abb. 462. Herstellung der englischen Schwefelsäure. A, A', A'' Bleikammern. K Gay-Lussacscher Turm. C Gloverturm. M und M' Behälter für Schwefelsäure. F Schwefelofen.

rohr mit einer Vorlage verbunden. Die Destillation wird so lange fortgesetzt, bis das Übergehende eine bestimmte Stärke hat; sie zeigt erfahrungsmäßig an, daß der Rückstand in der Destillierblase eine Konzentration von 66° Bé erreicht hat. Es wird aber heute die rohe Schwefelsäure auch nach dem Kontaktverfahren hergestellt. Man leitet das Schwefelsäureanhydrid vorsichtig in Wasser.

In nachstehender Übersichtstafel geben wir die betreffenden spezifischen Gewichte für die Grade nach Bé, bei mittlerem Wärmegrade.

Grad nach Baumé	Spez. Gewicht	Grad nach Baumé	Spez. Gewicht
66	1,842	45	1,453
63	1,774	40	1,383
60	1,711	35	1,320
57	1,652	30	1,263
53	1,580	25	1,210
50	1,530		

Anwendung. Die Schwefelsäure ist für die Technik die weitaus wichtigste

Säure zur Darstellung anderer Säuren, wie Salzsäure, Salpetersäure, Kohlensäure zur Mineralwasserbereitung, Zitronensäure und Weinsäure; in der Düngerherstellung zum Aufschließen von Superphosphaten; bei der Soda- und Pottaschedarstellung nach Leblanc; zur Bereitung von Alaun, Kupfer- und Eisenvitriol; ferner zu einer Reihe von Scheidevorgängen in der Hüttentechnik; auch zur Bereitung von Wichse

Gehalt der wasserhaltigen Schwefelsäure an H_2SO_4 bei 15° C.

Spez. Gewicht	Prozent H_2SO_4	Spez. Gewicht	Prozent H_2SO_4	Spez. Gewicht	Prozent H_2SO_4	Spez. Gewicht	Prozent H_2SO_4
1,010	1,57	1,260	34,57	1,500	59,70	1,740	80,68
1,020	3,03	1,270	35,71	1,510	60,61	1,750	81,56
1,030	4,49	1,280	36,87	1,520	61,59	1,760	82,44
1,040	5,96	1,290	38,03	1,530	62,53	1,770	83,32
1,050	7,37	1,300	39,19	1,540	63,43	1,780	84,50
1,060	8,77	1,310	40,35	1,550	64,26	1,790	85,70
1,070	10,19	1,320	41,50	1,560	65,08	1,800	86,00
1,080	11,60	1,330	42,66	1,570	65,90	1,810	88,30
1,090	12,99	1,340	43,74	1,580	66,71	1,820	90,05
1,100	14,35	1,350	44,82	1,590	67,59	1,825	91,00
1,110	15,71	1,360	45,88	1,600	68,51	1,830	92,10
1,120	17,01	1,370	46,94	1,610	69,43	1,835	93,43
1,130	18,31	1,380	48,00	1,620	70,32	1,837	94,20
1,140	19,61	1,390	49,06	1,630	71,16	1,839	95,00
1,150	20,91	1,400	50,11	1,640	71,99	1,840	95,60
1,160	22,19	1,410	51,15	1,650	72,82	1,8405	95,95
1,170	23,47	1,420	52,15	1,660	73,64	1,841	97,00
1,180	24,76	1,430	53,11	1,670	74,51	1,8415	97,70
1,190	26,04	1,440	54,07	1,680	75,42	1,8410	98,20
1,200	27,32	1,450	55,03	1,690	76,30	1,8405	98,70
1,210	28,58	1,460	55,97	1,700	77,17	1,8400	99,20
1,220	29,84	1,470	56,90	1,710	78,04	1,8395	99,45
1,230	31,11	1,480	57,83	1,720	78,92	1,8390	99,70
1,240	32,28	1,490	58,74	1,730	79,80	1,8385	99,95
1,250	33,43						

† **Acidum sulfúricum purum.** Reine Schwefelsäure.
Acide sulfurique officinal.

Eine klare, farb- und geruchlose, bei großer Erhitzung flüchtige, sirupdicke, ölige Flüssigkeit nach D.A.B. von 1,829—1,834 Dichte, entsprechend einem Gehalte von etwa 94—98% Schwefelsäurehydrat. Sie muß vollständig frei von allen Beimengungen sein.

Bereitet wird sie aus der englischen Schwefelsäure durch Reinigung und nachfolgende Rektifikation. Die Rektifikation geschieht aus Glasretorten, die man mit einer Sandschicht umgibt und mehr seitlich erhitzt, um ein stoßweises Kochen zu vermeiden.

Anwendung. Sowohl innerlich als auch äußerlich, stets aber in verdünntem Zustande. Sie ist ein Bestandteil der Mixtura sulfurica acida, der Hallerschen Säure, von Aqua vulneraria, Tinctura aromatica acida; ferner dient sie zur Darstellung chemisch reiner schwefelsaurer Salze und als ein wichtiges Reagens, namentlich auf Barium und Strontium.

Nachweis. Schwefelsäure für sich oder in Verbindungen gibt in wässeriger Lösung mit Bariumchlorid einen weißen, schweren, in Salpetersäure völlig unlöslichen Niederschlag von Bariumsulfat.

Prüfung. 1. **Auf Arsen und Selen.** Nach D.A.B. Wird 1 ccm eines erkalteten Gemisches aus 1 ccm roher Schwefelsäure und 2 ccm Wasser mit 3 ccm Natriumhypophosphitlösung eine Viertelstunde im siedenden Wasserbad erhitzt, so darf weder eine rote (Selenverbindungen) noch eine braune Färbung (Arsenverbindungen) eintreten.

2. **Auf schweflige Säure und Nitroverbindungen.** Die wieder abgekühlte Mischung von 2 ccm Schwefelsäure und 10 ccm Wasser darf mit drei bis vier Tropfen Kaliumpermanganatlösung versetzt, diese nicht sogleich entfärben.

3. **Auf Blei.** Mit 9 Teilen Wasser verdünnt und mit Ammoniakflüssigkeit neutralisiert, darf auf Zusatz von einigen Tropfen verdünnter Essigsäure durch einige Tropfen Natriumsulfidlösung die Flüssigkeit nicht verändert werden.

4. **Auf Salpetersäure und salpetrige Säure.** 2 ccm der Säure, mit 1 ccm Ferrosulfatlösung überschichtet, dürfen eine gefärbte Zone nicht zeigen.

5. **Auf Salzsäure.** Mit 19 Teilen Wasser vermischt, darf durch Silbernitratlösung keine Trübung eintreten.

† Unter Akkumulatorensäure versteht man arsen- und chlorfreie Schwefelsäuren von 1,142, 1,170—1,180 bzw. 1,230 spezifischem Gewicht.

† Acidum sulfúricum dilútum. Verdünnte Schwefelsäure.
Acide sulfurique dilué. Diluted sulfuric acid.

Sie wird hergestellt, indem man vorsichtig unter fortwährendem Umrühren 1 Teil Schwefelsäure zu 5 Teilen Wasser mischt, und nach einigen Stunden von dem etwa vorhandenen Bodensatze von Bleisulfat abgießt. Wichtigkeit hat die verdünnte, rohe Säure, die in vielen Gegenden unter dem Namen **Kupferwasser** oder **Klärwasser** ein beliebtes Putzmittel für messingene und kupferne Gegenstände ist. Diese darf, wenn sie nicht dem Giftgesetz unterworfen sein soll, nicht mehr als 15% Schwefelsäuremonohydrat enthalten.

Allgemeine Vorsichtsmaßregeln. Die Schwefelsäure bildet außer dem in der rohen oder englischen Schwefelsäure enthaltenen Monohydrat, dem einfachen Hydrat weitere Hydrate, in welchen zwei oder mehr Moleküle Wasser chemisch gebunden sind, z. B. $H_2SO_4 + 2 H_2O$, Schwefelsäuretrihydrat. Das Mischen von englischer Schwefelsäure mit Wasser ist daher keine Mischung im gewöhnlichen Sinne, sondern eine chemische Verbindung; infolgedessen wird alle vom flüssigen Wasser gebunden gewesene Wärme frei, und die Mischung erhitzt sich bedeutend, und zwar um so stärker, je mehr Wasser von der Säure gebunden werden kann. Ist jedoch Schwefelsäuretrihydrat erreicht, tritt eine weitere Erhitzung nicht mehr ein. Wegen dieser Erscheinungen darf eine Verdünnung starker Schwefelsäure niemals in der Weise vorgenommen werden, daß das Wasser allmählich der Säure zugesetzt wird, sondern immer muß umgekehrt die Säure zum Wasser gemischt werden; andernfalls wird die Erhitzung so groß, daß die Gefäße leicht zerspringen oder ein Kochen und Spritzen der Mischung hervorgerufen wird. Diese große Affinität der Schwefelsäure zum Wasser ist auch die Ursache, daß sie mit Begierde Feuchtigkeit aus der Luft anzieht; die Gefäße müssen deshalb stets gut geschlossen gehalten werden, wenn nicht die Säure sich von selbst bedeutend verdünnen soll; auch sind nach dem Gebrauche der Schwefelsäure der Hals und Stopfen des Gefäßes trocken zu machen, da sich sonst zwischen diesen verdünnte Säure ansammelt, die dann am Gefäß herunterläuft.

Über die Vorsichtsmaßregeln beim Abwägen und Umgießen haben wir schon bei der Nordhäuser Säure gesprochen.

In den Fällen, wo trotz aller Vorsicht Schwefelsäure auf die Haut gekommen ist, tut man gut, diese sofort mit Kalziumkarbonat oder Natriumbikarbonat und etwas Wasser abzureiben. Man vermeide aber jedes Abwischen mit feuchten Tüchern, weil hierdurch die ätzende Wirkung infolge der Erhitzung erhöht wird. Will man mit Wasser abspülen, so muß sofort eine große Menge genommen werden; dasselbe gilt auch beim Abspülen der etwa auf den Fußboden verschütteten Säure. Hüten muß man sich ferner davor, daß beim Abfüllen der Ballone Säure an diesen hinunterläuft; das umhüllende Stroh und selbst der Weidenkorb werden dadurch mürbe und derartig zerstört, daß sie den leichtzerbrechlichen Ballon nicht mehr schützen können.

Beim Verschlucken der Säure, wie solches irrtümlich oder verbrecherischerweise vorkommt, sind sofort größere Mengen von Magnesiumoxyd, Magnesia usta mit Wasser oder von Kalziumkarbonat oder Natriumkarbonat zu geben; hinterher Öl und schleimige Getränke. 5—10 g können, wenn nicht bald Hilfe eintritt, tödlich wirken; daher ist bei der Abgabe der Säure im Einzelverkauf jede nur irgendmögliche Vorsicht zu beobachten. Nach der Giftgesetzgebung darf die Säure nie in Trink- oder Kochgefäßen, wie Tassen und Trinkgläsern oder in solchen Flaschen oder Krügen abgegeben werden, deren Form oder Bezeichnung die Gefahr einer Verwechslung des Inhaltes mit Nahrungs- oder Genußmitteln herbeiführen kann, z. B. nie in Wein-, Bier- oder Mineralwasserflaschen

Verbindung des Schwefels mit Wasserstoff.

Hydrogénium sulfurátum. Schwefelwasserstoff.
Wasserstoffsulfid. Schwefelwasserstoffsäure. Hydrogène sulfuré. Acide sulfhydrique. Sulphuretted hydrogen.

H_2S. Molekulargewicht $= 34{,}07$.

Der Schwefel verbindet sich mit dem Wasserstoffe nach der oben angeführten Formel zu Schwefelwasserstoff. Diese Verbindung bildet ein farbloses, mit blauer Flamme zu Schwefeldioxyd und Wasser verbrennendes,

$$H_2S + 3O = SO_2 + H_2O$$
Schwefelwasserstoff + Sauerstoff = Schwefeldioxyd + Wasser

in kleineren Mengen betäubendes, in größeren Mengen giftiges Gas; es riecht nach faulen Eiern, zersetzt sich an der Luft unter Ausscheidung von Schwefel, rötet angefeuchtetes blaues Lackmuspapier, ist daher eine Säure, und zwar eine zweibasische, und bildet mit einem großen Teile der Metalle diese erkennbar machende Fällungen — Sulfide. H_2S schwärzt Silber, Gold und andere Metalle, sowie viele Anstrichfarben, z. B. Bleiweiß, unter Bildung von Metallsulfid. In der analytischen Chemie ist H_2S ein unentbehrliches Reagens zur Erkennung und Trennung gewisser Metalle; H_2S erzeugt z. B. in einer Auflösung von Kupfersulfat einen dunkelbraunen, von Zinksulfat einen weißen, von Quecksilber einen schwarzen, von Mangan einen fleischfarbenen, ferner von Arsenverbindungen einen gelben, von Antimon einen orangeroten Niederschlag. Nicht gefällt werden durch H_2S die Alkali- und Erdalkalimetalle. Bringt man H_2S mit den Sulfiden dieser Metalle in Verbindung, so entstehen Sulfhydrate oder Hydrosulfide. Es findet sich namentlich beim Faulen tierischer eiweißartiger Stoffe, auch in manchen Heilquellen, z. B. Aachen. Schwefelwasserstoff entsteht, wenn man Metallsulfide mit verdünnten Säuren behandelt; seine Darstellung geschieht fast immer durch Zersetzung von Schwefeleisen mit verdünnter Schwefelsäure. Das Gas löst sich in Wasser in ziemlich bedeutender Menge und gerade in dieser Form findet es in der Analyse Anwendung.

Nachweis. Man weist es außer durch den Geruch nach, daß man es auf mit Bleiazetatlösung getränktes Filtrierpapier wirken läßt, dieses wird gebräunt.

Aqua hydrosulfuráta. Schwefelwasserstoffwasser.
Acide sulfhydrique liquide.

Die Darstellung dieses in der Analyse viel gebrauchten Präparates geschieht in der Weise, daß man in einer Flasche grobgekörntes Schwefeleisen mit Wasser übergießt und dann durch ein Trichterrohr, das bis in die Flüssigkeit taucht, allmählich Schwefelsäure hinzugibt. Oder man benutzt den Kippchen Gasentwicklungsapparat, wie er S. 575 beschrieben ist. Das sich entwickelnde Schwefelwasserstoffgas wird durch ein zweites kniefömig gebogenes Glasrohr in kaltes, luftfreies destilliertes Wasser geleitet, bis dieses vollständig mit Gas gesättigt ist. Besser ist, wenn man das Gas durch Hindurchleiten durch in einer Waschflasche befindliches Wasser vorher reinigt (Abb. 463). Das Wasser ist mit Gas gesättigt, wenn der Daumen, mit dem man die Absorptionsflasche verschließt, beim Schütteln nicht mehr in die Flasche gezogen, sondern abgestoßen wird.

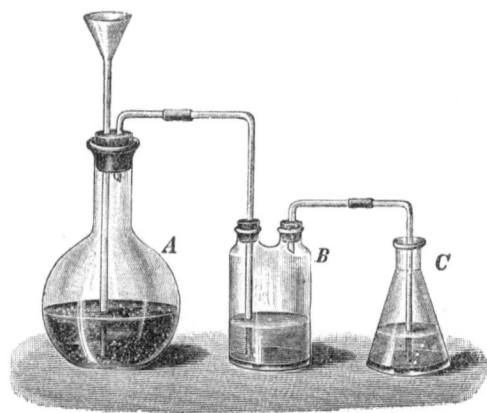

Abb. 463. Darstellung von Schwefelwasserstoffwasser. *A* Gasentwicklungsflasche. *B* Gaswaschflasche. *C* Vorlage.

$$FeS \quad + \quad H_2SO_4 \quad = \quad FeSO_4 \quad + \quad H_2S$$
Schwefeleisen + Schwefelsäure = Ferrosulfat + Schwefelwasserstoff.

Die Lösung ist farblos, höchstens schwach weißlich schillernd, opalisierend, riecht stark nach faulen Eiern und trübt sich beim Stehen an der Luft durch Abscheidung von Schwefel.

$$H_2S \quad + \quad O \quad = \quad S \quad + \quad H_2O$$
Schwefelwasserstoff + Sauerstoff = Schwefel + Wasser.

Schwefelwasserstoffwasser wird dadurch haltbarer, daß man ihm eine Spur Glyzerin zusetzt.

Aufbewahrung. Vor Licht geschützt, in kleinen, völlig gefüllten und gut geschlossenen Flaschen.

Um den sehr unangenehmen Geruch von Schwefelwasserstoff in geschlossenen Räumen zu beseitigen, hat man nur nötig, ein wenig Schwefel zu verbrennen; das hierbei entstehende Schwefeldioxyd setzt sich mit Schwefelwasserstoff um in Wasser und Schwefel.

$$2\,H_2S \quad + \quad SO_2 \quad = \quad 3\,S \quad + \quad 2\,H_2O$$
Schwefelwasserstoff + Schwefeldioxyd = Schwefel + Wasser.

Schwefelwasserstoffgas macht alle Metalle, selbst die edlen, anlaufen; es ist deshalb notwendig, aus Räumen, wo mit Schwefelwasserstoff gearbeitet wird, alle Metalle oder Metallgegenstände zu entfernen.

Selénium. Selen. Selenium.

Se = 79,2. Molekulargewicht Se_2 = 158,4.

Zwei-, vier- und sechswertig.

Der Name stammt von dem griechischen Wort seléne = Mond, weil Selen mit einem dem Mondlicht ähnlichen bläulichen Licht verbrennt. Findet sich mit Schwefel zusammen auf den Liparischen Inseln, auch in Schwefelkiesen. Ferner mit Blei als Selenblei, mit Kupfer als Eukairit, mit Silber, mit Quecksilber und anderen Metallen. Man gewinnt es bei der Schwefelsäurebereitung aus dem selenhaltigen Schlamme der Bleikammern. Es ist in mehreren Arten bekannt, amorph, in Schwefelkohlenstoff lösliche, rotbraune bis schwarze Massen oder Pulver, dann kristallinisch in dunkelroten Kristallen, die in Schwefelkohlenstoff löslich sind, und schließlich als graues Selen, eine blaugraue, kristallinische Masse, in Schwefelkohlenstoff unlöslich. Man bezeichnet das blaugraue Selen als metallisches Selen. Dieses leitet die Elektrizität, und zwar hauptsächlich im Sonnenlicht. Je stärker die Belichtung ist, desto größer ist auch das Leitungsvermögen. Die Verbindungen des Selens sind denen des Schwefels ähnlich. Mit Wasserstoff entsteht Selenwasserstoff H_2Se, der mit Metallsalzen gefärbte Niederschläge gibt, gleichwie H_2S giftig ist und unangenehm riecht.

Anwendung. Zur telegraphischen Übertragung von Photographien. Zu elektrischen Belichtungsmessern.

Von Sauerstoffverbindungen sind zu nennen Selenigsäureanhydrid oder Selendioxyd, Anhydride sélénieux, SeO_2, entsteht beim Verbrennen von Selen an der Luft, weiße, glänzende Nadeln, die durch Auflösen in Wasser die zweibasische selenige Säure, Acidum selenicosum, Acide sélénieux, H_2SeO_3, bilden. Farblose, sauer schmeckende Kristalle. Die selenigsauren Salze heißen Selenite.

Die Selensäure, Acidum selenicicum, Acide sélénique, Selenic acid, H_2SeO_4, ist eine farblose, der Schwefelsäure ähnliche Flüssigkeit, spez. Gewicht 2,620, die gleich der Schwefelsäure Bariumsalze ausfällt. Die selensauren Salze heißen Selenate.

Nachweis der Selenverbindungen. Mit wasserfreiem Natriumkarbonat auf Kohle erhitzt, zeigt sich ein Geruch nach faulem Rettich. Konzentrierte Schwefelsäure löst Selen mit grüner Farbe.

Die Selenverbindungen gelten als giftig.

Tellúrium. Aurum paradóxum. Metállum problemátum.
Tellur, Tellure, Tellurium.

Te = 127,5. Molekulargewicht Te_2 = 255.

Zwei-, vier- und sechswertig.

Findet sich in der Natur mit Gold und Silber im Schrifterz, im Tellurblei mit Blei und Silber, im Weißtellur mit Silber und im Tellurwismut bzw. Tetradymit mit Wismut.

Silberweiß, metallisch glänzend und spröde, unlöslich in Schwefelkohlenstoff. Schwefelsäure löst es mit roter Farbe. Mit Wasserstoff bildet es den unangenehm riechenden Tellurwasserstoff, Acide tellurhydrique, H_2Te. Mit Luft erhitzt verbrennt es mit blaugrüner Flamme zu Tellurigsäureanhydrid, Anhydride tellureux, TeO_2. Salpetersäure löst es zu telluriger Säure, Acidum tellurosum Acide tellureux, Tellurous acid, H_2TeO_3. Die Tellursäure, Acidum telluricum, Acide tellurique, Telluric acid, Te(OH)$_6$ oder H$_2$TeO$_4$ + 2 H$_2$O, bildet farblose, in Wasser schwerlösliche Prismen.

Nachweis. Erhitzt man Tellurverbindungen mit Kaliumkarbonat und Kohle, so entsteht Tellurkalium, K$_2$Te, das sich in Wasser mit roter Farbe löst.

Gruppe des Stickstoffs.

Hierzu gehören die Elemente Stickstoff, Phosphor, Arsen, Antimon und auch Wismut. Sie treten in ihren Verbindungen dreiwertig und fünfwertig auf.

Stickstoff. Nitrogénium. Azote. Nitrogène.

N 14,01. Molekulargewicht N$_2$ = 28,02. Drei- und fünfwertig.

Stickstoff, Nitrogenium = Salpetererzeuger, findet sich in freiem Zustand in der Luft (79% N), ferner als wesentlicher Bestandteil vieler Tier- und Pflanzenstoffe, des Ammoniaks NH$_3$, eines Zersetzungserzeugnisses dieser, und einiger mineralischer Stoffe, welche aus diesen stammen, wie Steinkohlen, Salpeter. Ist als Bestandteil der Luft unbedingt nötig, da der Verbrennungsvorgang sonst zu stark sein würde und Pflanzen und Tiere bald zugrunde gehen würden. Nach Rutherford besteht Stickstoff aus Helium und Wasserstoff. Wird dargestellt, indem man unter einer mit Wasser abgesperrten Glocke der Luft den Sauerstoff durch Verbrennen von Phosphor entzieht, so daß Stickstoff übrigbleibt, oder dadurch, daß man Ammoniumchlorid und Kaliumchromat erhitzt. Im großen gewinnt man ihn aus nach dem Verfahren von Linde verflüssigter Luft durch Verminderung des Druckes, wodurch der Stickstoff sich früher verflüchtigt als der Sauerstoff. Oder dadurch, daß man Luft auf −182° abkühlt, hierbei wird der Sauerstoff zu einer Flüssigkeit verdichtet, während der Stickstoff gasförmig bleibt. Ist ein farb-, geruch- und geschmackloses Gas, ungiftig, jedoch ersticken Tiere in reinem Stickstoff, weil ihnen der Sauerstoff fehlt; nicht brennbar, in reinem Zustande die Flamme erstickend. Bei 32 Atmosphärendruck und −145° läßt es sich zu einer Flüssigkeit verdichten, die bei noch größerer Kälte zu einer Kristallmasse erstarrt. Spezifisches Gewicht 0,972. Verbindungen des Stickstoffes mit anderen Elementen heißen Nitride.

Die Verbindung des Stickstoffes mit Wasserstoff NH$_3$ = Ammoniak schließt sich in ihrem ganzen Verhalten, namentlich in betreff der Ammoniumsalze so sehr an die Alkalimetalle an, daß wir die Ammonverbindungen bei den Alkalien behandeln werden.

Weitere Verbindungen mit Wasserstoff sind das Diamid oder Hydrazin, N$_2$H$_4$ oder NH$_2$—NH$_2$, die Stickstoffwasserstoffsäure oder Azoimid N$_3$H und das Hydroxylamin NH$_2$OH.

Diamid, Diamin oder Hydrazin, N$_2$H$_4$ oder NH$_2$—NH$_2$ oder H$_2$N—NH$_2$, ist eine farblose, an der Luft rauchende, nicht explosive Flüssigkeit von eigentümlichem Geruch, die die Schleimhäute stark reizt. Stickstoffwasserstoff $\begin{matrix} N \\ \| \\ N \end{matrix}\!>\!NH$ eine farblose, stechend riechende, sehr leicht explodierbare Flüssigkeit, die sonst in ihrem Verhalten Ähnlichkeit mit der Chlorwasserstoffsäure hat und Salze bildet, die ebenfalls leicht explosiv sind.

Hydroxylamin, NH$_2$OH, also ein Ammoniak NH$_3$, wo ein Wasserstoffatom durch OH ersetzt ist, bildet farblose, Feuchtigkeit anziehende Nadeln, die erhitzt sich unter Explosion zersetzen. Es ist eine Base, die mit Säuren durch unmittelbare Vereinigung, wie beim Ammoniak, Salze bildet.

Nachweis. Aus Silbersalzlösungen scheidet Hydroxylamin Silber ab. Stickstoff verbindet sich mit Sauerstoff in fünf Verhältnissen:

Stickstoffoxydul oder Stickoxydul $\quad N_2O$,
Stickstoffoxyd oder Stickoxyd $\quad N_2O_2 = 2\,NO$
Salpetrigsäureanhydrid oder Stickstofftrioxyd $\quad N_2O_3$,
Stickstoffdioxyd oder Stickstofftetroxyd $\quad N_2O_4 = 2\,NO_2$.
Stickstoffpentoxyd oder Stickpentoxyd oder Salpetersäureanhydrid $\quad N_2O_5$.

Hiervon leiten sich folgende Säuren ab:

Untersalpetrige Säure $H_2N_2O_2$, entstanden aus $N_2O + H_2O$,
Salpetrige Säure $\quad HNO_2 \quad$ „ $\quad$ „ $N_2O_3 + H_2O = (HNO_2)_2$.
Salpetersäure $\quad HNO_3 \quad$ „ $\quad$ „ $N_2O_5 + H_2O = (HNO_3)_2$.

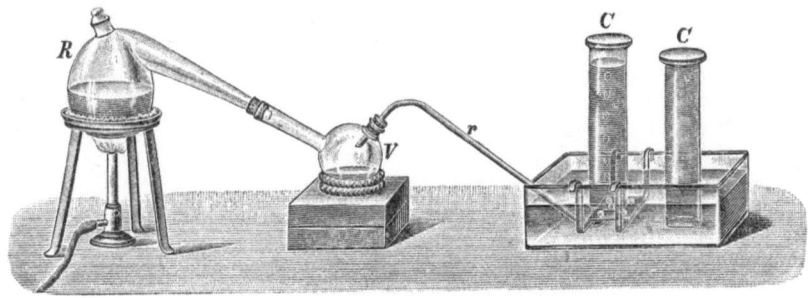

Abb. 464. Darstellung von Stickstoffoxydul

Stickstoffoxydul, N_2O, ein farbloses Gas, entsteht durch Erhitzen von Ammoniumnitrat (Abb. 464),

$$NH_4NO_3 \;=\; N_2O \;+\; 2\,H_2O$$
Ammoniumnitrat = Stickoxydul + Wasser.

wirkt eingeatmet berauschend, deshalb Lust- oder Lachgas genannt, und macht unempfindlich gegen Schmerzen. Wird deshalb beim Ziehen von Zähnen gebraucht, wirkt aber bei öfterem Gebrauche schädlich und führt schließlich zum Wahnsinn. Ein glimmender Holzspan entflammt in N_2O wie in Sauerstoff. Durch starken Druck wird es zu einer Flüssigkeit verdichtet.

Stickoxyd. NO, ein farbloses Gas, wird erhalten, wenn man Kupfer mit Salpetersäure übergießt, es geht an der Luft durch Weiteroxydation sofort in rote Dämpfe von NO_2 über und spielt eine wichtige Rolle bei der Schwefelsäurebereitung.

HNO_2, salpetrige Säure, Acidum nitrosum, ist nur in Verbindungen bekannt. Beim Schmelzen von Kaliumnitrat, KNO_3, entsteht unter Entweichen von Sauerstoff salpetrigsaures Kalium, Kaliumnitrit, KNO_2.

$$KNO_3 \;=\; KNO_2 \;+\; O$$
Kaliumnitrat = Kaliumnitrit + Sauerstoff.

Die salpetrige Säure macht aus Jodiden das Jod frei. Die Verbindungen der salpetrigen Säure heißen Nitrite.

Stickstoffdioxyd, NO_2, rote Dämpfe, gibt, in Salpetersäure gelöst, die rote rauchende Salpetersäure.

Salpetersäureanhydrid, N_2O_5, sind leicht explosive. farblose, rhombische Kristalle. die in $2\,NO_2 + O$ zerfallen.

† **Acidum nítricum. Acidum azóticum. Aqua fortis.**
Spiritus Nitri ácidus.
Salpetersäure. Scheidewasser. Acide azotique. Acide nitrique. Eau forte.
Esprit de nitre. Nitric acid.
HNO_3. Molekulargewicht 63,02.

Das Salpetersäureanhydrid, N_2O_5, hat man kristallinisch dargestellt; es ist aber ein sehr gefährlicher Körper, der nur in zugeschmolzenen Glasröhren einige Zeit aufbewahrt werden kann, meist aber auch hier bald unter Explosion in $2\,NO_2 + O$ zerfällt. Die käuflichen Salpetersäuren bestehen selbst in ihren stärksten Sorten nicht aus reinem Salpetersäurehydrat, der Formel HNO_3 entsprechend, sondern sie enthalten außerdem noch verschiedene Mengen Wasser.

Acidum nitricum crudum. Rohe Salpetersäure, Scheidewasser. Farblose oder schwach gelbliche Flüssigkeit von etwas stechendem Geruch und ätzend saurem Geschmack. Sie löst Kupfer unter Entwicklung gelbroter Dämpfe zu einer grünen Flüssigkeit, die, mit Wasser verdünnt, blau wird (Nachweis). Beim Verdunsten hinterläßt sie meist einen ganz geringen Rückstand. Ihr spezifisches Gewicht schwankt zwischen 1,380 bis 1,400 = 40° Bé, entsprechend einem Gehalte von 60—65% Salpetersäurehydrat. Diese Säure heißt im Handel doppeltes Scheidewasser. Die rohe Salpetersäure des D.A.B. soll einen Gehalt von 61—65% und eine Dichte von 1,372—1,392 haben. Das sog. einfache Scheidewasser hat ein spezifisches Gewicht von 1,210 = 25° Bé, entsprechend einem Gehalte von 34% Salpetersäurehydrat. Es kommen jedoch im Handel zwischen diesen beiden Grenzen noch verschiedene andere Stärkegrade vor; namentlich eine Säure von 36° Bé = 51 bis 53% Salpetersäurehydrat. sie hat ein spezifisches Gewicht von etwa 1,330.

Die rohe Salpetersäure ist stets verunreinigt durch Spuren von Stickstoffdioxyd NO_2, Eisen, Schwefelsäure, zuweilen auch Salzsäure. Sie läßt sich von einzelnen dieser Beimengungen durch längeres mäßiges Erwärmen befreien. Eine solche teilweise gereinigte Säure, wie sie für viele Zwecke erforderlich ist. wird in einzelnen Fabriken bereitet und heißt gebleichte Säure.

Die Salze der Salpetersäure werden Nitrate genannt. Die rohe Salpetersäure wird in ungeheuren Mengen dargestellt, und zwar durch Erhitzen und Zersetzen von Natriumnitrat, salpetersaurem Natrium (Chile- oder Perusalpeter) mit Schwefelsäure. Dieser Vorgang geschieht meist in gußeisernen Retorten, die, um sie den Einwirkungen der Säure zu entziehen, stets in Glühhitze erhalten werden müssen (Abb. 465). Man wendet daher vielfach freiliegende Kessel an, die rundherum von den Flammen bestrichen werden können. Die sich entwickelnden Salpetersäuredämpfe werden in eine Reihe von tönernen. mit zwei Öffnungen versehenen Vorlagen, sog. Bombonnes, geleitet, die unter sich durch gebogene Tonröhren verbunden sind; die Salpetersäuredämpfe verdichten sich in diesen, und die Säure wird von Zeit zu Zeit durch einen unteren Abflußhahn, den jede Vorlage besitzt, abgelassen. In der ersten Vorlage verdichtet sich die stärkste Säure; das Destillat wird um so schwächer, je weiter die Vorlage von dem Destillierkessel zurückliegt. Will man nur schwache Säuren gewinnen, so wird noch etwas Wasser vorgeschlagen, oder die zur Zersetzung angewandte Schwefelsäure wird verdünnter genommen. Für die starken Säuren ist eine Schwefelsäure von mindestens 1,750 spezifischem Gewicht nötig. Man verwendet bei der Darstellung 1 Mol. Natriumnitrat und ein oder mehr Mol. Schwefelsäure.

$$NaNO_3 + H_2SO_4 = NaHSO_4 + HNO_3$$
Natriumnitrat + Schwefelsäure = saures Natriumsulfat + Salpetersäure.

Nimmt man 2 Mol. Natriumnitrat und 1 Mol. Schwefelsäure, so wird anfangs nur die Hälfte des Salpeters zersetzt, es entstehen saures Natriumsulfat und Salpetersäure. Bei weiterer Erhitzung setzt sich allerdings das saure Natriumsulfat mit dem Reste des Salpeters um in neutrales Natriumsulfat und freie Salpetersäure, diese zerfällt aber bei der hierzu erforderlichen großen Hitze von etwa 300° sofort in Stickstoffdioxyd, auch **Stickstoffperoxyd, Stickstofftetroxyd, Salpetrig-Salpetersäureanhydrid** bezeichnet, Wasser und Sauerstoff. Das Stickstoffdioxyd nennt man auch fälschlich Untersalpetersäure.

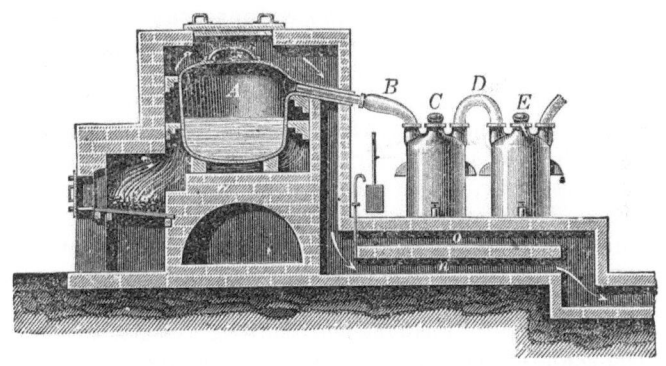

Abb. 465. Herstellung der Salpetersäure. *A* Gußeiserner Destillierkessel. *B* Tönernes Ableitungsrohr für die Salpetersäuredämpfe. *C* und *E* Tönerne Vorlagen. *D* Verbindungsrohr.

obwohl kein Wasserstoffatom vorhanden ist, wodurch eine Säure erst als solche erkennbar wird.

I. $\quad 2\,NaNO_3 \;+\; H_2SO_4 \;=\; NaHSO_4 \;+\; NaNO_3$
Natriumnitrat + Schwefelsäure = saures Natriumsulfat + Natriumnitrat
$+\; HNO_3$
+ Salpetersäure.

II. $\quad NaHSO_4 \;+\; NaNO_3 \;=\; Na_2SO_4 \;+\; HNO_3$
Saures Natriumsulfat + Natriumnitrat = Natriumsulfat + Salpetersäure.

III. $\quad 2\,HNO_3 \;=\; H_2O \;+\; 2\,NO_2 \;+\; O$
Salpetersäure = Wasser + Stickstoffdioxyd + Sauerstoff.

Um dies zu vermeiden, wird die Menge der Schwefelsäure, wie schon gesagt, verdoppelt; man erreicht hierdurch auch den weiteren Vorteil, daß der Retortenrückstand leichtflüssiges Natriumbisulfat ist, das in der Färberei als **Weinsteinsurrogat** Anwendung findet, während das neutrale, durch die Erhitzung wasserfreie Natriumsulfat, das Glaubersalz, einen so schwerflüssigen Rückstand liefert, daß es nur mit Mühe aus den Retorten entfernt werden kann.

Salpetersäure wird ferner durch Verbrennen von Ammoniak in der Luft hergestellt unter Anwendung von Katalysatoren. Hierzu verwendet man aus Kalziumzyanamid oder Kalkstickstoff (s. d.) gewonnenes Ammoniak und als Kontaktstoff wismuthaltiges Eisenoxyd. Das erhaltene Gas, ein Gemenge von nitrosen Gasen, bringt man mit Wasser zusammen, wodurch eine etwa 50 prozentige Salpetersäure entsteht. Oder man gewinnt Salpetersäure aus der Luft durch Einwirkung sehr starker elektrischer Wechselströme, die im rechten Winkel nach oben und unten abgebeugt werden.

Acidum nitricum fumans. Rauchende Salpetersäure. Sie bildet eine orangegelbe bis braunrote Flüssigkeit von 1,486 spezifischem Gewicht und mindestens 86% Salpetersäuregehalt. Sie stößt an der Luft dunkelrote, erstickende Dämpfe von Stickstoffdioxyd aus und wird durch Erhitzen farblos. Sie wirkt noch ätzender und zerstörender als die gewöhnliche Salpetersäure und ist eine Lösung von Stickstoffoxyden in stärkster Salpetersäure, wird daher von manchen Acidum nitrosonitricum genannt. Ihre Bereitungsweise gleicht der der vorhergehenden, nur werden hier 2 Mol. Salpeter und 1 Mol. Schwefelsäurehydrat angewendet. Anfangs destilliert gewöhnliche Salpetersäure über und in dieser löst sich das im zweiten Teile des Vorganges entstehende Stickstoffdioxyd (s. oben) auf.

Acidum nitricum purum. Reine Salpetersäure des D.A.B. Klare, farblose Flüssigkeit von 1,145—1,148 Dichte, in 100 Teilen 24,8—25,2 Teile Salpetersäure enthaltend.

Ihre Darstellung geschieht entweder durch Umsetzung von chemisch reinem Salpeter mittels einer reinen Schwefelsäure oder durch Reinigung der rohen Salpetersäure. Diese wird aus Glasretorten destilliert, und zwar unter Zusatz von gepulvertem Kalisalpeter, um die etwa darin enthaltenen Spuren von Schwefelsäure zu binden. Man destilliert nur langsam, bis sich keine roten Dämpfe mehr im Retortenhalse zeigen; jetzt prüft man das abfließende Destillat durch Silbernitrat, ob es auch frei von Chlor ist. Sobald dieser Zeitpunkt eingetreten, wird eine reine Vorlage vorgelegt und so lange destilliert, bis etwa noch $^1/_{10}$—$^1/_{12}$ in der Retorte zurückbleibt. Das erhaltene, mittlere Destillat ist rein und wird jetzt bis zum gewünschten spezifischem Gewicht verdünnt.

Nachweis. 1. Mit Kupfer erwärmt, löst reine Salpetersäure dasselbe unter Entwicklung gelbroter Dämpfe zu einer blauen Flüssigkeit.

2. Oder man mischt die stark verdünnte Flüssigkeit mit gleichem Raumteile Schwefelsäure und überschichtet die heiße Mischung mit Eisenvitriollösung, indem man diese am Rande des Reagenzglases herablaufen läßt. Es entsteht an der Berührungsfläche der beiden Schichten ein brauner Gürtel.

$$2\,HNO_3 + 3\,H_2SO_4 + 6\,FeSO_4 = 3\,Fe_2(SO_4)_3 + 2\,NO + 4\,H_2O$$

Salpetersäure + Schwefelsäure + Ferrosulfat = Ferrisulfat + Stickstoffoxyd + Wasser.

Prüfung. 1. Mit 5 Raumteilen Wasser verdünnt, und mit Ammoniakflüssigkeit neutralisiert, darf Salpetersäure nach Zusatz von 3 Tropfen Essigsäure weder durch Natriumsulfidlösung sogleich (Abwesenheit von Schwermetallen) noch durch Bariumnitratlösung innerhalb 3 Minuten (Abwesenheit von Schwefelsäure), die nichtneutralisierte Verdünnung der Salpetersäure (1+5) durch Silbernitratlösung nicht sogleich verändert werden (Abwesenheit von Salzsäure).

2. Mit Wasser verdünnte Salpetersäure (1+5) darf durch Zusatz von 0,5 ccm Kaliumferrozyanidlösung nicht sofort verändert werden (Abwesenheit von Eisen).

3. Auf die Stärke wird durch das spezifische Gewicht bzw. durch Titrieren mit Normalalkalilösung geprüft.

Mischt man 5 ccm Salpetersäure mit 25 ccm Wasser, fügt zum Neutralisieren Normal-Kalilauge und kurz vor der Neutralisation als Indikator Dimethylaminoazobenzol (1 + 199 Weingeist) hinzu, so müssen 19,7—20 ccm Normal-Kalilauge zur Neutralisation erforderlich sein (1 ccm Normal-Kalilauge = 0,06302 Salpetersäure).

Anwendung. Nur höchst selten innerlich in sehr verdünnten Mischungen; äußerlich zu Fußbädern und zu Ätzungen; doch ist bei ihrer Anwendung zum Abätzen der Warzen die größte Vorsicht nötig, weil sonst leicht gefährliche Entzündungen im gesunden Fleische bzw. Blutvergiftungen dadurch entstehen. Weit größer ist die Anwendung der reinen Säure im chemischen Laboratorium, teils zur Darstellung salpetersaurer Verbindungen, wie Silbernitrat, teils als unentbehrliches Lösungs- und Oxydationsmittel. Salpetersäure gibt sehr leicht Sauerstoff ab, ist daher auch ein in der Technik sehr häufig angewandtes Oxydationsmittel für alle möglichen Körper. Namentlich werden alle organischen Verbindungen sehr leicht durch sie verändert, teils einfach oxydiert zu sauerstoffreicheren, neuen Körpern, teils tritt das dabei entstehende Stickstoffdioxyd in die Verbindungen ein, indem es an die Stelle von 1 Mol. Wasserstoff tritt, oder es entstehen zusammengesetzte Äther, sog. Ester. Auf dieser Eigentümlichkeit beruht die Darstellung einer ganzen Reihe technisch ungemein wichtiger Stoffe; wir erinnern nur an Nitrobenzol, Nitrotoluol, die Grundlagen für die Anilinbereitung; ferner an die als Sprengstoffe so wichtigen Verbindungen: Nitroglyzerin bzw. Dynamit, Nitrozellulose, z. B. Schießbaumwolle. Auch manche salpetersauren Metallsalze haben eine große technische Wichtigkeit. Ausgebreitet ist auch die Verwendung der Salpetersäure bzw. die des Stickstoffdioxyds bei der Schwefelsäurebereitung. Die meisten organischen Gebilde, wie tierische Haut, Holz, werden anfangs durch die Salpetersäure gelb gefärbt; es beruht dies auf der Bildung von Xanthoproteinsäure, bzw. Pikrinsäure. worauf die Anwendung in der Färberei und zum Holzbeizen beruht; bei längerer Einwirkung werden sie dagegen gänzlich zerstört.

Bei dem Arbeiten mit Salpetersäure, namentlich der rauchenden und des doppelten Scheidewassers ist in jeder Beziehung die größte Vorsicht notwendig; anhaltendes Einatmen von Salpetersäure- oder Stickstoffdioxyddämpfen hat schon öfter den Tod herbeigeführt.

Die Erscheinungen, die sich bei Vergiftungen durch diese Gase, bei der sog. Nitrosevergiftung zeigen, sind folgende: Entweder starker Husten und Schwindelgefühl oder auch nur leichter Hustenreiz und stechendes Gefühl im Halse. Mitunter bald oder auch erst nach mehreren, bis zu 8 Stunden treten Atemnot, Angstgefühl, Husten und Auswurf eines zähen Schleimes, auch Erbrechen und Durchfall hinzu. Bessert sich der Zustand nicht, so tritt nach Stunden oder Tagen der Tod ein.

Will man infolge Flaschenbruches oder sonstwie ausgeflossene kleinere Mengen Salpetersäure entfernen, so muß man ein mit verdünntem Salmiakgeist (1 + 9) getränktes Tuch vor das Gesicht halten, um sich vor Nitrosevergiftung zu schützen. Bei größeren Mengen benachrichtige man sogleich die Feuerwehr.

Bei Nitrosevergiftung ist unverzüglich der Arzt zu rufen, bzw. der Vergiftete sofort in ein Krankenhaus zu bringen. Als Gegenmittel werden Sauerstoffeinatmungen und Aderlaß angewendet.

Übergießen von empfindlicheren Körperteilen mit Salpetersäure ruft gefährliche Entzündungen hervor, wenn nicht sofort Gegenmittel angewendet werden; hierzu eignet sich am besten anhaltendes Waschen mit einem Brei aus Wasser und Natriumkarbonat, Kalziumkarbonat oder Magnesiumoxyd. Eine weitere Gefahr liegt in dem Umstande, daß Salpetersäure in Berührung mit organischen Körpern, wie Sägespänen, Stroh eine heftige Umsetzung bewirkt, daß die dabei entstehende Wärme unter günstigen Bedingungen sich so steigern kann, daß Entzündung eintritt. Wird daher verschüttete Salpetersäure mit Sägespänen aufgenommen, was aber am besten zu vermeiden ist, so sind die damit getränkten Späne durch Wasser unschädlich zu machen oder sonst zu vernichten. Richtiger ist ein Überschütten der Säure mit reinem Sand, den man für den Fall eines Flaschenbruches ständig vorrätig hält. Die Aufbewahrungsflaschen sind stets durch Glasstöpsel oder durch solche aus gebranntem Ton geschlossen zu halten; wo dies, wie bei den Ballonen, nicht angängig ist, kann man sie einigermaßen durch gut mit Paraffin getränkte Korkstopfen ersetzen. **Niemals dürfen Flaschen, die Salpetersäure enthalten, mit einem Kautschukstoþfen versehen werden**, da Kautschuk und Salpetersäure unter sehr starker Wärmeentwicklung, die bis zur Siedehitze steigt, chemisch aufeinander einwirken und so die Flaschen zersprengt werden bzw. der Stopfen unter heftigem Umherspritzen der Säure herausgeschleudert wird.

† **Ácidum chloro-nitrosum. Aqua Regis. Königswasser. Eau régale. Nitrohydrochloric acid.**

Unter diesem Namen versteht man eine stets frisch zu bereitende Mischung aus 1 Teil konzentrierter Salpetersäure mit 2—3 Teilen konzentrierter Salzsäure. Sie hat ihren Namen daher, weil sie das Gold, den König der Metalle, löst. In der Mischung entsteht neben einer sehr leicht zersetzbaren Chlorverbindung des Stickstoffoxyds, dem Nitrosylmonochlorid, auch chlorsalpetrige Säure genannt (NOCl), dadurch freies Chlor, daß ein Teil des Sauerstoffs der Salpetersäure sich mit dem Wasserstoffe der Chlorwasserstoffsäure und dem Wasserstoffe der Salpetersäure zu Wasser verbindet. Das freiwerdende Chlor verbindet sich mit den Metallen, wie Gold, Platin zu löslichen Chloriden. Jedoch wird z. B. Wolfram durch Königswasser in Wolframsäureanhydrid übergeführt.

Übersichtstafel über den Gehalt der wasserhaltigen Salpetersäure an wasserfreier Säure bei verschiedenen spezifischen Gewichten (nach Lunge und Rey).

Spez. Gewicht	Säureprozentgehalt	Spez. Gewicht	Säureprozentgehalt	Spez. Gewicht	Säureprozentgehalt	Spez. Gewicht	Säureprozentgehalt
1,500	94,09	1,370	59,39	1,240	38,29	1,110	18,67
1,490	89,60	1,360	57,57	1,230	36,78	1,100	17,11
1,480	86,05	1,350	55,79	1,220	35,28	1,090	15,53
1,470	82,90	1,340	54,07	1,210	33,82	1,080	13,95
1,460	79,98	1,330	52,37	1,200	32,26	1,070	12,33
1,450	77,28	1,320	50,71	1,190	30,88	1,060	10,68
1,440	74,68	1,310	49,07	1,180	29,38	1,050	8,99
1,430	72,17	1,300	47,49	1,170	27,88	1,040	7,26
1,420	69,80	1,290	45,95	1,160	26,36	1,030	5,5
1,410	67,50	1,280	44,41	1,150	24,84	1,020	3,7
1,400	65,30	1,270	42,87	1,140	23,31	1,010	1,9
1,390	63,23	1,260	41,34	1,130	21,77		
1,380	61,07	1,250	39,82	1,120	20,23		

† **Phósphorus. Phosphor. Phosphore. Phosphorus.**

P 31,04. Molekulargewicht $P_4 = 124,16$. Drei- und fünfwertig.

Kommt meist in weißen oder gelblichen, wachsglänzenden, durchscheinenden, zylindrischen oder auch keilförmigen Stücken in den Handel. Der Phos phor schmilzt unter Wasser bei 44°, raucht an der Luft unter Verbreitung eines eigentümlichen Geruches, entzündet sich leicht, verbrennt dabei unter Entwicklung weißer Dämpfe von Phosphorpentoxyd und, wenn ein gewisser Hitzegrad erreicht ist, unter Umherspritzen und leuchtet im Dunkeln an feuchter Luft, indem er allmählich zu phosphoriger Säure und Phosphorsäure oxydiert. Von dieser Eigenschaft rührt sein Name, der von den griechischen Wörtern phós = Licht und phóros = Träger abgeleitet ist. Bei längerer Aufbewahrung wird er rot, bisweilen auch schwarz. Er ist unlöslich in Wasser, leicht löslich in Schwefelkohlenstoff, schwer in Fetten und ätherischen Ölen, wenig in Weingeist und Äther. Bis auf 60° erhitzt, entzündet er sich; bei Abschluß der Luft siedet er bei 290° und läßt sich überdestillieren; auch geht er mit Wasserdämpfen über. Hierauf beruht der

Nachweis des Phosphors, und zwar am besten nach dem Verfahren von Mitscherlich (Abb. 466). In einer Kochflasche (D) wird Wasser zum Sieden erhitzt. Die Dämpfe leitet man in eine zweite Kochflasche (K), worin der auf Phosphor zu untersuchende Körper erwärmt wird. Die Wasserdämpfe reißen die Phosphordämpfe mit und führen sie durch ein Glasrohr (R) in einen aufrecht stehenden Liebigschen Kühler. Wird diese Untersuchung im Dunkeln vorgenommen, so zeigt sich in dem Glasrohr ein Leuchten. Unterhalb des Kühlers sammelt sich dann der verdichtete Phosphor in der Vorlage (V) an. Aus seinen Lösungen scheidet er sich in kristallinischer Form aus. Sehr giftig!!! Als Gegengift gilt altes, verharztes, ozonisiertes Terpentinöl, das alle 2—3 Stunden zu 8—10 Tropfen mit Natriumbikarbonat zusammen, um die entstehende Phosphorsäure zu neutralisieren, eingeflößt wird. Mit Metallen verbindet er sich beim Erwärmen zu Phosphiden, mit den Halogenen schon ohne Erwärmung und unter Flammenerscheinung.

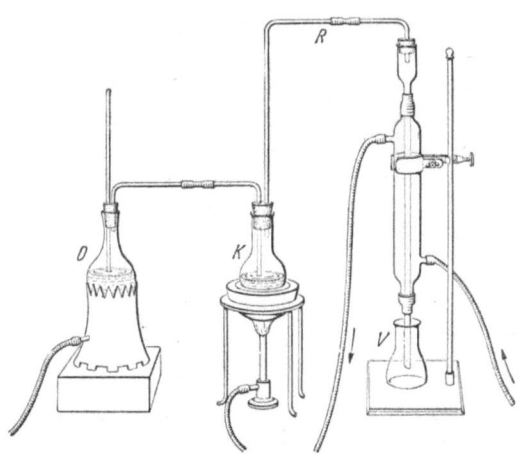

Abb. 466. Nachweis des Phosphors.

Der Phosphor findet sich niemals frei in der Natur, sondern stets verbunden mit anderen Elementen, namentlich mit Sauerstoff als Phosphorsäure in den Knochen und zahlreichen Mineralien, den sog. Phosphaten; ferner mit Metallen als Phosphorerz; dann in einigen organischen Verbindungen, als Lezithin im Fett des Gehirns, des Eigelbes und der Nervenmasse.

Dargestellt wird er aus dem dreibasischen oder normalen Kalziumphosphat der Knochen, $Ca_3(PO_4)_2$. Die Knochen werden zuerst, nachdem sie entfettet sind, weiß gebrannt und dann mit verdünnter Schwefelsäure behandelt, um das neutrale, das dreibasische Kalziumphosphat in zweifachsaures Kalziumphosphat überzuführen. Man trennt die Lösung von dem entstandenen Gips, dem Kalziumsulfat, dampft sie ein und erhitzt bis zur Rotglut, um das zweifachsaure Kalziumphosphat in Kalziummetaphosphat überzuführen. Nun mischt man das Salz mit Holzkohle und füllt die krümlige Masse in tönerne

Retorten, die mit mehreren doppelt tubulierten und halb mit Wasser gefüllten Vorlagen verbunden sind. Das Zuleitungsrohr aus der Retorte darf nicht in das Wasser reichen, und aus dem Tubus der letzten Vorlage wird ein Abzugsrohr für die sich mitentwickelnden, brennbaren Dämpfe in den Schornstein oder in den Feuerraum geleitet.

Die Erhitzung findet anfangs allmählich statt, dann wird sie bis zum Weißglühen der Retorten verstärkt und so lange damit fortgefahren, als noch Gase aus dem Abzugsrohr entweichen. Der Rückstand in der Retorte besteht nun aus dreibasischem oder neutralem Kalziumphosphat, wie es in den Knochen enthalten ist, denn nur das eine Molekül Phosphorsäure, welches das Kalziumphosphat der Knochen in lösliches zweifachsaures Kalziumphosphat umwandelte, wird durch die Kohle zu Phosphor reduziert.

I. $Ca_3(PO_4)_2$ + $2 H_2SO_4$ = $CaH_4(PO_4)_2$ + $2 CaSO_4$
Dreibasisches oder nor- + Schwefel- = zweifachsaures Kalzium- + Gips.
males Kalziumphosphat säure phosphat

II. $CaH_4(PO_4)_2$ = $Ca(PO_3)_2$ + $2 H_2O$
Zweifachsaures Kalziumphosphat = Kalziummetaphosphat + Wasser.

III. $3 Ca(PO_3)_2 + 10 C$ = $Ca_3(PO_4)_2$ + $4 P$ + $10 CO$
Kalzium- + Kohle = Dreib. oder neutrales + Phosphor + Kohlenoxyd.
metaphosphat Kalziumphosphat

In den Vorlagen verdichtet sich der Phosphor in Tröpfchen, die am Boden des Gefäßes zusammenlaufen und nach dem Herausnehmen eine mehr oder weniger dunkelgefärbte, gewöhnlich schwärzliche Masse bilden. Dieser unreine Phosphor wird entweder durch Destillation aus eisernen Retorten oder in geschmolzenem Zustande durch Waschen mit einer Kaliumdichromatlösung und etwas Schwefelsäure gereinigt. Um ihn in Stangenform zu bringen, wird er unter Wasser geschmolzen, durch Leder gepreßt, dann mittels eines Gummiballes in mit einem Hahne versehene Glasröhren gezogen, diese rasch in kaltes Wasser getaucht, die erkalteten Phosphorstangen unter Wasser ausgestoßen und in ebenfalls mit Wasser gefüllte Gefäße aus Eisenblech verpackt, die für den Versand verlötet werden müssen. Oder er wird in runde Kuchen ausgegossen, die keilförmig zerschnitten werden. In Deutschland wird Phosphor meist durch den elektrischen Strom bzw. durch die infolge eines elektrischen Flammenbogens erzeugte Hitze aus neutralem, normalem Kalziumphosphat, Sand und Kohle

$Ca_3(PO_4)_2$ + $3 SiO_2$ + $5 C$
Normales Kalziumphosphat + Kieselsäure + Kohle
= $3 CaSiO_3$ + $5 CO$ + $2 P$
= Kalziumsilikat + Kohlenmonoxyd + Phosphor

oder auch nach Readman-Parker aus dem Aluminiumphosphat, dem Redonda-Phosphat, unter Zusatz von Kohle und Flußmitteln in elektrischen Öfen durch Destillation gewonnen.

Die Herstellung des Phosphors wurde früher fast ausschließlich in England betrieben, wo neben dem phosphorsauren Kalk der Knochen auch der aus dem Baker-Guano gewonnene und der natürlich vorkommende phosphorsaure Kalk, sog. Apatit und Phosphorit, Verwendung bei der Bereitung des Phosphors finden. Die Verhältnisse haben sich dadurch geändert, daß in Frankreich und Rußland bedeutende Phosphorfabriken errichtet sind und auch Deutschland stark in den Wettkampf eingetreten ist.

Außer diesem gewöhnlichen Phosphor kennt man noch eine zweite Art, die in physikalischer, vielfach auch in chemischer Beziehung von dem gewöhnlichen sehr verschiedene Eigenschaften besitzt, ohne daß dieser Phosphor in irgendeiner Weise anders zusammengesetzt wäre. Es ist dies der sog. rote oder amorphe Phosphor. Er bildet dunkelbraune, ganz klein kristallinische zerreibliche Massen oder ein dunkelrotes Pulver; geruchlos, an der Luft nicht rauchend, durch Reibung und Schlag nicht entzündlich, unlöslich in den meisten Lösungsmitteln des gewöhnlichen Phosphors, und wenn völlig frei von diesem, nicht giftig. Er wird hergestellt, indem man den gewöhnlichen Phosphor in einer Retorte, aus der die Luft durch einen Kohlensäurestrom verdrängt wird, längere Zeit auf 250°—260° erhitzt. Die auf diese Weise erhaltene braunrote Masse wird, um sie von den letzten Resten des noch vorhandenen gewöhnlichen Phosphors zu befreien, mit Schwefelkohlenstoff ausgezogen. Bei einer Erhitzung von über 290° geht der amorphe wieder in den gewöhnlichen Phosphor über. Die Entzündlichkeit des amorphen Phosphors durch Reibung tritt wieder ein, sobald stark oxydierende Körper, wie Kaliumchlorat, zugegen sind. Hierauf beruht seine Verwendung bei der Herstellung der schwedischen Zündhölzer.

Schwarzer oder rhomboedrischer Phosphor bildet schwarze, glänzende Kristalle. Man erhält ihn durch Erhitzen von Phosphor mit Blei in zugeschmolzenen Glasröhren bis zur Rotglut.

Hellroter Phosphor ist eine zinnoberrote Masse, die bei starkem Erhitzen rotbraun und schließlich schwarz, beim Abkühlen aber wieder rot wird. Mit Oxydationsmitteln zusammengebracht, entzündet er sich leicht. Er ist nicht giftig. Er wird durch längeres Erhitzen von gewöhnlichem Phosphor in Phosphortribromid gewonnen und eignet sich zur Herstellung von ungiftigen Zündhölzern.

Phosphor ist wegen seiner Leichtentzündlichkeit und seiner Giftigkeit mit der allergrößten Vorsicht zu behandeln. Er muß nicht nur stets völlig mit Wasser bedeckt und vor Licht geschützt aufbewahrt werden, sondern auch das Zerschneiden der Stangen, das Abwägen und das Schmelzen müssen stets unter Wasser vorgenommen werden. Man berührt ihn möglichst wenig mit den Fingern, am besten gar nicht, sondern faßt ihn mittels Schere oder Zange. Beim Zerschneiden ist ferner darauf zu achten, daß das Wasser, worin das Zerschneiden vorgenommen wird, nicht zu kalt ist, weil sonst der Phosphor spröde wird und beim Schneiden zersplittert. Alle gebrauchten Gerätschaften werden mit Fließpapier auf das sorgfältigste ausgewischt und dieses sofort verbrannt. Zur schnellen Herstellung von Phosphorlatwerge ist es sehr vorteilhaft, Phosphor in Pulverform vorrätig zu halten. Dieses Pulver stellt man dar, indem man den Phosphor in einer Glasflasche unter Wasser oder Kochsalzlösung schmilzt; zu diesem Zwecke taucht man die Flasche in heißes Wasser und schüttelt, wenn der Phosphor geschmolzen ist, die geschlossene und in ein möglichst dickes Wolltuch eingewickelte Flasche so lange, bis das Wasser erkaltet ist. Die Kochsalzlösung oder das Wasser wird möglichst abgegossen und durch reines Wasser oder weißen Zuckersirup ersetzt.

Anwendung. In der Heilkunde findet der Phosphor nur beschränkte Anwendung; äußerlich in Öl gelöst, als starkes Reizmittel; innerlich teils in Öl, teils in Äther oder Weingeist gelöst, in sehr kleinen Gaben gegen verschiedene Leiden der Unterleibswerkzeuge. Chemisch benutzt man ihn zur Herstellung von Phosphorsäure und einiger anderer Phosphorverbindungen, z. B. zur Herstellung des Phosphorzinns bzw. der Phosphorbronze; ferner zur Bereitung des Jodphosphors, der in der Teerfarbenbereitung vielfach Verwendung findet.

Hierzu benutzt man wegen der weniger kräftigen Einwirkung den amorphen Phosphor. Der Phosphor dient auch zur Vertilgung der Ratten und Mäuse in Form von Phosphorpillen und der Phosphorlatwerge, d. h. Mischungen von feinverteiltem Phosphor mit Mehl und Wasser. Letztere wird weit haltbarer, wenn man ein wenig Senfmehl hinzufügt, wodurch die Gärung der Mischung verzögert wird. Die weitaus größte Menge alles Phosphors findet in der Zündhölzerbereitung Verwendung; hierbei darf seit 1. Januar 1907 in Deutschland nur der rote Phosphor verwendet werden, der mit Kalziumplumbat Ca_2PbO_4, einer Verbindung von Kalziumoxyd und Bleisuperoxyd, zu mischen ist.

Als Gefäß zur Aufbewahrung kleiner Mengen Phosphor dient am besten eine weithalsige gläserne Flasche, die des Schutzes halber in eine Blechdose eingepackt wird. Den Raum zwischen den beiden Gefäßen füllt man mit Sand oder Kieselgur, Infusorienerde, aus und achtet stets darauf, daß der Phosphor vollständig mit Wasser bedeckt bleibt. Eiserne Verpackungen sind deshalb für lange Aufbewahrung nicht passend, weil der Phosphor mit dem Sauerstoff der Luft, die im Gefäß und im Wasser vorhanden ist, allmählich phosphorige bzw. Phosphorsäure bildet, die das Durchrosten des Eisens beschleunigen. Der rote Überzug, mit dem sich Phosphor bei Lichtzutritt mit der Zeit bedeckt, ist amorpher Phosphor.

Die durch Phosphor bedingten Brandwunden sind sehr gefährlich und heilen ungemein schwer. Verbrennender Phosphor wirkt dabei in dreifacher Weise, einmal durch die sehr starke Hitze, dann ätzend durch die entstehende Phosphorsäure und endlich blutvergiftend durch etwa noch vorhandene Phosphorteilchen. Man tut daher gut, derartige Wunden sogleich mit reichlich, aber lauwarmem Wasser, dem 5% Natriumbikarbonat zugefügt sind, tüchtig auszuwaschen bzw. in der Lösung zu baden und sie von Zeit zu Zeit aus der Natriumbikarbonatlösung herauszunehmen und der Luft auszusetzen. Darauf beizt man die Wunde mit einer starken Höllensteinlösung aus und bedeckt sie mit Vaselin.

Die Vorratsgefäße des Phosphors müssen stets, den Vorschriften entsprechend, an einem frostfreien und feuersicheren Ort aufbewahrt werden. Will man Phosphor vernichten, so vergräbt man ihn am besten so in die Erde, daß er nicht von Tieren ausgegraben werden kann, in der Erde zersetzt er sich bald.

Unter der Bezeichnung Phytin ist ein als Nähr- und Kräftigungsmittel angewendetes, weißes, in Wasser lösliches, geschmackloses Pulver im Handel, das auch zu Kindernährmitteln verarbeitet wird. Es findet sich in den Samen vieler Pflanzen und besteht aus der Kalzium- und Magnesiumverbindung der Anhydrooxymethylendiphosphorsäure mit etwa 20% Phosphor.

Verbindungen des Phosphors mit Wasserstoff.

Mit Wasserstoff bildet Phosphor drei Verbindungen, PH_3 gasförmigen, P_2H_4 flüssigen, P_4H_2 festen Phosphorwasserstoff, die sich, sobald Spuren des flüssigen P_2H_4 vorhanden sind, an der Luft sofort selbst entzünden. Hierauf führt man wohl auch die Entstehung von Irrlichtern in Mooren zurück, entstanden aus den Knochen von untergegangenen Tieren, was aber einwandfrei nicht bewiesen ist.

Man stellt gasförmigen Phosphorwasserstoff PH_3 her durch Erhitzen von Phosphor mit Kalilauge:

$3 KOH + 3 H_2O + 4 P = 3 KH_2PO_2 + PH_3$
Kalium- + Wasser + Phosphor = Kaliumhypo- + Phosphorwasserstoff.
hydroxyd   phosphit

Dieses übelriechende, giftige Gas enthält aber stets kleine Mengen P_2H_4, so daß es an der Luft sich entzündet und zu Nebelringen von Phosphorsäureanhydrid verbrennt.

Phosphorwasserstoff hat die Eigenschaften einer Base. Er vereinigt sich mit Brom- und Jodwasserstoff gleichwie Ammoniak durch Addition zu Phosphoniumbromid PH_4Br und Phosphoniumjodid PH_4J.

$$PH_3 \quad + \quad HJ \quad = \quad PH_4J$$
Phosphorwasserstoff + Jodwasserstoff = Phosphoniumjodid.

Verbindungen des Phosphors mit den Halogenen.

Sie dürften kaum Bedeutung haben, sollen deshalb nur genannt werden.

Phosphortrichlorid. Dreifach Chlorphosphor, PCl_3, wasserhelle, rauchende Flüssigkeit, die in Wasser Zersetzung erleidet.

Phosphorpentachlorid. Fünffach Chlorphosphor, PCl_5, an der Luft rauchend, kristallinisch fest. Erhitzt zersetzt es sich. Ähnliche Verbindungen sind auch aus den übrigen Halogenen vorhanden: PBr_3, PBr_5, PJ_3, PJ_5, PF_3 und PF_5.

Verbindungen des Phosphors mit Sauerstoff und Sauerstoff-Wasserstoff.

Der Phosphor bildet hauptsächlich zwei Oxyde: P_2O_3 oder P_4O_6 Phosphorigsäureanhydrid und P_2O_5 Phosphorsäureanhydrid, Phosphortrioxyd und Phosphorpentoxyd. Phosphorigsäureanhydrid stellt farblose Nadeln von knoblauchartigem Geruche dar. Im Sonnenlicht scheidet es roten Phosphor ab. Phosphorsäureanhydrid entsteht durch Verbrennen von Phosphor in trockener Luft oder Sauerstoff (s. *Acidum phosphoricum anhydricum*). Und folgende Säuren: H_3PO_2 unterphosphorige Säure, H_3PO_3 phosphorige Säure und H_3PO_4 Phosphorsäure. Die Salze der unterphosphorigen Säure, der *Acid. hypophosphorosum*, heißen Hypophosphite, die Säure ist einbasisch, indem in einer hypothetischen, d. h. noch nicht dargestellten Verbindung H_3PO ein Wasserstoffatom durch die Hydroxylgruppe ersetzt ist.

$$O = P\underset{\diagdown OH}{\overset{\diagup H}{-H}} .$$

Die Salze der phosphorigen Säure, der *Acidum phosphorosum*, heißen Phosphite. Die Säure ist zweibasisch, es ist zweimal die Hydroxylgruppe OH an Stelle zweier H-Atome eingetreten.

$$O = P\underset{\diagdown OH}{\overset{\diagup H}{-OH}} .$$

Von der Phosphorsäure unterscheidet man drei Arten: a) normale oder Orthophosphorsäure H_3PO_4, auch dreibasische genannt (s. *Acid. phosphor. crudum* und *purum*),

$$O = P\underset{\diagdown OH}{\overset{\diagup OH}{-OH}} .$$

b) **Pyrophosphorsäure** $H_4P_2O_7$ entsteht dadurch, daß sich zwei Moleküle der Orthophosphorsäure unter Austritt von einem Molekül Wasser verbinden.

ihre Salze heißen Pyrophosphate (s. *Ferrum pyrophosphor. oxydatum* und *Natrium pyrophosphoricum*), c) Metaphosphorsäure HPO_3 entsteht dadurch, daß aus einem Molekül Orthophosphorsäure ein Molekül Wasser austritt, ihre Salze heißen Metaphosphate. Das Austreten des Wassers erreicht man durch Erhitzung der dreibasischen Phosphorsäure. Erhitzt man auf 200°—300°, erhält man die Pyrosäure, erhitzt man bis zur schwachen Rotglut, erhält man die Metasäure.

Schließlich ist die Unterphosphorsäure $H_4P_2O_6$ zu nennen. Sie bildet sich beim Aufbewahren des Phosphors an feuchter Luft.

Die Orthophosphorsäure ist eine dreibasische Säure, bildet drei Reihen von Salzen, von Phosphaten, z. B.

$$PO \begin{cases} OH \\ OH \\ OH \end{cases} \qquad PO \begin{cases} ONa \\ OH \\ OH \end{cases} \qquad PO \begin{cases} ONa \\ ONa \\ OH \end{cases} \qquad PO \begin{cases} ONa \\ ONa \\ ONa \end{cases}$$

Phosphorsäure   I. Primäres   II. Sekundäres   III. Tertiäres
              Natriumphosphat   Natriumphosphat   Natriumphosphat.

Man nennt auch:

I. einbasisches oder zweifachsaures Salz oder Mononatriumphosphat oder Natriumbiphosphat,

II. zweibasisches oder einfachsaures Salz oder Dinatriumphosphat oder Natriummonophosphat,

III. dreibasisches oder neutrales Salz oder Trinatriumphosphat.

Die Phosphate der Alkalien sind in Wasser löslich, die übrigen Salze entweder schwer löslich oder unlöslich. Die dreibasischen, neutralen, wasserlöslichen Phosphate reagieren stark alkalisch, die zweibasischen schwach alkalisch und die einbasischen sauer.

Nachweis. Die Orthophosphorsäure gibt mit Silbernitrat in neutraler Lösung einen gelben Niederschlag, der in Salpetersäure und in Ammoniak leicht löslich ist (Ag_3PO_4). Sie bringt Eiweiß in der Kälte nicht zum Gerinnen. — Die Pyrophosphorsäure gibt mit Silbernitrat in neutraler Lösung einen weißen Niederschlag, $Ag_4P_2O_7$, der in Salpetersäure und Ammoniak löslich ist. Sie bringt Eiweiß in der Kälte nicht zum Gerinnen. — Die Metaphosphorsäure gibt mit Silbernitrat in neutraler Lösung einen weißen, gallertartigen Niederschlag, der in Salpetersäure und Ammoniak löslich ist, $AgPO_3$. Sie bringt Eiweiß schon in der Kälte zum Gerinnen.

Die unterphosphorige Säure gibt mit Silbernitrat beim Erhitzen einen grauen Niederschlag.

Die phosphorige Säure dagegen einen braunschwarzen Niederschlag. Mit Kalziumsalz zusammengebracht, werden phosphorigsaure Verbindungen ausgefällt, unterphosphorigsaure Verbindungen aber nicht.

Ácidum phosphóricum. Phosphorsäure.
Acide phosphorique. Phosphoric Acid.

Die Phosphorsäure kommt im Handel in sehr verschiedenen Arten vor, teils als vom D.A.B. vorgeschriebene, offizinelle, chemisch reine Säure, teils unrein, zu technischem Gebrauch, ferner geschmolzen, auch als Anhydrid, d. h. ohne jedes Wasser. Man kann sie nach der Herstellungsart in zwei Gruppen teilen: 1. die aus Phosphor hergestellte und 2. die aus Knochen bereitete.

Acidum phosphóricum anhýdricum. Wasserfreie Phosphorsäure.
Phosphorsäureanhydrid. Phosphorpentoxyd. Acide phosphorique anhydrique. Anhydrous phosphoric acid.

$$P_2O_5.$$

Feine, weiße, schneeartige, vollständig geruchlose Kristalle, die an der Luft leicht zerfließen. Sie löst sich in Wasser unter Zischen zu Metaphosphorsäure,

$$P_2O_5 \quad + \quad H_2O \quad = \quad 2\,HPO_3$$
Phosphorsäureanhydrid + Wasser = Metaphosphorsäure,

die allmählich in Orthophosphorsäure übergeht. Sie wird bereitet durch Verbrennung von Phosphor in vollständig trockener Luft und im geschlossenen Raume. Dient nur für chemische Zwecke.

Acidum phosphóricum purum.
Reine Phosphorsäure. Orthophosphorsäure. Acide phosphorique officinal. Phosphoric acid.

H_3PO_4. Molekulargewicht 98,06.

Klare, farb- und geruchlose Flüssigkeit von rein saurem Geschmack und der Dichte nach D.A.B. 1,150—1,153, die in 100 Teilen 24,8—25,2 Teile Phosphorsäure enthält.

Diese Phosphorsäure ist dreibasisch und wird bereitet, indem man chemisch reinen Phosphor, der frei von Schwefel und Arsen ist, in einer mit Tubus versehenen Retorte mit reiner Salpetersäure so lange vorsichtig erwärmt, bis der ganze Phosphor in Lösung gebracht ist. Die entstandene Flüssigkeit wird so lange in einer Porzellanschale gekocht, bis die letzten Spuren noch unzersetzter Salpetersäure verjagt sind und die neben der Phosphorsäure gebildete phosphorige Säure zu Phosphorsäure oxydiert ist, und dann durch Verdünnen mit Wasser auf das gewünschte spezifische Gewicht gebracht.

$$3\,P \; + 5\,HNO_3 \; + 2\,H_2O = 2\,H_3PO_4 + \; H_3PO_3 \; + 4\,NO + \; NO_2$$
Phos- + Salpeter- + Wasser = Phosphor- + phosphorige + Stick- + Stickstoff-
phor säure   säure   Säure   oxyd   dioxyd.

Anwendung. In kleinen Gaben innerlich gegen Fieber und zur Stärkung des Knochenbaues, sonst auch zu chemischen Zwecken, in der Photographie, in der Färberei und Druckerei, in der Mineralwasserbereitung und als Geschmacksverbesserungsmittel für Trinkwasser.

Nachweis. Phosphorsäure gibt nach Neutralisation mit Natriumkarbonatlösung, mit Silbernitratlösung einen gelben, in Ammoniakflüssigkeit und in Salpetersäure löslichen Niederschlag von Silberphosphat Ag_3PO_4.

Prüfung. 1. Wird 1 ccm Phosphorsäure mit 3 ccm Natriumhypophosphitlösung eine Viertelstunde im siedenden Wasserbad erhitzt, so darf eine dunklere Färbung nicht eintreten (Abwesenheit von Arsen).

2. Phosphorsäure darf sich mit Silbernitratlösung weder bei gewöhnlicher Wärme (Abwesenheit von Salzsäure), noch beim Erwärmen verändern (phosphorige Säure).

3. Phosphorsäure, mit 3 Teilen Wasser verdünnt, darf mit wenigen Tropfen Natriumsulfidlösung vermischt, keine Färbung zeigen (Abwesenheit von Metallen).

4. Phosphorsäure darf sich, mit 3 Raumteilen Wasser verdünnt, weder durch Bariumnitratlösung noch nach Zusatz von überschüssiger Ammoniakflüssigkeit, durch Ammoniumoxalatlösung trüben (Abwesenheit von Schwefelsäure und Kalk).

5. 2 ccm Phosphorsäure mit 2 ccm Schwefelsäure vermischt, und wieder erkaltet, dürfen nach dem Überschichten mit 1 ccm Ferrosulfatlösung keine gefärbte Lösung zeigen (Abwesenheit von Nitroverbindungen).

6. Mischt man 1 Teil Phosphorsäure mit 4 Teilen Weingeist, so muß die Mischung klar bleiben (Abwesenheit von Magnesium- und Kalziumverbindungen).

Ácidum phosphóricum glaciále. Eisphosphorsäure. Metaphosphorsäure.
Acide métaphosphorique. Metaphosphoric acid.

Diese Säure besteht zum größten Teil aus einbasischer Phosphorsäure (HPO_3) und stellt vollständig klare, glasartig durchsichtige Stückchen oder Stengelchen dar. Eisphosphorsäure zieht sehr leicht Wasser an und geht dabei in Orthophosphorsäure über,

$$HPO_3 \quad + \quad H_2O \quad = \quad H_3PO_4$$
Metaphosphorsäure + Wasser = Orthophosphorsäure,

muß daher in vollständig trockenen, gut schließenden Gefäßen aufbewahrt werden. Die reine Säure wird bereitet, indem man gewöhnliche Phosphorsäure in Porzellanschalen bis zur Sirupdicke abdampft, dann in einem Platingefäße gelinde glüht und nun auf Porzellanplatten oder in Formen ausgießt. $H_3PO_4 = HPO_3 + H_2O$. Die reine Säure bildet mehr eine klebrige Masse. Die käufliche Ware ist selten rein, wird gewöhnlich aus Knochenphosphorsäure hergestellt und enthält oft bis zu 20% fremder Beimengungen, namentlich phosphorsaures Natrium. Die Salze der Metaphosphorsäure heißen **Metaphosphate**.

Das Natriummetaphosphat erhält man durch Erhitzen des sauren Natrium-Ammoniumphosphats, des sog. Phosphorsalzes $NaNH_4HPO_4$

$$NaNH_4HPO_4 \quad = \quad NaPO_3 \quad + \quad NH_3 \quad + \quad H_2O$$
Saures Natrium- = Natriummetaphosphat + Ammoniak + Wasser.
Ammoniumphosphat

Dieses Salz dient zur Lösung von Kesselstein.

Acidum phosphóricum ex Óssibus oder crudum.
Rohe Phosphorsäure. Knochensäure.

Diese nur für technische Zwecke brauchbare Säure wird bereitet, indem man weißgebrannte Knochen pulvert und mit Schwefelsäure kocht; es entstehen Kalziumsulfat und freie Phosphorsäure. Diese, allerdings noch kalkhaltige Säure wird bis zur gewünschten Konzentration eingedampft.

$$Ca_3(PO_4)_2 \quad + \quad 3\,H_2SO_4 \quad = \quad 3\,CaSO_4 \quad + \quad 2\,H_3PO_4$$
Neutrales + Schwefelsäure = Kalziumsulfat + Phosphorsäure.
Kalziumphosphat

Anwendung findet sie teils zur Darstellung phosphorsaurer Salze, teils in der Kattun- und Zeugdruckerei.

Ácidum pyrophosphóricum.
Pyrophosphorsäure. Acide pyrophosphorique. Pyrophosphoric acid.

$$H_4P_2O_7.$$

Entsteht durch Erhitzen der dreibasischen, der Orthophosphorsäure, bei etwa 260°. Aus zwei Molekülen Orthophosphorsäure tritt ein Molekül Wasser aus:

$$2\,H_3PO_4 \quad = \quad H_4P_2O_7 \quad + \quad H_2O$$
Orthophosphorsäure = Pyrophosphorsäure + Wasser.

Entweder eine in Wasser leicht lösliche kristallinische Masse, oder eine sirupdicke Flüssigkeit. Die Säure ist vierbasisch, die Salze heißen **Pyrophosphate**. **Anwendung.** In der Mineralwasserbereitung, zur Herstellung von Salzen.

† Arsénicum. Arsen. Arsenic.
As 74,96. Molekulargewicht $As_4 = 299,84$.
Drei- und fünfwertig.

† Arsénium.
**Schwarzer Arsenik. Scherbenkobalt. Näpfchenkobalt. Fliegenstein.
Arsenic métallique.**

As.

Arsen gehört zur Gruppe der Metalloide und findet sich im Harz und Erzgebirge zuweilen gediegen, meist aber mit Metallen verbunden, als Arsenkies oder Mispickel ($Fe_2As_2S_2$), als Weißnickelerz $NiAs_2$, als Kupfernickel NiAs, als Speiskobalt $CoAs_2$ und als Glanzkobalt oder Kobaltglanz ($Co_2O_2As_2S_2$). Ferner mit Sauerstoff als Arsenblüte As_2O_3 und mit Schwefel als Realgar As_2S_2 und als Auripigment As_2S_3. Außerdem im Erdboden, in den Pflanzen, im Meereswasser und manchen Seetieren. In den Handel kommt es gediegen, gewöhnlich in der Form schaliger, zusammengeballter Massen, sog. Metallkonglomerate, daher der Name Scherbenkobalt. Außen ist es mit einem grauschwarzen Häutchen von Arsensuboxyd bedeckt; auf dem Bruche von lebhaftem Metallglanz. In vollständig reinem Zustand ist es in Wasser gänzlich unlöslich; ist es aber längere Zeit mit Wasser in Berührung, so bilden sich neben Arsensuboxyd Spuren von arseniger Säure, die sich in Wasser lösen. Hierauf beruhte seine frühere Anwendung zur Bereitung von Fliegenwasser und sein Name Fliegenstein. Im geschlossenen Raum erhitzt, verflüchtigt es sich zu zitronengelbem Dampf unter Entwicklung eines starken Knoblauchgeruches; der Dampf verdichtet sich wieder zu kleinen, glänzenden Kristallen; unter Luftzutritt verbrennt es zu arseniger Säure (s. d.); auf der Bildung dieser beruht seine Giftigkeit. Mit Metallen erhitzt, bildet es **Arsenmetalle** oder **Arsenide**. Arsen wird hauptsächlich verwendet zum Härten des Bleies in der Schrotbereitung.

Man gewinnt Arsen vor allem aus dem Arsenkies durch Sublimation in tönernen Röhren.

$Fe_2As_2S_2 = 2 As + 2 FeS$
Arsenkies = Arsen + Schwefeleisen.

Dieses sublimierte Arsen wird auch als **Cobaltum crystallisatum** bezeichnet.

Verbindungen des Arsens mit Wasserstoff.

Es kommen zwei Verbindungen vor, einmal gasförmiger AsH_3 und anderseits fester Arsenwasserstoff As_4H_2.

Der **Arsenwasserstoff** AsH_3, ein farbloses, sehr giftiges Gas von unangenehmem, knoblauchartigem Geruche, das mit bläulichweißer Flamme unter Entwicklung weißer Dämpfe brennt, ist von Wichtigkeit, weil sein Verhalten zur Entdeckung höchst geringer Mengen von Arsen angewendet wird (Marshsche Arsenprobe). Er bildet sich, wenn man einer Flüssigkeit, in der sich aus Zink und verdünnter Schwefelsäure Wasserstoff entwickelt, arsenhaltige Stoffe zusetzt. Er bildet sich auch durch Einwirkung von Pilzen, wie Schimmelpilzen, auf Arsenverbindungen, wodurch zum Teil die Schädlichkeit arsenhaltiger Tapeten bedingt ist.

Leitet man das Gas durch ein an verschiedenen Stellen zum Glühen gebrachtes Glasrohr oder hält in die Flamme des Gases eine kalte Porzellanplatte, so scheidet sich infolge der Abkühlung nicht verbranntes Arsen in dunklen, braunschwarzen Flecken als glänzender Spiegel ab. Durch Betupfen mit Natriumhypochloritlösung verschwinden die braunschwarzen Flecken. Mit Metallen bildet er Arsenide.

Fester Arsenwasserstoff ist eine braune, sammetartige Masse.

Die Halogenverbindungen Arsentrichlorid $AsCl_3$, Arsentribromid $AsBr_3$, Arsentrijodid AsJ_3 und Arsenfluorid AsF_3 kommen nicht in Betracht.

Verbindungen des Arsens mit Sauerstoff und Sauerstoff-Wasserstoff.

Von den Verbindungen des Arsens mit Sauerstoff sind beide, sowohl As_2O_3 oder As_4O_6, Arsenigsäureanhydrid oder Arsentrioxyd, als auch As_2O_5, Arsensäureanhydrid oder Arsenpentoxyd für uns von Wichtigkeit, teils für sich, hauptsächlich aber in ihren Verbindungen. Von den Säurehydraten leiten sich, wie bei Phosphor, durch Wasserabspaltung Meta- und Pyrosäuren ab. Arsenige Säure H_3AsO_3, metaarsenige Säure $HAsO_2$, Orthoarsensäure H_3AsO_4, Metaarsensäure $HAsO_3$, Pyroarsensäure $H_4As_2O_7$.

† Acidum arsenicósum. Arsénicum album. Arsenigsäureanhydrid. Arsentrioxyd. Arsenige Säure. Weißer Arsenik. Acide arsénieux. Anhydride arsénieux. Arsenic blanc. Arsenious acid. Arsenic trioxide. White Arsenic. As_4O_6 entstanden aus 2 Molekülen Arsentrioxyd, oder As_2O_3. Molekulargewicht 395,84.

Bei 500°—800° beträgt das spezifische Gewicht des Arsenigsäureanhydrids in Dampfform 13,680 (Luft = 1,000) und entspricht dann der Formel As_4O_6. Bei 1800° beträgt das spezifische Gewicht aber 6,840, also die Hälfte und entspricht dann der Formel As_2O_3.

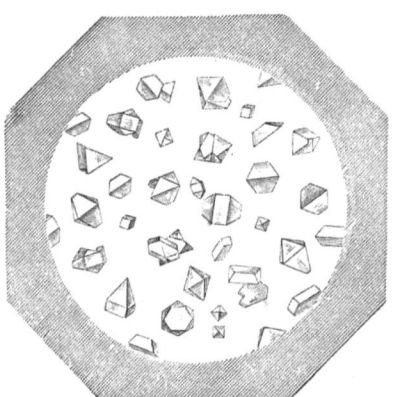

Abb. 467. Kristalle von arseniger Säure.

Die arsenige Säure kommt im freien Zustande nur als Arsenigsäureanhydrid vor, und zwar in zweierlei Formen, entweder als weißes kristallinisches Pulver als Arsenmehl, Hüttenrauch, oder in festen, derben Krusten, die anfangs glasartig durchsichtig, amorph sind als Arsenikglas, bald aber undurchsichtig wie weißes Porzellan und kristallinisch werden. Diese Umwandlung aus dem amorphen in den kristallinischen Zustand geht ganz allmählich vor sich und bedingt auch eine Veränderung in dem physikalischen Verhalten; denn während die amorphe Säure bei 20° in Wasser leichter löslich ist, bedarf die kristallinische 55 Teile. Ebenso verändert sich das spez. Gewicht von 3,738 in 3,700. Die arsenige Säure ist geruch- und fast geschmacklos, verflüchtigt sich beim Erhitzen in Form eines weißen, geruchlosen Dampfes, der sich beim Abkühlen zu kleinen oktaedrischen oder tetraedrischen Kristallen verdichtet (Abb. 467).

Sie ist nur wenig in Weingeist und fast gar nicht in Äther und Chloroform, leicht dagegen in Salzsäure und Laugen löslich. Gehalt mindestens 99% arseniger Säure.

Die arsenige Säure wird meistens als Neben-, seltener als Haupterzeugnis bei der Verhüttung arsenhaltiger Erze wie Kobalt- und Nickelerze gewonnen. Der Harz und das Erzgebirge, namentlich Freiberg, liefern die größten Mengen. Die Erze werden unter stetem Zutritt der Luft geröstet und die entweichenden Dämpfe durch eine lange Röhrenreihe geleitet, in die größere Kammern eingeschaltet sind, sog. Giftkanäle. In diesen Röhren und Kammern verdichtet sich die Säure pulverförmig als sog. Giftmehl oder Hüttenrauch und kommt so in den Handel. Oder das Giftmehl wird, da es infolge kleiner Erzteilchen grau aussieht, nochmals einer Sublimation unterworfen und bildet dann durchscheinende Massen, das Arsenikglas. Die Sublimation nimmt man in eisernen Kesseln (k) vor, die mehrere Aufsätze haben, auf denen sich ineinandergesteckte Rohre befinden, die in Kammern (f) münden. In diesen Kammern setzt sich das Sublimat pulverförmig ab, wird aber durch Anwendung von größerer Hitze und durch die Luft porzellanartig (Abb. 468). Die Salze bezeichnet man als Arsenite.

Anwendung. In höchst kleinen Gaben (1—5 mg) innerlich gegen Flechten, Gicht, Magenleiden; äußerlich als Ätzmittel gegen Krebs; in der Tierheilkunde als Waschmittel bei Schafen und anderem Vieh gegen Hautausschlag, auch gegen Läuse; technisch vor allem zur Vertilgung der schädlichen Tiere, der Ratten, Mäuse, Füchse, Hamster, zum Haltbarmachen von Tierbälgen als Arsenikseife und zur Darstellung der Arsenfarben, z. B. Schweinfurter, Neuwieder, Altonaer Grün.

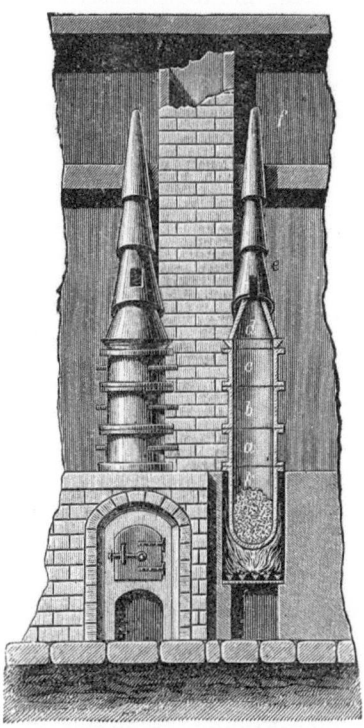

Abb. 468. Sublimation arseniger Säure.

Ferner zu Metallbeizen, in der Färberei und Zeugdruckerei. In ganz kleinen Gaben wirkt die arsenige Säure anregend auf die Herztätigkeit und verlangsamend auf die Verdauung. Sie bewirkt auch eine stärkere Fettablagerung im menschlichen und tierischen Körper. Auf dieser Eigenschaft beruht das in Steiermark vielfach gebräuchliche Arsenessen; es soll beim Bergsteigen das Atmen erleichtern und zum Ertragen größerer Anstrengungen fähig machen; ferner soll Arsen dem Körper ein frischeres und kräftigeres Aussehen verleihen. Die Arsenikesser steigern die Menge immer mehr und sollen zuweilen Gaben zu sich nehmen, die ohne diese Gewöhnung sofort tödlich sein würden. Pferdehändler geben den zu verkaufenden Pferden oft wochenlang Gaben von 1—2 Dezigramm arseniger Säure, um ihnen ein runderes und blankeres Aussehen zu verleihen.

Wird Arsen längere Zeit gegessen, so tritt eine Ablagerung des Arsens in der Haut und in den Haaren ein.

Arsenige Säure ist eines der stärksten Gifte, da schon 1—2 Dezigramm unter Umständen tödlich wirken können; es ist daher beim Arbeiten die allergrößte Vorsicht notwendig. Sind größere Mengen abzuwägen, so sollte der betreffende Arbeiter nie versäumen, Mund und Nase mit einem feuchten Flortuch zu verbinden. Auch müssen eigene Waagen und Löffel dafür vorhanden sein. Arsenige Säure darf überhaupt nur dem Giftgesetz entsprechend verkauft und aufbewahrt werden.

Als Gegengift bei Arsenvergiftungen gilt zuerst jedes beliebige Brechmittel, dann gebrannte Magnesia, und zwar 75,0 mit 500,0 heißem Wasser geschüttelt, und ferner Kalkwasser. Außerdem frisch gefälltes Eisenoxydhydrat — Antidotum Arsenici, das man wie folgt herstellt. Man mischt 100 g schwefelsaure Eisenoxydlösung, Liquor ferri sulfurici oxydati, mit 250 g Wasser und fügt unter Umschütteln eine Anreibung von 15 g gebrannter Magnesia in 250 g Wasser hinzu.

$$Fe_2(SO_4)_3 \;+\; 3\,MgO \;+\; 3\,H_2O$$
$$\text{Ferrisulfat} + \text{Magnesiumoxyd} + \text{Wasser}$$
$$= \;2\,Fe(OH)_3 \;+\; 3\,MgSO_4$$
$$= \text{Eisenoxydhydrat} + \text{Magnesiumsulfat.}$$

Bei der Beförderung auf Eisenbahnen muß arsenige Säure, so wie alle anderen Arsenpräparate, in doppelten Fässern, von denen das innere noch besonders verwahrt sein muß, oder in Eisentrommeln mit Holzumkleidung versandt werden.

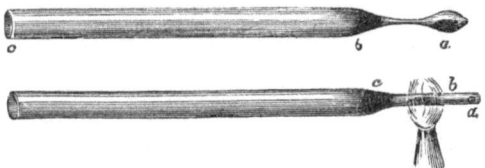

Abb. 469 u. 470. Arsenreduktionsröhren. *a* Arsenige Säure. *b* Kohlensplitterchen. *c* Arsenspiegel.

Nachweis. 1. Erhitzt man die Arsenigsäure auf Kohlen oder mit Kohlenpulver gemengt in einem Röhrchen, so wird sie zu Arsen reduziert, das sich unter Entwicklung eines knoblauchartigen Geruches verflüchtigt und im oberen Teile des Röhrchens als metallglänzender Arsenspiegel wiederum ansetzt.

2. Oder man bringt besser in ein schwer schmelzbares Arsenreduktionsröhrchen, das in eine Spitze ausgezogen ist, etwas Arsenigsäure, davor ein kleines Splitterchen frisch geglühter Holzkohle. Erhitzt diese Kohle bis zum Glühen, darauf die Arsenigsäure, die dadurch flüchtig und durch die Kohle zu Arsen reduziert wird. Nun setzt sich das Arsen oberhalb der Kohle als Arsenspiegel ab (Abb. 469 u. 470).

3. Man kann auch die Marshsche Probe anwenden. Die einfachste Vorrichtung hierfür ist folgende. Man nimmt eine Glasflasche oder einen Kolben, den man mit einem durchlochten Korken versieht; durch die Öffnung steckt man luftdicht schließend ein in eine feine Spitze ausgezogenes Glasrohr. Nun bringt man in die Flasche etwas arsenfreies Zink, arsenfreie Salzsäure und den arsenhaltigen Stoff. Es wird Arsenwasserstoff gebildet. Nachdem das entstehende Gas die Luft verdrängt hat, nicht früher, zündet man das Gas mit aller Vorsicht an und hält in die Flamme eine Porzellanplatte, es werden sich darauf Arsenflecke niederschlagen. Um sie von den ähnlichen Antimonflecken zu unterscheiden, betupft man sie mit Bleichflüssigkeit, Liquor Natrii hypochlorosi, die Flecke werden verschwinden, Antimonflecke tun dies nicht.

Gruppe des Stickstoffs.   639

4. Vermischt man die Lösung mit Salzsäure und fügt Zinnchlorürlösung hinzu, so scheidet sich nach einiger Zeit braunes Arsen aus.

$$2\,AsCl_3 \;+\; 3\,SnCl_2 \;=\; 2\,As \;+\; 3\,SnCl_4$$
Arsentrichlorid + Zinnchlorür = Arsen + Zinnchlorid.

5. Arsenige Säure in wässeriger Lösung gibt, mit Salzsäure versetzt, mit Schwefelwasserstoff einen gelben, in überschüssigem Ammoniak löslichen Niederschlag von dreifach Schwefelarsen As_2S_3.

6. Wird arsenige Säure mit entwässertem Natriumazetat erhitzt, so zeigt sich ein höchst unangenehmer Geruch, herrührend von dem sehr giftigen **Kakodyloxyd**, von **Tetramethyldiarsenoxyd** $As_2O(CH_3)_4$.

7. **Arsenverbindungen** werden nach dem D.A.B. durch eine Natriumhypophosphitlösung nachgewiesen. Man erhitzt eine Viertelstunde lang im siedenden Wasserbad und so tritt infolge Reduktion von Arsen eine dunklere Färbung ein.

† **Ácidum arsenícicum.** Arsensäure. Orthoarsensäure. Acide arsénique. Arsenic acid.

$$H_3AsO_4.$$

Bildet eine weiße, amorphe Masse, dargestellt durch Kochen von arseniger Säure mit Salpetersäure und Abdampfen der Lösung bis zur Trockne.

Anwendung. Als arsensaures Natrium, als Natriumarsenat in der Zeugfärberei und -druckerei. Ihrer großen Giftigkeit wegen sucht man die Arsensäure auch zu diesen Zwecken durch andere gleichwirkende Stoffe zu ersetzen.

Wird Arsensäure bis zur dunklen Rotglut erhitzt, so erhält man Arsensäureanhydrid, Arsenpentoxyd:

$$2\,H_3AsO_4 \;=\; As_2O_5 \;+\; 3\,H_2O$$
Arsensäure = Arsensäureanhydrid + Wasser.

Arsensäureanhydrid wird öfter als Arsensäure bezeichnet. Die Salze der Arsensäure heißen **Arsenate**. Die Arsensäure ist eine dreibasische Säure.

Nachweis gleich dem der arsenigen Säure. Kupfersulfat fällt blaugrünes Kupferarsenat aus.

Wird Arsensäure auf 180° erhitzt, so geben 2 Moleküle Arsensäure 1 Molekül Wasser ab, und es bleibt **Pyroarsensäure** zurück:

$$2\,H_3AsO_4 \;-\; H_2O \;=\; H_4As_2O_7$$
Arsensäure − Wasser = Pyroarsensäure.

Die Verbindung des Arsens mit Schwefel As_2S_3 Auripigment siehe Abt. Farbwaren.

Stíbium. Antimon. Antimoine. Antimony.

Sb 120,2.

Drei- und fünfwertig.

Stíbium. Régulus Antimónii.
Antimon. Spießglanzmetall. Antimoine métallique. Régule d'antimoine.

Das Antimon, früher zu den Metallen gerechnet, wird seiner chemischen Eigenschaften wegen meistens bei den Metalloiden eingereiht. Es steht in seinem ganzen chemischen Verhalten dem Arsen sehr nahe und bildet gleichsam den Übergang von den Metalloiden, den Anionenbildnern, zu den Metallen, den Kationenbildnern.

In den dreiwertigen Verbindungen bildet es nur schwache Kationen $Sb^{...}$, in den fünfwertigen zeigt es das Bestreben, Anionen zu bilden.

Antimon ist spröde, silberweiß, mit einem schwachen Stich ins Rötliche, großblättrig, kristallinisch, von 6,70—6,80 spezifischem Gewicht. An der Luft bleibt es, wenn rein, längere Zeit blank; es schmilzt bei etwa 600° und verdampft in der Rotglühhitze; an der Luft oxydiert es dabei zum Teil.

In Wasser ist es vollkommen unlöslich; verdünnte Salzsäure, sowie verdünnte Schwefelsäure und organische Säuren lösen es nicht, dagegen wird es in kochender Salzsäure langsam unter Wasserstoffentwicklung gelöst. Königswasser löst es bei längerer Einwirkung zu Antimonpentachlorid, bei kürzerer Einwirkung zu Antimontrichlorid; Salpetersäure verwandelt es in Antimonsäure. In Chlorgas verbrennt Antimonpulver unter Feuererscheinung zu Chlorantimon. Das Antimon ist nur in einigen Verbindungen giftig, enthält jedoch in seiner käuflichen Handelsware stets mehr oder minder große Mengen von Arsen, wovon es zur Herstellung von Präparaten für die Heilkunde befreit werden muß.

Dargestellt wird das Antimonmetall aus den beiden in der Natur vorkommenden Erzen, einerseits dem **Spießglanz** oder **Grauspießglanz**, dem Dreifachschwefelantimon, Antimontrisulfid durch Zusammenschmelzen mit Eisenfeile oder Rösten in Flammenöfen, oder anderseits durch Reduktion des natürlich vorkommenden Antimonoxyds Sb_2O_3, dem **Weißspießglanz**. Dieser findet sich namentlich auf Borneo, in Kalifornien und Algier; der Spießglanz in Australien, China, Ceylon und Kanada, ferner im Erzgebirge, im Harz und in Ungarn. Die ungarischen Sorten von Liptau und Rosenau gelten als die reinsten.

Schmilzt man Spießglanz in Tiegeln mit Eisen bis zur Rotglut, so scheidet sich Antimon am Boden ab als **Regulus Antimonii**, und das entstandene Schwefeleisen, das Ferrosulfid, kann davon abgenommen werden:

$$Sb_2S_3 \;+\; 3\,Fe \;=\; 2\,Sb \;+\; 3\,FeS$$
Antimontrisulfid + Eisen = Antimon + Ferrosulfid.

Beim Rösten des Antimontrisulfids entstehen Schwefeldioxyd und Antimontetroxyd, **Spießglanzasche**. Dieses letztere wird dann durch Kohle zu Antimon reduziert:

I. $\quad Sb_2S_3 \;+\; 10\,O \;=\; Sb_2O_4 \;+\; 3\,SO_2$
Antimontrisulfid + Sauerstoff = Antimontetroxyd + Schwefeldioxyd

II. $\quad Sb_2O_4 \;+\; 2\,C \;=\; 2\,Sb \;+\; 2\,CO_2$
Antimontetroxyd + Kohle = Antimon + Kohlendioxyd.

Anwendung findet Antimon zur Darstellung der verschiedenen Antimonpräparate und verschiedener Legierungen; Britanniametall, Letternmetall.

Mit **Wasserstoff** verbindet sich Antimon zu **Antimonwasserstoff** oder **Stibin** SbH_3. Wird gewonnen durch Übergießen von Zink-Antimonlegierung mit verdünnter Schwefelsäure:

$$Sb_2Zn_3 \;+\; 3\,H_2SO_4 \;=\; 2\,SbH_3 \;+\; 3\,ZnSO_4$$
Zinkantimon + Schwefelsäure = Antimonwasserstoff + Zinksulfat.

Farbloses, eigenartig riechendes, leicht explosives Gas, das unter weißer Rauchentwicklung mit grünlichweißer Farbe verbrennt. Kühlt man die Flamme durch eine hineingehaltene Porzellanplatte ab, so scheidet sich das Antimon in schwarzen Flecken ab (s. Arsenige Säure).

Von den **Verbindungen des Antimons mit Sauerstoff** bzw. Sauerstoff-Wasserstoff kommt für uns das Antimonoxyd, Sb_2O_3, zuweilen auch antimonige Säure H_2SbO_3 genannt, in Betracht, jedoch nicht für sich, sondern in seinen Verbindungen (s. Tartarus stibiatus). Es bildet einerseits mit Säuren Salze, tritt so als Base auf, anderseits aber mit starken Basen Salze und tritt dann als Säure auf.

Ferner die Antimonsäure, H_3SbO_4, auch Orthoantimonsäure genannt, da auch Meta- und Pyrosäuren vorkommen. Es ist ein weißes Pulver, das durch Vermischen des gelben, flüssigen Antimonpentachlorids mit kaltem Wasser entsteht. Die Salze heißen Antimoniate.

$$2\ SbCl_5\ +\ 8\ H_2O\ =\ 2\ H_3SbO_4\ +\ 10\ HCl$$
Antimonpentachlorid + Wasser = Antimonsäure + Chlorwasserstoff.

Von den Verbindungen des Antimons mit Halogenen nur das Antimontrichlorid oder Antimonchlorür $SbCl_3$; während das Antimonpentachlorid, auch Antimonchlorid genannt, $SbCl_5$, nur zur Herstellung der Antimonsäure gebraucht wird. Es ist eine gelbliche, an der Luft rauchende Flüssigkeit.

Von den Verbindungen des Antimons mit Schwefel dagegen sowohl Sb_2S_3, wie Sb_2S_5

Nachweis. Die in Wasser und in Säuren löslichen Antimonverbindungen geben auf Zusatz von Schwefelwasserstoff einen orangeroten Niederschlag von Schwefelantimon, der in Schwefelammonium löslich ist. In Säuren unlösliche Verbindungen geben mit Schwefelammonium lösliche Doppelsalze, die auf Zusatz von Salzsäure einen Niederschlag von Schwefelantimon geben.

Verbindungen des Antimons mit Halogenen.

† Stíbium chlorátum. Butýrum Antimónii. Chlorantimon.
Antimontrichlorid. Antimonchlorür. Antimonbutter. Chlorure d'antimoine. Protochlorure d'antimoine. Trichlorure d'antimoine. Beurre d'antimoine. Antimony trichloride.

$$SbCl_3.$$

Kommt in doppelter Form vor, entweder als halbfestes, d. h. butterartiges Präparat von weißlicher oder schwach gelblicher Farbe als Antimonbutter, Butyrum Antimonii, oder in Lösung als Liquor Stibii chlorati; beide Präparate sind sehr ätzend und giftig. Antimonbutter erhält man durch Destillation von Antimontrisulfid mit Quecksilberchlorid:

$$Sb_2S_3\ +\ 3\ HgCl_2\ =\ 2\ SbCl_3\ +\ 3\ HgS$$
Antimontrisulfid + Quecksilberchlorid = Antimontrichlorid + Quecksilbersulfid.

Das als Rückstand verbleibende Quecksilbersulfid wird auch Antimonzinnober, Cinnabar Antimonii, genannt. Das butterartige, kristallinische Präparat raucht an der Luft, zerfließt alsbald, weil es mit Begierde Feuchtigkeit aufsaugt, löst sich mit Leichtigkeit auch in Weingeist; mit viel kaltem Wasser vermengt, zersetzt sich die Lösung z. T., und es fällt ein weißes Pulver aus, das je nach der Menge des angewandten Wassers verschieden zusammengesetzt ist. Es besteht in der Hauptsache aus Antimonoxychlorür, $SbOCl$. Wird heißes Wasser angewendet, so entsteht eine Doppelverbindung von Antimonoxyd und Antimonoxychlorür, $2\ SbOCl + Sb_2O_3$, die nach einem italienischen Arzt Algarotto unter dem Namen Pulvis Algaróthii, Algarotpulver, Verwendung in der Heilkunde fand. Der Schmelzpunkt des Antimontrichlorids liegt bei 73°, der Siedepunkt bei 225°. Es ist vollständig flüchtig.

Die flüssige Spießglanzbutter wird bereitet durch Auflösen von feingepulvertem Antimontrisulfid in Salzsäure unter Vermeidung eines Überschusses der Salzsäure. Man erwärmt vorsichtig im Wasserbad und bei guter Lüftung, bis die Entwicklung von Schwefelwasserstoffgas aufgehört hat.

$$Sb_2S_3 \quad + \quad 6\,HCl \quad = \quad 2\,SbCl_3 \quad + \quad 3\,H_2S$$
Antimontrisulfid + Salzsäure = Antimontrichlorid + Schwefelwasserstoff.

Die Lösung wird, wenn das Präparat kristallinisch dargestellt werden soll, nach dem Klären in eine gläserne Retorte gebracht und der Destillation unterworfen. Man beobachtet das übergehende Erzeugnis, indem man von Zeit zu Zeit einen Tropfen des Destillates auf eine kalte Porzellanplatte fallen läßt. Erstarrt dieser, so wird eine neue Vorlage vorgelegt, während das zuerst Übergegangene, das alles im Antimontrisulfid etwa vorhanden gewesene Arsen als Chlorarsen enthält, fortgegossen wird.

Anwendung. Die Antimonbutter findet als eins der schärfsten Ätzmittel zuweilen Anwendung bei brandigen und krebsartigen Geschwüren, namentlich in der Tierheilkunde. Technisch dient sie zum Brünieren des Stahls, zum Schwarzbeizen von Zink, sowie zur Darstellung des Antimonoxyds und der Farblacke.

Ist mit großer Vorsicht zu behandeln!

Verbindungen des Antimons mit Schwefel.

Stíbium sulfurátum nigrum (crudum). Antimónium crudum.

Antimontrisulfid. Antimonsulfür. Schwarzes oder graues Schwefelantimon. Spießglanz. Grauspießglanz. Antimonit. Sulfure d'antimoine du commerce. Trisulfure ou protosulfure d'antimoine.

$$Sb_2S_3$$

Der Spießglanz des Handels bildet derbe, häufig schalenförmige, sehr schwere Stücke von grauschwarzer, metallisch glänzender Farbe und strahlig-kristallinischem Gefüge. Er ist unlöslich in Wasser, in Salzsäure gekocht muß sich der Spießglanz mit Hinterlassung eines sehr geringen Rückstandes, der höchstens 2% betragen darf, unter Entwicklung von Schwefelwasserstoff zu Antimontrichlorid auflösen. Er schmilzt bei 450° und gibt ein fast schwarzes, abfärbendes Pulver. Die meisten Handelssorten enthalten Spuren von Arsen. Um ihn von Arsen zu befreien, wird das Pulver geschlämmt und mit verdünntem Salmiakgeist einige Tage unter öfterem Umrühren stehen gelassen, dann auf einen Spitzbeutel gebracht und mit Wasser nachgewaschen. Stibium sulfuratum nigrum laevigatum.

Über das Vorkommen des Spießglanzes in der Natur siehe Abhandlung Stibium metallicum. Da er aber gewöhnlich mit anderen Gesteinen gemengt gebrochen wird, trennt man ihn von diesen durch Aussaigern, indem man durch Ausschmelzen auf Herden mit schräger Grundfläche oder in Tiegeln mit durchlöchertem Boden den Spießglanz von der Gangart sondert. Er fließt in untergestellte Gefäße ab und erstarrt dort zu den schalenförmigen Stücken des Handels.

Anwendung. In der Tierheilkunde in ähnlicher Weise wie der Goldschwefel, sowie auch bei mangelnder Freßlust, namentlich bei Schweinen. Die Gaben dürfen des Arsengehaltes wegen nicht zu groß genommen werden; für Schweine 1—3 g, Rindvieh 6—10 g, Pferde 10—15 g. Ferner dient das schwarze Schwefelantimon zur Bereitung anderer Antimonpräparate und als Zusatz bei bengalischen, namentlich weißen Flammen. Eine Mischung mit Kaliumchlorat zu diesem Zwecke darf nie durch Reiben im Mörser, sondern muß stets mit der Hand vorgenommen werden.

Außer dem schwarzen Antimontrisulfid ist noch eine rote, amorphe Art im Handel, **Stibium sulfuratum rubeum, oxydfreier Mineralkermes, rotes Schwefelantimon.** Es wird erhalten durch plötzliches Abkühlen des geschmolzenen schwarzen Schwefelantimons, gleicht in seinem chemischen Verhalten dem schwarzen Schwefelantimon, nur wird es schon beim Kochen mit Wasser unter Entwicklung von Schwefelwasserstoff zersetzt.

Unter **oxydhaltigem Mineralkermes** oder **Karthäuserpulver, Kermes minerale, Stibium sulfuratum rubeum cum oxydostibico, Oxysulfure d'antimoine, Poudre des chartreux, Kermès minéral** versteht man ein Gemisch von rotem Schwefelantimon (oxydfreiem Mineralkermes) mit Natriumpyroantimoniat.

Stíbium sulfurátum aurantíacum. Sulfur stibiátum aurantíacum. Sulfur aurátum. Sulfur aurátum Antimónii. Sulfur aurátum diaphoréticum. Antimonpentasulfid. Antimonulfid. Fünffach Schwefelantimon. Goldschwefel. Soufre doré d'antimoine. Pentasulfure d'antimoine. Golden sulphide.

$$Sb_2S_5.$$

Feines, orangerotes, geruch- und geschmackloses Pulver; unlöslich in Wasser und Weingeist, löslich in Ätzkalilauge und Schwefelammonflüssigkeit; in Salzsäure löst es sich unter Abscheidung von Schwefel und Entwicklung von Schwefelwasserstoff zu Antimontrichlorid. Wird es im Glasröhrchen erhitzt, so sublimiert Schwefel, und graues Antimontrisulfid bleibt zurück.

Bereitet wird der Goldschwefel durch Zersetzung des **Schlippeschen Salzes**, des Natriumsulfantimoniats ($Na_3SbS_4 + 9 H_2O$) mittels sehr verdünnter Schwefelsäure. In den Sulfantimoniaten ist an Stelle der vier Sauerstoffatome der Antimonsäure H_3SbO_4 Schwefel getreten.

$2 Na_3SbS_4\ + 3 H_2SO_4\ =\ Sb_2S_5\ + 3 Na_2SO_4 +\ \ \ \ 3 H_2S$
Natriumsulf- + Schwefel- = Antimon- + Natrium- + Schwefelwasserstoff.
antimoniat säure pentasulfid sulfat

Der erhaltene Niederschlag von Goldschwefel wird gut ausgewaschen, abgepreßt und an dunklem Ort unter 25° getrocknet. Schlippesches Salz erhält man durch Kochen von Natronlauge mit Schwefel und schwarzem Schwefelantimon.

Anwendung. Bei Hals- und Lungenerkrankungen. Technisch zum Vulkanisieren von Kautschuk.

Aufbewahrung. Vor Licht und Luft geschützt, da andernfalls eine Oxydation eintritt.

Prüfung. 1. 100 ccm Wasser werden mit 1 g Goldschwefel auf 10 ccm eingekocht, nach dem Erkalten filtriert und das Filtrat auf 1 ccm eingedampft. Wird diese Flüssigkeit mit 3 ccm Zinnchlorürlösung vermischt, so darf im Laufe einer Stunde eine Färbung nicht eintreten.

Nach D.A.B. auf Abwesenheit von Arsen: Werden 0,5 g Goldschwefel in 5 ccm rohe Salpetersäure allmählich eingetragen und wird das Gemisch auf dem Wasserbade zum Trocknen eingedampft, der Rückstand sodann mit 5 ccm verdünnter Salzsäure ausgezogen, so dürfen 2 ccm des Filtrats mit 4 ccm Natriumhypophosphitlösung nach viertelstündigem Erhitzen im siedenden Wasserbade keine dunklere Färbung annehmen.

2. 1 g Goldschwefel mit 20 ccm Wasser geschüttelt, gibt ein Filtrat, das

durch Silbernitratlösung höchstens schwach weißschillernd getrübt, aber nicht gebräunt werden darf; Bariumnitratlösung darf das Filtrat, das mit Wasser auf die fünffache Menge gebracht ist, nicht sofort trüben (Abwesenheit von Chlor und Schwefelsäure)

Bismútum (metállicum). Markasita. Wismut. Bismut. Bismuth.
Bi 208. Drei- und fünfwertig. Meist dreiwertig.

Ein rötlichweißes, sehr großblätterig kristallinisches, metallglänzendes Element, das so spröde ist, daß es sich in einem Mörser zu Pulver stoßen läßt und in der Hauptsache die Eigenschaften eines Metalls zeigt; so bildet es dreiwertige positive Kationen Bi$^{...}$. Sein spezifisches Gewicht ist 9,60—9,80; es schmilzt bei 265° und erstarrt bei 240°, in der Weißglühhitze verdampft es, unter Luftzutritt verbrennt es mit bläulicher Flamme zu Wismutoxyd. Geschmolzenes Wismut dehnt sich beim Erstarren aus. Es ist leicht löslich in Salpetersäure, nur schwierig dagegen in kochender Salzsäure und verdünnter Schwefelsäure. Mit gewissen Metallen wie Blei und Zinn gibt es schon bei sehr geringen Wärmegraden schmelzende, sog. leichtflüssige Legierungen, die zu Druckstöcken und als Schnellot verwendet werden.

Sein Vorkommen ist sehr beschränkt; das Erzgebirge, Kalifornien, Mexiko, Chile und Bolivien liefern fast den ganzen Bedarf. Es findet sich gediegen und in Schwefelverbindungen als Wismutglanz Bi_2S_3, Kupferwismutglanz $3 Cu_2SBi_2S_3$ und Tetramit Bi_2Te_2S, sowie in der Sauerstoffverbindung Bismit oder Wismutocker Bi_2O_3 und wird durch Ausseigern, Ausschmelzen bei geringeren Wärmegraden auf schrägliegenden Rosten der wismuthaltigen Erze, auch der Kupfer- und Silberkiese, gewonnen; doch enthält das Wismut des Handels bis zu 5% Verunreinigungen mit anderen Metallen, namentlich Eisen, Blei, Arsen. Es wird hiervon durch Umschmelzen mit etwas Kali- und Natronsalpeter befreit. Für die Darstellung einzelner Wismutsalze ist übrigens eine solche Reinigung nicht notwendig. Oder die Erze werden der Verhüttung unterworfen. Man mischt sie, nachdem sie geröstet sind, mit Kohle, Eisen und Zuschlag und schmilzt sie in feuerfesten Tongefäßen. Das Wismut scheidet sich ab und wird, da es erst später erstarrt als die übrige Masse, nachdem diese erstarrt ist, noch flüssig abgelassen und, wenn nötig, durch Ausseigern gereinigt. Außer zu Druckstöcken und leichtflüssigen Legierungen findet es zur Herstellung von Porzellan und Glas Verwendung, sowie als Kontaktstoff. Von den zahlreichen Wismutverbindungen und -salzen hat besonders das Bismutum subnitricum eine größere Bedeutung.

Nachweis. Aus Wismutverbindungen fällt Schwefelwasserstoff oder Natriumsulfid braunschwarzes Wismutsulfid Bi_2S_3 aus.

Jodkalium fällt bräunlichrotes Wismutjodid BiJ_3 aus.

Bismútum chlorátum, Butyrum Bismúti, $BiCl_3$, **Wismutchlorur, Wismutchlorid, Chlorwismut, Trichlorure de bismuth, Beurre de bismuth,** eine weiße, undurchsichtige, schmelzbare Masse; mit Wasser zusammengebracht, geht sie über in

Bismútum oxychlorátum, Wismutoxychlorid, basisch Chlorwismut, $BiOCl$, auch **Bismutylchlorid** genannt, **Oxychlorure de bismuth,** da die in allen basischen Wismutsalzen vorkommende einwertige Gruppe BiO Bismutyl genannt wird. Wismutoxychlorid findet als Zusatz zu Schminken Verwendung.

Bismútum bromátum. Wismutbromid, Wismutbromür, Bromure de bismuth, $BiBr_3$, gelbe, an der Luft zerfließende, in Äther lösliche Kristalle.

† **Bismútum jodátum, Wismutjodid. Wismutjodür, Iodure de bismuth**, BiJ_3, grüne oder graubraune. metallglänzende Blättchen, mit Wasser gekocht, gehen sie über in

† **Bismútum oxyjodátum. Wismutoxyjodid. Oxyiodure de bismuth**, $BiOJ$, ein ziegelrotes oder bräunlichrotes, in Wasser unlösliches Pulver. das als antiseptisches Mittel verwendet wird.

Bismútum oxydátum hydrátum, $Bi(OH)_3$. **Wismutoxydhydrat. Oxyde de bismuth hydraté.** Zur Darstellung werden 12,2 Wismutnitrat mit 10,0 Ätzammonflüssigkeit und 15,0 Wasser einige Zeit digeriert, dann filtriert und ausgewaschen; es ist ein weißes, in Wasser unlösliches Pulver und dient am besten in noch feuchtem Zustande zur Darstellung anderer Wismutsalze.

Bismútum carbónicum, $(BiO)_2CO_3 + \frac{1}{2} H_2O$. **Kohlensaures Wismutoxyd. Wismutkarbonat. Carbonate de bismuth. Bismuthi Carbonas.** Ein weißes, schweres, geruch- und geschmackloses, höchst feinkristallinisches Pulver, unlöslich in Wasser und in Kaliumhydroxyd, beim Übergießen mit Säuren aufbrausend. Wird dargestellt durch die Umsetzung einer Lösung von Wismutnitrat mit Ammonkarbonat.

Bismútum subcarbonicum. Basisches Wismutkarbonat. Ein weißes bis gelblichweißes, geruch- und geschmackloses, in Wasser unlösliches Pulver, das mit Wasser vermengt auf Zusatz von etwas Natriumsulfidlösung schwarzbraun wird.

**Bismútum lácticum. Milchsaures Wismutoxyd. Wismutlaktat. Lactate de bismuth. Weißes, geruch- und geschmackloses, in Wasser schwer lösliches Pulver; dargestellt durch Sättigen von Wismutoxydhydrat durch Milchsäure und Eindampfen des Filtrats bis zur Trockne.

**Bismútum valeriánicum. Valeriansaures Wismutoxyd. Baldriansaures Wismutoxyd. Wismutvalerianat. Valérianate de bismuth. Bismuthi Valerianas. Schweres, weißes, schwach nach Baldriansäure riechendes, in Wasser unlösliches Pulver. Es wird dargestellt durch längere Digestion von Wismutoxydhydrat mit der berechneten Menge Valeriansäure in Verdünnung mit Wasser. Der Niederschlag wird ausgewaschen und bei sehr gelinder Wärme getrocknet.

**Bismútum tribromphenólicum. Tribromphenolwismut. Xeroform. Tribromphénate de bismuth. Xéroforme. Gelbes, geruch- und geschmackloses Pulver, das in Wasser und Weingeist fast unlöslich ist. Enthält mindestens 44,9% Wismut.

Wird innerlich und äußerlich gleich dem Wismutsubnitrat als Jodotormersatz angewendet. Dient zur Herstellung der Xeroformgaze.

Bismútum bitannicum. Wismutbitannat. Tannismut. Bräunliches säuerlich schmeckendes Pulver, in Wasser fast unlöslich. Enthält etwa 17,9% Wismut.

Anwendung. Innerlich gegen Durchfall

Bismútum subnítricum. Bismútum nítricum básicum. B. nítric. praecipitátum. Magistérium Bismuti. Album hispánicum.
Wismutsubnitrat. Basisch salpetersaures Wismutoxyd. Basisch-Wismutnitrat. Perlweiß. Blanc de perles. Sousazotate de bismuth. Sous-nitrate de bismuth. Magistère bismuth. Bismuthi subnitras.

Reinweißes, nicht sehr schweres, geruch- und geschmackloses, feinkristallinisches, in Wasser unlösliches Pulver; bei etwa 100° verliert es sein Kristallwasser, später schmilzt es unter Zersetzung.

Seine chemische Zusammensetzung ist keine ganz konstante, nicht immer genau dieselbe: der Wismutoxydgehalt Bi_2O_3 schwankt beim Glühen des Salzes zwischen 79—82%. Dargestellt wird es nach dem D.A.B., indem zuerst durch heißes Auflösen von grob gepulvertem Wismut in roher Salpetersäure kristallisiertes neutrales Wismutnitrat, Bismutum nitricum, hergestellt wird.

$$2\text{ Bi} + 8\text{ HNO}_3 = 2\text{ Bi(NO}_3)_3 + 2\text{ NO} + 4\text{ H}_2\text{O}$$

Wismut + Salpetersäure = neutrales Wismutnitrat + Stickoxyd + Wasser.

Von diesen Kristallen wird 1 Teil mit 4 Teilen Wasser fein zerrieben und dann in 21 Teile kochendes Wasser eingetragen. Durch das Eintragen in Wasser erleidet das neutrale Wismutnitrat, das sich nur teilweise in Wasser löst, eine Zersetzung, es spaltet sich Salpetersäure ab unter Bildung von Basisch-Wismutnitrat von wechselnder Zusammensetzung, je nachdem die Menge und der Wärmegrad des zur Fällung benutzten Wassers wechseln, und je nachdem das ausgeschiedene Salz längere oder kürzere Zeit mit der salpetersäurehaltigen Flüssigkeit in Berührung bleibt. Es dürfte im wesentlichen anzusehen sein als ein Gemenge von $(\text{BiONO}_3 + \text{H}_2\text{O})$ und $(\text{BiONO}_3 + \text{BiOOH})$. Der entstehende Niederschlag wird möglichst bald von der überstehenden klaren Flüssigkeit getrennt, ausgewaschen und bei 30° getrocknet.

Anwendung. In der Heilkunde, gleich allen übrigen Wismutsalzen, gegen allerlei Leiden des Magens und der Eingeweide, namentlich gegen Brechdurchfall, Cholera, Magenkrämpfe; äußerlich gegen Brandwunden und schlecht heilende Geschwüre; technisch namentlich in Frankreich als Blanc de perles zur Bereitung weißer Schminke. Ferner als Haarfärbemittel und gegen Sommersprossen. In der Tonwarenherstellung, Keramik für glänzende Überzüge, für Glasuren und zu selbstleuchtenden Farben. Werden Wismutverbindungen innerlich angewendet, so färben sich die Abgänge durch Wismutsulfid dunkel.

Prüfung nach D.A.B.

1. Bei 120° verliere es 3—5 von 100 Gewichtsteilen und hinterlasse beim Glühen, unter Entwicklung gelbroter Dämpfe, auf 100 Teile 79—82 Teile Wismutoxyd.

2. 0,2 g basisches Wismutnitrat lösen sich bei Zimmerwärme in 10 ccm verdünnter Schwefelsäure ohne Entwicklung von Kohlensäure klar auf, sonst sind Blei, Barium, Kalzium vorhanden. Ein Teil dieser Lösung, mit überschüssiger Ammoniakflüssigkeit versetzt, gebe ein farbloses Filtrat. Bei Kupfergehalt würde es blau sein.

3. Wird 1 g basisches Wismutnitrat bis zum Aufhören der Dampfbildung erhitzt, nach dem Erkalten zerrieben, in wenig Salzsäure gelöst und mit 3 ccm Zinnchlorürlösung gemischt, so darf im Laufe einer Stunde eine Färbung nicht eintreten (Arsen).

**Bismútum subgállicum. Wismutsubgallat. Basisches Wismutgallat.
Dermatol. Gallate basique de bismuth. Sous-gallate de bismuth.

$$C_6H_2(OH)_3CO_2(BiO) + H_2O.$$

Es stellt ein feines, geruch- und geschmackloses, zitronengelbes Pulver dar, das, wie das Jodoform angewandt, vor diesem den Vorzug der Ungiftigkeit hat. In Wasser, Weingeist oder Äther ist es unlöslich und soll bei seiner Anwendung keinerlei schädliche Nebenwirkungen zeigen.

Darstellung. Man löst neutrales Wismutnitrat in Essigsäure, verdünnt die Lösung mit Wasser und fügt unter Umrühren eine noch warme Lösung von Gallussäure in Wasser hinzu. Der entstehende Niederschlag wird so lange mit Wasser ausgewaschen, bis das Ablaufende nicht mehr sauer reagiert und keine Reaktion auf Salpetersäure mehr gibt.

Anwendung. Da Dermatol austrocknend wirkt, ist es ein Betandteil von Streupulvern, wird auch auf Dermatolgaze verarbeitet. Innerlich wirkt es gegen Durchfälle.

Nachweis. Schüttet man 0,1 g basisches Wismutgallat mit 5 ccm Wasser und 1 ccm Natriumsulfidlösung, so entsteht ein braunschwarzer Niederschlag von Wismutsulfid. Filtriert man die Flüssigkeit und fügt ihr einige Tropfen verdünnter Eisenchloridflüssigkeit zu, so färbt sie sich infolge der Gallussäure blauschwarz.

**† Bismútum oxyjodogállicum. Jodwismutgallat. Wismutoxyjodidgallat.
Airol. Oxyiodogallate de bismuth.
$$C_6H_2(OH)_3COOBi(OH)J.$$

Ein graugrünes, in Wasser, Äther und Weingeist unlösliches, aber in warmer verdünnter Salzsäure lösliches Pulver, das an feuchter Luft oder mit Wasser gekocht, rot wird. Man gewinnt es durch Erwärmen von Wismutsubgallat, Dermatol, mit Jodwasserstoffsäure oder durch Erwärmen von frisch gefälltem rotem Wismutoxyjodid BiOJ mit Gallussäure. Es wirkt stark keimwidrig, antiseptisch und findet Verwendung zu Streupulvern und Verbandstoffen.

Vanadínum. Vanadin.
V 51,0. Drei-, vier- und fünfwertig.

Der Name Vanadin kommt von dem Beinamen Vanadis der Göttin Freya. Vanadin findet sich nur in vanadinsauren Verbindungen, viel in Südafrika, und zwar mit Blei im Vanadinit $3 Pb_3(VO_4)_2 + PbCl_2$ und Dechenit $Pb(VO_3)_2$, mit Kupfer im Volborthit und anderen. Es ist ein hellgraues, feinkristallinisches Pulver, das man durch Glühen von Vanadinchlorid in Wasserstoffgas herstellt. Mit Sauerstoff vereinigt es sich zu Oxyden, deren Zusammensetzung denen des Stickstoffs entspricht. Von Säuren unterscheidet man die Metavanadinsäure HVO_3 goldgelbe Blättchen, die Pyrovanadinsäure $H_4V_2O_7$ ein braunrotes Pulver und eine in Salzen bekannte Orthovanadinsäure H_3VO_4. Die Vanadinsäuren finden in der Färberei Verwendung. Die Salze heißen Vanadinate. Von Salzen ist das wichtigste das Ammoniummetavanadinat, Ammonium vanadinicum, das in der Photographie und Teerfarbenbereitung, als schwarze Holzbeize, zur Herstellung von unauslöschlichen Tinten, in der Glasbereitung, um dem Glase die Eigenschaft zu geben, ultraviolettes Licht zu absorbieren, und in der Baumwolldruckerei Verwendung findet. Es ist ein weißes, kristallinisches Pulver.

Nachweis. Die angesäuerte Lösung, mit Wasserstoffsuperoxydlösung und Äther vermischt, färbt den Äther dunkelrot.

Tántalum. Tantal. Tantale.
Ta 181,5. Drei- und fünfwertig.

Das Tantal findet sich meist mit dem Element Niob — Nb = 93,5 zusammen als tantalsaure und niobsaure Salze im Tantalit, Niobit, Yttrotantalit und anderen.

Die Oxydverbindung Ta_2O_5, Tantalsäureanhydrid, ist ein weißes, erhitzt gelb werdendes, aber nicht schmelzendes Pulver. das in Wasser und Säuren unlöslich ist.

Tantal findet in der Elektrotechnik zu Glühlampen Verwendung.

Borum. Bor. Bore. Boron.
B 11. Dreiwertig.

Bor kommt nicht frei vor, sondern in der Borsäure und ihren Salzen, im Tinkal oder natürlichem Borax ($Na_2B_4O_7 + 10\,H_2O$), im Borazit ($2\,Mg_3B_8O_{15} + MgCl_2$), Staßfurtit ($2\,Mg_3B_8O_{15} + MgCl_2 + H_2O$), Borkalk, auch Borokalzit oder Datolith genannt ($2\,CaB_4O_7 + Na_2B_4O_7 + 18\,H_2O$), dem Pandermit oder Kalziumborat und anderen. Man kennt zwei Formen des Bors, amorphes und kristallisiertes Bor. Das amorphe ist ein dunkelgrünlich-braunes Pulver, das, an der Luft erhitzt, zu Borsäureanhydrid verbrennt. Das kristallisierte Bor bildet mit Kohlenstoff verunreinigte, harte, stark lichtbrechende Kristalle — Bordiamanten —, die, an der Luft geglüht, sich nicht verändern. Die Verbindung von Bor mit Kohlenstoff, Borkarbid B_4C wird durch Schmelzen von glasigem Bortrioxyd mit Koks in einem elektrischen Ofen bei 2500° erhalten. Borkarbid kristallisiert in Rhomboedern und ist an Härte dem Siliziumkarbid überlegen. Es wird als Schleif- und Poliermittel für Glas und Metall verwendet, zu Heizwiderständen für elektrische Öfen und sogar an Stelle von Diamantstaub.

Von den Verbindungen des Bors kommt die Borsäure teils für sich teils in Verbindungen mit Basen für uns in Betracht.

Acidum bóricum oder borácicum. Borsäure. Sedativsalz.
Acide borique. Boric acid.

Kristallinisch H_3BO_3 Borsäurehydrat; Molekulargewicht 62,0:
wasserfrei B_2O_3 Borsäureanhydrid, Bortrioxyd

Die kristallinische Borsäure, Borsäurehydrat, bildet kleine, schuppige, etwas fettig anzufühlende, seidenglänzende Kristalle, wird jedoch auch durch gestörte Kristallisation und späteres Schleudern fast pulverförmig hergestellt. Sie ist vollständig geruchlos und von schwach saurem Geschmack. Löslich in 25 Teilen Wasser von 15°, in 22 Teilen von 20°, in 3 Teilen kochendem Wasser, in 25 Teilen Weingeist und in 5 Teilen Glyzerin. Die Borsäure ist eine dreibasische Säure

$$B\begin{matrix}-OH\\-OH\\-OH\end{matrix},$$

ihre Salze heißen Borate.

Zwischen 70°—100° verliert die kristallisierte Borsäure 1 Mol. Wasser, sie wird zu Metaborsäure HBO_2 ($H_3BO_3 = HBO_2 + H_2O$), längere Zeit auf 140° bis 160° erhitzt, schmilzt sie zu einer glasartigen Masse, zu Pyro- oder Tetraborsäure $H_2B_4O_7$, ($4\,H_3BO_3 = H_2B_4O_7 + 5\,H_2O$). In der Rotglühhitze verliert sie den ganzen Wassergehalt und wird zu Borsäureanhydrid oder Bortrioxyd. Diese wasserfreie Borsäure B_2O_3, das Borsäureanhydrid, ist eine starke, die kristallinische eine schwache Säure; während die letztere mit ihren Lösungen verdampft, verflüchtigt sich das Anhydrid erst bei stärkster Weißglühhitze und kann infolgedessen die stärksten Säuren aus ihren Verbindungen verdrängen. Es ist eine farblose, durchsichtige Masse.

Über das Vorkommen der Borsäure in der Natur siehe Borax. Gewonnen wird die Borsäure in ziemlich bedeutenden Mengen, allerdings nicht rein, in Toskana, aus den sog. Borsäurelagunen, kleinen Teichen. Die Borsäure steigt mit Wasserdämpfen, den Suffioni, Fumarolen aus Erdspalten auf; diese borsäurehaltigen Wasserdämpfe verdichtet man, indem man sie in gemauerte Wasserbecken a und b leitet, aus denen die Borsäure dann durch Verdunsten des Wassers in treppenförmig angelegten Bleipfannen c gewonnen wird (Abb. 471). Auch findet sie sich an den Kraterwänden auf der Insel Volcano. Die italienische natürliche Borsäure ist schwer zu reinigen; wo es auf unbedingte Reinheit ankommt, stellt man sie durch Zersetzung von künstlichen oder natürlichen Boraten her, z. B. von Pandermit, Borax oder Borokalzit mit Salzsäure.

Um kristallinische Borsäure leichter in Pulverform überzuführen, befeuchtet man sie zweckmäßig mit Äther oder Weingeist und verdunstet nach dem Pulvern die Flüssigkeiten durch Erwärmen des Mörsers im Wasserbade.

Anwendung. Zuweilen innerlich in Gaben von 0,25 g, als Entfettungsmittel darf sie nicht verwendet werden, vor allem als keimwidriges, antiseptisches Mittel zu Gurgel- und Mundwässern, Verbandstoffen, jedoch ist zu beachten, daß Borsäurelösungen unter 1% gerade Schimmelbildung hervorrufen.

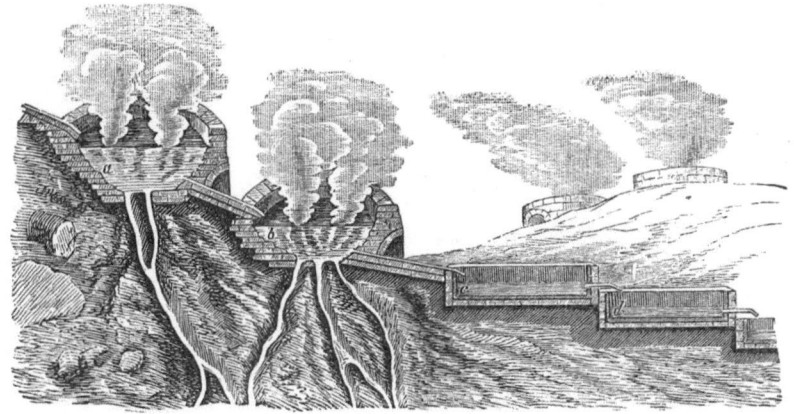

Abb. 471. Borsäuregewinnung.

Technisch findet sie, gleich dem Borax, Verwendung als Erhaltungsmittel, Konservierungsmittel. Für Nahrungsmittel ist sie als Erhaltungsmittel verboten worden. Endlich benutzt man sie auch bei der Darstellung von Schmelzüberzügen (Glasuren, Emaillen) und zum Färben des Goldes. Zum Durchtränken der Dochte für Kerzen. Borsäurelösung wird mitunter infolge Schimmelbildung flockig, die Flaschen sind dann mit etwas Schwefelsäure gründlich zu reinigen.

Nachweis. 1. Die weingeistige Lösung, oder eine Lösung in Methylalkohol, brennt mit grüner Flamme.

2. Die wässerige Lösung (1+49), mit Salzsäure versetzt, färbt Kurkumapapier nach dem Trocknen braunrot, mit Salmiakgeist geht die braunrote Färbung in Grünschwarz über.

Prüfung nach D.A.B.:
Die wässerige Lösung (1 + 49) darf
1. weder durch Natriumsulfidlösung (Schwermetallsalze) noch
2. durch Bariumnitrat- (Schwefelsäure),
3. Silbernitrat (Chlorverbindungen),
4. nach Zusatz von Ammoniakflüssigkeit, durch Natriumphosphatlösung (Kalzium- oder Magnesiumverbindungen) verändert werden.
5. Nach Zusatz einiger Tropfen Salzsäure darf die Lösung durch 0,5 ccm Kaliumferrozyanidlösung (1 + 49) nicht sofort gebläut werden (Eisen).

Die Überborsäure, die Perborsäure, Acidum perbóricum H_3BO_4 oder HBO_3 entsteht durch Einwirkung von Wasserstoffsuperoxyd auf Borate. sie gibt leicht Sauerstoff ab. Die Salze heißen Perborate.

Gruppe des Kohlenstoffs und des Siliziums.

Beide Elemente sind vierwertig. Die Verbindungen des Kohlenstoffs sind so mannigfaltig, daß sie den besonderen Teil der Chemie bilden, den man organische Chemie nennt. Einige einfachere Verbindungen wie die des Sauerstoffs und des Schwefels mit Kohlenstoff pflegt man jedoch in der anorganischen Chemie zu behandeln

Kohlenstoff. Carbóneum. Carbone. Carbon.

C 12,00 Vierwertig

Die mehr oder minder reinen Kohlenstoffe, welche als schwarze Farben benutzt werden, sollen bei dem Abschnitte Farben ihre Besprechung finden

Kohlenstoff kommt in der Natur sehr verbreitet vor, und zwar kristallisiert als Diamant und Graphit (s. *Plumbago*), ferner als Kohle. Die braunschwarzen Diamanten bezeichnet man als Karbons oder Karbonate und verwendet sie zum Bohren, wo Stahl versagt oder zum Glätten von Karborundum- und Schmirgelschleifscheiben und Walzen. Geringwertigere weiße Diamanten, die nicht zu Schmuckdiamanten geschliffen werden können. dienen ebenfalls als Borts an Stelle der Karbons. Die geringwertigsten Borts. die Stoßborts, werden zu feinem Pulver gemahlen, und zum Schleifen von Diamanten benutzt. Diamantsplitter verwendet man zum Zerschneiden von Glas. Nach Forschungen von Scherrer und Debye und Nachweis mittels Röntgenstrahlen ist auch die Kohle nicht amorph, sondern graphitähnlich. Gebunden findet sich C in dem Kohlendioxyd, Kohlensäureanhydrid, ferner mit Wasserstoff in den Erdölen und als wesentlicher Bestandteil aller Tier- und Pflanzenstoffe sowie der fossilen Reste dieser, der Braun- und Steinkohlen und des Torfes. Torf enthält bis zu 60% Kohlenstoff. Er entsteht noch heute aus Sphagnumarten, den Tortmoosen — Moostorf; der Erika der Heide — Heidetorf; aus Grasarten — Grastorf; und aus Wurzeln von Weiden und Erlen — Holztorf. Der für den Drogisten infolge der Aufnahme von Feuchtigkeit wichtige Moostorf ist an den Moosfasern zu erkennen, er wird als Unterlage für Kranke und Kinder verwendet. Für „Moorbäder" dient der Flachmoostorf, der im Gegensatz zum Hochmoortorf, der sich über dem Grundwasser bildet, unter dem Spiegel des Grundwassers entsteht. Er enthält Humussäuren und Sulfate von Eisen und Aluminium. Braunkohle enthält bis zu 75% Kohlenstoff, sie ist aus untergegangenen Wäldern entstanden. die älteste heißt Glanzkohle oder Gagat. Steinkohlen sind das Verkohlungsergebnis riesiger Baumfarne. Ihre Entstehung liegt viel weiter zurück als die der Braunkohlen. Sie enthalten bis zu 90% Kohlenstoff. Die älteste Kohle ist Anthrazit mit einem Gehalt bis zu 95% Kohlenstoff.

Wenn Pflanzen- oder Tierstoffe bei beschränktem Luftzutritt erhitzt werden, entweichen brennbare Gase, Leuchtgas, und Kohle, Holz-, Knochen-, Fleisch-. Blutkohle bleiben zurück. Die Holzkohle, entstanden durch unvollständige Verbrennung von Holz unter Abschluß der Luft, findet, nochmals in einem geschlossenen Gefäß erhitzt, bis sich keine Dämpfe mehr zeigen, und wieder abgekühlt, im gepulverten Zustande, gewöhnlich mit Carbo Ligni oder Carbo Tiliae. Lindenholzkohle bezeichnet. Verwendung z. B. zu Zahnpulvern.

Außerdem bereitet man daraus die **Glühkohle**. Man vermischt Holzkohlepulver mit **Pflanzenleim**, den man aus Kartoffelstärke und Natronlauge erhält, unter Zusatz von etwa 3% Kaliumnitrat und preßt in Stangenform. Die durchlässige, porige Kohle, die **Knochenkohle, Tierkohle, Ebur ustum**, nimmt infolge ihrer **Adsorptionskraft**, d. h. der Fähigkeit gewisse Stoffe auf sich in großer Menge niederzuschlagen, aus Flüssigkeiten manche Farbstoffe, auch riechende und faulende Stoffe und Bakterienkeime auf und dient deshalb zum Entfärben von Zuckersirup, auch zum Entfuseln des Rohspiritus. Unter der Bezeichnung **Tierkohle, Carbo animalis**, ist aber **Blutkohle, Carbo Sanguinis**, zu verstehen, die in großen Mengen innerlich bei Darmerkrankungen oder bei Vergiftungen, z. B. mit Quecksilber oder Blei, angewendet wird und für diese Zwecke vollständig chemisch rein sein muß. In der Luft oder reinem Sauerstoff verbrennt Kohle. Die Hauptverbindung des Kohlenstoffes mit Sauerstoff ist **Kohlendioxyd**, CO_2, **Kohlensäureanhydrid**, oft kurz **Kohlensäure** genannt. Sie findet sich in der Luft, strömt in großer Menge aus der Erde, z. B. in der Hundsgrotte bei Neapel und in Pyrmont, ist oft von Quellwasser aufgenommen, wird von Menschen und Tieren aus- und von Pflanzen eingeatmet, bildet an Kalk gebunden als Kalkstein, Kalkspat, Kreide, Marmor mächtige Lager und ganze Gebirge und wird dargestellt durch vollständiges Verbrennen von Kohle oder durch Übergießen von Marmor mit Salzsäure,

$$CaCO_3 + 2\,HCl = CaCl_2 + CO_2 + H_2O$$

Kalziumkarbonat + Salzsäure = Kalziumchlorid + Kohlendioxyd + Wasser.

Weitere Darstellungsweisen s. *Mineralwässer* S. 580. Kohlendioxyd ist ein farbloses Gas von schwach säuerlichem Geruch und Geschmack, schwerer als Luft, spezifisches Gewicht 1,53, erstickt die Flamme, wirkt, in größeren Mengen eingeatmet, giftig, läßt sich durch Druck und Kälte, bei 0° und 36 Atmosphärendruck oder bei gewöhnlichem Wärmegrade bei 60 Atmosphärendruck, aber nicht bei mehr als 32,5° zu einer Flüssigkeit verdichten, die in Stahlzylindern in den Handel kommt. Wird **flüssige Kohlensäure** an der Luft verdunstet, so erzeugt sie eine Verdunstungskälte von fast —80° und wird zu einer schneeartigen Masse. Kohlensäureanhydrid wird von Wasser, namentlich unter Druck und bei niederen Wärmegraden, reichlich aufgenommen (kohlensaures Wasser, Schaumweine). Diese Lösung ist sehr schwach sauer. Das Säurehydrat H_2CO_3, in freiem Zustande nicht bekannt, ist zweibasisch. So bildet die Säure neutrale und saure Salze. Die Salze heißen **Karbonate** bzw. **Bikarbonate** oder saure **Karbonate**. In den Salzen dissoziiert die Kohlensäure nur schwach, so ist sie eine sehr schwache Säure. Die **Überkohlensäure** oder **Perkohlensäure** $H_2C_2O_6$ kommt in freiem Zustande nicht vor, sondern nur in den Salzen, den **Perkarbonaten**, die man erhält durch Elektrolyse der Karbonate, und zwar besonders der Alkalikarbonate.

Nachweis. Kalkwasser wird durch Zutritt von CO_2 infolge Bildung von unlöslichem Kalziumkarbonat getrübt.

Wenn Kohle bei nicht hinreichendem Luftzutritt verbrennt, oder wenn Kohlendioxyd mit glühenden Kohlen in Berührung kommt und CO_2 reduziert wird, entsteht **Kohlenmonoxydgas**, auch **Kohlenoxydgas** genannt, CO, farblos, geruchlos, brennbar, sehr giftig. Führt zu Unglücksfällen durch zu frühzeitiges Schließen der Ofenklappen oder durch Einatmen von Leuchtgas Ein Gemisch von Kohlenoxydgas und Wasserstoff wird als **Wassergas** bezeichnet, mit Kohlenwasserstoffen gemischt, auch zur Beleuchtung benutzt. **Generatorgas**, ein Gemenge von Kohlenoxydgas und Stickstoff, dient zum Heizen.

Läßt man Chlor bei Sonnenlicht auf Kohlenoxydgas einwirken, so entsteht **Kohlenoxychlorid, Karboxylchlorid** oder **Phosgen, $COCl_2$**, ein farbloses, erstickend riechendes Gas, das zur Füllung von Gasbomben benutzt wird.

Wird Kohle unter Anwendung von Katalysatoren, z. B. Eisenoxyd bei hohem Druck und Erwärmung, Wasserstoff angelagert, **hydriert**, so wird die **Kohle verflüssigt**, d. h. sie wird in Kohlenwasserstoffe übergeführt.

Sauggas zum Treiben von Motoren ist ein Gemisch von Kohlenoxydgas, Stickstoff, Wasserstoff und kleinen Mengen Kohlendioxyd und Methan.

Die Verbindung des **Kohlenstoffes** mit **Stickstoff CN** wird als **Zyangruppe (Cy)** bezeichnet und verhält sich wie ein Element, und zwar wie die **Halogene**. Sie gibt wie diese eine **Wasserstoffsäure HCN** oder **HCy Zyanwasserstoffsäure** oder **Blausäure, Acid. hydrocyánicum**, deren Salze **Zyanüre** und **Zyanide** genannt werden (s. *Kalium cyanátum*).

Nachweis. Setzt man zu einer Blausäure enthaltenden Flüssigkeit etwas Eisenoxyduloxydlösung und hierauf Natronlauge in geringem Überschusse, so entsteht ein schmutziger Niederschlag, der sich in verdünnter Salzsäure unter Hinterlassung von Berlinerblau auflöst.

Die Verbindung des **Zyans** mit **Schwefel (CNS)** wird **Rhodan** oder **Sulfozyan** genannt. Es ist der Rest der **Sulfozyansäure** oder **Thiozyansäure (HCNS)**, die sich nicht von der Zyanwasserstoffsäure ableitet, sondern von der Zyansäure (HCNO), indem das Sauerstoffatom durch ein Schwefelatom ersetzt ist. Durch Ersetzen des Wasserstoffes der Säure durch Metalle entstehen die Salze, die **Rhodanverbindungen**, die als **Rhodanide, Rhodanate, Thiozyanate** oder **Sulfozyanate** bezeichnet werden. Von früher her, wo man der Ansicht war, daß sich die Rhodanverbindungen von der Zyanwasserstoffsäure ableiten, stammen noch die alten Bezeichnungen **Rhodanwasserstoffsäure** und **Sulfozyanwasserstoffsäure** und so auch die alte Bezeichnung **Rhodanide, Sulfozyanide**. Die zahllosen Verbindungen des Kohlenstoffs mit Wasserstoff, Stickstoff und anderen Elementen, die fast ohne Ausnahme Erzeugnisse des pflanzlichen oder tierischen Lebens sind, finden ihre Einreihung in der II. Abteilung der Chemikalienkunde.

Graphit oder Plumbágo.
Reißblei. Bleiglanz. Wasserblei. Pottlot. Ofenschwärze. Graphite. Mine de plomb. Crayon de mine. Black lead.

Der Graphit, dessen Name von dem griechischen Wort gráphein = schreiben abgeleitet ist, und der in vollkommen reinem Zustand aus einer kristallinischen Art des Kohlenstoffes besteht, findet sich mehr oder weniger unrein, 70—96% reinen Kohlenstoff enthaltend, in den Spalten des Urgesteins, des Granits, Gneis, und Porphyrs an verschiedenen Punkten der Erde. Künstlich bildet er sich häufig beim Hochofenprozeß als **Retortengraphit, Hochofengraphit**, oder wenn Anthrazit mit Kalk, Kieselsäure und Tonerde im elektrischen Ofen bei großer Hitze geglüht wird. Er findet sich in Deutschland bei Passau, vor allem zwischen Pfaffenreuth und Kropfmühl, in der Fränkischen Schweiz bei Wunsiedel, im Odenwald; ferner in England, Sibirien, Brasilien, Mexiko, Spanien, auf Ceylon, und zwar hier häufig in schönen großen Kristallen, und auf Grönland und Madagaskar. Die Welterzeugung schätzt man auf 140000 Tonnen, wovon Deutschland eine beträchtliche Menge liefert. Die Beimengungen, welche neben reinem Kohlenstoff in dem Graphit enthalten sind, sind Kieselsäure, Eisenoxyd, Mangan, Kalk, Tonerde und Wasser. Der Graphit ist seltener körnig, gewöhnlich blättrig, kristallinisch, blauschwarz, von lebhaftem Wismutglanz. Er färbt stark ab, fühlt sich schlüpfrig, fettig an und ist fast unverbrennlich. Er ist ein guter Leiter der Wärme und der Elektrizität und wird von den meisten chemischen Agenzien, chemisch wirksamen Stoffen, nicht angegriffen. Kocht man ihn mit einem Gemische von Salpetersäure (spez. Gewicht 1,420), Schwefelsäure und Kaliumchlorat, so geht er in Graphitsäure $C_{11}H_4O_5$ und Mellithsäure, Honigsteinsäure $C_6(COOH)_6$ über. Die Mellithsäure findet sich als mellithsaures Aluminium, als wachsgelbliches Mineral, als Honigstein in der Natur.

Anwendung. In seinen reinsten Sorten zur Herstellung der Bleistifte. In früheren Zeiten benutzte man zum Schreiben Bleistangen, hiervon ist die Benennung Bleistifte beibehalten. Für Bleistifte war namentlich der Graphit der Grafschaft Cumberland in England geschätzt; doch sind die dortigen Gruben nahezu erschöpft. An deren Stelle sind die sibirischen Sorten, auch der Ceylon- und in Deutschland der deutsche Graphit getreten. Auch die Provinz Minas Geraes in Brasilien liefert gute Sorten. Die geringeren, mehr erdigen Arten dienen als Ofenschwärze, ferner zur Herstellung feuerfester Schmelztiegel, sog. Passauer Tiegel, sowie auch bei Maschinenlagern, um die Reibung zu vermindern, ferner um Schmieröle zu strecken und leichte Mineralöle, die wenig oder gar keine Schmierfähigkeit haben, für Schmierzwecke verwendbar zu machen. Hierzu dürfen aber nur reine Sorten, am besten der künstliche Graphit, und zwar nur in staubfeiner Form verwendet und dem Schmieröl nur 1% Graphit zugesetzt werden. Den besten und schönsten Ofenglanz liefert die gepulverte Ceylonsorte. Graphit wird auch zum Polieren des Schießpulvers, des Schwarzpulvers und als Überzug der Gipsformen in der Galvanoplastik verwendet, der künstliche Graphit zur Herstellung der Kohlenstifte für die Elektrotechnik.

Um Bleistifte aus Graphit herzustellen, wird der Graphit von seinen Verunreinigungen so sorgfältig wie möglich befreit, er wird raffiniert, und darauf in großen Kufen mit Wasser verrührt, das durch eingeleiteten Dampf erhitzt wird. Die beständig in Bewegung gehaltene Flüssigkeit kommt sodann in große Bottiche, die kolonnenartig, treppenartig nebeneinander angeordnet sind. Durch Umrühren der Flüssigkeit in dem ersten Bottich wird der Graphit geschlämmt und die den Graphit in Schwebe haltende Flüssigkeit fließt von Bottich zu Bottich, wo das Schlämmen fortgesetzt wird, so daß aus dem letzten Bottich eine dunkle Flüssigkeit erhalten wird, die die feinsten Teilchen Graphit in Schwebe hält. Diese Flüssigkeit wird in Filterpressen geführt, das Wasser wird abgepreßt und der Graphit in Form von dicken Kuchen der Presse entnommen und getrocknet. Der für die Herstellung von Bleistiften als Bindemittel erforderliche Ton wird genau so behandelt wie der Graphit. Nunmehr werden Graphit und Ton in bestimmten Mengenverhältnissen mit Wasser zu einem dünnen Brei verarbeitet, den die Bleimühle durch häufiges Durchmahlen innig vermengt. Darauf wird wiederum in der Filterpresse ein Teil des Wassers abgepreßt und der Preßkuchen soweit eingetrocknet, daß er eine knetbare Masse darstellt. Man füllt nun die Masse in zylindrische Stahlgefäße, die im Boden ein oder mehrere kleine Löcher haben, durch welche die Masse durch einen Kolben unter starkem Druck hindurchgepreßt wird, so daß ein endloser dünner Faden entsteht, der sich in schneckenförmigen Windungen aufrollt. Diese Fäden legt man glatt ausgezogen, in gleiche Längen geschnitten, auf Bretter, trocknet sie aus und zerschneidet sie in die für die Bleistifte erforderliche Länge. Schließlich werden diese Fäden in luftdicht geschlossenen Graphittiegeln stundenlang geglüht. Um nun diese Graphitstengelchen in Holz zu fassen, wird das durch längeres Kochen in Wasser vom Harz befreite Holz der nordamerikanischen Zeder, Juniperas virginia, in Deutschland Linden-, Erlen- und Föhrenholz in bleistiftlange Brettchen zersägt, die meist so breit sind, daß auf einmal sechs Bleistifte daraus hergestellt werden können. Die Hobelmaschine hobelt in diese Brettchen sechs kleine Rillen, in die die Graphitstengelchen eingeleimt werden. Ein zweites gleiches Brettchen wird als Decke aufgeleimt, und nunmehr fertigt der Hobel aus diesen Brettchen zu gleicher Zeit sechs Bleistifte in runder, drei-, vier- oder sechseckiger Form, die dann den Glanz durch Politur erhalten. In Deutschland werden wöchentlich etwa 10 Milllionen Bleistifte hergestellt, von denen 80 % ins Ausland gehen.

† **Carbóneum sulfurátum. Álcohol Súlfuris.**
Schwefelkohlenstoff. Schwefelalkohol. Kohlenstoffsulfid. Kohlenstoffdisulfid. Sulfure de carbone. Acide sulfocarbonique. Carbonic disulphide.

CS_2. Molekulargewicht 76,125.

Farblose, leichtbewegliche, sehr stark lichtbrechende Flüssigkeit von 1,270 spezifischem Gewicht; rein ist CS_2 von nicht gerade unangenehmem, unrein von stinkendem, stechendem Geruch; der Geschmack ist scharf, fast gewürz-

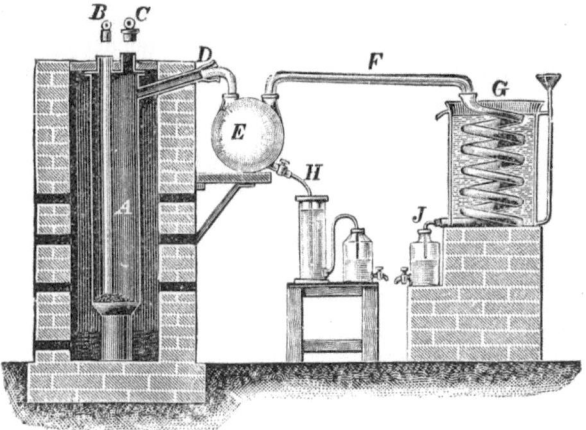

Abb. 472. Gewinnung von Schwefelkohlenstoff. *A* Tönerne Retorte. *B* Porzellanrohr zum Einfüllen von Schwefel. *C* Öffnung zum Nachfüllen der Kohle. *D* Abzugsrohr für den gebildeten Schwefelkohlenstoff. *E* Vorlage. *F* Ableitungsrohr für den nicht verdichteten Schwefelkohlenstoff. *G* Kühlvorrichtung. *H* und *J* Abflußröhren für den Schwefelkohlenstoff

haft, hinterher etwas kühlend. Der Schwefelkohlenstoff siedet schon bei 46° und verdunstet bei jedem Grad; er erzeugt hierbei eine bedeutende Kälte. Die Dämpfe, mit Luft gemengt, explodieren mit großer Gewalt, entzünden sich überhaupt so leicht, daß schon eine glühende Kohle oder ein warmes Metall zur Entflammung hinreicht; er verbrennt mit blauer, leuchtender Flamme zu Kohlendioxyd und Schwefeldioxyd.

$$CS_2 + 3 O_2 = CO_2 + 2 SO_2$$
Kohlendisulfid + Sauerstoff = Kohlendioxyd + Schwefeldioxyd.

Man hat daher vorgeschlagen, Feuer in Schornsteinen und geschlossenen Räumen durch entzündeten Schwefelkohlenstoff zu ersticken. Er ist in Wasser fast unlöslich, bedarf von 90 prozentigem Weingeist etwa 20 Teile zur Lösung; in absolutem Alkohol, Äther, fetten und ätherischen Ölen löst er sich in jedem Verhältnis. Er löst mit Leichtigkeit Schwefel, Phosphor, Kautschuk, Harze, Asphalt und fette Öle.

Er wird dargestellt, indem man Schwefeldampf über rotglühende Kohlen leitet. Und zwar erhitzt man in Retorten Holzkohle bis zum Glühen und trägt durch ein Rohr Schwefel ein. Der Schwefel verdampft und verbindet sich mit dem Kohlenstoff. Die entweichenden Dämpfe werden stark gekühlt und die tropfbar gewordene Flüssigkeit unter Wasser aufgefangen (Abb. 472). Das erste Destillat ist gelb, von sehr stinkendem Geruch; es enthält neben Schwefelwasserstoff ungebundenen Schwefel aufgelöst. Vom Schwefelwasserstoff reinigt man ihn durch Hindurchleiten der Dämpfe durch Kalkmilch, von ungebundenem Schwefel durch sehr vorsichtige Rektifikation aus dem Wasserbade.

Um Schwefelkohlenstoff von seinem widerlichen Geruche zu befreien, der von beigemengten organischen, schwefelhaltigen Verbindungen herrührt, schüttelt man ihn mit einer 1 prozentigen wässerigen Quecksilberchloridlösung, wobei unlösliches Quecksilbersulfid ausgefällt wird, von dem man dann den reinen Schwefelkohlenstoff abfiltriert.

Es empfiehlt sich, den so gereinigten Schwefelkohlenstoff über metallischem Quecksilber und vor Licht geschützt aufzubewahren.

Anwendung. In der Heilkunde sehr wenig, dagegen technisch in großen Mengen zum Ausziehen von Ölen und Fetten aus Knochen, gepulverten Ölsamen, überhaupt fetthaltigen Stoffen; ferner zum Lösen von Schwefel und Kautschuk, beim Vulkanisieren des Kautschuks sowie bei einer großen Menge anderer chemisch-technischer Maßnahmen. Er ist auch ein ausgezeichnetes Vertilgungsmittel von Feldmäusen und kleinen Insekten, die durch den Dampf des Schwefelkohlenstoffes vernichtet werden. Man hat ihn mit großem Erfolge gegen den Kornwurm, die Traubenkrankheit, zum Vernichten der Motten in Pelzen und Herbarien angewendet.

Der Schwefelkohlenstoff ist aber der bei weitem feuergefährlichste Körper, mit dem der Drogist zu tun hat. Die Entzündbarkeit und Explosionskraft seiner Dämpfe ist weit größer und gefahrdrohender als selbst bei Äther. Umfüllen, Abwägen und Arbeiten damit dürfen niemals in Räumen oder in der Nähe von Räumen vorgenommen werden, wo sich Licht oder Feuerung oder eine brennende Zigarre befindet; eine gute Lüftung hinterher ist notwendig. Die Vorratsgefäße sind den polizeilichen Vorschriften gemäß aufzubewahren; sie müssen mit einem dichten Kork geschlossen, mit Blasenpapier verbunden und nur zu drei Viertel gefüllt sein. Werden die Gefäße in einen wärmeren Raum gebracht, so ist der Kork anfangs ein wenig zu lüften.

Läßt man Schwefelkohlenstoff auf alkoholische Kalilauge einwirken, so bildet sich das gelbe **Kaliumaethylxanthogenat**, das **aethylxanthogensaure Kalium**, das zur Bekämpfung der Reblaus dient.

Verbindet man Schwefelkohlenstoff mit den Schwefelverbindungen der Alkalimetalle, so entstehen **sulfokohlensaure Salze**, **Sulfokarbonate**, **Thiokarbonate**

$$CS_2 + K_2S = K_2CS_3$$
Kohlendisulfid + Schwefelkalium = Kaliumsulfokarbonat.

Werden die Sulfokarbonate mit Salzsäure zersetzt, so wird die **Sulfokarbonsäure**, **Sulfokohlensäure**, **Thiokohlensäure**, **Schwefelkohlensäure** H_2CS_3 frei. Sie ist eine rotbraune ölige Flüssigkeit, die sich leicht zu Schwefelkohlenstoff und Schwefelwasserstoff zersetzt.

$$H_2CS_3 = CS_2 + H_2S$$
Sulfokarbonsäure = Kohlendisulfid + Wasserstoffsulfid.

Zyan CN oder Cy.—C ≡ N. Cy. **Cyanogène. Cyan.**

Die Verbindung des Kohlenstoffes mit Stickstoff, das sog. Zyan (siehe Kohlenstoff), hat in seinen Verbindungen den Halogenen vollständig gleiche Eigenschaften, daß es aus Zweckmäßigkeitsgründen gleich hier besprochen werden soll, obwohl es in das Gebiet der organischen Chemie gehört. Man bezeichnet das Zyan als ein **Haloidradikal**. Von seinen Verbindungen kommt, außer Zyankalium, Zyannatrium und Zyankalzium (s. später), die Wasserstoff-verbindung für uns in Betracht.

**† Ácidum hydrocyánicum oder borússicum oder zoóticum.
Zyanwasserstoff. Zyanwasserstoffsäure. Blausäure. Acide cyanhydrique. Acide prussique. Prussic acid. Hydrocyanic acid.
HCN.

Sie wird bereitet durch Destillation von gelbem Blutlaugensalz mit verdünnter Schwefelsäure und Einleiten des entstehenden Zyanwasserstoffes in destilliertes Wasser. Der ganze Vorgang und die Verarbeitung des gewonnenen Erzeugnisses erfordern die größte Vorsicht, da der Zyanwasserstoff das stärkste aller bekannten Gifte ist. Blausäure wurde früher innerlich in kleinen Gaben von $1/2$—1 Tropfen gegen allerlei Krankheiten gegeben, heute wird sie für diese Zwecke fast immer durch das Bittermandelwasser ersetzt. Zum Vergiften von Tieren ist das Zyankalium geeigneter als die unsichere Blausäure. Jedoch wird die Blausäure viel als Vertilgungsmittel für Ungeziefer verwendet. Hierfür nimmt man aber zweckmäßig das † **Zyankalzium, Kalziumzyanid, Calcium cyanatum** $Ca(CN)_2$, das man aus Kalziumkarbid und Blausäure unter Zusatz von etwas Wasser herstellt. Es ist ein staubfeines, durch Feuchtigkeit leicht zersetzbares Pulver, das sehr trocken aufbewahrt werden muß, da es sonst innerhalb weniger Minuten den ganzen Blausäuregehalt abgibt. Die Verwendung darf nur unter den nötigen Vorsichtsmaßregeln, unter vollständiger Abdichtung der Räume und unter dem Schutz einer Gasmaske geschehen. Siehe Gesetzeskunde.

Die Salze der Blausäure heißen **Zyanüre** bzw. **Zyanide**.

Silícium. Kiesel. Silice.
Si 28,06. Vierwertig.

Silizium findet sich in der Natur in außerordentlich großen Mengen, aber nur in Verbindungen, besonders als **Kieseldioxyd, Kieselsäureanhydrid** (*Acidum silícicum anhydricum*, SiO_2) als **Bergkristall, Quarz, Quarzsand, Feuerstein, Achat,** wasserhaltiger **Opal** und in Salzen der Kieselsäure, den **Silikaten**, wie **Ton, Feldspat, Granit.** Das gewöhnliche Glas ist ein Doppelsilikat, in dem ein Alkali und eine alkalische Erde, gewöhnlich Kalk, oder das Oxyd eines schweren Metalls, z. B. Blei, die Basen bilden.

Um Glas herzustellen, wird Kieselsäure, z. B. gemahlener Feuerstein, Flintstein oder Quarzsand mit Kalziumkarbonat (Kreide, Kalkspat, Kalkstein) und Kalium- bzw. Natriumkarbonat in feuerfesten Tiegeln, sog. **Glashäfen**, in Schmelzöfen, sog. **Glasöfen**, eine Zeitlang bis zur Weißglut erhitzt. So erhält man das Kalium-Kalziumsilikatglas — das **Kaliglas** —, in den guten Sorten **böhmisches Glas** genannt, das schwer schmelzbar und widerstandsfähig ist—, anderseits aber das leichter schmelzbarere Natrium-Kalziumsilikatglas — das **Natronglas**, das **Fensterglas**, auch **französisches Glas** genannt. Für optische Glaslinsen dient das **Flintglas**, ein Kalium-Bleisilikat. **Jenaer Normalglas** ist ein Silikat aus Natrium, Kalzium, Zink, Barium.

Aluminium und Mangan. Das grünliche Flaschenglas besteht meist aus Natrium-Kalzium-Aluminium- und Eisenoxydulsilikat, das durch Zusatz von etwas Mangansuperoxyd weiß wird. Farbige Gläser werden durch Zusatz von Metalloxyden erhalten: echtes Rubinglas durch Gold, unechtes Rubinglas durch Kupferoxydul, blaues Kobaltglas durch Kobaltoxyd, Milchglas durch Zinnoxyd oder Kalziumphosphat. Beim Erhitzen von Quarz auf etwa 1750° im elektrischen Ofen schmilzt Quarz und wird zu Quarzglasgefäßen verarbeitet.

Alle kieselhaltigen Verbindungen werden durch Schmelzen mit kohlensauren oder ätzenden Alkalien in lösliche Salze der Kieselsäure verwandelt (s. *Kalium silícicum*). Durch Versetzen der Lösung eines kieselsauren Salzes mit einer stärkeren Säure, wie HCl oder H_2SO_4, wird Kieselsäurehydrat, Metakieselsäure H_2SiO_3, als gallertartige Masse ausgeschieden. Verbindungen von Metallen mit Silizium heißen Silizide. Unter der Bezeichnung Karborundum ist Siliziumkarbid SiC als Ersatzstoff für Schmirgel, den es an Härte übertrifft, im Handel. Es wird im elektrischen Ofen aus 25 Teilen Sand, 20 Teilen Kohle und etwas Kochsalz als Flußmittel hergestellt.

$$SiO_2 + 3C = SiC + 2CO$$
Sand + Kohle = Siliziumkarbid + Kohlenmonoxyd

Darauf wird die grünglänzende Masse, um sie von Graphit, amorphem Kohlenstoffsilizium und nicht zersetztem Sand zu befreien, mit Natronlauge zusammengebracht, mit Wasser gewaschen, zur Rotglut erhitzt und mit Fluorwasserstoffsäure behandelt. Gepulvert und geschlämmt, wird es in verschiedenen Feinheitsgraden auch als Schleifpapier in den Handel gebracht und viel als Schleif- und Poliermittel, z. B. von Metallen, Stein und Glas verwendet. Sowohl aus Flintstein als auch aus Glas werden Schleifpapiere hergestellt, die zum trocknen Schleifen von Holz, Aufstrichen und Spachtelungen gebraucht werden. Papier wird mit heißer Knochenleimlösung bestrichen und darauf wird Flintstein bzw. Glas in verschiedener Körnung aufgesiebt. Flintsteinpapier. Glaspapier.

Terra silícea. Kieselgur. Infusorienerde. Kieselerde. Bergmehl.
Terre fossile. Farine fossile. Silicious marl.

Der unter diesem Namen in den Handel kommende Stoff besteht fast nur aus reiner Kieselsäure, gebildet durch die Kieselpanzer abgestorbener, mikroskopisch kleiner Diatomeen, Kieselalgen, und findet sich oft in mächtigen Lagern, z. B. in Deutschland, namentlich in der Lüneburger Heide, auch in der Nähe von Berlin, in Hessen und der Lausitz. Sie wird in großen Mengen im Tagebau gewonnen. Sie dient viel zur Darstellung des Wasserglases, ferner als schlechter Wärmeleiter zum Verpacken von Dampfkesseln und Dampfröhren; wegen ihrer bedeutenden Aufsaugungsfähigkeit für Flüssigkeiten zur Darstellung des Dynamits, das eine Mischung von Kieselgur mit Nitroglyzerin ist. Doch wird für Dynamit auch der braune Faktis, ein Kautschukersatz (s. d.), als Aufsaugemittel verwendet. Für den Drogisten hat Kieselgur dadurch Wichtigkeit, daß sie eines der billigsten und besten Putzmittel für sämtliche Metalle ist. Mit Phlegma = Schleim, dem Rückstande bei der Branntweinherstellung, zu einem dünnen Brei angemengt, gibt sie eine vorzügliche Bohnerflüssigkeit zum Abreiben ausgeschlagener polierter Möbel. Auch dient sie als Zusatz für kosmetische Zwecke, z. B. für Hautpuder und Nagelpflegemittel. Zu Putz- und Polierzwecken wird die Kieselgur zuvor kalziniert und dann durch

Schlämmen von allen größeren Beimengungen befreit, in den Handel gebracht. **Terra silicea calcinata.**

Die kalzinierte Ware eignet sich sehr gut als Mittel zum Filtrieren, zumal wenn feine Körperchen durch das Papierfilter mit hindurchgehen. Man stellt ferner aus Kieselgur Briketts zum Heizen, sog. **Feldbriketts**, her, indem man etwa 70 Teile geschmolzenes Paraffin von 30 Teilen Kieselgur aufsaugen läßt, die Masse zu Platten preßt und in Würfel zerschneidet. An Stelle von Kieselgur verwendet man aber auch feine Holzwatte.

Fullererde, Bleicherde, auch wohl **Walkerde** (s. unter Bolus) genannt, ist Aluminium-Magnesiumsilikat. Sie findet sich in Deutschland bei Fraustadt in Schlesien und kommt als Pulver von verschiedenem Feinheitsgrad oder hirse- bis grießkorngroß in den Handel. Man verwendet sie zum Entfärben von allen Ölen und anderen Fetten, auch als Walkerde zum Entfetten, zum Walken des Tuches. Ebenfalls kommt zum Bleichen von Ölen aus Japan, aus der Provinz Echigo, die **Kambaraerde**, in Papiersäcken, die mit Strohgeflecht umgeben sind, in den Handel. Es ist ein grüngelbliches Pulver, besteht aus Aluminiumsilikat 86%, Eisenoxyd und Magnesiumoxyd und reagiert sauer. Die größte Bleichkraft dieser Erde ist bei 140°.

Gruppe des Zinns.

Zu dieser Gruppe gehören die Elemente Zinn, Titan, Zirkonium, Thorium und Germanium. Sie treten vierwertig auf, das Zinn auch zweiwertig, Titan auch zwei- und dreiwertig und ähneln in ihrem Verhalten sehr dem Silizium.

Stannum. Zinn. Etain. Tin.

Sn 118,70. Zwei- und vierwertig.

Zinn ist ein silberweißes, metallglänzendes Element mit einem schwachen Stich ins Bläuliche und metallischen Eigenschaften. Es hat ein stark kristallinisches Gefüge, infolgedessen knistert oder schreit es beim Biegen. Es schmilzt bei 232°, in der Weißglühhitze ist es flüchtig; durch starke Kälte oder durch eine Hitze von 200° wird es so spröde, daß es leicht gepulvert werden kann. An der Luft längere Zeit erhitzt, überzieht es sich mit grauer Oxydschicht, später verbrennt es mit leuchtender Flamme zu weißem Oxyd. Spezifisches Gewicht 7,200—7,300. In verdünnten organischen Säuren ist Zinn so gut wie unlöslich, daher seine vielfache Verwendung zum Verzinnen eiserner und kupferner Kochgeschirre; verdünnte Salzsäure dagegen löst es leicht unter Wasserstoffentwicklung zu Zinnchlorür oder Stannochlorid $SnCl_2$; Salpetersäure oxydiert es zu unlöslicher Metazinnsäure H_2SnO_3. Durch konzentrierte Schwefelsäure wird es in der Wärme unter Entwicklung von Schwefeldioxyd und Abscheidung von Schwefel zu Zinnsulfat $SnSO_4$ gelöst, durch Königswasser schon in der Kälte zu Zinnchlorid oder Stannichlorid $SnCl_4$.

Das Zinn findet sich in der Natur niemals gediegen, sondern meist als Zinnoxyd, sog. **Zinnstein** SnO_2, aus dem es durch Reduktion mit Kohle gewonnen wird, und zwar durch Destillation aus tönernen Muffen oder in Schachtöfen, wo es dann aber durch nachfolgendes Ausseigern von den Verunreinigungen befreit werden muß; seltener als **Zinnkies** oder **Stannin** SnS_2. Aus den zurückbleibenden Schlacken wird durch Ausschmelzen das **Schlackenzinn** gewonnen. Die geschätztesten Sorten des Handels sind die ostindischen, das Banka- und Malakka-Zinn, dann das englische und endlich das sächsische

Zinn. Auch Südamerika und Australien liefern Zinn, doch ziemlich unrein. Große Mengen von Zinn werden auf elektrolytischem Wege aus Weißblechabfällen, z. B. aus gebrauchten Konservendosen, wiedergewonnen. Hierbei dienen die Weißblechabfälle als Anode, als Elektrolyt benutzt man eine warme Natriumoxydlösung, worin sich das Zinn als Natriumstannat auflöst. Das in dem Weißblech vorhandene Eisenblech dient als Kathode, und nun scheidet sich das Zinn an der Kathode ab und wird zusammengeschmolzen.

Oder man preßt die Abfälle zusammen und läßt unter Druck und Abkühlung verflüssigtes Chlorgas darauf einwirken. Das entstehende Chlorzinn wird abdestilliert.

Die Weltzinngewinnung beträgt etwa 110000 t, wovon 80000 t von Ostindien geliefert werden.

Die Anwendung des Zinns ist sehr mannigfaltig. Teils dient es zur Darstellung der verschiedensten Legierungen: Amalgame, Schlagsilber (unechtes Blattsilber), Britanniametall, Glockenmetall, Bronzen; ferner in reinem Zustande zur Darstellung verschiedener Gefäße: Schalen, Maße, Helme von Destillierkesseln und Kühlschlangen; endlich zu Platten gegossen, ausgewalzt und mit hölzernen Hämmern geschlagen oder durch zwei Stahlwalzen getrieben als Zinnfolie oder Stanniol. Häufig wird zu allen diesen Verwendungen das Zinn nicht völlig rein, sondern mit etwas Blei legiert angewendet; es verliert dadurch sein kristallinisches Gefüge und ist leichter zu verarbeiten. Nach dem Deutschen Reichsgesetze wird für alle Gegenstände, die irgend mit Genußmitteln in Berührung kommen, wie Siphons, Kindersaugflaschen, Zinn verlangt, das höchstens 1% Blei enthalten darf; ebenso soll Zinnfolie zum Einwickeln von Gegenständen zu Genußzwecken nur 1% Blei enthalten. Ein größerer Bleigehalt läßt sich durch Auflösen in Salpetersäure nachweisen: Blei kommt in Lösung und läßt sich nach dem Verdünnen leicht durch Natriumsulfid, Jodkalium und andere Reagenzien erkennen; auch verhindert ein irgend größerer Zusatz von Blei das sog. Schreien des Zinns beim Biegen.

Zinngegenstände dürfen nicht zu kühl aufbewahrt werden, da das Zinn sonst leicht in die pulverförmige graue Abart übergeht und allmählich zerfällt, die sog. Zinnpest. Um dieses zu verhüten, bringt man Zinngegenstände öfter in heißes Wasser.

Von den Verbindungen des Zinns sind zu nennen: Mit Sauerstoff zwei Verbindungen: Stannooxyd oder Zinnoxydul, auch Zinnmonooxyd genannt SnO, und Stannioxyd, oder Zinnoxyd, Zinndioxyd SnO_2 (s. *Stannum oxydatum*). Ferner mit Sauerstoff und Wasserstoff zwei Hydroxyde, die Orthozinnsäure, Stannitetrahydroxyd $Sn(OH)_4$, H_4SnO_4, und die gewöhnliche Zinnsäure H_2SnO_3. Die Orthozinnsäure geht unter Abgabe von 1 Mol. H_2O bald in die Zinnsäure über. Von dieser unterscheidet man eine in Säuren lösliche Alphazinnsäure und eine in Säuren unlösliche Betazinnsäure, die auch Metazinnsäure genannt wird. Die Salze der gewöhnlichen Zinnsäure heißen Stannate oder zinnsaure Salze. Sie werden in wässeriger Lösung sehr stark dissoziiert, reagieren infolgedessen stark sauer. Mit Chlor das Stannochlorid. Zinnchlorür, Zinndichlorid, Zinnsalz, $SnCl_2 + 2H_2O$ (s. *Stannum chloratum*) und das Stannichlorid, Zinntetrachlorid, $SnCl_4$. Eine Schwefelverbindung des Zinns ist das Musivgold (s. *Stannum bisulfuratum*).

Nachweis. Stannochlorid, Zinndichlorid, Zinnchlorür, $SnCl_2$ fällt aus Quecksilberchlorid zuerst Quecksilberchlorür, dann metallisches Quecksilber.

$$SnCl_2 + 2HgCl_2 = Hg_2Cl_2 + SnCl_4$$

Stannochlorid + Quecksilberchlorid = Quecksilberchlorür + Stannichlorid.

$$Hg_2Cl_2 + SnCl_2 = 2\,Hg + SnCl_4$$
Quecksilberchlorür + Stannochlorid = Quecksilber + Stannichlorid.

In Stannichloridlösung, Zinntetrachloridlösung erzeugt Kaliumhydroxyd einen weißen Niederschlag, der sich im Überschuß des Fällungsmittels wieder löst; auch wird durch Zink metallisches Zinn (Zinnbaum) ausgeschieden.

Verbindungen des Zinns mit Sauerstoff und Sauerstoff und Wasserstoff.

Stannum oxydátum gríseum. Cinis Jovis. Cinis Stanni.
Zinnoxyd. Zinndioxyd. Graues Zinndioxyd. Stannioxyd. Zinnasche.
Oxyde d'étain. Oxyde stannique. Dioxyde d'étain.

Es ist ein Gemisch von metallischem Zinn und Zinnoxyd (SnO_2), aus dem sich durch Schlämmen das weiße Zinnoxyd trennen läßt. Es wird erhalten durch Erhitzen des Zinns an der Luft; hierbei bedeckt es sich mit einer grauen Haut, die von Zeit zu Zeit abgenommen wird und nach dem Feinreiben die Zinnasche des Handels darstellt.

Anwendung findet die Zinnasche als ein vorzügliches Poliermittel für Stahl, Glas und Marmor. Ferner in der Milchglas- und Schmelzbereitung, für weiße Ofenkacheln und als Mittel, um Fingernägel glänzend zu machen.

Stannum oxydátum album.
Zinnhydroxyd. Zinnsäure. Metazinnsäure. Betazinnsäure. Acide stannique.
Stannic acid.

$$SnO(OH)_2 \text{ oder } H_2SnO_3.$$

Weißes, etwas kristallinisches Pulver, das beim Erhitzen gelb, beim Erkalten wieder weiß wird. Es verhält sich teils wie ein Oxyd, teils wie eine Säure, da es auch mit Basen feste Verbindungen liefert. Es wird dargestellt durch Behandeln des Zinns mit heißer Salpetersäure, Auswaschen und Trocknen des Niederschlages.

Anwendung. In der Technik, da es sich in Glasflüssen nicht löst, sondern nur verteilt, zur Darstellung von weißen Glasüberzügen und Schmelz (Emaille).

Verbindungen des Zinns mit Halogenen.

† Stannum chlorátum. Stannum muriáticum. Stannochlorid.
Zinnchlorür. Zinndichlorid. Chlorzinn. Zinnsalz. Chlorure stanneux.
Stannous chlorid.

$$SnCl_2 + 2\,H_2O$$

Kleine, nadelförmige, weiße oder, wenn unrein, mehr gelbliche Kristalle, gewöhnlich ziemlich feucht, geruchlos; in Wasser leicht, aber nicht völlig klar löslich, weil reichlich Wasser das Salz unter Abscheidung einer **basischen Verbindung des Stannochlorids $Sn(OH)Cl$** zersetzt. Die milchige Lösung klärt sich sofort nach Zusatz von etwas Salzsäure. An der Luft nimmt Stannochlorid Sauerstoff auf und geht in Stannichlorid, Zinnchlorid, Zinntetrachlorid und Stannooxychlorid oder Zinnoxychlorür über, das in Wasser unlöslich ist.

$$3\,SnCl_2 + O = SnCl_4 + Sn_2OCl_2$$
Stannochlorid + Sauerstoff = Stannichlorid + Zinnoxychlorür.

In 3 Teilen Weingeist löst sich das Zinnsalz ziemlich klar. Bei 40° schmelzen die Kristalle. Bei Abschluß der Luft, also aus einer Retorte, geht zuerst Wasser, dann wasserfreies Stannochlorid über.

Es wird durch Auflösen von metallischem Zinn in heißer Salzsäure unter Anwendung eines kleinen Überschusses von Metall und nachherige Kristallisation bereitet.

$$Sn + 2\ HCl = SnCl_2 + 2\ H$$
Zinn + Chlorwasserstoffsäure = Stannochlorid + Wasserstoff.

Anwendung. In der Heilkunde so gut wie nicht. Das reine Salz dient vielfach, seiner reduzierenden Eigenschaften wegen, in der Chemie als Reagens zur quantitativen Bestimmung verschiedener Körper (Arsen, Quecksilber), so auch zu dem Bettendorfschen Reagens. Das rohe Salz findet technische Verwendung in der Färberei, teils als Beize, da es die Eigenschaft hat, sich mit vielen Farbstoffen ähnlich der Tonerde zu unlöslichen sog. Lacken zu verbinden und die Farbstoffe auf diese Weise in der Faser festzuhalten. Zu gleicher Zeit gibt das Zinnsalz verschiedenen Farben sehr schöne Töne.

In der Färberei werden eine Menge sog. Zinnkompositionen oder Zinnsolutionen angewendet, vielfach auch von den Färbern selbst hergestellt. Es sind dies Lösungen des Zinns in Königswasser unter verschiedenen Mischungsverhältnissen und verschiedener Stärke, die unter Vermeidung jeder Wärme hergestellt werden, jedoch stets unter Anwendung eines Überschusses an Zinn. Diese Lösungen enthalten ganz oder z. T. Stannichlorid $SnCl_4$, Zinnchlorid, Zinntetrachlorid, Stannum bichloratum, Chlorure stannique, Stannic chlorid. In reinem Zustand ist das Stannichlorid eine farblose, an der Luft rauchende Flüssigkeit, Spiritus fumans Libavii, die mit wenig Wasser ($^1/_3$) vermischt zu einer kristallinischen Masse der Zinnbutter, Butyrum Stanni $SnCl_4 + 5\ H_2O$ erstarrt. Nimmt man mehr Wasser und erwärmt, so scheidet sich die Metazinnsäure aus:

$$SnCl_4 + 3\ H_2O = H_2SnO_3 + 4\ HCl$$
Stannichlorid + Wasser = Metazinnsäure + Chlorwasserstoff.

Pinksalz. Unter diesem Namen, oder auch als Rosasalz, oder Rosiersalz kommt ein Doppelsalz in den Handel, bestehend aus Stannichlorid und Ammoniumchlorid. $SnCl_4 + 2\ NH_4Cl$ Ammoniumstannichlorid. Es stellt ein weißes kristallinisches Pulver, zuweilen farblose Kristalle dar, ist sehr leicht in Wasser löslich und wird erhalten, wenn eine konzentrierte, heiße Stannichloridlösung in eine ebenfalls heiße Lösung von Ammoniumchlorid gegossen wird. Die Doppelverbindung fällt als blendendweißes Pulver nieder. Sie dient in der Färberei als Beize in den Fällen, wo es auf völlige Neutralität ankommt, namentlich beim Rosafärben, daher der Name Rosasalz.

Verbindungen des Zinns mit Schwefel.

Stannum bisulfurátum. Aurum musívum.

Zinnsulfid. Zinnbisulfid. Zinndisulfid. Stannisulfid. Musivgold, Zweifach-Schwefelzinn. Sulfure stannique. Or mussif. Stannic disulphide. Mosaic gold.

$$SnS_2.$$

Es bildet weiche, fettig anzufühlende, goldglänzende Flimmer. Wird auf sehr verschiedene Weisen hergestellt; gewöhnlich durch Erhitzen von Zinn, Schwefel und Ammoniumchlorid oder besser von Zinnamalgam mit diesen beiden Körpern. Hager gibt an: 100 Teile Zinn werden mit 50 Teilen Quecksilber amalgamiert, gepulvert, mit 50 Teilen Ammoniumchlorid und 60 Teilen gepulvertem Stangenschwefel gemischt. In einem Glaskolben wird dieses Gemisch langsam bis zum schwachen Rotglühen erhitzt, und zwar so lange, bis

Dämpfe von Schwefeldioxyd auftreten. Nach dem Erkalten des Kolbens wird dieser zerbrochen. Unten findet sich gewöhnlich eine Schicht von stahlgrauem **Einfachschwefelzinn, Zinnsulfür, Stannosulfid SnS**, darüber das Zinndisulfid. Im Halse des Kolbens findet man gewöhnlich Zinnober sublimiert. Das Quecksilber und der Salmiak dienen nur dazu, die Entstehung des Musivgoldes zu erleichtern.

Anwendung findet das Musivgold, mit Gummischleim angerieben, als un echtes Muschelgold zur Wassermalerei; ferner mit Firnis oder Lacken angerieben zu Bronzeüberzügen und endlich zum **kalten Bronzieren**. Reibt man Kupfer mit einer Mischung aus 1 Teil Schlämmkreide und 1 Teil Musivgold mittels eines weichen Lappens kräftig ein, erhält es einen schönen Goldglanz.

Von den übrigen Elementen der Zinngruppe haben für den Drogisten nur das Thorium, Zirkonium und Titan gewisse Wichtigkeit, während Germanium noch kaum Bedeutung hat.

Titan Ti. Titánium. Titane

Atomgewicht 48,1, zwei-, drei- und vierwertig.

Findet sich nicht gediegen, sondern in Erzen, z. B. im Titaneisen und in manchen Silikaten, ferner im **Rutil, Brookit, Anatas** und **Ilmenit**, die in der Hauptsache aus **Titansäureanhydrid, Titanoxyd, Titandioxyd** TiO_2, bestehen. Es ist ein weißgraues Pulver, in Salzsäure und Schwefelsäure löslich. In Norwegen stellt man größere Mengen Titan aus dem Ilmenit her, durch Behandeln dieses mit Schwefelsäure bei großer Hitze. Das Erz wird darauf durch Auswaschen vom Eisen befreit, stark geglüht und wiederum gewaschen. So erhält man das Titanweiß, in der Hauptsache aus Titansäureanhydrid bestehend. Das Titanweiß findet bei der Herstellung von Porzellan und in größeren Mengen als Malerfarbe als Ersatz für Bleiweiß, Zinkweiß und Lithopone Verwendung. Doch ist dabei zu beachten, daß sich Titanweiß allein für Ölfarben nicht gut eignet, sondern mit gleichem Teile Zinkweiß vermischt werden muß, auch muß jeder Zusatz von Blei, selbst im Sikkativ vermieden werden. Ferner dient Titan zur Herstellung von Titanstahl. Für Heilmittel und kosmetische Zwecke, Salben und Puder wird Titandioxyd ebenfalls verwendet, doch ist die völlige Unschädlichkeit noch nicht einwandfrei erwiesen, indem Nierenerkrankungen durch solche Anwendung hervorgerufen sein sollen, andererseits aber auch gute Erfolge bei Sonnenbrand und Frostbeulen gegenüberstehen.

Germánium Ge. Germanium.

Atomgewicht 72,5, zwei- und vierwertig.

Findet sich mit Silber im **Argyrodit**, $3 Ag_2S + GeS_2$, und im **Konfieldit**, $4 Ag_2S + GeS_2$. Ein weißgraues, metallglänzendes, sprödes Element, in seinem Verhalten dem Silizium ähnlich.

Zirkónium Zr. Zircone.

Atomgewicht 90,6, vierwertig.

Findet sich meist als gelbrotes Silikat z. B. im **Zirkon** oder **Hyazinth**, $ZrSiO_4$. Zirkonium bildet amorph ein schwarzes Pulver, kristallisiert metallische Blättchen. Von den Verbindungen ist das Oxyd, das Zirkondioxyd, ZrO_2, die Zirkonerde wichtig, es ist eine sog. Edelerde, die bei geringeren

Wärmegraden in Weißglut kommen und so die ihnen zugeführte Wärme in Licht umsetzen. Die Glühstifte der Nernstlampen bestehen aus ZrO_2. Auch in der Glühstrumpfherstellung findet es Verwendung. Ferner zur Herstellung von Schmelztiegeln. die eine Hitze bis zu 2400° vertragen.

Thórium Th. Thorium.
Atomgewicht 232,5. vierwertig.

Findet sich mit Zerium und Lanthan zusammen als phosphorsaures Salz im Monazit und als kieselsaures Salz im Thorit. Es ist gewöhnlich ein dunkelgraues Pulver, das mit hohem Glanz verbrennt. Die Oxyde, die als Edelerde bezeichnet werden, haben die Eigenschaft, ihnen zugeführte Wärme in Licht umzuwandeln und leicht in Weißglut zu geraten. Hierauf beruht die Verwendung zur Herstellung von Glühstrümpfen für Glühlicht. 3 Teile Thoriumoxyd ThO_2 mit einem Teile Zeroxyd CeO_2 gemischt, stellen den in der Röntgenphotographie anstatt des Bariumsulfats als Kontrastmittel angewandten Aktinophor dar.

Das am meisten im Handel vorkommende Salz ist das Thoriumnitrat, $Th(NO_3)_4$. Es wird aus dem Monazit gewonnen und bildet wasserlösliche kristallinische Massen. Alle Thoriumverbindungen sind radioaktiv (s. Radium).

Zur Herstellung der Glühstrümpfe verwendet man meist eine 30—33$^1/_3$ prozentige wässerige Lösung von Thoriumnitrat, dem man 1% Zeriumnitrat zugesetzt hat. Mit dieser Lösung tränkt man strumpfartiges Baumwollengewebe oder ein Gewebe aus Ramie, einer Zellulose, die aus einer indischen Nesselart gewonnen wird, trocknet es auf Formen, befestigt es an einem Asbestfaden und glüht es vorsichtig. Es bleibt ein Skelett von Edelerde zurück, das der Haltbarkeit halber für die Beförderung mit Kollodiumlösung geschützt wird.

Aus den Rückständen bei der Herstellung von Gasglühstrümpfen, die thoriumhaltig sind, ist von O. Hahn ein Element gewonnen worden, dem er den Namen Mesothorium gegeben hat. Die Bromverbindung, Mesothoriumbromid, ist wie das Radiumbromid (s. Radium) stark radioaktiv. Beim Zerfall der Atome bildet sich das Radiothor. Während sich bei der Zersetzung des Mesothoriums nur Beta- und Gammastrahlen zeigen, bilden sich beim Zerfall des Radiothors die viel stärker wirkenden Alphastrahlen.

Das Mesothorium findet in der Heilkunde Verwendung gegen Krebsleiden, technisch zur Herstellung von Radium-Leuchtfarben, mit Schwefelzink zusammen zu leuchtenden Zifferblättern für Uhren, für Nachtglocken und ähnliches. Gefälltes Zinksulfid wird im geschlossenen Tiegel bis zur Weißglut erhitzt und mit einer kleinen Menge Kupfer, Blei oder Silber vermischt. Auf 10 Teile solchen Zinksulfids rechnet man 0,01 Teil Mesothoriumbromid, das in Wasser gelöst, mit dem Zinksulfid auf dem Wasserbad eingetrocknet wird. Diese Farbe verreibt man mit einer Mischung von Kanadabalsam und Xylol und trägt sie ganz dünn auf. Um auf Brauchbarkeit zu prüfen, legt man einen leuchten sollenden Gegenstand in einen Kasten und öffnet diesen nach etwa einer Stunde im Dunkeln, es muß jetzt ein starkes Leuchten eintreten.

Metalle.
Metalle der Alkalien. Alkalimetalle.
Hierzu gehören die Elemente Kalium, Rubidium, Zäsium, Natrium und Lithium. Stark elektropositive Elemente, die in ihrem Verhalten sehr ähnlich sind.

Kálium. Kalium. Potassium.
Ka oder K 39,10. Einwertig.

† Kálium metállicum. Kaliummteall. Potassium métallique.
K.

Es kommt in Gestalt kleiner Kügelchen, meist mit einer weißlichen Oxyd- schicht überzogen, in Petroleum oder Benzin schwimmend in den Handel. In der Natur kommt es nur in Form von Salzen vor, aber ziemlich verbreitet, z. B. in den Staßfurter Abraumsalzen als Kaliumchlorid im Sylvin, als Kalium-Magnesiumchlorid $MgCl_2 + KCl + 6\,H_2O$ im Karnallit, als Kalium-Magnesiumsulfat-Magnesiumchlorid $MgK_2(SO_4)_2 + MgCl_2 + 6\,H_2O$ im Kainit und als Kalium-Magnesiumsulfat $MgK_2(SO_4)_2 + 6\,H_2O$ im Schoenit, ferner als Doppelsilikate im Granit, Feldspat, durch Verwitterung dieser in der Ackererde, in der Pflanzenasche und vielen anderen Verbindungen.

Das Kaliummetall ist leichter als Wasser, hat ein spezifisches Gewicht von 0,862, ist bei gewöhnlichem Wärmegrade weich und knetbar wie Wachs, in der Kälte hart und zeigt auf der frischen Schnittfläche einen Silberglanz; es hat eine solche Verwandtschaft zum Sauerstoff, daß es sich, der Luft ausgesetzt, sofort mit einer weißen Oxydschicht bedeckt. In Wasser geworfen, zersetzt es dieses, verbindet sich mit dem Sauerstoff desselben zu Kaliumoxyd bzw. durch hinzutretenden Wasserstoff zu Kaliumhydroxyd, und zwar unter so starker Erhitzung, daß aus dem zersetzten Wasser freiwerdender Wasserstoff sich sofort entzündet und infolge der Verdunstung von etwas Kalium mit schön violetter Farbe verbrennt. Das Wasser zeigt nun durch das aufgelöste Kaliumoxyd- hydrat eine alkalische Reaktion.

$$K + H_2O = KOH + H$$
Kalium + Wasser = Kaliumhydroxyd + Wasserstoff.

Ähnliche Zusammensetzung hat das Kaliumhydrosulfid KSH, eine Sulfobase. (Auch in Säuren und Salzen kann der Sauerstoff in ähnlicher Weise durch Schwefel ersetzt sein; es entstehen dann Sulfosäuren und Sulfosalze.)

Das Kaliummetall kann man durch starkes Glühen von Kaliumkarbonat mit Kohle in gußeisernen Retorten bereiten; es tritt hierbei eine Reduktion des Kaliumoxyds und der Kohlensäure zu Kaliummetall und Kohlenoxydgas ein. Das in Dampfform überdestillierende Kalium wird unter starker Abkühlung unter Petroleum verdichtet. Die Kügelchenform gibt man ihm, indem man es geschmolzen durch einen Trichter tropfenweise in Petroleum fallen läßt.

$$K_2CO_3 + 2\,C = 2\,K + 3\,CO$$
Kaliumkarbonat + Kohle = Kalium + Kohlenoxyd.

Hauptsächlich wird das Kalium aber durch elektrolytisches Verfahren, durch die Schmelzflußelektrolyse, aus dem geschmolzenen Kaliumhydroxyd oder einem geschmolzenen Salz des Kaliums hergestellt.

Nachweis. Kaliumverbindungen erteilen der nichtleuchtenden Flamme eine violette Färbung. Durch ein Kobaltglas betrachtet, erscheint die Flamme karmoisinrot. Die Kaliumsalze geben, in neutraler Lösung mit Weinsäure- lösung versetzt, nach einiger Zeit einen kristallinischen Niederschlag von saurem Kaliumtartrat, von Weinstein.

Die Aufbewahrung kann in allen solchen Stoffen geschehen, die vollkommen sauerstofffrei sind. Die Giftgesetzgebung schreibt über die Auf- bewahrung folgendes vor:

Kalium und Natrium sind unter Verschluß, wasser- und feuersicher und mit einem sauerstofffreien Körper (Paraffinöl, Steinöl od. dgl.) umgeben, aufzubewahren.

Wird es beim Abwägen von Kalium nötig, die Stücke zu zerschneiden, ist sorgfältig darauf zu achten, daß die Finger, die das Kalium halten, trocken sind, andernfalls Entzündung der Haut eintreten kann. Das Zerschneiden sollte nur unter Petroleum vorgenommen werden. Auch bei der Entzündung des Wassers durch Kalium ist große Vorsicht geboten, weil dabei leicht ein Umherspritzen stattfindet. Will man ein Gefäß, worin Kalium aufbewahrt wurde, mit Wasser reinigen, so hat man sich vorher peinlichst zu vergewissern, daß nicht etwa auch noch so kleine Reste von Kalium vorhanden sind, da sonst gefährliche Explosionen entstehen können.

Verbindungen des Kaliums mit Sauerstoff.

† Kali hýdricum. Kali caūsticum. Kálium oxydátum hýdricum. Kálium hýdricum. Kálium hydroxydatum. Ätzkali.
Kaliumoxydhydrat. Kaliumhydroxyd. Kaustisches Kali. Kalihydrat.
Potasse caustique ou à la chaux. Oxyde hydraté de potassium. Caustic potash.

KOH.

Das Ätzkali kommt im Handel in sehr verschiedenen Graden der Reinheit und auch in verschiedener Form vor, entweder in Pulverform als Kali causticum siccum oder geschmolzen als Kali causticum fusum, in Frustulis oder in Bacillis, in Stücken oder Stäbchenform. Das D.A.B. kennt nur die beiden letzteren, und zwar mit einem Gehalt von mindestens 85% Kaliumhydroxyd. Diese bilden trockene, weiße, schwer zerbrechliche, sehr ätzende, an der Luft feucht werdende Stücke oder Stäbchen, die auf der Bruchfläche ein kristallinisches Gefüge zeigen. Es ist geruchlos, von scharfem, laugenhaftem Geschmack, leicht löslich in Wasser und Weingeist, bläut rotes Lackmuspapier stark. In Lösung dissoziiert es elektrolytisch stark in K·-Ionen und OH'-Ionen. In der Rotglühhitze schmilzt es zu einer klaren, öligen Flüssigkeit.

Das Kali causticum siccum, in Pulverform, enthält noch 15—20% Wasser.

Das Ätzkali kann dadurch hergestellt werden, daß man, um die Kohlensäure an Kalk zu binden, in erhitztes Kaliumkarbonat in Lösung Kalkmilch einträgt und eine Zeitlang kocht. Die entstandene Lösung von Ätzkali wird von dem Kalziumkarbonat, das sich abgesetzt hat, getrennt und entweder unter fortwährendem Rühren bis zur Trockne eingedampft oder zuletzt in einem glatten, blanken eisernen Kessel, und wenn es sich um ein chemisch reines Präparat handelt, in einem silbernen Gefäße so lange erhitzt, bis alles Wasser entfernt ist und die trockene Masse schmilzt.

$$K_2CO_3 + Ca(OH)_2 = 2 KOH + CaCO_3$$
Kaliumkarbonat + Kalziumhydroxyd = Kaliumhydroxyd + Kalziumkarbonat.

Dann wird sie entweder in versilberte oder silberne Formen oder auf blanke Eisenplatten oder auf versilberte Kupferplatten ausgegossen, halberkaltet zerschlagen und sofort in dicht schließende Gefäße eingefüllt, da das Ätzkali mit Begierde Feuchtigkeit und Kohlendioxyd aus der Luft aufnimmt. Meist aber gewinnt man das Ätzkali auf elektrolytischem Wege. Man leitet durch eine wässerige Lösung von Kaliumchlorid einen elektrischen Strom. Das Kalium scheidet sich am negativen Pol und das Chlor am positiven Pol ab. Das Kalium bildet mit dem Wasser sofort Kaliumoxydhydrat, und Wasserstoff wird frei.

Bei diesem Vorgange dürfen Chlor und Kalilauge nicht zusammenkommen; die beiden aus Graphit bestehenden Elektrodenräume werden daher durch eine aus Kaliumchlorid und Zement erhaltene stromdurchlässige Scheidewand, ein Diaphragma, getrennt, wodurch eine Vereinigung der beiden Stoffe verhindert wird.

Durch Sättigung der gewonnenen Kalilauge mittels Kohlensäure kann dann auch Kaliumkarbonat dargestellt werden. Die rohe Handelsware wird nach ihrem Prozentgehalt verkauft. Handelt es sich um ein völlig reines Ätzkali, wie solches zu chemischen Analysen benutzt wird, so reinigt man ein an und für sich gutes Präparat noch dadurch, daß man die geschmolzene Masse in absolutem Alkohol auflöst, hierbei bleiben alle Verunreinigungen zurück, die klare Lösung wird dann in einem silbernen Gefäß abgedampft und geschmolzen. Ein solches Präparat wird mit Kali causticum Alcohole depuratum bezeichnet.

Anwendung. In der Heilkunde als Ätzmittel; technisch in der Seifensiederei; in der Chemie vielfach als wasserentziehendes Mittel und zu analytischen Zwecken.

Aufbewahrung. Stets in sehr sorgfältig geschlossenen Gefäßen, um es vor Kohlensäure und Feuchtigkeit zu schützen. Man tut gut, die Stöpsel der Gefäße mit Paraffin zu durchtränken. Korkstöpsel werden sehr leicht zerfressen. Glasstöpsel dagegen setzen sich, da Kaliumhydroxyd das Glas etwas angreift, derartig fest, daß sie kaum zu lösen sind.

Nachweis. Die wässerige Lösung, mit Weinsäurelösung übersättigt, gibt allmählich einen weißen, kristallinischen Niederschlag.

Prüfung nach D.A.B. 1. Wird 1 g Kaliumhydroxyd in 2 ccm Wasser gelöst und mit 10 ccm Weingeist gemischt, so darf sich nach einigem Stehen nur ein sehr geringer Bodensatz bilden. (Abwesenheit von Kieselsäure, Tonerde und fremden Salzen.)

2. Werden 2 ccm der mit verdünnter Schwefelsäure hergestellten Lösung (1 + 19) mit 2 ccm Schwefelsäure gemischt und nach dem Erkalten mit 1 ccm Ferrosulfatlösung überschichtet, so darf eine gefärbte Zone nicht entstehen. (Abwesenheit von Salpetersäure.)

3. Die mit Salpetersäure übersättigte Lösung (1 + 49) darf weder durch Bariumnitratlösung sofort verändert noch durch Silbernitratlösung mehr als weißlichschillernd getrübt werden. (Abwesenheit von Schwefelsäure und Chlor.)

4. Wird eine Lösung von 1 g Kaliumhydroxyd in 10 ccm Wasser mit 15 ccm Kalkwasser gekocht, so darf das Filtrat beim Eingießen in reichlich Salpetersäure keine Blasen von Kohlensäure entwickeln, sonst ist der Gehalt an Karbonat zu groß.

5. Gehaltsbestimmung. Werden 5,6 g Kaliumhydroxyd in so viel Wasser gelöst, daß die Lösung 100 ccm beträgt und die Lösung mit Dimethylaminoazobenzollösung (1 + 199 Weingeist) vermischt, so müssen zur Neutralisation von 20 ccm dieser Lösung mindestens 15,15 ccm Normal-Salzsäure nötig sein, was 85% Gehalt an KOH entspricht. 1 ccm Normal-Salzsäure sättigt 0,05611 g Kaliumhydroxyd.

Außer in fester Form bildet das Ätzkali auch in Lösung als Ätzkalilauge, Liquor Kali caustici, Liquor Kalii hydroxydati eine Handelsware. Eine solche Lauge wird nach Graden Baumé gehandelt. Nebenstehende Übersichtstafel zeigt den Prozentgehalt an Kalium hydricum bei den verschiedenen spezifischen Gewichten bei 15° (nach Lunge).

Die Kalilauge des D.A.B. hat eine Dichte 1,135—1,137 und enthält in 100 Teilen Flüssigkeit 14,8 Teile Kaliumhydroxyd.

Für technische Zwecke, besonders für die Herstellung von Kaliseife kommt eine Kalilauge von 50° Bé in eisernen Fässern von 600 kg in den Handel.

Spez. Gewicht	Grade Baumé	Proz. KOH	Spez. Gewicht	Grade Baumé	Proz. KOH
1,075	10	9,2	1,274	31	28,9
1,083	11	10,1	1,285	32	29,8
1,091	12	10,9	1,297	33	30,7
1,100	13	12,0	1,308	34	31,8
1,108	14	12,9	1,320	35	32,7
1,116	15	13,8	1,332	36	33,7
1,125	16	14,8	1,345	37	34,9
1,134	17	15,7	1,357	38	35,9
1,142	18	16,5	1,370	39	36,9
1,152	19	17,6	1,383	40	37,8
1,162	20	18,6	1,397	41	38,9
1,171	21	19,5	1,410	42	39,9
1,180	22	20,5	1,424	43	40,9
1,190	23	21,4	1,438	44	42,1
1,200	24	22,4	1,453	45	43,4
1,210	25	23,3	1,468	46	44,6
1,220	26	24,2	1,483	47	45,8
1,231	27	25,1	1,498	48	47,1
1,241	28	26,1	1,514	49	48,3
1,252	29	27,0	1,530	50	49,4
1,263	30	28,0			

Verbindungen des Kaliums mit Schwefel.

Kálium sulfurátum. Hepar Súlfuris. Schwefelkalium.

Schwefelleber. Foie de soufre. Polysulfure de potassium. Liver of sulphur

Frisch leberbraune, bald gelbgrün werdende Stücke, die an der Luft schnell Feuchtigkeit, Sauerstoff und Kohlendioxyd (CO_2) anziehen und dann stark nach Schwefelwasserstoff riechen

$3 K_2S_3$ + H_2O + CO_2 + $7 O$ = K_2SO_4 + $K_2S_2O_3$ + K_2CO_3
Schwefel- + Wasser + Kohlen- + Sauer- = Kalium + Kalium- + Kalium-
leber   dioxyd   stoff   sulfat   thiosulfat karbonat
          + H_2S + 5 S
          + Schwefelwasserstoff + Schwefel

In 2 Teilen Wasser ist es fast gänzlich mit gelbgrüner Farbe löslich. Die Lösung hat eine alkalische Reaktion und scheidet an der Luft Schwefel aus.

Wird bereitet, indem man 1 Teil Schwefel und 2 Teile Kaliumkarbonat in einem hessischen Tiegel so lange schmilzt, bis die Masse ruhig fließt und eine herausgenommene Probe sich in Wasser völlig löst. Dann wird sie auf einen Stein ausgegossen, nach dem Erstarren zerklopft und warm in fest zu schließende Gefäße gefüllt. Es besteht in seiner Hauptmenge aus Dreifachschwefelkalium, Kaliumtrisulfid. K_2S_3 und Kaliumsulfat. Die Zusammensetzung des Präparates ist verschieden, je nachdem niedere oder höhere Wärmegrade bei der Darstellung angewendet werden.

Anwendung. In der Heilkunde zur Darstellung künstlicher Schwefelbäder, gegen Flechten, gichtische Leiden und Metallvergiftungen. Technisch von Goldarbeitern zum Dunkelbeizen von Edelmetallen. Zum Haarfärben als Nachbeize bei der Anwendung von Silbernitrat und zum Färben von Pelzwerk

Nachweis. Die wässerige Lösung (1 + 19) scheidet, mit Essigsäure im Überschuß erhitzt, Schwefel aus und entwickelt reichlich Schwefelwasserstoff. Wird die Flüssigkeit von dem Schwefel abfiltriert und nach dem Erkalten mit Weinsäurelösung vermischt, so zeigt sich allmählich ein weißer kristallinischer Niederschlag.

Aufbewahrung. Schwefelleber muß ganz besonders vor Luft und Feuchtigkeit geschützt werden, da sie anderenfalls in sehr kurzer Zeit völlig unbrauchbar ist. Man tut daher gut, den Glasstöpsel des Standgefäßes noch durch Vaselin oder Talg zu dichten.

Kálium rhodanátum. K. sulfocyanátum. K. sulfocyánicum. Kalium rhodanicum. K. thiocyánicum. Rhodankalium. Kaliumrhodanid.
Schwefelzyankalium. Kaliumrhodanat. Kaliumsulfozyanat. Kaliumthiozyanat. Thiozyansaures Kalium. Rhodanate de potasse. Sulfocyanate de potassium.

Hinsichtlich der Bezeichnungen vergleiche man S. 652.

$$KCyS \text{ oder } KCNS.$$

Farblose, spießige oder säulenförmige Kristalle, an der Luft leicht zerfließend, geruchlos, von kühlendem, salpeterähnlichem Geschmack; leicht löslich in Wasser und Weingeist. Es wirkt giftig.

Wird bereitet, indem man 1 Teil gepulvertes und darauf entwässertes Blutlaugensalz mit 35 Teilen Kaliumkarbonat und 70 Teilen Schwefelblumen mengt, in einen rotglühenden Tiegel einträgt und so lange glüht, bis die Masse völlig im Fluß ist. Dann wird sie auf Platten ausgegossen und hierauf mit Alkohol ausgekocht. Beim Erkalten schießt das Kaliumthiozyanat in feinen Kristallen an. Als Rückstand bleiben Schwefeleisen und Kaliumsulfat.

Anwendung findet es vor allem in der Analyse zum Nachweis von anorganischen Eisenoxydsalzen; noch in 1000000facher Verdünnung färbt eine Spur Kaliumthiozyanat die Lösung blutrot unter Bildung von Eisenthiozyanat. Hierauf beruht auch seine Anwendung bei den Zauberkünstlern zu der Vorführung, Weißwein in Rotwein zu verwandeln. Das Salz wird auch gebraucht zur Herstellung des Merkurithiozyanats, Merkurisulfozyanats, Rhodanquecksilbers, Schwefelzyanquecksilbers, Hydrargyrum thiocyanicum, Hydrargyrum sulfocyanicum, Hydrargyrum rhodanatum, Hydrargyrum sulfocyanatum, eines weißen, in Wasser unlöslichen Pulvers, aus dem die sog. Pharaoschlangen angefertigt werden, ein sehr gefährliches Spielzeug, da die beim Anzünden sich entwickelnden Dämpfe stark quecksilberhaltig sind. Zurück bleibt eine aufgeblähte Masse, die aus Mellon besteht (C_3N_{12}).

Haloidsalze des Kaliums.

Kálium chlorátum. Kaliumchlorid. Chlorkalium.
Chlorwasserstoffsaures Kalium. Digestivsalz. Chlorure de potassium. Sel digestiv. Sel fébrifuge de Sylvius. Potassium chlorid.

$$KCl.$$

Farblose, luftbeständige, würfel- oder säulenförmige Kristalle, geruchlos von bittersalzigem Geschmack; löslich in 3 Teilen kaltem und 2 Teilen heißem Wasser, wenig löslich in absolutem Alkohol, etwas mehr in wasserhaltigem Weingeist. In der Rotglühhitze schmilzt das Salz und verdampft zuletzt. In wässeriger Lösung ionisiert das Salz stark in $K^{\cdot}$- und Cl'-Ionen.

Findet sich als **Sylvin** und wird namentlich in den Staßfurter Fabriken in großen Mengen aus dem sog. **Karnallit**, Verbindung von Kaliumchlorid, Magnesiumchlorid und Wasser, hergestellt.

Anwendung. In der Heilkunde nur gering, als Zusatz zur froschisotonischen Ringerlösung, dient namentlich zur Herstellung von Kaliumkarbonat, Kalisalpeter, Ätzkali und Kaliumchlorat, sowie als Düngemittel.

****† Kálium jodátum. Kálium hydrojódicum.**
Kaliumjodid. Jodkalium. Jodwasserstoffsaures Kalium.
Iodure de potassium. Potassium iodide. Iodide of potassium.

KJ. Molekulargewicht 166,02.

Farblose, zuweilen auch porzellanweiße, würfelförmige Kristalle von scharf salzigem, hinterher etwas bitterem Geschmack; sie sind löslich in $^3/_4$ Teilen Wasser und 12 Teilen Weingeist. Die Lösung, die stark ionisiert, soll neutral reagieren; sie vermag eine große Menge freies Jod mit dunkelbrauner Farbe aufzulösen. Die Kristalle schmelzen und verdampfen bei Rotglühhitze allmählich. Völlig reines, neutrales Jodkalium ist sehr wenig wasseranziehend; enthält es dagegen, wie dies vielfach vorkommt, Spuren von Kaliumkarbonat und jodsaurem Kalium, Kaliumjodat, so wird es rasch feucht, riecht durch eintretende Zersetzung schwach nach Jod und färbt sich gelb. Noch leichter tritt die Gelbfärbung ein, wenn Jodnatrium, Natriumjodid, zugegen ist.

Bereitet wird es meist in der Weise, daß man zuerst aus dem reinen Jod und Eisen Eisenjodürjodid (Fe_3J_8) herstellt:

I. $\quad 2J + Fe = FeJ_2$
$\quad\quad$ Jod + Eisen = Eisenjodür.

II. $\quad 3 FeJ_2 + 2J = Fe_3J_8$
$\quad\quad$ Eisenjodür + Jod = Eisenjodürjodid

und dieses in der Wärme durch Kaliumkarbonat zersetzt.

$Fe_3J_8 + 4 K_2CO_3 + H_2O = 8 KJ + Fe_3O_4 + 4 CO_2 + H_2O$
Eisenjodür- + Kalium- + Wasser = Kalium- + Eisenoxy- + Kohlen- +Wasser
jodid $\quad$ karbonat $\quad\quad\quad\quad$ jodid $\quad$ duloxyd $\quad$ dioxyd

Oder man stellt es so her, daß man in erwärmte Kalilauge so lange Jod einträgt, bis die Flüssigkeit gelbbraun ist. Neben Kaliumjodid entsteht Kaliumjodat. Aus diesem Grunde dampft man die Lösung mit Holzkohle ein, bis alles zu Kaliumjodid reduziert ist, und bringt, nachdem das Salz in Wasser gelöst ist, zur Kristallisation.

I $\quad 6 KOH + 6 J = 5 KJ + KJO_3 + 3 H_2O$
$\quad$ Kaliumhydroxyd + Jod = Kaliumjodid + Kaliumjodat + Wasser

II $\quad KJO_3 + 3 C = KJ + 3 CO$
$\quad$ Kaliumjodat + Kohle = Kaliumjodid + Kohlenmonoxyd.

Anwendung. In der Heilkunde innerlich gegen Krankheiten der Drüsen, gichtische und syphilitische Leiden und gegen Katarrhe der Bronchien, äußerlich in Mischungen mit Fett; technisch in großen Massen in der Photographie, und um Flecke zu entfernen, die durch Höllenstein entstanden sind, wie es bei Haarfärbemitteln vorkommt. Auch als Erhaltungsmittel, Konservierungsmittel, für Katgut.

Aufbewahrung. In gut geschlossenen Gefäßen, am besten vor Sonnenlicht geschützt, da dieses selbst bei geringem Feuchtigkeitsgehalt die Zersetzung beschleunigt.

Nachweis. Die wässerige Lösung, mit wenig Chlorwasser oder einigen Tropfen Salzsäure und Chloraminlösung versetzt und mit Chloroform geschüttelt, färbt letzteres violett; mit Weinsäurelösung gibt sie allmählich einen weißen, kristallinischen Niederschlag.

Prüfung. 1. Am Platindraht erhitzt, muß das Salz die Flamme von Anfang an violett färben, Gelbfärbung darf sich höchstens vorübergehend zeigen, sonst sind Natriumsalze zugegen.

2. Einige Bruchstücke, auf beleuchtetes rotes Lackmuspapier gelegt, dürfen es nicht sogleich violettblau färben (Kaliumkarbonat)

3. Die wässerige Lösung (1 + 19) mit 3 Tropfen verdünnter Essigsäure vermischt darf durch Natriumsulfidlösung nicht verändert (Schwermetalle) und

4. mit verdünnter Schwefelsäure gemischt, auf Zusatz von Stärkelösung nicht sofort gebläut werden, sonst ist Kaliumjodat zugegen. Bei dieser Prüfung muß das zur Lösung erforderliche Wasser durch Kochen und Wiedererkaltenlassen von der Kohlensäure befreit werden.

5. Mit einem Körnchen Ferrosulfat und einem Tropfen Eisenchloridlösung, nach Zusatz von Natronlauge gelinde erwärmt, darf sich diese Lösung nicht blau färben, wenn man sie mit Salzsäure übersättigt, sonst ist Zyankalium zugegen, das aus angewandtem unreinen Jod herrührt.

6. Werden 0,2 g Kaliumjodid in 8 ccm Ammoniakflüssigkeit gelöst, unter Umschütteln mit 13 ccm Zehntel-Normalsilberlösung ausgefällt, so darf das Filtrat nach Übersättigung mit Salpetersäure innerhalb 10 Minuten nicht bis zur Undurchsichtigkeit getrübt bzw. dunkel gefärbt werden (Salzsäure. Bromwasserstoffsäure. Thioschwefelsäure).

7. Eine für die meisten Zwecke ausreichende Prüfung besteht darin, daß man etwas Kaliumjodid fein zerreibt, in der Wärme des Wasserbades austrocknet und genau 0,5 g des trockenen Pulvers mit 13 ccm 98prozentigem Alkohol übergießt und öfter umschüttelt. Nach 1 Stunde ist das reine Kaliumjodid klar gelöst, und etwaige Beimengungen von jodsaurem Kalium (Kaliumjodat), Kaliumnitrat, Kaliumsulfat, Kaliumbromid bleiben ungelöst. Kleinere Mengen von Kaliumkarbonat kommen allerdings mit in Lösung, verraten sich aber durch alkalische Reaktion.

Kaliumjodid darf, wie aus der ganzen Abhandlung zu ersehen ist, nicht mit dem Kaliumjodat, dem jodsauren Kalium, Kalium jodicum KJO_3, verwechselt werden. Dieses bildet weiße, würfelförmige Kristalle, die sich erst in 13 Teilen Wasser lösen. Konzentrierte Schwefelsäure scheidet aus der Lösung kein Jod ab, im Gegensatz zu Kaliumjodid, wo durch Schwefelsäure Jod ausgeschieden wird. Die Darstellung ist entsprechend der des Kaliumchlorats. Es wird hauptsächlich in der Analyse gebraucht.

Kálium bromátum. Kalium hydrobromicum.
Kaliumbromid. Bromkalium. Bromwasserstoffsaures Kalium.
Bromure de potassium. Potassii Bromidum. Bromide of potassium
KBr. Molekulargewicht 119,02.

Weiße, luftbeständige, ziemlich große, würfelförmige Kristalle oder ein kristallinisches Pulver, geruchlos, von stark salzigem Geschmack; löslich in 1,5 Teilen Wasser und 200 Teilen Weingeist. Erhitzt zerspringen die Kristalle unter Knistern, gleich dem Natriumchlorid, in der Rotglühhitze schmelzen sie und verflüchtigen sich ohne Zersetzung. Die wässerige Lösung ionisiert stark in $K^{\cdot}$- und Br'-Ionen.

Dargestellt wird das Präparat wie das Jodkalium (s. d.). Man stellt sich Eisenbromür $FeBr_2$ her und verfährt genau wie bei der Darstellung des Jodkaliums. Oder man gewinnt es wie das Jodkalium aus Kalilauge und Brom.

Anwendung. In der Heilkunde als kräftiges, nervenberuhigendes Mittel bei Schlaflosigkeit, Fallsucht (Epilepsie), Delirien, überhaupt hochgradiger Erregung, und zwar in Gaben von 0,5—2,0; technisch in der Photographie

Nachweis. Die wässerige Lösung (1 + 19) mit wenig Chlorwasser oder mit verdünnter Salzsäure und einigen Tropfen Chloraminlösung versetzt und mit

Äther oder Chloroform geschüttelt, färbt letztere rotgelb; mit Weinsäure vermischt, gibt sie nach einigem Stehen einen weißen, kristallinischen Niederschlag. Ein Überschuß von Chlor muß vermieden werden, da sich sonst farbloses Chlorbrom bildet.

Prüfung. 1. Am Platindraht muß das Salz die Flamme violett färben, eine Gelbfärbung darf höchstens vorübergehend eintreten (Bromnatrium).

2. Zerriebenes Kaliumbromid, auf weißem Porzellan ausgebreitet, darf sich nicht sofort gelb färben, wenn ein Tropfen verdünnte Schwefelsäure dazu gebracht wird (Salpeter).

3. Einige Bruchstücke, auf befeuchtetes rotes Lackmuspapier gelegt, dürfen die berührten Stellen nicht sogleich violettblau färben (Alkalikarbonate).

4. Die wässerige Lösung, mit etwas Salzsäure angesäuert, darf durch 0,5 ccm Kaliumferrozyanidlösung nicht sogleich blau gefärbt werden (Eisen).

5. Wird eine Lösung (1 + 9) mit verdünnter Schwefelsäure gemischt, darauf mit etwas Chloroform geschüttelt, so darf sich das Chloroform nicht gelb färben (bromsaures Kalium).

6. Ein Gemisch von 1 g Kaliumbromid und 3 ccm Natriumhypophosphitlösung darf, im siedenden Wasserbad ¹/₂ Stunde erhitzt, keine dunklere Färbung annehmen (Arsen).

7. 10 ccm der wässerigen Lösung (1 + 19), mit 3 Tropfen Eisenchloridlösung vermischt und alsdann mit Stärkelösung versetzt, dürfen letztere innerhalb 10 Minuten nicht färben, sonst ist Jodkalium zugegen.

Das Kaliumbromid darf nicht verwechselt werden mit dem **Kaliumbromat**, dem **bromsauren Kalium**, **Kalium bromicum**, $KBrO_3$, **Bromate de potassium**, das in der Analyse, sowie in der Färberei und Druckerei verwendet wird. Man unterscheidet es vom Kaliumbromid durch Schwefelwasserstoffwasser, bei Vorhandensein von Kaliumbromat scheidet sich Schwefel ab unter Entstehung von Bromkalium.

γ Kálium bifluorátum.

Kaliumbifluorid. saures Kaliumfluorid. Doppelfluorkalium. Fluorkalium-Fluorwasserstoff. Fluorhydrate de fluorure de potassium

$$KF \cdot HF$$

Farblose, blätterige, in Wasser leicht lösliche Kristalle. Schwer löslich in Wasser, das Fluorwasserstoffsäure enthält. Das Salz wird durch Zusammenbringen von Flußsäure und **Fluorkalium** KF gewonnen. Das †**Fluorkalium**, **fluorwasserstoffsaure Kalium, Kaliumfluorid, Kalium fluoratum** stellt man her durch Neutralisieren von Kalilauge mit Fluorwasserstoffsäure in Platingefäßen, da die wässerige Lösung des Fluorkaliums Glas angreift. Es ist ein weißes, leicht zerfließliches Salz.

Anwendung. Als Gärung hemmendes Mittel. Das Kaliumfluorid auch in der Glasätzerei.

Kálium cyanátum. Kaliumzyanid. Zyankalium. Zyanwasserstoffsaure Kalium. Cyanure de potassium. Potassii cyanidum. Cyanide of potassium.

$$KCN \text{ oder } KCy$$

Weiße, porzellanartige Stücke von schwachem Geruch nach Blausäure, das völlig trockene Salz riecht nicht, aber schon durch die Feuchtigkeit und die Kohlensäure der Luft wird Blausäure abgeschieden. (Nachweis.) Das Salz zieht sehr stark Feuchtigkeit an, ist leicht löslich in Wasser, schwieriger in Weingeist; in der Glühhitze schmilzt es unter teilweiser Bildung von zyansaurem

Kalium, Kaliumzyanat. Die wasserige Lösung ist nicht haltbar, sie zersetzt sich unter Bildung von Ammoniak in Kaliumformiat, ameisensaures Kalium.

$$KCN + 2 H_2O = NH_3 + HCOOK$$
Kaliumzyanid + Wasser = Ammoniak + Kaliumformiat

Alle Handelsware enthält wegen ihrer Bereitung Spuren von zyansaurem Kalium, vielfach auch noch Kaliumkarbonat; daher wird der Gehalt an reinem Zyankalium in Prozent angegeben, 30%, 60%, $^{98}/_{100}$%. Die fast reine Ware ($^{98}/_{100}$) ist etwas durchscheinend. Sehr giftig!

Bereitet wird es durch Schmelzen von gepulvertem und entwässertem gelben Blutlaugensalz mit Kaliumkarbonat in eisernen Gefäßen, bis die Masse dünnflüssig geworden ist und eine herausgenommene Probe nach dem Erkalten völlig weiß erscheint. Dann läßt man bei gelinder Wärme das ausgeschiedene Eisen absetzen und gießt klar in Formen oder auf Metallplatten aus (Verfahren nach Liebig). Die Stücke werden nach dem Erkalten zerschlagen und sofort in gut schließende Gefäße gefüllt. Statt des Kaliumkarbonats wird vielfach wasserfreies Natriumkarbonat angewendet, und zwar aus dem Grunde, weil das so entstandene Gemisch von Zyankalium und Zyannatrium bei weit niederen Wärmegraden schmelzbar ist als das reine Zyankalium und infolgedessen weniger zyansaures Salz entsteht.

$$K_4Fe(CN)_6 + K_2CO_3 = 5 KCN + KCNO + CO_2 + Fe$$
Kalium- + Kalium- = Zyan- + zyansaures + Kohlendioxyd + Eisen
ferrozyanid karbonat kalium Kalium

Diese Art der Darstellung ist jedoch heute verdrängt. Man leitet Ammoniakgas über ein Gemisch von Kaliumkarbonat und Kohle bei etwa 900°. Die Reaktionsmasse wird ausgelaugt, aus der konzentrierten Lösung das entstandene Zyankalium durch Kaliumkarbonat kristallisiert ausgeschieden und geschmolzen. Der Vorgang ist folgender.

$$K_2CO_3 + C + 2 NH_3 = 2 KCN + 3 H_2O$$
Kaliumkarbonat + Kohle + Ammoniak = Zyankalium + Wasser.

Auch stellt man Zyankalium aus dem Kalziumzyanamid oder Kalkstickstoff her. Das Kalziumzyanamid wird durch Zusammenschmelzen mit Natriumkarbonat in Zyankalzium und dieses durch Zusammenschmelzen mit Natriumchlorid in Zyannatrium übergeführt. Das rohe Zyannatrium wird durch Säure zersetzt, die freiwerdende Zyanwasserstoffsäure abdestilliert und in eine Lösung von Kaliumhydroxyd, bzw. wenn man †Natriumzyanid, Natrium cyanatum, zyanwasserstoffsaures Natrium haben will, in Natriumhydroxyd eingeleitet.

Anwendung. In der Photographie zum Lösen von Brom- und Jodsilber; zur galvanischen Vergoldung, Versilberung, Vernickelung. Hier und da auch von Goldarbeitern zum Löten benutzt. Ferner zum Töten von Insekten, indem man Gips mit der Lösung zu einem Brei anrührt und auf den Boden der Gefäße streicht. Die weitaus größten Mengen aber zum Ausziehen goldhaltiger Erze. In der Chemie mit Natriumkarbonat gemischt zum Nachweis von Schwefelverbindungen des Arsens, indem die Mischung in einem Arsenreduktionsröhrchen erhitzt wird, wobei Arsen reduziert wird, das sich als Arsenspiegel niederschlägt.

Bei der überaus großen Giftigkeit des Präparates, 0,3 g gelten schon als tödliche Menge, ist die weitgehendste Vorsicht notwendig. Daß es überhaupt nur der Giftgesetzgebung gemäß verkauft werden darf, versteht sich von selbst. Aber auch beim Abwägen ist die größte Vorsicht nötig, da die kleinsten Mengen beim Eindringen in eine etwaige Wunde die schlimmsten Folgen hervorrufen können. Niemals soll man daher die Stücke mit den Fingern anfassen und alles dabei gebrauchte Gerät sofort auf das sorgfältigste reinigen. Leicht kann sich beim Arbeiten mit Zyankalium die äußerst giftige, nach Bittermandelöl riechende Zyanwasserstoffsäure abspalten, vor deren Einatmen man sich peinlichst zu hüten hat. Ein eigentümliches Kratzen im Halse zeigt eine sehr gefährliche Vergiftung an, man gehe vor allen Dingen ins Freie.

Sauerstoffsalze des Kaliums.

Kálium acéticum. Kali acéticum. Terra foliáta Tártari.
Kaliumazetat. Essigsaures Kalium.
Acétate de potassium. Terre foliée de tartre. Potassii acetas.

$C_2H_3KO_2$ oder CH_3COOK. Molekulargewicht 98,12.

Weißes, glänzendes, schuppiges Kristallpulver, geruchlos, von mild salzigem Geschmack, an der Luft leicht zerfließend; löslich in $^1/_3$ Teil Wasser und $^4/_{10}$ Teilen Weingeist; die Lösung reagiert schwach alkalisch. Beim Erhitzen schmilzt es zuerst, bei höheren Wärmegraden entweicht Essigsäure, und Kaliumkarbonat bleibt zurück.

Wird bereitet durch Übersättigen einer Lösung von Kaliumkarbonat mit reiner Essigsäure und Eindampfen der Lösung bis zur Trockne.

$2\ C_2H_4O_2\ +\quad K_2CO_3\quad =\ 2\ C_2H_3KO_2\ +\ H_2O\ +\quad CO_2$
Essigsäure + Kaliumkarbonat = Kaliumazetat + Wasser + Kohlendioxyd.

Anwendung. Als Heilmittel innerlich bei Wassersucht, Nierenleiden, Gicht- und Steinbeschwerden; technisch zur Darstellung anderer essigsaurer Verbindungen, ferner als Feuchtigkeit entziehendes Mittel in der Photographie und Galvanoplastik.

Nachweis. Die wässerige Lösung gibt mit Weinsäurelösung einen weißen, kristallinischen Niederschlag; Eisenchloridlösung färbt sie tiefrot.

† Kálium arsenícicum. Kaliumarsenat. Arsensaures Kalium.
Einbasisch-Kaliumarsenat.

KH_2AsO_4.

Farblose, luftbeständige, wasserlösliche, sehr giftige Kristalle. Werden gewonnen durch Zusammenschmelzen von Kaliumnitrat und Arsenigsäureanhydrid, Auflösen der Schmelze in Wasser und Auskristallisieren.

Anwendung. Als Beize in der Zeugdruckerei.
Nachweis. Siehe unter Acidum arsenicicum.

† Kálium arsenicósum. Kaliumarsenit. Arsenigsaures Kalium.
Arséniate de potassium. Sel arsénical de Macquer. Potassium arsenite.

$KAsO_2 + HAsO_2 + H_2O$.

Kristallinisches Salz oder Pulver, grauweiß bis gelblich, schwerlöslich. Stark giftig. Wird erhalten durch Eintragen von Arsenigsäureanhydrid in wenig Kalilauge und Überschichten der erhaltenen Flüssigkeit mit Weingeist.

Anwendung. Als Beize in der Zeugdruckerei. Zur Herstellung von Spiegeln und von Fliegenpapier.
Nachweis. Siehe unter Acidum arsenicosum.

Kálium carbónicum. Kaliumkarbonat. Kohlensaures Kalium.
Einfaches Kaliumkarbonat. Sekundäres Kaliumkarbonat.

K_2CO_3. Molekulargewicht 138,20.

1. **Kálium carbónicum crudum. Cineres clavellati. Sal Tártari. Rohes Kaliumkarbonat. Pottasche. Holzasche. Weinsteinsalz. Carbonate de potasse. Sel de tartre. Potasse carbonatée. Potassii Carbonas. Potassium carbonate.** Die rohe Pottasche bildet weiße, zuweilen bläuliche, selten rötliche, trockene, körnige und stückige Massen, geruchlos, von scharf laugenhaftem Geschmack, an der

Luft leicht feucht werdend. In gleichen Teilen Wasser ist sie fast löslich — es dürfen höchstens 5% Unreinigkeiten zurückbleiben —, unlöslich in Weingeist. Der Wert der rohen Pottasche wird im großen nach ihrem wirklichen Gehalt an Kaliumkarbonat bestimmt; dieser schwankt zwischen 50—90%.

Früher war die rohe Pottasche die Grundlage zur Bereitung der sämtlichen Kaliumsalze, und alles Kalium der Pottasche stammte aus den Pflanzen, die es in Form von pflanzensaurem Kaliumoxyd in sehr wechselnden Mengen enthalten. Einzelne Arten, die man deshalb auch wohl mit Kalipflanzen bezeichnet, z. B. Rüben, Sonnenblumen, Weinrebe, Erdrauch, Bohnen und andere enthalten sehr bedeutende Mengen davon, andere wiederum nur wenig. Verbrennt man die Pflanzen zu Asche, so wandeln sich die Verbindungen des Kaliumoxyds mit organischen Säuren in kohlensaures Kaliumoxyd, in Kaliumkarbonat um, und dieses findet sich, neben den übrigen mineralischen Bestandteilen, in der Asche vor. Hierauf beruhte vor der Entdeckung der riesigen Kalisalzlager zu Staßfurt und Kalusz in Galizien die Herstellung aller Pottasche, und auch heute werden noch größere Mengen auf diese Weise hergestellt. Man verbrennt in waldreichen Gegenden die Holzabfälle vollständig zu Asche, läßt diese dann 24 Stunden mit Wasser durchfeuchtet liegen und bringt sie auf Auslaugefässer. Hier übergießt man sie mit warmem Wasser und zapft nach einiger Zeit ab. Die zuerst abfließende Lauge zeigt etwa 20° Bé und kann unmittelbar versotten werden. Die Asche wird im Faß noch einmal ausgelaugt, und die hierbei gewonnene, dünne Lauge zum Ausziehen neuer Mengen Asche benutzt. Die gesammelten Laugen werden jetzt in eisernen Pfannen bis zur Bildung eines Salzhäutchens eingedampft und entweder unter fortwährendem Umrühren mit eisernen Stangen zur Trockne gebracht — ausgerührte Pottasche — oder man erhitzt ohne Umrühren, bis der ganze Pfanneninhalt zu einer festen Masse erhärtet ist, die nach dem Erkalten mit dem Meißel losgeschlagen wird — ausgeschlagene Pottasche. In beiden Fällen ist die Pottasche durch aufgelöste brenzlige Stoffe dunkelbraun und hat noch einen Wassergehalt von 6—10%. Für einzelne technische Verwendungen, bei denen große Hitze erforderlich ist, z. B. bei der Blutlaugensalzbereitung und der Herstellung von geringwertigem Glas, schaden diese Beimengungen nichts; die Pottasche kann unmittelbar so verwendet werden; in den meisten Fällen wird sie aber durch Kalzinieren avon befreit. Dies geschah früher in eisernen Töpfen, daher der Name Pottasche, heute allgemein in offenen Flammenöfen, auf deren Sohle die Pottasche ausgebreitet und, während die Flammen darüber streichen, so lange fortwährend durchgerakt wird, bis sie vollständig weiß und trocken erscheint. Die Erhitzung darf nicht zu lange fortgesetzt werden, weil die Pottasche sonst schmilzt und in die meist aus Backsteinen bestehende Sohle einsickert. Sobald sie weiß gebrannt, wird sie sofort aus dem Ofen entfernt und nach dem Erkalten in möglichst dichte Fässer verpackt. Die vielfach auftretende bläuliche Färbung der Pottasche rührt von Spuren von Kaliummanganat her. Außer dieser Beimengung enthält die auf diese Weise bereitete Pottasche ziemlich bedeutende Mengen von Kaliumsulfat (5—40%), Kaliumchlorid (bis zu 10%) und Natriumkarbonat. Die Hauptgewinnungsländer für diese Sorte sind Illyrien, Kroatien, Ungarn, Rußland und vor allem Nordamerika. Die geschätztesten Sorten sind die illyrische und die nordamerikanische, in ihren besseren Sorten Perlasche genannt; am wenigsten geschätzt ist die russische, die vielfach aus den sonst nicht zu verwertenden Steppenpflanzen gebrannt wird. Weitere Bereitungsweisen der Pottasche sind einmal die aus der sog. Melasseschlempe, der Schlempekohle, d. h. den Rückständen, die bei der Vergärung der Zuckerrübenmelasse verbleiben; diese werden geglüht und wie oben behandelt. Zweitens die aus dem Wollschweiße der Schafe. In den 20er Jahren vorigen Jahrhunderts entdeckte ein französischer Chemiker, daß die großen Mengen Kalisalze, die die Schafe in ihrem Futter zu sich nehmen, zum großen Teil durch ihren Schweiß ausgeschieden werden, und zwar gebunden an Fettsäuren, z. B. Stearinsäure, Ölsäure oder Palmitinsäure. Man verarbeitet daher die Waschwässer in den Wollwäschereien auf Pottasche, indem man sie eindampft und den Rückstand in Retorten erhitzt, wo dann die 30% Kaliumkarbonat enthaltende Schlempekohle zurückbleibt, die ausgelaugt und eingedampft wird. Die hierdurch gewonnene Menge wird für Frankreich, wo diese Gewinnung heimisch ist, auf jährlich 1 000 000 kg geschätzt. Pottasche, die aus den Wollwaschwässern gewonnen ist, muß sorgfältig auf Arsengehalt geprüft werden, da die Schafe häufig als Mittel gegen Räude und gegen Ungeziefer mit arsenhaltigen Lösungen behandelt werden (s. weiter unten). Kleinere Mengen von Pottasche werden auch in den Weingegenden durch Verbrennung der sog. Weinkämme und der Trester und Drusenrückstände gewonnen. Viel wichtiger als diese Verfahren wurde die Entdeckung der oben genannten Steinsalzlager, in deren oberen Schichten, den sog. Abraumsalzen, sich unberechenbare Mengen von Kalisalzen, namentlich Chlorkalium, Kaliumchlorid, vorfinden. Aus ihnen werden heute große Mengen Kalisalze gewonnen. Man befolgt, um aus dem Kaliumchlorid Kaliumkarbonat herzustellen, dasselbe Verfahren wie bei der Leblancschen Sodabereitung (s. d.). Das Kaliumchlorid wird durch Schwefelsäure zunächst in Kaliumsulfat übergeführt und dieses durch Glühen in Flammenöfen unter Zusatz von Kalziumkarbonat und Kohle in Kaliumkarbonat. Auch das Ammoniaksodaverfahren (s. d.) läßt sich anwenden, ist aber für die Rohpottasche deshalb nicht so zweckmäßig, weil zur Trennung des Ammoniumchlorids vom Kaliumbikarbonat, da beide in Wasser sehr leicht löslich sind, ein Zusatz von Weingeist erforderlich ist, um das Kaliumbikarbonat abzuscheiden. Sehr vorteilhaft dagegen ist dieses Verfahren zur Herstellung des reinen Kaliumkarbonats. Oder man bringt Kaliumchlorid und Magnesiumkarbonat und Kohlendioxyd zusammen, wobei sich Kalium-Magnesiumkarbonat und Magnesiumchlorid bilden. Das Kalium-Magnesiumkarbonat zersetzt man darauf mit heißem Wasser in Wasser lösliches Kaliumkarbonat und nichtlösliches Magnesiumkarbonat.

Die wichtigste Bereitungsweise ist die Darstellung der Ätzkalilauge mittels Elektrolyse aus dem Chlorkalium; hierdurch wird auch die Verwendung der Pottasche zur Bereitung der Kalilauge überflüssig gemacht und der Verbrauch derselben notwendigerweise verringert. Siehe Abhandlung „Ätzkali".

Anwendung. Rohe Pottasche findet technisch Verwendung zur Bereitung von anderen Kalisalzen, ferner von Schmierseifen, Kaliglas usw.

Die eigene Herstellung Deutschlands an Pottasche ist allmählich derart gestiegen, daß die Ausfuhr die Einfuhr um ein Bedeutendes übersteigt.

2. Kálium carbónicum depuratum. Gereinigte Pottasche. Für viele Zwecke der Technik ist es notwendig, die Pottasche möglichst von ihren Beimengungen zu befreien. Dies geschieht am einfachsten in der Weise, daß man sie mit der $1^1/_2$ fachen Menge kaltem Wasser übergießt und 24 Stunden unter öfterem Umrühren beiseite setzt. Die Lösung wird klar abgegossen, das letzte durch Glaswolle filtriert, dann in eiserner Schale unter fortwährendem Umrühren mit einem blanken eisernen Spatel bis zur Trockne eingedampft. Sie bildet ein feines kristallinisches Pulver, das in gleichen Teilen Wasser fast klar löslich sein muß. Löst man diese gereinigte Pottasche nochmals in gleichen Teilen Wasser auf und dampft nach der Klärung wieder ein, erhält man **Kalium carbonicum bisdepuratum**, ein noch reineres Präparat.

Anwendung findet diese Pottasche als Heilmittel zu Salben und Waschungen; technisch für Backwaren.

3. Kálium carbónicum purum. Kálium carbónicum e Tartaro. Sal Tartari cristallisatum. Reines Kaliumkarbonat. Carbonate de potasse pur. Potassii Carbonas. Reinweißes, kristallinisches Pulver, im übrigen von den Eigenschaften wie bei 1. Das D.A.B. verlangt einen Gehalt von annähernd 95% Kaliumkarbonat. Es enthält gewöhnlich 4—5% Wasser. Wurde früher bereitet entweder durch Erhitzen von reinem Weinstein und Kalisalpeter, daher der frühere Name Sal Tartari; heute hauptsächlich durch Erhitzen von Kaliumbikarbonat (s. d.).

$$2\,KHCO_3 \;=\; K_2CO_3 \;+\; CO_2 \;+\; H_2O$$
Kaliumbikarbonat = Kaliumkarbonat + Kohlendioxyd + Wasser.

Anwendung findet es in der Heilkunde. Ferner bei der Herstellung des Flintglases für optische Gläser, sowie auch in der Photographie.

Nachweis. Die wässerige Lösung braust, mit Weinsäurelösung übersättigt, auf und läßt allmählich einen weißen kristallinischen Niederschlag fallen. Sie bläut rotes Lackmuspapier. Diese alkalische Reaktion des neutralen Salzes rührt daher, daß das Salz in wässeriger Lösung hydrolytisch gespalten wird und so die starke Base infolge der starken Dissoziation als OH'-Ion hervortritt, während die schwache Kohlensäure nicht ionisiert.

$$K_2CO_3 \;+\; 2\,H_2O \;=\; H_2CO_3 \;\;\;\;\; 2\,K\dot{O}H$$
Kaliumkarbonat + Wasser = nichtionisierte Kohlensäure + Kaliumhydroxyd.

Das Salz soll, am Platindraht erhitzt, der Flamme eine violette und nicht eine andauernd gelbe Färbung geben (Natriumsalz).

Prüfung nach D.A.B. 1. Die wässerige Lösung (1 + 19) darf auf Zusatz von Salpetersäure im Überschuß durch Silbernitratlösung höchstens weißschillernd getrübt werden.

2. Ein Raumteil dieser Lösung in 10 Raumteile Zehntel-Normal-Silbernitratlösung gegossen, muß einen gelblichweißen Niederschlag geben, der bei gelindem Erwärmen nicht dunkler gefärbt werden darf (Ameisensäure).

3. Mit wenig Ferrosulfat- und Eisenchloridlösung gemischt und gelinde erwärmt, darf die Lösung sich nach Übersättigung mit Salzsäure nicht blau färben (Zyankalium).

4. 2 ccm einer mit verdünnter Schwefelsäure hergestellten Lösung des Salzes dürfen, nach Zusatz von 2 ccm Schwefelsäure und Abkühlung nach Überschichtung mit 1 ccm Ferrosulfatlösung, eine gefärbte Zone nicht geben (Kaliumnitrat).

5. Die wässerige Lösung (1 + 19), mit verdünnter Essigsäure bis zur schwachsauren Reaktion gegen blaues Lackmuspapier versetzt, darf weder durch Bariumnitratlösung (Schwefelsäure) noch durch 3 Tropfen Natriumsulfidlösung (Schwermetalle) verändert werden.

6. Die wässerige, mit Salzsäure übersättigte Lösung (1 + 19) darf durch 0,5 ccm Kaliumferrozyanidlösung nicht sogleich blau gefärbt werden (Eisen).

7. Ein Gemisch von 0,5 Kaliumkarbonat und 5 ccm Natriumhypophosphitlösung darf nach viertelstündigem Erhitzen im siedenden Wasserbade keine dunklere Färbung annehmen (Arsen).

8. Gehaltsbestimmung. 1 g Kaliumkarbonat soll zur Sättigung mindestens 13,7 ccm Normal-Salzsäure erfordern. Man titriert unter Anwendung

von Dimethylaminoazobenzollösung (1 + 199 Weingeist) als Indikator, bis eine deutliche Rosafärbung eingetreten ist. 1 ccm Normal-Salzsäure = 0,0691 g Kaliumkarbonat.

Kálium bicarbónicum. Kálium carbónicum acídulum.
Kaliumbikarbonat. Primäres Kaliumbikarbonat. Doppelt kohlensaures Kalium. Saures kohlensaures Kalium. Bicarbonate de potasse. Carbonate de potasse saturé. Potassii bicarbonas.

$KHCO_3$. Molekulargewicht 100,11.

Farblose, durchsichtige, luftbeständige, säulen- oder tafelförmige Kristalle, geruchlos, von schwach alkalisch salzigem Geschmack, löslich in 4 Teilen Wasser, unlöslich in Weingeist. Mit Säuren übergossen, tritt Aufbrausen ein. Die wässerige Lösung reagiert schwach alkalisch und gibt beim Erhitzen bis zum Sieden die Hälfte ihrer Kohlensäure ab, so daß einfaches Kaliumkarbonat zurückbleibt.

$$2\,KHCO_3 = K_2CO_3 + CO_2 + H_2O$$
Kaliumbikarbonat = Kaliumkarbonat + Kohlendioxyd + Wasser.

Dargestellt wird es entweder durch Einleiten von Kohlendioxyd in Kaliumkarbonatlösung,
$$K_2CO_3 + H_2O + CO_2 = 2\,KHCO_3$$
Kaliumkarbonat + Wasser + Kohlendioxyd = Kaliumbikarbonat,
oder durch Erwärmen einer Lösung von Kaliumkarbonat mit Ammonkarbonat auf 60°—70°, oder indem man Kaliumchlorid mittels Ammonbikarbonat umsetzt und das entstandene Kaliumbikarbonat durch Weingeist ausscheidet.

Anwendung. Als Heilmittel für sich nur selten, in gleicher Weise wie das Natriumbikarbonat, das man besser durch das Kaliumbikarbonat ersetzen sollte, sonst vielfach zur Darstellung anderer Kalisalze, im großen auch zur Herstellung von reinem Kaliumkarbonat.

Nachweis. Wie bei Kalium carbon. pur.

Prüfung. 1. Die wässerige Lösung (1 + 19), mit Essigsäure bis zur schwachsauren Reaktion gegen Lackmuspapier versetzt, darf weder durch Bariumnitrat (Schwefelsäure),

2. noch durch 3 Tropfen Natriumsulfidlösung (Schwermetalle) verändert, noch

3. nach Zusatz von Salpetersäure durch Silbernitrat mehr als weißlichschillernd getrübt werden (Chlor).

4. Gehaltsbestimmung. Beim Glühen darf sich Kaliumbikarbonat auch nicht zeitweilig schwärzen und muß 69% Rückstand geben.

Kálium percarbónicum. Kálium hypercarbónicum. Kálium supercarbónicum.
Kaliumperkarbonat. Kaliumhyperkarbonat. Kaliumsuperkarbonat. Überkohlensaures Kalium. Percarbonate de potassium.

$$K_2C_2O_6 + H_2O.$$

Bläulichweißes, kristallinisches, an der Luft zerfließendes Pulver. Ein kräftiges Oxydationsmittel, indem die wässerige Lösung schon bei 45° Sauerstoff abgibt.

$$K_2C_2O_6 = K_2CO_3 + CO_2 + O$$
Kaliumperkarbonat = Kaliumkarbonat + Kohlendioxyd + Sauerstoff.

Durch Behandeln mit verdünnten Säuren, z. B. Salzsäure, entsteht neben Kaliumchlorid und Kohlendioxyd Wasserstoffsuperoxyd.

$$K_2C_2O_6 + 2\,HCl = 2\,KCl$$
Kaliumperkarbonat + Chlorwasserstoffsäure = Kaliumchlorid
$$+ 2\,CO_2 + H_2O_2$$
+ Kohlendioxyd + Wasserstoffsuperoxyd.

Silberoxyd, Mangansuperoxyd und Bleisuperoxyd werden durch Kaliumperkarbonat unter heftiger Sauerstoffentwicklung reduziert.

Man gewinnt es durch Elektrolyse einer auf −15° abgekühlten Kaliumkarbonatlösung.

Anwendung. In der Photographie unter der Bezeichnung **Antihypo** zur schnellen Entfernung des Fixiersalzes. Als Bleichmittel. In der Färberei zum Weißbeizen blaugefärbter Stoffe.

Aufbewahrung. Es muß in gut geschlossenen Gefäßen trocken aufbewahrt werden.

† **Kálium chlóricum. Kálium óxymuriáticum. Chlorsaures Kalium. Kaliumchlorat. Chlorate de potasse. Sel de Berthollet. Potassii chloras.**

$KClO_3$. Molekulargewicht 122,56.

Luftbeständige, farblose, glänzende Schuppen oder kristallinisches Pulver, geruchlos, von kühlendem, salpeterartigem Geschmack. Löslich ist es in 17 Teilen kaltem, in 2 Teilen siedendem Wasser und in 130 Teilen Weingeist. Erhitzt schmilzt das Salz und gibt seinen sämtlichen Sauerstoff ab, so daß zuletzt nur Chlorkalium, Kaliumchlorid, zurückbleibt (vgl. Sauerstoff S. 571). Mit Salzsäure entwickelt es aus seiner Lösung Chlorgas, mit konzentrierter Schwefelsäure verpuffen die Kristalle, indem das sehr leicht explosive gasförmige **Unterchlorsäureanhydrid**, ClO_2, entsteht, mit brennbaren Körpern, wie Schwefel, Kohle, ferner Zucker, Schwefelantimon, gemengt, explodiert es heftig durch Reibung oder Schlag.

$3\,KClO_3 + 2\,H_2SO_4 = 2\,KHSO_4 + KClO_4 + 2\,ClO_2 + H_2O$
Kalium- + Schwefel- = Kalium- + Kalium- + Unterchlorsäure- + Wasser.
chlorat   säure   bisulfat   perchlorat anhydrid

Bereitet kann es in der Weise werden, daß man in eine heiße, gesättigte Lösung von Kaliumchlorid, gemengt mit dem dreifachen Äquivalent Kalkmilch, so lange Chlorgas einleitet, als dieses aufgenommen wird. Es entstehen zuerst Kalziumchlorid und Kalziumchlorat, und dieses letztere setzt sich mit dem Kaliumchlorid um in Kalziumchlorid und Kaliumchlorat, das aus der Kalziumchloridlösung auskristallisiert.

I. $6\,Ca(OH)_2 + 12\,Cl = 5\,CaCl_2 + Ca(ClO_3)_2 + 6\,H_2O$
Kalziumhydroxyd + Chlor = Kalziumchlorid + Kalziumchlorat + Wasser.

II. $Ca(ClO_3)_2 + 2\,KCl = 2\,KClO_3 + CaCl_2$
Kalziumchlorat + Kaliumchlorid = Kaliumchlorat + Kalziumchlorid.

Bei weitem die größten Mengen von Kaliumchlorat gewinnt man jedoch auf elektrolytischem Wege ohne Anwendung eines Diaphragmas, indem man eine heiße, schwach alkalisch gehaltene Kaliumchloridlösung zersetzt.

$6\,KCl + 3\,H_2O = KClO_3 + 5\,KCl + 6\,H$
Kaliumchlorid + Wasser = Kaliumchlorat + Kaliumchlorid + Wasserstoff.

Bei Abkühlung der Lösung scheidet sich das entstandene Kaliumchlorat aus.

Anwendung. In der Heilkunde teils innerlich bei Lungenschwindsucht, Leber- und Halsleiden, hauptsächlich zu Gurgelwässern bei Diphtheritis, Entzündungen des Schlundes, zum Spülen des Mundes bei Mundfäule und zu Zahnpasten. Technisch in der Zeugdruckerei zur Hervorbringung von Anilinschwarz in der Faser; in der Feuerwerkerei (Pyrotechnik); zur Darstellung von reinem Sauerstoffgas und in der Zündholzherstellung.

Chlorsaures Kalium, innerlich in größeren Mengen genommen, führt den Tod herbei, da es aber zu Mundwässern viel gebraucht wird, hat man durch einen Vermerk auf der Umhüllung den Käufer darauf aufmerksam zu machen, daß möglichst nichts vom Mundwasser heruntergeschluckt wird. Eine Stärke von 2—4% für Mundwässer ist die geeignete. Bei der Benutzung des chlorsauren Kaliums zu Feuerwerkskörpern ist die größte Vorsicht nötig. Einmal darf nie rohe Schwefelblüte dazu verwendet werden, weil die ihr anhängende freie Schwefelsäure eine Zersetzung des chlorsauren Kaliums und damit eine Selbstentzündung des Feuerwerksatzes hervorruft; immer muß gewaschener Schwefel oder gemahlener Stangenschwefel angewendet werden! Ferner darf eine derartige Mischung nie in einem Mörser mit Pistill vorgenommen werden. Man verfährt am besten in der Weise, daß man die Mischung aller anderen Körper ohne das chlorsaure Kalium zuerst bewerkstelligt und dieses, für sich vorsichtig mit den Händen ohne irgendwelche Reibung zumengt. Andernfalls sind die gefährlichsten Explosionen leicht möglich. Als Sprengstoff, wie zum Sprengen von Baumstümpfen, darf Kaliumchlorat nicht ohne weiteres abgegeben werden, es wird dies als ein nicht erlaubter Zweck im Sinne der Giftverordnung angesehen, es muß von dem Käufer in jedem Fall ein polizeilicher Erlaubnisschein verlangt werden (Verordnung vom 19. November 1934).

Für die Beförderung mit der Eisenbahn sind besondere Vorschriften gegeben.

Nachweis. Die wässerige Lösung, mit Salzsäure erwärmt, färbt sich grüngelb und entwickelt reichlich Chlor:

$$KClO_3 + 6\ HCl = 3\ Cl_2 + KCl + 3\ H_2O$$
Kaliumchlorat + Chlorwasserstoff = Chlor + Kaliumchlorid + Wasser;

mit Weinsäurelösung gibt sie allmählich einen weißen, kristallinischen Niederschlag von Kaliumbitartrat. Die wässerige Lösung des $KClO_3$ dissoziiert in die einwertigen Ionen $K^{\cdot}$ und ClO'_3, enthält somit keine freien Chlorionen und gibt daher auch nicht mit Silbernitrat einen weißen Niederschlag von Silberchlorid.

Prüfung. 1. Die wässerige Lösung (1+19) darf weder durch Ammoniumoxalat- (Kalziumverbindungen),

2. noch durch Silbernitratlösung (Chlorkalium),

3. noch durch Bariumnitratlösung (Schwefelsäure) verändert werden.

4. Nach Zusatz von 3 Tropfen verdünnter Essigsäure darf sie durch 3 Tropfen Natriumsulfidlösung keine dunklere Färbung annehmen (Schwermetalle).

5. Die wässerige Lösung mit etwas Salzsäure angesäuert, darf durch 0,5 ccm Kaliumferrozyanidlösung nicht sofort gebläut werden (Eisen).

† Kálium chrómicum. Kálium chrómicum flavum.
Kaliumchromat. Gelbes chromsaures Kalium. Neutrales chromsaures Kalium. Chromate de potasse. Potassii chromas.

$$K_2CrO_4.$$

Kleine, gelbe, luftbeständige Kristalle, geruchlos, von herbem, metallischem Geschmack; löslich in 2 Teilen Wasser, unlöslich in Weingeist. Die Lösung reagiert infolge schwacher hydrolytischer Spaltung gegen Lackmus und Kurkuma schwach alkalisch, sie enthält die zweiwertigen Chromationen CrO_4'' und die einwertigen Ionen $K^{\cdot}K^{\cdot}$. Giftig!

Wird dargestellt, indem man in eine Lösung von Kaliumdichromat (s. folgende Abhandlung) so lange Kaliumkarbonat einträgt, als Aufbrausen erfolgt, und die Lösung dann bis zur Kristallisation abdunstet.

$$K_2Cr_2O_7 + K_2CO_3 = 2\ K_2CrO_4 + CO_2$$
Kaliumdichromat + Kaliumkarbonat = Kaliumchromat + Kohlendioxyd.

Anwendung in der Färberei und Tintenbereitung, in der Photographie, zur Herstellung von Chromleim, in der Farbenbereitung, in gleicher Weise wie das Kaliumdichromat. Ferner als Indikator in der Maßanalyse bei der Titration von Halogenen.

Nachweis. Siehe Abhandlung Kalium dichromicum. Von diesem unterscheidet es sich, abgesehen von dem Äußeren, durch die alkalische Reaktion gegen Lackmus und Kurkuma.

† **Kálium dichrómicum**, auch fälschlich **bichrómicum**.
Kálium chrómicum rubrum oder fälschlich **acídulum**.
Kaliumdichromat, auch fälschlich **Kaliumbichromat**. **Dichromsaures Kalium. Doppelt chromsaures Kali. Rotes chromsaures Kali. Rotstein (Vorsicht!). Bichromate de potasse. Potassii bichromas.**

$K_2Cr_2O_7$. Molekulargewicht 294,22.

Große, gelbrote, rhombische Kristalle, geruchlos, von herbem, bitterem, metallischem Geschmack; löslich in etwa 8 Teilen kaltem, leichter in heißem Wasser, unlöslich in Weingeist. Giftig! Die wässerige Lösung enthält die roten zweiwertigen Dichromationen CrO_7'' und die Kationen $K\cdot K\cdot$, sie reagiert gegen Lackmuspapier schwach sauer, indem die Dichromationen stärker elektronegativ sind als die Chromationen.

Es wird fälschlich als saures chromsaures Kalium bezeichnet, das die Formel $KHCrO_4$ haben würde, ist jedoch das neutrale Salz der nicht in freiem Zustande bekannten Dichromsäure, $H_2Cr_2O_7$.

Wird dargestellt durch Zusammenschmelzen von gemahlenem Chromeisenstein, $FeOCr_2O_3$, mit Pottasche und Salpeter. Das hierbei sich bildende einfache Kaliumchromat wird ausgelaugt und durch Zusatz einer hinreichenden Menge Salpetersäure in Kaliumdichromat umgewandelt. Das daneben entstehende Kaliumnitrat wird durch Kristallisation davon getrennt und zu neuen Schmelzungen verwandt, oder man gewinnt es folgendermaßen: Chromeisenstein wird geglüht, gemahlen, mit Ätzkalk und Kaliumkarbonat gemischt und zur Rotglut erhitzt. Man erhält hierdurch eine grünliche Masse, bestehend aus Kalziumchromat, $CaCrO_4$, Kaliumchromat, K_2CrO_4, Eisenoxyd und Ätzkalk. Kalziumchromat und Kaliumchromat werden ausgelaugt und das Kalziumchromat durch Kaliumkarbonat in Kaliumchromat übergeführt:

$$CaCrO_4 + K_2CO_3 = K_2CrO_4 + CaCO_3$$
Kalziumchromat + Kaliumkarbonat = Kaliumchromat + Kalziumkarbonat.

Das erhaltene Kaliumchromat führt man darauf mittels Schwefelsäure in Kaliumdichromat über.

$$2\,K_2CrO_4 + H_2SO_4 = K_2Cr_2O_7 + K_2SO_4 + H_2O$$
Kaliumchromat + Schwefel- = Kaliumdichromat + Kalium- + Wasser.
säure sulfat

In großen Mengen gewinnt man das Kaliumdichromat auf elektrolytischem Wege, indem man eine Lösung von Chromhydroxyd in Kalilauge der Elektrolyse unterwirft.

Anwendung. In der Heilkunde so gut wie nicht; technisch in der Farbenbereitung, Färberei, Zeugdruckerei, Galvanoplastik, Gerberei, Photolithographie, Photographie, zur Herstellung von Tinten, Chromleim, in der Elektrotechnik, als oxydierendes Mittel bei der Herstellung von Teerfarben, sowie überhaupt bei chemischen Vorgängen. Öfter auch um Warzen abzubeizen und in

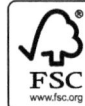

MIX
Papier aus verantwortungsvollen Quellen
Paper from responsible sources
FSC® C105338

If you have any concerns about our products,
you can contact us on
ProductSafety@springernature.com

In case Publisher is established outside the EU,
the EU authorized representative is:
**Springer Nature Customer Service Center GmbH
Europaplatz 3, 69115 Heidelberg, Germany**

Printed by Libri Plureos GmbH
in Hamburg, Germany

Handbuch der Drogisten-Praxis

Ein Lehr- und Nachschlagebuch
für Drogisten, Farbwarenhändler usw.

Von

G. A. Buchheister

In neuer Bearbeitung
von

Georg Ottersbach
in Hamburg-Volksdorf

Erster Band

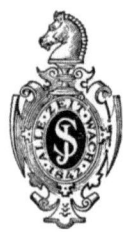

Springer-Verlag Berlin Heidelberg GmbH
1949

Handbuch der Drogisten-Praxis

Ein Lehr- und Nachschlagebuch
für Drogisten, Farbwarenhändler usw.

Von

G. A. Buchheister

Sechzehnte, neubearbeitete und
vermehrte Auflage
von

Georg Ottersbach
in Hamburg-Volksdorf

Mit 595 Textabbildungen

Berichtigter Neudruck

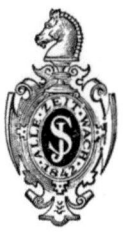

Springer-Verlag Berlin Heidelberg GmbH
1949

Alle Rechte, insbesondere das der Übersetzung
in fremde Sprachen, vorbehalten.

ISBN 978-3-642-49131-3   ISBN 978-3-642-86947-1 (eBook)
DOI 10.1007/978-3-642-86947-1
Softcover reprint of the hardcover 16th edition 1949

Die Nennung von Waren erfolgt in diesem Werk, wie in allen allgemeinen Nachschlagewerken, ohne Erwähnung etwa bestehender Patente, Gebrauchsmuster oder Warenzeichen, begründet also nicht die Annahme, eine Ware oder ein Warenname sei frei.

Vorwort zur sechzehnten Auflage.

Zu dieser Auflage des „Handbuches der Drogisten-Praxis von Buchheister-Ottersbach" ist das Werk von mir vollständig neu durchgearbeitet worden. Mancherlei, was im Laufe der Zeit als überflüssig zu gelten hat, ist gestrichen, dafür aber auf jedem Wissensgebiete alles Neue, was irgendwie von Wert ist, aufgenommen worden. Zwei Verzeichnisse sind neu eingefügt: Ein Verzeichnis der Drogen unter Zugrundelegung des Englerschen Systems nach der Verwandtschaft geordnet, sowie eine Aufstellung der Drogen nach den Verwendungsarten. Die bisher zusammengefaßte Abteilung Radices, die auch Rhizomata, Bulbi und Bulbotubera enthielt, bildet nunmehr gesonderte Abteilungen. So möge denn auch diese neue Auflage, getreu dem überlieferten Zwecke des Werkes, ihre Aufgabe erfüllen, ein treuer Berater zu sein und eine durchaus gründliche wissenschaftliche und praktische Ausbildung und Vertiefung zu bewirken

Hamburg-Volksdorf, im Dezember 1937
   Haus Dryade a. Hoisberg.

Georg Ottersbach.

Inhaltsverzeichnis.

	Seite
Einleitung	1
Einrichtung des Geschäfts	3
Waagen, Gewichte und Wägen	7
Maße und Messen	12
Sonstige Geschäftsgeräte	15
Technische Arbeiten und Ausdrücke	22
Tropfenübersichtstafel	48
Abkürzungen	50

Erste Abteilung.
Abriß der allgemeinen Botanik 51

Die äußere Gestalt der Pflanzen	51
Die Wurzel	52
Der Stamm	54
Das Blatt	58
Die Blüte	65
Die Frucht	72
Der Same	79
Haargebilde	81
Der innere Aufbau der Pflanzen	81
Zellgewebe	87
Das Fibrovasalsystem	89
Systematische Einteilung der Pflanzen	92
Englers System	95
Drogen und als solche angesehene Stoffe aus dem Pflanzenreich, unter Zugrundelegung des Englerschen Systems nach der Verwandtschaft geordnet	109
Drogen und als solche angesehene Stoffe aus dem Tierreich	122
Verwendungsarten der Drogen	123
Gruppe I. Drogen aus den Abteilungen der Pilze, Algen und Flechten	130
II. Radices. Wurzeln	139
III. Rhizomata. Wurzelstöcke	163
IV. Bulbi. Zwiebeln	179
V. Bulbotubera. Knollzwiebeln	181
VI. Stipites. Stengel	181
VII. Ligna. Hölzer	182
VIII. Cortices. Rinden	184
IX. Gemmae. Knospen	200
X. Folia. Blätter	201
XI. Herbae. Kräuter	227
XII. Flores. Blüten	252
XIII. Fructus. Früchte	274
XIV. Semina. Samen	303
XV. Sporen, Drüsen, Haare, Gallen	329
XVI. Gummi. Gummiarten	334

Inhaltsverzeichnis.

		Seite
XVII.	Gummi-resinae. Gummiharze	338
XVIII.	Kautschukkörper	344
XIX.	Resinae. Harze	351
XX.	Bálsamum. Balsam	373
XXI.	Olea aethérea. Ätherische Öle	384
XXII.	Flüssige und feste Fette	454
XXIII.	Eingedickte Pflanzensäfte und Pflanzenauszüge	493
XXIV.	Spongiae. Meerschwämme	503
XXV.	Tiere, Tierteile und Tierausscheidungen	506

Zweite Abteilung.

Abriß der allgemeinen Chemie 519

Einleitung 519
Organische Chemie 541
    Verbindungen mit offener Kohlenstoffkette. Verbindungen der Fettreihe. Aliphatische Reihe 542
    Verbindungen mit ringförmig verbundenen Kohlenstoffatomen. Verbindungen mit geschlossener Kohlenstoffkette. Karbozyklische Verbindungen. Verbindungen der aromatischen Reihe 557
    Glykoside 563
    Alkaloide 564
    Eiweißstoffe 565
    Hormone 566
    Vitamine 567
    Fermente. Gärungserreger 568
    Chemische Kampfstoffe 570
Chemikalien anorganischen Ursprungs 571
    Sauerstoff 571
    Wasserstoff 574
        Verbindungen des Sauerstoffs mit Wasserstoff 576
        Mineralwässer 578
Gruppe der Halogene 584
    Chlor 584
        Verbindungen des Chlors mit Wasserstoff 586
        Sauerstoff und Sauerstoff-Wasserstoffverbindungen des Chlors . . 590
    Jod 591
        Wasserstoffverbindungen des Jods 594
        Sauerstoff- und Sauerstoff-Wasserstoffverbindungen des Jods . . 595
    Brom 595
        Wasserstoffverbindung des Broms 596
        Sauerstoff-Wasserstoffverbindungen des Broms 597
    Fluor 597
        Wasserstoffverbindung des Fluors 598
Gruppe des Schwefels 599
    Schwefel 599
        Verbindungen des Schwefels mit den Halogenen 606
        Verbindungen des Schwefels mit Sauerstoff und mit Sauerstoff und Wasserstoff 607
        Verbindung des Schwefels mit Wasserstoff 617
    Selen 619
    Tellur 619

Inhaltsverzeichnis.

	Seite
Gruppe des Stickstoffs	620
Stickstoff und seine Verbindungen	620
Phosphor	626
Verbindungen des Phosphors mit Wasserstoff	630
Verbindungen des Phosphors mit den Halogenen	631
Verbindungen des Phosphors mit Sauerstoff und Sauerstoff-Wasserstoff	631
Arsen	635
Verbindungen des Arsens mit Wasserstoff	635
Verbindungen des Arsens mit Sauerstoff und Sauerstoff-Wasserstoff	636
Antimon	639
Verbindungen des Antimons mit den Halogenen	641
Verbindungen des Antimons mit Schwefel	642
Wismut und seine Verbindungen	644
Vanadin	647
Tantal	647
Bor und seine Verbindungen	648
Gruppe des Kohlenstoffs und des Siliziums	650
Kohlenstoff	650
Silizium	656
Gruppe des Zinns	658
Zinn	658
Verbindungen des Zinns mit Sauerstoff und Sauerstoff und Wasserstoff	660
Verbindungen des Zinns mit den Halogenen	660
Verbindungen des Zinns mit Schwefel	661
Titan	662
Germanium	662
Zirkonium	662
Thorium	663
Metalle	663
Gruppe der Alkalimetalle	663
Kalium	664
Verbindungen des Kaliums mit Sauerstoff	665
Verbindungen des Kaliums mit Schwefel	667
Haloidsalze des Kaliums	669
Sauerstoffsalze des Kaliums	673
Rubidium	697
Zäsium	697
Natrium	698
Sauerstoffverbindungen des Natriums	698
Schwefelverbindungen des Natriums	700
Haloidsalze des Natriums	701
Sauerstoffsalze des Natriums	706
Lithium und seine Verbindungen	731
Ammoniumverbindungen	732
Haloidverbindungen des Ammoniums	736
Schwefelverbindungen des Ammoniums	739
Sauerstoffsalze des Ammoniums	740
Gruppe der Erdalkalimetalle	744
Kalzium	744
Verbindungen des Kalziums mit Sauerstoff	744

Inhaltsverzeichnis.

	Seite
Haloidverbindungen des Kalziums	746
Kohlenstoffverbindungen des Kalziums	748
Schwefelverbindungen des Kalziums	750
Sauerstoffsalze des Kalziums	750
Barium	759
Sauerstoffverbindungen des Bariums	759
Haloidverbindungen des Bariums	760
Sauerstoffsalze des Bariums	761
Strontium	763
Sauerstoffverbindungen des Strontiums	763
Haloidverbindungen des Strontiums	764
Sauerstoffsalze des Strontiums	765
Radium	766
Gruppe des Magnesiums	767
Beryllium	768
Magnesium	768
Sauerstoffverbindungen des Magnesiums	768
Haloidverbindungen des Magnesiums	770
Sauerstoffsalze des Magnesiums	771
Zink	775
Sauerstoffverbindungen des Zinks	777
Haloidverbindungen des Zinks	778
Sauerstoffsalze des Zinks	779
Kadmium und seine Verbindungen	782
Bleigruppe	783
Blei	783
Sauerstoffverbindungen des Bleies	784
Haloidverbindungen des Bleies	787
Sauerstoffsalze des Bleies	787
Thallium	790
Nickel- und Kobaltgruppe	790
Nickel und seine Verbindungen	790
Kobalt und seine Verbindungen	792
Gruppe des Eisens	793
Eisen	793
Sauerstoffverbindungen des Eisens	797
Verbindungen des Eisens mit Schwefel	798
Haloidverbindungen des Eisens	798
Sauerstoffsalze des Eisens	800
Mangan	805
Sauerstoffverbindungen des Mangans	806
Haloidverbindungen des Mangans	807
Sauerstoffsalze des Mangans	808
Chrom und seine Verbindungen	809
Molybdän und seine Verbindungen	810
Wolfram und seine Verbindungen	811
Uran und seine Verbindungen	812
Aluminium	813
Haloidverbindungen des Aluminiums	814
Sauerstoffverbindungen und Sauerstoffsalze des Aluminiums	815

Inhaltsverzeichnis.

	Seite
Gruppe der seltenen Erden	824
Erbium, Yttrium, Scandium, Lanthan, Neodym, Praseodym, Samarium, Terbium, Thulium	824
Zer und seine Verbindungen	824
Gruppe des Kupfers	825
Kupfer	825
Sauerstoffverbindungen des Kupfers	826
Haloidverbindungen des Kupfers	827
Sauerstoffsalze des Kupfers	828
Quecksilber	831
Verbindungen des Quecksilbers mit Sauerstoff	834
Haloidverbindungen des Quecksilbers	835
Schwefelverbindungen des Quecksilbers	839
Sauerstoffsalze des Quecksilbers	840
Amalgame	840
Silber	841
Haloidverbindungen des Silbers	842
Sauerstoffsalze des Silbers	843
Gold und seine Verbindungen	846
Gruppe des Platins	850
Platin und seine Verbindungen	850
Iridium	852
Osmium	852
Palladium	853
Rhodium	853
Ruthenium	853
Chemikalien organischen Ursprungs	853
Verbindungen der offenen Kohlenstoffkette oder der Fettreihe oder Aliphatischen Reihe	854
Abkömmlinge der Kohlenwasserstoffe	854
Alkohole	858
Äther	872
Merkaptane	874
Aldehyde	875
Ketone	878
Ein- und mehrbasische Säuren	878
Ester	891
Fette und deren Umsetzungsstoffe	895
Amine	905
Amidderivate der Kohlensäure	905
Kohlehydrate	906
Verbindungen mit geschlossener Kohlenstoffkette. Karbozyklische Verbindungen. Verbindungen der aromatischen Reihe	922
Erzeugnisse aus der Rektifikation des Erdöles oder des Rohpetroleums	922
Empyreumatische Öle	931
Benzol	932
Phenolverbindungen	934
Benzoesäure und ihre Derivate	941
Naphthalin und seine Derivate	951
Anthrazenverbindungen	952
Terpene	953
Bitterstoffe	954
Organische Basen	954

Alkaloide 956
Eiweißstoffe 963
Nicht organisierte Fermente 967
Verschiedenes 969
Phenol-, Kresol-, Teeröl-, Seifenlösungen 969

Dritte Abteilung.
Photographie 972

Die Herstellung des Negativs 973
   Aufnahme des Bildes 973
      Lichtempfindliche Platten 974
      Lichtfilter 976
      Filme 978
      Kassetten 978
      Dunkelkammer. 979
      Die photographischen Apparate 982
      Sucher 983
      Das Objektiv 987
      Blenden 991
      Brennweite 992
      Tiefenschärfe 993
      Verschluß 993
      Stativ 994
      Belichtung 995
   Sichtbarmachen des Bildes 997
   Festhalten des Bildes. Fixieren 1000
      Auswässerung 1001
      Entfernung von Fehlern 1003
Die Herstellung des Positivs 1003
   Auskopierpapiere 1004
   Entwicklungspapiere 1006
   Vergrößerung 1007
   Pigmentverfahren oder Kohledruck 1009
   Gummidruck 1010
   Bromöldruck 1010
   Diapositive 1010
   Blaudruck 1011
   Farbenphotographie 1011

Vierte Abteilung.
Farben und Farbstoffe 1013

Farbwaren für die Färberei 1013
Farben für Malerei und Druckerei 1026
   Weiße Farben 1028
   Gelbe Farben 1036
   Rote und braune Farben 1040
   Blaue Farben 1046
   Violette Farben 1052
   Grüne Farben 1052
   Schwarze Farben 1056
   Farblacke und Resinatfarben 1058
   Bronzen 1061
   Zubereitung der Wasserfarben 1063
   Zubereitung der Ölfarben 1064

Inhaltsverzeichnis.

Seite

Sikkative, Firnisse, Lacke 1068
    Sikkative 1068
    Firnisse 1071
    Lacke 1074
        Fette Lacke, Öllacke oder Lackfirnisse 1074
        Mattlack 1078
        Esterlack 1078
        Zelluloselacke, Zaponlack, Cellonlack 1079
        Terpentinöllacke 1080
        Weingeist- oder Spirituslacke 1082
        Politur 1085
        Wässerige Schellack- und Harzlösungen 1085
        Borst- und Haarpinsel 1085

Fünfte Abteilung.
Düngemittel 1087
Stickstoffhaltige Düngemittel 1090
Kalihaltige Düngemittel 1092
Phosphorsäurehaltige Düngemittel 1093

Pflanzenschädlinge 1094

Sechste Abteilung.
Geschäftliche Ausübung 1098
Allgemeine Geschäftsregeln für Lager und Verkauf 1098
Übersichtstafel über das Verhältnis frisch gesammelter Pflanzen und Pflanzenteile zu getrockneten 1103
Gifte und Gegengifte 1104
Die Herstellung von Zubereitungen für die Heilkunde und die Technik 1106

Gesetzkunde 1132
    Verordnung betreffend den Verkehr mit Arzneimitteln vom 22. Oktober 1901 und ihre Nachträge 1134
    Verkehr mit starkwirkenden Arzneien in den Apotheken 1149
    Reichsgesetz über den Verkehr mit Betäubungsmitteln, Opiumgesetz vom 8. Januar 1934 1152
    Polizeiverordnung über die Werbung auf dem Gebiete des Heilwesens ... 1153
    Strafverfahren bei Übertretung der Arzneimittel-Verordnungen 1155
    Gesetz zur Bekämpfung der Geschlechtskrankheiten vom 18. Februar 1927 1157
    Aufbewahrung und Bezeichnung von Arzneimitteln 1158

Handel mit Giften 1160
    Vorschriften über den Verkehr mit Giften 1160
    Verordnung über die Schädlingsbekämpfung mit hochgiftigen Stoffen. Vom 29. Januar 1919 1168
    Verordnung über die Schädlingsbekämpfung mit hochgiftigen Stoffen. (Arsenhaltige) 1168
    Verordnung zur Ausführung der Verordnung über die Schädlingsbekämpfung mit hochgiftigen Stoffen. (Zyanwasserstoffhaltige) 1170
    Verordnung über die Verwendung von Phosphorwasserstoff zur Schädlingsbekämpfung. Vom 6. April 1936 1170
    Verordnung über Krankheitserreger. Vom 16. März 1936 1171
    Polizeiverordnung über den Vertrieb von giftigen Pflanzenschutzmitteln .. 1176
    Gesetz über den Verkehr mit Lebensmitteln und Bedarfsgegenständen (Lebensmittelgesetz). Vom 17. Januar 1936 1180

Gesetz betreffend die Verwendung gesundheitsschädlicher Farben bei der Herstellung von Nahrungsmitteln, Genußmitteln und Gebrauchsgegenständen. Vom 5. Juli 1887 1183
Anordnung 12 der Überwachungsstelle für industrielle Fettversorgung und ihre praktische Auswirkungen 1184
Gesetz über den Verkehr mit blei- und zinkhaltigen Gegenständen 1184
Verordnung über den Verkauf von Petroleum und dessen Destillationserzeugnissen 1185
Verordnung über die äußere Kennzeichnung von Lebensmitteln. Vom 8. Mai 1935 1185
Verordnung über Tafelwässer. Vom 12. November 1934. 1186
Süßstoffgesetz. Vom 14. Juli 1926 1188
Verordnung über den Verkehr mit Süßstoff. Vom 4. August 1926 1188
Gesetz über die Verwendung salpetrigsaurer Salze im Lebensmittelverkehr (Nitritgesetz). Vom 19. Juni 1934 1189
Reichsgesetz betreffend den Verkehr mit Sprengstoffen 1190
Verkehr mit brennbaren Flüssigkeiten 1191
Polizeiverordnung über die Herstellung und das Abbrennen von Brandsätzen 1195
Über die Beförderung feuergefährlicher und ätzender Gegenstände 1195
Verordnung betreffend den Verkehr mit Essigsäure 1196*
Gesetz über den Verkehr mit Futtermitteln (Futtermittelgesetz). Vom 22. Dezember 1926 1197
Vergälltes Salz 1198
Verordnung vom 1. August 1934 über Verbraucherkleinpackungen von Sämereien 1198
Weingesetz vom 7. Juli 1909 1198
Branntweinsteuergesetz 1199
Verkehr mit vergälltem, denaturiertem Branntwein 1200
Reichsgesetzliches Verbot der Verwendung von Methylalkohol. Vom 14. Juni 1912 1202
Verordnung zum Schutze der wildwachsenden Pflanzen und der nicht jagdbaren wildlebenden Tiere (Naturschutzverordnung) 1202
Verordnung über Wermutwein und Kräuterwein. Vom 20. März 1936 ... 1204
Das Umsatzsteuergesetz. Vom 26. Mai 1926 1205
Gesetz gegen den unlauteren Wettbewerb. Vom 7. Juni 1909 1207
Markenschutz 1209
Bestimmungen über die Anmeldung von Warenzeichen. Vom 1. Juli 1910 . 1210
Maß- und Gewichtsgesetz. Vom 13. Dezember 1935 1211
Ausführungsverordnung zum Maß- und Gewichtsgesetz 1213
Bekanntmachung des Reichskanzlers betreffend Einrichtung von Sitzgelegenheit für Angestellte in offenen Verkaufsstellen 1214
Gesetz zum Schutze des Genfer Neutralitätszeichens (Rotes Kreuz) 1214
Gesetz zum Schutze des Wappens der Schweizerischen Eidgenossenschaft. . 1215

Handelswissenschaft 1216

Firma und Firmenregister 1216
Handelsgesellschaften 1218
Geschäftsangestellte 1219
Arbeitsbuch 1223
Versicherungen für Angestellte 1225
Arbeitsgerichte 1225
Buchführung 1226
Verjährungsfristen für Forderungen 1231
Briefwechsel 1232
Postversandbedingungen 1232
Bestellung und Empfang von Waren 1234

	Seite
Versand von Waren	1235
Zoll und Verzollung	1237
Zinsen und Zinsberechnung	1237
Berechnung des Einkaufswertes von Waren	1237
Geld- und Wechselverkehr	1238
Die Werbung	1243
Übersichtstafel von fremdsprachigen Handelsausdrücken	1244

Anhang.

Drogensammlung und Herbarium	1249
Warenprüfung bzw. Analyse und die dazu erforderlichen Chemikalien und chemischen Apparate	1251
Analytischer Gang der Warenprüfung	1253
Vorprüfung	1253
Lösen und Aufschließen	1257
Nachweis von Basen bzw. Kationen in Lösungen	1258
Trennung der Basen, der Kationen in den einzelnen Gruppen	1260
Prüfung auf Säuren bzw. Anionen	1264
Maßanalyse	1265
Auffindung der Säuren durch die Gruppenreagenzien	1270

Sachverzeichnis . . . . 1271 schwacher wässeriger Lösung oder als Streupulver mit Stärke vermischt bei Fußschweiß. Auch gegen Wanzen.

Beim Arbeiten mit und Abgeben von Kaliumdichromat ist auf seine große Giftigkeit Rücksicht zu nehmen; 0,5—1,0 g gelten als tödliche Gabe. Ebenso soll die Lösung, in Wunden gebracht, Blutvergiftung hervorrufen.

In der Technik wird das Kaliumdichromat durch das Natriumdichromat vielfach verdrängt.

Nachweis. Die wässerige Lösung (1 + 19), die schwach saure Reaktion besitzt, färbt sich beim Erhitzen mit dem gleichen Raumteile Weingeist unter reichlichem Zusatz von Salzsäure grün, indem neben Azetaldehyd und Wasser das grüngefärbte Chromichlorid entsteht. — Die wässerige Lösung, mit Weinsäure versetzt, gibt einen weißen, kristallinischen Niederschlag.

Prüfung. 1. Die mit Salpetersäure angesäuerte, wässerige Lösung (1 + 19) soll durch Bariumnitratlösung innerhalb drei Minuten nicht verändert werden (Kaliumsulfat).

2. Werden gleiche Raumteile der Lösung und Salpetersäure erwärmt, so darf die Flüssigkeit durch Silbernitratlösung nicht verändert werden (Kaliumchlorid).

3. Versetzt man die wässerige Lösung mit Ammoniakflüssigkeit und fügt eine Lösung von Ammoniumoxalat hinzu so darf keine Trübung eintreten Prüfung auf Kalk).

Kálium ferro-cyanátum flavum. Kálium zoóticum. Kálium borússicum. Gelbes Blutlaugensalz. Kaliumeisenzyanür (fälschlich auch **blausaures Kali** oder **Blaukali**). **Kaliumferrozyanid. Ferrozyankalium. Ferrocyanure de potassium. Prussiate jaune. Potasii ferrocyanidum.**

$K_4Fe(CN)_6$ oder $K_4FeCy_6 + 3\,H_2O$.

Bildet gelbe, tafelförmige (Abb. 473), ziemlich luftbeständige, weiche, zähe, daher schwer zu pulvernde Kristalle, gewöhnlich in großen Klumpen zusammenhängend. Es ist geruchlos, von schwach süßlichsalzigem Geschmack; löslich in 2 Teilen siedendem und in 4 Teilen kaltem Wasser, nicht löslich in Weingeist. Bei 100° gibt es sein Kristallwasser ab und verwittert zu einem weißen Pulver. Mit Säuren erhitzt, entwickelt es Blausäure. In der Rotglühhitze schmilzt es unter Abgabe von Stickstoff, Abscheidung von Eisen und Bildung von Zyankalium. Es ist das Kaliumsalz der vier-

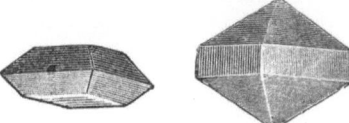

Abb. 473. Blutlaugenkristalle.

basischen Ferrozyanwasserstoffsäure, $H_4Fe(CN)_6$, die die Wasserstoffverbindung des hier vierwertig auftretenden Atomkomplexes $Fe(CN)_6$, des Anions $Fe(CN)''''$ darstellt. Die Verbindungen der Ferrozyanwasserstoffsäure nennt man Ferrozyanide. Das Radikal $Fe(CN)_6$ tritt jedoch auch dreiwertig auf, als dreiwertiges Anion $Fe(CN'''_6)$ und bildet dann mit Wasserstoff die dreiwertige Ferrizyanwasserstoffsäure. $H_3Fe(CN)_6$. Die Verbindungen dieser Säure nennt man Ferrizyanide.

Die Ferrozyanwasserstoffsäure stellt farb- und geruchlose, blätterige Kristalle dar, löslich in Wasser und Weingeist. Die Lösung der Luft ausgesetzt, färbt sich blau und entwickelt Zyanwasserstoff.

Die Ferrizyanwasserstoffsäure bildet braune Kristallnadeln, die in Wasser und Weingeist löslich sind.

Kaliumferrozyanid wird heute vorwiegend in den Leuchtgasanstalten gewonnen. Um das Leuchtgas von Zyanverbindungen zu befreien, verwendet man sog. Gasreinigungsmassen, Eisenoxyde, die bei der Herstellung von Aluminium aus Bauxiterz, das aus Aluminium und Eisenhydroxyd besteht, zurückbleiben; diese Eisenoxyde werden dadurch zyanhaltig.

Es wird ferner bereitet durch Eintragen von stickstoffhaltigen Stoffen, wie Lederabfällen, Horn, früher auch Blut, daher der Name Blutlaugensalz, in ein geschmolzenes Gemisch von Kaliumkarbonat und Eisenfeile. Der chemische Vorgang bei der Entstehung des Doppelsalzes ist ziemlich verwickelt. Es bildet sich zunächst neben anderen Verbindungen aus dem Kaliumkarbonat, der entstandenen Kohle und dem Stickstoff Zyankalium

$$K_2CO_3 + 4C + 2N = 2KCN + 3CO$$
Kaliumkarbonat + Kohle + Stickstoff = Zyankalium + Kohlenoxyd

Das Zyankalium verbindet sich beim Auslaugen mit dem Schwefeleisen, das aus der Eisenfeile und den schwefelhaltigen organischen Stoffen entstanden ist, zu Kaliumeisenzyanür

$$6 KCN + FeS = K_4Fe(CN)_6 \cdot K_2S$$
Zyankalium + Schwefeleisen = Kaliumeisenzyanür + Schwefelkalium

Das Rohsalz wird dann durch Umkristallisieren in das Salz des Handels übergeführt, das häufig noch mit Kaliumsulfat verunreinigt ist. **Unmittelbar nicht giftig!**

Anwendung. Zum Härten des Eisens; es bildet aus ihm Stahl, indem es Kohlenstoff an das Eisen abgibt; ferner in der Färberei, und um Holz rot zu beizen, indem man das Holz mit einer siedenden 1 prozentigen Kupfersulfatlösung tränkt und nach dem Trocknen eine heiße 9 prozentige Kaliumferrozyanidlösung aufträgt. Zur Darstellung des Berlinerblaus und anderer Eisenzyanpräparate; vielfach auch in der Analyse.

Nachweis. Mit Eisenoxydsalzen, z. B. Eisenchloridlösung, gibt es sofort einen tiefblauen Niederschlag von Berlinerblau, Ferriferrozyanid, das nicht in Salzlösungen, wohl aber in reinem Wasser löslich ist.

$$3 K_4Fe(CN)_6 + 4 FeCl_3 = Fe_4[Fe(CN)_6]_3 + 12 KCl$$
Kaliumferrozyanid + Eisenchlorid = Berlinerblau + Kaliumchlorid

mit Eisenoxydulsalzen dagegen bei Luftabschluß einen weißen, aus Ferroeisenzyanür und Kaliumferroeisenzyanür bestehenden, an der Luft blau werdenden Niederschlag.

Kálium terri-cyanátum rubrum. Ferri-Kálium cyanátum.
Kaliumeisenzyanid. Rotes Blutlaugensalz. Kaliumferrizyanid. Gmelinsches Salz. Ferridzyankalium. Ferricyanure de potassium. Potassii ferricyanidum

$$K_3Fe(CN)_6 \text{ oder } K_3FeCy_6$$

Tiefrote, tafelförmige (Abb. 473), luftbeständige Kristalle, geruchlos, von ähnlichem Geschmack wie das vorige. Es ist in $2^1/_2$ Teilen kaltem Wasser, wenig in Weingeist löslich.

Es wird bereitet, indem man in eine wässerige Lösung von gelbem Blutlaugensalz so lange Chlorgas einleitet, bis ein herausgenommener Tropfen eine Eisenchloridlösung nicht mehr blau, sondern braun färbt. Das neben dem roten Blutlaugensalz entstandene Kaliumchlorid wird durch Kristallisation getrennt.

$$K_4Fe(CN)_6 + Cl = K_3Fe(CN)_6 + KCl$$
Gelbes Blutlaugensalz + Chlor = rotes Blutlaugensalz + Kaliumchlorid

Unmittelbar nicht giftig!

Anwendung. Hier und da in der Färberei, hauptsächlich aber als Reagens zu Lichtpausen, in der Zeugdruckerei und als Beize für Eichenholz.

Nachweis. Mit Eisenoxydulsalzen, z. B. Ferrosulfat, gibt es einen tiefblauen Niederschlag aus Turnbullsblau. Ferroferriferrozyanid bestehend, $Fe_3[Fe(CN)_6]_2$

$2 K_3Fe(CN)_6 + 3 FeSO_4 = Fe_3[Fe(CN)_6]_2 + 3 K_2SO_4$
Kaliumferrizyanid + Ferrosulfat = Turnbullsblau + Kaliumsulfat.

mit Eisenoxydsalzen eine Braunfärbung. Es ist das Kaliumsalz der dreibasischen Ferrizyanwasserstoffsäure (s. diese)

Kálium nítricum. Kali nítricum. Nitrum. Sal Nitri.
Kaliumnitrat. Kalisalpeter. Salpetersaures Kalium.
Azotate de potasse. Nitrate de potasse. Sel de nitre. Salpêtre. Potassii nitras.

KNO_3 Molekulargewicht 101,11.

Säulenförmige, meist der Länge nach gestreifte, farblose, durchsichtige Kristalle (Abb. 474) oder weißes Kristallmehl, luftbeständig, nicht Feuchtigkeit anziehend, geruchlos, von kühlendem, etwas salzig-bitterlichem Geschmack. Löslich in 0,4 Teilen siedendem und in 4 Teilen kaltem Wasser, fast unlöslich in Weingeist; die Lösungen reagieren neutral, sie ionisieren in $K^{\cdot}$- und NO_3'-Ionen
Er schmilzt schon vor der Rotglühhitze zu einer farblosen Flüssigkeit, die, erkaltet, porzellanartig erstarrt (Nitrum tabulatum). Bei anhaltender Rotglühhitze zersetzt sich die Salpetersäure des Salzes, so daß Ätzkali zurückbleibt. Mit brennbaren Stoffen zusammen gerieben, explodiert er bei der Entzündung, indem er eine stark oxydierende Wirkung ausübt.

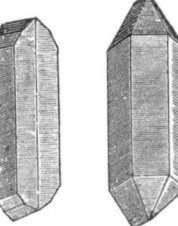

Abb. 474.
Kalisalpeterkristalle.

Salpeter (Sal Petrae, Steinsalz) findet sich vielfach in der Natur fertiggebildet vor; so nehmen z. B. einzelne Pflanzengattungen, namentlich Amarantusarten, bedeutende Mengen an Kalisalpeter aus dem Boden in sich auf. Er entsteht ferner überall dort, wo stickstoffhaltige Stoffe, wie Abgänge, Exkremente von Vögeln, bei Gegenwart von Kaliumoxyd, z. B. verwitterndem Feldspat und von Feuchtigkeit unter Luftzutritt verwesen. Dieser Vorgang geschieht fast überall in jedem humusreichen Boden, in besonders starkem Maße in tropischen Gegenden, so auf Ceylon, an den Ufern des Ganges, in Bolivien, aber auch in den Theißniederungen in Ungarn, wo man ihn durch Tränken des Bodens mit Jauche noch unterstützt. Hier ist der Boden derartig mit Salpeter getränkt, daß er sich in der trockenen Jahreszeit in weißen Massen an der Oberfläche absondert — effloresziert — (Blühen des Bodens) und zur Gewinnung zusammengefegt werden kann. Hierdurch und durch Auslaugen des Bodens werden in jenen Gegenden große Mengen von Salpeter gewonnen. Neben dem Kaliumnitrat finden sich in derartigem Boden immer auch Kalzium- und Magnesiumnitrate, die in den Laugen durch Zusatz von Kaliumkarbonat, gewöhnlich nimmt man Holzaschenlauge, zu Kaliumnitrat umgesetzt werden. Der zuerst erhaltene rohe Salpeter ist noch sehr unrein und muß durch wiederholtes Umkristallisieren, sog. Raffinieren, gereinigt werden. Die großen Kristalle des Salpeters schließen erfahrungsgemäß eine ziemlich bedeutende Menge Mutterlauge ein, daher stellt man durch gestörte Kristallisation, d. h. durch fortwährendes Rühren während des Erkaltens der heißgesättigten Lösung, Kristallmehl dar, das durch Schleudern von der anhängenden Mutterlauge befreit wird. In früheren Zeiten wurde in den meisten Ländern Europas, in sog. **Salpeterplantagen**, auf künstlichem Wege Salpeter hergestellt, indem man die oben angedeuteten Bedingungen, wie sie in jenen Gegenden die Natur bietet, nachahmte. Man mengte verwesende Körper, wie Dung, Jauche, Blut, Fleischabfälle mit Erde und gelöschtem Kalk zusammen, formte mauerartige Haufen daraus, die man öfter mit Jauche begoß und monatelang sich selbst überließ. Das aus den faulenden, stickstoffhaltigen Stoffen entstehende Ammoniak wurde hier durch die Gegenwart des Kalkes und durch Mitwirkung von kleinen Lebewesen, Mikroorganismen (Bacillus nitrificans) prädisponiert, d. h. sehr geeignet gemacht, sich mit dem Sauerstoff der Luft zu Salpetersäure umzuwandeln, die sich dann mit dem Kalk zu Kalziumnitrat verband. Dies Kalziumnitrat wurde nach dem Auslaugen durch Holzasche in Kaliumnitrat umgesetzt. Derartiges Kalziumnitrat ist auch der sog. **Mauersalpeter**, wie er in Ställen und feuchten Kellern sich vielfach bildet. Die künstliche Bereitung hat man fast überall aufgegeben, seitdem man gelernt hat, den Natronsalpeter (Chili- oder Perusalpeter) durch Kaliumchlorid in Kalisalpeter umzusetzen. Bringt man Lösungen von Natriumnitrat mit Kaliumchlorid zusammen, so entstehen Natriumchlorid und Kaliumnitrat (**Konversionssalpeter**), die sich leicht durch Kristallisation voneinander trennen lassen

$$NaNO_3 + KCl = KNO_3 + NaCl$$
Natriumnitrat + Kaliumchlorid = Kaliumnitrat + Natriumchlorid.

Ferner verwandelt man das synthetisch aus Stickstoff der Luft und Wasserstoff und aus Kalkstickstoff hergestellte Ammoniakgas zur Herstellung des Kaliumnitrats. Das Ammoniakgas führt man unter Anwendung von Katalysatoren durch Oxydation in Salpetersäure über, woraus man dann durch Hineinleiten in Kalilauge das Kaliumnitrat gewinnt.

Anwendung. In der Heilkunde in kleinen Gaben, große wirken schädlich, 10—20 g auf einmal sogar tödlich, innerlich als fieber- und entzündungswidriges und harntreibendes Mittel. Zur Herstellung des **Salpeterpapiers**, des **Asthmapapiers**. Technisch zu Kältemischungen; als Zusatz beim Pökeln des Fleisches; in der Töpferkunst, der Keramik; Galvanoplastik, Färberei und Druckerei; in der Feuerwerkerei, der Pyrotechnik; vor allem zur Bereitung des Schießpulvers, des Schwarzpulvers, wo er nicht durch Natronsalpeter ersetzt werden kann, während dieser ihn für andere Zwecke: Darstellung der Salpetersäure oder Düngung vollständig ersetzt. **Schwarzpulver** oder **schwarzes Schießpulver** ist je nach dem Verwendungszwecke verschieden zusammengesetzt. Als **Jagdpulver** besteht es aus 75 Teilen Kaliumnitrat, 11,5 g Teilen gepulvertem Stangenschwefel und 13,5 Teilen Kohle. Zur Herstellung der hierzu erforderlichen harzfreien Kohle dient vor allem das Holz des Faulbaums, der Linde und der Pappel. Für Sprengzwecke als **Sprengpulver** enthält es die dreifache Menge Kohle und das Doppelte an Schwefel. Bei der Entzündung des Pulvers entwickeln sich vor allem Kohlendioxyd, Stickstoff und Kohlenmonoxyd

Nachweis. Die wässerige Lösung gibt mit Weinsäure nach einiger Zeit einen weißen, kristallinischen Niederschlag und färbt sich mit Schwefelsäure und nach dem Erkalten mit überschüssiger Ferrosulfatlösung gemischt, braunschwarz.

Prüfung. 1. Die wässerige Lösung (1 + 19) muß neutral sein und

2. darf, mit 3 Tropfen verdünnter Essigsäure vermischt, weder durch 3 Tropfen Natriumsulfidlösung (**Schwermetalle**) noch

3. durch Bariumnitrat (Schwefelsäure), noch
4. durch Silbernitrat (Chlorkalium) verändert werden.
5. Löst man 0,25 g schwach geglühtes Kaliumnitrat in 5 ccm Wasser und säuert die Lösung mit Salpetersäure an, so darf sie auf Zusatz von Silbernitratlösung höchstens schwach weißschillernd getrübt werden (Perchlorsäure).
6. Kaliumnitrat, am Platindraht erhitzt. darf die Flamme nur vorübergehend gelb färben (Natriumsalze).
7. Fügt man der wässerigen Lösung Ammoniakflüssigkeit und Ammoniumoxalatlösung zu, so darf sie sich nicht verändern (Kalziumsalze).
8. Ebenfalls darf keine Veränderung durch Natriumphosphatlösung eintreten (Magnesiumsalze).

Kálium nitrósum. Kaliumnitrit. Salpetrigsaures Kalium.
Nitrite de potassium.

$$KNO_2$$

Farblose bis gelbliche, leicht zerfließende, prismatische Kristalle. Die Lösung reagiert schwach alkalisch. Man gewinnt Kaliumnitrit durch Zusammenschmelzen von Kaliumnitrat und Blei. Man rührt so lange mit einem Eisenstabe, bis das Blei zu Bleioxyd geworden ist.

$$KNO_3 \;+\; Pb \;=\; KNO_2 \;+\; PbO$$
Kaliumnitrat + Blei = Kaliumnitrit + Bleioxyd.

Anwendung. Zur Kobalt- und Nickelanalyse. Ferner in der Teerfarbstoffbereitung und Photographie. Im Lebensmittelverkehr darf Kaliumnitrit laut Gesetz vom 19. Juni 1934 nicht verwendet werden.

† Kálium bioxálicum. Oxálium. Sal Acetoséllae.
Kaliumbioxalat. Kleesalz. Sauerkleesalz. Bitterkleesalz.
Saures oxalsaures Kalium. Bioxalate de potasse. Bioxalate of potassium.

$$KHC_2O_4 + H_2O \quad \text{oder} \quad \begin{array}{l} COOK \\ COOH \end{array} \cdot H_2O$$

Weiße, undurchsichtige, prismatische Kristalle oder Kristallmehl, geruchlos, von herbem, säuerlichem Geschmack und saurer Reaktion. Löslich ist es in 40 Teilen kaltem und in 6 Teilen kochendem Wasser, unlöslich in Weingeist. Giftig! Ist häufig ein Gemenge von saurem und übersaurem Kaliumoxalat. Das übersaure Kalium ist aufzufassen als eine Vereinigung des sauren Salzes mit freier Oxalsäure ($KHC_2O_4 + C_2O_4H_2 + 2 H_2O$).

Wurde früher aus dem Sauerklee, Oxalis acetosella, durch Eindampfen des Saftes bereitet, daher der früher gebräuchliche Name Sal Acetosellae. Heute (s. Acidum oxalicum), indem man die Oxalsäure zur Hälfte ihres Äquivalentgewichtes mit Kaliumkarbonat sättigt.

Anwendung. In der Heilkunde gar nicht; technisch dagegen vielfach in der Zeugdruckerei, zum Reinigen von Strohhüten und Holz, zum Entfernen von Tinten- und Rostflecken, indem das sich dabei bildende Doppelsalz Eisenoxyd-Kaliumoxalat in Wasser löslich ist. Ein Zusatz zu Fleckwasser, Eau de Javelle oder Eau de Labarraque, geschieht, um die letzten Spuren des darin enthaltenen Kalkes auszufällen, da die Oxalsäure mit dem Kalk eine unlösliche Verbindung bildet.

10—20 g gelten als tödliche Gabe. Gegenmittel sind Kalkwasser, Kreide.

Nachweis. Die wässerige Lösung, mit Kalkwasser versetzt, gibt einen weißen, etwas kristallinischen Niederschlag, der sich in verdünnter Essigsäure nicht löst. Mit Weinsäurelösung vermischt, entsteht ein weißer kristallinischer Niederschlag.

Das Kaliumbioxalat darf nicht verwechselt werden mit dem namentlich in der Photographie, zur Herstellung des Eisenoxalatentwicklers, gebrauchten † Kalium oxalicum neutrale ($K_2C_2O_4$). Dieses Salz ist in seinem Äußeren und in seinen meisten Eigenschaften dem Kaliumbioxalat sehr ähnlich, nur ist es in Wasser weit leichter löslich und reagiert nicht wie das Kaliumbioxalat sauer, sondern neutral.

† Kálium oxálicum. Neutrales Kaliumoxalat. Neutrales oxalsaures Kalium. Dikaliumoxalat. Oxalsaures Kalium. Oxalate neutre de potasse. Oxalate of potassium.

$$K_2C_2O_4 + H_2O \text{ oder } \begin{matrix} COOK \\ | \\ COOK \end{matrix} \cdot H_2O$$

Farblose Kristalle, in der Wärme verwitternd; löslich in 3 Teilen Wasser. Die Lösung reagiert neutral.

Wird bereitet durch Neutralisation in der Wärme von 10 Teilen Kaliumkarbonat mit 9,1 Teilen Oxalsäure.

Anwendung. Vor allem in der Photographie, zur Bereitung des Eisenoxalatentwicklers und in der Analyse. Ferner in der Galvanoplastik.

Nachweis. Gleichwie bei Kalium bioxalicum; jedoch wird blaues Lackmuspapier durch neutrales Kaliumoxalat nicht verändert.

Kálium perchlóricum. Kaliumperchlorat. Überchlorsaures Kalium. Perchlorate de potasse.

$$KClO_4$$

Farblose, rhombische Kristalle oder weißes, kristallinisches Pulver. In kaltem Wasser schwer (1 + 65), in kochendem Wasser leicht löslich. Auf über 400° erhitzt, zerfällt das Salz in Kaliumchlorid und Sauerstoff. Salzsäure wirkt auf Kaliumperchlorat nicht ein. Ist nicht ganz so gefährlich wie das Kaliumchlorat.

Anwendung. In der Feuerwerkerei und in der Photographie zur Herstellung von Blitzlicht. Außerdem in der Färberei und Druckerei.

Man stellt es dar durch vorsichtiges Erhitzen von Kaliumchlorat, bis die Schmelze teigartig wird und sich kein Sauerstoff mehr entwickelt, und reinigt durch Umkristallisieren aus heißem Wasser

$$2 KClO_3 = KClO_4 + KCl - 2 O$$

Kaliumchlorat = Kaliumperchlorat + Kaliumchlorid + Sauerstoff.

Nachweis. Die wässerige Lösung gibt mit Weinsäurelösung allmählich einen weißen kristallinischen Niederschlag von Kaliumbitartrat.

Von Kaliumchlorat unterscheidet man es durch Schwefelsäure; trägt man ein winziges Kriställchen Kaliumperchlorat in 1 ccm! Schwefelsäure mit der nötigen großen Vorsicht ein, so tritt nicht, wie es bei Kaliumchlorat der Fall ist, rotbraune Färbung ein. Große Vorsicht ist deshalb nötig, weil Kaliumchlorat mit Schwefelsäure die heftigsten Explosionen herbeiführt.

Kálium permangánicum. K. hypermangánicum. Kaliumpermanganat. Übermangansaures Kalium. Permanganate de potasse. Potassii permanganas.

$KMnO_4$. Molekulargewicht 158,03.

Dunkelviolette, fast schwarze, dünne, säulenförmige Kristalle mit grünlichem oder stahlblauem Schimmer; geruchlos, von herbem, metallischem Geschmack. Es ist in 16 Teilen Wasser mit tief purpurroter Färbung löslich. Die Lösung ionisiert in $K^{\cdot}$ und violettrot gefärbte Permanganationen MnO_4'. Erhitzt, gibt es einen Teil seines Sauerstoffes ab, ebenso in Lösung bei Gegenwart von organischen Stoffen unter Ausscheidung von braunem Manganoxydhydrat oder Mangansuperoxydhydrat. Es ist selbst nicht entzündbar, aber mit organischen brennbaren Stoffen, z. B. Sägemehl, zusammengebracht, können sich diese, sobald etwas Feuchtigkeit hinzutritt, durch den abgegebenen Sauerstoff entzünden.

Bereitet wird es, indem man eine Mischung von Mangansuperoxyd mit Kaliumhydroxyd und Kaliumchlorat längere Zeit einer schwachen Rotglühhitze aussetzt. Nach dem Erkalten zeigt die Masse eine dunkelgrüne Färbung und besteht der Hauptsache nach aus mangansaurem Kalium. Kaliummanganat, mineralischem Chamäleon

$3 MnO_2 \quad + 6 KOH \quad + KClO_3 \quad = 3 K_2MnO_4 + \quad KCl \quad + 3 H_2O$
Mangansuperoxyd + Kalium- + Kalium- = Kalium- + Kalium- + Wasser.
hydroxyd chlorat manganat chlorid

Die wässerige Lösung ist tiefdunkelgrün, nimmt aber an ozonisierter Luft in kurzer Zeit eine rote Färbung an, indem sich das Kaliummanganat durch Aufnahme von Sauerstoff in Kaliumpermanganat verwandelt

$2 K_2MnO_4 \quad + H_2O + \quad O \quad = \quad 2 KMnO_4 \quad + 2 KOH$
Kaliummanganat + Wasser + Sauerstoff = Kaliumpermanganat + Kaliumhydroxyd.

Noch schneller und vollständiger wird diese Umwandlung vollendet, wenn man Chlorgas in die Lösung leitet. Die Lösung wird dann rasch abgedampft, entweder zur Trockne als Kalium permangánicum crudum, oder zur Kristallisation beiseite gesetzt, um das reine Salz zu erhalten. Letzteres erfordert meistens noch eine weitere Umkristallisation. Man gewinnt Kaliumpermanganat aber vor allem auf elektrolytischem Wege, indem man durch eine Kaliummanganatlösung den elektrischen Strom leitet. Man trennt die Elektroden durch eine stromdurchlässige Scheidewand. In die Abteilung der positiven Elektrode füllt man die Kaliummanganatlösung, in die der negativen Wasser. Es tritt durch den Strom eine Bildung von Kaliumpermanganat, Kaliumhydroxyd und Wasserstoff ein. Die beiden letzteren werden im Wasser abgeschieden

I $K_2MnO_4 \qquad KMnO_4 \quad + \quad K$
    Kaliummanganat = Kaliumpermanganat + Kalium

II $K \quad + H_2O = \quad KOH \quad + \quad H$
    Kalium + Wasser = Kaliumhydroxyd + Wasserstoff.

Anwendung. Das Kaliumpermanganat ist wegen seiner leichten Abgabe von Sauerstoff eines der kräftigsten keimwidrigen Mittel, Desinfektionsmittel, die wir haben. Die Wirkung ist jedoch nur beschränkte Zeit, da es sich sehr rasch zersetzt. Es wird als Heilmittel in kleinen Gaben innerlich bei Diphtherie, Opiumvergiftung und Krankheiten des Magens gegeben; vor allem ist es ein ausgezeichnetes Gurgelwasser zur Zerstörung der diphtheritischen Pilzbildung im Schlund; ebenso zur Spülung der Mundhöhle bei Mundfäule, stinkendem Atem, wo dieser durch faulige Zersetzung des Mundspeichels hervorgerufen wird. Sehr stark verdünnt wird es auch zu Einspritzungen, Injektionen, gebraucht; ferner zu Waschungen bei eiternden Wunden, in stärkerer Lösung auch zum Abbeizen eiternder Brandwunden. Außerdem um der Haut künstlich Sonnenbräune zu geben. Ist hierbei eine zu starke Bräunung eingetreten, entfernt man sie wieder durch verdünnte Salzsäure. Technisch benutzt man es zum Färben von Haaren, namentlich bei Pferden, von Holz, zur Herstellung von Blitzpulver für die Photographie, in der Kunsttöpferei, Keramik, Galvanoplastik, und zum Entfärben oder Bleichen organischer Gewebe. Diese werden hierzu zuerst mit einer Kaliumpermanganatlösung getränkt und dann durch verdünnte schweflige Säure gezogen.

Wässerige Lösungen von Kaliumpermanganat dürfen nicht durch Papier filtriert werden, da organische Stoffe reduzierend auf das Kaliumpermanganat einwirken.

Die braunen Flecke auf der Haut, durch Kaliumpermanganat hervorgerufen, bestehen aus Mangansuperoxydhydrat

$$2\ KMnO_4 + 3\ H_2O = 2\ MnO(OH)_2$$
Kaliumpermanganat + Wasser = Mangansuperoxydhydrat
$$+ 2\ KOH + 3\ O$$
+ Kaliumhydroxyd + Sauerstoff,

sie lassen sich durch ein wenig Salzsäure oder Wasserstoffsuperoxyd, auch Natriumbisulfit in Lösung leicht entfernen. — Viele, leicht verbrennliche Stoffe entzünden sich beim Zusammenreiben mit Kaliumpermanganat unter Explosion, es ist daher in dieser Beziehung Vorsicht geboten. Auch darf Kaliumpermanganat nicht in auch nur einigermaßen starkem Weingeist gelöst werden, da ebenfalls Explosion eintreten kann.

Nachweis. Die wässerige Lösung (1+999) mit etwas verdünnter Schwefelsäure vermischt, entfärbt sich durch etwas Ferrosulfat oder Natriumsulfit sofort, durch Oxalsäurelösung erst bei Erwärmung.

Aufbewahrung. Vor Licht geschützt.

Prüfung. 1. Nach D.A.B. 0,5 g, müssen, mit 2 ccm Weingeist und 25 ccm Wasser zum Sieden erhitzt, ein farbloses Filtrat geben, das, nach dem Ansäuern mit Salpetersäure, durch Bariumnitratlösung nicht sogleich verändert (Kaliumsulfat),

2. noch nach Zusatz von etwas Salpetersäure durch Silbernitratlösung mehr als weißlichschillernd getrübt werden darf (Chlorkalium).

3. Eine Mischung von 2 ccm des klaren Filtrates mit 2 ccm Schwefelsäure darf nach dem Erkalten beim Überschichten mit 1 ccm Ferrosulfatlösung eine gefärbte Zone nicht zeigen (Salpetersäure)

Kálium persulfúricum. Kálium hypersulfúricum.
Kaliumpersulfat. Kaliumhypersulfat. Überschwefelsaures Kalium.
Persulfate de potassium.

$$K_2S_2O_8.$$

D die Über- oder Perschwefelsäure, $H_2S_2O_8$, keine sauren Salze bildet, gibt man ihr auch die Formel HSO_4 und dementsprechend dem Kaliumpersulfat auch KSO_4. Bildet kleine, weiße, säulenförmige Kristalle, in Wasser schwer löslich. Erhitzt gibt es Sauerstoff ab. Man stellt es dar, indem man eine Lösung von Kaliumbisulfat unter Abkühlung der Elektrolyse unterwirft, es scheidet sich an der Anode aus.

Anwendung. In der Technik als Oxydationsmittel, ferner in der Photographie, seltener als Abschwächer und unter der Bezeichnung Antithio oder Anthion, um das Fixiernatron unwirksam zu machen, auch in der Färberei und Druckerei. Außerdem als Bleichmittel.

Nachweis. Die wässerige Lösung gibt mit Weinsäurelösung allmählich einen kristallinischen Niederschlag. Mit Salzsäure erwärmt, entwickelt sich Chlor. Aus Jodkaliumlösung scheidet sich Jod ab.

Kálium silícicum. Kaliumsilikat. Kieselsaures Kalium. Kaliwasserglas. Wasserglas. Silicate de potasse (liquide).

Sowohl das Kaliwasserglas, als auch das Natronwasserglas, Natrium silicium, $Na_2Si_4O_9$, sowie das sog. Doppelwasserglas, eine Mischung von beiden, sind Polysilikate, Tetrasilikate, und finden große, technische Verwendung. Alle sind sie basische Verbindungen, die Lösungen wirken daher auf Fett und ähnliche Stoffe lösend, gleich einer Lauge. Dies erklärt sich so, daß die Alkalisalze der Kieselsäuren in Lösung stark hydrolytisch zersetzt werden und die Lösung so viele alkalisch reagierende Hydroxylionen — OH'-Ionen — enthält. Man stellt sie in verschiedener Weise dar, indem man entweder fein gemahlenen Quarzsand, Feuerstein oder Kieselgur, alle drei ziemlich reine Kieselsäure, mit Kaliumkarbonat und Kohlenpulver, bei dem Natronwasserglas mit Natriumkarbonat (Karbonatwasserglas) oder Kaliumsulfat bzw. Natriumsulfat (Sulfatwasserglas) in bestimmten Verhältnissen mengt und in einem Glasschmelzofen mindestens 6 Stunden lang in feurigem Fluß erhält. Die Masse wird dann ausgegossen und das schwachgrünlich oder gelblich gefärbte Glas entweder fest in den Handel gebracht, oder man stellt in den Fabriken flüssiges Wasserglas von etwa Sirupdicke daraus her. (Liquor Kalii silicici, Liquor Natrii silicici.) Zu diesem Zwecke wird es nach dem Erkalten fein gemahlen, dann, nachdem es einige Zeit der Luft ausgesetzt ist, in kaltem Wasser ausgewaschen, in eisernen Kesseln durch anhaltendes Kochen in Wasser gelöst und die Lösung schließlich durch Abdampfen auf die gewünschte Dicke gebracht.

Oder die Kieselsäure wird durch Kochen mit dem Kalium oder Natrium verbunden. Steht Kieselgur, Infusorienerde, zur Verfügung, so genügt einfaches Kochen mit den betreffenden Laugen. Wird Quarzsand oder Feuerstein angewandt, so wird die Kochung im geschlossenen Kessel unter stark erhöhtem Dampfdrucke vorgenommen.

Das flüssige Wasserglas, wie es in den Handel kommt, bildet eine farblose oder schwachgefärbte Flüssigkeit von stark alkalischer Reaktion, ist geruchlos, von laugenhaftem Geschmack, von Öl- bis Sirupdicke. Es wird nach dem spezifischen Gewicht bzw. nach Graden Baumé, meist 36°—42°, gehandelt und soll 35% Silikat enthalten. Das D.A.B. verlangt eine Dichte von 1,296—1,396.

Anwendung. In der Seifensiederei zum sog. Füllen der Seifen. Als Maueranstrich, um den Kalk gewissermaßen zu verkieseln, mit Kalk vermengt als Mörtelkitt, mit Magnesit zusammen als Steinkitt, ferner zur Bereitung von Dach- und Steinpappen; als Bindemittel für Farben, wenigstens für solche, die eine so alkalische Flüssigkeit vertragen, Silikatfarben, in der Kunsttöpferei, Keramik, und in der Stereochromie, um Wandgemälde haltbar zu machen. Für Fußböden und derartige Anstriche kann ein Wasserglasanstrich die Ölfarbe nicht ersetzen. Auch als Frischerhaltungsmittel, Konservierungsmittel für Eier und zum Durchtränken von Geweben, um diese feuersicher zu machen.

In der Wundbehandlung wird das Wasserglas zu Verbänden angewandt.

Aufbewahrung. In gut geschlossenen Gefäßen, da es sonst durch die Kohlensäure der Luft zersetzt wird und gallertartige Kieselsäure abscheidet. Der Verschluß darf nicht durch Glasstöpsel geschehen, da diese sich in kurzer Zeit festsetzen; am besten verwendet man Kautschuk- oder mit Paraffin durchtränkte Korkstopfen.

An der Glaswandung heruntergelaufenes und erhärtetes Wasserglas ätzt meist etwas das Glas. Man entfernt es einigermaßen durch Benetzen mit Salzsäure oder Essigsäure und darauffolgendes Abreiben mit einer Paste aus Bimssteinpulver und Natronlauge und poliert dann mit Pariserrot nach.

Prüfung. 1. Um Wasserglas auf die Brauchbarkeit zu prüfen, Eier frisch zu erhalten, vermischt man 15 g Wasserglas mit 15 g 90 prozentigem Weingeist; es muß sich jetzt eine körnige, keine breiige schmierige Masse bilden, aus Mono- oder Disilikat bestehend, und der darüber stehende Weingeist darf nur sehr schwach alkalisch sein, also rotes Lackmuspapier nur eben bläulich färben. Enthält das Wasserglas zuviel freies Alkali, so scheidet sich die Kieselsäure nicht genügend in kolloidaler Form ab, sie verschließt so nicht die Poren der Eischale und das freie Alkali dringt in das Ei ein.

2. Ferner muß man auf Alkalisulfide prüfen: Auf Zusatz von etwas Salzsäure darf sich kein Geruch nach Schwefelwasserstoff zeigen, auch darüber gehaltenes Bleiazetatpapier nicht dunkel gefärbt werden infolge Entstehung von Bleisulfid

Kálium sulfúricum. Arcánum duplicátum depurátum. Sal de duóbus. Tártarus vitriolátus depurátus. Kaliumsulfat.

Schwefelsaures Kalium. Sekundäres Kaliumsulfat. Duplikatsalz. Sulfate de potasse. Sel duobus Tartre vitriolé. Sel polychreste. Potassii sulphas.

K_2SO_4. Molekulargewicht 174,27.

Weiße, sehr harte, daher fast wie Glas klingende Kristallkrusten oder feines Kristallmehl; geruchlos, von scharfem, salzigem, etwas bitterlichem Geschmack; löslich in 5 Teilen kochendem und in 10 Teilen Wasser von 20°, unlöslich in Weingeist. Die wässerige Lösung dissoziiert elektrolytisch in $K\cdot K\cdot$- und die zweiwertigen SO_4''-Ionen.

Außer diesem reinen, für die Heilkunde und chemische Zwecke gebräuchlichen Präparat kommen bedeutende Mengen von rohem Kaliumsulfat in den Handel, die meist zu Dungzwecken dienen und oft nur 40—60% Kaliumsulfat enthalten. Der übrige Teil besteht aus Natriumsulfat, Kaliumchlorid, Natriumchlorid und anderen Beimengungen.

Es wird gewonnen, teils als Nebenerzeugnis beim Reinigen des Kaliumkarbonats aus Holzasche, oder bei der Verarbeitung der Staßfurter Kalisalze, und zwar des Kaliumchlorids auf Kaliumkarbonat nach dem Leblanc-Verfahren.

Anwendung. Als gelindes Abführmittel in kleinen Gaben. 15—30 g auf einmal sollen tödlich wirken. Es ist ein Bestandteil des pulverförmigen, künstlichen Karlsbader Salzes. Ferner in der Färberei und Druckerei, als Düngemittel, zur Darstellung des Alauns.

Nachweis. Die wässerige Lösung gibt mit Weinsäure nach einiger Zeit einen weißen, kristallinischen, mit Bariumnitrat sogleich einen weißen, in Säuren unlöslichen Niederschlag.

Prüfung nach D.A.B.

1. Am Platindraht erhitzt, muß Kaliumsulfat die Flamme violett, höchstens vorübergehend gelb färben (Natriumverbindungen).

2. Die wässerige Lösung (1 + 19) soll neutral sein und darf, mit 3 Tropfen verdünnter Essigsäure angesäuert, durch 3 Tropfen Natriumsulfidlösung nicht verändert werden (Schwermetalle).

3. Die wässerige Lösung (1 + 19) darf nach Zusatz von Silbernitratlösung höchstens weißschillernd erscheinen (Chlorkalium) und

4. nach Zusatz von Ammoniakflüssigkeit durch Natriumphosphatlösung nicht verändert werden (Kalzium und Magnesiumverbindungen).

5. Die wässerige Lösung, mit einigen Tropfen Salzsäure angesäuert, darf nach Zusatz von 0,5 ccm Kaliumferrozyanidlösung nicht sofort gebläut werden Eisensalze).

6. Wird ein Gemisch von 1 g zerriebenem Kaliumsulfat und 3 ccm Natriumhypophosphitlösung eine Viertelstunde im siedenden Wasserbad erhitzt, so darf es keine dunklere Färbung annehmen (Arsen).

Kálium sulfúricum ácidum. Kálium bisulfúricum. Tártarus vitriolátus ácidus. Kaliumbisulfat. Saures Kaliumsulfat. Kaliumhydrosulfat. Primäres Kaliumsulfat. Saures schwefelsaures Kalium. Doppeltschwefelsaures Kalium. Bisulfate de potassium.

$KHSO_4$. Molekulargewicht 272,36.

Es bildet tafelförmige, rhombische Kristalle, in Wasser leicht löslich. Die wässerige Lösung dissoziiert elektrolytisch in $K^{\cdot}$- und die einwertigen HSO_4'-Ionen. Diese HSO_4'-Ionen dissoziieren z. T. wieder in $H^{\cdot}$- und SO_4''-Ionen, weshalb das Salz sauer reagiert. Über 200° erhitzt, gibt es Kristallwasser ab und wird zu Kaliumpyrosulfat, $K_2S_2O_7$, das sich bei 600° in neutrales Kaliumsulfat und Schwefelsäureanhydrid spaltet, worauf die Anwendung in der Analyse und der Aufschließung der Mineralien beruht. Es wird dargestellt durch Erhitzen des neutralen Kaliumsulfates mit Schwefelsäure.

$$K_2SO_4 + H_2SO_4 = 2\,KHSO_4$$
Kaliumsulfat + Schwefelsäure = Kaliumbisulfat.

Anwendung. Mit Natriumbikarbonat zusammen zu Kohlensäurebädern.

$$2\,KHSO_4 + 2\,NaHCO_3 = K_2SO_4 + Na_2SO_4$$
Kaliumbisulfat + Natriumbikarbonat = Kaliumsulfat + Natriumsulfat
$$+\ 2\,H_2O\ +\ 2\,CO_2$$
$$+\ Wasser\ +\ Kohlendioxyd.$$

Ferner zur Reinigung von Platinkesseln und in der Analyse.

Nachweis. Gleichwie bei Kalium sulfuricum. Die wässerige Lösung rötet jedoch blaues Lackmuspapier.

Kálium bisulfurósum.
Kaliumbisulfit. Doppeltschwefligsaures Kalium. Bisulfite de potassium.

$KHSO_3$.

Farblose Kristalle oder kristallinisches Pulver, Feuchtigkeit anziehend, in Wasser leicht löslich. Die wässerige Lösung enthält $K^{\cdot}$- und HSO_3'-Ionen. Man stellt es dar durch Einleiten von Schwefeldioxyd in Kaliumkarbonatlösung bis zur Übersättigung.

$$K_2CO_3 + 2\,SO_2 + H_2O = 2\,KHSO_3 + CO_2$$
Kaliumkarbonat + Schwefel- + Wasser = Kaliumbisulfit + Kohlendioxyd.
dioxyd

Anwendung. In der Photographie.

Aufbewahrung. In gut geschlossenen Gefäßen, da es leicht Schwefeldioxyd abgibt.

Nachweis. Die wässerige Lösung gibt mit Weinsäurelösung nach einiger Zeit einen weißen, kristallinischen Niederschlag und entwickelt Geruch nach Schwefeldioxyd. Die Lösung rötet blaues Lackmuspapier.

Kálium disulfurósum. Kálium metabisulfurósum.
Kaliumdisulfit. Kaliummetabisulfit. Kaliumpyrosulfit.

$$K_2S_2O_5.$$

Ist das neutrale Kaliumsalz der dischwefligen Säure, auch metaschweflige Säure genannt, $H_2S_2O_5$. Die dischweflige Säure ist entstanden aus 2 Molekülen Schwefeldioxyd und 1 Molekül Wasser.

$$2\,SO_2 \quad + \quad H_2O \quad = \quad H_2S_2O_5$$
2 Schwefeldioxyd + Wasser = dischweflige Säure.

Farblose, in Wasser lösliche Kristalle.

Anwendung. In der Photographie als Zusatz zum Fixierbad, auch zum Entwickler.

Kálium tartáricum. Tártarus solúbilis (französischer), Tártarus tartarisátus. Kaliumtartrat. Neutrales weinsaures Kalium.
Tartrate de potasse neutre. Sel végétal. Potassi tartras.

$$\begin{array}{l} CH(OH)COOK \\ | \\ CH(OH)COOK \end{array} \cdot {}^1/_2\,H_2O \text{ oder } C_4K_2H_4O_6 + {}^1/_2\,H_2O. \text{ Molekulargewicht } 235{,}24.$$

Farblose, durchscheinende Kristalle, geruchlos, von bitterlichem, salzigem Geschmack, an der Luft, ohne zu zerfließen, feucht werdend; löslich in 0,7 Teilen Wasser zu einer neutralen Flüssigkeit, nur wenig löslich in Weingeist. Beim Erhitzen verkohlt das Salz unter Entwicklung von Karamelgeruch und Hinterlassung eines alkalisch reagierenden Rückstandes.

Wird bereitet, indem man in eine heiße Lösung von Kaliumbikarbonat so lange kalkfreien Weinstein, Kaliumbitartrat, in kleinen Mengen einträgt, bis die Lösung völlig neutral erscheint. Nach dem Filtrieren wird diese bis zum Salzhäutchen abgedampft und dann zur Kristallisation beiseite gesetzt.

$$2\,C_4KH_5O_6 + 2\,KHCO_3 = 2(C_4K_2H_4O_6 + {}^1/_2\,H_2O + \quad 2\,CO_2 \quad + \quad H_2O$$
Kalium- + Kalium- = neutrales Kalium- + Kohlendioxyd + Wasser.
bitartrat   bikarbonat   tartrat

Anwendung. Als gelinde abführendes und harntreibendes Mittel; in der Technik zum Entsäuern von Wein, wobei aus dem Kaliumtartrat durch die im Wein enthaltene Weinsäure Kaliumbitartrat entsteht. In der Feuerwerkerei.

Nachweis. Die konzentrierte, wässerige Lösung des Salzes gibt mit verdünnter Essigsäure einen in Natronlauge löslichen, weißen, kristallinischen Niederschlag, der aus Kaliumbitartrat besteht.

Prüfung nach D.A.B.

1. Wenn 1 g des Salzes in 10 ccm Wasser gelöst und die Lösung mit 5 ccm verdünnter Essigsäure geschüttelt wird, so darf die von dem ausgeschiedenen Kristallmehl durch Abgießen getrennte Flüssigkeit, mit gleichviel Wasser verdünnt, durch 4 Tropfen Ammoniumoxalatlösung innerhalb einer Minute nicht verändert werden (Kalziumtartrat).

2. Die wässerige Lösung (1 + 19) darf durch 1 Tropfen Phenolphthaleinlösung nicht gerötet werden (freies Alkali), noch nach Zusatz von 3 Tropfen verdünnter Essigsäure durch 3 Tropfen Natriumsulfidlösung verändert werden (Schwermetalle).

3. Die Lösung (1 + 19) mit Salpetersäure angesäuert und von dem ausgeschiedenen Kristallmehl getrennt, darf durch Silbernitratlösung nicht mehr als weißschillernd getrübt (Salzsäure) und durch Bariumnitratlösung nicht verändert werden (Schwefelsäure).

4. Die wässerige Lösung (1 + 19) mit einigen Tropfen Salzsäure angesäuert und mit 0,5 ccm Kaliumferrozyanidlösung (1 + 19) vermischt, darf nicht sofort gebläut werden (Eisensalze).

5. Wird Kaliumtartrat mit Natronlauge erwärmt, darf sich Ammoniak nicht entwickeln (Ammonsalze).

6. Ein Gemisch von 1 g Kaliumtartrat und 3 ccm Natriumhypophosphitlösung darf nach viertelstündigem Erhitzen im siedenden Wasserbade keine dunklere Färbung annehmen (Arsen).

Kálium-Nátrium tartáricum. Tártarus natronátus. Natro-Kali tartáricum. Sal polychréstum Seignétti.

Kaliumnatriumtartrat. Natrium-Kaliumtartrat. Weinsaures Kalium-Natrium. Natronweinstein. Seignettesalz. Rochellesalz. Tartrate de potasse et de soude. Sel de Seignette. Sel polychreste soluble. Soda tartarata.

$$C_4KNaH_4O_6 + 4H_2O \text{ oder } \begin{vmatrix} CH(OH) \cdot COONa \\ CH(OH) \cdot COOK \end{vmatrix} \cdot 4 H_2O.$$ Molekulargewicht 282,20.

Es sind farblose, durchsichtige, säulenförmige Kristalle; geruchlos, von schwach salzigem, etwas kühlendem Geschmack; löslich in etwa 1,4 Teilen Wasser, in trockener Luft verwittern sie, bei etwa 40° schmelzen sie in ihrem Kristallwasser.

Dargestellt wird es, indem man 5 Teile Kaliumbitartrat mit 4 Teilen kristallisiertem Natriumkarbonat und 25 Teilen Wasser zusammenbringt und nach beendigter Kohlensäureentwicklung bis zum Sieden erhitzt. Die Lösung wird einige Tage der Ruhe überlassen, damit der etwa vorhandene Kalk sich absetzt, und dann die klare Flüssigkeit zur Kristallisation abgedampft.

$$2 C_4KH_5O_6 + (Na_2CO_3 + 10 H_2O)$$
Weinstein + kristall. Natriumkarbonat

$$= 2 (C_4KNaH_4O_6 + 4 H_2O) + CO_2 + 3 H_2O$$
= Kaliumnatriumtartrat + Kohledioxyd + Wasser.

Anwendung. Als gelindes Abführmittel, es ist ein Bestandteil des Seidlitzschen Brausepulvers. Pulvis aërophorus laxans. Ferner zur Herstellung der Fehlingschen Kupferlösung zum Nachweis von Zucker und ferner in der Photographie.

Nachweis. Werden die Kristalle über 40° hinaus weiter erhitzt, entwickelt sich nach dem Verdunsten des Kristallwassers ein Geruch nach Karamel, und zuletzt verbleibt ein alkalisch reagierender, kohliger Rückstand. Löslich ist das Salz in 1,4 Teilen Wasser zu einer gegen Phenolphthaleinlösung neutralen Flüssigkeit, in der Essigsäure einen weißen, kristallinischen Niederschlag von Kaliumbitartrat hervorbringt.

Prüfung nach D.A.B.

1. Die wässerige Lösung (1 + 19) darf durch 1 Tropfen Phenolphthaleinlösung nicht gerötet (Alkalikarbonate) und

2. nach Zusatz von 3 Tropfen verdünnter Essigsäure durch 3 Tropfen Natriumsulfidlösung nicht verändert werden (Schwermetalle)

3. Die Lösung (1 + 19) darf nach Zusatz von 1 ccm Salpetersäure durch Bariumnitratlösung nicht verändert (Schwefelsäure) und

4. durch Silbernitratlösung höchstens weißschillernd getrübt werden (Salzsäure).

5. Beim Erwärmen mit 5 ccm Natronlauge darf 1 g Kaliumnatriumtartrat Ammoniak nicht entwickeln (Ammoniumsalze).

6. Schüttelt man die Lösung von 1 g Kaliumnatriumtartrat in 10 ccm Wasser mit 5 ccm verdünnter Essigsäure, so scheidet sich ein weißer, kristallinischer Niederschlag aus. Die vom Niederschlage getrennte und mit 1 Teil Wasser verdünnte Flüssigkeit darf auf Zusatz von 4 Tropfen Ammoniumoxalatlösung (1 + 24) innerhalb 1 Minute nicht verändert werden (Kalziumsalze).

**† Kálium-Stíbio tartáricum. Stíbio-Kali tartáricum. Tártarus stibiátus. Tártarus eméticus. Brechweinstein. Antimon-Kaliumtartrat. Antimonyl-Kaliumtartrat. Weinsaures Antimonyl-Kalium. Tartrate d'antimoine et de potasse. Tartrate stibié. Emétique. Antimonii et Potassii tartras.

$$C_4H_4SbKO_7 + {}^1/_2 H_2O \text{ oder } \begin{array}{l} CH(OH)COOK \\ | \\ CH(OH)COO(SbO) \end{array} \cdot {}^1/_2 H_2O.$$

Molekulargewicht 333,9.

(SbO) ist ein einwertiger Rest der metaantimonigen Säure, $SbHO_2$

$$\text{oder } Sb\diagdown\begin{array}{l}O\\OH\end{array}$$

und wird mit Antimonyl bezeichnet.

Kristallinisches Pulver oder kleine, farblose Kristalle, die an der Luft allmählich trübe werden und zerfallen. Sie sind geruchlos, der Geschmack ist süßlich, dabei unangenehm metallisch; löslich sind sie in 17 Teilen kaltem und in 3 Teilen kochendem Wasser, unlöslich in Weingeist. Die Lösung reagiert schwach sauer und verdirbt leicht. Beim Erhitzen verkohlen die Kristalle. Brechweinstein wirkt brechenerregend und ist sehr giftig! Er wird durch Sättigen von kalkfreiem Weinstein mit arsenfreiem Antimonoxyd, Sb_2O_3, hergestellt. Die Lösung wird entweder zur Kristallisation gebracht oder bei Anwendung vollkommen reiner Stoffe wird der Brechweinstein durch Weingeist ausgefällt. Man erhält in diesem Fall ein blendendweißes, feinkristallinisches Pulver. Für die Zwecke der Technik wird aus nicht völlig reinen Stoffen ein geringwertigerer Brechweinstein hergestellt.

$$2\,C_4KH_5O_6 + \quad Sb_2O_3 \quad = 2\,(C_4H_4SbKO_7 + {}^1/_2\,H_2O)$$
Weinstein + Antimonoxyd = Brechweinstein.

Anwendung. In der Heilkunde in sehr kleinen Gaben als schleimlösendes Mittel, in größeren Gaben 0,05—0,1 als rasch wirkendes Brechmittel, noch größere Gaben rufen Entzündung des Magens und der Därme, zuletzt den Tod hervor; äußerlich als Pusteln hervorrufendes Mittel in Salben. Technisch findet der Brechweinstein Anwendung in der Färberei, als Beize für Teerfarben, sowie zur Herstellung eines blauschwarzen Überzuges für Bronzen und außerdem als Fliegengift.

Nachweis. Die wässerige, schwach sauer reagierende Lösung von widerlichem, süßlichem Geschmack gibt mit Kalkwasser einen weißen, in Essigsäure leicht löslichen Niederschlag von Kalziumtartrat, mit Natriumsulfidlösung nach dem Ansäuern mit Salzsäure einen orangeroten Niederschlag.

Prüfung nach D.A.B.

1. Die Lösung von 1 g Brechweinstein in 2 ccm Salzsäure darf nach Zusatz von 4 ccm Natriumhypophosphitlösung nach viertelstündigem Erhitzen im sie-

denden Wasserbade keine dunklere Färbung annehmen (Abwesenheit von Arsen).

2. **Gehaltsbestimmung.** Fügt man einer Lösung von 0,5 g Brechweinstein und 0,5 g Weinsäure in 100 ccm Wasser 5 g Natriumbikarbonat und 5 ccm Stärkelösung als Indikator hinzu, so müssen mindestens 29,8 ccm $^1/_{10}$-Normal-Jodlösung erforderlich sein, eine Blaufärbung herbeizuführen. 1 ccm $^1/_{10}$-Normal-Jodlösung entspricht 0.016 695 g Brechweinstein

Kálium bitartáricum. Cremor Tártari. Tártarus. Kálium tartáricum acídulum.
Kaliumbitartrat. Weinsteinrahm. Weinstein. Saures weinsaures Kalium. Tartrate de potasse acide. Crême de tartre. Bitartrate de potasse. Potassii tartras acidus. Wine-stone.

$$C_4KH_5O_6 \text{ oder } \begin{array}{l} CH(OH) \cdot COOH \\ | \\ CH(OH) \cdot COOK \end{array} \quad \text{Molekulargewicht 188,14.}$$

Tártarus crudus. Roher Weinstein. Das saure weinsaure Kalium, Kaliumbitartrat, ist im Saft der Weintrauben gelöst und scheidet sich aus dem Moste während der Gärung ab, und zwar um so mehr, je alkoholreicher der Wein wird. Schwere, dabei doch säurereiche Weine liefern die größten Mengen, während die ganz leichten Rhein- und Moselweine, von geringerem Alkoholgehalt, den Weinstein mehr in Lösung behalten. Der Weinstein setzt sich in den Gärbottichen und -fässern in dichten Krusten an, die an den Faßdauben so fest haften, daß sie nur durch Erwärmen der Fässer und anhaltendes Klopfen losgelöst werden können. Je nach der Farbe des Weines erscheinen diese von hellgrauer bis dunkelbraunroter Farbe. In diesem Zustande kommen sie als **Tártarus crudus** oder, wenn rot, **Tártarus ruber, roter Weinstein** in den Handel. Letzterer wird in gepulvertem Zustande vielfach als Beize bei dunklen Farben in der Färberei angewendet.

In diesem rohen Zustande enthält der Weinstein bedeutende Mengen von Kalziumbitartrat, saurem weinsaurem Kalk, 8—15%, in selteneren Fällen bis zu 40% steigend, außerdem Farbstoffe des Weines, Hefezellen und sonstige Verunreinigungen. Um ihn hiervon möglichst zu befreien, wird er durch mehrfaches Umkristallisieren mit kochendem Wasser, Klären und Entfärben der Lösung durch Eiweiß und Tierkohle gereinigt. Je nach dem Grade der Reinheit heißt er dann $^1/_2$, $^3/_4$ oder ganz raffiniert.

Die Hauptbezugsländer des rohen Weinsteins sind die südlichen Länder Europas, in geringerem Maße Süddeutschland.

Tártarus depurátus des Handels. Gereinigter Weinstein. Cremor Tártari.

Er bildet dichte, harte Kristallkrusten, aus feinen Kristallen bestehend, ist fast reinweiß, enthält aber ziemliche Mengen von saurem weinsaurem Kalk, ferner Spuren von Eisen und auch von Blei, aus den Kristallisationsbottichen herrührend, weshalb er nach dem wirklichen Gehalt an Kaliumbitartrat gehandelt wird, 70, 75, 80, 85 90—92, 94—95, 99—100%. Für manche Zwecke muß er noch durch besondere Reinigung von dem Kalk befreit werden, während dies für den gewöhnlichen Verbrauch nicht erforderlich ist. Der Name Cremor Tártari, Weinsteinrahm, stammt daher, daß man früher die während des Kristallisationsvorganges an der Oberfläche sich bildenden Krusten, gleich dem Rahme der Milch, von der Flüssigkeit abhob.

Tártarus depurátus des Deutschen Arzneibuches. Tartarus purus (kalkfrei).
Wird hergestellt, indem man die Lösung des käuflichen Tartarus depuratus in 180 Teilen Wasser nach der Filtration einen Tag einer Kälte von 2°—4° aussetzt; hierbei kristallisiert das saure Kalziumtartrat ziemlich vollständig aus. Die Lösung wird dann klar abgegossen und unter fortwährendem Rühren eingedampft. Oder man digeriert ein Gemisch von 10 Teilen gereinigtem Weinstein, 10 Teilen destilliertem Wasser und 1 Teil Salzsäure im Wasserbade, läßt dann erkalten, bringt das kristallinische Pulver auf ein Durchseihetuch und wäscht mit kleinen Mengen Wasser aus, bis das Ablaufende keine Chlorreaktion mehr zeigt. Reiner Weinstein bildet ein feines, weißes, kristallinisches Pulver; geruchlos, von säuerlichem Geschmack; in etwa 200 Teilen kaltem und in 20 Teilen heißem Wasser löslich, unlöslich in Weingeist, unter Aufbrausen löslich in Kaliumkarbonatlösung, indem neutrales Kaliumtartrat entsteht.

Anwendung der verschiedenen Weinsteinsorten: Zur Darstellung der Weinsäure, als Heilmittel innerlich als blutverdünnendes, auch harntreibendes Mittel, besonders bei Bauchwassersucht in Gaben von 7,5 g im Laufe des Tages; äußerlich als Jodoformersatz; technisch als Beize in der Färberei, zum Weißsieden verzinnter Gegenstände. Mit Natriumbikarbonat zusammen zu Backpulvern,

$$\begin{array}{l} CH(OH) \cdot COOH \\ | \\ CH(OH) \cdot COOK \end{array} + NaHCO_3 =$$

Kaliumbitartrat + Natriumbikarbonat =

$$\begin{array}{l} CH(OH) \cdot COONa \\ | \\ CH(OH) \cdot COOK \end{array} + CO_2 + H_2O$$

Kaliumnatriumtartrat + Kohledioxyd + Wasser.

Da Kaliumbitartrat das Molekulargewicht 188,14, Natriumbikarbonat 84,01 besitzt, muß ein Backpulver aus 188 Teilen Kaliumbitartrat und 84 Teilen Natriumbikarbonat gemischt sein. Von diesem Gemische genügen dann 15,0 g für $1/_2$ kg Mehl.

Nachweis. Erhitzt verkohlen die Kristalle unter Entwicklung von Karamelgeruch. Der kohlige Rückstand enthält Kaliumkarbonat (frühere Darstellungsweise des Kalium carbonicum purum, daher auch der Name desselben Sal Tartari). Die abfiltrierte Lösung des verkohlten Rückstandes braust mit Weinsäure auf und gibt nach einiger Zeit einen weißen kristallinischen Niederschlag, der in Natronlauge leicht löslich ist.

Prüfung nach D.A.B.

1. 0,5 g des Salzes mit 10 ccm Wasser und 1 ccm Salpetersäure gelöst, sollen durch Bariumnitratlösung (Schwefelsäure) nicht verändert,

2. durch Silbernitrat höchstens schwach weißlich schillernd getrübt werden (Salzsäure).

3. Die Lösung von 1 g in 3 ccm Ammoniakflüssigkeit und 15 ccm Wasser werde durch 3 Tropfen Natriumsulfidlösung, auch nach dem schwachen Übersättigen mit verdünnter Essigsäure nicht verändert (Eisen, Blei).

4. Löst man 0,4 g des Salzes mit 2 ccm verdünnter Essigsäure und 10 ccm Wasser und läßt erkalten, so darf die nach dem Absetzen klar abgegossene Flüssigkeit auf Zusatz von 4 Tropfen Ammoniumoxalatlösung innerhalb einer Minute keine Veränderung zeigen (Kalziumsalze)

5. Beim Erwärmen von 1 g Weinstein mit 5 ccm Natronlauge werde kein Ammoniak entwickelt (Ammoniumsalze).

6. Wird 1 g Weinstein in 2 ccm Salzsäure nach Zusatz von 2 Tropfen Bromwasser unter Erwärmen gelöst und dann mit 3 ccm Natriumhypophosphitlösung versetzt, so darf die Mischung nach viertelstündigem Erhitzen im siedenden Wasserbade keine dunklere Färbung annehmen (Arsen).

Rubidium.

Rb 85,45. Ein-, drei- und fünfwertig.

Findet sich mit Kalium zusammen im Karnallit der Staßfurter Abraumsalze, ferner in den Dürkheimer und Nauheimer Solen. Es wird aus den Mutterlaugen des Karnallits nach Abscheiden des Kaliumchlorids gewonnen. Man stellt Rubidiumhydroxyd daraus her und erhitzt dieses mit Magnesium- oder Aluminiumpulver. Es bildet ein silberweißes, weiches, schneidbares, leichtes Metall, spezifisches Gewicht 1,52, das sich schon bei gewöhnlichem Wärmegrad an der Luft entzündet. Mit Wasser zusammengebracht, verbrennt es mit violetter Flamme. Das Rubidium muß unter Petroleum aufbewahrt werden. Die Verbindungen sind denen des Kaliums sehr ähnlich. Sie kommen für den Handel sehr selten in Betracht. Genannt sollen werden:

Rubidium nitricum, Rubidiumnitrat, $RbNO_3$, ähnelt dem Kaliumnitrat, enthält kein Kristallwasser.

Rubidium sulfuricum, Rubidiumsulfat, Rb_2SO_4, glasglänzende, dem Kaliumsulfat gleiche Kristalle.

Rubidium-Platinum chloratum, Rubidiumplatinchlorid, $PtCl_4 + 2\,RbCl$ oder $PtRb_2Cl_6$, gelbes, kristallinisches, in Wasser schwer lösliches Pulver.

Anwendung. In der Röntgenphotographie.

Caesium. Zäsium.

Cs 132,81. Ein-, drei- und fünfwertig.

Findet sich mit Kalium und Rubidium zusammen in kleineren Mengen vor allem im **Pollux** oder **Polluzit**, dem Zäsiumaluminiumsilikat, ferner in den Dürkheimer Mutterlaugen. Spez. Gewicht 1,886. Es ist ein silberweißes, weiches Metall, das sich an der Luft entzündet. Wasser wird durch Zäsium zersetzt, das entstehende Zäsiumoxydhydrat ist die stärkste Base, und so das Element von allen das am meisten elektropositive. Es muß unter Petroleum aufbewahrt werden.

Es wird durch Destillation von Zäsiumhydroxyd mit Magnesiumpulver oder durch Elektrolyse von Zyanzäsium gewonnen. Zäsiumhydroxyd, CsOH, ist eine dem KOH ähnliche, stark Feuchtigkeit anziehende Masse. Die Salze ähneln denen des Kaliums und Rubidiums. Sie färben die Weingeistflamme violett.

Caesium carbonicum, Zäsiumkarbonat, kohlensaures Zäsium. Cs_2CO_3, ist ein weißes, in Wasser lösliches, stark Feuchtigkeit anziehendes, kristallinisches Pulver.

Caesium nitricum, Zäsiumnitrat, salpetersaures Zäsium, $CsNO_3$, sind wasserfreie, dem Kalium- und Rubidiumnitrat ähnliche Kristalle.

Caesium sulfuricum, Zäsiumsulfat, schwefelsaures Zäsium. Cs_2SO_4, sind in Wasser leicht lösliche, weiße Kristalle.

Caesium-Platinum chloratum, Zäsiumplatinchlorid, $PtCl_4 + 2\,CsCl$ oder $PtCs_2Cl_6$, in Wasser schwer lösliches, gelbes, kristallinisches Pulver.

† **Natrium. Natrium. Soude. Sodium.**
Na 23. Einwertig.

† **Natrium metállicum. Sodium. Natrium.**
Na.

Kommt als Element in der Natur nicht vor, dagegen in großen Mengen in Verbindungen als Natriumchlorid, Natriumsilikat im Natronfeldspat, Natriumsulfat und Natriumnitrat. Leichtes, auf dem frischen Schnitte silberweißes, schon bei gewöhnlichem Wärmegrade knetbares und mit dem Messer leicht zerschneidbares Metall von 0,972 spezifischem Gewicht. An der Luft bedeckt es sich rasch mit einer weißen Oxydschicht und verwandelt sich bald in das Oxyd. Zugleich zieht dieses Feuchtigkeit an und bildet Natriumoxydhydrat, Ätznatron, das zerfließt. Auf Wasser geworfen, fährt es darauf umher und zersetzt es unter Wasserstoffabscheidung. Jedoch entzündet sich der Wasserstoff nicht, wie bei dem Kalium, von selbst, außer wenn man nur wenig oder heißes Wasser anwendet, oder wenn man die kreisende Bewegung dadurch hindert, daß man ein Stückchen Filtrierpapier unter das Natrium bringt. An der Luft erhitzt, verbrennt es mit gelber Flamme zu Natriumoxyd Na_2O; unter Luftabschluß erhitzt, verflüchtigt es sich in farblosen Dämpfen.

Ist als Metall wie in seinen Verbindungen dem Kalium sehr ähnlich.

Es wird in gleicher Weise dargestellt, wie das Kaliummetall (s. d.), nur daß hier wasserfreies Natriumkarbonat bzw. bei dem elektrolytischen Verfahren Natriumhydroxyd bzw. ein Natriumsalz verwendet wird. Das Natriumhydroxyd bzw. das Natriumsalz wird geschmolzen und bei 350° durch Elektrolyse zerlegt. Das Natrium scheidet sich an der Kathode, dem negativen Pol ab, wird mit durchlöcherten Löffeln abgeschöpft, unter Petroleum geschmolzen, durch leinene Säcke gepreßt und in Stücke gegossen.

Nachweis. Natrium und seine Salze färben am Platindraht die Weingeistflamme gelb. Durch Kobaltglas betrachtet, verschwindet die Färbung.

Kaliumpyroantimonat erzeugt in konzentrierten neutralen Lösungen einen weißen Niederschlag von saurem Natriumpyroantimoniat, $Na_2H_2Sb_2O_7$.

Anwendung. In der Technik und Chemie als reduzierendes Mittel; zur Darstellung von Natriumamalgam.

Aufbewahrung. Im kleinen wie das Kalium unter Petroleum, in größeren Mengen unter einer Schicht von Paraffin, und zwar den Bestimmungen der Giftverordnung gemäß.

Sauerstoffverbindungen des Natriums.

† **Natrium hýdricum. Natrum causticum. Natrium hydroxydátum. Natrium oxydátum hýdricum. Natrium hýdricum. Natriumoxydhydrat. Natriumhydroxyd. Ätznatron. Seifenstein. Kaustisches Natron. Natronhydrat. Soude caustique. Oxyde de soude hydraté. Sodium hydroxyde. Caustic soda.**

NaOH. Molekulargewicht 40,01.

Das Natriumhydroxyd ist in seinem Äußeren, seinem chemischen und physikalischen Verhalten, der Art seiner Herstellung und den Formen, in denen es gehandelt wird, so vollständig mit dem Kaliumhydroxyd übereinstimmend, daß alles, was von diesem gesagt ist, auch vom Natriumhydroxyd gilt (s. also Kalium hydricum). Das gleiche ist von seiner Anwendung zu sagen, nur wird es, weil billiger, häufiger als das Kaliumhydroxyd angewandt. Das rohe Natriumhydroxyd in Stücken, gewöhnlich Ätznatron oder Seifenstein genannt, bildet eine viel begehrte Handelsware der Drogerien teils zum Seifenkochen, teils zum Aufweichen alter Ölfarben und Lacke. Wie beim Kaliumhydroxyd ist auch hier, sowohl bei der Abgabe als beim Arbeiten damit Vorsicht geboten; namentlich hüte man sich bei etwa nötigem Zerschlagen der Stücke, daß kleine Splitterchen in die Augen fliegen. Man benutze eine Schutzbrille, fette sich die Hände mit Vaseline ein und wasche sich nach Beendigung der Arbeit die Hände mit Wasser, dem etwas Essig zugefügt ist. Auch schütze man das Fußzeug z. B. durch Umwickeln von einigen Papierbogen. Es muß, weil sehr leicht Feuchtigkeit anziehend, in gut geschlossenen Gefäßen an trockenen Orten, den Bestimmungen des Giftgesetzes gemäß, aufbewahrt werden.

Mitunter ist das rohe Natriumhydroxyd, infolge eines Gehaltes an Mangan, bläulich oder grünlich gefärbt.

Das Natriumhydroxyd wird einerseits nach Prozentgehalt, anderseits aber auch nach der Grädigkeit gehandelt, was nicht verwechselt werden darf. Unter Grädigkeit versteht man in Deutschland die Menge Natriumkarbonat, die man aus 100 g Natriumhydroxyd herstellen kann; so ist das chemisch reine Natriumhydroxyd 132,4 grädig, die reine Handelsware 125—129 grädig, 75 prozentige ist 99,3 grädig, 50 prozentige 66,2 grädig.

† **Liquor Natri cáustici. Nátrum cáusticum solútum. Nátrum hýdricum solútum.** Natronlauge. Ätznatronlauge.
Lessive de soude caustique. Sodium hydrate.

Kommt ebenfalls in verschiedenen Stärkegraden in den Handel, von etwa 20° Bé und etwa 40° Bé. Die Natronlauge des D.A.B. soll 14,8% NaOH enthalten und von Dichte 1,165—1,169 sein, entspricht also etwa 21° Bé. Sie darf nur aus reinem Natriumhydroxyd hergestellt sein.

Gehalt von Natronlauge nach dem spez. Gewicht bei 15°C (nach Lunge).

Spez. Gewicht	Grade Bé	Prozent NaOH	Spez. Gewicht	Grade Bé	Prozent NaOH	Spez. Gewicht	Grade Bé	Prozent NaOH
1,007	1	0,61	1,142	18	12,64	1,320	35	28,83
1,014	2	1,20	1,152	19	13,55	1,332	36	29,93
1,022	3	2,00	1,162	20	14,37	1,345	37	31,22
1,029	4	2,71	1,171	21	15,13	1,357	38	32,47
1,036	5	3,35	1,180	22	15,91	1,370	39	33,69
1,045	6	4,00	1,190	23	16,77	1,383	40	34,96
1,052	7	4,64	1,200	24	17,67	1,397	41	36,25
1,060	8	5,29	1,210	25	18,58	1,410	42	37,47
1,067	9	5,87	1,220	26	19,58	1,424	43	38,80
1,075	10	6,55	1,231	27	20,59	1,438	44	39,99
1,083	11	7,31	1,241	28	21,62	1,453	45	41,41
1,091	12	8,00	1,252	29	22,64	1,468	46	42,83
1,100	13	8,68	1,263	30	23,67	1,483	47	44,38
1,108	14	9,42	1,274	31	24,81	1,498	48	46,15
1,116	15	10,06	1,285	32	25,80	1,514	49	47,60
1,125	16	10,97	1,297	33	26,83	1,530	50	49,02
1,134	17	11,84	1,308	34	27,80			

Eine 3- bis 5grädige Natronlauge wird als Bäcker- oder Brezellauge verwendet.

Prüfung nach D.A.B.

1. Natronlauge muß nach dem Kochen mit 4 Teilen Kalkwasser ein Filtrat

geben, das beim Eingießen in überschüssige Salpetersäure keine Gasblasen entwickelt (unzulässige Menge Kohlensäure).

2. Mit 5 Teilen Wasser verdünnt, darf Natronlauge nach Übersättigen mit verdünnter Essigsäure durch 3 Tropfen Natriumsulfidlösung nicht verändert werden (Schwermetalle).

3. Nach Übersättigen mit Salpetersäure nicht sogleich durch Bariumnitratlösung (Schwefelsäure) und

4. durch Silbernitratlösung nicht mehr als weißlich schillernd verändert werden (Salzsäure).

5. Natronlauge darf nach Übersättigen mit Salzsäure durch überschüssige Ammoniakflüssigkeit innerhalb 2 Stunden höchstens weiß schillernd getrübt werden (Tonerde, Kieselsäure).

6. Gehaltsbestimmung. Werden 5 ccm Natronlauge mit 20 ccm Wasser gemischt, als Indikator Dimethylaminoazobenzol (1 + 199 Weingeist) hinzugesetzt, so müssen 21,6—22,0 ccm Normal-Salzsäure zur dauernden Rosafärbung der Lösung erforderlich sein. 1 ccm Normal-Salzsäure entspricht 0,04001 g Natriumhydroxyd.

Aufbewahrung. Größere Mengen von Natronlauge bewahrt man zweckmäßig in Eisenfässern oder in Gefäßen von hartgebranntem Ton auf, da Glas von starken Laugen angegriffen wird.

Nátrium péroxydátum. Nátrium hýperoxydátum.
Natriumsuperoxyd. Natriumhyperoxyd. Natriumperoxyd. Peroxyde de soude.
$$Na_2O_2.$$

Es ist ein weißes, stark Feuchtigkeit anziehendes Pulver, das sich in Wasser leicht unter Bildung von Wasserstoffsuperoxyd und Entwicklung von aktivem Sauerstoff zu Natronlauge löst, und zwar bildet es so große Mengen von Wasserstoffsuperoxyd, daß 7 kg Na_2O_2 gleich sind 100 kg des 10volumprozentigen Wasserstoffsuperoxyds. Die Aufnahme von Wasser ist jedoch mit so großer Wärmeentwicklung verbunden, daß brennbare organische Stoffe damit in Berührung gebracht, verbrennen. Auf der Haut ruft es Verbrennungen hervor. Die Lösungen macht man haltbar durch Zusatz einer Säure.

Man gewinnt es indem man Natriummetall in Aluminiumgefäßen, die in einen eisernen Ofen geschoben werden, in einem kohlensäurefreien Luftstrom auf 300° erhitzt. Hierbei verbrennt das Natrium zu Natriumsuperoxyd.

Anwendung. Als Oxydations- und Bleichmittel z. B. in der Wäscherei. Um hierbei eine Verbrennung der Stoffe zu verhindern, muß beachtet werden, daß die Wäsche nicht früher in die Lösung gebracht wird, bevor nicht die Umsetzung des Natriumsuperoxyds vollständig vonstatten gegangen ist. Ferner wird es als Trinkwasserverbesserungsmittel angewendet, gewöhnlich unter Zusatz von etwas Zitronensäure, um den durch das entstehende Natriumoxydhydrat hervorgerufenen, laugenhaften Geschmack zu verbessern.

Die Abgabe geschieht am besten in Blechgefäßen, um so eine Entzündung zu vermeiden. Beim Öffnen der Gefäße ist die allergrößte Vorsicht anzuwenden, da das Pulver häufig explosionsartig herausgeschleudert wird und das Augenlicht zerstören kann.

Schwefelverbindungen des Natriums.

Von den verschiedenen Sulfiden des Natriums, dem Einfach-Schwefelnatrium, $Na_2S + 9 H_2O$ dem Zweifach-Schwefelnatrium, Natriumdisulfid, $Na_2S_2 + 5 H_2O$, dem Dreifach-Schwefelnatrium, Natriumtrisulfid, $Na_2S_3 + 3 H_2O$, dem Vierfach-Schwefelnatrium, Natriumtetrasulfid, $Na_2S_4 + 8 H_2O$ und dem Fünffach-Schwefelnatrium, Natriumpentasulfid, $Na_2S_5 + 8 H_2O$, werden in der Technik große Mengen verwendet, doch werden diese bis auf das Einfach-Schwefelnatrium fast immer in den betreffenden Fabriken selbst hergestellt und bilden so keine eigentlichen Stoffe des Drogenhandels.

Nátrium sulfurátum. Nátrium monosulfurátum. Natriumsulfid.
Natriummonosulfid. Schwefelnatrium. Einfach-Schwefelnatrium. Sulfhydrate de soude cristallisée. Monosulfure de sodium cristallisée.

$$Na_2S + 9 H_2O.$$

Weiße bis gelbbräunliche Kristalle, leicht in Wasser löslich, nach Schwefelwasserstoff riechend und von denselben Eigenschaften wie das Schwefelkalium.

Das rohe Einfach-Schwefelnatrium gewinnt man durch Glühen von 5 Teilen wasserfreiem Natriumsulfat, vermischt mit 25 Teilen Schwerspat, 2 Teilen Holzkohle und 3 Teilen Steinkohle und Auslaugen der Masse durch heißes Wasser.

Das reine Einfach-Schwefelnatrium stellt man dar, indem man 45 Teile Natronlauge (spez. Gewicht 1,44) mit Wasser verdünnt, die Mischung vollständig mit Schwefelwasserstoff sättigt und darauf weiter 55 Teile Natronlauge zumischt. Beide Präparate enthalten meist auch Natriumpolysulfid, Zweifach-Schwefelnatrium Natriumdisulfid. Das Natriumdisulfid erhält man aus dem Einfach-Schwefelnatrium durch Erwärmen der Lösung mit Schwefel.

Anwendung. In der Färberei als Schwarzbeize, in der Gerberei zur Enthaarung der Felle und in der Galvanoplastik. Das reine Salz in Form von Natriumsulfidlösung als Reagens auf Schwermetalle.

Das D.A.B. läßt die Natriumsulfidlösung darstellen: 5 g kristallisiertes Natriumsulfid werden in einer Mischung von 10 ccm Wasser und 30 ccm Glyzerin gelöst. Die Lösung wird in gut geschlossener Flasche einige Tage lang beiseite gestellt und dann wiederholt durch einen kleinen mit Wasser angefeuchteten Wattebausch filtriert, wodurch die für gewöhnlich zur Ausscheidung gelangten Ferrosulfidspuren zurückgehalten werden. Die Lösung ist in kleinen, etwa 5 ccm fassenden Tropffläschchen aufzubewahren. Eine Mischung von 5 ccm Wasser, 3 Tropfen verdünnter Essigsäure und 3 Tropfen Natriumsulfidlösung darf innerhalb 10 Minuten nicht verändert werden. Bei der Prüfung auf Schwermetallsalze mit Hilfe von Natriumsulfidlösung ist im allgemeinen die Dauer der Beachtung auf $1/_2$ Minute zu beschränken. Soll Blei, Zink oder Kupfer nachgewiesen werden, so säuert man mit einigen Tropfen Essigsäure an.

Aufbewahrung. An trockenem Ort, in gut geschlossenen Gefäßen, am besten mit Paraffin gedichtet. Eine Selbsterwärmung, die bei größeren Mengen durch Verwitterung eintreten kann, muß vermieden werden, da sonst Entzündung entstehen wird.

Haloidsalze des Natriums.
Nátrium chlorátum. N. muriáticum. Sal commúne. S. culináre.
Natriumchlorid. Chlornatrium. Kochsalz. Chlorure de sodium. Sel gemme. Hydrochlorate de soude. Sodii chloridum. Chloride of sodium.

NaCl. Molekulargewicht 58,46.

Das Chlornatrium kommt im Handel in den verschiedensten Formen vor, je nach seiner Herstellung und den Zwecken seiner Anwendung. Es findet sich in der Natur fertiggebildet, teils gelöst, im Meerwasser etwa 3%, in Quellen, sog. Solquellen, oder **Salzsolen** wie in Halle, Lüneburg und bis zu 25% in der Gottesgnadenquelle in Reichenhall, teils in mächtigen Lagern als sog. **Steinsalz**, z. B. bei Staßfurt, im Salzkammergut, bei Wieliczka, entstanden durch die Verdunstung früherer Meeresbecken. Es wird aus diesen Lagern entweder bergmännisch durch Sprengen mittels Pulver gewonnen, oder man leitet Tagewässer hinein, die man, mit Salz gesättigt, wieder auspumpt und durch Versieden zur Kristallisation bringt. In gleicher Weise werden die natürlichen Solquellen verarbeitet. Sind diese nicht konzentriert genug, so daß sich ein Sieden nicht lohnt, so leitet man sie über Dornenwände; man **gradiert** sie in den **Gradierwerken** (Abb. 475). Die Verunreinigungen wie Gips scheiden sich an den Dornen als **Dornstein** ab, und die konzentrierter gewordene Sole wird versotten. Oder man verstärkt die Sole auch durch Eintragen von Steinsalz, dampft sie anfänglich in sog. **Störpfannen** ein, um die Verunreinigungen auszuscheiden, darauf in **Siedepfannen** und gewinnt das auskristallisierte Kochsalz durch Ausschaufeln oder mittels Krücken. Dieses herausgesoggte, noch feuchte Salz läßt man auf einer **Traufbühne** abtropfen und trocknet es dann in dem Trockenraum.

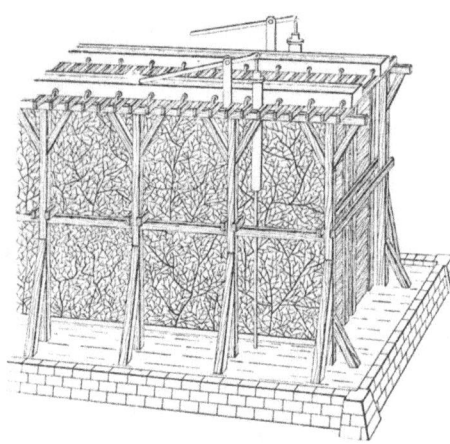

Abb. 475. Gradierwerk.

Das Kochsalz deutschen Handels bildet ein reinweißes, kristallinisches Pulver, geruchlos und von rein salzigem Geschmack. Es ist zuweilen etwas feucht und enthält durchschnittlich 2—3% fremder Beimengungen, bestehend aus Natriumsulfat, Kalziumchlorid und Magnesiumchlorid. Es bleibt in trockener Luft unverändert, in feuchter Luft dagegen zieht es Wasser an. Für viele technische Zwecke, ebenso zum Gebrauch für Vieh wird es des Zolles halber vergällt, denaturiert, d. h. mit solchen Stoffen versetzt, die es für menschliche Genußzwecke unbrauchbar machen.

Aus dem gewöhnlichen Kochsalz läßt sich durch vorsichtiges Ausfällen der Erdsalze mittels Natriumkarbonat und nur teilweises Auskristallisierenlassen der Lösung ein völlig reines Natriumchlorid für chemische und Heilzwecke darstellen. Oder man reinigt Kochsalz dadurch, daß man in die kaltgesättigte Lösung Chlorwasserstoffgas bis zur Sättigung einleitet; es scheidet sich dann das reine Salz ab. Dieses bildet kleine, würfelförmige Kristalle, die in der Rotglühhitze schmelzen und in der Weißglühhitze allmählich verdampfen. Sie sind in kaltem und in heißem Wasser nahezu gleichviel löslich. 100 Teile Wasser von 20° lösen etwa 36, bis 100° etwa 39 Teile Kochsalz.

Die wässerige Lösung dissoziiert elektrolytisch stark in $Na^{\cdot}$- und Cl'-Ionen.

Steinsalz, früher **Sal Gemmae, Sel gemme** genannt, kommt meist in festen, kristallinischen, halbdurchsichtigen, weißen oder schwach gefärbten Massen vor; es bildet ebenfalls für sich eine Handelsware, die zuweilen auch in den Drogerien als **Leckstein** für das Vieh gefordert wird. Dieses Salz erscheint mitunter dunkelblau gefärbt. Bei der Lösung verschwindet aber die

Farbe. Die Ursache dieser Färbung führt man einerseits auf ein Vorhandensein von Natriumsubchlorid zurück, andererseits auf die Ausscheidung von winzig kleinen, nadel- oder blättchenförmigen, buntfarbigen Natriumkristallen, oder von Natrium in kolloidaler Form, indem die Halogenverbindungen der Alkalimetalle durch Röntgenstrahlen, radioaktive Emanation, auch im Dampf von Kalium und Natrium gefärbt werden, Natriumchlorid wird hierdurch gelb bis braun gefärbt, geht aber beim allmählichen Erhitzen in Violett bis Braun über.

Seesalz, Sal marinum, Sel marin, ist ein sehr unreines, großwürflig kristallisiertes Kochsalz, wie es durch freiwilliges Verdunstenlassen des Meerwassers in flachen Becken, sog. Salzgärten, an den Küsten wärmerer Länder, wie Spanien, Südfrankreich, Italien, gewonnen wird; es scheidet sich an der Oberfläche aus und wird abgeschöpft. Es ist stark Feuchtigkeit anziehend und hat infolge eines ziemlich starken Gehalts an Magnesiumchlorid und Kalziumchlorid bitterlichen Geschmack; auch Spuren von Jod- und Bromverbindungen sind in ihm nachgewiesen worden. Es dient zur Herstellung von Bädern und zum Auftauen von Eis, hierzu eignet es sich besser als Kochsalz, da es stärker Wasser anzieht als dieses. Die entstandene Salzlösung erstarrt selbst bei starker Kälte nicht. Es wird bei uns in Deutschland vielfach durch das Staßfurter Badesalz ersetzt, ein ebenfalls sehr unreines Kochsalz von ähnlicher Zusammensetzung wie das Seesalz.

Die Jahresgewinnung Deutschlands wird auf 1 000 000 t Steinsalz und 600 000 t Siedesalz geschätzt.

Unter physiologischer Kochsalzlösung versteht das D.A.B. eine sterilisierte, d. h. völlig keimfrei gemachte 0,9 prozentige Natriumchloridlösung, die dem menschlichen Körper bei Blutungen, starken erschöpfenden Durchfällen und überall da, wo ein Verlust einer größeren Flüssigkeitsmenge stattgefunden hat, eingespritzt wird. Von anderer Seite wird die sog. froschisotonische Ringerlösung, eine Lösung von 0,075 Kaliumchlorid, 6 g Natriumchlorid, 0,1 g Natriumbikarbonat und 0,1 g Kalziumchlorid zu 1 l destilliertem Wasser empfohlen.

Anwendung. Innerlich als Mittel gegen übermäßige Schweißabsonderung bei Lungenkranken und bei anstrengenden Märschen. In 2 prozentiger Lösung gegen Mehltau bei Stachelbeersträuchern.

Nachweis. Am Platindraht erhitzt, zeigt die Flamme eine rein gelbe Färbung; die wässerige Lösung mit Silbernitrat versetzt, gibt einen käsigen, weißen, am Licht sich violett färbenden Niederschlag, der sich in überschüssigem Ammoniak löst, in Salpetersäure aber nicht.

Prüfung. Das D.A.B. läßt Natriumchlorid prüfen:

1. Die gesättigte wässerige Lösung muß farblos sein und darf Lackmuspapier nicht verändern (Natriumkarbonat, freie Säure).

2. Eine Lösung von 0,3 g Natriumchlorid in 10 ccm Wasser darf nach Zusatz von 2 ccm Natriumkobaltnitritlösung innerhalb 2 Minuten nicht getrübt werden; die durch Natriumchlorid gelbgefärbte Flamme darf durch ein Kobaltglas betrachtet nur vorübergehend rot gefärbt erscheinen (Kaliumsalze);

3. die wässerige Lösung (1 + 19) darf weder durch Bariumnitratlösung (Schwefelsäure, Kohlensäure),

4. noch nach Zusatz von 3 Tropfen verdünnter Essigsäure durch 3 Tropfen Natriumsulfidlösung (Schwermetalle),

5. noch nach Zusatz von Ammoniakflüssigkeit durch Natriumphosphatlösung (Kalziumsalze, Magnesiumsalze) verändert werden.

6. Ein Gemisch von 1 g Natriumchlorid und 3 ccm Natriumhypophosphitlösung darf nach viertelstündigem Erhitzen im siedenden Wasserbade keine dunklere Färbung annehmen (Arsen).

7. Die wässerige Lösung (1 + 19) mit einigen Tropfen Salzsäure angesäuert und mit 0,5 ccm Kaliumferrozyanidlösung (1 + 19) vermischt, darf nicht sofort gebläut werden (Eisensalze).

**† Nátrium jodátum. N. hydrojódicum. Natriumjodid.
Jodnatrium. Jodwasserstoffsaures Natrium. Iodure de sodium. Sodii iodidum.
Sodium iodide.

$NaJ + 2\,H_2O$. Molekulargewicht 149,92.

Entweder kleine, weiße, würfelförmige Kristalle oder weißes, trockenes, grobkristallinisches Pulver. Es ist löslich in 0,6 Teilen Wasser und in 3 Teilen Weingeist. Die wässerige Lösung ionisiert stark in $Na^{\cdot}$- und J'-Ionen. An feuchter Luft wird es durch Zersetzung unter Abscheidung von Jod gelb. In seinem Verhalten gleicht es gänzlich dem Jodkalium, wird auch in gleicher Weise verwendet und entsprechend den verschiedenen Bereitungsweisen des Jodkaliums hergestellt (vgl. Kalium jodatum); nur muß die Lösung bei einer Wärme von über 40° zur Kristallisation gebracht werden, da andernfalls ein wasserhaltiges Salz entsteht.

Nachweis. Am Platindraht erhitzt, färbt es die Flamme gelb. Die wässerige Lösung, mit wenig Chlorwasser oder mit einigen Tropfen Salzsäure und Chloraminlösung gemischt und mit Chloroform geschüttelt, färbt letzteres violett.

Prüfung nach D.A.B.

1. Die mit verdünnter Essigsäure schwach angesäuerte Lösung von 0,3 Natriumjodid in 10 ccm Wasser darf nach Zusatz von 2 ccm Natriumkobaltnitritlösung innerhalb 2 Minuten nicht getrübt werden. Durch ein Kobaltglas betrachtet, darf die durch das Salz gelb gefärbte Flamme gar nicht oder doch nur vorübergehend rot gefärbt erscheinen (Kaliumjodid).

2. Zerrieben auf befeuchtetes rotes Lackmuspapier gebracht, darf es dieses nicht sogleich blau färben (Alkalikarbonat),

3. noch sich, mit 1 Körnchen Ferrosulfat und 1 Tropfen Eisenchloridlösung, nach Zusatz von Natronlauge, gelinde erwärmt, beim Übersättigen mit verdünnter Salzsäure blau färben (Natriumzyanid).

4. Die mit ausgekochtem und wieder erkaltetem Wasser frisch bereitete Lösung (1 + 19) darf, bei alsbaldigem Zusatz von je 1 Tropfen Stärkelösung und verdünnter Schwefelsäure, sich nicht sofort blau färben (Natriumjodat, Kupfer, Eisen).

5. Löst man 0,2 g Natriumjodid in 8 ccm Ammoniakflüssigkeit und mischt die Lösung mit 14 ccm $^1/_{10}$-Normal-Silbernitratlösung, schüttelt etwa 1 Minute kräftig durch, übersättigt dann das Filtrat mit Salpetersäure, so darf die Flüssigkeit innerhalb 5 Minuten weder bis zur Undurchsichtigkeit getrübt (Salzsäure, Bromwasserstoffsäure), noch dunkel gefärbt werden (Thioschwefelsäure).

6. Natriumjodid darf bei 100° getrocknet nur 5% an Gewicht verlieren.

Das Natriumjodid darf nicht mit dem †Natriumjodat, Nátrium jódicum, jodsaurem Natrium, $NaJO_3$, verwechselt werden. Ein weißes, kristallinisches, in Wasser lösliches Pulver, das als Heilmittel innerlich und äußerlich, aber nur wenig verwendet wird.

Nachweis. Konzentrierte Schwefelsäure scheidet aus der Lösung kein Jod ab, im Gegensatz zu Natriumjodid, wo durch Schwefelsäure Jod ausgeschieden wird.

Nátrium bromátum. N. hydrobrómicum. Bromnatrium.
Natriumbromid. Bromwasserstoffsaures Natrium. Bromure de sodium.
Sodii bromidum. Sodium bromide.

$NaBr + 2\,H_2O$. Molekulargewicht 102,92.

Es ist ein weißes, kristallinisches Pulver; geruchlos, von scharfem, salzigem Geschmack; in trockener Luft ist es unveränderlich, löslich in kaum 1,2 Teilen Wasser und in 12 Teilen Weingeist. Die Lösung ist neutral, sie ionisiert in $Na^{\cdot}$- und Br'-Ionen.

Wird auf verschiedene Weise, ähnlich dem Kaliumbromid unter Anwendung der entsprechenden Natriumverbindungen bereitet und in gleicher Weise wie dies angewendet (s. Kalium bromatum).

Nachweis. Am Platindraht erhitzt, färbt es die Flamme gelb. Die wässerige Lösung des Natriumbromids, mit einigen Tropfen Chlorwasser oder mit 2 ccm verdünnter Salzsäure und 5 Tropfen Chloraminlösung versetzt und hierauf mit Chloroform geschüttelt, färbt letzteres gelbbraun bzw. rotbraun.

Prüfung nach D.A.B.

1. Die mit verdünnter Essigsäure schwach angesäuerte Lösung von 0,3 g Natriumbromid in 10 ccm Wasser darf nach Zusatz von 2 ccm Natriumkobaltinitritlösung innerhalb 2 Minuten nicht getrübt werden. Durch ein Kobaltglas betrachtet, darf die durch Natriumbromid gelb gefärbte Flamme gar nicht, oder doch nur vorübergehend rot gefärbt erscheinen (Kaliumbromid).

2. Zerriebenes Natriumbromid, auf befeuchtetes rotes Lackmuspapier gebracht, darf dieses nicht sofort blau färben (Natriumkarbonat).

3. Die wässerige Lösung (1 + 9) darf durch verdünnte Schwefelsäure nicht gefärbt werden, wird die Mischung mit Chloroform geschüttelt, so darf dieses sich nicht gelb färben (Bromsäure).

4. Wird ein Gemisch von 1 g Natriumbromid und 3 ccm Natriumhypophosphitlösung $^1/_4$ Stunde lang im siedenden Wasserbade erhitzt, so darf es keine dunklere Färbung annehmen (Arsen).

5. Werden 10 ccm der wässerigen Lösung (1 + 19) mit 3 Tropfen Eisenchloridlösung und etwas Stärkelösung gemischt, so darf innerhalb 10 Minuten keine Blaufärbung eintreten (Jodwasserstoffsäure).

6. Natriumbromid darf bei 100° getrocknet nur 5% an Gewicht verlieren.

7. Wertbestimmung. Werden 0,4 g des bei 100° getrockneten Salzes in 20 ccm Wasser gelöst, so darf die Lösung nach Zusatz einiger Tropfen Kaliumchromatlösung (1 + 19) als Indikator höchstens 39,3 ccm $^1/_{10}$-Normal-Silbernitratlösung bis zum Farbenumschlag verbrauchen, was einem Höchstgehalte von 1,3% Natriumchlorid in dem getrockneten Salze entspricht. 1 ccm $^1/_{10}$-Normal-Silbernitratlösung = 0,010292 g Natriumbromid oder = 0,005846 g Natriumchlorid, Kaliumchromat als Indikator.

† **Nátrium fluorátum. Nátrium hydrofluóricum.**
Natriumfluorid. Fluornatrium. Fluorure de sodium.

NaF.

Würfelförmige Kristalle oder ein weißes kristallinisches Pulver, löslich in 25 Teilen Wasser. An der Luft zersetzt es sich unter Freiwerden von Fluorwasserstoffsäure. Wird dargestellt durch Neutralisation der Flußsäure mit Natriumkarbonat und Eindampfen der Flüssigkeit in Platingefäßen. Oder durch Zusammenschmelzen von Natriumkarbonat mit Kieselfluornatrium und Auslaugen der Schmelze.

Anwendung. Als Heilmittel in ganz kleinen Mengen bei Zahnkrankheiten. Ferner in Spiritusbrennereien als gärungwidriges Mittel, um Buttersäure- oder Milchsäuregärung zu verhindern (Zymotechnik). Als vorzügliches Holzschutzmittel gegen Hausschwamm, auch zur Vernichtung von Feuerkäfern, Schwaben.

Mit Flußsäure verbindet es sich zu †Natrium bifluoratum, Fluornatrium-Fluorwasserstoff, NaF + HF Natriumbifluorid, doppeltfluorwasserstoffsaures Natrium. Rhomboedrische Kristalle oder weißes, kristallinisches Pulver, in Wasser schwer löslich. Das Natriumbifluorid findet ebenfalls Verwendung in der Gärtechnik, ferner zum Glasätzen.

Die Aufbewahrung hat in Guttaperchaflaschen zu erfolgen, da Glas von beiden Präparaten angegriffen wird.

Nachweis. Die wässerigen Lösungen beider Verbindungen greifen Glas an. Man unterscheidet sie durch ihre Löslichkeit.

(†) Nátrium nitroprussídum.
Natrium nitro-borussicum. Nitroprussidnatrium.
$$Na_2Fe(NO)(CN)_5 + 2\,H_2O.$$

Durchsichtige, rote, prismatische, in Wasser leicht lösliche, giftige Kristalle. Die Lösung zersetzt sich unter Abscheidung eines blauen Niederschlages. Es ist ein Salz der Nitroprussidwasserstoffsäure, $H_2Fe(NO)(CN)_5$, die durch Einwirkung von Salpetersäure auf gelbes Blutlaugensalz entsteht. Wird diese Säure durch Natriumkarbonat neutralisiert, so entsteht das Nitroprussidnatrium.

Anwendung. Mit Ammoniakflüssigkeit vermischt ein starkes Reagens auf Schwefelwasserstoff und lösliche Schwefelmetalle; es tritt Violettfärbung ein.

Sauerstoffsalze des Natriums.

Nátrium acéticum. Natriumazetat. Essigsaures Natrium.
Acétate de soude cristallisé. Sodii acetas. Sodium acetate.

$C_2H_3O_2Na + 3\,H_2O$ oder $CH_3COONa \cdot 3\,H_2O$. Molekulargewicht 136,07.

Farblose, durchsichtige, in warmer Luft verwitternde Kristalle; geruchlos, von bitterlichem, salzigem Geschmack; löslich in 1,4 Teilen Wasser, in 29 Teilen kaltem und in 1 Teil kochendem Weingeist. Beim Erhitzen schmelzen sie unter Verlust des Kristallwassers, werden dann wieder fest, schmelzen bei verstärkter Hitze nochmals (Natrium aceticum bifusum, doppelt geschmolzenes Natriumazetat) und werden beim Glühen unter Entwicklung von Azetongeruch und Bildung von Natriumkarbonat mit Hinterlassung eines die Flamme gelb färbenden Rückstandes zersetzt. Löst man unter Erwärmung 100 Teile Natriumazetat in 52,9 Teilen Wasser und läßt die Lösung vor Staub geschützt erkalten, so scheiden sich keine Kristalle ab. Es hat sich eine übersättigte Lösung gebildet, in der ein Salz von der Formel $C_2H_3O_2Na + 7\,H_2O$ gelöst ist. Bringt man in diese Lösung einen Kristall von gewöhnlichem Natriumazetat, so erstarrt die Flüssigkeit zu einer Kristallmasse von $C_2H_3O_2Na + 3\,H_2O$.

Außer diesem chemisch reinen Natriumazetat kommen im Handel ein halbgereinigtes, vielfach Rotsalz genannt, weil es bei der Rotfärberei benutzt wird, und ein rohes Natriumazetat vor. Letzteres wird dargestellt durch Sättigung des rohen Holzessigs mit Natriumkarbonat, Abdampfen zur Trockne und sehr vorsichtiges Schmelzen, um die beigemengten brenzligen Stoffe zu verkohlen. Es bildet dann blätterig-kristallinische, durch ausgeschiedene Kohle schwärzliche Massen, aus denen durch Umkristallisation die reineren Sorten gewonnen werden.

Anwendung. In der Heilkunde selten als harntreibendes in größeren Mengen abführendes Mittel, zur Herstellung von Eisessigsäure und Essigäther; technisch in der Färberei, in der Photographie, hier vor allem das doppelt geschmolzene Natrium aceticum bifusum, in der Farbenbereitung, um Schweinfurtergrün herzustellen, bei der Verfertigung von Thermophoren, Geräten, die zum Warmhalten von Flüssigkeiten dienen, indem das Salz die beim Schmelzen bei 77° aufgenommene Wärme nur langsam abgibt, und in der Galvanoplastik.

Nachweis. Die wässerige Lösung des Natriumazetates wird auf Zusatz von Eisenchloridlösung dunkelrot gefärbt. Das Salz, im Probierröhrchen mit Schwefelsäure übergossen, zeigt den Geruch nach Essigsäure.

Prüfung nach D.A.B.

1. Die wässerige Lösung (1 + 19) werde nach Zusatz von 3 Tropfen verdünnter Essigsäure weder durch 3 Tropfen Natriumsulfidlösung (Schwermetalle).

2. noch durch Bariumnitrat (Schwefelsäure),
3. noch durch Ammoniumoxalat (Kalziumsalze),
4. noch nach Zusatz einer gleichen Menge Wasser und Ansäuern mit Salpetersäure durch Silbernitrat verändert (Salzsäure).
5. Die wässerige Lösung (1 + 19) darf nach Ansäuern mit wenigen Tropfen Salzsäure durch 0,5 ccm Kaliumferrozyanidlösung nicht sogleich gebläut werden (Eisensalze).

† Nátrium arsenicósum. Natriumarsenit.
Natrium metaarsenit. Arsenigsaures Natrium. Arsénite de soude.

$$NaAsO_2.$$

Ist in seinem Äußeren, seinen Eigenschaften und der Herstellung dem Kaliumarsenit, Kaliummetaarsenit gleich.

Anwendung bei der Herstellung der Arsenikseife zum Tierausstopfen. In der Färberei und Zeugdruckerei.

Nachweis. Gleichwie bei Kaliumarsenit. Am Platindraht erhitzt, färbt es jedoch die Flamme gelb.

** Nátrium benzóicum. Natriumbenzoat. Benzoesaures Natrium.
Benzoate de soude. Sodii benzoas.

$NaC_7H_5O_2$ oder C_6H_5COONa. Molekulargewicht 144,04.

Amorphes, wasserfreies, weißes Pulver oder körnige Massen; in 1,5 Teilen Wasser, weniger in Weingeist löslich; erhitzt schmilzt das Salz und hinterläßt einen kohligen, alkalisch reagierenden Rückstand.

Wird bereitet durch Sättigung von reinem Natriumkarbonat mit künstlicher Benzoesäure.

Anwendung. In der Heilkunde innerlich in kleinen Gaben gegen gichtische und Nierenleiden; chemisch zur Darstellung der verschiedenen Benzoeäther. Außerdem als Erhaltungsmittel, Konservierungsmittel, auch für Fruchtsäfte. Man rechnet auf 1 kg Fruchtsaft 1—1,5 g; ein solcher Zusatz muß aber deutlich auf dem Schilde kenntlich gemacht sein. Ferner in der Lackbereitung.

Nachweis. Fügt man der Lösung 1 Tropfen Eisenchloridlösung zu, so entsteht ein rotbrauner Niederschlag. Am Platindraht erhitzt färbt das Salz die Flamme gelb

Nátrium biborácicum oder bibóricum. Borax. Natriumtetraborat.
Natriumpyroborat. Natriumborat. Pyroborsaures Natrium. Tetraborsaures Natrium.
Borate de soude. Borate de sodium. Sodii boras. Sodium borate.

$Na_2B_4O_7 + 10\ H_2O$. Molekulargewicht 381,44.

Borax ist das neutrale, aber alkalisch reagierende Salz der Pyroborsäure, auch Tetraborsäure genannt, $H_2B_4O_7$. Farblose, harte, klare Kristalle, die an trockner Luft etwas verwittern und sich mit einem weißen Häutchen bedecken. Löslich in 25 Teilen kaltem, in 0,7 Teilen kochendem Wasser, die Lösung mit Salzsäure angesäuert, bräunt Kurkumapapier, beim Befeuchten mit etwas Ammoniakflüssigkeit geht die Färbung in Grünschwarz über, löslich auch in 4—5 Teilen Glyzerin, nicht in Weingeist. Die wässerige Lösung ist stark hydrolytisch gespalten in Borsäure und sehr natriumhydroxydreiches Borat bzw. Natriumhydroxyd, weshalb das Salz alkalisch reagiert. Geruchlos; Geschmack anfangs süßlich, hinterher laugenhaft. In der Hitze schmilzt der Borax zuerst in seinem Kristallwasser, bläht sich dann auf, gebrannter Borax, Borax calcinata, B. usta, und schmilzt endlich zu einer klaren, farblosen Masse, Boraxglas, $Na_2B_4O_7$. Dieses löst die Metalloxyde mit Leichtigkeit und z. T. mit sehr bezeichnenden Farben auf. Hierauf beruht die Anwendung des Borax zum Löten, zur Lötrohranalyse (Boraxperlenreaktion) und zur Buntglasbereitung. Seine wässerige Lösung löst Fette und Harze auf.

Der Borax kommt fertiggebildet an verschiedenen Orten der Erde vor, z. B. in Tibet, der Tatarei, Indien und vor allem in Nordamerika in Kalifornien, in den sog. Boraxseen. Dieser natürliche, höchst unreine Borax, der Tinkal, war lange Zeit der einzige Stoff zur Herstellung des reinen Borax. Die Reinigung, ein Umkristallisieren, das sog. Raffinieren, geschah früher fast ausschließlich in Venedig, das bedeutende Mengen zur Herstellung von Buntglas verbrauchte, daher der häufig vorkommende Name Borax Veneta. Später benutzte man die natürlich vorkommende Borsäure (s. d.), um durch Sättigen mit Natriumkarbonat den Borax künstlich herzustellen. Darauf ging man dazu über, die Borsäure aus anderen Mineralverbindungen, wie sie in der Natur vorkommen, abzuscheiden und dann wie oben auf Borax zu verarbeiten. Hierzu dienten die im Staßfurter Salzlager vorkommenden Borsäureverbindungen, Borazit, Kalziumborat, und Staßfurtit, Magnesiumborat, und ferner der in Kleinasien vorkommende Pandermit $Ca_2B_6O_{11} + 6 H_2O$. Weit wichtiger aber wurde die Entdeckung mächtiger Lager erdigen Borkalks, Boronatrokalzits $2 CaB_4O_7 + Na_2B_4O_7 + 18 H_2O$, auch Borkreide genannt, die man in Chile, und zwar in den chilenischen Kordilleren, an der Westküste Amerikas, in Neuschottland, Kleinasien, hier kristallinisch und in Kalifornien auffand. Dieser Borkalk ist ein Gemenge von Kalziumborat und Natriumborat, verunreinigt durch viele andere Bestandteile, namentlich Kalziumsulfat und Kieselsäure. Teils wird gleich im Ursprungslande, z. B. im chilenischen Küstenplatze Kaldera, Borsäure daraus hergestellt, teils wird der Rohstoff in ganzen Schiffsladungen nach Hamburg und nach England verschifft, um dort weiter verarbeitet zu werden. Der Borkalk wird gemahlen, in großen Kesseln mit der fünffachen Menge Wasser gemischt und die Mischung durch einströmenden Wasserdampf zum Sieden erhitzt. Darauf wird starke Natriumkarbonatlösung zugesetzt.

Es entsteht hierbei unlösliches Kalziumkarbonat, und Borax kommt in Lösung, allerdings neben einigen anderen oft recht störenden Umsetzungsstoffen wie Natriumsulfat, von denen der Borax durch ein- oder mehrmaliges Umkristallisieren gereinigt werden muß.

$$(2 CaB_4O_7 + Na_2B_4O_7 + 18 H_2O) + 2 Na_2CO_3 = 3 Na_2B_4O_7 + 2 CaCO_3 + 18 H_2O$$
Boronatrokalzit + Natrium- = Borax + Kalzium- + Wasser.
karbonat karbonat

Um hierbei möglichst große, nicht zu sehr in Krusten vereinigte Kristalle zu erzielen, wird die Lauge bis auf etwa 21°—22° Bé abgedampft und dann in hölzerne, meist innen mit Blei ausgelegte, mit einem Deckel versehene Kufen gebracht, worin sie sehr langsam erkaltet. Das vollständige Auskristallisieren erfordert je nach der Größe der Kufen 3—4 Wochen Zeit. Oder man kristallisiert auch aus eisernen Kästen. Der hauptsächlichste Rohstoff für Borax ist aber heute das kalifornische natürliche Natriumborathydrat, Rasorit genannt, das in mächtigen Mengen in Deutschland eingeführt und verarbeitet wird, so daß die Förderung des deutschen Borazits im Vergleich dazu nur geringfügig geworden ist.

Der gewonnene Borax ist der gewöhnliche sog. prismatische Borax. Er enthält etwa 47% Kristallwasser, so daß der Gehalt 52,5—54,5% wasserfreies Natriumtetraborat beträgt. Außer diesem kommt noch eine andere Form, der sog. oktaedrische oder Juwelier-Borax mit nur 30% bzw. 5 Mol. Kristallwasser im Handel vor. $Na_2B_4O_7 + 5\ H_2O$. Um diesen herzustellen, wird die Boraxlauge auf eine Stärke von 30°—32° Bé gebracht und die Kristallisation dann bei einer Wärme von 50°—80° C vorgenommen. Es entstehen hierbei dichte Krusten, deren einzelne Kristalle nach dem oktaedrischen System gebildet sind. Sie verwittern nicht, sind härter als der gewöhnliche Borax, ziehen aber in feuchter Luft Wasser an, werden dadurch trübe und gehen wieder in die prismatische Form über.

Anwendung. Als Heilmittel nur selten innerlich in ganz kleinen Gaben, häufig dagegen äußerlich zu Waschmitteln für die Mund-, Haar- und Hautpflege. Borax wirkt in kleinen Mengen keimwidrig und wurde deshalb früher vielfach zu allerlei Mischungen verwandt; hierbei wird er jetzt durch die Borsäure ersetzt. Technisch dient er zum Glänzendmachen der Wäsche, in der Schmelz-, Emaille- und Buntglasbereitung, zur Herstellung billiger Schellacklösungen, in der Photographie, sowie beim Schmelzen und Löten von Metallen, indem er die Oxyde löst.

Nachweis. Die wässerige Lösung bläut rotes Lackmuspapier und färbt, mit Salzsäure angesäuert, Kurkumapapier braun. Diese Färbung tritt vor allem beim Trocknen hervor und geht, mit etwas Ammoniakflüssigkeit besprengt, in grünschwarz über. Am Platindraht erhitzt, färbt Borax die Flamme gelb.

Prüfung. 1. Sehr verdünnte Boraxlösung (1 + 49) darf, nach Ansäuern mit verdünnter Essigsäure durch 3 Tropfen Natriumsulfidlösung nicht verändert werden, andernfalls ist der Borax durch Schwermetalle, wie Blei, verunreinigt.

2. In der Lösung darf durch Ammoniumoxalatlösung keine Veränderung eintreten (Kalziumsalze).

3. Mit Salpetersäure angesäuert, darf sich keine Gasentweichung zeigen (Karbonate) und Bariumchloridlösung darf keinen weißen, in Salpetersäure unlöslichen Niederschlag verursachen, sonst ist Natriumsulfat zugegen.

4. Silbernitratlösung darf nur eine ganz schwache Trübung hervorrufen (Chlor bzw. Chlornatrium).

5. 50 ccm einer mit etwas Salzsäure angesäuerten Lösung (1 + 49) dürfen durch 0,5 ccm Kaliumferrozyanidlösung (1 + 19) nicht sofort gebläut werden (Eisensalze).

6. Gehaltsbestimmung. Borax soll 52,3—54,3% wasserfreies Natriumtetraborat enthalten. Zur Neutralisation einer mit Dimethylaminoazobenzollösung (1 + 199 Weingeist) als Indikator vermischten Lösung von 2 g Borax in 50 ccm Wasser sollen nicht weniger als 10,45 und nicht mehr als 10,8 ccm Normal-Salzsäure verbraucht werden. 1 ccm Normal-Salzsäure = 0,10064 g wasserfreies Natriumtetraborat.

Nátrium perbóricum. Nátrium hyperbóricum. Nátrium metaperbóricum. Natriumperborat. Natriumhyperborat. Natrium metaperborat. Überborsaures Natrium. Perborate de sodium. Oxylithe.

$$NaBO_3 + 4\ H_2O.$$

Weißes, in kaltem Wasser schwer, in warmem leichter lösliches, kristallinisches Salz oder feines, weißes Pulver, das meist nicht Feuchtigkeit anzieht und dann an der Luft haltbar ist. Beim Lösen in Wasser spaltet es sich teilweise in Wasserstoffsuperoxyd und Natriummetaborat, $NaBO_2$. Erwärmt man die Lösung, so entwickelt sich reichlich aktiver Sauerstoff.

Mit Stoffen, wie Borax, Soda, Seife, Wollfett, Vaselin und Stearin kann es gemischt werden, ohne daß die Haltbarkeit beeinträchtigt wird.

Man stellt es dar, indem man gesättigte Boraxlösung, Natriumpyroboratlösung, $Na_2B_4O_7$, mit Natriumhydroxyd versetzt, um Natriummetaborat zu erhalten, und bringt die Lösung unter starker Abkühlung mit Wasserstoffsuperoxyd zusammen. In der Kälte kristallisiert das Salz aus.

I. $\quad Na_2B_4O_7 \;+\; 2\,NaOH \;=\; 4\,NaBO_2 \;+\; H_2O$
$\quad\;\;$ Borax + Natriumhydroxyd = Natriummetaborat + Wasser.

II. $\quad NaBO_2 \;+\; H_2O_2 \;=\; NaBO_3$
$\quad\;\;$ Natriummetaborat + Wasserstoffsuperoxyd = Natriumperborat
$\quad\quad\quad\quad\quad\quad + H_2O$
$\quad\quad\quad\quad\quad\quad +$ Wasser.

Auch stellt man es durch Elektrolyse einer Lösung von 45,0 Borax und 120,0 Natriumkarbonat auf 1 l Wasser bei 18° dar. Als Anode benutzt man ein Platindrahtnetz, als Kathode eine Zinnröhre, durch die Kühlwasser fließt.

Anwendung. Infolge der Entwicklung von Sauerstoff als Oxydationsmittel, als Bleichmittel in der Wäscherei, ist so ein Bestandteil vieler Waschpulver; ferner zu Sauerstoffbädern in wässeriger Lösung mit Mangansalzen oder einem andern Katalysator zusammengebracht; als blutstillendes Mittel; als Mittel zur Pflege der Haut in Form von Hautsalben, als Mund- und Gurgelwasser, zum Bleichen der Haare und zu Zahnpulvern.

Vor Natriumsuperoxyd hat es den Vorzug, daß es nicht so stark alkalisch wirkt, feuchte organische Stoffe nicht zur Entzündung bringt und sich ohne Zersetzung mit Seife mischen läßt.

Aufbewahrung. Vor Licht geschützt und trocken.

Nachweis. Aus Brom- und Jodsalzen wird auf Zusatz von Salzsäure Brom bzw. Jod frei. Am Platindraht erhitzt, färbt das Salz die Flamme gelb.

Trägt man ein Gemisch von 78 Teilen Natriumsuperoxyd und 248 Teilen Borsäure allmählich in 2 Teile kaltes Wasser, so fällt der Perborax aus, ein weißes kristallinisches Pulver von der Formel $Na_2B_4O_8$.

$\quad 4\,H_3BO_3 \;+\; Na_2O_2 \;=\; Na_2B_4O_8 \;+\; 6\,H_2O$
$\quad$ Borsäure + Natriumsuperoxyd = Perborax + Wasser.

Perborax gibt gleich dem Natriumperborat leicht Sauerstoff ab und dient gleichen Zwecken.

Unter der Bezeichnung Pergenol ist ein Gemisch von Natriumperborat und Natriumbitartrat im Handel, das als keimwidriges Mittel gebraucht wird, indem es beim Auflösen in Wasser Wasserstoffsuperoxyd entwickelt.

Tártarus boraxátus. Tártarus solúbilis. Nátrium biborácicum cum Tártaro. Kálium tartáricum boraxátum.

Boraxweinstein. Tartrate borico-potassique. Crême de tartre soluble.

Ein weißes, an der Luft feucht werdendes Pulver, völlig geruchlos, sauer schmeckend und reagierend; löslich in der gleichen Menge Wasser, sehr wenig in Weingeist. Es wird bereitet, indem 2 Teile Borax in 20 Teilen Wasser gelöst und mit 5 Teilen kalkfreiem Weinstein unter Umrühren so lange erwärmt werden, bis eine klare Lösung eingetreten ist. Diese wird bis zu einer zähen Masse eingedampft, halb erkaltet in dünne Streifen ausgezogen, dann auf Porzellan ausgebreitet und völlig getrocknet. Das noch warme Salz wird zerrieben und in erwärmte Gläser mit gut schließenden Stöpseln gefüllt. Das Präparat ist sehr sorgfältig vor Feuchtigkeit zu bewahren, weil es sonst in kurzer Zeit zu einem festen Klumpen zusammenballt.

Anwendung. Als leicht abführendes Mittel.

Nátrium carbónicum. Nátrium carbónicum crudum.
Soda. Natriumkarbonat. Kohlensaures Natron. Neutrales kohlensaures Natrium. Sekundäres Natriumkarbonat. Dinatriumkarbonat. Carbonate de soude du commerce. Carbonate de soude cristallisé. Sel de soude du commerce. Soda carbonate.

$Na_2CO_3 + 10\ H_2O$. Molekulargewicht 286,16.

Die rohe oder kristallisierte Soda bildet große, farblose, durchsichtige Kristalle oder Kristallmassen; geruchlos, von scharfem, laugenhaftem Geschmack. An der Luft bedecken sie sich allmählich mit einem weißen, undurchsichtigen Überzug und zerfallen zuletzt gänzlich zu einem weißen Pulver. Sie sind in 2 Teilen kaltem Wasser und in $^1/_2$ Teil heißem Wasser löslich, in Weingeist sehr schwer löslich; bei 35° schmelzen sie im eigenen Kristallwasser, von dem sie etwa 63% enthalten. Die wässerige Lösung bläut rotes Lackmuspapier stark, herrührend von der stark hydrolytischen Spaltung.

$$Na_2CO_3 + 2\ H_2O = H_2CO_3$$
Natriumkarbonat + Wasser = nicht ionisierte Kohlensäure
$$+\ 2\ Na^{\cdot}OH'$$
+ ionisiertes Natriumhydroxyd.

Das rohe Natriumkarbonat ist gewöhnlich stark verunreinigt, und zwar mit Natriumsulfat, Natriumchlorid, zuweilen mit Natriumthiosulfat und Natriumsilikat und Spuren von Eisen. Seine Wertbestimmung geschieht fast immer auf maßanalytischem Wege, durch Titrieren mit einer verdünnten Salzsäure von bestimmtem Gehalt, Normalsalzsäure. Man bezeichnet den Prozentgehalt an reinem Natriumkarbonat gewöhnlich als Grade. Der Gehalt an Natriumsulfat ist oft sehr bedeutend; es ist schon Soda vorgekommen, die 40% ihres Gewichtes davon enthielt.

Für den technischen Bedarf wird die Soda seltener in kristallisiertem Zustande, sondern meist kalziniert, d. h. durch Glühen vom Kristallwasser befreit, in den Handel gebracht. Es wäre zweckmäßiger, wenn die Soda nur in diesem Zustande gehandelt würde, um die Beförderung, wegen der mangelnden 63% Kristallwasser, billiger zu machen; doch ist bei den Käufern im Einzelhandel die kristallisierte Soda beliebter, weil sie sich anscheinend billiger stellt, anderseits hat die kalzinierte Soda aber auch den Nachteil, daß sie sehr zusammenballt und dadurch schwerer löslich wird. Unter der Bezeichnung Feinsoda kommt eine durch gestörte Kristallisation gewonnene Ammoniaksoda in den Handel. Die kalzinierte Soda, aus der die kristallisierte häufig erst hergestellt wird, enthält die oben angeführten Verunreinigungen gleichfalls; außerdem vielfach noch freies Ätznatron, eine Beimengung, die für viele technische Zwecke nicht von Nachteil ist, sondern sogar gern gesehen wird. Der Prozentgehalt an Ätznatron wird bei der Wertbestimmung als Soda mitgerechnet.

Das Natriumkarbonat kommt vielfach in der Natur fertig gebildet vor, hauptsächlich in vielen kohlensauren Mineralquellen, von denen einzelne ziemlich bedeutende Mengen enthalten, doch nicht als einfaches Karbonat, sondern als $1^1/_2$, als Natriumsesquikarbonat, $Na_2CO_3 NaHCO_3 + 2\ H_2O$ oder auch als doppeltkohlensaures Salz, als Natriumbikarbonat. An verschiedenen Stellen der Erde, so in Ungarn, Ägypten, Britisch-Ostafrika (Magadisee), Südamerika, finden sich Seen und Teiche, die durch die Verdunstung eintretender Natronquellen bedeutende Mengen davon enthalten. Aus den ägyptischen Natronseen wurde schon in alten Zeiten ein allerdings sehr unreines Natriumsesquikarbonat gewonnen, das unter dem Namen Trona in den Handel kam. Durch Umkehren dieses Wortes ist unser heutiges Natron entstanden. Ein gleiches

Erzeugnis wird in Südamerika, Kolumbien und in Mexiko unter dem Namen Urao gewonnen. Beide enthalten neben anderen Salzen fast nur $1^1/_2$fach kohlensaures Natrium. Später lernte man die Soda aus der Asche verschiedener Strand- und Meerpflanzen herzustellen, namentlich sind es Salsola- und Chenopodiumarten. Zur Zeit der französischen Kontinentalsperre gelang es dem Franzosen L e b l a n c, ein Verfahren ausfindig zu machen, bei dem die Soda unmittelbar aus dem Kochsalz bereitet wurde.

Dieses Verfahren, das bis zum Jahre 1873 die größten Mengen Soda lieferte, ist noch heute, namentlich in England, gebräuchlich. Es zerfällt in drei Teile. Zuerst wird das Natriumchlorid durch Erhitzen mit Schwefelsäure in trockenes, wasserfreies Natriumsulfat umgewandelt; diesen Teil der Arbeit haben wir schon bei der Abhandlung Salzsäure besprochen (s. dortige Abbildung). Der zweite Teil besteht in der Umwandlung des Natriumsulfats in Rohsoda. Hierbei werden 100 Teile Natriumsulfat mit 100 Teilen Kalkstein, Kalziumkarbonat oder Kreide und 50 Teilen Kohlengrus gemengt und im Flammenofen unter öfterem Durchraken oder in drehbaren, eisernen, mit feuerfesten Steinen ausgesetzten Zylindern, in die die Flamme eintritt, so lange erhitzt, bis die Masse

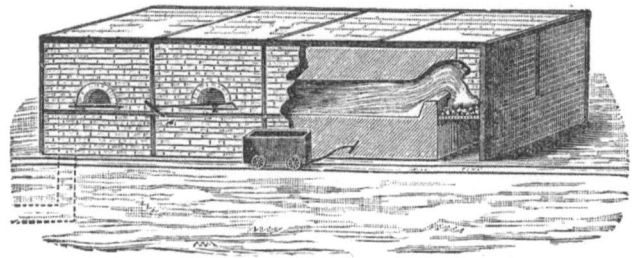

Abb. 476. Flammenofen zur Bereitung der Rohsoda.

zähflüssig wird und aufsteigende, bläuliche Flämmchen von brennendem Kohlenoxydgas anzeigen, daß der Vorgang beendet ist (Abb. 476). Die Masse wird darauf in eiserne Kästen gefüllt, worin sie erkalten muß. Bei den drehbaren Öfen hat man nur den Zylinder mit der geschlossenen Öffnung nach unten zu drehen, den Verschluß zu öffnen, und es fällt die Masse in die untergestellten Kastenwagen. Nach dem Erkalten werden die großen, festen Klumpen, der sog. Sodastein, gewöhnlich 2—10 Tage den Einwirkungen der Luft ausgesetzt. Dies hat einen doppelten Zweck: 1. die Klumpen mürber und bröckliger zu machen; 2. das etwa noch vorhandene Natriumsulfid, Schwefelnatrium und etwa vorhandenes Ätznatron durch die Kohlensäure der Luft in Natriumkarbonat umzuwandeln. Der chemische Vorgang bei dem 2. Teil der Herstellung ist etwa folgender: Zuerst wird das Natriumsulfat in der Glühhitze durch die Kohle zu Natriumsulfid reduziert; dieses setzt sich mit dem Kalziumkarbonat um zu Natriumkarbonat und Kalziumsulfid. Rechnungsmäßig brauchte man zu dieser Umsetzung weit weniger Kalziumkarbonat und Kohle, als man in Wirklichkeit anwendet, es hat sich jedoch gezeigt, daß durch diesen Überschuß ein besseres Ergebnis erzielt wird. Man nimmt vielfach an, daß durch den Überschuß an Kalziumkarbonat das Kalziumsulfid, das Schwefelkalzium mit entstandenem Kalziumoxyd in Kalziumoxysulfid, eine Verbindung von Kalziumsulfid mit Kalziumoxyd umgewandelt wird. Diese Verbindung ist vollständig unlöslich, während das Kalziumsulfid etwas, wenn auch nur wenig, löslich ist.

Das Kalziumoxyd entsteht dadurch, daß ein Teil des Kalziumkarbonats durch die Kohle zu Kalziumoxyd und Kohlenstoff reduziert wird.

I. $Na_2SO_4 + 2C = Na_2S + 2CO_2$
   Natriumsulfat + Kohle = Natriumsulfid + Kohlendioxyd.

II. $Na_2S + CaCO_3 = Na_2CO_3 + CaS$
   Natriumsulfid + Kalziumkarbonat = Natriumkarbonat + Kalziumsulfid.

III. $CaCO_3 + C = CaO + 2CO$
   Kalziumkarbonat + Kohle = Kalziumoxyd + Kohlendioxyd.

IV. $CaO + CaS = Ca\!\!<^O_S\!\!>Ca$

   Kalziumoxyd + Kalziumsulfid = Kalziumoxydsulfid.

Es beginnt nunmehr der 3. Teil des Vorganges, der wiederum in zwei Arbeiten zerfällt. Zuerst wird die Rohsoda oder der Sodastein zerkleinert und in verschieden zusammengesetzten Auslaugungsvorrichtungen mit möglichst wenig warmem Wasser ausgelaugt (Abb. 477). Die so erhaltene konzentrierte Lauge,

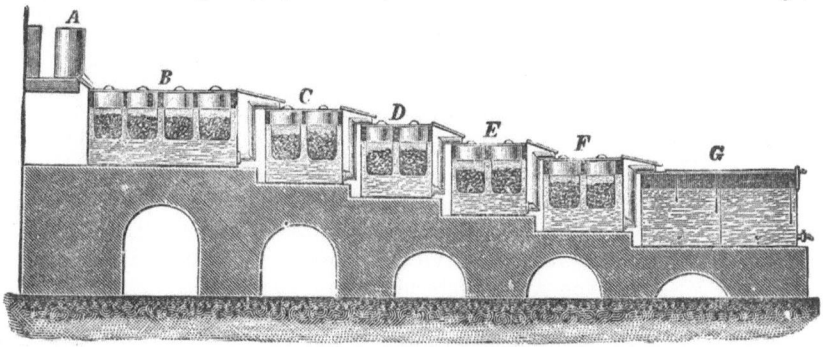

Abb. 477. Kolonnen zum Auslaugen der Sodaschmelze. *A* Wasserbehälter. *B—F* Auslaugekästen. *G* Becken für die konzentrierte Lauge.

die vielfach noch geringe Mengen Schwefelverbindungen von Natrium, Kalzium, Eisen und vor allem kleinere oder größere Mengen Ätznatron enthält, wird zuerst von diesen durch Einleiten von Kohlendioxyd, sog. Karbonisieren, möglichst befreit und dann entweder zu kalzinierter oder kristallisierter Soda verarbeitet. Das Ätznatron ist während des Auslaugens durch Einwirkung des Kalziumoxyds bzw. Kalziumhydroxyds auf das Natriumkarbonat entstanden.

$Na_2CO_3 + CaO + H_2O = 2NaOH$
Natriumkarbonat + Kalziumoxyd + Wasser = Natriumhydroxyd
$+ CaCO_3$
$+$ Kalziumkarbonat.

Um kristallisierte Soda zu erhalten, wird die Lauge nur bis zu einem bestimmten Punkt eingedampft, dann in großen, meist eisernen Gefäßen der Kristallisation überlassen, oder man gewinnt sie aus der kalzinierten. Soll kalzinierte Soda hergestellt werden, so wird die Lauge entweder unter fortwährendem Rühren bis zur Trockne eingedampft, das hierbei erhaltene Erzeugnis ist aber sehr unrein, da es die sämtlichen Unreinigkeiten der Mutterlauge mit enthält, oder man verfährt in der Weise, daß die Lauge, die aus den Sammelbecken fortwährend in den Kessel nachfließt, nur so weit eingedampft wird, bis ein Kristallmehl, das die Formel $Na_2CO_3 + H_2O$ hat, ausfällt. Dieses wird von Zeit zu Zeit mit Schöpflöffeln herausgenommen und durch Abtropfenlassen und Schleudern von der Mutterlauge befreit. Dem so gewonnenen Sodamehl wird das letzte Molekül Kristallwasser durch schwaches Glühen entzogen; das erhaltene Erzeugnis heißt kalzinierte Soda. Die in den Auslaugegefäßen verbleibenden Rückstände von Kalziumsulfid-Kalziumoxyd, von Kalziumoxydsulfid und unzersetztem Kalziumkarbonat bildeten früher für die Sodafabriken eine der größten Schwierigkeiten, weil sie sich nicht verwerten und beseitigen ließen. Man hat aber gelernt, den darin enthaltenen Schwefel wiederzugewinnen, zu regenerieren (s. Abhandlung Schwefel), oder man stellt daraus Natriumsulfat her, und so sind auch diese Rückstände zu einer neuen Einnahmequelle geworden.

Seit einigen Jahrzehnten hat eine Darstellungsweise, die man nach ihrem hauptsächlichen Erfinder und Verbesserer das Solwaysche oder das Ammoniakverfahren nennt, dem Leblancschen Verfahren den Rang streitig gemacht, und es werden in Deutschland große Mengen nach dem Ammoniakverfahren hergestellt. Es beruht auf der Erfahrung, daß beim Zusammenbringen konzentrierter Lösungen von Natriumchlorid mit Ammoniumbikarbonat eine Umsetzung stattfindet; es entsteht leichtlösliches Ammoniumchlorid, und schwerlösliches Natriumbikarbonat scheidet sich als Kristallmehl aus.

$$NaCl + (NH_4)HCO_3 = NaHCO_3 + NH_4Cl$$
Natriumchlorid + Ammoniumbikarbonat = Natrium- + Ammoniumchlorid
bikarbonat

Nach der von Solway verbesserten Weise verfährt man folgendermaßen: Zuerst wird eine konzentrierte Natriumchloridlösung hergestellt, diese wird in hohen, eisernen Zylindern, den Solvay-Türmen, mit Ammoniakgas, das man aus einer Mischung von Ammoniumchlorid und Ätzkalk oder synthetisch herstellt, gesättigt. Oder man nimmt die Sättigung in Kolonnenapparaten vor, indem man die Natriumchloridlösung von oben einfließen und Ammoniak von unten eintreten läßt. Bei dieser Sättigung erwärmt sich das Gemenge, und das spezifische Gewicht wird durch das aufgenommene Ammoniak bedeutend verringert. Die Lösung wird gekühlt und im sog. Absorber unter Druck mit Kohlendioxyd gesättigt. Der Absorber ist ein zylindrisches Gefäß mit kegelförmigem Unterteil, das ähnlich einem Mineralwassersättigungskessel mit Rührwellen versehen ist, oder wo zur feineren Verteilung des Kohlendioxyds Siebböden eingeschaltet sind. Das Kohlendioxyd wird gewöhnlich durch Brennen von Kalkstein hergestellt und das dabei zurückbleibende Kalziumoxyd, gewöhnlich Ätzkalk genannt, zur Ammoniakbereitung verwandt. Im Absorber entsteht nun Ammoniumbikarbonat, das sich mit dem Natriumchlorid umsetzt, und Natriumbikarbonat scheidet sich als Kristallmehl, z. T. auch in kristallinischen Krusten aus. Nach vollständiger Sättigung wird der Absorber geleert, das ausgeschiedene Bikarbonat gesammelt, mit ganz wenig Wasser gewaschen und dann 2 Molekülen Bikarbonat durch schwaches Erhitzen 1 Molekül Kohlensäure entzogen. Die hierbei entstehende kalzinierte Soda ist reiner als die nach dem Leblancschen Verfahren gewonnene; während dort 90grädige Soda schon als sehr rein gilt, kommt hierbei Soda von 98° in den Handel.

$$2\,NaHCO_3 = Na_2CO_3 + CO_2 + H_2O$$
Natriumbikarbonat = Natriumkarbonat + Kohlendioxyd + Wasser.

Das bei der Umsetzung entstandene Ammoniumchlorid wird wieder mit dem bei der Kohlendioxydbereitung gewonnenen Kalziumoxyd auf Ammoniak verarbeitet, so daß ein vollständiger Kreislauf stattfindet, um so mehr, da auch die beim Erhitzen des Bikarbonates gewonnene Kohlensäure wiederum zum

Sättigen neuer Mengen benutzt werden kann. Der einzige Abfallstoff bei der ganzen Herstellung ist das bei der Ammoniakbereitung zurückbleibende Kalziumchlorid. Heute, wo sehr große Mengen Ammoniumchlorid aus synthetisch hergestelltem Ammoniakgas gewonnen werden, bringt man vielfach das als Nebenerzeugnis entstandene Ammoniumchlorid als Düngemittel in den Handel und gibt so die Wiedergewinnung des Ammoniaks aus dem Ammoniumchlorid immer mehr auf.

Außer nach diesen Verfahren wird Soda durch die Verarbeitung des Kryoliths, einer Doppelverbindung von Aluminiumfluorid und Natriumfluorid, sowie als Nebenerzeugnis bei einigen anderen chemischen Vorgängen gewonnen. Kryolith wird durch Glühen mit Ätzkalk in Kalziumfluorid und Natriumaluminat gespalten. Dieses letztere wird ausgelaugt und durch Einleiten von Kohlendioxyd in die Lösung in Natriumkarbonat und Aluminiumhydroxyd umgesetzt.

I. $(Al_2F_6 + 6\,NaF) + 6\,CaO = 6\,CaF_2 + Na_6Al_2O_6$
Kryolith + Kalziumoxyd = Kalziumfluorid + Natriumaluminat.

II. $Na_6Al_2O_6 + 3\,H_2O + 3\,CO_2 = 3\,Na_2CO_3 + Al_2(OH)_6$
Natriumaluminat + Wasser + Kohlendioxyd = Natrium- + Aluminium-
karbonat hydroxyd.

Das Aluminiumhydroxyd scheidet sich als körniger Niederschlag aus; doch sind die hierbei erzeugten Mengen Natriumkarbonat gering im Verhältnis zu den oben genannten Darstellungsweisen. Das einfachste Verfahren, das mit der Zeit die übrigen ersetzen wird, ist die Darstellung von Soda auf elektrolytischem Wege (s. Abhandlung Ätzkali). Das aus der Natriumchloridlösung durch den elektrischen Strom erhaltene Natriumhydroxyd wird durch Zuleiten von Kohlendioxyd und Wasserdampf in Natriumkarbonat übergeführt.

$2\,NaOH + CO_2 + H_2O = Na_2CO_3 + 2\,H_2O$
Natrium- + Kohlendioxyd + Wasser- = Natrium- + Wasser.
hydroxyd dampf karbonat

Natrium carbonicum purum, reines Natriumkarbonat wird durch ein- oder mehrmaliges Umkristallisieren aus der käuflichen Soda hergestellt. Kommt es auf ein völlig chemisch reines Präparat an, so tut man besser, das Salz aus kristallisiertem Bikarbonat herzustellen, indem man durch Kochen der Lösung aus 2 Molekülen Bikarbonat 1 Molekül Kohlensäure entfernt:

$2\,NaHCO_3 = Na_2CO_3 + H_2O + CO_2$
Natriumbikarbonat = Natriumkarbonat + Wasser + Kohlendioxyd

Natrium carbonicum siccatum, auch siccum, getrocknetes, auch entwässertes Natriumkarbonat, Carbonate de soude anhydre, Soda carbonate anhydrous, bildet ein feines, weißes, sehr alkalisch schmeckendes Pulver, das nach dem D.A.B. in der Weise hergestellt wird, daß man reines Natriumkarbonat gröblich zerreibt, auf Hürden ausbreitet und bei einer 25° nicht übersteigenden Wärme gänzlich verwittern läßt, dann bei 40°—50° so lange unter zeitweiligem Durchrühren austrocknet, bis das Gewicht des Rückstandes die Hälfte des angewandten kristallisierten Salzes beträgt. Es soll wenigstens 74,2% wasserfreies Natriumkarbonat enthalten, Na_2CO_3, und darf nicht mit der völlig wasserfreien kalzinierten Soda verwechselt werden.

Die Hauptgewinnungsländer für Soda sind vor allem England, Deutschland, Frankreich Belgien und Rußland. Versandt wird die Soda in Fässern von 400—450 kg oder auch in Säcken, die am besten im Keller oder an nicht zu trockenen Orten aufbewahrt werden müssen.

Anwendung findet die Soda im Haushalt und in der Technik in großen Mengen als Reinigungsmittel, zur Verhinderung von Kesselstein, indem die Kesselsteinbildner durch Soda nicht in fester Form, sondern als Schlamm aus dem Kesselspeisewasser abgeschieden werden; zur Herstellung von Glas, Seifen und anderen Natriumsalzen; als vorzügliches Desinfektionsmittel.

Nachweis. Mit Säuren braust Soda auf und färbt, am Platindraht erhitzt, die Flamme gelb.

Prüfung nach D.A.B.

1. Die wässerige Lösung (1+19) darf durch 3 Tropfen Natriumsulfidlösung nicht verändert (Schwermetalle),

2. noch nach Übersättigung mit Salpetersäure durch Bariumnitratlösung (Schwefelsäure) verändert und

3. durch Silbernitratlösung nach 10 Minuten nicht mehr als weißlich schillernd getrübt werden (Salzsäure).

4. Erwärmt darf Natriumkarbonatlösung nicht Ammoniak entwickeln

5. Wird ein Gemisch von 1 g Natriumkarbonat und 5 ccm Natriumhypophosphitlösung $^1/_4$ Stunde im siedenden Wasserbad erhitzt, so darf es keine dunklere Färbung annehmen (Arsen).

6. Gehaltsbestimmung. Natriumkarbonat soll mindestens 31,7% wasserfreies Natriumkarbonat enthalten. Zum Neutralisieren einer mit Dimethylaminoazobenzollösung (1 + 199 Weingeist) als Indikator vermischten Lösung von 2 g Natriumkarbonat in 50 ccm Wasser sollen mindestens 14 ccm Normal-Salzsäure nötig sein. 1 ccm Normal-Salzsäure = 0,053 g wasserfreies Natriumkarbonat.

Nátrium bicarbónicum. Nátrium carbónicum acídulum.

Natriumbikarbonat. Doppeltkohlensaures Natron. Saures kohlensaures Natrium. Primäres Natriumkarbonat. Mononatriumkarbonat. Berliner Salz. Bicarbonate de soude. Sel de Vichy. Sodii bicarbonas. Soda bicarbonate.

$NaHCO_3$. Molekulargewicht 84,01.

Weiße, luftbeständige Kristallkrusten oder kristallinisches Pulver; geruchlos, von kaum alkalischem Geschmack, löslich in 12 Teilen Wasser, sehr schwer in Weingeist. Erwärmt, entweder für sich oder in wässeriger Lösung, gibt das Salz einen Teil seiner Kohlensäure ab und wird zu Natriumsesquikarbonat, schließlich zu Natriumkarbonat. Bei längerem Liegen an der Luft verliert es ebenfalls etwas Kohlensäure. Die wässerige Lösung des reinen Bikarbonats reagiert kaum alkalisch, da die hydrolytische Zersetzung sehr gering ist, und muß mit Quecksilberchlorid eine weiße Fällung geben; ist diese gelb oder rötlich, so ist neutrales Natriumkarbonat zugegen.

Das Natriumbikarbonat kommt in sehr verschiedenen Graden der Reinheit, namentlich in betreff seines Gehaltes an neutralem Karbonat, in den Handel. Während die deutschen Sorten durchgängig von guter Beschaffenheit sind, enthält das englische Salz gewöhnlich bedeutende Mengen von neutralem Karbonat, ist daher von unangenehm laugenhaftem Geschmack und sollte, wenn man es nicht überhaupt ganz ausschaltet, höchstens in der Tierheilkunde Anwendung finden.

Die Darstellungsweisen sind sehr verschieden. Nach der englischen Art leitet man auf ein Gemisch von kristallisiertem und verwittertem Natriumkarbonat, das auf leinwandbespannten Hürden ausgebreitet ist, einen Strom von Kohlendioxyd. Dieser wird vom Natriumkarbonat aufgenommen, es bildet sich Bikarbonat, das überschüssige Kristallwasser des Natriumkarbonats wird frei und tropft, indem es einen Teil des Natriumkarbonats aufgelöst hält, in Sammelbecken ab. Die Lösung wird wieder auf Soda verarbeitet. Das entstandene feuchte Bikarbonat wird dann in einem Strome von Kohlendioxyd getrocknet und in Fässer verpackt. Es läßt sich auch bei dieser Darstellungsweise eine gute Ware erzielen, wenn mit größter Sorgfalt gearbeitet wird und die angewandte Soda möglichst rein ist; andernfalls enthält das Bikarbonat nicht nur viel neutrales Karbonat, sondern alle Verunreinigungen der rohen Soda, wie Natriumchlorid und Natriumsulfat. Eine solche unreine Ware war früher das so vielfach angepriesene Bullrichsche Salz. Handelt es sich um ein chemisch reines Bikarbonat, so wird in eine konzentrierte Lösung von chemisch reinem neutralen Natriumkarbonat so lange Kohlendioxyd geleitet, bis eine herausgenommene Probe die gänzliche Umwandlung in Bikarbonat anzeigt.

$$Na_2CO_3 + CO_2 + H_2O = 2 NaHCO_3$$
Natriumkarbonat + Kohlendioxyd + Wasser = Natriumbikarbonat.

Bei dem Solwayschen Sodaherstellungsverfahren werden sehr große Massen von ziemlich reinem Natriumbikarbonat durch Umsetzung von Ammoniumbikarbonat mittels Natriumchlorid hergestellt (s. Abhandlung Soda). Das gewonnene Salz leidet nur an dem Übelstande, daß es leicht etwas Ammoniumchlorid einschließt. Man muß daher auf die Gegenwart von Ammoniumchlorid prüfen, indem man es mit Kalilauge erwärmt. Es darf sich hierbei kein Ammoniakgeruch zeigen. Zu beachten ist, daß das kristallisierte und darauf gepulverte Bikarbonat weit reiner ist als das sofort als Kristallmehl hergestellte, weil dies immer etwas Mutterlauge einschließt.

Anwendung findet das Salz in der Heilkunde als säuretilgendes Mittel in Gaben von 0,5 bis höchstens 2,0 g; größere Gaben, namentlich bei anhaltendem Gebrauche, schwächen den Magen; ferner zur Bereitung von Brausepulvermischungen und kohlensauren Getränken. Technisch als Entsäuerungsmittel, als Feuerlöschmittel, in der Küche zum Erweichen der Hülsenfrüchte. Auch als mildes Reinigungsmittel für seidene und wollene Gewebe. Ebenfalls als Zusatz zu Kopfwaschpulvern und -wässern

Aufbewahrung. In möglichst gut geschlossenen Gefäßen; offene Fässer und Schiebkästen sind für den Einzelverkauf unzweckmäßig, weil dadurch Kohlendioxyd entweicht.

Nachweis. Erhitzt man Natriumbikarbonat, so gibt es Kohlendioxyd und Wasser ab. Der Rückstand in Wasser gelöst, wird durch Phenolphthaleinlösung (1 + 99 verdünnter Weingeist) stark gerötet. Am Platindraht erwärmt, färbt es die Flamme gelb.

Prüfung nach D.A.B.

1. Die wässerige, mit verdünnter Essigsäure bis zur schwach sauren Reaktion gegen Lackmuspapier versetzte Lösung des Natriumbikarbonats (1 + 49) darf durch 3 Tropfen Natriumsulfidlösung nicht verändert (Schwermetalle) und

2. durch Bariumnitratlösung innerhalb 3 Minuten nicht verändert werden (Schwefelsäure).

3. Die mit überschüssiger Salpetersäure hergestellte Lösung (1 + 49) soll klar sein (Thioschwefelsäure) und

4. auf Zusatz von Silbernitratlösung höchstens weißlich schillern (Salzsäure);

5. durch Eisenchloridlösung darf sie nicht rot gefärbt werden (Sulfozyanverbindungen).

6. Die bei einer 15° nicht übersteigenden Wärme ohne Umschütteln erhaltene Lösung von 1 g Natriumbikarbonat in 20 ccm Wasser darf auf Zusatz von 3 Tropfen Phenolphthaleinlösung (1 Teil + 99 Teile verdünnter Weingeist) höchstens schwach gerötet werden. (Neutrales Natriumkarbonat.) Es empfiehlt sich jedoch die Phenolphthaleinlösung schwächer anzuwenden als sie das D.A.B. vorschreibt, etwa 1 + 249, da sonst auch das Bikarbonat auf das Phenolphthalein rötend einwirkt.

7. Die Lösung des Natriumbikarbonats mit 1 ccm Natronlauge erhitzt, darf kein Ammoniakgas entwickeln (Ammoniumsalze).

8. Ein Gemisch von 1 g Natriumbikarbonat mit 5 ccm Natriumhypophosphitlösung $1/4$ Stunde im siedenden Wasserbad erwärmt, darf keine dunklere Farbe annehmen (Arsen).

9. **Gehaltsbestimmung.** Wird Natriumbikarbonat über Schwefelsäure getrocknet und dann geglüht, so darf höchstens ein Rückstand von 63,8% bleiben. Dies entspricht einem Mindestgehalt von 98% Natriumbikarbonat in dem getrockneten Salze.

Nátrium percarbónicum. Nátrium hypercarbónicum.
Nátrium supercarbónicum. Natriumperkarbonat. Natrium hyperkarbonat.
Natriumsuperkarbonat. Überkohlensaures Natrium.

$$Na_2CO_4 + 1\tfrac{1}{2} H_2O.$$

Weißes Pulver, das sich sehr leicht in Natriumkarbonat und Sauerstoff zersetzt. Man stellt es her durch Einwirkung von Wasserstoffsuperoxyd auf Natriumkarbonat und Ausfällen mit Weingeist

$$Na_2CO_3 \quad + \quad H_2O_2 \quad = \quad Na_2CO_4$$
Natriumkarbonat + Wasserstoffsuperoxyd = Natriumperkarbonat
$$+ \quad H_2O$$
$$+ \quad Wasser.$$

Anwendung. In der Photographie zur Entfernung des Fixiernatrons. Als Bleichmittel.

(†) Nátrium chlóricum. Natriumchlorat. Chlorsaures Natrium.
Chlorate de soude. Sodii chloras. Soda chlorate.

$$NaClO_3.$$

Bildet farblose, durchsichtige Kristalle, die schwach Feuchtigkeit anziehend, geruchlos, von schwach salzigem Geschmack, in 6 Teilen kaltem, sehr leicht in heißem Wasser, in 50 Teilen verdünntem, sehr schwer aber in starkem Weingeist löslich sind.

In seinem chemischen und physikalischen Verhalten ist es dem Kaliumchlorat (s. dieses) völlig gleich; es wird in ähnlicher Weise hergestellt und wie dieses verwendet, und zwar besonders in der Anilinschwarzfärberei und Zeugdruckerei an Stelle des Kaliumchlorats und außerdem als Vertilgungsmittel von Gras und Unkraut, z. B. zwischen Eisenbahnschienen. Nur bringt man bei der Darstellung das erhaltene Kalziumchlorat in Wechselwirkung mit Natriumsulfat, wobei sich Gips abscheidet.

Nachweis der Säure wie beim Kaliumchlorat. Am Platindraht erhitzt, wird die Flamme gelb gefärbt.

† Nátrium dichrómicum. Natriumdichromat. Dichromsaures Natrium.
Doppelt chromsaures Natrium. Bichromate de soude. Soda bichromate.

$$Na_2Cr_2O_7 + 2 H_2O.$$

Rote, leicht zerfließende, säulenförmige Kristalle oder Kristallmassen, in Wasser sehr leicht löslich. Giftig!

Wird dargestellt durch Erhitzen von gemahlenem Chromeisenstein, $FeOCr_2O_3$, mit Natriumkarbonat und Ätzkalk. Die erhaltene Schmelze wird ausgelaugt, die Lösung mit Schwefelsäure angesäuert und bis zu einem spezifischen Gewicht von 1,500 eingedampft. Das sich jetzt ausscheidende Natriumsulfat wird entfernt, die Lösung filtriert und weiter eingedampft.

Anwendung. An Stelle des Kaliumdichromats (s. d.).

Nachweis der Säure wie beim Kaliumdichromat. Am Platindraht erhitzt, wird die Flamme gelb gefärbt.

Nátrium ferrocyanátum.
Natriumferrozyanid. Natriumeisenzyanür. Ferrocyanure de soude.

$$Na_4Fe(CN)_6 + 10\ H_2O.$$

Gelbe, in Wasser leicht lösliche Kristalle, die die gleichen Eigenschaften haben wie die entsprechende Kaliumverbindung. Auch die Gewinnung ist entsprechend dieselbe. Oder man neutralisiert Ferrozyanwasserstoffsäure mit Natronlauge.

Anwendung. Als Ersatzmittel der teureren entsprechenden Kaliumverbindung.

Nachweis wie beim Kalium ferrocyanatum. Im übrigen durch die gelbe Flammenfärbung.

Nátrium nítricum. Nitrum cúbicum. Natriumnitrat. Salpetersaures Natron.
Chili-, Chile- oder Perusalpeter. Kubischer oder Würfelsalpeter. Natronsalpeter. Azotate de soude. Nitre du Chili. Sodii nitras. Soda nitrate.

$NaNO_3$. Molekulargewicht 85,01.

Farblose, würfelähnliche Rhomboeder (Abb. 478), an trockener Luft unveränderlich, an gewöhnlicher Luft leicht feucht werdend, geruchlos, von salzig kühlendem Geschmack. Das Salz ist in 1,2 Teilen Wasser und in 50 Teilen Weingeist löslich. Die wässerige Lösung enthält die Ionen $Na^{\cdot}$ und NO_3'. Es schmilzt in der Hitze, mit brennbaren Körpern vermischt, verpufft es beim Anzünden. jedoch schwächer als Kalisalpeter.

Der Natronsalpeter findet sich in großen Lagern auf einer Hochebene der Westküste Südamerikas, in Chile, Peru und Bolivien. Der Salpeter findet sich hier teils an der Oberfläche als schmutzige, schneeige Masse auskristallisiert, teils in einzelnen Kristallen, teils in kristallinischen Schichten unter der sandigen,

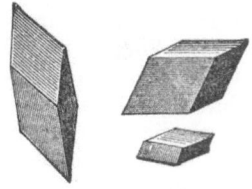

Abb. 478. Kristalle von Natriumnitrat.

steinigen Oberfläche. Er wird hier gewonnen und nach der Küste geschafft, wo er durch Auflösen in heißem Wasser und nachheriges Kristallisieren oberflächlich gereinigt, raffiniert, wird. Der so gereinigte Salpeter enthält selten mehr als 90—93% Natriumnitrat, außerdem Natriumchlorid, Natriumsulfat 1—2%, Feuchtigkeit und andere Unreinigkeiten. Er wird in Säcken von etwa 100 kg Inhalt versandt, und zwar über die Hafenplätze Iquique und Conception in Chile. In Europa wird er dann für die meisten Zwecke noch weiter gereinigt.

Die Rohsalpeter-, Kaliche-Ablagerungen in der Republik Chile befinden sich in dem regenlosen Gebiete der Provinzen Tarapaki bis Atakama vom 20.° bis 27.° südlicher Breite. Die Ablagerungen sind ausschließlich an den östlichen Hängen und daranstoßenden Tälern der Küsten-Kordillere zu finden, in einer Entfernung von 30—90 km von der Meeresküste.

Über den Ursprung des Salpeters sind verschiedene Vermutungen aufgestellt worden, von denen die wahrscheinlichste die ist, daß der ganze Küstenstrich früher submarin, d. h. unter Meereswasser gewesen ist und durch vulkanische Einflüsse gehoben, mächtige Binnenseen geschaffen wurden, die im Laufe der Jahrtausende durch die Einwirkung der Luft verdunsteten, so daß die Salze, Seetange und vulkanischen Auswürfe schließlich als Rückstände verblieben, infolge des Stickstoffgehaltes der Seetange ein **Nitrifikationsprozeß**, Salpeterbildung, eintrat, sich zunächst Kalziumnitrat bildete, und dieses sich mit dem Natriumchlorid in Natriumnitrat und Kalziumchlorid umsetzte. Beweis für diese Annahme ist auch das Vorhandensein von Jod und Brom in dem Rohsalpeter. Die verschiedenen Farben der Kaliche dürften auch durch obenerwähnte Annahmen zu erklären sein. Nachdem die Ablagerungen sich gebildet hatten, müssen noch Überschwemmungen von der Kordillere aus stattgefunden haben, wodurch die auf dem Rohsalpeter liegende Stein- und Erdschicht, **Kostra** genannt, erklärt wird.

Die Lager selbst laufen entsprechend der Erdoberfläche, ohne sich aber der Gestaltung dieser genau anzuschließen, und befinden sich in einer Tiefe von $1/2$—6 m unter dieser, stellenweise sogar an der Oberfläche. Unter der Steinschicht liegt die Kaliche in einer Mächtigkeit von $1/4$—3 m, und unter der Kaliche selbst befindet sich eine Schicht von Tonerde, von **Koba**, in einer Stärke von $1/4$—$1/2$ m. Nach dieser folgt festes Gestein. Stellenweise liegt auch die Kaliche unmittelbar auf dem Gestein oder ist mit ihm vermischt.

Nachdem durch Abbau der oberen Steinschicht vermittels Sprengungen durch Schießpulver und Dynamit die Salpeterablagerung bloßgelegt ist, erfolgt die Förderung der Kaliche in gleicher Weise.

Die Kaliche wird zur Verarbeitung an die Fabrik angefahren, dort durch starke Steinbrechmaschinen vermittels Dampf zerkleinert, um alsdann in die Kochgefäße zu wandern, wo sie mit Dampf gekocht bzw. ausgelaugt wird.

Die Auslaugungsvorrichtungen bestehen aus Abteilungen von 4—6 zusammenhängenden, großen, offenen Kochkesseln, die mit Spiralen von Dampfröhren versehen sind, um die nötige Hitze zum Kochen zu erhalten.

Der Vorgang ist äußerst einfach, indem die Laugen vom ersten bis zum letzten Gefäß umlaufen, bis die gesättigte Lauge aus dem letzten Gefäß abläuft, während durch gleichmäßiges Zuführen dünner Laugen in das erste Gefäß der Umlauf beständig vonstatten geht. Ist die Kaliche im ersten Gefäße so weit ausgelaugt, daß die Rückstände nur noch 3—$3\frac{1}{2}$ % Salpeter enthalten, so wird dieses Gefäß ausgeschaltet, von den Rückständen befreit und neu gefüllt, so daß es als letztes Gefäß wieder eingeschaltet werden kann. Der ganze Vorgang besteht also in einem beständigen Kreislauf der Laugen.

Die gesättigten Laugen fließen gleichmäßig und beständig zu den Kristallisationspfannen ab, in denen sie 4—5 Tage stehen müssen, bis durch das vollständige Erkalten der Salpeter ausgeschieden ist. Dann werden die kalten Laugen, die Mutterlaugen, zur weiteren Benutzung in die Kochgefäße zurückgepumpt. Die Mutterlaugen enthalten immer noch 40% Salpeter.

In Fabriken, die jodreiche Kaliche haben und Jod gewinnen, werden die Mutterlaugen, in denen sich das Jod zum größten Teil ansammelt, erst auf Jod verarbeitet, ehe sie zur Salpetergewinnung wieder verwendet werden.

Die Laugen werden in diesem Fall aus den Kristallisationspfannen unmittelbar in die Jodfabrik geführt und dort wird durch Einleitung von schwefligen Säuredämpfen das in den Laugen enthaltene Jod frei und lagert sich in Form eines dunklen Schlammes auf dem Boden der Gefäße ab. Später wird das nach diesem oder irgendeinem anderen Verfahren (s. Jod) gewonnene Jod gewaschen, gereinigt, des größten Teiles seines Wassergehaltes entledigt und kommt schließlich zur Sublimation in die Retorten, aus denen es als fertige Handelsware von ungefähr 99½% Reingehalt hervorgeht.

In Deutschland hat man gelernt, das Natriumnitrat aus dem synthetisch aus Luftstickstoff und Wasserstoffgas oder aus Kalkstickstoff gewonnenen Ammoniak herzustellen. Das Ammoniakgas wird unter Einfluß von Katalysatoren, und zwar benutzt man heute an Stelle von Platin eine Vereinigung von Eisenoxyd und Wismutverbindungen zu Salpetersäure oxydiert und mit dieser Natronlauge neutralisiert oder Natriumkarbonatlösung mit verdünnter Salpetersäure in Natriumnitrat — Kunstsalpeter — übergeführt.

Ein reines Natriumnitrat, Natrium nitricum purum, für Heilzwecke erhält man, indem man den Rohsalpeter in Wasser auflöst, mit etwas Natriumkarbonat versetzt, um Magnesiumverbindungen auszufällen, darauf mit Salpetersäure neutralisiert und zur Kristallisation eindampft.

Anwendung. In der Heilkunde in kleinen Mengen als harntreibendes und entzündungswidriges Mittel; technisch in großen Mengen zur Bereitung des Kalisalpeters, der Salpetersäure und als ein vorzügliches Düngemittel, das namentlich die Körnerbildung beim Getreide fördert. Ferner bei der Herstellung von Glas.

Nachweis. Am Platindraht erhitzt, färbt Natronsalpeter die Flamme gelb; diese, durch ein blaues Glas betrachtet, darf nur vorübergehend rot erscheinen (Kaliumnitrat). Die wässerige Lösung verändert Lackmuspapier nicht, mit Schwefelsäure und nach Abkühlung mit überschüssiger Ferrosulfatlösung überschichtet, bildet sich zwischen den beiden Flüssigkeiten ein braunschwarz gefärbter Ring.

Prüfung von Natrium nitricum purum nach D.A.B.

1. Die Lösung (1 + 19) darf weder nach Zusatz von 3 Tropfen verdünnter Essigsäure durch 3 Tropfen Natriumsulfidlösung (Schwermetalle),

2. noch nach Hinzufügung von Ammoniakflüssigkeit, durch Natriumphosphatlösung (Kalziumverbindungen),

3. noch nach Zusatz von Salpetersäure durch Silbernitratlösung (Chlornatrium) oder

4. durch Bariumnitratlösung verändert werden (Natriumsulfat).

5. Die wässerige Lösung mit etwas Salzsäure angesäuert, darf durch 0,5 ccm Kaliumferrozyanidlösung (Eisensalze) oder nach Zusatz von verdünnter Schwefelsäure durch Jodzinkstärkelösung (Jodsäure, salpetrige Säure) nicht sofort gebläut werden.

6. 1 ccm Schwefelsäure darf in einem mit Schwefelsäure gespülten Probierrohre durch 0,1 g aufgestreutes Natriumnitrat nicht gefärbt werden (Chlorsäure).

7. Werden 0,25 g Natriumnitrat schwach geglüht, darauf in 5 ccm Wasser gelöst, so darf die mit Salpetersäure angesäuerte Lösung durch Silbernitratlösung nicht verändert werden (Chlorsäure, Perchlorsäure).

8. Die Lösung von 0,3 g in 10 ccm Wasser darf nach Zusatz von Natriumkobaltnitritlösung innerhalb 2 Minuten nicht getrübt werden. Die durch Natriumnitrat gelb gefärbte Flamme darf, durch ein Kobaltglas betrachtet, nur vorübergehend rot erscheinen (Kaliumsalze).

9. Die Lösung darf Lackmuspapier nicht verändern.

Nátrium nitrósum. **Natriumnitrit. Salpetrigsaures Natrium. Nitrite de soude.**
$NaNO_2$. Molekulargwicht 69,01.

Kleine, vierseitige, prismatische Kristalle, Stangen oder gelbliches kristallinisches Pulver, leicht in Wasser, etwa 1,5 Teilen, löslich, schwer löslich in Weingeist, in feuchter Luft zerfließend und dabei in Natriumnitrat übergehend. Die wässerige Lösung bläut infolge hydrolytischer Spaltung rotes Lackmuspapier schwach.

Man stellt es dar durch Zusammenschmelzen von Natriumnitrat mit Blei, Auslaugen der erkalteten Masse mit Wasser, Einleiten von Kohlendioxyd, um den Bleigehalt zu entfernen, Auskristallisierenlassen des noch vorhandenen Natriumnitrats und Eindampfen der Mutterlauge bis zur Kristallisation oder bis zur Trockne. Der trockene Rückstand wird dann meist weiter bis zum Schmelzen erhitzt und in Stangenform ausgegossen.

Anwendung. Als Räuchermittel bei Asthma. Um Farben, besonders die Diazoverbindungen herzustellen, und in der Färberei. Im Lebensmittelverkehr müssen zur Herstellung von Nitritpökelsalz die Bestimmungen des Nitritgesetzes vom 19. Juni 1934 beachtet werden.

Aufbewahrung. In gut geschlossenen Gefäßen, vor Feuchtigkeit geschützt.

Nachweis. Die wässerige Lösung bläut rotes Lackmuspapier schwach. Natriumnitrit, am Platindraht erhitzt, färbt die Flamme gelb. Mit verdünnter Schwefelsäure übergossen, entwickelt es gelbbraune Dämpfe.

Prüfung nach D.A.B.

1. Die wässerige Lösung (1 + 9) darf nach vorherigem Aufkochen mit überschüssiger Salpetersäure durch Silbernitratlösung nicht mehr als weißlich schillernd getrübt werden (Salzsäure),

2. durch Bariumnitratlösung innerhalb 3 Minuten nicht verändert werden.

3. Wird eine Lösung von 1 g Natriumnitrit und 1 g Ammoniumchlorid in 5 ccm Wasser auf dem Wasserbade zur Trockne eingedampft, so darf der in 10 ccm Wasser gelöste Rückstand nach Zusatz von 3 Tropfen verdünnter Essigsäure durch 3 Tropfen Natriumsulfidlösung nicht verändert werden (Arsen- und Antimonverbindungen, Schwermetallsalze).

Nátrium permangánicum. N. hypermangánicum.
Natriumpermanganat. Übermangansaures Natrium. Permanganate de soude.
Sodii permanganas.
$NaMnO_4$.

Ein dunkles, sehr leicht Feuchtigkeit anziehendes, körniges Pulver, das in Wasser leicht löslich und schwer kristallisierbar ist. Es hat im übrigen dieselben Eigenschaften wie das entsprechende Kaliumsalz, wird auch wie dieses dargestellt (s. Kaliumpermanganat) und als billigerer Ersatz des Kaliumsalzes verwendet.

Nátrium phosphóricum. Sal mirábile perlátum. Natriumphosphat.
Phosphorsaures Natrium. Dinatriumphosphat. Zweibasisch-phosphorsaures Natrium.
Einfachsaures Natriumphosphat. Dinatriumorthophosphat. Sekundäres Natriumphosphat. Phosphate de soude. Sodii phosphas.
$Na_2HPO_4 + 12\ H_2O$. Molekulargewicht 358,24.

Farblose, durchsichtige, an der Luft verwitternde Kristalle, geruchlos, von schwach salzigem Geschmack; löslich in $^2/_5$ Teilen kochendem und in 5—6 Teilen Wasser von gewöhnlichem Wärmegrade, die Lösung reagiert gegen Lackmuspapier alkalisch, unlöslich in Weingeist. Die wässerige Lösung ist nur schwach hydrolytisch gespalten, bläut deshalb rotes Lackmuspapier, und wird durch Phenolphthaleinlösung gerötet. Bei etwa 40° schmelzen die Kristalle und verlieren über 100° ihr Kristallwasser. Beim Verwittern nimmt das Salz Kohlendioxyd aus der Luft auf und zerfällt in primäres Natriumphosphat und Natriumbikarbonat. Ein solch verwittertes Salz eignet sich auch als **Backpulver**.

$Na_2HPO_4 \qquad + \qquad CO_2$
Zweibasisch oder sekundäres Natriumphosphat + Kohlendioxyd
$+ \ H_2O \ = \qquad NaH_2PO_4 \qquad + \qquad NaHCO_3$
+ Wasser = primäres oder einbasisches + Natriumbikarbonat.

Natriumphosphat

Das Natriumphosphat wird durch Sättigung der aus weißgebrannten Knochen durch Schwefelsäure abgeschiedenen Phosphorsäure mittels Natriumkarbonat hergestellt. Das erhaltene Salz wird durch Umkristallisation dann weiter gereinigt.

$H_3PO_4 \ + \ (Na_2CO_3 + 10\,H_2O) \ + \ H_2O \ = (Na_2HPO_4 + 12\,H_2O) + \ CO_2$
Phosphor- + Natriumkarbonat + Wasser = Dinatriumphosphat + Kohlensäure \hfill dioxyd.

Oder weißgebrannte, feingemahlene Knochen — **Knochenasche** — werden mit verdünnter Schwefelsäure aufgeschlossen, d. h. in lösliches einbasisches oder zweifachsaures Kalziumphosphat und fast unlösliches Kalziumsulfat übergeführt.

$Ca_3(PO_4)_2 \qquad + \ 2\,H_2SO_4$
Neutrales, normales, dreibasisches Kalziumphosphat + Schwefelsäure
$= \qquad CaH_4(PO_4)_2 \qquad + \ 2\,CaSO_4$
= einbasisch, zweifachsaures Kalziumphosphat + Kalziumsulfat.

Das in Lösung befindliche zweifachsaure Kalziumphosphat wird von dem ausgefällten Kalziumsulfat getrennt, etwas eingedampft, um die mit in Lösung befindlichen Spuren von Kalziumsulfat zu entfernen, filtriert und nun mit so viel Natriumkarbonat versetzt, bis die Lösung schwach alkalisch ist. Dann wird zur Kristallisation eingedampft.

$CaH_4(PO_4)_2 \qquad + \qquad 2\,Na_2CO_3$
Einbasisch, zweifachsaures Kalziumphosphat + Natriumkarbonat
$= \ 2\,Na_2HPO_4 \qquad + \qquad CaCO_3 \ + \ H_2O \ + \ CO_2$
= Zweibasisch Natrium- + Kalziumkarbonat + Wasser + Kohlendioxyd.
phosphat

Anwendung. In der Heilkunde zuweilen als mild auflösendes Mittel, auch bei Gicht und Zuckerkrankheit; technisch zur Darstellung anderer phosphorsaurer Salze; hier und da als Beize in der Zeugdruckerei, zu Blumendüngermischungen, in der Photographie und um Stoffe feuersicher zu machen.

Nachweis. Die wässerige Lösung des zweibasischen phosphorsauren Natriums gibt mit Silbernitrat einen gelben Niederschlag von Silberphosphat, Ag_3PO_4, der sich in Salpetersäure oder überschüssigem Ammoniak löst. Am Platindraht erhitzt, färbt das Salz die Flamme gelb. Die wässerige Lösung bläut rotes Lackmuspapier. Phenolphthaleinlösung (1 + 99 verdünnter Weingeist) färbt die Lösung rot.

Prüfung nach D.A.B.

1. Wird 1 g zerriebenes Natriumphosphat mit 3 ccm Natriumhypophosphitlösung $^1/_4$ Stunde im siedenden Wasserbad erhitzt, so darf eine dunklere Färbung **nicht eintreten (Arsen).**

2. Die wässerige Lösung (1 + 19) darf durch 3 Tropfen Natriumsulfidlösung nicht verändert werden (Schwermetalle).

3. mit Salpetersäure angesäuert, darf sie nicht aufbrausen (Natriumkarbonat) und alsdann

4. durch Silbernitratlösung nach 3 Minuten nicht mehr als weißschillernd getrübt werden (Salzsäure).

5. Versetzt man die wässerige Lösung mit Silbernitratlösung, so darf der entstandene gelbe Niederschlag sich beim Erwärmen nicht bräunen (Natriumphosphit).

Dieses zweibasische Natriumphosphat darf nicht verwechselt werden mit dem Natrium phosphoricum tribasicum, das ist neutrales dreibasisches Natriumphosphat, neutrales oder normales Natriumphosphat, dreibasisch phosphorsaures Natrium, Trinatriumphosphat $Na_3PO_4 + 12\ H_2O$. Dies bildet farblose, sechsseitige, prismatische Kristalle, die in Wasser leicht löslich sind. Die Lösung nimmt begierig Kohlensäure auf, und es entstehen Natriumkarbonat und zweibasisch Natriumphosphat.

Anwendung. In der Photographie als Zusatz zum Entwickler, um die Entwicklung zu beschleunigen. Zum Reinigen von Flaschen, Badewannen und ähnlichem, gewöhnlich mit Neuburger Kieselkreide und gepulverter Seife gemischt. Oder als Waschmittel mit Natriumkarbonat und Wasserglas.

Nátrium pýrophosphóricum. Natriumpyrophosphat.
Pyrophosphorsaures Natron. Neutrales pyrophosphorsaures Natrium. Pyrophosphate de soude. Sodii pyrophosphas.

$$Na_4P_2O_7 + 10\ H_2O.$$

Farblose, luftbeständige, meist tafelförmige Kristalle, geruchlos, von schwach salzigem, etwas laugenhaftem Geschmack; löslich in 1½ Teilen kochendem, in 10 Teilen kaltem Wasser mit schwach alkalischer Reaktion, da die Lösung nur wenig hydrolytisch gespalten wird, unlöslich in Weingeist.

Das pyrophosphorsaure Salz wird aus dem gewöhnlichen phosphorsauren Natrium, dem zweibasischen Natriumphosphat, bereitet, indem man dieses zuerst entwässert, dann in einem hessischen Tiegel in der Rotglühhitze schmilzt, die geschmolzene Masse auflöst und zur Kristallisation bringt.

$$2\ Na_2HPO_4\ =\ Na_4P_2O_7\ +\ H_2O$$
Zweibasisch-phosphorsaures = Natriumpyrophosphat + Wasser.
Natrium

Anwendung. Gegen die krankhaften Abscheidungen der Nieren wie Harnsteine und Harngries, ferner zur Darstellung des pyrophosphorsauren Eisens. Technisch in der Kunsttöpferei, Keramik; der Färberei und Druckerei und in der Galvanoplastik. Ferner, um Eisen- und Tintenflecke zu entfernen, indem das Natriumpyrophosphat mit der Eisenverbindung ein Doppelsalz entstehen läßt — Natriumferripyrophosphat $(Fe_4(P_2O_7)_3 + 3\ Na_4P_2O_7)$, ein weißes Pulver, das sich in 20 Teilen Wasser zu einer grünlichen Flüssigkeit auflöst.

Nachweis. Mit Silbernitrat gibt die wässerige Lösung einen rein weißen Niederschlag von Silberpyrophosphat, $Ag_4P_2O_7$, der sich in Salpetersäure oder überschüssigem Ammoniak löst. Das Salz, am Platindraht erhitzt, färbt die Flamme gelb.

Nátrium hypophosphorósum. Natriumhypophosphit. Unterphosphorigsaures Natrium. Hypophosphite de soude.

$$NaH_2PO_2 + H_2O.$$

Kleine, weiße, tafelförmige Kristalle oder ein weißes Kristallmehl, leicht Feuchtigkeit anziehend, in Wasser und Weingeist leicht löslich. Die wässerige Lösung färbt rotes Lackmuspapier schwach blau und wirkt stark reduzierend.

Wird dargestellt durch Zusammenbringen einer kalten Lösung von Kalziumhypophosphit mit einer kalten Lösung von Natriumkarbonat, Abfiltrieren der Flüssigkeit von dem entstandenen Niederschlage von Kalziumkarbonat und Eindampfen bei einer 50° nicht übersteigenden Wärme.

$$CaH_4(PO_2)_2 \quad + \quad Na_2CO_3 \quad = \quad 2\,NaH_2PO_2$$
Kalziumhypophosphit + Natriumkarbonat = Natriumhypophosphit
$$+ \quad CaCO_3$$
+ Kalziumkarbonat.

Anwendung. Als knochenstärkendes Kräftigungsmittel. Zusatz zur Lebertranemulsion. Ferner zum Nachweis von Arsen.

Die vom D.A.B. als Reagens auf Arsenverbindungen vorgeschriebene **Natriumhypophosphitlösung** wird wie folgt hergestellt: 20 g Natriumhypophosphit sind in 40 ccm Wasser zu lösen. Die Lösung läßt man in 180 ccm rauchende Salzsäure einfließen und gießt sie nach dem Absetzen der sich ausscheidenden Kristalle ab. Die Lösung muß farblos sein.

Nachweis. Erhitzt, entzündet es sich, indem infolge Zersetzung Phosphorwasserstoff entsteht. Kalzium- und Bariumsalze rufen in der Lösung keinen Niederschlag hervor (Unterscheidung von Phosphaten und Phosphiten). Beim Zusammenreiben mit Kaliumchlorat, Nitraten und anderen leicht Sauerstoff abgebenden Körpern explodiert es heftig.

**Nátrium salicýlicum. Natriumsalizylat. Salizylsaures Natron.
Salicylate de soude. Sodii salicylas.

$NaC_7H_5O_3 + H_2O$ oder $C_6H_4OH \cdot COONa$ Molekulargewicht 160,04.

Weißes, kristallinisches Pulver, unter dem Mikroskop kleine Schüppchen oder Nadeln zeigend, geruchlos, von stark süßlichem, hinterher schwach salzigem Geschmack, löslich in 1 Teil Wasser und in 6 Teilen Weingeist.

Es wird durch Sättigung der Salizylsäure mit Natriumbikarbonat hergestellt. Oder im großen durch Sättigung von Phenolnatrium mit Kohlendioxyd und Erhitzen des entstandenen Phenylnatriumkarbonats im geschlossenen Gefäß auf 120°—140°. Bei diesem Hitzegrade setzt sich das Karbonat in Natriumsalizylat um.

Anwendung. In der Heilkunde bei Gelenkrheumatismus und zur Herabsetzung der Fieber. Nur bei andauerndem Gebrauche größerer Gaben, etwa von 1—2 g, tritt Ohrensausen und Störung der Sehtätigkeit ein. Ferner als Erhaltungsmittel, Konservierungsmittel; in der Färberei und Druckerei; als Mittel gegen Fliegen in 1 prozentiger Lösung und als Erweichungsmittel in der Lackbereitung.

Nachweis. Die konzentrierte wässerige Lösung (1 + 9) wird durch Eisenchlorid rotbraun, eine verdünnte (1 + 999) violett gefärbt; aus ersterer werden durch Salzsäure weiße, in Äther leicht lösliche Kristalle abgeschieden. Im Probierröhrchen erhitzt, entwickelt das Salz weiße, nach Phenol riechende Dämpfe und hinterläßt einen kohligen, mit Säuren aufbrausenden, die Flamme gelb färbenden Rückstand.

Prüfung nach D.A.B.

1. Die konzentrierte wässerige Lösung (1 + 4) des Salzes reagiere schwach sauer, sei nahezu farblos und färbe sich nach einigem Stehen höchstens schwach rötlich.
2. Von 5 ccm Schwefelsäure werden 0,5 g Natriumsalizylat ohne Aufbrausen (Kohlensäure) und ohne merkliche Färbung aufgenommen (**organische Verunreinigungen**).

Nátrium thiosulfúricum, fälschlich noch **Nátrium súbsulfurósum** oder **Nátrium hyposulfurósum** genannt.

Natriumthiosulfat. Thioschwefelsaures Natrium. Dithionigsaures Natrium. Fälschlich noch Natriumhyposulfit, Natriumsubsulfit, unterschwefligsaures Natrium. Antichlor. Fixiersalz. Fixiernatron. Hyposulfite de soude. Sulfite sulfuré de soude. Sodii hyposulfis. Soda hyposulphite.

$Na_2S_2O_3 + 5\,H_2$. Molekulargewicht 248,22.

Große oder kleinere, farblose, durchsichtige Kristalle; im reinen Zustande luftbeständig, im unreinen etwas Feuchtigkeit anziehend. Sie sind geruchlos, von schwach salzigem, hinterher bitterlichem Geschmack; löslich unter Kälteentwicklung in gleichen Teilen Wasser, die Lösung ist gegen Phenolphthalein schwach alkalisch, unlöslich in Weingeist. Die Lösung enthält die Ionen $Na^{\cdot}$ und S_2O_3''. Jod wird von Natriumthiosulfat farblos aufgenommen, indem sich Natriumtetrathionat und Natriumjodid bilden.

$$2\,Na_2S_2O_3 \ + \ 2\,J \ = \ Na_2S_4O_6 \ + \ 2\,NaJ$$
Natriumthiosulfat + Jod = Natriumtetrathionat + Natriumjodid.

Bei 56° schmelzen die Kristalle im Kristallwasser, bei 100° verlieren sie es. Die Bezeichnung dithionigsaures Natrium bzw. Natriumthiosulfat rührt daher, weil in dem Salze 2 Atome Schwefel vorhanden sind. Man faßt das Salz auf als Natriumsulfat Na_2SO_4, wo ein Atom Sauerstoff durch ein Atom Schwefel vertreten ist, Na_2SO_3S. Das Wort Thion ist die griechische Bezeichnung für Schwefel.

Die von der unterschwefligen Säure abgeleiteten Bezeichnungen dieses Salzes können nicht als richtig bezeichnet werden. Siehe darüber S. 607, *Acidum hydrosulfurosum*.

Das Natriumthiosulfat wird im großen als Nebenerzeugnis bei der Sodabereitung nach Leblanc gewonnen, indem man das als Rückstand verbleibende Kalziumsulfid im feuchten Zustande der Luft aussetzt. Hierbei oxydiert es zu Kalziumthiosulfat, das in Wasser löslich ist und in der Lösung so lange mit Natriumsulfat versetzt wird, als noch Kalziumsulfat, Gips, ausfällt.

Die Flüssigkeit, die das entstandene Natriumthiosulfat enthält, wird nach dem Klären zur Kristallisation gebracht.

I. $\quad 2\,CaS \ + \ 2\,H_2O \ = \ Ca(SH)_2 \ + \ Ca(OH)_2$
Kalziumsulfid + Wasser = Kalziumsulfhydrat + Kalziumhydroxyd.

II. $\quad 2\,Ca(SH)_2 \ + \ 5\,O \ = \ CaS_2O_3 \ + \ CaS_2 \ + \ 2\,H_2O$
Kalzium-   + Sauerstoff = Kalzium- + Kalziumdisulfid + Wasser.
sulfhydrat   thiosulfat

III. $\quad CaS_2O_3 \ + \ Na_2SO_4 \ = \ Na_2S_2O_3 \ + \ CaSO_4$
Kalziumthiosulfat + Natriumsulfat = Natriumthiosulfat + Kalziumsulfat.

Oder man stellt es dar durch Einleiten von Schwefeldioxyd in Natriumsulfidlösung

$$2\,Na_2S \ + \ 3\,SO_2 \ = \ 2\,Na_2S_2O_3 \ + \ S$$
Natriumsulfid + Schwefeldioxyd = Natriumthiosulfat + Schwefel.

Oder man kocht neutrales Natriumsulfit in Lösung mit Schwefel, filtriert und dampft zur Kristallisation ein.

$$Na_2SO_3 \ + \ S \ = \ Na_2S_2O_3$$
Natriumsulfit + Schwefel = Natriumthiosulfat.

Anwendung. Als Heilmittel so gut wie nicht; technisch dagegen in großen Mengen hauptsächlich als sog. Antichlor, um bei der Chlorbleiche aus den Geweben die letzte Spur des Chlors zu entfernen. Befindet sich Chlor im Überschuß, so spielt sich der Vorgang wie folgt ab:

$$Na_2S_2O_3 \ + \ 8\,Cl \ + \ 5\,H_2O \ = \ 2\,NaHSO_4 \ + \ 8\,HCl$$
Natriumthiosulfat + Chlor + Wasser = Natriumbisulfat + Salzsäure.

Ist dagegen reichlich Natriumthiosulfat vorhanden, entstehen Natriumtetrathionat und Natriumchlorid

$$2\,Na_2S_2O_3 \ + \ 2\,Cl \ = \ Na_2S_4O_6 \ + \ 2\,NaCl$$
Natriumthiosulfat + Chlor = Natriumtetrathionat + Natriumchlorid.

So ist es erforderlich, den Stoff gründlich nachzuspülen. wobei man dem Wasser etwas Ammoniakflüssigkeit zusetzt.

In der Photographie wird es als **Fixiersalz** benutzt, da es das Jod- und Bromsilber auflöst. Es entstehen hierbei das in Wasser lösliche Silberdinatriumthiosulfat $Ag_2S_2O_3 \cdot 2\,Na_2S_2O_3$, ferner das in Wasser schwerlösliche Silbernatriumthiosulfat $Ag_2S_2O_3 \cdot Na_2S_2O_3 = 2\,AgNaS_2O_3$ und das in Wasser unlösliche Silberthiosulfat $Ag_2S_2O_3$ neben Natriumbromid.

Auch gebraucht man es zur Darstellung von Gold- und Silberlösungen bei der galvanischen Vergoldung oder Versilberung; endlich als vorzügliches Mittel zum Entfernen von Moder- und ähnlichen Flecken aus weißem Gewebe. Dieses wird in eine Lösung des Salzes getaucht und darauf mit Essig übergossen. Die Essigsäure, wie jede andere Säure, scheidet aus dem Salze Thioschwefelsäure ab, die, weil in freiem Zustande, nicht haltbar, sofort in freien Schwefel und schweflige Säure zerfällt. Letztere wirkt dann zerstörend auf die Flecke ein.

Nachweis. Die wässerige Lösung, mit Schwefelsäure versetzt, trübt sich durch ausgeschiedenen Schwefel und zeigt den Geruch des Schwefeldioxyds.

I. $\quad Na_2S_2O_3 \quad + \quad H_2SO_4 \quad = \quad Na_2SO_4 \quad + \quad H_2S_2O_3$
Natriumthiosulfat + Schwefelsäure = Natriumsulfat + Thioschwefelsäure.

II. $\quad H_2S_2O_3 \quad = \quad SO_2 \quad + \quad S \quad + \quad H_2O$
Thioschwefelsäure = Schwefeldioxyd + Schwefel + Wasser.

Vermischt man die wässerige Lösung mit etwas Eisenchloridlösung, so färbt sie sich dunkelviolett, beim Schütteln verschwindet die Färbung aber allmählich. Am Platindraht erhitzt, färbt Natriumthiosulfat die Flamme gelb.

Prüfung. 1. Die wässerige Lösung (1 + 19) darf durch Ammoniumoxalatlösung nicht getrübt (Kalziumsalze),

2. auch durch 1 Tropfen Phenolphthaleinlösung (1 + 19 verdünnter Weingeist) nicht rot gefärbt werden (Alkalikarbonate).

3. In der Lösung darf durch 1 Tropfen Silbernitratlösung kein brauner oder schwarzer Niederschlag entstehen (Sulfide).

4. Wird die Lösung mit Jodlösung vermischt, bis die Färbung gelblich bleibt, so darf durch sie blaues Lackmuspapier nicht gerötet werden (schweflige Säure).

5. Die wässerige Lösung darf durch Bariumnitratlösung innerhalb 3 Minuten nicht getrübt werden (Schwefelsäure).

Aufbewahrung. Vor Licht geschützt, am besten in dunklen Gefäßen mit Glasstopfen. Einer Lösung fügt man zweckmäßig 0,2 g Natriumbikarbonat auf 1 l und eine ganz geringe Menge Chloroform hinzu.

Nátrium sulfurósum. Natriumsulfit. Schwefligsaures Natrium.
Sulfite de soude cristallisé. Soda sulphite.

$$Na_2SO_3 + 7\,H_2O.$$

Farblose, leicht verwitternde Kristalle, geruchlos, von kühlendem, salzigem Geschmack; leicht in Wasser löslich. Die Lösung ist hydrolytisch gespalten und zeigt infolgedessen alkalische Reaktion.

Nachweis. Die Lösung entwickelt bei Zusatz von Schwefelsäure den Geruch von Schwefeldioxyd. Das Salz färbt am Platindraht erhitzt die Flamme gelb.

$\quad Na_2SO_3 \quad + \quad H_2SO_4 \quad = \quad Na_2SO_4 \quad + \quad H_2O \quad + \quad SO_2$
Natriumsulfit + Schwefelsäure = Natriumsulfat + Wasser + Schwefeldioxyd.

Aufbewahrung. Muß in gut schließenden Glasgefäßen aufbewahrt werden, niemals in Papierbeuteln.

Natrium bisulfurosum. Natrium bisulfit. Doppeltschweflig saures Natrium, saures Natriumsulfit, auch Leukogen genannt. $NaHSO_3$. Bildet farblose, leichtlösliche Kristalle oder ein weißes, kristallinisches Pulver von saurer Reaktion und schwachem Geruch nach Schwefeldioxyd.

Beide Salze werden dargestellt, indem man in eine wässerige Natriumkarbonatlösung so lange Schwefeldioxyd leitet, bis es vorwaltet. Bringt man jetzt zur Kristallisation, so erhält man Natrium bisulfurosum, das auch in 33 prozentiger wässeriger Lösung als Leukogen im Handel vorkommt. Soll hingegen Natrium sulfurosum hergestellt werden, so wird die zuerst erhaltene saure Lösung mit so viel Natriumkarbonat versetzt, bis eine alkalische Reaktion eintritt; dann läßt man kristallisieren.

I. Na_2CO_3 + H_2O + $2 SO_2$ = $2 NaHSO_3$ + CO_2
Natrium- + Wasser + Schwefel- = Natriumbisulfit + Kohlendioxyd.
karbonat dioxyd

II. $2 NaHSO_3$ + Na_2CO_3 = $2 Na_2SO_3$ + H_2O + CO_2
Natriumbisulfit + Natriumkarbonat = Natriumsulfit + Wasser + Kohlendioxyd.

Anwendung. Beide Salze werden in der Zeugbleiche wie Antichlor angewendet, das Leukogen aber auch zum Bleichen selbst, namentlich von Stroh und in der Papierbereitung. Das neutrale Natriumsulfit findet ausgedehnte Verwendung in der Photographie, und zwar als Zusatz zu Entwicklern, z. B. Hydrochinon und Metol, wohl um die Reduktion des Silbersalzes zu beschleunigen und den Silberniederschlag dichter zu gestalten, indem es teilweise auf unbelichtetes Silberbromid einwirkt.

Nátrium hydrosulfurosum. Natriumhydrosulfit.
Hydroschwefligsaures Natrium. Monothionigsaures Natrium.
$Na_2S_2O_4$.

Feine weiße Kristallnadeln, die leicht Sauerstoff aufnehmen und zu Natriumsulfit werden. Die Lösung geht auch bei Luftabschluß allmählich in Natriumthiosulfat über.

Man vermischt eine wässerige konzentrierte Lösung von Natriumbisulfit mit schwefliger Säure, fügt geraspeltes Zink bis zur Sättigung hinzu, darauf reichlich Kalkmilch und filtriert. Das Filtrat versetzt man vorsichtig mit Natriumchlorid, so fällt Natriumhydrosulfit aus.

Anwendung: Als Reduktionsmittel.

Nátrium sulfúricum (crystallisátum). Sal mirábile Glaubéri.
Natriumsulfat. Sekundäres Natriumsulfat. Schwefelsaures Natrium. Glaubersalz. Wundersalz. Sulfate de soude. Sel de Glauber. Sel cathartique. Sodii sulphas. Soda sulphate.

Na_2SO_4 + 10 H_2O. Molekulargewicht 322,23.

Große, säulenförmige, durchsichtige, an der Luft verwitternde Kristalle (Abb. 479), die bei höheren Wärmegraden sehr leicht in ihrem Kristallwasser schmelzen und es schließlich bis auf 1 Molekül H_2O verlieren. Natriumsulfat ist geruchlos, von unangenehmem, salzigem Geschmack; löslich in 2 Teilen kaltem, in 0,6 Teilen kochendem Wasser, unlöslich in Weingeist. Die wässerige Lösung enthält die Kationen Na·Na· und die zweiwertigen Anionen SO_4''. 100 Teile Wasser lösen bei 33° bei welcher Temperatur das Salz am leichtesten löslich ist, 322,67 Teile Natriumsulfat auf. Läßt man eine solche gesättigte Lösung ruhig und vor Staub geschützt abkühlen, so scheiden sich für gewöhnlich keine Kristalle aus, sondern man erhält eine sog. übersättigte Lösung, indem sich ein Salz mit weniger Kristallwasser gebildet hat.

$Na_2SO_4 + 7 H_2O$. Läßt man aber einen kleinen Kristall von gewöhnlichem Natriumsulfat in die Lösung fallen, erstarrt diese sofort zu einem Kristallbrei, indem sich wieder Natriumsulfat mit 10 Molekülen Kristallwasser bildet.

Das Natriumsulfat kommt in der Natur in großen Mengen fertiggebildet vor, z. B. im Meerwasser, in vielen Mineralquellen, sog. Bitterwässern, im Steinsalz und endlich in mächtigen Schichten zwischen Gips, namentlich in Spanien. Es

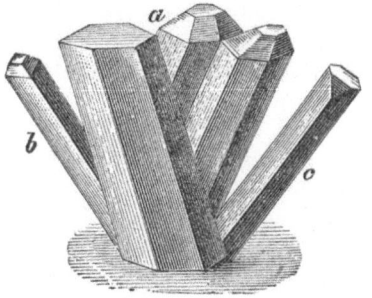

Abb. 479. Kristalle von Natriumsulfat

wird ferner bei einer großen Menge chemischer Vorgänge als Nebenerzeugnis gewonnen, vor allem bei der Sodabereitung nach Leblanc. Auch in großen Mengen in kristallisiertem Zustand in Staßfurt aus dem Magnesiumsulfat des Kieserits durch Umsetzen mit Natriumchlorid bei großer Kälte.

$(MgSO_4 + 7 H_2O) +$ $2 NaCl$ $+ 3 H_2O$
Magnesiumsulfat + Natriumchlorid + Wasser
$= (Na_2SO_4 + 10 H_2O) +$ $MgCl_2$
$=$ Natriumsulfat   + Magnesiumchlorid.

Das bei der Bereitung von Salpetersäure aus Natronsalpeter gewonnene Sulfat ist gewöhnlich nicht neutrales Natriumsulfat, sondern Natriumbisulfat, das meist unter dem Namen Weinsteinsurrogat in den Handel kommt und als Beize in der Färberei dient (s. Salpetersäure). Das bei der Sodaherstellung gewonnene Salz ist wasserfrei und wird in der Technik, namentlich in der Glasbereitung, in diesem Zustande verarbeitet. Für die meisten anderen Zwecke löst man es auf und reinigt es durch mehrmaliges Umkristallisieren; daher unterscheidet man im Handel gewöhnlich Natrium sulfuricum crudum, depuratum und purum. Purum wird nur als Heilmittel und für chemische Zwecke verwendet, depuratum für den Einzelverkauf und crudum für die Technik. Für manche Zwecke, namentlich für die Tierheilkunde, wird das Natriumsulfat durch gestörte Kristallisation als Kristallmehl in Bittersalzform hergestellt; dieses Salz ist oft ziemlich unrein.

Anwendung. Als unschädliches abführendes Mittel, auch bei Cholera und Darmerkrankungen in Gaben von 10—30 g, technisch zu Kältemischungen, in der Färberei und Druckerei, zur Herstellung von Ultramarinblau, in der Galvanoplastik, zur Bereitung von Glas und Soda.

Natrium sulfuricum siccatum, auch siccum; $Na_2SO_4 + H_2O$. Getrocknetes, auch entwässertes Natriumsulfat. Wird hergestellt, indem man reines Natriumsulfat, vor Staub geschützt, bei 25° völlig verwittern läßt, dann bei 40°—50° unter öfterem Umrühren austrocknet, bis es die Hälfte seines Gewichtes verloren hat. Es stellt ein feines, weißes Pulver dar, das bei sehr feuchter Luft den vollen Kristallwassergehalt wieder aufnimmt. Gehalt mindestens 88,6% wasserfreies Natriumsulfat.

Anwendung. Als Heilmittel wie das kristallisierte Salz, aber nur in halber Menge; ferner zur Bereitung des künstlichen Karlsbader Salzes.

Nachweis. Am Platindraht erhitzt, färbt Natriumsulfat die Flamme gelb; die wässerige Lösung gibt mit Bariumnitratlösung einen weißen, in verdünnten Säuren unlöslichen Niederschlag.

Prüfung nach D.A.B.

1. Wird 1 g zerriebenes Natriumsulfat mit 3 ccm Natriumhypophosphitlösung $^1/_4$ Stunde im siedenden Wasserbad erhitzt, so darf eine dunklere Färbung nicht eintreten (Arsen).

2. Die wässerige Lösung (1 + 19) soll neutral sein (sonst Natriumbisulfat) und darf

3. nach Zusatz von 3 Tropfen verdünnter Essigsäure durch 3 Tropfen Natriumsulfidlösung (Schwermetallsalze) nicht verändert werden.

4. Die wässerige Lösung (1 + 19), mit etwas Salzsäure angesäuert, darf durch Zusatz von 0,5 ccm Kaliumferrozyanidlösung nicht sofort gebläut werden (Eisen).

5. Die wässerige Lösung (1 + 19) darf sich, mit 1 ccm Schwefelsäure und 1 Tropfen Kaliumpermanganatlösung versetzt, nicht entfärben (schweflige Säure, salpetrige Säure).

6. Getrocknetes Natriumsulfat darf beim schwachen Glühen nur 11,4% an Gewicht verlieren.

Nátrium sulfúricum ácidum. Nátrium bisulfúricum.
Natriumbisulfat. Natriumhydrosulfat. Saures Natriumsulfat. Saures schwefelsaures Natrium. Weinsteinsurrogat. Bisulfate de soude. Soda bisulphate.

$NaHSO_4$.

Farblose, in Wasser leicht lösliche Kristalle. Die wässerige Lösung reagiert sauer. Sie enthält die Ionen $Na^{\cdot}$ und die einwertigen Ionen $HSO_4{'}$, die sich teilweise wiederum in die Ionen $H^{\cdot}$ und $SO_4{''}$ spalten. Wird gewonnen als Nebenerzeugnis bei chemischen Vorgängen, z. B. Darstellung der Salpetersäure, und findet in der Färberei Verwendung. Erhitzt man 16 Teile wasserfreies neutrales Natriumsulfat mit 10 Teilen Schwefelsäure bis zum Flüssigwerden und gießt dann in Tafelform aus, so erhält man das Natrium bisulfuricum fusum, das mit Natriumbikarbonat zu Kohlensäurebädern verwendet wird.

Anwendung. Das Natriumbisulfat wird meist kurzweg als Bisulfat bezeichnet und als Ersatz der Salzsäure bzw. der Schwefelsäure mit Natriumbikarbonat zusammen für Kohlensäurebäder

$NaHSO_4$ + $NaHCO_3$ = Na_2SO_4 + H_2O + CO
Natriumbisulfat + Natriumbikarbonat = Natrium- + Wasser + Kohlen-
　　　　　　　　　　　　　　　　　　　sulfat　　　　　　dioxyd,

technisch zum Reinigen von Fliesen, Kacheln, Zinkbadewannen und Hausgeräten verwendet.

Nachweis. Gleichwie bei Natriumsulfat, nur wird durch die Lösung blaues Lackmuspapier gerötet.

Nátrium persulfúricum. Nátrium hýpersulfúricum.
Natriumpersulfat. Natriumhypersulfat. Überschwefelsaures Natrium. Persulfate de soude.

$Na_2S_2O_8$.

Da die Über- oder Perschwefelsäure, $H_2S_2O_8$, keine sauren Salze bildet, gibt man ihr auch die Formel HSO_4 und demnach dem Natriumpersulfat auch $NaSO_4$.

Weißes, in Wasser leicht lösliches, kristallinisches Pulver, das durch Elektrolyse einer kaltgesättigten Natriumsulfatlösung, die mit Schwefelsäure versetzt wird, unter Abkühlung gewonnen wird. Es scheidet sich an der Anode, dem positiven Pol, aus.

Anwendung. Zum Gurgeln an Stelle des Kaliumchlorats (1 + 99). Als Bleichmittel. Seltener in der Photographie als Abschwächer und um das Fixiersalz aus Platten und Drucken zu entfernen. In der Färberei und Zeugdruckerei.

Nachweis. Es scheidet aus Jodkaliumlösung Jod ab. Mit Salzsäure erwärmt, entwickelt es Chlor. Am Platindraht erhitzt, färbt es die Flamme gelb.

Nátrium tartáricum. Natriumtartrat. Weinsaures Natrium.
Tartrate de soude neutre. Sodii tartras.

$$C_4H_4Na_2O_6 + 2 H_2O.$$

Farblose, luftbeständige Kristalle, geruchlos, von sehr schwachem, salzigem Geschmack; sie sind löslich in 2½ Teilen kaltem und gleichen Teilen kochendem Wasser, nicht löslich in Weingeist.

Es wird dargestellt durch Sättigen einer Lösung von Weinsäure mit Natriumkarbonat bis zur schwach alkalischen Reaktion und nachherige Kristallisation.

$$C_4H_6O_6 + (Na_2CO_3 + 10 H_2O) = (C_4H_4Na_2O_6 + 2 H_2O)$$
Weinsäure + Natriumkarbonat = Natriumtartrat
$$+ \quad CO_2 \quad + 9 H_2O$$
+ Kohlendioxyd + Wasser.

Anwendung. Nur selten als gelinde abführendes Mittel.

Nachweis. Am Platindraht erhitzt, färbt es die Flamme gelb, entwickelt Geruch nach Karamel und hinterläßt alkalischen Rückstand. Die wässerige Lösung des Natriumtartrats mit etwas Kalilauge versetzt und mit Essigsäure übersättigt, scheidet ein weißes, kristallinisches Pulver ab.

Nátrium wolfrámicum. Natriumwolframiat. Wolframsaures Natrium.

$$Na_2WO_4 + 2 H_2O.$$

Farblose, rhombische Tafeln, in Wasser leicht löslich und von salzig bitterem Geschmack, Feuchtigkeit anziehend.

Man gewinnt es durch Auflösen einer berechneten Menge von Wolframsäureanhydrid, WO_3, in Natronlauge und Auskristallisation.

Anwendung. In der Blauholztintenbereitung, in der Färberei, in der Kunsttöpferei, der Keramik, gleich dem Natriumstannat als sehr gutes Flammenschutzmittel, um Gewebe damit zu durchtränken.

Nachweis. Die Lösung, mit Zinnchlorürlösung vermischt, gibt einen gelben Niederschlag, der nach Zusatz von Salzsäure beim Erhitzen eine blaue Farbe annimmt.

Líthium. Lithium.
Li 6,94. Einwertig.

Das Lithium oder Lithonum kommt in der Natur vielfach in sehr geringen Mengen vor; man hat es im Meerwasser, in manchen Pflanzen und in einzelnen Mineralquellen gefunden. Gewonnen wird es durch elektrolytische Zerlegung, durch Schmelzflußelektrolyse, von geschmolzenem Lithiumchlorid. Die Darstellung seiner Salze geschieht aus dem sog. Lithiumglimmer und dem Lepidolith, zwei kieselsäurehaltigen Mineralien, die in Sachsen und Mähren vorkommen. Das Lithiummetall gehört zu der Gruppe der Alkalimetalle, neben Kalium und Natrium, denen es auch in seinem Äußeren und seinen Salzen ähnelt, nur sind die Salze meistens schwieriger löslich als die Kaliumsalze. Es ist das leichteste aller Metalle. spez. Gewicht 0,534. Als

Heilmittel wird seinen Salzen eine lösende Kraft für die krankhaften Abscheidungen der Nieren, wie Harngrieß und Harnsteine, zugeschrieben. Die Chlor-, Brom- und Jodsalze werden in der Photographie, das Lithiumchlorid auch in der Feuerwerkerei, der Pyrotechnik, benutzt.

Líthium chlorátum, Lithiumchlorid, Chlorlithium, LiCl, gewonnen durch Auflösen von Lithiumkarbonat in Salzsäure, ist in einem Gemische von Weingeist und Äther leicht löslich, im Gegensatz zu Kaliumchlorid und Natriumchlorid.

Líthium bromátum, Lithiumbromid, Bromlithium, LiBr, stark Feuchtigkeit anziehend, wird entsprechend der Chlorverbindung gewonnen.

*Líthium jodátum, Lithiumjodid, Jodlithium, LiJ, in seinen Eigenschaften und der Gewinnung dem Bromid gleich.

Außer diesen kommen das essigsaure, Li. aceticum, Lithiumazetat, $LiC_2H_3O_2$, das benzoesaure, Li. benzoicum, Lithiumbenzoat, C_6H_5COOLi, das kohlensaure, Lithium carbonicum, Lithiumkarbonat, Li_2CO_3, und das schwefelsaure, Li. sulfuricum, Lithiumsulfat, Li_2SO_4, auch das salizylsaure Salz, Li. salicylicum, Lithiumsalizylat, $C_6H_4(OH)COOLi$, und phosphorsaure, Lithium phosphoricum, Lithiumphosphat, Li_3PO_4, im Handel vor. Alle sind weiße oder farblose, schwer kristallisierende Salze, meist kristallinische Pulver, von ähnlichen äußeren Eigenschaften wie die des Kaliums.

Nachweis für sämtliche Lithiumverbindungen. Die Weingeistflamme wird karminrot gefärbt.

Das Li_2CO_3, Lithium carbonicum, Lithiumkarbonat, kohlensaure Lithium, ist ein weißes, beim Erhitzen im Probierrohre schmelzendes und beim Erkalten zu einer Kristallmasse erstarrendes Pulver, das sich in ungefähr 80 Teilen kaltem Wasser fast völlig zu einer alkalischen Flüssigkeit löst, aber in Weingeist schwer löslich ist. Salpetersäure löst es unter Aufbrausen zu einer Flüssigkeit, die die Flamme karminrot färbt. (Nachweis.)

Ammoniumverbindungen.
Ammónium. Ammon.
NH_4.

Die Verbindung des Stickstoffes mit Wasserstoff, das Ammon, der Formel NH_4 entspricht, aber nicht für sich darstellbar, nicht isolierbar ist, gleicht in ihren Eigenschaften, vor allem hinsichtlich ihrer Verbindungen, so sehr den Alkalien, daß man diesen Atomkomplex als ein einwertiges Alkaliradikal bezeichnet und aus Zweckmäßigkeitsgründen bei den Alkalien einreiht. Die Salze dieses Radikals werden als Ammoniumsalze bezeichnet. Die Lösungen dieser sind reichlich elektrolytisch in Ammoniumionen · und Säureionen ' dissoziiert, z. B. $NH_4^{\cdot} + Cl'$.

Das Ammoniak NH_3 ist ein farbloses, ungemein stechend riechendes Gas, das sich durch große Kälte (— 40°) oder sehr hohen Druck (6—7 Atmosphären) verflüssigen und selbst in den festen Zustand bringen läßt. Es entsteht bei der trockenen Destillation und bei der Fäulnis stickstoffhaltiger Stoffe. Kommt aber häufiger in Verbindung mit Säuren vor als Ammoniumverbindungen, die dadurch entstehen, daß sich Ammoniak unmittelbar mit der Säure durch Addition vereinigt.

$$NH_3 \ + \ HCl \ = \ NH_4Cl$$
Ammoniak + Salzsäure = Ammoniumchlorid.

$2\,NH_3 + H_2SO_4 = (NH_4)_2SO_4$
Ammoniak + Schwefelsäure = Ammoniumsulfat.

Man erklärt sich dies so, daß Stickstoff im Ammoniak dreiwertig, in den Ammoniumverbindungen aber fünfwertig ist, so daß der Stickstoff des Ammoniaks noch zwei freie Valenzen hat.

$$N\begin{pmatrix}H\\H\\H\\H\\Cl\end{pmatrix} = N\begin{pmatrix}H\\H\\H\\H\\Cl\end{pmatrix}$$

Ammoniak + Chlorwasserstoff = Ammoniumchlorid

$$N\begin{pmatrix}HH\\HH\\HH\\HH\\SO_4\end{pmatrix}N = (NH_4)_2SO_4$$

Ammoniumsulfat.

Die Hauptquellen für seine Darstellung waren die Waschwässer bei der Gasbereitung aus Steinkohlen. Es ist jedoch Professor Haber in Karlsruhe gelungen, Ammoniak auf synthetischem Wege zu gewinnen. Die Badische Anilin- und Sodafabrik hat die Gewinnung nach diesem Verfahren aufgenommen, und es werden ungeheure Mengen dort hergestellt. In einer Hochdruckvorrichtung werden bei einem Drucke von 175 Atmosphären und bei einem Hitzegrade von etwa 500°. bei Gegenwart von Uranmetall oder Eisenoxyd als Katalysator 3 Raumteile Wasserstoffgas mit einem Raumteil Stickstoff zusammengebracht. Das Reaktionserzeugnis wird durch eine Hochdruckumlaufpumpe in ein abgekühltes Gefäß übergeführt, worin sich das entstandene Ammoniak unter Druck verflüssigt, darauf wieder von neuem in das erste Gefäß geleitet, so daß sich wieder neue Mengen Ammoniak bilden können. Die Gegenwart von Uranmetall oder Eisenoxyd ist erforderlich, um eine möglichst innige Berührung der beiden Gase herbeizuführen. Gewisse feste Stoffe haben nämlich die Eigenschaft, in feiner Verteilung die chemische Verbindung gasförmiger Stoffe zu bewirken, ohne daß sie scheinbar selbst eine Veränderung erfahren. Man nennt diese Erscheinung katalytische oder Kontaktwirkung und die Stoffe, z. B. Platin, Osmium und Uran, Katalysatoren oder Kontaktsubstanzen. Wahrscheinlich ist, daß sich bei diesen Vorgängen Zwischenverbindungen der Katalysatoren bilden, die dann die Verbindung der Gase bewirken.

Außerdem wird Ammoniak aus dem Kalziumzyanamid, auch Kalkstickstoff (s. d.) durch überhitzten Wasserdampf gewonnen, indem Kalziumzyanamid in Ammoniak und Kalziumkarbonat zerfällt.

$CaCN_2 + 3\,H_2O = 2\,NH_3 + CaCO_3$
Kalziumzyanamid + Wasserdampf = Ammoniak + Kalziumkarbonat.

Ammoniak kommt besonders in wässeriger Lösung in den Handel, in der es mehr oder weniger als Ammoniumoxydhydrat, NH_4OH, enthalten ist. Das Ammoniumhydroxyd ist jedoch nicht sehr beständig, sondern zerfällt leicht wieder in Ammoniak und Wasser. Daß bei dem Einleiten von NH_3 in Wasser ein chemischer Vorgang sich abspielt, zeigt schon die bedeutende Wärmeentwicklung an.

$$NH_3 + H_2O = NH_4OH$$
Ammoniak + Wasser = Ammoniumoxydhydrat.

Wasser nimmt von Ammoniak große Mengen auf, bei mittlerem Wärmegrad etwa das 500 fache an Raumteilen, bei 0° etwa das 1100 fache. Eine solche Flüssigkeit, die in sehr verschiedenen Stärken in den Handel kommt, heißt:

Liquor Ammónii caustici. Spiritus Salis ammoníaci.
Ammoniakflüssigkeit. Salmiakgeist. Ätzammonflüssigkeit. Hirschhorngeist. Salmiakspiritus. Ammoniaque. Alcali volatil soluté. Liqueur d'ammoniaque. Ammoniawater. Ammonia liquid.

Salmiakgeist bildet eine klare, farblose Flüssigkeit von stechendem, die Augen zu Tränen reizendem Geruch und ätzendem, in der Verdünnung laugenhaftem Geschmack. Er bläut rotes Lackmuspapier, ist vollständig flüchtig und gibt, bis 100° erhitzt, alles Ammoniakgas ab. Das spez. Gewicht ist je nach seinem Gehalt an Ammoniak sehr verschieden; das D.A.B. verlangt eine Dichte von 0,957—0,958, entsprechend 9,94—10% Ammoniakgehalt. Für die Technik wird eine stärkere Sorte von 0,910 spez. Gewicht, entsprechend 25% Ammoniakgehalt, hergestellt, die man durch Verdünnung mit destilliertem Wasser auf die vom D.A.B. verlangte Stärke bringen kann. Für den Betrieb der Eismaschinen, wie überhaupt in der Kälteindustrie, z. B. beim Bergbau, um wasserführende Erdschichten zum Gefrieren zu bringen, wird ein Salmiakgeist von 0,890 spezifischem Gewicht, dessen Bereitung nur bei Anwendung von Kälte möglich ist, dargestellt, und in starken Eisenblechtrommeln versendet.

Der Salmiakgeist kommt auch von sehr verschiedener Reinheit in den Handel. Für viele technische Zwecke genügt die rohe, mancherlei Brenzstoffe enthaltende Sorte; für Heilzwecke darf diese nicht angewendet werden (s. Prüfung).

Dargestellt wird er durch Umsetzung von Ammoniumchlorid oder Ammoniumsulfat mittels Ätzkalk und Wasser.

$$2\,NH_4Cl + Ca(OH)_2 = 2\,NH_3 + CaCl_2 + 2\,H_2O$$
Ammoniumchlorid + Kalzium- = Ammoniak + Kalziumchlorid + Wasser.
hydroxyd

Die Zersetzung geschieht in gußeisernen Retorten, wo, wenn man den Ätzkalk rechnungsmäßig anwenden würde, nur Kalziumchlorid bzw. Kalziumsulfat zurückbliebe. Da die Erfahrung aber gezeigt hat, daß die Ausbeute eine bessere ist, wenn man mehr Ätzkalk anwendet als zur Zersetzung nötig, so wird die doppelte Menge genommen. Für die Darstellung des rohen Salmiakgeistes werden zuweilen die Gaswaschwässer unmittelbar verwendet, ohne daß man das darin enthaltene Ammoniak vorher an Säuren bindet, um so zuerst Ammoniumchlorid oder Ammonsulfat herzustellen. In diesem Falle wird das Ammoniak mittels heißer Wasserdämpfe ausgetrieben, oder man erhitzt die Gaswässer mit Kalkmilch; doch ist ein solcher Salmiakgeist stets von brenzligem Geruch und enthält auch geringe Mengen von Ammoniumkarbonat. In beiden Fällen wird das entweichende Ammoniakgas in kaltes Wasser bis zur Sättigung dieses geleitet. Leitet man das Ammoniak in Spiritus von 90%, so erhält man den **Spiritus Ammonii caustici Dzondii** oder **Liquor Ammonii caustici spirituosus**.

Beim Umfüllen hüte man sich vor reichlichem Einatmen des Gases, da erstickungsartige Zufälle dadurch hervorgerufen werden können. Auch reizt er die Haut an empfindlichen Stellen bis zur Blasenbildung. In größeren Mengen eingenommen, ist der Salmiakgeist, wie alle starken Alkalien, giftig; Gegengifte sind Essig, überhaupt verdünnte Säuren, z. B. Zitronensäurelösung, hinterher schleimige oder ölige Getränke.

Durch Korkabfälle gelb gewordener Salmiakgeist läßt sich durch wenige Tropfen Perhydrol entfärben. Es tritt die Entfärbung jedoch erst allmählich ein.

Anwendung. Als Heilmittel selten innerlich in ganz kleinen Gaben (6—10 Tropfen) in ½ Glas Wasser; ferner als anregendes, auch als schleimlösendes Mittel; äußerlich als hautreizendes Mittel zu verschiedenen Einreibungen (Linimenten), eingeatmet zur Wiederbelebung Ohnmächtiger. Technisch als Fleckenreinigungs- und Waschmittel; zum Ausziehen des Orseille- und des Koschenillefarbstoffs, ferner als ausgezeichnetes Putzmittel für viele Metalle, namentlich Kupferlegierungen, da es das Kupferoxyd mit Begierde löst; zum Ausziehen des Silberchlorids aus Niederschlägen bei der Photographie; zur Herstellung der Salpetersäure und der Nitrate.

Aufbewahrung. Da der Salmiakgeist selbst bei gewöhnlichem Wärmegrad Ammoniakgas verliert, dagegen Kohlendioxyd aufnimmt, muß er stets in gut geschlossenen Gefäßen kühl aufbewahrt werden.

Prüfung. 1. Auf die Stärke: durch das spezifische Gewicht;

2. auf das Freisein von brenzligen Stoffen: durch Übersättigen mit verdünnter Salpetersäure; der Geruch muß danach vollständig rein sein; oder nach Berneck in folgender Weise: Man schichtet in einem Probierröhrchen vorsichtig über rohe Salpetersäure den zu prüfenden Salmiakgeist; sind Brenzstoffe zugegen, so entsteht alsbald ein eosinroter Ring;

3. auf Chlor: die mit Salpetersäure übersättigte und verdünnte Lösung darf auf Zusatz von Silbernitrat keinen weißen, käsigen Niederschlag geben, sondern höchstens getrübt werden:

Übersichtstafel über den Gehalt der Ammoniakflüssigkeit an NH_3 bei 15° C (nach Lunge und Wiernik).

Spez. Gewicht	Prozent NH	Spez. Gewicht	Prozent NH	Spez. Gewicht	Prozent NH	Spez. Gewicht	Prozent NH
0,994	1,37	0,964	8,84	0,936	16,82	0,908	25,65
0,992	1,84	0,962	9,35	0,934	17,42	0,906	26,31
0,990	2,31	0,960	9,91	0,932	18,03	0,904	26,93
0,988	2,80	0,958	10,47	0,930	18,64	0,902	27,65
0,986	3,30	0,956	11,03	0,928	19,25	0,900	28,33
0,984	3,80	0,954	11,60	0,926	19,87	0,898	29,01
0,982	4,30	0,952	12,17	0,924	20,49	0,896	29,69
0,980	4,80	0,950	12,74	0,922	21,12	0,894	30,37
0,978	5,30	0,948	13,31	0,920	21,75	0,892	31,05
0,976	5,80	0,946	13,88	0,918	22,39	0,890	31,75
0,974	6,30	0,944	14,46	0,916	23,03	0,888	32,50
0,972	6,80	0,942	15,04	0,914	23,68	0,886	33,25
0,970	7,31	0,940	15,63	0,912	24,33	0,884	34,10
0,968	7,82	0,938	16,22	0,910	24,99	0,882	34,95
0,966	8,33						

4. auf die Gegenwart fester, nichtflüchtiger Bestandteile: im Uhrschälchen vorsichtig verdunstet, darf er nicht den geringsten Rückstand geben;

5. auf etwaige metallische Beimengungen prüft man, indem man 20 ccm Ammoniakflüssigkeit auf etwa die Hälfte eindampft, mit 20 ccm Wasser vermischt und 3 Tropfen Natriumsulfidlösung zusetzt. Die Flüssigkeit darf sich höchstens grünlich färben.

Haloidverbindungen des Ammons.

**Ammónium chlorátum. A. hydrochlóricum. A. muriáticum
Sal ammoníacum.** Ammoniumchlorid. Chlorammon. Salmiak.
Chlorwasserstoffsaures Ammonium. Chlorhydrate d'ammoniaque. Chlorure d'ammonium. Sel ammoniac. Ammonii chloridum. Ammonium hydrochlorate.

NH_4Cl. Molekulargewicht 53,50.

Bildet harte, weiße, faserig kristallinische Kuchen, sublimierter S., oder ein weißes, farb- und geruchloses, luftbeständiges Kristallpulver, kristallisierter S., von salzigem Geschmack; löslich in 3 Teilen kaltem, 1,3 Teilen siedendem Wasser und in 50 Teilen Weingeist. Die wässerige Lösung rötet infolge schwacher hydrolytischer Spaltung blaues Lackmuspapier schwach. In der Hitze ist er flüchtig, ohne vorher zu schmelzen.

Das Salz kam in früheren Jahrhunderten ausschließlich aus Ägypten, wo es durch Verbrennung des Kamelmistes und Sublimation des entstandenen Rußes unter Zusatz von Kochsalz hergestellt wurde. Von dem Tempel des Jupiter Ammon wird der Name Sal ammoniacum abgeleitet. Heute wird es aus den Gaswässern hergestellt, indem man diese entweder unmittelbar mit Salzsäure sättigt und den so entstandenen Salmiak durch Umkristallisieren reinigt, oder besser, indem man, wie in der vorigen Abhandlung beschrieben, das Ammoniakgas aus den Gaswässern durch Erhitzen mit Kalkmilch austreibt und, statt in reines Wasser, in Salzsäure leitet. Oder man geht von synthetisch hergestelltem Ammoniakgas aus und bringt dieses mit Salzsäure zusammen. Das sublimierte Ammoniumchlorid wird vielfach durch Erhitzen einer Mischung von Natriumchlorid mit Ammoniumsulfat hergestellt. Man wählt diesen Weg, weil das Ammoniumsulfat leichter zu reinigen ist als das Ammoniumchlorid. Das sublimierte Salz ist viel reiner als das kristallisierte, das oft bedeutende Mengen von Eisen enthält.

$$(NH_4)_2SO_4 + 2\,NaCl = 2\,NH_4Cl + Na_2SO_4$$
Ammoniumsulfat + Natriumchlorid = Ammoniumchlorid + Natriumsulfat.

Die Sublimation geschieht aus gußeisernen, mit feuerfestem Stoff ausgesetzten Kesseln, in welchen der Salmiak bzw. die oben angegebene Mischung durch mäßiges Erhitzen von allem Wasser befreit wird. Auf den flachen Rand des Kessels wird alsdann eine gewölbte, gußeiserne Schale gestülpt, die in der Mitte eine mit einer Eisenstange verschließbare Öffnung hat. An diese obere, durch einen Luftstrom gekühlte Schale setzt sich das im unteren Kessel verflüchtigte Ammoniumchlorid in Krusten an. Die Eisenstange, die die Öffnung verschließt, wird von Zeit zu Zeit gelüftet, um den Gang der Sublimation zu beobachten oder nicht verdichtete Dämpfe abzulassen (Abb. 480). Will man ein reines kristallisiertes Ammoniumchlorid haben, **Ammonium chloratum purum**, wird der sublimierte Salmiak in siedendem Wasser aufgelöst und die Lösung bis zum Erkalten gerührt. Man erhält dann ein feines Kristallmehl, das man trocknet.

Im Handel unterscheidet man die chemisch reine D.A.B.-Ware, ferner A. ch. album crystallisatum 98—100% technisch rein und A. ch. album crystallisatum 70—75%, außerdem graue, grob kristallisierte Ware 98—100% und bringt Ammoniumchlorid in Fässern von 50 und 100 kg in den Handel. Vom sublimierten Salz sind prima weiße und sekunda gelbliche Stücke in Fässern von 250—300 kg im Handel. Kleinere gelbliche Brocken kommen als Hundezähne in den Handel

Gruppe der Alkalimetalle. 737

Anwendung. In der Heilkunde als schleimlösendes Mittel, sowohl innerlich, bis zu 1 g, als auch in Form von Einatmungen. Technisch in der Färberei; in der Galvanoplastik, in der Kunsttöpferei, der Keramik, zum Löten und Verzinnen kupferner Gefäße, denn der Salmiak löst, da er leicht zersetzbar ist, in der Wärme alle in Salzsäure löslichen Metalloxyde auf und stellt eine reine, metallische Oberfläche her; ferner zu sog. Kältemischungen, da beim Lösen des Salzes in Wasser eine starke Kälte entsteht, als Feuerschutzmittel, um Glanz von getragenen Stoffen zu entfernen, und endlich zu elektrischen Batterien.

Nachweis. Die wässerige Lösung gibt mit Silbernitratlösung einen weißen, käsigen, in Ammoniakflüssigkeit löslichen Niederschlag und entwickelt, mit Natronlauge erwärmt, Ammoniak.

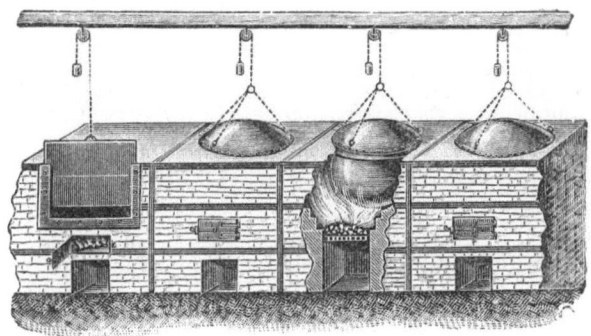

Abb. 480. Salmiaksublimation.

$$NH_4Cl + NaOH = NH_3 + NaCl$$
Ammoniumchlorid + Natriumhydroxyd = Ammoniak + Natriumchlorid
$$+ H_2O$$
$$+ Wasser.$$

Diese wässerige Lösung rötet blaues Lackmuspapier schwach, infolge teilweiser Dissoziation des Ammoniumchlorids in Ammoniumionen˙ und Chlorionen'.

Prüfung nach D.A.B.

1. Die mit 3 Tropfen verdünnter Essigsäure versetzte wässerige Lösung (1 + 19) darf weder durch 3 Tropfen Natriumsulfidlösung (**Schwermetall**), noch

2. durch Bariumnitratlösung (**Schwefelsäure**),

3. noch durch Ammoniumoxalatlösung (**Kalziumsalze**) verändert, noch

4. mit etwas Salzsäure angesäuert, auf Zusatz von Eisenchloridlösung gerötet werden (**Ammoniumthiozyanat**),

5. und durch 0,5 ccm Kaliumferrozyanidlösung nicht sofort gebläut werden (**Eisenchlorid**).

6. Ein Gemisch von 1 g Ammoniumchlorid und 3 ccm Natriumhypophosphitlösung darf nach viertelstündigem Erhitzen im Wasserbade keine dunklere Färbung zeigen (**Arsen**).

7. 1 g des Salzes, mit 1 ccm Salpetersäure im Wasserbade zur Trockne verdampft, muß einen weißen, höchstens am Rand etwas gelblichen, bei höherer Wärme flüchtigen Rückstand geben. Sind Brenzstoffe zugegen, so wird der Rückstand gelb bzw. rot sein.

† Ammónium jodátum. Ammónium hydrojódicum.
Ammoniumjodid. Jodammonium. Jodwasserstoffsaures Ammonium. Jodhydrate d'ammoniaque. Jodure d'ammonium. Ammonii iodidum. Ammonium iodide.

$$NH_4J.$$

Rein weißes, geruchloses, kristallinisches Pulver von stark salzigem Geschmack. An der Luft wird es sehr leicht gelb und riecht dann schwach nach Jod. In gleichen Teilen kaltem Wasser ist es löslich, die Lösung reagiert infolge hydrolytischer Spaltung deutlich sauer, ferner löslich in 8—9 Teilen Weingeist. Es wird dargestellt durch Wechselwirkung von Kaliumjodid und Ammoniumsulfat.

$$2\,KJ \;+\; (NH_4)_2SO_4 \;=\; 2\,NH_4J \;+\; K_2SO_4$$
Kaliumjodid + Ammoniumsulfat = Ammoniumjodid + Kaliumsulfat.

Durch Hinzufügen des doppelten Raumteils Weingeist fällt man das Kaliumsulfat aus und bringt die Lösung des Ammoniumjodids unter Zusatz von etwas Salmiakgeist zur Kristallisation oder dampft bis zur Trockne ein.

Aufbewahrung. Das Salz muß noch warm in kleine Gläser gefüllt und gut vor Feuchtigkeit geschützt aufbewahrt werden. Es zieht sehr leicht Feuchtigkeit an, wird dann zum Teil zersetzt und durch Ausscheidung von etwas Jod gelb gefärbt.

Anwendung findet es als Heilmittel in gleicher Weise wie das Kaliumjodid und in der Photographie.

Nachweis. In einem Probierröhrchen mit Natronlauge übergossen, entwickelt das Salz freies Ammoniak. In der wässerigen Lösung entsteht durch Bleiazetat ein goldgelber Niederschlag.

Ammónium bromátum. Ammónium hydrobrómicum.
Ammoniumbromid. Bromammonium. Bromwasserstoffsaures Ammonium. Bromhydrate d'ammoniaque. Bromure d'ammonium. Ammonii bromidum. Ammonium bromide.

$NH_4Br.$ Molekulargewicht 97,96.

Ein weißes, kristallinisches, erhitzt flüchtiges Pulver, geruchlos und von salzigem Geschmack; löslich ist es in 2 Teilen kaltem Wasser und 150 Teilen Weingeist von 90%.

Es wird dargestellt entweder durch Umsetzen einer wässerigen Lösung von Kaliumbromid mit Ammoniumsulfat, Ausscheiden des entstandenen Kaliumsulfats durch Zusatz von Weingeist und nachheriges Kristallisieren oder durch vorsichtige Sublimation eines Gemisches von 100 Teilen trockenem Kaliumbromid und 55 Teilen Ammoniumsulfat.

Anwendung. Als nervenberuhigendes Mittel, namentlich bei fallsüchtigen, epileptischen Zufällen. Ferner in der Photographie.

Nachweis. Die wässerige Lösung (1 + 19) rötet infolge teilweiser hydrolytischer Spaltung blaues Lackmuspapier schwach, färbt nach Zusatz von wenig Chlorwasser und Chloroform oder von Salzsäure und einigen Tropfen Chloramin und Chloroform letzteres rotgelb und entwickelt beim Erhitzen mit Natronlauge Ammoniak.

Prüfung nach D.A.B.

1. Die wässerige Lösung (1 + 9) darf nach Zusatz von wenigen Tropfen verdünnter Schwefelsäure sich nicht sofort gelb färben. Auch darf sich diese Mischung, mit etwas Chloroform geschüttelt, nicht gelb färben. (Prüfung auf **bromsaures Ammonium**.)

2. Die wässerige Lösung (1 + 19) werde weder durch Bariumnitratlösung (**Schwefelsäure**),

3. noch nach Zusatz von 3 Tropfen verdünnter Essigsäure durch 3 Tropfen Natriumsulfidlösung (**Schwermetalle**) verändert.

4. Eine Mischung von 1 g Ammoniumbromid und 3 ccm Natriumhypo-

phosphitlösung darf nach viertelstündigem Erhitzen im siedenden Wasserbade keine dunklere Färbung annehmen (Arsen).

5. **Gehaltsbestimmung.** Durch Trocknen bei 100° darf der Gewichtsverlust nur 1% betragen.

† Ammónium fluorátum. A. hydrofluóricum.
Ammoniumfluorid. Fluorammonium. Fluorwasserstoffammonium.
Fluorure d'ammonium.

$$NH_4F.$$

Kleine, farblose, in Wasser leicht lösliche Kristalle, die durch Sublimation eines Gemisches von Natriumfluorid NaF und Ammoniumchlorid NH_4Cl gewonnen werden. Dampft man die wässerige Lösung ein, so bildet sich †Fluorammonium-Fluorwasserstoff $NH_4 \cdot HF$ als leicht feucht werdende, kristallinische Masse. Häufig enthält das Ammoniumfluorid selbst diese Verbindung und reagiert dann sauer. Sowohl in festem Zustand als auch in Lösung greift es das Glas an (Nachweis) und muß deshalb am besten in Guttaperchaflaschen aufbewahrt werden, oder man hilft sich, daß man die Gefäße innen mit einer Paraffinschicht sorgfältig überzieht.

Anwendung. Zum Glasätzen, auch zum Aufschließen von Silikaten. In der Kunsttöpferei, der Keramik, Galvanoplastik und in der Gärtechnik, der Zymotechnik, um Milch- und Buttersäuregärung zu verhüten. Auch zur Reinigung von Bierdruckgeräten.

Prüfung. Ammoniumfluorid muß sich beim Erhitzen auf Platinblech vollständig verflüchtigen.

Ammónium rhodanátum. A. sulfocyanátum. A. rhodánicum. A. sulfocyánicum. A. thiocyánicum. Rhodanammonium.
Ammoniumrhodanid. Sulfozyanammonium. Ammoniumsulfozyanid. Ammoniumrhodanat. Ammoniumsulfozyanat. Ammoniumthiozyanat.
Sulfocyanure d'ammonium.

$$(NH_4)CNS.$$

Hinsichtlich der Bezeichnungen s. S. 652.

Es bildet kleine, prismatische, dem Ammoniumchlorid ähnliche, sehr leicht Feuchtigkeit anziehende Kristalle; geruchlos und von salzigem, leicht kühlendem Geschmack. Das Salz wird dargestellt durch Eintragen von 25 Teilen Schwefelkohlenstoff in ein Gemisch aus 100 Teilen starker Ammoniakflüssigkeit und 100 Teilen Weingeist.

$$4\,NH_3 + CS_2 = (NH_4)CNS + (NH_4)_2S$$

Ammoniak + Schwefelkohlenstoff = Ammoniumthiozyanat + Ammoniummonosulfid.

Man destilliert nach 24 Stunden $^2/_3$ der Flüssigkeit ab und dampft den Rückstand zur Kristallisation ein.

Anwendung. In der Photographie und in der Färberei und Zeugdruckerei.

Nachweis. Ammoniumthiozyanat gibt mit Eisenoxydsalzlösungen tiefblutrote Färbungen. Mit Natronlauge erhitzt, macht sich ein stechender Geruch nach Ammoniak bemerkbar.

Schwefelverbindungen des Ammons.

Ammónium sulfurátum. Ammónium sulfhýdricum.
Ammoniumsulfid. Schwefelammon. Ammoniummonosulfid. Ammoniumsulfhydrat.

Liquor Ammónii hydrosulfuráti. Schwefelammoniumlösung. Sulfure d'ammonium. Sulfhydrate d'ammoniaque. Ammonium sulphide. Ammonium hydrosulphate.

$$I.\ (NH_4)_2S. \quad II.\ (NH_4)HS.$$

Das Ammoniummonosulfid kann durch Zusammenbringen von 1 Raumteil Schwefelwasserstoffgas und 2 Raumteilen Ammoniakgas bei Anwendung von Kälte erhalten werden. Es bildet dann farblose Kristalle

$$2\,NH_3 + H_2S = (NH_4)_2S$$

Ammoniak + Schwefelwasserstoff = Ammoniummonosulfid.

Es zerfällt aber sehr bald in Ammoniak und Ammoniumhydrosulfid.

So kommt nur das Ammoniumhydrosulfid in Betracht.

Dieses sehr wichtige und viel gebrauchte Reagens, um Metalle nachzuweisen, wird hergestellt durch Einleiten von gewaschenem Schwefelwasserstoffgas in Ammoniakflüssigkeit von 10% bis zur vollen Sättigung.

$$NH_4OH + H_2S = (NH_4)HS + H_2O$$
Ammoniakflüssigkeit + Schwefelwasserstoff = Ammoniumsulfhydrat + Wasser.

Es bildet frisch eine fast farblose, später mehr gelbe, nach Ammon und faulen Eiern stinkende Flüssigkeit, eine Folge der Entstehung von Ammoniumdisulfid und Ammoniumthiosulfat

$$4 (NH_4)HS + 5 O = (NH_4)_2S_2 + (NH_4)_2S_2O_3 + 2 H_2O$$
Ammoniumsulfhydrat + Sauerstoff = Ammoniumdisulfid + Ammoniumthiosulfat + Wasser.

Die Lösung von Ammoniumsulfhydrat wird unter der Bezeichnung **Schwefelammoniumlösung** besonders in der Analyse benutzt. Sie muß aber in gut geschlossenen, ganz gefüllten Gläsern aufbewahrt werden, da sie sich durch weitere Aufnahme von Sauerstoff der Luft in Ammoniumsulfat und freien Schwefel zersetzt.

$$4 (NH_4)HS + 10 O = 2 (NH_4)_2SO_4 + 2 S + 2 H_2O$$
Ammoniumsulfhydrat + Sauerstoff = Ammoniumsulfat + Schwefel + Wasser.

Anwendung. In der Färberei, Druckerei und in der Galvanoplastik.

Sauerstoffsalze des Ammons.

Ammónium carbónicum. Sal volátile. Ammoniumkarbonat.

Kohlensaures Ammonium. Flüchtiges Salz. Hirschhornsalz. Geistersalz. Flüchtiges englisches Salz. Carbonate d'ammoniaque. Sesquicarbonate d'ammoniaque. Alcali volatil concret. Sel volatil d'Angleterre. Ammonium carbonate. Ammonii carbonas.

$$NH_4HCO_3 + NH_4NH_2CO_2 \text{ oder } CO\begin{cases}O(NH_4)\\OH\end{cases} + CO\begin{cases}O(NH_4)\\NH_2\end{cases}$$

Molekulargewicht 157,12.

Es besteht entweder entsprechend der Formel aus fast gleichen Teilen Ammoniumbikarbonat und Ammoniumkarbaminat oder lediglich aus Ammoniumbikarbonat, das auch unter der Bezeichnung A.B.C.-Trieb im Handel ist. Beide Handelswaren sind vom D.A.B. zugelassen. Das karbaminsaure Ammonium, das Ammoniumkarbaminat ist anzusehen als neutrales Ammoniumkarbonat, dem 1 Molekül Wasser entzogen ist.

$$NH_4NH_4CO_3 = NH_4NH_2CO_2 + H_2O$$
Neutrales Ammoniumkarbonat = Ammoniumkarbaminat + Wasser.

Hirschhornsalz bildet harte, zuweilen strahlig kristallinische, durchsichtige Krusten, an der Oberfläche gewöhnlich leicht mit weißem Pulver bedeckt, oder ein weißes kristallinisches Pulver, von stark ammoniakalischem Geruch und laugenhaftem Geschmack; es ist in 5 Teilen kaltem Wasser löslich und vollständig flüchtig.

Es wird durch Sublimation eines Gemisches von Ammoniumsulfat oder seltener Ammoniumchlorid mit Kalziumkarbonat (Kreide) unter Zusatz von etwas Kohle bereitet; Kalziumsulfat bzw. Kalziumchlorid bleibt in der Retorte zurück, während sich das Ammoniumkarbonat des Handels und Ammoniak verflüchtigen. Die Dämpfe des Ammoniumkarbonats des Handels werden verdichtet und die Ammoniakdämpfe durch verdünnte Schwefelsäure geleitet.

$2\,(NH_4)_2SO_4 \quad + \quad 2\,CaCO_3 \quad = \quad (NH_4HCO_3 + NH_4NH_2CO_2$
Ammoniumsulfat + Kalziumkarbonat = Ammoniumkarbonat des Handels
$+ \quad 2\,CaSO_4 \quad + \quad NH_3 \quad + \quad H_2O$
+ Kalziumsulfat + Ammoniak + Wasser.

In früheren Zeiten wurde es durch trockene Destillation von Knochen, auch wohl Hirschhorn, gewonnen, daher der Name Hirschhornsalz. Das hierbei erhaltene Erzeugnis war aber von so üblem Geruch nach brenzligem Öle, daß es sich nur sehr schwer reinigen ließ.

Es findet noch hier und da als **Ammonium carbonicum pyrooleosum** oder **Sal Cornu Cervi** als Heilmittel Verwendung.

Anwendung. Das Hirschhornsalz wird als Heilmittel seltener angewendet als schweißtreibendes Mittel, auch als Riechmittel bei Schnupfen; dagegen in bedeutenden Mengen in der Bäckerei zum Lockermachen des Teiges; in der Wollwäscherei, um Glanz von getragenen Stoffen zu entfernen und zur Verstärkung der Hefe.

Die **Aufbewahrung** muß sehr sorgfältig sein, sie geschieht am besten in gut schließenden Steinkruken, für die kleineren Mengen in Glashäfen, deren Stöpsel durch Aufstreichen von Talg noch besser gedichtet werden können. Diese Vorsicht ist notwendig, da das Ammoniumkarbaminat an der Luft sich leicht in Ammoniak und Kohlendioxyd spaltet und entweicht.

$$NH_4NH_2CO_2 \quad = \quad 2\,NH_3 \quad + \quad CO_2$$
Ammoniumkarbaminat = Ammoniak + Kohlendioxyd.

Das Ammoniumbikarbonat, der A.B.C.-Trieb, ist nicht so leicht flüchtig. Das Pulvern darf nicht in metallenen, namentlich nicht messingenen, sondern nur in Steinmörsern geschehen, da andernfalls Spuren von Kupfer hineingelangen.

Nachweis. Hirschhornsalz, mit Säuren übergossen, braust auf. Erhitzt, verflüchtigt es sich.

Prüfung. 1. Werden 0,5 g Hirschhornsalz mit 5 ccm Natriumhypophosphitlösung $^1/_4$ Stunde lang im siedenden Wasserbad erhitzt, so darf sich keine dunklere Färbung zeigen (Arsen).

2. Versetzt man die wässerige Lösung (1 + 19) mit 3 Tropfen Silbernitratlösung (1 + 19) und übersättigt sie mit Salpetersäure, so darf sie nicht gebräunt werden (Thioschwefelsäure).

3. Die mit Essigsäure schwach angesäuerte wässerige Lösung (1 + 19) darf weder durch 3 Tropfen Natriumsulfidlösung (Schwermetalle), noch

4. auf Zusatz von Bariumchloridlösung (Ammoniumsulfat), noch

5. durch Ammoniumoxalatlösung (Kalziumsalze) verändert werden.

6. Endlich, namentlich bei Pulver, auf die Beimengung **fester, nicht flüchtiger Bestandteile**: eine nicht zu kleine Probe darf, auf dem Platinblech erhitzt, keinen Rückstand hinterlassen

(†) Ammónium dichrómicum, fälschlich auch **bichrómicum.**
Ammoniumdichromat. Dichromsaures Ammonium. Doppeltchromsaures Ammonium. Bichromate d'ammoniaque. Ammonium bichromate.

$$(NH_4)_2Cr_2O_7.$$

Gelbrote, in Wasser lösliche Kristalle, die beim Erhitzen unter Erglühen in grünes Chromoxyd, Wasser und Stickstoff zerfallen. Das Chromoxyd bleibt als lockere, grüne Masse zurück. Im übrigen von denselben Eigenschaften wie Kaliumdichromat (s. d.)

Man gewinnt es durch Vereinigung von Ammoniakflüssigkeit mit Chromsäureanhydrid.

Anwendung gleichwie Kaliumdichromat, jedoch zieht man es in der Photographie diesem vor, da die Lichtempfindlichkeit größer ist.

Nachweis. Schon beim Erhitzen zu erkennen.

Ammónium nítricum.
Ammoniumnitrat. Salpetersaures Ammonium. Ammonsalpeter.
Azotate ou nitrate d'ammoniaque. Ammonii nitras. Ammonium nitrate.

$$NH_4NO_3.$$

Farblose, leicht Feuchtigkeit anziehende, rhombische Prismen, die unter großer Wärmeaufnahme in 0,5 Teilen Wasser und Weingeist leicht löslich sind. Vorsichtig erhitzt, schmilzt es bei 160°, bei weiterer Erhitzung zerfällt es in Stickoxydul N_2O und Wasser. Geschmolzen wirkt es als starkes Oxydationsmittel.

Man gewinnt es durch Neutralisation von Salpetersäure mit Ammoniakflüssigkeit oder Ammoniumkarbonat und Eindampfen zur Kristallisation.

Anwendung. In kleinen Gaben als schweißtreibendes und harntreibendes Mittel, größere wirken giftig. Ferner als Düngemittel, zu Kältemischungen, zur Darstellung von Lachgas (Stickoxydul) und von Sprengkörpern, z. B. des Roburits, das aus Ammoniumnitrat, Chlornitrobenzol und Dinitrobenzol besteht. In der Galvanoplastik.

Nachweis. Die wässerige Lösung entwickelt beim Erhitzen mit Natronlauge Ammoniak. Beim Vermischen mit Schwefelsäure und überschüssiger Ferrosulfatlösung färbt sich die Lösung braunschwarz.

(†) Ammónium oxálicum. Ammoniumoxalat.
Neutrales Ammoniumoxalat. Diammoniumoxalat. Oxalsaures Ammonium.
Oxalate d'ammoniaque. Oxalate of ammonia. Ammonium oxalate.

$$(NH_4)_2C_2O_4 + H_2O \text{ oder } \begin{array}{l} COO(NH_4) \\ | \\ COO(NH_4) \end{array} \cdot H_2O.$$

Farblose, glänzende, säulenförmige Kristalle, die in etwa 23 Teilen Wasser löslich sind.

Man gewinnt es durch Neutralisation von Oxalsäure mit Ammoniak.

Anwendung. Als Reagens auf Kalziumsalze. Ferner in der Färberei und Druckerei und in der Galvanoplastik.

Nachweis. Die wässerige Lösung entwickelt beim Erhitzen mit Natronlauge Ammoniak. Mit Kalziumazetat versetzt, erhält man einen weißen Niederschlag von Kalziumoxalat, der in Essigsäure unlöslich, dagegen in Salzsäure und Salpetersäure löslich ist.

Ammónium phosphóricum.
Ammoniumphosphat. Diammoniumphosphat. Zweibasisch-phosphorsaures Ammonium. Zweibasisch-Ammoniumphosphat. Ammoniummonophosphat. Einfachsaures Ammoniumphosphat.
Phosphate d'ammoniaque (bibasique). Ammonium phosphate (bibacic).

$$(NH_4)_2HPO_4.$$

Farblose, große Kristalle oder weißes, kristallinisches Pulver, löslich in vier Teilen kaltem und 0,5 Teilen siedendem Wasser. Mit der Zeit zersetzt es sich teilweise, Ammoniak entweicht, und einbasisch-phosphorsaures Ammonium, Monoammoniumphosphat, Ammoniumbiphosphat $(NH_4)H_2PO_4$, das stark sauer reagiert, bleibt zurück, während das zweibasisch-phosphorsaure Ammonium neutral oder schwach sauer reagiert.

Man gewinnt es durch Eindampfen von Phosphorsäure, die mit Ammoniakflüssigkeit schwach alkalisch gemacht ist. Während des Eindampfens muß die Flüssigkeit durch öfteres Hinzufügen von Ammoniakflüssigkeit alkalisch erhalten werden.

H_3PO_4 $\quad\quad$ $2\,NH_4OH$ $\quad=\quad$ $(NH_4)_2HPO_4$ $\quad + 2\,H_2O$
Phosphorsäure + Ammoniakflüssigkeit = Diammoniumphosphat + Wasser.

Anwendung. In kleinen Mengen gegen Gliederreißen, Rheumatismus und Gicht. Technisch als Flammenschutzmittel zum Tränken von Geweben und Lichtdochten, ferner als Dungmittel und in der Färberei und Druckerei.

Aufbewahrung. In gut schließenden Gefäßen.

Nachweis. Die Lösung mit Natronlauge erhitzt, entwickelt Ammoniak. Erwärmt man die Lösung mit Silbernitrat, so erhält man einen gelben Niederschlag, der in Ammoniakflüssigkeit oder Salpetersäure löslich ist.

Ammónium sulfúricum. Ammoniumsulfat. Schwefelsaures Ammon. Sulfate d'ammoniaque. Ammonii sulfas. Ammonium sulphate.

$(NH_4)_2SO_4$.

Feine, weiße, seltener säulenförmige Kristalle, luftbeständig, von scharf salzigem Geschmack, löslich in 1 Teil heißem, 1½ Teilen kaltem Wasser; bei 140° schmelzen sie und zersetzen sich bei 280° in Ammoniak, Stickstoff und Wasser, während Ammoniumsulfit sublimiert. Im Handel kommt auch unreines schwefelsaures Ammonium vor, aus dem das reine durch Umkristallisieren gewonnen wird. Das Salz wird in großen Massen aus den Gaswässern durch Neutralisation mit Schwefelsäure gewonnen; es dient entweder zur Herstellung anderer Ammoniumsalze oder wegen seines hohen Stickstoffgehaltes als Zusatz zu Dungmitteln.

Das rohe Salz für Dungzwecke gewinnt man auch, indem man synthetisch oder aus Kalziumzyanamid, dem Kalkstickstoff, hergestelltes Ammoniak in Schwefelsäure leitet. Oder auch, wie es jetzt meist geschieht, man leitet in Wasser, dem sehr fein gemahlenes Kalziumsulfat, Gips untergemengt ist, synthetisch hergestelltes Ammoniakgas und Kohlendioxyd ein, filtriert die entstandene Ammoniumsulfatlösung von dem ausgefällten Kalziumkarbonat ab und dampft bis zur Kristallisation ein.

Oder man stellt aus synthetisch gewonnenem Ammoniak und schwefliger Säure Ammoniumbisulfat her und erhitzt dieses bei Vorhandensein von Kontaktstoffen. Es bildet sich Ammoniumsulfat und Schwefel fällt aus.

Anwendung. Auch als Feuerschutzmittel.

Nachweis. Die Lösung, mit Natronlauge erhitzt, entwickelt Ammoniak. Auf Zusatz von Bariumnitratlösung zeigt sich ein in verdünnten Säuren unlöslicher Niederschlag.

Ammónium persulfúricum. Ammónium hypersulfúricum.
Ammoniumpersulfat. Ammoniumhypersulfat. Überschwefelsaures Ammonium. Perschwefelsaures Ammonium. Persulfate d'ammoniaque. Ammonium persulphate.

$(NH_4)_2S_2O_8$.

Da die Über- oder Perschwefelsäure, $H_2S_2O_8$, keine sauren Salze bildet, gibt man ihr auch die Formel HSO_4 und demnach dem Ammoniumpersulfat auch NH_4SO_4.

Kleine, farblose Kristalle, die unter Zischen in 2 Teilen Wasser löslich sind. Im trocknen Zustande beständig, zersetzen sie sich feucht leicht unter Abgabe von Sauerstoff.

Man gewinnt es durch Elektrolyse einer gesättigten Ammoniumsulfatlösung:

$2\,(NH_4)_2SO_4$ $\quad=\quad$ $(NH_4)_2S_2O_8$ $\quad + 2\,NH_3 + 2\,H$
Ammoniumsulfat = Ammoniumpersulfat + Ammoniak + Wasserstoff.

Anwendung. Hauptsächlich in der Photographie, um Negative abzuschwächen, seltener als Mund- und Gurgelwasser. Ferner auch in der Zinkätzung, als Oxydationsmittel für Kupfer, dann als Erhaltungsmittel, Konservierungsmittel und Desinfektionsmittel; in der Färberei und Druckerei, und um durch Pyrogallol entstandene Flecke zu entfernen.

Nachweis. Aus einer Manganosulfatlösung schlägt es Mangansuperoxydhydrat nieder. Aus einer Jodkaliumlösung scheidet Ammoniumpersulfat Jod ab, aus einer starken Kaliumkarbonatlösung Kaliumpersulfat als kleine Kristalle.

Gruppe der Erdalkalimetalle.

Hierzu sind zu zählen Kalzium, Barium, Strontium und Radium.

Zweiwertige, stark elektropositive Elemente, die an feuchter Luft bald in Hydroxydverbindung übergehen. Wasser wird durch sie schon bei gewöhnlichem Wärmegrade zersetzt. Ihre Metalloxyde nennt man alkalische Erden; die Hydroxyde kaustische alkalische Erden.

Cálcium. Kalzium.
Ca 40,07. Zweiwertig.

Kalzium, den Alkalimetallen ähnlich, ist als Element ohne große Bedeutung. Man gewinnt es durch Elektrolyse, durch Schmelzflußelektrolyse, von geschmolzenem Kalziumchlorid oder unter Zusatz von Flußspat, Kalziumfluorid, es scheidet sich an der Kathode aus. Es ist ein silberweißes, glänzendes Metall, schwerer als Wasser (1,54). In seinen Verbindungen ist es außerordentlich verbreitet, besonders als Karbonat $CaCO_3$ im Kalkstein, Marmor, Kreide, Kalkspat, Muschelkalk und als Sulfat $CaSO_4$ im Gips, Alabaster, wasserfrei im Anhydrit. Ferner als Kalziumfluorid, Fluorkalzium, Flußspat CaF_2 und Chlorkalzium. Beim Glühen des Karbonats entweicht CO_2 und Kalziumoxyd bleibt zurück (s. *Calcium oxydatum*), das sich unter Erhitzen mit Wasser zu Kalziumhydroxyd $Ca(OH)_2$ verbindet und mit mehr Wasser Kalkbrei, Kalkmilch und schließlich Kalkwasser (s. *Aqua Calcariae*) gibt. Wasser, worin saures kohlensaures Kalzium, Kalziumbikarbonat, aufgelöst ist, heißt hartes Wasser. Es kann entkalkt werden durch Stehenlassen oder Erhitzen, wobei CO_2 entweicht und neutrales Kalziumkarbonat sich ausscheidet, oder durch Zusatz von Natriumkarbonat:

$$Ca(HCO_3)_2 + Na_2CO_3 = CaCO_3 + (NaHCO_3)_2$$

Kalziumbikarbonat + Natriumkarbonat = Kalziumkarbonat + Natriumbikarbonat.

Nachweis. In Kalziumsalzlösungen entsteht durch Ammoniumoxalat ein pulvriger Niederschlag, leicht löslich in Salz- und Salpetersäure, unlöslich in Essig- und Oxalsäure. Die nichtleuchtende Flamme wird durch Kalziumsalze gelbrot und erscheint durch ein Kobaltglas grünlich.

Verbindungen des Kalziums mit Sauerstoff.
Cálcium oxydátum. Calcária ústa. Calx usta.
Kalziumoxyd. Kalk. Gebrannter Kalk, auch **Ätzkalk. Chaux commune ou vive. Oxyde de calcium. Calx.**

CaO. Molekulargewicht 56,07.

Der gebrannte Kalk wird durch Glühen, Brennen von Kalkspat oder Kalkstein in eigenen Öfen, Kalköfen, auch Ringöfen, hergestellt, die entweder ein beständiges Arbeiten ermöglichen oder jedesmal frisch gefüllt werden müssen (Abb. 481 u. 482); auch Muschelschalen werden vielfach zum Kalkbrennen benutzt und geben einen für manche Zwecke sehr gesuchten gebrannten Kalk ab, den Muschelkalk, der nicht mit dem in der Natur in großen Mengen vorkommenden Muschelkalk, der aus Kalziumkarbonat besteht und ebenfalls zum Brennen verwendet wird, verwechselt werden darf. Durch das Brennen wird Kohlendioxyd aus dem Kalziumkarbonat ausgetrieben und Kalziumoxyd bleibt zurück, verunreinigt durch die Beimengungen des Rohstoffs, namentlich Magnesia Tonerde Eisenoxyd und Kieselsäure.

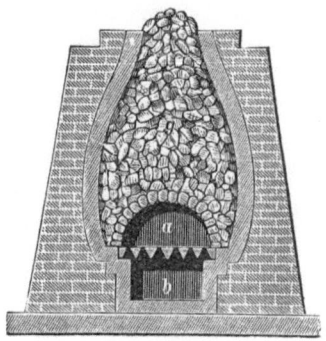

Abb. 481. Kalkofen

$$CaCO_3 = CaO + CO_2$$
Kalziumkarbonat = Kalziumoxyd + Kohlendioxyd.

Das entweichende Kohlendioxyd wird in Röhren aufgefangen, um weiter verwertet zu werden. Um das Kohlendioxyd schneller zu entfernen, sind die Röhren mit einer Saugvorrichtung in Verbindung. Eine 5% übersteigende Beimengung von Kieselsäure macht Kalkstein zum Brennen unbrauchbar, weil er dadurch zusammensintert. Wird frisch gebrannter Kalk mit Wasser besprengt oder mit etwas Wasser angemengt, so erhitzt er sich nach einigen Minuten unter chemischer Aufnahme des Wassers ganz bedeutend und zerfällt in ein feines, weißes Pulver. Kalziumoxydhydrat $Ca(OH)_2$, bzw. er wird zu Kalkbrei, Weißkalk.

$$CaO + H_2O = Ca(OH)_2$$
Kalziumoxyd + Wasser = Kalziumoxydhydrat.

Mit mehr Wasser angemengt, bildet dies die sog. Kalkmilch, Lait de chaux, Milk of lime. Kalziumhydroxyd wird ferner als Rückstand bei der Azetylengasherstellung aus Kalziumkarbid und Wasser als Azetylenschlamm, Karbidkalk gewonnen, sowie auch bei Zersetzung des Dolomits, Kalziummagnesiumkarbonats, um das Magnesiumkarbonat abzusondern, Graukalk. Azetylenschlamm dient als Düngemittel. Das Kalziumoxydhydrat ist in Wasser etwas löslich; eine solche Lösung ist als Kalkwasser, Aqua Calcariae, Eau de chaux, Lime-water vom D.A.B. vorgeschrieben. Wird Kalkbrei mit Sand gemischt, erhält man Mörtel, der zum Mauern dient. Dieser Mörtel erhärtet durch Aufnahme von Kohlendioxyd, er wird zu Kalziumkarbonat. Verwendet man zum Brennen einen an Kieselsäure und Ton (Aluminiumsilikat)

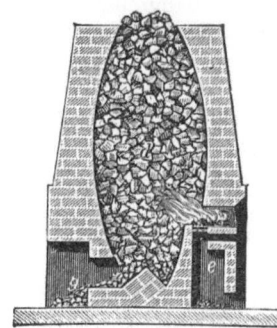

Abb. 482. Kalkofen für ununterbrochenen Betrieb.

reichen Rohstoff, brennt bis zum Zusammensintern und pulvert solchen gebrannten Kalk, so erhält man Zement oder hydraulischen Mörtel, und zwar je nach der Zusammensetzung Portlandzement, Romanzement, Puzzuolanzement und Hochofenschlackenzement. Zement hat die Eigenschaft mit Wasser zu einer steinharten Masse, Kalziumsilikat, zu erstarren, die desto fester wird, je länger sie mit Wasser zusammengebracht wird.

Ein besonders weißer, namentlich sandfreier Kalk kommt unter dem Namen Wiener Kalk, Calcaria viennensis, in den Handel. Er dient, entweder mit Öl oder Sprit fein gerieben, als Schleif- oder Putzmittel für Metallwaren. Er ist meist ein Gemisch von Kalziumhydroxyd und Kalziumkarbonat, enthält mitunter auch etwas Kalziumsulfat. Kalkbrei, aus sandfreiem, weißem, gebranntem Kalkstein hergestellt, wird in nicht zu dicker Schicht der Luft ausgesetzt. Das unter dem Namen Diamantine in den Handel kommende Putzpulver ist grauer und gepulverter gebrannter Kalk.

Ein chemisch reines Kalziumoxyd, wie es vom D.A.B. vorgeschrieben ist, stellt man aus Marmor her, Calcaria usta e Marmore.

Gebrannter Kalk zieht mit Begierde Feuchtigkeit und Kohlendioxyd aus der Luft an, ist daher in fest geschlossenen Gefäßen aufzubewahren. In der Knallgasflamme erstrahlt Kalziumoxyd mit stark weißem Licht (Drummonds Kalklicht).

Anwendung. Zu Bauzwecken als Mörtel, ferner als Desinfektionsmittel. Zur Darstellung des Aqua Calcariae; die feineren Sorten zu Putzzwecken.

Aqua Calcariae s. Calcis. Kalkwasser. 1 Teil gebrannter Kalk wird mit 4 Teilen Wasser gelöscht und unter Umrühren in einem gut geschlossenen Gefäße mit 50 Teilen Wasser gemischt. Nach einigen Stunden gießt man die Flüssigkeit fort und vermischt den Bodensatz mit weiteren 50 Teilen Wasser. Zum Gebrauch wird filtriert; das erhaltene Kalkwasser ist klar, farblos und infolge starker elektrolytischer Dissoziation in Hydroxylionen und Kalziumionen von stark alkalischer Reaktion. $Ca(OH)_2 = Ca^{..} + 2\ OH'$. In dem Kalkwasser sind geringe Mengen, etwa 0,15—0,17% Kalziumhydroxyd gelöst.

Beim Filtrieren ist der Luftzutritt möglichst zu vermeiden, da sich sonst durch die Kohlensäure der Luft Kalziumkarbonat ausscheidet.

$$Ca(OH)_2 + CO_2 = CaCO_3 + H_2O$$
Kalziumhydroxyd + Kohlendioxyd = Kalziumkarbonat + Wasser.

Beim Löschen des Kalkes ist zu beachten, daß dies mit großer Wärmeentwicklung verbunden ist, so daß entzündliche Gegenstände wie Holzteile leicht zur Entflammung kommen können. Auch muß man sich davor hüten Kalk ins Auge zu bekommen, niemals darf in solchem Falle nur Wasser angewendet werden, sondern man muß sofort etwas Zuckerlösung ins Auge träufeln.

Nachweis. Kalkwasser gibt nach Zusatz von Natriumazetatlösung mit Ammoniumoxalatlösung einen weißen Niederschlag.

Prüfung. Zum Neutralisieren von 100 ccm Kalkwasser sollen nicht weniger als 4 ccm und nicht mehr als 4,5 ccm Normal-Salzsäure erforderlich sein. Hierbei fügt man Phenolphthaleinlösung (1 + 99 verdünnter Weingeist) als Indikator hinzu 1 ccm Normal-Salzsäure entspricht 0,037045 Kalziumhydroxyd.

Haloidverbindungen des Kalziums.
Cálcium chlorátum crystallisátum. Kristallisiertes Kalziumchlorid.
Chlorkalzium. Chlorure de chaux cristallisé. Calcium chloride.

$$CaCl_2 + 6\ H_2O.$$

Große, säulenförmige Kristalle, vollständig wasserklar, an der Luft bald zerfließend; geruchlos, von bitterem, salzigem Geschmack; leicht löslich in Wasser und in Weingeist; die Lösung ist neutral; sie enthält die Ionen $Ca^{..}$ und $Cl'Cl'$. Während das wasserfreie, geschmolzene Salz beim Auflösen Wärme freigibt, entsteht beim Auflösen des kristallisierten Chlorkalziums Kälte. Eine Mischung aus gleichen Teilen Schnee und Kalziumchlorid erzeugt eine Kälte von —49°.

Kalziumchlorid erhält man bei vielen chemischen Vorgängen als Nebenerzeugnis, z. B. bei der Darstellung der Ammoniaksoda. Man reinigt diese Rückstände, dampft sie bis zur Sirupdicke ein und läßt kristallisieren. Dampft man die reine Kalziumchloridlösung in Porzellan- oder Silberschalen so weit ein, daß man ein krümliges Pulver erzielt, so bildet dies Calcium chloratum siccum, Chlorure de chaux anhydre, Calcium chloride anhydrous, ein leicht Feuchtigkeit anziehendes Präparat, das sich in Wasser unter Wärmeentwicklung löst.

Anwendung. Als Heilmittel gegen Heufieber. Zur Darstellung anderer Kalziumsalze, namentlich der Kalziumkarbonate in den Mineralwässern; ferner zu Kältemischungen, zu feuersicheren Anstrichen, als Zusatz zum Zement, um die Festigkeit zu erhöhen. Außerdem innerlich als Mittel gegen Frostleiden; man nimmt von einer 20prozentigen Lösung dreimal täglich einen Teelöffel voll. Schließlich auch als Nährmittel für Mensch und Tier.

Wird Kalziumchloridlösung bis zur Trockne eingedampft und dann in eisernen Schalen noch weiter erhitzt, so schmilzt der Salzrückstand. Man gießt nun die geschmolzene Masse aus, zerschlägt die Stücke und füllt sie noch warm in gut schließende Glasgefäße. Das so entstandene Calcium chloratum fusum, Chlorure de chaux liquide bildet mehr oder minder weiße, kristallinische Stücke, die mit großer Begierde Feuchtigkeit aus der Luft aufsaugen. Es dient zum Entwässern und Austrocknen chemischer Präparate, auch um das Beschlagen der Schaufenster zu verhindern. Geschmolzenes, dem Licht ausgesetztes Kalziumchlorid leuchtet von selbst, phosphoresziert im Dunkeln.

Nachweis. Die wässerige Lösung von Kalziumchlorid gibt, mit Ammoniumoxalat versetzt, auch bei großer Verdünnung einen weißen, in Essigsäure unlöslichen Niederschlag. Ferner, mit Silbernitrat versetzt, einen weißen, käsigen, in überschüssigem Ammoniak löslichen Niederschlag.

Das Kalziumchlorid darf nicht mit dem Kalziumchlorat, chlorsaurem Kalzium, Calcium chloricum $Ca(ClO_3)_2 + H_2O$, verwechselt werden. Es sind weiße, sehr leicht Feuchtigkeit anziehende Kristalle oder kristallinisches Pulver, die durch Sättigen von Kalziumkarbonat mit Chlorsäure erhalten werden.

Anwendung. Hauptsächlich in der Feuerwerkerei. Bei der Verwendung müssen dieselben Vorsichtsmaßregeln beachtet werden wie beim Kaliumchlorat (s. d.).

Nachweis. Die wässerige Lösung, mit Salzsäure erwärmt, färbt sich grüngelb und entwickelt Chlor. Mit Ammoniumoxalatlösung versetzt, erhält man einen weißen, in Essigsäure unlöslichen Niederschlag.

† Cálcium jodátum.
Kalziumjodid. Jodkalzium. Jodwasserstoffsaures Kalzium.
Iodure de calcium. Calcium iodide. Calcii iodidum.

$$CaJ_2.$$

Weißgelbliches, in Wasser und Weingeist lösliches, lichtempfindliches Pulver. Man gewinnt es durch Neutralisation von Jodwasserstoffsäure mit Kalziumkarbonat.

Anwendung. In der Photographie.

Aufbewahrung. In gut schließenden Gefäßen vor Licht geschützt.

Nachweis. Die wässerige Lösung gibt mit Ammoniumoxalatlösung einen Niederschlag von Kalziumoxalat, der in Essigsäure unlöslich ist. Fügt man der Lösung etwas Chlorwasser oder einige Tropfen Salzsäure und Chloraminlösung und Chloroform zu, so färbt sich das Chloroform violett.

Cálcium bromátum. **Kalziumbromid. Bromkalzium. Bromwasserstoffsaures Kalzium. Bromure de calcium. Calciumbromide. Calcii bromidum.**
$$CaBr_2.$$
Körnige, kristallinische Massen, die stark Feuchtigkeit anziehen und leicht zerfließen. In Wasser und Weingeist sehr leicht löslich.

Man gewinnt es durch Neutralisation von Bromwasserstoffsäure mit Kalziumkarbonat und Eindampfen der Lösung.

Anwendung. In der Photographie bei der Herstellung der Trockenplatten und lichtempfindlichen Papiere.

Aufbewahrung. In gut schließenden Gefäßen.

Nachweis. Die wässerige Lösung gibt mit Ammoniumoxalat einen Niederschlag von Kalziumoxalat, der in Essigsäure unlöslich ist. Fügt man der Lösung etwas Chlorwasser oder einige Tropfen Salzsäure und Chloraminlösung und Chloroform zu, so färbt sich das Chloroform rotgelb.

Cálcium fluorátum. Cálcium hydrofluóricum. Spathum fluóricum. **Kalziumfluorid. Flußspat. Fluorit. Fluorkalzium. Fluorwasserstoffsaures Kalzium. Spath Fusiblè. Fluorure de calcium. Flour spar.**
$$CaF_2.$$
Kalziumfluorid kommt in der Natur teils derb, teils in durchsichtigen, würfelförmigen, entweder glasklaren oder blau, auch grün gefärbten Kristallen vor. Geringe Mengen finden sich im Schmelz der Zähne und Knochen. In Wasser und verdünnten Säuren ist Kalziumfluorid so gut wie unlöslich. Nach gelindem Erwärmen leuchtet es von selbst, phosphoresziert es im Dunkeln. England, Norwegen, der Harz und das Erzgebirge liefern hauptsächlich Fluorkalzium. Doch gewinnt man es auch künstlich durch Erwärmen eines Gemisches von Kalziumchlorid- und Ammoniumfluoridlösung mit verdünnter Salzsäure. Gemahlen stellt Kalziumfluorid ein feines weißes oder gelblichgraues Pulver dar.

Anwendung. Dient zum Ätzen des Glases bzw. zur Darstellung der Fluorwasserstoffsäure (s. d.); in der Hüttenkunde, der Metallurgie, als Zusatz beim Schmelzen der Erze, um leichtflüssige Schlacken zu erzielen, daher sein Name Flußspat. Ferner in der Schmelzbereitung, Emaille.

Nachweis. Mit Schwefelsäure erhitzt, wird Fluorwasserstoff frei.

Kohlenstoffverbindungen des Kalziums.

Cálcium carburétum. **Kalziumkarbid. Carbure de calcium.**
$$CaC_2.$$
Unter dem Namen Karbide versteht man Verbindungen der Metalle mit Kohlenstoff. Von diesen Verbindungen hat das Kalziumkarbid eine große Wichtigkeit erlangt, weil es den Ausgangsstoff für die Darstellung des Azetylengases, auch des Kalziumzyanamids oder Kalkstickstoffs, des Aethylalkohols, der Essigsäure und des künstlichen Kautschuks Buna bildet.

Kalziumkarbid ist eine graue, metallisch glänzende, stark wasseranziehende, nach Knoblauch riechende Masse, die, mit Wasser zusammengebracht, sofort in Azetylen C_2H_2 und Kalziumoxydhydrat zerfällt.

$$CaC_2 \;+\; 2\,H_2O \;=\; Ca(OH)_2 \;+\; C_2H_2$$
Kalziumkarbid + Wasser = Kalziumoxydhydrat + Azetylen.

1 kg technisch reines Kalziumkarbid liefert 300 l, 1 kg chemisch reines 349 l Azetylengas.

Die Darstellung des Kalziumkarbids geschieht in der Weise, daß man ein Gemisch von gebranntem Kalk und Kohle, und zwar Holzkohle, Koks, Steinkohlengrus oder auch Sägespäne in eigens eingerichtete elektrische Glühöfen bringt und durch sehr starken elektrischen Strom einer Erhitzung von über 2000° aussetzt. Die Masse schmilzt hierbei unter Bildung von Kalziumkarbid.

$$CaO + 3C = CaC_2 + CO$$
Kalziumoxyd + Kohle = Kalziumkarbid + Kohlenmonoxyd.

Da die Erzeugung so starker elektrischer Strömung einen sehr großen Kraftaufwand bedingt, hat man die Fabriken von Kalziumkarbid dort angelegt, wo riesige Wasserkräfte vorhanden sind, z. B. am Rheinfall bei Schaffhausen, am Niagarafall und bei Talsperren.

Bringt man Kalziumkarbid mit Wasser zusammen, so entwickelt sich das Azetylengas derart stürmisch, daß bei nicht genügender Vorsicht Explosionen entstehen können; es ist daher Regel, daß man allmählich Karbid in kleinen Mengen in größere Mengen von Wasser einbringt, niemals umgekehrt.

Das Azetylen

$$C_2H_2 \text{ oder } C\!\!-\!\!H \atop \equiv \atop C\!\!-\!\!H$$

ist gasförmig, sehr giftig und diejenige Kohlenwasserstoffverbindung, welche den höchsten Prozentsatz an Kohlenstoff enthält. Es verbrennt bei gewöhnlichem Luftzutritt mit leuchtender, aber stark rußender Flamme; erhöht man aber den Zufluß der Luft, so hört die Rußabscheidung auf, und die Flamme wird blendend weiß und fast ebenso leuchtend wie elektrisches Bogenlicht. Gemische von Azetylengas und Luft, schon 3% Azetylengas genügen dazu, sind ungemein leicht explosiv. Der Geruch des aus Kalziumkarbid gewonnenen Azetylengases ist äußerst unangenehm und wird meist dadurch noch verschlimmert, daß sich Spuren von Phosphor- und Schwefelwasserstoff in dem Gase befinden, entstanden durch Verunreinigungen des angewandten Kalks. Um das Gas einigermaßen zu reinigen, läßt man es durch ein Gemisch von Chlorkalk und Ätzkalk gehen.

Ein Gemisch von Azetylengas und Sauerstoff — das **Azetylenknallgas** — liefert, angezündet, eine Hitze von weit über 3000° und findet Anwendung zum Schneiden und Bohren dicker Eisen- und Stahlplatten, sowie zum Schweißen.

Dissousgas, wie es auch für Kraftfahrzeuge benutzt wird, ist ein Gemisch von 1 Raumteil Azeton und 100 Raumteilen Äzetylen, es soll weniger gefährlich sein.

Anwendung. Zur Herstellung von Kalkstickstoff, Äthylalkohol, Essigsäure, Wasserstoff und Buna. Als Reinigungsmittel für Öle, um sie von Wasser und Schleimteilen zu befreien; ferner zur Vertreibung von Maulwürfen, indem man Stücke von Kalziumkarbid in die Gänge legt.

Der Handel erfordert aber große Vorsicht, und die Lagerung von Kalziumkarbid ist durch polizeiliche Vorschrift geregelt. Diese sagt folgendes:

Wer Azetylen herstellen oder Kalziumkarbid lagern will, hat dies spätestens beim Betriebsbeginn der Polizeibehörde anzuzeigen. Kalziumkarbid darf nur in trockenen, wasserdicht geschlossenen Gefäßen gelagert werden. Die Gefäße müssen gegen Zutritt von Feuchtigkeit geschützt sein; sie müssen die Aufschrift tragen: Karbid! Vor Nässe zu schützen!

Die Anwendung von Entlötungsgeräten oder von funkenreißenden Werkzeugen zum Öffnen der Gefäße ist verboten.

Im allgemeinen darf in jedem Lagerraum nur ein Karbidgefäß geöffnet sein. Zwei oder mehr geöffnete Gefäße sind zulässig, soweit ihr Karbidgehalt den voraussichtlichen Tagesbedarf nicht übersteigt. Geöffnete Gefäße sind mit wasserdicht schließenden oder übergreifenden wasserundurchlässigen Deckeln verdeckt zu halten.

Mengen bis zu 100 kg dürfen unter Beachtung der gegebenen Vorschriften ohne weitergehende Beschränkungen gelagert werden. Die Lagermenge kann ausnahmsweise bis auf 200 kg erhöht werden, wenn der über 100 kg hinausgehende Vorrat in luft- und wasserdicht geschlossenen Gefäßen aufbewahrt wird und diese Gefäße nur geschlossen abgegeben werden.

Zu beachten ist ferner, daß der Staub von Kalziumkarbid in gefährlicher Weise auf die Schleimhäute einwirkt, dadurch bedingt, daß er durch die den Schleimhäuten anhaftende Feuchtigkeit sofort zersetzt wird und Kalziumoxydhydrat entsteht.

Wird über durch elektrischen Strom glühend gemachtes, fein gemahlenes Kalziumkarbid bei etwa 1000° trockener Stickstoff bzw. möglichst sauerstofffrei gemachte Luft geleitet, so entsteht Kalziumzyanamid oder Kalkstickstoff, auch Stickstoffkalk genannt, der sich in Wasser zersetzt und allmählich in Kalziumnitrat übergeht

$$CaC_2 + 2N = CaCN_2 + C$$
Kalziumkarbid + Stickstoff = Kalziumzyanamid + Kohle.

Aus dem Kalziumzyanamid werden auch Zyankalium bzw. Zyannatrium und Ammoniak hergestellt.

Schwefelverbindungen des Kalziums.

Cálcium sulfurátum. Cálcium monosulfurátum. Calcária sulfuráta.
Kalziumsulfid. Kalziummonosulfid. Schwefelkalzium. Kalkschwefelleber. Sulfure de cálcium.

$$CaS$$

Weißgraues oder weißgelbes Pulver, das in trockener Luft geruchlos ist, in feuchter dagegen alsbald den Geruch nach Schwefelwasserstoff ausstößt. Von Wasser bedarf es 500 Teile zu seiner Lösung; mit Säuren übergossen, entwickelt es reichlich Schwefelwasserstoff. Setzt man Kalziumsulfid CaS dem Sonnenlicht aus, so leuchtet es von selbst, phosphoresziert im Dunkeln mit grünlichem bis violettem Lichte.

Dargestellt wird es durch Glühen eines Gemenges von gefälltem Kalziumsulfat mit Kienruß, in mit Deckel versehenem Tiegel.

$$CaSO_4 + 4C = CaS + 4CO$$
Kalziumsulfat + Kohle = Kalziumsulfid + Kohlenmonoxyd.

Anwendung findet es innerlich in kleinen Gaben (0,1 g) als Mittel gegen Grippe und Scharlach, äußerlich gegen Hautkrankheiten; es bildet einen Bestandteil der künstlichen Aachener Bäderseife. Ferner als Haarentfernungsmittel, als Depilatorium; in der Kunsttöpferei, der Keramik, Papierbereitung und zu leuchtenden Farben.

Sauerstoffsalze des Kalziums.

Cálcium acéticum. Kalziumazetat. Essigsaurer Kalk.
Holzessigsaurer Kalk. Acétate de chaux. Calcium acetate.

$$Ca(C_2H_3O_2)_2 + H_2O \text{ oder } \begin{array}{c}CH_3COO\\CH_3COO\end{array}\!\!\!\!>\!Ca + H_2O.$$

Das rohe Kalziumazetat wird durch Neutralisation des Holzessigs mit Ätzkalk gewonnen und als Holzkalk oder Weißkalk in der Färberei als Beize, zur Herstellung von Essigsäure und Essigessenz und anderer essigsaurer Salze gebraucht.

Das reine Kalziumazetat bildet weiße, an der Luft verwitternde, in Wasser leichte, in Weingeist nur schwierig lösliche Kristalle, die durch Neutralisation von verdünnter reiner Essigsäure mit Kalziumkarbonat erhalten werden.

Nachweis. Die Lösung, mit etwas Eisenchloridlösung versetzt, färbt sich tiefrot. Mit Ammoniumoxalat vermischt, erhält man einen weißen Niederschlag.

Cálcium carbónicum praecipitátum. Calcária carbónica pura.
Kalziumkarbonat. Gefällter kohlensaurer Kalk. Kohlensaures Kalzium.
Carbonate de chaux précipité. Craie préparée. Calcii carbonas praecipitatus.

$CaCO_3$. Molekulargewicht 100,07.

Feines, rein weißes, ziemlich leichtes Pulver, aus mikroskopisch kleinen Kristallen bestehend. Geruch- und geschmacklos, in Wasser so gut wie unlöslich, schwer löslich in kohlensäurehaltigem Wasser, leicht löslich unter Aufbrausen dagegen in Essigsäure oder Salzsäure. Mit Wasser geschüttelt und filtriert, darf das Filtrat höchstens Spuren von Chlor und Natriumkarbonat enthalten. Dargestellt wird das Präparat als Nebenerzeugnis durch Ausfällen aus der bei anderen Darstellungen entstandenen Kalziumchloridlösung durch Natriumkarbonat.

$$CaCl_2 + Na_2CO_3 = CaCO_3 + 2\,NaCl$$
Kalziumchlorid + Natriumkarbonat = Kalziumkarbonat + Natriumchlorid.

Geschieht die Fällung warm, indem man die Lösungen kochendheiß zusammengießt, so sind die Kristalle gröber, und das Pulver ist dann schwerer als bei kalter Fällung.

Mehr oder minder reines Kalziumkarbonat kommt in der Natur in unendlich großen Massen vor. Erdig als Kreide (s. d.); derb als Kalkstein, kristallinisch als Marmor, als Kalkspat, Doppelspat.

Anwendung. Innerlich gegen zu starke Säurebildung in den Verdauungswerkzeugen; vor allem zur Bereitung von Zahnpulvern, da es, ohne den Schmelz zu sehr anzugreifen, genügend hart ist, um reinigend zu wirken. Ferner in der Photographie.

Nachweis. Mit Säuren übergossen, braust Kalziumkarbonat unter Freiwerden von Kohlendioxyd auf. Die durch verdünnte Essigsäure bewirkte Lösung gibt mit Ammoniumoxalatlösung einen weißen Niederschlag.

Prüfung nach D.A.B.

1. Schüttelt man 3 g mit 50 ccm ausgekochtem Wasser, so darf das Filtrat rotes Lackmuspapier nicht blau färben (Kalziumhydroxyd, Alkalikarbonate).

2. 1 g Kalziumkarbonat muß sich in einer Mischung von 6 ccm verdünnter Essigsäure und 14 ccm Wasser beim Erwärmen klar lösen. Die Lösung mit 30 ccm Wasser verdünnt, darf

3. weder durch überschüssige Ammoniakflüssigkeit (Aluminiumsalze, Kalziumphosphat),

4. noch durch reichlichen Kalkwasserzusatz (Magnesium) eine Ausscheidung geben.

5. noch nach Zusatz von Salpetersäure durch Silbernitratlösung (1+19) innerhalb 5 Minuten mehr als weißlich getrübt werden.

6. Die unter Zusatz von Salzsäure bewirkte wässerige Lösung (1+49) darf durch 0,5 ccm Kaliumferrozyanidlösung (1+19), höchstens schwach gebläut werden (Eisen).

Cálcium hypochlorósum. Cálcium subchlorósum. Calcária hypochlorósa. Calcária chloráta. Calcária oxymuriática. Calcária subchlorósa. Calcária chlorínica. Calx chloráta. Chlorkalk.
Chlorure de chaux sec. Calx chlorinata. Chloride of lime.

Weißes oder schmutzigweißes, krümliges Pulver, an der Luft feucht werdend, alkalisch reagierend, von starkem, an Chlor erinnerndem Geruch und zusammenziehendem, scharfem Geschmack. In Wasser ist es nur z. T. löslich, es bleibt Kalziumhydroxyd zurück, vollständig unter Chlorgasentwicklung in verdünnter, kalter Salzsäure. Der Chlorkalk ist ein durchaus nicht gleichmäßig zusammengesetztes Präparat; er besteht aus wechselnden Mengen von Kalziumchlorid $CaCl_2$, Kalziumhypochlorit, unterchlorigsaurem Kalzium $Ca(ClO)_2$ und unzersetztem Kalziumoxyd CaO oder Kalziumhydroxyd $Ca(OH)_2$, wobei das Kalziumhypochlorit an das Kalziumchlorid gebunden ist, wahrscheinlich zu der Verbindung $Ca\!\!<^{OCl}_{Cl}$, indem aus frischem Chlorkalk das in Weingeist sonst lösliche Kalziumchlorid durch Weingeist nicht in Lösung erhalten wird.

Der Wert des Chlorkalks beziffert sich nach seinem Gehalt an wirksamem Chlor bzw. unterchloriger Säure, der zwischen 20—36% schwankt. Das D.A.B. verlangt einen Gehalt von mindestens 25% wirksamem Chlor. Die Bestimmung dieses Chlorgehalts geschieht auf volumetrischem Wege durch das Titrierverfahren, und zwar entweder, indem man die Menge des durch Chlor aus dem Jodkalium ausgeschiedenen Jods bestimmt, oder durch Überführung der arsenigen Säure in Arsensäure, oder der Eisenoxydulsalze in Oxydsalze durch die unterchlorige Säure. Der Chlorkalk wirkt vermöge seines Gehalts an unterchloriger Säure auf Pflanzenfarben bleichend, in vieler Beziehung ist er auch ein kräftiges Oxydationsmittel.

Seine Darstellung geschieht vielfach als Nebenbetrieb in den Sodafabriken nach Leblanc, um die ungeheuren Mengen Salzsäure, die hierbei gewonnen werden, z. T. zu verwerten. Sie geschieht in der Weise, daß man trockenes Chlorgas auf dünne Schichten gebrannten und durch Besprengen mit Wasser zu Pulver zerfallenen Kalkes leitet und die Kalkschicht öfter umschaufelt. Man hat hierbei darauf zu achten, daß die Wärme nicht über 25° steigt, weil sonst höhere Oxydationsstufen des Chlors, namentlich die Chlorsäure bzw. Kalziumchlorat, chlorsaures Kalzium $Ca(ClO_3)_2$ entstehen. Das Kalziumoxydhydrat nimmt das Chlorgas mit großer Begierde auf; die Umsetzung findet hierbei etwa in folgender Weise statt:

$2\,Ca(OH)_2 + 4\,Cl = Ca(ClO)_2 + CaCl_2 + 2\,H_2O$
Kalzium- + Chlor = Kalziumhypochlorit + Kalziumchlorid + Wasser.
hydroxyd

Vielfach soll in den Fabriken, nachdem die Sättigung vollendet ist, der fertige Chlorkalk mit weiterem Kalziumoxydhydrat gemengt oder gestreckt werden. Sofort nach der Fertigstellung muß die Ware in Fässer aus gut getrocknetem Holz gepackt werden.

Die Chemische Fabrik Griesheim-Elektron stellt einen hochprozentigen Chlorkalk her, dessen Gehalt an wirksamem Chlor 80—90% entspricht. In Kalkmilch wird unter beständigem Umrühren so lange Chlor geleitet, bis der Kalk fast gesättigt ist. Die erhaltene Chlorkalklösung wird nach dem Filtrieren bei großer Hitze in besonderen Geräten sehr schnell eingedampft. Es fällt dabei Kalziumhypochlorit in kristallisiertem Zustand aus und wird von dem in Lösung verbleibenden Kalziumchlorid getrennt. Dieser Chlorkalk hat

Gruppe der Erdalkalimetalle.

außerdem den Vorteil, daß er nicht so leicht feucht wird, da er nur geringe Mengen Kalziumchlorid enthält.

Bei der Aufbewahrung ist der Chlorkalk vor Feuchtigkeit Luft, Licht und Wärme möglichst zu schützen. Er zieht wegen seines Kalziumchloridgehaltes begierig Feuchtigkeit an; solchen feucht gewordenen Chlorkalk zersetzt die Kohlensäure der Luft sehr leicht.

$$Ca(ClO)_2 + CO_2 + H_2O = CaCO_3 + 2\ HClO$$
Kalzium- + Kohlendioxyd + Wasser = Kalzium- + unterchlorige Säure.
hypochlorit karbonat

Auch Licht und vor allem Wärme wirken zersetzend ein; es bildet sich Kalziumchlorid, und Sauerstoff wird frei:

$$Ca(ClO)_2 + CaCl_2 = 2\ CaCl_2 + 2\ O$$
Kalziumhypochlorit + Kalziumchlorid = Kalziumchlorid + Sauerstoff

Wenn eine solche Zersetzung begonnen hat, schreitet sie allmählich immer weiter fort, so daß sogar schon Zersprengungen noch nicht geöffneter Fässer vorgekommen sind. Der Chlorkalk wird überhaupt, auch in kleiner sorgfältiger Packung, mit der Zeit immer schwächer an Wirkung, indem das Kalziumhypochlorit sich nach und nach in Kalziumchlorid und Kalziumchlorat, $Ca(ClO_3)_2$, umwandelt. Der im Anbruch vorhandene Chlorkalk muß sich daher möglichst nach dem Verbrauche richten, damit er niemals alt wird. Eine weitere Vorsichtsmaßregel ist wegen der stark oxydierenden Eigenschaften der unterchlorigen Säure zu beachten; etwa verschütteter Chlorkalk darf nicht in die allgemeine Schmutzkiste geschüttet werden, namentlich, wenn sich darin mit Terpentinöl oder Fett getränkte Sägespäne oder Papiere befinden. Es kann durch solche Unvorsichtigkeit Feuer entstehen. Auch vor dem Einatmen des Staubes hat man sich möglichst zu schützen. Um den Chlorkalkgeruch, der den Händen ungemein lange anhaftet, zu entfernen, wäscht man diese am besten mit etwas Senfmehl und Wasser oder mit Natriumthiosulfat. Um Chlorkalk abgepackt vorrätig halten zu können, taucht man die fertiggemachten Packungen in eine Lösung von Kolophonium.

Anwendung. Der Chlorkalk findet technisch eine große Anwendung als kräftiges Bleichmittel teils für sich, teils umgewandelt als Natriumhypochlorit oder Kaliumhypochlorit, Eau de Javelle, Eau de Labarraque, indem man das Kalziumhypochlorit durch Kalium- oder Natriumkarbonat, auch durch Natriumsulfat, umsetzt; ferner in der Zeugdruckerei und als Desinfektionsmittel; auch in der Wundbehandlung zur Herstellung der Carrel-Dakinschen Lösung, einer Umsetzung von Chlorkalk und Natriumkarbonat unter Hinzufügung von Borsäure. In kleinen Mengen auch als Mittel gegen Frost.

Die Umsetzung von Chlorkalk und Natriumkarbonat geht folgendermaßen vonstatten:

I. $\quad Ca(ClO)_2 \ +\ Na_2CO_3\ =\ 2\ NaClO$
Kalziumhypochlorit + Natriumkarbonat = Natriumhypochlorit
$+\quad CaCO_3$
+ Kalziumkarbonat.

II. $\quad CaCl_2 \ +\ Na_2CO_3\ =\ 2\ NaCl$
Kalziumchlorid + Natriumkarbonat = Natriumchlorid
$+\quad CaCO_3$
+ Kalziumkarbonat.

III. $Ca(OH)_2$ + Na_2CO_3 = $2\,NaOH$
Kalziumhydroxyd + Natriumkarbonat = Natriumhydroxyd
+ $CaCO_3$
+ Kalziumkarbonat

Da die in Lösung gekommenen Mengen von Kalziumhydroxyd aber nur gering sind, so ist auch der Gehalt an Natriumhydroxyd nur klein.

In der Carrel-Dakinschen Lösung tritt durch den Zusatz der Borsäure eine Neutralisation ein. Die Lösung wirkt in Wunden dadurch keimtötend, daß Sauerstoff frei wird, indem sich das Natriumhypochlorit in Natriumchlorid und Sauerstoff spaltet.

$NaClO$ = $NaCl$ + O
Natriumhypochlorit = Natriumchlorid + Sauerstoff.

Nachweis. Mit Essigsäure übergossen, löst sich Chlorkalk unter reichlicher Chlorentwicklung auf. Wird die Lösung mit Wasser verdünnt und filtriert, so erhält man durch Ammoniumoxalatlösung in dem Filtrat einen weißen Niederschlag.

Gehaltsbestimmung. Man verreibt 5 g Chlorkalk mit Wasser zu einem Brei, den man mit Wasser in einen Meßkolben bis zu 500 ccm spült. 50 ccm dieser gut durchgeschüttelten Flüssigkeit, die nun 0,5 g Chlorkalk enthalten, werden mit einer Lösung von 1 g Kaliumjodid in 20 ccm Wasser gemischt und mit 20 Tropfen Salzsäure angesäuert. Nun fügt man Stärkelösung als Indikator hinzu und titriert mit $^1/_{10}$-Normal-Natriumthiosulfatlösung. Es müssen, um das ausgeschiedene Jod zu binden, mindestens 35 ccm $^1/_{10}$-Normallösung nötig sein, was einem Gehalt von 25% wirksamem Chlor entspricht. 1 ccm $^1/_{10}$-Normal-Natriumthiosulfatlösung = 0,003546 g wirksamem Chlor

Cálcium phosphóricum. Dikalziumphosphat. Kalziumphosphat. Phosphorsaurer Kalk. Sekundäres Kalziumphosphat oder Zweibasisch-Kalziumphosphát. Einfachsaures Kalziumphosphat. Phosphate bicalcique. Phosphate bibasique de chaux. Calcii phosphas. Calcium phosphate.

$Ca_2H_2(PO_4)_2 + 4\,H_2O$ oder $CaHPO_4 + 2\,H_2O$.

Leichtes, weißes, kristallinisches, geschmack- und geruchloses Pulver; es ist in Wasser nur wenig löslich, in verdünnter Essigsäure schwer, in Salzsäure oder Salpetersäure ohne Aufbrausen leicht löslich.

Es wird aus vollkommen reiner, eisenfreier Kalziumchloridlösung, die nach dem D.A.B. aus Marmor und verdünnter Salzsäure hergestellt wird, nach Ansäuerung mit Phosphorsäure durch Fällung mit zweibasischem Natriumphosphat, mit Dinatriumphosphat, dargestellt. Der entstandene Niederschlag wird gut ausgewaschen, um das entstandene Natriumchlorid zu entfernen, und getrocknet. Das erhaltene Salz ist Zweibasisch-Kalziumphosphat, Dikalziumphosphat.

$2\,CaCl_2$ + $2\,(Na_2HPO_4 + 12\,H_2O)$
Kalziumchlorid + Zweibasisch-Natriumphosphat
= $(Ca_2H_2(PO_4)_2 + 4\,H_2O)$ + $4\,NaCl$ + $20\,H_2O$
= Zweibasisch-Kalziumphosphat + Natriumchlorid + Wasser.

Anwendung. Innerlich in kleinen Gaben, namentlich bei zahnenden und drüsenkranken Kindern zur Förderung der Knochenbildung.

Nachweis: Die mit Hilfe von Salpetersäure hergestellte wässerige Lösung (1 + 19) des Kalziumphosphats gibt, mit Silbernitratlösung vermischt, nach vorsichtiger Neutralisierung mit verdünnter Ammoniakflüssigkeit einen gelben, dagegen mit verdünnter Essigsäure gekocht, mit Ammoniumoxalatlösung einen weißen Niederschlag. Mit Silbernitratlösung befeuchtet, wird Kalziumphosphat gelb; dies geschieht nicht, wenn es zuvor auf dem Platinblech längere Zeit geglüht war.

Prüfung nach D.A.B.

1. Wird 1 g Kalziumphosphat mit 3 ccm Natriumhypophosphitlösung $^{1}/_{4}$ Stunde im siedenden Wasserbad erhitzt, so darf es keine dunklere Färbung annehmen (Arsenverbindungen).

2. Die mit Hilfe von Salpetersäure hergestellte Lösung (1 + 19) darf durch Silbernitratlösung (Salzsäure) höchstens schwach weißlich getrübt werden,

3. durch Bariumnitratlösung nicht sofort verändert werden (Schwefelsäure) und muß,

4. mit überschüssiger Ammoniakflüssigkeit versetzt, einen reinweißen Niederschlag von Trikalziumphosphat geben, der durch 3 Tropfen Natriumsulfidlösung nicht dunkler gefärbt werden darf (Eisensalze). Ist Eisen zugegen, wird der Niederschlag grünlich ausfallen.

5. Der Glühverlust betrage 25—26 von 100 Teilen.

Futterkalk, sog. präzipitiertes Kalziumphosphat, besteht in der Hauptsache aus Zweibasisch-Kalziumphosphat, aus Dikalziumphosphat. Wird hergestellt durch Auflösen der Knochenasche oder des Phosphorits in Salzsäure und Neutralisieren der Lösung mit Kalkmilch. Der Niederschlag wird ausgewaschen und getrocknet.

Statt des Kalziumphosphats für Futterkalk darf nicht Kalziumkarbonat gegeben werden, da durch den großen Kohlensäuregehalt bei Tieren Verdauungsstörungen entstehen, die zum Tode führen können.

Der rohe phosphorsaure Kalk des Handels findet sich als Phosphorit oder wird durch Weißbrennen der Knochen gewonnen und ist neutrales oder dreibasisches oder tertiäres Kalziumphosphat, Trikalziumphoshat, $Ca_3(PO_4)_2$; er wird in gemahlenem Zustand (Knochenmehl) als Dungmittel angewendet, ist aber so gut wie unlöslich und wird deshalb für Düngezwecke meist durch Behandeln mit Schwefelsäure, durch Aufschließen in leichtlösliches Superphosphat übergeführt, das in der Hauptsache aus leichtlöslichem einbasischen oder zweifachsauren Kalziumphosphat, Monokalziumphosphat, Kalziumbiphosphat $CaH_4(PO_4)_2$ besteht.

$Ca_3(PO_4)_2$ + $2 H_2SO_4$ = $CaH_4(PO_4)_2$
Dreibasisches Kalzium- + Schwefelsäure = einbasisches Kalziumphosphat   phosphat
               + $2 CaSO_4$
               + Kalziumsulfat.

Dieses einbasische oder zweifachsaure Kalziumphosphat, Calcium phosphoricum acidum, Calcium biphosphoricum, Kalziumbiphosphat, Monokalziumphosphat wird auch in reinem Zustande hergestellt durch Eindampfen einer Lösung von drei- oder zweibasischem Kalziumphosphat in Phosphorsäure. Es bildet farblose, leicht feucht werdende Kristallblättchen, die sich in reichlich Wasser lösen. Dieses reine Salz wird mit Natriumkarbonat zusammen als Backpulver, Horsfordsches Backpulver, verwendet. Um das Feuchtwerden eines solchen Backpulvers zu verhindern, überzieht man das Kalziumbiphosphat ganz dünn mit völlig geschmacklosem flüssigen Paraffin.

$$CaH_4(PO_4)_2 \;+\; 2\,NaHCO_3 \;=\; Na_2HPO_4$$
Kalziumbiphosphat + Natriumbikarbonat = Dinatriumphosphat
(Einbasisch-   (Zweibasisch-
Kalziumphosphat)   Natriumphosphat)

$$+\; CaHPO_4 \;+\; 2\,CO_2 \;+\; 2\,H_2O$$
+ Dikalziumphosphat + Kohlendioxyd + Wasser.
(Zweibasisch-Kalziumphosphat)

Das dreibasische Kalziumphosphat wird aber auch durch Ausfällen einer Lösung von Dreibasisch-Natriumphosphat mit Kalziumchlorid und nachheriges Auswaschen des Niederschlages gewonnen (präzipitiertes Knochenmehl).

$$2\,Na_3PO_4 \;+\; 3\,CaCl_2 \;=\; Ca_3(PO_4)_2 \;+\; 6\,NaCl$$
Dreibasisch- + Kalziumchlorid = Dreibasisch- + Natriumchlorid.
Natriumphosphat   Kalziumphosphat

Cálcium hypophosphorósum. Calcária hypophosphorósa.
Kalziumhypophosphit. Unterphosphorigsaures Kalzium.
Hypophosphite de chaux. Calcii hypophosphis.

$Ca(H_2PO_2)_2$. Molekulargewicht 170,18.

Kleine, säulenförmige Kristalle oder weißes kristallinisches Pulver, löslich in 8 Teilen Wasser von 15°, in heißem Wasser nicht viel mehr löslich, unlöslich in Weingeist, geruchlos und von schwach laugenartigem Geschmack. Erhitzt, zersetzt sich das Salz in Kalziumpyrophosphat und selbstentzündlichen Phosphorwasserstoff, der mit starkleuchtender Flamme verbrennt, wobei sich in dem kälteren Teile des Probierrohres gelber und roter Phosphor niederschlagen.

$$2\,Ca(H_2PO_2)_2 \;=\; Ca_2P_2O_7 \;+\; 2\,PH_3 \;+\; H_2O$$
Kalzium- = Kalzium- + Phosphor- + Wasser.
hypophosphit pyrophosphat wasserstoff

Man stellt es durch Erwärmen her von fein verteiltem Phosphor, Kalziumhydroxyd und Wasser auf eine Wärme von 30°—40° unter öfterem Umrühren und Ergänzen des Wassers, bis kein Phosphorwasserstoff mehr entsteht.

$$3\,Ca(OH)_2 \;+\; 8\,P \;+\; 6\,H_2O \;=\; 3\,Ca(H_2PO_2)_2 \;+\; 2\,PH_3$$
Kalzium- + Phosphor + Wasser = Kalziumhypophosphit + Phosphorhydroxyd   wasserstoff.

Die Masse wird darauf mit Wasser verdünnt, die Flüssigkeit von dem Ungelösten durch Filtration getrennt, das mit in Lösung gegangene Kalziumhydroxyd durch Einleiten von Kohlendioxyd als Kalziumkarbonat ausgefällt und die abfiltrierte Flüssigkeit bei gelinder Erwärmung anfänglich eingedampft und darauf bei gewöhnlicher Wärme auskristallisiert.

Anwendung. Als Kräftigungsmittel zur Stärkung des Knochenbaues, in kleinen Mengen als Zusatz zur Lebertranemulsion. Größere Mengen wirken schädlich.

Nachweis. Die wässerige Lösung gibt mit Ammoniumoxalat einen weißen Niederschlag, der in Essigsäure fast unlöslich, in verdünnter Salzsäure leicht löslich ist. Silbernitrat ruft in der Lösung beim Erwärmen einen schwarzen Niederschlag hervor.

Prüfung nach D.A.B.

1. Ein Gemisch von 1 g Kalziumhypophosphit und 5 ccm Salzsäure darf

nach viertelstündigem Erhitzen im siedenden Wasserbade keine dunklere Färbung annehmen (Arsen).

2. Die wässerige Lösung muß neutral sein.

3. Die wässerige Lösung (1 + 19) darf nur ganz schwach trübe sein (Phosphorsäure, Kohlensäure).

4. Die wässerige klare Lösung (1 + 19) soll durch gesättigte, wässerige Kalziumsulfatlösung nicht getrübt werden (Bariumsalze),

5. nach dem Ansäuern mit verdünnter Salzsäure durch Bariumnitratlösung innerhalb 3 Minuten nicht verändert werden (Schwefelsäure).

6. Sie darf nach Ansäuern mit 10 Tropfen verdünnter Essigsäure durch Bleiazetatlösung (1 + 29 Weingeist) nicht sogleich getrübt werden (Phosphorsäure und phosphorige Säure)

7. und durch 3 Tropfen Natriumsulfidlösung nicht verändert werden (Schwermetalle).

8. Werden 10 ccm der mit etwas Salzsäure angesäuerten Lösung 0,5 ccm Kaliumferrozyanidlösung zugesetzt, so darf die Flüssigkeit nicht sofort blau werden (Eisensalze).

Cálcium sulfúricum oder Gypsum.
Kalziumsulfat. Schwefelsaures Kalzium. Schwefelsaurer Kalk. Gips
Sulfate de calcium. Plâtre. Gypse. Gyps.

$$CaSO_4 + 2\,H_2O.$$

Findet sich in großen Massen in der Natur vor als erdiger Gipsstein sowie als sog. Fasergips in faserigen Massen, auch kristallinisch als Gipsspat oder zu Tafeln spaltbar als Marien- oder Frauenglas oder Fraueneis, Glacies Mariae, dann körnig-kristallinisch, durchscheinend, marmorähnlich als Alabaster; endlich als wasserfreies Kalziumsulfat, sog. Anhydrit. Technisch verwendet wird vor allem der wasserhaltige, kristallinische Gips, den man durch Erhitzen in mit Rührwerk versehenen Pfannen oder in eisernen Trommeln oder in Backöfen oder auch in elektrischen Öfen auf 170°, von den zwei Molekülen Kristallwasser meist bis auf 7% = ½ Molekül Wasser befreit und so den Modellgips, Stuckgips, Calcium sulfuricum ustum, Calcaria sulfurica usta, Gypsum ustum, gebrannten Gips erhält. Dieses ausgetriebene Wasser nimmt der gebrannte, gepulverte und mit Wasser angemengte Gips leicht wieder auf, und die vorher breiige Mischung erhärtet dadurch zu einer festen Masse. Hierauf beruht seine große technische Wichtigkeit zur Herstellung von Formen, Kitten, Gipsverbänden und Mauerputz. Der beste Gips ist der Alabastergips. Will man das Erhärten verlangsamen, um eine größere Festigkeit der Masse zu erlangen, fügt man etwas Leimwasser oder gepulverte Eibischwurzel hinzu. Ein sehr langsam erhärtender Gips ist der Estrichgips, den man durch Erhitzen des Gipssteins auf über 1000° fast wasserfrei erhält. Fertiger Gipsguß erhält durch Tränken mit Paraffin eine größere Widerstandskraft. Wird ungebrannter Gips, mit Kaliumbisulfitlösung vermischt, längere Zeit dem Einflusse der Luft ausgesetzt, so entsteht künstlicher Syngenit, der die Bezeichnung Hartmarmor trägt. Marmorzement ist mit Kalialaun erhitzter Gips, der mit Wasser verrührt erst in etwa 5 Stunden erhärtet. Gebrannter Gips muß in gut geschlossenen Gefäßen und an trockenem Ort aufbewahrt werden, da er sonst leicht die Feuchtigkeit aus der Luft aufsaugt und dadurch unbrauchbar wird. Ebenso unbrauchbar wird er, wenn der Gips beim Brennen zu stark, auf etwa 300°, erhitzt, totgebrannt wird, weil er dadurch die Fähigkeit verliert, das ausgetriebene Wasser wieder leicht zu binden. Außer dem natürlich vorkommenden Gips ist noch **gefälltes Kalziumsulfat** unter der Bezeichnung **Annalin, präzipitiertes Kalziumsulfat** im Handel. Es wird hergestellt durch Ausfällen einer Kalziumchloridlösung mit Natriumsulfat, Auswaschen des Niederschlages und Trocknen bei einem nicht höheren Wärmegrad als 30°. Dieser Gips findet Verwendung in der Papierbereitung, als Untergrund, sog. Substrat für Farblacke und als Streckmittel für spezifisch leichte weiße Farben. Außerdem wird Gips auch vorteilhaft als Ersatz für Seife zum Keimfreimachen der Hände gebraucht. Gips löst sich in Wasser sehr schwer auf; eine kaltgesättigte Lösung heißt Gipswasser, sie dient als Reagens z. B. auf Bariumsalze. Man kann die Löslichkeit des Gipses erhöhen z. B. durch Zusatz von Natriumchlorid. Erhitzen des Wassers, um mehr Gips in Lösung zu bringen, ist zwecklos, die Lösung trübt sich meist, da sich Gips in heißem Wasser schwerer löst.

Cálcium sulfurósum. Kalziumsulfit. Schwefligsaurer Kalk.
Schwefligsaures Kalzium. Sulfite de chaux. Calcium sulphide.

$$CaSO_3 + 2\, H_2O.$$

Der schwefligsaure Kalk kommt in Pulverform, als **neutrales Salz**, als Kalziumsulfit, aber auch als sog. **doppeltschwefligsaurer Kalk, Kalziumbisulfit, saures schwefligsaures Kalzium, Calcium bisulfurosum**, in flüssiger Form, in wässeriger schwefliger Säure gelöst in den Handel. Das Kalziumbisulfit wird hergestellt durch Einleiten von schwefliger Säure in Kalkmilch bis zur Übersättigung. Die Lösung wird dann in einer Stärke von 5°—10° Bé, und zwar in Fässern oder Ballonen in den Handel gebracht. Das trockene Kalziumsulfit stellt man dadurch her, daß man Schwefligsäureanhydrid SO_2 über pulverförmiges Kalziumhydroxyd leitet, unter öfterem Umrühren der Masse.

Nachweis. Die Lösung des Kalziumsulfits entwickelt bei Zusatz von Schwefelsäure den Geruch von Schwefeldioxyd. Kalziumbisulfit zeigt den stechenden Geruch von Schwefeldioxyd. Beim Stehen an der Luft scheiden sich nadelförmige Kristalle von neutralem Kalziumsulfit aus.

Anwendung. Kalziumsulfit bzw. Bisulfit wird in der Technik in gleicher Weise wie die schweflige Säure angewendet, vielfach z. B. zum Spülen der Fässer in den Bierbrauereien, in der Bleicherei, um das Chlor zu entfernen, und in der Strohbleiche. Aus dem trockenen Kalziumsulfit muß die schweflige Säure jedoch erst durch Salzsäure frei gemacht werden.

Das Kalziumbisulfit wird ferner als **saure Sulfitlauge** sehr viel zum Verarbeiten des Holzes auf Zellstoff, auf Zellulose, verwendet. Die Zellulose dient zur Herstellung von Papier und Verbandwatte. Holz, vor allem Fichtenholz, wird zerkleinert und in eisernen geschlossenen Kesseln, die mit Bleiplatten und darüber befindlichen doppelten Lagen säurefester Steine ausgelegt sind, durch Einleiten von Dampf mit saurer Sulfitlauge ausgekocht. Hierdurch werden alle Stoffe des Holzes, die die Zellulose umhüllen, zusammenkleben, sie inkrustieren, löslich gemacht, und die Zellulose wird freigelegt. Man erhält so die **Sulfitzellulose, den Sulfitzellstoff**. Die zurückbleibende Lauge, die **Sulfitzellstoffablauge** oder **Sulfitablauge** enthält neben saurem Kalziumsulfit und freier schwefliger Säure an organischen Stoffen vor allem Harze, Gerbstoffe, Glykoside, Aldehyde, Lignin und dem Traubenzucker ähnliche Stoffe, sog. **Hemizellulose, Halbzellulose.** Diese Sulfitlauge findet z. B. als Klebmittel oder als Ersatz für Bohröle, überhaupt für alle möglichen

Zwecke, Verwendung. Man stellt auch daraus Alkohol her, indem man durch Behandlung der Sulfitablauge mit Schwefelsäure Zucker gewinnt, den man durch Gärung zersetzt; mit dieser Alkoholgewinnung aus Sulfitablaugen ist eine größere Anzahl Brennereien beschäftigt.

Nachweis der Sulfitablauge nach Procher-Hirst: Man vermischt 5 ccm einer Verdünnung von 2 g der Sulfitablauge auf 100 ccm destilliertes Wasser mit 0,5 ccm farblosem, wenn erforderlich frisch destilliertem Anilin, schüttelt kräftig durch und fügt 2 ccm Salzsäure (1,180 spez. Gewicht) hinzu. Es zeigt sich eine gelblichbraune, an der Oberfläche schwimmende Ausscheidung.

Außer dem Sulfitzelluloseverfahren wendet man auch zur Freilegung der Zellulose das Natronzellstoffverfahren an, indem man das zerkleinerte Holz unter Druck mit schwacher Ätznatronlauge kocht, als Rückstand erhält man die Natronzellstoffablauge, die neben Natriumverbindungen und einer dem Terpentinöl ähnlichen Flüssigkeit dieselben Bestandteile führt wie die Sulfitablauge. Werden die Ablaugen zur Trockne eingedampft, erhält man das Zellpech, und zwar Sulfitzellpech bzw. Natronzellpech. Sowohl die Ablaugen als auch die Peche sind in rohem und gereinigtem Zustande im Verkehr. Gereinigte Ablaugen sind von den Verbindungen der schwefligen Säure bzw. den Natriumverbindungen und Humusstoffen befreit und mehr oder weniger eingedampft. Gereinigte Zellpeche werden aus den gereinigten Ablaugen hergestellt, sie sind im Gegensatz zu den rohen Pechen auf dem Bruche glänzend und nicht matt.

Bárium. Barium. Ba 137,37. Zweiwertig.

Barium findet sich in der Natur namentlich als Witherit, Bariumkarbonat, $BaCO_3$, Barium carbonicum und als Schwerspat Bariumsulfat, Barium sulfuricum, $BaSO_4$. Man stellt es her durch elektrolytische Zerlegung, Schmelzflußelektrolyse, von geschmolzenem Bariumchlorid. Es ist ein silberweißes Metall, spezifisches Gewicht 3,75. Seine Verbindungen sind durch hohes spezifisches Gewicht ausgezeichnet. Die in Wasser oder verdünnten Säuren löslichen Salze sind giftig.

Nachweis. Bariumsalzlösungen geben mit Schwefelsäure oder Sulfaten einen weißen Niederschlag, der in verdünnten Säuren und Ätzalkalien unlöslich ist. Die nichtleuchtende Flamme wird durch lösliche Bariumsalze gelblichgrün. Kaliumchromat und Kaliumdichromat fällen aus Bariumsalzlösungen gelbes Bariumchromat, $BaCrO_4$, das zum Unterschiede von Bleichromat in Natronlauge nicht löslich ist.

Sauerstoffverbindungen des Bariums.

† Bárium oxydátum. Baryta caústica. Bariumoxyd. Baryt. Baryte.
Protoxyde de baryum.
BaO.

Kommt in verschieden reinem Zustand in den Handel, als weißes oder graues Pulver, das mit Begierde Feuchtigkeit und Kohlendioxyd aus der Luft anzieht. Mit Wasser angefeuchtet, erhitzt es sich wie gebrannter Kalk und wird dadurch zu Bariumoxydhydrat, Ätzbaryt ($Ba(OH)_2$). Es wird dargestellt durch Glühen eines Gemisches von Bariumnitrat und Bariumkarbonat mit Kohlenpulver.

$Ba(NO_3)_2$ + $BaCO_3$ + 2 C = 2 BaO + 2 NO_2 + 3 CO
Bariumnitrat + Barium- + Kohle = Barium- + Stickstoff- + Kohlen-
              karbonat   oxyd   dioxyd   monoxyd

Anwendung. In der Analyse und zur Darstellung des Barytwassers, in der Technik zur Herstellung von Milchglas. Giftig!

Nachweis. Die durch verdünnte Salpetersäure bewirkte Lösung gibt, mit Schwefelsäure versetzt, einen weißen, in verdünnten Säuren unlöslichen Niederschlag. Am Platindraht erhitzt, wird die Flamme grün gefärbt.

† Bárium hýperoxydátum. Bárium peroxydátum.
Bariumsuperoxyd. Bariumhyperoxyd. Bariumperoxyd. Bioxyde de baryum.

$$BaO_2.$$

Das Bariumsuperoxyd wird dargestellt zur Bereitung des Wasserstoffsuperoxyds und des Sauerstoffs. Außerdem findet es Verwendung als Bleichmittel, z. B. von Knochenteilen (Geweihbleiche) und Stroh und bei der Glasbereitung. Giftig! In reinem Zustande läßt es sich herstellen, indem man Bariumoxyd in einer Röhre bis zum Rotglühen erhitzt und trockenen Sauerstoff darüber leitet. Es bildet ein weißlichgraues, in kaltem Wasser schwer lösliches Pulver, in kochendem Wasser zerfällt es in Bariumoxyd und Sauerstoff. Mit Wasser zu einem dünnen Brei angerührt und einige Stunden stehengelassen, wird auf allmählichen Zusatz von starker Kaliumferrizyanidlösung ebenfalls Sauerstoff frei.

$$BaO_2 \ + \ 2\,K_3Fe(CN)_6 \ = \ K_6Ba(Fe[CN]_6)_2 \ + \ 2\,O$$
Bariumsuperoxyd + Kaliumferrizya- = Kalium-Barium- + Sauerstoff
nid ferrozyanid

Nachweis. In sehr verdünnter Salzsäure löst es sich unter Bildung von Bariumchlorid und Wasserstoffsuperoxyd; am Platindraht erhitzt, wird die Flamme grün gefärbt.

Haloidverbindungen des Bariums.

† Bárium chlorátum. Bárium hydrochlóricum. Barýta muriática.
Bariumchlorid. Chlorbarium. Chlorure de baryum. Chloride of barium.

$$BaCl_2 + 2\,H_2O. \quad \text{Molekulargewicht } 244{,}35.$$

Geruchlose, luftbeständige, farblose, tafelförmige Kristalle oder glänzende Schuppen; der Geschmack ist bitter, salzig. Löslich in 2½ Teilen kaltem sowie in 1½ Teilen kochendem Wasser. Die wässerige Lösung enthält die Ionen $Ba^{\cdot\cdot}$ und $Cl'Cl'$. Erhitzt, verliert das Bariumchlorid zuerst das Kristallwasser und schmilzt zuletzt beim Glühen. Es wird dargestellt durch Sättigung verdünnter Salzsäure mit Witherit (s. Abhandlung Barium carbonicum). Giftig!

Anwendung findet es in der Analyse als Reagens auf Schwefelsäure, ferner als Mittel gegen Kesselstein, zur Herstellung von Barytgetreide als Gift für Mäuse, des künstlich hergestellten Schwerspats Blanc fixe und anderer Bariumpräparate. Auch in der Färberei und Druckerei.

Nachweis. Bariumchlorid gibt, selbst in verdünnter Lösung, mit Schwefelsäure einen weißen, in Salpetersäure unlöslichen Niederschlag. Ferner, mit Silbernitratlösung versetzt, einen weißen, käsigen, in überschüssigem Ammoniak löslichen Niederschlag.

† Bárium sulfurátum. Bariumsulfid. Schwefelbarium.
Sulfure de baryum.

$$BaS.$$

Grauweißes oder rötlichweißes Pulver. Mit Wasser bildet es Bariumhydroxyd und Bariumsulfhydrat. Giftig!

$$2\,BaS \ + 2\,H_2O \ = \ Ba(OH)_2 \ + \ Ba(HS)_2$$
Bariumsulfid + Wasser = Bariumhydroxyd + Bariumsulfhydrat.

Dem Sonnenlicht oder Magnesiumlicht ausgesetzt, leuchtet es von selbst, phosphoresziert es im Dunkeln. Wird dargestellt durch Glühen eines Gemisches von 100 Teilen Bariumsulfat, 25 Teilen Steinkohle und 12 Teilen Roggenmehl in einem bedeckten hessischen Tiegel. Das Roggenmehl wird dabei ebenfalls zu Kohle.

$$BaSO_4 + 4C = BaS + 4CO$$
Bariumsulfat + Kohle = Bariumsulfid + Kohlenmonoxyd.

Anwendung. Zur Herstellung von Leuchtfarben. Ferner als Bologneser Leuchtsteine, die man erhält durch Glühen von 5 Teilen Bariumsulfat und 1 Teil Holzkohle, unter Hinzufügung von winzigen Mengen, etwa 0,01 g auf 1 kg von Salzen des Wismuts, Kupfers oder Silbers unter Luftabschluß. Zur Herstellung von Schwefelwasserstoff. Als Haarentfernungsmittel, als Depilatorium, darf es als kosmetisches Mittel nicht verwendet werden.

Sauerstoffsalze des Bariums.

† Bárium carbónicum. Barýta carbónica.
Bariumkarbonat. Kohlensaures Barium. Kohlensaurer Baryt.
Carbonate de baryum. Carbonate of barium.

$$BaCO_3.$$

Weißes, geruch- und geschmackloses Pulver, das erst im Knallgasgebläse Kohlendioxyd abgibt, erst in 15000 Teilen Wasser löslich; leicht dagegen löst es sich unter Aufbrausen in verdünnten Säuren, mit Ausnahme der Schwefelsäure. Giftig! Es kommt entweder künstlich dargestellt in den Handel als Ausfällungserzeugnis löslicher Bariumsalze mittels Karbonaten oder als Mineral Witherit in ganzem oder gemahlenem Zustande. Letzteres ist der Grundstoff zur Herstellung aller übrigen Bariumsalze.

$$BaCl_2 + Na_2CO_3 = BaCO_3 + 2 NaCl$$
Bariumchlorid + Natriumkarbonat = Ba

umkarbonat + Natriumchlorid.

Anwendung findet das Bariumkarbonat als Gift für Ratten und Mäuse; in der Kunsttöpferei, der Keramik, in der Feuerwerkerei, der Pyrotechnik; ferner dient es als Ausgangsmittel für andere Bariumsalze. Es wirkt wie alle Bariumsalze, Bariumsulfat ausgenommen, giftig, weil es im Magen durch dessen Säure in Lösung kommt.

Nachweis. Bariumkarbonat braust, mit verdünnter Salzsäure übergossen, auf. Die entstandene Lösung, mit etwas Schwefelsäure vermischt, gibt einen weißen, in verdünnter Säure unlöslichen Niederschlag.

† Bárium chlóricum. Barýta chlórica.
Bariumchlorat. Chlorsaures Barium. Chlorsaurer Baryt.
Chlorate de baryum. Chlorate of baryta.

$$Ba(ClO_3)_2 + H_2O.$$

Farblose, in 3—4 Teilen Wasser lösliche Kristalle. Die wässerige Lösung enthält die Ionen $Ba^{..}$ und ClO_3', ClO_3' gibt deshalb mit Silbernitrat keinen Niederschlag. Es wird dargestellt durch Umsetzung einer heißgesättigten Lösung von Kalziumchlorat mit einer heißgesättigten Lösung von Bariumchlorid. Giftig!

$$Ca(ClO_3)_2 + BaCl_2 = Ba(ClO_3)_2 + CaCl_2$$
Kalziumchlorat + Bariumchlorid = Bariumchlorat + Kalziumchlorid.

Anwendung. Hauptsächlich in der Feuerwerkerei und Sprengstoffherstellung. Doch sind genau dieselben Vorsichtsmaßregeln zu beachten wie beim Kaliumchlorat. Ferner in der Färberei und Druckerei.

Nachweis. Die wässerige Lösung, mit Salzsäure übergossen. färbt sich grüngelb und entwickelt reichlich Chlor.

† Bárium nítricum. Barýta nítrica.
**Bariumnitrat. Salpetersaurer Baryt. Salpetersaures Barium.
Nitrate de baryum. Azotate de baryum. Nitrate of baryta.**

$$Ba(NO_3)_2.$$

Farblose, luftbeständige Kristalle, löslich in 12 Teilen kaltem, 3½ Teilen kochendem Wasser, unlöslich in Weingeist. Dargestellt wird es durch Sättigung verdünnter Salpetersäure mit Witherit, Filtrieren und Kristallisieren. Oder dadurch, daß man heißgesättigte Lösungen von Bariumchlorid und Natriumnitrat zusammenbringt. Es scheidet sich das Bariumnitrat als kristallinisches Pulver aus und wird durch Umkristallisation gereinigt. Giftig!

Anwendung findet es in der Analyse und in der Feuerwerkerei zur Darstellung grüner Flammen. Ferner in der Druckerei und in der Kunsttöpferei, der Keramik.

Nachweis. Die wässerige Lösung gibt auf Zusatz von verdünnter Schwefelsäure einen weißen, in Säuren unlöslichen Niederschlag von Bariumsulfat. Am Platindraht erhitzt, wird die Flamme grün gefärbt.

Bárium sulfúricum. Barýta sulfúrica.
**Bariumsulfat. Schwefelsaures Barium. Schwefelsaurer Baryt. Blanc fixe. Schwerspat.
Sulfate de baryum. Sulfate of barium.**

$$BaSO_4.$$

Das Bariumsulfat kommt in der Natur in großen Lagern, z. B. in Thüringen, Harz, Rheinprovinz, Franken, Sachsen, Hessen, Schwarzwald in kristallinischer Form vor. Das Mineral, Schwerspat genannt, wird vorwiegend bergmännisch im Untertagebau gewonnen, aufs feinste gemahlen und geschlämmt und öfter mit etwas Blau vermischt in großen Massen in den Handel gebracht. Eine Zumischung von Blau erkennt man durch Aufträufeln von Terpentinöl. Der Schwerspat bildet in seinen besten Sorten ein rein weißes Pulver, geringere sind bis rötlich. Das reine Bariumsulfat ist nicht nur in Wasser, sondern auch in verdünnten Säuren vollständig unlöslich, nur konzentrierte Schwefelsäure löst es etwas auf. Es hat das hohe spez. Gewicht 4,500. Auch das künstlich dargestellte Bariumsulfat kommt in großen Mengen in den Handel. Es wird teils als Nebenerzeugnis bei manchen chemischen Vorgängen gewonnen, teils aus Witherit, dem natürlichen Bariumkarbonat oder aus natürlichem Schwerspat hergestellt. Den Witherit setzt man nicht unmittelbar mit Schwefelsäure um, weil er hierbei, wenn nicht staubfein gemahlen, zum größten Teil unzersetzt bleiben würde, indem er sich sofort mit einer Schicht von in verdünnten Säuren unlöslichem Bariumsulfat überziehen würde. Man führt den Witherit durch Sättigen mit Salzsäure zuerst in Bariumchlorid über und setzt dieses dann durch Schwefelsäure oder Natriumsulfat um in Bariumsulfat und Natriumchlorid. Verarbeitet man natürlichen Schwerspat, so wird er zuerst durch Glühen mit Kohle zu Bariumsulfid reduziert, dieses durch Salzsäure in Bariumchlorid und letzteres, wie bei Verarbeitung des Witherits, durch verdünnte Schwefelsäure oder Natriumsulfat in Bariumsulfat übergeführt. Das künstlich hergestellte Bariumsulfat kommt unter verschiedenen Namen in den Handel, z. B. Permanentweiß, Blanc fixe, Barýtweiß, Mineralweiß, Neuweiß, Schneeweiß, wenn im feuchten Zustande, worin man es vielfach läßt, weil es dadurch eine größere Deckkraft hat, als Blanc fixe en pâte.

Anwendung. Als völlig unschädliche Farbe zum Bemalen von Kinderspielzeug und in der Tapeten- und Zeugdruckerei; mit anderen Farben vermengt, ist Schwerspat das beliebteste Mittel zur Herstellung billiger Farbenmischungen, sowie als Substrat für Farblacke. Vielfach dient er auch zur Verfälschung bzw. Streckung des gepulverten Bleiweißes (s. d.) sowie als Füllstoff für Papiere. Auch wird er für photographische Aufnahmen mit Röntgenstrahlen innerlich angewendet. Unschädlich ist Bariumsulfat jedoch nur, wenn es kein Bariumchlorid, kein Schwefelbarium, Bariumsulfid, und kein Bariumkarbonat mehr enthält. Hierauf ist ganz besonders zu achten.

Nachweis. Man schmilzt das Bariumsulfat mit der vierfachen Menge wasserfreiem Natriumkarbonat, das vollständig frei von Schwefelsäure ist. Die Schmelze weicht man in Wasser auf, bringt sie auf ein Filter und wäscht mit Wasser gründlich aus. Den auf dem Filter gesammelten Niederschlag von Bariumkarbonat löst man darauf in verdünnter Essigsäure und fügt verdünnte Schwefelsäure hinzu, es zeigt sich ein weißer, in Säuren unlöslicher Niederschlag von Bariumsulfat. Die beim Auswaschen abfiltrierte Flüssigkeit wird darauf mit Salzsäure übersättigt und mit Bariumchloridlösung auf Schwefelsäure geprüft, es zeigt sich ebenfalls ein weißer Niederschlag von in Säuren unlöslichem Bariumsulfat.

Prüfung. 1. Auf lösliche Bariumsalze und Bariumkarbonat. 5 g Bariumsulfat erhitzt man mit 5 ccm Essigsäure und 45 ccm Wasser zum Sieden, läßt absetzen und filtriert. 25 ccm des völlig klaren Filtrats dürfen durch einige Tropfen verdünnte Schwefelsäure innerhalb 1 Stunde nicht verändert werden.

2. Auf Bariumsulfid. Erhitzt man 10 g Bariumsulfat mit 30 ccm Wasser und 20 ccm Salzsäure in einer Kochflasche, deren Öffnung mit einem Stück Filtrierpapier bedeckt ist, das man mit Bleiazetatlösung getränkt hat, zum Sieden, so darf das Filtrierpapier nicht dunkel gefärbt werden.

Stróntium. Strontium.
Sr = 87,63. Zweiwertig.

Strontium findet sich in der Natur als Strontiumsulfat, Zölestin, $SrSO_4$, und als Strontiumkarbonat, Strontianit, $SrCO_3$ und wird aus dem geschmolzenen Strontiumchlorid durch elektrischen Strom, durch Schmelzflußelektrolyse, gewonnen. Es ist ein silberweißes bis gelbes, dehnbares Metall, spezifisches Gewicht 2,55. Die Salze des Strontiums sind denen des Bariums ähnlich. Durch Kaliumdichromat aber tritt keine Fällung ein, bei Anwendung von Kaliumchromat bildet sich ein gelber Niederschlag von Strontiumchromat, $SrCrO_4$, aber erst nach längerer Zeit.

Nachweis. Strontiumsalze färben die nichtleuchtende Flamme rot und geben mit Schwefelsäure einen weißen Niederschlag von Strontiumsulfat, der sich in sehr verdünnten Lösungen erst nach einiger Zeit bildet. Dieser Niederschlag, mit Natriumkarbonat zusammengebracht, geht nach einigen Stunden in Strontiumkarbonat über.

Sauerstoffverbindungen des Strontiums.
Stróntium oxydátum hydrátum. Stróntium hýdricum.
Stróntium caūsticum.
Strontiumhydroxyd. Strontiumoxydhydrat. Hydrate de strontium.
$$Sr(OH)_2 + 8 H_2O.$$

Große, farblose, durchsichtige Kristalle, die in Wasser schwer löslich sind, es lösen sich bei 15° etwa 1,5 Teile in 100 Teilen.

Strontiumoxydhydrat wird hergestellt durch Glühen von Strontianit in Kalkbrennöfen und Behandeln des entstandenen Strontiumoxyds mit Wasser.

Anwendung. In großen Mengen in der Zuckergewinnung bei der Entzuckerung der Melasse. In der Färberei und Druckerei.

Aufbewahrung. In gut schließenden Gefäßen, da es begierig Kohlensäure aufnimmt.

Haloidverbindungen des Strontiums.
Stróntium chlorátum. Strontiumchlorid. Chlorstrontium.
Chlorure de strontiane. Chloride of strontium.

$$SrCl_2 + 6\,H_2O.$$

Farblose, nadelförmige Kristalle, in nicht ganz reinem Zustande gewöhnlich etwas feucht; leicht löslich in Wasser und in Weingeist. Die wässerige Lösung enthält die Ionen $Sr^{..}$ und $Cl'Cl'$. Es wird dargestellt durch Auflösen von Strontiumkarbonat in Salzsäure und Abdampfen bis zur Kristallisation. Muß trocken in gut schließenden Gefäßen aufbewahrt werden.

Anwendung findet es in der Mineralwasserbereitung, in der Photographie und zur Erzeugung einer schön rot gefärben Weingeistflamme.

Nachweis. Die wässerige Lösung gibt mit Silbernitratlösung einen weißen, käsigen, in Ammoniakflüssigkeit löslichen Niederschlag. Am Platindraht erhitzt, wird die Flamme rot gefärbt. Die Lösung gibt, mit Schwefelsäure vermischt, einen weißen Niederschlag von Strontiumsulfat.

Die Strontiumsalze unterliegen, mit Ausnahme des Strontiumjodids, nicht den Bestimmungen des Giftgesetzes.

Das Strontiumchlorid darf nicht mit dem Strontiumchlorat, chlorsaurem Strontium, Strontium chloricum, $Sr(ClO_3)_2 + 5\,H_2O$. verwechselt werden. Ein in Wasser leicht lösliches, kristallinisches Pulver, das in der Feuerwerkerei gebraucht wird. Es sind jedoch dieselben Vorsichtsmaßregeln zu beachten wie beim Kaliumchlorat (s. d.).

Nachweis. Die Lösung, mit Salzsäure erwärmt, entwickelt Chlorgas. Am Platindraht erhitzt, wird die Flamme rot gefärbt.

† Stróntium jodátum. Strontiumjodid. Jodstrontium.
Jodure de strontium. Strontium iodide.

$$SrJ_2.$$

Gelbes, sehr leicht zerfließendes, kaum kristallinisches Pulver, das in Wasser leicht löslich ist, ebenfalls in Weingeist. Da es lichtempfindlich ist, muß es vor Licht geschützt aufbewahrt werden.

Man gewinnt es durch Neutralisation von Jodwasserstoffsäure mit Strontiumkarbonat.

Anwendung. In der Photographie.

Nachweis. Die wässerige Lösung, mit wenig Chlorwasser oder mit einigen Tropfen Salzsäure und Chloraminlösung versetzt und mit Chloroform geschüttelt, färbt letzteres violett. Am Platindraht erhitzt, wird die Flamme rot gefärbt.

Stróntium bromátum. Strontiumbromid. Bromstrontium
Bromure de strontium. Strontium bromide.

$$SrBr_2 + 6\,H_2O.$$

Lange, farblose, säulenförmige Kristalle, die stark Feuchtigkeit anziehen und in Wasser und Weingeist leicht löslich sind. Auf 120° erhitzt, geben sie das Kristallwasser ab, Strontium bromatum anhydricum, wasserfreies Strontiumbromid, bleibt als weißes Pulver zurück.

Wird dargestellt durch Neutralisation von Strontiumkarbonat mit Bromwasserstoffsäure.

Anwendung. Gegen Fallsucht, Epilepsie und Nierenleiden; zu Einspritzungen in die Gefäßbahn; hierfür muß das Strontiumbromid völlig frei von löslichen Bariumverbindungen sein, eine Verunreinigung, die öfter vorkommt. Nach Merck prüft man wie folgt: Man löst 5 g Strontiumbromid in 100 ccm Wasser und fügt 5 ccm einer Lösung von neutralem Kaliumchromat (1 + 19) hinzu. Es darf sich innerhalb einer Stunde keine Abscheidung zeigen in der Photographie, auch der Röntgenphotographie.

Aufbewahrung. Trocken in gut schließenden Gefäßen.

Nachweis. Die wässerige Lösung, mit wenig Chlorwasser oder mit einigen Tropfen Salzsäure und Chloraminlösung versetzt und mit Chloroform geschüttelt, färbt letzteres rotgelb. Am Platindraht erhitzt, wird die Flamme rot gefärbt.

Stróntium sulfurátum. Strontiumsulfid. Schwefelstrontium.
Einfach-Schwefelstrontium. Sulfure de strontium.
$$SrS.$$

Ein graues oder rötlichgraues Pulver, das durch Wasser in Strontiumsulfhydrat übergeht. Dem Sonnenlicht oder Magnesiumlicht ausgesetzt, leuchtet es von selbst, phosphoresziert es im Dunkeln. Es nimmt begierig Kohlensäure aus der Luft auf und muß deshalb in gut schließenden Gefäßen aufbewahrt werden.

Wird dargestellt durch Glühen von Strontiumsulfat und Kohle in bedecktem hessischen Tiegel.

Anwendung. Zur Herstellung von Leuchtfarben. Ferner als Haarentfernungsmittel, als Depilatorium.

Sauerstoffsalze des Strontiums.

Stróntium carbónicum. Strontiána carbónica.
Strontiumkarbonat. Kohlensaures Strontium.
Carbonate de strontiane. Carbonat of strontium.
$$SrCO_3.$$

Das Strontiumkarbonat kommt in der Natur in kristallinischem Zustand als sog. Strontianit vor. Es bildet weiße, stenglige Kristallanhäufungen, die gemahlen in den Handel kommen. Um ein reines Präparat zu erhalten, wird es zuerst in Salzsäure gelöst, dann durch Natriumkarbonat wieder ausgefällt. Es bildet dann ein rein weißes, geruch- und geschmackloses Pulver, das in Wasser völlig unlöslich ist.

Anwendung. Außer zur Darstellung der anderen Strontiumpräparate viel in der Zuckergewinnung, bei der es, in Strontiumhydroxyd übergeführt, zur Entzuckerung der Melasse dient. Ferner in der Glasbereitung.

Nachweis. Braust mit verdünnter Salzsäure übergossen auf. Am Platindraht erhitzt, färbt es die Flamme rot.

Stróntium nítricum. Strontiána nítrica.
Strontiumnitrat. Salpetersaures Strontium. -Azotate de strontiane. Strontii nitras.
$$Sr(NO_3)_2.$$

Es bildet farblose, durchsichtige und luftbeständige Kristalle; ist löslich in 5 Teilen kaltem und in 2 Teilen kochendem Wasser, etwas löslich in verdünntem, gar nicht in wasserfreiem Weingeist. Die wässerige Lösung enthält die Ionen Sr·· und $NO_3'NO_3'$. Wird dargestellt durch Auflösen von Strontiumkarbonat in Salpetersäure und Abdampfen bis zur Kristallisation. Es muß stets aus heißen Lösungen kristallisiert werden, weil sonst, ebenso wie aus verdünnten Lösungen, das Salz nicht wasserfrei, sondern mit 4—5 Molekülen Kristallwasser anschießt. Diese Kristalle verwittern an der Luft und sind zu Feuerwerkskörpern nicht verwendbar.

Anwendung. In der Feuerwerkerei zur Erzeugung roter Flammen.

Nachweis. Beim Vermischen der wässerigen Lösung mit Schwefelsäure und Ferrosulfat färbt sich die Lösung braunschwarz. Am Platindraht erhitzt, wird die Flamme rot gefärbt.

Stróntium sulfúricum. Strontiumsulfat. Schwefelsaures Strontium.
Sulfate de strontiane. Sulfat of strontium.

$$SrSO_4.$$

Dieses Salz findet sich in der Natur häufig in sehr schönen, durchsichtigen Kristallen, die zuweilen eine blaue Färbung haben, daher der Name Zölestin. Oder man fällt es aus Strontiumverbindungen durch verdünnte Schwefelsäure oder lösliche Sulfate aus. In Wasser ist es äußerst schwer löslich; es bedarf zur Lösung etwa 7000 Teile. Ebenfalls ist es in verdünnten Säuren sehr schwer löslich. Es findet für sich kaum Verwendung, dient aber neben dem Strontianit zur Herstellung der anderen Strontiumpräparate. Zu diesem Zwecke wird es zuerst durch Glühen mit Kohle zu Schwefelstrontium, zu Strontiumsulfid reduziert. Die Hauptfundstätten des Minerals sind Sizilien, Wales, die sehr reine, farblose Kristalle liefern.

Rádium.

$$Ra = 226,0.$$

Kommt mit Barium zusammen in der Uranpechblende, dem Uranpechharz vor, das besonders in Joachimstal in Böhmen, auch in Sachsen und anderen Orten gegraben wird. Größere Mengen Radiumerze, die Karnotiterze, werden auch in Nordamerika bei Denver in Kolorado und ferner in Utah gefördert, die Hauptmenge zur Zeit aber im belgischen Kongogebiet, die in einer großen Fabrik in Oolen bei Antwerpen verarbeitet wird. Bei der Verarbeitung der Uranpechblende auf Uransalze verbleibt in den Rückständen Barium-Radiumsulfat. Die Doppelverbindung wird zunächst in Barium-Radiumkarbonat, darauf in Barium-Radiumchlorid oder -bromid übergeführt, und das Radium von dem Barium durch häufige Kristallisation getrennt. 10000 kg Uranpechblende sollen 0,2 g Radiumsalz liefern. So werden in Joachimsthal jährlich etwa 3 g Radium gewonnen. Die Radiumsalze werden allmählich, aber fortdauernd zersetzt; anfangs farblos, gehen sie in gelb, rosa, schließlich in dunkelbraun über; doch wird die Lebensdauer der Radiumverbindung auf über 200 Jahre berechnet. Bei dieser mit großer Wärmeentwicklung verbundenen Zersetzung strömt ein gasförmiger Körper, Emanation genannt, aus, und zugleich damit werden verschiedene Strahlen entsendet, die je nach ihrem Durchdringungsvermögen als Alpha-, Beta- und Gammastrahlen bezeichnet werden, als Becquerelsche Strahlen, da B. diese Strahlen im Jahre 1896 zuerst wahrnahm. An und für sich dem Auge nicht unmittelbar sichtbar, bringen sie im Dunkeln leuchtende, phosphoreszierende Stoffe wie Zinkblende oder Bariumplatinzyanür zum Leuchten. Sie wirken auf eine durch lichtdichtes schwarzes

Papier geschützte photographische Platte zersetzend ein, zersetzen z. B. auch eine Jodoformbenzollösung, die sich in einem lichtdichten Pappbehälter befindet, binnen kaum einer Viertelstunde. Pflanzen sterben durch die Strahlen ab, ebenso kleine Lebewesen, Mikroorganismen, und kleinere Tiere. Auf der Haut des Menschen werden Entzündungen hervorgerufen, das Auge wird stark geschädigt. Die Gammastrahlen durchdringen noch Eisenplatten von fast 20 cm Stärke. Diese Zersetzung des Radiums erklärt man sich durch die Annahme, daß in einem Atom Radium eine zu große Anzahl Uratome oder Elektrone vereinigt sei, so daß eine gewisse Menge dieser Elektronen das Atom verlasse und so den Zerfall des Atoms herbeiführe. Andererseits sollen diese ausgewanderten Elektrone neue Elemente bilden, so daß die Emanation des Radiums ein neues gasförmiges Element wäre. Man denkt sich das Radium selbst auch entstanden aus der Emanation des Urans, die ja ebenfalls, dem Zerfall ausgesetzt, ein neues Element bildet. Aus der Radiumemanation bildet sich nach dieser Anschauung also ein anderes Element, das Radium-A, das Helium, aus diesem Radium-B und so weiter bis zum Radium-F, woraus sich das Element Blei, das Radiumblei, das Radium-G gebildet haben soll. Dieses Radiumblei ist von dem gewöhnlichen Blei nur durch das etwas geringere Atomgewicht verschieden.

Die Emanation ist in Wasser löslich und entwickelt beständig Wasserstoff und Sauerstoff, die anderseits wieder zu Wasser verbunden werden. 1 ccm Emanation entwickelt 3 000 000 mal so viel Wärme als 1 ccm Knallgas. Kommt die Emanation mit Wasser zusammen, so entsteht ebenfalls ein anderes Element, das Neon, und sind Silbersalze oder Kupfersalze zugegen, ein drittes Element, das Argon. Auch soll bei Einwirkung der Emanation auf Kupfersulfatlösung die Entstehung von Natrium und Lithium beobachtet worden sein, und so wäre die Emanation als eine Kraft anzusehen, die für den Zusammenhang der Elemente in Betracht käme.

Und dies um so mehr, als auch Stoffe, die in die Nähe eines Radiumsalzes oder der Emanation kommen, vorübergehend dieselben Erscheinungen zeigen, radioaktiv werden infolge induzierter Radioaktivität.

Manche Heilquellen zeigen Radioaktivität, z. B. Wiesbaden und Fango.

Die Größe der Emanation, die $^1/_{1000}$ g Radium von sich schleudert, wird als Millicurie bezeichnet, dies dient zur Messung sämtlicher Emanationen.

In der Heilkunde wendet man die Radiumemanation gegen durch Tuberkeln hervorgerufene und krebsartige äußere Leiden an. Die radioaktiven Heilquellen gegen verschiedene, z. B. gichtige Krankheiten.

In der Uranpechblende sind außer Radium noch andere Elemente mit dem Radium ähnlichen Eigenschaften gefunden worden, die man Aktinium, Polonium und Radiothor genannt hat. Das Aktinium stellt ein bräunlichrotes, feinkörniges Pulver dar. Seine allerdings bedeutende Emanation hat aber nur eine kurze Wirkungsdauer. Es wird ebenfalls in der Heilkunde verwendet.

(Mesothorium s. Thorium.)

Gruppe des Magnesiums.

Hierzu gehören die zweiwertigen Elemente Beryllium, Magnesium, Zink und Kadmium. Die beiden ersten haben noch ein niedrigeres Atomgewicht und niedrigeres spezifisches Gewicht, neigen sich mehr zu der vorigen Gruppe, den Erdalkalimetallen zu, während Zink und Kadmium mehr den Schwermetallen ähneln.

Beryllium.
Be = 9,1. Zweiwertig.

Kommt nur in Verbindungen vor, z. B. im Beryll, Aluminium-Berylliumsilikat, oder im Smaragd, durch Chromoxyd grün gefärbter Beryll, im Phenakit, Berylliumsilikat, im Chrysoberyll, Aluminium-Berylliumoxyd. Das Beryllium wird durch Elektrolyse, Schmelzflußelektrolyse, des geschmolzenen Beryllchlorids hergestellt. Es ist ein leichtes, weißes, silberglänzendes, an der Luft unveränderliches Metall, das sich vorzüglich zu Legierungen mit andern Metallen, besonders mit Aluminium, eignet, da es leichter und härter als dieses ist. Spez. Gewicht 1,85. Die Salze schmecken süß. Man hat deshalb dem Beryllium auch die Bezeichnungen Glycium oder Glycinium gegeben.

Die Verbindungen wie Berylliumoxyd, BeO, Berylliumchlorid, $BeCl_2$, und Berylliumsulfat, $BeSO_4$, haben für den Handel noch kaum Bedeutung. Das Berylliumoxyd findet mitunter Verwendung in der Kunsttöpferei.

Magnésium. Magnesium.
Mg 24,32. Zweiwertig.

Findet sich nicht metallisch in der Natur, aber in großen Mengen als kohlensaures Magnesium, Magnesit, als Magnesiumkalziumkarbonat im Dolomit, im Karnallit, Kieserit und Kainit der Staßfurter Werke, im Meerschaum, Talk, Serpentin und auch im Chlorophyll.

Weißes, in trockener Luft unveränderliches Metall, das in feuchter Luft ein wenig oxydiert unter Bildung von Magnesiumhydroxyd; es ist hämmerbar und dehnbar, sehr leicht, von 1,743 spezifischem Gewicht. In kaltem Wasser bleibt es unverändert, in siedendem oxydiert es unter Wasserzersetzung und Abscheidung von Wasserstoffgas. Im luftleeren Raume läßt es sich schmelzen, an der Luft erhitzt, verdampft es zuletzt, und die Dämpfe verbrennen unter Entwicklung eines stark weißen Lichtes zu Magnesiumoxyd. In verdünnten Säuren löst es sich unter Wasserstoffentwicklung auf. Man gewinnt es auf elektrolytischem Wege durch Schmelzflußelektrolyse aus dem geschmolzenen Magnesiumchlorid des Karnallits ($MgCl_2$ + KCl + 6 H_2O). Es kommt in zwei Formen in den Handel, entweder als Draht bzw. Band zum Brennen in der sog. Magnesiumlampe oder in Pulverform. Das Pulver dient namentlich als Zusatz zu Feuerwerkskörpern, bei denen schon eine Beimischung von 2% genügt, um den Flammen eine sehr starke Helligkeit zu geben. Reines Magnesiumlicht hat fast eine gleiche Stärke wie das elektrische und verändert die Farben nicht, so daß photographische Aufnahmen dabei möglich sind.

Magnesium mit 3,7% Zink und 0,3% Aluminium legiert, kommt als Elektron in den Handel; es ist leicht zu walzen und zu pressen.

Nachweis. Aus Magnesiumsalzlösungen fällt Dinatriumphosphat in ammoniakhaltiger Flüssigkeit bei Gegenwart von Ammoniumchlorid einen weißen Niederschlag, Magnesium-Ammoniumphosphat, $Mg(NH_4)PO_4$ + 6 H_2O, Schwefelwasserstoff fällt Magnesiumsalze nicht aus.

Sauerstoffverbindungen des Magnesiums.
Magnésium oxydátum. Magnésia usta oder calcináta.
Magnesiumoxyd. Gebrannte Magnesia. Talkerde. Bittererde.
Magnésie calcinée. Magnesia levis.
MgO. Molekulargewicht 40,32.

Leichtes, weißes, feines Pulver; geruchlos, von erdigem Geschmack; in Wasser fast unlöslich, leicht dagegen in verdünnten Mineralsäuren; die Lösung muß klar sein und ohne Aufbrausen erfolgen. Mit 10 Teilen Wasser angerührt, wird die Masse nach 1—2 Tagen zu einer Gallerte von **Magnesiumoxydhydrat, Magnesia hydrica, $Mg(OH)_2$**. Das Magnesiumhydroxyd zerfällt nur wenig in die Ionen $Mg\cdot\cdot$ und $OH'OH'$; so ist es nur eine schwache Base.

Es wird bereitet, indem in einem bedeckten Tiegel Magnesiumkarbonat bzw. -subkarbonat in Stücken so lange vorsichtig geglüht wird, bis eine herausgenommene Probe, nach dem Erkalten in Wasser angerührt, mit verdünnter Säure keine Kohlensäureentwicklung mehr zeigt.

$4\ MgCO_3 \cdot Mg(OH)_2 + 4\ H_2O\ =\ \ \ \ \ 5\ MgO\ \ \ \ \ \ \ +\ 5\ H_2O\ +\ \ \ 4\ CO_2$
Magnesium- + Wasser = Magnesiumoxyd + Wasser + Kohlendioxyd.
subkarbonat

Anwendung. Gegen Magensäure, Sodbrennen und in größeren Gaben als gelindes Abführmittel. Ferner als Gegenmittel bei Vergiftung mit Säuren. Technisch als Putzmittel für Metalle.

Aufbewahrung. In gut geschlossenen Gefäßen, da es sonst Kohlendioxyd aus der Luft anzieht.

Außer dieser leichten gebrannten Magnesia kommt eine schwerere Sorte, die in England gebräuchlich ist, in den Handel, **Magnesia usta ponderosa**. Sie ist blendendweiß, fast glänzend und wird aus dem dortigen schweren Magnesiumkarbonat bereitet. Sie enthält häufig etwa 30% Wasser, ist also mehr oder weniger Magnesiumoxydhydrat.

Nachweis. Magnesiumoxyd ist in verdünnter Schwefelsäure klar löslich; die klare Lösung muß, nach Zusatz von Ammoniumchloridlösung und überschüssiger Ammoniakflüssigkeit, mit Dinatriumphosphatlösung einen weißen, kristallinischen Niederschlag von Magnesium-Ammoniumphosphat, $Mg(NH_4)PO_4 + 6\ H_2O$, geben.

Prüfung nach D.A.B.

1. Es werden 0,8 g gebrannte Magnesia mit 50 ccm heißem, frisch abgekochtem Wasser zum Sieden erhitzt und die Flüssigkeit heiß abfiltriert. Das Filtrat darf nur schwach alkalisch reagieren (**Alkalikarbonate**) und nach dem Verdampfen nur 0,01 g Rückstand hinterlassen (**Salze fremder Metalle**).

2. Die auf dem Filter zurückgebliebene Magnesia wird in 10 ccm verdünnter Essigsäure gelöst, es dürfen sich bei dieser Lösung nur vereinzelte Gasbläschen zeigen (Prüfung auf **Kohlensäure**).

3. 0,2 g mit 20 ccm Wasser geschüttelt, sollen ein Filtrat liefern, das durch Ammoniumoxalatlösung innerhalb 5 Minuten höchstens weißlichschillernd getrübt werden darf (Prüfung auf **Kalk**).

4. Die durch verdünnte Essigsäure erhaltene Lösung darf, mit reichlich Wasser vermischt, durch 3 Tropfen Natriumsulfidlösung nicht verändert werden (**Schwermetalle**).

5. Die mit Hilfe von verdünnter Salzsäure bereitete wässerige Lösung (1 + 19) darf durch 0,5 ccm Kaliumferrozyanidlösung nicht sofort gebläut werden (**Eisen**).

Magnésium peroxydátum. Magnésium superoxydátum.

Magnesiumsuperoxyd. Magnesiumperhydrol. Magnesiumdioxyd. Peroxyde de magnésie.

MgO_2.

Kommt oft nicht rein in den Handel, sondern gemischt mit Magnesiumoxyd, und zwar als 5 proz.-, 15 proz.- und 25 prozentiges Präparat. Nach E. Merck wird es hergestellt durch Zusammenrühren von Magnesiumoxyd mit einer entsprechenden Menge Wasserstoffsuperoxyd. Nach 24 Stunden trennt man die in der Schwebe gehaltene, suspendierte, Masse durch Schleudern vom Wasser und trocknet bei mäßiger Wärme.

Es ist ein weißes, leichtes, in Wasser fast unlösliches Pulver, das schon bei einer Wärme von 25° Sauerstoff abgibt, was besonders rasch bei Zutritt von Wasser erfolgt. In verdünnter Salzsäure oder Schwefelsäure ist es unter Bildung von Wasserstoffsuperoxyd und Sauerstoffentwicklung löslich.

Nach Kirchhoff-Neirath geht man an Stelle des Magnesiumoxyds vom Magnesiumhydroxyd aus.

$$Mg(OH)_2 \quad + \quad H_2O_2 \quad = \quad MgO_2$$
Magnesiumhydroxyd + Wasserstoffsuperoxyd = Magnesiumsuperoxyd
$$+ \ 2 \ H_2O$$
$$+ \ \text{Wasser.}$$

Dieses Magnesiumsuperoxyd befindet sich unter der Bezeichnung Hopogan im Handel. Das Novozon wird nach Hinz durch Elektrolyse einer Magnesiumchloridlösung und Wasserstoffsuperoxyd gewonnen. Es scheidet sich hierbei das Magnesiumsuperoxyd an der Platinkathode aus

$$MgCl_2 \quad + \quad H_2O_2 \quad = \quad MgO_2$$
Magnesiumchlorid + Wasserstoffsuperoxyd = Magnesiumsuperoxyd
$$+ \ 2 \ HCl$$
$$+ \ \text{Chlorwasserstoffsäure.}$$

Anwendung. Innerlich gegen Gicht, Gliederreißen, Zuckerkrankheit, Verdauungsschwäche, Verstopfung und Bleichsucht. Auch gegen Staupe der Hunde. Äußerlich zu Wundheilungen. Vor allem aber als Zusatz zu Zahnpulvern und als Bleichmittel.

Nachweis. Schüttelt man 1 ccm einer Lösung von 0,1 g Magnesiumsuperoxyd in 1 ccm verdünnter Schwefelsäure und 9 ccm Wasser mit 5 ccm Äther und einigen Tropfen Kaliumdichromatlösung, so färbt sich der Äther blau. Weiteren Nachweis siehe Magnesium oxydatum.

Haloidverbindungen des Magnesiums.

Von diesen hat hauptsächlich das Magnesiumchlorid Bedeutung, während Magnesiumbromid, Magnesium bromatum und -jodid, †Magnesium jodatum in der Mineralwasserbereitung geringe Anwendung finden.

Magnésium chlorátum. Magnésium hydrochlóricum.
Magnesiumchlorid. Chlormagnesium. Chlorwasserstoffsaures Magnesium. Chlorure de magnésie. Magnesii chloridum.

$MgCl_2$, kristallisiert $+ 6 \ H_2O$.

Weiße, nadelförmige Kristalle, geruchlos, von bitterem, salzigem Geschmack; sehr leicht Feuchtigkeit anziehend, so daß es an der Luft alsbald zerfließt.

Löslich in etwa der Hälfte seines Gewichtes Wasser. Die wässerige Lösung enthält die Ionen $Mg^{\cdot\cdot}$ und $Cl'Cl'$. Mischt man zu einer etwa 30—40 prozentigen Magnesiumchloridlösung Magnesiumoxyd, so erstarrt die Mischung allmählich zu einer harten Masse, dem Magnesiazement oder Sorelzement, indem sich basisches Salz, Magnesiumoxychlorid $MgCl_2 \ 5 \ MgO + H_2O$ bildet.

Wird in großer Menge als Nebenerzeugnis bei der Verarbeitung der Staßfurter Abraumsalze gewonnen. Besonders bei der Kaliumchloridgewinnung aus dem Karnallit, $MgCl_2 \cdot KCl + 6 \ H_2O$. Oder aus dem Tachhydrit,

2 $MgCl_2CaCl_2 + 12\ H_2O$. Oder man stellt es durch Auflösen von Magnesit, Magnesiumkarbonat in Salzsäure dar.

Wasserfreies Magnesiumchlorid, wasserfreies Chlormagnesium, Magnesium chloratum siccum, erhält man durch Erhitzen von Magnesiumchlorid in einem Strome von trockenem Chlorwasserstoffgas.

Anwendung. Es dient vor allem zur Darstellung des Magnesiummetalls und des Magnesiumkarbonats, auch bei der Darstellung der künstlichen Mineralwässer; technisch als Zusatz zu Desinfektionsmassen für Siele und Aborte. Für diese Verwendung kommt es nicht kristallisiert, sondern in Lösung in den Handel, deren Wert nach Graden Baumé bestimmt wird. Diese Lösung mit gemahlenem Magnesit gemischt, dient auch zum Anstrich von Sandstein, um ihn gegen Witterungseinflüsse zu schützen. Ferner mit geglühtem Magnesit zusammen zur Herstellung von Kunststein, Steinholz wie Xylolith, künstlichem Elfenbein, Kälteflüssigkeiten, Steinkitten, als Flammenschutzmittel, um Baumwollgeweben gewissen Glanz zu geben, in der Färberei und Druckerei und als Zusatz zu Zementmörtel als Frostschutzmittel bei der Verarbeitung des Zementmörtels in der Kälte.

Nachweis. Für Magnesium wie bei Magnesia usta. Die wässerige Lösung mit Silbernitrat versetzt, gibt einen weißen, käsigen, in Ammoniakflüssigkeit löslichen Niederschlag.

Sauerstoffsalze des Magnesiums.

Magnésium carbónicum. Magnesiumkarbonat. Kohlensaure Magnesia.
Basisches Magnesiumkarbonat. Basisch-kohlensaures Magnesium.
Magnesiumsubkarbonat. Carbonate de magnésie. Magnésie carbonatée.
Magnésie blanche. Magnesii carbonas. Magnesium carbonate.

Weiße, sehr leichte und lockere, leicht zerreibliche Massen oder feines, leichtes Pulver; geruchlos, von erdigem Geschmack. In Wasser ist es fast unlöslich, verleiht aber diesem dennoch alkalische Reaktion. Wasser, das freie Kohlensäure enthält, löst davon größere Mengen, indem es diese in Magnesiumbikarbonat überführt. Ebenso lösen es verdünnte Säuren mit Leichtigkeit unter Kohlensäureentwicklung auf. Bei schwachem Glühen verliert das Magnesiumkarbonat Kohlendioxyd.

Magnesiumkarbonat findet sich als Magnesitspat, Talkspat und als Magnesit in großen Lagern in Schlesien zwischen Frankenstein und Wartha, im Galgenberge bei Zobten, an der Hohensyburg, bei Krubschütz in Mähren, in Norwegen und Steiermark.

Bereitet wird es durch Ausfällen heißer Magnesiumchlorid- oder Magnesiumsulfatlösung mittels Natriumkarbonat. Seine Formel ist nicht völlig feststehend; es ist ein Subkarbonat, d. h. ein Magnesiumoxyd, das nicht vollständig durch Kohlensäure neutralisiert ist, ein basisch-kohlensaures Magnesium, das meist der Formel $3\ MgCO_3 + Mg(OH)_2 + 3\ H_2O$ entspricht. Vielfach wird das basisch-kohlensaure Magnesium auch hergestellt aus dem Dolomit, einer Verbindung von neutralem Magnesiumkarbonat und Kalziumkarbonat, die sich als mächtige Gebirge findet. Der Dolomit wird schwach geglüht. Hierbei geht das Magnesiumkarbonat in Magnesia, Magnesiumoxyd über, indem Kohlendioxyd entweicht, das Kalziumkarbonat aber noch nicht zersetzt wird. Die zurückbleibende Masse wird fein gewaschen und unter starkem Druck mit Wasser und Kohlensäure zusammengebracht. Hierbei geht das Magnesiumoxyd als Magnesiumbikarbonat in Lösung, während das Kalziumkarbonat zurückbleibt.

Die Lösung des Magnesiumbikarbonats wird darauf erhitzt, wobei sich basisch Magnesiumkarbonat abscheidet und Kohlendioxyd entweicht. Der Niederschlag wird in Kasten getrocknet und in Stücke zerschnitten, die bei gelinder Wärme noch weiter ausgetrocknet werden (Ziegelware).

Ein spezifisch schwereres Basisch-Magnesiumkarbonat erhält man, wenn man die Mischung von Natriumkarbonatlösung und Magnesiumsulfatlösung zur Trockne eindampft und das entstandene Natriumsulfat mit heißem Wasser auswäscht. Magnesium carbonicum ponderosum.

Als Magnoverbundmaterial, Magnodoppelsalz ist eine Verbindung aus Kalziumkarbonat und Magnesiumoxyd im Handel, die aus dem an der Hohensyburg gewonnenen Dolomit durch Glühen hergestellt wird. Sie dient als Filterstoff für Wasser, um überschüssige Kohlensäure zu binden.

Magnesiumkarbonat kommt als Ziegelware oder als Pulver in Kisten von 12,5 kg und 50 kg in den Handel. Die Ziegelware auch eingewickelt in Ziegeln von 30 g, 60 g, 100 g und 200 g.

Anwendung. Innerlich bei starker Säurebildung des Magens. In etwas größeren Gaben als gelindes Abführmittel. Ferner als Zusatz zu Zahnpulvern und Pudern; technisch als äußerst feines Putzpulver für Metallwaren, entweder für sich oder gemengt mit Eisenoxyd. Mit Benzin gemischt als Mittel, um Fettflecke zu entfernen.

Nachweis wie bei Magnesia usta, nur daß sich bei der Auflösung in verdünnter Schwefelsäure reichliche Kohlensäureentwicklung zeigt.

Prüfung. 1. Die durch verdünnte Essigsäure bewirkte Lösung (1 + 49) darf auf Zusatz von 3 Tropfen Natriumsulfidlösung keine Veränderung erfahren (Schwermetalle),

2. auf Zusatz von Bariumnitratlösung nicht sofort (Schwefelsäure) und

3. nach Ansäuern mit Salpetersäure von Silbernitratlösung binnen 5 Minuten nur weißlichschillernd getrübt werden (Salzsäure).

4. Auf Zusatz von 1 ccm Salzsäure dürfen 0,5 ccm Kaliumferrozyanidlösung (1 + 19) höchstens eine schwache Bläuung hervorrufen (Eisensalze).

5. Gehaltsbestimmung. 0,2 g dürfen nach dem Glühen nicht weniger als 0,08 g Rückstand hinterlassen, was einem Mindestgehalt von 24% Magnesium entspricht, sonst ist zuviel Wassergehalt vorhanden.

6. Der Rückstand mit 8 ccm Wasser geschüttelt, muß ein Filtrat geben, das durch Ammoniumoxalatlösung innerhalb 5 Minuten höchstens schwach getrübt wird (Kalziumsalze).

Magnésium silícicum. Magnesiumsilikat. Kieselsaures Magnesium.
Silicate de magnésie.

Von den im Mineralreiche vielfach verbreiteten Magnesiumsilikaten, zu denen der grüne Olivin Mg_2SiO_4, der verschieden gefärbte Enstatit $MgSiO_3$, der Meerschaum $2 MgSiO_3 + H_2SiO_3 + H_2O$, der durch etwas Chromgehalt grüne Serpentin, die Augite und Hornblenden gehören, haben vor allem der Talk und der Asbest für den Drogisten Bedeutung.

Talcum. Talk. Speckstein. Gleitpulver. Glitschpulver.
Talc de Venise. Talc.
$$3 MgSiO_3 + H_2SiO_3.$$

Kommt als sog. Talkschiefer in den Alpen, namentlich in Südtirol vor; von dort kam er über Venedig in den Handel, daher sein Name Talcum Venetum. Er besteht neben einigen Prozent Wasser aus saurem Magnesiumsilikat und ist in reinem Zustande weiß, meist aber durch Eisenoxydul grünlich oder gelb gefärbt. Das Gefüge ist blättrig-kristallinisch; er ist fettig anzufühlen und in dünnen Splittern biegsam; er läßt sich leicht auf der Drehbank bearbeiten, z. B. auf Stöpsel für Säureflaschen oder in ein feines, ungemein zartes und weiches Pulver verwandeln.

Anwendung. Als Streupulver, um Handschuhe, Stiefel, Tanzböden, Schiebkästen schlüpfrig zu machen; um die Reibung bei Maschinenlagern aufzuheben; in den ganz feinen, weißen Sorten zur Herstellung unschädlicher Schminken und Puder; ferner zum Tapetendruck, zur Darstellung von Glanzpapier, als Zusatz bei Seifen, auch zum Polieren von Graupen und Reis. Eine sehr weiche, etwas erdige Art von Talkschiefer findet als Brianzoner Kreide, auch spanische Kreide, Craie de Briançon Verwendung zur Darstellung der sog. Schneiderkreide.

Alúmen plumósum. Asbest. Federalaun. Amianth. Bergflachs.
Strahlstein. Tremolith. Asbeste. Papier fossile. Liège fossile. Cuir fossile. Carton de montagne. Asbestos. Amiantus.

Dieses Mineral, hauptsächlich aus den Silikaten von Kalzium und Magnesium bestehend, wasserfrei und in seiner Zusammensetzung der Hornblende gleich, ist von strahliger, oft sehr feinfaseriger Natur. Die Fasern sind seidenglänzend, biegsam, weiß bis grünlich, durch Hitze nicht zerstörbar, durch Säuren und Laugen nur wenig angreifbar. Die Ware wird um so höher bezahlt, je feiner und länger die Fasern sind.

Die besten Sorten kommen aus Tirol, der Schweiz, Kanada und Sibirien. Vielfach ist an Stelle des Hornblenden-Asbests ein Serpentin-Asbest im Handel, der aus dem Chrysotil gewonnen wird, wasserhaltig und nicht so langfasrig ist.

Die grünliche Farbe des Asbests rührt von einem geringen Chromgehalt her. Verfilzen sich die Fasern, so wird das Mineral als Bergkork, Bergpapier oder Bergleder bezeichnet. Ist es durch Verwitterung braun geworden, so heißt es Bergholz.

Anwendung. Früher, bevor man die Glaswolle kannte, wurde der Asbest zum Filtrieren von Säuren und ähnlichen Flüssigkeiten benutzt; heute dient er hauptsächlich zum Dichten von Maschinenstopfbüchsen, in Platten geformt als Zwischenlage zwischen die Flanschen der Maschinenteile; ferner zur Herstellung von feuerfesten Zeugen; in einigen Gegenden zur Herstellung von Spitzen; ferner als feines Pulver, als Asbestine, zum Reinigen von weißen Stoffen, auch als Zusatz zu Siegellack

Magnésium sulfúricum crystallisátum. Sal amárum. Sal ánglicum.
Sal Seidlitzénse. Magnesiumsulfat. Schwefelsaure Magnesia. Bittersalz.
Englisch-Salz. Epsomsalz. Sulfate de magnésie. Sel de Sedlitz. Sel d'Epsom.
Magnesii sulfas. Bitter purging salt. Sulphate of magnesia.

$MgSO_4 + 7 H_2O$. Molekulargewicht 246,50.

Kleine, farblose, an der Luft kaum verwitternde, prismatische Kristalle; geruchlos, von unangenehmem, bitterem, salzigem Geschmack; löslich in 1 Teil kaltem und in 0,3 Teilen siedendem Wasser, unlöslich in Weingeist. Beim Erhitzen schmilzt das Bittersalz in seinem Kristallwasser und verliert allmählich 6 Moleküle; das 7. Molekül wird erst bei 200°—230° ausgetrieben.

Das Magnesiumsulfat kommt in der Natur als sog. Epsomit sowie als Kieserit, letzterer in mächtigen Schichten im Staßfurter Abraumsalz vor. Beide enthalten bedeutend weniger Kristallwasser als das vom D.A.B. vorgeschriebene Salz. Auch in dem Kainit, Magnesiumsulfat-Kaliumchlorid, findet sich Magnesiumsulfat. Ferner in manchen Mineralquellen, in den sog. Bitterwässern und im Meerwasser.

Es wird als Nebenerzeugnis in Kohlensäurefabriken gewonnen, wenn dabei zur Kohlensäureentwicklung Magnesit und Schwefelsäure benutzt werden. Das hierbei erhaltene Rohsalz wird durch 1—2maliges Umkristallisieren gereinigt. In großen Mengen auch aus dem schwerlöslichen Kieserit $MgSO_4 + H_2O$, indem man ihn mit Wasser auswäscht, trocknet, schwach glüht und mit Wasser kocht, wobei er noch 6 Moleküle Wasser aufnimmt und zu dem gewöhnlichen Magnesiumsulfat wird.

Anwendung. Als Abführmittel in Gaben von 5—20 g; in der Mineralwasserbereitung zur Herstellung der künstlichen Bitterwässer; technisch als Zusatz der Schlichte zum Beschweren der Baumwollengewebe; als Flammenschutzmittel für Gewebe, indem man 4 Teile Borax und 3 Teile Magnesiumsulfat in 20 Teilen Wasser löst und damit die Gewebe tränkt; in der Färberei und Zeugdruckerei, zur Herstellung von künstlichem Perlmutter und in der Galvanoplastik.

Magnesium sulfuricum siccatum, getrocknetes Magnesiumsulfat, entwässertes Magnesiumsulfat, ist das in der Wärme des Wasserbades unter Umrühren entwässerte, von einem großen Teile des Kristallwassers befreite Magnesiumsulfat. Es wird solange erhitzt, bis es 30% an Gewicht verloren hat. Es ist ein feines, weißes, lockeres Pulver vom Geschmack des kristallinischen Salzes und muß in gut geschlossenen Gefäßen aufbewahrt werden, da es sonst Feuchtigkeit aus der Luft anzieht.

Nachweis. Die wässerige Lösung gibt mit Dinatriumphosphatlösung bei Gegenwart von Ammoniumchlorid und Ammoniak einen weißen, kristallinischen Niederschlag von Magnesium-Ammoniumphosphat $Mg(NH_4)PO_4 + 6H_2O$, mit Bariumnitratlösung einen weißen, in verdünnten Säuren unlöslichen Niederschlag von Bariumsulfat. Sehr leicht kann das Magnesiumsulfat mit dem sehr ähnlich aussehenden Zinksulfat verwechselt werden. Dieses rötet angefeuchtetes blaues Lackmuspapier, was bei Magnesiumsulfat, wenn es nicht freie Schwefelsäure enthält, nicht der Fall ist.

Prüfung nach D.A.B.

1. Wird 1 g zerriebenes Magnesiumsulfat mit 3 ccm Natriumhypophosphitlösung gemischt und ¼ Stunde lang im siedenden Wasserbad erhitzt, so darf keine dunklere Färbung eintreten (Arsen).

2. Die wässerige Lösung (1 + 19) darf Lackmuspapier nicht verändern (Zinksulfat, Schwefelsäure) und darf

3. durch Zusatz von 3 Tropfen verdünnter Essigsäure und 3 Tropfen Natriumsulfidlösung nicht verändert (Schwermetalle) noch

4. durch Silbernitratlösung nach 5 Minuten mehr als weißschillernd getrübt werden (Salzsäure).

5. Die mit etwas Salzsäure angesäuerte wässerige Lösung (1+19) darf auf Zusatz von 0,5 ccm Kaliumferrozyanidlösung nicht sogleich gebläut werden (Eisen).

6. Man verreibt 0,5 g Magnesiumsulfat mit 0,5 g Kalziumhydroxyd fein, fügt 3 ccm Weingeist und 3 ccm Wasser hinzu und erwärmt 2 Minuten lang. Werden darauf 10 ccm absoluter Alkohol hinzugesetzt, und man filtriert, so darf das Filtrat durch Zusatz von 0,5 ccm Kurkumatinktur nicht rot gefärbt werden (größere Verunreinigung mit Natriumsulfat).

Zincum. Zink. Zinc.
Zn 65,37. Zweiwertig.

Ein bläulichweißes, sprödes, blättrig-kristallinisches Metall von 7,15 spezifischem Gewicht. Bei gewöhnlichem Wärmegrad ist es in reinem Zustand etwas dehnbar, weit stärker bei 100°—150°; bei 200° wird es wieder spröde und schmilzt bei etwa 400°; noch weiter erhitzt, verbrennt es an der Luft mit leuchtender, etwas grünlicher Flamme zu weißem, flockenartigem Zinkoxyd, Lana philosophica oder Flores Zinci. Unter Abschluß der Luft läßt es sich unverändert überdestillieren; an feuchter Luft überzieht es sich mit einer Schicht von basischkohlensaurem Zinkoxyd, die das Zink vor weiterer Oxydation schützt. In verdünnten Säuren und in starken Ätzlaugen ist es unter Wasserstoffentwicklung löslich, es entsteht Zinkoxydkalium bzw. Zinkoxydnatrium. Alle löslichen Zinksalze sind giftig und wirken brechenerregend! Die wasserlöslichen Zinkverbindungen reagieren infolge schwacher hydrolytischer Spaltung sauer.

Zink findet sich niemals metallisch, sondern hauptsächlich als Galmei $ZnCO_3$, Zinkkarbonat, und Zinkspat, Zinkkarbonat, auch als Zinkblende, Zinksulfid, und als kieselsaures Zinkoxyd im Kieselzinkerz ($Zn_2SiO_4 + H_2O$). Ferner auch in geringen Mengen im tierischen Körper. Man benutzt den Galmei oder die Zinkblende zur Gewinnung des Metalls. Der Galmei wird zuerst geglüht, um die Kohlensäure zu entfernen, bzw. die Zinkblende geröstet, um den Schwefel zu entfernen, dann mit Kohlengrus gemengt und aus tönernen, röhrenartigen Retorten destilliert. Gewöhnlich werden 100—150 solcher Röhren in einem Ofen zugleich erhitzt. Es entweichen Kohlendioxyd und metallisches Zink. Zuerst sammelt sich in der eisernen Vorlage ein graues pulverartiges Gemisch an, aus metallischem Zink und wenig Zinkoxyd bestehend, der Zinkstaub, der in der Technik z. B. mit Natriumhydroxyd zusammen zum Entfernen von Rost verwendet wird, später destilliert flüssiges Zink über, das Werkzink. Dieses kommt in Blöcken, in Stengelchen, gekörnt, als Pulver und ganz fein ausgezogen als Zinkwolle in den Handel; doch ist die gewöhnliche Handelsware niemals chemisch rein, sie enthält vielfach Spuren von Kadmium, Arsen und Eisen. Für die beste Ware gilt das schlesische Zink. Um es von den Verunreinigungen zu befreien, wird es umgeschmolzen, eine Zeitlang im Fluß erhalten, und die sich oben ansetzenden Oxyde werden dann abgenommen. Das reinste Zink erhält man durch Elektrolyse von Zinksulfat- bzw. Zinkchloridlösungen. Um Zink gekörnt oder granuliert zu erhalten, trägt man geschmolzenes Zink in kaltes Wasser ein.

Anwendung findet es vor allem zu Legierungen mit Kupfer zu Messing, und Bronzen; zur Herstellung von Zinksalzen, zur Entwicklung von Wasserstoffgas und zur Ausfällung anderer Metalle aus ihren Salzlösungen. Ferner wird es zur Verfertigung von Zinkblechen, für den Zinkguß und zu vielen anderen Zwecken benutzt, z. B. um Rost zu entfernen: Man feilt nach Krefting den Rost an einigen Stellen ab, so daß das Eisen hier frei liegt, umwickelt den Gegenstand mit Zinkstreifen, so daß sich Zink und Eisen unmittelbar berühren, legt ihn in 5 prozentige Natronlauge und läßt 24 Stunden darauf einwirken. Schreibt man auf Zink mit einer Tinte, bestehend aus Kuprinitrat, Kuprichlorid, Wasser und Salzsäure, so wird es schwarz. Ätzt man darauf mit stark verdünnter Salpetersäure, so bleiben die Schriftzüge erhaben stehen (Verfahren der Zinkographie). Schließlich dient es zur Herstellung von galvanischen Elementen. Stellt man in ein Gefäß mit verdünnter Schwefelsäure eine Zinkplatte und eine Kupfer- oder Kohlenplatte, so entwickelt sich in den Platten Elektrizität.

und zwar wird das Zink an dem freiliegenden Ende, dem Pole, der Elektrode, negativ, die Kupferplatte an dem freiliegenden Ende positiv elektrisch. Umgekehrt geht von dem in der Säure stehenden Ende der Zinkplatte positive, von dem der Kupferplatte dagegen negative Elektrizität in die Flüssigkeit über. Die Entstehung der Elektrizitäten ist die Folge des chemischen Vorganges, der Einwirkung der Säure auf die Metalle. Verbindet man die Zinkplatte durch einen Kupferdraht mit der Kupferplatte, so tritt ein Ausgleich der beiden entgegengesetzten Elektrizitäten ein, indem die positive Elektrizität des Kupfers zum Zink und die negative des Zinks zum Kupfer hinübergeht. Anderseits aber geht gerade entgegengesetzt die positive Elektrizität am unteren Ende des Zinks durch die Säureflüssigkeit hindurch zu der negativen Elektrizität am unteren Ende des Kupfers. Durch die chemische Einwirkung der Schwefelsäure auf das Zink bildet sich aber stets wieder neue Elektrizität, so daß ein beständiger Austausch der Elektrizitäten eintritt, ein sog. galvanischer Strom. Man nennt daher die Zusammenstellung Zink, Schwefelsäure, Kupfer ein galvanisches Element oder eine galvanische Kette, die geschlossen ist, sobald die beiden Metallplatten an den Polen, den Elektroden durch den Metalldraht, den Schließungsdraht, verbunden sind. Vereinigt man eine Anzahl solcher galvanischer Elemente untereinander so, daß man stets Zink mit dem voranstehenden Kupfer verbindet, ergibt dieses eine galvanische Batterie, und zwar eine hintereinandergeschaltete, die eine stärkere elektrische Spannung, d. h. eine größere Aufhäufung von Elektrizität in den beiden Endpolen aufweist (Abb. 483).

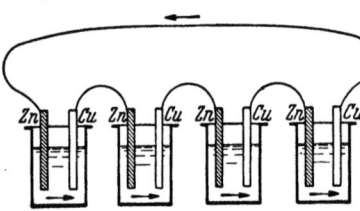

Abb. 483. Galvanische Batterie.

Verbindet man in einer Batterie die Zinkplatten für sich und ebenso die Kupferplatten, so heißt die Batterie nebeneinander oder parallel geschaltet. Hierdurch wird eine größere Menge Elektrizität erzeugt, die Stärke des Stromes nimmt zu. Eine nebeneinander geschaltete Batterie findet Verwendung z. B. für Beleuchtungszwecke, oder um einen mit Kupferdraht umwickelten Eisenstab magnetisch zu machen (Elektromagnet). Allmählich wird jedoch in einem Element die Zinkplatte in Zinksulfat übergeführt und die Entstehung des elektrischen Stromes hört auf. Die Kupferplatte erleidet dagegen keine Zersetzung. Durch den elektrischen Strom wird auch das Wasser zerlegt in Wasserstoff und Sauerstoff. Der Wasserstoff umhüllt das Kupfer, schützt es so vor Zersetzung, der Sauerstoff jedoch oxydiert das Zink und führt so gerade die Zersetzung durch die Säure und die Überführung in Zinksulfat herbei. Um das Aufhören der Entstehung von Elektrizität zu verhindern, benutzt man nicht eine, sondern zwei Flüssigkeiten, man taucht die Zinkplatte in verdünnte Schwefelsäure und z. B. Kupfer in Kupfersulfatlösung, oder Kohle in Salpetersäure, Stoffe, die den freigewordenen Wasserstoff verarbeiten, und trennt die beiden Flüssigkeiten durch ein Diaphragma, eine für den elektrischen Strom durchlässige Tonzelle. Ein solches Element heißt konstant, die Batterie konstante Batterie.

Die gebräuchlichsten galvanischen Elemente sind folgende:

1. Das Chromsäureelement. In einer ausgebauchten Glasflasche stehen in einer Lösung von Kaliumdichromat in verdünnter Schwefelsäure eine oder zwei Kohleplatten und eine Zinkplatte, die sich an einer Stange befindet und herausgezogen werden kann, um das Zink bei Nichttätigkeit des Elementes vor Zersetzung zu hüten.

2. **Das Bunsenelement.** In einem Glasgefäße befindet sich in verdünnter Schwefelsäure ein hohler Zinkzylinder, gewöhnlich, um seine Zersetzung möglichst zu verzögern, mit etwas Quecksilber amalgamiert. In einer Tonzelle innerhalb des Zinks steht in konzentrierter Salpetersäure ein Kohlezylinder.

3. **Das Daniellsche Element.** In verdünnter Schwefelsäure (1+9) steht ein offener Zinkzylinder, innerhalb dieses eine Tonzelle mit gesättigter Kupfersulfatlösung und darin ein Kupferblechzylinder (Abb. 484).

4. **Das Meidingersche Element, Ballonelement.** Das Glasgefäß ist unten verengert und hier mit einer gesättigten Kupfersulfatlösung gefüllt, die einen Kupferzylinder umgibt. Über der Kupfersulfatlösung befindet sich eine gesättigte Magnesiumsulfatlösung, die spezifisch leichter ist als die Kupfersulfatlösung und sich so mit dieser nicht mischt. Darin steht auf der Erweiterung des Gefäßes der Zinkzylinder. Die Tonzelle fehlt. Die Kupfersulfatlösung wird allmählich kupferärmer und so der elektrische Strom schwächer. Um die Kupfersulfatlösung gesättigt zu halten, ist in dem Element eine mit Kupfersulfatkristallen gefüllte Flasche offen auf den Kopf gestellt, so daß beständig so viel Kupfersulfat wieder in Lösung kommen kann, als die Kupfersulfatlösung an Kupfer ärmer geworden ist.

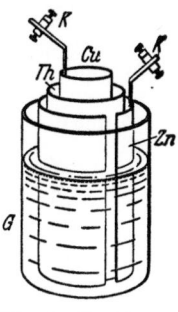

Abb. 484. **Daniellsches Element.** *G* Glasgefäß. *Zn* Zinkzylinder. *Th* Tonzelle. *Cu* Kupfer. *K* Pole.

5. **Das Leclanché Element oder Salmiakelement.** Ein Glasgefäß enthält eine Ammoniumchloridlösung, darin einen hohlen Zinkzylinder und in diesem einen Zylinder aus Kohle und Braunstein. Das verdunstete Wasser muß öfter ergänzt werden. Dieses Salmiakelement wird vielfach als **Trockenelement** verwendet. Hier ist die Ammoniumchloridlösung durch elektrisch unwirksame Stoffe, wie Sägespäne, aufgesogen.

Nachweis. In Zinksalzlösungen erzeugt Schwefelammonium oder Natriumsulfid einen weißen Niederschlag von Zinksulfid, der in Essigsäure unlöslich, in Salz- oder Schwefelsäure aber löslich ist. Durch Alkalien entsteht eine weiße Fällung von Zinkhydroxyd $Zn(OH)_2$, die sich im Überschuß des Fällungsmittels löst, wobei sich Zinkoxydkalium bzw. Zinkoxydnatrium bildet.

I. $ZnSO_4$ + 2 KOH = $Zn(OH)_2$ + K_2SO_4
Zinksulfat + Kaliumhydroxyd = Zinkoxydhydrat + Kaliumsulfat.

II. $Zn(OH)_2$ + 2 KOH = $Zn(OK)_2$ + $2 H_2O$
Zinkoxydhydrat + Kaliumhydroxyd = Zinkoxydkalium + Wasser.

Sauerstoffverbindungen des Zinks.

Zincum oxydátum purum. Reines Zinkoxyd. Augennichts.

Oxyde de zinc. Blanc de zinc. Zinci oxydum. Oxide of zinc.

ZnO. Molekulargewicht 81,37.

Weißes oder schwach gelblichweißes, lockeres, geruch- und geschmackloses Pulver. Beim Erhitzen wird es vorübergehend gelb; es ist unlöslich in Wasser, leicht löslich in Essigsäure und in verdünnten Mineralsäuren.

Wird dargestellt, indem man Zink aus einem löslichen Zinksalze, z. B. Zinksulfat mittels Natriumkarbonat als Zinkkarbonat ausfällt. Der Niederschlag wird ausgewaschen, getrocknet und durch mäßiges Erhitzen in einem Glaskolben, der im Sandbade steht, wird das Kohlendioxyd ausgetrieben. Es dient für den inneren Gebrauch als Heilmittel.

Prüfung nach D.A.B.

1. 2 g Zinkoxyd müssen sich nach dem Anschütteln mit 15 ccm Wasser in 15 ccm verdünnter Essigsäure klar und ohne Gasentwicklung lösen (Kohlensäure).
2. Diese Lösung mit überschüssiger Ammoniakflüssigkeit versetzt, bilde eine klare, farblose Flüssigkeit (sonst Eisen-, Aluminium- oder Kupfersalze), die durch Ammoniumoxalatlösung nicht verändert werden darf (Kalziumsalze), aber
3. mit 1 Tropfen Natriumsulfidlösung eine reinweiße Fällung gibt (fremde Metallsalze).
4. Eine Lösung von 0,5 g Zinkoxyd in 5 ccm Natriumhypophosphitlösung darf nach viertelstündigem Erhitzen im siedenden Wasserbade keine dunklere Färbung annehmen (Arsen).
5. Schüttelt man 2 g Zinkoxyd mit 20 ccm Wasser, so darf das Filtrat durch Bariumnitrat- (Schwefelsäure) nicht sofort und
6. durch Silbernitratlösung (Salzsäure) nur weißlich schillernd getrübt werden.

Unter der Bezeichnung Zinkperhydrol wird von E. Merck, Darmstadt, ein Gemisch von gleichen Teilen Zinkoxyd und Zinksuperoxyd (ZnO_2) in den Handel gebracht, von Kirchhoff-Neirath unter der Bezeichnung Ektogan.

Man gewinnt das Zinksuperoxyd durch Elektrolyse einer Zinkchloridlösung und Wasserstoffsuperoxyd.

Anwendung. In der Wundbehandlung an Stelle des Zinkoxyds.

Zincum oxydatum crudum siehe Abteilung: **Farben. Zinkweiß.**

Haloidverbindungen des Zinks.

**† Zincum chlorátum. Zinkchlorid. Chlorzink. Zinkbutter.
Chlorure de zinc. Zinci chloridum. Butter of zinc.

$ZnCl_2$. Molekulargewicht 136,29.

Ein weißes, kristallinisches, sehr leicht Feuchtigkeit anziehendes und geruchloses Pulver oder Stangen von ätzend metallischem Geschmack. Bei 115° schmilzt es und erstarrt darauf zu einer weißgrauen, kristallinischen Masse (Bereitung von Zincum chloratum in Bacillis). Es ist leicht löslich in Wasser und in Weingeist. Sehr giftig und ätzend!! Die wässerige Lösung reagiert infolge schwacher hydrolytischer Spaltung sauer. Sie enthält die zweiwertigen Ionen $Zn^{..}$ und die einwertigen $Cl'Cl'$

Man bereitet es durch Auflösen von reinem, metallischem Zink, das man im Überschuß anwendet oder Zinkoxyd in Salzsäure und Abdampfen der Lösung bis zur Trockne bzw. durch Schmelzen und Ausgießen in Formen. Während des Abdampfens fügt man etwas konzentrierte Salzsäure hinzu, sonst spaltet sich etwas Salzsäure ab, wodurch sich kleine Mengen Zinkoxychlorid (Zn_2OCl_2) als Verunreinigung bilden.

$$ZnO + 2 HCl = ZnCl_2 + H_2O$$
Zinkoxyd + Salzsäure = Zinkchlorid + Wasser.

Das Pulver muß noch warm in gut ausgetrocknete, mit fest schließenden, mit Paraffin getränkten Korkstopfen versehene Flaschen gefüllt werden.

Anwendung findet das reine Salz in der Heilkunde als eins der schärfsten Ätzmittel bei krebsartigen und brandigen Geschwüren.

Eine Lösung des rohen Zinks in roher Salzsäure dient als Lötwasser, auch zum Tränken, Imprägnieren von Holz, um es zu erhalten, zu konservieren. Dampft man diese Lösung ein, so erhält man das rohe Zinkchlorid, rohe Chlorzink. Dieses unterliegt nicht den Bestimmungen der Arzneimittelverordnung.

Anwendung. Eine konzentrierte rohe Zinkchloridlösung mit Zinkoxyd zusammen erwärmt. gibt das Zinkoxychlorid (Zn_2OCl_2), eine anfänglich weiche, später hart werdende Masse, die als Kitt, auch als Zahnkitt dient. Zinkchlorid dient ferner in der Färberei und Druckerei; als Flammenschutzmittel und gegen Hausschwamm.

Nachweis. Die wässerige Lösung reagiert sauer und gibt sowohl mit Silbernitratlösung (Nachweis von Chlor), als mit Ammoniakflüssigkeit (Nachweis von Zink, indem sich Zinkhydroxyd bildet) weiße, im Überschuß der letzteren lösliche Niederschläge.

Prüfung. 1. Die Lösung von 1 Teil Zinkchlorid in 1 Teil frisch ausgekochtem Wasser ist klar, trübt sich aber beim Verdünnen mit Wasser.

2. Der in 2,5 ccm der wässerigen Lösung bei Zusatz von 7,5 ccm Weingeist entstehende flockige Niederschlag verschwindet durch 2 Tropfen Salzsäure. Ist dies nicht der Fall, so enthält das Salz zuviel Zinkoxychlorid.

3. Die wässerige Lösung (1+9) darf nach Zusatz von Salzsäure bis zur Klärung durch Bariumnitratlösung (Schwefelsäure) nicht getrübt werden.

4. 1 g Zinkchlorid muß mit 9 ccm Wasser und 10 ccm Ammoniakflüssigkeit eine klare farblose Lösung geben (Eisen-Aluminium-Kupfersalze), in der

5. durch 1 Tropfen Natriumsulfidlösung ein reinweißer Niederschlag entsteht; wäre der Niederschlag nach Ansäuern mit etwas Essigsäure dunkel, so würde dies von einer Verunreinigung mit fremden Metallsalzen herrühren.

† **Zincum jodátum. Zinkjodid. Jodzink. Jodure de zinc. Zinc iodide.**
ZnJ_2.

Weißes kristallinisches Pulver, sehr stark Feuchtigkeit anziehend. Wird gewonnen durch Erwärmen von 1 Teil Zinkfeile mit 3 Teilen Jod und 10 Teilen Wasser.

Anwendung. Zur Herstellung des Jodzink-Stärkekleisters, der zum Nachweis von freiem Chlor und salpetriger Säure benutzt wird.

Nachweis. Die wässerige Lösung, mit wenig Chlorwasser oder mit etwas Salzsäure und Chloraminlösung versetzt und mit Chloroform geschüttelt, färbt letzteres violett. Sie gibt mit wenig Natronlauge einen weißen Niederschlag von Zinkhydroxyd, der im Überschuß des Fällungsmittels löslich ist, indem sich Zinkoxydnatrium bildet.

Sauerstoffsalze des Zinks.

**† Zincum acéticum. Zinkazetat. Essigsaures Zinkoxyd.
Acétate de zinc. Zinci acetas. Acetate of zinc.

$Zn(C_2H_3O_2)_2 + 2 H_2O$. Molekulargewicht 219,45.

Weiße, glänzende Blättchen, löslich in etwa 3 Teilen kaltem, in etwa 2 Teilen heißem Wasser, auch in 36 Teilen Weingeist. — Wird bereitet durch Auflösen von chemisch reinem Zinkoxyd in Essigsäure und nachherige Kristallisation aus heißer Lösung.

$ZnO + 2 C_2H_4O_2 + H_2O = Zn(C_2H_3O_2)_2 + 2 H_2O$
Zinkoxyd + Essigsäure + Wasser =   Zinkazetat.

Anwendung. In kleinen Gaben innerlich als Brechmittel, äußerlich bei Augenkrankheiten. Vor allem technisch als Beize in der Zeugdruckerei, zum Haltbarmachen von Holz, in der Porzellanmalerei und in der Galvanoplastik.

Nachweis. Die schwach saure wässerige Lösung wird durch Eisenchlorid dunkelrot gefärbt (Nachweis von Essigsäure) und gibt mit wenig Natronlauge einen weißen Niederschlag von Zinkhydroxyd, der im Überschuß des Fällungsmittels löslich ist, indem sich Zinkoxydnatrium bildet.

Prüfung. 1. Die wässerige, mit Salzsäure angesäuerte Lösung (1+19) werde durch überschüssiges Schwefelwasserstoffwasser bzw. Natriumsulfidlösung reinweiß gefällt (fremde Metallsalze).

2. Werden 10 ccm der wässerigen Lösung (1+9) mit 10 ccm Ammoniakflüssigkeit gemischt, so muß die Mischung klar und farblos bleiben (Eisen-Aluminium-Kupfersalze).

3. Wird das Salz mit Schwefelsäure schwach erwärmt, darf es sich nicht schwärzen (organische Verunreinigungen).

Zincum carbónicum. Zincum carbónicum básicum. Zincum hýdricocarbónicum. Zincum subcarbónicum.

Zinksubkarbonat. Kohlensaures Zink. Basisch kohlensaures Zink.
Souscarbonate de zinc hydraté. Zinci carbonas. Zinc carbonate.

$$2\ ZnCO_3 + 3\ Zn(OH)_2.$$

Weißes, in Wasser unlösliches Pulver, in Säuren unter Entwicklung von Kohlensäure löslich. Beim Erhitzen gibt es Kohlendioxyd ab und wird zu Zinkoxyd. Man gewinnt es durch Zusammenbringen einer Zinksulfat- und Natriumkarbonatlösung. Man bringt eine Lösung von 1 Teil Natriumkarbonat in 10 Teilen Wasser zum Sieden und gießt unter beständigem Kochen in diese in dünnem Strahl eine Lösung von 1 Teil Zinksulfat in 10 Teilen Wasser. Ist die Mischung nicht alkalisch, fügt man noch etwas Natriumkarbonatlösung zu. Der Niederschlag wird durch Dekantieren von der Flüssigkeit getrennt, mit Wasser gut umgerührt, nochmals aufgekocht und darauf mit Wasser so lange ausgewaschen, bis keine Schwefelsäure mehr nachzuweisen ist. Schließlich preßt man den Niederschlag ab und trocknet ihn bei 50°.

Anwendung. Als Zusatz zu Pudern.

Unter dem Namen Tútia grísea, Tutia oder grauer Galmei, ist ein graues, unreines Zinkkarbonat bzw. Zinkoxyd gebräuchlich. Grauer Galmei bildet graue, zerbrechliche Stücke, welche, fein gepulvert, zur Bereitung von Salben benutzt werden.

Unter dem Namen Lapis calamináris, Galmeistein, Calamine, kommen zwei Mineralien in feingeschlämmtem Zustand in den Handel, nämlich Zinkspat, Zinkkarbonat, und Kieselzink, Zinksilikat. Beide sind gewöhnlich durch Eisenoxyd rötlich gefärbt. Der Galmei dient zur Bereitung von austrocknenden Wundsalben.

† Zincum sulfúricum. Vitriólum album.

Zinksulfat. Schwefelsaures Zinkoxyd. Zinkvitriol. Weißer Vitriol.
Weißer Galitzenstein. Sulfate de zinc. Vitriol blanc. Couperose blanche. White vitriol.
Sulphate of zinc. Copperas.

$ZnSO_4 + 7\ H_2O$. Molekulargewicht 287,55.

Das reine Salz bildet kleine, farblose, durchsichtige Kristalle, die dem Bittersalze sehr ähnlich sind; geruchlos, von ekelhaftem, metallischem Geschmack; an der Luft allmählich verwitternd. Es ist löslich in 0,8 Teilen Wasser, die Lösung reagiert infolge schwacher hydrolytischer Spaltung sauer, fast unlöslich in Weingeist.

Es wird dargestellt durch Auflösen von reinem Zink in reiner verdünnter Schwefelsäure, Abdampfen der Lösung und Kristallisation unter 30°. Über 30° schießen Kristalle mit weniger Kristallwasser an.

Anwendung. Innerlich zuweilen als Brechmittel, äußerlich zu Einspritzungen, zu Injektionen, Augenwässern und Waschungen, zur Herstellung von Läusemitteln und ferner in der Photographie.

Nachweis. Die wässerige Lösung reagiert sauer, hat scharfen Geschmack und gibt mit Bariumnitratlösung einen weißen, in Salzsäure unlöslichen Niederschlag. Durch wenig Natronlauge wird ein Niederschlag von Zinkhydroxyd erzeugt, der sich auf weiteren Zusatz von Natronlauge wieder zu Zinkoxydnatrium löst. Setzt man darauf Natriumsulfidlösung zu, fällt weißes Zinksulfid aus.

Prüfung. 1. Eine Lösung von 0,5 g des Salzes in 10 ccm Wasser und 5 ccm Ammoniakflüssigkeit soll klar sein und mit 1 Tropfen Natriumsulfidlösung eine weiße Fällung geben, die auch beim Übersättigen mit verdünnter Essigsäure keine andere Färbung annehmen kann. Bei Vorhandensein von Blei, Eisen oder Kupfer würden gefärbte Niederschläge entstehen.

2. Mit Natronlauge darf das Salz kein Ammoniak entwickeln (Ammoniumverbindung).

3. Werden 2 ccm der wässerigen Zinksulfatlösung (1 + 9) mit 2 ccm Schwefelsäure versetzt und nach dem Erkalten mit 1 ccm Ferrosulfatlösung überschichtet, so darf ein gefärbter Ring nicht entstehen (Nitrat).

4. Die wässerige Lösung (1 + 9) darf durch Silbernitratlösung nicht getrübt werden (Chlorid).

5. Wird 1 g zerriebenes Zinksulfat mit 5 ccm Weingeist geschüttelt und nach 10 Minuten filtriert, so muß sich ein Filtrat ergeben, das, mit 5 ccm Wasser verdünnt, Lackmuspapier nicht verändern darf. (Prüfung auf freie Schwefelsäure, die sich in dem Weingeist lösen und blaues Lackmuspapier röten würde.)

Außer diesem chemisch reinen Salze hat man im Handel für technische Zwecke ein den Bestimmungen der Arzneimittel-Verordnung nicht unterliegendes rohes Salz:

†Zincum sulfuricum crudum, rohes Zinksulfat, roher weißer Vitriol. Dieser wird aus Zinkblende, Zinksulfid, ZnS, dadurch gewonnen, daß man das Erz zuerst röstet, dann feuchter Luft aussetzt, mit Wasser, dem man etwas Schwefelsäure zugesetzt hat, auslaugt und die Lösung eindampft. Es bildet mehr oder weniger gelb gefärbte Kristallmassen, die meist mit Sulfaten von Eisen, Kupfer, Kalzium und Magnesium verunreinigt sind.

Anwendung. In der Technik zum Tränken von Hölzern, namentlich Eisenbahnschwellen, als Beize in der Kattundruckerei, zur Darstellung von Zinkfarben, z. B. Zinkgrün, als Erhaltungsmittel, Konservierungsmittel für Häute und als Schutzmittel gegen den Hausschwamm.

**† Zincum súlfophenólicum. Z. súlfocarbólicum.
Zinksulfophenylat. Paraphenolsulfosaures Zink. Karbolschwefelsaures Zink. Sulfophénolate de zinc. Sulfophénate de zinc.

$$Zn(C_6H_4OHSO_3)_2 + 8 H_2O.$$

Bildet farblose, durchsichtige, an der Luft leicht verwitternde Säulen oder Tafeln, die sich in dem doppelten Gewichte Wasser oder Weingeist zu einer schwach sauer reagierenden, auf Zusatz von Eisenchlorid sich violett färbenden Flüssigkeit lösen.

Es wird bereitet, indem man zuerst 120 Teile Schwefelsäure und 100 Teile kristallisiertes Phenol in einem gläsernen Kolben mischt und 8 Tage bei einer 60° nicht übersteigenden Wärme beiseite setzt. Dann wird die Säure mit 2500 Teilen Wasser verdünnt und mit Bariumkarbonat vollständig gesättigt. Das gelöste und filtrierte Bariumsulfophenylat wird mit 170 Teilen kristallisiertem Zinksulfat versetzt. Es scheidet sich Bariumsulfat aus und das Zinksulfophenylat kommt in Lösung. Diese wird durch Abdampfen zur Kristallisation gebracht.

Anwendung findet es in der Heilkunde, und zwar äußerlich zu Einspritzungen, zu Injektionen, Augenwässern, Umschlägen und als fäulniswidriges, antiseptisches Mittel.

Prüfung. Werden 100 Teile geglüht, so müssen sie annähernd 14,6 Teile Zinkoxyd geben.

**† Zincum valeriánicum. Zinkvalerianat. Baldriansaures Zinkoxyd.
Valérianate de zinc. Zinci valerianas. Valerianate of zinc.

$$Zn(C_5H_9O_2)_2 + 2 H_2O.$$

Es sind farblose, perlmutterglänzende, kleine schuppige Kristalle von schwachem Baldriangeruch und ähnlichem Geschmack. Sie sind löslich in etwa 100 Teilen kaltem Wasser, weniger löslich in heißem Wasser, von Weingeist bedürfen sie 40 Teile zu ihrer Lösung. Beim Auflösen in verdünnter Salzsäure scheidet sich die Baldriansäure ölartig ab. In der Hitze ist das Salz flüchtig.

Es wird dargestellt durch Sättigen von noch feuchtem, frisch gefälltem Zinkkarbonat mit Baldriansäure.

Anwendung. Innerlich in kleinen Gaben gegen Krämpfe, Fallsucht, Epilepsie.

† Cádmium (metallicum). Kadmium. Cadmium.

Cd 112,4. Zweiwertig.

Zinnweißes, glänzendes, beim Biegen wie Zinn schreiendes Metall. Spezifisches Gewicht 8,60—8,70; bei 320° schmelzend, bei 780° siedend und verdampfend. Kommt meist in kleinen, 1,0—1,5 cm dicken Stäben in den Handel. An der Luft erhitzt, verbrennt es mit braunem Rauch zu Kadmiumoxyd.

Es findet sich in einem seltenen Mineral, dem Greenockit, als Kadmiumsulfid, Schwefelkadmium, CdS, ist ein steter Begleiter des Zinks in seinen Erzen und wird auch bei der Verhüttung dieser als Nebenerzeugnis gewonnen, namentlich bei der Bereitung von Zinkweiß, wo es sich in den zuerst übergehenden Stoffen befindet. Vor allem aber durch Elektrolyse einer Kadmiumsulfatlösung.

Anwendung. Zur Darstellung der verschiedenen Kadmiumsalze, zuweilen auch als Zusatz zu leichtflüssigen Metallen. Derartigen aus Zinn, Blei und Wismut bestehenden Legierungen in geringer Menge zugesetzt, verleiht das Kadmium die Fähigkeit, schon bei 60° zu schmelzen (Woods Metall). Mit Quecksilber amalgamiert dient es als Zahnplombe.

Nachweis. Erhitzt man Kadmium oder Kadmiumverbindungen mit Natriumkarbonat auf Kohle in der reduzierenden Lötrohrflamme, so geben sie auf der Kohle einen braungelben bis braunroten Beschlag von Kadmiumoxyd.

Aus den Lösungen wird durch die Alkalien weißes Kadmiumhydroxyd, $Cd(OH)_2$, gefällt, das im Gegensatz zum Zinkhydroxyd bei Überschuß des Alkalis nicht löslich ist, aber durch Ammoniakflüssigkeit leicht gelöst wird.

Durch Schwefelwasserstoff oder Natriumsulfid wird gelbes Kadmiumsulfid ausgefällt, das in Schwefelammonium nicht löslich ist.

Von den Verbindungen des Kadmiums haben nur einige für uns Bedeutung, wir nennen hier:

† Cádmium bromátum, C. hydrobrómicum ($CdBr_2 + 4 H_2O$), Kadmiumbromid, Bromkadmium, bromwasserstoffsaures Kadmium, Bromure de cadmium, Cadmium bromide. Farblose, durchsichtige, nadelförmige, geruchlose Kristalle, die leicht in Wasser und in Weingeist löslich sind und an der Luft verwittern. Es muß daher in gut geschlossenen Gefäßen aufbewahrt werden. Bereitet wird das Kadmiumbromid, indem man 110 Teile Kadmiummetall und 150 Teile Brom und 600 Teile Wasser aufeinander wirken läßt. Nach erfolgter Lösung wird filtriert, bis zum Metallhäutchen eingedampft und dann zur Kristallisation beiseite gesetzt.

Anwendung in der Photographie.

† Cádmium chlorátum, C. hydrochlóricum ($CdCl_2 + 2 H_2O$), Kadmiumchlorid, Chlorkadmium, chlorwasserstoffsaures Kadmium, Chlorure de cadmium, Cadmium chloride. Farblose, in Wasser leicht, in Weingeist etwas schwerer lösliche Kristalle. Man gewinnt es durch Auflösen von Kadmiummetall oder Kadmiumoxyd in Salzsäure und Eindampfen der Lösung zur Kristallisation.

Anwendung. Hauptsächlich in der Zeugdruckerei und Färberei, mitunter in der Photographie.

† Cádmium jodátum, C. hydrojódicum (CdJ_2), Kadmiumjodid, Jodkadmium, jodwasserstoffsaures Kadmium, Jodure de cadmium, Cadmium iodide. Farblose, perlmutterglänzende, schuppige Kristalle, in Wasser und Weingeist leicht löslich, aber luftbeständig. Es wird in gleicher Weise wie das Kadmium-

bromid aus 115 Teilen Kadmiummetall, 250 Teilen Jod und 1200 Teilen Wasser bereitet.

Anwendung. Zu photographischen Zwecken.

† **Cádmium nítricum. Kadmiumnitrat, salpetersaures Kadmium, Nitrate de cadmium, Cadmium nitrate.** $Cd(NO_3)_2 + 4 H_2O$. Sehr leicht Feuchtigkeit anziehende, weiße Kristalle, in Wasser und Weingeist löslich.

Wird gewonnen durch Auflösen von Kadmiumoxyd in Salpetersäure.

Anwendung. In der Glas- und Porzellanmalerei, Färberei und Druckerei.

Cádmium sulfuratum, siehe **Kadmiumgelb**, Abteilung Farben.

† **Cádmium sulfúricum** ($CdSO_4 + 4 H_2O$). **Kadmiumsulfat. Schwefelsaures Kadmiumoxyd. Sulfate de cadmium. Cadmium sulphate.**

Schwere, farblose, an der Luft verwitternde Kristalle; geruchlos, von zusammenziehendem, metallischem Geschmack; löslich in 2 Teilen Wasser, unlöslich in Weingeist; die Lösung reagiert infolge schwacher hydrolytischer Spaltung sauer. Wird dargestellt, indem man verdünnte Schwefelsäure mit Salpetersäure auf Kadmium einwirken läßt. Die Salpetersäure oxydiert das Kadmium zu Kadmiumoxyd, und dieses löst sich in der Schwefelsäure zu Kadmiumsulfat. Die Lösung wird zur Trockne eingedampft und umkristallisiert.

Anwendung. In der Heilkunde hier und da in gleicher Weise wie das Zinksulfat zu Augenwässern und Einspritzungen, Injektionen. Technisch in der Elektrotechnik zu Kadmiumelementen

Bleigruppe.

Hierzu gehören die Elemente Blei und Thallium.

Plumbum. Blei. Plomb. Lead.

Pb = 207,20. Zwei- und vierwertig.

Blei, Plumbum, findet sich in der Natur hauptsächlich als Bleiglanz, Schwefelblei, Bleisulfid, PbS; als Weißbleierz, Zerussit, neutrales Bleikarbonat $PbCO_3$ und als Rotbleierz, Bleichromat $PbCrO_4$. Sehr selten gediegen. Es ist sehr weich, schmilzt bei 335°. Spezifisches Gewicht 11,34. Blei ist leicht löslich in mäßig konzentrierter Salpetersäure; von Salzsäure und Schwefelsäure wird es nur wenig angegriffen, weshalb es bei der Herstellung von Kammern und Pfannen zur Schwefelsäureherstellung Anwendung findet. An feuchter Luft oxydiert es oberflächlich unter Bildung von basischem Bleikarbonat, ist dann aber vor weiterer Einwirkung geschützt, so daß Bleirohre auch als Leitungsröhren für Trinkwasser dienen können. Aus Bleisalzlösungen wird durch eingestelltes Zink oder Eisen das Blei baumartig verzweigt ausgefällt, sog. Bleibaum. Ein Teil des Bleies wird hierbei schwammartig ausgefällt und bildet den Bleischwamm. Man gewinnt es auf verschiedene Arten, entweder durch Niederschlagarbeit oder durch das Röstverfahren. Beim ersten Verfahren wird Bleisulfid mit Eisen in Schachtöfen zusammengeschmolzen, wobei sich Ferrosulfid und Blei bilden.

$$PbS + Fe = FeS + Pb$$
Bleisulfid + Eisen = Ferrosulfid + Blei.

Das Blei setzt sich am Boden ab. Die darüber befindliche Schlacke, die noch bleisulfidhaltig ist, wird geröstet, und darauf wird von neuem geschmolzen.

Beim Röstverfahren röstet man das Bleisulfid so lange, bis es teilweise in Bleisulfat und Bleioxyd übergegangen ist. Das Gemisch von Bleisulfid, Bleisulfat und Bleioxyd wird dann weiter erhitzt, und zwar in Flammenöfen, bis unter Bildung von Schwefeldioxyd alles zu Blei reduziert ist.

$$PbSO_4 \;+\; 2\,PbO \;+\; 2\,PbS \;=\; 5\,Pb \;+\; 3\,SO_2$$
Bleisulfat + Bleioxyd + Bleisulfid = Blei + Schwefeldioxyd.

Das auf die eine oder andere Weise gewonnene Werkblei ist noch verunreinigt. Es wird durch Aussaigern davon befreit, das Blei fließt ab, während die Verunreinigungen zurückbleiben. Oder es wird unter Luftzutritt geschmolzen, die Verunreinigungen setzen sich als Oxyde, als Bleikrätze an der Oberfläche an und werden abgenommen. Meist ist das Blei mit etwas Silber vermengt. Dieses trennt man durch Oxydation des Bleies in Treibherden. Die erhaltene Bleiglätte wird durch Kohle wieder zu Blei reduziert. Oder man reinigt durch den elektrischen Strom.

Eine Legierung von gleichen Teilen Blei und Zinn (Schnellot) schmilzt bei 186°, eine Legierung von 4 Teilen Blei und 1 Teil Antimon wird als Letternmetall benutzt. Bleischrot ist arsenhaltig.

Beim Erhitzen an der Luft bildet Blei mehrere Oxyde: † Pb_2O, Bleioxydul, Bleisuboxyd, Bleiasche, das als gutes Rostschutzmittel verwendet wird und das man durch Erhitzen von Bleioxalat unter Luftabschluß auf 300° erhält:

$$2\,(COO)_2Pb \;=\; Pb_2O \;+\; 3\,CO_2 \;+\; CO$$
Bleioxalat = Bleisuboxyd + Kohlendioxyd + Kohlenmonoxyd

oder indem man Bleioxyd mit Oxalsäure erhitzt.

$$2\,PbO \;+\; \text{Oxalsäure} \;=\; Pb_2O \;+\; H_2O \;+\; 2\,CO_2$$
Bleioxyd + $(COOH)_2$ = Bleisuboxyd + Wasser + Kohlendioxyd,

PbO, Bleioxyd (s. *Plumbum oxydatum*), Pb_2O_3, Bleisesquioxyd, PbO_2, Bleisuperoxyd und eine Verbindung dieser beiden Oxyde, Pb_3O_4, Mennige (s. *Minium*). Alle Bleiverbindungen sind giftig, man hat sich vor Einatmen des Staubes von Bleiverbindungen zu hüten, da leicht Bleikolik entstehen kann. Ein Zeichen von Bleierkrankung ist eine dunkle Umrandung der Zähne, der sog. Bleisaum.

Nachweis. Schwefelwasserstoff oder Natriumsulfidlösung fällt aus Bleilösungen schwarzes Bleisulfid, in Salpetersäure löslich. Chromsaure Salze geben gelbes Bleichromat, das in Natronlauge löslich ist, aber nicht in Essigsäure. Schwefelsäure fällt weißes, in Natronlauge lösliches Bleisulfat aus.

Sauerstoffverbindungen des Bleies.

† Plumbum oxydátum. Lithárgyrum. Bleioxyd. Massicot. Bleiglätte.
Silberglätte. Oxyde de plomb. Protoxyde de plomb. Litharge.
Plumbi oxydum. Lead-oxide.

PbO. Molekulargewicht 223,20.

Vom Bleioxyd sind zwei Arten im Handel: ein schweres, gelbliches Pulver, Massicot genannt, und ein mehr rotgelbes Pulver, die Blei- oder Silberglätte.

Bleioxyd ist fast unlöslich in Wasser und in Weingeist, leicht und vollständig löslich in verdünnter Salpetersäure, in Essigsäure und kochender Kalilauge. Die meiste Bleiglätte enthält geringe Mengen von Kupfer und Eisen. Massicot wird in großen Mengen für die Bereitung der Mennige dadurch gewonnen, daß metallisches Blei in Flammenöfen unter Luftzutritt und beständigem Umrühren mit eisernen Krücken zur schwachen Rotglut erhitzt wird. Das entstehende leichtere Bleioxyd wird mit der Rührkrücke beständig von der Bleimasse entfernt.

Die Blei- oder Silberglätte gewinnt man beim Abtreiben des Silbers aus silberhaltigem Blei bzw. Bleierzen auf sog. Treibherden. Das Blei schmilzt und wird durch einen heißen Luftstrom oxydiert.

Ein besonders rotes Bleioxyd wird Goldglätte genannt.

Beide Arten werden dann fein gemahlen und geschlämmt.

Anwendung. Zur Darstellung des Bleipflasters und des Liqu. Plumbi subacetici; technisch zur Herstellung des Flintglases, Kristallglases, und um Töpferwaren Glanz zu geben; ferner als trocknender Zusatz zu Malerfarben, zum Kochen von Firnis, in der Feuerwerkerei und zur Herstellung anderer Bleipräparate. Mit Glyzerin zusammen als Bleikitt.

Aufbewahrung. Trocken, in gut geschlossenen Gefäßen, da Bleiglätte an der Luft Feuchtigkeit und Kohlendioxyd anzieht.

Nachweis. Die unter Anwendung von Wärme erreichte Lösung in verdünnter Salpetersäure gibt mit Natriumsulfidlösung einen schwarzen (Bleisulfid) und mit verdünnter Schwefelsäure einen weißen, in Natronlauge löslichen Niederschlag (Bleisulfat).

Prüfung nach D.A.B.

1. Der Glühverlust darf höchstens 1% betragen.
2. Die Lösung von 0,5 g Bleiglätte in 3 ccm Salpetersäure muß nach Ausfällung des Bleies vermittels 5 ccm verdünnter Schwefelsäure ein Filtrat geben, das nach Übersättigung mit Ammoniakflüssigkeit höchstens bläulich gefärbt wird, herrührend von kleinen Mengen von Kupfer und höchstens Spuren eines rotgelben Niederschlages von Eisenoxydhydrat zeigt

† Mínium. Plumbum oxydátum rubrum.

Mennig. Mennige. Bleimennig. Mennie. Rotes Bleioxyd. Bleirot. Oxyde rouge de plomb. Deutoxyde de plomb. Oxyde plomboso-plombique. Red lead.

Die Bleimennige ist eine Oxydationsstufe des Bleies, die $\frac{1}{3}$ mal mehr Sauerstoff enthält als das Bleioxyd, die Bleiglätte. Man kann sie ansehen als eine Verbindung von 2 Äquivalenten Bleioxyd (2 PbO) mit Bleisuperoxyd (PbO_2), oder als eine Verbindung von Bleioxyd mit Bleisesquioxyd $PbO + Pb_2O_3$. Wird dargestellt, indem man Bleioxyd, Massicot, auf einem Röstofen unter fortwährendem Umrühren und starkem Luftzutritt oder besser in Muffelöfen unter Luftzutritt so lange erhitzt, bis die ganze Masse eine feurigrote Farbe angenommen hat. Die Masse ist kristallinisch und wird erst durch Mahlen in ein sehr feines Pulver verwandelt; sie enthält 26% Bleisuperoxyd. Vielfach wird Mennige beim Mahlen mit Schwerspat oder Ziegelmehl verfälscht, daher ist eine Prüfung erforderlich. Die Pariser- oder Orangemennige mit einem Gehalt von 27% Bleisuperoxyd ist weit zarter und mehr orangegelb. Sie wird erhalten, wenn man Bleiweiß oder ein zusammengeschmolzenes Gemisch von Bleiweiß und Natronsalpeter längere Zeit im Glühen erhält. Nach dem Erkalten wird die geschmolzene Masse ausgelaugt und die in Wasser völlig unlösliche Mennige getrocknet. Diese Sorte eignet sich wegen ihrer größeren Feinheit namentlich zu Spirituslackanstrichen für Abgüsse und als Substrat für künstlichen Zinnober. Eine noch feinere Mennige mit größerem Gehalt an Bleisuperoxyd (31,5%), die nicht so schnell absetzt, ist die hochdisperse Mennige, sie zeigt jedoch geringere Deckkraft als die gewöhnliche Mennige, läßt sich aber besser verstreichen.

Mennige eignet sich ihrer Schwere halber nicht für die Wassermalerei, ist aber mit Öl angerieben, eine beliebte und sehr passende Grundfarbe, hauptsächlich für Eisen als Rostschutzfarbe, da die Mennigeanstriche, wenn gut durchgetrocknet, sehr hart werden. Vor dem Anstrich muß das Eisen jedoch gründlich entrostet werden. Die Deckfarbe über dem Mennigeanstrich muß wetterbeständig sein.

Anwendung. Außer in der Malerei zur Mennigekittbereitung, in der Feuerwerkerei und zum Füllen von Akkumulatoren, Bleiakkumulatoren, auch in der Heilkunde zur Herstellung verschiedener Pflaster.

Nach der Bleifarben-Verordnung darf Mennige, auch mit bleifreien Zusätzen, nicht verwendet werden zum Anstrich für

Geländer, Zäune, Staketen, Gitter, Gartenmöbel, Schilder aller Art und ortsfeste Müllbehälter; ferner nicht für Eisen- und Stahlkonstruktionen, die in die Erde eingesetzt, in die Erde verlegt oder von Beton ummantelt werden.

Prüfung. 1. Um Mennige zu prüfen, bringt man zuerst einige Messerspitzen voll davon auf ein Kohlenstück und bläst mit der Lötrohrflamme darauf. Hierbei wird die Mennige reduziert, und wenn sie rein war, bleibt schließlich nur ein kleines Bleikügelchen zurück. Beigemengter Schwerspat oder Ziegelmehl zeigt sich unverändert auf der Kohle.

2. Erhitzt man Mennige mit verdünnter Salpetersäure, so löst sich das Bleioxyd zu Bleinitrat, Bleisuperoxyd bleibt als dunkelbraunes Pulver zurück.

$$PbO + Pb_2O_3 + \quad 4\,HNO_3 \quad = 2\,Pb(NO_3)_2 + \quad PbO_2 \quad + 2\,H_2O$$
Mennige + Salpetersäure = Bleinitrat + Bleisuperoxyd + Wasser.

In der filtrierten und verdünnten Lösung kann man Eisen, von etwa beigemengtem Eisenoxyd oder Ziegelmehl herrührend, mit gelbem Blutlaugensalz nachweisen.

3. Verunreinigung mit Kupfer verrät sich nach dem Übersättigen mit Ammoniak durch blaue Färbung der Flüssigkeit.

4. Werden 2,5 g Mennige in ein Gemisch von 10 ccm Salpetersäure und 10 ccm Wasser eingetragen und der dabei entstehende braune Niederschlag von Bleisuperoxyd durch 10 ccm Wasserstoffsuperoxydlösung in Lösung gebracht, so darf der Rückstand höchstens 0,035 betragen, sonst sind **fremde Bestandteile** zugegen.

5. Auf künstliche Färbung mit Teerfarbstoff durch Benzol.

Im Handel unterscheidet man **chemisch reine Mennige**, sog. **Arzneibuchware** und **technisch reine Mennige**, die die Salpetersäure-Wasserstoffsuperoxydprobe nicht aushält. **Mennige-Ersatz** ist ein Farblack.

Das bei der Prüfung der Mennige als dunkelbraunes Pulver zurückbleibende **Bleisuperoxyd, PbO_2, Plumbum peroxydatum, Plumbum hyperoxydatum, Bleidioxyd**, wird vielfach in der Zündholzbereitung mit amorphem Phosphor oder Bleinitrat zusammen zur Herstellung der Reibflächen verwendet, außerdem auch zum Laden von Akkumulatoren. Der **Bleiakkumulator** besteht aus zwei in verdünnte Schwefelsäure getauchten durchlässigen Bleiplatten, von denen eine mit Bleisuperoxyd überzogen ist. Den Überzug mit Bleisuperoxyd erhält man gewöhnlich so, daß man auf die mit Riefen versehene Platte, die den positiven Pol darstellt, und auf die mit Maschen ausgestattete Platte, den negativen Pol, eine Paste aus Bleimennige streicht. Die positive Platte stellt man in verdünnte Schwefelsäure und läßt einen schwachen galvanischen Strom hindurch, es bildet sich nunmehr das braune Bleisuperoxyd. Die negative Platte wird ebenfalls in verdünnte Schwefelsäure gestellt, der galvanische Strom aber in entgegengesetzter Richtung hindurchgeleitet, und so tritt eine Reduktion der Mennige zu Blei ein. Die Bleisuperoxydplatte bildet so den positiven Pol, die Bleiplatte den negativen. Beim **Entladen** wird das Bleisuperoxyd reduziert zu Bleioxyd, das sich mit der Schwefelsäure zu Bleisulfat verbindet. Die Bleiplatte selbst wird zu Bleioxyd oxydiert und durch die Schwefelsäure ebenfalls zu Bleisulfat. Beim Laden geht der elektrische Strom in entgegengesetzter Richtung. Hierdurch wird das Bleisulfat einerseits zu Blei reduziert, anderseits zu Bleisuperoxyd oxydiert. Das Bleisuperoxyd stellt man technisch meist her durch Elektrolyse einer Bleinitratlösung bei Gegenwart von Schwefelsäure. Oder man bringt in eine durch ein Diaphragma, eine Scheidewand, die den elektrischen Strom durchläßt, in zwei Teile geteilte Zersetzungszelle, in den Anodenraum (positiver Pol) mit Wasser angerührte Bleiglätte, in den Kathodenraum (negativer Pol) eine Natriumchloridlösung. Bei der Elektrolyse bildet sich neben Wasserstoff Bleioxydnatrium, $Pb(ONa)_2$, und dieses wird durch das gleichzeitig frei werdende Chlor in Bleisuperoxyd und Natriumchlorid übergeführt.

$$Pb(ONa)_2 + 2\,Cl = PbO_2 + 2\,NaCl$$
Bleioxydnatrium + Chlor = Bleisuperoxyd + Natriumchlorid.

Das Bleisuperoxyd wirkt als starkes Oxydationsmittel, mit Schwefel zusammengerieben, entzündet sich dieser

Haloidverbindungen des Bleies.

**† Plumbum jodátum. Bleijodid. Jodblei. Jodwasserstoffsaures Blei.
Iodure de plomb. Plumbi iodidum. Plumbi iodide.

$$PbJ_2.$$

Schweres, gelbes, geruch- und geschmackloses Pulver, löslich in 2000 Teilen kaltem und in 200 Teilen kochendem Wasser. Aus der heißen Lösung kristallisiert es in gelben, goldglänzenden Kristallen. Leicht löslich ist es in einer kochenden Ammoniumchloridlösung. Beim Erwärmen schmilzt es unter Entwicklung violetter Dämpfe (Nachweis).

Bereitet wird das Bleijodid durch Ausfällen einer Lösung von Bleinitrat oder Bleiazetat mittels Kaliumjodid, vorsichtiges Auswaschen und Trocknen des Niederschlages bei gelinder Wärme.

$$Pb(NO_3)_2 + 2\,KJ = PbJ_2 + 2\,KNO_3$$
Bleinitrat + Kaliumjodid = Bleijodid + Kaliumnitrat.

Anwendung. Selten innerlich, meist in Salbenmischung; technisch zu Bronzen, zum Drucken und in der Photographie.

Aufbewahrung. Vor Tageslicht geschützt.

Sauerstoffsalze des Bleies.

† Plumbum acéticum. Sáccharum Satúrni.

Bleiazetat. Essigsaures Bleioxyd. Neutrales essigsaures Bleioxyd. Bleizucker. Acétate neutre de plomb. Sel de Saturne. Sucre de Saturne. Acetate of lead. Sugar of lead. Plumbi acetas.

$$Pb(C_2H_3O_2)_2 + 3\,H_2O.\quad \text{Molekulargewicht } 379{,}3.$$

In völlig reinem Zustande bildet es farblose, tafelförmige, durchsichtige Kristalle, die entweder gar keinen oder nur einen schwachen Geruch nach Essigsäure zeigen; sie sind von anfangs süßem, hinterher herbem, metallischem Geschmack. An der Luft verwittern sie und bedecken sich allmählich mit weißem Bleikarbonat. Sie sind in etwa 2,3 Teilen kaltem, in ½ Teil heißem Wasser und in 29 Teilen Weingeist löslich. Die kaltgesättigte wässerige Lösung bläut rotes Lackmuspapier. Bei 40° schmelzen sie in ihrem Kristallwasser: bei höheren Wärmegraden zersetzen sie sich unter Bildung von Azeton.

Die käufliche Handelsware ist meist durch geringen Kupfer- oder Eisengehalt etwas bläulich oder grünlich gefärbt. Sie wird hergestellt durch Auflösen von Bleiglätte, Bleioxyd, in Essigsäure, indem man Essigsäure etwas vorwalten läßt. Nach Klärung der Lösung wird diese bis zur beginnenden Kristallisation abgedampft. Für technische Verwendung zur Darstellung der Bleifarben wird vielfach Holzessig zur Lösung verwendet; man erhält dann ein braun gefärbtes und brenzlig riechendes Salz. Bleizucker ist giftig!

Anwendung. In der Heilkunde nur wenig. Zur Darstellung von Liquor Plumbi subacetici, Bleiessig, basischem Bleiazetat; von Bleifarben und anderen Bleipräparaten; in der Photographie als Zusatz und auch für sich zu Tonbädern, zur Herstellung von Bleipapier als Reagenzpapier auf Schwefelwasserstoff, zuweilen als trocknender Zusatz zu Ölfarben, in der Färberei und Zeugdruckerei.

Nachweis. Die wässerige Lösung besitzt einen süßlich zusammenziehenden Geschmack und wird durch Natriumsulfidlösung schwarz, durch Schwefelsäure weiß und durch Kaliumjodidlösung gelb gefällt. Eisenchloridlösung färbt sie rot unter Abscheidung eines weißen Niederschlages

Prüfung nach D.A.B.

1. Das Salz gebe mit 5 Teilen frisch ausgekochtem Wasser eine klare und nur schwach weißlich schillernde Lösung (Kohlensäure).

2. Diese Lösung muß auf Zusatz von verdünnter Schwefelsäure im Überschuß ein Filtrat geben, das beim Übersättigen mit Ammoniakflüssigkeit nicht gefärbt wird (Kupfersalze) und keinen rotgelben Niederschlag gibt (Eisensalze).

† Plumbum subacéticum.
Sousacétate de plomb liquide. Extrait de Saturne. Vinegar of lead.

Das neutrale Bleiazetat vereinigt sich mit Bleioxyd leicht zu basischen Verbindungen, und zwar je nach den angewandten Mengen zu Halbbasisch-Bleiazetat, $2\,Pb(C_2H_3O_2)_2 + PbO + H_2O$, Einfachbasisch-Bleiazetat $Pb(C_2H_3O_2)_2 + PbO + H_2O$, und Zweifachbasisch-Bleiazetat, $Pb(C_2H_3O_2)_2 + 2\,PbO + H_2O$. Diese Verbindungen haben für den Drogisten jedoch keine Bedeutung, sondern nur ein Bleisubazetat, ein basisch-essigsaures Bleioxyd, das nicht in trockener Form in den Handel kommt, da es sich leicht zersetzt, sondern in Lösung dargestellt wird. Ein solches Präparat ist der Bleiessig, Bleiextrakt, Goulards Extrakt, Liquor Plumbi subacetici, Acetum Plumbi, Acetum Saturni, Extractum Saturni, dessen Bereitungsweise in ihren Einzelheiten verschieden sein kann, aber immer darauf beruht, daß eine Lösung von Bleiazetat, von Bleizucker, mit Bleioxyd digeriert wird. Der gewonnene Bleiessig ist in geschlossenen Gefäßen aufzubewahren, da er begierig Kohlendioxyd aus der Luft aufsaugt und sich damit umsetzt. Er besteht in der Hauptsache aus Halbbasisch-Bleiazetat, $2\,Pb(C_2H_3O_2)_2 + PbO + H_2O$, neben geringen Mengen von Einfachbasisch-Bleiazetat $Pb(C_2H_3O_2)_2 + PbO + H_2O$, wird aber auch mitunter als Zweidrittel-Bleiazetat bezeichnet, weil von den 3 Bleiatomen 2 Atome mit Essigsäure verbunden sind. Mit kohlensäurefreiem Wasser mischt sich der Bleiessig ohne Trübung. Mit Gummiarabikumlösung und Pflanzenschleimen gibt er unlösliche Bleiverbindungen. Dextrinlösung fällt er nicht aus.

Anwendung. Technisch als Zusatz bei der Firnisbereitung, sowie zur Dar-

stellung von Bleiweiß nach französischem Verfahren; ferner in der Färberei, um Stoffe wasserdicht zu machen, zur Klärung schleimhaltiger Flüssigkeiten und in der Zuckeranalyse. In der Heilkunde zur Bereitung von Bleiwasser und Bleisalbe.
Nachweis. Auf Blei, wie bei Plumbum aceticum. Bleiessig bläut rotes Lackmuspapier, rötet Phenolphthaleinlösung aber nicht. Eisenchloridlösung im Überschuß zugesetzt, gibt mit der Flüssigkeit eine rötlichgelbe Mischung, aus der sich beim Stehen ein weißer Niederschlag aus Bleichlorid bestehend abscheidet, während die Flüssigkeit infolge von basischem Ferriazetat dunkelrot wird. Durch Zusatz von reichlich heißem Wasser wird der Niederschlag wieder gelöst.
Prüfung nach D.A.B. Bleiessig muß farblos sein (Kupfersalze). Nach Zusatz von verdünnter Essigsäure werde der Bleiessig nicht gefärbt (Eisensalze).

† Plumbum bóricum. Bleiborat. Borsaures Blei. Borate de plomb.

Weißes, in Wasser so gut wie unlösliches Pulver, das durch Umsetzung beim Zusammenbringen einer Bleinitrat- und Boraxlösung entsteht und in seiner Zusammensetzung nicht gleichmäßig ist.

Anwendung. Mitunter als trocknender Zusatz in der Malerei und in der Kunsttöpferei.

† Plumbum nítricum. Bleinitrat. Salpetersaures Bleioxyd. Azotate ou nitrate de plomb. Plumbi nitras. Plumbum nitrate.

$$Pb(NO_3)_2.$$

Es sind schwere, durchsichtige, zuweilen milchweiße Kristalle; geruchlos, von unangenehm metallischem Geschmack; löslich in 3 Teilen kaltem Wasser, unlöslich in Weingeist. Die wässerige Lösung reagiert infolge hydrolytischer Spaltung sauer. Erhitzt, verknistern die Kristalle anfangs und zersetzen sich unter Hinterlassung von reinem Bleioxyd.

$$Pb(NO_3)_2 = PbO + 2 NO_2 +$$
Bleinitrat = Bleioxyd + Stickstoffdioxyd + Sauerstoff.

Wird bereitet durch Auflösen von Bleioxyd in verdünnter Salpetersäure und Abdampfen bis zur Kristallisation.

$$PbO + 2 HNO_3 = Pb(NO_3)_2 + H_2O$$
Bleioxyd + Salpetersäure = Bleinitrat + Wasser.

Anwendung. Zur Darstellung anderer Bleipräparate; als Beize in der Zeugdruckerei; als Zusatz zur Zündmasse phosphorfreier Zündhölzer, in der Feuerwerkerei und in Lösung zum Beizen von Horn bei der Herstellung von künstlicher Perlmutter; ferner in der Photographie.

Nachweis. Die wässerige Lösung wird durch Schwefelwasserstoff oder Natriumsulfidlösung schwarz, durch Schwefelsäure weiß und durch Kaliumjodidlösung gelb gefällt. Mit Schwefelsäure und überschüssiger Ferrosulfatlösung wird sie braunschwarz.

Prüfung. 1. Die wässerige Lösung, mit Ammoniakflüssigkeit übersättigt und filtriert, darf nicht blau gefärbt sein (Kupfer).

2. Die wässerige Lösung, mit Schwefelwasserstoff übersättigt und von dem dunkel gefärbten Niederschlag abfiltriert, darf auf Zusatz von Ammoniakflüssigkeit kaum verändert werden (Eisen).

† Plumbum sulfúricum. Bleisulfat. Schwefelsaures Blei. Sulfate de plomb. Plumbum sulphate.

$$PbSO_4.$$

Findet sich in der Natur als Vitriolbleierz und bildet dann rhombische Kristalle. Das Bleisulfat des Handels stellt ein schweres, weißes Pulver dar, das in Wasser so gut wie unlöslich, in verdünnten Säuren nur wenig löslich ist, leicht löslich dagegen in Kali- oder Natronlauge. Man stellt es dar durch Ausfällen einer Bleisalzlösung, z. B. Bleinitratlösung mit verdünnter Schwefelsäure oder einem löslichen Sulfate.

$$Pb(NO_3)_2 + H_2SO_4 = PbSO_4 + 2 HNO_3$$
· Bleinitrat + Schwefelsäure = Bleisulfat + Salpetersäure.

Anwendung. In der Bleiglasbereitung. Für Bleiweiß. Als Streckmittel für Farben, in der Färberei und Druckerei und bei der Firnisbereitung. Jedoch kommt zur Bereitung von Firnis auch viel harzsaures Blei, Bleiresinat, Plumbum resinácicum in den Handel.

****† Plumbum tánnicum (siccum). Bleitannat.
Gerbsaures Bleioxyd. Tannate de plomb.

Graugelbliches, geruch- und geschmackloses Pulver; fast unlöslich in Wasser und in Weingeist.

Wird dargestellt durch Ausfällen von Bleiessig mittels Gerbsäure, Auswaschen und Trocknen bei einer 25° nicht übersteigenden Wärme.

Anwendung. In der Heilkunde nur äußerlich in Salbenform und zum Einstreuen in Wunden.

Thállium.

Tl = 204,40. Ein- und dreiwertig.

Findet sich in Kiesen wie Schwefelkies und Kupferkies, ferner im Flugstaub und in dem Schlamme der Bleikammern bei der Schwefelsäureherstellung, vor allem im Krookesit bis zu 18%. Man gewinnt es aus thalliumhaltigen Zinklaugen durch Einstellen von Zinkblech. Oder man gewinnt es aus dem Schlamme der Bleikammern, bzw. dem Flugstaub, † Thalliumsulfat, Tl_2SO_4, man fällt das Thallium aus der Lösung durch eingestelltes Zink aus. Es ist ein zinnweißes, weiches Metall. Beim Erhitzen verbrennt es mit stark grüner Flamme. An der Luft oxydiert es. Man bewahrt es vorteilhaft, vor Luft geschützt, unter Wasser auf. Es ähnelt in manchen Beziehungen dem Blei. Die Salze des Thalliums, z. B. † Thalliumchlorür, TlCl, † Thalliumbromür, TlBr, † Thalliumjodür, TlJ und † Thalliumsulfat, Tl_2SO_4, sind sehr giftig; sie unterliegen der Giftgesetzgebung. Aus den Lösungen wird durch Schwefelammonium schwarzes † Thalliumsulfür, Tl_2S, ausgefällt. Durch eingestelltes Zink wird das Metall als kristallinisches Pulver niedergeschlagen. Thalliumverbindungen werden zur Vernichtung von Nagetieren, wie Mäusen, verwendet; diese Vertilgungsmittel unterliegen neben den Bestimmungen der Giftgesetzgebung auch der Verordnung über Pflanzenschädlingsmittel.

Nickel- und Kobaltgruppe.

Diese beiden Elemente ähneln sich in ihrem Verhalten. Sie schließen sich einerseits der Magnesiumgruppe, anderseits aber der Gruppe des Eisens an.

Níccolum. Nickel.

Ni 58,68. Zweiwertig, auch dreiwertig.

Ist ein silberweißes, magnetisches, hämmer- und streckbares Metall von 8,0 spezifischem Gewicht, das meist in kleinen Würfeln im Handel ist, Niccolum metallicum in Cubulis. Es kommt in der Natur, abgesehen von dem Vorhandensein in Meteorsteinen, nicht gediegen vor, sondern meist in Verbindung mit

Arsen als **Kupfernickel**, NiAs oder mit Schwefel neben Kobalt oder als Magnesiumnickelsilikat als **Garnierit**. Es wird hauptsächlich in Norwegen, Schweden und in Sachsen auf den Blauwerken oder Smaltefabriken und vor allem in Nordamerika in Kanada und Neukaledonien gewonnen. Die Darstellungsweisen sind verschieden. Meist werden die Erze geröstet und in Öfen geschmolzen, der erhaltene **Kupfernickelfeinstein** in Lösung gebracht, die Verunreinigungen entfernt, das Nickel als Hydroxyd ausgefällt und durch Kohle reduziert. Selten oder nie wird es für sich verarbeitet, sondern fast immer in der Legierung mit Kupfer oder auch mit Zink zu Nickelmünzen, Neusilber, Argentan, in China zu **Packfong**. Wichtig ist auch der **Nickelstahl**, eine Legierung von Eisen und Nickel, die zur Herstellung von Panzerplatten verwendet wird. Auch wird es in großer Menge zur Vernickelung von Gebrauchsgegenständen benutzt, da derartig vernickelte Sachen eine gute Politur annehmen und sehr widerstandsfähig gegen Einwirkungen feuchter Luft sind. Frisch reduziert wird es als Katalysator gebraucht, z. B. zur Härtung von Fetten und der Darstellung des Tetralins und des Dekalins aus dem Naphthalin, wobei Wasserstoff angelagert wird. Die Nickelsalze wirken giftig, namentlich brechenerregend, unterliegen aber nicht den Bestimmungen des Giftgesetzes.

Nachweis. In Nickelsalzlösungen wird durch Natronlauge hellgrünes **Nickelhydroxyl** abgeschieden, $Ni(OH)_2$, das selbst in einem Überschusse des Fällungsmittels unlöslich, dagegen in Ammoniumchloridlösung löslich ist. Schwefelwasserstoff oder Natriumsulfidlösung fällt Nickel aus neutraler oder ammoniakalischer Lösung als schwarzes Nickelsulfid, das verdünnte Salzsäure nicht, Königswasser aber leicht löst.

Von den Nickelsalzen, welche im Handel vorkommen, sind zu nennen.

Níccolum carbónicum, $NiCO_3 + 6 H_2O$, Nickelkarbonat, kohlensaures Nickel, ein apfelgrünes, in Wasser unlösliches Pulver, das namentlich zur Darstellung der übrigen Nickelsalze benutzt wird. Es scheidet sich beim Abkühlen eines Gemisches einer Nickelnitratlösung mit einer Natriumbikarbonatlösung, die mit Kohlenstoffdioxyd gesättigt ist, aus.

Níccolum chlorátum, $NiCl_2 + 6 H_2O$, Nickolochlorid, Nickelchlorür, Chlornickel, kleine, grüne, Feuchtigkeit anziehende, in Wasser leicht lösliche Kristalle.

Níccolum chlorátum ammoniátum, Níccolum-Ammónium chlorátum, Nickelammonchlorid, Nickeloammonchlorid, salzsaures Nickelammonium, $NiCl_2 + NH_4Cl + 6 H_2O$, gelbliches, sehr leicht Feuchtigkeit anziehendes, in Wasser leicht lösliches Pulver.

Níccolum nítricum, $Ni(NO_3)_2 + 6 H_2O$, Nickelnitrat, salpetersaures Nickel, grüne, meist etwas feuchte, leicht zerfließliche Kristalle.

Níccolum nítricum ammoniátum, Níccolum-Ammónium nítricum, Nickelammoniumnitrat, Nickeloammonnitrat, salpetersaures Nickelammonium. $Ni(NO_3)_2 + NH_4NO_3 + 6 H_2O$. Dunkelgrünlich, blaue, in Wasser lösliche Kristalle.

Níccolum phosphóricum, $Ni_3(PO_4)_2 + 7 H_2O$, Nickelphosphat, phosphorsaures Nickel, hellgrünes, in Wasser unlösliches Pulver.

Níccolum sulfúricum, $NiSO_4 + 7 H_2O$, Nickelsulfat, Nickolosulfat, schwefelsaures Nickel, smaragdgrüne, in Wasser lösliche Kristalle, bildet mit den Alkalisulfaten Doppelsalze; **Níccolum sulfúricum ammoniátum, Níccolum-Ammónium sulfúricum**, Nickelammoniumsulfat, schwefelsaures Nickelammon, $NiSO_4 + (NH_4)_2SO_4 + 6 H_2O$; dunkelgrünblaue, schwerlösliche Kristalle; dienen zur Herstellung von Vernickelungsflüssigkeiten, indem man aus einer gesättigten Lösung durch den galvanischen Strom an der negativen Elektrode, die durch den zu vernickelnden Metallgegenstand dargestellt wird, Nickel niederschlägt. Die positive Elektrode ist eine Platte Nickelmetall. Von dieser Nickelplatte löst sich so viel Nickel auf, wie aus der Lösung auf den zu vernickelnden Gegenstand niedergeschlagen wird. Ferner zu sog. **sympathetischen Tinten**, d. h. Tinten, deren Schriftzüge erst durch chemisch wirkende Stoffe oder Kräfte sichtbar gemacht werden, und in der Färberei.

Cobáltum. Kobalt.
Co 58,97. Zwei- und dreiwertig.

Kobalt ist gediegen ein seltenes Metall, das sich hauptsächlich in Verbindung mit Arsen als **Speiskobalt**, $CoAs_2$ und mit Schwefel findet als **Kobaltkies**, Co_3S_4 und **Glanzkobalt**, $CoAsS$, und wird aus diesen hergestellt. Es ist ein weißes, glänzendes Metall, mit schwach rötlichem Schein, dehnbar und gleich Nickel magnetisch. Spez. Gewicht 8,7—8,9. An der Luft und in Wasser verändert sich Kobalt nicht. Erhitzt, oxydiert es. Die Kobaltsalze sind, wenn wasserhaltig rot, wenn wasserfrei blau bis violett. In den Kobaltoverbindungen ist Co zweiwertig, in den Kobaltiverbindungen dreiwertig.

Kobaltoxydul, CoO, **Cobáltum oxydulátum**, ein olivgrünliches Pulver, wird benutzt, um Glasflüsse schön blau zu färben. Es geht beim Glühen an der Luft in schwarzes **Kobaltoxyduloxyd**, Co_3O_4, **Cobáltum oxydulátum oxydátum**, über. Ferner wird es als Schmelzfarbe für Glas und Porzellan verwandt. Das **Kobaltoxyd**, Co_2O_3, **Cobáltum oxydátum** ist ein dunkelbraunes Pulver. Wird die heiße Lösung eines Kobaltoxydulsalzes mit heißer Natronlauge vermischt, so fällt rosenrotes **Kobaltohydroxyd**, $Co(OH)_2$, aus, das an der Luft durch Sauerstoffaufnahme in braunes **Kobaltihydroxyd** $Co(OH)_3$ übergeht. Diese Verbindungen finden dieselbe Anwendung.

Kobaltochlorid. $CoCl_2 + 6\,H_2O$, **Cobáltum chlorátum**. **Chlorkobalt**. **Kobaltchlorür**, tiefrote Kristalle, die Feuchtigkeit anziehen und in Wasser leicht löslich sind, und **Kobaltnitrat**, **Kobaltonitrat** $Co(NO_3)_2$, **Cobáltum nítricum**, dienen zu sympathetischen Tinten. Schreibt man mit einer dünnen Auflösung derselben auf Papier, so sind die Schriftzüge kaum zu sehen, durch Erwärmen aber treten sie in blauer Farbe hervor und verschwinden wieder unter dem Einflusse der Luftfeuchtigkeit. Ferner werden sie auch in der Kunsttöpferei, in der Keramik verwendet.

Nachweis. Man weist Kobaltsalze durch die blaue Farbe nach, die sie der Boraxperle verleihen. Kaliumnitrit fällt aus essigsaurer Lösung gelbes Kaliumkobaltinitrit.

Von den Kobaltverbindungen kommen ferner kobalthaltige Farben, **Kobaltblau** und **Kobaltgrün** (s. Abteilung Farben) in Betracht.

Kobaltosulfat, $CoSO_4 + 7\,H_2O$. **Cobaltum sulfuricum**, **Kobaltsulfat**, **schwefelsaures Kobaltoxydul** stellt luftbeständige rote, in Wasser lösliche Kristalle dar, die sonst in ihren Eigenschaften ungefähr dem entsprechenden Eisensalze gleichen. Das Kobaltsulfat wird vor allem in der Porzellanbereitung und Feuerwerkerei, Pyrotechnik, verwendet und als Doppelsalz als **Kobaltammoniumsulfat** zum Galvanisieren.

Auch finden Kobaltverbindungen, und zwar **Cobáltum linólicum**, **Kobaltlinoleat**, leinölsaures Kobalt und **Cobáltum resinácicum** **Kobaltresinat**, harzsaures Kobalt als Trockenzusatz für Farben, Firnisse und Lacke, besonders Emaillelacke Verwendung.

Gruppe des Eisens.

Hierher gehören Eisen. Mangan. Chrom, Molybdän. Wolfram. Uran und auch Aluminium.

Ferrum. Eisen. Ferrit. Fer. Iron.

Fe 55,84. Zwei- und dreiwertig, auch wohl sechswertig.

Eisen findet sich gediegen in Eisenmeteoriten (88—98%), den Meteorsteinen, viel aber in Verbindungen, im Roteisenstein (Fe_2O_3), Brauneisenstein ($Fe_2O_3 + Fe_2(OH)_6$). Magneteisenstein (Fe_3O_4), Spateisenstein ($FeCO_3$). im Schwefel- oder Eisenkies (FeS_2) und anderen. Man unterscheidet:

I. Roheisen oder Gußeisen, das bis zu 5% Kohlenstoff enthält. Wird aus Eisenoxyderzen in Hochöfen durch Kohle reduziert.

II. Schmiedeeisen oder Stabeisen. 0,15—0,5% Kohlenstoff enthaltend. wird durch den Puddlingsprozeß auf Flammenöfen aus Gußeisen und Luftsauerstoff hergestellt, durch Oxydation des Kohlenstoffes.

III. Stahl, 0,6—1,5% Kohlenstoff enthaltend. hauptsächlich nach dem Bessemer Verfahren gewonnen. dadurch, daß man geschmolzenes Gußeisen in schmiedeeisernen, innen feuerfest ausgefütterten Gefäßen, sog. Bessemer Birnen, unter Druck mit starkem Luftstrom zusammenbringt. Das auf diese Art gewonnene Schmiedeeisen vermischt man mit stark manganhaltigem Gußeisen.

Auch in elektrischen Öfen wird Eisen dargestellt.

I. Zur Gewinnung des Roheisens oder Gußeisens wird der Hochofen (Abb. 485) abwechselnd mit einer Schicht Kohle, geröstetem Erz und Zuschlag beschickt.

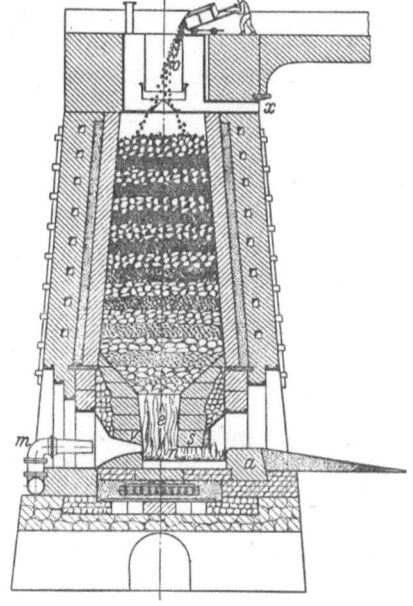

Abb. 845. Hochofen.

Von Kohle verwendet man besonders Koks, aber auch Steinkohle und Holzkohle. Der Zuschlag besteht aus Quarz, Sand, Kalk, Flußspat u. a. und bezweckt, aus dem Gestein, der Gangart, die dem Eisen beigemengt ist, eine leicht schmelzbare Masse. die Schlacke, zu machen. welche alle anderen Stoffe als Eisen aufnimmt und zugleich das Eisen vor Oxydation schützt. Der Hochofen ist bis 25 m hoch und aus feuerfesten Steinen. Er umgibt einen Hohlraum, den Schacht oder Kernschacht, der oben in die Gicht (o) endet. Die weiteste Stelle des Schachtes, etwa bis 6—7,5 m, heißt der Kohlensack, der sich zur Rast verengert, die in das Gestell (e) und auf den Herd (n) ausmündet. Bei v ist eine Gebläsevorrichtung, durch welche die zur Erhaltung der Verbrennung nötige erwärmte Luft eingeblasen wird. Der Herd ist auf der offenen Seite. der Brust. mit dem Wallstein (u) und dem Tümpelstein (s) zu einer Öffnung, der Stichöffnung, verengert, die durch eine Masse aus Kohle und Lehm, den Lehmstein, verschlossen ist. Soll der Ofen in Tätigkeit treten — angeblasen werden, so wird das Kohlenfeuer angezündet, durch das Gebläse Luft zugeführt und der Ofen durch die Gicht abwechselnd mit den Schichten gefüllt. Je nachdem die Schichten niedergebrannt sind, das Eisen geschmolzen ist, wird durch die Gicht wieder nachgefüllt. Entfernt man den Lehmstein, so fließt das Eisen ab und wird in Sandformen abgelassen. Läßt man den Guß langsam erkalten, erhält man graues Gußeisen, das nur einen geringen Teil des Kohlenstoffs chemisch gebunden enthält, der größere Teil ist als Graphit nur beigemengt und bedingt so die graue Farbe. Es wird für gewöhnlichen Guß verwendet.

Bei schnellem Erkalten des aus dem Hochofen abfließenden Eisens bildet sich das weiße Gußeisen, das in seinen besten Sorten als silberweißes Spiegeleisen bezeichnet wird. Es enthält die größte Menge Kohlenstoff chemisch gebunden und bis zu 20% Mangan. Es dient zur Herstellung von Schmiedeeisen und Stahl.

II. Dieses Roh- oder Gußeisen enthält neben bis zu 5% Kohlenstoff Arsen, Mangan, Silizium, Phosphor und Schwefel. Von diesen Verunreinigungen wird es durch den Puddlingsprozeß oder Frischprozeß befreit. Beim Frischprozeß, der seltener angewendet wird, wird das Roheisen auf Frischherden über Holzkohlenfeuer geschmolzen und mit einem Luftstrome zusammengebracht, wodurch die Kohle zu Kohlendioxyd und Kohlenmonoxyd oxydiert wird, während die Verunreinigungen sich als Silikate bzw. Phosphate mit dem entstandenen Eisenoxyd zu der Frischschlacke vereinigt haben. Das Eisen, die Luppe, wird dann durch Walzen und Hämmern zu Stab- oder Schmiedeeisen verarbeitet. Beim Puddlingsprozeß wird das Roheisen in Flammenöfen geschmolzen und durch beständiges Umrühren mit eisernen Krücken mit eingeblasener heißer Luft in Berührung gebracht. Hierdurch erreicht man ebenfalls Oxydation des Kohlenstoffes und der Verunreinigungen, die Masse wird allmählich zäher, die Luppe wird als zähe, nicht flüssige Masse herausgenommen und in Stäbe geformt. Dieses Schmiedeeisen läßt sich in der Rotglühhitze schweißen. Rotglühhitze beginnt bei 525° und steigt bis 950° der Gelbrotglühhitze an; Weißglühhitze von 1300°—2500°. Durch etwas Phosphor- oder Siliziumgehalt wird das Eisen in der Kälte leichtbrüchig, kaltbrüchig; übersteigt der Siliziumgehalt 0,4%, so wird es faulbrüchig, durch Schwefelgehalt zerbröckelt es in der Kälte leicht, es ist rotbrüchig.

III. Stahl wird größtenteils aus dem Gußeisen als Flußstahl oder Gußstahl hergestellt. Gußeisen wird geschmolzen in birnenförmige, mit feuerfestem Stoff ausgekleidete und drehbare Gefäße, Bessemer Birnen, Konvertore, abgelassen und nun mit von unten eingelassener Gebläseluft zusammengebracht; es tritt, wie beim Frischprozeß, Oxydation ein und das kohlenstoffarme Eisen wird mit so viel manganhaltigem Gußeisen — Spiegeleisen — zusammengebracht, daß der Kohlenstoffgehalt 0,6—1,5% erreicht. Fügt man nach dem Verfahren von Gilchrist und Thomas zu dem geschmolzenen Roheisen erhitzten gebrannten Kalk in die Bessemer Birne und führt nun die erhitzte Luft hinzu, oder kleidet man die Birne mit Kalkstein und als Bindemittel Wasserglas aus, so erhält man einen phosphorfreien Stahl und als Nebenerzeugnis die Thomasschlacke vierbasisch Kalziumphosphat $Ca_4P_2O_9$, oder $Ca_3(PO_4)_2 + CaO$, das als Düngemittel dient (Abb. 486).

Andere Stahlarten sind der Zementstahl, Gerbstahl oder Tiegelstahl, der durch Erhitzen des Stangenschmiedeeisens mit Kohlenpulver bis zur Rotglut und darauf folgendes öfteres Umschweißen — Gerbstahl — bzw. Umschmelzen in Tiegeln, erhalten wird. Temperstahl erhält man durch Erhitzen bis zur Rotglut von Gußeisen mit Eisenoxydpulver.

Tiegelgußstahl und Flammenofenstahl werden durch Erhitzen von Roheisen mit Eisenoxyderzen in Tiegeln oder in Flammenöfen gewonnen, Edelguß oder Hartguß durch Zusammenschmelzen von Spiegeleisen und Schmiedeeisen und sehr rasches Abkühlen.

Stahl läßt sich wie Gußeisen schmelzen und wie Stab- oder Schmiedeeisen schweißen, hat außerdem aber den Vorteil, daß er sich härten läßt. Je größer der Kohlenstoffgehalt, desto größer auch die Härte. Weiche Stahle härtet man durch Einlegen in kaltes Wasser. Stahl schmilzt bei etwa 1300° bis 1400°

Eisen, auch Ferrit genannt, ist ein weiches, silberweißes Metall, spezifisches Gewicht 7.85. An feuchter Luft wird es zu Eisenoxydhydrat, es rostet. Um

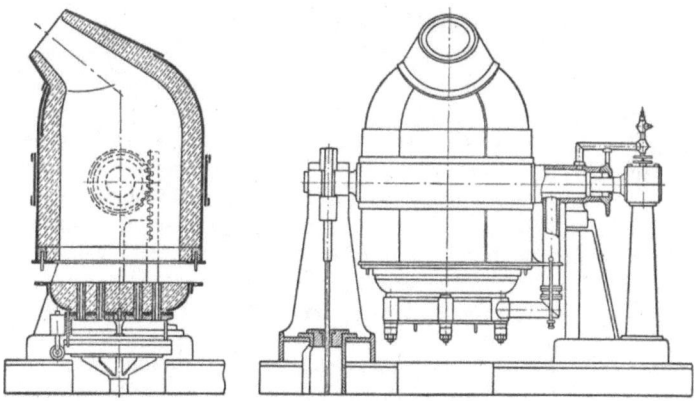

Abb. 486. Bessemer Birnen von der Seite und von vorn gesehen.

Eisen von Rost zu befreien, legt man es in eine 15 prozentige Phosphorsäurelösung oder in eine 25 prozentige Natriumbisulfatlösung oder in eine 10 prozentige Salzsäurelösung bis der Rost gelöst ist, und spült dann gründlich mit Wasser nach. Wird aber Eisen bei 260° oder höheren Hitzegraden mehrere Stunden lang überhitztem Wasserdampf ausgesetzt, so bedeckt es sich mit schwarzem Eisenoxydul und rostet selbst bei Feuchtigkeit nicht. An der Luft erhitzt, überzieht es sich mit schwarzem Eisenoxyduloxyd, Fe_3O_4, mit Hammerschlag, weil es sich mit dem Hammer abschlagen läßt. Eisen wird von einem Magneten angezogen, Stahl wird zuletzt selbst zu einem Magneten. Legierungen des Eisens mit Chrom, Wolfram, Kobalt und Nickel, die Ferrolegierungen, haben eine außerordentliche Härte und werden in der Industrie als Edelstahle vielfach z. B. zur Herstellung von Panzerplatten verwendet.

Entsprechend seinen beiden Sauerstoffverbindungen, Eisenoxydul, FeO, und Eisenoxyd, Fe_2O_3, bildet das Eisen zwei Reihen von Salzen, z. B. Eisenchlorür, Ferrochlorid, $FeCl_2$, und Eisenchlorid, Ferrichlorid, $FeCl_3$, Ferrosulfat, $FeSO_4$, und Ferrisulfat, $Fe_2(SO_4)_3$. Die Eisenoxydulsalze, die Ferroverbindungen, sind, wenn wasserfrei, weiß, wenn aber wasserhaltig hellgrün oder blaugrün. An der Luft werden sie teilweise oxydiert zu gelben basischen Oxydsalzen. Die Lösungen der Eisenoxydulsalze reagieren infolge geringer hydrolytischer Spaltung nur schwach sauer, sie enthalten Ferroionen $Fe^{..}$. Die Eisenoxydsalze, die Ferriverbindungen, sind gelb oder braun, herrührend von abgespaltenem Eisenhydroxyd. Die Lösungen reagieren infolge starker hydrolytischer Spaltung stark sauer, sie enthalten die Ionen Fe$\cdots$.

Man hat auch Verbindungen, wo das Eisen als Säure auftritt, z. B. das eisensaure Kalium, K_2FeO_4. Die Eisensäure, H_2FeO_4, selbst ist in freiem Zustande nicht hergestellt, sondern sie zerfällt sofort in Eisenhydroxyd und freien Sauerstoff.

Nachweis. In Eisenoxydulsalzlösungen erzeugen Alkalien einen weißen oder schmutziggrünlichen Niederschlag, der bei Zutritt von Luft braun wird. Kaliumferrizyanid gibt sofort einen blauen Niederschlag. Gerbsäure verändert die oxydfreie Lösung nicht. — Eisenoxydsalze geben mit Kaliumferrozyanid sofort einen blauen und mit Gerbsäure einen schwarzen Niederschlag, und werden in saurer Lösung durch Kaliumthiozyanat dunkelblutrot gefärbt, indem sich Ferrithiozyanat $Fe(CNS)_3$ bildet.

Ferrum metállicum. Metallisches Eisen.

Es kommt in drei Formen vor, als Ferrum raspátum, Ferrum púlverátum und Ferrum redúctum. Ein sehr reines Eisen ist der sog. Klavierdraht, Ferrum purum in Filis.

Ferrum raspátum, F. limátum, Limatúra Martis praeparata, Eisenfeile. Hierzu ist jede rost-, kupfer- und messingfreie Eisenfeile zu benutzen. Will man sicher gehen, daß dies der Fall ist, so reinigt man die beim Schlosser bestellten Späne dadurch, daß man sie mittels eines guten Magnets anzieht und nur die am Magnet haftenden Teile benutzt. Man verwendet Eisenfeile zur Herstellung von Wasserstoff.

Ferrum pulveratum oder álcoholisátum, gepulvertes Eisen. Wird aus Gußeisendrehspänen auf das allerfeinste gepulvert, enthält daher ziemlich viel Kohlenstoff. Es ist in kleinen, gut verkorkten Gefäßen, vor Luft und Feuchtigkeit geschützt, aufzubewahren. Ein besseres Erzeugnis wird aus schwedischem oder steiermärkischem Schmiedeeisen hergestellt, indem sich zwei übereinandergelegte, einige Zentimeter dicke Eisenplatten gegenseitig dadurch abschleifen, daß die obere Platte auf der unteren Platte hin und her geführt wird. Nach dem Absieben werden die gröberen Teilchen in Pochwerken aus Stahl weiter zerkleinert.

Anwendung. Gegen Bleichsucht. Technisch in der Feuerwerkerei, zur Herstellung von Wasserstoff und zu Eisenkitten.

**Ferrum redúctum, Ferrum Hydrogenio reductum, Fer réduit. Durch Wasserstoff reduziertes Eisen wird in der Weise bereitet, daß völlig trockenes, gepulvertes Eisenoxyd bzw. Ferrimonohydroxyd, sog. hydratisches Eisenoxyd $FeO(OH)$, das man durch Ausfällen einer Ferrisalzlösung, z. B. Ferrichloridlösung durch Ammoniakflüssigkeit erhält, unter Zuführung eines trockenen Wasserstoffstromes in einer Röhre so lange geglüht wird, als noch Wasserdämpfe entweichen; es verbindet sich in der Hitze der Sauerstoff des Eisenoxyds mit dem Wasserstoff zu Wasser. Nach vollendeter Reduktion muß das Erkalten ebenfalls im Wasserstoffstrom geschehen. Es stellt ein schiefer- bis schwärzlichgraues Pulver dar, ohne Geruch und Geschmack, und muß in verdünnter Salzsäure fast völlig klar löslich sein, andernfalls enthält es Kohlenstoff und ist höchstwahrscheinlich durch Reduktion mittels Leuchtgas hergestellt. An der Luft erhitzt, verbrennt es leicht zu Eisenoxyduloxyd.

Anwendung. Gegen Bleichsucht.

Aufbewahrung. In kleinen, gut geschlossenen Gefäßen.

Sauerstoffverbindungen des Eisens.

Von den beiden Sauerstoffverbindungen, dem Eisenoxydul oder Ferrooxyd, FeO, und dem Eisenoxyd oder Ferrioxyd, Fe_2O_3, kommt hier nur letzteres in Betracht, weil das Oxydul im freien Zustande nicht haltbar ist.

Ferrum oxydatum crudum siehe Caput Mórtuum.

Ferrum oxydátum rubrum. Crocus Martis adstríngens.
Rotes Eisenoxyd. Pariser Rot. Oxyde rouge de fer. Sesquioxyde de fer.
$$Fe_2O_3.$$

Rotes, sehr feines, geruch- und geschmackloses Pulver, unlöslich in Wasser, vollständig löslich in Salzsäure.

Dieses früher auch als Heilmittel gebrauchte Eisenoxyd wird heute nur technisch als Poliermittel für Metalle benutzt, gewöhnlich unter dem Namen Pariser Rot. Das echte wird hergestellt durch Glühen von Ferrooxalat, oxalsaurem Eisenoxydul, geringere Sorten wohl auch durch Pulvern oder Schlämmen von Blutstein (s. d.) oder von Totenkopf, dem Rückstande bei der Bereitung der rauchenden Schwefelsäure aus den Mutterlaugen des Eisenvitriols nach dem Nordhäuser Verfahren.

Lapis Haematítis. Blutstein. Roter Glaskopf.
Sanguine ou Hématite. Blood-stone.

Reines Eisenoxyd, Fe_2O_3, zuweilen auch mit Eisensilikat vermengt. Meist nierenförmige oder traubige Gebilde von strahligem Bruche. Blutstein ist stahlgrau bis bräunlichrot; das Pulver blutrot. Auf rauhem Stein, auch auf Eisen gibt er einen roten Strich, daher seine Anwendung als Schreibstift für Steinhauer. In Pulverform zuweilen innerlich, läßt sich aber zu diesem Zwecke durch jedes beliebige Eisenoxyd ersetzen.

Ferrum oxydátum hydrátum. Ferrum hýdricum.
Ferrum oxydátum fuscum. Eisenoxydhydrat. Eisenhydroxyd.
Ferrioxydhydrat. Braunes Eisenoxydhydrat. Oxyde ferrique hydraté
$$Fe(OH)_3.$$

Rotbraunes, geruch- und geschmackloses Pulver, unlöslich in Wasser, ohne Aufbrausen löslich in Salzsäure.

Es wird dargestellt, indem Liquor Ferri sulfurici oxydati, Ferrisulfatlösung, mit Ätzammonflüssigkeit in der Kälte ausgefällt wird. Der Niederschlag wird kalt ausgewaschen, abgepreßt und in dünnen Schichten bei einer 30° nicht übersteigenden Wärme, unter Abschluß des Lichtes, getrocknet.

$Fe_2(SO_4)_3$ + 6 NH_4OH = 2 $Fe(OH)_3$ + 3 $(NH_4)_2SO_4$
Ferrisulfat + Ammoniumhydroxyd = Ferrioxydhydrat + Ammonsulfat.

Bei längerem Aufbewahren geht das Ferrioxydhydrat durch Wasserabgabe in Ferrimonohydroxyd, $FeO(OH)$, hydratisches Eisenoxyd, über.

Anwendung. Technisch bei der Herstellung von Kautschukwaren. Ferner als Gegengift bei Arsenvergiftung.

Verbindungen des Eisens mit Schwefel.
Ferrum sulfurátum.
**Ferrosulfid. Schwefeleisen. Einfach Schwefeleisen. Eisensulfür.
Sulfure de fer. Sulfure ferreux. Protosulfure de fer. Sulfid of iron.**

$$FeS.$$

Grauschwarze, bronze- oder metallglänzende, sehr schwere Stücke; in Wasser völlig unlöslich, löslich in verdünnten Säuren unter Schwefelwasserstoffentwicklung. An feuchter Luft zersetzt es sich und geht teilweise in Ferrosulfat, Eisenoxydulsulfat über.

Es findet sich in Meteorsteinen als Troilit, wird aber meist bereitet, indem man in einem bedeckten hessischen Tiegel 3 Teile Eisenfeile mit 2 Teilen Schwefelpulver bis zum starken Glühen erhitzt.

Anwendung. Dient zur Herstellung des Schwefelwasserstoffgases bzw. Schwefelwasserstoffwassers. Außerdem in der Galvanoplastik.

Das Ferrosulfid darf nicht mit dem Ferrisulfid, Eisensulfid, Anderthalbfach-Schwefeleisen, Fe_2S_3, verwechselt werden, wie es aus dem Schwefelkies oder Eisenkies, Pyrit, dem Zweifach-Schwefeleisen, FeS_2, durch Erhitzen als gelbliche Masse erhalten wird

Haloidverbindungen des Eisens.
Ferrum chlorátum. Ferrum chlorátum oxydulátum.
Ferrum chlorátum siccum. Ferrum muriáticum.
**Ferrochlorid. Eisenchlorür. Chlorure ferreux. Chlorure de fer.
Protochlorure de fer. Chlorid of iron.**

$$FeCl_2 + 4\,H_2O$$

Hellgrüne, geruchlose, kristallinische Masse von sehr herbem Eisengeschmack. In Wasser ist es nicht klar löslich, sehr begierig Feuchtigkeit anziehend; an der Luft wird es durch Oxydation rasch gelb bis braun.

Es wird dargestellt, indem man Eisen in chemisch reiner Salzsäure löst, die Lösung sofort nach dem Filtrieren bis zur Bildung eines Salzhäutchens eindampft, dann ein wenig reine Salzsäure hinzufügt und durch fortwährendes Umrühren zur Trockne bringt. Zu Pulver gerieben wird es noch warm in kleine Flaschen gefüllt.

Anwendung. In der Färberei und Zeugdruckerei als Beize, auch in der Kunsttöpferei, Keramik, der Galvanoplastik und Photographie.

Aufbewahrung. In gut schließenden Gefäßen möglichst im Sonnenlicht.

Nachweis. Die wässerige Lösung gibt mit Silbernitrat einen käsigen, in überschüssigem Ammoniak löslichen Niederschlag von Silberchlorid. Mit Kaliumferrozyanidlösung einen hellblauen Niederschlag, der allmählich dunkler wird.

Ferrum chlorátum oxydátum oder sésquichlorátum.
**Ferrichlorid. Eisenchlorid. Perchlorure de fer. Chlorure ferrique.
Sesquichlorure de fer. Ferri chloridum.**

$$FeCl_3.$$

Das Ferrichlorid oder Eisensesquichlorid wird sowohl in trockener Form verwendet als auch ferner als:

Liquor Ferri sesquichlorati. Klare, gelbbraune Flüssigkeit von Dichte nach dem D.A.B. 1,275—1,285 (9,8—10,3% Eisen enthaltend). Der

Geruch ist chlorartig; der Geschmack sehr streng zusammenziehend; die Reaktion sauer, da das in Lösung befindliche Ferrichlorid hydrolytisch gespalten ist. Die Lösung enthält die Ionen Fe''' und Cl'Cl'Cl'.

Es wird bereitet, indem Ferrochloridlösung, Eisenchlorürlösung unter Zusatz von 260 Teilen Salzsäure und 135 Teilen Salpetersäure auf je 100 Teile Eisen so lange erhitzt wird, bis alles Eisen in Chlorid übergeführt ist. Dann wird die Flüssigkeit bis auf 483 Teile eingedampft und mit so viel Wasser verdünnt, daß sie 1000 Teile beträgt.

$$3\ FeCl_2\ +\ 3\ HCl\ +\ HNO_3\ =\ 3\ FeCl_3$$
Ferrochlorid + Salzsäure + Salpetersäure = Ferrichlorid
$$+\ 2\ H_2O\ +\ NO$$
+ Wasser + Stickstoffoxyd.

Anwendung. Das Eisenchlorid bringt das Blut zum Gerinnen, koaguliert es, daher seine Anwendung als blutstillendes Mittel. Innerlich wird es in kleinen Gaben stark verdünnt angewendet; äußerlich, indem man mit der Flüssigkeit getränkte Watte auf die blutende Wunde bringt. In der Analyse als vielfach gebrauchtes Reagens. Ist auch ein Bestandteil sympathetischer Tinten. Wird ferner in der Färberei als Beize und in der Photographie, z. B. beim Blaudruckverfahren, angewendet.

Aufbewahrung. Vor Licht geschützt, da sonst das Eisenchlorid wieder teilweise in Eisenchlorür, Ferrochlorid, übergeführt wird.

Nachweis. Mit Wasser verdünnt, gibt Silbernitrat einen käsigen, in überschüssigem Ammoniak löslichen Niederschlag von Silberchlorid; mit Kaliumferrozyanidlösung einen tiefblauen Niederschlag von Berlinerblau.

Prüfung nach D.A.B.

1. Bei Annäherung eines mit Jodzinkstärkelösung getränkten Papierstreifens darf der Papierstreifen nicht blau gefärbt werden, was der Fall wäre, wenn **freies Chlor** zugegen ist.

2. Wird 1 ccm Eisenchloridlösung unter Zusatz von kristallisiertem Stannochlorid mit 3 ccm Natriumhypophosphitlösung $^1/_4$ Stunde lang im siedenden Wasserbad erhitzt, so darf das Gemisch keine dunklere Färbung annehmen (**Arsen**).

3. Drei Tropfen mit 10 ccm Zehntel-Normal-Natriumthiosulfatlösung langsam auf etwa 50° erwärmt, müssen beim Erkalten einige Flöckchen Eisenhydroxyd abscheiden (**überschüssige freie Säure**).

4. In der mit 10 Teilen Wasser verdünnten und mit 5 Tropfen Salzsäure angesäuerten Lösung darf Kaliumferrizyanidlösung weder eine grüne noch blaue Färbung hervorrufen, sonst ist **Ferroverbindung** zugegen.

5. 5 ccm des Präparates, mit 20 ccm Wasser verdünnt und mit überschüssiger Ammoniakflüssigkeit gemischt, müssen ein farbloses Filtrat geben (**Kupfer**), das nach dem Ansäuern mit Essigsäure

6. weder durch Bariumnitratlösung (**Schwefelsäure**) noch

7. durch Kaliumferrozyanidlösung (**Zink-Kupfersalze**) verändert werden darf.

8. 5 ccm des Filtrates dürfen nach dem Verdampfen und gelinden Glühen einen wägbaren Rückstand nicht hinterlassen (**Alkali-, Erdalkalisalze**).

9. 2 ccm dieses Filtrats mit 2 ccm Schwefelsäure gemischt und nach dem Erkalten mit 1 ccm Ferrosulfatlösung überschichtet, dürfen einen braunen Ring nicht geben (**Salpetersäure, salpetrige Säure**).

Das trockene **Ferrum sesquichloratum**, $FeCl_3 + 6\ H_2O$, erhält man durch Eindampfen von 1000 Teilen Liquor ferri sesquichlorati auf 483 Teile, oder indem man Eisen mit trockenem Chlorgas erhitzt. Es ist eine gelbbräunliche, stark Feuchtigkeit anziehende Masse.

Anwendung. Zur Tintenbereitung.

Sauerstoffsalze des Eisens.

Unter der Bezeichnung **Motyl** ist Eisenkarbonyl, $Fe(CO)_5$, zu verstehen. Es ist eine giftige, lichtempfindliche und leicht brennbare, gelbe Flüssigkeit, die in ganz geringen Mengen, in etwa ¼ Volumprozent dem Benzin, das als Triebstoff für Motore dient, zugesetzt, als Antiklopfmittel dient, das Klopfen und so die durch das Klopfen eintretende Schädigung des Motors verhindert. Das Eisenkarbonyl verbrennt zu Eisenoxyd. Es setzt sich dieses aber als so feinstes Pulver ab, daß es mit den Auspuffgasen ausgestoßen wird. Auch schadet das Eisenoxyd in den kleinen Mengen dem Schmieröle nicht, sondern wirkt ähnlich dem Graphit.

Man gewinnt es, indem man Kohlenoxydgas unter Anwendung von Katalysatoren bei 150 Atmosphären Druck über fein verteiltes reduziertes Eisen leitet. Um die Lichtempfindlichkeit herabzusetzen, fügt man eine geringe Menge Kautschuk hinzu. Mit Motyl versetztes Benzin kommt als **Motalin** in den Handel.

Ferrum acéticum. Ferriazetat. Essigsaures Eisenoxyd. Eisenazetat.
Acétate de fer. Peracetate of iron.

$$Fe(CH_3COO)_3.$$

Das essigsaure Eisenoxyd kommt in verschiedenen Formen in den Handel und zur Verwendung; in der Heilkunde meist in flüssiger Form als basisches Salz $Fe(CH_3COO)_2(OH)$, als Liquor Ferri acetici, Liquor Ferri subacetici, Ferriazetatlösung, Basisch-Ferriazetatlösung. Die Lösung wird bereitet, indem man frischgefälltes Ferrihydroxyd in verdünnter Essigsäure löst und auf ein spezifisches Gewicht von 1,087—1,091 bringt. Es stellt eine rotbraune, schwach nach Essigsäure riechende Flüssigkeit von anfangs etwas süßlichem, später zusammenziehendem Geschmacke dar; beim Aufkochen läßt sie rotbraunes Eisenoxyd fallen.

Ferrum aceticum siccum oder lamellátum wird dadurch erhalten, daß man die oben beschriebene Azetatlösung in ganz dünnen Schichten auf Porzellan- oder Glasplatten bei einer 17½° nicht übersteigenden Wärme an staubfreiem Ort eintrocknen läßt. Es muß in 3—4 Teilen kaltem Wasser fast löslich sein und wird in gut geschlossenen Gefäßen aufbewahrt.

Anwendung. In der Heilkunde teils für sich als mildes Eisenpräparat, teils zur Herstellung verschiedener Tinkturen. Überhaupt finden alle Eisensalze Anwendung bei Erscheinungen, die mit Blutarmut zusammenhängen und dienen hierbei meist als Kräftigungsmittel.

Liquor Ferri acetici crudi, essigsaure Eisenbeize, holzessigsaures Eisen, Schwarzbeize, wird in ähnlicher Weise wie das reine Präparat dargestellt, nur daß hier Holzessigsäure zur Lösung benutzt wird. Ihre Wertbestimmung geschieht nach dem spezifischen Gewicht, doch ist darauf zu achten, daß sie nicht durch Ferrisulfatlösung beschwert ist, was man dadurch leicht erkennt, daß nach dem Verdünnen mit Wasser durch Bariumchlorid ein starker weißer Niederschlag entsteht.

Anwendung. In der Färberei zum Schwarzfärben. mit Blutlaugensalz zusammen auch zum Blaufärben.

Ferrum cítricum (oxydátum). Ferrizitrat. Zitronensaures Eisenoxyd.
Citrate de fer. Citrate de sesquioxyde de fer. Citrate of iron.

$$Fe_2(C_6H_5O_7)_2 + 6 H_2O.$$

Braunrote, durchscheinende Blättchen, Lamellen, geruchlos, von mildem Eisengeschmack; sie sind leicht in heißem, langsam in kaltem Wasser löslich, unlöslich aber in Weingeist und Äther.

Es wird dargestellt, indem man frischgefälltes und gewaschenes Ferrioxydhydrat, Eisenoxydhydrat mit einer wässerigen Zitronensäurelösung löst, bis zur Sirupdicke eindampft und, auf Glasplatten gestrichen, zur Trockne bringt. Es enthält in 100 Teilen 19—20 Teile Eisen.

$$Fe_2(OH)_6 + 2(C_6H_8O_7 + H_2O) = (Fe_2(C_6H_5O_7)_2 + 6 H_2O) + 2 H_2O$$
Ferrioxydhydrat + Zitronensäure = Ferrizitrat + Wasser.

Anwendung. In der Photographie.

Nachweis. In der wässerigen Lösung ruft weder Schwefelwasserstoff oder Natriumsulfidlösung einen Niederschlag von Ferrosulfid, Schwefeleisen, noch Ammoniakflüssigkeit von Ferrioxydhydrat, Eisenhydroxyd hervor. Die wässerige Lösung wird durch Kaliumferrozyanid blau gefärbt.

** Ferrum cítricum ammoniátum. Ferrum cítricum cum Ammónio cítrico. Ferri-Ammoniumzitrat. Ferrid-Ammoniumzitrat.
Zitronensaures Eisenammonium. Citrate de fer ammoniacal.

Braune oder grünliche, dünne, durchscheinende, Feuchtigkeit anziehende Blättchen, die sich in Wasser leicht zu einer gelbbraunen Flüssigkeit lösen. Beim Erhitzen entwickelt sich Ammoniakgeruch. Das Salz selbst wie auch die Lösungen sind lichtempfindlich, das Ferriammoniumzitrat geht durch das Licht über in Ferroammoniumzitrat.

Man stellt es dar, indem man in einer Lösung von zitronensaurem Eisenoxyd, Ferrizitrat, eine berechnete Menge Zitronensäure auflöst, der Lösung soviel Ammoniakflüssigkeit zusetzt, bis sie alkalisch ist und sie nun unter öfterem Zutröpfeln von Ammoniakflüssigkeit bis zur Sirupdicke eindampft. Darauf streicht man auf Glasplatten und trocknet aus. Je nach der angewandten Eisenmenge erhält man das grüne Präparat, das etwa 15% Eisenoxyd oder das braune, das etwa 21% Eisenoxyd enthält.

Anwendung. Hauptsächlich zum Lichtpausverfahren; in der Photographie zum Blaudruck, man bevorzugt hierbei das grüne Präparat. da es sich leichter zersetzt.

Aufbewahrung. In gut schließenden Gefäßen und vor Licht geschützt.

Prüfung. Während Kaliumferrozyanid in der Lösung eine Blaufärbung hervorruft, darf dies nicht oder nur in ganz geringem Maße durch Zusetzen von Kaliumferrizyanid geschehen. da das Salz sonst oxydulhaltig wäre.

** Ferrum lácticum. Ferrolaktat. Milchsaures Eisen. Milchsaures
Eisenoxydul. Eisenlaktat. Lactate ferreux. Lactate de fer. Lactate of iron.

$$Fe(C_3H_5O_3)_2 + 3 H_2O \text{ oder } Fe(CH_3CHOHCOO)_2 + 3 H_2O.$$

Grünlichweiße, kristallinische Krusten oder grünlichweißes, kristallinisches Pulver von schwachem Geruch und süßlichherbem Eisengeschmack; es ist löslich in 12 Teilen kochendem und bei fortgesetztem Schütteln in einer geschlossenen Flasche in etwa 40 Teilen ausgekochtem Wasser von mittlerem Wärmegrade, kaum löslich in Weingeist, die Lösung reagiert sauer. Erhitzt, verkohlen die Kristalle unter Entwicklung von Karamelgeruch und verbrennen dann zu rotem Eisenoxyd. Gehalt an wasserhaltigem Ferrolaktat mindestens 97,3%, entsprechend 18,9% Eisen. Bereitet wird das Salz gewöhnlich durch Umsetzung von Barium- oder Kalziumlaktat durch Ferrosulfat oder durch eine Lösung von Ferrochlorid, von frisch bereitetem Eisenchlorür.

Das Salz zieht nicht Feuchtigkeit an und hält sich, wenn trocken, an der Luft. Muß aber vor Licht geschützt aufbewahrt werden.

Anwendung. Als Kräftigungsmittel, besonders für Kinder.

Ferrum málicum. Äpfelsaures Eisen.

Kommt in reinem Zustande selten in den Handel, wird in der Heilkunde in Form von Extractum Ferri pomátum bzw. als Tinctura Ferri pomáta verwendet. Das äpfelsaure Eisenextrakt wird hergestellt, indem man den ausgepreßten Saft recht saurer, halbreifer Äpfel mit Eisenfeile 6—8 Tage unter öfterem Umrühren mazeriert, dann durchseiht und zu einem dicken Extrakt eindampft. Es enthält neben dem Eisenmalat alle Extraktivstoffe des Äpfelsaftes und gilt als eines der mildesten Eisenmittel.

Ferrum nítricum. Ferrinitrat. Salpetersaures Eisenoxyd. Azotate de fer.

Kommt besonders in Lösung in den Handel als:

Liquor Ferri nítrici, salpetersaures Eisen, Eisenbeize. Es ist ein durchaus unreines Präparat, das seinen Namen z. T. mit Unrecht führt, da es mehr schwefelsaures als salpetersaures Eisenoxyd enthält.

Es ist eine braune, in dünnen Schichten safranfarbene, ölige Flüssigkeit, gewöhnlich stark sauer und nach Salpetersäure oder salpetriger Säure riechend. Ihre Wertbestimmung geschieht nach dem spezifischen Gewicht, meist aber nach Graden von Baumé. Sie kommt in Fässern oder Ballonen bis 45° Bé schwer in den Handel. Ihre ursprüngliche Darstellungsweise ist die, daß rohes Eisenoxyd in Salpetersäure aufgelöst wird; fast immer aber wird sie der Billigkeit halber durch Erhitzen von 25 Teilen Eisenvitriol, Ferrosulfat, in einer Mischung aus 2 Teilen Schwefelsäure und 5 Teilen roher Salpetersäure und nachheriges Verdünnen mit 10 Teilen Wasser hergestellt.

Anwendung. In der Färberei zum Schwarzfärben und ist wegen der vorherrschenden Säure die Ursache, daß die Stoffe häufig sehr mürbe, in der Farbe verbrannt sind. Ferner in den Farbenfabriken zur Herstellung von Berlinerblau.

** Ferrum peptonátum. Eisenpeptonat.
Peptonate de fer. Peptonate of iron.

Das Eisenpeptonat wird wie das Eisenalbuminat dargestellt, indem man auf Eiweiß ein lösliches Ferrisalz einwirken läßt, wodurch unlösliches Ferrialbuminat entsteht, das durch einen geringen Zusatz von Ätznatronlauge sich klar lösen läßt, nur daß man hier das Eiweiß zuerst durch Behandlung mit Pepsin und Salzsäure in Pepton überführt. Gewöhnlich kommt das Eisenpeptonat als Liquor Ferri peptonati in den Handel, und zwar in wässeriger Lösung mit Weinbrand und mit Geschmackverbesserungsmitteln versetzt. Soll trockenes Eisenpeptonat dargestellt werden, so wird die wässerige Lösung vorsichtig bis zur Sirupdicke abgedampft, dann auf Glasplatten gestrichen und völlig ausgetrocknet. Es bildet in diesem Zustande braune, durchsichtige, in Wasser vollständig lösliche Schüppchen.

Das Eisenpeptonat darf die gewöhnlichen Eisenreaktionen mit Blutlaugensalz usw. nicht zeigen.

Anwendung. Als Kräftigungsmittel.

Ferrum phosphóricum oxydulátum. Ferrophosphat. Phosphorsaures
Eisenoxydul. Phosphate ferreux. Protophosphate de fer. Phosphate ferroso-ferrique.

$$Fe_3(PO_4)_2 + 8\ H_2O.$$

Es ist ein graubläuliches, lockeres, geruch- und geschmackloses Pulver, unlöslich in Wasser und Weingeist, leicht löslich in Säuren. Erwärmt wird es grünlichgrau, bei stärkerer Hitze graubraun.

Wird bereitet durch kaltes Ausfällen von reinem Ferrosulfat mit Dinatriumphosphat, durch Auswaschen und Trocknen des Niederschlages ohne Anwendung von Wärme.

$$3\ FeSO_4\ +\ 2\ Na_2H(PO_4)\ =\ Fe_3(PO_4)_2\ +\ Na_2SO_4$$
Ferrosulfat + Dinatriumphosphat = Ferrophosphat + Natriumsulfat
$$+\ 2\ NaHSO_4$$
+ Natriumbisulfat.

Anwendung. In der Kunsttöpferei, der Keramik.

Ferrum phosphóricum oxydátum. Ferriphosphat. Phosphorsaures
Eisenoxyd. Phosphate ferrique. Phosphate de fer. Phosphate of iron.

$$FePO_4.$$

Weißes oder schwach gelbliches, geruch- und geschmackloses Pulver, unlöslich in Wasser und in Weingeist, unter Anwendung von Wärme löslich in Salpetersäure: beim Erhitzen wird es braun.

Wird wie das vorige Präparat durch Ausfällen von Ferrichloridlösung mittels Dinatriumphosphat hergestellt.

Anwendung. Als Zusatz zum Blumendünger.
Aufbewahrung. Vor Tageslicht geschützt.

Ferrum pyrophosphóricum oxydátum.
Ferripyrophosphat. Pyrophosphorsaures Eisenoxyd.
Pyrophosphate de fer. Ferri pyrophosphat.

$$Fe_4(P_2O_7)_3 + 9\ H_2O.$$

Weißes, geruchloses und fast geschmackloses Pulver, wenig löslich in Wasser, fast unlöslich in Natriumchloridlösung, löslich dagegen in verdünnter Salzsäure, in Ätzammonflüssigkeit und in einer Lösung von Natriumpyrophosphat, unter Bildung eines Doppelsalzes, Ferrinatriumpyrophosphat, $Fe_4(P_2O_7)_3 \cdot 2\ Na_4P_2O_7$.

Es wird in ähnlicher Weise wie die vorhergehenden Präparate durch Ausfällen von Ferrichloridlösung mittels Natriumpyrophosphat hergestellt, nur mit der Abänderung, daß der Lösung des letzteren Salzes ½ Raumteil Weingeist zugesetzt wird. Das Auswaschen des Niederschlages darf nicht lange fortgesetzt werden.

Anwendung. Zur Herstellung des pyrophosphorsauren Eisenwassers. Außerdem in der Kunsttöpferei, der Keramik.

Ferrum sulfúricum. Ferrum sulfúricum oxydulátum.
Vitriólum víride. Vitriólum Martis.

Ferrosulfat. Schwefelsaures Eisenoxydul. Eisenoxydulsulfat. Eisenvitriol. Grüner Vitriol. Kupferwasser. Sulfate ferreux. Sulfate de fer. Vitriol vert. Couperose vert.
Green Copperas. Green vitriol.

$$FeSO_4 + 7\ H_2O.\quad \text{Molekulargewicht } 278{,}02.$$

1. **Ferrum sulfuricum purum**, reines Ferrosulfat, reines schwefelsaures Eisenoxydul. Blaßgrünliche Kristalle mit einem schwachen Stich ins Blaue, geruchlos, von starkem, herbem Eisengeschmack. Löslich ist es in 1,8 Teilen Wasser von 15° und ½ Teil von 100°, unlöslich in Weingeist und in Äther. Die wässerige Lösung enthält die zweiwertigen Ionen $Fe^{..}$ und SO_4'' und ist infolge nur geringer hydrolytischer Spaltung schwach sauer, anfangs grünlichblaß, verwandelt sie sich allmählich unter Aufnahme von Sauerstoff in gelbe Oxyduloxydlösung, wobei sich gelbes basisches Ferrisulfat ab-

scheidet. In trockener Luft verwittern die Kristalle, namentlich bei etwas größerer Wärme, zu einem weißlichen Pulver; in feuchter Luft oder wenn die Kristalle selbst feucht sind, zu braunem Oxyduloxydsulfat. Bis 100° erhitzt, verlieren sie 6 Moleküle ihres Kristallwassers (kalzinierter Vitriol); das letzte Molekül Wasser läßt sich erst bei 250° austreiben.

Wird eine konzentrierte Lösung des Eisenvitriols mit Weingeist versetzt, so fällt das Salz als ein kristallinisches, hellgrünes Mehl, aber genau von derselben Zusammensetzung wie das kristallisierte, aus. Ein solches Präparat kommt unter dem Namen Ferrum sulfuricum praecipitatum oder Alcoh6le praecipitátum in den Handel. Das Ferrum sulfuricum, Ferrosulfat des D.A.B. ist solch kristallinisches Pulver. Das **Ferrum sulfuricum siccatum des D.A.B. ist ein weißes Pulver, das man erhält, wenn man 100 Teile Ferrosulfat in einer Porzellanschale allmählich erwärmt, bis sie 35—36 Teile an Gewicht verloren haben. Dieses Salz enthält nur noch 1 Molekül Kristallwasser, entspricht also der Formel $FeSO_4 + H_2O$. Es ist ein weißliches Pulver, das sich nur getrübt löst.

Das Ferrum sulfuricum purum wird bereitet durch Auflösen von geglühtem Eisendraht in verdünnter reiner Schwefelsäure und Kristallisation oder Präzipitation durch Weingeist.

$$Fe + H_2SO_4 + 7 H_2O = (FeSO_4 + 7 H_2O) + 2 H$$
Eisen + Schwefelsäure + Wasser =   Ferrosulfat   + Wasserstoff.

Anwendung. In der Heilkunde als eins der stark wirkenden Eisenmittel. In größeren Gaben soll es giftig wirken. Ferner in der Photographie.

Aufbewahrung. Gut getrocknet in wohlgeschlossenen Gefäßen, und zwar von weißem Glas, am Licht.

Prüfung. 1. Auf die völlige Abwesenheit von Kupfersulfat prüft man am einfachsten, indem man in die wässerige Lösung eine blankgeputzte Messerklinge eintaucht. Ist Kupfer zugegen, so bildet sich auf der Klinge ein deutlich sichtbarer Kupferfleck.

2. Oder man oxydiert 2 g des Salzes in wässeriger Lösung mit Salpetersäure und fügt Ammoniakflüssigkeit im Überschuß zu, das Filtrat muß farblos und nicht blau sein.

3. Fügt man dem Filtrat 3 Tropfen Natriumsulfidlösung hinzu, so darf keine weiße Fällung entstehen, die von Zink (Schwefelzink) herrühren würde.

2. Ferrum sulfuricum crudum. Rohes Ferrosulfat. Roher Eisenvitriol. In seinem Äußeren und seinem Verhalten ist er dem vorigen gleich, nur sind die Kristalle weit größer, meist in Krusten oder Drusen und selten von reingrüner Farbe; chemisch auch verunreinigt durch Sulfate von Kupfer, Zink, Kalzium, Aluminium und Mangan.

Er wird als Nebenerzeugnis bei anderen Vorgängen gewonnen durch Rösten von Schwefelkiesen und Verwittern dieser in feuchter Luft. Schwefelkies ist eins der häufigst vorkommenden Eisenmineralien; es ist Eisendisulfid, FeS_2, Zweifach-Schwefeleisen, und stellt in reinem Zustande goldglänzende Blättchen oder ausgeprägte Kristalle dar. Durch das Rösten werden die Gesteine, in welchen das Erz eingesprengt ist, gelockert und dem Eisendisulfid Schwefel entzogen. Das zurückbleibende schwefelärmere Schwefeleisen, oft Anderthalb-Schwefeleisen, Ferrisulfid Fe_2S_3, verwandelt sich nun, bei Gegenwart von Wasser und Luft unter Aufnahme von Sauerstoff, in schwefelsaures Eisenoxydul, in Ferrosulfat. Das entstandene Salz wird mit Wasser ausgelaugt und die Lauge entweder bis zur Kristallisation eingedampft oder durch fortwährendes Rühren eine gestörte Kristallisation und damit ein feines **Kristallmehl** hergestellt. Vielfach werden auch Wässer aus Eisengruben zur Vitriolbereitung benutzt. Oder man löst Eisenabfälle in verdünnter roher Schwefelsäure und dampft zur Kristallisation ein. Oder man gewinnt Ferrosulfat als Nebenerzeugnis bei der Darstellung von Schwefelwasserstoffgas aus Schwefeleisen und Schwefelsäure, oder als Nebenerzeugnis in den Alaunfabriken.

Anwendung. In großen Mengen zur Desinfektion der Dunggruben. In der Färberei und Druckerei zur Hervorbringung schwarzer und brauner Farben oder mit Blutlaugensalz zum Blaufärben, sowie zur Herstellung von Berlinerblau; ferner zur Bereitung der Indigküpe, wo der Eisenvitriol als Reduktionsmittel dient; zum Tränken. Imprägnieren von Hölzern und bei der Tintenbereitung.

Aufbewahrung. Die Vorratsgefäße von Eisenvitriol sind am besten im Keller oder wenigstens in nicht zu trockener Luft aufzubewahren.

Nachweis. Die wässerige Lösung gibt mit Bariumchloridlösung einen weißen in Salzsäure unlöslichen Niederschlag. Die Lösung mit Kaliumferrozyanidlösung versetzt einen hellblauen, bald dunkler werdenden Niederschlag von Berlinerblau

Ferrum sulfúricum ammoniátum. Ferroammónium sulfúricum.
Ammoniumferrosulfat. Ferroammoniumsulfat. Schwefelsaures Eisenoxydulammonium, Mohrsches Salz.

$$FeSO_4(NH_4)_2SO_4 + 6\ H_2O.$$

Grünliche, in Wasser leicht lösliche, in Weingeist unlösliche, luftbeständige Kristalle.

Wird gewonnen durch Zusammenkristallisieren von Ferrosulfat und Ammoniumsulfat, die unter Zusatz von Schwefelsäure in heißem Wasser gelöst sind.

Anwendung. In der Analyse an Stelle des nicht luftbeständigen Ferrosulfats und in der Photographie

** Ferrum sulfúricum oxydátum ammoniátum. Ferriammoniumsulfat.
Ammoniumferrisulfat. Schwefelsaures Eisenoxydammonium. Ammoniakeisenalaun.

$$Fe_2(SO_4)_3(NH_4)_2SO_4 + 24\ H_2O.$$

Amethystfarbene, durchsichtige, in Wasser leicht lösliche Kristalle. Die Lösung zersetzt sich leicht, was durch Zusatz von Schwefelsäure verhindert wird.

Wird gewonnen durch Zusammenkristallisieren von Ferrisulfat und Ammoniumsulfat in mit Schwefelsäure stark angesäuertem Wasser.

Anwendung. In der Analyse und Färberei.

Mangánum. Mangan. Manganèse. Manganese.

Mn = 54,93. Zwei-, drei-, vier-, sechs- und siebenwertig.

Mangan findet sich häufig mit Eisen zusammen, hauptsächlich im **Braunstein** oder **Pyrolusit**, Mangansuperoxyd, MnO_2, ferner im Manganit, Mn_2O_3, im Hausmannit, Mn_3O_4, im Manganspat, $MnCO_3$, und Manganblende, MnS.

Mangan gewinnt man durch Reduktion der Sauerstoffverbindungen mit Kohle bei sehr hohen Hitzegraden oder durch Reduktion von Braunstein mit Aluminium.

Es ist ein grauweißes, sprödes, schwer schmelzbares Metall von 7,4—7,8 spez. Gewicht. Es oxydiert an feuchter Luft leicht. Mit Kupfer und Zink legiert, bildet es die Manganbronze, mit Eisen das Ferromanganan, das auf

Stahl verarbeitet wird. Mit Sauerstoff bildet es von Verbindungen: Manganoxydul, MnO, Manganoxyd, Mn_2O_3, Manganoxyduloxyd, Mn_3O_4, Mangansuperoxyd, MnO_2 (s. *Mangan. hyperoxydatum*), Mangansäure, H_2MnO_4, und Übermangansäure, $HMnO_4$. Es bildet also teils basische, teils saure Oxyde, und zwei Reihen von Salzen, Mangano- oder Oxydul- und Mangani- oder Oxydsalze. Beständige Salze gibt nur das Manganoxydul (s. *Mangánum borácicum oxydulátum* u. f.); alle übrigen Oxyde haben bei der Salzbildung die Neigung, infolge starker hydrolytischer Spaltung unter Abscheidung von Manganhydroxyd in diese Oxydationsstufe überzugehen. Darauf beruht die oxydierende Wirkung der höheren Oxyde des Mangans. Die beiden Säuren des Mangans sind in freiem Zustande nicht bekannt, wohl aber ihre Salze (s. *Kalium permangánicum*). In den Manganaten tritt Mangan vier- bzw. sechswertig auf, in den Permanganaten siebenwertig. Die wässerigen Lösungen der Manganate sind grün gefärbt, die der Permanganate rot.

Nachweis. Manganverbindungen erzeugen beim Zusammenschmelzen mit Natriumkarbonat und Kaliumnitrat auf dem Platinblech eine grüne Schmelze von Natriummanganat, Na_2MnO_4.

In Manganoxydulsalzen bewirkt Schwefelammonium einen fleischfarbenen Niederschlag von Manganosulfid, Mangansulfür.

Sauerstoffverbindungen des Mangans.

Von diesen kommt für uns in freiem Zustande nur das Mangansuperoxyd in Betracht, während die übrigen, das Manganoxydul, MnO, Manganoxyd, Mn_2O_3, Mangansäureanhydrid, MnO_3, und Übermangansäureanhydrid, Mn_2O_7 nur in ihren Verbindungen zur Verwendung kommen. Das Kalium- und Natriumpermanganicum sind schon bei den Kalium- bzw. Natriumsalzen besprochen.

Mangánum hyperoxydátum. M. superoxydátum.
Mangansuperoxyd. Manganhyperoxyd. Manganperoxyd. Mangandioxyd. Braunstein. Pyrolusit. Bioxyde de manganèse. Peroxyde de manganèse. Mangani dioxidum. Peroxyde of manganese. Black oxide of manganese.

MnO_2.

Das Mangansuperoxyd kommt in der Natur fertiggebildet, mehr oder weniger rein vor. Mineralogisch werden die beiden hauptsächlichsten Erze, welche uns den Braunstein des Handels liefern, Polianit und Pyrolusit genannt. Sie finden sich im Erzgebirge, in Thüringen, bei Siegen, in Spanien, im Kaplande u. a. O., z. T. erdig, z. T. strahlig kristallinisch, teils für sich, teils mit anderen Gangarten durchsprengt. Sie werden gemahlen und geschlämmt und unter der Bezeichnung Manganschwarz, Zementschwarz als Zementfarbe, und zum Färben von Kunststeinen verwendet. Für den chemischen Gebrauch wird, wenn möglich, nur die kristallinische Sorte verwendet, die auf den Hütten außerdem noch gereinigt wird. Sie enthält 40—80% reines Mangansuperoxyd und stellt schwarze oder grauschwarze, metallisch glänzende, graphitartig abfärbende, strahlig kristallinische Massen dar, die ein tiefgrauschwarzes Pulver liefern. Die hauptsächlichsten Beimengungen des Braunsteins sind Kalziumkarbonat, Bariumkarbonat, Eisen, Kieselsäure und Tonerde.

Anwendung. Zur Herstellung aller übrigen Manganpräparate, in der Glasbereitung zum Entfärben des durch Eisenverbindung grünen Glasflusses, indem das Violett des Mangansuperoxyds das Grün verschwinden läßt, anderseits aber auch zur Anfertigung farbiger Glasüberzüge, in der Elektrotechnik, zur Bereitung von Firnis, zu Sikkativen, bei der Herstellung von Sauerstoff aus Kaliumchlorat, hierzu darf aber nur Braunstein verwendet werden, der völlig frei von Kohlenstaub ist, beim Erhitzen darf er nicht blitzartig Funken sprühen; endlich in größter Menge zur Bereitung von Chlorgas bei der Chlorkalkdarstellung. Da man die hierbei abfallenden Massen von Manganchlorür, Manganochlorid bzw. Mangansulfat nicht sämtlich anderweitig verwerten kann, regeneriert man in England aus diesen Salzen das Mangansuperoxyd auf chemischem Wege. Man bringt das Manganochlorid mit Kalkmilch im Überschuß zusammen und führt Luft zu. Das Manganochlorid geht zuerst in Manganhydroxydul und darauf durch weitere Oxydation in Mangansuperoxyd über.

I. $MnCl_2 + Ca(OH)_2 = Mn(OH)_2 + CaCl_2$
    Mangano- + Kalziumhydroxyd = Manganhydroxydul + Kalziumchlorid.
    chlorid

II $Mn(OH)_2 + O = MnO_2 + H_2O$
    Manganhydroxydul + Sauerstoff = Mangansuperoxyd + Wasser.

Nachweis s. Mangan.

Unter der Bezeichnung Frostalla kommt ein kolloides Mangansuperoxyd, das Hydrosol des Mangansuperoxyds, Mangánum peroxydátum colloidále stabilisátum in den Handel, das als Mittel gegen Frostbeulen empfohlen wird.

Mangansuperoxydhydrat, mangaṅige Säure, MnO_2H_2O bzw. $MnO(OH)_2$, gewinnt man durch Fällung einer Manganochloridlösung mit Kalzium- oder Natriumhypochloritlösung. Auch bei Einwirkung von Kaliumpermanganat auf organische Stoffe in neutraler oder alkalischer Lösung.

$MnCl_2 + 2 NaClO + H_2O$
Manganochlorid + Natriumhypochlorit + Wasser
$= MnO(OH)_2 + 2 NaCl + 2 Cl$
= Mangansuperoxydhydrat + Natriumchlorid + Chlor.

Es ist ein braunes Pulver von wechselnder Zusammensetzung.

Haloidverbindungen des Mangans.

Mangánum chlorátum. Manganochlorid. Manganchlorür. Chlormangan.
Chlorure de manganèse. Protochlorure de manganèse.
Mangani chloridum. Mangani chloride.
$MnCl_2 + 4 H_2O$.

Blaßrosenrote, tafelförmige Kristalle, wenig Feuchtigkeit anziehend; geruchlos, von etwas bitterlichem, zusammenziehendem Geschmack, in 2 Teilen Wasser und ebenfalls leicht in Weingeist löslich. Die konzentrierte wässerige Lösung ist rötlich, die weingeistige grün.

Gewonnen wird das Manganochlorid als Nebenerzeugnis bei der Chlorbereitung aus Braunstein und Salzsäure.

Anwendung. Als Heilmittel so gut wie nicht; öfter in der Chemie; technisch in der Färberei und Zeugdruckerei zur Erzeugung brauner Farben; roh zur Desinfektion, zur Reinigung der Gewässer, als Holzbeize und zum Umsetzen des rohen Ammoniumkarbonats in Ammoniumchlorid.

Nachweis. Die wässerige Lösung enthält die Ionen $Mn^{..}$ und $Cl'Cl'$ und gibt so mit Silbernitrat einen weißen, käsigen, in überschüssigem Ammoniak löslichen Niederschlag. Mangannachweis s. unter Mangan.

Sauerstoffsalze des Mangans.

Mangánum borácicum oxydulátum. Mangánum bóricum.
Manganoborat. Manganometaborat. Borsaures Manganoxydul. Weißes Sikkativpulver.
Borate de manganèse.

$$Mn(BO_2)_2.$$

Weißes, feines Pulver, geruch- und geschmacklos, in Wasser unlöslich. Es wird hergestellt, indem Manganochlorid- oder Manganosulfatlösung mit Boraxlösung ausgefällt wird. Mangansalze müssen vollständig eisenfrei sein.

Anwendung. Das Manganoborat dient als Trockenmittel für helle Farben, sowie für die, bei denen ein bleihaltiger Firnis zu vermeiden ist, indem es infolge katalytischer Wirkung die Sauerstoffaufnahme beschleunigt. Trockenmittel sind auch das Manganoleat, ölsaure Mangan, Mangánum oleínicum und das Manganresinat. harzsaure Mangan. Mangánum resinácicum.

Mangánum sulfúricum. Manganosulfat. Schwefelsaures Manganoxydul.
Sulfate de manganèse. Mangani sulphas. Sulphate of manganese.

$$MnSO_4 + 4 H_2O.$$

Blaßrötliche, nur schwach verwitternde Kristalle; geruchlos, von bitterlichem, zusammenziehendem Geschmack; löslich in 2 Teilen Wasser, unlöslich in Weingeist.

Wird als Nebenerzeugnis bei der Chlorgasbereitung gewonnen, wenn dieses aus einem Gemenge von Braunstein, Natriumchlorid und Schwefelsäure hergestellt wird. Oder dadurch, daß man reinen Braunstein pulvert, mit Schwefelsäure bis zum schwachen Glühen erhitzt, die entstandene grauweiße Masse nach dem Erkalten pulvert, auslaugt und die Lösung des entstandenen Manganosulfats zur Kristallisation bringt.

$$MnO_2 + H_2SO_4 = MnSO_4 + H_2O + O$$
Mangansuperoxyd + Schwefelsäure = Manganosulfat + Wasser + Sauerstoff.

Anwendung findet es in gleicher Weise wie das Manganochlorid. Außerdem zur Herstellung von Porzellan.

Nachweis. Die wässerige Lösung gibt, mit Bariumchloridlösung vermischt, einen weißen, in verdünnten Säuren unlöslichen Niederschlag. Mangannachweis s. unter Mangan.

Von anderen Mangansalzen, die noch zuweilen im Handel vorkommen, nennen wir Mangánum acéticum, Manganoazetat, essigsaures Manganoxydul, $Mn(C_2H_3O_2)_2 + 4 H_2O$. rötliche, in Wasser lösliche Kristalle, bereitet durch Umsetzung von Manganosulfat mit Bleiazetat; ferner das in der Natur als Manganspat roh vorkommende Mangánum carbónicum, Manganokarbonat, kohlensaures Manganoxydul, $MnCO_3$, rötliche Kristalle oder ein fleischrotes Pulver, durch Ausfällen von Manganosulfat oder Manganochlorid mittels Natriumkarbonat gewonnen. Beide werden in der Färberei und Zeugdruckerei als Manganbeize für braune Farben verwendet.

$$MnSO_4 + Na_2CO_3 = MnCO_3 + Na_2SO_4$$
Manganosulfat + Natriumkarbonat = Manganokarbonat + Natriumsulfat.

Chrómium. Chrom. Chrome.
Cr 52,0. Zwei-, drei-, sechs- und siebenwertig.

Chrom findet sich in der Natur namentlich im Chromeisenstein, $FeOCr_2O_3$. In metallischem Zustande gewinnt man es durch Reduktion von Chromoxyd mittels Kohle im elektrischen Ofen oder durch Elektrolyse einer Lösung von Chromalaun. Es stellt ein graues, schwer schmelzbares Pulver dar oder weißgraue, harte glänzende Massen. Spez. Gewicht 6,8. Wird von Salpetersäure nicht gelöst. Chromeisenstein wird in Kaliumchromat übergeführt, und dieses ist der Ausgangsstoff für alle übrigen Chromverbindungen. Das Chrom bildet wie Mangan und auch Eisen teils basische, teils saure Oxyde. Mit Sauerstoff sind folgende Verbindungen bekannt: Chromoxyd, Chromgrün, Cr_2O_3, und Chromtrioxyd, CrO_3. Aus Chromoxydsalzen wird durch Alkalien ein bläulichgrünes Chromhydroxyd, $Cr(OH)_3$, gefällt, das durch Erhitzen in ein grünes Pulver, in Chromgrün, Cr_2O_3, übergeht und durch Auflösen in Schwefelsäure Chromsulfat gibt. Läßt man letzteres mit Kaliumsulfat zusammenkristallisieren, so entsteht Chromalaun (s. *Alumen*). Die Chromsäure (s. *Acid. chromicum* sowie *Kalium chromicum flavum* und *Plumbum chromicum*) ist nur als Anhydrid, CrO_3, bekannt. Das öfter fälschlich als saures chromsaures Kalium bezeichnete Salz (s. *Kalium dichrómicum*) ist kein saures Salz nach der gegebenen Erklärung solcher, sondern enthält die Pyrochromsäure, auch Dichromsäure genannt, $H_2Cr_2O_7$, die man sich entstanden denken kann durch Zusammentreten von 2 Molekülen Chromsäurehydrat unter Verlust von 1 Molekül Wasser.

$$2\,H_2CrO_4 = H_2Cr_2O_7 + H_2O$$
Chromsäurehydrat = Dichromsäure + Wasser.

Die Salze der Chromsäure heißen **Chromate**, die der Dichromsäure **Dichromate** oder **Pyrochromate**. In den wässerigen Lösungen der Chromate befinden sich gelbe zweiwertige Chromationen CrO_4'', in den wässerigen Lösungen der Dichromate rote zweiwertige Dichromationen Cr_2O_7''.

Nachweis. Aus den Chromoxydlösungen fällen Alkalien grünes Chromhydroxyd, das sich im Überschuß des Fällungsmittels wieder löst, aber durch Kochen wieder ausgeschieden wird. Die Salze der Chromsäure werden durch Schwefelsäure und Weingeist zu grünen Chromoxydsalzen, zu **Chromiten**, reduziert. Durch Silbernitratlösung wird aus Chromaten braunrotes Silberchromat ausgefällt, Ag_2CrO_4, das von Salpetersäure und Ammoniakflüssigkeit leicht gelöst wird.

Die Verbindungen des Chroms liefern uns eine Reihe schöner und sehr wichtiger Malerfarben, wie Chromgrün, Chromgelb und Chromrot, die wir bei den Farben kennenlernen werden.

† Chrómium fluorátum. Chrómium hýdrofluóricum.
Chromfluorid. Flußsaures Chrom. Fluorure de chrome.

$$CrF_3 + 4\,H_2O.$$

Grünes, in Wasser lösliches Pulver, das man durch Auflösen von Chromhydroxyd in Fluorwasserstoffsäure erhält.

Anwendung. Als Beize in der Färberei und Zeugdruckerei, außerdem zum Färben von Marmor, in der Galvanoplastik und Kunsttöpferei, der Keramik.

† Ácidum chrómicum. Chrómium trioxydátum. Chromtrioxyd.
Chromsäure. Chromsäureanhydrid. Acide chromique cristallisé. Chromic acid.

$$CrO_3.\quad \text{Molekulargewicht } 100{,}01.$$

Lange, spießige Kristalle von stahlblauer bis dunkelroter Färbung, in Wasser und in verdünntem Weingeist leicht löslich. Wird Chromsäure jedoch mit starkem Weingeist oder gar absolutem Alkohol, wenn auch noch so wenig zusammengebracht, so tritt infolge Oxydation des Alkohols durch die Chromsäure sofort Entzündung ein. Stark Feuchtigkeit anziehend, daher an der Luft zerfließend. Chromsäure, die völlig frei von Schwefelsäure ist, soll diese Eigenschaften nicht haben. Bei 300° schmelzen die Kristalle, bei noch höherem Wärmegrade zerfallen sie in Sauerstoff und Chromoxyd; in konzentrierter Lösung auf die Haut gebracht, färben sie diese schwarz und zerstören sie. Chromsäurelösung, mit Salzsäure erwärmt, entwickelt Chlor.

$$2\,CrO_3 \quad + \quad 12\,HCl \quad = \quad 2\,CrCl_3 \quad + 6\,Cl + 6\,H_2O$$
Chromsäureanhydrid + Salzsäure = Chromichlorid + Chlor + Wasser.

Man stellt Chromsäure dar durch Zersetzung von Kaliumdichromat mit Schwefelsäure.

$$K_2Cr_2O_7 \quad + 2\,H_2SO_4 \quad = \quad 2\,CrO_3 \quad + 2\,KHSO_4 + H_2O$$
Kaliumdichromat + Schwefel- = Chromsäure- + Kalium- + Wasser
  säure   anhydrid bisulfat

Lösungen von Chromsäure dürfen nicht durch Papier filtriert werden, weil sonst durch den organischen Stoff Reduktion der Chromsäure eintreten und grünes Chromoxyd oder braunes chromsaures Chromoxyd bzw. Chromsuperoxyd gebildet würde.

Anwendung. In der Heilkunde als Ätzmittel; bei chemischen Arbeiten als eins der kräftigsten Oxydationsmittel. In 5prozentiger Lösung gegen Fußschweiß, ferner als Ätzmittel für Warzen, auch zur Herstellung von Induktionsflüssigkeiten, in der Färberei und Zeugdruckerei und Gerberei, sowie zu Holz- und Metallbeizen.

Aufbewahrung. In kleinen Glasflaschen mit gut schließenden Glasstöpseln, die man in geschmolzenes Paraffin taucht.

Nachweis. Fügt man der wässerigen Lösung eine verdünnte Lösung von Wasserstoffsuperoxyd zu, so färbt sich die Flüssigkeit tiefblau. Es ist Überchromsäure entstanden, die durch Schütteln mit Äther entzogen werden kann, wodurch sich dieser blau färbt. Die wässerige gelbrote Lösung (1+9) mit Salzsäure erwärmt, entwickelt Chlor.

Prüfung. 1. Die Lösung von 0,1 g Chromsäure in 10 ccm Wasser darf auf Hinzufügen von 1 ccm Salzsäure durch Bariumnitratlösung nicht verändert werden, sonst enthält sie Schwefelsäure.

2. Wird Chromsäure geglüht, so darf der grüne Rückstand, aus Chromoxyd bestehend, Wasser nicht gelb färben, sonst ist die Chromsäure durch Kaliumchromat verunreinigt. Wird der filtrierte wässerige Auszug des entstandenen Chromoxyds verdampft, so darf der Rückstand höchstens 1% der angewandten Chromsäure betragen.

Molybdaenum. Molybdän. Molybdène.

Mo 96,0. Zwei- bis siebenwertig.

Molybdän ist ein seltenes Metall, das zur Herstellung des Molybdänstahles, eines sehr harten Stahles, gebraucht wird. Es findet sich hauptsächlich im Molybdänglanz Molybdänsulfid, MoS_2, und im Gelbbleierz Bleimolybdat, $PbMoO_4$. Wird erhalten durch Glühen von Molybdänoxyd und Kohle im elektrischen Ofen und ist ein silberweißes, hartes Metall. Spezifisches Gewicht 8,6—9,1. Mit Sauerstoff verbindet es sich zu Molybdänsäureanhydrid MoO_3.

Von den Verbindungen des Molybdäns haben die Molybdänsäure und ihre Salze als wichtige Reagenzien Bedeutung.

Acidum molybdaenicum anhydricum. Molybdänsäureanhydrid.
Acide molybdique. Molybdic acid.
MoO_3.

Bildet ein lockeres, weißes, kristallinisches Pulver; geruchlos, von schwach metallischem Geschmack. Ist löslich in 800 Teilen Wasser, leicht in Ätzammonflüssigkeit, gar nicht löslich in Weingeist. Erhitzt wird es gelb, nach dem Erkalten wieder weiß.

Es wird entweder aus dem Molybdänglanz, dem Molybdänsulfid, durch Rösten, oder dem Gelbbleierz, dem Bleimolybdat, bereitet und dient zur Darstellung einiger in der Analyse unentbehrlichen Molybdänsalze, der Molybdate, namentlich des Ammoniummolybdats zum Nachweis der Phosphorsäure und auch in der Färberei. Aus der Lösung eines Alkalimolybdats scheidet Salzsäure Molybdänsäure von der Formel H_2MoO_4 ab, ein weißes kristallinisches Pulver, das sich auf weiteren Zusatz von Salzsäure wieder löst. Wird eine Auflösung von Ammoniummolybdat mit reichlich Salpetersäure versetzt, so scheiden sich gelbe Krusten von Molybdänsäurehydrat $MO(OH)_4$ bzw. $H_2MoO_4 + H_2O$ ab.

Die Molybdate werden entweder von H_2MoO_4 abgeleitet oder von wasserfreien, im freien Zustande nicht nachgewiesenen Molybdänsäuren, sog. Polymolybdänsäuren, welche man sich entstanden denkt durch Wasseraustritt aus mehreren Molekülen der Molybdänsäure H_2MoO_4.

Ammónium molybdaenicum. Ammoniummolybdat.
Molybdänsaures Ammonium. Molybdate d'ammonium.
$(NH_4)_6Mo_7O_{24} + 4 H_2O$.

Große, farblose oder etwas gelbliche, häufig weißbestäubte Kristalle, in Wasser löslich. Die sehr verdünnte Lösung wird durch Tanninlösung rotgelb.

Wird dargestellt durch Auflösen von Molybdänsäureanhydrid in Ammoniakflüssigkeit von 20% Ammoniak und Eindampfen bis zur Kristallisation unter öfterem Zusatz von Ammoniak.

Anwendung. Zum Nachweis der Phosphorsäure. Ammoniummolybdat in Salpetersäure gelöst, erzeugt mit Phosphorsäure in der Wärme allmählich einen gelben, körnig-kristallinischen Niederschlag von Ammoniummolybdänsäurephosphat, molybdänphosphorsaurem Ammonium, $(NH_4)_3(MoO_3)_{12}PO_4 + 12 H_2O$, der in verdünnter Salpetersäure unlöslich, aber in Ammoniakflüssigkeit löslich ist. Ferner in der Kunsttöpferei, der Keramik.

Nachweis. Man tropft auf ein gebogenes Platinblech etwas konzentrierte Schwefelsäure, bringt etwas von dem zu prüfenden Körper hinein, erhitzt bis die Schwefelsäure verdampft, läßt erkalten und haucht auf das Platinblech. Die Schwefelsäure wird sich jetzt schön blau färben.

Wolfrámium. Wolfram.

$W = 184$. Zwei- bis sechswertig.

Findet sich besonders als Wolframit, Ferrowolframat ($FeWO_4$), Scheelit oder Tungstein, Kalziumwolframat ($CaWO_4$). Man gewinnt es durch Reduktion des Wolframsäureanhydrids, des Wolframtrioxyds (WO_3) mit Kohle oder Wasserstoff bei großer Hitze. Es bildet stahlgraue, glänzende Blättchen oder ein dunkles Pulver, das bei Rotglut zu Wolframsäureanhydrid verbrennt. Salpetersäure und Königswasser führen es in Wolframsäureanhydrid über. Die wolframsauren Salze heißen Wolframate. Die Wolframsäure vereinigt sich mit anderen Säuren, z. B. der Phosphorsäure, zu säureartigen Verbindungen, zu Phosphorwolframsäure ($8 WO_3 + H_3PO_4 + 16 H_2O$), die als Reagens auf Alkaloide, auch zur Untersuchung des Harns auf Eiweiß verwendet wird. Wolfram findet Verwendung zur Herstellung des Wolframstahles, der Wolframbronze und in der Elektrotechnik. Die Verbindung des Wolframs mit

Kohlenstoff, das **Wolframkarbid** oder **Volomit-Metall**, ist nächst dem Diamanten (10) der härteste Stoff (9,8) und findet deshalb an Stelle des Diamanten Verwendung für Tiefbohrungen, für Gesteinsägen und andere sehr hart sein müssende Werkzeuge. Ein Wolframkarbid ist auch **Thoran**, ein Ersatz für Diamanten, für Karbons und Borts, für die Zwecke der Technik.

Das **Kaliumwolframat**, K_2WO_4, bildet weiße Nadeln, das **Natriumwolframat**, $Na_2WO_4 + 2\,H_2O$, kleine rhombische Täfelchen, die in der Färberei, in der Blauholztintenbereitung und als Flammenschutzmittel für Gewebe verwendet werden. **Magnesiumwolframat**, $MgWO_4$, stellt weiße, wenig in Wasser lösliche Kristalle dar, die durch elektrische Lichtbestrahlung schillern, fluoreszieren. Es findet gleich wie **Kalziumwolframat** bei der Röntgenstrahlen-Photographie Verwendung.

Uran. Urane. Uranum

U 238,2. Drei-, vier- und sechswertig.

Uran schließt sich an Wolfram und Molybdän an, es kommt in der Natur nicht gediegen vor, sondern nur in Verbindungen, in der **Uranpechblende** oder **Uranpecherz**, der Oxyduloxydverbindung, U_3O_8, die Radioaktivität zeigt (s. Radium). Man gewinnt es durch Elektrolyse von geschmolzenem Uranchlorür-Natriumchlorid, $UCl_4 + 2\,NaCl$.

Es bildet ein eisenähnliches, grauweißes, hartes Metall, spez. Gewicht 18,68. In den Oxydul-, den **Uranoverbindungen** tritt es als vierwertiges Element auf, UO_2 **Uranoxydul**, die Lösungen enthalten grüne vierwertige Kationen $U^{....}$, in den Oxyd-, den **Urani-** oder **Uranylverbindungen** dagegen als sechswertiges $(UO_2)O$ oder UO_3 **Uranoxyd**. Die zweiwertige Gruppe, das zweiwertige Kation $UO_2^{..}$, das in allen Oxydverbindungen vorhanden ist, wird als **Uranyl** bezeichnet. Die Uranoxydulsalze sind grün, die Oxydsalze gelb.

Die Uransalze, die **Uranate**, die in der Photogrphie, Porzellanmalerei und zum Glasfärben Anwendung finden, gehören zu den schärfsten Giften, die wir kennen, und sind daher in der Giftverordnung in der 1. Abteilung aufgeführt. Sie rufen Nierenentzündungen und Zuckerkrankheit schon bei äußerst geringen Mengen hervor.

† Uránium nítricum. Uránum nitricum.
Uraninitrat. Uranylnitrat. Uranoxydnitrat. Salpetersaures Uranoxyd. Salpetersaures Uranyl. Azotate d'urane ou d'uranyle.

$$UO_2(NO_3)_2 + 6\,H_2O.$$

Wird bereitet durch Auflösen des aus der Uranpechblende dargestellten Uranoxyds in Salpetersäure. Grünlichgelbe, im auffallenden Licht grünlich schillernde Kristalle, die in Wasser, Weingeist und Äther löslich sind, an der Luft etwas verwittern und durch das Sonnenlicht zersetzt werden; das Salz ist daher vor Luft und Licht geschützt aufzubewahren.

Anwendung in der Photographie zum Verstärken der Platten und Tonen von Bromsilberpapieren.

Nachweis. Mit Kaliumferrozyanid erhält man rotbraune Fällung von Ferrozyanuran. Urannitrat mit Ammoniakflüssigkeit versetzt, fällt gelbes Ammoniumuranat aus, das im Ammoniaküberschuß nicht löslich ist.

† **Uranoxydhydrat, Uránium oxydátum hýdricum** des Handels ist in Wirklichkeit **Uranoxydammonium, Ammoniumuranat, Uranate d'ammoniaque ou Jaune d'urane**, $(NH_4)_2U_2O_7$, orangefarbenes Pulver, in Wasser unlöslich, und dient in der Prozellanmalerei zum Schwarzfärben.

† **Urangelb** des Handels ist **Uranoxydnatrium, Uránium oxydátum natronátum, Nátrium uránieum, Natriumuranat,** Uranate de sodium ou Jaune citron d'urane, $Na_2U_2O_7$. Es bildet gelbe bis orangefarbene Stücke und dient zur Darstellung des gelblichgrünen, weißlichschillernden Uranglases und in der Porzellanmalerei.

Uranoxydammonium und Uranoxydnatrium werden aus dem Uranpecherz hergestellt. Das Uranpecherz wird mit Schwefelsäure aufgelöst und die Lösungen mit so viel Ammoniumkarbonat bzw. Natriumkarbonat vermischt, daß eine klare Lösung entsteht. Diese Lösung wird erwärmt und mit verdünnter Schwefelsäure neutralisiert, wobei sich Uranoxydammonium bzw. Uranoxydnatrium abscheiden, die ausgewaschen und getrocknet werden.

Diese Verbindungen leiten sich ab von dem Uranhydroxyd $UO_2(OH)_2$, das teils die Eigenschaften einer Säure, teils die einer Base hat, und zwar von seiner anhydrischen Form $H_2U_2O_7$, die dadurch entstanden ist, daß 2 Moleküle Uranhydroxyd unter Austritt von 1 Molekül Wasser zusammengetreten sind.

$$2\,(UO_2(OH)_2) - H_2O = H_2U_2O_7$$

† **Uranoxyd,** UO_3, $(UO_2)O$, **Urantrioxyd, Uransäurcanhydrid, rotes Uranoxyd,** erhalten durch schwaches Glühen von Uranoxydnitrat, ist ein rotgelbes Pulver, das zur Porzellanmalerei dient.

† **Uranrot, Kaliumuranrot** ist eine schwefelhaltige, ziemlich verwickelt zusammengesetzte Verbindung.

† **Ammoniumuranylfluorid,** grüne, schillernde, fluoreszierende, in Wasser leicht lösliche Kristalle, die zu Lichtschirmen für Röntgenaufnahmen dienen.

Aluminium. Tonerdemetall. Alumine.
Al 27,1. Dreiwertig.

Aluminium kommt sehr verbreitet und in sehr großer Menge vor, aber nicht gediegen, sondern z. B. im Feldspat (Aluminiumsilikat + Alkalisilikat), Ton, Tonschiefer, einem Gestein, entstanden aus dem Ton durch den starken Druck, der über ihm liegenden Gesteine, im Granit, und als Fluorverbindung im Kryolith, Aluminium-Natriumfluorid, AlF_3 3 NaF, Sein Oxyd, Al_2O_3, findet sich als roter Rubin, blauer Saphir, gelber Korund und Schmirgel, und als Aluminiumhydroxyd im Bauxit, $Al_2O(OH)_4$.

Das Aluminium stellt ein sehr leichtes, silberweißes, dehnbares, schweißbares Metall mit einem leichten Stich ins Bläuliche dar, das unter starker Lichterscheinung zu Aluminiumoxyd verbrennt. Spez. Gewicht 2,7. Es oxydiert an der Luft nur wenig, eignet sich daher zur Darstellung von Schmuck- und sonstigen Gebrauchsgegenständen sehr gut. Geschmolzenes Aluminium aber wirkt auf Metalloxyde stark reduzierend ein unter Entwicklung hoher Hitzegrade, bis über 2500°. Hierauf beruht das Goldschmidtsche Thermit-Schweißverfahren. Ein Gemisch von Aluminium und Eisenoxyd wird in einem feuerfesten Tiegel mit etwas Bariumsuperoxyd bestreut. Auf dieses legt man eine Zündkirsche, aus Bariumsuperoxydpulver und Magnesiumpulver bestehend, in das ein Stückchen Magnesiumband gebracht ist. Das Magnesiumband wird angezündet, und nun entwickelt sich solche Hitze, daß das reduzierte Eisen weißglühend wird, sich abscheidet, zusammenschmilzt, das entstandene Aluminiumoxyd ebenfalls schmilzt und nach dem Erkalten eine kristallinische Masse bildet. Auf diese Weise können gebrochene Maschinenteile und z. B. auch Eisenbahnschienen wieder ausgebessert werden. Aluminiumpulver zersetzt Wasser bei 100°. Auf Zusatz von etwas Kaliumpermanganatlösung tritt die Wasserstoffentwicklung sehr stark ein. In großen Massen wird Aluminium heute nicht nur für sich, sondern auch zu den verschiedensten Metallegierungen und endlich in Hochofenbetrieben benutzt. Auch walzt man es zu ganz dünnen Blättern aus und verwendet es als Ersatz für Stanniol und in der Buchdruckerei. Seine Darstellung geschieht allein auf elektrolytischem Wege aus dem Aluminiumoxyd bzw. dem Kryolith, Aluminium-Natriumfluorid. Kryolith wird im elektrischen Ofen geschmolzen, die Schmelze mit Aluminiumoxyd gemischt und nun vermittels Kohlenelektroden der Elektrolyse unterworfen; es scheidet sich das Aluminium geschmolzen am Boden ab.

Es kommt im Handel in Blöcken, in Blättern, als Blech, Draht und Pulver vor.

Wird dem Aluminium 1% oder mehr Magnesium zugeführt, erhält man das **Magnalium**, das widerstandsfähiger ist als Magnesium. Es wird für die **Objektivträger der photographischen Apparate** verwendet. Fügt man noch 4% Kupfer und 1% Mangan oder auch Beryllium hinzu, entsteht das **Duraluminium**, eine bedeutend härtere Legierung als das Aluminium.

Zum Löten des Aluminiums benutzt man eine Silber-Aluminiumlegierung.

Von den Verbindungen des Aluminiums kommen vor allem die Sauerstoffsalze in Betracht. Die Salze enthalten in Lösung das dreiwertige, nur schwach elektropositive Kation $Al^{...}$, sie erleiden hydrolytische Spaltung und reagieren so sauer.

Das **Aluminiumhydroxyd, $Al(OH)_3$, Tonerdehydrat, kolloidale Tonerde, Aluminium hydroxydatum, Alúmina hydráta**, wird als gallertartiger weißer Niederschlag durch Fällen einer Aluminiumsalzlösung mit Ammoniak erhalten und besitzt die Eigenschaft, viele organische Farbstoffe aus ihren Lösungen auszuscheiden und mit ihnen zum Teil sehr schön gefärbte, unlösliche **Farblacke** zu bilden. Darauf beruht die Anwendung der Aluminiumsalze in der Färberei als Beizmittel. Frisch gefällt verbindet es sich sowohl mit Säuren als auch Alkalien, hat also einerseits die Eigenschaft einer Base, anderseits die einer Säure. Derartige Stoffe bezeichnet man als **amphotere Elektrolyte**. Die Verbindungen des Aluminiumhydroxyds mit Alkalien nennt man **Aluminate**.

$$Al(OH)_3 + 3\,KOH = Al(OK)_3 + 3\,H_2O$$
Aluminiumhydroxyd + Kaliumhydroxyd = Kaliumaluminat + Wasser.

Sie sind leicht zersetzbar, z. B. durch Ammoniumchlorid, zerfallen aber auch schon durch Kohlendioxyd in Karbonat und Aluminiumhydroxyd.

$$Al(OK)_3 + 3\,CO_2 + 3\,H_2O = 3\,K_2CO_3 + 2\,Al(OH)_3$$
Kaliumaluminat + Kohlendioxyd + Wasser = Kaliumkarbonat + Aluminiumhydroxyd.

Wird Aluminiumoxyd im elektrischen Ofen mit Kohle erhitzt, so entsteht **Aluminiumkarbid, Al_4C_3**, das, mit Wasser zusammengebracht, Methan bildet.

Nachweis. Aus löslichen Aluminiumsalzen fällen Alkalien kleisterartiges Aluminiumhydroxyd, das in Ammoniak wie in Ammoniumsalzen unlöslich ist, sich aber leicht in Kalilauge löst.

Haloidverbindungen des Aluminiums.

Aluminium chlorátum. Aluminium hydrochlóricum.
Aluminiumchlorid. Salzsaure Tonerde. Chlorure d'aluminium.
$$AlCl_3.$$

Weiße, kristallinische Masse, die stark Feuchtigkeit anzieht. In offenen Schalen erhitzt, verflüchtigt sie sich, läßt sich also sublimieren. $AlCl_3$ wird gewonnen durch Glühen von Aluminiumoxyd mit Kohle in einem Chlorgasstrome.

$$Al_2O_3 + 3C + 6Cl = 2AlCl_3$$
Aluminiumoxyd + Kohlenstoff + Chlor = Aluminiumchlorid
$$+ 3CO$$
+ Kohlenmonoxyd.

Eine 10 prozentige wässerige Lösung ist unter der Bezeichnung Chlor-Alumlösung, flüssige salzsaure Tonerde, Chloralium, Liquor Alumínii chloráti im Handel. Das wasserhaltige, meist rohe Aluminiumchlorid, $AlCl_3 + 6H_2O$, wird im Handel als Chloralum, Chlor-Alum, Chloralumpowder, Chloratum bezeichnet.

Anwendung. Als Desinfektionsmittel. Zur Reinigung der Rohwolle. In der Färberei und Druckerei. Ferner bei der Synthese organischer Verbindungen, wo es als wasserentziehendes Mittel gebraucht wird.

Das Aluminiumchlorid darf nicht verwechselt werden mit dem Aluminiumchlorat, dem chlorsauren Aluminium, Aluminium chlóricum ($Al(ClO_3)_3$). Dieses Salz ist in fester Form nicht haltbar, die Kristalle zerfließen leicht. So ist eine Aluminiumchloratlösung, Liquor Alumínii chlórici, im Handel, die als Beize in der Färberei und als Bleichmittel dient. Unter dem Namen Mallebrein kommt eine solche 25 prozentige Lösung in den Verkehr, die als keimwidriges Mittel, als Antiseptikum bei Verletzungen, ferner als Gurgelwasser anstatt des Kaliumchlorats verwendet werden soll. Da Aluminiumchlorat ohne Zweifel dieselbe Gefahr bietet wie das Kaliumchlorat, ist die Lösung nur mit Vorsicht abzugeben, und es muß vor innerlichem Gebrauch gewarnt werden. Aluminiumchloratlösung wird durch Umsetzung einer Aluminiumsulfat- mit Kaliumchloratlösung hergestellt.

$$Al_2(SO_4)_3 + 6KClO_3 = Al_2(ClO_3)_6 + 3K_2SO_4$$
Aluminiumsulfat + Kaliumchlorat = Aluminiumchlorat + Kaliumsulfat.

Sauerstoffverbindungen und Sauerstoffsalze des Aluminiums.

Lapis Smíridis. Schmirgel. Emeri. Emery.

Ist ein Korund, ein kristallisiertes Aluminiumoxyd, Al_2O_3, zu dem auch Rubin und Saphir gehören, und besteht aus reinem Aluminiumoxyd mit wechselnden Mengen von Eisen und Kieselsäure. Das Mineral ist derb, grauschwarz oder blaugrau und wird durch Stampfen, Absieben und Schlämmen in die verschiedensten Grade der Feinheit gebracht, vom staubfeinen Pulver bis zu erbsengroßen Körnern. Schmirgel ist nächst dem Diamant und Wolframkarbid der härteste aller bekannten Körper und daher ein fast unentbehrliches Schleifmittel für Metalle, Glas und Stein. Er findet sich an sehr verschiedenen Punkten der Erde, in Sachsen, Böhmen, England, Spanien und Schweden; doch ist eigentlich nur eine einzige Sorte zum Schleifgebrauch völlig geeignet; es ist dies der Schmirgel von der griechischen Insel Naxos. Die dortigen Gruben sind im Besitz einer englisch-französischen Gesellschaft, welche, obgleich jährlich große Mengen gewonnen werden, die Preise hoch hält. Man hat daher in dem benachbarten Kleinasien die dortigen Schmirgellager genauer untersucht und auch dort Sorten entdeckt, die sich zum Schleifen und Polieren von Stahl sehr gut eignen. Für die Glasschleiferei bleibt jedoch der Naxosschmirgel unersetzlich. Die verschiedenen Feinheitsgrade des gepulverten oder gekörnten Schmirgels werden durch Nummern bezeichnet.

Anwendung. Zum Schleifen aller nur möglichen Körper von Holz, Stahl, Glas bis zu den Edelsteinen; man schleift entweder trocken oder mit Öl angemengt. Ferner verfertigt man aus dem Pulver mittels Leim **Schmirgelpapier, Schmirgelleinen** und **Schmirgelstangen** und endlich, durch Zusammenschmelzen mit Schellack, kleine **Schleifsteine** und **Feilen**, wie sie z. B. von Zahnärzten benutzt werden.

Zu große, daher undichte Stöpsel auf Glasflaschen kann man sehr gut einschleifen, wenn man den Stöpsel in Öl taucht und mit mittelgrobem Schmirgelpulver bestreut. Der so vorbereitete Stöpsel wird anhaltend im Glashals unter mäßigem Drucke hin und her gedreht, bis er genügend eingeschliffen ist, eine Arbeit, die verhältnismäßig kurze Zeit erfordert.

Alumínium acéticum. Essigsaure Tonerde. Aluminiumazetat.
Alaunessig. Aluminiumessig. Acétate d'alumine. Acetate of aluminium.

Die essigsaure Tonerde läßt sich nicht gut trocken darstellen, weil sie sich beim Eindampfen zersetzt. Sie wird deshalb in Lösung angefertigt, **Aluminiumazetatlösung, Burows Lösung, Liquor Alúminii acétici**, indem man frischgefälltes und ausgewaschenes Tonerdehydrat, unter Vermeidung von Wärme, noch feucht in Essigsäure löst; nach dem D.A.B. fertigt man Aluminiumazetatlösung in folgender Weise an:

100 Teile Aluminiumsulfat,   46 Teile Kalziumkarbonat.
120   verdünnte Essigsäure,   Wasser nach Bedarf.

Das Aluminiumsulfat wird in 270 Teilen Wasser ohne Anwendung von Wärme gelöst, die Lösung filtriert und mit Wasser auf die Dichte 1,149 gebracht. In 367 Teile der klaren Lösung wird das mit 60 Teilen Wasser angeriebene Kalziumkarbonat allmählich unter beständigem Umrühren eingetragen und der Mischung die verdünnte Essigsäure nach und nach zugesetzt. Hierbei darf die Temperatur 20° nicht übersteigen. Die Mischung bleibt bei gewöhnlichem Wärmegrade so lange, und zwar mindestens 3 Tage lang stehen, bis sich eine Gasentwicklung nicht mehr bemerkbar macht, und das Kalziumsulfat sich abgesetzt hat, und wird inzwischen wiederholt umgerührt. Der Niederschlag wird ohne Auswaschen abgeseiht, die Flüssigkeit filtriert und mit Wasser auf die Dichte von mindestens 1,042 gebracht. Sie enthält jetzt basisches Aluminiumazetat. Die Herstellung muß ohne jede Erwärmung geschehen. Klare, farblose Flüssigkeit, die in 100 Teilen 8,5 Teile basisches Aluminiumazetat enthält. Sie scheidet leicht gallertartiges Aluminiumhydroxyd aus, was man durch Zusatz von 0,25—0,5% Borsäure verhindern kann.

Riecht schwach nach Essigsäure, schmeckt süßlich-zusammenziehend und rötet blaues Lackmuspapier.

I. $Al_2(SO_4)_3 + 18\,H_2O + 3\,CaCO_3 = Al_2(OH)_6$
     Aluminiumsulfat + Kalziumkarbonat = Aluminiumhydroxyd
     $+\ 3\,CaSO_4 + 15\,H_2O + 3\,CO_2$
     + Kalziumsulfat + Wasser + Kohlendioxyd.

II. $Al_2(OH)_6 + 4\,C_2H_4O_2 = Al_2(OH)_2(C_2H_3O_2)_4 + 4\,H_2O$
     Aluminiumhydroxyd + Essigsäure = Basisch-Aluminiumazetat + Wasser.

Anwendung. Innerlich in **kleinen** Gaben gegen Bluthusten, gegen Eingeweidewürmer und Durchfälle, äußerlich zu Einspritzungen und Waschungen, ferner als Desinfektionsmittel zu fäulniswidrigen, antiseptischen Verbänden und zur Mundspülung; technisch in der Färberei als Beize (Rotbeize). Auch zur Frischerhaltung von Leichenteilen.

Aufbewahrung. In gut schließenden Gefäßen, um ein Entweichen von Essigsäure zu verhüten, außerdem an einem kühlen Orte.

Nachweis. Erhitzt man Aluminiumazetatlösung unter Zusatz von 0,02 Teilen Kaliumsulfat im siedenden Wasserbade, so gerinnt die Flüssigkeit, indem sich Aluminiumsulfat und Kalziumazetat bilden und Aluminiumhydroxyd sich gallertartig ausscheidet. Beim Erkalten wird die Flüssigkeit wieder klar, indem Rückbildung der ursprünglich vorhandenen Salze eintritt.

Prüfung nach D.A.B.

1. 1 ccm Aluminiumazetatlösung mit 3 ccm Natriumhypophosphitlösung gemischt, soll nach viertelstündigem Erhitzen im siedenden Wasserbade sich nicht dunkel färben (Arsenverbindungen).

2. Aluminiumazetatlösung darf nach dem Ansäuern mit etwas Essigsäure mit 3 Tropfen Natriumsulfidlösung keine dunklere Färbung annehmen (Blei- Kupfersalze).

3. Mit 2 Raumteilen Weingeist gemischt, darf die Lösung sofort höchstens weißschillernd getrübt werden, aber keinen Niederschlag geben (Aluminiumsulfat, Kalziumsulfat, Magnesiumsulfat). Um Aluminiumsulfat nachzuweisen, fügt man dem Liquor einen gleichen Teil Bleiessig hinzu, es tritt sofort ein Niederschlag von Bleisulfat ein, während bei unverfälschtem Liquor Alum. acet. sich erst nach mindestens 5 Minuten ein Niederschlag bildet.

Unter der Bezeichnung **Lenicet** ist ein polymerisiertes Aluminiumazetat in Form eines weißen Pulvers im Handel, das sich gut für Mittel für die Haut- und Mundpflege, wie Puder, Salben, Zahnpulver u. dgl. eignet. Unter dem Namen **Eston** kommt ein basisches Aluminiumazetat in Pulverform in den Handel, von derselben Verwendungsart und Eigenschaften wie Lenicet.

Ormizet ist nach Angabe des Herstellers eine Auflösung von ameisensaurem Aluminium, Aluminiumformiat und Alkalisulfat; es findet gleich der Aluminiumazetatlösung Anwendung in der Wundbehandlung als fäulniswidriges Mittel.

Aluminium nitricum.
Aluminiumnitrat. Salpetersaures Aluminium.
Azotate d'alumine.

$$Al(NO_3)_3.$$

Weiße, stark Feuchtigkeit anziehende Kristalle, die sehr bald zerfließen und deshalb meist als Lösung im Handel sind.

Wird durch Auflösen von Aluminiumhydroxyd in Salpetersäure gewonnen.

Anwendung. Als Beize in der Färberei.

Aluminium palmitinicum.
Aluminiumpalmitat. Palmitinsaures Aluminium. Palmitate d'alumine.

$$Al(C_{16}H_{31}O_2)_3.$$

Leicht schmelzbare, körnige, harzartige Masse, unlöslich in Wasser, löslich in Terpentinöl und Petroleumdestillaten.

Wird gewonnen durch Ausfällen einer Palmölseifenlösung mit Aluminiumsulfatlösung.

Anwendung. Als Verdickungsmittel für Schmieröle.

Alumínium rhodanátum. A. sulfocyanátum. A. thiocyánicum. A. sulfocyánicum. A. rhodanicum. Aluminiumrhodanid. Rhodanaluminium. Sulfozyanwasserstoffsaures Aluminium. Aluminiumrhodanat. Aluminiumthiozyanat. Sulfozyansaures Aluminium. Thiozyansaures Aluminium. Sulfocyanure d'aluminium.

$$Al_2(CNS)_6.$$

Hinsichtlich der Bezeichnungen siehe S. 652.

Weißgelbes, kristallinisches, schwerlösliches Pulver. Wird gewonnen durch Bariumthiozyanatlösung mit Aluminiumsulfatlösung.

Anwendung. Als Beize in der Färberei und Zeugdruckerei.

Alumínium silícicum Aluminiumsilikat. Kieselsaures Aluminium. Kieselsaure Tonerde. Silicate d'aluminium.

$$Al_2(SiO_3)_3.$$

Aluminiumsilikate kommen in der Natur in großen Mengen vor, z. B. im Feldspat, Granit und Gneis, wasserfrei z. B. im Topas, vor allem aber wasserhaltig in den verschiedenen Arten des Tons, die als Zersetzungserzeugnisse des Kalifeldspats, des Aluminium-Kaliumsilikats anzusehen sind, hervorgerufen durch Einwirkung von Wasser und Kohlendioxyd, die das Kaliumsilikat allmählich in Kaliumkarbonat und Kieselsäure umgesetzt und so das Aluminiumsilikat abgeschieden haben. Ton, der von der Stelle gewonnen wird, wo die Zersetzung vor sich gegangen ist, wird als Ton von primärer Lagerstätte bezeichnet und fein geschlämmt als Kaolin oder Porzellanerde in den Handel gebracht; er dient vor allem zur Herstellung feiner Porzellane; Kaolin wird, mit etwas feingeschlämmtem Quarz oder Feldspat gemischt, mit Wasser zu einer formbaren Masse geknetet, dann in die bestimmte Form gebracht, getrocknet, schwach gebrannt, darauf in eine Gasur, d. i. eine Mischung von feinverteiltem gepulverten Feldspat und Kaolin in Wasser getaucht und im Porzellanofen so langegebrannt, bis die Glasur glasartig schmilzt (echtes Porzellan). Porzellan ist auf dem Bruche glasartig, durchscheinend porös und undurchdringlich für Flüssigkeiten. Zu dem Porzellan zählt auch das Steinzeug, das zum Teil noch durchscheinend ist, während Steingut oder Fayence und die gewöhnlichen Töpferwaren innen nicht glasig, sondern erdig, nicht durchscheinend sind und Flüssigkeiten aufsaugen. Die Glasur von Fayence ist meist bleihaltig; bei Töpferwaren erreicht man sie durch Kochsalz. Hier hat die Glasur den Zweck, das Eindringen von Flüssigkeiten zu verhindern. Ton sekundärer Lagerstätte ist von der ursprünglichen Entstehungsstätte durch Wasser fortgeschwemmt und mehr oder minder verunreinigt wieder abgelagert. Je nach der Reinheit wird er als feuerfester Ton, plastischer Ton, Porzellanton bezeichnet, geringere Sorten als Töpferton. Sekundärer Ton findet Verwendung zu Steinzeug- und Steingutwaren, der Töpferton zu Töpferwaren. Mit Walkerde bezeichnet man Ton, der leicht Fett aufzunehmen imstande ist.

Mergel ist ein Ton, der durch Sand, Kalziumkarbonat und Magnesiumkarbonat verunreinigt ist.

Lehm oder Ziegelerde ist eisenhaltiger und sandhaltiger, gelbgefärbter Ton. Aus einer Verbindung des Aluminiumsilikats mit Kalziumsilikat, dem Mineral Granat, wird ein Schleifpapier, Granatschleifpapier, zum Schleifen nach dem Naßschleifverfahren, worunter man Anfeuchten des Untergrundes versteht, hergestellt, das zum Schleifen von Lacken und Spachtelungen dient.

Bolus alba. Argílla alba. B. rubra. B. arména.
Bolus. Bol blanc. Bol d'Arménie. Terre sigillée. White bole.

Ist ein mehr oder weniger reines Aluminium-, Tonerde-Silikat, ein reiner, sandfreier Töpferton, im roten und armenischen Bolus durch Eisenoxyd rot gefärbt. Er kommt geschlämmt, dann in länglich viereckige Stücke geformt, öfter mit einem Siegel versehen, als Terra sigilláta rubra, rote Siegelerde, oder als Terra sigilláta alba, weiße Siegelerde, türkische Erde, sächsische Wundererde, in den Handel. Namentlich der weiße Bolus fühlt sich weich und fettig an; in Wasser zerfällt er allmählich und klebt an der feuchten Zunge. Weißer Bolus wird vielfach zum Entfernen von Fettflecken benutzt, indem man ihn, mit Wasser zu einem Brei angemengt, aufträgt; nach dem Trocknen hat der Bolus das Fett aufgesogen. Alle drei obengenannten Sorten dienen ferner in der Tierheilkunde als Zusatz zu verschiedenen Viehpulvern. Keimfrei gemacht, sterilisiert, auch für Menschen innerlich bei Erkrankungen des Darmes und Brechdurchfall. Das D.A.B. verlangt, daß weißer Ton beim Übergießen mit Salzsäure nicht aufbrause, er darf also kein Kalziumkarbonat enthalten.

Die sog. Rotkreide ist ein dem roten Bolus sehr ähnlicher Tonschiefer; er kommt in viereckige Stangen geformt in den Handel.

Zu den Aluminiumsilikaten ist auch zu rechnen:

Lapis Púmicis. Bimsstein. Pierre-ponce. Pumce.

Ein schwammig aufgeblähtes Mineral in verschieden großen Stücken, weiß bis grau, matt-perlmutterglänzend. Bimsstein ist entstanden durch vulkanische Tätigkeit und wird meist von der Insel Lipari (Italien) und Santorin (Griechenland) in den Handel gebracht. In Deutschland findet er sich in der Eifel, am Laacher See. Er besteht zum größten Teil aus geschmolzenem Aluminiumsilikat mit wechselnden Mengen von Eisen, Kalium, Natrium, Kalzium und Magnesium; zuweilen enthält er auch Chloride dieser Metalle, ist also gewissermaßen eine von der Natur hergestellte Glasart. Er muß leichter sein als Wasser, sinkt aber darin, nachdem er sich vollgesogen hat, unter. Sehr schwere, dichte Stücke sind zu verwerfen.

Anwendung. In sehr geringem Maße, und nur als staubfeines Pulver, als Zusatz zu Zahnpulvern, Zahnpasten und zur Anfertigung von Bimssteinseife; hauptsächlich teils in ganzen Stücken, teils in Pulverform als Schleifmittel für Holz, Leder, Steine, Schleiflacke und Spachtelungen. Die Verwendung des Bimssteinpulvers zum Putzen der Zähne darf nicht andauernd fortgesetzt werden, weil der Schmelz derselben dadurch stark angegriffen wird.

Kunstbimsstein wird aus Quarz durch Brennen, Mahlen, Aufschlämmen mit Wasser, Vermischen mit etwas Aluminiumsilikat, Trocknen und wiederum Brennen hergestellt.

Alumínium sulfúricum crudum. Rohes Aluminiumsulfat.
Rohes Tonerdesulfat. Rohe schwefelsaure Tonerde. Konzentrierter Alaun.

Kommt in derben, weißlichen oder gelben, kristallinischen Stücken in den Handel und ist von gleichen Eigenschaften wie das reine Präparat.

Wird dargestellt durch Behandeln von Kryolith, $AlF_3 + 3\,NaF$, oder irgendeinem möglichst eisen- und kalkfreien, schwachgeglühten Ton mit konzentrierter Schwefelsäure. Die entstandene Lösung von schwefelsaurer Tonerde, von Aluminiumsulfat, wird von der ausgeschiedenen Kieselerde getrennt und so weit eingedampft, bis sie nach dem Erkalten zu einer festen Masse erstarrt. Ein reineres Präparat wird dann durch Umkristallisieren gewonnen.

Anwendung. Gleich dem Alaun in der Papierbereitung, Gerberei und Färberei; als desinfizierendes und klärendes Mittel für schlechte Trinkwässer, Aborte, Abzugsgräben, als Erhaltungsmittel, Konservierungsmittel für Leichen, als Flammenschutzmittel und zur Verhinderung von Schimmelbildung.

Aluminium sulfúricum purum.
Aluminiumsulfat. Schwefelsaures Aluminium. Schwefelsaure Tonerde.
Sulfate d'alumine pur. Alumini sulphas. Aluminium sulphate.

$$Al_2(SO_4)_3 + 18\ H_2O.\ \text{Molekulargewicht}\ 666{,}44.$$

Weiße, atlasglänzende, meist schuppenförmige Kristalle; geruchlos, von anfangs süßlichem, später stark zusammenziehendem Geschmack. Löslich in 1,2 Teilen kaltem Wasser; die Lösung reagiert infolge hydrolytischer Spaltung stark sauer, in Weingeist fast unlöslich. Man gewinnt es durch Auflösen von Aluminiumhydroxyd in verdünnter Schwefelsäure und Eindampfen der erhaltenen Lösung zur Kristallisation.

Anwendung. In der Heilkunde und Kosmetik gleich der des Alauns, doch soll die Wirkung milder sein. Zur Herstellung des Liquor Alumínii acétici. Mit Natriumbikarbonat zusammen zu Kohlensäurebädern.

$$Al_2(SO_4)_3 + 6\ NaHCO_3 = 3\ Na_2SO_4 + 2\ Al(OH)_3 + 6\ CO_2$$
Aluminium- + Natrium- = Natrium- + Aluminium- + Kohlen-
sulfat   bikarbonat   sulfat   hydroxyd   dioxyd.

Nachweis. Die wässerige Lösung gibt mit Bariumnitrat einen weißen, in Salzsäure unlöslichen und mit Natronlauge einen farblosen, gallertartigen, im Überschuß löslichen Niederschlag, der sich auf genügenden Zusatz von Ammoniumchloridlösung wieder ausscheidet.

Prüfung nach D.A.B.

1. Die filtrierte wässerige Lösung (1 + 9) sei farblos und werde nach Zusatz von 3 Tropfen verdünnter Essigsäure weder durch 3 Tropfen Natriumsulfidlösung (Schwermetalle), noch durch Ammoniumoxalatlösung (Kalziumsalze) verändert, noch

2. auf Zusatz einer gleichen Menge Zehntel-Normal-Natriumthiosulfatlösung sofort verändert (freie Schwefelsäure).

3. Die wässerige Lösung (1 + 19) darf durch Zusatz von 0,5 ccm Kaliumferrozyanidlösung höchstens schwach gebläut werden (Eisensalze).

4. Mischt man 1 g zerriebenes Aluminiumsulfat und 3 ccm Natriumhypophosphitlösung, so darf nach viertelstündigem Erhitzen im Wasserbade keine dunklere Färbung eintreten (Arsenverbindungen).

Alúmen. Alun. Alaun. Alum.

Mit dem Gesamtnamen Alaun werden eine Reihe von Körpern bezeichnet, während man früher darunter nur den sog. Kalialaun verstand. Die Alaune sind meist Doppelverbindungen von einem Alkalisulfat mit einem Aluminiumsulfat und Kristallwasser. Sie zeichnen sich dadurch aus, daß das Alkali z. B. das Kalium beliebig durch Natrium oder Ammonium und wiederum das Aluminium durch andere Metalle, welche gleiche Oxyde bilden, wie Eisen oder Chrom, ersetzt werden können, ohne daß die physikalischen Eigenschaften der betreffenden Verbindungen sich wesentlich ändern. Im Handel sind namentlich drei von Wichtigkeit: der Kali-, der Ammonium- und der Chromalaun.

Kalialaun, Kaliumalaun, Alúmen kálicum, Aluminium-Kaliumsulfat, Alun ou Sulfat double d'alumine et de potasse, Alun de potásse, $Al_2K_2(SO_4)_4 + 24\ H_2O$, auch $AlK(SO_4)_2 + 12\ H_2O = 474{,}49$. Bildet große, klare, meist oktaedrische Kristalle oder Kristallmassen; sie verwittern an der Luft nur sehr schwach und bedecken sich mit einem weißen, leichten Pulver. Der Bruch ist glasartig, muschelig; Geschmack süßlich, zusammenziehend; löslich in 10 Teilen kaltem und in ¾ Teilen kochendem Wasser, die Lösung reagiert infolge hydrolytischer Spaltung stark sauer; fast unlöslich in Weingeist. Der Alaun enthält etwa 45% Kristallwasser, in diesem schmilzt er bei 82°, bei noch höheren Graden verdunstet dasselbe, und es entsteht eine weiße, löcherig schwammige Masse, gebrannter Alaun (s. d.). In der Weißglühhitze gibt das Aluminiumsulfat seine Schwefelsäure ab, es verbleiben Kaliumsulfat und unlösliche Tonerde.

Der Alaun fällt Eiweiß, Leim und bildet mit den meisten Farbstoffen unlösliche Verbindungen, sog. Farblacke.

Dargestellt wird der Alaun größtenteils in der Weise, daß man schwach geglühten Ton mit Schwefelsäure erhitzt. Es entsteht unter Abscheidung von Kieselsäure Aluminiumsulfat, dessen Lösung mit Kaliumsulfat oder Kaliumchlorid versetzt wird. Der entstehende Alaun fällt als Kristallmehl aus und wird durch Umkristallisieren gereinigt.

Oder man gewinnt Aluminiumsulfat aus dem **Alaunerz,** worunter man **Alaunerde** bzw. **Alaunschiefer** versteht. Alaunerde ist eine tonhaltige, erdige Braunkohle, die mit Schwefel oder Schwefelkies durchsetzt ist. Alaunschiefer ist von derselben Zusammensetzung, jedoch nicht erdig, sondern ein schieferartiges Gestein. Der Schwefelgehalt wird allmählich durch den Sauerstoff der Luft unter Wärmeentwicklung zu mehr oder weniger freier Schwefelsäure und Basisch-Ferrisulfat oxydiert. Die Schwefelsäure wirkt auf den Ton ein und zersetzt diesen in Aluminiumsulfat und Kieselsäure.

I. $\quad FeS_2\ +\ 7\ O\ +\ H_2O\ =\ H_2SO_4\ +\ FeSO_4$
Schwefelkies + Sauerstoff + Wasser = Schwefelsäure + Ferrosulfat.

II. $\quad 4\ FeSO_4\ +\ 2\ O\ +\ 4\ H_2O\ =\ H_2SO_4$
Ferrosulfat + Sauerstoff + Wasser = Schwefelsäure
$+\ (Fe_2(SO_4)_3 + 2\ Fe(OH)_3)$
+ Basisch-Ferrisulfat.

Alaunschiefer wird vielfach auch vor der Einwirkung der Luft geröstet und dann mit Wasser angemengt. Es entstehen hierbei zuerst Schwefeldioxyd, Ferrosulfat und Ferrosulfid und durch Hinzutreten des Luftsauerstoffes die Schwefelsäure.

$2\ FeS_2\ +\ 8\ O\ =\ 2\ SO_2\ +\ FeSO_4\ +\ FeS$
Schwefelkies + Sauerstoff = Schwefeldioxyd + Ferrosulfat + Ferrosulfid.

In Italien, im griechischen Archipel und Ungarn kommt ein natürlicher Alaun vor, jedoch ein basischer Alaun, $Al_2K_2(SO_4)_4 + 4\ Al(OH)_3$, der sog. **Alunit** oder **Alaunstein.** Er besitzt weniger Kristallwasser; aus ihm wird durch schwaches Rösten und nachheriges Auslaugen mit heißem Wasser ein in Würfeln kristallisierender etwas rötlicher Alaun hergestellt, der unter dem Namen **römischer** oder **kubischer Alaun, Alúmen románum** in den Handel kommt.

$Al_2K_2(SO_4)_4 + 4\ Al(OH)_3 = Al_2K_2(SO_4)_4 +\ 2\ Al_2O_3\ +\ 6\ H_2O$
Alaunstein $\quad\quad\quad\quad\quad\quad=$ Alaun + Aluminiumoxyd + Wasser.

Eine weitere Handelssorte ist der sog. neutrale, weil neutral reagierend, richtiger aber basische Alaun, der in der Technik vielfach benutzt wird; er bildet ein weißes, kristallinisches Pulver und enthält weniger Schwefelsäure als der gewöhnliche Alaun.

$$(Al_2K_2(SO_4)_4 + 4\,Al(OH)_3 + 3\,H_2O).$$

Man gewinnt ihn z. B. durch Erwärmung einer Alaunlösung mit Aluminiumhydroxyd.

Anwendung. Innerlich in kleinen Gaben gegen Blutungen, in größeren Gaben bis zu 2 g gegen Bleivergiftungen, Bleikolik, in Gaben von 20—30 g kann er tödlich wirken; äußerlich zu Gurgelwässern, Einspritzungen, Injektionen, zum Einstreuen in eiternd Wunden, zu Rasiersteinen, um das Eiweiß des Blutes gerinnen, koagulieren zu lassen, mit Natriumkarbonat zusammen zu Kohlensäurebädern:

$$Al_2K_2(SO_4)_4 \quad 6\,NaHCO_3 \quad = \quad K_2SO_4$$
Aluminium-Kaliumsulfat + Natriumbikarbonat = Kaliumsulfat
$$+ \quad 2\,Al(OH)_3 \quad + \quad 3\,Na_2SO_4 \quad + \quad 6\,CO_2$$
+ Aluminiumhydroxyd + Natriumsulfat + Kohlendioxyd;

technisch zum Weißgerben des Leders, als Flammenschutzmittel, in der Photographie zum Härten der Gelatine; als Klärungsmittel für Flüssigkeiten, in der Färberei als Beize, die Faser saugt das basische Tonerdesalz auf, sie wird gebeizt und ist nun imstande, Farbstoffe auf sich niederzuschlagen. Der Alaun bewirkt hier also die innige Verbindung der Farbe mit der Faser, indem er sie in der Faser unlöslich macht; ferner in der Papierbereitung zur Herstellung des sog. geleimten Papiers. Hierbei benutzt man nicht tierischen Leim, sondern Harzseife, harzsaures Alkali, das mit dem Alaun harzsaure Tonerde ergibt, die die Papierfasern zusammenklebt. Außerdem gegen Wanzen.

Prüfung. 1. Für Zwecke der Heilkunde und auch für zarte Farben ist es notwendig, daß der Alaun eisenfrei ist. Man prüft hierauf, indem man die dünne wässerige Lösung mit einigen Tropfen Kaliumferrozyanidlösung versetzt; bei Gegenwart von Eisen färbt sie sich sofort blau.

2. Ob Ammoniakalaun vorliegt, erkennt man durch Kochen der wässerigen Lösung mit überschüssiger Natronlauge; es darf sich kein Geruch nach Ammoniak entwickeln.

Alúmen ustúm, gebrannter Alaun. Alun desséché. Alun calciné. Burnt Alum. Weiße, geruchlose, löcherige, leichte Stücke, von Geschmack und den Eigenschaften des Alauns. Er soll sich in 30 Teilen kaltem Wasser innerhalb 48 Stunden langsam, aber vollständig zu einer nur schwach getrübten Flüssigkeit lösen und darf bei gelindem Glühen nicht mehr als 10% Wasser verlieren, sonst ist der Wassergehalt zu groß. Das Erhitzen wird zweckmäßig in einem Porzellantiegel vorgenommen, der in einen zweiten Porzellantiegel so eingehängt wird, daß der Abstand zwischen den beiden Tiegelwandungen 1 ccm beträgt. Der Boden des äußeren Tiegels wird bis zur schwachen Rotglut erhitzt.

Anwendung. Zu Streupulvern. Zu Gurgelwässern, zu welchem Zweck er häufig verlangt wird, ist der gebrannte Alaun wegen seiner schweren Löslichkeit unzweckmäßig; es ist besser, hier gewöhnlichen Alaun zu geben. Vielfach zum Klären weingeisthaltiger Getränke, in der Gerberei und Feuerwerkerei, der Pyrotechnik.

Aufbewahrung. Gebrannter Alaun zieht leicht Feuchtigkeit der Luft an, muß daher in gut geschlossenen Glasgefäßen aufbewahrt werden.

Nachweis für Kaliumalaun. Die wässerige, sauer reagierende Lösung gibt, mit wenig Natronlauge versetzt, einen weißen, gallertartigen Niederschlag von Aluminiumhydroxyd, der sich auf weiteren Zusatz von Natronlauge wieder löst, indem Natriumaluminat entsteht. Auf Zusatz von Ammoniumchloridlösung bildet sich wiederum ein Niederschlag von Aluminiumhydroxyd unter Auftreten von Ammoniakgeruch.

I. $Al(OH)_3 + 3\,NaOH = Al(ONa)_3 + 3\,H_2O$
Aluminiumhydroxyd + Natriumhydroxyd = Natriumaluminat + Wasser.

II. $Al(ONa)_3 + 3\,NH_4Cl = Al(OH)_3 + 3\,NH_3 + 3\,NaCl$
Natriumaluminat + Ammoniumchlorid = Aluminiumhydroxyd + Ammoniak + Natriumchlorid.

Die wässerige gesättigte Lösung, mit Weinsäurelösung geschüttelt, setzt einen kristallinischen Niederschlag von Kaliumbitartrat ab.

Alumen ammoniacále, A. ammoniátum, Aluminium-Ammoniumsulfat, Ammoniakalaun, Ammoniumalaun, schwefelsaures Aluminium-Ammonium, Alun d'ammoniaque, $Al_2(NH_4)_2(SO_4)_4 + 24\,H_2O$. Wird vor allem in England dargestellt und benutzt. In ihm ist das Kaliumsulfat ganz oder z. T. durch Ammoniumsulfat ersetzt; er enthält noch mehr Kristallwasser (49%) und dient technisch denselben Zwecken wie der Kaliumalaun. Er wird auf dieselbe Weise hergestellt wie der Kaliumalaun und ist im Äußeren dem Kaliumalaun gleich.

Anwendung. In der Färberei und Druckerei und in der Kunsttöpferei, Keramik.

Nachweis. Wird der Ammoniumalaun stark erhitzt, so entweicht das Ammoniumsulfat, und auch das Aluminiumsulfat wird bei längerem Glühen zersetzt, so daß nur Aluminiumoxyd zurückbleibt.

Alúmen nátricum, Aluminium-Natriumsulfat, Natronalaun, Natriumalaun, schwefelsaures Aluminium-Natrium, Alun de soude ou de sodium, $Al_2Na_2(SO_4)_4 + 24\,H_2O$. Das Salz verwittert sehr leicht und zerfällt zu einem weißen Pulver. Wird gleich wie Ammoniakalaun verwendet.

Alúmen chrómicum, Chrómium-Kálium sulfúricum, Chromoxyd-Kaliumsulfat, Chromalaun, schwefelsaures Chromoxydkalium, Chromkaliumsulfat, Alun de chrome, Chrom alum, $K_2Cr_2(SO_4)_4 + 24\,H_2O$. In dieser Verbindung ist das Aluminiumoxyd durch Chromoxyd ersetzt. Man gewinnt den Chromalaun durch Zusammenmischen einer Lösung von Chromoxydsulfat mit einer Lösung von Kaliumsulfat. Chromalaun bildet fast schwarze, nur bei durchfallendem Lichte tiefrote, oktaedrische Kristalle, die sich in Wasser mit tiefvioletter Färbung lösen.

Anwendung. In der Färberei, Gerberei, Kattundruckerei, zum Wasserdichtmachen von Stoffen und in der Photographie. Ferner auch, um Leim unlöslich zu machen.

Dem Aluminium in den chemischen Eigenschaften ähnlich sind die Elemente Gallium und Indium.

Gallium, $Ga = 69,9$. Dreiwertig. Findet sich besonders in der Zinkblende, aber immer nur in geringen Mengen. Es ist ein weißgraues, glänzendes Metall, das schon durch die Wärme der Hand schmilzt und bei 0° noch flüssig bleibt. Mit etwas festem Gallium in Berührung gebracht, wird es aber sofort fest. Es oxydiert sehr schwer.

Die Salze des Galliums ähneln denen des Aluminiums, kommen aber nicht in Betracht.

Indium, $In = 114,8$. Dreiwertig. Findet sich in kleinen Mengen in der Zinkblende,

im Zinksulfid und im Wolfram. Es ist ein weiches, glänzendes, silberweißes Metall, das, an der Luft erhitzt, mit blauer Farbe verbrennt unter Ausstoßung eines bräunlichen Rauches.
Die Salze ähneln den Salzen des Aluminiums.

Gruppe der seltenen Erden.

Hierunter zählt man die Elemente Erbium, Lanthan, Neodym, Praeseodym, Samarium, Scandium, Terbium, Thulium, Yttrium und Zer.

Die meisten von ihnen sind noch wenig erforscht und haben für den Handel kaum Bedeutung.

Érbium. Er, dreiwertig. Es findet sich mit dem **Yttrium**, Y, dreiwertig, zusammen, das in seinen Verbindungen zur Glühlichtbeleuchtung verwendet wird, im Gadolinit in Schweden als Silikat, als Phosphate im Ytterspat. Auch das **Scándium**, Sc, kommt ebenfalls im Gadolinit vor.

Die dreiwertigen Elemente **Lanthan, Neodým, Praeseodým** und **Zer** finden sich stets zusammen, und zwar als Silikate im Zerit, als Phosphate im Monazit. Es sind graue, glänzende Metalle, die leicht oxydieren. An der Luft erhitzt, verbrennen sie unter Funkensprühen.

Samárium, Scándium, Térbium, Thúlium und außerdem eine Reihe anderer finden sich mit den übrigen zusammen im Gadolinit. Ob sie alle tatsächlich Elemente sind, ist noch nicht festgestellt.

Von diesen Stoffen haben hauptsächlich nur die Zer-Verbindungen Bedeutung erlangt.

Cerium, Zer Ce = 140,25 kommt im Zerit bis zu 60% vor. Vermischt man die neutrale Salzlösung mit Kaliumpermanganat, so scheidet sich Zeroxyd, CeO_2, ab. Zer bildet Zerosalze vom Ce_2O_3 und Zerisalze vom CeO_2. Die Zerosalze sind ungefärbt, die Zerisalze gelb oder rot. Zer hat die Eigenschaft, schon bei der Hitze einer Bunsenbrennerflamme weißglühend zu werden und ein stark weißes Licht auszustrahlen. So werden die Salze, vorwiegend die Zero-Verbindungen, zur Herstellung von Glühstrümpfen und Blitzlicht verwendet, und zwar hauptsächlich Zeronitrat und

Cérium chlorátum, Zerochlorid, Zerchlorür, $CeCl_3$, weiße Kristalle, die durch Wasser in glänzendes Ceroxychlorid, $CeOCl$, übergehen.

Cérium nítricum, Zeronitrat, salpetersaures Zeroxydul. $Ce(NO_3)_3 + 6\ H_2O$, weiße, wasserlösliche Kristalle.

Cérium sulfúricum oxydulátum, Zerosulfat, schwefelsaures Zeroxydul, $Ce_2 \cdot (SO_4)_3 + 8\ H_2O$, weiße, in Wasser schwer lösliche Kristalle. Wird auch zur Herstellung von Anilinschwarz verwendet.

Cérium sulfúricum oxydátum, Zerisulfat, schwefelsaures Zeroxyd, $Ce(SO_4)_2$. Gelblichrote Kristalle, die sich in wenig Wasser lösen, bei Anwendung von reichlich Wasser aber zersetzen. Wird vor allem in der Färberei und als Abschwächer in der Photographie verwendet.

Cérium-Ammónium nítricum oxydulátum, Zeroammoniumnitrat, salpetersaures Zeroxydulammonium, $Ce(NO_3)_3 + 3\ (NH_4)(NO_3) + 10\ H_2O$. Weiße, in Wasser lösliche Kristalle.

Cérium-Ammónium nítricum oxydátum, Zeriammoniumnitrat, salpetersaures Zeroxydammonium. $Ce(NO_3)_4 + 4\ (NH_4)(NO_3)$. Gelb-rötliche, in Wasser lösliche Kristalle.

Nachweis. Wasserstoffsuperoxyd färbt die mit Ammoniumazetat vermischte Lösung braun.

Unter der Bezeichnung Zereisen kommt eine Legierung des Zers mit etwa 30% Eisen in den Handel, die als Pyrophor, als Zündstein bei Feuerzeugen benutzt wird. Die durch Zusammenschmelzen erhaltene Legierung wird entweder in entsprechende Formen gegossen, oder es wird der erkaltete Metallblock zersägt. Bei der Verwendung als Zündstein verbrennt das Zer unter Funkensprühen infolge der durch Reibung und Oxydation entstandenen Erhitzung.

Gruppe des Kupfers.

Sie umfaßt Kupfer, das ihm chemisch ähnliche Quecksilber und die als Edelmetalle bezeichneten Elemente Silber und Gold.

Cuprum. Kupfer. Cuivre. Copper.
Cu 63,57. Ein- und zweiwertig.

Kupfer findet sich gediegen in Nord- und Südamerika, Australien, im Ural und anderen Orten, hauptsächlich aber als Rotkupfererz, Kupferoxydul, Cu_2O, als Lasur und Malachit, beide basische Kupferkarbonate, und als Schwefel und Eisen enthaltender Kupferkies, $Cu_2S \cdot Fe_2S_3$. Es ist sehr dehnbar, schmilzt bei 1300°. Spez. Gewicht 8,9. Dient zu vielen Legierungen: Messing und Tombak (Cu und Zn), Bronze (Cu und Sn), Neusilber (Cu, Zn und Ni), Kanonenmetall, Glockenmetall (Cu und Sn), Phosphorbronze (Cu, Sn und P). 30 Teile Kupfer und 70 Teile Quecksilber geben ein Amalgam, das einige Stunden weich bleibt und erst dann hart wird. Es wird als Kitt für Metallteile gebraucht.

In konz. heißer Schwefelsäure löst sich Kupfer zu Kuprisulfat unter Entwicklung von SO_2. In Salpetersäure ist es leicht löslich unter Bildung von Kuprinitrat und Stickoxyd, das an der Luft in rote Dämpfe von NO_2 übergeht. In allen anderen verdünnten und luftfreien Säuren ist es unlöslich. So können säurehaltige Stoffe bzw. Speisen oder Fruchtsäfte in kupfernen Gefäßen erhitzt werden, ohne daß Kupfer gelöst wird, läßt man sie jedoch in den Gefäßen erkalten, so tritt Luft hinzu, und nun lösen selbst sehr schwache Säuren Kupfer auf. An feuchter Luft überzieht es sich mit einer grünen Schicht von basischem Kupferkarbonat, Patina oder Kupferrost, fälschlich Grünspan genannt. Beim Erhitzen an der Luft oxydiert es zu abblätterndem, schwarzen Kupferoxyd, CuO — Kupferhammerschlag. Wird eine Kupfersulfatlösung mit einem Überschusse von Kalilauge versetzt, so bildet sich ein blauer Niederschlag: Kuprihydroxyd, $Cu(OH)_2$, der sich beim Erwärmen in schwarzes Kuprioxyd und Wasser spaltet. Setzt man aber vor dem Erhitzen etwas weinsaures Salz oder Glyzerin zu, so entsteht eine tiefblau gefärbte Lösung, die sich beim Erhitzen nicht verändert. Eine solche, Fehlingsche, Lösung dient als Reagens auf Traubenzucker, denn wenn sie mit dem reduzierend wirkenden Traubenzucker erhitzt wird, scheidet sich rotes Kuprooxyd oder Kupferoxydul, Cu_2O, aus. Entsprechend diesen beiden Oxydationsstufen bildet das Kupfer auch zwei Reihen von Salzen, Kupri- und Kuprosalze. Die Kuprisalze sind wasserfrei meist weiß, wasserhaltig blau oder grün. Die wässerigen Lösungen reagieren infolge hydrolytischer Spaltung sauer. Die Lösungen der Kuprisalze enthalten zweiwertige Kupriionen $Cu^{..}$, die Kuprosalze dagegen einwertige Kuproionen $Cu^{.}$. Die Kuproverbindungen sind nicht sehr beständig, sondern gehen leicht unter Abscheidung von Kupfer in die Kupriverbindung über.

Blankes Kupfer und seine Legierungen lassen sich nicht ohne weiteres mit Ölfarbe anstreichen, wohl aber mit Lackfarbe. Will man Ölfarbenanstrich vornehmen, muß vorher mit nicht zu magerer Lackfarbe grundiert werden.

Kupfer wird gewonnen aus Rotkupfererz, Lasur und Malachit durch Rösten mit Kohle in Schachtöfen. Man erhält dann das Schwarzkupfer, das man in Flammenöfen schmilzt, wobei man durch Luftzutritt die Verunreinigungen wie Schwefel zu Schwefeldioxyd oxydiert oder Metalle zu Metalloxyden, die man von dem flüssigen Metall abheben kann. Man gewinnt Kupfer ferner, indem man eine Lösung von Kupfervitriol und Eisenvitriol, mit Schwefelsäure angesäuert, der Elektrolyse unterwirft. Aus Rohkupfer gewinnt man durch den elektrischen Strom reines Kupfer, Elektrolytkupfer. Man gießt das Rohkupfer in Platten und taucht sie in verdünnte Schwefelsäure, die Platten dienen als Anode. Durch den elektrischen Strom scheidet sich dann an der Kathode das Kupfer rein ab. Die Verunreinigungen, worin sich auch Edelmetalle befinden, der Anodenschlamm, setzt sich am Boden ab.

Nachweis. Ammoniak erzeugt in Kupferlösungen einen hellblauen Niederschlag, der im Überschuß des Fällungsmittels mit tiefblauer Farbe löslich ist. Ein blankgeputzter Eisenspatel in eine Kupfersalzlösung getaucht, überzieht sich mit metallischem Kupfer.

Sauerstoffverbindungen des Kupfers.

Cúprum oxydátum (nígrum). Kuprioxyd. Kupferoxyd.
Oxyde noir de cuivre. Bioxyde de cuivre. Cupric oxide.

$$CuO.$$

Feines, schwarzes, geruch- und geschmackloses Pulver, in Wasser völlig unlöslich, löslich dagegen in Ätzammonflüssigkeit. Diese tiefblaue Lösung löst Pflanzenfasern auf und dient daher zur Untersuchung von Gespinsten auf Pflanzenfaserzusatz (Schweizersches Reagens). Es wird dargestellt durch Glühen von Basisch-Kupferkarbonat oder Kupfernitrat oder durch Kochen einer Lösung von Kupfersulfat mit Ätzkalilauge. Das aus Kupfernitrat hergestellte Kupferoxyd ist schwerer als die anderen.

I. $(CuCO_3 + Cu(OH)_2) = 2\,CuO + CO_2 + H_2O$
Basisch-Kupferkarbonat = Kupferoxyd + Kohlendioxyd + Wasser.

II. $Cu(NO_3)_2 + 3\,H_2O = CuO + 2\,NO_2 + 3\,H_2O + O$
Kupfernitrat = Kupferoxyd + Stickstoffdioxyd + Wasser + Sauerstoff.

Anwendung. In kleinen Gaben innerlich als Bandwurmmittel; äußerlich in Form von Salben bei Gelenkentzündungen; technisch zu Feuerwerksätzen, zu Blaufeuer, und in der Glas- und Porzellanmalerei, ferner bei der chemischen Analyse als oxydierendes Mittel.

Cuprum oxydulátum, Kuprooxyd, Kupferoxydul, Kupfersemioxyd, Cu_2O, erhalten durch Glühen von Kupferoxyd mit metallischem Kupfer im hessischen Tiegel, wird in größeren Mengen anstatt des Goldsalzes zur Färbung des Rubinglases und roter Porzellanüberzüge verwendet. Es stellt ein rotes, kristallinisches Pulver dar, das in Wasser unlöslich ist, dagegen löslich in Ammoniakflüssigkeit.

Haloidverbindungen des Kupfers.

Cuprum bromátum. C. hydrobrómicum.
Kupribromid. Kupferbromid. Bromkupfer. Bromwasserstoffsaures Kupfer. Bromure de cuivre. Bromide of copper.

$$CuBr_2.$$

Dunkle, glänzende Kristallblättchen oder ein dunkles Pulver, das sich in Wasser mit grüner Farbe löst.

Man erhält Kupribromid durch Auflösen von Kupferoxyd in Bromwasserstoffsäure und Auskristallisieren der Lösung.

Anwendung. In der Photographie zum Verstärken.

Nachweis. Die wässerige Lösung, mit wenig Chlorwasser oder mit etwas Salzsäure und einigen Tropfen Chloraminlösung versetzt und mit Chloroform geschüttelt, färbt das Chloroform rotgelb. Ammoniakflüssigkeit erzeugt einen hellblauen Niederschlag, der im Überschuß des Fällungsmittels mit tiefblauer Farbe löslich ist.

Cuprum chlorátum oxydulátum. Cuprum monochlorátum.
Kuprochlorid. Kupferchlorür. Einfach-Chlorkupfer. Monochlorure de cuivre.

$$CuCl$$

Weiße Kristalle oder weißes, mitunter etwas grünliches Pulver, in Wasser unlöslich, jedoch löslich in konzentrierter Salzsäure und in Ammoniakflüssigkeit. Diese Lösungen verbinden sich mit Kohlenoxydgas.

An der Luft wird das Kuprochlorid grün, indem es teilweise Kuprooxychlorid, Kupferoxychlorür, Cu_2OCl_2, Cuprum oxychlorátum, bildet. Dasselbe tritt ein bei einer Erhitzung auf 200° unter Luftzufuhr. Bei Erhitzung auf 400° verschwindet die grüne Färbung infolge Abgabe von Sauerstoff.

Anwendung. Infolge der Farbenveränderung verwendet man es, um ein Warmlaufen von Maschinenteilen zu erkennen.

Cuprum chlorátum oxydátum. Cuprum bichlorátum.
Kuprichlorid. Kupferchlorid. Zweifach-Chlorkupfer. Chlorure de cuivre. Cupri chloride.

$$CuCl_2 + 2\,H_2O.$$

Das wasserhaltige Kuprichlorid stellt grüne prismatische Kristalle oder kristallinische Massen dar, stark Feuchtigkeit anziehend, in Wasser und Weingeist leicht löslich. Auf 100° erhitzt, gibt es das gesamte Kristallwasser ab und wird zu wasserfreiem Kupferchlorid, wasserfreiem Kuprichlorid, $CuCl_2$, einer gelbbraunen, leicht Feuchtigkeit anziehenden Masse. Bis zur Glühhitze erhitzt, zerfällt das Kuprichlorid in Kuprochlorid und freies Chlor.

Man stellt es dar durch Auflösen von Kupferoxyd in Salzsäure.

$$CuO\ +\ 2\,HCl\ =\ CuCl_2\ +\ H_2O$$
Kupferoxyd + Salzsäure = Kuprichlorid + Wasser.

Anwendung. Als Beize in der Färberei und Zeugdruckerei, zur Herstellung von Chlorgas, in der Kunsttöpferei, Keramik, in der Photographie und Teerfarbenherstellung.

Sauerstoffsalze des Kupfers.

Cuprum acéticum. Aerúgo crystallisáta.
Kupferazetat. Essigsaures Kupferoxyd. Neutrales essigsaures Kupfer. Kupriazetat. Kristallisierter oder destillierter Grünspan. Acétate de cuivre. Acetate of copper. Cupri acetas.

$$Cu(C_2H_3O_2)_2 + H_2O \text{ oder } (CH_3COO)_2Cu + H_2O.$$

Es sind tiefblaugrüne Kristalle, an der Oberfläche etwas verwitternd, von ekelhaftem, metallischem Geschmack; löslich in 5 Teilen kochendem, in 14 Teilen Wasser von mittlerem Wärmegrad und in 15—16 Teilen Weingeist. In einem Überschusse von Ätzammonium oder Ammoniumkarbonat lösen sich die Kristalle mit tiefblauer Farbe.

Es wird dargestellt durch Auflösen von Basisch-Kupferkarbonat in Essigsäure und nachherige Kristallisation, oder dadurch, daß man von Basisch-Kupferazetat 1 Teil mit 5 Teilen Wasser und 1 Teil Essigsäure von 30% fein anreibt, zum Sieden erhitzt und so viel Essigsäure von 30% zusetzt, bis alles gelöst ist. Nach dem Filtrieren stellt man zur Kristallisation beiseite.

Anwendung. In der Heilkunde nur selten als Ätzmittel, zu Hühneraugenmitteln; technisch in der Färberei und Zeugdruckerei, in der Feuerwerkerei, zu Metallbeizen sowie zur Darstellung des Schweinfurter Grüns.

Cuprum acéticum básicum. Víride Aeris. Aerúgo.
Basisches Kupferazetat. Kupfersubazetat. Basisch essigsaures Kupferoxyd. Grünspan-Spangrün. Sous-acétate de cuivre. Acétate basique de cuivre. Subacetate of copper. Vert de gris.

Der gewöhnliche Grünspan kommt teils in Kugelform, teils in viereckigen Platten oder Bruchstücken, seltener gepulvert in den Handel. Die Stücke sind sehr schwer zu zerreiben und zeigen bei genauer Besichtigung vielfach kristallinische Blättchen eingesprengt. Die Farbe ist entweder mehr bläulich, Kupferhalbazetat, oder mehr grünlich, Kupferdrittelazetat. In Wasser ist er nur z. T. löslich, mit Hinterlassung eines geringen Rückstandes, dagegen völlig in Ätzammonflüssigkeit und verdünnten Säuren. Der blaue oder französische Grünspan wird in den Weinländern, namentlich Südfrankreich, bereitet, indem man alte Kupferplatten mit in Gärung geratenen Weintrestern in Töpfe schichtet und leicht bedeckt einige Wochen beiseite setzt. Später werden die mit Kupferazetatkristallen überzogenen Platten von Zeit zu Zeit benetzt und noch einige Zeit der Einwirkung der Luft ausgesetzt, der entstandene Grünspanüberzug dann abgeschabt, mit Wasser durchgeknetet, geformt und getrocknet. Er besteht in der Hauptsache aus Einfachbasisch-Kupferazetat, $Cu(C_2H_3O_2)_2 + CuO + 6 H_2O$, auch halbessigsaures Kupfer genannt. Der grüne oder schwedische Grünspan wird in Schweden, England und Deutschland dadurch gewonnen, daß man abwechselnd Kupferplatten und mit Essig getränkte Zeuglappen übereinanderschichtet oder dadurch, daß man Kupferplatten mit heißem Essig besprengt. Er ist ein Gemenge von Halbbasisch-Kupferazetat, $2 Cu(C_2H_3O_2)_2 + 2 CuO + 2 H_2O$, und Zweifachbasisch-Kupferazetat, $Cu(C_2H_3O_2)_2 + 2 CuO + 2 H_2O$, und wird drittelessigsaures Kupfer genannt.

Anwendung. In der Heilkunde zu äußeren Arzneimischungen, zu Spiritus coerúleus, der auch zur Muskelstärkung für Sportsleute verwendet wird, Cerátum Aerúginis, Hühneraugenpflaster; in der Tierheilkunde als Beizmittel; technisch zu denselben Zwecken wie der kristallisierte Grünspan. Bei der Abgabe und Verarbeitung ist, trotzdem Kupferverbindungen nicht unter die

Giftgesetzgebung fallen, doch Vorsicht zu gebrauchen, da immerhin nicht große Mengen innerlich giftig wirken. Als Gegenmittel wirken Eiweiß und etwas Eisenpulver. Der auf kupfernen Gefäßen, unter Einfluß der Luft und Feuchtigkeit sich ansetzende grüne Überzug wird auch wohl Grünspan genannt, ist aber Basisch-Kupferkarbonat, Patina.

Cuprum nítricum. Cuprum oxydátum nítricum.
Kuprinitrat. Kupfernitrat. Salpetersaures Kupferoxyd. Azotate de cuivre.

$$Cu(NO_3)_2 + 6\ H_2O.$$

Tiefblaue Kristalle oder ein kristallinisches Pulver, leicht Feuchtigkeit anziehend, in Wasser und Weingeist leicht löslich, von metallischem Geschmack und infolge hydrolytischer Spaltung saurer Reaktion. Man gewinnt es durch Auflösen von metallischem Kupfer oder von Kupferoxyd in verdünnter Salpetersäure unter Erwärmen an einem gut gelüfteten Ort und Eindampfen bis zur Bildung eines Salzhäutchens.

$$3\ Cu\ +\ 8\ HNO_3\ =\ 3\ Cu(NO_3)_2\ +\ 2\ NO\ +\ 4\ H_2O$$
Kupfer + Salpetersäure = Kupfernitrat + Stickoxyd + Wasser.

Die farblosen Dämpfe von NO nehmen sofort aus der Luft Sauerstoff auf, und es entweichen die braunen Dämpfe von Stickstoffdioxyd, NO_2.

Anwendung. In der Färberei und Zeugdruckerei, in der Galvanoplastik, als Metallätztinte für Weißblech, sowie zur Herstellung von Kupferfarben, des Kupferoxyds und in der Feuerwerkerei.

Mit Ammoniakflüssigkeit verbindet sich das Kupfernitrat zu **Kupfer-Ammoniumnitrat, Cuprum nítricum ammoniátum, Cuprum-Ammónium nítricum,** Kupriammoniumnitrat, salpetersaurem Kupferoxydammonium, Azotate de cuivre ammoniacal, $Cu(NO_3)_2 + 4\ NH_3$ oder $Cu(NH_3)_4(NO_3)_2$.

Es sind dies blaue, in Wasser lösliche, nicht Feuchtigkeit anziehende Kristalle, die vielfach in der Feuerwerkerei Verwendung finden.

Cuprum phosphóricum.
Kupriphosphat. Phosphorsaures Kupferoxyd. Kupferphosphat.
Phosphate de cuivre. Copper phosphate. Phosphate of copper.

$$Cu_3(PO_4)_2 + 3\ H_2O.$$

Blaugrünes, in Wasser unlösliches Pulver.

Wird gewonnen durch Auflösen von Basisch-Kupferkarbonat in Phosphorsäure. Oder dadurch, daß man der Lösung eines Kupfersalzes Dinatriumphosphat zusetzt.

Anwendung. In der Feuerwerkerei, in der Kunsttöpferei und zur Bereitung von Phosphorbronze.

Cuprum sulfúricum. Vitriólum Cupri. Cuprum vitriolátum.
Kuprisulfat. Kupfersulfat. Schwefelsaures Kupferoxyd. Blauer Vitriol. Kupfervitriol. Blaustein. Blauer Galitzenstein. Sulfate de cuivre. Vitriol bleu. Couperose bleue. Copper sulphate. Cupri Sulphas. Blue vitriol.

$CuSO_4 + 5\ H_2O$. Molekulargewicht 249,72.

1. C. sulf. crudum. Bildet große Kristalle oder Kristallkrusten von tiefblauer Farbe; ist geruchlos und von ekelhaft herbem, metallischem Geschmack; löslich in 3 Teilen kaltem und in etwa 1 Teil kochendem Wasser, in Weingeist so gut wie unlöslich. Die wässerige Lösung reagiert infolge hydrolytischer Spaltung sauer. In trockener Luft verwittern die Kristalle unter Bildung eines weißen Überzugs, bis 100° erhitzt verlieren sie 29%, bis 200° ihr ganzes Kristallwasser, 35%, gebrannter Kupfervitriol. Es entsteht hierbei ein weißes Pulver, das mit Begierde Wasser anzieht und sich dadurch wieder bläut (s. Prüfung des absoluten Alkohols). Roher Kupfervitriol, zuweilen auch zyprischer Vitriol genannt, wird bei verschiedenen hüttenmännischen Verarbeitungen, beim Rösten und Auslaugen der Kupferkiese, aus Grubenwässern in Kupfer-

bergwerken, endlich in großen Mengen in den sog. Affinieranstalten, Anstalten zum Scheiden von Gold, Silber und Kupfer aus Metallegierungen, gewonnen.

Anwendung. In der Galvanoplastik; in der Färberei und Druckerei; zur Darstellung anderer Kupferpräparate und Kupferfarben; zum Beizen von Saatgetreide, um es vor Wurmfraß zu schützen; gegen Peronospora in den Weinbergen; zur Bereitung der sog. Bordelaiser Brühe, zu Metalltinten, um auf Zink- und Weißblech zu schreiben; ferner in der Tierheilkunde, zum Ausbeizen von Wunden, Eiterungen. Auch um Körbe von Glasballonen vor Schimmelbildung zu schützen, indem man sie mehrere Tage in eine 3—4 prozentige Lösung stellt oder sie reichlich damit durchtränkt und dann wieder trocknet. In ganz kleinen Mengen, 0,1 g auf 10 l, dem Aquariumwasser zugesetzt, hält es dieses frisch.

Doppelvitriol, Doppeladler, Salzburger Vitriol sind durcheinander kristallisierte Gemenge von Eisenvitriol und Kupfervitriol. Man unterscheidet 1, 2 und 3 Adlervitriol, je nach der Menge des Kupfervitriols. Wird zur Färberei gern benutzt. Jeder rohe Kupfervitriol enthält geringe Mengen von Eisenvitriol, zuweilen auch von Zinkvitriol. Heller Zypervitriol ist ein Gemenge von Kupfervitriol und Zinkvitriol.

2. C. sulf. purum, reines Kupfersulfat, reiner Kupfervitriol, blauer Galitzenstein, wird hergestellt durch Auflösen von Kupferblech oder Kupferfeile in etwas verdünnter reiner Schwefelsäure unter allmählicher Hinzufügung reiner Salpetersäure bis zur völligen Lösung. Hinterher wird die Lösung, zur Verjagung aller Nitroverbindungen, längere Zeit gekocht, dann filtriert und kristallisiert. Gleicht in seinem Äußeren und sonstigen Eigenschaften dem rohen Kupfervitriol, nur sind die Kristalle meist kleiner.

$$3\,Cu + 3\,H_2SO_4 + 2\,HNO_3 = 3\,CuSO_4 + 4\,H_2O + 2\,NO$$
Kupfer + Schwefel- + Salpetersäure = Kuprisulfat + Wasser + Stickoxyd.
 säure

Anwendung. Innerlich in kleinen Gaben bei Veitstanz und Fallsucht, in Gaben bis zu 1 g als Brechmittel, z. B. bei Diphtherie und Krupp; äußerlich als Ätzmittel bei wildem Fleisch und Blutungen. In ganz geringen Mengen zum Auffärben von Gemüsekonserven, obwohl das darin enthaltene Vitamin A darunter leidet.

Nachweis. Die wässerige Lösung reagiert sauer und gibt mit Bariumnitratlösung einen weißen, in verdünnten Säuren unlöslichen Niederschlag, mit Ammoniakflüssigkeit im Überschuß eine klare, tiefblaue Flüssigkeit.

Prüfung nach D.A.B.

1. Wird die Lösung von 0,2 g Kupfersulfat in 10 ccm Wasser mit 10 ccm verdünnter Schwefelsäure und 2 ccm Natriumsulfidlösung vermischt, so darf die nach kräftigem Schütteln abfiltrierte Flüssigkeit nach Zusatz von überschüssiger Ammoniakflüssigkeit höchstens grünlich gefärbt und nicht getrübt werden (Eisensalze, Zinksalze) und

2. nach weiterem Zusatz von Dinatriumphosphatlösung höchstens schwach getrübt werden (Kalzium-Magnesiumsalze).

Das Kupfersulfat darf nicht verwechselt werden mit dem Kupfersulfid, Cuprum sulfurátum, Kuprisulfid, Schwefelkupfer, CuS. Es ist ein blauschwarzes, in Wasser unlösliches Pulver, das an der Luft leicht Sauerstoff aufnimmt. Es wird gewonnen durch Einleiten von Schwefelwasserstoffgas in eine Kupfersulfatlösung.

Anwendung. In der Feuerwerkerei. Auch als Ölblau oder Vernets-Blau zum Anstreichen von Schiffskörpern.

Cuprum sulfúricum ammoniátum. Cuprum sulfúricum ammoniacále. Ammónium cúprico sulfúricum.

Kupferammoniumsulfat. Kupriammoniumsulfat. Schwefelsaures Kupferoxydammonium. Sulfate ammoniacal de cuivre.

$$CuSO_4 + 4\,NH_3 + H_2O.$$

Dunkelblaues, kristallinisches Pulver, leicht löslich in Wasser. Die Lösung reagiert alkalisch und trübt sich unter Abscheidung von basischem Kupfersulfat. Von schwach ammoniakalischem Geruch und ekelhaft metallischem, dabei laugenhaftem Geschmack.

Man kann das Salz auffassen als ein Kupfersulfat ($CuSO_4 + 5\,H_2O$), in dem 4 Moleküle Kristallwasser durch 4 Moleküle NH_3 ersetzt worden sind.

Man stellt es dar durch Auflösen von 1 Teil zerriebenem Kupfersulfat in 3 Teilen Ammoniakflüssigkeit (0,960) und Vermischen der Lösung mit 6 Teilen Weingeist. Der entstehende Niederschlag wird bei gewöhnlichem Wärmegrade zwischen Fließpapier getrocknet.

Anwendung. Hauptsächlich in der Feuerwerkerei und zur Vernichtung der Peronospora viticola auf Weinstöcken.

Aufbewahrung. In gut schließenden Gefäßen, da es sich an der Luft unter Entweichen von Ammoniak zersetzt und einen Teil seines Kristallwassers verliert.

Hydrárgyrum. Mercúrius vivus. Argéntum vívum.

Quecksilber. Mercure. Vif argent. Hydrargyre. Mercury. Quicksilver.

Hg 200,6. Zweiwertig.

Die Bezeichnung Hydrargyrum ist aus den griechischen Wörtern hýdor = Wasser und árgyros = Silber gebildet, bedeutet also soviel wie wässeriges oder flüssiges Silber. Quecksilber stammt von dem deutschen quick = lebhaft. Der Name Mercurius, der auf den römischen Gott Merkur hinweist, ist dem Element ebenfalls der Beweglichkeit wegen gegeben.

Quecksilber wird mitunter zu den edlen Metallen gerechnet oder als Halbedelmetall bezeichnet, es ist silberweiß, stark glänzend, bei gewöhnlichem Wärmegrade flüssig, erst bei —39,4° kristallinisch erstarrend, geruch- und geschmacklos; es siedet bei ungefähr 357° unter Bildung eines farblosen Dampfes, der sich, abgekühlt, zu kleinen Kügelchen verdichtet. Es verdunstet bei jedem Grade, selbst unter 0°; auch mit den Dämpfen des siedenden Wassers verflüchtigt es sich in geringem Maße. Sein spezifisches Gewicht ist bei 0° 13,596. Die Dichte beträgt nach dem D.A.B. 13,546. Die Salze des Quecksilbers sind mit wenigen Ausnahmen sehr giftig!

Quecksilber kommt selten gediegen als sog. Jungfernquecksilber vor, meist in Verbindung mit Schwefel als Quecksilbersulfid, HgS, natürlicher Zinnober, entweder rein oder mehr oder weniger gemengt mit anderen Mineralien. Doch auch in dieser Form ist es nicht gerade häufig. Die Hauptfundorte sind Spanien bei Almadén, Italien bei Idria, Peru, Kalifornien, Mexiko, Japan und Rußland. Die kalifornischen, spanischen und russischen Gruben liefern fast alles in den Welthandel kommende Quecksilber, da die Gewinnung der übrigen Gruben zu gering ist, daher meist im Ursprungsland verbraucht wird. Den Hauptplatz für den Quecksilberhandel bildet London. Versandt wird es in eisernen zylindrischen Flaschen mit eisernem Schraubenstöpsel und einem Inhalt von meist 34,5 kg, seltener in Bambusröhren oder in Leder. Die Darstellung geschieht in der Weise, daß man das quecksilbersulfidhaltige Gestein in Öfen röstet, die mit Kammern, Kondensationskammern, verbunden sind, worin sich die Quecksilberdämpfe verdichten. Durch die letzten

Kammern läßt man Wasser fließen, um alle Quecksilberdämpfe zu verdichten. Das Quecksilbersulfid zerfällt in Quecksilber und Schwefeldioxyd.

$$\mathrm{HgS} \quad + \quad 2\,\mathrm{O} \quad = \quad \mathrm{Hg} \quad + \quad \mathrm{SO_2}$$
Quecksilbersulfid + Sauerstoff = Quecksilber + Schwefeldioxyd.

An Stelle einfacher Röstöfen, wie sie die Abb. 487 zeigt, benutzt man vielfach große Schachtöfen, die ohne Unterbrechung, kontinuierlich, arbeiten können. Die abgerösteten Erze werden durch unten am Schacht befindliche Öffnungen entfernt, und von oben wird von neuem gefüllt. Die seitlich austretenden Quecksilberdämpfe werden in gußeisernen Röhren, in Kondensationsröhren, verdichtet.

In Spanien verdichtet man die Quecksilberdämpfe gewöhnlich in birnförmigen Tongefäßen, sog. Aludeln, von denen man verschiedene ineinandersteckt, so daß sie eine Aludelnschnur darstellen. Das auf irgendeine Weise gewonnene Quecksilber ist noch sehr unrein; es enthält Zinn, Blei, zuweilen auch Kadmium, selbst Spuren von Gold, Sand und sonstigen Unreinigkeiten. Von den gröbsten Beimengungen wird es dadurch befreit, daß man es durch weiches Leder preßt. Soll es gänzlich gereinigt werden, so wird es entweder mit verdünnter Salpetersäure oder mit Eisenchloridlösung tüchtig durchgeschüttelt und später mit reinem Wasser gewaschen. Um das Quecksilber mit verdünnter Salpetersäure zu reinigen, mischt man in einer starkwandigen Flasche gleiche Raumteile Quecksilber und reine Salpetersäure von 25%, die vorher mit dem gleichen Gewichte Wasser verdünnt ist, stellt 24 Stunden beiseite und schüttelt in dieser Zeit öfter um. Die verunreinigenden Metalle, wie Kupfer,

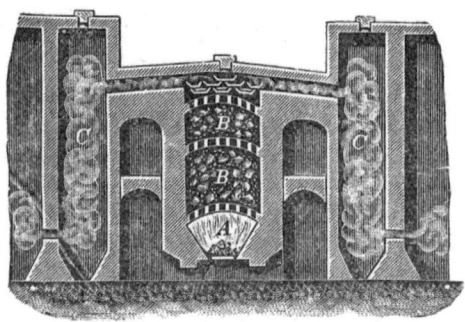

Abb. 487. Quecksilberbereitung. *A* Feuerung. *B* Röstofen für das Schwefelquecksilber. *C* Kondensationskammern für die aus *B* entweichenden Quecksilberdämpfe.

Silber oder Blei werden teilweise unmittelbar in Nitrate übergeführt, anderseits setzen sie sich mit dem zur gleichen Zeit gebildeten Quecksilberoxydulnitrat in Kupfernitrat, Silbernitrat und Quecksilber um.

$$\mathrm{Hg_2(NO_3)_2} \quad + \quad 2\,\mathrm{Ag} \quad = \quad 2\,\mathrm{Hg} \quad + \quad 2\,\mathrm{AgNO_3}$$
Quecksilberoxydulnitrat + Silber = Quecksilber + Silbernitrat.

Schon auf einfache Weise kann man erkennen, ob ein Quecksilber rein ist oder nicht. Unreines zeigt eine matte Oberfläche, bei anhaltendem Schütteln in halbgefüllter Flasche ein graues Häutchen auf der Oberfläche und an den Wandungen des Glases, herrührend von Amalgam, der Verbindung des Quecksilbers mit den verunreinigenden Metallen. Sehr unreines Quecksilber bildet, wenn man ein wenig davon auf Papier fließen läßt, keine Kügelchen, sondern beim Bewegen Schwänzchen und Schmutzstreifen auf dem Papier. Um Quecksilber von beigemengten Verunreinigungen zu befreien, filtriert man es durch einen lose mit Watte verstopften Glastrichter.

Das Abwägen des Quecksilbers verlangt in doppelter Beziehung große Vorsicht. Einmal ist es bei der großen Beweglichkeit und Schwere des Stoffs nicht ganz leicht, genau zu wägen, anderteils muß man sich hüten, es zu verschütten, da es sofort in die Fugen des Fußbodens läuft, von dort kaum wieder zu entfernen ist und die Dämpfe des Quecksilbers giftig sind. Die Quecksilberdämpfe lassen sich noch am besten durch Jodkohle unschädlich machen, indem diese die Dämpfe stark aufnimmt. Immer wird man gut tun, einen kleinen Trichter beim Wägen zu benutzen und das Gefäß in eine Schale zu stellen.

Eine sehr zweckmäßige Art, Quecksilber abzuwägen, ist folgende: Man nimmt einen Kautschuk- oder Korkstöpsel und preßt ihn in den Hals der Quecksilberflasche so tief hinein, daß er die Flasche ganz dicht schließt. Man macht an dieser Stelle einen Strich mit Bleistift, zieht den Kork aus dem Flaschenhalse heraus und schneidet eine kleine, nicht zu tiefe Rinne in den Kork, die jedoch nicht bis zu dem Bleistiftzeichen reichen darf, sondern einige Millimeter unter diesem aufhören muß. Will man Quecksilber abwägen, so lüftet man den Kork so weit, daß die entstehende kleine Öffnung das Ausfließen des Quecksilbers in dünnem Strahle gestattet.

Kommt es darauf an, Quecksilber schnell in Pulver zu verwandeln, so schüttelt man es kräftig mit Wasser oder Terpentinöl (Aethiops per se).

Anwendung. In der Heilkunde nur äußerlich in Verreibung mit Fetten zu Salben und Pflastern, ferner um Metallteile aus dem Auge zu entfernen. Zur Herstellung von Ungeziefersalben. Selbst bei äußerlicher Anwendung kann bei dauerndem Gebrauch Quecksilbervergiftung eintreten. Ferner zur Bereitung der zahlreichen Quecksilbersalze, zu Knallquecksilber; zur Darstellung von Spiegelamalgam; zur Gewinnung von metallischem Gold und Silber aus den Gesteinen (Amalgamierungsverfahren); zur Anfertigung von Barometern und Thermometern. Gegen den Holzwurm, indem man eine 30prozentige Quecksilbersalbe in die Bohrlöcher streicht, und schließlich ebenfalls in Form von Quecksilbersalbe, um Metallgeräte und wissenschaftliche, z. B. nautische Instrumente vor Oxydation zu schützen.

Quecksilber bildet mit Sauerstoff zwei Oxyde: Merkurooxyd, Hydrargyrooxyd oder Quecksilberoxydul, Hg_2O, und Merkurioxyd, Hydrargyrioxyd oder Quecksilberoxyd, HgO. Diesen entsprechen zwei Reihen von Verbindungen: Merkuro- oder Hydrargyro- und Merkuri- oder Hydrargyriverbindungen. In den Merkuroverbindungen ist Quecksilber scheinbar einwertig, in den Merkuriverbindungen zweiwertig. Von Schwefelquecksilber gibt es zwei Arten: rotes Merkurisulfid oder Zinnober und schwarzes Merkurisulfid.

Die Quecksilbersalzlösungen dissoziieren nur wenig, die Oxydsalzlösungen enthalten die zweiwertigen Quecksilberionen $Hg^{..}$. In den Oxydulsalzlösungen sind nach neueren Anschauungen nicht einwertige Ionen enthalten, sondern zweiwertige Doppelionen $Hg_2^{..}$. Es tritt also auch in den Oxydulverbindungen das Quecksilber nicht einwertig auf, wie es scheinbar der Fall ist.

Nachweis. Die Quecksilberoxydulsalze geben mit Salzsäure einen weißen Niederschlag von Quecksilberchlorür, Kalomel, Merkurochlorid, der durch Ammoniak geschwärzt wird. Die Quecksilberoxydsalze geben mit Kaliumhydroxyd einen gelben, von Quecksilberoxyd, HgO, herrührenden, mit Salzsäure keinen Niederschlag. Schwefelwasserstoff oder Natriumsulfidlösung fällt aus Quecksilberoxydsalzen schwarzes Quecksilbersulfid.

Unter den Bezeichnungen Hydrargol und Hyrgol ist Quecksilber in kolloidaler Form im Handel. Es ist eine graue bzw. schwarze Masse, die sich in Wasser mit tiefbrauner Farbe löst. Reibt man die Masse kräftig in einem Mörser, so bildet sie wieder Metallkügelchen. Öfter ist dieses Präparat zinnhaltig.

Verbindung des Quecksilbers mit Sauerstoff.
****† Hydrárgyrum oxydátum.**
Quecksilberoxyd. Merkurioxyd. Hydrargyrioxyd. Oxyde de mercure.
HgO.

Von dieser Verbindung sind zwei Arten im Gebrauch: H. oxydatum rubrum und H. oxydatum flavum oder praecipitátum, die chemisch gleich, in der Wirkung aber verschieden sind.

† **1. Hydrárgyrum oxydátum rubrum. Mercúrius praecipitátus ruber. Quecksilberoxyd. Rotes Quecksilberoxyd. Rotes Präzipitat. Oxyde mercurique rouge. Précipité rouge.** Rotgelbes, kristallinisches, sehr schweres Pulver, spezifisches Gewicht 11,0, geruchlos, von schwachem, ekelhaft metallischem Geschmack. In Wasser ist es nur spurenweise löslich, verleiht diesem aber eine schwach alkalische Reaktion, leicht löslich in verdünnter Salz- oder Salpetersäure. Erhitzt, zersetzt es sich in Sauerstoff und metallisches Quecksilber. Wird es längere Zeit dem Licht ausgesetzt, erleidet es diese Zersetzung allmählich schon bei gewöhnlichem Wärmegrade; es muß daher im Dunkeln aufbewahrt werden.

Es wird bereitet durch mäßiges Erhitzen eines Gemenges von Quecksilbernitrat mit metallischem Quecksilber, bis die Entwicklung salpetrigsaurer Dämpfe aufhört. Nach dem Erkalten wird das Pulver mit ein wenig stark verdünnter Kalilauge fein gerieben, mit destilliertem Wasser ausgewaschen und getrocknet. Dieses Präparat unterliegt nicht den Bestimmungen der Arzneimittel-Verordnung.

Prüfung des roten Quecksilberoxyds nach D.A.B.

1. Mit Oxalsäurelösung (1+10) häufig geschüttelt, darf es innerhalb einer Stunde keine wesentliche Farbenveränderung zeigen (gelbes Quecksilberoxyd).

2. 1 g mit 2 ccm Wasser und 2 ccm Schwefelsäure gemischt, nach dem Erkalten mit 1 ccm Ferrosulfatlösung überschichtet, gebe an der Berührungsstelle keinen braunen Gürtel (Salpetersäure).

3. Die mit Hilfe von etwa 20 Tropfen Salpetersäure dargestellte wässerige Lösung von 0,2 g Quecksilberoxyd in 10 ccm Wasser werde durch 3 Tropfen Silbernitratlösung nur weißlichschillernd getrübt (Salzsäure).

**† 2. Hydrárgyrum oxydátum flavum oder praecipitátum. H. oxydátum via húmida parátum. Gefälltes oder gelbes Quecksilberoxyd. Gelbes Präzipitat. Oxyde mercurique jaune. Oxyde jaune de mercure. Oxyde mercurique par voie humide. Orangegelbes, amorphes Pulver; in seinem übrigen Verhalten dem roten Oxyde gleich, nur ist es löslicher als dieses und leichter zersetzbar, gibt den Sauerstoff leichter durch Hitze, Sonnenlicht, oder an andere Körper ab.

Wird bereitet durch kaltes Ausfällen einer Lösung von Quecksilberchlorid, Merkurichlorid mit verdünnter Natronlauge, doch muß das Quecksilberchlorid zur Natronlauge gemischt werden, nicht umgekehrt.

$HgCl_2$ + 2 NaOH = HgO + 2 NaCl + H_2O
Merkuri- + Natrium- = Quecksilberoxyd + Natriumchlorid + Wasser.
chlorid   hydroxyd

Nachweis. Wässerige Oxalsäurelösung führt es schon beim Schütteln in der Kälte in weißes Quecksilberoxydoxalat über, was beim roten Quecksilberoxyd nicht der Fall ist. Beim Erhitzen im Probierrohre verflüchtigt es sich unter Abscheidung von Quecksilber.

Prüfung des gelben Quecksilberoxyds nach D.A.B.

1. Die mit 20 Tropfen Salpetersäure hergestellte wässerige Lösung von 0,2 g gelbem Quecksilberoxyd und 10 ccm Wasser darf durch 3 Tropfen Silbernitratlösung nur schwach weißschillernd getrübt werden (Salzsäure).
2. Beim Erhitzen dürfen 0,2 g keinen wägbaren Rückstand geben.

Anwendung. Beide innerlich selten, vielfach dagegen in Salben, namentlich gegen Augenentzündungen; das gelbe soll infolge seiner größeren Feinheit stärker von der Haut aufgenommen werden als das rote. Das gelbe außerdem in der Chemie, um Ameisensäure nachzuweisen, das rote, um Sauerstoff darzustellen, in der Porzellanmalerei und in der Galvanoplastik. Beide sind stark giftig!

Haloidverbindungen des Quecksilbers.

**† Hydrárgyrum chlorátum (mite). Calomélas. Mercúrius dulcis. Áquila alba. Merkurochlorid. Hydrargyrochlorid. Quecksilberchlorür. Kalomel. Chlorure mercureux. Protochlorure de mercure. Mercure doux. Mild Chloride of mercury.

$$Hg_2Cl_2.$$

Von diesem Präparat werden in der Heilkunde drei verschiedene Arten angewendet: Hydrárgyrum chlorátum súblimátum, H. chl. Vapóre parátum, H. chl. praecipitátum. Sie sind chemisch vollständig gleich zusammengesetzt, in ihrer Wirkung als Heilmittel aber verschieden, wohl hauptsächlich durch die in ihrer Darstellungsweise begründete mehr oder minder große Feinheit des Pulvers. Ihre Wirksamkeit soll sich wie 2 : 3 : 4 verhalten. Übrigens ist Kalomel die am mildesten wirkende Quecksilberverbindung.

1. Hydrárgyrum chlorátum sublimátum. Sublimiertes Merkurochlorid. Sublimierter Kalomel. Sublimiertes Quecksilberchlorür. Weißliche, schwere, strahlig-kristallinische Krusten, deren spezifisches Gewicht 7,5 beträgt, geruch- und geschmacklos; geritzt gibt Kalomel einen gelben Strich; in Wasser und in Weingeist unlöslich; beim Erhitzen verflüchtigt er sich ohne Schmelzung. Durch Alkalilösungen wird Kalomel geschwärzt unter Entstehung von Quecksilberoxydul, Hg_2O. Hiervon stammt die Bezeichnung Kalomel, abgeleitet von den griechischen Wörtern kalós = schön und mélas = schwarz. Das Pulver, das durch Zerreiben und Schlämmen hergestellt wird, ist von gelblicher Farbe und muß so fein sein, daß es sich vollständig weich anfühlt (Hydrg. chlorátum mite praeparátum).

Bereitet wird er durch Sublimation eines durch längeres Reiben hergestellten, innigen Gemenges von 4 Teilen Merkurichlorid mit 3 Teilen metallischem Quecksilber.

$$HgCl_2 \;+\; Hg \;=\; Hg_2Cl_2$$
Merkurichlorid + Quecksilber = Merkurochlorid.

2. Hydrárgyrum chlorátum Vapóre parátum. Durch Dampf bereiteter Kalomel. Calomel à la vapeur. Hydrargyri chloridum mite. Sehr zartes, vollständig weißes Pulver, das durch kräftiges Reiben im Mörser eine gelbliche Farbe annimmt. Bei 100facher Vergrößerung lassen sich deutlich einzelne Kristalle erkennen. Sonstige Eigenschaften wie bei 1.

Bereitet wird er, indem man Kalomeldämpfe mit Wasserdämpfen in einem Gefäße zusammentreten läßt. Es wird hierdurch eine schnellere Verdichtung der Kalomeldämpfe bewirkt.

3. Hydrárgyrum chlorátum praecipitátum. Gefällter Kalomel. Chlorure

mercureux précipité. Vollständig weißes Pulver, dem vorigen ähnlich, nur noch feiner kristallinisch.

Wird dargestellt durch Ausfällen einer Lösung von Quecksilbernitrat mittels Salzsäure.

Anwendung. Innerlich als abführendes und die Gallenabsonderung förderndes Mittel; äußerlich zu Einstäubungen in Nase, Augen und Rachen. Ferner in der Feuerwerkerei, in der Porzellanmalerei, in der Färberei und Zeugdruckerei und in der Galvanoplastik.

Aufbewahrung. In vor Licht geschützten Gefäßen.

Nachweis. Kalomel mit Ammoniakflüssigkeit übergossen, zersetzt sich unter Schwärzung. Das Filtrat mit Salpetersäure übersättigt, gibt mit Silbernitrat einen weißen Niederschlag.

Prüfung nach D.A.B.

1. Beim Erwärmen von 1 g Quecksilberchlorür mit Natronlauge darf sich kein Ammoniak entwickeln (Quecksilberstickstoffverbindungen).

2. Schüttelt man 1 g Quecksilberchlorür mit 10 ccm Wasser, läßt das Gemisch $1/2$ Stunde absetzen und filtriert durch ein doppeltes mit Wasser angefeuchtetes Filter, so darf das Filtrat durch Silbernitratlösung höchstens weißschillernd getrübt (Quecksilberchlorid) und durch Natriumsulfidlösung nicht verändert werden (Schwermetallsalze).

3. Wird 1 g Quecksilberchlorür mit 5 ccm Salzsäure geschüttelt, so darf es sich nicht dunkler färben (Arsen).

† **Hydrárgyrum bichlorátum (corrosívum). Mercúrius corrosívus. Áquila Regis.**

Merkurichlorid. Hydrargyrichlorid. Quecksilberchlorid. Quecksilberbichlorid. Quecksilbersublimat. Sublimat. Chlorure mercurique. Sublimé corrosif. Bichlorure de mercure. Deutochlorure de mercure. Corrosive Sublimate.

$$HgCl_2.$$

Weiße, durchscheinende, strahlig-kristallinische Stücke oder rhombische Kristalle; geruchlos, von widerlichem, herbem, metallischem Geschmack. Gibt zerrieben ein reinweißes Pulver. Löslich in 16 Teilen kaltem und drei Teilen siedendem Wasser, in 3 Teilen Weingeist und in 17 Teilen Äther. Die wässerige Lösung, die nur wenig in die Ionen Hg`` und Cl'Cl' ionisiert, ist schwach sauer, doch wird diese Reaktion durch die Gegenwart von Alkalichloriden infolge Entstehung einer Doppelverbindung aufgehoben. Die wässerige Lösung wird am Licht allmählich zersetzt in Kalomel, Chlorwasserstoff und Sauerstoff.

$$2\,HgCl_2 + H_2O = Hg_2Cl_2 + 2\,HCl + O$$

Merkurichlorid + Wasser = Kalomel + Chlorwasserstoff + Sauerstoff.

Bei 260° schmilzt es und sublimiert bei 300° ohne Rückstand.

Quecksilberchlorid gehört zu den allerschärfsten Giften!

Seine Darstellung geschieht in der Weise, daß man ein Gemenge von Merkurisulfat, $HgSO_4$ und Natriumchlorid im Glaskolben zusammen erhitzt. Es entstehen Natriumsulfat und Merkurichlorid, welches letztere sich im oberen Teile des Sublimiergefäßes in dichten Krusten ansetzt.

$$HgSO_4 + 2\,NaCl = HgCl_2 + Na_2SO_4$$

Merkurisulfat + Natriumchlorid = Merkurichlorid + Natriumsulfat.

Anwendung. Innerlich in äußerst kleinen Gaben gegen syphilitische und rheumatische Leiden; äußerlich zu Einspritzungen (Injektionen), Augenwässern,

Waschungen. Ferner als antiseptisches Mittel bei Wundverbänden und Waschungen, doch auch hier, bei seiner überaus großen Giftigkeit, nur in sehr starken Verdünnungen (1:1000); ferner als Vertilgungsmittel von Wanzen. Die desinfizierende Wirkung wird durch Zusatz von 0,1% Natriumbisulfat verstärkt. Außerdem in der Photographie, zum Ätzen des Stahles, zum Erhalten, Konservieren von Holz und Leichenteilen, in der Zeugdruckerei und Teerfarbenbereitung.

Beim Wägen und Arbeiten mit Quecksilberchlorid ist die größte Vorsicht anzuwenden, da schon 0,1 g tödlich wirken kann. Muß eine Pulverung vorgenommen werden, so geschieht dies in einem Porzellanmörser, nachdem man die Stücke mit etwas Weingeist befeuchtet hat.

Gegenmittel sind Eiweiß, Mehlbrei, Milch.

Aufbewahrung. Vor Licht geschützt.

Nachweis. Die wässerige Lösung rötet blaues Lackmuspapier und wird auf Zusatz von Natriumchlorid neutral. Beim Erhitzen im Probierrohr schmilzt es (Unterschied von Quecksilberchlorür) und verflüchtigt sich vollständig. Die wässerige Lösung (1 + 19) mit Natronlauge vermischt, scheidet einen gelben Niederschlag aus. mit etwas Kaliumjodidlösung einen roten Niederschlag, der sich auf weiteren Zusatz von Kaliumjodidlösung mit gelblicher Färbung löst.

Prüfung. 1 g Quecksilberchlorid muß sich in 5 ccm siedendem Wasser lösen (Quecksilberchlorür).

Unter der Bezeichnung †Uspulun ist eine Mischung von Chlorphenol-Quecksilber (20%) mit Natriumhydroxyd und Natriumsulfat im Handel, die als Getreidebeize dient. Da diese Mischung stark giftig wirkt, muß sie nur unter den entsprechenden Vorsichtsmaßregeln und den Bestimmungen über Pflanzenschutzmittel gemäß, abgegeben werden. Das Uspulun soll den Steinbrand, Gerstenstreifenbrand und Bohnenfleckenbrandkrankheit verhindern, ohne die Keimfähigkeit zu beeinträchtigen.

**† Hydrárgyrum praecipitátum album. H. amidátobichlorátum.
Mercúrius praecipitátus albus. Merkuriammoniumchlorid.
Hydrargyriammoniumchlorid. Weißes Quecksilberpräzipitat. Quecksilberamidochlorid.
Hydrargyrichloramid. Chlorure mercureux précipité. Précipité blanc.

$$NH_2HgCl.$$

Es ist dies eine der Verbindungen, sog. Amidverbindungen, wo ein Metall, hier das Quecksilber, an die Stelle von Wasserstoffatomen im Ammonium (NH_4) tritt. Es ist also gleichsam ein Ammoniumchlorid, NH_4Cl, wo 2 Wasserstoffatome durch 1 Atom Quecksilber ersetzt sind.

Weißes, ziemlich schweres, aber lockeres Pulver oder leichtzerreibliche, weiße Stücke; geruch- und geschmacklos; in Wasser und in Weingeist fast unlöslich, leicht löslich in verdünnten Säuren; beim Erhitzen ist das Hydrargyriammoniumchlorid, ohne vorher zu schmelzen, flüchtig. Niemals darf es mit Jodtinktur zusammenkommen, da eine sehr starke Verpuffung eintritt.

Es wird bereitet, indem Merkurichloridlösung so lange mit Ammoniakflüssigkeit versetzt wird, bis das Ammoniak ein wenig vorwaltet. Der Niederschlag wird mit etwas Wasser ausgewaschen und vorsichtig getrocknet.

$$HgCl_2 \;+\; 2\,NH_3 \;=\; NH_2HgCl \;+\; NH_4Cl$$

Merkurichlorid + Ammoniak = Quecksilberamido- + Ammoniumchlorid chlorid.

Anwendung. Äußerlich mit Fett gemischt, als Ungeziefermittel gegen Läuse, ferner gegen Hautausschläge, Flechten. Kosmetisch in Salbenform mit einem Höchstgehalt von 5% NH_2HgCl als Mittel gegen Sommersprossen. Die Packungen sind mit genauen Anweisungen für den Gebrauch zu versehen. Außerdem in der Feuerwerkerei.

Aufbewahrung. Vor Licht geschützt.

Nachweis. Wenn man das Präparat mit Kali- oder Natronlauge kocht, so scheidet sich unter Entwicklung von Ammoniak gelbes Quecksilberoxyd ab.

Prüfung. 1. Erhitzt man in einem Kölbchen 10 ccm verdünnte Essigsäure auf etwa 70° und setzt 0,2 g fein zerriebenes, weißes Quecksilberpräzipitat hinzu, so muß nach mehrfachem Umschwenken in kurzer Zeit eine klare Lösung entstehen.

2. Beim Erhitzen im Probierrohre muß sich weißes Quecksilberpräzipitat, ohne zu schmelzen, unter Zersetzung vollständig verflüchtigen (schmelzbares Präzipitat).

Schmelzbares weißes Quecksilberpräzipitat ist Hydrargyridiammoniumchlorid, Merkuridiammoniumchlorid $(NH_3)_2HgCl_2$. Es wird gewonnen durch Erwärmen von Hydrargyriammoniumchlorid mit Ammoniumchlorid.

**† Hydrárgyrum jodátum flavum oder víride. Protojodurétum Hydrárgyri. Merkurojodid. Hydrargyrojodid. Quecksilberjodür. Gelbes Jodquecksilber. Iodure mercureux. Protoiodure de mercure. Mercurous iodide.

$$Hg_2J_2.$$

Grünlichgelbes, sehr schweres Pulver, sehr wenig löslich in Wasser, unlöslich in Weingeist und in Äther. Es ist geruch- und geschmacklos, völlig flüchtig; durch Licht wird es leicht zersetzt in Merkurijodid und metallisches Quecksilber.

Es wird bereitet durch inniges Zusammenreiben von 8 Teilen Quecksilber und 5 Teilen Jod, die mit etwas Weingeist befeuchtet sind, und nachheriges Auswaschen des Pulvers mit Weingeist.

$$2\,Hg + 2\,J = Hg_2J_2$$
Quecksilber + Jod = Merkurojodid.

Anwendung. In gleicher Weise wie andere Quecksilberpräparate.

Aufbewahrung. Vor Licht geschützt.

**† Hydrárgyrum bíjodátum rubrum. Deutojodurétum Hydrargyri. Merkurijodid. Hydrargyrijodid. Quecksilberjodid. Iodure mercurique. Iodure rouge de mercure. Deuto-iodure de mercure. Bi-iodure de mercure. Mercuric iodide.

$$HgJ_2.$$

Schweres, kristallinisches, scharlachrotes Pulver, geruch- und geschmacklos, löslich in 250 Teilen kaltem und 40 Teilen siedendem Weingeist, ebenfalls in Äther, Chloroform, fetten Ölen, sehr leicht in Kaliumjodidlösung, fast unlöslich in Wasser. Sehr giftig!

Es wird dargestellt durch Ausfällen einer Lösung von 4 Teilen Merkurichlorid in 80 Teilen Wasser mittels 5 Teilen Kaliumjodid, die in 15 Teilen Wasser gelöst sind.

$$HgCl_2 + 2\,KJ = HgJ_2 + 2\,KCl$$
Merkurichlorid + Kaliumjodid = Merkurijodid + Kaliumchlorid.

Anwendung. In sehr kleinen Gaben innerlich, äußerlich in Salbenform gegen Syphilis. Ferner in der Photographie als Verstärker.

Nachweis. Im Probierrohr erhitzt, wird es zuerst gelb, dann schmilzt es und sublimiert schließlich vollständig. Beim Abkühlen geht die gelbe Farbe in scharlachrot über. Es ist in Kaliumjodidlösung leicht löslich, indem sich eine Doppelverbindung Kaliumquecksilberjodid, K_2HgJ_4, bildet.

Prüfung nach D.A.B.

1. Die erkaltete weingeistige Lösung sei farblos (Prüfung auf Quecksilberjodür) und

2. mit Merkurijodid geschütteltes Wasser darf nach dem Abfiltrieren durch 3 Tropfen Natriumsulfidlösung nur schwach dunkel gefärbt und durch Silbernitratlösung nur schwach weißlichschillernd getrübt werden (Merkurichlorid).

**† Hydrárgyrum cyanátum. Hydrargyrizyanid. Merkurizyanid.

Quecksilberzyanid. Cyanure de mercure. Mercury cyanide.

$Hg(CN)_2$.

Farblose, durchscheinende, säulenförmige Kristalle; geruchlos und von scharfem metallischem Geschmack; löslich in etwa 12 Teilen kaltem und in 3 Teilen kochendem Wasser, in 12 Teilen Weingeist; schwer löslich ist es in Äther. Erhitzt, zerspringen die Kristalle, schmelzen dann und zersetzen sich schließlich in ihre Bestandteile.

Dargestellt wird es, indem man gleiche Teile gelbes Quecksilberoxyd und Berlinerblau mit der 10fachen Menge Wasser einige Stunden digeriert, dann zum Sieden erhitzt, filtriert und zur Kristallisation bringt.

Anwendung. Ähnlich dem Merkurichlorid. Außerdem als Reagens und in der Galvanoplastik. Sehr giftig!

Nachweis. Erhitzt man 1 Teil Quecksilberzyanid mit 1 Teil Jod im Probierrohre schwach, so entsteht ein zuerst gelbes, später rot werdendes Sublimat von Merkurijodid und darüber ein weißes, aus nadelförmigen Kristallen bestehendes Sublimat von Zyanjod.

Es darf nicht verwechselt werden mit dem ebenfalls sehr giftigen Knallquecksilber, Merkurifulminat $(CNO)_2Hg + \frac{1}{2} H_2O$, dem Salze der im freien Zustande nicht bekannten Knallsäure HCNO oder CNOH, einem Isomer der Zyansäure. Man stellt das Knallquecksilber her durch Auflösen von Quecksilber in reichlich Salpetersäure und Zusammenbringen der Lösung mit Weingeist.

Es sind weiße, seidenglänzende Nadeln, die durch Stoß, Schlag oder Hitze sehr leicht explodieren und aus diesem Grunde zur Füllung von Zündhütchen verwendet werden.

Schwefelverbindungen des Quecksilbers.

Hydrárgyrum sulfurátum nigrum. Aéthiops minerális oder mercuriális.

Schwarzes Schwefelquecksilber. Quecksilbermohr. Sulfure noir de mercure. Ethiops minéral. Poudre hypnotique de Jacobi. Black sulphide of mercury.

Es ist kein reines Quecksilbersulfid (HgS), sondern ein Gemenge von diesem mit freiem Schwefel.

Schwarzes, schweres, feines, geruch- und geschmackloses Pulver; in Wasser und selbst in heißer Salzsäure vollständig unlöslich. Erhitzt, verbrennt es mit blauer Flamme unter Entwicklung von Schwefeldioxyd.

Es wird bereitet, indem gleiche Teile metallisches Quecksilber und Schwefel unter öfterem Anfeuchten mit Schwefelkohlenstoff so lange miteinander verrieben werden, bis unter der Lupe keine Metallkügelchen mehr zu erkennen sind. Das Präparat ist nicht giftig.

Anwendung. Um Horn zu färben.

Hydrárgyrum stibiáto-sulfurátum. Aéthiops antimoniális.
Schwefelantimonquecksilber. Spießglanzmohr. Ethiops antimonial.

Ist ein einfaches Gemenge gleicher Teile von schwarzem Schwefelquecksilber mit Schwefelantimon. Es vereinigt die Eigenschaften beider miteinander.

Sauerstoffsalze des Quecksilbers.

† Hydrárgyrum sulfúricum oxydátum. Hydrárgyrum sulfúricum neutrále. Merkurisulfat. Hydrargyrisulfat. Quecksilberoxydsulfat.
Schwefelsaures Quecksilberoxyd. Sulfate mercurique. Mercuric sulphate.

$$HgSO_4.$$

Weißes, kristallinisches Pulver oder glänzende Kristallblättchen. Die Lösung reagiert infolge starker hydrolytischer Spaltung sauer. **Sehr giftig!**

Man gewinnt es, indem man 12 Teile Quecksilber mit 11 Teilen reiner Salpetersäure und einem Gemische von 6½ Teilen Schwefelsäure und 6 Teilen Wasser so lange kocht, bis sich eine Probe der Flüssigkeit in verdünnter Salzsäure klar auflöst. Darauf wird zur Kristallisation eingedampft.

$$3\,Hg + 2\,HNO_3 + 3\,H_2SO_4 = 3\,HgSO_4$$
Quecksilber + Salpetersäure + Schwefelsäure = Merkurisulfat
$$+ 4\,H_2O + 2\,NO$$
$$+ Wasser + Stickoxyd.$$

Anwendung. Zur Herstellung des Merkurichlorids und des Merkurochlorids; mit Kaliumbisulfat zusammen zur Füllung galvanischer Batterien, zu Induktionsflüssigkeiten, um das Zink zu amalgamieren; in der Galvanoplastik.

Nachweis. Wird das Salz vorsichtig erwärmt, so wird es ohne Zersetzung zuerst gelb, darauf braun, beim Erkalten jedoch wieder weiß.

Löst man das neutrale Quecksilbersulfat in der Wärme in viel Wasser auf, so spaltet es sich in freie Schwefelsäure und gelbes †Basisch-Quecksilberoxydsulfat, $HgSO_4 + 2\,HgO$, Hydrárgyrum sulfúricum básicum, Mineralturpeth, Soussulfate mercurique, Turbith minéral. das in der Heilkunde verwendet wird.

† Hydrárgyrum sulfúricum oxydulátum.
Hydrargyrosulfat. Merkurosulfat. Schwefelsaures Quecksilberoxydul. Quecksilberoxydulsulfat. Sulfate mercureux.

$$Hg_2SO_4.$$

Weißes, kristallinisches Pulver, in Wasser schwer löslich. Wird durch Licht grau, indem es in Quecksilber und Merkurisulfat zerfällt. **Stark giftig!**

Man gewinnt es durch Erwärmen von konzentrierter Schwefelsäure mit Quecksilber im Überschuß.

Anwendung. In der Elektrotechnik.

Aufbewahrung. Vor Licht geschützt.

Nachweis. Man unterscheidet das Merkurosulfat vom Merkurisulfat dadurch, daß Salzsäure oder Natriumchlorid in der Merkurosulfatlösung eine Fällung von Merkurochlorid gibt, im Merkurisalz jedoch nicht.

Anhang zu den Quecksilberverbindungen.

† Amalgama. Amalgame.

Das Quecksilber hat die Eigentümlichkeit mit anderen Metallen, auch mit den Leichtmetallen, sogar mit Ammonium, kristallisierbare Verbindungen, die sich in überschüssigem Quecksilber lösen, zu bilden. Werden diese Verbindungen erhitzt, so wird das Quecksilber wieder verflüchtigt. Diese Verbindungen heißen Amalgame. Für den Drogisten hat namentlich das Zinnamalgam, zur Darstellung des Pulvis albificans, Mützenpulver oder Münzenpulver zum Weißmachen von Kupfer und Messing, Wichtigkeit. Man bereitet es, indem man 5 Teile geraspeltes Zinn und 6 Teile Quecksilber unter gelinder Erwärmung zusammenreibt und mit 8 Teilen Schlämmkreide zu einem Pulver mischt. Zinnamalgam dient ferner, wenn auch seltener, zum Belegen der Spiegel (Spiegelamalgam). Man breitet Zinnfolie auf einer glatten Platte aus, reibt sie mit Quecksilber ein und schichtet 2—3 mm Quecksilber darüber. Die Glasplatte wird nun darauf gebracht und allmählich beschwert, um das überschüssige Quecksilber zu entfernen.

Das Amalgam für Elektrisiermaschinen wird durch Zusammenreiben in einem erwärmten Mörser von je 1 Teil geraspeltem Zinn und Zink mit 2 Teilen Quecksilber hergestellt.

Das Amalgam zum Plombieren der Zähne wird bereitet, indem man 2 Teile Zinn mit 1 Teil Kadmiummetall unter Kohlenpulver in einem kleinen Tiegel zusammenschmilzt, die entstandene Legierung raspelt und mit so viel Quecksilber zusammenreibt, daß eine weiche Masse entsteht. Das überschüssige Quecksilber muß bei diesem Präparat mittels Abpressen durch weiches Schafleder entfernt werden.

Kupferamalgam zum Kitten von Metallteilen s. S. 825.

Argéntum. Silber. Argent. Silver.

Ag 107,88. Einwertig.

Silber, ein Edelmetall, spezifisches Gewicht 10,424—10,575, je nach Gewinnungsart, findet sich gediegen z. B. bei Andreasberg, Lautenthal, Freiberg, ferner in Chile, Peru, Mexiko, besonders aber als Silberglanz, Ag_2S, und als Hornsilber, AgCl. Man gewinnt es aus den Erzen zum Teil durch Treibarbeit. Man röstet Silbererze mit Bleiglanz und erhitzt, wie bei der Gewinnung des Bleies, bis alles Blei mit dem Silber gemischt sich abgesetzt hat. Sodann wird das Blei auf Treibherden durch Gebläsefeuer in Bleioxyd, Bleiglätte übergeführt. Diese fließt ab und das Silber bleibt, nur mit einer dünnen Schicht Bleioxyd bedeckt, zurück. Schließlich aber zerreißt die dünne Schicht, das blanke Silber zeigt sich — der Silberblick — und die verunreinigende Schicht wird abgeschöpft. Oder man amalgamiert das Silber und destilliert das Quecksilber ab. Aus Schwarzkupfer, das silberhaltig ist, gewinnt man es durch den elektrischen Strom, indem man die Kupferplatten in Kupfersulfatlösung stellt. Es scheidet sich das Silber ab. Schmilzt bei 1000° und saugt dabei Sauerstoff auf, gibt ihn aber beim Erstarren wieder ab. An der Luft oxydiert Silber auch in der Glühhitze nicht. Es ist sehr dehnbar. In dünne Blätter, zuletzt zwischen Goldschlägerhäutchen, dem äußeren feinen Teil der Haut des Blinddarmes vom Rind, ausgeschlagen, bildet es das Blattsilber, Argéntum foliátum. Zur Herstellung von Münzen wird es mit Cu legiert. Silberoxyd, ein braunschwarzes amorphes Pulver, Ag_2O, wird durch Fällen löslicher Silbersalze mit Kaliumoxydhydrat als brauner Niederschlag erhalten. Durch Auflösung dieses in Ammoniakflüssigkeit entsteht das höchst gefährliche Knallsilber (Ag_3N). Silbersuperoxyd, Ag_2O_2, kleine schwarze Kristalle, entstehen bei der Einwirkung von Ozon auf metallisches Silber. Mit Schwefel bildet Silber das Silbersulfid, Ag_2S, ein Bestandteil des Tula- oder Niellosilbers, eine Legierung von 15 Teilen Silber, 90 Teilen Kupfer und 150 Teilen Blei, die mit 750 Teilen Schwefel und 15 Teilen Salmiak erhitzt werden. Unter **oxydiertem Silber oder Altsilber** versteht man durch Schwefelkaliumlösung 1:1000 bei 100° dunkel gefärbtes Silber, also Silber, das an der Oberfläche eine Schicht von Silbersulfid trägt. Will man die Überführung auf kaltem Wege vornehmen, muß man eine Schwefelkaliumlösung 5:1000 anwenden und dieser Ammoniumkarbonat, 10 g, zufügen. **Kolloidales Silber, Argéntum colloidále, Collargólum** kommt in verschiedenen Formen als wasserlöslich, wasserunlöslich und goldähnlich, auch unter verschiedener Bezeichnung, wie **Silberhydrosol, Kollargol** und **Lysargin** vor. Es ist blaugrün, braunschwarz, stahlblau, lila oder goldähnlich, in Wasser tiefrot, und dient zur Herstellung antiseptischer Verbandstoffe. Es wird aus Silbersalzen wie Silbernitrat durch Ferrosulfat und Natriumzitrat, auch durch Einwirkung der Lysalbin- und Protalbinsäure hergestellt.

Nachweis. Die löslichen Silberverbindungen geben mit Salzsäure einen weißen, käsigen Niederschlag, der sich in Ammoniak leicht löst, mit Kaliumchromat einen roten Niederschlag von Silberchromat, Ag_2CrO_4, das in Ammoniak und auch in Salpetersäure leicht löslich ist.

Haloidverbindungen des Silbers.

Argéntum chlorátum. Silberchlorid. Chlorsilber.
Chlorure d'argent. Chloride of silver.

$AgCl$.

Das Chlorsilber ist weniger deshalb wichtig, weil es eine häufige Handelsware des Drogisten bildet, sondern weil man öfter in der Lage ist, es herzustellen, um das Silber aus silberhaltigen Rückständen, z. B. bei der Photographie oder aus Versilberungsflüssigkeiten, niederzuschlagen. Aus allen Silberlösungen fällt, auf Zusatz von Salzsäure, das Silberchlorid in Form eines käsigen, anfangs weißen, bald durch den Einfluß des Lichtes violett, dann schwärzlich werdenden Niederschlags aus. Hat man nicht größere Mengen zu verwerten, die am besten in chemischen Fabriken zur Bereitung von Silbernitrat umgearbeitet werden, so läßt sich das Silberchlorid zur Bereitung eines vorzüglichen **Versilberungspulvers** für Messing, Kupfer und schadhaft gewordene, mit Silber dünn überzogene plattierte Gegenstände verwerten. Man mischt 10 Teile trockenes Silberchlorid mit 65 Teilen Weinstein und 30 Teilen Kochsalz. Das Pulver wird mit Wasser zu einem Brei angerührt und die Gegenstände werden damit abgerieben, oder man läßt den Brei darauf antrocknen und putzt mit Kreide nach.

Man stellt es in reinem Zustande her durch Ausfällen einer mit Salpetersäure angesäuerten Silbernitratlösung mit Salzsäure. Der weiße, käsige Niederschlag wird gut ausgewaschen und getrocknet. Die Darstellung muß unter Abschluß von Tageslicht oder künstlichem weißen Lichte vorgenommen werden.

Um aus Silberchlorid das Silber metallisch zu gewinnen, löst man das Silberchlorid in überschüssigem Ammoniak, filtriert und stellt blankes Kupferblech in die Lösung. Das Silber schlägt sich fein verteilt nieder, wird auf einem Filter gesammelt, zuerst mit verdünntem Ammoniak, dann mit destilliertem Wasser anhaltend gewaschen und zuletzt getrocknet. In Ammoniakflüssigkeit ist Silberchlorid löslich, es entsteht eine komplexe Verbindung, indem sich Silberammoniakionen und Chlorionen bilden:

$$AgCl + NH_3 = AgNH^5 + Cl'$$
Silberchlorid + Ammoniak = Silberammoniakion + Chlorion.

Ebenfalls ist es in Natriumthiosulfatlösung löslich unter Bildung eines Doppelsalzes Silberdinatriumthiosulfat, $Ag_2S_2O_3 \cdot 2\ Na_2S_2O_3$

Anwendung. In der Photographie, Galvanoplastik, als Hornbeize, zur Herstellung von künstlichem Perlmutter und in der Kunsttöpferei, Keramik.

Aufbewahrung. Vor Licht geschützt.

† Argéntum bromátum. Silberbromid. Bromsilber.
Bromure d'argent. Silver bromide.
AgBr.

Es bildet eine gelblichweiße amorphe Masse, die in Wasser und verdünnten Säuren unlöslich ist. Gleich dem Silberchlorid wird das Silberbromid, wenn es durch Fällung hergestellt ist, am Licht geschwärzt. Dies geschieht aber nicht bei Gegenwart einer Spur freien Broms. Man gewinnt es durch Ausfällen einer Silbernitratlösung mittels Kaliumbromid oder Ammoniumbromid. Es wird von konzentrierter Ammoniakflüssigkeit und von Natriumthiosulfatlösung gelöst, ebenfalls von Zyankalium.

Anwendung. Vor allem in der Photographie und der Galvanoplastik.

Aufbewahrung. Vor Licht geschützt.

† Argéntum jodátum. Silberjodid. Jodsilber
Iodure d'argent. Silver iodide.
AgJ.

Ein hellgelbes, amorphes, in Wasser unlösliches Pulver. Reines Silberjodid erfährt durch das Licht keine unmittelbare Veränderung. Ist jedoch Silbernitrat im Überschuß vorhanden, so wird es allmählich grau. In Natriumthiosulfat- und in Zyankaliumlösung ist es leicht löslich, in schwacher Ammoniakflüssigkeit dagegen nicht. Von Ammoniakflüssigkeit 0,890 braucht es ungefähr 2500 Teile zur Lösung.

Man stellt es dar durch Ausfällen einer Jodkaliumlösung mit einer Silbersalzlösung oder durch Einwirkung von Jodwasserstoffsäure auf metallisches Silber.

Anwendung. In der Photographie.

Aufbewahrung. Vor Licht geschützt.

Sauerstoffsalze des Silbers.

† Argéntum chrómicum. Silberchromat. Chromsaures Silber.
Chromate d'argent.
Ag_2CrO_4.

Rote Kristalle, in Wasser unlöslich, löslich in Ätzammonflüssigkeit und verdünnter Salpetersäure. Wird gewonnen durch Zusammenbringen einer Silbernitratlösung und Kaliumchromatlösung. Lichtempfindlich.

Anwendung. In der Photographie.

† Argéntum dichrómicum. Silberdichromat. Dichromsaures Silber.
Bichromate d'argent.
$Ag_2Cr_2O_7$.

Ein dunkelrotes bis braunrotes, kristallinisches Pulver, das erhalten wird durch Zusammenbringen von heißer Silbernitratlösung mit Chromsäurelösung im Überschuß. Lichtempfindlich.

Anwendung. In der Photographie.

† Argéntum cítricum. Silberzitrat. Zitronensaures Silber.
Itrol. Citrate d'argent. Silver citrate.

$$Ag_3C_6H_5O_7.$$

Weißes, kristallinisches Pulver, in kaltem Wasser fast unlöslich, in heißem Wasser leichter löslich. Lichtempfindlich.

Wird gewonnen beim Vermischen einer Silbernitratlösung mit Natriumzitratlösung.

Anwendung. Unter der Bezeichnung Itrol in der Heilkunde als fäulniswidriges, antiseptisches Mittel. In der Photographie.

**† Argéntum lácticum. Silberlaktat. Milchsaures Silber.
Actol. Lactate d'argent. Lactate of silver.

$$C_2H_4(OH)COOAg + 2\ H_2O.$$

Weiße, nadelförmige Kristalle oder kristallinisches Pulver, löslich in Wasser (1 + 19), ferner in heißem Weingeist. Lichtempfindlich.

Wird gewonnen durch Erhitzen von Silberkarbonat in Milchsäure.

Anwendung. Als fäulniswidriges Mittel, Antiseptikum. In der Photographie.

† Argéntum nítricum. Lapis infernális.
Silbernitrat. Salpetersaures Silber. Höllenstein. Silbersalpeter. Azotate d'argent Pierre infernale. Silver nitrate. Argenti Nitras. Lunar Caustic.

$$AgNO_3.$$ Molekulargewicht 169,89.

Das Silbernitrat kommt in zwei Formen in den Handel, entweder kristallisiert oder geschmolzen. Beide Formen unterscheiden sich chemisch nicht voneinander, da auch das kristallisierte Salz kein Kristallwasser enthält. Das kristallisierte Salz bildet tafelförmige oder blättrige, farb- und geruchlose Kristalle von ätzendem, metallischem Geschmack; löslich in 0,6 Teilen kaltem Wasser, schwieriger, etwa in 14 Teilen in Weingeist und in Äther. Die Lösung ist neutral, enthält die einwertigen farblosen Silberionen $Ag^{\cdot}$ und die einwertigen Ionen NO'_3, gibt mit Ätzammonflüssigkeit im Überschuß eine vollständig klare, farblose Lösung und wird am Licht durch alle organischen Stoffe leicht reduziert. Erhitzt man die Kristalle, so schmelzen sie bei etwa 200° zu einer wasserhellen Flüssigkeit; wird diese nun in blanke oder vergoldete metallene oder in porzellanene Formen ausgegossen (Abb. 488), so erhält man das Argentum nitricum fusum, den Lapis infernalis, gewöhnlich als federkieldicke Stengelchen, die weiß, leichtzerbrechlich und auf dem Bruche von ausgeprägt kristallinischem Gefüge sind. Um den Stengeln für Ätzzwecke eine größere Festigkeit zu geben, oder auch um ihre Wirkung etwas abzuschwächen, wird das Silbernitrat häufig mit Kalisalpeter zusammengeschmolzen, Lapis mitigátus, Argentum nitricum cum Kalio nitrico. Ein solcher Zusatz, selbst wenn er nur 2% beträgt, verrät sich schon äußerlich dadurch, daß der

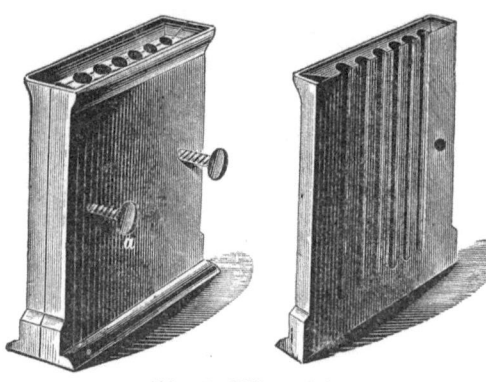

Abb. 488. Höllensteinform.

Bruch nicht mehr strahlig-kristallinisch erscheint. Das D.A.B. verlangt einen Gehalt von 66,7% Kaliumnitrat. Das Silbernitrat, das namentlich in der Photographie in sehr großen Massen verbraucht wird, wird aus chemisch reinem Silber, wie solches auf elektrolytischem Wege in großen Mengen erzeugt wird, durch Auflösen in reiner Salpetersäure hergestellt. Die Lösung wird unter stetem Umrühren zur Verjagung etwaiger freier Salpetersäure bis zur Trockne eingedampft, dann umkristallisiert oder geschmolzen. Alle Arbeiten müssen an staubfreiem Orte vorgenommen werden, da die geringste Menge hineinfallenden Staubes bei Gegenwart von Licht eine Reduktion und dadurch eine Schwärzung des Präparates veranlaßt.

$$3\,Ag + 4\,HNO_3 = 3\,AgNO_3 + 2\,H_2O + NO$$

Silber + Salpetersäure = Silbernitrat + Wasser + Stickoxyd.

Verwendet man zur Herstellung kupferhaltiges Silber, z. B. Silbermünzen, so muß mehrmals umkristallisiert werden, um das in Lösung befindliche Kupfernitrat in den Mutterlaugen zurückzuhalten.

Anwendung. Innerlich in sehr kleinen Gaben, da es stark giftig ist; gegen Magenleiden und Ruhr; äußerlich als Ätzmittel für eiternde Wunden, wildes Fleisch, gegen Hühneraugen, auch zu Pinselungen des Schlundes bei Diphtherie und Krupp; technisch zum Belegen der Spiegel, indem eine Silbernitratlösung, der Natriumtartrat oder Milchzucker zugemischt ist, auf das völlig blanke Glas gegossen wird, wo sich allmählich das Silber glänzend ausscheidet. Ferner zum Färben von Haaren, Holz, Horn; zur Darstellung von Versilberungsflüssigkeiten, zu unauslöschlichen Wäschetinten und vor allem zu photographischen Zwecken. Für diese wird das Silbernitrat vielfach in kristallisierter Form angewendet, weil hierbei eine Verfälschung mit Kaliumnitrat ausgeschlossen ist.

Wenn das Anfassen der Höllensteinstifte nicht zu vermeiden ist, so sorge man für völlig trockene Finger. Ist Höllensteinlösung auf die Haut gekommen, kann man die Bildung schwarzer Flecke vermeiden, daß man sie sofort mit einer Lösung von Kaliumjodid oder Natriumthiosulfat abwäscht; das entstehende Silberjodid wird im Überschuß von Kaliumjodid bzw. Natriumthiosulfat gelöst und läßt sich abspülen. Sind Flecken auf der Haut entstanden, so betupft man sie mit Jodtinktur und darauf mit Natriumthiosulfat.

Aufbewahrung. Das Silbernitrat für sich verändert sich ohne Hinzutritt organischer Stoffe, wie Staub, oder Schmutz am Licht nicht; sehr leicht aber wird es geschwärzt, sobald diese nicht völlig ausgeschlossen sind und dann um so leichter, je mehr das Licht Zutritt hat; es muß daher stets in farbigen, gut geschlossenen Gefäßen aufbewahrt werden. Das vielfach gebräuchliche Aufbewahren der Stifte in Mohn- und Leinsamen ist unzweckmäßig; besser verwendet man dazu kleine Glasperlen.

Nachweis. Die wässerige Lösung ist neutral und gibt mit Salzsäure einen weißen, käsigen Niederschlag von Silberchlorid, der in Ammoniakflüssigkeit löslich, dagegen in Salpetersäure unlöslich ist.

Prüfung. 1. Die wässerige Lösung (1 + 19) muß neutral sein (Salpetersäure).

2. Fügt man zu 5 ccm dieser bis zur Siedehitze erwärmten Lösung Salzsäure im Überschuß, filtriert den Niederschlag ab, so darf das Filtrat beim Verdampfen keinen wägbaren Niederschlag geben (Alkalisalze).

3. Löst man 1 Teil Silbernitrat in 3 Teilen Ammoniakflüssigkeit, so muß die Lösung farblos sein, sonst ist Kupfersalz zugegen, auch muß sie

4. klar sein, sonst ist das Silbernitrat durch Blei- oder Wismutsalze verunreinigt.

† Argéntum sulfúricum. Silbersulfat. Schwefelsaures Silberoxyd.
Argentisulfat. Silbervitriol. Sulfate d'argent. Vitriol d'argent. Silver sulphate.

$$Ag_2SO_4.$$

Kleine, glänzende Kristalle, in kaltem Wasser sehr schwer löslich, in heißem etwas leichter, unlöslich in Weingeist. Wird in großen Massen in den Affinieranstalten beim Scheiden von Silber und Gold gewonnen. Oder man vermischt eine alkoholische Silbernitratlösung unter Umrühren mit einem Gemische von konzentrierter Schwefelsäure und Weingeist.

Anwendung. In der Photographie und Kunsttöpferei.

† Argéntum tartáricum. Silbertartrat. Weinsaures Silber.
Tartrate d'argent.

$$Ag_2C_4H_4O_6.$$

Weißes, kristallinisches Pulver, in Wasser schwer löslich.

Wird gewonnen durch Ausfällen einer Silbernitratlösung mit neutralem Kaliumtartrat. Lichtempfindlich.

Anwendung. In der Photographie.

† Argéntum-Kálium cyanátum. Silberkaliumzyanid. Kaliumsilberzyanid.

$$AgCN + KCN.$$

Farblose Kristalle, in Wasser löslich. Aus der Lösung wird durch den galvanischen Strom metallisches Silber abgeschieden.

Wird gewonnen durch Verdunsten einer Lösung von Zyansilber in Zyankalium. Lichtempfindlich.

Anwendung. Zu Versilberungsflüssigkeiten.

Von organischen Verbindungen des Silbers sind zu erwähnen:

**† Albargén. Gelatosesilber. Gelbliches, grobes, glänzendes Pulver, in Wasser leicht löslich. Gerbsäurelösung der wässerigen Lösung zugesetzt, ruft einen flockigen Niederschlag, Salzsäure eine weiße Trübung hervor. Gehalt an Silber 14,6—15%. Wird hergestellt durch Eindampfen einer Gelatoselösung mit Silbernitrat.

Anwendung. Als antiseptisches Mittel.

Aufbewahrung. Vor Licht geschützt.

**† Argéntum proteinicum. Protargol. Albumosesilber. Gelbes bis bräunliches in Wasser leicht lösliches Pulver. Gehalt an Silber mindestens 8%.

Anwendung. Als antiseptisches Mittel.

Nachweis. Erhitzt man Albumosesilber im Porzellantiegel, so verkohlt es, und es macht sich ein Geruch nach verbranntem Haar bemerkbar.

Aufbewahrung. Vor Licht geschützt.

Aurum. Gold. Or.
Au 197,2. Ein- und dreiwertig.

Gold, ein Edelmetall, findet sich in der Natur meist gediegen, entweder auf der ursprünglichen Lagerstätte als Berggold oder von hier, infolge des Verwitterns der Gesteinmassen fortgeschwemmt z. B. im Sande der Flüsse als Waschgold. Die Hauptfundorte sind: Südafrika, Südamerika, Kanada, Mexiko, Alaska, Kalifornien, Australien, Sibirien, der Ural. In Europa: Island, Ungarn und Siebenbürgen. Spezifisches Gewicht etwa 19. Schmilzt bei 1200°. Bildet aus Lösungen gefällt ein braunrotes Pulver. Es hat die größte Dehnbarkeit und läßt in dünnen Schichten das Licht grün oder blau durchscheinen. Auf der Haut sowie auf Faserstoffen erzeugt seine Lösung einen purpurfarbenen Fleck von feinverteiltem Gold, der weder durch Salzsäure, Salpetersäure noch durch Schwefelsäure zu entfernen ist, allmählich verschwindet er durch Betupfen mit Chlorwasser. Man gewinnt das Gold hauptsächlich durch Schlämmen der goldhaltigen Rohstoffe, die, wenn nötig, in Stampfwerken zerkleinert werden, und reinigt es dann z. B. durch Amalgamieren und nachheriges Abdestillieren des Quecksilbers. Oder man führt das Gold durch Zyankalium in Goldzyanür-Zyankalium über und fällt es durch Zink oder den elektrischen Strom aus. Um das Gold von Silber und Kupfer zu reinigen, wird es in Affinieranstalten mit Schwefelsäure gekocht, bis diese Metalle als Sulfate entfernt sind. Um Gold für Gerätschaften und Schmuckgegenstände mehr Härte zu geben, Gold ist sehr weich, legiert man es mit Kupfer — rote Karatierung, oder mit Silber — weiße Karatierung, oder mit beiden zusammen — gemischte Karatierung. Den Gehalt an reinem Gold in Legierungen — den Feingehalt — bezeichnet man mit tausendstel Teilen. So müssen Geräte mindestens 585 Teile Gold oder mehr in tausend Teilen Legierung enthalten. Für Schmucksachen ist der Feingehalt nicht vorgeschrieben, jedoch muß der Feingehalt angegeben werden. Reines Gold ist 24 karätig = 1000 Teile reines Gold in 1000 Teilen. Für Schmucksachen wird gewöhnlich 8 karätiges Gold = 333 Feingehalt, oder 14 karätiges = 585 und 18 karätiges = 750 Feingehalt verarbeitet. Ein größerer Feingehalt kann nicht gegeben werden, da die Gegenstände sonst zu weich würden. Der Goldarbeiter bestimmt den Gehalt einer Legierung an Feingehalt annähernd durch den Probierstein und die Probiernadel. Als Probierstein dient Basalt, Kieselschiefer, als Probiernadel eine Goldlegierung von bekanntem Feingehalt. Man macht mit der Nadel einen Strich auf den Probierstein, ebenso mit dem zu untersuchenden Gegenstand und vergleicht die Farbe der Striche und nach dem Betupfen mit verdünntem Königswasser das Verhalten zu diesem Lösungsmittel. Gold löst sich, abgesehen von der Selensäure, in Säuren nicht, sondern nur in Königswasser, einer Mischung von 1 Teil Salpetersäure und 3 Teilen Salzsäure, oder in Gemischen, die freies Chlor entwickeln, unter Bildung von Goldchlorid, $AuCl_3$, Aurum chlorátum. Ferner in Brom, Jod und Zyankalium. Zu ganz feinen Blättchen, zuletzt unter Goldschlägerhaut (s. d.) ausgeschlagen, bildet es das Blattgold, Aurum foliátum. Man schmilzt das Gold mit mehr oder weniger Silber und Kupfer zur gewünschten Karatierung (16½—23¾ Karat) und gießt es in eine kleine Stangenform aus. Diese Stange wird gehämmert, darauf zu einem viele Meter langen Bande gewalzt, dieses in 5 cm große quadratische Blätter geschnitten und zu einigen Hundert zwischen Guttaperchapapier zu einem Päckchen übereinandergelegt. Dieses wird durch einen schweren Hammer bis zur Größe des Guttaperchapapiers geschlagen, dann zwischen Goldschlägerhäutchen weiter mit der Hand durch Hämmer so weit behandelt, bis die Blattstärke $1/7000$ bis $1/9000$ mm beträgt. Das durchschnittlich verwendete Blattgold hat einen Goldgehalt von 22 Karat.

Dieses Blattgold darf nicht mit Kompositionsgold oder Schlagmetall verwechselt werden, das lediglich eine Legierung von Kupfer und Zink ist.

Gold bildet Auro- oder Oxydulverbindungen und ist dann einwertig, und Auri- oder Oxydverbindungen und ist dann dreiwertig. In den wässerigen Lösungen der Auriverbindungen sind die dreiwertigen gelben Auriionen $Au^{...}$ vorhanden. Das Goldoxyd und Goldhydroxyd haben schwach saure Eigenschaften, sie bilden mit Basen Salze, die Aurate. Die wasserlöslichen Goldsalze sind giftig.

Kolloidales Gold, Goldhydrosol, Aurum colloidále wird als violettblaues Pulver oder als hochrote, blaue oder schwarze wässerige Lösung aus Goldsalzlösungen, z. B. durch Brenzkatechin, Formaldehyd, Hydrazinhydrat oder Weingeist gewonnen.

Goldoxyd, Aurum oxydátum, Goldtrioxyd, Au_2O_3, ist ein schwarzbraunes Pulver, das beim Erhitzen in Gold und Sauerstoff zerfällt. Man verwendet es deshalb in der Porzellanmalerei und gewinnt es aus dem Goldhydroxyd, $Au(OH)_3$, einem braunen Pulver, durch Erhitzen. Mit vielen Metallchloriden gibt es gut kristallisierende Doppelsalze. Wird frisch gefälltes Goldhydroxyd mit Ammoniakflüssigkeit behandelt, erhält man ein gelblichbraunes Pulver, das trocken das Knallgold, Aurum fúlminans, darstellt und schon durch einen gelinden Schlag sehr stark explodiert.

Die Goldsalze finden Anwendung bei der galvanischen Vergoldung und in der Photographie.

Nachweis. Aus Goldsalzlösungen wird durch viele Metalle, sowie durch Eisenvitriol und beim Erwärmen durch Oxalsäure pulverförmiges metallisches Gold abgeschieden. Mit Kali- und Natronlauge vermischt, entsteht ein rotgelber, im Überschuß des Fällungsmittels löslicher Niederschlag.

† **Aurum chlorátum.** Chlorure d'or. Gold chloride.

Das Chlorgold des Handels ist für gewöhnlich nicht das neutrale Chlorgold von der Zusammensetzung $AuCl_3$, sondern es ist Goldchlorid-Chlorwasserstoff, $AuCl_3 + HCl + 4 H_2O$ oder $3 H_2O$.

Aurum chlorátum ácidum, Aurum chlorátum chlorhýdricum, Goldchlorid-Chlorwasserstoff, Wasserstoffgoldchlorid, Wasserstoffaurichlorid wird gewonnen durch Auflösen von reinem Gold in Königswasser unter gelinder Erwärmung. Die Lösung dampft man so lange ein, bis kein Geruch nach Salpetersäure mehr wahrgenommen wird und bis ein herausgenommener Tropfen beim Erkalten zu einer gelben, kristallinischen Masse erstarrt. Dieses Präparat entspricht der Formel $AuCl_3 + HCl + 4 H_2O$ und einem Gehalte von 47,86% Gold. Es wird im Handel fälschlich als Aurum chlorátum flavum, oft sogar als neutral bezeichnet. Erhitzt man beim Eindampfen solange, bis eine herausgenommene Probe sofort zu einer braunroten, kristallinischen Masse erstarrt, so entspricht das Präparat der Formel $AuCl_3 + HCl + 3 H_2O$ und einem Gehalte von 50,04% Gold. Es ist das fälschlich bezeichnete Aurum chlorátum fuscum des Handels, das ebenfalls als neutral bezeichnet wird.

Goldchlorid-Chlorwasserstoff zieht Feuchtigkeit an, ist leicht in Wasser, Weingeist und Äther löslich. Die Lösung ist ätzend, giftig und lichtempfindlich. Auf der Haut ruft sie purpurrote Flecken hervor, andere organische Körper werden ebenfalls purpurrot.

Aufbewahrung. In mit Glasstöpseln versehenen Flaschen und vor Licht geschützt.

Aurum chlorátum neutrále entsprechend der Formel $AuCl_3 + 2 H_2O$ wird aus dem Goldchlorid-Chlorwasserstoff hergestellt. Man erhitzt die Masse unter beständigem Umrühren, bis sich infolge Zersetzung des Präparates Goldchlorür und freies Chlor bilden. Man läßt die Masse jetzt erkalten, löst sie dann wiederum in Wasser auf und dampft ein, bis eine herausgenommene Probe zu einer braunen Masse erstarrt. Erhitzt man diese Masse auf 150°, erhält man ein wasserfreies Salz, $AuCl_3$, das einen Goldgehalt von 64,9% hat.

Die Eigenschaften sind dieselben wie des die Goldchlorid-Chlorwasserstoffes.

Anwendung. Als Ätzmittel bei Krebsleiden. In der Photographie, zu Vergoldungsflüssigkeiten und als Reagens auf Alkaloide.

Nachweis. In Goldchloridlösungen wird durch Zinnchlorürlösung ein dunkelpurpurroter bis rotbrauner Niederschlag erzeugt, der als **Mineralpurpur** oder **Kassiusscher Goldpurpur** bezeichnet wird und aus feinstverteiltem zinnoxydhaltigem Gold besteht. Er wird in der Porzellanmalerei verwendet.

Oxalsäure mit Goldchloridlösung erwärmt, erzeugt anfänglich eine Blaufärbung, allmählich einen rotbraunen Niederschlag von metallischem Gold.

† Aúro-Nátrium chlorátum. Natriumgoldchlorid.
Chlorure d'or et de sodium.

Das Präparat ist entweder eine Mischung von Natrium-Goldchlorid mit Natriumchlorid, enthält neben etwa 60% Natrium-Goldchlorid etwa 35% Natriumchlorid und etwas Wasser, **Gozzisches Goldsalz** und stellt ein goldgelbes Pulver dar, das in 2 Teilen Wasser, in Weingeist nur zum Teil löslich ist. Oder es ist kristallisiertes Natriumgoldchlorid, das der Formel $AuCl_3NaCl + 2 H_2O$ oder $NaAuCl_4 + 2 H_2O$ entspricht und mit **Goldsalz** bezeichnet wird. Dieses Präparat wird dargestellt, indem man eine Lösung von Goldchloridchlorwasserstoff, gewonnen aus 10 Teilen Gold und Königswasser, mit 4 Teilen getrocknetem Natriumchlorid zusammenmischt, eindampft und zur Kristallisation bringt.

Anwendung. In der Photographie, wobei zu berücksichtigen ist, daß die doppelte Menge wie beim Goldchlorid verwendet werden muß. Zur galvanischen Vergoldung.

Prüfung. 1. Es darf bei Annäherung eines mit Ammoniakflüssigkeit benetzten Glasstabes keine Nebel geben.

2. 100 Teile des durch Mischen erhaltenen Präparates, im bedeckten Porzellantiegel langsam zum Glühen erhitzt, müssen nach dem Auslaugen des Rückstandes mit Wasser mindestens 30 Teile Gold hinterlassen, während der Goldgehalt des kristallisierten 49 Teile betragen soll.

Eine ähnliche Verbindung ist das †**Kaliumgoldchlorid**, **Kaliumaurichlorid**, **Chlorgoldkalium**, **Auro-Kálium chlorátum**, **Chlorure d'or et de potassium**, $AuCl_3KCl + 2 H_2O$ oder $KAuCl_4 + 2 H_2O$. Es sind gelbe, rhombische Tafeln, die genau so dargestellt werden wie das entsprechende Natriumsalz, nur daß man Kaliumchlorid verwendet. Man kann diese Salze auch auffassen als Salze der Goldchloridchlorwasserstoffsäure, wo der Wasserstoff durch Metall ersetzt ist.

† Aurum-Kálium cyanátum. Goldzyankalium.

Es sind hiervon zwei Salze zu unterscheiden.

†**Kaliumgoldzyanür**, **Kaliumaurozyanid**, $AuCN + KCN$. Es bildet farblose, in Wasser lösliche, nadelförmige Kristalle bzw. kristallinisches Pulver. Es wird gewonnen durch Auflösen von fein verteiltem Gold in einer Zyankaliumlösung unter Zutritt von Luft.

†**Kaliumgoldzyanid**, **Kaliumaurizyanid**, $Au(CN)_3 + KCN + H_2O$. Farblose Kristalle oder kristallinisches Pulver, in Wasser löslich. Gewonnen durch Vermischen einer Zyankaliumlösung mit einer Goldchloridlösung.

Anwendung. Beide Salze werden zur galvanischen Vergoldung benutzt.

Entsprechend den Kaliumverbindungen sind auch die Natriumverbindungen im Handel †**Natriumgoldzyanür**, **Natriumaurozyanid** und †**Natriumgoldzyanid**, **Natriumaurizyanid**.

Gruppe des Platins.

Hierzu rechnet man Platin, Iridium Osmium. Palladium. Rhodium und Ruthenium.

Sie finden sich sämtlich in dem Platinerz als Legierungen. Treten meist vierwertig, auch zweiwertig auf, sind leicht reduzierbar, werden von Säuren nicht leicht angegriffen, vereinigen sich aber leicht mit Halogenen.

Plátinum. Platin. Platina. Platine.

Pt 195,2. Zwei- und vierwertig.

Das Platin gehört gleich dem Gold und Silber zu den Edelmetallen und tritt in seinen Verbindungen teils zweiwertig, Platino- oder Oxydulverbindungen, teils vierwertig auf, Platini- oder Oxydverbindungen. Es ist im festen, kompakten, Zustande silberweiß von Farbe, woher der Name kommt, der vom spanischen plata = Silber, oder platinja = silberähnlich, abgeleitet ist, obwohl Platin auch als weißes Gold bezeichnet wird. Es ist dehnbar und hämmerbar, von 21,15—21,48 spezifischem Gewicht und in größerer Menge nur im Knallgasgebläse schmelzbar, auch wird es von Säuren nicht angegriffen. Nur kochendes Königswasser löst es zu Platinchlorid, ebenso wird es von freiem Chlor, Jod und Brom sowie Phosphor angegriffen. Es findet sich in Südamerika, in Kolumbien in verschiedenen Goldwäschereien, im Sand einzelner Flüsse in Kalifornien, Mexiko, Kanada, in Südafrika, in Transvaal, vor allem in Rußland im Ural, wo jährlich etwa 4000 kg gewonnen werden sollen. Es findet sich wie das Gold nur metallisch, in Form feinen Sandes oder kleiner Klümpchen, selten in kleinen Stücken oder gar größeren Klumpen bis zu 10 kg Gewicht, jedoch niemals ganz rein, sondern stets vermengt mit anderen, sehr seltenen Edelmetallen, Iridium, Palladium, Rhodium, Ruthenium und Osmium. Von diesen wird es gewöhnlich dadurch gereinigt, daß man es in heißem Königswasser löst, aus der Lösung mittels Ammoniumchlorid ausfällt und das entstandene unlösliche, gelbe Doppelsalz, Ammoniumplatinchlorid, sog. Platinsalmiak, Plátinum Ammónium chlorátum durch Glühen zersetzt. Es bleibt hierbei metallisches Platin in Form einer löcherigen, grauen, schwammigen Masse, als Platinschwamm, zurück. Dieses Platin schmilzt man im Knallgasgebläse in flachen Tiegeln aus Kalkstein. Hierbei erzielt man ein nicht brüchiges Platin, da das Osmium und Rhodium sich hierbei vollständig verflüchtigen. Ein Gehalt an einigen Prozent Iridium macht das Platin noch widerstandsfähiger und brauchbarer für seine technischen Verwendungszwecke. Festes, kompaktes Platin nimmt keinen Sauerstoff auf, in fein verteiltem Zustand aber verdichtet es diesen auf seiner Oberfläche und bildet mit ihm möglichenfalls ein sehr bewegliches Peroxyd, das den Sauerstoff leicht ozonisiert abgibt und so oxydierend wirkt. Der obengenannte Platinschwamm und noch mehr Platinmohr oder Platinschwarz zeigen diese Eigenschaft in noch bei weitem größeren Maße. Sie werden deshalb zur Anfertigung von Gasselbstzündern benutzt.

Wasserstoffgas, auf Platinschwamm oder -mohr geleitet, entzündet sich und verbrennt zu Wasser (Döbereinersches Feuerzeug), schweflige Säure oxydiert zu Schwefelsäure, Ammoniak zu Salpetersäure und Alkoholdämpfe zu Essigsäure, da Platinmohr imstande ist, mehr als sein 200faches an Raumteilen Sauerstoff aufzunehmen.

Platinmohr oder Platinschwarz nennt man das äußerst fein verteilte, ziemlich schwarze Platinpulver, wie es erhalten wird, wenn man Platinchlorid-

Chlorwasserstofflösung mit Formaldehyd mischt und mit überschüssigem Ätznatron ausfällt.

Anwendung. Platinrohr zur Herstellung von Platinspiegeln, indem man ihn mit verharztem Terpentinöl anreibt, auf Glasplatten aufträgt und im Muffelofen einbrennt. Zum Platinieren von kupfernen Gefäßen.

Metallisches Platin hat wegen seiner Unangreifbarkeit durch Feuer und Säuren eine große Verwendung in der Chemie und der Technik. Platinkessel, Platintiegel, Platinblech und Platindrähte sind für viele Zwecke unersetzlich, namentlich für die Zwecke der Analyse. Man hat aber die Gerätschaften zu hüten vor der unmittelbaren Einwirkung von freiem Chlor, Jod und Brom, Schwefel, schmelzender Kieselsäure, geschmolzenen Metallen, schmelzendem Kalium-, Natrium- und Lithiumhydroxyd und weißglühender Kohle. Platin wird ferner zur Herstellung von Elektroden und als Kontaktmasse benutzt. Man reinigt Platingeräte mit Salzsäure und Seesand.

Nachweis. In Platinchloridlösung entstehen mit Kaliumchlorid oder Ammoniumchlorid gelbe, kristallinische Niederschläge von Kaliumplatinchlorid oder Ammoniumplatinchlorid, Platinsalmiak, die in Wasser schwer, in Weingeist nicht löslich sind

Plátinum chlorátum. Platinchlorid-Chlorwasserstoff.
Chlorure de platine. Chloride of platina.

$$PtCl_4 + 2\ HCl + 6\ H_2O \text{ oder } H_2PtCl_6 + 6\ H_2O.$$

Der Platinchloridchlorwasserstoff wird als Platinchlorid bezeichnet. Das eigentliche Platinchlorid, $PtCl_4$, ist nicht im Handel. Platinchloridchlorwasserstoff ist ein rotbraunes, kristallinisches, sehr leicht Feuchtigkeit anziehendes Pulver; leicht in Wasser und in Weingeist mit tiefgelber Farbe löslich. Die wässerige Lösung reagiert sauer, sie enthält die Ionen $PtCl_6''$ und $H\cdot H\cdot$. Beim Erhitzen verliert es sein Chlor, verwandelt sich zuerst in braunes Platinchlorür, zuletzt bleibt metallisches Platin zurück. Dargestellt wird es durch Auflösen von Platinschnitzeln oder besser von Platinmohr in überschüssigem, kochendem Königswasser. Filtrieren der verdünnten Lösung durch Glaswolle und Abdampfen bis zur Trockne.

Anwendung. Als Reagens zur quantitativen Bestimmung von Kaliumoxyd, Ammonium und einiger Alkaloide; in der Photographie zum Abtönen der Bilder, ferner zum Schwärzen von Kupfer und Kupferlegierungen und zur Herstellung von Platinspiegeln

Plátino-Kálium chlorátum. Kaliumplatinchlorür. Platinkaliumchlorür
Chloroplatinite de potassium. Potassium chloroplatinite

$$K_2PtCl_4.$$

Wird dargestellt aus dem Kaliumplatinchlorid, K_2PtCl_6, indem man von diesem 100 Teile mit 37 Teilen Kaliumoxalat und 1000 g Wasser kocht und die entstandene dunkelrote Lösung erkalten läßt. Es sind kleine, rote, in Wasser lösliche Kristalle.

Anwendung. In der Photographie, der Platinotypie.

Das Kaliumplatinchlorid, K_2PtCl_6, ist anzusehen als ein Salz der Platinchloridchlorwasserstoffsäure, H_2PtCl_6, wo der Wasserstoff durch Kalium ersetzt ist oder als ein Doppelsalz des Platinchlorids, $PtCl_4$, mit Kaliumchorid

Man erhält es durch Zusammenbringen einer Platinchloridchlorwasserstofflösung mit Kaliumchloridlösung. Es ist in Wasser schwer löslich.

H_2PtCl_6 + 2 KCl = K_2PtCl_6 oder ($PtCl_4$ + 2 KCl) + 2 HCl
Platinchloridchlor- + Kalium- = Kaliumplatinchlorid + Salzsäure.
wasserstoff chlorid

† Plátino-Bárium cyanátum.
Bariumplatinzyanür. Platinbariumzyanür. Platinocyanure de baryum

$$Ba(CN)_2 + Pt(CN)_2 + 4 H_2O.$$

Zitronengelbe Kristalle, die violetten Schimmer zeigen. Sie werden durch Röntgenstrahlen in Fluoreszenz, in ein Schillern versetzt und zur Herstellung der Röntgenschirme benutzt. Man gewinnt das Doppelsalz durch Einleiten von Zyanwasserstoffsäure in eine zum Kochen erhitzte Mischung einer Platinchloridchlorwasserstofflösung mit Bariumkarbonat.

($PtCl_4$ + 2 HCl + 6 H_2O) + 4 $BaCO_3$ + 4 HCN
Platinchloridchlorwasserstoff + Bariumkarbonat + Zyanwasserstoffsäure
= ($Ba(CN)_2$ + $Pt(CN)_2$) + 3 $BaCl_2$ + 4 CO_2 + O + 9 H_2O
= Bariumplatinzyanür + Bariumchlorid + Kohlendioxyd + Sauerstoff + Wasser.

Irídium.
Ir = 193,1. Zwei- und vierwertig.

Findet sich im Platinerz und in einigen Legierungen, die ebenfalls im Platinerz vorkommen. Es ist ein weißes, dem Stahl ähnliches Metall, das von Königswasser langsam und nur in feiner Verteilung angegriffen wird, wodurch Iridiumchlorid, $IrCl_4$, bzw. Iridiumchloridchlorwasserstoff, $IrCl_4$ + 2 HCl oder H_2IrCl_6, entstehen. Härter und schwerer schmelzbar als Platin. Spezifisches Gewicht 22,42. Mit Kaliumhydroxyd geschmolzen, entsteht aus dem Iridium das Iridiumsesquioxyd, Ir_2O_3. Stellt man in eine Iridiumchloridlösung Zink oder Eisen, so fällt Iridiummohr aus, der noch stärker oxydierend wirkt als Platinmohr.

Das Iridium findet Verwendung als Legierung mit Platin. Das Iridiumsesquioxyd in der Porzellanmalerei für tiefschwarze Farben.

Osmium. Osmium.
Os 190,9. Zwei-, vier- und achtwertig.

Osmium findet sich im Platinerz. Es ist ein bläulichweißes, hartes Metall, das äußerst schwer schmelzbar ist. Spezifisches Gewicht 22,48. Königswasser oder heiße Salpetersäure führt das Osmium in Osmiumtetraoxyd, OsO_4, über.

Anwendung. Zu Glühfäden für elektrische Lampen mit Wolfram zusammen, daher der Name Osramlicht. Ferner, um Glas anzuritzen und mit Iridium legiert bei der Stahlfederherstellung.

** Ácidum hyperósmicum oder Acidum ósmicum.
Osmiumtetroxyd. Osmiumsäure. Überosmiumsäureanhydrid.
Acide osmique. Peroxyde d'osmium. Osmic acid.

$$OsO_4.$$

Osmium bildet 4 Oxydationsstufen: OsO Osmiumoxydul, Os_2O_3 Osmiumsesquioxyd, OsO_2 Osmiumdioxyd und OsO_4 Osmiumtetroxyd, von denen die letzte die sog. Osmiumsäure ist. Sie wird dargestellt, indem man fein verteiltes Osmiummetall im Sauerstoffstrom bei hohem Wärmegrad erhitzt und das sich bildende flüchtige Osmiumtetroxyd in abgekühlten Vorlagen verdichtet.

Es bildet farblose bis gelbe, sehr leicht Feuchtigkeit anziehende, flüchtige Nadeln von unerträglich stechendem Geruch, der zugleich an Chlor und Jod erinnert. Die wässerige Lösung bläut rotes Lackmuspapier nicht. Stark giftig. Die giftigen Dämpfe führen leicht Augenerkrankungen herbei.

Anwendung. In wässeriger 1prozentiger Lösung zu subkutanen Einspritzungen (unter die Haut) bei Ischias und Kropf, ferner in der Mikroskopie, in der Analyse, um Fett nachzuweisen, wodurch OsO_4 zu schwarzem OsO_2 wird, bei der Herstellung von Glühkörpern für elektrisches Licht und in der Photographie.

Aufbewahrung. Sehr vorsichtig und am besten in zugeschmolzenen Glasröhren.

Palládium.

Pd = 106,7. Zwei- und vierwertig.

Findet sich mit Platin legiert im Platinerz, in geringen Mengen auch rein in kleinen Körnern, ferner mit Gold und Silber zusammen. Es ist ein silberähnliches Metall von der Härte des Platins. Spezifisches Gewicht 11,4—11,8. In heißer Salpetersäure und Schwefelsäure sowie in Königswasser ist es löslich. Es nimmt begierig Wasserstoff auf. **Palladiumschwamm**, fein verteiltes Palladium, nimmt fast das 400fache an Raumteilen Wasserstoff auf und dient so in der Chemie zur Anlagerung von Wasserstoff an organische Verbindungen. In den Verbindungen tritt das Palladium zweiwertig in den Pallado- oder Oxydulverbindungen auf, vierwertig in den Palladi- oder Oxydverbindungen.

Palladium kommt meist als Blech in den Handel. Es findet Verwendung bei physikalischen Werkzeugen, z. B. für Gradeinteilungen, Skalen. Das **Palladiumchlorür** oder **Palladochlorid** in der Photographie.

Rhódium.

Rh = 102,9. Zwei- und vierwertig.

Vom griechischen rhódon = Rose. Findet sich im Platinerz und Rhodiumgold. Die Verbindungen sind rosenrot. Es ist ein grauweißes, dem Aluminium ähnliches Metall, das sich beim Erhitzen an der Luft infolge Oxydation blau färbt. Spezifisches Gewicht 12,1. Rhodium ist in Königswasser unlöslich.

Es dient zu Platinlegierungen.

Ruthénium.

Ru = 101,7. Zwei-, vier- und achtwertig.

Findet sich im Platinerz und als Schwefelruthenium im Laurit, Ru_2S_3. Es ist ein sprödes, graues Metall, das sehr schwer schmelzbar ist. Spezifisches Gewicht 12,28.

Chemikalien organischen Ursprungs.

Auch bei dieser Gruppe wird in der Anordnung der einzelnen Präparate die in der chemischen Einleitung benutzte Reihenfolge innegehalten; es muß daher betreffs der allgemeinen chemischen Betrachtungen stets auf diese verwiesen werden. Es fehlen freilich auch hier die Schwierigkeiten nicht, alle Stoffe regelrecht einzuordnen, um so mehr, als gar manche Zwischenglieder, die nur rein wissenschaftlich wichtig sind, hier nicht mitbehandelt werden können.

Verbindungen der offenen Kohlenstoffkette oder der Fettreihe oder Aliphatischen Reihe.
Abkömmlinge der Kohlenwasserstoffe.
**† Pentálum. Pental. Trimethyläthylen. Amylène pur.

$$C_5H_{10}.$$

Farblose, leicht bewegliche und leicht entzündliche Flüssigkeit, von benzinähnlichem, dabei aber etwas stechendem Geruch. Spezifisches Gewicht 0,667. Siedepunkt 37°—38°. In Wasser fast unlöslich, dagegen mit Chloroform, Äther und starkem Weingeist in jedem Verhältnisse mischbar.

Es wird aus dem tertiären Amylalkohol, dem Amylenhydrat, durch Wasserabspaltung gewonnen. $C_5H_{11}OH = C_5H_{10} + H_2O$.

Anwendung. Pental wird an Stelle von Äther oder Chloroform, namentlich bei kleineren Operationen, als Betäubungsmittel empfohlen.

** Methylénum bichlorátum. M. chlorátum. Methylénchlorid. Dichlormethan. Bichlorure de méthylène. Methylene chloride.

$$CH_2Cl_2.$$

Das reine Methylenchlorid bildet eine farblose, chloroformartig riechende Flüssigkeit von 1,351 spezifischem Gewicht und siedet bei 41°—42° C. Es ist an und für sich nicht brennbar, jedoch lassen sich seine Dämpfe entzünden und verbrennen mit grünlichem Saum. In betreff der Löslichkeit verhält es sich gleich dem Chloroform.

Anwendung. Das Methylenchlorid wird an Stelle des Chloroforms zur Betäubung, zur Narkose, empfohlen, weil es weniger gefährlich ist.

Das Monochlormethan, Methylchlorid, CH_3Cl, ein farbloses Gas, wird, zu einer Flüssigkeit verdichtet, mitunter zur Eisbereitung als Kältemittel verwendet.

**† Chloroformium. Formýlum chlorátum. Formýlum trichlorátum.
Chloroform. Trichlormethan. Formyltrichlorid. Chloroforme. Formène trichloré. Chlorure de méthyle trichloré. Chloroformum.

$CHCl_3$. Molekulargewicht 119,39.

Klare, farblose, leicht bewegliche Flüssigkeit von angenehm süßlichem Geruch und süßlichem, hinterher brennendem Geschmack; sehr wenig in Wasser (1:200), leicht in Weingeist, in Äther und in fetten Ölen löslich. Es siedet bei 60°—62°, verdunstet aber leicht bei jedem Wärmegrade. Die Dichte soll nach dem D.A.B. 1,474—1,478 sein, was einem Gehalte von 1—0,6 % Alkohol entspricht. Beim Verdunsten auf der Haut verursacht es starkes Kältegefühl, darauf Brennen, selbst Rötung. Es ist schwer brennbar; der eingeatmete Dampf erzeugt Betäubung. Mit Wasser geschüttelt, darf es keine saure Reaktion zeigen.

Bereitet wird es durch Zersetzung von Chloral oder Chloralhydrat mittels Kaliumhydroxyd und Rektifikation des abgeschiedenen Chloroforms über Kalziumchlorid (Chloroformium e Chloralo).

$$CCl_3 \cdot COH + KOH = CHCl_3 + HCOOK$$
Chloral + Kaliumhydroxyd = Chloroform + Kaliumformiat

oder man mischt 100 Teile 25 prozentigen Chlorkalk mit 300 Teilen lauwarmem Wasser, gibt in eine Destillierblase und läßt allmählich 20 Teile Weingeist zufließen. Es tritt so starke Erhitzung ein, daß die Destillation von selbst beginnt, erst später wird nachgefeuert, solange noch Chloroformtropfen mit dem Wasser übergehen. Das gesammelte Chloroform wird zuerst mit Kalkwasser, dann mit Schwefelsäure gewaschen, zuletzt über geschmolzenem Kalziumchlorid rektifiziert. Auch durch die Einwirkung von Chlorkalk auf Azeton wird Chloroform dargestellt. Die Überführung von Azeton in Chloroform durch die Einwirkung von Chlorkalk ist so stark und heftig, daß dabei nicht nur stets ein Verlust an Chloroform stattfindet, sondern auch das erhaltene Chloroform durch unzersetzt überdestillierendes Azeton verunreinigt wird. Um dies zu vermeiden, sind die Destilliergefäße aufrechtstehende Zylinder, in welche die Mischung von Chlorkalk und Wasser von oben aus eingeführt wird, während das mit Wasser verdünnte Azeton von unten hineingepumpt wird, so daß diese Lösung die Chlorkalkmischung langsam und bei einer Wärme durchströmt, bei der die Zersetzung so vollständig vor sich geht, daß bis zur Beendigung des Vorganges kein unzersetztes Azeton zur Oberfläche gelangt. Das Verhältnis, in dem beide Mischungen eingeführt werden, um die möglichst größte Menge Chloroform zu gewinnen, ist Geheimnis der Hersteller. Unter Zugrundelegung der Äquivalentzahlen geben 116 Teile Azeton und 429 Teile Chlorkalk eine Ausbeute von 239 Teilen Chloroform, 148 Teilen Kalziumoxydhydrat und 158 Teilen Kalziumazetat, oder 100 Teile Azeton sollen 206 Teile Chloroform ergeben, in Wirklichkeit aber werden nur 180—186 Teile erhalten.

Der Vorgang dürfte nach folgenden Gleichungen verlaufen

I. $\quad 2\,CH_3 \cdot CO \cdot CH_3 + 3\,Ca(ClO)_2 = 2\,CH_3COCCl_3 + 3\,Ca(OH)_2$
Azeton + Kalzium- = Trichlorazeton + Kalzium-
hypochlorit oxydhydrat.

II. $\quad 2\,CH_3COCCl_3 + \quad Ca(OH)_2 \quad = 2\,CHCl_3 + Ca(C_2H_3O_2)_2$
Trichlorazeton + Kalziumoxydhydrat = Chloroform + Kalziumazetat.

Es ist durch Anwendung von Kälte, —70° bis —100°, gelungen, das Chloroform zum Kristallisieren zu bringen und es dadurch von allen beigemengten Verunreinigungen zu befreien. Dieses, nach dem Erfinder Chloroformium Piktet genannt, stellt ein sehr reines Präparat dar.

Ein ebenfalls reines Chloroform ist das durch Salizylsäureanhydrid gereinigte Salizylid-Chloroform. Salizylsäureanhydrid, Salizylid, vereinigt sich mit dem Chloroform zu einer kristallisierenden Verbindung, während die Verunreinigungen zurückbleiben. Bei schwacher Erwärmung geben die Kristalle das nun gereinigte Chloroform wieder ab, so daß dieses durch Destillation gereinigt gewonnen werden kann.

Anwendung. Selten innerlich in ganz kleinen Gaben, meist in Dunstform eingeatmet als Betäubungsmittel, äußerlich mit Öl gemengt zu Einreibungen gegen Gliederreißen und Nervenschmerzen; technisch zum Lösen von Fetten und Harzen, Kautschuk oder Guttapercha. Ferner als Fleckenentfernungsmittel und in der Färberei und Druckerei.

Das Chloroform des D.A.B. ist dem Sauerwerden nicht mehr derartig ausgesetzt wie das frühere, schwerere und vollkommen alkoholfreie. Dieses zersetzte sich am Tageslicht allmählich in Kohlenoxychlorid, Phosgengas genannt, und Salzsäure.

$\quad CHCl_3 + O = COCl_2 + HCl$
Chloroform + Sauerstoff = Kohlenoxychlorid + Salzsäure.

Ein derartig in Zersetzung begriffenes Chloroform wirkt beim Einatmen sehr gefährlich; schon ein Zusatz von ½% Alkohol hindert eine solche Zersetzung. Immer aber muß das Chloroform an kühlem, dunklem Ort in gut geschlossenen, mit Glasstopfen oder mit Korkstopfen, der eine Unterlage von vorher mit absolutem Alkohol gereinigter Zinnfolie hat, versehenen Gefäßen aufbewahrt werden.

An das Narkosechloroform stellt das D.A.B. die Anforderung, daß es von Salzsäure, Chlor, Phosgen, Aldehyd und fremden organischen Stoffen frei sein muß. Auf Phosgen prüft man dadurch, daß man 0,1 g Benzidin, [ein basischer Stoff, der aus dem Hydrazobenzol von der Formel $(C_6H_5NH)_2$ durch Umlagern infolge Behandeln mit Mineralsäuren entstanden ist und die Formel $(C_6H_4NH_2)_2$ hat] in 20 ccm Narkosechloroform in einem mit gutschließendem Glasstöpsel versehenem Glase löst und 24 Stunden vor Licht geschützt stehen läßt. Es darf sich nun höchstens eine schwach gelbliche, aber nicht eine zitronengelbe Färbung oder Trübung oder flockige Ausscheidung zeigen

Carbóneum chlorátum. Tetrachlorkohlenstoff. Chlorkohlenstoff. Tetrachlormethan. Benzinoform. Chlorure de carbone.
CCl_4.

Ist eine wasserhelle, ätherische, dem Chloroform ähnliche Flüssigkeit von hohem spezifischem Gewicht, 1,630, die bei etwa 70° siedet, sehr frostbeständig ist und sich mit absolutem Alkohol, Äther, auch Seifen mischt. Metalle werden von ihr leicht angegriffen, zumal trocknes Aluminium. Sie ist weder brennbar noch explosiv und vermindert dem Benzin zugemischt, je nach der zugesetzten Menge, dessen Feuergefährlichkeit. Chlorkohlenstoff entfernt besser als Benzin Fett-, Öl-, Harz-, Lack-, Stearin- oder Teerflecke und hinterläßt bei richtiger Anwendung keine Ränder. Man gewinnt ihn auf folgende Weise: Man leitet so lange Chlorgas in Schwefelkohlenstoff, bis dieser eine kräftig gelbe Farbe angenommen hat, herrührend von nebenbei entstandenem Chlorschwefel, Schwefelmonochlorid, S_2Cl_2. Darauf erhitzt man zum Sieden, destilliert den Tetrachlorkohlenstoff im Wasserbad ab und befreit ihn durch Schütteln mit schwacher Natronlauge von mitübergegangenem Chlorschwefel. Die technische Ware kommt als technisch reine, als schwefelfreie und als reinste in den Handel. Schwefelfrei darf sie sich mit Silbernitratlösung nicht schwarz färben.

Anwendung. Medizinisch in ganz kleinen Mengen von 0,1—2 ccm als Mittel gegen Würmer, größere Mengen wirken giftig. Besondere Vorsicht ist bei Kindern erforderlich. Mehr als einmal darf es innerhalb 4 Wochen nicht eingenommen werden, Alkohol ist unbedingt zu vermeiden. Als Benzinersatz, zum Entfetten von Wolle, Knochen und zum Auflösen von Fetten, Harzen und Lacken. Mitunter als Haarwaschmittel, doch eignet es sich hierfür nicht, da sich schon tödliche Vergiftungen bei dieser Anwendung ereignet haben. Als Feuerlöschmittel, wozu es empfohlen worden ist, soll es in geschlossenen Räumen ohne Gasmaske nicht verwendet werden, da es stark betäubend wirkt und sich infolge Zersetzung bzw. teilweiser Oxydation durch die Erhitzung das so giftige Phosgengas, Kohlenoxychlorid $COCl_2$, bildet. Andererseits ist der „Tetralöscher". vorschriftsmäßig angewendet, ein gutes Löschmittel von Bränden von Benzin, Benzol, Automobilen und elektrischen Anlagen.

Unter der Bezeichnung Sicherheitsbenzin ist eine Mischung von Benzinoform und Benzin im Handel.

Das Fleckenreinigungsmittel Tetrapol ist ein Gemisch von Seife und Benzinoform.

**† Bromofórmium. Tribrommethan. Formyltribromid. Bromoforme.
$CHBr_3$.

Eine wasserhelle, etwa 1% absoluten Alkohol enthaltende Flüssigkeit von der Dichte nach D.A.B. 2,814—2,818 und angenehmem, chloroformähnlichem Geruch; angenehm süß schmeckend und die Schleimhäute nicht wie Chloroform reizend. Ist in

Wasser sehr wenig, leicht aber in Äther und Weingeist löslich. Erstarrt bei 5°—6°.
Es darf nicht erstickend riechen.

Anwendung. Wird gegen Keuchhusten empfohlen; es wirkt auch als örtliches Betäubungsmittel, als Anästhetikum, und ruft dadurch Empfindungslosigkeit hervor.

Aufbewahrung. Vor Licht geschützt.

***† Jodofórmium. Formýlum jodátum. Formýlum trijodátum.
Jodoform. Trijodmethan. Formyltrijodid. Iodoforme. Iodoformum. Iodide of formyl.

CHJ_3. Molekulargewicht 393,77

Kleine, zitronengelbe, tafel- oder blättchenförmige, fettig anzufühlende Kristalle von durchdringendem, etwas safranartigem Geruche. Sie sind fast unlöslich in Wasser, löslich in 70 Teilen kaltem, in 10 Teilen siedendem Weingeist, in 10 Teilen Äther; ferner löslich in Schwefelkohlenstoff, fetten und ätherischen Ölen. Mit den Dämpfen des kochenden Wassers verflüchtigt sich das Jodoform; bei etwa 170° schmelzen die Kristalle zu einer braunen Flüssigkeit, weiter erhitzt, entwickeln sich violette Joddämpfe nebst anderen Umsetzungsstoffen und ein kohliger Rückstand bleibt zurück. Es verdunstet bei jedem Wärmegrade.

Hergestellt wird das Jodoform nach Suillot und Raynaud. Man löst 50 Teile Kaliumjodid und 6 Teile Azeton mit 2 Teilen Natriumoxydhydrat in 1—2 l kaltem Wasser und trägt in diese Lösung Tropfen für Tropfen eine verdünnte Chlorkalklösung ein, bis alles Jod in Jodoform umgewandelt ist. Oder durch Elektrolyse einer wässerigen Jodkaliumlösung unter Zusatz von Natriumkarbonat oder Kaliumkarbonat und Weingeist und Hinzuleiten von Kohlendioxyd.

Anwendung. Innerlich wie andere Jodpräparate, besonders gegen Lungenschwindsucht, äußerlich zum Einstreuen in eiternde Wunden oder mit Lykopodium gemengt zum Einblasen in den Kehlkopf; ferner in Salben und Verbandstoffen. Auch in Kollodium gelöst bei durch Frost aufgesprungenen Händen.

Aufbewahrung. In gut geschlossenen Gefäßen, am besten an dunklem Orte.

Prüfung. 1 Teil Jodoform muß, mit 10 Teilen Wasser 1 Minute lang geschüttelt, ein farbloses Filtrat geben (Trinitrophenol). 0.2 g Jodoform sollen nach dem Erhitzen keinen wägbaren Rückstand hinterlassen.

* Aéther chlorátus. Aethýlum chlorátum.
Monochloräthan. Äthylchlorid. Chloräthyl.
Ether chlorhydrique. Chlorure d'éthyle. Ethyl chloride.

C_2H_5Cl oder CH_3CH_2Cl.

Chloräthyl ist eine farblose, leichtbewegliche Flüssigkeit von angenehmem Geruch und brennend-süßem Geschmack. Siedepunkt bei 12°—12,5° C; spezifisches Gewicht bei 0° C° 0,921. In Wasser wenig löslich, leicht dagegen in Weingeist. Es wird dargestellt durch Erhitzen von Äthylalkohol und Salzsäure unter Druck von 40 Atmosphären. Das hierbei entstehende Erzeugnis wird destilliert, die Äthylchloridschicht abgehoben, mit Alkali gewaschen, durch Kalziumchlorid entwässert und nochmals rektifiziert. Äthylchlorid kommt meist in Glasröhren mit feiner Spitze oder mit einem abschraubbaren Verschlusse versehen in den Handel und dient als örtliches Betäubungsmittel, als Anästhetikum. Beim Gebrauch wird die Spitze abgebrochen oder der Verschluß abgeschraubt und durch die Wärme der Hand ein feiner Strahl Äthylchlorid auf die gefühllos zu machende Stelle gespritzt, wodurch bei der sehr raschen Verdunstung Kälte erzeugt wird. Es verbrennt mit grün umsäumter Flamme.

* Aethýlum tetrachlorátum. Aether tetrachlorátus.
Äthyltetrachlorid. Tetrachloräthan. Tetrachloräthyl. Tetrachlorure d'éthyle. Ethyl tetrachloride.

$C_2H_2Cl_4$.

Das Tetrachloräthan kommt in zwei isomeren Verbindungen vor: als Alpha-Tetrachloräthan mit dem Siedepunkt 130° und als Beta-Tetrachloräthan oder Dichloräthylendichlorid mit dem Siedepunkt 147°. Eine sehr giftige, gleich dem Chloroform betäubende Flüssigkeit.

Anwendung. Zur Herstellung eines Lackes für Flugzeuge zum Auflösen der Azetylzellulose.

Bei mit Tetrachloräthan Arbeitenden zeigt sich die Vergiftung durch Gelbsucht und Blutzerfall, die zum Tode führen können.

Spíritus Aétheris chloráti. Spiritus muriático-aethéreus.
Spir. Salis dulcis. Versüßter Salzgeist.

Klare, farblose, neutrale, vollständig flüchtige Flüssigkeit von angenehmem, ätherischem Geruch und gewürzhaftem, etwas süßlichem Geschmack. Spezifisches Gewicht 0,838—0,844.

Er wird bereitet durch Destillation eines Gemenges aus Braunstein, Weingeist und Salzsäure, Ausschütteln des ersten Destillats mit trockenem Natriumkarbonat und nachfolgende Rektifikation. Er ist keine einheitlich chemische Verbindung, sondern enthält eine Reihe verschiedener Stoffe, die durch Einwirkung des Chlors auf den Äthylalkohol entstanden sind, neben unverändert mitüberdestilliertem Äthylalkohol.

Anwendung. Als Zusatz zu verschiedenen Essenzen.

Aufbewahrung. In gut verkorkten, vor Licht und Luft geschützten Flaschen, um Säuerung zu vermeiden.

** Aéther bromátus. Aethýlum bromátum. Aether hydrobrómicus.
Äthylbromid. Bromäthyl. Monobromäthan. Ether bromhydrique. Bromure d'éthyle.
Ethyl bromide.

$$C_2H_5Br \text{ oder } CH_3CH_2Br.$$

Das Bromäthyl wird dargestellt durch vorsichtiges Eintragen von 15 Teilen eiskaltem Wasser und darauf 20 Teilen gepulvertem Kaliumbromid in eine erkaltete Mischung von 18 Teilen Weingeist und 40 Teilen konzentrierter Schwefelsäure, die ohne Abkühlung unter fortwährendem Umschwenken gemischt sind, und nachherige Destillation aus dem Sandbade. Leichtbewegliche, flüchtige Flüssigkeit von chloroformähnlichem Geruch und brennendem Geschmack. Dichte nach D.A.B. 1,440—1,444, Siedepunkt 36°—38,5° C. Schwer brennbar; an Luft und Licht bräunt es sich und wird durch freie Bromwasserstoffsäure sauer.

Anwendung. Das Bromäthyl wird zur Betäubung, zur Narkose, bei kürzeren Operationen empfohlen. Es soll hierbei vor Äther und Chloroform bedeutende Vorzüge haben.

Aufbewahrung. In kleinen, ganz gefüllten Flaschen, vor Licht geschützt.

**† Aethylenum trichloratum. Trichloräthylen. Tri.

$$C_2HCl_3 \text{ oder } \begin{matrix} CHCl \\ \| \\ CCl_2 \end{matrix}$$

Klare, farblose, flüchtige Flüssigkeit von eigentümlichem Geruche, spezifisches Gewicht 1,470, löst Fette und Harze leicht auf. Der Siedepunkt liegt bei 88°.

Es wird bereitet durch Erhitzen von Tetrachloräthan mit Natronlauge oder einer Lösung von Natriumkarbonat in Wasser.

Anwendung. Als Extraktionsmittel für Fette, Fleckentfernungsmittel und zum Entfernen von Lackanstrichen.

Alkohole.
Álcohol methýlicus. Álcohol Ligni. Spíritus Ligni.
Methylalkohol. Methyloxydhydrat. Holzgeist. Methanol. Karbinol. Spritol. Spritogen.
Alcool méthylique. Esprit de bois. Hydrate de méthyle. Métylène. Methylic Alcohol.

$$CH_3OH \text{ oder } CH_4O.$$

Farblose, sehr flüchtige, leicht entzündliche und somit feuergefährliche Flüssigkeit von ätherischem Geruch und brennendem Geschmack. Er wirkt schon in kleinen Mengen, wahrscheinlich von 7,5 ccm, stark giftig, kann zur Erblindung und zum Tode führen, ebenso auch die Dämpfe, die auch durch die

Haut aufgenommen werden und ist dem Äthylalkohol in seinem chemischen Verhalten ungemein gleich. Er mischt sich mit Wasser, Äthylalkohol, Äther, fetten und ätherischen Ölen in jedem Verhältnisse. Bei der Mischung mit Wasser tritt Erwärmung und Verringerung der Raumteile ein. Mit wasserfreiem Kalziumchlorid geht er eine kristallisierende Verbindung ein (4 $CH_3OH + CaCl_2$), die sich aber in Wasser wieder zersetzt. Der absolute Methylalkohol siedet bei 60°, der niemals ganz wasserfreie käufliche dagegen bei 65°.

Er ist ein Erzeugnis der trockenen Destillation des Holzes und wird durch fraktionierte Rektifikation des rohen Holzessigs und nachherige Reinigung gewonnen. Die Reinigung des rohen Holzgeistes, der ein Gemisch aus Methylalkohol, essigsaurem Methyläther und Azeton darstellt, geschieht wiederum durch fraktionierte Destillation, und zwar destilliert man über Ätzkalk, um den essigsauren Methyläther zu zerlegen.

Synthetisch wird der Methylalkohol aus Kohlenmonoxyd und Wasserstoff unter Druck und Mitwirkung von Katalysatoren hergestellt und als Methanol in den Handel gebracht.

Anwendung. In großen Mengen zur Darstellung des Jodmethyls bei der Anfertigung grüner Anilinfarben; ferner zur Herstellung des Formaldehyds, zum Vergällen des Spiritus, zum Auflösen von Harzen und Fetten und zur Bereitung von Polituren und Spirituslacken. Nach dem Reichsgesetze vom 14. Juni 1912 dürfen Nahrungs- und Genußmittel — insbesondere Trinkbranntwein und sonstige alkoholische Getränke —, Heil-, Vorbeugungs- und Kräftigungsmittel, Riechmittel und Mittel zur Reinigung, Pflege oder Färbung der Haut, des Haares, der Nägel oder der Mundhöhle nicht so hergestellt werden, daß sie Methylalkohol enthalten. Zubereitungen dieser Art, die Methylalkohol enthalten, dürfen nicht in den Verkehr gebracht oder aus dem Ausland eingeführt werden. (Vgl. Gesetzkunde.)

Für die Aufbewahrung bzw. Lagerung, sowie Durchlüftung der Räume, in denen Methylalkohol verarbeitet wird, sind polizeiliche Vorschriften erlassen worden, die strenge innegehalten werden müssen.

Nachweis. 1. Nach Sailer mit einer Beta-Naphthollösung in konzentrierter Schwefelsäure (1 + 29). Man vermischt 2—3 ccm der zu untersuchenden Flüssigkeit in einem Probierglase von etwa 1,5 cm lichter Weite mit dem gleichen Raumteile der Naphtholschwefelsäurelösung. Ist Methylalkohol zugegen, tritt infolge Entstehung von Beta-Naphtholmethyläther deutlich Orangenblütengeruch auf. Bei Äthylalkohol zeigt sich nur schwach ein ananasartiger Geruch des entstandenen Beta-Naphtholäthyläthers.

2. Nach Denigès. Man fügt zu 0,1 ccm der zu untersuchenden Flüssigkeit 5 ccm einer 1 prozentigen Kaliumpermanganatlösung sowie genau 0,2 ccm reine Schwefelsäure und schüttelt um. Nach 2—3 Minuten mischt man 1 ccm einer 8 prozentigen Oxalsäurelösung und 1 ccm reine Schwefelsäure hinzu. Es tritt Entfärbung ein. Werden nun 5 ccm fuchsinschweflige Säure hinzugefügt, tritt sehr bald eine blauviolette Färbung ein.

Zur Herstellung der fuchsinschwefligen Säure werden zu 100 ccm destilliertem Wasser 10 ccm einer Lösung von Natriumbisulfit (spezifisches Gewicht 1,3082) und 15 ccm einer Lösung von 1 g Diamant-Fuchsin in 1 l destilliertem Wasser hinzugemischt und darauf 1,5 ccm reine Schwefelsäure. Diese Lösung muß zum Gebrauch mindestens einen Tag alt sein und vor Licht geschützt aufbewahrt werden.

3. Den Nachweis des Methylalkohols nach D.A.B. siehe unter Äthylalkohol S. 865.

Alcohol aethýlicus. Spíritus Vini. Äthylalkohol.
Alcool éthylique. Esprit de vin. Alcool ordinaire. Spirit of wine.
C_2H_5OH oder C_2H_6O. Molekulargewicht 46,05.

Der Name Alkohol, der von diesem Körper auf eine ganze Reihe in homologer Zusammensetzung chemisch ähnlicher Körper übertragen ist, stammt aus dem Arabischen und bedeutet so viel wie „das Feine, das Geistige" denn arabische Ärzte haben den Stoff seinerzeit zuerst dargestellt und in den abendländischen Arzneischatz eingeführt. Äthylalkohol ist der erregende, später berauschende Bestandteil aller gegorenen sog. geistigen Getränke.

Die Rohstoffe, aus denen er hergestellt wird, sind sehr verschiedener Natur, teils sind es zuckerhaltige Früchte und sonstige Pflanzensäfte, teils Reis, Mais, Roggen, Kartoffeln und eine große Menge anderer Stoffe, die aber alle einen gemeinsamen Bestandteil enthalten, das Stärkemehl bzw. den aus diesem entstandenen Zucker. Dieser, in den alles Stärkemehl erst übergeführt werden muß, liefert uns vor allem den Äthylalkohol des Handels, in welcher Form und unter welchem Namen er auch vorkommen mag.

Der Äthylalkohol kommt nur zum allerkleinsten Teil in reinem, der obigen Formel entsprechendem Zustand in den Handel, fast immer ist er mehr oder weniger wasserhaltig. Man pflegt gewöhnlich nur die reine, völlig wasserfreie Ware mit Alkohol oder Alcohol absolutus zu bezeichnen, während Mischungen von über 80—95% Gehalt mit Sprit oder Spiritus oder Spiritus Vini oder Weingeist bezeichnet werden. Mischungen von 80% und darunter pflegt man Branntwein zu nennen, eine Bezeichnung, die, weil von gebranntem Wein herstammend, in Wirklichkeit nur dem Weinbrand und ähnlichen, aus dem Weine hergestellten Spriten zukommt.

Selten pflegen die verschiedenen Alkoholmischungen gänzlich frei zu sein von anderen, aus der Bereitung herrührenden Stoffen. Teils sind es Spuren von Aldehyd, teils andere, schwersiedende Alkohole, die sog. Fuselöle teils Säuren oder durch diese entstandene Äther. Oft müssen diese Beimengungen durch besondere Reinigung und durch Rektifikation entfernt werden, oft aber sind gerade diese sehr geringen Beimengungen von Äthern ungemein wichtig für die Wertschätzung der Ware. Wir erinnern an Rum, Weinbrand oder Weinbranntwein und Arrak.

Die Hauptstoffe für die Bereitung des Sprits im großen sind in den europäischen Ländern das Korn, unter diesem der Mais, der Roggen, dann die Kartoffeln. Die Darstellung zerfällt, abgesehen von der später erfolgenden Reinigung, in verschiedene, in sich abgeschlossene Vorgänge, 1. die Umwandlung des Stärkemehls in gärungsfähigen Zucker — den Maischprozeß, 2. die Umwandlung des Zuckers in Alkohol — die Gärung und 3. die Destillation, d. h. die Abscheidung des entstandenen Alkohols aus den Gärungsbehältnissen.

Der erste Vorgang, das Maischen, ist verschieden je nach den Rohstoffen, die gemaischt werden sollen. Sind es Getreidearten, so werden sie zuerst erweicht, dann zerquetscht, mit mäßig warmem Wasser zu einem Brei angerührt und mit einem Zusatze von Malzauszug, der diastasehaltig ist, versetzt. Die Diastase, ein Ferment oder Enzym des Malzes, wandelt das Stärkemehl in Maltose, in Zucker um. Nach vollendeter Umwandlung, die mittels der Jodprobe festgestellt wird, setzt man Hefe zu und in der nun eintretenden Gärung zerfällt Zucker unter Aufnahme von Wasser in Kohlendioxyd und Alkohol, und zwar 1 Molekül Maltose-Zucker in 4 Moleküle Alkohol und 4 Moleküle Kohlendioxyd:

$$C_{12}H_{22}O_{11} + H_2O = 4\,C_2H_5OH + 4\,CO_2$$
Maltose + Wasser = Äthylalkohol + Kohlendioxyd

Werden Kartoffeln angewandt, so verfährt man folgendermaßen: die gewaschenen Kartoffeln werden mittels Dampf gar gekocht, dann auf eigenen Vorrichtungen fein zerquetscht und durch mäßig warmes Wasser in einen gleichmäßigen Brei verwandelt, der nun wie oben mit Malz und Hefe behandelt wird. Oder die Kartoffeln werden im Dämpfer (Abb. 489), einem Autoklaven, d. h. einem geschlossenen Gefäße, bei einem Wärmegrade von 140°—150° mit Dampf von 2—3 Atmosphären Druck behandelt. Hier kommen sie als Brei heraus. Oder es wird die Umwandlung des Stärkemehls der Kartoffeln nicht durch Malz, sondern durch Kochen mit verdünnter Schwefelsäure bewirkt und dann die freie Schwefelsäure durch Kalk neutralisiert. Man erhält hierbei nicht Maltose, sondern Traubenzucker, $C_6H_{12}O_6$, der sich in je 2 Moleküle Äthylalkohol und Kohlendioxyd spaltet:

$$C_6H_{12}O_6 = 2\,C_2H_5OH + 2\,CO_2$$
$$\text{Traubenzucker} = \text{Äthylalkohol} + \text{Kohlendioxyd}$$

Um weitere Gärungsvorgänge, wie Bildung von Milchsäure und Buttersäure, zu vermeiden, setzt man der Maische geringe Mengen von Fluorverbindungen, z. B. Ammoniumfluorid oder Fluorwasserstoffsäure zu.

Sobald die ganze Maische, wie der technische Ausdruck lautet, weingar, d. h. der Zucker in Kohlendioxyd und Alkohol umgesetzt ist, wird sie in die Destilliergefäße gepumpt, und nun beginnt der 3. Teil der Arbeit, die **Trennung des Alkohols vom größten Teile des Wassers und den festen Bestandteilen der Maische.**

Man hat hierzu bei den Destillierapparaten Vorrichtungen von sehr verschiedener Bauart, die meistens, wie die **Kolonnen**, darauf beruhen, daß die Abkühlung der alkoholhaltigen Wasserdämpfe in verschiedenen Abteilungen nach und nach vorgenommen wird.

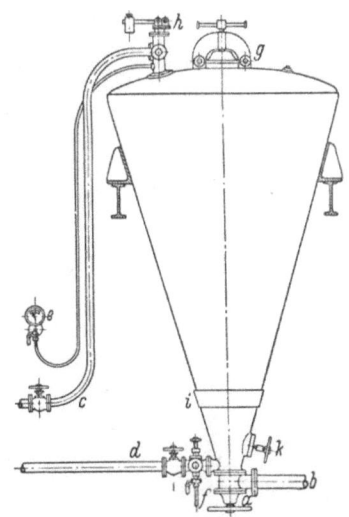

Abb. 489. Dämpfer für Kartoffeln

Auf diese Weise werden in den ersten Abteilungen, wo die Abkühlung nur sehr schwach ist, hauptsächlich Wasserdämpfe verdichtet, die wieder in die Blase zurückgeleitet werden, während die folgenden Abteilungen ein immer stärker werdendes Erzeugnis liefern. Die höchste Stärke, die sich überhaupt durch Destillation erreichen läßt, ist 95%; die letzten 5% Wasser lassen sich nur durch später zu besprechende chemische Vorgänge entfernen. Der bei der ersten Destillation gewonnene Sprit heißt **Rohsprit** und wird gewöhnlich in besonderen Fabriken einer weiteren Reinigung unterworfen. Zu bemerken ist dabei, daß bei den oben beschriebenen Vorrichtungen der größte Teil der Fuselöle in den vorderen Abteilungen, den sog. **Dephlegmatoren**, verdichtet wird, so daß das Enderzeugnis verhältnismäßig rein ist und für eine Menge von Zwecken vollständig genügt.

Wir fügen hier die Abbildung einer einfacheren Spiritusrektifikation ein, zu deren Verständnis wir nur noch die Erklärung der Kolonne hinzufügen wollen (Abb. 490). Der turmartige Aufsatz B ist durch zahlreiche durchbrochene Zwischenwände in eine Menge Einzelabteilungen geteilt; über den Öffnungen der Zwischenwände hängen Glocken, gegen die der Spiritusdampf strömt. Hier wird schon ein großer Teil der wässerigen Bestandteile verdichtet und fließt in den Kessel zurück, so daß nach dem Durchströmen der letzten Kolonnenabteilung schon ein hochgradiger Spiritusdampf in den Dephlegmator C gelangt. Um die letzten Reste der Fuselöle zu entfernen, sie bestehen aus Propyl-, Amyl- und Butylalkohol in verschiedenen Mischungen, je nach dem Rohstoffe, so z. B. enthält Kartoffelsprit fast nur Amylalkohol, verwendet man frischgeglühte Kohle. Man verdünnt den Sprit auf 50% und läßt ihn langsam durch hohe, mit frischgeglühter Kohle gefüllte Zylinder laufen; die Kohle wirkt hierbei in doppelter Weise, einmal, indem sie infolge ihrer Adsorptionsfähigkeit das Fuselöl unmittelbar an sich reißt, dann aber auch chemisch durch den in ihr aufgespeicherten, gleichsam verdichteten Sauerstoff, der oxydierend, geringe Mengen von Aldehyd bildend, wirkt. Bei der darauf folgenden Rektifikation wird der erste Teil des Destillats, der den Aldehyd enthält, als sog. Vorlauf gesondert. Die letzten Destillationserzeugnisse, der Nachlauf, sind reich an Fuselölen und werden auf diese verarbeitet. Zuweilen wird die Entfuselung mit Kohle auch in der Weise ausgeführt, daß man die Dämpfe, mäßig gekühlt, durch grobgekörnte Kohle streichen läßt, um so unmittelbar bei der Rektifikation die Entfuselung vorzunehmen. Bei noch sinnreicher gebauten Rektifizierapparaten, durch die nicht nur die Fuselöle, sondern auch der Aldehyd entfernt werden, sind zwei nebeneinander befindliche Säulen, Dephlegmatoren mit Porzellankugeln gefüllt, die beide der Alkoholdampf durchströmen muß.

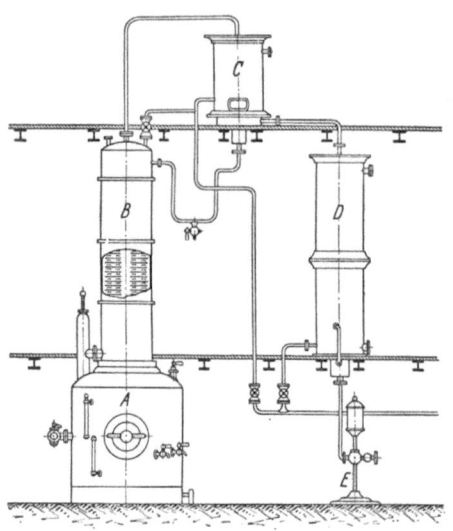

Abb. 490. Rektifikation von Rohsprit. *A* Siedekessel mit Dampfrohrheizung. *B* Kolonnen. *C* Dephlegmator. *D* Kühlvorrichtung. *E* Meßgerät für den ablaufenden Spiritus

Von dem Elektrizitätswerk Lonza in Visp in der Schweiz wird Alkohol aus Kalziumkarbid (s. d.) gewonnen. Das Kalziumkarbid wird in Gasanlagen mittels Wasser zu Azetylengas und Kalziumhydroxyd zersetzt, das als Schlamm ausfällt. während das Azetylengas in einen Gasometer geleitet wird.

$$CaC_2 + 2\,H_2O = C_2H_2 + Ca(OH)_2$$
Kalziumkarbid + Wasser = Azetylen + Kalziumhydroxyd.

Von diesem Gasometer führt man das Azetylengas in einen zweiten, mischt hier 1 Raumteil Azetylen mit 4 Raumteilen elektrolytisch gewonnenem Wasserstoff und bringt das Gemisch unter Abkühlung durch flüssige Kohlensäure mit Ozon zusammen. Der entstehende Alkohol fließt sofort in ein gekühltes Gefäß ab, daß weitere Oxydation vermieden wird. Das Azetylengas wird durch Wasserstoff und Ozon — durch Wasser — in Azetaldehyd und dieser durch weiteren Wasserstoff in Äthylalkohol übergeführt.

I. $\quad C_2H_2 + H_2O = C_2H_4O$ oder CH_3COH
Azetylengas + Wasser = Azetaldehyd.

II. $CH_3COH + 2H = C_2H_5OH$
Azetaldehyd + Wasserstoff = Äthylalkohol.

Ferner stellt man Äthylalkohol synthetisch her durch Überleiten von Azetaldehyd, der ebenfalls aus Kalziumkarbid bzw. Azetylengas gewonnen ist, mit Wasserstoff zusammen über metallisches Nickel als Katalysator. Man wendet hierbei Wasserstoff in großem Überschuß an, um eine Verunreinigung mit Azetaldehyd zu vermeiden, läßt den Äthylalkohol aus den austretenden Dämpfen ausfrieren und leitet den Wasserstoff durch eine Düse unter Zuhilfenahme neu austretenden Wasserstoffes in den Apparat zurück.

$$CH_3COH + 2H = C_2H_5OH$$
Azetaldehyd + Wasserstoff = Äthylalkohol.

Außerdem wird Äthylalkohol in Deutschland aus den zuckerhaltigen Sulfitablaugen, die bei der Gewinnung des Sulfitzellstoffes (s. d.) zurückbleiben, hergestellt. Auch aus den beim Backen des Brotes entstehenden alkoholhaltigen Dämpfen kann man den Alkohol gewinnen.

Um den wahren Alkoholgehalt einer alkoholischen Mischung, die aber keine wesentlich anderen Bestandteile enthalten darf als Alkohol und Wasser, festzustellen, bedient man sich allgemein der sog. Alkoholometer. Die Alkoholometer von Tralles und Richter sind die gebräuchlichsten. Beide sind Prozentalkoholometer, d. h. sie geben durch die Zahl, bis zu der sie einsinken, an, wieviel Prozent an absolutem Alkohol in je 100 Teilen enthalten ist. Sie unterscheiden sich aber dadurch, daß Tralles nach Raummengen — Volumprozent — Richter nach Gewichtsmengen — Gewichtsprozent — rechnet. Gesetzlich ist das Gewichtsalkoholometer vorgeschrieben. Bei diesem schreitet die Einteilung, die Skala, die den Alkoholgehalt angibt, nach Gewichtsprozent und die Einteilung, die die Wärmegrade der Flüssigkeit angibt, die thermometrische, nach der hundertteiligen, sog. Celsiusschen Skala fort; als Durchschnittswärme, als Normaltemperatur gilt $+15°$. Während also das Alkoholometer von Tralles angibt, wieviel Liter reinen Alkohols sich in 100 l Spiritus befinden, wenn die Wärme desselben $+12^4/_9°$ R beträgt, zeigt das Alkoholometer nach Richter für eine Wärme von $15°$ C an, wieviel Kilogramm reinen Alkohols in 100 kg Spiritus enthalten sind. Für den Verkauf weingeistiger Flüssigkeiten nach Stärkegraden dürfen nur geeichte Thermo-Alkoholometer angewendet und bereit gehalten werden.

Der absolute, wie überhaupt der konzentrierte Alkohol zieht begierig Wasser an; hierauf beruht seine Anwendung bei anatomischen Präparaten. Er bildet mit dem Wasser mehrere chemische Verbindungen, Hydrate; denn wenn man starken Alkohol mit Wasser mengt, tritt eine Erwärmung des Gemisches und zugleich eine Zusammenziehung ein, die Raumteile vermindern sich. Mengt man z. B. 53,9 Raumteile Alkohol mit 49,8 Raumteilen Wasser, so sind die Raumteile der Mischung nicht 103,7, sondern 100 Raumteile. Diese Mischungsverhältnisse entsprechen ziemlich genau der Formel $C_2H_5OH + 3H_2O$. Über eine solche Verdünnung hinaus tritt keine Erwärmung und Zusammenziehung mehr ein.

In folgendem geben wir zwei Übersichtstafeln zur Berechnung der zuzusetzenden Wassermenge, um aus stärkerem Weingeist schwächeren zu erhalten, und zum Vergleich der Raummengen nach Tralles und Gewichtsmengen nach Richter.

Der Gebrauch folgender Übersichtstafel ist höchst einfach. Gesetzt den Fall, man wolle 95 prozentigen Weingeist in 85 prozentigen umwandeln, so hat man nach

Übersichtstafel zur Berechnung der Wassermenge, um 100 Maß stärkeren Weingeist zu Weingeist von geringerer Stärke umzuwandeln.

	95% Alkohol	94% Alkohol	93% Alkohol	92% Alkohol	91% Alkohol	90% Alkohol	85% Alkohol	80% Alkohol	75% Alkohol	70% Alkohol	65% Alkohol	60% Alkohol	35% Alkohol
90	6,4	5,1	3,8	2,5	1,3								
85	13,3	11,9	10,6	9,2	7,9	6,6							
80	20,9	19,5	18,1	16,2	15,2	13,8	6,8						
75	29,5	27,9	26,4	24,9	23,4	21,9	14,5	7,2					
70	39,1	37,5	35,9	34,3	32,6	31,0	23,1	15,3	7,6				
65	50,2	48,4	46,7	45,0	43,2	41,5	33,0	24,6	16,4	8,1			
60	63,0	61,1	59,2	57,3	55,5	53,6	44,4	35,4	26,4	17,6	8,7		
55	78,0	76,0	73,9	71,9	69,9	67,8	57,9	48,0	38,3	28,6	19,0	9,5	
50	95,9	93,6	91,4	89,2	87,0	84,8	73,9	63,1	52,4	41,8	31,3	20,8	10,4
45	117,5	115,1	112,6	110,2	107,7	105,3	93,3	81,3	69,5	57,8	46,1	34,5	22,9
40	144,4	141,7	139,0	136,2	133,5	130,8	117,2	104,0	90,8	77,6	64,5	51,5	38,5
35	178,7	175,6	174,5	167,4	166,3	163,3	148,0	132,8	117,8	102,8	87,9	73,1	58,3

der Tafel auf 100 Maß von 95 prozentigem Weingeist 13,3 Maß Wasser zuzusetzen: oder es soll 75 prozentiger Weingeist in 35 prozentigen Weingeist umgewandelt werden, so sind zu 100 Maß von 75 prozentigem Weingeist 117,8 Maß Wasser zu nehmen.

Übersichtstafel über den Vergleich der Raummengen nach Tralles mit den Gewichtsmengen nach Richter.

Raummengen nach Tralles	Gewichtsmengen nach Richter	Raummengen nach Tralles	Gewichtsmengen nach Richter	Raummengen nach Tralles	Gewichtsmengen nach Richter
0	0	35	23,50	70	57,12
5	4,0	40	27,95	75	62,97
10	7,5	45	28,20	80	69,20
15	10,58	50	36,46	85	75,35
20	13,55	55	41,00	90	81,86
25	16,60	60	45,95	95	89,34
30	19,78	65	51,40	100	100,00

Bei der Prüfung des Weingeistes kommen, außer der Bestimmung seines Gehaltes an absolutem Alkohol durch das Alkoholometer,

1. Geruch und Geschmack in Betracht; beide müssen nur den eigentümlichen Geruch und Geschmack des Weingeistes zeigen und frei von allen fremden Beimengungen sein. Den Geschmack prüft man in starker Verdünnung; den Geruch entweder durch Verreibung in der Hand oder besser dadurch, daß man in ein Gefäß mit siedend heißem Wasser etwa 1 g des zu prüfenden Weingeistes gießt; hierbei tritt nach einigen Augenblicken etwaiger Fuselgeruch deutlich hervor.

2. Eine genauere Prüfung auf Amylalkohol, Fuselöl, gibt das D.A.B. an. Dieses läßt 10 ccm Weingeist mit einem Zusatze von 0,2 ccm Kalilauge bis auf 1 ccm verdunsten und den Rückstand mit verdünnter Schwefelsäure übersättigen. War Fuselöl vorhanden, so tritt der Geruch jetzt deutlich hervor.

3. Um Azetaldehyd festzustellen, vermischt man 10 ccm Weingeist mit 1 ccm Kaliumpermanganatlösung (1 + 1000). Ist Azetaldehyd vorhanden, geht die rote Farbe vor Ablauf von 20 Minuten in gelb über.

4. Auf Ameisensäure prüft man, indem man 10 ccm Weingeist mit 5 Tropfen Silbernitratlösung (1 + 19) vermischt: es darf selbst beim Erwärmen

weder eine Trübung noch Färbung eintreten, bei Vorhandensein von Ameisensäure würde Silber reduziert werden.

5. Um eine Beimischung von Melassespiritus bzw. Runkelrübenspiritus zu erkennen, überschichtet man in einem Probierröhrchen vorsichtig 5 ccm Schwefelsäure mit 5 ccm Weingeist; bei Vorhandensein solcher Beimischung wird sich innerhalb $^1/_4$ Stunde an der Berührungsfläche ein rosenroter Ring zeigen.

6. Auf Methylalkohol läßt das D.A.B. folgendermaßen prüfen: 20 ccm Weingeist werden in ein Kölbchen von etwa 100 ccm Inhalt gegeben, das mit einem zweimal rechtwinklig gebogenen, ungefähr 75 ccm langen Glasrohre verbunden ist. Das Glasrohr mündet in einen kleinen Meßzylinder. Hierauf wird mit kleiner Flamme vorsichtig erhitzt, bis 2 ccm Destillat übergegangen sind. 1 ccm des Destillats wird mit 4 ccm verdünnter Schwefelsäure gemischt und unter guter Kühlung und stetem Umschütteln nach und nach mit 1 g fein zerriebenem Kaliumpermanganat versetzt. Sobald die Violettfärbung verschwunden ist, wird durch ein kleines, trockenes Filter filtriert und das meist schwach rötlich gefärbte Filtrat einige Sekunden lang gelinde erwärmt, bis es farblos geworden ist. Nach dem Erkalten gibt man aus einer Pipette 3—5 Tropfen dieser Flüssigkeit zu 0,5 ccm einer frisch bereiteten und gut gekühlten Lösung von 0,02 g Guajakol in 10 ccm Schwefelsäure, die sich auf einem auf weißer Unterlage ruhenden Uhrglas befindet, indem man dabei die Ausflußöffnung der Pipette der Oberfläche der Guajakollösung soweit wie möglich nähert. Hierbei darf innerhalb 2 Minuten keine rosarote Färbung auftreten.

Unter der Bezeichnung Hartspiritus kommt durch Seife verdickter Spiritus oder eine Auflösung von Nitrozellulose und Kampfer in Spiritus in den Handel.

Spíritus Vini absolútus oder Álcohol absolútus. Absoluter Alkohol.
Alcool absolu. Alcool anhydre.

Klare, farblose, leichtbewegliche Flüssigkeit, von reinem, weingeistigem Geruch und nach dem D.A.B. eine Dichte von 0,791—0,792 zeigend. Absoluter Alkohol siedet bei 78°—79° und erstarrt selbst nicht bei —90°. Entzündet, brennt er mit wenig leuchtender, bläulicher, nicht rußender Flamme. Der Geschmack ist unverdünnt sehr brennend, namentlich wegen der Wasserentziehung, unverdünnt ist er geradezu giftig.

Der käufliche absolute Alkohol enthält fast immer noch Spuren, und zwar etwa 0,5—1% Wasser. Das D.A.B. verlangt einen Gehalt von 99,66—99,46 Volumenprozent oder 99,44—99,11 Gewichtsprozent. Er wird dargestellt, indem man Sprit von 95% mit geglühtem Kaliumkarbonat oder mit Kalziumoxyd behandelt und bei der Rektifikation nur etwa $^4/_5$ abzieht.

Anwendung. In der Photographie; zum Verschneiden der ätherischen Öle, da er sich mit diesen in jedem Verhältnisse klar mischt.

Zur Desinfektion der Hände verwendet man nicht den absoluten Alkohol, sondern 60—70 prozentigen Weingeist, da dieser am besten keimtötend wirkt.

Prüfung. Man stellt sich durch Erwärmen ein wenig völlig wasserfreies Kupfersulfat her und übergießt das entstandene, fast weiße Pulver mit dem zu prüfenden Alkohol. Ist er absolut, wobei 1% Wasser nicht in Betracht kommt, bleibt das Pulver unverändert; ist der Wassergehalt stärker, so wird das Pulver blau, weil es das überschüssige Wasser bindet und wieder zu blauem Kupfersulfathydrat wird.

Spíritus Vini gállicus. Franzbranntwein. Eau de vie. Brandy.

Unter dem Gesamtnamen Franzbranntwein versteht man den aus Wein, Weintrestern und sonstigen Weinabfällen durch Destillation gewonnenen Sprit. Er wird übrigens nicht nur, wie der Name sagt, in Frankreich, sondern auch in Spanien und Deutschland hergestellt. Der Wert des Franzbranntweins ist je nach den angewandten Rohstoffen und der Art des Weins verschieden. Einzelne Sorten haben, namentlich wenn sie erst gelagert, einen sehr feinen, lieblichen Geruch und einen trotz des ziemlich hohen Alkoholgehalts milden Geschmack. Eine solche Sorte ist der französische Kognak genannt nach dem gleichnamigen Ort im Departement Charente. Er ist frisch ebenso farblos wie jeder andere Sprit, wird aber durch Lagern in eichenen oder eschenen Fässern allmählich gelb, zugleich aber auch dabei von kräftigem Geruch. Der Geruch und Geschmack des Kognaks beruhen, außer auf einigen anderen flüchtigen Bestandteilen des Weines, namentlich auf Gegenwart von Kognaköl oder Önanthäther (s. d.). Jedoch soll bei weitem nicht aller aus Frankreich kommender Kognak echtes Weindestillat sein. Sehr viel soll er dort einfach durch Destillation von gutem Kartoffelsprit über Weintrester und Weinhefe, sog. Drusen, hergestellt und die gelbe Farbe des Alters durch Zuckerfarbe, Zuckercouleur oder durch Rosinen- und Pflaumenauszüge hergestellt werden. Oder es wird das Weindestillat mit Spiritus und Wasser gemischt. Eine deutsche Ware von vorzüglicher Beschaffenheit, die aber infolge der Bestimmungen des Versailler Diktates nicht als Kognak, sondern als Weinbrand bezeichnet wird, wird z. B. am Rhein gewonnen. Ein anderer, sehr kräftig riechender Weinsprit, der auch in Deutschland vielfach zum Verschneiden benutzt wird, ist der sog. Armagnac.

Wenn der Franzbranntwein nicht zu Trinkzwecken verkauft wird, sondern, wie dies vielfach geschieht, zu Einreibungen, Kopfwaschungen usw., so genügt ein selbstbereiteter, künstlicher Franzbranntwein, den man aus reinem Sprit von etwa 45% mit etwas Weinbrandverschnittessenz, Gelbfärben mit etwas Zuckerfarbe, Zuckercouleur und Zusatz von Kochsalz herstellt.

Das Weingesetz mit seinen Ausführungsbestimmungen sagt unter anderem folgendes:

Trinkbranntwein, dessen Alkohol ausschließlich aus Wein gewonnen und der nach Art des Kognaks hergestellt ist, darf im geschäftlichen Verkehr als Weinbrand bezeichnet werden.

Trinkbranntwein, der neben Weinbrand Alkohol anderer Art enthält, darf als Weinbrandverschnitt bezeichnet werden, wenn mindestens $1/_{10}$ des Alkohols aus Weinbrand stammt. Andere Getränke und Grundstoffe zu solchen dürfen nicht als Weinbrand oder mit einer das Wort Weinbrand enthaltenden Wortverbindung oder Wortzusammensetzung bezeichnet werden, auch darf das Wort Weinbrand kein Bestandteil anderer Angaben der Flaschenaufschrift sein.

Weinbrand, der nach französischem Rechte die Bezeichnung Kognak tragen darf, und in trinkfertigem Zustand, entweder in Frankreich oder unter deutscher Zollaufsicht auf Flaschen gefüllt, mit den für den Verkehr innerhalb des Ursprungslandes vorgeschriebenen Begleitscheinen zur Einfuhr gelangt und unverändert geblieben ist, darf als Kognak bezeichnet werden. Andere Getränke und Grundstoffe zu solchen dürfen nicht als Kognak oder mit einer das Wort Kognak enthaltenden Wortverbindung oder Wortzusammensetzung bezeichnet werden, auch darf das Wort Kognak kein Bestandteil anderer Angaben der Flaschenaufschrift sein.

Weinbrand und Weinbrandverschnitt müssen in 100 Raumteilen mindestens 38 Raumteile Alkohol enthalten. So liegt die handelsübliche Alkoholstärke zwischen 38—45 Raumteilen. Der frisch destillierte Weinbrand hat einen Alkoholgehalt von 60—65 Raumteilen und wird auf die übliche Handelsstärke verdünnt.

Trinkbranntwein, der in Flaschen oder ähnlichen Gefäßen unter der Bezeichnung Kognak, Weinbrand oder Weinbrandverschnitt gewerbsmäßig verkauft oder feilgehalten wird, muß zugleich eine Bezeichnung tragen, die das Land erkennbar macht, wo er für den Verbrauch fertiggestellt worden ist.

Hat im Ausland hergestellter Weinbrand oder Weinbrandverschnitt in Deutschland lediglich einen Zusatz von destilliertem Wasser erhalten, um den Alkohol auf die übliche Trinkstärke herabzusetzen, so ist er z. B. als französischer Weinbrand bzw. Weinbrandverschnitt in Deutschland fertiggestellt zu bezeichnen

Spíritus Sácchari. Rum oder Taffia oder Rataffia.

Echter Rum wird durch Vergärenlassen des Zuckerrohrsaftes unter Zusatz von Rohrzuckersirup, Melasse und allen möglichen zuckerhaltigen Abgängen der Fabriken hergestellt, und zwar überall dort, wo Zuckerrohr gebaut und verarbeitet wird; doch sind es namentlich die westindischen Inseln, die den europäischen Markt versorgen. Hier ist wieder der Rum von Jamaika die geschätzteste Ware; Barbados, Demerara und andere Sorten sind weniger beliebt. Überhaupt weicht selbst der echt westindische Rum in seinen einzelnen Sorten ganz bedeutend voneinander ab, begründet in der mehr oder minder großen Sorgfalt und in der Auswahl der Stoffe bei der Herstellung. Gewiß ist, daß zur Erzeugung eines wirklichen Rums frischer Zuckerrohrsaft mitverwendet werden muß, denn Sirup allein, der allerdings auch dort überall beim Brennen mitverwendet wird, liefert für sich vergoren, wie dies in England geschieht, keinen Rum, sondern nur guten Sprit. Geruch und Geschmack des Rums sind ganz eigentümlich, sollen aber auf den Antillen durch allerlei Zusätze verstärkt werden, z. B. Ananas-Rum durch Zusatz von Ananasfrüchten bei der Destillation. Der Alkoholgehalt schwankt zwischen 50—70%. Frisch destilliert, ist der Rum vollständig farblos, doch wird er meist gleich an Ort und Stelle mit Zuckerfarbe, Zuckercouleur, aufgefärbt. Er soll in frischem Zustand ungemein scharf und für europäische Zungen ungenießbar sein, muß daher längere Zeit lagern.

In Europa wird der echte Rum, um billige Sorten herzustellen, oft mit der drei- bis vierfachen Menge Spritmischung von obengenannter Stärke versetzt. Ein solcher Rum heißt Verschnittrum und ist, wenn länger gelagert, nur schwer als solcher zu erkennen.

Kunstrum, Fassonrum heißen die gänzlich künstlichen Mischungen aus Sprit, Wasser, Rumessenz und Zuckerfarbe.

Bei der Prüfung auf die Güte des Rums müssen Geruch und Geschmack den alleinigen Ausschlag geben.

Wie bei der Rohrzuckerherstellung hatte man auch bei der von Rübenzucker vielfach eine Spritbereitung mitverbunden. Der dabei erhaltene Sprit ist aber von üblem Geruch, wovon er sich durch keine Reinigung befreien läßt. Man hat daher meist die Rübenspritherstellung aufgegeben.

Spíritus Orýzae. Arrak. Rack.

Der Arrak wird in Ostindien aus Reis, unter Zusatz verschiedener anderer Stoffe, namentlich Palmsaft und Rohrzucker, bereitet. Er ist völlig farblos von höchst angenehmem, in den einzelnen Sorten aber ziemlich verschiedenem Geruch. Sein Alkoholgehalt schwankt zwischen 45—60%. Reiner Arrak ist völlig fuselfrei; überhaupt ist sein Geruch so feiner Natur, daß die künstliche Nachahmung kaum möglich ist; sog. **Fassonarrak** ist leicht am Geruch zu erkennen. Die geschätztesten Sorten sind Goa- und Batavia-Arrak.

Der **Toddy** der Engländer soll eigentlich nur aus Palmenzucker, namentlich aus dem Blütenschafte der Palme, vergoren werden; doch wird meistens Arrak dafür gegeben.

Von anderen Spiritus- bzw. Branntweinarten, die meist nur örtliche Bedeutung haben, nennen wir **Pflaumenbranntwein, Slibowicz, Kirschbranntwein, Enzian,** durch Vergären der Enzianwurzel erhalten und **Wacholderbranntwein** oder **Genever.**

Die Verarbeitung des Spiritus zu Likören, Bittern und Punschextrakten bietet für manchen Drogisten, namentlich in kleineren Orten, ein recht lohnendes Nebengeschäft. Wer sich hierüber weiter unterrichten will, findet das Nähere in **Buchheister-Ottersbach, Drogisten-Praxis II, Vorschriftenbuch.**

Alcohol amýlicus. Amylalkohol. Amyloxydhydrat. Gärungsamylalkohol.
Fuselöl. Isopentylalkohol. Isoamylalkohol. Alcool amylique. Huile de grain. Huile de pommes de terre. Amylic alcohol.

$$C_5H_{11}OH.$$

Klare, farblose bis gelbliche, stark lichtbrechende Flüssigkeit von zum Husten reizendem Geruch und scharfem, brennendem Geschmack. Das Fuselöl ist in etwa 40 Teilen Wasser löslich, mischbar in jedem Verhältnisse mit Weingeist, Benzin, fetten und ätherischen Ölen. Der Siedepunkt liegt bei 132°; spezifisches Gewicht 0,18; es ist mit leuchtender Flamme brennbar. Flammpunkt bei 44°. Das Fuselöl wird aus den Rückständen der Spiritusrektifikation durch fraktionierte Destillation gewonnen, indem man das bei 130°—132° übergehende Destillat gesondert auffängt. Die Rückstände, die jetzt in der Destillierblase bleiben, bestehen größtenteils aus Amylestern, aus denen der Amylalkohol durch Zersetzung mit Natronlauge ebenfalls abgeschieden und dann durch Destillation gewonnen werden kann.

Anwendung. Zur Darstellung verschiedener wohlriechender Ester, die namentlich zu Fruchtäthern benutzt werden. Zur Herstellung von Lacken. Ferner gegen pflanzliche Schmarotzer, jedoch in sehr starker Verdünnung, mit Seifenwasser gemischt, weil es andernfalls den damit besprengten Pflanzen schadet. Auch für den menschlichen Körper ist es ein Gift.

****† Amylénum hydrátum. Amylenhydrat. Dimethyläthylarbinol.
Hydrate d'amylène.

$$(CH_3)_2C_2H_5COH.$$

Es ist ein tertiärer Amylalkohol und wird dargestellt durch Behandlung von Amylen mit einer Schwefelsäuremischung bei starker Abkühlung. Es stellt eine farblose, neutrale Flüssigkeit von ätherischem, kampferartigem Geruche dar. Siedepunkt 97°—103°; Dichte nach dem D.A.B. 0,810—0,815. Löslich in 8 Teilen Wasser, mischbar in allen Verhältnissen mit Weingeist, Äther, Chloroform, Petroleumbenzin, Glyzerin und fetten Ölen.

Anwendung. Als schlafbringendes Mittel, als **Hypnotikum.**

Aufbewahrung. In kleinen, sehr gut geschlossenen und vor Licht geschützten Gefäßen

Glycerínum. Glyzerin. Glyzeryloxydhydrat. Lipyloxydrat. Ölsüß. Scheelsches Süß. Glycérine.

$C_3H_5(OH)_3$. Molekulargewicht 92,06.

Ein dreiwertiger Alkohol. Farblose, sirupdicke Flüssigkeit von süßem Geschmack und einer Dichte nach dem D.A.B. 1,221—1,231 bzw. 1,225—1,235 spezifischem Gewicht, die in größerer Menge einen schwachen, eigenartigen Geruch hat. Mit Wasser, Weingeist, Spiritus aethereus ist Glyzerin in jedem Verhältnisse mischbar; unlöslich dagegen in Äther, Chloroform, Benzin und fetten Ölen. Es zieht sehr leicht, und zwar allmählich bis zu 50% Wasser an; siedet bei 290°, im Vakuum jedoch schon bei 200°; mit den Dämpfen des kochenden Wassers geht es in geringen Mengen über, vollständig mit gespannten überhitzten Dämpfen. Bei gewöhnlichem Wärmegrad ist es nicht brennbar, in offener Schale stark erhitzt, läßt es sich dagegen entzünden und verbrennt vollständig mit blauer Flamme. Hierbei entwickelt es stechende Dämpfe von Akrolein, auch Allylaldehyd oder Akrylaldehyd bezeichnet, C_3H_4O. Dieser Aldehyd ist durch Entziehung zweier Moleküle Wasser entstanden. Mit konzentrierter Schwefelsäure und Ätzkalilauge läßt es sich ohne sichtbare Veränderungen mischen. Das vom D.A.B. vorgeschriebene offizinelle Glyzerin enthält noch 10—14% Wasser, das absolute kristallisiert schon bei —8° während das vom D.A.B. vorgeschriebene selbst bei —40° noch nicht erstarrt.

Glyzerin für Zwecke der Heilkunde soll frei sein von Kalk, freien Säuren wie Ameisensäure, oder Buttersäure. Das D.A.B. schreibt folgende **Prüfung** vor:

1. Eine Mischung von 1 ccm Glyzerin und 3 ccm Natriumhypophosphitlösung darf nach halbstündigem Erhitzen im siedenden Wasserbade keine, dunklere Färbung annehmen (Arsen).
2. Mit 5 Teilen Wasser verdünnt, werde Glyzerin durch Bariumnitratlösung nicht sogleich verändert (Schwefelsäure),
3. durch Silbernitratlösung höchstens weiß schillernd getrübt (Salzsäure),
4. durch Ammoniumoxalat (Kalziumsalze) oder
5. verdünnte Kalziumchloridlösung (Oxalsäure) nicht verändert.
6. Fügt man der wässerigen Lösung (1 + 5) einige Tropfen Salzsäure hinzu, so darf sie durch Kaliumferrozyanidlösung nicht sofort gebläut werden (Eisen).
7. In offener Schale bis zum Sieden erhitzt, dann angezündet, verbrenne es vollständig bis auf einen dunklen Anflug, der bei stärkerem Erhitzen verschwinde (Rohrzucker, fremde Beimengungen).
8. 1 ccm Glyzerin werde mit 1 ccm Ammoniakflüssigkeit im Wasserbad auf 60° erwärmt, die Mischung darf sich nun nicht gelb färben (Akrolein).
9. Fügt man nach Entfernung von dem Wasserbade sogleich 3 Tropfen Silbernitratlösung (1 + 19) hinzu, so darf innerhalb 5 Minuten keine Färbung, auch keine braunschwarze Ausscheidung eintreten (reduzierende Stoffe).
10. 1 ccm Glyzerin darf, mit 1 ccm Natronlauge im siedenden Wasserbad erwärmt, sich weder gelb färben, sonst ist Zucker in dem Glyzerin, noch
11. Ammoniak entwickeln, noch
12. einen unangenehmen, leimartigen Geruch abgeben.
13. 1 g Glyzerin, zwischen den Händen verrieben, darf keinen Geruch wahrnehmen lassen.

Erhitzt man Glyzerin, mit 25% Wasser vermischt, eine reichliche ¼ Stunde in einem geschlossenen Gefäß, einem Autoklaven, erhält man **sterilisiertes Glyzerin**.

Außer diesem chemisch reinen Glyzerin für die Zwecke der Heilkunde kennt der Handel eine ganze Reihe verschiedener Sorten, die an Stärke und Reinheit voneinander abweichen. Seine Stärke wird im Handel nach Bauméschen Graden bestimmt; es kommen Sorten von 16°—30° Bé in den Handel. Es sei bemerkt, daß das absolute Glyzerin 30° Bé. das vom D.A.B. vorgeschriebene 28° Bé zeigt.

Das Glyzerin ist ein Bestandteil fast aller Fette; diese sind, wie wir bei der Abhandlung Fette gesehen haben, neutrale Fettsäure- oder Ölsäureglyzeride. Glyzerin entsteht außerdem in kleinen Mengen bei der weingeistigen Gärung. Aus den Fetten wird es entweder abgeschieden bei der Verseifung oder der Pflasterbildung, Unterlaugenglyzerin, Laugenglyzerin oder bei der Zersetzung durch überhitzten Wasserdampf bei 300°, oder gewisse fettspaltende Enzyme, Saponifikatglyzerin (s. Abhandlung Stearin) oder Schwefelsäure bzw. Sulfoschwefelsäure, Azidifikationsglyzerin. Aus den sog. Unterlaugen

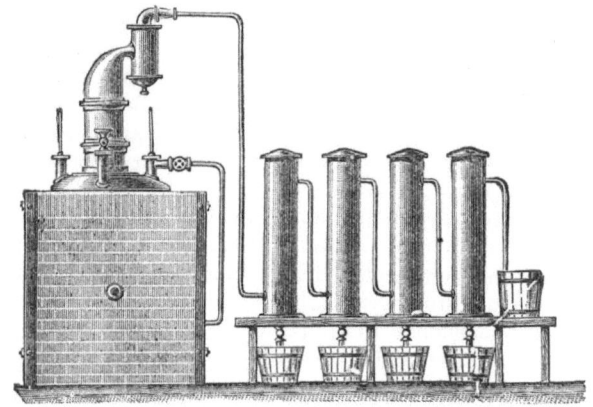

Abb. 491. Rektifikation von Rohglyzerin. In der Kolonne der Kühlgefäße wird das Glyzerin immer schwächer, je weiter das Kühlgefäß zurückliegt

bei der Seifensiederei läßt es sich nur schwer völlig rein darstellen; man neutralisiert die Unterlaugen mit Salzsäure, dampft ein und befreit das Glyzerin möglichst durch Auskristallisieren von den Salzen. In großen Mengen dagegen wird es als Nebenerzeugnis bei der Stearinsäureherstellung gewonnen. In dem Falle, wo die Gewinnung der Stearinsäure mittels Kalkverseifung geschieht, erhält man ein sehr kalkhaltiges Glyzerin, das obendrein noch durch freie Salzsäure verunreinigt ist. Bei der Zersetzung mittels gespannter Wasserdämpfe geht mit den Fettsäuren zugleich ein Glyzerin über, das allerdings frei von diesen Verunreinigungen ist, dafür aber vielfach Buttersäure, Propionsäure oder andere Umsetzungsstoffe enthält. Man erhält ein sehr unreines, braunes und übelriechendes Glyzerin, das durch weitere Vornahmen gereinigt werden muß. Zuerst wird das Rohglyzerin durch Behandeln mit Tierkohle möglichst entfärbt und vom üblen Geruche befreit, dann, wenn nötig, die Säuren oder der Kalk (an Oxalsäure) gebunden, raffiniertes Glyzerin, und die weitere Reinigung durch ein- oder zweimalige Rektifikation vorgenommen, destilliertes Glyzerin (Abb. 491). Man unterscheidet Gl. flavum oder raffinatum II und I, in den schwächeren Graden für Gasuhren, in den stärkeren Graden zur Buchdruckerwalzenmasse verwendbar. Ferner Gl. album und albissimum oder bisdestillatum albissimum wasserhell, wiederum in verschiedenen Stärke- und Reinheitsgraden, und Gl. purissimum, die beste Ware.

Der Rückstand bei der Rektifikation der verschiedenen Glyzerine heißt Glyzerinpech. Es enthält Verunreinigungen des Rohglyzerins, ist je nach der Darstellung alkalisch oder sauer, dunkel und übelriechend, läßt sich aber für manche technische Zwecke. z. B. um das Gefrieren von Wasser zu verhüten, verwenden.

Glyzerin kann man auch durch Einwirkung von Hefe auf Zucker gewinnen. Man mischt zu einer 10 prozentigen Zuckerlösung als Hefenährstoff Kalium-Natrium- und Phosphorverbindungen und das alkalisch reagierende Natriumsulfit, fügt 10% des Zuckers Hefe hinzu und setzt die Mischung einer Wärme von 30°—35° aus. Es tritt eine Gärung ein, und so entwickelt sich etwa 60 Stunden lang Kohlensäure. Darauf wird der durch die Zuckergärung entstandene Alkohol abdestilliert, die zurückbleibende Flüssigkeit zu einem Salzbrei eingedampft und das darin befindliche Glyzerin mit überhitztem Wasserdampf abdestilliert oder durch Alkohol ausgezogen. Durch einen größeren Zusatz von Natriumsulfit erreicht man eine größere Ausbeute an Glyzerin, indem sich weniger Alkohol und Kohlensäure bilden, und zwar gewinnt man an Glyzerin etwa 25% des angewandten Zuckers.

Anwendung. Äußerlich in kleineren Mengen zu Einläuten, zu Gurgelwässern, Mundwässern, Pinselsäften und gegen spröde Haut. Für alle diese Zwecke muß es rein, namentlich frei von Ameisen- und anderen Säuren sein, weil es sonst die Haut reizt. Technisch zum Füllen von Gasuhren, es genügt hierzu schon ein Glyzerin von 18° Bé, doch muß es säurefrei sein; zur Verfertigung der aus Leim und Rohglyzerin bestehenden Walzenmasse; zur Herstellung von Glyzerinseifen, hierzu ist nur ein kalkfreies verwendbar; ferner zur Herstellung des Nitroglyzerins und endlich zu Bleiglätte-Glyzerinkitten. Glyzerin für die Hautpflege darf höchstens 24°—25° stark sein. Sehr starkes Glyzerin reizt wegen seiner starken Affinität zum Wasser die Haut zu sehr, weil es ihr Wasser entzieht; es ruft ein brennendes Gefühl auf der Haut hervor. Am besten verreibt man unmittelbar nach dem Waschen ein mäßig starkes Glyzerin auf der nur schwach abgetrockneten Haut.

Aufbewahrung. Muß, weil stark Feuchtigkeit anziehend, stets in gut geschlossenen Gefäßen aufbewahrt werden.

Unter der Bezeichnung Glyzerinersatz sind Lösungen von Magnesiumchlorid, Kalziumchlorid oder Algenschleime oder Leimlösungen mit Boraxlösung und Formaldehyd oder Zuckerlösungen versetzt in den Handel gekommen, die das Glyzerin niemals ersetzen können. Perglyzerin und Perkaglyzerin sind Auflösungen von milchsaurem Kalium bzw. Natrium, Glyzerinora Auflösungen von Kalziumchlorid und milchsaurem Kalium in Pflanzenschleim.

Tegoglykol oder Äthylenglykol, Glykolalkohol, Äthandiol, $C_2H_4(OH)_2$, ein zweiwertiger Alkohol, der als Glyzerinersatz in den Handel kommt, stellt eine dicke, neutral reagierende, stark wasseranziehende Flüssigkeit dar, von süßem Geschmack, mit Wasser und Weingeist in jedem Verhältnisse mischbar, in Äther schwer löslich. Dichte 1,200; Siedepunkt 198°

** Manna. Manna. Manne.
Fráxinus ornus. Oleáceae, Ölbaumgewächse.
Südeuropa. Kalabrien. Sizilien, griechische Inseln; angebaut.

Wenn auch Manna selbst eigentlich in die Drogenabteilung gehört, so soll sie doch hier besprochen werden, da sie hauptsächlich aus einem süß schmeckenden Stoffe, dem Mannit, einem sechswertigen Alkohol. $C_6H_8(OH)_6$, besteht, der in diese Abteilung zu rechnen ist.

Manna ist der an der Luft erhärtete Saft der angebauten Manna-Esche; wilde sollen keine Manna liefern. Zur Gewinnung macht man während der trocknen Jahreszeit, etwa vom Juli bis September, künstlich Einschnitte durch die Rinde des Stammes oder ritzt dicht über der Erde beginnend, allmählich immer höher hinauf. Der austretende Saft ist klar, flüssig, erhärtet aber während der Nacht und wird am anderen Morgen gesammelt. Regen und feuchtes Wetter beeinträchtigen die Ernte.

Man unterscheidet im Handel folgende Sorten:

Manna cannellata, Röhrenmanna. Sie wird aus den Einschnitten des oberen Stammes von jüngeren Bäumen gewonnen. Man legt in die Einschnitte kleine Stäbchen oder Grashalme, um die sich die Manna ansetzt. Sie bildet längere oder kürzere, röhrenförmige Stücke von gelblichweißer Farbe, auf dem Bruche, namentlich unter der Lupe, strahlig-kristallinisch erscheinend, trocken leicht zerreiblich, von mildem, rein süßem Geschmack. Sie ist, obgleich weniger stark abführend, dennoch teurer als die Manna geracina und wird vom D.A.B. vorgeschrieben.

Als eine Abart der Manna cannellata kommt zuweilen Manna in Lacrymis in den Handel. Diese bildet kleine, tränenförmige Stückchen, die durch freiwilliges Ausfließen des Saftes entstehen sollen und der die zerbrochenen Stücke von Manna cannellata beigemengt sind.

Die häufigste Sorte ist die Manna in Sortis, auch Manna calabrina oder Manna geracina genannt. Sie besteht aus mehr oder weniger zahlreichen Röhrenmannastücken, durch eine braune, schmierige Masse miteinander verklebt; häufig mit Rindenstücken und sonstigen Unreinigkeiten vermengt. Diese Sorte stammt von älteren Bäumen und ist die an der Rinde herabgelaufene, auf Ziegelsteine, die um den Stamm auf den Erdboden gelegt sind, aufgetropfte Manna. Sie wirkt stärker, hat einen eigentümlichen Geruch und einen süßen, hinterher kratzenden Geschmack.

Bestandteile. Glykose 10—15%; Mannazucker oder Mannit bis zu 90%; geringe Mengen eines in Äther löslichen, sauren Harzes, möglicherweise den eigentlich abführenden Stoff darstellend; Zitronensäure.

Das D.A.B. verlangt einen Gehalt von mindestens 75% Mannit und schreibt vor, daß 1 g Manna durch Trocknen bei 100° höchstens 0,1 g an Gewicht verlieren und nach dem Verbrennen höchstens 3% Rückstand hinterlassen darf.

Anwendung. Als gelindes Abführmittel, namentlich bei Kindern. Ferner in der Likör- und Branntweinbereitung.

Mannit oder Mannazucker, $C_6H_{14}O_6$ oder $C_6H_8(OH)_6$, ein sechswertiger Alkohol, abgeleitet vom Hexan, C_6H_{14}; wird in reinem Zustand in der Heilkunde angewandt. Man gewinnt Mannazucker durch Auskochen der Manna mit Alkohol. Er bildet ein feines, weißes, zart kristallinisches Pulver. Geruchlos und von rein süßem Geschmack. Er ist in 7,5 Teilen Wasser, sehr leicht in kochendem, schwer in kaltem Weingeist löslich.

Mannit kommt auch in vielen anderen Pflanzensäften vor, z. B. in Algen, in den Oliven und den Kaffeebohnen

Äther.

Aether. Aether rectificátus. Aether sulfúricus. Äther. Äthyläther. Äthyloxyd. Schwefeläther. Naphtha. Ether. Oxyde d'éthyle.

$C_4H_{10}O$ oder $(C_2H_5)_2O$. Molekulargewicht 74,08.

Klare, wasserhelle, sehr leicht bewegliche Flüssigkeit von eigenem Geruch und brennendem Geschmack. Äther ist sehr flüchtig, siedet schon bei 34,5°

und hat nach dem D.A.B. die Dichte von 0,713, bzw. ein spezifisches Gewicht von 0,720. Mit fetten und ätherischen Ölen, ebenso mit Weingeist ist er in jedem Verhältnisse mischbar; Wasser nimmt etwa $^1/_{10}$ der Raumteile an Äther auf, umgekehrt lösen 35 Teile Äther 1 Teil Wasser. Angezündet, brennt er mit bläulicher, rußender Flamme.

Äther, der längere Zeit mit Luft in Berührung ist, nimmt unter Bildung von Äthylperoxyd, Wasserstoffsuperoxyd und Essigsäure Sauerstoff auf; Ätherdampf, mit Luft gemengt, ist stark explosiv. Ätherdampf ist bedeutend schwerer als Luft, so sinkt der Ätherdampf nach unten.

Außer dem eben beschriebenen Äther kommen im Handel noch andere, schwächere Sorten vor, bis zu einem spezifischem Gewicht von 0,750.

Zur Darstellung des Äthers erhitzt man in einem bleiernen oder verbleiten Destilliergefäß ein Gemenge von 9 Teilen englischer Schwefelsäure mit 5 Teilen 90 prozentigem Weingeist bis auf 140°; die entweichenden Dämpfe werden durch starke Abkühlung verdichtet. Allmählich läßt man durch ein Rohr so viel Weingeist nachfließen, daß die Wärme auf 140° erhalten bleibt. Das Destillat besteht aus zwei Schichten, Äther und Wasser, die man durch einen Scheidetrichter voneinander trennt. Den Äther schüttelt man zuerst mit Wasser, um Alkohol zu entfernen; dann mit Natronlauge zur Bindung etwaiger Schwefelsäure und rektifiziert ihn zuletzt über Kalziumchlorid, um ihn wasserfrei zu erhalten. Die Darstellung ist sehr feuergefährlich und geschieht nur unter größter Vorsicht.

Der Vorgang bei der Äthergewinnung ist folgender: Aus Alkohol und Schwefelsäure entstehen zunächst Wasser und Äthylschwefelsäure, und letztere setzt sich mit einer anderen Menge Alkohol in Äther und Schwefelsäure um. Da Äther und Wasser abdestillieren, kann man mit einer bestimmten Menge Schwefelsäure sehr große Mengen Äther erzeugen:

I. $\quad C_2H_5OH \;+\; H_2SO_4 \;=\; C_2H_5HSO_4 \;+\; H_2O$
Äthylalkohol + Schwefelsäure = Äthylschwefelsäure + Wasser.

II $\quad C_2H_5HSO_4 \;+\; C_2H_5OH \;=\; (C_2H_5)_2O \;+\; H_2SO_4$
Äthylschwefelsäure + Äthylalkohol = Äthyläther + Schwefelsäure.

Anwendung. Innerlich in mancherlei Mischungen als anregendes, belebendes Mittel; äußerlich mittels der Ätherspritze als örtliches Betäubungsmittel; es verdunstet der Äther unter starker Wärmeentziehung, so tritt ein Kältegefühl ein; ferner zur Darstellung von Kollodium, ätherischen Extrakten und als viel gebrauchtes Lösungsmittel. Auch zum Töten von Insekten.

Aufbewahrung. Der Äther erfordert wegen seiner ungemein leichten Entzündlichkeit, noch mehr wegen seiner Explosionsgefahr bei der Mischung seines Gases mit Luft die allergrößte Vorsicht. Beim Umfüllen benutzt man stets einen Trichter, und zwar um elektrische Erregung, Reibungselektrizität zu vermeiden, zweckmäßig einen Aluminiumtrichter und beleuchtet den Raum, wenn nötig, nur von außen, da offenes Licht schon auf 6—8 Schritte Entfernung eine Explosion herbeiführen kann. Wegen seiner großen Ausdehnung bei höheren Wärmegraden dürfen die Gefäße nur zu etwa $^4/_5$ gefüllt werden. Im Verkaufsraume bewahre man stets nur eine kleine Menge auf, die Vorräte an möglichst kühlem Orte. Zweckmäßig ist es, Äther in braunen Flaschen aufzubewahren, außerdem haben sich Korkstopfen besser bewährt als Glasstopfen, da diese nicht so dicht eingeschliffen werden können. Nur ist es nötig, die Korkstopfen mit dünnem Pergamentpapier oder besser mit Stanniol zu umgeben. Außerdem hat sich die Aufbewahrung bzw. Lagerung nach den betreffenden polizeilichen Bestimmungen zu richten. Für die Eisenbahnbeförderung müssen tadelfreie Ballone mit gutem Verschluß, oder in Sägespäne oder Holzkisten verpackte starke Flaschen verwendet werden; die Beförderung geschieht nur mit den sog. Feuerzügen.

Prüfung. 1. Auf einen etwaigen Säuregehalt durch blaues Lackmuspapier, indem man in einer Schale 5 ccm Äther verdunsten läßt, der zurückbleibende Verdunstungsrückstand darf blaues Lackmuspapier nicht röten.

2. auch nicht bleichen (schweflige Säure);

3. auf die Stärke durch Schütteln von 10 Teilen Äther mit 10 Teilen Wasser in einem in Grade eingeteilten Glasröhrchen sog. Ätherprüfungsrohr; hierbei darf nach dem Absetzenlassen die Menge des Wassers sich nur um 1 Teil vermehrt haben; stärkere Zunahme zeigt einen größeren Gehalt an Alkohol an, als der Äther besitzen darf (Abb. 496).

4. Bringt man 20 ccm Äther in einem mit Glasstopfen versehenen Glase mit erbsengroßen Stückchen von Kaliumhydroxyd zusammen und läßt so, vor Licht geschützt, etwa 1 Stunde stehen, so darf sich in dieser Zeit weder der Äther noch das Kaliumhydroxyd färben, sonst ist der Äther infolge Oxydation durch den Sauerstoff der Luft mit Aldehyd bzw. Vinylalkohol verunreinigt.

Vinylalkohol oder Vinol ist ein ungesättigter Alkohol,

$$\begin{matrix} C\begin{matrix}H\\H\end{matrix}\\ \parallel\\ C\begin{matrix}H\\OH\end{matrix} \end{matrix}$$

der leicht in die Formel des isomeren Azetaldehyds CH_3COH übergeht und rein noch nicht gewonnen ist; er bildet sich bei der Oxydation des Äthyläthers.

Aus dem ungesättigten Kohlenwasserstoffe Vinyl, C_2H_3, werden durch Polymerisation von Estern Kunstharze hergestellt, die in Benzol und Amylazetat löslich sind und auf Lacke verarbeitet werden.

5. Filtrierpapier, mit Äther getränkt, darf nach dem Verdunsten des Äthers nicht riechen.

Merkaptane.

**† Sulfonálum. Sulfonal. Diäthylsulfondimethylmethan.

$$\begin{matrix}CH_3\\CH_3\end{matrix}\!\!>\!\!C\!\!<\!\!\begin{matrix}SO_2C_2H_5\\SO_2C_2H_5\end{matrix} = (CH_3)_2C(SO_2C_2H_5)_2.$$

Farblose, luftbeständige Kristalle, die bei 125°—126° schmelzen, bei etwa 300° fast ohne Zersetzung sieden, entzündet mit leuchtender Flamme brennen und unter Verbreitung des Geruches nach verbrennendem Schwefel ohne Rückstand flüchtig sind; löslich in 500 Teilen kaltem und 10 Teilen siedendem Wasser, in 60 Teilen Weingeist von 20° und 2 Teilen siedendem Weingeist.

Anwendung findet das Sulfonal in Gaben von höchstens 1 g als ein Schlaf erzeugendes Mittel, als Hypnotikum. Die Unschädlichkeit wird stark bestritten.

Nachweis. Erhitzt man 0,1 g Sulfonal mit 0,1 g gepulverter Holzkohle, so tritt ein unangenehmer knoblauchartiger Geruch (Merkaptangeruch) auf.

Unter der Bezeichnung ****†Trionálum** ist das Methylsulfonal, das Diäthylsulfonmethyläthylmethan im Handel

$$\begin{matrix}CH_3\\C_2H_5\end{matrix}\!\!>\!\!C\!\!<\!\!\begin{matrix}SO_2C_2H_5\\SO_2C_2H_5\end{matrix}.$$

Es bildet farblose Kristalle, die bei 76° schmelzen, löslich in etwa 450 Teilen kaltem Wasser und leicht löslich in Weingeist sind. Findet ebenfalls Anwendung als Schlafmittel.

Aldehyde.

**Fórmaldehyd solútus. Formaldehýdus solútus. Formaldehydlösung.
Formalín. Formaldehyd. Formol. Ameisensäurealdehyd. Methylaldehyd.
Methanal. Formol d'éthyle. Aldéhyde formique. Formaline.**
$$HCOH.$$

Unter dem Namen Formalin wird von der Scheringschen Fabrik eine 40 prozentige wässerige Lösung des gasförmigen Formaldehyds als ein ungemein kräftiges fäulniswidriges Mittel als Antiseptikum in den Handel gebracht. Formalin bildet eine farblose, neutrale, blaues Lackmuspapier höchstens schwach rötende Flüssigkeit von stechendem Geruche, die schon in ungemein starken Verdünnungen vernichtend auf die Kleinlebewesen, die Mikroorganismen, wirkt. Es gilt daher als eines der kräftigsten Desinfektionsmittel. Es hat die Eigenschaft, leicht zu polymerisieren und Paraformaldehyd $(CH_2O)_3$, auch Paraform genannt, zu bilden. Dies kann durch einen größeren Zusatz von Methylalkohol verhindert werden. Dieses Präparat wird dargestellt, indem man Dämpfe von Methylalkohol und Luft über stark erhitzte Drahtnetze oder Spiralen aus Platin, Silber oder Kupfer leitet und in Wasser auffängt. Das gewonnene Erzeugnis wird dann von der größten Menge unzersetztem Methylalkohol und etwa entstandener Ameisensäure befreit und bis zu einem Gehalte von 40% Formaldehyd konzentriert, indem man die erforderliche Menge Wasser abdestilliert. Es enthält immer noch wechselnde Mengen, meist etwa 12% Methylalkohol. Die Formaldehydlösung des D.A.B. enthält mindestens 35% Formaldehyd.

Anwendung. Formaldehyd durch den Mund dem Körper zugeführt, wirkt infolge Verätzung tödlich. Zur Desinfektion von Krankenzimmern und ähnlichen Räumen werden sog. Formalinlampen hergestellt, durch die eine gefahrlose Desinfektion erreicht wird. Kieselgur, mit Formaldehyd getränkt, kommt unter der Bezeichnung Formalith in den Handel. In verdünnter Lösung wird Formaldehyd angewandt, um den unangenehmen Geruch des Fußschweißes zu entfernen, als Desodorierungsmittel. Starke Leimlösungen mit ein wenig Formaldehyd vermischt, geben eine kautschukartige, in Wasser unlösliche Verbindung, deren Verwendbarkeit für viele technische Zwecke von Wert ist. So benutzt man Formalin auch in der Photographie, um die Gelatine gegen Wasser widerstandsfähig zu machen. Ferner auch um Flaschenhälsen einen guten Verschluß zu geben, indem man den Flaschenhals zuerst in eine durch Teerfarbstoff gefärbte und mit Salizylsäure oder Thymol vermischte Leim-Glyzerinlösung und darauf in eine starke Formaldehydlösung taucht. Außerdem bei der Herstellung von Filmen, von Leder, von Kunstharzen, Phenolverbindungen, wie Bakelit und Resinit und schließlich als Mittel gegen Fliegen. Um einen Rasierpinsel zu desinfizieren, die etwa vorhandenen Milzbrandsporen abzutöten, verfährt man nach einer Veröffentlichung des Reichsgesundheitsamtes wie folgt: Man mischt 9 Teile auf 60° erwärmtes Wasser mit 1 Teil Formaldehydlösung und hängt den Rasierpinsel mit den Borsten nach unten bis an die Fassung hinein, bewegt mit einem Holze die Haare oder Borsten in der Lösung hin und her, daß die dazwischen befindliche Luft entfernt wird. Nach 4 Stunden wird der Pinsel mit warmem Seifenwasser gründlich ausgewaschen.

Vor dem Einatmen der Dämpfe des Formaldehyds hat man sich zu hüten, da schwere Erkrankungen, ja der Tod die Folge davon sein können. Ammoniakdämpfe heben die schädigende Wirkung auf.

Aufbewahrung. Vor Licht geschützt, da sich durch die Einwirkung des Lichtes leicht Ameisensäure bildet und nicht unter 15°, um die Ausscheidung von Paraformaldehyd zu vermeiden.

Nachweis. Wird Formaldehydlösung auf dem Wasserbade verdampft, bleibt eine weiße amorphe, in Wasser nicht sogleich lösliche Masse, aus Paraform, Paraformaldehyd $(HCOH)_3$, einem Polymerisationsprodukt bestehend, zurück, die bei Luftzutritt ohne wesentlichen Rückstand verbrennt. Wird aber die Formaldehydlösung vor dem Verdampfen mit Ammoniakflüssigkeit stark alkalisch gemacht, bleibt ein weißer, kristallinischer, in Wasser leicht löslicher Rückstand aus **Hexamethylentetramin $(CH_2)_6N_4$**), auch Urotropin genannt, einem harnsäurelösenden Mittel bestehend. Das Hexamethylentetramin schmilzt beim Erhitzen nicht, sondern verbrennt angezündet mit bläulicher Flamme. Es wird auch als Heizstoff gebraucht, um kleinere Mengen Wasser zu erwärmen.

Aus Silbernitratlösung scheidet Formaldehyd auf Zusatz von Ammoniakflüssigkeit allmählich Silber aus.

Prüfung. 1. 1 ccm Formaldehydlösung darf nach Zusatz von 2 Tropfen Phenolphthaleinlösung zur Neutralisation höchstens 0,05 ccm Normal-Kalilauge verbrauchen.

2. Dampft man Formaldehydlösung ein, so bleibt eine weiße Masse zurück, die nach dem Verbrennen nicht mehr als 0,01% der angewandten Formaldehydlösung Rückstand geben darf.

Unter der Bezeichnung **Lysoform** ist eine gelbe, flüssige, formaldehydhaltige Kaliseife im Handel, die als Desinfektionsmittel dient.

Die Desinfektionsmittel **Autan** und **Perautan** sind Gemische von Paraformaldehyd mit Metallsuperoxyden bzw. Kaliumpermanganat. Mit Wasser zusammengebracht, entwickelt sich Formaldehyd.

Pittylen, ein braungelbes, in Weingeist und Kollodium lösliches Pulver, das als fäulniswidriges Mittel und zur Herstellung von geruchloser Teerseife, Pittylenseife, gebraucht wird, ist eine Verbindung aus Formaldehyd und Nadelholzteer.

Galalith, auch **Milchstein** genannt, ist Formaldehydkasein, hergestellt aus dem Käsestoffe der Milch. Es hat die Eigenschaften des Horns, läßt sich mit Farbstoffen mischen und dient als Ersatz von Hartgummi zu allen möglichen Gebrauchsgegenständen.

Azétaldehyd oder Äthylaldehyd.
C_2H_4O oder CH_3COH.

Azetaldehyd gehört zu einer ganzen Reihe homologer Körper, die durch Wasserstoffentziehung infolge oxydierender Agenzien aus der homologen Reihe der Alkohole entstehen und dann bei weiterer Oxydation Säuren liefern.

Er wird aus dem Äthylalkohol gewonnen, und zwar durch wiederholte Rektifikation des Vorlaufes bei der Spritbereitung und liefert bei weiterer Oxydation Essigsäure. Er wird aber meist durch Destillation eines Gemisches von je 100 Teilen zerriebenem Kaliumdichromat und Sprit von 90%, unter allmählichem Zusatz von 133 Teilen konzentrierter Schwefelsäure bereitet. Das gewonnene Destillat wird von seinen Beimengungen durch ziemlich umständliche Verfahren gereinigt. In reinem Zustande bildet er eine farblose, schon bei 22° siedende, neutrale Flüssigkeit von eigentümlichem Geruche, die sich in Äther, in Weingeist und in Wasser leicht löst. Der Geruch in den Essigfabriken ist durch ihn bedingt. Spezifisches Gewicht 0,790. Der Aldehyd des Handels pflegt selten absolut zu sein.

Anwendung. Nur selten bei der Bereitung künstlicher Fruchtäther. Rot gefärbt zur Füllung der sog. Liebesbarometer. Ferner zur Herstellung von Chinolingelb und Hydrazin und in der Galvanoplastik.

Chemikalien organischen Ursprungs.

**† Páraldehyd. Paraldehýdus. Paraldehyd. Paraldéhyde.

$(C_2H_4O)_3$ oder $(CH_3COH)_3$.

Leitet man in Äthylaldehyd bei gewöhnlichem Wärmegrade Chlorwasserstoff, so verwandelt sich der Äthylaldehyd größtenteils in Paraldehyd. Aus dieser unreinen Mischung wird der reine Paraldehyd dargestellt, indem man ihn durch Abkühlung der Mischung unter 0° zum Kristallisieren bringt. Die so gewonnenen Kristalle werden durch fraktionierte Rektifikation noch weiter gereinigt.

Klare, farblose, neutrale oder doch nur sehr schwach sauer reagierende Flüssigkeit von ätherischem, nicht brennendem Geruch und brennend-kühlendem Geschmack. Paraldehyd soll nach dem D.A.B. eine Dichte von 0,992—0,994 haben bzw. zeigt ein spezifisches Gewicht von 0,998—1,000 und enthält noch etwa 4% Azetaldehyd. Er siedet bei 123°—125° und erstarrt bei 10°—11°. Paraldehyd löst sich in 10 Teilen Wasser zu einer Flüssigkeit, die auch beim Stehen keine ölartigen Tröpfchen abscheidet, die sich aber beim Erwärmen trübt. Mit Weingeist und Äther mischt er sich in jedem Verhältnisse.

Anwendung findet der Paraldehyd, gleich dem Chloralhydrat, als Schlafmittel.

Aufbewahrung. Vor Licht und Luft geschützt.

**† Chlorálum hydrátum crystallsátum.

Chloralhydrat. Trichlorazetaldehydhydrat. Chloral hydraté. Hydrate de chloral Chloral hydras.

$CCl_3COH + H_2O$ oder $CCl_3CH(OH)_2$. Molekulargewicht 165,40.

Trockene, farblose, luftbeständige, nicht zusammenklebende Kristalle von stechendem Geruch und schwach bitterem, ätzendem Geschmack. Es ist leicht löslich in Wasser, Weingeist, Äther, weniger bzw. unter Erwärmen in Petroläther und Schwefelkohlenstoff, verdunstet bei jedem Grade, schmilzt bei 53° und muß sich ohne Entwicklung brennbarer Dämpfe gänzlich verflüchtigen. Ätzende Alkalien bilden daraus Chloroform und ameisensaures Alkali. Mit Kampfer zusammengerieben, bildet es eine dicke Flüssigkeit.

Dargestellt wird es durch langsames Einleiten von Chlorgas in absoluten Äthylalkohol, anfangs unter Abkühlung, später unter Erwärmung. Es entstehen hierbei neben Chloral verschiedene andere Umsetzungsstoffe, aus denen das Chloral durch konzentrierte Schwefelsäure abgeschieden wird, und zwar in Form einer öligen, schweren Flüssigkeit; diese wird durch Rektifikation über Kalziumkarbonat gereinigt. Dieses reine, leicht zersetzliche Chloral oder Trichloraldehyd, CCl_3COH, wird durch Zusatz einer bestimmten Menge Wasser in das feste Chloralhydrat umgewandelt, das dann durch Auflösen in Petroleumäther zur Kristallisation gebracht wird. Auch mit Alkohol verbindet sich das Chloral zu einer festen, kristallinischen Form zu Chloralalkoholat, das früher vielfach mit in den Handel kam. Man erkennt diese Beimengung durch das Auftreten brennender Gase beim Erhitzen.

Anwendung. Als schlafbringendes Mittel in Gaben von 1,0—2,0, nur bei Säuferwahnsinn kann die Menge auf 6,0—8,0 gesteigert werden. Ferner um mikroskopische Präparate aufzuhellen, und zwar 5 Teile Chloralhydrat und 2 Teile Wasser. Außerdem als Zusatz zu verschiedenen Haarwässern.

Aufbewahrung. In gut geschlossenen Gefäßen. Spuren von Eisen färben es gelb.

Nachweis. Wird Chloralhydrat mit Natronlauge erwärmt, so entsteht eine trübe, unter Abscheidung von Chloroform sich klärende Lösung.

$CCl_3CH(OH)_2$ + NaOH = $CHCl_3$ + HCOONa + H_2O
Chloralhydrat + Natrium- = Chloroform + Natriumformiat + Wasser.
hydroxyd

**† Chlorálum formamidátum. Chloralformamid.

$CCl_3CH(OH)NHCHO$.

Die Darstellungsweise dieses Präparates ist nach Dr. B. Fischer eine Vereinigung molekularer Mengen von wasserfreiem Chloral und Formamid ($HCO[NH_2]$). Weiße, glänzende, geruchlose Kristalle von schwach bitterem Geschmack, bei 114°—115° schmelzend, löslich in 30 Teilen kaltem Wasser und in 2,5 Teilen Weingeist.

Anwendung. Als Schlafmittel, Hypnotikum, in Gaben von 1—3 g.

Nachweis. Mit Natronlauge erwärmt, entsteht eine trübe Flüssigkeit, die unter Abscheidung von Chloroform klar wird.

Ketone.
Acetónum. Azeton. Dimethylketon. Acétone. Acetone.

C_3H_6O oder $(CH_3)_2CO$.

Eine klare, farblose, brennbare und sehr flüchtige Flüssigkeit, deren Dichte nach D.A.B. 0,790—0,793 beträgt. Siedepunkt 55°—56°. Der Geruch erinnert an Essigäther; der Geschmack ist scharf, hinterher kühlend, es brennt mit leuchtender Flamme. Azeton entsteht bei der trockenen Destillation des Holzes und findet sich mit Methylalkohol zusammen im rohen Holzessig. Bereitet wird es durch trockene Destillation von 2 Teilen wasserfreiem Kalziumazetat mit 1 Teil Ätzkalk aus einer eisernen Retorte. Das Destillat wird mit Natriumkarbonat gesättigt und dann über geschmolzenem Kalziumchlorid rektifiziert, rohes Azeton wird auch aus rohem Methylalkohol gewonnen.

Anwendung. In vollkommen reinem Zustande in kleinen Gaben gegen Schwindsucht, Gicht. Die rohe Handelsware als kräftiges Lösungsmittel für Fette, Harze, Kautschuk und zur Herstellung von Lacken, z. B. auch von Zaponlack, auch in der Färberei und Druckerei. Ferner zur Darstellung von Chloroform und Jodoform. In der Photographie. Zur Herstellung von synthetischem Indigo. Als Abbeizmittel für Lackanstriche.

Nachweis. Die wässerige Lösung, mit einigen Tropfen Phosphorsäure angesäuert und mit geringen Mengen Kupfersulfatlösung und Jodkaliumlösung vermischt, wird bräunlich und trübe. Erwärmt man das Gemisch, so wird die Flüssigkeit farblos und scheidet einen weißgrauen Niederschlag ab.

Werden 10 ccm der wässerigen Azetonlösung (1 + 199) mit 5 ccm Nitroprussidnatriumlösung (1 + 39) und 1 ccm Natronlauge (14,8—15%) vermischt, so tritt Rotfärbung ein. Wird nun Essigsäure im Überschuß zugefügt, färbt sich die Mischung karminrot.

Prüfung. Auf die Abwesenheit von Wasser durch Schütteln mit Kalziumchlorid; dieses zerfließt, sobald Wasser zugegen ist.

Azeton muß sich in gleichem Raumteile Wasser klar lösen und darf blaues Lackmuspapier nicht röten. 10 ccm verdampft, dürfen so gut wie keinen Rückstand hinterlassen.

Ein- und mehrbasische Säuren.
Ácidum formícicum. Ácidum Formicárum. Ameisensäure. Acide formique. Formic acid.

$CH_2O_2 + H_2O$ oder $HCOOH + H_2O$. Molekulargewicht 46,02.

Die vom D.A.B. vorgeschriebene offizinelle Ameisensäure ist nicht wasserfrei, sondern enthält auf 100 Teile nur 25 Teile wasserfreie Säure. Sie stellt eine farblose Flüssigkeit von der Dichte 1,057—1,060 bzw. von 1,061—1,064 spezifischem Gewicht dar, ist vollkommen flüchtig, von stechendem Geruch und stark saurem Geschmack. Außer dieser Ameisensäure des D.A.B. sind noch 20-, 30-, 50-, 60- und 100 prozentige Ameisensäuren im Handel. Dargestellt wird die Säure durch Erhitzen von Glyzerin mit Oxalsäure in einer gläsernen Retorte. Es entsteht zuerst Glyzerinmonoformiat, ein Glyzerinäther der Ameisensäure, der durch das Wasser in Ameisensäure und Glyzerin zerfällt.

I. $(COOH)_2 + C_3H_5(OH)_3 = C_3H_5(OH)_2(HCO_2) + CO_2 + H_2O$
Oxalsäure + Glyzerin = Glyzerinmono- + Kohlen- + Wasser
              formiat   dioxyd

II. $C_3H_5(OH)_2(HCO_2) + H_2O = HCOOH + C_3H_5(OH)_3$
Glyzerinmonoformiat + Wasser = Ameisensäure + Glyzerin.

Die hierbei entstehende Ameisensäure destilliert über, wird mit Natriumkarbonat gesättigt, das entstandene Natriumbiformiat zur Trockne gebracht und durch eine berechnete Menge Schwefelsäure zersetzt.

$$2\ HCOONa\ +\ H_2SO_4\ =\ Na_2SO_4\ +\ 2\ HCOOH$$
Natriumformiat + Schwefelsäure = Natriumsulfat + Ameisensäure.

Oder man leitet in ein auf 200° erhitztes und mit Koks gefülltes Gefäß Natronlauge und einen erwärmten Strom von Kohlenmonoxyd. Das entstandene Natriumformiat zersetzt man dann durch Schwefelsäure.

Anwendung. Zur Darstellung des Spiritus Formicarum nach Vorschrift des D.A.B.; mit Natriumbikarbonat zusammen zu Kohlensäurebädern und als Konservierungsmittel, vor allem für Fruchtsäfte, doch muß ein solcher Zusatz deutlich gekennzeichnet sein. Man rechnet gewöhnlich auf 1 l Fruchtsaft als höchste Grenze 2,5 g Ameisensäure. Zur Herstellung des Rumäthers, des Äthylformiats, $HCOOC_2H_5$. Außerdem in der Galvanoplastik und in der Färberei und Druckerei.

Nachweis. Vermischt man Ameisensäure mit Bleiessig, so erhält man einen weißen, kristallinischen Niederschlag von Bleiformiat. Verdünnt man 1 ccm Ameisensäure mit 5 ccm Wasser und fügt 1,5 g gelbes Quecksilberoxyd hinzu, so erhält man eine klare Lösung von Hydrargyriformiat, die beim Erhitzen unter Entwicklung von Kohlendioxyd allmählich metallisches Quecksilber ausscheidet, sich grau färbt, indem sich infolge der Erhitzung zuerst Hydrargyroformiat bildet, dieses aber dann zu Quecksilber reduziert wird.

$$HCOOH\ +\ HgO\ =\ Hg\ +\ CO_2\ +\ H_2O$$
Ameisensäure + Quecksilberoxyd = Quecksilber + Kohlendioxyd + Wasser.

Prüfung. 1. Auf von der Darstellung herrührende Verunreinigung mit Akrolein prüft man durch Neutralisieren mit Kalilauge. Die Flüssigkeit darf dann nicht stechend oder brenzlig riechen.

2. Auf Oxalsäure. Ameisensäure darf nach Neutralisieren mit Ammoniakflüssigkeit durch Kalziumchloridlösung keine Veränderung zeigen.

3. Um einen Gehalt von 25% wasserfreier Ameisensäure festzustellen, müssen unter Verwendung von Phenolphthalein als Indikator zur Neutralisation von 5 ccm Ameisensäure 26,1—27,2 ccm Normal-Kalilauge erforderlich sein. (1 ccm Normal-Kalilauge = 0,04602 g Ameisensäure.)

Unter der Bezeichnung Fructol ist ein Konservierungsmittel für Fruchtsäfte im Handel, das in der Hauptsache aus Ameisensäure besteht. Auch stellt man als Ersatz für essigsaure Tonerdelösung einen Liquor Aluminii formicici her (s. Ormizet).

Acidum acéticum (glaciále). Acétum concentratíssimum.
Acétum radicále. Eisessig. Essigsäurehydrat. Acide acétique cristallisable.
Acetic acid.

$C_2H_4O_2$ oder CH_3COOH. Molekulargewicht 60,03.

Eine farblose Flüssigkeit von stechend saurem Geruch und Geschmack; die Haut ätzend und blasenziehend. Sie soll nicht unter 9,5° zu einer kristallinischen Masse erstarren, die erst bei +16° wieder flüssig wird. Sie siedet bei +117° unter Entwicklung brennbarer Dämpfe. Ihre Dichte soll nach dem D.A.B. höchstens 1,058 betragen; bzw. das spezifische Gewicht 1,060 bis höchstens 1,064; jedoch ist dies nicht maßgebend für die Stärke, da bei etwas größerer Verdünnung das Gewicht bis 1,070 steigt, um dann bei weiterer Verdünnung zurückzugehen, so daß eine Säure mit 45—50% Essigsäureanhydrid dieselbe Dichte zeigt wie der reine Eisessig, der mindestens 96% reine Essigsäure enthält; 10 Teile Essigsäure lösen 1 Teil Zitronenöl klar auf, die verdünnte Säure tut dies nicht.

Die konzentrierte Essigsäure wird dargestellt, indem man entwässertes Natriumazetat mit überschüssiger konzentrierter Schwefelsäure zersetzt, der Destillation unterwirft und das gewonnene Destillat über einem Gemisch aus 1 Teil Kaliumdichromat und 4 Teilen entwässertem Natriumazetat rektifiziert.

$$CH_3COONa + H_2SO_4 = CH_3COOH + NaHSO_4$$
Natriumazetat + Schwefelsäure = Essigsäure + saures Natriumsulfat.

Die Rektifikation geschieht, um etwa entstandene schweflige Säure zu entfernen, die sich bei starker Erhitzung durch Reduktion der Schwefelsäure mittels kleiner Mengen von Kohle aus dem Natriumazetat abgeschieden bilden kann:

$$2 K_2Cr_2O_7 + 3 SO_2 = 2 K_2CrO_4 + Cr_2(SO_4)_3$$
Kaliumdichromat + Schwefligsäureanhydrid = Kaliumchromat + Chromoxydsulfat.

Zur Darstellung einer technischen Essigsäure verwendet man Natriumazetat oder meistens Kalziumazetat aus Holzessig und Graukalk gewonnen, und erzielt eine Essigsäure, Holzessigsäure bis zu 50%.

Auch wird Essigsäure in dem Elektrizitätswerk Lonza in Visp in der Schweiz gleichwie Äthylalkohol (s. d.) aus Kalziumkarbid bzw. dem durch Wasser daraus entwickelten Azetylengas durch Vereinigung mit elektrolytisch gewonnenem Wasserstoff und Ozon hergestellt.

I. $$CaC_2 + 2 H_2O = C_2H_2 + Ca(OH)_2$$
Kalziumkarbid + Wasser = Azetylen + Kalziumhydroxyd.

II. $$C_2H_2 + H_2O = C_2H_4O \text{ oder } CH_3COH$$
Azetylen + Wasser = Azetaldehyd.

III. $$CH_3COH + O = CH_3COOH$$
Azetaldehyd + Sauerstoff = Essigsäure.

Anwendung. In der Heilkunde nur als Hautreizungsmittel oder zum Aufweichen von Hautverhärtungen, Hühneraugen. Hierzu wird der Eisessig am besten mit gleichen Teilen Wasser verdünnt, weil die reine Säure leicht Entzündungen auf der gesunden Haut hervorruft. Ferner zur Darstellung von Acidum acéticum dilútum oder Acétum concentrátum, einer verdünnten Essigsäure, die in 100 Teilen 29,7—30,6 Teile reine Säure enthält, die man aber auch durch Destillation von 12 Teilen kristallisiertem Natriumazetat und 10 Teilen Schwefelsäure herstellt, auf dieselbe Weise wie den Eisessig; technisch in der Photographie, in der Färberei und in der Teerfarbenherstellung.

Nachweis. Die mit Wasser verdünnte Säure wird nach Neutralisation mit Natronlauge durch einige Tropfen Eisenchloridlösung tiefrot gefärbt.

Prüfung. 1. Wenn es darauf ankommt, die Konzentration der Säure zu ermitteln, so kann dies durch die Lösungsprobe mit Zitronenöl oder die Erstarrungsprobe geschehen.

2. Schwächere Säure erstarrt bei +10° entweder gar nicht oder nur zum Teil.

3. Die Anwesenheit von brenzligen Stoffen verrät sich nach dem Sättigen mit Natriumkarbonat durch den Geruch. Eine solche mit 2 Raumteilen

Wasser verdünnte Säure entfärbt wenige Tropfen Kaliumpermanganatlösung nach einigen Minuten.

4. **Gehaltsbestimmung.** Man verdünnt 1 g Essigsäure mit Wasser auf 20 ccm. Zum Neutralisieren dieser Mischung müssen unter Anwendung von Phenolphthalein als Indikator mindestens 16 ccm Normal-Kalilauge nötig sein, was einem Mindestgehalt von 96% Essigsäure entspricht. (1 ccm Normal-Kalilauge = 0,06003 g Essigsäure.)

Acétum. Essig. Vinaigre. Vinegar.

Essig besteht in der Hauptsache aus einer sehr verdünnten Lösung der Essigsäure in Wasser (3,5—6%) mit verschiedenen nebensächlichen Stoffen, welche durch die Bereitungsweise bedingt werden. Man unterscheidet im Handel **Weinessig, Bieressig, Zideressig, Fruchtessig, Branntwein-** oder **Schnellessig**. Die Bereitung aus den erstgenannten Stoffen beschränkt sich gewöhnlich nur auf einzelne Gegenden, während im allgemeinen die Bereitung aus verdünntem Sprit vorherrscht. In Mischungen von geringem Alkoholgehalt verwandelt sich der Alkohol unter dem Einflusse des Sauerstoffes der Luft bei Gegenwart von sog. Essigferment, einer Pilzart Microcóccus Acéti, und etwas Wärme zuerst in Aldehyd, dann in Essigsäure; hierauf beruht jede Essigbereitung. Im Bier, Wein, Zider sind die nötigen Fermente schon enthalten; man braucht sie daher nur in offenen Gefäßen bei etwas Wärme der Einwirkung der Luft auszusetzen, um ihren Alkohol allmählich gänzlich in Essigsäure überzuführen. Derartige Essige enthalten neben ihrer Essigsäure auch alle in den Urstoffen enthaltenen Bestandteile, als Extraktivstoffe, Farbstoffe, Wein- oder Äpfelsäure. Infolgedessen ist namentlich der Bieressig wegen seines Gehaltes an stickstoffhaltigen Bestandteilen sehr der weiteren Zersetzung ausgesetzt und verdirbt daher sehr rasch. Guter Weinessig, aus wirklichem Wein oder Most bereitet, ist von sehr angenehmem Geschmack, weil er einen

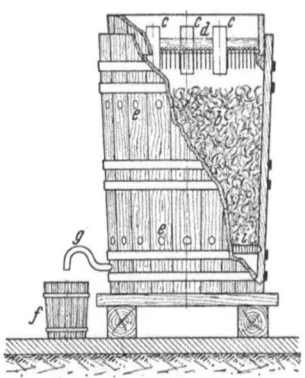

Abb. 492. Schnellessigherstellung. *b* Hobelspäne. *c* Faß. *d* Oberer Siebboden mit den Luftrohren. *e* Untere Luftumströmung. *f* Faß zum Auffangen des Essigs. *g* Ausflußrohr.

Teil des Weinduftes behält. Er wird aus einem Gemische von deutschem und ausländischem Wein und einem Essiggut, auch Maische genannt, die 40% Wein enthält, als Doppelweinessig mit 10,5% Essigsäure hergestellt. Reiner Weinessig, aus unverdünntem Wein gewonnen, kommt seltener in den Handel. Sehr verdünnte Spiritusmischungen mit ein wenig Ferment, wie oben angegeben, behandelt, verwandeln sich gleichfalls in Essig, doch erfordert die Umwandlung von größeren Mengen einen Zeitraum von mehreren Wochen. Dieses Verfahren wird daher wenig oder gar nicht mehr benutzt, sondern allgemein die sog. Schnellherstellung in Anwendung gebracht. Diese beruht im wesentlichen darauf, die Alkoholmischung in möglichster Ausdehnung dem oxydierenden Einflusse der Luft auszusetzen. Zu diesem Zwecke hat man eigene Fässer aus Holz oder Steinzeug, sog. **Essigbildner** oder **Gradierfässer** (s. Abb. 492) verfertigt, die etwa in $1/10$ ihrer Höhe einen hölzernen Siebboden haben. Auf diesen bringt man mit Essig, der stets den Essigpilz enthält, getränkte oder mit Reinkulturen von Microcóccus Acéti, mit **Essigmutter**, getränkte, vorher ausgekochte Holzspäne aus Buchenholz, bis zu $^9/_{10}$ der Faßhöhe; hier ist ein zweiter Siebboden, die Siebbütte (d) genau eingefügt, deren ziemlich kleine Öffnungen mittels Bindfadenendchen, die durch einen oben angebrachten Knoten am Durchfallen verhindert werden, fast ganz verstopft sind. Unmittelbar unterhalb des unteren Siebbodens sind rings um das Faß schräg nach unten gehende Löcher eingebohrt, die den fortwährenden Zutritt von Luft ermöglichen, während durch den oberen Siebboden längere Glasrohre (c) gehen, die den Austritt der Luft nach oben vermitteln. Da während der Essigbildung im Faß eine größere Wärme, etwa 40°, entsteht, so ist der Umlauf der Luft von unten nach oben ein fortwährender und sehr groß. Auf den oberen Siebboden läßt man nun die Mischung aus 1 Teil 60 prozentigem Sprit, 5 Teilen Wasser und 1½ Teilen gewöhnlich 6 prozentigem Essig, das Essiggut, in derselben Weise zufließen, wie sie aus einem am Boden angebrachten Hahn abfließt. Steigert sich die Wärme über 40°, so wird sofort von dem Spritgemisch aufgegossen, da sich sonst Alkohol und schon entstandene Essigsäure teilweise verflüchtigen. Andererseits mündet der Ausflußhahn im Faß erst in der Höhe der unteren Löcherreihe, so daß der unter dem unteren Siebboden des Fasses befindliche Teil stets mit Flüssigkeit angefüllt ist und so nicht eine zu plötzliche Abkühlung des Faßinhaltes eintritt. Die Flüssigkeit sickert langsam an den Bindfäden entlang und verbreitet sich so über die Hobelspäne. Auf diese Weise bietet sie der Luft eine vieltausendmal größere Oberfläche dar, als wenn man die gleiche Menge der Mischung einfach in einem Fasse der Luft aussetzen würde. Da man die Mischung aus Sprit zur Essigbildung nur schwach verwenden kann, so pflegt das durch einmaliges Durchlaufen gewonnene Erzeugnis noch nicht von der gewünschten Essigsäurestärke zu sein; um diese zu erreichen, läßt man es unter Zusatz einer neuen Menge des Spritgemisches durch einen zweiten, zuweilen sogar durch einen dritten Essigständer laufen. Außer diesen immerhin kleineren Essigbildnern sind heute auch Gefäße in Gebrauch, die einen Rauminhalt von 50 000 l haben und bei denen der schwache Essig durch Pumpvorrichtung immer wieder von neuem durch die Gefäße hindurchsickert. Der so gewonnene Essig enthält 8—14% Essigsäure und wird zur Herstellung des gewöhnlichen Speiseessigs auf 3,5 bis 5% Essigsäuregehalt verdünnt, zuweilen auch mit Zuckerfarbe, Zuckercouleur gefärbt. Zeigen sich im Essig Essigälchen, kleine Fadenwürmer, Leptodera oxyphila oder Anguilla Aceti, in größerer Anzahl, so ist solcher Essig für Speisezwecke nicht mehr zu verwenden. Stoffe zur Abtötung der Essigälchen, auch Kochsalz dürfen in den Verkehr gebrachte Essige nicht aufweisen. Enthält Essig Auszüge aus Pflanzenteilen, so ist es Kräuteressig.

Essige mit einem Säuregehalt von 3½—7% sind Speiseessige, unter 3½% Säuregehalt dürfen sie nicht in den Handel kommen. Einmacheessig muß mindestens 5%, Doppelessig 7—8%, Essigsprit, Gärungsessigsprit oder dreifacher Essig mindestens 10½% Essigsäure enthalten.

Estragonessig, Vinaigre de l'Estragon, kann man darstellen durch Zumischung von 4—5 Tropfen von bestem Oleum Dracunculi zu 1 l starkem Essig. Färbung nach Ortsgebrauch.

Zur Prüfung des Essigs auf seine Stärke benutzt man sein Sättigungsvermögen alkalischer Flüssigkeiten und bestimmt dies nach volumetrischem Verfahren (s. Acidum aceticum). Auf Metalle prüft man mit Schwefelwasserstoffwasser oder Natriumsulfid. Essig darf dadurch nicht verändert werden.

Die sog. Essigessenzen sind sehr reine Essigsäuren von etwa 80%, die aus Holzessigsäure bzw. dem holzessigsauren Kalk dem Graukalk oder synthetisch aus Kalzımkarbıd gewonnen und mitunter mit etwas Essigäther vermischt, aromatisiert werden. Sie liefern, mit dem nötigen Wasser gemengt, sehr reine, wohlschmeckende, völlig haltbare Essige, die in großen Mengen anstatt des durch Gärung gewonnenen Essigs verbraucht werden.

Man gewinnt auch Essig aus dem Sulfitspiritus, der aus den zuckerhaltigen Sulfitablaugen, die bei der Gewinnung des Sulfitzellstoffes (s. d.) zurückbleiben. gewonnen wird.

Nach der Verordnung vom 14. Juli 1908 darf für Lebensmittel Essigsäure, Essigessenz, die in 100 Gewichtsteilen mehr als 15 Gewichtsteile reine Säure enthält, in Mengen unter 2 l nur in Flaschen von ganz bestimmter Art und Bezeichnung feilgehalten oder verkauft werden (vgl. Gesetzkunde).

Acétum pyrolignósum. Acétum Lignórum. Acétum pyroxýlicum.
Holzessig. Holzsäure.
Acide pyroligneux. Vinaigre de bois. Acide acétique du commerce.
Wood-vinegar. Pyroligneous acid. Vinegar of wood.

Ebenso wie aus dem Äthylalkohol durch den oxydierenden Einfluß des Sauerstoffes der Luft Essigsäure entsteht, bildet sie sich auch bei der Verkohlung organischer Stoffe, namentlich des Holzes bei Abschluß der Luft. Hier ist es die Zellulose, der Zellstoff, Faserstoff, aus der sie entsteht, allerdings neben zahlreichen anderen Erzeugnissen der trockenen Destillation. Große Mengen von Essigsäure werden auf diese Weise gewonnen. Bei dem früher gebräuchlichen Verfahren zur Bereitung der Holzkohle in Meilern gingen diese Nebenerzeugnisse fast gänzlich verloren. Man nimmt daher in vielen Gegenden die Verkohlung des Holzes in eisernen Retorten vor, wobei man dreierlei Destillationserzeugnisse gewinnt: 1. gasförmige, die man als Leuchtgas oder zu Heizzwecken verwendet; 2. Holzteer (s. d.); 3. eine saure, bräunliche Flüssigkeit (Abb. 493).

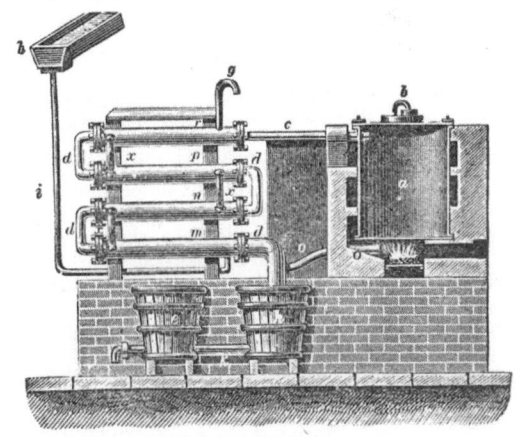

Abb. 493. Gewinnung von Holzessig. a Retorte die durch den Deckel b gefüllt wird. c u. d Röhren für die Destillationserzeugnisse. i Kühlwasser, um die Röhren zu kühlen. h u. e Sammelbehälter für die verdichteten Destillationserzeugnisse. o Ableitungsrohr für die brennbaren Gase. die in die Feuerstelle geleitet werden.

Diese saure Flüssigkeit enthält neben Azeton, Furfurol und empyreumatischen Stoffen als Hauptbestandteile Methylalkohol und Essigsäure, Holzessig. Man unterwirft sie der fraktionierten Destillation. Das zuerst Übergehende wird auf Methylalkohol verarbeitet. Die zurückbleibenden neun Zehntel stellen den rohen Holzessig dar.

Acétum pyrolignósum crudum, roher Holzessig. Er ist eine braune Flüssigkeit von strengem, brenzlig-saurem, teerartigem Geruch und Geschmack und enthält neben mindestens 8,4% Essigsäure, Holzgeist (s. d.), Kreosot, Brandöle, Brandharze. Bei der Aufbewahrung scheidet er teerartige Stoffe, Brandharze, ab. Birken- und Buchenholz liefern die meiste Essigsäure.

Anwendung. In der Heilkunde als fäulniswidriges Mittel bei eiternden Wunden; in der Tierheilkunde gegen Hautausschläge; ferner als Waschmittel gegen Ungeziefer; technisch zur Darstellung essigsaurer Salze, aus denen wieder Essigsäure gewonnen wird. Bei der Tintenbereitung; um Eisenbeize herzustellen und in der Färberei.

Prüfung. Einen Mindestgehalt von 8,4% Essigsäure stellt man fest durch Zusammenmischen von 10 ccm Holzessig und 14 ccm Normal-Kalilauge, die Flüssigkeit darf nicht alkalisch reagieren. (1 ccm Normal-Kalilauge = 0,06003 g Essigsäure.)

Acétum pyrolignósum rectificátum, rektifizierter Holzessig. Destilliert man rohen Holzessig aus einer Retorte zu $^4/_5$ seines Gewichtes ab, erhält man eine farblose oder schwach gelbliche, später wieder dunkler werdende Flüssigkeit von etwas weniger brenzligem Geruch und einem Mindestgehalt von 5,4% Essigsäure. Der so gereinigte Holzessig enthält alle Bestandteile des rohen, mit Ausnahme der Brandharze.

Anwendung. In der Heilkunde als fäulniswidriges, als antiseptisches Mittel zu Einspritzungen, Gurgelwässern, Waschungen und in Gaben von 0,5 bis 2,0 g auch innerlich.

Prüfung. Es müssen zum Neutralisieren von 10 g gereinigtem Holzessig unter Anwendung von Phenolphthalein als Indikator, mindestens 9 ccm Normal-Kalilauge erforderlich sein.

****† Ácidum trichloracéticum.** Trichloressigsäure.
Acide trichloracétique.

$CCl_3 \cdot COOH$. Molekulargewicht 163,39.

Die Trichloressigsäure entsteht unter anderem durch die Oxydation von Chloralhydrat durch Salpetersäure. Durch Alkalien zerfällt sie in Chloroform und Kohlendioxyd. Farblose, leicht zerfließliche, rhomboedrische Kristalle von schwach stechendem Geruch und stark saurer Reaktion, in Wasser, in Weingeist und in Äther löslich, bei etwa 55° schmelzend, bei etwa 195° siedend und ohne Rückstand sich verflüchtigend.

Anwendung. Hauptsächlich als Ätzmittel. Auch gegen Warzen.

Nachweis. Erhitzt man 1 g Trichloressigsäure in 3 ccm Kalilauge bis zum Sieden, so tritt Geruch nach Chloroform auf, indem sich die Trichloressigsäure in Chloroform und Kohlendioxyd spaltet.

$$CCl_3COOH = CHCl_3 + CO_2$$
Trichloressigsäure = Chloroform + Kohlendioxyd.

Aufbewahrung: In gut geschlossenen Gefäßen, an trockenem Ort.

**** Ácidum valeriánicum.** Baldriansäure. Valeriansäure.
Acide valérianique. Valerianic acid.

$C_4H_9 \cdot COOH + H_2O$.

Ist eine farblose Flüssigkeit von baldrianähnlichem Geruch und brennend scharfem, saurem Geschmack; spezifisches Gewicht 0,950—0,955. Sie erstarrt bei —15°, ihr Siedepunkt liegt bei 175°, sie ist in 28—30 Teilen Wasser löslich. Dargestellt wird sie künstlich durch Oxydation des Gärungs-Amylalkohols, des Fuselöls, mittels Kaliumdichromat und Schwefelsäure.

Anwendung. Zur Herstellung baldriansaurer Salze; technisch für die Herstellung der Fruchtäther, und zwar als baldriansaurer Äthyl- oder Amyläther.

Acidum steárinicum. Stearinsäure. Stearin.
Acide stéarique. Stearic acid.

$C_{18}H_{36}O_2$ oder $C_{17}H_{35}COOH$.

Die Stearinsäure des Handels ist nicht rein, sondern stets gemengt mit Palmitinsäure; infolgedessen schwankt der Schmelzpunkt oft bedeutend, da die

Palmitinsäure bei niedrigerem Wärmegrad als die Stearinsäure schmilzt. Um aus der Stearinsäure des Handels reine Stearinsäure zu erhalten, muß man das Gemisch im luftverdünnten Raume wiederholt der fraktionierten Destillation unterwerfen. Die Stearinsäure des Handels bildet weiße, mehr oder minder geruchlose, fettglänzende Tafeln, auf dem Bruche mit deutlich kristallinischem Gefüge. Sie ist klar löslich in 50 Teilen Weingeist, ebenfalls in Äther und in Chloroform; vollständig unlöslich in Wasser. Der Schmelzpunkt liegt zwischen 50° und 65°.

Die Darstellung der Stearinsäure geschieht nach verschiedenen Verfahren. Das älteste ist, daß man zuerst mittels frischer Kalkmilch aus dem Fett eine in Wasser unlösliche Kalkseife herstellt und diese mittels einer nicht starken Schwefelsäure oder Salzsäure in der Wärme zersetzt. Die sich abscheidenden Fettsäuren schwimmen obenauf, werden abgeschöpft, mit Wasser nochmals umgeschmolzen und durch sehr starken hydraulischen Druck von der flüssigen Ölsäure (s. d.) befreit. Dieses Verfahren wird namentlich dort angewendet, wo man Talg verarbeitet; wird Palmöl benutzt, befreit man dieses zuvor durch Pressen von seinem flüssigen Fett, das ein ausgezeichneter Stoff für weiche Seifen ist. Die bei der Kalkseifenbildung abfallende Unterlauge enthält das sämtliche Glyzerin des Fettes und wird auf dieses weiter verarbeitet. Diese Gewinnungsart mittels Kalkmilch wird jedoch immer mehr aufgegeben, soweit es sich um die Gewinnung der Stearinsäure handelt. Dagegen ist es noch sehr gebräuchlich in den Seifenfabriken, um die Fette für die Seifenherstellung zu spalten. Die entstehende Kalkseife läßt sich nämlich durch Natriumkarbonat leicht in Natronseife überführen. Das zweite Hauptverfahren beruht darauf, daß die Fette ebenso wie durch Alkalien, durch Säuren sich zersetzen lassen. Dieses Verfahren, das saure Verfahren, eignet sich namentlich für die Verarbeitung sehr schlechter Fette; es können hierbei die fetthaltigen Abfallstoffe aller möglichen technischen Verarbeitungen benutzt werden. Die Fette werden zuerst mit starker Schwefelsäure erhitzt; hierdurch werden sie zersetzt und die frei gewordenen Fettsäuren verbinden sich mit der Schwefelsäure zu sog. Sulfofettsäuren. Diese zerfallen, wenn sie mit Wasser von 100° längere Zeit erwärmt werden, in ihre Bestandteile. Die Fettsäuren werden getrennt, mittels überhitzter Wasserdämpfe bei 250°—350° überdestilliert und schließlich wie bei dem ersten Verfahren durch Pressen von der Ölsäure befreit. Außerdem wird noch ein drittes Verfahren benutzt, indem man die Fette durch bloßes Kochen mit Wasser in geschlossenen Kesseln, in Autoklaven, und unter sehr hohem Dampfdruck zerlegt oder Zersetzung und Destillation durch überhitzte Wasserdämpfe gleichzeitig ausfuhrt.

Anwendung. Zur Kerzenbereitung, Herstellung von Seifen, zu den verschiedenen Glanzstärken. Auch zu Bohnerwachs. Ferner bei billigen Haarsalben, Pomaden, die schnell verbraucht werden, als Ersatz des weißen Wachses, auch zu Hautsalben und in gepulvertem Zustand als nicht stäubendes Pulver für Tanzsäle, an Stelle des Talk, oder mit Talk zu gleichen Teilen gemischt. Man kann sich das Pulver, bei dem es auf Feinheit ankommt, leicht und billig selbst durch kreisrunde Reiben, sog. Seifenreiben herstellen. Diese Reiben sind trommelförmig, ruhen in einer Achse mit Griff zum Drehen und liefern mit Leichtigkeit ein feines Pulver.

Prüfung. Um Stearinsäure auf Beimischung von Talg zu prüfen, löst man die Stearinsäure in heißem Spiritus auf, neutralisiert die Lösung mit Natriumkarbonat und verdampft die Flüssigkeit bis zum Trocknen. Den Rückstand zieht man mit Chloroform aus und verdunstet den Auszug. Es darf jetzt nur ein ganz geringer Rückstand verbleiben.

** Acidum lacticum.
**Milchsäure. Äthylidenmilchsäure. Gärungsmilchsäure. Gewöhnliche Milchsäure.
Acide lactique. Acide galactique. Lactic acid.**

$C_3H_6O_3$ oder $C_2H_4OH \cdot COOH$. Molekulargewicht 90,05.

Die vom D.A.B. vorgeschriebene, die offizinelle Säure soll eine farblose, höchstens schwach gelbliche, sirupdicke, fast geruchlose, leicht Feuchtigkeit anziehende Flüssigkeit von rein saurem Geschmack und einer Dichte von 1,206 bis 1,216 darstellen. Gehalt etwa 72% Milchsäure und etwa 18% Milchsäureanhydrid, berechnet auf Milchsäure. Mit Wasser, Weingeist und Äther ist sie in jedem Verhältnisse mischbar; erhitzt, verkohlt sie und verbrennt fast ohne Rückstand mit schwach leuchtender Flamme. Mit Kaliumpermanganatlösung erwärmt, entwickelt sich Geruch von Azetaldehyd (Nachweis). Milchsäure entsteht als Umsetzungs- bzw. Gärungserzeugnis von Kohlehydraten; sie bildet die Säure des Sauerkohls und der Salzgurken und findet sich im Magensaft. Dargestellt wird sie, indem man Milch- oder Rohr- oder Stärkezucker bei Gegenwart von Zinkoxyd, von Kalk oder Baryt mittels saurer Molken, am besten unter Zusatz von ein wenig altem, faulem Käse gären läßt, und zwar bei einer 35° nicht übersteigenden, gleichmäßigen Wärme. Die hierbei sich bildenden milchsauren Salze werden durch Umkristallisieren gereinigt, dann in Lösung gebracht und, wenn Baryt oder Kalk angewandt wurde, durch Schwefelsäure, bei Zinkoxyd durch Schwefelwasserstoff zersetzt. Die dadurch entstehende dünne Milchsäure wird durch vorsichtiges Eindampfen auf die gewünschte Stärke gebracht.

Anwendung. Zur Darstellung der milchsauren Salze, der Laktate. In der Heilkunde gegen Durchfall der Kinder und bei Diphtheritis. Äußerlich als Ätzmittel, zur Entfernung von Warzen und Hühneraugen und in Form eines Zahnpulvers zur Entfernung von Zahnstein. Auch wird eine 50prozentige, nicht völlig chemisch reine Milchsäure in großen Mengen als Beize in der Färberei und Druckerei verwendet, und zwar an Stelle des Weinsteins. Auch in der Gerberei, um die Felle vom Kalk zu befreien. Außerdem als Lötwasser, als Holzbeize, in der Galvanoplastik und als Konservierungsmittel.

Prüfung. Auf Weinsäure. 1 Teil Milchsäure mit 9 Teilen Weingeist vermischt, darf durch einige Tropfen Kaliumazetatlösung (1+2) nicht getrübt werden.

Auf Glyzerin und Mannit nach D.A.B. Wird 1 ccm Milchsäure in einem Probierrohr in 2 ccm Äther eingetropft, so muß eine vorübergehend entstehende Trübung spätestens nach Zugabe des 10. Tropfens verschwinden; bei weiterem Zutropfen muß die Mischung klar bleiben.

** Calcium lacticum. Kalziumlaktat. Milchsaures Kalzium.

$(C_2H_4OHCOO)_2Ca + 5 H_2O$. Molekulargewicht 308,23.

Ein weißes, in 20 Teilen kaltem Wasser, in heißem Wasser leichter lösliches Pulver, fast ohne Geruch und Geschmack.

Anwendung. Innerlich bei Blutungen.

Acidum oleïnicum oder elaïnicum oder oleaceum.
Ölsäure. Olein. Stearinöl. Elainsäure. Elain. Oleinsäure. Acide oléinique. Acide oléique. Oleïc acid.

$C_{18}H_{34}O_2$ oder $C_{17}H_{33}COOH$.

Die unter diesen Namen in den Handel kommende Ware ist eine rohe Ölsäure, die neben der Oleinsäure noch verschiedene Mengen von Stearinsäure enthält. Sie ist ein Nebenerzeugnis bei der Stearinsäurebereitung und stellt gewöhnlich eine gelbbraune, ranzig riechende, ölige Flüssigkeit von schwach saurer Reaktion dar. Durch salpetrige Säure geht die Ölsäure in die isomere, feste Elaidinsäure über, deren Schmelzpunkt bei 51° liegt. Chemisch reine Oleinsäure erstarrt erst bei $+4°$, während die käufliche schon bei $+15°$ bis 16° weißliche Kristalle absetzt und bei $+8°$ bis 10° gewöhnlich schon erstarrt. Man tut daher gut, die Vorratsgefäße nicht im Keller, sondern an einem möglichst warmen Ort aufzubewahren, und wenn teilweise Erstarrung eingetreten ist, die beiden Schichten durch Rühren und Schütteln wieder miteinander zu vereinigen. Hält man die Ölsäure nur für Putzzwecke vorrätig, kann man, um das Erstarren zu vermeiden, etwas vergällten Spiritus hinzusetzen. Man unterscheidet saponifiziertes Olein und destilliertes Olein. Das saponifizierte wird durch das Verfahren gewonnen, bei dem die Fette durch Kalk verseift werden, das destillierte durch Zersetzung der Fette mittels Schwefelsäure und darauffolgende Destillation. Weißes Elain ist eine schmalzartige Masse, die durch öftere Destillation des Oleins hergestellt wird. Festes weißes Olein ist ein Walkfett, das man durch Destillation mit überhitztem Wasserdampf gereinigt hat.

Anwendung. Technisch zum Putzen von Kupfer, Messing und anderen Metallen, weil sie die Oxyde der Metalle leicht auflöst und zu gleicher Zeit einen schützenden Ölüberzug bildet. Außerdem bildet sie, mit Ammoniakflüssigkeit verseift, einen Hauptbestandteil der flüssigen Metallputzmittel, z.B. im Geolin, Sidol und Bassolin. Ferner zur Bereitung von Heftpflaster, von Seifen und wasserlöslichen Bohrölen.

Zur Prüfung der rohen Ölsäure ist vor allem eine richtige Probeentnahme nötig. Bei niederen Wärmegraden wird ein Teil der Fettsäuren fest, und die überstehende Flüssigkeit enthält, wenn das Olein mit Mineralöl versetzt ist, von dem Mineralöl bedeutend mehr als die Durchschnittsprobe.

1. Die Bestimmung des spezifischen Gewichts gibt Anhaltspunkte zur Erkennung etwaiger Verfälschungen. Dieses ist für das Handels-Olein 0,912 bis 0,916 bei 15° C. Ein niedrigeres spezifisches Gewicht deutet auf eine Beimischung von Mineralölen, ein höheres auf eine solche von Harzölen.

2. Gutes Olein löst sich in 85 prozentigem Spiritus in jedem Verhältnisse; dagegen sind Mineralöle, Harzöle, Pflanzenöle oder Fette darin unlöslich.

3. Mischt man Olein mit Petroleumbenzin, so muß eine klare Flüssigkeit entstehen; andernfalls liegen Verseifungen vor, oder die Probe enthält Wasser oder Weingeist.

4. Reines Handels-Olein gibt, mit dem anderthalb- bis zweifachen Raumteile Salmiakgeist vermischt, eine starre, gallertartige Masse; diese bildet sich aber nicht, sobald Mineral- oder Harzöle gleichzeitig vorhanden sind.

† **Acidum oxálicum crystallisátum.** Oxalsäure. Kleesäure. Zuckersäure. Äthandisäure. Acide oxalique. Oxalic acid.

$$C_2H_2O_4 + 2\,H_2O \text{ oder } (COOH)_2 + 2\,H_2O$$

Weiße, kleine, nadelförmig-prismatische Kristalle, die an der Luft etwas verwittern. Sie sind geruchlos, von rein saurem Geschmack, leicht in Weingeist, in heißem, schwieriger in kaltem Wasser löslich. Auf dem Platinblech erhitzt, schmelzen sie anfangs und verbrennen zuletzt, wenn rein, ohne jeden Rückstand, indem sie in Wasser, Kohlendioxyd und Kohlenmonoxyd zerfallen.

$$(COOH)_2 = CO_2 + CO + H_2O$$

Oxalsäure = Kohlendioxyd + Kohlenmonoxyd + Wasser.

Die gewöhnliche Handelsware ist jedoch nicht rein, sondern enthält oft 8—10% fremde Beimengungen, namentlich Kaliumoxyd und Natriumoxyd.

Oxalsäure findet sich in Form von Salzen vielfach im Pflanzenreiche vor, z. B. im Sauerampfer, Rhabarber und vor allem im Safte des Sauerklees, Oxalis acetosella, aus dem die Säure früher dargestellt wurde, daher der Name Oxal- oder Kleesäure. Heute wird sie auf künstlichem Wege erzeugt. Entweder wird Zucker, meist Melasse, wovon der Name Zuckersäure stammt, oder auch Stärkemehl oder Sägespäne, Zellulose so lange mit Salpetersäure gekocht, bis die organischen Körper gänzlich in Oxalsäure übergeführt sind; zu der sauren Flüssigkeit wird Kalkmilch gesetzt, das entstandene unlösliche Kalziumoxalat ausgewaschen und durch Schwefelsäure zersetzt. Es entstehen Kalziumsulfat und freie Oxalsäure, die dann durch Kristallisation gewonnen wird. Dieses Verfahren hat den großen Übelstand, durch die Salpetersäure und die Dämpfe der salpetrigen Säure die Arbeiter und die Nachbarschaft der Fabrik zu belästigen. Daher wird ein Gemisch von Ätznatron- und Ätzkalilauge mit einer bestimmten Menge Sägespäne von Tannen- oder Kiefernholz bis zur Trockne eingedampft und die erhaltene feste Masse auf eisernen Platten erhitzt. Auch hierbei wird die Zellulose des Holzes zersetzt und in Oxalsäure übergeführt, die sich mit dem Natrium verbindet, während das Ätzkali in der Hauptsache zu Kaliumkarbonat wird. Das entstandene oxalsaure Salz wird zuerst in Kalziumoxalat umgewandelt und dann, wie oben angegeben, zersetzt.

Oxalsäure darf im gewöhnlichen Verkehr nur gegen Giftschein abgegeben werden. Gegengifte sind Kreide und Kalkwasser. Unter der Bezeichnung Zuckersäureersatz oder Putzsäure ist meist eine unreine Weinsäure im Handel.

Anwendung. In der Heilkunde nicht; im chemischen Laboratorium als vielgebrauchtes Reagens auf Kalk; technisch in der Zeugdruckerei, zu Herstellung heller Muster auf dunklerem Grunde, ferner zur Herstellung des Kleesalzes, zur Entfernung von Rostflecken und Tintenflecken, zum Entfärben von Schellacklösungen, zum Bleichen von Stroh, in der Photographie und dem Blaudruckverfahren; zum Putzen metallener Gegenstände; es ist aber, da die Säure giftig ist, Vorsicht anzuwenden, um so mehr, als sie im kristallisierten Zustande viel Ähnlichkeit mit dem unschädlichen Magnesiumsulfat, dem Bittersalze hat.

Nachweis. Man erkennt die Oxalsäure auf folgende Weise: Versetzt man die neutrale, ammoniakalische oder mit Essigsäure angesäuerte Lösung mit der Lösung eines Kalksalzes, so entsteht ein weißer Niederschlag von Kalziumoxalat $(COO)_2Ca$, der in Wasser, Salmiakgeist und Essigsäure unlöslich ist, dagegen löslich in verdünnter Salzsäure.

** Ácidum succínicum. Bernsteinsäure. Äthylenbernsteinsäure.
Acide succinique. Succinic acid.
$C_4H_6O_4$ oder $(CH_2 \cdot COOH)_2$.

Sie kommt in zwei Formen in den Handel; als Acidum succinicum depuratum und chemisch rein. Letzteres wird hergestellt durch Umwandlung von äpfelsaurem Kalk — monooxybernsteinsaurem Kalk, aus Vogelbeersaft gewonnen —, mittels Gärung, durch Zusatz von etwas faulem Käse, in bernsteinsauren Kalk. Der bernsteinsaure Kalk wird dann durch Schwefelsäure zersetzt, die freigewordene Bernsteinsäure durch Kristallisation gewonnen und durch Umkristallisation gereinigt. In diesem Falle bildet sie kleine, prismatische, farb- und geruchlose Kristalle, die bei 180° schmelzen, bei 235° sieden und sich unter Bildung eines zum Husten reizenden Dampfes vollständig verflüchtigen. Löslich ist sie in 20 Teilen kaltem oder in 2 Teilen kochendem Wasser, in 10 Teilen kaltem oder in 1,5 Teilen kochendem Weingeist, wenig in absolutem Äther, gar nicht in Benzin und Terpentinöl. Sie dient zu chemischen Zwecken. **Acidum succínicum depurátum** bildet Kristallkrusten von gelblicher Farbe und schwachem Geruche nach Bernsteinöl. Sie wird als Nebenerzeugnis bei der Gewinnung des Bernsteinkolophoniums (s. Bernsteinlack) erhalten und durch Umkristallisation gereinigt.

Anwendung. Hier und da noch als Heilmittel, namentlich in der Form von Liquor Ammonii succinici als krampfstillendes Mittel; in der Photographie. Zur Herstellung von Kunstharzen, Kombinationsharzen an Stelle des Phenols.

Ácidum tartáricum. Weinsäure. Weinsteinsäure. Dioxybernsteinsäure. Rechtsweinsäure. Acide tartrique. Sel essentiel de tartre. Acide de tartre. Tartaric acid.

$C_4H_6O_6$ oder $C_2H_2(OH)_2(COOH)_2$ oder $CH(OH)COOH \cdot CH(OH)COOH$.

Molekulargewicht 150,05.

Große, farblose, durchscheinende, sehr harte, prismatische Kristalle oder Kristallkrusten, die geruchlos, von rein saurem Geschmack, luftbeständig und in 1 Teil Wasser, in 4 Teilen Weingeist und in 50 Teilen Äther völlig löslich sind (Abb. 494).

Erhitzt, schmelzen sie bei 135° zu einer klaren Flüssigkeit, später verkohlen und verbrennen sie unter Entwicklung von Geruch nach verbranntem Zucker, dem Karamelgeruch, indem sich Brenztraubensäure, $CH_3COCOOH$, und Brenzweinsäure, $CH_3CHCH_2(COOH)_2$, neben Kohlendioxyd und Methan bilden.

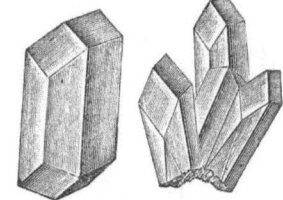

Abb. 494. Weinsäure-Kristalle.

Sie ist eine zweibasische Säure und kommt in Früchten, z. B. den Weinbeeren und den Tamarinden vor; technisch wird sie aus dem Weinstein, der Ablagerung aus dem Traubensafte bereitet. Man wandelt den Weinstein, Kaliumbitartrat, in unlösliches Kalziumtartrat um, indem man den Weinstein in siedendem Wasser löst und der Lösung Kalziumkarbonat und Kalziumchlorid zusetzt, und zersetzt diesen mit einer berechneten Menge Schwefelsäure.

I. $2\ C_4KH_5O_6\ +\ CaCO_3\ =\ C_4K_2H_4O_6\ +\ C_4CaH_4O_6\ +\ CO_2\ +\ H_2O$
  Kalium- + Kalzium = Kalium- + Kalzium- +Kohlen- + Wasser.
  bitartrat karbonat tartrat   tartrat   dioxyd

II. $C_4K_2H_4O_6\ +\ CaCl_2\ =\ C_4CaH_4O_6\ +\ 2\ KCl$
  Kaliumtartrat + Kalziumchlorid = Kalziumtartrat + Kaliumchlorid.

III. $C_4CaH_4O_6\ +\ H_2SO_4\ =\ C_4H_6O_6\ +\ CaSO_4$
  Kalziumtartrat + Schwefelsäure = Weinsäure + Kalziumsulfat.

Die entstandene Weinsäurelösung wird in Bleipfannen eingedampft, zur Kristallisation gebracht, und — wenn für die Heilkunde oder Genußzwecke — noch einmal in Porzellangefäßen umkristallisiert.

Anwendung. Als kühlendes Mittel, namentlich zur Bereitung des Brausepulvers; technisch vielfach statt der Zitronensäure, die sich aber weit besser zur Bereitung von Limonaden und Punschextrakten eignet. Mit Natriumbikarbonat zusammen als Backpulver:

$$2\ NaHCO_3\ +\ \begin{array}{c} CH(OH)COOH \\ | \\ CH(OH)COOH \end{array} = \begin{array}{c} CH(OH)COONa \\ | \\ CH(OH)COONa \end{array}$$

Natriumbikarbonat + Weinsäure = Natriumtartrat
   + 2 CO_2 + 2 H_2O
   + Kohlendioxyd + Wasser.

Da die Weinsäure leicht feucht wird, überzieht man sie zweckmäßig mit einer ganz geringen Menge Paraffin. Ferner in der Färberei und Zeugdruckerei und als Reagens auf Kaliumsalze.

Die Pulverung der Weinsäure darf nur in steinernen Mörsern vorgenommen werden.

Nachweis. Die wässerige Lösung 1 + 2 gibt mit Kaliumazetatlösung einen kristallinischen Niederschlag von Kaliumbitartrat, mit überschüssigem Kalkwasser einen flockigen, hinterher kristallinischen Niederschlag von Kalziumtartrat, der in Ammoniumchloridlösung und Natronlauge löslich ist. Aus der Lösung in Natronlauge scheidet sich beim Kochen das Kalziumtartrat gallertartig ab, beim Erkalten jedoch löst es sich wieder auf; auf dem Platinblech erhitzt, entwickelt Weinsäure Karamelgeruch.

Prüfung. 1. Auf freie Schwefelsäure durch Zusatz von Bariumchlorid zur schwachen wässerigen Lösung, es darf innerhalb $1/_4$ Stunde keine Veränderung der Lösung eintreten; Weinsäure, die freie Schwefelsäure enthält, wird an der Luft etwas feucht.

2. Ferner auf größeren Blei- und Kupfergehalt, aus den Pfannen stammend. Man löst 5 g Weinsäure in 10 ccm Wasser und vermischt die Lösung mit 13 ccm Ammoniakflüssigkeit bis zur schwach sauren Reaktion und 2 ccm verdünnter Essigsäure (29,7—30,6%), auf Zusatz von 3 Tropfen Natriumsulfidlösung darf nur eine schwachgelbliche Färbung eintreten.

3. Die wässerige Lösung (1 + 9) durch Ammoniakflüssigkeit annähernd neutralisiert, darf sich durch Ammoniumoxalatlösung (Kalziumsalze), oder

4. durch Kalziumsulfatlösung (Oxalsäure, Traubensäure) nicht verändern.

Acidum cítricum. Zitronensäure. Oxytrikarballylsäure.
Acide citrique. Citric acid.

$$C_6H_8O_7 + H_2O \text{ oder } C_3H_4OH \cdot (COOH)_3 + H_2O.$$
$CH_2COOH \cdot COH\ COOH\ CH_2COOH.$ Molekulargewicht 210,08.

Eine dreibasische Säure. Kurzgedrungene, luftbeständige rhombische Kristalle mit abgekürzter Spitze; farb- und geruchlos, von stark saurem Geschmack;

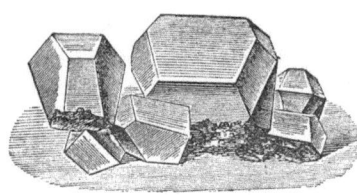

Abb. 495. Zitronensäure-Kristalle.

löslich in 0,6 Teilen Wasser von 15° und 1,5 Teilen Weingeist von 90%. Bei 30° fangen die Kristalle an zu verwittern, bei 165° schmelzen sie im eigenen Kristallwasser, bei 175° tritt Zersetzung ein. Wird die Erhitzung bis zur Verkohlung fortgesetzt, zeigt sich kein Karamelgeruch, sondern es treten stechend riechende Dämpfe auf (Abb. 495).

Die Zitronensäure kommt in vielen Früchten vor, wird jedoch vor allem aus dem Safte der Zitronen bereitet, und zwar in England, aber auch in Deutschland. Früher wurde von Italien meist der gepreßte Saft nach England versandt, jetzt aber, da dieser dem Verderben leicht ausgesetzt ist, der zitronensaure Kalk. Man erhitzt den Zitronensaft und versetzt ihn so lange mit Kreide, als ein Aufbrausen stattfindet; der entstehende zitronensaure Kalk, das Kalziumzitrat, ist selbst in heißem Wasser so gut wie unlöslich. Das Kalziumzitrat wird getrocknet und durch eine berechnete Menge Schwefelsäure zersetzt. Das entstandene Kalziumsulfat wird dann von der gelösten Zitronensäure getrennt und die Lösung in Bleipfannen bis zur Kristallisation abgedampft. Die zuerst erhaltenen Kristalle sind gelblich und werden durch nochmaliges Lösen, Filtrieren durch Tierkohle und erneute Kristallisation gereinigt. Fast alle auf diese Weise dargestellte Zitronensäure enthält kleine Mengen anhängender freier

Schwefelsäure und Kalziumsulfat, da dieses nicht ganz unlöslich ist. Um diesen Übelstand zu vermeiden, bindet man die Zitronensäure statt an Kalk an Baryt oder Strontian und nimmt die Umsetzung durch Schwefelsäure in der Weise vor, daß man einige Prozent des Salzes unzersetzt läßt.

Man stellt auch in einigen Fabriken Deutschlands und vor allem in Amerika Zitronensäure aus Traubenzucker her durch Vergären mit den Pilzen Citromyces glaber, Citromyces Pfefferianus, Mucor periformis und Penicillium glaucum. Man erzielt bei einer Zeitdauer von etwa zwei Monaten eine Ausbeute bis zu 60%, arbeitet aber auch nach patentamtlich geschützten Schnellverfahren.

Anwendung. In der Heilkunde gegen den Scharbock, Skorbut, ferner als Gurgelmittel (1—2 prozentig) bei Halskrankheiten, Diphtherie, sonst meist in Form von zitronensauren Salzen; ferner zur Darstellung kühlender Getränke und Limonaden, als Ersatz des frischen Zitronensaftes, indem 4 g einer Zitrone entsprechen; auch in der Zeugdruckerei.

Nachweis und zugleich Prüfung auf beigemengte Weinsäure. Die wässerige, mit Kalkwasser versetzte Lösung muß klar bleiben; beim Kochen scheidet sich ein Niederschlag aus, der beim Erkalten in gut geschlossenen Gefäßen innerhalb drei Stunden wieder verschwindet; anwesende Weinsäure gibt einen bleibenden, kristallinischen Niederschlag.

Werden 5 ccm einer wässerigen Zitronensäurelösung (1 + 9) mit 1 ccm Quecksilbersulfatlösung, die durch Auflösen von 1 g Quecksilber in 4 ccm Schwefelsäure und 20 ccm Wasser hergestellt ist, vermischt, zum Sieden erhitzt und mit einigen Tropfen einer Kaliumpermanganatlösung (1 + 49) vermischt, so tritt zunächst Entfärbung ein und darauf bildet sich ein weißer Niederschlag.

Prüfung. 1. Auf Blei. Natriumsulfidlösung darf in verdünnter wässeriger Lösung keine Schwärzung hervorrufen, höchstens Gelbfärbung.

2. Auf freie Schwefelsäure. Eine wässerige Lösung von 1 + 9 darf, mit einigen Tropfen Bariumchloridlösung versetzt, keinen in Salpetersäure unlöslichen, weißen Niederschlag geben.

3. Auf Weinsäure läßt das D.A.B. wie folgt prüfen: Eine Mischung von 1 g zerriebener Zitronensäure und 10 ccm Schwefelsäure darf sich höchstens gelb, nicht aber braun oder schwarz färben, wenn sie in einem mit Schwefelsäure gespülten Probierrohr eine Stunde lang im Wasserbad auf 80°—90° erwärmt wird.

4. Auf Kalziumsalze. Die wässerige Lösung (1 + 9) darf nach Neutralisieren mit Ammoniakflüssigkeit durch Ammoniumoxalatlösung (1 + 24) nicht verändert werden bzw. keinen weißen Niederschlag geben.

Ester.

Aether nitrósus. Salpetrigsaures Äthyloxyd. **Ether azoteux. Ether nitrique.**
$C_2H_5NO_2$.

Diese Verbindung bildet in reinem Zustande keine Handelsware, sondern nur in Mischung mit Weingeist als

Spíritus Aétheris nitrósi oder **Spíritus nítrico-aethéreus** oder **Spíritus Nitri dulcis. Ácidum nítricum dulcificátum. Ácidum nítricum vinósum.**
Salpeter-Ätherweingeist. Versüßter Salpetergeist. **Ether nitrique alcoolisé. Spirit of Nitrous Ether.**

Klare, farblose oder schwach gelbliche Flüssigkeit von angenehmem, ätherischem, obstartigem Geruch und anfangs süßlichem, hinterher scharfem Geschmack. Neutral, völlig flüchtig, mit Wasser klar mischbar. Dichte nach D.A.B. 0,835—0,845 bzw. spezifisches Gewicht 0,840—0,850.

Salpeter-Ätherweingeist wird bereitet, indem man ein Gemisch von 5 Teilen Weingeist und 3 Teilen Salpetersäure zwei Tage stehen läßt, vorsichtig aus dem Wasserbade destilliert und das Destillat in einer Vorlage auffängt, worin sich 5 Teile Weingeist befinden. Man destilliert, bis in der Retorte gelbe Dämpfe auftreten. Das Erzeugnis wird mit Magnesiumoxyd geschüttelt, nach dem Absetzen abgegossen und so lange rektifiziert, bis sich in der Vorlage, die 2 Teile Weingeist enthält, 8 Teile befinden. Das Präparat enthält neben Äthylnitrat Äthylazetat und Azetaldehyd, entstanden durch die Einwirkung der Salpetersäure auf den Alkohol.

Anwendung. Nur selten in der Heilkunde als belebendes Mittel, hier und da auch als Geschmackverbesserungsmittel, namentlich für Balsamum Copaivae; ferner als Zusatz zu Fruchtäthern.

Aufbewahrung. Der besseren Haltbarkeit wegen über einigen Kristallen von Kaliumtartrat, vor Luft und Licht geschützt, da er sich andernfalls unter Bildung von allerlei Umsetzungsstoffen, wie Salpetersäure und Essigsäure, zersetzt. Auch wird empfohlen, die Vorräte in einem kühlen Raume mit Magnesiumkarbonat, die für den Verkaufsraum abfiltrierte Menge mit einem Kristall Natriumsulfit aufzubewahren.

Nachweis. Mischt man 2 ccm Ferrosulfatlösung mit 2 ccm Schwefelsäure und überschichtet die heiße Mischung mit 2 ccm versüßtem Salpetergeist, so zeigt sich zwischen beiden Flüssigkeiten ein brauner Gürtel.

Prüfung. 10 ccm Salpetergeist sollen auf Zusatz von 0,2 ccm Normal-Kalilauge blaues, angefeuchtetes Lackmuspapier nicht rot färben.

**† Amýlium nitrósum. Ámylum nitrósum.
Amylnitrit. Salpetrigsäure-Amyläther.
Éther amylnitreux. Nitrite d'amyle. Azotite d'amyle. Amyl Nitris.

$$C_5H_{11}NO_2.$$

Klare, gelbliche, flüchtige Flüssigkeit von angenehmem, fruchtartigem Geruch und brennendem, gewürzhaftem Geschmack. In Wasser fast unlöslich, in allen Verhältnissen mischbar mit Weingeist und Äther. Siedpunkt 95°—97°; angezündet mit gelber, leuchtender, rußender Flamme verbrennend. Dichte nach dem D.A.B. 0,872—0,882.

Wird bereitet, indem man in erwärmten Gärungs-Amylalkohol Salpetrigsäureanhydrid einleitet. Die Reaktion ist so stark, daß auch ohne Anwendung von Feuer das Gemisch ins Sieden kommt und Amylnitrit überdestilliert. Das übergegangene Destillat wird zuerst mit Natriumbikarbonat neutralisiert, dann mit dem gleichen Raumteile Wasser durchgeschüttelt und das hierbei sich abscheidende Amylnitrit durch Rektifikation auf die gewünschte Stärke gebracht.

$$2\,C_5H_{11}OH + N_2O_3 = 2\,C_5H_{11}NO_2 + H_2O$$
Amylalkohol + Salpetrigsäureanhydrid = Amylnitrit + Wasser.

Anwendung. Der Dampf verursacht Kopfweh. 1—2 Tropfen eingeatmet, werden aber gegen halbseitigen Kopfschmerz angewendet.

Aufbewahrung. Vorsichtig und vor Licht geschützt, über etwas gebrannter Magnesia.

Aether acéticus.
Essigäther. Äthylazetat. Essigsaures Äthyloxyd. Essigsaurer Athyläther. Essignaphtha. Éther acétique. Acetic ether.

$$C_2H_3(C_2H_5)O_2 \text{ oder } CH_3COOC_2H_5. \quad \text{Molekulargewicht } 88{,}06.$$

Klare, farblose, flüchtige, leicht entzündbare Flüssigkeit von erfrischendem, an Essigsäure erinnerndem Geruch; Dichte nach D.A.B. 0,896—0,900 bzw. spezifisches Gewicht 0,902—0,906; Siedepunkt 74°—77°. 17 Teile Wasser lösen 1 Teil Essigäther, 28 Teile Essigäther wiederum 1 Teil Wasser. Mit Weingeist ist er in jedem Verhältnisse mischbar.

Der Essigäther wird durch Destillation eines Gemenges von Äthylalkohol, Schwefelsäure und Natriumazetat mit nachfolgender Rektifikation, wenn nötig über Kalziumchlorid, gewonnen.

I. $C_2H_5OH + H_2SO_4 \rightleftarrows C_2H_5HSO_4 + H_2O$
Äthylalkohol + Schwefelsäure = Äthylschwefelsäure + Wasser.

II. $CH_3COONa + C_2H_5HSO_4 = CH_3COOC_2H_5 + NaHSO_4$
Natriumazetat + Äthylschwefelsäure = essigsaurer + saures
                                                                               Äthyläther   Natriumsulfat.

Anwendung. In der Heilkunde in ähnlicher Weise wie der gewöhnliche Äther, sonst vielfach als Zusatz zu Fruchtäthern.

Aufbewahrung. Der Essigäther ist zwar nicht ganz so feuergefährlich wie der gewöhnliche Äther, der Äthyläther, muß aber doch mit Vorsicht behandelt werden, da die Dämpfe mit Luft gemischt explosiv sind. Er wird leicht sauer und spaltet sich dabei in Essigsäure und Äthylalkohol, namentlich wenn er dem Licht ausgesetzt ist. Man kann diese Säuerung durch Schütteln mit etwas trocknem Natriumkarbonat und nachheriges Filtrieren entfernen.

Prüfung. Auf Säuregehalt und Stärke wie bei dem gewöhnlichen Äther (Abb. 496).

Filtrierpapier mit Essigäther getränkt, darf bei vorgeschrittener Verdunstung des Essigäthers nicht nach anderen Ätherarten riechen.

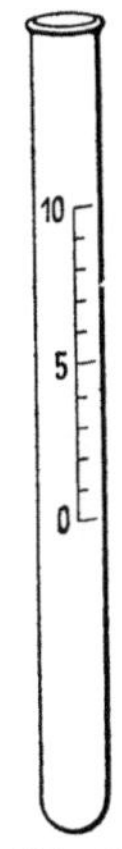

Aether butyricus.
Äthylbutyrat. Buttersäureäthyläther. Ananasäther. Butyrate d'éthyle.
$$C_2H_5(C_4H_7O_2).$$

Abb. 496. Ätherprüfungsrohr.

Farblose, neutrale, in Wasser wenig lösliche, in Weingeist leicht lösliche Flüssigkeit, verdünnt von ananasartigem Geruch und Geschmack. Siedepunkt 120°. Spezifisches Gewicht 0,894. Wird bereitet, indem man 8 Teile Buttersäure in 5 Teilen Äthylalkohol auflöst und diesem Gemische 10 Teile konzentrierte Schwefelsäure zufügt. Darauf erhitzt man auf 80°, stellt 24 Stunden beiseite und gießt die Flüssigkeit in kaltes Wasser, wobei sich das Äthylbutyrat abscheidet. Schließlich wird über Kalziumchlorid rektifiziert.

Anwendung. Zur Herstellung von Fruchtessenzen und Fruchtäthern.

Aufbewahrung. Vorsichtig, da Äthylbutyrat gleich Essigäther feuergefährlich ist.

Amýlium acéticum. Aether amýlio-acéticus.
Amylazetat. Essigsäure-Amyläther. Essigsäure-Amylester. Birnöl.
Acétate d'amyle. Essence de poire. Pear-oil.
$$C_5H_{11}(C_2H_3O_2).$$

Farblose, leichtbewegliche, nach Birnen riechende und verdünnt auch nach Birnen schmeckende Flüssigkeit, von neutraler Reaktion. In Wasser wenig, dagegen in Weingeist leicht löslich. Siedepunkt 138°, spezifisches Gewicht 0,875. Feuergefährlich, daher vorsichtig aufzubewahren.

Wird bereitet, indem man 105 Teile Amylalkohol mit 130 Teilen konzentrierter Schwefelsäure mischt, das Gemisch 24 Stunden an einem warmen Orte stehen läßt, darauf in einer mit Kühlvorrichtung versehenen Retorte 100 Teile entwässertes Natriumazetat mit dem Amylalkohol-Schwefelsäuregemisch übergießt und nach 12 Stunden im Sandbade destilliert. Oder man erwärmt die Mischung im Wasserbade, läßt erkalten und scheidet das Amylazetat durch Zusatz von Wasser aus. In beiden Fällen wird das erhaltene Erzeugnis durch Rektifikation gereinigt.

Anwendung. Zur Herstellung von Fruchtessenzen und Fruchtäthern. Ferner in der Lackbereitung zur Herstellung des Zaponlackes und als Lockmittel beim Fang von Nachtfaltern.

** Amýlium valeriánicum.
Amylvalerianat. Valeriansäure-Amyläther. Baldriansäure-Amyläther. Äpfelöl. Valérianate d'amyle. Essence de pommes de reinette. Appel-oil.

$$C_5H_{11}(C_5H_9O_2).$$

Farblose, nach Äpfeln riechende und schmeckende Flüssigkeit. In Wasser wenig löslich, leicht dagegen in Weingeist. Siedepunkt 188°. Wird bereitet durch Destillation von 8 Teilen Amylalkohol, 10 Teilen konzentrierter Schwefelsäure und 12 Teilen Natriumvalerianat und nachfolgende Rektifikation, gleichwie der Essigäther.

Anwendung. Zur Herstellung von Fruchtessenzen und Fruchtäthern. Ferner als Lockmittel beim Fang von Nachtfaltern und als Zusatz zu Fliegenleim.

Aufbewahrung. Vorsichtig, da feuergefährlich.

Formánum. Chlormethylmenthyläther. Forman. Formane.
Éther chlorméthyl mentique.

$$C_{10}H_{19}OCH_2Cl.$$

Farblose, an der Luft rauchende Flüssigkeit. Mit Feuchtigkeit zusammengebracht, zerfällt sie in Formaldehyd, Menthol und Salzsäure.

Man stellt das Forman dar durch Einwirkenlassen von Formaldehyd auf Menthol bei Gegenwart von Chlorwasserstoffgas.

Anwendung. Mit Kiefernöl vermischt zum Einatmen bei Erkrankungen der Luftwege, außerdem zum Tränken von Watte als Mittel gegen Schnupfen.

Fruchtäther.

Außer den hier angeführten Ätherarten, wir weisen darauf hin, daß man die zusammengesetzten Äther, zur Unterscheidung von den einfachen, Ester nennt, kommen noch eine große Reihe verschiedener anderer Äthyl- oder Amyläther, namentlich in Verbindung mit Essigsäure, Ameisensäure, Buttersäure, Valeriansäure, Benzoesäure u. a. m. im Handel vor, die alle in chemischen Fabriken hergestellt werden und zur Bereitung von Fruchtäthern und Blumendüften vielfach Verwendung finden. Wir verweisen auf Buchheister-Ottersbach, Drogisten-Praxis II, Vorschriftenbuch. Es sollen jedoch noch die Ester genannt werden, die in großem Maßstabe zur Bereitung von Blumendüften verwendet werden:

Geranylazetat, Geranylbutyrat, Geranylformiat und Geranylpropionat, wichtige Bestandteile, die den Rosengeruch geben.

Linalylazetat, auch Bergamiol genannt, einer der Träger des Geruches des Bergamottöles.

Menthylazetat ruft einen besonders angenehmen Pfefferminzduft hervor und eignet sich deshalb auch vorzüglich für Mundwässer.

Zitronellylazetat, Zitronellylformiat, Zitronellylbutyrat und Zitronellylpropionat, ebenfalls wichtige Bestandteile, die den Rosengeruch erzeugen.

Methylbenzoat oder Niobeöl, Oktylazetat, der Ersatz fürOpopanax; ferner Benzylbenzoat, das Lösungsmittel für alkoholfreie Blumendüfte.

Im übrigen siehe unter Aether butyricus, Amylium aceticum und Amylium valerianicum.

Fette und deren Umsetzungsstoffe.

Über die Natur der Fette, die chemisch ebenfalls als Ester zu betrachten sind, ist schon bei der Besprechung der Gesamtgruppe „Flüssige und feste Fette" das Nötige gesagt, so daß nur darauf zurückzuverweisen ist.

Lecithínum. Lezithin. Lécithine.

Als Lezithine bezeichnet man eine Anzahl fettartiger, wachsartiger Stoffe, die beim Kochen mit Säuren oder Basen in Fettsäuren, in Stearin-, Palmitin und Ölsäure, in Glyzerinphosphorsäure

$$C_3H_5\diagdown\genfrac{}{}{0pt}{}{O \cdot H_2PO_3}{(OH)_2}$$

und in Cholin, Oxäthyltrimethyl-Ammoniumhydroxyd, $C_5H_{15}NO_2$,

$$N\diagdown\genfrac{}{}{0pt}{}{\genfrac{}{}{0pt}{}{C_2H_4OH}{CH_3}}{\genfrac{}{}{0pt}{}{CH_3}{\genfrac{}{}{0pt}{}{CH_3}{OH}}}$$

zerfallen. Die Ester finden sich sehr verbreitet in den Pflanzensamen als Ölsäure-Palmitinsäure-Lezithin, dann aber auch im tierischen Körper im Gehirn, den Nerven, den Blutkörperchen, im Eigelb, in der Milch und im Mark der Knochen. Tierisches Lezithin besteht in der Hauptsache aus distearylglyzerinphosphorsaurem Cholin.

Das Lezithin bildet eine gelbe bis etwas bräunliche, wachsähnliche Masse, die in heißem Wasser unlöslich, aber stark aufquellbar, in Weingeist und Äther löslich ist.

Es wird vor allem aus dem Eigelb gewonnen durch Ausziehen mit siedendem Weingeist und Ausfällen aus der Lösung durch Abkühlen mittels flüssiger Luft.

Anwendung. Als allgemeines Kräftigungsmittel, das leicht aufnehmbar ist

Sapo. Seife. Savon. Soap.

Unter diesem Namen versteht man dem Sprachgebrauche nach nur die Verbindungen des Kaliums bzw. Natriums mit den verschiedenen Fettsäuren oder auch den Harzsäuren. Die zuweilen in der Technik gebrauchten entsprechenden Verbindungen mit Kalk oder Magnesia sind in Wasser unlöslich, heißen daher auch unlösliche Seifen. Die fettsauren Verbindungen des Bleioxyds sind ebenfalls in Wasser unlöslich und heißen Pflaster (s. d.). Die Rohstoffe für die Seifenbereitung sind außer Ätzkali, Ätznatron, Ätzkalk, Kaliumkarbonat und Natriumkarbonat vor allem Talg, Kokosöl; Palmöl, Palmkernöl, vom Seifensieder kurzweg Kernöl genannt, Schmalz, Abfälle von Butter, Oliven-, Sesam-, Baumwollsamenöl, Sojaöl, Tran, Leinöl, Hanföl, Erdnußöl, Rizinusöl, Wollfett, Kammfett, Fettsäuren sowie überhaupt jedes billigere Fett und auch die gehärteten Fette. Die Bereitungsweisen sind sehr mannigfach, auch die Art der Seifen ist je nach dem Fett und dem angewandten Alkali verschieden. **Kaliseifen** sind weich, sog. Schmierseifen; **Natronseifen** sind hart. Von den Natronseifen sind die mit Talg oder Stearin bereiteten wieder härter als die aus Öl hergestellten.

Von den Natronseifen unterscheidet man **Kernseifen**, auch **Kernseifen auf Unterlauge** genannt, weiter **abgesetzte Kernseifen** oder **Kernseifen auf Leimniederschlag**, ferner **Halbkernseifen** und schließlich **Leimseifen**.

1. Die **Kernseifen** oder **Kernseifen auf Unterlauge** werden bereitet, indem man das geschmolzene und, wenn nötig, durch Absetzen gereinigte Fett, das Neutralfett, in großen, sehr weiten und hohen, meist kegelförmigen Kesseln (Abb. 497) unter allmählichem Zusatz einer nicht zu starken Natronlauge so lange kocht, bis die ganze Menge des Fettes sich zu einer klaren, durchsichtigen und zähen Masse, dem Seifenleim, gelöst hat, bis die Masse, wie der Seifensieder es nennt, im Leim siedet. Diese Arbeit, das Vorsieden, ist beendet, wenn eine kleine Menge, heiß auf ein Stück Glas gebracht, sich erst beim Erkalten trübt und an der Zunge ein gelindes Brennen, den Stich, verursacht. Jetzt wird, wenn nötig, noch eine Zeitlang erhitzt, bis die Seife fadenförmig von einem Spatel abfließt, bis sie spinnt. Darauf fügt man unter Rühren und in kleinen Mengen genügend Kochsalz oder eine Kochsalzlösung zu. Alsbald

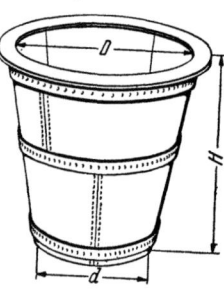

Abb. 497. Siedekessel.

scheidet sich die Seife in krümelig-körnigen Massen ab, die nach einigen Stunden der Ruhe abgeschöpft und von neuem in Wasser, dem ein wenig Lauge zugesetzt ist, gelöst und nochmals ausgesalzen werden. Nach dieser Arbeit, dem **Aussalzen**, erhitzt man die Seife noch so lange, bis sie schaumfrei ist; man **siedet sie klar**, um sie möglichst gleichmäßig zu erhalten und noch Wasser zu verdunsten. Diese Bereitungsweise heißt das **Sieden auf den Kern**. Um sich zu überzeugen, daß die Seife neutral ist, löst man etwas von der Seife in Wasser auf und fügt einige Tropfen einer zweiprozentigen alkoholischen Phenolphthaleinlösung hinzu. Bleibt die Seifenlösung farblos, so ist noch freie Fettsäure vorhanden, und es muß etwas Lauge zugesetzt werden; wird die Lösung jedoch stark rot gefärbt, d. h. ist die Seife alkalisch, so muß der Seife etwas erwärmtes Fett zugefügt werden. Diese Arbeit heißt **Abrichten**, und es ist so lange abzurichten, bis die Phenolphthaleinlösung nur schwach rosa gefärbt wird. Man verseift die Neutralfette vielfach auch nicht als solche, sondern spaltet sie vorher in ihre Bestandteile in Glyzerin und Fettsäuren; man hat so den Vorteil einer größeren Ausbeute an Glyzerin. Es werden in den Seifenfabriken meist folgende Verfahren zur Fettspaltung angewendet: 1. Die Fettspaltung im Autoklaven unter Hinzufügung einer geringen Menge Zinkoxyd und Zinkgrau. 2. Die Fettspaltung durch Enzyme. 3. Das Krebitz-Verfahren. Um Fett im Autoklaven zu spalten, schmilzt man in einem hölzernen Bottiche mittels Dampf das Fett, läßt es in ein kupfernes, geschlossenes, zylindrisches Gefäß, den Autoklaven, laufen, fügt eine geringe Menge Zinkoxyd, die Hälfte von diesem Zinkgrau und ferner den fünften Teil der angewandten Fettmenge Wasser hinzu und läßt nun von unten Dampf in den Autoklaven ein, dessen Druck sich allmählich auf 6 Atmosphären steigert. Nach etwa 7—8 Stunden wird der Dampf abgestellt und die Masse einige Stunden der Ruhe überlassen. Es scheidet sich jetzt das glyzerinhaltige

Wasser ab. Nun öffnet man einen am Autoklaven befindlichen Hahn, der mit einem zweiten hölzernen Bottich in Verbindung steht, und der im Gefäß noch vorhandene Druck preßt das glyzerinhaltige Wasser in den hölzernen Bottich. Sobald die Fettsäuren heraustreten wollen, schließt man den Hahn und öffnet dafür einen anderen, der mit einem dritten hölzernen Bottiche verbunden ist. Hierin sammeln sich die Fettsäuren und die entstandene Zinkseife. Um die Zinkseife zu zersetzen, fügt man schwache Schwefelsäure zu, leitet Dampf ein und läßt ihn einige Stunden darauf einwirken. Schließlich wird die durch Absetzenlassen getrennte Fettsäure abgelassen. Die Ausbeute an Fettsäure beträgt je nach der Art des verwendeten Fettes 85—95%, an 28 grädigem Glyzerin 6—12%. Bei der Spaltung der Fette durch Enzyme geht man von der Tatsache aus, daß sich das Fett beim innigen Vermengen von fein zerriebenen ölhaltigen Samen mit Wasser infolge der Wirkung des Fermentes Lipase und nach Eintritt einer Säuerung in Fettsäure und Glyzerin spaltet. Man benutzt meist zur Spaltung entweder geschälte Rizinussamen oder eine Emulsion aus Rizinusölsäure, Eiweißkörpern und Wasser. Die Spaltung selbst führt man herbei durch Einblasen von Luft in das schwach erwärmte Fett unter Hinzufügung von etwas Manganosulfat an Stelle der erforderlichen Säuerung. Um nach der Spaltung die Trennung der einzelnen Schichten zu beschleunigen, erwärmt man mittels Dampf und verrührt mit einer kleinen Menge Schwefelsäure. Das dritte von den Seifenfabriken vielfach angewandte Spaltungsverfahren ist das nach Krebitz. Man erwärmt das Fett, mischt es mit einer berechneten Menge Kalkmilch, erhitzt es mittels Dampf auf 100° und läßt die Mischung, zugedeckt und mit Matratzen umgeben, einen halben Tag stehen. Es tritt Verseifung ein, es entsteht eine ziemlich trockene Kalkseife, die das ausgeschiedene Glyzerin aufgesogen hat. Um das Glyzerin zu gewinnen, laugt

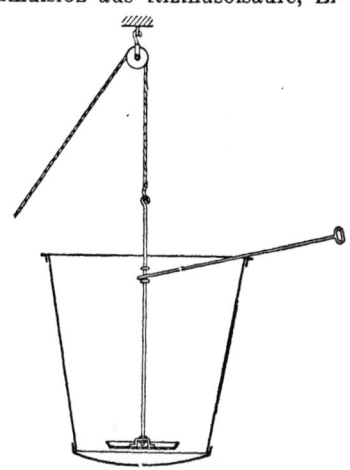

Abb. 498. Handkrücke. Durch die Schnur wird die Krücke mit dem Teller in die Höhe gezogen und durch die seitliche Führungsstange hin und her bewegt.

man die zu einem groben Pulver vermahlene Kalkseife mit Wasser aus. Aus der Kalkseife kann nun die Fettsäure durch Schwefelsäure frei gemacht werden. Gewöhnlich aber wird die Kalkseife durch zum Sieden erhitzte, mit Natriumchlorid versetzte Natriumkarbonatlösung gleich in Natronseife übergeführt. Die nach irgendeinem Spaltungsverfahren erhaltenen freien Fettsäuren werden dann jedoch nicht mit Ätzlauge verseift, sondern mit Alkalikarbonatlösungen, meist Ammoniaksoda — Karbonatverseifung. Bei dieser Bereitungsweise wird die Karbonatlösung zum Sieden erhitzt und die flüssig gemachte Fettsäure allmählich hinzugefügt, um eine allzu heftige Kohlensäureentwicklung zu vermeiden, da sonst ein Übersteigen der Masse eintreten würde. Um dieses zu verhindern, wird fleißig mit geeigneten Rührvorrichtungen umgerührt. Da die freien Fettsäuren meist nicht völlig frei von Neutralfetten sind, muß schließlich mit einer entsprechenden Menge Ätznatronlauge auch das vorhandene Neutralfett verseift werden. Die weitere Verarbeitung ist die gleiche wie bei den aus Neutralfett hergestellten Seifen. Das Sieden selbst geschieht entweder über freiem Feuer oder anstatt dieses mittels Dampf, oder dadurch, daß überhitzter Dampf unmittelbar in den Siedekessel geleitet wird. In diesem Fall arbeitet man jedoch mit stärkeren Laugen, um nicht zuviel Wasser in die Seife zu bekommen. Während des Siedens bewirkt man das Umrühren der Masse, das Krücken, entweder durch Handkrücken (Abb. 498), oder es sind an dem Kessel Krückwerke angebracht, die durch Maschinenkraft in Tätigkeit gesetzt werden.

Sehr wichtig ist das Aussalzen. Alle im Seifenleim noch enthaltenen Beimengungen, als überschüssiges Alkali und das bei Verarbeitung von Neutralfetten aus den Fetten frei gewordene Glyzerin gehen in die wässerige Flüssigkeit, auf der die Seife schwimmt, die sog. Unterlauge über. Daher geschieht das Aussalzen, wenn es auf feine Seifen ankommt, zwei- bis dreimal. Die schaumfrei gekochte Seife, der Kern, wird dann, nachdem man ihn möglichst von der Unterlauge befreit hat, bei sehr gelinder Wärme geschmolzen und in Seifenformen gegossen bzw. geschöpft. Dies sind entweder zerlegbare hölzerne Kasten, innen mit Eisenblech ausgeschlagen, der Boden durchlöchert und mit Leinen bedeckt oder meist von Schmiedeeisen. Diese eisernen Formen werden durch Nute und Feder und außerdem durch kräftige Schraubenzwingen fest zusammengehalten, so daß ein Durchsickern der Seifenmasse, wie es bei den Holzformen vorkommt, nicht möglich ist. Um die Seife langsam erkalten zu lassen, werden die Formen mit Wergkissen umkleidet (Abb. 499). In der Seife bildet sich jetzt durch Kristallisation der Stearinseife der kristallinische Kern und durch die nicht kristallisierende Ölseife der nicht kristallinische Fluß, worin sich die aus den Fetten und Laugen herstammenden Verunreinigungen befinden.

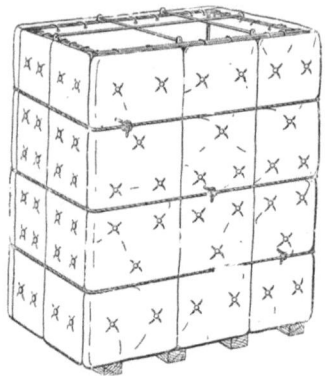

Ab. 499. Schmiedeeiserne Seifenform mit Werg-Matratzenumhüllung.

Die Seife erhält so ein marmorähnliches Aussehen. Vielfach wird aber der „Marmor" künstlich dadurch verstärkt, daß man unter die halbflüssige Seifenmasse Ultramarinblau, Braunstein und andere Farbstoffe, mit Lauge angerieben, mittels eines Stabes langsam unterrührt. Eine besondere Art des Marmors, die sich heute aber nur noch selten findet, sind die sog. Mandeln bzw. Blumen. Man erhält sie dadurch, daß man der noch im Siedekessel befindlichen Seife etwas schwache Lauge zusetzt und nach dem Einbringen in die Form in der Seifenmasse eine eiserne Stange zur Mandelbildung strichweise, um Blumen zu erhalten, in Windungen hin und her bewegt. Soll die Kernseife nicht marmorähnlich, sondern glatt sein, so wird sie in der Form bis zum Erstarren gerührt, so daß ein Kristallisieren nicht erfolgen kann. Oder sie muß geschliffen werden, man fügt ihr heißes Wasser oder schwache Lauge zu. Durch das Schleifen der Seife wird die Seife wasserreicher. Während eine Kernseife in frischem Zustand ungefähr 30% Wasser enthält, werden ihr, um sie zu schleifen, noch ungefähr 20% Wasser zugesetzt. Solche geschliffene Seife hat allerdings noch die guten Eigenschaften der Kernseife, d. h. sie greift, wenn sie laugenfrei ist, die Haut und Gewebe nicht an ist aber durch den größeren Wassergehalt in ihrem Werte verringert. Anderseits wird eine geschliffene Seife infolge des größeren Wassergehaltes langsamer erstarren. So können sich die vorhandenen Verunreinigungen besser absetzen, und die geschliffene Seife wird reiner sein. Eine stark geschliffene Seife erhärtet nicht kristallinisch, kann also nicht marmorähnlich erscheinen.

Nach 5—8 Tagen ist die Seife in der Form genügend erhärtet. Der Seifenblock wird durch Auseinanderlegen des Kastens frei gemacht und mittels der

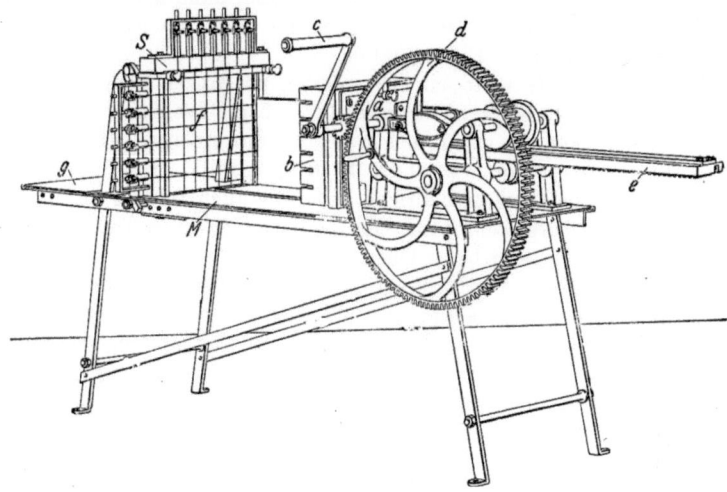

Abb. 500. Seifenschneidemaschine. *M* Tisch. *S* Schneiderahmen. *f* Schneidedrähte. *a, b, c, d, e* Triebwerk zum Vorschieben des Seifenblocks, der auch Fällstück genannt wird. *a* Druckplatte. *b* Drückkopf aus Holz. *g* Tischteil zur Aufnahme der durchgedrückten Seifenriegel.

Seifenschneidemaschinen zuerst in Platten, dann in Riegel und schließlich in Stücke zerschnitten. Das Zerschneiden geschieht in allen Fällen durch besten Stahldraht, sog. Klavierdraht, der in entsprechende Rahmen eingespannt ist.

Diese Seifenschneidemaschinen sind von einfachster bis sinnreichster Bauart, wodurch das Zerlegen selbst der größten Blöcke ohne große Mühe geschieht (Abb. 500). Wenn nötig, werden die einzelnen Stücke durch eine Hobelmaschine gleichmäßig gemacht, und will man ihnen eine Prägung geben, durch eine Schlag- oder Spindelpresse geprägt (Abb. 501). Anderseits wird auch die warme Seife nicht in die Seifenformen geschöpft, um sie erstarren zu lassen, sondern man bringt sie in einen Kasten, der doppelte Wände hat, deren Zwischenraum durch Kühlwasser ausgefüllt wird. Von oben wird durch eine Presse eine starke, ebenfalls doppelwandige und mit Kühlwasser gespeiste Metallplatte auf die Seifenmasse mit 250 Atmosphärendruck aufgepreßt. Durch die Abkühlung unter Druck erhält man so binnen ganz kurzer Zeit eine Platte von gewünschter Dicke, die dann zerschnitten werden kann. Oder man benutzt anstatt des Kühlkastens die Plattenkühlmaschinen. Hier ist eine größere Anzahl Kammern so vereinigt, daß abwechselnd nebeneinander Kühlkammern zur Aufnahme des

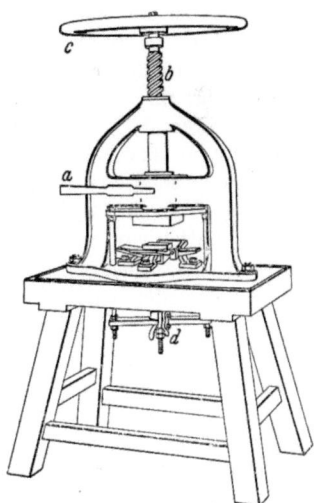

Abb. 501. Seifenprägepresse.

Kühlwassers und Kammern für die flüssige Seife angeordnet sind, so daß die Seifenkammer seitlich von zwei Kühlkammern umgeben ist.

• Die hauptsächlichsten Kernseifen sind die Talgseife, Olivenölseife, Palmölseife und die Harzkernseife.

Die Talgseife wird vor allem in Deutschland, dann auch in Rußland viel bereitet. Sie wird sehr hart und fest, schäumt nicht besonders stark, besitzt aber vorzüglich reinigende Eigenschaften.

Die Olivenölseife wird seit alten Zeiten im ganzen Süden Europas aus geringeren Sorten des Olivenöles hergestellt; neben Olivenöl wird Sesamöl mitverarbeitet. Sie kommt unter den Namen Venezianer, Marseiller oder spanische Seife, Sapo Venétus, S. hispánicus, S. oleáceus in den Handel. Es ist eine stark geschliffene Seife, die auch bei uns in Deutschland in großen Mengen hergestellt wird. Man ersetzt hier einen Teil des Baumöles durch Erdnußöl, Talg oder helles Olein.

Die Palmölseife, Palmitinseife, hat bei richtiger Verarbeitung aus sich selbst heraus einen veilchenartigen Geruch, bei nicht vollständiger Verseifung riecht sie bald unangenehm. Sie ist an und für sich brüchig; so stellt man Palmölkernseife gewöhnlich aus Mischungen des Palmöles mit anderen weicheren Fetten her. Aus Palmöl werden auch die sog. Oberschalseifen bereitet, worunter man früher die oberen glatten Schichten und die Randstücke der Kernseife verstand.

Harzkernseifen lösen sich leicht in Wasser und schäumen gut. Man stellt sie mit einem Harzgehalte von etwa 30 bis über 100 Teilen Harz auf 100 Teile Fett her. Es sind geschliffene Seifen, die mitunter als Terpentinseife oder Kaltwasserseife in den Handel kommen. Öfter tragen diese Bezeichnung aber nur sehr geringwertige Leimseifen.

Harzseife, wie sie unter der Bezeichnung Harzleim mit Aluminiumsulfat zusammen bei der Papierbereitung gebraucht wird, um das Papier zu leimen, d. h. so fest zu machen, daß die Tinte nicht ausläuft, ist eine Verseifung von lediglich Harz mit Natronlauge.

Diese Kernseifen auf Unterlauge werden verhältnismäßig nur noch wenig hergestellt, an ihre Stelle ist meist das Verfahren der Kernseifen auf Leimniederschlag getreten.

2. Abgesetzte Kernseifen oder Kernseifen auf Leimniederschlag sind glatte, geschliffene Kernseifen, die frei von Verunreinigungen sind und gut schäumen. Man bereitet sie entweder aus einer Kernseife auf Unterlauge, die stark geschliffen wird oder, wie es meist geschieht, dadurch, daß man mit einer starken Kochsalzlösung aussalzt, aber nur so viel zusetzt, daß nicht die ganze Seife abgeschieden wird, sondern noch etwas Seifenleim zurückbleibt. Wird die Seife in die Form gebracht und langsam abgekühlt, indem man die Form mit Wergkissen umgibt, so scheiden sich der Seifenleim und die Verunreinigungen am Boden ab, und darüber befindet sich die glatte Seife. Oder will man sie in der Kühlpresse bzw. Plattenkühlmaschine schnell fertig machen, so läßt man sie in dem Kessel zugedeckt etwa 36 Stunden stehen und schöpft sie dann in die Kästen der Kühlpresse bzw. in die Kammern der Plattenkühlmaschine. Zur Herstellung werden Palmkernöl, Kokosöl, Baumwollsaatöl, talgartige Fette und Abfallfette der Margarineherstellung bzw. bei der Karbonatverseifung die entsprechenden Fettsäuren verwendet. Eine solche Seife ist die weiße bis gelbliche sog. Wachskernseife, die aber kein Wachs enthält. Ersetzt man einen Teil des Fettes oder der Fettsäuren durch Harz, erhält man die glatten Harzkernseifen oder Oranien-

burger Kernseifen. Doch sind als Oranienburger Seifen auch viel geringwertige Leimseifen im Handel.

Sowohl die Kernseifen auf Unterlauge, als auch die Kernseiten auf Leimniederschlag werden sehr häufig, um sie billiger zu machen, gefüllt, d. h. sie werden mit Natronwasserglas, Sodalösung und mit Wasser angeriebenem Talk vermischt, und zwar mitunter bis zu 40% ihres Gewichtes. Selbstverständlich ist eine so gefüllte Seife bedeutend geringwertiger.

3. Eine meist mit Wasserglas bereitete, also gefüllte Seife ist auch die **Eschwegerseife**, die in ihren besseren Sorten auch als **Halbkernseife** bezeichnet wird. Es ist eine weiße Seife, die Marmor hat, aber sehr häufig außerdem mit Talk gefüllt ist. Zur Herstellung verwendet man Fettgemische, die zur Hälfte Palmkernöl und Kokosöl enthalten bzw. bei der Karbonatverseifung die entsprechenden Fettsäuren. Diese Fette haben die Eigenschaft, daß sich ihre Seifen sehr schwer aussalzen lassen, aber große Mengen von Wasser bzw. Unterlauge binden können und daß trotzdem die Seife hart und fest erscheint. So ist die Ausbeute bei der Eschwegerseife größer als bei den Kernseifen. Der Marmor wird durch Farben wie Ultramarinblau, Englischrot, die mit warmem Wasser und etwas Lauge angerieben werden, erhöht. Oder man stellt die Eschwegerseife durch Zusammenbringen einer Kernseife und einer Leimseife her.

4. **Leimseifen** sind wenig feste Seifen, die sehr stark gefüllt sind, so daß die Ausbeute zwischen 250—400% schwankt; doch finden sich auch Leimseifen im Handel, die so hergestellt sind, daß die Ausbeute sogar bis über 1000% beträgt. Zur Bereitung dienen Palmkernöl oder Kokosöl unter Zusatz von etwas Talg oder Harz. Füllmittel sind neben Wasserglas, Kochsalzlösungen, Pottaschelösungen, Chlorkaliumlösung und Talk. Diese Seifen werden einfach durch Zusammenkrücken bei einer Wärme von etwa 80° hergestellt, sie enthalten also die ganze Unterlauge. Oder man bereitet sie auf kaltem Wege durch Zurühren der zur Sättigung nötigen Menge einer etwa 40° Bé starken Ätznatronlauge, sie heißen dann **gerührte Seifen**. Die Leimseifen sind entweder glatt oder mit Marmor. Es sind sehr geringwertige Seifen, die aber gut schäumen. Zu ihnen gehören die **Mottledseifen** mit einem Fettsäuregehalt von 10—30%, deren Marmor durch Auskristallisieren des mit Wasserglas vermischten Farbstoffes erzielt wird. Auch die **Tonnenseife** ist eine Leimseife, der man mit Hilfe von etwas Agar-Agar sehr große Mengen Wasser einverleibt hat, so daß sie keine feste Beschaffenheit mehr hat. Trotz des geringen Wertes der Leimseifen ist ihre Verwendung doch sehr groß. Will man sich Tonnenseife in kleineren Mengen bereiten, so kann dies auch aus Kernseife geschehen. Man rechnet auf 1 kg fein zerschnittene Kernseife etwa 9 kg möglichst heißes Wasser, worin 1 kg Natriumkarbonat gelöst ist.

Aus allem diesen geht hervor, daß die **Prüfung der Seifen** recht notwendig ist.

1. Will man eine solche ausführen, so wird zuerst der **Wassergehalt** bestimmt. Man wägt eine bestimmte Menge Seife, etwa 100 g, ab, schabt sie fein, trocknet sie auf einem Teller an einem warmen Orte mehrere Tage hindurch aus und stellt durch erneute Wägung fest, wieviel Wasser verdunstet ist. Hierbei zeigt sich auch etwa vorhandene Lauge, indem die Schabsel durch verwitterte Soda weiß erscheinen. Zu beachten ist, daß die Seife 4—5% Wasser bei derartigem Austrocknen zurückhält.

2. Eine zweite Probe besteht darin, daß man die Seife in 6—8 Teilen Weingeist in der Wärme löst; gute Seife muß eine klare, höchstens etwas weißschillernde Lösung geben. Erdige Beimengungen, die Kieselsäure

von Wasserglas herrührend, und die Salze der Unterlaugen fallen zu Boden.

3. Die eigentliche Wertbestimmung der Seife läßt sich aber nur dadurch ausführen, daß man ihren Gehalt an gebundenen Fettsäuren bzw. Harzsäuren feststellt. Es geschieht dies in folgender Weise: Eine gewogene Menge Seife wird in der Wärme in einer hinreichenden Menge destilliertem Wasser aufgelöst und dann durch hinzugefügte Salzsäure zersetzt. Die Fettsäuren scheiden sich ab und schwimmen auf der Oberfläche; da sie aber meist zu weich sind, um sich gut abheben zu lassen, setzt man eine gewogene Menge von geschmolzenem, weißem Wachs hinzu. Nach dem Erkalten wird die Fettscheibe abgehoben, in einem vorher gewogenen Schälchen umgeschmolzen, um die letzten Spuren anhaftenden Wassers verdunsten zu lassen, und nun gewogen. Das Gewicht zeigt nach Abzug des angewandten Wachses die Menge der Fettsäure an. Da jedoch erfahrungsgemäß das Ergebnis stets zu groß ist, zieht man 10% davon ab. Gute Kernseife soll einen Gehalt von 60—70%, zur Zeit 48—50% Fettsäuren zeigen.

4. Nach Otto Krüger in Barmen kann man Kernseife aus Fetten von gefüllten und von Harzseifen wie folgt unterscheiden:

Man löst 70,0 Kochsalz in 1 l Wasser. In diese Flüssigkeit bringt man ein frischgeschnittenes Stück der zu untersuchenden Seife. Reine Kernseife schwimmt darin, während gefüllte und Harzseifen untersinken.

Zur Bereitung der Kali- oder Schmierseifen wird das Fett, meist Leinöl, Baumwollsaatöl, Rüböl, auch Fischtran, Olein oder ähnliche billige Fette mit Kalilauge unter Zusatz von Kaliumkarbonat so lange gekocht, bis eine vollständige Verseifung stattgefunden und die Seife die gewünschte Beschaffenheit angenommen hat. Die Masse wird noch warm in die Versandfässer gegossen. Um ein Zerfließen der Seife im Sommer zu verhindern, fügt man der Kalilauge eine entsprechende Menge, etwa ein Viertel, Natronlauge zu. Die Schmierseife ist durchsichtig und glatt. Wird zur Herstellung aber zum Teil hartes Fett wie Talg oder auch Stearinsäure verwendet, so bildet sich in der weicheren Ölseife die härtere Talgseife, das Korn oder Naturkorn; die Seife ist nicht mehr völlig glatt. Diese Kornbildung wird häufig künstlich durch Einrühren von fein zerstoßenem Kalk oder von Kreide in die fertige, klare Ölseife hervorgebracht, also nur vorgetäuscht — Kunstkornseife. Undurchsichtige Schmierseifen mit perlmutterartigem Glanze, sog. Schälseifen oder Silberseifen, werden aus Baumwollsaatöl und Talg oder Schweinefett bereitet, die unter größerem Zusatz von Natronlauge verseift werden. Die hierbei mitentstehende Natronseife scheidet sich in der Kaliseife in weißen, glänzenden Streifen aus. Schmierseifen kommen als gelbe, grüne, braune oder schwarze in den Handel. Die grüne wurde ursprünglich aus grünem Hanföl hergestellt, jetzt färbt man die gelbe mit Indigolösung oder Ultramarinblau und gelbem Teerfarbstoff oder Chlorophyll grün. Die braune bzw. schwarze Schmierseife erhält man entweder durch Zusatz von Zuckerfarbe, oder es wird dunkles Harz mitverseift, oder man färbt braun mit einem Orangeteerfarbstoffe wie Naphtholorange, den man mit etwas Methylblau vermischt hat; anderseits werden Schmierseifen, gleichwie Kernseifen, durch Sauerstoff abgebende Stoffe, oder durch saure schwefligsaure Verbindungen gebleicht. Die Bleichung geschieht gewöhnlich, nachdem bei der Herstellung der Seifen die Fette oberflächlich verseift sind; man fügt das Bleichmittel hinzu und kocht weiter, bis die Seife fertig im Stich ist bzw. spinnt. Schmierseifen sollen einen Fettsäuregehalt unter Einschluß von Harzsäure von 38—40% haben. Aber auch die Schmierseifen werden viel gefüllt. Hierzu dienen hauptsächlich Chlorkaliumlösung, Wasserglas und Kartoffelmehl.

Ersatzmittel für Schmierseifen ist meistens Tonerdegallerte mit Zusatz von Natriumkarbonat, Natriumsulfat oder Wasserglas, auch Natriumhydroxyd mit oder ohne etwas Saponingehalt.

Feinseifen, früher mit dem Fremdwort Toiletteseifen bezeichnet. Die Seifenkörper, die als Grundlage für die Feinseifen benutzt werden, sind im Werte sehr verschieden. Bei den billigeren Sorten besteht die Grundseife meist aus einer kaltgerührten Kokos- oder Palmkernölseife, die mit Wasserglas, Kochsalzlösung oder Talk gefüllt ist, sogar ganz geringwertige Leimseifen werden mitunter verwendet. Die besseren Sorten werden aus meist unter Verwendung von weicheren Fetten und Harz hergestellten Kernseifen gepreßt, die besten sog. pilierten Seifen aus völlig neutralen, unter großer Sorgfalt bereiteten Kernseifen aus Talg unter Zusatz von etwas Kokosöl, Erdnußöl, Olivenöl und ähnlichen Fetten mit einem Fettsäuregehalt bis 80%. Auch die Verfahren, die Seife mit Wohlgeruch zu versehen, sind verschieden. Bei den geringeren Sorten, denen billigere Riechstoffe zugesetzt werden, rührt man die betreffenden ätherischen Öle in die halbflüssige Seifenmasse ein. Feineren Seifen dagegen wird der Wohlgeruch kalt zugesetzt. Die betreffende Kernseife wird gehobelt, mit den Wohlgerüchen übergossen, dann in einer eigenen Maschine, der Piliermaschine, mittels Walzen innig durchgearbeitet. Die durch das Walzen entstandenen dünnen Seifenblätter werden mittels der Strangpresse zu festen Seifenstangen zusammengepreßt, darauf in Stücke zerschnitten und unter besonderen Pressen in die gewünschte Form gebracht. Oder man verfährt so, daß man die noch warme Kernseife durch besondere gekühlte Walzen laufen läßt, wo sie zu endlosen Bändern erstarrt, die durch Messer zerschnitten und dann durch warmen Luftzug getrocknet werden. Darauf beginnt das Pilieren. Das Pilieren hat den Vorteil, daß die Gerüche weniger verändert werden, während bei den billigen, laugehaltigen Seifen die Öle sich sehr rasch zersetzen, so daß diese bei längerem Liegen einen unangenehmen Geruch annehmen. Vielfach werden ihnen für besondere Zwecke Zusätze gegeben, Bimssteinpulver, Sand, Ochsengalle oder auch medizinische Körper, so daß die Seife bzw. deren Schaum oft als ein äußerliches Heilmittel anzusehen ist. Man verwendet zur Herstellung medizinischer Seifen entweder völlig neutrale, laugenfreie Seifen, oder sog. überfettete Seifen, d. h. solche, die nach der Aussalzung noch mit 8—10% freiem Fett verkocht werden. In solchen Seifen halten sich selbst leicht zersetzbare Arzneistoffe gut. Überfettete Seifen werden jedoch nicht nur zu medizinischen Seifen verarbeitet, sondern auch zu Feinseifen; man hat ihnen die Bezeichnung Fettseifen gegeben, was ja eigentlich alle Seifen sind.

Transparentseifen. Werden so hergestellt, daß man eine beliebige Seife, meist Leimseife, in etwa dem gleichen Gewicht Weingeist im Wasserbade, besser im Destillierkessel, mittels Wärme auflöst, die Lösung durch Absetzen klären läßt und in Formkästen ausgießt. Nach einigen Wochen ist die Masse hinlänglich erhärtet, um in Riegel zerschnitten bzw. in Formen gepreßt werden zu können. Um die Seife zu verbilligen, wird anstatt des Weingeistes Zuckerlösung verwendet. Diese Seife segelt meist unter der falschen Flagge Glyzerinseife.

Echte Glyzerinseife. Wird in gleicher Weise wie die vorige bereitet, nur daß hier statt eines Teiles des Weingeistes kalkfreies Glyzerin angewendet wird.

Das D.A.B. hat zwei Seifen aufgenommen, zu deren Bereitung es bestimmte

Vorschriften gibt; eine weiche Kaliseife, Sapo kalinus, bereitet durch Verseifung von Leinöl mittels Kalilauge, und eine feste Natronseife, Sapo medicatus, bereitet durch Verseifung eines Gemisches von gleichen Teilen Schweineschmalz und Olivenöl mit vorgeschriebener Menge Natronlauge und nachheriges Aussalzen.

Seifen sollen an einem nicht zu warmen, aber trockenen Ort aufbewahrt werden.

Flüssige Seifen sind Kaliseifen mit Olein. Olivenöl, Palmkernöl, Kokosfett und anderen stearinsäurearmen Fetten hergestellt; sie müssen vollständig verseift, gut abgerichtet, dickflüssig, gut schäumen und klar sein. Fettsäuregehalt 15—30%. Bei Trübung filtriert man durch Anschwemmverfahren mit feinem Asbest.

Wasch- und Seifenpulver sind Gemische von Seife, kristallisiertem und kalziniertem Natriumkarbonat, denen mehr oder weniger Wasserglas hinzugefügt ist. Sie enthalten daneben auch Perborate und üben dann eine bleichende Wirkung aus. Durch eingehende Versuche ist festgestellt worden, daß durch den Zusatz solcher Sauerstoff-Bleichmittel die Stoffaser angegriffen wird und daß die Schädigung durch das Perborat besonders bei Mischungen mit Seife und Natriumkarbonat eintritt. Weniger schädlich ist ein Verfahren, wo ein Waschen der Stoffe mit Seife und, nach gründlichem Spülen, getrennt davon eine Behandlung mit Lösung der Perborats vorgenommen wird.

Um Perborat in dem Waschmittel nachzuweisen, schüttelt man eine Kleinigkeit des Gemisches mit 10 Teilen Wasser, fügt etwas verdünnte Schwefelsäure und eine kleine Menge Chloroform hinzu und schüttelt wiederum. Durch die Schwefelsäure werden die Fettsäuren freigemacht und diese lösen sich in dem Chloroform auf. Man gießt nun die über dem Chloroform stehende Flüssigkeit ab, vermischt sie mit etwa 2 ccm Äther, fügt vorsichtig einige Tropfen einer schwachen Kaliumdichromatlösung hinzu und schüttelt um; es zeigt sich nunmehr eine Blaufärbung. Weiteres über Seifen und Wasch- und Seifenpulver siehe Buchheister-Ottersbach, Drogisten-Praxis II. Vorschriftenbuch.

Emplástra. Pflaster. Emplâtre. Plaster.

Die Pflaster waren ursprünglich rein pharmazeutische Zubereitungen und wurden nur im Laboratorium der Apotheke hergestellt; jetzt hat sich die Großdarstellung dieses Zweiges der Pharmazie bemächtigt, so daß die Pflaster Handelsware geworden sind, die aus Fabriken bezogen werden.

Unter Pflastern im engeren Sinne versteht man Verbindungen der Fettsäuren, besonders der Stearin-, Palmitin- und Ölsäure, mit Metalloxyden, namentlich Bleioxyd. Das fettsaure Bleioxyd, Emplastrum Plumbi oder E. Lithargyri, ist die Grundlage für die Herstellung einer Reihe anderer Pflaster. Man stellt es dar, indem man Erdnußöl und Schweineschmalz mit Bleioxyd unter Zusatz von Wasser, das bei seiner allmählichen Verdunstung immer wieder ersetzt wird, unter fortwährendem Umrühren vorsichtig erhitzt, bis die vollständige Verseifung des Bleioxyds vor sich gegangen ist. Das entstandene Pflaster wird, halb erkaltet, tüchtig mit Wasser ausgeknetet, um das aus dem Fett abgeschiedene Glyzerin zu entfernen, in Stangen geformt und für sich verwendet, oder als Grundlage für andere Pflaster. Die Zusätze sind teils Harze, teils andere Metalloxyde bzw. Metallverbindungen, wie Cerussa, Bleiweiß.

Über Zerate und Klebtafelte, die im weiteren Sinn ebenfalls mit Pflaster bezeichnet werden, siehe Abteilung Technische Arbeiten und Buchheister-Ottersbach, Drogisten-Praxis II. Vorschriftenbuch.

Die Anwendung der Pflaster ist sehr verschieden, je nach der Art der Bestandteile und Zusätze. Außer zu Klebzwecken dienen sie als heilende, erweichende oder hautreizende, selbst blasenziehende Mittel. Von den im D.A.B. aufgeführten Pflastern sind für den Drogisten von Wichtigkeit neben dem Bleipflaster das Heftpflaster, Empl. adhaesívum, und das Seifenpflaster, Empl. saponátum, das als Hühneraugenmittel dient.

Empl. adhaesívum stellt man her, indem Bleipflaster, gelbes Wachs und Terpentin zusammengeschmolzen werden und diesem Gemisch eine geschmolzene Masse, aus Kolophonium und Dammar bestehend, zugesetzt wird. Man erhitzt dann bei einer Wärme von 100°—105° unter Umrühren so lange, bis die geschmolzene Masse nicht mehr schaumig ist. Auch wird Heftpflaster mit Kautschuk versetzt gestrichen unter der Bezeichnung Collemplastrum in den Handel gebracht.

Empl. saponátum, Seifenpflaster, ist ein Gemisch von Bleipflaster, gelbem Wachs. medizinischer Seife und etwas mit Erdnußöl angeriebenem Kampfer.

Amine.

****† Piperazínum.** Piperazin. Diäthylendiamjn. Pipérazine. Pipérazidine. Diéthylénimine.

$$(C_2H_4NH)_2.$$

Es stellt farblose, etwas feuchte Kristallmassen dar, die aus der Luft mit Begierde Feuchtigkeit und Kohlensäure aufsaugen und hierdurch zu kohlensaurem Piperazin zerfließen. Es ist bei jedem Grade flüchtig und läßt bei Gegenwart von Salzsäuredämpfen, gleich dem Ammoniak, weiße Nebel entstehen. Das Piperazin ist eine künstliche organische Base, die dargestellt wird, indem aus Anilin und Äthylenbromid Diphenyldiäthylendiamin gebildet wird, dieses dann durch salpetrige Säure in die Dinitrosoverbindung umgewandelt und diese durch Kochen mit alkoholischer Kalilauge in Piperazin und Nitrosophenol gespalten wird.

Anwendung. Bei allen Krankheiten, bei welchen sich Harnsäure in größeren Mengen ausscheidet, wie Gicht, Gelenkrheumatismus, Harngrieß, ferner Blasensteine. Auch in dem Gichtwasser von Schering ist es enthalten.

Amidderivate der Kohlensäure.

****† Urethán.** Uréthane. Carbamate d'éthyle.

Unter dieser Bezeichnung ist Äthylurethan im Handel. Kleine, farblose Kristallblättchen, in Wasser leicht löslich, die als Schlafmittel Anwendung finden.

Unter Urethanen versteht man Ester der Karbaminsäure, der Kohlensäure, in die die NH_2-Gruppe eingetreten ist, $H(NH_2)CO_2$ oder $CO{\diagup OH \atop \diagdown NH_2}$, die sich als Ammoniumkarbaminat auch im Hirschhornsalz findet.

** Somnálum. Somnal. Éthyl chloraluréthane.

Somnal ist eine alkoholische Lösung von Chloralhydrat und Äthylurethan und somit eine einfache Arzneimischung.

Anwendung. In Gaben von 1—2 g als Schlafmittel.

** Bromural. Bromisovalerianylharnstoff.

Weißes, kristallinisches, bitterlich schmeckendes Pulver, löslich in Wasser, wenig leicht in Weingeist.

Nachweis. 0,1 g mit 2 ccm Salpetersäure und 3 Tropfen Silbernitratlösung (1 + 19) gekocht, gibt einen gelblich weißen Niederschlag.

Anwendung. Als Beruhigungsmittel.

** Acidum diaethylbarbitúricum.
**Diäthylbarbitursäure. Veronal. Diäthylmalonylharnstoff.
Véronal. Diéthylmalonylurée. Acide diéthylbarbiturique.**

$$(C_2H_5)_2C\diagdown^{CO-NH}_{CO-NH}\diagup CO. \quad \text{Molekulargewicht } 184{,}11.$$

Farblose, schwach bitter schmeckende Kristallblättchen, geruchlos. Löslich in 170 Teilen kaltem und in 17 Teilen siedendem Wasser, leicht in Weingeist, Äther und Natronlauge. Der Schmelzpunkt liegt bei 190°—191°. Die wässerige Lösung rötet blaues Lackmuspapier.

Es ist ein Kondensationsprodukt des Harnstoffes, Karbamids, des Kohlendioxyds, in das zweimal die NH_2-Gruppe eingetreten ist, $CO\diagdown^{NH_2}_{NH_2}$, der sich infolge Zersetzung von Eiweißstoffen bildet und sich im Harn der Säugetiere vorfindet, mit Diäthylmalonsäureäthylester. Der Harnstoff Urea, der als Düngemittel für Gartenpflanzen, Gemüsepflanzen, Feldfrüchte und den Tabakanbau verwendet wird, bildet mit organischen Säuren zyklische Verbindungen, die als Ureide bezeichnet werden, so bildet er mit der Malonsäure, der Propandisäure, einer zweibasischen Säure, $CH_2(COOH)_2$, das Ureid Barbitursäure,

$$CH_2\diagdown^{CO-NH}_{CO-NH}\diagup CO.$$

Mit Schwefel verbindet sich der Harnstoff zu Schwefelharnstoff, Thiokarbamid, CH_4NS, das in der Photographie zum Entfernen von Gelbschleier der Negative verwendet wird.

Im Veronal sind die beiden Wasserstoffatome des CH_2 der Barbitursäure durch 2 Moleküle des Alkoholradikals Äthyl, C_2H_5, ersetzt.

$$\begin{array}{c}C_2H_5\\C_2H_5\end{array}\diagup C\diagdown^{COOC_2H_5}_{COOC_2H_5} + CO\diagdown^{NH_2}_{NH_2} = \begin{array}{c}C_2H_5\\C_2H_5\end{array}\diagup C\diagdown^{CONH}_{CONH}\diagup CO$$

Diäthylmalonsäureäthylester + Harnstoff = Diäthylbarbitursäure
+ $2 C_2H_5OH$
+ Äthylalkohol.

Anwendung. Als Schlafmittel.

Nachweis. Die kaltgesättigte Lösung wird durch Silbernitratlösung nicht verändert. Fügt man zu der Lösung von 0,01 g Diäthylbarbitursäure in 2 ccm Wasser eine Lösung von 0,1 g Quecksilberoxyd in 10 Tropfen Salpetersäure, so entsteht ein weißer, in Ammoniakflüssigkeit löslicher Niederschlag. Werden 0,05 g Diäthylbarbitursäure gemischt mit 0,2 g getrocknetem Natriumkarbonat, vorsichtig im Probierrohr erhitzt, so treten Dämpfe von eigenartigem Geruch auf, die rotes angefeuchtetes Lackmuspapier bläuen.

Unter der Bezeichnung **Medinal oder Veronal-Natrium ist diäthylbarbitursaures Natrium, $C_8H_{11}O_3N_2Na$, unter **Proponal ist Dipropylmalonylharnstoff,

$$(C_3H_7)_2C\diagdown^{CO-NH}_{CO-NH}\diagup CO,$$

unter **Luminal ist Phenyläthylbarbitursäure,

$$(C_6H_5)(C_2H_5)C\diagdown^{CO-NH}_{CO-NH}\diagup CO,$$

unter Adalin ist Bromdiäthylazetylkarbamid,
$$CO(NH_2)NH \cdot CO \cdot CBr(C_2H_5)_2,$$
im Handel; sie dienen alle als Schlafmittel.

Kohlehydrate.

Sáccharum amyláceum.
Stärkezucker. Traubenzucker. Glykose. Glukose. Dextrose. Krümelzucker. Aldohexose. Sucre d'amidon. Sucre de raisin.
$$C_6H_{12}O_6.$$

Findet sich in der Natur als Bestandteil der süßen Früchte, auch des Honigs; läßt sich künstlich durch die Einwirkung verdünnter Mineralsäure und des

Malzaufgusses, der Diastase auf Stärkemehl oder Zellulose bei Anwendung von Wärme herstellen. Er unterscheidet sich vom gewöhnlichen Zucker chemisch durch ein Mehr von H_2O und dadurch, daß er unmittelbar gärungsfähig ist. Er ist ein Aldehydzucker, eine Aldose, und zwar eine Aldohexose, da in ihm 6 Kohlenstoffatome vorhanden sind, und gehört so zu den Monosacchariden oder Monosen. Er findet in der Technik große Verwendung zum Gallisieren des Weines, wenn die Trauben zu zuckerarm sind, ferner zum Versüßen von Spirituosen und hier und da als Malzersatz, zur Bonbonherstellung und zur Darstellung des künstlichen Honigs, als Zusatz zu Marmeladen und zur Bereitung der Zuckerfarbe, der Zuckercouleur. Der Zusatz des Stärkesirups zu Marmeladen bezweckt, das Auskristallisieren zu vermeiden. Als Höchstzusatz sind hierfür 5% erlaubt, ein größerer Zusatz muß gekennzeichnet werden.

Seine Darstellung geschieht aus Kartoffelstärke, in Amerika aus Maisstärke, indem man diese mit Wasser und 2% Schwefelsäure oder Salzsäure unter Dampfdruck bis 6 Atmosphären so lange erhitzt, bis die Flüssigkeit klar geworden und eine Probe mit Jodwasser die Überführung der Stärke in Zucker anzeigt, d. h. bis sie durch Jodwasser nicht mehr gefärbt wird. Die Salzsäure wird nun durch Natriumkarbonat, die Schwefelsäure durch Kalziumkarbonat abgestumpft, das entstandene Kalziumsulfat durch Absetzenlassen entfernt, während die kleine Menge Natriumchlorid in der Flüssigkeit bleibt, die Flüssigkeit wird darauf durch Tierkohle oder Pflanzenkohle entfärbt und über freiem Feuer oder im Vakuum bis zur Sirupdicke, Stärkesirup, Kapillärsirup, Glukosesirup, Bonbonsirup, Sirupus Amyli oder so weit eingedampft, daß sie beim Erkalten zu einer festen Masse erstarrt. In diesem Falle gießt man sie in die etwa 50 kg haltenden, länglichen Versandkisten und läßt sie erkalten, Kistenzucker, Blockzucker, Stärkezucker. Der Zucker bildet in diesem Zustand eine feste, dichte, gelblichweiße, etwas feuchte Masse von muschligem Bruch und schwach süßem Geschmack. Der Stärkesirup ist mehr oder weniger gelbgefärbt, selten farblos und kommt in Fässern von 400—500 kg in den Handel. Die Bezeichnung Kapillärsirup, abzuleiten von capillus = Haar, ist ihm gegeben, weil er sich in haardünne Fäden ausziehen läßt. Aus ganzgesättigten wässerigen Lösungen kristallisiert der Stärkezucker in kleinen, blumenkohlartig angeordneten Kristallmassen, aus alkoholischer Lösung dagegen in klaren, tafelförmigen Kristallen.

Nach einem anderen Verfahren wird Raffinade mittels Kohlensäure in Traubenzucker umgewandelt, der als fast farbloser, sehr dicker Sirup, als patent. flüssige Raffinade, von dem 1 l in der Wirkung 1 kg Raffinade entsprechen soll, in den Handel kommt. Er ist sehr süß und soll den Duft und den Geschmack der Früchte weit reiner hervortreten lassen als die beste Raffinade, kristallisiert auch niemals aus, empfiehlt sich daher für die Zwecke der Likör- und Fruchtsirupbereitung, dürfte sich aber als Invertzucker, ein Gemisch von Traubenzucker und Fruchtzucker, bezeichnen lassen.

Nachweis. Man erkennt Traubenzucker an der stark reduzierenden Wirkung, die er auf alkalische Kupferlösung ausübt. Man mischt 2 Raumteile Traubenzuckerlösung mit 1 Raumteil Natronlauge und fügt so lange tropfenweise Kupfersulfatlösung hinzu, bis sich der entstehende Niederschlag beim Schütteln gerade noch auflöst. Erwärmt man jetzt, so scheidet sich rotes Kupferoxydul aus. Schwefelsäure einer Lösung von Traubenzucker zugesetzt, verändert die Farbe der Lösung nicht.

Des Zusammenhangs wegen fügen wir bei Besprechung der Zuckerarten Honig ein.

Mel. Honig. Miel. Honey.

Der Honig wird von der Honigbiene, Apis mellifica, einem zu den Hymenopteren gehörenden Insekt, aus den Nektarien der Blüten gesammelt und, nachdem er im Körper der Biene, in einer kropfartigen Erweiterung der Speiseröhre, eine gewisse Umwandlung erfahren hat, indem der eingesammelte Rohrzucker in Invertzucker, ein Gemisch von Traubenzucker (Dextrose) und Fruchtzucker (Laevulose) übergeführt ist, durch den Mund der Bienen in eigens aus Wachs geformten Zellen, den sog. Honigwaben, abgelagert, um damit die junge Brut zu ernähren. Man unterscheidet bei dem europäischen Honig Jungfern-, Tropf-, Lauf-, Senk- oder Leckhonig, durch freiwilliges Ausfließen der jüngeren unbebrüteten Waben gewonnen, meist heller von Farbe und feiner von Geschmack; eine zweite Sorte, den Schleuderhonig, der durch Ausschleudern der Waben mittels Zentrifugalmaschinen gewonnen wird; drittens den Preßhonig, durch Pressen auf kaltem Wege gewonnen; und viertens den Seimhonig (*Mel crudum*), gewonnen durch Erwärmen und nachfolgendes Auspressen und Ausschmelzen der unbebrüteten Waben. Seimhonig ist dunkler und fast immer von scharfem, kratzendem Geschmack, indessen je nach den Blüten, die die Bienen hauptsächlich zu ihrer Nahrung benutzt haben, sehr verschieden. Vom deutschen Honig, aus Mecklenburg und der Lüneburger Heide stammend, ist am feinsten und am hellsten der von Lindenblüten und Raps, auch von Akazienblüten, während der Heide- und Buchweizenhonig strenger von Geschmack und sehr dunkel sind. Eiderhonig aus Schleswig-Holstein, von Kleeblüten eingesammelt, ist weiß. Südfranzösischer Honig riecht häufig nach Rosmarin und Lavendel; ungarischer und italienischer Honig nach Meliloten. Scheibenhonig oder Wabenhonig ist Honig, der sich noch in den Waben befindet. Stampfhonig, Rohhonig, Rauhhonig oder Werkhonig wird gewonnen durch Einstampfen der Waben mit dem Honig.

Frisch ausgelassener Honig ist klar und zähflüssig, erst nach Wochen fängt er an trübe zu werden; der in ihm enthaltene Traubenzucker scheidet sich allmählich in fester Form ab und die ganze Masse erstarrt nach und nach mehr oder minder.

Große Mengen Honig kommen von Amerika, namentlich sind Westindien, Chile und Kalifornien, auch Kanada die Länder, die am meisten nach Europa versenden. Der amerikanische Honig ist gewöhnlich hell bis dunkelgelb, von schwachem Duft und etwas säuerlichem Geschmack. Nur die ganz feinen Valparaisosorten und feiner kalifornischer Honig kommen dem europäischen Honig annähernd gleich.

In Deutschland werden jährlich etwa 150 000 dz Honig erzeugt bei etwa 65 Milliarden Bienen.

Eine besondere Art Honig ist der Koniferenhonig, auch Tannenhonig oder Waldhonig genannt. Er ist dunkel gefärbt, hat terpentinartigen Geruch und stammt wahrscheinlich von den Nadelhölzern.

Bestandteile. Hauptsächlich der flüssig bleibende Fruchtzucker und der das Festwerden bedingende Traubenzucker. Ferner Spuren von Riechstoffen; vielfach Ameisensäure, etwas wachsartige Masse, etwas Rohrzucker, Farbstoff und beigemengte Pollenkörner.

Anwendung. In der Heilkunde als Zusatz zu Gurgelwässern, als gelindes Abführmittel, zu Salben für die Hautpflege und zu Haarwässern; zur Darstellung der Honigseife, sonst vor allem zu Genußzwecken.

Aufbewahrung. Der Honig ist, da er leicht in Gärung übergeht, stets am kühlen Ort in Holz- oder Steingutgefäßen aufzubewahren. Soweit Bienenhonig in Gläsern oder anderen Kleinverkaufspackungen mit einem Inhalt von mehr als 50 g bis zu 1000 g in Verkehr gebracht wird, dürfen die Gläser oder Packungen nur einen Inhalt von 1 kg, ½ kg, ¼ kg oder $^{1}/_{8}$ kg haben.

Er unterliegt vielfachen Verfälschungen. Prüfung nach D.A.B.

1. Die filtrierte wässerige Lösung 1 + 2 darf durch Silbernitratlösung (Salzsäure) und durch Bariumnitratlösung (Schwefelsäure) nur schwach getrübt und beim Vermischen mit 1 Teil Ammoniakflüssigkeit in der Farbe nicht verändert werden.

2. 5 g Honig verreibt man in einer Reibschale mit etwa 10 g Äther, filtriert die ätherische Lösung in eine Porzellanschale und läßt das Lösungsmittel bei gewöhnlicher Temperatur verdunsten. Befeuchtet man den vollkommen trockenen Rückstand mit einigen Tropfen Resorzin-Salzsäurelösung, so darf er sich nicht kirschrot färben (Kunsthonig, Invertzucker).

3. Man mischt 1 Teil Honig mit 2 Teilen Wasser und 4 Teilen 90 prozentigem Weingeist. Die Lösung ist etwas trübe und setzt nach längerem Stehen einen geringen Bodensatz ab. War Stärkemehl zugesetzt, ist der Bodensatz größer und zeigt mit Jodwasser blaue Färbung.

4. Man erwärmt 15 ccm der wässerigen Lösung (1 + 2) auf dem Wasserbade mit 0,5 ccm Gerbsäurelösung (1 + 19) und filtriert nach der Klärung. 1 ccm des Filtrats darf auf Zusatz von 2 Tropfen rauchender Salzsäure durch 10 ccm absoluten Alkohol nicht milchig werden (Stärkesirup oder Dextrin).

5. Etwaiger Wasserzusatz macht den Honig dünner und spezifisch leichter. Auch Rohrzucker dient als Verfälschungsmittel. So werden die Bienen auch schon mit Rohrzucker gefüttert. Reiner Honig hat ein spezifisches Gewicht von 1,400—1,430.

6. Werden 5 ccm einer wässerigen Honiglösung (1 + 2) mit einigen Tropfen Salzsäure vermischt, so darf die Lösung nicht sogleich rosa oder rot gefärbt werden, sonst ist der Honig mit Azofarbstoffen vermischt.

7. 2 g Honig dürfen nach dem Verbrennen nicht weniger als 0,002 g und nicht mehr als 0,016 g Rückstand hinterlassen.

Mel depurátum oder despumátum.
Gereinigter Honig.

Für die Reinigung des Honigs gibt es verschiedene Vorschriften, z. B. Klärung mittels Eiweiß, oder Zusatz von Gelatinelösung und nachheriges Ausfällen des Leims durch Gerbsäure. Ein einfaches und sicheres Verfahren der Reinigung ist das, daß man 1 Teil Honig mit 2½ Teilen Wasser in einem kupfernen Kessel bis zum Sieden erhitzt, nachdem man vorher reines weißes Filtrierpapier, in kleine Fetzchen zerrissen und in Wasser aufgeweicht, hinzugetan hat. Man läßt etwa ½ Stunde kochen, fügt dann etwas grob zerstoßene, gut ausgewaschene Holzkohle hinzu, läßt noch einmal aufwallen und filtriert noch heiß durch einen wollenen Spitzbeutel.

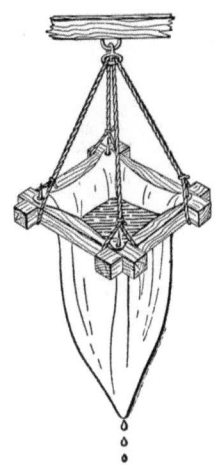

Abb. 502. Wollener Spitzbeutel zum Filtrieren von Honig.

Anfangs läuft die Flüssigkeit stets trübe durch; man muß sie deshalb so oft zurückgießen, bis das Filtrat völlig klar erscheint (Abb. 502). Das gesammelte Filtrat wird dann im Wasserbad unter stetem Umrühren bis zur Sirupdicke eingedampft. War der Honig sauer, tut man gut, sogleich mit dem Papier ein wenig Kalkmilch zuzusetzen. Das Hinzufügen des Papiers beim Kochen hat den Zweck, die beim Erhitzen sich ausscheidenden Unreinigkeiten des Honigs gewissermaßen festzuhalten und in die Höhe zu reißen, so daß sie gegen das Ende des Kochens leicht mit einem Schaumlöffel abgenommen werden können.

Ein so gereinigter Honig erscheint völlig klar goldgelb, von angenehmem Geruch und Geschmack. Beim Eindampfen ist freies Feuer möglichst zu vermeiden, da der Honig dadurch dunkler wird.

Oder man reinigt ihn nach der Vorschrift des D.A.B. dadurch, daß man 40 Teile Honig mit 60 Teilen Wasser löst, mit 3 Teilen eisenfreiem Bolus anrührt, ½ Stunde auf dem Wasserbad erwärmt, nach dem Absetzen heiß filtriert und auf dem Wasserbade bis zu der Dichte von 1,340 eindampft.

Gereinigter Honig dient vor allem zur Bereitung des Rosenhonigs, Mel rosátum, des Rosenhonigs mit Borax, Mel rosátum cum Boráce und des Fenchelhonigs, Mel Foenículi.

Traubenhonig. Die unter diesem Namen in den Handel kommende Zubereitung ist kein Honig, sondern eingedickter Weinbeersaft.

Fenchelhonig ist eine Mischung von 0,5 kg gereinigtem Honig mit 1,0 kg Stärkesirup und 5 Tropfen Fenchelöl (vgl. auch Buchheister-Ottersbach, Drogisten-Praxis II. Vorschriftenbuch)

Kunsthonig ist gewöhnlich Invertzucker, der mit etwas echtem Honig gemischt und gefärbt ist. Oder man stellt ihn her aus 1000 g Zucker, 2000 g Wasser und 1 g Milchsäure. Man kocht auf und dampft langsam bis auf 1100 g ein. Dieser Kunsthonig ist zuerst flüssig, erstarrt aber allmählich zur Honigdicke. An Stelle der Milchsäure oder Ameisensäure werden auch andere Säuren, wie Weinsäure, Zitronensäure oder Salzsäure angewendet. Selbstverständlich müssen diese Kunsthönige als solche bezeichnet werden. Kunsthonig muß mindestens 78% Trockenmasse und darf höchstens 10% Rohrzucker, Saccharose, enthalten. Außerdem muß er ausreichend honigähnlichen Duft aufweisen. Unter der Bezeichnung **Honigpulver** zur Herstellung von Kunsthonig kommen meist Mischungen in den Handel, bestehend aus Zitronensäure oder Weinsäure, Zuckerpulver, Honigduft und Honigfarbe.

Sáccharum. Rohrzucker. Saccharose. Sucre de canne. Sugar.
$$C_{12}H_{22}O_{11}.$$

Rohrzucker ist ein Disaccharid. Es ist dieses die Zuckerart, die man im gewöhnlichen Leben mit dem einfachen Namen Zucker bezeichnet. Sie findet sich im Safte des Zuckerrohrs, Sáccharum officinárum, der Zuckerrübe, Beta rapa, des Zuckerahorns, Acer sacchárinum, der Zuckerhirse, Sorghum sacchárátum, der Mohrrübe und in vielen Gramineen.

Fabrikmäßig wird er in Europa aus der Zuckerrübe, in Westindien, Niederländisch-Indien und anderen tropischen Ländern aus dem Zuckerrohre dargestellt.

Reiner Zucker ist farb- und geruchlos, kristallisiert in schiefen Säulen, schmeckt rein-stark-süß und löst sich in ⅓ seines Gewichtes Wasser auf, während Traubenzucker 1½ Teile bedarf. Er vergärt mittels Hefe nicht unmittelbar, sondern verwandelt sich zuvor durch Inversion in Frucht- und Traubenzucker. Bis zu 160° C erhitzt, schmilzt er und erstarrt zu einer glasigen Masse, Gerstenzucker, die allmählich wieder kristallinisch wird. Hierauf beruht die Herstellung der Bonbons und auf dem Wiederkristallinischwerden das sog. Absterben der Bonbons. Bis 200° C erhitzt, geht der Zucker unter Entwicklung eigentümlich riechender Dämpfe in allerdings nicht chemisch reinen Karamel über, ein Gemenge verschiedener Körper, noch weiter erhitzt, entzündet er sich und verbrennt mit leuchtender Flamme unter Zurücklassung einer löcherigen Kohle, die sich bei noch stärkerer Erhitzung ohne Rückstand verbrennen läßt. Beim Verbrennen des Zuckers entsteht eine gasförmige Verbindung von Azetylen, Wasserstoff und Ameisensäure, die als sehr kräftiges fäulniswidriges Mittel erkannt ist; so werden dadurch Cholera-, Typhus-, Pocken- und Tuberkelbazillen abgetötet. Mit starken Basen, Kaliumoxyd, Natriumoxyd, Kalziumoxyd, Bariumoxyd und Strontiumoxyd bildet der Zucker kristallinische Verbindungen, Saccharate; hierauf beruht die so wichtig gewordene Entzuckerung der Melasse durch Strontiumhydroxyd.

Der Zucker kommt in sehr verschiedenen Reinheitsgraden in den Handel. Man unterscheidet Roh- oder Lompenzucker, Kolonialzucker, auch Lumpenzucker genannt, von dem englischen „lump" = Klumpen abgeleitet. Muscovaden werden vielfach die westindischen Rohzucker genannt. Die Zuckerfabriken fertigen öfter nur diese Rohzucker an, die in sog. Raffinerien weiter gereinigt werden. Rohzucker aus Zuckerrohr gewinnt man folgendermaßen: Das Zuckerrohr wird zerkleinert, ausgepreßt, der erhaltene Saft mit etwas Kalkmilch gekocht, um die Pflanzensäuren, z. B. Oxalsäure, zu binden, der Saft geklärt, eingekocht und unter öfterem Umrühren auskristallisiert. Die Mutterlauge — die Melasse — wird entweder durch Schleudern, durch Zentrifugieren oder durch Abtropfenlassen getrennt, auf Rum verarbeitet oder als indischer Sirup, als Kolonialsirup, in den Handel gebracht. Die Gewinnung des Rohzuckers aus Rüben ist umständlicher, da in den Rüben weniger Zuckergehalt und größere Mengen von Eiweiß und verschiedenen Salzen vorhanden sind, die entfernt werden müssen. Der Zuckersaft wird aus den durch Schnitzelmaschinen zerkleinerten Rüben in zylindrischen Eisengefäßen, sog. Diffusören, mit warmem Wasser ausgelaugt. Solche Eisengefäße sind zwölf untereinander durch Röhren verbunden. Der aus dem ersten Gefäß austretende Saft tritt in das zweite und so fort, bis man aus dem letzten Gefäß einen Zuckersaft von etwa 15% Zuckergehalt erhält. Der Zuckersaft wird in Scheidepfannen mit ½—3% Kalkmilch erhitzt und der hierbei entstehende Schlamm, das Kalziumoxalat, die Eiweißstoffe und Schleimteile — der Scheideschlamm — abgepreßt. Jetzt leitet man in die Zuckerlösung Kohlendioxyd, um den neben dem gelösten Zucker in Lösung befindlichen Zuckerkalk, das Kalziumsaccharat, zu zersetzen und auszufällen, preßt den hierdurch entstandenen Saturationsschlamm ab, klärt den zurückbleibenden hellfarbigen Saft mit Knochenkohle oder durch Behandeln mit Schwefeldioxyd und dampft den jetzt erhaltenen gereinigten Dünnsaft im Vakuum zu einem gesättigteren Safte, dem Dicksaft oder Klärsel, ein. Oder man klärt den aus den Diffusören kommenden Saft nicht durch Kalkmilch, sondern man vermischt die Rübenschnitzel innig mit kolloidalem Aluminiumhydroxyd, sog. Aloidal, und erhält so aus den Diffusören einen hellen Zuckersaft. Nachdem der Dicksaft nochmals über Tierkohle filtriert ist, wird er bis zur Kristallisation eingekocht, und zwar entweder so weit, daß er schon in der Abdampfpfanne auskristallisiert — Kochen auf Korn — oder nur bis zu einer Dicke, daß die Kristallisation erst beim Abkühlen eintritt — Blankkochen. Darauf wird er in einem kupfernen Kühler etwas abgekühlt, unter Rühren bis zu einer bestimmten Feinheit der Kristalle auskristallisiert und schließlich zur vollständigen Kristallisation in eiserne Kästen abgelassen. Nach dem Auskristallisieren etwa in 24 Stunden, wird die feste Masse zerkleinert, die Mutterlauge darauf durch Schleudern entfernt und durch erneutes Eindampfen im Vakuum auf Zucker von geringerem Werte verarbeitet. Die hierbei zurückbleibende Mutterlauge wird ebenso wieder auf eine noch geringere Sorte verarbeitet. Schließlich bleibt ein unangenehm riechender und schmeckender Sirup zurück, die Rübenmelasse, aus der man den Zucker durch Strontiumhydroxydlösung als Strontiumbisaccharat auskristallisieren läßt und diese Verbindung mit Wasser und Kohlendioxyd zersetzt — Elutionsverfahren. Der auf diese Weise erhaltene gelbe, kristallinische Rohzucker wird auf gereinigten Zucker verarbeitet, raffiniert, da er einen unangenehmen Geschmack hat und so nicht verwendet werden kann. Der gereinigte Zucker wird je nach dem Grade der Reinheit, die feinsten Sorten Raffinade genannt und gewöhnlich in die bekannte Hutform gebracht. Diese erhält man, indem man den Rohzucker in wenig Wasser auflöst, über Tierkohle entfärbt und bis zu beginnender Kristallisation eindampft. Man läßt die Masse unter Umrühren etwas erkalten, bringt sie in die Zuckerbrotformen aus Eisenblech und läßt sie hierin auskristallisieren. Ist die Masse erkaltet, öffnet man die Spitze der Form und läßt die Mutterlauge abfließen bzw. man verdrängt die dunkle Flüssigkeit durch das sog. Decken, d. h. man gießt auf die Zuckermasse eine reine Zuckerlösung, die allmählich die Masse durchfließt und sie zugleich fester macht. Um diesem Zucker eine größere Weiße zu geben, färbt man ihn vielfach mit Ultramarin, eine beim Kochen der Zuckersäfte sehr unangenehme Zugabe, da das Ultramarin, wenn es in den Saft übergeht, sehr leicht Zersetzungen erleidet und dem Safte durch Bildung kleiner Mengen von Schwefelwasserstoff einen üblen Geruch verleiht. Man tut daher gut, zur Bereitung der Fruchtsirupe keinen Hutzucker, sondern die besten Sorten des sog. Kristallzuckers zu verwenden. Diese Form wird erhalten, indem man die bis zur Kristallisation eingedampfte Zuckermasse nicht in Hutform erstarren läßt, sondern die sich bildenden kleinen Kristalle mittels der Zentrifuge von der flüssigen Melasse trennt. Oft wird sie aber aus der Melasse hergestellt, die nach Gewinnung des Hutzuckers zurückbleibt. Aber dieser Kristallzucker enthält immer Spuren fremder Beimengungen, so daß ein Klarkochen und Schäumen des Fruchtsirups auch hierbei erforderlich ist. Plattenzucker bzw. Würfelzucker wird in viereckigen Formen zur Kristallisation gebracht und dann in Stücke gesägt — Raffinadenwürfel — oder es ist zusammengepreßter Kristallzucker — Preßwürfel. Melis ist eine geringwertigere Sorte als Raffinade. Es ist entweder überhaupt eine Art Rohzucker oder ein Zucker, der aus der Melasse nach Herstellung der besseren Sorten erhalten wird. Eine ähnliche Sorte ist Farinzucker.

Die bei dem Raffinieren des Zuckers nach Herstellung der verschiedenen Sorten zurückbleibende Melasse oder der Melassesirup enthält neben großen Mengen einer unkristallisierbaren Zuckerart noch immer viel kristallisierbaren Zucker, den man durch langsames Auskristallisieren in Form großer, mehr oder weniger gefärbter Kristalle, als Kandis, gewinnt. Der jetzt verbleibende flüssige Rest heißt Sirup. Es wird Kandis aber auch aus sehr reinen Zuckerlösungen hergestellt; die farbigen Sorten erhält man dann durch Auffärben der Lösungen mit Zuckerfarbe.

Sáccharum tostum, Zuckerfarbe, Zuckercouleur. Die unter diesen Namen in den Handel kommenden sirupartigen Flüssigkeiten werden dadurch bereitet, daß man Rohrzucker oder Stärkezucker oder Fruchtzucker meist unter Zusatz von etwas Natriumkarbonat, so weit erhitzt, daß er schmilzt, dann bei noch größerer Wärme, durch Bildung von Karamel und anderen Umsetzungsstoffen des Zuckers, sich braunschwarz färbt. Jetzt wird so viel Wasser zugesetzt, daß die Masse auch nach dem Erkalten dickflüssig bleibt. Neben unzersetztem Zucker enthält die Zuckerfarbe Karamel und andere Brenzerzeugnisse des Zuckers, die ihr einen eigentümlichen Geruch und etwas bitteren Geschmack verleihen. Je nach der Art ihrer Anwendung, ob sie zum Färben von Spirituosen, Bier oder Essig dienen soll, werden die Zusätze der Alkalien und auch der Grad der Erhitzung erhöht oder verringert. Rumfarbe, Rumcouleur, muß sich mit 80 prozentigem Weingeist klar mischen.

Zuckerfarbe besitzt ein so großes Färbungsvermögen, daß man gut tut, sie beim Färben in verdünntem Zustand anzuwenden. Zuckerfarbe hat sich mehrfach als arsenhaltig erwiesen. Dieser Arsengehalt stammte aus rohem Stärkezucker, der durch Behandeln von Stärkemehl mit arsenhaltiger Schwefelsäure hergestellt war. Wenn ein solcher Arsengehalt auch so gering ist, daß er bei der starken Verdünnung, in der die Zuckerfarbe zum Färben von Genußwaren verwendet wird, niemals schädlich wirken kann, so mahnt das Auffinden von Arsen in der Zuckerfarbe doch daran, daß niemals derartig unreiner Stärkezucker verwendet werden darf.

Sáccharum Lactis. Milchzucker. Laktose.
Sucre de lait. Sugar of milk.

$C_{12}H_{22}O_{11} + H_2O$. Molekulargewicht 360,2.

Der Milchzucker ist ein Disaccharid, er findet sich in der Milch aller Säugetiere, hier und da auch in krankhaften Absonderungen des tierischen Körpers.

Der Milchzucker bildet mehr oder weniger weiße, in gänzlich reinem Zustande völlig farblose Kristalle, rhombische Prismen, die sehr hart, zwischen den Zähnen sandig knirschen und von schwach süßem Geschmack sind. Seine Löslichkeit ist bedeutend geringer als die des Rohrzuckers, da er 1 Teil siedendes und 7 Teile kaltes Wasser zu seiner Lösung bedarf. In Weingeist, Äther und Chloroform ist er vollkommen unlöslich; wird sogar aus starken wässerigen Lösungen durch Weingeist ausgefällt.

Der Milchzucker ist weit schwerer gärungsfähig als die anderen Zuckersorten; durch Bierhefe geht er nicht in Gärung über, wohl aber durch Milchzuckerhefe und gewisse Spaltpilze; er zerfällt hierbei in Traubenzucker ($C_6H_{12}O_6$) und Laktose ($C_6H_{12}O_6$), und bildet dann neben Alkohol Milchsäure.

$$C_6H_{12}O_6 = 2\,C_3H_6O_3$$
$$\text{Traubenzucker} = \text{Milchsäure.}$$

Dargestellt wird er aus der Milch der Kühe, und zwar besonders in der Schweiz, in Oberbayern, in Mecklenburg, Schleswig-Holstein und in Holland. In Schlesien und Ostpreußen ist die Gewinnung nur gering. In Nordamerika werden sehr große Mengen hergestellt. Die Milch enthält 3—6% Milchzucker, der sich nach Abscheidung des Fettes und des Käsestoffes in den Molken aufgelöst vorfindet. Aus den Molken, jedoch nur aus süßen Molken, wird er auch dargestellt. Da die Gewinnung des Milchzuckers immer nur als Nebenzweig der Milchwirtschaft betrieben werden kann, ist sie überhaupt nur in den Gegenden möglich, wo bei ausgedehnter Milchwirtschaft Süßkäsebereitung betrieben wird, d. h. wo der Käsestoff nicht durch saure Gärung, sondern durch das eiweißzerlegende Ferment Lab oder Chymase aus Kälbermagen aus der süßen Milch abgeschieden wird. Man verfährt so, daß man die abgeschiedenen klaren Molken in offenen Kesseln über freiem Feuer bis zur Sirupdicke eindampft und dann in hölzernen Gefäßen, durch die entweder Wollfäden gespannt, oder wo hölzerne Stäbe eingehängt sind, zum Erkalten beiseite stellt. Hierbei scheidet sich der Milchzucker an den Wandungen des Gefäßes in dicken, harten Krusten, oder um die Fäden und Stäbe in dichten Kristalldrusen aus. Die Kristallmassen erscheinen bei den Stäben immer keulenförmig, an dem unteren Ende weit dicker als an dem oberen; dies hat darin seinen Grund, daß durch die Auskristallisation die oberen Schichten der Flüssigkeit immer ärmer an Milchzucker werden. Bricht man eine solche Kristalldruse durch, so zeigt sich deutlich eine vom Mittelpunkt aus strahlenförmig angeordnete Kristallisation. Dieses so gewonnene erste Erzeugnis ist immer noch sehr unrein, wird deshalb in der doppelten Menge kochenden Wassers gelöst, durch etwas Alaunzusatz und Durchseihen geklärt, durch Tierkohle filtriert und durch ein- oder mehrmaliges Umkristallisieren gereinigt. Zu diesem Zwecke nimmt man das Abdampfen im Vakuum vor. Der rohe Milchzucker wird auch dadurch hergestellt, daß man die süßen Molken im Vakuum eindampft, unter gestörter Kristallisation auskristallisieren läßt und die feinen Kristalle in Zentrifugen ausschleudert. Die Reinigung wird dann, wie oben angegeben, vorgenommen.

Anwendung findet er in der Heilkunde, namentlich in der Homöopathie zum Verreiben der Mischungen. Ferner als Zusatz zur Kuhmilch bei Säuglingen, da die Kuhmilch einen weit geringeren Zuckergehalt hat als Frauenmilch. Das beste Mischungsverhältnis für diesen Zweck ist: 1 l Milch und je nach dem Alter der Kinder 1—½ l Wasser und 60,0 Milchzucker. Durch dieses Mischungsverhältnis wird ein der Frauenmilch ähnliches Erzeugnis erzielt, da der größere Fettgehalt der Frauenmilch durch den Zusatz von Milchzucker ersetzt wird.

Nachweis und Prüfung. 1. Milchzucker muß möglichst weiß sein, von schwach süßem Geschmack und ohne jeden Geruch. Ein säuerlich-ranziger Geruch zeigt an, daß zu seiner Darstellung auch saure Molken verwendet sind.

2. Werden 5 ccm der wässerigen Lösung 1 + 19 mit 5 ccm alkalischer Kupfertartratlösung bis zum einmaligen Aufkochen erhitzt, so zeigt sich ein roter Niederschlag.

3. Auf Rohrzuckergehalt prüft man durch Schwefelsäure: 0.5 g Milchzucker mischt man in einem mit Schwefelsäure gespülten Probierrohre mit 10 ccm Schwefelsäure. Das Gemisch darf nach 1 Stunde höchstens gelblich, aber nicht braun sein. Oder man kocht eine Lösung von 1 g Milchzucker in 9 ccm Wasser nach Zusatz von 0,1 g Resorzin und 1 ccm Salzsäure 5 Minuten; die Flüssigkeit darf nur gelb, aber nicht rot werden.

Nitrozellulóse. Schießbaumwolle. Kollodiumwolle.
Pyroxylin. Fulmicoton. Gum-cotton.

Trägt man reine, entfettete Baumwolle, soviel wie möglich ist in ein Gemenge von 1 Raumteil Salpetersäure von spezifischem Gewicht 1,500 und 4 Raumteilen englischer Schwefelsäure von spezifischem Gewicht 1,840 ein und läßt sie 24 Stunden damit in Berührung, so ist nach dem vollständigen Auswaschen und Trocknen ein Körper entstanden, der Pyroxylin oder Schießbaumwolle genannt wird. Die Baumwollenfaser zeigt sich äußerlich in ihrem Gefüge wenig verändert, nur fühlt sie sich härter und rauher an; chemisch dagegen ist ein ganz neuer Körper entstanden, was sich schon daraus zeigt, daß sich das Gewicht der Baumwolle um über die Hälfte vermehrt hat. Der Zellulose, $C_6H_{10}O_5$, ist ein Teil ihres Wasserstoffes entzogen, je 1 Atom dieses hat sich mit 1 Atom Wasserstoff und 1 Atom Sauerstoff aus der Salpetersäure verbunden und die zurückbleibende Molekülgruppe NO_2 ist an die Stelle des Wasserstoffes getreten. Diese

Verbindungen werden gewöhnlich als Nitrozellulosen bezeichnet, obwohl sie zusammengesetzte Äther, Ester der Salpetersäure, also Nitrate sind und nicht Nitroverbindungen, d. h. Derivate des Benzols, in die die NO_2-Gruppe eingetreten ist. Dieses ergibt sich daraus, weil die Nitrozellulosen mit Ätzalkalien leicht Nitrate, mit Schwefelsäure Zelluloseschwefelsäure und Salpetersäure bilden. Dies ist bei den eigentlichen Nitroverbindungen nicht der Fall. Kommen diese mit Ätzalkalien zusammen, so tritt das Alkalimetall unter Austritt eines Atoms Wasserstoff in die Verbindung ein. Bei Pyroxylin sind zum Teil 5 Atome Wasserstoff durch 5 Moleküle, NO_2, ersetzt; hauptsächlich besteht sie aber aus **Trinitrozellulose, aus Zellulosetrinitrat, $C_6H_7(NO_2)_3O_5$.** Die Schießbaumwolle ist ungemein leicht explosiv und in weingeisthaltigem Äther nicht löslich, sie kann daher nur zu Sprengzwecken, nicht zur Herstellung von **Kollodium** verwendet werden. Für diesen Zweck darf die Einwirkung auf Zellulose in der Hauptsache nur bis zur zweifachen Nitrierung fortgeführt werden, **Dinitrozellulose, Zellulosedinitrat oder Kolloxylin, $C_6H_8(NO_2)_2O_5$.** Zu deren Herstellung mischt man vorsichtig 400 Teile Salpetersäure von spezifischem Gewicht 1,420 mit 1000 Teilen englischer Schwefelsäure von spezifischem Gewicht nicht unter 1,833, kühlt bis auf 20° ab, trägt 55 Teile entfettete Baumwolle ein und läßt 24 Stunden bei 15°—20° stehen. Hierauf bringt man die Kollodiumwolle in einen bedeckten Trichter und läßt 24 Stunden lang abtropfen. Nun wäscht man aus, bis alle Säure entfernt ist, und trocknet bei 25°.

Zur Bereitung des vom D.A.B. vorgeschriebenen Kollodiums wird 1 Teil Kolloxylin in einer Flasche mit 3 Teilen Weingeist befeuchtet, dann mit 21 Teilen Äther übergossen und durchgeschüttelt; nach erfolgter Lösung läßt man absetzen. Das Kollodium für die Photographie wird mit einem größeren Weingeistgehalte hergestellt, ist meist auch nur halb so stark, man nimmt hier 0,5 Teile Kolloxylin, 10 Teile absoluten Alkohol und 15 Teile Äther. Nach Elmer soll **Photoxylin**, d.h. Kollodiumwolle für photographische Zwecke dargestellt werden, indem man reine Watte in eine Mischung aus 20 Teilen Salpeter- und 30 Teilen konzentrierter Schwefelsäure einträgt und sie dieser Einwirkung während 1—5 oder 6 Tage überläßt. Alsdann wird die nitrierte Zellulose wie gewöhnliche Kollodiumwolle weiter behandelt. Das im Handel befindliche **Collodium triplex** enthält 6% Kollodiumwolle.

Anwendung. Kollodium wird an Stelle von Heftpflaster zum Schließen kleiner Wunden verwendet; manchmal fügt man, um es biegsamer zu machen, etwas Rizinusöl hinzu. Ferner zur Bereitung von Hühneraugenmitteln, zum Überziehen von Papierschildern, zur Darstellung künstlicher Seide, der Kollodiumseide, zu Nitrolacken und Zaponlack. Kollodiumwolle, in Nitroglyzerin gelöst, stellt die **Sprenggelatine** dar.

Kollodiumwolle, mit Kampfer erhitzt oder unter schweren Walzen geknetet, gibt eine hornartige, aber leicht brennbare Masse, **Zellhorn oder Zelluloid**, die in heißem Wasser weich wird und sich zu jeder Form pressen läßt. Wird Baumwolle nicht mit Salpetersäure nitriert, sondern mit Essigsäure behandelt, so entsteht **Azetylzellulose**, die zu einem kaum brennbaren, dem Zelluloid ähnlichen Körper Zellit, Cellit, verarbeitet wird. Zelluloid ist löslich in Azeton, Amylazetat und Essigsäure, auch in Amyl- und Methylalkohol und einem Gemische von Äthylalkohol und Äther. Man verwendet es auch zur Herstellung von **Kunstleder**, der Ledernachahmung **Pegamoid**, die wasserdicht ist und z. B. zum Überziehen von photographischen Apparaten gebraucht wird. Baumwollengewebe oder Papier wird hierfür mit Zelluloid, das durch Rizinusöl teigartig gemacht ist, bestrichen und durch Walzen getrieben, wodurch die dem

Leder eigentümlichen Narben entstehen. Gegenstände aus Zellhorn kittet man mit Zaponlack oder Essigäther oder Essigsäure, am besten unter Druck. Kunstseide, auch Glanzstoff genannt, gewinnt man aus Nitrozellulose, gelöst in einem Gemische von Alkohol und Äther — Kollodiumseide —, Nitratseide, nach dem Erfinder, dem Chemiker Chardonnet, auch Chardonnetseide genannt. Die Lösung läßt man durch Anwendung von Druck aus einer sehr feinen Platinspitze in eine Flüssigkeit fließen, worin die Nitrozellulose unlöslich ist und sich sogleich wieder in feinen glänzenden Fäden ausscheidet. Diese Fäden werden durch Streckvorrichtungen zu der gewöhnlichen Dicke der echten Seidenfaden ausgedehnt, dann gewaschen und gespult. Um sie von den Nitrogruppen zu befreien, zu denitrieren, werden sie mit Schwefelammonium behandelt. An Stelle der Nitrozellulose verwendet man zur Herstellung von Kunstseide auch Essigsäureester der Zellulose — Azetatseide. Oder man löst kurzfaserige sog. kurzstapelige Baumwolle — Linters — in Kupferoxydammoniaklösung auf — Kupferammoniakseide. Oder man gewinnt Kunstseide — Vistra — nach dem Viskoseverfahren. Hierzu verwendet man aus Fichtenholz gewonnene Zellulose, die zu gebleichten dünnen Pappen gepreßt, mit Natronlauge behandelt und dann zu flockigen Fasern zu Alkalizellulose zerkleinert wird. Diese Alkalizellulose bringt man in einer Rotationstrommel mit Schwefelkohlenstoff zusammen, wodurch Natriumxanthogenat entsteht, das durch Einfließenlassen in dünne Natronlauge zu einer sirupdicken gelbbraunen Flüssigkeit, der Viskose, wird. Nach der Filtration wird sie in der Spinnmaschine gesponnen, d. h. man preßt die Flüssigkeit durch eine Brause mit ganz feinen Löchern und läßt sie in säurehaltiges Wasser fallen, worin sie sofort zu einem Faden erstarrt. Die Fäden führt man auf eine Glaswalze und nach mehrmaliger Reinigung in verschiedenen Bädern werden sie dann gezwirnt und gehaspelt. Die Kunstseide dient zur Herstellung von künstlichem Menschenhaar und Roßhaaren, Tapeten, Möbelstoffen, Kleiderstoffen, Strümpfen, Glühstrümpfen und ähnlichem.

Amylum. Stärke. Amidon. Starch.

Das Stärkemehl, $(C_6H_{10}O_5)_n$, findet sich in allen höheren Pflanzen, namentlich in den Markstrahlen, Wurzeln, Wurzelstöcken, Knollen und den Samen abgelagert. Im Haushalte der Natur spielt die Stärke eine große Rolle; bei den Pflanzen ist sie gleichsam aufgespeicherte Reservenahrung, aus der beim Wachstum die Zellulose entsteht. Durch den Lebensvorgang bildet sich aus der Stärke zuerst Dextrin, dann Stärkezucker oder Glykose; diese in Lösung gebracht, setzt sich in Zellulose um. Sehr gut lassen sich diese verschiedenen Abschnitte bei der Kartoffel beobachten. Während sie im Herbst große Mengen von Stärkemehl enthält, verschwinden diese gegen das Frühjahr immer mehr; sobald die Keimung eintritt, wird der Geschmack fade und dann süß. Zuletzt, wenn die Triebe sich entwickeln, verschwindet auch dieser Zuckergeschmack und der ganze ursprünglich vorhandene Stärkemehlgehalt ist in Zellulose umgewandelt, d. h. er hat zur Bildung der Triebe gedient und die Kartoffel selbst ist welk und dürr geworden.

Für den tierischen Körper ist die Stärke nur ein mittelbares Nahrungsmittel. Sie ist wie alle sog. Kohlehydrate der eigentliche Feuerungsstoff, der die für den Körper nötige Wärme hervorruft. Fehlen bei der Nahrung die richtigen Mengen an Kohlehydraten, so werden diese dem tierischen Körper selbst entnommen und er magert ab. Werden sie dagegen in reichlicher Menge zugeführt, so findet eine starke Fettablagerung statt wie bei der Mästung der Tiere.

In chemischer Hinsicht verhalten sich die verschiedenen Stärkearten ziemlich gleich; sie sind in kaltem Wasser, Weingeist, Äther, Chloroform unlöslich, in Wasser von 70°—80°C dagegen quellen die Körner auf, es bildet sich sog. Kleister und ein kleiner Teil der Stärke geht in Lösung über unter Bildung von Amylogen. Wird der Stärkekleister anhaltend gekocht, namentlich bei höherem Wärmegrad oder unter Zusatz kleiner Mengen Mineralsäuren oder Ätzalkalien, so entsteht zuletzt eine vollständig klare Lösung, indem sich Dextrin und später Glykose bilden. Gleiche Vorgänge treten ein durch die Einwirkung des Magensaftes bei der Verdauung und bei der Gegenwart von Hefezellen. Läßt man ohne Anwendung von Wärme Salzsäure auf Stärke einwirken, so geht diese in lösliche Stärke über. Diese bildet beim Kochen mit Wasser keinen Kleister, sondern eine dünnflüssige Lösung, die beim Abkühlen zu einer Gallerte wird. Kleister als Klebestoff erhält man durch Anrühren von Stärke mit gleichem Teil kaltem Wasser und Hinzufügen bei beständigem Umrühren von 10—15 Teilen siedendem Wasser. Die im großen hergestellten Kleister sind Stärkemehle, meist Kartoffelstärke oder Gemische von Kartoffelstärke und Roggenmehl, die man mit Wasser und Natronlauge bis zu einem gleichmäßigen Kleister verarbeitet, aufschließt, mit Salzsäure neutralisiert und mit Füllstoffen, mit Harzseifen und Streckungsmitteln wie Schwerspat vermischt hat. Sollen diese Kleister trocken sein, wie sie als Sichel- oder Henkelkleister in den Handel kommen, so schließt man das Stärkemehl und Roggenmehlgemisch mit Kalziumchlorid auf, mischt Füllstoffe und etwas Formaldehyd darunter und trocknet, oder man arbeitet nach einem patentamtlich geschützten Verfahren nur mit trockener Hitze. Um die Gärung des Kleisters zu vermeiden, fügt man entweder etwas gesättigte Alaunlösung oder Kaliumdichromatlösung hinzu.

Pflanzenleime, die auch kleisterartig und trocken im Handel sind, werden genau so hergestellt wie die Kleister, nur verwendet man Kartoffelstärke ohne Mehlzusatz, konzentriertere Natronlauge, größeren Zusatz von Harzseife, aber keine festen Füllstoffe. Sie dienen als Bindemittel hauptsächlich für Innenanstrichfarben.

Nachweis. Bringt man feste Stärke oder Stärkekleister mit wässeriger Jodlösung in Berührung, so färbt sich die Stärke blau. In der äußeren Form unterscheiden sich die verschiedenen Stärkemehlkörper vielfach ganz bezeichnend. Es sind sogar häufig die Stärkekörner ein und derselben Pflanze verschieden, je nach den Teilen, von denen sie entnommen sind. Daher ist auch die äußere Form, die sich allerdings nur durch ein kräftiges Mikroskop erkennen läßt, das einzige sichere Unterscheidungszeichen für die einzelnen Sorten.

Die Gewinnungsweise ist im großen und ganzen stets die gleiche. Die Gewebe werden zerkleinert und zerrissen; die Stärke durch Auswaschen und Abschlämmen abgesondert.

Die Rückstände finden Verwendung teils als Viehfutter, wie bei den Kartoffeln, teils zur menschlichen Nahrung, wie bei dem Weizen, wo der nebenbei gewonnene Kleber zur Darstellung von Nudeln und Makkaroni dient

Die Stärkesorten haben sehr große Bedeutung; für die Heilkunde wichtig ist vor allem das Arrow Root. Unter diesem Namen kommen Stärkemehle, gewonnen aus den Wurzeln und Wurzelstöcken verschiedener tropischer Pflanzen, in den Handel. Man unterscheidet westindisches, ostindisches und Brasil Arrow Root.

Amylum Marántae, westindisches Arrow Root, Marantastärke ist das echte A. oder Pfeilwurzmehl. Es wird aus den fleischigen, mehligen

Wurzelstöcken einer ursprünglich in Westindien heimischen, jetzt auch in Ostindien, West- und Südafrika angebauten Marantazee, Maránta arundinácea, bereitet. Die Wurzelstöcke werden sorgfältig gereinigt, so lange mit fließendem Wasser gewaschen, bis dieses geschmacklos abfließt, dann zerquetscht und die Stärke ausgeschlämmt. Nach dem Absetzenlassen werden die oberen gefärbten Schichten entfernt, das Übrige getrocknet und in Zinnbüchsen oder in mit Papier ausgelegten Fässern versandt. Das Pfeilwurzmehl ist matt-, aber reinweiß, knirscht sehr stark unter den Fingern und gibt mit 100 Teilen heißem Wasser einen fast klaren, etwas bläulichen Schleim. Unter dem Mikroskop erscheinen die Körner rundlich oder breit-eiförmig, von verschiedener Größe, kleiner als die Kartoffelstärke, durchsichtig, mit wenig deutlichen Schichtungen, einen einfachen oder sternförmigen Riß oder Kernpunkt zeigend. Die Handelssorten werden nach den Ursprungsländern oder den Hafenplätzen, von wo sie versandt werden, benannt, z. B. Bermuda-, St. Vinzent-, Jamaika-, Barbados-, Demerara-, Sierra Leone- oder Porte Natal- Arrow Root (Abb. 503).

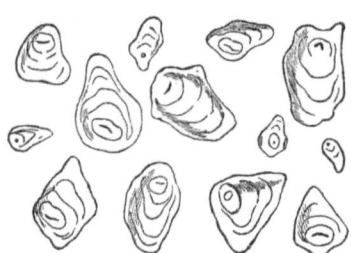

Abb. 503. Amylum Marantae. 300fach vergrößert.

Ostindisches Arrow Root, auch Tickhurmehl, Tikor-Arrow Root, Bombay- oder Malabar-Arrow Root, Kurkumastärke genannt, wird aus den Wurzelstöcken verschiedener Kurkumaarten, namentlich Cúrcuma angustifólia und C. leucorrhíza gewonnen. Das Pulver ist mattweiß, knirscht bedeutend schwächer und gibt einen reinweißen Kleister. Unter dem Mikroskop flach-eiförmig oder länglich; an dem einen Ende einen punktförmigen Kern, und von hier ausgehende kreisförmige Schichten zeigend. Kommt von Bombay und Kalkutta über England in den Handel und ist bedeutend billiger als die vorige Sorte.

Brasilianisches Arrow Root oder Kassava-Stärke, Manihotstärke, Manioka, Kassada, Yukka kommt seltener als solche, meist in Form durchsichtiger Klümpchen, als Tapioka-Sago in den Handel. Die Kassava-Stärke bildet ein weißgraues, mattes, feines Pulver; die Körner sind rundlich oder eckig, ohne sichtbare Schichtung, mit einfachem Kernpunkt. Sie stammt von zwei südamerikanischen Wolfsmilchgewächsen, Euphorbiazeen, die auch in Westindien, auf den Bermudasinseln angebaut werden, Mánihot utilíssima und M. janipha. Der Saft der großen, rübenförmigen Wurzel ist, eines starken Blausäuregehaltes halber, sehr giftig. Die Blausäure wird durch Erwärmen entfernt, und da sich hierbei die Stärkekörner leicht verändern, verarbeitet man sie gewöhnlich gleich zu Sago. Von Ostindien, von Java kommt Manihotstärke über Hamburg in den Handel und wird in Hamburg auf Tapioka-Sago verarbeitet. Sie hat einen viel geringeren Blausäuregehalt.

Weizenstärke, Amylum Trítici, Faécula, Amidam wird in Deutschland, namentlich in der Gegend von Halle, in großen Massen bereitet, teils aus Weizenmehl durch Auswaschen mit Wasser, teils aus gequellten, hinterher zerquetschten Weizenkörnern, die man 2—4 Wochen einer schwachen Gärung unterwirft, um erst dann das Stärkemehl durch Auswaschen mit Wasser zu gewinnen. Im ersten Falle, dem zweckmäßigsten Verfahren, wird das Weizenmehl mit Wasser zu einem Teig angerührt und auf feinmaschigen Sieben das Stärkemehl durch beständiges Zugießen von Wasser ausgewachen. Das wird so lange fortgesetzt, bis das abfließende Wasser nicht mehr milchig ist. Der im Mehl enthaltene Kleber bleibt auf den Sieben zurück und wird zu Nudeln und Makkaroni verarbeitet. Die milchige, das Stärkemehl enthaltende Flüssigkeit wird einer kurzen Gärung überlassen, um etwa vorhandene kleine Mengen von Kleber zu entfernen, darauf läßt man absetzen, entfernt das Wasser durch Schleudern und trocknet die Stärke bei gewöhnlichem Wärmegrad aus. Die obere Schicht ist meist etwas grau. Sie wird entfernt und bildet die Schabestärke, während die nun reine Stärke entweder in Stücken, Stengel- oder Kristallstärke, oder in Pulverform als Weizenpuder oder Kraftmehl in den Handel kommt.

Wird die Weizenstärke aus den zerquetschten Weizenkörnern gewonnen, so können die Abfälle meist nur als Schweinefutter verwendet werden, da durch die Gärung Essigsäure, Milchsäure und Buttersäure entstehen, die den Kleber auflösen. Unter dem Mikroskop erscheinen die Stärkekörnchen verschieden groß, teils linsen-, teils nierenförmig; Kernpunkt und Schichtungen sind nur bei sehr starker Vergrößerung zu erkennen. Kleister weißlich, mit bläulichem Schein. Die

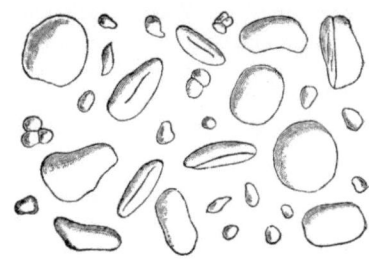

Abb. 504. Amylum Tritici. 300fach vergrößert.

Weizenstärke kommt auch mit Ultramarin gebläut als Waschstärke in den Handel (Abb. 504).

Kartoffelstärke. Amylum Solani tuberósi, wird namentlich in Schlesien, Pommern und der Provinz Sachsen in sehr großen Mengen hergestellt, wovon aber der weitaus größte Teil weiter zu Stärkesirup und Stärkezucker, zu Zuckerfarbe, Zuckercouleur oder auf Sago verarbeitet wird. Sie kommt in Brocken oder zu Pulver gemahlen als Pudermehl oder Kartoffelmehl in den Handel. Die Kartoffelstärke zeigt unter dem Mikroskop von allen Stärkesorten die größten Körner, oval oder birnenförmig, mit 1 oder 2 Kernpunkten und deutlichen konzentrischen Schichtungen. Der Kleister ist durchscheinend, mit grauem Ton. Das Pulver selbst ist ebenfalls nicht so weiß wie das der Weizenstärke. Die Klümpchen sind leichter mit den Fingern zu zerdrücken als bei der Weizenstärke (Abb. 505).

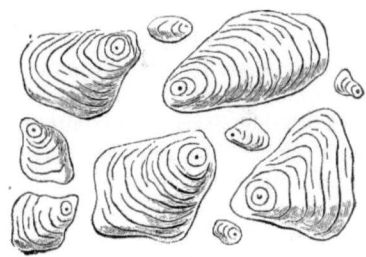

Abb. 505. Amylum Solani. 300fach vergrößert.

Maisstärke, Amylum Máydis, wird hauptsächlich in Nordamerika, in und um Cincinnati, aber auch in Deutschland, z. B. in Barby a. d. Elbe, aus den gequellten und zerquetschten Maiskörnern bereitet, die man einer schwachen Gärung unterworfen hat. Die Stärkekörner sind klein, deutlich eckig, mit querspaltigem, zuweilen auch vertieftem Kernpunkt. Die Klebkraft ist geringer als bei Weizenstärke. Maizena und Mondamin, die als Nahrungsmittel Verwendung finden, sind Maisstärken.

Reisstärke. Amylum Oryzae, wird in England, Belgien, auch in Deutschland, und zwar aus Abfall- oder Bruchreis bereitet. Die Stärke läßt sich nicht durch einfaches Waschen aus dem gemahlenen oder gequellten Reis gewinnen; man muß die Faserbestandteile der Reiskörner durch längere Behandlung mit ganz dünner Natronlauge (1°—2° Bé) und nachheriges anhaltendes Waschen mit reinem Wasser und Schlämmen zerstören. Die Stärkekörner erscheinen unter dem Mikroskop sehr klein, scharfkantig, vieleckig, häufig noch in größeren, kugligen Körpern zusammenhängend (Abb. 506). Reisstärke ist in kaltem Wasser etwas löslich. Sie kommt als Strahlenstärke, in strahligen Stücken in den Handel und dient zum Kaltstärken.

Stärke zieht, in feuchter Luft aufbewahrt, bedeutende Mengen Wasser an. $(C_6H_{10}O_5)_n + H_2O)$.

Prüfung. Sie soll, fein zerrieben und bei 100° getrocknet, nicht mehr als 15% verlieren. Dies ist etwa die Menge, die jede Stärke bei gewöhnlichem Wärmegrad an Wasser zurückhält.

Anwendung. Zu Streupulvern und Pudern, als Klebemittel, z. B. in der Photographie, zu Speisezwecken, zur Darstellung des Dextrins und Stärkezuckers und zum Appretieren, d. h. Steifen von Geweben. Für diesen Zweck sind folgende Wertstufen festgestellt: 1. Reis- und Weizenstärke, 2. Maisstärke, 3. Kartoffelstärke.

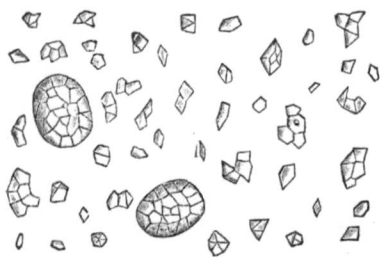

Abb. 506. Amylum Oryzae. 300fach vergrößert.

Stärkeglanz. Sind Zubereitungen, deren Zusammensetzung stets darauf hinausläuft, daß man der Stärke zur Erzielung eines größeren Glanzes und einer größeren Steifigkeit der Wäsche eine wechselnde Menge von gepulvertem Stearin, Wachs oder Paraffin und meist auch von Borax zugesetzt hat.

Cremestärke ist meist durch einen Zusatz von Ocker gelb gefärbte Stärke. Sowohl die Stärke wie der Farbstoff werden mit Wasser angerührt, mit Knetmaschinen untereinandergearbeitet und feucht in kleine Pappkästchen gebracht.

Sago ist ein durch besondere Verarbeitung zusammengeballtes, durch Wärme ein wenig verändertes Stärkemehl. Der echte Sago wird aus dem Marke verschiedener Sagopalmen, Sagos Rúmphii, S. laevis und S. farinifera bereitet. Das Mark dieser Bäume enthält vor der Blütezeit eine große Menge Stärkemehl. Die Bäume werden zur Gewinnung der Stärke gefällt, gespalten und das herausgenommene Mark wird nach gewöhnlicher Weise auf Stärke verarbeitet. Die noch feuchte Stärke wird mittels Durchreiben durch Drahtsiebe gekörnt, auf Schüttelvorrichtungen abgerundet und dann in eisernen Gefäßen unter beständigem Rühren auf etwa 80° C erwärmt. Hierbei verkleistert sich die Oberfläche, und die Körner erscheinen mehr oder weniger durchsichtig. Diese Verarbeitung geschieht in eigenen Sagofabriken, namentlich in Singapore und Kalkutta, wohin die rohe Stärke noch feucht gebracht wird. Auch in Westindien wird echter Sago gewonnen. In Europa benutzt man zur Herstellung von Sago Kartoffelstärke. Diese wird zuerst durch verschiedenartige Vorrichtungen gekörnt, die Körner dann in langsam sich drehenden Trommeln gerundet, oberflächlich getrocknet, schließlich in Zylindern auf 70°—80° C erwärmt und durch einen kurzen Dampfstrom, der die Körner oberflächlich verkleistert, glasiert. Kartoffelsago ist weiß und durchscheinend; von dem ostindischen Palmsago hat man weiße, gelbe und braune Sorten.

Dextrínum. Dextrin. Stärkegummi. Postkleister. Kastanienmehl. Röstgummi. Körnergummi. Gommeline. Léiocome. Heiogomme. Starch-gum.

Das Dextrin, eine Umwandlung des Stärkemehls, mit dem es die gleiche chemische Zusammensetzung hat, findet sich fertiggebildet in vielen Pflanzensäften vor, läßt sich aber auch auf verschiedene Weise künstlich aus dem Stärkemehle herstellen. Der Name Dextrin, der ungefähr so viel bedeutet wie Rechtskörper, ist ihm deshalb gegeben, weil es im Polarisationsapparat rechts dreht. Es wird für die Technik, die es als Ersatz des arabischen Gummis braucht, aus geringwertigerer Stärke, namentlich Kartoffelstärke oder auch Maisstärke hergestellt. Man hat auch die Stärke der Roßkastanie dazu verwandt. Daher der Name Kastanienmehl. Es kommt in drei verschiedenen Formen in den Handel, teils als feines, fast weißes bis gelbbraunes, wie Stärkemehl knirschendes Pulver, teils in festen, durchsichtigen, dem Gummiarabikum ähnlichen Stücken, Gommeline, teils in flüssiger Form, als Dextrinsirup.

Dextrinpulver wird gewonnen, indem man Stärke gut austrocknet und auf etwa 200° C erhitzt. Man benutzt hierzu vielfach schräg stehende, sich langsam drehende, eiserne Zylinder, die durch Wärmezufuhr auf die obengenannte Wärme erhitzt werden. Das Stärkemehl wird dem oberen Teile des an beiden Seiten offenen Zylinders allmählich zugeführt, dreht sich mit diesem langsam um und verwandelt sich während des sehr langsamen Durchlaufens in mehr oder weniger gelbliches Dextrin, das in die untergestellten Gefäße fällt. Oder man erhitzt das Stärkemehl in flachen, eisernen Kästen, die im Ölbad auf 200° erhitzt werden, unter beständigem Umrühren so lange, bis eine herausgenommene Probe mittels Jodwasser kein unzersetztes Stärkemehl mehr zeigt. Dextrin wird durch Jod nicht mehr gebläut, sondern rot gefärbt. Oder man nimmt die Überführung des Stärkemehls in Dextrin in drehbaren eisernen Trommeln vor, die durch ein Ölbad erhitzt werden. Das Pulver hat einen nicht gerade angenehmen, mehr oder minder starken Geruch und löst sich in kaltem Wasser zu einer stark klebenden Flüssigkeit auf. (Prüfung.)

Dextrin in Stücken wird dargestellt, indem man 1000 Teile Stärke mit 300 Teilen Wasser und 2 Teilen starker Salpetersäure zu einem Teige zusammenknetet, diesen zuerst bei 40° C austrocknet und dann längere Zeit auf 60°—70° erwärmt. Zeigt jetzt eine herausgenommene Probe durch die Jodreaktion die annähernd vollständige Umwandlung in Dextrin, so erhitzt man die Masse kurze Zeit auf 110°, knetet nochmals mit etwas angesäuertem Wasser durch und trocknet bei 110° völlig aus. Die angewandte Salpetersäure verschwindet vollständig, sie ist im fertigen Dextrin nicht nachzuweisen.

Dextrinsirup, der namentlich in der Strohhutherstellung Verwendung findet, wird dargestellt, indem man das Stärkemehl, mit reichlich Wasser gemengt und mit Malzdiastase versetzt, längere Zeit auf 70° erwärmt. Die so erhaltene klare Flüssigkeit wird durch Eindampfen auf die gewünschte Dicke gebracht.

Dextrin bildet sich ebenfalls beim Bierbrauen und beim Brotbacken.

Aus wässeriger Lösung wird das Dextrin durch starken Weingeist ausgefällt; hierauf beruht die Darstellung des chemisch reinen Dextrins, wie es hier und da in der Heilkunde gebraucht wird. Die ausgeschiedene Masse wird in dünnen Schichten getrocknet, gepulvert und stellt nun ein weißes, geruch- und geschmackloses, nicht Feuchtigkeit anziehendes Pulver dar.

Anwendung findet es zu den mannigfachsten Zwecken, als Klebmittel, zum Steifen von Geweben, zum Verdicken der Farben in der Zeugdruckerei auch um Kaffee Glanz zu geben.

Aufbewahrung. Das käufliche Dextrin zieht mit Begierde Feuchtigkeit an, ist deshalb an trockenen Orten in gut schließenden Gefäßen aufzubewahren.

Verbindungen mit geschlossener Kohlenstoffkette.
Karbozyklische Verbindungen.
Verbindungen der aromatischen Reihe.
Erzeugnisse aus der Rektifikation des Erdöles oder des Rohpetroleums.

Stein-, Berg- oder Erdöle kannte man schon seit den ältesten Zeiten, denn sie treten in den verschiedensten Teilen der Erde zutage, teils für sich, teils mit Quellen zusammen. Sie fanden nur sehr geringe Anwendung, meist nur in der Heilkunde; erst seitdem man die Öllager Nordamerikas entdeckte und bald darauf im Jahre 1859 die Verwendbarkeit des Petroleums als Brennstoff erkannte, erhielt das Erdöl die Wichtigkeit, die es zu einer der bedeutendsten Welthandelsware machte. Wenn auch der Handel mit Brennpetroleum nur wenig in Drogerien betrieben wird, so hat der Rohstoff doch in anderer Beziehung große Wichtigkeit für den Drogisten. Über die Entstehung des Rohpetroleums, der Naphtha, ist Gewisses nicht zu behaupten. Vermutlich ist es ein Erzeugnis der Zersetzung organischer Stoffe bei Abschluß von Luft, des sog. Faulschlammes oder Sapropele, vom griechischen saprós = faul und pēlós = Ton, Schmutz von Ablagerungen pflanzlicher und tierischer Lebewesen in Meeren. Es hat sich wahrscheinlich aus Ansammlungen von Meerespflanzen, Tangen und tierischen Lebewesen, die in vorgeschichtlichen Zeiten im Meerbecken abgelagert und später durch nachfolgende Erdumwälzungen bedeckt sind, gebildet und wird sich auch noch heute auf solcher Zersetzung beruhend bilden. Man vertritt heute, wo es gelungen ist, Kohle auf flüssige Kohle, d. h. durch Anlagerung von Wasserstoff, durch Hydrierung auf Kohlenwasserstoffe zu verarbeiten, die Ansicht, daß auch Petroleum auf solche oder ähnliche Weise entstanden sei. Man nimmt an, daß eine Hydrierung der Kohlenstoffatome, die bei der Zersetzung des Faulschlammes durch Bakterien zurückgeblieben sind, bei Gegenwart von Nickel, Molybdän, Vanadium und Kupfer, die im Faulschwamm nachgewiesen sind, als Katalysatoren stattgefunden hat; zumal sich Petroleum stets mit dem gasförmigen Methan zusammen findet. Außerdem ist durch Beobachtungen festgestellt, daß sich durch Hinzutreten von Oberflächenwasser, das stark sauerstoffhaltige Salze wie Sulfate und Karbonate enthält, bei kürzerer Einwirkung aromatische, ringförmige Verbindungen, bei längerer Einwirkung Naphthene und schließlich sich unsymmetrische Moleküle, wie in den Schmierölen, bilden. Das Gebiet der Rohpetroleumlager in Nordamerika erstreckt sich von Pennsylvanien quer durch bis Kalifornien; doch ist es namentlich der erstere Staat, der die weitaus größten Mengen liefert. Auch Virginien hat bedeutende Erdölquellen, deren Erzeugnisse sich zwar nicht für Brennzwecke, desto besser aber zur Bereitung des Schmieroder Vulkanöls eignen. In Südamerika vor allem Venezuela und Argentinien. In Betracht kommen außer Amerika die Quellen von Baku, im Gebiet des Kaspischen Meeres, Galiziens einigermaßen beträchtliche Gewinnung, hauptsächlich bei Drohobycz, Boryslaw und Tustanowice; in Deutschland die Provinz Hannover, Braunschweig (Schandelah, Eschershausen), das Münsterland, Ruhrgebiet; ferner Rumänien, in Asien China und Ostindien und die Gegend von Erzerum. Das Rohpetroleum findet sich entweder in großen Höhlungen und Klüften von Steinschichtungen, Speichergestein oder die Gesteine sind damit durchtränkt. Es tritt, wie in Erzerum, als Ausschwitzung aus dem Gestein oder, wenn die bedeckenden Erd- bzw. Steinschichten durchbohrt sind, anfangs durch Gasdruck freiwillig aus den Bohrlöchern hervor, oft in mächtigen Springquellen; später pflegt der Gasdruck nachzulassen, und man ist genötigt, es durch Pumpwerke herauszuholen. Es tritt aus den Bohrlöchern mit Wasser gemengt, als grünliches, trübes und sehr stinkendes Öl zutage. Man läßt es zuerst in großen Behältern ablagern, wobei es sich ganz vom Wasser sondert und einigermaßen klärt, leitet es dann über Ton, um es darauf einer fraktionierten Destillation zu unterwerfen und eine ganze Reihe verschiedener Stoffe gesondert zu gewinnen. Das rohe Petroleum besteht nämlich neben einigen anderen Beimengungen aus einer großen Menge von Kohlenwasserstoffen, jedoch von sehr verschiedenen Siedepunkten, worin Asphalt und Paraffin gelöst sind. Und zwar ist das amerikanische oder pennsylvanische Rohpetroleum aus Kohlenwasserstoffen der Sumpfgasreihe, der Methanreihe zusammengesetzt; das kaukasische oder russische von der Halbinsel Apscheron dagegen aus Naphthenen. Erdöle, die Naphthene in vorwiegender Menge enthalten, werden auch als **Asphaltöle** bezeichnet.

Unter **Naphthenen** versteht man Kohlenwasserstoffe, die wenigstens 6 Kohlenstoffatome, und zwar in einfacher, aber ringförmiger Bindung enthalten. Sie bilden so den Übergang der Verbindungen der Fettreihe zu den Verbindungen der aromatischen Reihe, deren Kohlenstoffatome ebenfalls ringförmig gebunden sind, aber abwechselnd durch je eine und je zwei Affinitäten. Die Naphthene leiten sich ab vom **Hexanaphthen**, Hexahydrobenzol, C_6H_{12}.

$$\begin{array}{c}
H_2 \\
\parallel \\
C \\
H_2=C \quad\quad C=H_2 \\
| \quad\quad\quad | \\
H_2=C \quad\quad C=H_2 \\
C \\
\parallel \\
H_2
\end{array}$$

Selbst die einzelnen Stoffe, die man aus dem Rohpetroleum darstellt, sind immer noch Gemenge verschiedener Kohlenwasserstoffe. Bei der fraktionierten Destillation, die, um eine raschere Erhitzung zu erreichen, in Schlangenrohren vorgenommen wird, und wobei man, um bei möglichst niedriger Temperatur destillieren zu können, den Druck durch Abpumpen der Gase verringert, trennt man gewöhnlich erst drei Hauptfraktionen. 1. Das **Leichtöl** oder **Petroleumnaphtha** oder auch **Benzin** genannt bis 150° oder 200° übergehend. 2. Das **Leuchtöl**, **Brennöl** oder **Kerosin** bis 270°, auch bis 300° übergehend und 3. das **Schweröl** oder **Gasöl** über 300° überdestillierend. Die einzelnen Fraktionen werden nun gesondert weiter fraktioniert. Bei der besonders anfangs sehr vorsichtig vorgenommenen Rektifikation wird zuerst der Stoff aufgefangen, der zwischen 18°—37° übergeht, das **Rhigolen**, bzw. zwischen 37°—50° das **Sherwoodoil**, **Kanadol**, die beide zum Karburieren des Leuchtgases verwendet werden, um dessen Leuchtkraft zu erhöhen. Bei 50°—60° gewinnt man den sog. **Petroleumäther**, **Äther Petrolei** oder die **Naphtha** von 0,640 spezifischem Gewicht. Er verdunstet, auf die Hand gegossen, sofort; der Geruch ist kaum petroleumartig, namentlich wenn er, wie es für manche Zwecke geschieht, nochmals rektifiziert wird. Mit Naphtha bezeichnet man jedoch in den verschiedenen Ländern ganz verschiedene Erzeugnisse. In Galizien und Rußland versteht man darunter das Rohpetroleum selbst, in Amerika alle Destillationserzeugnisse des Rohpetroleums, die leichter sind als das Brennpetroleum.

Anwendung findet der Petroleumäther in der Heilkunde nur selten gegen Gliederreißen, technisch dagegen in großen Mengen bei dem Extraktionsverfahren feiner Blumendüfte, von fetten Ölen und zum Lösen von Kautschuk. Bei seiner Aufbewahrung sowohl als auch bei seiner Anwendung ist die allergrößte Vorsicht geboten; die Gefäße dürfen nicht vollständig gefüllt sein und müssen kühl, den polizeilichen Bestimmungen gemäß, aufbewahrt werden. Beim Umfüllen oder beim Arbeiten damit darf niemals offenes Licht in der Nähe sein. Das Umfüllen hat unter Verwendung eines Aluminiumtrichters zu geschehen, um elektrische Erregbarkeit, Reibungselektrizität zu vermeiden.

Das folgende bei 60°—80° übergehende Destillat heißt Gasolin oder Kerosolen; es dient ungefähr zu gleichen Zwecken und hat ein spezifisches Gewicht von 0,640—0,670. Jetzt folgt bei 80°—120° das Petroleumbenzin oder Rohbenzin, Benzinum Petrolei. Es hat in den besten Sorten ein spezifisches Gewicht von 0,680—0,710 und wird nach Behandlung mit konzentrierter Schwefelsäure und Natronlauge nochmals rektifiziert. Jedoch stellt man auch aus Erdölrückständen, die bereits auf leichte Kohlenwasserstoffe verarbeitet sind, durch besondere Druck-Destillationsverfahren und bei hohen Hitzegraden Benzine her. Es wird hierbei eine Spaltung hervorgerufen, ein Teil der Kohlenwasserstoffe gibt Wasserstoff ab, der andere Teil nimmt Wasserstoff auf und hieraus kann wieder Benzin abdestilliert werden (Krackprozeß). Benzin ist, wenn gut bereitet, ziemlich geruchlos und darf auch nach dem Verdunsten keinen Geruch hinterlassen; ist dies der Fall, so sind noch Destillationserzeugnisse, die bei höheren Wärmegraden übergegangen waren, z. B. das Ligroin, das bei 120°—130° übergeht oder gar noch spezifisch schwerere Stoffe wie das sog. Waschbenzin (140°), mit ihm vereinigt. Es verdunstet bei jedem Wärmegrad ungemein rasch, die Verdunstungsgase sind, namentlich mit Luft gemischt, leicht explosiv, daher ist auch bei ihm die größte Vorsicht geboten. Petroleumbenzin ist ein sehr begehrter Stoff in der Technik, namentlich zur Fleckenreinigung in der chemischen Wäscherei, dann aber auch als Extraktionsmittel für Fette, z. B. bei der Leimbereitung aus Knochen und anderer Körper. In der Heilkunde findet es in Gaben von 0,1—0,5 g Anwendung als Mittel gegen Würmer. Das D.A.B. verlangt jedoch, daß dieses Petroleumbenzin eine Dichte von 0,661—0,681 habe und beim Schütteln mit ammoniakalischer Silberlösung nicht verändert werde. Außerdem müssen von 50 ccm Petroleumbenzin, die zwischen 50°—75° destilliert werden, mindestens 40 ccm übergehen. Nach der Verordnung vom 9. Juli 1936 dürfen Benzine und Gemische aus Benzin und Benzol zum Verbrauch als Kraftstoff nur abgegeben werden, wenn sie gemäß den Vorschriften der Reichsmonopolverwaltung für Branntwein über die Herstellung von Kraftstoffen mit Treibstoffspiritus oder mit Methanol vermischt worden sind.

Das Destillat von 120° bzw. 130°—150° auch bis 200°, das ebenfalls vielfach nicht vom Benzin getrennt wird, dient unter dem Namen künstliches Terpentinöl oder Petroleumterpentin oder Putzöl oder Lackbenzin oder auch Ligroin als Ersatz für das echte Terpentinöl zur Herstellung von Lacken, ferner auch zum Reinigen von Maschinen. So werden im Handel die Benzine nach dem verschiedenen spezifischen Gewicht vielfach noch eingeteilt in:

Luxus-Automobilbenzin . . . 0,700—0,710
Automobilbenzin . . . . . . 0,710—0,720

Handelsbenzin . . . . 0,730—0,740
Waschbenzin . . . . . . 0,740—0,750
Schwerbenzin . . . . 0,750—0,770.

Um Benzin möglichst geruchlos zu machen, verfährt man wie folgt: Man fügt zu 1750 g Wasser allmählich mit der nötigen Vorsicht 450 g Schwefelsäure und nach dem völligen Erkalten 30 g Kaliumpermanganat. Mit dieser Lösung mischt man etwa 5 l Benzin, setzt 24 Stunden beiseite und schüttelt während dieser Zeit öfter um. Darauf wird das Benzin abgegossen oder mit einem Heber abgezogen und mit einer Lösung von 15 g Natriumkarbonat, 7,5 g Kaliumpermanganat in 1000 g Wasser längere Zeit geschüttelt.

Infolge der großen elektrischen Erregbarkeit des Benzins ist beim Umfüllen oder Verarbeiten von größeren Mengen die Gefahr der Selbstentzündung vorhanden. Man sucht diese Gefahr durch genügende Erdung zu vermeiden. Nach Holde vermindert ein sehr kleiner Zusatz von Alkohol oder Essigsäure zum Benzin diese Gefahr der Selbstentzündung ganz bedeutend.

Von 150° bzw. 200°—250° geht dann die Hauptmasse, das eigentliche Brennpetroleum über. Es stellt eine anfangs fast farblose, bläulich schillernde, später mehr gelbliche Flüssigkeit von 0,790—0,810 spezifischem Gewicht dar; sein Geruch ist mehr oder weniger streng; es ist wenig löslich in Sprit von 90%, in allen Verhältnissen leicht mischbar mit Äther, Chloroform, Schwefelkohlenstoff, flüchtigen und fetten Ölen. Siedepunkt 150° und darüber. Über seine Prüfung als Brennmittel sind Bestimmungen erlassen worden, ohne deren Erfüllung es nicht als solches benutzt werden darf. Brennpetroleum kann nach zwei Seiten hin schlecht sein; entweder enthält es noch viele zu leicht flüchtige Kohlenwasserstoffe des Rohpetroleums, dann ist es zu feuergefährlich, und sein Entflammungspunkt liegt unter der staatlich festgesetzten Grenze; oder es enthält umgekehrt zu viele der schwerflüchtigen Kohlenwasserstoffe, wodurch seine Brennfähigkeit und Leuchtkraft bedeutend beeinträchtigt werden. Hier gibt das

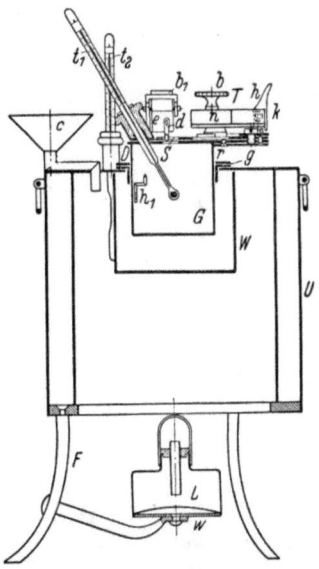

Abb. 507. Abelscher Petroleumprüfer. U Äußerer Mantel. W Wasserbad. G Petroleumbehälter, der in ein mit Luft gefülltes Gefäß eingelassen ist. c Trichter zum Einfüllen des Wassers. t_2 Thermometer zum Messen der Wärme des Wasserbades. t_1 Thermometer zum Ablesen des Wärmegrades, bei dem die Entflammung eintritt. h Einfüllmarke für den Petroleumbehälter.

spezifische Gewicht den besten Anhaltspunkt. Zur Feststellung des Flammpunktes, d. h. des Wärmegrades, bei dem das Petroleum an die Luft so viel Dämpfe abgibt, daß ein entflammbares Gemisch entsteht, bedient man sich des Abelschen Petroleumprüfers (vgl. die Abb. 507). Sobald das Thermometer im Petroleumbehälter den Wärmegrad 19° anzeigt, öffnet man und schließt von einhalb zu einhalb Grad den Schieber S und prüft, ob aus dem Petroleumbehälter entsteigende Dämpfe an dem Lämpchen d entzündet werden. Der Wärmegrad, bei dem dies geschieht, bei dem sich ein blaues Flämmchen zeigt, ist der Flammpunkt. Petroleum gilt als „feuergefährlich", sobald bei der Prüfung mittels des Abelschen Prüfers bei einem Barometerstande von 760 mm der Flammpunkt unter 21° C liegt.

Man unterscheidet im Handel Rohbrennpetroleum, das bei —58° erstarrt, gereinigtes Petroleum bei 85° und reines Petroleum oder Kaiserpetroleum, auch Kaiseröl, bei —90° erstarrend.

Unter dem Namen Oleum Petrae itálicum, Petri- oder Steinöl, kommt aus Italien, unweit Parma, Süddeutschland und Ungarn ein dem amerikanischen Petroleum sehr ähnliches Erdöl in den Handel, und zwar, wenn rektifiziert, von weißer, sonst von gelber oder rötlicher Farbe. Die rote Farbe, die am beliebtesten ist, wird vielfach durch Färben mit Alkannawurzeln hervorgerufen. Der Geruch ist von dem des amerikanischen abweichend.

Spezifisches Gewicht 0,750—0,850.

Es besteht aus verschiedenen Kohlenwasserstoffen, denen harzartige Stoffe beigemengt sind.

Anwendung. Als Volksheilmittel zu Einreibungen.

Nach dem Petroleum, und zwar von 250°—350° ansteigend, geht ein mehr oder weniger gefärbtes, dickflüssiges Öl über, das unter dem Namen Vulkan- oder Globeöl als ausgezeichnetes Schmiermittel für Maschinen Verwendung findet. Es hat vor allen anderen Schmierölen den Vorzug, daß es niemals sauer und zähflüssig wird. Die dunkle Farbe läßt sich durch abwechselnde Behandlung mit englischer Schwefelsäure und Kalilauge und nachfolgende Rektifikation fast ganz beseitigen; in diesem Falle stellt es das Nähmaschinenöl und das Vaselinöl oder auch das sog. Paraffinöl dar. Die Maschinenschmieröle, Mineralschmieröle teilt man gewöhnlich ein in: Spindelöle, spezifisches Gewicht 0,880—0,890, Maschinenöle, spezifisches Gewicht 0,900 bis 0,910 und Zylinderöle, spezifisches Gewicht 0,915—0,940. Es sind klare, durchscheinende, etwas riechende Flüssigkeiten, die im auffallenden Lichte grün, im durchfallenden Lichte braun erscheinen. Einen bläulich schillernden Schein entfernt man durch vorsichtiges Erwärmen mit $\frac{1}{4}\%$ Nitronaphthalin. Sie dürfen unter 150° keine entflammbaren Dämpfe entweichen lassen und dürfen erst bei einem Kältegrade von —10° erstarren. Sie müssen säurefrei sein und dürfen, in dünner Schicht der Luft ausgesetzt, nicht verharzen. Die Zähflüssigkeit der einzelnen Öle, die Viskosität oder das Reibungsvermögen, das sie aushalten können, ohne daß sie laufen, ist je nach dem Verwendungszwecke verschieden. Man bestimmt die Viskosität vermittels der Viskosimeter, Geräte, aus denen man das Öl aus einer engen Öffnung ausfließen läßt. Je mehr Zeit eine bestimmte Raummenge zum Ausfließen gebraucht, desto zähflüssiger ist es.

Die russischen Schmieröle werden den amerikanischen vorgezogen. Gute russische Öle haben bei einer Kälte von —15° höchstens die Beschaffenheit des Schmalzes, dagegen erstarren die amerikanischen schon bei —5° butterartig, bei —10° sind sie talgartig.

Prüfung. 1. Um auf freie Mineralsäuren, anorganische Säuren, zu prüfen, schüttelt man das Maschinenöl mit dem doppelten Raumteile warmem Wasser, dem man einige Tropfen einer weingeistigen Dimethylamidoazobenzollösung (1 + 200) oder Methylorangelösung (1 + 200) zugefügt hat. Bei Anwesenheit von freien Mineralsäuren wird die wässerige Flüssigkeit rot gefärbt.

2. Um Harzöl nachzuweisen, schüttelt man 1 ccm Mineralöl mit 1 ccm Essigsäureanhydrid, nimmt die Essigsäureanhydridlösung mit einer Pipette ab und fügt ihr einen Tropfen Schwefelsäure (1,624) zu. Bei Vorhandensein von Harzöl tritt violettrote Färbung ein.

Die hier festgelegten Siedepunktgrenzen erfahren jedoch

häufig eine Abänderung, je nachdem das betreffende Erzeugnis der fraktionierten Destillation Verwendung finden soll bzw. nach der verschiedenen Zusammensetzung des Rohpetroleums.

Der Rückstand, der im Kessel nach der Abdestillation des Vulkanöles bleibt, ist erkaltet salbenartig, enthält bedeutende Mengen von Paraffin und ähnlichen Kohlenwasserstoffen und ist der Rohstoff für die Vaselinbereitung oder dient als Masut zu Brennzwecken. Bei der Destillation des russischen bzw. kaukasischen Petroleums werden als Nebenerzeugnis Naphthensäuren gewonnen, die man an Kali- oder Natronlauge bindet. Dunkle, weiche Massen, von unangenehmem Geruch, die als Mineralseife in den Handel kommen.

Vaselínum. Adeps Petrólei. Vaselin. Vaseline. Pétroléine. Unter diesen Namen kommt seit 1875 ein Präparat von der Beschaffenheit eines weichen Schmalzes und von gelber oder weißer Farbe in den Handel, das aus den Rückständen bei der Rektifikation des Rohpetroleums gewonnen wird, und zwar nicht nur aus dem amerikanischen Petroleum, sondern auch dem russischen, galizischen und elsässischen. Die dabei sich ergebende braune, schmierige Masse wird durch abwechselnde Behandlung mit Schwefelsäure und Natronlauge gereinigt und, falls sie ganz weiß werden soll, zuletzt noch mit Tier- und Blutkohle entfärbt.

Vaselin ist gelblich, Vaselínum flavum, oder weiß, Vaselínum album, schwach durchscheinend, bei mittlerem Wärmegrade salbenweich; es schmilzt bei 35°—45°, muß auch in der Wärme völlig geruch- und geschmacklos sein. Es ist eine Auflösung des Paraffins in leichteren und flüssigen Kohlenwasserstoffen.

Prüfung nach D.A.B.:

1. Unter dem Mikroskop dürfen bei etwa 200facher Vergrößerung nur feine, nadelförmige, aber keine körnigen oder grob kristallinischen Gebilde zu erkennen sein (Kunstvaselin).

2. Werden 5 g Vaselin bei gelbem Vaselin mit 20 g siedendem Weingeist, bei weißem Vaselin mit 20 g siedendem Wasser geschüttelt, so muß die Flüssigkeit nach Zusatz von 2 Tropfen Phenolphthaleinlösung farblos bleiben (Alkalien), dagegen nach darauffolgendem Zusatz von 0,1 ccm $^{1}/_{10}$ Normal-Kalilauge gerötet werden.

3. Werden 5 g Vaselin mit einer Mischung von 3 g Natronlauge und 20 ccm Wasser unter Umschwenken zum Sieden erhitzt, so darf die nach dem Erkalten abfiltrierte Flüssigkeit beim Übersättigen mit Salzsäure keine Ausscheidung geben (verseifbare Fette, Harze).

4. Werden 10 g gelbes Vaselin mit 10 Tropfen Kaliumpermanganatlösung 5 Minuten lang in einer bis zum Schmelzen des Vaselins erwärmten Reibschale gemischt, so darf die Kaliumpermanganatlösung ihre violette Farbe nicht verlieren (fremde organische Stoffe).

Anwendung. Ärztlicherseits wurde es, weil vollständig indifferent und niemals dem Ranzigwerden ausgesetzt, als Salbengrundlage sehr warm empfohlen. Doch hat sein Ruf in dieser Beziehung etwas gelitten, seitdem erwiesen ist, daß es von der Haut weniger aufgenommen wird als die echten Fette und es von manchen Menschen nicht gut vertragen wird; doch eignet es sich vorzüglich für solche Fälle, wo es gilt, den Einfluß der Luft abzuhalten, z. B. bei Brandwunden. Weniger ist es für Haarsalben, Pomaden zu empfehlen, da es die Gerüche weniger gut festhält, doch hat es den Vorteil, die Hutränder nicht so fettig zu machen und eben bei längerer Aufbewahrung nicht ranzig zu werden. Es dient zum Fetten des Leders und als Schmiermittel für schwere Maschinen. Auf metallene Gegenstände gerieben, schützt es diese vor dem Rosten.

Paraffin. Dieser Name wird im Handel gewöhnlich nur dem Paraffin von niederem Schmelzpunkte (45°—70°) beigelegt. Paraffin findet sich gelöst in allen Erzeugnissen der trockenen Destillation von Steinkohlen, Braunkohlen, Torf und Rohpetroleum. Aus Rohpetroleum wird es vor allem in Amerika aus dem über 300° übergehenden Schweröl durch Abkühlung gewonnen. Aus Petroleum gewonnenes Paraffin bezeichnet man auch mit Belmontin; es ist aus den Paraffinölen durch Polymerisation entstanden, wahrscheinlich durch Anregung von Oberflächenwässer, worin größere Mengen sauerstoffhaltiger Salze wie Sulfate und Karbonate in Lösung waren. Zur Darstellung des Paraffins benutzt man in Deutschland vor allem Braunkohlenteere, die mindestens 10% davon enthalten. Die ganze Gewinnung beschränkt sich in Deutschland auf die Bezirke Halle, Merseburg und Erfurt. Die Kohle selbst, Schwelkohle genannt, die sich allein zu diesem Zwecke eignet, ist erdig, pulverig, verbrennt in eine Lichtflamme gestreut mit Leichtigkeit und findet sich nur in der Provinz Sachsen zwischen Weißenfels und Zeitz. Außerdem findet sich im Banat ein teerhaltiger, bituminöser Schiefer, der in seinen Destillationserzeugnissen so reichlich Paraffin enthält, daß sich auch dessen Verarbeitung lohnt. Das erste Destillationserzeugnis der Braunkohle ist der Braunkohlenteer, aus diesem gewinnt man ein braunes klares Öl, das Rohöl, das einer fraktionierten Destillation unterworfen wird. Hierbei erhält man zuerst das Photogen, dann das Solaröl, das mitunter als Beleuchtungsmittel Verwendung findet, auch Benzin und Putzöl, und erst die über 200° übergehende ölige Flüssigkeit wird zur Darstellung des Paraffins benutzt. Zurück bleibt Pech, Braunkohlenpech. Das Öl wird durch abwechselnde Behandlung mit Natronlauge und Schwefelsäure von seinen färbenden Bestandteilen, vor allem aber von Phenolen, Säuren und Pyridinbasen befreit, nochmals destilliert und dann längere Zeit der Kälte ausgesetzt. Das Paraffin scheidet sich hierbei in Form feiner, perlmutterglänzender Schuppen aus, die nun durch die Zentrifuge und durch starke Pressung möglichst von dem anhängenden flüssigen Öle befreit werden, Schuppenparaffin. Nach dem Umschmelzen wird es, wenn es nicht zur Kerzenbereitung verwendet wird, durch Ausgießen in Platten geformt, Tafelparaffin. Es wird nach dem Schmelzpunkte gehandelt, der zwischen 35°—70° liegt; 46°—48°, 50°—52°, 52°—54° und 58°—70°. So unterscheidet man auch weiches, hartes und festes Paraffin. Je höher der Schmelzpunkt liegt, desto wertvoller ist die Ware. Paraffin stellt eine weiße, durchscheinende, mehr oder weniger geruchlose Masse dar, die schlüpfrig, fettig anzufühlen und bei mittlerem Wärmegrade gewöhnlich etwas biegsam ist. Völlig reines Paraffin, wie man es durch Umkristallisieren aus siedendem Alkohol erhalten kann, ist vollständig geruch- und geschmacklos. Es ist unlöslich in Wasser, nicht leicht in siedendem Alkohol, leicht in Äther, Benzin, Schwefelkohlenstoff und fetten Ölen, trennt sich von ätherischem Öl, z. B. Terpentinöl, aber leicht wieder ab. Von Säuren und Alkalien wird es bei gewöhnlichem Wärmegrade nicht angegriffen; dieser Eigenschaft verdankt es seinen Namen, entstanden aus parum affinis, d. h. zu wenig Verwandtschaftsgefühl. Sein Siedepunkt liegt bei über 300°; jedoch verflüchtigt es sich schon von 150° an. Es besteht nicht aus einem einzelnen, sondern aus verschiedenen Kohlenwasserstoffen einer homologen Reihe, der Methan- oder Sumpfgasreihe, deren Siedepunkt um so höher ist, je mehr Kohlenstoffatome sie enthalten, neben aromatischen Kohlenwasserstoffen.

Anwendung. Medizinisch in Form von Paraffinbädern zu Entfettungskuren, jedoch stets nur unter Aufsicht eines Arztes. Zu diesem Zwecke wird der Körper, bis auf Kopf und Arme, mit auf 56° erwärmtem Paraffin übergossen, worauf das Paraffin auf dem Körper fest wird. In dieser Paraffinschicht muß eine Stunde lang eine Schwitzkur durchgemacht werden. Darauf wird das Paraffin gleichsam wie eine Haut abgezogen.

Ferner zu Salben und Zeraten. Technisch außer zur Kerzenbereitung, als Zusatz zu Bohnerwachs, verseiftem Bohnerwachs dürfen nur höchstens 5% zugefügt werden, ferner zur Darstellung des Paraffinpapiers, das das früher gebräuchliche Wachspapier ganz verdrängt hat. In Benzin oder Benzol gelöst als **Dichtungsmittel**, um Mauern gegen Eindringen von Regen zu schützen. Für Säuren- und Laugenflaschen kann man sich durch Ausgießen in geeignete Formen gute, haltbare Stopfen aus dem Paraffin herstellen, oder man tränkt, um sie durch längeres Eintauchen in geschmolzenes Paraffin haltbar zu machen, Korkstopfen damit. Sehr zweckmäßig sind derartig mit Paraffin getränkte Korken auch für Lack- und Firnisflaschen; das Paraffin verhindert das Ankleben der Korke. Öfter wird es auch nötig, **Flaschen innen mit Paraffinüberzug zu versehen**. Zu diesem Zwecke verwendet man ein Paraffin von niedrigem Schmelzpunkte. Man tut ein genügend großes Stück in die Flasche, setzt diese bis an den Hals in heißes Wasser, bis das Paraffin geschmolzen ist. Die nun herausgenommene Flasche dreht man darauf beständig, bis das verflüssigte Paraffin die Glaswandung gleichmäßig bedeckt, läßt den Überschuß an Paraffin auslaufen und dreht so lange weiter, bis der Überzug erhärtet ist.

Zeresin. Ozokerit. Erdwachs. Paraffinum sólidum. Cérésine. Cire minérale.

In verschiedenen Gegenden, in der Nähe von Erdölquellen, findet sich teils in den Spalten des Gesteins, in sog. Nestern, teils in ganzen bis zu 1 m dicken Schichten ein dunkelbrauner Stoff, den man mit Erdwachs oder Ozokerit bezeichnet. Die hauptsächlichsten Fundorte sind Galizien, und zwar die Gegend von Boryslaw und Tustanowice, Ungarn, Baku, am Kaspischen Meer, die Staaten Utah und Arizona in Nordamerika. Für den deutschen Bedarf sind neben den amerikanischen, die galizischen Lager, an den Abhängen der Karpathen, die wichtigsten; hier wird der Ozokerit bergmännisch gewonnen und weiterverarbeitet. Er wird zu diesem Zwecke zuerst durch Umschmelzen von den groben Beimengungen befreit, darauf in schmiedeeisernen Kesseln auf 100° erhitzt, mit 18% konzentrierter Schwefelsäure vermischt und nun längere Zeit auf 160° erhalten, wobei die Säure schließlich verdampft. Die Verunreinigungen setzen sich als sandige Masse, als Säureasphalt ab und werden von dem flüssigen Ozokerit getrennt. Dieser wird darauf entsäuert und entfärbt. Der erhaltene gelbe Ozokerit wird nochmals mit Schwefelsäure behandelt, entsäuert und entfärbt und bildet dann das weiße Zeresin bzw. Paraffinum solidum des D.A.B. Dieses ist weiß, völlig geruchlos, von feinkörnigem Bruch, in seinem Äußern und sonstigen Verhalten dem weißen Bienenwachs sehr ähnlich, sein Schmelzpunkt liegt gewöhnlich zwischen 68°—72°. Doch kommen im Handel auch Zeresine mit einem Schmelzpunkte zwischen 72°—86° vor. Ozokerit hat die Fähigkeit große Mengen ätherisches Öl zu binden.

Die Güte des Endergebnisses hängt mit von der Härte des Rohstoffes ab. Man unterscheidet daher als beste Sorte Ozokerit mit einem Schmelzpunkte von 84°—86°, als zweite von 65°—76° und die geringere Ware, deren Schmelzpunkt unter 65° bis herunter zu 54° liegt. Man prüft die Härte auch, indem man dünne Scheiben mit einem Messer abschneidet; das Messer darf nicht schmierig werden.

Das Zeresin des Handels, wie es namentlich zur Kerzenbereitung verwendet wird, ist stets mit Paraffin oder Montanwachs versetzt und die gelben Sorten gelb aufgefärbt. Unter Ozokerit-Zeresin versteht man im Handel eine Mischung von Ozokerit und Paraffin zu je 50%.

Prüfung. Für den Bedarf in der Heilkunde, d. h. zur Darstellung von Salben, muß es auf seine Reinheit geprüft werden.

1. Beim Kochen mit Natriumkarbonatlösung darf es an diese nichts Lösliches abgeben.

2. Erhitzt man 3 g Zeresin in einem mit warmer Schwefelsäure gespülten Glase mit 6 g Schwefelsäure unter öfterem Umschütteln 10 Minuten im siedenden Wasserbade, so darf das Zeresin nicht verändert und die Säure nur wenig gebräunt werden (organische Verunreinigungen).

3. Werden 5 g geschmolzenes Zeresin mit 25 g Wasser von 80° eine Minute kräftig geschüttelt, so darf das wässerige Filtrat weder durch Bariumnitratlösung (Schwefelsäure), noch durch Silbernitratlösung (Salzsäure) verändert werden.

4. Wird 1 g Zeresin mit 3 ccm Weingeist und 2 Tropfen Phenolphthaleinlösung erhitzt, so muß das Gemisch farblos bleiben (Alkalien), nach darauffolgendem Zusatz von 0,1 ccm $^1/_{10}$-Normal-Kalilauge aber gerötet werden (Säuren).

Die bei der Bereitung des Paraffins zurückbleibenden flüssigen Bestandteile werden durch abwechselnde Behandlung mit Natronlauge und Schwefelsäure und, wenn nötig, nochmalige Filtration über Tierkohle gereinigt und kommen als flüssiges Paraffin oder Paraffinöl, Paraffinum liquidum, in den Handel. Sie dienen als Schmiermittel für Nähmaschinen, Fahrräder, Uhren und sonstige bessere Maschinen. Das Paraffinum liquidum des D.A.B. soll aus den Rückständen der Petroleumdestillation gewonnen sein und eine Dichte von mindestens 0,881 bzw. ein spezifisches Gewicht von 0,885 haben, es ist also eigentlich ein Vaselinöl. Es wird medizinisch innerlich zur Regelung der Darmtätigkeit, dann auch zu Einspritzungen unter die Haut verwendet. Für solche Zwecke ist nur eine völlig den Anforderungen des D.A.B. entsprechende Ware tauglich, da sonst bösartige Vergiftungserscheinungen auftreten. Man prüft es:

1. Auf fremde organische Verunreinigungen, indem man 3 ccm flüssiges Paraffin in einem mit Schwefelsäure gespülten Probierrohre mit 6 g Schwefelsäure unter öfterem Umschütteln 10 Minuten lang im siedenden Wasserbad erhitzt. Das flüssige Paraffin darf überhaupt nicht verändert, die Schwefelsäure nur schwach gebräunt sein. Oder:

2. Werden 10 g flüssiges Paraffin mit 10 Tropfen Kaliumpermanganatlösung 5 Minuten lang unter beständigem Umrühren in einer Porzellanschale auf dem Wasserbad erhitzt, so darf die rote Farbe nicht verschwinden.

3. Werden 5 g flüssiges Paraffin mit 25 g Wasser von 60° eine Minute lang kräftig geschüttelt, so darf das wässerige Filtrat weder durch Bariumnitratlösung (Schwefelsäure) noch durch Silbernitratlösung (Salzsäure) verändert werden.

4. Werden 5 g flüssiges Paraffin mit 20 g siedendem Wasser geschüttelt, so muß das Wasser nach Zusatz von 2 Tropfen Phenolphthaleinlösung farblos bleiben (Alkalien).

5. Nitronaphthalin, das zum Entscheinen benutzt wird, weist man durch Ausziehen mit Alkohol und Verdunsten dieses nach, es bleibt als durchsichtige, gelbliche Nadeln zurück.

6. Um ein Bläulichschimmern, Fluoreszieren, deutlich nachzuweisen, bringt man einen Tropfen auf eine schwarze, glänzende Unterlage. Schillert das

flüssige Paraffin blau, so zeigt sich der Tropfen hellblau, im anderen Falle schwarz.

Die zuletzt besprochenen schweren Kohlenwasserstoffe, vom Vulkanöl bis zum Zeresin, werden vielfach Mineralfette genannt, sie haben jedoch mit den wirklichen Fetten höchstens einige physikalische Eigenschaften gemeinsam; chemisch dagegen sind sie gänzlich von den Fetten verschieden, sind, wie schon gesagt, einfache Kohlenwasserstoffe, ohne jegliche Säure, daher nicht verseifbar, während die eigentlichen Fette in der Hauptsache Ester bzw. Salze verschiedener Fettsäuren mit Glyzerin sind.

Wasserlösliche Mineralöle, sog. Bohröle, sind Mischungen von flüssigen Mineralfetten und Harzölen, höhersiedenden Destillationserzeugnissen des Kolophoniums, oder mit Ölsäure, die mit Ammoniakflüssigkeit, Natronlauge und Spiritus bei 70° zusammengerührt sind. Infolge der entstehenden Seifen werden die Mineralöle beim Vermischen mit Wasser in Emulsion gehalten. Als Bohröl wird aber auch viel die Sulfitablauge (s. d.) gebraucht.

Unter der Bezeichnung Naftalan ist eine dunkelbraune, etwas durchscheinende, salbenartige Masse im Handel, die aus hochsiedenden Destillationserzeugnissen eines Rohpetroleums aus Naftala am Kaukasus durch Zumischen von etwa 4% Natronseife salbenartig gemacht ist. Sie mischt sich mit allen Fetten und wird bei Verbrennungen und Hautleiden angewendet.

Ichthyólum. Ichthyol.

Unter diesem Namen kommt ein empyreumatisches Öl in den Handel; es wird aus einem teerhaltigen, bituminösen Schiefer, der in der Nähe von Seefeld in Tirol gebrochen wird, gewonnen. Der Name Ichthyol ist gewählt, weil in dem Schiefer Abdrücke und Überreste von vorweltlichen Fischen, griechisch ichthys, vorkommen. Es enthält etwa 10% Schwefel und bedeutende Mengen Sauerstoffverbindungen. Man stellt verschiedene Salze der Disulfo-Ichthyolsäure, namentlich die Verbindungen mit Ammonium und Lithium aus ihm dar und wendet sie teils innerlich, teils äußerlich in Salben, zu Verbandmullen, gegen Schwindsucht, Gliederreißen, Hautausschläge, Brandwunden, Frostbeulen, zu Haar- und Hautwässern und zu Salben für die Haut- und Haarpflege, Pomaden an. Die Acidum sulfoichthyolicum, Acide sulfoichthyolique, wird bereitet, indem man rohes Ichthyol, das man durch trockene Destillation des Schiefers gewinnt, mit einem Überschusse von konzentrierter Schwefelsäure mischt. Die Masse erhitzt sich hierbei stark unter Entwicklung von Schwefeldioxyd. Nach dem Erkalten wäscht man mehrmals mit gesättigter Natriumchloridlösung aus; in dieser ist nämlich die gebildete Disulfoichthyolsäure, die in reinem Wasser leicht löslich ist, unlöslich, so daß man auf diese Weise die anhaftenden Mengen von überschüssiger Schwefelsäure sowie von schwefliger Säure entfernen kann.

Das Ammoniumsalz wird meistens einfach als Ichthyol bezeichnet. Es ist eine sirupdicke, rotbraune Flüssigkeit von brenzligem Geruche, die in Wasser löslich ist.

Als Leukichthyol, weißes Ichthyol, kommt bedeutend helleres, fast geruchloses Ichthyol von derselben Zusammensetzung und zu denselben Verwendungszwecken wie Ichthyol in den Handel.

Aus der Schweiz kommt unter der Bezeichnung Saurol, ein dem Ichthyol gleich sein sollendes Präparat in den Handel. Es wird aus einem bituminösen Schiefer bei Melide am Luganer See hergestellt.

Thiólum. Thiol.

Thiol ist dem Ichthyol ähnlich, ohne dessen Geruch zu besitzen. Es wird hergestellt, indem man die schwersiedenden Anteile des Braunkohlenteeröls schwefelt und dieses so geschwefelte Erzeugnis durch Schwefelsäure in eine Sulfosäure verwandelt. Diese wird durch besondere Verfahren gereinigt und kommt entweder in trockenem Zustand als Thiólum siccum oder in starker wässeriger Lösung als Thiólum liquidum in den Handel. Das trockene Thiol stellt ein braunes Pulver von schwach juchtenähnlichem Geruch und bitterlichem, zusammenziehendem Geschmack dar. In Wasser ist es löslich, weniger in Chloroform, Weingeist und Benzol. Thiólum liquidum ist eine sirupdicke, mit Wasser in jedem Verhältnisse mischbare Flüssigkeit von neutraler Reaktion.

Anwendung. In gleicher Weise wie das Ichthyol. Bei Brandwunden streut man das pulverförmige Präparat auf.

Ein ähnliches Präparat wie Ichthyol und Thiol ist das **Tumenol**. Man gewinnt aus Mineralölen, die durch Destillation teerhaltiger, bituminöser Gesteine dargestellt werden, ein Erzeugnis der fraktionierten Destillation, das reich an ungesättigten Kohlenwasserstoffen ist. Diese werden durch Schwefelsäure in Tumenolsulfosäure übergeführt, aus der man verschiedene Salze, hauptsächlich die Verbindung mit Ammonium, das Tumenolammonium gewinnt. Es hat dieselben Eigenschaften wie das Ichthyolammonium und findet ähnliche Verwendung wie Ichthyol, nur soll ihm die bakterientötende, die bakterizide Wirkung fehlen.

Acidum sulfoleinicum. Acide sulfoléique.

Diese Verbindung, von anderer Seite Polysolve genannt, wird in ähnlicher Weise, wie in der vorigen Abhandlung besprochen, aus pflanzlichen Ölen, meistens Rizinusöl und Schwefelsäure, gewonnen. Größtenteils wird sie mit Natronlauge oder Ammoniak neutralisiert. Sie stellt eine gelbliche, ölige Flüssigkeit dar, von anfangs süßlichem, hinterher bitterem Geschmack und neutraler Reaktion Spezifisches Gewicht 1,023. Löslich in Weingeist, mischbar in 1—2 Teilen Wasser, ohne ihre ölige Beschaffenheit einzubüßen. Sie vermag eine große Menge der verschiedensten arzneilichen Körper aufzulösen, und diese Lösungen werden von der Haut mit Leichtigkeit aufgenommen. Das rohe Präparat dient in der Färberei als Türkischrotöl oder Tournantöl. Derartige Präparate werden auch als Zusatz zu Waschpulvern und in der Kosmetik zu Kopfwaschpulvern und Haarwässern verwendet.

Benzólum. Benzol. Steinkohlenbenzin.

C_6H_6 (in reinem Zustande).

Der Name Benzin bzw. Benzol kommt ursprünglich nur dem aus dem Steinkohlenteer dargestellten Stoffe zu. Später ist er auf das aus dem Rohpetroleum hergestellte Präparat übertragen worden, und heute versteht man, wenn der Name Benzin im Handel ohne näheren Zusatz gebraucht wird, stets Petroleumbenzin. Das Steinkohlenbenzin ist nur selten reines Benzol von obiger Formel, meist ein Gemisch von Benzol und Toluol nebst kleinen Mengen noch anderer, höher siedender Kohlenwasserstoffe. Es bildet eine klare, farblose, stark lichtbrechende, leicht flüchtige Flüssigkeit von nicht unangenehmem, ätherischem Geruch und brennend scharfem Geschmack. Sein spezifisches Gewicht schwankt, je nach dem Toluolgehalte, zwischen 0,870—0,880, sein Siedepunkt zwischen

80°—100° reines, aus Benzoesäure dargestelltes Benzol siedet bei 80°; bei +5° muß gutes Steinkohlenbenzin zu einer kristallinischen Masse erstarren, je mehr es Toluol bzw. Xylol enthält, desto schwieriger erstarrt es. 90 prozentiges Benzol erstarrt bei +2° bis +3°, sog. 50 prozentiges Benzol, ein Gemisch von 25% Benzol und 75% Toluol und Xylol, bei —10° bis —20°, das Nullbenzol, nur aus Toluol und Xylol bestehend, bei —70°. In Wasser ist es unlöslich, mischbar mit absolutem Alkohol, Weingeist, Äther, Chloroform, ätherischen und fetten Ölen; es ist ein Lösungsmittel für Schwefel, Phosphor, Kautschuk, Guttapercha, Harze und viele Alkaloide; es brennt mit leuchtender rußender Flamme.

Dargestellt wird es durch fraktionierte Destillation des leichten, bis etwa 160° übergehenden Steinkohlenteeröles, des Leichtöles, indem man die zwischen 80°—100° übergehende Flüssigkeit gesondert auffängt. Soll es möglichst frei von Toluol dargestellt werden, so wird diese Flüssigkeit einer nochmaligen fraktionierten Destillation unterworfen.

Wir geben in Abb. 508 einen Apparat zur Rektifikation des Rohbenzols bzw. der leichten Teeröle. Es werden hierbei die einzelnen Kühlvorrichtungen auf bestimmten Wärmegraden gehalten um so nur diejenigen Körper einzeln zu verdichten die unter diesem Wärmegrade flüssig werden.

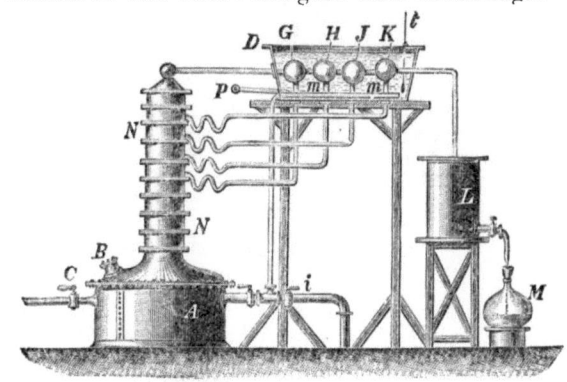

Abb. 508. Rektifikation von Benzol.

Anwendung. In der Heilkunde selten und dann nur in Mengen bis zu 0,5 g, z. B. bei Bleichsucht; in der chemischen Technik zum Auflösen von Alkaloiden, Lacken, Guttapercha, Kautschuk, zur Darstellung des Nitrobenzols und hieraus wieder des Anilins; in großem Maßstab als Triebstoff für Motore; in seiner Verwendung als Fleckenreinigungsmittel, Brönners Fleckenwasser, ist es durch Petroleumbenzin verdrängt worden.

Bei seiner Aufbewahrung und Verarbeitung ist wegen seiner leichten Entzündlichkeit und der Giftigkeit der Dämpfe die größte Vorsicht nötig.

Nachweis. Um Steinkohlenbenzin von Petroleumbenzin zu unterscheiden, genügen folgende Merkmale: 1. Brennen mit rußender Flamme — Petroleumbenzin brennt ohne Ruß. 2. Leichte Löslichkeit in absolutem Alkohol — Petroleumbenzin löst sich erst in 6 Raumteilen. 3. Steinkohlenbenzin löst sich in rauchender Salpetersäure — Petroleumbenzin nicht; beim Verdünnen dieser Lösung mit Wasser scheidet sich das nach bitteren Mandeln riechende Nitrobenzol aus. 4. Steinkohlenbenzin wird durch Drakorubinpapier dunkelrot gefärbt, Petroleumbenzin so gut wie gar nicht, höchstens schwach rötlich.

**† Acétanilídum. Antifebrín. Acetan.lide. Phenylacetamide.

$C_6H_5NH \cdot CH_3CO$. Molekulargewicht 135,08.

Es ist gleich dem Chinin ein sog. Antipyretikum. Es stellt farb- und geruchlose, seidenglänzende Blättchen dar, Geschmack leicht brennend, löslich in 230 Teilen Wasser von 20° und in 22 Teilen siedendem Wasser, leicht löslich in Äther, schwerer in Chloroform, ferner in 4 Teilen Weingeist. Schmelzpunkt 113°—114°, Siedepunkt 295°. Es darf feuchtes blaues Lackmuspapier nicht röten. Seine Darstellung geschieht durch zwei Tage langes Sieden und nachfolgende Destillation von 100 Teilen toluolfreiem Anilin mit 100 Teilen Eisessigsäure in einem Gefäße mit Rücklaufvorrichtung.

Anwendung. In kleinen Gaben bis zu 0,5 g als Fieber herabsetzendes Mittel, größere Gaben wirken giftig; ferner bei rheumatischen Leiden, äußerlich als Ersatz des Jodoforms.

Nachweis. Wird Antifebrin mit Kalilauge erhitzt, entwickeln sich würzig riechende Dämpfe des Anilins. Fügt man einige Tropfen Chloroform hinzu und erhitzt von neuem, tritt ein widerlicher Geruch (Isonitrilgeruch) auf.

***† Phenacetínum. Phenazetin. Azétphenetidín. Äthoxyazetanilid.
Phénacétine. Phénédine. Para-acetphénétidine.

$C_6H_4O \cdot C_2H_5NH \cdot CH_3CO$. Molekulargewicht 177,10.

Weißes, kristallinisches Pulver oder farblose, glänzende Kristallblättchen, geruchlos und fast ohne Geschmack. Löslich in 80 Teilen siedendem und in 1400 Teilen kaltem Wasser, ferner in 16 Teilen kaltem und in 2 Teilen siedendem Weingeist.

Anwendung. Als fieberwidriges Mittel, Antipyretikum; ferner bei Nervenschmerzen, gegen Keuchhusten in Gaben von 0,25—0,75 g.

Nachweis. Kocht man 0,2 g in 2 ccm Salzsäure 1 Minute, verdünnt die Lösung mit 20 ccm Wasser, läßt erkalten, filtriert und fügt 6 Tropfen Chromsäurelösung hinzu, so wird die Flüssigkeit allmählich rubinrot.

Zitrophen, Citrophen ist das Monoparaphenetidid der Akonitsäure.

** Dulcin. Dulzin. Paraphenethylkarbamid.

$C_6H_4(OC_2H_5)(NHCONH_2)$.

Ein farbloses, kristallinisches Pulver, das sich erst in 800 Teilen kaltem, in 50 Teilen siedendem Wasser und in 25 Teilen Weingeist löst. Von süßem Geschmack, der sich noch zeigt, wenn 0,1 g in 300 ccm Wasser gelöst werden. Es wird beim Kochen nicht verändert und ist etwa 250mal süßer als Zucker. Man kann es aus chlorwasserstoffsaurem Paraphenetidin durch Behandeln mit Kaliumzyanat herstellen.

Anwendung. Zum Süßmachen.

Nachweis nach D.A.B. Wird Dulzin im Probierrohr über den Schmelzpunkt erhitzt, so zersetzt es sich unter Entwicklung von Ammoniak und Bildung eines weißen Sublimates. 0,02 g Dulzin werden mit 4 Tropfen verflüssigtem Phenol und 4 Tropfen Schwefelsäure bis zum beginnenden Sieden erhitzt, wird die Mischung nach dem Abkühlen in 10 ccm Wasser gelöst und mit Kalilauge unterschichtet, so entsteht nach einigen Minuten eine blaue Zone.

Phenolverbindungen.

† Phenólum. Ácidum carbólicum oder phenýlicum.
Phenol. Karbol- oder Phenylsäure. Phenylalkohol. Oxybenzol. Benzophenol. Acide phénique. Acide carbolique. Phenic acid.

$C_6H_5 \cdot OH$. Molekulargewicht 94,05.

Das Phenol, die Karbolsäure, auch Phenylalkohol genannt, ein einwertiges Phenol, kommt in sehr verschiedenen Graden der Reinheit in den Handel, als rohe, auch diese wieder in sehr verschiedenen Graden der Stärke, als halb und als chemisch völlig reine Ware; letztere wiederum in fest kristallinischer Masse oder in losen Kristallen. Sie ist ein Bestandteil des Steinkohlenteers und wird aus diesem gewonnen.

Acidum carbólicum crudum, rohe Karbolsäure, bildet eine braune bis braunschwarze, ölige Flüssigkeit von sehr strengem, teerartigem Geruch. Sie ist in Wasser nur zum Teil, in Weingeist und in Kalilauge größtenteils löslich. Neben wenig Phenol enthält sie eine ganze Reihe anderer im Steinkohlenteer enthaltener Stoffe, vor allem Kresylsäure oder Kresol, Rosolsäure, Naphthalin und andere Kohlenwasserstoffe. Die rohe Säure wird nach ihrem Gehalt an Kresol gehandelt; in Sorten von 20—100%, letztere freilich ist überhaupt nicht mehr phenolhaltig, sondern lediglich rohes Kresol, Cresolum crudum. Man unterscheidet im Handel 20—25-, 40—50-, 60-, 80- und 95—100 prozentige Ware. Kresol soll die Wirkung des Phenols als Desinfektionsmittel noch übertreffen. Das Cresolum crudum ist ein Gemisch von isomerem Ortho-, Meta- und Parakresol bzw. Methylphenol, $C_6H_4CH_3OH$, wird auch als Trikresol bezeichnet und findet sich außer im Steinkohlenteer auch im Fichtenholzteer und Buchenholzteer. Das Metakresol, das rohe Kresol des D.A.B., das in reinem Zustande hergestellt wird, ist eine gelbliche bis gelblichbraune, klare, beim Abkühlen erstarrende, in viel Wasser bis auf einige Flocken lösliche Flüssigkeit, deren Siedepunkt zwischen 199°—204° liegt. Das Kresol wird mit Erfolg gegen Läuse angewendet in Form von Kresolpuder, einer Mischung von Zinkoxyd, Talk, Stärkemehl und 2% Kresol. Da diese Mischung ein unter Verwendung von Gift hergestelltes Ungeziefermittel ist, muß bei der Abgabe eine Belehrung beigefügt werden, um vor unvorsichtigem Gebrauche zu warnen. Außerdem ist zu beachten, daß diese Mischung als Kresol-Zubereitung ein Gift der Abteilung 3 ist.

Die sog. rohe Karbolsäure wird hergestellt, indem man den Teil des Steinkohlenteers, der zwischen 150°—200° übergeht, das sog. Karbolöl, nach dem Abpressen des durch Abkühlung ausgeschiedenen Naphthalins mit Natronlauge ausschüttelt, die wässerige Lösung mit Säure zersetzt und die abgeschiedene ölige Masse rektifiziert. Das Destillat bis 190° ist die rohe Karbolsäure.

Bei der rohen Karbolsäure kommt es zuweilen vor, daß sie infolge mangelhaften Waschens bei der Gasbereitung nach Schwefelwasserstoff riecht; eine solche Säure läßt sich durch Schütteln mit etwas Bleiessig oder mit Bleioxyd vom Schwefelwasserstoff befreien.

Anwendung. Als Desinfektionsmittel, teils für sich, teils mit Kalk oder Gips gemischt als Desinfektionspulver; zum Haltbarmachen. Konservieren von Fellen, auch zum Tränken von Holz.

Phenolum depuratum, Acidum carbólicum depurátum, auch purum genannt, stellt frisch eine weiße, kristallinische Masse dar, die erst bei einigen 30° schmilzt; sie nimmt an der Luft Feuchtigkeit auf, wird bald rot, später bräunlich und hat einen noch ziemlich unangenehmen Geruch. Sie enthält immer noch Kresol und gewöhnlich 5—10% Wasser. Sie bedarf zu ihrer völligen Lösung 25—30 Teile Wasser.

Anwendung. Zur Herstellung von Teerfarbstoffen, wie Korallin. Resorzinfarben und Pikrinsäure (Trinitrophenol).

Das Phenolum des D.A.B., Acidum carbólicum puríssimum oder recrystallisátum bildet entweder lose, spießige Kristalle, die durch Schleudern, Zentrifugieren von der minder reinen, daher langsamer erstarrenden Karbolsäure getrennt sind, oder ziemlich feste, vollkommen weiße Kristallmassen, worin die spießige Kristallform noch deutlich zu erkennen ist. Phenol schmilzt bei 40°—45° zu einer klaren, öligen Flüssigkeit, erstarrt aber schon bei +39° bis 41°. Der Geruch ist sehr lange anhaftend, der Geschmack brennend-scharf. Der Siedepunkt liegt bei 178°—182°; es verflüchtigt sich in geringen Mengen mit den Dämpfen des siedenden Wassers. Löslich ist es in 15 Teilen Wasser von 15°, in jedem Verhältnisse mischbar mit Weingeist, Chloroform, Glyzerin, fetten und ätherischen Ölen, konzentrierter Essigsäure; nicht löslich in Petroläther und in Benzin. Die wässerige Lösung reagiert nicht sauer; überhaupt hat das Phenol so schwach saure Eigenschaften, daß es aus den Karbonaten der Alkalien nicht einmal die Kohlensäure austreibt. Dagegen verbindet es sich mit den Ätzalkalien zu kristallisierenden und alkalisch reagierenden Verbindungen, den **Phenolaten**, ebenso auch mit vielen Metalloxyden. Phenol kann aber chemisch nicht als organische Säure angesehen werden, da ihm die kennzeichnende Karboxylgruppe, COOH, fehlt. Anderseits zeigt Phenol auch die Eigenschaften von Alkoholen, indem es durch Ersetzung, Substitution des Hydroxylwasserstoffes durch Säureradikale Ester bildet. Auf die Haut gebracht, ruft Phenol ein kitzelndes Gefühl hervor, das sehr lange anhält; die Haut wird weiß, schrumpfig und stirbt zuletzt ab.

Die Darstellung des völlig reinen Phenols ist ziemlich schwierig. Die letzten Reste des Kresols sind schwer davon zu trennen. Man gewinnt zuerst dasselbe Destillationserzeugnis wie bei der Darstellung der rohen Karbolsäure, behandelt dies ebenfalls mit Natronlauge, dann mit Säure und hat nun ein Gemisch von Kresol und Phenol. Dieses Gemisch behandelt man mit so viel Natronlauge, daß sich nur das Phenol damit verbindet, nicht aber das Kresol. Das Phenolnatrium zersetzt man durch Salzsäure, destilliert wiederholt, bis der genaue Siedepunkt erreicht ist, und kristallisiert ein oder mehrere Male um.

Man gewinnt Phenol auch synthetisch durch Zusammenschmelzen von benzolsulfonsaurem Natrium mit Natriumhydroxyd

$C_6H_5NaSO_3$ + NaOH = C_6H_5OH + Na_2SO_3
Benzolsulfonsaures Natrium + Natriumhydroxyd = Phenol + Natriumsulfit.

Anwendung. Das vollständig reine Phenol findet, außer zur Darstellung der Salizylsäure, in der Heilkunde innerlich in sehr kleinen Gaben zu höchstens 0,05 g Verwendung. Äußerlich als fäulniswidriges antiseptisches Mittel; ferner als entkeimendes Mittel (1 + 500) zum Spülen des Mundes und zum Gurgeln. Es hat jedoch viel von der Wertschätzung verloren, da bei der großen Giftigkeit vielfach Unglücksfälle damit hervorgerufen worden sind und überhaupt bei dauerndem Gebrauche mancherlei unangenehme Nebenwirkungen auftreten. Phenol ist so giftig, daß schon 5 g tödliche Wirkungen hervorrufen können; selbst beim äußeren Gebrauche zu starker Mischungen sind unmittelbare Vergiftungsfälle beobachtet worden. Es ist nur vorsichtig abzugeben und zu behandeln. Beim Umschmelzen hüte man sich vor zu starkem Einatmen der Dämpfe und ebenso davor, daß unverdünntes Phenol mit offenen Wunden, Schnittwunden usw. in Berührung kommt.

Das kristallisierte Phenol hat die Eigenschaft, bei starkem Wechsel von Wärme und Kälte namentlich im Winter, durch Veränderung der Raumteile die Glasflaschen zu sprengen. Man fülle diese daher nicht zu voll und vermeide den Versand in der Kälte. Dieser Übelstand wird bei losen Kristallen vermieden. Blechflaschen sind insofern unzweckmäßig, als das Phenol darin häufig durch Rost verunreinigt wird.

Nachweis nach D.A.B. In einer Lösung von 2 g Phenol in 1 ccm Weingeist rufen 2 Tropfen Eisenchloridlösung eine schmutziggrüne Färbung hervor, die beim Verdünnen mit 100 ccm Wasser in eine violette, ziemlich beständige Färbung übergeht.

Aufbewahrung. Phenol ist vor Licht und Luft zu schützen; selbst die beste Säure färbt sich dadurch infolge Oxydation rot. Es entsteht vor allem Chinon, das im Phenol mit roter Farbe gelöst wird, ferner Brenzkatechin und wahrscheinlich auch Phenochinon. Durch Destillation aus gläsernen Retorten läßt sich die rote Farbe entfernen. Ein geringer Zusatz von Phosphorsäure zum Phenol soll das Rotfärben verhindern, doch darf ein solches Phenol nicht für die Zwecke der Heilkunde verwendet werden.

Für die Abgabe in kleineren Mengen hält man am besten ein **verflüssigtes Phenol**, und zwar 1 Teil Wasser, 10 Teile Phenol, **Phenolum liquefactum, Acidum carbólicum liquefáctum** vorrätig. Dieses soll eine Dichte von 1.063—1,066 bzw. ein spezifisches Gewicht von 1,068—1,071 haben.

Der Methyläther des Phenols der **Phenylmethyläther, Anisol** genannt. $C_6H_5OCH_3$, gilt als Mittel gegen Läuse. Es ist eine farblose, sehr flüchtige Flüssigkeit von nicht unangenehmem Geruch, deren Siedepunkt bei etwa 150°—155° liegt. Man erhält das Anisol durch Destillation von **Anissäure, Methylparaoxybenzoesäure** oder **Wintergrünöl** mit Bariumhydroxyd. Oder durch Einwirkung von Jodmethyl auf Kaliumphenolat.

$$CH_3J + C_6H_5OK = C_6H_5OCH_3 + KJ$$
Jodmethyl + Kaliumphenolat = Anisol + Kaliumjodid.

Mit Anisöl hat das Anisol nicht das geringste gemeinsam

****† Ácidum sulfo-carbólicum crudum. Karbolschwefelsäure.**
Kresolschwefelsäure. Phenolsulfonsäure. Acide sulfocarbolique.

Sie wird dargestellt, indem man gleiche Gewichtsteile Schwefelsäure und 25 prozentige rohe Karbolsäure mischt, kurze Zeit erhitzt und erkalten läßt. Die so erhaltene Sulfo-Karbolsäure ist leicht löslich in Wasser und soll nur von Sublimatlösung an desinfizierender Wirkung übertroffen werden.

****† Sozojodólum. Sozojodol. Sozojodolpräparate.**

Es sind dies Salze der Dijodparaphenolsulfonsäure, gewöhnlich Sozojodolsäure genannt, mit Kalium und Natrium. Es kommt als Sozojodol schwerlöslich, das Kaliumsalz, und Sozojodol leichtlöslich, das Natriumsalz, in den Handel. Beide bilden farb- und vollständig geruchlose Kristalle, die in 70 bzw. 13 Teilen Wasser löslich sind. Ferner sind die Zinkverbindung, die Quecksilber- und Aluminiumverbindung im Handel.

Anwendung. Entweder in wässeriger Lösung oder mit Talk gemischt als Streupulver oder in Salbenmischung bei der fäulniswidrigen, antiseptischen Wundbehandlung, auch gegen Brandwunden

† Acidum picrínicum oder picronítricum. Trinitrophenólum.
Trinitrophenol oder Pikrinsäure.
Acide picrique. Acide picronitrique. Acide carbozotique. Picric acid.

$$C_6H_2(NO_2)_3OH.$$

Sie bildet gelbe, feine, schuppen- oder säulenförmige Kristalle, geruchlos und von stark bitterem Geschmack. Sie ist löslich in etwa 90 Teilen Wasser von mittlerem Wärmegrad und in 25 Teilen heißem Wasser; ferner in Weingeist, Chloroform, Petroläther, Benzin. Vorsichtig erhitzt, schmilzt sie zu einer gelben Flüssigkeit, die später unter Entwicklung gelber, erstickender Dämpfe sublimiert; rasch erhitzt, verpufft sie.

Pikrinsäure ist ein Phenol, wo 3 Atome Wasserstoff durch 3 Moleküle Stickstoffdioxyd, (NO_2), ersetzt sind und keine Säure. Sie entsteht bei der Einwirkung von Salpetersäure auf eine ganze Reihe von organischen Stoffen. Die durch Salpetersäure auf der Haut hervorgerufenen gelben Flecke sind neben der Entstehung von Xanthoproteinsäure durch die Bildung von Pikrinsäure bedingt. Ihre erste Darstellung geschah durch Behandeln von Indigo mit Salpetersäure; später benutzte man dazu Botanybayharz (s. d.). schweres Steinkohlenteeröl oder rohe Karbolsäure; heute verwendet man reines. möglichst kresolfreies Phenol, und zwar in Schwefelsäure gelöst. Diese hat die Wirkung, der Salpetersäure Wasser zu entziehen und sie dadurch zu verstärken. Die Lösung des Phenols in Schwefelsäure wird sehr allmählich und vorsichtig in stark erwärmte Salpetersäure eingetragen, da die Umwandlung des Phenols in Pikrinsäure ungemein heftig und stürmisch vor sich geht. Aus der erhaltenen dunkelgelben Flüssigkeit kristallisiert die Pikrinsäure beim Erkalten aus und wird durch Umkristallisieren gereinigt. Die im Handel zuweilen vorkommende teigförmige Pikrinsäure ist sehr unrein.

Die Pikrinsäure ist giftig, darf daher niemals zum Färben irgendwelcher Speisen benutzt werden

Während sie erst bei Überhitzung, aber nicht durch Stoß oder Schlag explosiv ist, sind dies ihre Natrium-, Kalium- und Ammoniumsalze in hohem Maß. Es wird aber auch die Pikrinsäure wie ihre Salze zu den Sprengstoffen gezählt, deren Vorrätighalten nur nach polizeilicher Erlaubnis erfolgen darf. Ebenso unterliegt auch das Feilhalten. Verkaufen oder an andere Überlassen den Bestimmungen des Sprengstoffgesetzes vom 9. Juni 1884. Wer die Bestimmungen übertritt, wird mit Gefängnis von 3 Monaten bis zu 2 Jahren bestraft. Die Übertretung ist nicht durch Geldstrafe zu sühnen. Eine geringe Menge Pikrinsäure mit 9 Teilen Wasser übergossen, wird mitunter als nicht unter das Sprengstoffgesetz fallend angesehen. Die Salze selbst sind zum Teil schöne Farben; sie sind aber wegen ihrer großen Gefährlichkeit von der Eisenbahnbeförderung ausgeschlossen.

Flecke, durch Pikrinsäure hervorgerufen, entfernt man durch Schwefelkaliumlösung und darauffolgendes Waschen mit Wasser und Seife oder durch Chloroform bzw. Benzol.

Anwendung. In der Färberei zum Färben von Seide und Wolle, aber nicht Baumwolle. Sie gibt ein klares, reines Gelb. bedarf keiner Beize und ist von großer Ausgiebigkeit; ferner zur Darstellung von sog. Pikratpulvern zu Sprengzwecken und als Holzbeize. Mitunter äußerlich zum Verbande bei Brandwunden, wobei jedoch Schädigungen nicht ausgeschlossen sind. Außerdem zur Feststellung von Eiweiß im Harn (Esbachs Reagens).

Nachweis. Kocht man Pikrinsäurelösung mit Chlorkalklösung, so entsteht ein stechender Geruch (Nitrochloroform).

Erwärmt man eine Pikrinsäurelösung mit einer Zyankaliumlösung (1 + 4). so tritt dunkelrote Färbung ein.

Prüfung. Man prüft auf Reinheit, indem man 1 Teil fein zerriebene Pikrinsäure in 150 Teilen Benzin löst; reine Pikrinsäure löst sich vollständig. die Beimengungen bleiben ungelöst zurück.

**† Aristólum.   Aristol. Dithymoldijodid. Annidalin. Thymol-bi-iodé..

$(C_6H_3)_2(CH_3C_3H_7OJ)_2$.

Hell-schokoladenfarbiges Pulver, fast geruch- und geschmacklos; in Wasser und in Glyzerin unlöslich, in Weingeist schwer, dagegen in Äther und Chloroform leicht löslich, ebenso in fetten Ölen und Vaselin. Dargestellt wird es durch Behandlung von Thymol-Natrium mit einer Lösung von Jod in Jodkalium.

Anwendung. Teils als Streupulver, teils in Salbenform als Ersatz von Jodoform.

Brénzkatechin. Orthodioxybenzol.

$C_6H_4(OH)_2$. Molekulargewicht 110,05.

Weiße, glänzende, kristallinische Blättchen von bitterem Geschmack und schwachem Geruch, die in Wasser, Weingeist und Äther leicht löslich sind. Die

Lösungen werden durch Ammoniak und Kalilauge schwarz Kommt im Holzessig, auch im Kinoharz vor und wird durch Erhitzen von Kino oder Katechu gewonnen. Die Dämpfe werden in einer kalt gehaltenen Vorlage aufgefangen, die entstehende Flüssigkeit verdunstet, und die sich dabei ausscheidenden Kristalle werden durch Sublimation gereinigt. Oder man leitet Jodwasserstoff in auf 200° erhitztes Guajakol, Brenzkatechin-Monomethyläther, einen Bestandteil des Buchenholzkreosots.

$$C_6H_4\diagdown_{OH}^{OCH_3} + HJ = C_6H_4\diagdown_{OH}^{OH} + CH_3J$$

Guajakol + Jodwasserstoff = Brenzkatechin + Jodmethyl.

Anwendung. In der Photographie zur Herstellung von Entwicklern.
Aufbewahrung. Vor Licht und Ammoniak geschützt.

** Resorcínum. Resorzin. Metadioxybenzol. Résorcine. Dioxybenzine.

$C_6H_4(OH)_2$. Molekulargewicht 110,05.

Der Name Resorzin hängt mit Resina, Harz, zusammen, weil es zuerst durch Zusammenschmelzen von Stoffen, wie Asa foetida und Galbanum, mit Ätzkali gewonnen wurde. Heute stellt man es aus der Benzoldisulfonsäure, $C_6H_4(HSO_3)_2$, dar. Zuerst wird in einem eisernen Kessel mit Rührvorrichtung rauchende Schwefelsäure mit Benzol erhitzt, und zwar zuletzt bei 275°. Hierbei wird, wenn die richtigen Verhältnisse angewandt sind, fast alles Benzol in Benzoldisulfonsäure umgewandelt. Diese wird nach starkem Verdünnen mit Wasser mit Kalkmilch versetzt und der entstandene benzoldisulfonsaure Kalk durch eine berechnete Menge Natriumkarbonat in Kalziumkarbonat und freie Benzoldisulfonsäure umgesetzt. Die Lösung dieser wird bis zur Trockne eingedampft, dann mit einer bestimmten Menge Ätzkali gemengt, geschmolzen und längere Zeit auf einer Wärme von 270° erhalten. Die Schmelze wird in Wasser gelöst, mit Salzsäure versetzt und nun mit Äther ausgeschüttelt. Das so erhaltene Resorzin wird durch vorsichtige Destillation von anhängendem Benzol gereinigt.

Es bildet farblose oder schwach gefärbte Kristalle von kaum merklichem Geruch und süßlich kratzendem Geschmack. In etwa 1 Teil Wasser, etwa 1 Teil Weingeist, ebenso in Äther sowie in Glyzerin leicht löslich; in Chloroform und in Schwefelkohlenstoff schwer löslich, beim Erwärmen sich verflüchtigend. Schmelzpunkt 110°—111°. Siedepunkt 276°.

Anwendung. Als fäulniswidriges, antiseptisches Mittel; innerlich aber nur in sehr kleinen Gaben gegen Gärungskrankheiten des Magens und der Därme. Zur Herstellung von Farbstoffen, z. B. des blauen Farbstoffes Lakmoid und des Fluoreszeins. Zu Haarwässern. Die durch Resorzin auf der Haut entstehenden braunen Flecke lassen sich durch Zitronensäure leicht entfernen. Auch äußerlich angewendet wirken größere Mengen und länger andauernder Gebrauch auch von kleineren Mengen giftig.

Aufbewahrung. Vor Licht geschützt.

Nachweis. Erwärmt man 0,05 g Resorzin mit 0,1 g Weinsäure und 10 Tropfen Schwefelsäure, so erhält man eine dunkelrote Flüssigkeit.

Hydrochinónum. Hydrochinon. Paradioxybenzol. Hydroquinone.

$C_6H_4(OH)_2$. Molekulargewicht 110,05.

Farblose, glänzende, in 17 Teilen Wasser, in Weingeist leicht lösliche Prismen oder kleine Blättchen. Wird dargestellt durch die Einwirkung von schwefliger Säure auf Chinon, auf oxydiertes Hydrochinon.

$C_6H_4O_2 + SO_2 + 2 H_2O = C_6H_4(OH)_2 + H_2SO_4$

Chinon + Schwefligsäureanhydrid + Wasser = Hydrochinon + Schwefelsäure.

Anwendung. Als fäulniswidriges und fieberwidriges Mittel; in der Photographie zur Herstellung von Hydrochinon-Entwicklern.

**† Kreosótum (e Ligno). Kreosótum faginum.
Kreosot. Buchenholzteerkreosot. Créosote.

Farblose, höchstens schwach gelbliche, selbst im Sonnenschein sich nicht bräunende, ölige, stark lichtbrechende und neutrale Flüssigkeit von starkem Rauchgeruch und brennend-scharfem, fast ätzendem Geschmack. Dichte nach D.A.B. mindestens 1,075 bzw. spezifisches Gewicht 1,080, Siedepunkt zwischen 200°—220°; erstarrt selbst bei —20° nicht. Mit Äther, Weingeist und Schwefelkohlenstoff ist es in jedem Verhältnisse mischbar; gibt aber erst mit 120 Teilen heißem Wasser eine klare Lösung, die sich beim Erkalten trübt und unter Abscheidung von Öltropfen wieder klar wird. Bromwasser gibt in der von den Öltropfen befreiten Lösung einen rotbraunen Niederschlag.

Wird gewonnen durch fraktionierte Destillation von Holz-, Buchenholzteer, indem man die Stoffe, die bei 200°—220° übergehen, auffängt. Nach dem Waschen mit Natronlauge und Zersetzen des entstandenen Kreosotnatriums durch Schwefelsäure wird die Flüssigkeit rektifiziert. Kreosot ist ein Gemenge von verschiedenen phenolartigen Körpern, hauptsächlich Guajakol und Kreosol.

Anwendung. Innerlich in sehr kleinen Gaben als fäulniswidriges Mittel bei Darm- und Magenleiden, auch gegen Lungenschwindsucht; vielfach als Zahnschmerz linderndes Mittel. Es soll hier den Nerv töten, muß daher in konzentrierter Form, am besten mit dem gleichen Teil Weingeist verdünnt, zu 1—2 Tropfen auf Watte an oder in den schmerzenden Zahn gebracht werden. Das unverdünnte Kreosot wirkt ätzend auf das Zahnfleisch, ist daher nur mit größter Vorsicht anzuwenden. Außerdem findet es Verwendung als Zusatz zu Tinten, um Schimmelbildung zu verhindern, und in größeren Mengen als Konservierungsmittel für Holz.

Nachweis. Die weingeistige Lösung wird durch wenig Eisenchloridlösung tiefblau, durch eine größere Menge dunkelgrün.

Prüfung. Zur Erkennung, ob Phenol zugesetzt ist, genügt schon die Probe, daß man gleiche Raumteile Kreosot und Kollodium durchschüttelt. Ist Phenol zugegen, so wird die Mischung gallertartig.

Kreosotál ist Kreosotkarbonat, Creosótum carbónicum. Es ist eine dickliche, farblose bis hellgelbliche Flüssigkeit, unlöslich in Wasser, leicht löslich in Weingeist, Äther und fetten Ölen.

Man gewinnt Kreosotkarbonat durch Einwirkung von Kohlenoxychlorid, $COCl_2$, auf Buchenholzteerkreosot. Es wird gegen Lungenschwindsucht angewendet.

** Guajacólum. Guajakol. Brenzkatechin-Monomethyläther. Gaïacol.

$$C_6H_4 \cdot OCH_3 \cdot OH.$$

Guajakol ist der Hauptbestandteil des Buchenholzteerkreosots, worin es bis zu 90% vorkommt. Es wird aus ihm durch ziemlich umständlichen Vorgang chemisch rein hergestellt.

Das Guajakol ist entweder eine farblose, stark lichtbrechende Flüssigkeit von nicht unangenehmem, würzigem Geruch und 1,117 spezifischem Gewicht, die bei 200°—202° C siedet, in Wasser sehr schwer löslich (1 + 200) ist, leicht dagegen in Weingeist und Äther, oder es sind farblose Kristalle.

Anwendung. In sehr kleinen Gaben innerlich gegen Lungenschwindsucht. Ferner zur Prüfung des Traganthpulvers auf Zumischung von Gummiarabikumpulver.

Läßt man auf Guajakol Kohlenoxychlorid, $COCl_2$, einwirken, so entsteht ****Guajakolkarbonat**, auch Duotal genannt, Guajacólum carbónicum, ein weißes, kristallinisches, in Wasser unlösliches, in kaltem Weingeist schwer, in heißem Weingeist leicht lösliches Pulver.

$$\begin{array}{c} C_6H_4OCH_3OH \\ C_6H_4OCH_3OH \end{array} + COCl_2 = \begin{array}{c} CH_3OC_6H_4O \\ CH_3OC_6H_4OCO \end{array} + 2\ HCl$$

2 Moleküle Guajakol + Kohlenoxychlorid = Guajakolkarbonat + Chlorwasserstoff.

Pyrogallólum. Ácidum pyrogállicum. Pyrogallol. Trioxybenzol.
Pyrogallussäure. Acide pyrogallique. Pyrogallic aci.

$C_6H_3(OH)_3$. Molekulargewicht 126,05.

Leichte, feine Kristallschüppchen und -nadeln von reinweißer bis gelblicher Farbe, völlig geruchlos, von sehr bitterem Geschmack, löslich in 1,7 Teilen Wasser, in 1,5 Teilen Weingeist und 1,5 Teilen Äther. Sie schmelzen bei 131° bis 132°, verflüchtigen sich bei 210° und zersetzen sich bei 250°. In Lösung auf die Haut oder auf Gewebe gebracht, färben sie diese braunschwarz, namentlich in Gegenwart von Alkalien. Metallsalze werden durch sie reduziert; Lackmus wird durch die Lösung nicht gerötet. Der Stoff ist nicht als Säure anzusehen, da ihm die organische Säuren kennzeichnende Karboxylgruppe fehlt, wird daher Pyrogallol genannt.

Die Darstellung geschieht entweder durch vorsichtiges Sublimieren bei 210° von Gallusgerbsäure oder Galläpfelauszug, wobei eine zu starke Erhitzung zur Vermeidung weiterer Zersetzungen nicht angewendet werden darf; oder Gallussäure wird in Lösung unter Dampfdruck bis auf 210° erhitzt und das so gewonnene rohe Pyrogallol durch Sublimation gereinigt. Kommt es auf ein völlig reines Präparat an, so wird die Sublimation in einem Strome von Kohlendioxyd vorgenommen.

Anwendung. Wegen der stark reduzierenden Wirkung auf Gold- und Silbersalze in der Photographie. P. geht dabei selbst in Essigsäure und Oxalsäure über. Als Haarfärbemittel, entweder für sich in schwach ammoniakalischer Lösung oder mit Silbersalzen, jedoch ist Vorsicht angebracht, da bei größeren Mengen Nierenerkrankungen eintreten können. In der Färberei und Druckerei und als Holzbeize. In der Heilkunde innerlich in sehr kleinen Mengen bei Magenblutungen, äußerlich in Salben bei Flechten, die ebenfalls nur mit großer Vorsicht anzuwenden sind. Durch Pyrogallol entstandene Flecke können durch Oxalsäure oder Zitronensäure entfernt werden.

Aufbewahrung. Entweder in farbigen Hyalith- oder in schwarzlackierten Gläsern, weil es durch das Licht gebräunt wird.

Nachweis. Beim Schütteln mit Kalkwasser färbt Pyrogallol dieses zunächst violett, dann braun und schließlich schwarz.

Benzoesäure und ihre Derivate.

Ácidum benzóicum. Benzoesäure.
Acide benzoïque. Fleurs de benjoin. Benzoic acid.

C_6H_5COOH oder $C_7H_6O_2$. Molekulargewicht 122,05.

Die Benzoesäure kommt im Handel je nach ihrer Herkunft und Bereitungsweise in verschiedenen Formen vor.

**Acidum benzóicum sublimátum wird bereitet durch Sublimation der Siambenzoe. Ein eiserner Topf wird etwa zur Hälfte mit Siambenzoe gefüllt, oben mit Filtrierpapier verbunden oder verklebt und ein zweites Gefäß in der Weise übergestülpt, daß es auf dem Rande des unteren Topfes ruht. Man erhitzt nun langsam; die Benzoesäure des Harzes verflüchtigt sich, geht in Dampfform durch das Filtrierpapier und sammelt sich im oberen Gefäß an. Oder man benutzt eine Vorrichtung, wie sie Abb. 509 zeigt. Die sublimierte Benzoesäure bildet seidenglänzende, dünne Kristallblättchen, seltener Nadeln von weißgelblicher bis bräunlicher Farbe und infolge eines Gehaltes an Riechstoffen von angenehmem, vanilleartigem Geruch.

Ácidum benzóicum crystallisátum (e Resína) wird bereitet durch Auskochen von Siambenzoe mit Kalkmilch und Zersetzung des entstandenen.

in Wasser löslichen benzoesauren Kalkes mittels Salzsäure. Feine, glänzende Kristallschuppen, vollkommen luftbeständig und ohne jeden Geruch.

Acidum benzóicum artificiále, künstliche Benzoesäure ist die vom D.A.B. vorgeschriebene Benzoesäure. Sie wird aus Naphthalin und Toluol künstlich hergestellt und ist von völliger Reinheit. Man führt das Toluol, ($C_6H_5CH_3$), in Benzotrichlorid über, ($C_6H_5CCl_3$), und kocht dies mit Wasser:

$$C_6H_5CCl_3 + 2H_2O = C_6H_5COOH + 3HCl$$
Benzotrichlorid + Wasser = Benzoesäure + Salzsäure.

Die Benzoesäure ist in reinem Zustande völlig geruchlos, aber von scharfem, kratzendem, schwach saurem Geschmack. Bei 122° schmilzt sie zu einer farblosen Flüssigkeit; sie siedet und verdampft unverändert bei 240°; die Dämpfe reizen stark zum Husten. Löslich ist sie bei 20° in 270, die durch Sublimation gewonnene erst in 370 Teilen Wasser, ferner in 15 Teilen kochendem Wasser, leicht in Weingeist, Äther und fetten Ölen.

Anwendung. Innerlich bei Lungen- und Halsleiden, häufiger in ihren Salzen als Natrium benzoicum, Lithium benzoicum und Ferrum benzoicum; technisch bei der Teerfarbenbereitung. Äußerlich als fäulniswidriges, antiseptisches Verbandmittel. Ferner als Zusatz zu Haarsalben, Pomaden, um sie länger haltbar zu machen, und zur Bereitung von Wohlgerüchen. Auch zur Konservierung von Genußmitteln und als gärunghemmendes Mittel in der Gärtechnik. Die benzoesauren Ester, benzoesaurer Äthyl-Ester, $C_6H_5COOC_2H_5$, oder Amyl-Ester, $C_6H_5COOC_5H_{11}$, haben einen sehr angenehmen Geruch und kommen bei der Fruchtätherbereitung zur Verwendung.

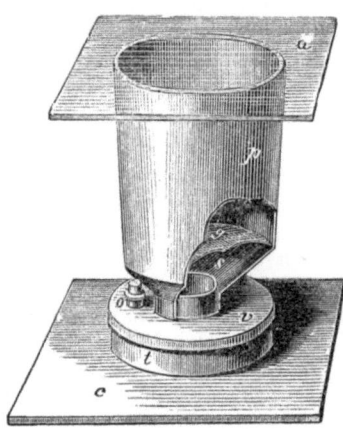

Abb. 509. Sublimation von Benzoesäure. c Herdplatte. Gefäß zum Einfüllen des Benzoeharzes. r Übergreifender Deckel. o Tubus mit Kork geschlossen zur Beobachtung der Sublimation. s Öffnung zum Ableiten. p Übergestülptes Gefäß zum Auffangen und Verdichten der Dämpfe. g Netzartig durchlöcherte Scheibe, um das Zurückfallen der Benzoesäure in die Harzmasse zu verhindern. d Deckel.

Nachweis. Die wässerige mit Ammoniak oder Kalilauge schwach neutralisierte Lösung gibt mit Eisenchlorid einen rotbraunen Niederschlag.

Prüfung. Auf die vollständige Flüchtigkeit und auf Abwesenheit von Zimtsäure, die bei einer etwaigen Bereitung aus Penangbenzoe in die Benzoesäure hineinkommt. Man löst 0,1 g Benzoesäure in kochendem Wasser, läßt die Lösung erkalten und fügt 2 Tropfen Kaliumpermanganatlösung (1 + 999) hinzu, es darf nicht sofort eine Entfärbung eintreten.

Unter der Bezeichnung Niobeöl ist der Benzoesäuremethylester, das Methylbenzoat, $C_6H_5COOCH_3$, im Handel. Es ist eine farblose, lichtbrechende Flüssigkeit von angenehmem Geruch, löslich in 4 Raumteilen 60 prozentigem und 1,5 Raumteilen 70 prozentigem Weingeist. Der Ester findet Verwendung zur Herstellung von Blumendüften.

Anaesthesin. Paraaminobenzoesäureäthylester.
$$C_6H_4NH_2COOC_2H_5.$$

Ein weißes, bitterlich schmeckendes Pulver, das auf der Zunge eine kürzere Unempfindlichkeit hervorruft. In kaltem Wasser schwer, in siedendem Wasser leichter, leicht in Weingeist und in Äther, sowie in 50 Teilen Olivenöl löslich.

Anwendung. Als örtliches Betäubungsmittel.

Saccharin. Saccharn. Benzoesäuresulfinid. Anhydrosulfaminbenzoesäure. Orthosulfaminbenzoesäureanhydrid Sucre de houille. Benzoil-sulfonic-imide.

$$C_6H_4\genfrac{<}{>}{0pt}{}{OC}{SO_2}NH$$

Saccharin bildet ein weißes, schwach kristallinisches Pulver von geringem, schwach bittermandelartigem Geruch, der beim Erhitzen bis auf 200° deutlich hervortritt. Löslich ist es in 400 Teilen kaltem und in 28 Teilen siedendem Wasser. Die Lösung reagiert schwach sauer und hat einen so stark süßen Geschmack, daß die süßende Kraft des Saccharins etwa 550 mal stärker ist als die des Zuckers. Von Weingeist bedarf das Saccharin 30 Teile zur Lösung. Sehr verstärkt wird die Löslichkeit des Saccharins in Wasser dadurch, daß man kohlensaure Alkalien, besonders Natriumbikarbonat, hinzufügt. Es entstehen saccharinsaure Salze, deren Geschmack meistens ebenso süß ist wie der des reinen Saccharins, selbst der stark bittere Geschmack des Chinins und des Strychnins läßt sich durch Saccharin verdecken. Das wasserhaltige Natriumsalz, das Saccharin solubile, das lösliche Saccharin, heißt auch Kristallose; es löst sich bereits in etwa 1,5 Teilen Wasser. Das Saccharin wird von der Saccharinfabrik A.-G. vormals Fahlberg, List & Co. in Magdeburg aus dem Toluol, ($C_6H_5CH_3$), bzw. aus der Toluolsulfosäure, die man durch Einwirkung von Schwefelsäure auf Toluol erhält, gewonnen. Die Toluolsulfosäure ist ein Gemisch von Ortho- und Parasäure. Dieses Gemisch wird mit Kalziumkarbonat gesättigt. Darauf werden die entstandenen Kalziumsalze durch Natriumkarbonat in Natriumsalze umgesetzt. Diese mischt man mit Phosphortrichlorid (PCl_3), leitet über das Gemisch Chlorgas, destilliert das entstandene Phosphoroxychlorid, $POCl_3$, ab und setzt das Gemisch der jetzt vorhandenen Ortho- und Para-Toluolsulfochloride starker Kälte aus. Infolgedessen kristallisiert das Para-Toluolsulfochlorid aus und wird von dem flüssig bleibenden Ortho-Toluolsulfochlorid durch Schleudern getrennt. Über diese Orthoverbindung leitet man Ammoniak, wodurch man Ortho-Toluolsulfamid erhält, das durch Kaliumpermanganat zu orthosulfaminbenzoesaurem Kalium oxydiert wird. In die Lösung dieses Salzes leitet man Salzsäure, wodurch die Säure frei wird und sofort unter Wasserspaltung in die Anhydrosulfaminbenzoesäure übergeht.

$$C_6H_4\genfrac{<}{>}{0pt}{}{COOH}{SO_2NH_2} \quad - H_2O = \quad C_6H_4\genfrac{<}{>}{0pt}{}{OC}{SO_2}NH$$

Orthosulfaminbenzoesäure — Wasser = Orthosulfaminbenzoesäureanhydrid

Anwendung. Für die Heilkunde ist das Saccharin insofern wichtig, als es den Diabetikern, die an Zuckerruhr, Zuckerkrankheit leiden, die alle Kohlehydrate wie Zucker für gewöhnlich vermeiden müssen, den Genuß von versüßten Speisen ermöglicht. Auch als Geschmackverbesserungsmittel für bittere Arzneien ist es von großem Wert. Alle bisher angestellten Versuche haben bei den kleinen Mengen, die verbraucht werden, die Nichtschädlichkeit des Saccharins für den tierischen Körper bestätigt. Kleinere Pflanzen soll das Saccharin allerdings schädigen.

Zum Nachweis von Saccharin benutzt man seine Löslichkeit in Äther; Zucker löst sich nicht in Äther. Oder man verfährt nach Serger wie folgt: Man zieht die zu untersuchende Flüssigkeit mit Äther aus. Der Äther wird in einem Probierglase verdampft, dem Rückstand etwas metallisches Natrium hinzugefügt und bis zum Schmelzen erhitzt. Nun zertrümmert man das Probierglas, löst die Schmelze, die aus Natriumsulfid besteht, in Wasser und weist das

Natriumsulfid durch einige Tropfen einer frisch bereiteten Nitroprussidnatriumlösung (1+99) an der entstehenden blauvioletten Farbe nach

Das Süßstoffgesetz vom 14. Juli 1926 und die Verordnung über den Verkehr vom 4. August 1926 (s. Gesetzeskunde) regeln die Herstellung, Einfuhr, Steuerpflicht, Buchführung, den Einzelhandel und die Verwendung von Süßstoff

Chloramin. Paratoluolsulfonchloramidnatrium. Mianin.

$$C_6H_4CH_3SO_2NNaCl + 3\ H_2O \text{ oder } C_6H_4 \begin{matrix} CH_3 \\ SO_2N \end{matrix} \begin{matrix} Na \\ Cl \end{matrix} + 3\ H_2O$$

Weißes, höchstens etwas gelbliches, kristallinisches Pulver, von schwach chlorartigem Geruch, leicht in Wasser, in Weingeist und in Glyzerin löslich, unlöslich in Äther und in Chloroform. Durch Behandeln mit Salzsäure sollen mindestens 25% Chlor frei werden. Es wird aus der Paratoluolsulfosäure, bzw. dem Paratoluolsulfochlorid, einem Nebenerzeugnisse bei der Saccharindarstellung gewonnen.

Anwendung. Als keimwidriges Mittel in der Wundbehandlung. In der Analyse, um freies Chlor zu erhalten. Das rohe Chloramin als vorzügliches Desinfektionsmittel, und zwar in 5prozentiger Lösung. Ferner als Bleichmittel für Stoffe.

Nachweis. Lackmuspapier wird von der wässerigen Lösung zunächst blau gefärbt, darauf gebleicht.

Die wässerige mit verdünnter Schwefelsäure angesäuerte Lösung wird durch Jodzinkstärkelösung blau.

Aufbewahrung. Muß vor Licht geschützt, in gut geschlossenen Gefäßen und an kühlem Ort aufbewahrt werden.

Acidum salicylicum. Salizylsäure. Orthooxybenzoesäure. Spirsäure.
Acide salicylique. Salicylic acid.

$$C_6H_4OHCOOH \text{ oder } C_6H_4 \begin{matrix} OH \\ COOH \end{matrix} \quad \text{Molekulargewicht } 138{,}05$$

Weiße, lockere, nadelförmige Kristalle oder kristallinisches Pulver von anfangs süßlichem, hinterher saurem, kratzendem Geschmack; löslich in 500 Teilen kaltem Wasser, in 15 Teilen siedendem Wasser, leicht in Weingeist, in Äther und in heißem Chloroform, während es von kaltem Chloroform 80 Teile bedarf. Schwerer löslich in Fetten. Geringer Zusatz von Borsäure oder Borax erhöht die Löslichkeit in Wasser ungemein, gibt der Lösung aber einen bitteren Geschmack. Die Kristalle schmelzen bei 157° und lassen sich, vorsichtig erhitzt, sublimieren; bei schnellem Erhitzen zerfällt die Salizylsäure in Phenol und Kohlendioxyd. Die Lösungen werden durch Eisenchlorid violett, wenn stark verdünnt, rotviolett gefärbt. Diese Wirkung der Eisensalze auf Salizylsäure ist auch die Ursache, daß Alaun enthaltendes Salizylstreupulver sich rot färbt, wenn der dazu verwendete Alaun nicht ganz eisenfrei ist. Der Staub erregt Niesen und Husten.

Die Salizylsäure findet sich in der Natur fertiggebildet vor; man hat sie in organischer Verbindung in verschiedenen Veilchenarten, verschiedenen Liliengewächsen, im Wintergrünöl, in den Erdbeeren und in der Spiräablüte gefunden, daher der Name Spirsäure, den sie früher führte. Der Ausdruck Salizylsäure stammt daher, daß man sie zuerst aus dem Salizin, dem Bitterstoffe der Weidenrinde, hergestellt hat. Sie wird heute aus Phenol und Kohlensaure dargestellt. Zuvor wird Phenolnatrium in der Weise bereitet, daß man 1 Molekül Natriumoxyd mit 1 Molekül reinem Phenol zusammenmischt und unter stetem Rühren bis zur staubigen Trockne abdampft. Dieses Pulver wird in eine Retorte gebracht und durch ein Ölbad erhitzt. Sobald die Wärme des Pulvers auf 100° gestiegen ist, wird langsam ein Kohlendioxydstrom eingeleitet, indem man die Wärme während mehrerer Stunden allmählich bis auf 180° steigert, wodurch Phenol überdestilliert; zuletzt wird bis auf 220° erhitzt, um die letzten Spuren des Phenols zu verjagen. Der Retortenrückstand besteht aus Dinatriumsalizylat.

$$2\ C_6H_5ONa\ +\ CO_2\ =\ C_6H_4ONaCOONa$$
$$\text{Phenolnatrium} + \text{Kohlendioxyd} = \text{Dinatriumsalizylat}$$
$$+\ C_6H_5OH$$
$$+\ \text{Phenol.}$$

Dieses wird in heißem Wasser gelöst und durch Salzsäure zersetzt; beim Erkalten scheidet sich die Salizylsäure ab und wird durch Umkristallisieren gereinigt. Man unterscheidet **kristallisierte** und **präzipitierte Salizylsäure**. Letztere, meist nicht ganz so rein, bildet ein mikroskopisch fein kristallisiertes Pulver und wird dargestellt, indem man die weingeistige Lösung mit einer größeren Menge Wasser versetzt.

Anwendung. Innerlich in kleinen Gaben als ein die Wärme des Blutes herabsetzendes Mittel, meist in Oblaten oder Kapseln, um die unangenehme Einwirkung auf den Schlund zu vermeiden; größere Gaben erregen Übelkeit, Ohrensausen und Störung der Sehkraft, können sogar den Tod herbeiführen. Überhaupt wird sie von vielen Personen sehr schlecht vertragen. Äußerlich als fäulniswidriges Mittel, zu Mundwässern, Verbandstoffen, Streupulvern, ferner als Hühneraugenmittel und zu Kopfschuppenwässern. Große Verwendung, die unbedingt eingeschränkt werden sollte, hat die Salizylsäure immer noch im Haushalt als die Gärung hinderndes, daher konservierendes Mittel, z. B. beim Einmachen der Früchte, wo man 0,5 g auf 1 kg rechnet. Für Mundwässer sollte sie nicht angewendet werden, weil sie den Schmelz der Zähne angreift; hier ist sie am besten durch die isomere Paraverbindung, die Paraoxybenzoesäure oder durch das ebenfalls fäulniswidrig, antiseptisch wirkende Thymol zu ersetzen.

Nachweis. Durch Eisenchloridlösung wird wässerige Salizylsäurelösung in starker Verdünnung rotviolett, sonst blauviolett gefärbt. Um Salizylsäure in Milch nachzuweisen, erhitzt man 20 ccm Milch mit 20 ccm rauchender Salzsäure vom spezifischen Gewicht 1,190 bis zur Lösung des Kaseins, läßt erkalten, schüttelt die Mischung mit 20 ccm Äther aus, nimmt ihn vorsichtig ab und läßt ihn verdunsten. Das zurückbleibende Fett wird mit 5 ccm heißem Wasser gründlich geschüttelt, die wässerige Flüssigkeit abfiltriert und mit etwas verdünnter Eisenchloridlösung vermischt.

Nachweis in Fruchtsäften. Man schüttelt 50 ccm mit einem Gemisch von 25 ccm Äther und 25 ccm Petroleumäther aus, nimmt die Ätherlösung ab und läßt die Äthermischung vorsichtig verdunsten. Den Rückstand löst man in heißem Wasser und fügt der Lösung einige Tropfen verdünnte Eisenchloridlösung zu.

Prüfung. 1. Ein Teil Salizylsäure muß in 5 Teilen kalter Schwefelsäure eine farblose, höchstens schwach gelbliche Lösung geben;
2. ferner muß sie sich, im Probierrohre vorsichtig erhitzt, ohne Rückstand verflüchtigen.

3. 0,5 g Salizylsäure müssen sich bei gewöhnlicher Wärme in 10 ccm Natriumkarbonatlösung (1+9) klar lösen. Wird diese Lösung mit Äther geschüttelt, so darf beim Verdunsten des abgehobenen und durch entwässertes Natriumsulfat vom Wasser befreiten und filtrierten Äthers nur ein ganz geringer geruchloser Rückstand bleiben (Phenol).

4. Die Lösung in Weingeist darf, mit etwas Salpetersäure vermischt, durch Silbernitratlösung nicht verändert werden (Salzsäure).

Auch die Löslichkeitsverhältnisse geben Anhaltspunkte über ihre Reinheit.

Der Salizylsäureamylester $C_6H_4{\bigg<}{{OH}\atop{COOC_5H_{11}}}$ findet zur Darstellung von Blumendüften unter der Bezeichnung Orchideenöl Verwendung. Er ist farblos, löslich in 3 Raumteilen 90prozentigem Weingeist, spezifisches Gewicht 1,049—1,055.

Die Paraoxybenzoesäure, ein weißes, in Wasser lösliches Pulver, sowie ihre Äthyl- und Propylester und das Natriumsalz kommen unter verschiedenen Namen wie Nipagin, Nipasol usw. in den Handel. Sie eignen sich ihrer Unschädlichkeit halber, und weil sie schon in sehr kleinen Mengen von 0,05—0,2% durchaus wirksam sind, vorzüglich als Konservierungsmittel für Arzneimittel, Salben, kosmetische Mittel für Haar-, Mund- und Hautpflege, sowie Lebensmittel.

** Aspirín. Acidum acetýlosalicýlicum. Azetylsalizylsäure

Acide acétyl-salicylique. Acide salicylacétique.

$C_6H_4{\bigg<}{{OC_2H_3O}\atop{COOH}}$ Molekulargewicht 180,06.

Farblose, nicht unter 135° schmelzende Kristallnadeln von säuerlichem Geschmack; löslich in etwa 300 Teilen Wasser, leicht löslich in Weingeist, in Äther und in Chloroform. Gegen Säuren ist die Verbindung ziemlich beständig, durch Alkalien wird sie leicht in Salizylsäure und Essigsäure gespalten. Die wässerige oder weingeistige Lösung wird durch Ferrichlorid nicht violett gefärbt.

Darstellung. Salizylsäure und Essigsäureanhydrid werden im Autoklaven auf 150° erhitzt. Das erhaltene Reaktionserzeugnis wird aus Chloroform umkristallisiert.

Anwendung. Als fieberwidriges Mittel, als Antipyretikum, und gegen Gelenkrheumatismus. Täglich 2—3mal 0,5 g in Zuckerwasser, aber nicht in kohlensäurehaltigem Wasser, da sonst Abspaltung von Essigsäure eintritt. Ferner um abgeschnittene Blumen frisch zu erhalten.

Nachweis. Werden 0,5 g mit 5 ccm Natronlauge von 14,8—15% Natriumhydroxyd einige Minuten gekocht, so bleibt die Flüssigkeit beim Erkalten klar. Fügt man der Lösung, die jetzt Natriumazetat und Natriumsalizylat enthält, nach dem Erkalten 10 ccm verdünnte Schwefelsäure zu, so scheidet sich unter Auftreten einer wieder verschwindenden Violettfärbung Salizylsäure aus. Die abfiltrierte Flüssigkeit riecht nach Essigsäure und entwickelt mit Weingeist und Schwefelsäure erhitzt, Essigäther

Nóvaspirín. Methylenzitrylsalizylsäure.

Weißes Pulver von schwach säuerlichem Geschmack. In Wasser so gut wie unlöslich, dagegen leicht löslich in Weingeist. Es wird dargestellt durch Einwirkung der Salizylsäure auf das Dichlorid der Methylenzitronensäure, wobei sich Salzsäure abspaltet.

Anwendung. Bei Erkältungskrankheiten, Gliederreißen, Kopfschmerz u. dgl., in Mengen von 0,5 g mehrmals täglich.

Nachweis. Erwärmt man Novaspirin mit Natronlauge unter Hinzufügung von Salzsäure im Überschuß, so scheidet sich Salizylsäure aus, die wiederum durch Eisenchloridlösung zu erkennen ist (s. Salizylsäure).

** Salólum. Phenýlum salicýlicum. Salol. Salizylsäure-Phenylester.
Phenylsa izylat. Salicylate de pheno.. Salicylate de phényle. Salol.

$$C_6H_4\diagdown_{COOC_6H_5}^{OH} \quad \text{Molekulargewicht } 214{,}1.$$

Weißes, kristallinisches Pulver oder durchsichtige, tafelförmige Kristalle von schwach würzigem Geruch. In Wasser fast unlöslich, daher ohne Geschmack. Löslich in 10 Teilen Weingeist oder in 0,3 Teilen Äther. Es schmilzt bei 42°—43° und verbrennt, erhitzt, ohne Rückstand.

Man gewinnt es, indem man bei einer Wärme von 125° Phosphoroxychlorid, $POCl_3$, auf ein Gemisch von Natriumsalizylat und Phenolnatrium einwirken läßt.

$$2\,C_6H_5ONa \;+\; 2\,C_6H_4\diagdown_{COONa}^{OH} \;+\; POCl_3$$

Phenolnatrium + Natriumsalizylat + Phosphoroxychlorid

$$=\; 2\,C_6H_4\diagdown_{COOC_6H_5}^{OH} \;+\; 3\,NaCl \;+\; NaPO_3.$$

= Salizylsäure-Phenylester + Natriumchlorid + Natriummetaphosphat.

Anwendung. Innerlich als Ersatz der Salizylsäure oder des salizylsauren Natriums, auch gegen Cholera. Äußerlich zu Streupulvern. In weingeistiger Lösung (5 + 95) als keimtötendes Mundwasser; 1 Teelöffel auf ein Trinkglas voll Wasser. Als Zusatz zu Rasierseife.

Nachweis. Wird etwas Salol mit wenig Natronlauge erwärmt und mit Salzsäure übersättigt, so tritt unter Ausscheidung von Salizylsäure Phenolgeruch auf.

Vanillínum. Vanillin. Methylprotokatechualdehyd.

$$C_8H_8O_3 \text{ oder } C_6H_3\diagdown_{COH}^{\diagup OH}_{OCH_3}.$$

Die Protokatechusäure ist Dioxybenzoesäure.

$$C_6H_3\diagdown_{COOH}^{\diagup OH}_{OH}.$$

Von dem Aldehyd dieser Säure ist Vanillin durch Ersetzung des H-Atoms durch das Radikal Methyl, CH_3, entstanden.

Es bildet ein weißes oder etwas gelbliches, feinkristallinisches Pulver von starkem Vanillegeruch und gleichem, etwas erwärmenden Geschmack. In kaltem Wasser ist es in etwa 100 Teilen löslich, leicht dagegen in kochendem Wasser und in Weingeist. Die Lösung ist von saurer Reaktion. Bei 81°—82° schmilzt es und läßt sich, vorsichtig erhitzt, sublimieren. Eisenchlorid färbt Vanillin blau.

Das Vanillin findet sich in der Vanille zu 1—2%, in den Blüten mancher Kartoffelarten, wird aber künstlich hergestellt entweder aus dem Koniferin, einem in dem Kambialsaft der Nadelhölzer enthaltenen Glykosid oder aus Eugenol, einem phenolartigen Körper $C_6H_3(CH_2CHCH_2)(OCH_3)(OH)$, der aus dem Nelkenstielöle gewonnen wird, oder aus Guajakol, einem Bestandteile des Holzteeres durch Natronlauge und Chloroform.

Unter dem Namen Vanillinsalz ist ein Gemisch von Vanillin und Kochsalz im Handel. Es soll mindestens 2% Vanillin enthalten, was schon die Lösungsprobe mit 95 prozentigem Weingeist ergibt, worin Kochsalz unlöslich ist.

Anwendung. Als Ersatz der Vanille, 20 g sollen 1 kg Vanille entsprechen. Es kann die Vanille aber nicht vollständig ersetzen, da zum Geruch und Geschmack der Vanille noch andere Bestandteile mitwirken als das Vanillin.

Vanillinzucker ist eine Mischung des Vanillins mit Zucker. Er soll mindestens 1% Vanillin und ausschließlich Rohrzucker enthalten.

Prüfung. 1. Etwa beigemengte Salizylsäure erkennt man daran, daß Vanillin, im Wasserbad in einem Röhrchen erhitzt, vollständig schmilzt. Salizylsäure nicht.

2. Um Benzoesäure nachzuweisen, behandelt man das Vanillin mit verdünnter Ammoniakflüssigkeit, filtriert ab und dampft ein. Den Rückstand vermischt man mit Wasser, filtriert ab, schüttelt das Filtrat mit Äther aus und weist in der wäßrigen Flüssigkeit die Benzoesäure durch Eisenchlorid nach, es zeigt sich ein rotbrauner Niederschlag.

3. Auf Azetanilid prüft man nach D.A.B. durch Erwärmen von 0,1 g Vanillin mit 5 ccm Kalilauge, hinzufügen von 1 Tropfen Chloroform und nochmaligem Erwärmen. Es darf sich kein unangenehmer Geruch, Isonitrilgeruch, zeigen.

Laut Verordnung vom 20. Mai 1935 müssen mit Vanillin hergestellte Lebensmittel die Angaben „mit Vanillin" oder „mit Vanille-Geschmack" oder „mit Vanille-Aroma hergestellt" tragen.

Heliotropínum. Heliotropin.
Piperonal. Methylenprotokatechualdehyd. Pipéronal.

$$C_8H_6O_3.$$

Ist ein Umwandlungsstoff, ein Derivat des Piperins, des scharfen Bestandteiles aus dem Pfeffer, das sich durch seinen ungemein zarten, aber lange anhaltenden Geruch nach Heliotrop rasch einen Platz in der Herstellung von Blumendüften erobert hat. Der Geruch ist so zart, daß er nur Spuren anderer Gerüche neben sich verträgt. Heliotropin stellt kleine, weiße Kristalle dar, von angenehmem Heliotropgeruch und anfangs süßem, hinterher scharfem, gewürzhaftem Geschmack; es ist leicht löslich in Weingeist und Äther.

Es wird jedoch nicht aus dem Piperin hergestellt, sondern das billige, im Sassafras- und Kampferöl enthaltene Safrol wird durch Kochen mit alkoholischer Kalilauge in Isosafrol, $C_{10}H_{10}O_2$, übergeführt und dieses durch Kaliumpermanganat zu Piperonal oxydiert.

Aufbewahrung. Vor Licht geschützt an kühlem Orte, sonst wird es gelb.

Prüfung. Eine Verfälschung mit Natriumsulfat erkennt man schon durch die Löslichkeitsprobe mit Weingeist und Äther.

Ácidum gállicum. Gallussäure. Trioxybenzoesäure.
Acide gallique. Gallic acid.

$$C_7H_6O_5 + H_2O \text{ oder } C_6H_2\diagup\genfrac{}{}{0pt}{}{(OH)_3}{COOH} + H_2O. \text{ Molekulargewicht } 188{,}06.$$

Feine, seidenglänzende, nadelförmige, weiße oder etwas gelbliche Kristalle, geruchlos, von schwach saurem, hinterher ein wenig zusammenziehendem Geschmack. Gallussäure ist in 85 Teilen kaltem und in 3 Teilen kochendem Wasser sowie in 6 Teilen Weingeist von 90% und 12 Teilen Glyzerin löslich. Bei 100° verliert sie ihr Kristallwasser, bei 215° zerfällt sie in Pyrogallol und Kohlendioxyd. Verbrannt hinterläßt sie keinen Rückstand.

Die Gallussäure ist ein Umsetzungserzeugnis der Gerbsäure und findet sich neben dieser in sehr vielen Pflanzenteilen, z. B. im chinesischen Tee. Gerbsäure, mit Luft und Wasser in Berührung gebracht, verwandelt sich zuletzt in Gallussäure; noch schneller geht diese Umwandlung vor sich, wenn man die Gerbsäure in wässeriger Lösung mit verdünnter Schwefelsäure oder Salzsäure erwärmt. Die gewöhnliche Bereitungsweise ist die, daß man Galläpfelpulver mit Wasser zu einem Brei anrührt und einige Wochen unter öfterem Umrühren und Ersetzen des verdunsteten Wassers der Luft aussetzt. Die Umwandlung ist vollendet, wenn eine kleine Extraktionsprobe Leimlösungen nicht mehr fällt. Jetzt wird die Masse mit Wasser ausgekocht, der braune Auszug mit Kohlenpulver eingedampft, der Rückstand mit Weingeist ausgezogen und die nach dem Verdunsten gewonnenen Kristalle,nochmals aus kochendem Wasser umkristallisiert.

Aufbewahrung. Vor Licht geschützt.

Anwendung. Selten in der Heilkunde; hauptsächlich in der Photographie als reduzierendes Mittel, in der Färberei und in der Tintenbereitung.

Nachweis. Die kaltgesättigte, wässerige Lösung rötet blaues Lackmuspapier, reduziert ammoniakalische Silberlösung und nimmt auf Zusatz von 1 Tropfen Eisenchloridlösung eine blauschwarze Farbe an.

Prüfung auf Gerbsäure. Die kaltgesättigte Lösung darf durch Eiweißlösung nicht ausgefüllt werden.

Ácidum tánnicum oder gállotánnicum oder Tannínum.
Gerbsäure. Gallusgerbsäure. Tannin. Acide tannique.
Acide gallo-tannique. Tannic acid.

Bildet in reinem Zustande, wie sie für die Zwecke der Heilkunde verlangt wird, ein weißes oder weißgelbliches, sehr leichtes, amorphes Pulver ohne Geruch, von anfangs schwach saurem, hinterher stark zusammenziehendem Geschmack. Klar löslich in 1 Teil Wasser oder in 2 Teilen Weingeist oder in 8 Teilen Glyzerin, fast unlöslich in absolutem Äther. Dagegen leicht löslich in Äther, der Alkohol enthält. Die wässerige Lösung rötet blaues Lackmuspapier.

Für den technischen Gebrauch kommt das Tannin weniger hell und locker, doch von ziemlich gleicher Reinheit in den Handel.

Man stellt das Tannin aus den chinesischen Galläpfeln dar, da diese einen noch größeren Gerbsäuregehalt als die türkischen Galläpfel haben, außerdem billiger und leichter zu pulvern sind. Man zieht die grobgepulverten Galläpfel in geschlossenen Gefäßen mittels einer Mischung aus 30 Raumteilen absolutem Äther, 5 Raumteilen Wasser und 2 Raumteilen Weingeist aus; der sirupdicken Lösung wird die Hauptmenge des Äthers durch Destillation entzogen, und die letzten Reste werden in offenen Schalen unter häufigem Umrühren abgedunstet. Um dem Tannin die lockere Form zu geben, wird die dem Destillierapparat entnommene, schon ziemlich dicke Masse in eine Spritze mit feinen Öffnungen gefüllt und auf heiße Metallplatten gespritzt; hierdurch bläht sich die zähe Masse stark auf und läßt sich leicht zu einem sehr lockeren Pulver zerreiben. Das mit Tannínum crystallisátum bezeichnete Präparat ist gewöhnliches Tannin, das man durch Aufstreichen der sirupdicken Lösung auf Glas- oder Porzellanplatten und nachheriges langsames Austrocknen in dünne, ziemlich durchsichtige Blättchen, Lamellen, gebracht hat.

Die auf eine dieser Weisen erhaltene Gerbsäure ist kein chemisch einheitlicher Körper, auch nicht Digallussäure, $C_{14}H_{10}O_9$, wie man annahm, sondern ein Gemenge von verschiedenen Gerbsäuren und Gallussäureanhydriden.

Anwendung. Innerlich in kleinen Gaben bei Durchfall, Ruhr, inneren Blutungen; äußerlich als zusammenziehendes, adstringierendes Mittel zu Gurgel- und Mundwässern, Einspritzungen, Injektionen, bei Nasenbluten, und als Schutz gegen Verbrennung durch ultraviolette Strahlen. In der Technik in

Verbindung mit Leim als Klärmittel für Bier und Wein; als Beize für Teerfarben und Baumwolle; in der Gerberei und in der Tintenbereitung.

Nachweis. Die wässerige Lösung gibt mit Eisenoxydsalzen eine blauschwarze Fällung, die auf Zusatz von Schwefelsäure wieder verschwindet, wobei sich ein gelbbräunlicher Niederschlag abscheidet; sie fällt aus Leimlösungen den Leim vollständig aus.

Prüfung. 1. Das Tannin darf beim Verbrennen auf dem Platinbleche nur einen kaum nennenswerten Rückstand hinterlassen.

2. Werden 2 ccm einer wässerigen Lösung 1+4 mit 2 ccm Weingeist gemischt, so muß die Mischung klar bleiben und sich auch auf Zusatz von 1 ccm Äther nicht trüben. Eine Trübung würde durch eine Verfälschung mit Dextrin, Gummi, Zucker oder eine Verunreinigung mit Kalziumverbindungen hervorgerufen werden.

Phenólphthaleínum. Phenolphthalein. Phénolphthaléine. Purgène.
$$C_{20}H_{14}O_4.$$

Ist ein Abkömmling der zweibasischen Orthophthalsäure, $C_6H_4\diagdown_{COOH}^{COOH}$.

Ein weißes oder gelblichweißes kristallinisches Pulver, das in Wasser fast unlöslich, in 12 Teilen Weingeist löslich ist. Ätzalkalien färben es rot, indem sie das Phenolphthalein in das rotgefärbte Alkalisalz überführen; Säuren entfärben die rote Flüssigkeit wieder. (Nachweis.)

Wird dargestellt, indem man 10 Teile Phenol mit 5 Teilen Phthalsäureanhydrid, $C_6H_4(CO)_2O$, und 4 Teilen konzentrierter Schwefelsäure 10—12 Stunden auf 115°—120° erhitzt.

$$C_6H_4(CO)_2O \quad + 2\ C_6H_5OH = \quad C_{20}H_{14}O_4 \quad + \quad H_2O$$
Phthalsäureanhydrid + Phenol = Phenolphthalein + Wasser.

Die erhaltene Masse wird mit Wasser ausgekocht, in warmer Natronlauge aufgelöst und das Phenolphthalein aus der Flüssigkeit durch Essigsäure ausgefällt. Der erhaltene Stoff wird dann durch Auflösen in Weingeist, Entfärben über Tierkohle und Ausfällen mit Wasser gereinigt.

Anwendung. In der Maßanalyse als Indikator. Als Reagens auf Alkalien. Ferner in kleinen Gaben von 0,025—0,2 als Abführmittel. Ein Bestandteil des Laxinkonfektes. Die Anwendung als Abführmittel erscheint nicht unbedenklich, es sind nach Einnehmen von 0,6 g Phenolphthalein innerhalb 24 Stunden bei Erwachsenen schwere Vergiftungserscheinungen beobachtet worden. Ferner in der Photographie, um Platten bei Tageslicht zu entwickeln.

Cumarínum. Kumarin. Kumarsäureanhydrid. Tonkabohnenkampfer. Coumarine.
$$C_9H_6O_2.$$

Feine, weiße Kristallnadeln von gewürzhaftem Geschmack und angenehmem, den Tonkabohnen gleichem Geruche, leicht löslich in Weingeist und in fetten Ölen, schwieriger in Wasser. Kumarin ist der Geruchträger im Waldmeister, in den Tonkabohnen, im Steinklee, Vanilla root, Weichselholz und vielen Grasarten. Es wurde früher aus den Tonkabohnen und aus Vanilla root hergestellt; jetzt wird es auf künstlichem Wege aus Salizylaldehyd, C_6H_4OHCOH, durch Kochen mit Natriumazetat und Essigsäureanhydrid und darauffolgende Destillation bereitet.

Anwendung. Als wertvoller Zusatz bei Bereitung vieler Blumendüfte, zur Verstärkung der Waldmeisteressenz, ferner um den Geruch eines geringeren Vaselinöles zu verdecken.

Naphthalin und seine Derivate.
Naphthalínum. Naphthalin. Steinkohlenkampfer.
$$C_{10}H_8.$$

Weiße, atlasglänzende, schuppenförmige Kristalle von eigenartigem Geruch und etwas scharfem, erwärmendem Geschmack; fast unlöslich in Wasser, leicht löslich in heißem Weingeist, Äther, Benzin, flüssigem Paraffin und ätherischen Ölen; das Naphthalin schmilzt bei 80°, siedet bei etwa 218° und sublimiert schon bei weit niederem Wärmegrad unverändert; angezündet, brennt es mit stark rußender Flamme. Mit Salpetersäure in der Kälte behandelt, geht es in Nitronaphthalin, $C_{10}H_7NO_2$, über, das als Entscheinungspulver angewendet wird, um das Blauschillern, die Fluoreszenz von Mineralölen und Petroleum zu entfernen. Man rechnet für diesen Zweck auf 100 ccm etwa 0.25 g Nitronaphthalin.

Bereitet wird es aus dem Steinkohlenteer, der je nach der angewandten Kohle und den verschiedenen Hitzegraden bei der Gasbereitung oft sehr bedeutende Mengen davon enthält. Auch das Leuchtgas selbst enthält oft größere Mengen aufgelöst, so daß es bei starker Abkühlung der Leitungsröhren als schneeige Masse abgeschieden wird. Bei der Destillation des Teeres geht das Naphthalin zugleich mit schwerem Teeröle zwischen 180°—230° über und verdichtet sich in dem oberen Teile der Vorlagen als braune, butterartige Masse. Diese wird durch Abpressen von flüssigem Öl möglichst befreit, dann durch wiederholte, abwechselnde Behandlung mit Schwefelsäure und Ätzkalilauge gereinigt oder mit Schwefelsäure und Braunstein erwärmt, gewaschen und endlich einer erneuten Sublimation unterworfen. Zuweilen wird auch destilliert, indem man die Ableitungsrohre auf über 80° erwärmt und das nun flüssige Naphthalin in Formen erkalten läßt.

Anwendung. Zur Darstellung sehr schöner Teerfarbstoffe, namentlich in Rot und Gelb, wie Bordeaux, Orange, Ponceau und Naphthalingelb. Geschmolzen als Antriebstoff für Motore. Ferner zur Vertreibung der Motten. Das sog. Naphthalinpapier wird gewöhnlich durch Eintauchen von Papier in geschmolzenes Naphthalin bereitet. Hierbei muß die Schmelzung im Wasserbade vorgenommen werden, da andernfalls eine zu starke Verdunstung eintritt. Ein starkes Einatmen der Dämpfe ist schädlich. Eine Menge von 0,05 g mehrere Tage hintereinander eingenommen, vertreibt Spulwürmer bei Kindern. Größere Mengen wirken giftig und können den Tod herbeiführen.

Aufbewahrung. In dicht geschlossenen Gefäßen, am besten vor Tageslicht geschützt, da es sonst zuweilen gelb färbt.

Prüfung nach D.A.B. 1. Wird 1 g Naphthalin mit 10 ccm Wasser gekocht, so darf das Wasser blaues Lackmuspapier nicht röten.

2. Schüttelt man 0,5 g mit 5 ccm Schwefelsäure, so darf sich diese auch beim Erhitzen der Mischung im siedenden Wasserbade nicht oder höchstens blaßrötlich färben (fremde Teerbestandteile).

Naphthólum. Naphthol. Beta-Naphthol.
$C_{10}H_7OH$. Molekulargewicht 144,1.

Das Naphthol steht in seiner Zusammensetzung zum Naphthalin in demselben Verhältnisse wie das Phenol zum Benzol. Es bildet weiße, seidenglänzende Kristallblättchen von schwachem, phenolartigem Geruch und brennendscharfem Geschmack. Schmelzpunkt 122° C, Siedepunkt 286°, löslich in 1000 Teilen kaltem oder in 75 Teilen siedendem Wasser, leicht löslich in Weingeist und Äther.

Anwendung. Äußerlich in Salbenform oder in weingeistiger Lösung gegen Hautkrankheiten und Krätze. Innerlich wirkt es wie das Phenol, dem es auch in seinem chemischen Verhalten gleicht, giftig. Zur Farbenbereitung und als Zusatz zu Kopfwaschwässern.

Es muß mit gewisser Vorsicht angewendet werden, da schon durch äußerliche Anwendung von Naphthol Nierenerkrankungen entstanden sind.

Nachweis. Man schüttelt 0,5 g Beta-Naphthol 2—3 Minuten mit 100 ccm Wasser und filtriert. Ein Teil des Filtrats mit Ammoniakflüssigkeit vermischt, zeigt violettes Schillern, Fluoreszenz. Ein anderer Teil wird mit Eisenchloridlösung grünlich; nach einiger Zeit scheiden sich weiße Flocken ab. Ein dritter Teil des Filtrats mit einigen Tropfen Chloraminlösung und Salzsäure vermischt, erleidet eine gelblichweiße Trübung, die nach Zusatz von reichlich Ammoniakflüssigkeit verschwindet, wobei die Flüssigkeit gelb, dann bald grün, braun und schließlich dunkelviolett wird.

Tetralínum. Tetralin. Tetrahydronaphthalin.

$C_{10}H_{12} =$ [Strukturformel]

Ein Abkömmling des Naphthalins mit einem größeren Wasserstoffgehalt, ein hydriertes Naphthalin, das unter Mitwirkung von Nickel als Katalysator durch Anlagern von Wasserstoff gewonnen ist.

Eine wasserhelle, scharf, entfernt terpentinölartig riechende und langsamer als Terpentinöl verdunstende Flüssigkeit, die Harze leicht löst. Spezifisches Gewicht 0,970—0,980. Siedepunkt 205°—207°. Entflammungspunkt 78°. So ist das Tetralin nicht so feuergefährlich wie Terpentinöl.

Anwendung. Zur Herstellung von Bohnermasse, Schuhglanz und von Lacken. Ferner als Leuchtstoff an Stelle des Petroleums. Als Heiz- und Triebstoff für Motore.

Dekalin, Dekahydronaphthalin ist ebenfalls ein hydriertes, und zwar vollständig hydriertes Naphthalin $C_{10}H_{18}$, eine wasserhelle, angenehm kampferähnlich riechende Flüssigkeit, die ebenfalls Harze leicht löst. Spezifisches Gewicht 0,890. Siedepunkt 189°—191°. Entflammungspunkt 57,3°.

Ein Gemisch von Dekalin und einer geringen Menge Tetralin ist als Tetralin extra im Handel. Spezifisches Gewicht 0,900. Siedepunkt 185°—195°. Entflammungspunkt 60°.

Dekalin und Tetralin extra finden gleich dem Tetralin Verwendung.

Anthrazenverbindungen.

** Chrysarobínum. Chrysarobin.
$C_{30}H_{26}O_7.$

Unter dem Namen Araroba, auch Goapowder, kommt eine Abscheidung, ein Sekret, aus den Markhöhlen eines brasilianischen Baumes Andíra araróba in den Handel. Durch Reinigung wird daraus das Chrysarobin dargestellt.

Es bildet ein gelbes, leichtes, kristallinisches Pulver, das in etwa 300 Teilen siedendem Weingeist löslich ist.

Anwendung gegen Hautkrankheiten.

Chrysarobin ist nicht gleichbedeutend, identisch mit der **Chrysophansäure, Acidum chrysophánicum. $C_{15}H_{10}O_4$, die entsteht, wenn man Chrysarobin mit Luft schüttelt

$$C_{30}H_{26}O_7 + 4O = 2 C_{15}H_{10}O_4 + 3 H_2O$$
Chrysarobin + Sauerstoff = Chrysophansäure + Wasser

Nachweis. Chrysarobin löst sich in gesättigter Kalilauge mit gelber Farbe und grünem Schillern, grüner Fluoreszenz; in verdünnter Kalilauge ist es unlöslich. Chrysophansäure löst sich in Ätzalkalien mit tiefroter Farbe auf.

Terpene.

Terebénum. Tereben. Térébène.

$$C_{10}H_{16}$$

Die angeführte Formel entspricht der Zusammensetzung des reinen rektifizierten Terpentinöles; von diesem unterscheidet es sich jedoch sehr; während z. B. das amerikanische Terpentinöl das polarisierte Licht nach rechts, das französische dagegen nach links ablenkt, ist das Tereben vollständig inaktiv, d. h. es lenkt den Lichtstrahl weder nach rechts noch links. Es ist ein Gemisch von verschiedenen Kohlenwasserstoffen, wie Kampfen, Terpinen, Zymol und paraffinartigen Verbindungen. Es ist eine schwach gelbliche, angenehm nach Thymian riechende Flüssigkeit, die in Wasser schwierig, leichter in Weingeist und sehr leicht in Äther löslich ist. Siedepunkt 156°—160°. Dargestellt wird es, indem man Terpentinöl allmählich mit 5prozentiger konzentrierter Schwefelsäure mischt und das Reaktionserzeugnis nach längerem Stehen im Wasserdampfstrom abdestilliert. Das Destillat wird mit dünner Natriumkarbonatlösung gewaschen, abgehoben, mit Kalziumchlorid entwässert und sodann sorgfältig fraktioniert. Die zwischen 156°—160° übergehenden Anteile sind das Tereben (B. Fischer).

Das hier angeführte Tereben ist nicht zu verwechseln mit einem Sikkativ gleichen Namens.

Anwendung. Innerlich wie das Terpentinöl, vor dem es den Vorzug besseren Geruches und Geschmackes besitzt.

Terpineól. Terpinol.

$$C_{10}H_{17}OH$$

Das Terpineol ist, wie schon sein Name andeutet, ein Abkömmling des Terpentinöles, ein sog. Terpenalkohol. Die Darstellung geschieht in der Weise, daß man Oxal- oder Essigsäure neben kleinen Mengen von Mineralsäuren auf Terpene, z. B. auf Terpentinöl bei 30°—60° einwirken läßt. Der hierbei entstehende Terpenester, das Terpineolazetat, wird mittels Kali- oder Natronlauge zersetzt und das Terpineol durch fraktionierte Destillation gereinigt. Das Terpineol stellt eine klare, farblose, etwa glyzerindicke Flüssigkeit von starkem Fliedergeruche, der erst in der Verdünnung hervortritt, dar. Es ist in Wasser fast unlöslich, leicht löslich in Weingeist.

Anwendung. Bei seiner Benutzung zu Blumendüften dürfen nicht zu große Mengen verwendet werden, 10—20 g auf 1 kg Blumenduft sind zumeist genügend.

Bitterstoffe.

**†† Santonínum. Santonin.

$C_{15}H_{18}O_3$. Molekulargewicht 246,1.

Das Santonin ist das Anhydrid der Santonsäure, wird auch Acidum santónicum genannt. Es bildet kleine, weiße, perlmutterglänzende Kristallschuppen, die am Licht rasch gelb werden. Es ist geruchlos, von schwachem, hinterher bitterem Geschmack. Löslich ist es in 5000 Teilen kaltem und in 250 Teilen kochendem Wasser, in 44 Teilen kaltem, in 3 Teilen kochendem Weingeist und in 4 Teilen Chloroform. Bei 130° schmelzen die Kristalle, beim Glühen verbrennen sie ohne Rückstand.

Wird aus den Flor. Cinae in der Weise bereitet, daß man diese mit einigen Prozent Kalk vermahlt und in Kolonnenapparaten durch heißes Wasser auszieht. In der wässerigen Lösung befindet sich neben harzartigen Körpern alles Santonin als leichtlöslicher, santonsaurer Kalk; die Lösung wird, wenn nötig, eingedampft und dann mit Salzsäure versetzt. Das Santonin scheidet sich nach dem Erkalten in unreinem Zustand aus, ebenso das Harz, das auf der Oberfläche der Flüssigkeit schwimmt. Das unreine Santonin wird durch Auflösen in Weingeist, Behandeln mit Tierkohle und mehrmaliges Umkristallisieren gereinigt.

Die Herstellung geschieht meist nur in der Heimat der Santoninpflanze, Turkestan, in Tschimkent.

Anwendung. Gegen Eingeweidewürmer, gegen Askariden, wie Spulwürmer und Spitzschwanzwürmer. Santonin wirkt in größeren Gaben giftig, bringt Bewußtlosigkeit und Störung des Sehvermögens hervor, das Gelbsehen; selbst die Haut und das Weiße im Auge färben sich gelb. Man rechnet für kleine Kinder bis zu 2 Jahren 0,03 g zweimal täglich, für größere 0,05 g zwei- bis dreimal täglich.

Nachweis. Schüttelt man 0,01 g gepulvertes Santonin mit einer kalten Mischung von 1 ccm Schwefelsäure und 1 ccm Wasser, so zeigt sich keine Färbung, fügt man jedoch zu der fast zum Sieden erhitzten Lösung einen Tropfen Eisenchloridlösung hinzu, färbt sich die Flüssigkeit violett.

Dioxyanthrachinonum. Dioxyanthrachinon. Istizin.

$$(HO)C_6H_3{<}^{CO}_{CO}{>}C_6H_3(OH).$$

Ein orangegelbes, in Wasser sehr schwer lösliches kristallinisches Pulver, ohne Geruch und Geschmack.

Anwendung. Gegen Verstopfung.

Nachweis. Es löst sich in Schwefelsäure mit kirschroter Farbe und fällt beim Hinzusetzen von Wasser in gelben Flocken aus.

Organische Basen.

**† Jodólum. Jodol.

C_4J_4NH.

Hellgelbes, feinkristallinisches, fettig anzufühlendes, weiches Pulver, rein fast geruchlos, in Wasser fast unlöslich, löslich dagegen in 4 Teilen Weingeist, in 1 Teil Äther und in 15 Teilen fettem Öl. Im Knochenteer findet sich neben anderen ein basischer Körper, Pyrrol, C_4H_5N oder C_4H_4NH. Dieser Körper wird zuerst rein dargestellt und dann jodiert, indem man eine weingeistige Pyrrollösung mit einer weingeistigen Jodlösung vermengt und nach 24 Stunden mit der vierfachen Menge Wasser mischt. Hierbei scheidet sich das Jodol, Vierfach-Jodpyrrol, Tetrajodpyrrol, aus.

Anwendung. Wie Jodoform.

Aufbewahrung. Vor Licht geschützt.

** Phenyldimethylpyrazolonum. Antipyrínum. Pyrazolónum phenýldimethýlicum. Antipyrin. Phenyldimethylpyrazolon. Dimethyloxychinizin. Analgesin. Sedatin. Anodynin. Phenylon. Metazin. Analgésine. Oxylméthylquinizine méthylée.

$C_{11}H_{12}N_2O$. Molekulargewicht 188,1.

Es bildet blätterartige, farblose Kristalle von milde bitterem Geschmack. Schmelzpunkt 110°—112° C. Löslich in 1 Teil Wasser, 1 Teil Weingeist, 1,5 Teilen Chloroform und 80 Teilen Äther. Das Antipyrin wird nach verschiedenen Verfahren dargestellt,

z. B. durch Erhitzen von Methylphenylhydrazin und Essigäther. Die wässerige Lösung muß farblos sein und sich gegen Lackmuspapier neutral verhalten. Auf Platinblech erhitzt, muß das Antipyrin völlig verflüchtigen.

Anwendung. Gegen fieberhafte Zustände, auch bei Gelenkrheumatismus und Nervenschmerz.

Nachweis. Gerbsäurelösung verursacht in der wässerigen Lösung eine weiße Fällung. 2 ccm der wässerigen Lösung 1 + 99 werden durch 2 Tropfen rauchende Salpetersäure grün und durch einen nach dem Erhitzen zum Sieden zugesetzten weiteren Tropfen dieser Säure rot.

** Pyrazolónum phenýldimethýlicum salicýlicum. Antipýrínum salicýlicum. Salipyrín. Salizylsaures Antipyrin. Salicylate d'antipyrine. Salicylate d'analgésine.

$$C_{11}H_{12}N_2O \cdot C_7H_6O_3.$$ Molekulargewicht 326,2.

Salipyrin bildet ein farbloses Kristallpulver oder Tafeln von etwas herbem, und zugleich süßlichem Geschmack. Schmelzpunkt 91°—92° C; löslich in 250 Teilen kaltem oder in 40 Teilen siedendem Wasser, leicht löslich in Chloroform, etwas weniger in Äther und in Weingeist. Die wässerige Lösung rötet blaues Lackmuspapier.

Salipyrin wird dargestellt, indem man 57,7 Teile Antipyrin und 42,3 Teile Salizylsäure im Dampfbade zusammenschmilzt.

Anwendung. Wie Antipyrin.

Nachweis. Erwärmt man Salipyrin mit Natronlauge, so wird Antipyrin frei, erwärmt man dagegen mit Schwefelsäure, wird die Salizylsäure frei.

** Pyrazolonum dimethylaminophenyldimethylicum. Dimethylaminophenyldimehtylpyrazolonum. Dimethylaminophenyldimethylpyrazolon. Pyramidon. Dimethylamino-Antipyrin.

$$C_{11}H_{11}N_2O \cdot N(CH_3)_2.$$ Molekulargewicht 231,2.

Farblose, bitterschmeckende, in 20 Teilen Wasser, leicht in Weingeist lösliche Kristalle. Schmelzpunkt 108°.

Anwendung. Gegen fieberhafte Zustände. Bei Nervenschmerzen, Kopfschmerzen und Grippe.

Nachweis. Die mit Salzsäure schwach angesäuerte, wässerige Lösung wird durch Eisenchloridlösung blauviolett gefärbt.

Pyridínum. Pyridin.

$$C_5H_5N.$$

Pyridinbasen sind neben Methylalkohol, für besondere Zwecke dem Terpentinöle, dem Tieröle und anderen das gesetzliche Vergällungsmittel, Denaturierungsmittel für Spiritus.

Außer dem reinen Pyridin der obigen Formel kommen in dem zum Vergällen gebrauchten Pyridin noch andere Basen vor, namentlich Pikolin, $C_5H_4(CH_3)N$, Lutidin, $C_5H_3(CH_3)_2N$, und Kollidin, $C_5H_2(CH_3)_3N$. Diese Körper finden sich neben Anilin in den Erzeugnissen der trockenen Destillation stickstoffhaltiger organischer Stoffe, vor allem in dem Tieröle, dem Ol. animal. foetid., wie es durch die Destillation von Knochen, Lederabfällen und Blut erhalten wird. Aus dem Tieröle werden die basischen Körper durch schwefelsäurehaltiges Wasser ausgeschieden, dann aus diesem wieder das Anilin durch oxydierende Körper entfernt und schließlich durch fraktionierte Destillation die Pyridinbasen so weit für sich gewonnen, isoliert, wie die Zollbehörden vorschreiben.

Sie bilden eine fast farblose, ölige Flüssigkeit von sehr unangenehmem, an Tieröl erinnernden Geruch. Die wässerige Lösung reagiert alkalisch, mit Säuren bildet das Pyridin wohlausgebildete Salze.

Anwendung. Reines Pyridin, in Dampfform eingeatmet, gegen Asthma.

† Vioförmium. Chinolínum chlorojodátum. Jodchloroxychinolin. Vioform.

$$C_9H_5ONJCl.$$

Ein gelbliches, lockeres, fast geruch- und geschmackloses Pulver, das an feuchter Luft zusammenballt. Unlöslich in Wasser, schwer löslich in Weingeist und Äther. Die weingeistige Lösung 2,5:100 wird durch Eisenchlorid grün gefärbt

Anwendung. Als Ersatz des Jodoforms in Form von Streupulvern und Viotormgaze. Zur Herstellung der Gaze reibt man Vioform mit Weingeist an und fügt Glyzerin und die erforderliche Menge Wasser hinzu.

Chinosól. Oxychinolinsulfosaures Kalium. Quinoso.. Oxyquinolinesulfonate de potasse.

$$C_9H_6NOSO_3K + H_2O.$$

Es stellt ein gelbes Kristallpulver von schwach würzigem Geruch und ähnlichem, zusammenziehendem Geschmacke dar. Es ist in Wasser und Weingeist leicht löslich, soll vollkommen ungiftig und ohne jede Nebenwirkung sein.

Anwendung. Als kräftiges keimwidriges Mittel und selbst in 2 prozentiger Lösung noch alle Bakterien tötend, als Ersatz für Sublimat, Phenol und Jodoform. Es kommt teils als Pulver, teils in Form von Tabletten zu 1 g in den Handel und findet auch Verwendung zu Mund-, Haarwässern und sonstigen Mitteln für die Mund-, Haut- und Haarpflege.

Nachweis. Die wässerige Lösung, mit Eisenchlorid versetzt, nimmt eine tiefdunkelrote Färbung an

Alkaloide.

**† Morphínum oder Mórphium et ejus sália.
Morphin und seine Salze. Morphine Morphine.

$$C_{17}H_{19}NO_3 + H_2O$$

Das Morphium oder Morphin, das im Jahr 1803 von Sertürner aus Neuhaus entdeckt wurde, ist das wichtigste der verschiedenen Alkaloide des Opiums. Es bildet kleine, nadelförmige, durchsichtige Kristalle, geruchlos und von schwach bitterem Geschmacke; löslich in 1000 Teilen kaltem und 400 Teilen kochendem Wasser.

Anwendung. Das Morphin und seine Salze als nervenberuhigendes Mittel, bei Krämpfen, zur Linderung rheumatischer und anderer Schmerzen, teils innerlich, teils zu Einspritzungen unter die Haut, zu subkutanen Injektionen. Sie gehören zu den giftigen, stark wirkenden Stoffen. Als Gegengift wirken starker Kaffee und Eisenoxydhydrat.

Nachweis von Morphin und Morphinsalzen: Wird etwas Morphin in einem trockenen Reagenzgläschen in einigen Tropfen Schwefelsäure gelöst, die Lösung im Wasserbad ¼ Stunde erwärmt, so wird sie nach dem Erkalten auf Zusatz von einer Spur Salpetersäure blutrot. Oder man mischt 1 Teil Morphin mit 4 Teilen Zucker und bringt das Gemisch mit Schwefelsäure zusammen: Es tritt Rotfärbung ein.

**† Morphínum hydrochlóricum oder muriáticum.
Morphinhydrochlorid. Salzsaures Morphium. Chorhydrate de morphine.

$$C_{17}H_{19}NO_3 \cdot HCl + 3 H_2O \quad \text{Molekulargewicht } 375,7.$$

Weiße, seidenglänzende, oft büschelförmig vereinigte Kristallnadeln, oder weiße, würfelförmige Stücke von mikrokristallinischer Beschaffenheit; Lackmuspapier nicht verändernd, von sehr bitterem Geschmack. Das Salz löst sich in 25 Teilen Wasser, auch in 50 Teilen Weingeist. Es schmilzt beim vorsichtigen Erhitzen und verliert bei 100° 14,4% Wasser.

Wird durch Auflösen des rohen Morphins in Salzsäure und nachherige Reinigung hergestellt.

Anwendung siehe Morphinum et eius salia.
Gegengifte sind starker Kaffee. Eisenoxydhydrat und kalte Begießungen.
Nachweis Siehe Morphinum.

****† Apomorphínum hydrochlóricum.** Salzsaures Apomorphin.
Chorhydrate d'apomorphine.

$C_{17}H_{17}NO_2HCl + \frac{3}{4} H_2O$. Molekulargewicht 317,1

Ein Umsetzungserzeugnis des Morphins, aus dem es durch Erhitzen mit Salzsäure in geschlossenen Glasröhren erhalten wird Teils ein amorphes, teils ein kristallinisches Pulver, von weißer oder grauweißer, an feuchter Luft bald grünlich werdender Farbe. Wird als rasch wirkendes Brechmittel in sehr kleinen Gaben entweder innerlich oder in Einspritzungen unter die Haut, zu subkutanen Injektionen, angewendet auch als Lösungsmittel bei krankhaften Schleimabsonderungen.

Nachweis. Apomorphin, mit reichlich Natronlauge gelöst, färbt sich an der Luft purpurrot, schließlich schwarz

****† Diacetylmorphínum hydrochlóricum.**
Diazetylmorphinhydrochlorid Heroinhydrochlorid. Chlorhydrate d'héroïne

$C_{17}H_{17}ON(O \cdot CO \cdot CH_3)_2HCl$ Molekulargewicht 405,7

Weißes, bitter schmeckendes, in Wasser leicht, in Weingeist schwer lösliches, stark giftiges, kristallinisches Pulver. Die wässerige Lösung rötet blaues Lackmuspapier schwach.

Es ist die salzsaure Verbindung des Diazetylmorphins, das man durch Erhitzen von Morphin und Essigsäureanhydrid auf 85° erhält.

Anwendung ähnlich wie Morphin bei Husten.

Nachweis. Es löst sich in Salpetersäure mit gelber Farbe. Werden 0,05 g mit 1 ccm Weingeist und 1 ccm Schwefelsäure erwärmt, so tritt Geruch von Essigäther auf. Fügt man die erkaltete Flüssigkeit einer Lösung eines Körnchens Kaliumferrizyanid in 10 ccm Wasser, der man 1 Tropfen Eisenchloridlösung zugesetzt hat, hinzu, so geht die braunrote Farbe in eine blaue über, und es bildet sich ein blauer Niederschlag.

****† Codeínum. Kodein. Methylmorphin. Codéine.**

$C_{18}H_{21}NO_3 + H_2O$

Bildet farblose oder weiße, zuweilen oktaedrische Kristalle, geruchlos, von schwach bitterem Geschmacke; löslich in 17 Teilen kochendem und in 80 Teilen Wasser von 15° die Lösung reagiert alkalisch. Es ist leicht löslich in Weingeist, in Äther, in Chloroform und in verdünnten Säuren, wenig in Benzin. Die Kristalle verwittern in der Wärme.

Das Kodein ist eines der Alkaloide des Opiums (s. d.) und wird als Nebenerzeugnis bei der Morphinbereitung dargestellt. Verwendung finden hauptsächlich seine Salze, vor allem das vom D.A.B. vorgeschriebene ****† Kodeinphosphat, Codeínum phosphoricum.** Farblose Kristalle oder ein weißes kristallinisches Pulver, löslich in etwa 3,2 Teilen Wasser.

Anwendung. In ähnlicher Weise wie Morphin; es ist von milderer Wirkung. In sehr kleinen Gaben auch bei Hustenreiz der Kinder, namentlich bei Keuchhusten als Sirupus Codeini.

Nachweis. Erwärmt man Kodein mit Schwefelsäure, die eine Spur Eisenchloridlösung enthält, so tritt eine tiefblaue bis violette Färbung ein. Auf Zusatz von wenigen Tropfen Salpetersäure geht die Färbung in tiefrot über.

**† Eukodal ist Dihydrooxykodeinonchlorhydrat, $C_{18}H_{21}NO_4 \cdot HCl + 3H_2O$.

Ein aus dem Opiumalkaloid Thebain hergestelltes giftiges, weißes, kristallinisches, geruchloses Pulver, das in heißem Wasser leicht, in heißem Weingeist schwer löslich ist.

Anwendung. Als schmerzstillendes, schlafbringendes Mittel.

Nachweis. Die Lösung von 0,05 g Eukodal in 2 ccm Schwefelsäure nimmt auf Zusatz von 1 Tropfen Salpetersäure eine rotbraune Färbung an.

****† Aethylmorphínum hydrochlóricum.**
Áthylmorphinhydrochlorid. Dionin. Chlorhydrate d'éthylmorphine. Dioine.

$C_{17}H_{18}O_2N(OC_2H_5) \cdot HCl + 2\,H_2O$. Molekulargewicht 385,7.

Weißes, aus feinen Nadeln bestehendes, stark giftiges Kristallpulver von bitterem Geschmack. Löslich in 12 Teilen Wasser und 25 Teilen Weingeist.

Es wird aus einer Lösung des Morphins in Äthylalkohol durch Einwirken von Alkalien und Äthyljodid und Bindung an Salzsäure gewonnen.

Anwendung. Als schmerzlinderndes Mittel und bei Husten.

Nachweis. Es löst sich in Schwefelsäure unter Entwicklung von Chlorwasserstoff zu einer farblosen oder vorübergehend schwachrötlichen Flüssigkeit, die beim Erwärmen mit 1 Tropfen Eisenchloridlösung erst grün, dann tiefblau wird und nach weiterem Zusatze von 2 Tropfen Salpetersäure eine tiefrote Färbung annimmt.

****† Cotarnínum chloratum.** Kotarninchlorid. Styptizin.

$C_{12}H_{14}O_3NCl + 2\,H_2O$.

Ein etwas gelbliches, kleinkristallinisches Pulver, löslich in 1 Teil Wasser und 4 Teilen absolutem Alkohol. Beim raschen Erhitzen auf 180° tritt Bräunung ein.

Kotartin entsteht durch Oxydation des im Opium in großer Menge vorkommenden Narkotins.

Anwendung. Bei Unterleibskrankheiten der Frauen.

****† Pantopon.**

Ein hellbraunes, in Wasser lösliches, stark bitter schmeckendes Pulver, enthält die Gesamtalkaloide des Opiums an Salzsäure gebunden; Morphin 47,5, Narkotin 11,2, Kodein 6,4, andere Alkaloide 10,9. Demgemäß ist es stark giftig.

Anwendung. Gleichwie Morphium und Opium.

****† Coffeínum.** Koffein. Methyltheobromin. Trimethylxanthin. Caféine.

$C_8H_{10}N_4O_2 + H_2O$ oder $C_5H(CH_3)_3N_4O_2 + H_2O$. Molekulargewicht 212,13.

Seidenglänzende, weiße, biegsame, nadelförmige Kristalle, geruchlos und von schwach bitterem Geschmack. Es ist in 80 Teilen Wasser von 15° und in 2 Teilen kochendem Wasser, in 50 Teilen Weingeist oder 9 Teilen Chloroform, wenig in Äther löslich.

Das Alkaloid Koffein ist chemisch übereinstimmend, identisch, mit dem Thein und dem Guaranin. Es findet sich außer im Kaffee im chinesischen Tee, in der Guarana, im Paraguaytee und in den Kolanüssen. In allen diesen Pflanzenteilen ist das Koffein der erregende Stoff.

Anwendung. Als nervenerregendes Mittel; gegen Kopfweh.

Nachweis. Wird 0,01 g Koffein in einer Porzellanschale mit 10 Tropfen Wasserstoffsuperoxydlösung und 1 Tropfen Salzsäure eingedampft, so bildet sich ein gelbroter Rückstand, der durch sofortiges Zusammenbringen mit wenig Ammoniakflüssigkeit purpurrot wird.

Außer dem reinen Koffein werden seine Salze angewendet, wie ****†Coffeínum cítricum, **† C. sulfúricum, **† C. salicýlicum, **† Coffeíno-Nátrium salicýlicum, **† Coffeíno-Natrium benzoicum.**

**** Chinínum et eius sália.** Chinin und seine Salze.

Von den zahlreichen Chinaalkaloiden haben nur das Chinin und seine Salze eine große Bedeutung für die Heilkunde erhalten, während die übrigen, trotz vielfach angestellter Versuche, nur eine verhältnismäßig geringere Beachtung erlangt haben. Es ist dies für die Hersteller der Chininsalze ein sehr großer Übelstand, da der Prozentgehalt, namentlich an Zinchonin, Chinidin und Zinchonidin, oft weit größer ist, als der an Chinin. Die englische Regierung, die in Ostindien ihre Chinarinden auf Chinaalkaloide für den Verbrauch der Truppen selbst verarbeiten läßt, stellt aus diesen Gründen kein reines Chinin mehr dar, sondern ein Präparat, worin die Gesamtalkaloide vereinigt sind. In Europa ist ein solches Verfahren nicht gebräuchlich; hier muß der Hersteller die einzelnen Alkaloide trennen. Die Herstellung selbst geschieht ausschließlich in eigenen Fabriken, die die Einzelheiten geheimhalten. In rohen Umrissen ist der Gang folgender: Die Rinden werden zerkleinert, mit angesäuertem Wasser ausgezogen, die in saurer Lösung befindlichen Alkaloide durch Natriumkarbonat ausgefällt und dann durch ihre verschiedenen Lösungsmittel voneinander getrennt; oder es wird die fein zerkleinerte Chinarinde mit den schwer siedenden Ölen aus dem Braunkohlenteer ausgezogen.

Der Weltbedarf an Chinin wird auf 200000—250000 kg angenommen.

** Chinínum. Chinin. Quinine. Quinina.
$$C_{20}H_{24}N_2O_2.$$

Weißes, leichtes, geruchloses Pulver von sehr bitterem Geschmack und alkalischer Reaktion. Das Hydrat ist löslich in 1670 Teilen kaltem und in 900 Teilen kochendem Wasser, leicht löslich in Weingeist, in geringer Menge auch in verdünnten Alkalien, am wenigsten in Natriumkarbonat, am meisten in Ammoniak. Bei 57° schmilzt es, vorsichtig weiter erhitzt sublimiert ein kleiner Teil; rasch erhitzt verbrennt es gänzlich unter Entwicklung ammoniakalischer Dämpfe.

Anwendung. Zur Darstellung der verschiedenen Chininsalze.

** Chinínum bisulfúricum.
Chininbisulfat. Doppeltschwefelsaures Chinin. Saures schwefelsaures Chinin. Sulfate de quinine neutre. Bisulphate of quinine. Quininae bisulphas.

$$C_{20}H_{24}N_2O_2H_2SO_4 + 7\,H_2O.$$

Es sind weiße, glänzende Prismen, geruchlos, von sehr bitterem Geschmack; löslich in 11 Teilen Wasser und in 32 Teilen Weingeist. Die Lösung ist blauschillernd und reagiert sauer.

Dargestellt wird es durch Lösen von Chininsulfat in 4 Teilen Wasser und Zusatz von so viel Schwefelsäure, als zur Lösung erforderlich ist. Die Lösung wird sehr vorsichtig bei einer 60° nicht übersteigenden Wärme langsam bis zur Kristallisation verdunstet.

Anwendung. In gleicher Weise wie das Chininsulfat.

** Chinínum hydrochlóricum oder muriáticum.
Chininhydrochlorid. Salzsaures Chinin. Chlorhydrate de quinine basique. Quininae hydrochloridum.

$C_{20}H_{24}N_2O_2HCl + 2\,H_2O.$ Molekulargewicht 396,7.

Weiße, nadelförmige Kristalle, seidenglänzend, geruchlos und von sehr bitterem Geschmacke, neutral oder ganz schwach alkalisch reagierend. Löslich sind sie in 32 Teilen Wasser, in 2—3 Teilen kochendem Wasser und in 3 Teilen Weingeist von 90%. Die Lösung ist nicht blauschillernd.

Dargestellt wird das salzsaure Chinin durch Lösung des reinen Chinins in verdünnter Salzsäure und nachherige Kristallisation. Oder man bringt Chininsulfat in Wechselverbindung mit Bariumchlorid.

Anwendung. In gleicher Weise wie das Chininsulfat.

Aufbewahrung. In gut geschlossenen Gefäßen, da es sonst einen Teil seines Kristallwassers verliert.

Nachweis. Die wässerige Lösung mit etwas Chlorwasser oder Bromwasser und reichlich Ammoniakflüssigkeit versetzt, wird grün (Thalleiochinreaktion).

** Chinínum sulfúricum. Chininsulfat. Schwefelsaures Chinin.
Sulfate de quinine basique. Quininae sulphas. Sulphate of quinine

$(C_{20}H_{24}N_2O_2)_2H_2SO_4 + 8\,H_2O$. Molekulargewicht 890,6

Weiße, lockere, nadelförmige Kristalle, geruchlos, von sehr bitterem, lange anhaltendem Geschmack. Sie sind löslich in 800 Teilen Wasser von 20°, in 25 Teilen von 100°, in 65 Teilen Weingeist von 90%, wenig in Äther, gar nicht in Chloroform. Die Lösung in Wasser ist neutral, höchstens ganz schwach alkalisch und schillert nicht blau; diese Erscheinung tritt aber sofort ein, wenn ein Tropfen Schwefelsäure hinzugefügt wird. An der Luft verliert das Chininsulfat allmählich bis zu 11% von seinem Kristallwasser, bei 120° verliert es dieses ganz (16,2%); bei weiterem Erhitzen verbrennt es zuletzt ohne Rückstand.

Anwendung. Das Chinin ist ein völlig unentbehrliches Mittel geworden bei allen fieberartigen Krankheiten, namentlich bei Wechselfiebern, Malarien. Der Aufenthalt in den Tropen, vor allem in sumpfigen Gegenden, wird für den Europäer durch den Gebrauch des Chinins weit weniger gefährlich, als dies früher der Fall war. Es werden dort viel größere Mengen genommen und vertragen als in der gemäßigten Zone. Während bei uns schon 1,0 eine starke Gabe ist, geht man dort bis 3,0 und 4,0. Außer gegen Fieber dient das Chinin als eins der wichtigsten nervenstärkenden Mittel, ferner bei Kopfschmerz; da es hierbei anhaltender gebraucht wird, kommen bedeutend kleinere Gaben in Anwendung (0,1—0,2). Das Chinin ruft bei vielen Menschen unangenehme Nebenwirkungen hervor, wie Ohrensausen und Übelkeiten; es sollen in solchen Fällen saure Lösungen weit leichter und besser vertragen werden. Es wird ferner viel zu Haarpflege- und Hautpflegemitteln, zu Kopfwässern, Haarsalben, Pomaden, Zahnpulvern und gegen Sommersprossen, ferner in der Photographie und in dem Brennereigewerbe, um die Hefe gärkräftig zu machen, verwendet.

Aufbewahrung. Muß, um Gewichtsverluste zu vermeiden, in gut schließenden Gefäßen, außerdem vor Licht geschützt, aufbewahrt werden.

Nachweis wie bei Ch. hydrochlóricum angegeben. Von Schwefelsäure nach Ansäuerung mit Salpetersäure durch Bariumnitrat.

Für die Prüfung des Chinins auf einen etwaigen Zinchonidingehalt ist folgendes Verfahren anzuwenden:

1. Man läßt das zu untersuchende Chininsulfat an einem warmen Orte bei 40°—50° C völlig verwittern, bringt 2 g davon zusammen mit 20 g destilliertem Wasser in ein passendes Probierglas, stellt das Ganze in ein auf 60°—65° C erwärmtes Wasserbad und läßt es bei dieser Wärme unter öfterem kräftigem Umschütteln ½ Stunde stehen. Dann setzt man das Glas in ein Wasserbad von 15° C und läßt es ebenfalls unter häufigem Schütteln 2 Stunden darin erkalten. Man beachte, daß vor dem darauffolgenden Filtrieren das Wasserbad möglichst genau 15° C warm sei. Von dem Filtrat bringt man 5 ccm in ein Probierglas und fügt so viel Salmiakgeist von 0,960 spezifischem Gewicht hinzu, daß das abgeschiedene Chinin gerade wieder klar gelöst ist. Die hierzu erforderliche Ammoniakflüssigkeit darf nicht mehr als 4 ccm betragen.

2. Auf fremde Alkaloide prüft man, indem man 1 g des Salzes in 7 ccm einer Mischung von 2 Raumteilen Chloroform und 1 Raumteil absolutem Alkohol kurze Zeit auf 40°—50° erwärmt. Es muß sich vollständig auflösen und auch nach dem Erkalten klar bleiben.

Außer den hier aufgeführten Chininsalzen kommen noch eine ganze Reihe anderer in den Handel, so mit Essigsäure, Arsensäure, Gerbsäure, Salpetersäure, doch sind diese ohne große Bedeutung.

Chemikalien organischen Ursprungs.

**† Strychnínum et eius sália. Strychnin und seine Salze.

$$C_{21}H_{22}N_2O_2.$$

Das Strychnin, eines der giftigsten aller bekannten Alkaloide, findet sich in der Familie der Strychnosgewächse, der Loganiazeen, stets begleitet von zwei weiteren Alkaloiden, dem Bruzin und dem Igasurin. Dargestellt wird es entweder, und zwar hauptsächlich aus den sog. Krähenaugen, Nuces vómicae, oder auch aus den Fabae St. Ignatii. Entweder zieht man die geraspelten Samen mit 30prozentigem Weingeist aus, destilliert diesen ab, schlägt aus dem Rückstande die gelösten Farbstoffe durch ein wenig Bleizuckerlösung nieder, fällt das etwa überschüssig angewandte Blei mit Schwefelwasserstoff aus und versetzt nun die völlig klare Lösung mit gebrannter Magnesia. Nach etwa 8 Tagen ist das Strychnin ausgefällt, der Niederschlag wird gesammelt, mit Weingeist ausgezogen und zur Kristallisation gebracht. Oder man wendet zum Ausziehen statt des verdünnten Weingeistes Wasser an, dem ½% Schwefelsäure zugesetzt ist. Die Abkochung wird bis zur Sirupdicke eingedampft, dann mit Weingeist ausgezogen, der größte Teil davon abdestilliert und aus dem Rückstande das Strychnin mittels gebrannter Magnesia ausgefällt und wie oben weiter behandelt. Das Bruzin bleibt in der mit Magnesia ausgefällten Mutterlauge zurück.

Strychnínum purum, Strychnine, Strychnina. Das reine Strychnin bildet, wenn ausgefällt, ein feines, weißes Pulver, oder wenn kristallisiert, kleine farblose, durchsichtige Säulen. Es ist geruchlos und trotz seiner Schwerlöslichkeit in Wasser von sehr bitterem Geschmack. Es bedarf zu seiner Lösung 7000 Teile kaltes, 2500 Teile heißes Wasser, 160 Teile kalten, 20 Teile heißen 90prozentigen Weingeist und 6 Teile Chloroform.

Wegen seiner Schwerlöslichkeit findet das reine Strychnin fast keine Verwendung mehr; von seinen Salzen kommt vor allem das Strychninnitrat zur Verwendung.

**† Strychnínum nítricum. Strychninnitrat. Salpetersaures Strychnin.
Azotate de strychnine. Strychninae nitras.

$$C_{21}H_{22}N_2O_2 \cdot HNO_3.$$ Molekulargewicht 397,2.

Bildet farblose, feine, nadelförmige kleine Kristalle, geruchlos, von sehr stark bitterem Geschmack. Es ist löslich in 90 Teilen kaltem und 3 Teilen kochendem Wasser, ferner in 70 Teilen kaltem und in 5 Teilen kochendem Weingeist, unlöslich in Äther. Dargestellt wird es durch Sättigung des reinen Strychnins mit Salpetersäure.

Anwendung. In der Heilkunde in winzig kleinen Gaben gegen allerlei Lähmungserscheinungen, teils innerlich, teils in Form von Einspritzungen unter die Haut, zu subkutanen Injektionen. Die weitaus größte Menge des Strychnins zum Vergiften von Ungeziefer wie Ratten und Mäusen. Hierzu verwendet man vergiftete Getreidekörner, die, um sie leichter kenntlich zu machen, mit Teerfarben rot gefärbt werden. Man schüttet die Körner in eine für diesen Zweck aufzubewahrende und mit „Gift" mit roter Schrift auf weißem Grunde zu bezeichnende weithalsige Flasche und übergießt 1000 Teile mit einer Lösung von 2—5 Teilen bruzinfreiem Strychninnitrat und 2 Teilen Fuchsin in 50 Teilen Weingeist und 100 Teilen Wasser und stellt unter öfterem Durchschütteln 24 Stunden beiseite. Nach dieser Zeit ist die Flüssigkeit eingezogen und die Körner werden auf einem Papierbogen oder in einer Schale unter öfterem Umrühren bei mäßiger Wärme getrocknet und mit etwas Anisöl vermischt.

Will man den bitteren Geschmack durch Saccharin abmildern, so fügt man dieses gleich der Strychninnitratlösung zu. Strychningetreide darf nur gegen Giftschein, Empfangsbestätigung, abgegeben werden.

Bei dem Abwägen und Verarbeiten des Strychnins und seiner Salze ist die allergrößte Vorsicht notwendig, da schon 0,05 g töten können. Gegengift ist vor allem Morphium (s. Gifte und Gegengifte). Gegen auftretende Krampferscheinungen in den Luftwegen Einatmung von Amylnitritdämpfen.

Nachweis. Kocht man es mit Salzsäure, so tritt starke Rotfärbung ein, die beim Stehenlassen langsam in Braun übergeht. Oder man mischt die wässerige Lösung mit Kaliumdichromatlösung; es scheiden sich kleine rotgelbe Kristalle von Strychninchromat ab, die durch Schwefelsäure vorübergehend blauviolett werden

****† Veratrínum.** Veratrin. Vératrine. Veratrina.

Ein weißes, feines Pulver, meist zu Klümpchen zusammengeballt; es ist geruchlos, der Staub reizt in gefährlicher Weise zum Niesen. Der Geschmack ist brennendscharf. In Wasser ist es sehr schwer löslich, leicht dagegen in 4 Teilen Weingeist, 2 Teilen Chloroform und 10 Teilen Äther. Die wässerige Lösung reagiert schwach, die weingeistige stark alkalisch. Wird meist aus den Sabadillsamen hergestellt. Es ist ein Gemisch von kristallisiertem, in Wasser fast unlöslichem Zevadin und nicht kristallisierbarem, in Wasser löslichem Veratridin, zwei isomeren Verbindungen von der Formel $C_{32}H_{49}NO_9$.

Anwendung. Nur äußerlich bei rheumatischen Leiden, Lähmungen, meist in Salbenform als stark hautreizendes Mittel.

Beim Abwägen des Veratrins ist wegen seiner großen Giftigkeit und vor allem wegen seiner ungemein reizenden Wirkung auf die Schleimhäute der Nase und Augen die allergrößte Vorsicht zu beobachten.

Nachweis. Reibt man Veratrin mit der 100fachen Menge Schwefelsäure, so wird diese zunächst grünlichgelb, dann stark rot.

****† Atropínum.** Atropin. Daturin. Atropine. Deturine.

$$C_{17}H_{23}NO_3.$$

Das Atropin wird aus dem Kraut oder aus der Wurzel von Atropa belladonna oder aus dem Samen des Stechapfels hergestellt. Zur Verwendung kommt es selten als reines Atropin, meist als **†Atropinum sulfuricum, $(C_{17}H_{23}NO_3)_2 H_2SO_4 + H_2O$, zuweilen auch als **†Atropinum valerianicum.

Das Atropin und seine Salze kommen in Form eines weißen, feinen Kristallpulvers, die Baldriansäureverbindung auch in Form von Kristallkrusten in den Handel. Das letztere Salz riecht schwach nach Baldriansäure; die anderen sind geruchlos: der Geschmack ist ekelhaft, anhaltend bitter. Sehr giftig!

Anwendung finden die Atropinsalze in sehr kleinen Gaben innerlich gegen Fallsucht, Nervenkrankheiten, Krämpfe, Seekrankheit, äußerlich in der Augenheilkunde wegen ihrer die Pupille andauernd erweiternden Wirkung. Ein einziger Tropfen einer sehr schwachen Lösung erweitert die Pupille auf Stunden fast auf das Doppelte.

Nachweis. Erhitzt man 0,01 g im Probierglase, bis ein weißer Nebel eintritt, fügt 1,5 ccm Schwefelsäure hinzu, erwärmt bis zur Bräunung und mischt vorsichtig 2 ccm Wasser hinzu, so tritt ein eigenartiger Geruch auf. Bringt man jetzt ein Körnchen Kaliumpermanganat hinein, so riecht die Flüssigkeit nach Bittermandelöl.

Das **†Homatropinum hydrobromicum, Homatropinhydrobromid, ein weißes, ebenfalls sehr giftiges, in Wasser leicht lösliches Pulver wird zu demselben Zwecke wie das Atropin angewandt, es wirkt etwas milder, und die Wirkung ist nicht von so langer Dauer.

****† Ergotínum.** Ergotin. Extrait de seigle ergoté. Extract of ergot.

Unter dem Ergotin des Handels ist nicht ein reines Alkaloid zu verstehen, sondern das aus dem Mutterkorne hergestellte, wässerig-weingeistige Extrakt.

Chemikalien organischen Ursprungs.

**† Cocaínum. Kokain. Cocaine. Cocaina.

$$C_{17}H_{21}NO_4.$$

Das in den Kokablättern enthaltene Alkaloid wirkt örtlich betäubend und wird so bei schwierigen Augen- und Rachenoperationen als örtliches Betäubungsmittel, Anästhetikum, angewendet. In den Kokablättern sind 0,3—0,8% Kokain enthalten. Außer dem in Wasser schwer löslichen reinen Kokain, das ziemlich große, farblose, sechsseitige Kristalle von bitterem Geschmack bildet, finden namentlich das leicht lösliche, etwa wie Salmiak kristallisierende **†salzsaure Kokain, Cocaínum hydrochlóricum und ferner das **†salizylsaure Kokain, Cocaínum salicýlicum, Anwendung. Vielfach wird das Kokain im Mutterland, in Südamerika als Rohsalz dargestellt und in Europa durch Kristallisieren gereinigt.

Nachweis. In der wässerigen Lösung entsteht nach Ansäuern mit Salzsäure durch Quecksilberchloridlösung ein weißer, durch Jodlösung ein brauner und durch Kalilauge ein weißer, in Weingeist oder Äther leicht löslicher Niederschlag.

Als Ersatz für Kokainpräparate finden Abkömmlinge des Dimethylamins $NH(CH_3)_2$ Verwendung, und zwar das Alypinhydrochlorid, Alypinum hydrochloricum, Benzoyläthyltetramethyldiaminoisopropanolhydrochlorid. Weißes bitterschmeckendes, geruchloses, leicht in Wasser und Weingeist lösliches Pulver.

Und das dem Hydrochlorid ähnliche Alypinnitrat, Alypinum nitricum, Benzoyläthyltetramethyldiaminoisopropanolnitrat.

**† Eserínum oder Physostigmínum. Eserin. Physostigmin. Esérine. Calabarine.

$$C_{15}H_{21}N_3O_2.$$

Das aus der Kalabarbohne hergestellte, ihre Wirkung bedingende, ungemein giftige Alkaloid, das gewöhnlich als schwefelsaures, zuweilen auch als salizylsaures Salz, namentlich in der Augenheilkunde angewendet wird, um die pupillenerweiternde Wirkung des Atropins aufzuheben.

Nachweis. Eserin löst sich in erwärmter Ammoniakflüssigkeit zu einer gelbroten Flüssigkeit, die im Wasserbad eingedampft einen blaugrauen, in Weingeist mit blauer Farbe löslichen Rückstand hinterläßt.

† Strophanthínum. $C_{30}H_{46}O_{12} + 9\,H_2O.$ **Strophanthin. Strophantine.**

Es wird aus dem Samen von Strophánthus gratus, einer kletternden Pflanze aus der Familie der Apozynazeen, der Hundstodgewächse, die in Zentralafrika wächst, dargestellt.

Das Strophanthin bildet ein weißes, kristallinisches Pulver, das in 100 Teilen kaltem Wasser löslich ist, bei etwa 185° sintert und schließlich sich ohne Rückstand verflüchtigt. Es ist geruchlos und von stark bitterem Geschmack.

Anwendung. Das Strophanthin ist ein sehr heftiges sog. Herzgift, das in gleicher Weise wie das Digitalin angewendet wird.

Nachweis. Wird 0,1 g mit 5 g verdünnter Schwefelsäure unter Erhitzung gelöst und einige Minuten im Sieden erhalten, so tritt Braunfärbung und Trübung ein.

Eiweißstoffe.

Über die Eiweißstoffe s. chemische Einteilung.

Nach dem Delbrückschen Verfahren wird Eiweiß für Futterzwecke durch Verwendung des Stickstoffes der Luft hergestellt. Man vereinigt Zucker mit einer anorganischen Base. Darauf versetzt man ihn, Delbrück nennt es „man düngt ihn", mit Ammoniak-, Kalium- und Magnesiumsalzen, sät Hefe ein und leitet einen starken Luftstrom darüber. Die Hefe verbraucht den Zucker und die Düngesalze, vermehrt sich sehr stark und enthält 50% Eiweiß. Diese Nährhefe kommt als Trockenhefe in den Handel und soll die Preßkuchen der Öle, Futtergerste und ähnliche Futtermittel ersetzen. Neben dem großen Gehalt an Eiweiß enthält diese Hefe auch etwa 4% Fett.

Außer dieser Hefe für Futterzwecke wird auch eine Nährhefe für den menschlichen Gebrauch hergestellt. Diese stellt ein hellbraunes, grießmehlartiges Pulver dar, fast geruchlos und geschmacklos. Es besteht aus eiförmigen Hefezellen, die kleiner sind als die frischen Zellen. Diese Nährhefe enthält 54% Eiweiß, 3% Fett und 28% stickstoffreie Extraktstoffe, ferner 7% Asche und 8% Wasser. So hat 1 kg Nährhefe denselben Nährwert wie 33 kg Rindfleisch.

Aus diesen Lufthefen stellt man durch Behandeln mit Aldehyd einen festen Körper her, Ernolith, der in Pulverform in den Handel kommt und als Ersatz für Zellhorn. Zelluloid, für Galalith und ähnliche Stoffe dienen soll.

Keratínum. Hornstoff. Kératine.

Der Hornstoff dient in Lösungen zum Überziehen von Pillen, um sie für den Magensaft unangreifbar zu machen, damit sie sich erst in dem alkalischen Darmsafte lösen und hier die in den Pillen enthaltenen Arzneimittel zur Wirkung bringen. Hornstoff entsteht durch eine Umwandlung des eiweißhaltigen Protoplasmas. Man rechnet ihn zu den Albuminoiden oder Proteinoiden, zu den Gerüsteiweißen, und zwar zu den leimgebenden, den Kollagenen. Hornstoff ist der Hauptbestandteil der Nägel, Haare, Federn und Hufe der höheren Tiere. Den Hornstoff für Zwecke der Heilkunde stellt man aus Federspulen her. Er stellt dann ein bräunlichgelbes Pulver dar. das in Ammoniak und Ätzalkalien löslich ist.

Nach Prof. Zuntz wird Hornstoff zur Förderung des Haarwuchses angewendet

Leim. Colle. Glue.

Alle höheren Tiergattungen enthalten eine Menge Gewebe, die sich bei längerem Kochen in Wasser auflösen; die Lösung erstarrt gallertartig und gibt beim Austrocknen den Körper, den wir mit Leim bezeichnen. Leim schließt sich in chemischer Beziehung den Eiweißstoffen an. Die Stoffe, aus denen wir ihn bereiten können, heißen leimgebende. Hierher gehören die Oberhaut (Fell), Eingeweide, Bindehäute, Sehnen, der ganze organische Teil des Knochengerüstes, mit anderen Worten, die von den Mineralbestandteilen befreiten Knochen, die Knochenknorpel, auch Ossein genannt, und ferner die nicht verknöchernden Knorpel, wie die Rippenknorpel, Ohren- und Nasenknorpel. Die Leimmasse der letzteren ist physikalisch nicht von der ersteren verschieden, läßt sich aber chemisch davon unterscheiden. Man hat die beiden Gattungen mit Glutin und Chondrin bezeichnet. Im Handel unterscheidet man nach dem Rohstoffe, der verarbeitet wurde, Knochenleim und Haut- bzw. Lederleim. Die Bereitung des Knochenleims stammt aus dem Anfange des vorigen Jahrhunderts, während die des Haut- und Lederleims sehr alt ist.

Werden Knochen verarbeitet, so entzieht man ihnen zuerst das Fett. Sie werden gröblich zerkleinert und das Fett wird in geschlossenen Behältern mittels Benzin ausgezogen. Das Benzin wird darauf vom gelösten Fett abdestilliert, und das zurückbleibende Fett gibt einen gesuchten Stoff für geringwertigere Seifen. Die entfetteten Knochen werden hierauf mit Salzsäure ausgezogen, wodurch der phosphorsaure Kalk, der später zu Düngemitteln verarbeitet wird, in Lösung kommt, während die Knorpelmasse der Knochen in unveränderter Form zurückbleibt. Diese wird anhaltend gewaschen, mit verdünnter Kalkmilch behandelt, um die letzten Spuren von Säure wegzunehmen, und dann entweder durch Sieden mit Wasser, oder besser durch Einleiten von gespanntem Wasserdampf in Lösung gebracht. Das Letztere ist am zweckmäßigsten und wird in der Weise ausgeführt, daß in einem hohen, geschlossenen Gefäße der

Knochenknorpel, das Ossein, auf einen Siebboden geschichtet und nun durch ein Rohr der Dampf mitten in die Masse hineingeleitet wird. Der Kessel ist oben mit einem Dampfrohre versehen, durch welches der nicht verdichtete Dampf entweichen kann, unten aber mit einem Abflußhahne, durch den von Zeit zu Zeit die sich unter dem Siebboden ansammelnde Leimlösung abgezapft wird. Hierbei sind die ersten Erzeugnisse die besten, weil der Leim durch zu lange Einwirkung der Wärme, namentlich bei größerer Hitze, an Klebkraft verliert. Die erhaltene Leimlösung kommt in Kufen, die mit schlechten Wärmeleitern umgeben sind, oder die schwach erwärmt werden können, damit sie sich darin erst völlig klärt. Nach dem Abklären wird sie, wenn nötig, so weit eingedampft, daß eine herausgenommene Probe beim Erkalten eine feste Gallerte bildet; dann gibt man sie in die Formen, viereckige Kasten, deren Wände vorher gefettet wurden, und läßt sie darin erkalten. Nach dem Erkalten wird der Gallertblock gestürzt und mit Schneidemaschinen, ähnlich den Seifenschneidemaschinen, mittels eingespannter Drähte waagerecht und senkrecht in die tafelförmigen Stücke zerschnitten. Diese Tafeln werden auf Hürden, worin ein Bindfaden- oder Drahtgeflecht siebförmig eingespannt ist, ausgebreitet und sehr vorsichtig getrocknet. Die Arbeit des Trocknens ist die schwierigste der ganzen Leimbereitung, und wo nicht besonders gute Trockenböden zur Verfügung stehen, ist sie nur im Frühjahr und Herbst ausführbar; denn die Wärme darf niemals über 20° steigen, weil die Platten sonst erweichen, anderseits darf die Luft weder zu feucht noch zu trocken werden, wenn die Güte des Leims nicht beeinträchtigt werden soll. Gute Lüftung und ein genaues Regeln der Wärme sind daher die Haupterfordernisse. Sobald die Tafeln so weit erhärtet sind, daß sie bei größerer Wärme nicht mehr erweichen, werden sie in die Trockenstube gebracht und hier, vielfach auf Bindfäden gereiht, völlig ausgetrocknet. Schließlich werden sie, um ihnen ein besseres, blankes Aussehen zu geben, einen Augenblick in heißes Wasser getaucht und schnell wieder getrocknet.

In einzelnen Fabriken werden die Knochen weder vorher entfettet, noch durch Säuren ausgezogen, sondern die Leimmasse wird unmittelbar im geschlossenen Gefäß unter Dampfdruck den Knochen entzogen. Hierbei schwimmt das flüssig gewordene Fett auf der abgezapften Leimmasse und wird durch Abschöpfen entfernt. Ein so hergestellter Leim soll wegen der bei der Herstellung angewandten großen Hitze weniger Bindekraft besitzen. Oder die Knochen werden entfettet, aber der phosphorsaure Kalk wird nicht ausgezogen, sondern die Knorpelmasse durch oft wiederholtes Auslaugen mit heißem Wasser in Lösung gebracht.

Zur Bereitung des Hautleimes aus ungegerbten Häuten und Lederleims aus gegerbten Häuten dienen eine Menge der verschiedenartigsten Stoffe: Abfälle bei der Lederbereitung, Abfälle aus den Handschuhfabriken, Hasen-, Kaninchen- und ähnliche Felle, denen die Kürschner die Haare abgeschoren haben, Abfälle aus den Schlächtereien und Schlachthäusern, allerhand beschädigte Häute, endlich in großen Mengen die Häute, die als Packmittel, als Seronen, für mancherlei Waren gedient haben, und viel ähnliches. Alle diese Stoffe werden, um sie zu entfetten, wochenlang in Gruben, den sog. Kalkäschern, mit Kalkmilch behandelt, dann gewaschen und an der Luft getrocknet und gehen als sog. Leimgut an die Leimfabriken. Ihre Auflösung erfolgt entweder durch anhaltendes Kochen über freiem Feuer, ältestes und schlechtestes Verfahren, oder durch eingeleiteten Wasserdampf oder im geschlossenen Gefäß unter Dampfdruck. Alles übrige gleicht dem zuerst beschriebenen Verfahren. Ausgezeichnete Erfolge werden durch Einkochen der Leimlösung im Vakuum erzielt.

Ein guter Leim muß klar, bei durchscheinendem Lichte frei von Flecken sein und mit glasklarem Bruche springen; die Farbe ist auf die Klebkraft ohne Einfluß, denn man hat sehr dunkle Sorten von ausgezeichneter Bindekraft. Er kommt in allen Sorten und Farben, von blaßgelb bis zu schwarzbraun vor; hier muß die Art der Verwendung darüber entscheiden, welche Sorten anzuwenden sind. Blasenbildung im Leim ist nur dann ein Zeichen eines schlechten Leimes, wenn die Blasen durch Sauerwerden entstanden sind. Man erkennt dies an einem beim Auflösen und Erwärmen wahrnehmbarem Geruche. Die gewöhnlich unter dem Namen russischer Leim, weißer Leim im Handel vorkommende weiße, undurchsichtige Sorte ist mit färbenden Stoffen, mit Schwerspat, Bleiweiß oder Zinkweiß versetzt. Vielfach werden die Leimsorten nach bestimmten Orten bezeichnet, z. B. Kölner oder Mühlhausener Leim, ohne daß damit ausgedrückt werden soll, daß der Leim von jenen Orten herstammt; man bezeichnet damit nur eine bestimmte Art, wie sie in früheren Zeiten dort allein hergestellt wurde. Unter der Bezeichnung Mischleim kommt für gewöhnlich nicht eine Mischung von Haut- und Knochenleim in den Handel, sondern lediglich ein guter Knochenleim. Geringe Leimsorten mit wenig Bindekraft werden gewöhnlich mit Malerleim bezeichnet und dienen für Leimfarben. Man bringt auch den Leim nicht in Tafeln ausgetrocknet, sondern in Form einer festen Gallerte in Fässer eingegossen in den Handel. Diese Art hat für viele technische Verarbeitungen, wobei der Leim in großen Mengen gebraucht wird, z. B. bei der Papierherstellung und zum Schlichten von Geweben, viel für sich, da er sich dadurch billiger stellt. Sehr zweckmäßig ist auch der Perlen- und Flockenleim, auch Leimperlen genannt, kleine runde perlenartige feste Tropfen, die bereits nach einer $1/2$ Stunde im Wasser völlig aufgequollen sind. Man erhält diese Leimperlen, indem man die Leimbrühe durch feine Öffnungen in einen flüssigen oder gasförmigen gekühlten Kohlenwasserstoff leitet, worin die flüssigen Tröpfchen sogleich gallertartig werden.

Mit Chlor gebleichter, hellgelber Lederleim kommt in dünnen Blättern als Vergolderleim in den Handel.

In chemischer Beziehung kann man Knochenleim bzw. Hautleim (Glutin) und Knorpelleim (Chondrin) in folgender Weise unterscheiden. Verdünnte Mineralsäuren fällen nur das Chondrin, nicht das Glutin. Ferner verändert schwefelsaures Eisenoxyd eine Glutinlösung nicht, in Chondrinlösung entsteht dagegen eine starke Fällung, die im Überschuß in der Kälte nicht, wohl aber beim Kochen löslich ist. Durch Gerbsäure werden dagegen beide Leimsorten ausgefällt.

Vielfach hat man Prüfungsverfahren vorgeschlagen, um die Güte des Leims zu beurteilen, doch sind die meisten davon durchaus unzuverlässig. Die einzige, die annähernd sicher über die Güte entscheidet, ist die, daß man den Leim mit kaltem Wasser übergießt und 24—48 Stunden damit stehen läßt. Guter Leim ist stark aufgequollen, aber noch fest und zäh in der Masse, die Gewichtszunahme beträgt wenigstens das $1\frac{1}{2}$fache; schlechter Leim ist mehr oder weniger zerflossen und häufig von sehr üblem Geruch.

Deutschland deckt seinen Bedarf an Leim durch die eigene Herstellung.

Gelatine, Gelatina alba, Colla animális ist ein sehr reiner, geruchloser und farbloser oder nahezu farbloser Leim, der in äußerst dünne Tafeln geformt ist. Seine Herstellung geschieht aus besonders frischen und durch Abschaben gänzlich gereinigten Knochen, gewöhnlich den Rippenknochen von Rindern oder Kälbern, und zwar, da es bei ihm auf Bindekraft nicht ankommt, durch Dämpfen in fest geschlossenen Gefäßen. Das D.A.B. nennt diesen Leim weißen Leim und läßt ihn auf Kupfersalze und schweflige Säure prüfen. Im Handel unterscheidet man folgende Sorten: Non plus ultra mit Goldetikett; extra feinste Extra mit Goldetikett, und zwar A und B; feinste mit Goldetikett A und B und feine mit Silberetikett A und B. Die rote Gelatine, der rote Leim, Gelatina rubra, wird durch Zusatz von etwas rotem Teerfarbstoff oder Karmin erhalten. Von roter Gelatine sind folgende Sorten im Handel: Super-Extra mit Goldetikett; Extra mit Goldetikett und feinste mit Goldetikett. Gelatine muß in Wasser gelöst noch zu 1% eine Gallerte geben. Durch Zusatz von Formaldehydlösung wird Gelatine in Wasser schwer löslich.

Anwendung. Zur Herstellung von arzneilichen und kosmetischen Salben, für Emulsionen und Lebensmittel, wie Mayonnaisen, um diese haltbarer und steifer zu gestalten und von photographischen Trockenplatten.

Mundleim wird durch Zusatz von Zucker zur Leimmasse hergestellt. Man löst 2 Teile Leim und 1 Teil Zucker in 3 Teilen Wasser und dampft bis auf 4 Teile ein.

Flüssiger Leim. Behandelt man Leim in wässeriger Lösung (1 + 1) mit Säuren, mit Salpetersäure oder Essigsäure, so verliert er die Fähigkeit, eine Gallerte zu bilden, und die Lösung bleibt auch bei gewöhnlichem Wärmegrade flüssig. Man stellt flüssigen Leim z. B. wie folgt her: Guter Kölner Leim wird im Wasserbade mit der gleichen Menge starkem Essig gelöst, dann ¼ Teil Weingeist, ein wenig Alaun und soviel Essigsäure zugefügt, daß die Lösung flüssig bleibt. Nach Heß erhält man einen vorzüglichen flüssigen Leim nach folgender Vorschrift: 100 Teile Gelatine, 100 Teile Tischlerleim, 2 Teile Alaun, 25 Teile Weingeist werden in genügender Menge 20prozentiger Essigsäure gelöst und die Lösung 6 Stunden lang im Wasserbad erhitzt. Geringwertigeren flüssigen Leim erhält man durch mehrstündiges Kochen von 100 Teilen Leim in 260 Teilen Wasser und 16 Teilen Salpetersäure. Hierbei darf das Kochen nicht in Metallgefäßen vorgenommen werden.

Chromleim. Rührt man in eine starke Leimlösung gepulvertes Kaliumdichromat oder fügt eine Lösung des Salzes hinzu, verliert Leim, dem Sonnenlicht ausgesetzt, die Fähigkeit, sich in Wasser zu lösen. Man benutzt diese Eigenschaft zum Kleben wasserdichter Beutel aus Pergamentpapier und zur Herstellung von Gußformen, künstlichen Kautschukstempeln, ferner in der Photographie bei dem sog. Kohledruckverfahren.

Nichtorganisierte Fermente.

Pepsínum. Pepsin. Pepsine.

Feines, fast weißes, nur wenig Feuchtigkeit anziehendes Pulver, von eigentümlichem Geruch und süßlichem, hinterher etwas bitterlichem Geschmack, in Wasser nicht völlig klar löslich; auf Zusatz von einigen Tropfen Salzsäure wird die Lösung etwas klarer.

Das Pepsin ist im Magensaft aller warmblütigen Tiere enthalten und findet sich in den sog. Labdrüsen der Magenschleimhaut neben verschiedenen anderen Stoffen. Es wird aus den gereinigten Magenschleimhäuten von Schweinen, Schafen oder Rindern hergestellt, indem man den wässerigen mit 5% Alkohol versetzten Auszug bei 40° eintrocknet, das jetzt noch bräunliche Pepsin wieder in Wasser auflöst, durch Filtration reinigt und bei sehr gelinder Wärme auf Glas oder Porzellan trocknet.

Anwendung. Zur Herstellung von Pepsinwein und sog. Labessenz zum Käsen der Milch, für sich in der Heilkunde bei Verdauungsstörungen, da es bei mäßiger Wärme und Gegenwart von Säure die Eiweißstoffe der Nahrung in Lösung bringt, in Peptone umwandelt; zur äußerlichen Behandlung bei Hauterkrankungen, bei Wundheilungen und schlecht heilenden Geschwüren, um größere Narbenbildung zu verhindern.

Prüfung. Die Pepsine des Handels sind größtenteils Mischungen mit Milchzucker oder Traubenzucker. Mit 100 Teilen Wasser gibt 1 Teil Pepsin eine schwachtrübe Lösung, die blaues Lackmuspapier nur wenig rötet. 0,1 g Pepsin in 100 g Wasser von 50° und 0,5 ccm Salzsäure gelöst, muß 10 g 10 Minuten lang gekochtes und in linsengroße Stücke zerschnittenes oder durch ein Sieb zu grobem Pulver zerriebenes Eiweiß bei oft wiederholtem, kräftigem Schütteln bei 45° innerhalb 3 Stunden bis auf wenige Häutchen lösen. Bei dieser Prüfung des Pepsins muß genau auf den Wärmegrad 45° geachtet werden, da bei 55° Pepsin nicht mehr imstande ist, das Eiweiß aufzulösen.

Peptone, namentlich **Fleischpeptone**, sind die durch Pepsin und Spuren von Salzsäure bewirkten Lösungen der stickstoffhaltigen Bestandteile des Fleisches, teils in trockener, **Peptónum siccum**, teils in teigförmiger Gestalt. Dieses Löslichmachen kann außer durch Pepsin besonders noch durch zwei andere Fermente, durch das **Pankreatín**, eine Absonderung der Bauchspeicheldrüse, und das **Papaín** oder **Papayotín** bewirkt werden. Das trockene Pepton bildet hellgelbe, leicht zerreibliche Stücke oder ein weißliches Pulver, ist in Wasser löslich und fast geruchlos. **Peptonwasser**, eine Auflösung von 2% Pepton und 1% Natriumchlorid in Wasser, wird in der Bakteriologie als Nährmittel für Kulturen der Bakterien verwendet.

Papayotínum. Papaine.

Ein eigentümlicher Stoff, ein Ferment aus den Blättern, Stengeln und Früchten von Carica papaya, einer Feigenart Südamerikas. Es hat eine ähnliche Wirkung wie das Pepsin, denn es löst Fibrin und ähnliche Körper. Man verwendet es namentlich gegen Diphtherie an.

Verschiedenes.
Pyoctanínum coerúleum.
Methylviolett. Pyoctanine bleu. Violet de méthyle.

Unter diesem Namen wird ein chemisch reines Methylviolett in den Handel gebracht, das wegen seiner außerordentlich bakterientötenden Eigenschaft sowohl in der Wundbehandlung als Streupulver als auch als Einspritzung angewendet wird. Namentlich aber hat es in der Tierheilkunde als Mittel gegen die Maul- und Klauenseuche Anwendung gefunden. Seiner chemischen Zusammensetzung nach ist es das Hydrochlorid des Pentamethylpararosanilins. Es bildet ein blaues Pulver, das sich leicht in Wasser und Weingeist mit blauvioletter Farbe löst; Ammoniakflüssigkeit und Natronlauge scheiden aus der wässerigen Lösung die Base als rötlichen Niederschlag ab.

Ein unreines Methylviolett ist in den violetten und schwarzen Tintenstiften enthalten. Mit diesen muß man sehr vorsichtig umgehen, daß nichts von dem Staube des Tintenkörpers in die Augen oder unter die Haut kommt. Es treten sonst bösartige Entzündungen auf, die oft nur durch chirurgische Eingriffe zu heilen sind.

Chlorophýllum. Chlorophyll. Chlorophylle.

Chlorophyll oder Blattgrün ist der Farbstoff, der allen grünen Pflanzenteilen die Färbung verleiht. Der Farbstoff ist eine Magnesiumverbindung, und und zwar ein Gemisch zweier Chlorophyllarten, die man mit Chlorophyll a ($C_{55}H_{72}O_5N_4Mg$) und Chlorophyll b ($C_{55}H_{70}O_6N_4Mg$) bezeichnet. Der Farbstoff ist in reinem Zustand als metallisch glänzende, blauschwarze kleine Täfelchen auskristallisiert worden. Er wird gesondert dargestellt, und zwar in zwei Formen, einmal löslich in Öl, dann löslich in Weingeist und in Wasser. Der Farbstoff verdient zum Färben von Ölen, Fetten, sowie für Spirituosen, Zuckerwerk, überhaupt für alle zu Genußzwecken bestimmten Dinge eine ganz besondere Beachtung, da er bei völliger Unschädlichkeit eine große Ausgiebigkeit besitzt. 1:1000 gibt noch eine lebhaft grüne Färbung.

Chlorophyll gewinnt man aus mit etwas Wasser zerquetschtem Grase; man erhitzt den Preßsaft zum Sieden, wobei sich ein grünes Gerinnsel abscheidet, das abgepreßt und sodann mit Weingeist ausgelaugt wird. Die von dem Ungelösten abfiltrierte weingeistige Lösung, die das Chlorophyll enthält, wird verdampft und der Rückstand mit heißem Wasser angerührt. Die sich hierbei nicht lösende flockige, grüne Masse wird in Salzsäure gelöst und endlich aus dieser Lösung mit Wasser gefällt.

Unter der Bezeichnung Chlorosan ist ein Chlorophyllpräparat im Handel, das blutbildend und belebend wirken soll.

Phenol-, Kresol-, Teeröl-Seifenlösungen.

Derartige Lösungen dienen als Desinfektionsmittel, namentlich zur Abtötung von Bakterien. Es sind hauptsächlich Kresolpräparate.

Je nach der Art, ob Harz- oder Fettseife, und je nach der Menge der angewandten Seife entstehen verschiedenartige Lösungen, die entweder beim Verdünnen mit Wasser eine milchige Flüssigkeit geben, d. h. einen Teil ihrer Teeröle bzw. Kresole abscheiden und nur emulsionsartig in der Schwebe halten; hierher gehören Sapokarbol I und Kreolin, oder es war Seife in genügender Menge vorhanden, und so bleiben die Kresole und Teeröle, auch nach starker Verdünnung mit Wasser, klar gelöst, Lysol.

† Sapokarbol I. (Eisenbüttel.)

Ist eine rohe Karbolsäure, die durch Seifenzusatz in wässerige Lösung gebracht ist. Sie enthält alle Bestandteile der rohen Karbolsäure und scheidet diese beim Verdünnen mit Wasser z. T. emulsionsartig wieder aus.

Creolínum. Kreolin. Créolin. Crésyl.

Es stellt eine braune, ölige, schwach nach Teer riechende Flüssigkeit dar, die sich mit Wasser in jedem Verhältnisse zu einer weißlichen, rahmartigen Flüssigkeit mischt. Die so entstandene Emulsion verbleibt mehrere Tage unverändert. Seine chemische Zusammensetzung scheint zu wechseln. Es muß jedenfalls frei sein von freiem Kresol oder einer Kresolzubereitung, da es sonst dem Giftgesetz unterliegen würde. Es enthält wahrscheinlich neben Harznatronseife kresolsulfosaures Natrium, das keine Kresolzubereitung darstellt, sondern ein chemisches Präparat.

Es soll dargestellt werden aus den höhersiedenden Anteilen des Steinkohlenteers, die nach der Gewinnung der Karbolsäure verbleiben.

Anwendung. Das Kreolin wird äußerlich, in wässeriger Mischung, zur Wundbehandlung verwendet, ebenso gegen menschliche und tierische Schmarotzer.

† Lysólum. Lysol.

Die Bereitung des Lysols geschieht in der Weise, daß in großen, doppelwandigen, mit Rührvorrichtungen versehenen Kesseln zuerst die Mischung aus vorher genau auf seinen Gehalt geprüftem Kresol und Öl eingetragen wird; dann fügt man die genau berechnete Menge Kalilauge hinzu und erwärmt unter fortwährendem Rühren bei einer bestimmten Wärme so lange, bis alles Kresol vollständig in Lösung übergegangen ist. Lysol enthält 50% Kresol. Das reine Lysol stellt eine völlig klare, ölartige, gelbe bis gelbbraune Flüssigkeit von eigentümlichem, aber durchaus nicht unangenehmem Geruche dar. Sie mischt sich mit destilliertem Wasser in jedem Verhältnisse völlig klar, und nur kalkhaltiges Wasser gibt durch sich bildende Kalkseife eine geringe Trübung. Das Lysol eignet sich wegen seiner völlig neutralen Reaktion zur Wundbehandlung sowie zur Reinigung ärztlicher Werkzeuge, es greift diese in keiner Weise an. Beim Waschen der Hände und verseuchter, infizierter Wäsche, sowie beim Abreiben von Gegenständen und Wänden in Krankenzimmern leistet es vorzügliche Dienste, da hier die reinigende Wirkung der neutralen Seife zu der desinfizierenden des Kresols tritt. Bei der bedeutend stärkeren Wirkung des Lysols im Vergleich mit Phenol können weit schwächere Lösungen als bei dieser angewandt werden. Man benutzt gewöhnlich ½—2prozentige Lösungen.

Das Rohlysol findet in der Desinfektion im großen Verwendung.

Um Lysolgeruch aus Flaschen zu entfernen, spült man sie gründlich mit etwas Natronlauge oder Salmiakgeist um, läßt eine Zeitlang unter öfterem Umschütteln stehen, füllt die Flasche mit Wasser voll, läßt wiederum eine Zeitlang stehen und spült dann gründlich nach. Sollte dies nicht vollständig zum Ziele führen, läßt man die Flasche durch Auf-den-Kopf-stellen vollständig auslaufen, gießt eine kleine Menge rauchende Salpetersäure hinein, stellt verkorkt einige Tage beiseite und spült dann gut aus.

Die Kresolseifenlösung des D.A.B., Liquor Cresoli saponatus, enthält etwa 50% rohes Kresol und eine etwa 25% Fettsäure entsprechende Menge Seife. Sie wird aus Leinöl, Kaliumhydroxyd, Wasser, Weingeist und rohem Kresol hergestellt. Die Verseifung des Öles geschieht durch Umschütteln und Stehenlassen bei Zimmerwärme bis zur Verseifung. Es ist eine klare, rotbraune Flüssigkeit, die sich in Wasser, Weingeist und Glyzerin klar löst.

Unmittelbar an die Kresolseifenlösungen schließen sich drei weitere Desinfektionsmittel, das Solutol, Solveol und das Saprol an.

† Solutólum. Solutol.

Bei Solutol ist das Kresol nicht durch Seife, sondern durch Kresolnatrium wasserlöslich gemacht worden. Da das Kresolnatrium stark alkalische Reaktion zeigt, ist diese auch bei dem fertigen Solutol vorhanden.

Das Solutólum purum ist eine ölige, gelbliche, S. crudum eine bräunliche Flüssigkeit von lange anhaltendem, aber nicht unangenehmem Geruche, die mit Wasser, selbst kalkhaltigem, eine klare Lösung gibt. Seiner starken Alkalität wegen ist das Solutol für die Wundbehandlung nicht geeignet; dagegen ist es nach den Untersuchungen des Reichs-Gesundheitsamtes als desinfizierendes, bakterientötendes Mittel ganz besonders geeignet. Nebenbei vernichtet es die Gerüche der Auswurfstoffe, der Fäkalien in rascher und ausgiebiger Weise, ist daher zum Geruchlosmachen von Aborten besonders zu empfehlen. Für diese Zwecke, wie überhaupt zur Entseuchung im großen, kann das Rohsolutol verwendet werden

† Solveólum. Solveol. Solveo

Es ist eine Lösung von Kresol in kresotinsaurem Natrium und wird bei völliger Neutralität für die Wundbehandlung und zur Reinigung ärztlicher Geräte empfohlen.

† Saprol.

Dieses Desinfektionsmittel besteht in der Hauptsache aus rohem Kresol, das mit so viel leichten Kohlenwasserstoffen versetzt ist, daß die Mischung auf Wasser schwimmt. Es wird zur Geruchlosmachung von Aborten empfohlen.

Dritte Abteilung.
Photographie.

Von der Chemie her wissen wir, daß verschiedene Salze, z. B. Chlor- und Bromsilber, durch das Licht eine Zersetzung erleiden, daß Leim, der mit Kaliumchromatlösung gemischt, dem Sonnenlicht ausgesetzt wird, in Wasser unlöslich wird. Diese Einwirkung des Lichtes auf chemische Präparate benutzen wir in der Photographie zur Herstellung von Bildern.

Setzen wir weißes Chlorsilber dem Einflusse des Lichtes aus, so wird es allmählich schwärzlichviolett; wir können die Zersetzung mit den Augen wahrnehmen. Bei dem gelblichen Bromsilber ist dies nicht der Fall. Bromsilber dem Licht ausgesetzt, erleidet, sofern eine Spur freies Brom vorhanden ist, keine sichtbare Veränderung. Dennoch aber ist es zersetzt. Das Licht hat eine Erregung des Bromsilbers, des Silberbromids, verursacht, hat dieses in Silbersubbromid, Ag_2Br, das leicht reduzierbar ist, und freies Brom übergeführt. Bringen wir dieses zersetzte Bromsilber, das Silbersubbromid, mit Stoffen zusammen, die das Brom aufnehmen, so wird das Silber reduziert und erscheint schwarz. Bestreichen wir eine Glasplatte mit einer Mischung von Bromsilber und einer Lösung von Gelatine, die aus Kälberhaut hergestellt ist und so aus Glutin besteht, bringen sie in einen lichtdichten, innen geschwärzten Kasten, der vorn, der Platte gegenüber ein Brennglas eingefügt trägt, um die Lichtstrahlen, die von dem ihm vorliegenden Bild ausgehen, aufzufangen und auf die Platte zu werfen, so wird das Bromsilber augenblicklich zersetzt. Es wird dort, wo die Lichtstrahlen hintrafen, erregt und so das Bild durch das entstandene Silbersubbromid auf der Platte gezeichnet, ohne sichtbar zu sein. Durch Reduktion des Silbers, durch sog. Entwickler oder Hervorrufer, die innerhalb einer gewissen Zeit nur auf das leicht reduzierbare Silbersubbromid, aber nicht auf das unbelichtete Bromsilber einwirken, wird das Bild dann sichtbar, und zwar in Schwarz und Weiß.

Dieses Bild ist jedoch ein Negativ, ein umgekehrtes Bild: was in der Natur hell, licht, weiß ist, ist hier schwarz; was dort schattig, schwarz, dunkel, ist hier hell. Und zwar weil gerade das Helle, Weiße, die Lichter in der Natur Licht ausstrahlen, die Zersetzung des Bromsilbers herbeiführen und das Silber sehr leicht reduzierbar machen, das dann durch die Entwickler auf der Platte geschwärzt wird, während die Schatten in der Natur, das Dunkle, Schwarze fast kein Licht ausstrahlen, es verschlucken und deshalb das Bromsilber unzersetzt lassen.

Wollen wir ein mit der Natur übereinstimmendes Bild haben, wo das Helle, Weiße, die Lichter in der Natur wirklich weiß sind, das Dunkle, der Schatten, wirklich dunkel, die Halbschatten, die nicht alles Licht verschlucken, sondern mehr oder weniger zurückstrahlen, reflektieren, auch halbdunkel, müssen wir von dem Negativ ein Positiv herstellen. Wir legen auf das Negativ ein lichtempfindliches, z. B. mit Chlorsilber überzogenes Papier und lassen auf dieses Licht durch das Negativ hindurch einwirken. Es wird die hellen Stellen des Negativs — die Schatten in der Natur — durchdringen, das Chlorsilber zersetzen und das Papier schwärzlichviolett färben. Die dunklen Stellen des Negativs — die Lichter in der Natur —, das reduzierte Silber, wird das Licht aber nicht durchdringen, das Papier darunter bleibt weiß, und wir erhalten ein mit der Natur übereinstimmendes Bild.

Die Photographie zerfällt demnach in zwei Teile:
I. Die Herstellung des Negativs.
II. Die Herstellung des Positivs.

I. Die Herstellung des Negativs.

1. Zur Herstellung des Negativs sind verschiedene Vorgänge erforderlich:
   A. Die Aufnahme des Bildes, d. h. die Einwirkung der zurückgestrahlten, der reflektierten Lichtstrahlen des vor dem Brennglase — der Linse, dem Objektive des Apparates — liegenden Bildes auf die lichtempfindliche Platte.
   B. Das Sichtbarmachen der durch die Aufnahme erfolgten Zersetzung der Platte, das Hervorrufen, das Entwickeln des Bildes vermittels chemischer Agenzien, sog. Entwickler.
   C. Das Festhalten, das Fixieren des Bildes auf der Platte, d. h. das Verhindern einer weiteren Zersetzung der Platte durch das Licht.

A. Aufnahme des Bildes.

Um eine Aufnahme machen zu können, legen wir eine Glasplatte, die auf einer Seite Bromsilbergelatineschicht trägt — eine **Trockenplatte** oder kurzweg **Platte** — in einer Dunkelkammer bei rotem Licht mit der **Schichtseite nach oben** in ein lichtdichtes kleines Kästchen — eine **Kassette** —, welche die Platte vollständig von Tageslicht oder künstlichem weißen Licht abschließt. Nun machen wir den photographischen Apparat bereit. Er ist, wie wir wissen, ein lichtdichter, innen geschwärzter Kasten, der vorn eine Glaslinse, ein Objektiv trägt. Um sich überzeugen zu können, daß auch gerade das Bild, was wir aufnehmen wollen, vor dem Objektiv liegt, ist an dem Apparat, dem Objektiv gegenüber, dort, wo die Platte eingestellt werden muß, eine matte Glasscheibe, die **Matt-** oder **Visierscheibe** angebracht.

Beobachten wir auf dieser Mattscheibe das Bild, so sehen wir, daß dieses, gleichwie später auf der Platte, entgegengesetzt der Natur, auf dem Kopfe steht, da die Lichtstrahlen sich in gerader Linie fortpflanzen und die Glaslinse, die, wie wir später sehen werden, den Lichtstrahl bricht, die Hauptrichtung nicht verändert, sondern nur die verschiedenen Strahlen vereinigt, sammelt. Um das Bild besser beobachten zu können, bedienen wir uns eines dunklen Tuches — eines **Dunkeltuches**, das wir über den Kopf und den Apparat werfen. Das Bild wird nun größtenteils **unklar sein, nicht scharf gezeichnet**, wir müssen es erst **scharf einstellen.** Dies geschieht durch Ausziehen oder Zusammendrücken des Lederbalges, wodurch der Raum zwischen dem Mittelpunkte der Linse bis zur Mattscheibe entweder vergrößert oder verkleinert wird. Ist das Bild scharf eingestellt, so wird das Objektiv durch die an dem Apparat angebrachte Vorrichtung oder durch Auflegen eines Deckels geschlossen, daß kein Licht mehr in den Apparat fallen kann, die Mattscheibe entfernt und an ihre Stelle die Kassette mit der Platte getan. Jetzt öffnet man die Kassette durch Herausziehen des Schiebers, zugleich auch das Objektiv, daß die

Lichtstrahlen auf die Platte einwirken können, man **belichtet**, man **exponiert**. Da die Zersetzung des Bromsilbers augenblicklich eintritt, darf die **Belichtung**, die **Exposition**, nur ganz kurze Zeit währen. Die Dauer der Belichtung richtet sich nach Verschiedenem, teils nach der Güte des Objektivs, teils nach der Jahreszeit, der Tageszeit, der Stärke des Lichtes, der **Empfindlichkeit**, d. h. der Güte der Platten und anderem. Ist die Belichtung beendet, wird vor allem das Objektiv geschlossen, daß kein Licht mehr auf die Platte fallen kann, darauf ebenfalls die Kassette, und die Aufnahme ist beendigt.

Wir sehen, daß wir zur Aufnahme eines Bildes des photographischen Apparates verschiedener anderer Geräte und sonstiger Gegenstände bedürfen. Es sind dies vor allem:

1. Die lichtempfindliche Platte
2. Die Kassette.
3. Die Dunkelkammer und die Dunkelkammerlampe.
4. Der photographische Apparat.
5. Das Objektiv.
6. Die Blende.
7. Der Verschluß.
8. Das Stativ

1. Lichtempfindliche Platten sind überall gleichstarke Glasplatten von verschiedener Dicke, die auf einer Seite, der **Schichtseite**, ein inniges käsegelbes Gemisch, eine **Emulsion** von Bromsilber und Gelatinelösung aufgetragen haben. Diese Emulsion ist äußerst empfindlich gegen Tageslicht und künstliches weißes Licht, nicht so empfindlich gegen gelbes, fast unempfindlich gegen rotes Licht. Die Herstellung der Platten, sowie jedes Arbeiten damit, wie Einlegen in die Kassetten und das spätere Entwickeln, müssen daher bei rotem Licht geschehen, da die Platten sonst unbrauchbar werden. Man nennt sie **Trokkenplatten**, weil die Schicht trocken ist, im Gegensatz zu den früher angewandten feuchten **Kollodiumplatten**. Die Trockenplatten werden fabrikmäßig hergestellt. Ammoniumbromid oder Kaliumbromid enthaltende Gelatinelösung wird mit einer Silbernitratlösung und einer ganz geringen Menge einer schwachen Kaliumjodidlösung, um sog. Grauschleier, d. h. ein allgemeines Grau ohne Gegensätze zu verhindern, so gemischt, daß Ammoniumbromid im Überschuß ist. Es scheidet sich neben sehr wenig Silberjodid das Silberbromid in äußerst feiner kolloidaler Verteilung aus

$$NH_4Br + AgNO_3 = AgBr + NH_4NO_3$$
Ammoniumbromid + Silbernitrat = Silberbromid + Ammoniumnitrat.

Die Emulsion wird darauf, um das Nitrat zu entfernen, mit kaltem Wasser ausgewaschen und gibt eine Trockenplatte mit **sehr feiner Körnung**, aber nicht sehr großer **Lichtempfindlichkeit**, Aufsaugefähigkeit der Lichtstrahlen. Sie eignet sich da, wo Gegensätze, **Kontraste** gewünscht werden, besonders für Diapositive und Reproduktion, als Normal- und Kontrastplatte. Um die Körnung des Silberbromids zu **vergrößern** und dadurch lichtempfindlicher zu machen, erhitzt man die Mischung, man reift sie, **sensibilisiert** sie, wobei man eine **Vorreife** unterscheidet, ein Stehenlassen der Emulsion bei nicht zu großer Wärme unter Zusatz von etwas Ammoniak, wodurch sich die Körnung allmählich kristallartig vergrößert, und eine **Nachreife**, die durch unterbrochene starke Erwärmung geschieht. Darauf wird die Masse abgekühlt, sie erstarrt, wird in Streifen zerschnitten, mit kaltem Wasser ausgewaschen, um das Ammonium- bzw. Kaliumnitrat zu entfernen, darauf geschmolzen, um sie schwerer löslich zu machen mit etwas Alaun- oder Chromalaunlösung vermischt und möglichst gleichmäßig auf Glasplatten ausgegossen, die in verschiedene Größen zerschnitten werden. Infolge des vielen Gebrauchs der Kleinkameras und der dadurch bedingten Vergrößerung der Positive, sowie der Kinophotographie, wo grobkörniges Negativmaterial nicht zu verwenden ist, da es bei der Vergrößerung zu viele Zwischenräume aufweist, sucht man aus Glutingelatine, die reich an organischen Schwefelverbindungen ist, bestimmten Mischungsverhältnissen der Chemikalien und bestimmten Temperaturen eine lichtempfindlichere und doch feinkörnige Emulsionsschicht herzustellen.

Ferner wird, je nachdem die Emulsion nicht oder gereift ist, auch der durch die Belichtung bzw. Entwicklung entstandene Niederschlag des Silbers auf der Glasplatte mehr oder weniger geschwärzt. Man nennt diesen Vorgang der allmählichen Schwärzung Gradation, den Zeitpunkt, an dem die Schwärzung eintritt, die Schwelle und den Zeitverlauf der Belichtung den Belichtungsspielraum. Tritt die Schwärzung schnell hervor, nennt man dies harte Gradation, wenn langsam, weiche Gradation. Nicht- oder starkgereifte Emulsionen zeigen eine harte Gradation, keinen Übergang der Lichter zu den Schatten; Emulsionen aber, die alle Stufen der Reifung der Bromsilberkörnung enthalten, geben eine stufenweise Schwärzung, alle Übergänge von den Lichtern zu den Schatten, jedoch ist ihr Auflösungsvermögen, d. h. die Fähigkeit eng nebeneinander liegende Teile klar zu zeichnen, gering.

Bei übermäßig langer Belichtungszeit, also stark vergrößertem Belichtungsspielraum tritt aber bei der Entwicklung keine erhöhte Schwärzung ein, im Gegenteil, die Platte wird heller. Es kann sogar ein Umschlagen des Negativs in ein Positiv dadurch eintreten. Man nennt diesen Vorgang Polarisation und sucht diesen durch Zusatz einer kleinen Menge Natriumnitrit zu verhindern. So ist die Dauer der Belichtungszeit für die Emulsion von großer Wichtigkeit. Um eine Überbelichtung auszugleichen, werden die Platten gewöhnlich mit zwei Emulsionsschichten versehen. einer unteren weniger und einer oberen stark lichtempfindlichen.

Die verschiedene Lichtempfindlichkeit der Platten bezeichnete man früher mit Scheiner-Graden und hat diese für Platten mit geringer Lichtempfindlichkeit, z. B. für Diapositive, Reproduktionen, auch buntfarbige Arbeiten heute beibehalten, im übrigen aber beurteilt man die Lichtempfindlichkeit nach normierten, d. h. festgesetzten Graden, nach Din-Graden (Din = das ist Norm), und zwar nach dem Grundsatze, daß eine Emulsion um so lichtempfindlicher ist, je weniger Licht sie nötig hat, um einen bestimmten Silberniederschlag zu erzeugen. Man prüft darauf, indem man auf die Emulsion einen sog. Graukeil, eine Glasplatte, die stufenweise immer dicker und lichtundurchlässiger wird, indem sie mit einer von Hell zu Dunkel ganz gleichmäßig verlaufenden gefärbten Gelatineschicht bedeckt ist, legt und durch den Graukeil hindurch mit einer auf Tageslicht eingestellten Lichtquelle belichtet. Dieses Tageslicht bekommt man durch eine Wolfram-Vakuumlampe mit zwei dazwischen geschalteten Filtern. Das eine Filter enthält eine Kupfersulfat-, Mannit-Pyridinlösung, das andere eine Kupfersulfat-, Kobaltoammonsulfat- und Schwefelsäurelösung. Auf diese Weise erhält die Emulsion eine dem Keil entsprechende stufenweise Schwärzung. Die Grauabstufung ist mit normierten Graden von 0,1—3,0 versehen. Die Empfindlichkeit einer Platte wird nun mit der Gradzahl über 0,1 angegeben, bei welcher das durch den Graukeil fallende Licht bei der Entwicklung der Platte noch eine merkbare Schwärzung hervorruft, es ist der Schwellenwert. Die Din-Grade werden in $1/10$-Bruch angegeben, wobei $^3/_{10}$ mehr die doppelte Empfindlichkeit angibt, $^{17}/_{10}$ ist doppelt so empfindlich als $^{14}/_{10}$. Das Negativmaterial des Handels hat durchschnittlich eine Lichtempfindlichkeit von $^{11}/_{10}$ bis $^{20}/_{10}$ Din, wovon $^{11}/_{10}$ mittlere, $^{21}/_{10}$ die höchste Lichtempfindlichkeit hat.

Die Trockenplatten sind, lichtdicht und trocken aufbewahrt, lange Zeit haltbar, müssen aber vor Ammoniak-, Salzsäure- und Schwefelwasserstoffdämpfen peinlichst geschützt werden. Sie zeigen jedoch den Nachteil, daß blaue, violette und ultraviolette Farben bedeutend stärker auf sie einwirken als gelbe, grüne und rote, indem das Gelb in der gelblichen Gelatine der Platte blaue und violette Strahlen geradezu aufsaugt, absorbiert, hier die Emulsionsschicht stärker zersetzt wird, die blauen und violetten Farben auf dem Bilde unnatürlich hell, die gelben, grünen oder roten aber zu dunkel werden. Diesem Übelstande hilft man durch Verwendung von orthochromatischen bzw. panchromatischen, **farbenempfindlichen** Platten ab. Man stellt **orthochromatische** her, daß man die Emulsion mit Lösungen von sauren Teerfarbstoffen wie Erythrosin, Äthylrot oder Zyanin vermischt oder für besondere Zwecke die fertige Platte in solche Lösungen eintaucht. Es werden so die Bromsilberteilchen **optisch sensibilisiert**, aufsaugefähig hauptsächlich für die gelben und grünen Farben, sind aber für Rot immer noch ziemlich unempfindlich. Je nach der verschiedenen Stärke der Sensibilisierung, die durch Verwendung besonders ausgewählter Farbstoffe erreicht wird, unterscheidet man hoch- und höchstorthochromatische Platten.

Panchromatische Platten weisen neben sehr guter Grünempfindlichkeit eine höhere Rotempfindlichkeit auf, die **Rotblindheit** der gewöhnlichen Platten ist beseitigt. Man muß aber in der Dunkelkammer bei dunkelgrünem Licht arbeiten. Panchromatische Platten geben alle Farben in den richtigen Helligkeitsgraden wieder, wie sie vom menschlichen Auge gesehen werden. Sie sind nötig bei Aufnahmen von roten Gegenständen, Herbstlandschaften, bei untergehender Sonne und Porträtaufnahmen.

Im **Superpanmaterial** ist neben höchstgesteigerter Allgemeinempfindlichkeit eine übersteigerte Empfindlichkeit gegen Rot. Man gebraucht es bei Aufnahmen mit Kunstlicht, bei Lichtquellen, die viel rote Strahlen haben, z. B. bei Straßenbeleuchtung, Theateraufführungen.

Infrarotplatten, erhalten durch Zusatz von Farbstoffen wie Rubrozyanin, zeigen eine noch weiter gesteigerte Rotempfindlichkeit, und zwar den unsichtbaren Ultra- oder Infrarotstrahlen gegenüber, die eine Wellenlänge bis 1050 mμ aufweisen. Das Wort Infrarot bedeutet an sich nicht eine Farbe, sondern sagt, daß Lichtstrahlen festgestellt sind, die sich in der Wellenlänge, von der kürzesten Wellenlänge angefangen, hinter den roten Lichtstrahlen befinden. Die Wellenlänge der Lichtstrahlen wird nach Millimikron festgelegt. Die Wellenlängen der sichtbaren Lichtstrahlen von Rot bis Violett liegen zwischen 760—380 mμ. Die von der Agfa hergestellten Infrarotplatten haben eine Wellenlänge bis zu 1050 mμ, gebräuchlich sind 700—850 mμ. Diese Empfindlichkeitszahlen geben auch Anhaltspunkte für die Dunkelkammerbeleuchtung. Bei 700—750 mμ kann noch bei grünem Filter, bei größerer Empfindlichkeit nur im Dunkeln bzw. schwarz gefärbtem Licht gearbeitet werden. Sie sind für Aufnahmen bei dunstigem trüben Wetter und bei Dunkelheit geeignet.

Um orthochromatische, panchromatische und superpanchromatische Platten für entsprechend verschiedene Aufnahmen verwenden zu können, bedarf man der **Lichtfilter** (Abb. 510 u. 511), farbiger Scheiben aus Glas oder Gelatine, die meist mit Klammern auf das Objektiv aufgeklemmt, aber auch auf dieses aufgeschraubt werden. Jede Anwendung eines Filters bedingt meist eine Verlängerung der Belichtungszeit, die sich mit der Dichte des Filters steigert. Für orthochromatische Platten mit immer noch hoher Empfindlichkeit für Blau und Violett wählt man, weil Blau und Gelb komplementär sind, sich zu Weiß ergänzen, das Gelbfilter von verschiedener Dichte 0—6. Das sog. UV., d. h. Ultraviolettgelbfilter, ein sehr helles Filter, dient für Hochgebirgsaufnahmen. Bei diesem Filter ist eine längere Belichtung nicht nötig. Für panchromatische Platten eignen sich besonders Gelbgrünfilter, die hell, mittel, dunkel, auch mit nach den Rändern zu verlaufender Dichte im Handel sind. Außerdem für Aufnahmen, wo fernere Gegenstände deutlich sein sollen, oder bei dunstigen Landschaften Rotfilter oder Orangefilter. Bei Superpanplatten sind Grünfilter angebracht, zwei Glasplatten, zwischen denen sich grüngefärbte Gelatine befindet, oder es sind Glasmischungen, denen die verschiedensten Metalle zugesetzt sind. Als Regel für alle Filter gilt, daß die Farbe des angewandten Filters auf dem Bild heller, die Komplementärfarbe dunkler wird; durch ein gelbgrünes Filter wird Gelbgrün hell, Violett dunkel, durch ein rotes Filter Rot hell, Blau und Blaugrün dunkel. Auf Bildern sollen Gelb und Rot hell, Grün und Blau dunkel sein.

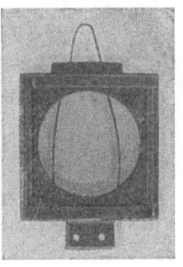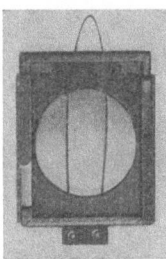

Abb. 510 u. 511. Lichtfilter.

Die Filter aus Glas sind entweder Massivgasfilter oder Filterkuvetten. Filter, die gefärbte Flüssigkeiten enthalten. Massivglasfilter werden aus feinstem Glase hergestellt, in der Glasmasse gefärbt und planparallel geschliffen. Gelatinefilter bestehen aus gefärbten und gehärteten, etwa 0,1 mm dicken Gelatineblättern, die sich zwischen zwei Pappen mit einem runden Ausschnitt befinden.

Bei Innenaufnahmen, z. B. gegen Fenster oder bei brennenden Lampen wo die Umgebung gewöhnlich dunkler gehalten ist, oder von Personen mit heller Kleidung auf dunklem Grunde, zeigt sich bei Verwendung der gewöhnlichen Platten meist auf dem Negativ ein runder schwarzer, auf dem Positiv ein weißer Schein, der die feineren Zeichnungen unkenntlich macht, ein Lichthof, ein Halo. Dieser Lichthof entsteht dadurch, daß die Lichtstrahlen, die durchs Fenster gekommen, oder sonst in Innenräumen durch teilweise Überbelichtungen leicht auftreten, durch die Emulsion hindurchgegangen sind, von dem Emulsionsträger zurückgestrahlt werden und so die Bromsilberschicht nochmals durchdringen. Man stellt daher lichthoffreie Platten her. Entweder versieht man die Rückseite der Glasplatte mit gefärbter Gelatine, oder es befindet sich zwischen Emulsion und Emulsionsträger eine entsprechend gefärbte Glatineschicht, oder man verwendet zwei Emulsionsschichten, eine untere wenig lichtempfindliche und eine obere voll gereifte Schicht. Bei den hochorthochromatischen Platten trägt man, um sie lichthoffrei zu bekommen, eine Zwischenschicht Braunstein, Mangansuperoxyd auf.

Photomechanische Platten haben nur geringe Lichtempfindlichkeit, sie sind aus ungereifter Bromsilberemulsion hergestellt, müssen daher lange belichtet werden, zeigen aber harte Gradation. So eignen sie sich für Diapositive und Reproduktionen.

Aus allem sieht man, daß es nötig ist, das Aufnahmematerial nach verschiedenen Gesichtspunkten hin zu prüfen und zwar auf die allgemeine Empfindlichkeit, auf die Farbenempfindlichkeit, auf die Körnung, auf die Lichthoffreiheit, auf Gradation und schließlich auf Belichtungsspielraum.

Verwendet man als Träger der Bromsilberemulsion nicht Glas, sondern biegsame Zellulose, bestehend aus Dinitrozellulose mit Kampfer und Harnstoff, oder Zellon, Azetylzellulose, Zellulosetriazetat mit Triphenylphosphat und Azetamid, oder seltener Papier, erhält man die **Filme** oder **Films**, leichtbrennbare **Nitrofilme** und schwerbrennbare **Azetylfilme, Zellonfilme**. Um ein **Filmband** zu bekommen, gießt man die Lösung der Nitro- bzw. Azetylzellulosemischung z. B. auf heizbare Trommeln oder über 1 m breite laufende Kupferbänder. Diese werden zur Aufnahme der Bromsilberemulsion verschieden zubereitet, z. B. durch Auftragen eines Gemisches von Kautschuk und Dammar oder Behandlung mit einer 25 prozentigen warmen Natronlauge. Die Unterseite bekommt meist eine gefärbte Gelatineschicht. Ist die Emulsion auf das Filmband aufgegossen, wird gewöhnlich eine zweite Schicht als Schutzschicht aufgetragen. Von den Filmen unterscheidet man Plan- oder Blattfilme, Filmpacks, Rollfilme oder Filmpatronen, Kinonormal- und Schmalfilme. **Planfilme** sind bis zur Dicke eines Kartenblattes stark, der Träger ist Zelluloid, das vielfach aus großen Blöcken gewonnen wird, mitunter ist der Träger dünne schwarze, aus Lumpen hergestellte Pappe. Planfilme werden wie Platten behandelt; sie bieten den Vorzug, leichter zu sein und nicht zu zerbrechen, so daß sie sich besonders für Reisen eignen. **Filmpacks** enthalten 6 oder 12 Filme, sie kommen in verschiedenen Größen in geschwärzten Blechkästchen in den Handel. Die belichteten Filme werden vermittels einer Papiertasche lichtdicht in den hinteren Teil des Blechkästchens befördert, so daß zugleich ein neu zu belichtender Film bereit liegt. **Rollfilme** sind dünne Zelluloidstreifen, und zwar zu 4, 6, 8, 12, 16 und für Kleinbilder zu 36 auf Holz- oder Metallspulen aufgerollt. Das Filmband ist auf der Rückseite des Emulsionsträgers mit einem auf der Innenseite schwarzen, dichten, aus Baumwolle hergestellten und mit Kollodium oder gehärteter Gelatine überzogenen Papier bedeckt, das auf der Außenseite ebenfalls gehärtet, rot oder grün ist und kommt meist in Stanniol verpackt in den Handel. Diese Rollfilme können bei Tageslicht in den Apparat gelegt und ausgewechselt werden, da sich die Papierstreifen nach der Belichtung wieder mit aufrollen. **Schmalfilme**, d. h. Filme bis zu 3,5 cm sind Azetylfilme.

Als Ersatz für Zelluloidfilme gelten auch **Papierfilme**. Bei ihnen läßt sich das Negativ, ähnlich wie bei den Abziehbildern, von dem Papieruntergrund ablösen, oder man bestreicht das Papier mit etwas Mohnöl, wodurch es durchsichtig wird.

Kassetten sind lichtdichte, sorgfältig gearbeitete, kleine Kästchen, die zur Aufnahme der Platten und Filme bestimmt sind. Sie werden aus verschiedenen Stoffen hergestellt, meist aus Holz oder Eisenblech. Entweder sind sie für eine oder für zwei Platten eingerichtet. Alle Kassetten müssen so gearbeitet sein, daß die Platte genau an die Stelle der Mattscheibe zu stehen kommt, da die Bilder sonst infolge Kassettendifferenz unscharf werden. Der Schieber, der die Platte vor Licht abschließt und sie im Apparat, wenn herausgezogen, freilegt, ist entweder vollständig ausziehbar oder umlegbar. Im ersteren Fall muß beim Herausziehen vorsichtig verfahren werden, daß kein Licht in die Kassette fällt. **Doppelkassetten** sind entweder aus einem Stück gearbeitet, nur in der Mitte durch eine Scheidewand getrennt, so daß zwei Abteilungen entstehen, die durch die Schieber geschlossen werden, oder sie sind buchartig aufklappbar und die Scheidewand ist unbeweglich. Während die ersteren von außen zu füllen sind, geschieht dies bei den buchartigen durch Öffnen der Scheidewand.

Für Filme benutzt man Rollfilmkassetten oder für Planfilme auch die Filmpackkassette. In den Rollfilmkassetten befinden sich zwei Spulen. Auf die eine wird die Filmpatrone gesteckt, durch Drehen rollt man einen Film zur Belichtung ab und rollt ihn nach der Belichtung auf die zweite Spule auf. Die Filmpackkassette für Planfilme dient zur Aufnahme des Filmpacks, der ebenfalls ein Auswechseln bei Tageslicht ermöglicht. Es wird die Kassette mit einer Filmpackung von zwölf Filmen geladen. Bei größeren Kameras können Kasseteneinlagen verwendet werden, so daß man auch kleinere Formate verarbeiten kann.

Alle Kassetten müssen völlig lichtdicht sein. Man prüft sie durch Belichten einer Platte durch die Kassette hindurch im Sonnenlicht. Beim Entwickeln werden sich die Stellen zeigen, wo Licht hindurchgegangen ist. Es ist auch zweckmäßig, neue Kassetten vor dem Gebrauche, geöffnet, der Luft auszusetzen. Läßt sich die Kassette nicht ohne Erschütterung in den Apparat schieben oder der Schieber nicht leicht herauszuziehen, so tut man gut, mit einer geringen Menge Graphit einzureiben, doch muß dabei jede Staubbildung vermieden werden.

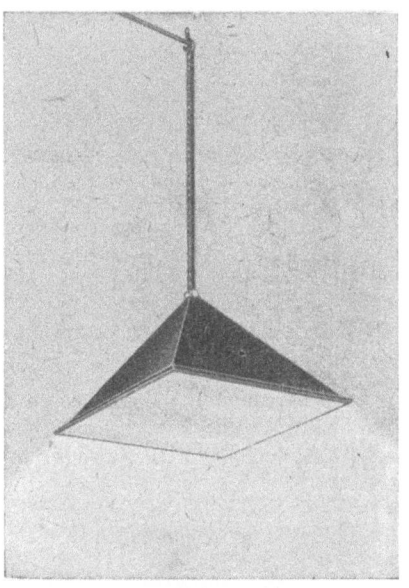

Abb. 512. Deckenbeleuchtung, unmittelbares Licht

Um Platten in die Kassetten zu legen und die weitere Verarbeitung der belichteten Platten und Filme vorzunehmen, bedarf man einer Dunkelkammer, wobei es zweckmäßig ist, nicht nur eine Dunkelkammer für sämtliche Arbeiten, sondern mindestens zwei zur Verfügung zu haben, die eine für den Negativ-, die zweite für den Positivprozeß bzw. die übrige Verarbeitung. Wenn möglich, sollen sogar drei Dunkelkammern vorhanden sein, für Negativ-, Positiv- und Tageslichtarbeiten. Die Dunkelkammern müssen gut und lichtdicht zu lüften sein, nicht zu kalt und nicht zu warm und lichtdicht von anderen Räumen durch Doppeltüren, am besten durch Schleusen, die mit lichtdichten, dicken Vorhängen versehen sind, abgeschlossen. Es soll sich in der Dunkelkammer ein Wasserzufluß und ein Abfluß befinden. Die Wände und alle Holzteile sind nicht schwarz, sondern gelborange oder weiß zu streichen. Es muß eine Sitzgelegenheit vorhanden sein. Naß- und Trockenarbeit müssen getrennt werden. Den Tisch für Naßarbeit belegt man zweckmäßig mit einer Bleiplatte, oder mit Steingut. Für die Beleuchtung in Rot, Gelb und Grün sind Lampen, die den ganzen Raum gleichmäßig erhellen, Deckenbeleuchtung und Lampen für die Arbeitsplätze zu unterscheiden. Die Deckenbeleuchtung kann das Licht entweder unmittelbar nach unten in den Raum ausstrahlen, oder zur Decke, von wo aus sich dann die Helle gleichmäßig in dem Raume verteilt (Abb. 512 u. 513). Lampen für Arbeitstische können gewöhnlich ohne die sog. Lichtfilter auszuwechseln nach Erfordernis in die gewünschte Farbe eingestellt werden. Die als Lichtquelle zu verwendende elektrische Glühbirne soll, von Deckenbeleuchtung abgesehen, nicht stärker als 15 bis höchstens 25 Watt sein und durch Lichtfilter in der zweckentsprechenden Farbe so gesichert sein, daß nur so viel Licht hindurchgeht, daß die Arbeit in einer Entfernung von reichlich einem halben Meter erledigt werden kann. Grün in den verschiedenen Abstufungen ist im allgemeinen für die Verarbeitung aller Platten und Filme zweckmäßig, Rot für orthochromatische, und zwar Hellrot für Beleuchtung mit Deckenbestrahlung, Gelb für Positivverarbeitung, für Chlor- und Chlorbromsilberpapiere. Die Dunkelkammer muß aber stets so erhellt sein, daß ein Herumtasten unbedingt vermieden wird. Auf genügende Sicherheit prüft man die Lampe: Eine Platte wird zur Hälfte mit lichtundurchlässigem, schwarzem Papier bedeckt, die andere Hälfte in einer Entfernung von reichlich $1/2$ m während einiger Minuten der Belichtung ausgesetzt. Zeigt die Platte nach der Entwicklung mit einem gebrauchten Entwickler auf der belichteten Seite graue oder schwarze Streifen, so genügt die Lampe den Anforderungen nicht.

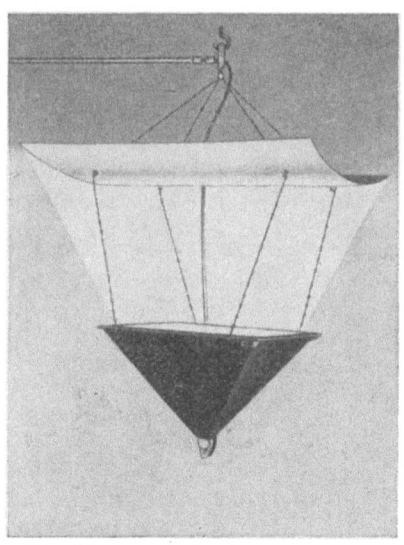

Abb. 513. Deckenbeleuchtung, zur Decke strahlendes Licht.

In jeder Dunkelkammer müssen alle nötigen Geräte vorhanden sein, somit auch Schränke und Börter zur Aufbewahrung dieser; für Entwicklungs-, Fixier- und Wässerungsbäder die Schalen in genügender Anzahl, verschiedene Größen,

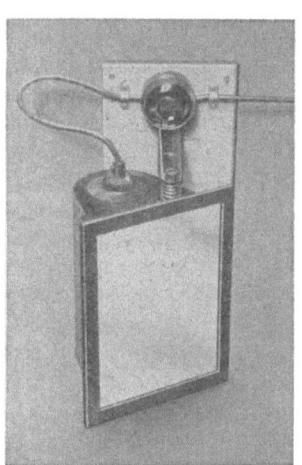 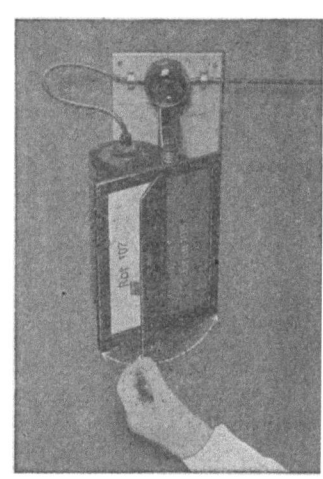

Abb. 514. Arbeitstischlampe.   Abb. 515. Arbeitstischlampe.

aus verschiedenen Stoffen wie hellem und dunklem Glas, Porzellan, Zelluloid, gehärteter und geschwärzter Papiermasse, Emaille, Kunstharz (Abb. 516 u. 517), damit für die verschiedenen Arbeiten stets die gleichen Schalen genommen werden können, besonders lange Schalen für Verarbeitung von Filmen, um sie in ihrer Länge aufnehmen zu können, Mensuren (Abb. 518), Glastrichter, Filtrierpapier, ein weicher Pinsel, Plattenheber, Filmhalter, Filmklammern, Standentwickler, Tageslichtentwickler, Wässerungsgestelle, die verschiedenen Chemikalien, genügend destilliertes Wasser und eine große Flasche, um gebrauchte silberhaltige Flüssigkeiten zu sammeln. Außer der Verarbeitung der Platten und Filme in Schalen benutzt man sehr viel die Tanke, man spricht von einer Tankentwicklung, Tröge mit Abflußhahn aus Steinzeug in verschiedenen

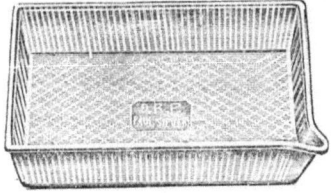

Abb. 516. Glasschale

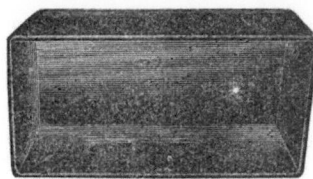

Abb. 517. Schale aus gehärteter Papiermasse

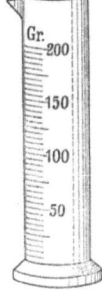

Abb. 518. Glasmensur.

Größen bis über 150 l Inhalt und unterscheidet Entwickler-, Fixier- und zweckmäßig mit einer Wasserleitung verbundene Wässerungstanke. In diese Tröge hängt man die Platten in Plattenkörben, die Filme mit Rollfilmklammern in Rollfilmrahmen in die Bäder. Am Boden der Tanke befindet sich eine siebartig durchlöcherte heraushebbare Schale, die zum Auffangen etwa hineingefallener Platten und Filme dient. Um in der kalten Jahreszeit den Bädern die nötige Wärme zu geben, benutzt man elektrische Flüssigkeitswärmer. Zum Trocknen der die Bäder durchlaufenen Platten und Filme dienen Trockenständer und elektrisch beheizte Trockenschränke, die im Tagesarbeitsraum unterzubringen sind. Auf die Trockenständer stellt man an möglichst staubfreiem Orte die Platten nicht zu eng aneinander, Filme werden geklammert zum Trocknen aufgehängt. Die Wirkung der Trockenschränke besteht darin, daß aufgenommene und erwärmte Luft den Filmen Feuchtigkeit entzieht und dann entweicht. So wird ein schnelleres Trocknen erreicht.

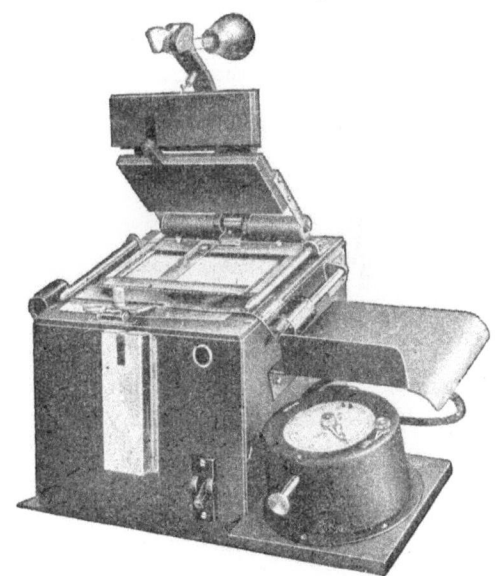

Abb. 519. Kopierapparat.

Trockenschränke müssen aber vollständig staubfrei gehalten werden. Für das Positivverfahren benötigt man bei Anwendung von Tageslicht einen Kopierrahmen oder Kopierbrett und so einen Kopiertisch. Bei dem Kopierrahmen oder -brett ist darauf zu achten, daß die Federn das zu belichtende Papier gleichmäßig an das Negativ drücken, sonst muß durch Papier oder eine dünne Filzlage ein Ausgleich geschaffen werden. Überwiegend ist jedoch Belichtung mit künstlichem, mit elektrischem Licht im Kopierapparat (Abb. 519) in Gebrauch, der mit oder ohne Belichtungsmesser im Handel ist, aber oft geölt werden muß. Der Kopie, dem Abzuge Hochglanz zu verleihen, das Satinieren, Glanzieren besorgt die mit

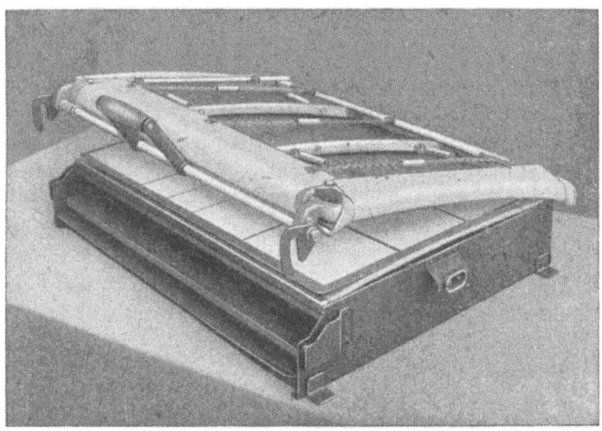

Abb. 520. Hochglanzpresse

verchromter, sorgfältig vor Kratzern zu hütender Platte versehene elektrisch heizbare Hochglanzpresse (Abb. 520). Den oft gewünschten Büttenrand am Abzug schafft die Beschneidemaschine. Zur Vergrößerung kleinerer Abzüge muß ein Vergrößerungsapparat vorhanden sein.

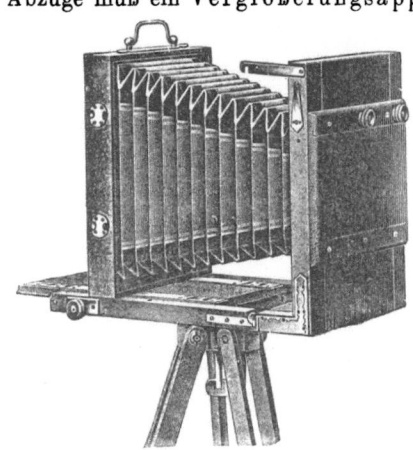

Abb. 521. Stativapparat.

Alle Geräte müssen peinlich sauber gehalten sein, man reinigt sie sofort nach dem Gebrauch sehr sorgfältig.

Die photographischen Apparate, die Kameras, sind von verschiedener Bauart, in den Grundgedanken aber immer übereinstimmend. Wir können zwei Hauptgruppen annehmen: die Stativapparate, auch wohl Werkstattkameras, Atelierkameras genannt, und die Handapparate, auch Moment-, Landschafts- oder Reisekameras, obwohl auch zusammenlegbare Stativapparate so bezeichnet werden.

Die Stativapparate, gewöhnlich schwerer und größer gebaut als die Handapparate, eignen sich sowohl für Momentaufnahmen, worunter Aufnahmen zu verstehen sind, deren Belichtungszeit kaum eine Sekunde und weniger beträgt, als auch für Zeitaufnahmen von längerer Belichtungszeit als eine Sekunde. Die Stativapparate werden vermittels eines Schraubengewindes auf einem Stativ befestigt, einem Dreifuße mit mehr oder weniger langen Füßen. Sie bestehen aus einem Vorderrahmen, der das Objektiv trägt, und einem Hinterrahmen, in den die Mattscheibe eingefügt ist. Beide werden durch einen lichtdichten, gewöhnlich ledernen Balg verbunden, der zum Scharfeinstellen auseinandergezogen oder zusammengedrückt werden kann (Abb. 521).

Unbedingt erforderlich ist, daß der Apparat vollständig lichtdicht ist, sonst zeigen sich auf den Negativen bzw. den Abzügen Flecke. Man tut gut, die Apparate von Zeit zu Zeit auf Lichtdichtigkeit zu prüfen. Man stellt den Apparat ins Sonnenlicht, zieht ihn so weit wie möglich auf, schließt das Objektiv, bringt das Gesicht an die Stelle der Mattscheibe, bedeckt, wenn nicht eine Vorrichtung angebracht ist, die das Dunkeltuch überflüssig macht, den Zwischenraum dicht mit dem Dunkeltuch, aber so, daß die Kamera bzw. der Balg nicht verdeckt wird und be-

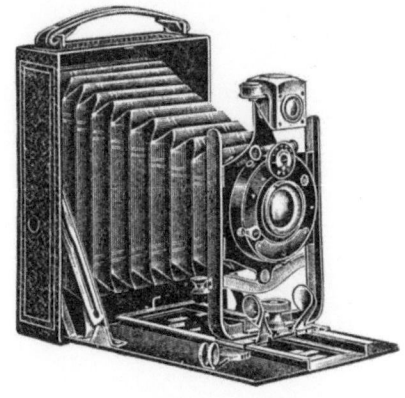

Abb. 522. Handapparat.

trachtet nun die Kammer von innen. Ist die Kammer nicht völlig lichtdicht, so wird man nach einiger Zeit die Lichtstrahlen feststellen können.

Die Handapparate (Abb. 522, 523, 524, 527, 528 u. 529) dienen besonders zur Aufnahme mit kurzer Belichtungszeit, weil man den Apparat nicht länger als einen kurzen Augenblick ruhig frei halten kann, und die Bilder andernfalls verwackelt würden, d. h. doppelt oder gar vielfach. Stellt man jedoch eine Handkamera auf einen festen Gegenstand, einen Tisch, Baumstamm usw., ist man auch imstande, mit einer Handkamera Zeitaufnahmen zu machen. Außerdem sind Handapparate vielfach so eingerichtet, daß sie auch auf einem Stativ befestigt werden können. Handkameras werden in vielen Bauarten unter mannigfachen Namen in den Handel gebracht. Sie sind aber in zwei Hauptformen zu trennen in Kastenkameras und Klappkameras.

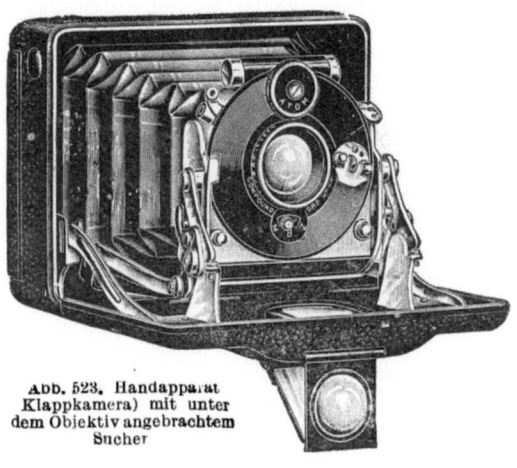

Abb. 523. Handapparat Klappkamera) mit unter dem Objektiv angebrachtem Sucher

Vielfach ist eine Mattscheibe nicht vorhanden, sondern anstatt ihrer ein Sucher. Diese sind in mannigfaltigen Formen in Gebrauch. Entweder ist der Sucher eine kleine photographische Kammer für sich mit einer Sammellinse und meistens Spiegelvorrichtung, die das Bild, allerdings nicht sehr hell auf eine Mattscheibe wirft. Oder die Sammellinse wirft das Bild auf einen im Winkel von 45° angebrachten Metallspiegel und das Bild wird dann durch eine zweite Sammellinse betrachtet — Brillantsucher. Oder es ist ein Newton-Sucher, eine hohlgeschliffene viereckige Linse mit einem eingeätzten Linienkreuz versehen und in einiger Entfernung vor der Linse ein Visier. Der Schnittpunkt des Kreuzes und das Visier ergeben die Mitte des Bildes (Abb. 525). Anstatt des Visiers ist häufig eine Sammellinse, durch die man das Linien- oder Fadenkreuz betrachtet, Newton-Durchsichtsucher. Auch Rahmensucher werden viel verwendet und oft Ikonometer oder Diopter genannt; in einiger Entfernung von einem Rahmen ist ein Visier, entweder ebenfalls ein Rahmen, aber kleiner, oder ein Dorn. Fernrohrsucher sind umgekehrte Fernrohre, die mit Vorliebe bei Kleinbildkameras Verwendung finden. Winkelsucher nehmen die von einer Linse aufgenommenen und durch ein Prisma rechtwinklig gebrochenen Lichtstrahlen auf, so betrachtet man den aufzunehmenden Gegenstand nicht unmittelbar, sondern im rechten Winkel. Für Sportaufnahmen sind eine Anzahl besonderer Sucher nach Art der Newton-Durchsichtsucher gebaut, z. B. der Albadasucher, bei dem die hohlgeschliffene Linse auf der Rückseite eine dünne Silberschicht, also einen Silberspiegel trägt, die Visieröffnung aber mit einer weißen Leuchtfarbe umrandet ist, die die Lichtstrahlen auf den Silberspiegel zurückwirft (Abb. 526). Vielfach werden bei besseren Apparaten die Sucher mit dem Aufnahmeobjektiv verbunden, gekuppelt, um einen Fehler bei der Aufnahme, der durch den Sucher entsteht, und Parallaxe genannt wird, möglichst auszuschalten. Sucher und Aufnahmeobjektiv zeichnen, gleichwie das menschliche linke Auge allein von dem-

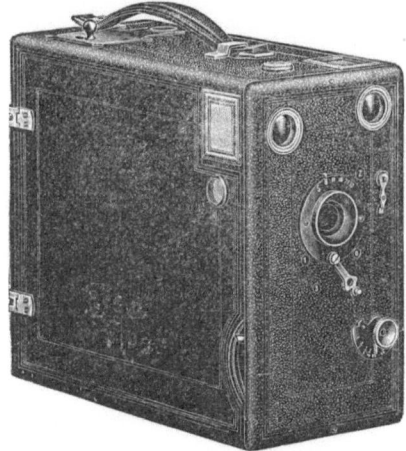

Abb. 524. Kasten-Magazinkamera.

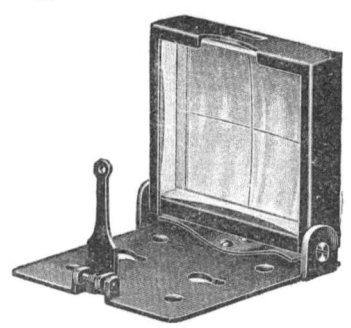

Abb. 525. Newton-Sucher.

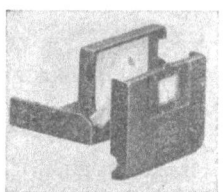

Abb. 526. Albadasucher.

selben Standpunkte aus ein etwas anderes Bild erschaut als das rechte Auge allein, indem sich scheinbar die Perspektive verschoben hat, in der Perspektive je ein etwas verschiedenes Bild; diese scheinbare Verschiebung nennen wir die Parallaxe und den Winkel, der sich dadurch ergibt, den Verschiebungswinkel. Die Sucher zeigen gewöhnlich mehr Bild als die Mattscheibe, so darf man sich dadurch nicht täuschen lassen. Man kann auch nach Feststellung des Unterschiedes die Sucher dementsprechend an den Seiten etwas mit Papier verkleben. Bei Brillantsuchern zeigen die an der Oberlinse hervortretenden Ecken der Metallfassung den eigentlichen Bildausschnitt an.

Die Kastenkameras, öfter Boxkameras genannt, haben den Vorteil, daß sie stets zur Aufnahme bereit sind, aber den Nachteil, unhandlich zu sein, mehr Raum zu beanspruchen Die Form ist entweder quadratisch oder viereckig länglich. Sie kommen als einfachste Apparate mit periskopisch konvexen Linsen, sog. positiven Menisken, ganz einfachen Verschlüssen und einfacher Auslösung oder in besseren Apparaten mit achromatischen Landschaftslinsen oder periskopischen Doppelobjektiven und bei hohen, ja höchsten Ansprüchen als Spiegelreflexkameras lichtstärkeren und sogar lichtstärksten Anastigmaten und gutem Kompur- bzw. bestem Schlitzverschluß, der Momentaufnahmen bis $1/1000$ Sekunde möglich macht, in den Handel. Bei der Reflexkamera ist ein Spiegel angebracht, der das von dem Objektiv empfangene Bild auf eine Mattscheibe, die auf der Oberseite des Apparates angebracht ist, in voller Größe wirft, so daß man auf der Mattscheibe einstellen kann. Zur Aufnahme legt sich der Spiegel an die Mattscheibe, den Apparat lichtdicht machend. Um eine manchmal hierbei auftretende Unschärfe zu vermeiden, haben die Spiegelkameras öfter ein zweites Objektiv als Sucher. Spiegelreflexapparate werden auch als Klappkameras hergestellt. Alle diese Apparate sind durchschnittlich für Rollfilme eingerichtet, doch gibt es auch solche, bei denen auch Platten oder Packfilme eingelegt werden können.

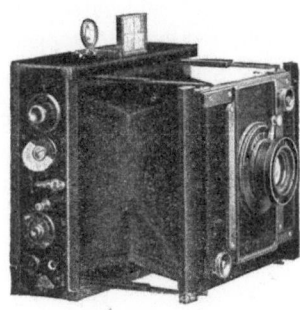

Abb. 527. Klappkamera mit festen Spreizen.

Klappkameras sind, wie der Name sagt, zusammenklappbar. Dadurch nehmen sie geringen Raum ein und haben weiter den Vorteil eines geringen Gewichtes. Sie sind mit einem Balg ausgestattet, der es ermöglicht, Aufnahmen von großer Nähe zu machen, haben sowohl eine Mattscheibe als auch einen Sucher und einen einfachen oder doppelten Bodenauszug, auf dem der Balg mit dem Objektivträger und Objektiv herausgezogen wird. Bei Klappkameras mit festen Spreizen, Scheeren- oder seitlich angebrachten Spreizen, die nur einen kurzen Balg und keinen Laufboden haben, ist durch das Herausziehen des Balges der Apparat aufnahmebereit und zugleich auf „Unendlich", eine Entfernung von 100 m, eingestellt. (Abb. 527.) Das Scharfeinstellen geschieht am Objektiv selbst.

Rollfilmkameras sind im Bau wie Klappkameras, nur daß sie auch bei Tageslicht auswechselbare Filmpatronen aufnehmen können. Vielfach sind sie auch für die Aufnahme von Platten und Filmpacks geeignet und so mit einer Mattscheibe versehen. Man unterscheidet Kameras mit Laufschienen und Kameras mit Spreizen.

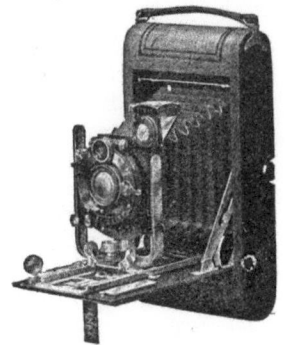

Abb. 528. Rollfilmkamera.

Die Kleinkameras, Kleinbildkameras, wie Leica, Nettax, Contax u. a. werden meist in den Größen 24:36 mm hergestellt. Sie sind größtenteils mit sehr lichtstarken Anastigmaten, die in verlängerten Metallröhren, in Stutzen, befestigt sind, balglos, so daß die Scharfeinstellung vom Objektiv ausgeht oder mit kurzem Balg, als Spreizkamera, ausgestattet. Ferner mit Fernrohr- oder optischem Sucher, Entfernungsmesser, Kompur- oder Schlitzverschluß, mit einer Belichtungszeit bis $1/1250$ Sekunde, Belichtungsmesser, auch Selbstauslöser. Sie ermöglichen so Aufnahmen unter schwierigsten

Verhältnissen, müssen aber, da von den Aufnahmen Vergrößerungen gemacht werden sollen, aufs schärfste eingestellt werden, was durch den Entfernungsmesser möglich ist. Die zur Aufnahme dienenden höchstempfindlichen Feinkornfilme sind zu 36 in einer Metallkapsel, Blechkassette verpackt.

Für Reproduktionen, worunter man Vervielfältigungen von Positiven, Photographien, Zeichnungen, Radierungen versteht, kann jede größere Klappkamera mit sehr gutem Anastigmat und mindestens doppeltem Auszuge verwendet werden. Bei doppelter Brennweite des Objektivs vom zu reproduzierenden Gegenstand erhält man den Gegenstand in seiner richtigen Größe, bei Verkleinerung der Brennweite, also Annäherung an das Objektiv wird der Gegenstand größer, bei größerer Entfernung kleiner.

Eine Filmkamera ist auch die Kinematographenkamera zur Herstellung lebender Photographien. Ein bis 20 m langer, schmaler Film, der eine Aufnahme von etwa für 2 Minuten ausreicht, wird durch ein Räderwerk, das durch Drehen einer Kurbel in Bewegung gesetzt wird, äußerst schnell abgerollt, dem Einflusse des Objektivs ausgesetzt und auf die zweite Spule wieder aufgerollt. In dieser Zeit macht der Apparat über 1000 Aufnahmen. Bei jeder Aufnahme tritt eine ganz geringe Unterbrechung der Rolltätigkeit ein, das Objektiv

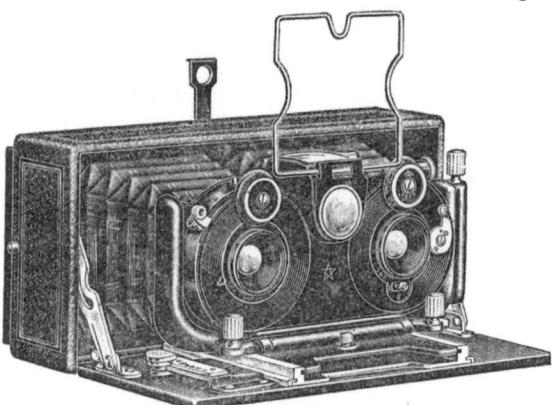

Abb. 529. Stereoskopkamera.

schließt sich für einen Augenblick, bis der Film so weit abgerollt ist, daß die neue Aufnahme geschehen kann. Nach der Entwicklung hat man ein Filmnegativ aus lauter kleinen Bildchen bestehend, eine Bilderreihe oder Reihenbild, von dem man in derselben Kammer ein durchsichtiges Positiv, einen Diapositivfilm herstellt. Bringt man diesen Diapositivfilm in einen Projektionsapparat, eine Laterna magica, in vollendeter Bauart, auch die Kinematographenkameras selbst sind zum Teil dazu zu verwenden, so vereinigen sich infolge der raschen Weiterrollung des Filmbandes die einzelnen Bildchen zu einem gemeinsamen Bilde, das von dem Auge wahrgenommen wird. Durch die Vereinigung der einzeln aufgenommenen Bewegungen wird der Vorgang so sprechend gezeigt, daß wir glauben, diesen in Natur vor uns zu haben.

Eine besondere Art von Kameras sind die Stereoskopkameras (Abb. 529), und zwar insofern, als sie mit zwei, aber vollständig gleichen Objektiven ausgerüstet sind. Diese sind auf dem Objektivbrett so angebracht, daß die Durchschnittsentfernung des Mittelpunktes des einen Objektivs vom Mittelpunkte des anderen 65 mm beträgt, also gleich ist der durchschnittlichen Entfernung des einen menschlichen Auges vom anderen. Die Stereoskopkamera ist durch ein geschwärztes lichtdichtes Brett der Länge nach in zwei Teile geteilt oder mit zwei lichtdichten Lederbälgen ausgestattet, so daß wir bei der Aufnahme zu gleicher Zeit zwei Bilder erhalten, ein linkes und ein rechtes. Diese beiden Bilder sind aber nicht vollständig gleich, sondern etwas voneinander verschieden. Sie entsprechen den Bildern, wie sie von dem menschlichen Auge wahrgenommen werden. Betrachten wir einen Gegenstand mit dem linken Auge, so sehen wir ihn etwas anders als bei gleicher Kopfstellung mit dem rechten, es tritt eine scheinbare Verschiebung der näherliegenden Gegenstände gegen den Hintergrund ein (Parallaxe), mit beiden Augen zusammen aber als ein Bild. Betrachten wir nun die beiden Stereoskopbilder in einem Stereoskopkasten, durch Linsen, so sehen wir sie ebenfalls nur als ein Bild. Diese Stereoskopapparate kommen als Platten-, Filmpacks-, Rollfilm-, Klappkameras oder auch als Spiegelreflexkameras vor.

Bei den Handkameras ist, wie wir bereits gesehen haben, die Einstellung des Bildes bei den verschiedenen Apparaten auch verschieden bewerkstelligt. Während die einen mit einem Balg ausgestattet sind, ist bei anderen das Objektiv selbst verstellbar, so daß dadurch der Abstand von diesem bis zur Platte verändert werden kann. Bei billigen Kastenapparaten kann eine Veränderung des Abstandes nicht herbeigeführt werden, sie befinden sich in fixer, feststehender Einstellung. Das Objektiv ist einmal auf eine bestimmte Entfernung genau eingestellt, und man nimmt an, daß über diese Entfernung hinaus alle Aufnahmen scharf werden. Man wählt eine Entfernung von 100 m und bezeichnet solche Einstellung als unendlich.

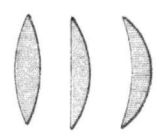

Abb. 530. Sammellinsen. 1 Bikonvex, 2 plankonvex, 3 periskopisch-konvex. Positiver Meniskus.

Beim Verkauf von photographischen Apparaten, wo man nicht einen, sondern verschiedene Apparate vorlegt, muß man sehr vorsichtig mit den Apparaten umgehen, um jede Verletzung zu vermeiden. So ist es sehr zweckmäßig, die Apparate nicht auf die Holz- oder Glastafeln zu setzen, sondern mit Plüsch überzogene Platten vorrätig zu halten.

Es empfiehlt sich auch, die Balgen innen auf Freisein von Staub zu untersuchen, da der Staub häufig Flecke auf den Platten hervorbringt. Man bläst den Staub aus dem völlig ausgezogenen Balgen vorteilhaft z. B. mit einer sog. Gummi-Insektenpulverspritze heraus.

Ein sehr wichtiger Teil der Kamera ist das Objektiv. Es besteht aus einer oder mehreren Glaslinsen, die in einem Metallrohre befestigt sind. Glaslinsen sind geschliffene Gläser, die eine oder zwei gekrümmte Flächen haben. Sind sie in der Mitte dicker als am Rande, heißen sie konvexe oder Sammellinsen (Abb. 530), sind sie dagegen am Rande dicker als in der

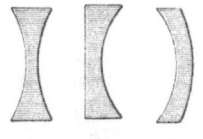

Abb. 531. Zerstreuungslinsen. 1 Bikonkav, 2 plankonkav, 3 periskopischkonkav. Negativer Meniskus.

Mitte, konkave oder Zerstreuungslinsen (Abb. 531). Beide Arten von Linsen können bi-, plan- oder periskopisch-konvex oder -konkav sein. Bikonvex bzw. bikonkav heißt die Linse, wenn sie auf beiden Flächen nach entgegengesetzter Seite gekrümmt ist. Plankonvex bzw. plankonkav, wenn nur eine Seite gekrümmt, die andere eben ist. Periskopisch-konvex oder positiver Meniskus bzw. periskopischkonkav, negativer Meniskus, wenn die Krümmungen nach gleicher Richtung gehen, aber verschiedene Wölbung zeigen.

Mit Ausnahme des Achsenstrahles, d. h. des Lichtstrahles, der in der Krümmungsachse einfällt, durch den Mittelpunkt der Linse geht, werden sämtliche durch eine Linse gehenden Lichtstrahlen abgelenkt, gebrochen, und zwar bei Sammellinsen um so mehr, je näher sie dem Rande der Linse, bei Zerstreuungslinsen je näher sie dem Achsenstrahl einfallen. Die konvexen Linsen heißen nun Sammellinsen, weil sie die Lichtstrahlen so brechen, daß sie sich hinter der Linse einander nähern, sich vereinigen. Die konkaven Linsen sind Zerstreuungslinsen benannt, weil die Strahlen nach der Brechung auseinandergehen. Alle Strahlen, die von sehr großer Entfernung aus die Linse treffen, fallen parallel in diese ein und vereinigen sich in einem Punkte, dem Brennpunkt, positiven Brennpunkt oder Fokus. Bei stark gekrümmten Sammellinsen liegt der Brennpunkt der Linse näher, als bei schwächerer Krümmung, so sind die Linsen für die Objektive gewöhnlich mit stärkerer Krümmung versehen. Meist sind die Sammellinsen oben und unten parallel mit der Achse der Linse etwas abgeflacht. Die Entfernung des Brennpunktes bis zum Mittelpunkte der Linse heißt die Brennweite (F) (Abb. 532). Es ist die Brennweite also die Entfernung von der Linse oder dem Objektiv, in der sich sehr weit entfernte Gegenstände hinter der Linse scharf abbilden. Bei einem einfachen Brennglase die Entfernung von ihm bis zu dem Punkte, wo die Sonne eine Entzündung hervorruft.

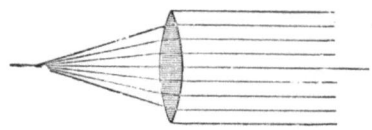

Abb. 532. Brechung der Lichtstrahlen durch eine konvexe Linse.

Beim Durchgang der Lichtstrahlen durch konkave Linsen werden die Strahlen nicht gesammelt, sondern zerstreut, sie weichen auseinander. Ihre Verlängerungen fallen vor der Linse in einem Punkte zusammen, dem negativen Fokus (Abb. 533).

Gleich wie durch ein Glasprisma wird auch durch eine Sammellinse ein weißer Lichtstrahl in seine Grundfarben zerlegt, in Rot, Orange, Gelb, Grün, Blau, Indigo und Violett. Man nennt diese Farben Regenbogenfarben, da der Regenbogen aus ihnen zusammengesetzt ist. Die Entstehung des Regenbogens erklärt man sich dadurch, daß die Sonnenstrahlen beim Durchgang durch in der Luft schwebende dichtere Dunstbläschen in die Farben zerlegt, zerstreut werden, daß somit das Sonnenlicht eine Farbenzerstreuung, eine Dispersion, erleidet.

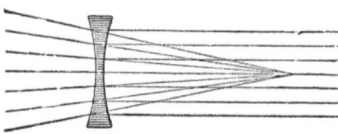

Abb. 533. Brechung der Lichtstrahlen durch eine konkave Linse.

Zugleich mit der Zerstreuung des weißen Lichtes bei Durchgang durch eine Sammellinse werden aber auch die hierbei auftretenden Farben verschieden stark abgelenkt, verschieden stark gebrochen, und zwar das kurzwellige Violett und Blau am stärksten, das langwellige Rot am wenigsten. Es werden sich demnach in der photographischen Kammer die violetten und blauen, die aktinischen, chemisch wirksamen Strahlen näher hinter der Linse vereinigen als die chemisch unwirksamen roten und gelben Strahlen; somit werden mehrere hintereinanderliegende Bilder entstehen, die sich nicht decken. Das Ganze ergibt einen Abbildungsfehler, ein unscharfes Bild, das im Brennpunkte der leuchtenden roten und gelben Strahlen eingestellt, aber im Brennpunkte der chemisch stark wirkenden blauen Strahlen entstanden ist, eine Fokusdifferenz, den Fehler der chromatischen Aberration.

Dieser Fokusdifferenz wegen können gewöhnliche Sammellinsen nicht gut als Objektive benutzt werden, sondern man verwendet hierfür zusammengesetzte Linsen, ein Linsensystem oder Glied. Nur für Aufnahmen von Personen, wo man durch die Farbenzerstreuung eine gewünschte Weichheit der Gesichtszüge erzielen kann oder nur für ganz billige Apparate wird mitunter eine einfache Sammellinse — ein Monokel — als Objektiv gewählt. Es muß jedoch, um die Fokusdifferenz einigermaßen auszugleichen, nach dem scharfen Einstellen der Balg um $1/50$ verkürzt werden. Zusammengesetzte Linsen bestehen aus einer Sammel- und einer Zerstreuungslinse, die zusammengekittet sind Sie zeigen beide den Fehler der chromatischen Aberration, aber entgegengesetzt, und so wird dieser durch die Vereinigung beider ausgeglichen. Damit aber nicht zugleich die strahlensammelnde Kraft der konvexen Linse aufgehoben werde, verfertigt man die Linsen aus besonderen, verschiedenen Glassorten; die Sammellinse aus schwachbrechendem Kronglas, die Zerstreuungslinse aus starkbrechendem bleihaltigen Flintglas, man korrigiert das Objektiv. Diese zusammengesetzten oder achromatischen Linsen (Abb. 534) stellen bei weitem die meisten Objektive dar. Wir können sie einteilen in einfache Achromate oder Landschaftslinsen (Abb. 535) und in Doppelobjektive.

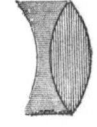

Abb. 534. Achromatische Linse.

Ein anderer Fehler zeigt sich bei Linsen, sphärische Aberration genannt. Sie entsteht durch die am Rande auf die Linse auffallenden Lichtstrahlen, die, wie wir bereits gesehen haben, stärker als die übrigen gebrochen werden und so mit den übrigen Strahlen keinen gemeinsamen Brennpunkt geben können. Infolge der kugeligen Krümmung der Linsen zeigt sich dieser Fehler zwischen Linse und Brennpunkt als kugelige Brennfläche, die man dadurch so viel als möglich zu vermeiden sucht, daß man wiederum eine Sammellinse, als sphärisch unterkorrigierte Linse, da der Brennpunkt der auf den Rand fallenden Strahlen der Linse näher liegt, als der Brennpunkt der übrigen Strahlen, mit einer Zerstreuungslinse vereinigt, die überkorrigiert ist, indem der Brennpunkt der in der Nähe der Achse fallenden Lichtstrahlen näher, der von der Linse gedachte Brennpunkt der Randstrahlen aber weiter von der Linse entfernt liegt.

Die einfache achromatische Linse zeigt den Fehler, daß am Rande der Bilder alle geraden Linien krumm wiedergegeben werden. Man nennt diesen Fehler Verzeichnung oder Distorsion; er entsteht ebenfalls durch schräg einfallende Strahlen und sphärische Aberration. Um ihn möglichst wenig bemerkbar zu machen, ist man gezwungen, die Randstrahlen durch sog. Blenden, die man vor dem Objektiv anbringt, abzuschneiden. Das Objektiv wird aber dadurch verkleinert, somit lichtärmer, und es muß längere Zeit belichtet werden. Es eignen sich diese einfachen achromatischen Objektive sehr gut für Landschafts- und Personenaufnahmen, aber nicht für Bauten- oder sog. Momentaufnahmen, wo man eines lichtstarken Objektivs bedarf. Ferner sind Fehler die Punktlosigkeit oder der Astigmatismus, Koma und die Bildfeldwölbung.

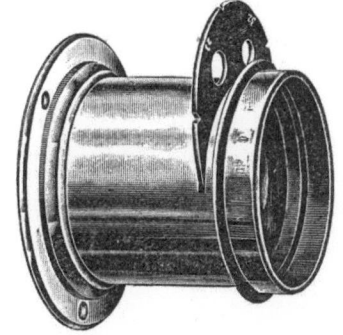

Abb. 535. Einfacher Achromat

Astigmatismus entsteht durch schräg einfallende Strahlen, die die Achse nicht treffen, er äußert sich besonders am Rande durch Unschärfe, indem Punkte oder Kreise oval in die Länge gezogen werden.

Koma ist eine Unschärfe; Punkte werden zu Kometen verzerrt Sie entsteht durch seitlich eindringende Strahlen und sphärische Aberration.

Bildwölbung zeigt sich bei schräg eintretenden Strahlen, die sich zu Brennpunkten vereinigen, die nicht in einer geraden Ebene liegen, sondern in einer Halbkreislinie.

Doppelobjektive sind, wie die Bezeichnung schon sagt, aus zwei Linsengliedern gebildet, sie sind frei von Verzeichnung. Man kann sie unterscheiden in Periskope, Aplanate und Anastigmate.

Periskope werden Objektive genannt, wo zwei gewöhnliche periskopische Sammellinsen in einem Metallrohr entgegengesetzt angeordnet sind (Abb. 536). Als Doppelobjektive sind sie frei von Verzeichnung. Als gewöhnliche Sammellinsen aber weisen sie Fokusdifferenz auf, die nach dem Einstellen ausgeglichen werden muß. Zu diesem Zwecke sind oft die Objektive selbst mit einer Vorrichtung versehen, daß sie ungefähr $1/50$ der Brennweite der Mattscheibe genähert werden können. Periskope sind billige, brauchbare Objektive, die gute Bilder liefern.

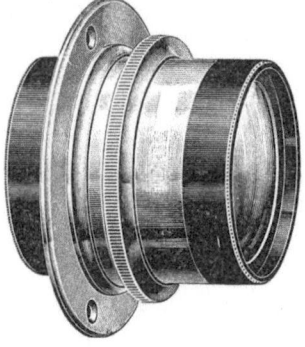

Abb. 536. Doppelobjektiv (Periskop).

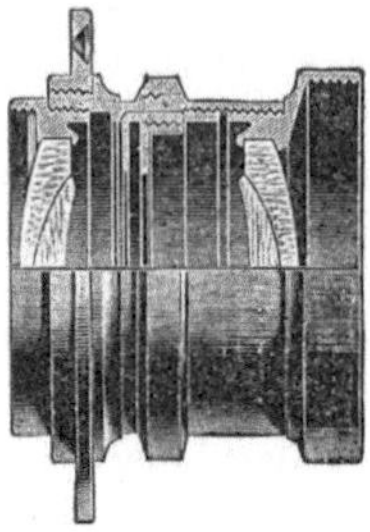

Abb. 537. Achromatischer Aplanat.

Aplanate werden aus zwei vollständig gleichen — symmetrischen —, aber entgegengesetzt angeordneten achromatischen Linsen gebildet (Abb. 537). Sie sind frei von Verzeichnung, sind bedeutend lichtstärker als die einzelnen Glieder, zerren aber häufig Punkte oder Kreise am Rand oval in die Länge, sie verursachen Punktlosigkeit, Astigmatismus. Auch mit diesen lichtstarken Objektiven erzielt man noch nicht völlig einwandfreie Platten oder Filme, man muß auch hier mit Blenden arbeiten, die man zwischen den Linsengliedern anbringt. Sie eignen sich bei langer Brennweite für Porträtaufnahmen.

Die vollkommensten Objektive sind die Anastigmate, die aus besonders zubereiteten Glasmassen hergestellt und durch besondere Linsenzusammenstellungen erhalten werden. Äußerst lichtstark können sie ohne Blenden verwendet werden. Sie weichen in ihrem Aufbau häufig voneinander ab. Sie sind entweder symmetrisch oder unsymmetrisch, entweder verkittet oder nicht verkittet. Die nichtverkitteten bestehen vielfach aus vier einzelnen Linsen, zwei Sammel- und zwei Zerstreuungslinsen, sie sind meist symmetrisch (Abb. 538).

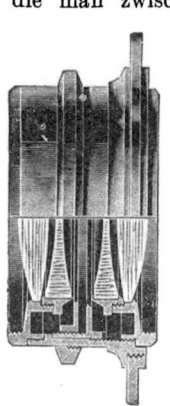
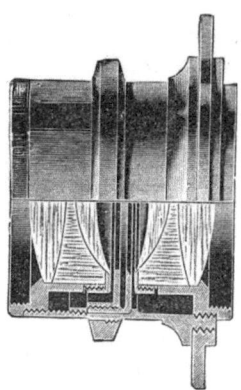

Abb. 538. Anastigmat, nicht verkittet.

Abb. 539. Anastigmat, verkittet.

Die verkitteten sind gewöhnlich aus sechs oder acht Linsen zusammengesetzt, entweder symmetrisch, also die beiden Linsenglieder vollständig übereinstimmend (Abb. 539) oder nicht symmetrisch. Die beiden Glieder weisen nicht dieselbe Linsenzahl und denselben Bau der Linsen auf. Die Lichtstärke der verkitteten Anastigmate ist besonders groß, weil sich zwischen den Linsen der Glieder so gut wie keine Luft befindet, so der Wechsel von Glaskörper und Luft verhindert und nicht so viel Licht verschluckt wird.

Apochromate werden Anastigmate genannt, die so sorgfältig abgestimmt, korrigiert sind, daß die Bilder der drei Hauptfarben Rot, Gelb und Violett genau zusammenfallen, sie sind für Dreifarbenaufnahmen wertvoll, für die gewöhnlich vorkommenden Arbeiten aber verhältnismäßig lichtschwach.

Die hinteren Linsen der Aplanate und Anastigmate sind meist für sich als Landschaftslinsen zu verwenden, sie haben dann doppelte Brennweite, so daß die aufzunehmenden Gegenstände größer werden als mit dem Doppelobjektiv.

Die Aplanate und vor allem Anastigmate sind auch meist als Weitwinkelobjektive, die an und für sich eine kurze Brennweite erfordern, zu betrachten, d. h. sie zeichnen die Platte scharf aus und können für Innenaufnahmen benutzt werden, wo die Aufnahme sehr nahe zu machen ist.

Um von entfernter liegenden Gegenständen größere Aufnahmen zu erhalten, als dies mit gewöhnlichen Objektiven möglich ist, benutzt man Teleobjektive. Dies sind Doppelobjektive, bei denen die eine Linse eine achromatische Sammellinse oder besseres Objektiv, die andere eine Zerstreuungslinse ist, wodurch die Vergrößerung bewirkt wird. Teleobjektive werden auch mit ausziehbarem Tubus hergestellt, wodurch die Vergrößerung gesteigert werden kann. Vorsatzlinsen, die vorn auf die Objektive gesetzt werden, bezwecken die Brennweite zu verkürzen oder zu verlängern. Eine Sammellinse verkürzt, eine Zerstreuungslinse verlängert die Brennweite. Sie werden vor allem als Weitwinkel-, Tele- und Porträtlinsen verwandt. Bei Verkürzung der Brennweite wird die Lichtstärke des Objektivs gesteigert, bei Verlängerung vermindert. Im allgemeinen muß bei Anwendung einer Vorsatzlinse die Belichtung verlängert werden, da stärker abzublenden ist.

Um die Linsen der Objektive zu reinigen, verwendet man nur ganz weiches Leder, sog. Fensterleder oder weiche alte Leinenläppchen und reinigt ohne jedweden Druck.

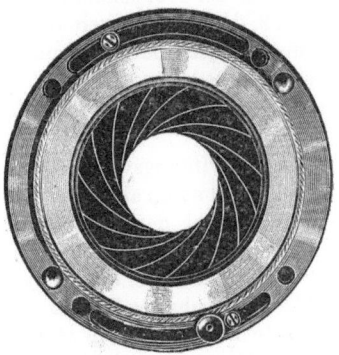

Abb. 540. Irisblende.

Blenden bezwecken, wie wir schon wissen, die Randstrahlen abzuschneiden, um möglichst bis zum Rand scharfe Bilder zu bekommen. Sie sollen aber auch die Bilder in der Tiefe scharf machen. Darunter verstehen wir, daß hintereinanderliegende Gegenstände scharf gezeichnet sind. Es fallen bei geringeren Entfernungen nicht alle Strahlen parallel ein, so daß verschiedene Brennpunkte und somit Unschärfe entstehen, wenn die nicht parallel einfallenden Strahlen nicht abgeschnitten werden. Außerdem regeln sie auch die Einwirkung des Lichtes.

Blenden sind geschwärzte Blech- oder Hartgummiplatten, die bei einfachen Objektiven vor diesen, bei Doppelobjektiven zwischen den einzelnen Linsengliedern angebracht sind. Man unterscheidet a) Steck- oder Schieberblenden, Platten mit einem runden Loch in der Mitte, das verschieden groß ist. Hat ein Apparat Steckblenden, so muß sich stets eine Blende in dem Apparat befinden, da sonst das Objektiv leicht verstäubt. b) Revolver- oder Rotationsblenden, runde Scheiben mit vier verschieden großen runden Löchern, die gedreht werden können (Abb. 535) und c) Irisblenden, aus sichelförmigen Blättchen, Lamellen, bestehend, die an einem Ringe befestigt sind. Durch Drehung eines Hebels wird die Öffnung in der Mitte vergrößert oder verkleinert (Abb. 540).

Je kleiner man die Blende wählt, desto schärfer wird das Bild in der Tiefe und am Rand, da ja mehr nichtparallele Strahlen abgeschnitten werden, aber auch desto dunkler ist das Bild auf der Mattscheibe, desto lichtärmer das Objektiv, desto länger die Belichtungszeit.

Die Größe der angewandten Blende, die Blendenöffnung gibt man in Bruchteilen der Brennweite des Objektivs an, dem Öffnungsverhältnis, der relativen Öffnung. Ist die Brennweite des Objektivs (F) z. B. 180 mm, der Durchmesser der Blendenöffnung 20 mm, so ist das Öffnungsverhältnis $\frac{180}{20} = 9$, die Öffnung der Blende der neunte Teil der Brennweite $F/_9$, oder wird die Brennweite mit der Verhältniszahl 1 bezeichnet, 1:9.

Bei einer Blendenöffnung von 10 mm $\frac{180}{10} = 1:18$ und bei einer Blendenöffnung von 5 mm $\frac{180}{5} = 1:36$.

Wir bekommen bei den Öffnungsverhältnissen 1:18 bzw. 1:36 bedeutend weniger Licht auf die Platte und müssen deshalb länger belichten. Aber nicht, wie man annehmen könnte, bei 1:18 noch einmal, bzw. bei 1:36 viermal so lange als bei 1:9, sondern bei 1:18 viermal, bei 1:36 sechzehnmal länger als bei 1:9, da die Helligkeit des Bildes im Geviert, quadratisch, mit der Blendenöffnung wächst oder abnimmt. Die Gevierte, Quadrate, der Öffnungsverhältniszahlen 9, 18 und 36 = 81, 324 und 1296 bzw. die Gevierte der Blendenöffnungsdurchmesser 5, 10 und 20 = 25, 100 und 400 stehen nun im Verhältnis 1:4:16.

Dieses Öffnungsverhältnis gibt zu gleicher Zeit Aufschluß über die **Lichtstärke** und so im allgemeinen über die **Güte eines Objektivs**. Je kleiner die Verhältniszahl, desto besser die Lichtstärke. Man beurteilt das Objektiv also im allgemeinen nicht nach der Größe der Linse, sondern nach dem Durchmesser der größten Blende, die angewendet werden muß, um ein an den Rändern und in der Tiefe scharfes Bild zu erhalten. Dabei ist aber zu beachten, daß der Satz gilt: Je lichtstärker ein Objektiv, desto geringer die Tiefe.

Die Dauer der Belichtung wird also zum großen Teil von der Lichtstärke des Objektivs abhängig sein. Für Zeitaufnahmen genügen lichtschwächere Objektive, für sog. Momentaufnahmen und besonders für ganz kurze Momentaufnahmen bis zu $^1/_{2200}$ Sekunde herab sind aber immer lichtstarke Objektive erforderlich.

Brennweite. Auch die Brennweite ist von großer Wichtigkeit. Sie beeinflußt den **Abbildungsmaßstab**, den **Bildwinkel** und die **Tiefenschärfe** sowie das **Plattenformat**. Die Brennweite soll der Diagonale des Plattenformats entsprechen. Die Entfernung, der Abstand der Mitte des Objektivs von dem Brennpunkte, wo man die Mattscheibe anbringt, um entfernte Gegenstände scharf auf unendlich einzustellen, bezeichnet man als Brennweite. Stellt man näher befindliche Gegenstände scharf ein, wird die Entfernung zwischen Objektivmitte und Brennpunkt größer, man nennt diese die Bildweite, so ist die Brennweite die kürzeste Bildweite. Wird ein Gegenstand von Apparaten verschiedener Brennweite aber in gleicher Entfernung aufgenommen, so wird dadurch der Abbildungsmaßstab, die Größe des Bildes verändert, das Bild, von der Kamera mit kurzer Brennweite zeigt den Gegenstand kleiner, der Hintergrund, die Perspektive, bleibt jedoch die gleiche.

Durch Belichtung durch das runde Objektiv entsteht auf der Platte ein kreisrundes Bild, das aber am Rande nicht so scharf gezeichnet ist, wie in der Mitte, der mittlere Teil ist das **scharfe brauchbare, verwendbare Bildfeld**.

Durch die Anwendung von Blenden nimmt die Größe des scharfen Bildfeldes zu und um so mehr, je kleiner die Blendenöffnung ist. Die Ausdehnungsfläche des scharfen Bildfeldes wird mit **Bildwinkel** bezeichnet. Man errechnet ihn aus der Brennweite und dem Durchmesser des scharfen Bildfeldes. Auf dem Mittelpunkte des Durchmessers des Bildfeldes errichtet man ein Lot von der Länge der Brennweite und verbindet den Endpunkt des Lotes mit den Endpunkten des Durchmessers. Der am Endpunkt des Lotes entstehende Winkel ist der Bildwinkel. Objektive mit kurzer Brennweite haben einen großen, solche mit längerer Brennweite, bei gleichgroßem Bildfelde, aber einen kleineren Bildwinkel. Objektive mit einem Bildwinkel von mindestens 70° sind **Weitwinkelobjektive**. Durch Objektive mit größerem Bildwinkel können auch nahe befindliche Gegenstände voll aufgenommen werden. Bei Weitwinkelaufnahmen zeigt sich öfter der Übelstand, daß der Vordergrund im Verhältnis zum Hintergrunde zu groß ist. Deshalb verwendet man vielfach Objektive mit einem Bildwinkel von 50°.

Die **Tiefenschärfe** eines Objektives richtet sich nach der Brennweite. Je kürzer die Brennweite, desto größer die Tiefenschärfe, also desto größer die Entfernung, von der aus noch scharfe Bilder erzielt werden. Je länger die Brennweite, desto geringer die Tiefenschärfe, desto kürzer die Entfernung, die noch scharfe Bilder gibt. Auch die Blendenöffnung ist ausschlaggebend für die Tiefenschärfe, je kleiner die Blendenöffnung, desto größer die Tiefenschärfe. Von einer ganz bestimmten Entfernung aus zeichnen die Objektive scharf. Diese Entfernung läßt sich aus Brennweite und Öffnungsverhältnis errechnen und wird in **Tiefenschärfentabellen** niedergelegt. Bei Kleinbildkameras finden sich bereits Tiefenschärferinge angebracht, von denen man die Werte nach Einstellung der Blende ablesen kann.

Das **Plattenformat** hängt von dem verwendbaren Bildfelde ab. Danach ist die Plattengröße ein Ausschnitt verschiedener Form aus diesem Bildfelde Will man ein einigermaßen überall scharfes Bild haben, so darf die Platte höchstens so groß wie der Durchmesser des verwendbaren Bildfeldes sein. Aus den Maßen der Platten und der Brennweite kann man Schlüsse auf die Verwendbarkeit des Objektives schließen. Bei einem sog. Universalobjektiv, das für fast alle Zwecke zu gebrauchen ist, sollen Brennweite und Plattenlänge gleich sein. Für Porträtaufnahmen soll die Länge der Brennweite doppelt so groß sein, als die Plattenlänge.

Verschluß. Um die Objektive rechtzeitig zu schließen, kann man sich bei Zeitaufnahmen des Objektivdeckels bedienen, den man auf die Linse legt. Bei Momentaufnahmen geht dies nicht. Hier müssen Vorrichtungen am Apparat sein, die den Verschluß des Objektivs schneller bewerkstelligen. Die Apparate müssen mit einem **Momentverschluß** ausgerüstet sein. Die Bauart dieser Verschlüsse ist sehr verschieden. Ebenfalls wechselt der Ort, wo sie angebracht werden. Entweder befinden sie sich vor dem Objektiv und sind an dem Metallringe, der über das Objektiv hinausragt — der **Sonnenblende** — befestigt oder zwischen den Linsen — **Zentralverschluß** — oder auch hinter dem Objektiv.

Äußerst schnell arbeitende Verschlüsse, wie der **Rolloschlitzverschluß**, haben ihren Platz unmittelbar vor den Platten, so daß das Objektiv möglichst ausgenützt wird. Sie sind meist so gebaut, daß die Geschwindigkeit, mit der sie arbeiten, abgeändert werden kann und sie auch für Zeitaufnahmen zu verwenden sind.

Bei einfachen Verschlüssen, wie dem **Fallverschluß**, bewegt sich vor dem

Objektiv eine mit einer Öffnung versehene Metallscheibe vorbei, bei dem **Konstantverschluß** zwei durch Ausschnitte abgerundete Metallscheiben. Bessere Verschlüsse sind **Sektoren-** und **Rolloverschlüsse**. Sektoren, Kreisausschnitte, werden durch **Metall-Lamellen**, Metallblättchen gebildet, die sich von der Mitte aus öffnen und zur Mitte zu wieder schließen. Man erzielt dadurch eine gleichmäßigere Belichtung. Sektorenverschlüsse für einfachere

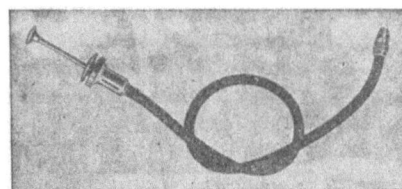

Abb. 541. Drahtauslöser

Apparate werden gewöhnlich aus zwei Lamellen gebildet, sie lassen eine Belichtungszeit bis herab zu $1/100$ Sekunde zu. Für bessere Kameras nimmt man drei Lamellen, z. B. **Prontor II** und **Ibsor** mit einer kürzesten Belichtungszeit von $1/150$—$1/175$ Sekunde. Sehr gut arbeitende Verschlüsse sind die mit einem Räderwerk und Ankerbremsung ausgestatteten **Kompurverschlüsse**. Bei Verwendung von drei Lamellen kann die Belichtungszeit bis auf $1/250$, bei **Kompurrapid-Verschluß**, aus fünf Lamellen zusammengesetzt, bis auf $1/500$ Sekunde beschränkt werden. Bei dem Rover-

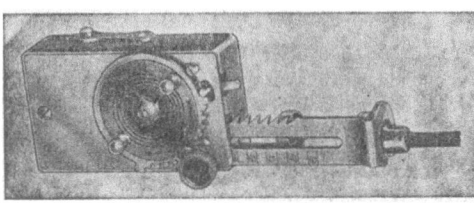

Abb. 542. Selbstauslöser

schluß mit einer Mindestbelichtungszeit von $1/100$ Sekunde, der meist vor dem Objektiv angebracht wird, geht vor diesem ein schwarzes Stück Zeug vorbei, das einen rechtwinkligen Schlitz trägt. Bei den am schnellsten arbeitenden, bis zu $1/2000$ Sekunde, Rolloschlitzverschlüssen, die, wie wir schon wissen, unmittelbar vor der Platte eingefügt sind, kann der Schlitz breit und schmal bis zu 2 mm gestellt werden, so daß auch hierdurch die Belichtung geregelt werden kann.

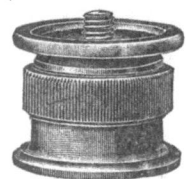

Abb. 543. Stativkopf um die Kamera nach links oder rechts drehen zu können, ohne die Stellung des Stativs zu verändern

Die **Auslösung**, d. h. die Intätigkeitsetzung des Verschlusses, geschieht entweder durch Hebeldruck mit dem Finger oder durch Drahtauslöser (Abb. 541). Dies ist eine umsponnene Spirale, worin sich ein Draht befindet, der durch Druck in Tätigkeit tritt. Die früher hierzu viel gebrauchten Gummibälle sind so gut wie aus dem Verkehr. **Selbstauslöser** sind gewöhnlich schon in die Verschlüsse eingearbeitet, oder der Auslöser wird mit einem Uhrwerk verbunden, das nach einer bestimmten Sekundenzahl abläuft, wodurch ein Hebel auf den Metallknopf des Auslösers gedrückt wird (Abb. 542).

Das Stativ. Die Bezeichnung Stativapparat sagt uns, daß wir eines Stativs bedürfen, eines Gestelles, das dem Apparat als Stützpunkt dient. Ist es für Zeitaufnahmen unumgänglich erforderlich, so empfiehlt es sich, auch bei Momentaufnahmen ausgiebig davon Gebrauch zu machen. Das Stativ besteht aus drei Füßen, die an einem **Stativkopfe** (Abb. 543) befestigt sind, entweder unbeweglich, wie bei den schwerfällig gebauten Stativen für die Werkstatt, oder beweglich, wie bei den meist gebräuchlichen, leichter gebauten Stativen für Reise- und Handkameras. Diese haben an den Füßen unten Eisenspitzen. Will man das Stativ auf glattem Boden benutzen, verhindert man das Wegrutschen der Füße durch Anwendung eines Stativfeststellers oder man befestigt an den Spitzen Kautschukpfropfen oder Kork-, Leder- oder Linoleumscheiben. Stative sind entweder aus Holz oder aus Metall, und zwar meist aus Messing oder Aluminium verfertigt. Holzstative können in zwei, drei oder vier Teile zusammengelegt oder teilweise ineinandergeschoben werden, sie sind haltbar und standfest (Abb. 544). Metallstative bestehen aus vier-, fünf- oder siebenteiligen runden oder kantigen Röhren, die ineinanderzuschieben sind und so nur eine Länge bis herunter zu 28 cm einnehmen, oder sie sind aus Metallschienen verfertigt und ähnlich den Holzstativen zusammenklappbar und so standfest wie gute Holzstative. Aufnahmen bei Wind im Freien werden leicht bei Anwendung eines Metallröhrenstativs verwackelt (Abb. 545).

Soll das Stativ auf Schnee gestellt werden, so verhindert man das Einsinken der Füße dadurch, daß man die Füße auf mit einem in der Mitte befindlichen und für die Spitze bestimmten Loche versehene Zinkbleche stellt, die die Form eines Dreieckes haben, dessen Seitenlängen etwa 25 cm betragen. Die Spitzen der Dreiecke werden in etwa 12 cm Länge nach unten gebogen.

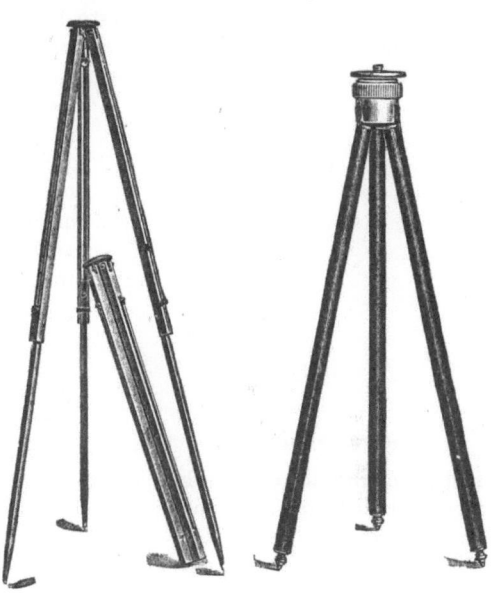

Abb. 544. Holzstativ.   Abb. 545. Metallstativ ineinandergeschoben

Kleine, leicht mitnehmbare Stative werden unter verschiedenen Namen in den Handel gebracht, z. B. Piccolo. Es sind Platten, die durch Ketten und Stützen an allen möglichen Gegenständen, wie Bäumen, Stühlen, Telegraphenstangen usw., schnell befestigt werden können.

Wir kehren jetzt wieder zur eigentlichen Herstellung eines photographischen Bildes zurück, und zwar zur Dauer der Belichtung oder der Exposition. Wir wissen schon, daß sich diese nach der Lichtstärke des Objektivs, der Empfindlichkeit der Platten bzw. des Films und der Stärke der Lichtquelle zu richten hat. Hinzu kommt noch die Entfernung des aufzunehmenden Gegenstandes von der Kamera. Je näher der Gegenstand ist, desto länger muß belichtet werden. Weiter die Jahres- und Tageszeit, die Größe der Blende, die Farbe des Gegenstandes. Es lassen sich also nicht feste Regeln aufstellen, sondern die Belichtungszeit muß von Fall zu Fall festgelegt werden. Im allgemeinen aber läßt sich sagen, daß für Zeitaufnahmen die Belichtungszeit im Freien 1—5 Sekunden beträgt, im Waldesinnern bis zu 10 Sekunden und für Landschaften mit Sonne 1 Sekunde oder nur Bruchteile einer Sekunde, da die Empfindlichkeit der Platten und Filme sehr gesteigert und die Objektive immer vollkommener hergestellt werden. Im Zimmer soll die Belichtung von 10 Sekunden bis zu 1 Minute und mehr währen. Bei Aufnahmen von Schneelandschaften und an der See darf nur ganz kurze Zeit belichtet werden. Als Grundsatz gilt: Frühmorgens und in der Dämmerung, ebenso im Winter, Frühjahr und Herbst muß länger belichtet werden. Die beste Tageszeit für Aufnahmen ist im Sommer von 9—6. im Winter von 11—1 Uhr.

Im allgemeinen darf nicht gegen die Sonne belichtet werden, und man nimmt Aufnahmen besser bei wolkigem Himmel vor. Mondscheinwirkungen und Stimmungsbilder aber erzielt man durch ganz kurze Belichtung gegen die Sonne, wobei das Objektiv selbst möglichst nicht von Sonnenstrahlen getroffen werden darf. Man belichtet, wenn die Sonne hinter Wolken geht. Auch Aufnahmen bei Sonnenuntergang ergeben wirkungsvolle Bilder.

Als Hilfsmittel, die richtige Belichtungsdauer festzustellen, dienen die optischen und elektrischen Belichtungsmesser. Die optischen Belichtungsmesser stellen meist entweder kleine Dosen oder fernrohrartige Röhren dar, worin sich entweder ein durchsichtiger oder trüber, undurchsichtiger blauer, allmählich immer dunkler werdender prismatischer Keil befindet. Bei durchsichtigem, klarem Keil betrachtet man den Gegenstand durch eine Öffnung und führt dabei den Keil langsam bei der Öffnung vorbei, bis man keine Einzelheiten des Gegenstandes mehr wahrnehmen kann. Je heller, stärker das Licht ist, desto mehr muß der Keil gedreht, desto dunkler werden und desto kürzer ist die Belichtungszeit. Bei Belichtungsmessern mit trübem, undurchsichtigem Keil wird der Gegenstand nicht selbst beurteilt, sondern man läßt eine kleine Mattscheibe durch den Gegenstand bestrahlen und ermittelt die Helligkeit der Mattscheibe, indem man eine Zahl, die darauf sichtbar ist, durch eine Irisblende soweit abblendet, daß die Zahl eben noch sichtbar ist. Schließlich liest man die Belichtungszeit ab. Bei einem elektrischen Belichtungsmesser fällt das Licht durch eine Linse, das elektrische Auge, in eine sog. Photozelle, wo sich auf einer Metallplatte Selen und darüber eine lichtdurchlässige Platinschicht als Sperrelektrode befinden. Das Licht wird ohne Hilfsspannung in elektrischen Strom umgewandelt, von einem elektrischen Drehspul-Meßgerät aufgenommen und dadurch setzt sich ein Zeiger über eine Skala in Bewegung. Die Skalenwerte lassen sich auf Tabellen unter Berücksichtigung des Öffnungsverhältnisses und der Platten- bzw. Filmempfindlichkeit in Belichtungszeiten ablesen. Aufnahmen bei Abend oder des Nachts werden bei Blitzlicht gemacht. Entweder verbrennt man ganz feines, sehr leicht entzündliches Magnesiumband, Magnesiumfolie von sehr großer Leuchtkraft, oder ein Magnesiumpulver, ein Gemisch von ganz feinem Magnesiumpulver mit Thoriumnitrat. Meist aber werden anstatt des Magnesiums andere Metalle, Osmium, Wolfram, Titan und Nitrate von Thorium, Zer und Zirkon verwendet. Es kommen auch die Metalle als ganz feines Band in geschlossener Glasumhüllung zur Verbrennung. Um die Blitzpulver zur Entflammung zu bringen, werden sie dünn und lang auf eine Blechplatte oder Kohlenschaufel geschüttet und vorsichtig mit einer langen Lunte aus Salpeterpapier entzündet. Oder man benutzt zur Entzündung eine Blitzlichtlampe. Zur Aufnahme stellt man das Bild bei künstlichem Licht ein. schraubt dieses vor der Belichtung etwas niedriger, verlöscht es aber nicht ganz, um Blendung der Augen zu vermeiden. Das Blitzlicht wird dann so aufgestellt. daß es sich mindestens 2 m von dem aufzunehmenden Gegenstand

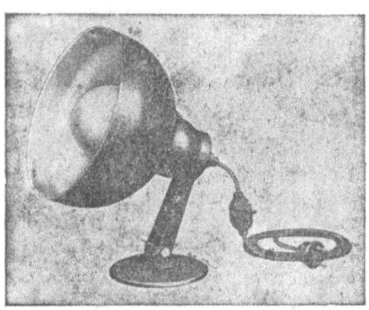

Abb. 546. Nitraphotlampe.

entfernt, vor diesem und 2 m hoch, am besten etwas seitwärts, hinter dem Objektiv befindet. Vorteilhaft ist es, zwischen Lichtquelle und den aufzunehmenden Gegenstand einen großen Bogen Seidenpapier oder lichtdurchlässigen, dünnen, weißen Stoff, Vorhänge usw. anzubringen, um zu große Gegensätze, Kontraste zu vermeiden.

Oder man benutzt anstatt des Blitzlichtes eine sog. elektrische Heimlampe und hier vor allem die Osram-Nitraphotlampe, die je nach der Größe 6000 bis 12 000 Lux oder Meterkerzen hat (Abb. 546). Unter Lux versteht man die Lichteinheit, die eine Hefner-Amylazetat-Normalkerze im Abstand von 1 m auf eine senkrecht gegen die Lichtstrahlen gestellte Fläche ausstrahlt.

B. Sichtbarmachen des Bildes.

Ist die Aufnahme beendet, geht es an das Sichtbarmachen der durch die Aufnahme erfolgten Zersetzung der Platte, an das Hervorrufen oder Entwickeln.

Es ist jedoch nicht nötig, die belichtete, die exponierte Platte sofort nach der Belichtung zu entwickeln. Dies kann noch nach Wochen geschehen, da sich die Platte, wenn gut vor Licht geschützt, nicht weiter zersetzt. Ein völliger Abschluß von schädlichem Licht ist aber unbedingt erforderlich.

Durch die Aufnahme ist, wie wir wissen, das Silberbromid an den Stellen, wo es vom Licht getroffen wurde, in leicht reduzierbares Silbersubbromid und freies gasförmiges Brom zersetzt. Diese Zersetzung ist äußerlich nicht wahrzunehmen, sie ist latent. Behandeln wir aber die Platte mit chemischen Agenzien, die das Brom leicht aufnehmen, so wird das Silber reduziert und bleibt metallisch als ganz feine schwarze Körnung auf der Platte zurück, und das Bild ist jetzt sichtbar. Und zwar wird es dort am schwärzesten sein, wo am meisten Silber reduziert ist, wo am meisten Lichtstrahlen auf das Silberbromid aufgefallen sind. Solche chemischen Stoffe, die bewirken, daß das Silber auf der Platte reduziert wird, nennen wir Entwicklungssubstanzen und ihre Lösungen Entwickler, Hervorrufer. Entwicklungssubstanzen sind z. B.:

Brenzkatechin s. dieses.
Hydrochinon, s. dieses,
Rodinal, das Hydrochlorid des Paraamidophenols.
Metol — das Hydrochlorid des Methylparaamidometakresols.
Glyzin — Oxyphenylglykokoll
Pyrogallol, s. dieses.
Adurol, das Monobromparadioxybenzol Haufi,
Edinol, das Hydrochlorid des Metaamidoorthooxybenzylalkohols,
Amidol, das Hydrochlorid des Diamidophenols, $(C_6H_3(NH_2)_2OH)$,
Eikonogen — das Natriumsalz der Amidobetanaphtholsulfosäure.
Paraphenylendiamin
und Eisenoxalat.

Sie sind fast sämtlich organischen Ursprungs, Abkömmlinge, Derivate des Kohlenwasserstoffes Benzol, C_6H_6. Alle diese Entwicklungssubstanzen besitzen große Affinität zu Brom und Sauerstoff, entziehen dem Silbersubbromid das Brom und lassen das Silber auf der Platte zurück. Um das Brom bzw. die durch die Entwicklungssubstanz entstehende Säure aufzunehmen, muß ein Entwickler einen Zusatz eines Alkalis erhalten, wie Natriumhydroxyd, Ammoniakflüssigkeit oder auch ein Alkalikarbonat, Kaliumkarbonat und seltener Natriumkarbonat — alkalische Entwickler. Diese binden das Brom und führen es in Natriumbromid, Ammoniumbromid oder Kaliumbromid über.

Von diesen wirkt am stärksten das Natriumhydroxyd. ferner das Kaliumhydroxyd, das ebenfalls sehr scharf eingreift.

Ferner fügt man Natriumsulfit hinzu, dessen Wirkung nicht völlig klar ist. Die trühere Anschauung, daß Natriumsulfit als Konservierungsmittel wirke, ist erschüttert worden, fest steht nur, daß es auf den Vorgang der Entwicklung sehr vorteilhaft einwirkt. Natriumsulfit ersetzt man auch durch Kaliummetabisulfit.

Ein Entwickler wirkt desto schneller, je mehr er Alkaligehalt hat. Aber auch die Entwicklersubstanzen selbst wirken verschieden schnell, so daß wir verschiedene Gruppen unterscheiden können: Langsame Entwickler. Schnell- oder Rapidentwickler und Gemischte Entwickler.

Zu den langsamen Entwicklern gehören Hydrochinon, Glyzin, Paraphenylendiamin und Pyrogallol. Sie eignen sich besonders für solche Platten, die zu lange dem Licht ausgesetzt waren, die überlichtet, überexponiert sind, während Rapidentwickler wie Amidol, Adurol, Edinol, Eikonogen, Metol und Rodinal angebracht sind bei Momentaufnahmen und bei zu wenig belichteten — unterlichteten, unterexponierten — Platten. Andererseits können langsame Entwickler wie Hydrochinon, Glyzin und Brenzkatechin durch Zusatz von Kalium- oder Natriumhydroxyd in Rapidentwickler und umgekehrt Rapidentwickler wie Metol, Eikonogen und Adurol durch Fortlassen eines Alkalis bzw. Zusatz von Kalium- oder Natriumkarbonat statt der Hydroxyde in langsame Entwickler übergeführt werden. Legt man die belichtete Platte in einen langsamen Entwickler, so bleibt sie anfänglich völlig unverändert, erst allmählich erscheint das Bild, und zwar zuerst die höchsten Lichter, die Weißen in der Natur, darauf die Halbschatten und schließlich die Einzelheiten der Schatten. Bei Anwendung eines Rapidentwicklers erscheint das Bild sofort beim Hineinlegen der Platte. Es muß dann aber noch längere Zeit in der Entwicklungsflüssigkeit liegen, um die nötige Dichte, d. h. einen genügenden lichtdurchlässigen Niederschlag von metallischem Silber und dadurch die erforderlichen Gegensätze — Kontraste — zu erhalten, durch zu langes Liegen im Rapidentwickler tritt jedoch häufig Schleier ein, ein Grauwerden der ganzen Platte, was man durch Zusatz einer kleinen Menge Bromkalium beim Entwickeln zu vermeiden sucht. Beide Entwicklerarten für sich haben also gewisse Vorteile und auch gewisse Nachteile, und so werden gemischte Entwickler, aus langsamen und Rapidentwicklern bestehend, wie Hydrochinon-Metol oder Hydrochinon-Eikonogen die Vorzüge beider vereinigen, ohne ihre Nachteile zu haben. Metol wird das Bild rasch erscheinen lassen, die Zersetzung schnell herbeiführen, während Hydrochinon dem Bilde die Dichte verleiht, die Silberkörnung vermehrt.

Ausgleichsentwickler, auch Oberflächenentwickler genannt, werden bei starken Gegensätzen in der Lichtverteilung erforderlich, es eignen sich hierfür langsame Entwickler, und zwar Glyzin. Paraphenylendiamin und auch ätzalkalifreies Brenzkatechin.

Als Feinkornentwickler, wie sie bei Kleinbildaufnahmen, die vergrößert werden sollen, und bei allen Vergrößerungen auch sonst erforderlich sind, wird mit Vorliebe Paraphenylendiamin-Metol-Entwickler verwendet, anderseits können aber sehr wohl auch andere gemischte Entwickler wie Metol-Hydrochinon gute Erfolge erzielen.

Die Entwickler können gebrauchsfertig angesetzt werden oder in gesättigter, konzentrierter Form, sie sind dann haltbarer. Um einen gesättigten Entwickler gebrauchsfertig zu machen, verdünnt man ihn mit destilliertem Wasser. Für alle Lösungen. die vorrätig gehalten werden sollen, darf nur destilliertes Wasser verwendet werden. Alle Chemikalien müssen chemisch rein und nicht verwittert sein.

Wollen wir nun ein Bild entwickeln, nehmen wir in der Dunkelkammer bei dem photographischen Material entsprechendem Licht die belichtete Platte aus der Kassette, stäuben sie vorsichtig mit einem weichen Pinsel ab, legen sie mit der Schichtseite nach oben in eine Schale von Zellhorn, Zelluloid. braunem Glase usw., gießen den Entwickler in einem Zuge auf die Platte, daß sie sogleich überall mit dem Entwickler bedeckt ist und verhindern durch Auflegen eines Deckels den Zutritt von Licht. Badet man vor Beginn der Entwicklung in dunklem Arbeitsraum die Platte in einer Lösung von Pinakryptolgelb, das in Tabletten in den Handel kommt, desensibilisiert man, so lassen sich orthochromatische Platten und Filme bei hellrotem, panchromatische bei hellgrünem Lichte entwickeln. Darauf bringt man die Schale in schaukelnde Bewegung, um die Platte gleichmäßig mit dem Entwickler zu überspülen. Man kann auch die Entwicklung mit ruhendem Entwickler vornehmen, d. h. ohne die Schale zu schaukeln. Man tut dies bei Blitzlichtaufnahmen und solchen mit sehr großen Unterschieden in den Lichtern, darf aber dann die Platte nicht vor der vollständigen Entwicklung aus der Schale heben. Filme entwickelt man in einem Filmentwickler, einem kleinen Troge mit einer Walze, durch Hin- und Herziehen des Filmbandes (Abb. 547 u. 548) oder in der langen Filmentwicklungsschale.

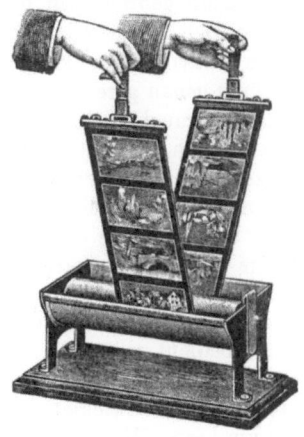

Abb. 547. Entwicklung von Filmen

Einzelfilme können auch in der Tageslicht-Entwicklungsdose entwickelt werden (Abb. 548a). Bei Anwendung eines langsamen Entwicklers werden nach 1—2 Minuten die hellsten Lichter erscheinen, die schwärzesten Stellen, und nach und nach das ganze Bild. Die Platte bleibt jetzt noch so lange in dem Entwickler liegen, bis man durch die höchsten Lichter bei Durchsicht die Flamme der Dunkelkammerlampe nicht mehr erkennen kann. Es wird solche Entwicklung bei richtiger Belichtungszeit eine Zeitdauer von 5 Minuten und mehr erfordern. Darauf wird die Platte herausgenommen tüchtig mit Wasser abgespült, und man geht zu dem dritten Teile der Herstellung des Negativs über: zum Fixieren. Ist die Entwicklung innerhalb ¼ Stunde nicht beendet. kann man annehmen. daß die Platte zu wenig belichtet. unterexponiert ist. Man fügt daher, um die reduzierende Kraft des Entwicklers zu erhöhen, entweder einige Tropfen Ammoniakflüssigkeit oder eines anderen Alkalis, oder etwas konzentrierten Entwickler hinzu.

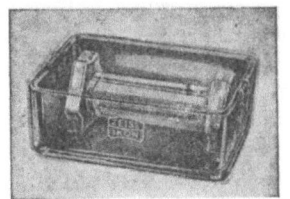

Abb. 548 Filmentwicklungsschale.

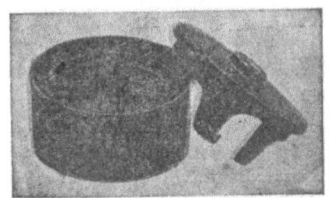

Abb. 548a Tageslicht-Entwicklungsdose.

Doch ist zu beachten, daß die Ammoniakflüssigkeit niemals auf die Platte geträufelt werden darf, sonst wird diese sofort unklar, verschleiert.

Ist die Platte aber überlichtet, überexponiert, so erscheint das Bild zu schnell; man ist gezwungen, die Entwicklung zu verzögern, dadurch, daß man etwas Bromkaliumlösung zutröpfelt und so die reduzierende Kraft des Entwicklers abschwächt, oder dadurch, daß man den Entwickler mit Wasser verdünnt. Würde man die Überlichtung nicht aufzuheben trachten, würde die Platte keine Gegensätze zeigen, die Lichter würden nicht schwarz, die Schatten nicht weiß, sondern alles grau sein, und die Positive von solchen Platten würden kein hübsches Aussehen zeigen.

Für die Entwicklungsarbeit ist es auch zweckmäßig eine Zwei- oder gar Dreischalenentwicklung vorzunehmen. Man bringt in die eine frischen, in die andere gebrauchten, bzw. schnell und langsam arbeitenden Entwickler, bei drei Schalen frischen langsam arbeitenden, gebrauchten langsam arbeitenden und in die dritte schnell arbeitenden Entwickler. Auf diese Weise kann die Entwicklung genau geregelt werden. Man legt die Platte oder den Film zunächst in den gebrauchten bzw. schwachen Entwickler; geht die Entwicklung nicht nach Wunsch, fügt man den frischen bzw. schnell arbeitenden Entwickler hinzu. Bei geteilter Entwicklung kommt die Platte oder der Film zunächst etwa ½ Minute in einen Metol-Hydrochinon-Entwickler ohne Alkali, und zwar so lange, bis die Platte damit vollständig durchtränkt ist, darauf in eine 10 prozentige Kaliumkarbonatlösung.

Besonders für Aufnahmen in Innenräumen, unter Verwendung von Kunstlicht, oder solchen mit tiefen Schatten ist die Standentwicklung angebracht. Hierzu bedient man sich eines lichtdicht geschlossenen Steingut-, Porzellan- oder Glastroges, worin gleich mehrere Platten entwickelt werden können, und verdünnt den Entwickler, der nur wenig Natriumsulfit enthalten darf und wozu man am besten Metol verwendet, mit etwa der 20 fachen Menge Wasser. Von dieser Flüssigkeit müssen die Platten vollständig überragt werden. Die Platten müssen aber, um Streifenbildung zu vermeiden, so in den Entwicklungstrog gestellt werden, daß die höchsten Lichter nach unten stehen. Die Entwicklungsdauer beträgt hierbei ½ Stunde und bei unterbelichteten Platten längere Zeit. Um ein etwaiges Ablösen der Gelatineschicht von dem Untergrunde zu verhüten, kann man dem Entwickler 1% 35 prozentige Formaldehydlösung zusetzen.

Für Entwicklung in Tanken, Tankentwicklung ist ein Ausgleichsentwickler zweckmäßig, der sehr viel Natriumsulfit neben Kaliummetabisulfit und Kaliumbromid enthält. Neben Glyzin- läßt man Metol-Hydrochinon-Entwickler und andere in starker Verdünnung etwa bis 30 Minuten unter öfterem Bewegen der Flüssigkeit, damit die durch Kohlensäure entstehenden Bläschen entfernt werden, durch einen Deckel vor Luftzutritt geschützt auf die Platten und Filme einwirken. Darauf werden die entwickelten Aufnahmen gespült und weiter verarbeitet.

Alle Entwickler müssen gut verkorkt aufbewahrt werden, um nicht Luft auf die Entwicklersubstanz einwirken zu lassen.

C. Das Festhalten der Bilder. Fixieren.

Ist das Bild hervorgerufen, das Negativ entwickelt, so enthält es noch viel unzersetztes Silberbromid, das von Lichtstrahlen nicht getroffen und deshalb auch während des Entwickelns von dem Entwickler nicht zersetzt wurde, da die Entwickler in dieser kurzen Zeit nur das Silbersubbromid reduzieren. Soll das Negativ nicht unbrauchbar werden, so muß das Silberbromid entfernt werden, denn es würde sonst durch das Licht zersetzt. Die Platte wird deshalb fixiert. Zu diesem Zwecke legt man das Negativ in ein Fixierbad, eine

20—25prozentige Lösung von Natriumthiosulfat — Fixiernatron —, das die Eigenschaft hat, die meisten in Wasser nicht oder sehr schwer löslichen Salze, wozu Bromsilber gehört, durch Überführung in ein Doppelsalz aufzulösen. Noch besser eignen sich hierzu saure Fixierbäder: Lösungen von Natriumsulfit oder Kaliummetabisulfit und Natriumthiosulfat, denen häufig noch einige Kubikzentimeter reine Schwefelsäure oder Essig-, auch Ameisensäure zugesetzt werden. Oder man wählt ein Schnellfixierbad, das man durch Zusatz von 10% Ammoniumchlorid erhält. In solcher Lösung läßt man das Negativ so lange, bis alles Silberbromid entfernt, d. h. bis das Negativ vollständig schwarz geworden ist, nimmt es dann aber noch nicht aus dem Fixiernatron heraus, sondern läßt es noch eine Zeitlang darin liegen.

Zweckmäßig ist es auch, die Platte in zwei Fixierbäder zu legen; hat das erste Bad eine Zeitlang auf die Platte eingewirkt, sie geschwärzt, so legt man sie in eine zweite Fixierlösung. Bei der Einwirkung des Fixiersalzes auf das Silberbromid entstehen drei verschiedene Verbindungen. Zunächst bei Einwirkung des frischen Fixierbades das in Wasser lösliche Silberdinatriumthiosulfat, $Ag_2S_2O_3 \cdot 2 Na_2S_2O_3$. Ist aber durch diese Reaktion das Fixierbad nicht mehr vollkräftig, bilden sich daneben das in Wasser nur schwer lösliche Silbernatriumthiosulfat. $Ag_2S_2O_3 \cdot Na_2S_2O_3$, und das in Wasser unlösliche Silberthiosulfat $Ag_2S_2O_3$, neben Natriumbromid.

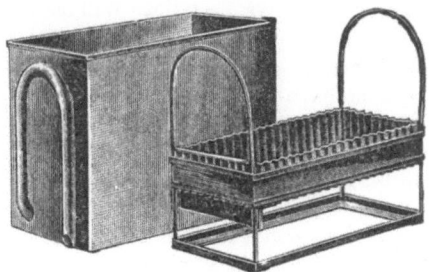

Abb. 549. Wässerungsgestell.

Darauf müssen die entstandenen Salze und das noch vorhandene Fixiernatron durch reichliches Wässern entfernt werden. Bei fließendem Wasser genügt hierfür 1 Stunde. Hat man dies nicht zur Verfügung, muß länger gewässert und das Wasser öfter gewechselt werden. Sehr geeignet hierfür sind Wässerungsgestelle, in die man die Negative stellt (Abb. 549). Die Salzlösung als spezifisch schwerere Flüssigkeit bleibt am Boden des Gefäßes und fließt durch ein Abflußrohr ab, so daß hierdurch das Auswässern beschleunigt wird. Bei Tankfixierung wird das Auswässern in dem Wässerungstank vorgenommen.

Um sich zu überzeugen, daß alles Fixiernatron ausgewaschen ist, fügt man dem Wasser einige Tropfen einer 1prozentigen Kaliumpermanganatlösung zu; solange noch Fixiernatron zugegen ist, wird die rote Farbe der Lösung in Braun umgewandelt infolge der Ausscheidung von Mangansuperoxydhydrat. So dient eine Kaliumpermanganatlösung zugleich dazu, die Auswässerung abzukürzen. Zeigen sich infolge Ausscheidung des Mangansuperoxydhydrats auf dem Negativ bräunliche Punkte oder gar Flecke, so entfernt man diese durch eine Lösung von Oxalsäure. Auch einige Tropfen Eau de Javelle dem Wasser zugesetzt, entfernen leicht die letzten Spuren des Natriumthiosulfats.

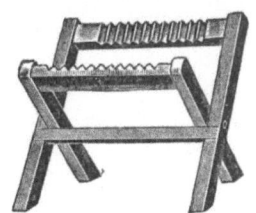

Abb. 550. Trockenständer.

Sollte sich infolge der Bäderbehandlung die Gelatineschicht an den Rändern kräuseln, legt man das Negativ gleich nach dem Fixieren in eine Alaun-, Chromalaun- oder Formaldehydlösung, wodurch die Gelatineschicht widerstandsfähiger wird, und wässert dann genügend aus. Man erreicht hierdurch auch ein schnelleres Trocknen. Zu beachten ist, daß beim Entwicklungsverfahren vom Fixierbade nichts in den Entwickler komme, da sonst Flecke auf dem Negativ entstehen.

Nach dem Auswässern trocknet man das Negativ auf einem **Trockenständer** an einem möglichst staubfreien Orte (Abb. 550). Man vermeidet hierbei Ofen- oder Sonnenwärme; auch stellt man die Platten nicht zu eng zusammen, vor allem aber rückt man eng aneinandergestellte nicht später auseinander, es entstehen hierdurch leicht Flecke. Soll das Trocknen einmal sehr beschleunigt werden, so erreicht man dies durch 5 Minuten langes Liegenlassen des Negativs in 90 prozentigem Spiritus, der als stark Wasser anziehender Körper das Wasser aus der Gelatineschicht herauszieht, und trocknet durch einen Fön. Wird zum Trocknen ein Trockenschrank benutzt, so sind Platten und Filme durchschnittlich in einer knappen halben Stunde völlig trocken. Mit dem Trocknen ist der erste Teil der Herstellung eines photographischen Bildes, die Herstellung des Negativs, beendigt. Will man das Negativ längere Zeit aufheben, **was niemals in bedrucktem Papier geschehen darf**, so kann man es durch **Lackierung** schützen. Man überzieht es mit **Negativlack**. Man faßt das trockene Negativ (Glasplatte) mit Daumen, Zeige- und Mittelfinger der linken Hand an der unteren linken Ecke, erwärmt es mäßig und vorsichtig über einer kleinen Spiritusflamme, gießt reichlich Lack auf die Mitte der Platte und läßt ihn durch Bewegen der Platte schnell über die ganze Fläche und dann über die rechte untere Ecke in die Flasche zurücklaufen. Jede Blasenbildung ist dabei zu vermeiden. Der Lack muß häufig filtriert werden. Wird **Negativkaltlack**, Zaponlack verwendet, ist ein Erwärmen des Negativs überflüssig.

Lackieren wird man ein Negativ aber erst dann, wenn es fehlerfrei — **gut durchgearbeitet, normal ist**. Es kann auch Fehler zeigen: Es ist **zu dünn**, d. h. es war richtig belichtet, wurde aber nicht lange genug entwickelt, die Entwicklerlösung war zu kalt; oder es ist **zu flau**, es ist überlichtet und die Entwicklung nicht danach geregelt, es wurde zu wenig Bromkalium zugesetzt, die Lichter sind nicht genügend bis auf den Grund geschwärzt, es sind zu geringe Gegensätze. Platten, die diese Fehler zeigen, müssen **verstärkt** werden, die Silberkörnung muß verdichtet, die Gegensätze vermehrt werden. Hierzu benutzt man z. B. das Quecksilbersublimat-Ammoniakverfahren. Man legt das gut gewässerte Negativ bei Tageslicht in eine Quecksilbersublimatlösung, worin es so lange verbleibt, bis es weiß geworden ist und das Bild positiv erscheint, indem sich Silberchlorid und Quecksilberchlorür gebildet haben. Will man die Verstärkung der Lichter nicht so stark haben, fügt man etwas Kaliumbromid hinzu. Oder man schwärzt durch Natriumsulfit bzw. Entwicklerlösungen. Ferner kann die Verstärkung durch den **Uranverstärker** geschehen, eine Lösung von Urannitrat und Kaliumferrizyanid, wodurch das Silber in stark rotbraunes Silberferrozyanid übergeht, nebenbei rotbraunes Uranferrozyanid entsteht und so das Licht nicht so leicht hindurchgehen kann. Nun kommt das Negativ nach reichlichem Auswässern in eine ganz schwache Ammoniaklösung, wodurch es unter Niederschlagung der Metalle und Entstehung von Ammoniumchlorid wieder geschwärzt und zugleich dichter wird.

Will man nur einzelne Teile der Platte verstärken, so bedeckt man die übrigen mit einem leicht zu entfernenden Lack, es kann so die Verstärkerlösung nur auf den nichtlackierten Teil einwirken.

Andererseits können die Platten aber zu dicht sein, die Gegensätze zu stark. Sie drucken dann zu langsam und müssen daher **abgeschwächt** werden. Zum Abschwächen benutzt man rotes Blutlaugensalz mit Natriumthiosulfat oder Ammoniumpersulfat. Alle Abschwächungsverfahren beruhen darauf, Silber in ein in Wasser lösliches Salz überzuführen und so den Silberniederschlag auf dem Negativ zu vermindern. So führt z. B. rotes Blutlaugensalz das Silber in Silberferrozyanid, Ferrozyanidsilber über, das dann durch das Natriumthiosulfat zur Lösung gebracht wird. Nur ist zu beachten, daß dieser Abschwächer äußerst heftig wirkt und zarte Zeichnungen leicht zerstört. Er wirkt von oben nach unten, ist ein Oberflächenabschwächer, darf nur bei sehr dichten Negativen verwendet werden und nur ganz kurze Zeit damit zusammengebracht werden. Ist die gewünschte Abschwächung erreicht, muß sofort gründlich abgespült und darauf hinreichend gewässert werden. Ammoniumpersulfat, ein Tiefenabschwächer, greift im Gegensatz zum Blutlaugensalzabschwächer zuerst die dichtesten Stellen, und zwar von unten an und schont die zarten Zeichnungen.

Ein häufiger Fehler ist das Schleiern, sog. Grauschleier. Die Platte wird überall grau und hat gar keine Gegensätze. Er kann verschiedene Ursachen haben, teils falsches oder zu helles Licht in der Dunkelkammer, oder die Entwicklerlösung war nicht verdünnt genug, oder schon zu verbraucht, oder zu warm, oder es wurde zu lange entwickelt. Man entfernt Grauschleier zumal bei dichten Negativen mit dem Blutlaugensalzabschwächer.

Auch Gelbschleier findet sich mitunter. Er entsteht durch das sog. Quälen, zu langes Entwickeln mit warmem Entwickler. Er läßt sich wie Grauschleier entfernen, oder, falls er vom schlechten Ausfixieren herrührt, durch erneutes Einlegen in ein Fixierbad. Rotschleier, dichroitischer, zweifarbiger Schleier. Das Negativ ist in der Durchsicht blaßrot, in der Aufsicht grünlich. Er entsteht durch Verunreinigung des Entwicklers durch Natriumthiosulfat oder umgekehrt des Fixierbades durch Entwicklerlösung oder schlechte Entwicklung. Man entfernt ihn durch Blutlaugensalzabschwächer.

Kalkschleier, hervorgerufen durch kalkhaltiges Wasser, macht sich durch marmorartige Zeichnung bemerkbar. Man entfernt ihn durch ½prozentige Salz- oder Essigsäure.

Kleinere Flecke auf der Platte, wie Nadelstiche, die von Staub herführen oder von Blasen in der Gelatineemulsion, entfernt man durch Retusche vermittels des Bleistiftes oder des Pinsels und der Wasserfarben

II. Die Herstellung des Positivs.

Wir wissen schon, daß wir ein Positiv, eine Kopie, einen Abzug oder Druck von dem Negativ dadurch erhalten, daß wir eine lichtempfindliche Schicht auf das Negativ legen und das Licht durch dieses hindurch auf die lichtempfindliche Schicht einwirken lassen. Wir erhalten so ein Bild, das mit der Natur übereinstimmt, da das Licht nur durch die hellen Stellen des Negativs dringt, nicht aber durch die dunklen Teile, das reduzierte Silber, so daß die lichtempfindliche Schicht darunter nicht zersetzt wird.

Zur Herstellung der Positive bedient man sich gewöhnlich lichtempfindlicher Papiere, die in einem Kopierrahmen (Abb. 551) oder bei größeren Drucken auf ein Kopierbrett mit dem Negativ Schicht auf Schicht

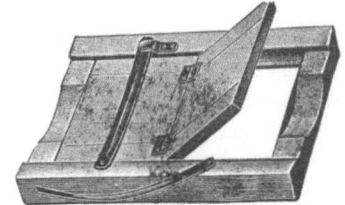

Abb. 551. Kopierrahmen.

gelegt, oder in einem Kopierapparate dem Einflusse des Lichtes ausgesetzt werden.

Diese Papiere unterscheidet man in:

1. **Auskopierpapiere,** wo sich infolge des Einflusses von Licht das Bild durch Dunkelwerden der lichtempfindlichen Schicht sofort zeigt und

2. **Entwicklungspapiere,** wo das Bild wie bei den Platten und Filmen nach der Belichtung latent ist und erst durch Hervorrufer entwickelt werden muß.

1. Auskopierpapiere, die heute allerdings nur wenig in Gebrauch sind, stellen vor allem die Chlorsilberpapiere dar, denen meist der Haltbarkeit halber etwas Zitronensäure oder Chromsäure zugesetzt wird, so daß sich neben dem Silberchlorid auch Silberzitrat in dem Papiere befindet. Man teilt sie je nach dem Emulsionsmittel ein in:

a) **Zelloidin- oder Chlorsilberkollodiumpapiere.**

b) **Aristo- oder Chlorsilbergelatinepapiere.**

c) **Protalbin- oder Chlorsilber-Pflanzeneiweißpapiere.** diesen ähnlich die Kaseinpapiere, auch Kasoidinpapiere genannt.

d) **Albuminpapiere,** vielfach nur Papiere, die mit einer natriumchloridhaltigen Eiweißlösung überzogen sind, und die man sich selbst erst lichtempfindlich machen muß, indem man sie auf einer Silbernitratlösung schwimmen läßt. Es tritt Wechselwirkung ein. Wir erhalten ein Chlorsilbereiweißpapier und in Lösung Natriumnitrat. Außer diesen mitunter auch Stärke- und Harzpapiere.

Alle diese Papiere unterscheiden sich nicht viel voneinander, nur eignen sich Aristopapiere besonders für flaue Negative. Sie kommen mit glänzender und matter Oberfläche in den Handel, und man wählt die matten Papiere, wenn Unwesentliches unterdrückt, das Wesentliche hervorgehoben werden soll. Um das Einsinken des Bildes in die Papierfaser zu verhindern, werden die Papiere mit einer Barytschicht überzogen. Das Papier selbst ist entweder glatt für kleinere Bilder, oder rauh, hauptsächlich für Landschaften, oder grobnarbig, das für besondere Zwecke gewählt wird. Zelloidinpapiere sind an und für sich gegen die wässerigen Bäder widerstandsfähiger als Aristopapiere, nur dürfen sie nicht zu warm aufbewahrt werden, da sie sonst leicht hornig werden, d. h. sie bekommen kreisrunde Flecke und geben keine Weißen. In diesem Falle legt man sie nach dem Drucken in ein Bad von 1 Teil Spiritus und 2 Teilen Wasser. Wollen wir ein Positiv herstellen, legen wir das sauber gereinigte Negativ in den Kopierrahmen, die Schichtseite nach oben, darauf die Schicht des Auskopierpapieres, schließen den Kopierrahmen und setzen ihn dem Tageslichte so lange aus, bis das Bild dunkel genug erscheint. Doch ist bei dem Kopierrahmen darauf zu achten, daß die Federn das Papier gleichmäßig an die Platte drücken, sonst muß durch Filtrierpapier oder eine dünne Filzlage ein Ausgleich geschaffen werden. Die Kopierrahmen sind so eingerichtet, daß man sich, ohne das Papier zu verschieben, durch Aufklappen der Hälfte des Kopierrahmenbrettes vergewissern kann, wie weit die Zersetzung vorgeschritten ist. Das Einlegen der Auskopierpapiere in die Kopierrahmen, ebenso das Nachsehen, ob das Bild auch schon die nötige Kraft hat, geschehen nur bei gelbem oder sehr gedämpftem Tageslicht. Hierbei darf die Schichtseite der Papiere, zumal der Chlorsilbergelatinepapiere, nicht mit den Fingern berührt werden. Dichte Negative können in der Sonne gedruckt werden, doch tut man gut, ein Stück Seidenpapier oder eine Mattscheibe darüber zu legen, da die Drucke sonst zu weich werden, d. h. nicht scharf genug gestochen sind. Vorzuziehen ist für gut durchgearbeitete Negative ein Drucken bei zerstreutem Licht. Dünne oder flaue Negative druckt man nur bei zerstreutem Licht und verzögert die Zersetzung außerdem durch Auflegen von Seidenpapier oder einer Mattscheibe. Hierdurch werden die

Gegensätze stärker. Alle Drucke müssen dunkler gedruckt werden als das Bild sein soll, da fast alle Papiere in den erforderlichen nachfolgenden Bädern zurückgehen. Darauf werden die Drucke in ein Bad von Fixiernatron gelegt, dem eine ganz geringe Menge Natriumkarbonat zugesetzt ist. Hierdurch erhält das Silberbild eine nicht sehr hübsche rotbraune Farbe. Deshalb überzieht man es, um den bläulichen photographischen Ton zu erhalten, ganz dünn mit Gold; man goldet, man tont es. Zugleich wird das Bild dadurch haltbarer. Dieses Tonen kann entweder für sich, und zwar vor dem Fixieren geschehen, oder man vereinigt beides in einem Tonfixierbade, man goldet und fixiert zu gleicher Zeit. Der Haltbarkeit wegen, und um die Wirkung zu erhöhen, die Säure des Goldsalzes zu binden, werden dem Tonfixierbade Stoffe zugesetzt, wie Natriumazetat, Bleinitrat oder Ammoniumthiozyanat. Das Goldbad wird hierdurch neutral oder schwach sauer und liefert blauviolette Töne. Werden die Drucke im Tonfixierbade grünlich, so ist dieses zu goldarm, es muß etwas Chlorgold oder Chlorgoldkalium zugesetzt werden.

Wird mit getrennten Bädern gearbeitet, tut man gut, um das Goldbad vor schneller Zersetzung zu bewahren, den Druck, wie er aus dem Rahmen genommen wird, einige Minuten in gewöhnlichem Wasser zu baden, das öfter gewechselt werden muß, und zwar so lange, bis das Wasser nicht mehr milchig wird Hierdurch entfernt man einen Teil des Silbersalzes.

Alle Arbeiten haben bei sehr gedämpftem Tageslicht oder bei Lampenlicht zu geschehen. Es ist zu empfehlen, die Schale, worin getont und fixiert wird, mit Pappe, die man mehrmals mit Asphaltlack bestrichen hat, zu bedecken.

Zu langes Tonen erzeugt schiefergraue Bilder, zu schnelles Tonen, also zu gold reiche Bäder, nicht haltbare Bilder. Ebenso ist ein zu warmes Goldbad zu verwerfen, es soll möglichst Zimmerwärme haben. Man kann das Gold auch durch Selen-, Barium- oder Bleiverbindung ersetzen.

Sind das Tonen und Fixieren beendigt, hat das Bild den gewünschten Ton, muß durch Wässern entweder 1 Stunde lang in fließendem oder 2 Stunden bei 8—10 maligem Wasserwechsel alles Fixiernatron entfernt werden. Es würde sonst das Bild zerstört werden.

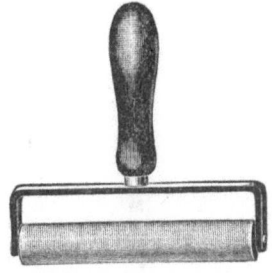

Abb. 552. Rollenquetscher.

Selbsttonende Papiere enthalten bereits die nötige Menge Goldsalz und die sonstigen zur Tönung erforderlichen Stoffe. Sie werden nur in eine Natriumthiosulfatlösung gelegt oder man legt sie in eine Natriumchloridlösung. Darauf muß gründlich gewaschen werden.

Beim Trocknen der Bilder, was vielfach auf Fließpapier geschieht, ist zu beachten, daß alle Gelatinepapiere, die nicht durch ein Alaunbad gehärtet sind, niemals zwischen Fließpapier getrocknet oder mit der Schichtseite naß auf Fließpapier gedrückt werden dürfen, wo sie infolge der erweichten Gelatine ankleben, sie müssen stets Schicht nach oben auf Fließpapier gelegt, trocknen. Gegerbt können sie wie Zelloidinpapier behandelt und gleich Albuminpapier zwischen Fließpapier trocknen.

Entweder noch feucht oder nach dem Trocknen und Beschneiden, was mit der Beschneidefeder oder einem beweglichen Rade, einem Trimmer oder der Beschneidemaschine geschieht, werden die Bilder mit nicht saurem knötchenfreien Kleister aufgeklebt. Um ihn knötchenfrei zu erhalten, preßt man ihn frisch durch ein Leinentuch. Der Kleister wird gleichmäßig aufgestrichen, das Bild auf die Pappe, Karton gebracht, mit Wachs- oder Pergamentpapier bedeckt und mit dem Ballen der Hand fest aufgedrückt. Um es glatt zu trocknen, legt man das Bild zwischen zwei Glasplatten, die man schwach und vorsichtig beschwert. Sollen größere Bilder auf Glanzpappe geklebt werden, bestreicht man die Unterseite der Glanzpappe mit ein wenig Weingeist, darauf die Oberseite zweimal mit etwas Wasser. Wünscht man besonderen Glanz, preßt man die Drucke vor dem Aufkleben mittels eines Rollenquetschers (Abb. 552) auf eine mit Talk gleichmäßig abgeriebene Glasplatte oder auf eine mit Schmelz überzogene Eisenblechplatte. Aristopapier springt von solchen Platten von selbst ab. Zelloidindrucke lüftet man an einer Ecke, worauf man sie von der Tafel abziehen kann. Aristopapiere, bei denen sich die Gelatineschicht leicht verschiebt, müssen aber nach dem Tonbade 5 Minuten in einem Alaun- oder Formaldehydbade gerbt werden.

Man kann auch Satiniermaschinen benutzen, um den Bildern Hochglanz zu verleihen. Dies ist ein Walzenpaar, durch das man die Bilder treibt. Meist erwärmt man die Walzen der Hochglanzpressen.

Chlorsilberdrucken können bei Verwendung von Platintonbädern an Stelle eines Goldtonbades verschiedene Farbtöne verliehen werden, von Rötel bis tief Braunschwarz, je nachdem der Druck nach vorherigem Wässern kürzere oder längere Zeit im Platintonbade liegenbleibt. Bei ganz kurzer Einwirkung erhält man rötlichen Ton. Nach dem Tonen muß in saurem Fixierbade. wie es für Platten vorgeschrieben ist, gründlich fixiert werden.

Will man aufgezogene Bilder wieder von der Glanzpappe lösen, legt man das Bild mit der Schichtseite auf Flanell, auf die Glanzpappe ein nasses Handtuch und plättet dieses so lange mit einem heißen Plätteisen, bis die Feuchtigkeit in die Glanzpappe gezogen ist. Der Klebstoff wird sich lösen und man kann das Bild abziehen.

2. Entwicklungspapiere, Entwicklungskunstlichtpapiere sind:

1. Die eigentlichen **chlorsilberhaltigen Kunstlichtpapiere**, 2. die **Gaslicht- oder Porträtpapiere**, chlorbromsilberhaltig und 3. die **Vergrößerungs-, die bromsilberhaltigen Papiere, Bromsilberpapiere**.

Anstatt der Auskopierpapiere kommen für Abzüge vor allem die chlorsilberhaltigen Kunstlichtpapiere in Betracht. Sie sind nicht so lichtempfindlich wie Platten, müssen aber wie diese verarbeitet, d. h. belichtet, entwickelt und fixiert werden. Die Belichtung geschieht durch elektrisches Licht im Kopierapparat, die Entwicklung und Fixierung in Schalen. Da bei diesen Papieren die Entwicklung nicht so sorgfältig abgestimmt werden kann, wird bei der Herstellung der Kunstlichtkontaktpapiere bei der Reife der Emulsion hinsichtlich der Gradation viel Wert gelegt, und so werden Papiere der verschiedensten Gradation verfertigt, von sehr weich bis zu den sehr hart arbeitenden, die dann entsprechend den vorliegenden Negativen ausgewählt werden. So sind heute für harte Negative mit großen Gegensätzen weicharbeitende, für flaue Negative mit geringen Gegensätzen harte Papiere im Handel. Sie werden als extra weich, normal, spezial hart, extra hart und ultrahart bezeichnet. Auch kommen die Papiere mit verschiedener Oberfläche vor: glänzend, mit sehr viel Bariumsulfat verarbeitet und überdies durch Walzen glänzend gemacht, satiniert; halbmatt mit weniger Bariumsulfat, matt mit einem Gemisch von Bariumsulfat und Stärke. Ferner als glatte, rauhe, gekörnte und mit Narben versehene, was man durch glatte bzw. entsprechend geätzte Metallwalzen erreicht. Sehr feine Körnung ist nur bei der Vergrößerung der Kleinbilder erforderlich. Gaslicht- oder Porträtkunstlichtpapiere sind lichtempfindlicher als die chlorsilberhaltigen Kunstlichtpapiere und für, wie der Name sagt, Porträtnegative geeignet. Von den bromsilberhaltigen, äußerst lichtempfindlichen Vergrößerungspapieren sind hinsichtlich der Oberfläche und der Gradation die verschiedensten im Handel. Die Verarbeitung der gewöhnlichen Kunstlichtpapiere geschieht in der Dunkelkammer bei gelbem, der Porträtpapiere bei orange und der Bromsilberpapiere bei rotem bzw. orangerotem Licht.

Die Kopierapparate sind innen meist weiß ausgefüttert, enthalten zwei oder mehr weiße matte Glühbirnen und je eine rote oder gelbe Glühbirne. Oben befindet sich unter einem ausgefütterten Deckel eine Mattscheibe, auf die das Negativ mit der Schichtseite nach oben und bei rotem bzw. gelbem Licht das Kunstlichtpapier mit der Schichtseite auf das Negativ gelegt und durch Schließen des Deckels festgehalten wird. Nun wird das farbige Licht ausgeschaltet und kurze Zeit durch das weiße Licht belichtet. Die Kopierapparate haben vielfach nicht nur die Belichtung, sondern auch Belichtungsmesser und Belichtungsuhr. Entweder werden die verschiedenen Handgriffe durch Hebel mit der Hand ausgeführt oder durch Selbstschaltung.

Nach der Belichtung folgt die Entwicklung in der Schale mit einem Positiventwickler, meist einem Metol-Hydrochinonentwickler in verschiedenem Verhältnis zueinander. Bei hartem Bilde 1 Teil Metol, 3 Teile Hydrochinon, bei weichem umgekehrt, und Zusatz von Natriumkarbonat und einer ganz geringen Menge, etwa 0,1—0,2% Kaliumbromid. Dieser Entwicklungsprozeß muß bei der richtigen Kraft des Bildes sofort durch eine 5prozentige Eisessigsäurelösung oder 20prozentige Kaliummetabisulfitlösung 2 Minuten lang unterbrochen werden. Das Fixieren geschieht ausschließlich mit einem sauren Fixierbad. Man läßt das Bild 10 Minuten im Fixierbad und wässert gründlich aus.

Durch besondere Bäder können die grau- bis blauschwarzen Bilder in bräunliche oder rötliche Töne übergeführt werden. Solche Bäder sind die Urantonbäder oder Schwefelbäder mit Natriumsulfat oder Thiokarbamid mit vorheriger Behandlung mit Kaliumferrizyanid.

Durch Urantonbad können die grauschwarzen Bromsilberbilder in Rötel und Braun übergeführt werden. Solche gefärbte Bilder müssen aber dann in ein Salzsäure-Zitronensäurebad. Die reinen Bromsilberpapiere verwendet man vornehmlich für Vergrößerungen, die man bei Tageslicht oder künstlichem Licht vornehmen kann.

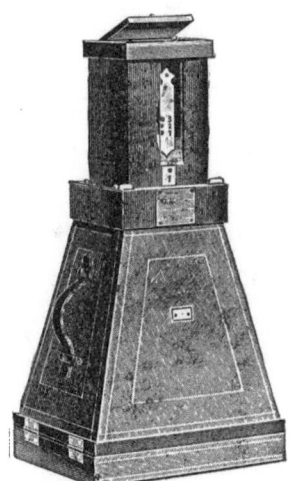

Abb. 553. Vergrößerung mit Tageslicht.

In einem vollständig lichtdichten Kasten, dessen Boden das Format der gewünschten Größe hat, ist in einer Entfernung, die mehr als die doppelte Brennweite beträgt, ein Objektiv befestigt, das meist von außen geöffnet und geschlossen werden kann. In einiger Entfernung darüber befindet sich eine Vorrichtung zur Aufnahme des Negatives (Abb. 553). Soll nun vergrößert werden befestigt man ein Stück Bromsilberpapier am Boden des Kasstens, legt das Negativ auf den oberen Rahmen und hält den Kasten gegen den Himmel, daß das Licht durch das Negativ und das Objektiv hindurch auf das Bromsilberpapier, fällt. Nach der Belichtung wird das Bromsilberpapier entwickelt und weiter behandelt.

Wichtig ist bei dem Verfahren, daß kein anderes Licht das Bromsilberpapier treffe, als das durch das Negativ gehende.

Wird, wie das heute meist geschieht, mit künstlichem Licht gearbeitet, muß dies in der Dunkelkammer geschehen. Hierzu kann ein Kasten ähnlich dem für Tageslichtbeleuchtung dienen, nur wird er durch eine elektrische Glühbirne belichtet, deren Lichtstrahlen durch das Objektiv hindurchgehen. Jedoch können hiermit von dem Negativ nur ganz bestimmte Größenverhältnisse des Positivs hergestellt werden (Abb. 554). Im allgemeinen hat man Vergrößerungsapparate, an die größere Ansprüche auch hinsichtlich der Bildbeschaffenheit zu stellen sind. Man unterscheidet solche mit gerichtetem und mit zerstreutem Licht. Apparate mit gerichtetem Licht enthalten einen Kondensor aus zwei oder einer plankonvexen Linse, und öfter eine Spiegelvorrichtung, die das vielfach von einer Opallampe ausgehende Licht brechen. Dadurch wird das Negativ vollständig durchleuchtet. Darauf geht das Licht durch ein Objektiv auf das zu belichtende Papier. Das bei diesem Apparat vorhandene starke Licht gibt den Vorteil sehr kurzer Belichtungszeit, läßt aber starke Gegensätze hervortreten. Man kann dies aber durch Einschalten einer Mattscheibe oder Vergrößerung des Umfangs der Opallampe (halbzerstreutes Licht) abmildern.

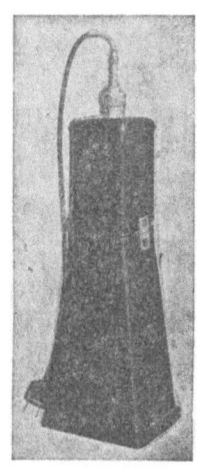

Abb. 554. Vergrößerung mit künstlichem Licht

Bei Apparaten mit zerstreutem Licht ist ein Kondensor nicht vorhanden. Der durch eine mattierte Glühbirne erleuchtete Lichtraum ist durch eine auf beiden Seiten mit klarem Glas überzogene Milchscheibe abgeschlossen. Das auf diese Weise unmittelbar zerstreute Licht strahlt durch das Negativ und das Objektiv auf das Vergrößerungspapier. Vielfach sind die Apparate so gebaut, daß statt des Objektivs eine vorhandene photographische Kamera lichtdicht angeschlossen werden kann, so daß dadurch die Anschaffung des Vergrößerungsapparates verbilligt wird. Apparate mit zerstreutem Licht geben meist weiche Bilder, so daß hartes Vergrößerungspapier gewählt werden muß (Abb. 555).

Bei allen Apparaten ist eine scharfe Einstellung erforderlich, die sich bei den verschiedenen Größen verändert. Zur Entwicklung verwendet man meist Metol-Hydrochinon. Die Dunkelkammer kann so hell sein, wie es das Papier ohne Schleierung zuläßt. Die Wahl des Papiers muß vorsichtig vorgenommen werden, für Landschaften mattweiß oder chamois, die Oberfläche feinrauh oder gekörnt. Zu beachten ist, daß das Papier desto härter sein muß, je mehr die Vergrößerung ist.

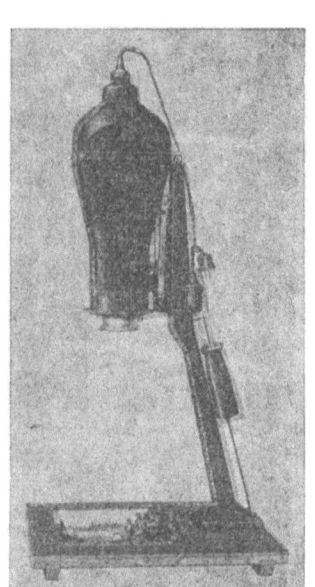

Abb. 555. Vergrößerungsapparat.

Bei der Entwicklung zu hart gewordene Vergrößerungen können umentwickelt werden. Bei einer normalen Entwicklung muß diese in zwei Minuten beendet sein. Zur Umentwicklung wird die Vergrößerung 5 Minuten in eine 2prozentige Lösung von Natriumsulfid gelegt, darauf in ein Bleichbad, eine Lösung von 3 % rotem Blutlaugensalz und 1 % Kaliumbromid. Nach dem Bade wird von neuem entwickelt.

Platinpapiere sind als Entwicklungspapiere und auskopierbar im Handel. Sie unterscheiden sich voneinander dadurch, daß im Auskopierpapier neben dem Kaliumplatinchlorür, das für sich allein nicht lichtempfindlich ist, ein Doppelsalz: oxalsaures Eisenoxydkalium enthalten ist, das infolge der Belichtung und etwas Feuchtigkeit der Luft als Entwickler wirkt und metallisches Platin ausscheidet. Platinentwicklungspapiere dagegen haben neben dem Kaliumplatinchlorür nur einen Gehalt an oxalsaurem Eisenoxyd neben Bleioxalat, aber nicht Kaliumoxalat. Diese Papiere müssen nach dem Drucken, wodurch man ein schwaches Eisenoxydulbild erhält, in ein Bad von Kaliumoxalat gebracht werden, worin dann durch die reduzierende Kraft des Salzes ein Platinbild entsteht.

Platinpapiere sind nicht so lichtempfindlich wie Bromsilberpapiere, sie können wie Chlorsilberpapiere bei sehr gedämpftem Tageslicht in den Kopierrahmen gelegt werden. Beide Papiere müssen in 2prozentiger Salzsäurelösung, die mehrmals gewechselt wird, ausfixiert werden, um die überschüssigen Platin- und Eisensalze zu entfernen.

Die auskopierbaren werden wie Chlorsilberpapiere gedruckt, die Entwicklungspapiere bei gewöhnlichem Lampenlicht entwickelt.

Pigmentverfahren oder Kohledruck.

Zu dem Pigmentverfahren oder Kohledruck benutzt man die Eigenschaft der chromsauren Salze, der Chromate: mit Leim gemischt und dem Licht ausgesetzt, in Wasser unlöslichen Chromleim zu bilden. Man verwendet Gelatine, die mit einem beliebigen Farbstoffe versetzt wird, um farbige Drucke herzustellen, und überzieht damit Papier. Dieses macht man dann mit einer durch Ammoniak neutralisierten Kaliumdichromatlösung lichtempfindlich. Die Belichtung durch das Negativ hindurch ist dieselbe wie bei Zelloidinpapier, aber infolge des Pigments schlecht nachzuprüfen, weshalb man sich einer Kopieruhr oder eines Streifens Zelloidinpapier, der mitbelichtet wird, bedienen muß.

Durch die Belichtung ist die Pigmentschicht mehr oder weniger unlöslich geworden. Diese Unlöslichkeit der Gelatine wird aber in den oberen Partien größer sein, während die unterste Schicht, wo das Licht keine Einwirkung mehr gehabt hat, noch löslich ist. Um diese lösliche Schicht zu entfernen, was geschehen muß, damit das ganze Bild bei dem Entwickeln nicht von dem Papier abschwimmt, weicht man den Druck bei Lampenlicht in kaltem Wasser auf. Darauf preßt man ihn mit einem zweiten Papiere, das mit gehärteter unlöslicher Gelatine überzogen ist, dem Übertragungspapier, Schicht auf Schicht fest zusammen. Nun entfernt man durch Behandeln mit warmem Wasser die lösliche, nicht vom Licht getroffene Schicht, zieht das belichtete Papier vorsichtig ab und hat jetzt die unlösliche Pigmentschicht fest auf dem Übertragungspapier aufgepreßt.

Nun beginnt die eigentliche Entwicklung. Man behandelt mit heißem, schließlich kochendem Wasser, bis alle lösliche Gelatine mit dem Farbstoff abgestoßen und die Weißen des Bildes tadelfrei sind.

Schließlich gerbt man in einem Alaunbad und trocknet. Durch das Übertragen ist das Bild seitenverkehrt geworden, weshalb bei Bildnissen eine doppelte Übertragung erforderlich ist.

Gummidruck.

Ähnlich wie das Pigmentverfahren ist der Gummidruck. Hierzu wird an Stelle der Gelatine Gummiarabikum durch chromsaure Salze, durch Chromate lichtempfindlich gemacht. Wie beim Pigmentverfahren werden die belichteten Stellen unlöslich, während sich die von den Lichtstrahlen nicht getroffenen Schichten mit kaltem Wasser leicht ablösen lassen. Eine Übertragung ist nicht nötig. Diese Drucke leiden jedoch darunter, daß einfache Drucke selten wirklich schön sind und man erst durch wiederholtes Überdrucken ein und desselben Papieres tadelfreie Positive erhält, die dann allerdings künstlerisch vollkommen sind. Das Überdrucken bedingt auch ein wiederholtes Sensitieren, für Licht empfindlich machen, und ein peinlich genaues Auflegen des Papieres auf dieselbe Stelle des Negativs wie beim ersten Druck.

Auch beim Gummidruck kann man durch Zumischen beliebiger Farben zum Gummiarabikum beliebig farbige Positive erzeugen.

Bromöldruck.

Er beruht auf der Quellbarkeit der Gelatine. Man stellt mittels eines Bromsilberpapieres einen Druck her, verwendet dabei zum Entwickeln des Bromsilberbildes zweckmäßig Amidol-Entwickler und fixiert mit saurem Fixierbade. Das Bromsilberbild bleicht man darauf durch eine Lösung von Kupfersulfat und Kaliumbromid, der man eine Lösung von Kaliumdichromat zugefügt hat, und führt dadurch das auf dem Drucke befindliche Silber in Silberbromid über. Dieses Silberbromid entfernt man durch ein saures Fixierbad und trocknet das Papier aus. Dort, wo das Silberbild gewesen, ist das Papier in seiner Quellbarkeit verändert, die Gelatine ist gegerbt, und so an den Stellen am wenigsten für Wasser aufnahmefähig geworden, wo am meisten Silber niedergeschlagen war, es stuft sich demnach die Quellbarkeit entsprechend der vorhanden gewesenen Silbermenge ab. Um nun einen Bromöldruck herzustellen, weicht man das gegerbte Papier gut in kaltem Wasser ein, es zeigt sich jetzt das Bild wieder in Form der mehr oder weniger bzw. gar nicht aufgequollenen Gelatine. Das von der Gelatine nicht aufgenommene Wasser entfernt man durch ein auf das Bild gelegtes Leinentuch und bringt mittels eines Dachshaarpinsels eine zubereitete Ölfarbe durch Auftupfen auf die Gelatineschicht. Die Farbe wird desto reichlicher aufgenommen, je mehr die Gelatine gegerbt ist, desto geringer, je mehr Wasser die Gelatine aufgenommen hat.

Diapositive.

Werden zur Herstellung von Positiven nicht undurchsichtige Papiere, sondern Trockenplatten, lichtempfindliche Zellhorn-, Zelluloidstreifen oder abziehbare Zelloidin- und Aristopapiere und derartiges verwendet, erhält man Diapositive, die zur Fensterverzierung, zur Projektion, zu Duplikatnegativen und zum Übertragen auf alle möglichen Sachen wie Gläser, Tassen usw. dienen. Die Diapositiv-Trockenplatten sind gleich den Gaslichtpapieren Chlorbromsilberplatten und werden ebenso behandelt wie diese. Die Anfertigung von Diapositiven aus Zellhorn-, Zelluloidstreifen schließt sich ganz dem Druckverfahren von Zelloidinpapier an. Diapositive müssen klare Lichter haben. Ist dies nicht der Fall, legt man sie unter Beobachtung der nötigen Vorsicht in den Blutlaugensalzabschwächer. Zur Anfertigung von Duplikatnegativen stellt man zunächst ein Diapositiv von einem Negativ her und von dem Diapositiv wiederum durch Kontaktdruck ein Negativ.

Blaudruck.

Eine besondere Art des Druckens ist das Blaudruck- oder Lichtpauseverfahren, wozu jedes Negativ verwendet werden kann, das aber meistens benutzt wird, um Zeichnungen zu kopieren. Die Zeichnungen werden entweder auf Pausepapier angefertigt, oder man macht sie durch Tränken mit einer Mischung von Leinöl und Terpentinöl durchsichtig. Darauf bereitet man sich eine Lösung von rotem Blutlaugensalz in Wasser und ebensolche von zitronensaurem Eisenoxydammonium, Ammoniumferrizitrat und mischt diese kurz vor der Verwendung. Mit diesem Gemische macht man bei geämpftem Tageslicht oder bei Lampenlicht Papier lichtempfindlich, sensitiert es, indem man die Lösung mit einem Pinsel aufstreicht. Das lichtempfindlich gemachte Papier wird nach dem Trocknen auf ein Brett gespannt, darüber die Zeichnung befestigt und unmittelbar dem Sonnenlicht ausgesetzt. Bei bedecktem Himmel ist es erforderlich, die Belichtung mehrere Stunden währen zu lassen. Nach der Belichtung wird ausgewässert, kurze Zeit in ein Bad von 2 prozentiger Salzsäurelösung gelegt und wiederum ausgewässert. Das Eisenoxyd des Ferriammoniumzitrats ist zu Eisenoxydul reduziert und dieses ergibt mit dem roten Blutlaugensalz Berlinerblau. Erforderlich ist aber, daß das rote Blutlaugensalz kein gelbes Blutlaugensalz und das Ferriammoniumzitrat kein Oxydul enthalten.

Farbenphotographie.

Um Photographien in natürlichen Farben zu erhalten, unterscheidet man mehrere Verfahren: Das unmittelbare (direkte), das mittelbare (indirekte) und als das neueste das substraktive. Von diesen kommen nur das mittelbare oder das substraktive in Betracht. Das mittelbare baut sich auf dem Grundsatz auf, daß alle Farben der Natur auf Rot, Grün und Blau zurückzuführen sind und daß die Zwischenfarben durch Vermischung dieser drei entstehen. Man kennt das Kornrasterverfahren von Lumière und der Agfa-Farbenplatte und die Dreifarbenphotographie. Beim Kornrasterverfahren mischt man rote, grüne und blaugefärbte Stärke oder wie bei der Agfa-Platte in Alkohol gelöste Farbstoffe mit Gerbstoff, Harz- und Kautschuklösung, trägt sie auf die Platte oder den Film auf, versieht sie mit einer durchsichtigen Lackschicht und gießt über die durchsichtige Farbschicht die Emulsion. Die Belichtung geschieht durch die Glasseite, so muß diese dem Objektiv zugewendet gelegt werden. Die Lichtstrahlen durchdringen zunächst die Farbstoffe und dann erst, also nicht unmittelbar, die Emulsion. Die drei Farben lassen hierbei stets nur die ihrer Eigentümlichkeit entsprechenden Lichtstrahlen durch. Beim Entwickeln erhält man ein Negativ, das zunächst durch das Umkehrverfahren in ein Positiv übergeführt wird, es darf hierbei aber nicht fixiert werden. Darauf löst man das niedergeschlagene Silber auf, belichtet, entwickelt von neuem, fixiert und erhält ein Diapositiv in den natürlichen Farben. Da hierbei auch die Zwischentöne erscheinen, spricht man von einer additiven Farbenmischung. Bei der Dreifarbenphotographie, die nur wenig in Gebrauch ist, sind drei Aufnahmen erforderlich, eine mit Rot-, die zweite mit Grün und die dritte mit Blaufilter. Alle drei Negative zeigen verschiedene Schwärzung.

Von jedem Negativ stellt man ein Diapositiv her, das je mit einer roten, grünen und blauen Scheibe bedeckt wird. In einem eigens für diesen Zweck gebauten Projektionsapparate werden die drei Platten getrennt, aber zu gleicher Zeit auf die Leinwand geworfen, wodurch ein gemeinsames farbiges Bild entsteht. Das neueste Verfahren ist das Substraktiv-Verfahren. Agfakolor-Verfahren. Dieses beruht darauf, daß auf einen Film drei Teilschichten Emulsion von 0,005 mm und Zwischenschichten von 0,002 mm Dicke, die die einzelnen Emulsionsschichten trennen, aufgetragen werden. Jeder der einzelnen Teilschichten sind gewisse Stoffe, Komponenten genannt, zugefügt, die durch den oxydierten Entwickler in jeder Emulsionsteilschicht eine ganz bestimmte Farbe, Gelb, Purpur oder Blaugrün erzeugen. Diese Stoffe sind so geartet, daß sie wohl soweit löslich sind, daß sie der Emulsionsschicht untergearbeitet werden können, aber wieder so unlöslich, daß sie in nassen Bädern nicht von der einen Schicht in die andere diffundieren. Nach der Belichtung, wobei ein Gelbfilter unnötig ist, da sich ein solcher unter der blauempfindlichen Teilschicht befindet, wird entwickelt, aber nicht fixiert, sondern nochmals belichtet und darauf wird in einem Paraphenylendiamin-Entwickler das in den drei Teilschichten noch vorhandene Silbersalz reduziert. Hierbei bilden sich aus den Komponenten und dem oxydierten Entwickler die Farbstoffe. Das erhaltene durchsichtige farbige Erzeugnis kann in jedem Projektionsapparate vorgeführt werden.

Die Vorschriften für die in der Photographie gebrauchten Mischungen und Lösungen wie Entwickler, Fixierbäder, Verstärker usw. siehe **Buchheister-Ottersbach, Drogisten-Praxis II. Vorschriftenbuch.**

Vierte Abteilung.

Farben und Farbstoffe.

Bei der Besprechung der Farbwaren läßt sich eine streng wissenschaftliche Einteilung noch viel weniger durchführen. Ebensowenig ist hier die lateinische Bezeichnung anwendbar: wir wählen daher die deutsche Bezeichnung in der gebräuchlichsten Form in der Reihenfolge der Buchstaben und teilen sie in drei große Gruppen: A. Farbwaren für die Färberei, B. Farben für Malerei und Druckerei und C. Sikkative, Firnisse und Lacke. Manche Farben werden für verschiedene Zwecke verwendet; wir führen sie dort auf, wo sie sich am natürlichsten einreihen lassen. Einzelne Stoffe sind auch schon in der ersten Abteilung „Drogen" besprochen; bei diesen verweisen wir zurück. Bei den Farben haben wir diejenigen Stoffe, welche nach dem Giftgesetz als Gifte anzusehen sind, gleich wie bei den übrigen Drogen und Chemikalien mit einem † bezeichnet.

Farbwaren für die Färberei.

Anilin- oder Teerfarbstoffe.

Es sind nicht sehr viel Jahrzehnte vergangen seit der Entdeckung der Teerfarbstoffe, denn so müssen wir statt Anilinfarbstoffe sagen, da eine ganze Reihe von anderen Bestandteilen des Steinkohlenteeres außer dem Anilin zur Herstellung von Farben dienen, und doch beherrschen diese Farben, wegen ihrer prächtigen Farbtöne und wegen ihrer bequemen Anwendung fast die ganze Färberei und teilweise auch die Malerei. Immer mehr und mehr wird die Anwendung der früher gebräuchlichen Farbstoffe zurückgedrängt, und es ist die Zeit wohl nicht fern, wo mit Ausnahme einiger wenigen, wie Blauholz, Koschenille, alle anderen gänzlich verdrängt sein werden. Alljährlich werden viel neue Teerfarben hergestellt, und es gibt kaum noch einen Farbton, der nicht durch sie hervorgerufen werden könnte. Auch hat man gelernt, sie waschecht zu machen; ihr einziger Übelstand besteht darin, daß sie zum Teil nicht sehr licht- und luftbeständig sind. Die Beseitigung dieser unangenehmen Eigenschaft ist schwierig; denn sie beruht auf der großen Vielfältigkeit ihrer Zusammensetzung und den zarten Farbtönen, die durch die Teerfarbstoffe erzeugt werden können. Ihre Ausgiebigkeit ist beim Färben so überaus groß, daß sie wohl kaum von einem anderen Farbstoff erreicht wird. Wir können hier die Darstellung der zahllosen Teerfarben, ebenso ihre Zusammensetzung nur oberflächlich betrachten, weil sowohl die Darstellung sehr verwickelt, häufig auch geheim gehalten ist, andernteils auch die chemischen Vorgänge oft nicht sehr einfach sind. — Die Bestandteile oder auch Umsetzungserzeugnisse des Steinkohlenteers, aus denen die Farben dargestellt werden, sind Benzol, Toluol, Xylol, Phenole, Kresole, Naphthalin und Anthrazen; ferner hauptsächlich Anilin, Phthaleine und Toluidin. Der wichtigste und früher auch der einzige der genannten Körper ist das Anilin, auch Amidobenzol oder Phenylamin, C_6H_7N

oder $C_6H_5(NH_2)$, genannt (s. chemische Abteilung). Es wurde schon in den 20er Jahren des vorigen Jahrhunderts bei der trockenen Destillation des Indigos entdeckt, und hiervon stammt auch der noch heute gebräuchliche Name Anilin, da „Anil" im Spanischen Indigo bedeutet. Später (1837) fand Runge im Steinkohlenteer denselben Stoff und nannte ihn, wegen seiner blauen Reaktion, die er mit Chlorkalklösung gab, Kyanol. Noch später lernte man ihn durch Desoxydation des Nitrobenzols herstellen. Ende der 40er und Anfang der 50er Jahre des vorigen Jahrhunderts waren es namentlich die großartigen Untersuchungen von Professor A. W. Hofmann, die darauf hinwiesen, wie wertvoll das Anilin für die Farbenherstellung werden könne. Von dieser Zeit stammen die ersten Anfänge der Teerfarbenherstellung, die sich heute zu einem der wichtigsten Zweige der chemischen Technologie entwickelt hat. Namentlich nimmt Deutschland den bedeutendsten Teil der ganzen Herstellung in Anspruch.

Das Anilin ist im Steinkohlenteer selbst in so geringen Mengen enthalten und so schwierig daraus gesondert zu gewinnen, daß man seine Darstellung unmittelbar aus dem Teer ganz aufgegeben hat und es nur aus dem Benzol darstellt. Das Benzol wird zuerst durch Behandlung mit konzentrierter Salpetersäure in Nitrobenzol übergeführt und dieses dadurch in Anilin umgewandelt, daß man es mit Wasserstoff in statu nascendi, d. h. im Augenblick des Entstehens, in Berührung bringt. Der Wasserstoff wirkt in der Weise reduzierend, daß er sich mit dem Sauerstoff der Nitroverbindung zu Wasser verbindet und dann an die Stelle des Sauerstoffes selbst tritt. Auf diese Weise wird aus dem Nitrobenzol, $C_6H_5(NO_2)$, das Anilin, $C_6H_5(NH_2)$, hergestellt.

$$C_6H_5(NO_2) + 6H = C_6H_5(NH_2) + 2H_2O$$
Nitrobenzol + Wasserstoff = Anilin + Wasser.

Die Umwandlung geschieht in der Weise, daß man das Nitrobenzol in einem hohen Kessel, der mit Rührvorrichtung versehen ist, mit Eisenfeile mengt und nun nach und nach auf je 100 kg Nitrobenzol 5—10 kg Salzsäure zufließen läßt. Die Umwandlung beginnt sofort unter so starker Erhöhung der Wärme, daß ein Teil der Flüssigkeit überdestilliert und von Zeit zu Zeit in den Kessel zurückgegeben werden muß. Nach beendeter Reaktion wird die Masse im Kessel mit Kalziumoxydhydrat versetzt und nun durch eingeleiteten Dampf der Destillation unterworfen. Das erhaltene Erzeugnis teilt sich in zwei Schichten, bestehend aus Wasser und rohem Anilin, dem sog. Anilinöl des Handels. Es ist durchaus kein reines Anilin, sondern entsprechend dem Benzol des Handels, das ein Gemenge von Benzol, Toluol und geringen Mengen von Xylol darstellt, eine verschiedenartig zusammengesetzte Mischung von Anilin, Toluidin, $C_6H_4(CH_3)(NH_2)$, und Spuren von Xyloidin. Es wird, um es von etwa noch beigemengtem Nitrobenzol, Benzol und etwaigem Ammoniak zu befreien, rektifiziert. Zur Prüfung auf seine Reinheit wird es in verdünnter Salzsäure gelöst. Ist mehr als ½% der eben genannten Verunreinigungen vorhanden, so erscheint die Lösung trübe, nicht klar.

Das Anilin des Handels stellt eine ölige, anfangs helle, bald aber rötlich bis bräunlich werdende Flüssigkeit dar, von einem spezifischen Gewicht, das eben über dem des Wassers liegt. Es siedet bei etwa 180°, hat einen nicht unangenehmen Geruch und scharfen, brennenden Geschmack. In Wasser ist es nur sehr wenig löslich, die Lösung ist von schwach alkalischer Reaktion, leicht löslich in Weingeist, Äther, Chloroform und fetten Ölen. Das Anilin bildet mit Säuren leicht und gut kristallisierende Salze. Es gilt als giftig!

Man stellt auch zur Bereitung einzelner Farben reines Anilin her, das wenigstens nur Spuren von Toluidin enthält. Man benutzt es namentlich zur Herstellung von Fuchsinblau und Anilinschwarz in der Zeugdruckerei und zum Schwarzfärben von Baumwollfaser. Für die meisten Zwecke hingegen ist die im Anilinöl enthaltene Beimengung von Toluidin nicht nur kein Fehler, sondern für die meisten Farben sogar notwendig.

Die Umwandlung des Anilins in Anilinfarben beruht nämlich größtenteils auf einer weiteren Oxydation des Anilins und des Toluidins. Es entstehen höher oxydierte Basen, z. B. Rosanilin. Diese und die aus ihnen hergestellten Salze, sowie Verbindungen derselben mit Jod und Brom bilden die verschiedenen Anilinfarben. Zuweilen werden auch einzelne Wasserstoffatome in den Verbindungen durch Alkoholradikale, wie Methyl — Monomethylanilin ($C_6H_5NH \cdot CH_3$), Dimethylanilin ($C_6H_5N(CH_3)_2$), — und Äthyl ersetzt. Früher geschah die Oxydation des Anilins fast immer durch Arsensäure. Der große Übelstand, daß das Arsen die Anilinfarben verunreinigte, und die bedeutenden Schwierigkeiten, die den Herstellern durch die mit großen Mengen arseniger Säure vermischten Rückstände erwuchsen, bewogen diese, von diesem Verfahren abzugehen. Man oxydiert jetzt durch andere Stoffe, namentlich durch Nitrobenzol und Nitrotoluol bei Gegenwart von metallischem Eisen und Salzsäure. Die durch irgendeine dieser Oxydationsverfahren entstehenden Umsetzungserzeugnisse sind zum größten Teil Rosanilin:

$$C_6H_5(NH_2) + 2\,C_6H_4(CH_3)(NH_2) + 3\,O = C_{20}H_{19}N_3 + 3\,H_2O$$
Anilin + Toluidin + Sauerstoff = Rosanilin + Wasser.

Dieses ist ungefärbt, gibt aber mit Säuren schön farbige Verbindungen, von denen die wichtigste die mit Salzsäure, das sog. **Fuchsinrot** ist. Die Verbindungen haben alle die Eigentümlichkeit, im trockenen Zustande bei auffallendem Lichte metallglänzend, meist grüngoldig, zuweilen auch kupferfarbig zu erscheinen.

Das Fuchsin bildet die Grundlage zu einer ganzen Reihe anderer Farben; es läßt sich aus ihm nicht nur Violett, sondern auch Blau, Grün, auch andere Farbtöne, wie das schöne Safranin, herstellen.

Die Bildung von **Anilinschwarz**, auch **Diamantschwarz** genannt, erfolgt aus dem Anilin durch die oxydierende Einwirkung von Kaliumchlorat und Kupferchlorid oder, wie vielfach, durch vanadinsaure Salze oder auch aus dem Anilinhydrochlorid durch Oxydation mittels Chromsäureverbindungen. Dieser Farbstoff ist infolge seines leichten spezifischen Gewichtes und der Fähigkeit, in größerer Menge zugesetzt, gut zu decken, von besonderer Wichtigkeit für Zelluloselacke geworden.

Weiter liefern Teerfarben das Phenol und die Kresole (**Phenolfarbstoffe**), namentlich Pikrinsäure, Korallin und Braun; das Naphthalin die **Naphthalinfarbstoffe**: Martiusgelb, Magdalarot, Bordeaux, Ponceau, Kongorot und Neuviolett; das Phthalein die **Phthaleine**: Eosin und andere ähnliche Farben und endlich das Anthrazen: Alizarin und Alizarinblau. Ferner sind eine Menge **Azofarbstoffe** im Handel, z. B. Chrysoidin, Bismarckbraun, Indischgelb, Methylorange, Farbstoffe, die die zweiwertige Gruppe, N_2, enthalten und durch Einwirkung von Diazoverbindungen auf Phenole oder Amine hergestellt sind. **Diazoverbindungen** entstehen dadurch, daß man auf ein Anilinsalz z. B. Anilinhydrochlorid, $C_6H_5NH_2 \cdot HCl$, unter starker Abkühlung salpetrige Säure einwirken läßt.

$$C_6H_5NH_2HCl + HNO_2 = C_6H_5N_2Cl + 2\,H_2O$$
Anilinhydrochlorid + salpetrige Säure = Diazobenzolchlorid + Wasser.

Es lagert sich hierbei der Stickstoff der salpetrigen Säure an den Stickstoff des Anilinhydrochlorids.

Auch das zu mattgelben Farben, Cremefarben, Verwendung findende Chrysoidin ist ein Azofarbstoff. nämlich die Verbindung der Salzsäure mit Diamidoazobenzol.

Unter Chinonimidfarbstoffen versteht man Farbstoffe, die von Abkömmlingen des Chinons, $C_6H_4O_2$, von den Chinonimiden, $C_6H_4(NH)_2$, gewonnen werden. Es sind schöne blaue, violette und grüne Farben, die Indamine genannt werden; aber auch gelbe, rote, graue und schwarze Chinonimidfarbstoffe sind im Handel.

Fettlösliche Teerfarbstoffe sind mit Stearinsäure oder Olein aufgeschlossen.

Je nach der Art der Anwendung unterscheidet man die Teerfarbstoffe in solche, deren Lösungen ohne weiteres färben, in substantive Farbstoffe, ferner in solche, die nur auf Zutun eines sauren oder basischen Stoffes zu färben vermögen, in Beizenfarbstoffe und schließlich in Küpenfarbstoffe, unlösliche Farben, die, durch Reduktionsmittel wie alkalische Natriumhydrosulfitlösung in lösliche entfärbte Leukoverbindung zurückgeführt, von dem zu färbenden Stoffe aufgenommen und darauf durch Oxydation in dem Stoffe wieder zu dem ursprünglichen unlöslichen Farbstoffe werden. Gerade diese Küpenfarben, wozu die Indanthrene, Anthrachinonfarbstoffe, gehören, sind sehr beliebt, da sie als licht- und wasserecht gelten.

Einige Teerfarbstoffe finden in der Heilkunde hauptsächlich als antiseptische Mittel Verwendung, so das Methylviolett, das Hydrochlorid des Penta- und Hexamethylpararosanilins, das unter der Bezeichnung Pyoktanin im Handel ist. Ferner das Methylenblau, Tetramethylthioninchlorid, grüne, in Wasser aber mit blauer Farbe lösliche Kristalle, sowie einzelne Akridinfarbstoffe, Abkömmlinge des Diphenylketons, auch Benzophenon genannt, wie das rotbraune in Wasser gelöste gelbrötliche Flavizid, das gelbe Trypaflavin und Rivanol.

Blauholz. Blutholz. Kampecheholz. Lignum campechiánum.
Bois de campêche. Campeachy wood. Logwood.
Haematóxylon campechiánum. Caesalpinioídeae.
Zentralamerika.

Der Name Kampecheholz stammt von der Kampechebay in Mexiko, Provinz Yukatan, wo der Baum ursprünglich heimisch war, und von wo das Holz früher nach Europa versandt wurde. Jetzt ist der große stattliche Baum durch Anbau über ganz Westindien verbreitet und wird von den Holländern auch in ihren ostindischen Kolonien angepflanzt. Der größte Teil des Bedarfes wird jetzt von Jamaika ausgeführt.

Das Holz ist fest, schwierig spaltbar, außen dunkelrotbraun bis schwärzlich, häufig mit Rissen versehen, die grüngoldig glänzen. Im Innern ist es im frischen Zustande gelblichrot, erst allmählich dunkler werdend. Der Geruch ist schwach veilchenartig, der Geschmack herb zusammenziehend. Der Speichel wird beim Kauen violett gefärbt. Es kommt in großen, 15—50 kg schweren Scheiten, die von Rinde und Splint befreit sind, in den Handel.

Die wichtigsten Handelssorten sind:

Echtes Kampecheholz von Yukatan, außen blauschwarz, die Scheite an einem Ende spitz zugehackt, Spanish cut.

Jamaikaholz, an beiden Enden gerade zugeschnitten, English cut, meist etwas heller und ohne Risse.

Domingo-, Martinique- und Guadeloupe-Blauholz ist meist dünner, die Scheite oft gedreht, nicht gänzlich vom Splint befreit und arm an Farbstoff.

Das Holz wird geraspelt oder gehobelt. Da die Raspelspäne anfangs nur eine helle Farbe haben, so schichtet man sie angefeuchtet übereinander und überläßt sie einer Art Gärung, man fermentiert sie, hierdurch werden sie dunkel und die besten Sorten erscheinen oft metallglänzend.

Bestandteile. Gerbstoff. Hämatoxylin ($C_{16}H_{14}O_6 + 3\ H_2O$), der eigentlich färbende Stoff des Holzes, obschon es im reinen Zustande keine Farbe besitzt, sondern eine sog. Leukoverbindung darstellt. Es bildet, durch Äther ausgezogen, kleine, farblose oder gelbliche Kristallnadeln von süßholzartigem Geschmack. In kaltem Wasser ist es wenig, in heißem leicht löslich; mit Alkalien gibt es purpurne oder violette Lösungen. An der Luft verwandelt es sich bei Gegenwart von Ammoniak infolge Oxydation in $C_{16}H_{12}O_6$, in Hämatein. Dieses bildet eine dunkelgrüngoldige Masse, die mit Alkalien verschiedenfarbige Verbindungen eingeht.

Die dunkelrote Abkochung des Holzes wird durch Säuren heller, durch Alkalien purpurn oder violett. Alaun gibt einen violetten, Bleizucker einen blauen und Galläpfel einen schwarzen Niederschlag. Das Holz ist am besten im feuchten Keller aufzubewahren.

Anwendung. In der Färberei zur Darstellung der verschiedensten dunkeln und schwarzen Farben; besonders zur Schwarzfärbung von Seide, zur Tintenbereitung, da die Abkochung mit Ferrosulfat oder Kaliumchromat violettschwarze, allmählich immer dunkler werdende Lösungen gibt. Unfermentiert innerlich gegen Durchfall und kann ohne Nachteil längere Zeit angewendet werden, der Harn wird hierbei rot gefärbt.

Blauholzextrakt, Extráctum Ligni campechiani. Die eingedickte Abkochung des Blauholzes, selten in halbflüssiger, meistens in fester Form. In letzterer bildet es schwarze, glänzende, in der Kälte spröde und in der Wärme mehr weiche Massen, die im Äußern dem schwarzen Pech ähnlich sind. Es kommt von Nordamerika oder von Jamaika in Holzkisten von 25—100 kg Inhalt eingegossen in den Handel; jedoch sind auch in Europa, Deutschland und Frankreich große Extraktfabriken. Von den amerikanischen sind die beliebtesten Marken: Sandford, Boston und Gravesend mills.

Fernambuk- oder Pernambukholz. Rotholz oder Brasilienholz.
Lignum Fernambúci. Bois de Pernambouc. Bois rouge du Brésil.
Brasilwood. Peach wood.

Es kommen sehr verschiedene Sorten von Rotholz in den Handel, die aus Südamerika, Westindien, Afrika und dem südöstlichen Asien stammen, und zwar sämtlich aus der Familie der Leguminósae, Hülsenfrüchtler, Unterfamilie Zaesalpinioideen. Als die beste Sorte gilt das echte

Fernambuk- oder Brasilienholz, aus der Provinz und dem Ausfuhrhafen Pernambuko. Es ist das von Rinde und Splint befreite Kernholz von Caesalpínia brasiliénsis. Die Scheite sind ¼—½ m dick, 1½ bis reichlich 2 m lang, außen rot, innen gelbrot, feinfaserig, geruchlos und von süßlichem Geschmack, beim Kauen den Speichel rot färbend. (Unterschied von Sandelholz.)

San Martharotholz, von Caesalpinia echináta. Die Scheite sind armbis beindick, 5—20 kg schwer; sie haben außen unregelmäßige, weit vortretende, leistenartige Vorsprünge und zwischen diesen Leisten liegen häufig noch Teile der grauen rissigen Rinde, an einem Ende sind sie rund, am anderen scharf abgesägt. Die Farbe ist außen rot, innen gelblichbraun, auf dem Querschnitte harzglänzend; der Farbstoff ist geringer als bei der ersteren Sorte.

Hierher gehören auch **Mazatlan-**. **Nikaragua-** und **Kostarikarotholz**, vielfach gedrehte Scheite.

Westindisches oder **Brasiletterotholz** von Caesalpinia crista, bildet dünne Scheite. leichter. weniger dicht. bräunlichgelb, eine violette Abkochung liefernd.

Sapan- oder **Japanrotholz** von Caesalpinia sapan, in Hinterindien heimisch, auf den Molukken, Philippinen, in China und Japan angebaut. Es bildet 1 m lange, gespaltene, armdicke Scheite von hochroter Farbe und großer Dichtigkeit. Der Farbstoff ist schwerer auf der Faser festzuhalten. zu fixieren. Es enthält außer Brasilin farbloses **Sapanin**.

Alles Rotholz wird erst in Europa geraspelt, dann feucht zu Haufen geschichtet, um den Farbstoff zu entwickeln. Die frischen Späne sind hell und werden erst an der Luft lebhaft rot, indem das sog. **Brasilin** ($C_{16}H_{14}O_5$) eine farblose Leukoverbindung darstellt, die sich an der Luft in **Brasilein** ($C_{16}H_{12}O_5$), den eigentlichen Farbstoff, umwandelt.

Die frische Abkochung des Rotholzes ist gelbrot, an der Luft und dem Lichte dunkelrot werdend. Säuren machen sie gelb, Alkalien violett, Alaun, Blei- und Zinnsalze geben gefärbte Niederschläge, sog. Lacke, hierauf beruht die **Fixierung** des Farbstoffes auf der Faser. Außer in der Färberei verwendet man das Holz in der Kunsttischlerei.

Gelbbeeren. Graines d'Avignon.

Es sind die unreifen, getrockneten Beeren verschiedener Rhamnusarten. Die ungarischen Gelbbeeren stammen von Rhamnus tinctória, die französischen von Rhamnus infectória, die persischen von Rhamnus amygdalína und saxátilis. Als geschätzteste Sorte gilt die persische. Die Farbstoffe der Gelbbeeren sind Rhamnetin, Rhamnazin und Querzitrin. Die Gelbbeeren dienen in der Färberei, zusammen mit Zinnchlorid oder Alaun, zur Hervorbringung gelber und gelbgrüner Farben; ferner zur Darstellung von gelbem **Karmin**, **Karmingelb** oder sog. **Schüttgelb**. Hier wird der Farbstoff für sich oder mit einer Alaunlösung auf Kreide niedergeschlagen und öfter der breiige Niederschlag in Hütchen geformt.

Chinesische Gelbbeeren. Unter diesem Namen kommen die getrockneten Blütenknospen von Sophora japónica in den Handel. Ihr Farbstoff ist Querzitron.

Gelbholz. Fustikholz. Gelbes Brasilienholz. Alter Fustik,
Lignum citrínum. Bois de fustet. Fustic.

Es ist das von Rinde und Splint befreite Stammholz des Färbermaulbeerbaumes, Morus tinctória, in Südamerika, West- und Ostindien heimisch. Es kommt in Stammabschnitten oder Scheiten von 10—15 kg in den Handel; die Scheite sind an beiden Seiten abgesägt, innen blaßgelb, mit dunkleren Adern. Als beste Sorte gilt Kuba-, weniger geschätzt sind Tampiko- und Jamaikagelbholz, noch geringer Portoriko- und Brasiliengelbholz. Es enthält zwei Farbstoffe, in Wasser schwer lösliches **Morin** und leicht lösliches **Maklurin**, ersteres ist oft an Kalk gebunden. Man benutzt das Gelbholz in der Färberei mit Alaunbeize zur Hervorbringung sehr dauerhafter, aber nicht sehr schöner gelber Farben. Dann auch zu Mischfarben, wie braun und gelb. Ferner stellt man auch aus dem Gelbholz ein **Schüttgelb** mit bräunlich-gelbem Farbton her.

Aus Ungarn und Südeuropa kommt ein anderes:
Ungarisches, auch Jungfustik oder Fisetteholz, Viset genannt, es stammt vom sog. Perückenbaum, Rhus cótinus, aus der Familie der Anakardiazeen, der Sumachgewächse. Es bildet dünne Knüppel von hartem, festem Holz, außen bräunlich, innen gelbgrün. Der Farbstoff wird Querzetin, von anderen Fustin genannt; er ist weniger haltbar. Es wird hauptsächlich noch zum Färben von Leder benutzt

Gelbschoten, chinesische. Fructus Gardeniae floridae sinenses. Gousses de Chine. Wongshy.

Es sind die getrockneten Früchte verschiedener Gardeniaarten, G. flórida, G. radícans, G. grandiflóra; in China, Japan und Kochinchina heimisch. Sie sind 3—5 cm lang, mit sechs hervorstehenden Längsrippen, sehr zerbrechlich; im Inneren mit zahlreichen, in gelbes Mark eingebetteten Samen versehen. Sie enthalten Krozin. dem Farbstoffe des Krokus gleich.

Indigo. Indicum.

Diese blaue Farbe ist schon seit dem Altertume bekannt; schon in den Schriften der Römer und Griechen wird sie erwähnt, wenn auch über ihre Natur irrige Ansichten verbreitet waren, man hielt sie lange Zeit für eine Erde, die bergmännisch gewonnen würde. Der Anbau von indigoliefernden Pflanzen scheint in allen wärmeren Ländern gebräuchlich gewesen zu sein; denn auch in Amerika fanden die Spanier bei der Entdeckung dieses Weltteiles den Indigoanbau vor. Aller natürlicher Indigo stammt von Indigoferaarten aus der Familie der Papilionátae, der Schmetterlingsblütlergewächse; doch liefern auch andere Pflanzengattungen Indigo, wenn auch nur in geringer Menge. So wurde z. B. früher in Deutschland und anderen europäischen Ländern der Waid, Isatis tinctória, zu diesem Zweck angebaut, und in China verfertigte man Indigo aus Knöterricharten (Polýgonum). Ostindien und der indische Archipel liefern die weitaus größten Mengen. Man baut in den einzelnen Ländern verschiedene Arten an. Die hauptsächlichsten sind: I. tinctória in Bengalen, Madagaskar, Isle de France, St. Domingo; I. pseudotinctória in Ostindien; I. dispérma liefert den Guatemalaindigo; I. argéntea in Afrika liefert nicht viel, aber guten Indigo. Der Anbau der Indigopflanzen erstreckt sich über Ost- und Westindien, China, Mexiko, Karakas, Ägypten und Algerien.

Das Indigoblau ist in den Pflanzen nicht fertig gebildet, sondern entsteht erst durch die Einwirkung des Sauerstoffes der Luft auf einen farblosen, in Wasser löslichen Bestandteil der Pflanzen, das Indikan. Man zieht die Pflanzen in gut beackertem Boden aus Samen. hält den Boden sorgsam von Unkraut frei und schneidet nach einigen Monaten die etwa meterhohen Schößlinge ab. In Ostindien kann ein derartiger Schnitt 2—3 mal in einem Jahre vorgenommen werden, in Amerika dagegen nur 1—2 mal. Alle 3 Jahre werden die Felder von den alten Pflanzen befreit und neu besät. Die Pflanze selbst ist ein strauchartiges Kraut mit einfach gefiederten Blättern, in den Blattwinkeln mit gelben oder roten Blütenständen. Unmittelbar nach dem Schnitte, nur an einzelnen Orten verwendet man das Kraut getrocknet, werden die Zweige oder besser nur die Blätter in ausgemauerte Behälter geschichtet, mit Wasser übergossen und mit Steinen beschwert, um sie unter Wasser zu halten. Bei der großen Wärme jener Gegenden tritt rasch eine Art Gärung ein; es entwickeln sich ziemlich große Mengen von Kohlensäure, auch Wasserstoff und Stickstoff entweichen und die Oberfläche bedeckt sich bald mit Schaum. Sobald dieser braun erscheint, was gewöhnlich nach 12—16 Stunden der Fall ist, läßt man die gelbgefärbte Flüssigkeit in tiefer stehende steinerne Kufen ab. Das Glykosid Indikan ist durch die Gärung in blaues Indigotin und Indigogluzin gespalten, jedoch der blaue Farbstoff zu Indigoweiß reduziert. Die Flüssigkeit wird nun unter fortwährendem Rühren und Schlagen der oxydierenden Einwirkung der Luft ausgesetzt, auch benutzt man hierzu Schaufelräder, die man in die Kufen bringt; sie färbt sich anfangs grün, dann blau durch ein darin in der Schwebe gehaltenes Pulver, den eigentlichen Indigo. Nach etwa 5—6 Stunden ist auch dieser Vorgang beendet und die Flüssigkeit wird zum Absetzen der Ruhe überlassen. Nach dem Abfließen der überstehenden Flüssigkeit wird der Indigoschlamm noch mit ganz verdünnter Kalkmilch gewaschen, geschönt, einmal in Wasser aufgekocht, auf Tücher gebracht, ausgepreßt und die Preßkuchen meist durch Drähte in viereckige Stücke zerschnitten. Diese werden bei mäßiger Wärme ausgetrocknet und bilden den natürlichen Indigo des Handels. Gewöhnlich liefern 140—160 Pflanzen 1 kg Indigo.

Guter Indigo muß locker sein, auf Wasser schwimmen und, an die feuchte Zunge gebracht, anhaften; der Bruch ist gleichmäßig, mattblau oder violett, beim Reiben mit dem Fingernagel zeigt er einen schönen Kupferglanz. Er darf mit Säuren nicht aufbrausen und beim Verbrennen nur einen geringen Aschegehalt von 6—7% hinterlassen, mit wenig Wasser soll die Mischung nicht schleimig werden. Er ist geruch- und geschmacklos. Die ganze Prüfung seines Wertes beruht auf dem wirklichen Gehalt an Indigoblau, dem sog. Indigotin. Gute Sorten enthalten hiervon 40—60%, mittlere 20—30%, ganz schlechte Sorten oft nur 10%. Chemisch läßt sich der Gehalt annähernd dadurch feststellen, daß man eine durch reines Indigotin genau eingestellte Chlorkalklösung so lange einer verdünnten schwefelsauren Indigolösung zusetzt, bis eine vollständige Entfärbung eintritt. Nach der verbrauchten Chlorkalklösung wird dann der Prozentgehalt an Indigoblau berechnet. Außer dem Indigblau enthält der Indigo noch Indigrot, durch Äther und Weingeist, und Indigbraun, durch Laugen ausziehbar. Das Blau läßt sich zum Teil sublimieren; es entstehen beim Erhitzen rote Dämpfe, die sich beim Erkalten zu kleinen, kupferglänzenden Kristallen verdichten. Indigo ist in Wasser, Weingeist, Äther, Alkalien und verdünnten Säuren unlöslich; mit konzentrierter Salpetersäure behandelt, bildet er Trinitrophenol, Pikrinsäure; Chlorkalk und andere reduzierende Körper entfärben ihn, in rauchender Schwefelsäure löst er sich zu einer tiefblauen Verbindung von Indigschwefelsäure. Diese ist in Wasser löslich und eine solche Lösung führt den Namen Indigosolution oder -komposition. Aus ihr stellt man auch den blauen Karmin oder Indigkarmin her, indem man sie mit einer Natriumchlorid- und Natriumkarbonatlösung versetzt, so lange noch ein Niederschlag entsteht. Dieser besteht aus indigschwefelsaurem Natrium, das in reinem Wasser, nicht aber in Natriumchloridlösung löslich ist. Man wäscht den Niederschlag so lange mit reinem Wasser aus, bis dieses anfängt, sich zu bläuen, trocknet dann bis zur Teigform ein, versetzt mit etwas Glyzerin und bringt den Niederschlag so oder seltener vollständig ausgetrocknet in den Handel. Der Indigkarmin wird wegen seiner bequemen Anwendung von den Färbern gern benutzt.

Bringt man Indigoblau mit reduzierenden Stoffen, wie Eisenvitriol, arseniger Säure, schwefliger Säure, Traubenzucker, in wässeriger Lösung in Berührung, so verwandelt es sich in das in Alkalien lösliche Indigweiß. Hierauf beruht die Darstellung der Indigküpe und der durch sie bedingten Färberei. Man stellt die Küpe in der Weise dar, daß man gepulverten Indigo mit dünner Kalkmilch oder auch mit Kaliumkarbonatlösung und Ferrosulfat zusammenbringt. Letzteres reduziert das Blau zu Indigweiß, das sich im Kalziumoxydhydrat oder dem Kaliumkarbonat klar löst. In diese klare Flüssigkeit wird die zu färbende Faser eingetaucht und dann der Luft ausgesetzt. Sie färbt sich zuerst grün, dann, zufolge der oxydierenden Wirkung des Luftsauerstoffes, durch regeneriertes Indigblau tiefblau. Diese Art der Färberei liefert einen nicht ganz so feurigen Farbton wie die mit Indigschwefelsäure, aber sie ist dauerhafter und greift die Faser nicht an. Aus der klaren Küpe setzt sich, wenn man sie der Einwirkung der Luft überläßt, reines Indigblau ab. Es ist dies also ein Verfahren, aus der käuflichen Ware das Blau rein herzustellen. Ein solches Präparat heißt Indigextrakt.

Ein anderes Indigpräparat, das sog. Neublau, ist Stärke, die mit Indigkarmin blau gefärbt ist.

Der Indigo kommt nach den Gewinnungsländern benannt, in den Handel; als beste Sorten gelten Bengal, Java, Guatemala, Karakas und ägyptischer.

Die besten Javasorten sind spezifisch sehr leicht. Koromandel-I. enthält sehr viel Kalk. Nach den Farbtönen unterscheidet man dann wieder rot, violett, blau und kupferfarbig, nach dem Werte meliert, sortiert, schlechtgefeuert, feingefeuert. Die ostindischen Sorten kommen in $^1/_1$-, $^1/_2$- und $^1/_3$-Kisten, letztere mit 40—50 kg Inhalt in den Handel, die amerikanischen in Seronen aus Büffelhaut. Bei den ostindischen und Javasorten sind die Würfel vielfach mit dem Stempel der Faktoreien bezeichnet, ebenso tragen die Kisten eine Bemerkung, ob sie ganze oder zerbrochene Stücke oder Grus enthalten. Die Hauptmärkte für Europa sind London und Amsterdam, letzteres für Javaware, ersteres für ostindische und amerikanische Erzeugnisse.

Diesem aus den Indigoferaarten hergestellten Indigo ist eine sehr große Beeinträchtigung entstanden durch die künstliche Darstellung des Indigos in Deutschland. Orthoamidobenzoesäure, Anthranilsäure, wird mit Glyzerin und Kalilauge auf etwa 300° erhitzt, bis die Masse braunrot geworden ist. Sie enthält jetzt Indigoweiß, das nach Auflösen in Wasser durch Einblasen von Luft in Indigo übergeführt wird. Oder es wird aus der Anthranilsäure durch Einwirkung von Monochloressigsäure die Phenylglykokollorthokarbonsäure dargestellt, die dann durch Schmelzen mit Kalilauge in Indigo übergeht. Die Anthranilsäure wird aus dem Naphthalin gewonnen. Dieses wird durch Oxydation in Phthalsäure, dann in Phthalsäureanhydrid bzw. Phthalimid übergeführt, das mit Brom behandelt die Anthranilsäure gibt.

Karmin. Carmínum. Carmin.

Unter Karmin im chemischen Sinn ist der reine Farbstoff der Koschenille zu verstehen. Er ist eine schwache Säure, die mit Basen schön gefärbte Verbindungen bildet. Der Karmin des Handels ist aber niemals ganz reine Karminsäure, sondern meist eine Verbindung dieser mit Tonerde. Seine Darstellung erfordert allerlei kleine Kunstgriffe; es liefern durchaus nicht alle Fabriken eine gleich schöne Ware. Man kocht Koschenille mit Wasser aus und schlägt den im siedenden Wasser gelösten Farbstoff mittels Tonerde nieder, oder man kocht die Koschenille mit sehr dünner Natriumkarbonatlösung, klärt mit Eiweiß oder Hausenblase und fällt den Farbstoff mit verdünnter Schwefelsäure aus. Letzteres Verfahren liefert eine sehr schöne Farbe. Der Karmin bildet leichte Klümpchen oder ein feines Pulver von feurigroter Farbe, das in Salmiakgeist mit Hinterlassung eines sehr kleinen Rückstandes von Tonerde vollständig löslich sein muß. Zugemengte andere Stoffe, wie Kreide, großer Tonerdegehalt, ein etwaiger Gehalt an Zinnober oder Chromrot lassen sich hierbei erkennen.

Eine der beliebtesten Sorten des Karmins ist **Nacarat**.

Eine geringere Sorte Karmin stellen die sog. **Karminlacke** dar, die viel Tonerde- und Substratgehalt haben. Unter den Namen **Florentiner-, Münchener-, Wiener-** und **Berliner-Lack** kommen Farben in den Handel, die ausschließlich für die Zwecke der Malerei dienen; sie werden erhalten, indem man alaunhaltige Koschenilleauszüge oder Rotholzauszüge mit Natriumkarbonat ausfällt. Ihr Wert richtet sich nach dem mehr oder minder großen Gehalt an Tonerde bzw. Schwerspat. Diese Lacke werden aber auch aus Teerfarbstoffen hergestellt.

Anwendung. In der Zeugdruckerei, wird jedoch für diesen Zweck immer mehr durch die roten Azofarbstoffe verdrängt; zum Färben von Zuckerwaren, in der Malerei, zur Herstellung roter Tinten und zu Mitteln für die Haut- und Mundpflege, Schminken, Pudern und Zahnpulvern.

Gelber Karmin ist ein Farblack, hergestellt durch Ausfällen einer Abkochung von Gelbbeeren (s. d.) mittels Tonerde

Krapp oder Färberröte. Radíces Rúbiae Tinctórum. Garance.

Es ist dies die Wurzel von Rubia tinctórum oder peregrína, Familie der Rubiazeen, der Krappgewächse. Im Orient heimisch, ist die Pflanze nach den Kreuzzügen in allen europäischen Ländern von gemäßigtem Klima angebaut worden. Namentlich in Frankreich und Holland, doch auch in Deutschland war der Anbau früher sehr groß, bis nach der Entdeckung des künstlichen Alizarins der Anbau überall zurückging. Jetzt werden nur noch geringfügige Mengen in Frankreich angebaut.

Die Wurzel ist lang, zylindrisch, strohhalm- bis federkieldick, die orientalischen sogar bis fingerdick, außen graurötlich bis bräunlich, mit gelblichem Holzkern. Der Geruch ist schwach, der Geschmack bitter, zusammenziehend. Die großen Wurzeln sind am meisten geschätzt. Als beste Sorte galt der Levantiner Krapp, der ungemahlen als **Lizari** oder **Alizari** in den Handel kam.

Im frischen Zustand enthält die Wurzel das **Ruberythrin**, oder die **Ruberythrinsäure**, die durch Gärung, durch Säuren, zum Teil auch schon durch das Trocknen, in Zucker und zwei Farbstoffe gespalten wird, das **Alizarin** oder **Krapprot** und das **Purpurin**. Auf diesen beiden Farbstoffen beruhte die früher so ungemein große Verwendung des Krapps zum Färben von Türkischrot, rosa und violett. Das an sich farblose Purpurin gibt mit Alkalien farbige Lösungen und bildet mit Tonerde, am besten mit Ammoniakalaun, schön gefärbte, rote Lacke, wie **Krapprosa** und **Krappkarmin**.

Da die Menge des Farbstoffes in der Krappwurzel gering ist, hat man von jeher diesen möglichst zusammengedrängt, so entstanden eine ganze Reihe von Präparaten, von denen die wichtigsten sind:

Garancine oder **Krappkohle**. Man behandelt gemahlenen Krapp mit konzentrierter Schwefelsäure, wäscht gut aus und trocknet. Die Schwefelsäure verkohlt die organischen Bestandteile der Wurzel, ohne den Farbstoff zu zerstören, so daß dieser mit wenig Kohle gemischt zurückbleibt. Dieses Verfahren war von jeher in Frankreich gebräuchlich, daher der Name, der vom französischen Garance = Krapp abstammt.

Garanceux. Da beim Ausfärben mit Krapp die Wurzel nur z. T. erschöpft wird, verkohlt man den Rückstand ebenfalls mit Schwefelsäure, um den Rest des Farbstoffes zu gewinnen; ein solches Präparat heißt Garanceux.

Krappblumen, Fleurs de garance. Gemahlener Krapp wird mit Wasser angemengt, gewöhnlich mit etwas Hefe versetzt und so einer Gärung unterworfen. In Frankreich gewinnt man als Nebenerzeugnis einen Branntwein, den sog. Krappbranntwein. Nachdem die Gärung vollendet ist. wird die Flüssigkeit abgepreßt und der Rückstand getrocknet.

Kolorin ist der weingeistige Auszug aus dem Garancine; es soll 40—50 mal mehr Färbekraft besitzen als Krappwurzel.

Alizarin (verte et jaune) wurde hergestellt durch Ausziehen der Wurzel mit verdünnter schwefliger Säure; die Auszüge wurden gekocht, um die schweflige Säure bzw. Schwefeldioxyd zu verjagen; hierbei schied sich das Alizarin in unreinem Zustand ab. Heute ist diese Gewinnungsweise, die bei der Ausbeute von nur 1% niemals sehr bedeutend war, ganz aufgegeben, seitdem 1868 die künstliche Herstellung aus dem Anthrazen, einem festen Kohlenwasserstoffe des Steinkohlenteeres, entdeckt wurde. Alizarin wird nunmehr dadurch hergestellt, daß man das Anthrazen mit Schwefelsäureanhydrid behandelt. Es entsteht dadurch eine Sulfoverbindung, die man mit Natriumkarbonat neutralisiert; das so erhaltene Salz wird getrocknet und mit Ätzkali auf 250° erhitzt. Aus dieser Mischung wird das entstandene Alizarin durch eine Säure abgeschieden, es fällt flockig nieder und wird meist in Teigform von 10 bzw. 20% Gehalt in den Handel gebracht. Das chemisch reine Alizarin, das sich daraus darstellen läßt, bildet dunkelgelbe, durchsichtige Kristalle, die bei 100° ihr Kristallwasser verlieren und rot werden. Sie sind in kaltem Wasser sehr wenig löslich, leicht dagegen in heißem Weingeist, Essig und Holzgeist. Diese Lösungen sind gelb; in Alkalien löst es sich mit violetter Farbe.

Diese Darstellung wird in Deutschland im großartigsten Maßstabe betrieben. Die jährliche Gewinnung wird auf mehrere Millionen Kilogramm 10 prozentiger Pasta angegeben

Lackmoos oder Lackmus. Lacca Musci. Tournesol.

Dieser Farbstoff hat seit der Entdeckung der Teerfarben seine Bedeutung verloren; nur hier und da findet er noch als Zusatz zum Kalk oder zur Kreide, beim Weißen der Decken, technische Verwendung. Wichtig dagegen ist er zur Herstellung von Reagenzpapier, Lackmuspapier, und in der Maßanalyse.

Bereitet wird er aus denselben Flechten, die zur Bereitung der Orseille dienen, namentlich aus Rockzellarten und Lecanóra tartárea, einer häufig an den Felsenküsten Schwedens, Norwegens und Schottlands, auch auf den Kanarischen Inseln und den Azoren, ferner in Ostindien vorkommenden Flechte. Diese wird besonders in Holland zuerst gemahlen, dann mit Kaliumkarbonat und ammoniakalischen Flüssigkeiten, z. B. faulendem Harn, einer Gärung überlassen. Nach einigen Wochen wird der Brei von neuem mit Kaliumkarbonat, Kalk und Ammoniak gemengt und so lange sich selbst überlassen, bis die ganze Masse eine blaue Farbe angenommen hat; schließlich wird sie mit Kreide oder Gips gemengt und halb ausgetrocknet in kleine Würfel geformt. Der wichtigste Bestandteil dieses Farbstoffes ist das Azolitmin. Dies ist in freiem Zustande rot. in Alkaliverbindung aber blau.

Orlean. Orleána. Roucou. Anotto.

Der Farbstoff stammt von einem in Südamerika heimischen, aber auch dort wie auf Sansibar und auf den Sandwichinseln angebauten Baume, Bixa orellána, ab. Dieser trägt stachelige, bei der Reife sich mit 2 Klappen öffnende Früchte; sie haben unter der harten Schale ein gelbes Fruchtmark, worin die kleinen Samen eingebettet sind. Das Fruchtmark ist der Träger des Farbstoffes. Aus ihm wird der Orlean in der Weise gewonnen, daß man die Früchte mit etwas Wasser zerstampft, 8—10 Tage der Gärung überläßt und die Masse durch ein Haarsieb treibt, um sie von Samen und Hülsen zu trennen. Der vom Wasser möglichst befreite Fruchtbrei bildet den Orlean. Er ist von ziemlich weicher Beschaffenheit, oder er ist stärker eingetrocknet und zu Kuchen geformt, die in Pisangblätter eingewickelt werden. Frisch soll der Orlean einen angenehmen Geruch haben, doch da er, um eine lebhaftere Farbe zu erhalten, mit ammoniakalischen Flüssigkeiten, wie man sagt, faulendem Harn, benetzt wird, ist der Geruch der Ware, wie sie zu uns kommt, nicht angenehm.

Der beste Orlean kommt aus Brasilien in mit Blättern ausgelegten Rohrkörben von 20 kg Gewicht. Er ist teigförmig, frisch von angenehmem Geruch, später wird er schmierig und der Geruch unangenehm. **Kayenne-Orlean** kommt nur wenig in den Handel. Er bildet in Blätter eingeschlagene Kuchen, in Fässer verpackt und mit Salzlake übergossen. Der Geruch ist sehr unangenehm. **Guadeloupe-Orlean**, ist dem Kayenne ähnlich, von weniger unangenehmem Geruch und grobkörniger.

Bestandteile. Ein gelber, in Wasser löslicher Farbstoff und ein harzartiger, Bixin oder Orellin genannt, der nur in Weingeist, fetten und ätherischen Ölen und in Äther mit orangeroter Farbe löslich ist. Alkalien lösen den Farbstoff dunkelrot. Schwefelsäure verwandelt ihn in Blau, dann Grün, zuletzt in Violett.

Anwendung. Selten in der Färberei, da die mit ihm erreichbaren Farben weder schön noch haltbar sind. Zum Färben von Eßwaren, Backwerk und Zuckerwaren, als Käse- und Butterfarbe. Chester, Edamer und andere Käsesorten verdanken ihm ihre Farbe. Zu diesem Zweck wird eine Lösung des Farbstoffes in fetten Ölen hergestellt. Derartige Butter- oder Käsefarben haben einen unangenehmen Geruch, der nur dadurch vermieden werden kann, daß man zuerst einen alkoholischen Auszug des Orleans herstellt, den Alkohol abdestilliert und das so erhaltene Extrakt in warmem Öl auflöst.

Orseille. Persio. Orchill. Cudbear.

Diese Farbstoffe werden aus verschiedenen Flechtenarten, namentlich Lecanóra tartárea und zahlreichen Rokzellarten bereitet. Man sammelt die Flechten fast an allen felsigen Küsten nicht nur Nord- und Südeuropas, sondern auch in dem ostindischen Archipel, China, Japan, den Kapverdischen Inseln usw. In den Flechten ist ein farbloser Körper Orzin, $C_6H_3CH_3(OH)_2$, vorhanden, der durch Ammoniak und Einwirkung der Luft in Orzein, $C_{28}H_{24}N_2O_7$, übergeht. Die Flechten werden in Wasser aufgeweicht und in faulem Harn oder ammoniakalischem Wasser einer Gärung überlassen, bis nach etwa 6 Wochen die ganze Masse in einen violetten Brei verwandelt ist. Dieser Brei bildet die Orseille. Wird der Brei zur Trockne gebracht und gepulvert, so heißt die Ware Persio oder Cudbear. Der Farbstoff löst sich in Wasser scharlach- bis violettrot, Alkalien machen die Farbe dunkler, Säuren hellrot; Aluminiumsalze liefern braunrote, Zinnsalze hellrote Niederschläge. Außer der teigförmigen Orseille und dem Persio kommt auch ein bis zur Sirupdicke eingedicktes Extrakt in den Handel und endlich ein sehr schön feurigroter Farbstoff Orseillepurpur, pourpre française, oder vegetabilischer Purpur.

Orseille bzw. Persio dienen in der Färberei namentlich zum Grundieren, vor allem in der Wollfärberei für Braun und Olive.

Querzitronrinde. Ecorce de quercitron.

Es ist dies die gemahlene, von der dunklen Korkschicht befreite Rinde der in den Südstaaten Nordamerikas heimischen Färbereiche, Quercus tinctória. Sie ist bräunlichgelb, von schwachem Geruch, herbem, bitterem Geschmack und färbt den Speichel gelb. Neben Gerbstoff enthält sie einen kristallisierbaren, gelben Farbstoff, das Querzitrin, das in Wasser schwer, in alkalischen Laugen leicht löslich ist und sich durch Kochen mit verdünnten Mineralsäuren in Querzetin und Isodulzit spaltet. Das Querzetin besitzt größere Färbekraft als das Querzitrin. Dient in der Färberei zur Herstellung gelber, rotgelber, brauner und olivgrüner Farben. Ferner durch Auskochen, Vermischen der Abkochung mit Alaunlösung und Niederschlagen auf Kreide oder ein Gemisch von Kreide und Schwerspat zur Herstellung von Schüttgelb mit bräunlichem Ton, das als Wasserfarbe und Lasurfarbe in der Kunstmalerei verwendet wird.

Auch Querzitronextrakt kommt in den Handel, ebenso ein daraus dargestellter Farbstoff, das sog. Flavine. Dies wird in Teigform hergestellt, indem man den Farbstoff, den man durch Kochen der Rinde mit Soda gelöst hat, mit Schwefelsäure ausfällt.

Saflor. Wilder Safran. Färberdistel. Flores Cárthami. Safran bâtard. Fleurs de carthame.

Der Saflor besteht aus den getrockneten Röhrenblütchen der Färberdistel, Cárthamus tinctórius. Diese Pflanze, in Ostindien heimisch, wird auch in Persien, Ägypten, Spanien und Frankreich angebaut; doch sind die aus den heißen Ländern stammenden Blüten am farbstoffreichsten. Sie sind safranfarben, röhrenförmig, 2—3 cm lang; fast geruchlos und von fadem Geschmack, nach dem Trocknen mehr hochrot. Die meisten Handelssorten sind zuvor mit kaltem Wasser oder Salzwasser ausgezogen und dann getrocknet, um einen gelben Farbstoff, Saflorgelb, der in den Blüten vorhanden, aber beim Färben hinderlich ist, daraus zu entfernen. Nur bei dem spanischen oder portugiesischen Saflor ist dies nicht der Fall.

Der persische Saflor wird am höchsten geschätzt. Er ist sehr rein, weich, von lebhafter Farbe, aber selten. Indischer oder Bengal-S. kommt in Form kleiner, zusammengepreßter Kuchen von hellerer Farbe vor. Ägyptischer S. ist gleichmäßig dunkel, mehr braunrot, sehr weich und kommt in Ballen von 300—350 kg Gewicht in den Handel. Spanischer oder portugiesischer S. besteht aus getrockneten, nicht gewässerten, gepreßten Blüten. Ähnlich, aber sehr arm an Farbstoff ist der deutsche S. aus Thüringen.

Der Saflor enthält neben dem schon genannten, unbrauchbaren, in Wasser löslichen, gelben Farbstoff einen sehr schönen roten, in Weingeist und alkalischen Flüssigkeiten leicht löslichen Farbstoff, das Saflorrot oder Karthamin. Es hat getrocknet bei auffallendem Licht, ähnlich dem Fuchsin, einen starken Goldkäferglanz, im durchscheinenden Lichte zeigt es ein schönes Rosa. Es kommt mehr oder weniger unrein als Tassenrot, Rosablech, Rouge végétal, Rouge de Portugal in den Handel. In dieser Form stellt es dünne Blättchen dar, die man dadurch erhält, daß man eine eingedickte Lösung des Karthamins auf Blech oder Porzellan eintrocknen läßt. Auch die sog. Blattschminke ist ein mit Karthamin bestrichenes Papier. Das Karthamin dient in Verreibung mit Talk zur Bereitung roter Schminken, hierbei löst man das Karthamin zuvor in Weingeist und verreibt diese Lösung mit Talk. Es kommt auch ein Karthamin in Teigform mit dunkler, violetter Farbe in den Handel, es dient zur Herstellung einer vorzüglichen Jakarandapolitur.

Die Anwendung des Saflors zum Färben, namentlich der Seide, zu prachtvollen rosaroten Farbtönen hat seit der Herstellung der Teerfarben Magdalarot, Eosin und vor allem Safranin sehr nachgelassen

Sandel-. Santel- oder Kaliaturholz. Lignum santalínum.
Bois de santal. Sandal wood.

Das Holz stammt von Pterocárpus santalínus, einem riesigen Baum aus der Familie der Papilionátae, der Schmetterlingsblütlergewächse, in Ostindien und einem Teil Afrikas heimisch. Die Hauptausfuhrplätze sind Bombay, Madras und Kalkutta, von wo es in großen, oft zentnerschweren Blöcken oder Scheiten in den europäischen Handel kommt. Es ist von grobfaserigem Gefüge, mit schräg verlaufenden und sich kreuzenden Fasern. Außen ist es schwarzbraun, innen blutrot, schwerer als Wasser und von schwach würzigem Geruch. Die schwersten und dunkelsten Stücke werden Kaliaturholz genannt und in der Kunsttischlerei verwendet. In Europa wird das Holz zu feinem Pulver gemahlen und kommt auch mit violetter Farbe, die durch Behandeln mit Alkalien erhalten wird, als violetter Sandel in den Handel. Der Farbstoff ist ein saures Harz, Santalin oder Santalsäure; in Wasser ist er vollständig unlöslich, leicht löslich in Weingeist mit roter und in Alkalien mit violetter Farbe. Reines Sandelholz darf, mit kaltem Wasser ausgezogen, keinen Farbstoff an dieses abgeben, andernfalls ist es verfälscht. Ebenso ist der Farbstoff in den meisten ätherischen Ölen nicht löslich, wohl aber, wenn sie mit Alkohol verschnitten sind, daher seine Anwendung zur Prüfung dieser.

Anwendung. Zum Färben von Likören und Polituren. Das rote Pulver dient auch zur Darstellung der roten Räucherkerzchen. Außer diesem roten Sandelholz ist noch weißes Sandelholz im Handel, das in der Möbeltischlerei verwendet wird, vor allem aber zur Herstellung des ätherischen Sandelholzöles, das auch zur Herstellung von Blumendüften dient.

Sumach. Schmack. Sumac des corroyeurs. Sumach.

Es sind die grob gepulverten Blätter und jungen Zweige von Rhus coriária, einer strauchartigen Anakardiazee Südeuropas. Guter Sumach muß möglichst lebhaft graugrün gefärbt sein, verblaßter oder schwärzlich gewordener, dumpfig riechender S. ist zu verwerfen. Man unterscheidet im Handel französischen Sumach: dunkelgrün, in Ballen von 100—150 kg; spanischen oder Malaga-S.: mehr gelblich und von starkem Geruch, in Ballen von 50—60 kg; Sizilianer S., Karini, die häufigste und beste Sorte, ist fein gepulvert, grün, ohne Holzstückchen, von kräftigem Geruch. Der Tiroler oder Venezianer S. stammt von Rhus cótinus und kann nur zur Gerberei, nicht zum Färben benutzt werden.

Bestandteile. Gerbsäure etwa 20%: Gallussäure und ein gelblichgrüner Farbstoff.

Anwendung. In der Färberei, teils mit Eisenvitriol zur Hervorbringung grauer Farben, teils zum Tönen und Festbeizen von Mischfarben.

Der nordamerikanische Sumach, von dort wachsenden Rhusarten abstammend, soll bis zu 27% Gerbsäure enthalten und wird zum Gerben feiner Ledersorten benutzt. Ferner in der Bleiweißbereitung, anstatt des Pferdedungs. Auch ein eingedicktes Extrakt kommt in den Handel.

Farben für Malerei und Druckerei.

Im Gegensatz zu den Stoffen der vorigen Abteilung, die fast alle organischer Natur, d. h. von pflanzlicher oder tierischer Abstammung sind, werden diejenigen Farben, welche als Mal- und Druckfarben dienen, zum großen Teil aus anorganischen, d. h. mineralischen Stoffen gewonnen. Während die Farben, um sie zum Färben benutzen zu können, stets zuvor in Lösung gebracht werden mußten, werden die Farben dieser Abteilung in ungelöstem Zustande mit gewissen Bindemitteln, wie Öl, Lack oder wässerigen Flüssigkeiten nur gemengt und bilden einen undurchsichtigen Überzug.

Aus dem eben Gesagten geht hervor, daß die erste Bedingung für ihre Güte darin besteht, daß die Farben auf das allerfeinste gepulvert, gemahlen oder geschlämmt sind. Je kleiner die einzelnen Teilchen der Farbe sind, desto größer wird ihre Deckkraft sein; denn es wird durch eine gleiche Menge bei feinerer Verteilung eine weit größere Oberfläche bedeckt werden können, als bei grobem Pulver. Um auf Deckkraft zu prüfen, bestreicht man ein glattes nicht durchlässiges Holzbrett mit magerer weißer Farbe von gewöhnlicher Dickflüssigkeit. In der Mitte bringt man einen Streifen Schwarz an. Nun streicht man die zu prüfende streichfertige Ölfarbe auf die Holzfläche auf, läßt aber oben einen Teil ohne Aufstrich. Die zu prüfende Farbe ist von sehr guter Deckkraft, wenn die weiße bzw. schwarze Farbe bereits bei einmaligem Aufstrich nicht mehr durchscheint. Erreicht man dieses erst beim zweiten Aufstrich, ist die Deckkraft gut. Den Farben mit guter Deckkraft stehen die Lasurfarben gegenüber. Diese mit Öl oder Lack angerieben und aufgestrichen werden durchscheinend, und zwar entweder halbdurchscheinend, halblasierend, sie lassen den Untergrund nur weniger durchscheinend oder ganzdurchscheinend, d. h. vollständig durchscheinend. Lasurfarben sind Terra di Siena, Kasselerbraun, Pariserblau, verschiedene Farblacke und Umbra. Halblasierend z. B. Ultramarinblau und Ocker. Nur wenige Farben sind von so feststehender Zusammensetzung, daß die chemische Untersuchung auf ihre etwaige Reinheit maßgebend für ihre Beurteilung ist. Bei einer weit größeren Anzahl geben die physikalischen Eigenschaften die Feinheit, Deckkraft und Reinheit des Farbtones den Ausschlag. Vielfach sind die helleren Farbtöne einer bestimmten Farbe überhaupt nur mit nichtfärbenden Beimischungen hergestellt, so daß hier eine chemische Untersuchung nicht ausschlaggebend ist. Wir werden also nur dort Prüfungsverfahren angeben, wo es sich um bestimmte chemische Verbindungen handelt, bei denen jede fremde Beimengung unangebracht ist.

Vielfach teilt man sie in zwei Gruppen, erstens in Erdfarben oder natürliche Mineralfarben, d. h. solche, die aus natürlich vorkommenden Erden oder Mineralien durch bloßes Pulvern und Schlämmen oder doch durch einfaches Verarbeiten, wie Brennen, gewonnen werden. Hierzu gehören z. B. Kreide, Schwerspat, Gips, Titanweiß, Schiefergrau, Ocker, rote Eisenfarbe, Terra di Siena, Umbra, grüne Erde, Eisenglimmer, Ilmenitschwarz, Manganschwarz. Zweitens chemische, auch künstliche Mineralfarben genannt, die durch besondere chemische Vorgänge künstlich aus anderen Körpern hergestellt werden. Sie sind teils einfache Oxyde, wie Zinkoxyd, Bleioxyd, teils Schwefelmetalle, wie Zinnober, teils wirkliche Salze, d. h. Verbindungen von Oxyden mit Säuren, wie Bleichromat, Chromgelb. Wir halten eine solche Einteilung für ziemlich überflüssig, da die Grenzen der beiden Abteilungen nirgends scharf zu ziehen sind. Ebensowenig würde dadurch etwas erreicht werden, wenn man versuchen wollte, die Farben nach ihren hauptsächlichsten Grundstoffen wissenschaftlich geordnet einzuteilen. Auch dieses würde zu den größten Übelständen führen, weil dadurch Farben nebeneinander kämen, die ganz verschiedener Natur sind, andererseits aber auch wieder solche weit auseinandergerissen würden, die ihren physikalischen Eigenschaften nach nebeneinander gehören.

Die einzige für den Geschäftsbetrieb brauchbare Einteilung ist die nach den einzelnen Farben, wie sie der Sprachgebrauch kennt.

Selbst diese einfache Einteilung kann nur oberflächlich sein, da die Übergänge, z. B. von Gelb in Rot, so allmählich erfolgen, daß eine genaue Feststellung der Grenze gar nicht möglich ist.

Eine weitere Schwierigkeit bei der Besprechung liegt in der Verwirrung, die betreffs ihrer Benennung herrscht. Ein und derselbe Name wird oft den allerverschiedensten Farben beigelegt, und der schlimmste Umstand ist der, daß die Namen höchst selten nur andeuten, woraus die Farbe besteht, sondern im Gegenteil ganz beliebig gewählt sind, oft nach einem Orte, oft nach dem Hersteller oder irgendeiner besonderen Eigenschaft. Unter einem Namen wie Bergblau, Königsrot, Schweinfurtergrün kann man sich alles mögliche denken, nur nicht das, was auf die Kenntnis der Natur und der Zusammensetzung der Farbe Bezug hat.

Weiße Farben.

Blanc fixe. Permanentweiß. Barytweiß. Mineralweiß. Neuweiß. Schneeweiß. Schwefelsaures Bariumoxyd; siehe zweite Abteilung: **Bárium sulfúricum.**

† Bleiweiß. Schieferweiß. Schneeweiß. Kremserweiß. Kremnitzerweiß. Cerússa. Blanc de plomb. Lead White.

Das Bleiweiß ist in reinem Zustande basisch-kohlensaures Bleioxyd, d. h. eine Verbindung von 1 Molekül Bleikarbonat mit 2 Molekülen Bleioxydhydrat, $PbCO_3 \cdot 2\,Pb(OH)_2$. Jedoch hat in Wirklichkeit das Bleiweiß des Handels nur selten genau diese Zusammensetzung, es enthält seiner verschiedenen

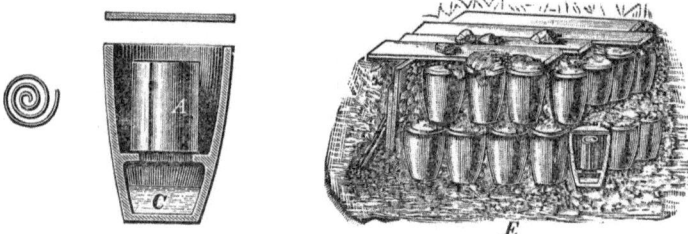

Abb. 556 u. 557. Bleiweißbereitung nach holländischem Verfahren.

Bereitungsweise gemäß, oft sogar, wenn nach demselben Verfahren hergestellt, sehr verschiedene Mengen von Kohlensäure. Chemisch reines Bleiweiß soll einen Gehalt von mindestens 78,90% Blei haben.

Es stellt in feingemahlenem Zustande, wie es jetzt fast allgemein in den Handel kommt, ein blendend weißes Pulver dar, das seiner großen Deckkraft zufolge eine sehr wichtige Malerfarbe bildet.

Seine Darstellungsweise ist sehr verschieden. Jedoch beruhen alle auf dem gleichen Grundsatze, daß zuerst basisch-essigsaures Bleioxyd hergestellt und dieses durch Kohlensäure in Bleiweiß verwandelt wird. Man unterscheidet namentlich das holländische, deutsche und englische Verfahren.

I. **Holländisches Verfahren.** Es ist das älteste von allen und liefert, obgleich mit der heutigen Anschauung von einer Darstellungsweise nicht im Einklang, ein sehr weiches, weißes und daher besonders stark deckendes Bleiweiß. Diese

Gewinnungsweise ist aber durch das deutsche Verfahren immer mehr verdrängt (Abb. 556 u. 557).

Das Verfahren ist folgendes:

In irdene, innen glatte und mit einem Vorsprunge versehene Töpfe, sog. Reaktionstöpfe, fälschlich auch Kalziniertöpfe genannt, wird etwas gewöhnlicher Essig (C) gegossen, dann werden aufgerollte dicke Bleistreifen (A) in die Töpfe, und zwar auf die Vorsprünge gestellt und mit einer Bleiplatte bedeckt. Die so vorbereiteten Töpfe werden in Pferdedung, Lohe oder Sumach eingebettet, in größerer Zahl neben- und übereinandergestellt, zu einer Looge (E) aufgebaut und in diesem Dungbad eine, auch mehrere Wochen sich selbst überlassen. Nach dieser Zeit sind die Bleiplatten und Bleibleche fast gänzlich in schiefrig abblätterbares Bleiweiß verwandelt, das dann durch Mahlen und Schlämmen weiter behandelt wird.

Der chemische Vorgang ist folgender: Durch den sich zersetzenden Dünger entstehen Wärme und neben anderen Stoffen Kohlensäure. Die Wärme verflüchtigt die Essigsäure, und diese verbindet sich unter Mitwirkung von Sauerstoff und Feuchtigkeit mit dem Blei zu basischem Bleiazetat, dieses wird wiederum durch die Kohlensäure in basisch-kohlensaures Bleioxyd, in Bleiweiß, und neutrales Bleiazetat verwandelt. Letzteres nimmt abermals Bleioxyd in seine Verbindung auf, wird dadurch wieder zu basisch-essigsaurem Bleioxyd, und so wiederholen sich die Umsetzungen bis zur völligen Umwandlung des Bleies in Bleiweiß.

II. Deutsches Verfahren. Nach dem Deutschen Kammerverfahren verfährt man so, daß man Bleistreifen zuerst durch Eintauchen in Essigsäure mit einer dünnen Schicht Bleiazetat bedeckt, in jeder Kammer etwa 50 000 Streifen auf die Gestelle hängt und nun einen Strom Essigsäuredampf, dann Kohlendioxyd und feuchte warme Luft durch Rohre in die Kammern leitet, bis die Umwandlung vollzogen ist, was etwa 2 Monate dauert. Der erhaltene Bleiweißschlamm wird darauf durch Schlämmen vom löslichen Bleiazetat befreit und mit Öl auf Ölbleiweiß verarbeitet. Das neueste Verfahren beruht darauf, daß Blei gemischt mit Bleioxyd, Bleiglätte möglichst fein verteilt in einem geschlossenen Gefäße mit Essigsäure übergossen wird, worauf man unter Druck Luft zuleitet. Das Blei löst sich sehr bald, die Lösung wird durch Druckluft und Röhrenleitung in ein anderes Gefäß gebracht und hier mit Kohlendioxyd unter starkem Druck behandelt. Der Vorteil dieses Verfahrens liegt einerseits in der Gefahrlosigkeit für die Gesundheit der Arbeiter, andererseits in der Schnelligkeit des Verfahrens.

III. Englisches Verfahren. Man stellt zuerst besonders fein gepulvertes Bleioxyd, Bleiglätte, dar. breitet dieses mit Essigsäure befeuchtet aus und läßt unter stetem Umrühren einen Strom von Kohlendioxyd, das man durch Verbrennen von Koks erzeugt, darüber hinwegstreichen. Das auf diese Weise gewonnene Bleiweiß ist ebenfalls sehr fein und stark deckend.

Die Herstellung von Bleiweiß auf elektrolytischem Wege kommt bisher wenig in Betracht.

Verfälschungen. Bleiweiß kommt vielfach verfälscht in den Handel, und zwar gewöhnlich mit dem spezifisch fast ebenso schweren Bariumsulfat, dem Schwerspat.

Prüfung. 1. Um auf Schwerspat zu prüfen, löst man das Bleiweiß in verdünnter Salpetersäure (1 + 1), die man erwärmt hat, oder in verdünnter erwärmter Essigsäure auf. Reines Bleiweiß wird gelöst, etwa zugesetzter Schwerspat bleibt ungelöst zurück.

2. Kocht man es mit starker Kalilauge, so wird es ebenfalls gelöst; Schwerspat, Kreide oder Lenzin bleiben ungelöst zurück.

3. Will man in Öl angeriebenes Bleiweiß auf seine Reinheit untersuchen, so bringt man eine Probe davon in ein Fläschchen, gießt Benzin darauf, schüttelt durch, läßt absetzen, gießt die Benzinlösung ab und gießt von neuem Benzin auf das Bleiweiß, um alles Öl zu entfernen. Ist durch wiederholtes Ausziehen mit Benzin alles Öl entfernt, bringt man den Bodensatz auf ein Papierfilter, wäscht vorsichtig mit etwas Benzin aus und behandelt dann den getrockneten Rückstand wie oben.

Verwendet man gewogene Mengen Bleiweiß, z. B. 10 g, so kann man durch Wägen des ungelöst gebliebenen Rückstandes leicht den Prozentsatz der Verfälschung bestimmen.

Anwendung. In der Malerei; jedoch auch in der Heilkunde zur Darstellung von Zubereitungen, Unguéntum Cerússae. Verwerflich und verboten dagegen ist seine Anwendung zur Darstellung von Mitteln für die Haut- und Haarpflege, Schminken usw.; ebenso ist es seiner Giftigkeit halber für Spielwaren und zu ähnlichen Zwecken verboten. Bei Leuten, die viel mit Bleiweiß umgehen, stellt sich häufig Bleivergiftung ein; für diese ist es ratsam, durch Trinken von schwach schwefelsäurehaltiger Limonade den giftigen Einwirkungen vorzubeugen.

Bei der Verwendung als Malerfarbe hat es, ganz abgesehen von der Giftigkeit, die die Anwendung für Innenanstriche verbietet (Verord. v. 27. 5. 1930), neben seinen sonst so vorzüglichen Eigenschaften, nämlich der so großen Deckkraft und dem Vermögen, sich mit dem Leinöl zu verseifen und so eine sehr dauerhafte biegsame Haut zu geben, einen großen Übelstand, seine Veränderlichkeit, die es als reinweiße Farbe für die Verwendung in geschlossenen Räumen unbrauchbar macht. Diese ist in der großen Verwandtschaft des Bleies zum Schwefel begründet; da nun die Luft in Wohnräumen, überhaupt in der Nähe von Wohnstätten niemals ganz frei von Schwefelwasserstoff ist, so verwandelt dieser die weiße Farbe des Bleiweißes durch Bildung von schwarzem Bleisulfid in dunklere Farbtöne. Aus demselben Grunde muß die Beimengung gewisser anderer Farben, die Schwefel enthalten, vermieden werden. In allen diesen Fällen wird das Bleiweiß durch Zinkweiß oder Lithopone ersetzt.

Unter dem Namen Sulfatbleiweiß, sublimiertes Bleiweiß, Sulfobleiweiß, Patent-Bleiweiß, auch giftfreies Bleiweiß wird basisch schwefelsaures Bleioxyd, basisches Bleisulfat, $2 PbSO_4PbO$, in den Handel gebracht; es ist gegen äußere Einflüsse empfindlicher als das Karbonatbleiweiß. Die Bezeichnung giftfrei ist nicht anwendbar, da es nach dem Giftgesetze, weil bleihaltig, unter das Giftgesetz fällt. Es wird aus dem Bleiglanz, dem Bleisulfid durch Oxydation unter Anwendung von großer Hitze und Luftzufuhr gewonnen. Um Sulfatbleiweiß auf Schwerspat zu prüfen, erhitzt man 1 g mit 10 ccm konzentrierter Ammoniumazetatlösung und 6—8 Tropfen Eisessig. Löst sich hierbei nicht alles, gießt man die über dem Rückstand stehende Flüssigkeit ab, fügt dem Rückstand 2 ccm Eisessig und darauf Ammoniakflüssigkeit bis zum mäßigen Überschuß hinzu. Ist nunmehr nicht alles gelöst, ist Schwerspat vorhanden.

Bleiweiß-Verschnitt, Hamburger Weiß, Venezianisches Weiß sind mit Schwerspat vermischtes Bleiweiß. Man bezeichnet sie mit Bleiweiß V I mit 20%, Bleiweiß V II mit 40% und Bleiweiß V III mit 60% Schwerspat. Nach der „Allgemeinen Anordnung über die Herstellung und Verwendung von Bleifarben" dürfen zur Zeit für Anstrichfarben Bleiweiß, Sulfatbleiweiß und

Bleimennige nicht mehr rein, sondern müssen mit 20% bleifreiem Verschnitt in den Handel kommen. Alle bleihaltigen Anstriche dürfen, um Bleivergiftungen zu vermeiden, nach der Verordnung vom 27. 5. 1930 nur naß geschliffen werden. Bleiweiß Z ist ein Verschnitt von 70% Bleiweiß und 30% Zinkweiß, ein Gemenge von sehr großer Wetterbeständigkeit.

Als Bleiweißersatz kommen unter allen möglichen Namen Gemische aus Schwerspat, Zinksulfid, Gips und Kreide in den Handel, die meist 60—80% Schwerspat enthalten.

China Clay. Porzellanerde. Kaolin. Pfeifenton. Lenzin.
Terre à porcelaine. Terre de pipe.

Unter diesen Namen versteht man eine möglichst reine und weiße Porzellanerde. Sie besteht in chemischer Beziehung in der Hauptsache aus kieselsaurem Tonerdehydrat, Aluminiumsilikat, dient namentlich zum Tapetendruck und wird auch bei der Glanzpapierbereitung angewendet. Sie findet sich auf primären Lagerstätten, d. h. dort, wo sie durch Verwitterung bzw. Zersetzung des Kalifeldspats entstanden ist (siehe auch Aluminium silicicum S. 818), meist aber auf sekundären Lagerstätten, d. h. sie ist von den eigentlichen Verwitterungsplätzen der Feldspate fortgeschwemmt, ist dadurch sozusagen geschlämmt worden und hat sich in fein verteiltem Zustande wieder abgelagert.

Kreide. Creta. Craie. Chalk.

Dieselbe Rolle, wie in der Ölmalerei das Bleiweiß, spielt bei den Wasserfarben die Kreide. Sie ist nicht nur die gebräuchlichste Anstrichfarbe, sondern dient auch als Grundlage für alle möglichen Farbenmischungen. Ihrer chemischen Natur nach ist sie ein mehr oder weniger reines Kalziumkarbonat mit etwas Kieselsäure und so dem Marmor, Kalkstein und Kalkspat gleich. Sie findet sich in sehr großen Lagern an den verschiedensten Meeresküsten oder an solchen Orten, die in vorgeschichtlichen Zeiten Meeresboden gewesen sind. Sie ist entstanden aus den Kalkpanzern mikroskopisch kleiner Infusorien, den Foraminiferen, wie sie noch heute in unzählbaren Massen lebend im Schlamme des Meeres aufgefunden werden. Man kann unter einem starken Mikroskop in der Kreide die einzelnen Kalkpanzer noch vielfach so deutlich erkennen, daß sich die Arten der Infusorien danach bestimmen lassen. Die Kreide findet sich in mächtigen Schichten, oft, wie auf Rügen und an den englischen Küsten, hohe Felsen bildend, doch auch, wie z. B. in der Ebene der Champagne, unter dem Boden hinstreichend. Sie wird meistens bergmännisch gewonnen. Frisch gebrochen ist sie so weich, daß sie sich mit den Fingernägeln eindrücken läßt und, da sie eine große Menge Wasser aufgesogen enthält, von ziemlich bedeutendem spezifischen Gewicht. Man läßt sie an der Luft abtrocknen, um das Wasser möglichst zu verdunsten; sie wird dadurch weißer, wahrscheinlich weil die Spuren von organischen Bestandteilen, die noch in ihr vorhanden sind, verwesen. Niemals ist die Kreide so rein, daß sie unmittelbar als Stückenkreide oder zum Malen benutzt werden könnte; immer enthält sie große Mengen gröberer Stücke von Schaltieren, Seeigeln, vielfach auch größere Knollen von Feuersteinen eingeschlossen, daneben mehr oder minder große Mengen von Tonerde und Sand. Von den gröberen Steinen wird sie nach dem Zerstampfen durch Auslesen befreit, dann auf Mahlgängen oder Walzwerken möglichst fein gemahlen und endlich durch sorgfältiges Schlämmen von Sand und anderen harten Beimengungen befreit. Oder, wie es z. B. in den Küsterschen Kreidewerken in Saßnitz auf Rügen geschieht, es wird die Kreide nach dem Auslesen der Feuersteine und

Seeigel vermittels kleiner Kippwagen von der Gewinnungsstelle sofort in die Schlämme gefahren und in ein rundes, ausgemauertes Becken geschüttet. In diesem Becken, wo ein beständiger Wasserzufluß stattfindet, kreisen, durch eine Vorrichtung getrieben, zwei über Kreuz befestigte eiserne Stangen von etwa 2 m Länge. Infolge der Zentrifugalkraft werden die im Wasser in der Schwebe gehaltenen feineren, leichteren Teilchen der Kreide herausgeschleudert und gelangen durch oberhalb des Beckens angebrachte Öffnungen in lange Bretterkanäle und durch diese in große Gruben, wo sich die Kreide absetzt. Die gröberen Teile der Kreide, sowie die Verunreinigungen wie Steinchen, Seeigel u. dgl. werden durch unter den Eisenstangen befindliche Ketten zurückgehalten, allmählich auf den Boden gedrückt und von Zeit zu Zeit entfernt. Nach dem Absetzenlassen der Kreide in den Gruben wird das Wasser durch Rohre abgezogen, die nasse Kreide in Klumpen ausgestochen und ausgetrocknet. Diese Stücke, Brocken genannt, werden darauf in Fässer gestampft, Schlämmkreide oder Brockenkreide, oder sie werden zu Pulver gemahlen, gemahlene Kreide, geschlämmte und gemahlene Kreide. Reine Sorten der Champagnekreide werden gewöhnlich nicht geschlämmt, sondern gebürstet und gestäubt, man trocknet die Stücke, läßt sie durch Behandeln mit harten Stahldrahtbürsten zu einem Pulver zerfallen und stäubt, d. h. reibt dieses durch Siebe. Soll Stückenkreide, auch Patent- oder Schreibkreide genannt, bereitet werden, wozu nur die feinsten und weißesten Sorten verwendet werden, so wird der schon etwas abgetrocknete Brei gewöhnlich unter Zusatz von Kalkmilch, die sich mit der Zeit in Kalziumkarbonat umwandelt, in Holzformen gestrichen, deren Wände durchlöchert und innen mit Zeug ausgelegt sind, um das Wasser abtropfen zu lassen. Nach dem Abtropfen werden die Stücke herausgenommen und entweder ohne weiteres vollständig ausgetrocknet oder einer starken Pressung unterworfen. Letzteres geschieht namentlich, wenn Kreidestifte, Billardkreide oder ähnliches daraus hergestellt werden soll.

Als beste Sorte für die Bereitung der Stückenkreide gelten namentlich die dänische Kreide und die aus der Champagne. Für Schlämmkreiden gelten als die besten vor allem schwedische, ferner Rügener und holländische, während z. B. die holsteinischen Kreiden öfter sandhaltig und weniger gut von Farbe sind.

Eine gute Schlämmkreide muß, zwischen den Fingern mit Wasser gerieben, vollkommen unfühlbar, weich und frei von allen sandigen Körpern sein, ferner soll sie eine möglichst reinweiße Farbe haben. In Wirklichkeit ist diese weiße Farbe, wovon man sich durch einen Vergleich mit Zinkweiß oder Bleiweiß überzeugen kann, niemals völlig rein, sondern hat immer einen Stich ins Gelbliche, zuweilen auch ins Graue. Viele Fabriken, die feine Sorten liefern, suchen diesem Übelstande dadurch abzuhelfen, daß beim Vermahlen eine Spur von Blau hinzugefügt wird, namentlich die Franzosen sollen dieses Schönen, was ja auch der Maler bei der Verwendung der Kreide tut, vielfach anwenden. Daß durch einen Zusatz von Blau die Farbe weißer erscheint, beruht darauf, daß Blau mit Gelb, wie der physikalische Ausdruck lautet, komplementär ist, d. h. daß die eine Farbe die andere gewissermaßen aufhebt.

Auch die Kreide kommt mehrfach unter anderen Namen in den Handel, z. B. Wiener Weiß, Pariser Weiß, Marmorweiß. Auch wird der Name Kreide auf andere Stoffe übertragen, die mit dieser nur die weiße Farbe gemeinsam haben, z. B. spanische Kreide, Brianzoner Kreide, Schneiderkreide. Es sind größtenteils entweder Talk- oder Tonarten.

Anwendung. In der Wasser- bzw. Leimfarbenmalerei. In der Ölfarbenmalerei besonders für Grundieranstriche, in geringem Maße als Streckmittel. Zur Kittbereitung. Neuerdings als Kreideschlamm an Stelle von Fangoschlamm zu Bädern und Kataplasmen bei Ischias, Rheuma, Gicht und Entzündungen.

Aufbewahrung. Muß trocken aufbewahrt werden, da etwas wasseranziehend.

Leichtspat.

Unter diesem Namen kommt feingemahlener weißer Gips, ungebranntes Kalziumsulfat in den Handel. Der Leichtspat erhärtet nicht mit Wasser, ist aber etwas wasseranziehend, dient weniger für sich als Malerfarbe, mehr als Mischmittel und als Substrat in ähnlicher Weise wie der Schwerspat.

Durch die Eigenschaft Wasser aus der Luft anzuziehen, klumpt trockene Farbe, die mit Gips verschnitten ist, bald zusammen und verliert vollständig die Deckkraft. Außerdem ist die Trockenkraft von Gips geringer als anderer Farben, er trocknet nicht so hart durch, eignet sich so nicht für Außenanstriche. Mit Wasserglas und Alkalikaseinleim können gipshaltige Farben nicht verarbeitet werden, da sich sehr schnell unlösliche Verbindungen bilden.

Lithoponeweiß. Emailweiß. Charltonweiß. Griffithweiß. Diamantweiß.

Die weitaus größten Mengen der im Handel vorkommenden Lithopone bestehen aus Barytzinkweiß, einer Mischung aus Bariumsulfat und Zinksulfid. Sie wird hergestellt, indem man zuerst Bariumsulfat mit Kohlenpulver mengt und durch Glühen des Gemisches das Bariumsulfat in Bariumsulfid überführt. Die Schmelze wird in heißem Wasser ausgelaugt und durch eine berechnete Menge Zinksulfat ausgefällt. Bariumsulfid und Zinksulfat setzen sich in Bariumsulfat und Zinksulfid um. Der Niederschlag wird ausgewaschen, getrocknet, leicht geglüht und dann noch glühend in kaltes Wasser gebracht. Hierdurch wird namentlich das Bariumsulfat rissig und läßt sich nun durch Mahlen und Schlämmen viel feiner pulvern, als dies ohne Glühen der Fall ist. Außerdem wird eine größere Deckkraft der Lithopone erzielt. Zur Gewinnung des erforderlichen Zinksulfats werden neben Zinkabfällen auch die zinkhaltigen Schwefelkiesabbrände, die in den Schwefelsäurefabriken nach Verarbeitung des Schwefelkieses zurückbleiben, verarbeitet. Man mischt sie mit Natriumchlorid und erhitzt unter Luftzutritt in Röstöfen. So entstehen Zinkchlorid und Natriumsulfat, die man auslaugt. Diese sog. Zinklauge mit Bariumsulfid zusammengebracht, gibt ein Gemisch von Lithopone und Natriumchlorid, woraus das Natriumchlorid ausgelaugt wird. Der Wert der Lithopone richtet sich nach dem Gehalt an Zinksulfid, den man durch verschiedenfarbige Siegel kennzeichnet.

Silbersiegel mit	60% ZnS	Lilasiegel mit	35% ZnS
Bronzesiegel „	50% ZnS	Rotsiegel „	30% ZnS
Grünsiegel „	40% ZnS	Gelbsiegel „	15% ZnS

Die verschiedenen Siegelhandelssorten werden auch in reinem, gebleichtem Leinöl angerieben „in Öl" in den Handel gebracht, und zwar mit mindestens 10% und höchstens 20% Leinöl.

Außerdem werden unterschieden: Reingefällte Lithopone, der nicht Schwerspat gesondert zugesetzt ist, 30—60% ZnS, ölsparende Lithopone, der ein gewisser Prozentsatz Schwerspat künstlich zugesetzt ist, 15—30% ZnS, und Spritlack-Lithopone, 30—60% ZnS verdickt sich nicht in Spritlack. Die geringwertigsten Sorten heißen auch wohl Deckweiß. Lithopone wird sowohl für Ölfarbe als auch Wasserfarbe verwendet.

Unter Sulfopon ist ein Ersatzmittel für Lithopone im Handel. Es besteht aus Zinksulfid und Kalziumsulfat.

Sachtolith, ein reines Zinksulfid von schön weißer Farbe, hat gute Deckkraft und ist spezifisch leicht, so daß es auch für Mischung mit Lacken geeignet ist.

Perlweiß. Blanc de perles.

Unter diesem Namen ist zweierlei im Handel, einmal basisch Kalziumkarbonat, entstanden durch ganz schwaches Brennen von Austernschalen und nachheriges Mahlen und Schlämmen; zweitens basisch-salpetersaures Wismutoxyd, Wismutsubnitrat; letzteres heißt wohl auch Schminkweiß.

Titanweiß.

Es wird aus dem Titaneisenerz, Ilmenit, aus Eisenoxydverbindungen und 20% Titandioxyd, TiO_2, bestehend und in großen Mengen in Norwegen vorkommend, in Norwegen selbst, in Amerika und in Deutschland, in Leverkusen von der Titangesellschaft m. b. H. gewonnen und unter der Bezeichnung Kronos-Titanweiß in den Handel gebracht. Das fein gemahlene Erz wird durch Schwefelsäure zu Titansulfat und Ferrosulfat übergeführt und die klare Lösung beider mit Wasser gekocht. Durch das Kochen mit Wasser zerfällt das Titansulfat infolge Hydrolyse in weißes Titandioxyd und Schwefelsäure

$$Ti(SO_4)_2 + 2\,H_2O = TiO_2 + 2\,H_2SO_4.$$

Das ausgefällte Titandioxyd wird abfiltriert, ausgewaschen, geglüht, feingemahlen, durch besondere Vorrichtung gesiebt, windgesichtet, und darauf mit gefälltem Bariumsulfat und Zinkweiß verschnitten. Oder man fügt das Bariumsulfat vor dem Ausfällen des Titandioxyds durch Kochen der Titansulfatlösung mit Wasser hinzu, um so das Titandioxyd auf das Bariumsulfat als Substrat auszufällen und dadurch größere Deckkraft zu erhalten.

Es ist eine schön weiße Farbe, nicht giftig, von guter Deckkraft, für Innen- und Außenanstriche geeignet, muß aber bei Außenanstrich ohne Zusatz von Terpentinöl oder Ersatzstoff mit viel Öl, beim Deckanstrich unter Zusatz von Standöl verarbeitet und zweckmäßig lackiert werden. Als Trockenstoff gilt Blei-Kobaltsikkativ.

Im Handel unterscheidet man: Titanweiß für Anstrich, mindestens 18% Titandioxyd und 25% Zinkweiß, höchstens 3% Ton und 54% Bariumsulfat enthaltend und Titanweiß für Industriezwecke I mit 96%, II 50%, III 25% Titandioxyd. Der Zusatz von Zinkweiß ist erforderlich, da Titandioxyd allein kreidet, d. h. sich allmählich ausscheidet und abgewischt werden kann.

Nachweis. Eine Kleinigkeit mit etwas Schwefelsäure vorsichtig erhitzt bis weiße Dämpfe auftreten, darauf die Flüssigkeit nach dem Abkühlen durch Wasser verdünnt und unter Vorsicht mit etwas Wasserstoffsuperoxydlösung (3 proz.) versetzt, zeigt Gelbfärbung.

Zinkgrau.

Zinkgrau ist ein durch metallisches Zink verunreinigtes Zinkoxyd, wie es sich bei der Darstellung des metallischen Zinks aus den Zinkerzen zu Anfang des Vorganges bildet. Vielfach aber sind es willkürliche Mischungen von Zinksulfid mit Kalziumkarbonat oder Bariumsulfat, deren Prozentgehalt an Zinksulfid gleich der Lithopone durch die Farbe des Siegels gekennzeichnet wird.

Zinkweiß. Zinkblumen. Weißes Nichts. Chinaweiß. Lana philosóphica.
Blanc de zinc. Zinc white.

Das Zinkweiß ist Zinkoxyd, ZnO. Es enthält erst nach längerem Lagern Spuren von Kohlensäure. Es bildet ein schneeweißes, sehr zartes und verhältnismäßig leichtes Pulver, das, mit Öl angerieben, eine gute Deckkraft und bedeutende Luftbeständigkeit besitzt. In einer Porzellanschale erhitzt, wird es vorübergehend gelb. Es eignet sich sehr gut für Innenanstriche, da eine Einwirkung von Schwefelwasserstoff nicht merkbar ist. Es wird in den Zinkhütten in der Weise dargestellt, daß man das Zink in zylindrischen, langen, gußeisernen oder tönernen Retorten bis zum Weißglühen erhitzt und die entweichenden Zinkdämpfe mit erhitzter Luft zusammenbringt. Sie entzünden sich sofort und verbrennen mit lebhaft leuchtender Flamme zu weißem Zinkoxyd, das durch ein Gebläse in eine Reihe von trichterartigen Kammern geleitet wird, dort niederfällt und in Säcke geleitet wird. Es wird namentlich in Schlesien, Sachsen und Belgien hergestellt.

Anwendung. Außer als Farbe in der Heilkunde zur Zinksalbe, dann zu Mitteln für die Hautpflege, zu Pudern, Schminken und Schönheitswässern, z. B. Lilienmilch.

Aufbewahrung. An trockenem Ort, andernfalls zieht es Feuchtigkeit und Kohlensäure aus der Luft an und wird körnig und hart, indem Zinkkarbonat und Zinkoxydhydrat entstehen.

Prüfung. 1. Zinkweiß muß sich in verdünnter Essigsäure ohne Aufbrausen völlig lösen (Kohlensäure). Auf Zusatz von Kaliumdichromatlösung darf sich kein gelber Niederschlag zeigen (Blei).

2. Mit Schwefelammon darf es sich nicht bräunen.

3. Die Lösung von 0,2 g Zinkoxyd in 2 ccm verdünnter Essigsäure darf bei Zimmerwärme durch Kaliumjodidlösung nicht verändert werden (Bleisalze).

4. Löst man Zinkoxyd in Essigsäure auf und fügt etwas Natronlauge zur Lösung, so bildet sich ein Niederschlag, der sich im Überschuß des Fällungsmittels zu einer klaren, farblosen Flüssigkeit lösen muß (Magnesium-, Kalzium-, Eisensalze).

Weißes Nichts, Nihilum album, Nix alba, ist ein unreines Zinkoxyd.

Der Wert der verschiedenen Zinkweißsorten richtet sich nach dem Gehalt an Zinkoxyd, der durch verschiedenfarbige Siegel: Weiß-, Grün-, Rotsiegel gekennzeichnet wird. Zinkweiß-Grünsiegel und Zinkweiß-Rotsiegel sollen einen Gehalt an Zinkoxyd von 99,0—99,5 haben. Mit Öl angerieben trocknet Zinkweiß ziemlich langsam.

Unter der Bezeichnung Zinkoxyd, Zinkoxydweiß, Zinkoxydbleiarm, Zinkoxydbleireich kommen etwas gelbliche Farben in den Handel, die neben Zinkoxyd basisches Bleisulfat enthalten. $ZnO + 2\,PbSO_4 \cdot PbO$. Sie werden im Harz, in Oker und Langelsheim aus zinkhaltigen Bleierzen hergestellt, denen man den größten Teil des Bleis durch Ausschmelzen entzogen hat. Die zurückbleibende Schlacke wird stark erhitzt, wobei das Zink zu Zinkoxyd, das Blei zu Bleioxyd, durch bei der Verbrennung der Schlacke entstehende schweflige Säure zu basisch Bleisulfat oxydiert wird.

Zinkoxyd ble arm muß mindestens 90% Zinkoxyd und höchstens 5% metallisches Blei,

Zinkoxyd bleireich mindestens 75% Zinkoxyd und höchstens 16,5% Bleioxyd enthalten.

Des großen Bleioxydgehaltes wegen darf Zinkoxyd bleireich nur für Außenanstriche verwendet werden.

Zinkoxyd bleihaltig löst sich in verdünnter Essigsäure und gibt auf Zusatz von Kaliumdichromatlösung einen gelben Niederschlag von Bleichromat.

Gelbe Farben.

† Aurum pigméntum. Auripigment. Rauschgelb. Operment. Schwefelarsen. Königsgelb. Orpin jaune. Yellow orpiment. Kings yellow.

Diese so ungemein giftige Farbe verschwindet immer mehr und mehr aus dem Gebrauche, da sie sehr leicht durch das viel schönere Chromgelb zu ersetzen ist. Das Auripigment des Handels ist ein Gemenge von dreifach Schwefelarsen, As_2S_3, mit arseniger Säure, und zwar diese in um so größerer Menge, je heller die Farbe ist.

Es wird bereitet durch Sublimation von arseniger Säure mit Schwefel. Es bildet glasige Stücke, die gemahlen ein schön gelbes Pulver liefern. Es entsteht auch als Nebenerzeugnis beim Rösten arsen- und schwefelhaltiger Erze in Hüttenwerken

† Bleiglätte. Bleioxyd. Massikot. Bleigelb. Massicot.

Das Bleioxyd, PbO, kommt in zwei verschiedenen Arten vor, entweder kristallinisch als eigentliche Bleiglätte, fälschlich auch Silberglätte genannt, oder amorph als Massikot oder Bleigelb. Massikot wird erhalten durch vorsichtiges Erhitzen von Bleiweiß oder Bleinitrat, oder auch durch Erhitzen von metallischem Blei an der Luft mit der Vorsicht, daß die Erhitzung nicht bis zum Schmelzen des Bleioxyds getrieben werden darf, da die Masse sonst glasartig wird (Bleiglas). Massikot hat eine gelbere Farbe als die Glätte. Letztere wird hüttenmännisch als Nebenerzeugnis bei der Gewinnung des Silbers aus silberhaltigem Blei gewonnen. Das Metall wird in flachen, runden Flammenöfen, sog. Treibherden, unter starkem Luftzutritt so lange erhitzt, bis alles Blei in Oxyd verwandelt ist; dieses schmilzt und wird in eigene Kanäle abgelassen, während das Silber unverändert zurückbleibt. Die erkaltete, geschmolzen gewesene Glätte hat ein blätterig-kristallinisches Gefüge und ist fein gemahlen von rotgelber Farbe.

Anwendung. Die Bleioxyde dienen weniger als Malerfarben; sie werden mehr als Zusatz zu anderen Farben, namentlich für Fußbodenanstriche benutzt, da sie die Ölfarbenanstriche sehr hart machen. Sie dienen ferner zur Firnisbereitung, auch in der Glasbereitung und mit Glyzerin zusammen zu Bleikitten.

† Chromgelb. Bleichromat. Königsgelb. Kaisergelb. Kronengelb. Leipzigergelb.
Jaune de chrom. Jaune impérial. Imperial yellow. Chrom yellow.

Die unter dem Namen Chromgelb, wenn keine nähere Bezeichnung hinzugefügt ist, im Handel vorkommenden Farben sind Verbindungen des Bleioxyds mit der Chromsäure, also Bleichromate; sie werden erhalten, wenn man irgendein gelöstes Bleisalz, wie Bleiazetat, Bleinitrat oder basisches Bleichlorid $[PbCl_2 + Pb(OH)_2]$ mittels einer Lösung von Natriumchromat oder Kaliumchromat ausfällt. Die zahlreichen Farbtöne des Chromgelbs, vom hellsten Schwefelgelb bis zum tiefsten Orange, werden durch die verschiedenen Mischungsverhältnisse der Salze untereinander und ferner dadurch bedingt, ob man ein neutrales oder basisches Bleisalz anwendet. Während die hellgelben Sorten neutrales Bleichromat sind, $PbCrO_4$, stellen die orangefarbenen Sorten Mischungen von neutralem und basischem Bleichromat dar, $PbCrO_4 \cdot Pb(OH)_2$. Orangefarben erhält man z. B. bei Anwendung von basischem Bleiazetat, Bleiessig; Goldgelb bei Anwendung von neutralem Bleiazetat, von Bleizucker; Schwefelgelb dagegen, wenn man zur Lösung des Natriumchromats vor dem Ausfällen freie Schwefelsäure hinzugesetzt hat. Diese Farbe ist also ein Gemisch von Bleichromat mit Bleisulfat, $PbCrO_4 + PbSO_4$. Alle Bleichromate werden durch Natriumsulfidlösung geschwärzt: Helles Chromgelb wird durch basisch wirkende Stoffe orange bis rot, ist nicht kalkbeständig. Jede einzelne dieser drei Farben kommt wieder in vielen Farbtönen vor, die entweder durch Mischung der verschiedenen Töne untereinander oder, wie bei den billigen Sorten, die unter Namen Neugelb oder Parisergelb im Handel sind, durch Mischen mit Schwerspat, Gips oder Ton hergestellt werden. Eine solche Beimengung verrät sich gewöhnlich schon durch das hohe spezifische Gewicht, da das reine Chromgelb ziemlich locker, daher verhältnismäßig leicht ist. Außerdem muß sich reines Chromgelb in verdünnter Salpetersäure oder beim Erwärmen in 10 prozentiger Kalilauge vollständig lösen, Schwerspat bleibt zurück. Um Gips nachzuweisen, löst man das Chromgelb vollständig auf, entfernt die Lösung durch Abgießen und gründliches Auswaschen des Rückstandes, kocht diesen mit etwas Wasser aus und fügt der wässerigen Lösung eine Lösung von Natriumkarbonat zu; befindet sich Gips in Lösung, fällt ein weißer Niederschlag von Kalziumkarbonat aus. Teerfarbstoffzusatz weist man durch Erwärmen in Spiritus bzw. Benzol nach.

Chromgelb dürfen nicht Schwefelverbindungen wie Zinnober oder Ultramarin zugemischt werden.

Chromgelbersatz oder Chromgelbimitation ist meist ein Farblack (s. d.), erhalten durch Niederschlagen eines sauren oder wohl auch basischen gelben oder orangen Teerfarbstoffes, z. B. Naphtholgelb oder Azoorange, durch Bariumchlorid auf einen Untergrund, ein Substrat. Als Untergrund dient vorwiegend ein Gemisch von Gips und Kreide mit einem geringeren oder größeren Zusatz von Lithopone. Ist aber für Außenanstrich nicht wetterbeständig.

Außer dem Bleichromgelb hat man auch gelbe Chromverbindungen von Zink, Kalk und Baryt. Das Zinkgelb, Zinkchromat, Zitronengelb wird dadurch hergestellt, daß man aus reinem Zinkoxyd und einer bestimmten Menge Schwefelsäure das Zinkoxyd teilweise in Zinksulfat überführt und mittels Natriumdichromat das Zinkgelb ausfällt. Es besteht aus wechselnden Mengen von Zinkoxyd und einem Doppelsalze aus Zinkchromat und Natriumchromat. Es ist von schwefelgelber, feuriger Farbe, aber geringer Deckkraft und nicht alkalibeständig.

Es wird weniger für sich gebraucht als vielmehr mit Pariserblau gemischt zur Herstellung der verschiedenen Zinkgrüne.

Im Handel ist es gewöhnlich rein, nicht mit Schwerspat verschnitten.

Der chromsaure Baryt, das Bariumchromat kommt als gelbes Ultramarin oder Barytgelb in den Handel und bildet eine schwefelgelbe Farbe. Es wird hergestellt durch Ausfällen einer heißen Lösung von Bariumchlorid mit Kaliumchromat und kommt gewöhnlich rein, nicht mit Schwerspat verschnitten in den Handel; ist sehr lichtecht, hat aber nur wenig Deckkraft. Zinkgelb und Barytgelb lösen sich in verdünnter Salzsäure auf. Prüfung auf Teerfarbstoff durch Spiritus bzw. Benzol. Findet als Farbe wenig Verwendung, mehr in der Zündholzbereitung.

Indischgelb. Jaune indien. Aureoline. Indian yellow.

Unter diesem Namen kommen zwei Farben in den Handel, einmal das sog. Kobaltgelb, salpetrigsaures Kobaltoxydkali, entstanden durch Ausfällen einer mit Essigsäure angesäuerten Lösung von salpetersaurem Kobaltoxydul mit salpetrigsaurem Kalium, mit Kaliumnitrit. Es bildet ein schön schwefelgelbes, etwas kristallinisches Pulver, vollständig unempfindlich gegen die Einwirkung der Luft und des Schwefelwasserstoffes. Ferner das Purree, Piuri, ebenfalls Jaune indien genannt, ein Farblack, in dem der gelbe Farbstoff Euxanthon der Blätter des Mangobaumes, eines indischen Baumes, durch Magnesiumoxyd niedergeschlagen ist, bzw. der hergestellt wird aus dem Harn von Kühen, die mit diesen Blättern gefüttert sind. Es scheidet sich das Piuri in dem Harn als euxanthinsaures Magnesium ab.

Anwendung. Hauptsächlich in der Kunstmalerei (Indian yellow).

Kadmiumgelb. Schwefelkadmium. Kadmiumsulfid.
Jaune brillant. Cadmium yellow.

Das Schwefelkadmium wird hergestellt durch Ausfällen einer Lösung von Kadmiumsulfat mit Schwefelwasserstoff. Es bildet ein feuriggelbes Pulver, das eine zwar teuere, aber für die Kunstmalerei, weil unbedingt haltbar, sehr wichtige Farbe liefert, ist aber nicht kalkbeständig, sondern wird weiß.

Kadmopone ist schwerspathaltiges Kadmiumgelb, das durch Fällung einer Kadmiumsulfatlösung mit Bariumsulfid erhalten wird.

Kadmiumorange entsteht durch Einwirkung von Salzsäure auf Kadmiumsulfatlösung.

Kadmiumrot, eine Verbindung von Kadmiumsulfid und Kadmiumselenid, erhält man durch Ausfällen von Kadmiumsulfat mit Natriumselenid und Natriumsulfid.

Alle diese Kadmiumfarben sind lichtecht, werden aber meist mit Schwerspat verschnitten und mit Teerfarbstoff aufgefärbt. Mit Ultramarin gemengt, liefert es eine schöne, dauerhafte grüne Farbe; dagegen soll es wegen seines Schwefelgehaltes nicht mit Blei- oder Kupferfarben gemischt werden.

† Neapelgelb. Jaune napolitains ou de Naples. Naples yellow.

Eine schöne gelbe, aber durch die Einwirkung des Schwefelwasserstoffes leicht zerstörbare Farbe, bestehend aus antimonsaurem Bleioxyd, Bleiantimoniat, die in der Ölmalerei, Glas- bzw. Porzellanmalerei und auch als Wasserfarbe verwendet wird. Neapelgelb kommt in verschiedenen Farbtönen in den Handel, hell, zitron, dunkel, auch mit Chromrot gemischt rötlich und wird jetzt vielfach aus Brechweinstein hergestellt, indem man diesen mit Bleinitrat und Natriumchlorid zusammenglüht, die Masse nach dem Erkalten mit heißem Wasser auslaugt und darauf mit Wasser fein mahlt und trocknet. Je höher man beim Glühen erhitzt, desto heller wird die Farbe. Oder man stellt das Neapelgelb durch Glühen von Antimonoxyd mit Bleiglätte her.

Neapelgelb wird viel mit Chromgelb verfälscht, man prüft darauf durch Erwärmen mit verdünnter Salpetersäure, Chromgelb löst sich hierbei.

Ocker (gelber). Gelbe Erde.
Ocre jaune. Ocre doré. Ocre d'or. Gold ochre.

Unter dem Namen Ocker wird eine ganze Reihe von gelben Erdfarben in den Handel gebracht, die bei aller Verschiedenheit ihrer sonstigen Bestandteile das gemeinsam haben, daß ihr färbender Bestandteil aus Eisenoxydhydrat besteht. Daneben enthalten sie zuweilen noch basisch Ferrisulfat. Man kann sie alle im großen und ganzen ansehen als eisenoxydhydrathaltige Tonmergel, zuweilen auch mit anderen Metalloxyden, namentlich Mangan vermischt. Unter Tonmergel versteht man Ton. der mit Kalziumkarbonat gemischt ist. Der Ton- und Kalkerdegehalt der einzelnen Sorten des Ockers geht weit auseinander, ebenso der Gehalt an Eisenoxydhydrat; letzterer schwankt zwischen 10—15%. Die natürlichen Ocker sind entweder durch die Verwitterung eisenhaltiger Gesteine entstanden oder dadurch, daß eisenhaltige Grubenwässer in Tonmergel eindrangen und sich dann der Ocker in den Quellwässern als Schlammocker abgesetzt hat. Sie finden sich daher fast überall in der Nähe von Eisenerzlagern und Eisenbergwerken in wechselnder Güte und Reinheit. Die Gewinnung geschieht im Tage- oder Untertagebau bzw. aus den Schlammocker enthaltenden Gewässern. Die bergmännisch gewonnenen feuchten Ockererden werden zunächst getrocknet, in großen Bottichen durch Rühren mit Wasser auf das sorgfältigste geschlämmt, wieder an der Luft getrocknet, fein gemahlen und fein gesiebt. Um Schlammocker zu gewinnen, staut man die Gewässer, läßt den Ocker absetzen und mahlt ihn nach dem Trocknen. Ihre Farbe schwankt von hellgelb bis zu gold- und orangegelb. Die Namen, die sie im Handel führen, beziehen sich vielfach auf diese Farben; so unterscheidet man hellen Ocker, Goldocker, dunklen Chromocker und etwas grünlichen Bronzeocker. Als Chromocker sind aber auch vielfach Mischungen von gutem Ocker mit den verschiedenen Chromgelbs im Handel, die infolge des Bleigehaltes sehr hart auftrocknen — Metallfußbodenocker. Andererseits unterscheidet man die Ocker nach der Verwendung als Leimfarbenocker und Ölfarbenocker, auch Fußbodenocker, die durch Eisenoxyd etwas rötlich sind. Die feinsten Goldocker werden auch vielfach mit Satinocker, oder daraus verdreht mit Satinober oder mit Oxydgelb bezeichnet. Besonders geschätzt sind die französischen oder Pariser Ocker, obgleich sie diese Wertschätzung wohl nur dem Umstande verdanken, daß die Franzosen bei der Bearbeitung von Erdfarben von jeher sehr sorgfältig zu Werke gegangen sind. Was heute unter dem Namen französischer Ocker in den Handel kommt, stammt durchaus nicht immer aus Frankreich, sondern man bezeichnet damit nur gute, für die Ölmalerei besonders geeignete Sorten. Auch Farblacke, hergestellt durch Niederschlagen saurer gelber Teerfarbstoffe auf helle deutsche Ocker, dienen als Ersatz für französische Ocker. Vielfach stellt man auch auf künstlichem Wege Ocker dar, wenn Eisenvitriollösungen aus Grubenwässern (Grubenocker) oder als Abfallerzeugnisse chemischer Werke zu Gebote stehen (Schlammocker). Man fällt aus diesen das Eisenoxydul mittels Kalkmilch, je nachdem unter Zusatz von Ton aus; das ausgeschiedene Eisenoxydulhydrat oxydiert an der Luft rasch zu Oxydhydrat. Auf diese Weise kann man Ocker von hohem Eisengehalt herstellen, die namentlich für die weitere Verarbeitung zu gebrannten Ockern sehr wertvoll sind. Alle gelben Ocker ändern durch mäßiges Brennen ihre Farbe in mehr oder minder feuriges Rot oder Braun um, indem das Eisenoxydhydrat Hydratwasser abgibt und zu Eisenoxyd wird; hierauf beruht die Herstellung zahlreicher roter und brauner Farben. Die Ocker bilden ein sehr feines, weiches, fast fettig anzufühlendes Pulver, dessen Wertbestimmung sich weniger nach ihrer Zusammensetzung als nach der Reinheit und dem Feuer des Farbtons richtet, jedoch ist die Deckkraft mit steigendem Eisengehalt größer. Ocker ist sowohl zur Wasser- als auch zur Ölmalerei zu verwenden, nur ist zu bemerken, daß für letztere die Ocker mit starkem Eisengehalt erforderlich sind.

Prüfung. Da Ocker mitunter mit Teerfarbstoffen aufgefärbt werden, ist auf diese mit einem Gemisch von Spiritus und Benzol zu prüfen.

Auch Terra di Siena gehört zu dem Ocker, indem sie in der Hauptsache aus kristallisiertem, basisch schwefelsaurem Eisenoxydhydrat, Aluminiumsilikat und kolloidalem Kieselsäurehydrat (Kieselsäuregel) besteht, jedoch ist der Gehalt an Kieselsäure und Eisenverbindung größer, der an Aluminiumsilikat kleiner. Terra di Siena wird in Toskana in Oberitalien und in Bayern bergmännisch abgebaut, fein gemahlen und geschlämmt. Die bayerische Terra di Siena ist dunkler als die italienische. Die Deckkraft der Sienaerde als Ölfarbe ist sehr gering, da der Kieselsäuregehalt kolloidal und die Eisenverbindung kristallinisch ist, so daß Sienaerde nur als Lasurfarbe verwendet wird. Mit Lasurfarben bezeichnet man alle Farben, die mit Öl angerieben, durchscheinend werden; derartige Farben eignen sich gut für die Lackmalerei.

Eisenoxydgelb. Marsgelb. Ferritgelb.

Ist Eisenoxydhydrat, Ferrioxydhydrat. Wird durch Ausfällen von Ferrosulfat- oder Ferrochloridlösung mit Natriumkarbonat oder Kalziumoxydhydrat oder Salmiakgeist erhalten. Es fällt weißgrünliches Eisenoxydulhydrat, Ferrooxydhydrat aus, das bald durch den Sauerstoff der Luft in gelbbraunes Ferrioxydhydrat übergeht. Auch gewinnt man es als Nebenerzeugnis bei der Herstellung des Anilins, des Amidobenzols $C_6H_5NH_2$, wenn dem Nitrobenzol, $C_6H_5NO_2$, durch Hinzufügen von Eisen und Salzsäure durch den entstehenden Wasserstoff der Sauerstoff entzogen wird, der sich mit dem Eisen und Wasser zu Eisenoxydhydrat verbindet, das sich als gelbbrauner Schlamm absetzt. Reines Eisenoxydgelb enthält bis 99% Eisenoxyd und hat so eine sehr gute Deckkraft, vielfach sind aber mit Kreide oder Gips gestreckte Farben, Marsgelb, im Handel, deren Deckkraft gering sind, so daß solche Gemische hauptsächlich als Lasurfarben zu verwenden sind. Diese gestreckten Farben erhält man entweder dadurch, daß man beim Ausfällen der Eisenlösung den Niederschlag auf ein Substrat wie Gips oder Kreide fallen läßt oder das Ferrioxydhydrat mit diesen Stoffen mischt. Die gipshaltige Farbe kann nicht für Außenanstrich benutzt werden.

Prüfung auf Teerfarbstoff durch Spiritus oder Benzol unter Erwärmung im Wasserbade.

Rote und braune Farben.

Amarantrot. Zaesarlack. Laque d'amarante.

Es ist dies ein Karmintonerde-Lack, für die feinste Wassermalerei anwendbar. Es finden sich jedoch derartige Farblacke vielfach durch Teerfarben feuriger gemacht, ein Umstand, der ihre Haltbarkeit teilweise beeinträchtigt. Ähnlicher Zusammensetzung ist das sog. Berlinerrot. Vielfach wird auch der Farbstoff der Koschenille durch den von Krapp oder Fernambuk ersetzt. Unter der Bezeichnung Amarantrot, Rokzellin, Echtrot, auch Krozein, ist außerdem ein Naphthalinfarbstoff im Handel, der durch Einwirkung von Diazonaphthalinsulfosäure auf Beta-Naphtholsulfosäure entsteht.

Bergrot. Ocre rouge. Red ochre.

Eine eisenoxydhaltige Tonerdefarbe, dargestellt durch Brennen von dazu passendem Ocker, der hauptsächlich als roter Ocker im Roten Berg bei Saalfeld, auch am Oberharz gewonnen wird. Findet Verwendung bei Wasserfarben.

Caput Mórtuum. Totenkopf. Cólcothar. Vitríoli. Eisenrot. Oxydrot. Eisenzinnober. Tête morte.

Dies ist ein ziemlich reines Eisenoxyd, das in den verschiedensten Farbtönen, vom lebhaftesten Rot zu Braun und Braunviolett hergestellt wird. Es war in früheren Zeiten nur ein Nebenerzeugnis bei Bereitung der Nordhäuser Schwefelsäure aus Eisenvitriol, und auch heute werden noch kleinere Mengen bei der Herstellung dieser Säure gewonnen. Es bleibt in den Retorten nach Abtreibung der Schwefelsäure zurück, hat aber in diesem Zustande nur eine schmutzig rotbraune Farbe, die man durch nochmaliges Glühen mit einigen Prozent Natriumchlorid feuriger und reiner macht. Durch die verschiedenen Hitzegrade und durch die Dauer des Glühens ist man imstande, den Ton nach Belieben abzuändern. Der Zusatz von Natriumchlorid beim Glühen hat den Zweck, die letzten Spuren von basisch Ferrisulfat, das immer noch im Retortenrückstand vorhanden ist, umzusetzen. Die Masse wird darauf mit Wasser ausgelaugt, gemahlen und geschlämmt. Hauptsächlich wird das Caput Mortuum aber überall dort hergestellt, wo Eisenschlamm, d. h. gelbes Eisenoxydhydrat, als Abfall bei anderen Darstellungen in größeren Mengen vorhanden ist. Es ist dies namentlich bei der Aluminium-, der Alaun- und Eisenvitriolherstellung der Fall sowie bei der Weiterverarbeitung der Schwefelkiesabbrände, wie sie bei der Schwefelsäurebereitung erhalten werden. Hier ist die Bereitung dieselbe wie oben.

Das Caput Mortuum ist eine der ausgiebigsten und dauerhaftesten aller Farben, die, wenn nicht verschnitten, bis 99% Eisenoxyd enthält. Es besitzt eine staunenswerte Deckkraft, ist widerstandsfähig gegen alle äußeren Einflüsse und ist als Öl- wie als Wasserfarbe anwendbar, da es selbst auf Kalk steht.

Eisenmennige. Eisenrot. Rouge de fer. Iron red.

Kommt in verschiedenen Farben in den Handel, vom lebhaften Rot bis zu Graubraun. Enthält bis zu 88% Eisenoxyd, dient als Schutzanstrich für Eisenteile in gleicher Weise wie die Bleimennige, vor der sie bei wohl gleicher Wirksamkeit den Vorzug größerer Billigkeit hat. Man gewinnt die Eisenmennige durch Glühen der verschiedenen Eisenerze wie Roteisenerz (Fe_2O_3) oder des eisenoxydulhydrat- und eisenoxydhydrathaltigen Rasensteins oder des Brauneisenerzes.

Auch verwendet man zur Herstellung die Kiesabbrände, d. h. die Rückstände bei der Schwefelsäurebereitung, wenn man das Schwefeldioxyd durch Rösten von Eisenkies (FeS_2) herstellt.

Englischrot. Königsrot. Hausrot. Kaiserrot. Nürnberger Rot. Venetianisch Rot. Rouge anglais. Rouge impérial. Rouge de Nuremberg. Light red. Imperial red. Nuremberg red.

Tonhaltige Eisenoxydfarbe in lebhaft rotem, hellerem Farbton, ein mit Ton verschnittenes Caput Mortuum, passend für Wasser- und Ölanstrich. Wird größtenteils durch Glühen des Alaunschlammes (vgl. Caput Mortuum) oder des Vitriolschlammes in Flammenöfen hergestellt.

Als Eisenoxydrot-Ersatz befinden sich Farblacke im Handel, hergestellt durch Niederschlagen eines wasserlöslichen roten Azoteerfarbstoffes mittels Bariumchlorid auf gebrannten Ocker als Untergrund. Für hellere Farbtöne wird der Ocker mit Kreide, Gips und Lithopone vermischt.

Florentiner Lack.

Eine Tonerdefarbe aus Koschenille, vielfach auch aus Fernambuk hergestellt, auch Münchener oder Wiener Lack genannt. Einen anderen Farbton bezeichnet man mit Geraniumlack.

Japanrot. Indischrot. Italienischrot. Pompejanischrot.
Rouge de Japon. Japan red. Rouge de Vésuve.

Tonhaltige rote, dunklere Eisenoxydfarben mit einem schwachen Stich ins Gelbe. Namentlich für Wassermalerei passend. Diese Farbe ist ein Englischrot, das durch Glühen in großen eisernen Pfannen und nicht in Flammenöfen hergestellt wird.

Kasselerbraun. Kasseler Erde. Lasurbraun. Kohlebraun.
Van Dyck-Braun. Terre de Cassel. Cassel earth.

Ist eine bitumenhaltige erdige Braunkohle, die, nachdem sie auf das feinste gemahlen ist, als Ader-, Lasurfarbe Verwendung findet. Die färbenden Bestandteile in ihr sind hauptsächlich die bitumenhaltigen Stoffe, Huminsäuren; sie ist daher fettig und läßt sich mit Wasser nicht gut anmengen. Diesen Übelstand kann man sofort beseitigen, wenn man sie beim Anrühren mit ein wenig vergälltem Spiritus benetzt. Vielfach wird sie der Bequemlichkeit halber mit Wasser auf der Farbmühle zu einem Teige gemahlen vorrätig gehalten. Um das Austrocknen zu verhüten, ist dieser Teig unter Wasser aufzubewahren.

Soll mit Ölfarbe geädert werden, so wird das Kasselerbraun am besten durch dunkle Eisenoxydfarben, wie Russischbraun oder Sammetbraun ersetzt.

Kasselerbraun bewahrt man nicht in Holzkästen auf, sondern am besten in Blechgefäßen, da Selbstentzündungen eintreten können, was besonders der Fall ist, wenn einige Tropfen Öl dazwischen geraten.

Kastanienbraun. Neubraun.
Brun de marron. Chestnut brown. Brun de nouveau. New brown.

Eine dunkelgebrannte tonhaltige Eisenoxydfarbe, die außerdem manganhaltig ist, von schönem Farbton, sehr geeignet für Fußbodenanstrich.

Kölnerbraun. Terre de Cologne.

Eine dem Kasselerbraun ähnlich zusammengesetzte bitumenhaltige Erde.

Mahagonibraun. Mahagoniocker. Gebrannter Ocker.
Brun d'acajon. Acajon brown.

Wie der Name sagt, ein gebrannter Ocker von schön rotbrauner Farbe, der gebrannten Terra di Siena sehr ähnlich.

Manganbraun. Bisterbraun. Sammetbraun. Russischbraun.
Brun de manganèse. Bistre. Brun de velours. Manganese brown. Vel vet brown.

Mehr oder weniger reines Manganoxyd von schön kastanienbrauner Farbe; wird dargestellt, wenn man die bei vielen chemischen Vorgängen abfallenden Manganoxydulsalze mit Natriumkarbonat ausfällt; hierbei fällt grünliches Manganoxydulhydrat aus, das sich an der Luft sehr rasch in braunes Manganoxydhydrat umsetzt. Dieses wird gesammelt, gewaschen und getrocknet. Größtenteils sind es aber sehr sorgfältig gebrannte gute Umbrasorten.

Pariserrot. Polierrot. Rouge de Paris. Paris red.

Ist chemisch reines Eisenoxyd und wird bereitet durch Glühen von oxalsaurem Eisenoxydul, Ferrooxalat. Es dient weniger für Malerzwecke als zum Polieren von Metall, Gold, Silber und Stahl. Läßt sich nicht gut durch gemahlenen Blutstein, der ebenfalls reines Eisenoxyd ist, ersetzen, weil das durch Mahlen erhaltene Pulver niemals so fein herzustellen ist wie das durch Glühen von oxalsaurem Eisenoxydul erhaltene Oxyd. Anderseits ist aber unter der Bezeichnung Pariserrot auch die Orangemennige und unter der Bezeichnung Polierrot das Caput Mortuum im Handel.

Rehbraun. Brun fauve. Deer colour.

Es hat eine bräunliche Farbe mit einem Stich ins Grüngelbliche; kommt in verschiedenen hellen und dunklen Farbtönen vor und dient hauptsächlich bei der Wassermalerei. Für die Ölmalerei ist es als Lasurfarbe nicht geeignet.

Es wird hergestellt durch Mischen eines dunklen Ockers mit ungebrannter oder gebrannter Umbra.

Sepiabraun.

Im Mantel des sog. Tintenfisches (s. Ossa Sepiae) findet sich ein Sack, der mit einer braunen, undurchsichtigen Flüssigkeit gefüllt ist, welche das Weichtier, wenn es verfolgt wird, ausspritzt, um sich durch Trübung des Wassers dem Verfolger zu entziehen. Der Inhalt dieses Säckchens wird getrocknet, mit Kalilauge ausgekocht und aus dieser Lösung der Farbstoff durch Schwefelsäure ausgefällt. Der gesammelte ausgewaschene Niederschlag wird mit Gummischleim gemengt und in kleine Täfelchen geformt. Dient als hochgeschätzte Wasserfarbe.

Die Herstellung des Farbstoffes wird hauptsächlich in Rom vorgenommen, und man unterscheidet die natürliche Sepia und die mit Krapplack rötlich gefärbte kolorierte Sepia.

An der chinesischen Küste werden die Sepiaschnecken in Zuchtanstalten gehalten. Man treibt sie in mit Metall ausgeschlagene Becken und läßt das Wasser ab. Die Tiere, eine Gefahr vermutend, sondern die Sepia aus, die gesammelt wird und ohne viel Verarbeitung in den Handel kommt.

Terra di Siéna, gebrannt. Akajoulack. Terre de Sienne brûlée. Burnt Sienna.

Während diese Farbe in ungebranntem Zustande meist als ein gelbes bis bräunlichgelbes Pulver nur als Aderfarbe benutzt wird, liefert sie gebrannt ein sehr ausgiebiges, lebhaftes Mahagonibraun, das sich als Lasurfarbe ausgezeichnet zum Ölen der Fußböden eignet. Die Sienaerde gehört zu den Ockerarten und findet sich namentlich im Toskanischen, in der Nähe von Siena, dann aber auch am Harz und in verschiedenen anderen Gegenden Deutschlands in ganz vorzüglicher Beschaffenheit. Sie findet sich als erdiges Mineral, in der Hauptsache aus basisch-schwefelsaurem Eisenoxydhydrat bestehend, gemengt mit Kieselsäure und Ton.

Unter der Bezeichnung Akajoulack ist eine Terra di Siena im Handel, die mit Teerfarbstoffen versetzt ist, also einen Farblack darstellt, der im Buchdruck und der Lithographie verwendet wird.

Umbra. Umbraun. Terre d'ombre. Raw umber.

Die echte Umbra, gewöhnlich zyprische, auch italienische Umbra genannt, besteht in der Hauptsache aus kieselsaurem Manganoxydhydrat und kieselsaurem Eisenoxydhydrat, in dem gewöhnlich ein Teil des Eisenoxyds durch Tonerde ersetzt ist. Sie ist entstanden durch die Verwitterung manganhaltiger Eisenerze wie Spateisen und Brauneisen und findet sich erdig teils in Knollen, teils in Lagern, namentlich auf Zypern, aber auch in Italien, Thüringen, Harz, Sachsen, Hessen, Bayern, England und Belgien. Die zyprische Umbra hat den größten Eisen-Mangangehalt. Sie hat ungebrannt, je nach dem Gehalt an Mangan und Eisen, eine tiefbraune Farbe mit einem Stich ins Grünliche, seltener ist sie kastanienbraun. Sie wird meistens ungebrannt verwendet; nach dem Brennen nimmt sie, wie alle Eisenoxydfarben, eine rotbraune Farbe an. Dient als Wasser- und Ölfarbe; kommt teils geschlämmt, teils zu Kugeln geformt als Kugelumbra in den Handel.

Kölnische Umbra, zuweilen auch Kölner Erde genannt, hat nur in der Farbe einige Ähnlichkeit mit der echten, ist im übrigen, gleich dem Kasselerbraun, nur eine fein geschlämmte, erdige Braunkohle. In die Lichtflamme gestreut, entzündet sie sich, echte Umbra nicht.

Van Dyck-Braun. Brun van Dyck. Vandyke brown.

Das echte, wie es von den Malern des Mittelalters angewandt wurde, soll eine schön braun gefärbte Moorerde, also ähnlich der Kölner Erde gewesen sein. Das Präparat, wie es heute in den Handel gebracht wird, ist gewöhnlich nur eine tiefbraun gebrannte Eisenoxydfarbe.

Zinnober (echter). Cinnábaris. Cinabre. Cinnabar.

Zinnober ist Einfach-Schwefelquecksilber, Hydrargyrisulfid, Hydrárgyrum sulfurátum, HgS, das als häufigstes Quecksilbererz in großen Mengen vor allem in Kalifornien gefunden wird. Doch ist dieses natürlich vorkommende selten von einer solchen Reinheit, daß es als Malerfarbe brauchbar wäre; nur die besten und reinsten Stücke werden zuweilen gemahlen und kommen als Bergzinnober in den Handel. Die weitaus größte Menge wird künstlich auf verschiedene Weise hergestellt. Man kennt von dem Einfach-Schwefelquecksilber zwei verschiedene Arten, einmal die amorphe als sehr feines samtschwarzes Pulver, dann die kristallinische, entweder als scharlachrotes Pulver, oder sublimiert in strahlig kristallinischen, grauroten Massen, die zerrieben ein feurigscharlachrotes Pulver geben. Amorphes Sulfid erhält man, wenn man Quecksilbersalze durch Schwefelwasserstoff oder Schwefelalkalien aus ihren Lösungen fällt. Ferner kann man das amorphe Quecksilbersulfid auch herstellen durch inniges Zusammenreiben von metallischem Quecksilber mit Schwefel. Durch Anfeuchten der Mischung mit ein wenig Schwefelalkali oder auch nur Kalilauge wird der Vorgang bedeutend abgekürzt. Erhitzt man das getrocknete amorphe Schwefelquecksilber, so verflüchtigt es sich und verdichtet sich abgekühlt in kristallinischer Form. Ebenso verwandelt es sich durch längeres Kochen mit Schwefelalkalien in die rote kristallinische Form.

Auf diesen Eigentümlichkeiten beruhen die verschiedenen Arten der Darstellung. Man unterscheidet im Handel hauptsächlich drei Sorten: 1. sublimierten Zinnober, 2. chinesischen Zinnober und 3. Vermillon-Zinnober, bzw. zwei Hauptverfahren: 1. die Darstellung auf trockenem Wege, 2. die auf nassem Wege.

Sublimierter Zinnober wird namentlich in den Quecksilberwerken zu Idria, ferner auch in Holland, in Amsterdam hergestellt. Während man in Holland das schwarze Schwefelquecksilber durch Zusammenreiben von Quecksilber, das man in geschmolzenen Schwefel eingetragen hat, herstellt, ein nicht ganz gefahrloses Verfahren, da mitunter Explosionen dabei vorkommen, wird es in Idria in besonders gebauten Schüttelfässern durch Schütteln bereitet. Stets wendet man weit mehr Schwefel an, und zwar etwa die doppelte Menge, als nach den Atomverhältnissen nötig wäre; die Erfahrung hat gezeigt, daß bei der Anwendung eines Überschusses an Schwefel ein weit größerer Erfolg erzielt wird. Nachdem man auf eine der beiden Weisen schwarzes Sulfid hergestellt hat, erhitzt man in gußeisernen, birnenförmigen Gefäßen, die mit einem gußeisernen Helm geschlossen sind, zuerst so weit, daß der überschüssige Schwefel verbrennt. Sobald der Arbeiter an dem Nachlassen der aus der Öffnung tretenden Flamme merkt, daß die Verbrennung ziemlich beendet ist, legt er eine Vorlage lose an, vertauscht den gußeisernen Helm mit einem tönernen und setzt die Erhitzung fort, bis alles Schwefelquecksilber sublimiert ist. Ein Teil davon hat sich in der Vorlage verdichtet, der größte Teil aber sitzt in dicken Krusten in dem Tonhelme. Dieser wird zerschlagen, aller Zinnober gesammelt und dann unter Wasser gemahlen. Bei den feinsten Sorten soll dies 5—6 mal hintereinander geschehen, doch ist zu bemerken, daß durch das vielfache Mahlen der Farbton des Zinnobers etwas heller wird. Darauf wird das Pulver, um es von den letzten Resten des Schwefels zu befreien, mehrmals hintereinander mit einer verdünnten Kaliumkarbonatlösung ausgekocht, dann sehr sorgfältig gewaschen und getrocknet.

Chinesischer Zinnober. Die Herstellung dieser sehr geschätzten Ware, wie sie in China betrieben wird, ist unbekannt; doch haben die Analysen gezeigt, daß der echte chinesische Zinnober etwa 1% Schwefelantimon enthält. Hierauf fußend, bereitet man in Europa Zinnober von gleich schönem Aussehen in folgender Weise: Man mischt dem zuvor hergestellten, schwarzen Schwefelquecksilber 1% Schwefelantimon zu, sublimiert und kocht das gemahlene Pulver mit einer Schwefelalkalilösung, wäscht darauf sorgfältig aus und trocknet.

Vermillon-Zinnober heißen alle auf nassem Wege hergestellten Sorten. Diese Herstellungsweisen, die auch das deutsche Verfahren genannt werden, da in deutschen Fabriken danach gearbeitet wird, liefern meist einen sehr schönen Zinnober, der den auf trockenem Wege gewonnenen Zinnober an Wert übertrifft, und haben den Vorteil, daß die Arbeiter nicht wie bei dem Sublimationsverfahren durch die Quecksilberdämpfe gefährdet werden. Die Einzelheiten der Ausführung werden von den Fabriken geheimgehalten, doch verfährt man im großen und ganzen folgendermaßen: Das nach irgendeinem Verfahren hergestellte schwarze Quecksilbersulfid wird mit einem Schwefelalkali so lange unter Umrühren gekocht, bis die Farbe in den gewünschten feurigroten Ton übergegangen ist; damit sie sich nicht noch weiter verändert, wird das Kochen sofort unterbrochen. Jetzt wird ausgewaschen, und zwar zuletzt mit Wasser, das etwas Salzsäure enthält, dann wird nochmals mit verdünnter Kaliumkarbonatlösung gekocht, wiederum ausgewaschen und getrocknet.

Eine Darstellungsweise, welche von anderen Bedingungen ausgeht, stammt von Professor Liebig. Weißer Präzipitat, Hydrárgyrum amidáto-bichlorátum wird mit Schwefelalkalien auf etwa 50° erwärmt, in rotes, kristallinisches Sulfid umgesetzt. Dieses Verfahren hat den Vorteil, daß der Übergang in den feurigroten Farbton sehr allmählich erfolgt, daher nicht so große Aufmerksamkeit erfordert wie die vorige.

Prüfung. Verreibt man Zinnober auf einem Kupferblech, so entsteht glänzendschwarzes Kupferamalgam. Guter Zinnober darf freien Schwefel nicht enthalten; um ihn hierauf zu prüfen, digeriert man ihn mit Natronlauge von 15%, die mit gleichem Raumteile Wasser vermischt ist, er darf sich hierdurch nicht verändern (Arsen- und Antimonverbindungen). Trennt man nun die Flüssigkeit von dem Bodensatze, so darf auf Zusatz von reichlich Salzsäure zu der Flüssigkeit kein Geruch nach Schwefelwasserstoff entstehen. Etwaige sonstige Verfälschungen erkennt man, wenn man etwas Zinnober in einem Probierröhrchen über der Spiritusflamme erhitzt. Reiner Zinnober sublimiert vollständig, Beimengungen bleiben zurück. Auf Teerfarbstoff prüft man mit Spiritus bzw. Benzol.

Zinnober ist eine der schönsten Farben für die Ölmalerei, nur wird er am Licht allmählich dunkler; in der Wassermalerei wird er weniger verwendet, auch ist das Mischen mit Bleipräparaten zu vermeiden, da sonst wegen seines nur lose gebundenen Schwefelgehaltes rasch eine Schwärzung eintritt. Zinnober ist nicht giftig, da er von verdünnten Säuren und Alkalien, also auch vom Magen- und Darminhalte nicht angegriffen wird.

Das D.A.B. hat den roten Zinnober, Hydrárgyrum sulfurátum rubrum aufgenommen und läßt folgende Prüfungen vornehmen, die auch für die technische Ware wichtig sind:

1. Auf Mennige ist durch Schütteln mit Salpetersäure zu prüfen, der Zinnober darf seine Farbe nicht verändern.

2. Wird ein Gemisch von 0,5 g Zinnober, 10 ccm Salpetersäure und 10 ccm Wasser unter gelindem Erwärmen geschüttelt und die Flüssigkeit abfiltriert, so darf das Filtrat nach Hinzufügen von 7 ccm Ammoniakflüssigkeit und schwachem Ansäuern mit verdünnter Essigsäure durch 3 Tropfen Natriumsulfidlösung nicht verändert werden (Schwermetalle).

† Zinnoberersatz. Antizinnober. Chromrot. Neurot.
Rouge de chrome. Chrom red.

Die Farbe, welche unter diesem Namen in den Handel kommt, ist ziemlich verschiedener Natur. Ihre eigentliche Grundlage ist das Chromrot, basisch chromsaures Bleioxyd, Basisch-Bleichromat, wie es erhalten wird, wenn man Chromgelb, neutrales Bleichromat in geschmolzenen Salpeter einträgt und die Schmelze darauf auslaugt, oder wenn man Bleiweiß mit einer Lösung von neutralem Kaliumchromat kocht. Fast immer aber ist das Chromrot, auch Chromzinnober genannt, noch durch Teerfarbstoffrot aufgefärbt, um ihm einen feurigeren Ton zu geben. Es verliert dann meistens am Licht einen Teil seines schönen Farbtones, immerhin bleibt das Chromrot eine gute, dauerhafte und dem echten Zinnober sehr ähnliche, in den besten Sorten noch feurigere Farbe. In den billigen Sorten ist es durch aufgefärbte rote Mennige ersetzt. Zum Auffärben benutzt man gelbliches oder bläuliches Eosin, Azo- oder Resorzinfarbstoffe und vermischt die Mennige entweder mit Schwerspat oder Tonerdehydrat. Derartige Mischungen verlieren meist am Licht. (Siehe auch Herstellung der imitierten Zinnober S. 1060.)

Blaue Farben.
Bremerblau. Bergblau. Kalkblau. Neuwiederblau.
Cendre bleue. Bleu de Brême. Blue verditer. Bremen blue.

Diese Farben bestehen im wesentlichen aus Kupferoxydhydrat mit wechselnden Mengen von Kalziumverbindungen. Nur das echte Bremerblau besteht fast aus reinem Kupferoxydhydrat. Dieses wird hergestellt durch Ausfällen einer Kupfersalzlösung mit Kaliumhydroxyd oder Natriumhydroxyd; die anderen durch Vermischen einer Kupfersalzlösung, am besten Kupfernitrat mit Kalkmilch. Je mehr von letzterer zugesetzt wird, desto heller ist der Farbton. Eine weitere Bedingung ist, daß die Kupfersalzlösung vollständig frei von Eisen ist, da andernfalls ein mißfarbiges Erzeugnis erzielt wird. In früheren Zeiten wurde die Farbe durch Mahlen eines natürlich vorkommenden Minerals, sog. Kupferlasur, hergestellt. Hiervon stammt der Name Bergblau.

Die Farben eignen sich nicht für die Ölmalerei, sondern dienen hauptsächlich nur als Leimfarben, aber auch hierbei müssen frische Kalkwände gänzlich vermieden werden. Mit Öl aufgestrichen, gehen sie innerhalb etwa 24 Stunden in Grün über. Aus diesem Grunde wird Bremerblau auch mit Bremergrün und Braunschweigergrün bezeichnet, nur darf damit nicht das arsenhaltige Schweinfurtergrün, das öfter auch mit Bremergrün bezeichnet wird, verwechselt werden. Im übrigen sind diese Farben ziemlich verdrängt durch mit Teerfarbstoffen hergestellte Farblacke. Ihre Hauptverwertung finden sie in der Dekorationsmalerei als Lichtgrün.

Pariserblau. Berlinerblau. Preußischblau. Mineralblau.
Bleu de Berlin. Bleu de Prusse. Bleu de Paris. Bleu minéral. Berlin blue.
Prussian blue. Paris blue. Mineral blue.

Alle diese Farben enthalten als färbenden Stoff das Eisenzyanürzyanid, Ferroferrizyanid. $3\,Fe(CN)_2 + 4\,Fe(CN)_3 = Fe_7(CN)_{18}$. Sie unterscheiden sich nur durch ihre mehr oder minder große Reinheit. Die reinste Sorte ist das Pariser-, dann das Berlinerblau, die unreinste das Mineralblau. Ihre Darstellungsweise ist sehr verschieden, je nachdem Eisenoxydul- oder Eisenoxydsalze zu Gebote stehen. Da letztere ungleich teurer sind, wird vielfach das schwefelsaure Eisenoxydul, der Eisenvitriol, Ferrosulfat, benutzt. Man löst Eisenvitriol in Wasser unter Zusatz von so viel Schwefelsäure, daß eine klare Lösung entsteht, und versetzt die Lösung mit einer solchen von gelbem Blutlaugensalz, Kaliumeisenzyanür, Blaukali (s. d.). Wäre die Eisenvitriollösung, wie dies bei der käuflichen Ware aber niemals der Fall ist, vollständig oxydfrei, so würde der entstehende Niederschlag rein weiß sein, wahrscheinlich aus Ferroferrozyanür bestehend, $Fe_2Fe(CN)_6$: in Wirklichkeit fällt er des geringen Oxydgehaltes wegen blaßblau aus. Trennt man ihn vom überstehenden Wasser und setzt ihn den Einwirkungen der Luft aus, so wird er dunkler, indem ein Teil des Eisenzyanürs in Zyanid übergeht und so das tiefblaue Eisenzyanürzyanid, das Ferroferrizyanid, bildet. Gewöhnlich aber wird der Niederschlag, Weißteig genannt, mit Schwefelsäure und Salpetersäure oder einem anderen Oxydationsmittel erhitzt, ausgewaschen und halbgetrocknet, meist in viereckige Stücke geformt, entweder rein als Pariserblau oder vermischt mit anderen Stoffen, wie Tonerde, Gips, Kreide, Schwerspat oder Lithopone, als Berliner- oder Mineralblau in den Handel gebracht. Stehen Eisenoxydsalze zur Verfügung, so ist die Darstellung weit einfacher, indem hierbei von vornherein Eisenzyanürzyanid entsteht. Bei Bereitung der billigeren Sorten wird übrigens selten reines Blutlaugensalz, sondern es werden gewöhnlich die bei seiner Kristallisation verbleibenden Mutterlaugen verwendet. Das trockene Pariserblau bildet tiefblaue, auf dem Bruche feinkörnige Stücke, die beim Streichen mit dem Fingernagel, gleich dem Indigo, einen Kupferglanz annehmen. Berliner- und Mineralblau sind den Zusätzen entsprechend heller. Die hellen Sorten sind auch unter der Bezeichnung Stahlblau, Milori und Modeblau im Handel und werden zum größten Teil zur Herstellung des Zinkgrüns verwendet. Notwendig ist ferner, daß die angewandten Eisenlösungen kupferfrei sind, weil sonst das entstehende Kupferzyanür das Blau mißfarbig macht.

Die Farbe ist in Wasser völlig unlöslich, sie wird durch Säuren nicht verändert, wohl aber durch ätzende Alkalien und alkalisch wirkende Salze, wodurch man gleichzeitig Pariserblau feststellt, indem sich braunes Eisenoxyd ausscheidet. Sie ist nicht für frische Kalkwände oder als Silikatfarbe brauchbar, darf auch nicht mit Kasein zusammengebracht werden, eignet sich aber sowohl zur Öl-, wie zur Wassermalerei, wenn sie auch für letztere Zwecke durch das weit billigere Ultramarin verdrängt ist. In Öl dagegen ist sie weit dauerhafter als Ultramarin und wird daher für feinere Malerei vielfach verwendet. Ebenso ist sie für Lederlacke sehr beliebt.

Prüfung. Um Tonerde, Gips oder Schwerspat nachzuweisen, kocht man das Blau mit Natriumkarbonat, wäscht gründlich aus und löst das zurückgebliebene Eisenoxyd durch Erhitzen in verdünnter Schwefelsäure auf. Es bleiben die zugesetzten Stoffe zurück. Kreide und Lithopone erkennt man durch Salzsäure, bei Kreide zeigt sich Entweichen von Kohlendioxyd, bei Lithopone infolge des Gehaltes an Zinksulfid Schwefelwasserstoff.

Auch in der Färberei wird das Eisenzyanürzyanid gebraucht; nur nimmt man hierzu nicht die fertige Farbe, sondern schlägt sie in der Faser selbst nieder, indem man die Stoffe zuerst durch ein Eisen-, dann durch ein Blutlaugensalzbad zieht. So wurde z. B. das preußische Militärtuch gefärbt, daher stammt der Name Berliner- oder Preußischblau.

Läßt man beim Ausfällen etwas Blutlaugensalz im Überschuß und wendet von vornherein ein Eisenoxydsalz an, so erzielt man einen Niederschlag, der zwar nicht in der entstandenen Salzlösung, wohl aber in reinem Wasser löslich ist. Wäscht man ihn mit Wasser aus, so tritt ein Zeitpunkt ein, wo das ablaufende Wasser anfängt, sich blau zu färben; bringt man ihn jetzt in reines Wasser, so erhält man eine vollständig tiefblau gefärbte Lösung, die früher, vor Entdeckung der Teerfarben, als eine sehr billige und schöne blaue Tinte benutzt wurde. Man kann auch das fertige Berlinerblau in Lösung bringen, wenn man dem Wasser etwas Oxalsäure zusetzt.

Turnbullsblau nennt man eine blaue Farbe, die aus Ferroferriferrozyanid, ferrozyanwasserstoffsaurem Eisenoxyduloxyd besteht. Sie wird gebildet, wenn man ein Eisenoxydulsalz mit rotem Blutlaugensalz, Kaliumferrizyanid versetzt. Da diese Farbe vor dem Berlinerblau keinen Vorzug hat und weit teurer ist, kommt sie selten zur Verwendung.

Hamburgerblau, Erlangerblau sind gewöhnlich geringwertige Sorten Berlinerblau.

Kobaltblau. Kobaltultramarin. Tonerdeblau. Königsblau. Thénards-Blau. Leydnerblau.

Bleu de cobalt. Bleu de roi. Bleu Thénard. Cobalt blue. Royal blue.

Diese schöne, auch dauerhafte Farbe besteht aus einer Verbindung des Kobaltoxyduls mit Aluminiumoxyd, sie ist Kobaltoaluminat. Sie wird erhalten, wenn man entweder Aluminiumoxyd mit einer bestimmten Menge Kobaltoxydulsalz tränkt, trocknet und dann einer starken Glühhitze unterwirft, oder man versetzt Alaunlösung mit der Kobaltlösung, sammelt den entstehenden, blaßblauen Niederschlag von Aluminiumkobaltoxydulhydrat, wäscht ihn aus, trocknet ihn, glüht ihn zuletzt stark und schlämmt die erhaltene Masse aufs feinste. Häufig enthält diese Farbe noch Zinkoxyd. Dadurch verleiht man ihr einen grünlichblauen Ton. Man erzielt dies durch Zusatz von Zinksulfat bei dem Alaunverfahren, **Kobaltgrün**. Erhitzt man ein Kobaltoxydulsalz mit Natriumphosphat und schmilzt die Masse, erhält man **Kobaltviolett**. Wird vor allem in der Kunst- und Porzellanmalerei verwendet.

Prüfung auf Ultramarinblau. Mit verdünnter Salzsäure übergossen, zeigt sich Schwefelwasserstoffgeruch und die Farbe geht in Grau über. Auf Teerfarbstoff durch Spiritus.

Vergleiche auch Smalte S. 1049.

Lasurblau. Azurblau. Meißnerblau, zuweilen auch Bergblau
Bleu d'ázur. Azure blue.

Wenn sie echt sind, bestehen sie aus einem gepulverten und geschlämmten Mineral, dem **Azurit**, auch **Kupferlasur** genannt. Es ist ein basisch-kohlensaures Kupferoxydhydrat, das sich neben dem Malachit in tiefblauen Kristallen findet.

Vergleiche jedoch Bergblau S. 1046.

Dient namentlich zur feinen Dekorationsmalerei, auch zum Wagenlackieren, wird aber durch Schwefelwasserstoff leicht geschwärzt.

Neublau. Waschblau. Bleu nouveau. New blue.

Unter diesen Namen kommen die verschiedenartigsten Präparate in den Handel; meist sind es Stärkemehle, die entweder durch Indigkarmin oder Berlinerblau gefärbt sind; zuweilen werden auch die hellen Sorten von Smalte oder Ultramarinblau darunter verstanden.

Ölblau.

Diese Farbe besteht aus **Schwefelkupfer, Kupfersulfid**. Während das gewöhnliche Kupfersulfid, wie es z. B. durch Fällung eines Kupfersalzes durch Schwefelwasserstoff erhalten wird, schwarz erscheint, läßt sich eine blaue Abart in folgender Weise herstellen:

Schwefel wird in einem Glaskolben so weit erhitzt, daß er anfängt, zu verdampfen. Sobald dieser Zeitpunkt eingetreten, wirft man allmählich oxydfreie Kupferdrehspäne in den Kolben; sie verbrennen sofort zu Kupfersulfid, und man trägt so lange ein, bis aller Schwefel möglichst gebunden ist. Dann zerschlägt man den Kolben, zerreibt die Masse und kocht sie mit Kalilauge aus, um etwaigen überschüssigen Schwefel zu lösen. Nach dem Trocknen mischt man den Rückstand nochmals mit etwas Schwefel, glüht bis zum Verdampfen des Schwefels, kocht wiederum mit Kalilauge, wäscht und trocknet. Man erzielt so eine sehr schöne, blaue Farbe, die sich in Firnis- oder Lackanstrich gut hält.

Zuweilen findet man als Ölblau auch ein Gemenge von Bremerblau mit Berlinerblau.

Smalte. Schmalte. Sächsischblau. Königsblau. Kaiserblau. Neublau. Eschel. Smalt.

Smalte ist ein durch Kobaltoxyd blau gefärbtes Kaliglas. Es wird in eigenen Fabriken, den sog. Blauwerken, namentlich in Sachsen und am Harz, angefertigt. Man schmilzt in Glasöfen Kaliumkarbonat mit fein gepulvertem Quarz, am besten Feuerstein, unter Zusatz von gerösteten Kobalterzen, **Zaffer** oder **Saflor** genannt, und Arsenik so lange zusammen, bis die Masse in vollständigem Fluß ist, so daß sich die Unreinigkeiten der Erze als **Kobaltspeise**, Arsenverbindungen mit Kupfer, Eisen und Nickel am Boden des Tiegels ablagern. Die flüssige Masse wird dann in eiskaltes Wasser gegossen, um sie spröde und leicht pulverbar zu machen. Je mehr Kobalterze hinzugefügt werden, um so dunkler erscheint die Farbe. Nach dem Mahlen wird die Farbe auf das sorgfältigste geschlämmt, um alle gröberen Teile zu entfernen, und nach den Farbtönen gesondert. Die dunkelsten Sorten bezeichnet man mit Kaiser- oder Königsblau.

Die Smalte hatte früher, bevor man gelernt hatte das Ultramarin billig herzustellen, ein große Wichtigkeit; sie ist allerdings weit dauerhafter als dieses, aber bei weitem nicht von so feurigem Farbton. Nur für die Porzellanmalerei ist sie ihrer Unzerstörbarkeit wegen unersetzlich. Auch für Tapetendruck findet sie vielfach Verwendung.

Ultramarin. Bleu d'outremer. Ultramarine.

Das Ultramarin, die weitaus wichtigste aller blauen Farben, kannte man schon in früheren Jahrhunderten; doch war sie damals ein dem Golde gleichwertiger Stoff, da sie nur aus dem als Edelstein benutzten Lapis lazuli, der jenseits des Meeres (ultra mare), d. h. in China, Tibet gefunden wurde, durch Pulvern und Schlämmen hergestellt wurde. Seitdem man die chemische Zusammensetzung erkannte, bestrebte man sich, ein Verfahren der künstlichen Darstellung aufzufinden, und dies gelang in den zwanziger Jahren des vorigen Jahrhunderts gleichzeitig in Deutschland und Frankreich. Während man in Frankreich die Sache geheimhielt, veröffentlichte Professor Gmelin in Tübingen seine Erfindung, und noch heute wird mit kleinen Abänderungen nach seinen Angaben gearbeitet. Ultramarin besteht, abgesehen von kleinen zufälligen Verunreinigungen, aus Tonerde, Kieselsäure, Natrium und Schwefel. Weniger klar ist man darüber, was ihm die blaue Farbe verleiht. Man kann es ansehen als eine Verbindung von Aluminiumsilikat mit Natriumdisulfid und wechselnden Mengen von Natriumsilikat. Die Bereitungsweise ist nicht immer gleich. Man unterscheidet drei Verfahren: 1. die Herstellung von Sulfatultramarin, 2. von Soda- und 3. von sog. säurefestem Ultramarin. Das erste und zweite Verfahren werden zuweilen miteinander vereinigt.

Sulfatultramarin wird in folgender Weise bereitet: Reines Aluminiumsilikat, am besten fein gemahlener und geschlämmter Kaolin, wird in ein staubfeines Pulver verwandelt, dann mit wasserfreiem Natriumsulfat und Kohlenpulver aufs innigste und in bestimmten Verhältnissen gemengt. Durch schwaches Glühen von aller Feuchtigkeit befreit, wird das Gemenge in Tiegel eingestampft, gut bedeckt und in einem Porzellanbrennofen 6—9 Stunden lang bis zur beginnenden Weißglut erhitzt. Man läßt die Tiegel im Ofen erkalten, nimmt die zusammengesinterte graugrüne Masse heraus, pulvert sie auf das feinste, wäscht aus und trocknet. Das so erhaltene Erzeugnis ist mehr oder weniger grün gefärbt und kommt als Ultramaringrün in den Handel. Es dient weniger zur Ölmalerei, weil es hier von den schönen Kupferfarben weit übertroffen wird, als vielmehr vor allem als Kalkfarbe, da es durch den Kalk gar nicht verändert wird.

Um das Ultramaringrün in Ultramarinblau zu verwandeln, blau zu brennen, wird es in Trockenmühlen zu einem feinen Pulver vermahlen, mit Schwefelpulver gemengt und unter fortwährendem Rühren und schwachem Luftzutritt nochmals erhitzt, bis aller Schwefel verbrannt ist. (Feinbrennprozeß.) Nach dem Erkalten wird die blaue Masse gemahlen, anhaltend gewaschen und getrocknet. Gewöhnlich wird das Pulver nochmals gemahlen, dann gesiebt und bei den billigen Sorten gestreckt, d. h. mit Gips, Lenzin, Kreide oder ähnlichen Stoffen gemengt.

Soda-Ultramarin. Die Darstellung, die namentlich in Frankreich, Belgien und auch in einigen deutschen Fabriken gebräuchlich ist, besteht darin, daß man auf die gleiche Weise, wie bei dem ersten Verfahren, bereitete Porzellanerde mit kalzinierter Soda und Schwefelpulver in bestimmten Verhältnissen mengt und wie oben glüht. Vielfach vereinigt man die erste und zweite Bereitungsweise miteinander, mischt die Porzellanerde nicht nur mit Natriumsulfat und Kohle, sondern zu gleicher Zeit auch mit Soda und Schwefel. Ebenso mengt man auch das beim Auslaugen des Ultramarins gewonnene Natriumsulfid zu den übrigen Bestandteilen.

Säurefestes Ultramarin. Wird hergestellt, indem man einer der obengenannten Mischungen noch 5—10% des Gewichts der angewandten Porzellanerde an Kieselsäure zumischt und das Ganze glüht. Der Ausdruck säurefest paßt übrigens durchaus nicht, da auch dieses Ultramarin der Einwirkung von Säuren nicht widersteht. Nur gegen den sauer reagierenden Alaun ist es widerstandsfähig geworden.

Es sind dies die rohen Umrisse der Herstellung, wie sie im allgemeinen gebräuchlich ist. Doch hat so ziemlich jede Fabrik ihre besonderen Kunstgriffe und kleinen Abänderungen, die auf das sorgfältigste geheimgehalten werden. Ultramarin stellt ein sehr zartes, je nach seiner Reinheit tiefblaues, zuweilen einen Stich ins Violette besitzendes Pulver dar. Vollkommen unlöslich in Wasser, darf es an dieses nichts abgeben. Alkalien verändern es nicht, dagegen wird es durch Säuren gänzlich zersetzt. Verdünnte Salzsäure entwickelt wie andere Säuren Schwefelwasserstoff und scheidet zu gleicher Zeit Schwefel aus dem Ultramarin ab. Letzteres ist ein Beweis, daß das Natrium in höheren Schweflungsstufen mit diesem verbunden ist, da Natriummonosulfid nur Schwefelwasserstoff entwickeln würde. Ultramarin ist eine ganz vorzügliche Wasserfarbe von großer Beständigkeit, da sie sogar auf frischem Kalk vorzüglich steht. Mit Öl gibt sie eine tiefblaue Lasurfarbe von allerdings beschränkter Haltbarkeit; die im Öl sich bildende Säure verändert die Farbe mit der Zeit. Sollen hellere Töne durch Zumischen von Weiß hergestellt werden, so soll hierzu nur Zinkweiß, Lithopone oder Schwerspat benutzt werden, da Bleiweiß sich durch den Schwefelgehalt des Ultramarins verfärben könnte, obwohl der Schwefelgehalt im Ultramarin durch das Glühen so fest gebunden ist, daß kaum eine sehr merkbare Umsetzung mit Bleiweiß entstehen würde. Anderseits soll Ultramarin nicht mit anderen Bleifarben, z. B. Chromgelb, zusammengebracht werden, da hierbei eine Bräunung eintritt, die möglichenfalls aber nicht vom Bleigehalt, sondern von der Chromsäure herrührt. Außer zu Malerfarben dient das Ultramarin in großen Mengen für Tapeten-, Zeug- und Steindruck, ferner zum Bläuen bzw. Weißmachen von Wäsche, Papier, Zucker und ähnlichen Stoffen; es muß nur überall dort vermieden werden, wo Säuren zugegen sind oder sich entwickeln. Es ist völlig unschädlich, darf daher auch zum Färben von Zuckerwaren benutzt werden. Mit Ultramarin gefärbter Zucker bringt aber doch trotz der Unschädlichkeit zuweilen Unannehmlichkeiten mit sich. Kocht man nämlich z. B. Fruchtsäfte, die Säuren enthalten, mit einem so gefärbten Zucker, so entwickelt sich leicht ein Geruch nach Schwefelwasserstoff.

Auch violettes und rotes Ultramarin werden in den Handel gebracht. Violettes gewinnt man dadurch. daß man auf blaues Ultramarin bei 150°—180° Salzsäuredampf und Sauerstoff einwirken läßt. Aus dem violetten stellt man das rote Ultramarin durch weitere Einwirkung von Salpetersäuredampf her.

Das gewöhnliche Mittel, das Ultramarin zu strecken, ist Kalziumsulfat, und zwar gewöhnlich gefälltes Kalziumsulfat, sog. Analin; bedeutendere Beimengungen hiervon lassen sich durch Schlämmproben nachweisen. Oder man kocht etwas Ultramarin mit Wasser und fügt dem Filtrat Natriumkarbonatlösung hinzu. Da vom Kalziumsulfat sich 3% in Wasser lösen, wird ein weißer Niederschlag von Kalziumkarbonat entstehen.

Als **Ultramarinblau-Ersatz** kommt ein Farblack in den Handel, der durch Niederschlagen eines blauen Teerfarbstoffes, eines Viktoriablaues, auf einen Untergrund hergestellt wird. Als Untergrund dient meist weißer Ton oder ein Gemisch dieses mit Lithopone oder Kreide. Auch Mischungen von solchem Ultramarinblau-Ersatz mit echtem Ultramarinblau befinden sich im Handel.

Violette Farben.

Die violette Farbe wird in der Malerei vielfach nur durch Zusammenmischen von blauen und roten Farben in geeigneten Verhältnissen erhalten. Außer dem schon erwähnten **violetten Ultramarin** und dem **Caput Mortuum** hat man noch das **Manganviolett, phosphorsaures Manganoxyd**, hergestellt durch Zusammenschmelzen von Braunstein mit Metaphosphorsäure und Auskochen der Schmelze mit Wasser. Doch kommt diese Farbe wegen ihres hohen Preises weniger zur Verwendung. Oder das **Kobaltviolett, phosphorsaures Kobaltoxydul**, das sowohl für Ölmalerei als auch auf Kalk verwendet werden kann. Vielfach aber werden als violette Farben Farblacke verwendet, d. h. Verbindungen des Aluminiumoxyds mit organischen Farbstoffen. Sie werden hergestellt, indem man rote Farblacke mit irgendeinem Blau versetzt, oder man stellt sich die violetten Farblacke dadurch her, daß man kieselsäurehaltige Erden und Mineralien wie Bolus oder Kieselgur in Wasser aufschlämmt und so viel Teerfarbstofflösung, z. B. Methylviolett, hinzufügt, bis man den gewünschten Farbton hat. Diese Art Farben eignen sich besonders als Kalkfarben, als **Kalkviolett**.

Grüne Farben.

Mehr als bei irgendeiner anderen Farbe ist gerade bei der grünen die Benennung der einzelnen Farben verworren, so daß nur die genaue chemische Untersuchung darüber entscheiden kann, welche Farbe man vor sich hat.

Berggrün. Malachitgrün. Vert malachite. Malachite green.

Das echte Berggrün ist **kohlensaures Kupferoxydhydrat**, wie es in der Natur als sog. **Malachit** vorkommt. Es ist dies ein kristallinisches Mineral von sehr schön grüner Farbe mit dunkleren Schattierungen. Dient fein gemahlen und geschlämmt zur Ölmalerei. Unter Malachitgrün ist jedoch auch ein Teerfarbstoff im Handel.

Chromoxydgrün. Chromoxydhydratgrün. Guignetsgrün. Smaragdgrün.

Die echten Chromoxydgrüne haben als färbenden Bestandteil nur das Chromoxyd. Die verschiedenen Farbtöne werden teils durch die verschiedenen Bereitungsweisen, teils aber auch, namentlich die helleren, durch Zusätze von anderen Farben hervorgerufen. Es gibt gerade für die Darstellung der Chromoxyde eine unzählige Menge von Vorschriften, teils auf nassem, teils auf trockenem Wege; doch liefern die letzteren weit schönere Töne. Ein gutes Ergebnis wird nach folgendem Verfahren erzielt: Man glüht gepulvertes Natriumdichromat aufs innigste mit Schwefel gemengt in einem Tiegel. Der Schwefel wird hierbei durch die Chromsäure zu Schwefelsäure und schwefliger Säure oxydiert;

es entsteht unter Abscheidung von grünem Chromoxyd Natriumsulfat, zuweilen auch Natriumsulfid, $Na_2Cr_2O_7 + S = Cr_2O_3 + Na_2SO_4$. Die Masse wird nach dem Erkalten mit Wasser ausgekocht, dann mit etwas salzsäurehaltigem Wasser gewaschen und schließlich getrocknet. Je mehr Schwefel zugefügt wird, desto heller fällt das Chromoxyd aus. Eine Hauptbedingung zur Erzielung eines reinen Grüns ist ein von Eisen vollständig freies Natriumdichromat; anderenfalls entstehen durch die Bildung von Schwefeleisen schmutzige Farben. Das echte Smaragdgrün, Guignetsgrün, ist Chromoxydhydrat; es wird gewonnen, indem man Natriumdichromat mit Borsäure glüht, die Masse mit heißem Wasser auslaugt und trocknet

I. $\quad Na_2Cr_2O_7 + 16 H_3BO_3 = Cr_2(B_4O_7)_3 + Na_2B_4O_7 + 3 O + 24 H_2O$.
II. $\quad Cr_2(B_4O_7)_3 + 20 H_2O = Cr_2O(OH)_4 + 12 H_3BO_3$.

Die Herstellung des Chromoxydhydrats spielt sich in zwei Vorgängen ab. Zunächst bildet sich Chromoxydborat und dieses zerfällt durch das Wasser in Chromoxydhydrat und Borsäure. Das Chromoxydhydrat wird oft mit Schwerspat zu anderen Farben verschnitten und unter vielen Namen in den Handel gebracht, z. B. Permanentgrün, Moosgrün, Seidengrün. Gleichwie das reine Chromoxydhydrat sind auch die mit Schwerspat verschnittenen Chromoxydgrüne wetterbeständig und kalkbeständig; eine Ausnahme machen zinkgelbhaltige Verschnitte wie Viktoriagrün und Signalgrün.

Die reinen Chromgrüne sind nicht giftig, dauerhaft, ungemein ausgiebig, verändern sich weder durch Säuren noch Basen, daher als Ölfarben weit mehr zu empfehlen, als die durch Mischen von Gelb und Blau hergestellten Farben.

Grüne Erde. Zyprische Erde. Veroneser Erde. Böhmische Erde. Tiroler Erde. Steingrün. Kalkgrün. Resedagrün.
Vert Véronèse. Terre verte de Bohême. Vert tyrolien. Green earth Verona. Green earth Bohemian.

Diese sehr dauerhafte, namentlich für Kalk gut verwendbare Farbe findet sich als erdiges Mineral an verschiedenen Orten der Erde, in Oberitalien, der Gegend um Verona, auf Zypern, in Böhmen und in Deutschland (Eifel, Hessen). Wird bergmännisch abgebaut, fein gemahlen und geschlämmt. Sie ist entstanden durch Verwitterung des Augits; es ist dies ein Mineral, das meist kristallinisch im vulkanischen Gestein, namentlich im Basalt vielfach vorkommt. Der färbende Stoff des Augits ist kieselsaures Eisenoxydul, Ferrosilikat; daneben enthält Augit sehr verschiedene Mengen anderer Bestandteile, wie Magnesium-, Kalzium- und Aluminiumsilikat, zuweilen auch Eisenoxyd, eine Beimengung, die dem Augit eine schmutzige Färbung verleiht. Überhaupt ist der Farbton sehr wechselnd; die italienische grüne Erde ist hellgraugrün, die böhmische olivgrün, die deutsche graugrün bis grau. Auch die mannigfachsten Benennungen kommen daher für diese Farbe vor, z. B. Resedagrün, Seladongrün, auch grüner Ocker. Ungleich reiner und schöner wird die Farbe, wenn man sie mit verdünnter Salzsäure auszieht. Hierbei kommen alles etwa vorhandene Eisenoxyd, der Kalk und manche andere Beimengung in Lösung, und ein schönes, haltbares Grün bleibt zurück, das auch für die Ölmalerei und für die Kunstmalerei geeignet ist.

Künstliche grüne Erde ist ein gelber Ocker, der durch feinverteiltes Berlinerblau grün gefärbt ist. Man stellt die Farbe in folgender Weise dar. Gelben Ocker rührt man mit Wasser, dem Salzsäure, etwa 2% vom Gewicht des angewandten Ockers, hinzugefügt ist, zu einem Brei an und läßt die Mischung einige Tage stehen. Nach dieser Zeit fügt man so lange Blutlaugensalz hinzu als nötig ist, um alles entstandene Eisenchlorid in Berlinerblau überzuführen. Darauf wäscht man aus und trocknet. Die erhaltene Farbe ist häufig sehr schön grün, aber weit weniger dauerhaft als die echte und eignet sich, weil sie durch Alkalien zersetzt wird, nicht für den Kalkanstrich. Meist wird künstliche grüne Erde für Kalkfarben aber so hergestellt, daß deutscher, kolloidale Kieselsäure enthaltender Augit mit grünen basischen Teerfarbstoffen aufgefärbt wird. Derartig gewonnene Grünerden sind sehr kalkbeständig.

Kobaltgrün. Rinmannsgrün. Zinkgrün.
Vert de cobalt. Vert de zinc. Cobalt green. Zinc green.

Diese sehr schönen, dauerhaften und nicht giftigen Farben bestehen aus Zinkoxyd in Verbindung mit Kobaltoxydul. Sie werden am einfachsten in der Weise hergestellt, daß man Zinkoxyd mit einer Kobaltoxydullösung, und zwar etwa 1 Teil Kobaltoxydul auf 10 Teile Zinkoxyd, anfeuchtet, trocknet und zuletzt glüht. Oder man mischt ein Zinksalz, z. B. Zinksulfat, mit Kobaltlösung, fällt mittels eines Alkalis aus und glüht den Niederschlag. Zu beachten ist jedoch, daß dieses Kobalt-Zinkgrün nicht das gewöhnliche Zinkgrün des Handels ist. Dieses ist eine Mischung von Zinkgelb, Zinkchromat, mit Berlinerblau und mehr oder weniger Schwerspat, und infolge des Gehaltes an Zinkchromat giftig. Es eignet sich sehr gut für Ölfarben, aber nicht für Kalkfarben.

† Zinkgrün. Zinkchromgrün.

Wird gleichwie Chromgrün, Ölgrün entweder nach dem Naß- oder Trockenverfahren hergestellt (s. Ölgrün). Das auf nassem Wege erhaltene Zinkgrün ist besser, da es nicht so leicht ausblaut. Es kommt in verschiedenen Farbtönen wie hell, mittelhell und dunkel in den Handel, entweder rein oder mit Schwerspat verschnitten. Ist nicht alkalibeständig, also auch nicht kalkbeständig. Wird vielfach mit Teerfarbstoff aufgefärbt, worauf man mit Spiritus prüft.

Lichtgrün. Nachtgrün. Vert lumière.

Sind Aluminiumsilikate, meistens China clay, die durch grüne Teerfarben aufgefärbt sind, und zwar in den verschiedensten Farbtönen. Sie zeigen auch bei künstlichem Licht ein schönes kräftiges Grün, sind aber auch nur dort anzuwenden; Tageslicht bleicht sie ab.

† Maigrün.

Ein gelblich gefärbtes Zinkgrün oder ein Licht- oder Nachtgrün.

† Ölgrün. Chromgrün. Grüner Zinnober.

Unter diesem Namen kommen Gemische von Chromgelb, Bleichromat und Schwerspat mit Berlinerblau in den Handel. Sie eignen sich recht gut zu Ölfarben, nicht aber zu Kalkfarben, da das Berlinerblau durch den Kalk zersetzt wird, indem sich Eisenoxydhydrat und basisches Bleichromat bilden. Man stellt sie her, indem man das Chromgelb durch Zusammenbringen von Bleiazetatlösung und Natriumchromatlösung frisch auf Schwerspat ausfällt und das Gemisch mit feuchtem Berlinerblau in Kollergängen zusammenbringt oder der Schwerspat wird zunächst durch Vermischen mit feuchtem Berlinerblau zu Blauspat verarbeitet und dann mit feuchtem Chromgelb gemengt (Naßverfahren). Im Trockenverfahren werden Bleichromat, Berlinerblau, Ferroferrizyanid auch unter Zusatz von Schwerspat trocken zusammengemischt.

Dieses auf trockenem Wege erhaltene Chromgrün ist geringwertiger, es blaut aus, d. h. das Berlinerblau scheidet sich an der Luft aus. Man unterscheidet die Chromgrüne einerseits nach der Farbe, ob hell, mittelhell oder dunkel, anderseits, ob rein oder mit Schwerspat verschnitten, bei dunkler Verschnittware wird gewöhnlich Schwarz hinzugesetzt. Infolge des Gehaltes an Bleichromat sind diese Farben giftig. Mit Natriumsulfidlösung wird Chromgrün schwarz. Auf Schwerspat prüft man wie unter Pariserblau S. 1048 angegeben.

Anderseits befinden sich auch vielfach grüne Farblacke im Handel, hergestellt durch Niederschlagen eines grünen Teerfarbstoffes auf einen Untergrund. Man prüft hierauf mit Spiritus bzw. Benzol.

† **Olivegrün.** Vert olive. Olive green.

Sind Mischungen von Ölgrün mit Schwarz unter Zusatz von Umbra, Ocker oder Terra di Siena.

† **Schweinfurtergrün. Scheeleschesgrün. Braunschweigergrün. Neuwiedergrün. Mitisgrün. Wiesengrün. Patentgrün. Viktoriagrün. Papageigrün. Kaisergrün. Wienergrün. Baselergrün. Parisergrün. Straßburgergrün.**
Vert de Schweinfurt. Vert de Scheele. Vert végétal. Schweinfurt green. Scheels green. Vegetal green.

Alle hier aufgezählten Farben, und die Aufzählung der Namen ist damit noch lange nicht erschöpft, verdanken ihre grüne Farbe einer Doppelverbindung des Kupferoxyds mit arseniger Säure und Essigsäure. Sie bestehen aus einer Verbindung von arsenigsaurem mit essigsaurem Kupferoxyd, von Kupferarsenit und Kupferazetat. Andere enthalten infolge ihrer Bereitungsweise oder durch Zumischen Gips oder eine andere Kalziumverbindung, wieder andere sind mit Chromgelb oder weißen Farben abgetönt. Es sind die schönsten und feurigsten aller grünen Farben; doch sind sie von so großer Giftigkeit, daß ihre Verwendung mit den größten Gefahren verbunden ist. Infolgedessen sind sie für viele Zwecke, z. B. für Tapeten- und Zeugdruckerei, sowie für Spielwaren staatlich verboten. Arsenhaltige Wasser- und Leimfarben dürfen auch nicht zum Anstrich von Fußböden, Decken, Wänden, Läden und häuslichen Gebrauchsgegenständen verwendet werden, und selbst ihre Verwendung für die Ölmalerei sollte aus Gesundheitsrücksichten möglichst vermieden werden. Der einzige Zweck, wozu sie fast unentbehrlich sind, ist der der Schiffsmalerei. Hier soll gerade ihre Giftigkeit die Schiffsplanken vor dem Angriffe lästiger Bohrwürmer schützen.

Ihre Bereitungsweise ist sehr verschiedenartig. Entweder wird Grünspan, Kupferazetat, mit arseniger Säure in sehr verdünnten heißen Lösungen ausgefällt, oder Kupfervitriol wird durch Natriumarsenit in Kupferarsenit umgewandelt und dieses mit Essig gekocht.

Nachweis. Will man erkennen, ob eine Farbe arsenhaltig ist, reibt man ein wenig der trockenen Farbe in weißes Filtrierpapier ein, zündet dies an und läßt es verglimmen. Ist Arsen vorhanden, so wird es durch die Kohle reduziert und verrät sich durch den eigenen knoblauchartigen Geruch. Oder man mischt ein Messerspitzchen der Farbe mit Kohlensplittern, schüttet das Gemenge in ein kleines Probierrohr, oder besser in ein Arsenreduktionsrohr und erhitzt über der Spiritusflamme. Auch hier tritt eine Reduktion ein; es entwickelt sich der obenerwähnte Geruch, und das sog. metallische Arsen setzt sich im oberen Teile der Röhre als schwarzer Arsenspiegel an.

Als **Schweinfurtergrün-Ersatz** kommen Farblacke in den Handel, hergestellt durch Niederschlagen von grünen Teerfarbstoffen, wie Säuregrün und Hansagrün, auf einen Untergrund wie Ton oder Schwerspat. Sie werden zur Dekorationsmalerei, zum Tapetendruck und auch zum Buntdruck verwendet.

Schwarze Farben.

Die schwarzen Farben, die in der Malerei, im Buchdruck und der Lithographie Verwendung finden, verdanken die Farbe, mit wenigen Ausnahmen, z. B. Chromschwarz, Eisenoxydschwarz, Anilinschwarz, Manganschwarz und Ilmenitschwarz, dem Kohlenstoff. Teils ist es minder oder mehr reiner Kohlenstoff allein, wie er auf verschiedene Weise aus organischen Verbindungen abgeschieden wird, teils sind es durch fein verteilte Kohle gefärbte Mineralien, namentlich Ton oder Tonschiefer. Hierher gehören z. B. Mineralschwarz, die schwarze oder spanische Kreide und andere.

Man kennt von der Kohle drei verschiedene Arten, die sich chemisch nicht voneinander unterscheiden, den Diamant, Graphit und den schwarzen, gewöhnlich als amorph bezeichneten Kohlenstoff, wie ihn z. B. der reine Ruß darstellt. Graphit (s. d.) findet als Malerfarbe nur geringe Verwendung, desto mehr der sog. amorphe Kohlenstoff. Um diesen aus seinen organischen Verbindungen abzuscheiden, können wir zwei Wege einschlagen, entweder die Verkohlung unter Luftabschluß im geschlossenen Raume, die sog. trockene Destillation, wir erhalten dann die **Schwärzen**, oder die Verbrennung kohlenstoffreicher Stoffe, wie Fette, Harze und Gase bei ungenügendem Luftzutritt. Hierbei scheidet sich ein Teil des Kohlenstoffes in sehr feiner Verteilung als Ruß ab, wir erhalten die **Ruße.**

Bei der trockenen Destillation wird nicht immer ein Kohlenstoff erhalten, der für die Zwecke der Malerei tauglich ist. Harte Hölzer z. B. liefern eine harte, feste und nicht sehr schwarze Kohle, die, selbst aufs feinste gemahlen, zur Malerei völlig unbrauchbar ist. Je weicher und lockerer das Gewebe des betreffenden organischen Stoffes ist, um so feiner und geeigneter für Malzwecke ist auch die daraus gewonnene Kohle.

Zu den auf diese Weise bereiteten schwarzen Farben gehören z. B. **Elfenbein-** oder **Knochenschwarz**, aus Kohlenstoff bis zu 20% und Trikalziumphosphat bestehend, auch **Spodium**, **Bein-** oder mit Pariserblau vermischt, **Pariserschwarz** genannt, Noir d'ivoire, Noir brun d'os, Ivory black, Bone brown, durch Verkohlen von Knochen gewonnen.

Korkschwarz, Lederschwarz, Noir de bouchon, Noir d'Espagne, Cork black, durch Verkohlen von Kork oder Leder.

Pfirsichkernschwarz, durch Verkohlen der Pfirsichkerne. Alle diese Farben sind für Wasserfarben nicht gut zu gebrauchen. Mit Öl geben sie ein tiefes Schwarz, haben aber den Nachteil, daß sie langsam trocknen.

Zu dem bei der unvollständigen Verbrennung abgeschiedenen Kohlenstoff, sog. Ruß, gehört vor allem der

Kienruß, so genannt wegen seiner ursprünglichen Bereitung aus kienigem, d. h. harzreichem Fichtenholz. Es wurden hierzu Wurzelstücke verwandt. Nunmehr, wo die Herstellung des Rußes nicht mehr in Meilern, sondern in Rußfabriken geschieht, verwendet man nicht nur Kienholz, sondern alle möglichen anderen Stoffe, wie Teer, Harz, Abfälle von Fetten, Mineralöle und andere sich dazu eignende Stoffe. Man nimmt die Verbrennung gewöhnlich in Schalen oder in Öfen vor, die durch Klappen und Schieber verstellbare Öffnungen für den geringen Luftzutritt haben und die in lange neben- und übereinander angeordnete Gänge münden. In diesen lagert sich der sich bildende Ruß ab, und zwar um so feiner und besser, je weiter er von der Feuerstelle entfernt ist. So erhält man den Flammenruß. Feinere Sorten von Ruß sind der Lampenruß und Gasruß. Um Lampenruß, Noir de fumée, Noir de bougie, Lamp black, zu gewinnen, verbrennt man Mineralöle in großen Flachbrennern, wie man sie auf den Petroleumöfen hat, und leitet den Ruß in Kammern. Bei der Gewinnung des Gasrußes, des besten Rußes, verbrennt man sehr kohlenstoffreiche Gase in sehr sinnreich gebauten Vorrichtungen und schlägt den Ruß auf gekühlten laufenden Bändern nieder. Der Ruß, selbst das feinste Lampenschwarz oder Ölruß, enthält oft eine gewisse Menge brenzliger Stoffe, die ihn fettig, daher für die Verbindung mit Wasserfarben untauglich machen. Man befreit ihn davon durch leichtes Glühen. Diese Arbeit wird in Trommeln aus Eisenblech vorgenommen, die, um das Verbrennen zu verhüten, mit Lehm beschlagen sind. Um die Brenzstoffe zu zerstören, muß die Hitze bis zur schwachen Rotglut gesteigert werden, doch darf sie nicht zu weit gehen, sonst wird der Ruß totgebrannt, d. h. grau und dicht. Gebrannter Ruß läßt sich beliebig zu Wasser- und Ölfarbe verwenden. Der rohe, ungebrannte kam früher gewöhnlich in Holzbütten verpackt als sog. Büttenruß in den Handel und ließ sich nur sehr schwer mit Wasser mischen.

Aus Lampenschwarz sollen die Chinesen durch Mischen mit Leim- oder Hausenblasenlösung die chinesische Tusche. Encre de Chine, Indianink, China-ink, herstellen.

Mineralschwarz. Erdschwarz. Schieferschwarz.
Noir minéral. Mineral black.

Hierunter versteht man einen durch Kohlenstoff schwarz gefärbten, fein gemahlenen Tonschiefer, wie er in Thüringen und Rheinischem Schiefergebirge bergmännisch gewonnen wird, der in seinen besten Sorten bis zu 30% Kohlenstoff enthält. Er kommt auch unter der Bezeichnung Rebenschwarz, Tresterschwarz, Frankfurterschwarz in den Handel, Farben, die früher durch Verkohlen von Trestern und Weinreben, heute aber auch viel künstlich durch Verkohlung der Braunkohle, aus Braunkohlenkoks, Grudekoks hergestellt werden.

Ähnlich ist die schwarze Kreide, vielfach auch spanische Kreide genannt, die mit Kreide in Wirklichkeit nichts gemein hat, sondern ebenfalls ein sehr weicher Tonschiefer ist. Aus ihm wird die schwarze Kreide zu Zeichenzwecken geschnitten, vielfach wird diese aber auch künstlich durch einfache Mischung hergestellt.

Lackschwarz. Laque noir. Black Lake.

Behandelt man gemahlenes Mineralschwarz mit Salzsäure, so kommen alle darin enthaltenen mineralischen Bestandteile in Lösung, nur der Kohlenstoff bleibt ungelöst zurück und bildet nach dem Auswaschen und Trocknen ein sehr feines tiefschwarzes Pulver, das den Namen Lackschwarz führt. Es ist eine tiefschwarze Farbe und eignet sich aus diesem Grunde namentlich für feine Lackarbeiten. Auch ein Knochenschwarz ist unter der Bezeichnung Lackschwarz im Handel, dem man durch Behandlung mit Salzsäure einen größeren Kohlenstoffgehalt gegeben hat.

Chromschwarz.

Mischt man Chromoxyd mit Eisenoxyd und unterwirft die Mischung einer starken Glühhitze, so erhält man eine tiefschwarze Farbe, die namentlich in der Porzellanmalerei als ein billiges und dauerhaftes Emailleschwarz benutzt wird.

Eisenoxydschwarz. Rußersatz. Rußsäure.

Besteht aus Eisenoxyduloxyd, Ferroferrioxyd, Fe_3O_4. Man fällt aus Ferrosulfatlösung durch Ammoniakflüssigkeit Eisenoxydul, Ferrooxyd aus und führt dieses durch Einblasen von Luft in Eisenoxyduloxyd über oder gewinnt es als Nebenerzeugnis bei der Anilinherstellung, indem dem Nitrobenzol Eisen und Salzsäure zugefügt werden. Oder man verdampft eine mit Eisenfeile vermischte Ferrochloridlösung zur Trockne, vermischt den Rückstand mit Wasser und fällt mit Ammoniakflüssigkeit aus. Oder man erhitzt Eisenoxyd, Ferrioxyd, Fe_2O_3, in einem Strom von Wasserstoff und Wasserdampf. Eine schöne schwarze Farbe von guter Deckkraft für alle Anstriche, besonders als Rostschutz-, Steinholz- und Zementfarbe. Außerdem zur Herstellung von Elektroden für Elektrolysen von Alkalichloriden.

Ilmenitschwarz.

Besteht aus Titandioxyd und Ferroferrioxyd. Das Mineral Ilmenit oder Titaneisenerz wird bergmännisch abgebaut, fein gemahlen und gesiebt und stellt so eine schwarze, etwas grau schimmernde Farbe von guter Deckkraft dar, die man unter Zusatz von etwas Ruß für Wasser- und Ölmalerei verwendet.

Nachweis: Um Ilmenitschwarz nachzuweisen, kocht man mit Salzsäure bis zur Lösung. Der abgekühlten, mit Wasser verdünnten Lösung fügt man etwas Wasserstoffsuperoxydlösung hinzu. die Flüssigkeit wird durch Titan orangegelb.

Schiefergrau. Filling up.

Ein Tonschiefer, Aluminiumsilikat. mit etwa 5% Kohlenstoff. Findet sich in Thüringen. der Eifel und dem Rheinischen Schiefergebirge. Wird als Nebenerzeugnis aus den Abfällen bei Herstellung der Dachschieferplatten durch Mahlen und Sieben gewonnen. Eine schöngraue Erdfarbe von verschiedener Feinheit, die sich für die Ölmalerei nicht gut eignet, da sie schlecht deckt, dagegen für Wassermalerei gut zu verwenden ist.

Anwendung. Zur Herstellung von Spachtelmassen. Als Streckmittel für Farben.

Farblacke und Resinatfarben.

Wenn wir in dem Vorhergehenden die Farben im allgemeinen besprochen haben, so machen wir dabei keinen Anspruch auf Vollständigkeit; denn heute, wo die Herstellung der Mineralfarben einen so bedeutenden Umfang angenommen hat, bringt jedes Jahr viele neue Farben an den Markt, deren oft ganz willkürlich gewählte Namen nicht einmal ahnen lassen, woraus sie bestehen. Wir haben ferner bei unserer Besprechung die zahlreichen Farblacke, die namentlich in der Lithographie. Kunstmalerei und im Tapetendruck vielfach Verwendung finden. nur oberflächlich bei den einzelnen Farbstoffen erwähnt. Sie alle sind Verbindungen von organischen Farbstoffen mit Aluminiumoxyd oder Aluminiumhydroxyd, zuweilen unter Zusatz von Chlorzinn. seltener mit Kalk oder Magnesia. Ihre Bezeichnung liegt noch weit mehr im argen, als bei den anderen Farben. denn Münchener. Wiener. Florentiner Lack haben bald die Farbstoffe der Koschenille. des Fernambuks oder des Krapps als Grundlage, bald ist es blauer, bald roter, bald gelber Lack. Hier sind noch mehr als bei den gewöhnlichen Farben Feuer und Reinheit des Farbtons der wichtigste Maßstab für die Beurteilung ihrer Güte. Hierzu kommt noch folgendes.

Während früher zur Bereitung der Farblacke ausschließlich die Farbstoffe der Koschenille, des Krapps und verschiedener Farbhölzer Verwendung fanden, sind heute meistens die Teerfarbstoffe an deren Stelle getreten. Man erreicht dadurch ungemein feurige Farbtöne und große Ausgiebigkeit, aber die Lichtbeständigkeit der Teerfarbstoff-Farblacke ist z. T. geringer als die der früheren, mit den obengenannten tierischen oder pflanzlichen Farben hergestellten.

Diese **Teerfarbstoff-Farblacke** haben sich jedoch auch als **gewöhnliche Anstrichfarben sowohl als Ölfarben wie als Kalkfarben immer mehr eingebürgert**, zumal die Farbtöne sehr prächtig gehalten sind und die Dauerhaftigkeit den Ansprüchen genügt.

Viel werden sie auch verwendet in der Dekorationsmalerei, zur Herstellung von Tapeten, bunten Papieren, im Buch- und Steindruck.

Man erhält die Farblacke in der Weise, daß man die zur Anwendung kommenden Farbstoffe auf einer Grundlage, dem sog. Untergrund, auch Farbenträger oder Substrat genannt, niederschlägt. Diese Grundlagen sind immer Körper von sehr feiner Verteilung, wie Kreide, Gips, Mennige, Bleisulfat, Schwerspat, Kaolin, Lithopone, Zinkweiß, Ocker, Umbra, gefälltes Kalzium-, Magnesium- und Bariumkarbonat oder Stärke und vor allem Aluminiumhydroxyd.

In einigen Fällen wird die Lösung des Farbstoffes einfach mit dem Farbenträger zusammengerührt, wobei dieser infolge von Flächenanziehung die Farbe festhält. Meistens wird jedoch der wasserlösliche gelöste Teerfarbstoff nach dem Zusammenrühren mit der Grundlage durch Zusatz eines Fällungsmittels als unlöslicher Niederschlag abgeschieden, der nun mit dem Untergrunde zusammen eine einheitliche, gefärbte Masse bildet. Oder die Grundlage wird erst in der Lösung des Farbstoffes niedergeschlagen, und zwar durch dasselbe Fällungsmittel, das gleichzeitig mit dem Farbstoff einen unlöslichen Niederschlag bildet.

So werden basische Teerfarbstoffe wie Fuchsin und Methylviolett durch Säuren, durch Gerbsäure bzw. Türkischrotöl als unlöslich niedergeschlagen; saure Teerfarbstoffe dagegen durch lösliche Salze des Bariums wie Bariumchlorid, das Kalzium des Strontiums, oder durch Bleiazetat.

Für diejenigen Farblacke, welche in der Dekorationsmalerei benutzt werden, ist der feingemahlene Schwerspat die wichtigste Grundlage. Weniger benutzt werden Gips und Kaolin. Gips dient hauptsächlich bei der Nachahmung von Zinkgrünen, und auf Kaolin werden besonders die Neutralfarbstoffe, wie Malachitgrün, Fuchsin und Methylviolett, sowie Eosin niedergeschlagen.

Für rote Farben wird auch außer der Mennige bisweilen auch der ausgesüßte Kammerschlamm der Schwefelsäurefabriken, der aus Bleisulfat besteht, verwendet. Bei Verwendung von wasserunlöslichen Teerfarbstoffen, sog. Pigmentfarbstoffen, werden diese in Mischmaschinen mit den Substraten verarbeitet.

Für Tapetenfabriken dient in erster Linie der aus Bariumchlorid und Schwefelsäure erhaltene gefällte Schwerspat als Untergrund, der alle übrigen an Deckkraft übertrifft. Kaolin spielt eine untergeordnete Rolle. Von großer Wichtigkeit für die Tapeten- und Buntpapierfarben aus Azofarbstoffen ist jedoch auch das Aluminiumoxyd, das als Hydrat gleichzeitig aus seiner Lösung mit dem Farbstoff niedergeschlagen wird. Man bedient sich zur Erzeugung des Aluminiumoxydniederschlages des Natriumaluminats und versetzt dieses mit Aluminiumchlorid. Man verwendet auf 1 Teil Natriumaluminat 4,3 Teile einer Lösung von Aluminiumchlorid von 14° Bé. Von gleicher Bedeutung wie das Aluminiumoxyd bzw. Aluminiumoxydhydrat ist das Bariumkarbonat, das in der mit Natriumkarbonat versetzten Farblösung aus Bariumchlorid erzeugt wird und zugleich mit dem Barytsalz des Farbstoffes niederfällt. Auch zu dergleichen Lacken dienen meistens Azofarbstoffe.

Die Grundlagen für den Buch- und Steindruck müssen einen hohen Grad von Feinheit und Deckkraft besitzen. Man bedient sich dazu in erster Linie des Aluminiumhydroxyds, das man durch Fällen einer Lösung von Aluminiumsulfat mit Natriumkarbonat, Filtrieren, Auswaschen und Pressen darstellt. Außerdem kommen zur Anwendung feinste Weizenstärke, Kaolin. Kalziumkarbonat aus Kalziumchlorid und Natriumkarbonat hergestellt, Bariumkarbonat, gefällter Schwerspat und für die sog. imitierten Zinnober auch Orangemennige.

Die Herstellung der imitierten Zinnober, des Zinnoberersatzes, geschieht in der Weise, daß man auf Orangemennige als Grundlage einen Eosinbleilack aus Eosin und neutralem Bleiazetat niederschlägt. Man verfährt dabei nach Weber in der Art, daß man das zur Verwendung bestimmte Eosin in seiner 10—15fachen Menge heißen Wassers unter Zusatz von 3—4% Natriumkarbonat auflöst. In diese Lösung rührt man nun langsam die Mennige ein, indem man darauf achtet, daß sie sich nicht am Boden des Gefäßes festsetzt. Hierauf fügt man unter starkem Umrühren die gesättigte wässerige Bleiazetatlösung hinzu. Dabei schlägt sich der Eosinbleilack auf der Mennige nieder, während die Lösung fast farblos wird. Der Niederschlag wird gepreßt, in Stücke zerschnitten und bei 40°—45° getrocknet.

Um blaustichige Zinnober zu erhalten, kann man entweder von blaustichigen Eosinen ausgehen oder das Natriumkarbonat zur Hälfte durch Natriumhydroxyd ersetzen, oder die Orangemennige mit mehr oder weniger von einem feingemahlenen weißen Körper, wie Gips, Kaolin oder Stärke, vermischen. Im letzteren Falle darf die Wärme der Eosinlösungen und des Bleiazetats höchstens 40° betragen, auch ist der Ersatz des Natriumkarbonats durch Natriumhydroxyd ausgeschlossen.

Zur Darstellung von geringwertigem imitiertem Zinnober für die Dekorationsmalerei wendet man gewöhnliche Mennige an; an Stelle der Weizenstärke nimmt man Kaolin oder Gips oder feingemahlenen Schwerspat. Auch ersetzt man das Eosin durch Azofarbstoffe, die man auf Mennige und Schwerspat als Grundlage mit Bariumchlorid niederschlägt. Soll der Zinnoberersatz bleifrei sein, so dienen als Untergrund nur Schwerspat, Kreide, Gips und ähnliche Stoffe.

Von den künstlichen, organischen Farbstoffen werden die gelben oder grauen für sich weniger für die Farblacke verwendet, weil man für diese Farbtöne sich der billigeren Erd- und Mineralfarben zu bedienen pflegt. Sehr viel verwendet werden jedoch rote, violette, grüne und blaugrüne Farbstoffe, wie z. B. Malachitgrün, Methylviolett, Fuchsin, Korallin und besonders einige Azofarbstoffe.

Die genannten basischen Farbstoffe werden zwar schon teilweise von mineralischen Grundlagen, wie Kaolin, zurückgehalten, um jedoch echte Lacke hervorzubringen, fällt man sie mit Tannin, und zwar 80% vom Farbstoff aus und setzt gleichzeitig Natriumkarbonat, 25% von dem Tannin aus hinzu, um die freie Säure zu neutralisieren.

Hierher gehören auch die Resinatfarben. Sie werden dargestellt, indem man in einer warmen Harzseifelösung Teerfarbstoffe basischer Natur auflöst und nun mit irgendeinem Metallsalz, Zink, Kupfer, Barium, Magnesium oder Aluminium versetzt. Es entstehen harzsaure Metalloxyde, mit denen die

Farbstoffe chemisch verbunden sind. Der Niederschlag wird entweder nur so weit abgepreßt, daß eine feuchte Pasta entsteht, oder er wird völlig ausgetrocknet und aufs feinste gemahlen. Getrocknet löst er sich in Spiritus, Benzol, oder Leinölfirnis und kann auf diese Weise zu durchsichtigen, transparenten Lacken und Firnissen verwendet werden. Im feuchten Zustande dient die Pasta zum Zeug- und Tapetendrucke.

Unter Zementfarben hat man solche Farben zu verstehen, die durch den Kalk nicht zersetzt werden, den Mörtel gleichmäßig färben, lichtecht sind, und durch ihre chemische Zusammensetzung den Mörtel hinsichtlich seiner Haltbarkeit nicht beeinträchtigen. So können als Zementfarben angewendet werden: für Weiß vor allem die besseren Lithopone und Titanweiß; für Gelb Ocker, sofern er nicht zu viel kolloiden Ton enthält, Ultramaringelb, Zinkgelb; für Rot säure- und gipsfreie Eisenrote; für Braun ungebrannte Umbra; für Blau Ultramarinblau; für Grün echtes Chromgrün, jedoch nicht die mit Berlinerblau hergestellten Chromgrüne, ferner Kalkgrün, wenn es kalkbeständig ist, auch Ultramaringrün; für Schwarz Manganschwarz, Eisenoxydschwarz oder eine ausgiebige stark kohlenstoffhaltige Schwärze. Außerdem werden als Zementfarben mit Teerfarbstoffen hergestellte Farblacke in den Handel gebracht, die aber unbedingt licht- und kalkbeständig sein müssen (siehe auch Wasserfarben).

Bronzen.

Die unter diesem Namen im Handel vorkommenden metallglänzenden Pulver werden aus den Rohstoffen Kupfer, Zink, Nickel und Aluminium oder auch aus den Abfällen des unechten Blattgoldes, der Messingfolie und Blattsilbers hergestellt. Kupfer wird entweder allein oder mit mehr oder weniger Zink, je nachdem die Farbe heller oder dunkler sein soll, bei Silberbronze mit etwas Nickel, in der sog. Zainschmelze, in großen Graphitschmelztiegeln geschmolzen und nach Zusatz einer kleinen Menge Aluminium in gußeiserne Formen zu Stengeln von etwa 60 cm Länge ausgegossen. Die Stengel werden zuerst durch Zainhämmer flach geschlagen und dann in Walzwerken zu 20—25 m langen, dünnen Bändern ausgewalzt. Darauf werden die Bänder zerschnitten, zu Packen zusammengepackt und mittels des Zainhammers, der meist durch Dampf getrieben wird, breit geschlagen. Der Zainhammer von Eisen mit Stahleinsatz hat über 40 kg Gewicht und befindet sich an einem etwa 3 m langen und etwa 30 cm dicken Buchenholzstiele. Hierdurch entstehen wieder Bänder, die man reinigt und verschieden beizt, damit sie metallischen Glanz erhalten. Diese Reinigung ist erforderlich, da die Stengel und Bänder vor jedesmaliger Weiterbearbeitung in Holzfeuer geglüht werden und so mit einer dunklen Schicht bedeckt sind. Die Bänder werden danach unter dem Zainhammer weiter zu dünneren Blättern geschlagen und das nun erhaltene Stampfmetall mittels Maschinen zerschnitten oder zerrissen. Dieses immerhin mühevolle Verfahren, das Stampfmetall aus der in der Zainschmelze zusammengeschmolzenen Legierung zu erhalten, ist sehr vereinfacht worden. Man schöpft die Legierung aus der Zainschmelze mit kleinen Löffeln heraus und gießt sie in dünnem Strahl auf eine sich nicht sehr schnell drehende 1 m große und sehr schwere Stahlscheibe. Das flüssige Metall wird durch einen Strom kalter Luft, die unmittelbar auf die Scheibe geblasen wird, sogleich zu dünnen blattartigen Gebilden abgekühlt, die infolge der drehenden Bewegung der Scheibe und des Luftstromes von dieser herunterfallen. Das Stampfmetall wird darauf zunächst in Grob-, dann in Feinstämpfen und Pochwerken zu Flitter und zu Pulver gestampft. Dieses Bronzepulver hat noch keinen Glanz und ist in der Körnung ungleich. Es kommt in

Schüttelsiebe, worin sich das feinere Pulver von dem gröberen sondert. Die gröberen Teile kommen zurück in die Feinstämpfe, während das feine Pulver, um Glanz zu erhalten, unter Zusatz von einer ganz geringen Menge gepulverter Stearinsäure in Stahlzylinder gebracht wird, worin sich Bürsten drehen, die das Bronzepulver an der Stahlwand reiben und ihm so Glanz verleihen. Manche Sorten werden auch durch sinnreiche Vorrichtungen mit Öl verrieben und so auf das feinste zugerichtet. Nachdem der gewünschte Grad der Feinheit erreicht ist, wird das Öl durch hydraulische Pressen abgepreßt oder durch Benzin ausgezogen. Die gewünschten verschiedenen Töne vom hellsten Bleichgelb bis zum dunkelsten Kupferrot werden teils durch die Verschiedenheit der Legierung bedingt, teils werden sie, wie z. B. die Töne Feuerrot, Zitron und Orange, durch vorsichtiges Erhitzen der fertiggestellten Bronze in ganz dünnen Schichten erzielt, **Anlaufbronze, Feuerbronze**. Bronzen in den Farben blau, rot, grün, violett, sog. **Patentbronzen**, erhält man durch Beizen mit Tannin und Verreiben mit weingeistigen basischen Teerfarbstofflösungen. Man trocknet sie darauf und gibt ihnen in den Stahlzylindern von neuem Glanz.

Aluminiumbronze wird aus Aluminiumblechen, die zu sehr dünnen Bändern ausgewalzt und zerschnitten werden, oder nach dem Stahlscheibenverfahren aus geschmolzenem Aluminium hergestellt. Aluminiumbronze dient heute mit Kunstharzlacken vermischt als Anstrichfarbe für Dächer und Flugzeuge, weil sie das Licht zurückwirft und so kühlend wirkt. Diese Anstriche sind aber weißen Farbanstrichen nicht überlegen. Außerdem dient Aluminiumbronze für Heizkörper, als Rostschutzfarbe und um Holz vor Fäulnis durch Wasser zu schützen. Bronzierte Gegenstände soll man nicht mit Öllack, sondern nur mit dünnem Spritlack überziehen.

Um die verschiedenen Bronzen auf den Gegenständen befestigen zu können, reibt man sie mit **Bronzetinkturen** an. Dies sind vielfach nur mit einem Lacke versetzte Sikkative oder Lösungen von Harzen in Terpentinöl. Man verlangt von einer Bronzetinktur rasches Trocknen und möglichst lange Erhaltung des Goldglanzes der Bronzen. Dieser letzte Umstand wird sehr erschwert, wenn Harze oder Terpentinöl zur Bronzetinktur verwendet werden. Die darin enthaltenen Säuren greifen das Kupfer in der Bronze an und bedingen ein rasches Blindwerden. Man sollte daher nur solche Stoffe zur Verwendung bringen, die völlig neutral sind. Als Lösungsmittel entspricht dieser Bedingung das Benzin, als bindender Körper der Kautschuk und einigermaßen ein mit Alkali geschmolzenes, also entsäuertes Dammarharz. Auch die sog. Lackester (s. Esterlacke), als völlig neutrale Verbindungen, sind gut zu verwenden, und man erzielt damit gute Ergebnisse. Alle mit Benzin bereiteten Bronzetinkturen haben nur den Fehler, daß sie zu rasch verdunsten, daher sich größere Mengen schlecht verarbeiten lassen. Auch Zellhornlacke, Zelluloidlacke eignen sich gut als Bronzetinkturen, nur dürfen sie keine freie Essigsäure enthalten, die auf den Kupfergehalt einwirken würde.

Muschelgold. Muschelsilber. Or en coquille. Argent en coquille.

In gleicher Weise wie bei dem unechten Blattgold und Blattsilber werden auch bei dem echten die Abfälle zu Malzwecken aufs feinste zugerichtet. Jedoch verwendet man hierzu auch vielfach durch Reduktion erhaltene Metallpulver, die von vornherein unendlich fein verteilt sind. Man reibt die Stoffe, einerlei, auf welche Weise erhalten, mit Gummischleim an und bringt von der dicklichen Masse einen großen Tropfen in eine kleine Muschelschale, die gleichsam als Farbenteller dient.

Auch das Kupfer wird vielfach in metallischem Zustand als echte Kupferbronze angewendet. Man kann sich diese leicht selbst herstellen, wenn man in eine Lösung von eisenfreiem Kupfervitriol Zink einträgt und damit durchschüttelt. Das Kupfer scheidet sich ungemein fein aus, wird auf ein Filter gebracht. mit kochendem Wasser ausgewaschen und rasch getrocknet.

Vegetabilische Bronzen.

Unter diesem Namen kommen Stoffe in den Handel, die mit den wirklichen Bronzen nur das gemein haben, daß sie in trockenem Zustand einen Metallglanz zeigen. Es sind stark zusammengedrängte Farbstoffe, die aus dem Rotholz und aus dem Blauholze dargestellt werden. Beide weisen dann, namentlich wenn sie geglättet, satiniert, werden, einen schönen Metallglanz auf und dienen hauptsächlich zur Herstellung von Buntpapier und für Schmuckleder. Dem Chromogen des Blauholzes, dem Hämatoxylin, lassen sich durch ganz geringe Zusätze von Kaliumchromat schöne blauviolette Farbtöne verleihen.

Brokatfarben.

Sie werden ebenfalls in der Papier- und Tapetenherstellung zur Hervorbringung goldener und silberner Muster benutzt und sind fein zubereitete Glimmer. Dieser ist ein natürlich vorkommendes Mineral und hat die Eigentümlichkeit, sich in sehr dünne Blättchen spalten zu lassen, die bald Gold-, bald Silberglanz zeigen. Er wird nach den Farben gesondert und fein zubereitet

Zubereitung der Wasserfarben.

Die Verarbeitung der Farben geschieht für die gewöhnlichen gewerblichen Zwecke entweder zur Wasser- oder zur Ölmalerei. Zur Wassermalerei rührt man Kalk mit Wasser oder, da Kalk keine sehr große Bindekraft hat, besser mit Magermilch an, setzt eine kalkechte, also alkalibeständige, für Außenanstriche auch lichtechte Farbe hinzu und streicht auf nassen Untergrund auf. Wird jedoch an Stelle von Kalk Kreide verwendet, ist es erforderlich, ein Bindemittel wie Leimlösung, Irländischmoosabkochung, Stärkekleister, Pflanzenleime, Zelluloseleim, Emulsionen, Membranit oder dergleichen hinzuzumischen, und man erhält so die Leimfarben.

Als kalkechte Farben kommen heute zahlreiche Farblacke, mittels Teerfarbstoffen hergestellt, in den Handel. Mineralien wie Bolus, Kaolin, grüne Erde, Kieselgur, Ocker und Umbra werden mit Wasser angerührt und dieser Mischung allmählich bis zu dem gewünschten Ton eine Lösung des Teerfarbstoffs hinzugefügt. Der Farbstoff wird infolge des Kieselsäuregehaltes der Mineralien auf diesen größtenteils schon bei gewöhnlicher Wärme, wenn nötig unter schwacher Erwärmung festgebeizt, fixiert. Diese Kalkfarben sind für Außenanstriche nicht immer lichtecht. Beständig sind die Eisenfarben, Ocker, Sienaerde, Umbra, Ultramarinfarben, Chromoxyd, Knochen-, Mineral- und Manganschwarz. Häufig vermischt man die Farben, um ihnen eine bessere Festigkeit und größere Wetterbeständigkeit zu geben mit Emulsionen. Solche Emulsionen als Bindemittel für Wasserfarben werden aus wässerigen Stoffen und fetten Ölen oder Wachs unter Zusatz von Emulgentien hergestellt. So mischt man z. B. wässerige, tierische oder pflanzliche konzentrierte Leimlösungen oder Kaseinleimlösungen mit Leinölfirnis oder fügt den Leimlösungen noch geschmolzenes oder verseiftes Wachs hinzu, oder man mischt gelöschten Kalk mit Leinölfirnis. Die ursprünglichste Emulsion ist die Mischung von

Eidotter mit Leinölfirnis unter Zusatz von etwas Seife. **Membranit** ist eine Spezialität, die aus dem Kunstharz Alkydal hergestellt ist, eine weißgelbliche, dickliche Masse.

Bei Verarbeitung von Emulsionsfarben muß aber der Untergrund mit der stark verdünnten Emulsion vorgrundiert werden.

Unter der Bezeichnung **Kaltwasserfarbe** sind Farbmischungen mit Alkalikaseinleim im Handel, Kaseinfarben, die aber nicht immer wetterfest sind, d. h. vollständig unlöslich werden, was sicher nur bei Kalkkaseinen zutrifft, während Alkalikaseine löslich bleiben, falls sie nicht auf frischen Kalkuntergrund aufgestrichen sind. So eignen sich Kaseinfarben abgesehen von Kalkkaseinen vorwiegend für Innenanstriche (vgl. S. 566). Die Alkalikaseine haben jedoch vor den Kalkkaseinen den Vorzug, daß sie sich mit sämtlichen bunten Farben mischen lassen, während diese bei den Kalkkaseinen vollständig kalkecht sein müssen. Werden diese Farben auf Gipsputz gestrichen, so muß der Untergrund mit einer warmen Alaunleimlösung vorgrundiert werden. Als **wetterfest** bezeichnet man wasserglashaltige Farbmischungen — **Silikatfarben**.

Diese Silikatfarben sind Gemische von trockenem Wasserglas, gelöschtem getrockneten Kalk, Feldspat, Leichtspat, Schwerspat, Kieselgur, Bimsstein und einer kalkechten Farbe. Sie werden viel für Außenanstriche benutzt. Für manche Zwecke genügt sehr wohl eine Mischung von gleichen Teilen Schwerspat und Kreide, die mit der nötigen Menge kalk- und lichtechter und gipsfreier Farbe, da sich sonst sogleich wasserunlösliches Kalziumsilikat bildet, versetzt ist. Diese Mischung rührt man mit Wasser zu einem dicken Brei an, fügt auf 100 kg trockene Farbe etwa 15 kg flüssiges Wasserglas, und zwar, um die Ausscheidung von Natriumkarbonat und dadurch Weißwerden zu vermeiden, vorwiegend Kaliwasserglas oder ein Gemisch von Kali- und Natronwasserglas, das man vorher mit der gleichen Menge weichen Wassers verdünnt hat, und streicht die Masse auf nassen Untergrund dünn auf. Zweckmäßig ist nach dem Hartwerden einen Anstrich mit Wasserglas ohne Farbe zu geben, da der Anstrich hierdurch widerstandsfähiger wird. Ein etwaiges Ausschlagen entfernt man durch Abreiben mit Lappen, die mit Leinöl getränkt sind.

Auf gipshaltigen Untergrund dürfen Silikatfarben nicht gestrichen werden.

Zubereitung der Ölfarben.

Wenn auch sämtliche Farben heute auf das feinste gepulvert und geschlämmt in den Handel kommen, so gelingt es darum doch nicht, sie ohne weiteres mit dem betreffenden Öle durch einfaches Rühren so innig zu mischen, daß dadurch eine tadelfreie Anstrichfarbe erzielt würde.

Viele von ihnen, z. B. das Bleiweiß, ballen durch Verpackung in Fässer zusammen und nehmen eine krümelige, gleichsam körnige Beschaffenheit an, die ein einfaches Einrühren geradezu unmöglich macht. Es erlangt eine Farbe aber eine um so größere Deckfähigkeit, je feiner und inniger sie mit Öl gemengt ist. Zum eigenen Vorteile des Händlers ist es daher, bei der Bereitung der **fertigen Ölfarben** nicht Zeit und Arbeit zu sparen, jede darauf verwandte Arbeit lohnt sich durch bessere Beschaffenheit.

Wie wir bei Besprechung der fetten Öle gesehen haben, hat eine ganze Reihe dieser die Eigentümlichkeit, in dünnen Schichten der Luft ausgesetzt, verhältnismäß rasch sich zu verändern und einen harten, dabei biegsamen und durchsichtigen Überzug zu bilden. Derartige Öle nennt man trocknende, und sie allein sind es, die für Malzwecke angewendet werden können. Hierher ge-

Farben und Farbstoffe.

hören vor allem das Leinöl und das Mohnöl. Letzteres verdient seiner hellen Farbe und des langsamen Trocknens wegen den Vorzug bei der Kunstmalerei. Für die gewöhnliche Malerei ist es zu teuer, und hier findet vor allem das Leinöl Verwendung.

Um nun die Farben und das Öl auf das innigste miteinander zu mengen, bediente man sich früher des Reibsteines. Es war dies ein glatt geschliffener, harter Stein, meist Marmor, auf dem die Farbe mit etwas Öl angemengt, mittels des sog. Läufers fein gerieben wurde. Dieser war gleichfalls von Stein oder

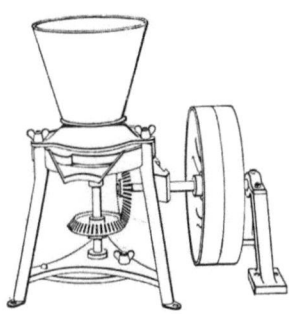

Abb. 558. Farbmühle mit Stein für Dampf- oder elektrischen Betrieb.

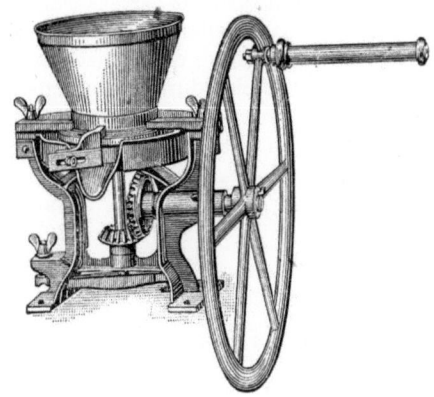

Abb. 559. Farbmühle mit Stein für Handbetrieb.

Glas und waagerecht glatt geschliffen. Heute wird diese Art der Verreibung höchstens noch bei ganz kleinen Mengen in den Malerwerkstätten selbst vorgenommen, im übrigen bedient man sich allgemein der Farbmühlen, wie sie Abb. 558 u. 559 zeigen. In großen Farbenfabriken benutzt man auch statt der Mühlen eigene Walzwerke. Hier wird die Farbe zwischen den Walzen, die beliebig weit oder eng gestellt werden können, und deren eine sich schneller dreht als die andere, mit dem Öle fein gerieben. Gewöhnlich ist eine ganze Reihe von Walzen, und zwar 3—8 derartig miteinander verbunden, daß die auf dem ersten Walzenpaare durchgemahlene Farbe auf das folgende läuft und so fort bis zu dem letzten. Man stellt die Walzen in der Weise ein, daß die obersten den größten, die untersten den kleinsten Zwischenraum zeigen (Abb. 560). Hierdurch gelingt

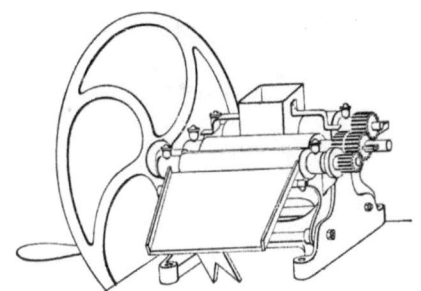

Abb. 560. Farbmühle mit Walzwerk.

es, mit einem einzigen Durchlaufen der Walzenpaare die Farbe auf das feinste zu mahlen. Soll diese in den gewöhnlichen Mühlen angerieben werden, mengt man zuerst das Farbenpulver mit der betreffenden Menge Öl (s. w. unten) gut durch. Man darf sich dabei nicht durch die steife Beschaffenheit irremachen lassen, da die Masse um so dünner wird, je öfter sie durchgemahlen wird. Besteht die Farbe aus mehreren Stoffen, so muß das Pulver vorher gut gemischt werden. Sehr erleichtert wird die Arbeit, wenn man Öl und Pulver schon am Tage vorher zusammenrührt. Sehr zweckmäßig ist eine Einrichtung, die die Abb. 561 zeigt. Es befinden sich in dem Fülltrichter zwei Schaufelräder, deren unteres feststeht, während sich das obere in Drehung befindet. So wird auch eine sehr dicke oder auch spezifisch leichte Farbe leicht zwischen das Mahlwerk gedrückt. Ferner ist darauf zu achten, daß man niemals Farben zusammenbringt, die sich gegenseitig zersetzen; so darf man nicht Bleiweiß mit schwefelhaltigen Farben wie Zinnober vereinigen wollen. Immer soll man die Natur der einzelnen Farbstoffe, wie wir sie bei der Besprechung der Farben kennengelernt haben, in Betracht ziehen. Für Farben, die nicht mit dem Eisen der Farbenmühle zusammenkommen dürfen, benutzt man Mühlen, deren Fülltrichter aus mit Schmelz versehenem, emailliertem Eisenblech und deren Reibsteine aus Hartporzellan hergestellt sind. Für ganz geringwertige Farben kann man wohl den Satz aus den Firnis- und Leinölfässern zum Anreiben verwenden; immer aber tritt hierdurch, wegen des Schleimgehaltes des Satzes, eine Verschlechterung ein. Derartige Farben sollten höchstens als Grundfarben Verwendung finden. Bei besseren Sorten ist und muß es Regel bleiben, nur bestes Leinöl zu verwenden. Die weißen Farben kann man durch eine Spur Blau noch etwas heben, doch hüte man sich vor dem Zuviel.

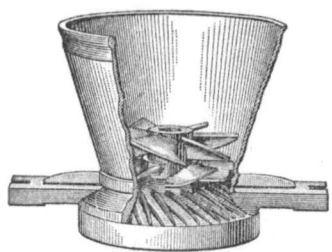

Abb. 561. Farbmühlentrichter mit Schaufelrädern.

Ist der Farbebrei gemengt, füllt man ihn in den Trichter der Mühle, stellt diese an der unteren Stellscheibe nicht zu eng ein und läßt durchmahlen. Die durchgemahlene Farbe gibt man wieder auf den Trichter zurück und mahlt sie, nachdem die Mühle enger gestellt, zum zweiten- bzw. drittenmal. Wie oft eine Farbe durchgemahlen werden muß, richtet sich nach ihrer Natur. Es gibt einzelne, die so fein und zart sind, daß schon eine einmalige Bearbeitung genügt, andere erfordern eine längere Behandlung.

Vielfach werden die Farben beim Vermahlen gestreckt, d. h. mit anderen wenig oder gar nicht deckenden Stoffen gemengt. Wenn dies Verfahren auch nicht gerade zu billigen ist, so kann man es doch nicht vermeiden, wenn man genötigt ist, auf den Preis Rücksicht zu nehmen. Manche Farben, wir nennen hier z. B. die Eisenoxydfarben, sind auch von so großer Ausgiebigkeit, daß sie ein Strecken vollständig vertragen; oft ist dies sogar notwendig, wenn hellere Farbtöne erzielt werden sollen. Welche Stoffe zum Strecken verwendet werden, richtet sich nach der Natur der Farbe. Bei spezifisch schweren eignet sich am besten der gemahlene bzw. gefällte Schwerspat; für leichtere dagegen verwendet man besser Leichtspat, da der Schwerspat sich bei diesen bei längerem Stehen, namentlich wenn die Farben etwas dünner sind, zu Boden senkt. Kreide ist aus dem Grund im allgemeinen nicht zum Vermischen geeignet, weil sie die Farbe zähe und schmierig macht. Eine weitere Regel ist die, daß man um so weniger Öl zum Anreiben benutzt, je schwerer die Farbe ist.

Ebenso vertragen einzelne Farben, z. B. Mennige, das längere Aufbewahren in angeriebenem Zustand überhaupt nicht, weil sie zu leicht mit dem Leinöl eine festere Verbindung eingehen.

Die fertige Farbe muß unter Wasser aufbewahrt werden, da sie sich sonst sehr rasch mit einer festen Haut bedeckt. Die feinen Farben für die Kunstmalerei, die immer nur in kleinen Mengen benutzt werden, füllt man in kleine zinnerne Röhren, die oben mittels eines aufgeschraubten Deckels geschlossen sind. In derartigen sog. Tuben halten sich die Farben viele Jahre lang unverändert. Um im Laufe des Geschäftstages die angeriebenen Ölfarben mit Mischfarben, Öl und Sikkativ streichfertig zu machen, sind als sehr zweckmäßig die elektrisch betriebenen Lack- und Farbenrührer erkannt worden, die an jede elektrische Lichtleitung angeschlossen werden können. Wir geben im folgenden eine Reihe von Vorschriften zu den gebräuchlichsten Farbenmischungen.

1. Bleiweiß feinstes:
6 kg Leinöl
35 „ chemisch reines Bleiweiß

2. Bleiweiß, mittelfein:
12 kg Leinöl
50 „ chemisch reines Bleiweiß
25 „ Schwerspat

3. Bleiweiß, gewöhnliches:
12 kg Leinöl
40 „ chemisch reines Bleiweiß
41 „ Schwerspat

4. Zinkweiß, feinstes:
21 kg Leinöl
45 „ chemisch reines Zinkweiß

5. Zinkweiß, gewöhnliches:
9 kg Leinöl
12 „ Schwerspat
17 „ Zinkweiß

6. Ultramarinblau:
7 kg Leinöl
15 „ Ultramarin

7. Grün, fein:
13 kg Leinöl
60 „ Grün

8. Grün, gewöhnliches:
20 kg Leinöl
35 „ Grün
12 „ Schwerspat

9. Eisenmennige:
11 kg Leinöl
38 „ Eisenmennige

10. Ocker:
12 kg Leinöl
22 „ Ocker

11. Englischrot:
12 kg Leinöl
26 „ Englischrot

12. Braun, licht:
20 kg Leinöl
30 „ Ocker
10 „ dunkle Umbra

13. Braun, dunkel:
20 kg Leinöl
40 „ dunkles Braun

14. Steingrau:
12 kg Leinöl
30 „ chemisch reines Bleiweiß
40 „ Schwerspat
2 „ Ocker
0,5 „ Englischrot
0,5—1 kg Schwarz

Für feinere Farbenmischungen:
1. Rosenrot: Zinkweiß mit Karminlack.
2. Fleischrot: Zinkweiß, Zinnober und Neapelgelb.
3. Violett: Zinkweiß, Karminlack und Pariserblau.
4. Aschgrau: Weiß und Schwarz.
5. Schiefergrau: Weiß mit etwas Blau und Schwarz.
6. Veilchenblau: Zinkweiß, Pariserblau, Spur von Karminlack.
7. Lilablau: Zinkweiß, Berlinerblau, Karminlack.
8. Grasgrün: Grüner Zinnober, Pariserblau, Chromgelb.
9. Meergrün: Bleiweiß, Pariserblau, Chromgelb.
10. Olivgrün: Weiß, Indigo, Chromorange.
11. Bronzegrün: Gelb, Pariserblau, etwas Schwarz.
12. Gelb Rehgelb: Chromgelb, Zinnober, Weiß.
13. Goldgelb: Chromgelb, Spur von Chromrot.
14. Orangegelb: Chromgelb, Zinnober.
15. Feurig Braun: Umbra, Karminlack, Zinnober.

Unter der Bezeichnung **Schiffstarben** sind entweder Ölfarben zu verstehen, oder es kommen mit Spirituslack oder flüssigen Teerdestillaten angeriebene Farben in den Handel. Viele von ihnen enthalten giftige Stoffe wie Arsenverbindungen, Kupfer- oder Quecksilbersalze, die die sich ansetzenden Tiere töten sollen. Die Spirituslackfarben blättern mit der Zeit durch die Einwirkung des Seewassers ab und mit dem Anstriche fallen zugleich die angesetzten Tiere ab. Der Untergrund muß dann aber einen dauerhaften, biegsamen, nicht rissig werdenden Ölfarbenanstrich haben.

Schuppenpanzerfarben, auch **Glimmerfarben**, sind meist feinschuppige oder fein gepulverte Mischungen von Eisenglimmerarten, kristallisiertem Eisenoxyd, mit etwas Graphit, wie sie in Deutschland im Fichtelgebirge, Pyrenäen, England und Kärnten gefunden werden. Da sie gute Deckkraft haben, werden sie mit Zinkweiß und Aluminium gemischt zum Anstreichen der Dächer von Eisenbahnwagen verwendet, um diese kühler zu halten. Auch als Deckfarbe für Rostschutzfarbanstriche. Die Reichseisenbahnverwaltung schreibt einen Gehalt von mindestens 90% Ferrioxyd vor.

Sikkative, Firnisse, Lacke.

Sikkative.

Unter Sikkativ versteht man alle diejenigen Stoffe, welche vor allem dem Leinöl oder den fertigen Ölfarben zugesetzt, ein rasches Trocknen der Anstriche bewirken.

Früher kannte man als trocknenden Zusatz nur die Bleiglätte, und sie wird auch heute noch, namentlich bei Fußbodenanstrichen, benutzt, da sie bei mäßiger Beschleunigung des Trocknens ein bedeutendes Hartwerden der Farben ermöglicht.

Das am meisten gebrauchte Sikkativ ist das flüssige, welches aus einer Lösung von leinölsaurem Bleioxyd, Bleilinoleat, **Bleisikkativ**, oder leinölsaurem Manganoxyd, Manganlinoleat, **Mangansikkativ**, oder leinölsaurem Kobalt, Kobaltlinoleat, **Kobaltsikkativ** in Terpentinöl bzw. einer Ersatzmischung besteht. Oder es ist naphthensaures Blei-, Mangan- oder Kobaltsikkativ wie es unter der Bezeichnung **Soligen** von der I. G. Farbenindustrie in den Handel kommt. Auch mit vanadinsauren Salzen sind Versuche gemacht worden und diese Sikkative sollen bessere Trockenkraft aufweisen als Blei- und Mangansikkative. Oder man verwendet anstatt der leinölsauren Verbindung, des Linoleats, die entsprechende harzsaure Verbindung, das **Resinat**, das Blei-, Mangan- oder Kobaltresinat und unterscheidet so **Oleat- oder Ölsikkativ** und **Resinat- oder Harzsikkativ** und **Soligene**.

Zur Herstellung der Ölsikkative erhitzt man Leinöl mit Bleiglätte und Mennige in bestimmten Verhältnissen unter stetem Umrühren so lange, bis eine zähe, schwarzbraune Masse entstanden ist, von der ein Tropfen nach dem Erkalten hart und nicht mehr klebrig erscheint. Der Kessel wird nun sofort vom Feuer genommen, das entstandene leinölsaure Bleioxyd, nachdem es etwas erkaltet ist, in Terpentinöl bzw. einer Ersatzmischung aufgelöst und durch Absetzenlassen geklärt. Die so gewonnene dunkelbraune, aber klare, etwa öldicke Flüssigkeit ist ein ausgezeichnetes Trockenmittel, das allen dunklen, namentlich Erdfarben, zugesetzt werden kann. Für reinweiße Farben ist es jedoch nicht anwendbar.

Auf gleiche Weise, indem man Mennige und Bleiglätte durch grobgepulverten Braunstein bzw. Kobaltazetat oder Kobaltchlorür ersetzt, wird ein Mangansikkativ bzw. Kobaltsilikat hergestellt. Die unter dem Namen Ölextrakt, Firnisextrakt oder Tereben im Handel vorkommenden Trockenpräparate sind von gleicher Zusammensetzung, nur stärker mit Terpentinöl-Ersatzmischung verdünnt. Neben diesen durch Erhitzen der Metallverbindungen mit Leinöl erhaltenen Ölsikkativen können die Ölsikkative auch auf kaltem Wege hergestellt werden. Man fällt aus Leinöl-Natronseife durch die entsprechende Metallverbindung leinölsaures Blei, Mangan oder Kobalt aus und löst den erhaltenen Trockenstoff in Leinöl unter Zusatz von Terpentinöl-Ersatzmischung. Resinat- oder Harzsikkative des Handels sind meist Auflösungen von gefällten harzsauren Metalloxyden, Blei-, Mangan- oder Kobaltresinaten in Schwerbenzinen unter Zusatz von Leinöl. Man verseift zu diesem Zwecke Kolophonium mit Natronlauge und zersetzt die entstandene Harzseife durch die Blei-, Manganoder Kobaltsalzlösung. Oder man gewinnt die Harzsikkative durch Zusammenschmelzen von Kolophonium mit Blei-, Mangan- oder Kobaltverbindungen unter Zusatz von etwas Leinöl und löst die entstandenen Resinate in Benzin auf. Diese Harzsikkative sind meist an Wert geringer als die durch Erhitzen erhaltenen Ölsikkative. Überdies zeigen sie oft den Fehler infolge zu großen Gehaltes an reinen Harzsäuren, Metallfarben zu verdicken.

Zu allen weißen oder hellen Farben müssen helle Sikkative angewendet werden, und hier ist es namentlich neben den Kobaltsikkativen das borsaure Manganoxydul, das die anderen Präparate öfter an Wirksamkeit übertrifft. Es wird hergestellt, indem man eine eisenfreie Manganoxydullösung mit Borax ausfällt. Es stellt ein weißes, mäßig schweres und nicht deckendes Pulver dar. Seine Gewinnung geschieht als Nebenerzeugnis bei verschiedenen chemischen Darstellungen. Es kommt entweder rein oder gemengt mit Schwerspat. Lenzin oder ähnlichen Stoffen in den Handel. Das sog. Pariser Sikkativ. Siccativ pulvérulent inaltérable, ist eine derartige Mischung.

Ein zu großer Zusatz von Sikkativ wirkt schädlich, und zwar dadurch, daß die Oberfläche der gestrichenen Farbe sich rasch mit einer festen Haut bedeckt und dadurch verhindert, daß auch die unteren Schichten genügend hart werden. Derartige Anstriche bleiben lange klebrig und ziehen an der Sonne Blasen. Von flüssigem, bestem Sikkativ rechnet man auf 1 kg fertige Farbe etwa 40 bis 50 g; von kalt hergestelltem muß mehr genommen werden; von Manganoborat genügt ein Zusatz von wenigen Prozent. Man tut aber gut, das Manganoborat mit Öl angerieben vorrätig zu halten.

Die eigentliche Ursache der Wirkung der Sikkative besteht in der Oxydation der Öle durch die als Katalysatoren wirkenden Metalle und die dadurch bedingte Verdichtung der Moleküle, die Polymerisation.

Neben dieser oxydierenden Eigenschaft der Sikkative üben diese aber noch eine weitere Einwirkung auf Leinöl aus. Es enthalten selbst bestabgelagerte oder auf irgendeine andere Art gut entschleimte Leinöle immer noch gewisse Mengen Schleimhautstoffe sozusagen in Lösung. Diese werden durch zugesetzte, in dem Öle lösliche Metallverbindungen, einerlei, ob Blei, Mangan oder Kobalt, völlig ausgefällt. Man kann sich davon leicht überzeugen, wenn man zu einem alten, völlig blanken Leinöl einige Prozent flüssiges Sikkativ hinzufügt. Die Mischung bleibt, wenn das Sikkativ selbst klar war, anfangs völlig blank, nach einiger Zeit fängt sie an sich zu trüben, und die schleimigen Stoffe senken sich zu Boden. Nach 1—2 Tagen ist die Mischung wieder vollständig blank geworden und trübt sich auch nicht wieder, wenn man neue Mengen Sikkativ hinzusetzt. Hatte man reines Mangansikkativ benutzt, so erscheint das Öl heller als vorher. Auf diese Weise lassen sich auf kaltem Wege schöne, helle Firnisse herstellen, die zwar nicht so rasch trocknen wie gekochte, sich für viele Zwecke aber vorzüglich eignen, da das Öl seine vollständige Fettigkeit behält.

Betrachten wir nun nach dem vorher Gesagten die Wirkung der Bleiglätte als trocknenden Zusatz bei Ölfarbenanstrich, so muß die langsam trocknende Wirkung auf anderen Ursachen beruhen, als dies bei flüssigen Sikkativen der Fall ist. Wir haben oben gesehen, daß das reine Bleilinoleat, das hier ebenfalls entsteht, nur geringe trocknende Kraft besitzt. Wir müssen also bei der Bleiglätte eine andere Erklärung suchen und diese haben wir in der Erscheinung, die man prädisponierende Verwandtschaft nennt.

Es werden hierbei Körper prädisponiert, d. h. vorher bestimmt, gewisse neue Verbindungen einzugehen, z. B. Säuren zu bilden, um mit anderen, gleichzeitig vorhandenen Körpern, z. B. Basen, eine Verbindung einzugehen. In unserem Falle hat nun die Bleiglätte, das Bleioxyd eine chemische Verwandtschaft zu den aus dem Leinöle durch weitere Oxydation entstehenden Säuren. Hierdurch wird eine schnellere Oxydation des Leinöles eingeleitet und weitergeführt, bis alles Bleioxyd sich mit den entstehenden Säuren zu einer neuen Verbindung, dem Bleioleat zusammengefügt hat; mit anderen Worten, das Leinöl wird sich hier, bei Gegenwart des Bleioxyds, rascher oxydieren, d. h. rascher trocknen, als es ohne dieses der Fall wäre. In dieser Wirkung liegt auch die Erklärung dafür, daß diejenigen Farben, welche freie Oxyde oder Metallverbindungen mit nur schwachen Säuren, wie z. B. Kohlensäure enthalten, leichter im Ölfarbenanstrich trocknen als solche, wo dies nicht zutrifft. Es wird um so rascher geschehen, je stärker die Verwandtschaft des betreffenden Metalloxyds zu den Säuren des Leinöles ist. Daher sind Bleiglätte, Mennige, Bleiweiß natürliche Sikkative, während das Zinkweiß, Zinkoxyd nur eine geringere Verwandtschaft zu den erwähnten Säuren hat, da das entstehende Zinkoleat in kaltem Leinöl kaum löslich ist. Deshalb trocknen Zinkweißanstriche bedeutend langsamer als solche mit Bleiweiß. Am langsamsten werden alle die Farben trocknen, die nur solche Stoffe enthalten, die gar keine Verwandtschaft zu den Leinölsäuren haben. Hierher gehören vor allem die meisten schwarzen Farben, ferner Zinkgrün, sowie die meisten Ölgrüne, sofern sie stark mit Schwerspat gestreckt sind.

Es ist eine bekannte Erscheinung, daß alle bleihaltigen Farben durch die Zimmerluft oder überhaupt durch Luft, welche Spuren von Schwefelwasserstoff enthält, sehr bald verändert werden. Sie bräunen sich und werden mißfarbig durch entstehendes Schwefelblei. Ebenso verträgt sich das Blei nicht immer mit Farben, welche Schwefel in ihrer Zusammensetzung enthalten, wie Schwefelkadmium und Zinnober. Mehr und mehr sucht man daher die bleihaltigen Farben durch andere, nichtbleihaltige zu ersetzen, und man sollte deshalb auch vermeiden, durch das Sikkativ Blei in die Farben zu bringen. Vergleichende Versuche, die mit Zinkweißanstrichen angestellt wurden, wovon der eine mit reinem Mangansikkativ, der andere mit bleihaltigem Sikkativ gemacht war, ergaben die weit größere Haltbarkeit des Mangansikkativanstriches, selbst nach monatelangem Aufbewahren in schwefelwasserstoffhaltiger Luft. Bei ihm zeigte sich nicht die geringste Veränderung, während der mit bleihaltigem Sikkativ ausgeführte Anstrich ganz bedeutend nachgegilbt war.

Es könnte nun hiernach scheinen, als sei das Manganoborat, das in allen Fällen beste Sikkativ. Diesem stehen aber seine pulverförmige Form und seine überaus geringe Löslichkeit in Leinöl entgegen. Letztere bedingt eine schwach trocknende Kraft. Immer wieder ist man daher wegen der leichten Anwendbarkeit und der stark trocknenden Wirkung auf die flüssigen Sikkative angewiesen. Jedoch haben auch sie bei ihrer jetzigen Bereitungsweise mancherlei Nachteile. Einmal den fast immer vorhandenen Gehalt an Blei, dann die dunkle Farbe, die sie für helle Farben gänzlich untauglich macht, und endlich drittens ihre oft große Verschiedenheit, selbst aus ein und derselben Fabrik.

Dieser letztere Übelstand ist unbedingt durch die ziemlich rohe Art ihrer Bereitung, die ihre Gleichmäßigkeit abhängig macht von der Geschicklichkeit des Arbeiters und anderen, oft gar nicht zu beaufsichtigenden Umständen.

Firnisse.

Der Name Firnis wird vielfach fälschlich auch für diejenigen Präparate gebraucht, die wir richtiger mit Lack zu bezeichnen haben. Unter Firnis im engeren Sinne sind einzig und allein trocknende Öle zu verstehen, bei denen durch besondere Behandlung die Fähigkeit des Austrocknens erhöht ist. Sie erhärten, in dünner Schicht ausgestrichen, in kurzer Zeit zu einem glänzenden, biegsamen Überzuge. Diese Erhärtung beruht nicht auf einer Verdunstung, sondern auf einer Oxydation, wobei das Gewicht des angewandten Firnisses sich um ein bedeutendes erhöht. Es bilden sich bei diesem Vorgange neue, harzartige Körper. Lacke im engeren Sinne sind Lösungen von Harzen in irgendeinem Lösungsmittel, z. B. Terpentinöl, Weingeist oder Äther. Streichen wir Lack in dünner Schicht aus, so entsteht ebenfalls ein harter und glänzender Überzug, der nach dem Verdunsten des Lösungsmittels zurückbleibt. Hierbei tritt aber eine Gewichtsverminderung ein.

Bereitung der Firnisse. Wenn man von Firnissen spricht, so ist darunter ohne weiteres Leinölfirnis zu verstehen, da die anderen trocknenden Öle nur sehr selten zur Firnisbereitung benutzt werden. Es möchte wohl wenig zweckmäßig für einen Drogisten sein, seine Firnisse selbst zu bereiten, zumal die Herstellung des Firnisses durch Erhitzen in den meisten Städten seiner Feuergefährlichkeit halber einer besonderen Erlaubnis seitens der Behörde unterworfen ist. Immerhin sollen wir darüber unterrichtet sein, wie die Firnisse hergestellt werden.

Firnis wird auf die verschiedenste Weise bereitet, je nach den Rohstoffen und je nach den Zwecken, wozu er dienen soll. So unterscheidet man vom Firnis auch verschiedene Arten: Gekochte Firnisse, präparierte Firnisse, geblasene Firnisse und auf kaltem Wege hergestellte Firnisse und je nachdem man als Trockenstoffe leinölsaure oder harzsaure Verbindungen oder Soligene verwendet, die Oleatfirnisse, die Resinatfirnisse und Soligenfirnisse. Leinöl wird schon, wenn es sehr lange mäßigem Luftzutritt ausgesetzt wird, ganz von selbst in Firnis umgewandelt, d. h. in den Zustand, der seine Trockenkraft so weit erhöht, als dies von einem guten Firnisse verlangt wird. Da aber eine solche Umwandlung Jahre erfordert, so ist dieses Verfahren für die eigentliche Herstellung völlig unbrauchbar. Es wird höchstens bei ganz kleinen Mengen, zur Erlangung eines vollkommen reinen, metalloxydfreien Firnisses für die Zwecke der Kunstmalerei angewendet. Weit rascher läßt sich das Leinöl durch anhaltendes Sieden während eines Zeitraumes von 6—8 Stunden in Firnis verwandeln. Hierdurch werden die schleimigen Stoffe, die selbst völlig klares und abgelagertes oder auf andere Weise entschleimtes Öl noch immer enthält, vollkommen zerstört und das Öl dadurch und durch eine gewisse Umsetzung befähigt, rascher zu oxydieren, d. h. auszutrocknen. Ein solcher Firnis hat aber den Übelstand, daß er von sehr dunkler Farbe und ziemlich zähflüssig ist. Er eignet sich daher weniger für die Zwecke der Malerei, da er ein dünnes Ausstreichen der Farbe zur Unmöglichkeit macht, desto besser aber für die Bereitung der Druckerschwärze und Druckfarben, weil er sehr schnell trocknet und durch die weitgehende Umsetzung alle Fettigkeit verloren hat. Druckfirnis muß so weit eingekocht sein, daß ein Tropfen, auf Papier gebracht, keinen Fettrand mehr zeigt. Für die Zwecke der Malerei bereitet man die Firnisse durch Erwärmung und Erhitzung unter Zusatz von solchen Mitteln, die das Durchtrocknen des damit behandelten Öles beschleunigen. Es sind dies vor allem Oxyde oder Oxydverbindungen des Bleies, des Mangans und des Kobalts. Das älteste Mittel zur Firnisbereitung ist die Bleiglätte, zuweilen auch die Mennige. Derartige Firnisse, Bleifirnisse, enthalten stets fettsaures Bleioxyd in Lösung; sie trocknen sehr schön, sind aber bei der gewöhnlichen Bereitung ziemlich dunkel gefärbt und eignen sich ihres Bleigehaltes wegen nur für dunkle Erd- und Bleifarben. Für Zinkweißanstriche sind sie nicht zu verwenden, da die weiße Farbe alsbald durch den Einfluß des Schwefelwasserstoffes der Luft auf den Bleigehalt des Firnisses dunkel gefärbt wird.

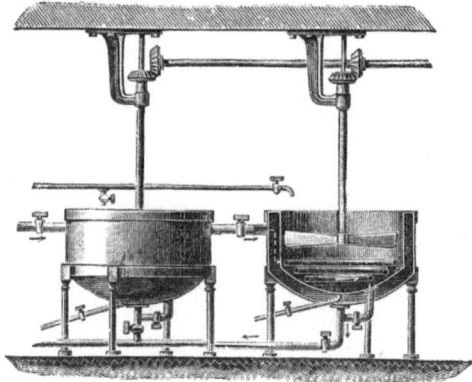

Abb. 562. Firnis-Dampfkocherei

Gekochten Firnis stellt man öfter noch über freiem Kohlenfeuer oder mit Gasfeuerung her, ist aber vielfach dazu übergegangen, freies Feuer zu vermeiden und statt seiner gespannte Dämpfe oder ein Wasserbad zum Firnissieden anzuwenden. Da reines Wasser eine nicht ganz genügende Wärme liefert, benutzt man für das Wasserbad Lösungen von Natriumsulfat oder Kalziumchlorid. Derartige Lösungen sieden erst bei 120°—130°.

Die nachfolgende Abbildung (Abb. 562) wird am besten die Firnisbereitung mittels gespannter Dämpfe versinnbildlichen. Die beiden doppelwandigen Siedekessel, die sowohl von unten als auch durch ein im Kessel befindliches Dampfrohr erhitzt werden, sind derart miteinander verbunden, daß, sobald in dem einen Kessel das Sieden des Firnisses beendet ist, der zweite Kessel in gleicher Weise in Anspruch genommen wird, so daß auf diese Weise eine ununterbrochene Herstellung möglich ist, da während der Behandlung des zweiten Kessels der erste durch den unteren Hahn entleert und durch den oberen Zuflußhahn wieder mit Leinöl gefüllt werden kann. Die durch Dampf getriebenen Rührwellen ermöglichen, daß das Öl während der Erhitzung in beständiger Bewegung erhalten wird, um ein plötzliches Emporsteigen möglichst zu verhindern. Man pflegt bei diesem Verfahren das Öl bis auf etwa 200° zu erwärmen und dann erst das mit Öl angeriebene Manganpräparat hinzuzusetzen; es tritt eine ziemlich heftige Reaktion ein. Die Erhitzung wird sofort unterbrochen und das Öl längere Zeit unter beständigem Rühren auf einer Wärme von 100° bis 130° gehalten. Der so gewonnene Firnis ist hell und von großer Trockenkraft.

Man sucht die Bleiverbindungen für die Firnisbereitung möglichst zu vermeiden und an deren Stelle Manganverbindungen zu setzen, Manganfirnis. Von diesen sind es namentlich das Mangansuperoxyd, der Braunstein, ferner das Manganoxydulhydrat und endlich das borsaure Manganoxydul, das Manganoborat.

Alle diese Stoffe liefern vorzügliche Firnisse, die sich mit allen Farben vertragen und, selbst wenn sie anfangs dunkel erscheinen, beim Anstrich am Licht sehr rasch farblos werden.

Präparierte Firnisse stellt man her, indem man Leinöl in Kesseln, die mit Rührvorrichtung versehen sind, auf etwa 170° erwärmt und darin unter weiterem Erwärmen und Umrühren Metallinoleate oder Metallresinate oder Soligene, also Trockenstoffe, wie sie für die Sikkative verwendet werden, und zwar aus mehreren Metallen bestehend, weil dadurch eine bessere Trockenkraft erzielt wird, auflöst. Diese Firnisse sind heute zum großen Teil im Handel, sie sind im allgemeinen nicht so dickfließend wie die gekochten Firnisse und sind entweder Oleat-, Resinatfirnisse oder Soligenfirnisse.

Geblasene Firnisse sind sowohl gekochte als auch präparierte Firnisse, die man unter Erwärmung auf etwa 100° durch Einblasen von stark erhitzter oder ozonisierter Luft bereits etwas oxydiert hat.

Auf kaltem Wege hergestellte Firnisse sind Mischungen von Leinöl mit flüssigen Sikkativen.

Wo es darauf ankommt, fast ganz farblose Firnisse zu erhalten, kann man dies durch unmittelbare Sonnenstrahlen erreichen. Man verwendet entweder einen an und für sich schon hellen Firnis oder ein recht abgelagertes altes, helles Leinöl, setzt es entweder in hohen, möglichst engen Glasflaschen oder noch besser in flachen, mit einer Glasplatte zu bedeckenden Zinkkästen wochenlang an einen Ort, wo es zu jeder Zeit von den Sonnenstrahlen getroffen werden kann. Das Leinöl verdickt sich häufig hierbei so sehr, daß es mit etwas Terpentinöl verdünnt werden muß. Im Großen bleicht man Firnis durch Erwärmen und Verrühren mit natürlicher oder künstlich hergestellter Bleicherde und daraufolgendes Filtrieren.

Ein Haupterfordernis für die Gewinnung guter Firnisse ist immer die Anwendung eines alten, gut abgelagerten Öles, da ein frisches Öl so viel Schleimteile enthält, daß das Aufkochen wegen des starken Schäumens mit großer Gefahr verbunden ist.

Prüfung. 1. Ein guter Firnis darf beim Ausgießen nicht wie Leinöl schäumen, er ist etwas dickflüssiger als dieses, darf aber, wenn für Malzwecke bestimmt, nicht zähflüssig sein. Zeigt der Firnis Trangeruch, so braucht dies nicht von einer Verfälschung mit Tran herzurühren, da durch Extraktion gewonnene Leinöle und auch zu stark erhitzte Firnisse häufig Trangeruch aufweisen.

2. Seine Güte erkennt man am besten durch eine Trockenprobe, die man auf einer Glasplatte ausführt. Auf solcher soll ein Anstrich mit Bleifarben in 6—12 Stunden, mit Erdfarben in 20—24 Stunden völlig hart erscheinen.

3. Leider hat man vielfach große Verfälschungen des Leinöles und des Firnisses, namentlich mit Mineralöl und Harz, entdeckt.

Um auf Mineralöl zu prüfen, gießt man in einen gut zu schließenden Glaszylinder von etwa 18 mm innerer Weite und 200 mm Höhe eine Ölschicht 40 mm hoch, und darauf noch etwa 130 mm Anilinöl, so daß der Zylinder im ganzen eine 170 mm hohe Flüssigkeitsschicht enthält. Nun wird der Inhalt kräftig durchgeschüttelt und 24 Stunden in einen kühlen Keller gestellt. Reines Leinöl oder reiner Leinölfirnis bleibt klar, während bei Gegenwart von Mineralöl sich an der Oberfläche eine ölige Schicht abscheidet, die bei gelindem Bewegen der Flüssigkeit deutlich erkennbar wird. Oder man mischt nach Scholz-Kolin Firnis mit einer Lösung von 0,1 g Pikrinsäure in 10 ccm Benzol; ist Mineralöl zugegen, so tritt Rotfärbung ein.

4. Verfälschungen mit Harz erkennt man in folgender Weise: Man schüttet 1 Tropfen des Öles mit 1 ccm Essigsäure und läßt 1 Tropfen konzentrierte Schwefelsäure hineinfallen. Wenn Harz vorhanden ist, so tritt eine stark purpurrote Färbung ein, die nach kurzer Zeit wieder verschwindet. Ein Gehalt von 1% Harz ist durch dieses Verfahren noch deutlich an der Purpurfärbung zu erkennen.

Als Leinölfirnisersatz kommen die verschiedensten Erzeugnisse in den Handel: Entweder synthetische Firnisse, d. h. Firnisse, die aus Kunstharzen, Alkydharz, Naturharzen, Holzöl, geeignetem und besonders zu diesem Zweck behandeltem Fischtran, Leinölzusatz und Sikkativ hergestellt sind und sich für alle Farben, auch Metallfarben und für Innen- und Außenanstriche gut eignen, andererseits aber auch Harz- und Tranfirnisse, lediglich aus Kolophonium oder verestertem Harz, ungeeigneten Tranen, Harzöl, Sikkativ und Lösungsmitteln angefertigt, die nicht wetterbeständig und größtenteils nicht mit Metallfarben zu verarbeiten, demnach durchaus geringwertig sind.

Harzölfirnis besteht aus gereinigtem Harzöl, das man mit Manganresinat und Kienöl erwärmt hat.

Faktorfirnis ist ein mit Schwefelmonochlorid, Schwefelchlorür, S_2Cl_2, behandeltes Leinöl. Man erhitzt Leinöl, gemischt mit Sikkativ unter Einblasen von Luft auf etwa 150°, fügt unter Rühren 2% Schwefelmonochlorid hinzu, wobei ein Aufschäumen und allmähliche Verdickung eintritt. Um ein Gallertwerden zu verhindern, gießt man Lackbenzin hinzu. Dieser Firnis hat den Vorteil einer schnelleren Durchtrocknung, die durch das Verdunsten des Benzins bedingt ist.

Wachsfirnis, ein Gemisch von wenig Wachs, meist Bienenwachs oder Paraffin von hohem Schmelzpunkt mit Standöl, Firnis und Holzöl, dient für alle Anstriche.

Standöl.

Unter diesem Namen kommt ein Präparat in den Handel, das weiter nichts ist, als ein durch die Behandlung eingedicktes, polymerisiertes und zugleich gebleichtes Leinöl. Es ist von zäher Lackbeschaffenheit und muß, wenn es für sich zum Anrühren der Farben benutzt werden soll, mit Terpentinöl verdünnt werden. Das Standöl dient als Ersatz für Lacke, namentlich für den leicht rissig werdenden Dammarlack und wird am besten dort verwendet, wo der Anstrich, der einen hohen Glanz hat, den Sonnenstrahlen unmittelbar ausgesetzt ist; während hier ein Lacküberzug leicht reißt oder gar Blasen bildet, ist dies bei dem Standöle nicht der Fall. Die Bereitung des Standöles geschieht in der Weise, daß man schleimfreies Leinöl unter Abschluß von Luft, am besten in geschlossenen Aluminiumkesseln, die mit einem Abzugsrohr versehen sind, und durch die man Kohlendioxyd leitet, um Entzündung der Gase zu vermeiden, längere Zeit auf 300° erhitzt. Unter der Bezeichnung Dicköl ist ein Gemisch von Standöl mit Holzöl zu verstehen, nur darf es nicht mit verharztem Terpentinöl (s. dieses) verwechselt werden.

Öfter ist Standöl mit Sikkativ vermischt — Standölfirnis —, es dient dann meist zum Wasserdichtmachen von Geweben.

Lacke.
Fette Lacke oder Öllacke. Lackfirnisse.

Wie wir schon erwähnt haben, verstehen wir unter diesen Namen Gemische von Firnis mit Harzlösungen in Terpentinöl bzw. einem Terpentinöl-Ersatzgemisch. Die hier in Betracht kommenden Harze sind vor allem Kopal und Bernstein. Das früher als Erweichungsmittel angewandte Elemi wird kaum noch verwendet, da man dort, wo es auf sehr biegsame Lacke ankommt, mit einem Zusatz von Kautschuklösung weit mehr erreicht. Der Zusatz von Kautschuk nimmt dem Lacküberzug allerdings etwas von seinem Glanze, macht ihn aber dafür biegsam. Ein anderes Harz, das auch eine Rolle bei der Lackbereitung spielt, ist das Kolophonium; sein Zusatz bedingt aber eine Verschlechterung und soll nur bei billigeren Lacken mitverwendet werden.

Lacke sind in ihrem Äußeren wenig zu beurteilen, hier muß der praktische Versuch entscheiden. Die Schwierigkeit bei der Herstellung der Kopal- und Bernsteinlacke liegt in der Natur der beiden Harze begründet, wie wir sie schon bei der Besprechung der Harze kennengelernt haben. Beide sind fossile Harze, die durch langes Lagern in der Erde derartige Umsetzungen erlitten haben, daß sie in den gewöhnlichen Lösungsmitteln der Harze, Terpentinöl oder Weingeist, nicht mehr löslich sind. Diese Fähigkeit erlangen sie erst wieder, wenn man sie so weit erhitzt, daß sie schmelzen. Eine solche Schmelzung, die erst bei einem sehr hohen Wärmegrade (300°) vor sich geht, ist in doppelter Weise höchst schwierig. Einmal entwickeln sich dabei sehr leicht entzündliche und erstickend riechende Gase, andererseits liegt die Gefahr nahe, daß die Erhitzung zu weit fortschreitet, daß die Harzmasse sich infolgedessen bräunt oder schwärzt, ja selbst, wie das beim Kopal leicht geschieht, ganz unbrauchbar wird. Aus diesem Grunde werden selten mehr als wenige Kilogramm Kopal auf einmal geschmolzen. Um eine zu starke Erhitzung und die dadurch bedingte Bräunung zu vermeiden, hat man eine höchst sinnreiche Vorrichtung geschaffen. Man füllt den zu schmelzenden Kopal in einen kupfernen, birnenförmigen, oben mit

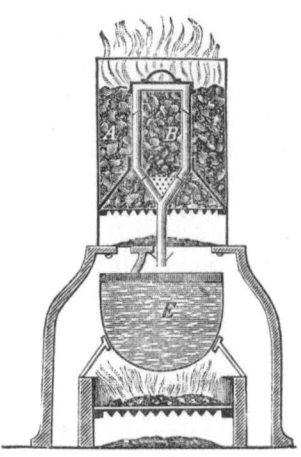

Abb. 563. Schmelzofen für Kopal und Bernstein.

einem Deckel schließbaren Trichter, der gewöhnlich, um ihn vor den Einwirkungen des Feuers zu schützen, mit Lehm beschlagen ist. Die Spitze des Trichters, die innen mit einem Drahtsiebe versehen ist, ragt durch den Boden des kleinen Kohlenofens, worin die Schmelzung geschehen soll. Sobald der Trichter beschickt ist, wird das Kohlenfeuer entzündet und der Kopal fließt sofort, nachdem er geschmolzen und durch das Sieb von den Unreinigkeiten befreit ist, durch die Trichterspitze ab, und zwar gewöhnlich gleich in ein Gefäß, worin die nötige Menge Leinölfirnis erhitzt wird (Abb. 563). Auf diese Weise wird er vor jeder Überhitzung bewahrt, behält die natürliche Farbe bei, und die Lösung erscheint, wenn heller Firnis angewandt wurde, auch nachher hell. Ist aller Kopal im Firnis gelöst, so läßt man die Mischung bis zu 60° abkühlen und setzt dann nach und nach die erforderliche Menge des Terpentinöl-Ersatzgemisches und Sikkativ zu. Nach dem Absetzenlassen ist der Kopallack fertig.

Oder es wird die Schmelzung in einem mehr hohen als breiten, kupfernen oder mit Schmelz überzogenen, emaillierten, eisernen Gefäße vorgenommen, dessen unterer abschraubbarer Teil aus Kupfer besteht, mit der Vorsicht, daß das Schmelzgefäß nur wenig in das Feuerloch ragt. Die Schmelzkessel sind mit einem flachen oder gewölbten Deckel, der Haube, versehen, wodurch die entstehenden Erhitzungsdämpfe abziehen können Ist die Schmelzung im Gange, so muß öfter umgerührt werden. Sobald alles gründlich im Fluß ist, wird das Gefäß sofort vom Feuer entfernt und der geschmolzene Kopal entweder gleich in heißem Firnis gelöst und nach gewisser Abkühlung mit dem Terpentinöl-Ersatzgemisch und Sikkativ vermengt oder auf Metallplatten ausgegossen, nach dem Erkalten gepulvert und zur späteren Lösung aufbewahrt. Außer diesen gewöhnlichen Schmelzkesseln sind auch die sinnreichsten Vorrichtungen im Gebrauch, bei denen das Schmelzen mit Dampf, überhitztem Wasser oder gar Elektrizität vorgenommen wird.

Die Gewichtsverhältnisse, in welchen die einzelnen Stoffe zueinander verwendet werden, richten sich ganz nach den Zwecken, denen der Lack dienen soll. Je mehr Kopal der Lack enthält, desto härter und glänzender wird der Überzug nach dem Trocknen erscheinen. Derartige Lacke dienen zur Herstellung des letzten Anstrichs und als Luftlack. Nichts weniger als gleichgültig ist es ferner, welche Kopalsorten zur Lackbereitung benutzt werden. Für die feinsten Kutschen-, Möbel- und Tischplattenlacke oder Schleiflacke sollen nur die echten afrikanischen Kopale verwendet werden. Von diesen steht wieder die Sansibarware obenan. Da Sansibar-Kopale aber sehr hoch im Werte stehen, werden meist billigere, wie Sierre Leone und Kongo-Kopale verwendet und bei der Lackbereitung oft chinesisches Holzöl mitverarbeitet. Lacke, die Witterungseinflüssen ausgesetzt sind, also Kutschenlacke, Luftlacke, Bootslack, Lacke für Außenanstriche müssen fett sein, d. h. sie müssen reichlich Öl bzw. Holzöl enthalten. Schleiflacke, die nach dem Erhärten mit Schleifmitteln, z. B. Bimsstein, geschliffen werden sollen, auch Fußbodenlacke, Heizkörperlacke, müssen mager sein, d. h. sie dürfen nur weniger Öl, dafür mehr Harz enthalten, so daß sie nach 12 Stunden, ohne daß sie „ausschwitzen", geschliffen werden können. Schleiflacke dürfen kein Kolophonium enthalten. Präparationslacke, die nach dem Verarbeiten des Schleiflackes aufgetragen und ebenfalls geschliffen werden, haben einen etwas größeren Ölgehalt als Schleiflacke. Recht gute und brauchbare Lacke liefert der billigere Cowri- oder Kauri-Kopal (s. d.). Er ermöglicht, namentlich bei seiner oft wasserhellen Farbe, schöne hellfarbige Lacke, die auch nach dem Trocknen ziemlich harte Überzüge geben und läßt sich überdies gut mit Farben mischen, was bei Lacken aus harten Kopalen hergestellt nicht zutrifft. Die geringwertigsten Kopallacke liefern die Manila-Kopale, die ja in Wirklichkeit meist keine fossilen Harze sind, da ihnen die Eigenschaften dieser fehlen; sie eignen sich nicht für Mischung mit Farben und werden häufig mit Kolophoniumlacken, die meist einfach als Harzlacke bezeichnet werden, vermischt. Zur Herstellung eines Kolophoniumlackes wird Kolophonium gehärtet, und zwar gewöhnlich bei 180° mit Kalk unter Zusatz von etwas Zinkoxyd erhitzt und, so zu harzsaurem Kalk verbunden, verestert, unter Zusatz von chinesischem Holzöl, Firnis und etwas Kobaltsikkativ zu einem Lacke verarbeitet. Diese Kolophoniumlacke oder Mischungen davon mit Manila-Kopallacken kommen vielfach als billige Kopallacke in den Handel und sind auch für gewisse Zwecke, wie billigere Türenlacke und ähnliches brauchbar. Jedoch werden an Stelle der Kopale, die zur Zeit fast verdrängt sind, in sehr großem Maße die Kunstharze Albertole und Bakelite unter Zusatz von Holzöl zur Herstellung von Kunstharz-Lacken verwendet, in Sonderheit die Alkydharze, Alkydale zu den synthetischen Alkydallacken, die den Vorteil bieten, daß sie sehr fest haften, stoß- und schlagfest, in vier Stunden staubtrocken, in 24 Stunden durchgetrocknet und in wenigen Tagen vollständig hart, kratzfest und wetterbeständig sind. Zur Herstellung löst man das Alkydharz unter Hinzufügung von Holzöl in Terpentinöl oder Lackbenzin oder Toluol auf und bringt den Lack entweder klar oder mit Farben vermischt als Emaille in den Handel. Er wird für alle Zwecke verwendet, so auch für Automobile, für Metallüberzüge und da er bis zu 140° hitzebeständig ist, auch als **Heizkörperlack**.

In gleicher Weise wie die guten Kopallacke werden auch die **Bernsteinlacke** hergestellt. Sie sind, wenn auch oft dunkler von Farbe, von größerer Härte und Widerstandsfähigkeit als selbst die besten Kopallacke. Für manche Zwecke, z. B. zum Lackieren von Fußböden, Teebrettern und von solchen Gegenständen, die höheren Wärmegraden ausgesetzt sind, z. B. Maschinenteilen, sind sie äußerst vorteilhaft. Wie wir schon bei der Besprechung der Bernsteinsäure und des Bernsteinöles gesehen haben, bleibt bei der Bereitung dieser Präparate ein mehr oder weniger dunkel gefärbter, harziger Rückstand, den man Bernsteinkolophonium nennt, zurück. Dieser dient zur Bereitung der Bernsteinlacke. Oder man verarbeitet den Bernstein selbst unmittelbar auf den Lack, indem man, wie beim Kopal, die Erhitzung nur bis zum Schmelzen treibt. Auf diese Weise geht die Umsetzung des Bernsteins nicht zu weit, so daß die geschmolzene Masse weit heller ist als aus Bernsteinkolophonium. Zu den Lacken dieser Gruppe müssen wir ferner auch die **Kautschuklacke** rechnen. Es sind dies Kopallacke von mittlerem Werte, denen eine gewisse Menge gewöhnlich in Petroläther aufgelöster Kautschuk hinzugefügt ist. Sie finden meist als Lacke für feineres Leder und Lederarbeiten Verwendung. Auch das sog. leichte Kampferöl ist ein sehr gutes Lösungsmittel für Kautschuk. Man bringt in eine Flasche mit etwas weiter Öffnung 30 g sehr dünn und klein zerschnittenen Kautschuk und 1 l leichtes Kampferöl. Die nur leicht geschlossene Flasche läßt man unter öfterem Umschütteln einige Tage an einem mäßig warmen Orte stehen. Wenn sich von dem Kautschuk nichts mehr löst, seiht man die Flüssigkeit durch dünne Leinwand und bewahrt sie auf. Diese Kautschuklösung eignet sich, für sich angewendet, als Firnis sowie auch als Bindemittel für Farben; als besonders zweckmäßig hat sich ein Zusatz dieser Lösung zu Leinölfirnis, Terpentinöl- und Kopallack erwiesen. Diese Firnisse zeigen auf Zusatz von Kautschuklösung nach dem Trocknen einen erhöhten Grad von Biegsamkeit und Widerstandskraft gegen chemische Einflüsse und Einwirkung der Luft. Kautschuklack erhält man auch, wenn man klein zerschnittenen Kautschuk vorsichtig schmilzt und dann in kochendes Leinöl oder warmes Terpentinöl einträgt. **Chlorkautschuklacke** sind Auflösungen von Chlorkautschuk in Benzol, Trichloräthylen oder Tetrachlorkohlenstoff unter Hinzufügen eines Weicherhaltungsstoffes.

Harttrockenöle, Harttrockenglanzöle, Fußbodenglanzöle sind Mischungen von geschmolzenem Harzkalk oder billigen Kopalen mit chinesischem Holzöl. Standöl, etwas Leinöl, Terpentinöl, Sikkativ und Lackbenzin. Sie trocknen sehr rasch, werden deshalb viel zum Anstrich von Fußböden verwendet, eignen sich auch zum Überstreichen von klebenden Ölfarbenanstrichen. Werden Harttrockenöle mit meist weißen Farben, auch unter Zusatz von Kasein vermischt und mit Lackbenzin, Terpentinölersatz verdünnt, so dienen sie als **Isoliermittel**.

Auch der Asphalt wird zuweilen zur Bereitung eines Lackfirnisses benutzt. Derartige Lacke, die weit dauerhafter als die nur durch Lösen von Asphalt in Terpentinöl bzw. Terpentinöl-Ersatzgemisch bereiteten sind, dienen vor allem zum Lackieren von Leder und feineren Blechwaren. Man schmilzt guten Asphalt mit der nötigen Menge Leinölfirnis zusammen und gießt vorsichtig das Terpentinöl hinzu. Für billige, schwarze Lacke, bei denen man der Dauerhaftigkeit wegen einen Firnisgehalt wünscht, kann der Asphalt durch das billige Steinkohlenpech oder auch durch Kumaronharz ersetzt werden. Unter Kumaronharz versteht man ein Erzeugnis der Steinkohlendestillation, das besonders bei der Reinigung des Rohbenzols, Solventnaphta mit Schwefelsäure als Nebenerzeugnis gewonnen wird. Es ist durch Polymerisation von Kumaron, Inden, deren Homologen und ähnlichen Steinkohlenteerbestandteilen entstanden und wird einerseits nach der Härte, anderseits nach der Farbe bewertet. Man unterscheidet der Härte nach: springhartes, hartes. mittelhartes, weiches, zähflüssiges und flüssiges Kumaronharz. Der Farbe nach: helles, hellbraunes, braunes, dunkles und schwarzes Kumaronharz. Es wird heute vielfach zu allen möglichen Lacken verwendet, wie Möbellack, Fußbodenlack, Metallack. Isolierlacken und ähnlichen. Ferner auch zu Kitten. wie Linoleumkitt.

Mattlack.

Die sog. fetten Mattlacke werden entweder mit Kopal-, Kunstharz- oder mit Dammarlack in der Weise hergestellt, daß man 1 Teil Wachs schmilzt, dann in 3 Teilen Terpentinöl löst und der erkalteten Mischung 3 Teile des betreffenden Lackes zufügt und bis zum Erkalten rührt. Da sie schwer trocknen, tut man gut, beim Gebrauch Sikkativ hinzuzusetzen. Auch durch chinesisches Holzöl, das nach besonderem Verfahren mit Oleat- und Resinatsikkativen vermischt ist, erzielt man eine Mattlackierung. Ebenso durch Zusatz von Aluminiumseife oder Aluminiumhydroxyd. Weingeistige, spirituöse Mattlacke sind Spirituslacke, denen man etwas Salmiakgeist oder Boraxlösung oder Äther oder Kampferspiritus oder Borsäure und Naphthalin zugesetzt hat. Und zwar rechnet man auf 1 kg Lack etwa 10 g Naphthalin und 30 g Borsäure. Auch erhält man Mattglanz durch Hinzufügen von Erdfarben. Stärke, Kieselgur, Ruß. Zelluloidlösung oder Benzol.

Esterlack.

Ihre Grundlage ist nicht Kopal oder Bernstein, sondern auf chemischem Wege dargestellte Harzsäureester, d. h. Verbindungen von Harzsäuren mit Alkoholen, z. B. Glyzerin unter Wasseraustritt, was man meist durch Borsäurezusatz erreicht. Diese stellen äußerlich harzähnliche Massen dar, vom Aussehen des Kolophons, jedoch härter als dieses und selbst in absolutem Alkohol völlig unlöslich. Leicht löslich dagegen in Benzin, Terpentinöl und heißen fetten Ölen. Sie sind vollständig neutral, greifen daher weder Metalle an. noch verbinden sich mit Metalloxyden.

Die große Zahl der Harzsäuren und Alkohole bedingt eine noch größere Anzahl von Harzsäureestern; allerdings ist die Herstellung der Ester zuweilen recht schwierig.

Die Lackester sind sehr beständig und verhalten sich wie neutrale Salze; dies ist ein großer Vorzug vor sehr vielen anderen Lackharzen, die, wie die meisten, Kopale, Kolophonium und Schellack, saure Körper sind und zumal bei hohen Wärmegraden die Metalle stark angreifen und sich mit Metallfarben verdicken, was bei den neutralen Estern und deren Lacken nicht eintreten kann. Es sind daher Esterlacke zum Schutze von Metallen als Blechlack und zum Anreiben mit Farben ganz vorzüglich geeignet. Die große Widerstandsfähigkeit der Esterlacke gegen Feuchtigkeit macht auch deren Verwendung zu Lacken für Außenanstrich empfehlenswert.

Die Esterlacke zeichnen sich ferner vor Kopallacken durch den verminderten

Verbrauch von Terpentinöl aus; dadurch sind diese Lacke ausgiebiger als Kopallacke, es decken 2 Teile Esterlack ungefähr soviel wie 3 Teile Kopallack. Es müssen demnach die Esterlacke ganz wesentlich dünner aufgetragen werden, weil zu dicke Schichten, wie auch bei Kopallacken, nicht durchtrocknen würden.

Die Lackester sind, wie auch die härteren Kopale, in Sodalösung und Weingeist unlöslich; weichere Kopale und besonders Harz, Harzkalk und Harzmagnesia, die mitunter zugemischt werden, lassen sich, wenn man den Lack mit etwas Schwefeläther verdünnt, mit Sodalösung aus dem Lackgemisch als Seife entziehen und durch Schwefelsäure als Harz ausscheiden.

Auch an Weingeist geben die aus weichen Kopalen oder aus Harz hergestellten Lacke Lösliches ab; man findet die alkoholische Lösung oben als gelbliche Schicht, welche verdampft die unechten Harze umfaßt.

Harzkalk oder Harzmagnesia sind in der Feuchtigkeit vollständig wertlos, weil sie durch das Wasser zersetzt werden, das sich mit Kalk und Magnesia zu deren Hydraten, zu gelöschtem Kalk usw. vereinigt und so die Verbindung mit der Harzsäure sprengt und die Lacke brüchig und trübe macht.

Durch Verbrennen eines solchen Lackes in einem kleinen Porzellantiegel läßt sich auch leicht der Gehalt an Kalk usw. feststellen neben den kleinen Mengen der Trockenmittel, wie Blei oder Mangan, die fast in keinem Lacke fehlen.

Die Lösungen der Harzsäureester in Benzin ($1 + 1$ bis $1 + 1\frac{1}{2}$) können zu vielen Zwecken den Spirituslacken vorgezogen werden. Sie trocknen allerdings nicht so rasch wie diese, geben aber einen sehr glänzenden, biegsamen und in einzelnen Sorten fast wasserhellen Überzug, eignen sich daher, namentlich wegen ihrer Unangreifbarkeit durch Alkohol auch sehr gut zu Schilderlacken.

Zelluloselacke, Zaponlack, Cellonlack

sind Auflösungen von Nitro-, Azetyl- oder Alkylzellulose in entsprechenden Lösungsmitteln wie Azeton, Amylazetat und anderen Estern der Essigsäure, denen man gehärtete Harze, Harzsäureester oder Kunstharze, Albertole, Alkydharze und Erweichensmittel wie Trikresylphosphat, Adipinsäureester oder Rizinusöl hinzugefügt und mit Spiritus, Benzolderivaten, Trichloräthylen oder Dichloräthylen verdünnt hat. Zaponlack, der zuerst von Amerika aus eingeführt worden ist, ist vor allem eine Auflösung von Zellhorn, Zelluloid, kampferhaltiger Nitrozellulose in Amylazetat und Azeton oder auch in Estern des Hexalins und Heptalins mit Essigsäure oder Ameisensäure. Doch fügt man an Lösungsmitteln häufig auch Spiritus, Benzol, Benzin, Äthyläther, auch Holzgeist hinzu. Er hat vor den Harzlacken manchen Vorzug, da er nicht matt wird, äußeren Einflüssen gut widersteht, farblose Überzüge gibt und durch Auflösen von Teerfarbstoffen auch jeder gefärbte Lack leicht daraus herzustellen ist. Will man einen deckenden Zaponlack haben, braucht man dem Zaponlacke nur eine entsprechende Erdfarbe unterzuarbeiten. Soll durch Zaponlack eine Mattlackierung erzielt werden, so fügt man 15—20% Terpentinöl hinzu. Das Lackieren der betreffenden Gegenstände aus Metall, Holz oder Leder geschieht durch Bepinseln, durch Spritzen oder durch Eintauchen.

Ein guter Zaponlack muß vollständig klar, durchsichtig und, aufgestrichen, biegsam sein. Die zu möglichst kleinen Stücken zerkleinerten Zellhorn-, Zelluloidabfälle müssen daher vor dem Auflösen gründlich mit lauwarmem Wasser gereinigt, darauf mit kaltem Wasser abgespült und wieder getrocknet werden. Sie werden dann zunächst einige Tage mit Azeton übergossen, darauf wird die nötige Menge Amylazetat hinzugefügt. Die Biegsamkeit erreicht man durch

2—3% Rizinusöl. Zaponlacke müssen einige Wochen absetzen. ehe sie abgezogen werden.

Unter der Bezeichnung Cellonlack sind Auflösungen von Azetylzellulose, dem Essigsäureester der Zellulose, in Gemischen von Spiritus, Azeton, Tetrachloräthan, Trichloräthan, Holzgeist und ähnlichen im Handel. Nach einem französischen Patent stellt man Cellonlack durch Mischen von 1 Teil einer 25 prozentigen Lösung von Azetylzellulose in Azeton, welche 2,5% Beta-Naphthol und 2,5% Hexachloräthan enthält, mit 2 Teilen eines Gemisches von 70 Teilen Benzin und 30 Teilen Spiritus ohne Erwärmung her. Cellon selbst ist im Gegensatz zu Zelluloid nicht so leicht brennbar. Der daraus hergestellte Ersatz für Glasscheiben für Kraftfahrzeuge hat den Vorteil, nicht zu splittern.

Diese Cellonlacke können durch Teerfarbstoffe und deckende Erdfarben aufgefärbt werden. Man benutzt sie zum Überziehen bzw. Durchtränken von Stoffen, Geweben, Papier, Leitungsdrähten, Kabeln u. dgl. Zum Lackieren von Metallgegenständen konnten sie sich jedoch nicht behaupten. Sie gewinnen aber, gleichwie die Zaponlacke, eine große Bedeutung als Spritzlacke, sie werden dann unter Mitverwendung von Holzöl und Harz hergestellt. Der Vorteil dieser Spritzlacke besteht in dem schnellen Trocknen, das ermöglicht, Gegenstände an einem Tage fertig zu lackieren.

Nitrozelluloselacke dienen zur Lackierung der Metallteile von Automobilen, ferner für Möbel. Die Lackierung geschieht durch Spritzen mit der Spritzpistole in gut gelüfteten Räumen unter Beachtung der Feuersgefahr. Lösungen von Nitrozellulose in größeren Mengen Azeton, gemischt mit Harz- oder Kunstharzlösungen in Spiritus dienen als ölfreie Grundier- bzw. Isoliermittel.

Terpentinöllacke.

Man versteht darunter Lösungen von Harzen in Terpentin- oder ähnlichen ätherischen Ölen, wie Lavendelöl, Spiköl oder Rosmarinöl oder in Mischungen des Terpentinöles mit Petroleumdestillaten, Hydroterpin, Tetralin oder Dekalin. Das Tetralin hat allerdings die Eigenschaft, schwerer zu verdunsten als das Terpentinöl, häufig ist dies aber gerade sehr erwünscht. Zuweilen wird auch das Pinolin oder Harzöl, wie es durch die trockene Destillation von Kolophonium gewonnen wird, verwendet. Die Terpentinöllacke sind, mit alleiniger Ausnahme des Dammarlackes, schnell trocknend und liefern oft sehr glänzende, aber weniger dauerhafte Überzüge als die Lackfirnisse. Sie eignen sich daher ganz vorzüglich zur Lackierung solcher Gegenstände, die weniger stark der Benutzung ausgesetzt sind. Die Harze, die zu ihrer Anfertigung benutzt werden, sind ziemlich zahlreich; die wichtigsten sind Dammar, Asphalt, Mastix, Sandarak, zuweilen auch Kopal und Bernstein, endlich, wenn auch meist nur als billig machender Zusatz, Kolophonium. Als erweichende und den Lacküberzug geschmeidiger machende Zusätze dienen, da gewöhnlicher Terpentin wegen seines Wassergehaltes niemals angewendet werden darf, venezianer Terpentin, ferner Gallipot, Anime und Elemi. Jedoch wird durch einen geringen Zusatz von guttrocknendem Leinölfirnis mehr erreicht. Die Wirkung dieses ist dauernd, während die genannten Stoffe allmählich austrocknen und der Überzug spröde und rissig wird.

Die Herstellung der Terpentinöllacke ist ziemlich einfach und auch gefahrlos, wenn man das bei den Spritlacken zu besprechende Deplazierungsverfahren in Anwendung bringt. Die Selbstbereitung lohnt sich in den Fällen, wo teure Lacke, z. B. Mastixlacke, gebraucht werden. Sehr häufig haben die Lacke nicht ein einzelnes Harz zur Grundlage, sondern enthalten mehrere; in diesem

Falle nennt man sie gewöhnlich nach dem Hauptbestandteil. Hier und da ist man auch gezwungen, färbende Stoffe zuzusetzen, um besondere Zwecke zu erreichen, diese muß man dann in Terpentinöl lösen. Drachenblut, Kurkumin, ausgetrockneter Orlean und Alkannin sind z. B. verwendbar.

Dammarlack. Das Dammarharz ist in seinen besseren Sorten sehr hell und gibt eine ebenso helle Lösung in Terpentinöl, sie ist noch weit heller als die des Mastix. Dagegen hat der Dammarlack den großen Übelstand, daß er das Lösungsmittel ungemein hartnäckig zurückhält; er trocknet daher sehr langsam aus und wird, wenn dies endlich geschehen, leicht rissig. Etwas läßt sich diesem Übelstand abhelfen, wenn man dem Lacke beim Gebrauch etwas Standöl zusetzt. Er dient, wegen seiner vollkommenen Durchsichtigkeit, namentlich zum Lackieren von Zinkweißanstrichen. Das ihm beim Streichen noch vielfach zuzumischende Zinkweiß wird vorher mit etwas Terpentinöl angerieben; man muß sich aber hierbei vor dem Zuviel hüten, da sonst der Lack zu dünn wird. Dammarlack darf nur in dünnen Schichten aufgestrichen werden.

Zur Darstellung verliest man das Dammarharz, bringt es zerklopft oder besser gepulvert in einen Kessel, vermischt es mit so viel Terpentinöl, daß ein dicker Brei entsteht, schmilzt es vorsichtig unter beständigem Umrühren über mäßigem Feuer, bis das Schäumen bzw. das gefahrbringende Aufschäumen, das vom Wassergehalt herrührt, vorüber ist, entfernt den Kessel vom Feuer und rührt nach und nach, aber so rasch wie möglich das vorher erwärmte, völlig wasserfreie, klare Terpentinöl bzw. dessen Ersatzstoff, z. B. Tetralin vorsichtig hinzu. Die Mischungsverhältnisse sind: Harz und Terpentinöl bzw. Ersatzstoff zu gleichen Teilen, oder man setzt Terpentinöl bzw. Ersatzstoff bis zum Doppelten des Harzes hinzu. Auch läßt sich der Lack in der Weise herstellen, daß man das Dammarharz nach dem Auslesen gröblich pulvert, gut austrocknet, um alle Wasserteile zu entfernen, das so vorbereitete Harz in einem Deplazierungsgefäße mit der gleichen Menge Terpentinöl bzw. Ersatzstoff zusammenbringt und an einen warmen Ort stellt. Die Lösung geht verhältnismäßig rasch vor sich. Die für Dammarlacke beliebte zähe Beschaffenheit kann dadurch verstärkt werden, daß man ihm einige Prozent helles, bleifreies Standöl zusetzt. In beiden Fällen muß der Lack zur völligen Klärung im geschlossenen Gefäß und an einem mäßig warmen Orte längere Zeit beiseitegesetzt werden.

Asphaltlacke. Dieser ebenfalls sehr wichtige, namentlich für Blech und Eisen als Tauch- und Spritzlack viel benutzte Lack ist gleichfalls leicht darzustellen; doch empfiehlt sich hier die Selbstbereitung weniger, da er in großen Mengen gebraucht wird und außerdem bei der Anfertigung einen üblen Geruch entwickelt. Die Darstellung geschieht in der Weise, daß der Asphalt über freiem Feuer geschmolzen wird, wobei eine längere Erhitzung als nur bis zum Schmelzen von Vorteil ist und dann mit der gleichen Menge Terpentinöl bzw. Ersatzstoff versetzt wird. Der Lack erfordert wegen seiner Zähigkeit und wegen der oft großen Mengen erdiger Bestandteile, die der Asphalt enthält, eine ziemlich lange Zeit zum völligen Klären. Für geringere Asphaltlacke sind Ersatzstoffe wie Steinkohlenpech, Braunkohlenpech, auch Stearinpeche gebräuchlich, die in billigeren Lösungsmitteln wie Petroleum, Steinkohlenteerölen oder Pinolin gelöst werden.

Mastix- und Sandaraklacke, die zum Lackieren von Gemälden und ähnlichen Gegenständen benutzt werden, bestehen selten aus reinen Lösungen des Mastix oder Sandaraks in Terpentinöl, sondern sind fast immer mit gebleichtem Leinölfirnis versetzt. Häufig ist auch ein Teil des teuren Mastix durch das weit billigere Sandarakharz ersetzt.

Harzlack. In Fällen, wo es sich um sehr billige Lacke handelt, bei denen auf Dauerhaftigkeit kein Anspruch gemacht wird, läßt sich auch das gewöhnliche Geigenharz, Kolophonium, zur Bereitung der Lacke verwenden. Nur muß die allzu große Sprödigkeit durch einen Zusatz von venezianer Terpentin, noch besser von gutem Firnis, gemindert werden. Immer aber ist ein solcher Lack von nur sehr mäßigem Werte.

An Stelle des Terpentinöles werden für feine Malerlacke zuweilen Lavendel- und Rosmarinöl verwandt; ein weiterer Vorteil als die Verbesserung des Geruches ist hierdurch aber wohl kaum zu erreichen. Auch das Benzin wird zur Darstellung rasch trocknender Lacke verarbeitet. Von der größeren Feuergefährlichkeit abgesehen, ist eine derartige Ersetzung kaum ratsam, da viele Harze in Benzin oder ähnlichen Erzeugnissen der Petroleumrektifikation durchaus nicht immer im gleichen Maße löslich sind wie in Terpentinöl. Besser eignen sich hierzu das Benzol und das Tetralin.

Weingeist- oder Spirituslacke.

Diese Lacke sind, wie ihr Name schon andeutet, Lösungen von Harzen in Spiritus, zuweilen, wenn auch nur in seltenen Fällen, unter Hinzufügung einer kleinen Menge von Äther. Sie trocknen sehr schnell, geben einen schönen, glänzenden Lacküberzug, der allerdings nicht sehr dauerhaft, für viele Zwecke aber ganz vorzüglich ist. Infolgedessen finden sie nicht nur in den Gewerben, sondern auch für den häuslichen Bedarf große Verwendung. Da ihre Herstellung bei Kenntnis der verschiedenen Stoffe einfach und gefahrlos ist, wird jeder erfahrene Geschäftsmann gut daran tun, sie selbst anzufertigen. Nur dann hat er völlige Sicherheit für tadellose Beschaffenheit und kann die Vorschriften, je nach besonderen Verhältnissen, leicht nach der einen oder anderen Seite hin abändern, denn es ist z. B. nicht immer gleichgültig, ob ein Lack viel oder wenig Körper besitzt, mit anderen Worten, ob er viel oder wenig Harz aufgelöst enthält. So würde es, um nur ein Beispiel anzuführen, verkehrt sein, wenn man einem Lacke, der zum Überziehen von an und für sich blanken und glatten Flächen, z. B. poliertem Metalle, dienen soll, viel Körper gäbe; hier genügt eine sehr dünne Harzlösung. Wiederum ist zum Lackieren von Holz oder anderen mehr oder weniger durchlässigen Körpern ein weit harzreicherer Lack erforderlich.

Die Harze, die zur Bereitung dieser Klasse von Lacken dienen, sind vor allem Schellack, Mastix, Sandarak, seltener Kopal; am einfachsten Manilakopal, da die echten Kopale nur nach längerer Schmelzung und auch dann nur schwierig in Spiritus löslich sind. Als erweichende Zusätze dienen auch hier venezianer Terpentin, Gallipot und Elemi, zuweilen auch Kampfer, dem man eine ähnliche Wirkung zuschreibt. Als Geruchverbesserungsmittel dient, namentlich bei Ofen- oder Zuckerbäckerlacken, die Benzoe; endlich als preiserniedrigender Zusatz Akaroidharz und das Kolophonium. Letzteres sollte man nur anwenden, wenn der niedrige Preis, den man für einen Lack erzielen kann, es unbedingt erfordert; denn immer bedeutet es eine Verschlechterung. Den festesten und widerstandsfähigsten, wenn auch nicht glänzendsten Überzug liefert stets Schellack; nur sind zwei Übelstände mit seiner Verarbeitung verknüpft. Der eine ist der, daß seine Lösungen, selbst die der hellen Sorten, eine ziemlich dunkle Farbe haben. Selbst der weiße, gebleichte Schellack gibt eine gelbe Lösung und obendrein ist er durch die Behandlung mit Chlor so sehr in seiner Zusammensetzung verändert, daß die Löslichkeit und Dauerhaftigkeit stark beeinträchtigt sind. Kommt es also auf sehr helle Lacke an, so muß man zu Sandarak und Mastix oder zu ganz hellem Manilakopal greifen. Der zweite und noch erheblichere Übelstand besteht darin, daß der Schellack fast 5—6% eines wachsartigen Stoffes enthält, der in kaltem Spiritus unlöslich ist und wegen der feinen Verteilung in der Masse die Filtration sehr schwierig macht (Abb. 564). Diesem Übelstande hat man durch das Raffinieren des Schellacks abzuhelfen gesucht. Leider wird hierdurch, gerade wie beim Bleichen, die Güte des Schellacks beeinträchtigt. Weit besser erreicht man den Zweck und erhält sofort eine klare Lösung des Schellacks, wenn man ihm in fein gepulvertem Zustande die wachsartigen Bestandteile durch Benzin entzieht. Aber der Schellack wird dadurch etwas verteuert. Hat man nicht Zeit, den Lack durch Absetzenlassen zu klären, so kommt man immer am besten zum Ziele, wenn man den Schellack zuerst allein in Spiritus löst, diese dünnere Lösung für sich filtriert und dann erst die übrigen Harze in dem Filtrat auflöst. Zum Absetzenlassen der fertigen Lacke bedient man sich am besten hoher, nicht zu weiter Zylinder aus hartgebranntem Ton mit gut schließendem Deckel und einem oder zwei übereinander befindlichen, seitlichen Hähnen, wovon der untere einige Zentimeter über dem Boden angebracht sein muß. Um das Festkleben des Deckels oder des Kükens im Hahn zu verhindern, tut man gut, beide mit etwas Paraffin oder Vaselin einzureiben. Aus einem solchen Gefäße kann man den klaren Lack, ohne den Bodensatz aufzurühren, bequem ablassen. Der verhältnismäßig geringe trübe Rückstand wird sich leicht entweder zu geringwertigen Lacken oder als Knastlack für Maler verwerten lassen.

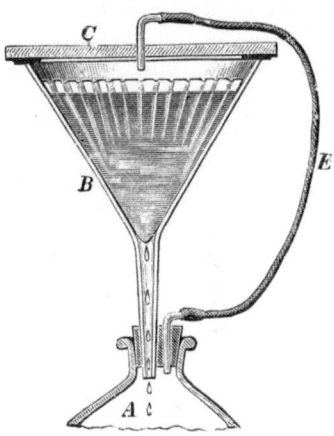

Abb. 564. Filtration von Lacken unter Abschluß von Luft. A Flasche. B Trichter. C Trichterdeckel mit überfassendem Rand. E Verbindungsrohr, das mittels des. doppelt durchbohrten Korkes und des durchbohrten Deckels die Luft in der Flasche A mit der im Trichter B in Verbindung setzt.

Die Herstellung der Lacke bietet, sobald es sich um kleine Mengen handelt, keine besonderen Schwierigkeiten, namentlich wenn nur Schellack und Kolophonium angewendet werden. Anders liegt die Sache, wenn größere Mengen hergestellt werden, und wenn es sich um Zusätze von Sandarak, Mastix und auch von Manilakopal handelt; hauptsächlich die beiden ersten ballen sich, mit Spiritus übergossen, zu einer zähen Masse zusammen, die in Verbindung mit Schellack einen fest am Boden haftenden Klumpen bildet, der sich nur schwierig löst. Meist wird zur Verhinderung dieses Übelstandes eine Zumischung von gröblich gepulvertem Glas empfohlen; aber auch hierdurch wird nur wenig erreicht. Allerdings läßt sich durch Wärme die Lösung sehr beschleunigen; bei der leichten Entzündlichkeit des Spiritus aber sollte man eine Erwärmung immer vermeiden. Vielfach hat man, um dem fortwährenden Rühren zu entgehen, zu dem Hilfsmittel gegriffen, den Lack in geschlossenen Fässern anzusetzen, worin die Flüssigkeit durch Rollen oder, indem man die Fässer aufhängt, durch Schwingungen in fortwährender Bewegung erhalten wird. Mit diesem Verfahren kann man allerdings große Mengen in verhältnismäßig kurzer Zeit fertigstellen, immer aber erfordert es mehr oder weniger die unausgesetzte Tätigkeit eines Arbeiters. Oder man hängt die Harze in einen lockeren Stoffbeutel oben in die Lösungsflüssigkeit hinein. Ein sehr zweckmäßiges Verfahren ist das Deplazierungsverfahren (s. Einleitung

Extraktion, Abb. 565). In sehr kurzer Zeit läßt sich dadurch jede beliebige Menge Lack ohne irgendeine weitere Arbeit als das Abwägen herstellen. Für kleinere Mengen benutzt man dazu Blechtrommeln oder Kanister und läßt innen in verschiedener Höhe ein paar Vorsprünge einlöten oder besser Zahnleisten anbringen, auf die ein durchlöchertes, mit einem Griffe versehenes Blech gelegt werden kann. Auf dieses nicht zu großlöcherige Sieb schüttet man die betreffenden Harze. Man füllt nun zuerst die zur Bereitung erforderliche Menge Spiritus in das Gefäß und hängt den Siebboden mit den Harzen soweit hinein, daß der Spiritus eben über den Siebboden reicht. Nachdem man das Gefäß mit einem Deckel geschlossen hat, stellt man es ruhig beiseite und wird, je nach der Natur des Harzes, nach 6—12 Stunden den Lack fertig abziehen können. Dabei hat man noch den Vorteil, daß der Siebboden die im Harz etwa befindlichen groben Unreinigkeiten zurückhält, und daß der Lack dadurch schön rein wird. Bevor man den Lack abzieht, nimmt man den Siebboden heraus, rührt den Lack vorsichtig um, ohne jedoch den Bodensatz aufzurühren, und überläßt ihn dann noch eine Zeitlang der Ruhe. Für größere Mengen läßt sich jedes Faß mit Leichtigkeit dazu einrichten.

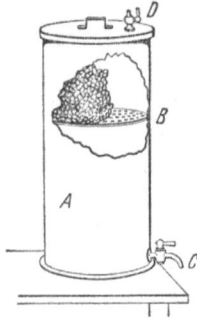

Abb. 565. Deplazierungsgefäß für Lackbereitung. *A* Blechgef. *B* Siebboden. *C* Abflußhahn. *D* Lufthahn im Deckel.

Bei dem zur Verwendung kommenden Schellack ist die Farbe sehr zu berücksichtigen. Für dunkelgefärbte Lacke kann man auch den geringwertigeren Rubinschellack verwenden; doch löst sich dieser verhältnismäßig sehr schwer auf. Manche Sorten zeigen sich nach dem Aufquellen in Spiritus oft lederartig zähe und sind dann sehr schwer löslich. Wenn also der Preisunterschied zwischen dieser und den dünnblättrigen Sorten nicht gar zu groß ist, möchte immer, selbst bei den dunkleren Lacken, zu den besseren Sorten zu raten sein.

Vielfach kommt es vor, daß namentlich für Metall- und Strohhutlacke eine lebhafte Färbung des Lacküberzuges gewünscht wird. Hier sind die farbenprächtigen Teerfarbstoffe durchaus am Platze; doch hüte man sich vor zu großem Zusatz, 10—15 g auf 1 kg genügen reichlich. Mit Leichtigkeit wird man durch geeignete Farbenmischungen alle nur gewünschten Farbtöne hervorrufen können, bei den Goldlacken, von denen eine größere Dauerhaftigkeit verlangt wird, tut man gut, die Teerfarbstoffe durch Gummigutti oder Drachenblut zu ersetzen.

Bei allen Spirituslacken wendet man Spiritus von 90—95 Raumprozent an bei den schwarzgefärbten ist ein Filtrieren oder Absetzenlassen nicht unbedingt erforderlich, doch wird auch bei diesen der Glanz durch die Filtration erhöht. Die Teerfarbstoffe werden in weingeistiger Lösung dem fertigen Lacke zugesetzt. Gummigutti und Drachenblut aber der zu lösenden Harzmischung zugefügt.

Spirituslacke mit festen Stoffen z. B. Lithopone vermischt und mit Spiritus verdünnt eignen sich als Isolierungsmittel für mit Teer und Karbolineum gestrichene Gegenstände.

Bezüglich der Vorschriften für die zahlreichen Lacke verweisen wir auf Buchheister-Ottersbach. Drogisten-Praxis II. Vorschriftenbuch.

Spirituslacke bewahrt man zweckmäßig nicht in Blechgefäßen auf, da häufig dadurch eine Verdickung eintritt.

Unter Aldehydharzlacken versteht man Auflösungen von Kasein in

Kresol, die mit Formaldehydlösung behandelt und dann in Weingeist gelöst sind. Sie dienen zum Holzanstrich, um dieses zu schützen. Die Maserung des Holzes bleibt vollständig sichtbar, nur wird das Holz etwas gelblich.

Politur.

Zu den Lacken lassen sich in gewisser Beziehung auch die Polituren rechnen. Sie unterscheiden sich in ihrer Anwendung von den Lacken dadurch, daß sie nicht wie diese aufgestrichen, sondern mit dem Polierballen aufgetragen und in schleifenförmiger Bewegung eingerieben werden. Es sind Lösungen von Schellack, auch unter Zusatz von Kopalen in Spiritus im Verhältnis von 1 + 4 bis 1 + 6. Sie werden nicht filtriert, da die Wachsteile des Schellacks beim Polieren von Nutzen sind

Polituren und Spirituslacke werden mit dem Alter immer besser.

Politurlacke sind Polituren, denen man 5% venezianischen Terpentin zugesetzt hat. Sie werden für Verzierungen, Schnitzereien angewendet, nicht mit dem Polierballen verrieben, sondern mit einem Pinsel aufgestrichen.

Diese Polituren sind nicht mit Glanzmitteln zu verwechseln, die dazu dienen, frischen Schleiflackierungen oder durch Nitrozelluloselacke mittels Spritzverfahren hergestellten Lackierungen erhöhten Glanz zu geben. Es sind dies entweder Wachsemulsionen, die mit Terpentinöl und wenig festen Stoffen wie Aluminiumoxyd vermischt sind oder Leinöl mit Schwefelsäure. Kampferöl und wenig Aluminiumoxyd

Wässerige Schellack- und Harzlösungen.

Zuweilen bringt man den Schellack mit oder ohne Zusatz von Harz in wässerige Lösung, indem man ihn unter Zusatz von Kaliumkarbonat, Natriumkarbonat oder Borax mit Wasser kocht. Es entsteht eine Art Harzseife, die man mit Farben oder Farbstoffen gemengt, als sog. Lederappretur oder in Verbindung mit Erdfarben als Fußbodenanstrich benutzt. Sie werden mit einem Pinsel oder Schwamm aufgetragen und, wenn nötig, darauf mit einer Bürste blank gerieben. Sie gleichen mehr oder weniger den Wachsbohnermassen, sind aber nur von geringer Dauerhaftigkeit.

Hierher können zum Teil auch die schon unter den Mattlacken besprochenen weingeistigen Mattlacke, die unter den verschiedensten Namen in den Handel gebracht werden, gerechnet werden. Hier ist das Alkali, durch das der Schellack in Lösung gebracht wird. Ammoniumoxydhydrat.

Borst- und Haarpinsel.

Die für die Verwendung von Farben und Lacken nötigen Pinsel teilt man ein in Borst- und in Haarpinsel. Zur Herstellung der Borstpinsel verwendet man die Borsten der wilden Schweine und der Hausschweine. Als beste Borsten gelten die Kammborsten, die vom Rücken der Tiere gewonnen werden. Die Borsten der Seiten und des Bauches sind kürzer und nicht so biegsam. Man schneidet die Borsten entweder von den lebenden Tieren ab, oder kämmt sie ihnen im Sommer aus, oder reißt sie den geschlachteten Tieren nach Abbrühen mit heißem Wasser aus. Höher im Werte stehen die Borsten des wilden Schweines, und wiederum gelten die von alten Tieren mehr als die von jungen. Ungarn, Galizien und Rußland liefern große Mengen von Borsten. Der Farbe nach unterscheidet man falbe, graue, schwarze und gebleichte Borsten. Die Borste verjüngt sich zur Spitze zu, die sich zu verschiedenen Teilen, zur sog. Fahne, abzweigt, die aber vielfach durch „Schleifen" entfernt wird. Zur Herstellung eines

Pinsels müssen die Borsten eine Zeitlang gekocht und darauf der Länge nach ausgesucht werden. Der Ringpinsel besteht gewöhnlich aus zwei Schichten Borsten, einer äußeren helleren, dem Mantel, und einer inneren dunkleren, der Einlage. **Haarpinsel** werden aus allen möglichen Haaren bereitet: aus Menschen-, Hunde-, Rinds-, Fischotter-, Bären-, Dachs-, Eichhörnchen-, Fuchs- und Marderhaaren. Die feineren werden gewöhnlich in Federposen oder Nickelzwingen, die gröberen in Holz oder Blech gefaßt.

Die Aufbewahrung der in Gebrauch befindlichen Borstpinsel muß sorgfältig geschehen. Soll der Pinsel bald wieder gebraucht werden, so hängt man ihn vielfach in Wasser, so daß die Borsten den Boden nicht berühren, obwohl diese Aufbewahrung nicht gerade richtig ist, da die Borsten durch das Wasser aufquellen. Besser ist ein Aufhängen in Leinöl, dem man etwa 20% Terpentinöl zugesetzt hat. Terpentinöl allein ist unzweckmäßig, da die Farbe durch das Terpentinöl an den Borsten emporsteigt. Die zu Leimfarbe- und Wasserglasarbeiten gebrauchten Pinsel müssen sogleich nach Beendigung der Arbeit gründlich ausgewaschen werden, daß nichts mehr von der Farbe darin bleibt, dann trocknet man sie. Das Reinigen der Ölfarbenpinsel nimmt man am besten ebenfalls zuerst mit Leinöl vor, dann wäscht man mit Terpentinöl nach. Erhärtete Pinsel müssen bis zum Erweichen in Benzin gehängt und dann mit Terpentinöl weiter gereinigt werden. Teuere Haarpinsel, wie Marderpinsel reinigt man mit Terpentinölersatz und fettet sie mit etwas weißem Paraffinöl ein, die übrigen Haarpinsel wäscht man mit grüner Seife aus.

Fünfte Abteilung.

Düngemittel.

Ohne Luft ist jedes Leben unmöglich. So wird Luft von Mensch, Tier und Pflanze ein- und ausgeatmet. Die Luft besteht aus Sauerstoff und Stickstoff, enthält daneben aber, abgesehen von den Edelgasen, auch Wasser und kleinere Mengen Kohlensäure. Beträgt der Gehalt an Kohlensäure auch nur 6 Teile auf 10000 Teile Luft, so entspricht dies, auf die gesamte Luft der Erde berechnet, doch dem ungeheuren Gewichte von über 3000 Billionen Kilogramm Kohlensäure oder über 820 Billionen Kilogramm Kohlenstoff.

Die Atmung besteht in der Aufnahme von Sauerstoff und Ausstoßung der durch den Oxydationsvorgang im menschlichen Körper erzeugten Kohlensäure, wovon der Mensch täglich ungefähr 1 kg als Kohlendioxyd ausatmet. Dieser Atmungsvorgang ist beim tierischen und pflanzlichen Körper genau derselbe. Während aber für den tierischen Körper eine größere Menge Kohlendioxyd giftig wirkt, das Leben abtötet, geht bei der Pflanze neben der Atmung eine Aufnahme, ein **Assimilationsprozeß** von Kohlendioxyd nebenher. Die Pflanze bedarf großer Mengen von Kohlensäure zur Nahrung. Sie entzieht diese der Luft. Alle grünen, chlorophyllhaltigen Pflanzenteile, besonders die Blätter mit den zahlreichen Poren nehmen Kohlendioxyd auf und verarbeiten es bei Gegenwart von Licht, Wärme, Wasser, gewissen mineralischen Stoffen, wie Magnesiumverbindungen, Eisenverbindungen und Kaliumsalzen, und Chlorophyll, wahrscheinlich zuerst zu Formaldehyd, darauf zu Stärke, Zucker und anderen Kohlehydraten. Daneben werden große Mengen Sauerstoff ausgestoßen, dadurch wird die Luft erneuert, **regeneriert** und dem tierischen Körper das Leben auf die Dauer ermöglicht.

$$CO_2 + H_2O = CH_2O + 2O$$
Kohlendioxyd + Wasser = Formaldehyd + Sauerstoff.

Neben der Kohlensäure der Luft wird der Pflanze aber auch durch Verwesung von Pflanzenresten und von Stallmist unter Mitwirkung von Bakterien im Erdboden viel Kohlensäure zugeführt, die sich unmittelbar über der Erdoberfläche befindet.

Außer Kohlensäure hat die Pflanze noch andere Nährstoffe nötig. Es sind dies Wasser, **Stickstoff, Kalium, Phosphor,** ferner **Kalzium, Magnesium,** etwas Eisen und Schwefel.

Wasser und Stickstoff sind Bestandteile der Luft. Die Pflanze nimmt sie aber meist nicht aus dieser auf, sondern entzieht sie dem Erdboden. Wasser ist in den Pflanzen in großer Menge vorhanden, sie bestehen während des Wachstums aus $^4/_5$ Wasser, das erst während der Fruchtreife abnimmt. Nur ein kleiner Teil davon ist als Nahrungsmittel, als Wasserstoffnahrung anzusehen, alles übrige dient dazu, die mineralischen Nährstoffe aufzulösen und alle Teile der Pflanze damit zu versorgen. Dieses **Vegetationswasser** verdunstet beständig, um neuen Mengen Platz zu machen.

Den Stickstoff der Luft eignen sich nur die Hülsenfrüchte an, und zwar vermittels kleiner Lebewesen, der Mikroorganismen, Bakterien, mit denen sie in Lebensgemeinschaft, in Symbiose stehen. Hierauf beruht der Anbau der Lupinen zur Gründüngung. Der Bacillus radicicola, ein winziges, äußerst bewegliches Stäbchen, lebt im Boden, dringt in die Pflanze ein, gelangt in die Rindenmasse und vermehrt sich so stark, daß kleine Knöllchen entstehen. Diese Bakterienkolonien assimilieren reichlich Stickstoff aus der Luft, den die Pflanze aufsaugt, dafür aber die Bazillen mit ihren Kohlehydraten ernährt. Man züchtet aus diesen Bakterienkolonien Reinkulturen, die unter der Bezeichnung Nitragin in den Handel kommen und in den Ackerboden geimpft werden. Im übrigen wird der Stickstoff in Form von löslichem Salpeter oder in kleinen Mengen mitunter auch als Ammoniak aufgenommen. Ammoniak bildet sich bei jeder Fäulnis organischer Stoffe dadurch, daß stickstoffhaltige Bestandteile, wie Eiweiß, durch Einwirkung von Bakterien zu Harnstoff, $CO(NH_2)_2$, Diamid der Kohlensäure, weiter zu Amiden und schließlich zu Ammoniak abgebaut werden. Ammoniak geht unter Mitwirkung bestimmter Bakterien, der Nitritbakterien, zuerst in salpetrige Säure, darauf unter Mitwirkung einer anderen Bakterienart, der Nitratbakterien, in Salpetersäure über. Dieser Vorgang, Nitrifikation genannt, geht besonders reichlich bei Gegenwart von Kalk vonstatten, an den die Salpetersäure zu Kalziumnitrat gebunden wird. Auch durch elektrische Entladungen in der Luft bildet sich Ammoniakgas, das vom Regenwasser oder vom Erdboden aufgenommen und weiter zu Nitraten wird. Stickstoff bedarf die Pflanze, um die Triebe zu strecken und reichlich Blätter zu bilden, damit diese wiederum reichlich Kohlendioxyd im Samen aufnehmen können. Auch ist Stickstoff ein Bestandteil der Eiweißstoffe.

Kalium und Phosphor sind für die Pflanzen gewöhnlich nicht so leicht zugänglich wie Wasser und Stickstoff, aber ebenso wichtig für sie für die Bildung aller Pflanzenteile, besonders der Blüten und Früchte, Kalium wahrscheinlich auch der Kohlehydrate (Stärke und Zucker); Phosphor in seinen Verbindungen, um die Samen und das Eiweiß heranzubilden und den Stengelteilen Kraft zu verleihen.

Kalzium findet sich als kohlensaurer Kalk, Kalziumkarbonat, schon in kohlensäurehaltigem Wasser als Bikarbonat gelöst und ist so von der Pflanze leicht zu erlangen. Stellt er auch nicht ein für die Pflanze so äußerst wichtiges Nährmittel dar wie Stickstoff, Kalium und Phosphor, so ist er doch unentbehrlich. Er stumpft schädliche, giftig wirkende Säuren ab, macht so den Boden neutral bzw. alkalisch, was erforderlich ist, und trägt wesentlich zur Einverleibung des Stickstoffes in den Pflanzenkörper bei, indem er die Nitrifikation durch günstige Einwirkung auf die Nitrit- und Nitratbakterien fördert. Wenn man Kalk auch nicht unmittelbar als Düngemittel bezeichnen kann, so ist er doch ein mittelbares Düngemittel, da er die Überführung von Nahrungsstoffen erleichtert. Außerdem dient er zur Verbesserung des Bodens, sowohl des Sandbodens als auch des schweren Bodens. Für Sandboden wählt man Kalziumkarbonat, z. B. Kalkstein, kalkhaltigen Mergel, Leunakalk, und den Scheideschlamm der Zuckerfabriken, für schweren Boden dagegen Ätzkalk oder gemahlenen gebrannten Kalk. Kalk darf nicht zu tief untergraben werden, nicht als Grunddünger verwendet werden, da er sonst leicht durch kohlensäurehaltiges Wasser in Lösung übergeführt und aus den oberen Erdschichten in tieferliegende Schichten fortgewaschen würde, die von den Wurzeln nicht erreicht werden. Er wird deshalb nur ausgestreut. Kalkdüngung sollte mindestens alle 3 Jahre wiederholt werden. Manchmal wird das Kalziumkarbonat durch ungebrannten Gips ersetzt, doch ist im allgemeinen die Wirkung dieses nicht so günstig wie bei Verwendung von Kalziumkarbonat oder Ätzkalk.

Vorteilhaft wirkt häufig auf das Pflanzenwachstum auch der **Humus** ein. Man versteht unter Humus die im Boden vorhandenen Zersetzungserzeugnisse hauptsächlich von Pflanzenteilen, die beständig noch weiter in Zersetzung begriffen sind. Humus ist reich an Stickstoff, der zu Ammoniak und Salpetersäure wird, außerdem auch an Kohlensäure, die entweder entweicht oder sich mit Mineralien verbindet und sie als Karbonate oder Bikarbonate löslich macht.

Außerdem wirkt Humus auf die verschiedenen Bodenarten günstig ein: Tonboden, der nur schwer für Luft und Feuchtigkeit durchlässig ist, lockert sich durch Humus, es wird auch den Wurzeln das Weiterwachsen erleichtert; Sand und Kalkboden dagegen werden feuchter und fruchtbarer, indem Humus die Feuchtigkeit zurückhält. Zu beachten ist, daß Humus nicht sauer sein darf, wie z. B. Hochmoor. In solchem Zustande wirkt er schädlich und muß durch Kalkdüngemittel abgemildert werden.

Aus Humus bzw. Torf, der nicht sauer ist, wird durch Mischen mit Kalkstickstoff, Thomasmehl und Kalimagnesia **künstlicher Kompost** hergestellt.

Magnesium und **Eisen**, die wahrscheinlich eine große Rolle bei der Entstehung des Chlorophylls bzw. der Assimilation des Kohlenstoffs einnehmen, sind den Pflanzen meist leicht zugänglich, ebenso der **Schwefel**.

Sind alle diese Nährstoffe, die die Pflanze zu ihrem Gedeihen nötig hat, nicht einer darf fehlen, nicht in ausreichendem Maße vorhanden, so ist man gezwungen, sie dem Boden zuzuführen. Man muß den Boden durch **Düngemittel** verbessern. Das natürlichste Düngemittel ist stets das, was die Landwirtschaft liefert, der **Stallmist**, worin alle erforderlichen Nährstoffe vorhanden sind. Er besteht aus festen Auswurfstoffen, dem Kot, und aus flüssigen, dem Harn, die mit verschiedenen Streumitteln wie Stroh, Torfstreu, Farnkraut, Seegras, Laub und anderem gemischt sind. Die flüssigen Auswurfstoffe bezeichnet man auch mit **Jauche**, zumal wenn sie infolge längerer Berührung mit festen Auswurfstoffen von diesen gelöst haben. Stallmist enthält durchschnittlich 25% Trockenmasse und 75% Flüssigkeit. Diese letztere enthält ebenfalls große Mengen Pflanzennährstoffe, so daß sich die festen und flüssigen Auswurfstoffe ergänzen. Der Wert des Stallmistes richtet sich nach der Fütterung und den Tieren, die ihn liefern. Rindviehmist wird als kalt bezeichnet: die Fäulnis geht nur langsam vor sich, die Erwärmung ist nicht groß; dafür die Wirkung aber lange anhaltend. Pferdemist ist hitzig. Er entwickelt rasch große Wärme, geht rasch in Fäulnis über. Ihm annähernd gleich ist Schafmist.

Wenn auch in manchen Fällen, wie bei schwerem Boden, die Verwendung von frischem Dünger angebracht ist, so muß doch meistens zur Erzielung einer erfolgreichen Wirkung der Stallmist wenigstens zwei Monate dicht geschichtet und angefeuchtet abgelagert werden. Unter Mitwirkung von Bakterien gerät er in Gärung, und Ammoniak und Kohlensäure entwickeln sich. Das Kohlendioxyd der Kohlensäure und die Feuchtigkeit verdunsten, aber das Entweichen des wertvollen Ammoniaks muß man zu verhindern trachten. Man überschichtet deshalb den Stallmist mit Erde, Torf, auch Gips oder Superphosphat oder befeuchtet ihn mit Schwefelsäure: man setzt dem Stallmist ein **Erhaltungsmittel, Konservierungsmittel** zu. Ammoniak wird hierdurch in Ammonsulfat oder eine andere Salzverbindung übergeführt. Z. T. entsteht bei der Zersetzung des Stallmistes auch Salpetersäure infolge der Aufnahme von Sauerstoff, die man ebenfalls als Salzverbindung festhält.

Sehr häufig genügt aber die Anwendung von Stallmist allein nicht: der

Boden ist zu erschöpft oder zu sandig, das Klima zu rauh, die Pflanze bedarf eines bestimmten Nährstoffes in besonders großer Menge, oder die Erzeugung von Stallmist ist zu gering, kurz der Ertrag ist nicht reichlich genug. Dann ist man gezwungen, zu künstlichen Düngemitteln, zu den Düngemitteln des Handels zu greifen. Ihre Wirkung beruht auf dem Gehalt an Stickstoff, Kalium und Phosphor. Man bewertet diese Düngemittel nach dem Prozentgehalt, rechnet aber den Prozentgehalt an Kalium und Phosphor in Kaliumoxyd, in Kali, und Phosphorsäure bzw. Phosphorpentoxyd, P_2O_5, um.

Die hauptsächlichsten künstlichen Düngemittel sind:

a) stickstoffhaltige: Chilesalpeter, deutscher Natronsalpeter, Ammoniaksalze, Ammoniumsulfatsalpeter (Leunasalpeter, Montansalpeter), die stickstoffreicheren Sorten des Peruguanos, Fischguano, Kalisalpeter, Norgesalpeter, Kalkstickstoff, Perlkalkstickstoff, Hornspäne, Hornmehl und Harnstoff;

b) kalihaltige: die Staßfurter und Leopoldshaller Abraumsalze, Kalirohsalze wie Kainit, Karnallit und Sylvinit, ferner die Staßfurter hochprozentigen Fabrikationssalze, 50% und 40% Kalisalz, Kalisulfat, Kaliumkarbonat und Holzasche;

c) phosphorsäurehaltige: Superphosphat, Ammoniaksuperphosphat, Thomasphosphat, Rhenaniaphosphat, Knochenmehl, Dikalziumphosphat, Rohphosphat, Kalisuperphosphat, Bakerguano und Mejillonesguano.

Meist werden die künstlichen Düngemittel mit feinkörniger Erde, Torfstreu oder ähnlichem gemischt, den obersten Schichten des Bodens vollständig gleichmäßig untergearbeitet, man nimmt Grunddüngung oder Krumedüngung vor. Einige künstliche Düngemittel, die in Wasser sehr leicht löslich sind, wie die Salpeter, werden aber auch einfach auf den Boden aufgestreut, und zwar besonders, wenn die Pflanzen schon im Wachstum begriffen sind. Derartige Düngung heißt Kopfdüngung.

Düngemittel wirken am raschesten, am kräftigsten, wenn sie recht fein gemahlen und in Wasser leicht löslich sind. Sie dürfen dann aber nicht lange im Boden liegen, da sonst die Gefahr des Auswaschens durch Regenwasser obwaltet. Manche, wie Knochenmehl, getrocknetes Blut, Thomasphosphat, Hornspäne und Fischguano sind entweder schwer löslich oder z. T. unlöslich. Bei ihnen tritt die Wirkung nur langsam ein, oft sogar erst im folgenden, dritten oder vierten Jahre, dann zeigen sie Nachwirkung. Sie müssen, um wirksam zu werden, erst ganz allmählich in leichtlösliche Düngemittel umgesetzt werden. Stoffe, die auf derartige schwer oder gar nicht lösliche Verbindungen einwirken, nennt man mittelbare Düngemittel, es sind dies vor allem Kalk, Gips, Mergel und Humus. Eine ganze Reihe unlöslicher oder schwerlöslicher Pflanzennährstoffe werden fabrikmäßig in lösliche übergeführt, sie werden aufgeschlossen. Naturerzeugnisse, wie phosphorsäurehaltiger Apatit oder Phosphorit, ferner Knochenmehl, verschiedene Guanosorten und Hornspäne werden mit Schwefelsäure behandelt, sie schließen sich auf, werden dadurch löslich und bilden Superphosphate.

a) Stickstoffhaltige Düngemittel.

Ein sehr gebräuchliches stickstoffhaltiges Düngemittel ist der Chilesalpeter. Er enthält 15—16% Stickstoff, wird gewöhnlich aber nicht für sich allein verwendet, sondern mit leichtlöslichen Phosphaten, mit Superphosphaten gemischt. Es bildet sich jedoch bei seiner Anwendung leicht eine feste Erdkruste, so daß es erforderlich ist, den Boden fleißig aufzulockern.

Heute werden in Deutschland aber sehr große Mengen Natriumnitrat,

Natriumsalpeter, künstlich, synthetisch, hergestellt, so daß Deutschland auf den Chilesalpeter nicht mehr so angewiesen ist. Dieses synthetisch hergestellte Natriumnitrat eignet sich ebenfalls vorzüglich als Kopfdünger. Kalisalpeter, Kaliumnitrat enthält mehrere Nährstoffe, neben 12—13% Stickstoff 43—45% K_2O.

Das schwefelsaure Ammoniak, Ammoniumsulfat, wird als Nebenerzeugnis in Gasfabriken und Kokereien gewonnen. Oder viel aus dem synthetisch hergestellten oder dem aus dem Kalkstickstoff gewonnenen Ammoniak durch Sättigen mit Schwefelsäure. Es wirkt nicht ganz so schnell wie Natronsalpeter, indem es erst durch den Kalk- und Kaligehalt des Bodens in Kalziumnitrat und Kaliumnitrat übergeführt wird, ist aber für schweren Boden vorteilhafter als der Natronsalpeter. Die Anwendung hat stets als Grunddüngung zu geschehen, da bei den Umsetzungen sonst ein großer Verlust an Ammoniak entstehen würde. Schwefelsaures Ammoniak enthält 20% Stickstoff, ist aber mitunter durch Ammoniumsulfozyanat verunreinigt, das auf die Pflanze giftig einwirkt.

Peruguano, die Abgänge, Exkremente von Seevögeln, wurde früher ausschließlich von den Chinchainseln nach Europa versandt. Nach Erschöpfung dieser kommt der Rohperuguano von der Independencia-Bay, Guanape und anderen Inseln der peruanischen Küste. Er enthält mehrere Nährstoffe, etwa 7—12% Stickstoff, ungefähr 11—14% Phosphorsäure und 2—3% Kaliumoxyd. Der Rohguano wird aufgeschlossen und so hauptsächlich als Peruguano-Superphosphat verwendet. Es eignet sich besonders gut zum Düngen von Halmfrüchten, Gemüsen und Kartoffeln, muß aber gut untergegraben werden, um die Phosphorsäure rasch zu lösen und einen Verlust an Ammoniak zu vermeiden. Ähnlich dem Peruguano ist der Damaraland-Guano. Fischguano, ebenfalls ein Düngemittel mit mehreren Nährstoffen, wird hauptsächlich aus den Abfällen der Stockfischbereitung oder des Walfischfanges gewonnen; auch in Deutschland verarbeitet man Fische auf Düngemittel. Im Fischguano sind etwa 8% Stickstoff neben ungefähr 10% Phosphorsäure enthalten.

Blutmehl ist getrocknetes, gepulvertes Blut mit einem Gehalt von ungefähr 12% Stickstoff.

Die 12—14% stickstoffhaltigen Hornspäne werden meistens aufgeschlossen und stellen so das Hornmehl dar.

Harnstoff, Karbamid, durch Zersetzung von Eiweiß entstehend, synthetisch aus Kohlendioxyd und Ammoniak durch Erhitzen hergestellt, enthält 45—46% Stickstoff. Er findet als Düngemittel für Feldfrüchte, Gartenpflanzen, Gemüsepflanzen und Tabak Verwendung.

Unter Poudrette versteht man getrockneten und gemahlenen Fäkalien- oder Latrinendünger, also die Auswurfstoffe, Exkremente des Menschen. Häufig sind sie mit Torfmüll oder Straßenkehricht gemischt. Der Gehalt an Stickstoff soll wenigstens 7% betragen; außerdem enthalten sie ungefähr 2,5% Phosphorsäure und ebensoviel Kaliumoxyd.

In großem Maßstabe verwertet man den Stickstoff der Luft zu Düngemitteln und benutzt hierfür die Elektrizität. Man leitet nach dem sog. Deutschen Verfahren nach Frank-Caro möglichst sauerstoffrei gemachte Luft über Kalziumkarbid, das durch den elektrischen Strom zum Glühen gebracht ist. Es entsteht Kalziumzyanamid, dem man den Namen Kalkstickstoff gegeben hat. Es zersetzt sich mit Wasser und geht unter Mitwirkung von Bakterien allmählich in Ammonsalpeter, Ammoniumnitrat über. Kalkstickstoff darf nicht als

Kopfdünger verwendet, sondern muß untergegraben werden, da sich sonst leicht giftige Verbindungen bilden. Oder man stellt nach norwegischem Verfahren nach Birkeland-Eyde den Kalk- oder Norgesalpeter, Kalziumnitrat her, eine grobsandige Masse aus Kalk bestehend, an den der Stickstoff der Luft durch elektrothermisches Verfahren gebunden ist. In einem elektrischen Schmelzofen erzeugt man durch zwei Kohlenelektroden eine Flammenscheibe, durch die man Luft bläst. Es entsteht ein Gemisch von Sauerstoff und Stickstoff, Stickstoffdioxyd genannt, das man abkühlt, wobei es durch Luft in Stickstoffsuperoxyd übergeht. Das Stickstoffsuperoxyd wird durch Wasser zu Salpetersäure, die man durch große steinerne Türme hindurch in Kalilauge leitet und in Kalziumnitrat umsetzt. Die Herstellung dieses Stickstoffpräparats geschieht vor allem in Norwegen, wo man die Wasserfälle von Svaelgfos-Notodden, Lienfons, Wamma und Rjukanfos zur Krafterzeugung benutzt. Norgesalpeter ist Feuchtigkeit anziehend, also in Wasser leicht löslich.

Nach Gewinnung des Ammoniaks bzw. der Salpetersäure aus dem Kalkstickstoff bzw. dem Haberschen Verfahren stellt man in Deutschland das Kalziumnitrat, den Kalksalpeter mit 15% Stickstoffgehalt, aus der Salpetersäure durch Sättigen dieser mit Kalkstein her.

Auch Kaliammoniaksalpeter und Natronammoniaksalpeter kommen in den Handel. Sie enthalten mehrere Nährstoffe. Kaliammoniaksalpeter oder Kaliammonsalpeter enthält neben 20—28% Kali, 15—16% Stickstoff; Natronammoniaksalpeter oder Natronammonsalpeter 19% Stickstoff. Sie werden durch Mischung der entsprechenden Nitrate erhalten.

b) Kalihaltige Düngemittel.

Kalihaltige Düngemittel werden vor allem von den Staßfurter Werken geliefert. Man unterscheidet rohe Kalisalze und hochprozentige oder Fabrikationssalze, die aus den ersteren hergestellt werden. Die wichtigsten Rohsalze sind Kainit und Sylvinit mit 12% und Karnallit mit 9% Kaliumoxyd. Die hochprozentigen kommen unter der Bezeichnung Kalidüngesalze in verschiedener Zusammensetzung in den Handel, aber alle mit einem verbürgten Gehalte von 20, 30, 40 oder 50% Kaliumoxyd. Außer diesen Kalidüngesalzen sind noch im Handel Chlorkalium, Kaliumchlorid, mit ungefähr 55%, schwefelsaures Kalium, Kaliumsulfat, mit ungefähr 50% und schwefelsaure Kali-Magnesia, Kalium-Magnesiumsulfat, mit etwa 25% Kaliumoxyd. Die Rohsalze sind meistens durch große Mengen Natriumchlorid und Magnesiumchlorid verunreinigt, die entfernt werden müssen, da sie in größeren Mengen einerseits die Pflanzen geradezu vergiften, anderseits auch den Boden verschlechtern. Sie führen den Kalkgehalt in lösliches Kalziumchlorid über, das ausgewaschen und so dem Boden entzogen wird. Die hochprozentigen Düngesalze werden deshalb möglichst von diesen schädlichen Verbindungen befreit.

Auch Kalidüngung wird am besten im Verein mit Phosphaten und Stickstoffverbindungen vorgenommen, denn der Boden soll der Pflanze alle Nährstoffe genügend darbieten können. Jedoch ist bei dem Mischen von Düngemitteln sorgsam zu beachten, daß niemals solche Stoffe zusammengebracht werden, die Ammoniak verflüchtigen oder die Phosphorsäure schwerer löslich machen, die die Phosphorsäure zurückgehen lassen. So dürfen Kalisalze allen Düngemitteln zugesetzt werden, aber nicht kalkhaltige, wie Thomasmehl, den Superphosphaten, Ammonsulfat und anderen Ammoniumverbindungen, Guano oder Blutmehl.

c) Phosphorsäurehaltige Düngemittel.

Von den phosphorsäurehaltigen kommt vor allem **Superphosphat** in Betracht. Es ist aufgeschlossenes Knochenmehl, wirkt sehr rasch und wird mit Erde vermischt aufgestreut, da es leicht löslich ist. Für sehr kalkreichen oder reinen Sandboden eignet sich Superphosphat aber nicht. Im ersteren Falle würde die Phosphorsäure zurückgehen, im anderen aber durch Wasser leicht ausgewaschen und in tiefere Schichten des Bodens geführt werden. Der Hauptbestandteil ist einbasisch oder zweifachsaures Kalziumphosphat, Monokalziumphosphat, $CaH_4(PO_4)_2$.

Ammoniak-Superphosphat: Ein Gemisch von Superphosphat und Ammoniumsulfat. Es enthält neben 9% P_2O_5 zugleich 9% Stickstoff, wirkt sehr rasch, zumal wenn es ein gleichmäßiges Pulver darstellt, ist aber hauptsächlich nur in kalkhaltigem Boden anwendbar, da Kalk nötig ist, um das Ammonsulfat umzusetzen.

Thomasphosphat: Die bei der Gewinnung von phosphorfreiem Eisen nach dem Thomasprozeß zurückbleibende Schlacke. Bei diesem Vorgange wird geschmolzenes phosphorhaltiges Roheisen mit erhitztem, gebranntem Kalk versetzt und erhitzte Luft der Masse zugeführt. Hierdurch wird der Phosphor zu Phosphorsäure oxydiert, die sich mit dem Kalk zu phosphorsaurem Kalk verbindet.

Die Schlacke wird möglichst fein gemahlen und bildet dann ein staubfeines Pulver, das **Thomasmehl**. Es besteht in der Hauptsache aus unlöslichem, vierbasisch-phosphorsaurem Kalzium, $Ca_3(PO_4)_2 + CaO$, das aber im Boden in lösliche Verbindung zerfällt. Der Wert des Thomasmehles richtet sich nach der Löslichkeit in 2 prozentiger Zitronensäurelösung, nach **zitratlöslicher Phosphorsäure**, von der es 12—20% enthält. Außerdem sind 50% Kalk vorhanden. Neben der raschen Wirkung zeigt Thomasmehl auch gute Nachwirkung.

Das **rohe Knochenmehl** ist wasserunlöslicher, dreibasisch-phosphorsaurer Kalk, dreibasisches Kalziumphosphat, Trikalziumphosphat, $Ca_3(PO_4)_2$, das von der Pflanze nicht rasch aufgenommen wird, auch wenn es noch so fein gepulvert wird. Um es löslicher zu machen, **dämpft man es, entleimt es oder fermentiert es**. Alle Präparate ergeben aber nur eine Nachwirkung.

Präzipitat ist das Nebenerzeugnis der Leimfabriken, besteht aus zweibasisch-phosphorsaurem Kalk, zweibasischem Kalziumphosphat, Dikalziumphosphat und gleicht dem Superphosphat. Es muß sich in zitronensaurem Ammonium leicht auflösen.

Kali-Superphosphat ist meist ein Gemenge von Kalirohsalzen mit Superphosphaten. Es enthält demnach mehrere Nährstoffe, und zwar 13% K_2O und 13% P_2O_5.

Baker- und Mejillones-Guano. Baker-Guano kam früher von der Bakerinsel in der Südsee. Heute ist der Vorrat dieser Insel erschöpft, und er wird von anderen Koralleninseln der Südsee geliefert. Er enthält 30—40% Phosphorsäure neben dreibasisch-phosphorsaurem Kalk. Mejillones-Guano hat ähnliche Zusammensetzung und stammt von der chilenischen Küste Südamerikas. Beide sind sehr langsam wirkende Dünger, werden deshalb meist aufgeschlossen und bilden dann Superphosphate.

Von Düngemitteln, die verschiedene Nährstoffe in sich vereinen, sind noch zu nennen: **Hakaphos** und **Phostikal** mit Stickstoff, Phosphor und Kaligehalt, ebenso **Nitrophoska**, worin außerdem noch Kalziumkarbonat vorhanden ist.

Den künstlichen Düngemitteln werden mitunter Stoffe zugesetzt, wie Quarzsand, Schwerspat, Kohlenstaub, auch Steinmehl, das meist noch schwache Düngekraft besitzt. Alle diese Zusätze machen das Düngemittel minderwertig, weshalb Düngemittel nur unter Verbürgung eines bestimmten Gehaltes gekauft werden dürfen.

Alle diese künstlichen Dünger eignen sich auch für Topfpflanzen, wo das Bedürfnis einer Düngung meist groß ist, nur ist nötig, daß in solchen Düngemitteln sämtliche Nährstoffe, auch Eisen vereinigt sind. Die anzuwendende Menge richtet sich nach der Größe der Pflanze. Man rechnet eine Messerspitze voll auf eine Pflanze mittlerer Größe und gibt diese Menge alle 14 Tage bis zum Aufhören des Sommers. Meistens sind die Düngemittel für Topfpflanzen leicht löslich, so daß Kopfdüngung angebracht ist, oder man begießt die Pflanzen mit einer Lösung solchen Düngemittels im Verhältnis 1 oder bei größeren Pflanzen 2 : 1000. Sollen die Pflanzen nicht allzu rasch wachsen, muß man einen schwerer löslichen Dünger wählen und diesen gleichmäßig unter die Erde mischen.

Pflanzenschädlinge.

An den Drogisten werden häufig Fragen gerichtet, wie man sich am besten gegen Feinde der Pflanzenwelt schützen könne, um so den für die Ernährung des deutschen Volkes so wichtigen Anbau von Obst und anderen Früchten nutzbringend zu gestalten.

Die Feinde der Pflanzenwelt kann man in pflanzliche und tierische Schädlinge einteilen. Von den pflanzlichen Schädlingen sind es vor allem Pilze und Unkräuter. Um die Pflanzen gegen Pilzschädlinge, gegen Pilzkrankheiten zu schützen, ist es vor allem nötig, den Boden in guter Beschaffenheit zu halten. Der Pflanze müssen genügend Nährstoffe, genügend Wasser und genügend Luft und Licht zugeführt werden; doch ist zu beachten, daß ein Zuviel an Wasser und Nährstoffen, zumal von stickstoffhaltigen Düngemitteln, wie Stallmist, Jauche und Salpeter, schädlich wirkt. Ein zu feuchter Boden, wo das Grundwasser zu hoch steht, muß demnach durch Entwässerungsröhren, durch Dränage, entwässert werden; man hat für ausreichenden Kalkgehalt zu sorgen, wodurch der Boden verbessert wird, einzelne Bäume, wie Obstbäume, hebe man, auch überzeuge man sich, ob der Boden nicht zu humusreich ist, oder ob die Wurzeln nicht in zu eisenhaltigen Tonboden oder in Kies kommen, in welchem Falle der Boden verbessert werden muß. Verschafft man der Pflanze nicht die erforderlichen Lebensbedingungen, so wird sie leicht von Pilzkrankheiten befallen, sie ist dafür disponiert. Die häufigsten Krankheiten, die durch Pilzwucherungen entstehen, sind: Brand, Krebs, Grind oder Schorf und echter bzw. falscher Mehltau. Man erkennt sie daran, daß sich an den Pflanzenteilen, z. B. beim Brand auf der Rinde rußig aussehende Stellen zeigen, oder wie beim Krebs am Stamm und Ästen schorfartige Erhöhungen, die von Pilzwucherungen stammen und bei der Berührung Sporenmassen verstäuben.

Brand, der beim Obst, beim Getreide und anderen Pflanzen auftritt, bekämpft man beim Getreide dadurch, daß man der Krankheit vorbeugt, indem man das Saatgut in Getreidebeizen legt. Man behandelt das Saatgut mit einer ganz schwachen Formalinlösung (250 g 40prozentig auf 100 l Wasser). Man breitet nach dem Benetzungsverfahren das zu beizende Getreide auf einer undurchlässigen Fläche in einem schmalen, langgestreckten Haufen flach aus und besprengt mittels einer feinlöcherigen Gießkanne die breitgeworfenen Getreidekörner mit der Formalinlösung, daß sie damit gut benetzt werden. Man schaufelt durch, besprengt nochmals und schaufelt wieder gut durch. Darauf bedeckt man mit Säcken, die ebenfalls mit der Formalinlösung getränkt sind, und überläßt nun 3 Stunden sich selbst. Darauf breitet man aus, trocknet und sät bald, und zwar wenn irgend möglich in feuchten Boden aus, daß die Keimung schnell eintritt. Wird das Getreide nach dem Tauchverfahren in die Formalinlösung eingetaucht, so darf die Einwirkungsdauer nur ½ Stunde betragen. Oder man legt das Saatgut 10 Minuten in heißes Wasser von 52°—54° C. Oder man verwendet Quecksilberverbindungen, Quecksilberchlorid, Quecksilberbromid, Uspulun, Arsen-Chlorphenolquecksilber, wovon sich vor allem das Einmischen in eine 0,5 prozentige Lösung bewährt. Auch das Trockenbeizverfahren leistet gute Dienste. Man schüttelt das Getreide in großen Fässern mit dem Pulver tüchtig durch (s. unten). Bei Obst geht die Brandwucherung bis auf den Splint. Man schneidet bis auf gesundes Holz aus, bestreicht die Schnittwunde mit Holzessig und verstreicht sie mit Baumwachs.

Krebs zeigt sich vor allem bei Apfelbäumen und macht sich durch schorfartige, knotige Erhöhungen bemerkbar. Er entsteht durch Verwundung, Quetschung, schlechten oder zu nassen Standort und vor allem durch Frostschaden. Man schneidet die Bäume wie bei Brand aus, nur zieht man gewöhnlich zum Ausschmieren einen Kitt von schwarzem Pech und Leinöl oder Lehmbrei mit etwas Steinkohlenteer vor. Man sorgt besonders für Verbesserung des Bodens und achtet darauf, daß jede Wundfläche glatt geschnitten und gut mit Baumwachs verklebt werde.

Grind oder Schorf wird durch den Pilz *Fusicladium pirinum* auf Birnen und *Fusicladium dendriticum* auf Äpfeln hervorgerufen, wenn diese auf schlechtem Boden stehen. Als bewährtes Mittel gilt neben Bodenverbesserung ein Bespritzen mit Bordelaiser Kupfer-Kalk-Brühe oder mit einer 1 prozentigen Schwefelleberlösung. Doch darf das Bespritzen mit Bordelaiser Brühe nicht auf die Früchte geschehen, sondern muß vor der Blüte vorgenommen werden.

Vom Mehltau unterscheidet man den echten Mehltau — Erysiphe — und den falschen Mehltau — Peronospora. Der echte Mehltau dringt nicht in den Körper der Pflanze ein, sondern wuchert nur obenauf und ist so leichter zu bekämpfen. Es dient zu seiner Vernichtung hauptsächlich Bespritzen mit einer ¼ prozentigen Schwefelleberlösung, der etwas grüne Schmierseife zugefügt wird. Der falsche Mehltau durchsetzt die Gewebe, befällt alle Teile, und so muß die Bekämpfung in einer Vorbeugung liegen, sie muß schon vor Auftreten des Pilzes vorgenommen werden. Die beste Bekämpfungsart besteht in Bespritzung mit einer Kupfervitriol-Kalkbrühe, Bordelaiser Brühe, und zwar schon im Frühjahr, eine Regel, die überhaupt für die Bekämpfung sämtlicher Krankheiten, durch Pilze hervorgerufen, gilt.

Der amerikanische Mehltau, der hauptsächlich auf Stachelbeersträuchern vorkommt, überzieht alle Teile des Strauches und bildet auch auf den Früchten einen zähen, braunen Überzug. Man bekämpft ihn nur durch Vorbeugen, indem man die Sträucher mit Schwefelleberlösung bespritzt und das darunterliegende Laub sorgfältig entfernt und verbrennt; was überhaupt für die Beseitigung sämtlicher von Krankheiten oder Schädlingen befallenen Pflanzenteile gilt. Ebenso bekämpft man die Fruchtfäule der Obstarten und die Spitzendürre der Kirsche, Monilia, und andere Pilzkrankheiten der Obstbäume durch Bespritzen mit Kupfervitriol-Kalkbrühe oder Schwefelleberlösung oder durch Bestäuben mit Kupferkalk- und Schwefel-Trockenpräparaten.

Von tierischen Schädlingen der Pflanzen sind zu nennen: Hasen, Kaninchen, Mäuse, Ratten, Insekten mancherlei Art, wie Schmetterlinge, Raupen, Erdflöhe, Spinnen, ferner Blutläuse, Blatt- und Schildläuse und die Reblaus.

Um Hasen und Kaninchen von Bäumen fernzuhalten, streicht man ganz dünn ein wenig stinkendes Tieröl auf, am besten schützt man die Stämme durch mit Draht durchzogene Holz- oder Drahtgitter.

Mäuse und Ratten vertilgt man durch die gifthaltigen Ratten- und Mäusevertilgungsmittel, wie strychninhaltiges Getreide, Baryt- oder Meerzwiebelzubereitungen, durch phosphor-, thallium- oder arsenhaltige Ungeziefermittel. Feld- und Wühlmäuse durch Schwefelkohlenstoff oder Tetrachlorkohlenstoff.

Schmetterlinge, Frostspanner und andere Insekten fängt man durch mit Brumataleim bestrichene Klebringe oder Klebgürtel, die man an den Stämmen schon im August anbringt und bis in den Winter hinein klebrig erhält. Man schneidet sich Ringe von steifem Papier, bindet sie glatt um den Baum und bestreicht sie mit Leim. Auch legt man vorteilhaft Papierstreifen ohne Leim um den Stamm, die als Insektenfanggürtel dienen, oder besser einen Streifen Wellpappe, über den man etwas Ölpapier bindet. So werden eine Unmenge von Pflanzenfeinden gefangen. Auch ist es nötig, die Stämme öfter mit Kalkmilch einzustreichen, wodurch eine große Menge Insekten zugrunde gehen. Raupen auf Stachelbeersträuchern werden durch Absuchen und Töten vernichtet, oder man bestreut die naßgemachten Sträucher mit Ruß, Kalk oder Asche. Raupen auf Bäumen vertilgt man durch Absengen der Nester mit Raupenfackeln, die man sich herstellt, indem man einen Schwamm an einer Stange befestigt, mit Petroleum tränkt und entzündet. Im allgemeinen vernichtet man Insekten entweder durch Fraßgifte (beißende Insekten) oder durch Berührungsgifte (beißende Insekten und Blattläuse), die entweder als Spritz-, Stäube- oder Pinselmittel (Blutlaus) angewendet werden. Hauptsächlich dienen als Fraßgifte Zubereitungen von Arsenpräparaten wie Kalkarsenat, auch in Kupferkalk- oder Schwefelkalkbrühe, als Berührungsgifte Auszüge von Insektenpulver, Derriswurzel oder Tabak, ferner von Quassiaholz mit Schmierseifezusatz. Spritzmittel, die der Vorbeugung dienen, sollen im Februar verspritzt werden, jedenfalls vor der Knospenentwicklung. Eine zweite Spritzung macht man kurz vor dem Aufbrechen der Knospen.

Die Vertilgung von Ameisen ist zu erreichen, wenn man in die Ameisenhaufen bzw. Ameisengänge Lösungen von Naphthalin in Benzin eingießt oder einspritzt. Auch Begießen mit Petroleum wird angewendet, doch ist dies nicht von so kräftiger Wirkung wie die Naphthalinbenzinlösung.

Erdflöhe, die namentlich die jungen Pflanzen in den Treibbeeten oft ganz vernichten, vertilgt man durch Einstreuen einer Mischung von Gips mit einigen Prozent Karbolsäure, oder mit einer Abkochung von Tabakabfällen in Wasser, oder mit einer Petroleumseifenlösung, oder mit Insektenpulver bzw. Derriswurzelauszügen, oder Trockenzubereitungen.

Die Blutlaus befällt vor allem Apfelbäume, aber auch Birnbäume und bringt sie zum Absterben. Sie vermehrt sich sehr stark, und man erkennt sie daran, daß sich beim Zerdrücken ein roter Saft zeigt. Als Vernichtungsmittel wird die Fuhrmannsche Fettmischung empfohlen, ein Gemisch von Pferdefett, Schmiertran, vergälltem Spiritus und etwas Kochsalz, dem man für ältere Zweige etwas rohe Karbolsäure zufügt. Dieses Fettmischung wird auf die befallenen Teile gepinselt.

Auch wendet man die Neßlersche Flüssigkeit an, ein Gemisch von Schmierseife, Fuselöl Spiritus und Wasser. Oder Tabakabkochungen mit Schmierseife und vergälltem Spiritus vermischt. Oder auch Lysollösungen.

Blatt- und Schildläuse schaden meist nur jüngeren Pflanzen. Zu ihrer Vertilgung dienen Tabakabkochungen, die mit Seife versetzt sind, oder mit Seife vermischte Quassiaholzabkochungen, oder nach Hollrung eine Petroleumlösung, die man erhält, wenn man eine Natron-Seifen-Lösung mit Petroleum bis zum Sieden erhitzt und dann mit Wasser verdünnt.

Gegen die Reblaus, die *Phylloxera vastatrix*, werden die verschiedenartigsten Mittel empfohlen, bei denen der wirksame Stoff fast immer der Schwefel ist. Garnier empfiehlt gemahlene Hochofenschlacken, die mit der Erde vermengt werden. Der Schwefelgehalt der Schlacken erzeugt schwefelhaltige Gase, die das Insekt töten sollen. Auch Eingießen von Schwefelkohlenstoff in die Erde wird empfohlen. Auch ungeglühter Kienruß, der in eine Grube um die Wurzeln gebracht und dann mit Erde bedeckt wird.

Betr. der genauen Vorschriften aller hier genannten Vertilgungsmittel wird auf Buchheister-Ottersbach II, Vorschriftenbuch, verwiesen.

Häufig sind für den Landmann die Unkräuter Hederich und Ackersenf sehr lästig, die auf Äckern in großen Mengen wuchern. Man entfernt sie am schnellsten durch möglichst feine Verteilung einer 20 prozentigen Eisenvitriollösung, die man an sonnigen Tagen in der Mittagszeit aufspritzt.

Die Vögel schaden einerseits dem Fruchtbau sehr, indem sie Früchte rauben, anderseits aber überwiegt ihr Nutzen bedeutend, da sie, zumal wenn sie Junge zu füttern haben, eine Unmenge schädlicher Insekten vernichten. So sollte man sie durch Anbringen geeigneter Nistkästen und durch Füttern im Winter zu schützen suchen. Auch pflanze man Vogelschutzhecken an, um die Vögel an die Fruchtbaustellen heranzuziehen.

Sechste Abteilung.
Geschäftliche Ausübung.

Eine ganze Reihe der hierher gehörenden Fragen haben schon in der Einleitung und in den übrigen Abteilungen ihre Erledigung gefunden. Wir greifen deshalb auf diese hier nur zurück, wenn es der Zusammenhang mit anderen einschlägigen Fragen nötig erscheinen läßt. Bei einer großen Anzahl anderer Fragen, nämlich aller derjenigen, welche die Herstellung bestimmter Waren betreffen, könnten wir auf den zweiten Teil dieses Buches, das Vorschriftenbuch, verweisen. Es ist aber eine solche Verweisung nicht allemal angebracht, da das Vorschriftenbuch als ein selbständiges Werk nicht in allen Fällen in den Händen derer ist, die den ersten Teil der Drogistenpraxis besitzen. Es ist daher zweckmäßig, hier kurz auf diese Fragen einzugehen, damit der junge Drogist, der dieses Buch zum Unterricht benutzt, sich über die betreffenden Fragen aufklären kann.

Über die Einrichtung des Geschäftes und der Lagerräume, über die Aufbewahrung der Waren im allgemeinen, über die zur Verwendung kommenden Geräte, über die Behandlung der Defekte haben wir uns schon in der Einleitung ausgesprochen. Namentlich über die Aufbewahrung der Waren sind bei der Besprechung der einzelnen Waren die nötigen Verhaltungsmaßregeln gegeben; ebenso ist über Waagen, Maße und Gewichte in der Einleitung schon gesprochen, so daß wir hier nur darauf zurückzuweisen bzw. auf die Gesetzkunde hinzuweisen brauchen; nur die Behandlung der Waagen müssen wir hinzufügen.

Waagen und Gewichte müssen nicht nur stets sauber gehalten, sondern auch von Zeit zu Zeit auf ihre Richtigkeit und Empfindlichkeit geprüft werden. Nie darf eine Waage über ihre Belastungsgrenze hinaus beschwert werden; das Putzen der Gewichte mit scharfen Stoffen ist, um die rasche Abnutzung zu verhüten, möglichst zu vermeiden.

Über die Aufbewahrung einzelner Warengattungen, welche noch keine Besprechung gefunden haben, sei folgendes erwähnt.

Kautschukwaren, sog. elastische Gummiwaren, müssen, um das Brüchigwerden zu vermeiden, an mäßig warmem Orte vor Luft und vor Sonnenstrahlen, überhaupt vor Licht geschützt aufbewahrt werden. Es ist also nicht zweckmäßig, sie in die sonnigen Schaufenster zu legen, hierfür sind die im Handel befindlichen Nachahmungen von lackiertem Holz empfehlenswert. Bei längerer Aufbewahrung wird ein mäßiges Einreiben mit Glyzerin empfohlen. Kautschukschläuche, elastische Gummischläuche, verwahrt man zweckmäßig in einer starken Kochsalzlösung. Sind im Winter elastische Gummiwaren starr geworden, so müssen sie ganz vorsichtig gleichmäßig mit etwas Glyzerin gerieben bzw. geknetet werden. Hierbei ist aber unbedingt zu vermeiden, eine

Stelle besonders kräftig zu kneten, bevor nicht die ganze Ware etwas erweicht ist. (Siehe auch Kautschuk S. 349.)

Pinsel, die frei hängen, sollten stets in Papier eingewickelt werden; in die Vorratskästen und Schränke streut man, um die Pinsel vor Mottenfraß zu schützen, Naphthalin oder besser Kampfer oder Dichlorbenzol.

Wein und Liköre müssen vor Sonnenlicht geschützt und liegend aufbewahrt werden. Für Weine ist ein gleichmäßig warmer Keller der beste Aufbewahrungsort. Liköre dagegen können gern am warmen Ort lagern.

Waren, die Genußzwecken dienen, müssen ganz besonders davor geschützt werden, daß sie von anderen, stark riechenden Waren Geruch annehmen. Milchzucker, Tee, Schokoladen und derartige Waren müssen daher gut verpackt in gesonderten Schränken aufbewahrt werden.

Ganz besondere Vorsicht ist notwendig beim **Abwägen** und **Abfüllen feuergefährlicher Körper**.

Das Abfüllen feuergefährlicher Waren soll, wenn irgend möglich, nur bei Tageslicht geschehen; wo die Lagerräume dunkel sind, dürfen diese entweder nur von außen durch ein nicht zu öffnendes Fenster oder mittels einer Sicherheitslampe oder elektrischen Lampe, die durch eine Überglocke geschützt ist, beleuchtet werden. Beim Abfüllen ist stets, um das Verschütten zu vermeiden, ein Trichter zu benutzen. Bei Benzin vermeide man Glastrichter, weil dadurch Entzündungen entstehen können. Zweckmäßig sind Aluminiumtrichter, zumal mit einem Drahteinsatze, wodurch ein Herausspritzen verhindert wird. Die Lagerung hat streng nach den polizeilichen Vorschriften zu geschehen, und bei der Abgabe sind die Gefäße mit dem Vermerke **feuergefährlich** bzw. den polizeilich vorgeschriebenen Bezeichnungen zu versehen.

Säuren und Laugen müssen mit größter Vorsicht und nur unter Benutzung des Trichters abgefüllt werden. Das Gesicht ist möglichst vor umherspritzenden Tropfen, die Augen sind stets durch eine Schutzbrille zu schützen. Für das Abfüllen von Ballonen sind die sog. Ballonkipper oder Säureheber (s. Heber) zu empfehlen.

Falls Hände oder Kleidungsstücke mit Säuren oder Laugen übergossen oder bespritzt sind, spült man sie zuerst rasch und sehr reichlich mit Wasser ab und wäscht dann bei Säuren mit Wasser, worin ein wenig Natriumkarbonat oder Salmiakgeist gelöst, oder Kreide oder Magnesiumkarbonat untergerührt ist, nach; bei Laugen dagegen mit Essig oder einer anderen ganz verdünnten Säure. Sind Brandwunden entstanden, so bestreicht man die Stellen schließlich mit Vaselin.

Besondere Vorsicht ist nötig, wenn **verschüttetes Öl, Firnis, Sikkativ** u. a. m. mit Sägespänen aufgenommen werden; nach dem Aufsaugen sind die Sägespäne nach und nach in kleinen Mengen zu verbrennen oder anderweitig unschädlich zu machen, da derartig durchtränkte Sägespäne infolge Oxydation der Gefahr der Selbstentzündung ausgesetzt sind.

Vielfach empfiehlt es sich, bei den Vorrats- und zuweilen auch bei den Verkaufsgefäßen statt Glas- oder Korkstöpsel solche von Kautschuk anzuwenden; sie sind überall dort zu benutzen, wo Glasstöpsel durch den Inhalt der Flaschen, wie bei Laugen und Wasserglas, angegriffen werden und infolgedessen festhaften, oder wo Korkstöpsel, wie bei starken Mineralsäuren, zerfressen und zerstört werden. Stehen Kautschukstöpsel nicht zur Verfügung, kann man sich dadurch helfen, daß man einen guten Kork mehrmals und gründlich mit flüssiggemachtem Paraffin durchtränkt. Bei **Salpetersäuren darf niemals ein Kautschukstöpsel angewendet werden.**

Die Stöpsel von Säureversandflaschen werden am besten zuerst mit geschmolzenem Pech vergossen, dann mit Kitt oder Gipsbrei oder Lehm umhüllt und, solange diese Stoffe noch weich sind, mit Sackleinen verbunden.

Um festsitzende Glasstöpsel zu lösen, versucht man zuerst durch mäßiges Klopfen mit Holz, niemals mit einem Gewichtstück, eine Lockerung zu erreichen; gelingt dieses nicht, so taucht man den Hals der Flasche in möglichst heißes Wasser und wiederholt das Klopfen nach einiger Zeit abermals. Führt auch dieses noch nicht zum Ziele, so legt man einen starken Bindfaden schlingenartig um den Hals der Flasche und versucht nun durch rasches Drehen der Schlinge, indem abwechselnd erst das eine und dann das andere Ende des Bindfadens angezogen wird, den äußeren Hals der Flasche zu erhitzen. Hierdurch tritt eine geringe Ausdehnung des Glases ein, und der dabei kalt gebliebene Stöpsel wird sich jetzt fast immer lösen lassen. Oder man erwärmt, wenn es sich nicht um Gefäße mit feuergefährlichem Inhalt handelt, vorsichtig unter beständigem Drehen der Flasche den Hals über einer Weingeistflamme. Oder man bringt bei Gefäßen mit übergreifendem sog. Staubstopfen zwischen Gefäßhals und Staubstopfen trockene Sägespäne an, befestigt sie durch Bindfaden und gießt kaltes Wasser darauf. Wird auch hierdurch der Zweck noch nicht erreicht, so bleibt nichts übrig, als den Flaschenhals in irgendeine Flüssigkeit zu tauchen, die den Körper, der das Festsetzen des Stöpsels bewirkt, zu lösen vermag.

Bei der Aufbewahrung Feuchtigkeit anziehender, hygroskopischer Waren in Glasgefäßen setzen sich Glasstöpsel sehr leicht fest; um dieses zu vermeiden, tut man gut, sie mit ein wenig Paraffin oder Vaselin einzureiben. Kommen Korkspunde zur Verwendung, so taucht man sie in geschmolzenes Paraffin.

Über die Reinigung beschmutzter Flaschen haben wir schon in der Einleitung ausführlich gesprochen. Vielfach wird es aber auch vorkommen, Hände und Kleidungsstücke von besonderen Verunreinigungen befreien zu müssen; hier gilt das gleiche, was schon bei der Reinigung der Flaschen gesagt ist, man muß sich dabei stets nach der Natur des verunreinigenden Körpers richten. Nur für einige besondere Stoffe seien hier Verhaltungsmaßregeln gegeben.

Höllensteinflecke lassen sich in frischem Zustande leicht von der Haut und von der Wäsche durch starke Jodkaliumlösung, oder durch Betupfen mit einem feuchten Jodkaliumkristall und darauffolgende Waschung mit Natriumthiosulfat entfernen; Jodflecke durch Abspülen mit Salmiakgeist.

Moschusgeruch läßt sich von den Händen und von Gerätschaften sehr schwer entfernen, am besten erreicht man den Zweck durch Waschen mit verdünnten Säuren, mit Senfmehl oder Kampferspiritus.

Der Geruch von Chlorkalk, der den Händen sehr anhaftet, verschwindet durch Waschen mit Senfmehl oder durch eine Lösung von Natriumthiosulfat.

Teerfarbenflecke sind von der Haut zu entfernen indem man zuerst, je nach der Natur der Farbe, entweder mit Salmiakgeist, oder mit verdünnter Salzsäure vor- und dann mit Bleichflüssigkeit, mit Eau de Javelle oder auch mit Wasserstoffsuperoxyd nachwäscht. Bei Flecken von Blauholzextrakt wendet man zuerst Salzsäure und dann Bleichflüssigkeit an.

Hat man starke Säuren und Laugen zu filtrieren so kann das nicht durch Papier geschehen, da dies von ihnen zerstört wird. Die Filtration hat durch Asbest oder fein gesponnenes Glas, Glaswolle, zu erfolgen.

Eine Vorsichtsmaßregel, die in allen Geschäften, die mit Gasbeleuchtung versehen sind, auf das strengste zu beachten ist, ist die, daß die Gasuhr nach Schluß des Geschäftes, nachdem alle Gashähne geschlossen sind, sofort zugedreht wird. Überhaupt muß bei der großen Feuergefährlichkeit der Drogerien die größte Vorsicht mit Feuer und Licht obwalten. Es ist nicht genug vor der Unsitte zu warnen, angebrannte Streichhölzer achtlos fortzuwerfen. Empfehlenswert ist für Drogerien die Benutzung von sog. Sicherheitslampen oder entsprechender elektrischer Lampen beim Beleuchten von Lagerräumen, wo durch das Verdunsten leichtflüchtiger Flüssigkeiten, wie Benzin, Äther oder Schwefelkohlenstoff explosive Gasgemische entstehen können.

Leichtexplosive Gemische sind Mischungen von Körpern aller Dichtigkeitszustände, Aggregatzustände, bei denen schon eine geringe Erwärmung, hervorgerufen durch Druck, Stoß, Schlag, Annähern einer offenen Flamme oder Einwirkung der Körper aufeinander, genügt, um sie blitzartig verbrennen zu lassen, und zwar unter heftiger Erschütterung und starkem Knall. Wenn eine kleine Menge locker aufgeschichtetes Schwarzpulver, das aus Kaliumnitrat, Schwefel und Kohle besteht, entzündet wird, so verbrennt es nicht auf einmal, sondern von Schicht zu Schicht. Solche Verbrennung heißt Deflagration. Nach Nobel verbrennt das Schwarzpulver zu Kaliumkarbonat, Kaliumsulfat, Kaliumtrisulfid, Kohlendioxyd, Kohlenmonoxyd und Stickstoff.

$$20\,KNO_3 + 10\,S + 30\,C = 6\,K_2CO_3 + K_2SO_4$$
Kaliumnitrat + Schwefel + Kohle = Kaliumkarbonat + Kaliumsulfat
$$+ 3\,K_2S_3 + 14\,CO_2 + 10\,CO + 10\,N_2$$
+ Kaliumtrisulfid + Kohlendioxyd + Kohlenmonoxyd + Stickstoff.

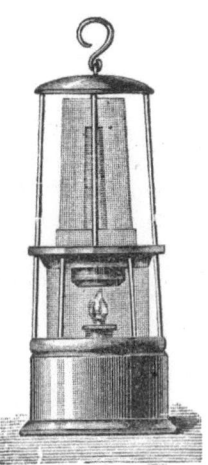

Abb. 566. Davysche Sicherheitslampe

Wird dieses Schwarzpulver jedoch in eine Metallröhre fest eingestopft und entzündet, so verbrennt das Pulver viel schneller und es entsteht eine Explosion; die gasförmigen Körper, Kohlendioxyd, Kohlenmonoxyd und Stickstoff werden durch die bei der Verbrennung eintretende Wärme so stark erhitzt, daß sie sich ganz ungeheuer ausdehnen und einen übergroßen Druck ausüben, der sich auf ihnen entgegenstehende Körper bemerkbar macht und diese zertrümmert. Kommt in das brennende Pulver z. B. ein Tropfen eines geschmolzenen Metalles, so spricht man von einer brisanten Verbrennung, die ganze Menge des Pulvers verbrennt auf einmal, und es entsteht die gefährlichste Explosion, die Detonation.

Die Davysche Sicherheitslampe (Abb. 566) und alle anderen Sicherheitslampen ähnlicher Einrichtung beruhen auf dem Erfahrungssatze, daß die Flamme eines brennbaren oder explosiven Gasgemisches nicht durch die Öffnungen eines feinmaschigen Drahtnetzes geht, solange dieses nicht glühend geworden ist. Bei allen derartigen Schutzlampen wird das brennende Licht mit einem feinen Drahtnetz umgeben. Betritt man mit einer solchen Lampe einen Raum, der explosive Gasgemische enthält, so findet nur im Innern der Lampe eine kleine Verpuffung statt, indem das Gasgemisch durch das Drahtnetz zu der Flamme dringt; man hat noch Zeit, die Lampe zu löschen und den Raum danach durch anhaltendes Lüften von den explosiven Gasen zu reinigen. Es bieten diese Lampen also nur so lange Sicherheit, als das Drahtnetz noch nicht durch das beständige Eindringen und Verpuffen des Gemisches glühend geworden ist. Das Glühendwerden wird beschleunigt durch Unsauberkeit der Lampe. Auf ähnlichem Grundsatze wie die Sicherheitslampen beruhen die viel im Verkehr befindlichen Sicherheitsgefäße für Benzin und andere feuergefährliche bzw. explosive Flüssigkeiten (Abb. 567). Hier sind die Ausflußöffnungen mit einem Drahtnetze versehen, so daß die Flamme nicht hineinschlagen kann. Auch hier wird durch das Metallnetz so viel Wärme abgeleitet, daß nie auf einer Stelle so viel Wärme aufgehäuft wird, daß das explosive Gasgemisch dadurch entzündet wird. Um eine Explosion geschlossener Behälter im Fall eines Brandes zu vermeiden, sind Sicherheitsplatten von leicht schmelzbarer Legierung angebracht. Diese lösen sich bei gewissem Wärmegrad und bestimmtem Gasdrucke los, werden herausgeschleudert, und die Flüssigkeit brennt allmählich aus, da sich unter der Metallplatte ein Drahtnetz befindet, das das Einschlagen der Flamme in den Behälter verhindert.

Beim Ausbruch eines kleinen Feuers, das nicht unbedingt das Herbeirufen der Feuerwehr erforderlich macht, leistet die Anwendung eines Feuerlöschers, der in jeder Drogerie vorrätig sein sollte, gute Dienste. Sodann hat man bei den vielen brennbaren Stoffen, die in Drogerien vorhanden sind, dafür zu sorgen, daß alle leicht brennbaren Waren, namentlich solche, die explosive Gasgemische erzeugen können, aus dem Bereiche der Flammen entfernt werden. Auch hat man genau auf die Natur des brennenden Körpers zu achten, um danach die Löschung einzurichten. Etwa in dem Raume vorhandene Gasleitungen sind sofort zu schließen. Es ist dafür zu sorgen, daß Natrium- und Kaliumvorräte vor dem Naßwerden geschützt werden.

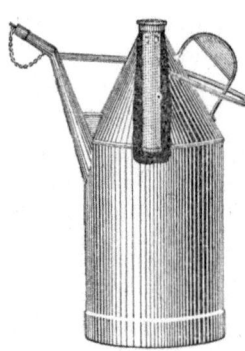

Abb. 567. Sicherheitsgefäß für explosive Flüssigkeiten.

Handelt es sich um die Löschung von brennendem Benzin, Petroleum oder Terpentinöl, überhaupt von solchen Stoffen, die leichter als Wasser sind, also auf diesem schwimmen, so darf man zum Löschen der Flammen nicht Wasser benutzen, sondern muß diese durch Aufschütten von Erde, Sand, Kreide oder durch Bedecken mit nassen Säcken zu ersticken suchen.

Vielfach wird der Drogist in der Lage sein, Kräuter und andere Pflanzenteile, Vegetabilien, selbst einsammeln zu können. Als allgemeingültige Regeln hierbei mag das Folgende dienen.

Die erste Regel beim Einsammeln von Pflanzenteilen, Vegetabilien, ist, daß die Einsammlung bei trockenem Wetter und auch erst zu erfolgen hat, wenn der Nachttau abgetrocknet ist. Die gesammelten Pflanzenteile sind möglichst bald dünn auszubreiten und häufig zu wenden. Bei einzelnen Blüten ist es, um die natürliche Färbung möglichst zu bewahren, notwendig, die Trocknung auf Hürden durch künstliche Wärme zu bewerkstelligen, jedoch darf hierbei die Wärme nicht über 60°—70° steigen. (Siehe Übersichtstafel auf S. 1103).

Bei der vielfachen Giftigkeit und der dadurch bedingten Gefährlichkeit der Waren, mit denen der Drogist handelt, ist es die Pflicht, sich über die Natur der verschiedenen Gifte und über die erforderlichenfalls anzuwendenden Gegengifte zu unterrichten. Wer genau die chemischen Eigenschaften der Gifte kennt, wird leicht imstande sein, selbst für jedes betreffende Gift das Gegenmittel aufzufinden. Wir wollen eine besondere Besprechung der einzelnen Gifte

Übersichtstafel über das Verhältnis frisch gesammelter Pflanzenteile, Vegetabilien, zu getrockneten.

Name	frisch T.	trocken T.	Name	frisch T.	trocken T.
Bacc. Myrtillor	13	2	Herba Aconiti	5	1
Bulbus Colchici	3	1	„ Agrimoniae	7	2
„ Scillae	6	1	„ Artemisiae	4	1
Cortex Mezerei	2	1	„ Boraginis	9	1
„ Quercus	5	2	„ Cardui ben.	4	1
„ Salicis	7	3	„ Centaur. min.	4	1
„ Ulmi	11	4	„ Cochleariae	25	2
Flores Acaciae	4	1	„ Conii	11	2
„ Arnicae	5	1	„ Hederae terr.	5	1
„ Boraginis	10	1	„ Hyssopi	4	1
„ Calendulae	7	1	„ Ledi palustris	3	1
„ Carthami	5	1	„ Majoranae	8	1
„ Chamomillae r.	4	1	„ Marrubii	7	2
„ „ vulg.	5	1	„ Origani vulg	10	3
„ Convall. maj.	15	2	„ Pulegii	6	1
„ Cyani	9	2	„ Sabinae	8	3
„ Farfarae	5	1	„ Serpylli	7	2
„ Lamii albi	5	1	„ Taraxaci	3	1
„ Lavandulae	8	3	„ Thymi	3	1
„ Malvae vulg.	5	1	„ Veronicae	7	2
„ Meliloti	7	2	„ Violae tric.	11	2
„ Millefolii	7	2	Radix Althaeae	4	1
„ Paeoniae	6	1	„ Angelicae	5	1
„ Primulae	6	1	„ Bardanae	5	1
„ Rhoeados	17	2	„ Belladonnae	8	3
„ Rosae	8	1	„ Bryoniae	9	2
„ Sambuci	11	2	„ Cichorei	3	1
„ Tiliae	4	1	„ Consolid. m.	7	2
„ Verbasci	15	2	„ Enulae	4	1
Fol. Belladonnae	13	2	„ Levistici	11	4
„ Digitalis	5	1	„ Liquiritiae	3	1
„ Farfarae	5	1	„ Ononidis sp.	3	1
„ Hyoscyami	7	1	„ Paeoniae	3	1
„ Juglandis	10	3	„ Rubiae tinct.	11	2
„ Melissae	9	2	„ Saponariae	3	1
„ Menthae crisp	11	2	„ Taraxaci	9	2
„ „ pip.	9	2	„ Valerianae	9	2
„ Millefolii	15	2	Rhiz. Ari	5	2
„ Nicotianae	5	1	„ Calami	9	2
„ Rorismarini	9	2	„ Caricis aren.	5	2
„ Rutae	4	1	„ Filicis	7	2
„ Salviae	9	2	„ Graminis	5	2
„ Stramonii	9	1	„ Hellebori nigr	3	1
„ Trifolii fibrin	9	2	„ Imperatoriae	9	2
„ Uvae Ursi	5	1	„ Tormentillae	5	2
Fructus Cynosbati	5	2	Stipit. Dulcamarae	3	1
Herba Absynthii	5	1			

bzw. Gegenmittel nachfolgen lassen. Vorausschicken wollen wir die allgemeinen Grundbedingungen, die bei einer Vergiftung berücksichtigt werden müssen. Die erste ist die, dem Körper Stoffe zuzuführen, die entweder die schädliche Natur des Giftes ganz aufheben oder die giftige Wirkung dadurch hemmen, daß sie das Gift in eine unlösliche Verbindung bringen. Denn hier, wie so häufig in der Chemie, gilt der Grundsatz: „Corpora non agunt, nisi fluida", die Körper wirken nicht, wenn nicht flüssig! Die zweite ist die, den schädlichen Stoff rasch aus dem Körper zu entfernen. Hierzu sind Abführ- und Brechmittel am geeignetsten. Vielfach wirken die Gifte selbst in dieser Richtung; wo dies aber nicht der Fall ist, muß man der Natur nachhelfen und erreicht diesen Zweck gewöhnlich durch Eingeben einer ziemlich großen Menge lauer Milch mit Öl und durch nachheriges Kitzeln des Schlundes mittels einer Federfahne.

Bei ätzenden Säuren und Laugen muß jedoch jedes Brechmittel vermieden werden.

Bei den scharfen ätzenden Giften kommt hinzu, daß man ihre ätzenden Wirkungen auf die Schleimhäute des Schlundes und des Magens möglichst aufhebt. Hierzu eignen sich schleimige Stoffe, ferner Milch und Ölemulsionen. Die Einwirkung der Gifte kann verschiedener Art sein: Entweder durch Einatmen giftiger Gase, und diese ist eine der gefährlichsten, weil sie am schnellsten die Gifte in das Blut überführt, oder durch Einführung der Gifte in die Blutgefäße durch Verwundung, Einspritzung unter die Haut, wie subkutane Einspritzung, Morphiumvergiftung. Diese Einwirkung ist auch überaus rasch und daher Hilfe häufig zu spät. Endlich durch die Überführung der Gifte in den Körper durch den Magen. Dies ist der am häufigsten vorkommende Fall, und hier ist die Einwirkung, außer bei den ätzenden Giften, viel langsamer, da das Gift gewissermaßen auf Umwegen dem Blute zugeführt wird.

Wir können die Gifte ihrer Natur nach in verschiedene Klassen bringen: 1. scharfe oder ätzende, 2. betäubende, narkotische, 3. metallische Gifte. Zu den ersteren gehören vor allem die Säuren und Ätzalkalien; sie wirken meist zerstörend auf die Schleimhäute, rufen dadurch starken Blutandrang zu diesen, Entzündung, selbst Brand hervor. Die betäubenden, narkotischen stören die Herz- und Nerventätigkeit, verlangsamen die erstere bis zur völligen Lähmung oder Starrkrampf, oder stören die Nerventätigkeit der Augen oder des Gefühles. Hierher gehören die verschiedenen Pflanzenbasen oder Alkaloide. Die Wirkung der metallischen Gifte stimmt vielfach mit denen der ersten Gruppe überein.

Von den gasförmigen Giften kommen hauptsächlich in Betracht: Blausäure Chlor, Brom, Kohlendioxyd und Kohlenoxydgas.

Mit den hier angegebenen Fingerzeigen wird man sich für den Anfang helfen können; nie versäume man aber, einen Arzt herbeizurufen.

Gifte	Gegenmittel
Blausäure in Gasform.	Einatmungen von Ammoniak, kalte Begießungen.
Blausäure in Auflösung.	Chlorwasser, verdünnt, oder Chlorkalklösung (4 g Chlorkalk. 200 g Wasser und 10 Tropfen Salzsäure).
Kalium cyanatum.	Eisumschläge, starker Kaffee.
Kohlendioxyd und Kohlenoxydgas.	Frische Luft, kalte Begießungen, Einatmen von Ammoniak. Einreiben mit Senfspiritus, künstliches Atmen durch stoßweises Zusammendrücken des Brustkastens.
Chlor, Brom, Jod in Gasform.	Einatmen von Ammoniak- und Alkoholdämpfen, Trinken von Branntwein und schleimigen Getränken. Mehlbrei.
Jod und Brompräparate.	Verdünnter Stärkekleister. Magnesia.
Säuren.	Gebrannte Magnesia mit Wasser angerührt, wenn nicht gleich vorhanden, kohlensaures Natrium, doppeltkohlensaures Natrium, Kreide, kohlensaures Magnesium, hinterher schleimige oder ölige Getränke, Seifenwasser, Milch.
Alkalien (Laugen). Auch Ammoniak.	Trinken von Essig, Zitronensäure und anderen verdünnten Säuren, schleimige und ölige Getränke.
Kreosot, Karbolsäure Phenol und Lysol.	Eiweiß, Butter oder ölige Getränke. Bei Karbolsäurevergiftung wird im besonderen das Eingeben von Seifenlösung empfohlen oder auch Bittersalz. Wasser ist zu vermeiden. Bei Hautverbrennungen mit Karbolsäure wäscht man die Stellen mit Spiritus.

Gifte	Gegenmittel
Arsenik und seine Präparate.	Man gibt eßlöffelweise Antidotum Arsenici, bestehend aus durch gebrannte Magnesia ausgefälltem Eisenoxydhydrat in Wasser. Außerdem schleimige Getränke, Milch, Magnesia.
Antimonpräparate (Brechweinstein usw.).	Tanninhaltige Abkochungen, Meerrettich, schleimige Getränke.
Silberpräparate.	Verdünnte Salzsäure, Kochsalzlösung und schleimige Getränke, Eiweiß.
Bleipräparate.	Anhaltendes Trinken von schwefelsäurehaltiger Limonade; schwefelsaures Natrium, schwefelsaures Magnesium, Kochsalz.
Zinkpräparate.	Gerbstoffhaltige Flüssigkeiten, gebrannte Magnesia, doppeltkohlensaures Natrium.
Kupferpräparate.	Milchzucker mit erwärmter Milch, schwefelwasserstoffhaltige Mineralwässer, kohlensaures Magnesium mit Wasser.
Quecksilberpräparate.	Eiweiß in häufigen Gaben, Kleister oder Mehlbrei, schleimige Getränke, eine Mischung aus 7 Teilen Eisenpulver und 4 Teilen gewaschenem Schwefel.
Chrompräparate.	Magnesia oder kohlensaures Natrium, schleimige Getränke, Milch, Zuckersirup mit Eisenpulver.
Phosphor.	Brechmittel, schleimige Flüssigkeiten, Eiweiß, gebrannte Magnesia mit etwas Chlorwasser oder eine Lösung von 8 g Chlorkalk, 400 g Wasser und 10 Tropfen Salzsäure. Eßlöffelweise. Altes Terpentinöl in schleimigen Flüssigkeiten, aber keine Milch und kein Fett.
Kleesalz und Oxalsäure.	Kalkwasser oder Kreide mit Wasser.
Baryt- und Strontianpräparate.	Kohlensaures Natrium, schwefelsaures Natrium, schwefelsaures Magnesium.
Alkaloide.	Tannin oder tanninhaltige Abkochungen, starker Kaffee, starker Tee, Brechmittel.
Chloroform.	Frische Luft, kalte Begießungen oder Eis auf den Kopf, künstliche Atmung durch regelmäßiges Zusammendrücken der Brusthöhle.
Äther, Alkohol.	Behandlung wie bei der Chloroformbetäubung, später reichliches Trinken von Selterswasser, Brausepulver.
Mineralsäuren und starke organische Säuren.	Trinken einer Mischung aus gebrannter Magnesia mit Wasser oder, wenn dies nicht vorhanden, verdünnte kohlensaure Alkalien, auch Kreide mit Wasser, später ölige und schleimige Flüssigkeiten. Verbrennungen der Haut durch starke Mineralsäuren sind stets sofort mit vielem Wasser abzuwaschen und nachher mit denselben Flüssigkeiten zu behandeln wie oben angeführt. Keine Brechmittel.

Dieselbe Sorgfalt, welche wir bei der Aufbewahrung und Behandlung der Waren zu beobachten haben, muß auch für den Verkauf maßgebend sein. Der Verkäufer soll dem Kunden gegenüber höflich, zuvorkommend und zu jeder Auskunft mit Freundlichkeit bereit sein, muß aber den Anschein der Neugier vermeiden.

Der Verkäufer muß immer im Auge behalten, daß bei den zahlreichen Waren der Drogerie, die im Äußeren oft sehr ähnlich sind, und deren Namen von den Käufern häufig verdreht werden, Verwechslungen leicht vorkommen können. Er sollte daher nie versäumen, bei der Abgabe den Namen der geforderten Ware deutlich zu wiederholen. Auf diese Weise wird sich ein etwaiger Irrtum in den meisten Fällen sofort aufklären.

Bei allen irgendwie stark wirkenden Stoffen darf der Verkäufer niemals versäumen, nach dem Zwecke der Verwendung zu fragen, erforderlichenfalls auf die Gefährlichkeit des Stoffes aufmerksam zu machen und vor falscher Verwendung zu warnen. Schließlich sollte jede starkwirkende Ware, selbst wenn dies nicht gesetzlich vorgeschrieben sein sollte, mit deutlicher Namensbezeichnung und mit dem Vermerke Vorsicht! versehen werden. Die Abgabe von Giften an Kinder unter 14 Jahren, sowie die Abgabe in Tassen oder sonstigen Trink- und Eßgefäßen oder in Flaschen oder Krügen, deren Form oder Bezeichnung die Gefahr einer Verwechslung des Inhalts mit Nahrungs- oder Genußmitteln herbeizuführen geeignet ist, ist verboten. Außerdem müssen auch die sonstigen **Vorschriften der Gesetzgebung genau innegehalten werden.**

Bevor der Verkäufer eine Ware aus dem Gefäß abwiegt, hat er das Schild genau zu besichtigen, die Ware durch den Augenschein und, wenn nötig, durch Geruch oder Geschmack zu prüfen oder erforderlichenfalls durch den chemischen Nachweis. Beim **Abwägen von Flüssigkeiten** ist das Standgefäß so zu halten, daß das Schild sich oben befindet, um auf diese Weise eine Beschmutzung dieses durch herablaufende Tropfen zu vermeiden. Außerdem wird. so durch beständiges Voraugenhaben einer Verwechslung vorgebeugt. Hat der Verkäufer **Waren in Kapseln oder Papierbeuteln** abzugeben, so sind diese niemals aufzublasen, sondern mittels eines Druckes zwischen Daumen und Zeigefinger, oder mittels des Löffels zu öffnen. Sollen **Waren vor Feuchtigkeit** geschützt werden, oder wenn es sich um solche Waren handelt, die starken Geruch besitzen, oder wenn Waren vor der Aufsaugung fremder Gerüche geschützt werden sollen, oder wenn sie Fett enthalten, sind Pergamentbeutel oder sonstige Pergamentumhüllungen zu verwenden.

Sollen **Flaschen verkorkt** werden, so hat man ihren Hals schwebend zwischen Daumen und Zeigefinger der linken Hand zu halten und mit der rechten Hand den Kork, der vorher mit der Korkzange etwas gepreßt ist, drehend aufzusetzen. Die Flasche soll dabei nicht feststehen, um beim etwaigen Zerspringen des Flaschenhalses das Eindringen der Scherben in die Hand abzuschwächen. Niemals darf so verfahren werden, daß der Kork nur lose auf die Flasche gesetzt, diese dann umgedreht, und der Kork auf der Tischplatte eingeschlagen wird.

Wenn wir in dem Vorhergehenden in möglichster Kürze notwendige Verhaltungs- und Vorsichtsmaßregeln besprochen haben, so soll am Schluß noch einmal das wiederholt werden, was wir schon in der Einleitung gesagt haben. Die drei wichtigsten Dinge zur Führung einer Drogerie sind, neben weitgehendster gründlicher Sachkenntnis auf allen einschlägigen Gebieten: **Peinlichste Sauberkeit, größte Ordnung und strengste Gewissenhaftigkeit.**

Die Herstellung von Zubereitungen für die Heilkunde und die Technik.

Zubereitungen für die Heilkunde.

Es ist nicht unsere Aufgabe hier bestimmte Vorschriften zu geben, sondern nur allgemeine Winke, deren Kenntnis für jeden Drogisten, auch wenn er die Zubereitungen nicht selbst anfertigt, dennoch wünschenswert ist. Die genaue Abhandlung über alle diese Zubereitungen befindet sich in dem zweiten Band dieses Werkes im „**Vorschriftenbuch für Drogisten**". Wir werden diese daher nur gruppenweise behandeln und bei jeder Gruppe die nötigen Winke kurz einfügen. Zugleich sollen hier Zubereitungen mit aufgeführt werden, die nicht zur Heilkunde, aber auch nicht zur eigentlichen Technik gehören, die aber gleiche Bereitungsweise haben wie entsprechende Heilmittelzubereitungen.

Cerata. Unter Zeraten verstehen wir Mischungen von Wachs mit verschiedenen Fetten oder Harzen; sie dienen zum Teil in gleicher Weise wie die eigentlichen Pflaster als erweichende oder heilende Mittel, teils, wie das Cerátum labiále, die Lippenpomade, in gleicher Weise wie Salben, teils auch, wie das Baumwachs, zu technischen Zwecken, hier also zum Bedecken von Wund- oder Schnittflächen bei Bäumen; ihre Bereitung ist sehr einfach, sie geschieht durch Zusammenschmelzen. Bei der Bereitung von Zeraten müssen die einzelnen Stoffe in der Reihenfolge geschmolzen werden, daß man zuerst den Bestandteil, der den höchsten Schmelzpunkt hat, für sich allein verflüssigt; dann erst schmilzt man die übrigen der Reihenfolge nach. Angenommen das Zerat bestände aus Harz, Wachs und Schmalz, so wird zuerst das Harz geschmolzen, dann in diesem das Wachs und zuletzt das Schmalz verflüssigt. So vermeiden wir, daß die ganze Mischung auf den Wärmegrad gebracht werden muß, der zum Schmelzen des Harzes erforderlich ist. Nach dem Schmelzen werden die Zerate teils in Stangen, teils in Platten geformt. Für den ersten Zweck gießt man die etwas abgekühlte Mischung in Glas- oder Metallröhren, die an einer Seite mit einem Korke geschlossen sind oder in Metallformen, die in zwei Teile zerlegt werden können; die Röhren werden an einen möglichst kühlen Ort gestellt; nach dem völligen Erkalten lassen sich die Stangen leicht herausstoßen bzw. nach Öffnen der Form herausnehmen (Abb. 568). Zum Ausgießen in Tafeln

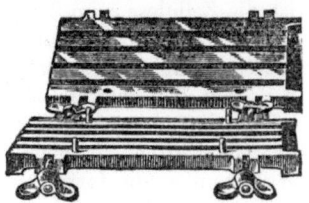

Abb. 568. Form zum Ausgießen von Zeraten.

eignen sich für solche Zerate, die kein Harz enthalten, Blechformen, ähnlich den Schokoladeformen; sollen Papierkapseln zum Ausgießen benutzt werden, so ist stets Pergamentpapier zu verwenden, weil diesem das Zerat, selbst wenn es harzhaltig ist, nicht anhaftet. Beim Baumwachs gibt man am besten, um es stets weich und klebrig zu erhalten, einen Zusatz von Vaselin oder Paraffin. Unter flüssigem Baumwachs verstehen wir eine Mischung von Harz und Talg, die durch einen genügenden Zusatz von Spiritus verflüssigt ist.

Chartae. Papiere sind entweder mit organisch wirkenden oder anderen Stoffen getränkt oder überzogen. Obwohl das lateinische Wort charta, gleichwie das griechische chartes Papier bedeutet, wird anstatt Papier mitunter ein Gewebe als Grundlage benutzt, z. B. beim sog. Hautpflaster. Charta nitráta, Salpeterpapier, ist weißes Filtrierpapier, das mit einer 20prozentigen Kaliumnitratlösung getränkt und dann getrocknet ist.

Charta piceáta, Pechpapier, Gichtpapier, Helgoländer Papierpflaster, Helgoländer Pflaster, wird bereitet, indem man ungefähr 20 cm breite Streifen endlosen, gut geleimten Papiers mittels der Pflasterstreichmaschine mit einem Überzuge von einem Gemisch aus schwarzem Pech, Burgunderharz, Wachs und Terpentin versieht.

Charta ceráta, Wachspapier wurde früher durch Tränken von Papier mit gelbem oder weißem Wachs hergestellt, heute wird aber stets das niemals ranzig werdende Paraffin dafür genommen. Die Darstellung geschieht fast immer in Fabriken, wo das Papier in eine Lösung von Paraffin in Benzin getaucht wird. Nach dem Abtrocknen läßt man es durch Satinierwalzen laufen, um es völlig zu glätten und vom etwaigen Überschuß an Paraffin zu befreien. Dichtes Seidenpapier, auf diese Weise behandelt, liefert ein vorzügliches Pausepapier.

Kleine Mengen Wachspapier kann man sich selbst herstellen, wenn man auf einer erwärmten Metallplatte, z. B. einem Kuchenbleche, gutgeleimtes Papier mittels eines weichen Flanellballens mit geschmolzenem Paraffin bestreicht.

Charta pergaména, vegetabilisches Pergament, Pergamentpapier. Es wurde anfangs durch kurzes Eintauchen einzelner Bogen ungeleimten Papiers in einè Mischung aus 9 Teilen englischer Schwefelsäure und 1 Teil Wasser und sofort nachfolgendes Auswaschen und Trocknen hergestellt. Die Zellulose des Papiers erleidet hierdurch eine Umwandlung, das Papier zieht sich zusammen, wird, in Wasser gelegt, durchscheinend, erweicht im Wasser, ohne selbst bei langem Liegen sich darin zu zersetzen, und nimmt eine 4 bis 5 mal größere Festigkeit im Vergleich mit gewöhnlichem Papier an. Es gleicht in seinen Eigenschaften der tierischen Membran, daher der Name Blasenpapier, weil es die früher gebräuchlichen Schweine- oder Ochsenblasen beim Zubinden von Gefäßen ersetzt. Durch die Behandlung mit Schwefelsäure ist die Zellulose zum Teil in Amyloid übergeführt. Heute wendet man eine schwächere Säuremischung an, und zwar 5 Gewichtsteile Säure und 1 Teil Wasser. Endloses Papier in Rollen wickelt sich ab und geht zuerst durch eine Kufe mit der Schwefelsäuremischung, die eine Wärme von 15° nicht übersteigen darf, dann durch eine ganze Reihe von Walzen: zuerst durch Glas- oder Porzellanwalzen, die die überschüssige Säure entfernen, dann durch gleiche Walzen, über die fortwährend Wasser strömt, um das Papier auszuwaschen, ferner über Filzzylinder zum Abtrocknen, endlich über erhitzte Trommeln zum völligen Austrocknen und schließlich durch Satinierwalzen zum Glätten.

Man kann auch das Pergamentpapier mittels Chromleim, Leim mit einem Zusatze von Kaliumchromat, wasserdicht machen und stellt so Beutel für feuchte Gegenstände daraus her.

Charta exploratória, Reagenzpapier. Unter diesem Papier versteht man Papiere, meist feines, weißes Filtrierpapier, die mit Farbstoffen oder anderen Chemikalien getränkt sind, die durch Einwirkung von Säuren oder Alkalien oder durch bestimmte chemische Körper in ihrer Färbung verändert werden. Man benutzt hierzu vor allem den Auszug von Lackmus, entweder für sich, blaues Lackmuspapier, zur Erkennung von Säuren, die das Blau in Rot verwandeln, oder rötet den Auszug durch vorsichtiges Ansäuern. Das so hergestellte rote Lackmuspapier dient zur Erkennung von Alkalien. Papier, mit Kurkumatinktur getränkt, Kurkumapapier, wird selbst in mit Salzsäure angesäuerten Lösungen durch Borsäure gebräunt.

Mit Bleiazetatlösung getränktes Papier, Bleipapier, wird durch Schwefelwasserstoff dunkel gefärbt. Mit dem roten Harz des Drachenblutes getränktes Papier — Drakorubinpapier dient zum Nachweis von Benzol im Benzin, Benzol, wird rot gefärbt.

Emplastra, siehè Pflaster.

Dem Namen nach zu den Pflastern wird auch der Klebtaft, das Hautpflaster, Englisches Pflaster, Emplástrum ánglicum, gerechnet. Es wird bereitet, indem man in Rahmen gespanntes Seidenzeug mehrfach mit Hausenblasenlösung bestreicht, bis eine genügend dicke Schicht sich auf der Seide gebildet hat. Zuletzt wird der Klebtaft, um ihn recht glänzend zu machen, mit verdünntem Weingeist oder einer Benzoeauflösung überstrichen. Um diese Zubereitung zu verbilligen, werden die ersten Hausenblasenanstriche häufig durch Anstriche mit einer Auflösung von weißem Leim, Gelatine, ersetzt, wodurch jedoch die Klebkraft stark beeinträchtigt wird.

Linimente. Unter diesem Namen im engeren Sinne werden Mischungen von fetten Ölen mit 10% ammoniakhaltigem Salmiakgeist verstanden, und zwar gewöhnlich im Verhältnisse von etwa 4 Teilen Öl und 1 Teil Salmiakgeist, denen man eine winzige Menge gepulverte Seife hinzugefügt hat. In frisch gemischtem Liniment sind die Öle nur emulsionsartig verteilt. Länger aufbewahrt, enthält das Liniment jedoch flüssige, überfettete Seife.

Pastillen. Unter Pastillen im Sinne der Heilmittelzubereitung verstehen wir kleine, flache, runde, ovale oder eckige Täfelchen, die mittels eines Ausstechers oder der sog. Pastillenmaschine aus angefeuchteter zuckerhaltiger Pulvermischung oder aus Schokoladenmasse hergestellt werden. Die Herstellung geschieht in der Weise, daß die heilwirkenden Stoffe mit Zucker und einem kleinen Zusatz eines Bindemittels, Gummiarabikum oder Traganth, gemengt und mit Wasser oder verdünntem Weingeist ganz schwach durchfeuchtet werden. Die Masse wird dann unter Druck gleichmäßig flach ausgebreitet und die einzelnen Pastillen mit dem Pastillenstecher, wie ihn die Abb. 569 zeigt, ausgestochen, oder die Masse wird mit der Pastillenmaschine zu Pastillen zusammengepreßt. Durch Druck auf den Knopf a des Pastillenstechers werden die Pastillen aus dem Stecher geformt herausgepreßt. Schließlich werden die Pastillen getrocknet. Bei den sog. Mineralpastillen fällt der Zuckerzusatz mitunter weg; das angefeuchtete Salzpulver wird ohne weiteres zusammengepreßt. Gute Pastillen dürfen nicht zu hart sein, sondern müssen sich im Munde leicht lösen.

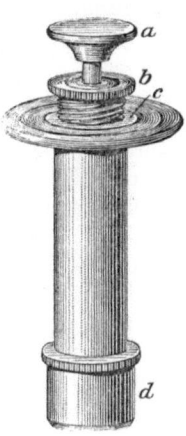

Abb. 569. Pastillenstecher.

Rótulae, Zuckerküchelchen. Sie werden fabrikmäßig hergestellt, indem man feinstes Zuckerpulver mit möglichst wenig Wasser erhitzt und dann noch heiß, mittels besonderer Vorrichtung auf blanke Metallplatten auftropfen läßt. Man benutzt sie vor allem zur Bereitung der Rótulae Menthae piperitae.

Zur Darstellung der Pfefferminzküchelchen verfährt man am besten in der Weise, daß man das Pfefferminzöl in einen reinen Glashafen schüttet, mit etwa der doppelten Menge Weingeist, auch unter Zusatz von etwas Essigäther verdünnt, die Mischung durch Rollen des Hafens an den Wänden verteilt, die vorher abgewogenen Zuckerküchelchen rasch in den Hafen schüttet, diesen schließt und durch kräftiges Schütteln die Zuckerkuchen mit dem Öle gleichmäßig durchtränkt. Hierauf läßt man sie, auf einem Bogen Papier ausgebreitet, so lange abdunsten, bis der Geruch nach Essigäther verschwunden ist, und bewahrt sie in gut geschlossenen Gefäßen auf. Die sog. englischen Pfefferminzkuchen sind Pastillen, die mittels Pastillenstechers bereitet werden.

Unter Molkenpastillen versteht man mit Weingeist versetzte Pastillen, die zur Bereitung saurer Molken benutzt werden.

Pulveres mixti, Pulvermischungen. Von den auch als Heilmittel verwendeten Pulvermischungen kommen für uns hauptsächlich Salizylstreupulver, eine Mischung aus 3 Teilen Salizylsäure, 10 Teilen Weizenstärke und 87 Teilen Talkpulver, sowie das Brausepulver in Betracht. Bei der Bereitung von Brausepulver muß man Zucker und Weinsäure, jedes für sich, scharf austrocknen, um auch die kleinste Spur von Feuchtigkeit zu entfernen, weil sonst infolge von Kohlensäureentwicklung das Brausepulver zersetzt wird. Dann reibt man

Zucker und Weinsäure in einem warmen Mörser zusammen und mischt zuletzt das Natriumbikarbonat hinzu. Dieses darf nicht vorher ausgetrocknet werden, weil es in der Wärme Kohlendioxyd abgibt und dadurch zu laugenhaft schmeckendem Natriumkarbonat wird. Brausepulver wird öfter auch mit ätherischen Ölen oder anderen freigegebenen Geschmackzusätzen vermischt. Sollen Pulvermischungen oder andere Stoffe und Zubereitungen in kleineren Mengen ausgetrocknet werden, kann man dazu den Eksikkator verwenden; ein Glasgefäß mit einem siebartigen Einsatz und gutschließendem Deckel. In den unteren Teil des Gefäßes füllt man konzentrierte Schwefelsäure oder entwässertes Kalziumchlorid, die beide begierig Feuchtigkeit aufnehmen.

Serum, Molken. Läßt man Milch an der Luft stehen, so gerinnt sie nach einiger Zeit, sie scheidet sich in unlöslichen Käsestoff, Kasein, und in eine gelbliche Flüssigkeit, die mit dem Namen Molken bezeichnet wird. Diese Molken enthalten außer dem Milchzucker der Milch alle Salze dieser und werden als leichtverdauliches, die Gesundheit förderndes Mittel angewendet. Man unterscheidet für diesen Zweck süße und saure Molken. Erstere werden hergestellt, indem 1 Liter kalte, am besten abgerahmte Milch mit 1 Teelöffel Molkenessenz versetzt und dann vorsichtig auf 40°—50° erwärmt wird. Hierbei scheiden sich die Molken klar ab, werden durch Abseihen vom Kasein getrennt und, wenn nötig, filtriert. Saure Molken werden durch Weinsäure, Weinstein, auch durch Tamarinden oder Alaun abgeschieden. Hierbei kann die Flüssigkeit bis nahe zum Sieden erhitzt werden. Von Alaun rechnet man 10,0, von Tamarindenmus 40,0 auf 1 Liter abgerahmte Milch. Molken sollen jeden Tag frisch bereitet werden.

Spiritus. Spirituósa medicáta, arzneiliche Spirituosen. Unter dieser Bezeichnung versteht man im Sinne der Heilmittelzubereitung entweder Destillationserzeugnisse, bereitet durch Destillation von Weingeist mit Kräutern usw., z. B. Spir. Cochleáriae und Spir. Lavándulae, oder Lösungen anderer Stoffe in Weingeist, z. B. Spir. camphorátus und Spir. saponátus, oder Mischungen, wie Ätherweingeist oder Ameisenspiritus.

Zur Darstellung des Kampferspiritus löst man zuerst Kampfer in starkem Weingeist auf und fügt erst nach vollendeter Lösung die vorgeschriebene Menge Wasser hinzu. Der Ameisenspiritus des D.A.B. ist eine einfache Mischung von Ameisensäure, Weingeist und Wasser. Er darf nicht zu alt werden, also nicht in zu großen Mengen vorrätig gehalten werden, da sonst eine Veresterung zu Ameisensäureäthylester eintritt. Der Seifenspiritus des D.A.B. ist eine Lösung von Kaliseife in verdünntem Weingeist, bereitet durch Verseifung auf kaltem Wege von Olivenöl mit alkoholischer Kalilauge und Mischung der entstandenen Seifenlösung mit Weingeist und Wasser. Löffelkrautspiritus wird nach dem D.A.B. IV bereitet, indem man 4 Teile getrocknetes Löffelkraut mit 1 Teil zerstoßenem weißen Senfsamen und 40 Teilen Wasser in einer Destillierblase 3 Stunden stehen läßt, dann 15 Teile Weingeist hinzufügt und destilliert, bis 20 Teile übergegangen sind.

Spíritus aethéreus, auch Acidum Vitrióli dulcificátum oder Acidum Vitrióli vinósum, Ätherweingeist, Hoffmannstropfen ist ein Gemisch, bestehend aus 1 Teil rektifiziertem Äther und 3 Teilen Weingeist.

Sirupi. Von den Sirupen hat außer den Frucht- bzw. Obstsirupen nur Sirupus simplex, Zuckersirup, für uns Bedeutung. Dieser wird durch Aufkochen von 3 Teilen Zucker und 2 Teilen Wasser bereitet und heiß filtriert. Allgemein ausgedrückt sind Sirupe dickflüssige Lösungen von Zucker in meist wässerigen, seltener weinhaltigen Flüssigkeiten

Bereitung der Fruchtsäfte bzw. **Fruchtsirupe.** Ihre Herstellung in tadelfreier Beschaffenheit ist nicht ganz leicht, sie erfordert große Aufmerksamkeit und ganz besondere Sorgfalt.

Der frische Saft der Himbeeren, Kirschen, Johannisbeeren, Erdbeeren und Maulbeeren enthält eine große Menge Pflanzenschleim, Pektin, das die Filtration unmöglich macht und den Saft nach dem Kochen mit Zucker zu einer Gallerte erstarren läßt. Das Pektin muß also vorher entfernt werden, und man schlägt hierzu zwei Wege ein. Das Pektin wird durch Zusatz von 5—8% Weingeist aus dem Stoff ausgefällt und dieser dann durch Abgießen und Filtrieren geklärt. Dieses Verfahren ist nur anwendbar, wenn die Fruchtsäfte unmittelbar zur Likörbereitung verwendet werden sollen. Zur Bereitung von Fruchtsirup ist sie ungeeignet, da die so hergestellten Sirupe herb von Geschmack sind und bedeutend an Geruch eingebüßt haben. Beim Lagern solcher gespriteten Säfte leidet überdies die Farbe. Man muß für die Bereitung der Fruchtsäfte das Pektin durch schwache Gärung entfernen. Die frischen Früchte werden zerquetscht, dann vorsichtig, aber kräftig ausgepreßt. Vielfach wird die Pressung erst vorgenommen, nachdem man die gepreßten Früchte hat gären lassen. Dieses Verfahren gibt allerdings eine etwas größere Menge Saft, liefert aber meist kein so feines Erzeugnis. Mitunter wird eine Nachpresse vorgenommen, die Preßrückstände werden mit etwas Wasser gemengt und nochmals ausgepreßt. Der so erhaltene Saft darf aber nur als **Fruchtsaft mit Nachpresse** gekennzeichnet in den Handel kommen. Preßt man zuerst und läßt dann gären, so lassen sich die Preßkuchen, namentlich wenn die Pressung nicht zu stark ausgeführt wird, vielfach an Marmeladenfabriken verkaufen. Der gewonnene trübe Saft wird, mit 1—2% Zucker versetzt, bei einer Wärme von höchstens 20°—25° sich selbst überlassen. Die Masse beginnt nach kurzer Zeit zu gären, wird an der Oberfläche infolge der austretenden Kohlendioxydbläschen schaumig, bis nach einigen Tagen die Entwicklung von Kohlensäure aufhört und die Flüssigkeit sich in eine untere trübe und eine darüberstehende klare Schicht teilt. Diese wird entweder mittels eines Hebers oder durch Abgießen klar abgenommen und der Rest durch ein gut angefeuchtetes Filter filtriert. Läßt man die Gärung in offenen Gefäßen vollziehen, so tritt sehr leicht Schimmelbildung und dadurch Beeinträchtigung des Geschmackes ein, oder die Gärung wird nicht zur rechten Zeit unterbrochen und die Flüssigkeit durch weitergehende Zersetzung sauer. Alles dies läßt sich meist vermeiden, wenn man die Gärung in geschlossenen Gefäßen vornimmt. Diese werden, gleichgültig, ob man Flaschen, Ballone oder Fässer dabei anwendet, nur zu $2/3$—$3/4$ mit Saft gefüllt und die Öffnung mit einem guten Kork geschlossen, durch den ein zweischenklig gebogenes Glasrohr, ein **Gärrohr**, geht. Unter den einen offenen Schenkel wird ein mit Wasser gefülltes Gefäß gestellt oder angehängt, so daß das Glasrohr durch das Wasser abgeschlossen ist. Sobald die Gärung eintritt, wird das freiwerdende Kohlendioxyd durch das Glasrohr entweichen und in Blasen durch das Wasser getrieben werden. Nach einigen Tagen wird die Gasentwicklung schwächer, endlich steigen keine Blasen mehr auf. Jetzt wird der Vorgang unterbrochen und Abgießen und Filtration sofort vorgenommen. Ein derartig bereiteter Saft ist von feinstem Duft und tadelfreiem Geschmack. Soll er als Saft, als Succus aufbewahrt werden, tut man gut, ihn nach dem Filtrieren auf 80°—100° zu erhitzen und noch heiß in bis an den Kork gefüllte Glasflaschen zu tun. Besser ist es, ihn sofort zu Sirup zu verkochen. Hierzu gehört ein gut raffinierter Zucker. Man läßt Zucker und Saft weichen und kocht dann schnell in einem blank gescheuerten kupfernen Kessel auf; eiserne, mit Schmelz versehene, emaillierte, oder verzinnte Gefäße sind streng zu vermeiden, da sie die Farbe verändern. Etwa entstandener Schaum wird abgenommen, der Saft siedend heiß in vorher erwärmte Flaschen gefüllt und sofort verkorkt. Es darf also wohl der Saft in dem blank gescheuerten Kupferkessel gekocht werden, der fertige Sirup muß aber sofort daraus entfernt werden. Er darf keinesfalls in dem kupfernen Kessel erkalten, denn es würde Luft hinzutreten und nun die in dem Sirup enthaltene Fruchtsäure Kupfer angreifen, während das Kupfer beim Kochen, wo die Luft vertrieben wird, von der Fruchtsäure nicht angegriffen wird. So bereiteter Sirup hält sich jahrelang; jedoch pflegt der Himbeersirup im zweiten oder dritten Jahr an Farbe zu verlieren; diese läßt sich durch ein wenig Succus Myrtillorum (Bickbeere, Heidelbeere, Schwarzbeere, Besinge) wieder herstellen. Solcher Zusatz muß aber auf dem Bezeichnungsschilde kenntlich gemacht werden. Ist zur Bereitung des Sirups ein Fruchtsaft mit Nachpresse verwendet worden, so darf der Sirup nur unter der Bezeichnung Fruchtsirup mit Nachpresse in den Handel kommen.

Stehen Waldhimbeeren zu Gebote, so liefern sie allerdings etwas weniger Succus, der Saft aber ist von kräftigerer Farbe und feinerem Dufte. Zur Bereitung des Kirschsaftes wählt man die große schwarze Kirsche und zerquetscht sie auf einer Kirschmühle mit den Steinen. Die sich hierdurch aus den Samen entwickelnde geringe Menge Bittermandelöl verleiht dem Saft einen angenehmen, kräftigen Geschmack. Man bringt auch **künstliche Fruchtsirupe** in den Handel. Sie werden aus Weinsäure, Zitronensäure oder Milchsäure mit nicht auskristallisierendem weißen Sirup und der entsprechenden Essenz, wie Himbeer-, Johannisbeer- oder Erdbeeressenz hergestellt. Darauf färbt man sie mit einem unschädlichen Farbstoffe. Solche Sirupe müssen deutlich als Kunsterzeugnisse kenntlich gemacht werden. Näheres über die Bereitung der Fruchtsäfte s. Buchheister-Ottersbach, Drogisten-Praxis II, Vorschriftenbuch.

Tincturae, Tinkturen. Tinkturen sind seltener weinige, meistens weingeistige, dünnflüssige, gefärbte Auszüge von Rohdrogen; die in einzelnen Fällen auch Zusatz von Äther haben, meist im Verhältnis von 1:5 oder 1:10. Auch weingeistige Lösungen von Benzoe oder Jod bezeichnet man als Tinkturen. Auszüge werden bereitet, indem man die gröblich zerkleinerten Stoffe, mit Weingeist bzw. verdünntem Weingeist übergossen, in gut geschlossenen Gefäßen 10 Tage bei Zimmerwärme an einem vor unmittelbarem Sonnenlichte geschützten Orte stehen läßt, während dieser Zeit öfter umschüttelt, dann durchseiht, den auf dem Seihtuche gebliebenen Rückstand abpreßt und die erhaltene Flüssigkeit nach dem Klären filtriert. Bei der Darstellung von Essenzen und Tinkturen im großen lassen sich die Preßrückstände in der Weise verwerten, daß man den noch in ihnen enthaltenen Weingeist durch Destillation wiedergewinnt. Er läßt sich für viele Zwecke gut verwenden.

Bei der sehr häufig vorkommenden Mischung von Benzoetinktur und Rosenwasser muß man die Tinktur sehr allmählich dem Rosenwasser zusetzen. Verfährt man umgekehrt, so scheidet sich das Benzoeharz sehr rasch aus der milchigen Flüssigkeit ab.

Unguenta, Salben. Sind Mischungen von Fetten, Mineralfetten, Wachsarten, Harzen, auch Pflastern, mit anderen heilend wirkenden Stoffen, denen öfter auch Wasser untergearbeitet wird. Sollen dem Fettgemische wasserlösliche Stoffe zugefügt werden, so löst man diese zunächst in etwas Wasser. Sie werden auf der Haut verrieben, um, von ihr allmählich aufgesogen, die Wirkung auszuüben. Von der großen Anzahl der Salben sind nur wenige dem freien Verkehr übergeben.

Bei der Darstellung der Salben ist, wenn eine Schmelzung der verschiedenen Stoffe notwendig, dasselbe zu berücksichtigen, was schon bei den Zeraten gesagt ist. Immer muß der Körper mit dem höchsten Schmelzpunkt zuerst und dann erst dürfen die übrigen Bestandteile geschmolzen werden. Die geschmolzene Masse muß, um eine gleichmäßige, homogene, nicht körnige Salbe zu erhalten, von dem Augenblick an, wo sie anfängt, sich zu trüben, ununterbrochen bis zum völligen Erstarren gerührt werden. Soll eine Salbe feste Körper, wie Zinkoxyd oder Borsäure, enthalten, so müssen zuerst diese Stoffe mit einer ganz geringen Menge Fett oder Öl vollständig fein angerieben werden. Erst dann kann die übrige Fettmasse zugesetzt werden. Um zu vermeiden, daß sich feste Stoffe in etwaigen Poren der Reibschale festsetzen, ist es zweckmäßig, zunächst eine winzige Menge des anzuwendenden Fettgemisches auf dem Boden der Reibschale lose zu verreiben, darauf erst den festen Stoff mit etwas Fett fein anzureiben.

Bei der Darstellung der verschiedenen Sorten von Coldcream gilt zuerst das im vorigen Absatz Gesagte. Ferner ist zu bemerken, daß die nötige Wassermenge erst dann allmählich hinzugefügt wird, wenn die Masse schon halb erstarrt ist. Will man eine sehr weiße Salbe erzielen, so kann man ein wenig Borax oder Seifenpulver zusetzen. Hierdurch wird zugleich das Wasser besser gebunden, und es läßt sich eine sehr schaumige Salbe erhalten. Um das Wasser gut zu binden, ist es jedoch noch zweckmäßiger, der Fettmischung wasserfreies Wollfett zuzusetzen.

Zur Darstellung der Pappelsalbe soll man 1 Teil frische Pappelknospen, Gemmae Pópuli, mit 2 Teilen Schweineschmalz so lange erwärmen, bis alle Feuchtigkeit verdunstet ist. Stehen frische Pappelknospen nicht zur Verfügung, kann man getrocknete verwenden, nur muß man dann die Salbe nach dem Durchseihen bezw. Filtrieren im Heißwassertrichter mit etwas Chlorophyll auffärben. Keinesfalls darf man dafür eine Salbe unterschieben, die so bereitet ist, daß man Schmalz mit Chlorophyll grün gefärbt und dann mit einer Spur von Rosmarin-, Thymian- und Wacholderbeeröl vermischt hat. Pappelsalbe soll eine kühlende Salbe bei Brandwunden und Hämorrhoiden sein. Durch den Zusatz der ätherischen Öle könnte aber leicht das Gegenteil eintreten.

Bei der Darstellung von Quecksilbersalbe gegen Ungeziefer, die, obwohl kein Heilmittel, hier gleich besprochen werden soll, ist zu beachten, daß man niemals mehr als 10% Quecksilber verwendet. Die Beimengung des Quecksilbers geschieht in der Weise, daß man es in einem Mörser mit Terpentinöl oder wasserfreiem Wollfett verreibt, indem man von Zeit zu Zeit ein wenig Äther hinzufügt. Die feine Verteilung des Quecksilbers wird hierdurch sehr beschleunigt. Sobald die Verteilung so weit gediehen ist, daß man mit einem mäßig starken Vergrößerungsglase keine Quecksilberkügelchen mehr entdecken kann, wird die übrige Fettmischung allmählich zugerührt. Immer ist der Verkäufer bei Abgabe von Quecksilbersalbe, um sich und seine Kunden vor Schaden zu behüten, verpflichtet, darauf aufmerksam zu machen, daß die Salbe bei Tieren nur dorthin gerieben werden darf, wo diese sie nicht ablecken können und daß nur kleine Mengen aufgerieben werden dürfen. Zur Vorsicht überbindet man die mit Quecksilbersalbe eingeriebenen Stellen mit Säcken.

Bei Rindvieh, Schafen und Ziegen darf Quecksilbersalbe überhaupt nicht angewendet werden; hier tritt der Tod schon bei Einreibungen von kleinen Mengen ein.

Bei Pferden und Schweinen verreibt man in Zwischenräumen von 10 Tagen dreimal je 10.0 Salbe, die man zweckmäßig noch mit dem doppelten Gewichte Vaselin vermengt.

Die Salbe darf keinesfalls aus ranzigen Fetten hergestellt werden, und bei der Abgabe nicht zu alt sein, da die Giftigkeit der Salbe mit dem Alter infolge der Entstehung von Quecksilberseife steigt.

Verbandstoffe. Seitdem man infolge vielfacher mikroskopischer Untersuchungen erkannt hat, daß die Ursache der Zersetzung tierischer Gewebe und Stoffe meist auf der Gegenwart unendlich kleiner Lebewesen, sog. Mikroorganismen (Bazillen, Bakterien) beruht, hat man auch die ganze Wundbehandlung daraufhin geändert, daß man möglichst die Bildung und das Wachstum jener Lebewesen zu verhindern sucht. Es entstand das fäulniswidrige sog. antiseptische Verbandverfahren und mit ihm kamen neue Verbandstoffe. Als Grundlage für Verbände diente früher meist zerpflückte Leinwandfaser, Scharpie, jetzt vor allem entfettete Baumwollfaser, die Haare der Samen der verschiedenen Gossypiumarten in gereinigtem, teils verfilztem Zustand als Watte oder Lint, teils in Form von Gaze usw. oder Holzzellulose bzw. Gemische von Baumwolle und Holzzellulose. Die Samenhaare der Gossypiumarten werden in großen, beständig sich drehenden Kesseln mit einströmendem Dampf gekocht und so entfettet, um sie für wässerige Flüssigkeiten und Eiter, Serum aufsaugungsfähiger zu machen. Sie sind dann gelbgrünlich und werden in Wasser gewaschen und durch Chlorbleiche gebleicht. Darauf getrocknet, durch Maschinen fein zerrissen und von den Knötchen, die durch Zusammenballen entstanden sind, befreit. In der Krempelmaschine läuft die Baumwolle über eine Anzahl Walzen, die mit feinen Spitzen besetzt sind, wird dadurch nochmals gereinigt und gelangt von hier in Staubform auf sich beständig drehende Trommeln, wo sich das Fließ bildet. Außer der Baumwollfaser werden noch sog. Jutegewebe, aus dem Flachs ähnlichen Bastfasern ostindischer Corchorusarten, angewendet. Die Jutepflanzen werden heute auch in größeren Mengen in Brasilien bei Santos und Rio de Janeiro angepflanzt und Pflanzenfasern bis zu einer Länge von 3 m erzielt. Auch die Pflanzenfaser des Caravonicabaumes, die sog. **Edelbaumwolle**, die in Afrika gewonnen wird, dient als Verbandstoff. Man tränkt alle diese Stoffe mit den verschiedensten als **antiseptisch** bekannten Körpern, z. B. Phenol, Jodoform, Borsäure, Salizylsäure, Benzoesäure oder Sublimat. Die Tränkung, Imprägnierung, geschieht durchgängig in der Weise, daß die entfetteten Fasern mit einer Lösung der Stoffe durchfeuchtet und dann getrocknet werden. Doch bildet auch die einfach entfettete und gebleichte Baumwollfaser als sog. **Verbandwatte, Gossýpium depurátum, Pili Gossýpii**, eine besondere Handelsware.

Man prüft **Verbandwatte** auf völlige Entfettung, indem man ein wenig davon aufgelockert in Wasser fallen läßt. Ist die Faser fettfrei, so sinkt sie sofort im Wasser zu Boden. Schlecht entfettete Faser braucht hierzu einige Zeit. Verbandwatte darf außerdem auch keine Verunreinigungen, von dem Bleichverfahren herrührend, zeigen: mit Wasser durchfeuchtet darf sie Lackmuspapier nicht verändern. Der mit siedendem Wasser bereitete Auszug 1 + 10 darf durch Silbernitratlösung höchstens weißlich schillernd getrübt, durch Bariumnitrat- oder Ammoniumoxalatlösung nicht sogleich verändert werden. Die in 10 Teilen des Auszuges, nach Zusatz von einigen Tropfen Schwefelsäure und 3 Tropfen Kaliumpermanganatlösung entstehende Rotfärbung soll innerhalb 5 Minuten nicht verschwinden. Ferner muß die Watte frei sein von harten Flocken und braunen Samenteilen.

Will man Watte mit einem bestimmten Gehalt an keimtötendem, **antiseptischem** Stoffe herstellen, z. B. eine 10 prozentige Borwatte, so muß man, um 1 kg dieser Borwatte zu erhalten, nicht 100 g, sondern 150 g Borsäure in

2850 g heißem Wasser auflösen. Mit dieser Lösung durchknetet man 1 kg Watte, wickelt sie in Pergamentpapier, bringt sie in eine Presse und preßt so viel Flüssigkeit ab, daß das Gesamtgewicht noch 3 kg beträgt, dann trocknet man. Das Lösungsmittel hat sich stets nach dem zu lösenden Stoffe zu richten, so verwendet man in vielen Fällen Weingeist oder, wie bei der Bereitung von Jodoformwatte, ein Gemisch von Weingeist und Äther und setzt, um das Jodoform festzuhalten, zu fixieren, außerdem noch Kolophonium hinzu. Manchmal dient als Fixiermittel das Glyzerin, auch Walrat.

Wirken Verbandmittel, wie Borwatte, Jodoformwatte oder Phenolwatte an und für sich fäulniswidrig, antiseptisch, so ist es häufig doch von großem Werte, solche Verbandmittel vollständig frei von den Lebewesen, die in jeder Luft vorhanden sind, zu haben, man nennt dies keimfrei. Zu diesem Zwecke müssen sie keimfrei gemacht, sterilisiert werden. Man setzt sie in eigens dazu hergestellten Gefäßen eine Zeitlang strömendem Wasserdampf, oder in manchen Fällen, wo Wasserdampf den keimtötenden Stoff zersetzen würde, Formalindämpfen aus, läßt sie in den Gefäßen erkalten und verpackt sie sofort.

Verbandstoff oder gereinigter Mull, Tela depuráta, ist ein Gewebe aus Baumwolle hergestellt, das denselben Anforderungen entsprechen soll, wie die Verbandwatte. Außerdem darf das Gewebe nicht zu locker sein, sondern soll in 1 qcm mindestens 24 Fäden enthalten und 1 qm wenigstens 30 g wiegen. Dieser Verbandmull wird gleich der Watte entweder nicht getränkt, oder mit denselben Stoffen getränkt und auch keimfrei gemacht, wie die Verbandwatte ver-

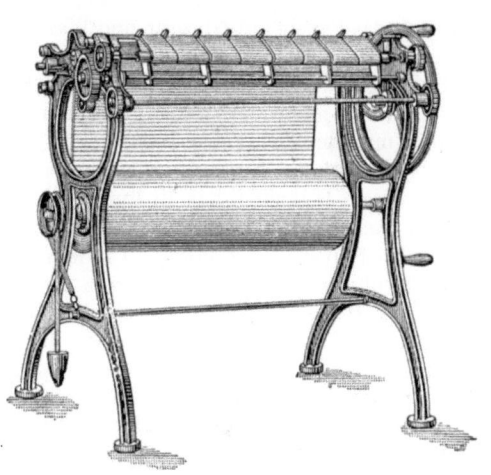

Abb. 570. Bindenschneidemaschine.

wendet. Auch wird er auf eigens dazu hergestellten Bindenschneidemaschinen, wie sie z. B. die Abb. 570 zeigt, zu Binden verschiedenster Breite verarbeitet. Die Maschinen sind so eingerichtet, daß eine größere Anzahl Binden zu gleicher Zeit geschnitten werden können und sich auch zugleich zu Rollen aufwickeln. Zur Herstellung von Binden werden außer Mull noch andere Gewebe verwendet, wie Kambrik, ein Baumwollstoff mit starken, dichten Fäden, Trikotschlauch, ein strumpfartiges Gewebe, Flanell, ferner Leinen, Jute, Seide, elastisches Gummi, Kautschuk oder auch Papier, das entweder als Kreppapier zu festeren oder als Papiergarn zu den Mullbinden ähnlichen lockeren Binden verarbeitet wird.

Der aus der Zellulose des Papiers bereitete Verbandwatte — die Zellstoffwatte — ist entweder als solche, oder gemischt mit Baumwollwatte als Patentzellstoffwatte im Handel.

Ist auch die Verbandwatte bzw. der gereinigte Mull bei weitem das am meisten gebrauchte Verbandmittel, so dienen doch auch Torfmull, Moos und vor allem Holzwolle dem gleichen Zweck. Auch sie werden getränkt wie Watte. Holzwolle als Verbandmittel gewinnt man gewöhnlich durch Abschleifen eines recht weichen Holzes, z. B. des Ahornholzes; es stellt dann das

Holzwollmehl dar, das auf Holzwollwatte oder Holzwollbinden verarbeitet wird. Oder man hobelt Holz ganz fein und erhält dann einen ähnlichen Körper wie die Holzwolle zum Verpacken, den man meistens zum Reinigen der Hände bei Operationen benutzt.

Ein Stoff, der gleich den Verbandstoffen in der Wundheilkunde, Chirurgie, viel verwendet wird, ist Katgut. Es ist nichtgetränkt oder mit keimtötenden Stoffen getränkt in verschiedenen Stärken im Handel und dient zum Nähen bei Operationen, da es mit der Zeit vollständig aufgesogen, resorbiert, wird. Tierdärme, gewöhnlich Hammeldärme, werden gereinigt, in Strähne geschnitten, zu Saiten gedreht und getrocknet. Man bewahrt Katgut in Glyzerin, in Phenolöl oder in einer Lösung von Jod und Jodkalium in destilliertem Wasser auf.

Alle Verbandstoffe müssen, um sie von den in jeder Luft vorhandenen Kleinlebewesen zu schützen, stets gut verpackt aufbewahrt werden.

Pepsinwein gehört zu den arzneilichen Weinen, den Vina medicata des D.A.B. Bei der Bereitung von Pepsinwein wird nach Vorschrift des D.A.B. zuerst das Pepsin mit Glyzerin und Wasser gemischt. Dann fügt man Salzsäure, den Wein nebst Sirup und Pomeranzentinktur hinzu, setzt die Mischung einige Tage an kühlem Orte beiseite und filtriert die Mischung erst dann. Sollte der Pepsinwein nicht klar werden, filtriert man ihn über Bolus oder Talk. Pepsinwein muß möglichst vor Sonnenlicht geschützt aufbewahrt werden, da das Pepsin sonst an Wirkung verliert. Das D.A.B. läßt folgendermaßen prüfen: Von einem Hühnerei, das 10 Minuten lang in kochendem Wasser gelegen hat, wird nach sofortigem Abkühlen in kaltem Wasser durch ein zur Bereitung von grobem Pulver (Maschenweite 0,75 mm) bestimmtes Sieb gerieben. 10 g dieses sofort abzuwiegenden zerkleinerten Eiweißes werden in 100 ccm Wasser von 50° und 0,5 ccm Salzsäure gleichmäßig zerteilt; dem Gemische werden 5 ccm Pepsinwein hinzugesetzt. Läßt man dieses Gemisch, alle Viertelstunden umschwenkend, 5 Stunden lang bei 45° stehen, muß das Eiweiß bis auf wenige weißgelbliche Häutchen gelöst sein.

Decocta, Abkochungen sind wässerige Auszüge von Pflanzenteilen; gewöhnlich im Verhältnis 1:10. Man übergießt die Pflanzenteile mit kaltem Wasser und erhitzt dann am besten unter öfterem Umrühren $1/2$ Stunde im Wasserbad oder kocht eine Zeitlang aus. Darauf seiht man durch und preßt aus. Schleimhaltige Drogen, wie Radix Althaeae, Semen Lini, Semen Psyllii dürfen aber nicht gekocht werden, sondern man übergießt sie mit kaltem Wasser, läßt $1/2$ Stunde ohne Umrühren stehen und gießt ohne Pressen durch ein feines Porzellansieb.

Infusa, Aufgüsse sind wässerige Auszüge aus zerkleinerten Pflanzenteilen. Man übergießt die Pflanzenteile mit siedendem Wasser und erhitzt unter öfterem Umrühren am besten 5 Minuten im Wasserbade oder läßt 10 Minuten zugedeckt unter öfterem Umrühren warm stehen. Darauf wird durch ein feines Tuch oder feines Porzellansieb durchgegossen.

Labessenz. Hierunter verstehen wir einen weinigen Auszug von Kälber- oder Schweinemagen, dem sog. Labmagen, oder eine Lösung von Pepsin oder Labpulver in Wein oder auch eine Auflösung eines sehr reinen, äußerst wirksamen Pepsins in Wasser, dem etwas Weingeist, Glyzerin und Kochsalz zugesetzt sind. Sie dient zur Abscheidung des Käsestoffes aus der erwärmten Milch.

Diätetische Mittel. Hiermit bezeichnen wir diejenigen Mittel, die durch die Ernährung, die Diät, auf die Gesundheit des Menschen einwirken sollen. Um diese Wirkung nach einer besonderen Richtung hin zu erhöhen, werden ihnen vielfach Stoffe zugesetzt, denen man auch Heilwirkung zuschreibt; hierher

Die Herstellung von Zubereitungen für die Heilkunde und die Technik. 1117

gehören die Kindermehle, die gerösteten Mehle, Malzextrakte, Malzbiere und Gesundheitsschokoladen. **Kindermehle** sind fast immer Mischungen von kondensierter Milch und Mehlstoffen, die durch starke Erhitzung im geschlossenen Raum aufgeschlossen sind, d. h. bei denen das Stärkemehl durch diese Behandlung größtenteils in Zucker und Dextrin übergeführt ist. Einer gleichen Umsetzung unterliegen die sog. gerösteten Mehle, wie Knorrs Hafermehl u. a. m. **Malzbiere** sind gleichsam verdünnte Malzextrakte, denen vielfach Auszüge von Pflanzenteilen zugesetzt sind.

Schokoladen gehören, je nach ihrer Zusammensetzung, teils zu den bloßen Genuß-, teils zu den diätetischen Mitteln; sie sind Gemenge von Kakaomasse oder entöltem Kakao (s. Kakao) und Zucker, auch unter Zusatz von Gewürzen oder von Heilmitteln oder diätetischen Stoffen.

Essenzen zur Bereitung weingeistiger Getränke sind konzentrierte, weingeistige Tinkturen, deren Alkoholgehalt, um die klare Mischbarkeit mit Branntwein zu ermöglichen, 40—45% nicht übersteigen soll. Die Bereitung derartiger Essenzen geschieht nach dem Deplazierungsverfahren oder, wie bei den Tinkturen durch Ausziehen bei Zimmerwärme.

Spirituosen. Bereitung: Sie geschieht entweder durch Destillation von Branntwein mit Rohdrogen, oder durch Ausziehen der Drogen mit verdünntem Weingeist, oder durch einfaches Mischen von verdünntem Weingeist mit Essenzen oder ätherischen Ölen. Branntweine oder bittere Schnäpse nennen wir solche Mischungen, zu denen keine oder nur geringe Mengen Zucker verwendet werden. Mischungen mit viel Zucker heißen Liköre und mit sehr viel Zucker Kreme.

Als Grundregeln für die Bereitung weingeistiger Getränke sind zu merken: 1. Der angewandte Spiritus muß von reinster Beschaffenheit sein, am besten allerfeinster Kartoffelsprit; Kornsprit kann wegen seines strengen Geruches nur zu einzelnen Getränken verwendet werden. 2. Der Zucker darf nicht gebläut sein und wird vor der Benutzung durch anhaltendes Kochen mit wenig Wasser geläutert. 3. Die zu verwendenden Kräuter müssen frisch, rein und gut sein; ebenso die ätherischen Öle. 4. Alle weingeistigen Getränke sollen erst nach einer gewissen Lagerzeit benutzt werden, Feinheit des Geruches und des Geschmackes gewinnen dadurch bedeutend. 5. Spirituosen sollen an mäßig warmem Ort und, wenn in Flaschen, vor Sonnenlicht geschützt aufbewahrt werden. Man tut gut, Flaschen, die für das Schaufenster bestimmt sind, nur mit gefärbtem Wasser oder im Winter mit einem Gemische von Wasser und Brennspiritus zu füllen.

Färbung von Spirituosen. Als Farben für Spirituosen und Genußwaren dürfen nur solche benutzt werden, die durchaus unschädlich sind. Für Rot Karmin und Karminlösungen, ferner der vergorene Saft der Fliederbeeren oder der Blaubeeren, Auszug von Stockrosenblüten mit einem Zusatze von Säure, angesäuerter Persioauszug, Sandelholztinktur und für Zuckerwaren teigförmige Farblacke von Koschenille und Rotholz. Für Gelb weingeistige Auszüge von Safran und Kurkuma oder Safransurrogat, Dinitrokresolkalium. Für Blau Indigokarmin in wässeriger Lösung. Für Grün Chlorophyll, Mischung von Indigokarmin und Safransurrogat, ferner Saftgrün. Für Braun gebrannter Zucker. Für Violett Mischungen aus Rot und Blau. Viel werden die giftfreien Teerfarbstoffe zum Färben benutzt, und so können alle Farben erhalten werden.

Zur Klärung von Spirituosen und Wein werden solche Mittel angewendet, die in der betreffenden Flüssigkeit unlöslich sind, so Niederschläge bilden, die dann die in der Schwebe gehaltenen Unreinigkeiten mit sich niederreißen, oder solche, die sich mit den Schleimteilen der Flüssigkeiten verbinden und sie unlöslich machen. Derartige Stoffe sind für Wein Hausenblase oder Eiweiß, die mit dem Gerbstoff des Weines unlösliche Niederschläge bilden. Für Spirituosen benutzt man kleine Mengen von gebranntem Alaun, oder man schüttelt mit Talkpulver durch und läßt absetzen. Ein sehr kräftiges Klärungspulver besteht aus einer Mischung von 4 Teilen getrocknetem Eiweiß, 4 Teilen Milchzucker und 2 Teilen Stärkemehl. Von diesem Pulver rechnet man 5 g auf 1 Liter Spirituosen.

Genaueres über die Bereitung von Essenzen und Spirituosen siehe Buchheister-Ottersbach, Drogisten-Praxis II, Vorschriftenbuch.

Kosmetische Mittel, Kosmetika, und Blumendüfte, Parfümerien. Kosmetik im engsten Sinne des Wortes ist die Lehre von der Verschönerung des menschlichen Körpers. Kosmetische Mittel sind daher vor allem solche, die zur Verschönerung des Körpers dienen, Schönheitsmittel. Schminke, indem sie die zu blasse Hautfarbe verdeckt, oder eine Haartinktur, die weiß gewordenes Haar wieder auffärbt, ist ein Schönheitsmittel. Im weiteren Sinn aber, bedeutet das griechische kosméo doch auch „ich ordne", gehören dazu alle Mittel zur Reinigung, Pflege oder Färbung der Haut, der Haare, der Mundhöhle und der Nägel, indem sie erhaltend oder verbessernd auf die äußere Schönheit des menschlichen Körpers einwirken sollen. Sie sind zum Teil Erhaltungs-, zum Teil Vorbeugungsmittel, teils aber sollen sie auch vielfach heilend auf regelwidrige Zustände der betreffenden Teile einwirken. Nach der Verordnung über den Verkehr mit Arzneimitteln außerhalb der Apotheken sind die kosmetischen Mittel dem freien Verkehr auch als Heilmittel überlassen, wenn sie keine Stoffe enthalten, die in den Apotheken nur auf ärztliche Verordnung abgegeben werden dürfen, und wenn sie nicht enthalten: Kreosot, Phenylsalizylat (Salol) oder Resorzin.

Über diejenigen Farbstoffe, welche zur Herstellung von kosmetischen Mitteln nicht verwendet werden dürfen, siehe Gesetzkunde „Verwendung gesundheitsschädlicher Farben".

Zu den Mitteln der Hautpflege gehören die verschiedenen Waschwässer, Mandelkleien, wohlriechenden Essige, Hautsalben, Hautöle, Seifen, Puder und Schminken. Die verschiedenen Waschwässer, Gesichtswässer bestehen zum Teil aus ölhaltigen Emulsionen, wie Mandelmilch und Lilienmilch, zum Teil enthalten sie Zusätze, die reinigend und erweichend auf die Oberhaut wirken sollen, wie Borax oder Natriumbikarbonat, oder Stoffe, die heilend wirken sollen, wie Schwefel, oder sie sollen Sommersprossen und Mitesser entfernen. Mandelkleien und Mandelpasten geben mit Wasser zusammen gleichfalls Ölemulsionen und wirken ebenfalls als mild reinigende Mittel. Wohlriechende Essige sind weingeistige, mit Blumendüften und mit Essigsäure versetzte Mischungen, die zum Waschwasser gegossen, erfrischend und zugleich die Hauttätigkeit anregend wirken. Zu den Hautsalben gehören alle die verschiedenen fett- und wasserhaltigen Salbenmischungen, welche mild fettend auf die Haut einwirken, andererseits die fettfreien, vor allem glyzerinhaltigen Salben oder Stearinsäureverseifungen, die Kreme. Über Seife siehe 2. Abteilung „Seifen". Hier sei nur bemerkt, daß von einer guten Feinseife verlangt werden muß, daß sie laugenfrei sei.

Unter Puder verstehen wir Pulvermischungen, die vor allem dazu dienen sollen, übergroße Fettigkeit oder Feuchtigkeit der Haut aufzusaugen oder zu trockener Haut Fett zuzuführen und nebenbei der Haut eine zarte Färbung zu verleihen. Vielfach werden den Pudern Stoffe beigemengt, welche die schädlichen Einwirkungen von Schweiß und anderen Hautausscheidungen beseitigen sollen. Hierher gehören die sog. Streupulver mit Salizylsäure, Borsäure, Alaun

u. a. m. Die hauptsächlichsten Grundstoffe aller Puder sind Talk, verschiedene Tone, Kieselgur und Magnesiumkarbonat, häufig rosa oder gelblich gefärbt; bei den Streupulvern zuweilen auch das Lykopodium.

Trockene Schminken sind Puder, denen, um die Schminkwirkung, d. h. die Färbung der Haut zu erhöhen, färbende Stoffe in größeren Mengen zugesetzt sind. Hierzu dienen für Rot Karmin, Eosin und Karthamin; für Weiß Zinkweiß und zuweilen auch das sog. Perlweiß, basisch-salpetersaures Wismutoxyd, Wismutsubnitrat. Fettschminken sind entweder Salbenmischungen, die auf das feinste mit den färbenden Stoffen verrieben sind, oder mit den verschiedensten Stoffen gefärbte Zerate, die in Stiftform gebracht sind. Diese sog. Schminkstifte dienen namentlich zum Färben der Augenbrauen, der Lippen oder zur Veränderung des Gesichtsausdrucks.

Mittel zur Haarpflege sind Haar- und Kopfwaschwässer, Haarkräuselwässer und Wellenwässer, Haarsalben, -pomaden und Haaröle; ferner Brillantine und die Bartbefestigungsmittel. Haarwässer sind weingeistige oder wässerige Mischungen, die reinigend und entfettend, teils kräftigend auf den Haarboden wirken sollen. Für ersteren Zweck enthalten sie vielfach Borax oder Natriumbikarbonat, Quillajarindenauszug, Rizinusölsulfosäure oder Seife; für letzteren Zweck zusammenziehende, adstringierende oder hautreizende Stoffe, wie Chinarinde, Kapsikum, Senfspiritus oder ätherisches Senföl und als Nährstoff Cholesterin. Haarkräuselwässer, zu denen auch die Wellenwässer und Wellenfixative gehören, sind Auflösungen von Klebstoffen wie Dextrin, Malzextrakt, Stärkezucker oder Traganth-, Quittensamen-, Flohsamen- oder Gummiarabikumschleim oder Lösungen von Benzoe in Spiritus. Haaröle sind gewöhnlich nur mit Wohlgeruch vermischte Öle, die fettend auf das Haar und den Haarboden wirken sollen. Geeignet hierzu sind namentlich feines Olivenöl. Erdnuß- und Mandelöl. Rizinusöl muß, um ihm seine übergroße Zähigkeit zu nehmen, mit absolutem Alkohol verdünnt werden. Mitunter sollen die Haaröle aber auch eine kräftigende Wirkung ausüben. Es sind dann meistens ölige Auszüge von Arnikablüten oder Klettenwurzeln.

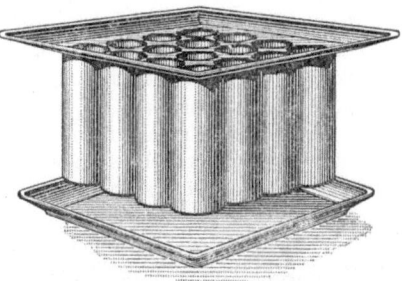

Abb. 571. Gießform für Stangenpomade

Zur Darstellung von Haarsalben, Pomaden, die eine längere Haltbarkeit besitzen sollen, sind folgende Haupterfordernisse notwendig: 1. Frische, bei sehr niederem Wärmegrad ausgelassene Fette; 2. Vermeidung von weißem Wachs, Japanwachs oder Stearinsäure, da diese ein rasches Ranzigwerden bedingen; 3. Vermeidung von jeglichem Wasserzusatz. Wasser oder Stearinsäure darf nur bei billigen, zum raschen Verbrauche bestimmten Mischungen zugesetzt werden. Sehr empfehlenswerte Fettmischungen sind Kakaobutter und Olivenöl, oder Olivenöl mit Zeresin oder Benzoeschmalz, d. h. ein frisch ausgelassenes Schmalz, dem 2% Benzoesäure zugefügt sind. Vaselin ist deshalb nicht zu empfehlen, weil es nur schwer von der Haut und von den Haaren aufgesogen wird. Andererseits hat aber Vaselin den Vorteil, daß es nicht so stark fettet und nicht ranzig wird. Bei Wollfett, das am leichtesten von Haut und Haaren aufgesogen wird, ist dessen eigentümlicher Geruch schwer zu verdecken.

Unter **Stangenpomaden** verstehen wir Mischungen, die durch Zusatz von

Wachs oder Harz eine derartige Festigkeit erhalten, daß sie sich durch Ausgießen in Stangen formen lassen. Man benutzt hierzu zweckmäßig Gießformen, wie sie z. B. die Abb. 571 darstellt. Diese Formen sind aus Stahlblech ausgeführt und innen verzinnt.

Brillantine. Unter diesem Namen versteht man Mittel, die das Haar, namentlich den Bart fetten und zugleich etwas steifen sollen. Es sind meistens mit Wohlgeruch versetzte, weingeistige Lösungen von Rizinusöl oder Glyzerin, oder wohlriechende Mischungen von Mandel- oder Pfirsichkernöl und Rizinusöl mit Weingeist. Oder es kommen auch Fettmischungen in Salben- oder Zeratform hierfür in den Handel.

Bartbefestigungsmittel, auch Bartbindenwässer genannt, sind meist Mischungen von Glyzerin, Zuckersirup, Weingeist und Wasser, oder Auflösungen von Dextrin oder Malzextrakt in einem Gemische von Wasser und Weingeist. Häufig fügt man etwas Salizylsäure und nach Belieben Wohlgeruch hinzu. Sie dienen dazu, dem Barthaar eine gewisse Steifheit zu geben und so dem Barte die gewünschte Form zu erhalten.

Zum Befestigen der Haare dienen auch die Bandolinen, schleimige, wohlriechende Flüssigkeiten, die aus Quittensamen, Flohsamen, Agar-Agar, Traganth oder Gummiarabicum mit Wasser, meist unter Zusatz von Blumenduft, zubereitet werden.

Haarfärbemittel. Durch die vielen Mittel dieser Art soll die ursprüngliche Farbe der Haare wiederhergestellt oder helleren Haaren eine dunklere Farbe verliehen, andererseits aber auch aus Modetorheit die Farbe des Haares verändert werden. Es geschieht dies durch die Anwendung pflanzlicher oder chemischer Mittel, oder synthetisch hergestellter Farbstoffe, womit die Haare getränkt werden, und die dann entweder durch den Sauerstoff der Luft oder chemische Oxydationsmittel, oder durch den Schwefelgehalt der Haare, oder indem man Schwefelalkalien anwendet, in der Farbe verändert werden. Es sind hierbei die gesetzlichen Vorschriften über die Verwendung gesundheitsschädlicher Farben wohl zu berücksichtigen, und daher müssen alle Haarfärbemittel, die Stoffe wie Blei u. a. m. enthalten, strengstens vermieden werden. Man benutzt Höllensteinlösungen, Kaliumpermanganat, zuweilen auch Eisensalze oder Braunkohle; ferner Pyrogallol, Henna, Walnußschalenextrakt, auch Wismutsubnitrat. Bei allen ist zweierlei zu beachten: daß sie meist nicht nur die Haare, sondern auch Kopfhaut und Wäsche dunkel färben; ferner daß die Haare vor Benutzung der Haarfärbemittel gründlich entfettet werden müssen. Bei totem Haar, wo ein Kochen möglich ist, können alle möglichen Farben Verwendung finden. Zum Entfärben bzw. Hellermachen der Haare benutzt man konzentrierte, etwas alkalisch gemachte Lösungen von Wasserstoffsuperoxyd.

Enthaarungsmittel. Depilatorien sind Mittel, die Haare von Stellen des Körpers, wo man sie nicht wünscht, entfernen sollen. Man bedient sich hierzu Pasten, die Sulfide der Alkali- oder Erdalkalimetalle enthalten; es dienen dazu namentlich Natrium- und Kalziumsulfhydrat und Strontiumsulfid oder Mischungen von geringen Mengen Jodtinktur mit größeren Mengen Kollodium.

Mittel zur Pflege des Mundes und der Zähne. Mund- und Zahnwässer. Hierunter verstehen wir wässerige oder weingeistige Mischungen, die zur Reinigung und zur Erfrischung der Mundhöhle und Erhaltung der Zähne bestimmt sind. Im ersteren Falle sind ihnen Stoffe zugesetzt, die eine fäulniswidrige Wirkung ausüben sollen, z. B. Borsäure, Salizylsäureester, da freie Salizylsäure den Schmelz der Zähne angreifen soll, ferner Thymol, Eukalyptol oder Menthol. Im letzteren Falle sind es meist nur Lösungen würziger Stoffe und

Die Herstellung von Zubereitungen für die Heilkunde und die Technik. 1121

ätherischer Öle. Es werden auch Pastillen in den Handel gebracht, die durch Auflösen in Wasser ein Mundwasser geben, meist entwickelt sich in diesen Mundwässern Sauerstoff, der fäulniswidrig, antiseptisch wirkt.

Zahnpulver sind Pulvermischungen, deren Hauptzweck die Reinigung der Zähne ist. Sie müssen daher als Grundlage Körper enthalten, die als Schleifmittel für den Schmelz der Zähne dienen können, ohne diesen stark anzugreifen. Hierzu eignen sich vor allem gefälltes Kalziumkarbonat und Magnesiumkarbonat und in geringem Maß auch staubfeine Holzkohle. Der Zusatz von Bimssteinpulver, das den Schmelz der Zähne zu stark angreift, ist nur in kleinen Mengen und als staubfeines Pulver ratsam. Ebenso sind die Zusätze von organischen Stoffen, wie Veilchenwurzelpulver, wenig empfehlenswert, da sie, wenn sie sich zwischen den Zähnen festsetzen, zersetzt werden und dadurch schädlich wirken. Jedenfalls tut man gut, Zahnpulvermischungen, die organische Stoffe enthalten, etwas Seife zuzufügen, um die organischen Stoffe besser gleitbar zu machen. Die Grundkörper werden entweder nur mit kräftigen ätherischen Ölen, wie Pfefferminz-, Anis- oder Nelkenöl vermischt, oder man setzt ihnen noch fäulniswidrige antiseptische Stoffe zu, wie Thymol, Salizylsäure und Borsäure. Häufig mischt man auch Stoffe darunter, wie Natriumperborat oder Magnesiumsuperoxyd, die leicht Sauerstoff entwickeln und so auf die Zähne bleichend einwirken oder auch Weinstein, der den Zahnstein auflösen soll. Zahntinkturen sind wohlriechende, weingeistige Auszüge, teils von Harzen, teils von zusammenziehenden Drogen, wie Katechu, Kino oder Ratanhiawurzel. Die Zahntinkturen sollen teils erfrischend, namentlich aber auf das Zahnfleisch kräftigend wirken.

Zahnseifen und Zahnpasten sind Zahnreinigungsmittel zum Putzen der Zähne, die durch Seifen oder andere klebende Mittel wie Glyzerin, Honig oder Zuckersirup in feste oder bei Tubenverpackung in halbfeste Pastaform gebracht sind. Als Grundlage kann dabei jedes gute, reichlich mit ätherischem Öle vermischte Zahnpulver dienen.

Zahnkitte und Zahnplomben. Unter ersteren verstehen wir Stoffe, die zum Ausfüllen hohler Zähne von den Kunden selbst benutzt werden. Es dienen hierzu Mischungen aus Wachs und Harzen, gereinigte Guttapercha oder sehr konzentrierte Mastixlösung, die mit Watte in den Zahn gesteckt wird. Zahnplomben, wie sie von den Zahnärzten benutzt werden, sind Amalgame von Gold, Silber oder Kupfer, oder sog. Zementplomben, hergestellt durch Vermischung von konzentrierter Zinkchloridlösung oder Metaphosphorsäure mit Zinkoxyd, dem meist etwas feines Glaspulver zugesetzt ist; sie erhärten sehr rasch und werden sehr hart.

Blumendüfte, Parfümerien und Räuchermittel. Bei der Darstellung der Blumendüfte muß als Regel gelten, daß nur die feinsten Sorten sowohl der ätherischen Öle wie des Spiritus bzw. der Fette zur Verwendung kommen. Bei den weingeistigen Blumendüften ist für die volle Entwicklung des Geruches eine gewisse Zeit des Lagerns notwendig; auch setzt man den Alkoholgehalt nach Fertigstellung der Mischung auf etwa 80% herab; der Geruch wird hierdurch weit feiner und milder. Sehr vorsichtig ist mit dem Zusatz von Moschus, Ambra oder Zibet zu verfahren, wenn diese Gerüche nicht vorherrschen, sondern nur als Verstärkungsmittel des Blumenduftes dienen sollen. Zu beachten ist ferner, daß man niemals Gerüche zusammenbringt, die sich nicht miteinander vertragen oder überhaupt nicht zueinander passen. Der fertige Blumenduft muß stets, wenn nicht ein bestimmter Geruch vorherrschen soll, z. B. Rose, Patschuli, Moschus, in seiner Gesamtheit einheitlich sein, d. h. in seiner Mischung darf kein besonderer Geruch vorherrschen. Empfehlenswert ist es, die fertige Mischung vor der Filtration oder vor dem Absetzenlassen mit ein wenig gebrannter Magnesia durchzuschütteln; hierdurch wird etwa schon eingetretene Verharzung der ätherischen Öle beseitigt und der Geruch verfeinert.

Bei der Darstellung von Kölnisch-Wasser (Eau de Cologne) und sonstigen Blumendüften gilt vor allem das oben Gesagte. Kölnisch-Wasser ist einer der erfrischendsten Wohlgerüche, der vor allem durch die sog. Schalenöle und etwas Orangenblütenöl bedingt ist; kleine Zusätze von kräftigen Kräuterölen, wie Lavendel-, Thymian- und Pfefferminzöl erhöhen die erfrischende Wirkung; dagegen sollte bei Kölnisch-Wasser jeder Zusatz von Moschus oder Zibet vermieden werden. Die mit dem Namen Buketts bezeichneten Blumendüfte sind ursprünglich nur Mischungen französischer Extraits (s. d.). Heute lassen sich die Extraits durch synthetisch hergestellte Riechstoffe, wie Vanillin, Kumarin, Heliotropin, Terpineol und die verschiedensten Ester vielfach künstlich nachbilden.

Extraits. Zieht man Blütenpomaden, Huile antique, oder die bei dem Extraktionsverfahren bleibenden Rückstände mit Sprit aus, so nimmt dieser den größten Teil des Riechstoffes auf und heißt nun Extrait. Es sei jedoch gesagt, daß lange nicht alle Blumenextraits, wie sie aus Frankreich zu uns kommen, den Blüten entstammen, wonach sie benannt werden. Weitaus die meisten von ihnen sind künstliche Nachbildungen aus verschiedenen Blütenextraits unter Zuhilfenahme von ätherischen Ölen und anderen Riechstoffen. Wirklich einfache, nur aus den betreffenden Blüten hergestellte Extraits sind wohl nur Extrait de Jasmin, aus den Blüten von Jasmínum odoratíssimum, Extrait de Cassie von Acácia farnesiána, Extrait de tuberose von Poliánthes tuberósa und Extrait de Violette von Víola odoratíssima. Aber selbst bei diesem letzten Extrait wird schon künstlich nachgeholfen, denn eine gute Nase kann den Zusatz von Moschus leicht herausfinden. Auch Extrait de Rose und Extrait des fleurs d'Orange sind wohl nur selten ganz reine Blütenerzeugnisse. Die übrigen wie Extrait de Lilas (Flieder, Holunder, Syringe), Extrait de Giroflé (Levkoien), Extrait d'Héliotrope, de Réséda, de Lys (Lilien) und viele andere sind Kunsterzeugnisse, die wir gerade so gut nachbilden können wie die Franzosen.

Räucheressenzen, Räuchertinkturen sind weingeistige Auszüge bzw. Auflösungen von Harzen, ätherischen Ölen und anderen kräftig riechenden Stoffen. Räucheressig ist entweder ein Auszug würziger Kräuter und sonstiger Stoffe mittels Essig, oder eine weingeistige, würzig riechende Lösung, eine Räucheressenz, die mit Essigsäure versetzt ist.

Räucherpapier. Hierunter versteht man Papier, das mit starker Räucheressenz, in der reichlich wohlriechende Harze aufgelöst sind, getränkt oder überzogen ist. Räucherpulver besteht aus fein zerkleinerten, farbigen Blüten oder buntgefärbten zerschnittenen Veilchenwurzeln oder kleinen, buntgefärbten Holzstückchen mit ätherischen Ölen und Räucheressenz wohlriechend gemacht. Riechsalze sind Mischungen, die freies Ammoniak oder Ammoniumkarbonat entweichen lassen. Sie dienen zum Aufriechen als Erfrischungs- und Belebungsmittel und sind, um das Einatmen angenehmer zu machen, meist kräftig mit Wohlgerüchen vermischt. Man benutzt zur Füllung der Riechgläser entweder das gewöhnliche Hirschhornsalz oder man verwandelt dieses, indem man es mit starkem Salmiakgeist durchfeuchtet, in das noch flüchtigere, einfachkohlensaure Ammonium, oder man füllt die Gläser mit einer Mischung von gleichen Teilen Ammoniumchlorid und zu Pulver zerfallenem Ätzkalk. Um das Riechsalz wohlriechend zu machen, füllt man die Gläser nur zu $^2/_3$ mit Riechsalz, das letzte Drittel mit Watte, die mit kräftigem Wohlgeruch durchtränkt ist. **Riechkissen, Sachets,** sind kleine mit reichlich ätherischen Ölen oder sonstigen Wohlgerüchen getränkten Pulvern gefüllte Kissen oder Säckchen, die zwischen Wäsche oder in Schränke gelegt, die damit in Berührung kommenden Gegenstände wohlriechend machen sollen. Man benutzt zur Füllung der Kissen gewöhnlich Veilchenwurzelpulver, auch mit Stärkemehl vermischt, und versieht dieses mit kräftigen ätherischen Ölen, meist unter Zusatz von Moschus, Zibet oder Patschuli.

Technische Zubereitungen.

Bohnerwachs. Hierunter verstehen wir Wachsmischungen, die dazu dienen sollen, Möbeln, Fußböden oder Linoleumteppichen erneuten Glanz zu verleihen, indem man die Wachsmischung aufstreicht und dann durch anhaltendes Reiben poliert. Man kennt von Bohnerwachs zwei Arten: flüssiges und festes bzw. halbfestes. Letzteres wird bereitet aus 1 Teil Bienenwachs oder Zeresin und 3 Teilen Terpentinöl oder Tetralin oder Hydroterpin; ersteres, indem man geschmolzenes Bienenwachs mit Kaliumkarbonat und Wasser teilweise verseift oder zu der geschmolzenen Wachsmischung eine größere Menge Terpentinöl-Ersatzmittel hinzusetzt, so daß die Mischung dünnflüssig wird. Will man festes Bohnerwachs anfertigen, verfährt man folgendermaßen: Bienenwachs oder Zeresin wird im Wasserbade geschmolzen. Der geschmolzenen Masse setzt man die nötige Menge Terpentinöl oder ein Gemisch dieses mit Tetralin oder Hydroterpin bis zu gleichen Teilen zu. und zwar nicht in einem Raume, wo Feuerung ist, sondern am zweckmäßigsten im Freien. Nun wird die Masse bis zum Halberkalten gerührt und in die Blechdosen ausgegossen. Ist ein Rest in der Mischschale geblieben, den man zum Ausgießen von neuem erwärmen will, so säubere man das Äußere der Schale, wo meistens etwas Masse herabgelaufen sein wird, und mache es im Wasserbade wieder flüssig. Man setze beim Bereiten der Bohnermasse das Terpentinöl bzw. das Ersatzgemisch niemals im Bereich eines offenen Feuers zu, ferner lasse man die Wachsmischung **nicht einen Augenblick unbeaufsichtigt.**

Kommt es auf sehr harte Wachsüberzüge an, so ersetzt man das Wachs durch eine Mischung aus Karnauba- oder Kandelillawachs und Paraffin oder Kolophonium. Hierbei muß aber die Menge des angewandten Terpentinöles bzw. des Ersatzgemisches ein wenig erhöht werden. Für Fußbodenbohnermasse darf der Zusatz von Karnaubawachs bzw. Kandelillawachs nicht zu groß sein, da der Fußboden sonst zu glatt wird.

Flüssiges, wässeriges Bohnerwachs ist gewissermaßen eine überfettete Wachsseife, die aber wegen ihres Alkaligehaltes niemals dort angewendet werden darf, wo ein Ölfarbenuntergrund vorhanden ist, z. B. für Linoleumteppiche. Hierfür wird meist die **flüssige Terpentinbohnermasse** verwendet, wie oben gesagt, eine Wachsmischung, der eine größere Menge eines Terpentinöl-Ersatzgemisches zugesetzt ist. **Farbige Bohnermassen** sind halbfeste Bohnermassen, worin ein fettlöslicher Teerfarbstoff aufgelöst und häufig noch eine Deckfarbe zugesetzt ist. Sie bezwecken abgetretenen Stellen eines mit Farbe gestrichenen Fußbodens oder farbigem Linoleum die Farbe wiederzugeben. Unter der Bezeichnung **Saalwachs** sind meist feste, gewöhnlich mit ätherischem Öle wohlriechend gemachte Paraffine im Handel, die einen niedrigen Schmelzpunkt haben (35°—40°). Sie werden geschmolzen auf die Fußböden ausgespritzt.

Saalwachspulver ist ein Gemisch von Stearinsäure- und Talkpulver.

Tinten. Unter Gallustinte versteht man Flüssigkeiten, die ihre dunkle Färbung einem Gehalt an gerbsaurem und zum Teil gallussaurem Eisenoxyd verdanken. Blauholztinten sind Blauholzauszüge, in denen durch Einwirkung von Ferrosulfat auf die Gerbsäuren des Blauholzes eine violettschwarze Färbung hervorgerufen ist. Chromtinten sind Blauholzabkochungen, deren dunkle Färbung durch Zusatz von Kaliumchromat hervorgerufen wird. Kopiertinten sind zusammengedrängte, konzentrierte Tinten, und zwar meist Blauholztinten, die durch Gummi und Zucker verdickt, mit Glyzerin versetzt werden, langsam trocknen und die Fähigkeit besitzen, auf feuchtem Papier durch Druck eine Abschrift des betr. Schriftstückes zu liefern. Die Bereitung der Gallustinten geschieht in der Weise, daß man einen wässerigen Auszug von Galläpfeln oder auch eine einfache Lösung von Gerbsäure mit einer schwach angesäuerten Eisenvitriollösung, Ferrosulfatlösung versetzt. Die Mischung ist anfangs, wenn Gerbsäure angewandt wurde, kaum dunkel gefärbt, wird aber durch den Einfluß der Luft immer dunkler, indem sich schwarzes Ferritannat bildet, das in der angesäuerten Flüssigkeit teils gelöst ist, teils ungemein fein in der Schwebe gehalten wird; teils setzt sich auch die Gerbsäure in Gallussäure um, die mit dem Eisen eine tiefblauschwarze Lösung von gallussaurem Eisen, von Ferrigallat, gibt. Um die Tinte etwas dickflüssiger zu machen, setzt man gewöhnlich ein wenig Gummiarabikum zu. Chromtinten werden dargestellt, indem man einen Auszug von Blauholz oder eine Auflösung von Blauholzextrakt in Wasser mit einer Lösung von ein wenig Kaliumchromat versetzt. Die gelbrote Farbe des Auszuges geht sofort in ein tiefes Blauschwarz über. Chromtinten setzen leicht ab, ein Übelstand, der durch einen geringen Zusatz von Natriumkarbonat vermindert werden kann. Die mit Chromtinte hervorgerufene Schrift ist weit weniger haltbar als die der Gallustinte.

Gute Tinte muß leichtflüssig sein, auf dem Papiere rasch schwarz werden und von möglichst geringem Säuregehalt sein. Sie darf ferner nicht dick werden oder absetzen, nicht schimmeln und muß Schriftzüge liefern, die von langer Dauer sind. Dieser letzten Anforderung entsprechen nur richtig bereitete Gallustinten. Diese müssen, sobald sie die nötige Schwärze erlangt haben, oder wenn man sie mit anderen Farbstoffen auffärbt, sofort vom Bodensatz abgegossen werden, in gut schließende Gefäße gefüllt und möglichst vor dem Einflusse der Luft geschützt aufbewahrt werden. Die Dauerhaftigkeit der Schrift ist um so größer, je mehr die Umwandlung des Ferrotannats in das schwarze Ferritannat erst in der Papierfaser selbst vor sich geht. Bei einer Tinte, wo durch den Einfluß der Luft diese Umwandlung schon vor der Verwendung vollständig vor sich gegangen ist, liegen die Schriftzüge mehr auf dem Papier, als daß sie in die Faser eindringen, sie lassen sich daher weit leichter entfernen. Aus diesem Grunde ist die Aufbewahrung der fertigen Tinte in offenen Fässern durchaus zu verwerfen.

Buntfarbige Tinten werden fast nur durch Auflösen von Teerfarbstoffen in Wasser, unter Zusatz von ein wenig Gummiarabikum oder Zucker hergestellt. Je nach der Ausgiebigkeit des Farbstoffes genügen 8—15 g für 1 kg Tinte. Unter unauslöschlichen Tinten, die fast nur zum Zeichnen der Wäsche benutzt werden, verstehen wir Tinten, deren Schriftzüge aus der Faser durch die gewöhnliche Bearbeitung beim Waschen nicht verschwinden. Es sind meist Höllensteinlösungen, Silbernitratlösungen, die, um sie beim Schreiben sichtbar zu machen, mit irgendeinem Farbstoffe versetzt sind. Um auf der Faser gut schreiben zu können, muß man die betreffende Stelle zuerst mit einer Gummiarabikumlösung, der ein wenig Natriumkarbonat hinzugesetzt ist, tränken und dann durch ein heißes Plätteisen glätten. Statt der Höllensteinlösung benutzt man zuweilen zum Schwarzschreiben eine Mischung von Anilinhydrochlorid, Kaliumchlorat und Kupfernitrat, die in der Faser Anilinschwarz bildet. Stempeltinten sind meistens gesättigte Auflösungen von Teerfarbstoffen in Glyzerin unter Zusatz von etwas Holzessig und Spiritus. Für Metallstempel eignen sich besser sehr feine Verreibungen von Farbstoffen, wie Lampenruß, Berlinerblau oder Zinnober, mit Öl. Unter sympathetischen Tinten verstehen wir solche Tinten, deren Schriftzüge entweder nach einiger Zeit von selbst verschwinden, oder die erst nach dem Erwärmen oder nach dem Bestreichen mit anderen Flüssigkeiten hervortreten. Man benutzt hierzu namentlich Nickellösungen für Grün, Kobaltlösungen für Blau, bei beiden treten die Farben erst nach dem Erwärmen hervor, oder Eisenchloridlösung und nachheriges Überpinseln der Schriftzüge mit einer Lösung von Kaliumthiozyanat für Rot oder von Blutlaugensalz für Blau, sowie viele andere chemische Reaktionen, die Farbenerscheinungen hervorrufen.

Metallätztinten sind Flüssigkeiten, wodurch auf blanken Metallflächen dunkle, nicht abwischbare Schriftzüge hervorgerufen werden. Für Zinkblech dient hierzu eine Lösung von Kupfersulfat und Kaliumchlorat; für Weißblech von Kupfernitrat; für Eisen und Zinn von Kupferazetat und Ammoniumchlorid. Die beschriebenen Metallflächen versieht man nach dem Trocknen mit einem dünnen Überzuge von Wachs oder Lack.

Genaueres über die Tintenbereitung siehe Buchheister-Ottersbach, Drogisten-Praxis II. Teil, Vorschriftenbuch.

Metallputzmittel. Unter diesem Namen kommen Flüssigkeiten, Pulvermischungen, Pasten, salbenartige Mischungen, Seifen, Putztücher und Putzwatte in den Handel. Die Flüssigkeiten sind entweder Auflösungen von Oxalsäure oder Zitronensäure und Alaun oder Schwefelsäure in Wasser, die mit Kieselgur verarbeitet sind, oder Verseifungen bzw. Emulsionen von Olein mit Salmiakgeist, denen vergällter Spiritus, Benzin, Petroleum oder Paraffinöl und ferner Kieselgur, Bolus, Tripel oder Neuburger Kieselkreide, die von Wunsiedel in Bayern in den Handel kommt, zugesetzt sind. Mitunter sind die Flüssigkeiten mit Benzaldehyd, Anisöl und anderen Riechstoffen vermischt, die den Petroleumgeruch verdecken sollen, mitunter auch mit etwas Eisenoxyd oder rotem Bolus aufgefärbt. Die Putzpulver sind meist Gemische von Kreide, Kieselgur und Tonerdesilikat, denen manchmal Eisenoxyd, Magnesiumkarbonat, auch Bleiweiß zugemischt sind. Auch das Natriumbisulfat wird als Putzmittel verwendet. Die Pulvermischungen, mit Olein und Zeresin oder Paraffin zusammengearbeitet, geben die salbenartigen Putzmittel, die Putzpomaden, mit gewöhnlicher Kokosseife verarbeitet, die Putzseifen oder Putzpasten. Putztücher und Putzwatte sind meist mit Olein oder Seifenlösung und Eisenoxyden wie Pariserrot oder Blutstein getränkt.

Unter einem **Hektograph** verstehen wir eine Vorrichtung, wodurch es ermöglicht wird, mittels sehr zusammengedrängter, konzentrierter Teerfarbstofftinten, die man durch Auflösen des Farbstoffes in Wasser unter Zusatz von Essigsäure erhält, von ein und demselben Schriftstücke 40—60 Abzüge zu machen. Der Hektograph selbst besteht aus einer Metallkapsel, worin eine Lösung von viel Leim in wenig Glyzerin eingegossen ist. Auf diese elastische und durch den Glyzeringehalt stets feucht bleibende Platte wird die Urschrift durch Andrücken des Bogens übertragen und dann werden von diesem Negativ die übrigen Abzüge durch Andrücken von reinem, trockenem Papier abgezogen.

Beizen für Holz. Die Holzbeizen dienen zur Nachahmung teurer Holzarten, indem man billigem Fichten- oder Ahornholz die Färbung anderer Hölzer verleiht. Nach den Lösungsmitteln unterscheidet man: Wasserbeizen, Spiritusbeizen, Terpentinölbeizen, Salmiakgeistbeizen, ferner Wachsbeizen und chemische Beizen. Viel werden hierzu die Teerfarbstoffe verwendet. Es darf aber für eine solche Nachahmung die Farbe nicht nur auf der Oberfläche liegen, sondern muß möglichst tief in das Holz eindringen, damit es abgeschliffen und poliert werden kann. Die Beizen beruhen deshalb vielfach nicht nur auf dem Eindringen der Farbstoffe in das Holz, sondern in der Bildung der Farbe erst in dem Holze selbst, teils durch den nie mangelnden Gerbstoffgehalt des Holzes, teils durch Auftragen einer zweiten Beizflüssigkeit, die mit der ersten neue, gefärbte Verbindungen bildet.

Fleckenreinigung. Als Fleckenreinigungsmittel können dienen für Fett: Benzin, Tetrachlorkohlenstoff, Äther, Magnesiumkarbonat oder Bolus in Breiform aufgetragen; für Säuren: Salmiakgeist; für Laugen: Essig; für Tinte: Kaliumbioxalat, Oxalsäure, Zitronensäure, Natriumhydrosulfit, Natriumpyrophosphat, schwache Lösung von Kaliumpermanganat und darauffolgende Behandlung mit Natriumthiosulfat und Zitronensäure; für Obst- und Weinflecke, bei Weißzeug: vorsichtiges Behandeln mit Bleichflüssigkeit (Eau de Javelle); für Spak- und Moderflecke in weißen Stoffen: Lösungen von Natriumbisulfit oder Einlegen in eine Lösung von Natriumthiosulfat und nachheriges Behandeln mit Essig; für Schmutzflecke im allgemeinen: Mischungen von Seifenspiritus, Salmiakgeist und Ätherweingeist oder Quillajarindenauszug mit etwas Ätherweingeist. Bei allen farbigen Stoffen ist jedoch darauf Rücksicht zu nehmen, ob die Reinigungsmittel die Farben angreifen oder nicht.

Bleichen und Bleichmittel. Als Bleichmittel können dienen unterchlorige Säure in Form von Chlorkalk, oder von unterchlorigsaurem Natrium, von Natriumhypochlorit, in Form von Eau de Javelle, oder Kaliumhypochlorit oder freies Chlor. Ferner schweflige Säure, entweder für sich oder in Form von sauren Salzen, wie Natriumbisulfit, Kalziumbisulfit, weiter Natriumhydrosulfit, Wasserstoffsuperoxyd, die Metallsuperoxyde und Perborate oder die Einwirkung des unmittelbaren Sonnenlichtes.

Das Bleichen organischer Stoffe beruht stets auf einer gewissen Umsetzung, vielfach auf einer Sauerstoffentziehung, bei der Chlorbleiche auf Wasserstoffentziehung. Die Bleichung am Sonnenlicht erfolgt um so leichter bei Gegenwart von Feuchtigkeit.

Die Darstellung von Bleichflüssigkeit, von Eau de Javelle, hat eigentlich aus Chlorkalklösung und Kaliumkarbonat zu erfolgen, geschieht aber meist durch Umsetzung von Chlorkalklösung mittels Natriumkarbonat; das hierbei entstehende Kalziumkarbonat fällt, als vollkommen unlöslich, gänzlich aus. Wird, wie es zur Herstellung von Eau de Labarraque geschieht, Natriumsulfat zur Umsetzung angewendet, so bleibt Kalziumsulfat zum Teil in Lösung; man muß dann den gelösten Kalk mit ein wenig Kleesalz ausfällen.

Desinfektion und Desinfektionsmittel. Zur Desinfektion kann eine große Reihe von Stoffen verwendet werden, deren Auswahl sich nach der Natur des zu desinfizierenden Körpers richten muß. Es kommen zum Gebrauch Chlor und Brom in Gasform und in Lösung, schweflige Säure, Quecksilbersublimat, Karbolsäure, Phenol, Phenolschwefelsäure, Kresol, Kreolin, Lysol, Borsäure, Salizylsäure, Kaliumpermanganat und Formalin. Alle diese Stoffe wirken mehr oder minder stark vernichtend auf die verschiedenen Kleinlebewesen, Mikroorganismen; einige von ihnen sind auch zugleich geruchzerstörend. Handelt es sich um diesen letzten Zweck allein, so können außer Chlor und Kaliumpermanganat auch solche Stoffe verwendet werden, die die riechenden Gase chemisch binden. Dies sind für Aborte und Schmutzwässer namentlich Kalk, Tonerdeverbindungen und Eisenvitriol. Im großen dient als wichtigstes Desinfektionsmittel für Kleider, Betten und Gebrauchsgegenstände die Anwendung ziemlich bedeutender Hitzegrade, bzw. die Einwirkung von strömendem, überhitztem Wasserdampf.

Flammenschutzmittel. Die hierzu dienenden Mittel sollen nicht etwa bewirken, daß die damit getränkten Stoffe im buchstäblichen Sinne des Wortes unverbrennlich werden, sondern nur, daß sie nicht mehr mit Flamme brennen können. Derartig hergerichtete Stoffe glimmen nur und sind deshalb verhältnismäßig leicht zu löschen. Man bedient sich der Flammenschutzmittel z. B. für Kulissen, Theater- und Ballkleider und Vorhänge.

Es dienen hierzu namentlich Ammoniumsalze, z. B. Ammoniumbromid, Ammoniumsulfat, Ammoniumphosphat, Ammoniumchlorid, ferner Natriumwolframat, Borsäure, Natronwasserglas, Alaun oder Magnesiumsulfat.

Erhaltungsmittel, Konservierungsmittel. Bei den Erhaltungsmitteln müssen wir auf die Natur des frisch zu erhaltenden, zu konservierenden Körpers Rücksicht nehmen. Für Fleisch- und Fleischwaren, die zum Genusse dienen sollen, werden vor allem Mischungen aus Natriumchlorid und Kaliumnitrat verwendet. Nach der Gesetzgebung sind Borsäure und schwefligsaure Salze für diesen Zweck nicht gestattet. Um Eier längere Zeit frisch zu erhalten, dient Wasserglas oder Wasserstoffsuperoxyd, für Pflanzenteile Mischungen von Glyzerin und Wasser. Für Tierleichen oder Tierbälge, die ausgestopft werden sollen, benutzt man Arsenseife, bzw. arsenhaltige Flüssigkeiten.

Um Hölzer haltbar zu machen, durchtränkt man sie entweder mit Metallsalzen oder bestreicht sie mit Teer oder Teerölen, z. B. mit Karbolineum, die vermöge ihres Gehaltes an Kreosot und anderen Stoffen des Anthrazenöles fäulniswidrig wirken.

Unter Karbolineum verstehen wir Flüssigkeiten, die zur Erhaltung von Holz dienen und deren Hauptbestandteile schwere Kohlenwasserstoffe sind, die durch fraktionierte Destillation aus dem Steinkohlenteere aus dem Schweröl, dem Anthrazenöl gewonnen werden, indem das Anthrazen auskristallisiert wird. Sie verdunsten schwer und dürfen nur wenig Phenole enthalten, die Wasser leicht aufnehmen. Nach Dr. Noerdlinger prüft man Karbolineum wie folgt: Auf einen Teller mit einem Glasstabe bringt man 50,0 Karbolineum und soviel ganz fein zerschnittene Filtrierpapierschnitzel, daß das Karbolineum unter Rühren mit dem Glasstabe völlig aufgesogen ist. Jetzt stellt man das Gesamtgewicht fest und läßt solange vor Staub geschützt stehen, bis ein Verlust am Gewicht nicht mehr eintritt. Am Gewichtsverlust stellt man die Menge der leichtflüchtigen und so unwirksamen Stoffe fest; auch müssen die Papierschnitzel ölig sein, nicht pechig.

Um braunes Karbolineum buntfarbig zu erhalten, vermischt man es öfter, nach vorangehender Bleichung durch Chlor, mit Eisenoxydfarben oder öllöslichen Teerfarben.

Farben für Fette und Spirituosen. Zum Färben der Fette benutzt man für Rot: Alkannawurzel bzw. Alkannin; für Gelb: Kurkumawurzel oder Orlean; für Grün: Chlorophyll. Oder auch öllösliche Teerfarbstoffe, die das Färben in allen Farbtönen ermöglichen.

Über das Färben von Spirituosen siehe Spirituosen.

Karminlösungen stellen wir, indem wir Karmin mit etwa dem doppelten Gewichte Salmiakgeist eine Zeitlang weichen lassen und die entstandene Lösung mit der nötigen Menge Wasser verdünnen. Fügen wir Glyzerin hinzu, so können wir das Ammoniak durch vorsichtiges Erwärmen entfernen und erst dann mit dem Wasser verdünnen.

Trockene Koschenillefarbe für Bäcker ist eine Mischung aus Koschenillepulver, Alaun, Kaliumkarbonat und Cremor Tartari.

Indigolösung wird bereitet, indem man von gepulvertem Indigo 1 Teil in 4 Teile rauchende Schwefelsäure einträgt, einige Tage beiseite setzt und dann mit Wasser verdünnt. Die Lösung enthält Indigschwefelsäure.

Kremefarbe. Mattgelbfarbe. Hierunter wird entweder Safrantinktur verstanden, oder ein Rhabarberauszug, oder eine Lösung von Safransurrogat, von Dinitrokresolkalium oder eines anderen Teerfarbstoffes in Wasser, auch unter Zusatz von Spiritus oder Glyzerin. Als Kremestärke ist eine Mischung von Stärke mit Ocker, oder eine mit Safransurrogat gefärbte Stärke im Handel.

Butter- und Käsefarben. Erstere sind Öle, die durch Ausziehen von Orlean und Kurkuma tiefdunkelgelb gefärbt sind. Als Käsefarbe wird entweder die gewöhnliche Butterfarbe oder eine alkalische Lösung von Orlean oder ein öllöslicher unschädlicher Teerfarbstoff benutzt.

Abbeizmittel für Farbe und Lack sind in flüssiger, pastenartiger und fester Form in Gebrauch. Flüssige Abbeizmittel sind entweder anorganischer Natur: Natronlauge, auch Salmiakgeist 0,910, Kalilauge, Wasserglas untereinander gemischt und mit Kieselgur versetzt oder organischer: Mischungen von Azeton, Tetralin, Trichloräthylen, Methanol und Benzol, worin 10% Paraffin gelöst sind. Pastenartige: Schmierseife mit Natronlauge oder Natronlauge mit Pflanzenschleim vermischt, oder Schmierseife und Kalziumoxydhydrat. Pulverförmig: Ein Gemisch von zerfallenem gelöschtem Kalk und kalzinierter Soda.

Bei allen Abbeizmitteln ist der Stoff, der entfernt werden soll, zu beachten. So können nitrozellulosehaltige Überzüge leicht, Kunstharze enthaltende Überzüge nur sehr schwer durch alkalisch wirkende Abbeizen entfernt werden, sondern nur durch Mischungen von organischen Bestandteilen.

Feuerwerkskörper. Für die Darstellung bengalischer Flammen ist folgendes zu beachten: 1. Alle anzuwendenden Stoffe müssen vollständig trocken, möglichst chemisch rein und jeder für sich fein gepulvert sein. 2. Zu Mischungen darf nur gewaschener Schwefel oder gepulverter Stangenschwefel verwendet werden. Niemals dürfen, wegen der anhängenden Säure, ungewaschene Schwefelblumen zur Anwendung kommen. 3. Die Mischung der Pulver wird am besten in der Weise vorgenommen, daß man die einzelnen Pulver zuerst durch Sieben von allen etwa zusammengeballten Klumpen befreit. Darauf werden sämtliche Stoffe, mit Ausnahme des Kaliumchlorats, des chlorsauren Kaliums, entweder mit den Händen oder durch ganz vorsichtiges Mischen mittels weichen, hölzernen Löffels unter Vermeidung von Reiben leicht gemengt. Erst wenn diese Arbeit vollendet, wird das Kaliumchlorat darüber gesiebt und nun das Ganze vorsichtig mit den Händen oder allenfalls mit einem weichen Kartenblatt oder einer Federfahne gemengt. 4. Feuerwerksmischungen, die Kaliumchlorat enthalten, sollten niemals längere Zeit aufbewahrt werden. Ist dies unvermeidlich, so darf die Aufbewahrung nur an feuersicherem Ort und den polizeilichen Bestimmungen gemäß geschehen. Von der Post- und Eisenbahnbeförderung, außer in sog. Feuerzügen, sind dieselben gänzlich ausgeschlossen.

Empfehlenswerter, ungefährlicher sind die Schellackflammensätze, Salon- oder Theaterflammen, teils für sich, teils mit Magnesium.

Zur Darstellung von Salon- und Magnesiumflammen gehört ein

Schellacksatz; man schmilzt vorsichtig 4 Teile Schellack, rührt 1 Teil völlig fein gepulvertes, gut ausgetrocknetes und erwärmtes Strontium-, Barium- oder Kaliumnitrat hinzu, gießt die Masse aus, pulvert nach dem Erkalten und vermengt mit etwa 1—2% Magnesiummetallpulver. Um aus diesem Pulver **Magnesiumfackeln** herzustellen, wird es in Hülsen von sehr dünnem Zinkblech gefüllt.

Zu beachten ist, daß zur Darstellung von Feuerwerkskörpern, sowie zur Lagerung und zum Handel damit, die polizeiliche Erlaubnis erforderlich ist

Flaschenlacke sind Mischungen aus Kolophonium, dickem Terpentin und Wachs bzw. Zeresin, denen in geschmolzenem Zustande geeignete Farben, gewöhnlich mit Schwerspat vermischt, zugesetzt werden. Als Farben dienen für Rot: Englischrot und Mennige, für Gelb: Ocker oder Chromgelb, für Blau: Ultramarin oder Smalte, für Grün: Mischungen von Blau und Gelb oder Zinkgrün.

Flüssige Flaschenlacke sind Spiritus-, Zapon- oder Zellonlacke, denen etwa $1/4$ des Gewichtes Lithoponeweiß tüchtig untergeschüttelt und eine entsprechende Farbe, wie Ultramarinblau oder Grün zugesetzt ist.

Als durchsichtige Flaschenlacke benutzt man Mischungen von Kollodium mit weingeistigen Harzlösungen, gefärbt durch beliebige Teerfarben

Lederglanz und Wichse. Unter Wichse oder Glanzwichse versteht man weichere Pasten, die meist aus Rüböl oder Leinöl, gewöhnlichem braunen Sirup, Schwefelsäure, Knochenkohle, Wasser und Glyzerin hergestellt werden. Um sie flüssig zu machen, flüssige Wichse herzustellen, verdünnt man die gewöhnliche Glanzwichse mit 40% Branntwein

Diese früher zum Glänzendmachen des Schuhwerks benutzten Zubereitungen sind durch den für das Leder vorteilhafteren Lederglanz, Schuhglanz, die Lederkreme verdrängt. Diese Zubereitungen kommen entweder farblos oder aufgefärbt, gelb, braun, schwarz in den Handel. Es sind entweder wechselnde Gemische von Bienen-, Karnauba- oder Kandelillawachs, Zeresin, Japanwachs, Montanwachs und Kolophonium mit Terpentinöl, Terpentinölersatz, Tetralin bzw. Harzöl, die man erhält, indem man die Wachse mit dem Harz zusammenschmilzt, in einem Raume, wo kein Feuer brennt, das Terpentinöl, Tetralin oder Harzöl zusetzt und bis zum Erstarren der Masse umrührt. Um Hochglanz, Spiegelglanz auf der Oberfläche zu erhalten, dient ein Zusatz von Schellackwachs. Oder Lederglanz ist eine unvollständige Verseifung von Bienenwachs, Montanwachs, Kolophonium, Wollfett, auch Karnaubawachs mit Natriumkarbonat, oder auch Seife, der häufig noch Terpentinöl zugegeben wird.

Als Farbstoffe dienen die Teerfarbstoffe, für schwarz auch Ruß.

Lederfette Als Lederfett werden Mischungen von fetten Ölen, Tran oder Talg benutzt, die gewöhnlich mit Elfenbeinschwarz gefärbt wurden. Oder Rohvaseline, denen etwas Talg zugeschmolzen wird. Oder man verwendet ein Gemisch von Tran und Wollfett. Ein sehr gutes Lederfett ist auch das Rizinusöl. Soll das Lederfett schwarz gefärbt werden, so benutzt man dazu öllösliches Anilinschwarz. Beim Füllen der Verkaufsschachteln gießt man das Vaselin im geschmolzenen Zustand ein Es erscheint dadurch nach dem Erstarren weit härter, als wenn es im ungeschmolzenen Zustande mit dem Spatel eingestrichen wird. Um wasserdichtes Lederfett herzustellen, fügt man einem erhitzten Gemische von Rizinusöl und Talg fein zerschnittenen Kautschuk zu und erwärmt weiter, bis alles gleichmäßig ist. Um Leder haltbar zu machen, zu konservieren, bedient man sich auch der Mischungen aus Karnaubawachs,

Kandelillawachs, Japanwachs, Zeresin, Bienenwachs, auch Kolophonium mit Terpentinöl bzw. Tetralin, die, wenn gewünscht, mit Kienruß oder öllöslichem Anilinschwarz aufgefärbt werden.

Sohlen macht man haltbar durch Mischungen von Leinöl und Paraffinöl oder Leinöl und Wasserglas.

Kitte. Als solche dienen die verschiedenartigsten Mischungen, je nach der Natur der zu kittenden Gegenstände. Ölkitte sind innige Mischungen von Leinöl und Kreide, häufig mit Farbstoffen gefärbt, sog. Glaserkitt, oder von Leinöl mit Mennige zum Dichten und Kitten von Metallteilen, oder mit Holzmehl, Sägemehl verarbeitet zum Dichten von Holzfußböden. Glyzerinkitt ist eine Mischung von Glyzerin und Bleiglätte. Die Mischung muß stets frisch hergestellt werden und bedarf zum völligen Erhärten, je nach der Stärke des Glyzerins, 6—24 Stunden. Die Mischung wird sehr hart und ist widerstandsfähig gegen die Einwirkung des Wassers.

Kautschukkitte sind Lösungen von Kautschuk in Benzin oder anderen Kohlenwasserstoffen, gewöhnlich verdickt durch Asphalt oder Kreide.

Kaseinkitte. Reines Kasein bildet, mit Alkalien oder alkalischen Erden zusammengebracht, sehr hart werdende Kitte, die für viele Zwecke empfehlenswert sind. Das Kasein wird entweder frisch verwendet oder getrocknet aufbewahrt. In letzterem Falle läßt man es vor dem Gebrauch in warmem Wasser quellen. Eine Hauptbedingung für die Erzielung guter Kaseinkitte ist die, daß das Kasein möglichst fettfrei ist. Man scheidet es daher aus völlig abgerahmter Milch ab, wäscht das Gerinnsel wiederholt mit warmem Wasser aus, läßt auf einem Leinentuch abtropfen und preßt aus. Soll das Kasein getrocknet werden, so breitet man es auf Porzellan, Glas oder auch auf Papier aus und trocknet es an mäßig warmem Ort. Es entstehen hierbei durchsichtige, hornartige Massen, die sich gut aufbewahren lassen.

Spachtelmassen dienen dazu, Unebenheiten auf einem Untergrund auszugleichen, um dann einen gleichmäßigen Überzug machen zu können. Man unterscheidet hauptsächlich Leim-, Emulsions-, Öl-, Lack- und Nitrospachtel. Sie bestehen aus trockenen Farbstoffen mit entsprechenden Bindemitteln wie tierischen und Pflanzenleimen, Firnis, Lacken und Sikkativen, werden dünn aufgestrichen und gut ausgetrocknet. Dies wird so oft wiederholt, bis der Untergrund vollständig eben ist. Von weißen Farbstoffen werden vielfach Lithopone und Kreide verwendet. An Stelle der Kopalöllacke fügt man bei Lackspachtel Kunstharzöllack hinzu, unter Zusatz von Lösungsmitteln wie Toluol und Butylazetat.

Kältemischungen. Gehen feste Körper in den flüssigen oder flüssige Körper in den gasförmigen Dichtigkeitszustand über, so geht ein Teil der dabei angewendeten Wärme scheinbar verloren, er ist nicht mehr durch das Thermometer nachzuweisen, die Wärme ist gebunden, latent. Der Körper hat sie gebraucht, um die einzelnen Moleküle mehr auseinanderzuschieben, die Zwischenräume der einzelnen Moleküle zu vergrößern, wodurch die Veränderung im Dichtigkeitszustand eintritt. Diese Wärme wird aber wieder wahrnehmbar, frei, sobald der Körper in den ursprünglichen Dichtigkeitszustand zurückgebracht wird. 1 kg Wasser von 79° mit 1 kg Schnee von 0° gemischt, ergeben 2 kg Wasser von 0°. Die Wärme von 79° ist verbraucht, um den Schnee in eine Flüssigkeit überzuführen. Dieser Vorgang wird zu Kältemischungen benutzt, indem die festen Körper die zum Übergang in den flüssigen Dichtigkeitszustand erforderliche Wärme der umgebenden Luft entziehen. Solche Kältemischungen dienen dazu, eine möglichst große Herabsetzung des Wärmegrades hervorzu-

Die Herstellung von Zubereitungen für die Heilkunde und die Technik. 1131

bringen. Es beruht dies darauf, daß Wärme gebunden wird, indem Salze mit viel Kristallwasser mit einer möglichst geringen Menge Wasser verflüssigt werden. Regel ist, daß alle anzuwendenden Stoffe, namentlich das Wasser, sowie die Gefäße möglichst abgekühlt verwendet werden; steht Schnee statt Wasser zur Verfügung, ist der Erfolg um so größer. Als Kältemischung benutzt man z. B. Mischungen von Ammoniumchlorid und Ammoniumsulfat mit möglichst wenig Wasser, oder Natriumsulfat, Ammoniumchlorid, Kaliumnitrat und Wasser, oder Schnee mit kristallisiertem Kalziumchlorid. Würde man anstatt des kristallisierten Kalziumchlorids wasserfreies Kalziumchlorid in Wasser auflösen, so würde keine Abkühlung, sondern eine Erwärmung eintreten. Das Kalziumchlorid würde zuerst Kristallwasser aufnehmen und dabei Wärme entwickeln, die größer wäre, als die zur Lösung erforderliche.

Ungeziefermittel. Unter Phosphorlatwerge verstehen wir eine Mischung, bestehend aus Mehl, Wasser und fein verteiltem Phosphor. Man stellt die Latwerge dar, indem man in einer Schale Phosphor sehr vorsichtig unter Wasser schmilzt und die nötige Menge Mehl einrührt. Einfacher und gefahrloser ist die Bereitung, wenn man feinverteilten Phosphor vorrätig hält. Man übergießt in einer Flasche Phosphor mit Kochsalzlösung oder mit Wasser und bringt ihn im Wasserbade vorsichtig zum Schmelzen; sobald dieses geschehen, wird die Flasche verkorkt, mit einem wollenen Tuch umwickelt und bis zum Erkalten kräftig geschüttelt. Oder man stellt sich einen Phosphorsirup her, indem man Phosphor in einer Flasche mit weißem Zuckersirup übergießt und die Flasche vorsichtig so lange in heißes Wasser taucht, bis der Phosphor geschmolzen ist. Die Flasche wird dann verkorkt, mit einem wollenen Tuch umwickelt und so lange geschüttelt, bis der Sirup erkaltet ist. Der Phosphor ist jetzt so fein gekörnt, daß er ohne weiteres mit Mehl und Wasser angerührt werden kann, sobald man Phosphorlatwerge herstellen will.

Bei der Bereitung der Phosphorpillen verfährt man ebenso wie bei Phosphorlatwerge, nur wird der Teig steifer hergestellt, daß man ihn mit Hilfe von Vorrichtungen in Pillenform bringen kann. Bei der Bereitung der Phosphorpillen wie der -latwerge ist jede Berührung des Phosphors mit den Händen zu vermeiden. Der Phosphor ist stets unter nicht zu kaltem Wasser zu verarbeiten und die Gefäße, worin die Bereitung vorgenommen wird, sind hinterher auf das sorgfältigste zu reinigen; hierbei benutztes Papier oder Tücher sind sofort zu verbrennen. Die Gefäße dürfen zu anderen Zwecken nicht verwendet werden. Auch hat die Abgabe beider Mischungen nur nach den Vorschriften der Giftgesetzgebung zu erfolgen.

Aufbürstfarben und Stoffarben. Es sind dies meist Teerfarbstoffe, die mit Oxalsäure, Weinsäure und Dextrin vermischt sind. Für manche Farben werden keine Teerfarbstoffe abgegeben, so z. B. für Kaffeebraun, das fast immer aus zwei Päckchen besteht, wovon das eine Katechu, das andere Kaliumdichromat als Beize enthält. Für Schwarz kann man vorteilhaft Blauholzextrakt geben, dem einige Prozent Eisen- und Kupfervitriol zugemengt sind. Diese Mischung wird Pechfarbe genannt.

Backpulver. Unter Backpulver verstehen wir meist Gemenge, entweder aus 188 Teilen Cremor Tartari und 84 Teilen Natriumbikarbonat bestehend, denen vielfach noch Mehl oder Kartoffelstärke hinzugefügt wird, oder Mischungen aus Kalziumbiphosphat mit Natriumbikarbonat, oder Weinsäure, Natriumbikarbonat, Ammoniumkarbonat und Stärkemehl. Alle diese Mischungen entwickeln im feuchten Teige Kohlensäure, bedingen dadurch das Lockerwerden des Teiges und ersetzen die Hefe.

Glanzstärke. Glanzstärken nennen wir Mischungen, bestehend aus Stärkemehl mit einem Zusatz von fein gepulverter Stearinsäure. Man kann auch irgendein Wachs und Stearin zusammenschmelzen, dann Stärke in genügender Menge hinzurühren und später pulvern.

Milch- oder Butterpulver. Zum Zweck des leichteren Abbutterns werden oft dem Rahme Stoffe zugesetzt, die dies bewirken sollen. Und zwar zwei entgegengesetzt wirkende Präparate, das Natriumbikarbonat und das Kaliumbitartrat, Weinstein. Dem Natriumbikarbonat, das namentlich bei saurem Rahme zu empfehlen ist, fügt man zuweilen etwa 1% feinstes Kurkumapulver hinzu. Dies empfiehlt sich namentlich bei Stallfütterung, um der gewonnenen Butter eine bessere Farbe zu verleihen.

An anderen Orten vermischt man das Natriumbikarbonat mit der gleichen Menge Kochsalz. Auch hierbei kann gefärbt werden.

Auf 1 Liter Rahm rechnet man 2,0—3,0 Natriumbikarbonat oder Kaliumbitartrat, die unmittelbar vor dem Buttern zugesetzt werden.

Buchdruckerwalzenmasse. Ein guter Leim wird mit so viel Wasser übergossen, daß er bedeckt ist, und so lange beiseitegestellt, bis er vollkommen aufgequollen ist. Dann bringt man ihn auf ein Sieb, läßt abtropfen und schmilzt ihn darauf im Wasserbade mit so viel Glyzerin, wie trockener Leim angewandt wurde. Nachdem das Ganze verflüssigt, werden die entstehenden Blasen entfernt, und der Leim wird in Formen ausgegossen.

Jeder Knochenleim, der nicht in Wasser zerfließt, ist verwendbar.

Aus geschmolzener Buchdruckerwalzenmasse lassen sich, wenn man ihr einige Prozent Kaliumdichromat zufügt, Stempelformen herstellen, die belichtet, in Wasser unlöslich sind und daher zum Stempeln, selbst mit Glyzerinstempelfarbe, benutzt werden können.

Lötwasser ist eine Lösung von Zinkchlorid in Wasser. Man bereitet sie in der Weise, daß man in rohe konzentrierte Salzsäure so viel Zinkabfälle einträgt, daß nicht alles Zink gelöst wird. Die Lösung muß im Freien vorgenommen werden, zumal wenn arsenhaltige Salzsäure oder arsenhaltiges Zink verwendet wird, indem sich dann der äußerst giftige Arsenwasserstoff bildet. Die vom überschüssigen Zink abgegossene Flüssigkeit klärt man durch Absetzenlassen. Öfter setzt man ihr etwas Ammoniumchlorid zu oder neutralisiert die Flüssigkeit durch Salmiakgeist. Für manche Zwecke dient auch eine Mischung von Milchsäure mit Wasser als Lötwasser.

Säurefreies Lötwasser ist neutrale Zinkammoniumchloridlösung.

Wagenfett. Dieses Schmiermittel, das dazu dient, die Räder bzw. die Achsen vor dem Heißlaufen zu bewahren, ist eine Harzkalkseife, die man erhält durch Erwärmen von Harzöl oder ein Gemisch von Harzöl, Ölsäure und Talg und Zumischen von gepulvertem, gebranntem Kalk und etwas Natronlauge.

Wir haben in dem Vorhergehenden kurze Winke über die wichtigsten Handverkaufswaren der Drogerie gegeben; wir verweisen aber alle diejenigen, die sich über die Herstellung derartiger Waren genauer unterrichten wollen, und es ist dies für den Drogisten von größtem Vorteil, auf Buchheister-Ottersbach, Drogisten-Praxis II, Vorschriftenbuch.

Gesetzkunde.

Der Drogist ist Kaufmann und unterliegt daher in erster Linie den Bestimmungen des Handelsgesetzes und der Gewerbeordnung. Kaufmann ist nach dem Handelsgesetze für Deutschland jeder, der gewerbsmäßig, nicht etwa ein einzelnes Mal, Handelsgeschäfte betreibt, d. h. wer **Waren** für eigene oder fremde Rechnung kauft und verkauft ohne Unterschied, ob die Waren unverändert oder nach einer Bearbeitung oder Verarbeitung weiter veräußert werden. Das Handelsgewerbe des Drogisten ist an und für sich nicht von einer besonderen behördlichen Erlaubnis abhängig, nicht konzessionspflichtig, nur einzelne Teile davon, wie der Handel mit Giften, Spiritus, Sprengstoffen, vergälltem Salz, bedürfen einer besonderen behördlichen Genehmigung. Außer der für alle Handelsgeschäfte, deren Gewerbebetrieb über den Umfang des Kleingewerbes hinausgeht, nötigen Eintragung in das **Handelsregister**, unterliegt der Handel mit Heilmitteln seit seiner Einfügung in den § 35 der Gewerbeordnung einer Anmeldepflicht bei der zuständigen Behörde, meistens der Ortspolizeibehörde.

Der den Drogenhandel betreffende Teil des § 35 der Gewerbeordnung lautet in Absatz 4—6:

Der Handel mit Drogen und chemischen Präparaten, die zu **Heilzwecken dienen**, ist zu untersagen, wenn die Handhabung des Gewerbebetriebes Leben und Gesundheit gefährdet.

Ist die Untersagung erfolgt, so kann die Landeszentralbehörde oder eine andere von ihr zu bestimmende Behörde die Wiederaufnahme des Gewerbebetriebes gestatten, sofern seit der Untersagung mindestens ein Jahr verflossen ist.

Personen, die die in diesem Paragraphen bezeichneten Gewerbe beginnen, haben bei Eröffnung ihres Gewerbebetriebes der zuständigen Behörde hiervon **Anzeige zu machen**.

Nach § 148 Ziffer 4 der Reichsgewerbeordnung wird derjenige, der die Anmeldung unterläßt, mit Geldstrafe bis zu 150 GM und im Unvermögensfalle mit Haft bis zu vier Wochen bestraft.

Die gleiche Strafbestimmung tritt in Kraft, wenn der Handel mit Heilmitteln trotz Untersagung fortgesetzt wird.

Firma ist der Name, die Geschäftsbezeichnung, unter der ein Handelsgeschäft betrieben wird. Jede neue Geschäftsbezeichnung muß sich von allen an demselben Ort oder in derselben Gemeinde bereits bestehenden und in das Handelsregister eingetragenen Geschäftsbezeichnungen deutlich unterscheiden. **Firmenregister** ist das von den Handelsgerichten geführte Verzeichnis aller angemeldeten ortsangehörigen Firmen.

Die kaufmännischen Gewerbe werden in verschiedene **Geschäftszweige, Branchen**, eingeteilt. Die Geschäftszweige werden nach ihren hauptsächlichsten Handelswaren benannt, z. B. Drogen-, Eisenwaren-, Kolonialwaren- und Fettwarenhandlung.

Drogist heißt der Kaufmann, der vorzugsweise den Vertrieb von Rohdrogen, Chemikalien, Apothekerwaren, soweit sie freigegeben sind, chemischen Erzeugnissen, diätetischen und Nährmitteln, Mitteln zur Pflege der Haut, der Haare, der Mundhöhle und der Nägel, technischen Waren, Farben und Farbwaren und photographischen Bedarfsartikeln vermittelt.

Zu den Handelswaren des Drogisten werden weiter gezählt: Fette und ätherische Öle, Essenzen und Gewürze, Blumendüfte, Leuchtstoffe, Spirituszubereitungen, Lacke, Seifen, Putzmittel, sowie zahlreiche andere Zubereitungen und Waren für Gewerbe, Haushalt und Küchenbedarf.

Ein Drogist soll Kenntnis besitzen von allen im Drogenfache vorkommenden Waren in bezug auf ihre Herkunft, Eigenschaften, namentlich in betreff ihrer Giftigkeit, Verwendung, Prüfung, Aufbewahrung und von allen über den Vertrieb derartiger Waren erlassenen Gesetzen.

Die Drogisten unterliegen außer der Gewerbeordnung dem Strafgesetzbuch, dem Handelsgesetzbuch und der Wechselordnung, vorzugsweise der Verordnung den Verkehr mit Arzneimitteln betreffend vom 22. Oktober 1901 bzw den Nachträgen; der Giftgesetzgebung; dem Gesetz vom 5. Juli 1887, die Verwendung gesundheitsschädlicher Farben bei Herstellung von Nahrungsmitteln, Genußmitteln und Gebrauchsgegenständen betreffend; dem Gesetz über den Verkehr mit Lebensmitteln und Bedarfsgegenständen vom 17. Januar 1936, der Verordnung über das gewerbsmäßige Verkaufen und Feilhalten von Petroleum; der Verordnung über den Verkehr mit brennbaren Flüssigkeiten, über den Handel mit Spiritus und über die Eichordnung; der Zollgesetzgebung; dem Gesetz zum Schutze des Genfer Neutralitätszeichens des roten Kreuzes auf weißem Grunde vom 22. März 1902; dem Süßstoffgesetz; der Verordnung betreffend den Verkehr mit Essigsäure; Vorschriften über den Verkehr mit Geheimmitteln und ähnlichen Arzneimitteln usw.

Die Verordnung vom 22. Oktober 1901 und die mit in diese aufgenommenen Nachträge regeln den Verkehr mit Arzneimitteln, und zwar ausschließlich den Einzelverkehr mit solchen außerhalb der Apotheke.

Verordnung, betreffend den Verkehr mit Arzneimitteln.
vom 22. Oktober 1901 und ihre Nachträge.

§ 1. Die in dem angeschlossenen Verzeichnis A aufgeführten Zubereitungen dürfen ohne Unterschied, ob sie heilkräftige Stoffe enthalten oder nicht, als Heilmittel (Mittel zur Beseitigung oder Linderung von Krankheiten bei Menschen oder Tieren) außerhalb der Apotheken nicht feilgehalten oder verkauft werden.

Dieser Bestimmung unterliegen von den bezeichneten Zubereitungen, soweit sie als Heilmittel feilgehalten oder verkauft werden,

a) kosmetische Mittel (Mittel zur Reinigung, Pflege oder Färbung der Haut, des Haares oder der Mundhöhle), Desinfektionsmittel und Hühneraugenmittel nur dann, wenn sie Stoffe enthalten, welche in den Apotheken ohne Anweisung eines Arztes, Zahnarztes oder Tierarztes nicht abgegeben werden dürfen, kosmetische Mittel außerdem auch dann, wenn sie Kreosot, Phenylsalizylat oder Resorzin enthalten;

b) künstliche Mineralwässer nur dann, wenn sie in ihrer Zusammensetzung natürlichen Mineralwässern nicht entsprechen und zugleich Antimon, Arsen, Barium, Chrom, Kupfer, freie Salpetersäure, freie Salzsäure oder freie Schwefelsäure enthalten.

Auf Verbandstoffe (Binden, Gazen, Watten u. dgl.), auf Zubereitungen zur Herstellung von Bädern, sowie auf Seifen zum äußerlichen Gebrauch findet die Bestimmung im Abs. 1 nicht Anwendung.

§ 2. Die in dem angeschlossenen Verzeichnis B aufgeführten Stoffe dürfen außerhalb der Apotheken nicht feilgehalten oder verkauft werden.

§ 2a. Die in dem Verzeichnis C aufgeführten Stoffe und Zubereitungen dürfen außerhalb der Apotheken nicht feilgehalten oder verkauft werden.

§ 3. Der Großhandel unterliegt den vorstehenden Bestimmungen nicht. Gleiches gilt für den Verkauf der im Verzeichnis B aufgeführten Stoffe an Apotheken oder an solche öffentliche Anstalten, welche Untersuchungs- oder Lehrzwecken dienen und nicht gleichzeitig Heilanstalten sind.

Verzeichnis A.

1. Abkochungen und Aufgüsse (decocta et infusa);
2. Ätzstifte (styli caustici);
3. Auszüge in fester oder flüssiger Form (extracta et tincturae) ausgenommen:

Arnikatinktur.
Baldriantinktur, auch ätherische.
Benediktineressenz.
Benzoetinktur.
Bischofessenz.
Eichelkaffee-Extrakt.
Fichtennadelextrakt.
Fleischextrakt.
Himbeeressig.

Kaffee-Extrakt.
Lakritzen (Süßholzsaft), auch mit Anis.
Malzextrakt, auch mit Eisen, Lebertran oder Kalk.
Myrrhentinktur.
Nelkentinktur.
Tee-Extrakt von Blättern des Teestrauchs.
Vanilletinktur.
Wacholderextrakt.

Gesetzkunde.

4. **Gemenge, trockene, von Salzen und zerkleinerten Substanzen,** oder von beiden untereinander, auch wenn die zur Vermengung bestimmten einzelnen Bestandteile gesondert verpackt sind (pulveres, salia et species mixtae), sowie Verreibungen jeder Art (triturationes) ausgenommen.

Brausepulver aus Natriumbikarbonat und Weinsäure, auch mit Zucker oder ätherischen Ölen gemischt.
Eichelkakao, auch mit Malz.
Hafermehlkakao.
Riechsalz.
Salizylstreupulver.
Salze, welche aus natürlichen Mineralwässern bereitet oder den solchergestalt bereiteten Salzen nachgebildet sind.
Schneeberger Schnupftabak mit einem Gehalt von höchstens 3 Gewichtsteilen Nieswurzel in 100 Teilen Schnupftabak.

5. **Gemische, flüssige und Lösungen (mixturae et solutiones) einschließlich gemischte Balsame, Honigpräparate und Sirupe,** ausgenommen:

Ätherweingeist (Hoffmannstropfen).
Ameisenspiritus.
Aromatischer Essig.
Bleiwasser mit einem Gehalt von höchstens 2 Gewichtsteilen Bleiessig in 100 Teilen der Mischung.
Eukalyptuswasser.
Fenchelhonig.
Fichtennadelspiritus (Waldwollextrakt).
Franzbranntwein mit Kochsalz.
Kalkwasser, auch mit Leinöl.
Kampferspiritus.
Karmelitergeist.
Lebertran mit ätherischen Ölen.
Mischungen von Ätherweingeist, Kampferspiritus, Seifenspiritus, Salmiakgeist und Spanischpfeffertinktur, oder von einzelnen dieser fünf Flüssigkeiten untereinander zum Gebrauch für Tiere, sofern die einzelnen Bestandteile der Mischungen auf den Gefäßen, in denen die Abgabe erfolgt, angegeben werden.
Obstsäfte mit Zucker, Essig oder Fruchtsäuren eingekocht.
Pepsinwein.
Rosenhonig, auch mit Borax.
Seifenspiritus.
Weißer Sirup.

6. **Kapseln, gefüllte, von Leim (Gelatine) oder Stärkemehl** (capsulae gelatinosae et amylaceae repletae), ausgenommen solche Kapseln, welche Brausepulver der unter Nr. 4 angegebenen Art, Kopaivabalsam, Lebertran, Natriumbikarbonat, Rizinusöl oder Weinsäure enthalten.

7. **Latwergen** (electuaria).

8. **Linimente** (linimenta), ausgenommen: flüchtiges Liniment.

9. **Pastillen (auch Plätzchen und Zeltchen), Tabletten, Pillen und Körner** (pastilli rotulae et trochisci-, tabulettae, pilulae et granulae) ausgenommen

Aus natürlichen Mineralwässern oder aus künstlichen Mineralquellsalzen bereitete Pastillen.
Einfache Molkenpastillen.
Pfefferminzplätzchen.
Salmiakpastillen, auch mit Lakritzen und Geschmackzusätzen, welche nicht zu den Stoffen des Verzeichnisses B gehören.
Tabletten aus Natriumbikarbonat oder Brausepulver, auch mit Geschmackzusätzen, welche nicht zu den Stoffen des Verzeichnisses B gehören.

10. **Pflaster und Salben** (emplastra et unguenta), ausgenommen:

Bleisalbe zum Gebrauch für Tiere.
Borsalbe zum Gebrauch für Tiere.
Cold-Cream, auch mit Glyzerin, Lanolin oder Vaselin.
Pechpflaster, dessen Masse lediglich aus Pech, Wachs, Terpentin und Fett oder einzelnen dieser Stoffe besteht.
Englisches Pflaster. Heftpflaster.
Hufkitt.
Lippenpomade. Pappelpomade.
Salizyltalg. Senfleinen, Senfpapier.

Terpentinsalbe zum Gebrauch für Tiere.
Zinksalbe zum Gebrauch für Tiere.
11. **Suppositorien (suppositoria)** in jeder Form (Kugeln, Stäbchen, Zäpfchen od. dgl.) sowie **Wundstäbchen (cereoli)**.

Verzeichnis B.

Bei den mit * versehenen Stoffen sind auch die Abkömmlinge der betreffenden Stoffe, sowie die Salze der Stoffe und ihre Abkömmlinge inbegriffen

*Acetanilidum.	*Antifebrin.
Acida chloracetica.	Die Chloressigsäuren.
Acidum acetylosalicylicum (Aspirinum).	Acetylsalizylsäure (Aspirin).
* „ aethylphenylbarbituricum.	*Aethylphenylbarbitursäure.
„ benzoicum e resina sublimatum.	Aus dem Harz sublimierte Benzoesäure
„ camphoricum.	Kampfersäure
„ cathartinicum.	Kathartinsäure
„ cinnamylicum.	Zimtsäure
„ chrysophanicum.	Chrysophansäure.
* „ diaethylbarbituricum.	*Diaethylbarbitursäure.
* „ diallylbarbituricum.	*Diallylbarbitursäure.
* „ dibrompropyldiaethylbarbituricum	*Dibrompropyldiaethylbarbitursäure.
* „ dipropylbarbituricum.	*Dipropylbarbitursäure
„ hydrobromicum.	Bromwasserstoffsäure.
„ hydrocyanicum.	Zyanwasserstoffsäure (Blausäure).
* „ lacticum.	*Milchsäure.
* „ osmicum.	*Osmiumsäure.
„ sclerotinicum.	Sklerotinsäure.
* „ sozojodolicum.	*Sozojodolsäure.
„ succinicum.	Bernsteinsäure.
* „ sulfocarbolicum.	*Sulfophenolsäure.
* „ valerianicum.	*Baldriansäure
*Aconitinum.	*Akonitin.
Actolum.	Aktol.
Adonidinum.	Adonidin.
Aether bromatus.	Äthylbromid
„ chloratus.	Äthylchlorid
„ iodatus.	Äthyljodid.
Aethyleni praeparata.	Die Äthylenpräparate.
Aethylidenum bichloratum.	Zweifachchloräthyliden.
Agaricinum.	Agarizin.
Airolum.	Airol.
Aluminium acetico-tartaricum.	Essigweinsaures Aluminium.
Aleudrin.	Aleudrin.
Ammonium chloratum ferratum.	Eisensalmiak.
Amylenchloralum.	Amylenchloral.
Amylenum hydratum.	Amylenhydrat.
Amylium nitrosum.	Amylnitrit.
Anthrarobinum.	Anthrarobin.

Antiaton, Antigravid, Aretus, Interruptin, Interruptin Neu, Paste Paul Heisers Provocol und andere Zubereitungen, pasten- salbenartiger oder ähnlicher Beschaffenheit, die zur Einführung in die Gebärmutter (Uterus) bestimmt sind.

*Apomorphinum.	*Apomorphin.
Aqua Amygdalarum amararum.	Bittermandelwasser.
„ Lauro-cerasi.	Kirschlorbeerwasser.
„ Opii.	Opiumwasser.
„ vulneraria spirituosa.	Weiße Arquebusade.
*Arecolinum	*Arekolin.
Argentaminum.	Argentamin.
Argentolum	Argentol.
Argoninum.	Argonin.
Aristolum.	Aristol.
Arsenium iodatum.	Jodarsen.
*Atropinum.	*Atropin.

Gesetzkunde.

Betolum.	Betol.
Bismutum bromatum.	Wismutbromid.
„ oxyjodatum.	Wismutoxyjodid.
„ subgallicum (Dermatolum).	Basisches Wismutgallat (Dermatol).
„ subsalicylicum.	„ Wismutsalizylat.
„ tannicum.	Wismuttannat.
Blatta orientalis.	Orientalische Schabe.
Bromalum hydratum.	Bromalhydrat.
Bromoformium.	Bromoform.
*Brucinum	*Bruzin.
Bulbus Scillae siccatus.	Getrocknete Meerzwiebel.
Butylchloralum hydratum.	Butylchloralhydrat.
Camphora monobromata.	Einfach Bromkampfer.
Cannabinonum.	Kannabinon.
Cannabinum tannicum.	Kannabintannat.
Cantharides.	Spanische Fliegen.
Cantharidinum.	Kantharidin.
Cardolum.	Kardol.
Castoreum canadense.	Kanadisches Bibergeil.
Castoreum sibiricum.	Sibirisches Bibergeil.
Cerium oxalicum.	Zeriumoxalat.
*Chinidinum.	*Chinidin.
*Chininum.	*Chinin.
Chinoidinum.	Chinoidin.
Chloralose.	Chloralose.
Chloralum formamidatum.	Chloralformamid.
Chloralum hydratum.	Chloralhydrat.
Chloroformium.	Chloroform.
Chrysarobinum.	Chrysarobin.
*Cinchonidinum.	*Zinchonidin.
Cinchoninum.	Zinchonin.
*Cocainum.	*Kokain.
*Coffeinum.	*Koffein.
Colchicinum.	Kolchizin.
*Coniinum.	*Koniin.
Convallamarinum.	Konvallamarin.
Convallarinum.	Konvallarin.
Cortex Chinae.	Chinarinde.
„ Condurango.	Kondurangorinde.
„ Granati.	Granatrinde.
„ Mezerei.	Seidelbastrinde.
Cotoinum.	Kotoin.
Cubebae.	Kubeben.
Cuprum aluminatum.	Kupferalaun.
„ salicylicum.	Kupfersalizylat.
Curare.	Kurare.
*Curarinum.	*Kurarin.
Delphininum.	Delphinin.
*Dial.	*Dial.
Dicodid (Dihydrokodeinon).	Dulzin
*Digitalinum.	*Digitalin.
*Digitoxinum.	*Digitoxin.
Dihydromorphinum.	Dihydromorphin.
*Diogenal.	*Diogenal.
*Duboisinum.	*Duboisin.
Dulcin (Süßstoffverordnung).	Dulzin.
*Emetinum.	*Emetin.
*Eucainum.	*Eukain.
Eucodal.	Eucodal.
Euphorbium.	Euphorbium.
Europhenum.	Europhen.
Fel tauri depuratum siccum.	Gereinigte getrocknete Ochsengalle.
Ferratinum.	Ferratin.

Ferrum arsenicicum.	Arsensaures Eisen.
„ arsenicosum	Arsenigsaures Eisen.
„ carbonicum saccharatum.	Zuckerhaltiges Ferrokarbonat.
„ citricum ammoniatum	Ferri Ammoniumzitrat
„ iodatum saccharatum.	Zuckerhaltiges Eisenjodür
„ oxydatum dialysatum	Dialysiertes Eisenoxyd
„ „ saccharatum.	Eisenzucker
„ peptonatum	Eisenpeptonat
„ reductum	Reduziertes Eisen
„ sulfuricum oxydat. ammoniat.	Ferri Ammoniumsulfat.
„ sulfuricum siccum.	Getrocknetes Ferrosulfat.
Flores Cinae.	Zitwersamen
„ Koso	Kosoblüten
Folia Belladonnae.	Belladonnablätter.
„ Bucco	Bukkoblätter
„ Cocae.	Kokablätter
„ Digitalis.	Fingerhutblätter.
„ Jaborandi	Jaborandiblätter
„ Rhois toxicodendri.	Giftsumachblätter.
„ Stramonii	Stechapfelblätter
Fructus Papaveris immaturi	*Unreife Mohnköpfe.
Fructus Papaveris maturi ad usum huma- num.	Reife Mohnköpfe zum Gebrauch für Men- schen
Fungus Laricis.	Lärchenschwamm.
Galbanum.	Galbanum.
Glycopon.	Glykopon.
*Guajacolum.	*Guajakol.
Hamamelis virginica.	Hamamelis.
Haemalbuminum.	Hämalbumin.
Hedonal	Hedonal
Herba Aconiti.	Akonitkraut.
„ Adonidis.	Adoniskraut.
„ Cannabis indicae.	Indischer Hanf.
„ Cicutae virosae.	Wasserschierling.
„ Conii.	Schierling
„ Gratiolae.	Gottesgnadenkraut.
„ Hyoscyami.	Bilsenkraut.
„ Lobeliae.	Lobelienkraut.
Holopon	Holopon
*Homatropinum.	*Homatropin.
Hydrargyrum aceticum.	Quecksilberazetat.
„ bijodatum.	Quecksilberjodid
„ bromatum.	Quecksilberbromür.
„ chloratum.	Quecksilberchlorür (Kalomel).
„ cyanatum.	Quecksilberzyanid
„ formamidatum.	Quecksilberformamid.
„ iodatum	Quecksilberjodür
„ oleinicum.	Ölsaures Quecksilber.
„ oxydat. via humida parat.	Gelbes Quecksilberoxyd.
„ peptonatum.	Quecksilberpeptonat
„ praecipitatum album.	Weißer Quecksilberpräzipitat.
„ salicylicum	Quecksilbersalizylat.
„ tannicum oxydulatum.	Quecksilbertannat.
*Hydrastininum.	*Hydrastinin
*Hyoscyaminum.	*Hyoscyamin.
Isopral.	Isopral.
Itrolum.	Itrol
Jodoformium.	Jodoform.
Jodolum.	Jodol
Kairinum.	Kairin.
Kairolinum.	Kairolin.
Kalium iodatum.	Kaliumjodid.
Kamala.	Kamala.

Gesetzkunde.

Kosinum.	Kosin.
Kreosotum (e ligno paratum).	Holzkreosot.
Lactopheninum.	Laktophenin.
Lactucarium.	Giftlattichsaft.
Larginum.	Largin.
Laudanon.	Laudanon.
Lithium benzoicum.	Lithiumbenzoat.
,, salicylicum.	Lithiumsalizylat.
Losophanum.	Losophan.
*Luminal.	*Luminal
Magnesium citricum effervescens.	Brausemagnesia.
,, salicylicum.	Magnesiumsalizylat.
Manna.	Manna.
Medinal.	Medinal.
Methylenum bichloratum.	Methylenbichlorid
Methylsulfonalum (Trionalum).	Methylsulfonal (Trional).
Muscarinum.	Muskarin.
Narcophin.	Narkophin
Natrium aethylatum.	Natriumäthylat.
,, benzoicum.	Natriumbenzoat.
,, iodatum.	Natriumjodid
,, pyrophosphoricum ferratum.	Natrium-Ferripyrophosphat.
,, salicylicum.	Natriumsalizylat.
,, santoninicum.	Santoninsaures Natrium.
,, tannicum.	Natriumtannat.
Nirvanol.	Nirvanol.
*Nosophenum.	*Nosophen.
Oleum Chamomillae aethereum.	Ätherisches Kamillenöl.
,, Chenopodii anthelminthici.	Amerikanisches Wurmsamenöl.
Oleum Crotonis.	Krotonöl.
,, Cubebarum.	Kubebenöl.
,, Matico.	Matikoöl.
,, Sabinae.	Sadebaumöl.
,, Santali.	Sandelöl.
,, Sinapis.	Senföl.
,, Valerianae.	Baldrianöl.
Opium, ejus alcaloida eorumque salia et derivata eorumque salia (Codeinum, Heroinum, Morphinum, Narceinum. Narcotinum, Peroninum, Thebainum et alia).	Opium, dessen Alkaloide, deren Salze und Abkömmlinge. sowie deren Salze (Kodein, Heroin. Morphin. Narzein Narkotin. Peronin. Thebain und andere).
*Optochin.	*Optochin.
*Orexinum.	*Orexin.
*Orthoformium.	*Orthoform.
Pantopon omniaque similia praeparata qual alcaloidea Opii continent (Glycopon Holopon usw.).	Pantopon und alle ähnlichen Opiumalkaloide enthaltenden Zubereitungen (z. B. Glykopon, Holopon).
Paracodin.	Paracodin.
Paracotoinum.	Parakotoin.
Paralaudin.	Paralaudin.
Paraldehydum.	Paraldehyd.
Paramorfan.	Paramorfan.
Paste Guarana.	Guarana.
*Pelletierinum.	*Pelletierin.
Phenacetinum.	*Phenazetin.
*Phenocollum.	*Phenokoll.
*Phenylum salicylicum (Salolum).	*Phenylsalizylat (Salol).
*Physostigminum (Eserinum).	*Physostigmin (Eserin).
Picrotoxinum.	Pikrotoxin.
*Pilocarpinum.	*Pilokarpin.
*Piperacinum.	*Piperazin.
Plumbum iodatum.	Bleijodid.
,, tannicum.	Bleitannat.

Podophyllinum.	Podophyllin.
Praeparata organotherapeutica.	Therapeutische Organpräparate.
*Proponal.	*Proponal.
Propylaminum.	Propylamin.
Protargolum.	Protargol.
*Pyrazolonum phenyldimethylicum (Antipyrinum).	*Phenyldimethylpyrazolon (Antipyrin)
Radix Belladonnae.	Belladonnawurzel.
„ Colombo.	Kolombowurzel.
„ Gelsemii.	Gelsemiumwurzel.
„ Ipecacuanhae.	Brechwurzel.
„ Rhei.	Rhabarber.
„ Sarsaparillae.	Sarsaparille.
„ Senegae.	Senegawurzel.
Resina Jalapae.	Jalapenharz.
„ Scammoniae.	Skammoniaharz.
Resorcinum purum.	Reines Resorzin.
Rhizoma Filicis.	Farnwurzel.
„ Hydrastis.	Hydrastisrhizom.
„ Veratri.	Weiße Nieswurzel.
Salia glycerophosphorica.	Glyzerinphosphorsaure Salze.
Salophenum.	Salophen.
Salvarsan, zugleich seine Abkömmlinge, seine Salze, sowie die Salze der Abkömmlinge.	Salvarsan, zugleich seine Abkömmlinge seine Salze, sowie die Salze der Abkömmlinge.
Santoninum.	Santonin.
*Scopolaminum.	*Skopolamin.
Secale cornutum.	Mutterkorn.
Semen Calabar.	Kalabarbohne.
„ Colchici.	Zeitlosensamen.
„ Hyoscyami.	Bilsenkrautsamen.
„ St. Ignatii.	St. Ignatiusbohnen.
„ Stramonii.	Stechapfelsamen.
„ Strophanthi.	Strophanthussamen.
„ Strychni.	Brechnuß.
Sera therapeutica, liquida et sicca et eorum praeparata ad usum humanum.	Flüssige und trockene Heilsera, sowie deren Präparate zum Gebrauch für Menschen
*Sparteinum.	*Spartein.
Stipites Dulcamarae.	Bittersüßstengel.
Stifte, Sonden oder Meißel aus Laminaria, Tupeloholz oder anderen quellfähigen Stoffen.	Stifte Sonden oder Meißel aus Laminaria Tupeloholz oder anderen quellfähigen Stoffen.
*Strychninum.	*Strychnin.
*Sulfonalum.	*Sulfonal.
Sulfur jodatum.	Jodschwefel.
Summitates Sabinae.	Sadebaumspitzen.
Tannalbinum.	Tannalbin.
Tannigenum.	Tannigen.
Tannoformium.	Tannoform.
Tartarus stibiatus.	Brechweinstein.
Terpinum hydratum	Terpinhydrat.
Tetronalum.	Tetronal.
*Thallinum.	*Thallin.
*Theobrominum.	*Theobromin.
Thioformium.	Thioform
*Tropacocainum.	*Tropakokain.
Tubera Aconiti.	Akonitknollen.
„ Jalapae.	Jalapenwurzel.
Flüssige und trockene Tuberkuline sowie alle anderen aus (oder unter Verwendung von) Tuberkelbazillen gewonnenen Zubereitungen, sofern zum Gebrauche bei Menschen bestimmt.	Tuberkulin.

Gesetzkunde. 1141

*Urea aethylphenylmalonylica
* „ diaethylmalonylica.
* „ diallylmalonylica.
* „ dibrompropyldiaethylmalonylica.
* „ dipropylmalonylica
*Urethanum.
*Urotropinum.
Vasogenum et ejus praeparata.
*Veratrinum.
*Veronal.
Xeroformium.
*Yohimbinum.
Zincum aceticum.
„ chloratum purum.
„ cyanatum.
„ permanganicum.
„ salicylicum.
„ sulfoichthyolicum.
„ sulfuricum purum.

*Äthylphenylmalonylharnstoft.
*Diaethylmalonylharnstoff.
*Diallylmalonylharnstoff.
*Dibrompropyldiäthylmalonylharnstoff.
*Dipropylmalonylharnstoff.
*Urethan.
*Urotropin.
Vasogen und dessen Präparate.
*Veratrin.
*Veronal.
Xeroform.
*Yohimbin.
Zinkazetat.
Reines Zinkchlorid.
Zinkzyanid.
Zinkpermanganat.
Zinksalizylat.
Ichthyolsulfosaures Zink.
Reines Zinksulfat.

Verzeichnis C.

Abteilung A.

1. Adlerfluid.
2. Amarol (auch als Ingestol).
3. American coughing cur Lutzes.
4. Anticeltabletten (auch als Anticelta-Tablets oder Fettreduzierungstabletten der Anticelta-Association).
5. Antidiabeticum Bauers
6. Antiépileptique Uten.
7. Antigichtwein Duflots (auch als Antigichtwein Oswald Niers oder Vin Duflot).
8. Antihydropsin Bödikers (auch als Wassersuchtelixier oder Hydrops Essenz Bödikers).
9. Antimellin (auch als Essentia Antimellini composita).
10. Antineurasthin (auch als Nervennahrung Hartmanns).
11. Antipositin Wagners (auch als Mittel des Dr. Wagner und Marlier gegen Korpulenz).
12. Asthmamittel Hairs (auch als Asthma cure Hairs).
13. Asthmapulver R. Schiffmanns (auch als Asthmador).
14. Asthmapulver Zematone, auch in Form der Asthmazigaretten Zematone (auch als antiasthmatische Pulver und Zigaretten des Apothekers Escouflaire).
15. Augenwasser Whites (auch als Dr. Whites Augenwasser von Ehrhardt).
16. Ausschlagsalbe Schützes (auch als Universalheil- und Ausschlagsalbe Schützes).
17. Balsam Bilfingers.
18. Balsam Pagliano (auch als Tripperbalsam Pagliano).
19. Balsam Thierrys (auch als allein echter Balsam Thierrys, englischer Wunderbalsam oder englischer Balsam Thierrys).
20. Bede-Cur.
21. Beinschäden Indian Bonnerts.
22. Blutreinigungspulver Hohls.
23. Blutreinigungspulver Schützes.
24. Blutreinigungstee Wilhelms (auch als antiarthritischer und antirheumatischer Blutreinigungstee Wilhelms).
25. Bräune-Einreibung Lamperts (auch als Universal-Bräune-Einreibung und Diphtheritistinktur).
26. Bruchbalsam Tanzers.
27. Bruchsalbe des pharmazeutischen Bureaus Valkenberg (Valkenburg) in Holland (auch als Pastor Schmits Bruchsalbe)
28. Chromonal-Erzeugnisse (auch als Neo-Chromonal).
29. Corliber.
30. Djoeat Bauers.
31. Elixir Goldineau.
32. Embrocation Ellimans (auch als Universal embrocation oder Ellimans Universal-Einreibemittel für Menschen), ausgenommen Embrocation etc. for horses.
33. Entfettungstee Grundmanns.
34. Epilepsieheilmittel Quantes (auch als Spezifikum oder Gesundheitsmittel Quantes).
35. Epilepsiepulver Cassarinis (auch als Polveri antiepilettiche Cassarinis).
36. Eubalsol (auch als Radikalmittel Dr. Dammanns gegen Gonorrhöe).
37. Euergon.
38. Eukalyptusmittel Heß´ (Eukalyptol und Eukalyptusöl Heß').
39. Eusanol (auch als Epilepsiemittel Dr. H. Seemanns oder Ueckers).
40. Excedol.
41. Ferrolin Lochers.
42. Frauenwohl Dr Heys.
43. Fulgural (auch als Blutreinigungsmittel Steiners und Schulzes).
44. Gehöröl Schmidts (auch als verbessertes oder neu verbessertes Gehöröl Schmidts).

45. Gloria tonic Smiths.
46. Glycosolvol Linders (auch als Antidiabeticum Lindners)
47. Haematon Haitzemas
48. Heiltränke Jakobis (auch als Heiltrankessenz insbesondere Königstrank Jakobis).
49. Homeriana (auch als Brusttee Homeriana oder russischer Knöterich Polygonum aviculare Homeriana)
50. Hustentropfen Lausers.
51. Injektion Brou (auch als Brousche Einspritzung)
52. Injection au matico (auch als Einspritzung mit Matiko).
53. Johannistee Brockhaus (auch als Galeopsis ochroleuca vulcania der Firma Brockhaus)
54. Kalosin Lochers.
55. Kava Lahrs (auch als Kavakapseln Lahrs. Sanatol Lahrs mit Kavaharz oder Kavaharz Lahrs mit Sanatol).
56. Knöterichtee russischer. Weidemanns (auch als russischer Knöterich oder Brusttee Weidemanns).
57. Kräutergeist Schneiders (auch als wohlriechender Kräutergeist oder Luisafluid Schneiders).
58. Kräuterpillen Burkharts.
59. Krebsmittel Dr. Heys (auch als Krebskur Dr. Heys).
60. Kronessenz. Altonaer (auch als Kronessenz oder Menadiesche oder Altonaische Wunder-Kronessenz).
61. Kropfkur Haigs (auch als Goitrecure oder Kropfmedizin Haigs).
62. Kurmittel Mayers gegen Zuckerkrankheit.
63. Lungenelixier Dr. Heys.
64. Magenpillen Tachts.
65. Magentropfen Bradys (auch als Mariazeller Magentropfen Bradys).
66. Magolan (auch als Antidiabeticum Braemers).
67. Margonal-Erzeugnisse (auch als Erzeugnisse der Margonal-Compagnie), und zwar Boldo-Tee, Frauen- und Mutterkraut-Tee, Menstruations-Badekraut-Tee. 63 Tees gegen 63 Krankheiten, Breboral- Blut- und Nervennahrung (Breboraltabletten und -tropfen). Injektion Trio, Kapseln gegen Harn- und Blasenleiden, Margoglykose. Mittel gegen chronischen Magenkartarrh und Schutzstäbchen.
68. Mother Seigels pills (auch als Mother Seigels Abführungspillen oder operating pills).
69. Mother Seigels syrup (auch als Mother Seigels curative syrup for dyspepsia. Extract of American roots oder Mutter Seigels heilender Sirup).
70. Naturmittel Pfarrer Jos. Schmidts, und zwar Anticonvulso, Anticorposan, Antigrassol, Cancrostoma, Diabeticum, Diabetol, Oedemal, Oedemasan, Pulmone, Pulmospira, Regular, Renicura, Renicurol, Salvador, Salvadoria, Stomafortin, Stomasana, Urinator, Urinoxal.
71. Nervenfluid Dressels.
72. Nervenkraftelixier Liebers.
73. Nervenstärker Pastor Königs (auch als Pastor Nerve Tonic).
74. Nervinum Dr. Weil.
75. Nervicin.
76. Nervol Rays
77. Orffin (Baumann Orffsches Kräuternährpulver).
78. Oxallo (auch als Oxalka).
79. Pektoral Bocks (auch als Hustenstiller Bocks).
80. Pillen Beechams (auch als Patent pills Beechams).
81. Pillen, indische (auch als Antidysentericum).
82. Pillen Rays (auch als Darm- und Leberpillen Rays).
83. Pilules du Docteur Laville (auch als Pillen Lavilles).
84. Polypec (auch als Naturkräutertee Weidemanns).
85. Rad-Jo (auch als Radjovis-Gonie).
86. Reduktionspillen, Marienbader, Schindler-Barnaysche (auch als Marienbader Reduktionspillen für Fettleibige).
87. Regenerator Dr. Heys.
88. Regenerator Liebauts (auch als Regenerator nach Liebaut).
89. Renascin (auch als verbessertes Renascin).
90. Retterspitzwasser Schecks (auch als Heilwickelbäder von M. Retterspitz).
91. Rongoasalbe.
92. Saccharosalvol.
93. Safe remedies Warners (Safe cure, Safe diabetic, Safe nervine, Safe pills).
94. Sanjana-Präparate (auch als Sanjana-Spezifika).
95. Sarapaprillian Ayers (auch als Ayers zusammengesetzter und gemischter Sarsaparilleextrakt).
96. Sauerstoffpräparate der Sauerstoffheilanstalt Vitafer.
97. Sauerstoffpräparate des Instituts für Sauerstoffheilverfahren in Berlin (auch als Hämozonpräparate).
98. Schlagwasser Weißmanns.
99. Sirup Pagliano (auch Sirup Pagliano Blutreinigungsmittel, Blutreinigungs- und Bluterfrischungssirup Pagliano des Prof. Girolamo Pagliano oder Sirup Pagliano von Prof. Ernesto Pagliano).
100. Spermatol (auch als Stärkungselixier Gordons).
101. Spezialtees Lücks (auch als Spezialkräutertees Lücks).

102. Sterntee Veldhaas (auch als Sterntee des Kurinstituts „Spiro Spero"
103. Stroopal (auch als Heilmittel Stroops gegen Krebs- Magen- und Leberleiden oder Stroops Pulver)
104. Tee Puhlmanns
105. Tuberkeltod (auch als Eiweiß-Kräuter kognak Emulsion Stickes)
106. Vater Philipp Salbe
107. Venecin (auch als Venecin-Brunnen)
108. Vin Mariani (auch als Marianiwein)
109. Visnervin (auch in abgeänderter Form als Nervisan)
110. Vulneralcreme (auch als Wundcreme Vulneral)
111. Wunderbalsam jeder Art.
112. Zambakapseln Lahrs

Abteilung B.

1. Antineon Lochers
2. Asthmamittel Tuckers (auch als Asthma-Heilmethode Spezific Tukkers)
3. Asthmapulver M. Schiffmanns
4. Augenheilbalsam vegetabilischer Kreichels (auch als Ophthalmin Reichels)
5. Bandwurmmittel Friedrich Horns
6. Bandwurmmittel Theodor Horns
7. Bandwurmmittel Konetzkys (auch als Konetzkys Helminthenextrakt)
8. Bandwurmmittel Schneiders (auch als Granatkapseln Schneiders)
9. Bandwurmmittel Violanis
10. Bromidia Battle und Komp.
11. Cathartic pills Ayers (auch als Reinigungspillen oder abführende Pillen Ayers)
12. Diphtherietropfen der Marie Osterberg (auch als Universaltropfen der Marie Osterberg oder des Laboratoriums Osterberg)
13. Diphtheritismittel Noortwycks (auch als Noortwycks antiseptisches Mittel gegen Diphtherie)
14. Gesundheitshersteller, natürlicher, Winters (auch als Nature health restorer Winters)
15. Gicht und Rheumatismusmittel (amerikanischer), Latons (auch als Remedy Latons)
16. Gout and rheumatic pills Blairs
17. Heilmittel des Grafen Mattei (auch als Graf Cesare Matteische elektro homöopathische Heilmittel)
18. Heilmittel Kidds (auch als Heilmittel der Davis Medical Co.)
19. Kolkodin Heuschkels (auch als Mittel Heuschkels gegen Pferdekolik)
20. Komplexmittel homöopathische der Engelapotheke (Iso-Werks) in Regensburg (auch als zusammengesetzt homöopathische oder elektro homöopathische Mittel System Mattei)
21. Kräutersaft, wunderbar wirkender Sprengels
22. Krebspulver Frischmuths (auch als Mittel Frischmuths gegen Krebsleiden)
23. Liqueur du Docteur Laville (auch als Likör des Dr. Laville)
24. Lymphol Rices (auch als Bruchheilmittel Rices)
25. Magalin Erzeugnisse Krahes (auch als Heilpräparate oder Medizinen Krahes), einschl. Antitoxinal und Pulmersal
26. Naither-Tabletten
27. Noordyl (auch als Noordyltropfen Noortwycks)
28. Oculin Carl Reichels (auch als Augensalbe Oculin)
29. Panchymagogum Dr. Heys
30. Pillen Morisons
31. Pillen Redlingers (auch als Redlingersche Pillen)
32. Pink-Pillen Williams (auch als Pilules Pink pour personnes pales du Dr. Williams)
33. Reinigungskuren Konetzkys (auch als Reinigungskuren der Kuranstalt Neu-allschwil, Schweiz)
34. Remedy Alberts (auch als Rheumatismus- und Gichtheilmittel Alberts)
35. Sternmittel Genfer, Sauters (auch als elektro homöopathische Sternmittel von Sauter in Genf oder Neue elektro-homöopathische Sternmittel usw.)
36. Vixol (auch als Asthmamittel des Vixol-Syndicate)

Abteilung C.

1. Mittel gegen Blutstockung, und zwar auch dann, wenn sie als Mittel gegen Regel Perioden oder Menstruationsstörungen angekündigt werden (z. B. die Margonal Erzeugnisse, Frauen- und Mutterkraut-Tee Menstruations-, Badekraut Tee)
2. Mittel gegen Trunksucht (z. B. Mittel des Alkolin Instituts Mittel Burghardts — auch als Diskohol —, Mittel August Ernsts. Franks. Theodor Heintz'. Konetzkys — auch als Kephalginpulver oder Mittel der Privatanstalt Villa Christina —. Mittel der Gesellschaft Sanitas Josef Schneiders. Wessels. Cozapulver. Trinkerhilfe Richard Oldenburgs Kasankha

Die Verordnung vom 22. Oktober 1901 und ihre Nachträge regeln den Verkauf der Arzneimittel außerhalb der Apotheken. Sie bestimmen, welche Waren, Zubereitungen und Stoffe nur in Apotheken feilgehalten und verkauft werden dürfen, also deren Feilhalten und Verkaufen den Drogisten nicht gestattet ist. Die Verordnung vom 22. Oktober 1901 und ihre Nachträge bestehen aus einzelnen Paragraphen und drei Verzeichnissen A, B und C; das Verzeichnis C zerfällt in die Abteilungen A, B und C. Die beiden Verzeichnisse A und B unterscheiden sich wesentlich voneinander. Das Verzeichnis A führt elf verschiedene Klassen von Zubereitungen auf, z. B. Aufgüsse und Abkochungen, Pflaster und Salben, und versteht hierunter sämtliche Aufgüsse und Abkochungen, sämtliche Pflaster und Salben, von denen dann wieder verschiedene einzeln namhaft gemachte Zubereitungen ausgenommen sind, die von Drogisten verkauft werden dürfen. Das Verzeichnis B dagegen führt nur einzeln genannte Stoffe auf, z. B. Cortex Chinae, Rad. Sarsaparillae und Chloroform.

Der § 1 lautet nun: Die in dem angeschlossenen Verzeichnis A aufgeführten Zubereitungen dürfen ohne Unterschied, ob sie heilkräftige Stoffe enthalten oder nicht, als Heilmittel (Mittel zur Beseitigung oder Linderung von Krankheiten bei Menschen oder Tieren) außerhalb der Apotheke nicht feilgehalten oder verkauft werden. Es kommt bei den Zubereitungen des Verzeichnisses A demnach vor allen Dingen darauf an, ob sie als Heilmittel feilgehalten und verkauft werden oder nicht. Eine Tinctura Zingiberis stellt eine Zubereitung im Sinn des Verzeichnisses A dar; sie ist ein weingeistiger Auszug des Ingwers. Wird diese Ingwertinktur gegen Magenschmerz und Magendruck verkauft, so ist sie unbedingt ein Heilmittel, sie soll zur Beseitigung oder Linderung einer Krankheit, der Magenschmerzen dienen, und der Verkauf darf dann nur in der Apotheke geschehen. Wird aber genau dieselbe Ingwertinktur zur Bereitung eines Ingwerlikörs oder eines Ingwerschnapses verkauft, der nur als Genußmittel dienen soll, ohne daß man ihm eine Heilwirkung beilegt, so unterliegt der Verkauf nicht den Bestimmungen der Verordnung; die Ingwertinktur kann dann auch in Drogerien verkauft werden. Wir sehen daraus, daß nur der Verkauf dieser Zubereitungen als Heilmittel auf die Apotheken beschränkt ist, dagegen nicht der Verkauf zu Genußzwecken, als Nährmittel, als Mittel zur Pflege der Haut, der Haare, der Mundhöhle und der Nägel oder für die Technik. Und was hier in dem Beispiel Ingwertinktur für die Tinkturen gilt, gilt auch für die sämtlichen übrigen Zubereitungen der Verordnung.

Erklärt die Verordnung das Wort Heilmittel als Mittel zur Beseitigung oder Linderung von Krankheiten bei Menschen oder Tieren, so gibt sie damit sämtliche Heilmittel, welche Zubereitungsform sie auch haben mögen, für Pflanzenkrankheiten frei.

Von dem Verbote des Feilhaltens und Verkaufens von Zubereitungen zu Heilzwecken sind nach § 1 der Verordnung wiederum verschiedene Klassen von Heilmitteln ausgenommen und in Drogerien freiverkäuflich: a) Kosmetische Mittel (Mittel zur Reinigung, Pflege oder Färbung der Haut, des Haares oder der Mundhöhle), Desinfektionsmittel und Hühneraugenmittel, jedoch nur dann, wenn sie nicht Stoffe enthalten, welche in Apotheken nur auf Anweisung (Rezept) eines Arztes, Zahnarztes oder Tierarztes abgegeben werden dürfen, und kosmetische Mittel außerdem nur dann, wenn sie nicht Kreosot, Phenylsalizylat oder Resorzin enthalten.

Es dürfen also alle diese Mittel in jeder beliebigen Zubereitungsform als Salbe, Mischung, Auszug, Pastille usw. auch als Heilmittel verkauft werden, sofern es sich nur um ein kosmetisches Mittel, Hühneraugenmittel oder Desinfektionsmittel handelt. Über den Begriff Desinfektion sagt ein Urteil des Preuß. Oberverwaltungsgerichtes: „Desinfektion ist die Verhütung einer ‚Infektion‘, also eine Tätigkeit, die den Körper vor dem Befallenwerden durch Krankheitskeime schützen oder, soweit sich solche bereits auf dem Körper niedergelassen haben, sie vor Verursachung eines Krankheitsprozesses unwirksam machen will. Die Desinfektion unterscheidet sich demnach von der Anwendung eines Heilmittels dadurch, daß sie selbst keinen Heilprozeß bewirkt, sondern allenfalls eine Vorbedingung für einen erleichterten Heilprozeß schafft. Die Grenze zwischen Desinfektions- und Heilmittel ist also da zu ziehen, wo die Wirkung eines Mittels in die innere Tätigkeit des Organismus einzugreifen beginnt." So sind also Desinfektionsmittel nicht nur Mittel, die zur Reinigung von Händen oder Fußböden, Zimmern gebraucht werden. Überdies sind die Desinfektionsmittel sogar freigegeben „soweit sie als Heilmittel gebraucht werden"

Während ein Kaliumnitrat enthaltender Höllensteinstift als Ätzstift nicht zum Ausbeizen von Geschwüren verkauft werden darf, ist er doch freiverkäuflich, sobald er dazu dienen soll, Hühneraugen wegzubeizen. Ein Seifenpflaster darf zum Heilen alter Wunden nur in den Apotheken abgegeben werden, ist dagegen als Hühneraugenpflaster auch in der Drogerie freiverkäuflich. Neben den für kosmetische Mittel verbotenen drei Stoffen ist nur die Bedingung gestellt, daß sie auch in Apotheken freiverkäuflich sein müssen. Da die Verordnung demnach Beziehung nimmt zu der Verordnung über den „Verkehr starkwirkender Arzneien in den Apotheken", lassen wir diese später folgen.

Unter b) sind freigegeben künstliche Mineralwässer, wenn sie natürlichen nachgebildet sind, wie die künstlichen Bitterwässer; aber auch solche, die natürlichen nicht nachgebildet sind, wie das pyrophosphorsaure Eisenwasser, nur dürfen sie dann die aufgeführten Stoffe wie Antimon usw. nicht enthalten. Natürliche Mineralwässer unterliegen überhaupt nicht der Verordnung, da es Naturerzeugnisse sind und keine künstlichen Zubereitungen.

Auch sämtliche Verbandstoffe (Binden, Gazen, Watten u. dgl.), Zubereitungen zur Herstellung von Bädern und Seifen zum äußerlichen Gebrauch dürfen als Heilmittel außerhalb der Apotheken verkauft werden.

Unter Verbandstoffen verstehen wir außer der gereinigten Baumwolle, den Mull-, Kambrik-, Flanell-, Leinen-, Jute-, Seide-, Trikot-, Papier- und elastischen Gummibinden und sonstigen Stoffen, die zu Verbandzwecken dienen, wie Torfmull, Moos-, Holzwolle, vor allem die getränkten, imprägnierten Watten und Gazen, die mit fäulniswidrigen, antiseptischen Stoffen, wie Borsäure, Jodoform, Ichthyol oder Sublimat durchtränkt sind. Das Verfahren, Durchtränken, Imprägnieren, ist eine Zubereitungsform, die unter den elf verbotenen Zubereitungsformen nicht aufgeführt und somit von selbst gestattet ist. Es läßt sich dieses Durchtränken aber nicht in allen Fällen anwenden, z. B. nicht bei Gipsbinden und bei Brandbinden, die mit Wismutsubnitrat bereitet sind, hier sind die arzneilich wirkenden Stoffe nur lose auf den Geweben befestigt, es würde dies leicht als eine verbotene Mischung angesehen werden können, wenn nicht alle Verbandstoffe freigegeben wären.

Auch die Zubereitungen zur Herstellung von Bädern unterliegen nicht dem Apothekenzwang, und zwar bezieht sich dies nicht nur auf Zubereitungen für Vollbäder, sondern auch für Fußbäder, für Augenbäder usw., und auch nicht nur für flüssige Bäder, wo die Heilmittelzubereitungen in das Wasser geworfen oder gegossen werden, sondern auch für Sand- und Lichtbäder. Ob diese Zubereitung für Bäder nun eine Tinktur darstellt oder eine Mischung, oder ob sie Pillenform hat, bleibt sich gleich, sie ist in jedem Falle freiverkäuflich. Senfspiritus, durch Auflösen von ätherischem Senföl in Weingeist hergestellt, darf als Auflösung nicht zum Einreiben gegen Gliederreißen verkauft werden, wohl aber ist derselbe Senfspiritus freiverkäuflich, sobald er zur Herstellung eines

Bades gegen Gliederreißen dienen soll. Zusammengesetzte Fencheltinktur, wie sie z. B. unter der Bezeichnung Romershausens Augentinktur gehandelt wird, dient zur Bereitung eines Augenbades, so muß sie als Zubereitung für ein Bad unbedingt als freiverkäuflich angesehen werden.

Unter den als Heilmittel freigegebenen Seifen zum äußerlichen Gebrauche verstehen wir gute neutrale, am besten überfettete Seifen, denen irgendwelche Arzneimittel, wie Schwefel, Teer, Ichthyol, Perubalsam oder Thymol zugemischt sind. Gleichgültig ist es, ob die zum äußerlichen Gebrauche dienende Seife in flüssiger, weicher, also salbenförmiger oder fester Form abgegeben wird, solange sie nur in der Hauptsache eine Verbindung von Fettsäure oder Harzsäure mit einem Alkali darstellt.

Heilmittel, die in einer anderen als einer der elf verbotenen Zubereitungsformen feilgehalten oder verkauft werden, müssen als freiverkäuflich gelten, jedoch darf diese Zubereitungsform nicht gewählt sein, nur um eine verbotene Zubereitungsform zu umgehen. Ist z. B. die Zubereitungsform „Destillat" als verbotene Zubereitungsform nicht aufgeführt, so ist sie als freiverkäuflich nur anzusehen, wenn der Destillationsvorgang erforderlich ist, um ein Heilmittel von ganz bestimmtem Inhalt, Form und Wirkung zu erhalten, das durch eine verbotene Zubereitungsform wie Mischung oder Auszug nicht zu erreichen ist.

Wie wir wissen, sind in dem Verzeichnis B, im Gegensatz zu den Klassen von Zubereitungen des Verzeichnisses A, Stoffe einzeln genannt. Der § 2 der Verordnung sagt: „Die in dem Verzeichnis B aufgeführten Stoffe dürfen außerhalb der Apotheken nicht feilgehalten oder verkauft werden." War bei den Zubereitungen des Verzeichnisses A, um sie den Apotheken vorzubehalten, erforderlich, daß sie als Heilmittel verkauft wurden, so dürfen die Stoffe des Verzeichnisses B, von noch näher zu besprechenden Ausnahmen abgesehen, außerhalb der Apotheken überhaupt nicht feilgehalten oder verkauft werden. Hierbei ist es gleichgültig, ob sie für Heil- oder technische Zwecke dienen sollen; auch das letztere ist verboten. Der Verkauf von Rhabarber darf nur in der Apotheke stattfinden, einerlei ob Rhabarber als Heilmittel oder zum Gelbfärben von Vorhängen und Spitzen dienen soll. Dürfen Drogisten also Rhabarber, Chinarinde, Kaliumjodid einzeln, als Stoffe für sich, nicht abgeben, so wird die Sache sofort anders, sobald sie diese Stoffe verarbeiten. Verfertigen sie aus der Chinarinde ein Zahnpulver, aus dem Kaliumjodid eine photographische Lösung oder ein Fleckwasser, um die durch Höllenstein-Haarfärbemittel entstandenen Flecke zu entfernen, aus dem Rhabarber eine Farbe für Vorhänge, so sind dies alles Zubereitungen des Verzeichnisses A, die nur dann nicht verkauft werden dürfen, wenn sie Heilmittel sind, was in diesen Fällen nicht zutrifft.

Durch den § 3 der Verordnung wird der Großhandel freigegeben. Was aber als Großhandel anzusehen ist, läßt sich nur von Fall zu Fall entscheiden. Als feststehend können wir annehmen, daß der Verkauf von größeren und kleineren Mengen an Wiederverkäufer und an Verarbeiter stets als Großhandel zu betrachten ist, was besonders für den Verkauf der Stoffe des Verzeichnisses B in Betracht kommt. Erklärt doch die Durchführungsverordnung zum Umsatzsteuergesetz vom 17. Oktober 1934 in § 11 Großhandel wie folgt: „Eine Lieferung im Großhandel liegt vor, wenn der Unternehmer einen Gegenstand an einen andern Unternehmer in dessen Unternehmen liefert (zur gewerblichen Weiterveräußerung), sei es in derselben Beschaffenheit, sei es nach vorheriger Bearbeitung oder Verarbeitung oder zur Bewirkung gewerblicher oder beruflicher Leistungen. Wird ein Gegenstand teils zu den genannten Zwecken erworben, so ist der Haupterwerbungsgrund maßgebend. Eine Änderung des Erwerbszweckes nach der Lieferung bleibt unberücksichtigt." Der Verkauf der Zubereitungen des Verzeichnisses A an Wiederverkäufer fällt überhaupt nicht unter die Verordnung, da ein Wiederverkäufer die Zubereitungen nicht als Heilmittel, zur Beseitigung und Linderung von Krankheiten bezieht, sondern um sie wieder zu verkaufen.

Fraglich ist es aber, wo der Großhandel beginnt bei Verkauf von Waren an die Verbraucher. Hier können wir nur sagen, Großhandel liegt vor, wenn der Verbraucher eine Menge einkauft, die seinen augenblicklichen Bedarf um ein ganz bedeutendes überschreitet, und wenn ihm nicht die üblichen Einzelverkaufspreise, sondern billigere Preise dafür berechnet und die sonstigen Gepflogenheiten des Großhandels, z. B. Abzug für Barzahlung, Kasseskonto, gewahrt werden. Würde ein Lungenkranker eine Menge von 2,5 kg Brusttee gegen Husten auf einmal einkaufen, so würde dieser Einkauf als Großhandel anzusehen sein, sobald ihm auch ein entsprechend billiger Preis dafür berechnet würde, er also die Großhandelsbedingungen genießen würde. Er hätte eine Menge weit über den augenblicklichen Bedarf gekauft, denn selbst bei einem täglichen, so sehr hoch angenommenen Verbrauche von 25—30 g hätte er einen Vorrat für ein Vierteljahr.

Der § 3 der Verordnung gibt dann weiter frei die Stoffe des Verzeichnisses B an Apotheken oder an solche öffentliche Anstalten, die Untersuchungs- und Lehrzwecken dienen und nicht gleichzeitig Heilanstalten sind.

Die Abgabe der Zubereitungen des Verzeichnisses A an die genannten Anstalten brauchte nicht erst aufgeführt zu werden, da sie gleich dem Großhandel an Wiederverkäufer nicht unter die Verordnung fällt, da es nicht eine Abgabe als Heilmittel ist. Die Stoffe des Verzeichnisses B können aber nach diesem § 3 an die bestimmten Anstalten auch in kleinsten Mengen abgegeben werden. Während also an eine Apotheke oder eine Schule oder an das Laboratorium einer städtischen Untersuchungsanstalt 2 g Kaliumjodid ohne weiteres verkauft werden dürfen, müßte bei einer Abgabe von Kaliumjodid an das Laboratorium einer Fabrik, das ja nicht öffentlich ist, erst geprüft werden, ob Großhandel vorliegt.

Von den in dem Verzeichnis A klassenweise — generell — verbotenen Zubereitungen sind dann eine Anzahl namentlich — nominell — freigegeben, wie Arnikatinktur, Baldriantinktur, Brausepulver, flüchtiges Liniment usw., und zwar als Heilmittel freigegeben, wobei es gleichgültig ist, zu welchen Heilzwecken sie verkauft werden sollen, im Gegensatz z. B. zu den freigegebenen kosmetischen Heilmitteln, wo immer nur Haut, Haar oder Mundhöhle in Betracht kommen kann. Während Coldcream, wenn er nicht namentlich freigegeben wäre, nur als kosmetisches Heilmittel verkauft werden dürfte, also hauptsächlich nur bei kleineren Verletzungen der Haut, darf er infolge der namentlichen Freigabe auch zum Heilen tieferliegender Wunden abgegeben werden.

Der durch die Verordnung vom 9. Dezember 1924 hinzugefügte § 2a fügt ein Verzeichnis C ein, das in die Abteilungen A, B und C zerfällt.

In den Abteilungen A und B sind 148 Zubereitungen aufgeführt, sog. Geheimmittel, die außerhalb der Apotheken überhaupt nicht feilgehalten oder verkauft werden dürfen, wobei es gleichgültig ist, ob es sich um die Abgabe als Heilmittel handelt oder zu anderen Zwecken. Die in der Abteilung B aufgeführten 36 Zubereitungen dürfen übrigens in der Apotheke nur auf Anweisung eines Arztes abgegeben werden. In der Abteilung C sind Mittel gegen Blutstockung dem Verkehr außerhalb der Apotheken entzogen, und zwar auch dann, wenn sie als Mittel gegen Regel-, Perioden- oder Menstruationsstörungen angekündigt werden und ferner auch Mittel gegen Trunksucht. Geheimmittel im Sinne der Gewerbeordnung sind alle Heil-, Stärkungs- und Vorbeugungsmittel, die angeboten werden, ohne daß die Bestandteile und das Mengenverhältnis der Zubereitung in gemeinverständlicher Weise bekanntgegeben werden.

In der Verordnung selbst ist nun keine Strafandrohung gemacht, im Fall die Verordnung übertreten wird, doch ist hierbei der § 367, 3 des Reichsstrafgesetzbuches heranzuziehen, der lautet:

„Mit Geldstrafe bis zu 150 RM oder mit Haft wird bestraft, wer ohne polizeiliche Erlaubnis Gift oder Arzneien, soweit der Handel mit denselben nicht freigegeben ist, zubereitet, feilhält, verkauft oder sonst an andere überläßt."
Außerdem kann nach § 35, 4 der Reichsgewerbeordnung der Handel mit Arzneimitteln untersagt werden, wenn dadurch der Tatbestand der unmittelbaren Gefährdung von Leben und Gesundheit gegeben ist.

Wandergewerbe mit Arznei- oder Geheimmitteln betreffend sagt ein Erlaß des Deutschen Reiches:

Nach § 56 Abs. 2 Nr. 9 der Gewerbeordnung sind Arznei- und Geheimmittel vom Ankauf und Feilbieten im Umherziehen ausgeschlossen.

Als Arzneimittel im Sinne dieser Bestimmung sind nach der herrschenden Anschauung alle Stoffe und Zubereitungen anzusehen, die nach der allgemeinen Verkehrsauffassung, insbesondere nach der Auffassung der pharmakologischen Wissenschaft zur Heilung, Linderung oder Verhütung von Krankheiten der Menschen oder Tiere dienen, die also als Heil-, Linderungs- oder Verhütungsmittel bestimmt sind und als solche verlangt und abgegeben werden. Dabei ist es unerheblich, ob die Mittel nach der Arzneimittelverordnung apothekenpflichtig sind, oder ob sie auch außerhalb der Apotheken gehandelt werden dürfen.

Das Aufsuchen von Bestellungen auf Arznei- und Geheimmittel ist durch § 56 nicht verboten.

Der § 56a Nr. 1 der Gewerbeordnung verbietet die Ausübung der Heilkunde im Umherziehen, sofern der Ausübende nicht dafür approbiert ist. Nach übereinstimmender Ansicht in Rechtslehre und Rechtsprechung ist unter Ausübung der Heilkunde die berufsmäßige Tätigkeit zur Feststellung, Heilung oder Linderung von Krankheiten bei Menschen und Tieren, die nach allgemeiner Auffassung besondere ärztliche Fachkenntnisse voraussetzt, zu verstehen, gleichviel ob sie von einem Arzt oder Laien vorgenommen wird. Als Krankheit hat hierbei jede Störung der körperlichen oder geistigen Gesundheit, also jede Abweichung von der Norm zu gelten, die geeignet ist, das Wohlbefinden zu stören. Hiernach übt jemand die Heilkunde nicht nur aus, wenn er Krankheiten von Menschen oder Tieren feststellt, Diagnosen stellt, sondern auch dann, wenn er im Einzelfall berufsmäßig Ratschläge für die Behandlung von Leiden erteilt. Verkauft oder verteilt ein Reisender von einer anderen Person verfaßte Drucksachen, die Ratschläge zur Selbstbehandlung enthalten, ist hierin allein eine Ausübung der Heilkunde noch nicht zu erblicken. Liegt aber auch dann vor, wenn der Reisende darüber hinaus auch seinerseits einen Ratschlag für die Behandlung eines Leidens erteilt, indem er sich die Anweisungen zu eigen macht, die in den Werbeschreiben den Mitteln beigegeben sind und diese empfehlend weitergibt. Ausgenommen sind Ratschläge, die keine besonderen medizinischen Kenntnisse erfordern, z. B. Empfehlung von Malzbonbons gegen Husten und Heiserkeit.

Durch das am 1. Januar 1935 in Kraft getretene Gesetz vom 13. Dezember 1934 zum Schutze des Einzelhandels ist auch „die Ausdehnung des Verkaufs auf Arzneimittel in Verkaufsstellen, in denen ausschließlich oder überwiegend andere Waren zum Verkauf feilgehalten werden" verboten bzw. gemäß

§ 5 des Gesetzes genehmigungspflichtig gemacht worden. Als Arzneimittel im Sinne dieses Gesetzes sind unter Anwendung der durch Rechtsprechung und Verwaltung entwickelten Begriffsbestimmung alle Stoffe und Zubereitungen anzusehen, die nach Auffassung der beteiligten Kreise, insbesondere der Hersteller, der pharmakologischen Wissenschaft und des Handels, in der Hauptsache zur Verhütung und Heilung von Krankheiten und Desinfektion bestimmt sind und hierzu regelmäßig verwendet werden; ob die Arzneimittel für Menschen oder Tiere bestimmt sind, macht keinen Unterschied. Eine Ausdehnung des Verkaufs auf Arzneimittel liegt nur dann vor, wenn in der betreffenden Verkaufsstelle überhaupt keine Arzneimittel feilgehalten wurden. Verkaufsstellen, in denen üblicherweise ausschließlich oder überwiegend Arzneimittel feilgehalten wurden, fallen nicht unter das Verbot. Verkaufsstellen, in denen bereits bisher Arzneimittel in einem geringen Umfang feilgehalten wurden, wird die Weiterführung dieser Arzneimittel oder die Hinzunahme einzelner neuer Arzneimittel nicht verboten. Ein Bedürfnis für die Ausdehnung des Verkaufs auf Arzneimittel ist nur dann als nachgewiesen anzusehen, wenn es von dem zuständigen Amtsarzt bejaht wird.

Verkehr mit starkwirkenden Arzneien in den Apotheken.

Im § 1 der vorstehend besprochenen Verordnung vom 22. Oktober 1901 ist auf diejenigen Stoffe verwiesen, welche den für den Verkehr mit stark wirkenden Arzneien in den Apotheken bestehenden Bestimmungen unterliegen. Wir geben daher nachstehend die auf Grund des Reichsbeschlusses vom 19. März 1931 erlassenen Vorschriften, betreffend die Abgabe stark wirkender Arzneimittel, sowie die Beschaffenheit und Bezeichnung der Arzneigläser und Standgefäße in den Apotheken, wieder

§ 1. Die in dem beiliegenden Verzeichnis aufgeführten Drogen und Präparate, sowie die solche Drogen oder Präparate enthaltenden Zubereitungen dürfen nur auf schriftliche, mit Datum und Unterschrift versehene Anweisung (Rezept) eines Arztes, Zahnarztes oder Tierarztes — in letzterem Falle jedoch nur zum Gebrauch in der Tierheilkunde — als Heilmittel an das Publikum abgegeben werden.

§ 2. Die Bestimmungen im § 1 finden nicht Anwendung auf solche Zubereitungen, welche nach den auf Grund des § 6 Abs. 2 der Gewerbeordnung erlassenen Verordnungen auch außerhalb der Apotheken als Heilmittel feilgehalten und verkauft werden dürfen.

§ 3. Die wiederholte Abgabe von Arzneien zum inneren Gebrauche, welche Drogen oder Präparate der im § 1 bezeichneten Art enthalten, ist unbeschadet der Bestimmungen in §§ 4 und 5 ohne jedesmal erneute, ärztliche oder zahnärztliche Anweisung nur gestattet,

1, insoweit die Wiederholung in der ursprünglichen Anweisung für zulässig erklärt und dabei vermerkt ist, wie oft und bis zu welchem Zeitpunkte sie stattfinden darf, und

2. wenn die Einzelgabe aus der Anweisung ersichtlich ist und deren Gehalt an den bezeichneten Drogen und Präparaten die Gewichtsmenge, welche in dem beiliegenden Verzeichnis für die betreffenden Mittel angegeben ist, nicht übersteigt.

§ 4. 1. Die wiederholte Abgabe von Arzneien zum inneren Gebrauche, welche Äthylenpräparate, Aleudrin, Amylenchloral, Amylenhydrat, Banisterin und dessen Salze, Chloralose, Chloralhydrat, Diäthylbarbitursäure oder deren Salze (Diäthylmalonylharnstoff oder dessen Salze), Dial oder dessen Salze, Diallylbarbitursäure oder deren Salze (Diallylmalonylharnstoff oder dessen Salze), Dibrompropyldiäthylbarbitursäure oder deren Salze (Dibrompropyldiäthylmalonylharnstoff oder dessen Salze), Diogenal oder dessen Salze, Dipropylbarbitursäure oder deren Salze (Dipropylmalonylharnstoff oder dessen Salze), Harmin oder dessen Salze, Hedonal, Indischen Hanf oder die daraus hergestellten Zubereitungen (z. B. Indischhanfextrakt und Indischhanftinktur oder Präparate (z. B. Gerbsaures Cannabin und Cannabinon, Isopral, Luminal oder dessen Salze, Medinal, Methylsulfonal, Nirvanol, Optochin, dessen Salze oder Abkömmlinge, Paraldehyd, Phenyläthylbarbitursäure oder deren Salze, (Phenyläthylmalonylharnstoff oder dessen Salze), Proponal oder dessen Salze, Sulfonal, Tetronal, Trional, Urethan, Veronal oder dessen Salze enthalten, darf nur auf jedesmal erneute, schriftliche, mit Datum und Unterschrift versehene Anweisung eines Arztes oder Zahnarztes erfolgen.

§ 5. Die wiederholte Abgabe von Arzneien in den Fällen des § 3 ist nicht gestattet, wenn sie von dem Arzt oder Zahnarzt durch einen auf der Anweisung beigesetzten Vermerk untersagt worden ist.

§ 6. Die wiederholte Abgabe von Arzneien auf Anweisungen der Tierärzte zum Gebrauch in der Tierheilkunde ist den Beschränkungen der §§ 3—5 nicht unterworfen.

§ 7. Homöopathische Zubereitungen in Verdünnungen oder Verreibungen, welche über die dritte Dezimalpotenz hinausgehen, unterliegen den Vorschriften der §§ 1—5 nicht.

§ 8. Die Vorschriften über den Handel mit Giften werden durch die Bestimmungen der §§ 1—7 nicht berührt.

§ 9. 1. Die von einem Arzt, Zahnarzt oder Wundarzt zum inneren Gebrauch verordneten flüssigen Arzneien dürfen nur in runden Gläsern mit Zetteln von weißer Grundfarbe, die zum äußeren Gebrauche verordneten flüssigen Arzneien dagegen nur in sechseckigen Gläsern, an welchen drei nebeneinander liegende Flächen glatt und die übrigen mit Längsrippen versehen sind, mit Zetteln von roter Grundfarbe abgegeben werden.

2. Flüssige Arzneien, welche durch die Einwirkung des Lichtes verändert werden, sind in gelbbraun gefärbten Gläsern abzugeben.

§ 10. 1. Die Standgefäße sind, sofern sie nicht stark wirkende Mittel enthalten, mit schwarzer Schrift auf weißem Grunde, sofern sie Mittel enthalten, welche in Tabelle B des Deutschen Arzneibuches aufgeführt sind, mit weißer Schrift auf schwarzem Grunde, sofern sie Mittel enthalten, welche in Tabelle C ebenda aufgeführt sind, mit roter Schrift auf weißem Grunde zu bezeichnen.

2. Standgefäße für Mineralsäuren, Laugen, Brom und Jod dürfen mittels Radier- oder Ätzverfahrens hergestellte Aufschriften auf weißem Grunde haben.

§ 11. Arzneien, welche zu Einspritzungen in und unter die Haut und Schleimhaut, in die Muskulatur und andere Organe, in die Blutbahn, in den Rückenmarkkanal, in geschlossene Körperhöhlen, zur Einverleibung durch Suppositorien, zur Aufbringung auf die Schleimhäute, insbesondere durch Einstäubung, Einpinselung, Eintropfung, Eingießung, auch durch Klistier, dienen sollen, werden hinsichtlich der Zulässigkeit der wiederholten Abgabe (§§ 3 und 4) den Arzneien für den inneren Gebrauch, hinsichtlich der Beschaffenheit und Bezeichnung der Abgabegefäße (§ 9) den Arzneien für den äußeren Gebrauch gleichgestellt.

Verzeichnis.

Bei den in dem Verzeichnis halbfett gedruckten Mitteln ist eine Wiederholung zu innerem oder ihm gleichgestellten Gebrauch nur auf jedesmal erneute schriftliche mit Datum und Unterschrift versehene Anweisung eines Arztes oder Zahnarztes angängig. Die bei einigen dieser Mittel vorhandenen Dosenangaben sind fortzudenken. Bei den gesperrt gedruckten Mitteln ist eine wiederholte Abgabe zu innerem oder ihm gleichgestellten Gebrauch ohne jedesmal erneute ärztliche oder zahnärztliche Anweisung nur gemäß § 3 Ziff. 1 der Vorschriften zulässig.

Acetanilidum 0,5.
Acetum Digitalis 2,0.
Acidum agaricinicum 0,1.
Acidum diaethylbarbituricum et eius salia.
„ **diallylbarbituricum et eius salia.**
„ **dibrompropyldiaethylbarbituricum et eius salia.**
„ **dipropylbarbituricum et eius salia.**
„ hydrocyanicum et eius salia 0,001.
„ osmicum et eius salia 0,001.
„ **phenylaethylbarbituricum et eius salia.**
Aconitinum, Aconitini derivata et eorum salia 0,001.
Aether bromatus 0,5.
Aethyleni praeparata 0,5, ausgenommen zum äußeren Gebrauch in Mischungen mit Öl oder Weingeist, welche nicht mehr als 50 Gewichtsteile des Äthylenpräparates in 100 Gewichtsteilen Mischung enthalten.
Aethylidenum bichloratum 0,5.
Aethylmorphinum et eius salia (Dionin etc.) 0,1.
Aleudrin.
Amylenchloralum.

Amylenum hydratum 4,0.
Amylium nitrosum 0,2.
Apomorphinum et eius salia 0,02.
Aqua Amygdalarum amararum 2,0.
„ Laurocerasi 2,0.
Arecolinum et eius salia.
Argentum nitricum 0,03, ausgenommen zum äußeren Gebrauche.
Arsenium et eius praeparata 0,005 (Liquor Kalii arsenicosi 0,5).
Askaridol.
Aspidinolfilicinum oleo solutum 20,0.
Atropinum et eius salia 0,001.
Auro-Natrium chloratum 0,05.
Banisterinum et eius salia.
Benzylmorphinum et eius salia (Peronin usw.) 0,075.
Bromoformium 0,3.
Brucinum et eius salia 0,01.
Butyl-chloralum hydratum 1,0.
Cantharides 0,05, ausgenommen zum äußeren Gebrauche.
Cantharidinum 0,001.
Carboneum tetrachloratum, ausgenommen zum äußeren Gebrauche.

Chloralose.
Chloralum hydratum 3,0.
Chloroformium 0,5, ausgenommen zum äußeren Gebrauch in Mischungen mit Öl oder Weingeist, welche nicht mehr als 50 Gewichtsteile Chloroform in 100 Gewichtsteilen Mischung enthalten.
Codeinum et eius salia omniaque alia alcaloidea Opii hoc loco non nominata eorumque salia 0,1, ausgenommen Morphin und dessen Salze.
Colchicinum 0,002.
Coniinum et eius salia 0,001.
Cuprum salicylicum 0,1, ausgenommen zum äußeren Gebrauche.
Cuprum sulfocarbolicum 0,1, ausgenommen zum äußeren Gebrauche.
Curare et eius praeparata 0,001.
Daturinum 0,001.
Dial et eius salia.
Digitalinum, Digitalini derivata et eorum salia 0,001.
Diogenal et eius salia.
Emetinum et eius salia 0,05.
Extractum Aconiti 0,02.
,, Belladonnae 0,05, ausgenommen in Pflastern und Salben.
,, Calabar Seminis 0,02.
Extractum Colocynthidis 0,05.
,, ,, compositum 0,1.
,, Conii 0,2, ausgenommen in Salben.
,, Digitalis 0,2, ausgenommen in Salben.
,, Filicis 10,0.
,, Hydrastis 0,5.
,, ,, fluidum 1,5.
,, Hyoscyami 0,15, ausgenommen in Salben.
,, Ipecacuanhae 0,3.
,, Lactucae virosae 0,5.
,, Pulsatillae 0,2.
,, Sabinae 0,2, ausgenommen in Salben.
,, Scillae 0,2.
,, Secalis cornuti 0,2.
,, ,, ,, fluidum 1,0.
,, Stramonii 0,1.
,, Strychni 0,05.
Folia Belladonnae 0,2, ausgenommen in Pflastern und Salben und als Zusatz zu erweichenden Kräutern.
Folia Digitalis 0,2.
,, Hyoscyami 0,4.
,, Stramonii 0,2, ausgenommen zum Rauchen und Räuchern.
Fructus Colocynthidis 0,5.
,, ,, praeparati 0,5.
,, Papaveris immaturi und die daraus hergestellten Zubereitungen.
,, Papaveris maturi und die daraus hergestellten Zubereitungen.

Glandulae Thyreoideae siccatae 0,5.
Gutti 0,5.
Harminum et eius salia.
Hedonal.
Herba Cannabis indicae und die daraus hergestellten Zubereitungen (z. B. Indischhanfextrakt und Indischhanftinktur) und Präparate (z. B. Gerbsaures Cannabin und Cannabinon) ausgenommen zum äußeren Gebrauch.
Herba Conii 0,5, ausgenommen in Pflastern und Salben und als Zusatz zu erweichenden Kräutern.
Herba Hyoscyami 0,5, ausgenommen in Pflastern und Salben und als Zusatz zu erweichenden Kräutern.
Herba Lobeliae 0,1, ausgenommen zum Rauchen und Räuchern.
Homatropinum et eius salia 0,001.
Hydrargyri praeparata postea non nominata 0,1, ausgenommen als graue Quecksilbersalbe mit einem Gehalt von nicht mehr als 10 Gewichtsteilen Quecksilber in 100 Gewichtsteilen Salbe, sowie Quecksilberpflaster.
Hxdrargyrum bichloratum 0,02.
,, bijodatum 0,02.
,, chloratum 0,1 für Einspritzungen, 1,0 für andere innere Zwecke.
,, cyanatum 0,02.
,, jodatum 0,05.
,, nitricum (oxydulatum) 0,02.
,, oxycyanatum 0,01.
,, oxydatum 0,02, ausgenommen als rote Quecksilbersalbe mit einem Gehalt von nicht mehr als 5 Gewichtsteilen Quecksilberoxyd in 100 Gewichtsteilen Salbe.
Hydrargyrum praecipitatum album 0,5, ausgenommen als weiße Quecksilbersalbe mit einem Gehalte von nicht mehr als 5 Gewichtsteilen Präzipitat in 100 Gewichtsteilen Salbe.
Hydrargyrum salicylicum 0,15.
Hydrastinum chloratum 0,05.
Hyoscinum (Duboisinum) et eius salia 0,001.
Hyoscyaminum (Duboisinum) et eius salia 0,001.
Insuline und andere entsprechende aus der Bauchspeicheldrüse (Pankreas) hergestellte Präparate, wie Pankreashormon Norgina usw., sofern sie zu Einspritzungen unter die Haut bestimmt sind.
Isopral.
Kalium dichromicum 0,01.
Kreosotum 0,2, ausgenommen zum äußeren Gebrauch in Lösungen, welche nicht mehr als 50 Gewichtsteile Kreosot in 100 Gewichtsteilen Lösung enthalten.
Lactucarium 0,3.
Liquor Kalii arsenicosi 0,5.
Lobelinum et eius salia.

Luminal et eius salia.
Medinal.
Methylsulfonalum 1,0.
Natrium diaethylbarbituricum.
Natrium nitrosum 0,3.
„ salicylicum 2,0
Nicotinum et eius salia 0,001, ausgenommen in Zubereitungen zum äußeren Gebrauche bei Tieren.
Nirvanol.
Nitroglycerin 0,001.
Oleum Amygdalarum aethereum 0,2, sofern es nicht von Zyanverbindungen befreit ist.
Oleum Chenopodii anthelmintici 0,5.
„ Crotonis 0,05
„ Sabinae 0,1.
Optochin eiusque salia et derivata.
Papaverinum et eius salia 0,2.
Paracodin 0,075.
Paraldehyd 5,0.
Phosphorus 0,001.
Physostigminum et eius salia 0,001.
Picrotoxinum 0,001.
Pilocarpinum et eius salia 0,02.
Plumbum aceticum 0,1.
„ jodatum 0,2.
Podophyllinum 0,1.
Proponal et eius salia.
Radix Ipecacuanhae 1,0.
Resina Jalapae 0,3, ausgenommen in Jalapenpillen, welche nach Vorschrift des Deutschen Arzneibuches angefertigt sind.
Resina Scammoniae 0,3.
Rhizoma Filicis 20,0.
 Veratri 0,3, ausgenommen zum äußeren Gebrauche für Tiere.
Santoninum 0,1, ausgenommen in Zeltchen, Pastillen, Tabletten und anderen gebrauchsfertigen, dosierten Arzneiformen zum Einnehmen, welche nicht mehr als 0.05 g Santonin enthalten.
Scopolaminum hydrobromicum 0,001.
Secale cornutum 1,0.
Semen Colchici 0,3.
 Strychni 0,1.
Strophanthina omnia 0,001.
Strychninum et eius salia 0.01.
Sulfonalum 1,0.
Sulfur jodatum 0,2.
Summitates Sabinae 1,0.
Suprarenin (Adrenalin, Epirenan usw.) 0,001.
Tartarus stibiatus 0,2.
Tetronal.
Thallinum et eius salia 0,5

Theophyllinum et eius salia (Theocin usw.) 0,5.
Thyreoideae praeparata (Glandulae Thyreoideae siccat. 0,5).
Tinctura Aconiti 0,5.
„ Belladonnae 1,0.
„ Cantharidum 0,5.
„ Colchici 2,0.
„ Colocynthidis 1,0.
„ Digitalis 1,5.
„ „ aetherea 1,0.
„ Gelsemii 1,0.
„ Ipecacuanhae 1,0.
„ Jalapae Resinae 3,0.
„ Jodi 0,2, ausgenommen zum äußeren Gebrauche
„ Lobeliae 1,0.
„ Scillae 2,0.
„ „ kalina 2,0.
„ Secalis cornuti 1,5.
„ Stramonii 1,0.
„ Strophanthi 0,5.
„ Strychni 1,0.
„ „ aetherea 0,5.
„ Veratri 3,0, ausgenommen zum äußeren Gebrauch.
Trional 1,0.
Tubera Aconiti 0,1.
 Jalapae 1,0, ausgenommen in Jalapenpillen, welche nach Vorschrift des Deutschen Arzneibuches angefertigt sind.
Urea diaethylmalonylica et eius salia.
„ **diallylmalonylica et eius salia.**
„ **dibrompropyldiaethylmalonylica et eius salia.**
„ **dipropylmalonylica et eius salia.**
„ **phenylaethylmalonylica et eius salia.**
Urethanum 3,0.
Veratrinum et eius salia 0,005.
Veronal.
Vinum Colchici 2,0.
„ Ipecacuanhae 5,0.
„ stibiatum 2,0.
Yohimbinum et eius salia 0,03.
Zincum aceticum 1,2.
„ chloratum 0,002.
„ lacticum omniaque Zinci salia hoc loco non nominata, quae sunt in aqua solubilia 0,05.
„ sulfocarbolicum 0,05, ausgenommen bei Verwendung der vorgenannten und der übrigen in Wasser löslichen Zinksalze zum äußeren Gebrauche.

Dem Reichsgesetz über den Verkehr mit Betäubungsmitteln, Opiumgesetz vom 8. Januar 1934

unterliegen folgende Betäubungsmittel, sind also in Apotheken rezeptpflichtig:

Acedicon, seine Salze, Ester und Zubereitungen, sowie die Zubereitungen der Salze und Ester.
Acetyl-demethylo-dihydrothebain (Acedicon), seine Salze, Ester und Zubereitungen, sowie die Zubereitungen der Salze und Ester.

Acetyldihydrokodeinon, seine Salze. Ester und Zubereitungen, sowie die Zubereitungen der Salze und Ester

Benzylmorphin (Peronin) und die anderen Äther des Morphins, ihre Salze und Zubereitungen, sowie die Zubereitungen der Salze,

Diazetylmorphin (Heroin) und die anderen Ester des Morphins, ihre Salze und Zubereitungen, sowie die Zubereitungen der Salze.

Dicodid, seine Salze, Ester und Zubereitungen, sowie die Zubereitungen der Salze und Ester.

Dihydrokodeinon (Dicodid), seine Salze. Ester und Zubereitungen, sowie die Zubereitungen der Salze und Ester.

Dihydromorphin (Paramorfan), seine Salze. Ester und Zubereitungen, sowie die Zubereitungen der Salze und Ester.

Dihydromorphinon (Dilandid), seine Salze. Ester und Zubereitungen, sowie die Zubereitungen der Salze und Ester.

Dihydrooxykodeinon (Eukodal), seine Salze, Ester und Zubereitungen, sowie die Zubereitungen der Salze und Ester

Dilaudid, seine Salze, Ester und Zubereitungen. sowie die Zubereitungen der Salze und Ester.

Dionin und seine Salze.

Ekgonin, seine Salze, Ester und Zubereitungen, sowie die Zubereitungen der Salze und Ester.

Eukodal, seine Salze, Ester und Zubereitungen. sowie die Zubereitungen der Salze und Ester.

Folia Coca und ihre Zubereitungen.

Genomorphin, seine Salze und Zubereitungen. sowie die Zubereitungen der Salze.

Heroin, seine Salze und Zubereitungen, sowie die Zubereitungen der Salze.

Indischer Hanf.

Indisch-Hanfextrakt.

Indisch-Hanftinktur.

Kodein und seine Salze.

Kokain und seine Salze.

Kokain und Kokainsalze enthaltende Zubereitungen, sofern der Gehalt der Zubereitung berechnet auf Kokain mehr als 0,1 % beträgt.

Morphin und seine Salze.

Morphinabkömmlinge mit fünfwertigem Stickstoff, ihre Salze und Zubereitungen sowie die Zubereitungen der Salze.

Morphin-Aminoxyd (Morphin-N-oxyd, Genomorphin) und seine Abkömmlinge, ihre Salze und Zubereitungen, sowie die Zubereitungen der Salze.

Morphinäther, ihre Salze und Zubereitungen, sowie die Zubereitungen der Salze.

Morphinester, ihre Salze und Zubereitungen, sowie die Zubereitungen der Salze.

Morphin-N-oxyd, seine Salze und Zubereitungen, sowie die Zubereitungen der Salze.

Morphin- und Morphinsalze enthaltende Zubereitungen, sofern der Gehalt der Zubereitung berechnet auf Morphin, mehr als 0,2 % beträgt.

Opium (Rohopium).

Opium für medizinische Zwecke (Opium pulveratum D.A.B.).

Paramorfan, seine Salze und Zubereitungen, sowie die Zubereitungen der Salze.

Peronin, seine Salze und Zubereitungen, sowie die Zubereitungen der Salze.

Rohkokain.

Rohopium (Opium D.A.B.).

Thebain, seine Salze und Zubereitungen, sowie die Zubereitungen der Salze.

Polizeiverordnung über die Werbung auf dem Gebiete des Heilwesens.
Abschnitt I.
Gegenstand und Form der Werbung.

§ 1. (1) Dieser Verordnung unterliegt die Werbung
 a) für Arzneimittel (Abs. 2),
 b) für Mittel und Gegenstände, die den Arzneimitteln gleichstehen (Abs. 3),
 c) für Verfahren und Behandlungen (Abs. 4).

(2) Arzneimittel im Sinne dieser Verordnung sind Mittel, die dazu bestimmt sind, Krankheiten, Leiden oder Körperschäden jeder Art bei Mensch oder Tier zu verhüten, zu lindern oder zu beseitigen.

(3) Den Arzneimitteln stehen gleich Gegenstände, die zu denselben Zwecken bestimmt sind wie die Arzneimittel; das gleiche gilt für die durch Abs. 2 nicht getroffenen Mittel sowie für Gegenstände, soweit diese Mittel und Gegenstände dazu bestimmt sind,
 a) eine allgemeine oder örtliche Empfindungslosigkeit bei Mensch oder Tier herbeizuführen

b) zur Verhütung, Linderung oder Beseitigung von Schwangerschaftsbeschwerden, zur Erleichterung der Geburt oder beim Geburtsvorgang bei Mensch oder Tier angewendet zu werden,

c) durch Anwendung am menschlichen oder tierischen Körper Krankheiten, Leiden oder Körperschäden jeder Art zu erkennen,

d) Erscheinungen des vorzeitigen oder natürlichen Alterns, ferner besondere körperliche oder seelische Zustände bei Mensch oder Tier zu verhüten, zu lindern oder zu beseitigen, insbesondere der Verjüngung, geschlechtlichen Anregung, Entwöhnung von Tabak- oder Alkoholgenuß, Abmagerung oder Behebung der Magerkeit, Verbesserung der Körperform zu dienen,

e) Ungeziefer, mit dem Mensch oder Tier behaftet ist, zu beseitigen.

(4) Unter Verfahren und Behandlungen sind solche Maßnahmen zu verstehen, die zu denselben Zwecken bestimmt sind wie die Arzneimittel oder die den Arzneimitteln gleichstehenden Mittel und Gegenstände.

(5) Sofern Lebensmittel, Futtermittel, Schönheitsmittel (Mittel zur Reinigung, Pflege, Färbung oder Verschönerung der Haut, des Haares, der Nägel oder der Mundhöhle), Desinfektionsmittel auch als Arzneimittel zu dienen bestimmt sind, unterliegen sie insoweit der Verordnung.

§ 2. Eine Werbung liegt auch dann vor, wenn in Ankündigungen oder Anpreisungen auf Druckschriften oder auf sonstige Mitteilungen verwiesen wird, die eine dieser Verordnung unterliegende Werbung enthalten oder vermitteln.

Abschnitt II.

Ausführung der Werbung.

§ 3. Unzulässig ist jede irreführende Werbung. Eine Irreführung liegt vor allem dann vor, wenn

a) falsche Angaben über die Zusammensetzung eines Mittels oder über die Beschaffenheit eines Gegenstandes gemacht werden,

b) den Mitteln, Gegenständen, Verfahren oder Behandlungen über ihren wahren Wert hinausgehende Wirkungen beigelegt werden oder fälschlich der Eindruck erweckt wird, daß ein Erfolg regelmäßig mit Sicherheit oder Wahrscheinlichkeit erwartet werden kann, oder fälschlich ein Erfolg auf einem und demselben Wege bei verschiedenartigen Krankheiten in Aussicht gestellt wird,

c) über Vorbildung, Befähigung oder Erfolge des Werbungstreibenden oder der für ihn tätigen Personen zur Irreführung geeignete Angaben gemacht werden,

d) fälschlich, insbesondere durch vorgeschobene Personen, der Eindruck erweckt wird, daß die Werbung uneigennützig erfolgt.

§ 4. Unzulässig ist ferner eine Werbung, wenn

a) sie zur Selbstbehandlung oder zur Behandlung durch andere Personen als Ärzte bei gemeingefährlichen Krankheiten (Reichsseuchengesetz vom 30. Juni 1900) oder durch andere Personen als Tierärzte bei Viehseuchen (Viehseuchengesetz vom 26. Juni 1909 mit der Ergänzung des Gesetzes vom 18. Juli 1928) und bei seuchenhaftem Verwerfen der Haustiere (infolge bakterieller oder parasitärer Infektion, wie z. B. durch Abortusbazillen oder Trichomonaden), ansteckendem Scheidenkatarrh der Rinder, Unfruchtbarkeit der Rinder und Pferde, Lähme (septisch-pyämischer Gelenkentzündung) der Jungtiere, insbesondere der Fohlen, Kälber, Lämmer, bei Ruhr (ansteckendem Durchfall) der Jungtiere, insbesondere der Kälber, Ferkel und Kücken, und bei bakteriellen Euterkrankheiten erfahrungsgemäß führen kann,

b) sie zur Selbstbehandlung oder zur Behandlung durch andere Personen als Ärzte bei Geschlechtskrankheiten oder Krankheiten oder Leiden der Geschlechtsorgane (Gesetz zur Bekämpfung der Geschlechtskrankheiten vom 18. Februar 1927) erfahrungsgemäß führen kann,

c) eine Behandlung angeboten wird, die nicht auf eigener Wahrnehmung an dem zu behandelnden Menschen oder Tier beruht (Fernbehandlung),

d) sie Angstgefühle, insbesondere durch Hinweise auf lebensgefährliche oder sonstige besorgniserregende Zustände oder Erscheinungen, hervorruft und dadurch beunruhigt.

§ 5. Die Werbung für Mittel oder Gegenstände ist nur gestattet bei Ärzten, Zahnärzten, Tierärzten, Apothekern oder Personen, die mit den nachstehend genannten Mitteln oder Gegenständen erlaubterweise Handel treiben, oder in ärztlichen, zahnärztlichen, tierärztlichen, pharmazeutischen oder solchen Fachzeitschriften, die sich an die genannten Personen richten, wenn die Mittel oder Gegenstände

a) nur auf ärztliche, zahnärztliche oder tierärztliche Verschreibung abgegeben werden dürfen,

b) zur Verhütung, Linderung oder Beseitigung von bösartigen Geschwulstkrankheiten, anzeigepflichtigen ansteckenden Krankheiten einschließlich der Tuberkulose (Reichsseuchengesetz vom 30. Juni 1900 und Preußisches Gesetz, betreffend die Bekämpfung übertragbarer Krankheiten vom 28. August 1905 in der Fassung der Bekanntmachungen vom 25. Februar 1927 und vom 1. September 1934 sowie Preußisches Gesetz zur Bekämpfung der Tuberkulose vom 4. August 1923 mit der Ergänzung des Gesetzes vom 24. März 1934) oder zur Behebung ihrer Begleiterscheinungen bestimmt sind,

c) zur Verhütung, Linderung oder Beseitigung von Viehseuchen (Viehseuchengesetz vom 26. Juni 1909 mit der Ergänzung des Gesetzes vom 18. Juni 1928) und der im § 4 Buchstabe a besonders aufgeführten Tierkrankheiten bestimmt sind.

§ 6. Die Werbung für Mittel und Gegenstände, die zur Heilung oder Linderung von Geschlechtskrankheiten (Gesetz zur Bekämpfung der Geschlechtskrankheiten vom 18. Februar 1927) oder zur Verhütung oder Beseitigung der Schwangerschaft beim Menschen bestimmt sind, ist, soweit nicht die §§ 184 Nr. 3 und 219 des Reichsstrafgesetzbuchs entgegenstehen, nur bei Ärzten, Apothekern oder Personen, die mit solchen Mitteln oder Gegenständen erlaubterweise Handel treiben, oder in Fachzeitschriften gestattet, die sich nur an diese Berufskreise wenden. Die Werbung für Mittel und Gegenstände, die zur Verhütung oder Beseitigung der Schwangerschaft beim Menschen bestimmt sind, ist nur gestattet, wenn die in Ziffer 6 der Bekanntmachung des Werberats der deutschen Wirtschaft vom 5. Mai 1936 vorgesehene Genehmigung des Präsidenten des Werberats der deutschen Wirtschaft vorliegt.

§ 7. Die §§ 5 und 6 gelten auch für die Werbung für Verfahren und Behandlungen, die zu denselben Zwecken bestimmt sind wie die in diesen Paragraphen genannten Mittel und Gegenstände.

§ 8. Für die Mittel des Verzeichnisses zu den Polizeiverordnungen über den Verkehr mit Geheimmitteln und ähnlichen Arzneimitteln (Erlasse der Minister für Volkswohlfahrt und für Handel und Gewerbe vom 19. Dezember 1924 und vom 21. Februar 1929 sowie Runderlaß des Ministers des Innern vom 9. Oktober 1933) darf öffentlich nicht geworben werden.

§ 9. (1) Dank- und Empfehlungsschreiben dürfen nur mit ausdrücklicher und schriftlicher Zustimmung der Schreibenden und unter genauer Angabe ihres Namens, Berufs und ihrer genauen Anschrift sowie von Ort und Zeit der Ausstellung der Schreiben verwendet werden. Der Inhalt der Schreiben muß den Tatsachen sowie den Richtlinien des Werberats (siehe Ziffer 6 der Zweiten Bekanntmachung des Werberats der deutschen Wirtschaft vom 1. November 1933) entsprechen.

(2) Dank- und Empfehlungsschreiben, für die Zuwendungen irgendwelcher Art versprochen oder gewährt worden sind, dürfen zur Wirtschaftswerbung nicht verwendet werden.

(3) Gutachten dürfen nur veröffentlicht oder erwähnt werden, wenn sie von wissenschaftlich oder fachlich hierzu berufenen Personen erstattet worden sind. Gleichzeitig sind Namen, Beruf und genaue Anschrift des Sachverständigen anzugeben.

(4) Äußerungen von Fachleuten und anerkennende oder empfehlende Äußerungen von Laien müssen bei der Werbung deutlich voneinander getrennt angeführt werden.

(5) Wird eine Stelle aus dem Schrifttum angeführt, so ist anzugeben, ob sie sich auf die Frage allgemein oder auf die betreffenden Mittel, Gegenstände, Verfahren oder Behandlungen besonders bezieht.

Abschnitt III.
Sonstige Bestimmungen.

§ 10. Wer den Bestimmungen dieser Polizeiverordnung zuwiderhandelt, wird mit Geldstrafe bis zu 150 RM oder mit Haft bestraft.

§ 11 Diese Verordnung tritt am 1. August 1936 in Kraft. Zugleich tritt die Polizeiverordnung über die öffentliche Ankündigung oder Anpreisung von Mitteln oder Verfahren, die zur Verhütung, Linderung oder Heilung von Menschen- oder Tierkrankheiten bestimmt sind, vom 2. Juni 1933 außer Kraft.

Berlin, den 5. Mai 1936.

Der Reichs- und Preußische Minister des Innern

Das Strafverfahren bei Übertretung der Verordnung betr. den Verkehr mit Arzneimitteln

Verstöße gegen die Arzneimittel-Verordnung vom 22. Oktober 1901, ihre Nachträge und den § 367[3] des StGB. sind als Übertretungen anzusehen, und diese gelangen in erster Instanz vor dem Amtsgericht zur Verhandlung und Entscheidung.

Ist gegen den Belangten bereits eine polizeiliche Strafverfügung ergangen, so kann er sowohl bei der betr. Polizeibehörde wie bei der Gerichtsschreiberei des Amtsgerichts — mündlich (zu Protokoll) oder schriftlich — binnen einer Woche, von Zustellung des Strafbefehles an gerechnet, Einspruch erheben und gerichtliche Entscheidung beantragen. Hierauf kommt die Sache vor dem Amtsgericht, einem Einzelrichter zur Verhandlung, vorausgesetzt, daß die Polizei die erlassene Strafverfügung vorher nicht fallen läßt. Bis zum Beginn der Hauptverhandlung kann auch der Angeklagte seinen Einspruch zurückziehen.

Sobald die Staatsanwaltschaft darauf anträgt, kann der Strafbefehl auch vom Amtsrichter erlassen werden; solchenfalls ist der Angeklagte ebenfalls imstande, binnen einer Woche nach Zustellung bei dem Amtsgericht schriftlich oder zu Protokoll Einspruch zu erheben, worauf Termin vor dem Amtsgericht anberaumt wird.

In der Verhandlung, die auf den Einspruch gegen ein polizeiliches oder amtsrichterliches Strafmandat erfolgt, muß der Angeklagte persönlich erscheinen oder sich durch einen mit schriftlicher Vollmacht versehenen Verteidiger vertreten lassen. Bleibt der Angeklagte ohne genügende Entschuldigung aus, und wird er auch nicht durch einen Verteidiger vertreten, so verwirft der Gerichtshof den Einspruch ohne Beweisaufnahme. Denn wenn der Angeschuldigte auf gerichtliches Verhör angetragen hat, so darf von ihm verlangt werden, daß er sich auch wirklich vor Gericht verteidigt. Unterläßt er dies, dann greift die Annahme Platz, daß er den Einspruch nur deshalb erhoben habe, um die Strafvollstreckung hinauszuschieben. Bei der Urteilsfällung ist das Gericht an den Ausspruch des Strafbefehls nicht gebunden. es entscheidet nach freiester Überzeugung auf Grund des erörterten Tatbestandes. Je nach dem Ergebnisse spricht es den Beklagten frei, erhöht oder erniedrigt die polizeilich oder amtsrichterlich festgestellte Strafe.

Auch wenn der Gerichtsverhandlung keine Strafverfügung vorausging, muß der Angeklagte im Termin persönlich erscheinen oder sich durch einen mit schriftlicher Vollmacht versehenen Rechtsanwalt vertreten lassen.

Das Urteil dieses Gerichts vermag der Angeklagte, sofern es sich um eine Übertretung handelt, durch das Rechtsmittel der Revision bei dem Oberlandesgericht anzufechten.

Ein Urteil, das durch das Rechtsmittel der **Revision** angefochten wird, gelangt am Oberlandesgericht zur nochmaligen Prüfung.

Der Revision unterliegen nur Urteile, welche auf einer Verletzung des Gesetzes beruhen. Das Gesetz ist verletzt, wenn ein Rechtsgrundsatz (Rechtsnorm) nicht oder nicht richtig angewendet wurde. Die rein tatsächliche Würdigung des Straffalles, insbesondere die Würdigung der erbrachten Beweise in bezug auf die Beantwortung der Schuldfrage ist der Prüfung des Revisionsrichters entzogen. Das durch das Gericht erster Instanz festgestellte, tatsächliche Ergebnis bleibt für das Revisionsgericht maßgebend und bildet die Grundlage seiner Entscheidung bei der rechtlichen Beurteilung des Straffalles.

Die verletzte Strafnorm kann entweder dem Prozeßrecht (Verfahren) oder dem materiellen Recht angehören. Die Verletzung einer prozessualischen Vorschrift kann in der gänzlichen Unterlassung einer vorgeschriebenen Prozeßhandlung, sowie in einer fehlerhaften oder mangelhaften Vornahme derselben liegen.

Die Revision muß bei dem Gericht, dessen Urteil angefochten wird, binnen einer Woche nach Verkündigung des Urteils zu Protokoll des Gerichtsschreibers oder schriftlich eingereicht werden.

Die rechtzeitige Einlegung der Revision hindert die Rechtskraft des Urteils. Dem Revisionsantrag folgt sodann die Revisionsbegründung; aus ihr muß hervorgehen, ob das Urteil wegen Verletzung einer auf das Prozeßverfahren bezüglichen Rechtsnorm oder einer anderen Rechtsnorm angefochten wird. Die Einwendung, daß die Strafe zu hoch sei, gibt z. B. keinen Revisionsgrund. Die Revisionsanträge und deren Begründung sind spätestens binnen einer weiteren Woche nach Ablauf der Frist zur Einlegung des Rechtsmittels oder, wenn zurzeit das Urteil noch nicht zugestellt war, nach dessen Zustellung beim Landgericht anzubringen. Seitens des Angeklagten kann dies nur in einer von dem Verteidiger oder einem Rechtsanwalt unterzeichneten Schrift oder zu Protokoll des Gerichtsschreibers geschehen. Die Beibringung einer Vollmacht des Anwalts wird nicht gefordert. Die Unterzeichnung der Revisionsbegründung durch einen Anwalt soll die Einreichung völlig unberechtigter und unverständlicher Anträge verhindern. Verspätetes, nicht formgerechtes Anbringen der Revision oder der Revisionsanträge hat die Verwerfung des Rechtsmittels zur Folge. Ist die Form gewahrt, dann schreitet das Revisionsgericht zur Prüfung der Sache. Es benachrichtigt den Angeklagten, oder auf dessen Verlangen den Verteidiger von dem Tage der Hauptverhandlung, der Angeklagte kann in dieser erscheinen, er braucht es aber nicht, oder sich vertreten lassen. Staatsanwalt und Verteidiger führen hier das Wort, das letzte Wort gebührt dem etwa anwesenden Angeklagten. Insoweit die Revision für begründet erachtet wird, ist das angefochtene Urteil aufzuheben, mitsamt den tatsächlichen Feststellungen. Erfolgt die Aufhebung des Urteils nur wegen Gesetzesverletzung, bei Anwendung des Gesetzes auf die dem Urteil zugrunde liegenden Feststellungen, so hat das Revisionsgericht in der Sache selbst zu entscheiden, sofern ohne weitere tatsächliche Erörterungen nur auf Freisprechung oder auf Einstellung oder auf eine durchaus bestimmte oder niedrigste Strafe zu erkennen ist. In anderen Fällen ist die Sache zur anderweiten Verhandlung und Entscheidung an das Gericht, dessen Urteil aufgehoben wurde, oder an ein benachbartes Gericht zurückzuweisen. Das neue Urteil darf, wenn der Angeklagte oder der Staatsanwalt zugunsten desselben die Revision beantragt, keine härtere Strafe als in der ersteren erkannt, verhängen.

Es kann auch der Fall vorkommen, daß eine Übertretung der Verordnung über den Verkehr mit Arzneimitteln in erster Instanz gleich vor dem Landgericht zur Verhandlung gelangt. Diese Möglichkeit ist gegeben, wenn mit dem verbotenen Arzneimittelhandel noch gleichzeitig ein anderes Vergehen, das zu dem Machtbereiche, zur Kompetenz, der Landgerichte gehört, verknüpft ist. Es verkauft z. B. jemand einen Magenbitter als Heilmittel, der gleichzeitig gesundheitsschädlich ist, so daß zunächst ein Verstoß gegen die Verordnung vom 22. Oktober 1901 und außerdem noch ein Vergehen gegen das Nahrungsmittelgesetz bzw. Lebensmittelgesetz vorliegt usw. Unter diesen Voraussetzungen fällt die Berufungsinstanz fort, da gegen ein landgerichtliches Urteil nur die Revision an das Reichsgericht zulässig erscheint.

Jede mit Geldstrafe bis zu 150 RM oder Haft bedrohte Handlung ist eine Übertretung; Handlungen, die mit einer höheren Geldstrafe geahndet werden, sind Vergehen.

Eine Abänderung des Strafverfahrens ist vorgesehen.

Gesetz zur Bekämpfung der Geschlechtskrankheiten.
Vom 18. Februar 1927.

§ 1. Geschlechtskrankheiten im Sinne dieses Gesetzes sind Syphilis, Tripper und Schanker ohne Rücksicht darauf, an welchen Körperteilen die Krankheitserscheinungen auftreten.

§ 2. Wer an einer mit Ansteckungsgefahr verbundenen Geschlechtskrankheit leidet und dies weiß oder den Umständen nach annehmen muß, hat die Pflicht, sich von einem für das Deutsche Reich approbierten Ärzte behandeln zu lassen. Eltern, Vormünder und sonstige Erziehungsberechtigte sind verpflichtet, für die ärztliche Behandlung ihrer geschlechtskranken Pflegebefohlenen zu sorgen.

§ 7. Die Behandlung von Geschlechtskrankheiten und Krankheiten oder Leiden der Geschlechtsorgane ist nur den für das Deutsche Reich approbierten Ärzten gestattet. Jede Behandlung solcher Krankheiten, die nicht auf Grund eigener Wahrnehmung erfolgt (Fernbehandlung), ist verboten.

Wer einen anderen einem der im Abs. 1 enthaltenen Verbote zuwider behandelt oder sich zu einer solchen Behandlung öffentlich oder durch Verbreitung von Schriften, Abbildungen oder Darstellungen, wenn auch in verschleiernder Weise, erbietet, wird mit Gefängnis bis zu einem Jahr und mit Geldstrafe oder mit einer dieser Strafen bestraft.

Gleiche Strafe trifft den Arzt, der sich zur Behandlung der im Abs. 1 bezeichneten Krankheiten in unlauterer Weise erbietet.

§ 11. Wer zum Zwecke der Heilung oder Linderung von Geschlechtskrankheiten Mittel, Gegenstände oder Verfahren öffentlich oder durch Verbreitung von Schriften, Abbildungen oder Darstellungen, auch in verschleiernder Weise, ankündigt oder anpreist, oder solche Mittel oder Gegenstände an einem allgemein zugänglichen Ort ausstellt, wird mit Gefängnis bis zu sechs Monaten und mit Geldstrafe oder mit einer dieser Strafen bestraft.

Straflos ist, soweit nicht anderweitige reichs- oder landesrechtliche Vorschriften entgegenstehen, die Ankündigung oder Anpreisung dieser Mittel oder Gegenstände an Ärzte oder Apotheker oder an Personen, die mit solchen Mitteln oder Gegenständen erlaubterweise Handel treiben, oder in wissenschaftlichen, ärztlichen oder pharmazeutischen Fachzeitschriften.

§ 11a. Vorträge, Schriften, Abbildungen und Darstellungen, die nur der Aufklärung über die Geschlechtskrankheiten, insbesondere über ihre Erscheinungsformen, dienen, sind straflos, soweit sie nicht unter die Strafbestimmungen des § 7 fallen.

§ 12. Die Reichsregierung kann das Inverkehrbringen von Mitteln oder Gegenständen, die zur Verhütung von Geschlechtskrankheiten dienen sollen, von dem Ergebnis einer amtlichen Prüfung abhängig machen und das Inverkehrbringen hierfür nicht geeigneter Gegenstände verbieten. Sie kann auch Vorschriften über das Ausstellen, Ankündigen oder Anpreisen der hierfür zugelassenen Mittel oder Gegenstände treffen.

Wer Mittel oder Gegenstände, die auf Grund des Abs. 1 Satz 1 vom Verkehr ausgeschlossen sind, in Verkehr bringt, wird mit Gefängnis bis zu sechs Monaten und mit Geldstrafe oder mit einer dieser Strafen bestraft. Ebenso wird bestraft, wer einer nach Abs. 1 Satz 2 getroffenen Vorschrift zuwiderhandelt.

§ 15. Das Strafgesetzbuch wird abgeändert wie folgt:

II. Im § 184 wird hinter Nr. 3 folgende Vorschrift eingefügt:

„3 a, wer in einer Sitte oder Anstand verletzenden Weise Mittel, Gegenstände oder Verfahren, die zur Verhütung von Geschlechtskrankheiten dienen, öffentlich ankündigt, anpreist oder solche Mittel oder Gegenstände an einem dem Publikum zugänglichen Ort ausstellt."

Der § 184 der Strafgesetzbuches sagt weiter, daß derjenige mit Gefängnis bis zu 1 Jahr und mit Geldstrafe bis zu 1000 RM oder mit einer dieser Strafen bestraft wird, der Gegenstände, die zu unzüchtigem Gebrauche bestimmt sind, an Orten, welche dem Publikum zugänglich sind, ausstellt oder solche dem Publikum ankündigt oder anpreist.

Aufbewahrung und Bezeichnung von Arzneimitteln.
Polizeiverordnung betr. Regelung des Verkehrs mit Arzneimitteln außerhalb der Apotheken.

§ 1. Wer den Handel mit Arzneimitteln, die dem freien Verkehr überlassen sind, außerhalb der Apotheken betreiben will, hat zugleich mit der durch § 35 Abs. 6 der Reichsgewerbeordnung vorgeschriebenen Anzeige eine Zeichnung der Betriebsräume, die im Sinne dieser Polizeiverordnung auch die Vorrats- und Arbeitsräume sowie das Geschäftszimmer umfassen, mit genauer Beschreibung in doppelter Ausfertigung dem Polizeipräsidenten (Polizeirevier) einzureichen. In der Zeichnung und der Beschreibung ist auch die Aufstellung von sog. Drogenschränken genau anzugeben.

Eine Ausfertigung der Zeichnung verbleibt bei der Polizeibehörde, die zweite erhält der Einsender abgestempelt zurück. Er ist verpflichtet, sie in dem Geschäftszimmer seiner Drogenhandlung aufzubewahren und auf Verlangen des revidierenden Beamten vorzulegen.

Andere als die bezeichneten Räume dürfen nicht als Betriebsräume benutzt werden. Bei jeder Änderung der Betriebsräume ist eine neue Zeichnung in doppelter Ausfertigung einzureichen.

In den Räumen dürfen, abgesehen von Warenproben, nur Waren vorhanden sein, die feilgehalten werden.

§ 2. Die Betriebsräume müssen geräumig sein und während der Benutzung genügend erhellt, sauber und aufgeräumt gehalten werden. Die Anordnung der Waren muß übersichtlich sein.

§ 3. Die Arzneimittel müssen sich in dichten, festen Behältern befinden, die mit festen, gut schließenden Deckeln oder Stöpseln versehen oder, soweit sie Schiebladen darstellen, von festen Füllungen umgeben sind oder dichtschließende Deckel besitzen.

Die Behälter sind mit dauerhaft gefertigten deutschen Bezeichnungen in schwarzer Schrift auf weißem Grunde zu versehen, die den Inhalt genau bezeichnen. Als dauerhafte Bezeichnungen genügen für die Ballone und ähnliche Gefäße auch sicher mit dem Aufnahmebehältnis verbundene Anhängeschilder. Bezeichnungen in lateinischer Sprache sind neben den deutschen Bezeichnungen zulässig. Die Behälter der Arzneimittel sind von anderen Waren getrennt sowie ordentlich und sauber zu halten.

Arzneimittel, die lediglich für den Gebrauch in der Tierbehandlung als Heilmittel dem freien Verkehr überlassen sind, müssen auf den Vorratsbehältern und Abgabefässern oder Umhüllungen über oder unter der sonstigen Aufschrift mit dem deutlich lesbaren Vermerk „Tierheilmittel" versehen sein.

§ 4. Lichtempfindliche Arzneimittel sind in vor Licht schützenden Standgefäßen aufzubewahren und gleichfalls in vor Licht schützenden Gefäßen abzugeben.

Feuergefährliche Stoffe enthaltende Gefäße sind während der Aufbewahrung und bei der Abgabe mit der Aufschrift „feuergefährlich" zu versehen (vgl. die Pol.Verordn. vom 10. Februar 1931 betreffend den Verkehr mit brennbaren Flüssigkeiten).

§ 5. Verschiedene Arzneimittel in einem Behälter aufzubewahren, ist verboten. Es ist jedoch gestattet, arzneiliche Kräuter, sofern sie sich nicht im Geruch oder Geschmack gegenseitig verändern, in bezeichneten Tüten, Beuteln od. dgl. eingeschlossen, gemeinsam in einem festen und geschlossenen Behälter aufzubewahren. Dieser Behälter muß eine dauerhafte Bezeichnung sämtlicher in ihm enthaltenen arzneilichen Kräuter tragen. Auch darf dasselbe Arzneimittel in ganzer, zerkleinerter oder gepulverter Ware in gesonderten Fächern desselben Behälters aufbewahrt werden, und zwar auch in abgeteilten Mengen, falls die Ware in besonderen Umhüllungen oder in bezeichneten Papierbeuteln eingeschlossen ist.

§ 6. Auf den Umhüllungen oder Gefäßen, in denen die Abgabe von Arzneimitteln erfolgt, ist spätestens bei der Abgabe der deutsche Name des darin abzugebenden Arzneimittels deutlich zu verzeichnen. Werden Arzneimittel in abgefaßter Form vorrätig gehalten, so müssen sie übersichtlich geordnet, ohne daß jedoch einreihige Aufstellung erforderlich ist, und vor Staub geschützt aufbewahrt werden. Jedes einzelne Gefäß oder jede sonstige Packung muß die deutliche Bezeichnung des Inhalts tragen.

§ 7. Die Arzneimittel müssen echt, zum bestimmungsmäßigen Gebrauch geeignet, nicht verdorben und nicht verunreinigt sein. Verdorbene Arzneimittel müssen vernichtet werden.

Unter Bezeichnungen, die im Deutschen Arzneibuch für Waren bestimmter Art angeführt worden sind, dürfen Waren anderer Art nicht feilgehalten, verkauft oder sonst an andere überlassen werden.

§ 8. Den Besichtigungsbevollmächtigten steht das Recht der Probeentnahme von Waren zu

§ 9. Auf Geschäfte, die ausschließlich Großhandel betreiben, findet diese Anordnung keine Anwendung.

§ 10. Unberührt bleiben die Vorschriften der Landespolizeiverordnung vom 22. Februar 1906 betreffend den Handel mit Giften nebst Ergänzungen.

§ 11. Für jeden Fall der Nichtbefolgung dieser Polizeiverordnung wird hiermit die Festsetzung eines Zwangsgeldes in Höhe bis zu 50 RM, im Nichtbeitreibungsfalle die Festsetzung von Zwangshaft bis zu einer Woche angedroht.

Berlin, den 2. Juli 1936.

Für Preußen ist auch ein Erlaß über die Besichtigungen der Verkaufsstellen veröffentlicht worden, den wir folgen lassen:

1. Verkaufsstellen, in denen Arzneimittel, Drogen, Gifte oder giftige Farben feilgehalten werden, sind nebst den zugehörigen Vorrats- und Arbeitsräumen sowie dem Geschäftszimmer des Inhabers der Handlung unvermuteten Besichtigungen zu unterziehen.

Wenigstens einmal jährlich, nach Bedarf aber auch häufiger, sind zu besichtigen alle Handlungen, in denen die genannten Waren allein oder vorzugsweise feilgehalten werden, ferner solche Verkaufsstellen, deren letzte Besichtigungen gröbere Mängel ergeben haben, oder deren Geschäftsbetrieb das Vorhandensein von Vorschriftswidrigkeiten vermuten läßt, und endlich die Drogenschränke. Bei kleineren Handlungen, namentlich bei solchen, in denen die genannten Waren nur vereinzelt neben anderen feilgehalten werden, keine Drogenschränke vorhanden sind und der Verdacht von Ordnungswidrigkeiten nicht vorliegt, darf ein Zeitraum von zwei, ausnahmsweise auch von drei Jahren zwischen zwei Besichtigungen liegen.

2. Zu Beginn jedes Jahres haben die Ortspolizeibehörden sich mit dem zuständigen Kreisarzte darüber ins Einvernehmen zu setzen, welche Verkaufsstellen im Laufe des Jahres besichtigt werden sollen. Der streng vertraulich zu behandelnde Besichtigungsplan darf bestimmte Termine, an denen die Besichtigungen im Laufe des Jahres stattfinden sollen, nicht festsetzen.

3. Die Besichtigungen erfolgen durch die Ortspolizeibehörde unter Mitwirkung des Kreisarztes, der die Besichtigung leitet. Auf dessen Erfordern ist zu der Besichtigung größerer Handlungen von der Ortspolizeibehörde ein approbierter, nicht im Drogenhandel tätiger oder tätig gewesener Apotheker zuzuziehen. In geeigneten Fällen kann seitens der Ortspolizeibehörde von der Beteiligung des Kreisarztes an der Besichtigung mit dessen Einverständnis abgesehen und statt seiner ein approbierter Apotheker als Sachverständiger beteiligt werden.

Approbierte Apotheker, die eine Drogenhandlung besitzen oder besessen haben, können als Sachverständige zugelassen werden, wenn ihre Geschäftsführung bei wiederholten Besichtigungen zu keinerlei Tadel Anlaß gegeben hat.

Besichtigungen an Orten außerhalb seines Wohnsitzes hat der Kreisarzt tunlichst gelegentlich der Anwesenheit aus anderweiter Veranlassung vorzunehmen.

Ein Apotheker darf an dem Orte, in dem er eine Apotheke besitzt oder in einer solchen tätig ist, an der Besichtigung nur teilnehmen, wenn der Ort über 20 000 Seelen zählt; auch in solchen Orten ist von der Mitwirkung eines dort geschäftlich angesessenen oder in einer Apotheke tätigen Apothekers in den Fällen abzusehen, in denen die zu besichtigende Handlung als Konkurrenzgeschäft für dessen Apotheke zu betrachten ist.

4. Über die Besichtigung ist unter Zuziehung des Geschäftsinhabers oder seines Beauftragten an Ort und Stelle eine Niederschrift aufzunehmen, von welcher dem Geschäftsinhaber auf Antrag kostenpflichtig Abschrift zu erteilen ist.

5. Die Entscheidung darüber, ob den zur Tragung einer Uniform verpflichteten Polizeibeamten für die Mitwirkung bei der Besichtigung die Anlegung von Zivilkleidern aufzuerlegen oder zu gestatten ist, wird Ew. Hochwohlgeboren Ermessen überlassen. Soweit angängig, ist darauf zu achten, daß die Polizeibeamten bei den Besichtigungen Zivilkleidung tragen. Die Polizeibehörde wird zweckmäßig durch Hilfsbeamte der Staatsanwaltschaft vertreten werden, um erforderlichenfalls sofort Beschlagnahmen ausführen zu können.

6. Bei der Besichtigung ist festzustellen:

a) Ob der Betrieb nur in den der Polizeibehörde angezeigten Räumen stattfindet. Die Durchsuchung anderer Räume darf nur unter Beobachtung der Vorschriften der §§ 102 f. der Reichsstrafprozeßordnung erfolgen.

b) Ob die Bestimmungen der Kais. Verordnung, betr. den Verkehr mit Arzneimitteln, vom 22. Oktober 1901 — RGBl. S. 380 — innegehalten sind, insbesondere, ob etwa in den Nebenräumen, namentlich der Drogenhandlungen, Arzneien auf ärztliche Verordnungen angefertigt werden.

c) Ob die Aufbewahrung der Gifte und der Verkehr mit denselben den Vorschriften der Polizeiverordnung über den Handel mit Giften vom 22. Februar 1906 — MinBl. f. Medizinalangelegenheiten S. 115 — entsprechen.

Auch die Konzession zum Gifthandel ist einzusehen und das Giftbuch nebst Giftscheinen auf ordnungsmäßige Führung zu prüfen.

d) Die Besichtigung hat sich ferner auf die Aufstellung und Aufbewahrung sämtlicher Arzneimittel, der indirekten Gifte und der giftigen Farben und Trennung der arzneilichen Stoffe von den Nahrungs- und Genußmitteln zu erstrecken.

e) Auch ist festzustellen, ob die vorgeschriebenen Sondergeräte für die Gifte und differenten Mittel (Waagen, Löffel, Mörser) vorrätig, gehörig bezeichnet und sauber gehalten sind.

Präzisierte Waagen und Gewichte sowie besondere Waagen für unschädliche Arzneimittel sind nicht erforderlich.

Die Vorschriften der Polizeiverordnung über den Handel mit Giften vom 22. Februar 1906 bleiben für die Bezeichnung der Gefäße sowie auch im übrigen unberührt.

7. Bei der Beurteilung der Güte der Waren in denjenigen Handlungen, in welchen Arzneistoffe feilgehalten werden, sind nicht so strenge Anforderungen zu stellen, wie an die Beschaffenheit der Arzneistoffe in Apotheken.

8. Vorschriftswidrige Waren sind mit zu Protokoll gegebener Zustimmung des Geschäftsinhabers oder seines Vertreters zu vernichten; falls die Zustimmung versagt wird, sind sie in geeigneter Weise, z. B. durch amtliche Versiegelung, bis zur richterlichen Entscheidung aus dem Verkehr zu ziehen.

In dem Strafverfahren ist für den Fall der Verurteilung die Einziehung der vorschriftswidrigen Ware nach Maßgabe der gesetzlichen Bestimmungen zu beantragen.

Für die Beseitigung kleiner, offenbar auf Unwissenheit oder Irrtum beruhender Mängel, geringer Unordnung und Unsauberkeit in den Verkaufs- und Nebenräumen hat die Polizeibehörde unter Hinweis auf den Befund der Besichtigung Sorge zu tragen. Größere Verstöße, erhebliche Unordnung und Unsauberkeit sind ernstlich zu rügen und im Wiederholungsfalle zur Bestrafung zu bringen.

Wegen der Übertretung der Vorschriften der Kais. Verordnung vom 22. Oktober 1901 und der Polizeiverordnung, betr. den Verkehr mit Giften, vom 22. Februar 1906, hat die Polizeiverwaltung die Strafe festzusetzen, wenn nicht nach Beschaffenheit der Umstände eine die Zuständigkeit der Ortspolizeibehörde überschreitende Strafe angemessen erscheint, in welchem Falle die gerichtliche Verfolgung durch den Amtsanwalt zu veranlassen ist.

Mit besonderer Strenge sind Fälle der Anfertigung von Arzneien zu verfolgen; auch ist gegebenenfalls auf Grund des § 35 Abs. 4 der Gewerbeordnung für das Deutsche Reich zu verfahren.

Gelegentlich der Apothekenbesichtigungen haben die Bevollmächtigten auch die hier gedachten Verkaufsstellen einer Besichtigung nach vorstehenden Grundsätzen zu unterwerfen.

10. Die durch die Besichtigung der Verkaufsstellen usw. entstehenden Ausgaben sind als Kosten der örtlichen Polizeiverwaltung zu betrachten und fallen denjenigen zur Last, welche diese Kosten nach dem bestehenden Rechte zu tragen haben.

11. Auf Geschäfte, welche ausschließlich Großhandel betreiben, finden die vorstehenden Vorschriften keine Anwendung.

Gifthandel.

Laut Strafgesetzbuch § 367 wird mit Geldstrafe bis 150 Goldmark oder Haft bestraft:

Wer ohne polizeiliche Erlaubnis Gift oder Arzneien, soweit der Handel mit denselben nicht freigegeben ist, zubereitet, feilhält, verkauft oder sonst an andere überläßt; wer bei der Aufbewahrung oder bei der Beförderung von Giftwaren die deshalb ergangenen Verordnungen nicht befolgt.

Unter Gift im allgemeinen versteht man Stoffe, die durch ihre chemische Beschaffenheit auch in kleinen Mengen dem Körper zugeführt, die Gesundheit erheblich zu schädigen geeignet sind

Der Gifthändler hat jedoch unter Gift nur die in der Anlage 1 der Vorschriften betreffend den Handel mit Giften aufgeführten Drogen, chemischen Präparate und Zubereitungen zu verstehen.

Vorschriften, betr. den Handel mit Giften.

§ 1. Der gewerbsmäßige Handel mit Giften unterliegt den Bestimmungen der §§ 2—18.

Als Gifte im Sinne dieser Bestimmung gelten die in Anlage 1 aufgeführten Drogen, chemischen Präparate und Zubereitungen.

Aufbewahrung der Gifte.

§ 2. Vorräte von Giften müssen übersichtlich geordnet, von anderen Waren getrennt, und dürfen weder über, noch unmittelbar neben Nahrungs- oder Genußmitteln aufbewahrt werden.

§ 3. Vorräte von Giften, mit Ausnahme der auf abgeschlossenen Giftböden verwahrten giftigen Pflanzen und Pflanzenteile (Wurzeln, Kräuter usw.) müssen sich in dichten, festen Gefäßen befinden, welche mit festen, gut schließenden Deckeln oder Stöpseln versehen sind.

In Schiebladen dürfen Farben, sowie die übrigen, in den Abteilungen 2 und 3 Anlage I aufgeführten festen, an der Luft nicht zerfließenden oder verdunstenden Stoffe aufbewahrt werden, sofern die Schiebladen mit Deckeln versehen, von festen Füllungen umgeben und so beschaffen sind, daß ein Verschütten oder Verstäuben des Inhaltes ausgeschlossen ist.

Außerhalb der Vorratsgefäße darf Gift, unbeschadet der Ausnahmebestimmung in Absatz 1, sich nicht befinden.

§ 4. Die Vorratsgefäße müssen mit der Aufschrift „Gift", sowie mit der Angabe des Inhaltes unter Anwendung der in der Anlage I enthaltenen Namen, außer denen nur noch die Anbringung der ortsüblichen Namen in kleinerer Schrift gestattet ist, und zwar bei Giften der Abteilung 1 in weißer Schrift auf schwarzem Grunde, bei Giften der Abteilung 2 und 3 in roter Schrift auf weißem Grunde, deutlich und dauerhaft bezeichnet sein. Vorratsgefäße für Mineralsäuren, Laugen, Brom und Jod dürfen mittels Radier- oder Ätzverfahrens hergestellte Aufschriften auf weißem Grunde haben.

Diese Bestimmung findet auf Vorratsgefäße in solchen Räumen, welche lediglich dem Großhandel dienen, nicht Anwendung, sofern in anderer Weise für eine Verwechslungen ausschließende Kennzeichnung gesorgt ist. Werden jedoch aus derartigen Räumen auch die für eine Einzelverkaufsstätte des Geschäftsinhabers bestimmten Vorräte entnommen, so müssen, abgesehen von der im Geschäfte sonst üblichen Kennzeichnung, die Gefäße nach Vorschrift des Absatzes 1 bezeichnet sein.

§ 5. Die in Abteilung 1 der Anlage 1 genannten Gifte müssen in einem besonderen, von allen Seiten durch feste Wände umschlossenen Raume (Giftkammer) aufbewahrt werden, in dem andere Waren als Gifte sich nicht befinden. Dient als Giftkammer ein hölzerner Verschlag, so darf derselbe nur in einem vom Verkaufsraume getrennten Teile des Warenlagers angebracht sein.

Die Giftkammer muß für die darin vorzunehmenden Arbeiten ausreichend durch Tageslicht (bzw. künstliches Licht) erhellt und auf der Außenseite der Tür mit der deutlichen und dauerhaften Aufschrift „Gift" versehen sein.

Die Giftkammer darf nur dem Geschäftsinhaber und dessen Beauftragten zugänglich und muß außer der Zeit des Gebrauches verschlossen sein.

§ 6. Innerhalb der Giftkammer müssen die Gifte der Abteilung 1 in einem verschlossenen Behältnisse (Giftschrank) aufbewahrt werden.

Der Giftschrank muß auf der Außenseite der Tür mit der deutlichen und dauerhaften Aufschrift „Gift" versehen sein.

Bei dem Giftschranke muß sich ein Tisch oder eine Tischplatte zum Abwiegen der Gifte befinden.

Größere Vorräte von einzelnen Giften der Abteilung 1 dürfen außerhalb des Giftschrankes aufbewahrt werden, sofern sie sich in verschlossenen Gefäßen befinden.

§ 7. Phosphor und mit solchem hergestellte Zubereitungen müssen außerhalb des Giftschrankes, sei es innerhalb oder außerhalb der Giftkammer, unter Verschluß an einem frostfreien Ort in einem feuerfesten Behältnis, und zwar gelber (weißer) Phosphor unter Wasser, aufbewahrt werden. Ausgenommen sind Phosphorpillen, auf diese finden die Bestimmungen der §§ 4 und 6 Anwendung.

Kalium und Natrium sind unter Verschluß, wasser- und feuersicher und mit einem sauerstoffreien Körper (Paraffinöl, Steinöl od. dgl.) umgeben, aufzubewahren.

§ 8. Zum ausschließlichen Gebrauch für die Gifte der Abteilung 1 und zum ausschließlichen Gebrauch für die Gifte der Abteilungen 2 und 3 sind besondere Geräte (Waagen, Mörser, Löffel u. dgl.) zu verwenden, die mit der deutlichen und dauerhaften Aufschrift „Gift" in den dem § 4 Absatz 1 entsprechenden Farben versehen sind. In jedem zur Aufbewahrung von giftigen Farben dienenden Behälter muß sich ein besonderer Löffel befinden. Die Geräte dürfen zu anderen Zwecken nicht gebraucht werden und sind mit Ausnahme der Löffel für giftige Farben stets rein zu halten. Die Geräte für die im Giftschranke befindlichen Gifte sind in diesem aufzubewahren. Auf Gewichte finden diese Vorschriften nicht Anwendung.

Der Verwendung besonderer Waagen bedarf es nicht, wenn größere Mengen von Giften unmittelbar in den Vorrats- oder Abgabegefäßen gewogen werden.

§ 9. Hinsichtlich der Aufbewahrung von Giften in den Apotheken greifen nachfolgende Abweichungen von den Bestimmungen der §§ 4, 5 und 8 Platz:

(Zu § 4.) Die Bestimmungen in § 4 gelten für Apotheken nur insoweit, als sie sich auf die Gefäße für Mineralsäuren, Laugen, Brom und Jod beziehen. Im übrigen bewendet es hinsichtlich der Bezeichnung der Gefäße bei den hierüber ergangenen besonderen Anordnungen.

(Zu § 5.) Die Giftkammer darf, falls sie in einem Vorratsraum eingerichtet wird, auch durch einen Lattenverschlag hergestellt werden. Kleinere Vorräte von Giften der Abteilung 1 dürfen in einem besonderen, verschlossenen und mit der deutlichen und dauerhaften Aufschrift „Gift" oder „Venena" oder „Tabula B" versehenen Behältnis im Verkaufsraum oder in einem geeigneten Nebenraum aufbewahrt werden. Ist der Bedarf an Gift so gering, daß der gesamte Vorrat in dieser Weise verwahrt werden kann, so besteht eine Verpflichtung zur Einrichtung einer besonderen Giftkammer nicht.

(Zu § 8.) Für die im vorstehenden Absatze bezeichneten kleineren Vorräte von Giften der Abteilung 1 sind besondere Geräte zu verwenden und in dem für diese bestimmten Behältnisse zu verwahren. Für die in den Abteilungen 2 und 3 bezeichneten Gifte, ausgenommen Morphin, dessen Verbindungen und Zubereitungen, sind besondere Geräte nicht erforderlich.

Abgabe der Gifte.

§ 10. Gifte dürfen nur von dem Geschäftsinhaber oder den von ihm hiermit Beauftragten abgegeben werden.

§ 11. Über die Abgabe der Gifte der Abteilungen 1 und 2 sind in einem, mit fortlaufenden Seitenzahlen versehenen, gemäß Anlage II eingerichteten Giftbuche die daselbst vorgesehenen Eintragungen zu bewirken. Die Eintragungen müssen sogleich nach Verabfolgung der Waren von dem Verabfolgenden selbst, und zwar immer in unmittelbarem Anschluß an die nächst vorhergehende Eintragung ausgeführt werden. Das Giftbuch ist 10 Jahre lang nach der letzten Eintragung aufzubewahren.

Die vorstehenden Bestimmungen finden nicht Anwendung auf die Abgabe der Gifte, die von Großhändlern an Wiederverkäufer, an technische Gewerbetreibende oder an staatliche Untersuchungs- oder Lehranstalten abgegeben werden, sofern über die Abgabe dergestalt Buch geführt wird, daß der Verbleib der Gifte nachgewiesen werden kann.

§ 12. Gift darf nur an solche Personen abgegeben werden, die als zuverlässig bekannt sind und das Gift zu einem erlaubten gewerblichen, wirtschaftlichen, wissenschaftlichen oder künstlerischen Zwecke benutzen wollen. Sofern der Abgebende von dem Vorhandensein dieser Voraussetzungen sichere Kenntnis nicht hat, darf er Gift nur gegen Erlaubnisschein abgeben.

Die Erlaubnisscheine werden von der Ortspolizeibehörde nach Prüfung der Sachlage gemäß Anlage III ausgestellt. Dieselben werden in der Regel nur für eine bestimmte Menge, ausnahmsweise auch für den Bezug einzelner Gifte während eines 1 Jahr nicht übersteigenden Zeitraumes gegeben. Der Erlaubnisschein verliert mit dem Ablauf des 14. Tages nach dem Ausstellungstage seine Gültigkeit, sofern auf demselben etwas anderes nicht vermerkt ist.

An Kinder unter 14 Jahren dürfen Gifte nicht ausgehändigt werden.

§ 13. Die in Abteilung 1 und 2 verzeichneten Gifte dürfen nur gegen schriftliche Empfangsbescheinigung (Giftschein) des Erwerbers verabfolgt werden. Wird das Gift durch einen Beauftragten abgeholt, so hat der Abgebende (§ 10) auch von diesem sich den Empfang bescheinigen zu lassen.

Die Bescheinigungen sind nach dem in Anlage IV vorgeschriebenen Muster auszustellen, mit den entsprechenden Nummern des Giftbuches zu versehen und 10 Jahre lang aufzubewahren.

Die Landesregierungen können bestimmen, daß die Empfangsbestätigung desjenigen, welchem das Gift ausgehändigt wird, in einer Spalte des Giftbuches abgegeben werden darf.

Im Fall des § 11 Absatz 2 ist die Ausstellung eines Giftscheines nicht erforderlich.

§ 14. Gifte müssen in dichten, festen und gut verschlossenen Gefäßen abgegeben werden; jedoch genügen für feste, an der Luft nicht zerfließende oder verdunstende Gifte der Abteilungen 2 und 3 dauerhafte Umhüllungen jeder Art, sofern durch dieselben ein Verschütten oder Verstäuben des Inhaltes ausgeschlossen wird.

Die Gefäße oder die an ihre Stelle tretenden Umhüllungen müssen mit der im § 4 Absatz 1 angegebenen Aufschrift und Inhaltsangabe sowie mit dem Namen des abgebenden Geschäftes versehen sein. Bei festen an der Luft nicht zerfließenden oder verdunstenden Giften der Abteilung 3 darf an Stelle des Wortes „Gift" die Aufschrift „Vorsicht" verwendet werden.

Bei der Abgabe an Wiederverkäufer, technische Gewerbetreibende und staatliche Untersuchungs- oder Lehranstalten genügt indessen jede andere, Verwechslungen ausschließende Aufschrift und Inhaltsangabe; auch brauchen die Gefäße oder die an ihre Stelle tretenden Umhüllungen nicht mit dem Namen des abgebenden Geschäftes versehen sein.

§ 15. Es ist verboten, Gifte in Trink- oder Kochgefäßen oder in solchen Flaschen oder Krügen abzugeben, deren Form oder Bezeichnung die Gefahr einer Verwechslung des Inhaltes mit Nahrungs- oder Genußmitteln herbeizuführen geeignet ist.

§ 16. Auf die Abgabe von Giften als Heilmittel in den Apotheken finden die Vorschriften der §§ 11—14 nicht Anwendung.

Besondere Vorschriften über Farben.

§ 17. Auf gebrauchsfertige Öl-, Harz- oder Lackfarben, soweit sie nicht Arsenfarben sind, finden die Vorschriften der §§ 2—14 nicht Anwendung. Das gleiche gilt für andere giftige Farben, die in Form von Stiften, Pasten oder Steinen oder in geschlossenen Tuben zum unmittelbaren Gebrauch fertiggestellt sind, sofern auf jedem einzelnen Stück oder auf dessen Umhüllung entweder das Wort „Gift" bzw. „Vorsicht" und der Name der Farbe oder eine das darin enthaltende Gift erkennbar machende Bezeichnung deutlich angebracht ist.

Ungeziefermittel.

§ 18. Bei der Abgabe der unter Verwendung von Gift hergestellten Mittel gegen schädliche Tiere (sog. Ungeziefermittel) ist jeder Packung eine Belehrung über die mit einem unvorsichtigen Gebrauche verknüpften Gefahren beizufügen. Der Wortlaut der Belehrung kann von der zuständigen Behörde vorgeschrieben werden.

Arsenhaltiges Fliegenpapier darf nur mit einer Abkochung von Quassiaholz oder Lösung von Quassiaextrakt zubereitet in viereckigen Blättern von 12:12 cm, deren jedes nicht mehr als 0,01 g arsenige Säure enthält und auf beiden Seiten mit 3 Kreuzen, der Abbildung eines Totenkopfes und der Aufschrift „Gift" in schwarzer Farbe deutlich und dauerhaft versehen ist, feilgehalten oder abgegeben werden. Die Abgabe darf nur in einem dichten Umschlag erfolgen, auf dem in schwarzer Farbe deutlich und dauerhaft die Inschriften „Gift" und „Arsenhaltiges Fliegenpapier" und im Kleinhandel außerdem der Name des abgebenden Geschäftes angebracht ist.

Andere arsenhaltige Ungeziefermittel dürfen nur mit einer in Wasser leicht löslichen grünen Farbe vermischt feilgehalten oder abgegeben werden; sie dürfen nur gegen Erlaubnisschein (§ 12) verabfolgt werden.

Strychninhaltige Ungeziefermittel dürfen nur in Form von vergiftetem Getreide, das in tausend Gewichtsteilen höchstens fünf Gewichtsteile salpetersaures Strychnin enthält und dauerhaft dunkelrot gefärbt ist, feilgehalten oder abgegeben werden. Ebenso darf sonstiges Getreide, das zur Ungeziefervertilgung verwendet werden soll, nur in dauerhaft dunkelrot gefärbtem Zustand feilgehalten oder abgegeben werden.

Vorstehende Beschränkungen können zeitweilig außer Wirksamkeit gesetzt werden, wenn und soweit es sich darum handelt, unter polizeilicher Aufsicht außerordentliche Maßnahmen zur Vertilgung von schädlichen Tieren, z. B. Feldmäusen, zu treffen.

Gewerbbetrieb der Kammerjäger.

§ 19. Personen, welche gewerbsmäßig schädliche Tiere vertilgen (Kammerjäger), müssen ihre Vorräte von Giften und gifthaltigen Ungeziefermitteln unter Beachtung der Vorschriften in den §§ 2, 3, 4, 7 und soweit sie die Vorräte nicht bei Ausübung ihres Gewerbes mit sich führen, in verschlossenen Räumen, die nur ihnen und ihren Beauftragten zugänglich sind, aufbewahren. Sie dürfen die Gifte und die Mittel an andere nicht überlassen.

Anlage I.

Verzeichnis der Gifte.

Abteilung 1.

Akonitin, dessen Verbindungen und Zubereitungen.	Atropin, dessen Verbindungen und Zubereitungen.
Arsen, dessen Verbindungen und Zubereitungen, auch Arsenfarben.	Bruzin, dessen Verbindungen und Zubereitungen.

Beilage zu Seite 1164, Giftverordnung.

Nach der Polizeiverordnung über den Handel mit Giften, erlassen in Preußen am 11. Januar 1938 sind folgende Zusätze und Abänderungen zu beachten:

§ 18. Ungeziefermittel:

Kieselfluorwasserstoffsaure oder fluorwasserstoffsaure (flußsaure) Salze enthaltende Ungeziefermittel dürfen nur feilgehalten oder abgegeben werden, wenn sie mindestens mit 2 Hundertteilen Berliner Blau vermischt sind. Die Abgabe darf nur in dichten, festen und gut verschlossenen Behältnissen erfolgen, die mit der Aufschrift „Gift", dem Totenkopfabzeichen, sowie mit der Inhaltsangabe (z. B. Natriumsilikofluorid Zubereitung, natriumfluoridhaltig) deutlich und dauerhaft versehen sind!

Thalliumhaltige Ungeziefermittel dürfen nur feilgehalten oder abgegeben werden, wenn sie in 100 Gewichtsteilen höchstens 3 Gewichtsteile lösliche Thalliumsalze enthalten und mit Ausnahme thalliumhaltigen Giftgetreides, mit mindestens 1 Hundertteil eines wasserlöslichen blauen Farbstoffs vermischt sind. Die Abgabe darf nur in dichten, festen und gut verschlossenen Behältnissen erfolgen, die mit der Aufschrift „Gift", dem Totenkopfabzeichen, sowie der Inhaltsangabe (z. B. thalliumhaltige Zubereitung) deutlich und dauerhaft versehen sind.

Verzeichnis der Gifte.

Abteilung 1.

Zyanwasserstoffsäure (Blausäure), Zyankalium, die sonstigen zyanwasserstoffsauren Salze und deren Lösungen.

Der Satz „mit Ausnahme Berliner Blau (Eisenzyanür) und des gelben Blutlaugensalzes (Kaliumeisenzyanür)" ist gestrichen worden.

Abteilung 2.

Gestrichen sind:
Hanf, indischer -extrakt, -tinktur,
Kodein, dessen Verbindungen und Zubereitungen,
Kokain, dessen Verbindungen und Zubereitungen,
Morphin, dessen Verbindungen und Zubereitungen,
Opium und dessen Zubereitungen mit Ausnahme von Opiumpflaster und -wasser.
Die Streichung dieser Stoffe ist erfolgt, weil sie dem Opiumgesetz vom 8. Januar 1934 unterliegen, demgemäß in Apotheken rezeptpflichtig sind und außerdem sehr eingehend beaufsichtigt werden.

Bei „Thalliumverbindungen und Zubereitungen" der Satz „mit Ausnahme solcher, die den Anforderungen an die Position „Thalliumhaltige Zubereitungen der Abteilung 3 entsprechen".

Abteilung 3.

Gestrichen sind:
„Farben, welche Kupfer enthalten."
„Thalliumhaltige Zubereitungen, soweit diese in 100 Gewichtsteilen höchstens 3 Gewichtsteile lösliche Thalliumsalze enthalten, dauerhaft gefärbt und in festen, geschlossenen Behältnissen mit der Aufschrift ‚Gift' und mit einer Belehrung versehen zur Abgabe an das Publikum gelangen."

Die Streichung „Thalliumhaltige Zubereitungen usw." ist erfolgt, weil sämtliche Thalliumverbindungen und deren Zubereitungen in Abteilung 2 aufgenommen sind und außerdem Vorschriften über die Zusammensetzung, Abgabegefäße und Beschriftung von „Thalliumhaltigen Ungeziefermitteln" im § 18 „Ungeziefermittel" gegeben sind.

Daturin, dessen Verbindungen und Zubereitungen.
Digitalin, dessen Verbindungen und Zubereitungen.
Emetin, dessen Verbindungen und Zubereitungen.
Erythrophlein, dessen Verbindungen und Zubereitungen.
Fluorwasserstoffsäure (Flußsäure).
Homatropin, dessen Verbindungen und Zubereitungen.
Hyoszin (Duboisin), dessen Verbindungen und Zubereitungen.
Hyoszyamin (Duboisin), dessen Verbindungen und Zubereitungen.
Kantharidin, dessen Verbindungen und Zubereitungen.
Kolchizin, dessen Verbindungen und Zubereitungen.
Koniin, dessen Verbindungen und Zubereitungen.
Kurare und dessen Präparate.
Nikotin, dessen Verbindungen und Zubereitungen.
Nitroglyzerinlösungen.
Phosphor (auch roter, sofern er gelben Phosphor enthält) und die damit bereiteten Mittel zum Vertilgen von Ungeziefer. Sowie Phosphorwasserstoff entwickelnde Verbindungen (z. B. Phosphorkalzium, Phosphorzink) sowie deren Zubereitungen, soweit letztere nicht den Anforderungen der Abteilung 3 entsprechen.
Physostigmin, dessen Verbindungen und Zubereitungen.
Pikrotoxin.
Quecksilberpräparate, auch Farben, außer Quecksilberchlorür (Kalomel) und Schwefelquecksilber (Zinnober).
Salzsäure, arsenhaltige.
Schwefelsäure, arsenhaltige.
Skopolamin, dessen Verbindungen und Zubereitungen.
Strophanthin.
Strychnin, dessen Verbindungen und Zubereitungen, mit Ausnahme von strychninhaltigem Getreide.
Uransalze, lösliche, auch Uranfarben.
Veratrin, dessen Verbindungen und Zubereitungen.
Zyanwasserstoffsäure (Blausäure), Zyankalium, die sonstigen zyanwasserstoffsauren Salze und deren Lösungen, mit Ausnahme des Berliner Blau (Eisenzyanür) und des gelben Blutlaugensalzes (Kaliumeisenzyanür).

Abteilung 2.

Adoniskraut.
Äthylenpräparate.
Agarizin.
Akonit, -extrakt, -knollen, -kraut, -tinktur.
Amylenhydrat.
Amylnitrit.
Apomorphin.
Azetanilid (Antifebrin).
Belladonna, -blätter, -extrakt, -tinktur, -wurzel.
Bilsen, -kraut, -samen. Bilsenkraut, -extrakt, -tinktur.
Bittermandelöl, blausäurehaltiges.
Brechnuß (Krähenaugen), sowie die damit hergestellten Ungeziefermittel, Brechnußextrakt, -tinktur.
Brechweinstein.
Brom.
Bromäthyl.
Bromalhydrat.
Bromoform.
Butylchloralhydrat.
Chloräthyliden, zweifach.
Chloralformamid.
Chloralhydrat.
Chloressigsäuren.
Chloroform.
Chromsäure.
Elaterin, dessen Verbindungen und Zubereitungen.
Erythrophleum.
Euphorbium.
Fingerhut, -blätter, -essig, -extrakt, -tinktur.
Fluorwasserstoffsaure (flußsaure) Salze, neutrale, lösliche und deren Zubereitungen, sowie fluorwasserstoffsaure (flußsaure) Salze, saure und deren Zubereitungen, ausgenommen Stifte, die den Anforderungen an die Position ,,Fluorwasserstoffsaure (flußsaure) Salze, saure in Form von Stiften", der Abteilung 3 entsprechen.
Gelsemium, -wurzel, -tinktur.
Giftlattich, -extrakt, -kraut, -saft (Laktukarium).
Giftsumach, -blätter, -extrakt, -tinktur.
Gottesgnaden, -kraut, -extrakt, -tinktur.
Gummigutti, dessen Lösungen und Zubereitungen.
Hanf, indischer, -extrakt, -tinktur.
Hydroxylamin, dessen Verbindungen und Zubereitungen.
Jalapen, -harz, -knollen, -tinktur.
Kalabar, -extrakt, -samen, -tinktur.
Kardol.
Kieselfluorwasserstoffsäure (Kieselflußsäure), deren Salze und Zubereitungen.
Kirschlorbeeröl.
Kodein, dessen Verbindungen und Zubereitungen.
Kokain, dessen Verbindungen und Zubereitungen.
Kokkelskörner.
Konvallamarin, dessen Verbindungen und Zubereitungen.
Konvallarin, dessen Verbindungen und Zubereitungen.

Kotoin.
Krotonöl.
Morphin, dessen Verbindungen und Zubereitungen.
Narkotin, dessen Verbindungen und Zubereitungen.
Narzein, dessen Verbindungen und Zubereitungen.
Nieswurz (Helleborus), grüne, -extrakt, -tinktur, -wurzel.
Nieswurz (Helleborus), schwarze -extrakt, -tinktur, -wurzel.
Nitrobenzol (Mirbanöl).
Opium und dessen Zubereitungen mit Ausnahme von Opiumpflaster und -wasser.
Oxalsäure (Kleesäure sog. Zuckersäure).
Paraldehyd
Pental
Pilokarpin, dessen Verbindungen und Zubereitungen.
Sabadill, -extrakt, -früchte, -tinktur.
Sadebaum, -spitzen, -extrakt, -öl.
Sankt Ignatius, -samen, -tinktur.
Santonin.

Skammonia, -harz (Skammonium), -wurzel.
Schierling (Konium), -kraut, -extrakt, -früchte, -tinktur.
Senföl, ätherisches.
Spanische Fliegen und deren weingeistige und ätherische Zubereitungen.
Stechapfel, -blätter, -extrakt, -samen, -tinktur, — ausgenommen zum Rauchen oder Räuchern.
Strophanthus, -extrakt, -samen, -tinktur
Strychninhaltiges Getreide.
Sulfonal und dessen Ableitungen.
Thallin, dessen Verbindungen und Zubereitungen.
Thalliumverbindungen und deren Zubereitungen, mit Ausnahme solcher, die den Anforderungen an die Position „Thalliumhaltige Zubereitungen" der Abteilung 3 entsprechen.
Urethan.
Veratrum (weiße Nießwurz), -tinktur, -wurzel.
Wasserschierling, -kraut, -extrakt.
Zeitlosen, -extrakt, -knollen, -samen, -tinktur, -wein.

Abteilung 3.

Antimonchlorür, fest oder in Lösung.
Bariumverbindungen, außer Schwerspat (schwefelsaurem Barium).
Bittermandelwasser.
Bleiessig.
Bleizucker.
Brechwurzel (Ipekakuanha), -extrakt, -tinktur, -wein.
Farben, welche Antimon, Barium, Blei, Chrom, Gummigutti, Kadmium, Kupfer, Pikrinsäure, Zink oder Zinn enthalten, mit Ausnahme von Schwerspat (schwefelsaurem Barium), Chromoxyd, Kupfer, Zink, Zinn und deren Legierungen als Metallfarben, Schwefelkadmium, Schwefelselenkadmium, Schwefelzink, Schwefelzinn (als Musivgold), Zinkoxyd, Zinnoxyd.
Fluorwasserstoffsaure (flußsaure) Salze, saure in Form von Stiften mit einem Höchstgewichte von 8 g und einem Höchstgehalte von 50 % saurem flußsaurem Salze, soweit diese in geschlossenen Behältern mit der Aufschrift „Gift" zur Abgabe an das Publikum gelangen und sofern die Packungen außerdem folgenden Anforderungen entsprechen:
1. Die Stifte müssen an ihrem unteren Ende mit dem Behälter fest verbunden sein.
2. Die Behälter dürfen keine reklamehaften Aufdrucke und reklamehaften Bilder aufweisen
3. Die Packungen sind mit einer Gebrauchsanweisung zu versehen, die den Vermerk „Vorsicht! Stift nicht anlecken!" tragen muß
Goldsalze.

Jod und dessen Präparate, ausgenommen zuckerhaltiges Eisenjodür und Jodschwefel.
Jodoform.
Kadmium und dessen Verbindungen, auch mit Brom oder Jod.
Kalilauge, in 100 Gewichtsteilen mehr als 5 Gewichtsteile Kaliumhydroxyd enthaltend.
Kalium.
Kaliumbichromat (rotes chromsaures Kalium, sog. Chromkali).
Kaliumbioxalat (Kleesalz).
Kaliumchlorat (chlorsaures Kalium).
Kaliumchromat, gelbes chromsaures Kalium).
Kaliumhydroxyd (Ätzkali).
Karbolsäure, auch rohe, sowie verflüssigte und verdünnte, in 100 Gewichtsteilen mehr als 3 Gewichtsteile Karbolsäure enthaltend.
Kirschlorbeerwasser.
Koffein, dessen Verbindungen und Zubereitungen.
Koloquinten, -extrakt, -tinktur.
Kreosot.
Kresole und deren Zubereitungen (Kresolseifenlösungen, Lysol, Lysosolveol usw.) sowie deren Lösungen, soweit sie in 100 Gewichtsteilen mehr als 1 Gewichtsteil der Kresolzubereitung enthalten.
Lobelien, -kraut, -tinktur.
Meerzwiebel, -extrakt, -tinktur, -wein.
Mutterkorn, -extrakt (Ergotin)
Natrium.
Natriumbichromat.
Natriumhydroxyd (Ätznatron), Seifenstein.
Natronlauge, in 100 Gewichtsteilen mehr als 5 Gewichtsteile Natriumhydroxyd enthaltend.

Paraphenylendiamin, dessen Salze, Lösungen und Zubereitungen.

Phenazetin.

Phosphorwasserstoff entwickelnde Zubereitungen, soweit diese in 100 Gewichtsteilen höchstens 7 Gewichtsteile Phosphorwasserstoff entwickelnde Verbindungen enthalten, dauerhaft gefärbt sind und in geschlossenen Behältnissen mit der Aufschrift „Gift" und einer Belehrung versehen, zur Abgabe gelangen.

Pikrinsäure und deren Verbindungen.

Quecksilberchlorür (Kalomel).

Salpetersäure (Scheidewasser), auch rauchende.

Salzsäure, arsenfreie, auch verdünnte, in 100 Gewichtsteilen mehr als 15 Gewichtsteile wasserfreie Säure enthaltend.

Schwefelkohlenstoff.

Schwefelsäure, arsenfreie, auch verdünnte, in 100 Gewichtsteilen mehr als 15 Gewichtsteile Schwefelsäuremonohydrat enthaltend

Silbersalze, mit Ausnahme von Chlorsilber.

Stephans (Staphisagria-) -Körner.

Thalliumhaltige Zubereitungen, soweit diese in 100 Gewichtsteilen höchstens 3 Gewichtsteile lösliche Thalliumsalze enthalten, dauerhaft gefärbt sind und in festen, geschlossenen Behältnissen mit der Aufschrift „Gift" und mit einer Belehrung gemäß § 18 Abs. 1 versehen zur Abgabe an das Publikum gelangen.

Zinksalze, mit Ausnahme von Zinkkarbonat.

Zinnsalze.

Anlage II.

Giftbuch.

Seite....

Laufende Nummer.	Bezeichnung des Erlaubnisscheines nach Behörde und Nummer	Tag der Abgabe	Des Giftes		Zweck, zu welchem das Gift vom Erwerber benutzt werden soll	Des Erwerbers		Des Abholenden		Name d. Verabfolgenden	Eigenhändige Namensunterschrift des Empfängers[2]
			Name	Menge		Name und Stand	Wohnort (Wohnung)	Name und Stand	Wohnort (Wohnung)		

[1] Salzsäure und Schwefelsäure gelten als arsenhaltig, wenn 1 ccm der Säure, mit 3 ccm Zinnchlorürlösung versetzt, innerhalb 15 Minuten eine dunklere Färbung annimmt.
Bei der Prüfung auf den Arsengehalt ist, sofern es sich um konzentrierte Schwefelsäure handelt, zunächst 1 ccm durch Eingießen in 2 ccm Wasser zu verdünnen und 1 ccm von dem erkalteten Gemische zu verwenden. Zinnchlorürlösung ist aus 5 Gewichtsteilen kristallisiertem Zinnchlorür, die mit 1 Gewichtsteil Salzsäure anzurühren und vollständig mit trockenem Chlorwasserstoffe zu sättigen sind, herzustellen, nach dem Absetzen durch Asbest zu filtrieren und in kleinen, mit Glasstopfen verschlossenen, möglichst angefüllten Flaschen aufzubewahren.

[2] Dieser Spalte bedarf es nur dann, wenn gemäß § 13 Abs. 3 die Abgabe der Empfangsbestätigung im Giftbuche zugelassen ist.

(Name der ausstellenden Behörde.)   Anlage III.

Nr. ...

Erlaubnisschein
zum Erwerb von Gift.

Der usw. (Name, Stand) .... zu (Wohnort und Wohnung) ....

Die (beziehungsweise Firma) .... wünscht (Menge) .... (Name des Giftes) .... zu erwerben, um damit .... (Zweck, zu welchem das Gift benutzt werden soll) ....

Gegen dieses Vorhaben ist diesseits nach stattgefundener Prüfung nichts zu erinnern ....

................., den ..ten .... 19..

(Bezeichnung der ausstellenden Behörde.)
(Namensunterschrift.)   (Siegel.)

Dieser Schein macht die Ausstellung einer Empfangsbescheinigung (Giftschein) gemäß .... nicht entbehrlich. Er verliert mit dem Ablaufe des 14. Tages nach dem Ausstellungstage seine Gültigkeit, sofern etwas anderes oben nicht ausdrücklich vermerkt ist.

(Nr. .... des Giftbuches.)   Anlage IV.
Giftschein.

Von (Firma des abgebenden Geschäftes) .... zu (Ort) .... bekenne ich hierdurch .... (Menge) .... (Name des Giftes) .... zum Zwecke de........................... .... wohlverschlossen und bezeichnet erhalten zu haben.

Der aus einem unvorsichtigen Gebrauche des Giftes entstehenden Gefahren wohl bewußt, werde ich dafür Sorge tragen, daß dasselbe nicht in unbefugte Hände gelangt und nur zu dem vorgedachten Zwecke verwendet wird.

Das Gift soll durch .... abgeholt werden.

(Wohnort, Tag, Monat,   (Name und Vorname, Stand
Jahr und Wohnung.)   oder Beruf des Erwerbers.)
                                            (Eigenhändig geschrieben.)

(Zusatz, falls das Gift durch einen anderen abgeholt wird.)

Das oben bezeichnete Gift habe ich im Auftrage des .... (Name des Erwerbers) in Empfang genommen und verspreche. dasselbe alsbald unversehrt an meinen Auftraggeber abzuliefern.

(Ort, Tag, Monat, Jahr.)   (Name und Vorname,
                              Stand oder Beruf des Abholenden.)
                                  (Eigenhändig geschrieben.)

Verordnung über die Schädlingsbekämpfung mit hochgiftigen Stoffen.
Vom 29. Januar 1919.

Die Reichsregierung verordnet mit Gesetzeskraft für das Reich, was folgt:

§ 1. Das Reichswirtschaftsamt wird ermächtigt, die Verwendung von hochgiftigen Stoffen zur Bekämpfung tierischer und pflanzlicher Schädlinge zu regeln.

§ 2. Mit Gefängnis bis zu einem Jahr und mit Geldstrafe bis zu zehntausend Mark oder mit einer dieser Strafen wird bestraft, wer den zur Durchführung dieser Ermächtigung von dem Reichswirtschaftsamt erlassenen Anordnungen zuwiderhandelt.

Verordnung über die Schädlingsbekämpfung mit hochgiftigen Stoffen.
(Arsenhaltige.)

§ 1. Arsenhaltige Verbindungen und deren Zubereitungen dürfen als Spritzbrühen zur Bekämpfung tierischer und pflanzlicher Schädlinge nur in Verdünnungen angewendet werden. deren Gehalt an Arsen (As) 0,10 Hundertteile nicht übersteigt.

Zur Bekämpfung des großen braunen Rüsselkäfers (Hylobius abietis) dürfen staatliche, kommunale und private Forstverwaltungen arsenhaltige Spritzbrühen mit einem Gehalt von Arsen (As) bis zu 1,0 Hundertteile anwenden; die zur Herstellung dieser Spritzbrühen dienenden arsenhaltigen Verbindungen oder deren Zubereitungen dürfen unter Beachtung der Vorschriften des § 4 der Verordnung nur an staatliche, kommunale oder private Forstverwaltungen abgegeben werden.

§ 2. Arsenhaltige Verbindungen und deren Zubereitungen dürfen, unbeschadet der Vorschrift im § 1 zur Bekämpfung tierischer und pflanzlicher Schädlinge im Weinbau

a) als Spritzbrühen nur bis zum Ablauf des 31. Juli jedes Kalenderjahres.

b) als trockene Stäubemittel nur bis zum Ablauf des 30. Juni angewendet werden.

§ 4. (1) Arsenhaltige Verbindungen und deren Zubereitungen dürfen für Zwecke der Bekämpfung tierischer und pflanzlicher Schädlinge nur feilgehalten, verkauft oder sonst in den Verkehr gebracht werden, wenn die Vorschriften des Abs. 2 innegehalten werden.

Gesetzkunde.

(2) Der Hersteller hat auf der Packung oder dem Behältnis den Arsengehalt in Hundertteilen, bezogen auf metallisches Arsen (As), genau anzugeben. Er ist ferner verpflichtet, der Packung oder dem Behältnis eine genaue, leicht verständliche und befolgbare Anweisung für die Herstellung der im § 1 vorgeschriebenen Verdünnung der Spritzbrühen beizugeben oder aufzudrucken. Außerdem hat er der Packung oder dem Behältnis einen Abdruck der vom Reichsgesundheitsamt gemeinsam mit der Biologischen Reichsanstalt für Land- und Forstwirtschaft aufgestellten Vorsichtsmaßregeln beizugeben.

(3) Beschriftungen auf den Packungen und Behältnissen sowie Werbe- und Aufklärungsschriften bedürfen, soweit sie die Herstellung oder Anwendung von Spritzbrühen (§ 1) oder die Anwendung von trockenen Stäubemitteln betreffen, vor der Ausgabe der Genehmigung der Biologischen Reichsanstalt für Land- und Forstwirtschaft und des Reichsgesundheitsamtes. Die Anträge auf Erteilung der Genehmigung sind bei der Biologischen Reichsanstalt einzureichen.

§ 5. Wer den getroffenen Vorschriften zuwiderhandelt, wird mit Gefängnis bis zu 1 Jahre und mit Geldstrafe oder mit einer dieser Strafen bestraft.

Vorsichtsmaßregeln zur Verhütung von Unglücksfällen beim Gebrauch von arsenhaltigen Pflanzenschutzmitteln, insbesondere gegen Rebschädlinge. Bearbeitet von dem Reichsgesundheitsamt und der Biologischen Reichsanstalt für Land- und Forstwirtschaft.

Arsenhaltige Spritz- und Stäubemittel sind für Mensch und Tier gefährliche Gifte. Ihre Anwendung kann zu ernsten Erkrankungen (akute und schleichende Arsenvergiftung) führen, nicht nur bei den Arbeitern, die die Schädlingsbekämpfung durchführen, sondern auch bei Personen, die arsenbehandelte Früchte, z. B. Trauben oder daraus hergestellte Erzeugnisse, genießen. Arsenhaltige Mittel sollen daher nur angewendet werden, wenn sie unumgänglich notwendig sind und wenn bei ihrer Anwendung mit größter Vorsicht vorgegangen wird.

Gesetzlich verboten ist die Anwendung von bleihaltigen Verbindungen (Bleiarsenat usw.) und deren Zubereitungen im Weinbau. Die gesetzlich vorgeschriebenen Endtermine für die Anwendung arsenhaltiger Spritz- und Stäubemittel im Weinbau sind einzuhalten. Über diese Endtermine hat sich jeder bei der Ortspolizeibehörde zu vergewissern.

Bei der Herstellung der arsenhaltigen Spritzbrühen sind die den Packungen oder Behältnissen aufgedruckten oder beigegebenen Anweisungen genau zu befolgen.

Nachstehende Vorsichtsmaßregeln sind gewissenhaft zu beachten:

1. Verwahre arsenhaltige Mittel stets unter sicherem Verschluß (verschließbare Kiste, Schrank od. dgl.) in einem nichtbewohnten, verschlossenen Raum (nicht in Futterkammern oder Stallungen)! In einem solchen Raum sind auch die gebrauchten Geräte aufzubewahren, dagegen nicht Lebens- und Futtermittel, Eß-, Trink- und Kochgeschirr, Betten und Bekleidungsstücke (außer der erforderlichen Schutzkleidung).

2. Übertrage Arbeiten mit arsenhaltigen Mitteln nur zuverlässigen Erwachsenen, die du über die hier aufgestellten Vorsichtsmaßregeln unterrichten und zu ihrer Beachtung anhalten mußt!

3. Vermeide, das Pulver mit den Händen zu berühren und aufzuwirbeln! Die das Arsenmittel enthaltenden Papierbeutel dürfen beim Entleeren nicht aus den festen Umhüllungen herausgenommen werden.

4. Die leeren Papierumhüllungen sind im Freien zu verbrennen, leere Blechumhüllungen tief zu vergraben, Reste der Brühen so zu beseitigen, daß Brunnen, Viehtränken (auch Bienentränken) oder Gewässer nicht vergiftet werden. Stellen, an denen Giftbrühen verschüttet wurden, sind mit Erde zu bedecken.

5. Gib jedem Arbeiter eine Schutzkleidung, zum mindesten einen Schutzmantel! Bei der Anwendung von Stäubemitteln müssen die Arbeiter außerdem Schutzbrillen und Atemschützer erhalten, deren Zuverlässigkeit die zuständige Hauptstelle für Pflanzenschutz bestätigt hat. Beim Arbeiten mit Stäubemitteln ist der Kopf bedeckt zu halten und die Rockärmel sind am Handgelenk festzubinden.

6. Jedem Arbeiter müssen hinreichende Mengen Wasser zur gründlichen Reinigung zur Verfügung gestellt werden.

7. Spritze und stäube nicht gegen den Wind und hüte dich auch sonst davor, daß du von dem Mittel getroffen wirst! Achte darauf, daß andere Personen (Vorübergehende usw.), weidendes Vieh und andere Tiere nicht getroffen werden!

8. Iß und rauche nicht bei der Arbeit; nach der Arbeit iß nicht mit ungewaschenen Händen (Mundspülen vor dem Essen)! Beachte die gleiche Vorsicht auch bei allen Arbeiten mit arsenbehandelten Pflanzen (Laubarbeiten, Ernten usw.)!

9. Schärfe den Arbeitern immer aufs neue ein, daß sie verstopfte Spritzdüsen, Lenkrohre u. dgl. nicht mit dem Munde ausblasen dürfen!

10. Entrappe nach Möglichkeit arsenbehandelte Trauben vor der weiteren Verarbeitung

und verfüttere nicht die Weinhefe von solchen Trauben! Das Laub bespritzter Pflanzen darf nicht mit Lebensmitteln in Berührung kommen oder verfüttert werden

11. Verwende keine Arsenmittel, wenn zwischen oder unter den zu behandelnden Pflanzen Gemüse, auch Tomaten oder solche Pflanzen angebaut sind, deren Früchte in einem kürzeren Zeitraum als 6 Wochen nach der Behandlung geerntet werden sollen (z.B. Erdbeeren, Johannisbeeren, Stachelbeeren)!

§ 12. Suche sofort den Arzt auf, wenn sich auch nur leichte Erkrankungen bei oder nach dem Arbeiten mit arsenhaltigen Spritz- und Stäubemitteln einstellen.

Verordnung zur Ausführung der Verordnung über die Schädlingsbekämpfung mit hochgiftigen Stoffen.
(Zyanwasserstoffhaltige.)

§ 1. Zur Bekämpfung pflanzlicher und tierischer Schädlinge (einschl. der als Ungeziefer bezeichneten Arten) ist der Gebrauch von Zyanwasserstoff (Blausäure) und sämtlicher Stoffe, Verbindungen und Zubereitungen, welche zur Entwicklung oder Verdampfung von Zyanwasserstoff oder leichtflüchtiger Zyanverbindungen dienen, in jeder Anwendungsform verboten. Der Reichsminister für Ernährung und Landwirtschaft kann im Einvernehmen mit dem Reichsminister des Innern anordnen, daß das Verbot auf bestimmte Stoffe, Verbindungen oder Zubereitungen keine Anwendung findet.

§ 2. Das Verbot erstreckt sich nicht auf die Tätigkeit der Heeres- und Marineverwaltung sowie auf die wissenschaftliche Forschung in Anstalten des Reiches und der Länder. Die obersten Landesbehörden oder die von ihnen bestimmten Behörden können auf Antrag weiteren Stellen oder Personen die Erlaubnis zur Anwendung der nach § 1 verbotenen Stoffe, Verbindungen oder Zubereitungen erteilen.

Die Anwendung der im § 1 Satz 1 genannten Mittel zur Entwesung ganzer Gebäude einschließlich der Schiffe ist verboten, sofern diese nicht vorher von Menschen gänzlich geräumt sind. Der Reichsminister für Ernährung und Landwirtschaft kann im Einvernehmen mit dem Reichsminister des Innern bei der Verwendung bestimmter Mittel für Teildurchgasungen Erleichterungen hinsichtlich der Räumung zulassen. Diese Mittel sind im Reichsanzeiger bekanntzugeben.

§ 3. Die nach § 1 verbotenen Stoffe, Verbindungen und Zubereitungen dürfen nur an die im § 2 Abs. 1 bezeichneten Stellen oder an solche Stellen und Personen abgegeben werden, denen eine Erlaubnis zur Anwendung nach § 2 Abs. 1 erteilt ist.

Die Abgabe darf nur in widerstandsfähigen Gefäßen erfolgen, die für Zyanwasserstoff völlig undurchlässig sind.

§ 5. Wer den in den §§ 1—3 getroffenen Bestimmungen zuwiderhandelt, wird mit Gefängnis bis zu einem Jahr und mit Geldstrafe oder mit einer dieser Strafen bestraft.

Verordnung über die Verwendung von Phosphorwasserstoff zur Schädlingsbekämpfung. (Im Auszuge.)
Vom 6. April 1936.

Auf Grund der Verordnung über die Schädlingsbekämpfung mit hochgiftigen Stoffen vom 29. Januar 1919 (Reichsgesetzblatt S. 165) wird hiermit verordnet:

§ 1. Die Verwendung von Phosphorwasserstoff oder von Phosphorwasserstoff entwickelnden Verbindungen oder Zubereitungen zur Bekämpfung pflanzlicher oder tierischer Schädlinge (einschl. der als Ungeziefer bezeichneten Arten) ist verboten. Die Verwendung von phosphorhaltigen Fraßgiften zur Ungezieferbekämpfung fällt nicht unter dieses Verbot.

§ 3. (1) Die obersten Landesbehörden oder die von ihnen bestimmten Behörden können auf Antrag Personen die widerrufliche Erlaubnis zur Anwendung der nach § 1 verbotenen Stoffe unter folgenden Bedingungen erteilen:

1. Die Erlaubnis darf nur gut beleumundeten, geistig und körperlich geeigneten, insbesondere zur sinnlichen Wahrnehmung des Phosphorwasserstoffs befähigten und mit der Anwendung der Stoffe vertrauten Personen erteilt werden.

2. Die Anwendung der Stoffe unterliegt der Überwachung der von der obersten Landesbehörde bestimmten Behörde und ist ihr jeweils 48 Stunden, bei Durchgasung von Schiffen 24 Stunden vor Beginn der Durchgasung unter Angabe des Ortes, des Tages, der Stunde des voraussichtlichen Beginns und der Dauer der Durchgasung sowie des Namens des verantwortlichen Durchgasungsleiters anzuzeigen.

§ 4. (1) Die nach § 1 verbotenen Stoffe dürfen nur in gasdicht verschlossenen Originalpackungen an die im § 2 bezeichneten Stellen oder an solche Stellen oder Personen abgegeben werden, denen eine Erlaubnis zur Anwendung nach § 3 erteilt worden ist.

(2) Die Stoffe dürfen nur in gasdicht verschlossenen Originalpackungen in verschlossenen, kühlen und trockenen, tunlichst abseits der Wohnungen gelegenen Räumen, die nicht zum ständigen Aufenthalt von Menschen bestimmt sind, gelagert werden.

§ 5. Wer den in den §§ 1, 4 getroffenen Bestimmungen oder einer ihm auf Grund des § 3 auferlegten Bedingung zuwiderhandelt, wird mit Gefängnis bis zu 1 Jahr und mit Geldstrafe oder mit einer dieser Strafen bestraft.

Phosphorkalzium, Ca_2P_2, eine rotbraune feste Masse, wird durch Zusammenbringen von Phosphor mit glühendem Ätzkalk gewonnen.

Phosphorzink, Zn_3P_2, eine graue feste Masse, wird durch Erhitzen von Zink in Phosphordampf gewonnen. Mit Säuren übergossen, wird Phosphorwasserstoff frei.

Verordnung über Krankheitserreger.

Vom 16. März 1936.

Die Verwendung bakterienhaltiger Mittel zur Schädlingsbekämpfung ist verboten.

Die Vorschriften betr. den Handel mit Giften gliedern sich in verschiedene Abteilungen: 1. Eine Einleitung. 2. Aufbewahrung der Gifte. 3. Abgabe der Gifte. 4. Einzelbestimmungen über gebrauchsfertige Farben. Ungeziefermittel und den Gewerbebetrieb der Kammerjäger. 5. Das Verzeichnis der Gifte, das in die Abteilungen 1, 2 und 3 zerfällt. (Anlage I.)

Die **Einleitung** sagt, daß als Gifte anzusehen sind die in der Anlage I aufgeführten Drogen, chemischen Präparate und Zubereitungen. Also nur die in der Anlage I aufgeführten Waren sind als Gifte von dem Gifthändler zu betrachten, und nur sie unterliegen den Bestimmungen hinsichtlich Aufbewahrung und Abgabe. Alle nicht genannten Drogen, chemischen Präparate und Zubereitungen, seien sie auch noch so giftig und scharfwirkend, z. B. der nicht aufgeführte Eisessig, fallen nicht unter die Giftvorschriften.

Die **Aufbewahrung der Gifte** muß so geschehen, daß sie übersichtlich geordnet sind, von nichtgiftigen Waren getrennt, und daß sie nicht neben oder über Nahrungs- und Genußmitteln stehen. Sie müssen also einreihig, unter sich der Buchstabenfolge nach geordnet, auf Börtern in Abteilungen je nach der Größe der Gefäße für sich aufgestellt und von daneben befindlichen nichtgiftigen Waren durch Bretter getrennt sein. Bei Nahrungs- oder Genußmitteln genügt ein Trennungsbrett nicht. Gifte dürfen überhaupt nicht in unmittelbarer Nähe, nicht über und neben diesen Waren stehen.

Die **Gefäße**, worin Gifte aufbewahrt werden, müssen dicht und fest und mit gut schließenden Deckeln und Stöpseln versehen sein. Ob der Stoff, woraus die Gefäße verfertigt sind, Glas, Porzellan, Steingut, Holz oder Blech ist, bleibt sich gleich. Auch ist es nicht nötig, daß die Deckel oder Stöpsel von Glas sein müssen. Ein gut schließender, fester Kork genügt. Wie bei den giftigen Laugen aus Zweckmäßigkeitsgründen ja überhaupt keine Glasstöpsel verwendet werden können, da sie sich bald festsetzen würden. Für die Farben aller drei Abteilungen sowie für die Gifte der Abteilungen 2 und 3, sofern sie nicht an der Luft verdunsten oder zerfließen, wie es Natriumhydroxyd, Seifenstein, tut, dürfen sogar Schiebladen verwendet werden, nur müssen sie mit Deckeln versehen sein und in festen Füllungen laufen, so daß ein Verstauben und Verschütten unmöglich ist. Während also Chromgelb, Chromgrün, Bleiglätte, Kaliumdichromat, Kupfersulfat, Strychningetreide in Schiebladen aufbewahrt werden dürfen, ist dies bei Natriumhydroxyd, bei Seifenstein, nicht der Fall.

Giftige Pflanzen und Pflanzenteile, die manchmal in größeren Mengen vorhanden sind, können in Säcken aufbewahrt werden, nur müssen sie dann auf abgeschlossenen Giftböden aufbewahrt werden.

Die Aufbewahrungsgefäße der Gifte, die Vorratsgefäße, müssen deutlich und dauerhaft bezeichnet sein, und zwar muß erstens der Inhalt angegeben sein mit dem Namen, wie ihn die Anlage vorschreibt, es kann diesem auch die ortsübliche Bezeichnung in kleinerer Schrift hinzugefügt werden, und zweitens muß das Wort Gift darauf stehen. In Drogerien ist ein häufig begehrtes Gift Seifenstein. Diese Bezeichnung darf aber als ortsüblicher Name nur in kleinerer Schrift auf dem Gefäße verzeichnet sein, die Anlage schreibt als Hauptbezeichnung Natriumhydroxyd vor.

Auch in der Farbe der Bezeichnung machen die Giftvorschriften einen Unterschied. Die Gifte der Abteilung 1, die stärksten Gifte wie Arsen und seine Verbindungen und Zubereitungen, Zyankalium, Strychninnitrat oder Phosphor, sind mit weißer Schrift auf schwarzem Grunde zu bezeichnen; dagegen die Gifte der Abteilungen 2 und 3, z. B. Oxalsäure, Gummigutti, Kokkelskörner, Strychningetreide, Kaliumchlorat oder Silbernitrat, mit roter Schrift auf weißem Grunde. Nur für die Mineralsäuren, Laugen, Brom und Jod, wo die rote Farbe bald zerstört würde, wird die Bezeichnung mittels Ätz- oder Radierverfahrens (Flußsäure) auf weißem Grunde zugelassen.

Wir haben gesehen, daß im allgemeinen vorgeschrieben ist, Gifte von nichtgiftigen Waren und Nahrungsmitteln gesondert aufzubewahren, die Vorschriften gehen aber noch weiter und bestimmen, daß die Gifte der Abteilung 1, also Arsen usw., in einer Giftkammer aufbewahrt werden müssen, d. h. in einem von allen Seiten durch Wände abgeschlossenen Raume, worin sich nur giftige, keine nichtgiftigen Stoffe befinden dürfen. Diese Giftkammer muß auf der Außenseite deutlich durch das Wort „Gift" gekennzeichnet sein, und darin muß sich ein Tisch oder wenigstens eine Tischplatte befinden, wo die Gifte abgewogen werden können. Diese Giftkammer darf nur von dem Geschäftsinhaber oder dessen Beauftragten betreten werden und muß außer der Zeit des Gebrauches stets verschlossen sein. In dieser Giftkammer muß sich ein verschließbarer Giftschrank befinden, der auf der Außenseite der Tür deutlich das Wort „Gift" trägt. In diesem Giftschranke müssen die Gifte der Abteilung 1 verschlossen aufbewahrt werden. Nur größere Vorräte einzelner Gifte der Abteilung 1, die in dem meistens nur kleinen Giftschranke nicht Platz finden würden, dürfen außerhalb des Giftschrankes, aber nirgends anders als in der Giftkammer, und auch hier nur in verschlossenen Gefäßen aufbewahrt werden.

Betreffs Phosphor und mit solchem hergestellter Zubereitungen, die ja eigentlich als Gifte der Abteilung 1 in den Giftschrank gehörten, sind infolge der großen Feuergefährlichkeit besondere Bestimmungen festgesetzt. Mit Ausnahme der Phosphorpillen, deren Aufbewahrungsort der Giftschrank ist, dürfen sie nicht in diesem aufgestellt sein, sondern müssen in einem feuerfesten Behälter unter Wasser, an einem frostfreien Ort und verschlossen aufbewahrt werden. Ob dieser feuerfeste Behälter, z. B. ein eiserner Kasten, in der Giftkammer seinen Platz erhält, oder ob man eine Öffnung in die Kellermauer einhauen läßt und diese mit einer Eisentür versieht und verschließt, ist gleich, nur im Giftschranke darf Phosphor nicht stehen. Auch für Kalium und Natrium sind besondere Bestimmungen. Sie haben große Affinität zu Sauerstoff; mit Wasser zusammengebracht, entziehen sie ihm den Sauerstoff, und der Wasserstoff entzündet sich. Aus diesem Grunde sind beide wasser- und feuersicher unter einem sauerstofffreien Körper wie Petroleum, Paraffinöl oder einem anderen Kohlenwasserstoff unter Verschluß zu halten; ob innerhalb oder außerhalb der Giftkammer, ist nebensächlich.

Um zu verhindern, daß Gerätschaften, die zum Umgehen mit Giften benutzt werden, auch für andere Waren dienen, ist vorgeschrieben, daß ganz bestimmte Gerätschaften wie Löffel, Mörser, Handwaagen vorhanden sein müssen, die ausschließlich nur für die Gifte gebraucht werden dürfen, und zwar müssen für die Gifte der Abteilung 1 und für die Gifte der Abteilungen 2 und 3 zusammengefaßt gesonderte Gerätschaften da sein, die in den vorgeschriebenen Farben mit dem Worte „Gift" zu bezeichnen sind. Der Aufbewahrungsort der Geräte für die Abteilung 1 ist der Giftschrank. Für die Geräte der Abteilungen 2 und 3 ist der Aufbewahrungsort nicht näher bestimmt. Dagegen müssen sie stets sauber gehalten werden, und so empfiehlt es sich, sie in der Giftkammer zu verwahren. In jedem Gefäße, das eine giftige Farbe birgt, muß auch ein mit Gift bezeichneter Löffel sein.

Als letzte, aber äußerst wichtige Bestimmung über die Aufbewahrung der Gifte ist zu betonen, daß sich Gifte nicht außerhalb der Vorratsgefäße befinden dürfen. Ein Herumliegen der Gifte in Tüten ist also untersagt, und die von den Großhandlungen in Tüten erhaltenen Gifte müssen sofort in die Vorratsgefäße gefüllt werden.

Wir kommen zur **Abgabe der Gifte** und fragen uns:
1. Wer in einem Drogengeschäfte darf Gifte abgeben?
2. An wen darf Gift abgegeben werden? und
3. Was hat bei der Abgabe der Gifte zu geschehen?

Zum Handel mit Gift ist eine Erlaubnis der Behörde nötig. Diese Erlaubnis erhält der Geschäftsinhaber, nachdem er der Polizeibehörde den Nachweis genügender Zuverlässigkeit in betreff des Gifthandels erbracht hat. Nach der „Dienstordnung für Gesundheitsämter des Deutschen Reichs" nimmt der Amtsarzt eine Prüfung derjenigen Personen vor, welche die Genehmigung zum Handel mit Giften nachsuchen. Die Prüfung erstreckt sich bei Bewerbern um eine uneingeschränkte Genehmigung zum Gifthandel auf die allgemeine Kenntnis der Vorschriften des Strafgesetzbuchs, der Gewerbeordnung und der Polizeiverordnungen über den Handel mit Giften, auf die Kenntnis der Zusammensetzung der hauptsächlich gehandelten Gifte und giftigen Farben, ihrer Bezeichnungen und Gefahren, die beim Umgang mit ihnen drohen (Feuergefährlichkeit, Ätzwirkung, Schädlichkeit der Verstäubung u. dgl.). Die Bestimmung einiger Proben von besonders gearteten Giften und giftigen Farben ist zu verlangen. Bei Bewerbern um eine beschränkte Genehmigung zum Gifthandel genügt außer der Kenntnis der erwähnten Reichsvorschriften die Kenntnis der Zusammensetzung derjenigen Stoffe, für welche die Genehmigung beantragt wird, und der beim Umgang mit ihnen drohenden Gefahren. Die Bestimmung einiger Proben von diesen Stoffen ist zu verlangen. Der Geschäftsinhaber, der die Genehmigung zum Handel mit Giften erhalten hat, ist also berechtigt, Gifte abzugeben. Außer ihm ist aber auch dazu berechtigt, wer von dem Geschäftsinhaber dazu beauftragt wird, also der Gehülfe oder ein älterer Lehrling, wenn sie von dem Geschäftsinhaber für zuverlässig genug erachtet werden, worauf es immer ankommt. Diese Angestellten, die unter der Aufsicht und der Leitung des Geschäftsinhabers tätig sind, haben eine Erlaubnis der Behörde zum Handel mit Gift nicht nötig. Dagegen darf der Stellvertreter des Geschäftsinhabers, z. B. der Leiter eines Zweiggeschäftes (Filialleiter), den Handel mit Gift nur nach Erhalt der Erlaubnis von seiten der Behörde ausüben.

Fragen wir uns weiter, an wen Gift abgegeben werden darf, so haben wir uns vor allen Dingen zu sagen, daß Gift niemals an Kinder unter 14 Jahren abgegeben werden darf. Allerdings macht Hamburg hierbei eine kleine Ausnahme. Es gestattet, daß die giftigen Farben der Abteilung 3 auch an Kinder unter

14 Jahren ausgeliefert werden dürfen, niemals aber andere Gifte als eben diese Farben. Damit aber durch diese Abgabe an Kinder kein Unheil entsteht, ist es durchaus erforderlich, die Papierbeutel mit festem Papier zu umhüllen und gut zu verschnüren.

Gestattet ist die Abgabe der Gifte an Personen über 14 Jahre, jedoch nur unter der Bedingung, daß dem Verkäufer die das Gift verlangende Person als zuverlässig bekannt ist, und das Gift zu einem erlaubten gewerblichen, wirtschaftlichen, wissenschaftlichen oder künstlerischen Zwecke gewünscht wird. Es genügt nicht, daß dem Verkäufer die Person oberflächlich bekannt ist, daß er sie kennt, nein, er soll sie als zuverlässig kennen, was mitunter eine sehr schwierige Sache ist. Wir können jedoch die Regel aufstellen, daß bei Abgabe von Giften der Abteilung 3 den Giftvorschriften Genüge getan wird, wenn wir uns durch eingehende Erkundigung vergewissern, daß keinesfalls mit dem Gifte fahrlässig umgegangen werden wird. Kommt z. B. ein Klempner in eine Drogerie, um Salzsäure zum Löten zu kaufen, so werden wir ihm diese geben, auch wenn er uns nicht als zuverlässig bekannt ist, sobald wir uns durch geschicktes Fragen überzeugt haben, daß er wirklich Klempner ist und mit der Salzsäure sachgemäß umzugehen versteht. Anders aber bei den Giften der Abteilungen 1 und 2. Hier müssen wir peinlichst beachten, daß uns die das Gift verlangende Person als zuverlässig bekannt ist. Ist dies nicht der Fall, oder will der Käufer das Gift zu einem nicht erlaubten Zwecke haben, wie Kokkelskörner zum Fischfang, so dürfen wir ihm Gift nicht verabfolgen, sondern müssen auf der Beibringung eines polizeilichen Erlaubnisscheines bestehen.

Sind wir nach all diesen Feststellungen berechtigt, Gift herzugeben, so müssen wir uns zuerst fragen, zu welcher der Abteilungen das Gift gehört. Die Gifte der Abteilungen 1 und 2, also die stärksten, wie Arsen, Zyankalium, Phosphor, Quecksilberchlorid oder Flußsäure und aus Abteilung 2, z. B. Gummigutti, Strychningetreide, Kokkelskörner, Oxalsäure, Chromsäure, dürfen nur gegen eine schriftliche Empfangsbescheinigung, einen Giftschein, abgegeben werden. Diese Giftscheine sind sofort nach Abgabe des Giftes, und zwar von dem Abgebenden selbst, in ein Giftbuch einzuschreiben, wobei man nicht Zeilen überspringen darf, sondern die Eintragung unmittelbar im Anschluß an die vorige machen muß. Diese Giftscheine müssen 10 Jahre lang aufbewahrt werden, ebenso das Giftbuch, und zwar dieses von der letzten Eintragung an gerechnet.

Kommen wir nun zur Abgabe selbst, so ist zu betonen, daß die Gifte der Abteilung 1 nur in festen, dichten Gefäßen von Ton, Glas, Blech usw., die mit einem Deckel, Glasstöpsel oder Kork versehen sind, abgegeben werden dürfen, niemals aber in Papierbeuteln. Dagegen ist es gestattet, die Gifte der Abteilungen 2 und 3, die nicht an der Luft zerfließen oder verdunsten, in festen Umhüllungen jeder Art abzugeben, wenn nur ein Verschütten ausgeschlossen ist, also z. B. in Pappschachteln oder auch in festen, gut geklebten Papierbeuteln. Während wir also Kleesalz in Papierbeuteln abgeben dürfen, ist dies für Seifenstein nicht gestattet, da er an der Luft zerfließt; ebenfalls nicht für Schweinfurtergrün, da es ein Gift der Abteilung 1 ist. Als äußerst wichtig ist hervorzuheben, daß Gifte niemals in Trink- oder Kochgefäßen, also Tassen, Gläsern und Töpfen abgegeben werden dürfen, auch nicht in solchen Flaschen oder Krügen, wodurch eine Verwechslung mit einem Nahrungs- oder Genußmittel herbeigeführt werden kann. Niemals dürfen also Salzsäure, Schwefelsäure, Natronlauge usw. in eine Bier-, Selters-, Wein-, Mineralbrunnen-, Likörflasche und ähnliches gefüllt werden.

Sämtliche Umhüllungen der Gifte, seien es Tüten, Flaschen, Schachteln oder Blechdosen müssen deutlich bezeichnet sein, und zwar mit dem Namen, wie er in der Anlage I aufgeführt ist, dem wiederum in kleinerer Schrift der ortsübliche Name zugefügt werden darf; außerdem muß das Wort Gift und der Name des abgebenden Geschäftes verzeichnet sein, und zwar bei den Giften der Abteilung 1 genau wie bei den Standgefäßen in weißer Schrift auf schwarzem Grunde, bei den Giften der Abteilungen 2 und 3 in roter Schrift auf weißem Grunde. Bei Giften der Abteilung 3, die an der Luft nicht zerfließen oder verdunsten, darf jedoch das Wort „Gift" durch „Vorsicht" ersetzt werden. Wollen wir z. B. Kleesalz abgeben, so muß die Bezeichnung mit roter Schrift auf weißem Grunde lauten: „Kaliumbioxalat", darunter kann in kleinerer Schrift die ortsübliche Bezeichnung „Kleesalz" angebracht werden, ferner muß das Wort „Gift" oder „Vorsicht" und schließlich der Name des abgebenden Geschäftes auf dem Bezeichnungsschilde stehen.

Gewisse Erleichterungen sind für die Abgabe der Farben geschaffen. Während trockene Farben sämtlichen Bestimmungen unterliegen, die wir bisher kennengelernt haben, unterliegen gebrauchsfertige Öl-, Harz- oder Lackfarben, also angeriebene Farben, sofern sie nicht arsenhaltig sind, diesen Bestimmungen nicht, sondern sie können ohne weiteres an jedermann abgegeben werden, auch ohne irgendeine Bezeichnung. Dasselbe gilt hinsichtlich der Abgabe an jedermann auch für Tuben-, Tusch-, Tuben- und Pastenfarben. Dagegen müssen diese mit dem Worte „Gift" bzw. „Vorsicht" versehen sein und einer Bezeichnung, die den Giftstoff erkennen läßt. Zu beachten ist, daß arsenhaltige Tusch- und Tubenfarben niemals zwischen den übrigen Farben liegen dürfen, sondern daß sie im Giftschrank, vorschriftsmäßig weiß auf schwarz bezeichnet, aufbewahrt werden müssen und nur gegen Giftschein bzw. sogar Erlaubnisschein abgegeben werden dürfen.

Bei der **Abgabe der Ungeziefermittel** im allgemeinen ist wichtig, daß stets eine Belehrung mitverabfolgt werden muß, wobei es gleichgültig ist, ob es sich um Strychningetreide, ein phosphorhaltiges Mittel oder z. B. um arsenhaltiges Fliegenpapier oder um Sabadillessig oder Kresolpuder gegen Läuse handelt.

Aus den für die arsenhaltigen Ungeziefermittel getroffenen Bestimmungen ist besonders hervorzuheben:

1. Alle arsenhaltigen Ungeziefermittel, arsenhaltiges Fliegenpapier ausgenommen, dürfen nur gegen polizeilichen Erlaubnisschein abgegeben werden. Es ist dies also der einzige Fall, wo es nicht dem Gifthändler überlassen ist, zu entscheiden, ob ihm der Käufer als zuverlässig gilt, er muß stets auf der Beibringung eines Erlaubnisscheines bestehen. Dies ist erforderlich, selbst wenn es sich um die Abgabe eines arsenhaltigen Ungeziefermittels an einen Polizeiarzt oder einen Kreisarzt handelt, da diese nicht polizeiliche, sondern nur medizinalpolizeiliche Befugnis haben.

2. Arsenhaltige Ungeziefermittel, ausgenommen arsenhaltiges Fliegenpapier, müssen mit einer in Wasser leicht löslichen grünen Farbe vermischt sein. Die Teerfarbstoffe ausgenommen, sind alle grünen Farben, wenn nicht so gut wie unlöslich, so doch sehr schwer in Wasser löslich. Deshalb sind alle diese Ungeziefermittel mit einem grünen Teerfarbstoff aufzufärben. Dies gilt ebenfalls für die Abgabe des Schweinfurtergrüns als Ungeziefermittel, da diese an und für sich stark grüne Farbe in Wasser sehr schwer löslich ist.

Das Auslegen von Gift in Feld und Flur wird durch das Reichsjagdgesetz erläutert. Hiernach ist das Auslegen von Gift, von vergifteten Ködern, Giftbrocken sowie die Verwendung von Giftgasen u. dgl. außerhalb befriedeter Grundflächen mit Ausnahme der nachfolgenden Sonderfälle verboten: a) Das Ausstreuen von Giften aus Flugzeugen oder Motorfahrzeugen sowie die Verwendung von Giften bei der Bekämpfung von Schnecken, Insekten und Würmern fällt nicht unter das Gesetz. b) Zum Vergiften von Mäusen und Ratten dürfen Giftgetreide, Phosphorlatwerge und damit behandelte Köder ausgelegt werden. Das Giftgetreide ist entweder in die Erdlöcher der Tiere selbst, z. B. mit einer Legeflinte einzubringen oder so verdeckt, z. B. in Röhren auszulegen, daß andere Tiere nicht dazu gelangen können. Phosphorlatwerge und damit behandelte Köder dürfen nur in die Erdlöcher selbst eingebracht werden. Die Stellen, an denen Gift ausgelegt ist, sind mindestens jeden zweiten Tag nachzusehen. Außerhalb der Baue, der Erdlöcher herumliegendes Gift ist sofort zu beseitigen. c) Zum Vergiften von Nebel-, Rabenkrähen und Elstern dürfen mit Phosphorlatwerge vergiftete Eier ausgelegt werden. Spätestens drei Tage nach dem Auslegen sind die nicht aufgenommenen Eier und die vergifteten Tiere einzusammeln und zu vernichten. Das Feilhalten von Vergiftungsmitteln anderer als der vorstehend erlaubten Art zur Verwendung in Feld und Flur ist verboten.

Für die allgemeine Rattenbekämpfung in Gemeinden dürfen, sofern sie Laien durchführen, nur Meerzwiebelpräparate angewendet werden, und zwar nur solche, die von der Landesanstalt für Wasser-, Boden- und Lufthygiene in Berlin-Dahlem zugelassen sind. Zur Kontrolle der Giftauslegung kann die Vorlegung einer Lieferungsbescheinigung des Verkäufers nach Art und Menge des Giftes verlangt werden. Die Verwendung bakterienhaltiger Mittel ist nach der Verordnung über Krankheitserreger vom 16. März 1936 zur Rattenvertilgung in jedem Falle verboten.

Polizeiverordnung über den Vertrieb von giftigen Pflanzenschutzmitteln.

§ 1. Als giftige Pflanzenschutzmittel im Sinne dieser Bestimmungen gelten die in Anlage 1 bezeichneten Stoffe, Verbindungen und Zubereitungen sowie die unter ihrer Verwendung hergestellten Zubereitungen zur Bekämpfung (Vertilgung) und Abwehr von Pflanzenschädlingen.

§ 2. (1) Der Vertrieb von giftigen Pflanzenschutzmitteln gemäß den nachfolgenden Bestimmungen ist Apotheken und anderen zum Handel mit Giften berechtigten Abgabestellen ohne besondere Erlaubnis gestattet.

(2) Weitere Betriebsstellen bedürfen zum Vertrieb dieser Mittel einer besonderen Erlaubnis.

(3) Gewerbetreibenden, die vorwiegend mit Lebensmitteln oder Futtermitteln handeln, darf nur in ganz besonderen Fällen die Erlaubnis zum Vertrieb von giftigen Pflanzenschutzmitteln erteilt werden.

Aufbewahrung der giftigen Pflanzenschutzmittel.

§ 3. Vorräte von giftigen Pflanzenschutzmitteln müssen in einem besonderen, an allen Seiten von dichtgefügten, widerstandsfähigen Wänden umschlossenen und mit einer dichten Tür versehenen Raum (Giftraum) aufbewahrt werden in dem sich außer Giften keine Lebens- oder Futtermittel oder sonstige Waren befinden.

§ 4. (1) Vorräte von giftigen Pflanzenschutzmitteln müssen sich in dichten, festen Behältnissen befinden, die mit festen, gut schließenden Deckeln oder Stöpseln versehen sind. In abgabefertigen Packungen, die infolge Beschädigung der Behältnisse oder der Umhüllung den für die Abgabeverhältnisse geltenden Bestimmungen von § 12 nicht entsprechen dürfen giftige Pflanzenschutzmittel nicht aufbewahrt werden.

(2) Außerhalb der Vorratsbehältnisse dürfen giftige Pflanzenschutzmittel sich nicht befinden. Werden ausschließlich giftige Pflanzenschutzmittel in vorschriftsmäßigen Originalpackungen abgegeben, so genügt die Aufbewahrung in einem dichten verschließbaren Behälter (Schrank, festgefügte Kiste) in einem Raume, in dem keine Lebens- oder Futtermittel aufbewahrt werden. In diesem Behälter dürfen gleichzeitig keine anderen Waren aufbewahrt werden.

§ 5. (1) Die Vorratsbehältnisse müssen mit der Aufschrift „Gift" und mit der Angabe des Inhalts unter Anwendung der in der Anlage 1 enthaltenen Bezeichnungen oder diesen entsprechenden Namen, aus denen das Gift ersichtlich ist, deutlich erkennbar und dauerhaft bezeichnet sein.

(2) Außer diesen Bezeichnungen oder Namen ist nur noch die Anbringung der ortsüblichen Namen in kleinerer Schrift gestattet. Bei Pflanzenschutzmitteln, die Gifte der Abteilung 1 der Anlage I enthalten, ist weiße Schrift auf schwarzem Grunde, bei Pflanzenschutzmitteln, die Gifte der Abteilung 2 und 3 enthalten, rote Schrift auf weißem Grunde anzuwenden.

(3) Diese Bestimmungen finden auf Vorratsbehältnisse in solchen Räumen, die lediglich dem Großvertriebe dienen, keine Anwendung, sofern in anderer Weise für eine Kennzeichnung gesorgt ist, die Verwechselungen ausschließt.

(4) Werden jedoch aus derartigen Räumen auch die für eine Einzelvertriebsstätte des Leiters der Großvertriebsstelle bestimmten Vorräte entnommen, so müssen die Behältnisse außer der sonst üblichen Kennzeichnung auch nach Vorschrift des Abs. 1 bezeichnet sein.

§ 6. (1) Pflanzenschutzmittel, die Gifte der Abteilung 1 der Anlage I enthalten, müssen — wenn nicht Ausnahmen vorgesehen sind — innerhalb des Giftraumes in einem besonderen Verschlage (Giftverschlag) aufbewahrt werden, in dem sich nur diese Gifte befinden dürfen. Der Giftverschlag muß an allen Seiten von festen Wänden umschlossen und mit einer dichten außer der Zeit des Gebrauchs verschlossenen Tür versehen sein. Es ist erlaubt, die Wände aus dichtgefügten Brettern oder ähnlichem Material herzustellen. In dem Giftverschlage muß sich ein Tisch oder eine Tischplatte befinden, worauf das Abwägen oder Abteilen der Gifte vorgenommen wird. In besonderen Fällen kann durch die Ortspolizeibehörde gestattet werden, daß der Giftverschlag durch einen dichten verschließbaren Behälter — einen Schrank oder eine festgefügte Kiste — ersetzt wird. In diesem Falle genügt es, wenn sich der Tisch oder die Tischplatte zum Abwägen oder Abteilen der Gifte im Giftraum befindet.

(2) Der Giftraum und der Giftverschlag müssen für die darin vorzunehmenden Arbeiten ausreichend durch Tageslicht erhellt oder durch eine genügend sichere künstliche Beleuchtung erhellbar sein. Auf der Außenseite der Tür des Giftraumes muß die deutlich erkennbare und dauerhafte Aufschrift angebracht sein: „Giftraum. Unbefugten ist der Zutritt untersagt." Der Giftraum ist als solcher auch in seinem Innern deutlich zu kennzeichnen. Der Vorratsbehälter (Schrank, Kiste) ist mit der Aufschrift „Gift" („Pflanzenschutzgift") als Giftbehälter kenntlich zu machen.

(3) Der Giftraum und der Giftverschlag oder Giftbehälter dürfen nur dem Leiter der Vertriebsstelle und den von ihm beauftragten Personen zugänglich sein und müssen außer der Zeit des Gebrauchs verschlossen gehalten werden.

§ 7. (1) Die für die Herrichtung zur Abgabe giftiger Pflanzenschutzmittel erforderlichen Geräte (Waagen, Löffel u. dgl.) müssen mit der deutlich erkennbaren und dauerhaften Aufschrift „Gift" versehen sein und dürfen zu anderen Zwecken nicht gebraucht werden.

(2) Im Giftverschlag oder dem als Ersatz zugelassenen Giftbehälter sind auch die Geräte für die dort befindlichen Pflanzenschutzmittel aufzubewahren. Auf Gewichte finden diese Bestimmungen nicht Anwendung.

(3) Der Verwendung besonderer Waagen bedarf es nicht, wenn größere Mengen von giftigen Pflanzenschutzmitteln unmittelbar in den verschlossenen Vorrats- oder Abgabebehältnissen gewogen werden.

Abgabe der giftigen Pflanzenschutzmittel.

§ 8. Giftige Pflanzenschutzmittel dürfen nur von dem Leiter der Vertriebsstelle oder den von ihm eigens hiermit Beauftragten abgegeben werden. Als Abgabe ist auch die Zusendung durch die Post oder durch einen vom Leiter der Betriebsstelle beauftragten Boten anzusehen.

§ 9. (1) Giftige Pflanzenschutzmittel dürfen nur an solche Personen abgegeben werden, von denen der Abgebende anzunehmen berechtigt ist, daß sie die giftigen Pflanzenschutzmittel in zuverlässiger Weise ausschließlich zur Bekämpfung (Vertilgung) und Abwehr von Pflanzenschädlingen benutzen werden. Der Abgebende hat sich hierüber, falls ihm der Abnehmer in dieser Beziehung nicht ausreichend bekannt ist, durch Befragen des Abnehmers zu vergewissern. Kann er die erforderliche Gewißheit nicht erlangen, so darf er das giftige Pflanzenschutzmittel nur gegen Erlaubnisschein abgeben.

(2) Die Erlaubnisscheine sind von der Ortspolizeibehörde nach Prüfung der Sachlage gemäß Anlage II auszustellen. Sie sollen in der Regel nur für eine bestimmte Menge, ausnahmsweise auch für den Bezug einzelner giftiger Pflanzenschutzmittel während eines ein halbes Jahr nicht übersteigenden Zeitraumes ausgestellt werden. Der Erlaubnisschein verliert mit Ablauf des 14. Tages nach dem Ausstellungstage seine Gültigkeit, wenn auf ihm nichts anderes behördlicherseits vermerkt ist. Die Erlaubnisscheine sind, der Zeit der Ausstellung nach geordnet, zehn Jahre lang aufzubewahren. Diejenigen für Gifte der Abteilung 1 und 2 sind mit den entsprechenden Nummern des Giftbuches (§ 10) zu versehen.

(3) An Vereine dürfen giftige Pflanzenschutzmittel zur Verteilung an ihre Vereinsmitglieder nur abgegeben werden, wenn der Verein die nach § 2 erforderliche Erlaubnis zum Vertrieb von giftigen Pflanzenschutzmitteln besitzt.

(4) An Kinder unter 14 Jahren dürfen giftige Pflanzenschutzmittel nicht ausgehändigt werden.

§ 10. (1) Über die Abgabe von Pflanzenschutzmitteln, die Gifte der Abteilung 1 und 2 enthalten, sind — sofern nicht Ausnahmen vorgesehen sind — in einem mit fortlaufenden Seitenzahlen versehenen, gemäß Anlage III eingerichteten Giftbuche die daselbst vorgesehenen Eintragungen vorzunehmen. Die Eintragungen müssen sogleich nach Abgabe der Waren von dem Abgebenden selbst, und zwar immer in unmittelbarem Anschluß an die nächstvorgehende Eintragung ausgeführt werden. Nachträgliche textliche Änderungen der Eintragungen sind nicht zulässig. Das Giftbuch ist 10 Jahre lang nach der letzten Eintragung aufzubewahren.

(2) Die vorstehenden Bestimmungen finden nicht Anwendung auf die Abgabe der giftigen Pflanzenschutzmittel, die von Großvertriebsstellen an die Einzelvertriebsstellen abgegeben werden, sofern über die Abgabe dergestalt Buch geführt wird, daß der Verbleib der giftigen Pflanzenschutzmittel nachgewiesen werden kann.

(3) Diejenigen Vertriebsstellen für Pflanzenschutzmittel, die in bezug auf den Verbleib der ihnen anvertrauten Gifte von der ihnen übergeordneten Landesstelle überwacht werden, brauchen kein Giftbuch zu führen, wenn sie die von den Empfängern der Pflanzenschutzmittel ausgestellten Giftscheine (§ 11) oder Listengiftscheine, nach Muster der Anlage V sorgfältig aufbewahrt und nach bestimmten Zeitabschnitten gesammelt, regelmäßig an die Landesanstalt abliefern, die diese Scheine 10 Jahre lang aufzubewahren hat.

§ 11. (1) Pflanzenschutzmittel, die Gifte der Abteilungen 1 und 2 enthalten, dürfen — wenn nicht Ausnahmen vorgesehen sind — nur gegen schriftliche Empfangsbestätigung (Giftschein) des Erwerbers abgegeben werden. Wird das giftige Pflanzenschutzmittel durch einen Beauftragten abgeholt, so hat der Abgebende (§ 8) auch von diesem sich den Empfang bescheinigen zu lassen.

(2) Die Bescheinigungen sind nach dem in Anlage IV vorgeschriebenen Muster auszustellen, mit den entsprechenden Nummern des Giftbuches (§ 10) zu versehen und, nach diesen geordnet und geheftet, 10 Jahre lang aufzubewahren. Von den Vertriebsstellen für giftige Pflanzenschutzmittel können an Stelle der Bescheinigungen nach Muster der Anlage IV auch Listengiftscheine nach Muster der Anlage V verwendet werden.

(3) Die Empfangsbestätigung desjenigen, an den das giftige Pflanzenschutzmittel ausgehändigt wird, darf in einer Spalte des Giftbuches gegeben werden.

(4) Für den Nachweis der Abgabe gebeizten Getreides (§ 15) oder giftiger Pflanzenschutzmittel in abgabefertigen Originalpackungen, wenn diese unter die Ausnahmebestimmungen der Anlage I, Abteilung 1 und 2 fallen, genügt die Eintragung des Abgebenden in einem mit laufenden Seitenzahlen versehenen, gemäß Anlage VI eingerichteten Abgabebuch für giftige Pflanzenschutzmittel. Das Abgabebuch für giftige Pflanzenschutzmittel ist 10 Jahre lang nach der letzten Eintragung aufzubewahren. In diesen Fällen bedarf es keiner schriftlichen Empfangsbestätigung.

(5) Im Falle des § 10 Abs. 2 und des § 11 Abs. 3 und 4 ist die Ausstellung eines Giftscheines nicht erforderlich.

§ 12. (1) Giftige Pflanzenschutzmittel müssen in dichten, festen und gut geschlossenen Behältnissen abgegeben werden. Für feste, an der Luft nicht zerfließende oder verdunstende giftige Pflanzenschutzmittel, die nur Gifte der Abteilung 2 und 3 enthalten, genügen dauerhafte Umhüllungen jeder Art, sofern durch diese ein Verschütten oder Verstäuben ausgeschlossen ist.

(2) Die Behältnisse oder Umhüllungen müssen mit der nach § 5 Abs. 1 vorgeschriebenen Aufschrift und Inhaltsangabe sowie mit der Bezeichnung der abgebenden Vertriebsstelle deutlich und dauerhaft versehen sein. Bei festen, an der Luft nicht zerfließenden oder verdunstenden Pflanzenschutzmitteln, die nur Gifte der Abteilung 3 enthalten, darf an Stelle des Wortes „Gift" die Aufschrift „Vorsicht" gebraucht werden.

(3) Reklamehafte Aufdrucke und reklamehafte Bilder auf den Packungen sind nicht erlaubt.

§ 13. Es ist verboten, giftige Pflanzenschutzmittel in Eß-, Trink-, Kochgeschirren oder in solchen Flaschen, Krügen oder sonstigen Behältnissen abzugeben, deren Form oder Bezeichnung die Gefahr einer Verwechselung des Inhalts mit Lebensmitteln herbeizuführen geeignet ist.

§ 14. (1) Bei der Abgabe von giftigen Pflanzenschutzmitteln (§ 8) ist der Empfänger, soweit nicht Zusendung durch die Post stattfindet, mündlich über die Giftigkeit des Mittels zu belehren und auf die gebotenen Vorsichtsmaßregeln hinzuweisen. Außerdem ist jeder Packung eine Belehrung über die mit einem unvorsichtigen Gebrauche verknüpften Gefahren und eine Gebrauchsanweisung beizufügen. Der Wortlaut der Belehrung und der Gebrauchsanweisung kann von der Biologischen Reichsanstalt für Land- und Forstbetrieb im Einvernehmen mit dem Reichsgesundheitsamt vorgeschrieben werden.

(2) Pflanzenschutzmittel, die aus Arsen oder seinen Verbindungen bestehen, und die unter Verwendung dieser Stoffe hergestellten Zubereitungen dürfen, auch wenn sie von Natur grün gefärbt sind, nur mit einer in Wasser leicht löslichen grünen Farbe vermischt zur Abgabe vorrätig gehalten oder abgegeben werden. Das gleiche gilt für Quecksilberverbindungen und die unter Verwendung von Quecksilberverbindungen hergestellten Zubereitungen, die mit einer in Wasser leicht löslichen blauen Farbe vermischt sein müssen.

(3) Vorstehende Beschränkungen können zeitweilig außer Wirksamkeit gesetzt werden, wenn und soweit es sich darum handelt, unter polizeilicher Aufsicht außerordentliche Maßnahmen zur Bekämpfung (Vertilgung) und Abwehr von Pflanzenschädlingen zu treffen.

Beizen von Getreide und Abgabe von gebeiztem Getreide.

§ 15. (1) Die behördlich als zuständig bezeichneten Stellen können die Erlaubnis zum gewerbsmäßigen Beizen von Getreide mit giftigen Pflanzenschutzmitteln und zur Abgabe des gebeizten Getreides erteilen, wenn die behördlich eingesetzte Versuchsstation das beabsichtigte Beizverfahren gutgeheißen hat.

(2) Bei der Abgabe des gebeizten Getreides ist der Empfänger, soweit nicht Zusendung durch die Post stattfindet, mündlich über die Giftigkeit zu belehren und auf die gebotenen Vorsichtsmaßregeln hinzuweisen. Über die Abgabe ist nach Muster der Anlage VI Buch zu führen.

§ 16. Zuwiderhandlungen gegen diese Polizeiverordnung werden, soweit in den bestehenden Gesetzen nicht höhere Strafen vorgesehen sind, nach § 367 Ziffer 5 des Strafgesetzbuches mit Geldstrafe bis zu einhundertfünfzig Goldmark oder mit Haft bestraft.

Anlage I.

Abteilung 1.

Arsen und seine Verbindungen.
Nikotin und seine Verbindungen, ausgenommen Tabaklauge.
Quecksilberverbindungen.
Uransalze, wasserlösliche.

Jedoch dürfen Pflanzenschutzmittel, die vorgenannte Stoffe enthalten — ausgenommen die arsen- und gleichzeitig bleihaltigen Mittel —, bezüglich der Aufbewahrung und Abgabe wie Gifte der Abteilung 3 behandelt werden, wenn sie in Originalpackungen aufbewahrt und abgegeben werden, über die Abgabe dergestalt Buch geführt wird (gemäß Anlage VI), daß der Verbleib der giftigen Pflanzenschutzmittel nachgewiesen werden kann, und ihre Behältnisse mit Inhalt folgenden Anforderungen entsprechen:

1. die Packungen müssen unbeschädigt sein (§ 4 Abs. 1 Satz 2),
2. die Behältnisse müssen dicht, fest und gut verschlossen sein,
3. die Behältnisse müssen die deutliche und dauerhafte Aufschrift „Gift" tragen, sowie mit der Angabe des Inhalts, aus der der Name des Giftes eindeutig zu erkennen ist, versehen sein (§ 5 Abs. 1) und dürfen keine reklamehaften Aufdrucke und reklamehaften Bilder aufweisen (§ 12 Abs. 3),
4. der Inhalt muß mit einem in Wasser leicht löslichen Farbstoffe versetzt sein (siehe auch § 14 Abs. 2), wobei ein grüner Farbstoff vorhanden sein muß, wenn Arsen und Quecksilber gleichzeitig vorliegen; außerdem muß er einen vom Genuß abschreckenden oder stechenden Geruch und schließlich einen widerlichen Geschmack aufweisen,
5. die Packungen müssen mit einem auf die Giftigkeit bei unvorschriftsmäßiger Verwendung hinweisenden Verschlußstreifen, Bügel od. dgl., mit einer amtlich gebilligten warnenden Belehrung und einer Gebrauchsanweisung (§ 14 Abs. 1) versehen sein.

Abteilung 2.

Fluorwasserstoffsaure Salze (Fluoride), lösliche.
Kieselfluorwasserstoffsäure, auch verdünnte, ausgenommen Verdünnungen und sonstige Zubereitungen mit einem Gehalt von nicht mehr als fünfzehn Hundertteilen wasserfreier Säure.
Kieselfluorwasserstoffsaure Salze (Silikofluoride), lösliche.
Chromsäure und ihre Verbindungen.
Oxalsäure (s. Abt. 3).
Strychninhaltiges Getreide, das in tausend Gewichtsteilen höchstens fünf Gewichtsteile salpetersaures Strychnin enthält und dauerhaft dunkelrot gefärbt ist.
Thalliumverbindungen in Zubereitungen, die mit einem dauerhaften Farbstoff gefärbt sind.

Jedoch dürfen Pflanzenschutzmittel, die vorgenannte Stoffe enthalten oder aus ihnen bestehen, bezüglich der Aufbewahrung und Abgabe wie Gifte der Abteilung 3 behandelt werden wenn sie in Originalpackungen aufbewahrt und abgegeben werden, über die Abgabe dergestalt Buch geführt wird (gemäß Anlage VI), daß der Verbleib der giftigen Pflanzenschutzmittel nachgewiesen werden kann und ihre Behältnisse mit Inhalt den in Abteilung 1, Ziffer 1, 2, 3 und 5 gestellten Anforderungen entsprechen.

Abteilung 3.

Bariumverbindungen, lösliche.

Kresole, auch sog. rohe Karbolsäure, Kresolschwefelsäuren, Kresolsulfosäuren, ausgenommen in Lösungen von Zubereitungen (Kresolseifenlösungen, Lysol usw.) mit einem Gehalt von nicht mehr als einem Hundertteil Kresol.

Oxalsaure Salze (Oxalate).

Phenol (Karbolsäure), auch verflüssigtes und verdünntes, ausgenommen Verdünnungen und sonstige Zubereitungen mit einem Gehalt von nicht mehr als zwei Hundertteilen Phenol (Karbolsäure).

Schwefelkohlenstoff.

Zinksalze, ausgenommen Zinkkarbonat.

Anlage III.

Giftbuch.

(Im Falle des § 10 Absatz 1, sofern nicht nach § 11 Absatz 4 Buchführung gemäß Anlage VI zugelassen ist.)

Bezeichnung des Erlaubnisscheines nach Behörde und Nummer	Tag der Abgabe	Des Pflanzenschutzmittels		Zweck, zu dem das Pflanzenschutzmittel vom Erwerber benutzt werden soll (zur Bekämpfung, welcher Schädlinge bzw. welcher Pflanzenkrankheit)	Des Erwerbers		Des Abholenden		Name des Verabfolgers	Eigenhändige Namensschrift des Empfängers
		Name	Menge		Name und Stand	Wohnort (Wohnung)	Name und Stand	Wohnort (Wohnung)		

Anlage VI.

Abgabebuch für giftige Pflanzenschutzmittel.

(In den Fällen der §§ 11 und 15.)

Lfd. Nummer	Tag der Abgabe	Des Pflanzenschutzmittels		Des Erwerbers		Bemerkungen (z. B. Bezeichnung des Erlaubnisscheines nach Behörde und Nummer; Versand durch die Post, Bahn usw.
		Name	Menge	Name	Wohnort (Wohnung)	

[Die Anlagen II, IV und V enthalten die Muster für den Erlaubnisschein zum Bezuge von giftigen Pflanzenschutzmitteln (im Falle des § 9), für den Giftschein (im Falle des § 11) und für die Empfangsbestätigung für Gift (Listengiftschein in den Fällen der §§ 10 und 11)]

Gesetz über den Verkehr mit Lebensmitteln und Bedarfsgegenständen (Lebensmittelgesetz).

Vom 17. Januar 1936.

§ 1. Lebensmittel im Sinne dieses Gesetzes sind alle Stoffe, die dazu bestimmt sind, in unverändertem oder zubereitetem oder verarbeitetem Zustand von Menschen gegessen oder getrunken zu werden, soweit sie nicht überwiegend zur Beseitigung, Linderung oder Verhütung von Krankheiten bestimmt sind. Den Lebensmitteln stehen gleich: Tabak, tabakhaltige und tabakähnliche Erzeugnisse, die zum Rauchen, Kauen oder Schnupfen bestimmt sind.

Gesetzkunde.

§ 2. Bedarfsgegenstände im Sinne dieses Gesetzes sind:
1. Eß-, Trink-, Kochgeschirr und andere Gegenstände, die dazu bestimmt sind, bei der Gewinnung, Herstellung, Zubereitung, Abmessung, Auswägung, Verpackung, Aufbewahrung, Beförderung oder dem Genusse von Lebensmitteln verwendet zu werden und dabei mit diesen in unmittelbare Berührung zu kommen;
2. Mittel zur Reinigung, Pflege, Färbung oder Verschönerung der Haut, des Haares, der Nägel oder der Mundhöhle;
3. Bekleidungsstücke, Spielwaren, Tapeten, Masken, Kerzen, künstliche Pflanzen und Pflanzenteile.
4. Petroleum.
5. Farben, soweit sie nicht zu den Lebensmitteln gehören.
6. Andere Gegenstände, welche der Reichsminister des Innern bezeichnet.

§ 3. Es ist verboten,
1a. Lebensmittel für andere derart zu gewinnen, herzustellen, zuzubereiten, zu verpacken, aufzubewahren oder zu befördern, daß ihr Genuß die menschliche Gesundheit zu schädigen geeignet ist;
b) Gegenstände, deren Genuß die menschliche Gesundheit zu schädigen geeignet ist, als Lebensmittel anzubieten, zum Verkaufe vorrätig zu halten, feilzuhalten, zu verkaufen oder sonst in den Verkehr zu bringen;
2a. Bedarfsgegenstände der im § 2 Nr. 1—4, 6 bezeichneten Art so herzustellen oder zu verpacken, daß sie bei bestimmungsgemäßem oder vorauszusehendem Gebrauche die menschliche Gesundheit durch ihre Bestandteile oder Verunreinigungen zu schädigen geeignet sind;
b) so hergestellte oder verpackte Bedarfsgegenstände dieser Art anzubieten, zum Verkaufe vorrätig zu halten, feilzuhalten, zu verkaufen oder sonst in den Verkehr zu bringen.

§ 4. Es ist verboten:
1. zum Zwecke der Täuschung im Handel und Verkehr Lebensmittel nachzuahmen oder zu verfälschen;
2. verdorbene, nachgemachte oder verfälschte Lebensmittel ohne ausreichende Kenntlichmachung anzubieten, feilzuhalten, zu verkaufen oder sonst in den Verkehr zu bringen; auch bei Kenntlichmachung gilt das Verbot, soweit sich dies aus den auf Grund des § 5 Nr. 4 getroffenen Festsetzungen ergibt;
3. Lebensmittel unter irreführender Bezeichnung, Angabe oder Aufmachung anzubieten, zum Verkaufe vorrätig zu halten, feilzuhalten, zu verkaufen oder sonst in den Verkehr zu bringen. Dies gilt auch, wenn die irreführende Bezeichnung, Angabe oder Aufmachung sich bezieht auf die Herkunft der Lebensmittel, die Zeit ihrer Herstellung, ihre Menge, ihr Gewicht oder auf sonstige Umstände, die für die Bewertung mitbestimmend sind.

§ 5. Der Reichsminister des Innern kann gemeinsam mit dem Reichsminister für Ernährung und Landwirtschaft
1. zum Schutze der Gesundheit für den Verkehr mit Lebensmitteln und Bedarfsgegenständen Verordnungen zur Durchführung der Verbote des § 3 erlassen;
2. die Herstellung und den Vertrieb bestimmter Lebensmittel von einer Genehmigung abhängig machen;
4. für bestimmte Lebensmittel vorschreiben,
a) daß sie nur in Packungen oder Behältnissen von bestimmter Art oder nur in bestimmten Einheiten abgegeben werden dürfen,
b) daß an den Vorratsgefäßen oder sonstigen Behältnissen, in denen sie feilgehalten oder zum Verkauf vorrätig gehalten werden, der Inhalt angegeben wird;
c) daß auf den Packungen oder Behältnissen, in denen sie abgegeben werden, oder auf den Lebensmitteln selbst Angaben über die Herkunft, die Zeit der Herstellung, den Hersteller oder Händler und über den Inhalt anzubringen sind;

§ 6. Die mit der Überwachung des Verkehrs mit Lebensmitteln und Bedarfsgegenständen beauftragten Beamten der Polizei und die von der zuständigen Behörde beauftragten Sachverständigen, bei Gefahr im Verzug auch die sonstigen Beamten der Polizei, sind befugt, in die Räume, in denen
1. Lebensmittel gewerbsmäßig oder für Mitglieder von Genossenschaften oder ähnlichen Vereinigungen gewonnen, hergestellt, zubereitet, abgemessen, ausgewogen, verpackt, aufbewahrt, feilgehalten oder verkauft werden,
2. Bedarfsgegenstände zum Verkaufe vorrätig gehalten oder feilgehalten werden,
während der Arbeits- oder Geschäftszeit einzutreten, dort Besichtigungen vorzunehmen und gegen Empfangsbescheinigung Proben nach ihrer Auswahl zum Zwecke der Untersuchung zu fordern oder zu entnehmen. Soweit nicht der Besitzer ausdrücklich darauf verzichtet, ist ein Teil der Probe amtlich verschlossen oder versiegelt zurückzulassen und für die entnommene Probe eine angemessene Entschädigung zu leisten; in den nach § 11 Abs. 3 aufzustellenden

Grundsätzen kann angeordnet werden, daß bei bestimmten Arten von Lebensmitteln und Bedarfsgegenständen ein Teil der Probe auch dann zurückzulassen ist, wenn der Besitzer zu verzichten bereit ist.

Soweit Erzeugnisse **vorwiegend zu anderen Zwecken als zum menschlichen Genusse** bestimmt sind, beschränkt sich die im Abs. 1 Nr. 1 bezeichnete Befugnis auf die Räume, in denen diese Erzeugnisse als Lebensmittel zum Verkaufe vorrätig gehalten oder feilgehalten werden.

Die Befugnis zur Besichtigung erstreckt sich auch auf die Einrichtungen und Geräte zur Beförderung von Lebensmitteln, die Befugnis zur Probeentnahme auch auf Lebensmittel und Bedarfsgegenstände, die an öffentlichen Orten, insbesondere auf Märkten, Plätzen, Straßen oder im Umherziehen, zum Verkaufe vorrätig gehalten, feilgehalten oder verkauft werden.

§ 7. Die Polizeibehörde kann ihre Sachverständigen ermächtigen, zum Schutze der Lebensmittel gegen Verunreinigung oder Übertragung von Krankheitserregern unaufschiebbare Anordnungen vorläufig zu treffen oder beanstandete Lebensmittel vorläufig zu beschlagnahmen. Die getroffenen Anordnungen sind unverzüglich dem Besitzer oder dessen Vertreter zu Protokoll oder durch schriftliche Verfügung zu eröffnen und der Polizeibehörde mitzuteilen. Die Mitteilung einer Beschlagnahme kann an den Besitzer der beschlagnahmten Gegenstände oder dessen Vertreter auch mündlich erfolgen. Die Polizeibehörde hat die getroffenen Anordnungen unverzüglich entweder durch polizeiliche Verfügung zu bestätigen oder aufzuheben.

§ 8. Die Inhaber der im § 6 bezeichneten Räume, Einrichtungen und Geräte und die von ihnen bestellten Betriebs- oder Geschäftsleiter und Aufseher sowie die Händler, die an öffentlichen Orten, insbesondere auf Märkten, Plätzen, Straßen oder im Umherziehen, Lebensmittel oder Bedarfsgegenstände zum Verkaufe vorrätig halten, feilhalten oder verkaufen, sind verpflichtet, die Beamten und Sachverständigen bei der Ausübung der im § 6 bezeichneten Befugnisse zu unterstützen, insbesondere ihnen auf Verlangen die Räume zu bezeichnen, die Gegenstände zugänglich zu machen, verschlossene Behältnisse zu öffnen, angeforderte Proben auszuhändigen, die Entnahme von Proben zu ermöglichen und für die Aufnahme der Proben geeignete Gefäße oder Umhüllungen, soweit solche vorrätig sind, gegen angemessene Entschädigung zu überlassen.

§ 9. Die Beamten der Polizei und die von der zuständigen Behörde beauftragten Sachverständigen sind, vorbehaltlich der dienstlichen Berichterstattung und der Anzeige von Gesetzwidrigkeiten, verpflichtet, über die Tatsachen und Einrichtungen, die durch die Ausübung der im § 6 bezeichneten Befugnisse zu ihrer Kenntnis kommen, Verschwiegenheit zu beobachten und sich der Mitteilung und Verwertung von Geschäfts- oder Betriebsgeheimnissen zu enthalten, auch wenn sie nicht mehr im Dienste sind.

Die Sachverständigen sind hierauf zu beeidigen.

§ 11. Wer vorsätzlich einem der Verbote des § 3 oder einer nach § 5 Nr. 1 erlassenen Vorschrift zuwiderhandelt, wird mit Gefängnis und mit Geldstrafe oder mit einer dieser Strafen bestraft.

Der Versuch ist strafbar.

Ist durch die Tat eine schwere Körperverletzung oder der Tod eines Menschen verursacht worden, so ist die Strafe Zuchthaus bis zu 10 Jahren, daneben kann auf Geldstrafe erkannt werden.

Neben der Freiheitsstrafe kann auf Verlust der bürgerlichen Ehrenrechte, neben Zuchthaus auch auf Zulässigkeit von Polizeiaufsicht erkannt werden.

Ist die Zuwiderhandlung fahrlässig begangen, so tritt Geldstrafe und Gefängnis oder eine dieser Strafen ein.

§ 12. Wer vorsätzlich einem der Verbote des § 4 oder einer nach § 5 Nr. 2, 3 erlassenen Vorschrift zuwiderhandelt, wird mit Gefängnis bis zu 6 Monaten und mit Geldstrafe oder mit einer dieser Strafen bestraft.

Ist die Zuwiderhandlung fahrlässig begangen, so tritt Geldstrafe bis zu 150 RM oder Haft ein.

§ 13. In den Fällen des § 11 ist neben der Strafe auf Einziehung oder Vernichtung der Gegenstände, auf die sich die Zuwiderhandlung bezieht, zu erkennen, auch wenn die Gegenstände dem Verurteilten nicht gehören. In den Fällen des § 12 kann dies geschehen.

Kann keine bestimmte Person verfolgt oder verurteilt werden, so kann auf die Einziehung oder Vernichtung der Gegenstände selbständig erkannt werden, wenn im übrigen die Voraussetzungen hierfür vorliegen.

§ 14. Ergibt sich in den Fällen der §§ 11, 12, daß dem Täter die erforderliche Zuverlässigkeit fehlt, so kann ihm das Gericht in dem Urteil die Führung eines Betriebes ganz oder teilweise untersagen oder nur unter Bedingungen gestatten, soweit er sich auf die Herstellung oder den Vertrieb von Lebensmitteln oder Bedarfsgegenständen erstreckt. Vorläufig kann es eine solche Anordnung durch Beschluß treffen.

Die zuständige Verwaltungsbehörde kann die nach Abs. 1 Satz 1 getroffene Anordnung aufheben, wenn seit Eintritt der Rechtskraft des Urteils mindestens drei Monate verflossen sind. Wer der Untersagung zuwiderhandelt, wird mit Gefängnis und mit Geldstrafe bestraft.

§ 15. In den Fällen der §§ 11, 12 kann neben der Strafe angeordnet werden, daß die Verurteilung auf Kosten des Schuldigen öffentlich bekanntzumachen ist. Auf Antrag des freigesprochenen Angeklagten kann das Gericht anordnen, daß der Freispruch öffentlich bekanntzumachen ist; die Staatskasse trägt in diesem Falle die Kosten, soweit sie nicht dem Anzeigenden auferlegt worden sind (§ 469 der Strafprozeßordnung).

In der Anordnung ist die Art der Bekanntmachung zu bestimmen; sie kann auch durch Anschlag an oder in den Geschäftsräumen des Verurteilten oder Freigesprochenen erfolgen.

§ 16. Wer der durch § 8 auferlegten Verpflichtung zuwiderhandelt, wird mit Geldstrafe bis zu 150 RM oder mit Haft bestraft.

§ 17. Wer der durch § 9 Abs. 1 auferlegten Verpflichtung zuwiderhandelt, wird mit Gefängnis bis zu einem Jahr oder mit Geldstrafe bestraft.

Die Verfolgung tritt nur auf Antrag des Verletzten ein; die Zurücknahme des Antrages ist zulässig.

§ 18. Wenn im Verfolg der behördlichen Untersuchung von Lebensmitteln oder von Bedarfsgegenständen eine rechtskräftige strafrechtliche Verurteilung eintritt, fallen dem Verurteilten die der Behörde durch die Beschaffung und Untersuchung der Proben erwachsenen Kosten zur Last. Sie sind zugleich mit den Kosten des gerichtlichen Verfahrens festzusetzen und einzuziehen.

§ 21. In den nach § 5 zu erlassenden Verordnungen dürfen an die aus dem Ausland eingeführten Lebensmittel und Bedarfsgegenstände keine geringeren Anforderungen gestellt werden als an gleichartige inländische.

Gesetz, betr. die Verwendung gesundheitsschädlicher Farben
bei der Herstellung von Nahrungsmitteln, Genußmitteln und Gebrauchsgegenständen vom 5. Juli 1887.

§ 1. Gesundheitsschädliche Farben dürfen zur Herstellung von Nahrungs- und Genußmitteln, welche zum Verkauf bestimmt sind, nicht verwendet werden.

Gesundheitsschädliche Farben im Sinne dieser Bestimmung sind diejenigen Farbstoffe und Farbzubereitungen, welche Antimon, Arsen, Barium, Blei, Kadmium, Chrom, Kupfer, Quecksilber, Uran, Zink, Zinn, Gummigutti, Korallin, Pikrinsäure enthalten.

§ 2. Zur Aufbewahrung oder Verpackung von Nahrungs- und Genußmitteln, die zum Verkauf bestimmt sind, dürfen Gefäße, Umhüllungen oder Schutzbedeckungen, zu deren Herstellung Farben der im § 1, 2 bezeichneten Art verwendet sind, nicht benutzt werden.

Auf die Verwendung von schwefelsaurem Barium (Schwerspat, Blanc fixe), Barytfarblacken, die von kohlensaurem Barium frei sind, Chromoxyd, Kupfer, Zinn, Zink und deren Legierungen als Metallfarben, Zinnober, Zinnoxyd, Schwefelzinn als Musivgold, sowie auf alle in Glasmassen, Glasuren oder Emails eingebrannte Farben und auf den äußeren Anstrich von Gefäßen aus wasserdichten Stoffen findet diese Bestimmung nicht Anwendung.

§ 3. Zur Herstellung von kosmetischen Mitteln (Mitteln zur Reinigung, Pflege oder Färbung der Haut, des Haares oder der Mundhöhle), die zum Verkauf bestimmt sind, dürfen die in § 1, 2 bezeichneten Stoffe nicht verwendet werden.

Auf schwefelsaures Barium (Schwerspat, Blanc fixe), Schwefelkadmium, Chromoxyd, Zinnober, Zinkoxyd, Zinnoxyd, Schwefelzink, sowie auf Kupfer, Zinn, Zink und deren Legierungen in Form von Puder und auf Quecksilberamidochlorid (weißes Quecksilberpräzipitat) zur Herstellung von Sommersprossensalbe mit einem Höchstgehalt von 5 Hundertteilen Quecksilberamidochlorid findet diese Bestimmung nicht Anwendung.

§ 9. Arsenhaltige Wasser- oder Leimfarben dürfen zur Herstellung des Anstrichs von Fußböden, Decken, Wänden, Türen, Fenstern der Wohn- und Geschäftsräume, von Roll-, Zug- oder Klappläden oder Vorhängen, von Möbeln und sonstigen häuslichen Gebrauchsgegenständen nicht verwendet werden.

§ 12. Mit Geldstrafe bis zu 150 RM oder mit Haft wird bestraft:
1. wer den Vorschriften der §§ 1—5, 7, 8 und 10 zuwider Nahrungsmittel, Genußmittel oder Gebrauchsgegenstände herstellt, aufbewahrt oder verpackt, oder derartig hergestellte, aufbewahrte oder verpackte Gegenstände gewerbsmäßig verkauft und feilhält;
2. wer der Vorschrift des § 6 zuwiderhandelt (siehe weiter unten Tuschfarben);
3. wer der Vorschrift des § 9 zuwiderhandelt, ingleichen wer Gegenstände, die dem § 9 zuwider hergestellt sind, gewerbsmäßig verkauft und feilhält.

§ 13. Neben der in § 12 vorgesehenen Strafe kann auf Einziehung der verbotswidrig hergestellten, aufbewahrten, verpackten, verkauften oder feilgehaltenen Gegenstände erkannt werden, ohne Unterschied, ob sie dem Verurteilten gehören oder nicht.

Anordnung 12 der Überwachungsstelle für industrielle Fettversorgung und ihre praktischen Auswirkungen.

§ 1. Die folgenden Vorschriften finden auf die Verwendung aller pflanzlichen und tierischen Öle und Fette und deren Fettsäuren sowie auf Firnisse und Standöle bei der Herstellung von Kitten und Anstrichmitteln Anwendung.

§ 2. 1. Kitt für Verglasungen auf Holz und für senkrechte Verglasungen auf Eisenkonstruktionen (Fensterkitt) muß mindestens 14 % und darf höchstens 15 % Bindemittel enthalten. Von diesen Bindemitteln dürfen nur 70 Teile aus den in § 1 genannten Erzeugnissen bestehen.

2. Für Dachverglasungen und Eisenkonstruktionen dürfen nur Kitte verwendet werden, die keine der in § 1 erwähnten Rohstoffe enthalten (Dachkitte).

§ 3. 1. a) Öle und ölhaltige Anstrichmittel aller Art (§ 1) dürfen nicht verwendet werden zum Anstrich auf neuem bisher nicht gestrichenem Mauerwerk, Stein, Putz und Zement innen und außen.

b) Mauerwerk, Stein, Putz und Zement, die bereits mit Emulsions- oder Kalkfarben innen oder außen gestrichen waren, dürfen nur noch mit Anstrichen versehen werden, deren Ölgehalt bezogen auf die streichfertige Farbe einschl. Farbkörper 15 Gewichtshundertteile nicht übersteigt.

c) Mauerwerk, Stein, Putz und Zement, die bereits außen mit Anstrichen versehen waren, die einen höheren Gehalt an Öl haben als die unter § 3, 1 b genannten, dürfen wieder mit solchen Anstrichmitteln gestrichen werden.

Mauerwerk, Stein, Putz und Zement, die bereits innen mit Anstrichen versehen waren, die einen höheren Gehalt an Öl haben als die unter § 3 1b genannten, dürfen nur noch Anstriche erhalten, deren Ölgehalt, bezogen auf die streichfertige Farbe einschl. Farbkörper, 15 Gewichtshundertteile nicht übersteigt.

§ 3. 2. Für den Anstrich auf Metalle und für Grundfarbenanstriche bleibt die Verwendung von Öl und ölhaltigen Anstrichmitteln in der bisherigen Zusammensetzung bis auf weiteres erlaubt.

3. Bei Anstrichmitteln, die anderen als die unter § 3, 1 und 2 genannten Zwecken dienen, darf der Ölgehalt, bezogen auf das Gesamtgewicht ausschließlich Farbkörper.

a) wenn der Anstrich der Witterung und Beanspruchung durch Soda und Seife ausgesetzt ist, 70 Gewichtshundertteile nicht übersteigen,

b) wenn der Anstrich weder der Witterung noch Beanspruchung durch Soda und Seife ausgesetzt ist, 40 Gewichtshundertteile nicht übersteigen.

§ 4. Diese Vorschriften gelten nicht für Ausfuhraufträge.

§ 5. Ausnahmen von den Bestimmungen dieser Anordnung bewilligen bei Vorliegen eines wichtigen Grundes für den Einzelfall auf Antrag die Überwachungsstelle für industrielle Fettversorgung oder die von ihr mit Zustimmung des Reichswirtschaftsministers beauftragten Stellen.

Zu den Gebrauchsgegenständen gehören nach dem Gesetze vom 5. Juli 1887 u. a. Spielwaren, Tuschfarben für Kinder, künstliche Christbäume.

Giftige Tuschfarben (im Sinne der Giftverordnung) dürfen nur dann verkauft werden, wenn sie nicht für Kinder bestimmt sind, am besten ist ein entsprechender Hinweis.

Arsenhaltige Farben dürfen auch, siehe § 9 des Gesetzes, zur Herstellung von Tapeten, Kerzen, künstlichen Blumen und Früchten nicht verwendet werden.

Auch das Gesetz vom 25. Juni 1887, betreffend den Verkehr mit blei- und zinkhaltigen Gegenständen, hat für die Drogisten eine gewisse Bedeutung.

Es bestraft zunächst die Herstellung von Eß-, Trink- und Kochgeschirren sowie von Flüssigkeitsmaßen und ferner von Siphons für kohlensäurehaltige Getränke, von Metallteilen für Kindersaugflaschen und von Büchsen für Gemüse aus Blei oder einer die festgesetzte Grenze an Bleigehalt überschreitenden

Metallegierung. Eß-, Trink- und Kochgeschirre sowie Flüssigkeitsmaße dürfen in 100 Gewichtsteilen nicht mehr als 10 Gewichtsteile Blei enthalten, die innere Verzinnung solcher Gefäße in 100 Gewichtsteilen nicht mehr als 1 Gewichtsteil Blei. Siphons für kohlensaure Getränke und Metallteile für Kindersaugflaschen dürfen in 100 Gewichtsteilen Metallegierung nur 1 Gewichtsteil Blei enthalten.

Ebenso darf zu Mundstücken für Saugflaschen, Saugringen und Warzenhütchen blei- oder zinkhaltiger Kautschuk nicht verwendet werden.

Belegt mit Strafe bis 150 RM oder mit Haft wird indes auch derjenige, der derartig verbotswidrig hergestellte Gegenstände aufbewahrt, feilhält oder verkauft, und derjenige, der bleihaltige Schläuche zur Leitung von Wein, Essig oder Bier verwendet. Auch die Aufbewahrung und Abgabe von Getränken in Gefäßen, in denen sich Rückstände von bleihaltigem Schrot befinden, ist verboten.

Die Verordnung über das gewerbsmäßige Verkaufen und Feilhalten von **Petroleum und dessen Destillationserzeugnissen** vom 24. Februar 1882 bestimmt:

Rohpetroleum und dessen Destillationserzeugnisse, die schon bei einer Erwärmung auf weniger als 21° des hundertteiligen Thermometers entflammbare Dämpfe entweichen lassen, dürfen nur in solchen Gefäßen verkauft und feilgehalten werden, die an einer in die Augen fallenden Stelle auf rotem Grunde mit deutlichen Buchstaben die nicht verwischbare Inschrift „Feuergefährlich" tragen. Bei Mengen von weniger als 50 kg muß diese Inschrift noch die Worte „Nur mit besonderen Vorsichtsmaßregeln zu Brennzwecken verwendbar" enthalten.

Zu den Destillationserzeugnissen gehören:

Petroleumäther, Petroleumbenzin, Ligroin, Gasolin (oder Kerosen) u. dgl.

Verordnung über die äußere Kennzeichnung von Lebensmitteln.
Vom 8. Mai 1935.

§ 1. Der Kennzeichnungspflicht unterliegen folgende Lebensmittel, sofern sie in Packungen oder Behältnissen an den Verbraucher abgegeben werden. (Im Auszug.)

Milch- und Sahnedauerwaren,
Obstsaft, Obstgelee, Obstsirup, Traubensüßmost
Honig, Kunsthonig,
Diätetische Lebensmittel,
Fleischextrakt, Hefeextrakt und Extrakte aus anderen eiweißhaltigen Stoffen,
Erzeugnisse in fester und loser Form und Fleischextrakt, Hefeextrakt oder Extrakten aus anderen eiweißhaltigen Stoffen,
Puddingpulver, Backpulver,
Gewürze und ihre Ersatzmittel, sowie Gewürzauszüge,
Schokolade und Schokoladenwaren, außer in Packungen unter 25 Gramm, Schokoladen- und Kakaopulver,
Kaffee, Kaffee-Ersatzstoffe, Tee und seine Ersatzmittel, Mate
Hafermehl,
Speiseöle.

(2) Ohne die vorgeschriebene Kennzeichnung dürfen diese Lebensmittel in den Packungen oder Behältnissen nicht feilgehalten, verkauft oder sonst in den Verkehr gebracht werden.

(3) Die Kennzeichnung hat der Hersteller oder derjenige anzubringen, der das Lebensmittel aus dem Zoll-Ausland einführt. Falls ein anderer das Lebensmittel unter seinem Namen oder seiner Firma in den Verkehr bringen will, hat dieser andere die Kennzeichnung anzubringen; in diesem Falle findet die Vorschrift im Abs. 2 auf den Hersteller und den Einführenden keine Anwendung.

§ 2. (1) Auf den Packungen oder Behältnissen müssen an einer in die Augen fallenden Stelle in deutscher Sprache und in deutlich sichtbarer, leicht lesbarer Schrift angegeben sein:

1. der Name oder die Firma und der Ort der gewerblichen Hauptniederlassung dessen, der das Lebensmittel hergestellt hat; befindet sich die gewerbliche Hauptniederlassung des

Herstellers im Ausland, ist aber das Lebensmittel im Inland hergestellt, so muß außerdem der Ort der Herstellung in folgender Form angegeben werden: „Hergestellt in . . .": bringt ein anderer als der Hersteller das Lebensmittel in der Packung oder dem Behältnis unter seinem Namen oder seiner Firma in den Verkehr, so ist anstatt des Herstellers dieser andere anzugeben;

2. der Inhalt nach handelsüblicher Bezeichnung,

3. der Inhalt nach deutschem Maß oder Gewicht (entsprechend der Maß- und Gewichtsordnung) zur Zeit der Füllung oder nach Stückzahl vorbehaltlich der Vorschriften in den Absätzen 2 und 3.

(2) An Stelle der im Abs. 1 Nr. 3 vorgeschriebenen Angaben ist folgendes anzugeben.

3. bei eingedickter Milch der Inhalt nach Gewicht zur Zeit der Füllung sowie der Gehalt an Fett und fettfreier Milchtrockenmasse in Hundertteilen des Gewichts, bei sterilisierter Sahne und sterilisierter Schlagsahne der Inhalt nach Gewicht zur Zeit der Füllung sowie der Gehalt an Fett in Hundertteilen des Gewichts, bei Milchpulver, Magermilchpulver und Sahnepulver außerdem die Zeit der Herstellung nach Monat und Jahr;

6. bei Backpulver die Gewichtsmenge Mehl, zu deren Verarbeitung der Inhalt der Packung auch noch nach der im Verkehr vorauszusehenden Lagerzeit ausreicht;

7. bei Puddingpulver der Inhalt nach Gewicht zur Zeit der Füllung sowie die Menge Flüssigkeit, die zur Herstellung des Puddings erforderlich ist;

9. bei Schokolade und Schokoladenpulver der Inhalt nach Gewicht zur Zeit der Füllung sowie die Menge der Kakaobestandteile in Hundertteilen des Gewichts;

10. bei Kaffee-Ersatzstoffen und Kaffee-Zusatzstoffen der Inhalt nach Gewicht zu dem Zeitpunkt, zu dem die Ware in den Verkehr gebracht wird.

(3) Bei Gratisproben, die als solche bezeichnet sind, und bei Gewürzen und ihren Ersatzmitteln in Packungen oder Behältnissen unter 25 Gramm bedarf es keiner Gewichtsangabe

§ 4. Die Vorschriften dieser Verordnung gelten auch für die aus dem Ausland eingeführten Lebensmittel.

Ausführungsbestimmungen zum Lebensmittelgesetz.
Verordnung über Tafelwässer.

Vom 12. November 1934

Begriffsbestimmungen.

§ 1. Tafelwässer sind
1. Mineralwässer,
2. Mineralarme Wässer,
3. Künstliche Mineralwässer.

§ 2. (1) Mineralwässer sind natürliche, aus natürlichen oder künstlich erschlossenen Quellen gewonnene Wässer, die in 1 kg mindestens 1000 mg gelöste Salze oder 250 mg freies Kohlendioxyd enthalten und am Quellort in die für den Verbraucher bestimmten Gefäße abgefüllt sind. Mineralwässer werden zuweilen durch Belüftung enteisent und entschwefelt sowie mit Kohlensäure versetzt (vgl. § 7 Abs. 3).

(2) Säuerlinge (Sauerbrunnen) sind Mineralwässer mit einem natürlichen Gehalt von mindestens 1000 mg freiem Kohlendioxyd in 1 kg, die, abgesehen von einem etwaigen weiteren Zusatz von Kohlensäure, keine willkürliche Veränderung erfahren haben (vgl. § 7 Abs. 3).

(3) Sprudel sind Säuerlinge, die aus einer natürlichen oder künstlich erschlossenen Quelle im wesentlichen unter natürlichem Kohlensäuredruck hervorsprudeln. Als Sprudel werden auch unter Kohlensäurezusatz abgefüllte Mineralwässer bezeichnet, auch wenn sie durch Belüftung enteisent oder entschwefelt sind (vgl. § 7 Abs. 3).

§ 3. Mineralarme Wässer sind aus natürlichen oder künstlich erschlossenen Quellen gewonnene Wässer, die, abgesehen von einem Kohlensäurezusatz (vgl. § 7 Abs. 5), keine willkürliche Veränderung erfahren haben und am Quellort in die für den Verbraucher bestimmten Gefäße abgefüllt sind.

§ 4. Künstliche Mineralwässer sind aus Wasser, Mineralwasser oder mineralarmem Wasser oder einem Gemisch aus diesen und Salzen oder Sole oder Kohlensäure oder mehreren dieser Zusätze hergestellte Erzeugnisse. Künstliche Mineralwässer werden auch durch Auslaugen von Mineralstoffen mit Wasser, auch kohlensäurehaltigem Wasser hergestellt. Mineralarme Wässer (§ 3) gelten nicht als künstliche Mineralwässer.

§ 5. Sole ist natürliches salzreiches Wasser oder durch Wasserentziehung im Gehalt an Salzen angereichertes Mineralwasser mit einem Mindestgehalt von 14 g gelösten überwiegend aus Natriumchlorid bestehenden Salzen in 1 kg.

§ 6. Auch solche Wässer, die überwiegend zur Beseitigung, Linderung oder Verhütung von Krankheiten bestimmt sind, unterliegen, soweit sie als Tafelwasser (§ 1) angeboten zum

Verkaufe vorrätig gehalten, feilgehalten, verkauft oder sonst in den Verkehr gebracht werden, den Bestimmungen dieser Verordnung. Dasselbe gilt für Sole, die zur Herstellung von Tafelwasser bestimmt ist.

Bestimmungen über Packung und Kennzeichnung

§ 7. (2) Auf den Gefäßen müssen angegeben sein:
1. bei Mineralwässern und mineralarmen Wässern der Name und der Ort der Quelle und der Name des Quelleigentü..s oder die Firma des Vertriebsunternehmens;
2. bei künstlichen Mineralwässern der Name oder die Firma und der Ort der gewerblichen Hauptniederlassung des Herstellers; bringt ein anderer als der Hersteller das Erzeugnis unter seinem Namen oder seiner Firma in den Verkehr, so ist anstatt des Herstellers dieser andere anzugeben.

(3) Mineralwässer, die eine Veränderung erfahren haben, müssen, sofern sie als Mineralwasser oder unter einem Quellnamen in den Verkehr gebracht werden, außerdem in unmittelbarem Zusammenhang mit dem Quellnamen und in gleicher Schriftart und -farbe folgende Angaben tragen:
1. „mit Kohlensäure versetzt", wenn sie, abgesehen von der Verwendung von Kohlensäure zur Verdrängung der Luft aus den Abfüllgefäßen, einen Kohlensäurezusatz erfahren haben;
2. „enteisent und mit Kohlensäure versetzt" oder „entschwefelt und mit Kohlensäure versetzt", wenn sie eine Enteisenung oder Entschwefelung durch Belüftung und einen Kohlensäurezusatz erfahren haben.

(4) Als „natürlich" oder mit einem gleichsinnigen Ausdruck darf ein Mineralwasser bezeichnet werden, das ohne willkürliche über oder unter Tage erfolgte Veränderung abgefüllt worden ist. Ein Mineralwasser, das einen Kohlensäurezusatz oder unter Zusatz von Kohlensäure eine Enteisenung oder Entschwefelung durch Belüftung erfahren hat, darf als „natürliches Mineralwasser" bezeichnet werden, wenn diese Bezeichnung in unmittelbarem Zusammenhang mit den im Abs. 3 vorgeschriebenen Angaben und in gleicher Schriftart, -farbe und -größe angebracht ist.

(5) Mineralarme Wässer dürfen, wenn das verwendete Wasser nachweisbar mindestens seit dem Jahre 1910 unter einem bestimmten Quellnamen vertrieben wird, mit diesem weiter bezeichnet werden, sofern nicht durch sonstige Bezeichnungen oder Angaben oder durch die Aufmachung der Eindruck erweckt wird, daß ein Mineralwasser (§ 2) vorliegt. Ein Kohlensäurezusatz muß bei Angabe des Quellnamens in unmittelbarem Zusammenhang damit und in gleicher Schriftart und -farbe kenntlich gemacht werden. Erfährt ein solches Wasser, abgesehen von einem Kohlensäurezusatz, eine willkürliche Veränderung, so darf es nach der verwendeten Quelle bezeichnet werden, wenn es in unmittelbarem Zusammenhang mit dem Quellnamen und in mindestens halb so großen Buchstaben von gleicher Schriftart und -farbe die Angabe „Künstliches Mineralwasser" trägt.

(6) Künstliche Mineralwässer, die unter Mitverwendung von Mineralwasser oder Sole hergestellt sind, dürfen als Hinweis hierauf nur die im Druck nicht besonders hervortretende Angabe „unter Zusatz von ...... Mineralwasser" oder „unter Zusatz von ...... Sole" tragen.

(7) Die in Abs. 2, 3, 5 vorgeschriebenen Angaben müssen in deutscher Sprache an einer in die Augen fallenden Stelle in gut lesbarer Schrift angebracht werden.

Verbote zum Schutze der Gesundheit

§ 8. (1) Es ist insbesondere verboten:
1. zur Gewinnung oder Herstellung von Tafelwässern oder Sole anderes als gesundheitlich unbedenkliches Wasser zu verwenden;
2. Tafelwässer und Sole so zu gewinnen, herzustellen oder zu befördern, daß sie Blei, Zink, Kadmium oder Kupfer enthalten;
3. künstliche Mineralwässer so herzustellen, daß sie Antimon, Arsen, Barium, Strontium, Chrom, Jod, Brom, radioaktive Stoffe, freie Salpetersäure, freie Salzsäure oder freie Schwefelsäure enthalten, vorbehaltlich des Zusatzes von Barium, Strontium, Jod und Brom bei der Nachbildung eines bestimmten Mineralwassers in einer dem natürlichen Vorbild entsprechenden Menge;
4. solche Wässer anzubieten, zum Verkaufe vorrätig zu halten, feilzuhalten, zu verkaufen oder sonst in den Verkehr zu bringen.

(2) Diese Vorschriften finden keine Anwendung, soweit es sich nur um technisch nicht vermeidbare Verunreinigungen oder um natürliche Bestandteile der verwendeten Mineralwässer, Solen oder Quellsalze handelt.

Grundsätze für die Beurteilung.

§ 9. Als verdorben sind insbesondere anzusehen und auch bei Kenntlichmachung vom Verkehr ausgeschlossen:

6. Tafelwässer, die infolge undichter Behältnisse so erhebliche Mengen Kohlensäure verloren haben, daß sie schal geworden sind.

7. Als irreführend bezeichnet gelten, wenn ein Mineralwasser als „natürlicher Sprudel" oder gleichsinnig bezeichnet wird, sofern es nicht ein aus einer natürlichen oder künstlich erschlossenen Quelle im wesentlichen unter Kohlensäuredruck hervorsprudelnder Säuerling ist, der keine willkürliche Veränderung erfahren hat;

8. eine Sole, die eine willkürliche Veränderung erfahren hat, als „natürlich" oder als „Natursole" bezeichnet wird;

9. eine Sole als Mineralbrunnensole oder gleichsinnig bezeichnet wird.

Reinheit der Salze.

§ 12. Zur Herstellung von künstlichen Mineralwässern sowie von künstlichen Mineralwassersalzen und künstlichen Mineralwasserpastillen dürfen kristallisiertes Natriumkarbonat, getrocknetes Natriumkarbonat und Natriumbikarbonat nur verwendet werden, wenn sie den vom D.A.B. 6 gestellten Anforderungen entsprechen.

Süßstoffgesetz.

Vom 14. Juli 1926. (Auszug.)

§ 1. 1. Zur Herstellung und zur Einfuhr von Süßstoff ist nur der berechtigt, dem die Reichsregierung mit Zustimmung des Reichsrats die Erlaubnis hierzu erteilt.

2. Die Erlaubnis ist jederzeit widerruflich.

§ 10. Wer Süßstoff herstellt oder einführt, ohne daß ihm die Reichsregierung die Erlaubnis hierzu erteilt hat, wird mit Gefängnis bis zu einem Jahre und mit Geldstrafe oder mit einer dieser Strafen bestraft. Außerdem ist auf Einziehung der Gegenstände zu erkennen, auf die sich die Zuwiderhandlung bezieht.

Verordnung über den Verkehr mit Süßstoff.

Vom 4. August 1926.

Auf Grund des § 12 des Süßstoffgesetzes vom 14. Juli 1926 wird nach Zustimmung des Reichsrats verordnet:

§ 1. Süßstoff im Sinne dieser Verordnung sind alle Erzeugnisse, die auf Grund des § 12 Satz 2 des Süßstoffgesetzes von der Reichsregierung als Süßstoff bezeichnet werden (vgl. § 1 der Durchführungsbestimmungen zum Süßstoffgesetze vom 24. Juli 1926).

§ 2. Benzoesäuresulfinid darf im Einzelhandel nur in Fabrikpackungen abgegeben werden; diese müssen eine für den Käufer leicht erkennbare Aufschrift tragen, die in deutscher Sprache enthält:

a) die Angabe des Inhalts nach deutschem Gewichte, bei Tabletten nach der Stückzahl.

b) eine Angabe darüber, welchen Mengen Zucker der Inhalt der Packung entspricht.

§ 3. Dulcin darf im Einzelhandel nur von Apotheken abgegeben werden, und zwar in Mengen über ein Gramm nur auf ärztliche Anweisung.

Die Abgabe darf nur in Fabrikpackungen erfolgen; diese müssen eine für den Käufer leicht erkennbare Aufschrift tragen, die in deutscher Sprache enthält:

a) die Angabe des Inhalts nach deutschem Gewichte

b) eine Angabe darüber, welchen Mengen Zucker der Inhalt der Packung entspricht.

c) den Hinweis: „Zur strengen Beachtung! Dieser Süßstoff darf nur zur Süßung von Lebensmitteln in den hierzu erforderlichen Mengen verwendet werden. Für sich, in größeren Mengen genossen, kann er schädlich wirken"

Den gleichen Hinweis muß ein innerhalb der Packung liegender Zettel tragen.

§ 4. Soweit nicht nach § 5 Ausnahmen zugelassen sind, ist es verboten,

a) Lebensmitteln (Nahrungsmitteln, Genußmitteln, Stärkungsmitteln, diätetischen Nährmitteln) und Arzneimitteln bei ihrer gewerblichen Herstellung Süßstoff zuzusetzen;

b) süßstoffhaltige Lebensmittel und Arzneimittel anzubieten, zum Verkauf vorrätig zu halten, feilzuhalten, zu verkaufen oder sonst in den Verkehr zu bringen.

§ 5. Benzoesäuresulfinid und Dulcin dürfen verwendet werden zur gewerblichen Herstellung von

1. Limonaden und Kunstlimonaden mit und ohne Kohlensäure, alkoholfreien Kalt- und Heißgetränken sowie Grundstoffen hierzu

2. Essig.

4. obergärigem Biere nach Maßgabe der Verordnung vom 16. Januar 1926,

5. Eßoblaten

6. Kautabak und Kaugummi,

7. Röntgenkontrastmitteln,

8. Lebensmitteln, die zum Verbrauche durch Zuckerkranke bestimmt sind und ausdrücklich als solche bezeichnet werden.

9. Stärkungsmitteln, diätetischen Nährmitteln und Arzneimitteln, soweit dies bei Inkrafttreten dieser Verordnung zugelassen war oder von der Reichsregierung in Zukunft zugelassen wird.

§ 6. Bei der gewerbsmäßigen Herstellung der im § 5 bezeichneten Erzeugnisse mit Ausnahme der Arzneimittel darf nur so viel Dulcin verwendet werden, daß 1 l oder 1 kg des gebrauchsfertigen Erzeugnisses nicht mehr als 0,3 g Dulcin enthält.

§ 7 Die unter Verwendung von Süßstoff hergestellten Lebensmittel und Arzneimittel müssen, wenn sie in Packungen oder Umhüllungen an den Verbraucher abgegeben werden, die für den Verbraucher deutlich erkennbare, nicht verwischbare Aufschrift „Mit künstlichem Süßstoff zubereitet" tragen.

Bei Stärkungsmitteln, diätetischen Nährmitteln und Arzneimitteln müssen die Art und die Menge des Süßstoffs, bei gleichzeitiger Verwendung von Zucker auch dessen Menge, sowohl auf den Packungen und Umhüllungen als auch in den Ankündigungen angegeben werden.

Arzneiliche Zubereitungen, die mehr als 0,3 g Dulcin in 1 l oder 1 kg enthalten, dürfen nur auf ärztliche Anweisung abgegeben werden.

§ 8 Wer den vorstehenden Bestimmungen zuwiderhandelt, wird mit Gefängnis bis zu 1 Jahre und mit Geldstrafe oder mit einer dieser Strafen oder mit Haft bestraft.

Gesetz über die Verwendung salpetrigsaurer Salze im Lebensmittelverkehr (Nitritgesetz).
Vom 19. Juni 1934.

§ 1. (1) Vorbehaltlich der Vorschriften der §§ 2, 6 ist verboten, salpetrigsaure Salze (Nitrite)

1. für die Gewinnung, Herstellung oder Zubereitung von Lebensmitteln herzustellen, zu verpacken, zum Verkaufe vorrätig zu halten, anzubieten, feilzuhalten, zu verkaufen oder sonst in den Verkehr zu bringen,
2. bei der Gewinnung, Herstellung oder Zubereitung von Lebensmitteln zu verwenden;
3. in Räume von Lebensmittelbetrieben zu verbringen oder in diesen aufzubewahren.

(2) Das Verbot des Abs. 1 gilt auch für Gemische und Lösungen, die salpetrige Säure, frei oder gebunden, enthalten oder bei deren bestimmungsgemäßer Verwendung sich infolge eines Gehaltes an reduzierenden Stoffen salpetrige Säure, frei oder gebunden, bilden kann.

§ 2. Das Verbot des § 1 findet keine Anwendung auf
1. salpetrigsaures Natrium (Natriumnitrit), das für die Herstellung von Nitritpökelsalz (§ 3) bestimmt ist;
2. Nitritpökelsalz (§ 3) für den im § 6 angegebenen Zweck;
3. Pökellaugen, die unter Verwendung von Nitritpökelsalz (§ 3) oder von Kochsalz und Salpeter hergestellt worden sind.

§ 3. Nitritpökelsalz ist ein ausschließlich aus Speisesalz (Steinsalz, Siedesalz) und salpetrigsaurem Natrium (Natriumnitrit) bestehendes gleichmäßiges Gemisch, das höchstens 0,6 und mindestens 0,5 Hundertteile salpetrigsaures Natrium (berechnet als $NaNO_2$) enthält. Das Nitritpökelsalz darf nur in Mischmaschinen hergestellt werden, die eine gleichmäßige Durchmischung gewährleisten.

§ 4. Die Herstellung von Nitritpökelsalz bedarf der Genehmigung des Reichsministers des Innern. Die Genehmigung kann jederzeit ohne Entschädigung zurückgenommen werden.

§ 5. (1) Salpetrigsaures Natrium, das zur Herstellung von Nitritpökelsalz bestimmt ist, sowie Nitritpökelsalz dürfen nur in dichten, festen und gut verschlossenen Behältnissen oder dauerhaften Umhüllungen aufbewahrt, befördert, zum Verkaufe vorrätig gehalten, angeboten, feilgehalten, verkauft oder sonst in den Verkehr gebracht werden.

(2) Die Behältnisse und Umhüllungen für salpetrigsaures Natrium, das zur Herstellung von Nitritpökelsalz bestimmt ist, müssen an mindestens zwei in die Augen fallenden Stellen die deutliche, nicht verwischbare Aufschrift „Salpetrigsaures Natrium. Vorsicht! Trocken aufzubewahren!" tragen.

(3) Die Behältnisse und Umhüllungen für Nitritpökelsalz müssen an mindestens zwei in die Augen fallenden Stellen die deutliche, nicht verwischbare Aufschrift „Nitritpökelsalz. Trocken aufzubewahren!" sowie den Namen oder die Firma des Herstellers und die Angabe des Ortes seiner gewerblichen Hauptniederlassung tragen. Zugleich müssen sie mit zwei bandförmigen Streifen von roter Farbe versehen sein, die bei Behältnissen oder Umhüllungen bis zu 50 cm Höhe mindestens 2 cm, im übrigen mindestens 5 cm breit sind.

§ 6 Nitritpökelsalz (§ 3) darf nur bei der Zubereitung von Fleisch sowie von Fleisch- und Wurstwaren, mit Ausnahme von zerkleinertem frischem Fleisch (Schabefleisch Hackfleisch,

Hackepeter), verwendet werden. Die gleichzeitige Verwendung von Salpeter neben Nitritpökelsalz ist verboten, jedoch darf bei Fleisch in großen Stücken Salpeter neben Nitritpökelsalz verwendet werden, sofern höchstens 1 kg Salpeter auf 100 kg Nitritpökelsalz kommt.

§ 7. (1) Wer vorsätzlich einem der Verbote des § 1 zuwiderhandelt, wird mit Gefängnis und mit Geldstrafe oder mit einer dieser Strafen bestraft.

(2) Der Versuch ist strafbar.

(3) Ist durch die Tat eine schwere Körperverletzung oder der Tod eines Menschen verursacht worden, so tritt an Stelle des Gefängnisses Zuchthaus bis zu 10 Jahren.

(4) Neben der Freiheitsstrafe kann auf Verlust der bürgerlichen Ehrenrechte, neben Zuchthaus auch auf Zulässigkeit von Polizeiaufsicht erkannt werden.

Nitritgesetz (Ausführungsbestimmungen)

2. Das für die Herstellung von Nitritpökelsalz bestimmte salpetrigsaure Natrium muß in einem besonderen, von allen Seiten durch feste Wände umschlossenen, trockenen, verschließbaren Raum, in dem sich keine anderen Waren befinden, aufbewahrt und abgewogen werden. Dieser Raum darf nur dem Leiter und den von ihm beauftragten Personen zugänglich sein; außerhalb der Benutzungszeit muß er verschlossen gehalten werden.

3. Das Nitritpökelsalz darf nur in solchen Räumen hergestellt werden, die ausschließlich diesem Zwecke dienen; andere Lebensmittel dürfen in diesen Räumen nicht hergestellt oder aufbewahrt werden.

4. Das Nitritpökelsalz darf nur in trockenen Räumen gelagert werden.

5. Die Herstellung des Nitritpökelsalzes darf nur in mechanisch angetriebenen, nach Art der sog. Universal-Knet- und Mischmaschinen gebauten Maschinen erfolgen, deren Mischtrog ein Fassungsvermögen von mindestens 200 l hat. Diese Mischmaschinen müssen jeweils so lange in Gang gehalten werden, daß eine gleichmäßige Mischung gewährleistet ist.

6. Das in dem Betriebe hergestellte Nitritpökelsalz muß mindestens an jedem siebenten Tag durch chemische Untersuchung auf gleichmäßige Zusammensetzung geprüft werden.

7. Der Leiter des Betriebes hat dem Reichsgesundheitsamt in Berlin NW 87, Klopstockstraße 18, jeweils zum 15. Januar und 15. Juli Nachweisungen vorzulegen

a) über die in dem abgelaufenen Kalenderhalbjahr hergestellten Mengen von Nitritpökelsalz

b) über die entnommenen und untersuchten Proben mit Angabe der Anzahl und des Untersuchungsergebnisses sowie desjenigen der die Untersuchung vorgenommen hat.

Fehlanzeige ist erforderlich.

Das Reichsgesetz vom 9. Juni 1884, betreffend den Verkehr mit Sprengstoffen, bestimmt u. a. folgendes:

Alle diejenigen, die den Bestimmungen über die Herstellung, Vertrieb und den Besitz von Sprengstoffen nicht nachkommen bzw. mit letzteren Verbrechen begehen oder unterstützen und schon der Versuch ist strafbar, werden mit schweren Strafen bedroht.

Eine Verordnung vom 4. September 1935 regelt den Verkehr mit Sprengstoffen, dazu gehören Schieß- und Sprengpulver; Nitroglyzerin (Sprengöl) und die solches enthaltenden Präparate (Dynamit); Nitrozellulose (insbesondere Schießbaumwolle); explosive Gemische, die chlorsaure und pikrinsaure Salze enthalten; Knallquecksilber u. dgl. — Außerdem auch mit Feuerwerkskörpern.

Wer derartige Stoffe feilzuhalten beabsichtigt, muß davon der Polizeibehörde Anzeige machen.

Die Abgabe an Personen unter 16 Jahren ist verboten.

Pulver, Pulvermunition, Feuerwerkskörper und Zündungen in Mengen von mehr als 1 kg sowie alle sonstigen explosiven Stoffe in jeder Menge dürfen nur an solche Personen abgegeben werden, von denen ein Mißbrauch nicht zu besorgen ist, und die in dieser Hinsicht dem Verkäufer vollkommen bekannt sind. Wofern letzteres nicht der Fall ist, hat sich der Käufer durch ein Zeugnis der Polizeibehörde auszuweisen, daß der Abgabe kein Hindernis im Wege steht. Dieses Zeugnis ist bei der Abgabe von Dynamit, Schießbaumwolle u. dgl. sowie explosiven Gemischen, die chlorsaure und pikrinsaure Salze enthalten, in jedem Fall erforderlich.

Wer sich mit der Anfertigung, zu der ebenfalls polizeiliche Erlaubnis erforderlich ist, oder dem Verkauf von explosiven Stoffen befaßt, ist verpflichtet, über alle Käufe und Verkäufe von Pulver, Pulvermunition, Feuerwerkskörpern und Zündungen in Mengen von mehr als 1 kg sowie über alle Käufe und Verkäufe sonstiger explosiver Stoffe ein Buch zu führen, welches über die Namen und den Ausweis der Abnehmer, den Namen des Verkäufers, den Zeitpunkt der Abgabe und die angegebenen Mengen Aufschluß gibt. Dieses Buch sowie die erforderlichen Ausweise sind der Polizeibehörde auf Verlangen jederzeit zur Einsicht offenzulegen.

Zündplätzchen (Amorces) und Zündbänder (Amorcesbänder), für Spielzeugpistolen die nicht mehr als 7,5 g Sprengmischung (Knallsatz) auf 1000 Blättchen enthalten, gelten als Spielwaren und können an Personen unter 16 Jahren abgegeben werden. Knallkorken dürfen im Inland nur in Schachteln von je 20 Stück vertrieben werden, und zwar darf der Verkauf nur in ganzen Schachteln erfolgen. Jede Schachtel muß in deutlich lesbarer Schrift die nachstehende Aufschrift tragen:

Vorsicht! Knallkorken!

Verkauf nur in ganzen Schachteln und nur an Personen über 16 Jahre gestattet. Der Verkauf einzelner Knallkorken ist verboten. Bei Herausnahme der Knallkorken darf das Holzmehl nicht entfernt werden.

Wer mit Pulver, Pulvermunition, Feuerwerkskörpern und Zündungen Handel treibt, darf a) im Verkaufsraum oder in einem Nebenraume nicht mehr als insgesamt 2,5 kg, b) im Hause außerdem nicht mehr als 10 kg, und zwar in der Versandpackung vorrätig halten. Auf Nachweis eines besonderen Bedürfnisses kann die Erhöhung des Vorrates unter b) zeitweilig bis auf 15 kg erhöht werden. Bei Feuerwerkskörpern beziehen sich die Mengenangaben auf das Gewicht der in den Feuerwerkskörpern enthaltenen brennbaren Masse, und zwar ist ein Drittel des Rohgewichts als brennbare Masse in Rechnung zu setzen. Die Aufbewahrung darf nur in einem auf dem Dachboden (Speicher) belegenen, mit keinem Schornsteinrohr in Verbindung stehenden, abgesonderten Raume, der beständig unter Verschluß zu halten ist und mit Licht nicht betreten werden darf, erfolgen. An den entsprechenden Behältnissen muß der Inhalt bezeichnet sein.

Größere Mengen sind außerhalb der Ortschaften in besonderen Räumen aufzubewahren, von deren Sicherheit die Polizeibehörde sich überzeugt hat. Es kann angeordnet werden, daß die Schlüssel zu diesen Räumen in den Händen der Polizei bleiben.

In Verkaufsräumen dürfen Feuerwerkskörper nur in verschlossenen Kisten aufbewahrt oder unter Glas ausgelegt werden. Kanonenschläge und solche Feuerwerkskörper, die mit besonderen Abschußvorrichtungen abgefeuert werden, dürfen in Verkaufsräumen nicht aufbewahrt werden.

Personen, welche mit Pulver und Feuerwerkskörpern nicht Handel treiben (Jäger usw.), bedürfen behufs der Aufbewahrung von mehr als 2,5 kg gleichfalls der polizeilichen Erlaubnis.

Verordnung über den Verkehr mit brennbaren Flüssigkeiten.
Allgemeines.

§ 1. Anwendungsgebiet der Verordnung.

(1) Diese Verordnung findet Anwendung auf die Lagerung aller brennbaren Flüssigkeiten und Mischungen, die mit oder aus ihnen hergestellt und die bei 15° C nicht fest oder salbenförmig, sondern flüssig sind. Ausgenommen sind

1. solche Mischungen, die einen Flammpunkt von 21° C oder mehr und einen Gehalt an festen, in den Flüssigkeiten gelösten Stoffen von mehr als 30% des Gesamtgewichts haben; den festen Stoffen sind hierbei flüssige Stoffe mit einem Flammpunkt über 100° C gleichzuachten;

2. alle brennbaren Flüssigkeiten, deren Flammpunkt über 100° C liegt;

3. alle mit Wasser in jedem Verhältnis mischbaren, brennbaren Flüssigkeiten, deren Flammpunkt bei 21° C und darüber liegt.

Unter Lagerung ist auch jede Aufbewahrung zu verstehen.

(2) Der Polizeiverordnung sind alle leeren Transport- und Lagergefäße von mehr als 5 l Fassungsvermögen unterstellt, in denen sich bei der letzten Füllung Flüssigkeiten, die dieser Polizeiverordnung unterworfen sind, befunden haben.

§ 2. Gruppen und Gefahrklassen.

(1) Die der Verordnung durch § 1 unterworfenen brennbaren Flüssigkeiten werden in zwei Gruppen eingeteilt:

A. Flüssigkeiten und Mischungen oder Lösungen, die sich mit Wasser nicht oder nur teilweise vermischen lassen. Sie gehören zur

Gefahrklasse I, wenn sie einen Flammpunkt unter 21° C haben;
Gefahrklasse II, wenn sie einen Flammpunkt von 21°—55° C haben;
Gefahrklasse III, wenn sie einen Flammpunkt von mehr als 55°—100° C haben.

B. Flüssigkeiten und Mischungen oder Lösungen, die sich mit Wasser in beliebigem Verhältnis vermischen lassen und einen Flammpunkt unter 21° C haben.

(2) Als Flammpunkt gilt der Wärmegrad, bei der brennbare Flüssigkeiten bei einem Barometerstand von 760 mm entflammbare Dämpfe entwickeln. Der Flammpunkt wird mittels des Petroleumprobers von Abel-Pensky festgestellt.

(3) Wer brennbare Flüssigkeiten lagert oder verkauft, hat auf Verlangen der zuständigen Behörden durch Vorlegung einer schriftlichen Versicherung des Herstellers oder Lieferers oder in Zweifelsfällen durch ein von einem anerkannten Sachverständigen ausgestelltes Zeugnis einen Nachweis über den Flammpunkt der brennbaren Flüssigkeit und deren Mischbarkeit mit Wasser zu erbringen. Wird ein solcher Nachweis nicht erbracht, so gelten die brennbaren Flüssigkeiten als zu Gruppe A Gefahrklasse I gehörig.

§ 3. Durchführung der Polizeiverordnung.

(1) Die Anlagen zur Lagerung von brennbaren Flüssigkeiten und zur Lagerung von gebrauchten leeren Fässern sowie die Straßentankwagen zur Beförderung brennbarer Flüssigkeiten müssen den folgenden Bestimmungen und den anerkannten Regeln der Wissenschaft und Technik entsprechend ausgeführt, betrieben und unterhalten werden.

§ 4. Lager- und Versandgefäße.

1. Berechnung des Fassungsvermögens. Die Berechnung der Mengen der Flüssigkeiten geschieht für alle Gefäße, auch für die nur teilweise gefüllten, nach ihrem vollen Fassungsvermögen. Das Fassungsvermögen leerer Gefäße zählt bei der Berechnung der Lagermengen nicht mit.

2. Füllungsgrad der Gefäße. Dichtverschlossene Gefäße dürfen nicht ganz (d. h. nur bis zu etwa 95% des Fassungsvermögens) gefüllt sein.

3. Beschaffenheit der Gefäße. Die Gefäße müssen dicht sein. Abgesehen von Lagertanks müssen sie auch dicht verschlossen sein.

4. Aufschriften an den Gefäßen. An ortsfesten Gefäßen muß, abgesehen von den Fällen des § 7 Abs. 2 und des § 8 Abs. 2 an leicht sichtbarer Stelle — bei unterirdischer Lagerung an oder in der Zapfeinrichtung deutlich und dauerhaft die handelsübliche Bezeichnung des Inhalts, seine Gruppe und Gefahrklasse (§ 2) und der Fassungsraum der Gefäße oder ihrer einzelnen Abteilungen verzeichnet sein.

Gefäße, in denen brennbare Flüssigkeiten der Gruppe A Gefahrklasse I gelagert, abgegeben oder befördert werden, sind mit der deutlichen, haltbaren Aufschrift „Feuergefährlich" zu versehen. Schutzbehälter für Ton- und Glasgefäße müssen außerdem mit der deutlichen, dauerhaften Aufschrift „Vorsicht tragen" versehen sein.

5. Leere gebrauchte Fässer. Leere gebrauchte Fässer aus nicht brennbarem Baustoff dürfen nur mit dichtverschlossenem Spundloch gelagert werden. Leere Fässer aus brennbarem Baustoff, die mit brennbaren Flüssigkeiten der Gruppe A Gefahrklasse II und mit Flüssigkeiten der Gruppe B gefüllt waren, dürfen, wenn nicht von der Polizeibehörde Ausnahmen zugelassen sind, nur außerhalb der Lagerhöfe gelagert werden. Diese Lagerplätze bedürfen der Erlaubnis der Polizeibehörde, wenn mehr als 50 Fässer gelagert werden.

Verbot von Feuer und Licht. Feuerlöschvorrichtungen.

§ 6. (1) Das Umgehen mit Feuer oder offenem Licht, insbesondere das Rauchen ist überall da verboten, wo brennbare Flüssigkeiten der Gruppen A und B gelagert, gemischt oder abgefüllt werden. Auf das Verbot ist durch augenfälligen, dauerhaften Anschlag hinzuweisen. Künstliche Beleuchtung muß bei dem Verkehr mit brennbaren Flüssigkeiten der Gruppe A Gefahrklasse I und II und der Gruppe B entweder als Außenbeleuchtung, hinter dicht schließenden, nicht zum Öffnen eingerichteten Fenstern oder als explosionssichere elektrische Beleuchtung ausgeführt werden, diese Beleuchtungsvorschrift gilt nicht für den Kleinhandel mit Leuchtpetroleum. Muß in der Nähe von Zapfstellen mit offenem Feuer gearbeitet werden, so ist während der Dauer dieser Arbeiten der Zapfbetrieb einzustellen. Während des Tankens müssen Lampen mit Flammenlicht gelöscht werden.

(2) Das Bereithalten geeigneter Feuerlöschvorrichtungen kann gefordert werden

Abschnitt II.
Vorschriften für die Flüssigkeiten der Gruppe A Gefahrklasse I.

§ 7. (1) In Treppenhäusern, Haus- und Stockwerksfluren, Durchgängen und Durchfahrten ist jede Aufbewahrung und Lagerung verboten.

(2) Es dürfen aufbewahrt oder gelagert werden.

a) in Wohnräumen und in Räumen, die mit diesen in unmittelbarer, nicht feuerbeständig abschließbarer Verbindung stehen, sowie in Gast- und Schankstuben bis zu 2 l;

b) in gewerblichen Arbeitsräumen sowie in den Verkaufsräumen der Einzelhändler bis zu 30 l; diese Bestimmung erstreckt sich nicht auf diejenigen Mengen brennbarer Flüssigkeiten, die im regelmäßigen Betrieb gewerblicher Anlagen verwendet werden und sich im Arbeitsgang befinden oder die zur Sicherstellung der ungestörten Durchführung des Arbeitsganges an der Betriebsstätte in Betriebsbehältern aufbewahrt werden;

c) in nicht dem regelmäßigen Verkehr dienenden Vorratsräumen gewerblicher Anlagen oder der Einzelhändler bis zu 200 l;

d) in Räumen, die ausschließlich zur Lagerung feuergefährlicher Flüssigkeiten bestimmt sind und nicht unter Räumen liegen, die dem dauernden Aufenthalt oder dem regelmäßigen Verkehr von Menschen dienen, bis zu 1000 l;

e) auf abgeschlossenen Höfen, die nur von Gebäudeteilen in feuerbeständiger Bauweise eingeschlossen werden, sowie auf eingefriedigten, auf mindestens zwei Seiten nicht umbauten Grundstücken oder Grundstücksteilen, oberirdisch in bruchsicheren Gefäßen bis zu 1000 l, ferner in unterirdisch allseitig mindestens 1 m eingebetteten Tanks bis zu 10 000 l. Die Tanks dürfen in Kellern, jedoch nicht in Kellern von Wohngebäuden eingebettet werden, wenn sie nur von außen gefüllt und entleert werden.

(3) Die Entnahme aus Tanks oder anderen großen Gefäßen darf nur mittels Pumpen, Schutzgas oder eines anderen gleichwertigen Entnahmeverfahrens, das Füllen nur durch geschlossene Rohrleitungen erfolgen.

(4) Mengen über 2 l dürfen nur in bruchsicheren, unverbrennlichen Gefäßen, Mengen über 1000 l nur in eisernen Fässern oder Tanks aufbewahrt oder gelagert werden.

(5) Von Schwefelkohlenstoff darf nur jeweils ein Fünftel der in Abs. 2 angegebenen Mengen, höchstens jedoch 100 l aufbewahrt oder gelagert werden.

(6) Jede Lagerung von mehr als 200 l, bei Schwefelkohlenstoff von mehr als 10 l, ist vor Einrichtung des Lagers der Ortspolizeibehörde anzuzeigen.

(7) Der Erlaubnis der Ortspolizeibehörde bedürfen

a) die Lagerung größerer Mengen als:
1 000 l in oberirdischen Gefäßen,
10 000 l unterirdisch allseitig eingebetteten Tanks.
100 l von Schwefelkohlenstoff;

b) jede Lagerung, soweit damit Zapfstellen des öffentlichen Verkehrs zum Füllen von Betriebsstoffbehältern an Kraftfahrzeugen verbunden sind. Die Errichtung von Zapfstellen in Wohngebäuden ist unzulässig. Im übrigen entscheiden über die Zulässigkeit des Platzes für ihre Aufstellung die allgemeinen bau-, verkehrs- und sicherheitspolizeilichen Gesichtspunkte. Die zugehörigen Tanks können auch unter dem Bürgersteig oder unter öffentlichen Straßen und Plätzen liegen. Etwa verschüttetes Benzin u. dgl. darf nicht in die Kanalisation hineinfließen können;

c) fahrbare Zapfstellen; sie werden nur in ganz besonderen Fällen genehmigt.

(8) Dem Gesuch um Erlaubnis zur Lagerung sind eine Beschreibung und eine Zeichnung der Lagerstätte und der darauf befindlichen Bauwerke in je dreifacher Ausfertigung beizufügen. Die Gesuchsunterlagen müssen alle zur Prüfung des Gesuches erforderlichen Angaben enthalten

Abschnitt III.
Vorschriften für die Flüssigkeiten der Gruppe A Gefahrklasse II und für die Flüssigkeiten der Gruppe B.

§ 8. (1) In Treppenhäusern, Haus- und Stockwerksfluren, Durchgängen und Durchfahrten ist jede Aufbewahrung und Lagerung verboten.

(2) Es dürfen aufbewahrt oder gelagert werden:

a) in Wohnräumen und in Räumen, die mit diesen in unmittelbarer, nicht feuerbeständig abschließbarer Verbindung stehen, sowie in Gast- und Schankstuben bis zu 35 l;

b) in gewerblichen Arbeitsräumen sowie in den Verkaufsräumen der Einzelhändler bis zu 100 l, in bruchsicheren Gefäßen bis zu 1000 l; diese Bestimmung erstreckt sich nicht auf diejenigen Mengen brennbarer Flüssigkeiten, die im regelmäßigen Betriebe gewerblicher Anlagen verwendet werden und sich im Arbeitsgang befinden, oder die zur Sicherstellung der ungestörten Durchführung des Arbeitsganges an der Betriebsstätte in Betriebsbehältern aufbewahrt werden;

c) in nicht dem regelmäßigen Verkehr dienenden Vorratsräumen gewerblicher Anlagen oder der Einzelhändler bis zu 400 l. Geschieht die Lagerung in widerstandsfähigen Blechgefäßen mit daran fest angebrachter Abfüll- und Meßvorrichtung, und liegt der Vorratsbehälter im Keller oder in einem dem allgemeinen Verkehr dienenden Nebenraume, so darf die Lagermenge auf 3000 l erhöht werden;

d) auf abgeschlossenen Höfen oder sonstigen dem Verkehr nicht zugänglichen Grundstücken oder Grundstücksteilen sowie in besonders eingerichteten Kellern, jedoch nicht unter Räumen, die dem dauernden Aufenthalt oder dem regelmäßigen Verkehr von Menschen dienen bis zu 10 000 l, in unterirdisch — auch in Kellern, sofern das Füllen und Abzapfen von außen erfolgt — allseitig mindestens 1 m eingebetteten Tanks bis zu 30 000 l.

e) Jede Lagerung von mehr als 3000 l ist vor Einrichtung des Lagers der Ortspolizeibehörde anzuzeigen.

(3) Die Lagerung größerer Mengen als 30 000 l ist nur mit Erlaubnis der Ortspolizeibehörde zulässig.

Abschnitt IV.
Vorschriften für die Flüssigkeiten der Gruppe A Gefahrklasse III.

§ 9. Für die Lagerung, Abgabe und Beförderung gelten nur die in den §§ 3 und 4 Ziff. 1—6 und in den Grundsätzen für die Durchführung der Polizeiverordnung Abschnitt I F enthaltenen Bestimmungen.

Abschnitt V.
Allgemeine Bestimmungen über die Zusammenlagerung von brennbaren Flüssigkeiten verschiedener Gruppen und Gefahrklassen.

§ 10. Werden brennbare Flüssigkeiten verschiedener Gruppen und Gefahrklassen in derselben Lagerstätte gelagert, so finden die für die brennbaren Flüssigkeiten der Gruppe A Gefahrklasse I geltenden Vorschriften mit der Maßgabe Anwendung, daß für jedes Liter der Gruppe A Gefahrklasse I, das hinter der zugelassenen Höchstmenge zurückbleibt, 2 l der Gruppe A Gefahrklasse II oder der Gruppe B oder 200 l der Gruppe A Gefahrklasse III gelagert werden dürfen. Werden nur brennbare Flüssigkeiten der Gruppe A Gefahrklassen II und III und der Gruppe B gelagert, so gelten die Höchstsätze des Abschnitts III mit der Maßgabe, daß für jedes Liter brennbarer Flüssigkeiten, das hinter der zugelassenen Höchstmenge zurückbleibt, 100 l der Gruppe A Gefahrklasse III gelagert werden dürfen.

Grundsätzliche Bestimmungen.

Die Lagerräume müssen gut gelüftet und gut erhellt sein. Von anstoßenden Räumen müssen sie durch Wände und Decken in feuerbeständiger Bauweise getrennt sein. Sie dürfen keine Abflüsse nach außen (auf Straßen, Höfe, in Sielleitungen usw.) und keine Öffnungen haben, die nach Schornsteinen oder nach Abzugskanälen für Gasöfen führen. Zur Beheizung dürfen nur Warmwasserheizungen oder Heizungen mit mindestens gleicher Sicherheit gegen Brandgefahr verwendet werden.

Alle zur Lagerung von brennbaren Flüssigkeiten dienenden Räume müssen mit einem undurchlässigen, gegen Anbrennen gesicherten Fußboden, auch Hartholzfußboden, versehen sein; sie müssen so eingerichtet sein, daß keine brennbaren Flüssigkeiten ins Freie gelangen können, wenn die Lagerbehälter ausfließen. Die Türen der Lagerräume müssen nach außen aufschlagen, verschließbar, selbstschließend und bei feuerbeständiger Bauart des Raumes auch feuerbeständig sein.

Zu Gruppe A Gefahrklasse I gehören z. B.

Rohpetroleum, Petroleumäther, Petroleumbenzin, Leichtbenzin, Benzol, Toluol;
Äther, Essigäther, Kollodium, Salizylkollodium;
Benzinlacke, Zaponlacke;
Schwefelkohlenstoff.

Gefahrklasse II:
Leucht- und Heizpetroleum, Putzöle, Schwerbenzin;
Xylol, Kumol, Solventnaphtha;
Terpentinöl und andere ätherische Öle;
Amylazetat, Chlorbenzol, Chlortoluol.

Gefahrklasse III.
Hochsiedende Leuchtöle, Solaröle, Gasöle.
Heizöle, Treiböle für Dieselmotoren, schwere Teeröle;
Tetralin.
Hochsiedende Putzöle, Vaselinöle. Paraffinöle
Nitrobenzol. Anilin. Toluidin
Gruppe B:
Methylalkohol, Äthylalkohol, kosmetische Mittel und Riechstoffe mit 70% und höherem Prozentgehalt an Äthylalkohol.
Azeton. Azetaldehyd. Pyridin.

Polizeiverordnung über die Herstellung und das Abbrennen von Brandsätzen.

Vom 14. August 1934 (GS. Nr. 37).

Auf Grund des Polizeiverwaltungsgesetzes vom 1. Juni 1931 (GS. S. 77) in Verbindung mit § 367 Ziff. 4 und 8 des RStGB. wird für den Umfang des Landes Preußen folgende Polizeiverordnung erlassen:

§ 1. (1) Wer Brandsätze, die in ihrem Aufbau und ihrer Wirkung zur Brandstiftung dienen können oder die Wirkungsweise von Brandstiftungsmitteln zeigen sollen, herstellen will, bedarf dazu der Genehmigung der Kreispolizeibehörde.

(2) Wer Brandsätze der in Abs. 1 bezeichneten Art abbrennen will, bedarf dazu der Genehmigung der Ortspolizeibehörde.

§ 2. Wer ohne die in § 1 vorgeschriebene Genehmigung Brandsätze der dort bezeichneten Art herstellt oder abbrennt, wird gemäß § 367 Ziff. 4 und 8 des Reichsstrafgesetzbuches mit Geldstrafe bis 150 RM oder mit Haft bestraft.

§ 3. Diese Polizeiverordnung tritt am Tage nach ihrer Veröffentlichung in Kraft.

Über die Beförderung feuergefährlicher und ätzender Gegenstände.

(Auszug aus den Betriebsvorschriften für die Eisenbahnen Deutschlands.)

Für die bedingungsweise zur Eisenbahnbeförderung zugelassenen Gegenstände gelten folgende Vorschriften:

I. *Schwefeläther, sowie Flüssigkeiten, die Schwefeläther in größeren Mengen enthalten* (Hoffmannstropfen und Kollodium) dürfen nur in vollkommen dicht geschlossenen Gefäßen aus Metall oder Glas versendet werden, deren Verpackung nachstehende Beschaffenheit haben muß:

1. Werden mehrere Gefäße mit diesen Präparaten in einem Frachtstück vereinigt, so müssen dieselben in starke Holzkisten mit Stroh, Heu, Kleie, Sägemehl, Infusorienerde oder anderen Stoffen fest verpackt sein.

2. Bei Einzelverpackung ist die Versendung der Gefäße in dauerhaften, mit einer gut befestigten Schutzdecke, sowie mit Handhaben versehen und mit hinreichendem Verpackungsstoff eingefütterten Körben oder Kübeln zulässig. Die Schutzdecke muß, falls sie aus Stroh, Rohr, Schilf oder ähnlichem Stoffe besteht, mit Lehm- oder Kalkmilch unter Zusatz von Wasserglas getränkt sein. Das Bruttogewicht des einzelnen Kollos darf 60 kg nicht übersteigen.

(Wegen der Zusammenpackung mit anderen Gegenständen vgl. IX.)

II. *Holzgeist, in rohem und rektifiziertem Zustand*, und *Azeton* werden — sofern sie nicht in besonders dazu gebauten Wagen (Kesselwagen) oder in Fässern zur Aufgabe gelangen — nur in Metall- oder Glasgefäßen zur Beförderung zugelassen. Diese Gefäße müssen in der unter Nr. I für Schwefeläther usw. vorgeschriebenen Weise verpackt sein.

(Wegen der Zusammenpackung mit anderen Gegenständen vgl. IX.)

III. *Chlorsaures Kalium* und *andere chlorsaure Salze* müssen sorgfältig in dichte mit Papier ausgeklebte Fässer oder Kisten verpackt sein.

IV. *Flüssige Mineralsäuren aller Art* (insbesondere *Schwefelsäure, Vitriolöl, Salzsäure, Salpetersäure, Scheidewasser*) unterliegen nachstehenden Vorschriften:

Falls diese Stoffe in Ballonen nicht über 75 kg Brutto wiegend, Flaschen oder Kruken verschickt werden, so müssen die Behälter dicht geschlossen, wohlverpackt und in besondere, mit starken Vorrichtungen zum bequemen Handhaben versehene Gefäße oder geflochtene Körbe eingeschlossen sein.

Falls dieselben in Metall-, Holz- oder Gummibehältern versendet werden, so müssen die Behälter vollkommen dicht und mit guten Verschlüssen versehen sein.

(Wegen der Zusammenpackung mit anderen Gegenständen vgl. IX.)

V. *Ätzlauge (Ätznatronlauge, Sodalauge, Ätzkalilauge, Pottaschenlauge)*, ferner *Ölsaat (Rückstände von der Ölraffinerie)* und *Brom* unterliegen den Vorschriften unter VI.

VI. *Für Firnisse und mit Firnis versetzte Farben, jerner ätherische und fette Öle, sowie für sämtliche Ätherarten mit Ausnahme von Schwefeläther* (vgl. Nr. 1), *und von Petroleumäther, für absoluten Alkohol, Weingeist (Spiritus), Sprit und andere unter Nr. II nicht genannten Spirituosen* sind, sofern sie in *Ballonen, Flaschen oder Kruken* zur Beförderung gelangen, die Vorschriften unter Nr. IV. Abs. 1 maßgebend.

(Wegen der Zusammenpackung mit anderen Gegenständen vgl. IX.)

VII. Die Beförderung von *Terpentinöl und sonstigen übelriechenden Ölen*, desgl. von *Salmiakgeist*, findet nur in offenen Wagen statt.

(Wegen der Zusammenpackung mit anderen Gegenständen vgl. IX.)

VIII. *Kollodiumwolle* wird, sofern sie *mit mindestens 50% Wasser angefeuchtet ist*, in dicht geschlossenen Blechgefäßen, die in dauerhaften Holzkisten fest verpackt sind, zum Versand angenommen, aber nur für sich allein, ohne andere Waren.

Auf dem Frachtbrief muß vom Versender und von einem vereideten Chemiker unter amtlicher Beglaubigung der Unterschriften bescheinigt sein, daß die Beschaffenheit der Ware und die Verpackung obiger Vorschriften entspricht.

Chloroform zählt nicht mehr zu den bedingungsweise zur Beförderung auf Eisenbahnen zugelassenen Gegenständen und wird in gleicher Weise wie andere ungefährliche Flüssigkeiten befördert.

IX. Falls die unter 1, II, IV, V, VII aufgeführten Chemikalien in Mengen von nicht mehr als je 10 kg zum Versand kommen, ist es gestattet, dieselben mit anderen bedingungslos zur Eisenbahnbeförderung zugelassenen Gegenständen in einem Frachtstücke zu vereinigen. Jene Körper müssen in geschlossenen Glas- oder Blechflaschen mit Stroh, Heu, Kleie, Sägemehl, Infusorienerde oder anderen lockeren Stoffen in starke Kisten fest eingebettet und im Frachtbrief namentlich aufgeführt sein. Dasselbe gilt bis je 5 kg für Kalium und Natriummetall, Kalziumkarbid, Natriumsuperoxyd und für Chloräthyl und Chlormethyl in Glasröhren bis zu 100 g.

bis 2 kg für Schwefelkohlenstoff und
bis 500 g für Brom.

Fette, Öle, Firnisse Terpentinöl (Kienöl) und andere ätherische Öle, absoluter Alkohol, Weingeist, sowie daraus bereitete Flüssigkeiten werden in Mengen unter 40 kg ohne Beschränkung befördert.

Gifte dürfen anderem Frachtgut auch nur in bestimmten Mengen beigepackt werden. z. B.
bis 10 kg Quecksilberchlorid, weißes Quecksilberpräzipitat, Bleizucker
bis 5 kg chlorsaure Salze, Kaliumzyanid, Natriumzyanid.

Die vorstehend genannten, zur Beförderung auf Eisenbahnen nur bedingungsweise zugelassenen Stoffe sind von der Postbeförderung ausgeschlossen. Gifte dürfen als Muster, sowie überhaupt mit der Briefpost nicht versendet werden.

Waren, die zur Berechnung kommen, dürfen nicht durch Musterpost als Muster ohne Wert verschickt werden.

Verordnung betreffend den Verkehr mit Essigsäure.

Vom 14. Juli 1908

Essigsäure, die in 100 Gewichtsteilen mehr als 15 Gewichtsteile reine Säure enthält, darf in Mengen unter 2 Liter nur in Flaschen von ganz bestimmter Form feilgehalten und verkauft werden.

§ 1. Rohe und gereinigte Essigsäure (auch Essigessenz), die in 100 Gewichtsteilen mehr als 15 Gewichtsteile reine Säure enthält, darf in Mengen unter 2 Liter nur in Flaschen nachstehender Art und Bezeichnung gewerbsmäßig feilgehalten oder verkauft werden:

1. Die Flaschen müssen aus weißem oder halbweißem Glas gefertigt, länglich-rund geformt und an einer Breitseite in der Längsrichtung gerippt sein.

2. Die Flaschen müssen mit einem Sicherheitsstopfen versehen sein, der bei waagerechter Haltung der gefüllten Flasche innerhalb einer Minute nicht mehr als 50 Kubikzentimeter des Flascheninhaltes ausfließen läßt. Der Sicherheitsstopfen muß derart im Flaschenhalse befestigt sein, daß er ohne Zerbrechen der Flasche nicht entfernt werden kann.

3. An der nicht gerippten Seite der Flasche muß eine Aufschrift vorhanden sein, die in deutlich lesbarer Weise

a) die Art des Inhaltes einschließlich seiner Stärke an reiner Essigsäure angibt
b) die Firma des Fabrikanten des Inhaltes bezeichnet.
c) in besonderer, für die sonstige Aufschrift nicht verwendeter Farbe die Warnung

„Vorsicht! Unverdünnt lebensgefährlich"

getrennt von der sonstigen Aufschrift enthält.

d) eine Anweisung für den Gebrauch des Inhalts der Flasche bei der Verwendung zu Speisezwecken erteilt.

Weitere Aufschriften dürfen auf der Flasche nicht vorhanden sein.

§ 3. Das Feilhalten und der Verkauf von Essigsäure der im § 1 bezeichneten Art unter der Bezeichnung „Essig" ist verboten.

Gesetz über den Verkehr mit Futtermitteln (Futtermittelgesetz).

Vom 22. Dezember 1926.

§ 1. Futtermittel im Sinne dieses Gesetzes sind organische oder mineralische Stoffe oder Mischungen solcher Stoffe, die der Verfütterung an Tiere dienen sollen. Ausgenommen sind Stoffe, die überwiegend zur Beseitigung oder Linderung von Krankheiten dienen.

§ 2. Wer Futtermittel, die bisher nicht im Verkehr waren, in den Verkehr bringen will, hat sie beim Reichsministerium für Ernährung und Landwirtschaft oder bei einer von ihm bestimmten Stelle zur Eintragung in ein Register schriftlich anzumelden.

Die Anmeldung muß enthalten

1. die Benennung (§ 3), unter der das angemeldete Futtermittel in den Verkehr gebracht werden soll.

2. den Gehalt an wertbestimmenden Bestandteilen,

3. die Art der Herstellung.

Bei Mischungen sind außerdem anzugeben

1. die Gemengteile,

2. das Mischungsverhältnis der Gemengteile in Hundertsätzen.

Der Anmeldung ist eine Gesamtanalyse einer deutschen staatlichen oder unter öffentlicher Aufsicht stehenden Kontroll- (Versuchs-) Station oder eines deutschen vereidigten Handelschemikers in Urschrift oder in öffentlich beglaubigter Abschrift beizufügen.

§ 3. Wer Futtermittel feilhält, anbietet, veräußert oder sonst in den Verkehr bringt, hat sie ihrer Natur entsprechend zu benennen. Zur Benennung gehört auch die Angabe der Herkunft, der verarbeiteten Rohstoffe und der Art der Herstellung, soweit dies auf Grund des § 11 Abs. 2 Nr. 1 vorgeschrieben wird.

Mischungen, die überwiegend oder ganz aus mineralischen Stoffen bestehen, müssen außerdem als „Mischungen", andere Mischungen als „Mischfutter" bezeichnet werden.

§ 4. Bei Veräußerung von Futtermitteln in Mengen von 50 Kilogramm und mehr hat der Veräußerer dem Erwerber schriftlich anzugeben

1. Die Benennung der Futtermittel nach Maßgabe des § 3.

2. den Gehalt an wertbestimmenden Bestandteilen.

Die schriftliche Angabe (Abs. 1) kann unterbleiben bei den Futtermitteln, die im anliegenden Verzeichnis aufgeführt sind.

Bei Mischungen sind auch die Gemengteile und das Mischungsverhältnis der Gemengteile in Hundertsätzen nach Maßgabe des § 3 schriftlich anzugeben.

§ 5. Werden bei Veräußerung von Futtermitteln in Mengen von weniger als 50 Kilogramm

1. Futtermittel in Verpackungen geliefert, so muß an diesen äußerlich eine Kennzeichnung angebracht sein, die die nach § 4 erforderlichen Angaben erhält,

2. Futtermittel lose geliefert und besichtigt der Erwerber die Futtermittel oder Proben von ihnen vor dem Erwerbe, so ist der Veräußerer zu der nach § 4 vorgeschriebenen schriftlichen Angabe nur auf Verlangen des Erwerbers verpflichtet.

§ 6. Macht der Veräußerer bei der Veräußerung von Futtermitteln keine Angaben über die Beschaffenheit, so übernimmt er damit die Gewähr für handelsübliche Reinheit und Unverdorbenheit.

Alle Hersteller von Mischfutter sind verpflichtet, den Betrieb bei der Wirtschaftlichen Vereinigung der Mischfuttermittelhersteller Deutschlands, Berlin, anzumelden.

Mischfuttermittel dürfen nur in verschlossener Packung, mit einer Plombe oder einem Verschlußstreifen versehen, in den Verkehr gebracht werden. Mischfuttermittel für Vögel und Zierfische unterliegen bei Abgabemengen unter 50 kg nicht diesem Plombierungs- oder Verschlußstreifenzwang.

Außerdem müssen an der Verpackung die vorgeschriebenen Angaben des Gehalts an wertbestimmenden Bestandteilen, sowie die Gemengteile, die den festgelegten Gehaltsnormen entsprechenden Angaben gut angebracht sein, sowie auch der Wortlaut: Genehmigt von der Wirtschaftlichen Vereinigung mit Genehmigungsurkunde Nr. .... Ein Doppel dieser Angaben ist mit Ausnahme bei Lebertranemulsion-Mischfutter, in das Innere der Packung zu legen.

§ 12. Mit Gefängnis bis zu sechs Monaten und mit Geldstrafe oder mit einer dieser Strafen wird bestraft, wer vorsätzlich

1. zum Zwecke der Täuschung im Handel und Verkehr Futtermittel nachmacht oder verfälscht,

2. verdorbene, nachgemachte oder verfälschte Futtermittel unter Verschweigung dieses

Umstandes oder unter einer zur Täuschung geeigneten Benennung feilhält, anbietet, veräußert oder sonst in den Verkehr bringt,

3. Stoffe, deren Verfütterung an Tiere bei sachgemäßer Verwendung ihre Gesundheit zu schädigen geeignet ist, als Futtermittel feilhält, anbietet, veräußert oder sonst in den Verkehr bringt,

4. die im § 2 vorgeschriebene Anmeldung unterläßt

§ 13. Mit Geldstrafe bis 150 Reichsmark wird bestraft, wer

1. die im § 2 vorgeschriebene Anmeldung fahrlässig unterläßt oder

2. die in den §§ 2—5 oder auf Grund des § 11 vorgeschriebenen Angaben vorsätzlich oder fahrlässig ganz oder teilweise unterläßt oder fahrlässig unrichtig macht.

Über den Bezug und den Vertrieb von vergälltem, denaturiertem Salz ist folgendes zu bemerken:

Die Steuerbehörde versteht unter Salz das Kochsalz; zu letzterem zählen Siede-, Stein- und Seesalz; es unterliegen indes alle Stoffe, aus denen Salz ausgeschieden zu werden pflegt, der Beaufsichtigung der Steuerbehörden.

Salz kann unter Beachtung der von der Steuerbehörde angeordneten Maßregeln abgabenfrei verabfolgt werden a) zu landwirtschaftlichen Zwecken, zur Fütterung des Viehes, zur Düngung, b) zu gewerblichen Zwecken, welche die Verwendung als Nahrungs- und Genußmittel ausschließen.

Zu diesem Zwecke wird das Salz mit geeigneten Stoffen, Vergällungsmitteln vermischt, die es zur Verwendung als Lebens- und Genußmittel für Menschen unbrauchbar machen. Allgemeine Vergällungsmittel für 1 dz Salz sind 0,25 kg Mineralöl oder 0,25 kg Eisenoxyd oder 1 kg Seifenpulver. Besondere Vergällungsmittel sind:

a) 5 kg kristallisiertes Natriumsulfat oder 2,5 kg kalziniertes Natriumkarbonat oder 2 kg Natriumkarbonat für alle Zwecke, zu welchen die Verwendung vergällten Salzes erlaubt ist, ausgenommen die Herstellung von Badesalz, Badetabletten oder salzhaltigen pharmazeutischen Erzeugnissen;

b) mindestens 3 kg Natriumkarbonat unter gleichzeitigem Zusatz von 0,25 Uranin zur Herstellung von Badesalz und Badetabletten;

c) 1 kg Seife zur Herstellung von Seife;

d) 5 kg Alaun oder 0,1 kg Petroleum zum Haltbarmachen, Gerben, Bleichen, Zurichten oder Färben von Fellen, Häuten oder bei der Herstellung von Leder.

Salz, das mit einem besonderen Vergällungsmittel vergällt ist, darf nur an diejenigen Händler, Landwirte und Gewerbetreibende verkauft werden, welche von der Steuerbehörde zum Bezug einen Berechtigungsschein erhalten haben.

Verordnung vom 1. August 1934 über Verbraucherkleinpackungen von Sämereien.

§ 1. Alle Verbraucherkleinpackungen einschließlich der sog. ,,Bunten Tüten", die mit Sämereien des Gartenbaues und Grassämereien vorrätig gehalten, feilgehalten, verkauft oder sonst in den Handel gebracht werden, müssen folgende Kennzeichnung tragen:

1. Angabe des Namens und der Anschrift der abfüllenden Samenfachfirma; falls ein anderes Samenfachgeschäft die Ware unter seinem Namen oder seiner Firma in den Verkehr bringt, Namen und Anschrift der letztgenannten.

2. Angabe des Verbrauchs- (Gewährs-) Jahres.

3. Nennung der Art und Sorte.

Bei Mischungen sind die wesentlichen Arten namentlich aufzuführen.

4. Den Aufdruck (oder Aufschrift) des Satzes:

,,Keimgewähr laut Anordnung vom 1. August 1934 (Deutscher Reichsanzeiger Nr. 178)."

Dieser unter 4. genannte Aufdruck gilt bis auf weiteres nur für Gemüsesämereien.

§ 2. Für ,,Bunte Tüten" ist außer den unter § 1 aufgeführten Punkten 1—4 zusätzlich die Preisangabe erforderlich.

Aus dem Weingesetz vom 25. Juli 1930 sind für den Drogisten die folgenden Bestimmungen wichtig:

§ 5. Es ist verboten, Wein unter einer irreführenden Bezeichnung, Angabe oder Aufmachung anzubieten, zum Verkaufe vorrätig zu halten, feilzuhalten, zu verkaufen oder sonst in den Verkehr zu bringen.

Wer Wein gewerbsmäßig in Verkehr bringt, ist verpflichtet, dem Abnehmer auf Verlangen vor der Übergabe mitzuteilen, ob der Wein gezuckert, verschnitten, vor vollendeter Gärung entkeimt oder mit entkeimtem Traubenmost versetzt ist und sich beim Erwerbe von Wein die für Erteilung dieser Auskunft erforderliche Kenntnis zu sichern. Es ist verboten Wein nachzumachen.

Unter das Verbot fällt nicht die Herstellung von dem Weine ähnlichen Getränken aus dem Safte von frischem Stein-, Kern- oder Beerenobst, sowie aus Hagebutten oder Schlehen, aus frischen Rhabarberstengeln, aus Malzauszügen oder aus Honig. Wein darf hierbei nicht verwendet werden. Bei der Bezeichnung müssen die Stoffe gekennzeichnet werden, aus denen die dem Weine ähnlichen Getränke hergestellt sind.

§ 19. Wer Trauben zur Weinbereitung, Traubenmaische, Traubenmost oder Wein gewerbsmäßig in Verkehr bringt oder zu Getränken weiterverarbeitet, ist verpflichtet, Bücher zu führen, aus denen zu ersehen ist:

1. welche Weinbergsflächen er abgeerntet hat, welche Mengen von Traubenmaische, Traubenmost oder Wein er aus eigenem Gewächse gewonnen oder von anderen bezogen und welche Mengen er an andere abgegeben oder welche Geschäfte über solche Stoffe er vermittelt hat;

2. welche Mengen von dem Weine ähnlichen Getränken er aus eigenem Gewächse gewonnen oder von anderen bezogen und welche Mengen er an andere abgegeben oder welche Geschäfte über solche er vermittelt hat.

Die Zeit des Geschäftsabschlusses und der Lieferung, die Namen der Lieferer und, soweit es sich um Abgabe im Fasse oder in Mengen von mehr als einem Hektoliter im einzelnen Falle handelt, oder die Abgabe von Zucker handelt, auch der Abnehmer, sind in den Büchern einzutragen.

Die Bücher sind nebst den auf die einzutragenden Geschäfte bezüglichen Geschäftspapieren bis zum Ablaufe von fünf Jahren nach der letzten Eintragung aufzubewahren.

Die näheren Bestimmungen über die Einrichtung und die Führung der Bücher trifft der Bundesrat; er bestimmt, in welcher Weise und innerhalb welcher Frist die bei dem Inkrafttreten dieses Gesetzes vorhandenen Bestände in den Büchern vorzutragen sind.

Für Betriebe kleineren Umfanges und für Zweiggeschäfte, in denen nur Wein in fertigem Zustand bezogen und unverändert weiter abgegeben wird, können Erleichterungen oder Befreiungen zugelassen werden.

Die gewerbliche Erzeugung des Branntweins (Spiritus) aus Kartoffeln, Getreide usw. und die Verteilung dieses sind lediglich Monopol des Deutschen Reiches. Dieses wird durch das Reichsmonopolamt für Branntwein bzw. das Reichsmonopolgesetz und Ausführungsbestimmungen durchgeführt. Wer Branntwein herstellen, verarbeiten, lagern oder verkaufen will, muß dieses dem Finanzamt anzeigen und unterliegt damit außer der Genehmigung ununterbrochen den amtlichen Aufsichtsbehörden.

Branntwein im technischen Sinn umfaßt jede aus Wasser und Alkohol bestehende Flüssigkeit, die aus verschiedenartigen Pflanzenstoffen durch Gärung und Destillation gewonnen wird. Trinkbranntweine sind äthylalkoholhaltige Flüssigkeiten, die zum menschlichen Genuß dienen, wie Rum, Arrak, Weinbrand, Liköre, Magenbitter, gemischter oder destillierter Kümmelschnaps usw. Sie müssen in Flaschen bis zu 1 Liter den Alkoholgehalt in Raumhundertteilen auf dem Flaschenschild bzw. bandartigem Streifen tragen und mindestens 35 Raumhundertteile Äthylalkohol enthalten. Außerdem müssen die Flaschen, je nachdem der Trinkbranntwein in Deutschland oder im Ausland fertiggestellt ist, auf einem bandartigen Streifen oder abgegrenzt durch eine Linie auf dem Flaschenschild in lateinischer Schrift mit schwarzer Farbe auf weißem Grunde unverwischbar den Vermerk tragen „Deutsches Erzeugnis" bzw. „Ausländisches Erzeugnis". Ist ausländischer Branntwein in Deutschland durch Verdünnen mit Wasser trinkfertig gemacht, lautet der Vermerk „Ausländisches Erzeugnis in Deutschland fertiggestellt".

Der Kleinhandel (Einzelhandel) mit Branntwein jeder Art unterliegt, sofern der Branntwein nicht als Arzneimittel abgegeben wird, dem **Gaststättengesetz**. Kleinhandel ist die Abgabe in Mengen bis zu 3 Litern. Wer Kleinhandel mit Branntwein in geschlossenen Flaschen betreiben will, bedarf dazu der Erlaubnis der betreffenden Ortsbehörde; der Antrag ist in drei Ausfertigungen einzureichen, da der Antrag von den verschiedenen Behörden, Polizeibehörde und Gemeindebehörde, begutachtet werden muß. Wird der Antrag abgewiesen, kann der Antragsteller innerhalb 2 Wochen Beschwerde an die entsprechende höhere Behörde einreichen. Wird auch die Beschwerde abgewiesen, kann der Antrag für gewöhnlich erst nach drei Jahren erneuert werden. Ist der Antrag genehmigt, erhält der Antragsteller eine **Erlaubnisurkunde** und kann **nach Erhalt** dieser mit dem Handel beginnen. Der Beginn des Handels ist innerhalb einer Woche der Polizeibehörde bekanntzugeben, muß aber innerhalb eines Jahres geschehen sein. Hat jemand die Erlaubnis zum Handel mit Branntwein in geschlossenen Flaschen erhalten, hat er damit nicht die Erlaubnis zum Verkauf in losen Mengen oder im Ausschank, wofür ebenfalls gesonderte Erlaubnis erforderlich ist. Unter Ausschank ist der Verbrauch an Ort und Stelle zu verstehen.

Verkehr mit vergälltem, denaturiertem Branntwein.

Für den Verkehr mit vergälltem, denaturiertem Branntwein sind folgende Bestimmungen erlassen:

§ 1. Branntwein, der a) zu gewerblichen Zwecken, b) zur Bereitung von Speiseessig, c) zum Putzen, Heizen, Kochen oder Beleuchten, d) in öffentlichen Kranken-, Entbindungs- und ähnlichen Anstalten oder in öffentlichen wissenschaftlichen Lehr- und Forschungsanstalten, e) in militärtechnischen Anstalten und Anstalten für die Herstellung von rauchschwachem Pulver verwendet wird, ist von der Monopolverwaltung zu ermäßigten Verkaufspreisen abzugeben, und zwar in den Fällen a) bis c) nach Vergällung, in den Fällen d) und e) ohne Vergällung auf Grund eines Nachweises über die Verwendung des Branntweins (§§ 31—42).

Die Monopolverwaltung kann die Lieferung von Branntwein zu ermäßigten Verkaufspreisen davon abhängig machen, daß die Bezieher bei Zuwiderhandlung gegen die für die Verwendung des Branntweins getroffenen Bestimmungen zur Zahlung einer unter Ausschluß des Rechtswegs einzuziehenden Vertragsstrafe verpflichtet wird.

§ 2. Die Vergällung ist entweder vollständig, d. h. derart, daß sie an sich als genügend erachtet wird, den Branntwein zum Trinkgebrauch unverwendbar zu machen, oder unvollständig, d. h. derart, daß außerdem weitere Maßnahmen zur Verhütung der mißbräuchlichen Verwendung des Branntweins zu treffen sind.

§ 3. Es ist verboten, a) aus vergälltem Branntwein das Vergällungsmittel ganz oder teilweise auszuscheiden oder dem vergällten Branntwein Wasser oder sonstige Stoffe beizufügen, durch welche der Weingeistgehalt oder die Wirksamkeit des Vergällungsmittels in Beziehung auf Geschmack oder Geruch oder Aussehen vermindert wird, b) Mittel oder Einrichtungen anzubieten, anzupreisen und zu verkaufen, die nach dem Angebot oder der Anpreisung dazu bestimmt sind, die Wirkung der Vergällungsmittel zu beseitigen oder abzuschwächen.

§ 4. Was als Verwendung zum gewerblichen Zweck im Sinne des § 1 anzusehen ist, bestimmt im Zweifelsfalle das Monopolamt.

Die Verwendung vergällten Branntweins zum **Heilgebrauch** ist nur insoweit als eine Verwendung zu gewerblichen Zwecken anzusehen, als der Branntwein zur Herstellung von Monopolamt besonders bezeichneter Heilmittel und anderer Heilmittel, die Branntwein, Äther (Äthyläther), Essigester oder Ameisenester nicht mehr enthalten, verwendet wird; hierbei macht es keinen Unterschied, ob es sich um einen Heilgebrauch bei Menschen oder um einen solchen bei Tieren handelt.

§ 7. Der vollständig vergällte Branntwein darf in den im § 1 unter a) und c) bis e) genannten Fällen verwendet werden. Die Verwendung des Branntweins zur Herstellung von Nahrungs- und Genußmitteln einschließlich des Speiseessigs, zur Herstellung von Erzeugnissen, die als Ersatz für Branntwein genossen werden können (insbesondere Estern), von weingeisthaltigen Erzeugnissen, die zum menschlichen Genusse dienen können, zur Herstellung von nicht festen, zur Körperreinigung und -pflege bestimmten und geeigneten Seifen sowie von Parfümerien, Kopf-, Zahn- und Mundwässern ist unzulässig.

§ 8. Auf den Handel mit vollständig vergälltem Branntwein findet § 33 der Gewerbeordnung keine Anwendung.

§ 9. Wer mit vollständig vergälltem Branntwein handeln will, hat dies vor Eröffnung des Handels der Hebestelle und der Ortspolizeibehörde unter Bezeichnung der Verkaufsstelle anzumelden. Die Hebestelle trägt die Anmeldung in ein Verzeichnis ein und erteilt über die Anmeldung eine Bescheinigung, ohne die mit dem Handel nicht begonnen werden darf. Die Bescheinigung ist in der Verkaufsstelle aufzubewahren und den Beamten auf Verlangen vorzuzeigen. Liegen Tatsachen vor, die die Unzuverlässigkeit des Gewerbetreibenden in Beziehung auf den Handel mit vergälltem Branntwein wahrscheinlich machen, so hat die Hebestelle vor Erteilung der Bescheinigung an das Hauptamt zu berichten.

§ 10. Vollständig vergällter Branntwein darf im Kleinhandel nur in den von der Monopolverwaltung gelieferten oder zugelassenen Behältnissen (Monopolbehältnissen) von 50, 20, 10, 5 und 1 l Raumgehalt feilgehalten werden, die mit einer Angabe der Weingeiststärke und mit einem besonderen Verschlusse versehen sind.

Das Hauptamt kann im Falle des Bedürfnisses für einzelne Händler zulassen, daß der Branntwein in Mengen von weniger als einem Liter in beliebigen, mit dem vorgeschriebenen Monopolverschlusse nicht versehenen Behältnissen abgegeben wird, sofern folgende Bedingungen eingehalten werden: Der Branntwein muß in dem Verkaufsraum unter den Augen des Käufers in das für diesen bestimmte Behältnis aus einem Monopolbehältnis von einem Liter Raumgehalt abgefüllt werden. Dieses Behältnis muß vorschriftsmäßig bezeichnet und verschlossen sein, bevor es zum Zwecke des Abfüllens angebrochen wird. Aus Behältnissen von mehr als einem Liter Raumgehalt darf nicht abgefüllt werden. Von jeder nach Handelsmarke oder Weingeiststärke verschiedenen Branntweinart darf nur ein angebrochenes Behältnis vorhanden sein. Im übrigen darf in dem Verkaufsraum und in den mit diesem in unmittelbarer Verbindung stehenden Räumen vollständig vergällter Branntwein nur in vorschriftsmäßig bezeichneten und verschlossenen Behältnissen aufbewahrt werden.

§ 11. In den Verkaufsräumen ist an einer in die Augen fallenden Stelle und in Druckschrift mit mindestens ½ cm großen Buchstaben eine Bekanntmachung folgenden Inhalts auszuhängen:

1. Vollständig vergällter Branntwein darf im Kleinhandel nur in Monopolbehältnissen von 50, 20, 10, 5 und 1 l Raumgehalt feilgehalten werden, die nach Vorschrift verschlossen und mit einer Angabe der Weingeiststärke versehen sind.

2. Der auf den Monopolbehältnissen aufgedruckte Verkaufspreis darf weder überschritten, noch vom Kleinhändler abgeändert werden.

3. Es ist verboten, aus vergälltem Branntwein das Vergällungsmittel ganz oder teilweise auszuscheiden oder dem vergällten Branntwein, Wasser oder sonstige Stoffe beizufügen, durch die der Weingeistgehalt oder die Wirksamkeit des Vergällungsmittels in Beziehung auf Geschmack, Geruch oder Aussehen vermindert wird, oder einen in dieser Weise veränderten Branntwein zu verkaufen oder feilzuhalten.

4. Zuwiderhandlungen gegen die vorstehenden Bestimmungen unterliegen den Strafvorschriften des Gesetzes über das Branntweinmonopol.

Gewerbetreibenden, denen vom Hauptamt gestattet ist, vollständig vergällten Branntwein im Kleinhandel in Mengen von weniger als einem Liter abzugeben, haben in der im Abs. 1 angeordneten Weise noch folgende Bekanntmachung auszuhängen:

„Vollständig vergällter Branntwein darf in Mengen von weniger als einem Liter in beliebigen, mit dem vorgeschriebenen Monopolverschlusse nicht versehenen Behältnissen nur dann abgegeben werden, wenn er in dem Verkaufsraum aus einem Monopolbehältnis von einem Liter Raumgehalt unter den Augen des Käufers in das für diesen bestimmte Behältnis abgefüllt wird. Das Behältnis, aus dem abgefüllt wird, muß, bevor es angebrochen wird, nach Vorschrift der Monopolverwaltung bezeichnet und verschlossen sein. Im übrigen darf in dem Verkaufsraum und in den mit diesem in unmittelbarer Verbindung stehenden Räumen vollständig vergällter Branntwein nur in vorschriftsmäßig bezeichneten und verschlossenen Behältnissen aufbewahrt werden. Zuwiderhandlungen unterliegen den Strafvorschriften des Gesetzes über das Branntweinmonopol."

§ 12. Das Hauptamt kann die Erteilung der Bescheinigung (§ 9) ablehnen oder die Fortsetzung des Handels mit vergälltem Branntwein untersagen, wenn Tatsachen vorliegen, die die Unzuverlässigkeit des Gewerbetreibenden in Ansehung dieses Gewerbebetriebs wahrscheinlich machen. Von der Entscheidung ist der Ortspolizeibehörde Mitteilung zu machen.

Die Beamten der Zoll- und Steuer- sowie der Polizeiverwaltung sind befugt, in die Räumlichkeiten, in welchen vergällter Branntwein feilgehalten wird, während der üblichen Geschäftsstunden oder während die Räumlichkeiten dem Verkehr geöffnet sind, einzutreten, den daselbst feilgehaltenen oder verkauften vergällten oder nicht vergällten Branntwein zu untersuchen und Proben zum Zwecke der Untersuchung gegen Empfangsbescheinigung zu entnehmen. Auf Verlangen ist dem Besitzer ein Teil der Probe, amtlich verschlossen oder versiegelt zurückzulassen. Für die entnommene Probe ist Entschädigung in Höhe des üblichen Kaufpreises zu leisten.

Reichsgesetzliches Verbot der Verwendung von Methylalkohol.

Unter dem 14. Juni 1912 veröffentlicht:

§ 21. Nahrungs- und Genußmittel — insbesondere Trinkbranntwein und sonstige alkoholische Getränke —, Heil-, Vorbeugungs- und Kräftigungsmittel, Riechmittel und Mittel zur Reinigung, Pflege oder Färbung der Haut, des Haares, der Nägel oder der Mundhöhle dürfen nicht so hergestellt werden, daß sie Methylalkohol enthalten. Zubereitungen dieser Art, die Methylalkohol enthalten, dürfen nicht in den Verkehr gebracht oder aus dem Ausland eingeführt werden.

Die Vorschriften des Abs. 1 finden keine Anwendung:

1. auf Formaldehydlösungen und Formaldehydzubereitungen, deren Gehalt an Methylalkohol auf die Verwendung von Formaldehydlösungen zurückzuführen ist,

2. auf Zubereitungen, in denen technisch nicht vermeidbare geringe Mengen von Methylalkohol sich aus darin enthaltenen Methylverbindungen gebildet haben oder durch andere mit der Herstellung verbundene natürliche Vorgänge entstanden sind.

Deutsches Reich.

Verordnung zum Schutze der wildwachsenden Pflanzen und der nichtjagdbaren wildlebenden Tiere (Naturschutzverordnung).

I. Abschnitt.
Schutz der wildwachsenden Pflanzen.

Allgemeine Schutzvorschriften.

§ 1. (1) Es ist verboten, wildwachsende Pflanzen mißbräuchlich zu nutzen oder ihre Bestände zu verwüsten; hierzu gehören besonders die offensichtlich übermäßige Entnahme von Blumen und Farnkräutern, das böswillige und zwecklose Niederschlagen von Stauden und Uferpflanzen, das unbefugte Abbrennen der Pflanzendecke u. dgl., auch wenn dabei im einzelnen Fall ein wirtschaftlicher Schaden nicht entsteht.

Vollkommen geschützte Pflanzenarten.

§ 4. Es ist, unbeschadet der Vorschrift des § 1 Abs. 2, verboten, wildwachsende Pflanzen der folgenden Arten zu beschädigen oder von ihrem Standort zu entfernen:

1. Straußfarn, Struthiopteris germanica Willd. 2. Hirschzunge, Scolopendrium vulgare Smith. 3. Königsfarn, Osmunda regalis L. 4. Federgras, Stipa pennata L. 5. Türkenbund, Lilium martagon L. 6. Schachblume, Fritillaria meleagris L. 7. Gelbe Narzisse, Narcissus pseudonarcissus L. 8. Orchideen, Knabenkräuter, Orchidaceae, die folgenden Gattungen und Arten: Frauenschuh, Cypripedium calceolus L.; Waldvögelein, Cephalanthera; Kohlröschen, Brändlein, Nigritella; Kuckucksblume, Platanthera; Fliegen-, Bienen-, Hummel- und Spinnenblume, Ophrys; Dingel, Limodorum abortivum (L.) Swartz; Purpur-Knabenkraut, Orchis purpureus Huds.; Riemenzunge, Himantoglossum hircinum (L.) Spr. 9. Pfingstnelke, Felsennelke, Dianthus caesius Smith. 10. Berghähnlein, Anemone narcissiflora L. 11. Alpen-Anemone Teufelsbart, Anemone alpina L., einschließlich ihrer gelben Abart Anemone sulphurea L. 12. Großes Windröschen, Anemone silvestris L. 13. Akelei, Aquilegia, alle einheimischen Arten. 14. Küchenschelle, Pulsatilla, alle einheimischen Arten. 15. Frühlingsadonisröschen, Adonis vernalis L. 16. Weiße Seerose, Nymphaea alba L. 17. Diptam, Dictamnus albus L. 18. Seidelbast, Steinrösl, Daphne, alle einheimischen Arten. 19. Stranddistel, Eryngium maritimum L. 20. Alpenveilchen, Cyclamen europaeum L. 21. Aurikel, Primula auricula L. 22. Gelber Finger-

hut, Digitalis ambigua Murr. und Digitalis lutea L. 23. Enzian, Gentiana, die folgenden Arten: Stengelloser Enzian, Gentiana acaulis L., mit den beiden Unterarten Gentiana Clusii P. u. S. und Gentiana Kochiana P. u. S.; Gefranster Enzian, Gentiana ciliata L.; Lungen-Enzian, Gentiana pneumonanthe L.; Gelber Enzian, Gentiana lutea L. 24. Edelweiß, Leontopodium alpinum L.

Teilweise geschützte Pflanzenarten.

§ 5. Es ist, unbeschadet der Vorschrift des § 1 Abs. 2, verboten, die unterirdischen Teile (Wurzelstöcke, Zwiebeln) oder die Rosetten wildwachsender Pflanzen der folgenden Arten zu beschädigen oder von ihrem Standort zu entfernen:

1. Maiglöckchen, Convallaria majalis L. 2. Meerzwiebel, Scilla, alle einheimischen Arten. 3. Wilde Hyazinthe, Muscari, alle einheimischen Arten. 4. Gemeines Schneeglöckchen, Galanthus nivalis L. 5. Großes Schneeglöckchen, Märzenbecher, Leucoium vernum L. 6. Schwertel, Siegwurz, Gladiolus, alle einheimischen Arten. 7. Christrose, Schwarze Nieswurz, Helleborus niger L. 8. Alle Rosetten tragenden (rosettig beblätterten) Steinbrech-Arten, Saxifraga. 9. Himmelsschlüssel, Primel, Primula, alle einheimischen Arten.

Verkehr mit geschützten Pflanzen.

§ 6. Es ist verboten, Pflanzen oder Pflanzenteile der nach § 4 geschützten Arten, sowie die nach § 5 geschützten Pflanzenteile frisch oder trocken mitzuführen, zu versenden, feilzuhalten, ein- und auszuführen, sie anderen zu überlassen, zu erwerben, in Gewahrsam zu nehmen oder bei solchen Handlungen mitzuwirken.

§ 7. (1) Wer durch Anbau im Inland gewonnene Pflanzen geschützter Arten oder Teile von solchen zu Handelszwecken anbietet oder befördert, hat sich über ihre Herkunft auszuweisen.

(2) Als Ausweis gilt:

1. für den Erzeuger eine von der Ortspolizeibehörde ausgestellte Bescheinigung, aus der hervorgeht, welche Arten und Mengen geschützter Pflanzen er in seinem Betriebe anbaut,
2. für Wiederverkäufer eine vom Verkäufer ausgestellte, mit genauer Zeitangabe versehene Bescheinigung über den rechtmäßigen Erwerb der Pflanzen.

(3) Die nach Abs. 1 zum Führen eines Ausweises Verpflichteten haben diesen bei sich zu tragen und den Aufsichtsbeamten auf Verlangen vorzuzeigen.

(4) Zum Nachweis der Herkunft der Pflanzen oder Pflanzenteile geschützter Arten sind auch die Inhaber von Betrieben verpflichtet, die solche Pflanzen gewerblich verarbeiten.

(5) Im Ausland durch Anbau gewonnene Pflanzen und Pflanzenteile geschützter Arten müssen bei der Einfuhr von einem Ursprungsschein oder einer Handelsrechnung oder einer ähnlichen Bescheinigung begleitet sein. Nach der Einfuhr gelten auch für diese Pflanzen oder Pflanzenteile die Vorschriften der Absätze 1, 3 und 4 und des Absatzes 2 Nr. 2 entsprechend.

§ 8. (1) Lehrmittelgeschäfte, Naturalien- und Herbarienhändler, botanische Tauschstellen und -vereine müssen über die in ihrem Besitz befindlichen frischen oder getrockneten Pflanzen geschützter Arten, auch wenn es sich um angebaute Pflanzen handelt, ein Aufnahme- und Auslieferungsbuch nach folgendem Muster führen:

Lfde. Nr.	Eingangstag	Bezeichnung des im Bestand vorhandenen oder übernommenen Gutes nach Art und Zahl	Name und genaue Anschrift des Einlieferers oder der sonstigen Bezugsquelle	Abgangstag	Name und genaue Anschrift des Empfängers, Käufers oder Art des sonstigen Abgangs
1	2	3	4	5	6

(2) Das Buch muß dauerhaft gebunden und mit laufenden, von der Ortspolizeibehörde beglaubigten Seitenzahlen versehen sein. Die Eintragungen sind unverzüglich mit Tinte oder mit Tintenstift vorzunehmen. In dem Buche darf nichts radiert und nichts unleserlich gemacht werden; es ist den zuständigen Aufsichtsbeamten und den Beauftragten für Naturschutz auf Verlangen vorzuzeigen.

Sammeln von Pflanzen.

§ 9. (1) Wer wildwachsende Pflanzen nichtgeschützter Arten (Blumen, Heilkräuter, Farne u. dgl.) oder Teile von solchen für den Handel oder für gewerbliche Zwecke sammelt, muß einen von der zuständigen Ortspolizei- oder Forstbehörde ausgestellten, für das Kalenderjahr gültigen Erlaubnisschein mit sich führen, aus dem hervorgeht, für welche Örtlichkeiten das Sammeln erlaubt ist und welche Pflanzenarten zum Sammeln freigegeben sind. Vor dem Ausstellen des Erlaubnisscheins ist der zuständige Beauftragte für Naturschutz zu hören.

(2) Die folgenden Arten dürfen zum Sammeln für den Handel oder für gewerbliche Zwecke nicht freigegeben werden:
1. Rippenfarn, Blechnum spicant (L.) Smith. 2. Schlangenmoos, Bärlapp, Lycopodium, alle einheimischen Arten. 3. Eibe, Taxus baccata L. 4. Wacholder, Juniperus communis L., mit Ausnahme der Beeren. 5. Meerzwiebel, Scilla, alle einheimischen Arten. 6. Gemeines Schneeglöckchen, Galanthus nivalis L. 7. Großes Schneeglöckchen, Märzenbecher, Leucoium vernum L. 8. Schwertlilie, Iris, alle einheimischen Arten. 9. Händelwurz, Gymnadenia, alle einheimischen Arten. 10. Knabenkraut, Orchis, alle einheimischen Arten. 11. Gagelstrauch, Myrica Gale L. 12. Trollblume, Trollius europaeus L. 13. Eisenhut, Aconitum, alle einheimischen Arten. 14. Leberblümchen, Hepatica triloba Gil. 15. Sonnentau, Drosera, alle einheimischen Arten. 16. Hülse, Stechpalme, Ilex aquifolium L. 17. Geißbart, Aruncus silvester Kost. 18. Eichenblättriges Wintergrün, Chimophila umbellata (L). Nutt. 19. Sumpfporst, Mottenkraut, Ledum palustre L. 20. Rostrote und Rauhblättrige Alpenrose, Rhododendron ferrugineum L. und Rhododendron hirsutum L. 21. Bergwohlverleih, Arnica montana L. 22. Stengellose Eberwurz, Silberdistel, Carlina acaulis L.

Im Ausnahmefall kann das Sammeln nach Abs. 1 von Pflanzen der unter Nr. 13, 15, 19 und 21 genannten Arten in Gegenden, wo sie häufig vorkommen, von der höheren Naturschutzbehörde zeitweilig freigegeben werden.

(3) Für das Anbieten oder Befördern angebauter Pflanzen der im Abs. 2 genannten Arten gelten die Vorschriften des § 7.

IV. Abschnitt.

Gemeinsame Vorschriften.

Ausnahmen.

§ 29. (1) Die oberste Naturschutzbehörde und mit ihrer Ermächtigung die höheren Naturschutzbehörden können zum Abwenden wesentlicher wirtschaftlicher Schäden, zu Forschungs-, Unterrichts-, Lehr- oder Zuchtzwecken u. dgl. Ausnahmen von den Vorschriften dieser Verordnung zulassen.

(2) Die Leiter und die wissenschaftlichen Hilfskräfte staatlicher naturwissenschaftlicher Anstalten können für Forschungs- und Unterrichtszwecke:
1. Pflanzen und Pflanzenteile der nach den §§ 4 und 5 geschützten Arten in begrenzter Zahl von ihrem Standort entnehmen.

Strafen.

§ 30. (1) Wer den Vorschriften dieser Verordnung vorsätzlich oder fahrlässig zuwiderhandelt, wird mit Haft und mit Geldstrafe bis zu 150 RM oder mit einer dieser Strafen bestraft.

(2) Wird die Tat gewerbs- oder gewohnheitsmäßig begangen, oder liegt sonst ein besonders schwerer Fall vor, so wird die Tat mit Gefängnis bis zu zwei Jahren und mit einer Geldstrafe oder mit einer dieser Strafen bestraft.

(3) Entwendungen und vorsätzliche Beschädigungen sowie die Teilnahme und die Begünstigung in bezug auf solche Taten sind nach den Vorschriften dieser Verordnung nur strafbar, wenn der Wert des entwendeten Gutes oder des angerichteten Schadens 20 RM nicht übersteigt; andernfalls kommen die im Reichsstrafgesetzbuch hierfür angedrohten Strafen zur Anwendung.

(4) Wer es unterläßt, Jugendliche unter 18 Jahren, die seiner Aufsicht unterstehen, von einer Zuwiderhandlung gegen die Vorschriften dieser Verordnung abzuhalten, wird ebenfalls nach Abs. 1 bestraft.

Berlin, den 18. März 1936.

Verordnung über Wermutwein und Kräuterwein.
Vom 20. März 1936.

§ 1. Wermutwein ist das aus Wein unter Verwendung von Wermutkraut hergestellte Getränk, in dem der dem Wermutkraut eigentümliche Geschmack deutlich hervortritt und das in einem Liter mindestens 750 ccm Wein sowie insgesamt mindestens 119 und höchstens 145 g Alkohol enthält.

§ 2. (1) Kräuterweine sind die aus Wein unter Verwendung von würzenden Stoffen hergestellten Getränke. Zu den Kräuterweinen gehören jedoch nicht:
1. Wermutwein;
2. Bowlen, Punsche, Glühwein;
3. Trinkbranntweine aller Art;
4. Arzneiweine (Chinawein, Kondurangowein, Kolawein, Pepsinwein usw.).

(2) Kräuterweine müssen so hergestellt sein, daß sie in einem Liter insgesamt höchstens 140 g Alkohol und mindestens 750 ccm Wein enthalten.

§ 3. Bei der Herstellung von Wermutwein dürfen nur folgende Stoffe verwendet werden:
1. Wein, außer Hybridenwein
2. Wermutkraut, allein oder im Gemisch mit anderen würzenden Pflanzenteilen, auch in Auszügen; zu einem Liter Wein dürfen jedoch höchstens 50 ccm wässeriger Auszug zugesetzt werden;
3. reiner, mindestens 90 Raumhundertteile Alkohol enthaltender Sprit;
4. technisch reiner Rüben- oder Rohrzucker, auch in reinem Wasser gelöst; auf 1 kg Zucker dürfen jedoch höchstens zwei Liter Wasser verwendet werden;
5. kleine Mengen gebrannter Zucker (Zuckercouleur);
6. Zitronensäure;
7. zur Klärung (Schönung) die folgenden technisch reinen Stoffe.
  a) in Wein gelöste Hausen-, Stör- oder Welsblase
  b) Gelatine, Agar-Agar,
  c) Tannin bis zur Höchstmenge von 10 g auf 100 Liter
  d) Eiereiweiß,
  e) spanische Erde, weiße Tonerde (Kaolin),
  f) mechanisch wirkende Filterdichtungsstoffe (Asbest, Zellulose u. dgl.);
8. entrahmte Milch bis zur Höchstmenge von einem Liter auf 100 Liter zur Beseitigung von Geschmacksfehlern.

§ 4. Bei der Herstellung von Kräuterweinen dürfen nur folgende Stoffe verwendet werden:
1. würzende Kräuter, auch in Auszügen, ausgenommen Wermutkraut und die daraus hergestellten Auszüge; zu einem Liter Wein dürfen jedoch höchstens 50 ccm wässeriger Auszug zugesetzt werden;
2. die im § 3 Nrn. 1, 3—8 genannten Stoffe

§ 5. (1) Wird Wermutwein oder Kräuterwein in Flaschen oder ähnlichen Gefäßen gewerbsmäßig verkauft oder feilgehalten, so muß auf dem Flaschenschild in deutlicher und unverwischbarer Schrift angegeben sein
1. bei Wermutwein das Land der Herstellung durch die Bezeichnung „Deutscher Wermutwein", „Italienischer Wermutwein" „Französischer Wermutwein" usw.
2. bei Kräuterwein die Bezeichnung „Kräuterwein";
3. bei Wermutwein und Kräuterwein der Name oder die Firma des Herstellers oder desjenigen, der das Getränk in den Verkehr bringt sowie der Ort der gewerblichen Hauptniederlassung; wenn dieser Ort im Auslande liegt, das Getränk jedoch in Deutschland hergestellt ist, der Ort der Herstellung.

(2) Diese Bezeichnungen sind auch in die Preislisten, Weinkarten und Rechnungen sowie in die sonstigen im geschäftlichen Verkehr üblichen Mitteilungen mit aufzunehmen.

§ 6. Als nachgemacht oder verfälscht sind insbesondere anzusehen und auch bei Kenntlichmachung vom Verkehr ausgeschlossen:
Wermutwein und Kräuterweine, die entgegen den Vorschriften der §§ 1—4 hergestellt sind.

§ 7. Eine irreführende Bezeichnung Angabe oder Aufmachung liegt insbesondere vor:
1 wenn ein Erzeugnis als Gewürzwein oder als Medizinal- Gesundheits-, Kranken-, Blut-, Magen-, Stärkungs-, Kraft-Wermutwein oder Kräuterwein oder mit ähnlichen Wortbildungen bezeichnet wird, oder wenn auf der Beschriftung oder zur Werbung Angaben oder Abbildungen verwendet werden, die eine heilende oder stärkende Wirkung andeuten.
2. wenn in der Bezeichnung von Wermutwein oder Kräuterwein auf Trinkbranntwein hingewiesen wird, auch mit Zusätzen wie „Geschmack" „Art" „Typ" „Aroma" „Essenz", „Gewürz";
3. wenn in der Beschriftung von Wermutwein oder Kräuterwein der Alkoholgehalt angegeben wird.

§ 8. Wermutwein darf zur Herstellung von weinhaltigen Getränken anderer Art, mit Ausnahme von Trinkbranntweingemischen (Mixgetränken, Cocktails u. dgl.), nicht verwendet werden.

Das Umsatzsteuergesetz.
Vom 26. Mai 1926.

§ 1. Der Umsatzsteuer unterliegen:

1. Lieferungen und sonstige Leistungen, die jemand innerhalb der von ihm selbständig ausgeübten gewerblichen und beruflichen Tätigkeit im Inland gegen Entgelt ausführt. Als gewerbliche Tätigkeit gelten für dieses Gesetz auch die Urerzeugung und der Handel. Die Steuerpflicht wird weder dadurch ausgeschlossen, daß die Absicht, Gewinn zu erzielen, fehlt oder ein Verein, eine Gesellschaft oder eine Genossenschaft, die nur an die eigenen Mitglieder liefern, die Tätigkeit ausüben, noch dadurch, daß die Leistung auf Grund gesetzlicher oder behördlicher Anordnung bewirkt wird oder kraft gesetzlicher Vorschrift als bewirkt gilt;

2. Entnahmen von Gegenständen aus dem eigenen Betrieb, um sie zu Zwecken, die außerhalb der gewerblichen oder beruflichen Tätigkeit liegen, zu gebrauchen oder zu verbrauchen;

§ 2. Von der Besteuerung sind ausgenommen:

Ärztliche und ähnliche Hilfeleistungen, Arznei-, Heil- und Hilfsmittel, soweit die Entgelte dafür von den reichsgesetzlichen Versicherungsträgern, den Krankenkassen der selbständigen Handwerker und Gewerbetreibenden sowie der Ersatzkassen (§§ 505 ff. der Reichsversicherungsordnung) zu zahlen sind.

Beherbergung, Beköstigung und die üblichen Naturalleistungen, die ein Unternehmer den innerhalb seiner gewerblichen Tätigkeit beschäftigten Angestellten und Arbeitern als Vergütung für die geleisteten Dienste gewährt, einschließlich der innerhalb der gewerblichen Tätigkeit des Unternehmers vollbeschäftigten und der Versicherungspflicht unterstellten Familienangehörigen, sofern dieselben das sechzehnte Lebensjahr überschritten haben;

die Gewährung von Beherbergung, Beköstigung und der üblichen Naturalleistungen durch Personen und Anstalten, soweit sie Personen unter achtzehn Jahren für Erziehungs- und Ausbildungszwecke außerhalb des Wohnsitzes der Eltern bei sich aufnehmen;

(1) bei eingetragenen Genossenschaften, deren gemeinschaftlichen Einkauf von Waren ausschließlich für die Genossen dienen, derjenige Teil des Umsatzes, der als Entgelt für Rücklieferung von Rückständen aus der im Betriebe der Genossenschaft erfolgten Verarbeitung der von den Genossen eingelieferten Erzeugnisse oder als Rückvergütung auf den Kaufpreis der von den Genossen bezogenen Waren auf Grund der Beschlüsse der Generalversammlung für das abgelaufene Geschäftsjahr gewährt wird.

§ 8. 1. Die Steuer wird von dem für die steuerpflichtige Leistung vereinnahmten Entgelte berechnet. Erfolgt die Besteuerung nach Steuerabschnitten, so ist die Gesamtheit der in den Steuerabschnitten vereinnahmten Entgelte zugrunde zu legen.

2. In den Fällen des § 1 Nr. 2 tritt an die Stelle des Entgelts der gemeine Wert der entnommenen Gegenstände; dabei ist von den Preisen auszugehen, die am Orte und zur Zeit der Entnahme für Gegenstände der gleichen oder ähnlichen Art von Wiederverkäufern gezahlt zu werden pflegen.

6. Die Kosten der Warenumschließung dürfen nur dann vom Entgelt gekürzt werden, wenn die Warenumschließung vom Lieferer zurückgenommen und das Entgelt um den auf sie entfallenden Teil gemildert wird.

§ 10. 1. Die Steuer ist in den Fällen des § 1 Nr. 1 und 2 von demjenigen zu entrichten, der die gewerbliche oder berufliche Tätigkeit ausübt. Dabei werden die in mehreren Betrieben desselben Steuerpflichtigen vereinnahmten Entgelte zusammengerechnet.

§ 11. 1. Der Steuerpflichtige ist nicht berechtigt, die Steuer dem Leistungsberechtigten neben dem Entgelte ganz oder teilweise gesondert in Rechnung zu stellen, es sei denn, daß als Entgelt für eine Leistung gesetzlich bemessene Gebühren angesetzt werden. Der Abnehmer aus einem Lieferungsvertrag ist nicht berechtigt, das ihm von seinem Lieferer in Rechnung gestellte Entgelt um die bei der Weiterveräußerung des Gegenstandes fällige Steuer zu kürzen.

§ 13. Die Steuerpflichtigen sind verpflichtet, zur Feststellung der Entgelte Aufzeichnungen zu machen.

§ 14. 1. Wer eine gewerbliche oder berufliche Tätigkeit im Sinne des § 1 Nr. 1 ausübt, unterliegt der Steueraufsicht.

2. Hat ein Steuerpflichtiger die Umsatzsteuer mehrfach nicht rechtzeitig entrichtet oder liegen Gründe vor, aus denen der Eingang der Umsatzsteuer gefährdet erscheint, so kann das Finanzamt verlangen, daß die auf die Steuer zu leistenden Zahlungen jeweils zu einem vom

Finanzamt zu bestimmenden, vor der gesetzlichen Fälligkeit aber nach der Entstehung der Steuerschuld liegenden Zeitpunkt entrichtet werden oder daß Sicherheit geleistet wird.

§ 15. 1. Die Steuer wird in den Fällen des § 1 Nr. 1 und 2 nach dem Gesamtbetrage der Entgelte berechnet, die der Steuerpflichtige im Laufe eines Steuerabschnittes für seine Leistungen vereinnahmt hat.

§ 16. 1. Hat der Steuerpflichtige Entgelte in dem gleichen Steuerabschnitt, in dem sie vereinnahmt wurden, zurückgewährt, so kann er sie von der Gesamtheit der im Steuerabschnitte vereinnahmten Entgelte absetzen.

2. Hat der Steuerpflichtige Entgelte in einem späteren Steuerabschnitt, als sie vereinnahmt wurden, zurückgewährt, so kann er den entsprechenden Betrag von dem steuerpflichtigen Gesamtbetrage der Entgelte desjenigen Steuerabschnitts, in dem die Rückgewährung erfolgt, absetzen.

§ 17. . . . .

4. Die Steuererklärung hat, wenn sie sich auf einen Steuerabschnitt bezieht, zu enthalten:

1. die Gesamtheit der vereinnahmten Entgelte, einschließlich der für steuerfreie Leistungen; nach Maßgabe der näheren Bestimmungen, die der Reichsminister der Finanzen mit Zustimmung des Reichsrats erläßt, können hiervon Ausnahmen zugelassen werden;

2. die für steuerpflichtige Leistungen vereinnahmten Entgelte;

3. die nach § 16 Abs. 2 zurückgewährten Entgelte.

§ 19. 1. Steuerpflichtige, die nach Steuerabschnitten veranlagt werden, haben binnen zehn Tagen nach Ablauf jedes Kalendervierteljahres eine Voranmeldung, in der sie die in dem abgelaufenen Kalendervierteljahre vereinnahmten Entgelte bezeichnen, abzugeben und gleichzeitig eine diesen Entgelten entsprechende Vorauszahlung zu leisten. Dies gilt nicht, soweit der Steuerabschnitt kürzer als ein Kalendervierteljahr ist und die für die innerhalb des Kalendervierteljahrs liegenden Steuerabschnitte geschuldeten Steuern bis zu dem im Satz 1 bezeichneten Zeitpunkt fällig geworden sind.

2. Steuerpflichtige mit einer gewerblichen oder beruflichen Tätigkeit von erheblichem Umfang haben binnen zehn Tagen nach Ablauf jedes Monats eine Voranmeldung über die im abgelaufenen Monat vereinnahmten Entgelte abzugeben und gleichzeitig eine diesen Entgelten entsprechende Vorauszahlung zu leisten.

3. Die Voranmeldung gilt als Steuererklärung, die Vorauszahlung ist Steuer im Sinne der Reichsabgabenordnung. Gibt der Steuerpflichtige bis zum Ablauf der Vorauszahlungsfrist eine Voranmeldung nicht ab, so setzt das Finanzamt die Vorauszahlung fest; das gleiche gilt für den Fall, daß die Vorauszahlung den vereinnahmten Entgelten nicht entspricht. Das Berufungsverfahren hiergegen ist ausgeschlossen; die Befugnis des Steuerpflichtigen zur Einlegung der Beschwerde (§§ 224, 281 der Reichsabgabenordnung) bleibt unberührt.

§ 20. 1. Bei Steuerpflichtigen, die eine gewerbliche Tätigkeit ausüben, ist für die Veranlagung dasjenige Finanzamt zuständig, in dessen Bezirk das Gewerbe betrieben wird.

2. Bei Steuerpflichtigen, die eine berufliche Tätigkeit ausüben, ist das Finanzamt des Wohnsitzes oder Aufenthalts des Steuerpflichtigen zuständig.

§ 21. Länder und Gemeinden (Gemeindeverbände) dürfen weder vom Entgelte für Warenumsätze noch vom Entgelte für die Gewährung eingerichteter Schlaf- und Wohnräume in Gasthöfen, Pensionen oder Privathäusern Steuern erheben.

Gesetz gegen den unlauteren Wettbewerb.
Vom 7. Juni 1909.

§ 1. Wer im geschäftlichen Verkehre zu Zwecken des Wettbewerbes Handlungen vornimmt, die gegen die guten Sitten verstoßen, kann auf Unterlassung und Schadenersatz in Anspruch genommen werden.

§ 3. Wer in den öffentlichen Bekanntmachungen oder in Mitteilungen, die für einen größeren Kreis von Personen bestimmt sind, über geschäftliche Verhältnisse insbesondere über die Beschaffenheit, den Ursprung, die Herstellungsart oder die Preisbemessung von Waren oder gewerblichen Leistungen, über die Art des Bezugs oder die Bezugsquelle von Waren, über den Besitz von Auszeichnungen, über den Anlaß oder den Zweck des Verkaufs oder über die Menge der Vorräte unrichtige Angaben macht, die geeignet sind, den Anschein eines besonders günstigen Angebotes hervorzurufen, kann auf Unterlassung der unrichtigen Angaben in Anspruch genommen werden.

§ 4. Wer in der Absicht, den Anschein eines besonders günstigen Angebotes hervorzurufen, in öffentlichen Bekanntmachungen oder in Mitteilungen, die für einen größeren Kreis von Personen bestimmt sind, über geschäftliche Verhältnisse, insbesondere über die Beschaffenheit, den Ursprung, die Herstellungsart oder die Preisbemessung von Waren oder gewerblichen Leistungen, über die Art des Bezuges oder die Bezugsquelle von Waren, über den Besitz von Auszeichnungen, über den Anlaß oder den Zweck des Verkaufes oder über die Menge der Vorräte wissentlich unwahre und zur Irreführung geeignete Angaben macht, wird mit Gefängnis bis zu einem Jahre und mit Geldstrafe bis zu 5000 RM oder mit einer dieser Strafen bestraft.

Werden die im Abs. 1 bezeichneten unrichtigen Angaben in einem geschäftlichen Betriebe von einem Angestellten oder Beauftragten gemacht, so ist der Inhaber oder Leiter des Betriebes neben dem Angestellten oder Beauftragten strafbar, wenn die Handlung mit seinem Wissen geschah.

§ 12. Mit Gefängnis bis zu einem Jahre und mit Geldstrafe bis zu 5000 RM oder mit einer dieser Strafen wird, soweit nicht nach anderen Bestimmungen eine schwerere Strafe verwirkt wird, bestraft, wer im geschäftlichen Verkehr zu Zwecken des Wettbewerbes dem Angestellten oder Beauftragten eines geschäftlichen Betriebes Geschenke oder andere Vorteile anbietet, verspricht oder gewährt, um durch unlauteres Verhalten des Angestellten oder Beauftragten bei dem Bezuge von Waren oder gewerblichen Leistungen eine Bevorzugung für sich oder einen Dritten zu erlangen.

Die gleiche Strafe trifft den Angestellten oder Beauftragten eines geschäftlichen Betriebes der im geschäftlichen Verkehre Geschenke oder andere Vorteile fordert, sich versprechen läßt oder annimmt, damit er durch unlauteres Verhalten einem anderen bei dem Bezuge von Waren oder gewerblichen Leistungen im Wettbewerb eine Bevorzugung verschaffe.

Im Urteil ist zu erklären, daß das Empfangene oder sein Wert dem Staate verfallen sei.

§ 13. In den Fällen der §§ 1, 3 kann der Anspruch auf Unterlassung von jedem Gewerbetreibenden, der Waren oder Leistungen gleicher oder verwandter Art herstellt oder in den geschäftlichen Verkehr bringt, oder von Verbänden zur Förderung gewerblicher Interessen geltend gemacht werden, soweit die Verbände als solche in bürgerlichen Rechtsstreitigkeiten klagen können. Auch können diese Gewerbetreibenden und Verbände denjenigen, welcher den § 12 zuwiderhandelt, auf Unterlassung in Anspruch nehmen.

Zum Ersatze des durch die Zuwiderhandlung entstehenden Schadens ist verpflichtet:
1. wer im Falle des § 3 die Unrichtigkeit der von ihm gemachten Angaben kannte oder kennen mußte. Gegen Redakteure, Verleger, Drucker oder Verbreiter von periodischen Druckschriften kann der Anspruch auf Schadenersatz nur geltend gemacht werden, wenn sie die Unrichtigkeit der Angaben kannten;
2. wer gegen § 12 vorsätzlich oder fahrlässig verstößt.

Werden in einem geschäftlichen Betriebe Handlungen, die nach §§ 1, 3, 12 unzulässig sind, von einem Angestellten oder Beauftragten vorgenommen, so ist der Unterlassungsanspruch auch gegen den Inhaber des Betriebes begründet.

§ 14. Wer zu den Zwecken des Wettbewerbes über das Erwerbsgeschäft eines anderen über die Person des Inhabers oder Leiters des Geschäftes, über die Waren oder gewerblichen Leistungen eines anderen Tatsachen behauptet oder verbreitet, die geeignet sind, den Betrieb des Geschäftes oder den Kredit des Inhabers zu schädigen, ist, sofern die Tatsachen nicht erweislich wahr sind, dem Verletzten zum Ersatze des entstehenden Schadens verpflichtet. Der Verletzte kann auch den Anspruch geltend machen, daß die Behauptung oder Verbreitung der Tatsachen unterbleibe.

Handelt es sich um vertrauliche Mitteilungen, und hat der Mitteilende oder der Empfänger der Mitteilung an ihr ein berechtigtes Interesse, so ist der Anspruch auf Unterlassung nur zulässig, wenn die Tatsachen der Wahrheit zuwider behauptet oder verbreitet sind. Der Anspruch auf Schadenersatz kann nur geltend gemacht werden, wenn der Mitteilende die Unrichtigkeit der Tatsachen kannte oder kennen mußte.

Die Vorschrift des § 13 Abs. 3 findet entsprechende Anwendung.

§ 15. Wer wider besseres Wissen über das Erwerbsgeschäft eines anderen, über die Person des Inhabers oder Leiters des Geschäftes, über die Waren oder gewerblichen Leistungen eines anderen Tatsachen der Wahrheit zuwider behauptet oder verbreitet, die geeignet sind, den Betrieb des Geschäftes zu schädigen, wird mit Gefängnis bis zu einem Jahre und mit Geldstrafe bis zu 5000 RM oder mit einer dieser Strafen bestraft.

Werden die im Abs. 1 bezeichneten in einem geschäftlichen Betriebe von einem Angestellten oder Beauftragten behauptet oder verbreitet, so ist der Inhaber des Betriebes neben dem Angestellten oder Beauftragten strafbar, wenn die Handlung mit seinem Wissen geschah.

§ 17. Mit Gefängnis bis zu einem Jahre und mit Geldstrafe bis zu 5000 RM oder mit einer dieser Strafen wird bestraft, wer als Angestellter, Arbeiter oder Lehrling eines Geschäftsbetriebes Geschäfts- oder Betriebsgeheimnisse, die ihm vermöge des Dienstverhältnisses anvertraut oder sonst zugänglich geworden sind, während der Geltungsdauer des Dienstverhältnisses unbefugt an andere zu Zwecken des Wettbewerbes oder in der Absicht, dem Inhaber des Geschäftsbetriebes Schaden zuzufügen, mitteilt.

Gleiche Strafe trifft denjenigen, welcher Geschäfts- oder Betriebsgeheimnisse, deren Kenntnis er durch eine der im Abs. 1 bezeichneten Mitteilungen oder durch eine gegen das Gesetz oder die guten Sitten verstoßende eigene Handlung erlangt hat, zu Zwecken des Wettbewerbes unbefugt verwertet oder an andere mitteilt.

§ 18. Mit Gefängnis bis zu einem Jahre und mit Geldstrafe bis zu 5000 RM oder mit einer dieser Strafen wird bestraft, wer die ihm im geschäftlichen Verkehr anvertrauten Vorlagen oder Vorschriften technischer Art, insbesondere Zeichnungen, Modelle, Schablonen, Schnitte, Rezepte, zu Zwecken des Wettbewerbes unbefugt verwertet oder an andere mitteilt.

§ 19. Zuwiderhandlungen gegen die Vorschriften der §§ 17, 18 verpflichten außerdem zum Ersatze des entstandenen Schadens. Mehrere Verpflichtete haften als Gesamtschuldner.

§ 20. Wer zu Zwecken des Wettbewerbes es unternimmt, einen anderen zu einer Zuwiderhandlung gegen die Vorschriften des § 17 Abs. 1, § 18 zu bestimmen, wird mit Gefängnis bis zu neun Monaten und mit Geldstrafe bis zu 2000 RM oder mit einer dieser Strafen bestraft.

§ 21. Die in diesem Gesetze bezeichneten Ansprüche auf Unterlassung oder Schadenersatz verjähren in sechs Monaten von dem Zeitpunkt an, in welchem der Anspruchsberechtigte von der Handlung und von der Person des Verpflichteten Kenntnis erlangt, ohne Rücksicht auf diese Kenntnis in drei Jahren von der Begehung der Handlung an.

Für die Ansprüche auf Schadenersatz beginnt der Lauf der Verjährung nicht vor dem Zeitpunkt, in welchem ein Schaden entstanden ist.

§ 22. Die Strafverfolgung tritt mit Ausnahme der in den §§ 6, 10, 11 bezeichneten Fälle nur auf Antrag ein. In den Fällen der §§ 4, 8, 12 hat das Recht, den Strafantrag zu stellen, jeder der im § 13 Abs. 1 bezeichneten Gewerbetreibenden und Verbände.

Die Zurücknahme des Antrages ist zulässig.

Strafbare Handlungen, deren Verfolgung nur auf Antrag eintritt, können von dem zum Strafantrage Berechtigten im Wege der Privatklage verfolgt werden, ohne daß es einer vorgängigen Anrufung der Staatsanwaltschaft bedarf. Die öffentliche Klage wird von der Staatsanwaltschaft nur dann erhoben, wenn dies im öffentlichen Interesse liegt.

§ 26. Neben einer nach Maßgabe dieses Gesetzes verhängten Strafe kann auf Verlangen des Verletzten auf eine an ihn zu erlegende Buße bis zum Betrage von 10 000 RM erkannt werden. Für diese Buße haften die dazu Verurteilten als Gesamtschuldner. Eine erkannte Buße schließt die Geltendmachung eines weiteren Entschädigungsanspruches aus.

§ 27. Bürgerliche Rechtsstreitigkeiten, in welchen durch die Klage ein Anspruch auf Grund dieses Gesetzes geltend gemacht wird, gehören, sofern in erster Instanz die Landgerichte zuständig sind, vor die Kammern für Handelssachen.

In bürgerlichen Rechtsstreitigkeiten, in welchen durch Klage oder Widerklage ein Anspruch auf Grund dieses Gesetzes geltend gemacht ist, wird die Verhandlung und Entscheidung letzter Instanz im Sinne des § 8 des Einführungsgesetzes zum Gerichtsverfassungsgesetze dem Reichsgerichte zugewiesen.

Markenschutz. Gewerbetreibende können Zeichen, welche zur Unterscheidung ihrer Waren von den Waren anderer Gewerbetreibenden auf den Waren selbst oder auf deren Verpackung angebracht werden sollen, zur Eintragung in die Zeichenrolle, die bei dem Patentamt geführt wird, anmelden.

Die Eintragung ist zu versagen für Freizeichen sowie für Warenzeichen,

1. welche ausschließlich in Zahlen, Buchstaben oder solchen Wörtern bestehen, die Angaben über Art, Zeit und Ort der Herstellung, über die Beschaffenheit, über die Bestimmung, über Preis-, Mengen- oder Gewichtsverhältnisse der Ware enthalten;

2. welche in- oder ausländische Staatswappen oder Wappen eines inländischen Ortes, eines inländischen Gemeinde- oder weiteren Kommunalverbandes enthalten;

3. welche Ärgernis erregende Darstellungen oder solche Angaben enthalten, die ersichtlich den tatsächlichen Verhältnissen nicht entsprechen und die Gefahr einer Täuschung begründen.

Zeichen, welche gelöscht sind, dürfen für die Waren, für welche sie eingetragen waren, oder für gleichartige Waren zugunsten eines anderen, als des letzten Inhabers erst nach Ablauf von 2 Jahren seit dem Tage der Löschung von neuem eingetragen werden.

Auf Antrag des Inhabers wird das Zeichen jederzeit in der Rolle gelöscht. Von Amts wegen erfolgt die Löschung:

1. wenn seit der Anmeldung des Zeichens oder seit ihrer Erneuerung 10 Jahre verflossen sind;

2. wenn die Eintragung des Zeichens hätte versagt werden müssen.

Ein Dritter kann die Löschung eines Warenzeichens beantragen:

1. wenn das Zeichen für ihn auf Grund einer früheren Anmeldung für dieselben oder für gleichartige Waren in der Zeichenrolle oder in den nach Maßgabe des Gesetzes über den Markenschutz vom 30. November 1874 geführten Zeichenregistern eingetragen steht;

2. wenn der Geschäftsbetrieb, zu welchem das Warenzeichen gehört, von dem eingetragenen Inhaber nicht mehr fortgesetzt wird;

3. wenn Umstände vorliegen, aus denen sich ergibt, daß der Inhalt des Warenzeichens den tatsächlichen Verhältnissen nicht entspricht und die Gefahr einer Täuschung begründet.

Die Eintragung eines Warenzeichens hat die Wirkung, daß dem Eingetragenen ausschließlich das Recht zusteht, Waren der angemeldeten Art oder deren Verpackung oder Umhüllung mit dem Warenzeichen zu versehen, die so bezeichneten Waren in Verkehr zu setzen, sowie auf Ankündigungen, Preislisten, Geschäftsbriefen, Empfehlungen, Rechnungen od. dgl. das Zeichen anzubringen.

Die unberechtigte Verwendung derartig geschützter Zeichen kann zu einer Strafe bis 5000 RM oder zu Gefängnis bis zu 6 Monaten sowie zur Verpflichtung hoher Entschädigung des Verletzten führen. Die Strafverfolgung tritt nur auf Antrag ein. Die Zurücknahme des Strafantrages ist zulässig. (Gesetz vom 12. Mai 1894.)

Bestimmungen über die Anmeldung von Warenzeichen.
Vom 1. Juli 1920.

§ 1. Die Anmeldung eines Warenzeichens behufs Eintragung in die Zeichenrolle geschieht in der Form eines an das Patentamt zu richtenden schriftlichen Gesuchs, dem die sonst erforderlichen Stücke als Anlagen beizufügen sind.

Für jedes Zeichen ist eine besondere Anmeldung erforderlich.

§ 2. Das Gesuch muß enthalten:

a) die Angabe des Vor- und Zunamens, bei Frauen außerdem des Familienstandes und des Geburtsnamens, des Wohnorts oder der Hauptniederlassung des Anmelders; bei größeren Städten auch die Angabe von Straße und Hausnummer der Wohnung oder der Hauptniederlassung; bei ausländischen Orten auch die Angabe des Staats und Bezirks. Durch diese Angaben muß jeder Zweifel darüber ausgeschlossen sein, ob die Eintragung des Warenzeichens von einzelnen Personen oder von einer Gesellschaft, von dem Inhaber einer Firma auf seinen bürgerlichen Namen oder von einer Firma nachgesucht wird. Bei Verbandszeichen die Angabe des Namens und des Sitzes des Verbandes;

b) die Bezeichnung des Geschäftsbetriebs, in dem das Zeichen verwendet werden soll; bei Verbandszeichen fällt diese Angabe weg;

c) den Antrag, daß das Warenzeichen in die Zeichenrolle eingetragen wird;

d) die Aufführung der Anlagen unter Angabe ihrer Nummer und ihres Inhalts;

e) falls der Anmelder einen Vertreter bestellt hat, die Angabe der Person, der Berufsstellung und des Wohnorts des Vertreters. Als Anlage ist eine Vollmacht beizufügen, die nach § 8 der Verordnung vom 30. Juni 1894 und § 28 der Verordnung vom 11. Juli 1891 auf prozeßfähige, mit ihrem bürgerlichen Namen bezeichnete Personen (nicht also auf eine Firma) auszustellen ist. Eine Beglaubigung der Unterschrift des Anmelders unter der Vollmacht ist auf besonderes Erfordern des Patentamts beizubringen;

f) falls mehrere Personen ohne Bestellung eines gemeinsamen Vertreters anmelden, die Benennung derjenigen Person, der die amtlichen Verfügung zugesandt werden sollen;

g) die Unterschrift des Anmelders (der Anmelder) oder des Vertreters.

Anmerkung. Nach den Bestimmungen des Art. II des Gesetzes zur Ausführung der revidierten Pariser Übereinkunft vom 2. Juni 1911 zum Schutz des gewerblichen Eigentums vom 31. März 1913 und der Bekanntmachung des Reichskanzlers betr. die Geltendmachung des im Art. 4 dieser Übereinkunft vorgesehenen Prioritätsrechts, vom 8. April 1913 ist die im Art. 4 Abs. d der Übereinkunft vorgesehene Prioritätserklärung über die Zeit und Land der Voranmeldung bei der Anmeldung des Warenzeichens abzugeben; andernfalls wird der Prioritätsanspruch für diese Anmeldung verwirkt.

§ 3. Dem Gesuch ist eine Darstellung des Zeichens in zwölf Ausführungen beizufügen. Eine davon ist auf einem mit Heftrand versehenen halben Bogen anzubringen.

Die Ausführungen müssen sauber und dauerhaft sein und die wesentlichen Bestandteile des Zeichens deutlich erkennen lassen. Wird die Darstellung im Laufe des Verfahrens verändert, so sind vor der Eintragung neue Ausführungen einzureichen, oder es ist zu erklären, daß der Abdruck des Druckstocks als Darstellung gelten soll.

Die Größe der Darstellung darf 33 cm in der Höhe und 25 cm in der Breite nicht übersteigen. Größere Darstellungen, wie Plakate u. dgl., werden als Probestücke behandelt. In diesem Falle sind entweder Ausführungen in kleinerem Maßstabe nachzureichen oder es ist zu erklären, daß der Abdruck des Druckstocks als Darstellung gelten soll.

Die Darstellung darf nur einseitig bedruckt sein.

Bei Zeichen, die ausschließlich in Wörtern bestehen, kann die Beifügung der Darstellung durch Aufnahme des Wortes in das Gesuch und die Erklärung ersetzt werden, daß der Abdruck des Druckstocks als Darstellung gelten soll.

§ 4. Das Verzeichnis der Waren, für das das Zeichen bestimmt ist, ist in zwei Ausfertigungen einzureichen. Ist das Verzeichnis von geringem Umfange, so kann es in das Gesuch aufgenommen werden.

§ 5. Die Beschreibung des Zeichens ist, wenn der Anmelder sie für erforderlich hält, oder wenn das Patentamt sie erfordert, dem Gesuch in zwei Ausfertigungen beizufügen.

§ 6. Unter den gleichen Voraussetzungen sind Modelle und Probestücke der mit dem Zeichen versehenen Ware sowie Nachbildungen des Zeichens in der Form, wie es im Verkehr verwendet wird, und zwar in einer Ausführung, vorzulegen. Gegenstände, die leicht beschädigt werden können, sind in festen Hüllen einzureichen. Gegenstände von kleinerem Umfange sind auf steifem Papier zu befestigen.

§ 8. Zugleich mit der Anmeldung oder auf spätere Aufforderung ist ein für die Vervielfältigung des Zeichens bestimmter Druckstock einzureichen, der das Zeichen in allen wesentlichen Teilen, einschließlich der Inschriften, deutlich und sauber wiedergibt. Auch bei Zeichen, die ausschließlich in Wörtern bestehen, ist ein Druckstock erforderlich.

Der Druckstock muß aus Holz, Zink oder einem anderen zum Drucke geeigneten Stoffe bestehen und eine Druckhöhe von 2,4 cm haben. Es darf nur hartes, glattes, nicht poröses Holz (Zedernholz) benutzt werden. Zu Metallplatten, die mit dem Holz fest verbunden sein müssen, darf kein sprödes, leicht brüchiges Metall verwendet werden. Der zum Festmachen des Metalls auf dem Holze bestimmte Rand darf nicht zu schmal und dünn sein, so daß die zur Befestigung bestimmten Nägel auch noch an anderer Stelle eingeschlagen werden können.

Seine Größe darf für Wortzeichen 6,5 cm, für andere Warenzeichen 10 cm in Höhe und Breite nicht übersteigen.

Der Druckstock muß in allen Fällen aus einem Stücke bestehen.

Soll ein Zeichen mehrfach eingetragen werden, so ist für jede Eintragung ein besonderer Druckstock einzureichen.

Auf Antrag kann die Anfertigung des Druckstocks oder die Nachbildung eines schon vorhandenen Druckstocks auf Kosten des Anmelders durch das Patentamt veranlaßt werden.

Ein mittels des Druckstocks gefertigter Abdruck des Zeichens ist in zwei Ausfertigungen beizufügen.

§ 9. Die Anlagen des Gesuchs müssen mit einer ihre Zugehörigkeit zur Anmeldung kennzeichnenden Aufschrift versehen sein. Dasselbe gilt für Modelle, Probestücke, Nachbildungen, Zeichensatzungen und Druckstock.

Schriftstücke, die anderen Personen mitzuteilen sind oder die mehrere Anmeldungen betreffen, sind in der dazu erforderlichen Zahl von Ausfertigungen einzureichen.

Maß- und Gewichtsgesetz.

Vom 13. Dezember 1935. (Im Auszuge.)

§ 1. (1) Die gesetzlichen Einheiten der Länge und der Masse sind das Meter und das Kilogramm.

(2) Das Meter ist der Abstand zwischen den Endstrichen des internationalen Meterurmaßes bei der Temperatur des schmelzenden Eises.

(3) Das Kilogramm ist die Masse des internationalen Urgewichts.

§ 8. (1) Alle Leistungen nach Maß und Gewicht innerhalb des Deutschen Reiches dürfen nur nach den gesetzlichen Einheiten oder den daraus abgeleiteten Einheiten angeboten, verkauft und berechnet werden.

(2) Davon ausgenommen ist der Verkehr von und nach dem Ausland. Der Reichswirtschaftsminister wird ermächtigt, weitere Ausnahmen zuzulassen.

§ 9. (1) Der Eichpflicht unterliegen die folgenden Meßgeräte, wenn sie im öffentlichen Verkehr zur Bestimmung des Umfanges von Leistungen angewendet oder bereitgehalten werden:

1. Die zum Messen der Länge, der Fläche oder des Raumes dienenden Maße, Meßwerkzeuge und Meßmaschinen.

2. Die Gewichte und Waagen, einschließlich der Zählwaagen, Wäge- und Abfüllmaschinen.

3. Die Meßgeräte für wissenschaftliche und technische Untersuchungen, die zur Gehaltsermittlung dienen.

(2) Eichpflichtig sind auch die Meßgeräte,

1. mit denen Lieferungen für An- oder Verkauf geprüft werden,

2. die zur Ermittlung des Arbeitslohnes oder der Überprüfung von Arbeit angewendet oder bereitgehalten werden,

3. mit denen Sachentschädigungen gewogen oder gemessen werden.

§ 11. Fässer, in denen Bier, Wein, verstärkter Wein; dem Wein ähnliche Getränke, weinhaltige Getränke, Trinkbranntwein aller Art ... müssen mit ihrem Rauminhalt geeicht sein, nicht aber, wenn die Erzeugnisse aus dem Auslande eingeführt sind und in Gebinden des Ursprungslandes in den Verkehr kommen.

§ 12. (1) Zum öffentlichen Verkehr gehört,

1. der Handelsverkehr in nicht offenen Verkaufsstellen, besonders der Geschäftsbetrieb von Vereinen und Genossenschaften, auch dann, wenn er sich auf die Mitglieder beschränkt.

(2) Bereitgehalten ist ein Gegenstand, wenn die äußeren Umstände erkennen lassen, daß er ohne besondere Vorbereitung in Gebrauch genommen werden kann.

§ 13. Der Eichpflicht unterliegen ferner Personenwaagen, die

1. von Ärzten und anderen Personen, die die Heilkunde, Krankenpflege, Geburtshilfe und Gesundheitspflege berufsmäßig ausüben, angewandt oder bereitgehalten werden.

§ 14. (1) Fieberthermometer dürfen nur nach amtlicher Prüfung verkauft oder sonst in den Verkehr gebracht werden. Für den Vertrieb im Inland müssen sie geeicht sein.

(3) Der Hersteller von Fieberthermometern ist verpflichtet, die amtliche Prüfung und Eichung zu veranlassen.

§ 16. Die eichpflichtigen Gegenstände sind innerhalb bestimmter Fristen zur Nacheichung zu bringen, verspätet vorgelegte gelten als ungeeicht.

§ 17. (1) Die Nacheichfrist beträgt

1. zwei Jahre — für alle eichpflichtigen Gegenstände, für die dieses Gesetz nicht ausdrücklich eine andere Frist festsetzt.

2. drei Jahre — a) bei den Waagen und Wägemaschinen für eine Höchstlast von 3000 kg und darüber

b) bei den Fässern für Wein, verstärktem Wein, dem Wein ähnliche Getränke, weinhaltige Getränke, Trinkbranntwein aller Art, Traubenmost, Obstmost, Traubensüßmost, Obstsüßmost und Obstsaft.

§ 18. (1) Die Nacheichfrist beginnt mit dem Ablauf des Kalenderjahres, in dem die letzte Eichung vorgenommen worden ist.

(2) Bei den im § 17 Nr. 2b genannten Fässern endet die Frist erst mit der Entleerung.

§ 19. Von der Nacheichung sind befreit 1. ganz aus Glas hergestellte Meßgeräte.

§ 24. (2) Die erste Eichung eines Gegenstandes heißt Neueichung. Die danach vorgenommenen Eichungen heißen Nacheichungen.

§ 28. Zur Eichung sind nur zuzulassen,

1. die Längenmaße, die dem Meter oder seinen ganzen Vielfachen oder seiner Hälfte, seinem fünften oder seinem zehnten Teil entsprechen;

2. die Körpermaße, die dem Kubikmeter, dem halben Kubikmeter, dem Hektoliter oder dem halben Hektoliter oder den ganzen Vielfachen dieser Maßgrößen oder dem Liter seinem Zwei-, Fünf-, Zehn- oder Zwanzigfachen oder seiner Hälfte, seinem vierten, fünften, zehnten, zwanzigsten, fünfzigsten, hundertsten oder tausendsten Teil entsprechen:

Gesetzkunde.

3. die Gewichte, die dem Kilogramm, dem Gramm oder dem Milligramm oder dem Zwei-, Fünf-, Zehn-, Zwanzig- oder Fünfzigfachen dieser Größen oder der Hälfte, dem vierten, dem fünften, dem achten oder dem zehnten Teile des Kilogramms oder der Hälfte, dem fünften oder dem zehnten Teile des Grammes entsprechen.

§ 29. (1) Der § 28 gilt nicht für Fässer, Fördergefäße und Förderwagen, auch nicht für Goldmünzgewichte.

(2) Die Physikalisch-Technische Reichsanstalt ist ermächtigt,

1. bei dringendem Bedürfnis Ausnahmen von § 28 zuzulassen,
2. Meßgeräte eichfähiger Arten zuzulassen, auf denen neben der metrischen Teilung noch eine andere Nebeneinteilung angebracht ist.

IV. Flaschen.

§ 52. Die nach dem Inkrafttreten dieses Gesetzes neu hergestellten Flaschen für die im § 54 genannten Lebensmittel müssen mit einer Bezeichnung des Raumgehaltes (Nenninhaltes) nach Litermaß und mit einer Fabrikmarke versehen sein und den im § 54 bezeichneten Maßgrößen entsprechen.

§ 53. Die Bezeichnung des Raumgehaltes ist außen am Flaschenboden oder auf dem Zylindermantel in der Nähe des Bodens durch Schnitt, Schliff, Ätzung, Brand, Einpressen, Einblasen oder Anblasen anzubringen und muß leicht erkennbar sein.

§ 54. (1) Als Maßgrößen der Flaschen sind nur zugelassen für

1. Milch, Milcherzeugnisse und Milchmischgetränke . . . . 0,5 l | 0,25 l | 0,20 l |
2. Obstsaft und Obstsirup . . . . 0,75 l | 0,375 l | 0,20 l |
3. Trinkbranntwein jeder Art . . . . 0,7 | 0,5 l | 0,35 l |
                                                                                          0,25 l | 0,175 l |
4. Schaumwein und dem Schaumwein ähnliche Getränke . . 0,75 l | 0,375 l | 0,20 l |
5. Wein, dem Wein ähnliche Getränke, weinhaltige Getränke, Traubenmost, Obstmost, Traubensüßmost und Obstsüßmost . . . . 0,72 l | 0,36 | 0,25 l
6. Limonaden und diesen ähnliche Getränke, Brauselimonaden, Kunstbrauselimonaden, Tafelwässer u. Heilwässer 0,75 l | 0,5 l | 0,35 l | 0,25 l
7. Bier . . . . 0,7 l | 0,5 l | 0,33 l

(2) Außerdem sind für alle unter Nr. 1 bis Nr. 7 aufgeführten Flüssigkeiten als Maßgrößen zugelassen: 1 l, 1,5 l, 2 l, 3 l, 5 l, 10 l, 15 l, 20 l, 25 l, 50 l.

(3) Probeflaschen dürfen höchstens 0,125 l fassen.

§ 55. Die Flaschen mit dem in untenstehender Spalte 1 angegebenen Nenninhalt müssen den in Spalte 2 genannten „Inhalt gestrichen voll" aufweisen. Der tatsächliche Rauminhalt darf vom „Inhalt gestrichen voll" höchstens um die in Spalte 3 angegebenen Fehlergrenzen auf- oder abwärts abweichen.

Nenninhalt	Inhalt gestrichen voll	Fehlergrenze	Nenninhalt	Inhalt gestrichen voll	Fehlergrenze
1	2	3	1	2	3
		cm			cm
50,00	50,20	100	0,72	0,75	20
25,00	25,10	90	0,7	0,73	20
20,00	20,09	80	0,5	0,53	20
15,00	15,08	70	0,375	0,4	15
10,00	10,08	70	0,36	0,38	15
5,00	5,07	60	0,35	0,37	15
3,00	3,06	50	0,33	0,35	15
2,00	2,05	40	0,25	0,265	10
1,5	1,54	30	0,20	0,215	10
1,00	1,03	20	0,175	0,19	10
0,75	0,78	20			

§ 58. Die im § 52 genannten Flaschen sind nicht eichpflichtig, auch wenn sie bei der Füllung als Maße nach § 9 verwendet werden.

§ 60. (1) Mit Geldstrafe bis zu 150 RM oder mit Haft wird bestraft, wer in einer auf Erwerb gerichteten Tätigkeit

1. den §§ 8—13, 16—18, 25, 31 und 34—36 zuwiderhandelt,

2. den nach §§ 20 und 37 erlassenen Anordnungen des Reichswirtschaftsministers zuwiderhandelt,

3. vorsätzlich nicht eichfähige Geräte als eichfähig bezeichnet,

5. ein von der Eich- oder der Polizeibehörde beanstandetes Meßgerät in vorschriftswidrigem Zustand auch nach einer zur Berichtigung aufgegebenen Frist im eichpflichtigen Verkehr anwendet oder bereithält,

6. ein geeichtes oder beglaubigtes Meßgerät, das er wesentlich geändert hat oder hat ändern lassen, weiter im eichpflichtigen Verkehr anwendet oder bereithält.

Ausführungsverordnung zum Maß- und Gewichtsgesetz.
Vom 20. Mai 1936.

§ 1. Meßgeräte in Verkaufsstellen sind vollkommen frei und übersichtlich aufzustellen. Sie dürfen von anderen Gegenständen oder vom Verkäufer weder ganz noch teilweise verdeckt werden, damit Käufer und Verkäufer Begrenzungsmarken, Schalt- und Rücklaufhähne an Meßwerkzeugen, Einspielmarken der Waagen (Zeiger, Zunge, Skala), beide Schalen, Gewichte usw. stets ohne wesentliche Umstände beobachten können.

§ 2. (1) Meßgeräte müssen waagerecht nach dem Augenmaß auf festen Unterlagen stehen und soweit sie mit Lot oder einer Wasserwaage (Libelle) versehen sind, nach diesen eingestellt sein.

(2) Jede Waage in offenen Verkaufsstellen muß bei Nichtbenutzung unbelastet sein und vor den Augen der Käufer einspielen.

§ 3. Waagen, Gewichte und alle sonstigen Meßgeräte sind dauernd in sauberem Zustande zu erhalten.

§ 4. Die Besitzer eichpflichtiger Meßgeräte haben diese zum Zwecke der Neueichung oder Nacheichung an eine Amtsstelle der Eichbehörden zu bringen und nach der Eichung dort wieder in Empfang zu nehmen.

§ 5. Die eichpflichtigen Meßgeräte sind zur Eichung gehörig hergerichtet und gereinigt vorzulegen.

§ 6. Es ist verboten, an geeichten Meßgeräten nachträglich Maße oder Teilungen oder Nebeneinrichtungen anzubringen. Meßgeräte, an denen solche Änderungen vorgenommen worden sind, gelten als ungeeicht.

§ 7. Die Besitzer von Meßgeräten sind verpflichtet, bei der polizeilichen Nachschau Auskunft über alle in ihrem Besitz befindlichen Meßgeräte zu geben und sie vorzuzeigen.

§ 22. Zur Verhinderung der Weiterbenutzung haben die Polizei- und Gendarmeriebeamten Meßgeräte aus dem Verkehr zu ziehen,

1. die nicht geeicht sind, also weder Eich- noch Jahresstempel haben,
2. die keinen gültigen oder überhaupt keinen Jahresstempel tragen,
3. deren Eichstempel und letzter Jahresstempel entwertet (durchkreuzt) sind,
4. deren Eichstempel oder Jahresstempel unkenntlich, zerschlagen oder abgenutzt sind,
5. die augenscheinlich unrichtig (verbogen, verbeult, stark verrostet, undicht od. dgl.) sind, auch bei richtiger Stempelung.

§ 35. (1) Unter Meßgeräten für wissenschaftliche und technische Untersuchungen, die zur Gehaltsermittlung dienen, sind nur solche Meßgeräte für Flüssigkeiten und Gase zu verstehen, die auf den Einheiten des Raumes oder der Dichte beruhen. Es gehören dazu

1. Meßflaschen, z. B. Kolben, Pyknometer.
2. Meßgläser und Meßröhren, z. B. Pipetten, Büretten, Butyrometer nebst Hilfsgeräten.
3. Mohrsche Waagen und ähnliche Waagen.
4. Aräometer aller Art.

(2) Die bei Inkrafttreten des Meß- und Gewichtsgesetzes noch im öffentlichen Verkehr befindlichen und zur Bestimmung des Umfanges von Leistungen dienenden Meßgeräte dieser Art dürfen noch bis 31. Dezember 1937 angewendet und bereitgehalten werden, auch wenn sie nicht geeicht sind.

§ 42. Personenwaagen dürfen an Ärzte, Masseure, Hebammen, Fürsorgestellen und den sonstigen in § 13 Nr. 1 genannten Personenkreis nur in geeichtem Zustande verkauft oder verliehen werden.

§ 52. Zu den Meßgeräten aus Glas, die von der Nacheichung befreit sind, gehören auch die Fieberthermometer.

§ 65. Die Vorschriften der §§ 52—59 des Maß- und Gewichtsgesetzes gelten für alle zur Aufnahme von Lebensmitteln nach § 54 dienenden Behälter, also auch für Krüge, Kruken und sonstige im Verkehr mit Spirituosen gebräuchliche Gefäße.

Bekanntmachung betr. die Einrichtung von Sitzgelegenheit für Angestellte in offenen Verkaufsstellen.

Vom 28. November 1900.

1. In denjenigen Räumen der offenen Verkaufsstellen, in welchen die Kundschaft bedient wird, sowie in den zu solchen Verkaufsstellen gehörenden Schreibstuben (Kontoren) muß für die daselbst beschäftigten Gehilfen und Lehrlinge eine nach Zahl dieser Personen ausreichende geeignete Sitzgelegenheit vorhanden sein. Für die mit der Bedienung der Kundschaft beschäftigten Personen muß die Sitzgelegenheit so eingerichtet sein, daß sie auch während kürzerer Arbeitsunterbrechungen benutzt werden kann.

Die Benutzung der Sitzgelegenheit muß den bezeichneten Personen während der Zeit, in welcher sie durch ihre Beschäftigung nicht daran gehindert sind, gestattet werden.

Gesetz zum Schutze des Genfer Neutralitätszeichens (Rotes Kreuz).

Vom 22. März 1902.

§ 1. Das in der Genfer Konvention zum Neutralitätszeichen erklärte Rote Kreuz auf weißem Grunde sowie die Worte „Rotes Kreuz" dürfen, unbeschadet der Verwendung für Zwecke des militärischen Sanitätsdienstes, zu geschäftlichen Zwecken sowie zur Bezeichnung von Vereinen oder Gesellschaften oder zur Kennzeichnung ihrer Tätigkeit nur auf Grund einer Erlaubnis gebraucht werden.

§ 2. Wer den Vorschriften dieses Gesetzes zuwider das Rote Kreuz gebraucht, wird mit Geldstrafe bis zu 150 RM oder mit Haft bestraft.

§ 3. Die Anwendung der Vorschriften dieses Gesetzes wird durch Abweichungen nicht ausgeschlossen, mit denen das im § 1 erwähnte Zeichen wiedergegeben wird, sofern ungeachtet dieser Abweichungen die Gefahr einer Verwechslung vorliegt.

Gesetz zum Schutze des Wappens der Schweizerischen Eidgenossenschaft.

Vom 27. März 1935.

§ 1. (1) Das Wappen der Schweizerischen Eidgenossenschaft (das aufrechte, gleicharmige, geradlinige, weiße Kreuz auf rotem Grunde) darf nicht zu einem gegen die kaufmännische Ehrbarkeit verstoßenden Zweck oder unter Bedingungen gebraucht werden, die geeignet sind, das schweizerische Nationalgefühl zu verletzen.

(2) Das gleiche gilt von Nachahmungen des schweizerischen Wappens, die geeignet sind Verwechslungen hervorzurufen.

§ 2. Wer den Vorschriften des § 1 zuwiderhandelt, wird, sofern die Tat nicht nach anderen Vorschriften mit höherer Strafe bedroht ist, mit Geldstrafe bis zu 150 RM oder mit Haft bestraft.

§ 3. Der Reichsminister des Innern erläßt die zur Durchführung und Ergänzung erforderlichen Rechts- und Verwaltungsvorschriften.

Handelswissenschaft.

Der Handel ist ein Unterzweig der Gewerblichen Wirtschaft.

Die gesetzlichen Bestimmungen, welche bei den einzelnen Fragen in Betracht kommen, gelten nicht nur vorwiegend für den Drogisten, sondern allgemein für den ganzen Kaufmannsstand.

Kaufmann im Sinne des HGB., Handelsgesetzbuches, ist, wer Handelsgewerbe betreibt.

Als Handelsgewerbe gilt nach § 1 Abs. 2 HGB. jeder Gewerbebetrieb, der eine der nachstehend bezeichneten Arten von Geschäften zum Gegenstande hat:

1. die Anschaffung und Weiterveräußerung von beweglichen Sachen (Waren) oder Wertpapieren, ohne Unterschied, ob die Waren verändert oder nach einer Bearbeitung oder Verarbeitung weiter veräußert werden, sog. Spekulationseinkauf.

Voraussetzung für Nr. 1 ist, daß die Sachen als bewegliche angeschafft und als bewegliche weiterveräußert werden. So gehören hierher die Anschaffungen der Drogisten, Apotheker und Handwerker.

2. Die Übernahme der Bearbeitung oder Verarbeitung von Waren für andere, sofern der Betrieb über den Umfang des Handwerkes hinausgeht.

3. Die Übernahme von Versicherungen gegen Prämie.

4. Die Bank- und Geldwechslergeschäfte.

7. Die Geschäfte der Handelsagenten oder der Handelsmäkler.

Ein jeder Kaufmann, ein Vollkaufmann, auf den sämtliche Bestimmungen des HGB. anzuwenden sind, ist verpflichtet, eine Firma, einen Handelsnamen zu führen. Von dieser Verpflichtung sind nach § 4 befreit: Personen, deren Gewerbebetrieb nicht über den Umfang des Kleingewerbes hinausgeht, sog. Minderkaufleute.

Die Firma eines Vollkaufmannes ist der Name, unter dem er im Handel seine Geschäfte betreibt und die Unterschrift abgibt, kurz der Handelsname des Kaufmannes.

Jeder neue Handelsname muß sich indessen von allen an demselben Ort oder in derselben Gemeinde bereits bestehenden und in das Handelsregister eingetragenen Firmen deutlich unterscheiden.

Das Gesetz stellt den Grundsatz der Wahrheit der Firmen auf, d. h. der Handelsname soll sich mit dem Familiennamen des Inhabers decken. Von diesem Grundsatze werden nur in bestimmten Fällen Ausnahmen zugelassen; derartige Handelsnamen nennt man teils künstliche, teils abgeleitete.

Der wahre Handelsname ist die Regel bei neu errichteten Geschäften. Das HGB. bestimmt darüber:

Ein Kaufmann, der sein Geschäft ohne Gesellschafter oder nur mit einem stillen Gesellschafter betreibt, hat seinen Familiennamen mit mindestens einem ausgeschriebenen Vornamen als Firma zu führen, § 18 Abs. 1 HGB.

Abgeleitete Handelsnamen finden sich ausschließlich bei solchen Geschäften, deren Inhaber gewechselt hat; zu beachten ist, daß eine Firma nicht ohne das dazugehörende Handelsgeschäft veräußert werden kann. Der Handelsname geht nicht ohne weiteres durch Kauf oder Erbschaft an den neuen Inhaber über, wenn nicht bei Verkauf zu Lebzeiten der Verkäufer oder die Erben in die Weiterführung der Firma willigen.

Jeder Vollkaufmann ist verpflichtet, seine Firma, die Art des Betriebes und den Ort seiner Handelsniederlassung bei dem Amtsgericht, in dessen Bezirk sich die Niederlassung befindet, zur Eintragung in das Handelsregister anzumelden. Er hat seine Firma zur Aufbewahrung bei dem Gerichte zu zeichnen, HGB. § 29. Die Anmeldung kann durch den Inhaber des Geschäftes persönlich erfolgen, oder schriftlich, wo dann die Unterschrift beglaubigt sein muß. Der Anmeldezwang bezieht sich auch auf alle Änderungen der Firma oder ihrer Inhaber, die Verlegung der Niederlassung an einen anderen Ort, § 31, sowie die Auflösung, die Liquidation des Betriebes. Wird über das Vermögen eines Kaufmanns der Konkurs eröffnet, so wird dies, wie die etwaige Aufhebung des Eröffnungsbeschlusses, die Einstellung und Aufhebung des Konkurses von Amts wegen in das Handelsregister eingetragen, § 32.

Eine reichsgesetzliche Vorschrift für alle Gewerbetreibende, also auch für alle Kaufleute, bestimmt im § 15a der Gewerbeordnung: „Gewerbetreibende, die einen offenen Laden haben oder Gast- und Schankwirtschaft betreiben, sind verpflichtet, ihren Familiennamen mit mindestens einem ausgeschriebenen Vornamen an der Außenseite oder am Eingang des Ladens oder der Wirtschaft in deutlich lesbarer Schrift anzubringen. Kaufleute, die eine Handelsfirma führen, haben zugleich die Firma in der bezeichneten Weise vor dem Laden oder der Wirtschaft anzubringen; ist aus der Firma der Familienname des Geschäftsinhabers mit dem ausgeschriebenen Vornamen zu ersehen, so genügt die Anbringung der Firma.

Beim Eintragen der Firma in das Firmenregister hat jeder Inhaber, sowie jeder Prokurist (siehe später), seine Unterschrift in das Firmenregister einzutragen, damit diese amtlich hinterlegte, deponierte, Unterschrift in streitigen Fällen zur Vergleichung dienen kann.

Alle Eintragungen in das Handelsregister werden öffentlich bekannt gemacht. Jedermann, der berechtigten Wert darauf nachweist, kann Einsicht in die Eintragungen im Handelsregister nehmen.

Hinsichtlich der Personen kann ein Geschäft bestehen

1. aus dem Inhaber, dem Prinzipal,
2. aus den Geschäftsgehilfen,
3. aus den Lehrlingen.

Alle anderen Hilfsangestellten, Hausknecht, Markthelfer, Kontordiener, Kutscher, Läufer u. a. m., gehören, selbst wenn diese ausschließlich für das Geschäft benutzt werden, nicht zu den eigentlichen Geschäftsgehilfen.

Als Prinzipal, Chef, Betriebsführer, Unternehmer wird oft der Inhaber des Geschäftes bezeichnet; er ist der natürliche Vorgesetzte sämtlicher Angestellten und hat die Oberleitung des Ganzen. Er muß geschäftsfähig sein. Geschäftsfähig ist derjenige, der durch Verträge Rechte erwerben und Verpflichtungen eingehen kann. Die Geschäftsfähigkeit kann sein: unbeschränkt geschäftsfähig, beschränkt geschäftsfähig und geschäftsunfähig. Beschränkt geschäftsfähig sind Personen vom 7.—21. Jahre, ferner wegen Geistesschwäche, Verschwendung und Trunksucht Entmündigte. Sie können Geschäfte abschließen, die ihrem bestimmten Pflichtenkreis entsprechen, im übrigen bedürfen sie der Einwilligung des gesetzlichen Vertreters. Bei Vollendung des 18. Lebensjahres kann zum Kauf eines Geschäftes vom Vormundschaftsgericht Erlaubnis gegeben werden, die sich aber nicht auf Kauf eines Grundstücks, auf Wechselverbindlichkeiten oder Eingehen von Geldschulden bezieht.

Hat ein und dasselbe Geschäft mehrere Besitzer, so ist jeder einzelne Teilhaber, Sozius. Der Betrieb ist ein Gesellschaftsunternehmen, das im Gegensatz zum Einzelunternehmen steht.

Auch kommt es vor, daß jemand Teilhaber eines Geschäftes ist, indem er Kapital in die Firma einschießt, ohne an der eigentlichen Leitung des Geschäftes sich zu beteiligen. Ein solcher Mitinhaber heißt **stiller Teilhaber**. Diese stille Gesellschaft wird nicht in das Firmenregister eingetragen.

Außer den hier angeführten Fällen kann ein Handelsgeschäft im Besitz einer Gesellschaft, einer Innung, eines Verbandes usw. sein. In einem solchen Falle leitet ein **Verwaltungsrat** die Geschäfte. Er ernennt eine oder mehrere Personen, die befugt sind, die Firma zu zeichnen und sie vor Gericht zu vertreten. Diese vertreten in derartigen Geschäften den Handlungsgehilfen gegenüber die Stelle des eigentlichen Inhabers.

Derartige Geschäfte sind je nach ihrer Natur Aktiengesellschaften oder eingetragene Gesellschaften mit beschränkter Haftpflicht usw.

Ein kaufmännisches Geschäft kann also entweder einem einzelnen Kaufmanne gehören, oder es können zwei oder mehr Personen ein Handelsgewerbe unter gemeinschaftlichem Handelsnamen und mit gemeinschaftlichem Kapital betreiben, es entstehen dann die **Handelsgesellschaften**. Zu den Handelsgesellschaften gehören nach dem Handelsgesetzbuche 1. die offene Handelsgesellschaft, 2. die Kommanditgesellschaft, 3. die Aktiengesellschaft, 4. die Kommanditgesellschaft auf Aktien und 5. die Gesellschaft mit beschränkter Haftpflicht. Auch die „stille Gesellschaft" steht in Beziehung zum Handelsgesetzbuche, dagegen nicht die Genossenschaft, die einem anderen Reichsgesetz „über die Erwerbs- und Wirtschaftsgenossenschaften" unterliegt.

Die einfachste Form der Handelsgesellschaften ist die **offene Handelsgesellschaft, OHG.** Zwei oder mehr Personen, die **Teilhaber, Gesellschafter**, treten mit gemeinschaftlichem Kapital unter gemeinschaftlichem Handelsnamen zu einem Handelsgewerbe zusammen. Bei keinem der Teilhaber ist die Haftpflicht Gesellschaftsgläubigern gegenüber beschränkt, sie haften alle mit ihrem Gesamtvermögen für etwaige Schulden des Geschäftes. Gleich wie der einzelne Inhaber müssen auch sämtliche Teilhaber ihre Unterschrift vor Gericht zeichnen oder in beglaubigter Form einreichen. Das Geschäft wird entweder von allen gemeinsam geführt, **Kollektivvertretung**, oder einzelne Gesellschafter werden laut Abmachung von der eigentlichen Geschäftsführung ausgeschlossen.

Anders liegt es bei der **Kommanditgesellschaft, K.-G.** Hier ist die Haftung eines oder mehrerer Gesellschafter auf den Betrag einer bestimmten Vermögenseinlage beschränkt, über die hinaus sie nicht mehr haftbar sind; diese Teilhaber heißen **Kommanditisten, Teilhafter**, während die übrigen Teilhaber, gleich wie die Teilhaber einer offenen Handelsgesellschaft, mit ihrem ganzen Vermögen haftbar sind, **Komplementäre, Vollhafter**. Die Kommanditisten sind von der Führung der Geschäfte ausgeschlossen.

Unter einer **Aktiengesellschaft, A.-G.**, ist eine Gesellschaft zu verstehen, wo sämtliche Gesellschafter, **Aktionäre, Teilhafter**, sich nur mit Einlagen auf das in Aktien zerlegte Grundkapital beteiligen, ohne persönlich mit ihrem weiteren Vermögen für etwaige Schulden der Aktiengesellschaft zu haften. Aktien können auf den jeweiligen Inhaber oder auf den Namen lauten oder gefesselte Namensaktien sein. **Inhaberaktien** können jederzeit weiterverkauft werden, was bei den auf den Namen lautenden Aktien, **Namensaktien**, nur unter der Bedingung geschehen kann, daß die Übertragung durch Indossament vollzogen, der Gesellschaft angezeigt und in das zu führende Aktienbuch der Gesellschaft eingetragen wird, zum Verkauf bzw. Übertragung von **gefesselten Namensaktien** muß die Genehmigung der Gesellschaft eingeholt werden. Aktien dürfen nur auf einen Mindestbetrag von 1000 RM lauten, höhere Werte immer nur auf 500 RM abgerundet. Das Grundkapital muß mindestens 500000 RM betragen. Die Aktionäre sind nicht berechtigt, ihre Einlagen zurückzufordern, solange die Gesellschaft besteht, sie haben nur Anspruch auf den verteilten Reingewinn. Die Geschäfte der Gesellschaft führen der Vorstand, der Aufsichtsrat und die Hauptversammlung.

Bei einer Kommanditaktiengesellschaft, KGaA., haftet mindestens ein Gesellschafter den Gesellschaftsgläubigern unbeschränkt, Vollhafter, persönlich haftender Gesellschafter, während die übrigen sich nur mit Einlagen auf das in Aktien zerlegte Grundkapital der Gesellschaft beteiligen.

Eine Gesellschaft mit beschränkter Haftung, GmbH., kann von mindestens 2 Personen gegründet, muß gerichtlich oder durch einen Notar beglaubigt werden, und sämtliche Teilhaber müssen unterzeichnen. Solche Gesellschaft kann nur mit einem Kapital von 20000 RM begründet werden, ein jeder Gesellschafter muß mindestens 200 RM oder einen auf 100 teilbaren Betrag einlegen. Die Gesellschaft wird durch einen oder mehrere Geschäftsführer geleitet, über denen die Gesellschafterversammlung steht, die auch einen Aufsichtsrat einsetzen kann.

Die stille Gesellschaft ist der Kommanditgesellschaft ähnlich. Auch hier beteiligen sich Teilhaber mit Geld als Kommanditisten, ohne mit dem übrigen Vermögen haftbar zu sein. Der eingeschossene Betrag geht in das Vermögen des eigentlichen Geschäftsinhabers oder des Geschäftsführers über, der stille Gesellschafter wird nicht genannt. Er enthält einen vorher bestimmten Hundertsatz des Gewinnes, nimmt aber auch mit einem vorher bestimmten Hundertsatz am Verluste teil.

Zur Gründung einer Genossenschaft sind mindestens 7 Personen erforderlich. Das Kapital wird von Genossen geleistet. Ein Mindestkapital ist nicht festgelegt. Der Zweck der Genossenschaft ist durch gemeinsamen größeren Einkauf den Genossen billigere Einkaufspreise zu ermöglichen.

Der Vorstand hat die Verpflichtung alljährlich das Verzeichnis der Genossen dem Registergericht mitzuteilen.

Man unterscheidet:

1. Genossenschaften mit unbeschränkter Haftpflicht, wo die einzelnen Genossen für die Schulden der Genossenschaft mit ihrem ganzen Vermögen haften.

2. Genossenschaften mit beschränkter Haftpflicht, wo die Genossen nur bis zu einem im voraus zu bestimmenden Betrage haftbar sind. Die Geschäfte führen ein Vorstand, der Aufsichtsrat und die Generalversammlung.

Größere Zusammenschlüsse sind weiter Kartelle, Syndikate, Konzerne und Trust. Sie bezwecken teils gemeinsamen Einkauf von Rohstoffen, Festsetzung der Herstellungsmengen, Festlegung der Verkaufspreise oder Zusammenlegung von Betrieben.

Handlungsgehilfen, Handlungslehrlinge sind alle diejenigen Gefolgschaftsmitglieder, die in einem Handelsgeschäfte vom Inhaber, dem Betriebsführer angestellt sind und darin handelsgeschäftliche Dienste leisten. Die Art dieser Dienstleistung und die Gegenleistung des Inhabers werden teils durch das Handelsgesetzbuch, den Orts- und Geschäftsgebrauch, teils durch ein besonderes Übereinkommen, Vertrag zwischen den beiden Teilen, geregelt. In gleicher Weise regelt sich die Zeitdauer des Lehrkontrakts, der von keinem der beiden Teile ohne rechtsgültige Gründe unterbrochen oder einseitig gelöst werden kann.

Der Handlungsgehilfe kann nach § 66 des HGB., wenn nichts anderes zwischen den Vertragschließenden verabredet ist, seine Stellung nur am Schluß eines jeden Kalendervierteljahres verlassen. Die Kündigung seiner Stellung muß in diesem Falle mindestens 6 Wochen vorher geschehen.

Durch Vertrag kann eine kürzere oder längere Kündigungsfrist bedungen werden. Sie darf nicht weniger als einen Monat betragen und kann nur für den Schluß eines Kalendermonats zugelassen werden. Außerdem muß die Kündigungsfrist für beide Teile gleich sein.

Durch Reichsgesetz vom 9. Juli 1926 ist die Kündigungsfrist für Angestellte, die mindestens 5 Jahre beschäftigt worden sind, gesondert geregelt. Dieses Gesetz über die Fristen für die Kündigung von Angestellten lautet:

§ 1. Die Vorschriften dieses Gesetzes finden Anwendung auf Angestellte, die nach § 1 des Versicherungsgesetzes für Angestellte versicherungspflichtig sind oder sein würden, wenn ihr Jahresarbeitsverdienst die Gehaltsgrenze nach § 3 des Versicherungsgesetzes für Angestellte nicht überstiege.

§ 2. Ein Arbeitgeber, der in der Regel mehr als zwei Angestellte, ausschließlich der Lehrlinge, beschäftigt, darf einem Angestellten, den er oder, im Falle einer Rechtsnachfolge, er und seine Rechtsvorgänger mindestens fünf Jahre beschäftigt haben, nur mit mindestens drei Monaten Frist für den Schluß eines Kalendervierteljahres kündigen. Die Kündigungsfrist erhöht sich nach einer Beschäftigungsdauer von acht Jahren auf vier Monate, nach einer Beschäftigungsdauer von zehn Jahren auf fünf Monate und nach einer Beschäftigungsdauer von zwölf Jahren auf sechs Monate. Bei der Berechnung der Beschäftigungsdauer werden Dienstjahre, die vor Vollendung des fünfundzwanzigsten Lebensjahres liegen, nicht berücksichtigt.

Nach dem Ermessen des Richters kann nach § 71 des HGB. gegen den Unternehmer insbesondere die Aufhebung des Dienstverhältnisses ausgesprochen werden, wenn derselbe das Gehalt oder den gebührenden Unterhalt nicht gewährt, wenn er sich tätlicher Mißhandlungen oder schwerer Ehrverletzungen gegen den Handlungsgehilfen schuldig macht, wenn er den ihm nach § 62 des HGB. obliegenden Verpflichtungen nachzukommen verweigert, oder wenn der Handlungsgehilfe, bzw. Angestellte, zur Fortsetzung seiner Dienste unfähig wird; nach § 72 gegen den Handlungsgehilfen: 1. wenn derselbe im Dienst untreu ist oder das Vertrauen mißbraucht oder ohne Einwilligung des Inhabers für eigene Rechnung oder für Rechnung eines Dritten Handelsgeschäfte macht; 2. wenn derselbe seine Dienste zu leisten beharrlich verweigert oder unbefugt während einer den Umständen nach erheblichen Zeit seinen Dienst verläßt; 3. wenn derselbe durch anhaltende Krankheit, durch eine längere Freiheitsstrafe oder Abwesenheit an der Verrichtung seiner Dienste verhindert wird; 4. wenn derselbe sich tätlicher Mißhandlungen oder erheblicher Ehrverletzungen gegen den Inhaber oder dessen Vertreter schuldig macht.

Ein Handlungsgehilfe, der durch unverschuldetes Unglück an der Leistung seines Dienstes zeitweise verhindert wird, verliert nach § 63 des HGB. dadurch seine Ansprüche auf Gehalt und Unterhalt nicht, es sei denn, daß die Verhinderung über 6 Wochen dauert.

Nach § 73 des HGB. kann der Handlungsgehilfe bei Beendigung des Dienstverhältnisses ein schriftliches Zeugnis über die Art und Dauer der Beschäftigung fordern, das auf sein Verlangen auch auf die Führung und Leistungen auszudehnen ist. Wird von dem Angestellten ein Zeugnis verlangt, das sich auf Führung und Leistung bezieht, so muß nach dem Urteil des Reichsarbeitsgerichts vom 12. Oktober 1935 auch Nachteiliges in der einen oder anderen Richtung in das Zeugnis aufgenommen werden. Niemand hat das Recht, ein sog. erweitertes Zeugnis zu verlangen, das je nachdem nur auf seine Führung oder nur auf seine Leistung beschränkt ist. „Soziale Ehre und Leistungswertung nach Können und Charakter sind die grundlegenden, untrennbaren Maßstäbe zur Beurteilung eines Gefolgsmannes. Im übrigen hat sich jeder Betriebsführer genauestens Rechenschaft darüber zu geben, ob Einzelvorkommnisse für die im ganzen zu betrachtende Leistungswertung eines Gefolgsmannes von Bedeutung sind, anderenfalls steht dem Gefolgsmann der Klageweg auf Zeugnisberichtigung offen."

Auf Antrag des Handlungsgehilfen hat die Ortspolizeibehörde das Zeugnis kosten- und stempelfrei zu beglaubigen.

Das Gehalt, das der Gehilfe als Entschädigung für seine Tätigkeit bekommt, ist entsprechend dem Vertrage bzw. Tarifvertrage am letzten Tage des Monats zu zahlen.

Vielfach wird vom Inhaber, der Vollkaufmann ist, einem oder mehreren Handlungsgehilfen gemeinschaftlich Vollmacht, Prokura, zur Zeichnung des Handelsnamens erteilt. Der Inhaber einer solchen Vollmacht heißt Prokurist. Prokura muß in das Handelsregister eingetragen werden, ebenso die Löschung derselben. Zuweilen wird auch nur eine bedingte Prokura erteilt, z. B. Postprokura; diese braucht nicht in das Handelsregister eingetragen zu werden, sondern ist nur der Postbehörde anzuzeigen.

Prokura = Vollmacht, Einzelprokura (zur Zeichnung des Handelsnamens) durch Eintragung in das Handelsregister. Der Prokurist gilt als vom Geschäftsinhaber beauftragt, in dessen Namen und für dessen Rechnung das Handelsgeschäft zu betreiben. Die Prokura ermächtigt zu allen Arten von Geschäften und Rechtshandlungen, die der Betrieb eines Handelsgeschäftes mit sich bringt, also auch zur Anstellung oder zur Kündigung der Angestellten. Zur Veräußerung und Belastung von Grundstücken, zum Verkauf oder Auflösung des Geschäftes, zur Unterschrift der Bilanz ist der Prokurist jedoch nur befugt, wenn ihm diese Befugnis besonders erteilt ist. Der Prokurist ist nur dem Inhaber gegenüber berechtigt und verpflichtet für seine Tätigkeit; Dritten gegenüber erzeugt diese weder Rechte noch Verbindlichkeiten. Er haftet also nicht mit seinem Vermögen für die Schulden des Geschäftes. Wird die Prokura mehreren Personen zur gemeinschaftlichen Zeichnung der Firma erteilt, so heißt dies Gesamtprokura, Kollektivprokura. Die Prokuristen haben den Handelsnamen mit pp. oder ppa. (per procura) und ihrem Namen zu unterzeichnen. Die Prokura erlischt, wenn sie im Handelsregister als erloschen vermerkt und die Löschung amtlich bekanntgegeben ist bzw. schon früher, wenn man Kenntnis davon erhalten hat. Filialprokura ist eine Vollmacht, die sich nur auf den Betrieb einer Zweigniederlassung bezieht.

Handlungsbevollmächtigter ist derjenige, dem ohne Erteilung der Prokura Vollmacht, Generalvollmacht zur Vertretung des Geschäftes allgemein gegeben ist, z. B. ein Filialleiter. Er darf keinen Prozeß führen, kein Darlehen und Wechselverbindlichkeiten im Namen des Geschäftes aufnehmen und hat sich bei der Zeichnung des Handelsnamens jedes eine Prokura andeutenden Zusatzes zu enthalten; er hat mit einem das Vollmachtsverhältnis ausdrückenden Zusatz zu zeichnen, z. B. i. V. oder per. Diese Vollmacht kann auch von Minderkaufleuten erteilt werden (§ 54—58 des HGB.).

Handlungsreisende sind mit besonderer Vollmacht ausgestattet, sie gelten bei Geschäften an auswärtigen Orten für ermächtigt, den Kaufpreis aus den von ihnen abgeschlossenen Verkäufen einzuziehen oder dafür Zahlungsfristen zu bewilligen. Sie vermitteln den persönlichen Verkehr zwischen dem Großhändler oder der Fabrik mit dem Einzelhändler. Geschieht diese Tätigkeit auf eigene Kosten, nur auf „Provision", so ist der betr. Reisende ein selbständiger Kaufmann, ein Agent, andernfalls ein Handlungsgehilfe.

Das HGB. sagt im § 56: Wer in einem Laden oder in einem offenen Warenlager angestellt ist, gilt für ermächtigt, daselbst Verkäufe und Empfangnahmen vorzunehmen, die in einem derartigen Laden oder Warenlager gewöhnlich geschehen.

Um aus einem Lehrling einen tüchtigen Fachdrogisten, Kaufmann und deutschen Mann zu machen, bemühen sich die Berufsberatung, der Lehrherr, die Fachschule, die Deutsche Drogistenschaft, die Industrie- und Handelskammern, — ein Beweis, welcher Wert auf die Ausbildung des Lehrlings gelegt wird.

Über das Verhältnis zwischen Geschäftsinhaber und Lehrling sagt in den §§ 76—82 das Handelsgesetzbuch im sechsten Abschnitt, „Handlungsgehilfen und Handlungslehrlinge betr.", folgendes:

§ 76. Die §§ 60—63, 74, 75 finden auch auf Handlungslehrlinge Anwendung.

Der Lehrherr ist verpflichtet, dafür zu sorgen, daß der Lehrling in den bei dem Betriebe des Geschäftes vorkommenden kaufmännischen Arbeiten unterwiesen wird; er hat die Ausbildung des Lehrlings entweder selbst oder durch einen geeigneten, ausdrücklich dazu bestimmten Vertreter zu leiten. Die Unterweisung hat in der durch den Zweck der Ausbildung gebotenen Reihenfolge und Ausdehnung zu geschehen.

Der Lehrherr darf dem Lehrling die zu seiner Ausbildung erforderliche Zeit und Gelegenheit durch Verwendung zu anderen Dienstleistungen nicht entziehen; auch hat er ihm die zum Besuche des Gottesdienstes an Sonntagen und Festtagen erforderliche Zeit und Gelegenheit zu gewähren. Er hat den Lehrling zur Arbeitsamkeit und zu guten Sitten anzuhalten. Er ist verpflichtet, dem Lehrling die nötige Zeit zum Besuch der Fachschule zu geben.

§ 77. Die Dauer der Lehrzeit bestimmt sich nach dem Lehrvertrag, in Ermangelung vertragsmäßiger Festsetzung nach den örtlichen Verordnungen oder dem Ortsgebrauche.

Das Lehrverhältnis kann, sofern nicht eine längere Probezeit vereinbart ist, während des ersten Monats nach dem Beginne der Lehrzeit ohne Einhalten einer Kündigungsfrist gekündigt werden. Eine Vereinbarung, nach der die Probezeit mehr als drei Monate betragen soll, ist nichtig.

Nach dem Ablaufe der Probezeit finden auf die Kündigung des Lehrverhältnisses die Vorschriften der §§ 70—72 Anwendung. Als ein wichtiger Grund zur Kündigung durch den Lehrling ist es insbesondere auch anzusehen, wenn der Lehrherr seine Verpflichtungen gegen den Lehrling in einer dessen Gesundheit, Sittlichkeit oder Ausbildung gefährdenden Weise vernachlässigt.

Im Falle des Todes des Lehrherrn kann das Lehrverhältnis innerhalb eines Monats ohne Einhaltung einer Kündigungsfrist gekündigt werden.

Anderseits kann, abgesehen von den Gründen des § 72 des HGB., nach § 123 der Reichsgewerbeordnung der Lehrling von dem Lehrherrn auf folgende Gründe hin sofort entlassen werden:

1. Erweckung eines Irrtums durch Vorlegung falscher oder gefälschter Zeugnisse;

2. Diebstahl, Entwendung, Unterschlagung, Betrug, liederlicher Lebenswandel;

3. beharrliche Verweigerung der vertraglichen Pflichten;

4. Nichtbeachtung der Verwarnungen über den Umgang mit Feuer und Licht;

5. vorsätzliche Sachbeschädigung zum Nachteil eines Prinzipals oder eines Mitarbeiters;

6. Unfähigkeit zur Fortsetzung der Arbeit oder Behaftetsein mit abschreckenden Krankheiten.

§ 78. Wird von dem gesetzlichen Vertreter des Lehrlings oder, sofern dieser volljährig ist, von ihm selbst dem Lehrherrn die schriftliche Erklärung abgegeben, daß der Lehrling zu einem anderen Gewerbe oder zu einem anderen Beruf übergehen werde, so endigt, wenn nicht der Lehrling früher entlassen wird, das Lehrverhältnis nach Ablauf eines Monats.

Tritt der Lehrling der abgegebenen Erklärung zuwider vor dem Ablaufe von neun Monaten nach der Beendigung des Lehrverhältnisses in ein anderes Geschäft als Handlungslehrling oder als Handlungsgehilfe ein, so ist er dem Lehrherrn zum Ersatz des diesem durch die Beendigung des Lehrverhältnisses entstandenen Schadens verpflichtet. Mit ihm haftet als Gesamtschuldner der neue Lehrherr oder Prinzipal, sofern er von dem Sachverhalte Kenntnis hatte.

§ 79. Ansprüche wegen unbefugten Austritts aus der Lehre kann der Lehrherr gegen den Lehrling nur geltend machen, wenn der Lehrvertrag schriftlich geschlossen ist. In diesem Fall ist der Lehrherr berechtigt, nach § 127 der RGO. den Lehrling durch die Polizei zurückholen zu lassen und so lange festzuhalten. bis ein Urteil gefällt ist.

§ 80. Bei der Beendigung des Lehrverhältnisses hat der Lehrherr dem Lehrling ein schriftliches Zeugnis über die Dauer der Lehrzeit und die während dieser erworbenen Kenntnisse und Fähigkeiten sowie über sein Betragen auszustellen.

Auf Antrag des Lehrlings hat die Ortspolizeibehörde das Zeugnis kosten- und stempelfrei zu beglaubigen.

§ 81. Personen, die nicht im Besitze der bürgerlichen Ehrenrechte sind, dürfen Handlungslehrlinge weder halten noch sich mit der Anleitung von Handlungslehrlingen befassen. Der Lehrherr darf solche Personen zur Anleitung von Handlungslehrlingen nicht verwenden.

Die Entlassung von Handlungslehrlingen, welche diesem Gebote zuwider beschäftigt werden, kann von der Polizeibehörde erzwungen werden.

§ 82. Wer die ihm nach § 62 Absatz 1, 2 oder nach § 76 Absatz 2, 3 dem Lehrlinge gegenüber obliegenden Pflichten in einer dessen Gesundheit, Sittlichkeit oder Ausbildung gefährdenden Weise verletzt, wird mit Geldstrafe bis zu 150 RM bestraft.

Die gleiche Strafe trifft denjenigen, welcher entgegen der Vorschrift des § 81 Handlungslehrlinge hält, ausbildet oder ausbilden läßt.

Am Schluß der Lehrzeit hat der Drogistenlehrling die Fachdrogistenprüfung und die kaufmännische Gehilfenprüfung abzulegen.

Einführung eines Arbeitsbuches.

(Auszug.)

Die Reichsregierung hat das folgende Gesetz beschlossen, das hiermit verkündet wird:

§ 1. (1) Um die zweckentsprechende Verteilung der Arbeitskräfte in der deutschen Wirtschaft zu gewährleisten, wird ein Arbeitsbuch eingeführt.

§ 2. Arbeiter und Angestellte, für die nach § 1 Arbeitsbücher auszustellen sind, dürfen von dem Zeitpunkte an, den der Reichsarbeitsminister bestimmt, nur beschäftigt werden, wenn sie im Besitze eines ordnungsmäßig ausgestellten Arbeitsbuches sind.

§ 3. (1) Die Arbeitsbücher werden von den Arbeitsämtern ausgestellt.

§ 4. (1) Wer entgegen den Vorschriften des § 2 einen Arbeiter oder Angestellten beschäftigt oder sich als Arbeiter oder Angestellten beschäftigen läßt, wird mit Geldstrafe bis zu 150 RM oder mit Haft bestraft.

Verordnung vom 16. Mai 1935. (Auszug.)

§ 2. (2) Zuständig für die Ausstellung des Arbeitsbuches ist das Arbeitsamt, in dessen Bezirk der Antragsteller polizeilich gemeldet ist.

§ 4. (4) Das Arbeitsbuch wird kostenfrei ausgestellt. Für die Ausstellung von Arbeitsbüchern, die zum Ersatz für abhanden gekommene oder unbrauchbar gewordene Arbeitsbücher bestimmt sind, kann der Präsident der Reichsanstalt die Erhebung von Gebühren anordnen, die im Verwaltungszwangsverfahren beigetrieben werden können.

§ 5. (1) Bei Aufnahme der Beschäftigung hat der Arbeiter oder Angestellte sein Arbeitsbuch unverzüglich dem Unternehmer zu übergeben. Dieser hat das Arbeitsbuch sorgfältig aufzubewahren. Für den Fall, daß ein Arbeiter oder Angestellter mehrere Beschäftigungen hat, für die das Arbeitsbuch eingeführt ist, trifft der Präsident der Reichsanstalt die notwendigen Bestimmungen.

(2) Der Unternehmer hat das Arbeitsbuch bei Beendigung der Beschäftigung dem Arbeiter oder Angestellten zurückzugeben. Ein Zurückbehaltungsrecht steht ihm an dem Arbeitsbuch nicht zu. Auf Verlangen hat er dem Arbeiter oder Angestellten Einsicht in das Arbeitsbuch zu gewähren.

§ 6. (1) Der Unternehmer hat den Tag des Beginns und die genaue Art der Beschäftigung sowie den Tag der Beendigung der Beschäftigung unverzüglich an der dafür bestimmten Stelle im Arbeitsbuch einzutragen und zu bescheinigen. Er hat von jeder Eintragung gleichzeitig dem für den Sitz des Betriebes, der Verwaltung oder der Haushaltung zuständigen Arbeitsamt auf dem vom Präsidenten der Reichsanstalt vorgeschriebenen Formblatt Anzeige zu erstatten.

§ 7. Andere als die vorgeschriebenen Eintragungen darf weder der Unternehmer noch der Arbeiter oder Angestellte in das Arbeitsbuch machen. Ändert der Unternehmer eine von ihm gemachte Eintragung, so hat er dies im Arbeitsbuch zu bescheinigen. Der Unternehmer darf das Arbeitsbuch und die Eintragungen in das Arbeitsbuch nicht mit Merkmalen versehen, die den Arbeiter oder Angestellten günstig oder nachteilig kennzeichnen.

§ 9. Hat ein Arbeiter oder Angestellter mehrere Beschäftigungen, für die das Arbeitsbuch eingeführt ist, so ist derjenige Unternehmer zur Aufbewahrung des Arbeitsbuches verpflichtet, bei dem er zuerst beschäftigt war. Dieser hat das Arbeitsbuch dem Arbeiter oder Angestellten zu überlassen, wenn und solange von einem anderen Unternehmer Eintragungen zu machen sind.

§ 11. (1) Hat ein Arbeiter oder Angestellter sein Arbeitsbuch zum Umtausch abgegeben oder die Ausstellung eines neuen Buches beantragt, oder kann er aus sonstigen Gründen bei Aufnahme von Arbeit sein Arbeitsbuch nicht vorlegen, so kann das Arbeitsamt vorläufig eine Ersatzkarte ausstellen.

§ 12. (1) Wird ein Arbeiter oder Angestellter arbeitslos, gibt er seine Beschäftigung auf oder nimmt er eine Tätigkeit auf, für die kein Arbeitsbuch erforderlich ist, so hat er sein Arbeitsbuch dem Arbeitsamt vorzulegen.

§ 17. Mit Geldstrafe bis zu einhundertfünfzig Reichsmark oder mit Haft wird bestraft, sofern nicht nach anderen Strafgesetzen eine schwerere Strafe verwirkt ist:

1. wer die vom Arbeitsamt verlangten Angaben über seine Person und sein Berufsleben (§ 3) unrichtig oder unvollständig macht,

2. wer als Unternehmer unrichtige Eintragungen in das Arbeitsbuch macht oder es unterläßt, unverzüglich die vorgeschriebenen Eintragungen in das Arbeitsbuch zu machen oder die vorgeschriebenen Anzeigen an das Arbeitsamt zu erstatten (§ 4 Abs. 3, § 6),

3. wer als Unternehmer das Arbeitsbuch oder Eintragungen in das Arbeitsbuch mit unzulässigen Merkmalen versieht (§ 7),

4. wer als Unternehmer das Arbeitsbuch dem Arbeiter oder Angestellten unbefugt vorenthält,

5. wer unbefugt Eintragungen in das Arbeitsbuch macht,

6. wer vorsätzlich ein für ihn ausgestelltes Arbeitsbuch beseitigt oder unbrauchbar macht.

Kaufmännische Angestellte, die ein Jahreseinkommen bis zu 3600 RM haben, müssen einer Krankenversicherung angehören. Von den Beiträgen für die Krankenversicherung hat der Arbeitgeber $1/3$, der Angestellte $2/3$ zu zahlen. Hat der Arbeitgeber Beiträge ausgelegt, so kann er diese bei der Zahlung des Gehaltes in Abzug bringen. Jedoch dürfen nicht mehr als die Beiträge für zwei Monate in Abzug gebracht werden.

Infolge des **Privatbeamtenpensionsgesetzes vom 5. Dezember 1911**, auch **Versicherungsgesetz für Angestellte** genannt, das am 1. Januar 1913 in Kraft getreten ist und dem Gesetz über weitere Ausdehnung der Versicherungspflicht in der Angestelltenversicherung, müssen kaufmännische Angestellte bis zu einem Jahresverdienst von 7200 RM und einem Alter bis zu 60 Jahren, ebenso auch Lehrlinge im Alter von unter 17 Jahren dieser Versicherung angehören.

Nach der Höhe des Jahresarbeitsverdienstes sind bestimmte Klassen und bestimmte Monatsbeiträge festgelegt.

Die zu entrichtenden Beiträge sind in Form von Marken in entsprechender Höhe in Karten einzukleben. Diese Karten werden von Zeit zu Zeit von Beamten eingesehen. Die Karten sind von der Behörde für Versicherungswesen zu beziehen, die Marken bei der Post zu erhalten.

Der Arbeitgeber, der den Versicherten den Beitragsmonat hindurch beschäftigt, hat für sich und ihn den Beitrag zu entrichten. Die Versicherten müssen sich bei der Gehaltzahlung die Hälfte der Beiträge vom Gehalt abziehen lassen. Für Lehrlinge hat der Geschäftsinhaber die Beträge voll zu bezahlen.

Bei der ersten Beitragsleistung an die Krankenkasse haben die Arbeitgeber Übersichten über die fälligen Beiträge den Beitragsstellen einzureichen und, sofern eine Änderung eintritt, diese spätestens mit der nächsten Beitragszahlung der Beitragsstelle anzuzeigen.

Ferner müssen alle kaufmännischen Angestellten, die der Kranken- und Angestelltenversicherungspflicht unterliegen, auch der Arbeitslosenversicherung angehören. Lehrlinge jedoch erst in dem letzten Jahre der Lehrzeit. Arbeitgeber und Angestellter zahlen je die Hälfte der Beiträge.

Streitigkeiten, die sich aus dem Vertragsverhältnisse zwischen Unternehmer und Angestellten ergeben, haben erforderlichen Falles die **Arbeitsgerichte** (laut Gesetz vom 10. April 1934) zu erledigen. Sie sind zuständig, wenn die Streitigkeiten betreffen:

1. den Antritt, die Fortsetzung oder die Auflösung des Dienst- und Lehrverhältnisses, sowie die Aushändigung oder den Inhalt des Zeugnisses;

2. die Leistungen aus dem Dienst- oder Lehrverhältnisse;

3. die Rückgabe von Sicherheiten, Zeugnissen, Ausweisen (Legitimationspapieren) oder anderen Gegenständen, welche aus Anlaß des Dienst- oder Lehrverhältnisses übergeben sind;

4. die Ansprüche auf Schadenersatz oder Zahlung einer Vertragsstrafe wegen Nichterfüllung oder nicht gehöriger Erfüllung der Verpflichtungen, welche die unter 1—3 bezeichneten Gegenstände betreffen, sowie wegen gesetzwidriger oder unrichtiger Eintragungen in Zeugnisse, Krankenkassenbücher oder Quittungskarten der Invalidenversicherung;

5. die Berechnung und Anrechnung der von dem Handlungsgehilfen oder Handlungslehrling zu leistenden Krankenversicherungsbeiträge und Eintrittsgelder.

Um Streitigkeiten so viel wie möglich zu vermeiden, ist bei einer Zahl von mindestens 20 Mitgliedern ein **Vertrauensrat** einzusetzen, dessen Vorsitz der Betriebsführer inne hat.

In ein und demselben Geschäftszweige gibt es wiederum verschiedene Unterabteilungen, und zwar den **Groß- (Grosso-) Handel** und den **Klein- oder Einzelhandel (Detailhandel).**

Die Grenzen dieser beiden Handelsgattungen sind sehr schwierig genau zu ziehen; die Frage wird bei gerichtlichen Erkenntnissen von Fall zu Fall entschieden.

Der Verkauf im ganzen, in größeren Mengen zu sog. Vorzugspreisen, also zu billigeren Preisen an Wiederverkäufer, ist stets Großhandel; der Einzelverkauf, Stückhandel an den Verbraucher meist Einzelhandel.

Buchführung. Einer der wichtigsten Teile der Arbeiten eines kaufmännischen Geschäftes besteht in richtiger und ausreichender Buchführung. Das Gedeihen und Emporblühen eines Geschäftes beruht zum großen Teil auf dieser; nur durch sie bleibt der Kaufmann stets unterrichtet über seine Vermögenslage, nur durch sie vermag er sich ein wirklich klares Bild über den Reinertrag des Geschäftes zu verschaffen. Das Handelsgesetzbuch schreibt daher für jeden Kaufmann die Führung von Büchern vor. Die Art, wie diese geführt werden, kann je nach der Art des Geschäftes verschieden sein, ebenso die Zahl der Bücher. Immer aber muß aus ihnen eine klare Übersicht über den Stand des Geschäftes und das Vermögen des Geschäftsinhabers gewonnen werden können. Unterläßt der Kaufmann eine geregelte Buchführung, so macht er sich dadurch einer strafbaren Handlung schuldig, die namentlich im Fall eines Konkurses die schwersten Folgen haben kann. § 239—240 der Konkursordnung.

Die notwendigsten Geschäftsbücher sind das Hauptbuch, das Kassebuch, das Tagebuch (Memorial, Kladde) und das Bilanz- (Inventarien-) Buch. Die drei letztgenannten Bücher heißen **Grundbücher.** Ferner im Einzelhandel das Wareneinkaufsbuch.

Vorteilhaft sind ferner **Hilfsbücher**, wie Journal, Berechnungsbuch (Kalkulationsbuch), Verkaufs- (Debitoren-) Buch, Lagerbuch, Brief- und Wechselkopiebuch, Verfallbuch, Bestellbuch, Kontokorrentbuch, Schmierkladde, Geheimbuch. Die Bücher müssen in einer lebenden Sprache und in den dafür gebräuchlichen Schriftzeichen geführt sein. Griechische, hebräische oder stenographische Eintragungen sind daher nicht gestattet.

Sie müssen Seite für Seite oder Blatt für Blatt mit fortlaufenden Zahlen versehen sein, so daß ein Herausreißen sofort festgestellt werden kann, und müssen gebunden sein. Alle Eintragungen sind mit Tinte zu machen.

Ist ein Posten auf ein falsches Konto oder auf eine falsche Seite übertragen worden, so ist der gleiche Betrag auf die andere Seite des betreffenden Kontos mit der Bezeichnung **Gegenbuchung** oder **Storno** zu buchen, da Verbesserungen oder Rasuren, insbesondere im Hauptbuche, nicht vorkommen dürfen. Eine solche Vornahme heißt **Gegenbuchen, Stornieren.**

Handelsbücher, sowie Briefe, Rechnungen, Bilanzen usw. müssen 10 Jahre lang von dem Tage der letzten Eintragung an aufbewahrt werden.

Das **Hauptbuch** enthält persönliche oder Personenkonten, solche, welche über die Geschäfte mit Geschäftsfreunden bestehen und unpersönliche oder Sachkonten für Waren, Wechsel, Bargeld, Handlungsunkosten usw.

In ihm fließen alle Buchungen zusammen, die überhaupt gemacht wurden, wenn auch in abgekürzter Form; es müssen in ihm alle Handlungsvornahmen des Kaufmannes aufgezeichnet sein. Jedes Konto hat zwei Spalten. Die linke wird mit Soll, Debet, die rechte mit Haben, Kredit bezeichnet.

Das **Kassebuch** bezweckt die fortwährende Beaufsichtigung sämtlicher Geldeinnahmen und -ausgaben. Die linke Seite, die Sollseite, dient dazu, die Einnahmen, die rechte Seite, die Habenseite, die Ausgaben aufzunehmen. Ist eine Seite vollgeschrieben, so werden beide Seiten zusammengezogen, addiert, und die Summe jeder Seite wird auf die nächste **übertragen**, mit dem Worte **Übertrag**. Ein auf einer Seite bleibender unbeschriebener Raum wird durch eine schräg laufende Linie, eine **Buchhalternase** oder einen **Riegel** durchgestrichen, so daß nichts mehr hineingeschrieben werden kann. Es ist mindestens Ende jeden Monats abzuschließen, dabei der Kassenbestand festzustellen, und insbesondere dieser sowie der am Anfang des Monats vorhanden gewesene bzw. der **Saldovortrag** zu berücksichtigen.

Das **Tagebuch, Monatstagebuch, Handbuch, Memoriale, Manuale, Journal** ist ein Buch, worin alle Geschäftsvorfälle eingetragen werden, soweit dies nicht in besondere Bücher wie Kassenbuch erfolgt, und aus dem sie in das Hauptbuch übertragen werden.

Das **Bilanz-, Inventarienbuch** zeichnet einerseits alle Besitztümer, die Inventurwerte, anderseits alle Schulden auf, die Aktiva und die Passiva. Die Bilanz, der jährliche Geschäftsabschluß muß in dieses Buch eingetragen werden.

In das **Einkaufsbuch, Fakturenbuch** oder **Kreditorenbuch** werden die Rechnungsbeträge der Lieferer, meist mit Abschrift des Rechnungsinhalts eingetragen und diese Beträge monatlich zusammengezählt. Der Gesamtbetrag kommt auf Warenkonto im Hauptbuch unter Soll, unter Debet.

Das **Verkaufsbuch, Debitorenbuch** enthält die Abschrift der an die Abnehmer gesandten Rechnungen, der Fakturen; die monatlichen Gesamtbeträge derselben kommen auf Warenkonto im Hauptbuch unter Haben, Kredit.

Unter **Schmierkladde** oder **Strazze, Primanota** ist ein Buch zu verstehen, das im Verkaufsraum stets für jedermann offen liegt, um im Laufe des Geschäftstages sich abspielende Vorgänge vorläufig einzutragen.

Kopierbuch ist ein Handelsbuch, welches eine wörtliche Abschrift aller Briefe enthält, die der Kaufmann an seine Geschäftsfreunde schreibt, indem der Kaufmann nach § 38 des HGB. verpflichtet ist, Abschriften der abgesandten Handelsbriefe zurückzubehalten. In der Regel werden Briefe oder Rechnungen mit Kopiertinte geschrieben und dann wird ein Abdruck davon auf dünnes Papier gemacht. Das Kopierbuch verschwindet infolge der Verwendung von Schreibmaschinen und der damit erhaltenen Durchschläge immer mehr.

Bei den Handelsbüchern bedeutet P = **Pagina**, F = **Folium** = Seite, Blatt. **Paginieren** = mit Seitenzahlen versehen. **Register** = sachlich oder der Buchstabenfolge nach geordnetes Verzeichnis.

Das **Geheimbuch** dient dem Eigentümer oder Inhaber eines Handlungshauses dazu, Buchungen aufzunehmen, die den Angestellten gegenüber geheimgehalten werden sollen, wie Einlagekapital, eigener oder Haushaltungsverbrauch, Verzinsung, Bilanzkonto, Gewinn- und Verlustkonto und Gehaltskonten.

Man unterscheidet nun eine große Anzahl Arten der Buchführung: eine einfache, einfache mit Übergang zur doppelten, eine italienische, eine doppelte und eine amerikanische. Das Handelsgesetz schreibt keine bestimmte Art vor, sondern sagt nur, daß die Buchführung jederzeit übersichtlich sein soll. Die Wahl der Buchführungsart wird sich daher immer nach der Größe des Geschäftsbetriebes richten. Der Unterschied zwischen der **einfachen** und der **doppelten Buchführung** liegt, wie es die Bezeichnung schon sagt, darin, daß bei der einfachen die einzelnen Posten nur einmal, bei der doppelten aber zweimal eingetragen werden. Sie genügt bei kleinerem Geschäftsgang vollkommen, um alle Buchungen und den gesetzlich vorgesehenen Geschäftsabschluß machen zu können, ermöglicht es aber nicht, festzustellen, ob die Eintragungen auch alle richtig sind. Die Grundlagen aller kaufmännischen Buchführung bilden neben den persönlichen die sog. Grundkonten, toten oder Sachkonten. Dies sind: 1. Das Kassenkonto; 2. das Warenkonto; 3. das Wechselkonto der zu empfangenden Wechsel; 4. das Wechselkonto der zu bezahlenden Wechsel; 5. das Unkostenkonto; 6. das Gewinn- und Verlustkonto und 7. das Kapitalkonto. Jedes einzelne dieser Konten kann dann wieder in beliebig viele Unterkonten geteilt werden. Alle Einnahmen, alle Ausgaben, alles, was wir bar bezahlen, kommt in das Kassenkonto. Alle Einkäufe, alle Verkäufe in das Warenkonto. Alle zu bezahlenden oder bezahlten Wechsel in das Konto der zu bezahlenden Wechsel. Alle Wechsel, deren Beträge wir zu empfangen oder schon empfangen haben, in das Konto der zu empfangenden Wechsel. Mietekosten, Gehilfengehalt, Löhne, Beleuchtung, Feuerung, Postgebühren auf Unkostenkonto, wo aber nicht die auf den gekauften Waren lastenden Frachten und Zölle zu buchen sind, die in das Warenkonto gehören; Verluste bei Wechselverkäufen, Gewinne bei Wechselkäufen gehören in das Gewinn- und Verlustkonto. Das Kapitalkonto endlich, das auch in ein Geheimbuch aufgenommen werden kann, faßt alle Konten zusammen und gibt ein genaues Bild über das Vermögen und den Geschäftsstand des Kaufmanns. In diesem Konto sind alle etwa eingelegten Gelder der Geschäftsteilhaber, die jährlichen Gewinne oder Verluste, die Ergebnisse sämtlicher Konten aufgezeichnet.

Sehr wesentlich ist der Unterschied der bei der Buchführung angewandten Worte Soll und Haben oder Debet und Kredit. Soll, Debet, das stets die linke Spalte im Buch innehat, bedeutet „dafür aufkommen müssen", während Haben, Kredit, „etwas zu fordern berechtigt sein" bedeutet und die rechte Spalte einnimmt; gebe ich einem Konto etwas, so muß es dafür aufkommen, der Betrag muß auf die linke Spalte, die Debet-, Soll-Spalte gebucht werden; entnehme ich einem Konto etwas, bekomme ich etwas, so hat das Konto den Betrag zu fordern, die Buchung muß auf der rechten Spalte, der Haben- oder Kreditspalte geschehen. Haben wir z. B. von dem Handelshause A. B. Müller in Hamburg für 400 RM Leinöl gekauft, so müssen wir A. B. Müller in unserem Hauptbuch ein Konto errichten und diesen Betrag auf die rechte Spalte, die Haben-Spalte buchen, wir müssen dem Handelshause den Betrag gutschreiben, kreditieren, denn es hat für das gelieferte Leinöl den Betrag dafür zu fordern, es wird zum Gläubiger, Kreditor. Bezahlen wir A. B. Müller den Betrag, so müssen wir ihn auf die linke Spalte, die Soll-Spalte, Debet-Spalte, buchen, wir müssen A. B. Müller für den Betrag belasten, ihn debitieren, das Handelshaus wird zum Schuldner, Debitor, es muß für den übermittelten Betrag aufkommen. Steht, wie es hier der Fall ist, auf beiden Seiten derselbe Betrag, sind Soll und Haben gleichlautend, so ist das Konto ausgeglichen, saldiert oder bilanziert. Wollen wir diese beiden Vorgänge, den Kauf und die Bezahlung, nach der einfachen Buchführung buchen, verfahren wir wie folgt: Wir tragen den Kauf des Leinöles in das Tagebuch, das Manuale, ein und übertragen ihn aus diesem in das Hauptbuch auf die rechte Spalte des Kontos von A. B. Müller in Hamburg. Wir sehen, daß wir hier nur eine einzige Übertragung nötig haben. Ebenso ist es bei der Bezahlung der Fall. Hierbei buchen wir den Betrag zuerst im Kassebuch und übertragen in das Hauptbuch auf die linke Spalte des Kontos.

Bei der doppelten Buchführung genügen aber die einfachen Eintragungen nicht. Hier muß der Vorgang auf zwei Konten im Hauptbuch übertragen werden, wovon das eine das andere überwacht. Wir verfahren beim Buchen des Leinölkaufes zuerst genau wie bei der einfachen Buchführung. Dann aber müssen wir eine zweite Eintragung vornehmen, und zwar, da es sich um Wareneinkauf handelt, in das Warenkonto. Wir führen dem Warenkonto Waren im Werte von 400 RM zu, infolgedessen muß das Warenkonto für diesen Betrag aufkommen, und so müssen wir die Eintragung auf die linke Spalte, die Soll-Spalte machen. Wir sehen daraus, daß der auf der Haben-Spalte des Kontos von A. B. Müller gebuchte Betrag durch die Eintragung auf der Soll-Spalte des Warenkontos überwacht wird. Genau so verhält es sich bei der Buchung des an A. B. Müller gezahlten Betrages. Nur muß die zweite Eintragung, da es sich um einen Geldbetrag handelt, in das Kassekonto, und zwar auf die rechte Spalte, die Haben-Spalte geschehen, da dem Kassekonto zur Zahlung der Betrag entnommen ist, also das Konto den Betrag zu fordern hat. Bei diesem Vorgang überwacht die Eintragung auf der rechten Spalte des Kassekontos die linke Spalte des Kontos von A. B. Müller. Mitunter genügen sogar die zwei Eintragungen nicht, sondern es sind noch weitere erforderlich. Würden wir den Rechnungsbetrag von A. B. Müller so begleichen, daß wir 200 RM in bar, 100 RM in Wechsel nach Sicht bezahlen und für 100 RM Ware zurücksenden, so müßten wir folgende Buchungen machen:

Zuerst wird der ganze Betrag von 400 RM auf die Soll-Spalte des Kontos von A. B. Müller gebucht. 2. Die in bar bezahlte Summe von 200 RM auf die Haben-Spalte des Kassekontos. 3. Die 100 RM in Wechsel auf die Haben-Spalte des Kontos der zu bezahlenden Wechsel und 4. die 100 RM in zurückgesandter Ware auf die Haben-Spalte des Warenkontos. Es waren demnach vier Eintragungen erforderlich.

Die amerikanische Buchführung stellt eine Vereinfachung der doppelten Buchführung dar. Es sind hier sämtliche Konten des Hauptbuches durch Spalten in einem Buche dem amerikanischen Journal vereinigt. Es enthält eine linke Seite, auf der die in den Grundbüchern gemachten Eintragungen in zwei Spalten Soll und Haben eingetragen werden, und eine rechte Seite, auf der ebenfalls in Spalten Soll und Haben die Eintragungen in den Konten des Hauptbuches stehen. Bei der Nachprüfung, ob alles richtig eingetragen ist, muß wie bei der doppelten Buchführung die Summe der Soll-Spalten gleich der Summe der Haben-Spalte sein.

Will man sich vergewissern, ob alle Buchungen richtig vorgenommen sind, so errichtet man eine rohe oder Probebilanz, die aber nur bei der doppelten Buchführung möglich ist. Man zählt sämtliche Konten oder Konti des Hauptbuches zusammen und stellt der Summe der Schuldner, der Debitoren, die Summe der Gläubiger, der Kreditoren, gegenüber. Sind die Buchungen richtig vorgenommen, so werden sich die beiden Summen ausgleichen.

Am Schluß eines jeden Geschäftsjahres hat der Kaufmann Inventur zu machen und die Geschäftsbilanz zu ziehen. Der Anfang des Geschäftsjahres braucht durchaus nicht mit dem des bürgerlichen Jahres übereinzustimmen. Man verlegt ihn in vielen Geschäften aus Zweckmäßigkeitsgründen, weil sich um Neujahr herum ohnehin die Geschäfte zu häufen pflegen, auf einen anderen Zeitpunkt.

Unter Inventur verstehen wir die Ermittlung des Besitzstandes, die Aufzeichnung sämtlichen Besitztums und sämtlicher Schulden, der Aktiven und Passiven.

Zu den **Aktiven** gehören Kassen- und Wechselbestand, Wertpapiere, Grundstücke, Geschäftseinrichtung, zu fordernde Zinsen, vorausbezahlte Miete, Warenvorräte, außenstehende Forderungen; zu den **Passiven** alle Schulden eines Kaufmanns, Kapitalschulden, solche für Waren, noch zu zahlende Zinsen und sonstiges. Die Besitztümer dürfen nur nach ihrem tatsächlichen Werte in das **Inventarium**, die Liste der Besitztümer aufgenommen werden. So ist häufig eine **Amortisation**, eine **Abschreibung** von dem ursprünglichen Werte erforderlich, z. B. bei der Geschäftseinrichtung, bei im Laufe des Jahres minderwertig gewordenen Waren, bei Forderungen, die nicht zum vollen Werte eingehen werden.

Zieht man den Betrag der Schulden, der Passiven, von dem des Besitzstandes, der Aktiven, ab, so erhält man die Höhe des Kapitalvermögens des Inhabers.

Bilanz = **Abschluß**, die aus den Büchern gezogene Übersicht sämtlicher Konten. Der Roh- und Probeabschluß erfolgt, um sich von der Richtigkeit der Einträge zu überzeugen, die Schlußbilanz oder der **Jahresabschluß**, um zu erfahren, wieviel gewonnen oder verloren worden ist.

Im Bilanzkonto sind das Kapital-, Wertpapier- (Effekten-), Kasse- (Wechsel-), Waren-, Geschäftseinrichtungs- (Inventar-) Konto zu berücksichtigen.

Die **Schlußbilanz** oder der **Jahresabschluß** ist etwa gleichbedeutend mit der vollständigen Inventuraufnahme (siehe oben); sie ist in das Bilanzbuch einzutragen und eigenhändig vom Geschäftsinhaber oder dessen Vertreter zu unterzeichnen.

Bruttoertrag oder **Rohnutzen**, **Rohverdienst** stellt diejenige Summe dar, welche am Umsatz der Waren ohne Berücksichtigung der Unkosten verdient wurde. **Nettoertrag**, **Reinverdienst** den Verdienst, der nach Abzug sämtlicher Unkosten, einschließlich der Zinsen des eigenen Kapitals, unter Ausschluß des eigenen Verbrauchs, übriggeblieben ist.

Der Kaufmann ist verpflichtet, bei Beginn seines Gewerbes den Bestand seines Besitztums und seiner Schulden aufzunehmen, ein Inventarium aufzustellen, eine **Eröffnungsbilanz** zu ziehen und dann fortlaufend, wie oben gesagt, in jedem Jahr einen Abschluß zu machen, eine Bilanz seines Vermögens anzufertigen. Nur ausnahmsweise, wenn die Inventur eines **Warenlagers** nach der Beschaffenheit eines Geschäftes nicht in jedem Jahre geschehen kann, genügt Aufnahme des Warenlagers alle zwei Jahre, der Abschluß muß aber trotzdem alljährlich gemacht werden. Will ein Kaufmann den Zeitpunkt der Schlußbilanz verändern, z. B. vom Geschäftsjahresschluß am 30. Juni auf den Jahresschluß am 31. Dezember übergehen, so muß er eine **Zwischenbilanz** ziehen.

Zeigt ein Jahresabschluß gegen das Vorjahr einen Ausfall oder Verlust, so schließen wir das Jahr mit einem **Defizit**.

Zeigt dagegen die Bilanz bei dem Vergleich aller Aktiven und Passiven ein Defizit, so heißt das **Unterbilanz**.

Geht diese Unterbilanz so weit, daß eine Zahlungsunfähigkeit vorhanden ist, so tritt die **Zahlungseinstellung** der **Konkurs** oder der **Bankerott** ein. Der Konkurs wird entweder von dem **Gemeinschuldner** selbst oder von einem Gläubiger beim Amtsgericht eingereicht. Bei einem Konkurs kann es zwischen Schuldnern und Gläubigern zu einem **Zwangsvergleiche** kommen, einem gerichtlichen oder außergerichtlichen Übereinkommen, **Akkord** wegen Nachlassens eines Teiles der Forderungen. Oder auch zu einem gerichtlichen **Vergleich**, wenn mindestens 35—40% der Schuldforderungen bezahlt werden können.

Liquidation heißt Auflösung eines Geschäftsbetriebes durch Berichtigung der Schulden und Forderungen, Ausverkauf der Waren und der Einrichtung.
Eine Liquidation tritt gewöhnlich ein, wenn der Geschäftsinhaber durch die Abschlüsse sieht, daß das Geschäft nicht mehr ertragfähig ist. Der ehrliche Geschäftsmann muß dann entweder zum Verkauf an einen kapitalkräftigen Unternehmer oder zur freiwilligen Liquidation des Geschäftes schreiten.

Moratorium heißt Frist, Gestundung, der für einen gedrängten, aber noch zahlungsfähigen Schuldner gewährte gerichtliche Schutz, so daß er während einer gewissen Zeit zur Abtragung seiner Schuld von den Gläubigern nicht angehalten werden kann.

Sind die Zahlungsstockungen eines Geschäfts nur augenblicklich, so kann der Inhaber um ein Moratorium nachsuchen. Ist dies nicht zu erlangen und auch kein Zwangsvergleich zu ermöglichen, so tritt die Zahlungseinstellung oder der Konkurs ein, und das Geschäft wird in gerichtliche Verwaltung genommen.

Sequester heißt vom Gericht usw. beauftragter Verwalter eines Geschäfts oder Grundstücks.

Kurator heißt Verwalter einer Konkursmasse.

Unter einem Kontokorrent verstehen wir einen Rechnungsauszug, Buchauszug.

Die roten Zahlen vor den einzelnen Posten im Kontokorrent kennzeichnen Posten, die noch nicht fällig sind, deren Verfallzeiten also über die Abschlußzeit des Kontokorrents hinausreichen. Es sind die Zinszahlen für diejenigen Zinsen, die der Gläubiger zu bezahlen hat, die schwarzen Zinszahlen diejenigen, die dem Gläubiger zukommen. Zur schnelleren Berechnung der Zinsen bedient man sich der Zinsteilerübersichtstafel, der Zinsdivisorentabelle. Man findet das Zinsergebnis, wenn man das Kapital mit der Zahl der Tage vervielfältigt und durch den Teiler, den Divisor des Zinsfußes teilt. Das Jahr wird zu 360 Tagen, jeder Monat zu 30 Tagen gerechnet.

%	Teiler	%	Teiler	%	Teiler	%	Teiler
$1/8$	288 000	$2^1/_2$	14 400	6	6000	$9^1/_2$	3790
$1/4$	144 000	3	12 000	$6^1/_2$	5538	10	3600
$1/2$	72 000	$3^1/_2$	10 286	7	5143	$10^1/_2$	3429
$3/4$	48 000	4	9 000	$7^1/_2$	4800	11	3273
1	36 000	$4^1/_2$	8 000	8	4500	$11^1/_2$	3131
$1^1/_2$	24 000	5	7 200	$8^1/_2$	4235	12	3000
2	18 000	$5^1/_2$	6 546	9	4000	$12^1/_2$	2880

Verjährungsfristen für Forderungen. Die regelmäßige Verjährungsfrist beträgt nach § 195 des BGB. 30 Jahre.

Doch sind den Erfordernissen des täglichen Handels und Wandels entsprechend für eine Reihe von Rechtsverhältnissen kürzere Fristen, und zwar solche von 2 und 4 Jahren aufgestellt.

In 2 Jahren, und zwar am Schlusse des Jahres, verjähren nach § 196 des BGB. die Ansprüche

a) der Kaufleute, Fabrikanten, Handwerker und derjenigen, die ein Kunstgewerbe betreiben, für Lieferungen von Waren, Ausführung von Arbeiten und Besorgung fremder Geschäfte, mit Einschluß der Auslagen, es sei denn, daß die Leistung für den Gewerbebetrieb des Schuldners erfolgt, in welchem Falle die Verjährungsfrist 4 Jahre beträgt;

b) der Lehrherren und Lehrmeister wegen des Lehrgeldes und anderer im Lehrvertrage vereinbarter Leistungen, sowie wegen der für die Lehrlinge bestrittenen Auslagen.

Die Verjährungsfrist wird unterbrochen durch:

a) Abschlagszahlung, Zinszahlung, Sicherheitsleistung oder durch Anerkenntnis in anderer Weise. Für die Anerkennung ist eine schriftliche Form nicht vorgeschrieben, jedoch muß aus Äußerungen oder Briefen, z. B. Stundungsgesuchen, die Überzeugung des Schuldners vom Bestehen der Forderung zweifelsfrei hervorgehen. Eine Mahnung an die Schuldner hat keinerlei rechtliche Wirkung.

b) Klageerhebung, die nicht mit der Einreichung bei Gericht, sondern erst durch Zustellung an den Schuldner als erfolgt gilt;

c) Zustellung eines gerichtlichen Zahlungsbefehls. Anmeldung zum Konkurse;

Geltendmachung der Aufrechnung im Prozesse des Schuldners gegen den Gläubiger.

Streitverkündigung im Prozesse, von dessen Ausgang der Anspruch abhängt.

Durch die Unterbrechung beginnt die Verjährungsfrist von neuem, und zwar bei Zustellung eines Zahlungsbefehles am Schlusse des Monats, bei Klageerhebung bei Beendigung des Prozesses. Durch richterliche Entscheidung anerkannte Forderungen verjähren erst nach 30 Jahren.

Briefwechsel, Korrespondenz. Gleichwie auf die Führung der Bücher hat der Kaufmann auf die geschäftlichen Briefe die allergrößte Aufmerksamkeit zu verwenden. Jeder junge Mann sollte daher beizeiten sich im Briefwechsel üben, um eine gewisse Gewandtheit zu erlangen. Rechtschreibung muß fehlerfrei, der Stil fließend und gewandt sein; nichts macht einen unangenehmeren Eindruck, als wenn diese Voraussetzungen nicht zutreffen. Eine derartige Fertigkeit läßt sich aber nur durch Übung erreichen, und wo ein junger Mann nicht in der Lage ist, sie sich im Geschäftsleben anzueignen, muß er sie durch erdachte Briefe zu erwerben suchen. Jeder Lehrherr und jeder Gehilfe, der es ernst mit der Erziehung der Lehrlinge meint, wird bereit sein, solche Briefe durchzusehen und, wenn nötig, zu verbessern.

Daß von allen Briefen, die irgendwelche geschäftliche Wichtigkeit haben, Abschriften gemacht werden müssen, ist schon bei der Buchführung gesagt.

Ferner ist zu berücksichtigen, daß der Geschäftsmann in der Wahl der Mittel für den Briefwechsel, ob Brief oder Mitteilung oder Postkarte, Vorsicht walten läßt. Niemals wähle man die Postkarte, wo es sich um Angelegenheiten handelt, die nicht zu jedermanns Kenntnis zu gelangen brauchen, oder gar solche, die scharfe Bemerkungen über geschäftliche Streitpunkte enthalten. Für diesen Fall kann die Benutzung der Postkarte sogar als strafbar erachtet werden. Briefe, die ganz besondere Wichtigkeit haben oder in denen Urkunden, Zeugnisse oder andere wichtige Papiere eingeschlossen sind, lasse man „einschreiben". Die Gebühr hierfür kommt gar nicht in Betracht gegen den Schaden, den ein Verlorengehen eines solchen Briefes anrichten kann. Über Eingang und Ablieferung eingeschriebener Briefe führt die Post genaue Aufsicht.

Bei Absendung von Postkarten muß der Absender es sich stets zur Regel machen, zuerst die Aufschrift, Adresse, und dann erst den Wortlaut zu schreiben.

Nur gewöhnliche und eingeschriebene Briefe, sowie Postkarten ohne Nachnahme werden nicht freigemacht durch die Post versandt; alle übrigen Sendungen müssen freigemacht werden. Für nicht — oder unzureichend freigemachte Sendungen hat der Empfänger, oder verweigert dieser die Annahme, der Absender eine Nachgebühr zu bezahlen.

Bei Eilbriefen muß der Briefumschlag ein liegendes rotes Kreuz tragen

Bei Briefen gegen Rückschein, die nur dem Empfänger oder dessen Bevollmächtigten ausgeliefert werden, hat der Empfänger einen Schein zu unterschreiben, der dem Absender ausgeliefert wird.

Will man bei einem Brief ins Ausland die Antwort bezahlen, so hat es meist keinen Zweck, eine Marke beizufügen, da der Empfänger sie bei der Antwort nicht verwerten kann. Man legt dem Schreiben einen bei jeder Postanstalt erhältlichen Antwortschein bei. Dieser Antwortschein wird von der Postanstalt des Auslandes in Zahlung genommen.

Unbrauchbar gewordene Postkarten und Postwertzeichen tauscht die Post gegen neue ein, jedoch unter Abzug einer geringen Gebühr.

Die Antwortkarte darf nicht mit einer Stecknadel befestigt werden, wohl aber mit der Breitseite an die andere Postkarte angeklebt werden.

Ausgeschlossen von der Beförderung durch die Post sind alle Gegenstände, die eine Gefahr für die Postbeamten und Sendungen darstellen, alle leichtentzündlichen und ätzenden Waren wie Feuerwerkskörper und Zündhölzer. Vermutet die Post in einer Sendung derartige Gegenstände, so kann sie vom Absender die Angabe des Inhalts verlangen und, wenn er sie verweigert, die Annahme ablehnen. Wer gegen diese Bestimmungen verstößt, haftet für allen daraus entstehenden Schaden. Wer den Inhalt unrichtig angibt, kann außerdem vom Gericht mit einer Geldstrafe bis zu 150 RM oder mit Haft bestraft werden.

Drucksachen, mechanische Vervielfältigungen, müssen freigemacht und offen versandt werden. Es ist gestattet, Ort, Tag und Namensunterschrift auch handschriftlich anzubringen, einzelne Stellen zu unterstreichen, Druckfehler zu berichtigen, bei Ankündigung eines Reisenden den Namen, bei Preislisten die Preise und diese ergänzende Zusätze, wie frei Bahn, 3 Monate Ziel usw. einzufügen oder abzuändern.

Warenproben dürfen keinen Handelswert haben und müssen nach ihrer Beschaffenheit, Form und Verpackung zur Beförderung mit der Briefpost auch der Größe nach geeignet sein. Größte Ausdehnung $30 \times 20 \times 10$ cm, Rollen 30 cm lang und 15 cm Durchmesser. Die Verpackung kann unter Band in offenen Briefumschlägen, in Kästchen oder Säckchen erfolgen; Flüssigkeiten dürfen nur in Flaschen von durchsichtigem, starkem Glase versandt werden, die in mit Sägespänen ausgefüllten Kästchen von Holz oder starker Pappe verpackt sind. Briefe dürfen nicht beigefügt werden, wohl aber Drucksachen.

In Mischsendungen sind Drucksachen, Geschäftspapiere und Warenproben bis zu 1 kg Gesamtgewicht vereinigt; es darf jedoch kein Gegenstand die für seine Gruppe festgesetzte Gewichtsgrenze überschreiten.

Als Geschäftspapiere werden z. B. Rechnungen, Quittungen, Frachtbriefe, Verträge oder Dienstpapiere der Versicherungsgesellschaften angesehen, sie dürfen keine brieflichen Mitteilungen enthalten; auch dürfen solche nicht beigelegt werden. Die Sendungen müssen offen sein und in der Aufschrift die Bezeichnung Geschäftspapiere tragen.

Briefpäckchen bis 1 kg sind verschlossene Sendungen, in die briefliche Mitteilungen eingelegt werden können. Sie dürfen 25 cm lang, 15 cm breit und 10 cm hoch, in Rollenform 30 cm lang sein und einen Durchmesser von 15 cm haben. Die Aufschrift muß den Vermerk „Briefpäckchen" enthalten. Einschreiben, Wertangabe, Nachnahme, Rückschein und „postlagernd" sind bei Briefpäckchen nicht gestattet. Die Päckchen müssen am Postamt aufgeliefert werden. Sonstige Päckchen dürfen bis 2 kg wiegen und können unter

„Einschreiben", „Nachnahme" oder „Rückschein" aber nicht unter „Wertangabe" versandt werden.

Paketen muß eine Paketkarte beigegeben sein. Das Paket muß dieselbe Aufschrift, auch dieselben Vermerke wie Nachnahme usw. tragen wie die Paketkarte. Eine Aufschrift muß auch oben in dem Paket liegen. Man unterscheidet für Pakete eine Nahzone und Fernzonen. Luftpostpakete müssen gleichwie die Paketkarte die Worte „Mit Luftpost" rot unterstrichen haben, oder man verwendet die vom Postamt gelieferten Aufklebezettel.

Wertsendungen. Briefe und Pakete können unter Wertangabe befördert werden; der Wert ist in der Aufschrift, bei Paketen auch auf der Paketkarte in Ziffern anzugeben. Bei unversiegelten Paketen, die bis zum Betrage von 300 RM zulässig sind, hat die Angabe des Wertes auf der Paketkarte zu stehen; die übrigen Wertsendungen müssen mit Siegellack, Blei- oder Stahlblechsiegeln gut versiegelt sein.

Durch Eilboten zuzustellende Sendungen müssen vom Absender in der Aufschrift, bei Paketen auch auf der Paketkarte, durch den Vermerk „Durch Eilboten!" bezeichnet sein. Der Vermerk ist möglichst links neben der Angabe des Bestimmungsortes deutlich niederzuschreiben und rot zu unterstreichen. Außerdem ist über die ganze Aufschrift hinweg ein liegendes rotes Kreuz zu ziehen. In der Nacht erfolgt die Eilzustellung nur, wenn der Absender vermerkt hat „Auch nachts!"

Postwurfsendungen müssen am Postschalter eingeliefert werden, sie werden in Massen als Drucksachen an bestimmte Arten von Empfängern wie Haushaltungen, Ladengeschäfte, Beamte usw. verteilt.

Telegramme werden in gewöhnliche, dringende und Blitz-Telegramme unterschieden. Sie können der Post schriftlich oder durch Fernsprecher aufgegeben werden. Die Mindestgebühr wird nach 10 Wörtern, das Wort zu 15 Buchstaben, berechnet. Wörter über 15 Buchstaben gelten als 2 Wörter. Gebühr: Im Ortsverkehr für jedes Wort 8 RPf, im Fernverkehr 15 RPf.

Bestellung und Empfang von Waren. Der Bestellung, dem Kauf von Waren geht gewöhnlich ein Angebot, eine Offerte voraus. Dieses Angebot kann auch fernmündlich gegeben sein, wodurch der Kaufmann an das Angebot gehalten ist. Ein Angebot ist hinfällig, wenn der Kauf zu spät erfolgt oder wenn gewisse Bedingungen daran geknüpft werden. Berechtigt zum Bestellen von Waren sind außer dem Betriebsführer nur diejenigen Gefolgschaftsmitglieder, Prokurist, Handelsgehilfe oder andere, die ausdrücklich dazu ermächtigt sind. Der Besteller von Waren hat genau anzugeben: Menge, Beschaffenheit und Preis der Ware und, wenn nötig, Zahlungsbedingungen, Lieferzeit und Art der Versendung.

Die Frage, ob der Überbringer von Waren zur Empfangnahme der Zahlung ohne weiteres berechtigt ist, ist mit „nein" zu beantworten. Der § 51 des HGB. sagt: Wer die Ware und eine unquittierte Rechnung überbringt, gilt deshalb noch nicht für ermächtigt, die Zahlung zu empfangen. Wohl aber ist der Überbringer berechtigt zur Empfangnahme, sobald er eine ausdrückliche Vollmacht hierfür aufweisen kann, oder sobald die Rechnung vom Geschäftshaus aus quittiert ist.

Die Gefahr während der Beförderung der Waren trägt nach dem Gesetze der Käufer, sobald nichts anderes ausbedungen wurde.

Liefert der Verkäufer die Ware nicht rechtzeitig, so muß der Käufer den Lieferer, um ihn in Lieferungsverzug zu bringen, mahnen. Ist ein ganz genauer Zeitpunkt für die Lieferung festgelegt, ist eine Mahnung unnötig. Bei Lieferungsverzug kann der Käufer entweder Lieferung verlangen und zugleich wegen verspäteter Lieferung auf Schadenersatz dringen, oder nach Gewährung einer gewissen Nachlieferungsfrist die Annahme verweigern und Schadenersatz beanspruchen.

Bei Empfang von Waren ist sofort der Zustand der Verpackung, das Gewicht bzw. die Stückzahl oder das Maß festzustellen und mit der Rechnung zu vergleichen. Die Waren sind auch möglichst bald auf ihre Beschaffenheit zu prüfen.

Ergeben sich Abweichungen bezüglich des Gewichts, der bestellten Menge, der Beschaffenheit oder des Preises, so ist dem Verkäufer, erforderlichenfalls auch der Bahnverwaltung usw. sofort nach Entdeckung des Mangels, spätestens indes, wenn besondere Umstände dies erheischen, nach Ablauf von 6 Monaten vom Tage der Ablieferung ab, Anzeige zu machen, eine **Mängelrüge** zu erteilen, bzw. sind die Waren unter genauer Angabe des Grundes zur Verfügung zu stellen. Inzwischen ist die Ware mit möglichster Sorgfalt aufzubewahren.

Um Beanstandungen sicher begründen zu können, empfiehlt sich die Zuziehung von Zeugen und, wenn nötig, von Sachverständigen. Ist eine Mängelrüge erteilt, hat der Käufer das Recht auf **Wandlung**, d. h. Rücktritt vom Vertrage oder das Recht auf einen Preisnachlaß, auf **Minderung**, oder auf **Umtausch**, **Neulieferung** oder schließlich auf **Schadenersatz**.

Versand von Waren. Bei dem Versand von Waren ist auf eine möglichst feste und dauerhafte Verpackung zu sehen. Die Art der Verpackung hat sich nach der Natur der Waren und nach der Art der Beförderung zu richten. Fässer und Ballone müssen auf gute Beschaffenheit und völlige Dichtigkeit des Verschlusses geprüft werden. Die Art der Verpackung scharfer und feuergefährlicher Gegenstände hat sich genau nach den Vorschriften der Eisenbahnverwaltung zu richten. Werden Pakete in Papierumhüllung, Beuteln, in Kisten versandt, so ist jedes einzelne Paket noch besonders in festes Packpapier einzuschlagen und zu verschnüren und sowohl Beutel wie Umhüllung stets mit deutlicher Bezeichnung zu versehen.

Bei dem Versand der Waren ist immer zu bedenken, daß die Frachtstücke weder auf der Post noch auf der Eisenbahn mit besonderer Vorsicht behandelt werden. Das Füllmittel, womit die Lücken in den Kisten verstopft sind, muß so reichlich bemessen werden, daß es selbst bei anhaltendem Rütteln und Stoßen nicht zusammensinkt.

Der Versand von Waren kann, abgesehen vom Ortsverkehr, durch die Post, durch die Eisenbahn, durch Lastkraftwagen im Autofernverkehr, durch Flugzeuge und durch Wasserfracht geschehen. Die Wasserfracht ist für Massengüter, selbst im Inlandverkehr, die weitaus billigste und daher selbst hier, wenn keine sehr rasche Beförderung erforderlich, vorzuziehen. Der Versand durch die Post hat nur für kleinere Sendungen Berechtigung.

Bei dem **Bahnversand** brauchen die Frachtstücke, **Frachtgut**, **Eilgut**, **beschleunigtes Eilgut**, die auch **Stückgut** heißen, und **Expreßgut** nicht mit voller Aufschrift, sondern nur mit Buchstaben, Marke und Zahl bezeichnet zu werden. Während der Unterschied der drei zuerst genannten Frachtstücke nur auf der kürzeren Beförderungsfrist mit den Güterzügen beruht, wird Expreßgut in den Packwagen der Personenzüge mitgenommen, kann an dem Gepäckschalter angeliefert, abgeliefert werden und wird so am schnellsten befördert.

Die Frachtgebühr für Eilgut beträgt das doppelte, für beschleunigtes Eilgut das dreifache der Gebühr für Frachtgut. Für Expreßgut als Mindestgebühr 0,50 RM.

In dem begleitenden Frachtbriefe muß ausgefüllt werden: a) der Name, Wohnort, Wohnung, Tag der Ausstellung und Unterschrift des Absenders sowie der genaue Name des Empfängers und dessen Wohnort, und zwar möglichst mit Straßenangabe; b) wenn der Wohnort nicht Eisenbahnstation ist, die nächstgelegene Station; c) Zeichen, Nummer und Stückzahl der Waren oder Frachtstücke, Kolli; d) Bezeichnung des Inhalts und Gewicht der Ware, wenn nötig e) Versicherungsantrag, sobald der Wert der Ware ein höherer ist, als die Bahnverwaltung vergütet, und f) der Versicherungsantrag auf schnelle Lieferung, sobald dies nötig erscheint.

Wie aus dem Gesagten hervorgeht, kann man Frachtgüter bei der Bahn gegen Verlust und gegen nicht rechtzeitige Lieferung versichern.

Die Bahn ist ihrer Haftpflicht entbunden, wenn sie nachweist, daß die Beschädigung oder der Verlust durch höhere Gewalt, vis major, durch inneren Verderb wie Gären, Faulen, Frieren oder Selbstentzündung, durch Schwinden also Eintrocknen, Verdunsten, Verschütten, Auslaufen, oder durch äußerlich nicht erkennbare Mängel der Verpackung entstanden ist. Bei Gewichtsmängeln vergütet die Bahn nichts, wenn das Fehlgewicht, das Manko, bei trockenen Gütern nicht mehr als 1%, bei feuchten Gütern nicht mehr als 2% beträgt. Die Haftpflicht ist ferner ausgeschlossen bei gefährlichen Stoffen, wie Säuren, leicht entzündbaren Waren, bei leicht zerbrechlichen Gegenständen, leeren und gefüllten Flaschen.

Bei der Schadenberechnung wird der von dem Beschädigten nachzuweisende Handelswert, in Ermangelung eines solchen der Wert, den dergleichen Güter zur Zeit und am Orte der bedungenen Ablieferung, nach Abzug der infolge des Verlustes etwa ersparten Zölle und Unkosten hatten, zugrunde gelegt; jedoch wird von der Eisenbahn für 50 kg nur ein bestimmter Wert vergütet, auch für den Fall, daß der Wert ein höherer ist, sobald die Ware nicht als höher im Werte gekennzeichnet, deklariert, und versichert worden ist. Bei überschrittener Lieferfrist haftet die Eisenbahn nur bis zur Höhe der Frachtgebühr, wenn nicht ausdrücklich der Lieferwert im Frachtbrief in Buchstaben angegeben ist.

Leere Fässer, die mit beizenden, ätzenden, scharfen oder übelriechenden Flüssigkeiten gefüllt waren, werden von der Bahnverwaltung nur angenommen, wenn sie äußerlich trocken und gehörig geschlossen sind.

Bei Zurücksendung gebrauchter Verpackungsgegenstände berechnet die Bahn nur die Hälfte des Gewichts, jedoch muß auf dem Frachtbriefe der Vermerk stehen: „Gefüllt die Strecke durchlaufen".

Die Bemerkung auf den Rechnungen: „Für Ihre Order, Rechnung und Gefahr" soll ausdrücklich darauf hinweisen, daß der Käufer die Kosten der Beförderung und etwaigen Schaden während der Beförderung zu tragen hat. Bei einem Verkaufe „frei ins Haus" übernimmt der Verkäufer Beförderungskosten und Gefahr.

Der Güterfernverkehr durch Lastkraftwagen geschieht entweder durch die Deutsche Reichsbahn oder durch private Unternehmer. Er ist genehmigungspflichtig. Die Haftpflicht ist durch das Gesetz vom 26. Juni 1935, Beförderungsbedingungen, geregelt.

Mit dem Flugzeug werden nur Güter mit dem Mindestgewicht von 2 kg befördert. Es sind dem Frachtgut fünf Frachtbriefe beizufügen. Für Beförderungsfrist wird keine Haftung übernommen.

Handelswissenschaft.

Zoll und Verzollung. Zölle bezwecken einerseits die einheimische Landwirtschaft und Industrie vor zu niedrigen Preisen oder Überflutung mit Auslandswaren zu schützen, andererseits zu verhindern, daß lebenswichtige Erzeugnisse in zu großem Maße ausgeführt werden. Bei Versand oder Empfang von Waren nach und von dem Auslande haben die meisten Waren eine Abgabe, den Eingangs- bzw. Ausgangszoll, zu tragen.

Eingangszoll ist die Abgabe auf vom Ausland eingehende Waren; Ausgangszoll die Abgabe für nach dem Auslande gesandte Waren.

Rückzoll heißt derjenige Zoll, der bei Einfuhr von Waren erhoben, bei bescheinigter Ausfuhr der eingeführten Ware aber zurückgezahlt wird.

Schutzzoll nennt man diejenigen Zölle, die auf solche ausländische Waren gelegt werden, die das Inland gleichfalls herstellt.

Nach der Ankunft der Waren im Zollamt hat ein Beauftragter des Empfängers, z. B. ein Postbeamter, durch Öffnen der Frachtstücke dafür zu sorgen, daß die Zollbeamten sich überzeugen können, daß der Inhalt der Frachtstücke richtig angegeben ist. Dann erst und, soweit erforderlich nach Zahlung der betreffenden Zollgebühren, wird die Ware ausgeliefert.

Deklarieren = bezeichnen, anmelden, angeben, nachweisen.

Zolltarif wird das Verzeichnis genannt, das die Zollsätze für die verschiedenen Waren enthält.

Beim Versand nach dem Ausland ist der Zolltarif des betreffenden Landes zu berücksichtigen, um nach diesem die nötigen Erklärungen im Frachtbriefe genau abgeben zu können.

Zinsen und Zinsberechnung. Zinsen, Interessen, nennt man die Vergütung für die Benutzung eines entliehenen Kapitals, die nach einer festgesetzten Zeit geleistet und nach Hundertsatz, nach Prozent, berechnet wird.

% = pro cent = Hundertsatz = Verhältnis zu 100. Zinsen oder Gewinn, für, auf, vom Hundert.

Zinsfuß ist der Maßstab, wonach die Zinsen eines Kapitals zu berechnen sind.

Bei der Zinsberechnung gelten folgende Grundsätze.

Der Tag der Zahlung und der Tag der Rückzahlung werden mitgerechnet, dagegen jeder Monat, auch der Februar, zu 30, das Jahr zu 360 Tagen angenommen. Vgl. S. 1231, Zinsteilerübersichtstafel.

Berechnung des Einkaufswertes, Kalkulation, von Waren. Beim Berechnen des Einkaufswertes einer Ware, dem Kalkulieren, sind neben dem Rechnungspreis alle Beförderungsunkosten, Zoll, Gewichtsverlust, auch der vermutlich durch Lagerung oder Austrocknen entstehende, sowie ein gewisser Aufschlag für Zinsenverlust, für Lagerung und längeres von den Abkäufern beanspruchtes Ziel, zu berücksichtigen. Es beträgt der Einkaufswert z. B. für das Kilo einer Ware, von der 100 kg 32,50 RM kosten, dazu für 347 kg netto 1½% Maklergebühren, für 389 kg brutto Wasserfracht, Versicherung, Übergabe zur Bahn 4,40 RM; Eisenbahnfracht für 100 kg 65 RPf., Einschlag 1,10 RM, Zoll 2,50 RM für 100 kg brutto; ferner 1 kg Taraverlust, 2% vermutlicher Zinsenverlust wie folgt: 347 kg zu 32,50 RM = 112,80 RM + 1½% (= 1,70 RM) + 4,40 RM + 3,9% kg zu 65 RPf. (= 2,55 RM) + 1,10 RM + 3,9% kg zu 2,50 RM (= 9,75) + 2% (= 2,30 RM); zusammen 134,60 RM, geteilt durch 346 (kg) = 38,91 RM für 100 kg oder 39 RPf. für 1 kg. Wenn auf diesen Rechnungspreis zuzüglich Unkosten für die Beförderung bis zum Geschäftshause 12½% allgemeine Geschäftsunkosten, wodurch man erst den Selbstkostenpreis erhält, und ferner ein Zuschlag von 20% Verdienst gerechnet werden, so stellt sich dann der nach oben abgerundete Verkaufspreis a) 39:8 (12½%) = 5+39 = 44 RPf. für 1 kg, b) 39:5 (20%) = 8+39 = 47 RPf. für 1 kg. Ferner: Wenn eine Ware 90 RPf. kostet und für 120 RPf. verkauft wird, so beträgt der Verdienst in Prozent, im Hundertsatz a) auf den Einkaufspreis 33⅓%, b) vom Verkaufspreis 25%.

Geld- und Wechselverkehr. Jeder Handel ist ein Tauschhandel. Während in den ältesten Zeiten, wie auch noch heute bei gewissen Völkerschaften, jede Ware gegen irgendeine andere Ware gehandelt, d. h. vertauscht wurde, stellte sich allmählich das Bedürfnis nach einem bequemeren Tauschmittel ein. Man wählte hierzu die kostbaren Edelmetalle, und bei noch steigender Kultur formte man sie in Stücke von bestimmter Größe, denen ein bestimmter Wert beigelegt wurde; so entstand das Geld und die Geldmünze.

Geld im heutigen Sinn ist das in einem Lande gesetzlich eingeführte Tauschmittel in Form geprägter Münzen. Nicht alles Geld, was von einem Staat in Umlauf gesetzt wird, ist in Metall ausgemünzt. Viele Kulturstaaten geben an Stelle des Metallgeldes auch Papiergeld oder Noten aus.

Papiergeld oder Kassenscheine sind die von einem Staat ausgestellten unverzinslichen Schuldscheine, die auf den Inhaber lauten und an Stelle von Metallgeld umlaufen. Das Recht derartiger Schuldscheinausgabe steht gesetzlich in Deutschland der Reichsbank zu. Diese Geldscheine heißen Banknoten. Die Banknoten der Reichsbank haben den Wert von Währungsgeld (siehe dieses) und müssen in Zahlung genommen werden.

Mit Kurantgeld wird gewöhnlich die kleine Münze, Silbergeld, bezeichnet. Silberkurantgeld. In Wirklichkeit steht die Kurantmünze im Gegensatz zur Scheidemünze. Während Kurantmünzen vollwichtige Münzen sind, die unbeschränkt gesetzliches Zahlungsmittel sind und auch den Metallwert haben, wie sie abgestempelt sind, sind Scheidemünzen aus minderwertigerem Metall und von weniger Wert, als der Stempel angibt, sie brauchen infolgedessen auch nur in kleineren Beträgen in Zahlung genommen zu werden. In Ländern, wo das Gold das gesetzliche Zahlungsmittel ist, ist auch das Silbergeld als Scheidemünze anzusehen.

Tritt in einem Staate eine überflüssige Vermehrung des Geldes ein, führt dies zu einer Inflation, dagegen zur Deflation, wenn im Staate eine Verminderung obwaltet.

Münzfuß nennt man die gesetzliche Bestimmung für die Prägung des Geldes bezüglich seines Gehalts an edlem Metall.

Unter Währung oder Valuta ist 1. die Geldart zu verstehen, die das gesetzliche Zahlungsmittel ist, entweder Gold, Goldwährung, oder Silber, Silberwährung, oder beides, Doppelwährung; in Deutschland herrscht die Reichsmarkwährung. Die Reichsmark entspricht $1/2790$ kg Gold; 2. der Wert oder Geldbetrag einer Sache, z. B. die Geldsorte, in der die Wechselsumme ausgedrückt ist und bezahlt werden soll. Unter Valuta versteht man anderseits auch den Wert des Geldes eines Landes im Ausland.

Die Art der Bezahlung einer Ware kann auf die verschiedenste Weise geschehen: entweder durch Barzahlung, d. h. durch Ausgleich mit barem Geld, oder durch Wechsel (s. weiter unten), oder durch sog. Schecks, d. h. Anweisungen auf ein Bankgeschäft oder eine Sparkasse, bei denen man Gelder stehen hat, über die man nach Gutdünken verfügen kann. Sie lauten entweder auf eine bestimmte Person, einen Namen, oder auf den Inhaber und sind zahlbar bei Vorzeigung, Barscheck. Ein Scheck muß im Wortlaut die Bezeichnung Scheck tragen, den Zahlungsort, die Summe, Tag der Ausstellung, die bezogene Bank oder Sparkasse, sowie die Unterschrift des Ausstellers. Es kann der Aussteller selbst der Empfänger des Geldbetrages sein. Ist ein Scheck auf einen bestimmten Zahlungsempfänger ausgestellt, so kann er durch Giro, Indossament, übertragen werden. Wünscht der Aussteller solche Übertragung nicht, so hat er dies durch die Worte „Nicht an Order" festzulegen. Ein Scheck muß innerhalb 8 Tagen nach der Ausstellung zur Zahlung vorgelegt werden. Ist der 8. Tag ein Sonntag oder Feiertag, so gilt als letzter Tag der nächstfolgende Werktag. Trägt ein Scheck die Worte „Nur zur Verrechnung", die sowohl vom Aussteller als auch vom Inhaber quer über die Vorderseite des Schecks gesetzt werden können, so darf der Scheck nicht in bar bezahlt werden, sondern der Betrag wird dem Bankkonto des Empfängers überwiesen. Schecks mit Kreuzung, d. h. Schecks, die auf der Vorderseite zwei parallellaufende Striche aufweisen, gelten als Verrechnungsschecks. Aussteller und Indossanten haften für die Auszahlung des Schecks. Durch die Bemerkung „Ohne Gewähr" oder ähnliches bei dem Indossament wird der Indossant von der Haftpflicht befreit.

Wird der Scheck nicht eingelöst, so tritt das Regreßrecht ein. In diesem Falle muß der Nachweis erbracht werden, daß der Scheck rechtzeitig zur Zahlung vorgelegt worden ist. Es geschieht dies durch Protest oder durch die Bescheinigung der Zahlstelle, daß der Scheck innerhalb der Vorlagefrist zur Zahlung vorgelegt und nicht eingelöst ist. Schecks sind im allgemeinen nicht wechselstempelpflichtig.

Bezahlung geschieht ferner durch Abschreiben durch die Bank. Eine solche Ab- oder Umschreibung durch die Bank ist nur möglich, wenn sowohl Käufer wie Verkäufer Bankkonten, über die sie frei verfügen können, besitzen. Oder durch Einzahlung bei der Bank, wo der Empfänger des Betrages ein Konto hat; hierbei ist nicht nötig, daß der Einzahler ein Bankkonto hat. Oder durch Postanweisung. Bei diesem Verfahren wird die betreffende Summe einer beliebigen Poststelle eingezahlt, um von der Post am Ort des Empfängers bar ausgezahlt zu werden.

Durch die Postscheckordnung ist es auch ermöglicht, an Personen, die durch Einzahlung einer Stammeinlage ein Postscheckkonto erworben haben, Zahlungen durch Zahlkarten zu bewirken. Diese Zahlkarten werden am Schalter der Postanstalten abgegeben, und es können auf eine Zahlkarte, sowohl von Kontoinhabern als auch von jeder anderen Person Beträge eingezahlt werden. Der eingezahlte Betrag wird dem in der Zahlkarte angegebenen Konto gutgeschrieben und dem Kontoinhaber der Abschnitt der Zahlkarte übersandt.

Kontoinhaber können an andere Kontoinhaber Beträge durch Überweisung bezahlen. Die Beträge werden vom Postscheckamt dem Konto des Empfängers gutgeschrieben. Die Überweisungen geschehen durch Vordrucke in Blattform, zur Versendung in Briefen oder in Postkartenform, Giropostkarten, zur offenen Versendung. Auch kann ein Kontoinhaber alle für ihn bei der Post eingehenden Postanweisungen, Nachnahmen, Barschecks und Postaufträge sich nicht auszahlen, sondern auf das Postscheckkonto gutschreiben lassen. Überweisungen können auch „eilig" oder telegraphisch ausgeführt werden.

Kontoinhaber können über ihr Guthaben, soweit es die Stammeinlage übersteigt, in beliebigen Teilbeträgen auch mittels Schecks verfügen. Schecks sind binnen 10 Tagen nach der Ausstellung bei dem Postscheckamte zur Einlösung vorzulegen. Das Postamt zahlt den Betrag an den im Scheck als Zahlungsempfänger Bezeichneten bar aus. Ist dieser ein Kontoinhaber, jedoch nur dann, wenn ausdrücklich im Scheck Barzahlung verlangt wird, andernfalls wird der Betrag dem Konto des Zahlungsempfängers gutgeschrieben. Hat sich der Aussteller eines Schecks selbst als Zahlungsempfänger bezeichnet, so wird der Betrag stets bar durch Vermittlung der Postanstalt an ihn ausgezahlt.

Ein **Wechsel** ist eine im Wortlaut die Bezeichnung **Wechsel** tragende, an andere abtretbare Urkunde, durch die der Aussteller sich selbst oder eine andere Person verpflichtet, eine gewisse Summe zu einer bestimmten Zeit zu zahlen oder zahlen zu lassen. Der Wechsel kann ein **Warenwechsel**, eine Zahlungsart für gekaufte Waren oder ein **Finanzwechsel** sein, wenn das Schuldverhältnis auf andere Art entstanden ist. Er dient als bequemes Zahlungsmittel und erleichtert das Einziehen der Außenstände, besonders derjenigen an anderen Orten. **Wechselfähig** ist in Deutschland jeder, der zur Selbstverwaltung seines Vermögens berechtigt ist und sich durch Verträge verpflichten kann. Unmündige, unter Kuratel, d. h. gerichtlicher Vormundschaft Stehende, in Konkurs Geratene oder zu entehrenden Strafen Verurteilte sind von der Wechselfähigkeit ausgeschlossen.

Es gibt 1. eigene, **Sola**, auf sich selbst ausgestellte Wechsel, worin der Aussteller die Zahlung der Wechselsumme selbst zu leisten verspricht, es ist ein sog. **trockner Wechsel**, ein schriftliches, wechselmäßiges Versprechen zur Zahlung einer Summe, das der Aussteller dem Nehmer des Wechsels gibt. Dieser Wechsel enthält keinen Zahlungsauftrag und ermangelt eines Bezogenen, dessen Stelle der Aussteller als Selbstschuldner übernimmt; 2. gezogene Wechsel, **Tratten**, worin die Bezahlung einer dritten Person aufgetragen wird. Ein Wechsel, der Wechselkraft haben soll, muß enthalten die Namen a) des **Ausstellers, des Trassanten**, b) **des Bezogenen**, der die Summe bezahlen soll, des **Trassaten**, c) desjenigen, zu dessen Gunsten oder an dessen Order der Wechsel ausgestellt ist, des **Remittenten**.

Auf einem Wechsel müssen ferner ausgefüllt sein der Ausstellungs- und Erfüllungsort, der sowohl in Zahlen als auch in Buchstaben ausgedrückte Betrag, sowie der Tag, an dem der Wechsel ausgestellt ist und der Zeitpunkt, wann er bezahlt werden muß. Nach dem Fälligkeitszeitpunkt unterscheidet man **Tagwechsel** mit festbestimmtem Verfalltag, **Datowechsel**, z. B. nach vier Wochen, **Sichtwechsel**, wenn die Wechselsumme nach Sicht, bei Vorzeigung zahlbar ist. **Kurze Sichtwechsel** sind solche, die bald verfallen, **lange Sichtwechsel, Zeitsichtwechsel** solche, die vier und mehr Wochen nach Vorzeigung fällig sind. Der Wechsel muß von dem Bezogenen **akzeptiert**, angenommen sein, sonst ist der Aussteller allein der eigentlich Verantwortliche. Der Bezogene verpflichtet sich damit zur Zahlung der Wechselsumme am Verfallzeitpunkt. Das **Akzept** sichert dem Gläubiger schnellstes Einklagen des Betrages, indem die Klage eine **Urkundenklage** ist, wobei es nur erforderlich ist, den akzeptierten Wechsel vorzulegen. Als Akzept genügt die gewöhnlich quer über den Wechsel geschriebene Unterschrift. An Stelle des Akzeptes des Bezogenen findet sich mitunter ein **Ehrenakzept** auf dem Wechsel, es verpflichtet sich ein anderer für die Wechselsumme aufzukommen.

Hat der Bezogene den Wechsel akzeptiert, muß er ihn **versteuern**, und zwar mit einer **Wechselstempelmarke** von je nach der Wechselsumme verschiedenem Werte. Die Steuer beträgt für jedes angefangene Hundert 10 RPf. Die Marken sind auf die Rückseite des Wechsels, und zwar, wenn diese noch unbeschrieben ist, unmittelbar an einen Rand, anderenfalls unmittelbar unter dem letzten Vermerk, Indossament, auf eine Stelle aufzukleben, die weder beschrieben noch bedruckt ist. In jeder einzelnen der auf den Wechsel geklebten Marken muß der Tag der Verwendung der Marke, und zwar der Tag und das Jahr mit arabischen Ziffern, der Monat mit Buchstaben, wenn auch abgekürzt, niedergeschrieben werden. Verbesserungen sind unzulässig. Anstatt der Marken können auch Wechselvordrucke mit eingedrucktem Stempel verwendet werden, eine Entwertung ist in diesem Falle nicht nötig.

Um den Wechsel als Zahlungsmittel, als Rimesse, zu verwenden, muß er auf der Rückseite mit einem Übertragungsvermerk, einer Überweisung an einen andern, einem Giro oder Indossament versehen werden. Der Übertragende wird dadurch zum Giranten oder Indossanten, derjenige, an den der Girant das Eigentumsrecht an dem Wechsel übertragen hat, zum Giraten oder Indossaten. Der letzte Inhaber des Wechsels kurz vor dem Fälligkeitszeitpunkt heißt Präsentant.

Für den überseeischen Verkehr verwendet man Wechselduplikate; es sind dies Vervielfältigungen des Wechsels. Sie heißen Prima-, Sekunda- und Tertiawechsel, die Prima z. B. kann im Giroverkehr verwendet, die Sekunda zur Präsentation und Akzeption versendet und die Tertia zur Sicherheit zurückbehalten werden. Jedoch ist nur ein Stück zu akzeptieren.

Reicht die Rückseite eines Wechsels nicht mehr zur Aufnahme weiterer Indossamente, bringt man eine Allonge, ein Papier von derselben Form und Größe so an, daß sie beide nicht ohne weiteres getrennt werden können, schreibt den Gesamtinhalt des Wechsels auf die Vorderseite und benutzt die Rückseite zu weiteren Übertragungsvermerken. Unter Prolongation versteht man die Verlängerung des Zeitpunktes der Fälligkeit.

Domizilwechsel sind Wechsel, auf denen der Name und Wohnort desjenigen aufgeführt ist, den der Bezogene zur Einlösung eines auf ihn ausgestellten Wechsels angibt.

Unter Schundwechsel versteht man einen wenig Sicherheit bietenden Wechsel, der nicht im kaufmännischen Verkehr, sondern lediglich in Geldverlegenheit entstanden ist.

Bei Kellerwechseln ist als Bezogener eine Person genannt, die gar nicht vorhanden ist.

Will der Aussteller oder einer der Giraten für den Wechsel bares Geld haben, ihn nicht weiter in Zahlung geben, so verkauft er ihn an eine Bank, er gibt ihn zum Diskont, wobei die Bank den Diskont, d. h. die Zinsen bis zum Verfalltage des Wechsels, einen Betrag für Unkosten und Provision abzieht. Wünscht der Aussteller nicht, daß der Wechsel weitergegeben wird, so schreibt er eine Rektaklausel, etwa die Worte „Nicht in Order" auf den Wechsel.

Der Präsentant hat die Verpflichtung, am Fälligkeitstage des Wechsels den Wechsel rechtzeitig, spätestens am zweiten Werktage danach bis abends 6 Uhr, wobei gesetzliche Feiertage nicht mitgerechnet werden, zur Zahlung vorzulegen oder durch einen Beauftragten vorlegen zu lassen. Bezahlt der Bezogene die Wechselsumme, nachdem er den Wechsel auf seine Richtigkeit geprüft hat, bescheinigt der Vorlegende auf der Rückseite des Wechsels den Erhalt der Wechselsumme.

Nach Empfang eines Wechsels hat man unter anderem zu prüfen, ob er dem Gesetz entsprechend gestempelt, d. h. versteuert ist.

Wird ein akzeptierter oder in anderen Besitz übergegangener Wechsel am Verfalltage nicht eingelöst, so muß man, um sich und seinen Vormännern die Vergünstigung des Wechselrechtes zu wahren, rechtzeitig protestieren lassen. Der wechselmäßige Anspruch gegen den Akzeptanten verjährt indes in drei Jahren vom Verfalltage des Wechsels ab, bei Sichtwechseln schon nach zwei Jahren vom Tage der Ausstellung ab.

Protest ist eine Beglaubigung, daß der Wechselinhaber rechtzeitig alles getan hat, um Bezahlung zu erhalten, d. h. daß er rechtzeitig den Wechsel zur Zahlung vorgelegt hat. Protest zu erheben berechtigt ist nur ein Notar oder ein Gerichtsbeamter oder ein Postbeamter.

Die Post erhebt jedoch nur mit folgenden Beschränkungen Protest:

1. Proteste, die sich auf eine andere wechselrechtliche Leistung als die Zahlung beziehen, werden nicht erhoben.

2. Die Erhebung von Protesten mangels Zahlung bleibt ausgeschlossen a) für Wechsel und Schecks, die über mehr als 1000 RM lauten; b) für Wechsel und Schecks, die in fremder Sprache ausgestellt sind; c) für Wechsel und Schecks, die auf eine ausländische Münzsorte lauten, sofern der Aussteller durch den Gebrauch des Wortes effektiv oder eines ähnlichen Zusatzes die Zahlung in der im Wechsel benannten Münzsorte ausdrücklich bestimmt hat; d) für Wechsel, die mit Notadresse oder Ehrenakzept versehen sind; e) für Wechsel, die unter Vorlegung mehrerer Stücke desselben Wechsels oder unter Vorlegung des Originals und einer Kopie zu protestieren sind.

3. Die Post erhebt nicht selbst Protest, wenn der Postauftrag auf grünem Blatt eingegangen ist.

Protest kann schon am Verfalltage des Wechsels erhoben werden; er muß spätestens am zweiten Tage nach dem Verfalltage erhoben werden, wobei gesetzliche Feiertage nicht mitgerechnet werden.

Willigt die Person, gegen die protestiert werden soll, ausdrücklich ein, so kann auch noch nach 6 Uhr Protest erhoben werden.

Hat der Wechselinhaber Protestaufnahme versäumt, so kann er für die dadurch seinen Vormännern bzw. dem Aussteller erwachsenen Nachteile verantwortlich gemacht werden.

Abschlagszahlungen auf einen fälligen Wechsel sind anzunehmen; dies ändert jedoch nichts an der Berechtigung und Verpflichtung zur Protestaufnahme wegen teilweiser Zahlung, auch darf dann der Wechsel nicht ausgeliefert werden. Der Bezogene erhält nur eine Quittung über den bezahlten Betrag.

Ist vom Aussteller oder einem Indossaten auf der Vorderseite des Wechsels eine Notadresse angebracht, so muß der Wechselinhaber, im Fall der Bezogene den Wechsel nicht bezahlt, den Betrag von der benannten Person erheben. Dasselbe gilt, wenn außer dem Akzept ein Name mit dem Zusatz „als Bürge akzeptiert" oder „per aval" steht. Erklärt sich irgendeine andere Person bereit, den Wechsel einzulösen, muß die Zahlung angenommen werden. Die Einlösung des Wechsels durch eine andere Person nennt man Intervention.

Die Worte „O. K.", ohne Kosten, auf einem Wechsel bedeuten, daß der Aussteller oder einer der Giranten wünscht, daß bei Nichtzahlung Protest nicht erhoben werde. Ist der Wunsch von einem Giranten gestellt, kann der Wechselinhaber trotzdem protestieren lassen, wenn er glaubt, sein oder seiner Vormänner Recht wahren zu müssen.

Regreßnahme = Rückanspruch, Ersatzanspruch an den Vormann.

Rembours = Deckung, Gegenwert, Wiedererstattung.

Ist ein Wechsel zu Protest gegangen, muß der Präsentant seinen Vormann davon benachrichtigen. Diese Benachrichtigung hat sofort, spätestens innerhalb zweier Tage nach dem Tage der Protesterhebung bzw. Empfang der Anzeige davon, zu erfolgen. Die Ansprüche des Inhabers an den Vormann verjähren in 3 Monaten vom Tage des erhobenen Protestes. Um nun zu barem Geld zu kommen, schickt der Wechselinhaber dem Vormann entweder eine Rückrechnung zugleich mit dem Wechsel, die dieser in bar bezahlt, oder man zieht auf den Regreßpflichtigen einen Sichtwechsel über die Wechselsumme zuzüglich Protesterhebungs- und sonstigen Kosten, ½% Provision und 6% Zinsen, Notifikation, Regreßsumme, Regreßnahme.

Wechsel und Protest braucht man an den Vormann vor Eingang der Regreßsumme nicht zurückzuschicken; es geschieht dies indes meist durch eingeschriebenen Brief, sobald man den Vormann für zahlungsfähig hält. Man kann auch der Ersparnis der Kosten wegen, oder weil ein früherer Girant am gleichen Orte sich befindet, einen oder mehrere Vormänner überspringen, bzw. den Betrag von einem früheren Vormanne sich erstatten lassen, Sprungrückgriff.

Auf einem Wechsel, der zurückgeht, kann jeder Indossat, der einen seiner Nachmänner befriedigt hat, sein eigenes und seiner Nachmänner Indossament ausstreichen, weil sie sich durch Einlösung des Wechsels von aller Wechselpflicht befreit haben. Durch den Rückgriff von Vormann zu Vormann kommt der Wechsel schließlich wieder zum Aussteller. Dieser reicht unter Hinzufügung des Wechsels eine Wechselklage, eine Klage „im Wechselprozeß", die sich als Urkundenklage kennzeichnet, ein, die sehr schnell erledigt wird.

Eine Anweisung, Assignation, ist eine Vollmacht einer Person, wodurch ein Zweiter beauftragt wird, an einen Dritten eine Zahlung zu leisten oder sonst Wertstücke auszuliefern. Kaufmännische Anweisungen müssen gleichwie Wechsel versteuert werden, sind wie Wechsel übertragbar, können aber nicht protestiert werden.

Wechsel versendet man in der Regel durch Einschreibebrief; Wechsel und Geldbeträge können auch durch Postauftrag erhoben werden. Diese dienen zum Einziehen von Geldbeträgen gegen quittierte Rechnungen, Wechsel oder Zinsscheine in einem Stück oder mehreren Stücken. Die Postanstalt am Orte desjenigen, der den Betrag zu zahlen hat, zieht den Betrag von dem zur Zahlung Verpflichteten ein. Postaufträge müssen an die Postanstalt gerichtet werden, die den Postauftrag erheben soll; sie müssen freigemacht werden. Offene Anlagen mit brieflichen Mitteilungen sind zulässig. Bis zu sieben Tagen vor dem Verfalltage können Postaufträge eingeliefert werden; der zur Zahlung Verpflichtete hat sie bei Vorzeigung oder binnen sieben Tagen bei seiner Postanstalt einzulösen. Erfolgt bei abermaliger Vorzeigung die Zahlung nicht, so geht die Sendung an den Absender zurück. Verlangt dieser dagegen Rücksendung nach der ersten vergeblichen Aufforderung, so hat er auf der Rückseite des Auftragvordruckes den Vermerk anzubringen „Sofort zurück" oder „Sofort zum Protest", wenn die Postanstalt einen nicht bezahlten Wechsel einer zur Aufnahme von Protesten befugten Person überweisen soll.

Nachnahmen sind bis 1000 RM bei Postkarten, Briefen und Paketen zulässig. Der Nachnahmebetrag ist in Buchstaben zu schreiben. Außer der Gebühr für die Sendung ist eine Vorzeigegebühr zu entrichten. Bei Übermittlung des eingezogenen Betrages an den Absender werden die Gebühren für die Postanweisung gekürzt. Hat der Empfänger des Betrages Postscheckkonto, so wird ihm der Betrag gut geschrieben.

In allen Fällen ist die Wohnung des Absenders genau anzugeben.

Die Werbung. Sie beginnt bereits vor der Eröffnung des Betriebes. Sobald die Räume gemietet oder im eigenen Hause für den Betrieb fertiggestellt sind, müssen die Schaufenster große, bunte, bei mehreren Schaufenstern am besten mit verschiedenem Wortlaut versehene Hinweise tragen, die die Bewohner der betreffenden Gegend auf die Eröffnung einer Drogerie und auf die Vorteile, die dadurch dem Kunden entstehen, aufmerksam machen. Wenige

Tage vor Eröffnung des Betriebes ist eine Überschwemmung der Haushalte der ganzen Umgegend mit der Mitteilung der Eröffnung und zugleich der Werbung bestimmter Warengruppen, die besonders der herrschenden Jahreszeit entsprechen, zu veranstalten. In kleineren Städten oder sonstigen Plätzen sind Eröffnungsanzeigen in den Zeitungen bekanntzugeben und man muß für besondere Hinweise darauf durch die Schriftleitungen sorgen. Für den weiteren Erfolg des Betriebes ist das Schaufenster von größter Wichtigkeit. Es muß sauber, nicht überladen, mit Preisen versehen, übersichtlich und so gestaltet sein, daß es selbst die Aufmerksamkeit eines eilig Vorübergehenden auf sich zieht. Bei Vorhandensein von nur einem Schaufenster dürfen die verschiedenen Warengattungen nicht durcheinander gewürfelt sein, man teile das Fenster durch geschmackvoll angebrachte scheinbare Zwischenteile, die aber den Gesamteindruck und den Überblick nicht schädigen dürfen, in verschiedene Abteilungen. Bei mehreren Fenstern lasse man nie dieselbe Warengattung in demselben Fenster, sondern wechsle beständig. Die Ausstellungen sind in kurzen Zeitabständen zu erneuern, bei mehreren Fenstern muß dies der Reihe nach geschehen, so daß stets ein neugestelltes gezeigt werden kann. Alles muß hell beleuchtet sein!

Im Verkaufsraum sollen viel Glasschränke vorhanden sein, um möglichst viele Waren dem Kunden vor Augen zu führen. Der Verkaufstisch, an den der Kunde tritt muß sozusagen ein Glaskasten sein. Man muß für angenehmen Aufenthalt im Verkaufsraum sorgen, er darf nicht zu kalt und nicht zu heiß sein; bequeme Stühle sollen genügend vorhanden sein und angeboten werden. Ordnung und Sauberkeit sind selbstverständlich. Die Gefolgschaft sei sauber in Kleidung und am Körper, an den Händen und Fingernägeln. Am Licht darf im Verkaufsraum nicht gespart werden.

An Außenwerbungen kommen in Betracht: Hauswerbung in regelmäßigen Abständen durch Verteilen oder durch Postwurfzettel, von Werbezetteln, die teils selbst verfaßt, teils von den Berufseinrichtungen fertig zu beziehen sind. Die Werbezettel sind nach den Jahreszeiten und abwechselnd nach den Warengattungen zu wählen.

In kleineren und mittleren Städten werben immer wiederholte Zeitungsanzeigen, mehrere verschiedener Warengattungen in ein und derselben Zeitungsnummer. Ferner Anteilnahme an bekannt gewordenen Familienereignissen der Kunden durch Glückwunschschreiben oder ähnliches. Gleichwie Einzelwerbung ist auch die gemeinsame Werbung von Berufsgenossen eines Ortes oder eines ganzen Berufsstandes von großem Werte, z. B. gleichzeitige Ausstellung bestimmter Warengattungen oder allgemeine Empfehlung durch Zeitungsanzeigen. Immer ist bei jeder Werbung zu beachten, daß sie lauter ist und den Richtlinien des Gesetzes über Wirtschaftswerbung entspricht.

Aufzählung meist fremdsprachiger kaufmännischer Ausdrücke,

die im kaufmännischen Verkehre leider immer noch gebräuchlich sind.

A.

a. c., anni currentis = des laufenden Jahres.

Accepisse, Recepisse, Acquit = Quittung, Empfangsschein.

a condition = bedingungsweise. Warenübernahme mit der Berechtigung, sie zurückgeben zu können.

Adressat = Empfänger. Empfangsberechtigter.

Adresse = Aufschrift, Anschrift, Bezeichnung des Namens, der Wohnung.

Agent = Vermittler, Unterhändler, Vertreter.

Agio = Aufgeld, der Preis, den man über den eigentlichen Wert einer Sache bezahlt oder erhält.

Akkreditiv = Beglaubigungsschein.

Akkuratesse = Sorgfalt, Genauigkeit, Ordnungsliebe.

Akzeptabel = annehmbar.
Akzise, Octroi = Stadtzoll Verbrauchssteuerabgabe.
Annullieren = zurücknehmen, widerrufen, ungültig erklären.
Arbitrage = Entscheidung, welcher Weg der vorteilhafteste ist bei Zahlung oder Einziehung eines Betrages an einem anderen Orte. Ferner die Ermittlung, an welchem Ort eine bestimmte Münzsorte, ein Wechsel, ein Staatspapier oder Aktie am billigsten zu kaufen bzw. am besten zu verkaufen ist, indem die Wechseldiskonte, Vergütungen usw. an den einzelnen Plätzen verschieden sind.
Associé = Teilhaber, Mitinhaber.
Assortieren = Vorrat vervollständigen.
Attest = Zeugnis, Beglaubigung.
Autorisieren = ermächtigen, anweisen.
Avance = Vorteil, Nutzen, Gewinn.
Avertissement = Benachrichtigung; zur Beachtung.
Avis, Advis = Anzeige, Nachricht.
Avisieren = benachrichtigen.

B.

Baisse = Preisrückgang.
Baisse-Klausel = die Abmachung bei einem Kauf auf Lieferung, bzw. allmählicher Abnahme der Ware niedrigere Preisstellung eintreten zu lassen, wenn ein Preisrückgang der Ware eintritt.
Ballon = Hohlkugel, große Korbflasche von gewöhnlich 60 l Inhalt.
Ballot = Packen, Paket, Bällchen.
Barras = grobe Packleinwand.
Barrel = Tonne, Holz-, Eisen-, für flüssige Waren von gewöhnlich 150 l Inhalt.
Bassinwagen = Kesselwagen für Flüssigkeiten.
Blankett = Vollmachtsblatt, unausgefüllte, nur unterzeichnete Vollmacht; blanco, in blanco = unausgefüllt, leer, ungedeckt.
bloc, en bloc = im ganzen, in Bausch und Bogen.
Blockade = Hafensperre während eines Krieges.
bona fide = in gutem Glauben.
Bonifikation = Vergütung, Nachlaß, Vorteil.
Bonität = Güte, Wert, Zahlungsfähigkeit.
B. G. = B = Brief hinter den Preisen auf Kurszetteln bedeutet, daß die betreffenden Wertpapiere zu dem angegebenen Preis angeboten. G = Geld, daß sie gesucht sind.
Brevi manu (br. m.) = kurzerhand, ohne weiteres.

C.

Chance = wahrscheinlicher Erfolg.
Change = Tausch, Austausch, Wechsel.
Chartern = mieten, pachten, namentlich in bezug auf Schiffe.

Chiffre = Ziffer, Namensziffer, Geheimzeichen.
Cif, aus den Anfangsbuchstaben der drei Wörter cost, insurance, freight entstanden = Unkosten, Versicherunggebühr und Fracht betreffend, cif Hamburg bedeutet, daß Verkäufer die Fracht- und Versicherungskosten bis Hamburg nicht aber die Platz- bzw. Umladespesen trägt. Fob, aus free on bord entstanden = frei an Bord.
Contremuster = Vergleichsmuster.
Coupon = Zinsschein, Ertragsschein, Talon heißt die Zinsleiste, an der die Zinsscheine hängen, und die vorhanden sein muß, wenn neue Zinsscheine von Wertpapieren eingeholt werden.

D.

Damno = Verlust, Schaden, Abzug.
Decharge = Entlastung.
Dekortieren = Abzug machen wegen mangelhafter Beschaffenheit.
Defekt = mangelhaft, beschädigt; Verlust, Fehlbetrag.
Defekte = vergriffene Waren.
Defektbuch = Bedarfs-, Ergänzungs-Bestellungsbuch.
Definitiv = endgültig, bindend, entscheidend.
Defraudation = Veruntreuung, Steuerhinterziehung.
Demijon = bauchige, mit Weiden- oder Rohrgeflecht überflochtene Flasche.
Deponieren = hinterlegen, in Verwahrung geben.
Deport = Stückzins, Leihgeld, Kursabschlag.
Depot = Verwahrsam, Lager, Speicher.
Disagio = Abzug, Verlust, Unterpreis.
Diskont = Zinssatz, Wechselzins, Zinsabzug, Nachlaß, Vergütung.
Diskontieren = unter Abzug der Zinsen verrechnen, Wechsel ankaufen und verkaufen.
Diskret = verschwiegen, geheim, vertraulich.
Disponibel = verfügbar, lieferbar.
Dispositionsware = zur Verfügung gestellte Ware.
Dividende = Gewinnanteil, Jahresertrag.

E.

Effekten = Wertpapiere, auch Gepäckstücke.
Effektuieren = ausführen, besorgen, erledigen.
Emballage = Verpackung, Umhüllung jeder Art.
Enveloppe = Umschlag, Decke, Hülle.
Etikette = Schild, Marke, Aufschrift, Warenzeichen.
Etui = Behälter, Dose.
Export = Ausfuhrhandel, Warenversand ins Ausland.

F.

Faktura = Rechnung; Nota = vorläufige Angabe des Preises und Gewichts von gelieferten Waren.

Fasson = Form, Gestalt.
Fastage = Faßwerk, Verpackung.
Fiasko = Mißerfolg.
Filiale = Zweiggeschäft.
Fixieren = auf Zeit verkaufen; fixen = den Preis drücken.
Flakon = Fläschchen, Gläschen.
Force majeure = höhere Gewalt, z. B. Feuerschaden, Wasserschaden, Erdbeben, Krieg, auch Arbeitseinstellung.
Forcieren = stark betreiben, erzwingen, durchsetzen, beschleunigen.
Formular = Schein, Vordruck, Vorlage.
Frankatur = Freimachung, freie Zusendung, Kostenrechnung, Frachtauslage.
Franko = kostenfrei, postfrei, zinsfrei.
Freihafen nennt man einen See- bzw. Handelsplatz, der den Schiffen aller Völker freien Verkehr und den ein- und ausgeführten Waren Zollfreiheit, wenigstens für ein bestimmtes Gebiet, gewährt und in allen Zollangelegenheiten als Ausland angesehen wird.
Fusti = Schaden, Gewichtsvergütung.

G.

Garantie = Sicherheit, Gewähr, Bürgschaft.
Gratifikation = Belohnung, Geschenk, Entschädigung.
Gratis = umsonst, unentgeltlich, kostenlos.

H.

Handels-Usancen, Gebräuche, sind kaufmännische Verkaufsregeln, die sich im Lauf der Zeit aus den Handelsverhältnissen selbst herausgebildet haben. Sie bilden eine wesentliche Quelle des Handelsrechts und dienen auch zur Ergänzung, wo die bürgerlichen Gesetze des Landes nicht ausreichen.
Havarie = Seeschaden, Wasserschaden.
Hausse = Preissteigerung, Hochbewegung.
Honorieren = bezahlen, Wechsel einlösen, entschädigen.

I.

Identität = Übereinstimmung, Richtigkeit, Gleichheit.
Imaginär = eingebildet, mutmaßlich, trügerisch.
Immobilien = unbewegliches Vermögen, Liegenschaften, Grundstücke.
Import = Wareneinfuhr aus dem Ausland.
Informieren = Auskunft einholen und geben.
Inhibieren = hemmen, zurückhalten, verbieten, Einhalt tun.
Inkasso = Einziehung, Erhebung von Geld.
In natura = in natürlichem, bisherigem Zustande.

K.

Kapital = Bar-, Grund-, Stammvermögen.
Kapitalisieren = zum Vermögen schlagen, in Stammvermögen umwandeln, zu Geld machen.

Kartell = Schutzvertrag; Zusammenschluß von Vereinigungen.
Kartieren = in die Frachtkarte eintragen.
Karton = Pappkasten, Kartenpappe.
Kartonagen = Pappwaren, Pappschachteln.
Kassakauf = Einkauf gegen Barzahlung.
Kassieren = entwerten, vernichten, ungültig machen.
Kautel = Vorsichtsmaßregel, Vorbehalt.
Kaution = Haft-, Bürgschaftspfand.
Kollo, Mehrzahl Kolli = Stück, Frachtstück.
Kommandite = Zweiggeschäft an anderem Orte.
Kommission = Auftrag, Bestellung, Vermittlung.
Kommissionär = Beauftragter, Bevollmächtigter, Zwischenhändler.
Kompensieren = ausgleichen, gegenrechnen.
Kompetent = maßgebend, zuständig, befugt.
Komplettieren = vervollständigen, ergänzen.
Kompromiß = Vergleich, Übereinkommen.
Konfiszieren = mit Beschlag belegen, wegnehmen.
Konform = gleichförmig, übereinstimmend.
Konjunktur = Preisbewegung, Wertverhältnis, Geschäftslage, Strömung.
Konnossement = Lade-, Frachtschein, Seefrachtbrief. Während ein Landfrachtbrief in einem oder höchstens 2 Stücken ausgefertigt wird, geschieht dies bei einem Seefrachtbriefe bis zu 4 Stücken. Das eine Stück erhält der Kapitän des Schiffes; er übernimmt damit die Verpflichtung, für die Ware aufzukommen; das zweite behält der Absender, das dritte erhält der Empfänger, und das vierte Stück wird erforderlichenfalls als Pfandschein bei einer Verpfändung der Ware benutzt.
Konsens = Erlaubnis, Einwilligung.
Konsequent = folgerichtig, gleichmäßig, beharrlich.
Konsignieren = zum Verkauf nach Abrede senden, zum freien Verkauf auf Lager geben.
Konsolidieren = befestigen, sichern.
Konsols = gesicherte, einer Auslosung nicht unterliegende Anleihepapiere.
Konsortium = Handelsgenossenschaft, Vereinigung.
Konsument = Verbraucher, Abnehmer.
Konsumverein = Wareneinkaufsverein von und für Verbraucher.
Konstatieren = feststellen, bestätigen.
Konstituieren = begründen, zusammentreten.
Kontanten = Bargeld, Barvorrat.
Konterbande = Schmuggelware.
Kontieren = buchen, in Rechnung stellen, à conto = auf Rechnung, à conto zahlen = eine Zahlung auf laufende Rechnung machen.

Handelswissenschaft.

Kontokorrent = Rechnungsauszug. Buchauszug.
Kontrakt = Vertrag, Übereinkommen.
Kontravention = Übertretung.
Kontrolle = Aufsicht, Überwachung.
Konvention = Abkommen. Vertrag. Vereinigung, Übereinkunft.
Konventionalstrafe = Strafe für Vertragsbruch.
Kredit = Vertrauen, Zahlungsfrist. Waren auf Kredit geben, Waren auf Ziel borgen. Das Kredit = Guthaben. Forderung.
Kurswert = der laufende, bald steigende, bald fallende Wert von Geldsorten oder Wechseln.

L.

Lavieren = hinhalten, Ausflüchte machen, beim Seewesen: kreuzen.
Leckage = Leckverlust, Abgang, Durchlecken.
Legalisieren = beurkunden, gerichtlich bestätigen.
Legitimieren = beglaubigen, sich ausweisen.
Limitieren = einen Preis vorschreiben.
Lizenz = Genehmigung. Erlaubnisschein. Gewerbeschein.
Lombardieren = Waren oder Wertpapiere verpfänden, beleihen.
Lowry = offener Güter-, Kastenwagen. Waggon = Waggonladung, meist zu 5000 kg = ½ oder 100 dz, Doppelzentner, 10 000 kg = ¹/₁ Lowry.

M.

Makler = Vermittler von Handelsgeschäften, meist in bestimmten Zweigen. z. B. Drogen- oder Weinmakler.
Manko = Fehlbetrag, Untergewicht, Mindermaß.
Marktpreis = der Durchschnittspreis, der an einem Orte für eine Ware an Markt- oder Börsentagen bezahlt worden ist. — Kassapreis ist der Preis, der für eine Ware wirklich bezahlt worden ist. — Comptant, per comptant = gegen bar, gegen Kasse.
Medio = Mitte des Monats, am 15. Ultimo = Ende des Monats, der letzte Tag des Monats, der 30. Zahlwoche = diejenige Woche, die auf größeren Messen zur Ausgleichung der eingegangenen Verbindlichkeiten dient.
Mobilien = beweglicher Wert, Wertstücke.
Monieren = bemängeln, rügen, beanstanden.
Monopol = Alleinverkauf, Alleinrecht, Handelsvorrecht.

N.

Nenn-, Nominalwert wird bei Wertpapieren und Münzen derjenige Wert genannt, den diese ursprünglich und nur dem Namen nach haben, und auf den sie lauten.
Netto-Kassa = Geldbetrag für eine Ware ohne jedwede Kürzung der Summe.
Notieren = vermerken, eintragen, berechnen, Preis haben.
Nuance = Farbton, Abstufung.

O.

Objektiv = sachlich, unparteiisch, unbeeinflußt, nicht persönlich, wirklich. Subjektiv = eigen, persönlich, persönliche Ansicht. Relativ = verhältnismäßig, zu etwas im Verhältnis stehend, bedingt; beziehungsweise.
Obligatorisch = bindend, vertragmäßig, gesetzlich, verpflichtend.
Offerte, offerieren = Angebot, anbieten.
Oktroi, Akzise = Stadtzoll, Verbrauchssteuerabgabe und Zollstelle, Maut.
Order (geben) = Auftrag, Bestellung, Anweisung. Konterorder = Gegenauftrag, Widerruf, Abbestellung.
Original = Urschrift, Hauptausfertigung, Urstück, echtes, wirkliches Stück; original = echt, ursprünglich.

P.

Pari = vollwertig, zum Nennwert, zu Hundert, ohne Aufgeld, ohne Verlust.
Plombe = Bleiverschluß, Bleisiegel.
pränumerando = vorausbezahlbar; postnumerando = nachträglich zahlbar.
Preiskurante = Preislisten mit Angabe der Preise verschiedener Warengattungen.
Priorität = Vorrang, Vorzug, Vorrecht.
Privilegium = geschütztes Vorrecht, Gerechtsame, Vergünstigung.
p. a. pro anno = für das Jahr, jährlich.
Prozent % = Hundertsatz, Verhältnis zu 100. Zinsen oder Gewinn für, auf, vom Hundert.
Promesse = Zusage-, Verpflichtungsschein.
Proprehandel = Verkauf für eigene Rechnung.
pro rata = anteilig, nach Verhältnis.
Prospekt = Ankündigung, Bericht, Mitteilung, Übersichtsplan.
Prosperieren = gedeihen, Erfolg haben.
Protokoll = schriftlicher Sitzungsbericht, Niederschrift. Referat = mündlicher Bericht, Berichterstattung.
Provenienz = Herkunft, Ursprung, Bezugsquelle.
Provision = Vermittlungsgebühr, Vergütung.

Q.

Qualität = Wert, Beschaffenheit.
Quantität, Quantum = Menge, Anzahl, Gewicht.
Quartal = Kalender-Vierteljahr. Semester = Kalender-Halbjahr.

R.

Rabatt = Ermäßigung, Abzug, Nachlaß. Vergütung nach einem gewissen Satze.
Ramiere = kleine Metallflasche.
Reagieren = eingehen auf etwas; rückwirken, entgegenwirken.
Realisieren = verwerten, veräußern, verwirklichen, ausführen.
Recherchieren = nachforschen, ermitteln, sich erkundigen.
Redigieren = verfassen, abfassen.
Reduzieren = ermäßigen, vermindern, beschränken.
Reell = redlich, ehrlich, rechtschaffen, zuverlässig.
Reflektant = Käufer, Abnehmer, Bewerber. Nicht reflektieren = ablehnen, verzichten.
Refüsieren = die Annahme verweigern, zurückweisen.
Register = sachlich oder der Buchstabenfolge nach geordnetes Inhaltsverzeichnis.
Regulieren = ordnen, berichtigen, bezahlen.
Rekapitulieren = wiederholen, zusammenfassen.
Reklame = auffallende Anpreisung.
Reklamieren = zurückfordern, Anspruch, Einspruch erheben, mit Beschlag belegen.
Rekognoszieren = anerkennen, für richtig halten.
Rekurs = Berufung, Beschwerde, Rückanspruch.
Rembours = Deckung, Gegenwert, Wiedererstattung.
Rentabel = nutzbringend, ertragfähig, vorteilhaft.
Reorganisieren = neugestalten, wiederherstellen.
Reserve = Rücklage, Ersatz, Rückhalt, Vorbehalt.
Respekttage heißen die Tage, die man beim Verfall des Wechsels verstreichen lassen kann, bevor der Protest erhoben wird; s. Wechselverkehr.
Revers = Bürg-, Anerkenntnis-, Verzichtschein; bei Münzen: Rückseite.
Revision = Prüfung, Durchsicht, Untersuchung.
Revisor = Untersucher, Nachprüfer, Rechnungsprüfer.

S.

Saldieren = Rest vortragen, ausgleichen.
Saldo = Rechnungsbestand, Restbetrag, Vortrag, Übertrag.
Schikanieren = nörgeln, ärgern, Ausflüchte machen.
Schleudern = Waren zu ungewöhnlich niedrigen Preisen ohne Nutzen, ohne Berücksichtigung der auf jedem Geschäfte lastenden Unkosten verkaufen.
Schlußschein = die Bestätigung, durch die der Geschäftsvermittler Preis, Menge und Lieferzeit einer durch ihn gekauften Ware bescheinigt.
Seekonnossement = ein in 3—4 Stücken ausgestellter Seefrachtbrief oder Ladungsschein über Waren, die zur See verschifft werden, eine Bescheinigung des Schiffers über den richtigen Empfang des Gutes. Je einen Schein erhalten die Versender Schiffer und Empfänger. Der Landfrachtbrief ist dagegen der meist nur in 1 Stück ausgestellte Vertrag zwischen Frachtbeförderer und Absender; der Schein wird an den Empfänger ausgeliefert. Siehe auch Konnossement.
Sensal = Börsenmakler.
Sensarie, Courtage = Maklergebühr.
Sequester = vom Gericht usw. beauftragter Verwalter eines Geschäfts oder Grundstückes.
Serone = in Tierhaut verpackter Ballen.
Signum = Bezeichnung, Zeichen, Marke.
Sistieren = einstellen, aufheben, unterbrechen.
Sortiment = Auswahl, Mustersammlung zusammengehörender Waren.
Spagat = Bindfaden, Schnur.
Spezifikation = genaue Aufstellung, Einzel-, Stück-, Namens-, Gattungsverzeichnis.
Spediteur = Verfrachter, Güterbesteller.
Spesen = Kosten, Unkosten, Gebühren.
Standard-Muster = Grundlage, Ursprung, Standmuster, maßgebendes, vertragsmäßiges, mustergültiges, vollwichtiges Muster.
Status = Beschaffenheit, Vermögensstand eines Kaufmanns, Zusammenstellung seiner Besitztümer und Schulden.
Statut = Satzung, Gesellschaftsvertrag.
Steamer = Dampfer.
Stipulieren = festsetzen, bedingen, vereinbaren.
Stock = Bestand, Vorrat am Lager.
Stunden = eine Zahlungsfrist verlängern.
Submission = Angebot einer Sache oder Arbeit für den niedrigsten Preis.
Substanz = Bestandteil, Stoff, Inhalt.
Supplement = Ergänzung, Nachlieferung.
Surrogat = Ersatzmittel für ähnliche, aber höher im Preise stehende Waren.

T.

Tantieme = Gewinnanteil.

V.

Vignette = Bild, Zierbild, Aufschrift, Zeichen.
Visum = Beglaubigungsvermerk, Unterschrift.

W.

Warrant = Lagerschein, Lagerpfandschein.

Z.

Zertifikat = Bescheinigung, Beglaubigung.
Zession, zedieren = Abtretung, Übertragung; überlassen.

Anhang.

Drogensammlung und Herbarium.

Wir kommen auf zwei wichtige Hilfsmittel beim Unterricht, das sind Drogensammlung und Herbarium. Jeder Drogist sollte sich diese beiden Lehrmittel nach und nach erwerben oder selbst zusammenstellen, sie sind nicht nur beim Unterricht, sondern vielfach auch in der geschäftlichen Ausübung als Vergleichswaren von großer Bedeutung. Warensammlungen lassen sich allmählich ohne zu große Kosten zusammenstellen, namentlich wenn man so viel Handgeschicklichkeit besitzt, um sich die dazu erforderlichen Pappkasten, am besten mit im Deckel eingefügter Glasscheibe selbst anfertigen zu können. Hierbei achte man von vornherein darauf, daß alle Kasten eine gleiche oder doch zueinander passende Größe haben. Gute Maße sind z. B. Länge 12 cm, Breite 5 cm, Höhe 3 cm; dann als zweite Größe 6, 5, 3 cm. Diese beiden Größenverhältnisse genügen ziemlich für alle Drogen und lassen sich, namentlich bei den Waren, die in verschiedenen Handelssorten vorkommen, leicht noch durch eingeschobene Zwischenwände in Unterabteilungen teilen. Bei einer derartigen Sammlung ist es durchaus nicht notwendig, alle die zahlreichen Drogen, die wir führen, einzureihen. Ob Flor, Sambuci, Tiliae und andere derartig bekannte und nicht leicht zu verwechselnde Drogen in der Sammlung vertreten sind oder nicht, ist gleichgültig. Wir legen vielmehr Wert darauf, daß die selteneren oder leicht zu verwechselnden Drogen oder diejenigen, mit denen wir meist nur in verarbeitetem Zustande handeln, sowie namentlich die verschiedenen Handelssorten zur Anschauung gebracht werden. Der Drogist soll z. B. nicht nur Mandeln, Kardamomen und ähnliche Waren im allgemeinen, sondern auch in verschiedenen Handelssorten kennen. In gleicher Weise sollen ihm auch die Rohstoffe wichtiger Handelswaren, z. B. der fetten Lacke, bekannt sein. Manila-, Kauri-, afrikanischer Kopal, Dammar-, Bernstein-, Elemi und andere Harze, die in natürlichem Zustande nicht in jedem Geschäfte vorzufinden sind, müssen aber doch jedem Drogisten bekannt sein. Senegalgummi muß neben arabischem Gummi zur vergleichenden Anschauung gebracht, und auf die häufig vorkommenden Verfälschungen muß überall Rücksicht genommen werden.

Hat man die Kasten in den Größen gefertigt oder anfertigen lassen, so kann man sie gruppenweise in größere Pappkasten aus starker Pappe vereinigen, um die Sammlung auf diese Weise handlicher und übersichtlicher zu gestalten. Jedes Warenkästchen muß mit einem deutlichen Namensschilde versehen sein, das außer dem Namen der Droge und, wo es angebracht, der Handelsgattung, den Namen der Stammpflanze, der Familie und des Vaterlandes enthält. Diese Schilder sind am besten an der Unterseite anzubringen, damit der Lernende sich gewöhnt, bei Betrachtung der Sammlung die Droge auch ohne Namensschild zu erkennen. Bei vielen Drogen, namentlich bei den Wurzeln, ist häufig das Gefüge des Querschnittes ganz besonders kennzeichnend, wir haben, wo dies der Fall ist, bei der Besprechung stets die betreffende Abbildung beigegeben. Es ist nun sehr empfehlenswert, der Droge dort, wo es wichtig ist, derartige Querschnitte beizugeben. Mit einiger Übung und mit Hilfe eines scharfen Messers, alte abgeschliffene Rasiermesser eignen sich vorzüglich hierzu, lernt man bald derartige Schnitte herzustellen. Bei harten Stoffen tut man gut, sie durch Einlegen in Wasser zu erweichen; um einen gleichmäßigen Schnitt zu ermöglichen, legt man den betreffenden Gegenstand zwischen zwei mit halbrunden Rinden versehene Hölzchen in der Weise, daß der Gegentand nur wenigüber die Hölzchen herausragt. Jetzt macht man zuerst einen glatten Schnitt, schiebt dann die Wurzel oder den betreffenden Gegenstand ganz wenig vor, macht einen zweiten Schnitt, bis es gelungen ist, einen gleichmäßigen, sehr dünnen Querschnitt zu erhalten. Ist dies geglückt, so klebt man den Querschnitt entweder mit sehr hellem Gummischleim auf weiße Pappen oder, wenn man ein Mikroskop besitzt, mittels Kanadabalsam, den man mit Chloroform oder Xylol verdünnt, oder sehr klarem, etwas verdünnten Venezianer Terpentin auf ein mikroskopisches Objektglas, und schützt ihn durch Aufkleben eines Deckgläschens.

Wir haben oben gesagt, daß die Einreihung mancher bekannter pflanzlicher Drogen, namentlich Blüten, Blätter und Kräuter ziemlich überflüssig sei, um so mehr, als sie in getrocknetem Zustande sehr wenig bezeichnend sind. Hier muß das zweite Lehrmittel, das Herbarium, an die Stelle der Drogensammlung treten, und mit einiger Ausdauer wird es auch hier gelingen, allmählich eine ziemlich vollständige Sammlung der hauptsächlichsten Pflanzen zusammenzubringen. Die gut gepreßten und durch wiederholtes Wenden und Umlegen völlig getrockneten Pflanzen werden dann auf weißes Papier geklebt, in gleicher Weise mit einem Schilde versehen wie bei der Drogensammlung und schließlich nach Familien geordnet, in Mappen zusammengebunden. Um das Herbarium vor Mottenfraß zu bewahren, tut man gut, Papier und Umschläge zuweilen mit Naphthalinlösung zu besprengen.

Zum Einsammeln der Pflanzen bzw. Pflanzenteile nehme man ein kräftiges Taschenmesser, einen kleinen Spaten, Botanisierspaten oder kleine Gartenschaufel, eine Schnur mit daran befindlichen Haken, um Wasserpflanzen heranzuholen und einen Stock mit, um höher wachsende Pflanzenteile erlangen zu können. Man sammle nie bei großer Hitze, sondern in den Morgen- bzw. Nachmittagsstunden und nicht zuviel Pflanzen auf einmal. Man nehme kleine Zettel mit, die man in der Mitte zweimal parallel eingeschnitten hat, um sogleich nach dem Einsammeln Fundort, Jahreszeit und sonst Wichtiges aufzunehmen Dieser Zettel wird am Stengel angebracht. Um die Pflanzen nach Hause bringen zu können, nimmt man am billigsten zwei Pappdeckel, die mit Klappen aus Pappe hergestellt sind. Zwischen diese Pappen legt man Packen von grauem Fließpapier zu je 3 oder 4 und in diese die Pflanzen möglichst gleich recht eben. Wenn die Größe es irgendwie zuläßt, gräbt man die Pflanze mit der Wurzel aus und zerteilt sie, wenn nötig, beim Trocknen in Teile. Die Erde muß von den Pflanzen gut abgeschüttelt werden. Pflanzenteile dürfen nicht übereinander liegen. Das Trocknen und Pressen geschieht zwischen zwei Brettern. Zwischen diese legt man vollständig trockene Packen von Fließpapier und dazwischeu die Bogen mit den Pflanzen. Darauf schnürt man die Bretter mit dicken Schnuren kreuzweise zusammen. Die Pflanzen müssen täglich in erwärmtes Fließpapier umgelegt werden oder man legt die Bogen mit den Pflanzen täglich neu in Packen mit Fließpapier.

Warenprüfung.

Einfache analytische Prüfungen der Waren sind leicht durchführbar, und auch die Geräte, die wir zu einer solchen nötig haben, sind nicht zu teuer und leicht zu beschaffen. Es sind vor allem erforderlich ein kleines Gestell mit etwa einem Dutzend Probierröhrchen (Abb. 572 u. 573), ein Probierrohrhalter

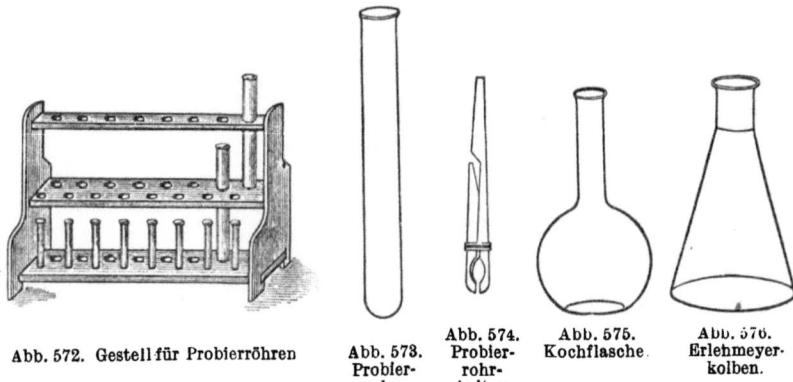

Abb. 572. Gestell für Probierröhren.   Abb. 573. Probierrohr.   Abb. 574. Probierrohrhalter.   Abb. 575. Kochflasche.   Abb. 576. Erlehmeyerkolben.

(Abb. 574), einige Kochfläschchen (Abb. 575 u. 576), einige Bechergläser (Abb. 577), 1—2 kleine Porzellanschälchen (Abb. 578), eine kleine Spirituslampe, ein Dreifuß (Abb. 579), ein Dreieck aus Tonröhren (Abb. 580), ein einfaches Lötrohr (Abb. 581), ein Stückchen Platinblech, ein Endchen Platindraht.

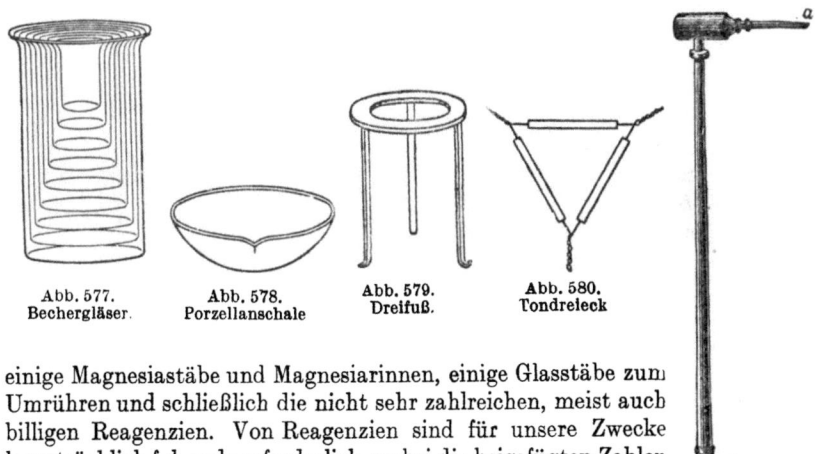

Abb. 577. Bechergläser.   Abb. 578. Porzellanschale.   Abb. 579. Dreifuß.   Abb. 580. Tondreieck.   Abb. 581. Lötrohr.

einige Magnesiastäbe und Magnesiarinnen, einige Glasstäbe zum Umrühren und schließlich die nicht sehr zahlreichen, meist auch billigen Reagenzien. Von Reagenzien sind für unsere Zwecke hauptsächlich folgende erforderlich, wobei die beigefügten Zahlen die Lösungsverhältnisse bedeuten, in denen die festen chemisch reinen Körper in destilliertem Wasser aufgelöst werden sollen:

Ammoniakflüssigkeit.
Ammoniumchlorid 1 + 9.
Ammoniumkarbonatlösung.
   1 Teil Ammoniumkarbonat ist in einem Gemische von 4 Teilen Wasser und 1 Teil Ammoniakflüssigkeit zu lösen.
Ammoniumoxalat 1 + 24.
Bariumnitrat 1 + 19.

Barytwasser.
   1 Teil kristall. Bariumhydroxyd + 19 Teile Wasser.
Bleiazetat 1 + 9.
Bleiessig.
Bromwasser. Die gesättigte Lösung von Brom in Wasser

Anhang.

Chloralhydratlösung. 7 Teile sind in 3 Teilen Wasser zu lösen.
Chloraminlösung 1 + 19.
Chlorkalk 1 + 9. Die Mischung ist zu filtrieren.
Chloroform.
Chlorwasser.
Chlorzinkjodlösung. Eine Lösung von 66 Teilen Zinkchlorid in 34 Teilen Wasser ist mit 6 Teilen Kaliumjodid und so viel Teilen Jod zu ersetzen, als die Lösung auf nimmt.

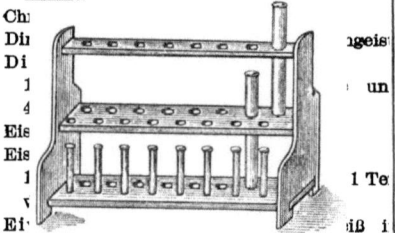

Ch...
Di... geis...
Di...
1...
4...
Eis...
Eis...
1... 1 Te...
...
Ei... iß i...
9 Teilen Wasser zu lösen und zufiltrieren.
Furfurollösung 2 + 98 Weingeist.
Jodwasser.
Jodzinkstärkelösung; 4 g lösliche **Stärke** und 20 g Zinkchlorid werden in 100 g **siedendem Wasser** gelöst. Der erkalteten Flüssigkeit wird die farblose, durch Erwärmen frisch bereitete Lösung von 1 g Zinkfeile und 2 g Jod in 10 g Wasser hinzugefügt, hierauf die Flüssigkeit zu 1 l verdünnt und filtriert.
Kalilauge, weingeistige 1 + 9.

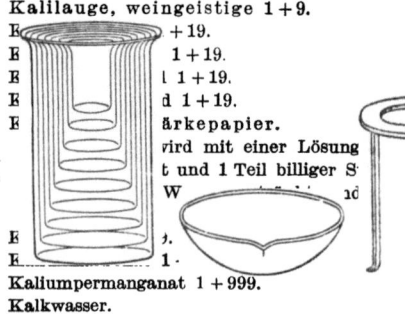

K... + 19.
E... 1 + 19.
E... l 1 + 19.
E... d 1 + 19.
E... ärkepapier.
... ird mit einer Lösung
... t und 1 Teil billiger S
... W... d
E... 1.
E... 1.
Kaliumpermanganat 1 + 999.
Kalkwasser.
Kalziumchlorid, kristallisiert, 1 + 9.
Kalziumsulfatlösung. Die gesättigte wässerige Lösung.
Kobaltnitrat 1 + 19.
Kupfersulfat 1 + 49.
Kupfertartratlösung, alkalische:
a) 3,5 g Kupfersulfat sind in Wasser zu 50 ccm zu lösen.

b) 17,5 g Kaliumnatriumtartrat und 5 g Ätznatron sind in 50 ccm zu lösen. Bei Bedarf sind gleiche Raumteile der beiden Lösungen zu mischen
Kurkumapapier.
Lackmuspapier, blaues und rotes.
Magnesiumsulfat 1 + 9.
Natriumazetat 1 + 4.
Natriumhypophosphitlösung. 20 g Natriumhypophosphit werden in 40 ccm Wasser gelöst. Die Lösung läßt man 180 c... le
fließ... und ... h
der ... auss... Cr
Die ... ung
Natri... koba... u
1 Tei... atriu... t
ser.
Natriu... trit
Natriu... osph
Natriumsulfi... g

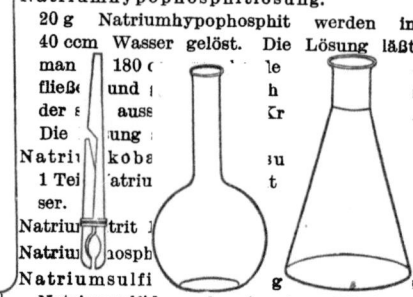

Natriumsulfid werden in einer Mischung von 10 ccm Wasser und 30 ccm Glyzerin gelöst. Die Lösung wird gut verschlossen einige Tage beiseite gesetzt und dann wiederholt durch einen kleinen mit Wasser angefeuchteten Wattebausch gegossen. Die Lösung muß in kleinen, am besten 5 ccm fassenden Tropfflaschen aufbewahrt werden.
Nitroprussidnatriumlösung 1 + 39.
Phenolphthaleinlösung: 1 + 99 Teile verdünnten Weingeistes.
Platinchlorid 1 + 19.
Quecksilberchlorid 1 + 19.
... tersäure.
... t... 1
... i...
... ei
... ei
... ei
... n
Vanillin-Salzsäure 1 + 9
Weinsäurelösung 1 + 4.
Zinnchlorür:
5 Teile Stanum chloratu... mit 1 Teil Salzsäure zu ein... und dieser vollständig mit wasserstoff gesättigt. D... zielte Lösung wird nac... durch Asbest filtriert. Sp... destens 1,900. (Bettend... Reagens.)

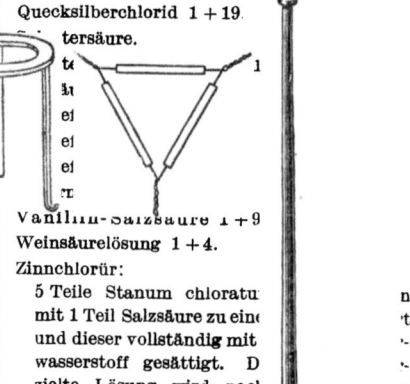

Normallösungen.

Jodlösung, $^1/_{10}$ Normal.
Enthält in 1 l 12,692 g Jod, das mit Hilfe von 20 g Kaliumjodid gelöst ist.
Kalilauge, Normal = 56,11 g in 1 l.
Kalilauge, $^1/_{10}$ Normal = 5,611 g in 1 l.
Kalilauge, weingeistige, $^1/_2$ Normal = 28,055 g in 1 l.
Im Licht aufzubewahren.

Kaliumbromatlösung, 1,6702 g in 1 l.
Natriumchloridlösung. $^1/_{10}$ Normal = 5,846 g in 1 l.
Natriumthiosulfatlösung, $^1/_{10}$ Normal = 24,822 g in 1 l.
Salzsäure, Normal = 36,47 g in 1 l.
Silbernitratlösung, $^1/_{10}$ Normal = 16,989 in 1 l.

Solange es sich nur um den Identitätsnachweis und die Prüfung der Drogen handelt, gibt unser Buch bei allen Waren, wo eine Prüfung von Wichtigkeit ist, genaue Anweisungen. Und gerade diesen Zweig des Wissens muß jeder Drogist, der es ernst mit seinem Fach und sich selbst meint, beherrschen und ausüben; er wird sich dadurch vor Schaden und mancherlei Unannehmlichkeiten schützen können. Wer sich darin üben will, beginne mit der Untersuchung einfacher Stoffe, wie Natriumbikarbonat, Bleiweiß, Zinkweiß oder Weinstein. Sind die untersuchten Stoffe rein befunden, so mischt man die häufig vorkommenden Verunreinigungen selbst hinzu, um sie dann mittels der Untersuchung nachzuweisen. Später geht man zu schwierigeren Untersuchungen über, prüft fette Öle, Wachs und ähnliche Stoffe in gleicher Weise wie oben. An diesen Arbeiten wird jeder, der sich nur einige Zeit damit beschäftigt, Freude haben. Wer sich allmählich in diesen Untersuchungen ausgebildet hat, wird bald die Neigung in sich spüren, auch ihm unbekannte Stoffe untersuchen zu wollen, d. h. zur eigentlichen Analyse überzugehen. Es sind das Arbeiten, die für gewöhnlich über das Arbeitsmaß eines Lehrlings hinausgehen, die aber in späteren Jahren geübt, sehr große Wichtigkeit haben, da sie den Drogisten befähigen, Unbekanntes zu untersuchen und so noch mehr, als dies sonst der Fall, der Ratgeber in technischen Fragen zu sein. Wir geben in nachstehendem einen kurzen analytischen Gang, der es ermöglicht, in einfacher Weise die häufiger vorkommenden Säuren und Basen mit Sicherheit aufzufinden.

Analytischer Gang der Warenprüfung.
Vorprüfung.

Soll ein unbekannter Körper analysiert werden, so kann man durch eine systematische **Vorprüfung** vielfach schon auf ganz bestimmte Spuren geleitet werden.

1. **Man prüft das Aussehen, den Geruch und mit großer Vorsicht auch den Geschmack des Stoffes.** Färbungen, Geruch und Geschmack geben ganz bestimmte Hinweise. Haben wir z. B. ein weißes Pulver vor uns, so schließt das von vornherein eine ganze Reihe von Verbindungen, die deutliche Färbungen tragen, aus, und wiederum weisen uns Färbungen auf die Gegenwart von bestimmten Körpern hin.

2. **Die Prüfung auf saure oder alkalische Reaktion:** Ein wenig des zu untersuchenden Körpers wird mit Wasser angerührt und auf rotes und blaues Lackmuspapier gebracht. Nach dem Abspülen desselben zeigen sich a) **gar keine Einwirkung**, beweist die Abwesenheit von freien Säuren, sauren oder sauer reagierenden Salzen, Alkalien, Alkalikarbonaten und Alkaliboraten; b) **rotes Lackmuspapier wurde gebläut:** Anwesenheit von Alkalien, Alkalikarbonaten oder Alkaliboraten; sind letztere zugegen, so lassen sie sich nach dem Ansäuern mit Salzsäure durch Kurkumapapier nachweisen; c) **blaues Lackmuspapier wurde gerötet:** Anwesenheit von freien Säuren oder sauer reagierenden Salzen wie Alaun.

3. **Prüfen im Glühröhrchen:** Zu diesem Zweck erhitzt man ein Messerspitzchen des zu untersuchenden festen Körpers, Lösungen bringt man durch vorsichtiges Abdampfen zur Trockne, bis zum Glühen des Röhrchens in einem Probierrohre von 20 mm Weite und beobachtet die eintretenden Erscheinungen.

a) **Der Körper schwärzt sich unter Abscheidung von Kohle und brenzliger Dämpfe:** zeigt die Anwesenheit organischer Verbindungen an.

b) **Abgabe von Wasser:** zeigt entweder anhängende Feuchtigkeit oder vorhandenes Kristallwasser an; in letzterem Falle schmelzen die Verbindungen im eigenen Kristallwasser, oder der Rückstand bläht sich zuletzt auf, wie beim Borax, oder es entstehen Farbenveränderungen durch die Überführung wasserhaltiger geärbter Salze in wasserfreie, z. B. das blaue Kupfersulfat wird durch die Entfernung des Wassers weiß.

c) Es treten Farbenänderungen ein: Diese entstehen entweder durch Wasserabgabe, wie beim kristallisierten Kupfersulfat, oder durch Zersetzung von Metallsalzen unter Abscheidung von Metalloxyden, z. B. die Nitrate, Karbonate oder Azetate des Kupfers scheiden beim Glühen schwarzes Kupferoxyd aus, oder die Körper zeigen in der Hitze überhaupt eine andere Färbung, z. B. das weiße Zinkoxyd erscheint in der Hitze gelb.

d) Es entstehen Sublimationen: weißes Sublimat kann entstehen bei Gegenwart von Ammonium-, Quecksilbersalzen, ferner bei arseniger Säure und Antimonoxyd. Mischt man bei derartigen Stoffen ein wenig Kohlenpulver zur ursprünglichen Masse und glüht nun, so treten bei Gegenwart von Arsen und Antimon im oberen Teile des Röhrchens spiegelartige Belege auf; bei Arsen tritt zugleich ein knoblauchartiger Geruch hervor. Gelbes Sublimat kann entstehen bei Gegenwart von Schwefel, Quecksilberjodid (kristallinisch) und Arsentrisulfid, Auripigment. Gelbrötliches Sublimat: Quecksilberverbindungen. Grau bis schwarzes Sublimat (metallisch glänzend): Arsen, Antimon, metallisches Quecksilber, Schwefelquecksilber, Jod unter vorheriger Bildung violetter Dämpfe.

e) Bildung von Dämpfen: farblose Dämpfe sind mittels Lackmuspapier auf ihre Reaktion zu prüfen (Erkennung von Ammoniak oder flüchtigen Säuren). Violette Dämpfe zeigen Jod an. Rotbraune Dämpfe: Brom oder Stickstoffdioxyd, letzteres entstanden durch die Zersetzung salpetersaurer Metallsalze. Beide Dämpfe sind schon durch den Geruch erkennbar.

f) Auftreten eines Geruches: Geruch nach Ammoniak deutet auf Ammoniumsalze, oder wenn Verkohlung eingetreten war, auf die Gegenwart stickstoffhaltiger organischer Verbindungen. Geruch nach schwefliger Säure bzw. Schwefeldioxyd, entstanden durch Zersetzung schwefelsaurer Salze, Knoblauchgeruch zeigt Arsen an.

g) Abgabe von Sauerstoff wird erkannt, daß ein glimmendes Hölzchen an die Mündung des Röhrchens gehalten, entflammt. Deutet auf die Gegenwart von Quecksilberoxyd, Mangansuperoxyd, oder auf Salze sauerstoffreicher Säuren, z. B. Kaliumchlorat.

4. Prüfung auf der Kohle vor dem Lötrohre. Zu diesem Zwecke wird ein wenig des zu untersuchenden Körpers, meist gemengt mit etwas Natriumkarbonat, in eine kleine Vertiefung eines glatten Stückes Kohle gebracht und mit der Reduktionsflamme des Lötrohres erhitzt.

Bei jeder Flamme, sei es die einer Kerze, einer Spirituslampe oder eines Bunsenbrenners, ist festzustellen, daß sie nicht ein Ganzes darstellt, sondern aus drei Teilen besteht. Der innere, dunkle, nicht leuchtende Teil (a) ist der durch die Hitze in gasförmigen Zustand übergeführte Brennstoff, er verbrennt nicht, da ihm die Zufuhr von Sauerstoff fehlt. Zur mittleren Schicht (b) gelangt nur wenig Sauerstoff, es tritt eine unvollständige Verbrennung ein, der Wasserstoff verbrennt, die Kohlenstoffteilchen geraten aber nur in Weißglut und rufen eine helleuchtende Flammenschicht hervor. Zur dritten äußeren Schicht (c) tritt sehr viel Sauerstoff, die Hitze ist hier am größten, so verbrennt auch der Kohlenstoff. diese Schicht leuchtet aber nicht oder nur sehr wenig Abb. 582)

Führt man einer Flamme reichlich Sauerstoff zu, wie es in dem Bunsenbrenner geschieht, so erzielt man eine nicht leuchtende Flamme von sehr großer Hitze, indem der Kohlenstoff der mittleren Schicht nicht nur weißglühend wird, sondern verbrennt. Aber auch beim Bunsenbrenner kann man die drei Teile der Flamme noch deutlich erkennen, da sich die Hitzegrade von a zu c

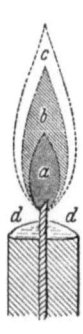
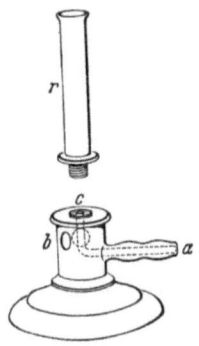
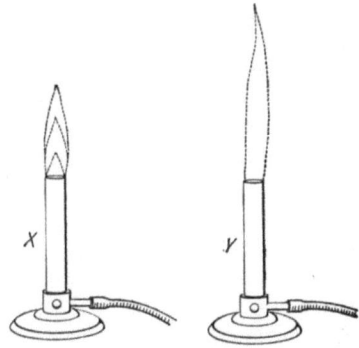

Abb. 582. Längsschnitt durch die Flamme einer Kerze. a Der innere nicht-leuchtende Teil, b der mittlere weißglühende hellleuchtende Teil, c der äußere nicht-leuchtende Teil. d Docht

Abb. 583. Bunsenbrenner. a Eintrittsrohr für das Gas, c Austrittsstelle des Gases in das Rohr r. Öffnung für die Luftzufuhr

Abb. 584. Bunsenbrenner. x mit richtig brennender Flamme, y mit durchgeschlagener Flamme.

steigern und sich so auch die Verbrennung erhöht (Abb. 583 u. 584). Beim Bunsenbrenner ist genau darauf zu achten, daß die Öffnung für die Luftzufuhr nach dem Gasdruck eingestellt wird. Ist die Öffnung zu weit gestellt, so schlägt die Flamme in den Brenner hinein, sie schlägt durch, die Flamme brennt aus den Öffnungen und es kann durch Abbrennen des Schlauches leicht eine unheilvolle Explosion entstehen.

Der mittlere leuchtende Teil der Flamme wirkt infolge seines in Weißglut befindlichen Kohlenstoffs auf sauerstoffhaltige Stoffe reduzierend ein, man bezeichnet ihn deshalb als Reduktionsflamme, im Gegensatz zu dem äußeren, nicht leuchtenden, sehr sauerstoffreichen, oxydierenden Teil von größter Hitze der Oxydationsflamme.

Durch Zuhilfenahme eines Lötrohres, durch Einblasen von Luft, läßt sich der Hitzegrad einer Flamme ebenfalls bedeutend steigern. Bläst man mittels des Lötrohres in den inneren dunklen Teil der Flamme, so wird diese seitlich abgelenkt und zugespitzt, so daß der Quer-

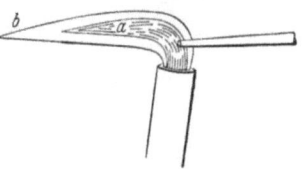

Abb. 585. Lötrohrflamme. a Der reduzierende Teil, b der oxydierende Teil.

schnitt der Flamme verkleinert, die Wirkung aber vergrößert wird. Bei dieser Flamme, der Lötrohrflamme, unterscheidet man in bezug auf die chemische Wirkung ebenfalls den inneren Teil als den reduzierenden, den äußeren als den oxydierenden (Abb. 585).

Will man die Reduktionsflamme in Wirkung treten lassen, so richtet man die Spitze des Lötrohres nur gegen die Außenseite der Flamme und leitet sie durch mäßiges Blasen auf den zu erhitzenden Körper. Um die Oxydationsflamme einwirken zu lassen, bringt man die Lötrohrspitze in den inneren Teil der Flamme und bläst stark.

a) Durch die Reduktionsflamme werden die Oxyde der schweren Metalle reduziert; es entstehen kleine Metallkügelchen, die, je nach der Natur des Metalles, auf der Kohle zurückbleiben oder durch längeres Blasen sich wieder oxydieren und dann meistens gefärbte Beschläge auf der Kohle hinterlassen. Die entstehenden Metallkörner sind auf Härte, Farbe und etwaigen Beschlag zu prüfen, z. B.

Gold: gelb, dehnbar, kein Beschlag.
Silber: weiß, dehnbar, kein Beschlag.
Kupfer: rot, dehnbar, kein Beschlag.
Blei: weiß, weich, gelber Beschlag.
Antimon: weißgrau, spröde, weißer Beschlag.
Zinn: weiß, weich, weißer Beschlag.
Zink: verdampft unter Bildung eines in der Hitze gelben, in der Kälte weißen Beschlages.

b) Weiße ungeschmolzene Massen verbleiben auf der Kohle, wenn Salze des Aluminiums, Magnesiums und der alkalischen Erdmetalle vorhanden waren. Dieser weiße Rückstand, mit etwas Kobaltnitratlösung befeuchtet und dann stark geglüht, zeigt

bei Aluminium: blaue Färbung,
„ Magnesium: fleischfarbene Masse,
„ Barium ⎫
„ Strontium ⎬ graue Färbung.
„ Kalzium ⎭

c) Grüne Schlacken zeigen Chromverbindungen an.

d) Gelbe bis braune Schlacken deuten auf Sulfide der Alkalien; sie können entstanden sein durch die Reduktion schwefelsaurer Salze, oder durch die Gegenwart anderer schwefelhaltiger Verbindungen. Die gelbe Schlacke, mit einem Tropfen Säure befeuchtet, zeigt den Geruch von Schwefelwasserstoff.

5. **Prüfung in der Phosphorsalz- oder Boraxperle.** Zu diesem Zwecke taucht man zuerst das etwas angefeuchtete Öhr eines Platindrahtes in gepulvertes Phosphorsalz, phosphorsaures Natriumammonium oder Borax und bringt dann das anhaftende Pulver durch Glühen in der Spiritusflamme zum Schmelzen.

Das phosphorsaure Natriumammonium, das Natrium-Ammoniumphosphat zersetzt sich in Natriummetaphosphat, Ammoniak und Wasser. Das Natriummetaphosphat hat gleich dem Borax die Eigenschaft, Metalloxyde unter bestimmten Färbungen zu lösen, indem sich ein Doppelsalz der Orthophosphorsäure bildet:

$$NH_4NaHPO_4 + 4H_2O = NaPO_3 + NH_3 + 5H_2O$$
Natrium- + Wasser = Natrium- + Ammoniak + Wasser
ammoniumphosphat metaphosphat

$$NaPO_3 + CuO = NaCuPO_4$$
Natriummetaphosphat + Kupferoxyd = Natriumkupferorthophosphat.

Durch das Glühen in der Spiritusflamme entsteht eine wasserklare Perle; diese taucht man dann noch warm in das zu untersuchende Pulver und bläst nun kräftig mit der Oxydationsflamme des Lötrohres darauf. Hierbei lösen sich verschiedene Metalloxyde in der klaren Perle auf und erteilen ihr eigentümliche Färbungen, die bei einzelnen in der Reduktionsflamme wiederum verändert werden. So färbt Kupfer die Oxydationsperle blaugrün, in der Reduktionsflamme braunrot, undurchsichtig. Mangan: violett, Reduktionsflamme: farblos. Kobalt: in beiden Flammen blau. Chrom: grün. Eisen in der Hitze gelb bis dunkelrot, in der Kälte heller bis farblos; Reduktionsflamme: grünlich bis farblos: Nickel: ebenso wie Eisen.

Kieselsäure und deren Verbindungen zeigen in der klaren Perle Kieselsäureskelette.

6. **Prüfung der Flammenfärbung.** Diese Prüfungsart ist wichtig für die Erkennung der Alkalien, alkalischen Erden, des Kupfers und der Borsäure. Man taucht das ausgeglühte Öhr des Platindrahtes in das zu untersuchende, etwas angefeuchtete Pulver und bringt das Öhr nun in die Spitze der Flamme. Diese färbt sich bei Gegenwart von Natrium: gelb; bei Kalium: violett; bei Barium: grünlich; bei Strontium: karminrot; bei Kalzium: gelbrot; bei Kupfer: blaugrün; bei Borsäure: grün.

7. **Vorprüfung auf Säuren.** Auch verschiedene Säuren lassen sich durch einfache Vorprüfungen in trockenen Gemischen oder in Lösungen vorläufig nachweisen. Man verfährt hierbei in folgender Weise:

a) Das trockene Gemisch oder die Lösung wird mit verdünnter Schwefelsäure übergossen bzw. gemischt und die dabei auftretenden Erscheinungen beobachtet. Kohlensäure verrät sich durch Aufbrausen und Entwicklung von farb- und geruchlosem Gas. Bei Azetaten tritt der Geruch nach Essigsäure hervor. Rote Dämpfe entstehen bei Anwesenheit von Nitriten. Bei Sulfiten und Thiosulfaten tritt der Geruch nach Schwefeldioxyd ein, bei letzteren unter gleichzeitiger Abscheidung von Schwefel. Bei Sulfiden und Polysulfiden entsteht Schwefelwasserstoff, bei letzteren unter gleichzeitiger Abscheidung Schwefel.

b) Eine Probe des zu untersuchenden Körpers wird im Röhrchen mit der 3—4 fachen Menge konzentrierter Schwefelsäure übergossen und erwärmt. Hierbei verraten sich durch den Geruch die schon unter a erkannten Säuren und Schwefelverbindungen; ferner Salzsäure und Salpetersäure. Braune Dämpfe verraten Bromverbindungen; violette Dämpfe Jod aus Jodverbindungen; bei Gegenwart von Chloraten tritt Verpuffung ein. Vermutet man Borsäure, so fügt man dem Gemisch, außer der konzentrierten Schwefelsäure, Weingeist hinzu, erwärmt und zündet an; bei Gegenwart von Borsäure brennt der Alkohol mit grüner Flamme.

Wie aus dem Vorhergehenden ersichtlich, lassen sich durch eine regelrecht geführte Voruntersuchung eine ganze Reihe von Körpern schon mit ziemlicher Bestimmtheit erkennen; die nachfolgende besondere Prüfung wird dadurch wesentlich erleichtert. Man erkennt nicht nur die Anwesenheit, sondern auch die Abwesenheit einer ganzen Reihe von Basen und Säuren.

Lösen und Aufschließen.

Nachdem die Vorprüfung abgeschlossen, beginnt die genaue Prüfung mit der Lösung der zu untersuchenden Körper. Auch hierbei muß regelrecht verfahren werden, indem man die anzuwendenden Lösungsmittel der Reihe nach verwendet und die etwa erhaltenen einzelnen Lösungen jede für sich prüft. Als Lösungsmittel werden benutzt: a) destilliertes Wasser, b) verdünnte Salpetersäure (1 + 4), c) Salzsäure. d) als Aufschließungsmittel kohlensaure oder Ätzalkalien.

a) **Wässerige Lösung.** Zu diesem Zwecke nimmt man eine ganz kleine Menge des zu untersuchenden Körpers, übergießt ihn in einem Probierröhrchen mit Wasser und erhitzt es bis zum Kochen. Er löst sich entweder gänzlich oder nur z. T. auf; in letzterem Fall ermittelt man durch vorsichtiges Verdunsten der abfiltrierten Flüssigkeit, ob überhaupt etwas von dem zu untersuchenden Körper in Lösung gekommen ist oder nicht. War dies der Fall, so kocht man eine größere Probe mit destilliertem Wasser, filtriert ab, setzt die Lösung zur Untersuchung beiseite und behandelt den ausgewaschenen Rückstand nach b) mit verdünnter Salpetersäure.

In der wässerigen Lösung können nachfolgende Stoffe, weil unlöslich oder sehr schwer löslich in Wasser, nicht vorhanden sein: von den Erdalkalien und Erden: die Karbonate, Chromate, Oxalate, Phosphate, Silikate, die Oxyde der Erden, die Sulfate, mit Ausnahme des schwerlöslichen Kalziumsulfats. Etwas löslich sind die Oxyde der Erdalkalien. Von den schweren und Edelmetallen sind unlöslich: die reinen Metalle und Metallegierungen; ferner die Oxyde, Karbonate, Oxalate, Phosphate, Silikate, Arsenate, Sulfide, einzelne Chloride, z. B. Quecksilberchlorür, Merkurochlorid, einzelne Sulfate, wie Bleisulfat, Wismutsubnitrat, Chromate. Ferner sind in Wasser unlöslich: Schwefel, Kohlenstoff und Kieselsäure. Auf alle die hier genannten Stoffe braucht man also in der wässerigen Lösung nicht geprüft zu werden.

b) **Lösung in verdünnter Salpetersäure.** Der ursprüngliche Körper bzw. der Rückstand von Untersuchung a wird nun mit verdünnter Salpetersäure erwärmt, und wenn nicht alles in Lösung kommt, nach dem Erkalten filtriert und zur Untersuchung beiseitegesetzt. In dieser Lösung brauchen wir auf alle die in Wasser löslichen Körper nicht zu prüfen; von den obengenannten, in Wasser unlöslichen Körpern kommt die weitaus größte Zahl durch die verdünnte Salpetersäure in Lösung. Als in verdünnter Salpetersäure unlöslich werden zurückbleiben: einzelne Superoxyde (Bleisuperoxyd, bei dem Auflösen von Mennige), Mangansuperoxyd, Kieselsäure, die Sulfate von Barium und Strontium, viele Silikate; Borsäure wird sich beim Erkalten aus der heißen Lösung kristallinisch ausscheiden.

c) **Lösung in konzentrierter Salzsäure.** Der Rückstand von b) wird mit konzentrierter Salzsäure erwärmt. Tritt hierbei der Geruch nach freiem Chlor auf, so läßt dieses auf Superoxyde schließen, die als Chloride in Lösung kommen. Das Bleichlorid wird sich beim Erkalten kristallinisch abscheiden.

d) **Aufschließung durch Alkalien.** Einzelne Körper sind weder durch Wasser noch durch Säuren in Lösung zu bringen, hier muß meistens die Aufschließung durch kohlensaure oder ätzende Alkalien versucht werden; hierzu genügt in den meisten Fällen schon das Kochen mit wässerigen Laugen, nur in einzelnen Fällen muß eine Schmelzung im Platintiegel vorgenommen werden. Bei dieser Aufschließung werden die Körper entweder unmittelbar in lösliche Körper übergeführt, z. B. die Kieselsäure, oder es entstehen durch Umsetzung andere Verbindungen, die nun durch Säuren leicht gelöst werden können. So entstehen z. B. aus Jod- oder Chlorblei durch Kochen mit Natriumkarbonat in Wasser lösliches Chlor- oder Jodnatrium und unlösliches Bleikarbonat, das durch Salpetersäure in Lösung übergeführt werden kann. Ein gleiches ist der Fall beim Kochen von Kalziumsulfat mit Natriumkarbonat. Barium- und Strontiumsulfat müssen dagegen durch Schmelzung aufgeschlossen werden.

Nachweis der Basen bzw. Kationen in Lösungen.

Bevor wir zum eigentlichen Nachweis schreiten, prüfen wir die wässerigen Lösungen auf ihre Reaktion, ob diese alkalisch oder sauer ist. Je nachdem das eine oder das andere der Fall, können wir auf die Abwesenheit verschiedener Körper schließen. In alkalischer Lösung können z. B. weder Phosphate, noch die sauer reagierenden Salze des Aluminiums vorhanden sein. Umgekehrt schließt eine saure Lösung von vornherein die Gegenwart der Karbonate und der Alkalisulfide aus.

Um die verschiedenen Basen bzw. Kationen nachzuweisen, bedient man sich der Reihe nach folgender Reagenzien: 1. Salzsäure, 2. Schwefelwasserstoff, 3. Ammoniakflüssigkeit, 4. Schwefelammonium, 5. Ammoniumkarbonat. Wir erreichen durch diese 5 Reagenzien den Nachweis bestimmter Gruppen, die untereinander wieder durch besondere Maßnahmen getrennt werden können. Die 6. Gruppe bilden dann diejenigen Basen bzw. Kationen, welche durch keines der 5 obengenannten Reagenzien gefällt werden.

Wenn durch irgendeins der Fällungsmittel ein Niederschlag entsteht, so filtriert man ab, setzt dem Filtrat noch eine kleine Menge des Fällungsmittels hinzu, um sich zu überzeugen, daß alle Basen bzw. Kationen der betreffenden Gruppe ausgefällt sind. Ist dieses festgestellt, wird die Lösung zur weiteren Untersuchung beiseitegesetzt und der Niederschlag behufs weiterer Prüfung sorgfältig mit destilliertem Wasser ausgewaschen.

1. Gruppe.

a) Neutrale oder saure Lösungen. Man setzt der Lösung ein wenig verdünnte Salzsäure hinzu, beobachtet, ob Gase entweichen (Kohlendioxyd, Schwefelwasserstoff, Schwefeldioxyd usw.) und ob Niederschläge auftreten.

1. Es entsteht ein weißer, käsiger Niederschlag, der sich am Licht rasch dunkler färbt und in überschüssigem Ammoniak vollkommen löslich ist. Er besteht aus Silberchlorid, zeigt also die Gegenwart von Silber an.

2. Es entsteht ein weißer, feiner Niederschlag, der sich in überschüssiger Salzsäure nicht löst. Er besteht aus Merkurochlorid und zeigt Quecksilberoxydulsalze an.

3. Es entsteht ein Niederschlag von Schwefel bei gleichzeitiger Entwicklung von Schwefeldioxyd. Zeigt die Gegenwart von thioschwefelsauren Salzen an.

4. Es entsteht ein weißer, kristallinischer Niederschlag; er besteht aus Bleichlorid und zeigt die Gegenwart von Bleisalzen an. Da das Bleichlorid in Wasser nicht völlig unlöslich ist, muß auf Blei auch in der 2. Gruppe geprüft werden.

Es können ferner weiße Niederschläge von basischen Wismut- oder Antimonverbindungen entstehen, sie sind aber in überschüssiger Salzsäure löslich.

b) Alkalische Lösungen.

1. Es scheidet sich Schwefel unter gleichzeitiger Entwicklung von Schwefelwasserstoff ab. Zeigt die Gegenwart von Polysulfiden an.

2. Es scheidet sich Kieselsäure in gallertartiger Form ab; sie wird durch Erhitzen pulverförmig.

2. Gruppe.

In das Filtrat von der ersten Gruppe, bzw. in die ursprüngliche Lösung, wenn sie durch Salzsäure keine Fällung ergeben hat, leitet man so lange Schwefelwasserstoffgas, als es aufgenommen wird. Hierdurch werden gefällt: 1. Blei: schwarz; 2. Quecksilber, Merkuriverbindungen, Merkuriionen; anfangs gelb, dann bräunlich, zuletzt schwarz; 3. Kupfer: schwarz; 4. Wismut: schwarzbraun; 5. Kadmium: gelb; 6. Arsen und arsenige Säure: gelb; 7. Antimon: orangerot; 8. Zinnoxydul: schwarzbraun; 9. Zinnoxyd: gelb.

Aus der Lösung kann ferner beim Einleiten des Schwefelwasserstoffes Schwefel ausgefällt werden: bei Gegenwart von Eisenoxydsalzen (Ferriionen), Übermangansäure, starkem Überschusse von Salpetersäure; ferner bei Gegenwart von Chlor. Jod und Brom.

3. Gruppe.

Aus dem Filtrat der 2. Gruppe bzw. der nicht gefällten ursprünglichen Lösung verjagt man zuerst sämtlichen Schwefelwasserstoff durch Kochen; man erwärmt dann mit Salpetersäure, um etwa vorhandene Eisenoxydulsalze (Ferroionen Fe··) in Oxydsalze (Ferriionen Fe···) überzuführen; und versetzt nun mit Ammoniumchloridlösung und schließlich mit so viel Ammoniak, daß es mäßig vorherrscht. Jetzt wird so lange erwärmt, bis alles freie Ammoniak verjagt ist. Es werden gefällt: 1. Eisenoxydsalze: rotbraun; 2. Chrom: schmutziggrün; 3. Aluminiumoxyd, phosphorsaures Aluminiumoxyd, phosphorsaures Eisenoxyd, phosphorsaures und oxalsaures Kalzium, Strontium, Barium und phosphorsaure Ammoniakmagnesia: weiß.

4. Gruppe.

Die filtrierte Lösung von der dritten Gruppe wird wiederum mit Ammoniak versetzt und dann möglichst helle Schwefelammoniumlösung hinzugefügt. Hierdurch werden gefällt: 1. Mangan: fleischfarben; 2. Zink: weiß; 3. Kobalt und Nickel: schwarz.

5. Gruppe.

Aus dem Filtrat der 4. Gruppe, bzw. der nicht gefällten Lösung entfernt man zuerst das Schwefelammonium durch Kochen; filtriert den ausgeschiedenen Schwefel ab; versetzt das Filtrat zuerst mit Ammoniakflüssigkeit, dann mit Ammoniumkarbonat und kocht, solange Kohlendioxyd entweicht. Es werden ausgefällt: Barium, Strontium und Kalzium, alle drei als weiße Karbonate.

6. Gruppe.

Jetzt können noch in Lösung sein: Kalium-, Natrium- und Magnesiumsalze, und endlich ist die ursprüngliche Lösung auf Ammoniumverbindungen zu prüfen.

Trennung der Basen, der Kationen, in den einzelnen Gruppen.

1. Gruppe.

Hier können, wie wir früher gesehen haben, durch Salzsäure dauernd ausgefällt werden: Silberchlorid, Bleichlorid und Merkurochlorid. Um diese drei voneinander zu trennen, verfährt man folgendermaßen: Der entstandene Niederschlag wird zuerst mit Wasser gekocht, dann auf ein Filter gebracht und mit heißem Wasser nachgewaschen. Bleichlorid geht in Lösung und läßt sich im Filtrat durch Schwefelsäure nachweisen. Es entsteht, wenn Blei vorhandene ein weißer Niederschlag von Bleisulfat.

Der Filterrückstand wird mit Ammoniakflüssigkeit ausgewaschen; Silberchlorid geht in Lösung und kann aus dieser durch überschüssige Salpetersäure wieder ausgefällt werden.

$$AgCl + NH_4OH = NH_3AgCl + H_2O$$
$$NH_3AgCl + HNO_3 = AgCl + NH_4NO_3.$$

War Merkurochlorid vorhanden, so schwärzt es sich durch die Ammoniakflüssigkeit und bleibt ungelöst auf dem Filter zurück als Dimerkuroammoniumchlorid, NH_2Hg_2Cl. Es wird durch Kochen mit Salpetersäure in Lösung gebracht und in dieser Lösung durch Schwefelwasserstoff nachgewiesen.

2. Gruppe.

Die durch Schwefelwasserstoff ausgefällten Sulfide der 2. Gruppe lassen sich durch Behandeln mit Schwefelammonium in 2 Abteilungen bringen. Löslich in Schwefelammonium sind: die Sulfide von Arsen, Antimon und Zinn. Unlöslich: die Sulfide von Blei, Quecksilber, Kupfer, Wismut und Kadmium.

Man übergießt den Niederschlag der 2. Gruppe mit Schwefelammonium, dem man ein wenig Ammoniakflüssigkeit zugesetzt hat, und digeriert unter öfterem Umschütteln. Löst sich der Niederschlag ganz, so können nur die Sulfide von Arsen, Antimon und Zinn vorhanden sein. Löst der Niederschlag sich nur z. T. oder gar nicht, so muß er, sehr gut ausgewaschen, auf folgende Weise weiter untersucht werden:

A. Der Niederschlag wird in einem Schälchen mit verdünnter Salpetersäure übergossen, bis zum Sieden erhitzt und mit dem Kochen so lange fortgefahren, bis die überschüssige Salpetersäure größtenteils entfernt ist. Quecksilbersulfid bleibt, wenn vorhanden, ungelöst; das schwarze Sulfid wird mit Königswasser in Lösung gebracht und dann, nach Verjagen der freien Säure, das Quecksilber nachgewiesen. Die von Quecksilbersulfid abfiltrierte Lösung wird zuerst mit Schwefelsäure versetzt, Blei fällt als weißes Bleisulfat nieder. Man filtriert ab, übersättigt mit Ammoniak; Wismut fällt als weißes Hydroxyd aus, Kupfer und Kadmium bleiben in Lösung, die, wenn Kupfer vorhanden, tiefblau gefärbt ist. Um neben dem Kupfer das Kadmium nachzuweisen, wird die blaue Flüssigkeit durch Zusatz von Zyankaliumlösung entfärbt und dann mit Schwefelwasserstoff versetzt; Kadmium fällt als gelbes Schwefelkadmium aus. Blieb dagegen die Lösung nach Übersättigen mit Ammoniak farblos, war also kein Kupfer vorhanden, so kann das Kadmium unmittelbar mit Schwefelwasserstoff nachgewiesen werden.

B. Die Trennung der in Schwefelammonium gelösten Sulfide des Arsens, Antimons und Zinns wird auf folgende Weise bewerkstelligt: die Sulfide werden zuerst durch Salzsäure wieder ausgefällt, der Niederschlag auf ein Filter gebracht, gut ausgewaschen und dann mit einer konzentrierten Lösung von Ammoniumkarbonat längere Zeit digeriert; Arsensulfid kommt in Lösung und läßt sich aus dieser Lösung durch überschüssige Salzsäure als gelbes Schwefelarsen wieder ausfällen. Bei dem Behandeln mit Ammoniumkarbonat ungelöst gebliebenes Antimon- und Zinnsulfid trennt man auf folgende Weise: die Sulfide werden zuerst in mäßig konzentrierter Salzsäure gelöst; die Lösung wird etwas verdünnt und mit etwas Zinkmetall versetzt: metallisches Zinn und Antimon fallen aus. Die schwammig gefällten Metalle werden ausgewaschen und mit verdünnter Salzsäure behandelt: nur das Zinn kommt in Lösung. Die Lösung gibt mit Merkurichlorid, einen weißen bis grauen Niederschlag von Merkurochlorid und etwas metallischem Quecksilber. Das zurückbleibende ungelöste Antimon wird durch Salpetersäure in Lösung gebracht und in der verdünnten Lösung durch Fällung mit Schwefelwasserstoff als orangerotes Antimonsulfid nachgewiesen.

3. Gruppe.

Der bei der Ausfällung der 3. Gruppe durch Ammoniakflüssigkeit erhaltene Niederschlag wird durch verdünnte Salzsäure in Lösung gebracht und die Lösung mit so viel Natriumhydroxyd versetzt, daß dieses reichlich vorwaltet. Hierdurch kommen vorhandenes Aluminiumoxyd und Chromoxyd, letzteres mit grüner Farbe, in Lösung. Ist die Lösung grün, so wird sie bis zum Sieden erhitzt; das Chrom fällt als Chromoxydhydrat aus, und in dem jetzt farblosen Filtrat kann das Aluminiumoxyd durch Zusatz von Ammoniumchlorid als weißes Aluminiumoxydhydrat ausgefällt werden.

In dem durch die Natronlauge entstandenen Niederschlage können, wenn saure Lösungen vorhanden waren, auch die Phosphate oder Oxalate der Erdalkalien vorhanden sein. Hierauf ist zuerst zu prüfen. Zu diesem Zwecke wird eine kleine Probe des Niederschlages durch verdünnte Salpetersäure in Lösung gebracht und die Lösung in 2 Teile geteilt. Die eine Hälfte wird zuerst mit Ammoniakflüssigkeit und dann mit molybdänsaurem Ammonium versetzt. Ist Phosphorsäure zugegen, so entsteht ein gelber Niederschlag. Die zweite Hälfte wird mit einer Lösung von Natriumkarbonat gekocht; hierbei fallen die gebundenen Basen aus, während etwa vorhandene Oxalsäure in Lösung bleibt. Man versetzt diese Lösung mit Essigsäure, erwärmt und fällt dann die Oxalsäure mit Kalziumchloridlösung aus.

Nachdem die Gegenwart oder Abwesenheit von Phosphor- und Oxalsäure nachgewiesen, verfährt man, wenn beide Säuren vorhanden, nach A. Ist nur Phosphorsäure zugegen, nach B. Ist nur Oxalsäure zugegen, nach C und, im Falle sowohl Phosphate als auch Oxalate fehlen, nach D.

A. Man löst den Niederschlag in konzentrierter Salpetersäure und erhitzt die Lösung mit überschüssiger Zinnfolie. Die Phosphorsäure wird als Zinnphosphat ausgeschieden. Die abfiltrierte Lösung wird mit überschüssigem Natriumkarbonat versetzt und gekocht. Die Oxalsäure bleibt als Natriumoxalat in Lösung; die Basen werden ausgefällt. Die gefällten Basen werden in Salpetersäure gelöst, die Lösung mit Ammoniakflüssigkeit und Ammoniumchlorid gefällt. Es fallen, da Oxal- und Phosphorsäure entfernt, nur Eisen, Chrom und Mangan als Hydroxyde aus; diese werden nach D getrennt. Die vom etwa entstehenden Niederschlag abfiltrierte Lösung ist nach Gruppe 4, 5 und 6 auf Mangan, Barium, Strontium, Kalzium und Magnesium zu prüfen.

B. Wenn nur Phosphorsäure zugegen ist, entfernt man sie nach A durch Kochen der salpetersauren Lösung mit Zinnfolie. Das Filtrat wird mit Ammoniumchlorid und Ammoniakflüssigkeit ausgefällt, Eisen, Brom und Mangan nach C getrennt. Das Filtrat nach Gruppe 5 und 6 weiter untersucht.

C. Ist nur Oxalsäure zugegen, kocht man den durch Natronlauge entstandenen Niederschlag mit Natriumkarbonat; die Oxalsäure kommt in Lösung. Der ausgewaschene Rückstand wird in Salpetersäure gelöst, etwa vorhandene Eisen, Chrom und Mangan durch Ammoniumchlorid und Ammoniakflüssigkeit ausgefällt und nach D getrennt. Das Filtrat wird nach Gruppe 5 auf Barium. Strontium und Kalzium geprüft.

D. Die Niederschläge, die Chrom, Eisen und Mangan enthalten können, prüft man zuerst auf Chrom. Eine kleine Probe des Niederschlages wird mit etwas Natriumkarbonat und Salpetersäure gemengt und auf dem Platinblech geschmolzen; die Schmelze wird mit Wasser ausgelaugt. Die Lösung ist gelb gefärbt, wenn Chrom vorhanden war; man stellt dieses noch weiter fest, daß man aus der angesäuerten Lösung die entstandene Chromsäure durch Bleiazetat als gelbes Bleichromat ausfällt. Ist die Gegenwart von Chrom nachgewiesen, so wird der ganze Rest des ursprünglichen Niederschlages in gleicher Weise behandelt und dann der unlösliche Rückstand der Schmelze auf Eisen und Mangan geprüft. Diese beiden trennt man auf folgende Weise: man löst in möglichst wenig Salzsäure und versetzt die Lösung so lange mit Natriumazetat, bis die Farbe dunkelrot geworden ist; jetzt erhitzt man bis zum Kochen. Das Eisen fällt als basisch Ferriazetat aus, und in der filtrierten Lösung läßt sich das Mangan durch Schwefelammonium als fleischfarbenes Manganosulfid nachweisen.

4. Gruppe.

Der bei Abscheidung der 4. Gruppe durch Schwefelammonium entstandene Niederschlag kann bestehen aus den Sulfiden von Mangan, Zink, Nickel und Kobalt. Man wäscht ihn auf dem Filter zuerst mit schwefelammoniumhaltigem Wasser aus und übergießt ihn, ebenfalls auf dem Filter, mit kalter Salzsäure. Manganosulfid und Zinksulfid kommen in Lösung und werden auf folgende Weise getrennt: Die Lösung wird erhitzt bis zur vollständigen Verjagung des in ihr noch enthaltenen Schwefelwasserstoffes; dann versetzt man mit überschüssiger Natronlauge. Mangan fällt als weißes Manganoxydulhydrat aus, verändert sich aber an der Luft sofort in braunes Manganoxyd. Zink fällt zuerst ebenfalls aus, löst sich aber im überschüssigen Ätznatron wieder auf; aus dieser Lösung läßt es sich durch Schwefelwasserstoff als weißes Zinksulfid ausfällen.

Der nach dem Auswaschen mit Salzsäure auf dem Filter verbliebene Rückstand von Schwefelnickel und Schwefelkobalt wird durch Erwärmen mit Königswasser in Lösung gebracht; die überschüssige Säure durch Verdampfen entfernt. Die mit Wasser etwas verdünnte Lösung wird vorsichtig mit so viel Natronlauge versetzt, bis eine dauernde Fällung entsteht; jetzt übersättigt man mit Essigsäure, fügt Natriumazetat und zuletzt reichlich Kaliumnitrit hinzu. Kobalt fällt sofort oder nach einiger Zeit als gelbes salpetrigsaures Kobaltoxydkali aus. In der abfiltrierten Lösung läßt sich das Nickel durch überschüssige Natronlauge als apfelgrünes Nickelhydrat ausfällen. Dieser Niederschlag wird in der Boraxperle noch weiter auf Nickel geprüft.

5. Gruppe.

Die bei der Fällung der 5. Gruppe vielleicht erhaltenen Karbonate von Barium, Strontium und Kalzium werden auf folgende Weise getrennt: Man löst die Karbonate zuerst in möglichst wenig Essigsäure und versetzt nun eine Probe mit Kaliumdichromat. Ist Barium zugegen, so fällt es als gelbes Bariumchromat aus; ist dieses festgestellt, so fällt man aus der ganzen Lösung das Barium durch Kaliumdichromat aus, filtriert ab und versetzt das Filtrat mit Ammoniakflüssigkeit und Ammoniumkarbonat. Die Karbonate von Strontium und Kalzium fallen aus, werden auf dem Filter ausgewaschen und dann in möglichst wenig Salzsäure gelöst. Die Lösung wird in zwei Teile geteilt und in der einen das Strontium durch Gipswasser als Strontiumsulfat ausgefällt; aus der anderen Hälfte wird, wenn Strontium vorhanden, dieses zuerst mit Schwefelsäure ausgefällt, das Filtrat mit Ammoniakflüssigkeit versetzt und dann der Kalk durch Ammoniumoxalat ausgefällt (Ammonchlorid).

6. Gruppe.

Es sind nun noch nachzuweisen Kalium-, Natrium-, Magnesium- und Ammoniumsalze. Ammoniumsalze werden bei der Voruntersuchung durch Kochen mit Kalilauge schon erkannt sein. Sind Ammoniakverbindungen vorhanden, so zeigt sich der stechende Geruch nach Ammoniak; bei ganz kleinen Mengen, wenn der Geruch nicht kräftig auftritt, bringt man einen mit etwas

Salzsäure befeuchteten Glasstab in die Dämpfe; es entstehen, wenn auch nur die geringsten Spuren von Ammoniumverbindungen vorhanden, sofort weiße Nebel von Ammoniumchlorid.

Nach dem Ausfällen der ersten fünf Gruppen können in dem jetzt zu untersuchenden Filtrat außer den Salzen von Kalium, Natrium und Magnesium noch Spuren von Barium und Kalzium zugegen sein. Werden diese beiden in einer kleinen Probe festgestellt, so wird das Barium zuerst mit Schwefelsäure, dann der Kalk nach dem Übersättigen mit Ammoniak durch Ammoniumoxalat ausgefällt. Von dem Filtrat wird jetzt eine kleine Probe durch Natriumphosphatlösung auf Magnesium geprüft. Wird durch entstehenden weißen Niederschlag Magnesiumoxyd festgestellt, so verfährt man mit dem Reste der Lösung nach A, im anderen Falle nach B.

A. Die Lösung wird, um die Ammoniumsalze zu entfernen, bis zur Trockne abgedampft und der Rückstand in Wasser mittels einiger Tropfen Salzsäure gelöst; die entstandene Lösung wird kochend mit Barytwasser versetzt; Magnesiumoxyd und möglichenfalls Schwefelsäure werden ausgefällt. Der entstandene Niederschlag von Magnesiumoxydhydrat und möglichenfalls Bariumsulfat werden abfiltriert, aus der Lösung das noch vorhandene Barium durch Ammoniumkarbonat ausgefällt und die filtrierte Lösung nun nach B auf Kalium und Natrium geprüft.

B. Die zurückgebliebene Lösung wird bis zur Trockne verdampft und gelinde geglüht, bis alle Ammoniumsalze verdampft sind. Bleibt überhaupt kein Rückstand, so sind Kalium und Natrium nicht vorhanden, andernfalls löst man den Rückstand in wenig Wasser und teilt diese Lösung in zwei Hälften. Die eine Hälfte versetzt man mit Natriumazetat und Weinsäurelösung und rührt stark; sind Kalisalze vorhanden, so entsteht ein weißer kristallinischer Niederschlag von Kaliumbitartrat.

Die zweite Hälfte wird ziemlich zur Trockne abgedampft und dann am Öhre des Platindrahtes im nichtleuchtenden Teile der Flamme geglüht. Ist Natrium vorhanden, so färbt sich die Flamme gelb, eine Färbung, die auch durch etwa vorhandenes Kalium nicht verdeckt wird.

Prüfung auf Säuren bzw. Anionen.

Immer muß der Prüfung auf die einzelnen Säuren, auf die Anionen, die Feststellung der Basen, der Kationen, vorausgegangen sein. Man ist hierdurch meist in der Lage, sichere Schlüsse auf die An- und Abwesenheit vieler Säuren machen zu können. Ob eine Lösung neutral oder sauer reagiert? Ob der zu untersuchende Körper in Wasser oder Säuren löslich war? Alles dieses gibt uns bestimmte Fingerzeige.

Daß wir bei dem hier zu beschreibenden analytischen Gang, gerade wie bei den Kationen, den Basen, die seltenen Anionen, Säuren unberücksichtigt lassen, versteht sich von selbst.

Man hat für die Bestimmung der einzelnen Säuren 3 Gruppenreagenzien, durch welche dieselben erkannt werden können. Es sind dies 1. Bariumchlorid. 2. Bleiazetat und 3. Silbernitrat.

Wir geben aus „Qualitative Analyse von Dr. Ludwig Medicus Tübingen, Verlag der Lauppschen Buchhandlung", dem wir auch bei der Analyse der Kationen vielfach gefolgt sind, eine Übersichtstafel zur Auffindung der wichtigsten Säuren. Zu bemerken ist jedoch, daß die Säuren stets in neutralen Lösungen aufgesucht werden müssen; saure Lösungen werden daher zuerst mit Natriumkarbonat neutralisiert: hierbei fallen eine Anzahl von Basen als Karbonate aus. Diese werden abfiltriert, das Filtrat zur Verjagung der Kohlensäure erhitzt und mit Essigsäure genau neutralisiert. Umgekehrt werden alkalische Lösungen so lange mit Essigsäure versetzt, bis sie genau neutral reagieren. Hierbei werden vielfach Ausscheidungen von Kieselsäure oder von Schwefel durch Zersetzung von Sulfiden stattfinden; diese müssen durch Filtration entfernt werden.

Mit Hilfe der Übersichtstafel wird es stets gelingen, die einzelnen Säuren zu erkennen, um so mehr, wenn man berücksichtigt, daß schon in der Vorprüfung eine ganze Reihe von Säuren (Kohlensäure, Essigsäure, schweflige Säure, Thioschwefelsäure, Chromsäure, arsenige und Arsensäure) erkannt sein werden. Die Zahl der übrigbleibenden ist also nicht besonders groß, und obendrein werden wohl nur in den seltensten Fällen in einer zu untersuchenden Mischung alle aufgeführten Säuren vorhanden sein. Selbstverständlich werden bei den aufgefundenen Säuren auch die übrigen Identitätsproben, wie sie bei den einzelnen Chemikalien stets aufgeführt sind, vorgenommen.

Die wenigen organischen Säuren, die für uns in Betracht kommen, lassen sich in wässeriger Lösung ebenfalls leicht nachweisen. Man prüft zuerst auf Oxalsäure, Weinsäure und Zitronensäure in folgender Weise: Man setzt zu einem Teile der ursprünglichen Lösung etwas Ammoniumchlorid und Ammoniakflüssigkeit bis zur schwach alkalischen Reaktion und fügt dann Kalziumchlorid hinzu. Es entsteht ein weißer Niederschlag = Oxalsäure oder Weinsäure. Um diese beiden zu unterscheiden, gibt man zu einer neuen Probe der ursprünglichen Lösung Kalkwasser im Überschuß und fügt dann dem entstandenen Niederschlag Ammoniumchlorid hinzu. Verschwindet der Niederschlag nicht, so ist Oxalsäure, verschwindet er, ist Weinsäure zugegen. Die Gegenwart der letzteren kann noch dadurch nachgewiesen werden, daß man zur ursprünglichen Lösung Kalziumazetat setzt. Es entsteht ein weißer, kristallinischer Niederschlag.

Entsteht beim ersten Versuche mit Kalziumchloridlösung kein Niederschlag, so kocht man die Flüssigkeit längere Zeit, fügt dann noch etwas Ammoniakflüssigkeit hinzu und stellt beiseite. Entsteht dabei oder nach einiger Zeit ein kristallinischer, weißer Niederschlag, so ist Zitronensäure zugegen.

Um Essigsäure zu erkennen, gibt man zu einer kleinen Probe des ursprünglich festen Körpers oder des Abdampfrückstandes ein wenig Weingeist und Schwefelsäure. Beim Erhitzen zeigt sich sofort der bezeichnende Geruch nach Essigäther.

Der besprochene analytische Gang macht keinen Anspruch auf Vollständigkeit, und zwar um nicht durch Überfülle des Stoffes zu verwirren. Die Angaben werden aber überall dort ausreichen, wo es sich um die Analyse von Chemikalien handelt. Sie werden höchstens dort versagen, wo Mischungen zahlreicher Stoffe untereinander vorhanden sind. Hier reicht ein Selbstunterricht nicht aus; es wird bei der Ausführung derartiger verwickelter Analysen die Unterweisung im Laboratorium erforderlich.

Maßanalyse.

Um in chemischen Verbindungen die einzelnen Stoffe der Menge nach, also quantitativ zu ermitteln, benutzt man neben der Gewichtsanalyse die Maßanalyse. Bei der Gewichtsanalyse ist man bestrebt, das Gewicht der einzelnen Stoffe einer bestimmten Menge der Verbindung durch die Waage festzustellen. Man führt die einzelnen Stoffe in unlösliche Verbindungen über, z. B. Schwefelsäure in Bariumsulfat, wägt diese und berechnet daraus das Gewicht des Körpers, hier der Schwefelsäure. Oder man stellt sich aus Lösungen durch Erhitzen und nachheriges Glühen wägbare Rückstände her.

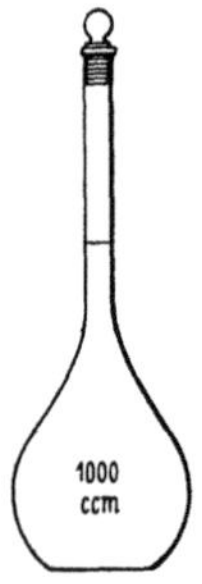

Bei der Maßanalyse bestimmt man die Menge eines Stoffes nach dem Verbrauch einer Reagenslösung von bekanntem Gehalte, die erforderlich ist, um gewisse chemische Vorgänge hervorzurufen, z. B. um eine Säure durch eine Lauge oder eine Lauge durch eine Säure zu neutralisieren. Wägt man bei der Gewichtsanalyse, so muß man bei der Maßanalyse messen. Hierzu bedarf man Meßgeräte, und zwar:

1. Meßkolben oder Meßflaschen. Es sind dies Stehkolben mit langem Halse, meist mit einem Glasstopfen versehen, die bei bestimmtem Wärmegrade bis zu einer Marke eine gewisse Raummenge Flüssigkeit fassen. Solche Meßkolben sind von 50 ccm Inhalt an bis zu 2000 ccm im Handel (Abb. 586).

2. Meß- oder Mischzylinder. In Kubikzentimeter eingeteilte Glasgefäße mit Fuß und Ausguß oder mit Hals und Glasstopfen (Abb. 587 u. 588).

3. Pipetten. Man unterscheidet Meßpipetten und Vollpipetten. Meßpipetten sind unten und oben offene, überall gleichweite, in Grade eingeteilte

Abb. 586. Meßkolben.

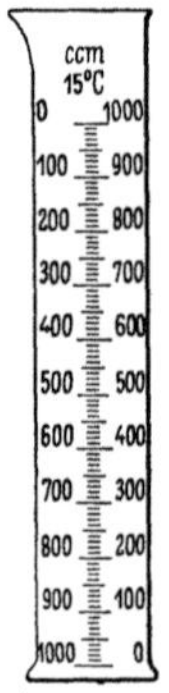

Abb. 587. Meßzylinder mit Ausguß.

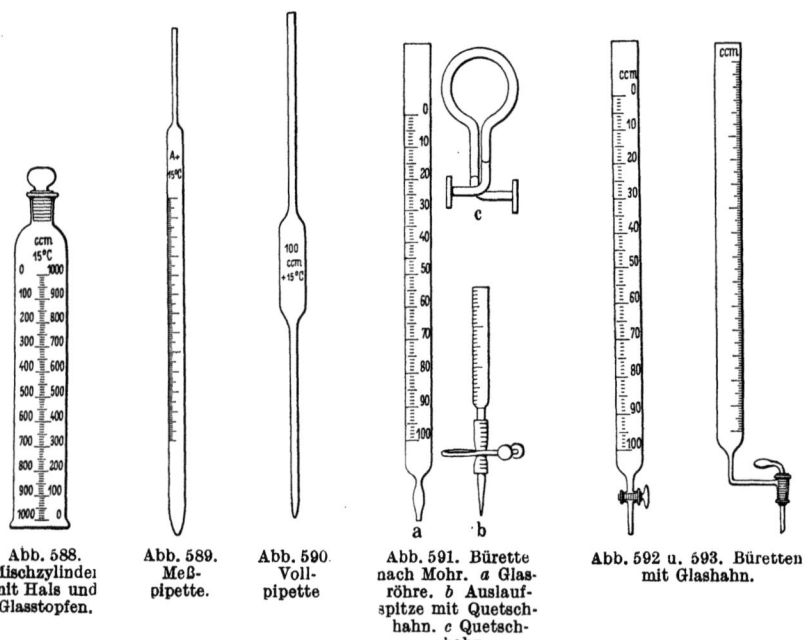

Abb. 588. Mischzylinder mit Hals und Glasstopfen.

Abb. 589. Meßpipette.

Abb. 590. Vollpipette.

Abb. 591. Bürette nach Mohr. a Glasröhre. b Auslaufspitze mit Quetschhahn. c Quetschhahn.

Abb. 592 u. 593. Büretten mit Glashahn.

Glasröhren (Abb. 589). Man füllt sie durch vorsichtiges Ansaugen und verhindert durch Aufdrücken des Daumens auf die obere Öffnung das Ausfließen. Durch Loslassen und wieder Aufdrücken des Daumens kann man dann eine beliebige Menge der Flüssigkeit ausfließen lassen, die durch die Gradeinteilung angezeigt wird.

Vollpipetten. Gläserne Stechheber mit bauchiger Erweiterung. Sie fassen bis zu einer Marke eine gewisse Raummenge Flüssigkeit und dienen dazu, bestimmte Mengen Flüssigkeit aufzunehmen und sie wieder ausfließen zu lassen (Abb. 590).

4. **Büretten.** Gleichweite gläserne Röhren, die von oben nach unten in $1/10$, $1/5$, $1/2$ oder $1/1$ ccm eingeteilt sind. Von ihnen sind verschiedene Formen im Gebrauch, hauptsächlich:

a) **Büretten nach Mohr:** oben und unten offen und mit einem Stückchen Kautschukschlauch und gläserner Auslaufspitze versehen. Ein Quetschhahn schließt die Öffnung des Kautschukschlauches. Durch Druck auf die beiden Platten des Quetschhahnes fließt die Flüssigkeit in dünnem Strahl aus, bis die Schlauchöffnung durch Loslassen der Platten wieder geschlossen wird (Abb. 591).

b) **Büretten mit Glashahn.** Hier ist entweder unmittelbar an der Bürette oder an einem seitlich angebogenen Glasrohr ein Glashahn anstatt des Kautschukschlauches und des Quetschhahnes angebracht (Abb. 592 u. 593).

c) **Stehbürette nach Gay-Lussac.** Sie ist unten geschlossen, steht in einem Holzfuß und ist mit einem seitlich von unten angebrachten dünnen Glasrohre versehen, aus dem die Flüssigkeit beim Neigen der Bürette ausfließt (Abb. 594).

d) **Englische Bürette.** Eine Stehbürette, die oben in eine umgebogene Spitze ausläuft und einen seitlichen Ansatz trägt, der zum Einfüllen der Flüssigkeit dient. Will man diese ausfließen lassen, neigt man die Bürette, und die Flüssigkeit fließt aus der Spitze ab (Abb. 595).

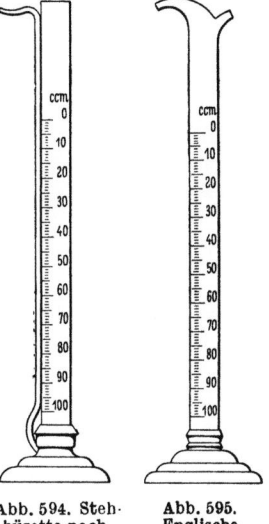

Abb. 594. Stehbürette nach Gay-Lussac.   Abb. 595. Englische Bürette.

Zur Ausführung einer Analyse nach maßanalytischem Verfahren bedarf man weiter der Reagenslösungen, Probeflüssigkeiten, Maßflüssigkeiten oder titrierten Lösungen, d. h. Flüssigkeiten, die eine ganz bestimmte Menge eines Stoffes in Lösung haben. Vor allem verwendet man die sog. **Normallösungen** oder volumetrischen Lösungen, wo in 1 l Lösung das Äquivalentgewicht des Stoffes in Grammen abgewogen enthalten ist, oder $1/10$ bzw. $1/100$ Normallösungen, die den 10. bzw. 100. Teil des Äquivalentgewichtes in Lösung haben. Ist z. B. das Äquivalentgewicht von Kaliumhydroxyd (KOH), 56,11, so sind in 1 l Normal-Kalilauge 56,11 g Kaliumhydroxyd gelöst, in 1 ccm also 0,0561 g. Dieses Gewicht des in 1 ccm vorhandenen wirksamen Stoffes wird als **Titer** bezeichnet.

Je nach dem Körper, der maßanalytisch ermittelt werden soll, unterscheidet man verschiedene Verfahren:

1. Die Azidimetrie. 2. Die Alkalimetrie. 3. Das Oxydationsverfahren. 4. Die Jodometrie. 5. Das Fällungsverfahren.

1. **Die Azidimetrie.** Hierunter versteht man die Ermittlung des Säuregehaltes einer Flüssigkeit dadurch, daß man sie mit Normal-Alkalilauge neutralisiert und nach dem Verbrauch an Normallauge den Säuregehalt berechnet.

Man wägt sich z. B. 5 g Salzsäure ab oder mißt mit einer Pipette 5 ccm ab, verdünnt sie in dem Mischzylinder mit Wasser und bringt dies Gemisch in ein Becherglas. Um erkennen zu können, wann die Neutralisation eingetreten ist, fügt man der Säure einen Indikator zu, z. B. Lackmustinktur oder Phenolphthaleinlösung oder bei Mineralsäuren Dimethylaminoazobenzol. Auf Zusatz von Lackmustinktur bzw. Dimethylaminoazobenzol wird die Flüssigkeit gerötet, durch Phenolphthaleinlösung wird sie nicht verändert. Nun füllt man die Bürette mit Normal-Kalilauge, bringt die Salzsäure unter die Bürette und läßt so lange Normal-Kalilauge zufließen, bis die durch Lackmustinktur gerötete Flüssigkeit dauernd blau bzw. die mit Phenolphthaleinlösung versetzte Säure rot geworden ist. Zu beachten ist, daß die volumetrische Lösung anfänglich in dünnem Strahl unter beständigem Umrühren mit einem Glasstabe bis fast zur Neutralisation zugesetzt wird, dann aber nur tropfenweise. Auch tut man gut, das Becherglas auf ein Stück weißes Papier zu stellen, um die Farbenerscheinung besser beobachten zu können.

Nehmen wir an, es wären 38,5 ccm Normalkalilauge erforderlich gewesen, um die Säure zu neutralisieren, so würde die Säure einen Gehalt von ungefähr 28% HCl haben.

1 ccm Normalkalilauge enthält 0,0561 KOH. Das Äquivalentgewicht des Chlorwasserstoffes ist 36,47. Nach der Gleichung

KOH + HCl = KCl + H_2O
Kaliumhydroxyd + Chlorwasserstoff = Kaliumchlorid + Wasser
56,11 + 36,47 = 74,56 + 18,02

entspricht 1 ccm KOH also 0,0561 g einem Gewichte von 0,03647 HCl, da diese Gewichtsmengen erforderlich sind, um sich zu sättigen. Sind nun 38,5 ccm Normal-Kalilauge verbraucht, muß die Säure 38,5 × 0,03647 HCl enthalten = 1,404095. Wird dieses in 5 g enthaltene Gewicht auf 100 g berechnet, ergibt dies 28,0819. Wägt man die Salzsäure nicht ab, sondern mißt 5 ccm mit der Pipette, so ist das Ergebnis anders, da das spez. Gewicht der Säure in Betracht gezogen werden muß. Würde die Salzsäure ein spez. Gewicht von 1,126 haben, so würden diese 5 ccm nicht 5 g, sondern 5,63 wiegen und die Säure einem Gehalte von 24,94% HCl entsprechen:

$$5,63 : 1,404095 = 100 : x$$
$$x = 24,94.$$

2. **Alkalimetrie** nennt man die Ermittlung des Gehaltes einer Lauge durch Sättigen dieser mit einer Normalsäure, z. B. Normalsalzsäure. Das Verfahren hierbei ist genau dasselbe wie bei der Azidimetrie; man wählt jedoch als Indikator Lackmustinktur oder Methylorange in Lösung (1 : 200) und benützt als Titrierflüssigkeit die Normalsäure. Bei Anwendung von Methylorange zeigt sich die Endreaktion dadurch an, daß die blaßzitronengelbe Färbung in Nelkenrot übergeht.

3. **Oxydationsverfahren.** Es beruht darauf, daß man Stoffe durch geeignete Oxydationsmittel in höhere Oxydationsstufen überführt und nach der Menge, die nötig war, um diese Oxydationsstufe zu erreichen, die Menge des Stoffes berechnet. Will man z. B. den Eisengehalt einer Eisenoxydulverbindung wie Ferrosulfat feststellen, löst man sich 1 g Ferrosulfat in Wasser auf und tröpfelt aus einer Gay-Lussacschen Bürette so viel einer Kaliumpermanganatlösung 1 : 1000 zu, bis die Lösung bleibend blaßrot ist. Ein Zusatz eines Indikators ist hierbei überflüssig, da die Normallösung selbst die Farbenveränderung anzeigt. Nur ist erforderlich die Ferrosulfatlösung stark zu verdünnen und sie mit etwas Schwefelsäure zu versetzen, um eine Reaktion zu erhalten. Die Schwefelsäure wirkt auf das Kaliumpermanganat ein, führt es in farbloses Manganosulfat und Kaliumsulfat über, wobei Sauerstoff frei wird, der die Eisenoxydulverbindung oxydiert:

$$10 \text{ FeSO}_4 + 2 \text{ KMnO}_4 + 8 \text{ H}_2\text{SO}_4$$
Ferrosulfat + Kaliumpermanganat + Schwefelsäure
$$= 5 \text{ Fe}_2(\text{SO}_4)_3 + 2 \text{ MnSO}_4 + \text{K}_2\text{SO}_4 + 8 \text{ H}_2\text{O}$$
= Ferrisulfat + Manganosulfat + Kaliumsulfat + Wasser.

Um 0,1 g rostfreies Eisen zu oxydieren, sind 56 ccm der Lösung erforderlich. Man ermittelt also den Eisengehalt, wenn man die verbrauchten Kubikzentimeter Kaliumpermanganatlösung durch 56 teilt.

4. **Jodometrie.** Um den Gehalt an Jod, z. B. in der Jodtinktur, zu bestimmen, bedient man sich der $^1/_{10}$-Natriumthiosulfatlösung, die man durch Auflösen von 24,822 g Natriumthiosulfat in 1 l Wasser erhält. 1 ccm dieser Lösung entspricht 0,01269 g Jod. Als Indikator verwendet man Stärkekleisterlösung.

Wir nehmen 2 ccm Jodtinktur, vermischen sie mit einer Auflösung von 0,5 g Jodkalium in 25 g Wasser und fügen so viel $^1/_{10}$-Normal-Natriumthiosulfatlösung zu, bis die Flüssigkeit nur noch gelblich ist. Jetzt mischen wir den Indikator darunter, durch das freie Jod wird er gebläut, und wir titrieren nun tropfenweise die Normallösung weiter hinzu, bis Entfärbung eintritt. Würden 13,4 ccm $^1/_{10}$-Normal-Natriumthiosulfat verbraucht, würde dies einem Gehalte von 9,4 % gleichkommen.

Das spez Gewicht der Jodtinktur schwankt zwischen 0,902—0,906. Die 2 ccm wiegen im Mittel also 1,808. Da 13,4 ccm verbraucht sind, sind in der Jodtinktur $13,4 \times 0,01269$ g Jod gelöst = 0,170046 g. Diese Zahl auf 100 berechnet, und zwar $0,170046 \times 100$, geteilt durch 1,808 ergibt dann 9,4.

Die Umsetzung bei diesem Verfahren geht so vonstatten, daß das Natriumthiosulfat mit dem Jod sich umsetzt in Natriumtetrathionat und Natriumjodid.
$$2 (\text{Na}_2\text{S}_2\text{O}_3 + 5 \text{ H}_2\text{O}) + 2 \text{ J} = \text{Na}_2\text{S}_4\text{O}_6 + 2 \text{ NaJ} + 10 \text{ H}_2\text{O}$$
Natriumthiosulfat + Jod = Natriumtetra- + Natriumjodid + Wasser.
thionat

Auch Chlor läßt sich auf diese Weise quantitativ ermitteln, da Chlor unter Bildung von Kaliumchlorid aus Kaliumjodid eine äquivalente Menge Jod frei macht. 1 ccm $^1/_{10}$-Natriumthiosulfatlösung entspricht 0,003 46 g Chlor.
$$2 \text{ KJ} + 2 \text{ Cl} = 2 \text{ KCl} + 2 \text{ J}$$
Kaliumjodid + Chlor = Kaliumchlorid + Jod.

5. **Fällungsverfahren.** Die Halogene können in ihren Metall- und Wasserstoffverbindungen auf maßanalytischem Wege auch dadurch quantitativ festgestellt werden, daß man sie mittels einer Zehntel-Normal-Silbernitratlösung (16,989 g in 1 l gelöst) als unlösliche Verbindungen ausfällt. Hierbei benutzt man als Indikator eine kaltgesättigte Kaliumchromatlösung. Sind die Halogene als weiße oder gelbliche Niederschläge völlig ausgefällt, so wird auf weiteres Zutröpfeln von Zehntel-Normal-Silbernitratlösung rotes Silberchromat entstehen.
$$2 \text{ AgNO}_3 + \text{K}_2\text{CrO}_4 = \text{Ag}_2\text{CrO}_4 + 2 \text{ KNO}_3$$
Silbernitrat + Kaliumchromat = Silberchromat + Kaliumnitrat.

Ebenso läßt sich in einer Silbernitratlösung der Silbergehalt erkennen. Man fügt ihr als Indikator Kaliumchromat zu und titriert mit Normal-Natriumchloridlösung, die in 1 l 5,846 g enthält.

Während 1 ccm $^1/_{10}$-Normal-Silbernitratlösung 0,005 846 g Natriumchloridlösung gleichkommt, entspricht 1 ccm Normal-Natriumchloridlösung 0,016 989 g Silber.
$$\text{Ag}_2\text{CrO}_4 + 2 \text{ NaCl} = 2 \text{ AgCl} + \text{Na}_2\text{CrO}_4$$
Silberchromat + Natriumchlorid = Silberchlorid + Natriumchromat.

Auffindung der Säuren bzw. Anionen durch die Gruppenreagenzien.

Gruppe	Niederschlag bei Anwesenheit von	Durch Bariumchlorid	Durch Bleiazetat	Durch Silbernitrat
1	Schwefelsäure	weiß (in Salzsäure unlöslich)	weiß (in Salpetersäure unlöslich)	—
	Kieselfluorwasserstoff	weiß (in Salzsäure unlöslich)	—	—
2	Schweflige Säure	weiß (in Salzsäure löslich: Entwicklung von Schwefeldioxyd)	weiß (löslich in Salpetersäure)	weiß (löslich in Salpetersäure; beim Kochen grau werdend).
	Thioschwefelsäure	weiß (in viel Wasser löslich; ferner in Salzsäure unter Abscheidung von Schwefel und Schwefeldioxyd)	weiß (löslich in Salpetersäure unter Abscheidung von Schwefel)	weiß (löslich in Salpetersäure: schwärzlich rasch).
	Phosphorsäure	weiß (in Salzsäure löslich)	weiß (löslich in Salpetersäure)	gelb (löslich in Salpetersäure)
	Borsäure	weiß (nur aus konz. Lösung; in Salzsäure löslich)	weiß (im Überschuß des Fällungsmittels, sowie in Salpetersäure löslich	weiß (aus konz. Lösung, löslich in Salpetersäure).
	Fluorwasserstoff	weiß (in Salzsäure löslich	weiß (löslich in Salpetersäure löslich	—
	Kohlensäure	weiß (in Salzsäure unter Aufbrausen löslich)	weiß (löslich in Salpetersäure unter Aufbrausen)	weiß (löslich in Salpetersäure; beim Kochen gelblich bis braun).
	Kieselsäure	weiß (in Salzsäure löslich)	weiß (löslich in Salpetersäure,	gelb (löslich in Salpetersäure).
	Arsenige Säure	weiß (in Salzsäure löslich)	weiß (löslich in Salpetersäure)	gelb (löslich in Salpetersäure).
	Arsensäure	weiß (in Salzsäure löslich)	weiß (löslich in Salpetersäure)	rotbraun (löslich in Salpetersäure).
	Chromsäure	gelb (in Salzsäure löslich)	gelb (löslich in Salpetersäure)	purpurrot (löslich in Salpetersäure).
	Oxalsäure	weiß (in Salzsäure löslich)	weiß (löslich in Salpetersäure)	weiß (löslich in Salpetersäure; beim Kochen Abscheidung von Silber).
	Weinsäure	weiß (in Salzsäure löslich)	weiß (löslich in Salpetersäure)	weiß (käsig; löslich in Salpetersäure unlöslich, löslich in Ammoniak).
3	Salzsäure (Chlorwasserstoff)	—	weiß (kristall.; in heißem Wasser löslich)	rötlichweiß (in Salpetersäure unlöslich).
	Bromwasserstoff	—	weiß (in Wasser schwer löslich)	gelb (in Salpetersäure unlöslich)
	Jodwasserstoff	—	gelb (kristall. in heißem Wasser löslich)	weiß (käsig: in Salpetersäure unlöslich).
	Cyanwasserstoff	—	weiß (in Wasser unlöslich, löslich in Salpetersäure)	weiß (in Salpetersäure unlöslich).
	Ferrocyanwasserstoff	—	—	gelb (in Salpetersäure unlöslich).
	Ferricyanwasserstoff	—	weiß (in Salpetersäure unlöslich)	schwarz (in Salpetersäure beim Erwärmen löslich).
	Schwefelwasserstoff	—	schwarz (in Salpetersäure beim Erwärmen löslich)	weiß (in viel Wasser löslich).
4	Salpetrige Säure	—	gelbe Färbung	weiß (Silberchlorid).
	Unterchlorige Säure	—	weiß (durch Bildung von Bleisuperoxyd braun werdend)	—
	Salpetrige Säure	—	—	—
	Chlorsäure	—	—	—
	Essigsäure	—	—	—

Sachverzeichnis.

a 15.
Abart 93. 94.
Abbeizmittel f. Farbe und Lack 1128.
Abbildungsfehler 988.
Abbildungsmaßstab 992.
A. B. C.-Trieb 740.
Abelmosk-seed 303.
Abels Petroleumprüfer 925.
Aberration, chromatische 988
— sphärische 989
Abfallfette 456.
Abfließenlassen 26.
Abführmittel 123.
Abgabe der Gifte 1106, 1162, 1173.
Abgießen 26.
Abies alba 447.
— balsamea 374.
— excelsa 382.
— pectinata 384.
— sachalinensis 444
Abietinsäure 369.
Abkochungen 1116.
Abkömmlinge 542.
Abkürzungen 50.
— der Wässerung photogr. Platten 1001.
Ablauge, gereinigte 759.
Ableitungsstoffe 542.
Abortivmittel 1143.
Abralin 315.
Abranin 315.
Abraumsalze 675.
Abrin 315.
Abriß der allgemeinen Botanik 51.
Abriß der allgemeinen Chemie 519.
Abrotanin 227.
Abrus precatorius 315.
Abschreibung 1230.
Abschlagzahlung auf Wechsel 1242.
Abschluß 1230.
Abschnürung 86.
Abschöpffett 456
Abschwächung der Negative 1002.
Abseihen 26.

Absinth-branntwein 228 399.
— Schweizer 228, 399.
Absinthiin 227.
Absolutes Gewicht 8, 40.
Absolute Siedetemperatur 40.
Absoluter Alkohol 865
Absorber 714.
Absorbieren 46.
Absorption 46, 396.
Absorptionsverfahren 396.
Absterben der Bonbons 911.
Abstumpfen 531
Abteilungen 94.
Abwägen von Flüssigkeiten 1106.
Absynth 399.
Abziehen 29.
Abzug 1003.
a. c. 1244.
Acacia Adansonii 336.
— arabica 334.
— bambola 334.
— catechu 495.
— Ehrenbergiana 334.
— farnesiana 1122.
— senegal 334.
— suma 495.
— tortilis 334.
— vera 336.
— verek 334.
Acajou brown 1042.
Acajou-nut 275.
Acaroide 352.
Accepisse 1244.
Acer saccharinum 910.
Acétanilide 933.
Acetanilidum 933.
Acétate basique de cuivre 828.
— d'alumine 816.
— d'amyle 893.
— de chaux 750.
— de cuivre 828.
— de fer 800.
— de potassium 673.
— de soude cristallisé 706.
— de zinc 779.
— neutre de plomb 787.

Acétate of aluminium 816.
— of copper 828.
— of lead 787.
— of zinc 779.
Acetic acid 879.
— ether 892.
Acétone 878.
Acetonum 878.
Acetum 881.
— concentratum 880.
Acetum concentratissimum 879.
— Lignorum 883.
— Plumbi 788.
— pyrolignosum 883.
— — crudum 883.
— — rectificatum 884.
— pyroxylicum 883.
— radicale 879.
— Saturni 789.
Achäne 74, 75.
Achat 656.
Achillea millefolium 214.
— moschata 228, 240, 426.
Achillein 214.
Achlamydeisch 66.
Achromate 989.
Achse 54.
Achsenorgan 54.
— unterirdisches 56.
Achsenpflanzen 94.
Achsenstrahl, der 987.
Acide acétique du commerce 883.
— — cristallisable 879.
— acétyl-salicylique 946.
— arsénieux 636.
— arsénique 639.
— azotique 622.
— benzoique 941.
— borique 648.
— bromique 597.
— carbolique 934.
— carbozotique 937
— chloreux 595.
— chlorhydrique 586.
— chlorhydrique diluée 588.
— chlorhydrique fumant 588.
— — pur 588

Acide chlorique 590.
— chromique crystallisé 809.
— citrique 890.
— cyanhydrique 656.
— de Nordhausen 610.
— de tartre 889.
— diéthylbarbiturique 906.
— disulfurique 610.
— fluorhydrique 598.
— formique 878.
— galactique 886.
— gallique 948.
— gallotannique 949.
— hydrobromique 596.
— hydrofluorique 598.
— hypochlorique 590.
— iodhydrique 594.
— iodique 594.
— lactique 686.
— métaphosphorique 634.
— molybdique 811.
— muriatique 586.
— nitrique 622.
— oleinique 886.
— oléique 886.
— osmique 852.
— oxalique 887.
— perchlorique 591.
— periodique 595.
— phénique 934.
— phosphorique 632.
— — anhydrique 633.
— — officinal 633.
— picrique 937.
— picronitrique 937.
— prussique 656.
— pyrogallique 941.
— pyroligneux 883.
— pyrophosphorique 634.
— pyrosulfurique 610.
— salicylacétique 946.
— salicylique 944.
— sélénieux 619.
— sélénique 619.
— stannique 660.
— stéarique 844.
— succinique 888.
— sulfhydrique 617.
— — liquide 618.
— sulfocarbolique 937.
— sulfocarbonique 654.
— sulfoichtyolique 931.
— sulfoléique 932.
— sulfureux liquide 607.
— sulfurique 609.
— — anhydre 609.
— — dilué 616.
— — du commerce 611.
— — fumant 610.
— — officinal 615.
— tannique 949.
— tartrique 889.
— tellureux 619.

Acide tellurhydrique 619.
— tellurique 619.
— trichloracétique 884.
— valérianique 884.
— vitriolique 609, 611.
Acidum aceticum 879.
— — dilutum 880.
— — glaciale 879.
— acetylosalicylicum 946.
— arsenicicum 639.
— arsenicosum 636.
— azoticum 622.
— benzoicum 941.
— — artificiale 942.
— — crytallisatum e Resina 941.
— — sublimatum 941.
— boracicum 648.
— boricum 648.
— borussicum 656.
— bromicum 597.
— butyricum 551.
— carbolicum 934.
— — crudum 934.
— — depuratum 935.
— — liquefactum 937.
— — purissimum 935.
— — purum 935.
— — recrystallisatum 935.
— chlorhydricum 586.
— chloricum 590.
— chloro-nitrosum 626.
— chlorosum 590.
— chromicum 809.
— chrysophanicum 953.
— citricum 890.
— copaivicum 375.
— diaethylbarbituricum 906.
— elainicum 866.
— Formicarum 878.
— formicicum 878.
— gallicum 948.
— gallotannicum 949.
— hydrobromicum 596.
— hydrochloratum 586.
— hydrochloricum 586.
— — crudum 587.
— — dilutum 588.
— — fumans 588.
— — purum 588.
— — dilutum 588.
— hydrocyanicum 652, 656.
— hydrofluoricum 598.
— hydrojodicum 595.
— hydrosiliciofluoricum 599.
— hydrosulfurosum 607.
— hyperosmicum 852.
— hypobromicum 595.
— hypochlorosum 590.
— hypojodicum 595.
— hypophosphorosum 631.

Acidum jodicum 595.
— lacticum 886.
— malicum 553.
— molybdaenicum anhydricum 811.
— muriaticum 586.
— nitricum 622.
— — crudum 622.
— — dulcificatum 891.
— — fumans 624.
— — purum 624.
— — vinosum 891.
— nitroso-nitricum 624.
— nitrosum 621.
— oleaceum 886.
— oleinicum 886.
— osmicum 852.
— oxalicum crystallisatum 887.
— perboricum 650.
— perchloricum 591.
— perjodicum 595.
— phenylicum 934.
— phosphoricum 631, 632.
— — anhydricum 633.
— — crudum 634.
— — ex Ossibus 634.
— — glaciale 634.
— — purum 633.
— phosphorosum 631.
— picrinicum 937.
— picronitricum 937.
— pyrogallicum 941.
— pyrophosphoricum 634.
— salicylicum 944.
— santoninicum 954.
— selenicicum 619.
— selenicosum 619.
— silicicum anhydricum 656.
— stearinicum 884.
— succinicum 888.
— — depuratum 889.
— sulfocarbolicum crudum 937.
— sulfoichthyolicum 931.
— sulfoleinicum 932.
— sulfuricum 609.
— — anglicum 611.
— — anhydricum 609.
— — crudum 611.
— — dilutum 616.
— — fumans 610.
— — Nordhusiense 610.
— — purum 615.
— sulfurosum 607.
— — anhydricum 607.
— tannicum 949.
— tartaricum 889.
— telluricum 619.
— tellurosum 619.
— trichloraceticum 884.
— valerianicum 884.

Acidum Vitrioli dulcificatum 1110.
— — vinosum 1110.
— zooticum 656.
Acipenser Güldenstaedtii 510.
— huso 510.
— ruthenus 510.
— sturio 510.
Ackerdoppen 333.
Ackerholunder 297.
Ackerlattichblätter 206.
Ackermenning 229.
Ackerschachtelhalm 237.
Ackersenfausrottung 1097.
Ackerstiefmütterchen 251.
à condition 1244.
Aconite root 139.
Aconiti tuber 139.
Aconitum ferox 139.
— napellus 139.
à conto 1247.
Acorns 323.
Acorus calamus 165, 409.
— root 165.
Acquit 1244.
Acrasiales 96.
Actol 844.
Adalin 906.
Adamsit 570.
Adder's-wort 165.
Additionsverbindung 732.
Adeps benzoatus 480.
— Lanae anhydricus 478.
— — cum Aqua 479.
— Petrolei 927.
— suillus 480.
Aderverkalkung, Mittel gegen 123.
Adhäsion 39, 47.
Adiantum capillus veneris 232.
Adiatherman 38.
Adipinsäureester 349.
Adlervitriol 930.
Adonidin 229.
Adoniskraut 228.
Adonisröschenkraut 228.
Adonis vernalis 228.
Adrenalin 567.
Adressat 1244.
Adresse 1244.
Adsorptionskraft 651.
Adstringens 157, 190.
adulterated 443.
Adventivknospe 55.
Adventivwurzeln 53.
Advis 1245.
Ägyptische Senna 218
Ähre 71.
— zusammengesetzte 72.
Äpfelöl 894.
Äpfelsäure 553.
Äpfelsaures Eisen 802.

äquivalent 526.
Äquivalentgewicht 526.
Aerophor 503.
Aerugo 828.
— crystallisata 828
Äste 55.
Aethan 546.
Aethandisäure 552, 887.
Äthandiol 646, 871
Aethanol 547.
Äther 548, 554, 872.
— aceticus 892.
— amylio aceticus 893.
— bromatus 858.
— butyricus 893.
— chloratus 546, 857.
— einfacher 549.
— gemischter 549.
— hydrobromicus 857.
— zusammengesetzter 554.
Ätherische Öle 384.
— — Darstellung 387.
— — Absorption 396.
— — Aufbewahrung 390.
— — Destillation 388.
— — Enfleurage 395.
— — Extraktion 397.
— — Infusion 395.
— — Mazeration 394.
— — Pressung 387.
— — harzig gewordene verbessern 390.
— — konkrete 398.
— — Prüfung 391.
— — sauerstoffreie 386.
— — sauerstoffhaltige 386.
Aether 872.
— nitrosus 891.
— Petrolei 923.
— -prüfungsrohr 893.
— rectificatus 872.
— sulfuricus 872.
— tetrachloratus 857.
— zusammengesetzter 554.
Ätherweingeist 1110.
Aethiops antimonialis 840.
— mercurialis 839.
— mineralis 839.
— per se 833.
— vegetabilis 131.
Aethoxyazetanilid 934.
Aethusa cynapium 236.
Äthyläther 549, 872.
— benzoesaurer 942.
— essigsaurer 892.
Äthylaldehyd 876.
Äthylalkohol 546, 547, 860.
Aethylarsindichlorid 570.
Äthylazetat 892.
Äthylbromid 546, 858.
Äthylbutyrat 893.
Äthylchlorid 857.
Äthylen 544, 545.

Äthylenbernsteinsäure 888.
Aethylen-Diamin 535.
Aethylenglykol 871.
Aethylenum trichloratum 858.
Aethylenreihe 544.
858.
Äthylenformiat 879.
Äthylglykolsäurementholester 432.
Äthylidenmilchsäure 886.
Äthylmorphinhydrochlorid 958.
Aethylmorphinum hydrochloricum 958.
Aethyloxyd 872.
— essigsaures 892.
— salpetrigsaures 891.
Aethyloxylhydrat 546.
Äthylschwefelsäure 554. 873.
Aethyltetrachlorid 857.
Aethylum bromatum 858.
— chloratum 857.
— tetrachloratum 857.
Aethylurethan 905.
Ätzammonflüssigkeit 734.
Ätzbaryt 759.
Ätzende Alkalien 540.
Ätzkali 665.
Ätzkalilauge 666.
— Übersichtstafel 667.
Ätzkalk 744.
Ätznatron 698.
Ätznatronlauge 699.
— Übersichtstafel 699.
Ätztinte 6.
Affinität 522, 525.
Afrikan. Ingwer 179.
Agar Agar 131.
Agaric blanc 137.
— de chêne 136.
— des chirurgiens 136.
— purgatif 137.
Agaricus albus 137.
— campestris 100.
Agarizin 137.
Agathis australis 358
Agatit 348.
Agent 1222, 1244.
Agenzien 653.
Agger-Agger 132.
Aggregatzustand 39.
— fester 39.
— flüssiger 39.
— gasförmiger 39.
Agio 1244.
Agitieren 34.
Agrimonia eupatoria 229
Agrimony 229.
Agropyrum repens 169.
Agrumenfrüchte 387
Agtstein 370.
Agumamehl 313.

1274 Sachverzeichnis.

Aigremoine 229.
Airol 647.
Ajowanfrüchte 448.
Ajowanöl 448.
Akajoulack 1043.
Akajounüsse 275.
— -öl 301.
Akaroidharz 352.
Akazienblüten, deutsche 255.
Akazienkatechu 495.
Akkord 1230.
Akkreditiv 1245.
Akkumulatore 786.
Akkumulatorensäure 616.
Akkuratesse 1245.
Akonitin 139.
Akonitknollen 139.
Akonitsäure 214.
Akorin 165.
Akotyledonen 93.
Akrakakao 307.
Akrolein 456, 869.
Akrylaldehyd 456, 869.
Akrylalkohol 548.
Akrylsäurereihe 552.
Aktien 1218.
— Inhaber 1218.
— Namens- 1218.
— gefesselte 1218.
Aktiengesellschaft 1218.
Aktinische Strahlen 988.
Aktinium 767.
Aktinophor 663.
Aktionär 1219.
Aktiven 1229.
Aktiver Sauerstoff 573.
Akzept 1240.
Akzeptabel 1245.
Akzeptieren 1240.
Akzise 1245, 1247.
Alabaster 744, 757.
— -gips 757.
Alang-Alanggras 408.
Alantkampher 146.
Alantöl 146.
Alantolsäure 146.
Alantstärke 556.
Alantwurzel 146.
Alaun 820.
— basischer 822.
— -erde 821.
— -erz 821.
— -essig 816.
— gebrannter 822.
— konzentrierter 819.
— kubischer 821.
— neutraler 822.
— römischer 821.
— -schiefer 821.
Alaunstein 821.
Albadasucher 984.
Alban 350.
Albanan 350.

Albaresinol 350.
Albargen 846.
Albedo Aurantii Fructus 185.
Albertol 352.
Albopannin 173.
Album hispanicum 645.
Albumen Ovi siccatum 565.
Albuminate 565.
Albumine 565.
Albuminoide 566, 964.
Albuminpapier 1004.
Albumosen 565.
Albumosesilber 846.
Alcali volatil concret 740.
— — soluté 734.
Alcanna tinctoria 139.
Alcohol absolutus 865.
— aethylicus 860.
— amylicus 868.
— Ligni 858.
— methylicus 858.
— Sulfuris 654.
Alcool absolu 865.
— amylique 868.
— anhydre 865.
— éthylique 860.
— méthylique 858.
— ordinaire 860.
Aldehyd, aromatischer 561.
Aldehyde 548, 550, 875.
Aldéhyde formique 875.
Aldehydharzlacke 1084.
Aldehydmoschus 516.
— -Nachweis 413.
— -schüttelrohr 413.
Aldehydzucker 556, 907.
Aldohexose 556, 906.
Aldosen 556, 907.
Aleppo Gallen 332.
Aleuritis cordata 376.
— laccifer 362.
Aleuritinsäure 363.
Aleuron 323.
Aleuronkörner 84.
Alexandriner Senna 218.
Algarobilla 333.
Algarotpulver 641.
Algarotto 641.
Algarrobin 286.
Algen 93.
— Braun- 99.
— chlorophyllgrüne 98.
— rosenrote 99.
— violette 99.
Algin 131.
Aliphatische Homologe 559.
Aliphatische Reihe 542.
Alizari 1022.
Alizarin 512, 563, 1022, 1023.
Alkalien 531.
— ätzende 540.
— feste 531.
— fixe 531.

Alkalien flüchtige 531.
— kaustische 540.
Alkalierdmetalle 540.
Alkalimetalle 540, 663.
Alkalimetrie 531, 744, 1268.
Alkalisch reagierende Salze 536.
Alkalische Erden 531, 744.
— — kaustische 531.
— Säuerlinge 578.
Alkalizellulose 916.
Alkaloide 564, 956.
— sauerstoffreie 564.
— sauerstoffhaltige 564.
Alkaloidreagens, Erdmanns 564.
Alkane 543.
Alkannapapier 139.
Alkanna root 139.
Alkannasäure 139.
Alkannawurzel 139.
Alkannin 139.
Alkekengi 274.
Alkermes 508.
Alkohol absoluter 865
Alkohole 546, 858.
— einwertige 546.
— Grenz- 546.
— mehrwertige 546.
— Oxydation der 548
— primäre 546.
— sekundäre 546.
— tertiäre 547.
— ungesättigte 546.
Alkoholgärung 556, 860.
Alkoholische Gärung 556.
Alkoholometer 43, 863.
— Gewichts- 863.
— Richter 863.
— Thermo- 863.
— Tralles 863.
Alkoholprozent, Übersichtstafel 864.
Alkoholsäure 548, 552.
Alkoholverdünnung, Übersichtstafel 864.
Alkydharze 351.
Alkydallack 1076.
Alkylamine 555.
Alkyle 547.
Alkylene 544, 548.
Allermannsharnisch 180.
— runder 181.
Allgemeine Botanik 51.
Allium sativum 179.
— victorialis 180.
Allonge 1241.
Allylaldehyd 869.
Allylalkohol 548.
Allylen 544.
Allylpropyldisulfid 179.
Allylsenföl 325, 441.
— synthetisch 441.
Alnus glutinosa 193.

Aloe 496.
— africana 496.
— Barbados 497.
— -bitter 498.
— caballina 497.
— capensis 497.
— Curaçao 497.
— ferox 496.
— glänzende 496.
— -hanf 498.
— hepatica 496.
— Jafarabad 497.
— Kap- 497.
— Leber- 496.
— lucida 496.
— Pferde- 497.
— socotrina 496.
Aloeharz 498.
Aloès 496.
— de Barbades 497.
— du Cap 497.
Aloè socotrin 497.
Aloidal 911.
Aloin 498, 564.
Alphanaphtol 562.
Alphastrahlen 766.
Alphazinnsäure 659.
Alpinia galanga 169.
— officinarum 168.
Alpinin 168.
Alraun, wilder 180.
Alsei 227.
Altersversicherung 1225.
Althaea atropurpurea 266.
— officinalis 140. 201.
— rosea 266.
Altheeblätter 201.
Altheewurzel 140.
Altsilber 842.
Aludeln 832.
— -schnur 832.
Alum 820.
Alumen 820.
— ammoniacale 823.
— ammoniatum 823.
— chromicum 823.
— kalicum 821.
— natricum 823.
— plumosum 773.
— romanum 821.
— ustum 822.
Alumina hydrata 814.
Aluminate 814.
Alumine 813.
Alumini sulphas 820.
Aluminium 813.
— aceticum 816.
— — polymerisiert 817.
— ameisensaures 817.
— Ammonium, schwefelsaures 823.
— Ammoniumsulfat 823.
— -azetat 816.

Aluminiumazetat basisch, in Pulverform 817.
— — -lösung 816.
— -bronze 1061.
— -Berylliumsilikat 768.
— -chlorat 815.
— — -lösung 815.
— chloratum 814.
— chloricum 815.
— -chlorid 814.
— chlorsaures 815.
— essig 816.
— -fluorsilikat 599.
— -formiat 817.
— hydrochloricum 814.
— -hydroxyd 814, 816.
— — kolloidales 911.
— -hydroxydatum 814.
— -Kaliumsulfat 821.
— -karbid 814.
— kieselsaures 818.
— mellithsaures 653.
Aluminium-Natriumfluorid 814.
— -Natrium,schwefelsaures 823.
— -Natriumsulfat 823.
— -nitrat 817.
— nitricum 817.
— -oxyd 814.
— palmitinicum 817.
— -palmitat 817.
— palmitinsaures 807.
— -phosphat 628.
— -rhodanat 818.
— rhodanatum 818.
— rhodanicum 818.
— -rhodanid 818.
— salpetersaures 817.
— schwefelsaures 819.
— silicicum 818.
— -silikat 818.
— -silikofluorid 599.
— -sulfat 819, 820.
— sulfocyanatum 818.
— sulfocyanicum 818.
— sulfozyanwasserstoffsaures 818.
— sulfozyansaures 818.
— sulfuricum crudum 819.
— sulfuricum purum 820.
— sulphate 820.
— thiocyanicum 818.
— thiozyanat 818.
— thiozyansaures 818.
Alun 820.
— calciné 822.
— d'ammoniaque 823.
— de chrome 823.
— de potasse 821.
— desséché 822.
— de soude ou de sodium 823.

Alun double d'alumine et de potasse 821.
Alunit 821.
Alypinhydrochlorid 963.
Alypinnitrat 963.
Alypinum hydrochloricum 963.
— nitricum 963.
Amalgama 832, 841
— f. Elektrisiermaschine 841
— f. Spiegel 841.
— f. Zähne 841.
— -Kupfer 841.
— Zinn- 841.
Amalgame 832, 841.
Amandes amères 303.
— douces 303.
Amarantrot 1040.
Amber 370.
— grauer 492.
— gris 492.
Amberkraut 242.
Amber-oil 442.
Ambra 492.
Ambra ambrosiaca 492.
Ambra, gelbe 370.
— grisea 492.
— -moschus 516.
Ambre gris 492.
— jaune 370.
Ambrettol 516.
Ambroid 371.
Ameisen 509.
— -eier 509.
— -puppen 509.
— -säure 509, 551, 878.
— — aldehyd 875.
— -saures Aluminium 817.
— -spiritus 509, 1110.
— -tinktur 509.
— -vernichtung 1096.
Amerikanische Faulbaumrinde 197.
Amerikanisches Wurmsamenöl 264.
Amianth 773.
Amiantus 773.
Amidam 918.
Amidbasen 555.
Amidderivate der Kohlensäure 905.
Amido-benzol 560, 1011.
— -körper 560.
— -essigsäure 553.
— -gruppe 553.
Amidol 997.
Amidon 916.
Amidonaphthalin 562.
Amidosäuren 553.
Amidotoluol 560.
Amidoverbindungen 560.
Aminbasen 555.

Amine 555, 560, 905.
Amingruppe 553.
Amino-benzol 560.
— -essigsäure 553.
Aminokörper 560.
Aminosäuren 553
Ammon 732.
— -salpeter 742.
— schwefelsaures 743.
— -sulfat 743.
Ammoniac 338.
Ammoniacum 338.
Ammoniak 732.
Ammoniak-Alaun 823.
— -flüssigkeit 734.
— — Übersichtstafel 735.
— -eisenalaun 805.
— -Gummiharz 338.
— schwefelsaures 1091.
— -Sodaverfahren 714.
— -superphosphat 1093.
Ammonia liquid 734.
Ammoniaque 734.
Ammonia-water 734.
Ammonii bromidum 738.
— carbonas 740.
— chloridum 736.
— iodidum 738.
— nitras 742.
— sulfas 743.
Ammonium 738.
— -Alaun 823.
— bichromate 741.
— bichromicum 741.
— bikarbonat 740.
— bromatum 738.
— -bromid 738.
— bromide 738.
— bromwasserstoffsaures 738.
— carbonate 740.
— carbonicum 740.
— — pyrooleosum 741.
— chloratum 736.
— — album crystallisatum 736.
— — purum 736.
— — sublimatum 736.
— -chlorid 736.
— — kristallisiertes, reines 736.
— chlorwasserstoffsaures 736.
— cuprico sulfuricum 831.
— -dichromat 741.
— dichromicum 741.
— dichromsaures 741.
— -disulfid 740.
— doppeltchromsaures 741.
— -ferrisulfat 805.
— -ferrizitrat 801.
— -ferrosulfat 805.
— fluoratum 739.
— fluorid 739.

Ammonium, Fluorwasserstoff- 739.
— glyzyrrhizinsaures 153.
— hydrobromicum 738.
— hydrochlorate 736.
— hydrochloricum 736.
— hydrofluoricum 739.
— hydrojodicum 738.
— hydrosulphate 739.
— -hydroxyd 733.
— -hypersulfat 743.
— hypersulfuricum 743.
— iodide 738.
— jodatum 738.
— -jodid 738.
— jodwasserstoffsaures 738.
— -karbaminat 740.
— karbaminsaures 740.
— -karbonat 840.
— kohlensaures 840.
— -karbonatlösung 1252.
— -metavanadinat 647.
— molybdaenicum 811.
— molybdänsaures 811.
— -molybdat 811.
— -monophosphat 742.
— -monosulfid 739.
— muriaticum 736.
— -nitrat 742.
— nitrate 742.
— nitricum 742.
— -oxalat 742.
— — neutrales 742.
— oxalate 742.
— oxalicum 742.
— oxalsaures 742.
— -oxydhydrat 733.
— -perschwefelsaur. 743.
— -persulfat 743.
— persulfuricum 743.
— persulphate 743.
— -phosphat 742.
— — einfachsaures 742.
— — zweibasisch 742.
— -phosphate (bibasic) 742.
— phosphoricum 742.
— phosphorsaures zweibasisches 742.
— -platinchlorid 850.
— -rhodanat 739.
— rhodanatum 739.
— rhodanicum 739.
— -rhodanid 739.
— salpetersaures 742.
— -salze 732.
— saures glyzyrrhizinsaures 153.
— -stannichlorid 661.
— -sulfat 743, 1091.
— -sulfhydrat 739.
— sulfhydricum 739.
— -sulfid 739.
— sulfocyanatum 739.
— sulfocyanicum 739.

Ammonium sulfoichthyolicum 931.
— -sulfozyanat 739.
— -sulfozyanid 739.
— sulfuratum 739.
— sulfuricum 743.
— sulphate 743.
— -sulphide 739.
— thiocyanicum 739.
— -thiozyanat 739.
— -überschwefelsaures 743.
— -uranat 812.
— -uranylfluorid 813.
— vanadinicum 647.
Ammoresinotannol 339.
Amöben 96.
Amomum angustifolium 282.
Amomum cardamomum 282.
— globosum 282.
— granum paradisi 322.
Amorph 27.
Amortisation 1230.
Amphoter 533, 814.
Amphotere Elektrolyte 533.
— Verbindungen 533.
Amygdalae 303.
— amarae 303.
— dulces 303.
Amygdalase 400.
Amygdalin 256, 304, 312, 563.
Amygdalus communis 303.
Amyläther-Baldriansäure 894.
— -Essigsäure 892.
— benzoesaurer 942.
— -Salpetrigsäure 892.
— -Valeriansäure 894.
Amylalkohol 548, 868.
— tertiärer 548.
Amylase 493, 569.
Amylazetat 893.
Amylène pur 854.
Amylenhydrat 548, 868.
Amylenum hydratum 548, 868.
Amylester, Essigsäure- 893.
— benzoesaurer 942.
Amylic alcohol 868.
Amylium aceticum 893.
— nitrosum 892.
— valerianicum 894.
Amyl Nitris 892.
— -nitrit 892.
Amylogen 917.
Amyloid 556.
Amyloxydhydrat 868.
Amylum 916.
— Marantae 917.
— Maydis 919.
— nitrosum 893.
— Oryzae 919.

Amylum Solani tuberosi 919.
— Tritici 918.
Amylvalerianat 894.
Amyrin 361.
Amyrilen 486.
Amyris balsamifera 439.
— Plumieri 361.
Amyrol 439.
Anacardium occidentale 275, 305.
Anacyclus officinarum 155.
— pyrethrum 155.
Anaesthesin 942.
Anästheticum 857, 963.
Anakardiasäure 275.
Analgesin 954.
Analgésine 954.
Analyse 520.
— qualitative 520.
— quantitative 520.
Analytischer Gang 1254.
Anamirta cocculus 287.
Ananasäther 893.
Ananasfrucht 78.
Anastigmat 990.
— symmetrisch 990.
— nicht verkittet 990.
— unsymmetrisch 990
— verkittet 990.
Anatas 662.
Anatomie, Pflanzen- 51.
Anchoviskräuter 244
Anchusasäure 139.
Anchusa tinctoria 139.
Andira araroba 952.
Andorn schwarzer 229.
— weißer 242.
Androeceum 69.
Andropogon citratus 402
— muricatus 163, 450.
— Schoenanthus 422.
— squarrosus 450.
Anemonin 247.
Anemonkampher 247.
Aneroidbarometer 18.
Anethol 276, 278, 290, 404, 421.
Angebot 1234.
Anethum graveolens 276.
Angeblasen 794.
Angelica root 141.
— silvestris 141.
Angelikaöl 403.
— -säure 141, 152, 552.
— -samenöl 403.
— -wurzel 141.
Angestellten-Versicherungsgesetz 1225.
Angiospermae 94, 103, 111.
Angostura bark 184.
— -rinde 184.
Angosturarinde alsche 184.

Angosturin 184.
Angriffspunkte des Hebels 8.
Anguilla Aceti 882.
Angusture fausse 184.
Anhängeschilder 6.
Anheftung des Blattes 60, 64.
Anhydatgerbverfahren 354.
Anhydatleder 354.
Anhydride arsénieux 636.
— hypochlorique 590.
— sélénieux 619.
— sulfureux 607.
— sulfurique 609.
— tellureux 619.
Anhydrit 600, 744, 757.
Anhydrosulfaminbenzoesäure 943.
Anhydrous phosphoric acid 633.
Anilide 560.
Anilin 560, 1014.
— -farbstoffe 1013.
— -öl 1014.
— -salz 560.
— salzsaures 560.
— -schwarz 1015, 1056.
— (Teer) -farbenfleckentferner 1100
— sulfat 560.
Animalischer Teer 403
Anime 353.
Anime-resin 353.
Anionen 537.
— -Nachweis 1265.
Anis 277.
— -aldehyd 261, 404.
— étoilé 276.
— -keton 404.
— -öl 404.
— vert 277.
Anise-fruit 277.
Anisol 937.
Anissäure 937.
Anker 13.
Anlachten 368.
Anlaufbronzen 1062.
Anmeldepflicht 1133
Annalin 758.
anni currentis 1244.
Annidalin 938.
Annullieren 1245.
Anode 537.
Anodenraum 787.
Anodenschlamm 826.
Anodynin 954.
Anona odoratissima 449.
Anorganische Chemie 526.
Anotto 1023.
Anstrichfarben 1059.
Antennaria dioica 264.
Anthelminthica 126.

Anthemis arvensis 263.
— aurea 261.
— cotula 263.
— floscula 261.
— nobilis 261.
— tinctoria 257.
Anthemol 261
Anthere 68.
Antheridien 98, 101.
Anthophylli 260.
Anthophyton 94.
Anthozyane 67, 274.
Antidotum Arsenici 638.
Antrachinon 563.
Anthion 688.
Antrachinonabkömmlinge 176.
Anthranilsäure 1021.
— -methylester 406, 424.
Anthrasol 373.
Anthrazen 559, 563.
Anthrazit 650.
Antichlor 725, 726.
Anticonvulsiva 125.
Antifebrin 933.
Antigalactica 125.
Antihydropin 506.
Antihypo 678.
Antiklopfmittel 800.
Antimoine 639.
— métallique 639.
Antimon 620, 639.
— -butter 641.
— -chlorid 641.
— -chlorür 641.
Antimoniate 641.
Antimonige Säure 641.
Antimonii et potassii tartras 694.
Antimonit 642.
Antimonium crudum 642.
Antimon-Kaliumtartrat 694.
— -oxychlorür 641.
— -oxyd 641.
— — -Kaliumtartrat 694.
— -pentachlorid 641.
— -pentasulfid 643.
— -säure 641.
— -saures Bleioxyd 1038.
— -sulfid 643.
— -sulfür 642.
— -trichlorid 641.
— -trisulfid 642.
— -wasserstoff 640.
— -zinnober 641.
Antimony 639.
— -trichloride 641
Antimonyl 694.
Antimonyl-Kaliumtartrat 694.
— -Kalium, weinsaures 694.
Antipellagrafaktor 562.
Antipyretica 124.

Antipyretikum 933, 934.
Antipyrin 565, 954.
Antipyrinum 954.
— salicylicum 955.
Antirheumatica 124.
Antiseptikum 875.
Antiseptische Mittel 583, 1114.
Antithio 688.
Antizinnober 1046.
Ants 509.
Antwortscheine — Post 1233.
Anweisung 1243.
Apatit 629.
Apfelfrucht 77.
Apfelsinenöl 405.
Apfelsinenschale 185.
Aphis chinensis 332.
Aphrodisiacum 149, 51.
Apiin 155, 294.
Apiol 294, 434, 563.
Apiolum 434, 563.
Apis mellifica 481, 908.
Aplanate 990.
— symmetrische 990.
Apochromate 991.
Apomorphinum hydrochloricum 957.
Apomorphinum, salzsaures 957.
Apparate, Atelier- 982.
— Hand- 982.
— kontinuierliche Destillations- 389.
— Landschafts- 982.
— Moment- 982.
— photographische 982.
— Reise- 982.
— Stativ- 982.
Appel-oil 894.
Appretieren 920.
Appretur, Leder- 1085.
Aprikosenkernöl 461.
Aptergoten 324.
Aqua 576.
Aqua Amygdalarum amararum 400, 402.
— Bromi 596.
— Calcariae 744, 745, 746.
— Calcis 746.
— chlorata 585.
— Chlori 585.
— destillata 576, 577.
— Florum Aurantii 406.
— — Naphae 406.
— fortis 622.
— hydrosulfurata 618.
— Laurocerasi 400.
— Menthae crispae 212.
— minerales 578.
— Picis 372.
— Regis 626.
Aquae destillatae 578.

Aquae minerales 578.
Aquila alba 835.
— Regis 836.
Ar 15.
Arabin 556.
Arabinsäure 336.
Arabisches Gummi 334.
Arachideöl 462.
Arachis hypogaea 462.
Arachisöl 462.
Aräometer 42.
Araroba 952.
Arbeitsbuch 1223.
Arbeitsgerichte 1225.
Arbitrage 1245.
Arbutin 215, 226, 227, 563.
Arcanum duplicatum depuratum 690.
Archangelica officinalis 141, 403.
Archegoniatae 101.
Archegonien 101.
Archichlamydeae 104, 112.
Arctium lappa 142.
Arctostaphylos uva ursi 225.
Areca catechu 305, 495.
— nut 305.
Arekaidin 305.
Arekanuß 305.
Arekasamen 305.
Arekolin 305.
Argent 841.
— en coquille 1062.
Argentan 791.
Argenti Nitras 844.
— sulfat 846.
Argentum 841.
— bromatum 843.
— chloratum 842.
— chromicum 843.
— citricum 844.
— colloidale 842.
— dichromicum 843.
— foliatum 841.
— jodatum 843.
— Kalium cyanatum 846.
— lacticum 844.
— nitricum 844.
— — fusum 844.
— — cum Kalio nitrico 844.
— proteinicum 846.
— sulfuricum 846.
— tartaricum 846.
— vivum 831.
Arghelblätter 219.
Argilla alba 819.
Argon 571, 767.
Argyrodit 662.
Arillus 79.
Arion empiricorum 509.
Aristol 938.
Aristoloche siphon 164.

Aristolochia clematitis 73.
— longa 164.
— rotunda 164.
— serpentaria 145.
Aristolochiales 104, 113.
Aristolum 938.
Aristopapier 1004.
Armagnac 866.
Armleuchtergewächse 98.
Armoise 229.
Arnica flowers 256.
— montana 164, 256.
— root 164.
Arnikablüte 256.
— -wurzel 164.
Arnique 164.
Arnizin 164, 256.
Aromatische Homologe 559.
— Reihe 557.
— Säure 561.
— Verbindungen 557.
Aromatisieren 883.
Aronwurzel 163.
Arrak 321, 867.
Arrow root 917.
— — brasilianisches 918.
— — ostindisches 918.
— — westindisches 917.
Arsanilsäure 560.
Arsen 620, 635.
Arsenate 639.
Arsenblüte 635.
Arsenfluorid 636.
Arsengegengift 638.
Arsenhaltiges Fliegenpapier 1164.
Arséniate de potassium 673.
Arsenic 635.
— acid 639.
— blanc 636.
— métallique 635.
— trioxyde 636.
Arsenicum 635.
Arsenicum album 636.
Arsenide 635, 636.
Arsenige Säure 636.
Arsenigsäureanhydrid 636.
Arsenigsaures Kalium 673.
— Natrium 707.
Arsenikglas 636.
Arsenik, schwarzer 635.
— -seife 637.
— weißer 636.
Arsenious. acid 636.
Arsenite 637.
Arsénite de soude 707.
Arsenium 635.
Arsen-kies 635.
— -mehl 636.
— -metalle 635.
— -pentoxyd 636, 639

Arsen-reduktionsröhrchen 638.
— -säure 639.
— — -anhydrid 636, 639.
— — Meta- 636.
— — Ortho- 636.
— — Pyro- 636.
— -saures Kalium 673.
— -spiegel 638.
— -suboxyd 635.
— -tribromid 636.
— -trichlorid 636.
— -trijodid 636.
— -trioxyd 636.
— -wasserstoff 635.
Arsine 571.
Art 93, 94.
Artemisia abrotanum 227.
— absinthium 227.
— cina 263.
— dracunculus 419.
— glacialis 228.
— Lercheana 264.
— maritima 228, 263.
— pauciflora 264.
— pontica 228.
— spicata 228.
— turkestanica 263.
— vallesiaca 228.
— vulgaris 142, 229.
Artemisin 264.
Articulatae 110.
Artificiale Sassafras oil 440.
Arum maculatum 163.
— root 163.
Arzneimittel-Aufbewahrung 1158.
— -Bezeichnung 1158.
— -Verordnung 1134.
Acyle 560.
Asa dulcis 354.
— foetida 339.
Asaresinotannol 340.
Asaron 164, 165, 409.
Asarum europaeum 164.
Asbest 773.
Asbeste 773.
Asbestine 773.
Asbestos 773.
Aschwurzel 146.
Asci 100
Asclepias vincetoxicum 142.
Ascolichenes 110.
Ascomycetes 109.
Ase fétide 339.
Asellinsäure 466.
aseptisch 593.
Askaridol 412.
Asklepiadin 142.
Askorbinsäure 568.
Asparagin 140, 145, 153, 203.
— -säure 553.

Asperifoliaceae 108.
Asperula odorata 243.
Aspérule 243.
Asphalt 353.
Asphalte 353.
— Kunst- 354.
Asphalt-Lack 1077, 1081.
— -mastix 354.
— -mehl 353.
— -öle 923.
Asphaltum 353.
Aspidinolfilizin 168.
Aspidium athamanticum 172.
Aspidosperma quebracho 195.
Aspidospermin 195.
Aspirin 946.
Assignation 1243.
Assimilation des Kohlenstoffs 59, 84, 1087.
Associé 1245.
Assortieren 1245.
Ast 56.
Astacus fluviatilis 512.
Asthmakräuter 221.
— -mittel 123.
— -papier 684.
Astigmatismus 989.
Astragalus creticus 337.
— gummifer 337.
— verus 337.
Atelierkamera 982.
Atemhöhle 88.
Atmosphärendruck 18.
Atmung der Pflanze 59.
Atom 521.
— -gewicht 524.
— -gruppen 522, 526.
— -komplex 529.
Atoxyl 560.
Atractylis gummifera 499.
Atropa belladonna 143, 202.
Atropin 143, 203, 326, 962.
Atropine 962.
Atropinum 962.
— sulfuricum 962.
— valerianicum 962.
Attar 424, 439.
Attest 1245.
Attich 297.
— -beeren 297.
Attichwurzel 143.
Attigwurzel 143.
Attraktion 7.
Aufbau, innerer, der Pflanzen 81, 88.
Aufbewahrung der feuergefährl. Stoffe 6.
— — Gifte 1161, 1171.
— des Petroleumaethers 924.
Aufbürstfarben 1131.
Auffindung der Säuren

bzw. Anionen durch die Gruppenreagenzien 1271.
Aufgezogene Bilder ablösen 1006.
Aufgüsse 1116.
Aufheben des Dienstverhältnisses von Handlungsgehilfen 1220.
Aufkleben der Positive 1006.
— — Schilder 4.
Auflösung 44.
— der Metalle in Säuren 532.
Auflösungsvermögen 975.
Aufnahme des Bildes 973.
Aufnehmen 46.
Aufsaugen 46.
Aufschließen 755, 1259.
— v. Düngemitteln 1090.
Aufschließfett 456.
Auftrieb 41.
Augennichts 777.
Augenreizstoffe 570.
Augit 772, 1053.
Aukubin 323.
Aurantioamarin 185, 278.
Aurantioamarinsäure 185.
Aurate 847.
Aureoline 1038.
Auriculae Judae 136.
Aurin, wilder 238.
Auripigment 635, 1036.
Auro-Kalium chloratum 849.
— -Natrium chloratum 849.
Aurum 846.
Aurum chloratum 848.
— — acidum 848.
— — chlorhydricum 848.
— — flavum 848.
— — fuscum 848.
— — neutrale 848.
— colloidale 847.
— foliatum 847.
— fulminans 848.
— Kalium cyanatum 849.
— musivum 661.
— oxydatum 848.
— paradoxum 619.
— -pigmentum 1036.
Ausbildung der Lehrlinge 1222.
Ausfällen 533.
Ausgangszoll 1237.
Ausgeglichen 1228.
Ausgießen von Flüssigkeiten 48.
Ausgleichsentwickler 998.
Auskopierpapier 1003, 1008.
Ausläufer 56.
Auslösung 994.

1280 Sachverzeichnis.

Auslegen von Gift 1175.
Aussalzen 898.
Ausseigern 601, 642.
Außenanstrich-Lack 1078.
Außenhülle 65.
Außenwüchsige 93.
Aussuchen 48.
Aussüßen 26.
Austernschalen, präparierte 512.
Auswaschen 26.
Auswässerung abzukürzen 1001.
Ausziehen 30.
Autan 876.
Autobasidiomycetes 109.
Autoklav 861.
Automobilbenzin 928.
Auxin 52.
Autorisieren 1245.
Avance 1245.
Avertissement 1245.
Avis 1245.
Avisieren 1245.
Axillarknospe 54.
Axonge 480.
Axungia Porci 480.
Azeliaöl 428.
Azetaldehyd 550, 876.
Azetanilid 560, 933.
Azetatseide 916.
Azeton 878.
Azetparaphenetidin 560, 934.
Azetphenetidin 934.
Azetylen 779.
Azetylene 544.
Azetylenknallgas 749.
Azetylenschlamm 745.
Azetylfilme 978.
Azetylsalizylsäure 946.
Azetylzellulose 915.
Azidifikationsglyzerin 870.
Azidimetrie 1269.
Azofarbstoffe 1015.
Azoimid 620.
Azolitmin 1023.
Azotate d'alumine 817.
— d'ammoniaque 742.
— d'argent 844.
— de baryum 762.
— de cuivre 829.
— — — ammoniaca 829.
— — fer 802.
— — plomb 789.
— — potasse 683.
— — soude 719.
— — strontiane 765.
— — strychnine 961.
— d'urane 812.
— d'uranyle 812.
Azote 620.
Azotite d'amyle 892.
Azulen 262.

Azurblau 1049.
Azure blue 1049.
Azurit 1049.
Azyklische Verbindungen 542.

B 1245.
Bablah 334.
Bacca 76.
Baccae Alkekengi 274.
— Jujubae 291.
— Lauri 292.
— Myrtillorum 293.
Bacillariophyta 97.
Bacillus nitrificans 684.
Bacillus radicicola 1088.
Backpulver 696, 1131.
— Horsford 755.
Backsteintee 223.
Backwachs 483.
Bactyrilobium fistula 284.
Badekräuter 123.
Badesalz 703.
Badezusätze 123.
Badeschwamm 503.
Badiaga 505.
Badian 276.
Badiane 276.
Badianöl 403.
Bärendill 153.
Bärendreck 498.
Bärenfenchelwurzel 153.
Bärentraubenblätter 225.
Bärenwurzel 153.
Bärenzucker 498.
Bärlappgewächse 102.
Bärlapp-Samen 329.
— -sporen 329.
Bahamaschwämme 5¹
Bahnversand 1235.
Baies de genièvre 291.
— — laurier 292.
— — myrtille 293.
— — nerprun 297.
Baisse 1245.
— -Klausel 1245.
Bakelite 352.
Bakerguano 1093.
Bakterien 95.
Balagutta 351.
Balanopsidales 104.
Balata 350.
Baldrianöl 450.
Baldriansäure 163. 884.
Baldriansäure-Amyläther 894.
Baldriansaures Zinkoxyd 781.
Baldrianwurzel 162.
Balgfrucht 75.
Balkenwaage 9.
Ballon 1245.
— -element 777.
— -kipper 6.

Ballot 1245.
Ballota nigra 229.
Ballote noir 229.
Ballotin 249.
Balm-gentle-leaves 212.
Balota 229.
Balsame, echte 373.
Balsamfichte 374
Balsamharz 368.
Balsamo de cascara 378.
— — trapo 378.
Balsam of copaiba 374.
— — fir 374.
— — Peru 377.
— — Tolu 380.
Balsamterpentinöle 442.
Balsamum 373.
— canadense 374.
Balsamum Copaivae 374
— gurjunicum 375.
— Hartwickiae 377.
— indicum 377.
— nigrum 377.
— Nucistae 320 489.
— peruvianum 377.
— — album 380.
— Styracis 381.
— tolutanum 380.
Bambukbutter 492.
Bandoline 1120.
Bang 231.
Banka-Zinn 658.
Bankabschreibung 1239.
Bankeinzahlung 1239.
Bankerott 1230.
Banknote 1238.
Barausgleich 1238.
Barbados Aloe 497.
— Ingwer 179.
Barbitursäure 906.
Barbotine 263
Barilla 592.
Barium 744, 759.
— carbonicum 759. 761.
— -chlorat 761.
— chloratum 760.
— chloricum 761.
— -chlorid 760.
— chlorsaures 761
— chromat 1037.
— hydrochloricum 760.
— -hyperoxyd 760.
— hyperoxydatum 760.
— -karbonat 759, 761.
— kohlensaures 761.
— -nitrat 762.
— nitricum 762.
— -oxyd 759.
— oxydatum 759.
— -oxydhydrat 759.
— -oxyd, schwefelsaures 762.
— -peroxyd 759.
— peroxydatum 760.

Bittere Fieberwurzel 147.
Bittere Schnäpse 1117.
Bitterholz 183.
Bitterklee 224.
Bitterkleesalz 685.
Bittermandelöl 399.
— künstliches 401.
Bittermandelwasser 400. 402.
Bitter orange peel 185.
— purging salt 773.
Bitterquelle 579.
Bittersalz 773.
Bittersalzform 729.
Bittersüßstengel 181.
Bitterstoffe 564.
Bittersweet-stalks 181.
Bitterwässer 579.
Bitter-wood 183.
Bitume de Judée 353.
Bitumen 353.
bituminös 353.
Bituminöse Firnisse 354.
Bituminöses Harz 353.
Bixa orellana 1023.
Bixin 1024.
Black and white pepper 295.
— beetle 506.
— catechu 494.
— grain of corn 134.
— Lake 1057.
— lead 652.
— mint 431.
— mustard-seeds 324.
— older-bark 193.
— oxide of manganese 806.
— sulphide of mercury 839.
— -thorn flowers 255.
Bladder-kelp 131.
Blätter 58, 201.
Blätterkautschuk 347.
Blättertraganth 337.
Blanc de cachelot ou de baleine 485.
— — perles 645, 1034.
— — plomb 1028.
— — Spermaceti 485.
— — zinc 777, 1035.
— fixe 762.
— — en pâte 762.
Blanco, in blanco 1245.
Blankenheimer Tee 238.
Blankett 1245.
Blase 28.
Blasenerkrankung, Mittel gegen 123.
Blasengrün 297.
Blasenkäfer 506.
Blasenpapier 1108.
Blasentang 131.
Blatt 58.
Blattanheftung 60, 64.
Blatta orientalis 506.
Blattdorne 63.

Blatt, durchwachsenes 64.
— einfaches 61.
— -film 978.
— -fläche 59, 60.
— -form 60.
— gestieltes 64.
— -gold 847.
— -gold, unechtes 1062.
— -grün 969.
— -grund 60, 62.
— herablaufendes 64.
— -insertion 60, 64.
— -knospen 200.
— -konsistenz 60, 63.
— -lack 364.
— -lausvernichtung 1097.
— -narbe 55.
— -nerven 60, 63.
— -rand 60, 63.
— -ranke 56.
— -rippen 60, 63.
— -rosette 55.
— -scheide 59, 60.
— -schminke 1025.
— -silber 841.
— — unechtes 659.
— sitzendes 64.
— -spindel 60.
— -spitze 60, 63.
— -stellung 60, 64.
— stengelumfassendes 64.
— -stiel 59, 60.
— -teilung 60.
— -umfang 60, 62.
— zusammengesetztes 60.
— zusammengewachsenes 64.
Blatte 506.
Blaubeerblätter 214.
Blaubeeren 293.
Blaudruck 1011.
— -holz 1016.
— -extrakt 1017.
— — -fleckentferner 1100.
— — -tinte 1124.
Blaue Erde 370.
Blauer Galitzenstein 829.
Blauer Vitriol 829.
Blaukali 681.
Blausaures Kali (fälschlich) 681.
Blausäure 400, 652, 656.
— Nachweis 401.
Blaukreuz 570.
Blauspat 1054.
Blaustein 829.
Blei 783.
— -akkumulatoren 786.
— -antimoniat 1038.
— -asche 784.
— -azetat 787.
— — basisches 788.
— -baum 783.

Bleiborat 789.
— borsaures 789.
Bleichromat 783, 1036.
— — basisches 1037, 1046.
— — neutrales 1037.
Bleidioxyd 786.
Bleierz 783.
Bleiessig 788.
Blei-Extrakt 788.
— -firnis 1072.
— -fluorsilikat 599.
— -gelb 1036.
— -glätte 784, 1036.
— -glanz 652, 783.
— -glas 1036.
— -gruppe 540, 783.
— harzsaures 790.
— -jodid 787.
— jodwasserstoffsaures 787.
— -kammerkristalle 613.
— -kammern 613.
— -karbonat, neutrales 783.
— -kitt 785.
— -krätze 784.
— -linoleat 1068.
— -mennige 785.
— -molybdat 811.
— -mühle 653.
— -nitrat 789.
— -oxyd 783, 784, 1036.
— — antimonsaures 1038.
— — chromsaures, basisches 1036, 1046.
— — essigsaures 787.
— — —, neutrales 787.
— — gerbsaures 790.
— — -kali 533.
— — -natrium 787.
— — rotes 785.
— — salpetersaures 789.
— — schwefelsaures, basisches 1030.
— -oxydul 784.
— -papier 1108.
— -pflaster 904.
— -resinat 790, 1068.
— -rot 785.
— -saum 784.
— -schrot 784.
— -schwamm 783.
— schwefelsaures 789.
— -sesquioxyd 784.
— -sikkativ 1068.
— -silikofluorid 599.
— -stifte 653.
— -suboxyd 784.
— -sulfat 789.
— -sulfid 783.
— — basisches 1030.
— -superoxyd 784, 786.
— -tannat 790.
Bleiweiß 1028.
Bleiweiß, deutsches 1029.

Bleiweiß, englisches 1029.
— -ersatz 1031.
— giftfreies 1030.
— holländisches 1029.
— Patent- 1030.
— sublimiertes 1030.
— Verschnitt 1030.
Bleizucker 787.
Bleichbad 1008.
Bleichen der Schwämme 504.
— des Wachses 481.
Bleicherde 658.
Bleichmittel 1126.
Blenden 989, 991.
— Iris- 991.
— öffnung 992.
— Revolver- 991.
— Rotations- 991.
— Schieber- 991.
— Steck- 991.
Blessed-thistle 233.
Bleu d'azur 1049.
— de Berlin 1047.
— de Brême 1046.
— de cobalt 1048.
— de Paris 1047.
— de Prusse 1047.
— de roi 1048.
— minéral 1047.
— nouveau 1049.
— d'outremer 1050.
— Thénard 1048.
Blisting flies 506.
Blitzlampe 996.
Blitzlichtaufnahme 996.
Blitzlichtpulver 329, 996.
Blitztelegramme 1234.
bloc, en bloc 1245.
Blockade 1245.
Blockgambir 495.
— -schellack 365.
— -zucker 907.
Blood-stone 797.
Blue-berries 293.
— -bottle 264.
Blue verditer 1046.
— vitriol 829.
Blühen des Bodens 683.
Blüte 65.
— diklinische 66.
— eingeschlechtige 66.
— einhäusige 67.
— gipfelständige 71.
— männliche 66.
— monokline 66.
— nackte 66.
— oberweibige 66.
— polygame 67.
— umweibige 66.
— unterweibige 66.
— vielgeschlechtige 67.
— weibliche 66.
— winkelständige 71.

Blüte, zweihäusige 67.
Blüten 252.
Blütenachse 65.
— -blätter 58, 65.
— -boden 65.
— -pflanzen 94.
— -scheide 65.
— -stand 71.
— — traubig 71.
— — trugdoldig 71.
— -staub 68.
Blütentee 222.
Blumen bei Seifen 898.
Blumen-Blätter 66, 67.
— -düfte 1121, 1118.
— -hülle 66.
— -krone 67.
— -kronenartig 66.
Blumen, künstliche 1184.
— -öl 396.
Blut-Egel 509.
— -fibrin 566.
— -gift 571.
— -holz 1016.
— -kohle 651.
— -kraut 165.
— -lack 365.
— -laugensalz, gelbes 681.
— — rotes 682.
— -laus-Vernichtung 1096.
— -mehl 1091.
— -reinigungsmittel 123.
— -ruhrwurzel 177.
— -stein 797.
— -stillende Mittel 123.
— -triebblüten 256.
— -wasseralbumin 565.
— -wurzel 177.
Blockbenzoe 355.
Blockgambir 495.
Blockschellack 365.
Blockzucker 907.
Bocksblut 516.
Bockshornsamen 314.
Bockspetersilienwurzel 155.
Bodendruck 41.
Boehmeria nivea 251.
Böhmische Erde 1053.
Bohnenkraut 248.
— -mehl 322.
— -schalentee 294.
— -tee 294.
Bohnen, weiße 322.
Bohnerwachs 1123.
— festes 1123.
— flüssiges 1123.
Bohnermasse 1123.
— Drogen zur 128.
— farbige 1123.
Bohröle 931.
Bohrfliege 256.
Bois blanc des Antilles 198.
— de campêche 1016.
— — fustet 1018.

Bois de gayac 182.
— — Pernambouc 1016.
— — quassia 183.
— - - santal 1026.
— rouge du Brésil 1017.
Bol blanc 819.
— d'Arménie 819.
Boldin 203.
Boldoa fragrans 203.
Boldoblätter 203.
Boldogluzin 203.
Bolet cervin 134.
Boletus cervinus 134.
— igniarius 136.
— Laricis 137.
Bologneser Leuchtsteine 761.
Bolus 819.
— alba 819.
— armena 819.
— rubra 819.
Bombaynüsse 319.
Bombay-Senna 218.
Bombonnes 622.
bona fide 1245.
Bonbon 910.
— -sirup 907.
Bone brown 1056.
Bonifikation 1245.
Bonität 1245.
Bootslack 1076.
Bor 648.
Borage 230.
Borate 648.
— de manganése 807.
— — plomb 789.
— — sodium 707.
— — soude 707.
Borax 648, 707.
— calcinata 707.
— gebrannter 707.
— -glas 707.
— Juwelier- 709.
— oktaedrischer 709.
— -perlenreaktion 708.
1257.
— prismatischer 708.
— usta 707.
— veneta 708.
Boraxweinstein 710.
Borazit 648, 708.
Bordelaiser Kupfer-Kalkbrühe 1095.
Bordiamanten 648.
Bore 648.
Boretsch 230.
Boric acid 648.
Borkalk 708, 648.
Borke 89.
Borkreide 708.
Borneokampfer 450, 453.
Borneol 163, 410, 418, 438, 439, 442, 448, 453.
Borneolazetat 399.

Sachverzeichnis.

Barium-platinzyanür 852.
— salpetersaures 762.
— schwefelsaures 762.
— -sulfat 759, 762.
— -sulfid 760.
— sulfuratum 760.
— sulfuricum 759, 762.
— -superoxyd 760.
Barometer 18.
Baroskampher 453.
Barosma betulinum 203.
— crenulatum 203.
— serratifolium 203.
Barras 1245.
Barrel 1245.
Bartbefestigungsmittel 1119, 1120.
Bartbindenwasser 1120.
Bartgrasöl 417.
Baryt 759.
— chlorsaurer 761.
— chromsaurer 1037.
— kohlensaurer 761.
— salpetersaurer 762.
— schwefelsaurer 762.
— -weiß 762, 1028.
— -zinkweiß 1033.
Baryta carbonica 761.
— caustica 759.
— chlorica 761.
— muriatica 760.
— nitrica 762.
— sulfurica 762.
Baryte 759.
Baseler Grün 1055.
Basen 527, 530, 537.
— Bezeichnungen, alte, 531.
— -Nachweis 530, 1259.
— organische 564.
Basidien 100.
Basidiomycetes 109.
Basil 229.
Basilikumkraut 229.
basisch 536.
Basisch Bleichromat 1046.
— essigsaures Kupferoxyd 828.
— Quecksilbersulfat 840.
— Ferriazetatlösung 800.
Basizität der Säuren 530, 551.
Bassia latifolia 492.
— longifolia 492.
— -öl 492.
— Parkii 492.
Bassinwagen 1245.
Bassorin 337, 343, 556.
Bastardoni 286.
Bastfasern 90.
Bastkörper 89, 90.
Bastschicht, sekundäre 91.
Batidales 104.
Batterie, galvanische 776.

Batterie, galvanische hintereinander geschaltet 776.
— — konstante 776.
— — nebeneinander geschaltet 776.
— — parallel geschaltet 776.
Bauchnaht 70.
Bauchseite des Blattes 60.
Baudouïnsche Farbenreaktion 476.
Bauernrosenblätter 267.
Baum 55.
Baume d'ambre 381.
— de copahu 374.
— — gurjun ou de gurgu ou de gurgum 375.
— — hardwickie 377.
— — momie 353.
— — Pérou 377.
— — Tolu 380.
— du Canada 374.
— liquidambar 381.
Baume vert de Madagascar 371.
Baumé-Grade 43.
— — Übersichtstafel von Flüssigkeiten 45.
Baumkopale 357.
Baumöl 470, 471.
— weißes 471.
Baumwachs 1107.
— — flüssiges 1107.
Baumwolle, kurzstaplige 916.
Baumwollsaatkuchen 464.
Baumwollsaatmehl 464.
Baumwollsamenöl 463.
Baumwollstearin 464.
Bauxit 813.
Bayleaves 210.
— -öl 434.
Bayrum, künstl. 434.
Bazillen 95.
Bdellium 343.
Beans 322.
Bear-berry-leaves 225
Beau-tressel 248.
Bebeerin 154.
Becherglas 1252
Beckacit 352.
Becquerelsche Strahlen 766.
Bedecktsamige 94, 103, 111.
Beenöl 470.
Beere 76.
Beerenzapfen 79.
Befruchtung 72.
Befruchtungsstoff 69.
Behennüsse 470.
Behenöl 470.
Beifußkraut 229.
Beifußwurzel 142.

Beinschwarz 1056.
Beinwellwurzel 145.
Beinwurzel 145.
Beize für Holz 1125.
Beizenfarbstoffe 1016.
Bel-argus 228.
Belastung 1228.
Belichtung 974.
Belichtungs-dauer 995.
— -messer 996.
— — elektrische 996.
— — optische 996.
— -spielraum 975.
Belladonna-blätter 202.
— leaves 202.
— root 143.
— -wurzeln 143.
Belmontin 928.
Benetzungsverfahren (Getreidebeize 1095.
Bengalkatechu 495.
Bengal Ingwer 179.
Bengalische Flammen 1128.
Bennet 144.
Benzaldehyd 261, 412, 561.
Benzanilid 562.
Benzidin 856.
Benzin 923, 924, 925.
— Automobil- 924.
— Handels- 925.
— Luxusautomobil- 924.
— Schwer- 925.
— Wasch- 925.
— geruchlos machen 925.
Benzinoform 856.
Benzinum Petrolei 924.
Benzoate de soude 707.
Benzoe 354.
— amygdaloides 355.
Benzoesäure 355, 380, 561, 941.
— -benzylaether 378, 380.
— künstliche 942.
— -methylester 942.
— -Schmalz 480.
— -sulfinid 562, 943.
— -saures Natrium 707.
Benzoetinktur mit Rosenwasser zu mischen 1112.
Benzoeharz 356.
Benzoic acid 941.
Benzoil-sulfonic-imide 943.
Benzol 559, 932.
Benzoldisulfonsäure 939.
Benzolnachweis im Benzin 360.
Benzolring 557.
Benzolum 932.
Benzophenol 934.
Benzoylaethyltetramethyldiaminoisopropanolhydrochlorid 963.
— nitrat 963.

Benzylazetat 424.
Benzylbenzoat 895
Berberin 171
Berechnung des Einkaufswertes 1237.
Bereitung von Salben 34.
Bergamiol 894.
Bergamottöl 407.
— künstliches 408
Bergamottpomeranze 407.
Bergapten 407.
Bergblau 1046, 1049.
Bergflachs 773.
Berggold 846.
Berggrün 1052.
Bergholunder 297
Bergholz 773.
Bergkork 773.
Bergkristall 656
Bergleder 773.
Bergmehl 657
Bergöle 922.
Bergpapier 773.
Bergreis 320.
Bergrot 1040
Bergtee 421.
Bergteer 353.
Bergzinnober 1044.
Berippung des Blattes 60, 63.
Berlin blue 1047.
Berlinerblau 682, 1047
Berliner Lack 1022.
— rot 1040.
— Salz 716.
Bernstein 370
— -kolophonium 370.
— -lack 1075.
— -öl 370, 442.
— -säure 370, 553, 888.
Bertramwurzel 155.
Berührungsgifte 1096.
Beryll 768.
Beryllium 767, 768
— -chlorid 768.
— -oxyd 768.
— -silikat 768
— -sulfat 768.
Beschneidemaschine 982.
Besenkrautblumen 271.
Besinge 293.
Bessemerbirne 793, 795.
Bessemerverfahren 793, 795.
Bestellung von Waren 1234.
Bestimmung des Erstarrungspunktes 37.
— — Schmelzpunktes 37.
— — Siedepunktes 37.
— — spezifischen Gewichtes 140.
— — — fester Körper 44.
Beta-Naphthol 951
— -äthyläther 407

Betastrahlen 766.
Beta rapa 910.
Betazinnsäure 659, 660.
Betelnuß 305.
Betel-nut 305.
Betriebsführer 1217.
Bettendorfsches Reagens 661.
Betula lenta 421.
— pubescens 203.
— verrucosa 203.
Betuloretinsäure 203.
Beurre d'antimoine 641.
— de bismuth 644.
— — cacao 486.
— — cocos 487.
— — muscade 489.
— — viol 424.
Bezahlung 1238.
Bezeichnung der Glasgefäße 4.
— — Salze 534.
Bezogene 1240.
B. G. 1245.
Bianchetti 286.
Bibergeil 512.
Biberklee 224.
Bibernelle 155.
Bicarbonate de potasse 677.
— — soude 716.
Bichlorure de mercure 836.
— — methylène 854.
Bichromate d'ammoniaque 741.
— d'argent 843.
— de potasse 680
— de soude 718.
Bickbeeren 293.
Bickbeerenblätter 214.
Bienenharz 483.
Bienenvorwachs 483.
Bieressig 881.
Bierhefe, entbitterte 135, 494.
— untergärige 135.
Bi-iodure de mercure 838.
Bikarbonate 651.
Bikuhibafett 489.
Bilanz 1229, 1230.
— rohe 1229.
— -buch 1227.
Bilanzieren 1228.
Bilanzkonto 1230.
Bilberry-leaves 214.
Bilderreihe 986.
Bildfeld 992.
Bildungsgewebesystem 87, 88.
Bildweite 992.
Bildwinkel 992, 993.
Bildwölbung 989.
Bilsenkraut-blätter 208.
— -samen 315, 322.
Bimsstein 819.

Binäre Nomenklatur 93
Binden 1115.
Bindemittel für Wasserfarben 1063.
Bioxalate de potasse 685.
— of potassium 685.
Bioxyde de baryum 760.
— — cuivre 926.
— — manganèse 806.
Birch leaves 203.
Birkenblätter 203.
Birkenteer 373.
Birnöl 893.
Birth wort 164.
Bisabol Myrrhe 432.
Bisam 513.
Bisamkörner 303.
Bismit 644.
Bismut 644.
Bismuth 644.
Bismuthi Carbonas 645.
— subnitras 645.
— Valerianas 645.
Bismutum 644.
— bitannicum 645.
— bromatum 644.
— carbonicum 645.
— chloratum 644.
— jodatum 645.
— lacticum 645.
— metallicum 644.
— nitricum 645.
— — basicum 645.
— — praecipitatum 645.
— oxychloratum 644.
— oxydatum hydratum 645.
— oxyjodatum 645.
— oxyjodogallicum 647
— subcarbonicum 645.
— subgallicum 646.
— subnitricum 645.
— tribromphenolicum 645.
— valerianicum 645.
Bismutyl 644.
— -chlorid 644.
Bisrectificatum 390.
Bisrektifikat 29, 390.
Bisrektifikation 29, 390.
Bissynüsse 310.
Bisterbraun 1042.
Bistre 1042.
Bisulfat 612.
Bisulfate 612.
— de potassium 691.
— de soude 730.
Bisulfite 608.
— de potassium 691.
Bisulphate of quinine 959.
Bitartrate de potasse 695.
Bitter almonds 303.
Bitter-apple 287.
Bitterdistel 233.
Biltererde 768.

Borneolester 163.
Bornylazetat 399.
Bornyloxydhydrat 453.
Borokalzit 648.
Boron 648.
Boronatrokalzit 708.
Borrago officinalis 230.
Borsäure 648.
— -anhydrid 648.
— -hydrat 648.
— -lagunen 648.
Borsaures Blei 789.
— Manganoxydul 807.
Borstpinsel 1085.
Bortrioxyd 648.
Borts 650.
Borum 648.
Borwatte 111.
Boswellia Carteri 343.
— serrata 343.
Boswellinsäure 343.
Botanik, allgemeine 51.
Botanybayharz 352.
Botany-Bay-Kino 496.
Bougie 131.
Bouillonwürfel 494.
Bourdons Metallik 19.
Bourgeons de peuplier 200.
— — pin 200.
Bourrache 230.
Boxkameras 984.
Bractea 58, 65.
Brahmtee 238.
Brakteen 58, 65.
Branche 1133.
Brand. Pflanzen 1094.
Brandy 866.
Branntwein 860, 1199.
— -bereitung, Drogen zur 128.
— -essig 881.
— -gesetz 1199.
Brasilein 1018.
Brasiletterotholz 1018.
Brasilienholz 1017.
— gelbes 1018.
Brasilin 1018.
Brasil wood 1017.
Brassica juncea 324.
Brassica napus 473.
— nigra 324.
— rapa 473.
Braun-System 94.
Braunalgen 99.
Brauneisenerz 1044.
Brauneisenstein 793.
Brauner Dost 244.
Braune Rinden 191.
Braunkohle 650.
Braunkohlenpech 928.
Braunkohlenteerpeche 354.
Braunschweigergrün 1047, 1055.
Brauneisenstein 793.

Braunstein 805, 806.
Brauselimonade 582.
— -pulver 1109.
— — Seidlitzsches 693.
Brayera 257.
— anthelminthica 257.
Brazil-tea-leaves 209.
Brebesol 457.
Brechnüsse 327.
Brechweinstein 694.
Brechwurzel 150.
Brediz 539.
Bremen blue 1046.
Bremer Blau 1046.
— Grün 1047.
Bremsenöl 403.
Brennesselhäcksel 250.
Brennesselkraut 250.
Brennesselsamen 251.
Brennfläche, kugelige 989.
Brennöl 923.
Brennpetroleum 925.
— -Prüfung 925.
Brennpunkt 21, 988.
— -positiver 988.
Brennweite 21, 988, 991, 992.
Brenzkatechin 496, 561, 938.
Brenzkatechinmonomethyläther 940.
Brenzlige Körper 30.
Brenz-Traubensäure 889.
— -weinsäure 889.
Brevi manu 1245.
Brianzoner Kreide 773.
Briefe gegen Rückschein 1233.
Briefpäckchen 1233.
Briefwechsel 1232.
Brillantine 1119, 1120.
Brillantsucher 983.
Brisante Verbrennung 1101.
Britanniametall 640, 659.
Brokatfarben 1063.
Broken Cinnamom 187.
Brom 584, 595.
Bromate 597.
Bromate des potassium 671.
Brom-Äthyl 858.
— -ammonium 738.
Bromazeton 570.
Brombeerblätter 216.
Brombenzylzyanid 570.
Bromdiaethylazetylkarbamid 906.
Brome 595.
Bromhydrate d'ammoniaque 738.
Brom-Kadmium 782.
— -kalium 670.
— -kalzium 748.
— -kupfer 827.
— -lithium 732.
— -natrium 704.

Bromic acid 597.
Bromide 534, 596.
— i- und o- 596, 597.
— of copper 827.
— of potassium 670.
Bromine 595.
Bromisovalerianylharnstoff 905.
Brommethylaethylketon 570.
Bromöldruck 1010.
Bromoforme 856.
Bromoformium 856.
Brom-Quelle 579.
— -säure 597.
— -saures Kalium 671.
— -silber 843.
— -silberpapier 1006.
— -strontium 764.
Bromüre 534, 596.
Bromum 595.
— solidificatum 596.
Bromural 905.
Bromure d'ammonium 738.
— d'argent 843.
— de bismuth 644.
— — cadmium 782.
— — calcium 748.
— — cuivre 827.
— — potassium 670.
— — sodium 704.
— — strontium 764.
— d'éthyle 858.
Bromwasser 596.
Bromwasserstoff 596.
Bromwasserstoffsaures Ammonium 738.
— Kadmium 782.
— Kalium 670.
— Kalzium 748.
— Natrium 704.
— Kupfer 827.
Brongniart-System 94.
Bronze 825, 1061.
— Anlauf- 1062.
— Feuer- 1062.
— Patent- 1062.
— -Tinktur 1062.
— vegetabilische 1063.
Bronzeocker 1039.
Bronzieren, kalt 662.
Brookit 662.
Brou de noix 194.
Brun d'acajou 1042.
— de manganèse 1042.
— — marron 1042.
— — nouveau 1042.
— — velours 1042.
— fauve 1043.
— Van Dyck 1044.
Bruchreis 321.
Bruchkraut 239.
Brücke 10.
Brückenwaage 10.

Brust 793.
Brustbeeren 291.
Brustleiden lindernde Mittel 125.
Brutto 12.
— -ertrag 1230.
Brutzwiebeln 58.
Bruzin 184, 327.
— igasursaures 327.
— Reaktion 184.
Bryoidin 361.
Bryonia alba 143.
— dioica 143, 148.
Bryoniawurzel 148.
Bryonidin 144.
Bryonin 144.
Bryony root 143.
Bryophyta 54, 94, 101, 110.
Bryophyten 54, 94, 101, 110.
Buchdruckerwalzenmasse 1132.
Buchenholzteerkreosot 940.
Buch- und Steindruckfarben 1061.
Buchführung 1226.
— amerikanische 1221
— doppelte 1227.
— einfache 1227.
Buchhalternase 1227.
Buchsbaumblätter 226
— -späne 183.
Buchublätter 203
— leaves 203.
Buckbean 224.
Buckthorn-berries 297.
Büchsenfrucht 76.
Bürette 1267.
— englische 1268.
— Glashahn- 1267.
— nach Gay Lussac 1268.
— — Mohr 1267.
Büschelwurzeln 53.
Büttenrand 982.
Büttenruß 1057.
Bukett 1122.
Bukkoblätter 203.
Bulbe de colchique 181
— — Scille 180.
— d'oignon marin 180.
Bulbi 58, 179.
Bulbus 58, 179.
— Allii sativi 179.
— Colchici 181.
— Scillae 180.
— Squillae 180.
— Victorialis longi 180.
— — rotundi 181.
Bulbotuber 58.
Bullrichs Salz 717.
Bulnesia Sarmienti 437.
Buna 348.
Bunsenbrenner 1256.
Bunsenelement 776.
Buntfarbige Tinten 1124.

Burdock root 142.
Burgunderpech 368.
Burgundy pitch 368.
Burnt Alum 822.
— Sienna 1043.
Burows Lösung 816.
Bursasäure 230.
Bursera aloexylon 428.
— delpechiana 428.
— leptophloes 361.
Butan 545.
Butea frondosa 362, 496.
— Kino 496.
Butterblumenwurzeln 161.
Butterbohne 492.
Butterfarbe 1138.
Butter of cacao 486.
— — nutmeg 489.
— — zinc 778.
Butterpulver 1132.
— -säure 551.
— — -äthyläther 893.
Butylalkohol 547.
Butylsenföl 235.
Butyrate d'éthyle 893.
Butyrum Antimonii 641.
— Bismuti 644.
— Cacao 486.
— Stanni 661.
Buxin 154.
Buxus sempervirens 226.

C (siehe auch K bzw. Z).
Cablan 433.
Cacao 305.
Cacao-bean 305.
Cachou 496.
— aromatique 496.
— pectorale 500.
— Pégu 494.
Cadmium 782.
— bromatum 782.
— bromide 782.
— chloratum 782.
— chloride 782.
— hydrobromicum 782.
— hydrochloricum 782.
— hydrojodicum 782.
— iodide 782.
— jodatum 782.
— metallicum 782.
— nitrate 783.
— nitricum 783.
— sulfuratum 783.
— sulfuricum 783.
— sulphate 783.
Cadmium yellow 1038.
Caesalpinia brasiliensis 1017.
— coriaria 333
— crista 1018.
— echinata 1017.
— melanocarpa 333.
— sapan 1018.

Caesalpinioideae 106.
Caesium 697.
— carbonicum 697
— nitricum 697.
— Platinum chloratum 697
— sulfuricum 697.
Café 308.
— de glands 324.
Caféine 958.
Calabar-beans 322.
Calabarine 963.
Calamine 780.
Calamus draco 360.
Calcaria carbonica pura 751.
— chlorata 752.
— chlorinica 752.
— hypochlorosa 752.
— hypophosphorosa 756
— oxymuriatica 752.
— subchlorosa 752.
— sulfurata 750.
— sulfurica usta 757
— usta 744.
— usta e Marmore 746.
— Viennensis 746.
Calcaroni 600.
Calcii bromidum 748.
— carbonas praecipitatus 751.
hypophosphis 756.
— iodidum 747.
— phosphas 754.
Calcium 744.
— acetate 750.
— aceticum 750.
— biphosphoricum 755
— bisulfurosum 758
— bromatum 748.
— bromide 748.
— carbonicum praecipitatum 751.
— carburetum 748.
— chloratum crystallisatum 746.
— — fusum 747.
— chloratum siccum 747.
— chloricum 747.
— chloride 746.
— — anhydrous 747
— cyanatum 656.
— fluoratum 748
— hydrofluoricum 748
— hypochlorosum 752.
— hypophosphorosum 756.
— iodide 747.
— jodatum 747.
— lacticum 886.
— monosulfuratum 750.
— oxydatum 744.
— phosphate 754.
— phosphoricum 754
— — acidum 755.

Calcium subchlorosum 752.
— sulfuratum 750.
— sulfuricum 757.
— sulfurosum 758
— sulphide 758.
Calendula officinalis 258.
Calix 67.
Callitris articulata 369.
— quadrivalvis 369.
Calomel à la vapeur 835.
Calomelas 835.
Calophyllum tacamahaca 371.
Calumba root 144.
Calx 744.
— chlorata 752.
— chlorinata 752.
— usta 744.
Calyptra 101.
Camelina sativa 476.
Campanulatae 108, 121.
Campeachy wood 1016.
Camphora 451.
— artificialis 453.
— synthetica 452.
— trita 453.
Camphre du Japon 451.
Canada turpentine 374.
Cananga odorata 449.
— -öl 449.
Canarium commune 361.
— luconicum 361.
Cancrelat 506.
Candelae Regis 273.
Candelite 457.
Candolle, de -System 93.
Canella alba 185.
Canelle de Ceylon 187.
— — Chine 188.
Cannabinon 232.
Cannabinum purum 232.
— tannicum 232.
Cannabis sativa 230, 279.
Canna speciosa 167.
Cantan 568.
Cantharides 506.
Capita Papaveris 293.
Capitule de pied-de-chat 271.
Capitules de pavot 293.
Capitulum 72.
Capsella bursa pastoris 230.
Capselle bourse à pasteur 230.
Capsicum annuum 279.
— fastigiatum 280.
— frutescens 280.
— minimum 280.
Caput Mortuum 611, 1041.
Caravonica-Baum 1114.
Caraway-fruit 283.
Carbamate d'éthyle 905.
Carbo animalis 651.
— Ligni 650.

Carbo Sanguinis 651.
— Spongiae 505.
— Tiliae 650.
Carbon 650.
Carbonate d'ammoniaque 740.
— de baryum 761.
— — bismuth 645.
— — chaux précipité 751.
— — magnésie 771.
— — potasse 673.
— — potasse pur 676.
— — — saturé 677.
— — soude de commerce 711.
— — — anhydre 715.
— — — cristallisé 711.
— — strontiane 765.
— of barium 761.
— — strontium 765.
Carbone 650.
Carboneum 650.
— chloratum 856.
— sulfuratum 654.
Carbonic disulphide 654.
Carbure de calcium 748.
Cardamome du Malabar 280.
Cardamomi ceylanici 282.
— longi 282.
— malabarici 281
— minores 281.
Cardamom-seeds 280.
Cardamomum rotundum 282.
Cardoleum pruriens 275.
— vesicans 275.
Carex arenaria 166.
Carica papaya 968.
Carlina acaulis 143.
— vulgaris 143.
Carlinethistle root 143.
Carmin 1021.
Carminativa 123.
Carminum 1021.
Carnaubin 485.
Carob-bean 285
Caroube 285.
Carrageen 133.
Carrel-Dakinsche Lösung 753.
Carthamus tinctorius 1027.
Carton de montagne 773.
Carum carvi 283, 410
— gracile 419.
Caruncula 474.
Caryophylli aromatici 258.
Cascara 189.
Cashew-nut 275.
Cassel earth 1042.
Casse officinale 284.
Cassia acutifolia 218, 297.
— angustifolia 218, 297.
— auriculata 220.

Cassiabruch kurant 188.
— buds 261.
— cinnamom 188.
— fistula 284.
— holosericca 220.
— lanceolata 218.
— lenitiva 218.
— lignea 188.
— — selected 188.
— obovata 218, 297.
— tigablas 188
— vera 188.
— white 185.
Cassu 495.
Castilloa elastica 346.
Castor americanus 512.
— fiber 512
— -oil 474.
Castoreum 512.
— anglicum 513.
— canadense 513.
— moscoviticum 513.
— sibiricum 513.
Catechu 494.
Cat's-foot 239, 264.
Cat-thyme 242.
Catties 514.
Caustic potash 665.
— soda 698.
Cayenne-pepper 280.
cbdm 13.
cbm 13.
Cearawachs 483.
Cebion 568.
Cellit 915.
Cellonlack 1079.
Celsius Thermometer 38
Cendre bleue 1046.
Centaurea cyanus 264.
Centrospermae 105, 113.
Cephaelis acuminata 150
Cera alba 481.
— Candelilla 483.
— Carnauba 483.
— flava 481.
— japonica 485.
— sinensis 483.
Cerasus Mahaleb 224.
Cerata 1107.
Ceratonia siliqua 285.
Ceratum labiale 1107
— Nucistae 489.
Cérésine 929.
Cerises de Juif 274.
Cerium 824.
— Ammonium nitricum oxydulatum 824.
— — oxydatum 824.
— chloratum 824.
— nitricum 824.
— sulfuricum oxydatum 824.
— — oxydulatum 824.
Ceroxychlorid 824.

Ceroxylon andicola 484.
Cerussa 1028.
Cervus elaphus 511.
Cetaceum 485.
Cetraria islandica 138.
Ceylon cinnamom 187.
— -moos 131.
— -Tee 222.
— -zimt 187.
cg 11.
Chalk 1031.
Chamäleon, mineralisch. 686.
Chamomile flowers 261.
Champakablütenöl 412.
Champignons 100, 504.
Chance 1245.
Change 1245.
Chanvre bâtard 238.
Chara fragilis 99.
Chardon bénit 233.
— Notre Dame 298.
Chardonnetseide 916.
Charlton Weiß 1033.
Charophyta 98.
Chartae 1107.
Charta cerata 1107.
— exploratoria 1108.
— nitrata 1107.
— pergamena 1108.
— piceata 1107.
— sinapisata 325.
Chartern 1245.
Chasmanthin 105.
Chasse diable 239.
Chaux commune ou vive 744.
Chavica officinarum 296.
Chavikol 434.
Chavique 296.
Chavizin 296.
Chef 1217.
Chelerythrin 234.
Chelidoine 234.
Chelidonin 234.
Chelidonium majus 234.
Chemie, Allgemeines 519.
— anorganische 519, 526.
— organische 526, 541.
— der Kohlenstoffverbindungen 527, 541.
Chemische Erscheinung 520.
— Farben 1027.
— Kampfstoffe 570.
— Lösung 46.
Chemischer Prozeß 520.
— Vorgang 520.
Chêne-marin 131.
Chenopodium ambrosioides 230, 412.
cheo 519.
Cherry-stalks 182.
Chestnut brown 1042.

Cheveux de Venus 232.
Chicory root 144.
Chiendent rouge 166.
Chiffre 1245.
Chilesalpeter 719.
Chilisalpeter 719, 1090.
Chillies 280.
China Clay 10`1.
— -gerbsäure 191.
— -gras 251.
— -ink 1057.
— -rinde 189.
— root 166.
— -rot 191.
— -säure 191.
— -weiß 1035.
— -wurzel 166.
— — amerik. 166.
Chinesische Gallen 333.
— Tusche 1057.
Chinesischer Ingwer 179.
— Rhabarber 175.
— Talg 492.
— Tee 221.
— Zimt 188.
— Zinnober 1045.
Chinesisches Holzöl 376.
— Wachs 483.
Chinidin 191.
Chinin und s. Salze 191, 958.
Chinin 958.
— -bisulfat 959.
— doppelt schwefelsaures 959.
— -hydrochlorid 959.
— salzsaures 959.
— schwefelsaures 960.
— — saures 959.
— -sulfat 960.
Chininum et eius salia 958.
Chininum 959.
— bisulfuricum 959.
— hydrochloricum 954.
— muriaticum 959.
— sulfuricum 960.
Chinolin-184, 565.
Chinolinum chlorojodatum 956.
Chinon 836, 1016.
Chinonimide 1016.
Chinonimidfarbstoffe 1016.
Chinosol 955.
Chinovagerbsäure 191.
Chinovasäure 177.
Chips 187, 414.
Chlor 584.
Chloräthyl 857.
Chloral 550, 877.
Chloral lkoholat 877.
Chloralformamid 550, 877.
Chloral hydras 877.
— -hydrat 877.
— hydraté 877.

Chloralium 815.
Chloralum 815.
Chlor-Alum 815.
Chlor-Alumlösung 815.
Chloralum formamidatum 877.
— hydratum crystallisatum 877.
Chloralum-powder 815.
Chloramin 586, 944.
Chlor-ammon 736.
— antimon 641.
Chlorarme Verbindungen 584.
Chlorate 590.
— de baryum 761.
— — potasse 678.
— — soude 718.
— of baryta 761.
Chloratum 815.
Chlorazetophenon 570.
Chlor-barium 760.
— -brom 670.
— -bromsilberpapiere 1006.
— -dioxyd 590.
Chlore 584.
Chlorgeruch-Entfernung 753, 1100.
Chlorgold 848.
Chlorgoldchlornatrium 849.
Chlorgoldkalium 849.
Chlorgoldnatrium 849.
Chlorhydrate d'ammoniaque 736.
— d'apomorphine 957.
— d'éthylmorphine 958.
— d'héröine 957.
— de morphine 956.
— — quinine basique 959.
Chloric acid 590.
Chloride 534, 584.
— i- und o- 584.
— of barium 760.
— — iron 798.
— — lime 752.
— — platina 851.
— — silver 842.
— — sodium 701.
— — strontium 764.
Chlorige Säure 590.
Chlorine 584.
— water 585.
Chlorite 590.
Chlorkadmium 782.
Chlorkalium 668.
Chlorkalk 752.
—, Aufbewahrung 753.
—, Geruch entfernen 1100.
—, Vorsichtsmaßnahme 753.
Chlor-kalzium 746.
— — kristallisiert 746.
— -kautschuk 349, 352.
— -Lack 1077.

Chlor-kobalt 792.
— -kohlenstoff 856.
— -kupfer, einfach 827.
— — zweifach 827.
— -lithium 732.
— -magnesium 770.
— — wasserfrei 771.
— -mangan 807.
— -methylmenthyläther 894.
— -monoxyd 590.
— -natrium 701.
— -nickel 791.
Chloroform 854.
Chloroforme 854.
Chloroformium 854.
— e chloralo 854.
— Piktet 855.
— -Salizylid 855.
Chloroformum 854.
Chlorogensäure 309.
Chlorophyceae 98.
Chlorophyll 59, 84, 969.
Chlorophylle 969.
Chlorophyllgrüne Algen 98.
Chlorophyllkörner 84.
Chlorophyllum 969.
Chloroplasten 83.
Chloroplatinite de potassium 851.
Chlorosan 969.
Chlorous acid 590.
Chlorphenolquecksilber 837, 1095.
Chlorphosphor, dreifach 631.
— fünffach 631.
Chlorpikrin 570.
Chlorreiche Verbindungen 584.
Chlorsäure 590.
Chlorsalpetrige Säure 626.
Chlorsaurer Baryt 761.
Chlorsaures Aluminium 815.
— Barium 761.
— Kalium 678.
— Kalzium 747.
— Natrium 718.
— Strontium 764.
Chlorschwefel, einfach 606.
— vierfach 606.
— zweifach 606.
Chlorsilber 842.
— -gelatinepapier 1004.
— -kollodiumpapier 1004.
— -silberpflanzeneiweißpapier 1004.
Chlorstrontium 764.
Chlorüre 534, 584.
Chlorum 584.
Chlorure d'aluminium 814.
— d'ammonium 736.
— d'antimoine 641.

Chlorure d'argent 842.
— de baryum 760.
— — cadmium 782.
— — carbone 856.
— — chaux anhydre 747.
— — — cristallisée 746.
— — — liquide 747.
— — — sec 752.
— — cuivre 827.
— d'éthyle 857.
— de fer 798.
— — magnésie 770.
— — manganèse 807.
— — méthyle trichloré 854.
— — platine 851.
— — potassium 668.
— — sodium 701.
— — strontiane 764.
— — zinc 778.
— d'or 848.
— — et de sodium 849.
— — — potassium 849.
— ferreux 798.
— ferrique 798.
— mercureux 835.
— — précipité 835, 837.
— mercurique 836.
— stanneux 660.
— stannique 661.
Chlorvinylarsindichlorid 571.
Chlorwasser 585.
— Darstellung 585.
Chlorwasserstoff, trocken 589.
Chlorwasserstoffsäure 586.
Chlorwasserstoffsaures Ammonium 736.
— Kadmium 782.
— Kalium 668.
— Magnesium 770.
Chlorwismut 644.
— basisch 644.
Chlorzink 778.
— roh 778.
Chlorzinkjodlösung 1253.
Chlorzinn 660.
Cholesterin 466, 478, 568.
Cholin 165, 314, 895.
Chondodendron tomentosum 154.
Chondrin 964.
Chondrus crispus 133.
Christbäume künstliche 1184.
Christikreuztee 234.
Christmas root 170.
Christwurz 170.
Chrom 809.
— -alaun 823.
— alum 823.
Chromate 809.
— d'argent 843.
— de potasse 679.

Chromatische Aberration 988.
Chromatophoren 83.
Chrome 809.
Chromeisenstein 680, 809.
Chromfluorid 809.
Chrom, flußsaures 809.
Chromgelb 1036.
Chrom-gelbersatz 1037.
— -imitation 1037.
— green 1054.
— -grün 809, 1054.
Chromhydroxyd 809.
Chromic acid 809.
Chromikaliumsulfat 823.
Chromite 809.
Chromium 809.
Chromium fluoratum 809.
— hydrofluoricum 809.
Chromium Kalium sulfuricum 823.
— trioxydatum 809.
Chromleim 967.
Chromoplasten 83.
Chrom-ocker 1039.
— -orange 1037.
— -oxyd 809.
— -oxydgrün 1052.
— -oxydhydrat 1053.
— -oxydhydratgrün 1052.
— -oxydkali 533.
— -oxyd-Kaliumsulfat 823.
— -oxydkalium, schwefelsaures 823.
— red 1046.
— -rot 1046.
— -säure 809.
— -säure-anhydrid 809.
— — -element 776.
— -säurehydrat 809.
— saures Baryt 1037.
— -saures Bleioxyd, basisch 1037.
— -saures Kalium, gelb 679.
— — Kali, rot 680.
— — Silber 843.
— -schwarz 1056, 1057.
— -sulfat 809.
— -tinte 1124.
— -trioxyd 809.
— yellow 1036.
— -zinnober 1046.
Chrysanthemum inodorum 263.
— suaveolens 263.
Chrysarobin 952.
Chrysarobinum 952.
Chrysen 559.
Chrysin 200.
— -säure 200.
Chrysoberyll 768.
Chrysoidin 1016.
Chrysophan 176.

Chrysophansäure 176, 193, 197. 219, 563, 953.
Chrysotil 773.
Churrus 232.
Chymase 568.
Cibotium Baromez 332.
Cichorium intybus 144.
Cif 1245.
Ciguë aquatique 294.
— officinale 235.
Cinabre 1044.
— vert 1054.
Cinchona bark 189.
— calisaya 189.
— lanceolata 189.
— Ledgeriana 189.
— micrantha 189.
— officinalis 189.
— purpurea 189.
— succirubra 189.
Cineres clavellati 673.
Cinis Jovis 660.
— Stanni 660.
Cinnabar 1044.
— Antimonii 641, 1046.
— green 1054.
Cinnabaris 1044.
Cinnamom-flowers 260.
Cinnamomum camphora 451.
— cassia 188.
— ceylanicum 187.
— Loureirii 260.
Cinnamylkokain 204.
Cinquantinomais 317.
Cire de Carnauba 483.
— — pedilanthe 483.
— — Pe-la 483.
— — myrica 484.
— — palmier 484.
— du Japon 485.
— jaune et blanche 481.
— minérale 929.
Cistus ladiniferus 367.
Citrate d'argent 844.
— de fer 801.
— — fer ammoniacal 801.
— de sesquioxyde de fer 801.
— of iron 801.
Citric acid 890.
Citrophen 934.
Citrullus colocynthis 287.
Citrus aurantium amara 185, 201, 257, 278, 405.
— — dulcis 185.
— — sinensis 405.
— bergamia 407.
— bigaradia 405.
— limetta 417.
— limonum 192, 286, 414.
— medica 192, 286.
— — cedra 192.
— — acida 417.

Citrus spatafora 185.
Civet 517.
Civette 517.
cl 13.
Clark I 570.
— II 570.
Claus-Chance-Verfahren 603.
Clavelli Cinnamomi 260.
Claviceps purpurea 134.
Clop 570.
Clous de cinnamome 260.
— — girofle 258.
Clove-pepper 274.
Cloves 258.
Clupanodonsäure 455.
cm 14.
Cnicus benedictus 233.
Cobalt blue 1048.
— green 1054.
Cobaltum 792.
— chloratum 792.
— crystallisatum 635.
— linolicum 792.
— nitricum 792.
— oxydatum 792.
— oxydulatum 792.
— oxydulatum oxydatam 792.
— resinacicum 792.
— sulfuricum 792.
Cocaina 963.
Cocaine 963.
Cocainum 963.
— hydrochlorium 963.
— salicylicum 963.
Coca leaves 204.
Coccionella 507.
Coccoloba uvifera 496.
Coccus cacti 507.
— ceriferus 483.
— ilicis 508.
— lacca 362.
— pe-la 483.
Cochenille sauvage ou silvestre 507.
Cochenilles 507.
Cochineal 507.
Cochléaria 234.
Cochlearia officinalis 234.
Cockles 287.
Cockroach 506.
Coconut-oil 487.
Cocos nucifera 487.
Codéine 957.
Codeinum 957.
— phosphoricum 957.
Cod-liver-oil 465.
Coffea arabica 308.
— liberica 308.
Coffee-bean 308.
Coffeino-Natrium benzoicum 958.
— — salicylicum 958.

Coffeinum 958.
— citricum 958.
— salicylicum 958.
— sulfuricum 958.
Cokales 204.
Cola acuminata 310.
— -seed 310.
— vera 310.
Colavu 377.
Colchicum autumnale 181, 311.
— -root 181.
— -seed 311.
Colchizin 181, 311.
Colcothar Vitrioli 611, 1041.
Coldcream 1113.
Colla animalis 966.
— Piscium 510.
— — in Filis 511.
Collargolum 842.
Colle 964.
— de poisson 510.
Collemplastrum 905.
Collodium 915.
— triplex 915.
Colocynth 287.
Colophane 369.
Colophony 369.
Coloquinte 287.
Colts foot leaves 206.
Combretaceae 334.
Comfrey root 145.
Commiphora abyssinica 342
— erythrea 432.
— molmol 342.
— Schimperi 342.
Common black pitch 371.
— broom 271.
— celandine 234.
— centaury 234.
— marjoram 244.
— pumpkin-seed 312.
— round 176.
Compositae 108, 121.
Comptant 1247.
Conchae praeparatae 512.
Conditum Aurantii 185.
— Zingiberis 179.
Condurango bark 192.
Cônes de houblon 265.
Confectio Aurantiorum 185.
— Calami 165.
Citri 192.
— Zingiberis 179.
Coniferae 110.
Conium leaves 235.
— maculatum 235, 278, 289.
Conjugatae 98.
Contortae 107, 119.
Contremuster 1245.
Convallaria majalis 264.
Convolvulus scammonia 343.
— scoparius 434.

Convolvulus floridus 435.
Copaifera coriacea 374.
— guyanensis 374.
— Jacquinii 374.
— Langsdorfii 374.
— officinalis 374.
Copal 356.
Copale 356.
Copal-gum 356.
— limon 428
Copernicia cerifera 483.
Copper 825.
— phosphate 829.
— sulfate 829.
Copperas 780.
Coppicing-Verfahren 190.
Coques du Levant 287.
Coquerelle 247.
Coquerets 274.
Coriander seeds 288.
Coriandrum sativum 288, 418.
Coriaria myrtifolia 242.
Cork bark 198.
— black 1056.
Corn flowers 264.
— -poppy-flowers 269.
Corne de cerf calcinée 511.
— — — rapée 511.
Cornu Cervi raspatum 511.
— — tornatum 511.
— — ustum 511.
Corolla 67.
Corrosive Sublimate 836.
Cortex Angosturae 184.
— — spurius 184.
— Aurantii Fructus 185.
— — — expulpatus 185.
— — — sine Parenchymate 185.
— Cacao 307.
— Canellae albae 185.
— Caryophyllati 186.
— Cascarillae 186.
— Cassiae caryophyllatae 186.
— — cinnamomi 188.
— — variae 186.
— Chinae 189.
— — calisaya 190.
— — Cartagena 191.
— — flavus 190.
— — — durus 191.
— — fuscus 191.
— — Guajaquil 191.
— — Huanuco 191.
— — Loxa 191.
— — Maracaibo 191.
— — peruvianus 191.
— — regius 190.
— — — convolutus 191.
— — ruber 191.
— — — durus 191.

Cortex Cinchonae 189.
— Cinnamomi ceylanici 187.
— — chinensis 188.
— Citri 192.
— — Fructus 192.
— Condurango 192.
— Coto 192.
— Eluteriae 186.
— Eucalypti 206.
— Frangulae 193.
— Fructus Phaseoli sine Seminibus 294.
— Granati Fructuum 193.
— — Radicum 194.
— Juglandis Fructuum 194
— Mezerei 195.
— Nucum Juglandis 194.
— Quebracho blanco 195.
— Quercus 195.
— Quillaiae 196.
— Rhamni Purshianae 197.
— Salicis 197.
— Sassafras 160.
— Simarubae 198.
— Suberis 198.
— Thymiatis 381.
— Ulmi interior 200.
— Winteranus spurius 185.
— Yohimbe 200.
— Yohimbéhé 200.
Cortices 184.
Cortius 567
Corydothymus capitatus 448.
Corylus avellana 330.
Corypha cerifera 483.
Coryphin 432.
Coryphinum 432.
Coryphol 457.
Costus dulcis 185.
Cotarninum chloratum 958.
Coto bark 192.
Cotton-oil 463.
Cotyledo 58.
Cotyledones Colae 310.
— Quercus 323.
Coumarine 950.
Coumarouna odorata 328.
Couperose blanche 780.
— bleu 829.
— vert 803.
Coupon 1245.
Courbarine 353.
Couronne du soleil 315.
Courtage 1248.
Cousso 257.
Cowberry-leaves 226.
Cowri-Kopal 358.
Cowslip 267.
Crab's eyes 512.
Craie 1031.
Craie préparée 751.
— de Briançon 773.
Crayon de mine 652.

Credit 1228, 1247.
Creme 1117.
Creme de tartre 695.
— — — soluble 710.
— -farbe 1128.
— -stärke 920.
Cremor Tartari 695.
Creolin 969.
Creolinum 969.
Créosote 940.
Creosotum carbonicum 940.
Crepe (Kautschuk) 345.
Cresolum crudum 561.
Crésyl 969.
Creta 1031.
Crocus 252.
— electus 252.
— Martis adstringens 797.
— naturalis 252.
— odorus 253.
— orientalis 252.
— sat'vus 252.
Cross-flower 246.
Crotalaria erythrocarpa 332.
Croton eluteria 186.
— lacciferus 362.
— -oil 463.
— -seed 312.
— tiglium 312, 463.
Crotonylen 544.
Cruc ferae 105.
Cubebae 288.
Cubèbe 288.
Cubebs 288.
Cucurbitales 108, 121.
Cucurbita pepo 312.
Cudbear 1024.
Cudweed-flowers 271.
Cuir fossile 773.
Cuivre 825.
Cumarinum 950.
Cumin des prés 283.
— seeds 289.
Cuminum cyminum 289, 418.
Cupressus sempervirens 419.
Cupri acetas 828.
— sulphas 829.
Cupric chloride 827.
Cupric oxide 826.
Cuprum 825.
— aceticum 828.
— — basicum 828.
— Ammonium nitricum 829.
— bichloratum 827.
— bromatum 827.
— chloratum oxydatum 827.
— — oxydulatum 827.
— hydrobromicum 827.
— monochloratum 827.
— nitricum 829.
— — ammoniatum 829.

Cuprum oxychloratum 827.
— oxydatum (nigrum) 826.
— oxydatum nitricum 829.
— oxydulatum 826.
— phosphoricum 829.
— sulfuratum 830.
— sulfuricum 829.
— — ammoniacale 831.
— — ammoniatum 831.
— — crudum 829.
— — purum 830.
— vitriolatum 829.
Curacao-Aloe 497.
Curacaoschale 185.
Curcuma a gustifolia 918.
— leucorrhiza 918.
— longa 166
— root 166.
— rotunda 166.
— zedoaria 178.
Curledmint 212.
Currands 303.
Currypowder 167, 280.
Cuscus 163, 450.
Cutch 495.
Cuticula 88.
Cuttlebon 512.
Cyan 656.
Cyanide of potassium 671.
Cyanogène 656.
Cyanure de mercure 839.
— — potassium 671.
Cydonia vulgaris 312.
Cymbopogon albescens 402.
— citratus 402.
— flexuosus 402.
— Martini Stapf 422.
— nardus 417.
— Winterianus 417.
Cynanchum arghel 219.
— monspeliacum 344.
Cynips tinctoria 332.
— quercus calicis 333.
Cynoglossum officinale 236
Cynorrhodon 289.
Cynosbata 289.
Cytiscus scoparius 271.

Dachlacke 354.
Daem norops draco 360.
Dämpfer 477, 861.
dag 11.
Daging 359.
dal 13.
Dalmatiner Insektenpulver 269.
Damar-gum 359.
Damarland-Guano 1091.
Damascener Rose 270.
— Rosinen 303.
Damaszenin 320.
Damenschwämme 504.
Dammara 359.
— -harz 359.

Dammaraharz, schwarzes 366.
— orientalis 360.
Dammar-lack 1081.
— -resin 359.
— tendre 359.
— weißes 360.
Damno 1245.
Dampftran 465.
Dandelion 161.
Daniellsches Element 777.
Daphne mezereum 195.
Daphnin 195.
Datolith 648.
Datowechsel 1240.
Datura stramonium 220, 326.
Daturin 962.
Daturine 962.
Dauer der Lehrzeit 1222.
Dauergewebe 88.
Dauerlager 134.
Davy's Sicherheitslampe 1101.
Dead-nettle-flowers 265.
Debet 1228.
Debitieren 1228.
Debitor 1228.
Debitorenbuch 1227
Decharge 1245.
Dechenit 647.
Deckelkapsel 76.
Deckenbeleuchtung in d. Dunkelkammer 979.
Deckglas 22.
Deckkraft 1027.
Deckschuppe 79.
Deckspelze 103.
Deckweiß 1033.
Decocta 1116.
Deer colour 1043.
Defekt 5, 1245.
Defektbuch 5, 1245.
Defekte 1245.
Definitiv 1245.
Defizit 1230.
Deflagration 1101.
Deflation 1238.
Defraudation 1245.
Degras 468.
Deguelin 146.
Dekagramm 11.
Dekahydronaphtalin 562, 952.
Dekalin 562, 952.
Dekaliter 13.
Dekameter 14.
Dekantieren 26.
Dekantiertöpfe 26.
Deklarieren 1237.
Dekorationsmalerei, Farben für 1059.
Dekortieren 1245.
Delbrücksches Verfahren f.

Eiweiß f. Futterzwecke 963.
Delphinidin 67.
Delphinin 326.
Delphinium staphisagria 326.
Delphinoidin 326.
Delphisin 326.
Demijohn 1245.
Denaturieren 48.
Denitrieren 916.
Dent-de-lion 161.
Dephlegmator 861.
Depilatorien 750, 1120.
Deplazierungs-gefäß 30.
— -verfahren 30, 1082.
Deponieren 1245.
Deport 1245.
Depot 1245.
Derivate 542.
Dermatol 646.
Derris eliptica 145.
— malaccensis 145.
Desinfektion 1126, 1144.
Desinfektionsmittel 1144.
Derriswurzel 145.
Desensibilisieren 999.
Desmolasen 568, 569.
Desodorierungsmittel 875. 1126, 1144.
Desoxydation 528
Destillat 28.
Destillation 28, 388, 860.
— fraktionierte 29.
— ohne Kühlvorrichtung 29.
— trockne 29.
— unterbrochene 29.
Destilled water 577.
Destillier-Apparat 28, 388, 576.
Destillieren 28.
Destilierkessel 28.
Destilliertes Wasser 577.
Detailhandel 1226.
Detonation 1101.
Deutochlorure de mercure 836.
Deuto-iodure de mercure 838.
Deutojoduretum Hydrargyri 338.
Deutoxyde de plomb 785.
— Bertramwurzel 155.
— Meile 15.
— Sarsaparillwurzel 166.
Deutscher Ingwer 163.
— Rhabarber 176.
— Tee, Drogen 128.
— Terpentin 382.
Devil's-bit root 153.
— -dung 339.
Dewar, James 573.

Dextrin 556, 920.
— rein 921.
— -sirup 921.
— in Stücken 921.
Dextrinum 920, 921.
Dextrose 556, 906.
Dezigramm 11.
Deziliter 13.
Dezimalwaage 10.
Dezimeter 14.
Dg 11.
dg 11.
Diabetes 127.
Diacetylmorphinum hydrochloricum 957.
Diätetische Mittel 493, 1116.
Diaethanolamin 555.
Diäthylbarbitursäure 906.
Diäthylbarbitursaures Natrium 906.
Diäthylmalonylharnstoff 906.
Diäthylsulfonmethyläthylmethylmethan 546, 874.
Diäthylsulfondimethylaethylmethan 874.
Diäthylendiamin 905.
Diäthylketon 549.
Dialyse 538.
Diamant 650.
— -schwarz 1015.
— -splitter 650.
Diamantine 746.
Diamantweiß 1033.
Diamid 620.
Diamin 555, 620.
Diammoniumoxalat 742.
Diammoniumphosphat 742.
Diapensiales 107.
Diaphragma 666.
Diapositive 1010.
Diapositivfilm 986.
— -platten 1010.
Diastase 84, 493, 569.
Diatherman 38.
Diatomeen 97, 657.
Diatomin 97.
Diazetylmorphinhydro chlorid 937.
Diazoverbindungen 1015.
Dibromide 596.
Dichasium 72.
Dichloräthylen 546.
Dichloräthylendichlorid 857.
Dichlorbenzol 558, 559.
Dichlordiäthylsulfid 571.
Dichloride 584.
Dichlormethan 545, 854.
Dichroitischer Schleier 1003.
Dichromate 809.
Dichromsäure 680, 809.

Dichromsaures Ammonium 741.
— Kalium 680.
— Natrium 718
— Silber 843.
Dichte 40, 998.
Dichtigkeits-messer 42.
— -zustand 39.
— — fester 39.
— — flüssiger 39.
— — gasförmiger 39.
Dichtungsmittel 485, 929.
Dick 570.
Dickenwachstum 82.
Dickes Extrakt 31.
Dicköl 447, 1074.
Dicksaft 911.
Dicotyledoneae 104, 112.
Dictamnus albus 146.
Dicypelium caryophyllatum 186.
Didiers Gesundheitssentkörner 313.
Didym 521.
Diéthylénimine 905.
Diéthylmalonylurée 906.
Dienstverhältnis, Aufhebung 1220.
Diffundieren 538.
Diffusion 47.
Diffusör 911.
Digerieren 30.
Digestivsalz 668.
Digitalin 205.
Digitalis leaves 204.
— purpurea 204.
Digitophyllin 205.
Digitoxin 205.
Dihydrooxykodeinonchlorhydrat 957.
Dijodide 594.
Dijodparaphenolsulfonsäure 561, 937.
Dikafett 487.
Dikaliumoxalat 686.
Dikaliumphosphat 754.
Diklinisch 66.
Dikotyledoneen 59, 90.
Dikotyledonen 93.
Dill-früchte 276.
— -öl 402.
Dillsamen 276.
Diluted sulfuric acid 616.
Dimethyläthylkarbinol 868.
Dimethylamin 555.
Dimethylaminoazobenzol 1269.
Dimethylamino-Antipyrin 955.
— -phenyldimethylpyrazolon 955.
— -phenyldimethylpyrazolonum 955.
Dimethyl-benzol 559.

Dimethyl-keton 550, 878.
— -oxychinizin 954.
— -xanthin 307.
Dimorph 27.
Dinatriumkarbonat 711.
Dinatriumorthophosphat 722.
Dinatriumphosphat 722.
Dingrade 975.
Dinitroazetobutyl-toluo 516.
— -xylol 516.
Dinitrobutylmethylkresol 516.
Dinitrokresolkalium 255.
Dinitrozellulose 915.
Dinoflagellatae 97.
Diözisch 67.
Dioine 958.
Dionin 958.
Diopter 984.
Diosen 556.
Dioskorides 230.
Diosma succulenta 204.
Diosmin 204.
Diosmose 538.
Dioxyanthrachinon 563, 954.
Dioxyanthrachinonum 954.
Dioxybenzine 938.
Dioxybenzoesäure 947.
Dioxybenzole 558.
— isomere 558.
Dioxybernsteinsäure 553, 889.
Dioxyde 528.
— d'étain 660.
Dioxymethylanthrachinon 176.
Dipenten 407, 410, 418, 428, 454.
Diphenylamin 560.
— -arsinchlorid 570.
Diphenylarsin-chlorid 570.
— -zyanid 570.
Diphosgen 570.
Dippelöl 403.
Dipropylmalonylharnstoff 906.
Diptamwurzel 146.
Dipterix odorata 328.
— oppositifolia 328.
Diptorecarpaceae 359.
Dipterocarpus alatus 375.
— angustifolius 375.
— tuberculatus 376.
— turbinatus 375.
Disaccharide 556.
Disagio 1245.
Dischwefelsäure 607, 610.
Diskont 1241, 1245.
Diskontieren 1241, 1245.
Diskret 1245.
Dispergierte Phase 47.

Dispersion 988.
Disponibel 1245.
Disponieren 613, 1094.
Dispositionsware 1245.
Dissoziation, elektrolytische 537.
Dissoziieren 576.
Dissougas 749.
Distorsion 989.
Disulfid 600.
Diterpene 386.
Dithionigsaures Natrium 725.
Dithionsäure 607.
Dithymoldijodid 938.
Dittany root 146.
Diuretica 124.
Diureticum 445, 507.
Dividende 1245.
Dividivi 333.
Dl 13.
dl 13.
dm 14.
Dm 14.
dm³ 13.
Döbereinersches Feuerzeug 850.
Dog's-tongue 236.
Dolde 72.
— zusammengesetzte 72.
Doldenpflanze 72.
Doldentragende Gewächse 107.
Dolichos soja 313, 477.
Dolldill 315.
Dollkraut 235.
Dolomit 771.
Domingo-Blauholz 1017.
Domizilwechsel 1241.
Doppelachäne 75.
Doppeladler 830.
Doppelessig 882.
Doppelfluorkalium 671.
Doppelkamillen 261.
Doppelkassetten 978.
Doppelobjektive 989.
Doppelsalze 534.
Doppelte Buchführung 1227.
Doppeltchromsaures Ammonium 741.
— Natrium 718.
Doppeltfluorwasserstoffsaures Natrium 705.
Doppeltkohlensaures Kalium 677.
— — Natron 716.
— -schwefligsaurer Kalk 758.
Doppelt-schwefelsaures Chininin 959.
— -schwefelsaures Kalium 691.

Doppelt-schwefligsaures Kalium 691.
— schwefligsaures Natrium 728.
Doppelvitriol 830.
Doppelwährung 1238.
Doppelwasserglas 689.
Doppelweinessig 882.
Doppelzentner 11.
Dorema ammoniacum 338.
— aureum 338.
Dornen 56.
Dornstein 702.
Dorsch 465.
Dorschtran 468.
Dosenbarometer 19.
Dost, brauner 244.
Dostenöl kretisch 433.
Dotteröl 476.
Dracaena draco 360.
Drachenblut 360.
Drachenwurz 165.
Drachme 12.
Dränage 1094.
Dragonöl 419.
Dragons-blood 360.
Drahtauslöser 994.
Drakorubin-harz 360.
— -reagenzpapier 360, 1108.
Drehpunkt 8, 10.
Dreibasisch 530.
Dreiblatt 224.
Dreieck, Ton- 1252.
Dreieinigkeitswurzel 141.
Dreifachchlorphosphor 631.
Dreifacher Essig 882.
Dreifarbenphotographie 1010.
Dreifaltigkeitskraut 251.
Dreifuß 1252.
Dreischalenentwicklung 1000.
Driefkrautwurzel 154.
Drittelungsverfahren 415.
Droge oder Drogue 1.
Drogenhandlung, Begriff d. 1.
Drogen aus dem Pflanzenreiche unter Zugrundelegung des Englerschen Systems geordnet 109 bis 122.
— aus dem Tierreiche 122.
— nach der Verwendung geordnet 123 bis 130.
Drogenhandlung, Begriff der 1.
Drogensammlung 1250.
Drogist 1, 1133.
Drogistenrinde 189.
Droseraceae 105, 236.
Drosera intermedia 236.
— longifolia 236.
— rotundifolia 236.

Drosère 236.
Druck 1003.
— kritischer 46, 573.
Druckfirnis 1072.
Drucksachen 1233.
Drüsen 329.
Drüsenerkrankung, Mittel gegen 123.
Druggist-Opium 501.
Drummonds Kalklicht 746.
Drupa 76.
Drusen 450.
— -öl 450.
Dryobalanops aromatica 453.
Dryopteris filix mas 167.
Düngemittel 1087.
— aufgeschlossene 1090.
— des Handels 1090.
— Erhaltung 1089.
— hitzig 1089.
— kalihaltige 1092.
— kalt 1089.
— Konservierung 1089.
— künstliche 1090.
— mittelbare 1088, 1090.
— Nachwirkung 1090.
— natürliche 1089.
— phosphorsäurehaltige 1093.
— stickstoffhaltige 1090.
— Topfpflanzen- 1094.
Dünnes Extrakt 31.
Dünnsaft 911.
Dulcin 934.
Dulkamarin 181.
Dulzin 934.
Dungbad 1029.
Dunkelkammer 979.
— -lampe 979.
Dunkeltuch 973.
Duotal 940.
Duplikatnegativ 1010.
Duplikatsalz 690.
Duraluminium 814.
Durchseihen 22.
Durchseihrahmen 22.
Durchtränken 1144.
Durrha 320.
Durutol 457.
Duwok 237.
Dyer's alkanna 139.
Dynamit 657.
Dysenterie 150.
dz 11.

Earthmoss-seeds 329.
East Indian 150.
Eau chlorée 585.
— de chaux 745.
— — Cologne 585, 1122.
— — Javelle 753, 1126.
— — Labarraque 753, 1126

Sachverzeichnis. 1295

Eau destillée 577.
— de vie 866.
— forte 622.
— oxygenée 582.
— régale 626.
Eaux minérales 578.
Ebenales 107, 119.
Ebereschenbeeren 298.
Eberraute 227.
Eberwurz 143.
Ebur ustum 651.
Ecailles d'huitre 512.
Echteritis praealta 430.
Echte Pilze 99, 109.
Echtrot 1040.
Ecorce d'angusture vraie 184.
— de bois gentil 195.
— de bourdaine ou d'aunenoir 193.
— de cannelle blanche 185.
— — giroflée 186.
— — cascarille 186.
— — chacrille 186.
— — chêne 195.
— de chêne-liège 198.
— — citron ou limon 192.
— — Condurango 192.
— — coto 192.
— — daphné mézéréon 195.
— — granade 193.
— — limon 192.
— — Panama ou de quillaja 196.
— — Quebracho 195.
— — quercitron 1025.
— — quillaja 196.
— — quina ou de quinquina 189.
— — racines de grenadier 194.
— — rhamnus purshiana 197.
— — sassafras 160.
— — saule blanc 197.
— — simaruba 198.
— d'orange amère 185.
— d'orme 200.
— de yohimbéhé 200.
Edelbaumwolle 1114.
Edelerde 662, 663.
Edelgase 571.
Edelguß 795.
— -stahl 795.
Edelmetalle 541.
Edelpaprika 279.
Edeltannennadelöl 398.
Edeltannenöl 398.
Edeltannenzapfenöl 447.
Edinol 997.
Edle Metalle 540.
Effekten 1245.
Effektiv 1242.
Effektuieren 1245.

Ehrenakzept 1240.
Ehrengericht 1226.
Ehrenpreis 251.
Eibischblätter 201.
Eibischblüten 201.
Eibischwurzel 140.
Eichelkaffee 324.
Eicheln 323.
Eichengallen 332.
Eichenrinde 195.
Eichenrot 196.
Eichler-System 94.
Eichung 13, 14.
Eieralbumin 565.
Eier frisch halten 689, 1127.
Eieröl 472.
Eikonogen 997.
Eilbriefe 1233.
Eilboten-Sendungen 1234.
Eilgut 1235.
Einbasisch 530.
Einbasische Säuren 878.
Einfach Chlorkupfer 827.
Einfach Chlorschwefel 607.
Einfache Buchführung 1227.
Einfach Schwefelnatrium 701.
Einfach Schwefelquecksilber 1044.
Einfassen der Standgefäße 5.
Eingangszoll 1237.
Eingedickte Pflanzensäfte und Pflanzenauszüge 493.
Eingeschlechtige Blüten 66.
Einhäusige Pflanze 67.
Einheitsflasche 42.
Einkaufsbuch 1227.
Einkaufswert-Berechnung 1237.
Einkeimblätter 59.
Einkeimblättrige 103.
Einmacheessig 882.
Einreibungen 123.
Einrichtung d. Geschäfts 3.
— der Vorratsräume 5.
Einsäurig 530.
Einsammeln der Pflanzenteile (Vegetabilien) 1102.
Einschreibebrief 1243.
Einstellung, fixe 987.
— unendliche 987.
Einteilen der Pflanzen 92.
Einwirkung, chemische 520.
— des Lichtes 522.
Einzelhandel 1226.
Einzelpersonen 503.
Einzelprokura 1221.
Einzelunternehmen 1217.
Eisen 793, 1089.
— äpfelsaures 802.
— -albuminat 802.

Eisen-ammonium, zitronensaures 801.
— -azetat 800.
— -beize 800, 802.
— — essigsaure 800.
— -bromür 670.
— -chlorid 795, 798.
— -chlorür 795, 798.
— -disulfid 793.
— -feile 796.
— -flecke zu entfernen 724.
— gepulvertes 796.
— -gruppe 540.
— Guß- 793.
— holzessigsaures 800.
— -hutknollen 139.
— -hydroxyd 797.
— -jodürjodid 669.
— -karbonyl 800.
— -kies 793.
— -kraut 251.
— -laktat 801.
— -lebertran 467.
— -mennig 1041.
— metallisches 796.
— -meteorit 793.
— milchsaures 801.
Eisenoxyd 795.
— -ammonium, schwefelsaures 805.
— essigsaures 800.
— -gelb 1040.
— -hydrat 797.
— — braunes 797.
— — hydratisches 796, 797.
— — -Kaliumoxalat 685.
— phosphorsaures 803.
— pyrophosphorsaures 803.
— rot -Ersatz 1041.
— rotes 797.
— salpetersaures 802.
— -schwarz 1056, 1058.
— zitronensaures 801.
Eisenoxydul 795.
— -ammonium, schwefelsaures 805.
— milchsaures 801.
— oxalsaures 1043.
— phosphorsaures 803.
— schwefelsaures 803.
— -sulfat 803.
Eisen-peptonat 802.
— reduziertes 796.
— -rhodanid 668.
— Roh- 793.
— -rot 1041.
— -säuerlinge 578.
— -säure 796.
— salpetersaures 802.
— Schmiede- 793, 795.
— Schwefel- 798.
— Stab- 793, 795.
— -sulfid 798.

Eisen-sulfür 798.
— -vitriol 803.
— — roher 804.
— -zinnober 1041.
— -zyanürzyanid 1047.
eiserne Mörser 16.
Eisessig 879.
Eisphosphorsäure 634.
Eispore 98.
Eispunkt 38.
Eiweiß f. Futterzwecke 963.
Eiweißkörper 81, 84.
Eiweißstoffe 89, 565, 963.
— einfache 565.
— phosphorhaltige 566.
— zusammengesetzte 566.
Eizelle 98.
Ekelle 187.
Ektogan 778.
Eläopten 385.
Elaeosaccharum 394.
Elaidin-probe 458.
— -säure 887.
Elain 886.
— -säure 457, 886.
— weißes 887.
Elais guineensis 489.
Elaphomyces granulatus 134.
Elaphrium tomentosum 371.
Elastin 566.
Elder-flowers 270.
— -fruits 297.
Elefantenohrschwämme 504.
Elefantenläuse, orientalische 275.
— ostindische 275.
— westindische 275.
Elegieren 48.
Elektrisch, positiv 537.
— negativ 537.
Elektrische Belichtungsmesser 996.
Elektrisches Auge 996.
Elektrisiermaschinenamalgam 841.
Elektrizitätsatom 522.
Elektrizitäts-Einfluß 522.
Elektroden 537, 776.
Elektrolyt 537.
— amphoteres 533, 814.
— -kupfer 826.
Elektrolytische Dissoziation 537.
Elektroosmose 539.
Elektron 370, 522, 767.
Elemé 303.
Elemente 520.
— galvanische 776.
— — Ballon- 777.
— — Bunsen- 777.
— — Chromsäure- 776.

Elemente galvanische Daniell- 776.
— — Meidinger 776.
— — Leclansches 776
— — Salmiak- 776.
— — Trocken- 776.
Elemi 360.
— -harz 360.
— -säure 361.
— unechtes 361.
— verdadeiro 361.
Elémi d'Amérique 360.
— bâtard 360.
— du Brésil 360.
— de l'Inde 360.
— oriental 360.
Elettaria cardamomum 280.
— major 282.
Elfenbeinersatz 313.
Elfenbeinschwarz 1056.
Elk-Traganth 337.
Ellagengerbsäure 334.
Ellagsäure 177, 333.
el Rezacata 302.
Elutionsverfahren 912.
el Zacata 302.
Emailschwarz 1057.
Emailweiß 1033.
Emanation 766.
Emballage 1245.
Embryo 74, 79, 87, 103.
— -pflanzen 101, 103.
— -sack 70, 74.
Embryophyta asiphonogama 101, 110.
— siphonogama 103, 110.
Emerie 815.
Emery 815.
Emetin 150.
Emétique 694.
Emodin 176, 197, 219, 498.
Empfang von Waren 1234.
Empfindlichkeit 974.
Empirisch 43.
Empirische Formel 525.
Emplastra 904, 1108.
Emplastrum adhaesivum 905.
— anglicum 1108.
— Galbani crocatum 341.
— Lithargyri 904.
— Plumbi 904.
— saponatum 905.
Emplâtre 904.
Empleurum ensatum 203.
Empyreumatische Harze 371.
— Körper 30.
— Öl 931.
Emulgator 47.
Emulgieren 47.
Emulsin 304, 312, 323, 399, 569.

Emulsion 47, 974, 1063.
Emulsionsmaschine 47.
— -Mörser 47.
— -Wasserfarben 1063.
Encens 343.
Encre de Chine 1057.
Endknospe 55.
Endlicher, Stephan, -System 93.
Endogen 52.
Endokarp 74.
Endosmose 538.
Endosperm 70, 79.
Endothermischer Vorgang 522.
Endsprosser 94.
Endumsprosser 94.
Energie, chemische 523.
— aktuelle 523.
— kinetische 523.
— potentielle 523.
Enfleurage 395.
Engelsüßöl 403.
Engelsüßwurzel 173.
Engelwurzel 141.
Engler, System 94, 95.
Englische Bürette 1268.
— Meile 15.
— Schwefelsäure 611.
Englisches Gewürz 274.
— Pflaster 1108.
— Rot 1041.
— Salz 773.
— — flüchtiges 740.
Enstatit 772.
Entbitterte Hefe 135.
Enthaarungsmittel 1120.
Entscheinungspulver 951.
Entseuchungsmittel 1126.
Entwickeln 997.
Entwickler 997.
— Ausgleichs- 998.
— alkalische 997.
— Feinkorn- 998.
— Film- 999.
— gemischte 998.
— langsame 997.
— Oberflächen- 998.
— Rapid- 998.
— Tank- 1000.
Entwicklungspapiere 1004, 1006.
Entwicklungskunstlichtpapiere 1006.
— -substanzen 997.
Entzündungstemperatur 627.
Enveloppe 1245.
Enzaler 147.
Enzianbranntwein 868.
Enzianklauber 147.
Enzianschnaps 147.
Enzianwurzel 147.
Enzyme 568, 860.

Sachverzeichnis. 1297

Eosin 1015.
Ephidatia fluviatilis 505.
Epidermis 88.
— -zellen 88.
— Mittel gegen 124.
Epilobium roseum 224.
Epithelzellen 92.
Eponge à la cire 505.
— — — ficelle 505.
— brûlée 505.
— végétale ou Torchon végétale 506.
Eponges 503.
Epsomit 773.
Epsomsalz 773.
Equisetales 110.
Equisetum arvense 237.
— hiemale 237.
— palustre 237.
— silvaticum 237.
Erbium 824.
Erdalkalimetalle 540, 744.
Erdbeerblätter 207.
Erdbeere 56, 77.
Erde, blaue 370.
— böhmische 1093.
— gelbe 1038.
— grüne 1053.
— — künstliche 1053.
— sächsische Wunder- 819.
— Tiroler 1053.
— türkische 819.
— Veroneser 1053.
— zyprische 1053.
Erden, Gruppe der seltenen 541, 824.
Erd-Farben 1027.
— -flöhe, Vernichtung 1096.
— -galle 238.
— -harz 353.
— -holler 297.
— -mandelöl 462.
Erdmanns Alkaloidreagens 564.
Erd-Nußkuchen 462.
— — -öl 462.
— -öl 922.
— -pistazienöl 462.
— -rauch 237.
— -schwarz 1057.
— -teer 353.
— -wachs 929.
Ergosterin 568.
Ergot de seigle 134.
Ergotin 962.
Ergotinum 962.
Ergot of Rye 134.
Erhaltungsmittel 1089, 1127.
Erhaltung des Stoffes, Grundsatz von der 523.
Ericales 107, 119.
Erikolin 226, 293.
Erlangerblau 1048.

Erlenmeyerkolben 1252.
Erlenrinde 193.
Ernährung der Pflanzen 59, 87.
Ernolith 964.
Eröffnungsbilanz 1230.
Erscheinungen 519.
— chemische 519.
— physikalische 519.
Erstarrungspunkt 36.
— Bestimmung 37.
Er und Sie 180, 181.
Erukasäure 473.
Eryngium sumbul 161.
Erysiphe 1095.
Erytaurin 234.
Erythraea centaurium 234.
— pulchella 234.
Erythroxylon coca 204.
— novogranatense 204.
Erythrozentaurin 234.
Erzmetalle 540.
Esbachs Reagens 938.
Escargots 509.
Escayole 278.
Esche, chinesische 483.
Eschel 1049.
Eschwegerseife 901.
Eseresamen 322.
Eserdin 322.
Eserin 322, 963.
Esérine 963.
Eserinum 963.
— salizylsaures 963.
— schwefelsaures 963.
Esprit de bois 858.
— de nitre 622.
— de sel 587.
— de vin 860.
Essence d'abelmosch 398.
— d'absinthe 399.
— d'acorus calamus 409.
— d'aiguilles de pins 398.
— d'amandes amères 399.
— d'ambre jaune 492.
— d'aneth 402.
— d'angelique 403.
— d'anis 404.
— d'aspic 427.
— de badiane 403.
— de baies de genièvre 425.
— de baies de laurier 426.
— — baume de copahu 407.
— — bay 434.
— — bergamotte 407.
— — betula 421.
— — bois de genièvre 426.
— — bois de rose 434.
— — cajeput 408.
— — canelle de Ceylon 414.
— — — Chine 412.
— — camomille 411.
— — cardamome 410.
— — carvi 410.

Essence de champac 412.
— — citron 414.
— — citronelle 417.
— — cognac 450.
— — coriandre 418.
— — corn de cerf 403.
— — de cubèbe 418.
— — cumin 418.
— — cyprès 419.
— d'écorces d'oranges amères 405.
— — — douces 405.
— d'estragon 419.
— d'eucalyptus 419.
— de fenouil 420.
— — feuilles de céleri 404.
— — feuilles de laurier 426.
— — geranium 421.
— — géranium des Indes 422.
— — gingembre 451.
— — girofles 410.
— — graine d'ambrette 398.
— — jasmin 424.
— d'iris concrète 424.
— d'ive 426.
— de laine de forêt 398.
— — lavande 426.
— — lemongrass 402.
— — licari 428.
— — linaloe 428.
— — macis 428.
— — marjolaine 429.
— — mélisse 429.
— — menthe crépue 429.
— — — poivrée 430.
— — mirbane 401.
— — moutarde ou Isosulfocyanate d'allyle 440.
— — muscade 432.
— — néroli 405.
— — — portugal 405.
— — d'opopanax 432.
— — d'orange bigarade 405.
— — d'origane de Crète 433.
— — de patschouli 433.
— — persil 433.
— — petit grain 406.
— — piment 434.
— — poire 893.
— — pommes de reinette 894.
— — réséda 434.
— — romarin 438.
— — roses 435.
— — rue 438.
— — sabine 439.
— — santal 439.
— — sassafras 440.
— — sauge 439.
— — serpolet 440.
— — succin 442.
— — tanaisie 442.
— — térébenthine 442.

Essence de thyme 448.
— — valériane 450.
— — verveine des Indes 402.
— — vétiver 450.
— — Winter-green 421.
— — ylang-ylang 449.
Essenzen 1117.
Essig 881.
— -äther 892.
— -ale 882.
— -bildner 881.
— Doppel- 882.
— dreifacher 882.
— -essenz 882.
— Estragon- 882.
— -ferment 881.
— -gut 881.
— -mutter 881.
— -naphtha 892.
— -säure 551, 880, 882.
— — -äthyläther 554.
— — -amyläther 893.
— — -amylester 893.
— — -bornylester 399.
— — -hydrat 879.
— -saure Eisenbeize 800.
— — Tonerde 816.
Essigsaurer Äthyläther 892.
— -saurer Kalk 750.
Essigsaures Äthyloxyl 892.
— saures Bleioxyd 787.
— — — neutrales 787.
— — Eisenoxyd 800.
— — Kalium 673.
— — Kupfer neutrales 828.
— — Kupferoxyd basisch 828.
— — — Manganoxydul 808.
— — — Natrium 706.
— — — Zinkoxyd 779.
— -sprit 882.
— wohlriechender 1118.
Estagnons 405.
Ester 548, 554, 891.
— -asen 568.
— -lacke 1078.
— -säuren 554.
— saure 554.
Eston 817.
Estragol 419.
Estragonessig 419, 882.
Estragonöl 419.
Estrichgips 757.
Etain 658.
Ethane 543.
Ether 872.
— acétique 892.
— amylnitreux 892.
— azoteux 891.
— bromhydrique 858.
— chlorhydrique 857.
— chlorméthyl mentique 894.
— nitrique 891.

Ether nitrique alcoolisé 891.
Ethiops antimonial 840.
— minéral 839.
Ethyl bromide 858.
— chloraluréthane 905.
— chloride 857.
— tetrachloride 857.
Etikette 1243.
Etui 1245.
Euascales 109.
Eubacteria 95.
Eucalyptolum 419.
Eucalyptus australiana 420.
— dives 419.
— globulus 205, 419.
— -leaves 205.
— odorata 419.
— polybractea 419.
— resinifera 419.
— rostrata 419.
Eucerin 479.
Eucerinum anhydricum 479.
Eugenol 260, 261, 409, 411, 414, 426, 434, 440, 561.
Eugenolum 411.
Eugensäure 260, 411.
Eukairit 619.
Eukalypten 419.
Eukalyptol 419, 420, 454.
Eukalyptus-blätter 205.
— -kampfer 420.
— -öl 419.
Eukodal 957.
Eumycetes 99, 109.
Euphorbia resinifera 340.
Euphorbium 340.
Euphorbon 340.
Euryangium sumbul 161.
Euspongia officinalis 503.
Euxanthinsaures Magnesium 1038.
Euxanthon 1038.
Exidia auriculae judae 136.
Exkremente 1091.
Exogen 52.
Exogonium purga 149, 362.
Exokarp 74.
Exosmose 538.
Exothermischer Vorgang 522.
Expansionskraft 39.
Expectorantia 125.
Explosion 1101.
Explosive Gemische 1101.
Exponieren 995.
Export 1245.
Exposition 974, 995.
Expreßgut 1235.
Exsikkator 1110.
Ex tempore 585.
Extract of ergot 962.
— — liquorice 498.

Extract of malt 493.
— — meat 493.
— or juice of liquorice 498.
Extractum Carnis 493.
— Ferri pomatum 802.
— fluidum 32.
— Lactucae virosae 240.
— Ligni campechiani 1017.
— Liquiritiae 500.
— — Radicis 500.
— Malti 493.
— — siccum 493.
— Pini silvestris 398.
— Pulsatillae 247.
— Ratanhiae americanum 157.
— Saturni 788.
— siccum 31.
— spissum 31.
Extrahieren 30.
Extrait 397, 1122.
— de boeuf 493.
— — malt 493.
— — Saturne 788.
— — seigle ergoté 962.
— — Tuberose 1122.
Extrakte 31.
Extraktion 30, 397.
Extraktionsgefäße 30.
Extraktionsverfahren 30, 397.
Exzentrisch 84.

F. 988, 1227.
Fabae albae 322.
— Calabaricae 322.
— Ignatii 328.
— Tonco 328.
Fabrikationssalze 1092.
Fabrikrinde 189.
Fachdrogerie 2.
Fadenflechten 101.
Fadengeflecht 96.
Fadengewirr 83.
Faecula 918.
Fäkaliendünger 1091.
Fällen 26, 533.
Fällungsverfahren 1270.
Färber-distel 1025.
— -ginster 238.
— -ochsenzungenwurzel 139.
— -röte 1022.
Fäulnisbewohner 95.
Faex medicinalis 135.
Fagales 104, 112.
Fahne 68, 106.
Fahrenheit, Thermometer 38.
Faktis 348.
— braun 348, 657.
— schwimmend 348.
— weiß 348.
Faktorfirnis 1074.

Faktura 1245.
Fakturenbuch 1227.
Fallkrautblumen 256.
Fallkrautwurz 164.
Fallsucht, Mittel gegen 124.
Fallverschluß 993.
False Bay 434.
Familien 94.
— -tee — Drogen 128.
Farben für Backwaren 1128.
— -empfindliche Platten 976.
— für Färberei 1013.
— — Fette 1127.
— — Malerei und Druckerei 1026.
— -mischübersichtstafel 1067.
— für Spirituosen 1127.
— blaue 1046.
— braune 1040.
— gelbe 1036.
— giftige 1164.
— grüne 1052.
— rote 1040.
— schwarze 1056.
— violette 1052.
— weiße 1028.
Farbenträger 1059.
Farbenphotographie 1011.
— unmittelbares Verfahren 1011.
— mittelbares Verfahren 1011.
— substraktives Verfahren 1011.
Farbenzerstreuung 988.
Farblacke 1058.
Farbmischtafel 1067.
Farbmühlen 1065.
Farbstoffdrogen 130.
Fardehlen 187.
Farina Fabarum 322.
— Lini 316, 468.
Farine fossile 657.
Farinosae 104.
Farinzucker 912.
Farngewächse 93, 101, 110.
Farnwurzel 167.
Faserbrei 24.
Fasergips 757.
Faserwurzeln 53.
Fasson 1246.
Fassonarrak 868.
Fassonrum 867.
Fastage 1246.
Faulbaumrinde 193.
— amerikanische 197.
Faulbrüchig 794.
Faulschlamm 922.
Fausse scammonée 344.
Fayence 818.
Federalaun 773.

Federharz 344.
Fehlgewicht 1236.
Fehlingsche Lösung 825.
Feiertage, Gesetz 1215.
Feige 78. 282.
Feigenkaffee 283.
Feigenkaktus 508.
Feilen 816.
Feine Margareth 314.
Feinbrennprozeß 1050.
Feingehalt 847.
Feinkornentwickler 998.
Feinseife 903.
Feinsoda 711.
Feldbriketts 658.
Feldkamillen 262.
Feldkoschenille 507.
Feldkümmel 248.
Feldspat 656, 813.
Feldthymian 248.
Felsenmoos 133.
Fel Tauri inspissatum 517.
Female agaric 137.
Feminell 254.
Fenchel 290.
— -holz 160.
— -honig 910.
— -öl 420.
Fenchon 290, 421.
Fennel-fruits 290.
Fenouil 290.
— aquatique 294.
— bâtard 276.
Fensterglas 656.
Fenugreek-seed 314.
Fer 793.
Fermente 268.
— desmolytische 568.
— Gärungs- 569.
— hydrolytische 568.
— kohlehydratspaltende 569.
— proteolytische 568.
— tryptische 568.
Fernambukholz 1017.
Fernrohrsucher 984.
Fernzone 1234.
Fer réduit 796.
Ferri-albuminat 802.
— -ammoniumsulfat 805.
— -ammoniumzitrat 801.
— -azetatlösung 800.
— — basisch 800.
— -chlorid 798.
— -chloridum 798.
— -cyanure de potassium 682.
Ferrid-Ammoniumzitrat 801.
— -zyankalium 682.
Ferri-Kalium cyanatum 682.
— monohydroxyd 796, 797.
— -nitrat 802.

Ferri-oxyd 797.
— -oxydhydrat 797.
— -phosphat 803.
— -pyrophosphat 803.
— -sulfid 798.
Ferrit 793.
Ferri-gelb 1040.
— -zitrat 801.
— -zyanwasserstoffsäure 681.
Ferrizyanide 681.
Ferroammoniumsulfat 805.
Ferroammonium sulfuricum 805.
Ferro-chlorid 798.
— -cyanure de potassium 681.
— -cyanure de soude 719.
— -ferriferrozyanid 683, 1047.
— -ferrizyanid 1048.
— -laktat 801.
— -legierungen 795.
— -mangan 805.
— -oxalat 1043.
— -oxyd 797.
— -phosphat 803.
— -sulfat 803.
— -sulfid 798.
— -verbindung 795.
— -wolframat 811.
— -zyankalium 681.
— -zyanwasserstoffsäure 681.
— -zyanid 681.
Ferrum 793.
— aceticum 800.
— — lamellatum 800.
— — siccum 800.
— alcoholisatum 796.
— chloratum 798.
— — oxydatum 798.
— — oxydulatum 798.
— chloratum siccum 798.
— citricum 801.
— — ammoniatum 801.
— — cum Ammonio citrico 801.
— — (oxydatum) 801.
— hydricum 797.
— Hydrogenio reductum 796.
— lacticum 801.
— limatum 796.
— malicum 802.
— metallicum 796.
— muriaticum 798.
— nitricum 802.
— oxydatum crudum 797.
— — fuscum 797.
— — hydratum 797.
— — rubrum 797.
— peptonatum 802.

82*

Ferrum phosphoricum oxydatum 803.
— — oxydulatum 803.
— pulveratum 796.
— purum in Filis 796.
— pyrophosphoricum oxydatum 803.
— raspatum 796.
— reductum 796.
— sesquichloratum 798, 799.
— sulfuratum 798.
— sulfuricum 803.
— — Alcohole praecipitatum 804.
— — ammoniatum 805.
— — crudum 804.
— — oxydatum ammoniatum 805.
— — oxydulatum 803.
— — praecipitatum 804.
— — purum 803.
— — siccatum 804.
Ferula assa foetida 339.
— erubescens 341.
— foetida 339.
— galbaniflua 341.
— narthex 339.
— -säureester 340.
— Schair 341.
Feste Körper 39.
Festhalten des Bildes 1000.
Festigkeit, innere, der Pflanzen 89.
Festucae Caryophyllorum 260.
Fette 454, 554, 895.
— feste und halbweiche 456.
— Gewinnung der 455.
— hydrogensierte 457.
— Öle 456, 554.
— Prüfung der 458.
Fettlösliche Teerfarbstoffe 1016.
Fettreiheverbindungen 542.
Fettsäureester 554.
Fettsäure, isomere 551.
— normale 551.
Fettsäureglyzeride 455.
Fettsäurereihe 551, 455.
Fettschminke 1119.
Fettseife 903.
Fettspaltung 897.
Feuchtigkeit anziehen 46.
— Schutz der Waren 1106.
Feuerblüten 269.
Feuerbronze 1062.
Feuergefährliche Körper, Abfüllen 1099.
— Stoffe, Aufbewahrung 6.
Feuerlöscher 1102.
— -löschung 1102.

Feuer-mohnblüten 269.
— -schwamm 136.
— -stein 656.
Feuerwerkskörper 1128, 1190.
Feuilles d'airelle ponctuée 226.
— de belladone 202.
— — boldo 203.
— — bouleau 203.
— — buchu 203.
— — busserole 225.
— — cassis 216.
— — citronelle 212.
— — coca 204.
— — digitale 204.
— d'eucalyptus 205.
— de fraisier commun 207.
— — framboisier 216.
— — guimauve 201.
— — henné 207.
— d'hépatique 207.
— de houx commun 209.
— — jaborandi 208.
— — jusquiame noire 208.
— — laurier 210.
— — maté 209.
— — matico 211.
— — mauve 211.
— — mélisse 212.
— — ményanthe 224.
— — millefeuille 214.
— — morelle furieuse 202.
— — myrtille 214.
— — noyer commun 209.
— d'oranger 201.
— — pas d'âne 206.
— — pomme épineuse 220.
— de romarin 217.
— — ronce 216.
— — sanicle 218.
— — sauge 217.
— — séné 218.
— — stramoine 220.
— — sumac vénéneux 224.
— — tabac 215.
— — thé 221.
— — trèfle d'eau 224.
— — tussilage 206.
Feurige Schwaden 545.
Fèves 322.
Fève de cacao 305.
— — café 308.
— — Calabar 322.
— — cochon 315.
— d'épreuve 322.
— — Malac 275.
— — Malaca 275.
— — Saint-Ignace 328.
— — Tonca 328.
Fiasko 1246.
Fibrine 566.
Fibrinferment 566.
Fibrinogen 566.

Fibrovasalstränge 89.
— geschlossene 90.
— offene 90.
— -system 87, 89.
Fichten-harz 368.
— -nadelextrakt 398.
— -nadelöl 398.
— -sprossen 200.
Ficus carica 282.
— elastica 346.
— indica 362.
— religiosa 362.
Fieberbaumblätter 205.
Fieber-klee 224.
— -mittel 124.
— -rinde 189.
— -thermometer 39.
— -wurzel, bittere 147.
Fiederblättchen 61.
Fiederförmiges Blatt 61.
Fiel de bœuf 517.
Figs 282.
Figues 282.
Filament 68.
Filasse bâtarde 238.
Filiale 1246.
Filialprokura 1221.
Filicales 110.
— leptosporangatae 110.
Filix-rot 168.
— -säure 168.
Filling up 1058.
Filmaron 168.
Filme 978.
— -Azetyl 978.
— -band 978.
— Zellon- 978.
— Blatt- 978.
— -entwickler 999.
— Nitro- 978.
— -packkassette 979.
— -packs 978.
— Papier- 978.
— Plan- 978.
— Roll- 978.
Filtration von Lacken 1083.
— — Säuren und Laugen 1100.
Filtrieren 23.
Filtrierständer 24.
Finanzwechsel 1240.
Fingerhutblätter 204.
Firma 1133, 1216.
— abgeleitete 1216.
— Wahrheit der 1216.
Firmenregister 1133, 1217.
Firnis 1068, 1071.
— -bereitung 1071.
— — auf kaltem Wege 1073.
— bituminöser 354.
— Bleichung 1073.
— Blei- 1072.
— Druck- 1072.
— Ersatz 1074.

Firnis-extrakt 1069.
— Faktor- 1074.
— farbloser 1073.
— geblasener 1073.
— gekochter 1072.
— Harz- 1074.
— Harzöl- 1074.
— Leinöl- 1071.
— Mangan-, 1072.
— Oleat- 1073.
— präparierter 1073.
— Prüfung 1073.
— Resinat- 1073.
— Soligen- 1071.
— synthetischer 1074.
— Tran- 1074.
— Wachs- 1074.
— verschütteten aufnehmen 1099.
Fischbein, weißes 512.
Fisch-guano 468, 1091.
— -körner 287.
— -leim 511.
— -talg 468.
— -tran 467.
— vegetabilischer 132.
Fisetteholz 1019.
Fixen 1246.
Fixierbäder, saure 1001.
Fixieren 1000, 1005, 1018, 1115, 1246.
Fixier-mittel 1115.
— -natron 725, 1001.
— -salz 725, 727.
Flachmoortorf 650.
Flachs-dotteröl 476.
— -wachs 316.
— -samen 315.
Flächeneinheit 15.
Flächenwachstum 82.
Flagellatae 96.
Flakon 1246.
Flamme 1255.
— helleuchtende 1255.
— nichtleuchtende 1255.
Flammen, bengalische 1129.
— -färbung 1257.
— -ofen 587, 674.
— -ofenstahl 795.
— -ruß 1057.
— -schutzmittel 774. 1127.
Flaschenglas, grünlich 657.
Flaschen innen mit Paraffinüberzug versehen 929.
— -kautschuk 346.
— -lack 1129.
— -lack, flüssig 1129.
— — durchsichtiger 1129.
— -reinigung 1100.
Flaue Negative 1002.
Flavedo Corticis Aurantii 185.
Flavine 1025.
Flavopannin 173.

Flavouring extraits 398.
Flechten 93, 100, 110.
— bitter 138.
— heteromere 101.
— homöomere 100.
— -pilze 110.
Fleckenreinigung 1126.
Fleischbrüheersatz 494.
— -würfel 494.
— -extrakt 493.
— — Ersatz 494.
— — Pflanzen- 594.
Fleischpepton 968.
Fleischextrakt, vegetabilischer 494.
Fleurs d'Allemagne 262.
— d'arnica 256.
— de benjoin 941.
— de bluet 264.
— de brayère 257.
— de Calendule 258.
— de camomille commune 262.
— — — romaine 261.
— de carthame 1025.
— — coquelicot 269.
— — cousso 257.
— - — garance 1023.
— — genêt à balais 271.
— — gnaphale des sables 271.
— — gnaphale, dioïque 264.
— — graminées 265.
— — grand chandelier 273.
— — lamier blanc 265.
— — laurier-casse 260.
— — lavande 265.
— — mauve 265.
— — millefeuille 267.
— — molène 273.
— — muguet 264.
— — pivoine 267.
— d'oranger 257.
— de passe-rose 266.
— — primevère 267.
— — prunelle 255.
— — prunier épineux 255.
— — pyréthre 267.
— — rose 270.
— — soufre 601.
— — sureau 270.
— — tanaisie 271.
— — tilleul 272.
— — tous les mois 258.
— — trèfle blanc 273.
— — violette odorante 274.
Flieder-beeren 297.
— -blumen 270.
— -kreide 297.
— -mus 297.
— -salze 297.
Fliegen-holz 183.
— -leim 182.

Fliegen-papier, arsenhaltiges 1164.
— -stein 635.
Fliehkraft 48.
Flimmerlarven 503.
Flintglas 656.
Flintsteinpapier 657.
Flockenleim 966.
Flohkraut 241.
Flohsamen 323.
Flomen 455, 480.
Florentiner Flasche 389.
— Lack 508, 1022, 1042.
Flores 252.
— Acaciae 255.
— Althaeae 201.
— Arnicae 256.
— Aurantii 257.
— Brayerae 257.
— Calendulae 254, 258.
— Carthami 254, 1025.
— Caryophylli 258.
— Cassiae 260.
— Chamomillae romanae 261.
— — vulgaris 262.
— Chrysanthemi 267.
— Cinae (fälschlich Semen) 263.
— Convallariae 264.
— Cyani 264.
— Farfarae 206.
— Genistae 271.
— — scopariae 271.
— Gnaphalii 264.
— Graminis 265.
— Granati 194.
— Helichrysi aurei 271.
— Koso 257.
— Lamii albi 265.
— Lavandulae 265.
— Lupuli 265.
— Malvae arboreae 266.
— — silvestris 266.
— — vulgaris 266.
— Millefolii 214.
— Naphae 257.
— Paeoniae 267.
— Primulae 267.
— Pruni spinosae 255.
— Pyrethri 267.
— Rhoeados 269.
— Rosarum pallidarum et rubrarum 270.
— Sambuci 270.
— Spartii scoparii 271.
— Stoechados citrini 271.
— Sulfuris 601.
— Tanaceti 271.
— Tiliae 272.
— Tineariae 271.
— Trifolii albi 273.
— Verbasci 273.
— Violae tricoloris 252.

Flores Violarum 274.
—Violarum (odoratarum) 274.
— Zinci 775.
Floridaöl 464.
Florizin 475.
Flotationsöl 420
— -körper 39.
Flour spar 748.
Flowers of Sulphur 601.
Fluate 599.
Fluavil 350.
Fluavilresinol 350.
Flüchtiges englisches Salz 740.
— Salz 740.
Fluoreszenz 951.
Flügel 68, 106.
Flughäute 79.
Flugstaub 790.
Flugzeug-Güterbeförderung 1236.
Fluidextrakte 32.
Fluor 597.
— -ammonium 739.
— — -Fluorwasserstoff 739.
— -hydrate de fluorure de potassium 671.
Fluorhydric acid 598.
Fluoreszenz 852, 930
Fluoride 534.
Fluorine 597.
Fluorit 748.
Fluor-Kalium 671.
— -Fluorwasserstoff 671.
Fluorkalzium 744, 748.
Fluornatrium 705.
— -Fluorwasserstoff 705.
Fluorsilicium 599.
Fluor spar 748.
Fluorüre 534.
Fluorum 597.
Fluorure d'ammonium 739.
— de calcium 748.
— de chrome 809.
— de sodium 705.
Fluorwasserstoffammonium 739.
Fluorwasserstoffsäure 598.
Fluorwasserstoffsaures Kalium 671.
— Kalzium 748.
Flüssige Fette 454, 456, 460.
— Körper 39.
— Kohle 922.
Flüssiger Leim 967.
Flußkrebs 512.
Flußsäure 598.
Flußschwamm 505.
Flußspat 597, 744, 748.
Flußstahl 794.
Fob 1245.
Foeniculum aquaticum 294.
— dulce 290.

Foeniculum vulgare 290, 420.
Foie de soufre 667.
Fokus 21, 988.
— -differenz 988.
— negativer 21, 988.
Folia 59, 201.
— Althaeae 201.
— Anthos 217.
— Aurantii 201.
— Barosmae 203.
— Belladonnae 202.
— Betulae 203.
— Boldo 203.
— Bucco 203.
— Coca 204.
— Digitalis 204.
— Eucalypti 205.
— Farfarae 206.
— Fragariae 207.
— Hamamelidis 207.
— Henna 207.
— Hepaticae 207.
— Hibisci 201.
— Hyoscyami 208.
— Ilicis aquifolii 209.
— — paraguayensis 209.
— Jaborandi 208.
— Juglandis 209.
— Lauri 210.
— Malvae 211.
— maté 209.
— Matico 209.
— Melissae 212.
— Menthae crispae 212.
— — piperitae 212.
— Menyanthis trifoliatae 224.
— Millefolii 214.
— Myrtilli 214.
— Nikotianae 215.
— Pilocarpi 208.
— Rhois toxicodendri 224.
— Ribium 216.
— — nigrorum 216.
— — — Idaei 216.
— Rubi fructicosi 216.
— Rutae 217.
— Rorismarini 217.
— Salviae 217.
— Saniculae 218.
— Sennae 218.
— — deresinata 220
— — parva 219.
— — sine Resina 220.
— — Spiritu extracta 220.
— Stramonii 220.
— Theae 221.
— Toxicodendri 224.
— Trifolii fibrini 224.
— Uvae Ursi 225.
— Vitis Idaeae 226.
Folium 59, 1227.
Follicules de séné 297.

Folliculi Sennae 297.
Folliculus 75.
Fomes fomentarius 136.
Fontanellen 172, 278.
Force majeure 1246.
Forcieren 1246.
Formaldehyd 550, 875.
— -kasein 876.
— -lösung 875.
— solutus 875.
Formaldehydus solutus 875.
Formalin 875.
Formaline 875.
Formalith 875.
Formamid 877.
Forman 894.
Formane 894.
Formanilid 560.
Formanum 894.
Formel 520, 525.
Formène trichloré 854.
Formic acid 878.
Formicae 509.
Formica rufa 509.
Formol 875.
— d'éthyle 875.
Formolite 351.
Formular 1246.
Formyl-tribromid 856.
— -trichlorid 854.
— -trijodid 857.
Formylum chloratum 854.
— trichloratum 854.
— jodatum 857.
— trijodatum 857.
Fortpflanzungsorgane 66.
Fossile Harze 351.
— Reste 650.
Fourmis 509.
Frachtbrief 1236.
Frachtgut 1235.
Fragaria vesca 207.
Fraktionierte Destillation 29.
Fragmente 188.
Frangulasäure 193.
Frangulin 563.
Frankatur 1246.
Frank-Caro Verfahren 1091.
Frankfurter Schwarz 1057.
Franko 1246.
Franzbranntwein 866.
Franzosenholz 182.
Franzosenöl 403.
Frasera carolinensis 145.
Fraßgifte 1096.
Fraueneis 757.
Frauenflachs 241.
Frauenglas 757.
Frauenhaar 232.
Fraxinus chinensis 483.
— ornus 871.
Freie Zellbildung 86.
Freihafen 1246.

Freisamkraut 251.
Fremdbestäubung 72.
Frischherd 794.
Frischprozeß 794.
Frischschlacke 794.
Froschisotonische Ringerlösung 703.
Frostalla 806.
Frostspannervernichtung 1096.
Frucht 72, 74.
— -äther 894.
— -balg 75.
— -blätter 66, 69.
— der Nadelhölzer 78.
— -essig 881.
— Halb- 74, 77.
— -haufen 99, 102.
— -knoten 70.
— -körper 99.
— -säfte 1111.
— — mit Nachpresse 1111.
— saftige 74, 76.
→ Sammel- 77.
— -schale 74.
— Schein- 74, 77.
— Schließ- 74, 76.
— -schuppe 79.
— -sirupe 1111.
— — künstliche 1112.
— Spalt- 74, 75.
— Spring- 74.
— Stein- 76.
— trockne 74, 75.
— unechte 77.
— -zucker 556.
Fructamin 568.
Fructol 879.
Fructus 274.
— Alkekengi 274.
— Amomi 274, 289.
— Anacardii occidentales 275.
— — orientales 275.
— Anethi 276.
— Anisi stellati 276.
— — vulgaris 277.
— Aurantii immaturi 278.
— canarienses 278.
— Cannabis 279.
— Capsici annui 279.
— Capsici minoris 280.
— Cardamomi 280.
— Cardui Mariae 298.
— Caricae 282.
— Carvi 283.
— Cassiae fistulae 284.
— Ceratoniae 285.
— Citri 286.
— Cocculi 287.
— Colocynthidis 287.
— Coriandri 288.
— Cubebae 288.
— Cumini 289.

Fructus Cydoniae 312.
— Cynosbati 289.
— Foeniculi 290.
— — aquatici 294.
— Gardeniae floridae sinensis 1019.
— He ianthi 315.
— Jujubae 291.
— Juniperi 291.
— Lauri 292.
— Maidis 316.
— Myrtillorum 293.
— Oryzae 320.
— Papaveris immaturi 293.
— Passulae 303.
— Petroselini 294.
— Phaseoli 294.
— — sine Seminibus 294.
— Phellandrii 294.
— Pimentae 274.
— Piperis 295.
— — longi 296.
— Rhamni catharticae 297.
— Sambuci 297.
— Sennae 297.
— Silybi mariani 298.
— Sorbi 298.
— Spinae cervinae 289, 297.
— Stizolobii 299.
— Tamarindi 299.
— Vanillae 300.
— Vitis viniferae 303.
Früchte 274.
Früchtfäule 1095.
Frühlingsadoniskraut 228.
Fiuits d'alkékenge 274.
— d'anacardier 275.
— d'anamirte 287.
— de casse fistuleuse 284.
— — coriandre 288.
— — cumin 289.
— — fenouil 290.
— — persil 294.
— — séné 297.
— — — de l'Inde 297.
— — sureau 297.
— — vanille 300.
— du sorbier des oiseleurs 298.
Fruits du vomiquier ignatier 328.
Fruktose 556.
Fuchsinrot 1015.
Fucales 109.
Fucus amylaceus 131.
— vesiculosus 131.
Fuder 13.
Fünffach Chlorphosphor 631.
— Schwefelkalzium 600, 605.
Fuhrmannsche Fettmischung 1096.
Fukose 131

Fuligo septica 96.
Fullen 345, 347.
Fullererde 658.
Fulmicoton 914.
Fumaria officinalis 237.
Fumarolen 648.
Fumarsäure 237.
Fumeterre 237.
Fuming sulfuric acid 610.
Fumitory 237.
Fundamentalabstand 38.
Fungi 109.
Fungus cervinus 134.
— Chirurgorum 136.
— Laricis 137.
— Sambuci 136.
Furfurol 411, 555.
— -lösung 460, 463.
Fusanus spicatus 439.
Fuselöl 868.
Fusicladium dendriticum 1095.
— pirinum 1095.
Fußblattwurzel 173.
Fußbodenglanzöl 1077.
— -ocker 1039.
Fußpunkt des Lotes 8.
Fuß, rheinischer 15.
Fusti 1246.
Fustic 1018.
Fustikholz 1018.
— alt 1018.
— jung 1019.
Fustin 1019.
Futter-eiweiß 963.
— -kalk 755.
Futtermittelgesetz 1197.

G 1246.
g 11.
γ 11.
Gadolinit 824.
Gadus aeglefinus 465.
— callarias 465.
— morrhua 465.
Gänsekraut 229.
Gärrohr 1111.
Gärung 556, 861.
Gärungsamylalkohol 547, 868.
Gärungsessigsprit 882.
Gärungsmilchsäure 886.
Gagat 650.
Gaïacol 940.
Galactica 125.
Galaktose 131, 556.
Galalith 876.
Galambutter 492.
Galanga de la Chine 168.
— root 168.
Galangin 168.
Galangol 168.
Galbanum 341.
Galbaresinotannol 341.

Galeopsis ladanum 238.
Galeopsis ochroleuca 238.
Galgantwurzel 168.
Galilei 18.
Galipea officinalis 184.
Galipidin 184.
Galipin 184.
Galitzenstein 780.
— blauer 830.
Gallae 332.
— halepenses 332.
— sinenses 333.
Galläpfel 332.
Gallate basique de bismuth 646.
Gallen 329, 332.
— chinesische 333.
— Eichen 332.
— japanische 333.
— -mittel 124.
— -saures Natrium 517.
Gallertflechte 101.
Galles ou cécidies 332.
— de chêne 332.
— de Chine ou du Japon 333.
— de Mirobalan 334.
Gallic acid 948.
Gallipot 368.
Gallisieren 906.
Gallium 541, 823.
Gall-nuts 332.
Gallone 13.
Gallons de Hongrie 333.
— — Levant 333.
— du Piémont 333.
Galls 332.
Gallus-gerbsäure 194, 333, 948.
— -säure 186, 333, 561, 948.
Gallustinte 1124.
Galmei 775.
— grauer 780.
— -stein 786.
Galvanische Kette 776.
Galvanischer Strom 776.
Galvanisches Element 775.
Gambirkatechu 495.
Gamboge 341.
Gambog-gum 341.
Gammastrahlen 766.
Gameten 98.
Gamosporen 98.
Gandelbeerblätter 214.
Gangart 793.
Ganja 216.
Ganzreis 321.
Garance 1022.
Garanceux 1022.
Garancine 1022.
Garantie 1246.
Garcinia Hanburyi 341.
Gardenia florida 1019.

Gardenia grandiflora 1019.
— radicans 1019.
Garden-poppy-heads 293.
Gardschanbalsam 375.
Garlic root 179.
Garnetlac 365.
Garnierit 791.
Garryales 104.
Gartenraute 217.
Gartenthymian 249.
Gase, konstante 40.
Gasentwicklungsapparat, Kippscher 575.
Gasförmige Körper 39.
Gaslichtpapier 1006.
Gasöl 923.
Gasolin 924.
Gasometer 572.
Gasruß 1057.
Gasuhr 1101.
Gaswaschflasche 618, 754.
Gattung 93, 94.
Gaultheria procumbens 421.
Gay-Lussac Stehbürette 1268.
— -Lussacscher Turm 613.
Gebärmutterwurzel 164.
Gebläsevorrichtung 793.
Gebleichter Schellack 366, 1268.
Gebrannter Kalk 744.
— Ocker 1042.
Gefäßbündel 89.
Gefäße 87.
— echte 90.
— reinigen 35.
Gefäßpflanzen 93.
Gefäßkryptogamen 101.
Gefahr während der Beförderung der Waren 1234.
Gefiedertes Blatt 61.
Gegenbuchung 1226.
Gegengifte 1102, 1104.
Gegensätze auf photograph. Platte 998.
Gehaltszahlung 1221.
Geheimbuch 1227.
Geheimmittel 1147.
Geigenharz 369.
Geißeln 97.
Geißeltragende Körper 96, 97.
Geistersalz 740.
Gel 538.
Geläge 450.
Gelatina alba 966.
— rubra 967.
Gelatine 966.
— japanische 132.
— rote 967.
Gelatosesilber 846.

Gelbbeeren 1018.
— chinesische 1018.
Gelbbleierz 811.
Gelbe Erde 1038.
— Jasminwurzel 147.
— Rinden 190.
Gelbfilter 977.
Gelbholz 1018.
— ungarisches 1019.
Gelbkreuz 571.
Gelbscheibe 977.
Gelbschleier 1003.
Gelbschoten, chinesische 1019.
Gelbwurz, kanadische 170.
Gelbwurzel 166.
Geld 1238.
Geldverkehr 1238.
Geleitzellen 90.
Gelidium Amansii 132.
— corneum 132.
Gelose 132.
Gelsemin 147.
Gelseminin 147.
Gelsemiumsäure 147.
Gelsemium sempervirens 147.
— root 147.
— -wurzel 147.
Gemeinschuldner 1230.
Gemmae 200.
— Pini 200.
— Populi 200.
Generalvollmacht 1221.
Generationswechsel 101.
Generatorgas 651.
Genêt des teinturiers 238.
Genever 292, 868.
Genfer Neutralitätszeichen 1214.
Genip, schwarzer 228, 240.
— weißer 228.
Genista tinctoria 238.
Genossenschaft 1219.
— mit beschränkter Haftpflicht 1219.
— — unbeschränkter Haftpflicht 1219.
Gentiana lutea 147.
— pannonica 147.
— punctata 147.
— purpurea 147.
— -säure 147.
Gentianin 147.
Gentianose 147, 556.
Gentian root 147.
Gentiopikrin 147, 564.
Genußmittel-Aufbewahrung 1099.
Geographische Meile 15.
Geotrop 52.
Geräte 15.
Geraniales 106, 116.

Sachverzeichnis. 1305

Geraniol 163, 402, 406, 412, 417, 418, 424, 427, 428, 437, 449.
Geraniumlack 1042.
Geranium odoratissimum 421.
— -öl 421.
— — ostindisches 422.
— — türkisches 422.
Geranylazetat 416, 894.
— -butyrat 894.
— -formiat 894.
Geranylpropionat 894.
Gerbersumach 242.
Gerbertran 466.
Gerbsäure 194, 196, 333, 949, 1026.
Gerbsaures Bleioxyd 790.
Gerbstahl 794.
Gerbstoffdrogen 127.
Germandrée d'eau 248.
German chamomile 262.
Germanium 658, 662.
Germerwurz 169.
Gerotteter Kakao 306.
Gerstenzucker 910.
Gerüsteiweiße 566, 964.
Gesamtprokura 1221.
Gesättigte Kohlenwasserstoffe 543.
— Lösung 44.
— Verbindungen 525.
Geschäftliche Ausübung 1098.
Geschäftsbilanz 1229.
Geschäftsbücher 1226.
Geschäftsfähig 1217.
Geschäftsgeräte 15.
Geschäftspapiere 1233.
Geschäftszweig 1133.
Geschlechtslose Blüten 67.
Geschlechtskrankheiten-Bekämpfung, Gesetz 1157.
Geschlechtslose Blüten 67.
Geschlechtsorgane, männliche, der Blüte 66.
— weibliche, der Blüte 66.
Geschlechtssystem 92.
Geschmolzenes Natriumazetat, doppelt- 706.
Gesellschaft mit beschränkter Haftung 1219.
— stille 1219.
Gesellschaftsunternehmen 1217.

Gesetze:
Verordn. betr. Verkehr mit Arzneimitteln vom 22. Oktober 1901, und Nachträge 1134.

Gesetze (Fortsetzung):
Verkehr mit starkwirkenden Arzneien in den Apotheken 1149.
Reichsgesetz über den Verkehr mit Betäubungsmitteln. Opiumgesetz vom 8. Januar 1934 — 1152.
Polizeiverordnung über die Werbung auf dem Gebiete des Heilwesens 1153.
Gesetz zur Bekämpfung der Geschlechtskrankheiten vom 18. Februar 1927 — 1157.
Aufbewahrung u. Bezeichnung von Arzneimitteln 1158.
Erlaß über die Besichtigung von Verkaufsstellen, in denen Arzneimittel, Drogen, Gifte oder giftige Farben feilgehalten werden (Preußen) 1159.
Gifthandel 1160.
Vorschriften über den Handel mit Giften 1160.
Verordnung über Schädlingsbekämpfung mit hochgiftigen Stoffen 1168.
Verordnung zur Ausführung der Verordnung über die Schädlingsbekämpfung mit hochgiftigen Stoffen (arsenhaltige) 1168.
Verordnung zur Ausführung der Verordnung über die Schädlingsbekämpfung mit hochgiftigen Stoffen (zyanwasserstoffhaltige) 1170.
Verordnung über die Verwendung von Phosphorwasserstoff zur Schädlingsbekämpfung 1170.
Verordnung über Krankheitserreger 1171.
Polizeiverordnung über den Vertrieb von (giftigen) Pflanzenschutzmitteln 1176.
Gesetz über den Verkehr mit Lebensmitteln und Bedarfsgegenständen (Lebensmittelgesetz) v. 5. Juli 1927 — 1180.

Gesetze (Fortsetzung):
Gesetz betr. die Verwendung gesundheitsschädlicher Farben bei der Herstellung von Nahrungsmitteln, Genußmitteln und Gebrauchsgegenständen vom 5. Juli 1887 — 1183.
Anordnung 12 der Überwachungsstelle für industrielle Fettversorgung und ihre praktischen Auswirkungen 1184.
Gesetz vom 25. Juni 1887 betr. den Verkehr mit blei- und zinkhaltigen Gegenständen 1184.
Verordnung über das gewerbsmäßige Verkaufen und Feilhalten von Petroleum und dessen Destillationserzeugnissen vom 24. Februar 1882 — 1185.
Verordnung über die äußere Kennzeichnung von Lebensmitteln vom 8. Mai 1935 — 1185.
Ausführungsbestimmungen zum Lebensmittelgesetz.
Verordnung über Tafelwässer vom 12. November 1934 — 1186.
Süßstoffgesetz vom 14. Juli 1926 — 1188.
Verordnung über den Verkehr mit Süßstoff vom 4. August 1926 — 1188.
Gesetz über die Verwendung salpetrigsaurer Salze im Lebensmittelverkehr (Nitritgesetz) vom 19. Juni 1934 — 1189.
Rundschreiben des Reichsministers des Innern an die Landesregierungen betr. Ausführung des Nitritgesetzes 1190.
Gesetz vom 9. Juni 1884 betr. den Verkehr mit Sprengstoffen 1190.
Verordnung betr. den Verkehr mit Sprengstoffen vom 4. September 1935 — 1190.
Verordnung betr. den Verkehr mit brennbaren Flüssigkeiten 1191.
Polizeiverordnung über die Herstellung und das Abbrennen von Brandsätzen 1195.

Gesetze (Fortsetzung):
Beförderung feuergefährlicher und ätzender Gegenstände (Betriebsvorschriften für die Eisenbahnen Deutschlands) 1195.
Verordnung betr. den Verkehr mit Essigsäure 1196.
Gesetz über den Verkehr mit Futtermitteln (Futtermittelgesetz) 1197.
Verkehr mit Salz 1198.
Verordnung über Verbraucherkleinpackungen von Sämereien vom 1. August 1934 — 1198.
Aus dem Weingesetz vom 7. Juli 1909 — 1198.
Verkehr mit Branntwein 1199.
Verkehr mit vergälltem (denaturiertem) Branntwein) 1200.
Reichsgesetzliches Verbot der Verwendung von Methylalkohol 1202.
Verordnung zum Schutze der wildwachsenden Pflanzen und der nichtjagdbaren wildlebenden Tiere (Naturschutzverordnung) 1202.
Verordnung über Wermutwein und Kräuterwein vom 20. März 1936 — 1204.
Umsatzsteuergesetz 1205.
Gesetz gegen unlauteren Wettbewerb (vom 7. Juni 1909) 1207.
Aus dem Markenschutzgesetz 1209.
Bestimmungen über die Anmeldung von Warenzeichen vom 1. Juli 1920 — 1210.
Maß- und Gewichtsgesetz vom 13. Dezember 1935 1211.
Ausführungsverordnung zum Maß- und Gewichtsgesetz vom 20. Mai 1936 — 1214.
Bekanntmachung über Einrichtung von Sitzgelegenheit für Angestellte in offenen Verkaufsstellen 1215.
Gesetz zum Schutze des Genfer Neutralitätszeichens (Rotes Kreuz) 1215.

Gesetze (Fortsetzung):
Gesetz zum Schutze des Wappens der Schweizerischen Eidgenossenschaft 1215.

Gesetz über die Fristen für die Kündigung von Angestellten 1220.
Gesetzkunde 1132.
Gespinstfaserpflanzen 128.
Gestalt, äußere, der Pflanzen 61.
Gestell 793.
Gesundheitssenfkörner, Didiers 313.
Getreidebeize 1094.
Geum urbanum 144.
Gewebe 87.
Gewebesysteme 87.
Gewerbliche Wirtschaft 1215.
Gewicht, absolutes 8, 40.
Gewichte 7, 11.
Gewichtsanalyse 1266.
Gewichtseinheit 11.
Gewicht, spezifisches 40.
— — Bestimmung 40.
Gewichtsprozent 963.
Gewichtssystem 11, 14.
— metrisches 14.
Gewürzdrogen 127.
Gewürzmühlen 16.
Gewürz-Nägelein 258.
Gewürz-Nelken 258.
— — -öl 410.
— -öle 127.
— -schokolade 308.
Gicht 793.
— Mittel gegen 124.
Gichtpapier 1107.
Gichtrosensamen 321.
Gichtrosenwurzel 154.
Gichtwurzel 143.
Giftabgabe 1106.
Gifthandel 1160, 1171.
Giftkanäle 637.
Giftlattich 240.
Giftmehl 637.
Giftsumachblätter 224.
Gigartina mammillosa 133.
Gigartinales 109.
Gilbkraut 238.
Gilchrist-Verfahren 794.
Gilsonit 353.
Gingeoles 291.
Ginger 178.
Gingergras 422.
Gingergrasöl 422.
Gingerol 178.
Ginseng root 149.
Ginsengwurzel 149, 160.
Ginster 238.

Ginsterblumen 271.
Gips 744, 757.
— Alabaster 744, 757.
— Estrich- 757.
— gebrannter 757.
— Modell- 757.
— -spat 757.
— -stein 757.
— Stuck- 757.
— -wasser 758.
Girant 1241.
Girat 1241.
Giro 1241.
Glacies Mariae 757.
Gladiolus communis 181.
— palustris 181.
Gläubiger 1228.
Glaïeul commun 181.
Glandes Quercus 323.
— — tostae praeparatae 324.
Gland de chêne 323.
Glandulae Lupuli 331.
— Rottlerae 331.
Glanzieren 982.
Glanz-kobalt 635, 792.
— -kohle 650.
— -mittel 1085.
— -stärke 1132.
— -stoff 916.
— -wichse 1129.
Glas 656.
— böhmisches 656.
— französisches 656.
— Gasometer 572.
— Jenaer Normal 656.
Glasätzung 598.
Glaserkitt 1130.
Glas-hafen 656.
— -hahnbürette 1268.
— -kopf, roter 797.
— -linse 687.
— -mensur 981.
— -ofen 656.
— -papier 657.
— -retorte, tubulierte 28.
— -stöpsel, festsitzende 1100.
— -wolle 24.
Glasieren des Kaffees 309.
Glaubersalz 728.
Glechoma hederacea 239.
Gleichung 524.
Gleichwertig 525, 526.
Gleitpulver 772.
Glimmerfarben 1068.
Glitschpulver 772.
Globeöl 926.
Globuline 565.
Globulusöl 419.
Glockenmetall 659, 825.
— -wurzel 146.
Gloriaharz 383.
Glossina palpalis 418.

Sachverzeichnis. 1307

Gloverturm 587, 613.
Glue 964.
Glühkohle 651.
Glühstrümpfe 663.
Glukofrangulin 193.
Glukose 84, 556, 906.
— sirup 907.
Glukovanillin 301.
Glukoside 563.
Glumiflorae 103, 111.
Glutin 566, 967.
Glycerine 869.
Glyzerinkitt 1130.
Glycerinum 869.
Glycerinum albissimum 869.
— album 870
— bisdestillatum 870.
— flavum 870.
— purissimum 870.
— raffinatum 870.
Glycinium 767.
Glycium 767.
Glycyrrhiza glabra 152.
— glandulifera 152.
— typica 152.
Glykokoll 553.
Glykolalkohol 546, 871.
— -säure 552.
Glykole 546.
Glykose 564, 906.
Glykosidasen 569.
Glykoside 563.
Glyzeride 546.
Glyzerin 546, 869.
— Azidifikations- 870.
— destilliertes 870.
— -Ersatz 871.
— Hauptpflege- 871.
— -kitt 1130.
— Laugen- 870.
— -monoformiat 878.
— offizinelles 869.
— -pech 871.
— -phosphorsäure 895.
— raffiniertes 870.
— Roh 870.
— Saponifikat 870.
— Seife 903.
— sterilisiertes 869.
— Unterlaugen- 870.
Glyzerinora 871.
Glyzeryloxydhydrat 546, 869.
Glyzin 997.
Glyzyrrhizin 153, 563.
Glyzyrrhizinsäure 153.
Glyzyrrhizinsaures Ammonium 153.
Gmelinsches Salz 682.
Gnaphalium arenarium 271.
— dioicum 264.
Gneis 818.
Goapowder 953.

Gold 846.
— -bad 1005.
— -chloridchlorwasserstoff 848.
— -chloride 848.
— -hydrosol 847.
— kolloidales 847.
Golden 1005.
Goldenrod 252.
Golden sulphide 643.
Gold-glätte 785.
— -hydroxyd 848.
— ochre 1038.
— -ocker 1039.
— -oxyd 848.
— -purpur 849.
— -rute 252.
— -salz 849.
— -säure 847.
— -trioxyd 848.
Goldschlägerhäutchen 841.
Goldschmitsches Thermitschweißverfahren 813.
Goldschwefel 643.
Goldwährung 1238.
Gold, weißes 850.
Goldzyankalium 849.
Gomme adragante 337.
— ammoniaque 338.
— arabique (vrai ou de Sénegal) 334.
— caoutchouc 344.
— du pays 336.
— élastique 344.
— gutte 341.
— kino 496.
— laque 362.
— -résine d'euphorbe 340.
— resine de balata 350.
— — de galbanum 341.
Gommeline 920.
Gomme résine ammoniaque 328.
Gontjes 188, 259.
Gorgon 471.
Gossypium arboreum 463.
— depuratum 1114.
— herbaceum 463.
Gottesgnadenkraut 238.
Gottesurteilbohne 322.
Goudron 354.
— de bois 372.
— — houille 372.
— végétal 372.
Goulards Extrakt 788.
Gourd-seed 312.
Gousses de Chine 1019.
— de vanille 300.
Gozzisches Goldsalz 849.
Gr 12.
Grâce de Dieu 238.
Grad 38, 43.
Gradation 975.

Gradation harte 975.
— weiche 975.
Grade — Dın 975.
— Scheiner 975.
Gradierfässer 881.
Gradierwerke 702.
Grädigkeit 699.
Graecum album 506.
Grätenschnitt 345.
Grahamit 353.
Graine d'abelmosch 303.
— d'ambrette 303.
— d'Amérique 313.
— d'aneth 276.
— d'anis étoile 276.
— — vert 277.
— d'Avignon 1018.
— — chanvre 279.
— — Chardon-Marie 298:
— de cévadille 324.
— de coriandre 288.
— de fenugrec 314.
— d'hélianthé annuel 315.
— — kefir 136.
— — moutarde noire 324.
— des Moluques 312.
— de nigelle de Damas 320.
— de paradis 322.
— de pavot 321.
— de soya 313.
— de phalaris 278.
— — phellandre 294.
— — psyllion 323.
— — tigly 312.
— — Tilly 312.
— noires 364.
Grains of paradise 322.
Graisse de porc 480.
Gramineae 103.
Gramm 11.
Gran 12.
Grana Paradisi 322.
— Tiglii 312.
Granat 818.
Granatblüten 194, 254.
— -lack 365.
— -schale 193.
— -schleifpapier 818.
— -wurzelrinde 194.
Grand soleil 315.
Granit 656, 813, 818.
Graphit 650, 652.
Graphite 652.
— -säure 653.
Grasbaumharz 352.
Grasgewächse 103.
Grasschwämme 504.
Grastorf 650.
Graswurzeln 169.
Gratifikation 1246.
Gratiola officinalis 238.
Gratiole 238.
Gratiolin 238.
Gratiolinsäure 238.

Gratiolon 238.
Gratiosolin 238.
Gratis 1246.
Graukalk 745, 882.
Graukeil 975.
Grauschleier 1003.
Grauspießglanz 640, 642.
Gravitation 8.
Greenockit 782.
Greenbroom 238.
— vitriol 803.
Green Copperas 803.
— earth Bohemian 1053.
— — Verona 1053.
— vitriol 803.
Grenzalkohole 546.
Grenzkohlenwasserstoffe 543, 544.
Gretchen im Busch 320.
Griechischer Heusamen 314.
Grießwurzel 154.
Griffel 70.
Griffes de girofle 260.
Griffithweiß 1033.
Grind bei Pflanzen 1095.
Grindelia robusta 238.
— squarrosa 238.
Grindelienkraut 238.
Grindkraut 237.
Großhandel 1146, 1226.
Grossohandel 1226.
Ground-ivy 239.
Grubengas 544.
Grubenocker 1039.
Grünalge 98.
Gründüngung 1088.
Grünfilter 977.
Grüne Erde 1053.
— — künstliche 1053.
Grüner Tee 222.
Grünkreuzkampfstoffe 570.
Grüner Zinnober 1054.
Grünöl 557.
Grünspan 828.
— blauer 828.
— destillierter 828.
— französischer 828.
— grüner 828.
— kristallisierter 828.
— schwedischer 828.
Grundbücher 1226.
Grunddiatomeen 97.
Grunddünger 1088, 1090.
Grundieren 1024.
Grundierlack 1080.
Grundkonten 1228.
Grundsatz von der Erhaltung des Stoffes 523.
Grundstoffe 520.
Gruppenreagenzien für Säuren bzw. Anionen, Übersichtstafel 1271.
Grustee 223.

Guadeloupe-Blauholz 1017.
Guaiacum, resin 361.
— wood 182.
Guajacolum 940.
— carbonicum 940.
Guajacum officinale 182, 361.
— sanctum 182.
Guajak-gelb 183, 362.
— -harz 183, 361.
— — -säure 362.
— -holz 182.
— -öl 183, 437.
Guajakol 561, 940.
— -karbonat 940.
Guajakonsäure 362.
Guajaksäure 362.
Guajaksaponin 183. 362.
Guano 1091.
Guarana 314.
— -seed 314.
Guaranin 314.
Guaza 231.
Gül 435.
Gürtelkrautsamen 329.
Güterfernverkehr 1236.
Guévé-Opium 501.
Guignetsgrün 1052.
Guineapfeffer 322.
Gum ammoniac 338.
— arabic 334.
— Benjamin 354.
— Benzoin 354.
— -cotton 914.
— -lac 362.
— turpentine 443.
Gummi 334.
Gummiarten 334.
Gummibaumsamenöl 470.
Gummi Acaciae 334.
— africanum 334.
— -arabikum 334.
— arabicum in Granis 335.
— Cerasorum 336.
— -druck 1010.
— elasticum 344.
— -feige 346.
— Galam 336.
— Geziren 335.
— Gedda 335.
— -gutt 341.
— -harze 338.
— indisches 338.
— Kino 496.
— Kirsch- 336.
— Kordofan 335.
— -lack 362.
— Mimosae 334.
— Pflaumen- 336.
— -resinae 338.
— -resina Ammoniacum 338.
— — Asa foetida 339.

Gummi-resina Galbanum 341.
— — Guttae 341.
— — Myrrha 342.
— — Thus 343.
— — Scammonium 343.
— -säure 336.
— Salabreda 336.
— Senegal 336.
— — Bonda 336.
— — Galam 336.
— — Salabreda 336.
— Suakin 335.
— Sudan 334.
— Tragacantha 337.
Gummiwaren-Aufbewahrung 349, 1098.
Gundelrebe 239.
Gundermann 239.
Gunpowder 223.
Gunja 230.
Gurjan oil 376
Gurjunbalsam 375.
— -öl 407.
— -säure 376.
Gurkenkraut 230.
Gurunüsse 310.
Gußasphalt 354.
Gußeisen 793.
— graues 794.
— weißes 794.
Gußstahl 794.
Gutschreiben 1228.
Gutta 350.
Guttapercha 349.
— depurata alba 350.
— -papier 350.
Gutta Tuban 349.
Gutti 341.
Guttisäure 342.
Guvazin 305.
Guyana Vanille 302.
Gymnospermae 103, 110.
Gymnosporae 94.
Gynaeceum 69.
Gyps 757.
Gypse 757.
Gypsophila struthium 158.
Gypsum 757.
— ustum 757.

ha 15.
Haare 81, 329.
— ,Wurzel- 54.
Haar-färbemittel 1120.
— -gebilde 81.
— -kräuselwasser 1119.
— -öle 1119.
— -pflegemittel 127, 1119.
— -pinsel 1085.
— -pomaden 1119.
— -röhrchen 47.
— -röhrenanziehung 48.
— -salben 1119.

Sachverzeichnis.

Haarwässer 1119.
Haben 1228.
Habersches Verfahren 1092.
Hämatein 1017.
Hämorrhoidenmittel 124.
Hack und Mack 371.
Haematoxylin 1017.
Hämatoxylon campechianum 1016.
Haemostyptica 123.
Härte 40.
— -skala 40.
Haferkümmel 289.
Hafer, polnischer 289.
Hafirose 436.
Haftpflicht der Bahn 1236.
Haftwurzel 54.
Hagebutte 77, 289.
Hagebuttenkerne 290.
Hagenia abyssinica 257.
Hakaphos 1093.
Halbfrucht 74, 77.
Halbierungsverfahren 414.
Halbkernseife 896, 901.
Halbstrauch 55.
Halbzellulose 758.
Halm 55.
Halo 977.
halogenarm 534.
Halogene 539, 584.
Halogenide 534, 584.
halogenreich 534.
Haloidradikal 656.
Haloidsäuren 529, 584.
Haloidsalze 584.
Halphensche Reaktion 464.
Halsleiden, Mittel gegen 124.
Hamamelisblätter 207.
Hamamelis virginiana 207.
Hamburger Blau 1048.
— Weiß 1030.
Hammeltalg 490.
Hammerschlag 795.
Handapparat 982.
Handbuch 1227.
Handel mit Heilmitteln 1133.
Handel mit Giften 1160.
Handelsbenzin 925.
Handelsbücher 1226.
— Aufbewahrung 1226.
Handelsgesellschaft 1218.
— Aktien 1218.
— Kommandit 1219.
— — auf Aktien 1219.
— mit beschränkter Haftung 1219.
— offene 1218.
— stille 1219.
Handelsgewerbe 1132.
Handelsregister 1132, 1216.
Handels-Usancen 1246.
Handelswaage 11.

Handelswissenschaft 1215.
Handförmiges Blatt 61.
Handlungsbevollmächtigter 1221.
Handlungsgehilfe 1219.
— -lehrling 1219, 1222.
— -reisender 1221.
Handwaage 9.
Hanffaser 279.
Hanf-früchte 279.
— -hahn 230.
— -hennen 230.
— -kraut, Indisches 230.
— -öl 279.
— -samen 279.
Hardhay 239.
Hardtwickiabalsam 376, 377.
Hardtwickia pinnata 376, 377.
Hardtwickiasäure 377.
Haremmastix 368.
Haricot 322.
Haricot's-peel 294.
Harmonika, chemische 576.
Harnkraut 239.
Harnstoff 906, 1091.
Harntreibende Mittel 124.
Harnwegeerkrankung, Mittel gegen 123.
Hartgummi 347.
— -staub 347.
Hartguß 795.
Hartheu 239.
Hartmarmor 757.
Hart's horn 511.
Hartspiritus 865.
Hart's-tongue 248.
— -truffle 134.
Harttrockenglanzöl 1077.
Harttrockenöl 1077.
Harze 351.
— Alkyd- 352.
— bituminöse 353.
— empyreumatische 371.
— fossile 351.
Harz, Balsam- 368.
— -firnis 1074.
— Geigen- 369.
Harziggewordene äth. Öle verbessern 390.
Harzkernseife 900.
Harz, Kumaron- 352.
— Kunst- 351.
— Lachten- 368.
Harzlack 1076, 1082.
Harzleim 900.
Harzlösungen wässerige 1085.
Harzöl 931, 1080.
Harz-ölfirnis 1074.
— -saures Blei 790.
— Mangan 808.
— Scharr- 368.

Harzseifen 351, 900.
Harzsikkativ 1068.
Harz, weißes 368.
Haschisch 231.
Haselnußkernöl 461.
Haselwort-root 164.
Haselwurz 164.
Hasenöhrlein 164.
Hasen und Kaninchen fernzuhalten 1096.
Haube b. Moosen 101.
Hauhechelwurzel 154.
Hauptachse 55.
Hauptbuch 1227.
Hauptverzeichnis 7.
Hauptwurzel 53.
Hausen 510.
Hausenblase 510.
— japanische 132.
Hausmannit 805.
Hausrot 1041.
Hausse 1246.
Hauterkrankungen, Mittel gegen 124.
Hautgewebesystem 87, 88.
Hautleim 965.
Haut- u. Lungengifte 571.
Hautöle 1118.
Hautpflaster 1108.
Hautpflege 1118.
— -mittel 127.
Hautsalben 1118.
Havarie 1246.
havariert 364.
Haysantee 223.
Heart's-ease 251.
Hebel, einarmig 8.
— -Gesetz 8, 10.
— gleicharmig — zweiarmig 8.
— ungleicharmig 8.
Heber 19.
Heberbarometer 18.
Heckenrose 289.
Hederichausrottung 1097.
Hedge-hyssop 238.
Hefe entbitterte 135.
Hefe mediz. 135.
Hefner Normalkerze 997.
Heftpflaster 905, 1108.
Heideckerwurzeln 177.
Heidelbeerblätter 214, 226.
Heidelbeeren 293.
Heidelbeerwein 293.
Heidetorf 650.
Heil allen Schaden 251.
Heiligen Bitter 165.
Heilmittel 1134.
Heimlampe 996.
Heiogomme 920.
Heißwassertrichter 25.
Heizkörperlack 1077.
Heiztrichter 25.
Hektar 15.

Hektogramm 11.
Hektograph 1125.
Hektoliter 13.
Hektometer 14.
Helenenwurzel 146.
Helenin 146.
Helgoländer Pflaster 1107.
Helianthus annuus 315.
Helices 509.
Helichrysin 271.
Helichrysum arenarium 271.
Heliotrop 54.
Heliotropin 948.
Heliotropinum 948.
Helium 571, 767.
Helix pomatica 509.
Hellébore blanc 169.
Hellehorein 170.
Helleborin 170.
Hellébore noir 170.
Helleborus niger 170.
— viridis 170.
Heller Zypervitriol 830.
Helm 28.
Helobiae 103.
Hématite 797.
Hemiterpene 563.
Hemizellulose 758.
Hemlock 235.
— tanne 443.
Hemlock-Tannennadelöl 399.
Hemp-seed 279.
Henbane-leaves 208.
— seed 315.
Henkelkleister 917.
Henna 207.
Hennah 207.
Henna-leaves 207.
Hepar Sulfuris 667.
Hepatica triloba 207.
Heptakarbozyklisch 558.
Herba Abrotani 227.
— Absinthii 227.
— — alpini 228.
— Adonidis 228.
— Agrimoniae 229.
— Artemisiae 229.
— Asperulae odoratae 243.
— Ballotae lanatae 229.
— Basilici 229.
— Borraginis 230.
— Botryos mexicanae 230.
— Bursae Pastoris 230.
— Cannabis indicae 230.
— Capillorum Veneris 232.
— Cardui benedicti 233.
— Centaurii minoris 234.
— Chelidonii majoris 234.
— Chenopodii ambrosioidis 230.
— Cicutae 235.
— Cochleariae 234.
— Conii 235.

Herba Cynoglossi 236.
— Droserae rotundifoliae 236.
— Equiseti majoris 237.
— — minoris 237.
— Fumariae 237.
— Galeopsidis 238.
— Genistae 238.
— Genipi albi 228.
— Gratiolae 238.
— Grindeliae 238.
— Hederae terrestris 239.
— Hepaticae nobilis 207.
— Herniariae 239.
— Hyperici 239.
— Hyssopi 240.
— Ivae moschatae 240.
— Jaceae 251.
— Lactucae virosae 240.
— Ledi palustris 241.
— Linariae 241.
— Lobeliae 241.
— Loti odorati 243.
— Majoranae 242.
— Mari veri 242.
— Marubii albi 242.
— — nigri 229.
— Matico 211.
— Matrisilvae 243.
— Meliloti 243.
— Menthae crispae 212.
— — piperitae 212.
— — pulegii 244.
— Millefolii 214.
— Ocimi citrati 229.
— Origani cretici 244.
—.— vulgaris 244.
— Patchouly 245.
— Plantaginis 244.
— Pogostemonis 245.
— Polygalae amarae 246.
— Polygoni avicularis 246.
— Pulegii 244.
— Pulmonariae 246.
— — arboreae 137.
— Pulsatillae 247.
— Rorellae 236.
— Roris Solis 236.
— Rosmarini silvestris 241.
— Rutae 217.
— — hortensis 217.
— Sabinae 247.
— Saturejae 248.
— Scolopendrii 248.
— Scordii 248.
— Serpylli 248.
— Solidaginis 252.
— Spilanthis oleraceae 249.
— Tanaceti 271.
— Thujae 249.
— Thymi 249.
— Urticae 250.
— Verbenae 251.
— Veronicae 251.

Herba Violae tricoloris 251.
— Virgaureae 252.
Herbae 227.
Herbarium 1250.
Herbe à jaunir 238.
— à l'hirondelle 234.
— à mille florins 234.
— à pauvre homme 238.
— au laitier 246.
— aux chats 242.
— aux cuillers 234.
— — goutteux 236.
— aux vers 227.
— d'absinthe 227.
— d'aigremoine 229.
— d'armoise 229.
— d'asperule 243.
— d'aurone mâle 227.
— de basilic 229.
— — capillaire de Montpellier 232.
— — centaurée 234.
— — chanvre indien 230.
— — chardon bénit 233.
— — chelidoine 234.
— — coquelourde 247.
— — cynoglosse 236.
— — fumeterre 237.
— — grande ciguë 235.
— — laitue vireuse 240.
— — lierre terrestre 239.
— — linaire 241.
— — lobélie enflée 241.
— — marjolaine 242.
— — marrube blanc 242.
— — mélilot 243.
— — menthe frisée 212.
— — — poivrée 212.
— — millepertuis 239.
— — panetière 230.
— — pensé sauvage 251.
— — petit chêne 242.
— — plantain 244.
— — pulmonaire 246.
— — rue 217.
— — sabine 247.
— — Saint-Jean 239.
— — sarriette 248.
— — spilanthe 249.
— — thym 245.
— — — sauvage 248.
— — la Trinité 207.
— — verveine 251.
— dorée 252.
— d'hysope 240.
— d'origan vulgaire 244.
— d'ortie 250.
— du germandrée d'eau 248.
— du scorbut 234.
— royale 229.
— sacré 251.
— sainte 227.
Herbstzeitlosenknolle 181.

Herbstzeitlosensamen 311.
Herd 793.
Heringstran 468.
Herniaire 239.
Herniaria glabra 239.
— hirsuta 239.
Herniarin 239.
Herniole 239.
Heroinhydrochlorid 957.
Hervorrufen 997.
Hervorrufer 997.
Hesperidin 185, 192, 278.
Heteromere Flechten 101.
Heteromorph 27.
Heterozyklische Verbindungen 542.
Heublumen 265.
Heusamen, griechischer 314.
Hevea brasiliensis 345.
Hexahydrothymol 432.
Hexakarbozyklisch 542.
Hexakarbozyklische Verbindungen 542.
Hexamethylentetramin 876.
Hexanaphthen 923.
Hexenkraut 239.
Hexenmehl 329.
Hexosen 556.
Hexylenalkohol 431.
hg. 11.
Hibiscus abelmoschus 303. 398.
Hiefen 290.
High-taper-flowers 273.
Hilfsbücher 1226.
Himbeerblätter 216.
Himbeersaft 1111.
Himmelfahrtsblümchen 264.
Himmelsschlüssel 267.
Himpten 13.
Hips 289.
Hirschbrunst 134.
Hirschhorn, gebrannt 511.
— -geist 734.
— geraspelt 511.
— -öl 403.
— -salz 740.
Hirschtalg 490.
— -trüffel 134.
— -zunge 248.
Hirtentäschchen 230.
Hirudines 509.
hl 13.
hm 14.
Hoarhound 242.
Hoch-blätter 58, 65.
— -glanz 982, 1006.
— — -presse 982.
— -moor 1089.
— — -torf 650.
Hochofen 793.
— -graphit 652.

Hochofenschlackenzement 745.
Höckertang 131.
Hölzer 182.
Höllenöl 471.
Höllenstein 844.
— -fleckenentfernung 1100.
Hoffmannstropfen 1110.
Hohlmaße 12.
Hohlwurzeln, lange 164.
— runde 164.
— virginische 145.
Hohlzahnkraut 238.
Holderblüten 270.
Hollow root 237.
Hollyhock 266.
Holly-leaves 209.
Holosterik 19.
Holunder-beeren 297.
— -blumen 270.
— -mus 297.
— -schwamm 136.
— -stockblüten 270.
Holy-thistle 233.
Holz 89.
— -asche 673.
— -beizen 1125.
— -essig 883.
— — rektifizierter 884.
— — roher 883.
— — -säure 880.
— — -saures Eisen 800.
— — saurer Kalk 750, 882.
— -fasern 90.
— -geist 858.
— -kalk 750.
— -körper 89, 90.
— -kohle 650.
— -nachweis im Papier 560.
— -öl, chinesisches 376.
— -parenchym 90.
— -säure 883.
— -schicht, sekundäre 91.
— -stamm 55.
— -stativ 994.
— -teer 372.
— -terpentinöle 443.
— -torf 650.
— -wolle 1115.
— — -binden 1116.
— — -watte 1116.
— -zucker 556.
Homatropinhydrobromid 962.
Homatropinum hydrobromicum 962.
Homöomere Flechten 100.
Homogen 48, 1113.
Homologe Reihe 544, 559.
Honduras Sarsaparille 159.
Honey 908.
Honig 908.
— -biene 481.
— -behälter 66.

Honig Fenchel- 910.
— gereinigter 909.
— Jungfern- 908.
— Karobe 285.
— -klee 243.
— Koniferen- 908.
— Kunst- 910.
— Lauf- 908.
— Leck- 908.
— Preß- 908.
— -pulver 910.
— Rauh- 908.
— Roh- 908.
— Scheiben- 908.
— Schleuder- 908.
— Seim- 908.
— Senk- 908.
— Stampf- 908.
— -stein 653.
— -steinsäure 653.
— Tannen- 908.
— Trauben- 910.
— Tropf- 908.
— Waben- 908.
— Wald- 908.
— Werk- 908.
Honorieren 1246.
Hopfen 265.
— -drüsen 331.
— spanischer 244.
— -öl, spanisches 433.
Hopogan 770.
Hops 265.
Horizontal 8.
Hormone 566.
Horn-blenden-Asbest 772, 773.
— -mehl 1091.
— -schwämme 503.
— -silber 841.
— -späne 1091.
— -stoff 566, 964.
Horsfordsches Backpulver 755.
Hounds-tongue 236.
Hübelsches Jodadditionsverfahren 459.
Hudetee 239.
Hühnereiweiß 565.
Hüllen der Samenknospen 70, 79.
Hüllkelch 67.
Hüllspelzen 103.
Hülse 75.
Hülsenblätter 209.
Hülsenfrüchtler 105.
Hütscheln 297.
Hüttenrauch 636.
Huflattich-blätter 206.
— -blüten 206.
Huile animale de Dippel 403.
— antique 396.

Huile d'amandes douces 460.
— d'arachide 462.
— de ben 470.
— — bouleau 373.
— — cade 373.
— — castor 474.
— — cocos 487.
— — coton 463.
— — croton 463.
— d'enfer 471.
— de foie de morue 465.
— — grain 868.
— — laurier 488.
— — lin 468.
— — navette 473.
— d'œufs 472.
— d'olive 470.
— de palme 489.
— — pavot 473.
— — pied de bœuf 477.
— — pistache de terre 462.
— — pommes de terre 868.
— — Provence 470.
— — ricin 474.
— — sésame 476.
— — soya 477.
— — vierge 470.
Humulus lupulus 265, 331.
Humus 1089.
Hundekot 506.
Hundezähne 736.
Hundskamille 263.
Hunds-tod 142.
— -zungenkraut 236.
Husten lindernde Mittel 125.
Hyazinth 662.
Hydrargol 833.
Hydrargyre 831.
Hydrargyri-ammonium-chlorid 837.
— -chlorid 836.
Hydrargyri-chloramid 837.
— -diammoniumchlorid 838.
Hydrargyri chloridum mite 835.
— -jodid 838.
— -oxyd 834.
— -sulfat 840.
— -sulfid 1044.
— -zyanid 839.
Hydrargyro-chlorid 835.
— -jodid 838.
— -sulfat 840.
Hydrargyrum 831.
— amidato bichloratum 837, 1045.
— bichloratum (corrosivum) 836.
Hydrargyrum bijodatum (rubrum) 838.

Hydrargyrum chloratum (mite) 835.
— — praecipitatum 835.
— — mite praeparatum 835.
— — sublimatum 835.
— — Vapore paratum 835.
— cyanatum 839.
— jodatum (flavum et viride) 838.
— oxydatum 834.
— — flavum 834.
— — praecipitatum 834.
— — rubrum 834.
— — via humida paratum 834.
— praecipitatum album 837.
— rhodanatum 668.
— stibiato-sulfuratum 840.
— sulfocyanatum 668.
— sulfocyanicum 668.
— sulfuratum nigrum 839, 1044.
—→ — rubrum 1044.
— sulfuricum basicum 840.
— sulfuricum neutrale 840.
— — oxydatum 840.
— sulfuricum oxydulatum 840.
— thiocyanicum 668.
Hydrastin 171.
Hydrastis canadensis 170.
— -rhizom 170.
— -wurzel 170.
Hydrate d'amylène 868.
— de chloral 877.
— — méthyle 858.
Hydrate de strontium 763.
Hydratisches Eisenoxyd 796.
Hydraulische Presse 32.
Hydraulischer Mörtel 745.
Hydrazin 620.
Hydrobromic acid 596.
Hydrochinon 226, 227, 561, 939.
— -äthyläther 404.
Hydrochinonum 939.
Hydrochlorate de soude 701.
— -chloric acid 586.
— -cyanic acid 656.
— -fluoric acid 598.
Hydrogen 574.
— iodic 594.
— peroxyde 582.
Hydrogène 574.
— sulfuré 617.
Hydrogenisierte Fette 457.
Hydrogenium 574.
— hyperoxydatum 582.
— peroxydatum solutum concentratum 582.

Hydrogenium sulfuratum 617.
Hydrolasen 568.
Hydromonothionige Säure 607.
Hydrojuglon 194.
Hydrolyse 538, 563.
Hydrolytische Zersetzung 538.
Hydroquinone 939.
Hydroschweflige Säure 607.
Hydroschwefligsaures Natrium 728.
Hydrosol 538.
— des Mangansuperoxyds 806.
Hydrostatische Waage 44.
Hydrosulfide 617.
Hydroterpin 448.
Hydrotica 126.
Hydroxyl 526, 529.
Hydroxylamin 620.
Hydroxylionen 537.
Hydroxysäuren 553.
Hygrin 204.
Hygroskopisch 3, 46, 536.
Hygroskopische Warenaufbewahrung 1100.
Hymenaea Courbaril 353, 358.
— verrucosa 356.
Hyoscyamus niger 208, 315.
Hyoszyamin 143, 203, 208, 221, 315, 326.
Hyoszyn 208, 326.
Hypericum perforatum 239.
Hyperikumrot 240.
Hyperizin 240.
Hyperol 584.
Hyperoxyde 627.
Hyphen 99.
Hypnotica 126.
Hypnotikum 868, 874.
Hypobromite 597.
Hypochlorite 590.
Hypojodite 595.
Hypophosphite 631.
— de chaux 756.
— — soude 724.
Hyposulfite de soude 725.
Hypothetisch 530, 631.
Hyraceum capense 517.
Hyrax capensis 517.
Hyrgol 833.
Hysope 240.
Hyssop 240.
Hyssopus officinalis 240.

Ibsor-Verschluß 994.
Iceland-moss 138.
Ichthyocolla 510.
Ichthyocolle 510.
Ichthyol 931.
— weißes 931.

Sachverzeichnis.

Ichthyolum 931.
Icica icicariba 361.
Identität 1246.
Identitätsnachweis 541, 1252.
Identitätsreaktion 541.
Idrisöl 422.
Igasurin 961.
Igasursäure 327.
Ignatiusbohnen 328.
Ikonometer 984.
Ilex amara 209.
— aquifolium 209.
— paraguayensis 209.
Ilizin 209.
Illicium anisatum 276.
— japanicum 276.
-- religiosum 276.
— verum 276, 403.
Illipeöl 492.
Ilmenit 662.
Ilmenitschwarz 1056, 1058.
Imaginär 1246.
Iminbasen 555.
Immersion 22.
Immobilien 1246.
Immortellen 271.
Imperatoria ostruthium 171.
Imperatorin 171.
Imperial red 1041.
— -tee 223.
Imperial yellow 1036.
Import 1246.
Imprägnieren 581, 1144.
Inaktiv 563, 953.
Indamine 1016.
Indanthrene 1016.
Indian berries 287.
— hemp 230.
— ink 1057.
— nut 305.
— tobacco 241.
— yellow 1038.
India rubber 344.
Indicum 1019.
Indifferent 927.
Indifferente Quellen 579.
Indigbraun 1020.
Indigextrakt 1021.
Indigkarmin 1020.
Indigkomposition 1020.
Indigküpe 1020.
Indigo 1019.
Indigoblau 1021.
Indigoblau regeneriert 1021.
Indigofera argentea 1019.
— isperma 1019.
— pseudotinctoria 1019.
— tinctoria 1019.
Indigogluzin 1020.
Indigo, künstlicher 1021.
— -lösung 1128.
— -solution 1020.
Indigotin 1020.

Indigoweiß 1020, 1021.
Indigpräparat 1021.
Indigrot 1020.
Indigschwefelsäure 1020.
Indigschwefelsaures Natrium 1020.
Indikan 1019.
Indikator 1269.
Indischer Balsam 377.
— Sirup 911.
Indische Sennesblätter 218.
— Mandeln 276.
Indisches Hanfkraut 230.
— Verbenaöl 402.
Indischgelb 1038.
Indischrot 1042.
Indium 541, 823.
Indossament 1241.
Indossant 1241.
Indossat 1241.
Inflation 1238.
Informieren 1246.
Infusa 1116.
Infrarotplatten 976.
Infusion 395.
Infusionen 577.
Infusorienerde 657.
Ingwer 178.
Ingwer, deutscher 163.
— eingemachter 179.
— -öl 451.
— -wurzel 178.
Inhaber 1217.
Inhaberaktien 1218.
Inhibieren 1246.
Injektion, subkutane 956.
Inkasso 1245.
Inkomankomo 172.
Inkrustieren 133, 758.
In natura 1246.
Innenwüchsige 93.
in oil 376.
Inosit 210.
Insect-powder 267.
Insektenfanggürtel 1096.
Insektenpulver 267.
— -blüten 267.
Inselt 491.
Insertion 55, 60, 64.
In statu nascendi 1014.
Insulin 567.
Integumente 79.
Interessen 1237.
Internationale Opiumkonferenz 502.
Internodium 55, 98.
Intervention 1242.
Interzellularraum 88.
Intussuszeption 82.
Inula britannica 257.
— helenium 146.
Inule root 146.
Inulin 142, 143, 144, 146, 155, 556.

Inventar 1230.
Inventarienbuch 1227.
Inventarium 1230.
Inventur 1229.
Inversion 910.
Invertin 323.
Invertzucker 556, 907.
Iode 591
— sublimé 593.
Iodhydrate d'ammoniaque 738
Iodic acid 595.
Iodide of formyl 857.
— — potassium 669.
Iodina 593.
Iodoforme 857.
Iodoformum 857.
Iodure d'ammonium 738.
— de bismuth 645.
— d'argent 843.
— de cadmium 782.
— de calcium 747.
— de plomb 787.
— de potassium 669.
— de sodium 704.
— de strontium 764.
— de zinc 779.
— mercureux 838.
— mercurique 838.
— rouge de mercure 838.
Ionen 537.
Ionenreaktion 538, 541
Ionentheorie 537.
Ionisieren 537.
Ionisierung, negative 537.
— positive 537.
Ionon 425.
Ipecacuanha root 150.
Ipekakuanhasäure 150.
Ipomoea orizabensis 150.
Iridin 172.
Iridium 850, 852.
— -chlorid 852.
— — -chlorwasserstoff 852.
— mohr 852.
— -sesquioxyd 852.
Irisblende 991.
Iris de Florence 171.
— florentina 171.
— germanica 171.
— -öl 424.
— pallida 171.
— pseudacorus 172.
— -rhizom 171.
— root 171.
Irländisch Moos 133.
Iron 172, 261, 424.
— red 1041.
Isatis tinctoria 1019.
Isinglass 132, 510.
Isländisch Moos 138.
Isländische Flechte 138.
Isoalantolakton 147.
Isoamylalkohol 868.

Isocholesterinester 478.
Isolierbar 732.
Isoliermittel 1077, 1080.
Isolinolensäure 469.
Isologe Reihe 544.
Isomer 558.
Isomorph 27.
Isonandra gutta 349.
Isonitrilgeruch 948.
Isop 240.
Isopentylalkohol 868.
Isopren 347.
Isopropylalkohol 548.
Isosäure 551.
Isosulfocyanate d'allyle 440.
Isothiozyanallyl 441.
Isothiozyansäure-Ester 235, 441.
Isovaleriansäure 431.
Istizin 954.
Italienische Bertramwurzel 155.
— Umbra 1043.
Italienischrot 1042.
Itrol 844.
Ivakraut 228, 240.
Ivaöl 426.
Ivaol 426.
Ive musquée 240.
Ivory black 1056.
Iwaranchusaöl 450.
Iwarankusaöl 450.

Jaborandi-blätter 208.
— -leaves 208.
Jaborin 208.
Jafarabadaloe 497.
Jaffnamoos 131.
Jagdpulver 684.
Jahresabschluß 1230.
Jahresbilanz 1230.
Jahresringe 91.
Jakarandapolitur 1025.
Jalap 149.
— gum 362.
Jalapenharz 362.
— -wurzel 149.
Jalapin 150.
Jambosa caryophyllus 258.
Jamaica-pepper 274.
Jamaika-holz 1016.
— Ingwer 179.
— -pfeffer 274.
Jansen, Zacharias 22.
Japanische Gallen 332.
— Gelatine 132.
— Hausenblase 132.
Japanischer Baldrian 163.
— Ingwer 179.
— Vogelleim 209.
Japanisches Wachs 485.
Japanlack 377.
Japan red 1042.

Japanrot 1042.
Japanrotholz 1018.
Japantalg 485.
Japanwachs 485.
Japan wax 485.
Jasminöl 424.
— künstliches 424.
— synthetisches 424.
Jasminum grandiflorum 424.
— odoratissimum 424, 1122.
Jasminwurzel, gelbe 147.
Jasmon 424.
Jaspeada 507.
Jatorrhiza palmata 144.
Jatrorrhizin 145.
Jauche 1089.
Jaune 1023.
— brillant 1038.
— citron d'urane 813.
— de chrom 1036.
— d'urane 813.
— impérial 1036.
— indien 1038.
— napolitains ou de Naples 1038.
Javaoliven 472.
Javazimt 188.
Jekorinsäure 466.
Jenaer Normalglas 656.
Jequiritol 315.
Jervin 170.
Jesuitertee 209, 230.
Jochalge 98.
Jochspore 98.
Jod 591.
— -ammonium 738.
Jodadditionsverfahren Hübels 459.
Jodate 595.
Jodbenzin 593.
Jodblei 787.
Jodchlorooxychinolin 956.
Joddioxyd 595.
Jodflecke entfernen 1100.
Jodgewinnung 592.
Jodhydrate d'ammoniaque 738.
Jodide 534, 595.
— i- und o- 595.
Jodina 591.
Jod-kadmium 782.
— -kalium 669.
— -kalzium 747.
— -kupfer 593.
— -lithium 732.
— -natrium 704.
Jodoform 857.
Jodoformium 857.
Jodol 954.
Jodolum 954.
Jodometrie 1270.
Jodpentoxyd 595.

Jodpyrrol 954.
Jodquecksilber, gelbes 838.
— rotes 838.
Jodquellen 579.
Jodsäure 595.
— anhydrid 595.
Jodsaures Kalium 670.
— Natrium 704.
Jodsilber 843.
Jodstrontium 764.
Jodsublimation 593.
Jodum 591.
— purum 593.
— resublimatum 593.
Jodüre 534, 595.
Jodure d'ammonium 738.
— d'argent 843.
— de cadmium 782.
— — strontium 764.
— — zinc 779.
— mercurique 838.
— rouge de mercure 838.
Jodwasserstoff 594.
Jodwasserstoffsaures Ammonium 738.
— Blei 787.
— Kadmium 782.
— Kalium 669.
— Kalzium 747.
— Natrium 704.
Jodwismutgallat 647.
Jodzahl 459.
Jod-zink 779.
— -Stärkekleister 779.
Jodzinkstärkelösung 1253.
Joghurt 569.
Johannis-beerblätter 216.
— -blumen 256.
— -brot 285.
— -kraut 239.
— -wurzel 167.
John's-bread 285.
— -wort 239.
Johore, ostindische 150.
Jonon 425.
Journal 1227.
Juckbohne 299.
Juckpulver 299.
Judasohr 136.
Judenkirsche 274.
Judenpech 353.
Juglandales 104, 112.
Juglans regia 194, 209.
Juglon 210.
Juice of liquorice 498.
Jujube 291.
Jujubes 291.
Julianiales 104.
Jungfernhonig 908.
Jungfern-milch 355.
— -öl 470.
— -quecksilber 831.
Jungfustik 1019.
Junghaysantee 223.

Juniper-berries 291.
Juniperus communis 291.
— oxycedrus 373.
— sabina 247, 439.
— virginiana 248, 411.
Jus de réglisse 498.
Jussieu's System 93.
Jute 1114.
Juwelier Borax 709.

Kabeljau 465.
Kachelot 485.
Kaddigbeeren 291.
— -öl 373.
Kaddik 291.
Kadinen 246, 418, 425, 433, 439.
Kadinöl 373.
Kadmium 767, 782.
— -bromid 782.
— bromwasserstoffsaures 782.
Kadmium-chlorid 782.
— chlorwasserstoffsaures 782.
— -hydroxyd 782.
— -jodid 782.
— jodwasserstoffsaures 782.
— -gelb 783, 1038.
— -orange 1038.
— -nitrat 783.
— -oxyd, schwefelsaures 783.
— -rot 1038.
— salpetersaures 783.
— -sulfid 783, 1038.
— -sulfat 783.
Kadmopone 1038.
Kältemischungen 1130.
Kämpherid 168.
Käsefarbe 1128.
Käsepappelblüten 266.
Käsepappelkraut 211.
Käsestoff 566.
Kättis 514.
Kaffee 308.
— ähnliche Getränke, Drogen für 128.
— -bohne 308.
— -gerbsäure 309.
Kahn 68, 106.
Kainit 664, 774.
Kaiser-blau 1049.
— -gelb 1036.
— -grün 1055.
— -öl 926.
— -petroleum 926.
— -rot 1041.
— -tee 223.
— -wurzeln 171.
Kajeputöl 408.
Kajoepoetih-Baume 408.
Kakao-bohnen 305.
— -butter 486.

Kakao, entölter 308.
— löslicher 308.
— -masse 307.
— -öl 486.
— -rot 307.
— -schale 307.
Kakerlake 506.
Kakodyloxyd 639.
Kalabarin 322.
Kalabarbohnen, lange 323.
— wilde 323.
Kalabreseressenzen 387.
Kalamatafeigen 283.
Kalebasse 378.
Kalialaun 821.
Kaliaturholz 1026.
Kali aceticum 673.
— -ammoniaksalpeter 1092.
Kali, blausaures (fälschlich) 681.
— causticum 665.
— — Alcohole depuratum 666.
— — fusum 665.
— causticum in Bacillis 665.
— — — Frustulis 665.
— siccum 665.
— dichromsaures 680.
— doppeltchromsaures 680.
— -Düngesalze 1092.
— -Fabrikationssalze 1092.
Kaliglas 656.
— -hydrat 665.
Kali hydricum 665.
— kaustisches 665.
— nitricum 683.
— -nüsse 323.
— rotes chromsaures 680.
— -salpeter 683.
— -seife 896, 902.
— -superphosphat 1093.
— -wasserglas 689.
Kaliche 719.
Kalium 663, 664, 1088.
— aceticum 673.
— aethylxanthogenat 655.
— aethylxanthogensaures 655.
— arachinsaures 463.
— -alaun 821.
— -arsenat 673.
— — einbasisch 673.
— arsenicicum 673.
— arsenicosum 673.
— arsenigsaures 673.
— -arsenit 673.
— arsensaures 673.
— -aurichlorid 849.
— -aurizyanid 849.
— -aurozyanid 849.
— -azetat 673.
— bicarbonicum 677.
— -bichromat 680.
— bichromicum 680.

Kalium bifluoratum 671.
— -bifluorid 671.
— -bikarbonat 677.
— — primäres 677.
— -bioxalat 685.
— bioxalicum 685.
— -bisulfat 691.
— -bisulfit 691.
— bisulfuricum 691.
— bisulfurosum 691.
— bitartaricum 695.
— -bitartrat 695.
— borussicum 681.
— -bromat 671.
— bromatum 670.
— bromicum 671.
— -bromid 670.
— bromsaures 677.
— bromwasserstoffsaures 670.
— carbonicum 673.
— — acidulum 677.
— — bisdepuratum 676.
— — crudum 673.
— — depuratum 675.
— — e Tartaro 676.
— — purum 676.
— -chlorat 678.
— chloratum 668.
— chloricum 678.
— -chlorid 664, 668.
— chlorsaures 678.
— chlorwasserstoffsaures 668.
— -chromat 679.
— chromicum 679.
— chromicum acidulum 680.
— — flavum 679
— — rubrum 680.
— chromsaures, gelbes 679.
— — neutrales 679.
— cyanatum 671.
— cyanatum 671.
— -dichromat 680.
— dichromicum 680.
— dichromsaures 680.
— disulfit 692.
— disulfurosum 692.
— doppeltchromsaures 680.
— doppelt-kohlensaures 677.
— — schwefelsaures 691.
— — schwefligsaures 691.
— eisensaures 796.
— -eisenzyanid 682.
— -eisenzyanür 681.
— essigsaures 673.
— ferricyanatum rubrum 682.
— -ferrizyanid 682.
— ferrocyanatum flavum 681.
— -ferrozyanid 681.
— fluoratum 671.

83*

1316 Sachverzeichnis.

Kalium-fluorid 671.
— — saures 671.
— fluorwasserstoffsaures 671.
— gelbes, chromsaures 679.
— -goldchlorid 849.
— -goldzyanid 849.
— -goldzyanür 849.
— hydricum 665.
— hydrobromicum 670.
— hydrojodicum 669.
— hydrosulfat 691.
— -hydrosulfid 664.
— -hydroxyd 665.
— hydroxydatum 665.
— hypercarbonicum 677.
— hyperkarbonat 677.
— hypermanganicum 686.
— hypersulfat 688.
— hypersulfuricum 688.
— -jodatstärkepapier 1253.
— -jodat 670.
— jodatum 669.
— jodicum 670.
— -jodid 669.
— jodsaures 670.
— jodwasserstoffsaures 669.
— kantharidinsaures 507.
— -karbonat 673.
— — einfaches 673.
— — reines 676.
— — rohes 673.
— — sekundäres 673.
— kieselsaures 689.
— kohlensaures 673.
— -manganat 687.
— mangansaures 687.
— -metabisulfit 692.
— metabisulfurosum 692.
— -metall 664.
— metallicum 664.
— myronsaures 325, 440.
— -Natrium tartaricum 693.
— -natriumtartrat 693.
— -Natrium weinsaures 693.
— -nitrat 683.
— nitricum 683.
— -nitrit 685.
— nitrosum 685.
— -oxalat, neutrales 686.
— -oxalat, übersaures 685.
— oxalicum neutrale 686.
— oxalsaures 686.
— — neutrales 686.
— — saures 685.
— oxychinolinsulfosaures 955.
— oxydatum hydricum 665.
— -oxydhydrat 665.
— oxymuriaticum 678.

Kalium percarbonicum 677.
— -perchlorat 686.
— perchloricum 686.
— -perkarbonat 677.
— -permanganat 686.
— permanganicum 686.
— — crudum 687
— -persulfat 688.
— persulfuricum 688.
— -platinchlorid 851.
— -platinchlorür 851.
— -pyrosulfat 691.
— pyrosulfit 692.
— quecksilberjodid 839.
— -rhodanat 668.
— rhodanatum 668.
— rhodanicum 668.
— -rhodanid 668.
— salpetersaures 683.
— salpetrigsaures 685.
— saures kohlensaures 677.
— — oxalsaures 685.
— — schwefelsaures 691.
— — weinsaures 695.
— schwefelsaures 690.
— — saures 691.
— -silberzyanid 846.
— silicicum 689.
— -silikat 689.
— -Stibio tartaricum 694.
— -sulfat 690.
— — primäres 691.
— — saures 691.
— — sekundäres 690.
— sulfocyanatum 668.
— sulfocyanicum 668.
— -sulfozyanat 668.
— sulfuratum 667.
— sulfuricum 690.
— — acidum 691.
— supercarbonicum 677.
— superkarbonat 677.
— tartaricum 692.
— — acidulum 695.
— — boraxatum 710.
— -tartrat 692.
— — Antimonyl- 694.
— thiocyanicum 668.
— -thiozyanat 668.
— thiozyansaures 668.
— -überchlorsaures 686.
— überkohlensaures 677.
— übermangansaures 686.
— überschwefelsaures 688.
— -uranrot 933.
— weinsaures Antimonyl 694.
— weinsaures, neutrales 692.
— — saures 695.
— -wolframat 812.
— zooticum 681.
— -zyanat 672.
— -zyanid 671.

Kalium zyansaures 672.
— zyanwasserstoffsaures 671.
Kalkäscher 965.
Kalk 744.
— arabinsaurer 336.
— -blau 1046.
— -brei 744, 745.
— doppeltschwefligsaurer 758.
— essigsaurer 750.
— -farben 1059.
— gebrannter 744.
— -grün 1053.
— holzessigsaurer 750.
— kohlensaurer, gefällter 751.
— -licht Drummonds 746.
— -liniment 469.
— -milch 744, 745.
— -öfen 744.
— phosphorsaurer 754.
— — dreibasischer oder normaler 755.
— — roher 755.
— -salpeter 1092.
— -schleier 1003.
— -schwefelleber 750.
— schwefelsaurer 757.
— schwefligsaurer 758.
— -spat 744.
— -stein 744.
— -stickstoff 750, 1091.
— -violett 1059.
— -wasser 744, 745, 746.
— Wiener- 746.
Kalkulation 1237.
Kalmus 165.
— kandierter 165.
— -öl 409.
Kalomel 835.
— durch Dampf bereiteter 835.
— gefällter 835.
— sublimierter 835.
Kalorie 37.
Kaltbrüchig 794.
Kaltes Bronzieren 662.
Kaltvorschlagöl 408.
Kaltwasserfarbe 1064.
Kaltwasserseife 900.
Kalumbawurzel 144.
Kalzinieren 711.
Kalziniertöpfe 1029.
Kalzium 744, 1088.
— -azetat 750.
— -bikarbonat 576, 744.
— -biphosphat 755.
— -bisulfit 758.
— bitartrat 695.
— -borat 708.
— -bromid 748.
— bromwasserstoffsaures 748.

Kalzium-butyrat 552.
— -chlorat 747.
— -chlorid 746, 752.
— chlorsaures 753.
— -fluorid 748, 597.
— fluorwasserstoffsaures 748.
— -hydroxyd 744.
— -hypochlorit 752.
— -hypophosphit 756.
— -jodid 747.
— jodwasserstoffsaures 747.
— -karbid 748.
— -karbonat 751, 1031.
— kohlensaures 751.
— — saures 744.
— -laktat 886.
— -metaphosphat 628.
— milchsaures 886.
— -monosulfid 750.
— -nitrat 750.
— -oxyd 744.
— oxydhydrat 745.
— -pentasulfid 600, 605.
— -phosphat 754, 794.
— — dreibasisches 755.
— -phosphat, einbasisches 755.
— — einfachsaures 754.
— — präzipitiertes 755.
— — sekundäres 754.
— — tertiäres 755.
— — vierbasisches 794.
— — zweibasisches 754.
— — zweifachsaures 755.
— -plumbat 630.
— -polysulfide 600.
— -saccharat 911.
— schwefelsaures 757.
— schwefligsaures 758.
— — saures 758.
— -silikat 745.
— -sulfat 576, 757.
— -sulfat, gefälltes 758.
— — präzipitiert 758.
— -sulfid 750.
— -sulfit 758.
— -tartrat saures 695.
— -tetrasulfid 600.
— unterchlorigsaures Kalzium 752.
— unterphosphorigsaures 756.
— -wolframat 811.
— -zyanamid 750.
— -zyanid 656.
Kamala 331.
Kambaraerde 658.
Kambiformzellen 90.
Kambium 90.
— -ring 91.
Kamelheu 417.
Kamera 982.

Kamera Atelier- 982.
— Hand- 982.
— Spiegel-Reflex- 985.
— Kasten- 984.
— Kinematographen- 986.
— Klapp- 985.
— — mit festen Spreizen 985.
— Kleinbild- 985.
— Landschafts- 892.
— Magazin- 984.
— Moment- 982.
— Reise- 982.
— Rollfilm- 985.
— Stativ- 982.
— Stereoskop- 986.
— Werkstatt- 982.
Kamillen-blüten 262.
— -öl 411.
— — zitronenölhaltiges 412.
— Römische 261.
Kammersäure 613.
Kammerverfahren, deutsches 1029.
— Klagenfurter 1029.
Kamm-fenchel 290.
— -fett 478.
Kampecheholz 1016.
Kampfer 438, 440, 442, 451, 563.
— Baros- 453.
— Borneo- 453.
— -emulsion 453.
— künstlicher 445.
— -öl 454.
— — blaues 454.
— — leichtes 454.
— — schweres 454.
— -pulver 453.
— raffinierter 452.
— -säure 452.
— -spiritus 1110.
— Sumatra- 453.
— synthetischer 452.
— -wasser 453.
— zerriebener 453.
Kampfstoffe, chemische 570.
Kamphen 438, 451, 454.
Kamphol 453.
Kanadabalsam 374.
Kanadiolsäure 374.
Kanadinsäure 374.
Kanadische Gelbwurz 170.
Kanadischer Terpentin 374.
Kanadol 923.
Kanangaöl 449.
Kanariensamen 278.
Kandelillawachs 487.
Kandieren 48.
Kandia-Honig-Karobe 285.
Kandis 912.
Kaneel 185, 186, 187.
— weißer 185.

Kaneelöl 412.
Kaninchen fernzuhalten 1096.
Kannabin 231.
Kannabindol 231.
Kannabinol 231.
Kannagewächs 167.
Kanne 13.
Kannenkraut 237.
Kanonenmetall 825.
Kanthariden, chines. 507.
Kantharidin 507. 564.
Kantharidinsäure 507.
Kantharidinsaures Kalium 507.
Kantonrhabarber 175.
Kanutillawachs 483.
Kaolin 818, 1031.
Kap-Aloe 497.
Kapillarität 48.
Kapillarröhrchen 47.
Kapillärsirup 907.
Kapillitium 96.
Kapital 1246.
Kapitalisieren 1246.
Kaprinsäure 450.
Kapronsäure 455.
Kaprylsäure 488, 450.
Kapsaizin 280.
Kapsakutin 280.
Kapsel 75, 76.
Kapsikol 280.
Kapsizin 280.
Karagaheen 133.
Karagheen 133.
Karamel 911.
Karamelgeruch 889.
Karat 285.
Karatierung 847.
Karawanentee 223.
Karbamid 906, 1091.
Karbaminsäure 905.
Karbaminsaures Ammonium 740.
Karbe 283.
Karbide 748.
Karbidkalk 745.
Karbinol 546, 547, 858.
Karbohydrasen 569.
Karbolineum 1127.
Karbolöl 935.
Karbolsäure 561, 934.
— rohe 934.
Karbolschwefelsäure 937.
Karbolschwefelsaures Zink 781.
Karbonate 650, 651.
— saure 651.
Karbonatverseifung 897.
Karbonatwasserglas 689.
Karbonisieren 713.
Karbons 650.
Karbonsäuren 548, 551.
Karbonylgruppe 549.

Karborundum 657.
Karboxylchlorid 652.
Karboxylgruppe 550, 562.
Karbozyklische Verbindungen 542, 922.
Karburieren 923.
Kardamomen 280.
Kardamomenöl 410.
Kardobenediktenkraut 233.
Kardol 224, 275.
Karini 1026.
Karitébutter 492.
Karmin 508, 1021.
— blauer 1020.
— gelber 1018, 1022.
— -lack 1022.
— -lösung 1127.
Karnallit 664, 668, 770.
Karnaubawachs 483.
Karnotiterze 766.
Karobe 285.
Karotin 567.
Karpellblätter 69.
Karpiden 69.
Karpogonien 99.
Karposporen 99.
Kartagena Kautschuk 346.
Kartell 1246.
Karthagena Balsam 375, 380.
Karthamin 1025.
Karthäuserpulver 643.
Kartieren 1246.
Kartoffel 57.
— -mehl 919.
— -sago 920.
Kartoffelstärke 919.
Karton 1246.
Kartonage 1246.
Karubin 285.
Karubinose 285.
Karvakrol 248, 250, 433, 440, 448, 561.
Karven 410.
Karvo-Buchoblätter 204.
Karvol 403.
Karvon 284, 403, 410, 429.
Karyophyllen 260, 411, 427.
Karyopse 74, 75, 103.
Kaseine 566.
Kasein-farben 566, 1064.
— -Kaltleime 566.
— -kitte 1130.
— -papiere 1004.
Kaskarilleros 189.
Kaskarillin 186.
Kaskarillrinde 186.
Kasoidinpapiere 1004.
Kassebuch 1227.
Kassada 918.
Kassa-kauf 1246.
— -preis 1247.
Kassavastärke 918.
Kasseler-braun 1042.

Kasseler Erde 1042.
Kassenscheine 1238.
Kassetten 973, 976.
— Differenz 978.
Kassetten, Doppel- 978.
— Filmpack- 979.
— Magazin- 979.
— Rollfilm 979.
— Wechsel- 978.
Kassiablütenöl 261.
Kassiakölbchen 448.
Kassieren 1246.
Kassiusscher Goldpurpur 849.
Kastanien-braun 1042.
— -mehl 920.
Kastenkamera 983, 984.
Kastilloa Kautschuk 346.
Kastorin 513.
Kastoröl 474.
Katalysatoren 539, 733.
Katalytische Wirkung, 539, 733.
Katechin 495.
Katechu 494.
Katechu-gerbsäure 495.
— -rot 495.
— -säure 495.
Katgut 1116.
Kathartomannit 219.
Kathode 537.
Kathodenraum 787.
Kationen 537.
— Nachweis 1259.
Katzen-augenharz 359.
— -gamander 242.
— -kraut 242.
— -pfötchen, gelbe 271.
— — rote 264.
— — weiße 264.
— -wedel 237.
— -wurzel 162.
Kaufmann 1132, 1216.
Kaurifichte 358.
Kaurigum 358.
Kaurikopal 358.
Kaustische Alkalien 540.
— alkalische Erden 531, 744.
Kaustisches Kali 665.
— Natron 698.
Kautabak. Drogen 129.
Kautel 1246.
Kaution 537, 1246.
Kautschuk 344.
— Blätter- 347.
— Chlor- 349, 352.
— -ersatz 348.
— Flaschen- 345.
— -gutta 347.
— -kitte 1130.
— -körper 344.
— künstlich 348.
— -lacke 1077.

Kautschuk mineralisierter 347.
— -öl 347.
— regenerierter 348.
— -Schaum 348.
— -schwämme 348.
— Spatel- 346.
— Sprüh- 345.
— -stöpselVerwendung 1099.
— synthetischer 348.
— — Buna 348.
— -warenaufbewahrung 349, 1098.
— aufzufrischen 349.
Kava 151.
Kawa-Kawa-Wurzel 151.
Kayennebalsam 372.
Kayennepfeffer 280.
Kefir 136, 569.
— -ferment 136, 569.
— -körner 136, 569.
— -milch 136, 569.
Kegelförmig 53.
Keilkenblumen 270.
Keimblätter 58, 80.
Keimfrei 1115.
Keimling 79.
Keimmund 70.
Keimpflanzen 94.
Kekulés Benzolring 557.
Kelch 67.
— -blätter 66, 67.
Kellerhalsrinde 195.
Kellerwechsel 1241.
Kelp 592.
Keratin 566.
Kératine 964.
Keration 285.
Keratinum 964.
Kereelack 365.
Kermes 508.
— -eiche 508.
Kermès minéral 643.
— -minerale 643.
— schildlaus 508.
Kernelektronen 522.
Kernels 276.
Kern-faden 85.
— -fadengerüst 83.
— -gewebe 70, 74.
— -holz 91.
— -körperchen 83.
— -membran 82, 83.
— -öl 490.
— -schacht 793.
— -segmente 85.
— -seife 896.
— — auf Leimniederschlag 896, 900.
— — — Unterlauge 896.
— -spindel 85.
Keroselen 924.
Kerosin 923.
Kerzenteer 354.

Kesselstein 576.
Kesselsteinentfernung 576.
Ketels 408.
Ketohexose 556.
Ketonzucker 556.
Ketone 548, 878.
— einfache 548.
— gemischte 549.
Ketonmoschus 516.
Ketosen 556.
Kette, galvanische 776.
Kettenblumenwurzeln 161.
Keuchhustenmittel 124.
kg 11.
Kickxia elastica 346.
Kiefernadelöl 398.
Kiefersprossen 200.
Kienöl 444.
Kienruß 1056.
Kiesabbrände 1041.
Kiesel 656.
— -algen 97.
— -dioxyd 656.
— -erde 657.
— fluornatrium 599.
— -fluorwasserstoffsäure 599.
— -gur 657.
— -säureanhydrid 656.
— -säurehydrat 657.
— -säure, weiße 599.
— -saure Tonerde 818.
— -saures Aluminium 818.
— -saures Eisenoxydhydrat 1043.
— -saures Kalium 689.
— -saures Magnesium 772.
— -saures Manganoxydhydrat 1043.
— -zinkerz 775.
Kieserit 773, 774.
Kilo-gramm 11.
— -liter 13.
— -meter 14.
Kinder-mehl 1116.
— -saugflaschen 1184.
Kinematographenkamera 986.
Kings yellow 1036.
Kino 496.
— de l'Inde 496.
— -gerbsäure 496.
Kino gum 496.
Kino vrai 496.
Kippscher Gasentwicklungsapparat 575.
Kireelac 365.
Kirsch-branntwein 868.
— -gummi 336.
— -stiele, saure 182.
Kistenzucker 907.
Kitte 1130.
—, Drogen für 129.
— für Metallteile 825.

Kitte Glyzerin 1130.
— -Kasein 1130.
— -Kautschuk 1130.
— -Öl 1130.
Kiurushi 377.
kl 13.
Kladde 1227.
Klärgrubenöl 471.
Klärsel 911.
Klärwasser 616.
Klagenfurter Kammerverfahren 1029.
Klammer 21.
Klanglein 315.
Klapperschlangenwurzel 160.
Klappkamera 983, 985.
— mit festen Spreizen 985.
Klassen 92, 94.
Klatschrosen-blüten 269.
— -säure 270.
Klauen-fett 477.
— öl 477.
Klavierdraht 796.
Kleber 565, 566.
— weißer 273.
Klebgürtel 1096.
— -ringe 1096.
— stoffe, Drogen für 128.
— -taft 1108.
Klee-blüten, weiße 273.
— -säure 887.
— -salz 685.
Kleinhandel 1226.
Kleinbildkameras 985.
Kleinkameras 985.
Kleister 917.
— als Klebestoff 917.
Klemme 21.
Klettenwurzel 142.
Kletterwurzel 54.
Kliebenwurzel 142.
Klipp-dachs 517.
— -schiefer 517.
Kloof buchu 203.
Klupanodonsäure 466.
km 14.
km² 15.
Knabenwurzel 157.
Knall-gas 575.
— -gasgebläse 575.
— -gold 848.
— -quecksilber 833, 839.
— -säure 839.
— -silber 841.
Knastlack 1038.
Knickbeeren 291.
Knirkbeeren 291.
Knizin 233.
Knoblauch 179.
— -zwiebel 179.
Knochen-asche 723.
— -fett 477.
— -leim 964.

Knochen-mehl 755, 1093.
— — aufgeschlossenes 1093.
— — präzipitiertes 756.
— — rohes 1093.
— -kohle 651.
— -öl 477.
— -teer 403.
— -säure 634.
— -schwarz 1056.
Knöspchen 80.
Knöterich 246.
Knolle 57.
Knollen, Form, Wurzel- 52.
Knollzwiebel 58.
Knopflack 365.
Knoppern 333.
— orientalische 333.
Knorpeltang 133.
Knospe 54.
Knospen 200.
— Blatt- 200.
— Trieb- 200.
Knoten 15, 54.
— -zellen 98.
Koagulieren 565, 799.
Koba 720.
Kobalt 792.
— -aluminat 1048.
— -ammonsulfat 792.
— -blau 1048.
— -chlorür 792.
— -gelb 1038.
— -glanz 635.
— -glas 657.
— -grün 1048, 1054.
— -gruppe 540.
— harzsaures 792.
— -kies 792.
— leinölsaures 792, 1068.
— -linoleat 792, 1068.
— -nitrat 792.
— -oxyd 792.
— oxydkali, salpetrigsaures 1038.
— -oxydul 792.
— -oxyduloxyd 792.
— phosphorsaures 466.
— — schwefelsaures 792.
— -resinat 792, 1068.
— -sikkativ 1068.
— Speis- 792, 1049.
— -sulfat 792.
— -ultramarin 1048.
— -violett 1048, 1052.
Kobaltihydroxyd 792.
Kobalto-hydroxyd 792.
— -chlorid 792.
— -sulfat 792.
Kochinchina Ingwer 179.
Kochinkokosöl 488.
Kochflasche 1252.
Koch-punkt 36.
— -punktbestimmung 37.

Koch-salz 701.
— — -lösung, physiologische 703.
Kodein 502, 957.
Kodeinphosphat 957.
Kölner Braun 1042.
— Erde 1043.
— Leim 966.
Kölnische Umbra 1043.
Kölnisch-Wasser 1122.
Königs-blau 1048, 1049.
— -gelb 1036.
— -kerzenblumen 273.
— -rinden 190.
— -rot 1041.
— -wasser 626.
Köpfchen 72.
Körn r-gummi 920.
— -lack 362, 363.
Körnung 974.
Körper, feste 39.
— flüssige 39.
— gasförmige 39.
— harte 40.
— weiche 40.
— zusammengesetzte 520.
Koffein 209, 224, 307, 309, 311, 314, 958.
Koffeol 309.
Kognak 866.
— -öl 450, 866.
Kohäsion 39.
Kohle, verflüssigt 652, 922.
Kohle-braun 1042.
— -druck 1009.
— -hydrate 555, 906.
— — erkennen 555.
Kohlen-dioxyd 651.
— -monoxydgas 651.
— -oxychlorid 570, 652, 854.
— oxydgas 651.
— -sack 793.
— -säure 651.
— — -entwickler 579.
— — -anhydrid 651.
— — flüssiges 651.
— — -Gewinnung 579, 580.
— -saure Magnesia 771.
— -saurer Baryt 761.
— — Kalk gefällter 751.
— -saures Ammonium 740.
— — Barium 761.
— — Kalium 673.
— — Kalzium 751.
— — — saures 744.
— — Kupferoxydhydrat 1052.
— — Magnesium, basisch 771.
— — Manganoxydul 808.
— — Natron 711.
— — Natrium, neutrales 711.

Kohlensaures Natrium saures 716.
— — Nickel 791.
— — Strontium 765.
— — Zink 775, 780.
— — — basisch 775, 780.
— — -stoff 650.
— — -disulfid 654.
— — -gruppe 539, 540, 650.
— — kette, offene 542, 557.
— — —, geschlossene 542, 557.
— — -kerne 542.
— — -komplexe 542.
— — -ringe 557.
— — sulfid 654.
— — -verbindungen 527, 541.
Kohlen-wasserstoffe 544, 559.
— —, ungesättigte 544.
Kohobation 389, 441.
Koir 487.
Koka-blätter 204.
— -gerbsäure 204.
Kokain 204, 963.
— salizylsaures 963.
— salzsaures 963.
Kokkelskörner 287.
Kokkozerin 488.
Kokkusrot 363.
Kokoinäther 488.
Kokos 487.
— -butter 487.
— -öl 487.
— -palme 487.
— -seife 901.
Kokosstearin 488.
Kola-katechin 311.
— -nüsse 310.
— -rot 311.
— -samen 310.
Kolatur 22.
Kolben 71, 1252.
Kolchizin 181, 311.
Kolieren 22.
Koliertuch 22.
Kolierpresse 23.
Kollagene 566, 964.
Kollargol 842.
Kollateral 90.
Kollektivlinse 21.
Kollektivprokura 1221.
Kollektivvertretung 1218.
Kolli 1246.
Kollidin 955.
Kollo 1246.
Kollodium 915.
— -platte, feucht 974.
Kollodiumseide 916.
Kollodiumwolle 914.
Kolloidale Tonerde 816, 911.
Kolloide 538.
— anorganische 538.

Kolloide d. Kohlenstoffverbindungen 538.
— organische 538.
Kolloides Gold 847.
— Mangansuperoxyd 806.
— Silber 842.
Kolloxylin 915.
Koloempangbohnen 472.
Kolombin 145.
Kolombowurzeln 144.
— falsche 145.
Kolonial-sirup 911.
— -zucker 911.
Kolonien d. Schwämme 503.
Kolonien der Spaltpilze 95.
Kolonne 861.
Kolonnenapparat 30, 714.
Kolophonium 369.
— -lacke 1076.
Koloquinten 287.
Kolorin 1023.
Koloxydase 311.
Kolozynthidin 288.
Kolozynthin 288.
Kolumbamin 145.
Koma 989.
Kombinationsharz 352.
Kommandite 1246.
Kommanditgesellschaft 1218.
— auf Aktien 1219.
Kommanditist 1218.
Kommission 1246.
Kommissionär 1246.
Kommunizierende Röhren 389.
Kompensieren 1246.
Kompetent 1246.
Komplementär 1032.
Komplettieren 1246.
Komponent 537.
Kompositionsgold 847.
Kompost, künstlicher 1089.
Kompromiß 1246.
Kompurverschluß 994.
Kondensations-kammern 831.
— -röhren 832.
Kondensationswasser 389.
Kondensator 587.
Kondensieren 28.
Kondensor 1008.
Kondurangin 192.
Kondurangorinde 192.
Konfieldit 662.
Konfiszieren 1246.
Konform 1246.
Kongo 222, 223.
Konhydrin 236.
Ko nidien 100.
Koniin 236.
Koniferenhonig 908.
Koniferin 947.
Koniferylbenzoat 355.

Konjunktur 1246.
Konkretes ätherisches Öl 398.
Konnektiv 68.
Konnossement 1246.
Konsens 1246.
Konsequent 1246.
Konservierungsmittel 1127.
— für Dünger 1089.
— — Eier 1127.
— — Fleischwaren 1127.
— — Hölzer 1127.
— — Pflanzenteile 1127.
— — Tierbälge 1127.
— — Tierleichen 1127.
Konsignieren 1246.
Konsistenz des Blattes 60, 63.
Konsolidieren 1247.
Konsols 1247.
Konsortium 1247.
Konstant 645.
Konstante Gase 40.
Konstantverschluß 994.
Konstatieren 1247.
Konstituieren 1247.
Konstitutionsformel 525.
Konsument 1247.
Konsumverein 1247.
Kontaktsubstanz 539, 733.
Kontaktverfahren 609.
Kontaktwirkung 539, 733.
Kontanten 1247.
Konten, Grund- 1228.
— persönliche 1228.
— Sach- 1228.
— tote 1228.
Konterbande 1247.
Konterorder 1247.
Kontieren 1247.
Kontinuierliche Apparate 389.
Kontokorrent 1231, 1247.
Kontrakt 1247.
Kontrast 974, 998.
Kontravention 1247.
Kontrolle 1247.
Konvallamarin 264.
Konvallarin 264.
Konvention 1247.
Konventionalstrafe 1247.
Konvergent 21.
Konversionssalpeter 684.
Konvertore 794.
Konvolvulin 150, 362.
Konzentrisch 84, 90.
Konzeptakulum 99.
Kopaivabalsam 374.
Kopaivaöl 407.
Kopaivasäure 375.
Kopal 356.
— afrikanischer 357.
— Angola- 357.
— asiatischer 357.

Kopal australischer 358.
— Baum- 357.
— Benguela 357.
— Benin- 357.
— Bombay- 356.
— chinesischer 358.
— Cowri- 358.
— falscher 356.
— Formosa- 358.
— fossile 356.
— harter 356.
— Kauri- 358.
— Kiesel- 357.
— Kongo- 357.
— Kugel- 357.
— -Lack 1075.
— Madagaskar- 357.
— Manila- 357.
— Mozambique- 357.
— rezenter 357.
— Sansibar- 357.
— Sierra Leone- 357.
— südamerikanischer 358.
— weicher 356.
— westindischer 357.
Kopf-düngung 1090.
— -waschwässer 1119.
Kopie 1003.
Kopier-apparat 981, 982.
— -brett 981, 1003.
— -buch 1227.
— -rahmen 981, 1003.
— -tinte 1124.
— -tisch 981.
Kopperah 488.
Kopra 488.
Kopraöl 488.
Kopulation 98.
Korallenwurzel 173.
Korbblütlergewächse 108, 121.
Koriander 288.
— -öl 418.
Koriandrol 288.
Koriariin 242.
Korinthen 303.
Kork 88, 198.
— -holz 198.
— -ringe 16.
— -schwarz 1056.
Korme 503.
Kormophyten 94.
Kornblumen 264.
Kornrasterverfahren 1011.
Korn, Seifen- 902.
Korollinisch 67.
Korrespondenz 1232
Korrigieren der Objektive 989.
Korund 813.
Koschenille 507.
— -farbe 1128.
Kosin 258.

Kosmetika 1117.
Kosmetische Mittel 1117.
Koso 257.
— -blüten 257.
Kosotoxin 258.
Kosso 257.
Kostra 720.
Kotarninchlorid 958.
Kotoin 192.
Kotorinde 192.
Kottonöl 463.
Kottonstearin 464.
Kotyledonen 58, 79.
Kozinäther 488.
Krachmandel 303.
Krähenaugen 327.
Krätzwurz 169.
Kräuseln der Gelatineschicht 1001.
Kräuter 227.
— einsammeln 1102.
— -essig 882.
— -Schneidemesser 16.
— -Stampfmesser 16.
— -Wein-Verordnung 1204.
Kraftmehl 919.
Krameria ixina 156.
— secundiflora 157.
— triandra 156.
Krammetstrauchbeeren 291.
Kramperltee 138.
Krampfstillende Mittel 125.
Kranewittbeeren 291.
Kranewittöl 426.
Krankenversicherung 1224.
Kranzfeigen 283.
Krapp 1022.
— -blumen 1023.
— -branntwein 1023.
— -karmin 1022.
— -kohle 1022.
— Levantiner 1022.
— -rosa 1022.
— -rot 1022.
Krauseminze 212.
Krauseminzöl 429.
Krauseminzwasser 212.
Krautstengel 55.
Kreatin 493.
Kreatinin 493.
Krebs bei Pflanzen 1095.
Krebs-augen 512.
— -steine 512.
— -wurz 165.
Kredit 1228, 1247.
Kreditieren 1228, 1247.
Kreditor 1228.
Kreditorenbuch 1227.
Kreide 744, 1031.
— Billard 1032.
— Brianzoner 772, 1032.

Kreide, Brocken- 1032.
— Champagner- 1031.
— Patent- 1032.
— Rügener 1031.
— Schlämm- 1032.
— Schneider- 772, 1032.
— Schreib- 1032.
— Schwarze 1057.
— Schwedische 1032.
— -stifte 1032.
— Spanische 772, 1032, 1057.
— Stücken- 1032.
Kreiden bei Ölfarbeanstrichen 1034.
Kreiselschnecke 512.
Kreme 1117.
— -farbe 1128.
— -stärke 1128.
Kremnitzerweiß 1028.
Kremserweiß 1028.
Kreolin 969.
Kreosot 940, 372.
Kreosotal 940.
Kreosotkarbonat 940.
Kreosotum 940.
— carbonicum 940.
— faginum 940.
— e Ligno 940.
Kresol 561, 935.
— Meta- 935.
— -puder 935.
— -schwefelsäure 937.
— -Seifenlösung 969, 970.
Kretisch Dostenöl 433.
Kreuz-beeren 297.
— -blumenkraut 246.
— -blütlergewächse 105.
— -blütleröl-Nachweis 469.
— -dornbeeren 297.
— — -sirup 297.
— -kümmel 320.
— Rotes 1214.
Kreuzungsflachs 316.
Kriebel-korn 134.
— -krankheit 135.
Kristallinisch 27.
Kristallisation, gestörte 27.
Kristallisch 27.
Kristallisieren 26.
Kristalloide 538.
Kristallose 943.
Kristall-sand 85.
— -stärke 919.
— -systeme 27.
— -wasser 27, 536.
— -zucker 912.
KritischerDruck 40, 573.
Kritische Temperatur 40, 573.
Kronengelb 1036.
Kronsbeerenblätter 226.
Krookesit 790.
Kropfschwamm 505.

Kropfwurzel 173.
Krotonharz 463.
Krotonöl 463.
Krotonolsäure 463.
Krotonsäure 312, 463, 552.
Krotonsamen 312.
Krozein 1040.
Krozin 254, 1019.
Krücken 898.
Krümelzucker 906.
Krumedüngung 1090.
Krummholzöl 426, 447.
Krustenflechte 101.
Krutolin 457.
Kruziferenöl, Nachweis 469.
Kryolith 597, 715, 813, 819.
Kryptogamen 92.
Krypton 571.
Kryptoxanthin 567.
Kubawachs 481.
Kubeben 288.
— falsche 289.
— -kampfer 418.
— -öl 418.
— -säure 289.
Kubebin 289.
— -reaktion 289.
Kubik-dezimeter 13.
— -meter 13.
— -zentimeter 13.
Kubischer Salpeter 719.
Kuchengummigutt 342.
Kuckuckskörner 287.
Küchenschabe 506.
Küchenschelle 247.
Küchenschwaben 506.
Kühler, Liebigscher 28.
Kühlschlange 28.
Kühlvorrichtung 28.
Kümmel 283.
— -öl 410.
— — römisches 418.
— römischer 289.
— -samenöl 410.
— -spreu 284.
— -spreuöl 284, 410.
Kündigung des Lehrverhältnisses 1222.
Kündigungsfrist für Handlungsgehilfen 1220.
Künstliches System 92.
Küpe 1021.
Küpenfarbstoffe 1016.
Kürbisfrucht 76.
Kürbiskerne 312.
Kugelbarometer 18.
Kugelumbra 1044.
Kukuruz 316.
Kumarin 243, 329, 427, 950.
Kumaronharz 352, 1078.
Kumarsäureanhydrid 950.
Kuminaldehyd 289.
Kuminöl 418.

Kuminol 418.
Kunstasphalt 354.
Kunstbernstein 371.
Kunstbimsstein 819.
Kunstbutter 460.
— Nachweis 460.
Kunst-essig 882.
— -fette 460.
— -harz 351.
— -honig 910.
— -kautschuk 348.
— -leder 915.
— -lichtpapier, chlorsilberhaltig 1006.
— -rum 867.
— -salpeter 721.
— -seide 916.
— -stein 771.
— -wachs 484.
Kupfer 825.
— -amalgam 841.
— -Ammoniakseide 916.
— -Ammonnitrat 829.
— -Ammoniumsulfat 831.
— -azetat 828.
— — basisches 828.
— -bromid 827.
— bromwasserstoffsaures 827.
— -chlorid 827.
— — wasserfrei 827.
— -chlorür 827, 828.
— drittelessigsaures 828.
— -erz 825.
— Elektrolyt- 826.
— essigsaures neutrales 828.
— -gruppe 541.
— halbessigsaures 828.
— -hammerschlag 825.
— -jodür 593.
— -kies 825.
— -lasur 1047, 1049.
— neutrales essigsaures 828.
— -nickel 635, 791.
— -nickelfeinstein 791.
— -nitrat 829.
— -oxychlorür 827.
— -oxyd 826.
— — -Ammonium, salpetersaures 829.
— — — schwefelsaures 831.
— -oxyd, basisch essigsaures 828.
— — essigsaures 828.
— — -hydrat 1046.
— — kohlensaures 1052.
— — phosphorsaures 829.
— — salpetersaures 829.
— — schwefelsaures 829.
— -oxydul 825, 826.
— phosphat 829.

Sachverzeichnis.

Kupfer-retorte 571.
— -rost 825.
— Schwarz- 826.
— -semioxyd 826.
— -subazetat 828.
— -sulfat 829.
— -sulfid 830, 1049.
— -vitriol 829.
— — gebrannt 829.
— wismutglanz 644.
— -wasser 616, 803.
Kupriammoniumnitrat 829.
Kupriammoniumsulfat 831.
Kupri-azetat 828.
— -bromid 827.
— -chlorid 827.
— — wasserfrei 827.
— -hydroxyd 825.
— -nitrat 829.
— -oxyd 826.
— -phosphat 829.
— -sulfat 829.
— -sulfid 830.
Kupro-chlorid 827.
— -oxyd 825, 826.
— -oxychlorid 827.
Kurantgeld 1238.
Kurator 1231.
Kurkumapapier 167, 1108.
— -stärke 918.
— -tinktur 1108.
— -wurzel 166.
Kurkumin 167.
Kurswert 1247.
Kusparein 184.
Kusparidin 184.
Kusparin 184.
Kussoblüten 257.
Kyanol 1014.

l 13.
λ 13.
Lab 568.
Labdanum 367.
Labessenz 1116.
Labiatae 108.
Lacca alba 366.
— in Baculis 363.
— — Granis 363.
— — Ramulis 363.
— — Tabulis 364.
— Musci 1023.
— raffinata 366.
Lac dye 364.
Lachgas 621.
Lachtenharz 368.
Lackabbeizmittel 1128.
Lackbenzin 924.
Lackbereitung, Drogen zur 129.
Lacke 1068, 1074.
— Alkydal- 1076.
— Cellon- 1079.
— Asphalt- 1077, 1081.

Lacke Außenanstrich 1078.
— Bernstein- 1075.
— Boots- 1076.
— Chlorkautschuk- 1077.
— Dammar- 1081.
— Ester- 1078.
— Färbung 1084.
— fette- 1074.
— Filtration 1083.
— Grundier- 1080.
— Harz- 1076, 1082.
— Heizkörper- 1077.
— Isoliergrund 1080.
— Kautschuk- 1077.
— Knast- 1083.
— Kolophon- 1076.
— Kopal- 1075.
— Mastix- 1081.
— Matt- 1078.
— Metall- 1084.
— Öl- 1074.
— Politur- 1085.
— Präparations- 1076.
— Sandarak- 1081.
— Schilder- 1079.
— Schleif- 1076.
— Spiritus- 1082.
— Strohhut- 1084.
— Terpentinöl 1080.
— wäßrige 1085.
— Weingeist- 1082.
— Zapon- 1079.
— Zellulose- 1079.
Lackfirnisse 1074.
Lackieren der Negative 1002.
— — Schilder 4.
Lac-Lac 364.
Lackmoos 1023.
Lackmus 1023.
Lackmuspapier 1023, 1108.
Lackschwarz 1057.
Lac Sulfuris 605.
Lactalbumin 565.
Lactate d'argent 844.
— de bismuth 645.
Lactate de fer 801.
— ferreux 801.
— of iron 801.
— of silver 844.
Lactic acid 886.
Lactucarium 240.
Lactuca virosa 240.
Lactuzin 240.
Ladanum 367.
— e Barba 367.
Lady's-thistle seeds 298.
Lärchen-schwamm 137.
— -terpentin 383.
Läufer 1065.
Läusekörner 87, 324, 326.
Lävulose 556.
Lagerpflanzen 54, 93.
Lait de chaux 745.

Lait de soufre 605.
Laitue vireuse 240.
Lakkainsäure 363.
Lakritzen 498.
— -saft, gereinigt 500.
Lakshadia lacca 362.
Laktagol 465.
Laktase 569.
Laktate 886.
Laktometer 43.
Laktose 556, 913.
Laktuzin 240.
Lamellen 100, 991.
Lamina 59.
Laminaire 130.
Laminaria 130.
— Cloustoni 130.
Laminariales 109.
Lamium album 265.
Lamp black 1057.
Lampen f. d. Arbeitsplätze der Dunkelkammer 979.
— -ruß 1057.
— -schwarz 1057.
Lana Batu 417.
Lana philosophica 775, 1035.
Landasphalt 353.
Landschaftskamera 982.
Landschaftslinse 989.
Lange Hohlwurzel 164.
Lange Osterluzeiwurzel 164.
Langue de cerf 248.
— — chien 236.
Langue de passereau 246.
Lanolin 479.
Lanthan 824.
Lapides Cancrorum 512.
Lapis calaminaris 780.
— haematitis 797.
— infernalis 844.
— lazuli 1050.
— mitigatus 844.
— Pumicis 819.
— Smiridis 815.
Lappa minor 142.
— officinalis 142.
— tomentosa 142.
Laque d'amarante 1040.
— en bâton 362.
— en écailles 364.
— en grains 362.
— noir 1057.
— plate 364.
Larch agaric 137.
Lard 480.
— -oil 480.
Larix decidua 383.
Laserkraut 148.
Laserpitium latifolium 148.
Lasur 825.
— -blau 1049.

Lasur-braun 1042.
— -farben 1027, 1040.
Latent 36, 997, 1130.
Latex 345.
Latrinendünger 1091.
Latschenkieferöl 447.
Latschenöl 447.
Laubblätter 58, 59.
Laubflechte 101.
Laubmoose 101, 110.
Laudanon 502.
Laudanum 500.
Laufhonig 908.
Lauge 528.
Laugenabfüller 1099.
Laugen filtrieren 1100.
Laugenglyzerin 870.
Laurazeenkampfer 454.
Laurel-berries 292.
— leaves 210.
— oil 488.
Laurin 483.
Laurineenkampfer 160, 410, 451.
Laurinsäure 292, 488.
Laurit 853.
Lauro-stearin 292, 488.
Laurus nobilis 210, 292.
Lavande concrète 427.
Lavandin 427.
Lavandula latifolia 265, 427.
— spica 265.
— vera 265.
Lavendelblüten 265.
Lavendelöl 426.
Lavender-flowers 265.
Lavieren 1247.
Lawsonia alba 207.
— inermis 207.
Laxans 123.
Laxantia 123.
Laxinkonfekt 950.
Lead 783.
— -oxide 784.
— White 1028.
Lebende Photographien herstellen 986.
Lebensbaum 249.
Lebensgemeinschaft 100.
Lebensmittelgesetz 1180.
Leber-aloe 496.
— -erkrankung, Mittel gegen 124.
— -kraut 207.
— -moose 101.
— -tran 465.
— — gelber 466.
— — in Pulverform 467.
Leblancs Verfahren 712.
Lecanora tartarea 1023.
Lecithalbumin 566.
Lécithine 895.

Lecithinum 895.
Leckage 1247.
Leck-honig 908.
— -stein 702.
Leclansches Element 777.
Lède des marais 241.
Leder-appretur 1085.
— -glanz 1129.
— -fett 1129.
— — wasserdicht 1129.
— — haltbar machen 1129.
— -konservierung 1129.
— -kreme 1129.
— -leim 965.
— -schwarz 1056.
Leditannin 241.
Ledumkampfer 241.
Ledum palustre 241.
Leeches 509.
Legalisieren 1247.
Legierungen, leichtflüssige 644.
Legitimieren 1247.
Legumen 75.
Legumin 322, 566.
Legumina Phaseoli 294.
Leguminosae 105.
Lehm 818.
Lehmstein 794.
Lehre — Dauer der 1222.
Lehrling 1222.
Lehrvertrag — Zeitdauer 1222.
— -zeugnis 1223.
Leichtexplosive Gemische 1101.
Leichtmetalle 540.
Leicht-öl 557, 923, 932.
— -spat 1033.
Leim 964.
— Chrom- 967.
— -farben 1063.
— — -ocker 1039.
— -fett 456.
— Flocken- 966.
— flüssiger 967.
— -gut 965.
— Haut- 965.
— Kölner- 966.
— -kleister 4.
— Knochen- 964.
— Leder- 965.
— Maler- 966.
— -masse 566.
— Misch- 966.
— Mühlhausener 966.
— Mund- 967.
— Perlen- 966.
— -perlen 966.
— roter 967.
— russischer 966.
— -seife 901.
— -süß 553.
— Vergolder- 966.

Leim weißer 966.
— -zucker 553.
Leindotteröl 476.
Leindotterpflanze 476.
Lein-kraut 241.
— -öl 468, 1065.
— — -firnis 1071.
— — — -ersatz 1074.
— -saat 316.
— -samen 315.
Léiocome 920.
Leipzigergelb 1036.
Leitbündel 89.
— -system 87, 89.
Leiter der Elektrizität und Wärme 537, 539.
Leiter erster Klasse 537.
— zweiter Klasse 537.
Leitneriales 104.
Lemon 286.
Lemoncilla Bay 434.
Lemongras 402.
Lemongrasöl 402.
Lemon-peel 192.
Lena Noel 435.
Lendenfett 480.
Lenicet 817.
Lentizellen 193.
Lenzin 1031, 1033.
Leonurus lanatus 229.
Leontodon taraxacum 161.
Lepidolith 731.
Lepisma saccharina 324.
Leptodera oxyphila 882.
Lessive de soude caustique 699.
Letternmetall 640, 784.
Lettuce herb 240.
Leuchtgas 545, 1101.
— Warnung 1101.
Leuchtöl 923.
Leuchtsteine, Bologneser 761.
Leukichthyol 931.
Leukogen 728.
Leukoplasten 83.
Leukoverbindung 1016, 1017.
Leuzin 312.
Levant wormseed 263.
Levisticum officinale 151.
Lewisit 571.
Leydnerblau 1048.
Lezithin 313, 314, 895.
Liatris odoratissima 329.
Libidivi 333.
Libriform 90.
Llchen d'Islande 138.
Lichenes 110.
Lichenin 138.
Lichen irlandicus 133.
— islandicus 138.
— — ab Amaritie liberatus 138.

Sachverzeichnis. 1325

Lichen pulmonaire 137.
— pulmonarius 137.
Lichtdichtigkeit prüfen 983.
Lichteinheit „Lux" 997.
Licht-einwirkung 522.
— -stärke der Lichtquellen 979.
— -filter 976.
— -gelb 977.
— -grün 977.
— -orange 977.
— -rot 977.
— -ultraviolettgelb 977.
—-massivglas 977.
— -stärke der Objektive 992.
Licht-grün 1054, 1047.
— -hof 977.
— -pausverfahren 1010.
Lieberkühn 565.
Liebersche Kräuter 238.
Liebesbarometerfüllung 876.
Liebesperlen 506.
v. Liebig's, Justus, Fleischextrakt 494.
Liebigscher Kühler 28.
Liebstöckelwurzel 151.
Lieferungsverzug 1234.
Lieferwert 1236.
Liège fossile 773.
Lierre terrestre 239.
Light red 1041.
Ligna 182.
Lignin 83.
Lignum benedictum 182.
— campechianum 1016.
— citrinum 1018.
— Fernambuci 1017.
— gallicum 182.
— Guajaci 182.
— Quassiae jamaicense 183.
— — surinamense 183.
— sanctum 182.
— santalinum 1026.
— Sassafras 160.
— suberinum 198.
Ligroin 924.
Ligula 67, 103.
Liguliflorae 108, 122.
Ligusticum levisticum 151.
Likörbereitung, Drogen zur 128.
Liköre 1099, 1117.
Liliiflorae 104, 111.
Lily of the valley-flowers 264.
Limaces 509.
Limaçons 509.
Lima Sarsaparille 159.
Limatura Martis praeparata 796.
Limettöl, westindisches 416.

Limettöl, italienisches 417.
Lime-water 745.
Limitieren 1247.
Limonen 286, 399, 403, 405, 406, 407, 416, 429.
Limonenöl 414.
Limon ou Citron 286.
Linaire 241.
Linaloeöl 428.
— aus Samen 428.
Linaloeholzöl 428.
Linalool 406, 407, 412, 418, 424, 427, 428, 448, 449.
— -azetat 424.
— -oxyd 428.
Linalylazetat 406, 407, 427, 894.
Linamarin 316.
Lianenöl 469.
Linarakrin 241.
Linaria vulgaris 241.
Linarin 241.
Lin bâtard 241.
Linden-blüten 272.
— -flowers 272.
Lindenholzkohle 650.
Lindenöl 273.
Lineol 426.
Linimente 1109.
Linit 457.
Links-Borneol 163.
— -Weinsäure 553.
Linnésches System 92.
Linoleate 1068.
Linolensäure 469.
Linolith 457.
Linolsäure 469, 470.
Linoxyn 469.
Linseed-oil 468.
Lin-seed 315.
Linsen 987.
— achromatische 989.
— bikonkave 987.
— bikonvexe 987.
— -fehler 988—990.
— -glassorten 989.
— -glied 988.
— konkave 987.
— konvexe 987.
— Landschafts- 989.
— Monokel- 988.
— periskopisch-konkave 987.
— periskopisch-konvexe 987.
— plan-konkave 987.
— plan-konvexe 987.
— Sammel- 987.
— -system 988.
— sphärisch unterkorrigiert 989.
— überkorrigiert 989.
— Vorsatz- 991.
— Zerstreuungs- 987.

Linsen, zusammengesetzte 988.
Linsogen 457.
Lint 1114.
Linters 916.
Linum usitatissimum 315.
— — humile 315.
— — vulgare 315.
Lipase 474, 569, 897.
Lipochrome 466.
Lippe 108.
Lippenblütlergewächse 108.
Lippenpomade 1107.
Lipyloxydhydrat 546, 869.
Liqueur d'ammoniaque 734.
Liquidambar orientalis 381.
— styracifluum 381.
Liquidation 1231.
Liquor Aluminii acetici 816.
— Aluminii chlorati 815.
— Aluminii chlorici 815.
— — formicici 879.
— Ammonii caustici 734.
— — — spirituosus 734.
— — hydrosulfurati 739.
— Chlori 585.
— Cresoli saponatus 970.
— Ferri acetici 800.
— — — crudi 800.
— — nitrici 802.
— — peptonati 802.
— — sesquichlorati 798.
— — subacetici 800.
— Kali caustici 666.
— Kalii hydroxydati 666.
— — silicici 689.
— Natri caustici 699.
— Natrii silicici 689.
— Plumbi subacetici 788.
— Stibii chlorati 641.
Liquorice root 152.
Litauer Balsam 373.
Liter 13.
Litharge 784.
Lithargyrum 784.
Lithium 663, 731.
— aceticum 732.
— -azetat 732.
— -benzoat 732.
— benzoesaures 732.
— benzoicum 732.
— bromatum 732.
— -bromid 732.
— carbonicum 732.
— chloratum 732.
— -chlorid 732.
— essigsaures 732.
— -glimmer 731.
— jodatum 732.
— -jodid 732.
— -karbonat 732.
— kohlensaures 732.
— -phosphat 732.
— phosphoricum 732.

Lithium phosphorsaures 732.
— salicylicum 732.
— -salizylat 732.
— salizylsaures 732.
— schwefelsaures 732.
— -sulfat 732.
— sulfuricum 732.
Lithonum 731.
Lithopone, ölsparende 1033.
— reingefällte 1033.
— Spritlack- 1033.
— -Ersatz 1033.
— -weiß 1033.
Liver of sulphur 667.
Lizari 1022.
Lizenz 1247.
Lobaria pulmonaria 137.
Lobelia 241.
Lobelia inflata 241.
Lobélie enflée 241.
Lobelienkraut 241.
Lobelin 241.
Löffel 15.
— -kraut 234.
— — -spiritus 1235, 1110.
Lösen 46, 1259.
Löslichkeitskoeffizient 46.
Lösung 44, 46.
— chemische 46.
— einfache 46.
— gesättigte 46.
— mechanische 46.
— übersättigte 46.
Lötrohr 1253.
— -flamme 1256.
— — oxydierende 1256.
— — reduzierende 1256.
Lötwasser 778, 1132.
— säurefreies 1132.
Löwenmaul, gelbe 241.
Löwenzahnwurzel 161.
Loganiazeen 961.
Loganin 327.
Looge 1029.
Logwood 1016.
Lohblüte 96.
Lolium perenne 169.
Lombardieren 1247.
Lompenzucker 911.
Long leaf pine oil 443.
— pepper 296.
Lonicerablüten 265.
Looge 1029.
Lorbeerblätter 210.
Lorbeeren 292.
Lorbeeröl 488.
— ätherisches 426, 488.
Lorbeerwachs 484.
Lost 571.
Lot 8, 12.
Lot, altes 12.
Lot, neues 12.

Lotrecht 8.
Louisianaschwefel 600.
Lovage root 151.
Lovan 479.
Lowry 1247.
Lowsonia alba 207.
Luban djawi 355.
Lubanol 355.
Lubanolbenzoat 355.
Luffa aegyptica 506.
— petola 506.
— -Schwämme 506.
Luft 571.
— -druck 18.
— -hefe 964.
— -lücken 88.
— -postpakete 1234.
— -wurzeln 54.
Lumen 82.
Luminal 906.
Lumiflavin 568.
Lumpenzucker 911.
Lunar-caustic 844.
Lungen-flechte 137.
— -gifte 570.
— -kraut 246.
— -moos 137.
Lungwort 137, 246.
Lupe 20.
Luppe 794.
Lupulin 266, 331.
Lupuline 331.
Lustgas 621.
Lutidin 955.
Lux 997.
Luxusautomobilbenzin 924.
Luzernewurzel 154.
Luziansblüten 256.
Lycopodiales 110.
— eligulatae 110.
Lycopodium 329.
— clavatum 329.
— -ersatz 331.
— österreichisches 330.
— -powder 329.
Lykopodiumsäure 330.
Lynalylazetat 894.
Lysalbinsäure 539.
Lysargin 842.
Lysoform 876.
Lysol 970.
Lysolgeruch aus Flaschen entfernen 970.
Lysolum 969, 970.
Lytta vesicatoria 506.

m 14.
m^2 15.
m^3 13.
μ 15.
$\mu\mu$ 15.
10^6 m 14.
10^4 m^2 15.
100 m^2 15.

10 000 m^2 15.
Machadinho 345.
Machandelbeeren 291.
Macis 318.
Madras-Senna 218.
Mägdeblumen 262.
Mängelrüge 1235.
Männertreue 251.
Männliche Geschlechtsorgane der Blüte 66.
Männliche Mutternelken 260.
Männlicher Kork 198.
Mäuse- und Rattenvertilgung 1096.
Mäuseschierling 235.
Magazin-kamera 984.
— -kassette 979.
Magenmittel 125.
Magenwurz 163.
Magitère bismuth 645.
Magsterium Bismuti 645.
Magnalium 814.
Magnesia, arabinsaure 336.
— calcinata 768.
Magnesia, gebrannte 768.
— hydrica 769.
— kohlensaure 771.
— levis 768.
— schwefelsaure 773.
— usta 768.
— — ponderosa 769.
— -zement 770.
Magnésia blanche 771.
— calcinée 768.
— carbonatée 771
Magnesii carbonas 771.
— chloridum 770.
— sulfas 773.
Magnesit 579, 768, 771.
— -spat 771.
Magnesium 767, 768, 1089.
— Ammoniumphosphat 768.
— -band 768.
— bikarbonat 576.
— bromatum 770.
— -bromid 770.
— carbonate 771.
— carbonicum 771.
— — ponderosum 772.
— chloratum 770.
— — siccum 771.
— -chlorid 770.
— — wasserfrei 771.
— chlorwasserstoffsaures 770.
— -dioxyd 769.
— -draht 768.
— euxanthinsaures 1038.
— -fackeln 1129.
— -flammen 1129.
— -fluorsilikat 599.
— -gruppe 540, 767.

Magnesium hydrochloricum 770.
— jodatum 769.
— -jodid 769.
— -Kalziumkarbonat 768, 771.
— -karbonat 771.
— — basisches 771.
— kieselsaures 772.
— kohlensaures 768, 771.
— — basisches 771.
— -licht 996.
— -oxychlorid 770.
— -oxyd 768.
— oxydatum 768.
— -oxydhydrat 769.
— -perhydrol 769.
— peroxydatum 769.
— silicicum 772.
— -silikat 772.
— silikofluorid 599.
— -subkarbonat 771.
— -sulfat 773.
— — entwässertes 774.
— — getrocknetes 774.
— sulfuricum crystallisatum 773.
— — siccatum 774.
— -superoxyd 769.
— superoxydatum 769.
— wolframat 811.
Magno-doppelsalz 772.
— -verbundmaterial 772.
Magneteisenstein 793.
Mahagoni-braun 1042.
— -ocker 1042.
— -wurzel 139.
Maia 569.
Maiblumen 264.
Maiden-hair 232.
Maigrün 1054.
Mais 316.
Maischen 860.
Maischprozeß 860.
Maisgriffel 317.
Maisöl 317.
Maisstärke 919.
Maiwürmer 510.
Maizena 919.
Majoran 242.
— -kampfer 429.
— -öl 429.
Makkaroni 919.
Makler 1247.
Maklurin 1018.
Makrosporen 102.
Malabar-talg 492.
— -zimt 188.
Malacca-bean 275.
Malachit 825, 1052.
— -grün 1052.
Malachite green 1052.
Malagaschale 185.
Malaguetta Pfeffer 322.

Malakkanüsse 275.
Malakka Zinn 658.
Male Fern 167.
Malerleim 966.
Malettorinde 206.
Mallebrein 815.
Mallotus phillippensis 331.
Mallow flowers 266.
— -leaves 211.
Malonsäure 903.
Maltase 569.
Maltose 493, 556, 860.
Malvales 106, 117.
Malva neglecta 211, 267.
— rotundifolia 267.
— silvestris 211.
Malven-blätter 211.
— -blüten 266.
Malz 493.
— -biere 1117.
— -extrakt 493, 1116.
— — -bonbons 493.
— — trockenes 493.
Mandelbenzoe 355.
Mandelkleie 1118.
Mandeln 303.
— bittere 303.
— süße 303.
— bei Seifen 898.
— grüne 323.
— indische 276.
Mandelöl 460.
— künstliches 401.
Mangan 805.
— -blende 805.
— -braun 1042.
— -b onze 805.
— -chlorür 807.
— -dioxyd 806.
Manganése 805.
Manganese brown 1042.
Mangan-firnis 1072.
— -hyperoxyd 806.
Mangani chloride 807.
Mangani chloridum 807.
— dioxydum 806.
— sulphas 808.
Manganige Säure 807.
Manganit 805.
Mangano-azetat 808.
— -borat 808.
— -chlorid 807.
— harzsaures 808, 1068.
Mangan-hyperoxyd 806.
— -karbonat 808.
— -metaborat 808.
— -sulfat 808.
— -oleat 808, 1068.
— ölsaures 808, 1068.
— -oxyd 806.
— — phosphorsaures 1052.
— oxydul 806.
— — oxyd 806.

Mangan-oxydul, borsaures 807.
— — essigsaures 808.
— — kohlensaures 808.
— — schwefelsaures 808.
— -peroxyd 806.
— -resinat 808, 1068.
— -säure 806.
— — -anhydrit 806.
— -saures Kalium 687.
— -schwarz 806, 1056.
— -sikkativ 1068.
— -spat 805.
— -superoxyd 805, 806.
— — -hydrat 807.
— — kolloides 806.
Manganum 805.
— aceticum 808.
— boracicum oxydulatum 808.
— boricum 808.
— carbonicu n 808.
— chloratum 807.
— hyperoxydatum 806.
— oleinicum 808.
— peroxydatum colloidale stabilisatum 807.
— resinacicum 808.
— sulfuricum 808.
— superoxydatum 806.
Manganum superoxydatum colloidale 807.
Manganviolett 1052.
Mangifera gabonensis 487.
Manglerinde 333.
Mangobaum 1038.
Maniguette 322.
Manihot janipha 918.
— -Stärke 918.
— utilissima 918.
Manioka 918.
Manko 1236, 1247.
Manna 284, 871.
— -brot 284.
— calabrina 872.
— cannellata 872.
— Esche 872.
— geracina 872.
— in Lacrymis 872.
— in Sortis 872.
— -zucker 872.
Manne 871.
Mannit 173, 186, 546, 871.
Manteldampf 29.
Manuale 1227.
Manubrium 99.
Marakaibobalsam 375.
Maranhaobalsam 375.
Maranta arundinacea 918.
Marantastärke 917.
Margareth fein 314.
Margarine 460, 491.
Mariendistelsamen 298.

Marienglas 757.
Marigold 258.
Marjolaine 242.
Marjoram 242.
Mark 89.
Markasita 644.
Markenschutz 1209.
Markstrahlen 89, 92.
Marktpreis 1247.
Marmor 744.
— bei Seifen 898.
— -weiß 1032.
— -zement 757.
Marrube blanc 242.
— -noir 229.
Marrubiin 242.
Marrubium vulgare 242.
Marsdenia condurango 192.
Marsgelb 1040.
Marseiller Seife 900.
Marsh-mallow-leaves 201.
Marshmallow root 140.
Marsh-rosemary 241.
Marshsche Probe 638.
MarthaSan.-Rotholz 1017.
Martiusgelb 1015.
Marum 242.
Mascarenhasia elastica 346.
Maschinenöl 926.
Maschinenschmieröle 926.
Maskenblütler 108.
Maßanalyse 1266.
Massa Cacao 307.
Maße 12.
Maskenbrecher 570.
Masseteilchen 522.
Massicot 784, 1034.
Massikot 1036.
Massivglas-Lichtfilter 977.
Maßsystem 14.
Maß- und Gewichtsgesetz 1211.
Masterwort root 171.
Mastic 367.
Mastikogna 499.
Mastikolsäure 368.
Mastikonsäure 368.
Mastikoresen 368.
Mastisol 368.
Mastix 354, 367.
— -distel 499.
— -lack 1081.
— ostindischer 367.
Mastizinsäure 368.
Masut 927.
Mataperro-Rinde 192.
Maté 209.
— Congonha 209.
— -leaves 209.
Matico-leaves 211.
Matikoblätter 211.
Matizin 211.
Matricaria chamomilla 262, 411.

Matricaria discoidea 263.
— parthenoides 261.
Mattgelbfarbe 1128.
Mattlack fetter 1078.
— spirituöser 1078.
Matto grosso 150.
Mattscheibe 973.
Mauersalpeter 684.
Maulbeere 78.
Maurets 293.
Mawahbutter 492.
Maya 570.
Mayabazillus 570.
Mayaferment 1056.
Mazen 428.
Mazeration 394.
Mazerieren 30.
Mazis 318, 319.
— -blüte 318, 319.
— -nüsse 317.
— -öl 428.
mbar 19.
Meadow-saffron root 181.
Mechanische Lösung 46.
Mechanische Mischung 33.
Meconium 500.
Medinal 906.
Medio 1247.
Medizinalgewicht, altes 12.
Medizinische Hefe 135.
Medulla bovina 477.
— Ossium Bovis 477.
Meernabel 512.
— -schaum 772.
— -schwämme 503.
— -stinz 510.
Meerzwiebel 180.
Megameter 14.
Mehlbeerenblätter 225.
Mehltau, amerikanischer 1095.
— echter 1095.
Mehltau, falscher 1095.
Mehrbasische Säuren 878.
Mehrsäurig 530.
Meidingersches Element 777.
Meile, deutsche 15.
— englische 15.
— geographische 15.
— See- 15.
Meiran 242.
Meißnerblau 1049.
Meisterwurzel 171.
Mejillonesguano 1093.
Mekonin 502.
Mekonsäure 502.
Mel 908.
Melaleuca cajeputi 408.
— leucadendron 408.
— minor 408.
Melanthin 320.
Melasse 911.
Melasseschlempe 674.

Melassesirup 912.
Melassespiritus Nachweis 865.
Mel crudum 908.
Mel depuratum 909.
— despumatum 909.
Melilot 243.
Melilotenkraut 243.
Melilotol 243.
Melilotus albus 243.
— altissimus 243.
— coeruleus 243.
— officinalis 243, 244.
Melis 912.
Melissa hirsuta 212.
Melissa-leaves 212.
— -officinalis 212.
Melissen-blätter 212.
— -kraut 212.
Melissenöl 429.
— ostindisches 417.
Melissyl-alkohol 482, 548.
— oxyhydrat 482.
Mellago 31.
Mellissinsäure 482.
Mellithsäure 653.
Mellon 668.
Meloe majalis 510.
— proscarabaeus 510.
Méloés 510.
Meloes majales 510.
Membran 81.
Membranit 1064.
Memoriale 1227.
Menisken, positive — 985.
Menispermin 287.
Mennie 785.
Mennig 785.
Mennige 784, 785.
— -ersatz 786.
— hochdisperse 785.
Mensur 13, 981, 1267.
Mentha aquatica 212.
— arvensis 212, 431.
— javanica 431.
— piperascens 431.
— piperita 212.
— pulegium 244.
— rotundifolium 212.
— rubescens 431.
— silvestris 212.
— viridis 212.
Menthe crépue 212.
— frisée 212.
— poivré 212.
— pouliot 244.
Menthol 213, 431.
Menthon 431.
Menthylazetat 894.
Menyanthes trifoliata 224.
Menyanthin 225.
Mercure 831.
— doux 835.
Mercuric iodide 838.

Mercuric sulphate 840.
Mercurius corrosivus 836.
— dulcis 835.
— praecipitatus albus 837.
— — ruber 834.
— vivus 831.
Mercurous iodide 838.
Mercury 831.
Mercury cyanide 839.
Mères de girofle 260.
Mergel 818.
Merikarpien 74.
Meristem 87.
Merkantilschoten 280.
Merkaptane 549, 874.
Merkuriammoniumchlorid 837.
Merkuri-chlorid 836.
— -diammoniumchlorid 838.
— -fulminat 839.
— -jodid 838.
— -oxyd 834.
— -sulfat 840.
— -sulfozyanat 668.
— -thiozyanat 668.
— -zyanid 839.
Merkuro-chlorid 835.
— — sublimiertes 835.
— -jodid 838.
— -oxyd 833.
— -sulfat 840.
Mesokarp 74.
Mesothorium 663.
— -bromid 663.
Mesoweinsäure 553.
Messen 12.
Meßflasche 1267.
Messinaeressenzen 387.
Messing 825.
Messingmörser 16.
Meßkolben 1267.
— -pipette 1267.
— -zylinder 1267.
Metaantimonige Säure 694.
Meta-arabin 336.
— -arsenige Säure 636.
— -arsensäure 636.
— -borsäure 648.
Metachlamydeae 104, 107, 119.
Meta-dichlorbenzol 559.
— -dioxybenzol 558, 561, 939.
— -kieselsäure 599, 657.
— -kresol 935.
— -xylol 559.
Metall-ätztinte 1125.
— alkoholate 548.
— -fußbodenocker 1039.
— -hydroxyde 539.
— -konglomerat 635.
— -lacke 1084.
— -lamellen 994.

Metalle 527, 540, 663.
— der Alkalien 663.
— d. alkalischen Erden 540.
— edle 540.
— Erz- 540.
— leichte 540.
— schwere 540.
Metallik 19.
Metalloide 527, 539.
Metalloxyde 527, 530.
Metallputzmittel 1125.
Metallstativ 995.
Metallum problematum 619.
Metallurgie 748.
Metaperrorinde 192.
Metaphosphate 632.
Metaphosphoric acid 634.
Meta-phosphorsäure 632, 634.
— -überjodsäure 595.
— -vanadinsäure 647.
— -verbindung 558.
— -xylol 559.
Metazin 954.
Metazinnsäure 659, 660.
Meteorstein 793.
Meter 14.
— -kilogramm 523.
— -prototyp 14.
Methan 544, 546.
— -reihe 543.
Methanal 875.
Methanol 547, 858.
Methyl 543, 546.
Methyläther 548.
Methyläther, salizylsaurer 421.
Methyläthylessigsäure 403, 412.
Methylaldehyd 875.
Methylalizarin 563.
Methylalkohol 411, 547, 858.
— Verwendungsverbot 1202.
Methyl-arbutin 226.
— -benzoat 895, 942.
— -benzol 558.
— -chavikol 404, 419.
— -chlorid 854.
Methylenblau 1016.
Methylenchlorid 854.
Méthylène 858.
Methylene chloride 854.
Methylenprotokatechualdehyd 948.
Methylenum bichloratum 854.
— chloratum 854.
Methylenzitrylsalizylsäure 946.
Methyleugenol 434.
Methylheptylketon 217, 439, 550.
Methylic Alcohol 856.

Methylkrotonsäure 463.
Methylmonamin 535.
Methylmorphin 957.
Methylnonylketon 217, 439, 550.
Methyl-oxydhydrat 546, 858.
— -paraoxybenzoesäure 937.
— -phenol 561, 935.
— -propylphenol 448, 561.
— -protokatechualdehyd 947.
— -salizylat 224, 411, 421.
— -sulfonal 874.
— -theobromin 958.
— -valerianat 160.
— -zellulose 556.
Methylum salicylicum 421.
Methylviolett 968.
Methystizin 151.
Metol 997.
Metrisches Gewichts- und Maßsystem 11, 14.
Metze 13.
Meum athaminticum 153.
Mexikanisches Traubenkraut 230.
Mezereon bark 195.
Mezerinsäure 195.
mg 11.
Mianin 944.
Michelia champaca 412.
— longifolia 412.
Micrococcus Aceti 881.
Microspermae 104, 112.
Miel 908.
Mikrogramm 11.
Mikrokokken 95.
Mikroliter 13.
Mikrometer 15.
Mikrometerschraube 22.
Mikromillimeter 15.
Mikron 15.
Mikroorganismen 1126.
Mikropyle 70.
Mikroskop 20, 21.
— -säule 21.
Mikrosporen 102.
Milchabsonderung, Mittel zur Einschränkung 125.
— — Förderung 125.
Milchdistelsamen 298.
Milcheiweiß 565.
Milch-glas 657.
— -pulver 1132.
— -säure 552, 886.
— — gewöhnliche 886.
— -bazillus 569.
— -saures Eisen 801.
— — -oxydul 801.
— — Kalzium 886.
— — Silber 844.
— -saftröhren 92.

Milch-stein 876.
— -wein 136, 569.
— -zucker 556.
Mild chloride of mercury 435.
Milfoil 214.
— or yarrow-flowers 267.
Milk of lime 745.
— — sulphur 605.
Milkwort 246.
Millepertuis 239.
Millet long 278.
Millibareinteilung 19.
Milli-curie 767.
— -gramm 11.
— -liter 13.
— -meter 14.
— -mikron 15, 976.
Miloriblau 1047.
Mimosa catechu 495.
Mimosen-Katechu 495.
Mimosoideae 106.
Mimusops balata 350.
— globosa 350.
Minderkaufleute 1216.
Minderung 1235.
Minas 150.
Mineral-blau 1047.
— black 1057.
— blue 1047.
— -farben 1027.
— — chemische 1027.
— — künstliche 1027.
— — natürliche 1027.
— -fette 931.
— -kermes, oxydfreier 643.
— -kermes, oxydhaltig 643.
— -öle, wasserlösliche 931.
— -pastillen 1109.
— -purpur 849.
— -säuren 529.
— -schmieröle 926.
— -schwarz 1057.
— -seife 927.
— -turpeth 840.
— -wässer 578.
— — künstliche 579.
— — Bereitung 579—582.
— -weiß 762.
Mineralischer Chamäleon 687.
Mineralisierter Kautschuk 347.
Mineral waters 578.
Mine de plomb 652.
Minium 785.
Mirbanöl 401.
Misch-geräte 16.
— -leim 966.
Mischtrommel 33.
Misch- und Siebmaschine 33.
Mischsendungen 1233.
Mischung flüssiger Körper 46.

Mischung, mechanische 33.
— von Benzoetinktur und Rosenwasser 1112.
— von Pulvern 33.
Mischzylinder 1267.
Miskal 436.
Mispickel 635.
Mistel 181.
Misteldrossel 182.
Mistelsaft 182.
Mistle-toe 182.
Mitisgrün 1055.
Mitscherlichscher Phosphornachweis 626.
Mittel gegen Erkrankung der Blase und Harnwege 123.
— — Fallsucht, Epilepsie 124.
— — Galle- und Lebererkrankung 124.
— — Gicht u. Rheumatismus 124.
— — Hämorrhoiden 124.
— — Halsleiden 124.
— — Hauterkrankungen 124.
— — Husten- u. Brustleiden 125.
— — Keuchhusten 124.
— — Nierenerkrankungen 125.
— — Schwerhörigkeit 126.
— — Skorbut 126.
— — Zuckerkrankheit 127.
— zur Bereitung von Umschlägen 126.
— — Einschränkung der Milchabsonderung 125.
— — Förderung der Milchabsonderung 125.
— schleimlösende 125.
Mittelband 68.
— -öl 557.
Mixed pickles 280.
mm 14.
ml 13.
Mobilien 1247.
Modegewürz 274.
Modellgips 757.
Mörser 16, 33.
Mörser, eiserner 16.
— -keule 33.
Mörtel 745.
— hydraulischer 745.
Mohnköpfe 293.
— -kuchen 473.
— -öl 473, 1065.
— — Nachweis 472.
— -samen 321.
Mohrenhirse 320.
Mohrrübe 910.
Mohrsches Salz 805.
Mohrsche Waage 41.

Mohr-Westphalsche Waage 41.
Molekel 522.
Molekül 522.
Molekulargewicht 524.
— -verbindungen 536.
Molken 913, 1109, 1110.
— -eiweiß 565.
— -pastillen 1109.
— saure 1109.
— süße 913, 1110.
Molybdän 810.
— -glanz 810.
— -säure 811.
— — -anhydrid 811.
— — -hydrat 811.
— -saures Ammonium 811.
— -stahl 810.
Molybdänsulfid 810.
Molybdaenum 810.
Molybdate 811.
— d'ammonium 811.
Molybdène 810.
Molybdic acid 811.
Moment-aufnahmen 982.
— -kamera 982.
— -verschluß 993.
Momordica luffa 506.
Monamine 555.
— primär 555.
— sekundär 555.
— tertiär 555.
Monatstagebuch 1227.
Monazit 663, 824.
Mondamin 919.
Mondscheinwirkung 995.
Monieren 1247.
Monilia 1095.
Monoasthanolamin 555.
Monobromäthan 546.
Monobromide 596.
Monochloräthan 546.
Monochloride 584.
Monochlormethan 854.
Monochlorure de cuivre 827.
Monocotyledoneae 103.
Monözisch 67.
Monojodide 595.
Monokalziumphosphat 755.
Monokarbonsäuren, ungesättigte 552.
Monokel 988.
Monoklin 66.
Monokotyledoneen 59, 93.
Monokotyledonen 59, 80.
Monomethylamin 555.
Mononatriumkarbonat 716.
Monooxybernsteinsäure 553.
Monopol 1247.
Monosaccharide 555, 907.
Monose 555, 907.
Monosulfid 600.

Monosulfure de sodium cristallisée 701.
Monothionige Säure 607.
Monothionigsaures Natrium 728.
Monoxyd 528.
Montanin 599.
Montan-pech 484.
— -wachs 484.
Moorbäder 650.
Moos 1115.
Moosbeerenblätter 225.
Moose 93, 101, 1115.
Moos-grün 1053.
— -kapsel 101.
Moospflanzen 54, 101.
Moostorf 650.
Moratorium 1231.
Moreatraganth 337.
Morgen, preußischer 15.
Morin 1018.
Moringia nux behen 470.
Morphin 502, 956.
Morphine 956.
— -hydrochlorid 956.
Morphinum 956.
— hydrochloricum 956.
— muriaticum 956.
Morphium 502, 956.
— salzsaures 956.
Morphologie, Pflanzen- 51.
Morus tinctoria 1018.
Mosaic gold 661.
Moschus 513.
— altaicus 513.
— Assam- 515.
— Bengal- 515.
— bockharischer 515.
— Bucharischer 515.
— cabardinus 514.
— chinensis 514.
— chinesischer 514.
— ex Vesicis 516.
— -geruch-Entfernung 516, 1100.
— -Infusion 515.
— -körner 303.
— -körneröl 398.
— künstlicher 516.
— moschiferus 593.
— orientalischer 514.
— -ratte 515.
— -schafgarbe 240.
— sibiricus 514, 593.
— tibetanischer 514.
— tonquinensis 514.
— Yunan- 514.
— -wurzel 161.
Motalin 800.
Mother of thyme 248.
Motiaöl 422.
Mottenkrautblumen 271.
Mottenwurzel 163.
Mottled-Seife 901.

Motyl 800.
Mouches d'Espagne 506.
Mountain buchu 203.
Mousse d'Irlande 133.
— d'Islande 138.
— perlée 133.
Mowrahbutter 492.
Mucuna pruriens 299.
— urens 299.
Münchnerlack 1022, 1042.
Münzfuß 1238.
Münzenpulver 841.
Mütze b. Moosen 101.
Mützenpulver 841.
Muguet de bois 264.
Mugwort 229.
— -root 142.
Mull, gereinigter 1114.
Mullein flowers 273.
Multipla 523.
Multiplen Proportionen 524.
Mund-leim 967.
— -pflegemittel 127, 1120.
— -wasser 1120.
Musc 513.
Musci 110.
Muschelgold 1062.
— unechtes 661.
Muschelkalk 744, 745.
Muschel-ilber 1062.
Muscovaden 911.
Musivgold 661.
Musk 513.
Muskat-blüte 318.
— -blütenöl 428.
— -butter 320, 489.
— -nüsse 317.
— — Bombay 319.
— — männliche 319.
— — Papua 319.
— — wilde 319.
— -nußöl 432, 489.
— — ätherisches 428, 432.
Muskatöl, ätherisches 428, 489.
Muskelfibrin 566.
Muskon 515.
Musk-seed 303.
Mutter-harz 341.
— -korn 134.
— — -brand 135.
— -kümmel 289.
— -lauge 26, 27, 578.
— -nelken 261.
— -sennesblätter 297.
— -wurz 153.
— -zelle 83.
Mykose 136.
Mylabris Cichorei 507.
Myosin 565.
Myrabolanen 334.
Myrcia coriacea 434.
— imbrayana 434
myr 14.

Myrica cerifera 484.
— cordifolia 484.
Myriameter 14.
Myricales 104, 112.
Myristica argentea 319.
— fragrans 317.
— malabarica 319.
— moschata 317.
— officinalis 489.
— otoba 489.
— sebifera 489.
Myristikol 428.
Myristinsäure 424, 428.
Myristizin 319, 428, 489.
— -säure 469.
Myrizin 482.
Myrizyloxydhydrat 482.
Myrobalanen 334.
Myronsäure 325.
Myrosin 313, 325.
Myroxylon balsamum 377, 380.
— genuinum 380.
— Pereirae 377.
Myrrh 342.
Myrrha 342.
Myrrhe 342.
Myrrhen 342.
Myrtenwachs 484.
Myrtiflorae 107, 118.
Myrtillin 293.
Myrtus pimenta 274.
— tabasco 275.
Myrzen 434.
Mysorekardamomen 281.
Myxogasteres 96.
Myxomycetes 96.
Myxothallophyta 96.
Myzelium 99.
Myzelstränge 99.

Nabel 79.
Nacaratkarmin 1022.
Nacheichung 14.
Nachlauf 862.
Nachmühlenöl 471.
Nachnahme 1243.
Nachpresse 1111.
Nachschlagöl 462.
Nachtgrün 1057.
Nachweis 541.
— der Basen bzw. Kationen in Lösungen 1259.
— von Holz im Papier 560.
Nachwirkung der Düngemittel 1090.
Nacktsamige 78, 94, 103. 110.
Nadelhölzer-Früchte 78.
Nähmaschinenöl 926.
Nähr-gelatine 132.
— -gewebe 79.
— -hefe 963.

Nährstoff 74.
Nährstoffe der Pflanze 1078.
Näpfchenkobalt 635.
Naftalan 931.
Nagel 67.
Nahzone 1234.
Napellin 139.
Naphtha 872, 923.
Naphthalin 559, 562, 951.
— -farbstoffe 1015.
— -papier 951.
Naphthalinum 951.
Naphthene 923.
Naphthensäure 927.
Naphthol 562, 951.
Naphtholum 562, 951.
Naples yellow 1038.
Narbe 70.
Nardenwurzel 144.
Narkophin 502.
Narkose 855.
— -chloroform 856.
Narkotikum 139, 502.
Narkotin 502.
Narthex asa foetida 339.
Narzein 502.
Nasen- u. Rachengifte 570.
Nasse Schmelze 491.
Natrium 663, 698.
— aceticum 706.
— — bifusum 706.
— -alaun 823.
— Aluminiumfluorid 597.
— Aluminiumsilikat 577.
— -Ammoniumphosphat 634, 1257.
— -ammonium phosphorsaures 1257.
— anthrachinonsulfosaures 563.
— arsanilicum 560.
— arsenicosum 707.
— arsenigsaures 707.
— -arsenit 707.
— -aurizyanid 849.
— -aurozyanid 849.
— -azetat 706.
— — doppelt geschmolzen 706.
— — halbgereinigtes 706.
— — rohes 706.
— -benzoat 707.
— benzoesaures 707.
— benzoicum 707.
— biboracicum 707.
— — cum Tartaro 710.
— biboricum 707.
— — -hydrat 708.
— bicarbonicum 716.
— bifloratum 705.
— -bifluorid 705.
— -bikarbonat 716.
— -bisulfat 730.
— -bisulfit 728.

Natrium-bisulfitlösung 413.
— bisulfuricum 730.
— — fusum 730.
— bisulfurosum 728.
— -borat 707.
— bromatum 704.
— -bromid 704.
— bromwasserstoffsaures 704.
— carbonicum 711.
— — acidulum 716.
— — calcinatum 714.
— — crudum 711.
— — purum 715.
— — siccatum 715.
— — siccum 715.
— -chlorat 718.
— chloratum 701.
— chloricum 718.
— -chlorid 701.
— chlorsaures 718.
— -cyanatum 672.
— diaethylbarbitursaures 906.
— -dichromat 681, 718.
— dichromicum 718.
— dichromsaures 718.
— -disulfid 701.
— dithionigsaures 725.
— doppelt chromsaures 718.
— doppeltfluorwasserstoffsaures 705.
— doppeltschwefligsaures 728.
— -eisenzyanür 719.
— essigsaures 706.
— -ferripyrophosphat 724.
— ferrocyanatum 719.
— -ferrozyanid 719.
— fluoratum 705.
— -fluorid 705.
— fluorsilikat 599.
— gallensaures 517.
— -goldchlorid 849.
— -goldzyanid 849.
— -goldzyanür 849.
— hydricum 698.
— hydrobromicum 704.
— hydrofluoricum 705.
— hydrojodicum 704.
— -hydroxyd 698.
— hydroxydatum 698.
— hydroschwefligsaures 728.
— hydrosulfat 730.
— -hydrosulfit 607, 728.
— hydrosulfurosum 728.
— -hyperborat 709.
— -hyperkarbonat 718.
— hyperboricum 709.
— hypercarbonicum 718.
— hypermanganicum 722.
— -hyperoxyd 700.

Natrium hyperoxydatum 700.
— -hypersulfat 730.
— hypersulfuricum 730.
— -hypophosphit 724.
— — -lösung 725, 1253.
— hypophosphorosum 724.
— -hyposulfit 607, 725.
— hyposulfurosum 725.
— indigschwefelsaures 1020.
— -jodat 704.
— jodatum 704.
— jodicum 704.
— -jodid 704.
— jodsaures 704.
— jodwasserstoffsaures 704.
— -Kaliumtartrat 693.
— -karbonat 711.
— — entwässert 715.
— — getrocknetes 715.
— — primäres 716.
— — reines 715.
— — sekundäres 711.
— — Kobaltinitritlösung 1253.
— kohlensaures 711.
— — neutrales 711.
— — saures 716.
— -metaarsenit 707.
— metallicum 698.
— -metaperborat 709.
— metaperboricum 709.
— metaphosphat 577, 634.
— -monosulfid 701.
— monosulfuratum 701.
— monothionigsaures 728.
— muriaticum 701.
— neutrales kohlensaures 711.
— — pyrophosphorsaures 724.
— -nitrat 719.
— — reines 721.
— nitricum 719.
— — purum 721.
— -nitrit 722.
— nitro-borussicum 706.
— nitroprussidum 706.
— nitrosum 722.
— oxydatum hydricum 698.
— -oxydhydrat 698.
— pentasulfid 701.
— -perborat 709.
— perboricum 709.
— percarbonicum 718.
— -perkarbonat 718.
— -permanganat 722.
— permanganicum 722.
— -peroxyd 700.
— peroxydatum 700.
— -persulfat 730.

Sachverzeichnis. 1333

Natrium-persulfuricum 730.
— -phosphat 722.
— — dreibasisches 724.
— — einfach saures 722.
— — normales 724.
— — sekundäres 722.
— phosphoricum 722.
— — neutrale 724.
— phosphoricum tribasicum 724.
— phosphorsaures 722.
— — dreibasisches 724.
— — zweibasisches 722.
— -pyroantimoniat 698.
— -pyroborat 707.
— pyroborsaures 707.
— -pyrophosphat 724.
— pyrophosphoricum 724.
— pyrophospohrsaures, neutrales 724.
— salicylicum 725.
— -salizylat 725.
— salpetrigsaures 722.
— saures kohlensaures 716.
— — schwefelsaures 730.
— schwefelsaures 728.
— schwefligsaures 727.
— -sesquikarbonat 711.
— silicicum 689.
— -subsulfit 725.
— subsulfurosum (fälschlich) 725.
— -sulfantimoniat 643.
— -sulfat 728.
— -sulfat entwässert 729.
— — getrocknetes 729.
— — saures 730.
— — sekundäres 728.
— -sulfid 701.
— — -lösung 701, 1253.
— -sulfit 727.
— — saures 728.
— sulfuratum 701.
— sulfuricum acidum 730.
— — crudum 729.
— — crystallisatum 728.
— — depuratum 729.
— — purum 729.
— — siccatum 729.
— — siccum 729.
— sulfurosum 727.
— supercarbonicum 718.
— -superkarbonat 718.
— -superoxyd 700.
— stannat 731.
— tartaricum 731.
— -tartrat 731.
— taurocholsaures 517.
— -tetraborat 707.
— tetraborsaures 707.
— -tetrasulfid 705.
— thioschwefelsaures 725.
— -thiosulfat 725.
— thiosulfuricum 725.

Natrium-trisulfid 701.
— überborsaures 709.
— überkohlensaures 718.
— übermangansaures 722.
— überschwefelsaures 730.
— unterphosphorigsaures 724.
— unterschwefligsaures 607, 725.
— -uranat 813.
— uranicum 813.
— weinsaures 731.
— -wolframat 731.
— -wolframiat 731.
— wolframicum 731.
— wolframsaures 731.
— -xanthogenat 916.
— -zyanid 672.
— zyanwasserstoffsaures 672.
Natro-Kali tartaricum 693.
Natron 711.
Natronalaun 823.
Natronammoniaksalpeter 1092.
Natron, doppeltkohlensaures 716.
— -feldspat 698.
— -glas 656.
— -hydrat 698.
— kaustisches 698.
— -lauge 699.
— — -Übersichtstafel 699.
— kohlensaures 711.
— pyrophosphorsaures 724.
— salizylsaures 725.
— -salpeter 719.
— salpetersaures 719.
— saures kohlensaures 716.
— -seife 896.
— unterschwefligsaures 607.
— -wasserglas 689.
— -weinstein 693.
— -zellpech 759.
Natronzellstoffablauge 759.
Natronzellstoffverfahren 759.
Natrum causticum 698.
— — solutum 699.
— — hydricum 698.
— — solutum 699.
Natterknöterich 165.
Natterwurz 165.
Natürliches System 93, 94.
Naturasphalt 354.
Naturknochenfett 477.
Naturlehre 519.
Naturschutzgesetz 1202.

Neapel-gelb 1038.
Neats-foot-oil 477.
Neben-achse 55.
— -blätter 60.
Nebenkrone 68.
— -wurzel 53.
Nectandra Coto 192.
Negativ 972.
Negativ elektrisch 537.
— -fehler 1002.
— Herstellung 973.
Negativkaltlack 1002.
Negativlack 1002.
Nèger-kaffee 310.
— -korn 320.
— -saat 320.
Nektarien 66.
Nelken, Gewürz- 258.
Nelken-kassia 186.
— -öl 410.
— -pfeffer 274.
— — -öl 434.
— -säure 260, 410.
— -stiele 260.
— -stielöl 260, 411.
— -wurzel 144.
Nemalionales 109.
Nennwert 1247.
Neodym 824.
Neon 571, 767.
Neonlicht 571.
Neosalvarsan 561.
Neoviolinlösung 425.
Nepeta cartaria 212.
Nerolin 407.
Neroliöl 405.
— synthetisches 406.
Neroliportugalöl 405.
Nerprun purgatif 297.
Nervatur des Blattes 60, 63.
Nerven- u. Blutgifte 571.
Nervenmittel 125.
Nervina 125.
Nessel, Taub- 265.
— weiße 251, 265.
Nesslersche Flüssigkeit 1097.
Netto 12, 1245.
— -Ertrag 1230.
— -Kassa 1247.
Neublau 1049.
— -braun 1042.
— -eichung 14.
— -gelb 1037.
— -gewürz 274.
— -lot 12.
— -rin 568.
— -rot 1046.
— -silber 825.
Neulieferung 1235.
Neutral 531.
Neutrales Salz 536.
Neutralisieren 531.
Neutralwollfett 478.

Neuweiß 762, 1028.
Neuwiederblau 1046.
— -grün 1055.
New blue 1049.
— brown 1042.
Newton Sucher 984.
— Durchsichtssucher 984.
Niccolum 790.
— Ammonium chloratum 791.
— — nitricum 791.
— — sulfuricum 791.
— carbonicum 791.
— chloratum 791.
— — ammoniatum 791.
— metallicum in Cubulis 790.
— nitricum 791.
— — ammoniatum 791.
— — phosphoricum 791.
— sulfuricum 791.
— — ammoniatum 791.
Nichtelektrolyt 537.
Nichtmetalle 527, 539.
Nichts, weißes 1035.
Nickel 790.
— -ammonchlorid 791.
— -ammonnitrat 791.
— ammonium, salzsaures 791.
— — salpetersaures 791.
— — schwefelsaures 791.
— -ammonsulfat 791.
— -chlorür 791.
— -gruppe 540, 790.
— -hydroxyl 791.
— -karbonat 791.
— kohlensaures 791.
— -phosphat 791.
— phosphorsaures 791.
— -nitrat 791.
— salpetersaures 791.
— schwefelsaures 791.
— -stahl 791.
— -sulfat 791.
Nickolo-ammonio-chlorid 791.
— — -nitrat 791.
— -chlorid 791.
— -nitrat 791.
Nicotiana tabacum 215.
Nieder-blätter 58, 59.
— -schlagarbeit (Blei) 783.
— -schlagen 26, 533.
Niellosilber 842.
Nierenerkrankung, Mittel gegen 125.
Nierentalg 490.
Nie pulverzusätze 125.
Nieswurz, grüne 170.
— schwarze 170.
— weiße 169.
Nigella damascena 320.
— sativa 320.

Nigella-seed 320.
Nigellin 320.
Nihilum album 1035.
Nikotianakampher 232.
Nikotein 216.
Nikotin 216.
Nimaröl 422.
Niob 647.
Niobeöl 895, 942.
Niobit 647.
Nipagen 946.
Nipasol 946.
Nitragin 1088.
Nitraphotlampe 997.
Nitratbakterien 1088.
Nitrate 622.
— d'ammoniaque 742.
— de baryum 762.
— — cadmium 783.
— de potasse 683.
— — plomb 789.
— of baryta 762.
Nitratseide 916.
Nitre du Chili 719.
Nitric acid 622.
Nitride 620.
Nitriersäure 559.
Nitrifikation 720, 1088.
Nitrilbasen 555.
Nitritbakterien 1088.
Nitrite 621.
Nitrite d'amyle 892.
— de potassium 685.
— — soude 722.
Nitro-benzol 401, 559, 1015.
— -chloroform 938.
— -filme 978.
— -géne 620.
— -genium 620.
— -hydrochloric acid 626.
— -körper 559.
— -naphthalin 562, 951.
— -phoska 1092.
— -prussidnatrium 706.
— -prussidwasserstoffsäure 706.
— -sulfonsäure 613.
Nitrose Gase 613.
— -vergiftung 625.
Nitrosylmonochlorid 626.
Nitrotoluol 559.
Nitroxyl 529.
Nitrozellulose 914.
Nitrum 683.
— cubicum 719.
— tabulatum 683.
Nix alba 1035.
Noir de bouchon 1056.
— — bougie 1057.
— brun d'os 1056.
— d'Espagne 1056.
Noir de fumée 1057.
— d'ivoire 1056.
— minéral 1057.

Noisette d'Inde 305.
Noix d'Acajou 275.
— d'arec 305.
— de Bengale 334.
— — Marais 275.
— — muscadier 317.
— — pistache 323.
— du Soudan 310.
— vomique 327.
Nomenklatur, binäre 93.
— der Salze 535.
Nominalwert 1247.
Nonnennägelein 320.
Nopalerien 508.
Nopalschildlaus 508.
Nordhäuser Schwefelsäure 610.
Norgesalpeter 1092.
Normales Salz 536.
Normalflasche 42.
Normallösung 1253, 1269.
Normaltropfenzähler 49.
Normierte Grade 975.
Nostoc-Kolonie 96.
Nota 1246.
Notadressat 1242.
Notadresse 1242.
Notieren 1247.
Notifikation 1243.
Novaspirin 946.
Novozon 770.
Nuance 1247.
Nuces Colae 310.
— moschatae 317.
— vomicae 178, 327.
Nuclei Pistaciae 323.
Nucleoli 83.
Nucleus 83.
Nucoafett 488.
Nürnbergrot 1041.
Nukleoalbumine 314.
Nullbenzol 933.
Nuremberg red 1041.
Nuß 74.
Nutmeg 317.
Nuttharz 352.
Nuzitannin 194, 210.

Oak-apples 332.
Oak-bark 195.
Oberflächenabschwächer 1003.
Oberflächenentwickler 998.
Oberhaut 88.
Oberseite des Blattes 60.
Oberschalseife 900.
Oberweibige Stellung 66.
Objektgläschen 22.
Objektiv 21, 1247.
— -deckel 993.
Objektive 988—991.
— Weitwinkel- 991.
Objektivlinse 21.
Objekttisch 21.

Objektträger 22, 814.
Obligatorisch 1247.
Obsolet 157.
Obstipantia 126.
Ochrea 60.
Ochsengalle, eingedickte 517
Ochsenmark 477.
Ochsentalg 490.
Ocimum basilicum 229, 246.
Ocker (gelber) 1038.
— Bronze- 1039.
— Chrom- 1039.
— französischer 1039.
— gebrannter 1039.
— Gold- 1039.
— grüner 1053.
— Leimfarben- 1038.
— Metallfußboden- 1038.
— Oelfarben- 1038.
— Pariser 1039.
— roter 1039.
Ocotea caudata 428.
Ocre d'or 1038.
— doré 1038.
— jaune 1038.
— rouge 1038.
Octroi 1247.
Oculi Cancrorum 512.
Odermennig 229.
Öffnungsverhältnis 992.
Ölblau 830, 1049.
Öl, empyreumatisches 931.
Öle, ätherische 384.
— fette 456.
— nichttrocknende 457.
— trocknende 457.
— unbestimmte 457.
— zu härten 457.
Ölextrakt 1069.
Ölfarbenzubereitung 1064.
Ölfarben 1059.
Ölfarbenocker 1039.
Öl-grün 1054.
— -kitt 1130.
— -kuchen 490.
— — -mehle 490.
— -lacke 1074.
— -palme 489.
— -pumpe 6.
— -ruß 1057.
— -sikkativ 1068.
— -säure 552, 886.
Ölsäureglyzeride 455.
Ölsäurereihe 455. 552.
Ölsaures Mangan 808, 1068.
Ölschwimmverfahren 420.
Ölsikkativ 1068.
Ölsüß 869.
Ölstriemen 107.
Öl, verschüttetes aufnehmen 36, 1099.
Ölzucker 394.
Oenanthäther 450, 554, 866.

Oenanthe phellandrium 294.
Ofenschwärze 652.
Offerieren 1234, 1247.
Offerte 1234, 1247.
OH-Gruppe 526.
Ohm 13.
Ohne Kosten 1242.
Oil 431.
— of almonds 460.
— — ambrette 398.
— — angelica 403.
— — anise 404.
— — arachis 462.
— — balm 429.
— — bay 434.
— — bergamot 407.
— — bitter almonds 399.
— — — orange 405.
— — cajeput 408.
— — calamus 409.
— — caraway 410.
— — cardamom 410.
— — cassia 412.
— — celery leaves 404.
— — cinnamom 414.
— — citronella 417.
— — cloves 410.
— — cognac 450.
— — copaiba 407.
— — coriander 418.
— — cretian 433.
— — cubebs 418.
— — cumin 418.
— — dill 402.
— — eggs 472.
— — estragon 419.
— — eucalyptus 419.
— — fennel 420.
— — german chamomile 411.
— — ginger 451.
— — juniper 425.
— — lavender 426.
— — lemon 414.
— — lemongrass 402.
— — limes 417.
— — Limette 416.
— — linaloe 428.
— — mace 428.
— — mustard 440.
— — neroli 405.
— — portugal 405.
— — nutmeg 432.
— — orris 424.
— — palmarosa 422.
— — parsley 433.
— — patchouly 433.
— — peppermint 430.
— — pimenta 434.
— — pine neddles 368.
— — rhodium 434.
— — ricinus 474.
— — rose geranium 421.
— — rosemary 438.

Oil of roses 435.
— — rue 438.
— — sage 439.
— — sandal-wood 439.
— — sassafras 440.
— — savin 439.
— — sesamum 476.
— — spearmint 429.
— — spike 427.
— — star anise 403.
— — sweet birch 421.
— — — marjoram 429.
— — tansy 442.
— — thyme 448.
— — turpentine 442.
— — valerian 450.
— — vetiver 450.
— — wild thyme 440.
— — wormwood 399.
— — ylang ylang 449.
O. K. 1242.
Oktokarbozyklisch 558.
Oktroi 1245.
Oktylazetat 895.
Okular 21.
Okularlinse 21.
Old Calabar 489.
Olea aetherea 384.
— — Absorption 396.
— — Aufbewahrung 390.
— — Destillation 388.
— — Enfleurage 395.
— — Extraktion 397.
— — Infusion 395.
— — Mazeration 394.
— — Pressung 387.
— — Prüfung 391.
— — sesquiterpenfreie 386.
— — terpenfreie 386.
— europaea 470.
Oleattirnis 1071.
Oleatsikkativ 1068.
Olefine 544.
Olefinmonokarbonsäure 552.
Oleic acid 886.
Olein 886.
— destilliertes 887.
— saponifiziertes 887
— -säure 457, 886.
— weißes 886.
— festes 886.
Oleomargarin 460, 491.
Oleum Abelmoschi 398.
— Abietis 398.
— Absynthii 399.
— Amygdalarum amararum 399.
— — — sine Acido hydrocyanico 400.
— — — künstlich 401.
— — dulce 460.
— Amygdalarum expressum 460.

Oleum Amygdalarum gallicum 461.
— — germanicum 461.
— Andropogoniscitrati 402.
— — muricati 450.
— Anethi 402.
— Angelicae 403.
— — e Seminibus 403.
— animale aethereum oder Dippelii 403.
— — foetidum seu crudum 403.
— Anisi stellati 403.
— — vulgaris 404.
— Anonae odoratissimae 449.
— Anthos 438.
— Apii graveolentis Foliorum 404.
— Arachidis 462.
— Artemisiae Dracunculi 419.
— Asphalti aethereum 354.
— Aurantii amari 405.
— — dulcis 405.
— — Florum 405.
— Baccarum Lauri aethereum 426.
— Badiani 403.
— Balsami Copaivae 407.
— Bergamottae 407.
— betulinum 373.
— Cacao 486.
— Cadi 373.
— cadinum 373.
— Cajeputi 408.
— Calami 409.
— Camphorae 454.
— Canangae odoratae 449.
— Cannabis 279.
— Cardamomi 410.
— Carvi 410.
— — e Paleis 410.
— Caryophyllorum 410.
— — e Stipitibus 411.
— Cassiae 412.
— Castoris 474.
— Cedri 411.
— Ceti 467.
— Chamomillae 411.
— — citratum 412
— Champacae 422
— Chenopodii anthelminthici 264, 412.
— Cinnamomi acute 414.
— — Cassiae 412,
— — ceylanici 414.
— Citri 414.
— Citronellae 417,
— Cocois 487.
— Cocos 487.
— Coriandri 418.
— Corticis Aurantii 405.
— — Citri 415.

Oleum Crotonis 312, 463.
— Coryli 461.
— Cubebarum 418.
— Cumini 418.
— Cupressi sempervirentis 419.
— Dracunculi 419.
— Eucalypti 419.
— Foeniculi 420.
— Fructuum Juglandis 195.
— Gaultheriae 421.
— — artificiale 421.
— Geranii rosei 421.
— Gossypii 463.
— Helianthi 315.
— Hyoscyami coctum 208.
— Iridis 424.
— Ivae 426.
— — moschatae 240.
— Ivaranchusae 450.
— Jasmini 424.
— Jecoris Aselli 465.
— — — album Vapore paratum 466.
— — — flavum 466.
— — — fuscum 466.
— Juniperi Baccarum 425.
— — empyreumaticum 373.
— — Fructuum 425.
— — Ligni 426.
— — nigrum 373.
— Lanae Pini 398.
— Lauri aethereum 426.
— — Baccarum 426.
— — e Foliis 426.
— — expressum 488.
— — pingue 488.
— laurinum 488.
— — aethereum 488.
— Lavandulae 426.
— — Spicae 427.
— Ligni Santali 439.
— — sinensis 376.
— Linaloes 428.
— Lini 468.
— Macidis 428.
— Maidis 317.
— Majoranae 429.
— Melissae 429.
— — indicum 417.
— Menthae crispae 429.
— — piperitae 430.
— Moringae Nucum 470.
— Myrciae 434.
— Myristicae 489.
— — aetherum 428.
— Naphae 405.
— Napi 473.
— Neroli 406.
— — bigarade 406.
— — petale 406.
— — petit grain 406.
— — synthetisches 406.

Oleum Nucis moschatae 489.
— — — aethereum 432.
— Nucistae 320, 489.
— Nucum Juglandis 195.
— — Palmae 490.
— — Persicarum 461.
— Olivarum 470.
— Olivarum album 471.
— — citrinum 471.
— — commune 471.
— — provinciale 470.
— — — vierge 470.
— — viride 471.
— Opopanax 432.
— Origani cretici 433.
— Ovorum 472.
— Palmae 489.
— — Christi 474.
— — rosae 422.
— Papaveris 473.
— Patchouli 433.
— Persicarum 461.
— Petrae italicum 926.
— Petrolen 354.
— Petroselini Foliorum 433.
— Pimentae 434.
— — acris 434.
— Pini Foliorum 398.
— — silvestris 398.
— Piscium 467.
— — portugallicum 405.
— Prunorum 461.
— Pumilionis 447.
— Rapac 473.
— Resedae 434.
— Rhodii Ligni 434.
— Ricini 474.
— Rorismarini 438.
— Rosae 435.
— Rosarum 435.
— Rusci 373.
— Rutae 438.
— Sabinae 439.
— Salviae 439.
— Santali 439.
— Sassafras 440.
— Seminum Persicarum 461.
— Serpylli 440.
— Sesami 476.
— Sinapis 440.
— — expressum 325.
— — pingue 325.
— Soja 477.
— Spicae 427.
— Succini crudum 442.
— — rectificatum 442.
— Tanaceti 442.
— Tauri Pedum 477.
— templinum 447.
— Terebinthinae 442.
— — rectificatum 446.

Sachverzeichnis. 1337

Oleum Thymi 448.
— Tiglii 463.
— Unonae 449.
— Valerianae 450.
— Vetiverae 163, 450.
— Vini 450.
— Vitis viniferae 450.
— Vitrioli 610.
— Zingiberis 451.
Olibanoresen 343.
Olibanum 343.
Oligasen 569.
Oligosaccharide 556.
Oligosen 556.
Olive green 1055.
Olivengrün 1055.
Olivenkernöl 471.
Olivenöl 470.
— -seife 900.
Olive-oil 470.
Olivin 772.
Ononid 154.
Ononin 154.
Ononis spinosa 154.
Oogonium 98.
Oosphäre 98.
Oospore 98.
Opal 656.
Opalisierend 618.
Operment 1036.
Opium 500.
— concentratum 501.
— Druggist- 501.
— Guévé- 501.
— -konferenz 502.
— -milchsäure 502.
— -pulver 501.
— pulveratum 501.
— Rauch- 502.
— Soft- 501.
— Soft-Shipping- 501.
— thebaicum 501.
Opopanax 432.
— chironium 432.
Opopanaxöl 432.
Optisch sensibilisieren 976.
Opuntia coccionellifera 508.
— tuna 508.
Opuntiales 107, 118.
Or 846.
Orangeade 185.
orange Lichtfilter 977.
Orange flowers 257.
Orangemennige 785.
Orangen-blüte 257.
— -blütenöl 405.
— -blütenwasser 406.
Orangenöl, süßes 405.
Orangenschale 185.
— — überzuckerte 185.
— -schalenöl, süßes 405.
Orange-pease 278.
Oranienburger Seife 900.
Orchideenöl 449, 946.

Orchill 1024.
Orchis latifolia 158.
— laxiflora 158.
— longicruris 158.
— maculata 158.
— mascula 157.
— militaris 157.
— morio 157.
— saccifera 158.
Oreille de Judas 136.
Ordeal-beans 322.
Order 1247.
Ordnungen 93.
Ordnungszahl im period. System 527.
Orellin 1024.
Or en coquille 1062.
Organische Basen 564.
Organische Chemie 526, 541.
Organosol 538.
Organ, Pflanzen 51.
Origan de Crète 244.
— vulgaire 244.
Origanum hirtum 244.
— majorana 244.
— smyrnaicum 244.
— vulgare 244.
Original 1247.
Orizabaharz 362.
Orleana 1023.
Orlean 1023.
— Guadeloupe 1024.
— Kayenne 1024.
Ormicet 817, 879.
Or mussif 661.
Ornithogalum caudatum 180.
Orpin jaune 1036.
Orris root 171.
Orseille 1024.
— -purpur 1024.
Ort 13.
Orthoamidobenzoesäure 1021.
Ortho-antimonsäure 641.
— -arsensäure 636, 639.
— -chromatische Platten 976.
— -dichlorbenzol 559.
— -dioxybenzol 558, 561.
— -oxybenzoesäure 562, 944.
— -phenolsulfosäure 937.
— -phosphorsäure 632, 633.
— -phthalsäure 950.
— -sulfaminbenzoesäure-anhydrid 943.
— -überjodsäure 595.
— -vanadinsäure 647.
— -verbindung 558.
— -xylol 559.
— -zinnsäure 659.
Ortie blanche 265.

Ortie brûlante 250.
Ortizon 584.
Oryza montana 320.
— sativa 320.
— vulgaris 320.
Orzein 1024.
Orzin 1024.
Os de seiche 512.
Osmic acid 852.
Osmium 950, 952.
— -dioxyd 852.
— -oxydul 852.
— -säure 852.
— -sesquioxyd 852.
— -tetroxyd 852.
Osmose 538.
Osramlicht 852.
Osram-Nitrophotlampe 997.
Ossa Sepiae 512.
Ossein 964.
Osseter 510.
Osterluzei, Befruchtung 73.
Osterluzeiwurzel, lange 164.
Ostin 171.
Ostindische Johore 150.
Ostindisches Melissenöl 417.
Ostindische Rinden 191.
Ostrea edulis 512.
Ostruthin 171.
Otobafett 489.
Ourouparia gambir 495.
Ova Formicarum 509.
Ovarium 70.
Owalaöl 323.
Oxalate d'ammoniaque 742.
— neutre de potasse 686.
— of ammonia 742.
— of potassium 686.
Oxalic acid 887.
Oxalis acetosella 685.
Oxalium 685.
Oxalsäure 552, 887.
Oxalsaures Ammonium 742.
— Eisenoxydul 1043.
— Kalium, neutral 686.
— — sauer 685.
Ox-gall 517.
Oxhoft 13.
Oxide of zinc 777.
Oxybenzol 934.
Oxychinolinsulfosaures Kalium 956.
Oxychlorure de bismuth 644.
Oxycholesterinkörper 479.
Oxydase 336.
Oxydation 527.
— der Alkohole 548.
Oxydationsfermente 508.
Oxydations-flamme 1256.
— -mittel 528.
— -stufen 527.
— -verfahren 1269.

Oxyde 527.
— basenbildende 528.
— säurebildende 528.
— de bismuth hydraté 645.
— — calcium 744.
— d'étain 660.
— d'éthyle 872.
— de mercure 834.
— — plomb 784.
— — soude hydraté 698.
— — zinc 777.
— ferrique hydraté 797.
— hydrate de potassium 665.
— jaune de mercure 834.
— mercurique jaune 834.
— — par voie humide 834.
— — rouge 834.
— noir de cuivre 926.
— plomboso-plombique 785.
— rouge de fer 797.
— — — plomb 785.
Oxyde stannique 660.
Oxyd-gelb 1039.
— -rot 1041.
Oxydierter Tran 468.
Oxydoreduktasen 568.
Oxydule 627.
Oxyduloxyde 627.
Oxyessigsäure 552.
Oxyfettsäure 475, 552.
Oxygen 571.
Oxygène 571.
Oxygenium 571.
Oxyhämoglobin 572.
Oxyiodogallate de bismuth 647.
Oxyiodure des bismuth 645.
Oxylinolein 469.
Oxylithe 709.
Oxylméthylquinizine méthylée 954.
Oxymel Scillae 180.
Oxymethylanthrachinone 193.
Oxynaphthochinon 210, 219, 237.
Oxynitrilase 400.
Oxynitrilese 400.
Oxyphenyläthylamin 298.
Oxypentadezylsäure 403.
Oxypropionsäure 552.
Oxyquinolinesulfonate de potasse 956.
Oxysäuren 529, 552.
— dreibasische 553.
— organische 553, 562.
— zweibasische 552.
Oxysantonin 264.
Oxysulfuré d'antimoine 643.
Oxytoluol 561.

Oxytrikarballylsäure 553, 890.
Oyster-shell 512.
Ozokerit 929.
— -Zeresin 930.
Ozon 573.
Ozonide 573.

P 1227.
P. a. 1247.
Paal 539.
Packfong 791.
Paddy 320.
Päckchen 1233.
Paeonia officinalis 154.
Paeonia officinalis 154, 321.
— peregrina 154, 267.
Paeonienblätter 267.
— -körner 365.
— -wurzel 267.
Pagina 1227.
Paginieren 1227.
Pain de Saint-Jean 285.
Pakete 1234.
Pakkal 422.
Palaquium gutta 349.
Palaquium oblongifolium 349.
Paleae haemostaticae 332.
Palladium 850, 853.
— -chlorür 853.
— -schwamm 853.
Palladoochlorid 853.
Palmarosaöl 422.
Palmatin 145.
Palmbutter 489.
Palmitate d'alumine 817.
Palmitinalkohol 484.
Palmitinsäure 398, 457.
Palmitinsaures Aluminium 817.
Palmitinseife 900.
Palm-katechu 495.
— -kernöl 490.
— -öl 489.
— — rotes 490.
— — -seife 900.
— -oil 489.
— -sago 920.
— -wachs 484.
Palthé Sennesblätter 220.
Panama-holz 196.
— rinde 196.
Panaquilon 149.
Panax ginseng 149.
— quinquefolium 149.
Panchromatische Platten 976.
Pandales 106.
Pandanales 103.
Pandermit 708.
Pankreashormon 567.
Pankreatin 968.
Pannasäure 173.

Pannawurzeln 172.
Pannol 173.
Pantoffelholz 198.
Pantopon 502, 958.
Papageigrün 1055.
Papain 968.
Papaver argemone 269.
— dubium 269.
Papaverin 502.
Papaver rhoeas 269.
— somniferum 293, 321. 500.
Papayotinum 968.
Papiere 1107.
Papierbeutel, Behandlung 1106.
Papier-brei 23.
— -films 978.
— fossile 773.
— -geld 1238.
— geleimtes 822.
Papier-pflaster Helgoländer 1107.
— -schilder, Klebmasse 4.
— Kapsel - Behandlung 1106.
— — Lackieren der 4.
— — Reinigen der 4.
— selbsttonendes 1005.
Papilionatae 106.
Pappel-blätter 211.
— -knospen 200.
— -kraut 211.
— -salbe 200, 1113.
Pappus 67.
Paprika 279.
— halbsüßer 279.
— süßer 279, 280.
Papua-Mu katnüsse 319.
Para-acetphénétidine 934.
Paraaminobenzoesäureäthylester 942.
Parabalsam 375.
Paradichlorbenzol 559.
Paradieskörner 322.
Paradioxybenzol 559, 561, 939.
Paraffin 928.
— flüssiges 930.
Paraffine 543, 928.
Paraffinöl 926, 930.
Paraffinum liquidum 930.
— solidum 929.
Paraform 875.
Paraformaldehyd 875.
Paraguaytee 209.
Paragummi 345.
Para-hard-cure 346.
Para Kotorinde 192.
Parakresse 249.
Parakumarsäure 352.
Paraldehyd 550, 877.
Paraldehyde 550, 877.
Paraldehydus 877.

Parallaxe 984.
Paramethylpropylbenzol 559.
Para-Oxyphenyläthylamin 298.
Paraoxybenzoesäure 946.
Paraphenetylkarbamid 934.
Paraphenolsulfosaures Zink 781.
Para-soft-cure 346.
Parasiten 95.
Parathormon 567.
Paratoluolsulfonchloramidnatrium 586, 944.
Paraverbindung 558.
Paraweinsäure 553.
Paraxylol 559.
Parenchymatisch 87.
Parfümerien 1118, 1121.
Pari 1247.
Parietales 106, 118.
Parillin 159.
Pariser Blau 1047.
— -gelb 1037.
— Grün 1055.
— Mennige 785.
— Ocker 1039.
— Rot 797, 1043.
— Schwarz 1056.
— Sikkativ 1069.
— Weiß 1032.
Paris blue 1047.
Paris red 1043.
Paronychin 239.
Parsley root 154
— -seeds 294.
Pasque-flower 247.
Passauer Tiegel 653.
Passiven 1229.
Passulae majores 303.
— minores 303.
Pasta Althaeae 336.
— Guarana 314.
— gummosa 336.
Pastillen 1109.
— Mineralwasser- 1109.
Pastillen, Molken- 1109.
— Pfefferminz- 1109.
— — englische 1109.
— -stecher 1109.
Pastinaca sativa 155.
Pastinakwurzel 155.
Patchouli 245.
Patent-Bleiweiß 1030.
— -Bronze 1062.
— -Grün 1055.
— -Kreide 1032.
— Skammonium 344.
— -Zellstoffwatte 1115.
Patentiert 1390.
Patentzellstoffwatte 1115.
Paternosterkörner 315.
Patina 825.

Patissons Bleiweiß 1030.
Patschulen 433.
Patschulialkohol 433.
Patschuli-kampfer 246, 433.
— -kraut 245.
— -öl 433.
Paullinia sorbilis 314.
Pausinystalia yohimbe 200.
Pausepapier 1108.
Peach wood 1017.
Pearl-moss 133.
Pear-oil 893.
Pech, Braunkohlen- 928.
Pech-farbe 1131.
— -felsen 353.
— Montan- 484.
— -papier 1107.
— Schiffs- 371.
— schwarzes 371.
— Schuhmacher- 371.
— -see 353.
— Steinkohlen- 371.
— weißes 368.
Pedilanthus pavonis 483.
Pedunculi Cerasorum 182.
Pegamoid 915.
Pegukatechu 495.
Pechfelsen 353.
Pekko-blütentee 222.
— -tee 222.
Pektinstoffe 82, 274, 289, 556, 1111.
Pe-la 483.
Pelargonidin 67.
Pelargonium odoratissimum 421.
— radula 421.
— roseum 422.
Pelletierin 194.
Pelosin 154.
Penghaver Djambi 332.
Pennawar Djambi 332.
Pennyroyol 244.
Pensée sauvage 251.
Pentakarbozyklisch 558.
Pentaklethra macrophylla 323.
Pental 854.
Pentalum 854.
Pentamethylbenzol 559.
Pentasulfid 600.
Pentasulfure d'antimoine 643.
Pentathionsäure 607.
Pentosen 556.
Pentoxyde 528.
Pentylalkohol 548.
Peony-flowers 267.
Pepins du coing 312.
Peppermint 212.
Pepsin 568, 967.
Pepsine 967.
Pepsinum 967.
Pepsinwein 1116.

Pepton 565, 968.
Peptonate de fer 802.
— of iron 802.
Peptonum siccum 968.
Peptonwasser 968.
Peracetate of iron 800.
Perautan 876.
Perborate 650.
— de sodium 709.
Perborax 710.
Perborsäure 650.
Percarbonate de potassium 677.
Percha lamellata 350.
Perchlorameisensäuremethylester 570.
Perchlorate 591.
— de potasse 686.
Perchloric acid 591.
Perchlorsäure 591.
Perchlorure de fer 798.
Per comptant 1247.
Pergamentpapier 1108.
— vegetabilisches 1108.
Pergenol 710.
Perglyzerin 871.
Perhydrit 583.
Perhydrol 582.
Perianth 66.
Pericarpium Aurantii 185.
— Citri 192.
Perigon 66.
Perikarp 74.
Perioden 527.
Periodic acid 595.
Periodisches System 527.
Periskope 990.
Perisperm 79.
Perkaglyzerin 871.
Perkarbonate 651.
Perkohlensäure 651.
Perkolator 32.
Perkolieren 32.
Perl-asche 674.
— -kaffee 308.
— -mais 317.
— -moos 133.
— -weiß 645, 1028, 1034.
Perlenleim 966.
Perlenschnüre 96.
Permanent green 1053.
— -grün 1053.
— -weiß 762, 1028.
Permanganate de potasse 686.
— — soude 722.
Permeabilitätsvitamin 568.
Permutite 577.
Pernambukholz 1017.
Pernambuko-Jaborandiblätter 208.
Peronospora 1095.
Peroxyde 527.
— de manganèse 806.

Peroxyde de magnésie 769.
— de soude 700.
— d'hydrogène 582.
— d'osmium 852.
— of manganese 806.
Perschwefelsäure 607, 688, 730.
Perschwefelsaures Ammonium 743.
Persio 1024.
Persona Formicarum 509.
Personatae 108.
Perstoff 570.
Persulfate 612.
— d'ammoniaque 743.
— de potassium 688.
— — soude 730.
Perubalsam 377.
— synthetischer 380.
— weißer 380.
Perückenbaum 1019.
Perugen 380.
Peruguano 1091.
— -Superphosphat 1091.
Peruol 380.
Perusalpeter 719.
Peruscabin 380.
Petala 67.
Petersilien-blätteröl 433.
— -früchte 294.
— -kampfer 294, 563.
— -wurzel 154.
Petiolus 59.
Petit grain 278.
Petits pois Notre Père 315.
Petriöl 926.
Petrolasphalt 354.
Petrolen 354.
Pétroléine 927.
Petroleum 545.
— -äther 923.
— -benzin 924.
— Brenn- 925.
— -Destillationserzeugnisse 922.
— gereinigtes 926.
— -naphtha 923.
— -prüfer Abels 925.
— reines 926.
— rohes 922.
— -terpentin 924.
Petroselinum sativum 154. 294.
Pettywhine root 154.
Peucedanum narthex 339.
— scorodosma 339.
Peumus boldus 203.
Pfaffenröhrchenwurzeln 161.
Pfahlwurzel 53.
Pfannensäure 613.
Pfeffer 295.
— -kraut 248.
— langer 296.

Pfeffer Malaguetta- 322.
— -minze 212.
— -minzkampfer 431.
— — -kuchen 1109.
— — -öl 430.
— schwarzer 295.
— spanischer 279.
— -staub 296.
— türkischer 279.
— ungarischer 279.
— weißer 295.
Pfeifenton 1031.
Pfeilwurzelmehl 917.
Pferde-aloe 497.
— -rhabarber 157.
— -zahnmais 317.
Pfingstrosen-blätter 267.
— -samen 321.
— -wurzeln 154.
Pfirsichkernöl 461.
— -kernschwarz 1056.
Pflanze, diözische 67.
— einhäusige 67.
— monözische 67.
— nacktsamige 78.
— zweihäusige 67.
Pflanzen-albumin 566.
— -auszüge, eingedickte 494.
— -ei 70.
— -fibrin 566.
— -fleischextrakt 313, 494.
— -globulin 566.
— -kunde 51.
— -leim 651, 917.
— -margarine 460.
— -nährstoffe 1087.
— -säfte, eingedickte 494.
— -schädlinge 1094.
— Schutz gegen schädliche Einflüsse 87.
— -talg 492.
— -tiere 107.
Pflaster 456. 555, 895, 904, 1108.
Pflaster, englisch 1108.
Pflasterkäfer 507.
Pflaumen-branntwein 868.
— -gummi 336.
— -öl 461.
Pfund 12.
— Amerikanisch 12.
— Englisch 12.
— Norwegisch 12.
— medizinisches 12.
— Russisch 12.
Phaeophyceae 99, 109.
Phalaris canariensis 278.
Phanerogamen 92, 103.
Pharaoschlange 668.
Phasen der Emulsion 47.
— dispergierte 47.
— geschlossene 47.
Phaseolin 565.

Phaseolus nanus 294, 322.
— hispidus 313, 477.
— vulgaris 294, 322.
Pheasant's-eye 228.
Phellandren 160, 403, 404, 414, 429, 431, 434, 451, 454.
Phénacétine 934.
Phenacetinum 934.
Phenakit 768.
Phenazetin 560, 934.
Phénedine 934.
Phenic acid 934.
Phenol 561, 934.
Phenolaether 561.
Phenolate 936.
Phenole 561, 934.
Phenolfarbstoffe 1015.
Phenolnatrium 561.
Phenolphthalein 950.
Phenolphtaléine 950.
Phenolphthaleinum 950.
Phenolschwefelsäure 561.
Phenolseifenlösung 969.
Phenolsulfonsäure 937.
Phenolum 934.
— liquefactum 937.
Phenyl 560.
Phénylacétamide 933.
Phenylalkohol 934.
Phenylamin 560, 1014.
Phenyläthylalkohol 424, 437.
Penyläthylbarbitursäure 906.
Phenyldimethylpyrazolon 954.
Phenyldimethylpyrazolonum 954.
— salicylicum 955.
Phenylmethyläther 937.
Phenylon 954.
Phenyl-säure 934.
— -salizylat 947.
Phenylum salicylicum 947.
Phiolenbarometer 18.
Phlobaphen 157.
Phloem 89, 90.
— -parenchym 90.
Phosgengas 570, 652, 855.
Phosphate 627, 632.
— bibasique de chaux 754.
— bicalcique 754.
— d'ammoniaque bibasique 742.
— de cuivre 829.
— de fer 803.
— de soude 722.
— ferreux 803.
— ferrique 803.
— ferroso-ferrique 803.
— of iron 803.
— — copper 829.
Phosphide 627.

Phosphite 631.
Phosphonium-bromid 631.
— -jodid 631.
Phosphor 620, 626, 1088.
— amorpher 628.
— Aufbewahrung 630.
— Brandwunden 630.
— -bronze 825.
Phosphore 626.
Phosphorezieren 747.
Phosphor-Gegengift 627.
Phosphor, hellroter 629.
Phosphoric acid 632, 633.
Phosphorige Säure 631.
Phosphorigsäureanhydrid 631.
Phosphorit 629, 755.
Phosphor-kalzium 1171.
— -latwerge 629, 1131.
— Mitscherlich-Nachweis 627
— -pentachlorid 631.
— -pentoxyd 627, 631, 633.
— -pillen 630, 1131.
— rhomboedrischer 629.
— roter 628.
— -säure 631, 632, 633.
— — -anhydrid 631, 633.
— — Eis- 634.
— — -haltige Düngemittel 1093.
— -säure Meta 632, 634.
— — Ortho- 632, 633.
— — Pyro- 631, 634.
— — reine 633.
— — rohe 634.
— — wasserfreie 633.
— — zitratlösliche 1093.
— -salz 634, 1257.
— — -perle 1257.
— -saurer Kalk 754
— — — roh 755.
— saures Ammonium 742.
— — Eisenoxydul 803.
— — Eisenoxyd 803.
— — Kupferoxyd 829.
— — Manganoxyd 1053.
— — Natrium 722.
— — — dreibasisch 724.
— — — zweibasisch 722.
— Natrium-Ammonium 1027.
— Nickel 791.
— schwarzer 629.
— -sirup 629, 1131.
— -trichlorid 631.
— -trioxyd 631.
Phosphorus 626.
Phosphor vernichten 630.
Phosphorwasserstoff 630.
Phosphorwolframsäure 811.
Phosphorzink 1171.
Photogen 928.
Photographie 972.

Photomechanische Platten 977.
Photoxylin 915.
Phthaleine 1015.
Phthalsäure 562.
Phykoerythrin 99, 133.
Phykophäin 99.
Phylloxera vastatrix 1097.
Physalien 274.
Physalin 274.
Physalis alkekengi 274.
Physeter macrocephalus 485, 492.
Physikalische Erscheinungen 519.
Physiologie-Pflanzen 51.
Physis 519.
Physostigma cylindrosperma 323.
— venenosum 322.
Physostigmin 322, 963.
Physostigmin, salizylsaures 963.
— schwefelsaures 963.
Physostigminum 963.
Phytin 630.
Phytolacca abyssinica 143.
Phytologie 51.
Phytomelan 146.
Phytosarcodina 96.
Phystosterin-Ester 350.
Phytosterin 241, 262, 313, 457, 486, 568.
Phytostearin 476.
Piccolo 995.
Picea ajenensis 444.
Picrasma excelsa 183.
Picric acid 937.
Pictet-Flüssigkeit 608.
Pied de chat 264.
Pierre infernale 844.
— -ponce 819.
Pterocarpus marsupium 496.
Pieverscher Apparat 395.
Pigmentfarbstoffe 1059.
Pigmentverfahren 1009.
Pikolin 955.
Pikrasmine 183.
Pikratpulver 938.
Pikrinsäure 937.
Pikropodophyllin 173.
Pikrokrozin 254.
Pikrotoxin 287, 564.
Piktol 608.
Pile I blueskinned 514.
Pili Gossypii 1114.
Pilierte Seife 903.
Pilocarpus jaborandi 208.
Pilokarpin 208.
Pilze 93, 99, 109.
Pilzkrankheiten der Pflanzen 1094.
Pilztiere 96.

Pimarinsäure 384.
Pimarolsäure 384.
Pimarsäure 384.
Piment 274.
Pimenta acris 275, 434.
— officinalis 274.
Piment couronnée 275.
— de Cayenne 280.
— de Guinée 280.
— de la Jama que 274.
— des Anglais 274.
— des jardins 279.
— d'Espagne 275.
Pimentöl 434.
Pimpernell root 155.
Pimpinella anisum 277, 404.
— magna 155.
— Saponin 155.
— saxifraga 155.
Pimpinellin 155.
Pimpinellwurzel 155.
Pinakryptolgelb 999.
Pinen 160, 288, 399, 404, 418, 419, 421, 425, 426, 428, 429, 434, 438, 439, 440, 449, 454.
— -hydrochlorid 445.
Pineytalg 492.
Pininsäure 369.
Pinites succinifer 370.
Pinksalz 661.
Pinolin 1080.
Pinsel 1085.
— -Aufbewahrung 1068, 1099.
Pinselmittel 1096.
Pint 13.
Pinus abies 398.
— alba 398.
— australis 383.
— laricio 382.
— longifolia 444.
— maritima 382.
— palustris 383, 442.
— pectinata 398.
— picea 447
— pinaster 382, 442.
— pumilio 447.
— resinosa 442.
— silvestris 200, 382, 398.
— taeda 383.
Piper album 295.
Piperales 104, 112.
Piper angustifolium 211.
— anisatum 289.
Pipérazidine 905.
Piperazin 905.
Pipérazine 905.
Piperazinum 905.
Piper caudatum 288.
— cayennense 280.
— cubeba 288.
— hispanicum 279.

Piper longum 296.
— methysticum 151.
— nigrum 289, 295.
— officinarum 296.
— ribesioides 289.
Piperin 296.
Piperonal 949.
Pipette 1267.
Pisse au lit champagne 161.
Pistache 323.
Pistacia cabulica 367.
— lentiscus 367.
— vera 323.
Pistachio-nut 323.
Pistazien 323.
Pistill 33, 69.
Pittylen 372, 876.
Pittylenseife 876.
Piuri 1038.
Pix alba 368.
— betulina 373.
— Juniperi 373.
— liquida 372.
— — Lithanthracis 372.
— Lithanthracis 371.
— navalis 371.
— nigra 371.
Pizen 559.
Placenta Lini 316, 468.
— Seminis Papaveris 473.
Planfilme 978.
Plankton 97.
Planktondiatomeen 97.
Plantagenkautschuk 345.
Plantaginales 108, 121.
Plantago arenaria 323.
— lanceolata 244.
— major 244.
— media 244.
— psyllium 323.
Plantain 244.
Plasmamembran 83.
Plasmaströmung 83.
Plasmodien 96.
Plasmodiophorales 96.
Plaster 904.
Platanthera bifolia 157.
Platin 850.
Platina 850.
Platinbaryumzyanür 852.
Platinchlorid 851.
Platinchlorid-Chlorwasserstoff 851.
Platine 850.
Platinentwicklungspapier 1008.
Platingruppe 541, 850.
Platinkaliumchlorid 851.
Platinkaliumchlorür 851.
Platinmohr 850.
Platino-Baryum-cyanatum 852.
— -cyanure de baryum 852.
— -Kalium chloratum 851.

Platin-papier 1008.
— -salmiak 850.
— -schwamm 850.
— -schwarz 850.
— -spiegel 851.
— -tonbad 1006.
Platinum 850.
— -Ammonium chloratum 850.
— chloratum 851.
Plâtre 757.
Platte 67, 973.
— Diapositiv- 1110.
— farbenempfindliche 976.
— infrarote 976.
— Kollodium- 974.
— lichtempfindliche 974.
— lichthoffreie 977.
— orthochromatische 976.
— panchromatische 976.
— superpanchromatische 976.
— photomechanische 977.
Plattenformat 992, 993.
Plattenkörbe 981.
Plattenkühlmaschine 899.
Platten-Nachreife 974.
— -presse 32.
— -zucker 912.
Plazenta 70.
Plomb 783.
Plombe 1247.
Plukenetia conophora 470.
Plumbaginales 107.
Plumbago 652.
Plumbi acetas 787.
— iodide 787.
— iodidum 787.
— nitras 787.
— oxydum 784.
Plumbum 783.
— aceticum 787.
— boricum 789.
— hyperoxydatum 786.
— jodatum 787.
— nitrate 789.
— nitricum 789.
— oxydatum 784.
— — rubrum 785.
— peroxydatum 786.
— resinacicum 790.
— subaceticum 788.
— sulfuricum 789.
— sulphate 789.
— tannicum 790.
Pneumatische Wanne 572.
Pockenwurzel 166.
Pockholz 182.
Podophyllin 173.
Podophylloquerzetin 173.
Podophyllotoxin 173.
Podophyllum peltatum 173.
— -rhizom 173.
— root 173.

Pogostemon patchouly 245, 433.
Pohoöl 431.
Poison-ivy-leaves 224.
Poivre à queue 288.
— de bétel 305.
— d'Espagne 279.
— long 296.
— noir et blanc 295.
Poix blanche 368.
— de Bourgogne 368.
— — houille 371.
— juive 353.
— liquide 372.
— navale 371.
— noire 371.
Pol 776.
Polarisiert 563.
Polarität der Pflanze 52.
Polarisation 975.
Polei 244.
Polianit 806.
Polianthes tuberosa 1122.
Polieren 773.
Polierheu 237.
Polier-rot 1043.
Polinin 330.
Poliosen 556.
Politur 1085.
— -lacke 1085.
Pollen 68.
— -sack 68.
— -schlauch 70, 74.
Pollopas 352.
Pollux 697.
Polluzit 697.
Polnischer Hafer 289.
Polonium 767.
Polyasen 569.
Polychroit 254.
Polygala amara 245, 246.
Polygala amer 246.
— -säure 160, 246.
— senega 160.
Polygam 67.
Polygamarin 246.
Polygonales 105, 113.
Polygonum aviculare 246.
— bistorta 165.
Polygony 246.
Polykotyledoneen 59, 80.
Polymerisationsprodukt 876.
Polymerisieren 550.
Polymolybdänsäure 811.
Polymorph 27, 600.
Polypodium vulgare 173.
Polyporus fomentarius 136.
Polysaccharide 556.
Polysolve 932.
Polysulfid 535, 601.
Polysulfure de potassium 667.
Polythionsäure 607.

Polyvalenz 525.
Poma Colocynthidis 287.
Pomaden 1119.
Pomadenkörper 396.
Pome granate-peel 193.
Pomeranzen-blätter 201.
— -blüten 257.
— -öl, bitteres 405.
— -öl, süßes 405.
— -schale 185.
— unreife 278.
Pommades 396.
Pompejanisch Rot 1042.
Pompona Vanille 302.
Pontischer Wermut 228.
Popkorn 317.
Poplar buds 200.
Poppy heads 293.
— -oil 473.
— -seed 321.
Populus balsamea 200.
— nigra 200.
Porenkapsel 76.
Porsch 241.
Porst 241.
Porträtkunstlichtpapier 1006.
Portugalöl 405.
Portlandzement 745.
Porzellan 818.
Porzellan-erde 818, 1031.
— -kegel 25.
— -mörser 16.
— -schale 1252.
— -ton 818.
Positiv 972, 1003.
— elektrisch 537.
— -entwickler 1007.
— -herstellung 1003.
Pospišil Apparat 4.
Post-auftrag 1243.
— -kleister 920.
Post-nachnahme 1243.
— -numerando 1247.
— -prokura 1221.
— -scheckordnung 1239.
— -versandbestimmungen für Briefe 1233.
— — — Drucksachen 1233.
— — — Geschäftspapiere 1233.
— — — Mischsendungen 1233.
— — — Päckchen 1233.
— — — Pakete 1233.
— — — Postanweisungen 1239.
— versandbestimmungen für Warenproben 1233.
— — — Wertsendungen 1234.
Potasse carbonatée 673.
— caustique ou à la chaux 665.

Potassii acetas 673.
— bicarbonas 677.
— bichromas 680.
— Bromidum 670.
— Carbonas 673, 676.
— chloras 678.
— chromas 679.
— cyanidum 671.
— ferricyanidum 682.
— ferrocyanidum 681.
— permanganas 686.
— sulphas 690.
— tartras 692.
— — acidus 695.
Potassium 664.
— arsenite 673.
— carbonate 673.
— chlorid 668.
— chloroplatinite 851.
— iodide 669.
— métallique 664.
— nitras 683.
Potentilla silvestris 177.
Pottasche 673.
— ausgerührte 674.
— ausgeschlagene 674.
— gereinigte 676.
Pottlot 652.
Pottwal 485, 492.
Poudre hypnotique de Jacobi 839.
— de lycopode 329.
— des chartreux 643.
— persané 267.
Poudrette 1091.
Pouliot 244.
Pourpre française 1024.
Prädisponiert 684, 1070.
Pränumerando 1247.
Präparationslack 1076.
Präsentant 1241.
Präseodym 824.
Präzipitat 26, 1093.
— gelbes 834.
— rotes 834.
— schmelzbares 838.
Präzipitieren 26, 533.
Präzipitiertes Knochenmehl 756.
Präzisionswaage 11.
Precipitaded sulphur 605.
Précipité blanc 837.
— rouge 834.
Preiskurant 1247.
Preiselbeerblätter 226.
Prêle élevée 237.
Premier jus 491.
Preßbernstein 370.
Preßbeutel 31.
Preßblock 31.
Pressen 31.
— hydraulische 32.
Pressung 387.
Preßhonig 908.

Preßschwamm 505.
Preßtalg 460.
Preßtuch 31.
Preßwürfel 912.
Preußisch Blau 1047.
Preußischer Morgen 15.
Primamargarin 491.
Primanota 1227.
Primapreßtalg 460, 491.
Primordialzustand 81.
Primula elatior 267.
— -Kampfer 267.
— officinalis 267.
Primulales 107, 119.
Primulawurzel 267.
Primelwurzel 267.
Principes 103, 111.
Prinzipal 1217.
Prinzip der Erhaltung des Stoffs 523.
Priorität 1247.
Privatbeamtenpensionsgesetz 1225.
Privilegium 1247.
pro anno 1247.
Probebilanz 1229.
Probierglas 519.
Probiernadel 847.
Probierrohr 1252.
Probierrohrgestell 1252.
Probierrohrhalter 1252.
Probierstein 847.
Projektionsapparat 986.
Prokura 1221.
— bedingte 1221.
— Einzel- 1221.
— Filial- 1221.
— Gesamt- 1221.
— Kollektiv 1221.
— Post- 1221.
Prokurist 1221.
Prolongationen 1241.
Promesse 1247.
Prontor II 994.
Propan 545.
Propandisäure 906.
Propenol 548.
Propionsäure 551.
Propolis 483.
Proponal 906.
Proportional 7.
Proprehandel 1248.
Propylalkohol 547.
Propyltoluol 559.
pro rata 1248.
Prosenchymatisch 87.
Prospekt 1248.
Prosperieren 1248.
Protalbinpapiere 1004.
Protalbinsäure 539.
Protargol 846.
Proteales 104.
Proteasen 568.
Proteide 566.

Proteine 565.
Proteinkörper 84, 157, 222.
Proteinstoffe 315, 565, 566.
Proteinoide 964.
Protest 1242.
Prothallium 101.
Protium altissimum 428.
Protobasidiomycetes 109.
Protochlorure d'antimoine 641.
— de fer 798.
— de manganèse 807
— — mercure 835.
— — soufre 606.
Protoiodure de mercure 838.
Protojoduretum Hydrargyri 838.
Protokatechusäure 947.
Protokoll 1248.
Protokosin 258.
Protonema 101.
Protophosphate de fer 803.
Protopin 237.
Protoplasma 81, 83.
Protosulfure d'antimoine 642.
Protosulfure de fer 798.
Prototyp für das Kilogramm 11.
— für das Meter 14.
Protoveratridin 170.
Protoxyde de baryum 759.
— — plomb 784.
Provenceröl 470.
Provenienz 1248.
Provision 1248.
Provitamin 567 568.
Prozent 1247.
Prozeß, chemischer 520.
Prüfung ätherischer Öle 391.
Prüfung auf Säuren bzw. Anionen 1265.
Prüfung der Waagen 12.
Prunase 400.
Prunus amygdalus 303.
— armeniaca 461.
— cerasus 182, 334.
— domesticus 334.
— persica 461.
— spinosa 224, 255.
Prussian blue 1047.
Prussiate jaune 681.
Prussic acid 656.
Pseudojervin 170.
Pseudolösungen 538.
Pseudoononin 154.
Pseudotsuga taxifolia 442.
Psychotrin 150.
Pteridophyten 94, 101, 110.
Pterocarpus draco 360.
— marsupium 496.
— santalinus 1026.

Ptomaine 466.
Ptychotis ajowan 449.
Puccinia Menthae 213.
Puddlingsprozeß 793, 794.
Puder 1118.
— -mehl 919.
Pulmonaire officinale ou commune 246.
Pulmonaria officinalis 246.
Pulmonary 246.
Pulpa Cassiae 284.
— Tamarindorum cruda 299.
— — depurata 299.
Pulpe du tamarinier de l'Inde 299.
Pulsatilla pratensis 247.
— vulgaris 247.
Pulu Paku Kidang 332.
Pulveres mixti 1109.
Pulverholzrinde 193.
Pulver-mischungen 33, 1109.
— -mörser 33.
— -munition 1190.
Pulvis aërophorus laxans 693.
Pulvis albificans 841.
— Algarothii 641.
Pumice 819.
Pumpion-seed 312.
Punica granatum 193, 254.
Punktlosigkeit 989.
Puppen 159.
Purgène 950.
Purgier-körner 312.
— -schwamm 137.
Purging - buckthorn-berries 297.
Purpurin 1022.
Purpur, vegetabilischer 1024.
Purree 1038.
Putzmittel für Metalle 1125.
Putzöl 924.
Putzsäure 888.
Puzzuolanzement 745.
Pyknometer 42.
Pyoctanine bleu 968.
Pyoctaninum coeruleum 969.
Pyramidon 955.
Pyrazolonum dimethylaminophenyldimethylicum 955.
Pyrazolonum phenyldimethylicum 954.
— — salicylicum 955.
Pyren 557.
Pyrethrin 155, 268.
Pyrethrum carneum 267.
— cinerariifolium 267.
— root 155.

Pyrethrum roseum 267.
— Willemoti 267.
Pyridin 565 955.
— -basen 403.
Pyridinum 955.
Pyrit 798.
Pyroarsensäure 636, 639.
Pyroborsäure 648.
Pyroborsaures Natrium 707.
Pyrochromate 809.
Pyrochromsäure 809.
Pyrogallic acid 941.
Pyrogallol 561. 941.
Pyrogallolum 941.
Pyrogallussäure 941.
Pyroligneous acid 883.
Pyrolusit 805 806.
Pyrometer 38.
Pyrophor 527, 825.
Pyrophosphate 632, 635.
— de fer 803.
— — soude 724.
Pyrophosphoric acid 634.
Pyrophosphorsäure 631. 634.
Pyrophosphorsaures Eisenoxyd 803.
— neutr. Natrium 724.
Pyrophosphorsaures Natron 724.
Pyroschwefelsäure 607 610.
Pyrotechnik 678.
Pyrovanadinsäure 647.
Pyroxylin 914.
Pyrrol 403. 954.

qhm 15.
qkm 15.
qm 15.
Quadratkilometer 15. 94,
Quadrat-meter 15.
— -rute 15.
Qualität 1248.
Quantität 1248.
Quantum 1248.
Quartal 1248.
Quarz 656.
— -glasgefäße 657.
— -sand 656.
Quassia amara 183.
— wood 183.
Quassienholz 183.
Quassiin 183.
Quebracho 195.
— -holz 195, 334.
— -rinde 195.
Queckenwurzel 169.
— rote 166.
Quecksilber 831.
— Amalgam 840, 841.
— -amidochlorid 837.

Sachverzeichnis. 1345

Quecksilber-barometer 18.
— -bichlorid 836.
— -chlorid 836.
— -chlorür 835.
— — sublimiertes 835.
— -jodid 838.
— -jodür 838.
— Knall- 839.
— -mohr 839.
— -oxyd 833, 834.
— — gefälltes 834.
— — gelbes 834.
— — rotes 834.
— -präzipitat, weißes 837.
— — — schmelzbares 838.
— oxydul 833.
— -oxydsulfat 840
— — basisch 840.
— -oxyd, schwefelsaures 840.
— -oxydul, schwefelsaures 440.
— — -sulfat 840.
— -salbe 1113.
— -sublimat 836.
— -sulfid 839.
— -zyanid 839.
Quellen, indifferente 579.
Quendel 248.
— -öl 440.
— römischer 249.
Quentchen 12.
Quercus aegilops 333.
— cerris 332.
— infectoria 332.
— occidentalis 198.
— pedunculata 323, 333.
— robur 195.
— sessiflora 195, 323, 332, 333.
— suber 198.
Quercus tinctoria 1025.
— valonia 333.
Querzetin 1019. 1025.
Querzit 196, 324.
Querzitrin 1025.
Querzitron-extrakt 1025.
— -rinde 1025.
Quetschhahn 1268.
Queue de cheval 237.
Queues de cerise 182.
Quicksilver 831.
Quillaja bark 196.
— -rinde 196.
— -säure 196.
— saponaria 196.
Quillajin 196.
Quina Quina 189.
Quinice kernels 312
Quinina 959.
Quininae bisulphas 959.
— hydrochloridum 959.
— sulphas 960.
Quinine 959.

Quinosol 956.
Quintal 11.
Quitch root 169.
Quitschen 298.
Quitten-früchte 312.
— -kerne 312.
— -samen 312.

Rabatt 1248.
Racemus 71.
Rachen- u. Nasengifte 570.
Racine d'aconit 139.
— d'acore 165.
— d'althée 140.
— d'angelique 141.
— d'aristoloche clématite 164.
— d'armoise 142.
— d'arnica 164.
— d'arum 163.
— d'aunée 146.
— de bardane 142.
— — belladone 143.
— — benoîte 144.
— — boucage 155.
— — bugrane 154.
— — bryone blanche 143.
— — buglosse 139.
— — cabaret 164.
— — carline acaule 143.
— — chiendent 169.
— — chiendent des Indes 163.
— — chicorée 144.
— — Colombo 144.
— — consoude 145.
— — curcuma 166.
— — dictame 146.
— — fugère mâle 167.
— — galanga 168.
— — gelsemium 147.
— — gentiane 147.
— — gingembre 178.
— — ginseng 149.
— — guimauve 140.
— — d'hydrastis 170.
— — d'impératoire 171.
— — d'ipécacuanha 150.
— — d'iris 171.
— de Kawa-Kawa 151.
— de jalap 149.
— — laîche des sables 166.
— — livèche 151.
— — mèum 153.
— — mors du diable 153.
— — d'orcanette 139.
— de panna 172.
— — pareire 154.
— — persil 154.
— — persil-de-bouc 155.
— — polygala de Virginie 160.
— — pivoine 154.

Racine de podophylle 173.
— — pyrèthre 155.
— — ratanhia 156.
— — réglisse 152.
— — rhapontic 157.
— — rhubarbe 173.
— — salsepareille 158.
— — saponaire 158.
— — sassafras 160.
— — saxifrage 155.
— — valériane 162.
— — vétiver 163.
— — zédoaire 178.
Rack 867.
Racki 368.
Radikal 90.
Radices 52, 139.
Radikale 526.
Radioaktiv 663,767.
Radioaktive Heilquellen 767.
Radioaktivität, induzierte 767.
Radiothor 663, 767.
Radium, 744, 766.
— -blei 767.
— -leuchtfarben 663.
Radix 52.
Radix Aconiti 139.
— Alcannae 139.
— Althaeae 140.
— Anchusae tinctoriae 139.
— Angelicae 141.
— Apii hortensis 154.
— Arctii 142.
— Aristolochiae longae 164.
— — rotundae 164.
— Arnicae 164.
— Artemisiae 142.
— Asari 164.
— Asclepiadis 142.
— Bardanae 142.
— Belladonnae 143.
— Bryoniae 143.
— Cardopatiae 143.
— Carlinae 143.
— Caryophyllatae 144.
— Cervariae alba 148.
— Cichorii 144.
— Colombo 144.
— Colubrinae 145.
— Columbo 144.
— Consolidae 145.
— Derridis 145.
— Dictamni 146.
— Enulae 146.
— Foeniculi ursini 153.
— Gelsemii 147.
— Gentianae alba 148.
— — (rubra) 147.
— Ginseng americaña 149.
— Glycyrrhizae 152.
— Helenii 146.

Buchheister-Ottersbach. I. 16. Aufl. 85

Radix Hibisci 140.
— Hirundinariae 142.
— Inulae 146.
— Ipecacuanhae 150.
— — alba 151.
— — annulata 150.
— — deemetinisata 151.
— — farinosa 151.
— — lignosa 151.
— — sine Emetino 151.
— — striata 151.
— Ivaranchusae 163.
— Jalapae 149.
— — laevis 150.
— — orizabensis 150.
— Kava-Kava 151.
— Lappae majoris 142.
— Laserpitii 151.
— Levistici 151.
— Ligustici 151.
— Liquiritiae 152.
— Mei 153.
— Meu 153.
— Morsus Diaboli 153.
— Ononidis 154.
— Paeoniae 154, 267.
— Pareirae bravae 154.
— Petroselini 154.
— Pimpinellae 155.
— Polygalae virginianae 160.
— Primulae 267.
— Pyrethri 155.
— Ratanhiae 156.
— — peruvianae 156.
— Rhei 173.
— — rhapontici 157.
— Rubiae Tinctorum 1022.
— Salep 157.
— Saponariae aegyptica 158.
— — hungarica 158.
— — levantica 158.
— — rubra 158.
— Sarsaparillae 158.
— — german. 166.
— Sassafras 160.
— Senegae 160.
— Serpentariae 145.
— solstitialis 144.
— Succisae 153.
— Sumbuli 161.
— Symphyti 145.
— Taraxaci 161.
— — c. Herba 161.
— Valerianae 162.
— — citrina 163.
— — montana hercynica 163.
— — thuringica 162.
— Vetiverae 163.
— Vincetoxici 142.
— Vitis albae 143.
Räucheressenz 1123.

Räucher-essig 1123.
— -mittel 129, 1121, 1123.
— -papier 1123.
— -pulver 1123.
— -tinktur 1123.
Raffinade 912.
— flüssig 907.
Raffinadenwürfel 912.
Raffinieren 29, 48, 455.
Raffinierter Schellack 366.
Raffiniertes Öl 464.
— Rüböl 473.
Raffinose 556.
Rahmensucher 984.
Rainfarnblüten 271.
Rainfarnöl 442.
Raisin 303.
Raisins 303.
— de Corinthe 303.
Ramie 251, 663.
Ramiere 407, 1248.
Ranales 105, 113.
Randblüten 108.
Ranke 56.
Ranzigwerden 457.
Rape-seed-oil 473.
Raphiden 85.
Rapidentwickler 998.
Raps 473.
Rapsöl 473.
— mineralisches 474.
Rasierpinsel zu desinfizieren 875.
Râpure de corne de cerf 511.
Rasenbleiche 481.
Rasenstein 1041.
Rasorit 708.
Rast 793.
Rataffia 867.
Ratanhia-gerbsäure 157.
— -rot 157.
— -wurzel 156.
— — Brasil 156.
— — Granada 156.
— — Mexico 157.
— — Savanilla 156.
— — Texas 157.
Rattenvertilgung 1096, 1176.
Rauchende Schwefelsäure 610.
Rauchopium 502.
Rauchtabak Drogen 129.
Rauhhonig 908.
Raupen-fackel 1096.
— -vernichtung 1096.
Rauschgelb 1036.
Rautenöl 438.
Raw umber 1043.
Razemate 553.
Razemische Weinsäure 553.
Reagens 541, 1252.
— Schweizer 826.

Reagenzpapier 1108.
Reagieren 1248.
Reaktion 520.
Reaktionstöpfe 1028.
Réalgar 635.
Realisieren 1248.
Réaumur-Thermometer 38.
Rebenschwarz 1057.
Reblausvernichtung 1097.
Recherchieren 1248.
Rechtsweinsäure 553, 889.
Recepisse 1244.
Red bean 315.
Redigieren 1248.
Red lead 785.
Red ochre 1040.
Redondaphosphat 628.
Red-poppy-flowers 269.
Reduktion 528.
Reduktionsflamme 1256.
Reduktionsmittel 528.
Reduzieren 533, 1248.
Reell 1248.
Referat 1248.
Reflektant 1248.
Reflexkamera 985.
Refüsieren 1248.
Regenbogenfarben 988.
Regenerat-Kautschuk 348.
Regenerieren 612, 1087.
Register 1227, 1248.
Regreßnahme 1242, 1243.
Regreßpflichtige 1243.
Regreßsumme 1243.
Régule d'antimoine 639.
Regulieren 1248.
Regulus Antimonii 639, 640.
Rehbraun 1043.
Reibschale 16, 33.
Reibstein 1065.
Reibungsvermögen 926.

Reihe der Fettsäuren 551.
— homologe 544.
— isologe 544.
— des Methans 547.
Reihen 94.
— -bild 986.
— -gruppen 94.
Reine des bois 243.
Reinigung von Gefäßen 35, 1100.
— von Händen und Kleidungsstücken 1100.
— von beschmutzten Schildern 4.
Reinkultur 96.
Reinverdienst 1230.
Reis 320.
Reisekamera 982.

Reiskleie 320.
— -schrot 321.
— -stärke 919.
Reißblei 652.
Rekapitulieren 1248.
Reklame 1248.
Reklamieren 1248.
Rekognoszieren 1248.
Rektifikation 29, 390.
Rektaklausel 1241.
Rektifizieren 29, 390.
Rekurs 1248.
Relativ 1247.
Relative Öffnung 992.
Rembours 1242, 1248.
Remittent 1240.
Renegrida 508.
Reng 207.
Renouée des oiseaux 246.
Rentabel 1248.
Reorganisieren 1248.
Reproduktionen 986.
Reseda-blütenöl 434.
— -geraniol 434.
— -grün 1053.
— odorata 434.
Reserve 1248.
— -nahrung 916.
— -stärke 84.
Resina 351.
— Acaroidis 352.
— alba 368.
— Anime 353.
— burgundica 368.
— Copal 356.
— Dammarae 359.
— Draconis 360.
Resinae 351.
— empyreumaticae 371.
Resina elastica 344.
— Elemi 360.
— Guajaci 361.
— Jalapae 362.
— Laccae 362.
— Ladanum 367.
— Mastiche 367.
— Pini 368.
— Sandaraca 369.
— Scammonii 344.
— Succini 370.
— Succinum 370.
— Tacahamaca 371.
Resinate 351, 1068.
Resinatfarben 1058, 1060.
Resinatfirnis 1071.
Resinatsikkativ 1068.
Résine animé occidentale 353.
— de gayac 361.
— jalap 362.
— tacamaque 371.
— de xanthorée 357.
Resorbieren 1116.
Résorcine 939.

Resorcinum 939.
Resorzin 561, 939.
Respekttage 1248.
Reste chemischer Verbindungen 526.
Retamon 435.
Retorte 28.
— tubulierte 28.
Retortengraphit 652.
Retusche 1003.
Reuniol 438.
Revers 1248.
Revertex 345.
Revision 1248.
Revisor 1248.
Revolverblende 991.
Rezacata 302.
Rezente Kopale 357.
Rezipient 587.
Rhabarber 173.
Rhabarberwurzel 173.
Rhamnales 106, 117.
Rhamnazin 1018.
Rhamnetin 1018.
Rhamnin 297.
Rhamnoemodin 297.
Rhamnus amygdalina 1018.
— cathartica 297.
— frangula 193, 297.
— infectoria 1018.
— Purshiana 197.
— saxatilis 1018.
— tinctoria 1018.
Rhapontic root 157.
Rhapontikwurzel 157.
Rhatany root 157.
Rhein 176.
Rheosmin 176.
Rheinischer Fuß 15.
Rheumatismus, Mittel gegen 124.
Rheum-gerbsäure 176.
— palmatum 173.
— rhaponticum 157.
Rhigolen 923.
Rhizoctonia Crocorum 253.
Rhizoiden 54, 101.
Rhizoma 57.
— Ari 163.
— Aristolochiae longae 164.
— — rotundae 164.
— Arnicae 164.
— Asari 164.
— Bistortae 165.
— Calami 165.
— Caricis 166.
— Chinae (nodosae) 166.
— Curcumae 166.
— Filicis 167.
— — mundatum 167.
— Galangae majoris 169.
— — minoris 168.
— Graminis 169.
— Hellebori albi 169.

Rhizoma Hellebori nigri 170.
— — viridis 170.
— Hydrastis 170.
— Imperatoriae 171.
— Ireos 171.
— Iridis 171.
— — pro Infantibus 172.
— Ostruthii 171.
— Pannae 172.
— Podophylli 173.
— Polypodii 173.
— Rhei 173.
— Tormentillae 177.
— Veratri albi 169.
— Zedoariae 178.
— Zingiberis 178.
Rhizome de bistorte 165.
— — gelsemium 147.
— — polypode 173.
— et racine de gelsémium 147.
Rhodan 652.
— -aluminium 818.
— -ammonium 739.
Rhodanate 652.
— de potasse 668.
Rhodanide 652.
Rhodan-kalium 668.
— -quecksilber 668.
— -verbindungen 652.
— -wasserstoffsäure 652.
Rhodinol 438.
Rhodium 850—853.
Rhodophyceae 99, 109.
Rhodymeniales 109.
Rhoeadales 105, 114.
Rhoeadin 269.
— -säure 269.
Rhubarb root 173.
Rhus coriaria 1026.
— cotinus 1019, 1026.
— metopium 183.
— semialata 332.
— succedanea 485.
— toxicodendron 224.
— vernicifera 377, 485.
Rib-grass 244.
Ribes nigrum 216.
Rice 320.
Ricinus communis 474.
Riechkissen 1123.
Riechsalze 1122.
Riegel 1227.
Riementang 130.
Rimesse 1241.
Rinde 89.
Rinden 184.
Rindermark 477.
Rindertalg 490.
Ringe aus gepreßten Korkabfällen 16.
Ringelblumen 254, 258.
Ringelektronen 522.

85*

Ringerlösung, froschisotonische 701.
Ringförmig verbundene Kohlenstoffatome 557.
Rinmansgrün 1054.
Rinoe badack 289.
Rispe 72.
Rizin 475.
Rizinisolsäure 475.
Rizinolsäure 475.
Rizinstearinsäure 475.
Rizinus-öl 474.
— -ölsulfosäure 475.
— -samen 474.
— -säure 455.
Roasted-acorn-seeds 324.
Robbentran 468.
Robes de haricot 294.
Roburit 742.
Rochellesalz 693.
Rodinal 997.
Röhlstee 214.
Röhren-blütler 108.
— -gummigutt 341.
— -kassie 284.
— -lack 362, 363.
— -manna 872.
— -zimt 284.
Römische Bertramwurzel 155.
— Kamillen 261.
Römischer Kümmel 289.
Römischer Quendel 249.
— Wermut 228.
Römisch Kümmelöl 418.
Röstgummi 920.
Röstverfahren (Blei) 783.
Roh-ausschnitt 491.
— -baumwolle 464.
— -benzin 924.
— -brennpetroleum 926.
— -eisen 793.
— -glyzerin 870.
— -honig 908.
— -kern 491.
— -medizinaltran 466.
— -nutzen 1230.
— -öl 928.
— -petroleum 922.
— -soda 711.
— -verdient 1230.
Rohrzucker 556, 910.
— aus Rüben 910.
— — Zuckerrohr 910.
Rohschwefel 601.
Roh-sprit 861.
— -zucker 911.
Rokzellin 1040.
Rollenquetscher 1005.
Rollfilme 978.
Rollfilmkamera 985.
— -kassetten 979.
— -rahmen 981.
Rolloschlitzverschluß 993.

Rolloverschluß 994.
Romanzement 745.
Romei 262.
Rompnüsse 319.
Roob Juniperi 292.
— Sambuci 297.
— Sorborum 298.
Rosa alba 435.
— -blech 1025.
— canina 289.
— centifolia 270, 435.
— damascena 435.
— gallica 270.
— moschata 435.
Rosales 105, 115.
Rosanilin 1015.
Rosa provincialis 435.
— -salz 661.
Rose Dammar 359.
Rose-flowers 270.
— mallow 266.
Rosemary-leaves 217.
Rosen-blätter 270.
— -holzöl 434.
— -öl 435.
— — konkretes 438.
— — synthetisches 438.
— -paprika 280.
— -pomade 436.
Rosenrote Algen 99.
Rosenwachs 438.
Rosenwasser 436.
— und Benzoetinktur mischen 1112.
Roseol 438.
Roshaöl 422.
Rosiersalz 661.
Rosinen 303.
Rosmarin-blätter 217.
— -öl 438.
Rosmarinus officinalis 217.
Rost entfernen 775, 795.
Rosten 795.
Rostpilz 213.
Roßegel 510.
Roßfenchel 294.
Roßmark 478.
Roßpappelblätter 211.
Roßschwefel 602.
Roßwurz 143.
Rotalgen 99.
Rotation 83.
Rotationsblende 991.
Rotbrüchig 794.
Rot-beize 817.
— -bleierz 783.
— -blindheit 976.
— -eisenerz 1041.
— -eisenstein 793.
— -holz 1017.
— -kreide 819.
— -kupfererz 825.
— -Lichtfilter 977.

Rote Queckenwurzel 166.
— Rinden 191.
Roter Leim 967.
Rotenon 146.
Rotes Kreuz 1214.
Rotes Kuprooxyd 825.
Rotsalz 706.
Rotschleier 1003.
Rotstein 680.
Rottange 99.
Rottlera tinctoria 331.
Rottlerin 331.
Rotulae 1109.
— Menthae piperitae 1109.
Roucou 1023.
Rouge anglais 1041.
— de chrome 1046.
— — fer 1041.
— — Japon 1042.
— — Nuremberg 1041.
— — Paris 1043.
— — Portugal 1025.
— — Vésuve 1042.
— impérial 1041.
— végétal 1025.
Royal blue 148.
Ruberythrin 1022.
— -säure 1022.
Rubiales 108, 121.
Rubia peregrina 1022.
— Tinctorum 1022.
Rubidium 663, 697.
— -nitrat 697.
— nitricum 697.
— -Platinchlorid 697.
— Platinum chloratum 697.
— -sulfat 697.
— sulfuricum 697.
Rubijervin 170.
Rubin 813.
Rubinglas 657.
Rubinlack 365.
Rubus fruticosus 216.
— idaeus 216.
Rübenförmig 53.
Rübenmelasse 912.
Rübensprit 867.
Rüböl 473.
— mineralisches 474.
— raffiniertes 473.
Rübsen 473.
Rückennaht 70.
Rückenseite des Blattes 60.
Rückrechnung 1242.
Rückzoll 1237.
Rue 217.
— des jardins 217.
— Leaves 217.
Rüsterrinde 200.
Ruhrkrautblumen 271.
Ruhrrinde 186, 198.
Ruhrwurzel 144.
Rukublätter 246.

Rum 867.
— -äther 879.
— -couleur 913.
— -farbe 913.
— Fasson- 867.
— Kunst- 867.
— Verschnitt- 867.
Rumex alpinus 148.
Runde Hohlwurzel 164.
Runder Allermannsharnisch 181.
Runkelrübenspiritus, Nachweis 865.
Rupture-wort 239.
Rusaöl 422.
Ruß 1056.
— Ersatz 1058.
— -säure 1058.
Russen 506.
Russischbraun 1042.
Russischer Leim 966.
Ruta graveolens 217, 438.
Rute 15.
Ruthenium 850, 853.
Rutherford 527, 620.
Rutil 662.
Rutin 217.

Saalwachs 1123.
Saalwachspulver 1123.
Sabadilla officinalis 324.
Sabadillsamen 324.
Sabadin 324.
Sabina officinalis 247.
Sabine 247.
Sabinol 247, 439.
Sacatilla 508.
Saccharate 911.
Saccharin 943.
— lösliches 943.
— solubile 943.
Saccharometer 43.
Saccharomyces cerevisiae 136.
— kefir 569.
Saccharose 910.
Saccharum 910.
— amylaceum 906.
— Lactis 913.
— officinarum 910.
— Saturni 787.
— tostum 912.
Sachet 1123.
Sachkonten 1228.
Sachtolith 1034.
Sacred bark 197.
Sadebaum-kraut 247.
— -früchte 292.
— -öl 439.
Sächsischblau 1049.
Sägespäne, Gefahren der 36, 1099.
Sämischledergerberei 468.
Sättigungsvermögen 525.

Säuerlinge 578.
Säulenwaage 9.
Säure 527, 528, 529, 537.
— abfüllen 1099.
— -anhydride 528, 529.
— aromatische 561.
— -asphalt 354, 929.
— Basizität der 530.
— -bezeichnungen 529.
— -erzeuger 571.
— filtrieren 1100.
— -gradermittlung 459.
— -harz 354.
— -hydrat 528.
— isomere 551.
— Nachweis 529.
— normale 551.
— organische 550.
— Prüfung auf 1265.
— -Radikal 529.
— salpetrige 621.
— unterschweflige 607.
— -versandflaschenstöpsel 1100.
— -vorprüfung 1259.
— -zahl-Ermittlung 459.
Säurigkeit der Basen 530.
Saffron 252.
Saflor 1025, 1049.
— -blüten 254.
— -gelb 1025.
— -rot 1025.
Safran 252.
— bâtard 1025.
— d'Orange 252.
— du comtat 252.
Safranin 255.
Safransurrogat 255.
Safrantod 253.
Safran wilder 1025.
Safrol 160, 440, 454.
Saftgrün 297.
Safthähne 6.
Saftige Früchte 74, 76.
Sage-leaves 217.
Sago 920.
— Kartoffel- 920.
— Palm- 920.
— Tapioka- 918.
Sagos farinifera 920.
— laevis 920.
— Rumphii 920.
Sakkakaffee 310.
Sal Acetosellae 685.
— amarum 773.
— anglicum 773.
— ammoniacum 736.
Salbeiblätter 217.
— -öl 439.
Salben 1112,
— Bereitung der 34, 1112.
— in Tubenpackung 34.
— -mühlen 34.

Salbenreibmaschine mit Schwungrad 35.
Sal commune 701.
— Cornu Cervi 741.
— culinare 701.
Sal de duobus 690.
Saldieren 1228, 1248.
Saldo 1248.
— Vortrag 1227.
Salep 157.
— Levantiner 158.
— Orientalischer 158.
— Persischer 158.
— -schleim, Bereitung 158.
Sal Gemmae 702.
Salicales 104, 112.
Salicylate d'analgésine 955.
— d'antipyrine 955.
— de phenol 947.
— — phenyle 947.
— — soude 725.
Salicylic acid 944.
Salicylid Chloroform 855.
Saligenin 564.
Salinische Wässer 578.
Salipyrin 955.
Salix alba 197.
— fragilis 197.
— pentandra 197.
Salizin 197, 200, 563, 1087.
Salizyl-aldehyd 950.
— -amylester 946.
Salizylid-Chloroform 855.
Salizylsaures Antipyrin 955.
Salizylsäure 203, 944.
— kristallisierte 945.
— -methylester 261, 421.
— Nachweis in Fruchtsäften 945.
— — in Milch 945.
— -phenylester 562, 947.
— präzipitierte 945.
— -streupulver 1109.
Salizylsaurer Methyläther 421.
Salizylsaures Natrium 725.
Sal marinum 703.
Salmiak 736.
— -element 777.
— -geist 734.
— kristallisierter 736.
— reiner 736.
— -spiritus 734.
— sublimierter 736.
Sal mirabile Glauberi 728.
— — perlatum 722.
Sal Nitri 683.
Salol 947.
Salolum 947.
Salonflammen 1128.
Salpeter-Ätherweingeist 891.
— -geist, versüßter 891.

Salpeter kubischer 719.
— -papier 684, 1107.
— -plantage 684.
— -säure 621, 622.
Salpetersäure-äthyläther 554.
— -anhydrid 621, 622.
— Flaschenverschluß 626, 1099.
— gebleichte 622.
— rauchende 624.
— reine 624.
— rohe 622.
— Übersichtstafel 626.
Salpetersaurer Baryt 762.
Salpetersaures Aluminium 817.
— Ammonium 742.
— Barium 762.
— Bleioxyd 789.
— Eisen 802.
— Eisenoxyd 802.
— Kadmium 783.
— Kalium 683.
— Kupferoxyd 829.
— — -ammonium 829.
— Natron 719.
— Nickel 791.
— — -ammonium 791.
— Silber 844.
— Strontium 765.
— Strychnin 961.
— Uranoxyd 812.
— Uranyl 812.
— Zeroxydammonium 824.
— Zeroxydulammonium 824.
Salpetrigsaures Äthyloxyd 891.
— Kalium 685.
— Kobaltoxydkali 1038.
— Natrium 722.
Sal Petrae 683.
Salpêtre 683.
Salpetrige Säure 621.
Salpetrigsäureaethyläther 554.
Salpetrigsäure-Amyläther 554, 892.
Salpetrigsäureanhydrid 621.
Salpetrig-Salpetersäureanhydrid 623.
Sal polychrestrum Seignetti 693.
— Seidlitzense 773.
— Tartari 673.
— — crystallisatum 676.
Salvarsan 561.
Salvia officinalis 217.
— pratensis 217.
Sal volatile 740.

Salz 527, 531, 537.
— basisches 536.
Salz-bezeichnung 534.
— -bildner 584.
— -bildung 531—533.
— neutrales 536.
— normales 536.
— saures 536.
— -saures Nikelammonium 791.
— -sole 702.
— sulfokohlensaures 655.
— zinnsaures 660.
Salzburger Vitriol 831.
Salz denaturiertes 1198.
— -erzeuger 538, 584.
— flüchtiges 740.
Salzgarten 703.
Salzgeist versüßter 858.
Salz Koch- 701.
Salzsäure 586.
— rauchende 588.
— reine 588.
— rohe 587.
— -Übersichtstafel 590.
— verdünnte 588.
Salzsaure Tonerde 814.
— — flüssige 814.
Salzsaures Apomorphin 957.
— Chinin 959.
— Morphium 956.
— Nickelammonium 791.
Samarium 824.
Sambucus ebulus 270, 297.
— nigra 270, 297.
— racemosus 270, 297.
Same 79.
Samen 303.
Samen-anlagen 70.
— -blätter 58.
— -kern 79.
— -knospe 70.
— -lack 364.
— -lappen 58.
— -leiste 70.
— -mantel 79.
— -öle 387.
— -pflanzen 103, 110.
— -schale 79.
— -strang 70.
Sammel-früchte 77.
— -linse 987.
Sammetbraun 1042.
St. Luziansblüten 256.
Sandal wood 1026.
Sandaraca 369.
Sandarach 369.
Sandarak 369.
— -lack 1081.
— -opimarsäure 369.
Sandaraque 369.

Sandbad 29.
Sandblätter 216.
Sandelholz 1026.
Sandelholz-öl 439.
— violett 1026.
— weißes 1026.
Sandriedgraswurzel 166.
Sandruhrblumen 271.
Sandseggenwurzel 166.
Sang-dragon 360.
Sangsues medicinales ou officinales 509.
Synguine ou Hématite 797.
Sanguis Draconis 360.
— Hirci 516.
Sanguisuga officinalis 509.
— medicinalis 509.
Sanicle-leaves 218.
Sanicula europaea 218.
San Martharotholz 1017.
Sanickelblätter 218.
Santales 105, 113.
Santalin 1026.
Santalol 439.
Santalsäure 439, 1026.
Santalum album 439.
Santen 439.
Santelholz 1026.
Santonin 264, 954.
Santoninum 954.
Santoninsäureanhydrid 264, 954.
Sapanin 1018.
Sapanrotholz 1018.
Saphir 813.
Sapindales 106, 117.
Sapo 895.
— hispanicus 900.
— kalinus 904.
— -karbol 969.
— oleaceus 900.
— medicatus 904.
— venetus 900.
Saponaria officinalis 158.
Saponifikatglyzerin 870.
Saponin 150, 158, 160, 196, 246, 564.
Sapotoxin 158, 196.
Saprol 971.
Sapropele 922.
Saprophyten 95.
Sareptasenfmehl 325.
Sarkin 493.
Sarkode 503.
Sarothamnus scoparius* 271.
Sarraceniales 105, 114.
Sarra pieros 328.
Sariette 248.
Sarsae radix 158.
Sarsaparillsaponin 159.
Sarsaparillwurzel 158.

Sarsaparillwurzel,
  deutsche 166.
Sarsasaponin 159.
Sassafrasholz 160.
Sassafras officinale 160.
  440.
— -öl 440.
— — künstlich 440.
— root 160.
Satinieren 982, 1063.
Satiniermaschine 1006.
— -walzen 1107.
Satinober 1039.
Satinocker 1039.
Saturationsschlamm 911.
Satureja hortensis 248.
Sauerkleesalz 685.
Sauerstoff 571.
— aktiver 573.
— -gewinnung 571, 573.
Sauggas 652.
Saugwurzel 54.
Saum 67.
Saunickel 218.
— -blätter 218.
Saure Kirschstiele 182.
Sauer reagierende Salze 536.
Saure Salze 536.
Saure Sulfite 607.
Saurol 931.
Savine 247.
Savon 895.
Savory 248.
Scabiosa succisa 153.
Scammonée d'Alep 343.
— de Montpellier 344.
— — Smyrne 343.
Scammonium 343.
— de Montpellier 344.
— halepense 343.
— smyrnaicum 344.
Scammony 343.
Scandium 824.
Schabestärke 919.
Schacht 793.
Schachtelhalm 237.
— -gewächse 102.
Schadenersatz 1234.
Schälseife 902.
Schafgarbenblätter 214.
Schaft 55.
Schalen 15.
— photographische 980.
Schalenpresse 31.
Schanghairhabarber 176.
Scharbock Mittel gegen 126.
Scharbockkraut 234.
Scharfeinstellung 985.
Scharrharz 368.
Scharpie 1114.
Schatten 972.

Schaumkautschuk 348.
Scheck 1238, 1239.
Schecks mit Kreuzung 1239.
Scheelit 811.
Scheelsches Grün 1055.
— Süß 869.
Scheels green 1055.
Scheffel 13.
Scheibenblüten 108.
Scheibenhonig 908.
Scheide-münze 1238.
— -pfannen 911.
— -schlamm 911.
— -trichter 390, 589.
— -wasser 622.
— — doppeltes 622.
— — einfaches 622.
Scheinfrucht 74, 77.
Scheinergrade 975.
Schellack 364.
— -Block 365.
— -ersatz 367.
— -flammensätze 1129.
— gebleichter 366.
— -lösung, wässerige 1085.
— raffinierter 366.
— -wachs 366, 483.
Schellfisch 465.
Schensirhabarber 175.
Scherbenkobalt 635.
Scheuerkraut 237.
Schichtseite 974.
Schieberblende 991.
Schiefer-grau 1058.
— -schwarz 1057.
— -weiß 1028.
Schierlingskraut 235.
Schießbaumwolle 914.
Schießpulver, schwarzes 684.
Schiffchen 68, 106.
Schiffsfarben 1068.
Schiffs-pech 371.
— -teer 372.
Schikanieren 1248.
Schilder Aufkleben 4.
— Lack 1079.
— Lackieren 4.
— lackierte reinigen 4.
Schildförmiges Blatt 64.
Schildlausvernichtung 1079.
Schinopsis Lorentzii 208.
Schizolysigen 92.
Schizomycetes 95.
Schizophyta 95.
Schizophyceae 95.
Schlacke 793.
Schlackenwolle 24.
Schlackenzinn 658.
Schlämmen 26.
Schlämmkreide 1032.
Schläuche 92, 100.

Schläuche, bleihaltig 1184.
Schlafkrankheit 418.
Schlafmittel 126.
Schlagende Wetter 545.
Schlaggold 847.
Schlagpresse 899.
Schlagsaat 316.
Schlagsilber 841.
Schlammocker 1039.
Schlangenmoossamen 329.
Schlangenwurz 145.
Schlechte Leiter der Wärme und Elektrizität 539.
Schlechtendalia chinensis 332.
Schlehdornblüten 255.
Schlehenblüten 255.
Schleichera trijuga 362.
Schleier 102, 998, 1003.
— zweifarbiger 1003.
— bei Farnpflanzen 102.
Schleifen der Seife 898.
Schleiflacke 1076.
Schleifpapier 657.
Schleifsteine 816.
Schleimdrogen 127.
Schleimlösende Mittel 125.
Schleimpilze 96.
Schlempekohle 674.
Schleuderhonig 908.
Schleudern 48, 1248.
Schlichte für Gewebe 130.
Schließ-frucht 74.
— —, saftige 74, 76.
— — trockene 74.
— -mohn 321.
— -lein 315.
— -zelle 88.
Schließungsdraht 776.
Schlippesches Salz 643.
Schlüsselblume 267.
Schlüsselblumenwurzeln 267.
Schlußbilanz 1230.
Schlußschein 1248.
Schmack 1026.
Schmalte 1049.
Schmalz 480.
Schmarotzer 95.
Schmelzflußelektrolyse 664, 744.
Schmelzpunkt 36.
— -bestimmung 37.
Schmelzungswärme 36.
Schmetterlingsblütler 106.
Schmetterlings, Frostspanner und Insekten-Bekämpfung 1096.
Schmiedeeisen 793, 795.
Schmierkladde 1227.
Schmierseife 896, 902.
Schminke 118.

Schmink-stifte 1119.
— -weiß 1034.
— -wurzel 139.
Schmirgel 815.
— -leinen 815.
— -papier 815.
— -stangen 815.
Schnäpse, bittere 1117.
Schnecken 509.
— -saft 509.
Schneeweiß 762, 1028.
Schneidelade 16.
Schneidemesser f. Kräuter 16.
Schneiderkreide 773, 1032.
Schnellessig 881.
Schnellfixierbad 1001.
Schnellgerberei 195.
Schnellot 784.
Schnitzelmaschine 911.
Schnupfpulverzusätze 125.
Schöllkraut 234.
Schönen 1032.
Schönheitsmittel 1118.
Schoenit 664.
Schoenocaulon officinale 324.
Schöpsentalg 491.
Schötchen 76.
Schokolade 307, 1117.
Schollengummigutt 342.
Schollenlack 364.
Schorf bei Pflanzen 1095.
Schote 75.
Schraubel 72.
Schreibkreide 1032.
Schreien des Zinns 659.
Schrifterz 619.
Schrotpfeffer 295.
Schüttgelb 1018, 1025.
Schüttmohn 321.
Schuhglanz 1129.
Schuhglanzbereitung, Drogen zur 128.
Schuhmacherpech 371.
Schuldner 1228.
Schundwechsel 1241.
Schuppenblätter 58, 59.
Schuppenpanzerfarben 1068.
Schuppenparaffin 928.
Schutz der Pflanze 87, 88.
Schutzzoll 1237.
Schwaben 506.
Schwaden, feuriger 545.
Schwärzen 1056.
Schwalbenwurzel 142.
Schwämme (Bade-) 503.
Schwammbleiche 505.
Schwamm, Fluß-, 505.
Schwammkohle 505.
Schwamm-Luffah 506.
— Preß- 505.
— Wachs- 505.

Schwanzpfeffer 288.
Schwarzbeeren 293.
Schwarzbeize 800.
Schwarzdornblüten 255.
Schwarze Farben 1056.
— Tarakane 506.
Schwarzer Kork 198.
— Pfeffer 295.
— Tee 222.
Schwarz-kümmel 320.
— -kupfer 826.
— -pulver 684, 1101.
— -wurzel 145.
Schwebestoffe 570.
Schwefel 599.
— -äther 872.
— alkohol 654.
— -ammon 739.
— -ammoniumlösung 740.
— -anhydride 607.
— -antimon, dreifach 642.
— — fünffach 643.
— — graues 642.
— — rotes 643.
— — schwarzes 642.
— — quecksilber 840.
— -arme Verbindung 534. 600.
— -arsen 1036.
— -bänder 601.
— -barium 760.
— -blumen 601.
— -chlorür 606.
— -dichlorid 606.
— -dioxyd 607.
— -eisen 798.
— — anderthalbfach 798.
— — einfaches 798.
— -faden 601.
— -gefällter 604, 605.
— -gewaschener 604.
— -gewinnung 600.
— — aus Gaswässern 604.
— — aus Metallverbindungen 602.
— — aus schwefliger Säure und Schwefelwasserstoff 604.
— — Sodarückständen 603.
— -grauer 602.
— -gruppe 539, 599.
— -harnstoff 906.
— -heptoxyd 607.
— -hydrate 607.
— -kadmium 783, 1038.
— -kalium 667.
— -kalzium 750.
— — fünffach 605.
— -kies 602, 793.
— -kohlensäure 655.
— -kohlenstoff 654.

Schwefel-kupfer 830. 1049.
— -leber 667.
— Louisiana 600.
— -milch 605.
— -monochlorid 606.
— -natrium 700, 701.
— — einfach 700, 701.
— — zweifach 700.
— — dreifach 701.
— — vierfach 701.
— — fünffach 701.
— plastischer 599.
— quecksilber 1044.
— — schwarzes 839.
— — rotes 1044.
— -quellen 579.
— regenerierter 603.
— -reiche Verbindung 534, 600.
— Roh- 601.
— Ross- 602.
— -ruthenium 853.
— -sesquioxyd 607.
— sublimierter 601.
— -säure 609, 611.
— — -anhydrid 609.
— — englische 611.
— — -hydrat 611.
— — Nordhäuser- 610.
— — Pyro- 610.
— — rauchende 610.
— — reine 615.
— — rohe 611.
— — -trihydrat 616.
— — Übersichtstafel 615.
— — verdünnte 616.
— — wasserfreie 609.
Schwefelsaure Tonerde 819.
— — rein 820.
— Magnesia 773.
Schwefelsaurer Ammoniak 1091.
— Baryt 762.
— Kalk 757.
Schwefelsaures Aluminium 820.
— — -Ammonium 823.
— — -Natrium 823.
— Ammonium 743.
— Barium 762.
— Blei 789.
— Chinin 960.
— — saures 959.
— Chromoxyd-Kalium 823.
— Eisenoxydammonium 805.
— Eisenoxydul 803.
— — -Ammonium 805.
— Kadmiumoxyd 783.
— Kalium 690.
— — saures 691.
— Kalzium 757.
— Kupferoxyd 829.

Schwefelsaures Kupfer-
oxyd-Ammonium 831.
— Manganoxydul 808.
— Natrium 728.
— — saures 730.
— Nickel 791.
— — -Ammonium 791.
— -quecksilber. einfach
 1044.
— Physostigmin 963.
— Quecksilberoxyd 840.
— Quecksilberoxydul 840.
— Silberoxyd 846.
— Strontium 766.
— Zeroxyd 824.
— Zeroxydul 824.
— Zinkoxyd 780.
Schwefel-sesquioxyd 607.
— -stangen 601.
— -strontium 765.
— — einfaches 765.
— -tetrachlorid 606.
— -trioxyd 609, 611.
— verbindungen, einfach-
 600.
— — zweifach- 600.
— -wasserstoff 617.
— — -säure 617.
— — -wasser 618.
— -zink 775.
— -zink, gefälltes 663.
— -zinn, einfach 662.
— -zinn, zweifach 661.
— -zyankalium 668.
— -zyanquecksilber 668.
Schweflige Säure 607.
Schwefligsäureanhydrid
 607, 612.
— Bildung 617.
Schwefligsaurer Kalk 758.
Schwefligsaures Kalzium
 758.
— — saures 758.
— Natrium 727.
Schweinefett 480.
Schweinfurter Grün 1055.
— — Ersatz 1056.
Schweinfurt green 1055.
Schweißtreibende Mittel
 126.
Schweizer Absinth 228.
Schweizerisches Reagens
 826.
Schwelkohle 928.
Schwelle 975.
Schwellenwert 975.
Schwerbenzin 925.
Schweremesser 18.
Schwerhörigkeit, Mittel
 gegen 126.
Schwer-kraft 8.
— -metalle 540.
— -öl 557, 923.
— -spat 759, 762.

Schwimmblasen 99.
Schwindelkörner 288.
Scilla maritima 180.
Scitamineae 104, 112.
Scléroderme cervin 134.
Scolopendre 248.
Scolopendrium officinarum
 248.
Scordia 248.
Scorodosma foetidum 339.
Scrappy Manaos-Negro-
 heads 345.
Scurvy-grass 234.
Sea-tangle 130.
Sebersaat 263.
Sebum 490.
— bovinum 490.
— cervinum 490.
— ovile 490.
— ovillum 490.
— taurinum 490.
Secale cornutum 134.
Secunda jus. 491.
— -margarin 491.
— -preßtalg 491.
Sedatin 954.
Sedativsalz 648.
Sedanolid 405.
Sedanonsäureanhydrid 405.
Sedge-root 166.
Seeasphalt 353.
Seed-lac 362.
See-konnossement 1248.
— -meile 15.
— -salz 703.
Seidelbastrinde 195.
Seidengrün 1053.
Seife 555, 895, 1117.
— ausgesalzene 488.
— Ersatzmittel 903.
— Eschweger- 901.
— Fein- 903.
— Fett- 903.
— flüssige 904.
— Form 898.
— gefüllte 488, 901.
— gerührte 488, 901.
— geschliffene 898.
— glatte 898.
— Glyzerin- 903.
— Halbkern- 901.
— Harzkern- 900.
— — glatte 900.
— Harzleim- 900.
— Kali- 895, 902.
— Kaltwasser- 900.
— Kern- 900.
— abgesetzte 900.
— — auf Leimniederschlag
 900.
— — Unterlauge 898.
— Kokos- 901.
— Kunstkorn 902.
— Leim- 901.

Seife Marseiller- 900.
— Mottled 901.
— Natron- 895.
— -Bereitung, Drogen zur
 130.
— -Blumen 898.
— -formen 898.
— -kern, kristallinischer
 898.
— -kühlvorrichtung 899.
— -Mandeln 898.
Seifenkorn 902.
Seifen-lager 464.
— -leim 896.
— -Mandeln 898.
— -pflaster 905.
— -prägepresse 899.
— -prüfung 901.
— -pulver 904.
— -rinde 196.
— -schneidemaschine 899.
— -spiritus 1110.
— -stein 698.
— unlösliche 895.
— -wertbestimmung 902.
— -wurzel 158.
Seife, Oberschal- 900.
— Olivenöl- 900.
— Oranienburger 901.
— Palmitin- 900.
— Palmöl- 900.
— pilierte 903.
— Schälseife 902.
— Schmier- 902.
— — Ersatzmittel 903.
— — Kunstkorn 902.
— — Naturkorn 902.
— Silber- 902.
— spanische 900.
— Talg- 900.
— Terpentin- 900.
— Toilette- 903.
— Tonnen- 901.
— Transparent- 903.
— überfettete 903.
— unlösliche 895.
— Venezianer- 900.
— Wachskern- 900.
Seigle ergoté 134.
Seignettesalz 693.
Seih-flüssigkeit 22.
— -rahmen 22.
— -stoff 22.
— -tuch 22.
Seimhonig 908.
Seitenwurzel 53.
Sekrete 92.
Sekretionsbehälter 92.
Sekretzellen 92.
Sektorenverschluß 994.
Sekunda jus 491.
Sekunda Margarin 491.
Sekunda Preßtalg 491.
Sekundäre Bastschicht 91.

Sekundäre Holzschicht 91.
Seladongrün 1053.
Selbstauslöser 994.
Selbstbestäubung 73.
Selbsttonende Papiere 1005.
Sel ammoniac 736.
— arsenical de Macquer 673.
— cathartique 728.
— de Bertholtet 678.
— d'Epsom 773.
— de Glauber 728.
— de nitre 683.
— de Saturne 787.
— de Seidlitz 773.
— de Seignette 693.
— de soude du commerce 711.
— de tartre 673.
— digestiv 668.
— duobus Tartre vitriolé 690.
— duobus 690.
— essentiel de tartre 889.
— fébrifuge de Sylvius 668.
— gemme 701, 702.
— marin 703.
— polychreste 690.
— — soluble 693.
— de Seidlitz 773.
— végétal 692.
— Vichy 716.
— volatil d'Angleterre 740.
Selen 599, 619.
Selenate 619.
Selenblei 619.
Selendioxyd 619.
Selenic acid 619.
Selenige Säure 619.
Selenigsäureanhydrid 619.
Selenite 619.
Selenium 619.
Selensäure 619.
Selenwasserstoff 619.
Selinen 405.
Sellerie-blätteröl 404.
— -samenöl 405.
Semecarpus anacardium 275.
Semen Abelmoschi 303.
— Amygdali 303.
— Arecae 305.
— Cacao 305.
— canariense 278.
— Cardui Mariae 298.
— Cataputiae majoris 474.
— Cinae 263.
— Coffeae 308.
— Colae 310.
— Colchici 311.
— Crotonis 312.
— Cucurbitae 312.
— Cydoniae 312.

Semen Cynosbati 290.
— Dolichos Soja 313.
— Erucae 313.
— Foeni Graeci 314.
— Guaranae 314.
— Helianthi 315.
— Hyoscyami 315.
— Jequirity 315.
— Lini 315.
— Maidis 316.
— Myristicae 317.
— Nigellae 320.
— Oryzae 320.
— Paeoniae 321.
— Papaveris 321.
— Paradisi 322.
— Phaseoli 322.
— Physostigmatis 322.
— Pistaciae 323.
— Psyllii 323.
— Pulicariae 323.
— Quercus 323.
— Rapae 473.
— Ricini 474.
— Sabadillae 324.
— Sinapis albae 313.
— — nigrae 324.
— — semiexoleatum 325.
— Staphisagriae 326.
— St. Ignatii 328.
— Stramonii 326.
— Strophanthi 326.
— Strychni 327.
— Tiglii 312.
— Tonco 328.
— Urticae 251.
Semence sainte 263.
— aux puces 323.
— de carvi 283.
— — cola 310.
— — colchique 311.
— — Cougourde 312.
— — croton 312.
— — dauphinelle staphisaigre 326.
— — fenugrec 314.
— — Gourde 312.
— — guarana 314.
— — jusquiame noire 315.
— — lin 315.
— — moutarde blanche 313.
— — noire 324.
— — nigelle 320.
— — pavot 321.
— — de pivoine 321.
— — pomme-épineuse 326.
— — potiron 312.
— — riz 320.
— — staphisaigre 326
— — stramoine 326.
— — strophantus 326.
Semences du coing 312
Semester 1248.
Semnina 303.

Senega root 160.
— -wurzel 160.
— — weiße 160.
Senegalgummi 336.
Séneve des champs 313.
— -noir 324.
Senfgas 571.
Senföl 313, 325. 440.
— fettes 325.
Senf-mehl 325.
— -papier 325.
— schwarzer 324.
— weißer 313.
Senk-honig 908.
— -körper 42.
— -waagen 42.
Senna-leaves 218.
— -pikrin 219.
Sennes-bälglein 297.
— -blätter 218.
— -früchte 297.
— -schoten 297.
Sensal 1248.
Sensarie 1248.
Sensibilisieren 974.
— optisch 976.
Sensitieren 1010.
Sepala 67.
Sepia 512.
— -braun 1043.
— koloriert 1043.
— moschata 492.
— officinalis 512, 1043.
— -schalen 512.
Sequester 1231, 1248.
Seringueiros 345.
Serone 190, 1248.
Serpentin 772.
Serpentin-Asbest 773.
Serum 1110.
— -albumin 565.
Sesame-oil 476.
Sesamin 476.
Sesamöl 476.
— deutsches 476.
— Nachweis 461, 463.
Sesamol 476.
Sesamsulfuröl 476.
Sesamum indicum 476.
Sesquicarbonate d'ammoniaque 740.
Sesquichlorure de fer 798.
Sesquioxyde 527.
— de fer 797.
Sesquiterpene 386, 563, 434.
Sesquiterpenfrei 386.
Seßhafter Kampfstoff 571.
Sevenbaum 247.
Sevenbaumöl 439.
Sevum 490.
Sexualsystem 92.
Shave-grass 237.
Shavings 187.
Sheabutter 492.

Sheet 345.
Shellac 364.
Shen-Shen 149.
Shepherds purse 230.
Sherwoodoil 923.
Shikimfrucht 276.
Shikimin 276.
Shikimmifrüchte 276.
Sichtbarmachen des Bildes 997.
Sichelkleister 917.
Sicherheits-benzin 856.
— -gefäße f. leichtzerspringbare Flüssigkeiten 1102.
— -lampe (Davys) 1101.
Sichtwechsel 1240.
— kurze 1240.
— lange 1240.
Siderosthen 373.
Siebbütte 882.
Siebe 17.
Siebmaschine 33.
Sieb-platten 90.
— -röhren 90.
— -teil 89.
Siedekolben 37.
Siedepfanne 702.
Siedepunkt 36.
— -bestimmung 37.
Siedetemperatur, absolute 40.
Siegelerde, rote 819.
— weiße 819.
Signalgrün 1053.
Signierapparat 4.
Signum 1248.
Sikimmifrüchte 276.
Sikkative 1068.
— Pariser 1069.
Sikkativ pulvérulent inalterable 1069.
— -pulver, weißes 808, 1069.
— verschüttetes aufnehmen 1099.
Silber 841.
— -blick 841.
— -bromid 843.
— -chlorid 842.
— -chromat 843.
— chromsaures 843.
— -dichromat 843.
— dichromsaures 843.
— -fischchen 324.
— -glätte 784, 1036.
— -glanz 841.
— -hydrosol 842.
— -jodid 843.
— -kaliumzyanid 846.
— kolloidales 842.
— -laktat 844.
— -linde 272.
— milchsaures 844.
— -Niello 842.
— Tula 842.

Silbernitrat 844.
— -oxyd 841.
— oxydiertes 842.
— -perjodat 595.
— -pyrophosphat 724.
— -salpeter 844.
— salpetersaures 844.
— schwefelsaures 846
— -seife 902.
— -subbromid 997.
— -sulfat 846.
— -sulfid 841.
— -superoxyd 841.
— -tartrat 846.
— -vitriol 846.
— -währung 1238.
— weinsaures 846.
— -zitrat 844.
— zitronensaures 844.
Silicate d'aluminium 818.
— de magnésie 772.
— de potasse 689.
Silice 656.
Silicious mari 657.
Silicium 656.
Silicula 76.
Silikate 656.
Silikatfarben 1064.
Siliqua 75.
— dulcis 285.
Siliquae hirsutae 299.
Silizide 657.
Siliziumdioxyd 656.
Silizium fluorid 599.
Siliziumgruppe 539, 540.
Siliziumkarbid 657.
Silybum marianum 298.
Silurus 510.
Silver 841.
Silver bromide 843.
— citrate 844.
— iodide 843.
— nitrate 844.
— sulphate 846.
Silybum marianum 298.
Simaruba amara 198.
— bark 198.
— officinalis 198.
Sinalbin 313.
— -senföl 314, 440.
Sinapin 313, 325.
— bisulfat 313.
— schwefelsaures 313.
Sinapis alba 313.
Sinapol 325.
Sinigrin 325.
Sinistrin 180.
Siphonia brasiliensis 345.
— elastica 345.
Siphons 581, 1184.
Sirop de Capillaire 232.
Sirup 911, 912.
Sirupi 1110.
Sirup indischer 911.

Sirup, Kolonial- 911.
Sirupus Amyli 907.
— domesticus 297.
— Limacum 509.
— Rhamni cartharticae 297.
— simplex 1110.
— Violarum 274.
Sitzgelegenheiten für Angestellte 1214.
Sistieren 1248.
Skala 9, 38, 43.
Skammonin 344.
Skammonium 343.
Skatol 517.
Skimmi 276.
Skimmifrüchte 276.
Sklereiden 90.
Sklerenchymfasern 90.
Skoparin 271.
Skorbutkraut 234.
Skorbut, Mittel gegen 126.
Skrupel 12.
Slibowicz 868.
Slippery elm bast 200.
Sloe flowers 255.
Small Cinnamom 187.
Smalt 1049.
Smalte 1049.
Smaragd 768.
Smaragdgrün 1052.
Smilax china 166.
— medica 158.
— utilis officinalis 158.
— papyracea 158.
— pseudochina 166.
— saluberrima 158.
Smilazin 159.
Smyrna-Feigen 283.
— -traganth 337.
Snails 509.
Soap 895.
— bark 196.
— -stock 464.
— wort 158.
Soda 711.
— bichromate 718,
— bicarbonate 716.
— bisulphate 730.
— carbonate 711.
— — anhydrous 715.
— chlorate 718.
— -darstellung Leblanc 712.
— — Solway 714.
— hyposulphite 725.
— kalzinierte 714.
— -mehl 713.
— -nitrate 719.
— -stein 712.
— sulphate 728.
— sulphite 727.
— tartarata 693.
— -Ultramarin 1051.

Sodii acetas 706.
— benzoas 707.
— bicarbonas 716.
— boras 707.
— bromidum 704.
— chloras 718.
— chloridum 701.
— hyposulphis 725.
— iodidum 704.
— nitras 719.
— permanganas 722.
— phosphas 722.
— pyrophosphas 724.
— salicylas 725.
— sulphas 728.
— tartras 731.
Sodium 698.
— acetate 706.
— borate 707.
— bromide 704.
— hydrate 699.
— hydroxyde 698.
— iodide 704.
Sofiaöl 422.
Soft-Opium 501.
— -Shipping-Opium 501.
Sohlen haltbar machen 1130.
Sojabohne 313.
Sojabohnen-kuchen 477.
— -öl 477.
Soja-hispida 313, 477.
— -käse 313.
— -milch 313.
— -öl 477.
Solanin 181.
Solanum dulcamara 181.
— nigrum 221.
Solaröl 928.
Solarstearin 480.
Solawechsel 1240.
Solidago virgaurea 252.
Soligen 1068.
Soligene 1068.
Soligenfirnis 1071.
Soll 1228.
Solquellen 578, 702.
Soltsiensche Zinnchlorürlösung 463.
Solutol 970.
Solutolum 970.
Solveol 971.
Solveolum 971.
Solwaysches Verfahren 714.
Solvay Türme 714.
Sommerlinde 272.
Sommerraps 473.
Sommertran 467.
Somnal 905.
Somnalum 905.
Sonde 131.
Sonnenblende 993.
Sonnenblumenfrüchte 315.
Sonnenblumen-öl 315.

Sonnenblumensamen 315.
Sonnenlicht, Einfluß des 39.
Sonnentau 236.
Sophora japonica 1018.
Sorbier des oiseaux 298.
Sorbin 298.
Sorbinose 298.
Sorbit 298.
Sorbose 298.
Sorbus aucuparia 298.
Sorelzement 770.
Sorgho 320.
Sorghum saccharatum 910.
— vulgare 320.
Sori 102.
Sortiment 1248.
Souche d'asclépiade 142.
— de serpentaire 145.
— — squine 166.
— — tormentille 177.
Souchong 222, 223.
Souci des jardins 258.
Soude 698.
— caustique 698.
Soufre 599.
— doré d'antimoine 643.
— en canon 601.
— précipité 605.
— sublimé 601.
— — lavé 604.
— végétal 329.
Sous-acétate de cuivre 828.
— — — plomb liquide 788.
Sousazotate de bismuth 645.
Souscarbonate de zinc hydraté 780.
Sous-gallate de bismuth 646.
Sous-nitrate de bismuth 645.
Soussulfate mercurique 840.
Southern wood 227.
Soy-beans 313.
Sozius 1217.
Sozojodol 937.
— -präparate 937.
— -säure 937.
Sozojodolum 937.
Spachtelmasse 1130.
Spadix 71.
Spagat 1248.
Spalt-alge 95, 96.
— -frucht 74, 75.
— -öffnung 88.
— -pflanzen 95.
— -pilze 95.
— — nitrifizierende 95.
— Vanille 302.
Spangrün 828.
Spanische Feigen 283.
Spanische Fliegen 506.
— Kreide 773.

Spanische Seife 900.
Spanischer Hopfen 244.
— Pfeffer 279.
Spanisch Hopfenöl 433.
Spanisches Korn 316.
Spanish flies 506.
Spanish marjoram 244.
— pepper 279.
Spartein 271.
Sparteinum sulfuricum 271.
Spartium scoparium 271.
Spateisenstein 793, 1044.
Spatel 15.
— -kautschuk 346.
Spath Fusible 748.
Spathiflorae 104, 111.
Spathum fluoricum 748.
Spearmintöl 429.
Spechtwurzel 146.
Species aromaticae 249.
— emollientes 201.
— hierae picrae 165.
Speck 455.
— -gummi 345.
— -stein 772.
Spediteur 1248.
Speedwell 251.
Speichergestein 922.
Speicherwurzeln 53.
Speiseessig 882.
Speiseöle 129.
Speiskobalt 635, 792.
Sperma Ceti 485.
Spermaceti 485.
Spermatien 99.
Spermatophyten 103.
Spermatozoiden 98.
Sperm-öl 485.
— -wal 485.
Spesen 1248.
Spezifikation 1248.
Spezifisches Gewicht 40.
Sphärische Aberration 989.
Spica 71.
Spiegel-amalgam 841.
— -eisen 794.
— -fasern 92.
Spiekeröl 427.
Spielwaren 1183.
Spießglanz 640, 642.
— -asche 640.
— -butter, flüssig 642.
— -metall 639.
— -mohr 840.
Spik-lavender-flowers 265.
Spilanthe potager 249.
Spilanthes oleracea 249.
Spilanthin 249.
Spindel 71.
— -förmig 53.
— -öle 926.
— -presse 899.
— -waage 42.
Spirillen 95.

Spirit of Nitrous Ether 891.
— — wine 860.
Spiritogen 859.
Spirits of turpentine 443.
Spirituosa medicata 1110.
Spirituosen 1117.
— arzneiliche 1110.
— -bereitung 1117.
— -färbung 1117.
— -klärung 1117.
Spiritus 1110.
— - aethereus 1110.
— Aetheris chlorati 958.
— — nitrosi 891.
— Ammonii caustici Dzondii 734.
— -Ausschank 1199.
— camphoratus 1110.
— Cochleariae 1110.
— denaturatus 1200.
— -erzeugung 1199.
— Formicarum 509, 1110.
— fumans Libavii 661.
— -großhandel 1199.
— -kleinhandel 1199.
— -lacke 1082.
— Ligni 858.
— muriatico-aethereus 858.
— Nitri acidus 622.
— nitrico-aethereus 891.
— Nitri dulcis 891.
— Oryzae 867.
— Sacchari 867.
— Salis 587.
— — ammoniaci 734.
— — dulcis 858.
— saponatus 1110.
— Vini 860
— — absolutus 865.
— — gallicus 866.
Spirsäure 944.
Spitzendürre 1095.
Spitzwegerich 244.
Splint 91.
Spodium 1056.
Sponges 503.
Spongia cerata 505.
— - compressa 505.
— fluviatilis 505.
— lacustris 505.
— tosta 505.
  usta 505.
Spongiae 503.
Spongiae marinae 503.
Spongilla lacustris 505.
Spongin 503, 566.
Sporae Lycopodii 329.
Sporangien 100.
Sporen 87, 100, 329.
— -behälter 100.
Sprenggelatine 915.
Sprengpulver 684.
Spreublätter 65.
Springfrucht 74.

Spring-frucht saftige 77.
— — trockene 75.
— -lein 315.
Spritogen 858.
Spritol 858.
Spritzlack 365.
Spritzmittel 1096.
Sproß 54.
Sprossung 86.
Sprouts of pine 200.
Sprucetanne 443.
Spruce-Tannennadelöl 399.
— -terpentinöl 443.
Sprühkautschuk 345.
Sprungrückgriff 1243.
Squalen 466.
Squama 59.
Squill 180.
Ssami 149.
Stabeisen 793, 795.
Stabwurz 142.
Stacheln 81.
Stärke 89, 556, 916.
— Creme- 920.
— -glanz 920.
— -gummi 920.
— Kartoffel- 919.
— Kassava- 918.
— -kleister 917.
— Kristall- 919.
— Kurkuma- 918.
— lösliche 917.
— Mais- 919.
— Manihot- 918.
— Maranta- 917.
— -mehl 916.
— Reis 919.
— Schabe- 919.
— -sirup 907.
— Strahlen- 920.
— Stengel 919.
— Weizen 918.
— -zucker 906, 907.
Stäubemittel 1096.
Stahl 793, 795.
— blau 1047.
Stallmist 1089.
— hitzig 1089.
— kalt 1089.
Stamen 68.
Stamm 54.
  -querschnitt 56.
— -ranke 56.
— -richtung 56.
— -verästelung 56.
Stampf-asphalt 353.
— -honig 908.
— -messer 16.
— -metall 1061.
— -mörser 16.
Standardmuster 1248.
Standentwicklung 1000.
Standöl 1074.
Stangenpomade 1119.

Stangen-schwefel 601.
Stannate 659.
Stannic acid 660.
— chlorid 661.
Stannic disulphide 661.
Stanni-chlorid 661.
— -oxyd 660.
— -sulfid 661.
Stannin 658.
Stanniol 659.
— -bleigehalt 659.
Stannitetrahydroxyd 659.
Stanno-chlorid 660.
— -oxychlorid 660.
— -sulfid 662.
Stannous chlorid 660.
Stannum 658.
— bichloratum 661.
— bisulfuratum 661.
— chloratum 660.
— muriaticum 660.
— oxydatum album 660.
— — griseum 660.
Staphisagrin 326.
Star-anise-fruit 276.
Starch 916.
Starch-gum 920.
Starkwirkende Arzneien in Apotheken 1149.
Staßfurter Badesalz 703.
— Fabrikationssalze, hochprozentige 1092.
— Kali-Rohsalze 1092.
Stassfurtit 648, 708.
Stativ 21, 41, 892, 994.
— -apparate 982.
— Holz- 994.
— -feststeller 994.
— -Kopf 994.
— Metall- 994.
Status 1248.
Statut 1248.
Staub-beutel 68.
— — -fächer 68.
— -blätter 66, 68.
— -deckel 3.
— -faden 68.
— -gefäße 68.
— -stöpsel 3.
Stavesacre 326.
Steamer 1248.
Stearic acid 884.
Stearin 884.
— -alkohol 484.
— Baumwoll- 464.
— Kotton- 464.
— -öl 887.
— -pech 354.
— -säure 457, 552, 884.
— vegetabilisches 464.
Stearolaurin 488.
Stearopten 385.
Stechapfel-blätter 220.
— -körner 326.

Stechapfelsamen 326.
Stecheichenblätter 209.
Stechheber 20.
Stechpalmenblätter 209.
Stechwindenwurzel 158.
Steckblende 991.
Steh auf und geh weg 251.
Stehbürette 1268.
Steigrohr 464.
Steinblumen 271.
Stein-flechte 101.
— -frucht 76.
— -gut 818.
— -grün 1053.
— -holz 771.
— -klee 243.
— — blauer 243.
— -kohlen 650.
— — -asphalt 354, 371.
Steinkohlen-benzin 932.
— -kampfer 951.
— -pech 354, 371.
— -teer 372.
— — -öl, leichtes 557,
— — — schweres 557.
Stein-linde 272.
— -öl 922, 926.
— -peterleinwurzeln 155.
— -salz 683, 702.
— -zellen 90.
— -zeug 818.
Stellung des Blattes 60.
Stempel 69.
— -formen 1132.
— -tinte 1125.
Stengel 55, 181.
— -glied 55.
— -knollen 57.
— -stärke 919.
— verkürzter 55.
Stenzmarin 510.
Stephanskörner 326.
Sterculia urens 338.
Stereoskop-kamera 986.
— -kasten 987.
Sterlett 510.
Sterilisieren 1115.
Sternanis 276.
— -öl 403.
Sternleberkraut 243.
Stibin 640.
Stibio-Kali tartaricum 694.
Stibium 639.
— chloratum 641.
— sulfuratum aurantiacum 643.
— — crudum 642.
— — nigrum 642.
— — — laevigatum 642.
— — rubeum 643.
— — — cum oxydo stibico 643.
Stichkörner 298.
Stichkrautblumen 256.

Stichöffnung 794.
Stichwurz 164.
Stick-lac 362.
Stickoxyd 621.
Stickoxydul 621.
Stickpentoxyd 621.
Stickstoff 620, 1088.
— -dioxyd 621.
— -gruppe 539, 620.
— -haltige Düngemittel 1090.
— -kalk 750.
— -oxyd 621.
— -oxydul 621.
— -pentoxyd 621.
— -peroxyd 623.
— -Sauerstoffverbindungen 621.
— -tetroxyd 621, 623.
— -trioxyd 621.
— -wasserstoff 620.
— -Wasserstoffsäure 620.
Sticta pulmonacea 137.
Sticte pulmonaire 137.
Sticks of sulphur 601.
Stiefmütterchen 251.
— -blüten 252.
Stielpfeffer 269, 288.
Stigma 70.
Stigmata Croci 252.
— Maidis 317.
Stiktinsäure 137.
St. Ignatius-beans 328.
Stillingiafett 492.
Stillingia sebifera 492.
Stimulans 255.
Stincus officinalis 510.
— marinus 510.
Stinging nettle 250.
Stinkasant 339.
Stinking assa 339.
Stinkkamille 263.
Stipites 181.
Stipites Caryophyllorum 260.
— Cerasorum 182.
— Dulcamarae 181.
— Jalapae 150.
— Laminariae 130.
— Visci 181.
Stipulieren 1249.
Stizolobium 299.
St. Luziansblüten 256.
Stock 1249.
— -lak 362, 363.
— -pflanzen 94.
— -rosen 266.
Stöchiometrie 524.
Stöpsel von Kautschuk 1099.
— für Säureversand-flaschen 1100.
Stör 510.
Störpfanne 702.

Stoffarben 1131.
Stofferhaltungsprinzip 523.
Stoffkunde 519.
Stoffwechsel der Pflanze 82.
Stolones Graminis 169.
Stomachica 125.
Stopfende Mittel 126.
Stopfwachs 483.
Storax 381.
— calamitus 381.
Stornieren 1226.
Storno 1226.
Stoßborts 650.
Strafverfahren bei Übertretung der Verordn. v. 22. Okt. 1901 und ihrer Nachträge 1155.
Strahlen, aktinische 988.
Strahlenblüten 108.
Strahlenstärke 920.
Strahlstein 773.
Stramonium 220.
— -seed 326.
Stramonium-zigarren 221.
— -zigaretten 221.
Stramony-leaves 220.
Strangsystem 87, 89.
Straßburger Grün 1055.
— Terpentin 384.
Strauch 55.
— -flechte 101.
Strawberry-leaves 207.
Strazze 1227.
Streupulver 329.
Strecken der Farben 1066.
Streichholz Warnung 1101.
Strobili Lupuli 265.
Strohfenchel 290.
Strohhutlacke 1084.
Strohkränze 16.
Strom, galvanischer 776.
Stron-scented lettuce 240.
Strontiana carbonica 765.
— nitrica 765.
Strontianit 763, 765.
Strontii nitras 765.
Strontium 744, 763.
— bisaccharat 911.
— bromatum 764.
— — anhydricum 764.
— bromid 764.
— — wasserfrei 764.
— -bromide 764.
— carbonicum 763.
— causticum 763.
— -chlorat 764.
— chloratum 764.
— chloricum 764.
— -chlorid 764.
— chlorsaures 764.
— hydricum 763.
— -hydroxyd 763.

Strontium iodide 764.
— -jodid 764.
— jodatum 764.
— -karbonat 763.
— kohlensaures 763, 765.
— -nitrat 765.
— nitricum 765.
— oxydatum hydratum 763.
— -oxydhydrat 763.
— salpetersaures 765.
— schwefelsaures 766.
— -sulfat 763, 766.
— -sulfid 765.
— sulfuratum 765.
— sulfuricum 766.
Strophantigenin 327.
Strophanthin 327, 963.
— -Reaktion 327.
— -säure 327.
Strophanthinum 963.
Strophantine 963.
Strophanthus gratus 326.
— hispidus 326, 963.
— kombe 326.
— -samen 326.
— -seed 326.
Strukturformel 525.
Struthiin 158.
Strychnin 327, 961.
Strychnina 961.
Strychninae nitras 961.
Strychnine 961.
Strychnin-getreide 961.
— -nitrat 961.
— salpetersaures 961.
Strychninum 327, 961.
— nitricum 961.
— purum 961.
Strychnos Ignatii 328.
Strychnos nux vomica 327.
— -samen 178, 327.
Stuckgips 757.
Stück 13.
Stückgut 1235.
Stückenkreide 1032.
Stunden 1249.
Stutzen 985.
Stylus 70.
Styrax 381.
— benzoides 354.
— benzoin 354.
— crudus 381.
— liquide 381.
— liquidus 381.
— — depuratus 382.
— sumatranus 356.
— tonkinensis 354.
Styptizin 958.
Styrazin 381.
Styrol 381.
Subacetate of copper 828.
Suber 198.
Suberin 83.

Subjektiv 1247.
Subkutan 852.
Subkutane Injektion 956.
Sublimat 27, 836.
Sublimated sulphur 601.
Sublimé corrosif 836.
Sublimieren 27.
Sublimierter Zinnober 1044.
Submission 1248.
Suboxyde 527.
Substantive Farbstoffe 1016.
Substanz 1248.
Substitution 525.
Substraktiv-Verfahren 1011.
Substrat 758, 1059.
Succin jaune 370.
Succine acid 888.
Succinum 370.
Succinum raspatum 370.
Succisa pratensis 153.
Succory root 144.
Succus Citri 286.
— — artificialis 287.
— Juniperi 292.
— — inspissatus 292.
— Liquiritiae 498.
— — crudus 499.
— — cum Ammonio-chlorato 500.
— — depuratus 500.
— — in Bacillis 499.
— — in Massa 499.
— — inspissatus 500.
— Sambuci inspissatus 297.
— Sorborum 298.
Suc de réglisse 498.
Sucher 983.
— für Sportaufnahmen 984.
— Newton 983.
Sucre d'amidon 906.
— de canne 910.
— — houille 943.
— — lait 913.
— — raisin 906.
— — Saturne 787.
Sudangummi 335.
Südseetran 468.
Süßholz 152.
— deutsches 152.
— -extrakt 500.
— -saft 498.
— russisches 152.
— spanisches 152.
— -wurzel 152.
— -zucker 153.
Süßstoffgesetz 944, 1188.
Suet 490.
Suffioni 648.
Sugar 910.
— of milk 913.
— — lead 787.
Suif 490.

Suint de laine 478.
Sukkade 192.
Sulfantimoniate 643.
Sulfatbleiweiß 1030.
Sulfat double d'alumine et de potasse 821.
Sulfate 612.
— ammoniacal de cuivre 831.
— d'alumine pur 820.
— d'ammoniaque 743.
— d'argent 846.
— de baryum 762.
— — cadmium 783.
— — calcium 757.
— — cuivre 829.
— — fer 803.
— — magnésie 773.
— — manganèse 808.
— — potasse 690.
— — plomb 789.
— — quinine basique 959.
— — neutre 959.
— — soude 728.
— — strontiane 766.
— — zinc 780.
— ferreux 803.
— mercureux 840.
— mercuriel 840.
— of baryum 762.
— of strontium 766.
Sulfatofen 587.
Sulfat-Ultramarin 1050.
Sulfat-Wasserglas 689.
Sulfhydrate 617.
— d'ammoniaque 739.
— de soude cristallisée 701.
Sulfide 535, 600.
— i- und o- 600.
Sulfid of iron 798.
Sulfitablauge 758.
Sulfite 607.
— de chaux 758.
— — soude cristallisé 725, 727.
— saure 608.
— sulfuré de soude 725.
Sulfit-lauge, saure 758.
— -terpentinöl 443.
— -zellpech 759.
— -zellstoff 758.
— — -ablauge 758.
— -zellulose 758.
Sulfobase 664.
Sulfobleiweiß 1030.
Sulfocyanate de potassium 668.
Sulfocyanure d'aluminium 818.
— d'ammonium 739.
Sulfofettsäure 885.
Sulfokarbonate 655.
Sulfokarbonsäure 529, 655.
Sulfokohlensäure 655.

1360 Sachverzeichnis.

Sulfonal 874.
Sulfonalum 874.
Sulfonsäuregruppe 607.
Sulfophénate de zinc 781.
Sulfophénolate de zinc 781.
Sulfopon 1034.
Sulfosäure 529, 664.
Sulfosalze 664.
Sulfozyan 652.
Sulfozyanammonium 739.
Sulfozyanate 652.
Sulfozyanide 652.
Sulfozyansäure 652.
Sulfozyansaures Aluminium 818.
Sulfozyanwasserstoffsäure 652.
Sulfozyanwasserstoffsaures Aluminium 818.
Sulfüre 534, 600.
Sulfur 599.
— auratum 643.
— — Antimonii 643.
— — diaphoreticum 643.
— caballinum 602.
— chloratum 606.
— citrinum in Bacillis 601.
— citrinum pulveratum 601.
— depuratum 604.
Sulfure d'ammonium 739.
— d'antimoine du commerce 642.
— de baryum 760.
— — calcium 750.
— — carbone 654.
— — fer 798.
— — strontium 765.
— ferreux 798.
— noir de mercure 839.
— stannique 661.
Sulfur griseum 602.
— in Filis 601.
— in Foliis 601.
— lotum 604.
— -öl 471.
— praecipitatum 605.
— stibiatum aurantiacum 643.
— sublimatum 601.
Sulphate of magnesia 773.
— — manganèse 808.
— — quinine 960.
— — zinc 780.
Sulpher 599.
Sulphuretted hydrogen 617.
Sulphuric acid 609, 611.
Sulphurous acid 607.
Sulphur trioxyde 609.
Sultanarosinen 303.
Sultaninrosinen 303.
Sumac des corroyeurs 1026.
Sumach 1026.
Sumatrakampfer 453.

Sumbulwurzel 161.
— -säure 161.
Summenformel 525.
Summitates Juniperi 292.
— Sabinae 247.
Sumpfgas 544.
— -reihe 543.
Sumpfreis 320.
Sumpfschwertlilie 172.
Sundew 236.
Sunflower-seed 315.
Superoxyde 627.
Suprarenin 567.
Superphosphat 755, 1090, 1093.
Superpanplatten 976.
Supplement 1248.
Surgeons agaric 136.
Surrogat 1248.
Sus scropha 480.
Suspendiert 770.
Swallow-wort 142.
Sweet almonds 303.
— calamus 165.
— violet 274.
— wood bark 186.
Sylvestren 419.
Sylvin 664, 668.
Symbiose 100, 1088.
Symbol 520.
Sympathetische Tinte 792, 1125.
Sympetalae 104, 107, 119.
Symphytum officinale 145.
Synanthae 104.
Syndetikon 511.
Syngenit, künstlicher 757.
Synthese 520.
Systematik, Pflanzen- 51, 92.
Systematische Einteilung der Pflanzen 92.
System Brongniart 94.
— de Candolle 93.
— Eichler 94.
— Endlicher 93.
— Engler 95—109.
— Geschlechts- 92.
— Jussieu 93.
— künstliches 92.
— Linné 92.
— natürliches 93, 94.
— periodisches 527.
— Sexual- 92.
Systole albipensis 290.
Szillain 180.
Szillipikrin 180.
Szillitinlatwerge 180.
Szillitoxin 180.

t 11.
Tabakblätter 215.
Tabelle 43, 45.
Tachhydrit 770.
Tafel: Abkürzungen 50.

Tafel: Baumé-Grade und spezifisches Gewicht 45.
— — — für Schwefelsäure 614.
— Bezeichnung der Salze 535.
— Chlorwasserstoffsäuregehalt in den Salzsäuren 590.
— der Elemente 521.
— Farbenmischungen 1067.
— der Gegengifte 1104.
— Gruppenreagenzien auf Säuren bzw. Anionen 1271.
— Kalilauge 667.
— Natronlauge 699.
— Salmiakgeist 735.
— Salpetersäuren 626.
— Stärke der Schwefelsäure 615.
— Tropfen 48.
— Einsammlung von Pflanzenteilen 1103.
— Weingeist-Umrechnung 864.
— — Vergleich von Richter und Tralles 864.
— Zinsdivisoren 1231.
Taette 570.
Täschelkraut 230.
Tafelfeigen 283.
Tafelparaffin 928.
Tafelrosinen 303.
Tafelwaage 9.
Taffia 867.
Tagebuch 1227.
Tageslichtentwicklung 999.
Taggenkraut 241.
Tagwechsel 1240.
Takamahak 371.
Talc 772.
— de Vénise 772.
Talcum 772.
— venetum 772.
Talg 490.
— chinesischer 492.
— vegetabilischer 492.
Talgbaum, chinesischer 492.
— zu bleichen 491.
Talgit 457.
Talgöl 491.
Talgol 457.
Talgseife 900.
Talk 772.
— -erde 772.
— -schiefer 772.
— -spat 771.
Tallogen 457.
Talon 1245.
Tamarind 299.
Tamarinden 299.
— -mus, gereinigtes 299.
— — rohes 299.

Tamarindi 299.
Tamarindus indica 299.
Tamarins 299.
Tampiko Sarsaparille 159.
Tanacetum vulgare 271, 272, 442.
Tanazetgerbsäure 271.
Tanazetin 271.
Tanke für Dunkelkammerarbeit 981.
Tankentwicklung 981, 1000.
Tannate de plomb 790.
Tannenhonig 908.
Tannennadelöl 398.
Tannic acid 949.
Tannin 949.
Tannismut 645.
Tanninum 949.
— crystallisatum 949.
Tansy-flowers 271.
Tantal 647.
Tantale 647.
Tantalit 647.
Tantalsäureanhydrid 647.
Tantalum 647.
Tantieme 1249.
Tapeten 1184.
Tapetenfarben 1059.
Tapioka-Sago 918.
Tara 12.
— -gewichtsstück 41.
Tarakane 506.
Taraxacum officinale 161.
Taraxazin 161.
Tarieren 12.
Tarierbecher 12.
Tarierwaage 9.
Tartaric acid 889.
Tartarus 695.
— boraxatus 710.
— crudus 695.
— depuratus 695.
— — des Deutschen Arzneibuches 696.
— emeticus 694.
— natronatus 693.
— purus (kalkfrei) 696.
— ruber 695.
— solubilis 692, 710.
— stibiatus 694.
— tartarisatus 692.
— vitriolatus acidus 691.
— vitriolatus depuratus 690.
Tartrate borico-potassique 710.
— d'antimoine et de potasse 694.
— d'argent 846.
— de potasse acide 695.
— — — et de soude 693.
— — — neutre 692.
— — soude neutre 731.
— stibié 694.

Tartre vitriole 691.
Tartschenflechte 138.
Tassenrot 1025.
Tauchverfahren (Getreidebeize) 1095.
Taubnessel 265.
Taurocholsaures Natrium 517.
Tausendgüldenkraut 234.
Tea 221.
Technische Arbeiten und Ausdrücke 22.
Tee, grüner 222.
— schwarzer 222.
— -Ersatz 224.
— Zubereitungen 1123.
Teeöl 472.
Teesamenöl 472.
Teer 371.
Teer, animalischer 403.
— Birken- 373.
Teerfarbenflecke entfernen 1100.
Teerfarbstoffe 1013.
Teerfarbstoffe, fettlösliche 1016.
Teerfarbstoff-Farblacke 1059.
Teerfettöl 372.
Teer, Holz 372.
— -ölseifenlösung 969.
— Steinkohlen- 372.
— Wacholder- 373.
Teerwasser 372.
Tegoglykol 871.
Teilblättchen 60.
Teilfrucht 74.
Teilhaber 1217.
— stiller 1218.
Teilungsgewebe 88.
— -membran 85.
Tela depurata 1115.
Telegramme 1234.
Teleobjektive 991.
Tellur 599, 619.
— -blei 619.
Tellure 619.
Telluric acid 620.
Tellurige Säure 620.
Tellurigsäureanhydrid 619.
Tellurium 619.
Tellurous acid 619.
Tellursäure 619.
Tellurwasserstoff 619.
Tellurwismut 619.
Tempajans 408.
Temperatur 39.
— kritische 40, 573.
— mittlere 44.
Temperstahl 795.
Templinöl 447.
Tenakel 22.
Terbium 824.
Tereben 563, 953, 1069.

Térébène 953.
Terebenum 953.
Terebinthina 382.
— alsatica 384.
— americana 383.
— argentoratensis 384.
— artificialis 384.
— austriaca 383.
— canadensis 374.
— cocta 369.
— communis 382.
— gallica 383.
— italica 384.
— laricina 383.
— veneta 383.
Térébinthine 382.
— allemande 382.
— au citron 384.
— de Bordeaux 383.
— de Vénise ou du Mélize 383.
— de Vosges 384.
Terminalknospe 55.
Terpacid 454.
Terpenalkohol 953.
Terpene 386, 563, 953.
Terpenfrei 386.
Terpentin, amerikanischer 383.
— Bohnermasse, flüssig 1123.
— Bordeaux- 383.
— deutscher 382.
— französischer 383.
— gemeiner 382.
— italienischer 384.
— kanadischer 374.
— künstlicher 384.
— Lärchen- 383.
— österreichischer 383.
— Seife 900.
— Straßburger 384.
— Venezianer 383.
— Weißtannen- 384.
— -kampfer 445.
— -öl 368, 442.
— — Begriffsbestimmung 444.
— — künstliches 924.
— — entkampfertes 447.
— — -ersatz 447.
— — gereinigtes 446.
— — polnisches 444.
— — -lacke 1080.
— — -monochlorhydrat 445.
Terpentine 382.
Terpenylazetat 409.
Terpinen 410, 418.
Terpineol 404, 409, 425. 428, 953.
— -azetat 410.
Terpinhydrat 563.

Terpinol 953.
Terra Catechu 494.
— di Siena 1040, 1043.
— — gebrannt 1043.
— foliata Tartari 673.
— japonica 494, 495.
Terra silicea 657.
— — calcinata 658.
— sigillata alba 819.
— — rubra 819.
Terrage 306.
Terre à porcelaine 1031.
— de Cassel 1042.
— de Cologne 1042.
— de pipe 1031.
— de Sienne brûlée 1043.
— du Japon 494.
— d'ombre 1043.
— foliée de tartre 673.
— fossile 657.
— sigillée 818.
— verte de Bohême 1053.
Testa 79.
Testae Cacao 307.
Tête d'ail 179.
— morte 1041.
Têtes de pavot 293.
Tetraborsäure 648.
Tetraborsaures Natrium 707.
Tetrachloräthan 857.
Tetra-chloräthyl 857.
— chloride 584.
— -chlorkohlenstoff 856.
— -chlormethan 545, 856.
— -chlorure d'ethyle 857.
— -dymit 619.
— -hydronaphthalin 562, 953.
— -jodpyrrol 954.
— -karbozyklisch 558.
— -lin 562, 952.
Tetralin, extra 952.
Tetralinum 952.
Tetramethylbenzol 559.
Tetra-methyldiarsenoxyd 639.
— -mit 644.
— -oxymethylanthrachinon 176.
— -pol 856.
— -sulfide 600.
— -thionsäure 607.
Tetroxyde 528.
Taucrium marum 242.
— scordium 248.
Teufelsabbißwurzel 153.
Teufels-beere 203.
— -dreck 339.
— -klauen 167.
— -rübe 143.
Thalleiochinreaktion 959.
Thallin 565.
Thallium 783, 790.

Thallium-bromür 790.
— -chlorür 790.
— -jodür 790.
— -sulfat 790.
Thallophyten 54, 93, 94.
Thea assamica 222.
— bohea 222.
Thea chinensis 221.
— sinensis 221.
— stricta 222.
— viridis 222.
Thebain 502.
Thecae 68.
Thé de Blankenheim 238.
— du Mexique 230.
— — Paraguay 209.
Thein 224.
Thenards-Blau 1048.
Theobroma angustifolium 305.
— bicolor 305.
— cacao 305.
— glaucum 305.
Theobromin 307, 311.
Thermit-Schweißverfahren 813.
Thermoalkoholometer 863.
Thermometer 38.
Thermophore 706.
Thio-alkohole 549.
— -bacteria 95.
— -karbonate 655.
— -karbamid 906.
— -kohlensäure 655.
Thiol 932.
Thiolum 932.
— liquidum 932.
— siccum 932.
Thionsäuren 607.
Thio-schwefelsäure 607.
— -schwefelsaures Natrium 725.
— -zyanate 652.
— -zyansäure 652.
— -zyansaures Aluminium 818.
Thomas-mehl 1093.
— -phosphat 1093.
— -schlacke 794.
— -verfahren 794, 1093.
Thoran 812.
Thorit 663.
Thorium 658, 663.
— -nitrat 663.
Thuja occidentalis 249.
Thujigenin 249.
Thujin 249.
Thujon 439, 442.
Thujylalkohol 399.
Thulium 824.
Thus 343.
Thuya d'occident ou du Canada 249.
Thym commun 249.

Thyme 249.
Thymen 448.
Thymian 249.
— -kampfer 448.
Thymianöl 448.
Thymian-öl, weißes 448.
— -säure 448.
Thymol 248, 250, 440, 448.
— -bi-iode 938.
— -säure 448.
— -samen 449.
Thym sauvage 248.
Thymus chamaedrys 248.
Thymus serpyllum 248, 249, 400.
— vulgaris 249.
Thyroxin 567.
Tickhurmehl 918.
Tiefenschärfe 992, 993.
— Tabellen 993.
Tiefenabschwächer 1003.
Tiegelgußstahl 795.
Tiegelstahl 794.
Tiere 506.
Tierausscheidungen 506, 512.
Tierische Pflanzenschädlinge 1096.
Tier-kohle 651.
— -öl 403.
— — ätherisches 403.
Tierteile 506, 510.
Tiges de douce-amère 181.
— — gui 181.
Tiglinsäure 463.
Tikor Arrow Root 918.
Tilia cordata 272.
— grandifolia 272.
— parvifolia 272.
— platyphyllos 272.
— tomentosa 272.
Tilly-seed 312.
Tin 658.
Tincturae 1112.
Tinctura Ferri pomata 802.
— Kino 496.
— Opii 502.
— Pulsatillae 247.
— thebaica 502.
Tinkal 648, 708.
Tinkturen 1112.
Tinnevelly Sennesblätter 218.
Tinte Blauholz- 1124.
— buntfarbige 1124.
— Chrom- 1124.
— Gallus- 1124.
— Kopier- 1124.
— Metallätz- 1125.
— Stempel- 1125.
— sympathetische 792, 1125.
— unauslöschliche 1124.
Tintenfisch 512.

Tintenflecke zu entfernen 724.
Tiroler Erde 1053.
Titan 658, 662.
Titandioxyd 662, 1034.
Titane 662.
Titaneisen 763.
Titanium 662.
Titanoxyd 662.
Titansäureanhydrid 662
Titanweiß 662, 1034.
— für Anstrich 1034.
— — Industrie 1034.
Tiroler Erde 1053.
Titer 1268.
Titrierflüssigkeit 1268.
Titrierverfahren 752, 1268.
Tjen-Tjan 132.
Toad-flax 241.
Tobacco-leaves 215.
Tobben 452.
Tochterzelle 83.
Toddy 868.
Todokiefer 444.
Töpferton 818.
Töpferwaren 818.
Toiletteessig 1118.
Tolen 380.
Tollkirschen-blätter 202.
— -wurzel 143.
Tolubalsam 380.
Toluidin 560, 1014.
Toluol 559.
Tombak 825.
Ton 656, 818.
— -dreieck 1252.
— -mergel 1039.
— primärer 818, 1031.
— sekundärer 818, 1039.
Tonen der Positive 1005.
Tonerde Blau 1048.
— essigsaure 816.
Tonerdehydrat 814.
Tonerde-kali 533.
— -metall 813.
— kieselsaure 818.
— kolloidale 814.
— salzsaure 815.
— — flüssige 815.
— schwefelsaure 819, 820.
— — rohe 819.
— -sulfat rohes 819.
Tonfixierbad 1005.
Tongking-Sternanisöl 404.
Toiletteseife 903.
Tonkabohnen 328.
— -kampfer 950.
Tonkay-tee 223.
Tonka-beans 328.
Tonmergel 818, 1038.
Tonne 11.
Tonnenseife 901.
Tonquinol 516.
Tonschiefer 813.

Topas 818.
Topfpflanzen-Dünger 1094.
Torf 650.
Torfmoose 101.
Torfmull 1115.
Torioroschi 432.
Tormentil root 177.
— -rot 177.
Tormentillwurzel 177.
Torricellische Leere 18.
Torricellisches Vakuum 18.
Totenblumenkraut 208.
Totenkopf 1041.
Tournantöl 475, 935.
Tournesol 1023.
Toxikodendronsäure 224.
Tracheen 90.
Tracheiden 90.
Trachylepedia fructicassiella 285.
Trachylobium Petersianum 356.
Tragacanth 337.
Traganth 337.
Traganthon 337.
Tragantschleim 337.
Tragblätter 54.
Tragfähigkeit 11.
Tran 465, 467.
— -firnis 1074.
— oxydierter 468.
tranen 490.
Transparentseife 903.
Trassant 1240.
Trassat 1240.
Tratte 1240.
Traube 71.
Trauben-honig 910.
— -holunder 297.
— -kraut mexikanisches 230.
— rosinen 303.
— -säure 553.
— -zucker 907.
Traubiger Blütenstand 71.
Traufbühne 702.
Traumatizin 350.
Traumeln 290.
Trèfle des mouches 243.
Treibarbeit 841.
Treibherde 841.
Tremolith 773.
Trennung der Basen, der Kationen in den einzelnen Gruppen 1261.
Tresterschwarz 1057.

Tri 456, 546, 858.
Triäthanolamin 555.
Triagebohnen 310.
Triamine 555.
Tribrommethan 546, 856.

Tribromphénate de bismuth 645.
Tribromphenolwismut 645.
Tribut Senna 218.
Trichloräthylen 546, 858.
Trichloraldehyd 550, 877.
Trichlorazetaldehydhydrat 877.
Trichloressigsäure 551, 884.
Trichloride 584.
Trichlormethan 545, 854.
Trichlorure d'antimoine 641.
Trichlorure de bismuth 644.
Trichome 81.
Trichter 17.
— Heißwasser- 25.
Trieb A.B.C. 740.
— Knospen 200.
Trifolium album 273.
— -repens 273.
Trigonella foenum graecum 314.
Trigonelle 314.
Trigonellin 304.
Trijodmethan 857.
Trikalziumphosphat 755.
Trikarballylsäure 553.
Trikarbozyklisch 558.
Trikresol 935.
Trikresylphosphat 349.
Trilaurin 293.
Trimethylamin 555.
Trimethyläthylen 854.
Trimethylbenzol 558.
Trimethylxanthin 309, 958.
Trimmer 1005.
Trimorph 27.
Trinatriumphosphat 724.
Trinitrobutyltoluol 516.
Trinitrophenol 561.
Trinitrophenolum 937.
Trinitrozellulose 915.
Triolein 457.
Trionalum 874.
Trioxybenzoesäure 562, 948.
Trioxybenzol 941.
Trioxyde 528.
Trioxymethylanthrachinon 176, 197.
Trioxynaphthalin 194.
Tripalmitin 457.
Tristearin 457.
Trisulfide 600.
Trisulfure d'antimoine 642.
Trisaccharide 556.
Triterpenalkohol 361.
Trithionsäure 607.
Triticum caninum 169.
— -repens 169.
Tritizin 169.
Triuridales 103.

86*

Trockenbeizverfahren 1095.
Trockene Destillation 29.
Trockenelement 777.
Trockenes Extrakt 31.
Trockene Früchte 74.
— Schminke 1119.
Trockenplatten 973, 974.
Trockenreis 320.
Trockenschmelze 491.
Trockenschränke 981.
Trockenständer 981, 1001.
Trocknen der Negative 981.
— — Positive 1005
Troilit 798.
Trona 711.
Tropakokain 204.
Tropfen-Übersichtstafel 48.
— -zähler 49.
Tropfhonig 908.
True Francincense 343.
Trugdolde 72.
— mehrgliedrige 72.
— zweigliedrige 72.
Trugdoldiger Blütenstand 71.
Trutt 468.
Truxillin 204.
Trypeta arnicivora 256.
Trypsin 568.
Tryptophan 315.
tscherwen gül 435.
Tsetsefliege 418.
Tuban 349.
Tubawurzel 145.
— rot 145.
— weiß 145.
Tubenausquetscher 35.
— -füllapparat 34.
Tuben-packung 34.
— -zange 35.
Tuber 57.
Tubera 57.
— Aconiti 139.
— Ari 163.
— Aristolochiae longae 164.
— — rotundae 164.
— Jalapae 149.
— Salep 157.
Tubercules d'orchis bouffon 157.
Tubiflorae 108, 120, 121.
Tubulierte Retorten 28.
Tubuliflorae 108.
Tubus 21.
Tümpelstein 793.
Tüpfel 83.
Tüpfelkanäle 83.
Türkischer Pfeffer 279.
Türkischer Weizen 316.
Türkische Erde 819.
Türkisches Geraniumöl 422.
Türkischrotöl 932.

Tulasilber 842.
Tumenol 932.
— -ammonium 932.
Tungbaum 376.
Tungstein 811.
Tung-yu 376.
Turbith minéral 840.
Turdus viscivorus 182.
Turiones Pini 200.
Turmeric root 166.
Turnbullsblau 683, 1048.
Tusche, chinesische 1057.
Tuschfarben 1164, 1184.
Tussilago farfara 206.
— petasites 206.
Tute 60.
Tutia 780.
— grisea 780.
Tyrosin 312.

Udidmehl 422.
Überborsäure 650.
Überborsaures Natrium 709.
Überchlorsäure 590.
Überchlorsaures Kalium 686.
Überexponiert 998, 999.
Überjodsäure 595.
Überkohlensäure 651.
Überkohlensaures Kalium 677.
— Natrium 718.
Überlichtet 998, 999.
Übermangansäure 805.
Übermangansaures Kalium 686.
— Natrium 722.
Überosminsäureanhydrid 852.
Übersättigte Lösung 46.
Überschwefelsäure 607, 688, 730.
Überschwefelsaure Salze 612.
Überschwefelsaures Ammonium 743.
— Kalium 688.
— Natrium 730.
Übersichtstafel der Abkürzungen 50.
Übersichtstafel der Ätzkalilauge 667.
— — Ätznatronlauge 699.
— — Bezeichnung der Salze 535.
— des Gehaltes an Alkohol 864.
— — Ammoniakflüssigkeit 735.
— der Elemente und Atomgewichte 521.
— — Baumégrade und spezif. Gewichte 45.

Übersichtstafel für Mischung von Farben 1067.
— — Gegengifte bei Vergiftungen 1104.
— Gruppenreagenzien zur Auffindung von Säuren bzw. Anionen 1217.
— getrockneter Pflanzenteile 1103.
— der wasserhaltigen Salpetersäure 626.
— über Prozentgehalt von Salzsäuren 590.
— der wasserhaltigen Schwefelsäure 615.
— — Tropfenzählung 48.
— zur Verdünnung von Weingeist 864.
— zum Vergleich der Raummengen nach Tralles mit den Gewichtsmengen nach Richter 864.
— für Zinsenberechnung 1231.
Übertrag 1227.
Übertragen 1227.
Übertragungspapier 1009.
Übertragungsvermerk 1239, 1241.
Überweisung 1239, 1241.
Uhrmacheröl 471.
Ule 346.
Ulmenbast 200.
Ulmer Feuerschwamm 136.
Ulmus campestris 200.
— effusa 200.
Ultrafiltration 26.
Ultramarin 1050.
— -blau 1050.
— -blauersatz 1052.
— -gelb 1037.
— -grün 1050.
— -rot 1051.
— -säurefestes 1051.
— Soda 1051.
— Sulfat- 1050.
— -violett 1051.
Ultraviolett-Lichtfilter 977.
Ultramarine 1050.
Umbella 72.
Umbelliferae 107.
Umbelliferen 72.
Umbelliflorae 107, 119.
Umbelliferon 341.
Umbilici 512.
Umbra 1043.
— italienische 1043.
— Kölnische 1044.
— Kugel- 1044.
— zyprische 1043.
Umbraun 1043.
Umentwicklung von Vergrößerungen 1008.

Sachverzeichnis. 1365

Umfang des Blattes 60, 62.
Umsatzsteuergesetz 1205.
Umschläge, Mittel für 126.
Umschlagen der Negative 975.
Umsetzungsstoffe 29.
Umsetzung, wechselseitige 533.
Umsprosser 94.
Umtausch 1235.
Umweibige Stellung 66.
Unauslöschliche Tinte 1124.
Uncaria gambir 495.
Unendlich 985.
Unfruchtbare Blüten 67.
Ungarischer Pfeffer 279.
Ungerotteter Kakao 307.
Ungesättigte Kohlenwasserstoffe 544.
— Verbindungen 525.
Ungeschlechtlich 96.
Ungeziefermittel 1131,1164, 1175.
— arsenhaltige 1164, 1175.
— Drogen für 129.
— phosphorhaltige 1131.
— strychninhaltige 1164, 1175.
Unglück, unverschuldetes 1220.
Unguenta 1112.
Unit 191.
Unlauterer Wettbewerb 1207.
Unona odoratissima 449.
Unschlitt 491.
Unterabteilungen 94.
Unterbilanz 1230.
Unterbrochene Destillation 29.
Unterbromige Säure 597.
Unterchlorige Säure 590.
Unterchlorigsäureanhydrid 590.
Unterchlorsäureanhydrid 590, 678.
Unterexponiert 998, 999.
Untergärige Bierhefe 135.
Untergrund 1059.
— für Tapetendruck 1059.
Unterjodige Säure 595.
Unterklassen 94.
Unterlauge 898.
Unterlaugenglyzerin 870.
Unterlichtet 998, 999.
Unternehmer 1217.
Unterphosphorige Säure 631.
Unterphosphorigsaures Kalzium 756.
— Natrium 724.
Unterphosphorsäure 632.
Unterreihen 94.
Untersalpetersäure 623.

Untersalpetrige Säure 621.
Unterschwefelsäure 607.
Unterschweflige Säure 607.
Unterschwefligsaures Natrium 607, 725.
Unterseite des Blattes 60.
Unterstützungspunkt des Hebels 8.
Unterweibige Stellung 66.
Unverschuldetes Unglück 1220.
Unze 12.
Uragoga ipecacuanha 150.
Uran 812.
Uranate 812.
Uranate d'ammoniaque 812.
Uranate de sodium 813.
Urane 812.
Urangelb 813.
Uraniverbindungen 812.
Uranium nitricum 812.
— oxydatum hydricum 812.
— oxydatum natronatum 813.
— Verbindungen 812.
Urannitrat 812.
Uranoverbindungen 812.
Uranoxyd 812, 813.
— rotes 813.
Uran-oxydammonium 812.
— -oxydhydrat 812.
— -oxydnatrium 813.
— -oxydnitrat 812.
— -oxyd, salpetersaures 812.
— -pechblende 766, 812.
— -pechharz 766, 812.
— -rot 813.
— -säureanhydrid 813.
— -tonbad 1007.
— -trioxyd 813.
— -verstärker 1002.
Uranum 812.
— nitricum 812.
Uranyl 812.
— -nitrat 812.
— -verbindungen 812.
— salpetersaures 812.
Urao 712.
Uratom 522, 767.
Urceola elastica 346.
Ureid 906.
Urethan 905.
Urethane 904.
Uréthane 905.
Urgewebe 87.
Urginea maritima 180.
Urinsekt 324.
Urkundenklage 1240.
Urmeristem 87.
Urostigma elastica 346.
Urotropin 876.
Urson 226.
Urstoffe 520.

Urtica dioica 250.
— urens 250.
Urticales 104, 113.
Usambarakaffee 310.
Uspulun 837, 1095.

Vaccinium myrtillus 214, 226, 293.
— vitis idaea 226.
Vagina 59.
Vahea gummifera 346.
Vakuolen 81.
Vakuumapparat 31, 493.
Valenz 525.
Valeraldehyd 431.
Valeriana angustifolia 162.
— officinalis 162.
Valérianate d'amyle 894.
— de bismuth 645.
— — zinc 781.
— of zinc 781.
Valerianic acid 884.
Valerian root 162.
— -säure 450, 552, 884.
— Amyläther 894.
Valonen 333.
Valuta 1238.
Vanadin 647.
Vanadinate 647.
Vanadinit 647.
Vanadinum 647.
Van Dyk-Braun 1042, 1044.
Vandyke brown 1044.
Vanilla 300.
— angustifolia 302.
— planifolia 300.
— pompona 302.
— -root 329.
Vanille 300.
— -schokolade 308.
Vanillin 209, 301, 362, 380, 947.
Vanillinsalz 947.
Vanillinum 947.
Vanillon 302.
Varec 592.
Vaselin 927.
— Kunst- 927.
Vaseline 927.
Vaselinöl 926, 930.
Vaselinum 927.
— album 927.
— flavum 927.
Vateriafett 492.
Vateria indica 492.
Vegetabilien-Aufbewahrung 7.
— -Einsammlung 1102.
Vegetabilische Bronze 1063.
Vegetabilisches Fleischextrakt 494.
— Pergament 1108.
Vegetabilischer Purpur 1024.

Vegetabilisches Stearin 464.
Vegetabilischer Fischleim 132.
Vegetabilischer Talg 492.
Vegetabilisches Wachs 485.
Vegetal green 1055.
Vegetationspunkt 87.
— -wasser 1087.
Vegetativ 96.
Veilchen-blüten 274.
— -wurzel 171.
— — -öl 424.
Velledol 182.
Velvet brown 1042.
Venezianer Seife 900.
Venezianischer Terpentin 383.
Venetianisch Rot 1041.
Venezianisch Weiß 1030.
Venezuelabalsam 374.
Venushaar 252.
Venus's-hair 252.
Verakruz Sarsapaille 159.
Veratrin 324, 962.
Veratrina 962.
Veratrine 962.
Veratrinum 962.
Veratrum album 169.
— -säure 324.
— viride 170.
Verbandstoffe 1114.
— imprägnierte 1114.
— Prüfung der 1114.
— sterilisierte 1115.
Verbandwatte 1115.
Verbascum phlomoides 273.
— thapsiforme 273.
Verbena officinalis 251.
Verbenaöl, indisches 402.
Verbindungen aliphatische 542, 855.
— anorganische 526.
— aromatische 542, 557, 922.
— azyklische 542.
— chemische 520.
— der Fettreihe 542, 854.
— gesättigte 525, 543.
— mit geschlossener Kette 542, 557, 922.
— heptakarbozyklische 558.
— hexakarbozyklische 558.
— isomere 558.
— karbozyklische 557.
— des Kohlenstoffs 541.
— Meta- 558.
— mit offener Kohlenstoffkette 542, 854.
— oktokarbozyklische 558.
— organische 526.
— Ortho- 558.
— Para- 558.

Verbindungen pentakarbozyklische 558.
— tetrakarbozyklische 558.
— trikarbozyklische 558.
— ungesättigte 525, 543.
— zyklische 542.
Verbindungsgewicht 524.
Verbrennung, brisante 1101.
Verdampfungswärme 37.
Verdelli 286.
Verdichten 28.
Verdichtungstemperatur 37.
Verdunstung 36.
Verdunstungskälte 36.
Vereinigung, chemische 520.
Vergällen 48.
Vergleich 1230.
Vergolderleim 966.
Vergrößerungen von Bildern 982, 1007.
— — Tageslichtapparat 1007.
— — mit künstl. Licht 1008.
Vergrößerungspapier 1006.
Vergrößerungen umentwickeln 1008.
Verharzen der äth. Öle 385.
Verholzen der Zellen 83.
Verjährungsfristen 1231.
Verkäufer-Verhalten 1105.
Verkaufsbuch 1227.
Verkaufspreis 1238.
Verkauf von Flüssigkeiten 1106.
— — Waren 1105.
Verkehr mit brennbaren Flüssigkeiten 1191.
Verkehr mit vergälltem, denaturiertem Branntwein 1200.
Verkorken von Flaschen 1106.
— der Zellen 83.
Vermehrung der Pflanzen 56.
— der Zellen 85.
Vermicelltraganth 337.
Vermillon Zinnober 1044.
Vernets Blau 830.
Veronal 906.
— Natrium 906.
Veroneser Erde 1053.
Veronica officinalis 251.
Veronique 251.
Verrechnungsscheck 1239.
Versand von Waren 1235.
Verschiebungswinkel 984.
Verschleimen der Zellen 83.
Verschluß 993.
— Fall- 993.
— Ibsor 994.

Verschluß Kompur 994.
— — -rapid 994.
— Konstant- 994.
— Moment- 993.
— Rollo- 994.
— — -schlitz- 993.
— Prontor II 994.
— Sektoren- 994.
— Zentral- 993.
Verschnittrum 867.
Verschnürung eines Paketes 5.
Verseifungszahl 459.
Versicherungsgesetz für Angestellte 1225.
Versilberungspulver 842.
Verstärkung des Negativs 1002.
Verte 1023.
Vert de chrome 1059.
— — cobalt 1054.
— — gris 828.
— lumière 1054.
— malachite 1052.
— olive 1055.
— de Scheele 1054.
— de Schweinfurt 1054.
— tyrolien 1053.
— végétal 1055.
— Véronèse 1053.
— de zinc 1054.
Verticillatae 104.
Vertrauensrat 1225.
Vervain 251.
Verveine 251.
Verwackelt 983, 995.
Verwaltungsrat 1218.
Verwandtschaft, chemische 522.
Verwandtschaftseinheiten 525.
Verwendungsarten der Drogen 123—130.
Verwittern 27, 46, 536.
Verzeichnung 989.
Verzollung 1237.
Vesica Moschi 516.
Vetivensäure 450.
Vetivenol 450.
Vetiveröl 163, 450.
Vetiverwurzel 163.
Vidis Holosterik 19.
Viehfreßmittel, Drogen für 129.
Vielgeschlechtige Blüten 67.
Vielwertigkeit 525.
Vierbasisch 530.
Vierländer Rose 270.
Vierfach Jodpyrrol 954.
Vierge d'or 252.
Vif argent 531.
Vigantol 568.
Vignette 1249.

Sachverzeichnis. 1367

Viktoriagrün 1053, 1055.
Viktoriaveilchen 274.
Villaresia congonha 209.
Vinaigre 881.
— de bois 883.
— — l'Estragon 419, 882.
Vinegar 881.
— of wood 883.
— — lead 788.
Vinol 874.
Vinum Myrtilli 293.
Vinylalkohol 874.
Vinzetoxin 142.
Vioform 956.
Vioformium 956.
Viola odorata 278.
— odoratissima 1122.
Violaquerzitrin 251.
Violarin 425.
Viola tricolor 251.
Violenwurzel 171.
Violet de méthyle 968.
Violette Algen 99.
— Farben 1052.
— tricolore 251.
Violin 251, 274.
Virginia-snakeroot 145.
Virginische Hohlwurzel 145.
Viride Aeris 828.
Virolafett 489.
— talg 489.
Viscum album 181.
Visetholz 1019.
Visierscheibe 973.
Viskose 916.
Viskoseverfahren 916.
Viskosimeter 926.
Viskosität 926.
Vis major 1246.
Vistra 916.
Visum 1249.
Viszin 182, 209.
Vitamin C 274.
Vitamine 466, 567.
Vitellin 566.
Vitis vinifera 303.
Vitriol blanc 780.
— blauer 829.
Vitriolbleierz 789.
— bleu 829.
— d'argent 846.
— grüner 803.
Vitriolic acid 609, 611.
Vitriol kalzinierter 804.
— -öl 610.
— Salzburger 830.
— vert 803.
— weißer 780.
— — roher 781.
— zyprischer 829.
Vitriolum album 780.
— Cupri 829.
— Martis 803.

Vitriolum viride 803.
Viverra civetta 517.
Viverra zibetha 517.
Vogel-beeren 298.
— -futter, Drogen 129.
— -knöterich 246.
— -leim 182.
— — japanischer 209.
— -schutz 1097.
Volborthit 647.
Vollkaufmann 1216.
Vollmacht 1221.
Vollpipette 1267.
Volomit-Metall 812.
Volumen 39.
Volumetrisch 752.
Volumetrische Lösungen 1268, 1269.
Volumprozent 963.
Vomic-nut 327.
Vorgang, chemischer 520.
Vorgang der Befruchtung 72.
Vorkeim 101.
Vorlage 28.
Vorlauf 862.
Vorprüfung 1254.
— analytische 1254.
Vorratsräume Einrichtung 5.
Vorsatzlinsen 991.
Vorspelze 103.
Vulkanisieren 347.
Vulkanöl 926.

Waage 7.
— -balken 9.
— Behandlung der 1098.
— hydrostatische 44.
— Mohr-Westphalsche 41.
— Prüfung auf Empfindlichkeit 12, 1098.
— — auf Richtigkeit 12, 1098.
— -recht 8.
Wabenhonig 908.
Wacholderbeeren 291.
— indische 291.
— -beerkampfer 425.
— -beermus 292.
— -beeröl 425.
— -branntwein 868.
— -holzöl 426.
— -mus 292.
— -nadeln 292.
— -öl 425.
— -salse 292.
— -spitzen 292.
— -teer 373.
Wachs Back- 483.
— Bienenvorwachs 483.
— -bleiche 481.
— Ceara- 483.

Wachs chinesisches 483.
— -firnis 1074.
— gelbes 481.
— grünes 484.
— japanisches 485.
— Kandelilla- 483.
— Kanutilla- 483.
— Karnauba- 483.
— -kernseife 900.
— Kunst- 484.
— Lanette- 484.
— Lorbeer- 484.
— Montan- 484.
— Myrten- 484.
— Palm- 484.
— -papier 1107.
— -schwamm 505.
— Stopf- 483.
— vegetabilisches 485.
— weißes 481.
Wachstum der Pflanze 88.
— — Zellen 82.
Wägen 7.
Währung 1238.
Wärme 37.
— Einfluß der 39, 522.
— -einheit 37.
— -entwicklung 522.
— gebundene 36.
— latente 36.
— -leiter 37, 539.
— -messer 38.
— -messung 38.
— -zufuhr 522.
Wässerungsgestell 1001.
Wagenfett 1132.
Waggon 1247.
Wahrheit der Firma 1216.
Waid 1019.
Waldameise 509.
Waldbeerblätter 207.
Wald-honig 908.
— -koschenille 507.
— -meister 243.
— -wolle 398.
— -wollextrakt 398.
— -wollöl 398.
Walfett 468.
Walkerde 658, 818.
Wallnut-tree-leaves 209.
Wallrat 485.
Wallstein 793.
Wallwurzel 145.
Walnuß-blätter 209.
— -frucht 77.
— -öl, fettes 195.
— -schalen 194.
Walnut-bark 194.
Walrat 485.
Waltalg 468.
Waltran 468.
Walzenförmig 53.
Wanderer 537.
Wandlung 1235.

Wanne pneumatische 512.
Wappen der Schweizerischen Eidgenossenschaft 1215.
Waren-bestellung 1234.
— -empfang 1234.
Waren, hygroskopische, Aufbewahrung 46, 1100.
— zu Genußzwecken, Aufbewahrung 1099.
— proben 1233.
— -prüfung 1252.
— -sammlung 1250.
— Versand 1235.
— verwitternde, Aufbewahrung 46.
— -verzeichnis 7
— -wechsel 1240.
— -zeichen 1210.
Warrant 1249.
Warrus 332.
Waschbenzin 925.
Wasch-blau 1049.
— -flasche 618.
— -gold 846.
— -holz 196.
— -mittel, Drogen 129.
— -pulver 904.
— -stärke 919.
— -wässer für die Haut 1118.
— -wurzel 158.
Wasser 576.
— -bad 29.
— Blei- 652.
— destilliertes 577.
— -farbenzubereitung 1063.
— -fenchel 294.
— -gas 651.
— -glas 689.
— hartes 744.
— -klee 224.
— -knoblauch 248.
— -luftpumpe 24.
— -rest 526, 529.
— -stoff 574.
— — -aurichlorid 848.
— — Entwicklung 575.
— — -goldchlorid 848.
— — -oxyd 528.
— — -peroxyd 582.
— — -säuren 529.
— — -sulfid 617.
— — -superoxyd 582.
Water 576.
— -trefoil 224.
Watte 1114.
Way-bread 244.
Wechsel 1238, 1240.
— -duplikat 1241.
— eigene 1240.
— -fähigkeit 1248.
— gezogene 1240.

Wechsel-seitige Umsetzung 533.
— -stempel 1240.
— -stempelmarken 1240.
— -verkehr 1238.
Wegelattichwurzeln 161.
Wegerich 244.
Wegetritt 244.
Wegwartwurzel 144.
Weiberkriegwurzel 154.
Weibliche Geschlechtsorgane der Blüte 66.
Weibliche Mutternelken 260.
Weiblicher Kork 198.
Weichharze 373.
Weidenrinde 197.
Weihrauch 343.
Wein-Aufbewahrung 1099.
— -beeröl 450.
— -brand 866.
— -verschnitt 866.
— -essig 881.
— -geist 860.
— — absoluter 865.
— — -lacke 1082.
— — -Umrechnungsübersichtstafel 864.
Weingeistige Getränke-Essenzen 1117.
Weingeistkernschwarz 1057.
— -klärung 1117.
— -raute 217.
— -säure 553, 889.
— — inaktive- 552.
— — Meso- 553.
— — Links- 552.
— — Nachweis 553.
— — Para- 553.
— — razemische 553.
— — Rechts 552.
— — -saures Antimonyl-Kalium 694.
— — -saures Kalium, saures 695.
— — — neutrales 692.
— — Natrium 693.
— — -Natrium 731.
— — Silber 846.
Weinstein 695.
— gereinigter 695.
— raffiniert 695.
— rahm 695.
— roher 695.
— roter 695.
— -salz 673.
— -säure 889.
— -surrogat 623, 729, 730.
Weinwurzel 144.
Weißbleierz 783.
Weiße Bohnen 322.
Weiße Farben 1028.
Weiße Nessel 265.
Weißkreuzkampfstoffe 570.

Weißer Arsenik 636.
Weißer Kaneel 185.
— Kork 198.
— Leim 966.
— Pfeffer 295.
— Senf 313.
— Zimt 185.
Weißes Nichts 1035.
Weißkalk 745, 750.
Weißnickelerz 635.
Weißspießglanz 640.
Weißtannenterpentin 384.
Weißteig 1047.
Weißtellur 619.
Weitwinkelobjektive 991, 993.
Weizenpuder 919.
Weizenstärke 918.
Weizen, türkischer 316.
Wellenwässer 119.
Wellenfixative 1119.
Wels 510.
Welschkorn 316.
Werbung 1243.
Werbung im Heilswesen, Polizeiverordnung 1153.
Werkblei 784.
Werkhonig 908.
Werkstattkamera 982.
Werkzeuge d. Pflanzen 51.
Werkzink 775.
Wermut 227.
— -öl 399.
Wermut pontischer 227.
— römischer 227.
— -wein, Verordnung 1204.
Wertbriefe 1234.
Wertigkeit 525.
Wertpakete 1234.
Wertsendungen 1234.
Westindischer Balsam 375.
— Ingwer 179.
Westphalsche Waage 42.
Wetterfeste Farben 1064.
Wetter, schlagende 545.
White arsenic 636.
— bole 819.
— mustard-seed 313.
— hellebore root 169.
— pepper 295.
— pitch 368.
— trefoil 273.
— vitriol 780.
— wax 481.
— whale-bone 512.
Wichse 1129.
— -flüssige 1129.
Wickel 72.
Wienergrün 1055.
— -kalk 746.
— -lack 1022, 1042.
— -weiß 1032.
Wiesen-grün 1055.
— -knöterich 165.

Sachverzeichnis.

Wiesseer Mineralwässer 579.
Wilder Alraun 180.
— Aurin 238.
Wild-flax 241.
Wildkautschuk 345.
Wild-rosemary 241.
Willow bark 197.
Windblumen 247.
Wind-flowers 247.
Wine black 1057.
— -stone 695.
Winkelsucher 984.
Winterana canella 185.
Winter-cherry 274.
— -greenöl 421.
— -green-oil 421.
— -grünöl 421.
— -linde 272.
— -meiran 242.
— -raps 473.
— -schachtelhalm 237.
— -tran 467.
Wismut 620, 644.
— bitannat 645.
— -bromid 644.
— -bromür 644.
— -chlorid 644.
— -chlorür 644.
— -gallat, basisches 646.
— -glanz 644.
— -jodid 645.
— -jodür 645.
— -karbonat 645.
— -karbonat, basisches 645.
— -laktat 645.
— -nitrat, basisches 645.
— -nitrat, kristallisiert, neutral 646.
— ocker 644.
— -oxychlorid 644.
— -oxyd, baldriansaures 645.
— — basisch, salpetersaures 645.
— — -hydrat 645.
— — kohlensaures 645.
— — milchsaures 645.
— — valeriansaures 645.
— -oxyjodid 645.
— -oxyjodidgallat 647.
— -subgallat 646.
— -subnitrat 645.
— -valerianat 645.
Witch-meal 329.
Witherit 759, 761.
Wöhler 541.
Wohlgeruch, Drogen zur Bereitung von 130.
Wohlverleihblüten 256.
Wohlverleihwurzeln 164.
Wolfram 811.
Wolframate 811.
Wolframit 811.
Wolframium 811.

Wolframkarbid 812.
Wolframsaures Natrium 731.
Wolframstahl 811.
Wolfsrankensamen 329.
Wolfstrapp 229.
Woll-blumen 273.
— -fett 478.
— -fett, wasserhaltiges 479.
— -fettpech 354.
Wongshy 1019.
Wood-oil 375, 376.
— ruff 243.
Woods Metall 782.
— spirits of turpentine 443.
— turpentine 443.
Wood-vinegar 883.
Wool-fat 478.
Wormwood 227.
Würfelgambir 495.
Würfelsalpeter 719.
Würfel-tee 223.
— -zucker 912.
Würzelchen 79.
Wund-balsam 377.
— -heilmittel 126.
— -kraut 252.
— -schwamm 136.
Wundererde, sächsische 819.
Wundersalz 728.
Wurmfarnwurzel 167.
Wurmkrautblüten 271.
— -mehl 329.
— -samen 263.
— — -öl 264, 412.
— -widrige Mittel 126.
Wurrus 332.
Wurzel 52, 139.
— -haar 54.
— -haube 52.
— -knollen 53.
— -männchen 149.
— -stöcke 57.
— -öle 387.
Wurzengraber 147.
Wutbeere 203.

Xanthophyll 84.
Xanthoproteinsäure 937.
Xanthorrhoea australis 352.
— -harz 352.
— hastilis 352.
Xenon 571.
Xeroform 645.
Xéroforme 645.
Xylem 89.
Xyloidin 1014.
Xylol 559.
— technisch 559.
Xylolith 771.

Yangonin 151.
Yaourt 569.
Yarrow 214.
Yellow orpiment 1036.
— root 170.
— wax 481.
Yeune 377.
Yeux d'écrevisse 512.
Yezokiefer 444.
Ylang-Ylangöl 449.
— —, synthetische 450.
Yoghurt 569.
Yohimbeherinde 200.
Yohimbenin 200.
Yohimberinde 200.
Yohimbin 200.
Yperit 571.
Ysop 240.
Yukka 918.
Yumbehoa 200.
Ytterspat 824.
Yttrium 824.
Yttrotantalit 647.

Zacata 302.
Zacatilla 508.
Zachöl 447.
Zaesarlack 1040.
Zäsium 663, 697.
— -aluminiumsilikat 697.
— -hydroxyd 697.
— -karbonat 697.
— kohlensaures 697.
— -nitrat 697.
— -oxydhydrat 697.
— -platinchlorid 697.
— salpetersaures 697.
— schwefelsaures 697.
— -sulfat 697.
— sulfuricum 697.
Zaffer 1049.
Zahlkarten 1239.
Zahlungseinstellung 1230.
Zahlwoche 1247.
Zahnhalsbänder 321.
Zahnkitte 1121.
— -pasten 1121.
— -perlen 321.
— -pflegemittel 127, 1120.
— -plomben 841, 1121.
— -pulver 1121.
— -schmerzmittel 126.
— -seifen 1121.
— -tinktur 1121.
— -wässer 1121.
— -wurzel 155, 163.
Zapfen 9, 78.
— -beere 79.
Zaponlack 1079.
Zauken 264.
Zaunrübenwurzel 143.
Zea mays 316.
Zedernblätteröl 399, 411.

Zedern-holzöl 411.
— -öl, virginisches 411.
Zedieren 1249.
Zedoary root 178.
Zedratöl 417.
Zedroöl 417.
Zehrwurz 163.
Zeichen, chemisches 520.
Zeitaufnahmen 982.
Zeitlosenknollen 181.
Zeitlosensamen 311.
Zeitsichtwechsel 1240.
Zellbildung, freie 86.
Zelle 81.
Zellen, parenchymatische 87.
— prosenchymatische 87.
— tote 90.
— -wachstum 82.
Zellit 915.
Zell-fächerung 85.
— -fläche 87.
— -gewebe 87.
— -haut 81.
— -horn 915.
— — -kitt 916.
— -inhalt 81.
— -kern 81, 83.
— -körper 87.
— -pech 759.
— -pflanzen 93.
— -platte 85.
— -reihe 87.
— -saft 81, 85.
— -stoff 556, 758.
— — Gewinnung 758.
— -stoffwatte 1115.
— -teilung 85.
— -vermehrung 85.
— -verschmelzung 87, 98.
— -wand 81, 82.
Zelloidinpapiere 1004.
Zellonfilme 978.
Zellstoff-Gruppe 556.
Zellulase 569.
Zelluloid 915.
Zellulose 556, 759.
— -dinitrat 915.
— Gewinnung 759.
— -trinitrat 915.
Zement 745.
— -farben 1061.
— -plombe 1121.
— -stahl 794.
Zemokkaschwämme 504.
Zentesimalwaage 10.
Zentifolienblätter 270.
Zentigramm 11.
Zentiliter 13.
Zentimeter 14.
Zentralverschluß 993.
Zentrifugalkraft 48.
Zentrifugieren 48.

Zeolithe 577.
Zephalein 150.
Zer 824.
Zeraospongien 503.
Zerate 1107.
Zer-chlorür 824.
— -eisen 825.
Zeresin 929.
Zerfließlich 536.
Zeriammoniumnitrat 824.
Zerin 482.
Zerisalze 824.
Zerisulfat 824.
Zerit 824.
Zerlegung 520.
Zeroammoniumnitrat 824.
Zerochlorid 824.
Zerolein 482.
Zeronitrat 824.
Zerosalze 824.
Zerosulfat 824.
Zerotin 548, 482.
Zerotinsäure 482, 483.
Zeroxyd 824.
Zeroxydammonium salpetersaures 824.
Zeroxyd, schwefelsaures 824.
Zeroxydulammonium, salpetersaures 824.
Zeroxydul, salpetersaures 824.
— schwefelsaures 824.
Zersetzung 520.
Zerstreuungslinsen 987.
Zertifikat 1249.
Zerussit 783.
Zerylalkohol 483.
Zeryloxydhydrat 482.
Zession 1249.
Zetin 486.
Zetrarin 138.
Zetrarsäure 138.
Zetylalkohol 548, 485.
Zetyloxydhydrat 548.
Zeugnis über Beschäftigung der Handlungsgehilfen 1220.
Zevadillin 324.
Zevadin 324.
Zeylonmoos 131.
Zibeben 303.
Zibet 517.
Zibethum 517.
Zibetkatze 517.
Zibeton 517.
Zichorienwurzel 144.
Zideressig 881.
Ziegel-erde 818.
— -tee 223.
— -ware 772.
Zieger 565.
Zilien 98.
Zimokkaschwämme 504.

Zimt 185, 186.
— -aldehyd 261, 414.
— -blätteröl 414.
— -blüten 260.
— -bruch 187.
— Ceylon- 187.
— chinesischer 188.
— Java- 188.
— -kassia 188.
— — -öl 412.
— -nägelchen 260.
— -öl, echtes 414.
— -säure 355, 378, 380, 381.
— — -aldehyd 413, 414.
— -säure-Benzyläther 378, 380.
— -säure Nachweis 356.
— weißer 195.
Zinc 775.
Zinc carbonate 780.
— green 1054.
— iodide 779.
— white 1035.
Zinchonidin 191. 960.
Zinchonin 191.
Zinci acetas 779.
— carbonas 780.
— chloridum 778.
— oxydum 777.
— valerianas 781.
Zincum 775.
— aceticum 779.
— carbonicum 780.
— — basicum 780.
— chloratum 778.
— — crudum 778.
— — in Bacillis 778.
— hydrico carbonicum 780.
— jodatum 779.
— oxydatum crudum 1035.
— — purum 777.
— subcarbonicum 780.
— sulfocarbolicum 781.
— sulfophenolicum 781.
— sulfuricum 780.
— — crudum 781.
— valerianicum 781.
Zineol 178, 404, 409, 410, 412, 419, 427, 431, 438, 429.
Zingiber cassumunar 178.
— officinale 178.
Zink 767, 775.
— -azetat 779.
— -blende 775.
— -blumen 1035.
— -butter 778.
— -chlorid 778.
— -chromat 1037.
— -chromgelb 1037.
— -chromgrün 1054.

Zink-fluorsilikat 599.
— -gelb 1037.
— -granuliertes 775.
— -grau 1034.
— -grün 1054.
— -hydroxyd 777.
— -jodid 779.
— -karbonat 775.
— karbolschwefelsaures 781.
— kohlensaures 780.
— — basisches 780.
— -oxychlorid 778.
— -oxyd 777, 1035.
— — bleiarm 1035.
— — bleireich 1035.
— — weiß 1035.
— — reines 777.
— — baldriansaures 781.
— — essigsaures 779.
— — -kali 533, 777.
— — kieselsaures 775.
— — kohlensaures 775.
— — — basisches 775.
— — — -natrium 775.
— — schwefelsaures 780.
Zink paraphenolsulfosaures 781.
— -perhydrol 778.
— -silikofluorid 599.
— -spat 775.
— -staub 775.
— -subkarbonat 780.
— -sulfat 780.
— — roh 781.
— -sulfid, gefälltes 663.
— -sulfophenylat 781.
— -superoxyd 778.
— -valerianat 781.
— -vitriol 780.
— -weiß 1035.
— Werk- 775.
— -wolle 775.
Zinkographie 775.
Zinnamein 378.
Zinn 658.
— -amalgam 841.
— -asche 660.
— -baum 660.
— -bisulfid 661.
— -butter 661.
— -chlorid 661.
— -chlorür 660.
— -chlorürlösung 1253.
— dichlorid 660.
— -dioxyd 659, 660.
— — graues 660.
— -disulfid 661.
— -folie 659.
— graues 659.
— -gruppe 658.
— -hydroxyd 660.
— -kies 658.

Zinn-komposition 661.
— -kraut 237.
— -monoxyd 659.
— -oxyd 659.
— -oxychlorür 660.
— -oxydul 659.
— -pest 659.
— -säure 659, 660.
— -salz 660.
— -schrei 659.
— -solution 661.
— -stein 658.
— -sulfid 661.
— -sulfür 662.
— -tetrachlorid 661.
Zinnober 1044.
— Berg- 1044.
— chinesischer 1044.
— -ersatz 1046, 1201.
— grüner 1054.
— imitierter 104, 1060.
— natürlicher 831, 1044.
— sublimierter 1044.
— Vermillon- 1044.
Zinsberechnung 1231, 1237.
Zinsdivisorentabelle 1231.
Zinsen 1237.
Zinsfuß 1237, 1231.
Zinsteilerübersichtstafel 1231.
Zinszahlen, rote 1231.
— schwarze 1231.
Zircone 662.
Zirkon 662.
Zirkondioxyd 662.
Zirkonerde 662.
Zirkonium 658, 662.
Zirkulation 83.
Zitral 402, 405, 416, 429, 434.
Zitratlösliche Phosphorsäure 1093.
Zitrin 568.
Zitronat 192.
Zitronellal 416, 417, 418.
Zitronellaldehyd 418, 429.
Zitronellgras 417.
Zitronellöl 417.
Zitronellol 163, 424, 437, 438.
Zitronellyl-azetat 895.
— -butyrat 895.
— -formiat 895.
— -propionat 895.
Zitronen 286.
— -gelb 1037.
— -grasöl 402.
— -öl 414.
— -säure 553, 890.
— -saures Eisenammonium 801.
— -saures Eisenoxyd 801.
— — Silber 844.

Zitronen-saft 286.
— — künstlicher 287.
— -schale 192.
— -schalenöl 415.
Zitrophen 934.
Zitwerblüten 263.
— -samen 263.
— -wurzel 178.
Zizyphus vulgaris 291.
Zölestin 763, 766.
Zoll 15, 1237.
— -tarif 1237.
Zoosterine 457.
Zottenblumenblätter 224.
Zubereitungen für die Heilkunde 1106.
Zucker-ahorn 910.
— -couleur 912.
— -farbe 912.
— Farin- 912.
— -gast 324.
— -hirse 910.
— -kandis 912.
— Kolonial- 911.
— -krankheit, mittelgrün 127.
— Kristall- 912.
— -küchelchen 1109.
— Lompen- 911.
— Lumpen- 911.
— Melis- 912.
— Milch- 913.
— Muscovaden- 911.
— -Raffinade 912.
— roh 911.
— -rohr 910.
— -rübe 910.
— Rüben- 911.
— -säure 887.
— -säureersatz 888.
— -salzsäureprobe 463.
— -sirup 1110.
— Würfel- 912.
Zündkirsche 813.
Zündstein 813.
Zunder 136.
Zungenblüten 108.
Zungenblütler 108.
Zurückgehen der Düngemittel 1089.
Zuschlag 793.
Zwangsvergleich 1230.
Zweibasisch 530.
Zweifach Chlorkupfer 827.
Zweifachschwefelnatrium 701.
Zweig 55.
Zweihäusige Pflanze 67.
Zweikeimblättrige 104, 107.
Zweisäurig 530.
Zweischalenentwicklung 1000.
Zwergholunder 297.
Zwiebel 57, 58.

Zwiebel-boden 58.
— Brut- 58.
— -knollen 57.
— -kuchen 58.
— -schale 58.
Zwitterblüte 66.
Zyan 652, 656.
Zyangruppe 652.
Zyanide 652, 656.
Zyanidin 67.
Zyankalium 671.
Zyankalzium 656.
Zyanüre 652, 656.

Zyanwasserstoff 656.
Zyanwasserstoffsäure 652, 656.
— Nachweis 402.
Zyanwasserstoffsaures Kalium 671.
— Natrium 672.
Zygophyceae 98.
Zygospore 98.
Zyklamin 267.
Zyklische Verbindungen 542.
Zylinderöl 926.

Zymasen 569.
Zymen 418.
Zymol 418, 433, 440, 448, 559.
Zymophenol 448.
Zynoglossin 236.
Zypervitriol, heller 830.
Zyprische Erde 1053.
— Umbra 1043.
Zyprischer Vitriol 829.
Zytase 569.
Zytoplasma 83.
Zypressenöl 419.

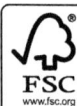

MIX
Papier aus verantwortungsvollen Quellen
Paper from responsible sources
FSC® C105338

If you have any concerns about our products,
you can contact us on
ProductSafety@springernature.com

In case Publisher is established outside the EU,
the EU authorized representative is:
**Springer Nature Customer Service Center GmbH
Europaplatz 3, 69115 Heidelberg, Germany**

Printed by Libri Plureos GmbH
in Hamburg, Germany